ENDOCRINOLOGY Adult & Pediatric

上卷

成人及儿童内分泌学

7th Edition
原书第7版

原著 [美] J. Larry Jameson
[美] Leslie J. De Groot
[澳] David M. de Kretser
[美] Linda C. Giudice
[英] Ashley B. Grossman
[美] Shlomo Melmed
[美] John T. Potts, Jr.
[美] Gordon C. Weir

主译 赵家军 宋勇峰

中国科学技术出版社
·北 京·

图书在版编目（CIP）数据

成人及儿童内分泌学 : 原书第 7 版. 上卷 / (美) J. 拉里 • 詹姆逊 (J. Larry Jameson) 等原著 ; 赵家军, 宋勇峰主译 . — 北京 : 中国科学技术出版社 , 2022.5

书名原文 : ENDOCRINOLOGY: Adult & Pediatric, 7/E

ISBN 978-7-5046-8991-7

Ⅰ . ①成… Ⅱ . ① J… ②赵… ③宋… Ⅲ . ①内分泌学 Ⅳ . ① R58

中国版本图书馆 CIP 数据核字 (2021) 第 042106 号

著作权合同登记号：01-2021-0997

策划编辑 王久红　焦健姿
责任编辑 黄维佳
文字编辑 方金林　弥子雯　张　龙
装帧设计 佳木水轩
责任印制 徐　飞

出　　版 中国科学技术出版社
发　　行 中国科学技术出版社有限公司发行部
地　　址 北京市海淀区中关村南大街 16 号
邮　　编 100081
发行电话 010-62173865
传　　真 010-62179148
网　　址 http://www.cspbooks.com.cn

开　　本 889mm × 1194mm　1/16
字　　数 5203 千字
印　　张 179.5
版　　次 2022 年 5 月第 1 版
印　　次 2022 年 5 月第 1 次印刷
印　　刷 天津翔远印刷有限公司
书　　号 ISBN 978-7-5046-8991-7 / R • 2680
定　　价 1980.00 元（上下两卷）

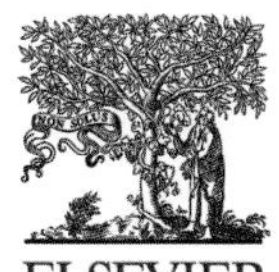

Elsevier(Singapore) Pte Ltd.
3 Killiney Road, #08-01 Winsland House I, Singapore 239519
Tel: (65) 6349-0200; Fax: (65) 6733-1817

ISBN: 978-0-323-18907-1

This Translation of ENDOCRINOLOGY: Adult & Pediatric, 7/E by J. Larry Jameson, Leslie J. De Groot, David M. de Kretser, Linda C. Giudice, Ashley B. Grossman, Shlomo Melmed, John T. Potts, Jr., Gordon C. Weir was undertaken by China Science and Technology Press and is published by arrangement with Elsevier (Singapore) Pte Ltd.
ENDOCRINOLOGY: Adult & Pediatric, 7/E by J. Larry Jameson, Leslie J. De Groot, David M. de Kretser, Linda C. Giudice, Ashley B. Grossman, Shlomo Melmed, John T. Potts, Jr., Gordon C. Weir 由中国科学技术出版社进行翻译，并根据中国科学技术出版社与爱思唯尔（新加坡）私人有限公司的协议约定出版。

成人及儿童内分泌学（原书第 7 版）（赵家军　宋勇峰，译）
ISBN: 978-7-5046-8991-7

注　意

本译本由中国科学技术出版社完成。相关从业及研究人员必须凭借其自身经验和知识对文中描述的信息数据、方法策略、搭配组合、实验操作进行评估和使用。由于医学科学发展迅速，临床诊断和给药剂量尤其需要经过独立验证。在法律允许的最大范围内，爱思唯尔、译文的原文作者、原文编辑及原文内容提供者均不对译文或因产品责任、疏忽或其他操作造成的人身及（或）财产伤害及（或）损失承担责任，亦不对由于使用文中提到的方法、产品、说明或思想而导致的人身及（或）财产伤害及（或）损失承担责任。

译者名单

主　译　赵家军　宋勇峰

副主译　彭永德　夏维波　余学锋　童南伟　孙子林　张力辉

译　者　（以姓氏笔画为序）

丁　娜　丁　莉　于　园　于　娜　于　萍　于　楠　于晓会　于静雯
卫红艳　马培文　王　广　王　丹　王　雨　王　悦　王　婧　王　琼
王　娸　王　潇　王宇鑫　王志云　王沁怡　王养维　王宣春　王桂侠
王晓玮　王晓黎　王铭婕　王董磊　王紫薇　王新玲　王颜刚　王薇薇
云素芳　毛元敏　毛金媛　文章新　方　娅　巴建明　石勇铨　石瑞峰
平　锐　叶继锋　申　甜　田胜华　史晓光　冯　波　兰丽珍　邢　倩
巩皓琳　成　琨　成志锋　吕　惠　吕梦潇　刚晓坤　朱　颖　乔　虹
任　萌　任小燕　全会标　刘　林　刘　钰　刘　萍　刘　超　刘力源
刘东方　刘兆祥　刘丽梅　刘丽翼　刘佑韧　刘明明　刘建民　刘建英
刘玲娇　刘晓霞　刘爱华　刘喆隆　刘舒颖　刘嘉懿　闫　妮　闫　哲
闫朝丽　汤佳珍　汤语婧　祁颜艳　许宇彤　许金梅　许益宁　阮玉婷
孙　琳　孙　蓉　孙　嘉　孙子林　孙胜男　孙晓雅　孙璐璐　严　励
严婕妮　苏　恒　苏本利　苏泳娴　杜紫薇　李　伟　李　拓　李　昂
李　栩　李　钶　李　婧　李　晶　李　强　李　颖　李　静　李一军
李乃适　李文娟　李玉姝　李可欣　李延兵　李咏芳　李佶桐　李艳波
李晓苗　李晨嫣　李曼曼　李晶晶　李蓬秋　杨　川　杨　艳　杨　涛
杨云开　杨双竹　杨国庆　杨海燕　杨晶晶　连小兰　肖建中　肖璐琪
吴　恺　吴　婷　吴　霞　吴木潮　吴同智　吴晓莹　邱山虎　邱康丽
何云强　何兰杰　何华秋　余　洋　余子潇　余学锋　谷　卫　谷伟军
宋　君　宋怀东　宋勇峰　张　玲　张　振　张　舫　张力辉　张亚光
张伊祎　张军霞　张进安　张丽娟　张雨薇　张俊清　张海姣　张斯文
张智慧　张婷婷　陆志强　陆迪菲　陆桑雨　阿地拉·阿里木　陈　扬
陈　刚　陈　阳　陈　宏　陈　蓉　陈小宇　陈逗逗　陈紫晗　武　泽
苗志荣　苗新宇　林　燕　林冰倩　林炜荧　果　佳　罗　熙　金晓慧
金雯婕　周　卉　周　洁　周云婷　周后德　庞雅玲　郑　帅　郑　佳

单忠艳 赵 雪 赵 琳 赵玉岩 赵思楠 赵晓宇 赵悦彤 赵家军
赵家胜 钟雪玉 侯 旭 侯新国 施 云 施秉银 闻 杰 姜雅秋
洪晓思 秦 瑶 秦映芬 袁 扬 袁晓勇 都镇先 贾红蔚 夏维波
顾 楠 柴晓峰 钱 玙 倪文婧 徐小涵 徐书杭 高 莹 高玉婷
高政南 郭 琳 郭 辉 郭 毅 郭亚明 郭艳英 郭媛博 唐 镍
唐黎之 陶 弢 桑苗苗 黄银琼 萨如拉 曹 旭 曹业迪 曹自强
盛志峰 常元頔 常向云 鹿 斌 章 燕 梁寒婷 彭永德 蒋王艳
韩 夏 韩松梅 程泽正 程彦臻 童南伟 曾 怡 曾天舒 温俊平
谢文婷 赖亚新 雷 涛 褚燕军 赫广玉 蔡芸莹 管庆波 廖志红
虢晶翠 滕晓春 潘红艳 穆玉兰 魏 琼 瞿晓莉

内容提要

本书引进自世界知名的 Elsevier 出版集团，由多位国际知名的内分泌专家共同编写，是一部经历了 40 余年学术辉煌的国际经典权威内分泌学著作。

全新第 7 版，分上、下两卷，共十六篇 154 章，内容极为丰富，涵盖了内分泌在临床与基础研究的新进展。与前一版相比，对原有章节进行了大量更新，新增了代谢手术、内分泌环境干扰物、兴奋剂等内容，充分体现了内分泌学及相关学科近几年来的理念更新及技术进步。

参与本书的翻译人员均为内分泌学界的知名专家学者，他们在忠于原著的基础上，力求贴近国内语言表述习惯和实际诊疗情境，旨在服务广大涉足内分泌学科的医务工作者，为内分泌学及相关专业临床医师、护理人员及研究人员了解本学科最新发展、解决疑难诊治问题提供参考。

补充说明：书中参考文献条目众多，为方便读者查阅，已将本书参考文献更新至网络，读者可扫描右侧二维码，关注出版社医学官方微信“焦点医学”，后台回复“成人及儿童内分泌学”，即可获取。

原书编著者名单

Lloyd Paul Aiello, MD, PhD
Professor of Ophthalmology, Harvard Medical School, Director, Beetham Eye Institute, Joslin Diabetes Center, Boston, Massachusetts

Kyriaki S. Alatzoglou, MD, MSc
Developmental Endocrinology Research Group, UCL Institute of Child Health, London, Great Britain

Erik K. Alexander, MD
Chief, Thyroid Section, Brigham & Women's Hospital, Associate Professor of Medicine, Harvard Medical School, Boston, Massachusetts

Carolyn A. Allan, MBBS (Hons), PhD, FRACP, DRCOG (UK)
Adjunct Clinical Associate Professor, Monash Institute for Medical Research and Department of Obstetrics and Gynaecology, Monash University, Andrologist, Centre for Endocrinology and Metabolism, MIMR–PHI Institute of Medical Research, Consultant Endocrinologist, Monash Health, Medical Adviser, Andrology Australia, Clayton, Victoria, Australia

Bruno Allolio, MD
Professor of Internal Medicine and Endocrinology, Department of Internal Medicine I, Endocrinology and Diabetes, University Hospital, University of Wuerzburg, Wuerzburg, Germany

Nobuyuki Amino, MD
Consultant Physician, Kuma Hospital, Center for Excellence in Thyroid Care, Kobe, Hyogo, Japan

Bradley D. Anawalt, MD
Professor and Vice Chair of Medicine, University of Washington, Seattle, Washington

Peter Angelos, MD, PhD
Professor and Chief of Endocrine Surgery, Surgery, University of Chicago, Chicago, Ilinois

Valerie A. Arboleda, PhD
Department of Human Genetics, David Geffen School of Medicine, Los Angeles, California

Richard J. Auchus, MD, PhD
Professor, Division of Metabolism, Endocrinology, and Diabetes, Department of Internal Medicine and Pharmacology, University of Michigan, Ann Arbor, Michigan

Lloyd Axelrod, MD
Associate Professor of Medicine, Department of Medicine, Harvard Medical School, Physician, Department of Medicine, Massachusetts General Hospital, Boston, Massachusetts

Rebecca S. Bahn, MD
Professor of Medicine, Mayo Clinic College of Medicine, Rochester, Minnesota

H.W. Gordon Baker, MD, PhD, FRACP
Professorial Fellow, Department of Obstetrics and Gynaecology, University of Melbourne, Melbourne IVF, Melbourne, Victoria, Australia

Shlomi Barak, MD, FRANZCOG
Reproductive Endocrinologist, Fertility Specialist, and Andrologist, Department of Obstetrics and Gynaecology, University of Melbourne, Melbourne IVF, Melbourne, Victoria, Australia

Randall B. Barnes, MD
Associate Professor, Obstetrics and Gynecology, Feinberg School of Medicine, Northwestern University, Chicago, Illinois

Andreas Barthel, MD, MSc
Professor, Endokrinologikum RUHR, Bochum, Germany, Department of Medicine, University of Dresden, Dresden, Germany

Murat Bastepe, MD, PhD
Associate Professor of Medicine, Harvard Medical School, Massachusetts General Hospital, Boston, Massachusetts

Emma K. Beardsley, MBBS (Hons), FRACP
Medical Oncologist, Peninsula Health, Frankston Hospital, Monash Health, Monash Cancer Centre, Cabrini Health and Beleura Private Hospital, E.J. Whitten Fellow 2013-2014, Monash University, Victoria, Australia

Paolo Beck-Peccoz, MD
Professor of Endocrinology, University of Milan, Milan, Italy

Graeme I. Bell, PhD
Louis Block Distinguished Service Professor, Departments of Medicine and Human Genetics, The University of Chicago, Chicago, Illinois

Wenya Linda Bi, MD, PhD
Department of Neurosurgery, Brigham and Women's Hospital, Harvard Medical School, Boston, Massachusetts

John P. Bilezikian, MD
Dorothy L. and Daniel H. Silberberg Professor of Medicine, College of Physicians and Surgeons, Columbia University, New York, New York

Manfred Blum, MD
Professor of Medicine, Endocrine Division, Professor of Radiology, Nuclear Medicine Division, New York University School of Medicine, New York, New York

Steen J. Bonnema, MD, PhD, DMSc
Consultant, Associate Professor of Endocrinology, Odense University Hospital, Odense, Denmark

Stefan R. Bornstein, MD, PhD
Professor, Doctor of Medicine, Department of Medicine, University of Dresden, Dresden, Germany, Chair and Honorary Consultant, Endocrinology and Diabetes, Division of Diabetes and Nutritional Sciences, King's College London, London, United Kingdom

Roger Bouillon, MD, PhD, FRCP
Professor Emeritus, Endocrinology, Katholieke Universiteit Leuven, Leuven, Belgium

Andrew J.M. Boulton, MD, FACP, FRCP
Professor, Centre for Endocrinology and Diabetes, University of Manchester, Manchester, Great Britain, Visiting Professor, Endocrinlogy, Metabolism and Diabetes, University of Miami, Miami, Florida

Glenn D. Braunstein, MD
The James R. Klinenberg, MD Professor of Medicine, Vice President for Clinical Innovation, Cedars-Sinai Medical Center, Los Angeles, California

F. Richard Bringhurst, MD
Associate Professor of Medicine, Department of Medicine, Endocrine Unit, Massachusetts General Hospital and Harvard Medical School, Boston, Massachusetts

Frank J. Broekmans, MD, PhD
Professor of Reproductive Medicine, Department of Reproductive Medicine and Gynecology, University Medical Center Utrecht, Utrecht, The Netherlands

Marcello D. Bronstein, MD, PhD
Professor of Endocrinology and Chief, Neuroendocrine Unit, Division of Endocrinology and Metabolism, Hospital das Clínicas, University of São Paulo Medical School, São Paulo, Brazil

Edward M. Brown, MD
Professor of Medicine, Division of Endocrinology, Diabetes and Hypertension, Brigham and Women's Hospital, Professor of Medicine, Harvard Medical School, Boston, Massachusetts

Wendy A. Brown, MBBS (Hons), PhD, FACS, FRACS
Director, Centre for Obesity Research and Education, Associate Professor, Department of Surgery, Monash University, Consultant Surgeon, Upper Gastrointestinal Surgical Service, The Alfred Hospital, Melbourne, Victoria, Australia

Serdar E. Bulun, MD
J.J. Sciarra Professor of Obstetrics and Gynecology and Chair, Department of Obstetrics and Gynecology, Northwestern University Feinberg School of Medicine, Chicago, Illinois

Henry B. Burch, MD
Colonel, Medical Corps, U.S. Army, Endocrinology, Diabetes, and Metabolism Service, Walter Reed National Military Medical Center, Professor of Medicine and Chair, Endocrinology Division, Uniformed Services University of the Health Sciences, Bethesda, Maryland

Henry G. Burger, AO, MD, FRACP, FAA
Emeritus Director, MIMR-PHI Institute of Medical Research, Monash University, Clayton, Victoria, Australia

Richard O. Burney, MD, MSc
Chair, Department of Clinical Investigation, Director, Endometriosis Clinic, Madigan Healthcare System, Tacoma, Washington

Morton G. Burt, BHB, MBChB, FRACP, PhD
Endocrinologist, Southern Adelaide Diabetes and Endocrine Services, Flinders Medical Centre, Associate Professor, Faculty of Health Science, Flinders University, Adelaide, South Australia

Enrico Cagliero, MD
Associate Professor, Medicine, Harvard Medical School, Associate Physician, Medicine, Massachusetts General Hospital, Boston, Massachusetts

Glenda G. Callender, MD
Assistant Professor of Surgery, Section of Endocrine Surgery, Department of Surgery, Yale University School of Medicine, New Haven, Connecticut

Maria Luiza Avancini Caramori, MD, MSc, PhD
Assistant Professor, Division of Endocrinology and Diabetes, Department of Medicine, Division of Pediatric Nephrology, Department of Pediatrics, University of Minnesota, Minneapolis, Minnesota

Robert M. Carey, MD, MACP, FAHA, FRCPI
David A. Harrison III Distinguished Professor of Medicine, Dean, Emeritus, and University Professor, Division of Endocrinology and Metabolism, Department of Medicine, University of Virginia, Charlottesville, Virginia

Tobias Carling, MD, PhD, FACS
Chief of Endocrine Surgery, Associate Professor of Surgery, Director, Yale Endocrine Neoplasia Laboratory, Endocrine Surgery Fellowship, Department of Surgery, Yale University School of Medicine, New Haven, Connecticut

Francesco Cavagnini, MD
Director, Laboratory of Neuroendocrine Research, Istituto Auxologico Italiano, Milano, Italy

Jerry D. Cavallerano, OD, PhD
Staff Optometrist and Assistant to the Director, Beetham Eye Institute, Joslin Diabetes Center, Associate Professor of Ophthalmology, Harvard Medical School, Boston, Massachusetts

Etienne Challet, PhD
Research Director, French National Center for Scientific Research, University of Strasbourg, Strasbourg, France

Shu Jin Chan, PhD
Research Scientist, Department of Medicine, The University of Chicago, Chicago, Illinois

R. Jeffrey Chang, MD
Reproductive Medicine, University of California, San Diego, La Jolla, California

Roland D. Chapurlat, MD, PhD
Professor of Rheumatology, Head, Division of Rheumatology and Department of Medicine, Hôpital E Herriot, Head of Clinical Research, INSERM UMR 1033, Director, National Reference Center for Fibrous Dysplasia of Bone, Université de Lyon, Lyon, France

V. Krishna Chatterjee, BMBCh, FRCP
Professor, Wellcome–MRC Institute of Metabolic Science, University of Cambridge, Cambridge, Great Britain

Francesco Chiofalo, MD
Resident in Endocrinology, Department of Internal Medicine, Endocrinology and Metabolism and Biochemistry, Section of Endocrinology and Metabolism, University of Siena, Siena, Italy

Luca Chiovato, MD, PhD
Professor of Endocrinology, University of Pavia, Chief, Unit of Internal Medicine and Endocrinology, Fondazione Salvatore Maugeri I.R.C.C.S., Pavia, Italy

Kyung J. Cho, MD, FSIR
William Martel Professor of Radiology, Vascular and Interventional Radiology, Department of Radiology, University of Michigan Cardiovascular Center, Ann Arbor, Michigan

Emily Christison-Lagay, MD
Assistant Professor of Pediatric Surgery, Division of Pediatric Surgery, Yale University School of Medicine, New Haven, Connecticut

Daniel Christophe, PhD
Research Director FNRS and Professor of Molecular Biology, Institute of Interdisciplinary Research in Human and Molecular Biology, Institute of Molecular Biology and Medicine, Université Libre de Bruxelles, Charleroi (Gosselies), Belgium

George P. Chrousos, MD, MACP, MACE, FRCP (London)
Professor and Chairman, First Department of Pediatrics, Director, Division of Endocrinology, Metabolism and Diabetes, UNESCO Chair on Adolescent Health Care, University of Athens Medical School, Aghia Sophia Children's Hospital, Athens, Greece, Distinguished Visiting Scientist, NICHD, National Institutes of Health, Bethesda, Maryland

John A. Cidlowski, PhD
Principal Investigator and Chief, Laboratory of Signal Transduction, National Institute of Environmental Health Sciences, NIH, Research Triangle Park, Chapel Hill, North Carolina

David R. Clemmons, MD
Kenan Professor of Medicine, University of North Carolina School of Medicine, Attending Physician, Medicine, UNC Hospitals, Chapel Hill, North Carolina

Robert V. Considine, PhD
Professor of Medicine, Indiana University School of Medicine, Indianapolis, Indiana

Marco Conti, MD
Professor and Director, OB/GYN, University of California, San Francisco, San Francisco, California

Georges Copinschi, MD, PhD
Professor Emeritus of Endocrinology, Laboratory of Physiology, Faculty of Medicine, Université Libre de Bruxelles, Former Chief, Division of Endocrinology, Hôpital Universitaire Saint-Pierre; Former Chairman, Department of Medicine, Hôpital Universitaire Saint-Pierre, Brussels, Belgium

Kyle D. Copps, PhD
Instructor, Department of Endocrinology, Harvard Medical School, Boston Children's Hospital, Boston, Massachusetts

Michael A. Cowley, BSc (Hons), PhD
Professor, Department of Physiology, Monash University, Victoria, Australia

Leona Cuttler, MD
William T. Dahms Professor of Pediatric Endocrinology Chief, Division of Pediatric Endocrinology, Diabetes, and Metabolism, Director, The Center for Child Health and Policy at Rainbow, Rainbow Babies and Children's Hospital, Case Western Reserve University, Cleveland, Ohio

Mehul T. Dattani, MBBS, DCH, FRCPCH, FRCP, MD
Professor of Paediatric Endocrinology and Head of Section of Genetics and Epigenetics in Health and Disease, Genetics and Genomic Medicine Programme, University College London Institute of Child Health, Great Ormond Street Hospital for Children, London, Great Britain

Stephen N. Davis, MBBS, FRCP, FACP
Theodore E. Woodward Professor of Medicine, Professor of Physiology, Chairman, Department of Medicine, University of Maryland School of Medicine, Baltimore, Maryland

Mario De Felice, MD
Professor of Medical Genetics, Department of Molecular Medicine and Medical Biotechnology, University of Naples Federico II, Institute of Experimental Endocrinology and Oncology, National Research Council, Naples, Italy

Leslie J. De Groot, MD
Research Professor, University of Rhode Island, Professor Emeritus, University of Chicago, President, MDTEXT. COM, Incorporated, South Dartmouth, Massachusetts

David M. de Kretser, MBBS, MD, FRACP
Sir John Monadh Distinguished Professor, Monash University, Melbourne, Australia

Ralph A. DeFronzo, MD
Professor of Medicine and Chief, Diabetes Division, Department of Medicine, University of Texas Health Science Center, San Antonio, Texas

Ahmed J. Delli, MD, MPH, PhD, DR
Clinical Sciences, Lund University/Clinical Research Center, Malmö, Sweden

Marie B. Demay, MD
Professor of Medicine, Harvard Medical School, Physician, Massachusetts General Hospital, Boston, Massachusetts

Michael C. Dennedy, MD, PhD, MRCPI
Consultant Endocrinologist and Senior Lecturer in Therapeutics, National University of Ireland, Galway, Galway University Hospital, Galway, Ireland

Roberto Di Lauro, MD
Professor of Medical Genetics, Department of Molecular Medicine and Medical Biotechnology, University of Naples, Naples, Italy

Rosemary Dineen
Medical Senior House Officer, Endocrinology, Beaumont Hospital, Dublin, Ireland

Su Ann Ding, BMBS
Research Fellow, Clinical Research Center, Joslin Diabetes Center, Boston, Massachusetts

Sean F. Dinneen, MD, FRCPI
Consultant Endocrinologist, Galway University Hospitals, Head, School of Medicine, National University of Ireland, Galway, Galway, Ireland

Daniel J. Drucker, MD
Lunenfeld Tanenbaum Research Institute, Department of Medicine, Mt. Sinai Hospital, University of Toronto, Toronto, Ontario

Jacques E. Dumont, MD, PhD
Professor, IRIBHM, University of Brussels, Brussels, Belgium

Kathleen M. Dungan, MD, MPH
Associate Professor of Medicine, Division of Endocrinology, Diabetes, and Metabolism, The Ohio State University, Columbus, Ohio

Ian F. Dunn, MD
Assistant Professor of Neurosurgery, Department of Neurosurgery, Brigham and Women's Hospital, Harvard Medical School, Boston, Massachusetts

Michael J. Econs, MD
Glenn W. Irwin, Jr. Professor of Endocrinology and Metabolism Director, Division of Endocrinology and Metabolism, Professor of Medicine and Medical and Molecular Genetics, Medicine, Indiana University School of Medicine, Indianapolis, Indiana

David A. Ehrmann, MD
Professor, Department of Medicine, Section of Endocrinology, Diabetes, and Metabolism, The University of Chicago, Chicago, Illinois

Graeme Eisenhofer, PhD
Professor and Chief, Division of Clinical Neurochemistry,

Department of Medicine and Institute of Clinical Chemistry and Laboratory Medicine, Technische Universität Dresden, Dresden, Germany

Berrin Ergun-Longmire, MD
Chief, Pediatric Endocrinology, The Herman and Walter Samuelson Children's Hospital at Sinai, Baltimore, Maryland

Erica A. Eugster, MD
Professor of Pediatrics, Director, Section of Pediatric Endocrinology, Riley Hospital for Children, Indiana University School of Medicine, Indianapolis, Indiana

Sadaf I. Farooqi, PhD, FRCP, FMedSci
Wellcome Trust Senior Clinical Fellow and Professor of Metabolism and Medicine, University of Cambridge Metabolic Research Laboratories, Wellcome Trust–MRC Institute of Metabolic Science, Addenbrooke's Hospital, Cambridge, United Kingdom

Martin Fassnacht, MD
Professor of Internal Medicine and Endocrinology, Department of Internal Medicine IV, Hospital of the University of Munich, Munich, Germany, Professor for Internal Medicine and Endocrinology, Department of Internal Medicine I, University Hospital, University of Wuerzburg, Wuerzburg, Germany

Bart C.J.M. Fauser, MD, PhD
Professor of Reproductive Medicine, Department of Reproductive Medicine and Gynecology, University Medical Center Utrecht, Utrecht, The Netherlands

Gianfranco Fenzi, MD, PhD
Professor Emeritus, Endocrinology, University of Naples Federico, Naples, Italy

Ele Ferrannini, MD
Professor of Medicine, CNR Institute of Clinical Physiology, Pisa, Italy

David M. Findlay, PhD
Professor of Orthopaedic and Trauma Research, Centre for Orthopaedics and Trauma Research, University of Adelaide, Adelaide, South Australia, Australia

Courtney Anne Finlayson, MD
Assistant Professor, Division of Endocrinology, Ann and Robert H. Lurie Children's Hospital of Chicago, Feinberg School of Medicine, Northwestern University, Chicago, Illinois

Delbert A. Fisher, MD
Professor of Pediatrics and Medicine Emeritus, David Geffen School of Medicine at UCLA, Los Angeles, California

Isaac R. Francis, MD
Professor and Associate Chair for Research, Department of Radiology, University of Michigan, Co-Director, Tumor Imaging Core, University of Michigan Comprehensive Cancer Center, Ann Arbor, Michigan

Mason W. Freeman, MD
Chief, Lipid Metabolism Unit, Department of Medicine, Massachusetts General Hospital, Professor of Medicine, Harvard Medical School, Boston, Massachusetts

Lawrence A. Frohman, MD
Professor Emeritus, Medicine, Division of Endocrinology, University of Illinois at Chicago, Chicago, Illinois

Mark Frydenberg, MBBS, FRACS
Professor, Department of Surgery, Monash University, Chairman, Department of Urology, Monash Health, Melbourne, Australia

Peter J. Fuller, MBBS, BMedSc, PhD, FRACP
Associate Director, Prince Henry's Institute of Medical Research, Clayton, Victoria, Australia, Head, Steroid Receptor Biology Group, Prince Henry's Institute of Medical Research, Head, Department of Endocrinology, Monash Health, Adjunct Professor, Medicine and Biochemistry & Molecular Biology, Monash University, Melbourne, Australia

Jason L. Gaglia, MD, MMSc
Assistant Investigator, Joslin Diabetes Center, Assistant Professor of Medicine, Harvard Medical School, Boston, Massachusetts

Gianluigi Galizia, MD, PhD
Consultant Physician, Geriatric Medicine, Salvatore Maugeri Foundation, IRCCS, Scientific Institute of Veruno, Veruno, Novara, Italy

Thomas J. Gardella, PhD
Associate Professor in Medicine, Endocrine Unit, Massachusetts General Hospital and Harvard Medical School, Boston, Massachusetts

Katharine C. Garvey, MD, MPH
Attending in Endocrinology, Division of Endocrinology, Boston Children's Hospital, Instructor in Pediatrics, Department of Pediatrics, Harvard Medical School, Boston, Massachusetts

Harry K. Genant, MD
Professor Emeritus, Radiology, Medicine and Orthopaedic Surgery, University of California, San Francisco, San Francisco, California

Michael S. German, MD
Professor, Medicine, University of California, San Francisco, San Francisco, California

Evelien F. Gevers, MD, PhD, FRCPCH
Consultant in Paediatric Endocrinology, Barts Health NHS Trust, Royal London Hospital, Senior Lecturer in Paediatric Endocrinology, Queen Mary University London, William Harvey Research Institute, London, Great Britain

Francesca Pecori Giraldi, MD
Department of Clinical Sciences and Community Health, University of Milan, Neuroendocrinology Research Laboratory, Istituto Auxologico Italiano IRCCS, Milan, Italy

Linda C. Giudice, MD, PhD, MSc
Distinguished Professor and Chair, Department of Obstetrics, Gynecology and Reproductive Sciences, The Robert B. Jaffe, MD Endowed Professor in the Reproductive Sciences, The Edward C. Hill, MD Administrative Chair in Obstetrics, Gynecology and Reproductive Sciences, University of California, San Francisco, San Francisco, California

Andrea Giustina, MD
Professor of Endocrinology, University of Brescia, Brescia, Italy

Anna Glasier, BSC, MBChB, MD, DSc
Honorary Professor, Department of Obstetrics and Gynaecology, University of Edinburgh, London School of Hygiene and Tropical Medicine Department of Public Health and Policy, Edinburgh, Scotland

Francis H. Glorieux, OC, MD, PhD
Emeritus Director of Research, Research Unit, Shriners Hospital for Children, Emeritus Professor of Surgery, Pediatrics and Human Genetics, McGill University, Montreal, Quebec, Canada

Allison B. Goldfine, MD
Associate Professor, Harvard Medical School, Head, Section of Clinical Research, Joslin Diabetes Center, Boston, Massachusetts

Louis J. Gooren, MD, PhD
Emeritus Professor, Endocrinology, VU University Medical Center, Amsterdam, Netherlands, Chairman, Androconsult, Chiang Mai, Thailand

David F. Gordon, PhD
Associate Professor, Medicine-Endocrinology, University of Colorado School of Medicine, Aurora, Colorado

Karen A. Gregerson, PhD
Associate Professor of Physiology, James L. Winkle College of Pharmacy, University of Cincinnati, Associate Professor, Molecular and Cellular Physiology, University of Cincinnati College of Medicine, Cincinnati, Ohio

Raymon H. Grogan, MD
Assistant Professor of Surgery, Department of Surgery, Endocrine Surgery Group, University of Chicago Pritzker School of Medicine, Chicago, Illinois

Milton D. Gross, MD
Professor, Division of Nuclear Medicine, Department of Radiology and Metabolism, Endocrinology, Nutrition and Diabetes, Department of Internal Medicine, University of Michigan, Chief, Nuclear Medicine Service, Department of Veterans Affairs Health System, Ann Arbor, Michigan

Ashley B. Grossman, BA, BSc, MD, FRCP, FMedSCi
Professor of Endocrinology, Oxford Centre for Diabetes, Endocrinology and Metabolism, Radcliffe Department of Medicine, University of Oxford, Churchill Hospital, Oxford, Great Britain

Matthias Gruber, Dr med
Department of Medicine III, University Clinic Dresden, Dresden, Germany

Valeria C. Guimarães, MD, PhD, FACE
Director, ENNE–Endocrinology and Nephrology Institute, Consultant Physician, Endocrinology, Brasília, Brazil

Mark Gurnell, MA (MedEd), PhD, FRCP
Senior Lecturer in Endocrinology, Wellcome Trust–MRC Institute of Metabolic Science, University of Cambridge and Addenbrooke's Hospital, Clinical SubDean, University of Cambridge School of Clinical Medicine, Cambridge, United Kingdom

Nadine G. Haddad, MD
Associate Professor of Pediatrics, Division of Pediatric Endocrinology and Diabetology, Riley Hospital for Children, Indiana University School of Medicine, Indianapolis, Indiana

Daniel J. Haisenleder, PhD
Associate Professor, Medicine, Endocrinology and Metabolism, University of Virginia School of Medicine, Charlottesville, Virginia

David J. Handelsman, MBBS, FRACP, PhD
Director, ANZAC Research Institute, Professor of Reproductive Endocrinology and Andrology, Head, Andrology Department, Concord Hospital, University of Sydney, Sydney, Australia

John B. Hanks, MD
C Bruce Morton Professor and Chief, Division of General Surgery, Department of Surgery, University of Virginia Health Systems, Charlottesville, Virginia

Mark J. Hannon, MD, MSc, MRCPI
Clinical Lecturer in Endocrinology, Department of Endocrinology, St. Bartholomew's Hospital, West Smithfield, London, United Kingdom, Academic Department of Endocrinology, Beaumont Hospital, RCSI Medical School, Dublin, Ireland

Erika Harno, BSc, PhD
Postdoctoral Research Associate, Faculty of Life Sciences, University of Manchester, Manchester, Great Britain

Matthias Hebrok, PhD
Professor and Director, Diabetes Center, University of California, San Francisco, San Francisco, California

Mark P. Hedger, PhD
NHMRC Senior Research Fellow, MIMR-PHI Institute of

Medical Research, Melbourne, Australia

Laszlo Hegedüs, MD, DMSc
Head, Elite Endocrine Research Centre, Odense University Hospital, Professor, Department of Endocrinology and Metabolism, University of Southern Denmark, Odense, Denmark

Jerrold J. Heindel, PhD
Scientific Program Administrator, Division of Extramural Research and Training, National Institute of Environmental Health Sciences, National Institutes of Health, Research Triangle Park, North Carolina

Arturo Hernandez, PhD
Faculty Scientist, Maine Medical Center Research Institute, Scarborough, Maine

Maria K. Herndon, PhD
Research Supervisor, School of Molecular Biosciences, Washington State University, Pullman, Washington

Ken K.Y. Ho, FRACP, FRCP(UK), MD
Chair, Centres for Health Research, Princess Alexandra Hospital, Professor of Medicine, University of Queensland, Brisbane, Queensland, Australia

Nelson D. Horseman, PhD
Professor, Molecular and Cellular Physiology, University of Cincinnati, Cincinnati, Ohio

Ieuan A. Hughes, MA, MD
Emeritus Professor of Paediatrics, Paediatrics, University of Cambridge, Cambridge, Great Britain

Christopher J. Hupfeld, MD
Associate Clinical Professor of Medicine, University of California, San Diego, La Jolla, California

Hero K. Hussain, MBChB, FRCR
Associate Professor, MRI/Abdominal Division, Department of Radiology, University of Michigan, Ann Arbor, Michigan

Valeria Iodice
Autonomic Unit, National Hospital for Neurology and Neurosurgery, Queen Square/Division of Clinical Neurology, Institute of Neurology, University College London, London, United Kingdom

Benjamin C. James, MD
Endocrine Surgery Fellow, Department of Surgery, University of Chicago Medicine, Chicago, Illinois

J. Larry Jameson, MD, PhD
Robert G. Dunlop Professor of Medicine, Dean, Raymond and Ruth Perelman School of Medicine, Executive Vice President, University of Pennsylvania for the Health System, Philadelphia, Pennsylvania

Glenville Jones, PhD
Craine Professor of Biochemistry, Biomedical and Molecular Sciences, Professor, Medicine, Queen's University, Kingston, Ontario, Canada

Nathalie Josso, MD, PhD
Director of Research Emerita, ERL 1133 Physiologie de l'axe gonadotrope, Institut National de la Santé et de la Recherche Médicale and Paris VII University, Paris, France

Harald Jüppner, MD
Professor of Pediatrics, Endocrine Unit and Pediatric Nephrology Unit, Massachusetts General Hospital and Harvard Medical School, Boston, Massachusetts

Agata Juszczak, MD, MRCP
Specialty Registrar in Endocrinology and Diabetes, Oxford Centre for Diabetes, Endocrinology and Metabolism, Churchill Hospital, Oxford, Great Britain

Jeffrey Kalish, MD
Director of Endovascular Surgery, Boston Medical Center, Assistant Professor of Surgery, Boston University School of Medicine, Boston, Massachusetts

Edwin L. Kaplan, MD
Professor, Surgery, University of Chicago Pritzker School of Medicine, Chicago, Illinois

Niki Karavitaki, MD, MSc, PhD, FRCP
Senior Clinical Lecturer, Centre for Endocrinology, Diabetes and Metabolism, School of Clinical and Experimental Medicine, Institute of Biomedical Research, University of Birmingham, Birmingham, United Kingdom

Monika Karczewska-Kupczewska, MD, PhD
Department of Metabolic Diseases, Medical University of Bialystok, Bialystok, Poland, Department of Prophylaxis of Metabolic Diseases, Institut of Animal Reproduction and Food Research, Polish Academy of Sciences, Olsztyn, Poland

Ahmed Khattab, MD
Clinical Instructor of Pediatrics, Division of Pediatric Endocrinology, Adrenal Steroid Disorders Program, Icahn School of Medicine at Mount Sinai, New York, New York

David C. Klein, PhD
Senior Advisor, Division of Intramural Research, Eunice Kennedy Shriver National Institute of Child Health and Human Development, National Institutes of Health, Bethesda, Maryland

Ronald Klein, MD, MPH
Professor, Department of Ophthalmology and Visual Sciences, University of Wisconsin Medical and School of Public Health, Madison, Wisconsin

Gunnar Kleinau, Dr rer nat
Charité-Universitätsmedizin, Institute of Experimental Pediatric Endocrinology, Berlin, Germany

Michaela Koontz, MD
Assistant Professor, Department of Pediatrics, Division of Pediatric Endocrinology, Rainbow Babies & Children's Hospital, Case Western Reserve University, Cleveland, Ohio

John J. Kopchick, PhD
Professor, Edison Biotechnology Institute and Department of Biomedical Sciences, Athens, Ohio

Peter Kopp, MD
Associate Professor, Division of Endocrinology, Metabolism, and Molecular Medicine and Center for Genetic Medicine, Northwestern University, Feinberg School of Medicine, Chicago, Illinois

Irina Kowalska, MD, PhD
Professor of Medicine, Department of Endocrinology, Diabetology and Internal Medicine, Medical University of Bialystok, Bialystok, Poland

Stephen M. Krane, MD
Persis, Cyrus and Marlow B. Harrison Distinguished Professor of Clinical Medicine, Center for Immunology and Inflammatory Diseases, Massachusetts General Hospital, Harvard Medical School, Boston, Massachusetts

Knut Krohn, PhD
Priv. Doz, Head of DNA Technologies, IZKF Leipzig, Universität Leipzig, University of Leipzig, Medical Faculty, Leipzig, Germany

Henry M. Kronenberg, MD
Professor of Medicine, Harvard Medical School, Chief, Endocrine Unit, Massachusetts General Hospital, Boston, Massachusetts

Elizabeth M. Lamos, MD
Assistant Professor of Medicine, University of Maryland School of Medicine, Baltimore, Maryland

Andrea Lania, MD, PhD
Associate Professor of Endocrinology, BIOMETRA Department, University of Milan, Director, Endocrine Unit, Humanitas Research Hospital, Rozzano, Italy

Sue Lynn Lau, MBBS, FRACP, PhD
Staff Endocrinologist, Westmead Hospital, Westmead, Australia, Clinical Senior Lecturer, Blacktown Clinical School, University of Western Sydney, Blacktown, Australia, Western Clinical School, University of Sydney, Westmead, Australia

Edward R. Laws, Jr., MD
Professor of Neurosurgery, Harvard Medical School, Boston, Massachusetts

John H. Lazarus, MD, FRCP, FRCOG, FACE
Professor of Clinical Endocrinology, Institute of Molecular Medicine, Cardiff University, Cardiff, Great Britain

Diana L. Learoyd, MBBS, FRACP, PhD
Endocrinologist, Royal North Shore Hospital, St. Leonards, New South Wales, Australia, Associate Professor, Sydney Medical School, University of Sydney, Sydney, New South Wales, Australia

Harold E. Lebovitz, MD
Professor of Medicine, State University of New York Health Center at Brooklyn, Brooklyn, New York

Åke Lenmark, PhD
Professor of Clinical Sciences, Lund University/Clinical Research Centre, Malmö, Sweden

Edward O. List, PhD
Senior Scientist, Edison Biotechnology Institute, Ohio University, Athens, Ohio

Kate Loveland, PhD
Professor of Biochemistry and Molecular Biology and Anatomy and Developmental Biology, Monash University, Clayton, Victoria, Australia

David A. Low, PhD
Senior Lecturer, Research Institute of Sport and Exercise Sciences, Liverpool John Moores University, Liverpool, Great Britain, Honorary Lecturer, Medicine, Imperial College London, London, Great Britain

Paolo E. Macchia, MD, PhD
Associate Professor, Endocrinology and Nutrition, Dipartimento di Medicina Clinica e Chirurgia, Università degli Studi di Napoli Federico II, Napoli, Italy

Noel K. Maclaren, MD
Clinical Professor, Pediatrics, Weill Cornell College of Medicine, Attending Physician, Medicine and Pediatrics, Lenox Hill Hospital, New York, New York

Geraldo Madeiros-Neto, MD, MACP
Senior Professor, Endocrinology, University of São Paulo Medical School, São Paulo, Brazil

Carine Maenhaut, PhD
Associate Professor, Institute of Interdisciplinary Research in Human and Molecular Biology, Faculty of Medicine, Université libre de Bruxelles, Brussels, Belgium

Christa Maes, PhD
Professor, Department of Development and Regeneration, Katholieke Universiteit Leuven, Leuven, Belgium

Katharina M. Main, MD, PhD
Professor, Department of Growth and Reproduction, Rigshospitalet, Copenhagen, Denmark

Carl D. Malchoff, MD, PhD
Professor, Endocrinology and Metaboism, Neag Cancer Center, University of Connecticut Health Center, Farmington, Connecticut

Diana M. Malchoff, PhD
Chair, Department of Science, Avon Old Farms School,

Avon, Connecticut

Rayaz A. Malik, MBChB, PhD
Professor of Medicine, Weill Cornell Medical College, Doha, Qatar

Susan J. Mandel, MD, MPH
Professor of Medicine, Perelman School of Medicine, University of Pennsylvania, Associate Chief, Division of Endocrinology, Diabetes, and Metabolism, University of Pennsylvania Health System, Philadelphia, Pennsylvania

Christos S. Mantzoros, MD, DSc, PhD hc mult
Professor of Medicine, Harvard Medical School, Chief, Endocrinology Section, VA Boston Healthcare System, Editor-in-Chief, Metabolism, Clinical and Experimental, Boston, Massachusetts

Eleftheria Maratos-Flier, MD
Professor of Medicine, Harvard Medical School, Department of Medicine, Beth Israel Deaconess Medical Center, Boston, Massachusetts

Michele Marino, MD
Doctor, Clinical and Experimental Medicine, Endocrinology Unit I, University of Pisa, Pisa, Italy

John C. Marshall, MD, PhD
Andrew D. Hart Professor of Medicine, Director, Center for Research in Reproduction Medicine, University of Virginia, Charlottesville, Virginia

T. John Martin, MD, DSc. FAA FRS
John Holt Fellow, St. Vincent's Institute of Medical Research, Emeritus Professor of Medicine, University of Melbourne, Melbourne, Victoria, Australia

Thomas F.J. Martin, PhD
Wasson Professor, Department of Biochemistry, University of Wisconsin, Madison, Wisconsin

Christopher J. Mathias, DPhil, DSc, FRCP, FMedSci
Professor, Neurovascular and Autonomic Medicine Unit, Faculty of Medicine, Imperial College London at St. Mary's Hospital London and Autonomic Unit, National Hospital for Neurology and Neurosurgery, Queen Square, Institute of Neurology, University College, London, United Kingdom

Elizabeth A. McGee, MD
Professor and Director, Obstetrics, Gynecology, and Reproductive Sciences, University of Vermont, Burlington, Vermont

Travis McKenzie, MD
Department of Surgery, Brigham and Women's Hospital, Harvard Medical School, Boston, Massachusetts

Robert I. McLachlan, MD, PhD
Professor, Obstetrics and Gynecology, Monash University, Deputy Centre Head, Centre for Endocrinology and Metabolism, MIMR–PHI Institute of Medical Research, Deputy Director of Endocrinology, Monash Health, Clayton, Victoria, Australia, Consultant Andrologist, Monash IVF, Richmond, Victoria, Australia

Juris J. Meier, MD, FRCPE
Head Physician, Diabetes Division, Department of Medicine I, St. Josef-Hospital, Ruhr-University, Bochum, Germany

Shlomo Melmed, MB, ChB, MACP
Senior Vice President and Dean of the Medical Faculty, Cedars Sinai Medical Center, Los Angeles, California

Boyd E. Metzger, MD
Tom D. Spies Professor Emeritus of Nutrition and Metabolism, Northwestern University Feinberg School of Medicine, Chicago, Illinois

Heino F.L. Meyer-Bahlburg, Dr rer nat
Research Scientist, Gender, Sexuality, and Health, New York State Psychiatric Institute, Professor of Clinical Psychology, Psychiatry, College of Physicians and Surgeons of Columbia University, New York, New York

Robert P. Millar, PhD, FRCPath
Mammal Research Institute, University of Pretoria, Pretoria, South Africa, MRC Receptor Biology Unit, Medical Biochemistry, Institute for Infectious Diseases and Molecular Medicine, University of Cape Town, Cape Town, South Africa, Centre for Integrative Physiology, University of Edinburgh, Edinburgh, Scotland, Great Britain

Walter L. Miller, MD
Distinguished Professor of Pediatrics, Emeritus, University of California, San Francisco, San Francisco, California

Madhusmita Misra, MD, MPH
Professor of Pediatrics, Harvard Medical School, Pediatrician, Pediatric Endocrinology, Massachusetts General Hospital, Boston, Massachusetts

Mark E. Molitch, MD
Martha Leland Sherwin Professor of Endocrinology, Division of Endocrinology, Metabolism and Molecular Medicine, Northwestern University Feinberg School of Medicine, Chicago, Illinois

Molly B. Moravek, MD, MPH
Fellow, Reproductive Endocrinology and Infertility, Obstetrics and Gynecology, Feinberg School of Medicine at Northwestern University, Chicago, Illinois

Damian G. Morris, MBBS, PhD, FRCP
Doctor, Department of Endocrinology & Diabetes, The Ipswich Hospital NHS Trust, Ipswich, Suffolk, Great Britain

Sapna Nagar, MD
Endocrine Surgery Fellow, Endocrine Surgery Research Program, Department of Surgery, University of Chicago, Pritzker School of Medicine, Chicago, Illinois

Jon Nakamoto, MD, PhD
Regional Medical Director, Quest Diagnostics Nichols Institute, San Juan Capistrano, California, Associate Clinical Professor (Voluntary), Pediatrics and Endocrinology, University of California, San Diego, San Diego, California

Maria I. New, MD
Professor of Pediatrics, Professor of Genetics and Genomic Sciences, Director, Adrenal Steroid Disorders Program, Icahn School of Medicine at Mount Sinai, Department of Pediatrics, New York, New York

Lynnette K. Nieman, MD
Senior Investigator, Program on Reproductive and Adult Endocrinology, National Institute of Child Health and Human Development, National Institutes of Health, Bethesda, Maryland

John H. Nilson, PhD
Professor and Director, School of Molecular Biosciences, Washington State University, Pullman, Washington

Georgia Ntali, MD, MSc, PhD
Clinical Research Fellow, Department of Endocrinology, Oxford Centre for Diabetes, Endocrinology and Metabolism, Oxford, Great Britain

Moira O'Bryan, BSc (Hons), PhD
Professor, Department of Anatomy and Developmental Biology, Monash University, Melbourne, Australia

Stephen O'Rahilly, MD, FRS
Professor of Clinical Biochemistry and Medicine and Director, MRC Metabolic Diseases Unit, University of Cambridge, Co-Director, Wellcome Trust–MRC Institute of Metabolic Science, Addenbrooke's Hospital, Cambridge, United Kingdom

Kjell Öberg, MD, PhD
Professor, Department of Endocrine Oncology, University Hospital Uppsala, Sweden, Adjunct Professor, Department of Surgery, Vanderbilt University, Nashville, Tennessee

Jerrold M. Olefsky, MD
Professor of Medicine, Associate Dean for Science, University of California, San Diego, La Jolla, California

Matthew T. Olson, MD
Assistant Professor, Department of Pathology, Associate Director of Cytopathology, Department of Pathology, Johns Hopkins University School of Medicine, Baltimore, Maryland

Karel Pacak, MD, PhD, DSc
Senior Investigator, Chief, Section on Medical Neuroendocrinology Professor of Medicine, Eunice Kennedy Shriver National Institute of Child Health and Human Development, National Institutes of Health, Bethesda, Maryland

Furio Pacini Sr., MD, PhD
Professor of Endocrinology and Metabolism, Department of Medical, Surgical and Neurological Sciences, University of Siena, Siena, Italy

Shetal H. Padia, MD
Assistant Professor of Medicine, Division of Endocrinology and Metabolism, Department of Medicine, University of Virginia Health System, Charlottesville, Virginia

Ralf Paschke, MD, DMSc
Professor, Klinik für Endokrinologie und Nephrologie, Universität Leipzig, Leipzig, Germany

Francisco J. Pasquel, MD
Assistant Professor of Medicine, Division of Endocrinology and Metabolism, Emory University School of Medicine, Atlanta, Georgia

Katherine Wesseling Perry, MD, MSCR
Associate Professor of Pediatrics, David Geffen School of Medicine at UCLA, Los Angeles, California

Luca Persani, MD, PhD
Professor, Department of Clinical Sciences and Community Health, University of Milan, Head, Division of Endocrine and Metabolic Diseases, San Luca Hospital, Istituto Auxologico Italiano, Milan, Italy

Louis H. Philipson, MD, PhD
Professor, Medicine and Pediatrics, The University of Chicago, Chicago, Illinois

Christian Pina, MD
Adrenal Steroid Disorders Program, Icahn School of Medicine at Mount Sinai, New York, New York

Frank B. Pomposelli, Jr., BS, MD, MS (Hons)
Chairman, Surgery, St. Elizabeth's Medical Center, Brighton, Massachusetts, Professor, Surgery, Tufts University School of Medicine, Boston, Massachusetts

John T. Potts, Jr., MD
Director of Research and Physician-in-Chief Emeritus, Harvard Medical School, Boston, Massachusetts

Charmian A. Quigley, MBBS
Associate Professor, Pediatric Endocrinology, Indiana University School of Medicine, Indianapolis, Indiana

Marcus O. Quinkler, MD
Clinical Endocrinology, Charité University Medicine Berlin, Berlin, Germany

Christine Campion Quirk, PhD
Regional Field Medical Scientist, Immuno-Oncology, Medical Affairs, Bristol-Myers Squibb, Co. New York, New York

Ewa Rajpert-De Meyts, MD, PhD, DMSc
Senior Scientist, Research Group Leader, Copenhagen University Hospital (Rigshospitalet), Copenhagen,

Denmark

Eric Ravussin, PhD
Professor, Associate Executive Director, Pennington Biomedical Research Center, Baton Rouge, Louisiana

David W. Ray, MB ChB, MRCP, PhD, CCST, FRCP
Professor, Centre for Endocrinology and Diabetes, Institute Of Human Development, University Of Manchester, Department Of Endocrinology, Manchester Royal Infirmary, Manchester, Great Britain

Samuel Refetoff, MD, CM
Professor, Medicine, Pediatrics, and Genetics, The University of Chicago, Chicago, Illinois

Ravi Retnakaran, MD, MSc, FRCPC
Associate Professor, Division of Endocrinology and Metabolism, University of Toronto, Clinician-Scientist, Leadership Sinai Centre for Diabetes, Mount Sinai Hospital, Toronto, Ontario, Canada

Rodolfo A. Rey, MD, PhD
Director, Centro de Investigaciones Endocrinológicas Dr. César Bergadá (CEDIE), CONICET–FEI, División de Endocrinología, Hospital de Niños Ricardo Gutiérrez, Professor, Histología, Embriología, Biología Celulary Genética, Facultad de Medicina, Universidad de Buenos Aires, Buenos Aires, Argentina

Christopher J. Rhodes, PhD
The Kovler Family Professor, Department of Medicine, Research Director, Kovler Diabetes Center, Chair, Committee on Molecular Metabolism and Nutrition, The University of Chicago, Chicago, Illinois

E. Chester Ridgway, MD, MACP
Distinguished Professor of Medicine, Senior Associate Dean for Academic Affairs, University of Colorado School of Medicine, Aurora, Colorado

Gail P. Risbridger, PhD
Professor, Anatomy and Developmental Biology, Monash University, Melbourne, Victoria, Australia

Robert A. Rizza, MD
Professor of Medicine, Division of Endocrinology, Diabetes and Nutrition, Mayo Clinic, Rochester, Minnesota

Bruce G. Robinson, MD, MSc, FRACP
Dean, Sydney Medical School, University of Sydney, Sydney, New South Wales, Australia, Professor, Kolling Institute and Department of Endocrinology, Royal North Shore Hospital, St. Leonards, New South Wales, Australia

Pierre P. Roger, PhD
Professor, Institute of Interdisciplinary Research in Human and Molecular Biology, Université Libre de Bruxelles, Brussels, Belgium

Michael G. Rosenfeld, MD
Howard Hughes Investigator, Howard Hughes Medical Institution, Distinguished Professor of Medicine, University of California, San Diego, La Jolla, California

Robert L. Rosenfield, MD
Professor Emeritus of Pediatrics and Medicine, Section of Adult and Pediatric Endocrinology, Diabetes, and Metabolism, The University of Chicago Pritzker School of Medicine, Chicago, Illinois

Peter Rossing, MD, DMSc
Head of Research, Steno Diabetes Center, Gentofte, Denmark, Professor, Center for Basic Metabolic Research, University of Copenhagen, Copenhagen, Denmark, Professor, Health, University of Aarhus, Aarhus, Denmark

Robert T. Rubin, MD, PhD
Distinguished Professor of Psychiatry and Biobehavioral Sciences, David Geffen School of Medicine at UCLA, Staff Psychiatrist, VA Greater Los Angeles Healthcare Center, Los Angeles, California

Ileana G.S. Rubio, PhD
Professor, Molecular Biology of the Thyroid, Chief, Department of Biological Sciences, Universidade Federal de São Paulo–Diadema, São Paulo, Brazil

Neil B. Ruderman, MD, DPhil
Professor, Medicine, Boston University School of Medicine, Boston, Massachusetts

Jose Russo, MD
Professor, Breast Cancer Research Laboratory, Fox Chase Cancer Center, Temple Health, Philadelphia, Pennsylvania

Irma H. Russo, MD, FACP
Chief, Molecular Endocrinology, Breast Cancer Research Laboratory, Fox Chase Cancer Center, Temple Health, Philadelphia, Pennsylvania

Isidro B. Salusky, MD
Distinguished Professor of Pediatrics, David Geffen School of Medicine at UCLA, Los Angeles, California

Nanette Santoro, MD
Professor and E Stewart Taylor Chair of Obstetrics and Gynecology, Obstetrics and Gynecology, University of Colorado School of Medicine, Aurora, Colorado

Kathleen M. Scully, PhD
Associate Project Scientist, Department of Medicine, Howard Hughes Medical Institute, University of California, San Diego School of Medicine, La Jolla, California

Patrick M. Sexton, PhD
Theme Leader, Drug Discovery Biology, Monash Institute of Pharmaceutical Sciences, Monash University, NHMRC Principal Research Fellow, Drug Discovery Biology, Monash Institute of Pharmaceutical Sciences, Monash University, Parkville, Victoria, Australia

Gerald I. Shulman, MD, PhD, FACP, FACE
George R. Cowgill Professor of Physiological Chemistry, Medicine, and Cellular and Molecular Physiology, Investigator, Howard Hughes Medical Institute, Yale University School of Medicine, New Haven, Connecticut

Paolo S. Silva, MD
Staff Ophthalmologist and Assistant Chief of Telemedicine, Beetham Eye Institute, Joslin Diabetes Center, Instructor in Ophthalmology, Harvard Medical School, Boston, Massachusetts

Shonni J. Silverberg, MD
Professor of Medicine, Columbia University College of Physicians and Surgeons, New York, New York

Frederick R. Singer, MD
Director, Skeletal Biology, John Wayne Cancer Institute at Providence Saint John's Health Center, Santa Monica, California, Clinical Professor of Medicine, David Geffen School of Medicine at UCLA, Los Angeles, California

Niels E. Skakkebaek, MD, DMSc
Professor, Rigshospitalet and University of Copenhagen, Copenhagen, Denmark

Malgorzata E. Skaznik-Wikiel, MD
Instructor and Fellow in Reproductive Endocrinology and Infertility, Department of Obstetrics and Gynecology, University of Colorado School of Medicine, Aurora, Colorado

Dorota Skowronska-Krawczyk, PhD
Assistant Project Scientist, HHMI, Department of Medicine, University of California, San Diego, La Jolla, California

Carolyn L. Smith, PhD
Associate Professor, Molecular & Cellular Biology, Baylor College of Medicine, Houston, Texas

Philip W. Smith, MD
Assistant Professor of Surgery, Department of Surgery, University of Virginia, Charlottesville, Virginia

Roger Smith, MB, BS, PhD
Professor of Endocrinology, University of Newcastle, Director of the Mothers and Babies Research Centre, Hunter Medical Research Institute, Newcastle, New South Wales, Australia

Steven R. Smith, MD
Scientific Director, Translational Research Institute for Metabolism and Diabetes, Florida Hospital, Orlando, Florida

Peter J. Snyder, MD
Professor of Medicine, Medicine, University of Pennsylvania, Philadelphia, Pennsylvania

Donald L. St. Germain, MD
Vice President, Research, Maine Medical Center Research Institute, Scarborough, Maine, Professor, Medicine and Physiology and Neurobiology, Dartmouth Medical School, Lebanon, New Hampshire

René St-Arnaud, PhD
Director of Research (Acting), Research Unit, Shriners Hospitals for Children—Canada, Professor, Human Genetics, McGill University, Montreal, Quebec, Canada

Donald F. Steiner, MS, MD
A.N. Pritzker Distinguished Service Professor Emeritus, Medicine, Biochemistry and Molecular Biology, The University of Chicago, Chicago, Illinois

Paul M. Stewart, MD, FRCP, FMedSci
Dean and Professor of Medicine, University of Leeds, Leeds, Great Britain

Marek Strączkowski, MD, PhD
Department of Metabolic Diseases, Medical University of Bialystok, Bialystok, Poland, Department of Prophylaxis of Metabolic Diseases, Institute of Animal Reproduction and Food Research, Polish Academy of Sciences, Olsztyn, Poland

Jerome F. Strauss III, MD, PhD
Executive Vice President for Medical Affairs, VCU Health System, Dean, School of Medicine, Virginia Commonwealth University, Richmond, Virginia

Dennis M. Styne, MD
Yocha Dehe Chair of Pediatric Endocrinology, Pediatrics, Professor of Pediatrics, University of California, Davis, California

Karena L. Swan, MD
Associate Research Scientist, Internal Medicine, Endocrinology, Yale University, New Haven, Connecticut

Ronald S. Swerdloff, MD
Professor of Medicine, David Geffen School of Medicine at UCLA, Los Angeles, California, Chief, Division of Endocrinology, Harbor–UCLA Medical Center, Senior Investigator, Los Angeles Biomedical Research Institute, Torrance, California

Lyndal J. Tacon, MBBS, FRACP, PhD
Staff Specialist, Department of Endocrinology, Diabetes and Metabolism, Royal North Shore Hospital, Clinical Senior Lecturer, Northern Clinical School, University of Sydney, New South Wales, Australia

Javier A. Tello, BSc, PhD
Lecturer, School of Medicine, University of St. Andrews, St. Andrews, Great Britain, Research Fellow, Centre for Integrative Physiology, University of Edinburgh, Edinburgh, Great Britain

Rajesh V. Thakker, MD, ScD, FRCP, FRS, FMedSci
May Professor of Medicine, Nuffield Department of Medicine, University of Oxford, Oxford, Great Britain

Christopher J. Thompson, MBChB, MD, FRCP, FRCPI
Professor of Endocrinology, Academic Department of Endocrinology, Beaumont Hospital, RCSI Medical School, Dublin, Ireland

Henri J.L.M. Timmers, MD, PhD
Clinical Endocrinologist, Department of Medicine, Division of Endocrinology, Radboud University Medical Centre, Nijmegen, The Netherlands

Jorma Toppari, MD, PhD
Professor, Departments of Physiology and Pediatrics, University of Turku, Turku, Finland

Michael L. Traub, MD
Assistant Director, Reproductive Endocrinology and Infertility, Staten Island University Hospital, Staten Island, New York

Michael A. Tsoukas, MD
Endocrinology Fellow, Division of Endocrinology, Diabetes, and Metabolism, Beth Israel Deaconess Medical Center, Harvard Medical School, Boston, Massachusetts

Robert Udelsman, MD, MBA
William H. Carmalt Professor of Surgery and Oncology, Chairman of Surgery, Department of Surgery, Yale University School of Medicine, New Haven, Connecticut

Guillermo E. Umpierrez, MD
Professor of Medicine, Medicine, Endocrinology and Metabolism, Emory University School of Medicine, Director, Endocrinology and Diabetes Section, Medicine, Grady Health System, Atlanta, Georgia

Greet Van den Berghe, MD, PhD
Professor of Medicine, Intensive Care Medicine, Katholieke Universiteit, Leuven, Belgium

Gilbert Vassart, MD, PhD
Institute of Interdisciplinary Research in Human and Molecular Biology (IRIBHM) School of Medicine, Université Libre de Bruxelles (ULB), Brussels, Belgium

Ashley H. Vernon, MD
Associate Surgeon, Surgery, Brigham & Women's Hospital, Boston, Massachusetts

Eric Vilain, MD, PhD
Chief, Medical Genetics, Department of Pediatrics, Director, Center for Gender-Based Biology, Professor, Human Genetics, Pediatrics and Urology, David Geffen School of Medicine at UCLA, Los Angeles, California

Theo J. Visser, PhD
Professor of Medicine, Department of Internal Medicine III, Erasmus University Medical School, Rotterdam, The Netherlands

Paolo Vitti
Assistant Professor of Endocrinology, University of Pisa, Unit of Endocrinology, University Hospital of Pisa, Pisa, Italy

Geoffrey A. Walford, MD
Instructor in Medicine, Harvard Medical School, Diabetes Research Center, Diabetes Unit, Massachusetts General Hospital, Boston, Massachusetts

Christina Wang, MD
Clinical and Translational Science Institute, Harbor-UCLA Medical Center, Torrance, California, Professor, Medicine, David Geffen School of Medicine at UCLA, Los Angeles, California

Anthony P. Weetman, MD, DSc
Professor of Medicine, Department of Human Metabolism, University of Sheffield, Sheffield, Great Britain

Nancy L. Weigel, PhD
Professor, Molecular and Cellular Biology, Baylor College of Medicine, Houston, Texas

Gordon C. Weir, MD
Research Section Head and the Diabetes Research and Wellness Foundation Chair, Joslin Diabetes Center, Professor of Medicine, Havard Medical School, Boston, Massachusetts

Roy E. Weiss, MD, PhD
Kathleen and Stanley Glaser Professor of Internal Medicine, Chairman, Department of Medicine, University of Miami Miller School of Medicine, Miami, Florida, Rabbi Esformes Professor Emeritus, Department of Medicine, The University of Chicago, Chicago, Illinois

Anne White, BSc, PhD
Professor, Centre for Endocrinology and Diabetes, University of Manchester, Manchester, Great Britain

Kenneth E. White, PhD
The David Weaver Professor of Genetics, Medical and Molecular Genetics, Indiana University School of Medicine, Indianapolis, Indiana

Morris F. White, PhD
Professor, Pediatrics, Boston Children's Hospital, Harvard Medical School, Boston, Massachusetts

Michael P. Whyte, MD
Professor of Medicine, Pediatrics, and Genetics, Division of Bone and Mineral Diseases, Washington University School of Medicine at Barnes-Jewish Hospital, Medical-Scientific Director, Center for Metabolic Bone Disease and Molecular Research, Shriners Hospital for Children, St. Louis, Missouri

Wilmar M. Wiersinga, MD, PhD, FRCP
Emeritus Professor of Endocrinology, Academic Medical Center, Amsterdam, The Netherlands

Holger S. Willenberg, MD, PhD
Professor of Endocrinology and Head, Division of Endocrinology and Metabolism, Rostock University Medical Center, Rostock, Germany

Joseph I. Wolfsdorf, MB, BCh
Associate Chief and Clinical Director, Division of Endocrinology, Boston Children's Hospital Chair in Endocrinology, Professor of Pediatrics, Harvard Medical School, Boston, Massachusetts

Fredric E. Wondisford, MD
Professor of Pediatrics, Medicine, and Physiology, Director, Metabolism Division and Diabetes Institute, Johns Hopkins University School of Medicine, Baltimore, Maryland

Ka Kit Wong, MBBS
Clinical Assistant Professor, Division of Nuclear Medicine, Department of Radiology, University of Michigan, Nuclear Medicine Service, Department of Veterans Affairs Health System, Ann Arbor, Michigan

John J. Wysolmerski, MD
Professor of Medicine, Endocrinology and Metabolism, Yale University School of Medicine, New Haven, Connecticut

Mabel Yau, MD
Clinical Instructor, Division of Genetic Endocrinology and Adrenal Steroid Disorders, Icahn School of Medicine at Mount Sinai, New York, New York

Morag J. Young, PhD
Head, Cardiovascular Endocrinology Laboratory, MIMR-PHI Institute, Melbourne, Australia

Lisa M. Younk, BS
Clinical Research Specialist, Medicine, University of Maryland School of Medicine, Baltimore, Maryland

Run Yu, MD, PhD
Associate Professor, Medicine, Cedars-Sinai Medical Center, Los Angeles, California

Tony Yuen, PhD
Assistant Professor, Medicine, Icahn School of Medicine at Mount Sinai, New York, New York

Martha A. Zeiger, MD
Professor of Surgery, Oncology, Cellular and Molecular Medicine, Department of Surgery, Johns Hopkins University School of Medicine, Baltimore, Maryland

Bernard Zinman, MD
Professor of Medicine, Medicine, University of Toronto, Director, Leadership Sinai Centre for Diabetes, Senior Scientist, Tanenbaum-Lunenfeld Research Institute, Mount Sinai Hospital, Toronto, Ontario, Canada

R. Thomas Zoeller, PhD
Professor, Biology Department, University of Massachusetts, Amherst, Massachusetts

中文版序

自 20 世纪 20 年代以来，在刘士豪教授、朱宪彝教授、邝安堃教授等学科创始人的带领下，我国的内分泌学科如涓涓细流般发展，此后国内几代学者以远见、勤奋、耐心和坚韧的毅力，使我国内分泌领域取得了飞速发展。来自国内的循证医学证据越来越多，由我国专家学者主导制订的指南及共识越来越多，这对国内医生了解及掌握国人内分泌疾病非常重要，也奠定了我国内分泌专业在国际上的地位。

在我国内分泌学科的事业发展与人才培养过程中，翻译引进国外优秀著作有着不可或缺的参考作用。作为欧美经典内分泌学著作之一，*Endocrinology: Adult & Pediatric* 自 1979 年首次出版以来，一直致力于介绍内分泌领域的最新进展，40 余年已多次修订再版，如今已更新至第 7 版。这既体现了本书与时俱进的编写原则，又体现了内分泌领域蓬勃发展、迭代更新的特点。然而，如此优秀权威的内分泌学著作却迟迟未能引进翻译与国内学界同道分享，着实有些遗憾。

全新第 7 版由 J. Larry Jameson 教授和 Leslie J. De Groot 教授等 8 位国际内分泌学权威专家共同编写。J. Larry Jameson 教授是美国宾夕法尼亚州立大学医学院院长，是内分泌领域分子生物学的先行者，其研究重点为激素紊乱的遗传因素。Leslie J. De Groot 曾担任芝加哥大学内分泌学系主任，是国际著名的甲状腺专家，曾担任 *New England Journal of Medicine* 副主编，遗憾的是，De Groot 教授已于 2018 年去世了。

本书为全新第 7 版的中文版，也是其自问世以来的首部中文翻译版，由山东第一医科大学附属省立医院内分泌科赵家军教授组织国内众多内分泌学界的专家学者共同翻译。赵家军教授是我国知名内分泌学专家、中华医学会内分泌学分会主任委员，其在学界建树颇丰，国内外学术影响力很高。在赵家军教授的组织和带领下，在中华医学会内分泌学分会全体委员的大力支持下，圆满完成了全新第 7 版的翻译工作，为我国广大内分泌科医师系统全面掌握该领域的最新理念、知识及技术提供了重要参考资料。衷心希望本书的出版，能够惠及广大内分泌学界同仁，进而推动我国内分泌事业不断发展。

乐为序。

中国工程院院士
上海交通大学医学院附属瑞金医院院长 宁光

译者前言

近百年来，内分泌学在临床与基础方面都取得了突飞猛进的发展，*Endocrinology: Adult & Pediatric* 自 1979 年首次出版以来，一直致力于介绍内分泌领域的最新进展，如今已更新至全新第 7 版，是欧美内分泌学经典教科书之一，更是享有 40 余年学术辉煌的国际经典权威内分泌学巨著。

全新第 7 版由 J. Larry Jameson 教授和 Leslie J. De Groot 教授等 8 位国际内分泌学权威专家共同编写，仍是目前最全面、最前沿的内分泌学著作。与前六版相比，新版内容做了大量更新，不仅详细介绍了内分泌学临床方面的进展，还介绍了大量内分泌学相关基础学科研究的最新进展，新增了减重手术、内分泌环境干扰物、兴奋剂等章节。

本书为 *Endocrinology: Adult & Pediatric*（《成人及儿童内分泌学》）自问世以来的首部中文翻译版，翻译团队更是集结了国内内分泌学界的众多知名专家学者，并得到了中华医学会内分泌学分会全体委员的大力支持，各位译者在忠于展示原著者想要表达内容的前提下，力求贴近国内语言表述习惯和实际诊疗情境，旨在服务广大涉足内分泌学科的医务工作者，为内分泌学及相关专业临床医师、护理人员及研究人员了解本学科最新发展、解决疑难诊治问题提供参考。

纵览全书，不禁感叹其内容全面实用，图表精美丰富，编写系统明晰，且融系统性、权威性、前沿性、实用性为一体，非常适合国内广大内分泌临床与基础研究人员、相关科研工作者及医学研究生阅读参考，是一部不可或缺的参考工具书。

本书的翻译及出版恰逢新冠肺炎疫情在国内乃至全球蔓延，参与本书翻译的很多专家学者也迎难而上，投身于抗击新冠肺炎疫情的临床一线，用实际行动展现了白衣战士勇敢无畏、奉献坚守的精神风采，大家在非常有限的时间里圆满地完成了本书的翻译及审校工作。衷心希望本书的出版能惠及广大内分泌科同仁，助力中国内分泌事业的发展，为提高我国内分泌疾病的诊疗水平及内分泌学科的发展贡献绵薄之力。

最后，感谢各位译者在本书翻译过程中的辛苦及付出，感谢中国科学技术出版社对本书引进及出版给予的支持与帮助。尽管我们对译文进行了反复审校与修订，但由于中外术语规范及语言表述习惯有所差异，中文翻译版中可能存在一定的失当或欠妥之处，敬请广大同道及读者指正。

山东第一医科大学附属省立医院 赵家军

原书前言

与诸多医学领域一样，内分泌学发展迅速、日新月异。我们邀请了众多国际知名专家来编写全新版本的 *Endocrinology: Adult & Pediatric*，总结内分泌疾病及其生理的最新知识，紧跟医学发展的步伐。本书目前已更新至第 7 版，近半个世纪以来一直是内分泌领域权威的信息来源。与前六版一样，全新第 7 版依旧致力于打造一部全面覆盖内分泌学基础与临床全领域的教科书。书中内容主要围绕着调节内分泌系统的主要腺体展开，重点介绍了疾病的临床表现，特别强调了内分泌功能的多激素整合，这是“系统生物学”的一个重要体现。

本书的每一版都涵盖了当时内分泌领域的遗传学最新进展，以及新激素、新药物、新检测方法和新修订的临床指南。本书的著者均为内分泌领域各亚专业的领头人、特殊疾病的管理专家，他们在编写过程中总结了各自领域的最新观点及专家意见。

新版中我们特别增加了儿童内分泌学的内容，以提供适用于所有年龄范围的参考标准。毕竟 1 型糖尿病等许多疾病不仅累及成人，而且也会累及儿童。青春期性早熟等几乎只与儿童有关的疾病，我们在标题处加以注释。其他章节的儿科部分我们也添加了背景色以便与成人部分区分。

新版的另一个重大变化是增加了彩图，以进一步提升适读性和美观性。此外，我们还在章首设置了“要点”，以概要总结该章的重点内容。

在更新各章的同时，我们还增加了一些新的章节，如关于减肥手术的新章节，综述了肥胖症治疗方法的适应证、疗效和生理学基础；关于内分泌干扰物的新章节，总结了环境因素及药物是如何与内分泌系统相互作用、改变生理过程，进而引发疾病的；关于兴奋类激素的新章节，重点讲述了人们关注度日益增加的这类激素对内分泌及社会的影响。

为了提高本书的阅读趣味性，让书中内容更贴近内分泌学的基础研究与临床实践，提高临床实践中的实用性，我们不断优化内容，将实用的精华内容汇总在两卷之中，还将原始参考资料的相关链接更新至互联网，以便读者进一步拓展学习时查阅。

在此，我们向数百位参与本书编写的人员表示衷心的感谢，感谢大家在百忙之中抽出时间为全新第 7 版撰写了非常专业的内容。还要感谢我们的助手 Katie Kincaid 和 Anita Rodriguez，以及 Elsevier 出版集团的工作人员，特别是 Helene Caprari、Janice Gaillard 和 Clay Broeker，他们为本书的设计及国际推广做出了巨大贡献。

J. Larry Jameson, MD, PhD

Leslie J. De Groot, MD

目 录

上 卷

第一篇 内分泌原理和激素信号

第 1 章 内分泌学原理 ………… 002
第 2 章 激素基因表达的控制 ………… 016
第 3 章 激素分泌调控 ………… 031
第 4 章 遗传学在内分泌学中的应用 ………… 043

第二篇 神经内分泌和垂体疾病

第 5 章 垂体发育 ………… 076
第 6 章 催乳素 ………… 097
第 7 章 催乳素分泌障碍和催乳素瘤 ………… 111
第 8 章 促肾上腺皮质激素 ………… 138
第 9 章 内分泌节律、睡眠 – 觉醒周期及生物钟 ………… 157
第 10 章 下丘脑综合征 ………… 186
第 11 章 垂体功能减退与生长激素缺乏症 ………… 201
第 12 章 肢端肥大症 ………… 223
第 13 章 库欣综合征 ………… 244
第 14 章 临床无功能性鞍区肿块 ………… 277
第 15 章 TSH 腺瘤 ………… 287
第 16 章 垂体手术 ………… 297
第 17 章 儿童下丘脑和垂体肿瘤 ………… 313
第 18 章 加压素、尿崩症和抗利尿激素分泌失调综合征 ………… 320
第 19 章 松果体与褪黑素 ………… 336

第三篇 生长和成熟

第 20 章 GH 的结构、功能及分泌规律 ………… 348
第 21 章 胰岛素样生长因子 -1 与其结合蛋白 ………… 387
第 22 章 体细胞的生长与成熟 ………… 409
第 23 章 儿童生长激素缺乏症 ………… 449
第 24 章 在运动兴奋剂中激素的突出表现 ………… 473

第四篇 肥胖、厌食症和营养

第 25 章 食欲调节与产热 ………… 490
第 26 章 肥胖：问题和管理 ………… 503
第 27 章 减重手术 ………… 515
第 28 章 与肥胖相关的遗传综合征 ………… 528
第 29 章 神经性厌食症、神经性贪食症和其他进食障碍 ………… 536

第五篇 糖 尿 病

第 30 章 内分泌胰腺的发育 ………… 556
第 31 章 胰岛激素的生物合成、加工和分泌：胰岛素、胰岛淀粉样多肽（胰淀素）、胰高血糖素、生长抑素和胰多肽 ………… 566
第 32 章 胰岛素分泌 ………… 586
第 33 章 胰岛素的作用机制 ………… 597
第 34 章 胰高血糖素和胰高糖素样肽 ………… 632
第 35 章 禁食与进食过程中间代谢的调节 ………… 645
第 36 章 脂肪细胞在代谢和内分泌功能中的作用 ………… 676
第 37 章 脂肪营养不良综合征 ………… 698
第 38 章 糖尿病的分型与诊断 ………… 713
第 39 章 1 型（胰岛素依赖型）糖尿病：病因、发病机制、预测和预防 ………… 724
第 40 章 2 型糖尿病：病因、发病机制及自然病程 ………… 746
第 41 章 脂蛋白代谢与脂质紊乱的治疗 ………… 771
第 42 章 继发性非糖尿病性高血糖及治疗 ………… 795
第 43 章 代谢综合征 ………… 811
第 44 章 成人 1 型糖尿病治疗 ………… 831

第 45 章　糖尿病与妊娠 850
第 46 章　高血糖危机：糖尿病酮症酸中毒和高血糖高渗状态 868
第 47 章　低血糖症和低血糖综合征 879
第 48 章　2 型糖尿病的管理 902
第 49 章　儿童糖尿病管理 919
第 50 章　B 细胞移植与再生 950
第 51 章　糖尿病与长期并发症 967
第 52 章　糖尿病眼病 976
第 53 章　糖尿病：神经病变 989
第 54 章　糖尿病肾病 1005
第 55 章　糖尿病足和血管并发症 1032

第六篇　甲状旁腺、促钙激素和骨代谢

第 56 章　甲状旁腺激素和 1 型甲状旁腺激素受体与钙磷稳态和骨代谢调节 1042
第 57 章　甲状旁腺激素相关蛋白 1064
第 58 章　降钙素 1078
第 59 章　维生素 D：从光合作用、代谢和作用到临床应用 1093
第 60 章　骨骼发育与重塑 1115
第 61 章　钙内环境稳定调控与影响钙代谢的遗传性疾病 1142
第 62 章　磷内环境稳定失衡的遗传性疾病 1172
第 63 章　原发性甲状旁腺功能亢进症 1188
第 64 章　恶性高钙血症 1209
第 65 章　甲状旁腺功能亢进症的外科治疗 1220
第 66 章　GNAS 基因突变导致的疾病：假性甲状旁腺功能减退症、Albright 遗传性骨营养不良和进行性骨发育异常 1233
第 67 章　遗传性维生素 D 缺陷的代谢与功能 1247
第 68 章　遗传性骨骼疾病 1261
第 69 章　骨质疏松症 1273
第 70 章　慢性肾脏病矿物质与骨骼异常 1305
第 71 章　矿化障碍 1321
第 72 章　Paget 骨病 1335

下　卷

第七篇　甲状腺

第 73 章　甲状腺的解剖与发育 1348
第 74 章　促甲状腺激素：生理与分泌 1371
第 75 章　甲状腺的调控因素 1391
第 76 章　甲状腺激素代谢和转运 1418
第 77 章　甲状腺激素的作用 1432
第 78 章　甲状腺功能检查 1447
第 79 章　甲状腺影像 1499
第 80 章　甲状腺细针穿刺与细胞学诊断 1517
第 81 章　自身免疫性甲状腺疾病 1524
第 82 章　Graves 病 1540
第 83 章　Graves 眼病 1570
第 84 章　妊娠期甲状腺疾病的诊断和治疗 1583
第 85 章　自主性高功能甲状腺结节及甲状腺毒症的其他原因 1604
第 86 章　慢性（桥本）甲状腺炎 1619
第 87 章　亚急性和 Riedel 甲状腺炎 1634
第 88 章　甲状腺功能减退症与黏液性水肿昏迷 1646
第 89 章　非甲状腺疾病综合征：甲状腺功能减退的一种形式 1664
第 90 章　多结节性甲状腺肿 1678
第 91 章　碘缺乏症 1692
第 92 章　甲状腺肿瘤 1710
第 93 章　促甲状腺激素受体突变 1739
第 94 章　甲状腺激素合成及激素作用的遗传缺陷 1750
第 95 章　甲状腺激素抵抗 1762
第 96 章　甲状腺手术 1781

第八篇　肾上腺

第 97 章　人体类固醇激素合成的原理、酶和通路 1810
第 98 章　糖皮质激素受体及其作用机制、糖皮质激素抵抗 1834
第 99 章　糖皮质激素的生理作用 1845

第 100 章　糖皮质激素治疗 1861
第 101 章　醛固酮的分泌和作用 1877
第 102 章　肾上腺功能不全 1884
第 103 章　肾上腺源库欣综合征 1897
第 104 章　肾上腺类固醇生成缺陷 1933
第 105 章　肾上腺皮质功能初现和肾上腺功能停滞 1957
第 106 章　肾上腺成像 1965
第 107 章　肾上腺皮质癌 1986
第 108 章　原发性盐皮质激素过多性疾病和高血压 1996
第 109 章　盐皮质激素缺乏 2018
第 110 章　嗜铬细胞瘤 2030
第 111 章　肾上腺外科手术 2059

第九篇　心血管内分泌学

第 112 章　高钠血症和低钠血症 2078
第 113 章　直立性低血压和直立不耐受 2091

第十篇　危重症患者的内分泌系统变化

第 114 章　重症医学相关的内分泌变化 2114

第十一篇　生殖系统内分泌和性功能

第 115 章　促性腺激素释放激素 2128
第 116 章　促性腺激素：合成和分泌的调节 2148
第 117 章　性腺肽：抑制素、激活素、卵泡抑素和 Müllerian 抑制物（抗米勒管激素） 2163
第 118 章　性腺和生殖器官发育的遗传基础 2177
第 119 章　性发育障碍的诊断与治疗 2212
第 120 章　性成熟与青春期的内分泌学 2247
第 121 章　性早熟 2259
第 122 章　青春期延迟 2271
第 123 章　性功能障碍 2283
第 124 章　性行为和性别认同内分泌 2292

第十二篇　女性生殖

第 125 章　卵泡发生、排卵和黄体生成 2306
第 126 章　卵巢激素合成 2319
第 127 章　雌激素和孕激素作用 2335
第 128 章　乳腺发育的激素调控 2344
第 129 章　月经周期与排卵障碍 2360
第 130 章　子宫内膜异位症 2371
第 131 章　子宫肌瘤 2384
第 132 章　女性不孕：评估与管理 2389
第 133 章　高雄激素血症、多毛症和多囊卵巢综合征 2403
第 134 章　避孕 2426
第 135 章　绝经期 2441

第十三篇　男性生殖

第 136 章　精子发生 2454
第 137 章　睾丸发育不全综合征、隐睾、尿道下裂和睾丸肿瘤 2483
第 138 章　雄激素生理学、药理学和滥用 2498
第 139 章　雄激素缺乏症 2525
第 140 章　男性乳腺发育 2553
第 141 章　男性不育症的临床治疗 2564
第 142 章　男性避孕 2591
第 143 章　良性前列腺增生与前列腺癌的内分泌学 2602

第十四篇　妊娠内分泌学

第 144 章　人类妊娠分娩内分泌学 2622
第 145 章　胎儿及新生儿内分泌学 2634
第 146 章　妊娠期激素变化和内分泌检测 2666

第十五篇　多系统内分泌障碍

第 147 章　自身免疫性内分泌紊乱 2684
第 148 章　1 型多发性内分泌肿瘤 2701
第 149 章　2 型多发性内分泌瘤及甲状腺髓样癌 2731
第 150 章　神经内分泌肿瘤综合征 2745
第 151 章　类癌综合征 2754
第 152 章　异位激素综合征 2767
第 153 章　内分泌干扰物与人类疾病 2780

第十六篇　内分泌检测

第 154 章　内分泌检查 2794

第一篇

内分泌原理和激素信号

Principles of Endocrinology and Hormone Signaling

第1章 内分泌学原理
Principles of Endocrinology

J. Larry Jameson 著
张军霞 杨 川 王宣春 译

要 点

- 激素（hormone）这个词来源于希腊动词“hormao”，意思是“启动”，它反映了激素的活力，以及作用于特定靶组织引发一系列生理反应的能力。
- 激素可分为五大类：①氨基酸类衍生物，如多巴胺、儿茶酚胺和甲状腺激素；②小神经肽，如GnRH、TRH、生长抑素和加压素；③大分子蛋白质，如胰岛素、LH，以及经典内分泌腺体产生的PTH；④类固醇激素，如皮质醇及由胆固醇前体合成的雌激素；⑤维生素衍生物，如类维生素A（维生素A）和维生素D。
- 通常，氨基酸衍生物和肽类激素与细胞表面的膜受体相互作用，继而激活第二信使信号通路。类固醇、甲状腺激素、维生素D和类维生素A是脂溶性的，它们与细胞内核受体相互作用，主要调控基因转录。
- 负反馈调节原理认为激素具有特定的调定点。当激素水平超过调定点时，刺激性通路下调；当激素水平在调定点之下时，刺激性通路上调。
- 大多数激素表现出节律性。激素的节律受外部环境影响，包括昼夜光照周期、进食和压力。此外，许多激素是脉冲式分泌的，在感知神经和激素信号输入后做出瞬时应答。

一、内分泌学的定义和范畴

为了把激素的“内分泌”（endocrine）作用和外分泌（exocrine）或向管腔（如胃肠道）分泌的概念区分开来[1]，Starling创造了endocrine一词，这一术语沿用至今。然而，endocrine对于普通大众可能有些过于专业，相比较而言，他们更加熟悉激素（hormone）一词及具有典型特征的内分泌疾病。Hormone一词来源于希腊动词“hormao”，意思是“启动”，它反映了激素的活力，以及作用于特定靶组织引发一系列生理反应的能力。特别是，激素的作用会被一些生理反应拮抗以恢复系统稳态。这让人想起牛顿的第三运动定律：“每一个作用力都有一个大小相等、方向相反的反作用力。”

激素参与调节的主要生理过程包括生长和发育、中间代谢及生殖。发生病变的经典内分泌腺体最能反映内分泌学的临床特点，这些腺体包括下丘脑、垂体、甲状腺、甲状旁腺、胰岛、肾上腺、睾丸和卵巢。在世界各地，其他临床疾病，如高血压、营养不良、肥胖、骨质疏松症和高脂血症也属于内分泌学的范畴。

从激素的鉴定和结构分析到更多地关注激素的作用，内分泌学的基础研究已经取得了很大的进展。受体和细胞内信号转导的概念，以及转录调节的相关问题，仍然是该领域的重要研究内容。内分泌学归根结底是研究细胞间联系的学科。某些情况下，细胞间的联系发生在同一组织内，如胰岛素样生长因子 -1（IGF-1）的自分泌和旁分泌作用。更经典的说法是，激素介导器官间的联系，如甲状旁腺激素（PTH）作用于骨骼或肾脏。在基因组学、蛋白质组学和代谢组学蓬勃发展的时代，将内分泌学与其他生理学科区分开来的传统界线逐渐变得模糊。促红细胞生成素是一种经典的激素，但由于促红细胞生成素由肾脏产生并调节红细胞的生成，其临床作用主要涉及肾脏和血液学领域。同样，血液学家和肿瘤学家的研究中都会用到血细胞刺激因子，如粒细胞集落刺激因子（G-CSF）。而集落刺激生长因子受体，如 G-CSF 和粒细胞 - 巨噬细胞集落刺激因子，与生长激素（GH）、催乳素（PRL）受体属于同一个超家族的成员。这些受体相关的细胞内信号系统极其相似，JAK-STAT 信号通路就包括其中。几乎所有的学科都可能研究和应用到细胞因子等具有多种功能的生长因子。

内分泌学的原理很容易推导应用于其他临床学科。例如，在心血管系统中，激素在维持血压和血管内容量、调控周围血管阻力等方面具有重要的作用。血管紧张素Ⅱ、儿茶酚胺、内皮素及其他血管活性物质与特异性受体结合，介导血管张力的动态变化。心脏产生的激素心房钠尿肽，可以对容量超负荷做出反应，代偿性增加尿钠排泄。胃肠道能产生多种肽类激素，如胃饥饿素、胃泌素、胰高血糖素样肽、胆囊收缩素、肠促胰液素和血管活性肠肽等。其中一些因子如胃饥饿素和胆囊收缩素，可以调节食欲并在胃肠道局部发挥作用。其他因子如胃泌素和肠促胰液素，则主要作用于胃肠道，介导进餐后的生理反应。

随着甲状旁腺激素相关肽、瘦素、胃饥饿素、激活素、心房 / 脑钠尿肽、成纤维细胞生长因子 -21、成纤维细胞生长因子 -23 等新激素的发现，内分泌学的研究和临床应用范围持续扩大。此外，传统内分泌学的多个领域被“分离”，并演变为其他学科。举例而言，尽管垂体的下丘脑调控仍然是内分泌学的重要内容，但神经内分泌学正在迅速成长为一门独立的学科。钙调控与骨代谢关系密切。一些骨代谢疾病如骨质疏松症或佝偻病，主要由内分泌科医生治疗；而另外一些骨代谢疾病如肾性骨营养不良或低磷酸盐骨病，则通常由肾病科医生处理。不孕症的评估和治疗相关处理程序需要专业的技能，生殖内分泌学已经演变成妇科和泌尿科的一个分支。不孕症的管理中越来越多地应用到排卵诱导方案和多种形式的辅助生殖技术，10%～15% 的育龄期夫妇因此受益。胞质内精子注射术是治疗男性不育症的革命性创新。“肿瘤生殖学”（oncofertility）是一门新兴学科，它能帮助生育期内罹患肿瘤的女性和男性保留生育能力。常见的内分泌疾病如自身免疫性甲状腺疾病和 1 型糖尿病，发病机制与免疫监控和免疫耐受失调有关。一些较为少见的内分泌疾病如多发内分泌腺体功能减退症、Addison 病、淋巴细胞性垂体炎等，也都有免疫学的发病基础。免疫学是一门独立的学科，但免疫学与内分泌学的相互交叉、相互作用对于理解这上述疾病的发病机制十分重要。细胞因子和白介素对垂体、肾上腺、甲状腺和性腺的功能有着深刻的影响。由此可见，内分泌学的界限正在持续变化着，并不断衍生出新的学科，拓展到新的科学领域。

二、历史展望

虽然生育和生殖的概念可以追溯至古代，但我们目前对内分泌学的大部分认知集中在过去的 150 年内[2]。最初，文艺复兴时期的解剖学家和艺术家绘制了一些腺体和导管的结构图。1543 年，Vesalius 出版了著作《人体的结构》（*De Humani Corporis*），这是人体解剖学研究的转折点。Fallopio 毕业于 Padova 学校，他于 1561 年出版了《解剖学观察》（*Observationes Anatomicae*），这本书中详细描述了“从子宫角发出的细长狭窄的生殖细胞通道”。

图 1-1 描绘了内分泌学的主要进展史时间表。1849 年，Berthold 记录了阉割的生理结局。他发现公鸡阉割后出现第二性征退化、交配行为消失。将睾丸再次移植到公鸡腹腔后，退化的第二性征和交配行为得以到恢复。该实验证实了性腺在性分化中

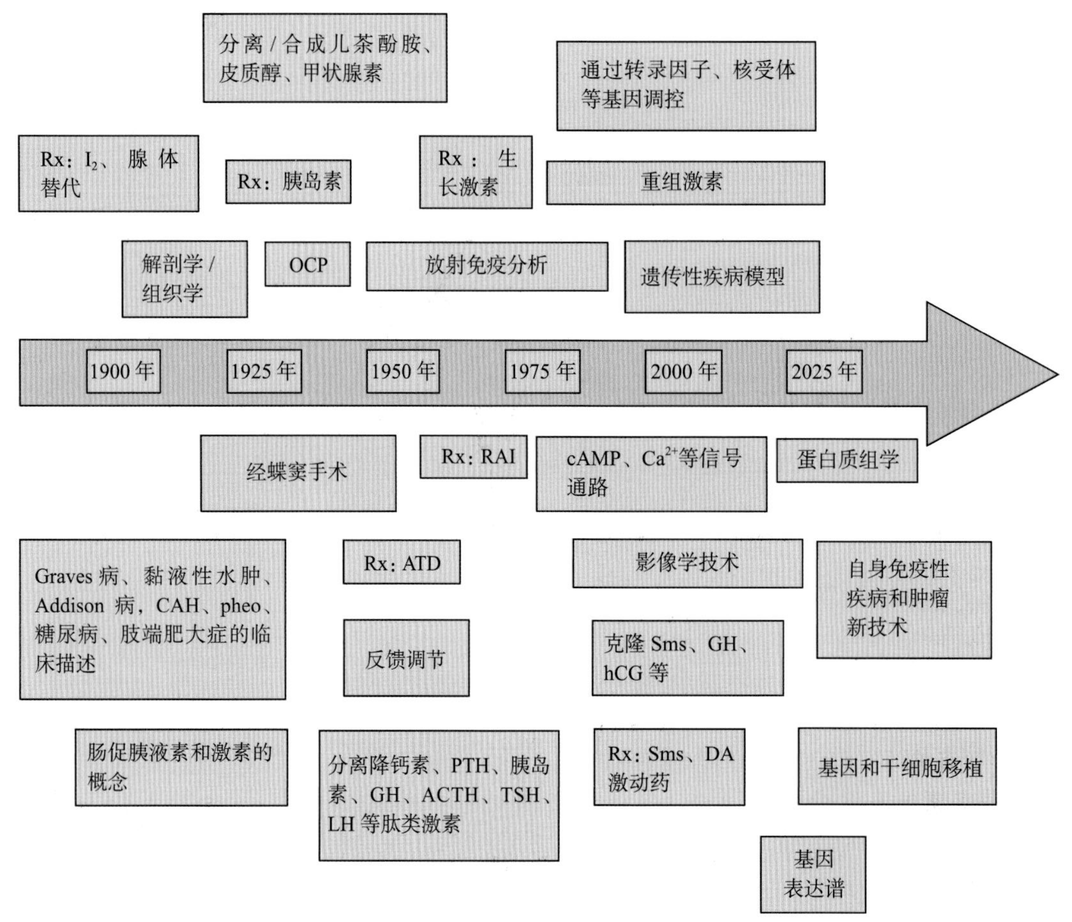

▲ 图 1-1　内分泌学主要进展时间表

ATD. 抗甲状腺药物；CAH. 先天性肾上腺增生症；DA. 多巴胺；I_2. 碘；OCP. 口服避孕药；pheo. 嗜铬细胞瘤；RAI. 放射性碘；Rx. 治疗；Sms A. 生长抑素类似物

的作用，同时阐明了激素撤除和补充的基本原理。1855 年，Claude Bernard 发现肝脏产生两种分泌物，一种是“外部分泌物”胆汁，另一种是“内部分泌物”葡萄糖，其产生后可以直接进入血液循环。后来，Bayliss 和 Starling 进一步拓展了“内分泌”的概念。他们发现，从十二指肠黏膜提取的肠促胰液素经静脉注射后可以促进胰腺分泌胰液。这一发现把循环激素的特征性作用模式和神经系统介导的生理反射明确地区分开来。

19 世纪末，人们总结了多种多内分泌疾病的临床特征。1888 年，伦敦临床学会发布了黏液性水肿（myxedema）的报告，这是反映敏锐临床观察能力的强有力证据。他们发现成人黏液性水肿除了与克汀病具有一些相同的临床特征外[3]，还可能与甲状腺功能障碍存在联系。图 1–2 中的照片展示了 William Ord 所描述的甲状腺功能减退症的一些临床表现，正是他创造了 myxedema（mucinous edema）一词[4]。几年后，George Murray 发现反复皮下注射绵羊甲状腺提取物可以改善黏液性水肿，该实验验证了甲状腺素在黏液性水肿中的作用[5]，这可能是激素替代治疗的首个例子。George Murray 的成功实践引领了针对其他腺体疾病的一系列类似研究。到了世纪之交，Graves 病、肢端肥大症、Addison 病、糖尿病和嗜铬细胞瘤的临床表现得到了很好的认识。激素的分离提纯和替代治疗策略成为该时期重要的研究成果，皮质类固醇、甲状腺激素和性激素类固醇的成功鉴定更是其中的代表性成就。在内分泌学的发展史中，有关激素分离和发现的故事精彩纷呈。关注同一问题的不同团队保持着密切的相互协作和同步研究，这样的历史不断重演，反映出

伦敦临床学会委员会的报告，
1883 年 12 月 14 日发布

黏液性水肿研究

第 21 卷增刊

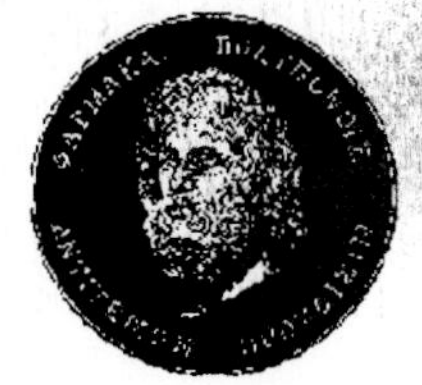

伦敦：

A　　1888 年，LONGMANS，GREEN 公司

学会关于黏液性水肿的总体报告（1888）

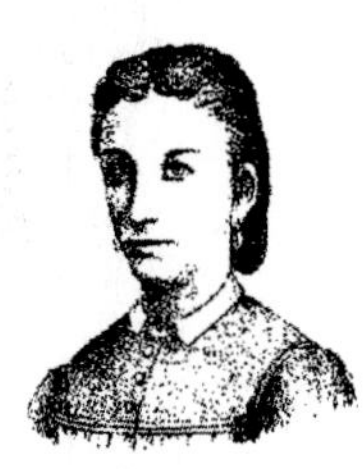

第 1 张

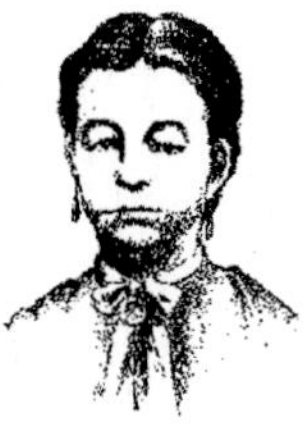

第 2 张

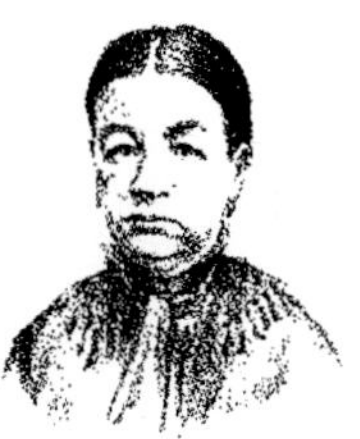

第 3 张

B　　照片来自 Danielsson 公司

▲ **图 1-2　A. 1888 年伦敦临床学会黏液性水肿报告的封面页，B. 黏液性水肿的临床表现**

这是一名未经治疗甲状腺功能减退症妇女的一组照片。第 1 张，21 岁，黏液性水肿起病前。第 2 张，28 岁，黏液性水肿的早期表现。第 3 张，32 岁，黏液性水肿的典型表现（引自 Clinical Society of London report on myxedema. Boston: Francis A. Countway Library of Medicine，1888. Photographs originally published in Ord WM：On myxoedema，a term proposed to be applied to an essential condition in the “cretinoid” affection occasionally observed in middle-aged women. Medico-Chirurgical Trans. 1978；61：57-78.）

科技交流的影响力及推动进步的技术需求。

1921 年胰岛素的发现被载入史册，这是内分泌学发展史上一个真正意义上的转折点[6]。胰岛是一组内分泌细胞，分布在外分泌器官胰腺内。Minkowski[7] 的一项早期研究发现，切除狗的胰腺会导致糖尿病，表明胰腺是负责血糖调控的器官。接下来，Banting 和 Best 着手分离胰岛素，在此过程中他们得到了蛋白质化学家 Collip 的大力协助。Collip 曾经分离出了包括甲状旁腺激素在内的其他几种肽类激素[8, 9]。Banting 和 Best 最初在糖尿病狗身上的实验结果并不稳定，但是利用部分纯化的胰岛素，很快他们获得了成功。在胰岛素发现之前，1 型糖尿病患儿除了饥饿疗法别无选择，然而饥饿疗法并不能阻止他们最终死于高血糖和酮症酸中毒。胰岛素一经应用于 1 型糖尿病，便取得了令人震惊的成效，临床获益立竿见影。而且，反复胰岛素注射治疗成功实现了患者的长期管理（图 1-3）。这个划时代的治疗策略最初因纯化胰岛素供应不足而受到限制，然而重组人胰岛素的研制成功最终解决了这个问题。当代，胰腺和胰岛移植有望成为糖尿病治疗的可选方案之一。然而，有限的人体供体组织来源以及后续免疫抑制治疗带来的挑战极大制约了该技术在严重 1 型糖尿病患者的应用。我们相信，未来干细胞生物学或胰岛 B 细胞再生技术将最终攻克上述难题。

认识到下丘脑可以产生多种调控垂体内分泌功能的因子，这是内分泌学发展史上的另一个重大进展。下丘脑 - 垂体系统建立了大脑和“主要内分泌腺体”之间的联系，该系统中，解剖邻近和血管传输对激素作用调控的重要性显而易见。这样，我们就能理解下丘脑激素的脉冲式不连续分泌能在局部作用于垂体，也能在机体远端发挥生理作用，这些激素包括下丘脑促性腺激素释放激素（gonadotropin-releasing hormone，GnRH）、生长激素释放激素（growth hormone-releasing hormone，GHRH）、促甲状腺激素释放激素（thyrotropin-releasing hormone，TRH）、促肾上腺皮质激素释放激素（corticotropin-releasing hormone，CRH）。

20 世纪上半叶，伴随着多种类固醇激素和肽类激素的分离成功，激素作用机制的主体框架逐渐建立起来。对于肽类激素，Sutherland 提出了第二信使系统的概念，具体而言，肽类激素与其特异性膜受体结合，细胞内的第二信使如环磷酸腺苷（cAMP）通路被激活[10]。对于类固醇激素和甲状腺激素，Tata 提出激素作用于细胞核水平的观点，他发现激素与细胞内受体结合，改变了基因表达水

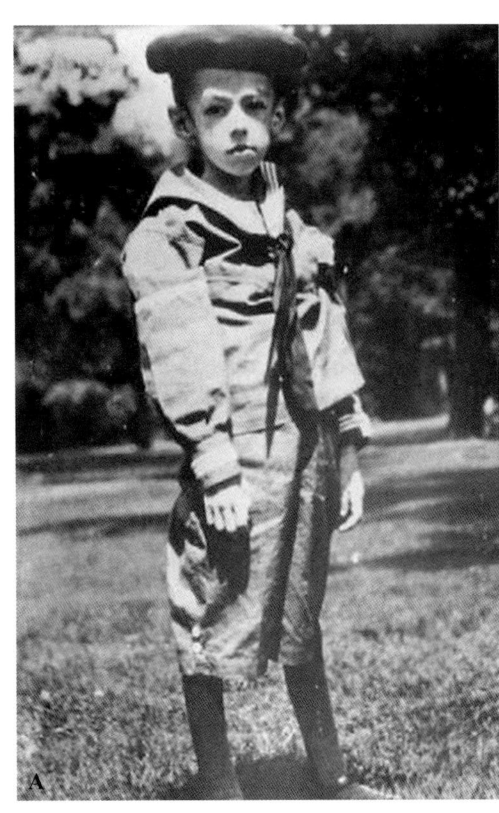
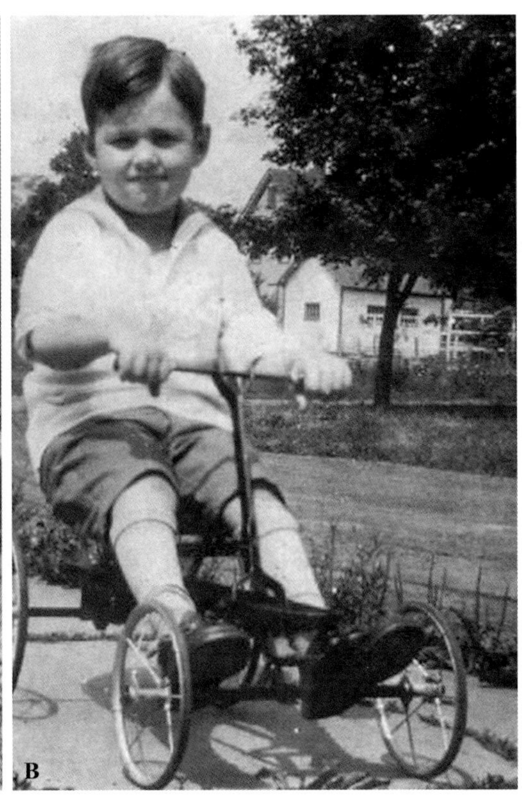

▲ 图 1-3　胰岛素治疗 1 型糖尿病

1 型糖尿病患儿 Teddy Ryder 是 Banting 医生治疗的首批患者之一。他接受了当时唯一的治疗方案“饥饿疗法”（A）。5 岁时（1922 年 7 月 10 日），Teddy Ryder 开始接受胰岛素治疗（B）。1 年后（1923 年 7 月 10 日），他看起来“治愈”了。Teddy Ryder 一直活到 76 岁（引自“胰岛素的发现和早期应用”线上馆藏资料，http://digital.library.utoronto.ca/insulin/，经多伦多大学图书馆许可改编）

平，进而导致蛋白质表达水平发生变化[11]。Berson 和 Yalow 推动了放射免疫测定法（RIA）的发展，这项技术使精确测量微量循环激素成为可能，给内分泌生理学和诊断技术带来革命性的变化[12]。RIA 技术对生理学、内分泌学和临床医学的影响，再怎么强调都不为过。目前，放射免疫分析法和相关的检测方法取代了许多敏感性差的化学和生物检测方法，被应用于几乎所有激素的检测过程。放射免疫分析法曾是专属内分泌实验室的分支，目前已经逐步实现自动化并集成到临床病理实验室中。作为类固醇和肽类激素的主要检测手段，质谱分析法的应用越来越广泛。这些方法不仅灵敏度高、定量准确，而且在检测特定分子时不一定依赖于抗体。

随着我们对内分泌疾病认识的逐步深入，疾病的治疗方法上也取得了重要进展。内分泌肿瘤外科治疗方法在不断进步，激素替代策略也在持续完善。手术成为多种激素分泌亢进综合征的主要治疗手段，如经蝶窦垂体肿瘤手术或甲状旁腺、肾上腺和胰腺肿瘤手术。目前，多种腺体手术实现了微创技术，可以通过很小的切口进行腹腔镜或视频辅助手术。除了激素替代疗法，内分泌疾病的治疗策略也取得了重大的突破，包括放射性碘[13]和抗甲状腺药物[14]治疗甲状腺功能亢进症，多巴胺激动药治疗催乳素瘤[15]，生长抑素类似物治疗肢端肥大症，口服降糖药治疗糖尿病[16]，性腺类固醇用作避孕药[17]，生长抑素类似物治疗胃肠道肿瘤等[18]。

近年来，分子遗传学工具极大地推动了我们对内分泌学的深入了解。编码生长抑素[19]、生长激素[20]、胰岛素[21]和绒毛膜促性腺激素[22]等激素的 DNA 序列是首批克隆的人类互补 DNA（cDNA）。重组 DNA 技术目前已常规用于新激素和受体的鉴定及激素功能的诠释。

激素的基因为理解转录调控机制提供了重要模

型。生长激素、甲状腺球蛋白等激素的经典表达形式是细胞特异性的，这为某些特定细胞或组织表达的转录因子（如 Pit-1、TTF-1）的识别提供了依据。通过开启或关闭激素的调控信号通路，可以找到用作实验模型的高度可调控靶基因。据此，针对 cAMP 信号系统的研究揭示了蛋白激酶 A 级联反应，发现了转录因子靶点之一 cAMP 反应元件结合蛋白（CREB）。核受体信号通路的研究尤其具有启发性。对核受体信号通路的深入研究可以识别雌激素、糖皮质激素或甲状腺激素等激素调控的靶基因，还有助于确定启动子中特异性结合 DNA 是如何编码的，以及转录因子是如何通过招募辅加压子或辅活化子复合物来抑制或增强基因表达的。转录因子是怎样启动转录、组装转录复合物并不断重复上述过程以确保多轮 RNA 合成，核受体的转录是理解上述问题的最佳范例。目前，已经通过分子生物学的方法确定了数百种内分泌疾病的遗传学基础，这些遗传学检测正在越来越多地应用于临床实践（详见第 4 章）。

除了 RIA 和 DNA 重组技术等技术进步，内分泌学对科学和医学关键概念的革新也做出了不同程度的贡献。生理学中，节律几乎无处不在。内分泌系统为不同节律模式提供了模型，包括以黄体生成素或生长激素分泌脉冲为例的快速节律、皮质醇或加压素的产生为例的昼夜节律，以及月经周期或骨重构为代表的长程节律。基于激素受体相互作用和第二信使的概念，确认了信号转导模式，并由此衍生出无数的信号网络。基于多肽前体，如阿黑皮素原（POMC）、前胰高血糖素、前甲状旁腺素等的认识，明确了蛋白质加工、运输和分泌的途径。生长因子的研究使人们认识到激素的自分泌和旁分泌作用，这可以视作经典内分泌作用的延伸。激素替代法是生物制剂（如Ⅷ因子、G-CSF 和促红细胞生成素）应用的理论基础。Ⅰ型和Ⅱ型多发性内分泌腺瘤综合征的相关研究进一步阐明了肿瘤的遗传学基础。

三、激素作用的原理

激素作用的原理包括激素生物合成和分泌、反馈调节、激素受体结合和细胞内信号转导等基本概念。这些原则具有广泛的普遍性，也可在其他亚专业（subspecialties）的生理学中进行应用。

（一）激素生物合成与分泌

激素可分为五大类：①多巴胺、儿茶酚胺、甲状腺激素等氨基酸类衍生物；② GnRH、TRH、生长抑素、加压素等小神经肽；③经典内分泌腺产生的胰岛素、LH、PTH 等大分子蛋白质；④由胆固醇前体合成的类固醇激素，如皮质醇和雌激素；⑤维生素衍生物，如维 A 酸（维生素 A）和维生素 D。通常，氨基酸衍生物和肽激素与细胞膜受体相互作用。类固醇、甲状腺激素、维生素 D 和维 A 酸是脂溶性的，与细胞内的核受体相互作用。

一般肽类激素都是从其前体产生的。这些前体通过分泌颗粒靶向细胞外转运。一些前体，如 POMC 或前胰高血糖素原，都是由特定加工酶产生的多种生物活性肽。其他前体，前胰岛素原和加压素，是从较大蛋白质中分解出来的单个激素。肽激素的分泌受到细胞内信号的严格控制，这些信号调节分泌颗粒的运输和与质膜（细胞膜）的融合，导致激素释放到细胞外环境（见第 3 章）。类固醇激素，如黄体酮、皮质醇和睾酮是由胆固醇衍生物通过一系列酶促步骤合成的。这些酶可以在肾上腺和性腺等类固醇生成组织中特异表达。这些酶的活性受到其他激素（上级激素）如促肾上腺皮质激素（ACTH）、促黄体生成素（LH）或促卵泡激素（FSH）的调节。甲状腺激素是由甲状腺球蛋白中酪氨酸的修饰（碘化）产生的。体内的维生素 D 和维 A 酸一部分来自于饮食，另外一些可以通过内源性合成途径产生和激活。

（二）反馈调节

反馈理论对内分泌学产生了深远的影响。这种理论认为，激素水平有一个特定的设定点，当超过设定点时，下调刺激通路激活，使其水平下降，当激素水平低于设定点时，上调刺激通路激活，使其水平上升。也许每一种激素都是以这种方式调节的，尽管对于有些新发现的激素，反馈调节通路可能不是很明确，但经典的反馈调控存在于下丘脑 - 垂体激素轴，包括刺激性激素［如 TRH 刺激促甲状

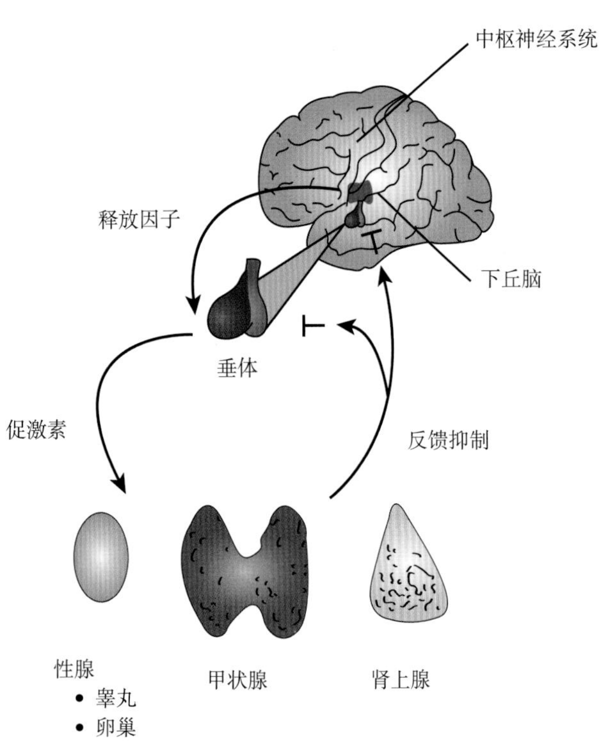

▲ 图 1-4　下丘脑 - 垂体轴的反馈调节

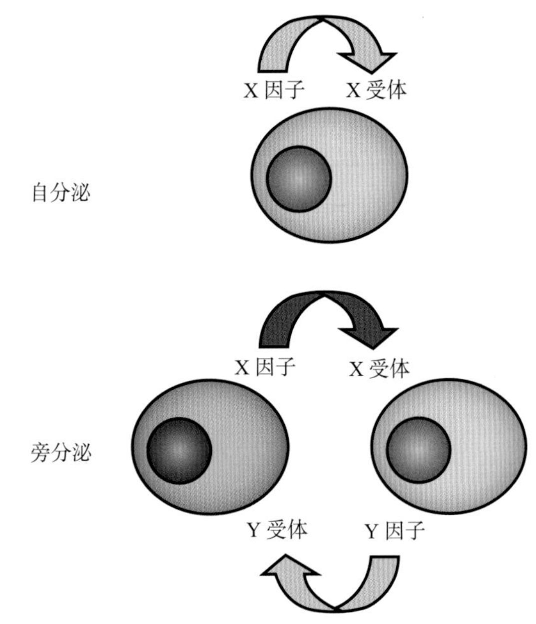

▲ 图 1-5　自分泌和旁分泌调节

自分泌和旁分泌调节是指许多生长因子在局部发挥调节细胞的生长、分化的作用。自分泌调节指分泌因子作用于其同一分泌细胞，旁分泌调节指一个细胞的产物作用于周边的不同类型的细胞

腺素（TSH）、TSH 刺激 T_4/T_3 生成］和抑制性激素（如 T_4/T_3 抑制 TRH 和 TSH）所组成（图 1-4）。反馈调节也存在于垂体之外的内分泌系统。如钙反馈抑制甲状旁腺激素，葡萄糖抑制胰岛素分泌，瘦素通过下丘脑途径抑制食欲等。尽管这些反馈机制过于简单化了调节激素水平的复杂生理途径，但它们为内分泌测试的结果提供了合理的解释。例如，甲状腺功能减退症的特征是 TSH 升高，这是由于甲状腺激素缺乏导致 TSH 抑制所造成的。地塞米松抑制 CRH/ACTH 轴被用于诊断库欣病，其特点是负反馈调节机制被损害。肾上腺对外源性 ACTH 的负反馈抑制受损可用于诊断原发性肾上腺功能不全。

（三）旁分泌和自分泌调节

反馈机制多见于很多经典的内分泌轴，而局部调节系统，往往涉及生长因子，在所有组织中都发挥了关键作用（图 1-5）。旁分泌调节是指一个细胞释放的作用于同一组织中相邻细胞的因子而调控相邻细胞的功能。例如胰岛的 D 细胞分泌生长抑素会抑制附近 B 细胞分泌胰岛素；卵母细胞产生生长分化因子 -9（growth and differentiation factor-9，GDF-9），作用于相邻的颗粒细胞，刺激初级卵泡向次级卵泡的转变。细胞的解剖关系对旁分泌调节有重要影响，间质细胞分泌的高浓度睾酮作用于生精小管使其可以生精，而组织中的支持细胞可以产生雄激素结合蛋白（androgen-binding protein，ABP），与睾酮结合后，延长睾酮的半衰期而有利用于维持局部组织较高的睾酮浓度。激活素（activin）可以在垂体中发挥旁分泌作用，刺激促卵泡激素（FSH）的生成。然而，激活素也可以在其他很多组织中发挥其他生理作用，这可能解释了为什么它需要进行局部调节，并被结合蛋白如卵泡抑素（follistatin）所灭活。自分泌调节是指某种因子对产生它的同一细胞产生的调控作用。IGF-1 作用于许多产生它的细胞，如软骨细胞、乳腺上皮细胞和性腺细胞等。细胞内调节（intracrine regulation）是指细胞产生的因子在其本身内的作用。这个术语并不常用，但它是一个重要的概念，即许多信号和酶通路受到其他通路或底物或产物浓度的影响。例如，胆固醇生物合成中的限速酶 3- 羟基 -3- 甲基戊二酰辅酶 A（HMG-CoA）还原酶被其终产物胆固醇所抑制。

（四）激素的节律和脉冲分泌

激素分泌的节律性可以适应环境的变化，如一年中的季节变化、每天的光照周期、睡眠、饮食和压力等。在许多物种中，繁殖是有季节性的，可能是确保后代存活的一种机制。在北极和南极，冬季时维生素D产生会减少，因此钙的吸收和骨骼重塑在冬季会下降。人类的月经周期平均每28天重复一次，反映了卵泡成熟和排卵所需的时间。在一些物种中，发情周期与行为线索诱导的交配行为及信息素（pheromones）的产生密切相关。所有的垂体激素分泌都具有睡眠和昼夜分泌节律，这是由阳光照射决定的。例如，下丘脑－垂体－肾上腺（HPA）轴在黎明前出现ACTH和皮质醇分泌的特征性高峰，在下午晚些时候和午夜之间出现最低点。识别这些节律对内分泌检测和治疗很重要。库欣综合征患者会在午夜时皮质醇水平不适当地升高。HPA轴更容易被夜间糖皮质激素抑制，因为它们能抑制ACTH的清晨升高。了解这一昼夜节律为上午使用比下午更大剂量的糖皮质激素来增加生理激素替代提供了理论基础。

虽然昼夜节律最初是在睡眠周期和激素节律的背景下确定的，但越来越多的证据表明在器官和单个细胞水平上也存在昼夜节律[23]。例如，肝细胞中的一些基因（如Rev-Erb），表现出节律性表达，从而对糖异生和脂质生物合成等代谢途径产生节律性的表观遗传调控作用。

许多肽激素以离散的脉冲形式分泌，通常反映神经系统的调节。下丘脑GnRH每1～2小时诱导一次LH脉冲式分泌，间歇性的下丘脑GnRH脉冲分泌是保持垂体性腺激素敏感性所必需的，而持续的GnRH分泌会导致脑垂体前叶嗜碱性细胞（LH分泌细胞）耐受而无反应。促性腺激素调节的这一特点为使用长效促性腺激素释放激素激动药治疗中枢性早熟或降低前列腺癌治疗中的睾酮水平奠定了理论基础。

激素分泌的脉冲性和激素产生的节律性模式对于循环中激素水平的检测具有重要意义，因为激素水平可以在几个小时内发生显著变化。对于某些激素，已开发出综合标记物来规避激素的波动。例如，24h尿游离皮质醇的测定记录了皮质醇的全天产生量。IGF-1是相对稳定的GH作用的生物学标志物。与血红蛋白呈浓度依赖性共价连接的糖化血红蛋白（HbA_{1c}）可以作为长期（数周至数月）循环血糖变化的评价指标。

（五）激素转运与降解

外周循环的激素的水平由其分泌速率和循环半衰期决定。在蛋白质生物合成和前体加工之后，肽激素被储存在分泌颗粒中。这些颗粒在到达细胞膜并立即释放到循环中之前经历了逐步成熟和序贯的移动。激素分泌的刺激通常是一种释放因子或神经信号，引起细胞内钙浓度的迅速变化，导致分泌颗粒与细胞膜融合，并将其释放到细胞外环境和血流中。相反，类固醇激素通常在合成时就进入循环中。因此，它们的分泌与其合成的速度密切相关。例如，ACTH和LH通过刺激类固醇激素合成急性调节蛋白［steroidogenic acute regulatory（StAR）protein］来诱导类固醇激素合成，StAR蛋白可以将胆固醇转运到线粒体中。同时，ACTH和LH刺激类固醇生成通路中的其他限速酶，如胆固醇侧链裂解酶（CYP11A1）可调控类固醇激素的合成。

激素结合蛋白可以影响不同状态的激素量，如未结合或游离激素水平与结合激素的量，也可以调节激素清除率。大多数类固醇激素和很多肽激素与结合蛋白一起循环。T_4和T_3可以与甲状腺素结合球蛋白（TBG）、白蛋白和甲状腺素结合前白蛋白（TBPA）结合。同样，皮质醇可与皮质醇结合球蛋白（CBG）结合，雄激素和雌激素可与性激素结合球蛋白（SHBG）结合。IGF-1和IGF-2可与多种IGF结合蛋白（IGFBP）结合。生长激素与生长激素结合蛋白（GHBP）有相互作用，GHBP是生长激素受体胞外区的循环片段。异常的结合蛋白可显著改变总激素浓度，但通常不会有什么临床意义，因为调节反馈系统及被作用的细胞只对未结合或“自由”激素水平作出反应。另外，虽然TBG缺乏可显著降低总甲状腺激素水平，但T_4和T_3可以保持游离激素浓度正常。肝病和药物也会影响结合蛋白水平（如雌激素增加TBG）。这些异常可能造成诊断混乱，一些改变（如 SHBG 增加）可能会改变与不同亲和力结合的激素（如睾酮、雌二醇）的比例。

了解激素半衰期对于实现生理激素替代治疗非常重要，因为给药频率和达到稳定状态所需的时间由激素衰变率所决定。例如 T_4 的半衰期约为 7d，因此，达到一个新的稳定状态需要 1 个月以上的时间，而且需要每天 1 次的剂量足以达到恒定的激素水平。相比之下，T_3 的半衰期约为 1d，它的补充与其更快变化的血清水平相关，每天必须给药 2～3 次，以产生更稳定的血液水平。合成的糖皮质激素在半衰期内变化很大。半衰期较长的类似物（如地塞米松）对 HPA 轴的抑制作用更强。大多数蛋白质激素（如 ACTH、GH、PRL、PTH、LH）的半衰期相对较短（＜ 20min），可以导致循环内激素水平变化更加明显。在分析激素水平时，必须考虑这些激素的动态波动，激素水平在短时间的变化导致患者不同就诊时间激素水平可能有很大的差异。尽管频繁的激素取样可以追踪这些脉冲性变化，但这种在科学研究之外的情况下是不实际的。在某些情况下，临床医生选择收集几个样本以获得更具代表性的激素水平。更多时候，临床医生认识到正常范围相对较宽，部分原因是激素脉冲式分泌。激素快速衰变在某些临床环境中是有用的。由于甲状旁腺素的半衰期很短，术中甲状旁腺腺瘤的切除可以通过甲状旁腺素水平的下降来证实。当多发性内分泌肿瘤或肾功能不全导致的多发性甲状旁腺瘤或甲状旁腺增生时，单独的甲状旁腺瘤切除后，不能导致 PTH 水平明显下降，因此，PTH 快速代谢的特点尤其有价值。

四、激素通过受体发挥作用

激素受体可大致分为膜受体和核受体，膜受体主要结合肽类激素及不能穿过细胞膜的小分子（如儿茶酚胺、多巴胺），核受体结合分子量小的脂溶性分子（如甲状腺激素、类固醇、维生素 D），这些分子可经扩散或被动转运通过细胞膜。激素与这 2 种受体结合，具有特异性和高亲和性。这些特征通常用 Scatchard 图来描述，其用来评估平衡解离常数（K_d）和最大结合能力（B_{max}）（图 1-6）。

结合亲和力通常与循环激素的浓度一致，其通常在次纳摩尔范围。在任意时刻，受体的结合率都取决于激素的浓度和受体对激素的亲和性。受体数量在不同靶组织差异很大，决定了循环激素的组织特异性。例如，ACTH 受体几乎完全位于肾上腺皮

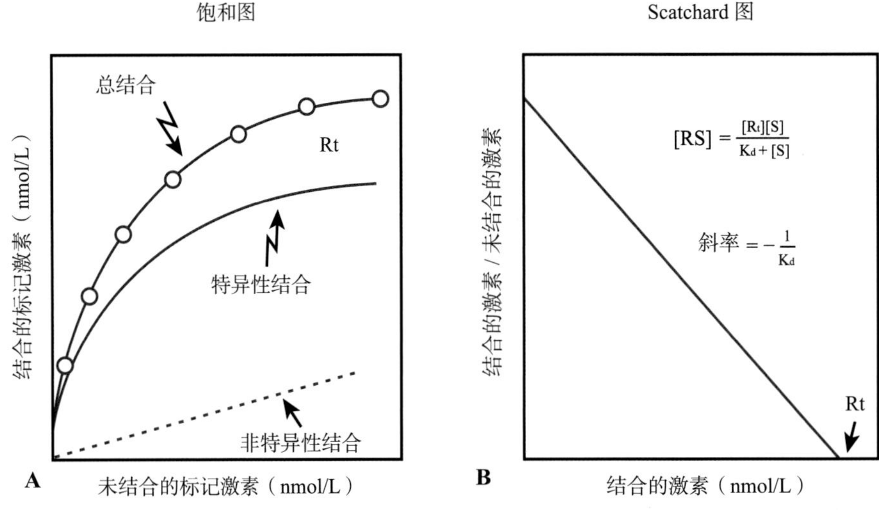

▲ 图 1-6 配体 - 受体相互作用图

A. 理论平衡饱和图，随着标记激素的添加数量增加，结合激素的受体的数量也会增加，直到结合位点饱和（全部结合），添加大量未标记激素可以测定非特异性或不饱和的结合，半数受体被结合的激素浓度可以用来评估结合亲和力；B. 理论的 Scatchard 图，x 轴表示特异性结合，y 轴表示特异性结合除以游离的放射性标记的配体浓度。最大结合量由 x- 截距（B_{max}）估计，斜率的负倒数可估计解离常数（K_d）

质，而 FSH 受体主要存在于性腺。相反，胰岛素和甲状腺激素受体分布广泛，反映所有组织的代谢需求。组织特异性敲除胰岛素受体揭示了胰岛素在不同组织中不同的代谢作用[24]。例如，肌肉的胰岛素受体缺失会导致游离脂肪酸升高和脂肪组织增加，而脂肪组织中胰岛素受体缺失会导致机体脂肪量的减少和胰岛素敏感性的增加。胰岛 B 细胞胰岛素受体缺失导致胰岛细胞量的减少，从而损害胰岛素的分泌。

（一）膜受体

膜受体可分为以下几大类（图 1–7）：① 7 次跨膜的 G 蛋白偶联受体（G protein–coupled receptors，GPCR）；②酪氨酸激酶受体；③细胞因子受体；④转化生长因子 –β（TGF–β）家族丝氨酸激酶受体。

现有几百种 GPCR[25]，它们与大量的激素结合，包括大分子蛋白（如 TSH、PTH）、小分子肽（如 TRH、生长抑素）、儿茶酚胺（肾上腺素、多巴胺），甚至矿物质（如钙）。这些受体拥有 7 个跨膜区域，这些区域由疏水的 α 螺旋结构域组成，并与细胞外环和细胞内环连接。受体与激素结合后，这些跨膜

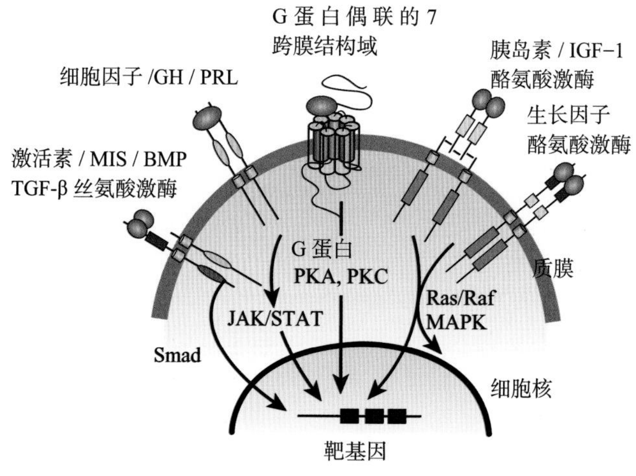

▲ 图 1–7　膜受体

膜受体可以根据结构相似性和信号通路来分类。此图描述膜受体的主要类别，尽管这些分类有些武断。这些受体的每个类别都将在单独的一章中描述（经许可转载，引自 Harrison's principles of internal medicine，15th ed，New York，McGraw–Hill，2001.）

MIS. 米勒抑制物；BMP. 骨形成蛋白；GH：生长激素；PRL：催乳素；IGF–1：胰岛素样生长因子 –1；PKA. 蛋白激酶 A；PKC. 蛋白激酶 C；JAK. Janus 激酶；STAT. 信号转导和转录激活因子；MAPK. 丝裂原活化蛋白激酶

结构域构象变化，使其与细胞内 G 蛋白的相互作用改变。G 蛋白可通过腺苷酸环化酶、磷脂酶 C、丝裂原活化蛋白激酶（MAPK）等与细胞内信号通路连接。G 蛋白是由不同的 Gα 和 Gβ～γ 亚基组成的异三聚体复合物。α 亚基包含鸟嘌呤核苷酸结合位点，并可水解 GTP 为 GDP。Gα 与 GTP 结合时具有活性，而将 GTP 水解成 GDP 时，Gα 失去活性。Gβ～γ 亚基不仅调节 Gα 亚基的活性，也介导自身的效应因子信号通路。许多内分泌疾病是由 G 蛋白突变或受体突变引起的，其中受体突变可改变其与 G 蛋白的相互作用。例如，McCune–Albright 综合征是由体细胞的 Gα 突变导致的，该突变阻止 GTP 水解，从而导致 Gα 介导的信号通路持续性激活。GPCR 跨膜结构域的选择性突变可以模拟激素诱导的构象变化，导致不依赖激素结合的 G 蛋白激活，很大一部分独立自主功能性的甲状腺结节是由这种类型的 TSH 受体突变引起的，而 LH 受体的激活突变会导致非 LH 依赖的男性性早熟。

酪氨酸激酶受体传递胰岛素和多种生长因子的信号，如 IGF–1、表皮生长因子、血小板源性生长因子和成纤维细胞生长因子。配体结合诱导受体的自体磷酸化，导致与细胞内接头蛋白如 Shc、胰岛素受体底物（IRS）相互作用。受体与接头蛋白形成的复合物可激活 1 个或多个激酶，包括 Raf–Ras–MAPK 和 Akt / 蛋白激酶 B 通路。酪氨酸激酶受体在细胞生长和分化及中间代谢中发挥着重要作用。

GH 和 PRL 受体属于细胞因子受体家族。配体结合诱导受体与细胞内激酶［如 Janus 激酶（JAK）］相互作用，磷酸化信号转导和转录激活因子（STAT）家族及其他信号通路（Ras、PI3–K、MAPK）中的成员。激活的 STAT 蛋白移位到细胞核并刺激靶基因的表达。

TGF–β 受体家族介导 TGF–β、激活素、米勒抑制物（müllerian inhibiting substance，MIS；也称为抗米勒管激素）和骨形成蛋白的作用。该受体家族由Ⅰ型和Ⅱ型亚基组成，其与配体结合后会自体磷酸化。磷酸化的受体结合细胞内 Smad（得名于秀丽隐杆线虫 sma 术语和哺乳动物 mad 术语的融合）。与 STAT 蛋白一样，Smad 具信号转导和转录因子的双重作用。

（二）核受体

核受体超家族可分为配体已知的Ⅰ型和Ⅱ型核受体及配体未知或可能不存在的孤儿核受体[26]。Ⅰ型核受体包括经典的类固醇受体（如糖皮质激素、雌激素、黄体酮、雄激素、盐皮质激素），它们以同型二聚体的形式与 DNA 结合。而Ⅱ型核受体多与维甲类 X 受体型成异二聚体与 DNA 结合，Ⅱ型受体结合多种分子，包括甲状腺激素、维生素 D、视黄酸和胆汁酸。很多孤儿核受体以单体的形式结合 DNA。核受体有 1 个位于中心的高度保守的锌指 DNA 结合域（图 1–8），其羧基端结构域可变性大，包括口袋样配体结合域、二聚化域和转录激活基序，氨基端结构域的长度变化很大，在一些受体中包含转录激活结构域。

尽管越来越多的证据表明核受体可以与其他细胞信号通路[如丝裂原活化蛋白激酶（MAPK）通路]之间发生相互作用，但核受体主要通过改变基因的转录水平来发挥作用。激素结合受体诱导其构象变化，从而触发受体与转录共调节因子的相互作用。对于Ⅰ型受体，配体结合使羧基端的远端（AF–2 结构域）弯曲，从而形成疏水裂口，为辅激活因子[如类固醇受体辅激活因子（SRC）]提供落脚点。对于Ⅱ型受体，激素与其结合可引起类似的构象变化，但是在没有激素的情况下，与辅阻遏因子结合并沉默基因转录，激素与受体结合后诱导辅阻遏因子解离并招募辅激活因子（图 1–9），因此，基因表达可以在激素缺乏时沉默和存在时激活之间转换。

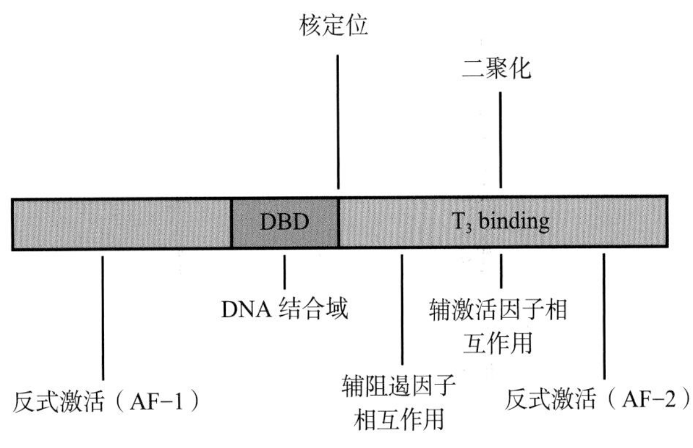

▲ **图 1–8　核受体结构**

在核受体中，位于中心的锌指 DNA 结合域是高度保守的。羧基端包含参与配体结合、转录抑制和激活及二聚化的区域。氨基端在长度上变化很大，并且一些受体的氨基端包含转录调控序列

五、临床内分泌医生的角色

内分泌学将生理学、生物化学和细胞信号转导与患者治疗相整合，这一特性吸引很多临床医生从事这一领域。很多内分泌失调是可以被治愈或可有效治疗的，因此从事内分泌学使人感到特别有成就感。

随着医学越来越专业化，医生的角色也在发生变化。现在许多大内科的住院患者由住院医生协同初级保健医生和会诊医生一起管理。患者住院时间逐渐缩短，这使得详尽的内分泌评估和测试很少实施。事实上，急性疾病或住院产生的应激可扰乱许多内分泌通路（如甲状腺功能正常性病态综合征、地塞米松抑制试验假阳性）。这些情况变化导致内分泌医生的工作转移到门诊。

临床内分泌科医生的主要角色有三：①当有些患者的临床内分泌问题超过普通内科医生或非医学专科医生的基础和专业知识时，内分泌医生为他们提供咨询服务；②为内分泌疾病（如 Graves 病）的治疗、甲状腺结节的管理或甲状旁腺功能亢进的评估和治疗提供专业的短期服务；③为脆性糖尿病、先天性肾上腺增生或低钙血症等具有挑战性的疾病提供长期的诊疗服务。多年来，内分泌医生开发并应用了包括放射免疫测定在内的很多专业实验，除了执行适当的兴奋或抑制实验外，他们还要进行激素的测定并解读测定结果。然而，包括用于 TSH、PTH 和其他大多数激素测定的敏感的放射免疫分析现在已商业化，这导致在一些国家，影响到了报销政策，因为激素检测产生的收入可补偿其他的服务，如糖尿病教育。在美国，考虑到疾病诊断和评估的复杂性，内分泌科医生在这些方面是有报酬的。内分泌疾病也需要一些操作，包括甲状腺穿刺活检、骨密度测量和放射性碘治疗，不同的医疗机构操作的人员也不同。

除了这些经典的角色，临床内分泌医生经常在认识新疾病或老的疾病变异方面发挥重要的作用。例如，在临床实践中，甲状腺激素抵抗、GH 受体

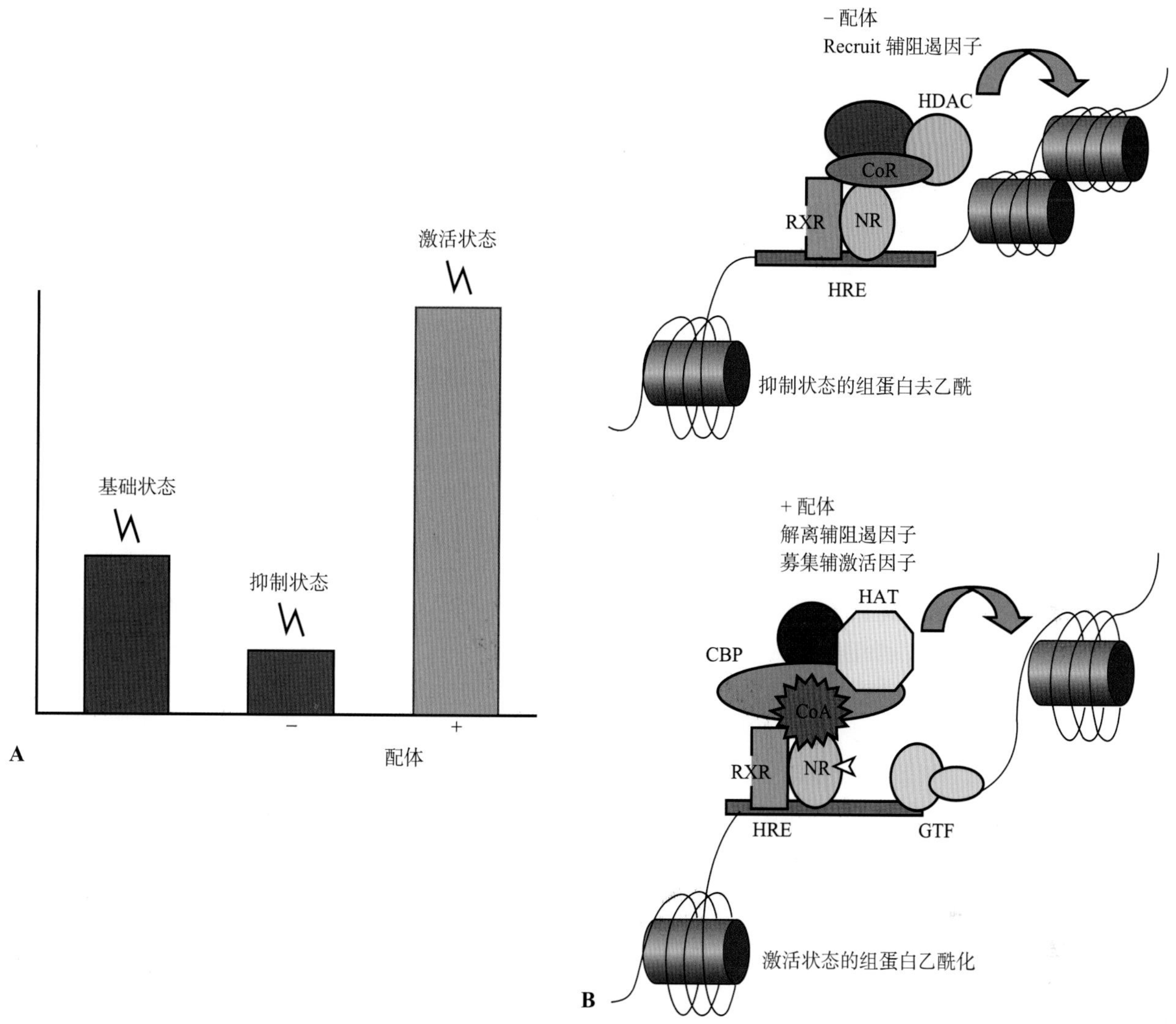

▲ 图 1-9　核受体转录抑制和激活的通路

A. 核受体主要通过改变基因转录水平来发挥作用。许多核受体，尤其是Ⅱ型受体，在没有配体的情况下导致转录抑制或沉默。配体结合后，抑制被解除，转录激活超过基础状态。B. 尽管转录抑制或激活的确切机制多种多样，这个模型显示了配体诱导的辅阻遏因子（CoR）抑制作用解除后，辅激活因子（CoA）的募集。许多 CoR 复合物具有组蛋白去乙酰化酶活性，这被认为可诱导基因沉默。辅激活因子复合物具有组蛋白乙酰化酶活性，可诱导染色质结构的改变，从而促进其他转录激活因子的招募，最终激活 RNA 聚合酶。CoA. 辅激活因子；CBP. CREB 结合蛋白质；GTF. 通用转录因子；HAT. 组蛋白乙酰转移酶；HDAC. 组蛋白脱乙酰酶；HRE. 激素反应元件；NR. 核受体；RXR. 维甲类 X 受体

缺失及瘦素缺乏就是被临床研究者发现的，因为他们既诊治患者又参与研究。

尽管疾病多种多样，但大多数内分泌医生见到最多的疾病还是糖尿病、甲状腺疾病、代谢性骨病、垂体疾病、生殖异常和不孕[27]。儿科内分泌医生见到的发育迟缓、青春期延迟，以及包括先天性肾上腺增生、Turner 综合征等在内的各种遗传性内分泌疾病的患者也不在少数。许多医院已经建立了多学科门诊来管理糖尿病、垂体肿瘤、性发育障碍和甲状腺结节[28]。

现在面临的越来越多的临床挑战是在内分泌疾病的早期阶段，即临床表现发生之前，就能将其识别出来。亚临床甲状腺功能减退、糖耐量异常、偶发性肾上腺或垂体腺瘤等术语已经悄悄进入我们的词汇，并改变了我们对患者的诊断方式。同样，骨质疏松症、甲状旁腺功能亢进、高血压或高脂血症等内分泌疾病也很少出现特异的症状或体征。由于亚临床内分泌疾病的临床表现轻微或缺失，这个时

候实验室检测在疾病的诊断方面就显得尤为重要。

对疾病的治疗措施深远地影响着内分泌学的发展。在过去的 10 年中，许多新药被发现和批准应用。2 型糖尿病现在可以通过使用影响胰岛素敏感性的药物（噻唑烷二酮类、二甲双胍）和增加胰岛素释放的药物（磺酰脲类、艾塞那肽、瑞格列奈）来治疗。药代动力学改变的胰岛素衍生物（赖脯胰岛素、门冬胰岛素、赖谷胰岛素、甘精胰岛素、地特胰岛素）不但能够强化血糖控制，还能够减少低血糖风险。二膦酸盐提供了一种抑制破骨细胞功能的新机制，被广泛用于骨质疏松症和高钙血症的治疗。PTH 类似物用于促进成骨细胞功能，提高骨量。多巴胺激动药治疗催乳素瘤为垂体瘤的非手术治疗建立了新的模式。最近，包括缓释制剂在内的生长抑素类似物被开发出来，用于肢端肥大症的辅助或初级治疗。培维索孟是一种新的 GH 类似物，可以阻断 GH 受体，对降低肢端肥大症患者的 IGF-1 水平非常有效。一系列新的类固醇性激素给药方式被开发出来，包括雌激素和睾酮贴片及睾酮凝胶和牙龈贴。基于他莫昔芬在不同组织中表现出不同的作用，或激动，或拮抗，特异性、高选择性的雌激素受体调节药（如雷洛昔芬）正在研究开发中。类雄激素、糖皮质激素、甲状腺激素和其他核受体的调节药也正在研发中。酶的抑制药，如芳香化酶抑制药（阿那曲唑、来曲唑）和 5α- 还原酶（非那雄胺）抑制药也被用来选择性地降低相应的类固醇水平。重组激素生产技术可提供大量的、纯净的激素或其衍生物，现常用的重组激素包括胰岛素、GH、TSH、LH 和 FSH。目前，人们对瘦素、GLP 1-37、YY 3-36、胃饥饿素等多种药物的活性和临床应用也非常感兴趣。

六、尚待解决的主要问题

尽管内分泌学取得了许多令人印象深刻的进展，但仍有大量的根本问题没有完全解决。限于篇幅有限，在此抛砖引玉。

激素正常范围的变异度有多大？可以说，大多数激素的正常范围非常宽泛。例如，睾酮浓度为 300～1000ng/dl，总 T_4 为 4～12ng/dl。然而，对于任何一个特定的个体来说，激素水平都是相对稳定的，表明其有一个固定的设定值。浓度的变化是由于激素的脉冲或节律式分泌导致的。在某些情况下，变异度受到血浆结合蛋白多少的影响，也受到受体和信号通路介导的组织反应的影响。在实践中，对于某个特定个体，当激素水平发生变化时，这种宽泛的激素正常范围，会给激素水平的评估带来混乱。

我们应该如何提供最佳的激素替代？尽管对于大多数的腺体功能缺陷，目前我们有合理的激素替代。然而，激素替代在任何情况下都不能完全再现正常的生理功能。对于 1 型糖尿病，理想的胰岛素替代物应该是在不发生低血糖的情况下，维持血糖正常。胰岛移植后的代谢控制会得到显著改善，这显示了生理替代的重要性。由于甲状腺激素有相对较长的半衰期，甲状腺激素替代接近于生理替代，这可通过对 TSH 水平的评估而得出。尽管如此，关于是否需要替换 T_3 和 T_4 的争论仍在继续。糖皮质激素替代充满挑战，为了避免肾上腺功能不全，激素替代经常导致轻微的药物性库欣。理想情况下，我们可以使用类似于 TSH 的生理标志物来评估适当的肾上腺替代。类固醇性激素也存在类似的问题，随着贴片和凝胶的出现，睾酮和雌激素替代已经得到改善，但这些给药方式仍然是非生理性的。用 GH 替代治疗 GH 激素缺乏的儿童很少能完全纠正儿童的身高甚至生长速度。这主要是因为诊断相对较晚，或我们没有对激素的使用进行优化，以至于不能模拟激素的生理分泌或忽视了生长激素与其他激素，如性激素的相互作用。通过对激素进行修饰或使用新的剂型来改变吸收或药代动力学，这些问题已经得到了部分解决。此外，还需要仔细的临床研究来确定各种激素制剂的生理效应。

如何预防骨质疏松症？通常骨质疏松是在发生骨折或骨密度明显降低的情况下被发现的。治疗策略包括防止进一步的骨丢失或诱导骨量的适度增加。显然，最好能在年轻时产生最大的骨量，并能识别出那些有骨质流失风险加速的患者。

是什么导致了常见的自身免疫性内分泌疾病，如 1 型糖尿病、桥本甲状腺炎、Graves 病和 Addison 病？这些疾病可以治疗，但不是针对疾病的病因——自身免疫。如果有效的治疗可以预防、中断或抑制自身免疫过程而不引起严重的不良反应，这些疾病就不需要终生治疗。对于具有重大影响的自身免疫性疾病，如 1 型糖尿病，即使有相当的并发症或不良反应风险，也应考虑进行免疫耐受治疗。

内分泌腺结节是如何形成的？通过尸检或使用敏感技术如超声或核磁共振成像，约 25% 的患者在甲状腺、垂体或肾上腺能够检测到有 1 个或多个结节。随着影像技术的广泛应用，偶发瘤也越来越常见。虽然这些结节很少是恶性的，但它们可能产生过量的激素。在结节中很少发现有体细胞突变，这些突变可引起单克隆扩张。更常见的是，结节是多克隆的，病因不明。从根本上认识内分泌肿瘤，有助于发现新的治疗方法。

食欲和能量消耗的调定点是如何设定的？当前的肥胖大流行迫切需要对这些代谢过程进行了解，以便发现新的病因并制订新的治疗方案。下丘脑对食欲的调控作用逐渐被明确，这有赖于一些导致早期发病的严重肥胖相关突变（如 MC4R、瘦素的受体）[29] 和新的食欲调节激素如 Ghrelin 的发现。这些都是抑制食欲和（或）增加能量消耗的潜在药物靶点。

当我们回顾内分泌学过去 150 年的历史，并展望未来 10 年可能取得的进展时，我们完全有理由相信内分泌学的发展速度会更快。新的技术，如 RIA、重组 DNA 技术和影像技术推动着内分泌学的发展。当前的技术集中在基因组学、蛋白质组学、代谢组学、纳米技术、表观遗传学、生物信息学和计算机信息系统在临床实践中的应用。作为科学家和临床医生，我们将利用这些及其他技术来解决内分泌学中悬而未决的问题。

第2章　激素基因表达的控制

Control of Hormone Gene Expression

Maria K. Herndon　Christine Campion Quirk　John H. Nilson　著

肖建中　韩松梅　杨国庆　黄银琼　陈　刚　译

要　点

- DNA 被紧密地压缩成染色质，其包含的基因具有所有必要的信息，可支持将 DNA 翻译为 RNA，从而产生功能性蛋白。
- 基因由 5′ 非翻译区、编码区和 3′ 非翻译区组成。
- 基因包含的启动子指导正确启动的起始位点转录和其他反应元件，其与转录因子结合以调节 RNA 从 DNA 的转录。
- 转录后修饰将新转录的 RNA 改变为成熟的 mRNA，调节转录子的稳定性，并可以形成不同的剪接变体，从而从单个基因产生不同的相关蛋白。
- 翻译可以以帽依赖或非帽依赖的方式发生，将 RNA 转化为蛋白质。
- 在某些情况下，需要翻译后修饰，如去除信号序列或添加氨基酸残基，以产生正常功能的蛋白质。

激素和其他生物活性物质的合成需要基因表达。肽激素和多肽激素直接由 1 个或多个基因编码，而生物胺和类固醇激素是几种基因的间接产物，这些基因提供了生物合成所需的酶。在某些情况下，单个基因的表达可以衍生出 1 种以上的肽激素，突出了激素合成的复杂性。此外，要确保在正确的时间合成适量的激素，就需要调节基因的表达。

最后，激素还调节基因表达，这包括非激素编码基因及编码激素基因的表达。有些激素甚至对自己的同源基因产生自身反馈。由于基因表达的调控在激素的合成及其随后的作用中起着举足轻重的作用，因此本章将主要集中于该过程的基本原理。但是，多肽和肽类激素对蛋白质分泌的影响也很重要。考虑到激素的合成和作用，我们在此将“基因表达”扩展到包括了产生远距离作用的生物活性物质所需的整个过程。

一、重温分子生物学中心法则

编码蛋白质的基因的表达遵循了 Francis Crick 最初概述的分子生物学的主要法则[1-3]。遗传信息以 DNA 的形式存储在细胞中，DNA 是作为自身复制模板的大分子。当这种遗传信息在细胞中表达时，它会从 DNA 到信使 RNA（mRNA）（转录）再到蛋白质（翻译）。这个法则指出，一旦信息被转移到蛋白质上，该信息就不能逆向进入 DNA 或 RNA 或侧向进入另一种蛋白质。很明显的是，现在看起来这个过程变得比其早期所设想的要复杂得多。

正如我们稍后将在本章中更详细描述的那样（参见“转录：构建蛋白质合成模板”），遗传信息的首次转移发生在细胞核中，染色质中的一个基因经历转录并产生大的前体 RNA，既往称为异质核 RNA（hnRNA）[3]。这种大的前体经过 5′、3′ 和内部修饰后生成成熟形式的 mRNA 并从核转运到细胞质（参见“mRNA 的转录后修饰”）。遗传信息的第二次转移发生在细胞质中，在那里，成熟的 mRNA 与核糖体和其他蛋白质合成机制相互作用，通过翻译过程编码蛋白质（参见“翻译：调节蛋白质的生物合成”）。在翻译过程中，由结构 RNA 和相关蛋白组成的几个核糖体会沿着 mRNA 模板从 5′ 向 3′ 方向移动，从而产生新生多肽链。这种复杂的结构称为多核糖体，可以自由地存在于细胞质中，也可以紧密地附着在内质网（ER）上，内质网将新生的多肽链沿通常的路径从细胞分泌出去。对于多肽激素，这种载体运输是其合成生命周期的重要组成部分。

简而言之，当染色质的结构变化被激活时，基因表达就开始了，启动基因转录、加工新生的 RNA 转录物、将成熟的 RNA 转运至细胞质，以及翻译编码的多肽。重要的是要注意，翻译后的蛋白质在获得正常的生物学活性之前可能需要进行翻译后修饰（参见“转录后修饰”）。接下来的部分将重点介绍基因表达和蛋白质生物合成这些方面的其他概念性细节。我们还将总结激素如何调节每个阶段。

二、染色质：DNA 对控制因子的可及性

来自单个单倍体人类细胞的 DNA 包含大约 3×10^9 个碱基对（bp）[1]，从一端到另一端长度约为 2m。由于真核细胞的直径＜ 10μm，因此将长而线性的 DNA 插入到这个小空间中需要几个有序的压缩步骤，其最终是有丝分裂和减数分裂的染色体，在光学显微镜下可见 [4]。然而，细胞周期的大部分时间为间期，间期可以使细胞发挥其大部分功能，并为有丝分裂和减数分裂做好准备 [1]。

在间期的染色体，DNA 压缩的程度要低得多，以 10nm 纤维为特征，这些纤维通过电子显微镜很容易观察。10nm 的纤维被认为是染色体的组成部分，代表着最小的压缩状态。这些纤维类似于一系列“串珠”。珠子由 DNA 和一类称为组蛋白的高碱性蛋白质组成。DNA 包裹着一个蛋白质八聚体，该蛋白质八聚体由 4 个核心组蛋白（H3、H4、H2A 和 H2B）的 2 个拷贝组成（图 2–1）[1–6]。组蛋白八聚体的表面包含 2 个跨越 146bp 的左旋 DNA[2, 5, 7]。这种 DNA 和组蛋白的复合体定义了一个核小体。连接 2 个核小体的 DNA 长度在 8～114bp，并且自身与另一个组蛋白（H1）形成复合体 [1, 5, 6, 8]。组蛋白八聚体的有序周期性产生了经典的“串珠”的外观。最终，核小体被非组蛋白染色体蛋白所覆盖，其中最大、最具有特征的组是高迁移率组蛋白 [5, 6, 9, 10]。

染色质还包含 30nm 纤维，其是由于组蛋白 H1 诱导 DNA 更紧地包裹核小体型成的。这种更紧密的包裹将核小体彼此包裹在一起，使染色质达到下一个致密状态（图 2–1）[2, 5, 8]，在该状态下，DNA 结合蛋白和依赖性酶（如 RNA 聚合酶）难以接近 DNA。

随着 30nm 纤维进一步压缩，DNA 形成 40～90kb 的环，将其束缚到称为核或染色体支架的蛋白质材料上，拓扑问题变得更加复杂。这些环形成了一个巨大的障碍，必须克服该障碍才能发生基因表达。染色质的常染色色区域是转录活跃的区域，其中 30nm 纤维的区域最可能展开以暴露 10nm 纤维甚至裸露的 DNA。相反，异染色质是高度紧密的形式，使转录机制在结构上无法访问 DNA 序列，导致基因功能上失活。

总而言之，核小体可能随机或非常特定地位于大部分染色体 DNA 上，并为充分理解激素如何调节基因转录提供了重要的概念框架。染色质的结构是动态的，核小体核心的状态在控制目标基因的转录能力中起着关键作用。因此，乙酰化（活化）、去乙酰化（抑制）及甲基化（与活化和抑制相关，取决于修饰的残基）代表了重要的步骤，必须将这些步骤纳入激素作用的机制模型中 [5]。实际上，已证明 DNA 甲基化和组蛋白修饰均能调节促黄体生成激素受体 [11] 和抑制素 α [12]。

三、基因的功能解剖

在真核细胞的大量 DNA 中，目前估计人类基

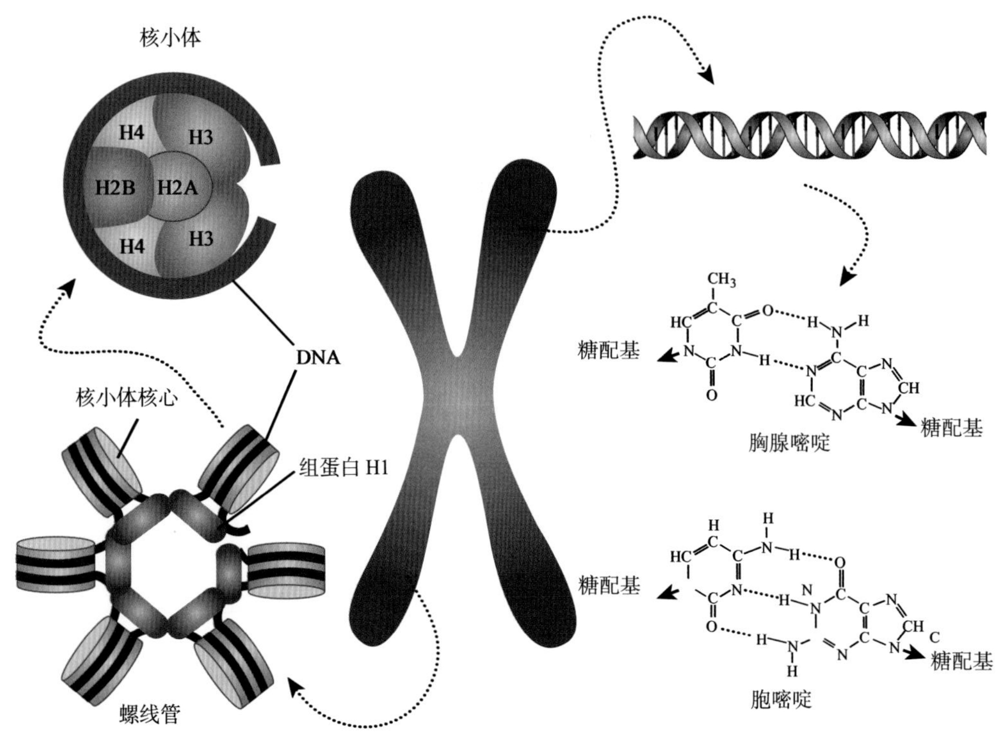

▲ **图 2-1 DNA 的化学结构及其与染色质的关系**

染色体最基本的单元是 DNA，它由 4 个不同的碱基胸腺嘧啶、腺嘌呤、胞嘧啶和鸟嘌呤组成的多核苷酸链组成。每个多核苷酸链沿相反的方向延伸，形成右旋双螺旋结构，互补碱基对之间具有氢键，其中腺嘌呤总是与胸腺嘧啶配对，而鸟嘌呤总是与胞嘧啶配对。通过包裹由 2 个拷贝组成的蛋白质八聚体来压缩此双螺旋，该八聚体分别由 4 个核心组蛋白（H3、H4、H2A 和 H2B）的 2 个拷贝组成核小体。核小体通过另一个组蛋白（H1）进一步压缩，该组蛋白连接进入和离开核心颗粒的侧翼 DNA，并起着将核小体彼此堆积形成螺线管结构的作用

因组中有 20 000～25 000 个蛋白质编码基因。尽管在 1865 年，Gregor Mendel 称其为特殊因素，而不是基因 [1]，但他清楚地描述了它们的基本属性。严格定义，基因是 RNA 聚合酶转录的 DNA 区域 [1, 5]。在成熟 mRNA 中发现的转录基因区域称为外显子，是 DNA 表达区域的简称（图 2-2）。前体 hnRNA 外显子被插入序列（内含子）打断，这些序列在新生转录本加工成其成熟形式时被切除。

紧邻第一个转录核苷酸上游的区域称为 5′ 侧翼区域（图 2-2）[1, 2, 5]。在该区域内有启动子，其中包含正确启动转录并调节转录效率所需的所有信息。通常，开始转录的核苷酸被指定为 +1。因此，启动子的大部分由核苷酸的负数编号系统表示，表明该结构域的上游位置。实现准确的转录起始对于确保用于转录的 mRNA 翻译的阅读框的恒定性至关重要。调节转录效率使细胞能够根据需要产生更多或更少的蛋白质。

由于通常将基因定义为 RNA 聚合酶转录的区域，因此所有转录区域大多数编码 mRNA 的基因都以嘌呤（A 或 G）开头（图 2-3）。然而，定义由 RNA 聚合酶Ⅱ转录的基因的末端更成问题。与原核基因不同，没有固定的位点指定转录的终止 [1]。相反，转录后添加腺嘌呤核苷酸的多聚物尾（poly A）表示 hnRNA 前体的末端，将被进一步加工以生成成熟的 mRNA [1-5, 13]。超出聚腺苷酸化位点的基因区域称为 3′ 侧翼区域。

在大多数由 RNA 聚合酶Ⅱ转录的 mRNA 中，指定转录阅读框（ATG）起点的起始密码子位于转录的 mRNA 5′ 末端下游 5～100bp [1, 3]。因此 mRNA 5′ 末端与翻译起始位点之间的区域称为 5′ 非翻译区。类似地，定义翻译阅读框末端的密码子（UAG、UAA 或 UGA）通常在到达定义聚腺苷酸化位点的六核苷酸序列之前，跟随一段较长的核苷酸（图 2-3），将该区域称为 3′ 非翻译区域。

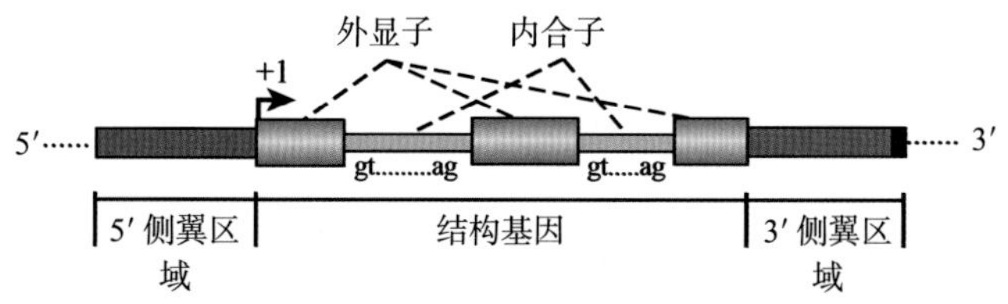

▲ 图 2-2 基因的功能解剖

保留在成熟 mRNA 中的结构基因区域称为外显子，而被切除的中间序列称为内含子。所有内含子的 5′ 和 3′ 序列是保守的，分别编码剪接供体（gt）和剪接受体（ag）。紧邻第一个转录的核苷酸上游的区域称为 5′ 侧翼区域，而位于结构基因下游的基因部分称为 3′ 侧翼区域。基因启动子通常位于 5′ 侧翼区域，可实现正确的转录起始和转录效率。开始转录的核苷酸被指定为 +1

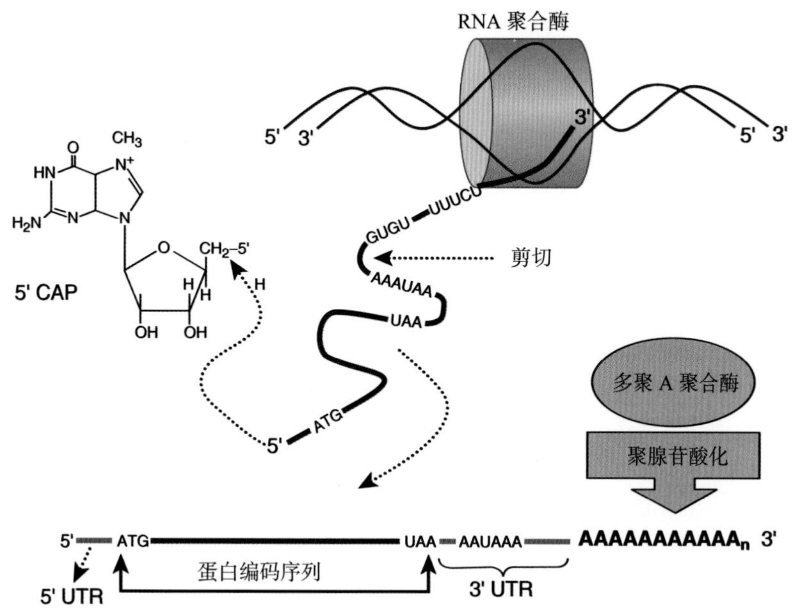

▲ 图 2-3 通过 RNA 聚合酶Ⅱ进行的转录创建了蛋白质合成的模板

信使 RNA 是单链分子，可将遗传信息从细胞核中的 DNA 转移到细胞质，然后翻译蛋白质。通过在最初的非翻译区（5′ UTR）的末端残基的 5′- 羟基和 5′- 羟基之间形成三磷酸键，将 7- 甲基鸟苷添加到 5′ 端，从而"加帽"使 mRNA 成熟。转录本的 3′ 末端在多腺苷酸化序列与在 3′ 非翻译区（3′ UTR）中发现的富含鸟嘌呤和尿嘧啶的序列之间被切割。发生这种切割事件后，多聚 A 聚合酶会添加 200～250 个腺嘌呤残基。mRNA 的 2 种修饰均赋予 mRNA 稳定性、翻译效率，并在成熟 mRNA 从细胞核输出至细胞质中发挥作用

前体 mRNA（hnRNA）的加工将在随后的部分中更详细地描述（参见"mRNA 的转录后修饰"）。但是，在我们讨论该主题之前，有必要指出内含子的确切功能意义尚不清楚。在某些情况下，microRNA（miRNA）是从基因的内含子区域产生的（参见"基因表达的 RNAi 调控"）。在其他情况下，某些 mRNA 可能会经历其他加工。当发生这种情况时，特定的转录片段既可被保留并充当外显子，也可被切除并充当内含子。保留时可充当外显子的内含子包含编码多肽片段的长开放阅读框。这种内含子独特的二元性可能允许功能单元的变化，从单个基因创建相关产物家族 [1, 3]。

四、启动子 - 调控区域的功能解剖

通常，启动子包含 2 个功能域。启动子的核心区域被定义为精确启动转录所需的最小 5′ 侧翼区域。第 2 个启动子结构域通常直接位于上游，并包含一至多个调节元件，它们响应细胞外信号，调节各种细胞类型中的转录水平。由于这些元件与它们调控的基因物理相连，因此被称为顺式调控元件。

但是，这些元件的功能仅在几乎总是由不同基因编码的特定转录因子结合时出现。因此，顺式作用元件结合反式作用因子。

转录因子是模块性的，并且包含至少 2 个功能域，一个与特定的顺式作用元件特异性结合，一个直接或间接影响正确的起始或调节转录效率。顺式作用元件的边界由特定反式作用因子的 DNA 结合结构域实际接触的 DNA 区域定义，通常长度＜20bp [1, 2]。它们包含的核心识别序列通常为 8～10bp 的回文序列，反映了转录因子结合的对称性，即由相同亚基（同二聚体）或不同亚基（异二聚体）组成的二聚体。

核心启动子通常由包含转录起始位点的启动子元件（Inr）和位于高等真核生物中转录起始位点上游 25～35bp 的 TATA 框组成，TATA 框与 TATA 结合蛋白（TBP）结合（图 2-4）[14, 15]。TBP 是转录因子（TF）ⅡD 的关键成分，TFⅡD 是一种以序列特异性方式结合 DNA 的通用转录因子 [3, 5, 14]。TBP 结合在 DNA 双螺旋的小沟中，形成了预起始复合体。天然 TFⅡD 是一种大型的多亚基蛋白（＞700kD），由 TBP 和至少 8 个 TATA 相关因子（TAF）组成 [14, 15]。

一旦 TFⅡD 结合，其他几个一般的转录因子就会相继有序形成，形成一个非常大的核心转录复合体（图 2-4）。TFⅡA 由 3 个亚基（14kD、19kD 和 34kD）组成，结合 TFⅡD 和 TBP 上游的 DNA，但该事件不是 DNA 序列特异性的 [2, 5, 14]。TFIIA 稳定 TFⅡD 并引起 TBP 构象变化，从而可能会取代天然 TFⅡD 中的负性成分 [12]。TFⅡB（一个 35kD 的亚基）与 TFIID-ⅡA 复合物结合并使其稳定。由 2 个多肽（30kD 和 74kD）组成的 TFⅡF 与 TFⅡB 在 RNA 聚合酶Ⅱ（PolⅡ）和 TBP 之间形成分子桥 [5, 14]。TFⅡB 和 TFⅡF 似乎都在起始位点选择中起作用。RNA 聚合酶Ⅱ由 10 个多肽组成，大小为 10～240kD，其中最大的一个包含一个被广泛磷酸化的不寻常的羧基末端结构域（CTD）[4, 16]。PolⅡ的非磷酸化形式（PolⅡA）相对于磷酸化形式优先与定型复合物缔合（PolⅡO）。TFⅡE 具有四聚体功能（分别由 34kD 和 56kD 亚基组成的 2 个拷贝），结合 TBP、TFⅡF、PolⅡA 和 TFⅡH，后者是与生长中的复合物结合的下一个蛋白质 [17]。TFⅡH（至少 8 个亚基，总计 200～300kD）是唯一显示催化活性的通用转录因子，包括受 TFⅡE 调节的 CTD 激酶活性 [14, 17]。此外，TFⅡH 似乎起解旋酶和 DNA 依赖性 ATP 酶的作用 [14, 17]。进入预初始化复合体的最后一个因子。尽管已知需要 TFⅡJ，但尚未确定该因子的功能。正是这种核心转录复合物的形成决定了转录的准确启动。

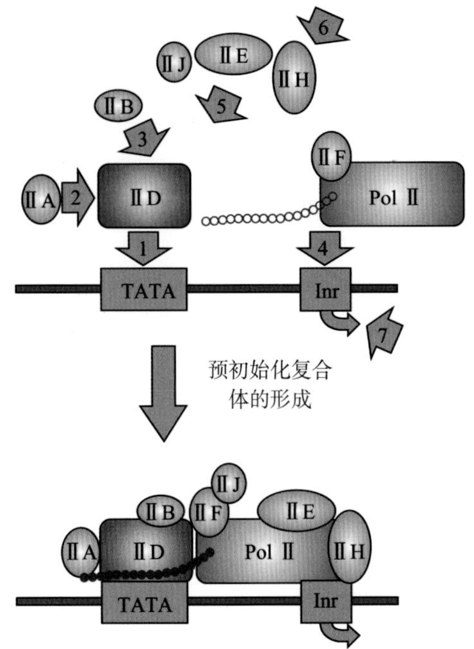

▲ 图 2-4 基础转录机制的组装

形成预初始化复合体的第一步是将 TFⅡD（TBP 加 8 个 TAF）识别并结合到 TATA 框上。第二步包括将 TFⅡA 与 TFⅡD 偶联，刺激和稳定 TFⅡD 结合。第三步涉及将 TFⅡB 与 TFⅡD 或 TFⅡD/TFⅡA 复合体结合。第四步是 RNA 聚合酶Ⅱ（PolⅡA）的未磷酸化形式与生长的复合物的关系。第五步包括 TFⅡE、TFⅡH 和 TFⅡJ 的顺序绑定以形成预初始化复合体。第六步涉及 TFⅡH 的酶促活性，使 RNA 聚合酶Ⅱ（PolⅡO）磷酸化，在转录起始位点熔化 DNA 双链体，并释放 TFⅡE、TFⅡB 和 TFⅡH 的 2 个亚基。最后，TFⅡA 和 TFⅡD 仍与启动子结合，而 PolⅡO、TFⅡF 和 TFⅡH 的一个亚基则移动形成伸长复合物

转录领域的新角色是称为 Mediator 的复合物。这个复合体在哺乳动物中多达 30 个亚基，并且已经发现参与预初始化组合的形成。它可以在基因的基础表达、依赖于激活子的转录和抑制转录中发挥作用。Mediator 在转录中与聚合酶Ⅱ本身同样重要。它与 RNA 聚合酶Ⅱ最大亚基的未磷酸化 CTD 结合，并被认为参与预起始复合物的组装过程，或参

与 Pol Ⅱ、TF Ⅱ D 和其他一般转录因子的募集过程，或提高预起始复合物的效率和速率。Mediator 与 RNA 聚合酶Ⅱ分离时，CTD 变得过度磷酸化，转录延长开始。Mediator 复合体由 4 个不同的模块组成，即头部、中部、尾部和 CDK。似乎有一个核心复合体，可以添加额外的组件，以允许对外部信号进行细胞特定的改变 [18]。Mediator 在染色质重塑中也有功能作用。它与 G9a 组蛋白甲基转移酶和 RE1 沉默转录因子（REST）相互作用，参与了神经元外细胞中神经元基因的沉默 [19]。转录起始不仅需要核心转录复合物，还需要介体复合物和核小体修饰酶。

尽管 TFⅡD 能够识别多个非共有 TATA 序列，但有些启动子显然没有 TATA 框 [2, 20]。对于某些管家基因中的启动子尤其如此，如编码催化由腺嘌呤和磷酸核糖焦磷酸形成单磷酸腺苷的酶的基因 [1]。这个蛋白质充当挽救酶，参与腺嘌呤在核酸中再循环。这些不含 TATA 的启动子上的预初始化复合体是通过 Inr 介导的，其共有序列是嘧啶 – 嘧啶 –A–N–T/A– 嘧啶 – 嘧啶，A 是 1 处的转录起始位点 [20]。在这些情况下，Pol Ⅱ直接识别并结合 Inr，并在核预初始化复合体中与其他因子结合 [21]。

一个到几个顺式作用元件位于 TATA 框的附近，且靠近 TATA 框 5′端（图 2–5）。这些元件通过提高转录效率来设定启动子的基础转录基调。结合这些元件的反式作用因子普遍存在，包括 Sp1 和 NF–Y，它们分别结合富含 GC 区域和 CCAAT 盒子 [1, 2, 22]。这些因子与 DNA 的结合导致蛋白质与蛋白质之间的相互作用，利用基础转录机制，从而以非组织特异性方式增加或减少转录。考虑到 Sp1 和 NF–Y 等因子的普遍存在，它们相应的顺式元件位于许多基因的启动子上就不足为奇了，包括提供维持所有细胞类型所需基本功能的管家基因。

考虑到它们与核心转录机制紧密接近和直接相互作用，辅助元件是位置和方向依赖的。与增强子相反，增强子是另一类启动子调控元件（图 2–5），它们位于其调控基因的 100bp 至几千碱基对的上游甚至 3′ 端 [1–5]。通过与异源核心启动子连接来测定活性，增强子的活性显示出相当大的距离、方向和位置独立性。然而，结合这类调节元件的反式作用

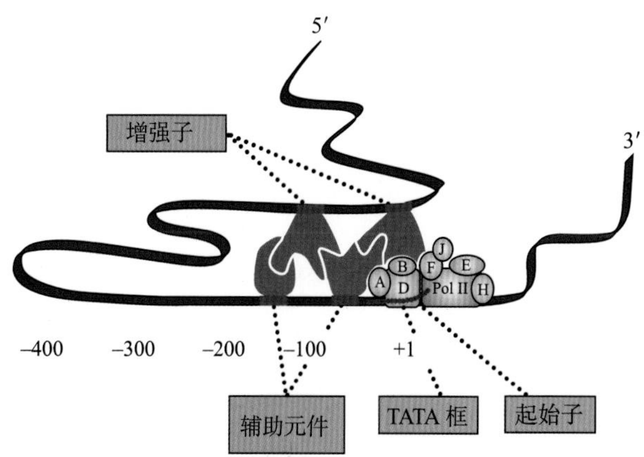

▲ 图 2–5　启动子调节区的功能解剖

启动子的核心区域定义为准确启动转录所需的最小 5′ 侧翼区域，通常由包含转录起始位点的启动子元件（Inr）和 TATA 框组成。第二个结构域紧靠核心启动子，并包含一个或几个调节转录效率的辅助元件。增强子是另一类启动子调节元件，通常位于它们所调节的基因的更上游。结合增强子、辅助元件和基础转录机制的反式作用因子之间的接触是通过 DNA 的环化实现的。所有与调控元件结合的转录因子都包含一个与给定的顺式作用元件特异性结合的结构域和一个直接或间接影响转录的结构域

因子也必须与核心转录机制接触。尽管增强子和 TATA 框之间的距离可能相当大，但这种接触可能通过 DNA 的环化而发生 [1–3]。

增强子代表了能够结合多种转录因子的一类广泛的元件。其中部分是组织或细胞特异性的，因此赋予其调节的启动子该性质。除了增加转录，增强子还可以抑制转录，具体取决于它们结合的蛋白质的性质。虽然某些增强子单独起作用，但其他增强子则由紧密排列的顺式作用元件表示，并被指定为复合增强子 [1]。实际上，发现组织或细胞特异性表达是由结合普遍存在的和组织或细胞特异性蛋白质的复合增强子协同作用决定并不罕见。

除了确定基础转录基调和空间限制表达的元件外，启动子调控区还包含顺式作用元件，这些顺式作用元件对多种稳态因子（如激素）和同样广泛的环境变化产生响应。这些元件称为响应元件。就像前面提到的元件一样，反应元件可以结合普遍表达的蛋白质或具有相对细胞类型特异性表达的蛋白质。可能由应激激活的这种诱导因子之一是与热休克元件（HSE）结合的热休克转录因子（HSTF）[1]。通常，该因子存在于细胞中但不起作用。当细胞因温度突然升高而受到伤害时，HSTF 变得活跃并与

位于编码蛋白质的基因启动子中的HSE结合。这有助于高温下的细胞存活。在本章的后面，我们将探讨激素如何结合应答元素，以及诱导或抑制其调控基因的转录（参见“基因表达的激素控制”）。

五、转录：构建蛋白质合成的模板

虽然DNA是遗传物质，但它不是蛋白质合成的支架。信使RNA是一种单链的中间分子，它将遗传信息从细胞核中的DNA转移至细胞质中，来充当多肽形成的模板。RNA在结构上与DNA非常相似，事实上，一条单链RNA甚至可以与一条单链DNA形成双链杂交螺旋。RNA和DNA之间的一个小小的区别在于RNA戊糖[1, 2]。它包含一个额外的羟基（核糖相对于脱氧核糖）。此外，尿嘧啶（U）在RNA中替代胸腺嘧啶（T）。尽管存在这些细微的差异，生物体已经进化出一种机制，允许通过转录将DNA平稳地过渡到RNA。

转录是遗传信息从DNA转化为RNA和蛋白质的第一步。它也是基因表达调控的关键点。真核生物基因可以根据驱动其转录的酶来区分。RNA聚合酶是利用DNA模板合成RNA的多亚基酶。RNA聚合酶中活性最高的是RNA聚合酶Ⅰ，它位于细胞核内，负责转录编码核糖体RNA（rRNA）的基因，rRNA是核糖体的主要成分[1, 3, 5]。如前所述，RNA聚合酶Ⅱ或Pol Ⅱ也是一种高活性核酶，负责合成mRNA的前体hnRNA[1, 3, 5]。最后是RNA聚合酶Ⅲ，转录参与翻译的适配分子转运RNA（tRNA）。本章将继续关注通过Pol Ⅱ转录表达的基因。

六、mRNA转录后修饰

在合成过程中，未成熟mRNA的5′和3′末端被共价修饰（图2-3）。几乎在mRNA前体开始合成之后，其5′末端被额外加入的甲基鸟苷“封顶”[1, 3, 5]。7-甲基鸟苷通过三磷酸键将其5′-羟基和初始转录产物5′-羟基末端连接起来。这帽状结构在mRNA的核内转运中发挥作用。此外，5′帽状结构对于大多数mRNA的翻译是必不可少的，有助于将翻译装置结合到mRNA的5′末端[1, 3]。这种修饰也可保护脆弱的mRNA不被降解，因为帽状结构与独特的5′-5′磷酸二酯键结合，防止其与一般的核糖核酸结合[23]。

不断延长的转录产物的3′末端在多聚腺苷酸信号序列AAUAAA下游10～30个碱基处被切割（图2-3）。该序列在几乎所有的真核mRNA中都有发现，是已知的最保守的元件之一[1, 3, 5, 13, 24]。其他元件，包括GUGU和UUUCU序列，位于切割位点下游20～40个碱基处。在新生的转录产物被切割之后，多聚A聚合酶立即添加200～250个腺苷酸残基[1, 13, 24]。像5′端帽状结构一样，这种修饰赋予了mRNA稳定性，促进mRNA翻译效率，并在成熟mRNA从细胞核向细胞质的转运中发挥作用[1, 13, 24]。

位于细胞核内的许多mRNA前体比胞质内与核糖体结合的相应mRNA要大得多。内含子或非编码序列的切除（图2-6）是mRNA在以成熟形态被运输到细胞质之前所经历的最重要的修饰。每个内含子在5′末端和3′末端均含有保守序列，分别被称为剪接供体（GU）和受体（AG）[1, 3, 5]。一组小分子核糖核酸蛋白及相关核蛋白构成了一种被称为剪接体的复合物，它可以识别内含子的末端并将其聚集起来[1, 3, 5]。未成熟的mRNA立即在剪接供体上游内含子的5′末端被切割，末端G与剪接受体之前的嘧啶区附近的A共价连接，形成套索结构[1, 3, 5]。在剪接受体的下游，套索结构被切割，内含子迅速降解，相邻的2个外显子连接在一起。

mRNA前体的可变剪接是细胞利用剪接机制从单个基因生成多个相关蛋白的常见机制。这种机制曾经被认为是一个例外（1个基因，1种蛋白质），现在估计每20个基因中至少有1个出现可变剪接[25]。可变剪接形成单个基因的一个例子是α-原肌球蛋白，它在大鼠体内编码与肌动蛋白相关的7个组织特异性肌肉蛋白变体[3, 5]。该基因包括在该基因所有转录产物中发现的“组成性”外显子，只在特定组织产生的转录产物中出现的“细胞特异性”外显子，以及显示可变表达的外显子。剪接位点选择的机制，以及剪接过程中多个顺式作用元件与相应蛋白因子之间的相互作用尚不清楚。另一种加工

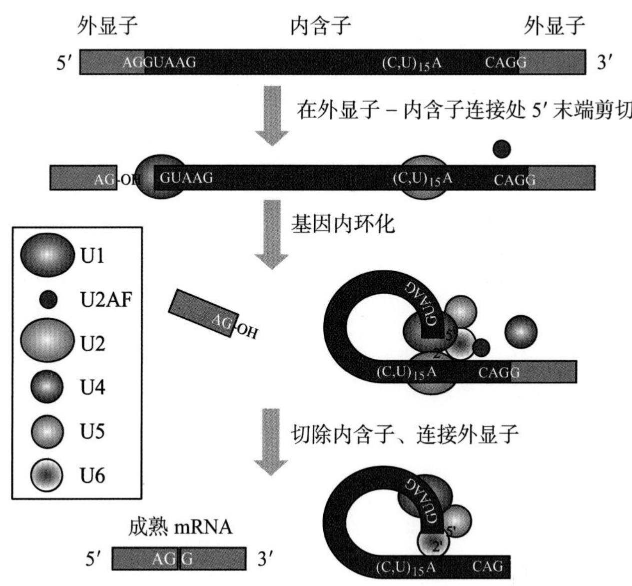

◀ **图2-6 剪接是mRNA转录后的一种修饰**

剪接包括在mRNA以成熟形态被运输到细胞质之前，从mRNA中切除内含子序列。一旦未成熟mRNA在内含子5′末端剪切供体（GU）的上游被切割，末端G与内含子3′末端富含嘧啶区域附近的A残基共价连接，形成套索结构。盒状结构内发现的大量小核糖核蛋白及相关核蛋白能形成一个被称为剪接体的复合体，它可识别内含子的末端并将其连接起来。该套索结构在剪接受体（AG）下游被迅速切割，相邻的2个外显子连接在一起，内含子被降解

方法包括多种内含子序列的内化或切除。牛生长激素基因就是如此，其最后的内含子序列可能被保留在一部分mRNA片段中，并被运输到细胞核，从而产生激素的一个变体[26-29]。此外，单一转录产物的可变聚腺苷酸化信号增加了其生物反应的多样性，如甲状腺产生的降钙素和下丘脑产生的降钙素基因相关肽[2, 24, 27, 30, 31]。这2种激素都是一个单一基因的产物，该基因的RNA转录产物经过选择性加工和聚腺苷酸化。

七、翻译：调节蛋白质的生物合成

成熟的mRNA从细胞核到细胞质的转运需要一个具有转运能力的mRNA，该mRNA是在转录和转录后修饰产生的。具有转运能力的mRNA的产生创建了一个检查点，以确保蛋白质编码信息通过核孔转运出细胞核[32, 33]。这种成熟的mRNA的核苷酸携带遗传信息，该遗传信息决定了组成蛋白质的特定氨基酸序列。mRNA中的每个核苷酸三联体代表一个氨基酸，该三联体核苷酸排列在连续的阅读框中。mRNA中的第1个密码子或“起始”密码子通常是AUG，它编码蛋氨酸，最常用于启动翻译。阅读框的3'端含有1个或多个特定的“终止”密码子，作为终止多肽链延伸的信号[2]。

氨基酸通过三叶草结构的tRNA传递给mRNA。每个tRNA包含一个三核苷酸序列，一个反密码子，与它共价连接的氨基酸的密码子序列互补。反密码子允许每个tRNA通过互补碱基配对识别mRNA中合适的密码子序列，这与核糖体一起发生。核糖体是一种核糖核蛋白，由2个亚基（40S和60S）组成，其质量主要由控制mRNA密码子与tRNA反密码子之间识别的rRNA组成[1]。蛋白质合成需要所有上述RNA的同步参与，通常分为3个阶段，即起始、延伸和终止。

启动真核蛋白质合成，核糖体必须首先与mRNA结合，形成起始复合物并释放第1个氨基酸。此步骤决定了特定蛋白质的合成速率[1, 3]。在帽依赖性翻译中，核糖体40S亚基与mRNA的结合需要存在蛋氨酸-tRNA和几种起始因子的存在，包括识别mRNA的5′甲基化帽的蛋白质。一旦结合，40S亚基将沿着mRNA迁移，直到它识别起始密码子，以及起始密码子周围的保守序列GCC（A/G）CCAUGG[1, 3, 5]。当40S亚基与60S亚基连接时，核糖体稳定结合在起始位点。帽非依赖性翻译发生在内部核糖体进入位点（internal ribosome entry site，IRES），该位点位于5′区域内部，允许核糖体在该位点结合，而不是在识别甲基化的5′帽后从5′端开始翻译。

一旦在起始密码子处形成完整的核糖体，蛋白质合成的延伸阶段便开始。核糖体具有2个tRNA结合位点。新生多肽链中最新添加的肽基-tRNA占

据了 P（或配体）位点，而下一个要添加的氨基酸氨酰基 -tRNA 进入了 A（或受体）位点[1, 5]。当由肽基 -tRNA 携带的多肽链转移到氨酰基 -tRNA 携带的氨基酸时，核糖体 60S 亚基催化肽键的形成。形成肽键后，不含氨基酸的脱乙酰基 -tRNA 占据 P 位，而肽基 -tRNA 占据 A 位，而肽链的长度增加了一个氨基酸。核糖体易位，前进 3 个核苷酸，并通过将脱乙酰基的 tRNA 直接排入细胞质将其移出核糖体。新的肽基 -tRNA 进入 P 位，而下一个密码子位于 A 位，等待合适的氨酰基 -tRNA 进入。延伸因子介导下一个氨酰基 -tRNA 进入 A 位点[1, 5]。

翻译的最后阶段是终止，包括从 tRNA 释放完整的多肽链并允许核糖体从 mRNA 解离所必需的步骤。3 个终止密码子 UAG（琥珀密码）、UAA（赭密码）和 UGA（蛋石密码）不编码氨基酸，但具有终止蛋白质合成的作用[3, 5]。这些密码子被发出终止蛋白质合成的信号的蛋白质因子直接识别，最后从 tRNA 中释放出完整的多肽。这种反应类似于肽基 -tRNA 的转移，不同之处在于水代替氨酰基 -tRNA 进入。在多肽终止和释放之后，核糖体必须从 mRNA 中释放，以允许终止后复合物的循环，这一过程依赖于 eIF3、eIF1、eIF1A 和 eIF3J 等因子共同作用[34]。在这个过程中，eIF3、eIF3J、eIF1 和 eIF1A 将终止后的核糖体分成 60S 亚基和与 tRNA- 和 mRNA- 结合的 40S 亚基，eIF1 释放 P 位脱酰基 tRNA，随后 eIF3J 介导 mRNA 解离。

翻译水平的调控包含了激素在内的各种因素。例如，已证明促性腺激素释放激素（GnRH）可增加产生黄体生成素的促性腺激素细胞的帽依赖性翻译[35]。

八、转录后修饰

许多分泌的肽激素都被生物合成为更大的前体物质[5, 31]。这些前体物质通过蛋白水解加工转化为最终激素，就像甲状旁腺激素（parathyroid hormone，PTH）的生物合成一样。核糖体合成的初始产物前甲状旁腺激素原，再经多肽转运到粗面内质网的池中转化为甲状旁腺激素原。被切割的“前”序列的功能是促进新生多肽插入粗面内质网的膜中。产生的甲状旁腺激素原被另一种特定的肽酶进一步裂解，形成甲状旁腺激素的成熟形式，并包装在甲状旁腺的分泌颗粒中[27]。

分子生物学中“1 个基因，1 个蛋白质”的假说存在例外的情况，比如前面所说的选择性剪切导致 1 个基因可以产生 1 个以上的转录本。这一规则的另一个例外是在基因表达和蛋白质生物合成的途径中发现的，即交替蛋白质加工，通过这个过程，单个基因被转录成单个 mRNA，并翻译成一个大的前体蛋白分子，该分子被分割成几个功能单元。前阿黑皮素原（pro-opiomelanocortin，POMC）的产生过程中就存在这种翻译后加工。

垂体前叶的促肾上腺皮质激素细胞、中间叶的促黑素细胞和大脑的特定基因座合成了称为 POMC 的前体糖蛋白分子。然而，根据细胞位置的不同，前多聚激素的加工过程是不同的。在垂体前叶中，大多数 POMC 被加工成促肾上腺皮质激素（adrenocorticotropic hormone，ACTH）、β- 脂蛋白、γ- 脂蛋白和 β- 内啡肽[27, 31]。在垂体中叶，POMC 的加工方法不同，其中 ACTH 序列中的肽键断裂，主要产生 α- 黑素细胞刺激激素（α-melanocyte-stimulating hormone，α-MSH）和称为 CLIP 的促肾上腺皮质激素样肽。在大脑中，主要产物是 ACTH、β- 内啡肽和 α-MSH[27, 31]。

许多新合成的多肽在转变为成熟的功能蛋白时会经过重大修饰，包括：形成二硫键；蛋白质折叠，包括可能形成的多链蛋白质；蛋白水解裂解；以及碳水化合物、磷酸盐和脂质的添加和修饰。尽管这些修饰对蛋白功能的影响并不相同，但他们都具有调节的功能[31]。

Ghrelin 是一种在胃提取物中发现的激素，它调节食物的摄入量，作为生长激素释放肽发挥功能，并具有许多其他功能。它既要进行选择性剪接，也要进行翻译后修饰，包括酰化反应。由于不同的剪接或加工，存在多种转录本和多肽，它们产生 ghrelin、去酰基 ghrelin 和 obstatin。尽管目前对于人体循环是否有 obstatin 存在争议，obstatin 已经被证实具有拮抗 Ghrelin 增加食物摄入量的作用[36]。

另一种调节模式是内质网中的未折叠蛋白反应（unfolded protein response，UPR）途径，它根据所需的蛋白质的量调节内质网的合成能力，并检查错误折叠的蛋白质的量。如果由于细胞应激导致未折叠的蛋白质过多，该途径将发出信号，促进细胞凋亡。近年来已证实GnRH通过影响促性腺细胞的UPR，以保证蛋白质合成，从而促进激素的分泌[37]。

九、调节蛋白质分泌

翻译在胞质中自由进行，除非有信号序列引导其在其他地方合成。许多蛋白质的序列以大约20个氨基酸开始，它们起信号序列的作用，将蛋白质定位到细胞内的适当目的地。例如，主要由疏水氨基酸组成的分泌蛋白的信号序列，被称为信号识别颗粒（signal recognition particle，SRP）的核糖核蛋白复合物结合。SRP引导核糖体附着到内质网胞质表面的SRP受体位点。当新合成的蛋白质进入内质网时，随着蛋白质翻译的进行，一个由5种蛋白质（如信号肽酶）组成的复合体切割出这个信号序列。细胞利用信号序列将蛋白质分配到特定的位点[1, 5, 27, 31]。

许多蛋白质离开内质网，包裹在从内质网产生的运输小泡中，到达高尔基体的顺式表面，高尔基体对蛋白质进行修饰和（或）储存，直到它们最终被运送到细胞表面或其他目的地。成熟的蛋白质从发芽的膜状囊泡内腔中的高尔基体的表面出来，最终与质膜融合，从而导致蛋白质分泌[1, 31]。储存的多肽保留在这些囊泡（分泌颗粒）中，直到适当的细胞外信号（如激素与细胞膜受体的相互作用）产生第二信使和第三信使，从而触发这种储存的蛋白质的释放。这样的信号可能激活特定的细胞内激酶，使细胞内的其他蛋白磷酸化，然后这些蛋白与分泌颗粒相互作用，导致其储存蛋白的释放[1, 27, 31]。

十、RNA干扰调节基因表达

近年来研究发现了大量的能够调节基因表达的小RNA分子，改变人们对基因表达的看法。正如Wilson和Doudna在一篇综述中所概述的那样，30%的人类基因是由5%的基因组产生的1000多个miRNA来调控的[38]。miRNA可通过降解转录本、抑制翻译或修饰染色质来调节基因表达。这些小RNA分子中有一些是由基因内含子产生的，而另一些则与其他miRNA一起位于基因组内。

miRNA的产生首先从RNA聚合酶Ⅱ对原miRNA（pri-miRNA）的转录开始，然后是多聚腺苷基化和加帽，产生长达数千个碱基的转录产物（图2-7）。随后Drosha和DGCR8对原-miRNA进行加工，产生茎环前体miRNA（pre-miRNA），通过依赖于Ran-鸟苷三磷酸（guanosine triphosphate，GTP）的核跨膜蛋白Exportin 5从细胞核转运到细胞质。在细胞质中，小RNA分子被称为Disher的酶进一步加工，产生小的双链miRNA。当一条链与Argonaute（RISC复合体的一部分）结合时，发生链选择，而另一条链被丢弃。由于另一条链的降解，最终的miRNA只包含其中一条链[38-40]。

然后，这些成熟的miRNA可降解特定的mRNA，引起特定转录物的脱腺苷酸或抑制翻译。为了抑制翻译，假设miRNA与mRNA不完全互补，从而导致抑制，而mRNA的降解是通过siRNA与转录本的完美或接近完美的碱基对发生的，导致mRNA的切割，也称为RNA干扰（RNA interference，RNAi）[39]。至少有一种情况下，翻译抑制首先发生在转录本的脱腺苷酸化和衰退之前[41]。在另一种情况下，已经发现miRNA实际上在细胞周期停滞时上调翻译，即使它们抑制增殖的哺乳动物细胞的翻译[42]。miRNA通过调节代谢途径中的重要中介IrsI，以及连接胰岛素和RAS通路的RasaI和Grb2来调节小鼠中的胰岛素信号通路[43]。还发现另一种miRNA靶向肌营养蛋白的产生，该蛋白诱导胰岛素颗粒的胞吐作用[44]，从而调节胰岛素的释放。

十一、激素对基因表达的调控

目前总的观点认为，在多肽生物合成过程中，随着信息从基因流向分泌颗粒，存在着多个潜在的激素调节位点。但是，只有转录起始的调节是所有激素共有的。例如，多肽激素调节转录和分泌，而类固醇激素通常调节转录，但不调节蛋白质分泌。因此，本节将重点介绍所有激素的作用所共有的这

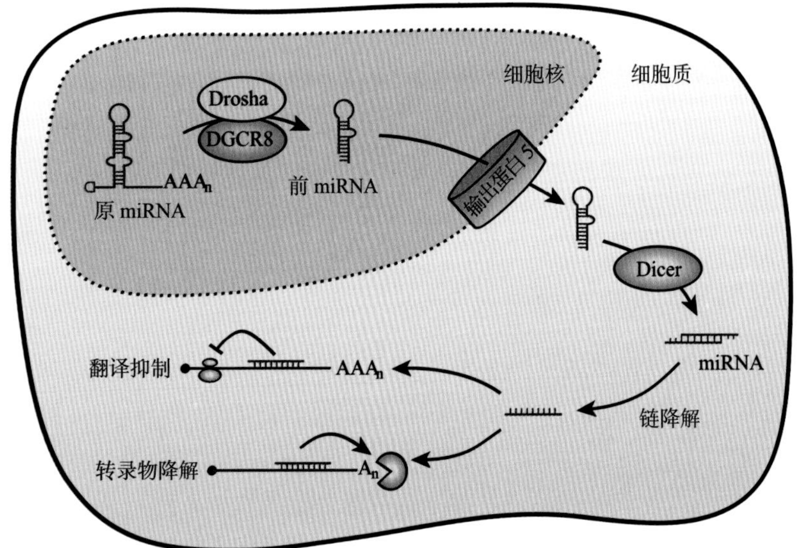

◀ **图 2-7 经过加工形成功能成熟的 miRNA**

首先 Drosha 和 DGCR8 将原 miRNA 加工成前 miRNA，前 miRNA 分子由输出蛋白 5 从细胞核运输到细胞质，在此处由 Dicer 进一步加工，降解其中一条链，形成成熟的 miRNA 分子。随后，miRNA 分子继续与互补的转录物序列结合，从而抑制翻译或导致 mRNA 转录物降解

一特性。

所有激素都作用于远处的靶细胞[31]。为了调节转录，激素必须将其信号从细胞外传递到细胞核，最终传递到一组特定的靶基因上（图 2-8）。所有激素反应性细胞都必须存在对传入激素有特异性的受体。此外，所有激素反应性基因必须包含与同源 DNA 结合蛋白结合的特异性激素反应元件（response element，RE）。传递激素解释激素信号的转录因子可被认为是调节转录的 DNA 结合蛋白的一个亚类。因此，它们至少包含 2 个转录因子共有的模块化结构域，即 DNA 结合结构域和转录激活所需的结构域。

所有的多肽和肽类激素，以及一些生物胺，如肾上腺素和去甲肾上腺素，都会结合位于细胞表面的受体（图 2-8）[31]。由于这些激素无法进入细胞以启动其生物学作用，因此它们依赖于一种间接机制来与它们的激素反应性 DNA 结合蛋白进行沟通。当这类激素以高特异性和高亲和力结合其细胞表面受体时，启动信号转导。结合导致受体发生构象变化，从非活性状态转变为活性状态[1, 2, 5]。激活的受体直接或间接激活或抑制一系列分子效应器，最终导致特定激素反应性 DNA 结合蛋白的转录后激活。

细胞表面激素受体有 4 大类。第一类细胞表面受体是效应器，激动剂作用后直接激活效应器的功能[31, 45]。当配体与受体结合时，酶的功能即被激活，如表皮生长因子和胰岛素受体等酪氨酸激酶[31, 45]。然而，细胞因子受体，如生长激素和催乳素受体，不具有内在激酶活性，但可以激活细胞内激酶[37]。另一类与配体结合后具有内在激酶活性的受体是丝氨酸 / 苏氨酸激酶受体类，与转化生长因子 -β 和相关蛋白结合[45]。

也有受体通过 GTP 结合调节蛋白偶联以激活效应子，这些受体称为 G 蛋白偶联受体，包括肾上腺素、促甲状腺激素和胰高血糖素的受体[31, 45]。当与激动剂结合时，这些膜受体会导致细胞内第二信使的增加，如腺苷 3′，5′- 单磷酸酯［环状单磷酸腺苷（cAMP）］、磷酸肌醇、二酰基甘油和钙[45]。该信号触发丝氨酸激酶级联反应和常驻核转录因子的磷酸化，从而导致基因转录的激活和（或）抑制。

通常，转导来自多肽激素信号的 DNA 结合蛋白在没有激素的情况下仍保持其结合特异性。因此，该信号转导通路通常涉及一系列激酶，这些激酶导致目标转录因子的磷酸化和随后的激活。激素反应性 DNA 结合蛋白包括 bZip 转录因子家族的成员：蛋白激酶 A 和蛋白激酶 C 信号系统中的 cAMP 反应元件结合蛋白（cAMP response element binding protein，CREB）和 c-Jun/c-Fos[5, 46, 47]。

转录因子的激活是必要的，但还需要与下游核心转录复合体的组分进行通信以激活下游的信号转导。一个大的核“整合子”在功能上将激素反应性转录因子与基础转录复合物的信号整合起来（图 2-8）。其中一个整合子称为 CREB 结合蛋

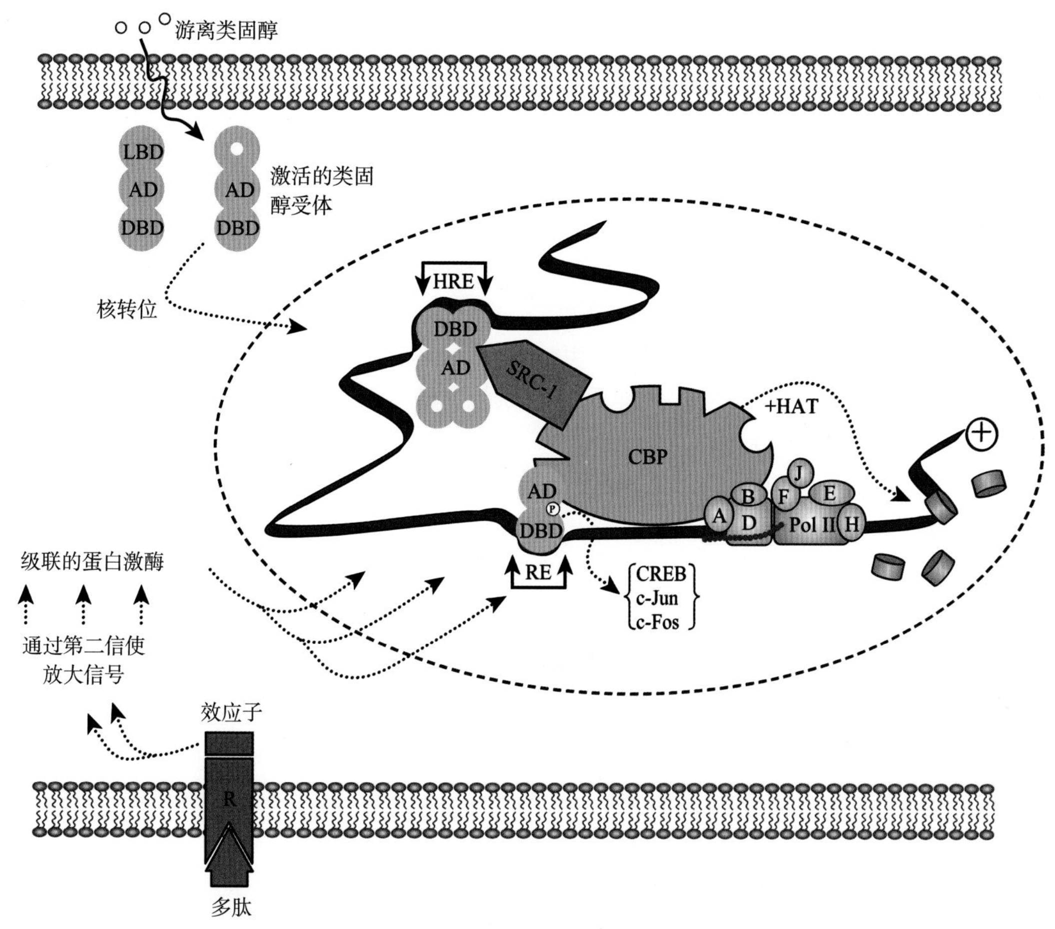

▲ **图 2-8 类固醇和肽类激素对基因表达的调控**

游离的类固醇激素通过细胞膜扩散，与细胞质中发现的胞内核受体的配体结合域（LBD）结合，导致受体磷酸化，几个受体相关蛋白解离，并暴露出一个富含半胱氨酸的锌指 DNA 结合域（DBD）。这种“激活的”受体本身就是一种转录因子，它移位到细胞核，并与其同源激素反应元件（HRE）特异结合。转录因子通常通过另一个辅助激活因子[如类固醇共激活因子 -1（SRC-1）]与 CBP 整合子间接结合，该辅助激活因子结合类固醇受体的激活域（AD）和 CBP 中富含谷氨酰胺的区域。相反，一些类固醇激素通过与外部因子相互作用的辅抑制子的结合发挥作用，包括组蛋白去乙酰化酶，它的功能是使染色质结构更紧密，通过使核小体更稳定来阻碍转录。另外，肽激素结合位于细胞表面的受体（R），诱导受体的构象变化，将其转化为活性状态。这启动了信号转导级联反应，最终导致特定激素反应性 DNA 结合蛋白的转录后激活，该蛋白与激素反应基因启动子 5′ 侧翼区域的特定反应元件（RE）结合。CBP 整合子具有固有的组蛋白乙酰转移酶（HAT）活性，它起到解除核小体转录抑制的作用，使转录因子与基础转录复合物的信号得到整合

白（CREB-binding protein，CBP），属于转录因子的一个独特亚类，称为共激活因子，它们不直接结合 DNA，但结合其他结合 DNA 的蛋白 [48]。CBP 最初被确定为转录因子 CREB 的共激活因子。然而，CBP 及其同源物 p300 具有多个结构域，能够与几种不同的激素反应性 DNA 结合蛋白的反式激活结构域相互作用。实际上，一系列转录因子能够与 CBP/p300 形成稳定的复合物，并对 CBP/p300 的共激活特性作出响应，包括 CREB、MyoD、c-Jun、c-Fos、c-Myb、NF-kB、核受体等 [48, 49]。p300 和 CBP 整合子与其蛋白结合域同时结合多种因子，并协助基础转录机制和其他共激活因子的“募集”。CBP/p300 还具有与核心转录复合体组分交互所必需的结构域。

目前已鉴定出多种共激活因子，包括整合子，其定义为一种与 DNA 结合的转录因子和基础转录机制相互作用的蛋白质，在两者之间形成功能性连接以增强转录 [49-51]。除了这种桥接功能外，CBP/p300 还具有内在的组蛋白乙酰转移酶活性及与外源性组蛋白乙酰转移酶相互作用的能力 [7, 48-50, 52]。随着组蛋白被高度乙酰化，它们与 DNA 分离并产生更开放的染色质结构，从而增加了转录 [5, 7, 53]。

CBP/p300 除了上述的作用外，它还可以直接乙酰化转录因子，这可能会激活它们的 DNA 结合活性。事实上，一个包含各种信号通路的丰富的通信网络导致了大量的分子串扰。此外，越来越多的证据表明，这种整合子分子似乎传递了几乎所有研究过的类固醇和多肽激素的信号。

与多肽激素相反，类固醇是在血清中循环的疏水性分子，与非特异性载体蛋白的亲和力很低。由于类固醇激素是亲脂性的，游离激素可以很容易地通过细胞膜扩散，并与细胞内的核受体高亲和力结合，这些核受体本身就是转录因子（图 2-8）[31, 49]。这些核受体是功能和结构相关的转录因子超家族的成员，具有配体特异性结合（ligand-specific binding，LBD）所需的第 3 个结构域。事实上，类固醇激素受体是最早被克隆和鉴定的转录因子之一。这个超家族的成员包括类固醇激素的受体，如雌激素、雄激素、孕激素、糖皮质激素和醛固酮，以及维生素 A 和维生素 D、甲状腺激素等激素形式，其中许多还没有被识别 [31, 49]。

与从多肽激素中转导信号的 DNA 结合蛋白不同，核受体家族的大多数成员在没有激素的情况下都位于细胞质中（图 2-8）。激素反应的启动是在类固醇受体与其配体的非共价、可逆结合的基础上触发的 [5, 31, 51, 54]。一般而言，类固醇受体被磷酸化，包括热休克蛋白 90 在内的几种受体相关蛋白被解离 [55]。这种“激活的”受体通过核定位信号转移到细胞核中 [5, 31]。富含半胱氨酸的锌指 DNA 结合结构域允许配体占据的类固醇受体与其同源激素 RE 特异性结合 [5, 31, 54]。

核受体可以根据它们结合的顺式作用元件的序列和空间关系进行分类。这些类固醇激素 RE 由特定数量的核苷酸分为 2 个部分回文的半位点 [49, 54]。例如，糖皮质激素（G）RE 是 AGAACAnnnTGTTCT，其中 3 个“n”碱基可以是任何核苷酸，但是间距是不变的。其他激素 RE 的构型与 GRE 的构型非常相似，但是序列、方向和半位点之间的间距略有变化，可以实现受体结合的特异性。这些序列的改变可能导致激素反应性的丧失。

与介导多肽激素作用的激素反应性 DNA 结合蛋白相反，配体结合的类固醇受体虽然能够直接与整合子 CBP 分子相互作用，但需要通过附加的辅助因子而起到间接的作用（图 2-8）[49, 50]。这些核受体共激活蛋白在功能上将激素反应性 DNA 结合蛋白连接到整合子，不直接与 DNA 结合，而是特异性地结合激素反应 DNA 结合蛋白的反式激活结构域和 CBP 中的特定结构域 [49, 51]。酵母双杂交系统和 Far Western 印迹已用于鉴定与核受体超家族成员相互作用的几种辅因子蛋白 [50, 51]。第一个功能性共激活因子为类固醇受体共激活因子 -1（steroid receptor coactivator-1，SRC-1），表现为甾体激素依赖性靶基因反式激活的增强子 [49, 51]。随后，发现了更多的共激活因子，包括其他 SRC 家族成员 [56, 57] 和 TRAP/DRIP [58, 59]。CBP 在功能上与类固醇激素受体共激活因子相互作用，以协同增强类固醇激素应答基因的转录。

核受体超家族一些成员的活性不受共激活因子调节，而是通过解除辅抑制子的紧张性抑制来调节 [50]。例如，在没有甲状腺激素的情况下，甲状腺激素受体抑制许多基因的转录；在有甲状腺激素的情况下，甲状腺激素受体激活这些基因的转录 [51, 60, 61]。在没有配体结合的情况下，甲状腺激素受体与其中一种辅抑制物蛋白相互作用。这些蛋白质与外在因子相互作用，包括组蛋白脱乙酰化酶，其作用是使染色质结构变得更紧密；因此，核小体变得更稳定，并阻碍转录的发生。甲状腺激素与甲状腺激素受体的结合引起构象变化，导致辅抑制子的释放和辅助激活蛋白的募集。

尽管类固醇和肽激素最终调节转录的机制相似，但是多肽通过第二信使起作用，而类固醇激素通常直接激活靶 DNA 结合受体（图 2-8）。因此，由于没有激素信号的扩大效应，需要更高浓度的类固醇激素来实现转录反应。例如，单一的多肽激素可以与细胞表面上的受体相互作用。每个激活的受体又可以与几个下游效应子相互作用。每个激活的效应子产生大量的第二信使，这些信使激活了蛋白激酶。每种蛋白激酶均可磷酸化，再激活其他酶，从而产生大量促进细胞反应的分子。相反，每个类固醇受体必须与配体结合才能诱导每个单独的反式作用因子的活性构象。

长期以来，人们一直认为许多类固醇具有另一种作用机制，因为某些快速反应无法用细胞内受体作为转录因子来解释[62]。最近发现的类固醇受体及其家族成员的基因组作用的一个例外是细胞表面雌激素受体的存在，该受体已被证明能刺激配体结合的细胞内信号传递事件[63]。这表明雌激素的功能与细胞表面受体处的肽激素非常相似，并且雌激素可能执行不依赖转录功能[64]。

尽管大家更多地关注基因转录水平，但是很明显，蛋白质合成途径的其他位点可能是激素调节的点。例如，已证明雌激素可稳定鸡肝卵黄蛋白原 mRNA 的表达，而催乳素则可延长酪蛋白 mRNA 在乳腺组织中的半衰期。RNA 剪接也可能受到激素调节。除了上述的组织特异性 RNA 剪接事件受激素调控外，以下环节同样可能受到激素调控，包括通过可变外显子和聚腺苷酸化位点选择产生不同的 mRNA，以及通过选择启动子而改变 mRNA 的表达。雌激素对细胞有许多作用，并且已发现其会改变斑马鱼中各种 miRNA 的表达[65]。此外，转录延长和终止、翻译和蛋白质加工也可能受到激素调节。

十二、功能基因组学和蛋白质组学

工业和计算机革命已经取得了巨大的进步，下一个伟大的时代，即基因组学革命即将到来[66]。“基因组”由 Hans Winkler 于 1920 年首次使用，它是通过合并“基因”和“染色体”一词而创建的，指的是生物体一套完整的染色体及其基因组[67]。“基因组学”是由 Thomas Roderick 在 1986 年创造的，用于描述绘制基因组、测序和分析基因组的科学学科，随后成为当时创办的学术期刊《基因组学》的刊名[67, 68]。本质上，基因组学的目标是对原始遗传信息进行生物学和功能上的理解。

结构基因组学代表了基因组分析的初始阶段，即构建生物体的高分辨率遗传图谱。1990 年出现的人类基因组计划（HGP）是一项人类共同努力的工作，旨在通过使用 Sanger 测序确定人类基因组的完整序列来揭示所有人类遗传信息。2003 年是纪念 DNA 双螺旋结构发现 50 周年[69–71]，标志着另一个具有里程碑意义的事件，即完成了高质量、全面的人类基因组序列[72]。随着基因图谱的完成，预计有 20 000～25 000 个蛋白质编码基因，仅占人类基因组 30 亿个 DNA 碱基对中的 1%～2%[72]。有关人类基因组蛋白的更多信息可通过国家人类基因组研究所（www.genome.gov）获得。越来越多的证据显示 DNA 的非蛋白编码区对于 miRNA 的产生至关重要。

随着下一代测序技术的发展和测序技术的进步[73]，现在能以更低的成本实现更快的测序。现在进行测序的速度使基因组信息更容易获得，能够更好地解决遗传性疾病的问题。获得的大量信息导致数据存储的问题，需要更加集中精力创建将数据压缩为更紧密的格式以减少必要存储量的文件类型[74]。

基因组学领域已经从基因组图谱和测序扩展到基因组功能[68]，从而可以更好地了解人类基因的功能及其在健康和疾病中的作用[75]。实际上，HGP 推动的技术和资源已经对生物医学研究产生了深远的影响，并有望更大范围地改变生物医学研究和临床医学。越来越详细的基因组图谱已帮助研究人员寻找到了许多遗传疾病相关的基因，包括强直性营养不良、脆性 X 综合征、1 型和 2 型神经纤维瘤病、遗传性结肠癌、阿尔茨海默病和家族性乳腺癌。

人类基因组包含 2000 多个转录因子[45]。转录因子的突变与许多遗传性内分泌疾病有关。因此，HGP 通过识别成千上万的新基因（其中许多基因编码转录因子）可帮助明确遗传性疾病的病因。此外，随着向功能基因组学的转变，与遗传疾病有关的基因表达研究变得非常有价值。基于对启动子调控元件如何驱动或抑制特定基因表达的治疗显得更加重要。

虽然生物体基因组的完整测序是一项了不起的成就，但与明确这些碱基对意义的任务相比，它就相形见绌了[67]。功能基因组学就是利用结构基因组学提供的大量信息来开展实验评估基因功能，也就是从基因的物理结构转变到其在整个生物体生物学中的作用[75, 76]。功能（或生理）基因组学这门“新科学”已经存在很多年，尽管它的名字是几年前和人类基因组计划（HGP）一起出现的。

功能基因组学领域的重点是阐明已确定的基

因编码的蛋白质的功能，并了解这些基因参与的途径[77]。一种基因导致一种表型的理念正在迅速被取代，人们已经意识到许多人类疾病在遗传上是复杂的，其表型反映了许多基因的综合作用。事实上，人们越来越认识到，细胞的任何改变都会影响许多基因的表达并最终导致机体稳态反应。

功能基因组学可以细分为两种互补的部分，即转录组和蛋白质组。转录组是指特定细胞在特定的生理状态下表达的所有 mRNA。这种类型的测量可以使用全基因组范围的特定 DNA 探针阵列来完成[78-81]，尽管该技术局限于目前已知的转录本。目前的进展已经可以通过下一代测序技术进行 RNA-seq 来实现对整个转录组的测序。蛋白质组学描述了与特定生理状态有关的所有蛋白质[82-84]。通过二维凝胶电泳和质谱分析，可以使用质谱分析来实现这些复杂的蛋白质混合物的分离[82-85]。即使有了这些新兴的分支学科，人们也越来越意识到开发数学模型和其他生物信息学工具的必要性。这些模型和工具可以实现将生物动力学参数应用在转录组和蛋白质组的分析中。简而言之，表型是特定通路组分之间发生的复杂相互作用和速率过程的最终结果。

单个蛋白质与基因组的相互作用可通过芯片分析（ChIP-on-chip）来研究，这是染色质免疫沉淀和微阵列分析的组合，从而能够识别该特定蛋白质的全基因组调控[86]。该技术使用针对特定蛋白质的抗体来分离该蛋白质和任何相关的 DNA，然后进行微阵列分析以识别相关的 DNA。最新的进展是 ChIP-seq，它使用下一代测序技术对与特定蛋白质结合的 DNA 进行测序，有助于发现由特定转录因子调控的基因。这些都是发现单个转录因子调控启动子的重要工具，还可用于确定被特定修饰的组蛋白结合的 DNA 片段，以帮助确定包含组蛋白修饰的 DNA 区域，以及这些修饰的潜在功能。

从微阵列和下一代测序获得的高通量数据正被用于开发转录调控网络，包括转录调节因子与它们结合的 DNA 序列。鉴于非编码 RNA 对调节转录及转录物的诱导、加工和稳定性的重要性，因此特别需要在这些调控网络中包含非编码 RNA[87]。基因表达作为一个整体不仅受作用于其特定 DNA 序列的调控蛋白的控制，而且还受每条染色体在细胞核中的位置和发生的染色质重塑的控制[87]。检测基因表达能够在全基因组范围内识别细胞的产物。

基因组科学的快速发展和对其潜在的应用提示，以数学为基础的生物学、生物信息学将是 21 世纪最重要的科学[88]。鉴于研究人员现在可以获得所有的测序信息，现在的重点是生物信息学，因为所获得的信息需要进行分析。HGP 和其他基因组学研究产生的技术和资源已经对整个生命科学领域的研究产生了重大影响。即将到来的是分子医学的新时代，其特点是更少地治疗症状，更多地寻找疾病的最根本原因[88]。快速和更具体的诊断测试将使无数疾病的早期治疗成为可能。医学研究人员还将能够基于新型药物、免疫治疗技术、避免可能引发疾病的环境条件，以及通过基因治疗可能增加甚至替换缺陷基因的基础来设计新的治疗方案[76, 88]。

第3章　激素分泌调控

Control of Hormone Secretion

Thomas F. J. Martin　著

侯新国　杨　川　译

要　点

- 所有类型的细胞都可以利用高尔基体向质膜运输囊泡，以将蛋白产物向细胞边缘运送而后分泌出去（组成型分泌途径）。肽类激素分泌细胞和神经细胞具有一条将蛋白产物从高尔基体转运至细胞表面的特殊途径（调节型分泌途径），该途径主要依赖于致密分泌颗粒。
- 激素前体、酶和颗粒蛋白在高尔基体反面网状结构中被分选进入未成熟的分泌颗粒（进入分选），随后未成熟分泌颗粒中靶向错误的蛋白质被回收（保留分选）。
- 在高尔基体来源的未成熟颗粒中，激素前体的蛋白水解加工过程是其经酸化后由激素前体转化酶催化的。成熟分泌颗粒含有高浓度的多肽、蛋白质、核苷酸和钙离子，这些内容物可以一同释放。蛋白质组学研究表明成熟分泌颗粒的内容物包括数百种蛋白质和多肽。
- 膜蛋白分布在分泌颗粒的表面。其中一些膜蛋白是维持分泌颗粒功能所必需的，包括颗粒在细胞中的转运和移动、颗粒与细胞骨架的相互作用、颗粒与质膜的对接及胞吐作用中的融合。其他一些膜蛋白在神经递质摄取、肽类相互作用、离子和质子转运、氧化还原反应及脂质和碳水化合物的代谢中发挥特异性作用。
- 分泌颗粒与质膜的融合受到细胞内钙离子的调节。该融合过程是由囊泡和质膜之间的SNARE蛋白复合物介导的。一些可溶性因子（CAPS、Munc13、Munc18）被募集到胞吐作用位点，组装SNARE复合物启动颗粒融合受到这些可溶性因子的调控。这种调控可使颗粒发生钙离子依赖性、突触结合蛋白依赖性融合（调节分泌）。

一、肽类激素分泌细胞的形态学及调节型分泌途径

像其他合成分泌蛋白的细胞（如胰腺腺泡细胞）一样，肽类激素分泌细胞含有丰富的粗面内质网（ER）、大量的高尔基体和致密颗粒，从而构成了一条将分泌蛋白逐级向细胞外运输的途径（图3-1）。经典的形态学和放射自显影研究确定了分泌蛋白转运的顺序，包括其在ER中的初始合成，分离至ER内表面，向高尔基体转运，在高尔基体的分泌颗粒（或致密囊泡）中聚集，颗粒在细胞内的储存，以及最终在细胞活化后通过胞吐作用释放颗粒及分泌蛋白[1]。附着在内质网上的结合核糖体所合成的蛋白质具有多个细胞靶点，关键的蛋白质靶向分选发生在高尔基体或高尔基体反面网状结构（trans-Golgi network，TGN）中，这些蛋白质被分选后运输至核糖体－溶酶体系统或细胞表面[2]。蛋白质在经高尔基体加工后

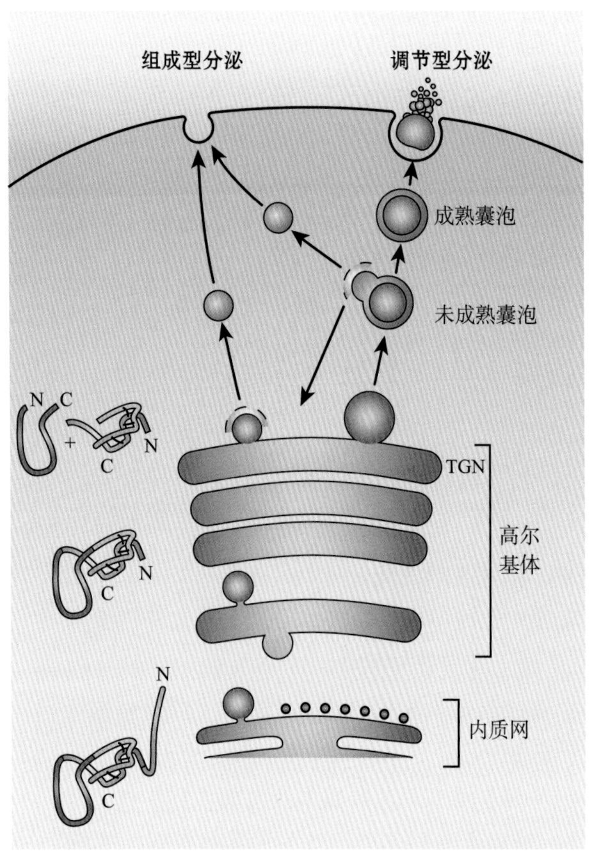

▲ 图 3-1　肽类激素分泌细胞的分泌通路示意图

内质网（ER）中合成的分泌蛋白被转运到高尔基体中，并通过高尔基体进行下一步运输。在高尔基体反面网状结构（TGN）中，蛋白经分选确定分泌通路为组成型或调节型。在TGN中形成的未成熟分泌颗粒会受到其他分选条件的影响，在此过程中，网格蛋白包被的囊泡会将颗粒膜和可溶性蛋白转移至组成型分泌通路，或转移回内生小体或高尔基体。在胞吐过程中，成熟的分泌颗粒与质膜融合，这一过程可被细胞内升高的钙离子水平激活。左侧显示了通过调节型通路分泌的肽类前体（如胰岛素前体）中间加工过程，其中包括在ER中N端信号序列的切割（实线）和在TGN不成熟颗粒中前区的切割（虚线）

可通过多种途径到达质膜和细胞外[3, 4]。所有细胞都可以利用小（40～100nm）而透明的、高尔基体来源的运输囊泡或微管泡小体，通过组成型分泌途径持续补充质膜蛋白，或将蛋白运至胞外，这些运输囊泡或微管泡小体可转移至质膜并与之融合[4]。通过组成型途径将分泌蛋白运至胞外的速度很快（半衰期约为20min），其蛋白分泌的速度主要受到蛋白生物合成速率的限制，而不受分泌途径内转运速度的影响。

相比之下，专门的分泌细胞（如肽类激素分泌细胞）包含另一条从TGN到细胞表面的途径，称为调节型分泌途径（图3-1），该途径可储存高浓度的分泌蛋白，并在一定的调节条件下将其快速释放[5]。蛋白质被分选至致密囊泡或分泌颗粒，这些运载体是从TGN出芽而形成的，并含有大量的内容物[5, 6]。在一些内分泌细胞内，新形成的未成熟分泌颗粒可能与质膜融合[7, 8]。此外，在TGN形成的未成熟分泌颗粒会逐渐成熟，在此过程中，未成熟颗粒上形成网格蛋白包被的囊泡，并分选出多余的颗粒膜和可溶性成分，以组成型分泌的形式释放或再循环至内生小体和高尔基体[9-11]（图3-1）。从未成熟颗粒中筛选出被错误分选的蛋白（溶酶体酶）或可能在颗粒－颗粒融合过程中起作用的蛋白（如furin、synaptotagmin4、VAMP4、syntaxin6），从而将未成熟颗粒转化为可以融合的成熟分泌颗粒[11-14]。

在缺乏刺激的情况下，成熟颗粒在胞质中可以保存相当长的时间（$t_{1/2}$ > 10h）[5, 6]，从而使得内分泌细胞能够整合蛋白合成期间积聚的分泌产物。大量的分泌颗粒积聚于内分泌细胞中（图3-2），可占细胞体积的10%～20%，使胞内肽类的浓度（毫摩尔）处于一个较高的水平[15]。仅当适当的生理刺激下细胞激活颗粒与质膜的融合时，分泌颗粒才释放其内含物（见下文），此过程反应十分迅速（数秒

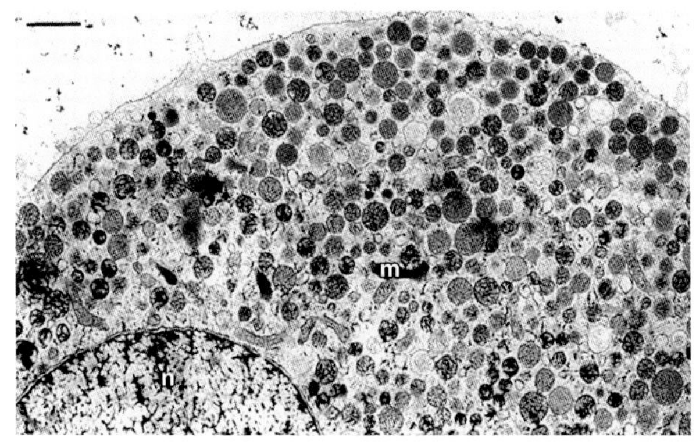

▲ 图 3-2　牛肾上腺髓质嗜铬细胞的透射电镜照片

其细胞质中散在分布着平均直径为356nm ± 91（SD）nm的多形性致密分泌颗粒。每个细胞中约含有22 000个颗粒，只有极少数（约500个）接近质膜，可能处于即将融合状态。标尺为1μm（引自Plattner H, Artalejo AR, Neher E. Ultrastructural organization of bovine chromaffin cell cortex-analysis by cryofixation and morphometry of aspects pertinent to exocytosis. J Cell Biol. 1997; 139: 1709-1717.）

至数分钟），由细胞信号转导致胞内钙离子水平升高引发[16]。因此，胞内积聚的生物合成产物能以相对高的浓度迅速释放到血液中。分泌途径存在一种特殊的分支，其特点是致密分泌颗粒的内容物多而致密，该分支的分布与循环系统的扩张发育的部位相吻合，以满足向血液中释放足够浓度的信号肽的需求。

二、前体激素的合成、加工和分类

肽类激素的前体在 N 端含有一个引导序列或称为信号肽的序列，引导其在内质网中的合成及由内质网向高尔基体潴泡的转运[17]（图 3-1）。大部分肽类激素和神经肽前体，以激素原的形式从内质网转运至高尔基体后，通过碱性氨基酸残基配对[18-20]，蛋白水解形成激素。负责激素原剪切的内切蛋白酶属于前体激素转化酶（prohormone convertase，PC）家族。PC 家族属于丝氨酸蛋白水解酶，且拥有很多成员[20]（furin、PACE4、PC1、PC2、PC4、PC6A/B 和 LPC）。其中 PC1 和 PC2 仅在神经内分泌组织中表达，其会被分选到 TGN 的致密囊泡中，是负责神经肽和肽类激素前体蛋白水解过程的主要蛋白酶[18-20]。尽管激素原的蛋白水解过程可能在 TGN[21] 中已经开始，但绝大多数的分解反应都发生在激素原进入不成熟颗粒后。不成熟颗粒中的低 pH[22]、高钙离子的环境更适合 PC 发挥作用（图 3-1）。成熟的分泌颗粒内容物为激素原切割后各种肽类的“混合物”，之后这些具有生物活性的肽类激素将通过胞吐的方式释放出去，发挥其生理调节作用[19, 21, 23]。不成熟颗粒的分选作用也会导致一些肽类产物的组成型分泌（如胰岛素原切割后产生的 C 肽）[10, 24]。在一些情况下，同一前体切割而来的不同的肽类激素会被分选至不同的分泌颗粒中，这可能与 TGN 分选之前就发生的蛋白水解过程或分选进入致密囊泡的机制不同有关[25]。不同的基因产物可由不同的致密囊泡转运（例如，催乳生长激素细胞中的催乳素和生长激素即由不同的致密囊泡转运）[26]。

不成熟分泌颗粒的形成与前体激素在 TGN 中的聚集与分选密切相关[9, 19, 21]。通过 DNA 转染在神经内分泌细胞和外分泌细胞中表达的肽类激素前体和胰酶原都能被正确分选进入调节型通路，由此可见，在神经细胞、内分泌细胞及外分泌细胞中蛋白分选进入调节型通路的细胞机制基本一致[5, 6]。在大多数情况下，神经内分泌细胞中表达的蛋白嵌合体含有一段靶向致密囊泡的序列，目前认为前体激素包含一段可以被 TGN 的“分选受体”识别的分选“信号”（进入分选）[25]。除此之外，在高尔基体分选完成后，一些组成性蛋白会从不成熟颗粒中移除，其他的成分则会选择性地潴留，以此完成从致密囊泡向不成熟颗粒的分选（保留分选）[9, 10]。在上述 2 种分选方式中，目前尚未发现一种通用的分选模体及分选受体适用于肽类前体或其他颗粒成分。多种互相重叠的分选机制通过识别不同蛋白的特性引导蛋白进入调节型分泌通路。

有人提出一种聚集分选模型，即 TGN 的分选是由蛋白聚集介导的，TGN 中低 pH 和高钙离子浓度的环境有利于蛋白聚集[25, 27-29]。嗜铬粒蛋白 B 是在神经内分泌细胞中普遍表达的一种酸性颗粒蛋白，在上述条件下该蛋白逐渐聚集并与膜结合[30, 31]。其他颗粒蛋白（嗜铬粒蛋白 A 和促分泌素Ⅱ）亦会聚集并有生物活性肽参与其中[32]。颗粒蛋白的表达可以导致在形态上类似于致密囊泡的结构产生[33-36]。不同于组成型分泌蛋白（如 IgG、白蛋白），某些调节型分泌蛋白（如生长激素、催乳素、FSH、PC2）的特性是自身聚集性或在 TGN 内呈异源聚集性[20, 37]，这种性质为从组成型分泌蛋白中分离出前体激素提供了潜在的基础。蛋白聚集通常需要靶向 TGN 中的特定膜结构域，该区域会发生囊泡出芽[27, 29]。

促肾上腺皮质激素、脑啡肽和胰岛素前体包含一个分选信号，该分选信号由双亲环表面上酸性、疏水性残基组成[37]。据报道，这些区域与羧肽酶 E（carboxypepti dase E，CPE）相互作用，羧肽酶 E 是一种激素加工酶，被认为是一种分选受体[38, 39]。目前人们已经全面研究了该模型，并提出了其他的分选受体。另一种颗粒蛋白 Secretogranin Ⅲ可与嗜铬粒蛋白 A 和 CPE 相互作用，并靶向富含胆固醇的膜结构域。实际上，许多颗粒蛋白包括 PC1/3、

PC2、嗜铬粒蛋白 A 和 CPE 都可以与 TGN 中富含胆固醇的膜结构域结合，利用双亲性 α 螺旋区域可将其分选至致密囊泡[25, 40–43]。有人提出，某些激素前体的二价蛋白酶切位点可通过与作用于这些位点的 PC 相互作用而介导分选[44]。总之，被分选至调节型分泌通路中的可溶性蛋白上的各种“信号”由蛋白片段组成，这些片段介导可溶性蛋白与加工酶或颗粒蛋白的结合 / 共聚集，从而介导其与富含胆固醇的膜结构域结合。识别这些分选或保留信号的“受体”由激素原加工酶或颗粒蛋白组成。除此之外，可溶性蛋白可以通过与富含胆固醇的微结构域结合直接锚定颗粒运输蛋白[32, 43]。然而，为了在 TGN 中组装一个致密囊泡，在膜出芽的过程中需要跨膜蛋白协助将分泌蛋白运至出芽的位置。

针对跨膜蛋白的调节型分泌通路是由胞质序列与胞质衔接蛋白相互作用介导的[45–49]。目前已知数种跨膜蛋白在蛋白分选至调节型分泌通路中起作用。Phogrin（IA–2β，胰岛素依赖型糖尿病中的一种自身抗原）是分泌颗粒上的一种跨膜蛋白，其 N 端结构域与 CPE 相互作用[50]。Phogrin 和 CPE 被分选至分泌颗粒的过程即依靠这种相互作用。Phogrin 的靶向分选还依赖于其 C 端胞质信号介导的与衔接蛋白 1（adaptor protein–1，AP–1）之间的相互作用[51]。通过与 CPE 结合，Phogrin 可以介导多种颗粒组分的分选。Sortilin 是一种属于 VPS10 家族的跨膜蛋白，其主要作用是将水解酶分选到溶酶体中，也参与了调节型分泌通路的分选过程。脑源性神经营养因子（BDNF）的激素前体可结合到 Sortilin 的管腔结构域并被分选至致密囊泡[52]，但是需要进一步评估 Sortilin 以确定其运载蛋白的范围。

在囊泡出芽过程中，跨膜蛋白可将囊泡腔中的运载蛋白与囊泡形成所需的胞质组分（如外壳蛋白）联系起来，这是将囊泡产生与其内容物填充耦合的一种机制[53, 54]。目前尚不清楚在 TGN 分泌颗粒的形成过程中是否发生类似事件，因为目前尚未明确其跨膜运载受体和蛋白外壳。最近的研究表明，AP–3 在利用胞内 VPS41 外壳蛋白进行分选中发挥了作用[55]，但这些蛋白确切的参与位点尚待确定。TGN 中未成熟颗粒生物合成的过程最初是通过脱细胞出芽反应的研究阐明的[56–60]。体外颗粒形成需要三磷酸腺苷（ATP）和胞质蛋白因子。所需的胞质因子之一是磷脂酰肌醇转移蛋白（PITP），它与膜磷脂酰肌醇脂质相互作用。PITP 可以协助高尔基体膜的磷脂成分更新，以促进出芽[60]，还可通过 PI 4– 激酶（PI4K）促进磷脂酰肌醇（PI）的磷酸化[57, 61]。后者可以解释囊泡形成的 ATP 依赖性。磷酸化的肌醇，如高尔基体磷酸磷脂酰肌醇 4– 单磷酸酯（PI4P）通过促进蛋白向膜的募集[62, 63]或充当膜酶（如磷脂酶 D）必需的辅助因子[64]来调节膜功能，磷脂酶 D 可将磷脂酰胆碱转化为磷脂酸。哺乳动物的 4 种 PI4K 中的 2 种（PI4KⅡβ 和 PI4KⅢα）在高尔基体的分选和出芽过程中起主要作用[65, 66]。未成熟的分泌颗粒含有 PI4KⅡα 和 PI4P，可能用于随后的颗粒成熟或准备质膜融合[67]。在果蝇中的最新研究表明，这种酶的功能是保证靶向分泌颗粒组分的准确性[68]。

小鸟苷三磷酸（GTP）结合蛋白 ARF1［ADP 核糖基化因子，ADP（adenosine diphosphate）ribosylation factor］，是募集衔接蛋白以产生其他高尔基体来源的运输囊泡所必需的[53]，也是分泌颗粒形成所必需的[58]。Brefeldin A 可抑制 ARF1 鸟嘌呤核苷酸交换因子，阻止未成熟颗粒的形成[69]。ARF1 与 PI4P 协同发挥作用，将衔接蛋白（如 AP–1 和 GGA）募集到高尔基体中[66]。对于分泌性颗粒的出芽，这些蛋白可能起到募集外壳蛋白、细胞骨架组分或酶［如磷脂酶 D 和蛋白激酶 D（PKD）］的作用[59, 63, 70, 71]。最近的研究发现，PKD 介导的 ARF1 调节剂 Arfaptin–1 的磷酸化是胰岛素颗粒 TGN 出芽的关键控制点[71]。类似于其他囊泡出芽，形成未成熟颗粒过程中的 TGN 出芽亦需要 ARF 蛋白和一些改变膜磷脂的因子[64]，但其出芽过程似乎并不涉及 AP–1 介导的网格蛋白募集[72]。相反，ARF1 负责将 AP–1 募集到未成熟的分泌颗粒上进行分选[73]。来自高尔基体的错误分选蛋白（如 furin、羧肽酶 D、syntaxin–6、VAMP–4、甘露糖 –6– 磷酸受体）可以在网格蛋白依赖性的出芽过程中回收，该过程利用了 ARF1 依赖性的 AP–1 和 GGA 蛋白募集[74]。

三、成熟分泌颗粒的组成

内分泌细胞和神经细胞中的成熟分泌颗粒由一

双层膜包裹的不透明的电子致密核组成，致密核由浓缩的分泌物组成，如肽类激素、颗粒蛋白和加工酶。在一些内分泌细胞中，如 Langerhans 胰岛中的 B 细胞，其内含物为晶体，由锌离子螯合的胰岛素六聚体组成 [75]。在某些物种，形成这种晶体沉积物需要在未成熟颗粒中对胰岛素原进行蛋白水解 [76]。不同类型的内分泌细胞之间，致密囊泡的特性差异很大，致密囊泡的大小在交感神经系统的为 50nm，在垂体促肾上腺皮质激素细胞和促性腺激素细胞为 200nm，在垂体的催乳素细胞或神经垂体细胞中最大可达 1000nm。

成熟的分泌颗粒具有多种细胞功能，包括经载体转运小分子物质（如核苷酸、二价阳离子、质子和神经递质）到管腔，通过胞质转运颗粒蛋白及协助其锚定细胞骨架，运送颗粒蛋白到达质膜并协助其在质膜上进行钙离子依赖性胞吐融合。这些功能需要一些颗粒膜表面的细胞器特异性的蛋白参与。对纯化的分泌颗粒进行分析可以鉴定参与颗粒蛋白生命周期的一些蛋白。目前对肾上腺髓质嗜铬细胞颗粒蛋白的研究最为深入（图 3-2），因为单个肾上腺嗜铬细胞含有 10 000～30 000 个平均直径为 350nm 的颗粒 [77, 78]，从而能够从单个牛肾上腺纯化得到 2～3mg 的颗粒。

肾上腺嗜铬颗粒具有许多一般特征，如其组成包括约 20% 脂质和约 42% 蛋白质（干重百分比），其他分泌颗粒可能也具有这些代表性特征。嗜铬颗粒的膜与其他细胞器膜的脂质组成相类似，但晚期 Golgi 体来源的膜的特征为胆固醇含量增高 [79]。如前所述，颗粒膜中富含胆固醇的结构域在靶向选择和保留颗粒内容物的过程中起重要作用。颗粒膜中也富含高浓度的溶血磷脂酰胆碱，但这不是致密颗粒的一般特征 [79]，其作用目前尚不清楚。像其他的细胞膜一样，嗜铬颗粒（和其他颗粒）的膜含有 2%～5% 的 PI，这是形成 PI4P 和 PI（4，5）P 的前体，这种磷脂是膜融合所必需的（详见下文）。

虽然最初设想嗜铬颗粒的特点是识别介导致密囊泡功能的成分，包括介导胞吐的成分，但它主要识别介导儿茶酚胺颗粒和肽类颗粒发挥功能的一些特定的成分 [78]。嗜铬颗粒主要由丰富的蛋白成分组成，这些蛋白成分可以催化儿茶酚胺的合成或参与神经肽的翻译后加工。大约 75% 的蛋白质可溶于管腔。管腔内容物主要是由酸性、热稳定的糖蛋白颗粒（嗜铬粒蛋白 A、促分泌素 Ⅰ 和 Ⅱ）及其蛋白水解产物所构成。如前所述，颗粒蛋白在肽类激素前体向调节型途径聚集分选的过程中起作用，并且是甲状旁腺、垂体、甲状腺和胰腺，以及交感神经元的神经内分泌颗粒的一般组成成分 [80]。颗粒蛋白也是多种生物活性肽的前体，如胰抑制素（pancreastatin）、血管形成抑制素（vasostatin）、旁腺抑制素（parastatin，源自嗜铬粒蛋白 A）和分泌神经素（源自促分泌素 Ⅱ）[77, 78, 81]。其他嗜铬颗粒内的蛋白成分包括糖蛋白（糖蛋白Ⅲ）、神经肽（脑啡肽和神经肽 Y）和儿茶酚胺合成酶（多巴胺 β- 单加氧酶）、神经肽蛋白水解酶（羧肽酶 E/H、PC1 和 PC2）和肽类酰胺化酶（肽酰甘氨酸 α- 酰胺化单加氧酶）。最近的研究对嗜铬颗粒可溶性内容物进行了质谱分析，确定了 371 种成分，其中包含大量的激素前体和神经内分泌因子（18 种）、蛋白酶（26 种）、神经递质酶（9 种）、受体片段（14 种）和许多其他蛋白 [82, 83]。通过透射电镜观察到的嗜铬颗粒的致密核是由腔内大量的颗粒蛋白及神经肽所形成的，其浓度在毫摩尔范围内 [78]。小分子量的成分也很丰富，包括儿茶酚胺（约 0.6mol/L）、ATP（约 0.15mol/L）、抗坏血酸（约 0.02mol/L）和钙离子（约 0.02mol/L）。其他内分泌致密囊泡包含高浓度的 ATP 和钙离子 [84]。

嗜铬颗粒的膜蛋白的主要组成成分为膜结合的多巴胺 β- 单加氧酶和细胞色素 b5，两者都作用于多巴胺氧化为去甲肾上腺素的过程中 [78]。其他的膜蛋白包括嗜铬颗粒质子泵的亚基（H^+-ATP 酶）、溶酶体相关的膜蛋白（LAMP-1 和 LAMP-2）及以膜锚定形式存在的可溶性神经肽加工酶（PC1、PC2、羧肽酶 E/H、肽酰甘氨酸 α- 酰胺化单加氧酶）[77]。免疫化学检测还确定了儿茶酚胺转运蛋白（囊泡单胺转运蛋白 VMAT1 和 VMAT2）作为嗜铬颗粒膜的组成成分 [85]。利用免疫化学方法，通过使用一些抗体已在嗜铬颗粒上鉴定了许多数量相对较少但在功能上十分重要的膜蛋白成分，这些抗体针对的蛋白最初是在组成简单的神经元小而清亮透明的突触囊泡中发现的（图 3-3）。其中一些蛋白也存在于神经

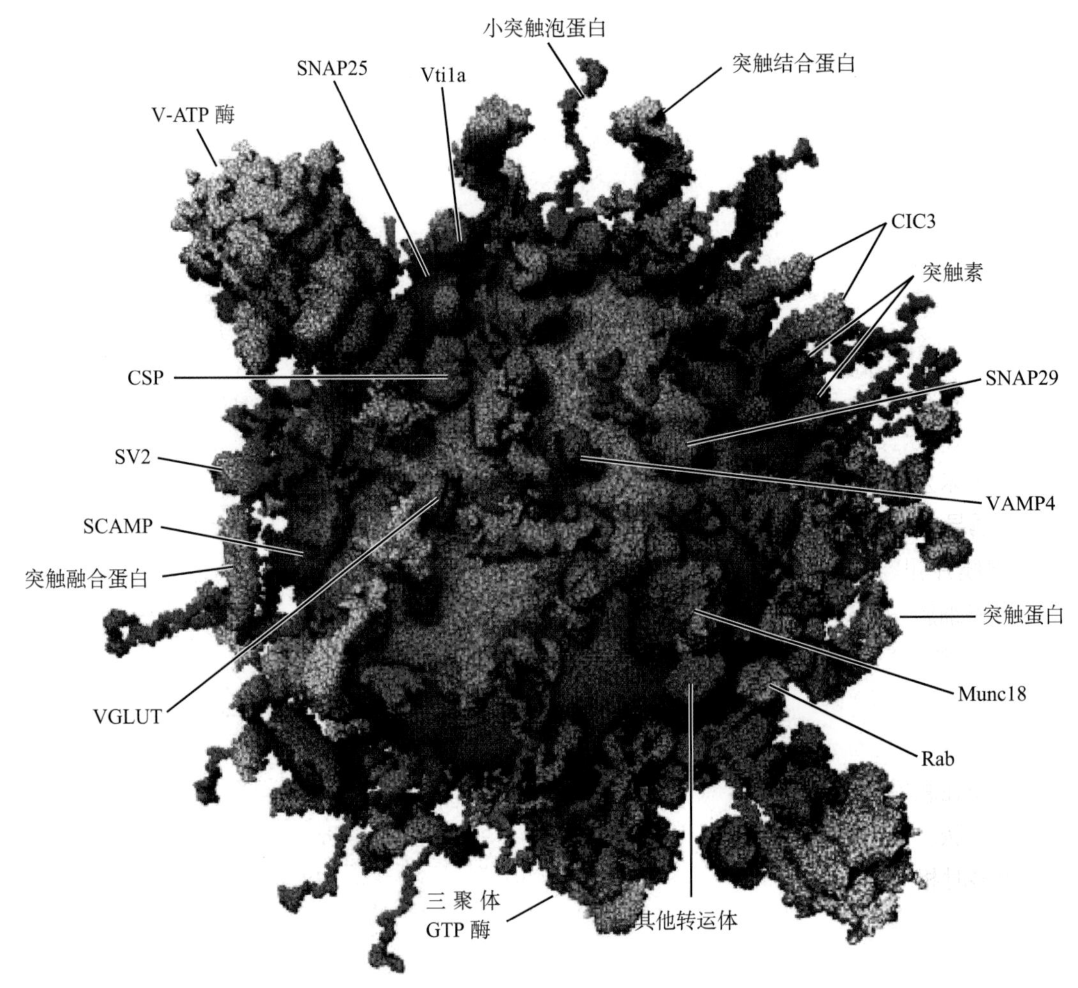

▲ 图 3-3　脑突触囊泡相关的膜蛋白

图中总结了一些与突触囊泡相关的典型的细胞器特异性膜蛋白。直径约 40nm 的突触囊泡在组成上比致密囊泡更简单。其中一些蛋白也存在于致密囊泡中（经 Takamori S，Holt M，Stenius K 等许可转载，引自 Molecular anatomy of a trafficking organelle. Cell. 2006；127：831–846.）

元和内分泌细胞的致密囊泡中，在调节胞吐时发挥作用［突触小分子蛋白、突触短纤维蛋白 / VAMP（小泡相关膜蛋白）、Rab3、半胱氨酸串蛋白］。此外还发现了其他具有调节作用的蛋白（G_0、SV2、突触素）[86]。颗粒膜中还存在多种 Rab 蛋白（Rab3、Rab27、Rab14、Rab21、Rab35，以及其他 13 种蛋白）和假定的 Rab 结合效应蛋白（rabphilin、Slac2c/MyRIP、Slp4a/granuphilin），以及介导肌动蛋白依赖性颗粒转运的蛋白，如肌球蛋白 V（myosin V）[87–90, 83]。其他具有活性的膜成分包括钾离子通道 [91]、N 型钙离子通道 [92] 和磷脂酰肌醇 4 激酶 [93]。质谱分析表明，嗜铬颗粒膜上的 384 种成分与可溶性成分有相当大的重叠（约 69 种）[82, 83]。

四、调节型分泌通路的连续阶段

在大多数内分泌细胞中，绝大部分的致密囊泡存在于胞质内，只有小部分与对接的质膜直接接触（图 3–2）。致密囊泡可以从 TGN 中的生成位点快速转移到皮质细胞骨架的位点，该转移先是由驱动蛋白介导其进行微管运动，随后由肌球蛋白 V 催化肌动蛋白丝将其进一步转运 [94–96]。致密囊泡与质膜对接会导致其处于一种相对固定状态 [97]，但存在多种亚状态 [98]。据报道，介导囊泡、质膜相互作用发生对接的蛋白包括 Rab27/rabphilin/SNAP-25 [99]、Rab27/Slp4a/munc-18/syntaxin-1 [100]、肌球蛋白 V/syntaxin-1 [94]、synapto tagmin-1/SNAP-25/syntaxin-1 [20]，或 VAMP2/SNAP-25/syntaxin-1 复

合体 [101]。最后到达并对接质膜的颗粒优先引起钙离子触发的胞吐作用，而不是较早到达的颗粒，后者主要潴留于胞质中 [102]。细胞活化后肽类激素的分泌是通过一部分对接的颗粒（即时释放池）快速融合胞吐而进行的，随后通过补充新的颗粒来更新即时释放池，并从胞质募集池向质膜募集新的颗粒 [103]。目前的观点提出了一种颗粒转运的途径，即颗粒通过募集、对接和融合进行胞吐（图 3–4），对接状态在受刺激的细胞中可能非常短暂 [104, 105]。在分泌胰岛素的 B 细胞中，通过利用不同亚型的突触融合蛋白，几个未发生对接的“新来”颗粒被认为有助于葡萄糖诱导的双相胰岛素分泌 [106, 107]。

通过电生理膜片钳法对胞吐进行快速动力学研究，确立了嗜铬细胞中颗粒胞吐的顺序模型，其中膜电容的增加反映了胞吐作用后膜表面积的增加 [108, 109]，以及通过利用碳纤维电极进行电流分析以检测分泌的可氧化颗粒成分，如儿茶酚胺 [110]。利用这些技术发现在颗粒与质膜的瞬时可逆融合过程中会释放儿茶酚胺。细胞活化可以提高胞内钙离子水平从而导致多时相分泌增加（图 3–5），分泌过程至少由 2 种时相组成，前 100ms 内为超快分泌时相，随后的 1～10s 内为慢分泌时相。对这种现象的解释为，先是处于对接释放就绪状态下的分泌颗粒融合，然后进一步募集颗粒到释放就绪池中进行融合 [108–112]。通过电子显微镜行形态学观察发现爆发时相或释放就绪池的颗粒数目（嗜铬细胞中为 100～300 个）小于与质膜对接的颗粒数目（嗜铬细胞中为 500～1000 个；见图 3–2），表明对接的颗粒可能存在多种功能状态 [97, 108, 113]。许多对接的颗粒似乎不能刺激融合，可能是一些形成时间较长的颗粒 [104, 105]。细胞颗粒补充池含 10 000～30 000 个细胞颗粒，释放就绪池仅代表其中很小的一部分。在生理刺激条件下（如内脏神经刺激），儿茶酚胺的分泌量相当于肾上腺颗粒储备池的 1%～2%，这表明颗粒储备池中的颗粒在短暂延迟后足以应对生理反应 [114]。在其他内分泌组织中可以观察到生理刺激下导致的部分颗粒释放，而更持续的分泌反应（如胰岛素双相分泌）则利用了颗粒的募集池 [107, 115–117]。

随着科技的发展，目前已经可以研究活体神经

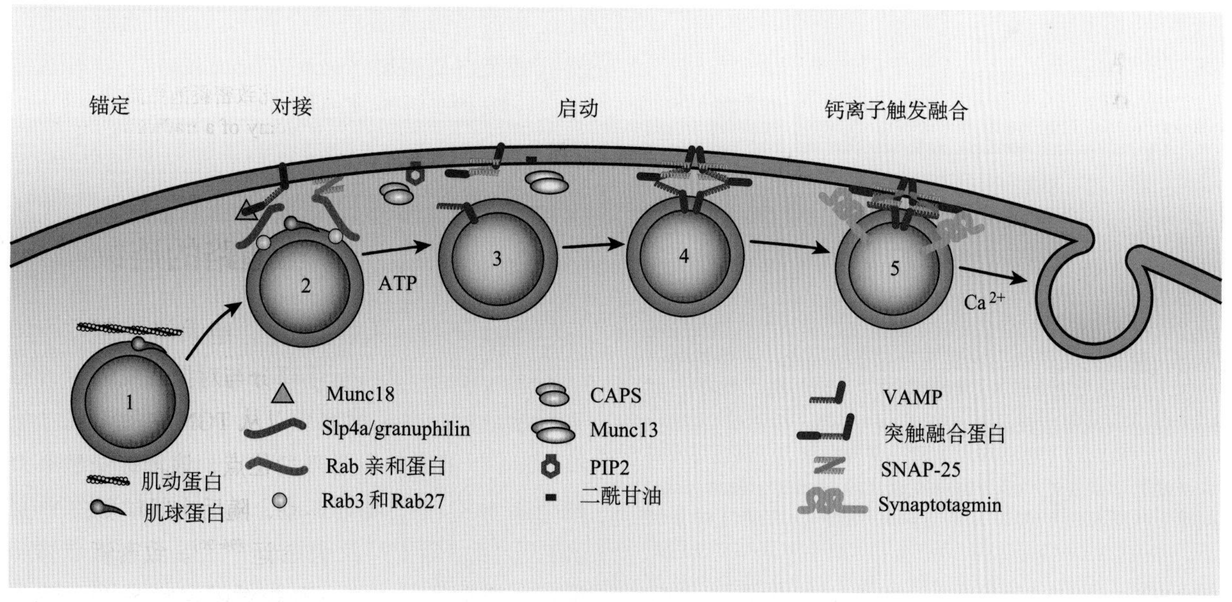

▲ **图 3–4 致密囊泡胞吐的晚期阶段**

该图描绘了分泌颗粒与质膜逐渐融合的过程。1. 与细胞骨架成分有关的颗粒被募集到质膜；2. 通过蛋白间的相互作用将颗粒锚定在质膜附近并与质膜对接（见正文）；3. 三磷酸腺苷（ATP）依赖性的启动过程，包括 NSF 对 SNARE 蛋白的作用及磷脂酰肌醇 4，5– 二磷酸酯（PIP2）的合成，以使颗粒获得钙离子触发融合的能力；4. 启动因子 CAPS 和 Munc13 分别与 PIP2 和 PIP2 + 二酰基甘油相互作用，起到促进 SNARE 复合物形成的作用，包括反式 SNARE 复合物的拉链样作用；5. 钙离子升高至 1～30μmol/L 范围会触发融合，该过程需突触结合素（synaptotagmin）作用于 SNARE 复合物和质膜。符号描述了数种参与了致密囊泡胞吐过程的蛋白质

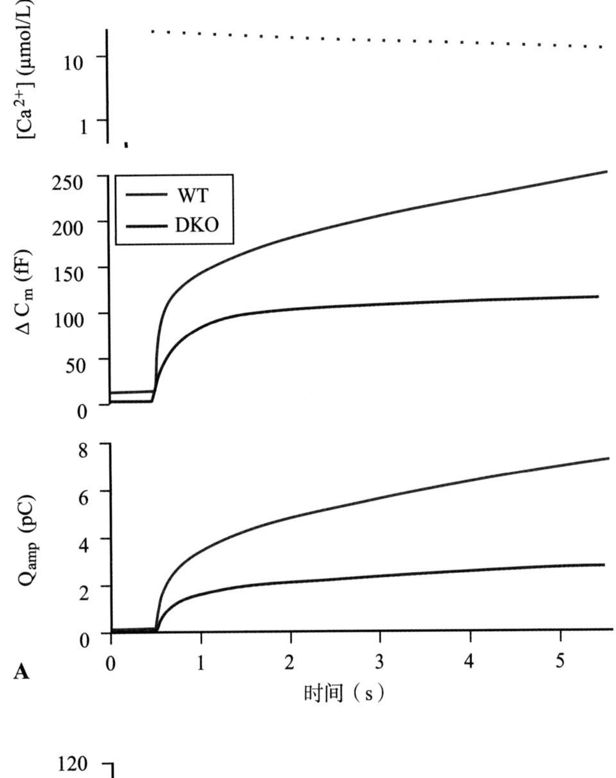

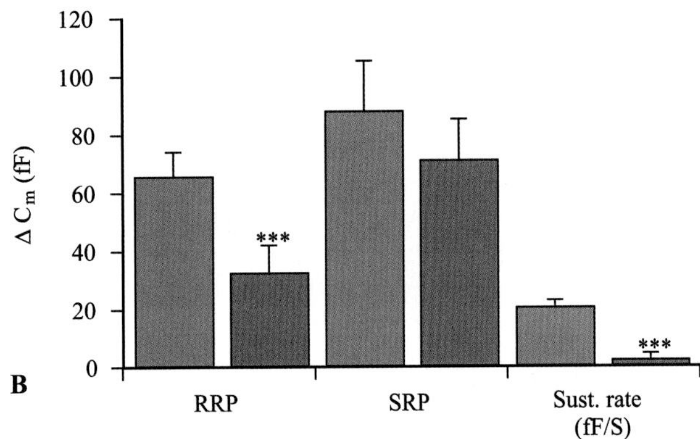

▲图 3-5　小鼠嗜铬细胞中致密囊泡胞吐作用的动力学研究

通过使用光不稳定钙螯合剂对小鼠肾上腺髓质细胞进行快速光解，使其钙离子水平快速升至约 27μmol/L（A 中的第一组图），利用全细胞膜片钳测量电容（A 中的第二组图），并同时通过碳纤维电极测量电流（A 中的第三组图）。结果检测到一个快时相（胞吐爆发）和一个慢时相，并将该爆发时相从动力学角度进一步分为释放就绪池（ready-release pool，RRP）和缓释池（slow-release pool，SRP）。在特定的条件下，实验数据来自野生型（WT）和 *CAPS-1*/*CAPS-2* 基因敲除（DKO）小鼠。CAPS 蛋白对于维持 RRP 的容量和持续的胞吐速率（Sust.rate）至关重要，其可将募集的囊泡转运至 RRP 中（图 B）（引自 Liu Y，Schirra C，Stevens DR，et al：CAPS facilitates filling of the rapidly releasable pool of large dense-core vesicles. J Neurosci. 2008；28：5594-5601.）

内分泌细胞中分泌颗粒的运动轨迹（图 3-6）。当肽类激素前体及其羧基末端的绿色荧光蛋白组成的融合蛋白在神经内分泌细胞中表达时，会经过适当的分选进入致密囊泡 [118, 119]。利用共聚焦荧光显微镜或消逝波荧光显微镜，可以追踪单个颗粒，从而观察其在胞质中的易位、与质膜对接及胞吐过程 [97, 118-120]。颗粒向质膜的移动是定向的过程，其以约 50nm/s 的速度移动，然后通过对接在质膜上固定，如果钙离子水平升高，该对接过程可以逆转或立即胞吐 [97, 119, 120]。新的颗粒可在数分钟内移至质膜补充颗粒池 [90]。持续的刺激分泌需要胞质颗粒池源源不断地提供颗粒 [118]。肌动蛋白细胞骨架是质膜募集颗粒的屏障，但其也通过肌球蛋白Ⅴ介导颗粒募集至质膜，肌球蛋白Ⅴ是存在于分泌颗粒上的一种依赖肌动蛋白的驱动蛋白，可能在与质膜对接的过程中起直接作用 [90, 94, 95]。

五、致密核颗粒胞吐核心蛋白质机制

可调节的致密核囊泡（dense-core vesicle）胞吐是通过特殊的蛋白质介导的，这种机制被称为胞吐的蛋白质机制（protein machinery）。这种机制在以生物膜融合为基础的神经 / 内分泌囊泡释放中普遍存在 [121-123]。其关键蛋白质为可溶性 N- 乙基马来酰亚胺敏感性因子附着型的蛋白受体（soluble N-ethylmaleimide-sensitive factor（NSF）attachment protein receptor）蛋白复合物（SNARE），其中包括 syntaxin-1、SNAP-25 和 synaptobrevin/VAMP2 三种蛋白。Synaptobrevin/VAMP 被认为是一种存在于脑细胞突触的囊泡中，是一种约 18kD 大小的 Torpedo 胆碱能囊泡蛋白，它横跨囊泡膜，带有短的管腔状 C 末端尾部（图 3-4）[122, 123]。它在神经和内分泌细胞中广泛表达，并定位于大的致密核和小的透明突触小泡。Syntaxin-1 也是一种突触囊泡蛋白复合物，是大小约为 35kD 的质膜蛋白，与 synaptobrevin/VAMP 的膜蛋白相似 [122]。SNAP-25（synapseassociated protein of 25kd）是通过筛选脑细胞特异性 cDNA 而发现的 25kD 大小的突触特异性蛋白 [124]。SNAP-25 可以通过由 4 个棕榈酰化的

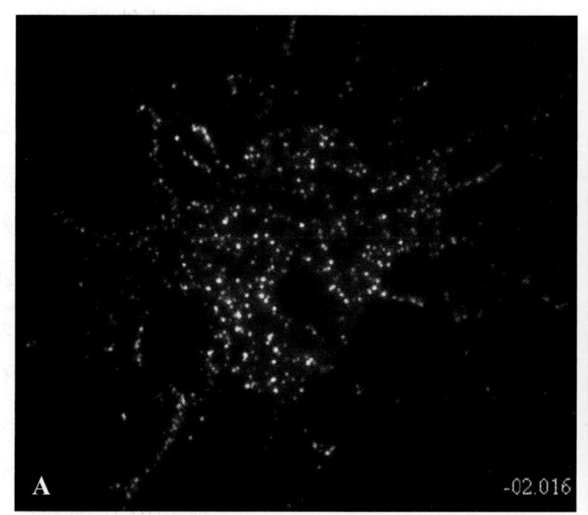

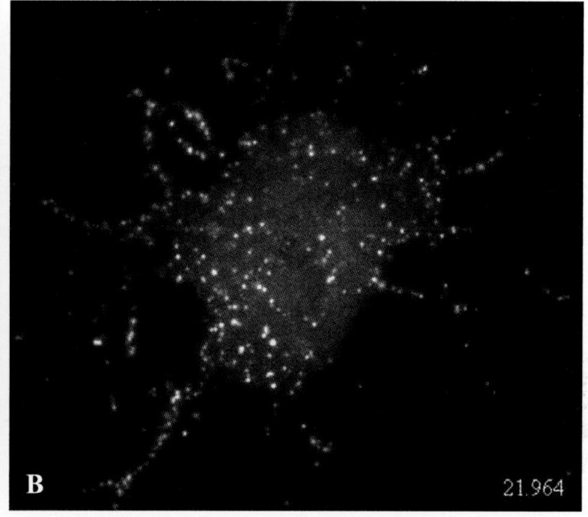

▲ 图 3-6　利用消逝波荧光显微镜观察海马细胞中致密囊泡的胞吐过程

通过全内反射荧光显微镜对表达 ANF-EGFP 的海马神经元中的荧光囊泡进行成像，可视化光学视野约为 200nm。使用高钾离子缓冲液在去极化 20s 之前（A）和之后（B）捕获图像。刺激后，神经元中大量致密囊泡释放 ANF-EGFP，这可以通过荧光点的数量大大减少或荧光强度降低来证明。细胞附近弥散荧光信号的总体升高表示释放的 ANF-EGFP 从胞吐部位扩散。在神经元中引起的致密囊泡胞吐作用的机制与内分泌细胞类似［引自 Xia X，Lessmann V，Martin TF：*Imaging dense-core vesicle exocytosis in hippocampal neurons reveals long latencies and kiss-and-run fusion events*. J Cell Sci. 2009；122（Pt 1）：75-82.］

半胱氨酸残基组成的中心与质膜结合。SNARE 蛋白在钙依赖性囊泡胞吐中心地位是一个重要的发现。syntaxin-1、SNAP-25 和 synaptobrevin/VAMP 是梭菌神经毒素（clostridial neurotoxins）的主要底物 [125, 126]，这种毒素可以通过内吞作用进入神经细胞而与高度特异性蛋白酶结合 [31]。梭菌神经毒素家族共有 8 个成员，与 3 个 SNARE 蛋白（syntaxin-1、SNAP-25 和 synaptobrevin/VAMP）7 个结合位点结合 [27]，使肽类激素分泌受到强烈抑制 [112, 127]。在这个过程中用 NSF/α-SNAP 亲和层析从脑细胞提取液中分离出 SNARE 蛋白复合物 [128]，从而将在高尔基体膜融合中的 3 种 SNARE 蛋白复合物的作用与神经突触囊泡胞吐的功能联系起来 [121]。

SNARE 蛋白可以组装成稳定的异三聚体复合物 [129, 130]。对复合物中心部分的结构研究发现，其由 1 个四螺旋束组成，包含平行排列的 α 螺旋区，其中 1 个螺旋是 syntaxtaxin-1 的 C 末端段，1 个螺旋来自 synaptobrevin/VAMP 的中心区域，SNAP-25 的 N 末端和 C 末端形成的另外 2 个螺旋 [131, 132]。SNARE 复合物是囊泡和质膜融合后胞吐转运中的关键蛋白（图 3-4）。SNARE 复合物可以介导质膜融合的直接证据是含有 syntaxin 和 SNAP-25 的蛋白质脂质体与含有 synaptobrevin/VAMP 的脂质体可以融合 [133]。对 SNARE 蛋白结构及其在囊泡或质膜上的分布特性的研究发现，SNARE 可以作为囊泡-质膜融合中的关键复合物 [121, 122, 128, 129]。之前的神经毒素抑制或基因突变研究认为 SNARE 复合物不参与突触囊泡与质膜的锚定 [134]。但最近大量的研究表明，促进 SNARE 复合物组装的蛋白质 Munc13-1 是突触囊泡锚定所必需的蛋白 [135]。在神经内分泌致密核心囊泡锚定在质膜的过程是通过 SNARE 复合物中的 syntaxin-1/SNAP-25 与 synaptobrevin/VAMP 的结合实现的 [98-101, 136]。SNARE 复合物对于锚定后 Ca^{2+} 触发囊泡和质膜的融合也至关重要 [127, 137-140]，SNARE 复合物的螺旋束结构可以使囊泡和质膜的磷脂双分子层紧密结合并逐步融合（图 3-4）。

包囊启动（priming）反应是在致密核心囊泡胞吐后期的必不可少的一系列生理过程（图 3-4）[103, 141]。囊泡启动反应对于确定致密囊泡释放池的大小非常重要，它决定了激素快速分泌的量的大小。同时，在第一相激素快速分泌过程中，之前已经存在的预释放池（囊泡）被迅速耗尽，囊泡启动反应决定了第二相进行融合的囊泡补充速率。一些内分泌细胞只有非常小的预释放池，因此分泌反应依赖于钙升高刺激的囊泡启动反应。可调节的激素分泌需要 ATP [137, 108, 112]，ATP 依赖的囊泡启动过程已经叙述过 [142]。ATP 可以激活 NSF-ATP 酶（ATPase NSF），其在囊泡融合后分解 SNARE

复合物[143]。PI4P 转化为 PI（4,5）P_2 的磷脂磷酸化反应需要 ATP 依赖的 PI4P 的 5- 磷酸化激酶催化[137, 144, 145]（图 3-4）。PI（4,5）P_2 可以募集或激活用于囊泡启动反应和钙触发融合反应的蛋白质[62]。PI（4,5）P_2 还可以激活在胞吐过程中的钙依赖激活蛋白（calcium-dependent activator protein，CAPS），CAPS 可以特异性与 PI（4,5）P_2 结合，这种结合是钙引发的致密核心囊泡胞吐过程所必需的[146-149]。同时 CAPS 在质膜融合发生 SNARE 蛋白复合物的组装过程中起到很重要的作用[149]。对胰腺 B 细胞的研究表明，PI（4,5）P_2 合成和 CAPS 激活的启动反应受 ADP 调节，这可能是 B 细胞中胰岛素分泌量的传感器，可以调节致密核心小泡的释放池的大小[67, 150]。小鼠基因敲除研究也发现 CAPS 在调节肾上腺嗜铬细胞和胰腺 B 细胞中致密核心囊泡胞吐中的中心作用[151, 152]。

Munc18-1 和 Munc13 蛋白也是钙引发囊泡融合前启动反应所必需的（图 3-4）。Munc18-1 通过与 syntaxin-1 的相互作用可以介导致密核心囊泡的锚定和融合[153, 154]。Munc13 与 CAPS 的序列具有一定的类似性，故也有促进囊泡融合前 SNARE 复合物的组装的作用[155, 156]。钙离子可以调控 Munc13 的功能，这个过程受到钙调素及 PI（4,5）P_2 的调控，在外界强刺激的作用下，通过这些调控可以增加致密核心囊泡启动速率[157, 158]。Munc13 的神经和内分泌亚型也可以由二酰甘油调节，PI（4,5）P_2 向二酰甘油转化后通过膜受体可以直接调节囊泡启动反应[159, 160]（见下文）。

六、钙对胞吐的调节作用

调节胞吐所必需的神经元 SNARE 蛋白复合物是神经内分泌细胞中的蛋白质超家族类似物，其成员是其分泌途径中膜运输和融合反应所必需的[121, 122]，在神经突触囊泡和内分泌致密核囊泡胞吐中胞质钙介导的调节作用是其一个独特特征[137, 123, 161]。如同分泌型神经内分泌细胞中通过完整细胞中的钙水平来调控因子的释放一样，调节致密核囊泡的胞吐完全依赖于细胞内钙离子浓度十分细微的变化[103, 161]。在没有促分泌素的情况下检测到的完整内分泌细胞的基础激素分泌，是由致密核囊泡而不是由组成型囊泡（constitutive vesicles）的胞吐作用介导的[162]，这种作用是由胞质钙离子浓度轻微改变超过了激活胞吐的阈值所激活。

尽管在神经内分泌细胞中致密核囊泡介导的肽类激素和生物胺的释放与神经细胞中突触小泡介导的乙酰胆碱和谷氨酸等神经递质的释放之间存在许多机制上的相似性，但这 2 个过程在生理调节上却表现出显著的差别。致密核囊泡胞吐从钙离子进入细胞到出现质膜融合的潜伏期较比突触囊泡胞吐长很多，前者长达 10ms 左右，而后者潜伏期短于 1ms[103, 110]。钙离子通过钙通道进入细胞到激素释放之间的延迟的原因与钙离子在细胞内的扩散延迟有关[163]。而诱发神经递质释放的短潜伏期是由于与胞吐有关的 SNARE 复合物和其他相关的蛋白与细胞膜上的钙通道紧密相连，空间距离很短所致[164]。除了潜伏期的差异外，激活致密核囊泡胞吐的钙浓度可能低于突触小泡胞吐所需的浓度（1～30μmol/L）[103, 134, 161, 165-168]。致密核囊泡胞吐也是由三磷酸肌醇诱导的内质网动员引起的细胞质钙离子升高所激活，据估计，这一浓度在靠近致密核囊泡附近的位置甚至低于 5μmol/L[169]。

钙离子对致密核囊泡胞吐途径的调节作用发生在多个环节，包括颗粒募集、启动、胞吐、融合孔扩张和胞膜回收等。胞吐预释放池的囊泡在外界强烈刺激下基本都释放后，胞吐预释放池的囊泡的补充在释放后几分钟内发生[103, 170]。胞吐预释放池的补充速率取决于浓度低于胞吐阈值的细胞质内的钙离子浓度[171]。胞吐预释放池的补充可通过钙离子激活的蛋白激酶 C 和 Munc-13 来实现[157, 170, 172]。

囊泡胞吐的钙离子调节是由突触小泡蛋白（synaptotagmins）介导的，大量的分泌囊泡蛋白的 C2 串联结构域与钙离子结合[123, 173, 174]。遗传学研究表明，突触小泡蛋白 -1 在通过突触囊泡胞吐诱发的快速同步神经递质释放中起重要作用[173, 174]。突触小泡蛋白 -1 点突变后导致其对钙离子的依赖性下降而导致突触囊泡融合的变化[175-177]。突触小泡蛋白家族的 17 个成员中多个亚型都参与了致密核囊泡胞吐的钙调节。缺乏突触小泡蛋白 -1 和突触小泡蛋白 -9 的大鼠肾上腺 PC12 细胞钙依赖性分泌被抑制[178]，在突触小泡蛋白 -1/7 双基因敲除小鼠的嗜铬细胞中致密核泡胞吐量显著减少[179]。突触小泡蛋白 -1、突触小泡蛋白 -7 和突触小泡蛋白 -9 与钙诱导的胰腺 B 细胞致密核泡胞吐有关[180, 181]。在许多内分泌细胞中表达的突触小泡蛋白 -1、突触小泡蛋白 -4、突触小泡蛋白 -7 和突触小泡蛋白 -9 都具有明显的钙结合特性[182]。尽管突触小泡蛋白 -4 不能结合钙，但研究表明，它也能调节神经垂体末梢的囊泡胞吐[183]。钙结合的突触小泡蛋白亚型与质膜中的酸性磷脂呈钙依赖性相互作用，并促进质膜的弯曲度（curvature）增加[184, 185]。此外，突触小泡蛋白与质膜上的钙依赖的 SNARE 蛋白复合物（包括 syntaxin-1 和 SNAP-25）相互作用[173]。通过突触小泡蛋白介导的质膜和 SNARE 复合物结合是引起致密核心囊泡胞吐的关键[185, 186]。

钙敏感性和囊泡胞吐动力学差异的分子生物学基础尚不清楚。不同类型的囊泡存在多种不同钙敏感性的突触小泡蛋白亚型，这些囊泡上不同钙敏感性亚型成分组成的复合物可能导致不同的钙敏感性[187]。致密核囊泡上的突触小泡蛋白 -1、突触小泡蛋白 -7 和突触小泡蛋白 -9 可能介导不同的钙升高动力学反应[182, 188]，与突触小泡蛋白 -7 高亲和力慢结合相比，突触小泡蛋白 -1 表现出低亲和力但快速的钙结合[173, 174]。大鼠肾上腺 PC12 细胞颗粒含有突触小泡蛋白 -1 和突触小泡蛋白 -9[178]，但突触小泡蛋白 -7 过表达增加了致密核囊泡胞吐的钙敏感性，这与上述的致密核囊泡上的突触小泡蛋白亚型组成决定了囊泡融合的钙敏感性假说相一致[189]。除了突触小泡蛋白外，其他具有与钙离子结合 C2 结构域的蛋白质如 Doc2 有助于囊泡融合的钙敏感性[190, 191]。

囊泡融合后，融合孔（fusion pore）的扩张速度也受钙离子水平的调节[192]。有研究表明，突触小泡蛋白参与了融合孔的形成和扩张[186, 193, 194]。在融合之后，通过内吞作用恢复致密核囊泡，这个过程依赖于钙离子调控的钙调素的刺激作用[195]。在突触囊泡内吞过程中，钙调磷酸酶（calcineurin）是一种钙离子激活的钙调蛋白依赖性蛋白磷酸酶，它可以使参与囊泡内吞的几种蛋白质（dynamin、twophysin、synaptojanin）去磷酸化，实现钙离子调控的致密核囊泡的回收调节[196, 197]。这个过程类似于钙离子调节的致密核心颗粒膜内吞输送回高尔基体而重新应用的机制[2]。突触小泡蛋白 -1 也被认为介导了钙离子调节内吞的各个方面[198, 199]。

应用含有荧光成分的致密核囊泡的成像技术揭示了致密核囊泡融合的不同模式以释放不同大小的内分泌分子（图 3-7）。在胰岛 B 细胞中，胰岛淀粉样肽 - 绿色荧光蛋白的释放明显延迟（1～10s），超

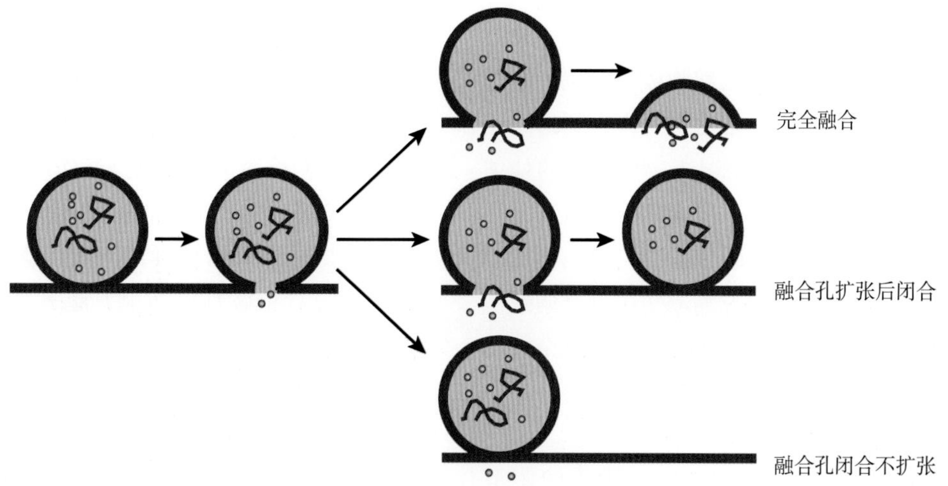

▲ 图 3-7 融合孔扩张的不同模式

膜融合产生一个连接囊泡腔和细胞外空间的孔，共检测到 3 种融合孔张开模式。融合孔可以迅速回缩而不扩张（融合孔闭合，较低），或扩张到一定程度并持续一段可变时间，然后闭合（中间），或完全扩张（完全融合，较高）。低分子量组分如单胺类（小圆圈）的分泌比大肽激素（曲线）的分泌更早和更大，这个过程取决于融合孔扩张的程度、组分的大小及其在颗粒基质中的溶解度

过最初的融合孔的大小，表明融合孔的大小依赖于不同的囊泡内容物的排出[117, 120]。在肾上腺的PC12细胞中，大直径成分（tPA）保留在颗粒中，而小直径的多肽（NPY）能够迅速地被释放[201]。致密核囊泡至少有3种胞吐模式：与质膜完全融合而使融合孔完全张开[202]；部分但开放时间很长的融合孔，一定时间后融合孔可以闭合[201]；短暂的融合孔开放再闭合（Kiss and run）[117, 201, 203, 204]。这些研究表明，胞吐作用按照颗粒成分的大小和在基质中溶解的速率有选择性地释放。如单胺类的去甲肾上腺素可以通过致密核囊泡胞吐而释放，但并不伴有多肽激素的释放。因此，融合孔的选择性是激素分泌生理调节的重要机制。

七、蛋白激酶C对钙依赖性激素分泌的调节

致密核囊泡胞吐直接的调节因子是细胞质中的钙离子，通过三磷酸肌醇通路调节细胞内钙离子浓度或促进钙内流的受体机制也可以调节激素分泌的速率。同时，许多其他的信号转导通路对钙依赖性激素的分泌也具有重要的调节作用。在几乎所有已被研究分泌机制的内分泌细胞中，佛波酯诱导蛋白激酶C激活可促进激素分泌[205]。一般情况下，佛波酯刺激激素分泌可能是间接的，是通过改变钙进入的离子通道的变化来调节的[206]。另外，佛波酯的刺激作用也可使钙离子进入细胞极的部位。在静息状态下的细胞质低钙离子浓度也可观察到佛波酯的刺激作用[207, 208]。在其他情况下，佛波酯的处理可显著提高细胞质中钙离子升高而增强对激素分泌的刺激作用[209, 210]。佛波酯结合蛋白（蛋白激酶C除外）（如Munc13）对于佛波酯的作用也有调控作用（见下文），但蛋白激酶C对胞吐的促进作用已在分泌性神经内分泌细胞钙依赖性激素分泌的研究中得到直接证明[211, 212]。

蛋白激酶C对胞吐途径的几个环节的调节作用可以调控激素分泌。佛波酯对内质网、高尔基体的出芽及囊泡胞吐等过程有强烈的刺激作用[213–215]，这种作用类似于蛋白激酶D（译者注：此处应该是蛋白激酶C）介导的[63]。佛波酯刺激激素分泌途径早期的限速步骤改变了蛋白质向调节性和结构性分泌的转运路径（图3–1）。另外，激活的蛋白激酶C的刺激调控了胞吐的途径。佛波酯处理增强了嗜铬细胞和PC12细胞中致密核囊泡的募集和锚定[172, 216–219]。而在可分泌性神经内分泌细胞中观察到蛋白激酶C在锚定后的步骤直接刺激钙离子依赖性的胞吐[211]。

已经在内分泌细胞中发现了许多蛋白激酶C的底物，同时也发现了调节蛋白激酶C对激素分泌的刺激作用的因子[220–222]。其中2个（Munc18–1和SNAP–25）被证明是蛋白激酶C介导的磷酸化的直接底物，其在调节性胞吐的后期发挥作用[222–224]。SNAP–25在ser187被蛋白激酶C磷酸化[225]，并且有研究类似SNAP–25磷酸化的变异物质增强了嗜铬细胞中分泌囊泡向胞吐预释放池的募集[217, 226]。在胰岛细胞株中表达类似SNAP–25磷酸化的Ser187Glu–SNAP–25的表达可以阻止佛波酯的刺激[227]。有人认为，SNAP–25的Ser187处磷酸化对致密核囊泡胞吐的增强作用可能是通过增加了SNAP–25与合成素（syntaxin）的结合，从而增加质膜上SNARE二聚体的形成来介导的[226]。

Munc18–1在Ser313处被蛋白激酶C磷酸化[228]。有报道表达Munc18的类似Munc18–1磷酸化变异体对原始囊泡及囊泡胞吐动力学的调控[229, 230]。Munc18的Ser313处磷酸化减少了其与syntaxin的相互作用，但尚不清楚这一作用是否与致密核囊泡池的变化有关。总的来说，蛋白激酶C对SNAP–25和Munc18的磷酸化并不能完全解释蛋白激酶C激活对致密核囊泡分泌的刺激作用，这表明还存在其他有关的蛋白底物，这还有待进一步的发现[222]。

佛波酯对致密核囊泡分泌的刺激作用似乎有蛋白激酶C依赖性的机制，也有独立的机制[218]。Munc13–1包含佛波酯结合的C1结构域，已被证明介导了佛波酯通过突触囊泡胞吐促进神经递质释放[231]，而佛波酯对有些内分泌细胞激素分泌的刺激也是由Munc13–1介导的，在胰腺B细胞中Munc13–1起着启动致密核囊泡胞吐的作用[232, 233]。在嗜铬细胞中也发现了由内源性二酰甘油促进的Munc13–1介导的致密核囊泡胞吐作用[234]。

第4章 遗传学在内分泌学中的应用
Applications of Genetics in Endocrinology

J. Larry Jameson　Peter Kopp　著
赵　琳　苏本利　周后德　于　萍　刚晓坤　译

要　点

- 遗传学是涉及单个基因的研究，包括基因在疾病中的作用和功能及其遗传方式。基因组学的研究包括有机体的遗传信息，即基因组，还包括基因组与环境及非遗传因素，如生活方式之间的相互作用。
- 人类基因组的特征分析及分子生物学技术进展，使得人们对人类生理学和疾病发生的分子基础有了更深入的理解。这直接影响了我们对疾病的诊断性基因检测、基因咨询和治疗干预（如重组蛋白、靶向治疗）。
- 个体化医疗，即为患者定制的医疗决策，在很大程度上依赖于基因信息。例如，RET基因不同的激活突变会导致多发性内分泌肿瘤2型（MEN 2）综合征的不同临床表现，因而其风险级别归类也将不同。
- 细致的临床评估，辅以相应的生化和影像学检查，仍然是发现疾病潜在致病机制的主要手段。家族史对于认识疾病的遗传性具有重要意义。
- 肿瘤的良恶性表现可视为遗传性疾病，因为体细胞基因突变控制着细胞生长、凋亡和分化，是肿瘤发病的关键。此外，许多癌症的发生与生殖细胞基因突变遗传易感性有关。DNA或组蛋白的二次修饰，又称表观遗传变异，在恶性肿瘤的发病机制中也起着重要作用。
- 有研究显示基因突变可以发生在内分泌途径中的多个不同环节。可以是影响到机体的所有细胞（生殖细胞基因突变），也可以仅局限于肿瘤组织细胞（体细胞基因突变）。镶嵌现象（或嵌合体）是指在一个个体的不同组织细胞中存在2个或多个不同的基因类型。
- 许多内分泌疾病有基因检测方法，但只有在获得知情同意后才能进行。突变分析可能会受到位点异质性（不同基因突变引起相同的表型，需要分析多个基因）、等位基因异质性（致病基因的多重突变，需要分析更大的基因组区域）和嵌合体现象的限制。下一代测序技术（NGS）有助于同时分析多个候选基因。例如，多个候选基因的集成面板现在可用于嗜铬细胞瘤和副神经节瘤的突变分析。
- 2008年颁布的基因信息非歧视法案（GINA），用以保护无症状个体，避免其遗传信息滥用于健康保险和就业。然而它并不能保护有症状的个体。2014年美国实施的《患者保护和可负担治疗法》填补了这一空白，并禁止根据个人健康状况排除或终止健康保险。新出现的将基因组数据整合到电子医疗记录中，将会导致医疗记录强制性披露，直接引起消费者基因检测信息的泄露，这种做法带来了新的挑战，因此需要重视基因组医学相关的潜在伦理和法律问题。

一、人类基因组计划及其对医学的影响

人类基因组计划（HGP）于 20 世纪 80 年代中期启动，2000 年完成了人类基因序列草图，最终在 2006 年完成了最后一条人类染色体的脱氧核糖核酸（DNA）序列[1, 2]。在人类基因组结构分析（结构基因组学）的完成和分子生物学发展的同时，人们对生理学和疾病发病的分子基础的理解也有了显著提高，这影响了包括内分泌学在内的所有医学领域[3, 4]。贯穿本书的一个反复出现的主题是基于病理生理学的传统研究与从分子生物学、遗传学和基因组学中获得的新见解的融合。在遗传性内分泌疾病如 MEN1 和 MEN2（见第 148、149 章）[5, 6]或多基因遗传因素和生活方式因素相互作用的复杂疾病如 2 型糖尿病（见第 38 章）[7]中将会有更详细的介绍。MEN2 是个性化医疗的一个极好的例子，可根据基因组信息定制医疗决策，因为 *RET* 基因的不同突变与表型和侵袭性的差异有关（见第 149 章）。因此，不同基因突变被分为不同的风险类别，这对临床管理有直接的指导价值[8]。基因组信息还可用于选择针对突变或过度表达信号分子的疗法，预测不同疗法的疗效、不良事件的发生和所需要的药物剂量等（遗传药理学）。

多种基因突变的发现，除提供遗传性疾病的诊断方法外，还极大地提升了我们对内分泌疾病病理生理机制的认识[9–11]。基因突变可发生于内分泌途径的多个步骤。许多例子表明，转录因子的突变会影响到内分泌腺形成、激素作用、激素受体及第二信使信号通路，影响到转录因子的激素信号传递。基因检测已用于多种单基因疾病的诊断，更加复杂的测序和基因分型技术的应用对临床医学的影响将越来越大[11, 12]。

人类基因组结构分析的完成，以其为基础建立的高通量基因组分析平台，目前集中于对复杂疾病发病机制的探索[13, 14]，“后基因组学”则关注于基因产物的生物学功能（功能基因组学）[10, 15]。后基因组计划包括研究基因转录（转录组学）、蛋白质及其二次修饰和相互作用（蛋白质组学）、DNA 和染色质蛋白质的表观遗传修饰（表观基因组学）、代谢产物及其代谢网络（代谢组学），以及特定环境中微生物的基因组特征分析（微生物环境基因组学）。最终目标是将这些互补的数据整合到可反映复杂的生理相互作用和病理生理紊乱的系统生物学中[16]。

许多综合数据库提供了有关人类基因组、核苷酸和多肽序列、遗传疾病及遗传检测的信息，以便查询（表 4–1）。这些电子资源还链接了多个其他数据库，其中包含用于分析序列和结构的工具。详细的教程有助于使用这些重要且不断发展中的数据库（表 4–1）[17, 18]。

二、人类基因组的结构

人类基因组每一个单倍体基因组约含 30 亿个碱基对（bp）。它包含在 23 条染色体中，其中 22 条常染色体（编号 1～22）和 X、Y 性染色体。DNA 是双链螺旋结构，由 4 种不同的碱基组成，即腺嘌呤（A）、胸腺嘧啶（T）、鸟嘌呤（G）和胞嘧啶（C）。碱基之间通过氢键的形成，腺嘌呤与胸腺嘧啶配对，鸟嘌呤与胞嘧啶配对。DNA 的双链结构和严格的碱基互补性配对使其在细胞分裂过程中得以高保真性复制，而互补性配对又使遗传信息从 DNA 传递到 RNA，然后转化为蛋白质。

基因是一个功能单元，由转录因子调控，编码一种 RNA 产物。这种 RNA 产物通常情况下被翻译成一种可在细胞内或细胞外发挥活性的蛋白质，但也并不总是如此（图 4–1）。DNA 序列中可以作为基因的只占 10%～15%。剩余的 DNA 序列通常具有高度重复性，这些序列具有结构和调节功能，但尚未完全了解。人类基因组包含约 21 000 个基因。一个基因包含上游调控区、基因的启动子序列、5′–非翻译区、内含子、外显子和 3′–非翻译区（图 4–2）。外显子序列区域转录后将拼接在一起形成信使 RNA（mRNA），内含子指的是从前体 RNA 中剪接出来的外显子之间的间隔区域。基因的选择性剪接，加上选择性启动子，通常会产生不同的转录物（亚型），从而产生不同的蛋白质。

除了编码蛋白质的 mRNA 外，基因组还产生大量的非编码转录物、不同长度的 RNA，如微小核糖核酸（microRNA）及长非编码 RNA（LnRNA）。

表 4-1　选用的数据库

网　站	内　容	网　址
美国国家生物技术信息中心 National Center for Biotechnology Information（NCBI）	访问基因组数据库、PubMed、OMIM，教育在线资源链接，基因组数据库使用信息	http://www.ncbi.nlm.nih.gov/
人类孟德尔遗传病在线 Online Mendelian Inheritance in Man（OMIM）	孟德尔病和人类遗传病基因在线目录	http://www.ncbi.nlm.nih.gov/omim/
欧洲生物信息研究所 European Bioinformatics Institute（EBI）	获取基因组数据库以及分析序列和结构的工具	http://www.ebi.ac.uk/
美国国家人类基因组研究所 National Human Genome Research Institute	关于人类基因组序列、其他生物基因组和基因组研究的信息	http://www.genome.gov/
美国医学遗传学会 American College of Medical Genetics	与遗传病的诊断、治疗和预防相关的数据库	https://www.acmg.net/
基因诊断与遗传病诊所 GeneTesting，GeneticClinics	基因检测的实验室目录	http://www.genetests.org/
人类基因组单体型图 HapMap	定义人类遗传相似性和差异的不同人群 SNP 目录，GWAS 的基本工具	http://www.hapmap.org/
人类基因突变数据库 Human Gene Mutation Database（HGMD）	人类遗传性疾病的基因突变目录	http://www.hgmd.cf.ac.uk/ac/index.php
美国罕见疾病组织 National Organization of Rare Disorders	罕见疾病目录，包括临床表现、诊断评估和治疗	http://www.rarediseases.org/
遗传病的代谢和分子基础在线 The Online Metabolic and Molecular Bases of Inherited Disease（OMMBID）	网络版遗传病代谢和分子基础综合文本	http://www.ommbid.com/
美国医学遗传学和基因组学学会 American College of Medical Genetics and Genomics	与遗传病诊断、治疗和预防相关的数据库的延伸链接	https://www.acmg.net/
美国人类遗传学协会 American Society of Human Genetics	关于遗传研究、专业和公共教育及社会和科学政策进展的信息	http://www.ashg.org/

它们至少在一定程度上起着转录和转录后基因表达调控的作用。

基因组内大概有 1000 万个单核苷酸多态性（SNP），即 DNA 中单个碱基对的变异（图 4–2）。平均每 100～300 个碱基出现一次，是遗传异质性的主要原因。邻近的 SNP 一起遗传（即它们是连锁的），称为单倍型（图 4–3）。单倍型图描述了这些单倍型在不同群体中的性质和位置。这一信息对于用于描述多基因遗传疾病的全基因组关联研究（GWAS）具有重要意义。

基因组的某些片段可能会在某些染色体上发生重复或丢失。这些所谓的拷贝数变异（CNV）一般较大（1kb 至数 Mb），常包含多个基因[19]，被认为在正常的人类变异中起着重要作用[20]。当比较两个个体的基因组时，有 0.4%～0.8% 的 CNV 存在差异。在单卵双胞胎之间也观察到了新的 CNV，而他们的其他基因则完全相同。CNV 通过影响 1 个基因或一组亲近基因数量，导致疾病或增加对疾病的易感性[21]。

三、遗传性疾病的类别

尽管许多疾病是按照传统的孟德尔法则遗传的，但还有许多其他机制导致遗传病（表 4–2）。本文将简述遗传疾病的基本原则，其他信息可通过其他资源获得[22, 23]。染色体数目或结构的异常可以用细胞遗传学技术检测出来，因此也是最早被发现的遗传疾病。内分泌学中，发现性染色体异常疾病如 Klinefelter 综合征（XXY）和 Turner 综合征（XO）

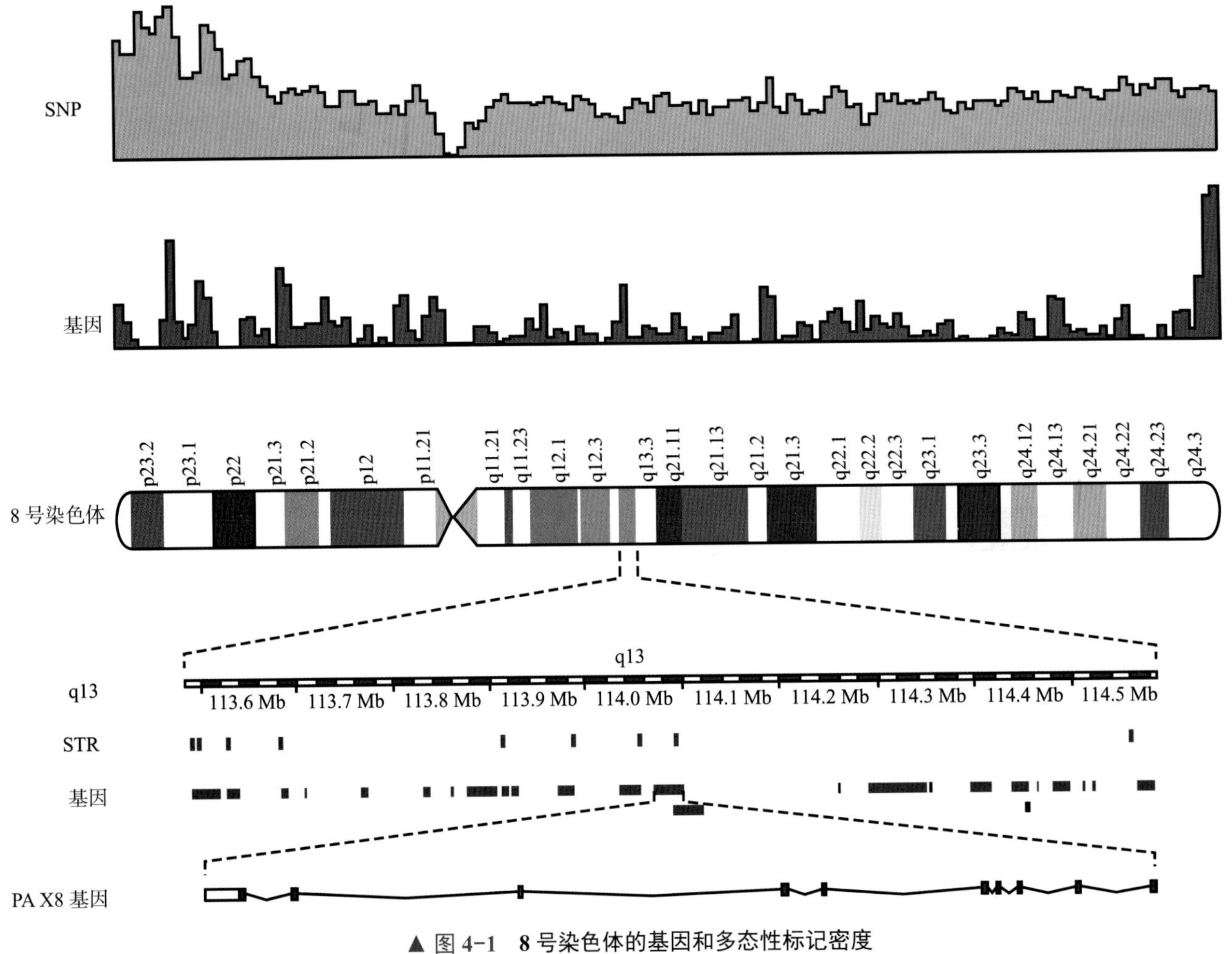

▲ 图 4-1 **8 号染色体的基因和多态性标记密度**

基因和 SNP 的相对数目显示在 8 号染色体上方。微卫星标记（短串联重复序列，STR）和 q13 带内的基因显示在染色体下方。SNP 和微卫星是连锁和关联研究的基础。带 13（q13）中一个基因配对盒转录因子 PAX8 的基因结构表明它由 10 个外显子组成。这些外显子的选择性剪接生成 PAX8 的多种变体

意义显著。分子细胞遗传学，特别是用原位荧光杂交（FISH）技术，可发现更微妙的染色体异常，如微缺失。2 条母系或父系染色体的遗传，即所谓的单亲二体，如果涉及一个带有印记常染色体（见下文），则可能会导致内分泌疾病。

孟德尔遗传病是由单个基因突变引起的。有关这些遗传病的信息可在 OMIM（人类孟德尔遗传）数据库中找到（表 4-1）。孟德尔遗传的经典模式包括常染色体隐性遗传、常染色体显性遗传和 X 连锁遗传（图 4-4）。基因遗传或其表征通常可在家系遗传谱中看出来。通过对家系谱的分析，特别是在多代大家系，可得出其传递模式，对预测遗传方式非常有价值。这些信息对遗传咨询很有用，还可缩小鉴别诊断的范围，特别是当几个不同基因的突变可以导致相似的表型时（非等位基因或位点异质性）。例如，*AVP-NPII* 基因突变引起的神经垂体性尿崩症是典型的常染色体遗传病[24, 25]，但在极少数情况下，它可能是隐性的[26]。肾性尿崩症可能是 AVPR2 受体突变引起的 X 连锁疾病，而水通道蛋白 2 突变与常染色体隐性或显性遗传有关[27]。

正是基于此原因，在诊断遗传性疾病时，获得详细的家族史是很重要的，尤其是通过从几个不同的家庭成员获得信息，然后将这些信息与实验室和基因检测相结合，可得出准确的诊断结果。

（一）常染色体显性遗传疾病

常染色体显性遗传疾病的典型特征是，一条常染色体上一个基因发生突变，而另一条染色体上的

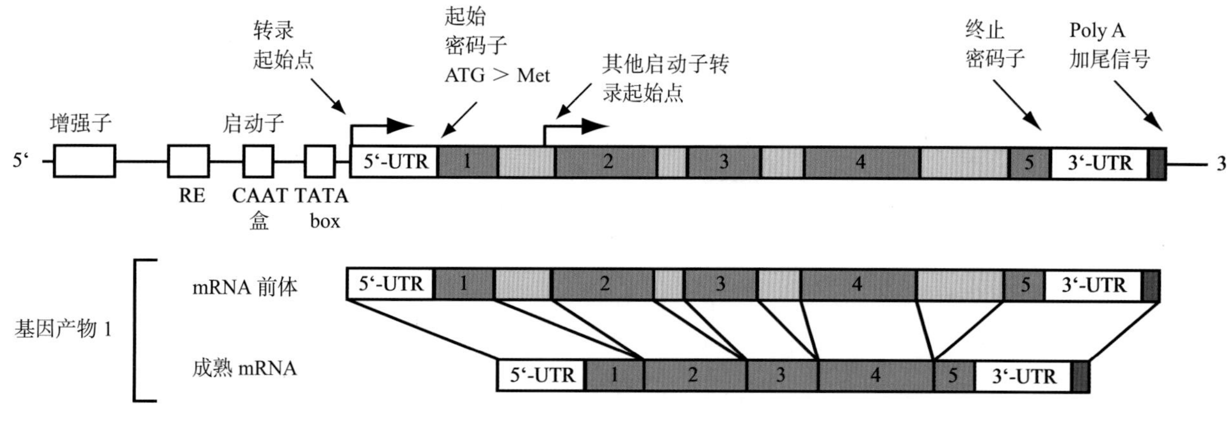

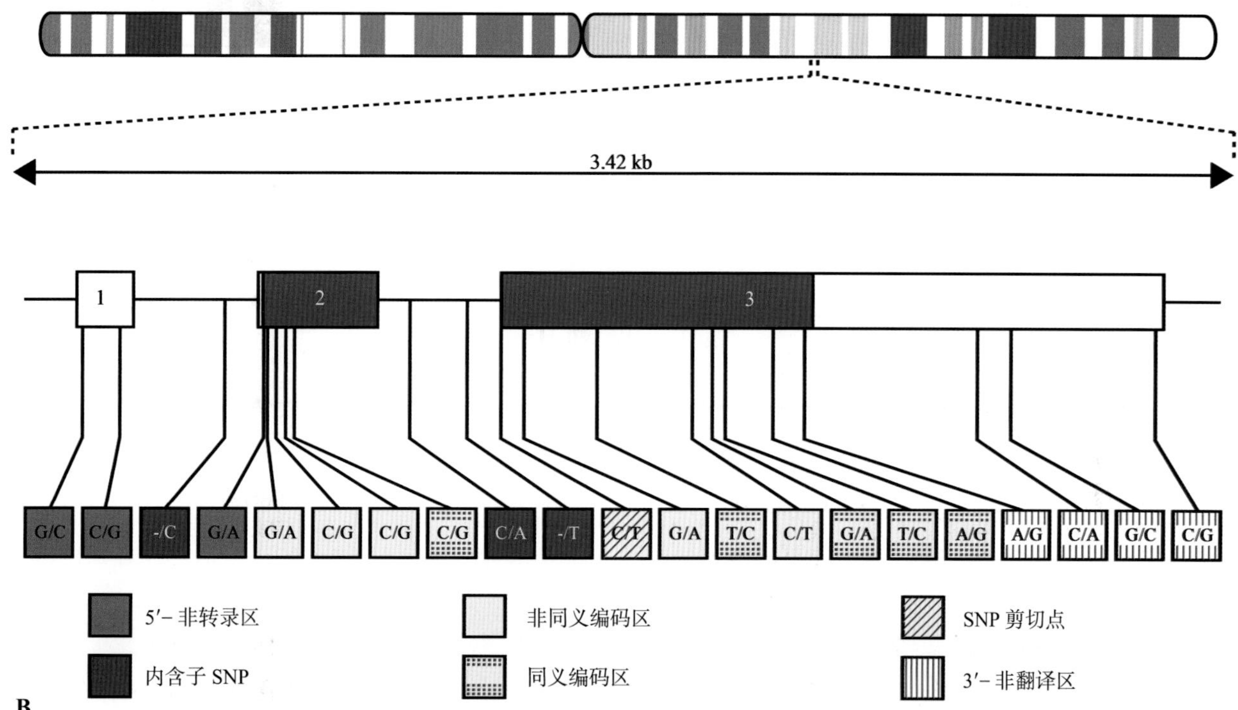

▲ 图 4-2　基因结构和单核苷酸多态性

A. 基因的结构。5′ 调控区包括增强因子、反应因子（RE），通常有 CAAT 盒和 TATA 盒。外显子（深蓝色）由内含子（浅蓝色）分开。选择性剪接可从特定基因产生不同的 mRNA 产物，是蛋白质水平多样性的重要机制。B. TRH 基因的单核苷酸多态性，它编码促甲状腺激素释放激素。该基因位于染色体 3q13.3～q21。这个包含 3 个外显子的基因从左到右进行转录。单核苷酸多态性存在于基因的所有区域，5′- 未翻译区域、外显子、剪接位点、内含子和 3′- 未翻译区域。在编码区域中，SNP 可以是同义的（即编码的氨基酸保持不变）或非同义的（即改变导致氨基酸替换）。在整个基因组中，大约每 300bp 就发现 1 个 SNP。TATA box. TATA 结合蛋白盒；UTR. 未翻译区；Met. 蛋氨酸

等位基因正常。而这个突变的等位基因足以引起这种疾病。在某些情况下，如非自身免疫性家族性甲状腺功能亢进症，可因促甲状腺激素受体（TSHR）的结构性激活突变所致，该基因突变的遗传是显性的[28]（见第 93 章）。另外一些情况，如甲状腺激素抵抗，突变基因的遗传则以常染色体显性负性作用方式，拮抗正常野生型基因的功能[29, 30]（见第 94 章）。一个等位基因的突变可能导致单倍体剂量不足，在这种情况下，单一正常染色体编码的蛋白质不足以保证该基因产物的正常功能。单倍体剂量不

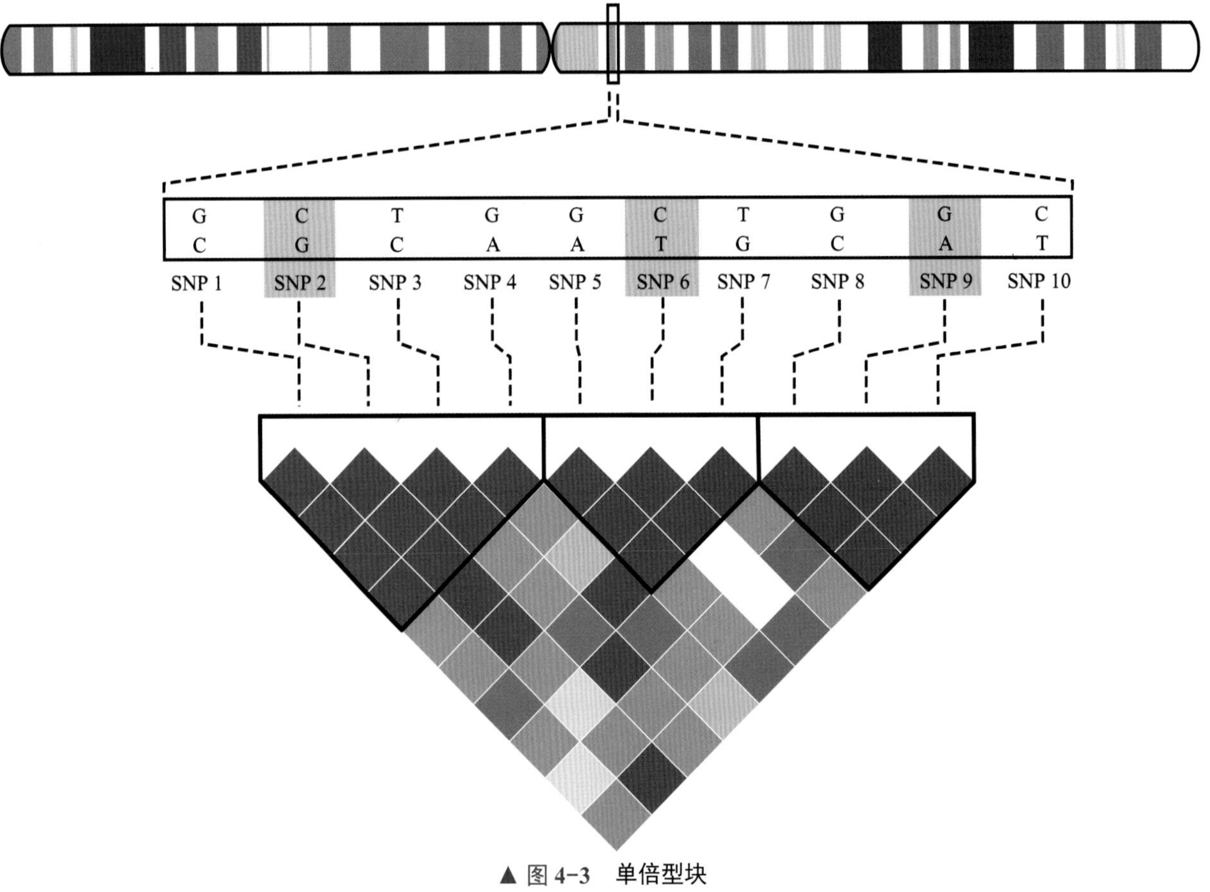

▲ 图 4-3 单倍型块

图中显示了所选基因组区域中的 10 个 SNP。这些 SNP 之间的关联已经确定，并以图形方式显示。深蓝色表示最强关联，白色表示最弱关联。分析显示该区存在 3 个单倍型块。为了通过基因分型来描述该区域，我们可以依赖所谓的标签 SNP（SNP 2、SNP 6、SNP 9）作为 3 个区块的代表，而不是对所有 SNP 进行基因分型。这些信息可用于整个基因组和不同种族群体，以更低的成本更有效地进行全基因组关联研究（GWAS）

足常见于与转录因子突变[31]或限速酶基因突变所致的疾病。

在 MEN1 中，抑癌基因 *menin* 的生殖细胞系基因突变是显性遗传[6, 32]（见第 148 章）。如果第 2 个等位基因发生体细胞突变失活，则会导致肿瘤生长（克努森二次打击机制）。虽然生殖系中等位基因突变呈显性遗传，但肿瘤发生机制则是该抑制基因在病变组织中隐性缺失所致。因此，基因显性遗传的机制是高度可变的，尽管它们具有相似的遗传特征。在显性疾病中，后代遗传突变基因的概率为 50%，每一代中都会有人患病（图 4-4A）。这种疾病不会发生在无基因突变个体的后代身上，男性和女性罹患概率是相同的。

（二）常染色体隐性遗传疾病

常染色体隐性疾病患者的双亲的等位基因绝对都是杂合子（图 4-4B）。患者可以是任意性别，可以是纯合子（继承同一突变的 2 个拷贝），也可以在等位基因的每一个拷贝上继承不同的突变（复合杂合子）。有缺陷基因的杂合子携带者通常无疾病的表型特征。当父母双方都是基因突变的杂合子时，他们的后代有 25% 的机会是正常的基因型，50% 的可能性是杂合子状态，25% 的患病风险。如果父母一个是杂合子，一个是纯合子，每个孩子患病的概率增加到 50%，家系谱分析表现可能与常染色体显性疾病（假显性）相似。大多数纯合子突变发生在近亲关系或基因库较小的孤立群体中。复合杂合子突变的可能性取决于每个突变的基因频率，通常非常低。21- 羟化酶（CYP21）突变引起的先天性肾上腺增生症是常染色体隐性疾病的代表（见第 104 章）。21- 羟化酶基因有许多不同的突变，而且这些突变的患病率足够高（大多数人群中为 1/100），因

表 4-2　遗传性内分泌疾病的遗传机制

遗　传	内分泌疾病的例子	
	基　因	疾　病
染色体突变	*XXY* 多重基因	Klinefelter 综合征
常染色体隐性遗传	*CYP21*（21- 羟化酶）	先天性肾上腺增生症
常染色体显性遗传	*CASR*（钙敏感受体）	家族性良性低钙血症
X- 连锁	*KAL1*（Kallmann）	Kallmann 综合征
Y- 连锁	SRY（睾丸决定因子）	XY 性反转
常染色体显性遗传 克努森二次打击模型	*MEN1*（menin）	多发性内分泌腺瘤病 1 型
线粒体	*tRNA*（Leu-UUR）	糖尿病耳聋综合征
嵌合体	*GNAS1*（Gs 蛋白 α 亚单位）	McCune-Albright 综合征
体细胞突变	*TSHR*（促甲状腺激素受体）	自主性甲状腺结节
印记	*GNAS1*（Gs 蛋白 α 亚单位）	Albright 遗传性骨营养不良
多基因	多基因	2 型糖尿病
邻近基因综合征	几个基因的缺失	DiGeorge 综合征

此无血缘关系的父母不太可能是杂合子。因此，一个孩子遗传了 21 羟化酶的 2 个不同突变也会发病。根据突变对酶功能的影响程度，在不同患者中可以看到不同严重程度的表型。

（三）X 染色体疾病

女儿总是继承父亲的 X 染色体和母亲 2 条 X 染色体中的 1 条。儿子继承了母亲的 1 条 X 染色体和父亲的 Y 染色体。因此，在 X 染色体连锁遗传性疾病中不存在父子遗传，并且患病男性的所有女儿都是突变等位基因的携带者（图 4-4C）。因为男性只有一个 X 染色体，他们是突变等位基因的半合子，因此更容易出现突变表型。女性 X 染色体基因的表达受 X 染色体失活的影响，这导致大多数基因 2 个拷贝中的一个随机失活。偶尔，正常等位基因的显性 X 失活可导致携带 X 染色体疾病的女性出现部分表型，如 AVPR2 突变引起的肾性尿崩症 [25, 27]。

多种内分泌疾病，包括先天性肾上腺发育不良、肾上腺脑白质营养不良、肾性尿崩症、雄激素不敏感综合征、低磷性抗维生素 D 佝偻病和一种 Kallmann 综合征是 X 染色体遗传病。正如前面提到的 X 染色体遗传机制所预计的，这些疾病在男性比女性更常见。

（四）Y 染色体疾病

Y 染色体携带少量基因，很少有 Y 染色体连锁的疾病。Y 染色体基因之一，编码睾丸决定因子（TDF）的性别决定区 Y 基因（*SRY*）突变时可导致 XY 性逆转 [33]。或将 *SRY* 基因转移到 X 染色体可以导致 XX 男性表型。Y 染色体上的另一组基因包括对精子生成很重要的高度重复的 *DAZ* 基因。这些基因的（微）缺失通常作为一种新的生殖系突变而遗传，是导致无精子症和男性不育的重要原因 [34, 35]。

四、遗传疾病中基因型与表型的关系

遗传性疾病的临床表型变异是常见的，可以用以下几种机制来解释。

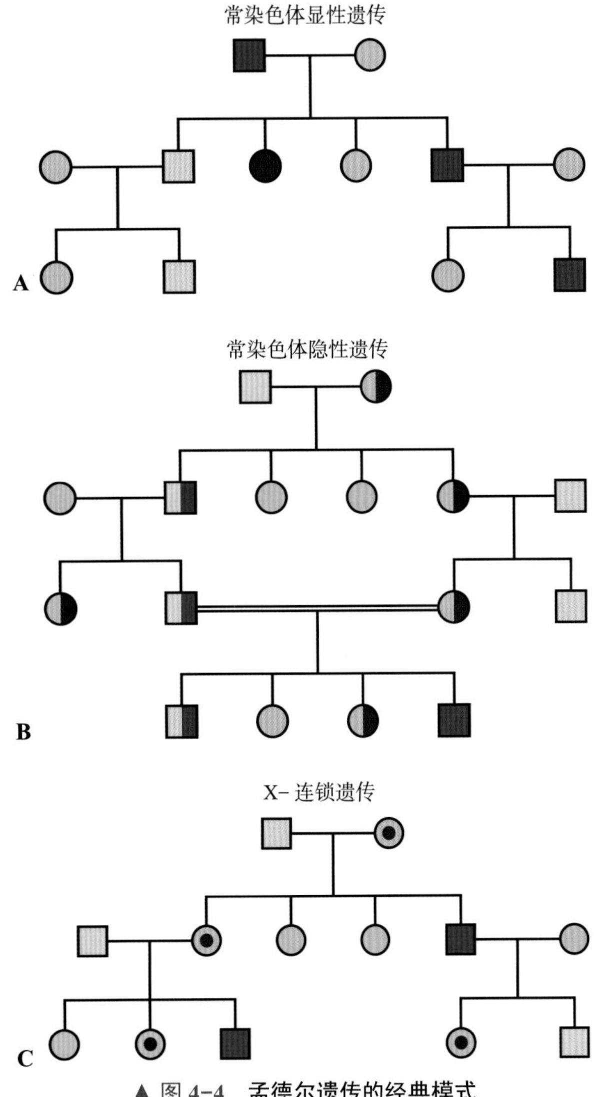

▲ 图 4-4　孟德尔遗传的经典模式

A. 常染色体显性遗传；B. 常染色体隐性遗传；C. X- 连锁遗传。男性用正方形表示，女性用圆圈表示。双线连接的父母表明有血缘关系。患者用实心表示。半实心表示杂合子个体。带点表示 X 连锁的女性携带者

等位基因异质性是指同一基因可能发生多个不同的突变。在某些情况下，特定等位基因与表型之间存在明显的基因型 - 表型相关性。某些突变可以使蛋白质完全失活，而另一些则保留部分功能。例如，雄激素不敏感的表型包括从严重抵抗和完全雄激素不敏感（睾丸女性化）到部分抵抗（Reifenstein 综合征）的多种疾病 [36]。等位基因异质性常常是遗传检测的一个难题，因为人们常需要检查整个基因，才能最终排除突变存在的可能。

非等位基因或位点异质性是指相似的疾病表型由不同基因的突变引起的。例如，肾性尿崩症可由 X 染色体 *AVPR2* 受体基因突变引起，而水通道蛋白 2（*AQP2*）基因突变也可导致常染色体隐性遗传或常染色体显性遗传性肾性尿崩症 [25, 27]。非等位基因的异质性可能给基因检测带来问题，因为可能需要考虑不同的基因，以及每个候选基因中等位基因异质性的可能性。现在下一代测序技术的应用可以在选择性富集后对多个候选基因进行全面和成本效益高的突变分析。例如，可购得对所有导致嗜铬细胞瘤 / 副神经节瘤的常见基因测序的试剂盒。

非遗传引起的表型如果与遗传所致的表型相同或相似，这种情况称为表型复制（phenocopy）。例如，甲状腺肿既可以是甲状腺激素合成缺陷所致，也可以是碘营养性缺乏所致 [37]。

有时携带相同突变的个体存在显著的表型差异。某些携带突变的个体可以无相关表型，这种情况被称为不全外显。表现度（expressivity）被用来描述突变基因携带者的表型谱。因此，表现度取决于外显率。导致不全外显和不同表现度的原因可能与环境因素、修饰基因或性别有关。基因 - 基因相互作用的效应通常被称为异位显性。某些个体的不全外显引起了世代跳转，导致家系谱混乱。表现度和外显率不同提示遗传和（或）环境因素可能影响“简单”孟德尔特征。这对遗传咨询有实际意义，因为人们即使在突变已知的情况下，也不总能预测疾病的进程。

除性染色体突变外，由于基因产物在男性和女性中的功能不同，一些疾病的表达方式受到性别的限制。例如，男孩 LH 受体功能突变可导致显性男性性早熟，因为该受体的激活诱导可睾丸产生睾酮，而在卵巢则是功能性沉默的 [38]。

五、简单的孟德尔遗传模式的变异

许多疾病表现出家族聚集性，但没有明显的孟德尔遗传模式（表 4-2）。这适合于解释许多复杂疾病，可能是许多先天性缺陷和重大健康问题的发病基础，如 2 型糖尿病、高血压、肥胖症、骨质疏松症、心脏病和精神疾病等。这些疾病涉及多个不同基因，每一个基因都直接或通过基因 - 基因

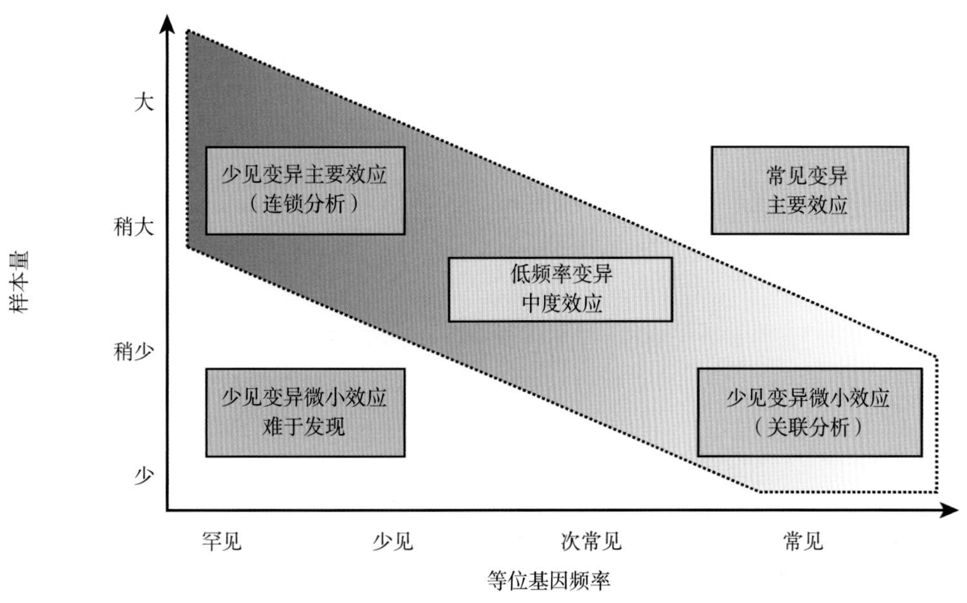

▲ **图 4-5 等位基因频率与效应量的关系**

一些罕见的等位基因可能有主要效应，如经典的孟德尔遗传病。如果它们以家族的方式出现，可以通过连锁分析来确定。复杂的疾病同时存在大量的高危等位基因，这些等位基因通常影响轻微。关联分析在识别小到中等影响的常见变异方面更有效（改编自 Manolio TA，Collins FS，Cox NJ，et al：Finding the missing heritability of complex diseases. Nature 461：747-753，2009.）

相互作用（图 4-5）对疾病表型有部分的贡献。通常这些基因中的任何一个基因贡献率都比较弱，在大的家系谱中很难通过经典的遗传连锁方法进行定位[39, 40]。因此，复杂疾病的遗传分析在很大程度上依赖于大规模的、基于人群的 GWAS[7, 13, 40-43]。通过这种 GWAS，人们可以发现患者中发生频率增加的遗传变异。另外，还可以发现患者家系中遗传变异频率高于普通人群的遗传变异频率。此类研究颇具挑战性，通常需要的样本量很大（几百到几千人）。此外，必须在整个基因组中搜索该疾病相关的候选遗传标记，现在很容易通过基于珠基或微阵列的综合基因分型的单核苷酸多态性（SNP）分析来实现（图 4-1 和图 4-2）。由于许多不同的基因（和环境事件）导致这些疾病的发病，只有因相对较少的基因数导致某些特定亚表型时，或在研究相对均一的人群样本时，这种类型的基因搜索才是最成功的[43, 44]。例如，同胞配对法已成功地用于发现与 1 型糖尿病相关的遗传位点[42]，均一人群相关研究在亚米西人中发现了参与胰岛素分泌和作用的相关位点[44]。大量的 GWAS 现在已经证实了与 2 型糖尿病相关已知的基因并发现了许多新的基因和位点[7, 45, 46]。

每个线粒体都包含一条环状染色体的多个拷贝，它编码了呼吸链的相关蛋白质及转运核糖体 RNA。线粒体基因组不进行重组，因为所有的线粒体都来源于卵母细胞的细胞质，因此是母系传递。因此，线粒体疾病只能从母亲传给后代，男性和女性患病率是一样的。线粒体疾病通常具有复杂的临床特征，肌肉和大脑常受累，因为这些组织对氧化磷酸化高度依赖。此外，这些疾病往往有内分泌表现。例如，母系遗传性的糖尿病耳聋综合征是由编码亮氨酸 tRNA 的线粒体基因突变引起的[47]。

除了女性 2 条 X 染色体中的一条失活（X 失活），基因失活也发生在常染色体的某些染色体区域[48]。这种现象被称为基因组印记，导致一个等位基因的优先表达。这取决于它的亲本来源，并能影响某些遗传疾病的表达。典型的例子如 Prader-Willi 综合征（Prader-Willi syndrome）和 Angelman 综合征（Angelman syndrome），是因位于 15 号染色体短臂上的基因失活所致。Prader-Willi 综合征基因缺陷只来源于父系来源的染色体上。另外，Prader-Willi 综合征也可以由来源于 15 号染色体的 2 个母体拷贝遗传所致，即母体单亲二体 15。相比之下，Angelman 综合征患者是由 15 号染色体的同一区域的丢失所致，但这种情况仅发生在母系来源的染色体上，或者他们有父系单亲二体 15 [49]。基因组印记也参与了编码刺激性 Gsα 亚单位的 *GNAS1* 基因突变所致的各种临床表现 [50–52]。*GNAS1* 基因杂合子功能失活突变则导致了 Albright 遗传性骨营养不良（Albright HO）。*GNAS1* 突变的父系遗传仅导致 AHO 表型（假性甲状旁腺功能减退症）（图 4–6）；而母系遗传所致的 AHO 同时对甲状旁腺激素（PTH）、生长激素释放激素（GHRH）、促甲状腺激素（TSH）和促性腺激素等激素产生抵抗，所有这些都可刺激 G 蛋白偶联受体（假性甲状旁腺功能减退症 1A 型）。这些表型差异是 *GNAS1* 基因的组织特异性印记造成的，*GNAS1* 基因主要由甲状腺、性腺索和近端肾小管等组织中的母体等位基因表达。在大多数其他组织中，*GNAS1* 基因是双向表达的。在独立性肾性 PTH 抵抗（假性甲状旁腺功能减退症 1B 型）的患者中，*GNAS1* 基因的印记缺陷导致近端肾小管 Gsα 的表达降低 [50]。

嵌合体现象是指个体中存在 2 个或多个基因型不同的细胞系。嵌合体现象可能是胚胎发生或发育后期发生的突变所致。嵌合体缺陷出现的发育阶段将决定是否累及生殖细胞或仅累及体细胞。体细胞嵌合体的特征是含有突变的体细胞呈片状分布。例如，在发育早期发生在 Gsα 亚单位的激活突变引起 McCune–Albright 综合征（McCune–Albright syndrome）[53]。该综合征的临床表型取决于突变的组织分布，可包括性类固醇分泌并导致性早熟的卵巢囊肿、多发性骨纤维发育不良、皮肤咖啡斑、垂体腺瘤和自主性高功能甲状腺结节。

体细胞突变在各种类型的肿瘤中也起着重要作用 [54, 55]。利用高通量测序技术对癌症进行深度全基因组分析，发现了新的癌症基因的点突变，并识别出一些癌症基因组携带的大量体细胞重排 [55, 56]。当体细胞突变导致细胞增殖增强或细胞存活延长时，就可能导致细胞群的克隆性增生及肿瘤的发生。TSHR 或 Gsα 激活性突变可导致自主性高功能甲状腺结节（见下文）。在遗传性癌症综合征中，“第 1 次打击”已经在生殖系中遗传，相关抑癌基因的第二等位基因的体细胞突变起着重要作用（克努森二次打击模型）。MEN1 就是这种例子。

在几个基因中发现了三核苷酸重复序列，而且其数量在健康个体中有所不同（多态性变体）。例如，在雄激素受体（AR）基因的第 1 个外显子中发

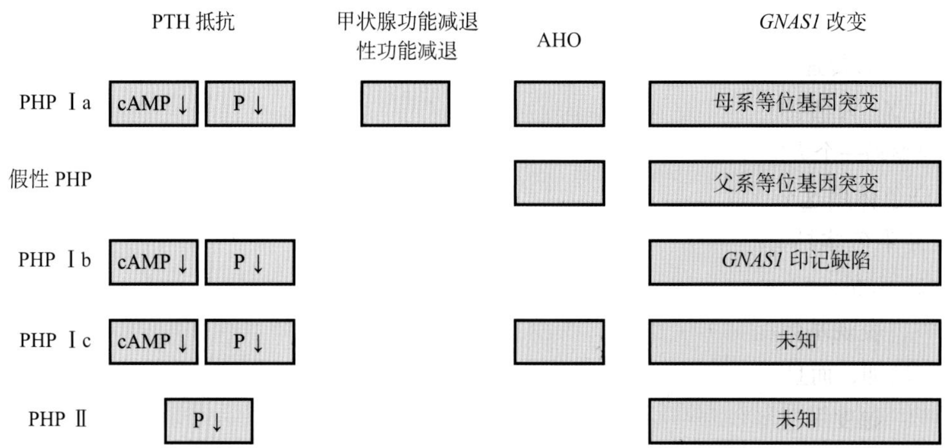

▲ **图 4–6　*GNAS1* 基因的印记效应**

GNAS1 基因编码刺激性 Gsα 亚单位，失活突变导致 Albright 遗传性骨营养不良（AHO）。母系遗传所致 AHO 的同时对 PTH、TSH 和促性腺激素等激素产生抵抗，这些激素都刺激 G 蛋白偶联受体（假性甲状旁腺功能减退症 1A 型，PHP 1A）。*GNAS1* 突变的父系遗传导致了 AHO 表型（假性甲状旁腺功能减退症）。这些表型差异是 *GNAS1* 基因的组织特异性印记造成的，*GNAS1* 基因主要由甲状腺、性腺索和近端肾小管等组织中的母体等位基因表达。在大多数其他组织中，*GNAS1* 基因以双等位基因的方式表达。在 PTH 孤立性肾抵抗（PTH 1B）的患者中，*GNAS1* 基因的印记缺陷导致近端肾小管中 Gsα 的表达降低 [50]。PHP 1c 是一种由 *GNAS1* 基因突变或印记异常所致的 Gsα 功能受损引起异质性疾病；然而大多数 PHP 1c 患者潜在的发病机制目前尚不清楚。PHP PHP 2 的分子基础尚待阐明。AHO. Albright 遗传性骨营养不良；cAMP. 环磷酸腺苷；P. 磷；PHP Ia. 假性甲状旁腺功能减退症 1A 型；PHP Ib. 假性甲状旁腺功能减退症 1B 型；PHP Ic. 假性甲状旁腺功能减退症 1C 型；PHP Ⅱ . 假性甲状旁腺功能减退症 2 型

现的 CAG 重复次数在非裔美国人中最低，在白种人中居中，在亚洲人中最高[57]。然而超过某一临界阈值的重复次数的增加，就会导致 X 连锁的脊髓和延髓性肌萎缩症发生及部分性雄激素抵抗（SBMA）［又称 Kennedy 综合征（Kennedy's syndrome）］[58]。其他一些三核苷酸重复疾病常伴内分泌特征。例如，强直性肌营养不良的男性患者常伴性功能减退症[59]，Friedreich 共济失调患者发生糖尿病的风险与三核苷酸重复的长度有关[60]。

表观遗传学描述的是一类非一级 DNA 核苷酸序列变异所致的疾病的机制和表型发病机制。这类疾病是由 DNA 或组蛋白的二次修饰引起的[61, 62]。常见的修饰包括 DNA 甲基化与乙酰化、磷酸化、甲基化和组蛋白类泛素化。表观基因组的这些变化通常会导致细胞（转录组）的转录特征改变，进而影响蛋白质的表达谱（蛋白质组）。这些修饰可以通过遗传因素（即在 X- 失活和印记的情况下），也可通过环境因素如饮食、年龄或药物诱导所致。X 染色体失活是指女性 X 染色体 2 个拷贝中的一个失去活性的现象。失活过程是一种剂量补偿效应，避免了雌性（X X）的 X 染色体基因产物是雄性（XY）基因产物的 2 倍。在特定的细胞中，一般其中一条 X 染色体失活，但一旦母系或父系 X 染色体失活，它将在细胞分裂后传递信息并保持失活状态。X- 失活过程是由 X- 失活特异性转录（Xist）基因介导的，该基因编码一个大的非编码 RNA，并将转录其表达的 X 染色体用这个 Xist RNA 包裹而将其沉默[63]。失活 X 染色体具有高度的甲基化，但其组蛋白乙酰化水平较低。

在癌症中，表观基因组变异包括 DNA 甲基化的同时丢失和增加，而且抑制性组蛋白修饰也会有类似的改变[64]。过度甲基化和低甲基化与介导和控制 DNA 甲基化的基因突变有关。高甲基化通常会导致基因启动子区 CpG 岛的沉默，这包括抑癌基因的表达。典型的低甲基化通常与去基因表达抑制有关，还可导致基因组不稳定性发生。

六、连锁分析和关联分析的原理

遗传连锁是指基因沿着染色体的长度彼此结构上相连。因此，染色体上紧密相连的 2 个基因除非发生重组事件将它们分离，通常一起遗传。减数分裂过程中发生的重组，对于基因定位很有用，因为它提供了一个标记，为基因定位划定了边界。基因交叉或重组事件的发生概率与它们之间的距离大致成正比。因此，与紧密相连的基因相比，相隔较远的基因更容易被重组事件分离。只要家系或群体足够大，这些特征足以使计算 2 个基因之间的遗传距离成为可能。1 厘摩根（cM）是指 2 个基因的重组频率为 1%，相当于约 1Mb 的 DNA（图 4-1）。

连锁率通常用对数优势计分法（lod）表示，是反映疾病和基因位点连锁与非连锁的可能性数据的比率[65]。正数支持连锁，而负数支持非连锁。一般认为，lod 分数 +3 就可认定基因存在连锁，而分数 − 2 则为基因存在非连锁。当候选基因区域通过连锁被识别时，可以使用其他标记进行更详细的分析，或如果该区域足够小，可以尝试在特定位点内存在的许多基因来发现疾病基因。

DNA 多态性的存在是连锁分析的必要条件。遗传变异提供了一种在个体中区分母系和父系染色体的方法，也提供了染色体上不同区域的标记。既往，这些多态性包括限制性片段长度多态性（RFLP），其中核苷酸序列变异改变了 DNA 中特定限制性位点的存在。因此，RFLP 联合 Southern 杂交分析可以追踪一个家系中等位基因的传递。尽管 RFLP 分析的原理对于理解疾病遗传和基因定位是有用的，但该技术现已被其他多态性分析方法所取代。最初由高度重复的 2-bp、3-bp 或 4-bp 序列组成的短串联重复序列（STR）或微卫星序列用于连锁分析。HGP 在整个基因组中生成 STR 的高密度图谱（图 4-1）。现在 SNP 的基因分型已经取代了 STR 的界定方法。单核苷酸多态性（SNP）是指特定位点上的一个碱基对变异，是最常见的遗传变异形式。SNP 大约每 300 个碱基对出现一次，非编码和编码区域中均可出现（图 4-1 和图 4-2）。编码序列中的 SNP 可以是同义的（即不改变氨基酸代码），也可以是非同义的。人类基因组任何 2 个拷贝的 DNA 序列之间大约有 300 万个差异。现在通过基于微阵列和基于珠基的阵列技术，可以很容易地对个体基因组中多达 100 万个 SNP 进行综合基因分型，这种方法对于 GWAS 是必不可少的。

在确认了人类基因组中常见的大约 1000 万个 SNP 之后，国际人类基因组单体型图（HapMap）计划已经生成不同种族背景个体中的常见遗传变异目录（表 4–1）[66, 67]。邻近的 SNP 作为被称为单倍型的结构一起遗传，因此命名为 *HapMap*。这些单倍型块可以通过对选定的 SNP（即标签 SNP）进行基因分型来识别，这是一种降低成本和工作量的方法（图 4–3）。

等位基因关联表示等位基因与疾病的频率显著增加或减少。这可能是由于真正的生物学联系或连锁不平衡即存在紧密联系。关联分析将患病群体与对照群体进行比较，如患病个体和配对对照，或患病和未患病的兄弟姐妹 [14, 41, 45]。等位基因关联分析有助于发现复杂疾病的易感基因。例如，关联分析揭示了 HLA 区域、胰岛素 VNTR（可变数目串联重复序列）和 CTLA4（细胞毒性 T 淋巴细胞相关蛋白 4）基因在 1 型糖尿病中的作用（见第 39 章）。在 2 型糖尿病中，已经确认了与多种基因的关联，如 TCF7L2（调节胰岛素和胰高血糖素基因的转录因子）、PPARγ（作为格列酮类靶点的核转录因子）、KCNJ11（B 细胞中表达的钾通道）和 SLC30A8（锌离子转运蛋白）（见第 40 章）[7, 42, 45]。

目前，下一代测序技术（next-generation sequencing，NGS）可以实现对相当较多的个体的所有外显子或全基因组进行测序。通过将这些深度测序结果与连锁分析结合起来，将来有可能确定具有较大影响的罕见的致病基因变异 [68]。

七、用于检测基因缺失和点突变的方法

突变，即发生在核酸序列上的任何改变，在结构上是多样的，可以仅为一个（点突变）或几个核苷酸的改变，也可以是发生在基因、染色体、甚至整个基因组层面的结构上的改变。突变可能发生在基因的调控区、内含子或外显子区域。发生在基因编码区的点突变，常导致氨基酸的替换（错义突变）、终止密码子提前（无义突变）、移码或基因沉默；而内含子突变则可能引入或消除一段将前体 RNA 正确剪接为成熟 mRNA 的重要序列。

重组 DNA 技术常用来研究某种特定的疾病，这一研究常基于临床或病理生理学特征的线索，利用这些线索可以预测有缺陷的基因。例如，一个家系中的部分成员出现选择性生长激素缺乏，根据这一线索我们可以合理推测，可能是因为编码生长激素（GH）、生长激素释放激素（GHRH）、生长激素释放激素受体的基因缺陷。然而，某些情况下，我们不能确定致病基因。例如，在多发性内分泌腺瘤综合征（MEN）中，很难预测某一个基因是否可以导致多种来源的内分泌细胞增殖。因此，最为便捷的方法是将染色体区域定位标志物与疾病表型进行关联分析（见前描述），以此确定候选致病基因，再在受影响的患者里进一步分析验证该基因是否致病。

（一）检测突变

在前几版的章节有对突变的检测更为详细的描述 [9, 69]。对基因组的大片段突变，通常使用的检测手段包括细胞遗传学法、荧光原位杂交法、Southern 印记法、高通量基因分型技术和测序，而对更为微小的突变则主要依靠聚合酶链式反应（PCR）[70]。PCR 是分子诊断学领域非常强有力的手段，主要原因为：① DNA 通过 PCR 大量扩增，这使得痕量组织样本即可检测。常规情况下，PCR 的 DNA 样本来源于淋巴细胞，或者唾液、毛发、羊水、绒毛膜绒毛等其他可获取的组织或体液中的细胞。②因为 PCR 使用人工合成的寡核苷酸来启动反应，它可以广泛应用于任何已知序列。PCR 对于连锁和关联分析也是必不可少的，因为高度多态性序列（微卫星和 SNP）很容易被扩增 [71]。

在许多情况下，PCR 是研究突变细节特征的起点。在研究初期，PCR 扩增产物通常用于 DNA 测序，以确定基因发生的位置和碱基改变，这是因为经 PCR 扩增后，DNA 的量相对较大，可以直接对 DNA 片段进行测序 [72]。还可将经 PCR 扩增后的 DNA 片段亚克隆到质粒载体中，以进行后续的 DNA 测序。PCR 产物直接测序的优势在于，它是基于一大群扩增的 DNA 分子，而不是基于可能会携带 PCR 扩增时配对错误（大约 3000 个碱基中出

现1个错误）的单个克隆。PCR产物的直接测序还有一个优点，就是可以检测位于等位基因上的杂合突变。

当先证者被确定与某一特定突变或SNP密切相关后，家系中的其他成员或个体可以通过多种技术如最常见的直接测序法来确定是否存在这一突变。

（二）高通量测序技术

多种高通量测序平台（又被称为下一代测序或大规模并行测序）开始逐步商业化，这些高新技术的出现迅速地改变了遗传和基因组分析的范围，并能以相对较低的价格对大范围的基因区域、靶向富集后的多个基因、全外显子（编码区）甚至全基因组进行测序[73]，这使临床医生更易于识别致病突变，并高效地确定SNP的特征。此外，这些技术还可以应用于RNA的表达、非编码RNA或微小RNA（microRNA）、蛋白-DNA相互作用、表观遗传学改变及宏基因学的分析[74]。高通量测序可以同时获取数以百万计的碱基序列。高通量测序的流程为利用少至几微克的DNA来构建模板DNA文库，然后将DNA片段两端与特异性的寡核苷酸适配体连接，与适配体连接的单链DNA片段边扩增边测序。其中，测序的技术因平台的不同而多种多样，包含焦磷酸测序、基于聚合酶合成法测序、基于连接测序法。与毛细管测序法（650～800bp）相比，高通量测序产生的序列片段读长更短（35～250bp，取决于测序平台），高通量测序需要强大的计算能力和繁复的生物信息学技术，将序列进行整合并与参考序列进行对比[75, 76]。高通量测序技术在阐明疾病的分子机制方面卓有成效，例如，一位表现为生长发育迟缓、骨骼发育不良和严重便秘的儿童，甲状腺素正常边界水平，全外显子测序发现甲状腺激素受体α（THRA）基因编码区有一新发的杂合无义突变[77]，在优势表达THRA的组织中，突变蛋白抑制了正常野生型受体的功能，从而产生显性抑制效应。

（三）突变激素和受体的功能研究

检测到了DNA上的突变并不足以证实该突变会产生某一特异的临床表型，首先，碱基替换可以是人群总体的多态性或DNA序列变异，如果碱基替换发生在基因的编码区，但不引起氨基酸改变，这更可能只是多态性，但是偶尔也可影响mRNA稳定性和剪接功能，这被称为沉默突变[78]，如果突变产生了氨基酸替换，仍有可能"生理上沉默"且不改变蛋白功能。解决这个问题的途径是在大样本正常对照人群（如100例）中筛选该假想突变，或在有大样本全外显子测序数据的公共数据库进行查找，如果在没有症状的对照人群中找到了该类型的氨基酸替换，那么这个变异是多态性的，虽然它可能会有微小的功能改变。其次，在多个物种里具有高度进化保守性的密码子（这可能意味着该部位功能十分重要）发生了氨基酸替换，那么该突变致病可能性很高。最后，致病突变一般会在家系成员中与临床表型共分离，而多态性是随机分布的，除非刚好分布在与疾病连锁的位置附近。尽管以上这些多态性的鉴别方法并不完全可靠，但由于后续"候选突变"的功能性评估需要大量的实验验证，这些鉴别方法在临床实践上仍有重要意义。

假设有某一碱基改变不是多态性的证据，常需通过功能实验来进行突变效应评估，这一实验可通过DNA重组技术来实现。通常情况下，DNA重组技术被应用于评估突变的功能，如图4-7所示，在细菌或真核细胞内表达重组的突变蛋白或野生型蛋白，后续可以进行大量的功能实验。例如，转录因子可与包含荧光素酶基因上游目标启动子的报告基因共表达（图4-7B）[79]。转录因子可以与目标启动子结合，驱动细胞内下游荧光素酶基因表达，荧光素酶的活性可在细胞裂解液中检测，蛋白-DNA相互作用则可以通过电泳迁移实验（图4-7C）来证实[80]。蛋白与DNA特定序列结合，与蛋白结合的同位素标记的核酸迁移速率降低。其特异性可以通过设置对照来证实，这些对照可包含过量的特异性竞争子、突变寡核苷酸，以及用该转录因子特异性的抗体共孵育（超迁移）。发生在酶的突变，如21-羟化酶，则可以通过检测其与底物结合并催化反应的能力来证实[81]。发生在受体的突变，如胰岛素受体，则可以通过一系列实验来进行功能验证，这些功能包括胰岛素结合、受体自身磷酸化、受体内化及受体稳定性[82]。同样，G蛋白偶联受体的激

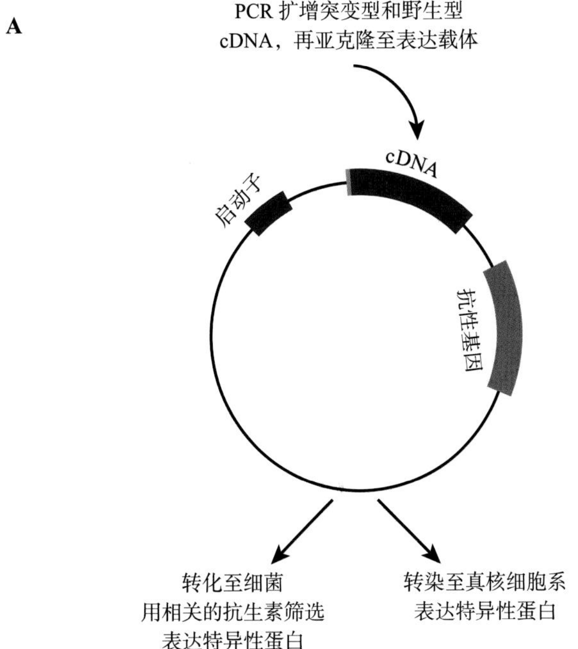

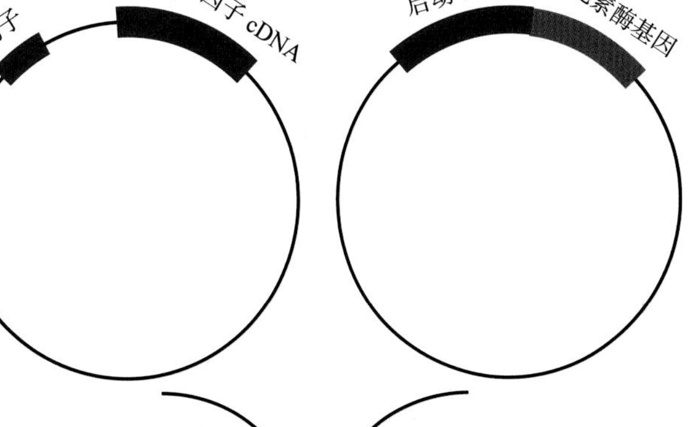

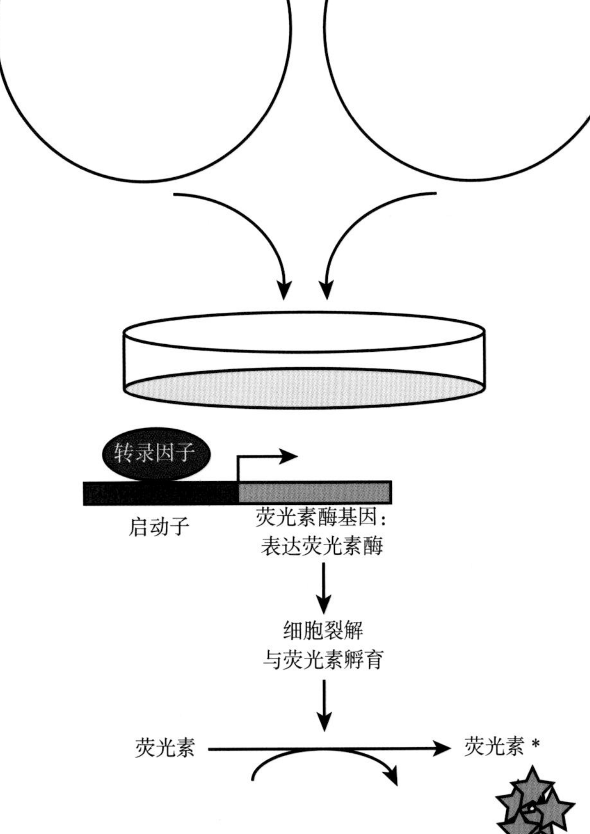

C

蛋白 -DNA 互相作用：电泳迁移实验

–	+	+	+	+	表达转录因子蛋白	
+	+	+	+	+	放射性标记的 dsDNA 探针	
–	–	+	–	–	特异性竞争子	
–	–	–	+	–	变异竞争子	
–	–	–	–	+	抗转录因子抗体	

超迁移
迁移
游离振针
凝胶中的迁移
原理图
放射图

◀图 4-7 表达重组激素用于功能分析

表达重组激素、受体、信号分子、转录因子是探索假想致病突变效果的重要策略。表达系统多种多样，包括大肠杆菌、杆状病毒、痘病毒、哺乳动物细胞，可以根据蛋白特征、期望蛋白表达水平和后续功能实验方法来选择表达系统。A. 将目标基因的野生型或突变型 cDNA 克隆至合适的载体上；B. 转录因子的荧光素酶报告实验举例。编码目标转录因子的 cDNA 与包含靶向启动子的荧光素酶报告基因载体共转染[79]，转录因子可以与其靶向启动子结合，驱动细胞内下游荧光素酶表达，细胞裂解液中即可检出荧光；C. 蛋白 -DNA 相互作用则可以通过电泳迁移实验来证实[80]，蛋白与 DNA 特定序列结合之后，导致与蛋白结合的同位素标记核酸迁移速率降低，其特异性可以通过设置对照，如包含过量的特异性抑制剂、突变寡核苷酸，以及用该转录因子特异性的抗体孵育（超迁移）来进一步证实

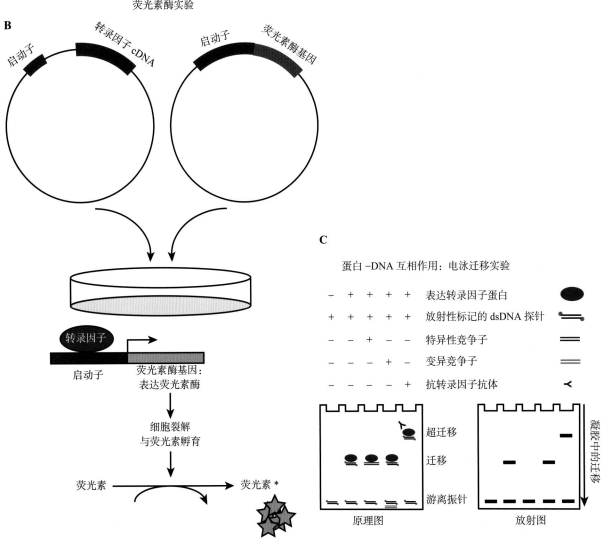

活或失活突变验证，可以通过检测其与激素结合能力，以及其通过后续第二信使来转导的信号通路变化来实现[28, 38, 83]。发生在核受体如甲状腺素受体的突变，则可以通过分析其与甲状腺素结合的能力及和特定 DNA 序列结合的能力来验证，也可在瞬时基因转染实验中分析其转录因子的转录调控能力来验证[77, 84]。以上这些类型的研究，不仅可以明确特定突变的功能改变，还可以观察蛋白结构 – 功能和激素作用。在许多情况下，因为突变的功能是通过临床表型而被发现的，这些“自然实验”可以帮助快速识别重要的功能结构域。

八、遗传内分泌疾病概述

分子生物学已经并且将继续改变内分泌学的实践和发展[85]。除了提高我们对激素和受体结构、功能的认知外，新技术的发展还可以生产大量的重组激素，如胰岛素（有或无动力学改变）、生长激素、促性腺激素、促红细胞生成激素等。对于许多单基因疾病，分子学技术的广泛应用，对疾病的临床管理产生了与日俱增的影响力（表 4–1 和表 4–3）。基因诊断在评估家族性的 MEN2 [5] 和遗传性或自发性嗜铬细胞瘤方向颇有建树[86–88]。检测出促进恶性肿瘤产生的驱动突变，对后续靶向治疗的决策起了重要作用。例如，部分酪氨酸激酶抑制药现已批准应用于晚期甲状腺髓样癌和晚期滤泡型甲状腺癌[89]。恶性肿瘤的广谱突变检测对肿瘤分类、靶向治疗的选择，以及患者的肿瘤无演变生存状态的改善产生越来越大的影响。另外，对内分泌领域未知分子和信号通路的验证和探索，可以增加我们对代谢调控网络的认知[90, 91]，就像新发现的鸢尾素，我们从前对其并不了解，现在，我们知道鸢尾素可以促进新发现的米色脂肪细胞的形成[92]。

九、患者的护理

仔细的临床评估结合选定的辅助生化和影像学研究，仍然是解开疾病的潜在致病机制缺陷的第一步[11]。家族史对于认识遗传成分的可能性是非常重要的。一个详细的谱系对于识别遗传性状、评估遗传风险和遗传咨询的目的是非常宝贵的[93]。由于年龄依赖的表现性和外显率的可能性，家族史应不断更新。一般来说，基因检测只能在获得知情同意后进行。应仔细告知患者和家属阳性结果的潜在后果，如心理痛苦和歧视的可能性。在阳性遗传测试结果的情况下，临床医生必须讨论对受影响的个人和其他家庭成员的潜在影响。患者必须被告知，他或她有责任联系那些应该接受测试的亲属，因为临床医生被禁止在未经其正式许可的情况下与家人联系。同样重要的是讨论阴性结果的含义，这应该包括对假阴性或不确定结果的解释及测试技术的局限性。儿童的遗传检测提出了不同的伦理问题[94]。在大多数情况下，它应该限于它对医疗管理产生影响的情况。如果没有明显的获益，测试应该推迟到患者可以独立同意。

进行基因测试的实验室可通过基因测试网站（http://www.genetests.）找到国际实验室目录（表 4–1）。对于某些罕见的疾病，测试可能只能通过研究实验室获得。如果由于生殖细胞传递，所有细胞都发生致病突变，则可以从任何组织中收集 DNA（如有核血细胞或颊细胞），进行细胞遗传学和突变分析。在体细胞突变的情况下，仅限于肿瘤组织，

表 4–3 疑似基因病患者的诊断方法

详细的临床特征
• 特征性表型
• 根据表型初步考虑候选致病基因
确定是否存在大片段缺失或重排
• 细胞遗传学或荧光原位杂交
• Southern 印记分析
• 基因型确定
未知基因引发的疾病
• 目前方法：候选基因分析，全外显子或全基因组测序
• 传统方法：考虑与单核苷酸多态性位点（SNP）或短的串联重复序列（STR）连锁，候选基因克隆
小片段缺失或点突变
• 直接 DNA 测序筛查突变
确定突变是否改变了蛋白的已知功能
• 体外分析突变蛋白
• 体内或转基因分析突变蛋白
治疗策略的应用
• 遗传咨询
• 基于突变的其他干预

需要足够的样本来提取 DNA 或 RNA。

（一）遗传性内分泌失调

几百种内分泌疾病表现出一种遗传模式，暗示着一种原发基因缺陷（见 omim 和人类基因突变数据库）[95, 96]。

在许多这些疾病中，基因突变已经被发现（表 4-4）。一些共同的主题来自于已经阐明的许多遗传缺陷中。第一，许多内分泌疾病的表型变异性往往反映在遗传异质性上。一些以前被认为代表不同疾病的临床表型现在可以被解释为单个基因中不同类型突变的表现。例如，先天性肾上腺增生的临床变异可归因于参与类固醇生物合成的 21- 羟化酶或其他酶的不同突变 [97, 98]。第二，某些基因成为突变频繁靶点的倾向可以部分通过基因结构和组织来解释。如生长激素基因，已被复制形成基因簇，易发生重组和缺失 [99, 100]。第三，虽然最初报道的许多突变与严重受影响的患者有关，但现在很明显，后果较轻的突变可以导致更离散的表型，并且通常有一个表型谱。例如，雄激素不敏感的表型包括一系列疾病，从完全雄激素不敏感到 Reifenstein 综合征的轻度抵抗，以及与男性乳房发育和不孕症相关的其他轻度雄激素抵抗综合征 [36]。这些疾病都是由雄激素受体突变引起的，但突变会导致不同程度的受体功能障碍。在某些情况下，受体被删除或以完全失活的方式突变的。在其他例子中，突变扰乱受体的数量或稳定性，导致部分耐药。表型变异也可归因于环境影响和（或）其他基因的作用，称为修饰基因。这一概念的进一步扩展是，正常人群中的遗传多态性（DNA 序列变异）导致激素或受体活性的细微差异，从而构成在正常激素水平和活性范围内所见的变异性的一部分。

因为不同内分泌基因的突变已经达到了惊人数量 [9, 10, 85]，以广泛的方式描述每一种疾病是不实际的。感兴趣的读者可参考个别章节和表 4-4 中的参考资料。此外，这些疾病在 OMIM、人类基因突变和基因测试数据库中进行了描述（表 4-1）。然而，提供在内分泌途径的不同步骤发生的突变的例子是有用的，可以说明基因缺陷引起的疾病的广度和异质性。

（二）激素突变

激素突变将成为内分泌疾病的常见分子基础。但在绝大多数情况下，激素缺乏综合征的病因仍然不明。例如，生长激素缺乏很少涉及生长激素基因的缺失或突变 [101]。多数是由遗传性或获得性下丘脑缺陷，可能涉及 GHRH、产生 GHRH 的神经元、GHRH 受体或 GHRH 分泌的调节途径异常使然 [102]。再者，特发性促性腺功能减退症，其病因由于控制了产生 GnRH 的神经元的迁移或发育基因缺陷（包括 KAL1、FGFR1、PROKR2、PROK2、CHD7、FGF8），而非 GnRH 基因缺陷导致 [103]。

GH 基因是一个大型基因簇的成员，该基因簇还包括一个 GH 变异基因、几个结构相关的绒毛膜生长激素基因和伪基因（与正常基因高度同源但功能失活的基因）。由于此类基因簇包含串联排列的多个同源 DNA 序列，因此它们特别容易发生重组，从而导致基因重复或缺失。已知具有序列同源性的区域的配对不当会导致减数分裂过程中的不对等交换，从而导致一个染色体上的基因重复和另一染色体上的基因缺失 [100, 104]。生长激素缺乏症中，常染色体隐性遗传生长激素缺乏症（IGHD 1A）是研究最深入的激素突变之一（见第 23 章）。来自患病儿童的 DNA 的 Southern 印迹分析表明，GH 基因为纯合缺失，这与常染色体隐性遗传的遗传模式一致。GH 基因的隐性点突变导致生长激素缺乏症为 IGHD 1B 型。在 IGHD 2 中，GH 基因的常染色体显性突变编码与正常 GH 蛋白聚集在一起的错误折叠的蛋白，因此产生了显著的负面影响 [105, 106]。这些复合物也可能对促生长激素细胞产生毒性。

表 4-4 列出了激素中已描述的其他突变。前胰岛素原的突变阻止了胰岛素原前体分子的加工，导致失去生物活性胰岛素分子的分泌 [107]。PTH 信号序列的突变，两个 PTH 等位基因中即使只有其中之一受到影响，也会导致甲状旁腺功能减退 [108]。该突变会干扰激素的运输和加工，因而可认为突变分子可能会干扰其他细胞蛋白（包括正常的 PTH 蛋白）的转运。AVP-NPII 基因负责编码抗利尿激素及其运载蛋白，该基因多数突变与 PTH 突变部分相似。ASI-NPII 前体蛋白的信号肽或神经节蛋白部分

表 4-4　遗传内分泌疾病举例

内分泌突变	疾　病	遗传方式	染色体位置	突变类型	基准数
激素突变					
胰岛素	高胰岛素血症	AR	11p15.5	P	107
生长激素	矮小	AR、AD	17q22～q24	D、P	100
POMC	肾上腺功能不全、肥胖	AR	2p23.3	P	121
PTH	甲状旁腺功能减退	AD	11p15.3～15.1	P	108
TSH	TSH 缺乏、甲状腺功能减退	AR	1p22	D、P	113
甲状腺球蛋白	甲状腺功能减退、甲状腺肿	AR	8q24.2～q24.3	P	295
LH	LH 缺乏、性腺功能减退	AR	19q13.32	P	115
FSH	FSH 缺乏、性腺功能减退	AR	11p13	P	116
加压素 / 神经肽Ⅱ	神经垂体 DI	AD	20p12.21	P	109
抗激素	米勒管保留	AR	19p13.3～p13.2	P	316
瘦素	肥胖	AR	7q31.3	P	119
结合蛋白突变					
TBG	甲状腺功能正常的低甲状腺素血症	XL	Xq21～22	D、P	123
甲状腺素运载蛋白	甲状腺功能正常的高甲状腺素血症	AD	18q11.2～12.1	P	129
白蛋白	甲状腺功能正常的高甲状腺素血症	AD	4q11～q13	P	126
膜受体突变					
胰岛素受体	胰岛素抵抗	AR、AD	19p13.3～13	P	82
GnRH 受体	低促性腺素性功能减退症	AR	4q21.2	P	142
GHRH 受体	GH 缺乏	AR	7p15～p14	P	317
TRH 受体	下丘脑性甲状腺功能减退症	AR	8q23	P	318
GH 受体	Laron 侏儒症	AR	5p13～p12	P	132
TSH 受体（失活）	TSH 抵抗	AR	14q31	P	150
TSH 受体（激活）	甲状腺功能亢进	AD、S	14q31	P	83
LH 受体（失活）	性腺功能减退	AR	2p21	P	319
LH 受体（激活）	男性性早熟	AD、S	2p21	P	38
FSH 受体（失活）	卵巢衰竭、精子发生减少	AR	2p21～p16	P	156
PTH 受体（失活）	Blomstrand 软骨发育不良	AR	3p22～p21.1	P	320
PTH 受体（激活）	Jansen 软骨发育不良	AD	3p22～p21.1	P	145
ACTH 受体	肾上腺功能不全	AR	18p11.2	P	321
加压素 V_2 受体	肾原性 DI	XL	Xq27～q28	P	137
钙受体（失活）	低钙高钙血症	AD、AR	3q21～q24	P	160
钙受体（激活）	甲状旁腺功能减退	AD	3q21～q24	P	146

（续表）

内分泌突变	疾　病	遗传方式	染色体位置	突变类型	基准数
AMH 受体	米勒导管保留	AR	12q13	P	322
瘦素受体	肥胖	AR	1p31	P	323
黑皮素 4 受体	肥胖	AD	18q22	P	324
核受体突变					
维生素 D	2 型维生素 D 抵抗性佝偻病	AR	12q12～q14	P	181
甲状腺激素	RTH β	AD	3p24.3	D、P	325
	RTH α	AD	17q21.1	D、P	77
糖皮质激素	糖皮质激素抵抗	AR	5q31	P	184
盐皮质激素	假性醛固酮增多症 1 型	AD	4q31.1	P	326
雄激素	雄激素抵抗	XL、S	Xcen～q13	D、P	327
雌激素	雌激素抵抗	AR、S	6p25.1	P	185 187
PPARγ2	肥胖、胰岛素抵抗	AD	3p25	P	328
类固醇生成因子 1	XY 性逆转、肾上腺功能不全	AD	9q33	P	191
DAX1	肾上腺发育不全	XL	Xp21.3～p21.2	D、P	193
信号通路突变					
Ras P21	肿瘤发生	S	20q12～13.2	P	329
Gsα	肢端肥大症	S	20q12～13.2	P	161
Gsα	AHO	AD、印记	20q12～13.2	P	165
Gsα	McCune-Albright 综合征	嵌合体	20q12～13.2	P	53
Giα	肿瘤形成	S	3p21	P	161
PTTG	垂体肿瘤	S	5q33	过表达	330
AIP	家族性垂体肿瘤	AD	11q13.3	P	214
p53	肿瘤发生、家族性散发性肾上腺癌：ADCC、Li-Fraumeni 综合征、Beckwith-Wiedemonn 综合征	S	17p13	D、P	331，242
视网膜母细胞瘤	肿瘤形成	S	13q14	D、P	332
PRAD1（细胞周期蛋白 D1）（甲状旁腺腺瘤）	肿瘤形成	S	11q13	易位	168
BRAF（乳头状甲状腺癌）	肿瘤形成	S	7q34	P	333
BRCA1	乳腺癌、卵巢癌	AD、S	17q21	D、P	334
BRCA2	乳腺癌、卵巢癌	AD、S	13q12.3	D、P	335
转录因子突变					
HNF 1α	MDDY3	AD	12q24.2	P	336

（续表）

内分泌突变	疾　病	遗传方式	染色体位置	突变类型	基准数
HNF 1β	MDDY5	AD	17cen～q21.3	P	337
胰岛素启动因子 1	MDDY4	AD	13q12.1	P	223
PIT-1	GH、PRL、TSH、缺乏	AR、AD	3p11	D、P	209
PROP1	GH、PRL、TSH、LH、FSH 缺乏	AR	5q	P	210
甲状腺转录因子 1	先天性甲状腺功能减退	AD	14q13	表达缺失	338
甲状腺转录因子 2	先天性甲状腺功能减退	AR	9q22	P	217
PAX-8	先天性甲状腺功能减退	AR	2q12～q14	P	218
SRY 易位	XX 男性	XL	Ypter	易位	201
SRY 突变	XY 女性	YL	Ypter	P	339
SOX-9	XY 女性、躯干发育异常	AD	17q24.3～q25.1	P	196
Wilm 瘤	Frasier 综合征、Denys-Drash 综合征	AD	11p13	P	197
DAZ（RNA 结合蛋白）	精子缺乏	YL	Yq11	D	34
内分泌综合征					
Kallmann 综合征	促性腺功能减退伴嗅觉缺失	XL（KAL1） AD（FGFR1） AR（PROK2） AR（PROKR2） Digenic（NELF 和 FGFR1） AD（SEMA3A）	Xp22.3 8p11.2～11.1 3p21.1 20p13 9q34.3 8p11.2～11.1 7q21.11	D、P、表达缺失	340 258～263 265
Prader-Willi 综合征	性腺功能减退和肥胖	AD、印记	15q11	D	341
Von Hippel-Lindau 综合征（*VHL* 基因）	嗜铬细胞瘤、肾癌	AD	3p26～p25	D、P	342
MEN 1（*Menin* 基因）	脑垂体瘤、胰腺瘤、甲状旁腺瘤	AD	11q13	P	32
MEN 2（*RET* 基因）	肿瘤：甲状旁腺、嗜铬细胞瘤、髓样甲状腺癌	AD	10q11.2	P	238
MEN 2b（*RET* 基因）	MEN2 和神经纤维瘤	AD	10q11.2	P	239
Carney complex（*PRKAR1A* 基因）	Cushing 综合征、肢端肥大症和黏液瘤	AD	2p16	P	272
Pendred 综合征（*SLC26A4* 基因）	甲状腺肿、耳聋	AR	7q31	D、P	267
先天性胸腺发育不全综合征	甲状旁腺功能减退、心脏畸形	AD	22q11	D	343
激素原转化酶 1	ACTH、GnRH、胰岛素缺乏	AR	5q15～q21	P	344
多腺衰竭 1 型（*AIRE* 基因）	自身免疫性多腺体衰竭	AR	21 q22.3	P	270

（续表）

内分泌突变	疾　病	遗传方式	染色体位置	突变类型	基准数
酶和通道突变					
葡萄糖激酶	MDDY2	AD	7p15～p13	P	345
磺酰脲受体	胰岛母细胞增生症	AR	11p15.1～p14	P	305
钾通道 KCNJ11	胰岛母细胞增生症	AR	11p15.1	P	306
钠碘同向转运体	甲状腺肿、甲状腺功能减退	AR	19p12–13.2	P	346
甲状腺过氧化物酶	甲状腺肿、甲状腺功能减退	AR	2pter–12	P	291
21– 羟化酶	先天性肾上腺皮质增生症、雄激素过多	AR	6p21	D、P	81
17α– 羟化酶	雄激素缺乏、高血压	AR	10q24.3	P	278
17, 20– 裂解酶活性	XY 两性畸形	AR	10q24.3	P	279
11β– 羟化酶	雄激素过多、高血压	AR	8q21	P	347
3β– 类固醇脱氢酶	CAH、雄激素缺乏	AR	1p13.1	P	280
急性调节蛋白	类脂 CAH	AR	8p11.2	P	283
5α– 还原酶 2 型	男性假两性畸形	AR	2p23	D、P	285
醛固酮合酶	糖皮质激素可治性高血压	AD	8q21	D、表达缺失	287
阿米洛利敏感钠通道	Liddle 综合征、高血压	AD	16p13～p12	P	348
水通道蛋白 2	肾原性 DI	AR	12q13	P	140
磷酸盐调节基因中性肽链内切酶	低磷酸盐血症 维生素 D 抵抗性佝偻病	XL	Xp22.2～p22.1	P	303
1α– 羟化酶	1 型维生素 D 抵抗性佝偻病	AR	12q14	P	299
中链甘油三酯 8	T_3、TSH 升高，四肢瘫痪，肌张力减退，智力迟钝	XL	Xq13.2	D、P	308

AD. 常染色体显性遗传；AHO. 奥尔布赖特的遗传性骨营养不良；AIP. 芳基烃受体相互作用蛋白；AR. 常染色体隐性遗传；CAH. 先天性肾上腺皮质增生症；D. 缺失；DI. 尿崩症；FSH. 促卵泡激素；GH. 生长激素；LH. 黄体生成素；MDDY. 青年的成人发病型糖尿病；P. 点突变；POMC. 阿黑皮素原；PTH. 甲状旁腺素；PTTG. 垂体瘤转化基因；RTH. 甲状腺激素抵抗综合征；S. 体细胞突变；TBG. 甲状腺素结合球蛋白；TSH. 促甲状腺激素；XL. 伴 X 染色体遗传；YL. 伴 Y 染色体遗传。提供了代表性参考资料。许多内分泌疾病没有被列出，包括大量的代谢疾病

的杂合突变会导致尿崩症，该突变在正常的体细胞显性表达 [109]。这些信号序列和羧基末端加压素载体蛋白、神经元中氨基酸的变化表明，蛋白质加工异常可能会阻止加压素合成或产生细胞毒性。血管加压素突变构成后的异常加工和细胞毒性的体外研究 [24, 110] 及携带单个突变的等位基因小鼠研究表明，相较于产生催产素的神经元而言，产生精氨酸加压素（AVP）的神经元逐渐丧失 [111]，从而解释了迟发型尿崩症的原因 [25, 112]。极少数情况下，突变会导致 AVP 部分中的氨基酸被取代。该情况下，疾病表现为隐性遗传 [26]。

TSH-β 基因的纯合突变会导致甲状腺功能减退。TSH-β 亚基突变定义了与 α 亚基异源二聚化的关键区域 [113]，而其他亚基突变则阻断该蛋白质或干扰其生物学活性 [114]。LH-β 亚基突变决定对结合 LH 受体至关重要的区域 [115]。然而，男女的促卵泡激素 β（FSH-β）突变的表型不同。FSH-β 突变会导致女性卵泡成熟和雌激素合成缺陷，即原发性卵巢衰竭 [116, 117]。在男性中，该突变虽然不会影响男性化或睾丸激素分泌，但会损害精子成熟 [118]。瘦

素突变最初在小鼠肥胖模型中描述，随后在人类中被发现[119, 120]。阿黑皮素原（proopiomelanocortin, POMC）中的突变不仅导致肾上腺功能不全，而且导致肥胖，这是因为α- 黑素细胞刺激激素（MSH）在食欲控制中的作用[121]（参见第 28 章）。

在常染色体隐性疾病中，可通过“基因敲除”检验其对人类的影响。因此，消除功能性激素（如 GH、LH、FSH 或 TSH）可以明确那些正常人中很难鉴别的激素其特定的生理作用。例如，完全消除 LH 并保留正常的 FSH，则可区分它们的功能。利用小鼠中的同源重组或转基因过表达来产生基因敲除和敲入，可以用于创建用于研究激素和受体功能的动物模型。

（三）结合蛋白突变

结合蛋白突变几乎不会引起临床疾病，但如果不被发现，它们通常会导致误诊或不必要的治疗。如表 4-4 所示，这些缺陷主要限于结合甲状腺激素的蛋白质（参见第 76 章）。甲状腺素结合球蛋白（TBG）是血清中主要的甲状腺激素转运蛋白。该蛋白异常并不罕见，约每 2500 例出生男性中就有 1 例发生[122]。完全的 TBG 缺乏症是 X 连锁的，表现为甲状腺功能正常但血清甲状腺激素水平极低，临床中男性多见。这些患者常被误诊为甲状腺功能减退症。尽管尚未发现 TBG 基因的广泛缺失[123]，但是许多不同的点突变均可通过蛋白质结构的改变或糖基化而导致 TBG 的功能丧失[122]。TBG 过量最常见是由于药物或激素的影响。现已存在家族性的 TBG 基因扩增病例报道[124]，其中半合子男性的总 TBG 和甲状腺素水平升高了 3～5 倍，在杂合子女性中则升高了 2～3 倍。

除 TBG 外，甲状腺激素还与白蛋白和甲状腺素转运蛋白（TTR）结合。家族性异常白蛋白高甲状腺素血症（FDH）是常染色体显性疾病，其中白蛋白对甲状腺激素的亲和力增加[125]。大多数情况是由 218 位密码子突变引起的，其中的精氨酸被组氨酸或脯氨酸替代[127]。FDH[126]的特征是总甲状腺素（T_4）含量升高，游离 T_4 和 TSH 含量正常。该疾病的另一种形式导致三碘甲状腺素（T_3）结合的选择性增加[128]。可以通过电泳分析血清甲状腺激素结合蛋白来检测异常结合蛋白的存在，或者现在可以通过突变分析来检测。有时，胰腺内分泌肿瘤会过度产生 TTR，或突变形式可能对 T_4 具有增加的亲和力[129]。TTR 突变对 T_4 亲和力的影响是可变的，可以是正常的、降低的或升高的。其中许多与淀粉样变性的常染色体显性遗传有关，主要对周围神经系统和心脏造成影响[130]。

性激素结合球蛋白（SHBG）基因中的双等位基因突变可导致血浆 SHBG 完全缺乏和睾丸激素水平低下[131]。然而，性腺发育和精子生成是正常的，这表明 SHBG 在性成熟和男性生理中的作用有限。

（四）膜受体突变

在 Laron 侏儒症中，由于生长激素水平高，胰岛素样生长因子（IGF）水平低，以及患者对生长激素治疗无效，提出了受体或受体后缺陷。与这一预测相一致的是，随后在 GH 受体中发现了点突变[132, 133]。这种激素抗性是许多受体突变的特征[134]，但是信号通路的改变可能导致类似的表型（如假性甲状旁腺功能减退症）。

胰岛素受体突变在严重胰岛素抵抗患者中广泛存在。受体不同区域存在多种错义和无义突变，导致不同的胰岛素抵抗表型，如小妖精、Rabson-Mendenhall 综合征和 A 型胰岛素抵抗[82, 135]。第 33 章总结了胰岛素受体失活的机制及其与上述症状和其他症状的关系。

加压素抗性的 X 连锁形式被归因于 X 染色体长臂上的加压素 2（V_2）受体基因的突变[136-138]。有许多不同的加压素受体突变，反映了等位基因的异质性[25, 139]。类似的表型（肾源性尿崩症）可以由水通道蛋白 2（*AQP2*）基因的隐性或显性突变引起[140, 141]，提供了非等位基因异质性的一个例子。

在过去的 10 年中，大多数肽激素受体都被定义为突变。在大多数情况下，根据激素途径的已知功能，表型是可以预测的。然而，有几个例外值得强调。例如，某些 GnRH 受体突变仅部分改变其功能[142]。因此，患者可能对药理剂量的外源性 GnRH 表现出 LH 反应，而对较低水平的内源性 GnRH 没有正常反应。这些患者通常表现为特发性性腺功能减退。GHRHR 突变会导致严重的生长激素缺乏，即使理论上其他释放因子可以弥补这种缺陷[143]。

其中最重要的发现之一是发现GPCR的一部分突变可以导致受体功能的结构性激活，而其他突变则会导致功能丧失。这一现象首先在肾上腺素受体中被发现，其中第6跨膜结构域的某些突变被发现在没有附加配体的情况下导致环磷酸腺苷（cAMP）信号的结构性激活[144]。突变激活GPCR的能力在内分泌学领域产生了巨大的影响。基于GPCR的激活突变可以模仿激素过剩的影响的想法，已经确定了激活突变的表型，例如在TSHR中[83]，LH受体（LHR）[38]、PTH受体（PTH）[145]和钙敏感受体（CaSR）[146]。

TSHR的结构性活性突变是这类突变的特征。TSHR中的激活突变首先在自主功能的甲状腺结节中被发现[83]。在这种情况下，体细胞突变发生在甲状腺滤泡细胞中，但不存在于胚系中。这些突变导致受体的cAMP基础产量增加，表明它在没有促甲状腺激素的情况下与Gsα偶联。由于TSHR介导甲状腺细胞的生长和功能，突变的受体导致携带突变的细胞克隆性扩张，最终导致临床上明显的“热”结节。除了体细胞突变，激活的TSHR突变也可以作为导致先天性甲状腺功能亢进症的新生胚系突变发生[147, 148]。或者，它们可以作为常染色体显性疾病、非自身免疫性常染色体显性甲状腺功能亢进症传播，因为一个等位基因的突变足以导致功能亢进[28]。这些激活突变的位置描绘了TSHR中的残基，这些残基在G蛋白偶联中起关键作用，要么是因为它们直接参与，要么更有可能是因为它们在维持受体处于非活动状态的结构中发挥了作用[149]。TSHR中的纯合失活突变导致了对TSH的耐药性[150, 151]。在这些患者中，表型范围广泛，从孤立的TSH升高到严重的甲状腺功能减退，基因型和表型之间有明显的相关性。一些突变只是部分地使受体失活，而另一些突变则完全消除了它的功能（见第93章）。

LHR的激活突变会导致家族性限制不良的性早熟[38]。LHR的自主功能在没有LH的情况下诱导睾酮的产生（青春期前），导致男孩的男性化。有趣的是，带有这些突变的雌性没有表现出表型异常，可能是因为卵巢中LHR的自主功能不会显著改变类固醇的生成，因为受体只在卵泡成熟时表达，通常暴露在高水平的LH中。因此，具有LHR突变的家系表现出常染色体显性遗传模式，但只有男性会受到影响。FSH受体（FSHR）的类似突变似乎很少见[152]，或可能不会导致容易识别的表型。LHR纯合子失活突变导致男性间质细胞发育不良和男性假两性畸形[153, 154]及女性原发性闭经[155]。FSHR纯合子失活突变导致女性原发性卵巢衰竭[156]，并损害男性精子发生[156]。G蛋白偶联受体54（GPR54）隐性突变导致非综合征性性腺功能减退或青春期延迟[157, 158]。

克隆与钙结合的GPCR、钙敏感受体（CaSR），提供了对钙信号机制的意想不到的见解[159]。该受体的鉴定提供了由失活突变[160]引起的家族性低钙尿高钙血症（FHH）的分子基础[160]，也是甲状旁腺功能减退的家族性原因之一[146]。杂合失活突变导致钙抵抗，导致甲状旁腺激素升高和钙反馈的新设定点。另外，钙受体的激活突变模仿钙的作用，导致甲状旁腺激素的抑制和低钙水平。PTHR的激活突变会导致严重的骨骼异常（Jansen干骺端软骨发育不良症）及高钙血症，因为受体的自主功能从早期发育就存在了。

（五）信号通路突变

信号通路的几个步骤的突变可以改变激素的作用或促进肿瘤的发生。如前所述，体细胞突变的膜受体，如TSHR，可导致结构性激活下游信号通路，导致改变细胞生长[83]。已经在几种不同类型的内分泌肿瘤中描述了G蛋白的突变[161]。例如，在促生长激素腺瘤中发现了Gsα亚单位的突变，位于密码子201或227[162]。这2个突变都抑制了GTP水解，从而导致Gsα亚单位的结构性激活。在这种类型的细胞中激活Gsα可以刺激腺苷酸环化酶，导致cAMP水平升高，这种情况类似于生长激素释放激素的刺激。因此，Gsα突变导致GH分泌过多，并导致细胞异常生长。在30%～40%的促生长激素腺瘤中发现Gsα突变[163]。重要的是，这些突变是体细胞的，而不是遗传性的，来自其他组织的G蛋白不包含氨基酸替代的事实证明了这一点。自主甲状腺腺瘤中也发现Gsα突变[161]。值得注意的是，与生长激素腺瘤中描述的相同的 Gsα 突变也出现在 McCune–Albright 综合征中[53]。在 McCune–Albright 综合征中，突变发生在囊胚形成的早期发育阶段，并导致嵌合体现象，这解释了这种多效性，但在骨骼、内分泌系统和皮肤中的表现多种多样。蛋白激酶 A（PRKAR1A）的调节亚单位的突变形成了 Carney 复合体 1 的分子基础（见下文），PRKAR1A 位于同一信号通路的下游。

Albright 遗传性骨营养不良症（AHO）也是由 Gsα 突变引起的，但在这种情况下，该突变消除了 Gsα 功能，而不是导致结构性活动[164]。AHO 的特征是身材矮小、肥胖和骨骼异常。因为编码 Gsα 的 *GNAS1* 基因是印记的，所以表型的变化取决于突变的等位基因是从母亲还是父亲那里遗传的（图 4–6）。如果突变发生在父亲的等位基因上，则表型仅限于 AHO。当突变发生在母体等位基因上时，表型还包括对几种 Gsα 蛋白偶联激素的抗性，如甲状旁腺素、生长激素释放激素、促甲状腺激素、促黄体生成素和卵泡刺激素，因为 *GNAS1* 基因在这些组织中是从母体等位基因表达的[50, 165, 166]。在甲状旁腺功能减退（假性甲状旁腺功能减退）伴孤立性肾抵抗的患者中，印记缺陷导致近端肾小管 Gsα 表达降低。

甲状旁腺腺瘤的研究为肿瘤的发生提供了新的机制。甲状旁腺腺瘤的一个亚型被发现含有 PTH 基因重排[167]。易位分析显示 PTH 启动子与细胞周期素 D 家族成员融合[168]。该易位涉及 11 号染色体的染色体内重排。该融合基因被称为甲状旁腺腺瘤病的 *PRAD*。因为细胞周期蛋白在细胞周期中调节进程，所以很可能是来自 PTH 启动子的细胞周期蛋白 D1 的过度表达，而不是来自其天然启动子的过度表达，导致了甲状旁腺细胞的异常调节。

内分泌肿瘤为识别新的癌基因和抑癌基因，以及肿瘤由良性向恶性发展所涉及的步骤提供了重要的模型。由于许多癌基因涉及激素分泌细胞的细胞信号通路的改变，内分泌肿瘤为肿瘤的病理生理学提供了重要的模型。识别信号通路中的突变对特定抑制药的靶向设计具有迅速增长的影响[169]。例如，几种针对 RET 和 BRAF 的（多）激酶抑制药已经被批准或正在进行临床试验，用于治疗晚期髓样癌、乳头状癌和滤泡癌[169, 170]。来自癌症基因组图谱（TCGA）的关于乳头状甲状腺癌的最新数据证实，MAPK 通路中相互排斥的驱动突变（RAS、BRAF）在其中起主导作用。欲获知更多信息，请访问网站：http://cancergenome.nih.gov/newsevents/multimedialibrary/videos/ThyroidGiordano2014.。这些肿瘤的分子特征对于肿瘤分类学、预后和靶向治疗的选择越来越重要。

（六）核受体突变

除了膜受体突变（如 LH 抵抗），核受体缺陷也会导致激素抵抗综合征。由甲状腺激素受体 TRα 和 TRβ 突变引起的甲状腺激素抵抗综合征是核受体抵抗综合征的代表（见第 95 章）。被称为 *THRA* 和 *THRB* 的 2 个甲状腺激素受体基因，分布在不同的组织，编码高度同源的蛋白。RTHβ 是由 TRβ 突变引起的，其特征是循环中游离甲状腺激素水平升高，TSH 异常正常或升高，以及一系列临床表现，包括甲状腺功能减退的迹象和甲状腺毒症的特征[171]。遗传分析表明 RTH 综合征与 TRβ 受体基因位点存在联系[29, 172]。通过对多个不同家族的 *THRB* 基因进行测序，该疾病以常染色体显性遗传方式遗传，证实了这一观察结果。受影响的个体在 *THRB* 的一个等位基因和第二个正常等位基因中都有突变[173, 174]。有趣的是，这些和额外的突变聚集在受体的羧基端配体结合区域的 3 个离散区域。突变受体与激素结合的亲和力降低，或在激素依赖的转录激活方面存在缺陷。因此，他们调节靶基因表达的能力受损[175]。由于受影响的个体拥有第二个正常的 *THRB* 等位基因和 2 个正常的 *THRA* 等位基因，突变受体被提出以一种显性抑制的方式抑制正常受体的活性。为了支持这一概念，受体突变体已被证明可能是通过起拮抗作用的突变受体与 DNA 靶点结合，在瞬时基因表达分析中阻断野生型受体的作用[176]。同样值得注意的是，突变受体保留了结合转录辅抑制因子的能力[177]。因此，一旦与 DNA 的靶位点结合，它们就成为这些靶基因的阻遏物。*THRA* 基因单等位基因突变导致 RTHα，其特征是生长迟缓、发育迟缓、骨骼发育异常、基础代谢率低、严重便秘[77]。这些患者 TSH 水平正常，总甲状腺素和游离甲状腺素水平正常低值或降低，总三碘甲状腺原氨酸和游离三碘甲状腺原氨酸水平正常高值或升高。突变的 TRα 蛋白在受体主要表达的组织中以显性抑制的方式抑制野生型受体。RTHα 和 RTHβ 之间的表型差异现在可以通过 2 种甲状腺激素受体组织表达的差异性来解释 [178]。例如，血清性激素结合球蛋白（SHBG）水平，作为甲状腺激素作用的肝脏标志物，在 RTHβ 中下降而在 RTHα 中升高，是因为在肝脏中 TRα 蛋白是主要的甲状腺激素受体。

核激素受体家族的许多其他成员也有突变。雄激素抵抗综合征是一种更加常见并且充分研究的受体缺陷 [36]。这些疾病表现为伴性遗传，与雄激素受体在 X 染色体上的位置一致。雄激素受体（AR）基因已经在大量具有严重抵抗的个体中测序 [36]。许多突变导致密码子过早终止，但也发现了基因缺失和单个氨基酸替换，以及 X 染色体倒转 [179]。完全失活突变导致严重抗性和完全雄激素不敏感的表型（睾丸女性化）；部分失活突变与 Reifenstein 综合征或孤立性尿道下裂或尿道外裂有关。没有在杂合子的雄激素受体突变的女性中发现临床影响。在女性突变携带者中，X- 失活似乎只允许 1 个受体等位基因在一个给定的细胞中表达，而在甲状腺激素受体中所看到的显性抑制活性可能不会出现。

低血钙性抗维生素 D 性佝偻病（HVDRR）是一种罕见的遗传性佝偻病，1,25- 二羟维生素 D 治疗对其无效 [180, 181]。该疾病为隐性遗传，大多数病例与近亲家庭相关。在不同种类的突变中，包括锌指 DNA 结合区域的氨基酸替换及无义突变导致过早终止。维生素 D 受体自然发生的突变有助于深入了解维生素 D 在皮肤分化、毛发生长和淋巴细胞功能中的生物学作用 [181, 182]。

在家族性糖皮质激素抵抗中，血清皮质醇浓度升高，却没有糖皮质激素过量的特征性临床表现 [183]。促肾上腺皮质激素（ACTH）水平异常升高，提示下丘脑 – 垂体 – 肾上腺轴水平负反馈抑制降低。由于 ACTH 还刺激肾上腺雄激素和盐皮质激素的生成，性早熟和高血压可构成该综合征的特征。鉴于杂合子受轻度影响的事实，人们提出了一种常染色体共显性遗传模式 [184]。盐皮质激素受体的突变导致 1 型假性醛固酮减少症，其特征是醛固酮水平升高的新生儿肾性盐消耗性脱水、低血压、高钾血症和代谢性酸中毒。它以常染色体显性遗传，且比纯合子形式的假性醛固酮减少症（pseudohypoaldosteronism）要轻，后者是由对阿米洛利敏感的上皮钠通道的纯合子突变引起的。

一种纯合的雌激素 α 受体突变（ERα）在一名男性身上被发现 [185]。除了降低雌激素对下丘脑 – 垂体 – 性腺轴的作用外，它损害骨骺的融合，导致骨骺线生长增加。这说明雌激素的作用对正常骨骼发育是必不可少的，而 ERα 的干扰会影响骨骼的生长、矿物质含量和结构；相反，杂合性似乎不会损害骨密度 [186]。在一名女性患者中也发现了 ERα 基因的纯合突变，其临床特征为雌激素抵抗，包括血清雌激素水平升高、原发性闭经，口服雌激素治疗后乳房未发育，子宫小，多囊性卵巢增大 [187]。雌激素受体转化和突变已经在乳腺癌中被描述，可能与内分泌治疗反应的变化有关 [188]。

孤儿核受体的突变也会导致内分泌失调。类固醇生成因子 1（SF–1）控制肾上腺和性腺的发育，它在下丘脑腹内侧核和垂体中表达 [189]。SF–1 还可调控多种甾体样酶基因的表达 [190]。SF–1 的杂合突变已经在一个肾上腺功能不全和完全的雌雄颠倒的 XY 个体中被证实 [191]。各种不同的 SF–1 突变导致一系列肾上腺和生殖疾病。孤儿核受体 DAX–1 的表达分布与 SF–1 相同，抑制其转录活性 [192]。DAX–1 位于 X 染色体上，突变导致 X- 连锁性肾上腺发育不全（AHC），表现为肾上腺功能不全和促性腺功能减退 [193]。

（七）转录因子突变

激素作用的最后步骤之一涉及对基因表达的影响，这种影响是由转录因子介导的。原则上，核激素受体可被归类为转录因子，并可根据这一类别对其进行描述。因为转录因子在各种组织中均有表达，所以综合征表型并不少见。机制上，转录因子的单等位基因突变往往会导致单倍性不全，而双等位基因突变可能导致更严重的表型 [31]。因此，一些其他转录因子的突变会影响到发育途径也并不奇怪。对 *SRY* 基因突变的说明为这些发育突变提供了一个重要的例子[33]。Y 染色体通过编码睾丸决定因子（TDF）而决定男性的性别。如果没有 Y 染色体，就会形成卵巢，从而引起女性外生殖器的发育。研究者通过检测罕见 XY 基因型女性的表型定位了 *SRY* 基因。人们提出假设，这些个体 Y 染色体上的 *SRY* 基因可能删除了或突变了。通过对与女性表型相关的 Y 染色体的大量缺失或易位进行定位，确定了 Y 染色体短臂上的性别区域。有 3 条证据支持 *SRY* 基因是主要睾丸决定基因的观点。首先，在 Y 染色体没有大量缺失的 XY 女性中，发现了 *SRY* 突变，但是她们的父亲没有这些突变[33]。其次，在雌雄颠倒的小鼠中，*SRY* 同源染色体有缺失[194]。最后，转基因小鼠中 *SRY* 的表达足以诱导 XX 小鼠睾丸发育[195]。尽管这些数据表明，*SRY* 是男性性别决定早期阶段的关键基因，但 *SRY* 很可能只是启动性别特异性基因表达级联的几个发育开关之一。如上所述，*SF-1* 的突变也阻碍了 XY 个体睾丸的正常发育。SRY 下游的 SOX-9 也是睾丸发育所必需的因子[196]，同时 WT-1 的突变也会损害睾丸和肾脏的发育[197]。通常被认为是默认途径的雌性生殖腺的发育，似乎依赖于减数分裂的开始和卵巢特异基因的表达，如 *STRA-8*（被视黄酸 8 刺激）[198, 199]。

XX 男性已被证明在 X 染色体的伪常染色体区域有 Y 染色体特定序列的易位[200, 201]。这些易位的 Y 染色体序列包含 *SRY*。XX 男性的不育可能反映了存在 2 条 X 染色体（类似于 Klinefelter 综合征的情况），或缺少生育所需的附加的 Y 染色体序列。

垂体特异性转录因子 1（Pit-1）最初是通过其可与生长激素和催乳素启动子中的多个位点结合而被识别的[202, 203]。Pit -1 的表达局限于脑垂体，该蛋白只存在于促生长激素细胞、垂体催乳素细胞和促甲状腺素细胞中[204]。同时在几种 GH、催乳素（PRL）和 TSH 缺失的小鼠中也发现了 Pit-1 突变[205]。这些数据证实了 Pit-1 在这些细胞类型的发育和（或）这些基因的表达中起着核心作用。类似的垂体激素缺乏模式已在 PIT-1（POU1F1）突变的人类中被发现[206]。有趣的是，不同的 PIT-1 突变可导致常染色体隐性[207, 208]和常染色体显性[209]的遗传模式，这表明不同的突变对 PIT-1 功能有不同的影响。隐性突变使 PIT-1 失活，而显性异常涉及一种显性负性机制，类似于甲状腺激素受体 α 和 β 基因的突变。另一种垂体转录因子 PROP-1（在垂体发育过程中作用于 PIT-1 的上游），可引起更严重的垂体激素缺乏，包括 GH、PRL 和 TSH，偶尔也有 ACTH[210]。LIM 同源域转录因子 LHX-3 的隐性突变也会导致除 ACTH 外的所有垂体前叶激素的联合垂体激素缺乏症（CPHD）。此外，这些患者存在颈椎僵硬及头部旋转受限[211]。与视神经发育不良相关的一种综合征型 CPHD 可由 HESX-1（RPX；配对型同源盒转录因子中的一种）纯合突变引起[212]。在 Hesx-1$^{-/-}$ 小鼠中观察到了类似的表型。有趣的是，一小部分无 *Hesx-1* 等位基因的杂合小鼠也有轻度的视神经发育不良。这促使对表现出广泛的先天性垂体功能障碍的患者进行进一步的筛查，并发现这些患者中确实存在一部分 *HESX-1* 突变杂合子[213]。杂合 *HESX-1* 突变导致了垂体激素缺乏出现多种表现，同时在有相同突变的家族成员之间也存在不同的表型。

芳香烃受体（AHR）相互作用蛋白（AIP）与 AHR（配体激活的碱性螺旋 - 环 - 螺旋转录因子）形成复合物。AIP 突变易导致家族性孤立性垂体腺瘤（FIPA），包括催乳素瘤、生长激素分泌腺瘤和生长催乳素瘤[214]。生殖细胞系 AIP 突变通常与发生在年轻时（主要是儿童 / 青少年和年轻成人）的大垂体腺瘤有关[215]。

与参与垂体发育的转录因子一样，参与甲状腺发育因子的发现为了解甲状腺发育不良的分子基础提供了线索。甲状腺转录因子 1（TTF-1/NKX-2.1）、甲状腺转录因子 2（TTF-2/FOXE-1）、配对型同源盒 8（PAX-8）均在甲状腺发育中发挥关键作用[216]。因此，这些因子可能是导致甲状腺发育不全、发育不良和异位的遗传因素。虽然有过一些突变的报道，但这些发育转录因子的突变率似乎不高[217-220]。TTF-1/ NKX2.1 单等位基因突变仅引起短暂的先天性甲状腺功能减退，但该转录因子在脑和肺发育中也发挥一样的作用，患者可同时出现呼吸衰竭和神经系统改变，称为脑 - 肺 - 甲状腺（BLT）综合征[219, 220]。其他的 TTF-1/NKX2.1 突变会导致孤立性良性遗传性舞蹈病，但肺和甲状腺功能没有改变[221]。TTF-2/FOXE1 的双等位基因突变导致一种综合征形式的甲状腺发育不良，这种甲状腺发育不良与腭裂、后鼻孔闭锁、会阴裂和短直发（Bamforth–Lazarus 综合征）相关[217]。PAX–8 的单等位基因突变可导致甲状腺发育不良和甲状腺功能减退，但是这些突变的外显率是不完全的[79]。

对胰腺 B 细胞的发育和（或）功能很重要的基因突变会导致多种形式的单基因糖尿病。这些缺陷中的一个种类被命名为青年的成人发病型糖尿病（maturity–onset diabetes of the young，MODY），是一组常染色体显性糖尿病，通常发生在 25 岁之前，由原发性胰岛素分泌缺陷引起。MODY 一词参考了旧的、将糖尿病分为青少年型糖尿病和成熟型糖尿病的分类方法，但这应该被修订的基于 B 细胞功能遗传缺陷这一病因的分类所取代，并根据相关突变基因进行亚分类[222]。在这些糖尿病和新生儿糖尿病中，单个基因的高外显率突变足以引起高血糖。而 2 型糖尿病的发展则需要生活方式因素与多重易感性等位基因的结合（图 4–8）。目前，传统上被归类为 MODY 的 11 种不同的单基因型糖尿病已经在分子水平上被定性，其中大多数是由对 B 细胞正常发育和功能所必需的转录因子突变引起的[222]。这些非酮症糖尿病表现出了一些代谢和临床异质性。例如，MODY 1 是由肝细胞核受体 –4（HNF–4）突变引起的，它是类固醇 / 甲状腺核受体超家族的一员。它不仅在肝脏中表达，还在肾脏、肠和胰岛中表达。HNF–4α 控制多种基因的表达，包括 HNF–1α（引起 MODY 3）。HNF–4α 参与肝细胞基因和某些胰岛基因（包括胰岛素）的表达。HNF–1β（MODY 5）也被发现存在突变，HNF–1β 在结构上与 HNF–1α 相关。HNF–1β 可与 HNF–1α 形成同源二聚体或异源二聚体。MODY4 是由胰岛素启动子因子 –1（IPF–1）突变引起的，IPF–1 是一种同源盒转录因子，又称 STF–1 或 IDX–1。它控制着胰腺的发育。纯合突变导致胰腺发育不全，而杂合突变导致糖尿病[223]。MODY 2 是第 1 个在遗传水平上被确定的 MODY 类型。与其他类型的 MODY 相比，它不是由转录因子突变引起的。相反，它是由葡萄糖激酶（一种将葡萄糖磷酸化为葡萄糖 –6– 磷酸的酶）突变引起的[224]。这种酶在胰腺 B 细胞对葡萄糖的感知中起关键作用。由于葡萄糖激酶的突变，刺激胰岛素分泌反应需要更高的葡萄糖水平。MODY 6 是由基本的螺旋 – 环 – 螺旋转录因子 NEUROD 突变引起的，该因子参与调节胰岛素启动子[225]。最近，转录因子 KLF11 的突变被发现与 MODY 7[226]、MODY 8 的羧基酯脂肪酶基因重复区域的缺失[227]、MODY 9 的 PAX4 突变[228]及 MODY 10 和 MODY 11 的胰岛素（INS）和 *BLK* 基因突变有关[229, 230]。

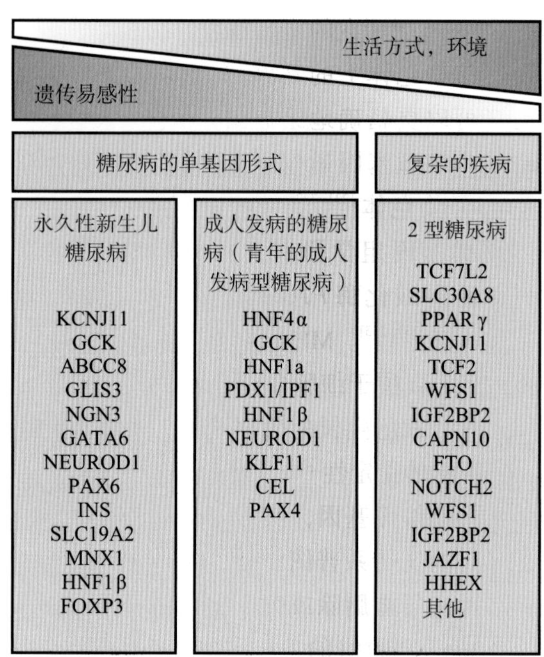
生活方式，环境
遗传易感性
糖尿病的单基因形式
复杂的疾病
永久性新生儿糖尿病
KCNJ11
GCK
ABCC8
GLIS3
NGN3
GATA6
NEUROD1
PAX6
INS
SLC19A2
MNX1
HNF1β
FOXP3
成人发病的糖尿病（青年的成人发病型糖尿病）
HNF4α
GCK
HNF1a
PDX1/IPF1
HNF1β
NEUROD1
KLF11
CEL
PAX4
2 型糖尿病
TCF7L2
SLC30A8
PPARγ
KCNJ11
TCF2
WFS1
IGF2BP2
CAPN10
FTO
NOTCH2
WFS1
IGF2BP2
JAZF1
HHEX
其他

▲ 图 4–8　糖尿病和 2 型糖尿病的单基因型

永久性新生儿糖尿病和青年的成人发病型糖尿病是由单个基因的高外显率突变引起的，这些基因对胰腺细胞的发育和（或）功能很重要。相比之下，2 型糖尿病这一复杂疾病的发展，需要多重易感等位基因及生活方式因素的联合存在

（八）内分泌综合征

一直以来，多发性内分泌腺瘤病 1 型和 2 型（MEN–1，MEN–2）被认为是常染色体显性遗传疾病。MEN–1 和 MEN–2 综合征都与甲状旁腺增生或腺瘤有关。其中，MEN–1 以并发垂体瘤和胰腺腺瘤为特征（详见 148 章），而 MEN–2 与肾上腺（嗜铬细胞瘤）和甲状腺 C 细胞（髓样癌）瘤变有关（详见 149 章）。

多发性内分泌腺病综合征代表了应用基因检测技术识别未知基因所导致特征明确综合征的实验方法的良好范例。关键的第一步是确定一个候

选的 *MEN* 基因所在的染色体组，然后，根据已知基因和该染色体上的其他 DNA 标记，致病基因的位置可以更精确地绘制出来。对于 MEN-1 和 MEN-2，候选基因通过连锁分析分别定位到 11 号和 10 号染色体[231, 232]。经过长时间的寻找和得力于现代基因组学研究，发现 MEN1 致病基因靠近糖原磷酸化酶 *PYGM* 基因[32]，位于 11 号染色体 q13 带[231, 233]。MEN 致病基因编码的蛋白为 menin，menin 位于细胞核内，与多种蛋白质相互作用，参与细胞生长的生理调节、细胞周期的控制和基因组的稳定性[234]，该致病基因的作用就像一个经典的抑癌基因，因为失活突变在大多数家族性疾病的遗传系普图中被发现。随后，该基因的第二次拷贝被删除或突变导致肿瘤的发生，因此，我们认为肿瘤的发生是因为该基因获得性的"二次打击"或体细胞突变[235]。这种情况类似于视网膜母细胞瘤基因功能丧失的二次打击模型（Knudson 二次打击模型），这是肿瘤抑制基因双等位基因突变引起的肿瘤综合征的众多典型例子之一[236]。

与 MEN-1 不同，*MEN-2* 在 10 号染色体没有杂合子丢失，表明 MEN-2 有着不同的病理生理改变[237]。在 MEN-2 的病例中，患病个体往往在儿童时期就有甲状腺 C 细胞增生，之后才发展为甲状腺髓样癌。这一观察结果与 *MEN2* 基因易于发生增生性生长的模型相一致，该模型伴有 2 次或多次体细胞突变，导致肿瘤发生和克隆增殖。MEN-2A 的病因认为是一种酪氨酸激酶受体 *RET* 原癌基因突变[238]。在多个 MEN-2 家系中，发现位于蛋白外膜和跨膜交界处的一簇半胱氨酸中存在明显的 *RET* 突变。这些突变诱导受体复合物二聚化及 RET 受体酪氨酸激酶结构域的激活，最终导致了 MEN- 2B 的发生[239]。有趣的是，因 *RET* 的重排在甲状腺乳头状癌（PTC）中被发现，从而被命名为 PTC 癌基因[240, 241]。由此可见，*MEN-2* 基因携带者的鉴定尤其重要，因为预防性甲状腺切除术可以在甲状腺髓样癌发生的早期进行，内分泌检查也可以早期发现嗜铬细胞瘤，而没有突变的个体不需要进一步的检测[5]（详见第 149 章）。此外，在甲状腺髓样癌的侵袭性方面，基因型和表型也有一定的关系[8]。因此，将突变被分为不同的风险类别，对临床治疗十分有意义。

肾上腺皮质癌（ACC）是一种罕见的儿童肿瘤，其相关肿瘤发病率较高。ACC 在 Beck-with-Wiedemann 综合征患者中发病率增高，同时也是 Li-Fraumeni 综合征的一个组成部分。在所有 ACC 家族性病例和多数散发性 ACC 患者中发现抑癌基因 *p53* 突变[242]。最近的数据表明，侵袭性和惰性型 ACC 可以根据不同的致癌突变类型分为 2 种不同的分子机制[243]。

Kallmann 综合征是一种以促性腺功能低下伴 GnRH 缺乏、部分或完全嗅球发育不足而导致嗅觉丧失为特征的遗传异质性疾病。已经发现了几种不同的遗传模式，包括常染色体隐性遗传、X 连锁遗传和常染色体显性遗传[103, 244–247]。目前，对比 Kallmann 综合征患者与性腺功能减退小鼠基因[248]，发现所有接受检查的患者都有一个完整的 *GnRH* 基因[249]，而且基本没有 *GnRH* 基因序列发生突变[250, 251]。因此，与性腺功能低下的小鼠模型不同，人类的低促性腺激素性性腺功能减退症可能涉及调节 GnRH 产生神经元发育或 *GnRH* 基因表达的过程中的缺陷，而不是基因本身的缺陷[252, 253]。遗传连锁分析为 Kallmann 综合征患者 X 染色体短臂（Xp22.3）上的第 1 个候选基因提供了证据[254, 255]，在该综合征患者中发现 *KAL1* 基因突变[252, 253]。该基因与 GnRH 神经元从嗅觉基板迁移到下丘脑相关[252, 256]。*KAL1* 基因编码嗅觉蛋白 1，嗅觉蛋白 1 参与了 GnRH 神经元的迁移和嗅球细胞的发育[257]。这些观察结果与 *KAL1* 基因缺陷引起 Kallmann 综合征的模型一致，并可能解释其某些表型变异，因为神经元迁移中不同程度的发育异常可能导致孤立性嗅觉缺失、性腺功能减退或两者兼而有之，其他几种基因突变也证实了这一观点。对 Kallmann 综合征常染色体显性连锁遗传研究，发现受嗅觉蛋白 1 调控的成纤维细胞生长因子受体 -1（FGFR1）突变[258]。在其他遗传方式中，前动力蛋白 2 基因（PROK2）及前动力蛋白受体 2 基因（PROKR2）[259] 的双基因功能缺失突变导致上述相同的表型改变。2 个不同基因的双基因突变、成纤维细胞生长因子 -8 基因（FGF8）[260] 的单基因突变和染色体螺旋酶 DNA 结合蛋白 -7 基因（CHD7）突变均可导致 Kallmann 综合征或正常嗅觉低促性腺激素性性腺功能减退症[261]。在 Kallmann 综合征患者中也发现了鼻胚胎黄体生成素释放激素因子（NELF）的基因突变[262]，并且在 *NELF* 和 *FGFR1* 基因单基因突变的个体中观察到更严重的表型改变[263]。*FGFR1* 基因双基因模型可能解释部分 GnRH 缺乏患者表型异质性和谱系[263]。在分泌 GnRH 的上游，G 蛋白偶联受体 54（GPR54）[157, 158]的隐性突变导致非典型性腺功能减退或青春期延迟，正常性腺激素释放激素受体基因（GNRHR）[142]、编码速激肽 -3（TAC3）及其受体（TACR3）的基因和信号量 3A（SEMA3A）[264]的突变也可能导致性腺功能减退[265]。

Pendred 综合征是一种以甲状腺肿大、碘的有机化障碍和耳聋为特征的常染色体隐性遗传疾病，由内淋巴系统压力升高和耳蜗畸形引起。通过对近亲家庭的遗传连锁分析，确定了 Pendred 综合征的遗传缺陷[266, 267]。在整个基因组中使用短串联重复序列标记确定了 7q31 染色体上的一个区域，在该区域中，一系列微卫星标记是纯合的。由于同一区域被定位在几个不同的家系中，我们克隆了该位点的基因，并对其进行了突变筛选，从而确定了 *PDS/SCL26A4* 基因[267]，该基因编码介导碘、碳酸氢根和氯的转运蛋白[268]。

自身免疫性多内分泌病 - 念珠菌病 - 外胚层营养不良（APECED）是一种常染色体隐性综合征，可导致 1 型自身免疫性多内分泌腺病综合征[269]。这种疾病通常出现在儿童时期，其特征是多种腺体的自身免疫破坏，包括甲状旁腺、肾上腺皮质、性腺、胰腺 B 细胞、胃壁细胞和甲状腺。顾名思义，其他特征包括慢性黏膜皮肤念珠菌病、牙釉质和指甲营养不良、脱发、白癜风和角膜病变。虽然临床特征是不同的，最常见的表现包括甲状旁腺功能减退、肾上腺功能不全、和皮肤黏膜念珠菌病。连锁分析将 *APECED* 基因定位于染色体 21q22.3，随后，该基因被克隆，命名为 *AIRE*（自身免疫调节），并发现其编码一个 545 氨基酸转录因子，该转录因子在胸腺、淋巴结和胎儿肝脏中表达[270]。AIRE 通过调节胸腺自身抗原的表达和自身反应 T 细胞的阴性选择在免疫中发挥重要作用[271]。

Carney 综合征是一种以多发性肿瘤为特征的常染色体显性遗传病，包括不同部位的黏液瘤、内分泌肿瘤和皮肤色素沉着。常见的内分泌系统病变包括色素结节性肾上腺增生引起的库欣综合征，以及由垂体瘤引起的肢端肥大症。为表明位点异质性，利用短串联重复标记进行连锁分析，在染色体 17q23～24 和 2p16 上定位了 2 个候选区域[272]。17 号染色体上 cAMP 依赖性蛋白激酶 Aα 调节亚基（PRKAR1A）基因突变与该病相关[273]。

前蛋白转化酶 1（PCSKI）基因的突变与 POMC 和其他神经内分泌因子的加工有关，导致小肠功能障碍、餐后低血糖、嗜食、严重肥胖和低促性腺激素性性腺功能减退的复杂表型[274]。

（九）激素合成缺陷

由于激素的生物合成和代谢需要一系列复杂的生化步骤，因此在几种激素如类固醇和甲状腺激素的合成中出现多种缺陷就不足为奇了。根据所涉及的步骤及突变的严重程度，可能会出现不同的临床综合征。

先天性肾上腺皮质增生（CAH）是由几个基因突变引起的，最常见的是 21- 羟化酶（CYP21）突变（见 104 章）[275]。21- 羟化酶在盐皮质激素途径中负责将孕酮转化为皮质酮，在糖皮质激素途径中将 17- 羟孕酮转化为 11- 去氧皮质醇。由于皮质醇分泌减少，过度地促肾上腺皮质激素分泌，导致肾上腺受到刺激，从而分泌过多的类固醇前体，包括肾上腺雄激素。21- 羟化酶的缺乏包括多种表型。严重的经典型在新生儿中的发生率为 1/20 000～1/5 000；在某些种族中，较轻的非经典型在新生儿的发生率为 1/100～1/30。经典型的女性病例表现为，在胚胎发育期间，肾上腺雄激素分泌过多导致外生殖器不明确。而经典型的男性病例，通常由于严重的失盐和糖皮质激素缺乏而易被识别。而非典型病例不发生产前男性化，但出生后会出现不同严重程度的男性化。

许多早期关于 CAH 的临床观察已经被该病的分子基础很好地解释了[81, 98, 275]。21- 羟化酶位点位于 6 号染色体的短臂上，与 HLA 位点相邻，这解释了之前的研究发现，即 HLA 分型对预测疾病风险十分有用（HLA 位点与 21- 羟化酶位点紧密相连）。有 2 个 21- 羟化酶基因，即 A 和 B。21A 基因是功能失活的假基因，而邻近的 21B 基因是活性基因。21- 羟化酶基因似乎与邻近的 C4A 和 C4B 补体基因一起被复制。大量不同类型的 21B 基因缺失和点突变已经被描述。在 10%～20% 的病例中可能会出现大量的缺失和重排。另外，小缺失和点突变相对常见。有趣的是，21B 基因的许多突变对应于非活性 21A 基因的序列。这些数据被解释为基因转换的证据，即邻近 21A 基因的序列被 21B 基因序列取代的机制，可能是染色单体错配与 DNA 修复机制相结合的结果。CAH 的遗传为常染色体隐性遗传。杂合子在临床上不受影响。生化检测在检测杂合子携带者方面是不可靠的，而遗传检测为遗传咨询提供了准确的答案[275]。该疾病的经典型是由于 21B 等位基因的大量缺失或严重突变引起的，而非经典型是由严重和轻度异常的 21B 等位基因的几种组合之一引起的[97]。因此，临床表型的变异性部分是遗传水平高度异质性的结果。利用 *CYP21* 基因的基因分型技术，可以对 CAH 进行产前检测[276]。对携带女性胎儿的母亲使用地塞米松可减轻产前男性化，但基因检测和糖皮质激素治疗目前被认为是实验性的，只能在临床试验中进行。

11β- 羟化酶基因和 17α- 羟化酶基因的突变也被归类为先天性肾上腺皮质增生，因为皮质醇产生障碍导致 ACTH 升高，从而引起肾上腺刺激过度。11β- 羟化酶的突变可导致雄激素过剩和男性化，但在临床上与 21- 羟化酶突变可通过盐皮质激素过剩加以区别，盐皮质激素过剩可导致约 2/3 的患者出现高血压[277]。相比之下，17α- 羟化酶缺陷导致性类固醇激素缺乏及盐皮质激素分泌过多，从而导致高血压和低钾血症。通过对 *P450c17* 基因突变的识别，我们发现单个蛋白具有 2 种不同的酶活性（17α- 羟化酶和 17，20- 裂解酶），之前认为这 2 种酶活性代表不同的蛋白[278, 279]。3β- 羟化脱氢酶突变是导致 CAH 相对少见的原因[280, 281]。由于类固醇合成受阻发生在类固醇合成途径的早期，因此它也与雄激素缺乏有关。

类固醇合成的一个关键步骤实际上是通过甾体合成急性调节蛋白（StAR）将胆固醇转运到线粒体中[281, 282]。StAR 的突变导致类脂 CAH，其特征是大的、充满脂质的肾上腺和性腺[283]。该蛋白的发现为了解促肾上腺皮质激素（ACTH）和黄体生成素（LH）等激素是如何快速调节类固醇生成提供了重要的新见解。

5α- 还原酶 1 型和 2 型可将睾酮转化为双氢睾酮，双氢睾酮是一种在男性外生殖器发育中起重要作用的雄激素。生殖组织中主要的酶 5α- 还原酶 2 型（SRD5A2）的缺陷，会导致男性假两性畸形的复杂表型[284]。这类个体的核型为 XY，出生时生殖器不明确，伴有假阴道和会阴部尿道下裂。在青春期，出现肌肉发育和阴茎增大等男性性征，但前列腺仍然很小，并且胡须稀少。在这种疾病患病率高的一些国家中，患病者被当作女孩抚养，但在青春期改变性别认同[284]。和 21 羟化酶缺乏一样，在不同的家族中，该酶有许多不同的位点发生突变，许多患病个体都是复合杂合子[285, 286]。

糖皮质激素可治疗的高血压（GRA）表现为异常高水平的肾上腺类固醇激素、18- 含氧皮质醇和 18- 羟化皮质醇，以及不同程度的醛固酮增多。由于这些类固醇在肾上腺皮质的某一区域分泌，该区域受 ACTH 控制，因此糖皮质激素的使用减少了它们的产生。该病是由异常的基因重排引起的[287]。编码醛固酮合成酶和类固醇 11β- 羟化酶的基因串联排列在 8q 染色体上。醛固酮合成酶在肾上腺球状带中表达，此部位还涉及醛固酮的产生，而 11β- 羟化酶在 ACTH 依赖的束状带中表达，在球状带中也表达。这 2 个基因 95% 是相同的，易因不等交换而导致基因重复。由于融合基因包含 11β- 羟化酶的调控区域和醛固酮合成酶的编码序列，后者在肾上腺的 ACTH 依赖区出现异常表达，导致盐皮质激素的过量产生。低肾素性高醛固酮增多症的一种新常染色体显性型，对糖皮质激素的使用没有反应，最近被描述与严重高血压和巨大肾上腺有关[288]。这种家族性醛固酮增多症（3 型）是由 *KCNJ5* 基因杂合突变引起的[289]。

甲状腺激素合成缺陷的特点是甲状腺功能减退，如果不治疗，会由于腺体受到 TSH 的刺激表现为甲状腺肿。甲状腺激素的合成缺陷通常是隐性的。在甲状腺激素合成中，高氯酸盐敏感性钠 / 碘共转运体（NIS）在基底膜正常摄取碘是一个限速步骤，一些纯合或复合杂合突变已在甲状腺功能减退的个体中被证实与碘化物摄取受损有关 [290]。碘在甲状腺滤泡细胞顶端膜的流出，至少部分是由 pendrin（SCL26A4）介导的 [267]。pendrin 的突变导致 Pendred 综合征，由于碘化作用受损，一些患者在营养碘摄入量低的情况下出现先天性甲状腺功能减退 [267]。甲状腺过氧化物酶（TPO）是位于面向滤泡腔的顶膜的一种糖基化血红蛋白，碘化甲状腺球蛋白（TG）中的酪氨酸残基，并与碘化酪氨酸偶联生成 T_4 和 T_3。TPO 缺陷是先天性甲状腺激素合成错误最常见的原因 [291]。对过氧化氢的合成十分重要的氧化还原酶 DUOX2，它的单等位和双等位基因突变，会导致从轻度短暂型到严重表型的一系列先天性甲状腺功能减退的发生 [292]。DUOX2 需要一个特定的成熟因子 DUOXA2 来进行正常的蛋白质加工及在顶端膜的定位 [293]。先天性甲状腺功能减退症患者中 DUOXA2 双等位失活突变的发现证实了 DUOXA2 在 DUOX2 成熟过程中的重要作用 [292, 294]。*TG* 基因是一个异常大的基因，跨越超过 300kb，包含 48 个外显子，已经在许多动物模型和人类患者中报道了它的隐性突变 [295]。在许多情况下，突变的 TG 蛋白被保留在内质网中，导致典型的内质网贮积症（ERSD）。TG 基因的无义突变也说明了无义突变介导的剪接改变现象 [296]。

引入提前终止密码子的突变将会导致形成至少部分功能丧失的截短蛋白质。然而，在某些情况下，改变的剪接会移除含有提前终止密码子的外显子，从而产生大量的功能转录和蛋白质 [297]。已有几种机制被提出来解释无义突变介导的剪接改变，包括通过核扫描去除改变的外显子，无义介导的突变转录物 mRNA 的降解与少量跳过外显子的亚型翻译结合，导致外显子切除的二级结构的破坏，或由提前终止密码子所致的外显子剪接增强子的破坏 [296]。为了释放 T_4 和 T_3，TG 被甲状腺细胞通过胞饮作用吞噬，被溶酶体消化后分泌到血流中。相比之下，碘化酪氨酸碘酪氨酸（MIT）和二碘酪氨酸（DIT）在血液中被发现只存在微量，因为它们被一种甲状腺内的脱卤酶 DEHAL1 去碘化。DEHAL1 的双等位基因突变与先天性甲状腺功能减退和甲状腺肿的发展有关 [298]。值得注意的是，患病个体可能在出生时 TSH 水平正常，因此可能无法在新生儿筛查中被发现。

1 型维生素 D 依赖型佝偻病（也称为假性维生素 D 缺乏型佝偻病）是由 1α- 羟化酶的突变引起的，它将 25- 维生素 D_3 转化为更活跃的代谢物 1α,25- 羟维生素 D_3 [299]。在这种疾病中，患者表现为低浓度的 1α,25- 羟维生素 D_3，以及正常或高浓度的前体 25- 维生素 D_3。他们可以用 1α,25- 羟维生素 D_3 的生理剂量来治疗。有一种 X 连锁型佝偻病被称为低磷酸盐性（XLH）抗维生素 D 佝偻病，这是一种误称，因为患者并没有维生素 D 抵抗。XLH 是由 *PHEX* 基因突变引起的，该基因能够代谢一种叫作调磷因子的公认的磷酸盐调节激素 [300, 301]。与高尿磷相关的遗传疾病包括 X 连锁低磷血症（XLH）、常染色体显性遗传低磷佝偻病（ADHR）、常染色体隐性遗传低磷血症（ARHP）和遗传性低磷佝偻病伴高尿钙（HHRH）[302]。遗传分析已经鉴定出在调节肾磷酸盐处理中起关键作用的几个新分子。其中包括成纤维细胞生长因子 23（FGF-23），这是一种在骨骼中大量表达的蛋白质，并且已被证明是一种循环激素，可抑制肾脏中肾小管对磷酸盐的重吸收。*FGF-23* 基因的单等位基因突变导致 ADHR。另外两种骨特异性蛋白，PHEX 和牙本质基质蛋白 1（DMP1），对限制 FGF-23 的表达是很必要的，从而形成适当的肾脏对磷酸盐的保护 [302, 303]。如前所述，*PHEX* 突变导致 XLH，而 DMP1 失活导致 ARHP [302, 303]。HHRH 是一种肾脏磷酸盐重吸收障碍的原发性疾病，是由钠 - 磷酸盐共转运体 SLC34A3 基因的双等位基因突变引起的 [303, 304]。

（十）通道缺陷

胰岛 B 细胞对三磷酸腺苷敏感的钾通道关闭会引起一系列的事件，进而导致胰岛素分泌。钾离子流可被内向整流器 Kir6.2 和磺酰脲受体（SUR，ADT 结合盒超家族的一员）重构。磺酰脲受体 [305] 和 Kir6.2 的纯合子突变可导致婴儿持续性高胰岛素和低血糖，这一疾病被命名为内胚母细胞增生症（PHHI）（图 4-8）[306]。

细胞对甲状腺激素的摄取是由通道介导的[307]。X 染色体 *MCT8* 基因的点突变和缺失已在几名男性患者中被报道，这些患者表现为 T_3 和 TSH 水平升高，且出现严重的神经表型，如智力低下、痉挛性四肢瘫痪、低张力、旋转性眼球震颤及视力和听力的下降[308]。女性杂合子表现出离散的甲状腺激素异常，但无神经系统的改变。T_3 的异常升高可能是由于神经元摄取功能受损。最新的研究表明，神经病理改变与中枢神经系统水平上的甲状腺功能减退是相一致的。我们对 *MCT8* 突变相关的神经学表型早已有所了解，将之称为 Allan–Herndon–Dudley 综合征[309]。

十、发展现状

当前研究工作的主要焦点之一就是阐明复杂疾病的遗传关系[13, 41–43]。从技术层面上来讲，SNP 基因分型的高通量平台、来自于 HapMap 项目的数据、高通量测序的快速进展及生物信息学流水线的不断完善，都极大地促进了对当前研究焦点的探索[66, 73, 76]。整个外显子组和基因组测序已经进入临床领域，这对于恶性肿瘤和罕见临床表型的分子表征都尤为重要[230]。靶向富集后可对多个候选基因进行综合测序，例如大多数导致嗜铬细胞瘤、副神经节瘤或先天性耳聋的基因现已可用商业开发的试剂盒进行测序。除了检测基因组 DNA 突变和变异外，高通量测序技术还可应用于表征 RNA 的表达、非编码 RNA 和微小 RNA、蛋白质和 DNA 相互作用、表观基因组改变和元基因组分析[74, 230]。此外，下一代测序技术为正常人类基因组变异提供了越来越多的理解，会为个体的基因组信息提供更为精确的风险概况[310]、更好的药物基因组预测、识别可进行早期干预等位基因的疾病[311]。

全面序列信息的可获得性，进一步突显了保险公司和雇主之间利用此类信息的伦理和法律关切的重要性。“遗传信息非歧视法”（GINA）于 2008 年被签署成为法律，该法律保护无症状个人的遗传信息不被滥用于医疗保险和就业[312]。然而，这部法律并不能保护有症状的个体。2014 年，美国实施的患者保护和平价医疗法案禁止基于个人健康状况排除或终止医疗保险，填补了这一空白。然而，新兴的将基因组数据整合到电子病历、强制披露健康记录，以及直接面向消费者的基因测序对基因隐私构成了新的、潜在的威胁[313]。

基因检测对卫生保健费用的影响仍知之甚少，可能取决于具体的疾病和有效的治疗方式的可用性。然而，对于一些疾病，如 MEN 2，基因检测对临床管理具有重要的作用，而且性价比较高。在这种情况下，RET 基因的突变分析可以识别受高渗透性常染色体显性疾病影响的个体，在儿童早期进行预防性的甲状腺切除，这样就可以避免髓样癌的发展（详见第 149 章）[8]。此外，未受影响的个体可以免于进行嗜铬细胞瘤、髓性甲状腺癌和甲状腺功能亢进症的筛查。

商业公司直接面向消费者推销基因检测，即消费者基因组学，引发了一系列关于基因信息准确性、保密性、适当监督、监管，以及结果处理的问题[314, 315]。虽然这些问题悬而未决，但很明显，基因组学已经对临床内分泌学产生了重要的影响。

第二篇
神经内分泌和垂体疾病
Neuroendocrinology and Pituitary Disease

第5章　垂体发育
Development of the Pituitary*

Dorota Skowronska-Krawczyk　Kathleen M. Scully　Michael G.Rosenfeld　著
刘建英　章　燕　汤佳珍　译

要　点

- 垂体是一种研究器官发育、细胞谱系定向与分化的器官原型。
- 复杂的信号通路和转录因子网络之间的交互作用决定了垂体的形态发生，对探索器官发育过程中的转录结局和信号转导有指导意义。
- 自发基因突变提供的遗传证据解释了发育过程中的级联事件，揭示了人类垂体功能缺陷的机制。
- 当代全球基因组技术的动物模型研究，阐明了垂体发育的表观遗传分子机制。
- 成人垂体干细胞的鉴定和体外培养的小鼠胚胎干细胞（ES），实现了垂体体外发育，为垂体再生提供了新的途径。

遗传和分子生物学技术的进步大大增加了我们对垂体发育机制的了解。脑垂体是大脑和外周系统之间的中介。垂体通过多种反馈机制，整合来自外周和中枢神经系统的传入信号，并通过调节关键激素的产生和分泌对靶器官作出反应。脑垂体促进许多关键功能，包括新陈代谢、生长、繁殖、昼夜节律和应激反应。基因转录、垂体激素的合成和分泌及激素细胞的增殖等功能的调节对机体平衡至关重要。

一、解剖与组织学

垂体，也称为脑垂体，位于蝶骨表面的凹陷处，即蝶鞍。它由解剖和功能不同的实体组成，腺垂体包括中间叶、前叶，以及神经垂体（也称为后叶）。功能性垂体前叶包含5种主要的细胞类型：促生长激素细胞产生生长激素（GH）并调节线性生长和代谢；催乳素细胞产生催乳素（PRL），调节女性的泌乳量；促甲状腺激素细胞产生促甲状腺激素（TSH），控制甲状腺分泌甲状腺激素；促性腺激素细胞产生促性腺激素［卵泡刺激素（FSH）、促黄体生成素（LH）］，调节生殖发育和功能；促肾上腺皮质激素细胞产生促肾上腺皮质激素（ACTH），这是阿黑皮素原（POMC）前体通过蛋白水解过程中裂解的产物，通过刺激肾上腺皮质中糖皮质激素的合成来调节代谢功能。TSH、LH和FSH是异二聚体糖蛋白，由1个共同的α亚基（αGSU）和1个特定的β亚基组成。在成人脑垂体中，产生GH的促生长激素细胞占据了大部分腺体，重量不足1g。垂体的大小和每一种类型垂体细胞的增殖是根据生理条件来反馈调节的[1]。

5种垂体前叶细胞类型在出生时就存在（表

*. 本章主要为儿童内分泌相关内容。

5-1)。垂体激素基因的初始表达决定了细胞类型的最终分化结果，这些细胞类型起源于看似共同的原基，是垂体内部编程和发育过程中与周围器官相互作用的结果。有证据表明，基因内部编程是由转录调节因子的表达决定的，包括一系列的同源域转录因子和额外的细胞类型限制转录因子。调控这些转录因子时空表达的机制包括来自发育中的下丘脑背侧的弥散信号和来自周围结构的因子。这些空间分布的信号和信号分子的梯度对确定垂体细胞类型是至关重要的[2, 3]。这些重要的进化保守事件是垂体正常发育的保证，中断可能导致形态异常和垂体功能障碍。通过分析垂体激素基因在人类垂体功能减退症中的表达，以及垂体缺陷的遗传模型，特别是在垂体性侏儒症的小鼠模型中的表达，已经积累了大量有关脑垂体发育的分子机制。

二、垂体发育

(一)起源

对几种脊椎动物的系统发育研究得出结论，即脑垂体起源于口腔上皮。在这些动物物种中进行的发育轨迹试验将脑垂体的起源追溯到神经板。在鹌鹑 - 鸡嵌合体的移植研究中，垂体的起源定位于前神经嵴的中线。通过对鸡胚的手术切除，神经板的吻侧脊被认为是产生垂体组织的细胞来源[4-6]。在两栖动物中，追踪实验已经证实了垂体的神经起源[7, 8]，在斑马鱼中也得出了类似的结论[9, 10]。此外，在大鼠神经胚阶段，通过应用碳花青素染料定位吻侧端开放的神经板(交配后 9.5d)，标记细胞在 Rathke 囊也可以发现，并且 7d 后可以发展为腺垂体的分泌细胞[11]。因此，有证据表明，前神经脊是 Rathke 囊的起源，而 Rathke 囊最终产生脑垂体细胞。在胚胎头折叠后，前神经脊在腹侧移位，形成口腔上皮的一部分，随后形成口腔顶部和其他结构，包括脑垂体。在许多物种中的一致发现表明，从低等脊椎动物到高等哺乳动物，垂体的发育过程，在很大程度上是保守的。

(二)形态发生学

人类脑垂体前叶起源于口腔上皮的内陷，成为 Rathke 囊[12]。包含垂体原基的口腔上皮在胚胎第 3 周形成。口腔上皮的内凹发生在背侧，在胎儿第 4 周形成 Rathke 囊，在胚胎第 6 周末时 Rathke 囊与口腔上皮完全分离[13]。与此同时，下丘脑是前脑第一个需要分化的区域。从第 4 周开始，下丘脑沟、交叉盘和乳头体清晰可见。下丘脑和垂体的发育是相互依赖的[14]。

与在人类身上观察到的形态发育类似，老鼠身上的 Rathke 囊来自于一个由口腔顶部内膜生长而来的腔体。在其早期阶段，小鼠垂体原基被定义为在交配后胚胎发育第 8.5 天(e8.5)时，神经外胚层和口腔顶外胚层之间的一个交接点，这标志着垂体发育的第一个事件。腺垂体的发生始于口腔外胚层的垂体基板细胞增厚并内陷形成初生垂体。间叶胚基可见于小鼠胚胎第 9.5 天，位于口咽膜的背侧。上皮层从口腔顶部的背侧移动形成一个圆锥形的突出，称为 Rathke 囊或腺垂体囊。在形成之前，音猬因子(Shh)在口腔上皮层中均匀表达是一个重要的发育分子标记。在小鼠胚胎 e9.0，脑垂体间叶原基出现前，音猬基因无表达[15]。Rathke 囊在发育过

表 5-1　腺垂体激素表达的起始

激　素	人类(周)	老鼠(交配后的天数)	鸡(交配后的天数)	斑马鱼(受精后的天数)
生长激素	8	15.5	4.5	42
卵泡刺激素 / 促黄体生成素	8	16	4	—
促肾上腺皮质激素	8	12.5	7	24
甲状腺激素	13	13.3	6.5	42
催乳素	13	17.5	6	22

程中逐渐增厚，并通过口凹－腺垂体通道向口腔后部延伸。在小鼠胚胎第10.5天，Rathke囊形成了一个基本结构，并与咽腹侧的上皮分离。

Rathke囊在小鼠胚胎第11天分离后，第一轮加速有丝分裂活动开始于间叶基[16, 17]。在随后的模式形成期，有丝分裂活动在Rathke囊的吻侧部分最为活跃，出现数个胚芽并包裹着带血管的间质区域。激素分泌型细胞的祖细胞起源于腹侧细胞增殖，而Rathke囊的吻侧区域最终形成前叶，或称远侧部。Rathke囊的背侧与漏斗部的下降过程相接触，在其前外侧形成垂体裂，保持薄片状，形成中间叶或中间部。垂体前叶细胞类型最初是由增殖区的位置决定的[15, 18]，促生长激素细胞/催乳素细胞位于尾部，促性腺激素细胞位于前外侧，促皮质激素细胞位于腹侧，促黑色素细胞位于背侧。大多数哺乳动物的垂体发育模式大致相同。

（三）细胞谱系定向

腺垂体的内分泌细胞来源于单个细胞群，垂体激素基因的表达起始标志着细胞类型的终末分化事件的发生是按顺序进行的。在小鼠中，*POMC*基因表达在胚胎发育e11.5时作为第一个垂体标记物出现，e13.5时在垂体前叶中可以检测到。然而，在最初的*POMC*基因表达之前，5种不同垂体细胞类型的命运就已经决定了。在组织培养实验中，垂体间叶原基被放置在一个远离间脑影响的培养基中，垂体间叶原基在胚胎第11天能够生成所有5种细胞类型的表达基因，在e9.5时需要在间叶原基中加入额外的生长因子，除外促皮质激素细胞对培养基无要求[19]。关键事件发生在垂体间叶原基致力于成为垂体前体的时候，伴随垂体基因的表达以细胞自主方式调节[20]，时间点与Rathke囊形成的时间一致。

作为间叶原基，Rathke囊是所有垂体内分泌细胞的来源。在小鼠中，促肾上腺皮质激素细胞首次出现后，e15.5时可检测到*Gh*基因的表达，接着是促甲状腺激素、促性腺激素和PRL。大部分垂体前叶激素的基因表达都在e17.5时可以检测到，而*PRL*基因要等到出生时才能被持续检测到（小鼠第19天）。另外一个Rathke囊的早期标志物是*αGsu*，转录因子在胚胎第9天的Rathke囊可检测到[21]，e12.5时可在吻侧顶部的前叶检测到，最终于妊娠晚期定位在促甲状腺激素细胞和促性腺激素细胞中直到成年。随着细胞增殖和早期器官发育，一系列不同的细胞类型以不同的时空方式出现。表5-1给出了几个物种垂体激素基因初始表达的时间线。

三、转录因子与垂体发育

随着垂体细胞类型的相继出现，一系列同源域家族转录因子在腺垂体被确认。随着分子遗传学技术的进步，通过对这些转录因子在动物模型中的功能研究，特别是在小鼠模型中，已经明确了垂体发育的分子机制。*Hesx1*、*Lhx3*、*Lhx4*、*Pitx1/2*、*Prop1*和*Pit1*同源结构域转录因子，以及*Tbx19*和*GATA2*的表达决定了垂体的发生、定位、分化。这些基因最初是在动物模型中进行研究，这些动物模型要么是自发突变，要么是通过反转录技术构建的。各动物模型系统中所观察到的表型也无一例外地出现在相应的同源基因缺陷的人类病例中（表5-2）。在人类病例中观察到的表型从单垂体激素缺乏到多垂体激素缺乏（CPHD），除GH外还影响多种垂体激素。垂体发育的研究是基因表达的渐进限制模型，垂体已成为研究器官发生、细胞类型决定和分化的原型模型器官系统。

（一）*Pit1*基因

*Pit1*基因［POU结构阈，1类，转录因子1（POU1F1）］编码一个33kDa，291个氨基酸的转录激活因子，该激活因子能够与DNA结合和激活，最初被分离出来是由于它能够与*GH*基因启动子反应元件结合[22, 23]。*Pit1*只在脑垂体中表达。在小鼠中，胚胎e13.5时可以检测到*Pit1*基因转录物的初始表达，且只在垂体前叶腹侧（图5-1）。*Pit1*的表达在成人中持续存在，并且和*GH*、*PRL*、*TSHβ*基因的表达共存。进一步研究表明*Pit1*的表达产物能够与*GH*基因[24]、生长激素释放激素受体（*GHRHR*）基因[25]、*PRL*基因[26]和*TSHβ*基因启动子中的反应元件结合。Pit1蛋白也能与*Pit1*基因自身的反应元件结合，并且是*Pit1*基因[27]持续转录所必需的。

表 5-2　与垂体激素缺陷有关的转录因子

人　类			模型系统		
基　因	染色体位置	遗　传	激素缺陷	突　变	垂体异常表型
PIT1	3p11	隐性 / 显性	生长激素、催乳素、促甲状腺激素	Snell	生长激素、催乳素、促甲状腺激素
PROP1	5q35	隐性	生长激素、催乳素、促甲状腺激素、卵泡刺激素 / 黄体生成素、促肾上腺皮质激素	Ames	生长激素、催乳素、促甲状腺激素，卵泡刺激素 / 黄体生成素
LHX3	9q34	隐性	生长激素、催乳素、促甲状腺激素、卵泡刺激素 / 黄体生成素	定点敲除鼠	生长激素、催乳素、促甲状腺激素、卵泡刺激素 / 黄体生成素
LHX4	1q25	显性	生长激素、催乳素、促甲状腺激素、促肾上腺皮质激素	定点敲除鼠	全垂体前叶激素减少
HESX1	3p21	隐性 / 显性	不确定的激素缺陷	定点敲除鼠	Rathke 囊分叉、垂体缺如
PITX2	4q25	显性	生长激素、催乳素、促甲状腺激素、卵泡刺激素 / 黄体生成素	定点敲除鼠	生长激素、催乳素、促甲状腺激素，卵泡刺激素 / 黄体生成素
TBX19	1q23	隐性	阿片促黑素细胞皮质素原	定点敲除鼠	垂体阿片促黑素细胞皮质素原细胞转分化

Pit1 基因的结构在进化上是保守的，在小鼠、人类和所有其他被检测的脊椎动物中都发现了这种结构，但是 *Pit1* 可能在不同物种的生理通路中发挥不同的功能。

1. *动物模型*　Snell 小鼠 [28] 是一种用于研究垂体功能的成熟的动物模型，它起源于 *Pit1* 基因中一个自发的单核苷酸突变，导致 W261C 在同源结构域中被取代，使突变基因产物不能与 DNA 结合并激活目标基因 [29]。发生杂合突变的小鼠表型正常，但纯合子突变的后代表现为矮小和不育，它们表现出失去 GH、PRL、TSH-β 3 个垂体激素细胞类型，促性腺激素和促肾上腺皮质激素细胞不受影响，这提示 Pit1 是促生长激素细胞、催乳素细胞和促甲状腺素细胞最终分化所必需的。在 Pit1^{Snell} 动物模型中，当 *Pit1* 基因存在功能缺陷时，初始的 *Pit1* 激活不受影响，而随后的 *Pit1* 基因转录发生改变，导致成年动物中 Pit1 表达失败，形成侏儒表型 [29, 30]。在 e17.5 之前，Pit1 细胞系具有多种命运决定选择，但在 e17.5 之后，*Pit1* 基因的调控由早期 Pit1 独立增强子转变为后期 Pit1 自主调节增强子，仅表现为细胞自主决定 [31]。Pit1^{Jackson} 是第二种 *Pit1* 基因缺陷的小鼠模型。位于 16 号染色体上的 *Pit1* 基因组结构在突变的 Pit1^{Jackson} 小鼠中大致重新排列，其表型与 Pit1^{Snell} 小鼠非常相似或完全相同。此外，*Pit1* 突变导致胰岛素 /IGF-1 通路活性降低，可能导致有利于长寿的生理稳态结果 [32-36]。

2. *相关疾病*　人类的 *PIT1* 基因已被定位到 3 号染色体。*PIT1* 突变已被确定为 CPHD 的病因（表 5-2）。最早的研究显示一名父母近亲婚配的克汀病患者发生 *PIT1* 基因 R172X 纯合子的无义突变，导致缺乏 GH、PRL、TSH-β [37]。此后许多的 *PIT1* 缺陷 CPHD 病例被报道。人类 *PIT1* 突变的遗传规律复杂，从常染色体隐性遗传到常染色体显性遗传，再到带有可变表型外显率的印迹遗传都存在 [38]。垂体促性腺激素和促肾上腺皮质激素在 *PIT1* 缺陷患者中是正常的。GH 缺乏表现在所有 *PIT1* 缺陷患者中，大多数患者观察到 PRL 缺乏，而 TSH-β 缺乏通常迟发和具有不完全外显率（表 5-2）。不同的个

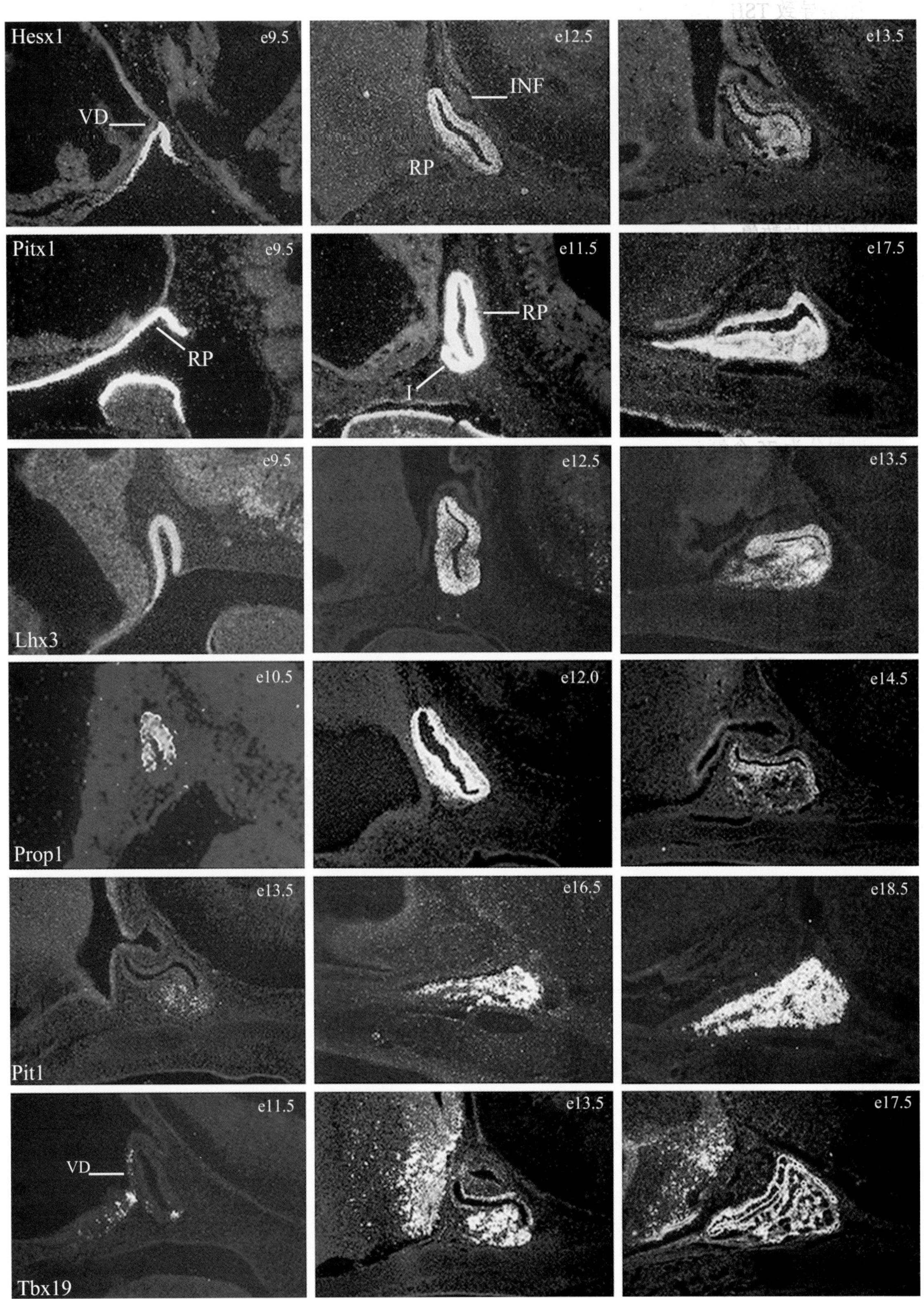

▲ 图 5-1 垂体发育中选择性转录因子的原位杂交表达

在小鼠胚胎期 e9.5 时，Rathke 囊（RP）中检测到 Hesx1、Pitx1 和 Lhx3 的表达并持续到 e12.5，此后，Hesx1 表达迅速消失，而 Pitx1 和 Lhx3 继续表达。Prop1 在 e10.5 时开始表达，e12.5 时达到最高强度，在 e14.5 时减弱。Pit1 在 e13.5 时开始表达，并在脑垂体发育和成年期间维持。在 e11.5，Rathke 囊腹侧和腹侧间脑（VD）处可以观察到 Tbx19 的初始表达并持续存在体背景可能是导致 TSH 表型变异的主要因素。然而，另一种可能的情况是，存在一种称为吻端促甲状腺素的促甲状腺激素胚胎群。该胚胎 TSH 的表达不依赖于 *Pit1*，因此它可能是导致 *Pit1* 缺陷患者出现 TSH 表型变异的主要原因。*Pit1* 缺陷患者的表现差异很大。在婴儿期，他们通常有突出的前额、凹陷的面部结构和马鞍鼻，因为生长激素和甲状腺激素的缺乏，CPHD 通常直到生长迟缓变得明显时才被诊断出来 [39, 40]。

3. 机制　Pit1 蛋白的模式结构可分为转录激活域和 DNA 结合域。转录激活域位于前 80 个氨基酸中，其后是 C 末端的 POU DNA 结合域。POU 结构域进一步划分为 75 个氨基酸 POU 特异性结构域和 60 个氨基酸的 POU 同源结构域，两者彼此连接，其中 POU 特异性结构域在各种 POU 结构域蛋白中具有保守性。POU 同源结构域本身足以完成低亲和力的 DNA 结合，而 Pit1 反应元件的特异性高亲和力 DNA 结合则同时需要 POU 特异性结构域和 POU 同源结构域。Pit1 蛋白可以作为单体在溶液中结合到（A/T）（A/T）TATNCAT 位置，其中 N 可以是任意核苷酸，然而，在大多数情况下，Pit1 作为二聚体与 DNA 结合 [41]。分析来自 Pit1 蛋白和 PRL 近端启动子 Pit1 结合元件共晶研究的数据表明，Pit1 蛋白以一种平行的二聚体型式与 DNA 结合 [42, 43]。Pit1 蛋白以 POU 特异性结构域和 POU 同源结构域包裹在 DNA 分子周围，以反向垂直方向与 DNA 分子结合。一个 Pit1 分子的 POU 特异结构域与另一个 Pit1 分子的 POU 同源结构域的 C 端相互作用。此外，每个单体的 POU 特异性结构与 POU 同源结构域所产生的 DNA 连接之间的间隔是至关重要的。与 Pit1 仅需要结合到 *PRL* 最小启动子序列相比，老鼠 *GH* 基因的转录需要 2 个配对碱基的空间供 2 个 Pit1 蛋白与近端启动子区域结合 [44]。

这种二聚交互作用是削弱突变影响的有效方法。额外的突变，如 Pit1^{Snell} 小鼠，同源结构域三级螺旋结构中的 G-to-T 突变结果（W261C），通过改变突变基因产物与反应元件主要沟槽的接触点来消除其 DNA 结合能力，从而导致常染色体隐性矮化表型。类似地，在人类病例中观察到的几种突变可能会影响这种蛋白质与 DNA 连接的稳定性和特异性 [45, 46]。

作为一种转录因子，Pit1 作为转录起始复合体的组成部分发挥作用，受共激活因子和抑制因子的调控。Pit1 的 POU 结构域与 CBP/p300 和 P/CAF 的共激活复合物有关，均具有组蛋白乙酰化酶活性。N-CoR 作为辅助抑制因子，可结合于 Pit1 的同源结构域，并通过 Pit1 主动抑制反活化，这种抑制依赖于 Sin3、SAP30 和组蛋白去乙酰化酶。因此，Pit1 的转录活性可能通过乙酰化或去乙酰化事件的复合物的竞争性结合来调节，从而分别导致激活或抑制 [47]。

除了 Pit1 外，垂体细胞类型的决定可能还需要其他分子参与。雌激素受体参与了 *PRL* 基因的协同激活 [48, 49]。ETS 转录因子家族的成员可以与 *PRL* 启动子中的 Pit1 结合位点结合，并介导生长因子和 Ras/MAPK 通路 [50]。转录因子 Gata2 似乎是促甲状腺激素细胞和促性腺激素细胞形成所必需的，而 Pit1 的存在抑制促性腺表型并促进促甲状腺表型。Pit1 可以抑制 Gata2 与对促性腺激素表型产生重要作用的同源 DNA 位点的结合。相反，Pit1 与 Gata2 在包含 Pit1 和 Gata2 位点的启动子上导致协同激活 [51]。

（二）*Prop 1* 基因

Prop1（Pit-1 的先决条件）是一种含有同源结构域的转录因子，能够与其同源 DNA 位点结合并激活靶基因。小鼠中 *Prop1* 基因的表达已明确仅在 Rathke 囊中。在 e10 小鼠的 Rathke 囊的结构建立后，开始能够检测到 *Prop1* 的表达。这种表达最初见于背侧，但随后表达于 Rathke 囊的大多数细胞。在 Rathke 囊中，*Prop1* 的表达在 e12 时达到最大强度，e14.5 时信号衰减 [52]（图 5-1）。最近的研究表明，Notch 信号通路是维持 *Prop1* 在 e12.5 高水平表达所必需的，而这是通过与 *Prop1* 基因 [53] 第 1 个内含子内进化保守位点结合的 Rbp-J 蛋白介导的。下游的 *Pit1* 基因的激活需要 *Prop1* 基因的表达 [54, 55]。*Prop1* 的完整性对于垂体促性腺激素细胞的全面发育，以及促生长激素细胞、催乳素细胞、促甲状腺激素细胞的生成是必要的（表 5-2）。*Prop1* 基因突变已被确定为家族性 CPHD 的主要原因，导致身材矮小。

1. 动物模型　*Prop1* 基因最初是通过定位克隆方法在自发突变的 Ames 小鼠突变体中发现的。Prop1^{Ames} 位点突变的 *Prop1* 等位基因携带 1 个点突变，引起同源结构域二级螺旋中的 1 个氨基酸被取代（S83P），导致新生脑垂体的发育进程改变，进而导致 Pit1 表达失败。Prop1^{Ames} 小鼠的表型以常染色体隐性方式遗传，杂合突变小鼠表型正常。纯合突变小鼠出生时大致正常，但在断奶时出现一定比例的侏儒症[56]。成年变异小鼠大约是野生型小鼠的一半大小。Prop1^{Ames} 突变在 e12.5 引起 Rathke 囊畸形，囊腔回折且 Pit1 家族表达失败。促性腺激素细胞延迟出现，但促肾上腺皮质激素细胞如预期出现。与 Pit1^{Snell} 小鼠完全缺失促生长激素细胞、催乳素细胞和促甲状腺激素细胞相比，Prop1^{Ames} 小鼠垂体含有少量（< 1%）正常部分的促生长激素细胞[54, 57]，以及少量的催乳素细胞和促甲状腺激素细胞[57]。Prop1^{Ames} 侏儒鼠的寿命是野生型幼鼠的两倍[58]。

2. 相关疾病　人类的 Prop1 编码区有 3 个外显子，由 2 个内含子分隔，并映射到染色体 5q34。*Prop1* 基因编码 226 个氨基酸的多肽，包含一个短的 N 端、一个 60 个氨基酸的同源结构域和一个反式激活的 C 端。与小鼠同源物相比，人类的 Prop1 同源结构域高度保守，只有 2 个氨基酸被取代。

最初的病例报道确定了几个家庭中身材矮小的患者的 *Prop1* 基因突变。*Prop1* 基因直接测序的聚合酶链反应（PCR）的产物显示所有患者均携带突变 *Prop1* 基因的等位基因并且他们的父母都携带杂合突变，这表明 *Prop1* 基因的突变以常染色体隐形的方式遗传，导致 CPHD。本研究中所有受影响的个体对促生长激素释放激素、促甲状腺激素释放激素和促黄体生成素释放激素刺激均无反应，提示垂体激素分泌细胞存在缺陷[59]。后续报道表明，*Prop1* 突变是家族性 CPHD 的常见病因。从 *Prop1* 基因点突变到缺失，影响了 *Prop1* 基因同源结构域的结构和完整性。2bp 的 A301G302 缺失导致了移码和 *PROP1* 基因产物 DNA 结合同源结构域和 C 端反式激活域的丢失，是 PROP1 患者中最常见的突变，称为“突变热点”[60]。携带各种 *Prop1* 突变的个体除了 GH、PRL 和 TSH 水平的缺陷外，垂体促性腺激素也无一例外地严重缺乏。携带 *Prop1* 突变的人类病例中，许多成年患者 ACTH 水平正常。然而，有报道称促肾上腺皮质激素缺乏症的发病较晚（表 5-2）。ACTH 表型的表达呈现高度异质性，患者遗传背景的差异可能是导致这种表型差异的原因[61, 62]。

3. 机制　*Prop1* 基因产物通过与靶基因的反应元件结合发挥作用，同源结构域的螺旋 – 转角 – 螺旋序列为蛋白质与 DNA 相互作用提供了结合位点。事实上，大多数自发突变的 *Prop1* 基因突变都位于同源结构域，这说明 *Prop1* 的同源结构域对于 Prop1 的功能至关重要。

在 Prop1^{Ames} 小鼠中，突变体 Rathke 囊出现严重的畸形，但垂体前体细胞生成正常。Rathke 囊前体细胞未能迁移形成初生垂体，导致管腔结构扩张，缺乏晚期垂体分化标记物 *Pit1* 基因的表达。然而，突变的前体细胞在 Ames 小鼠体内继续增殖，导致脑垂体大小正常[52, 63]。除了 Pit1，Prop1^{Ames} 小鼠的 Wnt 和 Notch 通路也受到影响[64, 65]。随后，在 αGsu 启动子的控制下持续表达 Prop1，导致促性腺激素细胞分化降低，以及增加腺瘤增生的发生率[66, 67]，表明 *Prop1* 适时的沉默是配对同源结构域介导的器官形成的重要的后续步骤。

Prop1 可以通过 C 端反式激活域与位点结合并激活靶基因，而 Prop1 的 N 端和同源结构域具有抑制功能[52, 68]，说明 Prop1 既可以作为转录激活因子，也可以作为抑制因子。最近垂体特定失活基因 β- 连环蛋白的研究表明，Prop1/β- 连环蛋白复合物可以是 Pit1 的转录激活因子或 Hesx1 的抑制因子，其作用取决于相关的辅助因子[69]。

比较 Prop1 缺陷患者和 Prop1 突变株 Prop1^{Ames} 小鼠的表型。两个物种一致表现为生长激素、PRL 和 TSH 缺乏。所有携带 *Prop1* 突变的患者在成年后都会出现促性腺激素缺乏症。在 Prop1^{Ames} 小鼠中，促性腺激素的表达在出生时被观察到，但其表达水平仅为野生型小鼠的 1/4[52]。ACTH 在 Prop1^{Ames} 小鼠垂体发育过程中表达，成人血中 ACTH 水平正常。在人类的 *Prop1* 突变患者中，皮质醇水平在出生时是正常的，但有些患者在以后的生活中出现了皮质醇缺乏[70–72]。*Prop1* 突变可能影响垂体前叶的所有主要细胞类型，包括促性腺激素细胞和促皮质激素细胞（表 5–2）。

（三）*Hesx1* 基因

Hesx1（在 ES 细胞中表达的同源结构域基因）是一种配对类同源结构域转录因子，能够与其同源 DNA 位点结合并调控其靶基因。在视隔发育不良综合征和 CPHD 中发现了 *Hesx1* 基因突变。在小鼠中，最早可以在胚胎干细胞阶段检测到 *Hesx1* 基因的表达。在外胚层可以检测到高水平的 *Hesx1* 表达，随后在吻侧神经皱褶的前端，最后限制在腹侧间脑和口腔外胚层的增厚层，e9.0 时在小鼠体内形成 Rathke 囊 [73, 74]。在 Rathke 囊内，*Hesx1* 基因表达仍可持续 2d 被检测到，但强度逐渐衰减的同时 *Prop1* 基因的表达开始出现（图 5–1 和图 5–2）。在一个 7 周大的人类胚胎中可以检测到 *Hesx1* 在 Rathke 囊中显著表达。Hesx1 是最早确定出现在垂体原基的分子标记。

1. 动物模型　小鼠的 *Hesx1* 基因位于第 14 号染色体上，*Hesx1* 基因敲除导致小鼠出现多种前中央神经系统缺陷，前脑功能减退，嗅觉发育障碍 [75]。*Hesx1* 突变引起垂体缺陷，常见为 Rathke 囊分叉。e12.5 时，在大多数 Hesx1 胚胎中观察到标志着垂体腺的多个口腔外胚层内陷。在 e13.5 和 e15.5 之间，*Hesx1* 突变的特征是所有产生激素的细胞类型过度增殖，导致间充质不能凝结并形成分离垂体和口腔的蝶骨软骨。垂体发育的后期，在大多数 *Hesx1* 突变体中激素分泌细胞的终末细胞类型分化正常，e16.5 时超表达 αGSU、TSHβ、GH、POMC、Pit1。在发育的早期，e12.5 在 Rathke 囊和发育中的下丘脑中均有 POMC 表达的延迟，并且在 Rathke 囊的吻侧和尾侧存在 αGsu 的双向表达。值得注意的是，在偶发的 *Hesx1* 基因缺失小鼠中，在 e12.5 时观察到口腔外胚层的初始增厚和 Lhx3 的最小激活，但胚胎表现出垂体发育完全停止，而 e18.5 时垂体缺失。*Hesx1* 突变体中不完全表型外显率的差异可能受相关修饰基因的影响 [76, 77]。

2. 相关疾病　人类的 *Hesx1* 基因包含 4 个外显子，由 3 个内含子分隔，位于染色体 3p21。*Hesx1* 基因编码 185 个氨基酸的高度保守多肽，其 C 端有 60 个氨基酸的同源结构域。最初的 *Hesx1* 突变分析是在视隔发育不良的家族中进行的，分析发现在 2 名 CPHD 儿童中发生了核苷酸转移，导致 R160C(在同源结构域的三级螺旋结构中）被取代，这 2 名儿童出生在一个高度相关的亲缘家庭。磁共振影像显示，在这 2 名受影响的兄弟姐妹中，异位 / 隐匿的垂体后叶和一个发育不全的前叶相关 [75]。所有的杂合子父母都没有表现出视隔发育不良的特征，符合常染色体隐性遗传特征。在 *Hesx1* 基因的编码区域发现了其他的突变（如 Q6H、S170L、T181A、I26T 和 306/307InsAG–X），并与包括垂体功能低下在内的各种表型相关，从孤立的 GH 缺陷到 CPHD。从这些病例报道中可以清楚地看出，*Hesx1* 基因突变可导致垂体激素缺乏、表型多变、外显率不完全 [78, 79]。

3. 机制　在瞬时转染实验中，*Hesx1* 基因产物以高亲和力与二聚体或单体 DNA 位点结合 [80, 81]。模式结构分析显示，除了 DNA 结合同源结构域外，*Hesx1* 在 N 端包含 2 个序列，一个类似于在果蝇中发现的 eh1 序列，另一个类似于在几种 α– 螺旋蛋白中发现的 WRPW 序列，这 2 种蛋白都能招募到 Groucho 类的辅抑制因子 [82, 83]。Hesx1 的 N 末端和同源结构域都可以作为独立的抑制因子。Hesx1 是一种强大的转录抑制因子，它激活 mSin3A/B、HDACs1 和 2，以及 Brg1 复合物到其同源结构域，TLE 辅抑制因子到其 eh1 域。Tle1 和 Hesx1 之间的强相关性是通过 Hesx1 N 端高度保守的螺旋序列（FXLXXIL）介导的，也可以在 Nkx、Six 和某些 Pax 同源结构域因子家族成员中发现 [84]。这些招募是 Hesx1 在活体中充分发挥抑制活性所必需的。Hesx1 和 Tle1 的持续表达导致了 Pit1 谱系的丢失和一种类似于 prop1^{Ames} 的畸形发生，而 *Prop1* 和 *POMC* 的表达得以保留。人 *Hesx1*（R160C）基因突变在体内外均具有显性抑制作用。这种结构域的抑制活性需要 eh1 抑制域，这也是完整重组的 Hesx1 二聚反应所需要的。这种结构域的转录抑制活性可能有助于解释在 HESX1 患者中观察到的杂合表型 [80]。最近在一位 CPHD 患者身上发现了 eh1 序列（I26T）的纯合突变，这进一步说明 Tle 关联是维持体内 Hesx1 功能完整性必不可少的 [85]。

Hesx1 和 Prop1 共享一个保守的 DNA 识别位

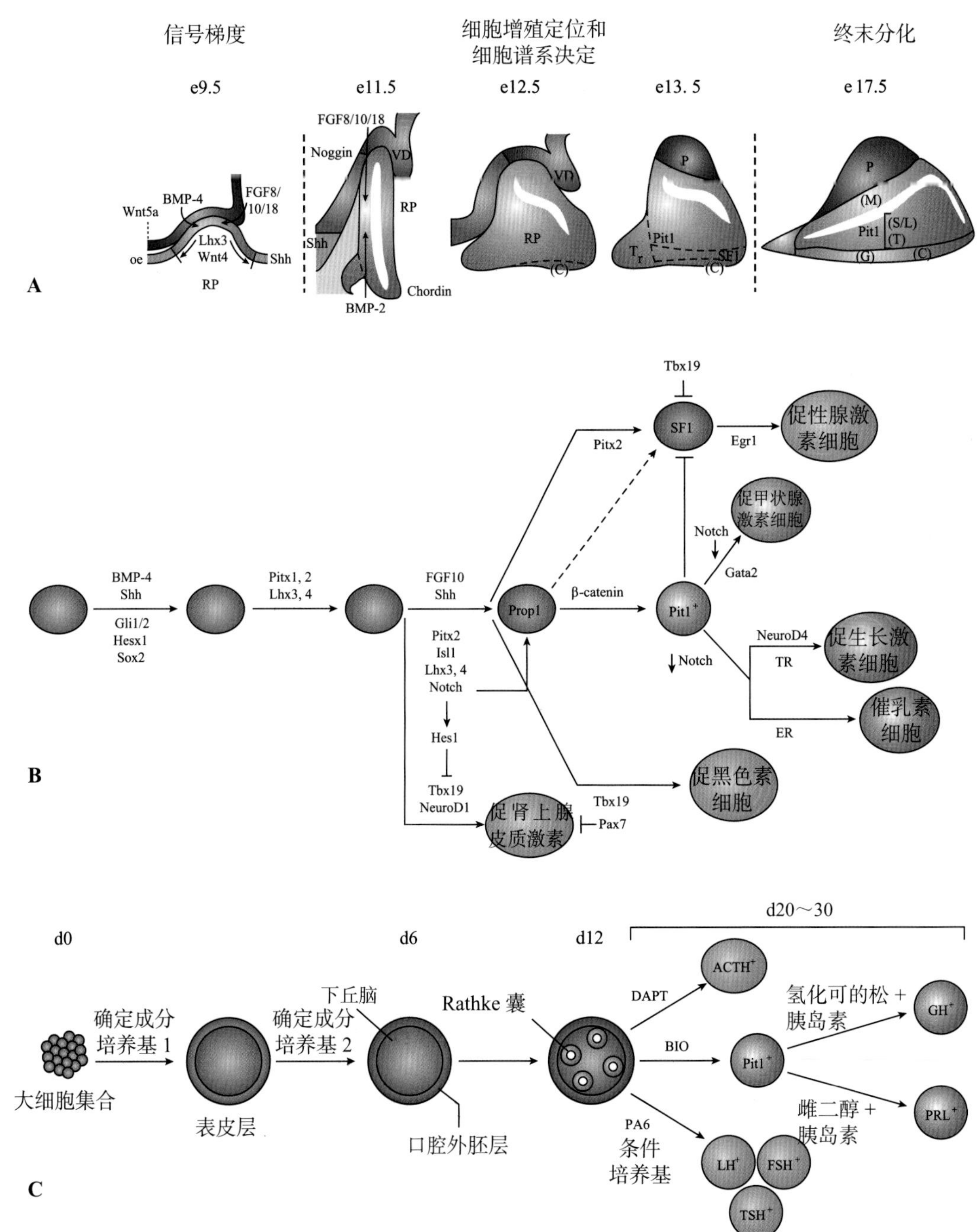

▲ 图 5-2 小鼠垂体器官发育和胚胎干细胞三维结构形成过程中的信号分子和转录因子

A. 腹侧间脑（VD）表达 BMP4、FGF8/10/18 和 Wnt5，与口腔外胚层直接接触，诱导 Rathke 囊形成，最终形成后叶（P）。Shh 在除 Rathke 囊外的整个口腔外胚层均有表达，在表达 Shh 和不表达 Shh 的细胞的两个外胚层区域之间形成一个边界。反向的背侧 BMP4/FGF 和腹侧 BMP2/Shh 梯度通过调节转录因子基因表达的组合模式来传递增殖和位置线索。在 e13.5 时，前叶的尾状细胞产生 Pit1，最终产生促生长激素细胞（S）、催乳素细胞（L）和促甲状腺激素细胞（T）。吻侧尖部促甲状腺激素细胞群（Tr）是一个短暂的、独立于 Pit1 的细胞群。促皮质激素细胞（C）和促性腺激素细胞（G）出现在最腹侧的前叶，而促黑素细胞（M）出现在中间叶。B. 信号分子和转录因子 / 辅助因子网络需要在精确的组合中引导细胞谱系决定和不同类型细胞的终末分化。早期胚胎垂体发育需要一系列转录因子的引导，包括 Gli1/2、Sox2 和一系列同源域转录因子，如 Hesx1、Pitx1/2、Lhx3/4、Isl1 和 Prop1。促性腺激素细胞的终末分化是由 SF1 驱动，促生长激素、催乳素和促甲状腺激素受 Pit-1 诱导，促黑素细胞由 Tbx19 和 Pax7 诱导，以及皮质激素由 Tbx19 和 NeuroD1 诱导。C. 小鼠胚胎干细胞（ES）在 BMP4 和音猬因子激动药的作用下以大细胞集合体的形式生长，形成中空的表皮球，在体内再现下丘脑和口腔外胚层之间的组织相互作用。使用 Notch 信号通路抑制药（DAPT）、Wnt 信号激动药（BIO）或条件性间充质细胞培养基（PA6）进一步处理可产生分化的促皮质激素细胞、Pit-1+ 前体、促性腺激素细胞或促甲状腺激素细胞。Pit-1+ 的进一步处理是用胰岛素联合氢化可的松或雌二醇，促进促生长激素细胞和催乳素细胞分化点。Hesx1 的抑制域可以抑制 Prop1 的转录激活活性。Hesx1 抑制因子可与 Prop1 异源二聚，并可作为同型二聚体或异源二聚体与回文位点结合，其中 Prop1 为激活因子，Hesx1 为抑制因子，抑制 Prop1 的激活功能。在 *Hesx1* 突变小鼠中，Prop1 的表达升高，提示 Hesx1 不仅可以抑制 Prop1 的激活功能，而且是 *Prop1* 的表达所需要的 [76]。强行将 Prop1 早期表达至未发生作用的口腔外胚层，阻断了 Rathke 囊的形成，导致脑垂体前叶缺失，并且 Lhx3 未被初始诱导表达，证明 *Prop1* 的过早表达可阻断垂体器官发生，从而抑制 *Hesx1* 基因缺失的作用 [15]，与具有 prop1^{Ames-} 样表型的 *Hesx1/TLE1* 转基因小鼠形成对比。这提示拮抗抑制因子复合物可抑制 *Prop1* 的表达激活 [69, 76]。连续的抑制和激活一组共同的调节基因可能被证明是垂体发育的一种潜在策略，最初的抑制是器官形成和增殖的先决条件，随后的激活需要特定的细胞谱系决定。

（四）*LHX3* 和 *LHX4* 基因

Lhx3（LIM 同源域基因 3）是 LIM 类的同源结构域转录因子。除了 C 端同源结构域外，Lhx3 还包含 2 个 LIM 锌结合序列的串联重复序列，每个序列由 50～60 个氨基酸组成，具有半胱氨酸和组氨酸残基的保守模式形成一对锌指，由 2 个氨基酸的连接物分开。表达分析显示，小鼠 *Lhx3* mRNA 可在发育中的神经系统中被检测到，并从 e9.5 开始在 Rathke 囊中积累（图 5-1）。*Lhx3* 仍然在整个囊中表达，其表达一直持续至 e15.5，在成人脑垂体的前叶和中间叶尤为显著。此外，*Lhx3* 在发育早期沿脊髓和后脑双侧表达 [86]。

Lhx4（LIM 同源域基因 4）在结构上与 *Lhx3* 密切相关。*Lhx* 基因家族由至少 12 个成员组成，其中许多在发育过程中表达于脑垂体，包括 *Isl1*、*Isl2*、*Lhx2*、*Lhx3*、*Lhx4*。*Lhx3* 和 *Lhx4* 在遗传学上被定义为垂体决定早期阶段和垂体细胞类型后期分化所必需的元素。通过原位杂交，发现 *Lhx4* 基因在发育中的小鼠的神经管腹外侧区和后脑中瞬时表达。在垂体发育中，在 e9.5 时，*Lhx4* 全程表达于 Rathke 囊的内陷。在 e12.5 时，*Lhx4* 的表达被限制在垂体前叶，在 e15.5 时，*Lhx4* 的表达减少。在成人垂体中，*Lhx4* 位于前叶和中间叶，远低于 *Lhx3* [87]。

1. 动物模型 利用反转录方法，制造 *Lhx3* 基因定向敲除的小鼠。杂合突变小鼠表现为正常和可育，而纯合突变个体发生死产或在出生后 24h 内死亡。在这些纯合突变小鼠中，后脑、脊髓和松果体大致正常，垂体的后叶也是正常的，但是垂体的前叶和中间叶是缺失的。在胚胎发育期间，突变动物的 Rathke 囊发育异常，而垂体的发育限制于 Rathke 囊阶段。除残余的促肾上腺皮质激素细胞外，其他垂体前叶细胞类型均缺失，提示 Lhx3 是促生长激素细胞、催乳激素细胞、促甲状腺激素细胞和促性腺激素细胞类型出现所必需的 [88]。

纯合 *Lhx4* 基因敲除的小鼠在出生早期因肺成熟失败而死亡 [87]。*Lhx4* 敲除小鼠有形态良好的 Rathke 囊，但在此阶段后垂体发育不完全，垂体细胞类型的分化受到干扰。因此，在 e12.5 时，形成一个微型的 Rathke 囊，在 e14.5 时，新生的垂体结构发展为一个更大的囊，但垂体前叶仅显示为在腹侧区域的轻微增厚。这种前叶的细胞减少是由于垂体前体细胞不能存活造成，e12.5 时 *Lhx4* 突变小鼠的垂体原基中可见大量凋亡细胞 [89]。在妊娠后期，Rathke 囊发育不全，由于垂体前体细胞增殖减少而导致管腔增大，垂体前叶体积缩小。表达分析显示在 e18.5 时有 LH- 阳性细胞和 GNRHR- 阳性细胞残留。因此，*Lhx4* 不是促性腺激素细胞所必需，但它参与细胞群的扩展。同样地，*Lhx4* 突变的垂体中存在所有 5 种垂体前叶特异性细胞系，但数量显著减少。相比之下，中间叶的促黑素细胞未受影响。

Lhx3 和 *Lhx4* 双缺失的小鼠表明，这 2 个基因都直接影响了脑垂体的形成 [90]。垂体原基早期形成 Rathke 囊雏形并不完全单独依赖 *Lhx3* 或 *Lhx4*，这些基因的共同作用控制了最终 Rathke 囊的形成。*Lhx3* 还控制着垂体细胞谱系定向的后续步骤，在这些早期阶段，*Lhx4* 似乎作用于 *Lhx3* 和 *Isl1* 基因的上游，是 Rathke 囊扩张所必需的。因此，*Lhx3* 和 *Lhx4* 通过控制器官发生的关键点和调节垂体特异性细胞系的增殖和分化影响垂体的形成。

2. 相关疾病 人 Lhx3 与小鼠同源性高，在氨基酸水平上有 94% 的同源性。*Lhx3* 位于人类染色体 9q34 上，跨越至少 6kb 的基因组片段，包括 6

个外显子[91, 92]。在一个隐性致死突变小鼠的垂体表型中观察到的候选基因筛选，2 个 *Lhx3* 基因的突变在两个血缘系谱互不相关的 CPHD 患者中被发现[93]。在其中一个家族中，Y116C 突变位于 Lhx3 高度保守的 LIM2 区域，该区域对蛋白质相互作用至关重要。在第二家系中，受影响的个体在基因内区的 23 对碱基纯合缺失，这预示着一种严重缺陷的蛋白质，导致缺乏完整的同源结构域，并使其无法与 DNA 结合。Lhx3 缺失的患者 GH、TSH、PRL、FSH-β、LH-β 减少，但 ACTH 水平正常，类似于 *Prop1* 突变的患者（表 5-2）。此外，这些 Lhx3 缺陷患者表现出僵硬的颈椎，限制了头部旋转。最近，在 *Lhx3* 基因的编码区域发现了 6 个新的突变[94, 95]。它们都与垂体功能低下的变异表型有关。*Lhx3* 突变是 CPHD 罕见的原因，包括所有患者的 GH、催乳素、TSH 和 LH/FSH 缺陷。虽然大多数患者在出生后表现出严重的激素缺乏症，但也有症状轻微的病例，而且限制颈部旋转并不是 *Lhx3* 突变患者的普遍特征。

人类 *Lhx4* 基因编码了一种含有 390 个氨基酸的蛋白质，其中包含 2 个 LIM 结构域和 1 个同源结构域，与小鼠同源结构域具有 99% 的序列同源性。基因组分析显示，人 *Lhx4* 基因包含 6 个外显子，并定位于 1q25 号染色体[96]。在一个三代血缘关系的大系谱中，*Lhx4* 的第 5 外显子上的内含子发生 G-to-C 取代，产生一种同源结构域受到干扰的突变蛋白，从而影响其 DNA 结合功能。本病患者身材矮小，伴有 CPHD，影响生长激素、甲状腺素、皮质醇合成，同时伴有小脑缺损和蝶鞍异常。这种突变等位基因以显性方式传播，只影响到具有高表型外显率的母系亲本[96]。最近，*Lhx4* 基因的 3 个新突变已经被绘制出来[97]。它们都影响 DNA 结合域，都与 CPHD 相关。

3. 机制　LIM 同源域蛋白是一类转录因子，通过调控靶基因的表达而发挥作用。*Lhx3* 与富含 AT 碱基的 DNA 序列高度亲和（包括小沟相互作用），并在模型系统中将 DNA 分子弯曲成 62°[92]。Lhx3 可以激活脑垂体基因的监管区域，包括 αGSU、PRL、TSH-β、Pit1。Lhx3 表达在垂体发育过程中受到 Lhx4 的部分调控。在 e12.5 时，*Lhx4* 突变体中只有少数细胞在囊背侧表达 Lhx3。然而，在 e14.5 时，*Lhx4* 突变体中 *Lhx3* 表达模式正常，包括形成背腹侧梯度[89]。

遗传分析显示 Lhx4 与 Prop1 相互作用，刺激垂体前叶扩张。这 2 种基因都不是启动促皮质激素细胞形成的关键。然而，在 e14.5 时，双重突变的小鼠中没有发现 *POMC* 或 *αGsu* 表达，表明 *Prop1* 和 *Lhx4* 在促皮质激素细胞和促性腺激素细胞发育中有重叠的作用[89]。在 *Hesx1* 缺失突变体中，Lhx3 和 Prop1 的表达增加，Fgf8 和 Fgf10 的表达在漏斗部增加，向喙侧扩展[76]。这些发现表明，Hesx1 是维持 Fgfs 正常表达所必需的，这与 Lhx3 表达可由 FGF 信号调节的观点一致。

（五）*TBX19* 和 *PAX7* 基因

Tbx19 是 T-box 转录因子家族成员［小鼠 T（Brachyury）基因中的 T-box］，编码 448 个氨基酸的蛋白[98]。通过对 POMC 启动子关键顺式作用序列中元素的特征分析，鉴定了 *Tbx19* 的功能。*Tbx19* 的转录产物只能在垂体前叶和中间叶及大脑中找到（图 5-1），Tbx19 是 POMC 持续转录所必需的[99, 100]。Pax7 是包含高度保守配对同源结构域的转录因子家族中的一员[101]。*Pax7* 的转录产物可以在机体的几个部位找到，包括大脑、肌卫星细胞和中间垂体[102-104]。Pax7 在垂体中的表达是促黑素细胞分化的特异性需要[103]。

1. 动物模型　*Tbx19* 基因靶向破坏的小鼠垂体中 ACTH 阳性细胞非常少，尽管 *POMC* 基因的初始表达在 Rathke 囊阶段未受到干扰。POMC 细胞以正常数量在突变体中产生，但失去或不能适当增殖，提示 *Tbx19* 不是 POMC 细胞决定所必需的，但对以后的 ACTH 谱系分化很重要。此外，突变小鼠的中间叶中含有促性腺激素细胞和一些与 Pit1 无关的甲状腺激素细胞，这表明 Tbx19 抑制垂体促性腺激素细胞的分化[105, 106]。

最近，Pax7 被确定为中间叶特异性因子[104]。*Pax7* 基因敲除结果提示 Pax7 通过影响染色质的 Pax7 前序功能，调控 Tbx19 对促黑素类细胞的作用。定向破坏 *Pax7* 基因的小鼠缺乏促黑素细胞[103]。此外，*Pax7* 缺失的中间叶垂体细胞通过上调几种细胞类型特异性因子（包括 NeuroD1 和 GR）的表达，从而形成促皮质激素细胞[103]。

2. 相关疾病 人 *Tbx19* 基因与小鼠 *Tbx19* 基因有 94% 的氨基酸同源性，并定位于 1q23～q24 染色体。已经鉴定出几个独立的 ACTH 缺失病例，其中 *Tbx19* 的第 6 个外显子发生隐性、无义 C-to-T 突变，导致被截短的基因产物（R286X）产生[107]。在另一例 ACTH 缺失病例中，在 *Tbx19* 基因的第 2 个外显子中发现了一个杂合的 C-to-T 突变，导致保守的氨基酸 S128F 突变，其功能表现为显性缺失[99]。最近的一项研究在 *Tbx19* 基因（M86R 错义）中发现了一种新的突变，这种突变本身并不影响单体 DNA 结合活性，而是削弱了同源异质二聚体（与 Pitx1 结合）的 DNA 结合，从而导致先天性孤立性 ACTH 缺失[108]。*Tbx19* 基因的突变已被证明是导致新生儿起病的孤立性 ACTH 缺乏症的死亡原因[107]。*Tbx19* 缺陷导致人和小鼠均缺乏 POMC，这说明 *Tbx19* 是体内有效表达 POMC 所必需的基因[105, 106]。

人类 *Pax7* 基因定位于染色体 1p36.13。尽管 *Pax7* 点突变尚未发现与人类垂体缺陷相关，但对 *Pax7* 在促黑素细胞变分化中的作用研究表明，它可能是导致无功能性 ACTH 腺瘤和库欣病的病因。事实上，已有研究表明人类腺瘤中 *Pax7* 的外显率不同[103, 104]，但这一发现的可能临床意义需要进一步研究。

3. 机制 Tbx19 是一种转录调控因子，通过其 T-box DNA 结合域与靶基因相互作用。为了响应下丘脑促肾上腺皮质激素释放激素诱导的信号，Tbx19 通过招募 SRC/p160 共激活因子到 POMC 启动子的同源 DNA 靶点来发挥转录激活因子的功能[109]。作为 POMC 启动子响应上游调控激素刺激的转录调控复合物的一部分，Tbx19 可以与孤核受体 NGFI-B 协同作用[110]。在非 POMC 生产区域的垂体出现转基因表达的 Tbx19，导致异位 POMC 表达[99]，并且抑制 αGsu 在喙侧、促性腺激素细胞、促甲状腺激素细胞中的表达[100]。*Tbx19* 缺陷允许分化为促肾上腺皮质激素细胞和促黑素细胞的细胞向另一种细胞转变，即促性腺激素细胞和吻端促甲状腺激素细胞，提示 Tbx19 在细胞谱系定向中的作用。*Tbx19* 缺陷对依赖于 Pit1 的细胞系分化没有影响（图 5-1 和图 5-2，表 5-2）[105, 106]。

Pax7 是一种转录因子，可以通过配体和同源结构域识别 DNA。最近的研究表明，Pax7 通过其复合物结合位点影响染色质结合。有研究表明，在缺乏 Pax7 的情况下，一些依赖 Tbx19 的增强子无法被 Tbx19 结合，因此细胞无法向促黑素细胞的方向分化，从而变成促皮质激素细胞[103]。有趣的是，需要进一步探索 Tbx19 与促肾上腺皮质激素细胞特异性增强子的结合是否依赖于垂体前叶的其他转录因子。

（六）*PITX1* 和 *PITX2* 基因

Pitx1 和 Pitx2 代表两种与双卵型相关的 Pitx 同源域转录因子。它们的表达模式不同但部分重叠，并且对垂体等器官的发育至关重要，Pitx1 对促性腺激素细胞、促甲状腺激素细胞和 *POMC* 基因的表达十分重要[111, 112]，Pitx2 影响垂体早期阶段发育和 Rathke 囊的模式化和增殖[113-115]。遗传学研究表明，它们对细胞增殖、存活和分化呈现剂量依赖性，其中 Pitx2 的作用比 Pitx1 更为突出。它们都在控制 Lhx3 的表达中起作用[115-117]。

1. 动物模型 *Pitx1* 失活导致后肢发育和颅面形态发生缺陷[112, 118]。脑垂体前叶突变的小鼠表现出轻微的缺陷，FSH-β、LH-β、TSH-β 水平降低和 POMC 表达增加。*Pitx2*$^{-/-}$ 小鼠表现出多种发育缺陷，包括体壁闭合失败，右肺结构异常，心脏、牙齿、眼和垂体器官发生缺陷[113, 119-121]。垂体在 Lhx3、Hesx1、Pitx1 和 αGSU 诱导下形成一个囊。然而，在没有 Pit1 诱导和只有少量 POMC 阳性促皮质激素细胞的情况下，腺体无法进一步进展。在角膜中过表达 Pitx2 的转基因小鼠表现出类似于 Rieger 综合征的眼部缺陷，这表明，过多的 Pitx2 表达可能与功能丧失一样对眼发育有害[122]。在小鼠前肢发育过程中过表达 Pitx2 会导致严重的肌腱、肌肉和骨骼异常[123]。小片段 *Pitx2* 杂合子缺失的小鼠表现出 Rieger 综合征的部分特征。

2. 相关疾病 *Pitx2* 基因最初被认为是导致人类 Rieger 综合征 I 型的基因，这种常染色体显性遗传疾病的特征是各种缺陷，包括眼前房异常、牙齿发育不全、脐突出、智力迟钝和孤立性生长激素缺乏[114]。*Pitx2* 的大多数突变会导致 DNA 结合和转录激活缺陷，或两者同时缺陷，但是 *Pitx2* 的一个超等位基因（V45L）会导致 DNA 结合减少，而转录激活活性却增强[124, 125]。迄今为止，在人类中还没有发现 *Pitx1* 基因的突变。

3. 机制　Pitx1 是通过其与 Pit1[126] 的 N 端激活域相互作用和与 POMC 启动子结合的能力发挥作用的[127]。Pitx1 和 Pit-1 之间的协同相互作用激活 *PRL*[126] 和 *TSHβ* 基因；Pitx1 与 NeuroD1/E47[128] 和 Tbx1999 二聚体激活 POMC 表达；Pitx1 与 SF-1-1[129] 和 Egr-1[130] 激活 *LHβ* 基因。Pitx1 还能刺激促性腺激素释放激素受体（GRHR）和 *Pit-1* 基因的表达[131]。

四、其他转录因子

转录因子作为激活因子和抑制因子，以协同表达的方式调节垂体的器官发生和细胞类型（图 5-1 和图 5-2）。同源结构域基因的级联顺序表达是哺乳动物器官发生、细胞谱系定向和分化的转录调控系统。小鼠和人类垂体基因位点的表型比较表明，决定垂体发育的路径高度保守。

一些转录因子在 Rathke 囊中短暂表达，其表达的减少可能是特定细胞类型发展所必需的，例如在 Prop1[Ames] 突变体中，*Hesx1*、*Prop1* 和 *Brn4* 基因表达的时间延长。随着家族决定转录因子 Pit1 的出现，代表早期发育阶段的某些转录因子逐渐消失，包括 Hesx1、Pfrk[15]、GATA -2[51]、pax6[132] 和 Brn4[133]。

垂体表达的转录因子在垂体发育过程中不断增多。包括一些转录因子家族、同源结构域家族（Isl1、Isl2 Oct1、Otx2、Pax6、Pitx3、Six1、Six3、和 Six6）、锌指家族（Krox24、Gli1 Gata2、Nzfl、Sp1、Sp3、Zfhep、Zn16）、核受体家族（T_3R、SF1、ERa、ERb、Dax）、基础 HLH 结构域（AP2、NeuroD、Mash1、Nhlh2、Math3）和其他（Sox2、Gli2 AP1、Ets1、Foxl2、CBf、Cp1、Rb、Men、Preb、Tef）[134, 135]。6 个家族中的多个成员（Six1、Six6、Six2 和 Six3）也在脑垂体中表达。Six6 作为一种与 dachshund（Dach）辅抑制因子联合作用的强组织特异性抑制因子，直接抑制包括 p27Kip1 启动子在内的周期蛋白依赖性激酶抑制剂，并在视网膜生成和垂体发育中调节早期祖细胞增殖[136]。Six1 与眼缺失（Eya）家族蛋白磷酸酶表现出协同的遗传相互作用，参与调节编码生长控制和调节前体细胞增殖的基因。Eya 的磷酸酶活性将 Six1-Dach 的功能从抑制转化为激活，通过共激活因子的募集导致转录激活[137]。有证据表明，Six3 作用于 Wnt 通路的上游，在小鼠中，Six3 的缺失导致了腹侧间脑的发育失败，从而导致垂体的发育失败[138]。在垂体发育过程中，与 Pit1 结合的 Gata2 参与建立信号转导梯度的分子记忆，而丢失 Gata2 与促性腺激素细胞未分化有关[51, 115]。孤儿核受体类固醇激素样因子 1（Sf1），是垂体促性腺激素细胞发育所必需的[139]。同时 Gli1 和 Gli2 失活的小鼠在垂体发育过程中存在非常严重的缺陷，大约 50% 的突变体在 e12.5 完全缺乏 Rathke 囊。在这些突变体中，Shh 和 Nkx2.1 的表达域异常，而口腔外胚层中 Shh 信号通路边界的缺失可能是导致这一缺陷的原因[140]。Gli2 是 Lhx3 的上游调节因子（图 5-2）。*yot* 突变的斑马鱼胚胎中 *Gli2* 缺陷的后果是 Lhx3 在腺垂体前段表达缺失[141]。在小鼠中，*Lhx3* 基因的缺失导致 Rathke 囊不能发育成腺垂体。

Sox2 在人类和小鼠胚胎发育过程中广泛表达。在 e11.5 小鼠垂体中，Sox2 在所有细胞中均有表达，随后被限制在分裂的细胞中，最后仅在散在垂体前叶细胞和一些垂体分裂处的细胞中有表达。*Sox2* 缺失小鼠死于胚胎早期，阻碍了对其在垂体发育中的作用的研究[142]。然而，通过分析复合杂合子[143] 和靶向破坏垂体中的 Sox2[144]，我们发现垂体的发育和功能存在一些缺陷。首先，*Sox2* 的缺失会导致依赖促生长激素和 Pit-1 的甲状腺细胞分化受损，这可能是由于 Prop1 和 Pit1 的表达减少所致。此外，它还表明，早期分化细胞不受 Sox2 中断的影响，并且催乳素细胞亚群的存在独立于 Pit1 的作用[144]。这些研究还表明，人类 *Sox2* 中自发突变与垂体发育不全和内分泌缺陷相关，最常见的内分泌表型是严重的促性腺激素缺乏[143, 144]。

Otx1 在出生后的脑垂体中表达。细胞培养实验表明，Otx1 可能激活 GH、FSH-β、LH-β、αGSU

的转录。分析 *Otx1* 缺失老鼠表明，在青春期前的阶段，由于低水平的垂体 GH、FSH-β 和 LH-β 激素，极大地影响了下游分子和靶器官功能，表现出短暂的侏儒症和性腺功能减退。尽管如此，*Otx1*$^{-/-}$ 小鼠逐渐从这些异常中恢复过来，在 4 月龄时垂体激素水平正常，生长和性腺功能恢复。因为下丘脑释放激素的表达模式（GHRH、GnRH）和垂体受体（GHRHR、GnRHR）未改变，GH、FSH-β、LH-β 的合成功能受损，并非产生这些激素的细胞数量受影响 [145]。

因为 *Otx2* 缺失小鼠表现出胚胎早期死亡 [146]，Otx2 蛋白最近才被证明在垂体发育中起作用。1 例携带杂合 *Otx2* 突变的临床病例研究显示，在细胞培养转染实验中，影响了 *Otx2* 的转录激活结构域，进而导致 Hesx1 和 Pit1 启动子的激活缺失 [147]。杂合子 *Otx2* 敲除小鼠具有高度可变的大脑和眼部表型，虽然目前还没有研究垂体的结构和功能，但本研究可能提示应对 Otx2 蛋白在垂体中的作用给予更多的关注。

虽然成人垂体前叶细胞类型没有分层，但这些细胞类型的最初形态遵循腹 - 背模式。以 Rathke 囊间隙为背侧，属于 Pit1 细胞系的 GH、PRL、TSH-β 位于背侧，而促性腺激素细胞出现在腹侧。几个转录因子呈现垂直梯度，包括 Pax6，表现为背侧到腹侧的表达梯度，*Pax6* 突变的小鼠表现为腹侧促甲状腺激素细胞和促性腺激素细胞增多，以背侧促生长激素细胞和催乳素细胞类型减少为代价 [132]。因此，Pax6 可能在功能上与 Shh 信号相反，影响背侧而不是腹侧的细胞分化。另一种表现为起始背腹梯度的垂体转录因子是 Prop1（图 5-1）。*Pro1* 突变的小鼠丧失了 Pit1 谱系的背侧细胞类型，而促肾上腺皮质激素和促性腺激素的腹侧细胞类型受影响较小。

在发育的脑垂体中，转录因子在空间重叠模式中表达的诱导可能在确定特定细胞类型的位置时充当了先前信号的分子记忆。决定转录因子表达模式的信号通路是目前研究应用的重点，几类广泛表达的信号分子的早期形态梯度可能是垂体细胞类型决定和分化的关键因素。

五、垂体发育的信号通路

脊椎动物的器官发生是通过高度组织化的信号通路的相互作用来协调的，这些发育信号系统在整个进化过程中被证明是非常保守的 [148]。外部信号，以分泌形态形成因子的形式，为器官形成和祖细胞分化创造局部环境。这些信号是通过细胞类型限制性转录调控因子的功能来起作用的，从而导致各种内在的或细胞自主的定向分化 [149]。许多外部信号分子已被阐明，包括 HH、转化生长因子 β（TGF-β）/ 骨形态发生蛋白（BMP）、Wingless/Wnt 和成纤维细胞生长因子（FGF）超家族、Notch 通路及其他 [150]。

受前脑生长的影响，负责垂体起源的中线前神经嵴细胞移位，最终直接定位于间脑的腹侧。小鼠垂体发育的初始外部信号需要来自腹侧间脑和口腔外胚层的信号。小鼠的垂体前叶器官发生始于 e9，口腔外胚层的垂体前叶基细胞增厚并内陷，形成 Rathke 囊的新生垂体 [19]。在内陷开始之前，Shh 似乎均匀地表达于口腔上皮，但被排除在垂体基板之外 [151]。腹侧间脑提供了 Bmp4，这是 Rathke 囊最初形成所需的第 1 个已知的背侧信号 [18]。在形成之后，Rathke 囊的背侧部分直接与腹侧中轴间脑接触，后者在 e10 时向上外翻，是 Rathke 囊模式分化和细胞决定的关键中心。相反的背侧 Fgfs/Bmp4 和腹侧 Shh/Bmp2 梯度向垂体前叶区域提供位置和增殖信号，通过诱导转录因子表达的重叠模式建立定位细胞类型 [15, 18]。最初的增殖和细胞决定由一系列的外源性和内源性限制性的组合信号控制，最终分化的细胞环境的建立需要随后的特异性信号衰减 [2]（图 5-2）。

（一）音猬因子

Shh 是果蝇分泌蛋白（hh）的 3 种脊椎动物同源物之一，在胚胎形成、细胞分型和多种细胞类型的增殖控制中起重要作用 [152]。在早期胚胎中，它表达于神经管的底板、肢芽的后部和整个脊索。小鼠、斑马鱼和人类的 *Shh* 同源基因高度保守 [153]，表明它们具有保守的功能特性。人类 *Shh* 基因编码一种预测蛋白，该蛋白与小鼠同源蛋白 92.4% 相同，并定位于染色体 7q。许多 *Shh* 突变，包括无义和错义突变、缺失和插入突变，在前脑无裂畸形（人类最常见的前脑缺陷）患者的基因中都已发现。

小鼠 *Shh* 基因突变的纯合突变与人类患者的突变相似，显示了在脊索和底板、独眼畸形等中线结构的建立和维护方面的缺陷 [154]。在小鼠中，e8 时 *Shh* 在腹侧间脑和整个口腔外胚层中表达，但不包括内陷的 Rathke 囊。Hh 受体补丁 1 在发育中的垂体表达，表明垂体前叶对 Hh 信号有反应。转基因 hedgehoginteracting 蛋白（HIP）的过度表达，起到减弱 Hh 功能，特别是 Hh 信号在口腔外胚层和 Rathke 囊头部区域的功能，影响增殖和细胞类型决定，这将导致 Rathke 囊中缺乏腹侧细胞类型标记 [151]。相反，通过转基因方法获得在 Rathke 囊中过表达 Shh 的功能，结果导致腹侧细胞类型的扩展表型，*Lhx3* 基因表达水平发生修饰。这种表型与爪蟾蜍中带 hh 的动物帽外植体培养的结果一致，其中垂体抑制因子 *Hesx1* 的表达域扩大 [155]，支持 Shh 信号在垂体发育中控制增殖事件的作用 [9]。此外，最近的研究表明，*Shh* 转录直接受 Sox 因子的调控，直接与 Shh 增强子结合 [156]。这进一步支持了 Shh 在未成熟垂体细胞中的作用。

3 种相关的锌指转录因子 Gli1、Gli2 和 Gli3 在发育中的 Rathke 囊中表达，它们作用于 Shh 通路的下游 [157]。在斑马鱼中，由神经外胚层而不是脊索或口腔外胚层产生的 Shh 对垂体基板的初始形成至关重要 [158]。破坏 Hh 信号的突变，如 smoothened^{smu} 和 gli2^{yot}，导致未成熟垂体晶状体组织的发育。此外，在 gli2^{yot} 突变体中，垂体特异性转录因子如 lim3（Lhx3）和 six3 的吻侧表达域（类似于小鼠的腹侧表达域）丢失，并且 nk2.2 等垂体限制因子缺失 [141]。这一观察结果与 Bmp 和 Hh 在肢体和神经管发育中的顺序和协同作用是一致的 [159]，其中 Shh 可诱导 Bmp 的表达。Shh 在斑马鱼体内的过表达导致了腺垂体 lhx3 的表达增加，nk2.2 向腺垂体后叶扩张，PRL 和生长抑素分泌细胞增加。此外，在授精后 10～15h，Hh 信号对于诱导斑马鱼腺垂体是必需的，此时 Shh 仅在邻近的神经组织中表达。这些结果提示 Hh 信号在脊椎动物垂体腺的形成过程中起着多种不同的作用，同时也提示来自腹侧间脑的神经外胚层的 Hh 信号对于脊椎动物垂体腺的诱导和功能模式的形成是必需的 [9, 158]。

（二）成纤维细胞生长因子

成纤维细胞生长因子是一大类分泌分子。当与同源受体结合时，FGF 激活多个发育过程所需的信号转导通路 [160, 161]。FGF 的功能由 4 种不同的 FGF 受体酪氨酸激酶分子介导。FGF 的活性和特异性进一步受到组织特异性修饰的硫酸肝素寡糖的调控，其形式为带有受体的三分子复合物 [162, 163]。在脊椎动物胚胎发生过程中，FGF 系统在许多生物事件中起重要作用，包括许多组织的模式形成。FGF 家族的几个成员在漏斗部表达，并向 Rathke 囊提供增殖和定位（图 5–2A）。FGF8 和 FGF10 在漏斗部以时间和空间重叠的方式表达，它们在 Bmp4 诱导后，腹侧间脑外翻与 Rathke 囊的背侧直接接触。

老鼠缺失 *Fgf10* 或 *Fgfr2*（Ⅲb）同型异构体的模型中，会失去 FGF 信号，包括 FGF10 [164, 165]，Rathke 囊形成后会迅速凋亡，e14.5 垂体完全缺失，暗示 FGF10 信号对囊外胚层的持续细胞增殖起关键作用。在表达 FGF2（Ⅲb）显性失活的转基因小鼠中也进行了类似的观察，表明 FGF10 信号对细胞存活和增殖至关重要。

FGF8 在原代妊娠小鼠胚胎的原始褶皱和内脏内胚层中均有表达。*Fgf8* 基因缺失小鼠缺乏所有胚胎中胚层和内胚层衍生的结构，不能存活超过 e9.5 [166, 167]，*Fgf8* 基因在垂体发育中的作用主要来自转基因动物研究和体外器官培养研究。在 *Nkx2.1* 同源基因缺失的小鼠，FGF8 通常表达在腹侧中脑而不是 Rathke 囊，腹侧中脑 FGF8 无法表达，导致无法形成漏斗，在 Rathke 囊中的 *Lhx3* 表达缺失，垂体的所有三个叶缺失 [168]。在受 *αGsu* 基因序列调控的腹侧垂体区域中观察到 *Fgf8* 缺失的转基因小鼠的大部分腹侧和中间叶细胞类型缺失，伴有 Rathke 囊畸形及促皮质激素细胞和促黑素细胞增生，这与 FGF8 参与背侧垂体细胞和垂体祖细胞的位置决定和类型的作用是一致的 [15]。在缺失 *Hesx1* 的小鼠中，受影响最严重的胚胎受 Lhx3 诱导后，在 e9.5 时脑垂体发育完全停止，FGF8 和 FGF10 在口腔外胚层异位表达，反映了上覆神经外胚层的正常表达。在垂体缺陷较轻的 *Hesx1* 突变体中，FGF 表达异常向背侧延伸，导致多个 Rathke 囊形成。这具有潜在的重要意义，因为 Fgf8 的转基因错误表达早在 Rathke 囊初始内陷之前就在口腔外胚层产生了相同的形成障碍，而 Hesx1 未能在转基因胚胎中形成的 Lhx-3 阳性的雏形中表达。因此，Hesx 与 Fgf8/10 表达 [76] 之间的动态相互作用可以看作是一种反馈调节模型。提示 FGF 具有促使口腔外胚层细胞定向形成 Rathke 囊的作用 [168]。这些基因数据，结合组织共培养的证据，漏斗是 *Lhx3* 基因在囊中表达的必要和充分条件，并且它的活性能够被 FGF8 和 FGF2 替代，被 FGF 受体抑制剂抑制，提示 FGF8 信号在垂体发育中扮演重要角色 [2, 18, 169]。

（三）转化生长因子和骨形成蛋白

转化生长因子 -β 超家族的分泌信号分子，其中包括几个骨形成蛋白（BMP），已被证明在多个物种的模式形成和细胞类型定向中发挥关键作用 [170]。Bmp 家族中至少有 2 名成员，即 Bmp2 和 Bmp4，参与了脑垂体前叶的发育。在脑垂体发育的早期，Bmp4 在腹侧间脑中表达，此时漏斗部与 Rathke 囊在 e9.0 时直接接触。胚胎中脑和 Rathke 囊双外植体培养的功能证据表明，Bmp4 是口腔外胚层细胞亚群最初定向形成垂体所需的早期信号因子之一 [15, 18]。约 e10 时，*Bmp4* 基因的缺失导致胚胎死亡，在此过程中 Rathke 囊没有发生最初的内陷 [168]。同样，在 *Pitx1* 基因调控序列的驱动下，Bmp2/4 拮抗剂 Noggin 表达靶向口腔外胚层，包括 Rathke 囊，垂体发育在 e10 时停止，从 e11.5 时开始，囊内腹侧细胞增殖失败，垂体细胞类型缺失 [15]。在 *Pitx1-Noggin* 转基因小鼠中观察到的表型与在 *Lhx3* 基因被靶向破坏的小鼠中观察到的表型相似，*Lhx3* 基因对大多数垂体细胞类型的形成至关重要 [88]，提示在囊形成后，需要 Bmp4 信号来促进器官的持续发育。与腹侧间脑 FGF 一起，Bmp4 对于初始垂体功能的发挥以及细胞的持续增殖和进展都是必需的。

Bmp2 的表达最初是在 Rathke 囊和 Shh 之间的腹侧边界处，在 e9.5 时位于内凹腺最腹侧囊内，在 e10.5 时呈现腹侧 - 背侧梯度（图 5-2A）[15]。e12.5 时 Bmp2 在整个囊中表达。在腹侧间充质中也检测到 Bmp2 的表达，同时在尾侧间充质中也检测到 Bmp2/4 的拮抗剂 chordin（图 5-2A），这可能有助于维持腹侧 Bmp2 的浓度梯度。Rathke 囊关闭后，Bmp2 在毗邻垂体细胞的间质中表达转录因子 Gata2、Isl1、αGsu 亚基。同样地，在 Rathke 囊外植体中加入 Bmp2，可以诱导腹侧 Isl1 和 αGsu 等标志物的表达 [18]。在发育中的脑垂体中，Bmp2 的表达在 e14～e15 后显著下降。在小鼠垂体腹侧，过度表达的 Bmp2/4 受 αGsu 调节，导致最初的背腹侧谱系标记 Isl1 和 Msx1 扩展，诱导 Gata2 基因表达。因此，适当表达 Bmp2 对于启动细胞定向分化的过程至关重要，然而，Bmp2 信号必须逐渐减弱才能实现最终的分化 [15]。这些研究表明囊内和腹侧信号，包括 Bmp2 有助于建立腹侧的以 αGsu 为标记的垂体促甲状腺激素细胞和促性腺激素细胞的位置标识。

研究 Bmp 信号转导的另一种方法是探讨 Bmp 拮抗剂在其发育过程中的作用。在最近的研究中，3 种拮抗剂（卵泡抑素样 1、Nbl1 和 noggin）的表达模式暗示了这些蛋白在垂体发育中的可能作用 [171]。在这 3 种之中，*Noggin*$^{-/-}$ 胚胎有垂体发育缺陷，表现为从缺乏 Rathke 囊正常形态到次级垂体组织的形成。在 Rathke 囊的诱导和早期模式形成过程中，Noggin 减弱了来自腹侧间脑的 Bmp4 信号，但它在垂体前叶细胞特异性分化中没有发挥作用 [171]。

六、NOTCH

Notch 信号通路是一种进化上保守的机制，在广泛的发育系统中控制细胞分化、增殖和死亡 [172, 173]。Notch 信号通路的多种配体和效应体在发育中的垂体表达，最近的一系列研究表明该通路在垂体发育中具有重要性 [53, 65, 174, 175]。首先，Notch2 的表达在 *Prop1* 突变小鼠垂体中几乎完全缺失，提示 Notch 信号通路可能在胚胎垂体中对祖细胞的定向分化和谱系特异性分化中发挥作用，特别是在 Prop1 依赖的细胞系中 [65]。因此，在 Pitx1 调控元件的控制下使用转基因 Cre 系条件失活 Notch 信号的主要中介物 Rbp-J，会导致前体细胞过早分化，并导致 Pit1 谱系向促皮质激素细胞谱系转变。在小鼠中，

Hes1 基因缺失导致早期祖细胞分化，而后期表型主要是由于 e12.5 时 Prop1 显著下调所致。研究表明，Rbp-J 直接与 *Prop1* 基因第 1 个内含子的进化保守识别位点结合，并在垂体发育过程中被招募到该区域。因此，Notch 信号通路直接调控 *Prop1* 的转录 [53]。

Notch 信号通路在垂体发育中的作用也已在 *Hes1* 缺陷小鼠和在 Rathke 囊和腹侧中脑敲除 *Hes1* 和 *Hes5* 的小鼠中通过 Emx1-Cre 小鼠系进行了研究 [53, 174, 176]。除了在 *Rbp-J* 条件敲除中一贯观察到的促肾上腺皮质激素细胞过早分化外 [53]，这些突变胚缺少脑垂体的中间叶和后叶，这与 *Rbp-J* 条件敲除中所检测到的增强的中间叶促黑素细胞分化形成鲜明对比。这种差异可以用这些研究的不同的靶向方法来解释。腹侧间脑发出的信号可能是这种差异的一个关键方面，在使用 *Pitx1-Cre* 转基因条件敲除 *Rbp-J* 的小鼠中，腹侧间脑保持完整，而在 *Hes* 突变体中，它也是靶向性的，因为 Hes1 和 Emx1-Cre 都在间脑中表达。

两项独立的研究表明，在垂体发育的后期，下调 Notch 信号对于不同细胞系的最终分化是必要的 [53, 175]。促性腺激素细胞前体和促甲状腺激素细胞前体中持续表达的 Hes1 可阻止其分化 [174]。因为 Notch 信号和 Prop1 之间存在一个反馈回路，所以在发育中的脑垂体细胞分化过程中，找出下调 Notch 通路的因子是一件很有趣的事情。

WNT

Wnt 原癌基因家族包含至少 19 个已知成员 [177] 作为经典的形态形成因子，Wnt 信号分子家族可诱导多种细胞反应，包括从增殖到决定细胞命运和分化的一系列过程。经典的 Wnt 信号通路表明，Wnt 配体与含有 7 个跨膜域受体的卷曲蛋白家族结合，导致 β- 连环蛋白稳定和积累，β- 连环蛋白与 TCF/LEF 家族的 DNA 结合转录因子相互作用，主要通过取代 groucho/Tle 辅抑制因子影响靶基因表达，使其从转录抑制因子转变为转录激活因子 [178, 179]。

几个 Wnt 信号分子在脑垂体发育过程中表达 [15, 69, 180]。目前，Wnt4 和 Wnt5a 已经被报道与垂体前叶的发育事件有明确的联系。Wnt4 在腹侧中脑区表达，Wnt5a 在 Rathke 囊细胞中表达（图 5-2A）。Wnt4 突变小鼠的脑垂体轻度低细胞化，腹侧细胞类型分化正常，但不完全扩张。此外，Wnt5a 和 Bmp4 可以诱导发育中的 Rathke 囊表达早期的细胞类型标志 αGsu [15]。*Wnt5a* 突变体在腹侧中脑中 FGF10 和 Bmp 表达域扩大，而在 Rathke 囊中 LHX3 表达域缩小。结果 Wnt5a$^{-/-}$ 小鼠的垂体型态扭曲，中间叶增大，POMC 细胞增多 [180, 181]。Wnt4/Wnt5 双重敲除小鼠的垂体表型具有相加性，表现为畸形，前叶轻度发育不全，中间叶增生 [180]。表型提示这 2 个因素的独立作用。Wnt6 在发育的关键时期在脑垂体附近表达。然而，对 Wnt6 缺陷的胚胎的检查显示没有明显的垂体畸形 [180]。Wnt4、Wnt5a、Wnt6 的缺陷似乎不太可能影响 β- 连环蛋白对脑垂体转录因子的关键调节。相反，Wnt 信号通过对腹侧间脑信号的作用影响垂体。其他 Wnt 分子（Wnt2b、Wnt11、Wnt16）[180] 也在脑垂体发育过程中表达，尽管它们在这一过程中的作用有待进一步研究。

在缺乏 *pitx2* 的小鼠中，突变胚胎未能存活到足月，并在脑垂体前叶中表现出早期决定事件的发育停滞 [113, 117, 199, 182]。Pitx2a 能够激活 Wnt 信号下游通路，而 Lef1/β- 连环蛋白在垂体细胞系中能够与与 Pitx2a 启动子物理结合。*Pitx2* 突变的垂体腺中增殖细胞数量减少，而垂体前叶中 *Pitx2* 的转基因过表达导致细胞数量增加 [117]。而且，Pitx2c 亚型已被证明是由 Wnt 信号直接调控的 [183]。对 Prop1^{Ames} 突变垂体进行表达谱分析，发现一些 Wnt 信号通路包括卷曲蛋白 2 受体、APC、β- 连环蛋白、groucho、Tcf7l2 [64]。这一遗传证据表明，Wnt 通路在垂体细胞增殖和细胞类型的决定和分化中起关键作用。

Wnt/β- 连环蛋白信号通路的其他组件包括卷曲蛋白 -6、卷曲蛋白 8、Lef1、Tcf3、Tcf4 等，已发现在发育中的垂体表达 [64, 69, 180, 184]。*Tcf4* 可在早期脑垂体及周围组织中检测到，在 e13.5 时 *Tcf4* 显著下调 [64, 185, 186]。靶向失活 *Tcf4* 导致前叶增生，其原因可能是腹侧间脑中 FGF 和 BMP 表达增加，同时 Rathke 囊的祖细胞数量增加。因此，Tcf4 可能通过影响 Bmp 和 FGF 信号，发挥抑制因子的作用，调控 Rathke 囊的生长[186]。*Lef1* 呈双相表达，最初在 e9.0 时 Rathke 囊中瞬时出现，随后在 e13.5 时出现在垂体前叶和中间叶。

定向删除 *Lef1* 导致 Pit1、GH 和 TSHβ，表达升高符合 Lef1 抑制 Prop1/β- 连环蛋白介导的 Pit1 激活的作用[69]。最近的研究表明 β- 连环蛋白和 Wnt 信号在垂体发育中另有作用。利用 *Pitx1-Cre* 转基因定向失活垂体细胞中的 β- 连环蛋白，导致垂体体积缩小并且没有 *Pit1* 表达，Pit1 细胞系缺乏和促性腺激素细胞数量减少。令人意外的是，β- 连环蛋白没有通过结合 TCF/ LEF 发挥它的作用，而是通过 Prop1 和 β- 连环蛋白之间的直接交互作用于进化保守的 Pit1 早期增强子诱导 Pit1 表达[52, 69, 187]。此外，Prop1/β- 连环蛋白复合物也充当 *Hesx1* 的转录抑制因子，确保祖细胞分化。遗传研究已经证明，适当的时空激活 Wnt/β- 连环蛋白信号对垂体正常发育是必要的，但是过早激活 β- 连环蛋白导致 Hesx1 表达抑制和垂体发育不全[69]。

最近的研究显示细胞核 β- 连环蛋白与人类颅咽管瘤的病因有关[188]。使用转基因小鼠模型的研究表明，上调细胞核 β- 连环蛋白导致 100% 外显率的致命垂体肿瘤。β- 连环蛋白在 Sox2/Sox9 阳性细胞子集中累积的研究分析结果支持颅咽管瘤的干细胞起源假说。

七、形态发生因子的相互作用

反向 Bmp 和 FGF 信号梯度

类似于在许多器官中观察到的组合信号调控器官发生，生理上作用相反的背 – 腹 FGF8/10/18 和背 – 腹 Bmp2 梯度似乎与特定垂体细胞类型的位置决定有关[189]。漏斗或 FGF 诱导 *Lhx3* 基因表达与限制 Bmp2 诱导的 *Isl1*、远离 FGF 信号来源的 *αGsu* 基因表达相关[18]。FGF8 的腹侧表达能够在体内阻止腹侧细胞类型的出现，这可能是由于抑制了腹侧 Bmp2 信号通路[15]。相反地，虽然用 Bmp2/4 体外培养的 Rathke 囊起始表达腹侧标记的 Isl1、αGsu，但是它会抑制远端细胞类型标记的表达，如体外培养中的 ACTH[18] 和活体中的 Pit1[15]。因此，拮抗的背 – 腹侧 FGF8 和背 – 腹侧 Bmp2 的梯度似乎与背侧和腹侧细胞类型的定位决定有关[2, 189]。

八、独立 Hh 和 FGF 信号在垂体器官发生中的作用

FGF 和 Shh 在发育中的垂体前叶附近表现出互补的表达模式。对斑马鱼的研究表明，Hh 的逐步缺失（而不是 FGF）会导致晶状体型成异位中线，根据 Hh 信号的水平，会形成 1 个或 2 个晶状体。此外，研究结果发现 Hh 和 FGF 信号独立作用于斑马鱼前叶前后轴，诱导沿途的内分泌细胞定向分化，高剂量的 Hh 信号被用来诱导位于前方的远侧部，而高剂量的 FGF 信号被用来诱导位于后方的垂体中间部[190]。

其他潜在的形态发生因子

可能影响 Rathke 囊的外部来源的信号，产生于发育中垂体下的腹间质，包括 IHH、Wnt4、Bmp2，而来源于尾间质的一个 chordin 信号能够阻抑 Bmp2 的功能[191]。最近发现，通过表达显性抑制的 EGF 受体来阻断 EGF/TGFa 信号具有显著的阶段特异性效应。在胚胎垂体的促生长激素细胞中表达突变的 EGF 受体，会导致垂体发育不全和侏儒症并伴有催乳素细胞和促生长激素细胞数量减少[192]。此外，尽管细胞因子如白血病抑制因子（LIF）具有维持小鼠胚胎干细胞处于未分化状态的强大能力，但关于细胞因子的贡献却知之甚少。在垂体衍生细胞系中，LIF 在垂体发育中的一个潜在作用是，LIF 可以与下丘脑促肾上腺皮质激素释放激素联合激活 ACTH 的合成[193]。在 *αGsu* 调控下，转基因动物表达 LIF，大多数细胞不能正常分化，垂体表现为 Rathke 囊和促肾上腺激素细胞增生的纤毛囊[194]，提示 LIF 可能有助于背侧细胞表型的识别建立。

除了背侧和腹侧结构外，另一个组织信号中心为脊索，位于发育中的脑垂体的后方。这 2 个结构尽管起源不同，但位置接近，正如组织外植体实验所表明的，脊索在 Rathke 囊最初内陷中发挥作用[19]。

九、垂体与表观遗传学

深入的生理学知识和对脑垂体进行的多种基因研究使脑垂体成为研究特定基因转录调控细节的极佳系统[195]。利用遗传模型，不仅可以检测特定细胞类型中启动子区域中驱动基因表达的重要元素，而且可以检测这些区域的重要性层次和详细的分子激活机制。在这里，我们将提供几个例子，说明垂体是如何在分子水平上阐明特定基因的转录调控的。

（一）*Pit1* 位点——多增强子调控基因表达

转基因研究表明，5′ 端 14.8kb 的 *Pit1* 基因序列足以指导一个报告基因在与内源性 *Pit1* 相同的时空模式下的强表达，而其最小的启动子（327～13bp）不足以驱动转基因小鼠中报告基因表达[31]。位于 *Pit1* 转录起始位点 10.2kb 处的一个包含多个功能的 Pit1 结合位点的远端增强子被证明参与了自动调节。该元素还包含一个维生素 D 受体结合位点和一个视黄醇（RA）反应元素，可诱导依赖于 Pit1 的 RA[31]。然而，在 e13.5 时，早期激活垂体前叶的 *Pit1* 基因需要 Prop1/β- 连环蛋白信号的配合，并由位于转录起始位点上游 -7.8kb 处的早期增强子[69]与一个位于 -5.8kb 的增强子元件上的 ATBF1（一个巨大的、多重同源域和锌指家族因子）协同作用[196]。因此，不同增强子元件的协同作用保证了 *Pit1* 基因的适当时空表达，并需要 Pit1 蛋白本身的参与，在侏儒小鼠中 Pit1 表达正常激活，但由于 Pit1 蛋白缺陷，在围产期，Pit1 表达下降并消失[31]。

生化方法如染色质免疫共沉淀（ChIP）从发育中的腺体或垂体细胞系中分离出染色质，可以检测在垂体发育过程中，*Pit1* 基因调控区域的染色质状态的变化[69]。在 e11.5 时，H3K4me2、H3K4me3 和 H3K9Ac 的激活标记缺失，但在 Pit1 调控元件上不存在 H3K9me2，这与此时对 *Pit1* 基因的活性抑制一致。到 e12.5 时，H3K4me2 标记选择性地出现在早期增强子中。在 e13.5 时，与启动子活性相关的标记[197]出现在 *Pit1* 启动子（H3K4me2、H3K4me3、和 H3K9Ac）和 -7.8kb 增强子（H3K4me2）上。在成人中，*Pit1* 基因启动子具有基因激活的组蛋白标记（H3K4me3 和 H3K9Ac），H3K4me2 在晚期和早期增强子上都存在，显示了组蛋白修饰在 *Pit1* 基因调控区域上随时间进展。

（二）生长激素位点——基因座控制区、边界元件、组蛋白密码

生长激素（GH）基因提供了一个经过充分研究的转录样本，它非常适合用于定义特定的染色质修饰是如何作用于发育中的垂体细胞系分化的空间和时间顺序。这一领域在人类和老鼠身上得到了充分的研究，然而在不同物种之间存在着显著的差异。

人类生长激素基因座由 5 个与生长激素相关的基因组成，它们的细胞类型特异性表达由一个依赖于 Pit-1 的基因座控制区（LCR）调控。垂体特异性 *GH* 基因（hGHN）的表达由包含 Pit1、Sp1 和锌指蛋白结合位点的 -500bp 启动子介导，该启动子是该基因高效表达所必需的。LCR 是 *hGH-N* 基因正常时空表达的必要条件[198]。对 hGH-NLCR 的分析显示，存在 2 个依赖于 Pit1 的 DNase Ⅰ高敏感位点（HS Ⅰ和 HS Ⅱ），足以激活 hGH 转基因的表达[199, 200]。hGH LCR 和 hGH- N 启动子位于垂体染色质中乙酰化组蛋白 H3 和 H4 的 32kb 区域，其中 HS Ⅰ、HS Ⅱ[201]位点乙酰化水平最高，而 3mH3K4 修饰位于激活的 hGH 转基因小鼠垂体，并与 Pol Ⅲ平行分布。它们通过 LCR 和邻近的 CD79b 区域延伸，并通过未修饰的染色质的中间间隙与 hGH-N 启动子分离[202]。在小鼠转基因模型中，垂体特异性 HS Ⅰ的选择性缺失导致 LCR 中组蛋白乙酰化和甲基化的缺失，并导致 hGH-N 转录的显著降低[202, 203]。本研究还表明，HS Ⅰ在基因间转录 5′ 端至 hGH 簇的复杂区域的建立中起着至关重要的作用[203]。在该区域内插入外源性转录终止子，可以选择性地阻断下游 LCR 转录的一个子集并抑制 hGH-N 的转录，而不会显著影响组蛋白乙酰化和基因座内的甲基化[202, 203]。最近的研究显示，HS Ⅰ、HS Ⅱ区域和 hGH-N 启动子在垂体中的特异性的相互作用，表明非编码转录本在 LCR 区域是必不可少的，可能是循环和基因激活的先决条件[202]。

对大鼠生长激素基因顺式作用元件的研究表

明，促生长激素细胞特异性表达（而不是催乳素细胞）所需的最小信息位于启动子近段的320bp处，近段180bp处可在体内靶向报告基因[204]。该区域包含Pit1、甲状腺激素受体（TR）、Sp1、锌指蛋白Zn-15的结合位点，以及最近鉴定的锌指同源结构域转录抑制因子Zeb1[205]。对转基因小鼠的广泛分析表明，多种因素对调节生长激素基因在体细胞（Sp1）中的激活至关重要，其他因素对抑制催乳素细胞（Zeb1）的激活至关重要，而TR和Pit1对两者的激活和抑制都是必需的。有趣的是，突变研究表明，用PRL特异Pit1位点取代GH特异Pit1结合位点，会导致在不影响促生长激素细胞表达的情况下失去来自催乳素细胞的表达限制[44]。通过对结合于GH特异位点或PRL特异位点的Pit1 POU结构二聚体的共晶结构的比较分析表明，在GH特异位点上，POU特异位点与每个单体的POU同源位点的DNA接触间距增加了2bp。启动子缺失这2bp导致催乳素细胞缺乏有效的限制报告基因表达。这些数据表明，Pit1蛋白的构象对其特异性活性至关重要。转录抑制因子Zeb1仅以依赖于糖基化的方式与催乳素细胞的GH启动子结合，而在促生长激素细胞中不被招募到GH启动子中。与CtBPCoREST-LSD1复合物的其他两个组分一起，Zeb1在催乳素细胞的GH启动子上组装一个包含LSD1的辅抑制因子复合物。与此同时，在发育的早期，LSD1存在于生长激素启动子中含有MLL1的复合物中，这是激活该基因所必需的[205]。因此，控制染色质状态的机制（如组蛋白的甲基化）参与了分化等发育过程。

促生长激素细胞中生长激素调节的另一个复杂性来自于对老鼠的研究。小鼠*GH*基因组位于小鼠11号染色体上，包含5个基因。与人类基因座相比，小鼠基因座不包含*GH*基因的串联重复，也没有已知的小鼠LCR。近端调控序列在小鼠和大鼠之间具有较好的保守性。然而，内源性的鼠生长激素基因的特异性激活似乎也需要一个由上游SIN B2重复序列施加的边界元件[206]。这个SIN B2重复序列能够产生短的、重叠的Pol Ⅱ和Pol Ⅲ驱动的转录本，这对于培养细胞增强阻断试验中增强－阻断活性来说是必要的和充分的。有趣的是，在垂体发育过程中，Pol Ⅱ驱动的转录以一种时间上受调控的方式出现，与此同时GH位点从浓缩的异染色质区域（标记为h3k9me3）转移到常染色质区域（标记为H3K9me2）。这些研究表明，重复序列的主动转录可能是建立功能染色质结构域以控制基因表达的策略之一。

另有一些远程相互作用（hGH、Pit1）机制，多种增强子（Pit1、GH）和组蛋白修饰已被证明在垂体发育过程中调控基因表达。复合物组成的分析有助于研究人员理解激活因子和抑制因子之间的相互作用，并解释垂体特异性基因时空表达调控的机制。基因表达调控的另一层复杂性表现为DNA甲基化。目前只有POMC启动子具有特定的DNA甲基化代码，在未甲基化的组织允许基因表达，而当启动子DNA甲基化时则不能在组织中表达，但其中的调控机制尚不清楚[207]。

十、干细胞

（一）成人垂体干细胞

成人干细胞已在许多哺乳动物器官和组织中被发现，包括骨髓、中枢神经系统、毛囊、肌肉、肠上皮和精原细胞。它们存活在严苛的组织微环境中，这些微环境被称为维持干细胞稳定的小生态[208]。自2007年以来，许多研究探讨了成人垂体是否含有干细胞池的问题，这些干细胞可能具有成人垂体内分泌功能[209]。从成人垂体中分离出至少4种可能的干细胞，它们具有分化和表达所有垂体激素的能力。无论这些细胞的亚群和归巢表达，它们在分子水平统一表达Sox2，包括$Sox2^+/Sox9^-$和GPS细胞[210]。它们还表达多种其他分子标记，包括胚胎垂体发育所需的因子，这些因子以前被认为只在出生前表达[211]。新出现的证据表明，这些分类代表了干细胞生命周期的不同阶段，即静止的干细胞、转运扩增祖细胞和固定的前体细胞。虽然成人垂体能够调整自身每种类型的细胞数量以适应变化的生理需求，但是干细胞成熟对先前记录的分化细胞的增殖和其他类型细胞的转分化的相对贡献还不清楚[212]。

（二）胚胎干细胞体外形成功能性垂体

从临床角度来看，或许最引人注目的问题是成人垂体干细胞能否分化和移植以挽救内分泌缺陷。这方面最有希望的最新进展之一来自于对垂体发育的胚胎学和分子遗传学数十年的研究[213]。已有研究表明，头外胚层和吻侧下丘脑之间的组织相互作用对 Rathke 囊的发育是必需的，这种作用在三维小鼠胚胎干细胞培养中可以被再现（图 5-2C）。在缺乏外源性生长因子（SFEBq）的化学培养基中，研究人员使用大细胞聚集（LCA）培养小鼠 ES 细胞，成功地培养出包含功能性内分泌细胞的垂体器官芽。特定的分子标记，如下丘脑组织中的 Rx 和腺垂体中的 Pitx1/Pitx2、Lim3、Isl/1、Tbx19 和 Pit-1，被用来监测垂体发育的各个时间点。此外，在器官芽发育和分化的不同阶段，培养基中添加了信号分子，这些信号分子最初是在敲除和转基因小鼠中确定的。这些因素包括骨形态发生蛋白 4（BMP 4）和祖细胞增殖过程中的 hedgehog 激动剂（SAG）、Notch 抑制剂（DAPT）、Wnt 激动剂（BIO）、骨髓间充质细胞（PA6）的条件培养基，以及胰岛素联合氢化可的松或雌激素以刺激终末分化。培养 1 个月后，根据 ACTH、GH、催乳素、LH、FSH 或 TSH 的表达，鉴定多种分化的内分泌细胞类型。促肾上腺皮质激素是产生最多的细胞类型，体外实验表明，促肾上腺皮质激素释放激素（CRH）可使促肾上腺皮质激素分泌，体内实验表明，促肾上腺皮质激素可帮助移植到肾包膜的去垂体小鼠促肾上腺皮质激素的分泌[213]。这项工作强调了继续研究维持成人垂体干细胞群机制的重要性，并促使其分化以应对不断变化的生理需求的可能机制。成年小鼠垂体干细胞是否可以通过这个程序生成足够数量的细胞进行移植是一个开放问题，回答可能适用于使用人类患者来源的垂体干细胞来拯救垂体内分泌缺陷。

十一、总结

细胞谱系定向、分化和细胞增殖的协同调节是所有器官发育的中心特征。器官发生受 WNT、SHH、TGF/BMP、FGF 等四大家族信号分子的序列和空间分布形态因子控制。调控信号通路的远端靶标是细胞自主转录调控因子，包括许多组织限制性转录因子，在器官发生过程中起着介导关键步骤的作用，信号通路的下游效应导致靶细胞的预编程。垂体发育已成为一种理想的模型系统，用于演示器官发生的基本原理（图 5-2）。

基因组和遗传应用的持续进展，特别是在小鼠和非小鼠模型生物中基于基因组的诱变筛选，将确定影响信号和细胞决定事件的新基因和通路。此外，基因组技术，包括下一代测序（NGS）和单核苷酸多态性（SNP）微阵列，为评估人类个体的基因组变异及其与人类脑垂体缺陷的相关性提供了前所未有的机会[214]。最后，生化方法，包括蛋白质组学技术，将定义信号诱导的蛋白质 - 蛋白质相互作用的改变和这些事件所必需的磷酸化、甲基化和乙酰化。利用全基因组的方法，包括对染色质组织的表观遗传调控和核结构的补充研究，来识别必需的辅因子及其下游靶点，将有助于确定垂体发育的分子机制。随着分子机制的阐明，对导致脑垂体型成的发育事件的描述将越来越多地从分子角度进行描述[3, 195, 215–217]。

致谢

感谢 Janet Hightower 为我们准备了图表。我们向我们的许多同事道歉，由于参考文献格式的限制他们的贡献不能被引用，其中包括删除了激素受体系统在垂体发育中的影响的详细讨论。D.S.-K 是由瑞士国家基金会、EMBO 长期奖学金和圣地亚哥基金会资助的。M.G.R. 是霍华德 · 休斯医学研究所的研究员。来自 M.G.R. 实验室的研究得到了 NIDDKD 的资助。

第6章 催乳素

Prolactin*

Nelson D. Horseman Karen A. Gregerson 著

潘红艳 李 强 译

要 点

- 催乳素调节与生殖后阶段相关的功能，包括哺乳动物驱动泌乳的主要功能。
- 催乳素基因在各种哺乳动物中独立复制，产生多种既具有乳源性又具有非乳源性活性的激素。
- 哺乳动物催乳素主要受多巴胺的调节，多巴胺提供抑制性下丘脑输入。在非哺乳动物中，催乳素主要受刺激肽的调节。
- 催乳素受体是1型细胞因子受体家族的成员，主要通过激活Jak2酪氨酸激酶和STAT5转录因子来表达信号。
- 催乳素通过诱导局部生长因子（RANKL和IGF2）来驱动乳腺上皮增殖。
- 垂体外催乳素分泌在妊娠和开始哺乳期间是重要的。垂体外催乳素的其他功能可能与许多表达催乳素基因的人体组织有关。

催乳素（PRL）被认为是刺激泌乳的垂体因子[1]，它是第一个被生物化学鉴定和纯化的垂体激素[2]。高催乳素血症一般由分泌激素的肿瘤引起，是人类最常见的垂体疾病。催乳素作用的生理学和生物化学已转化为当代的分析方法，展示一种表面上简单而优雅的生物学，但在更深层次的理解上却是极其复杂的。在人类中，PRL与它在哺乳中的重要作用紧密联系，以至于很容易忽略PRL已经在所有脊椎动物类成员的垂体中被识别出来，并且对渗透调节、代谢、生殖变态、迁徙行为、父母行为和哺乳有不同的影响[3-6]。在大多数物种，特别是哺乳动物中，PRL在繁殖后阶段具有特殊作用。哺乳动物PRL的主要作用是刺激泌乳、抑制生殖功能和支持母性行为。与PRL在哺乳动物中的专业化相关，单个血统进化出了新的基因，编码胎盘来源的PRL相关激素。PRL对个体的生存没有任何不可缺少的功能，但妊娠期和哺乳期是哺乳动物生命周期中必不可少的功能，这对生理产生了极高的要求。因此，控制PRL分泌及其生理作用的适应性一直是所有哺乳动物生物学的组成部分，PRL分泌异常是内分泌疾病的一个相对常见的原因。在分子水平上，PRL信号转导表面简单，受体通过酪氨酸磷酸化连接到主要的下游介质（信号转导和转录激活剂-5，STAT5）。然而，这种简单的途径在不同的物种和组织中以多种方式被调节。加深对PRL在生理和分子水平上的作用的理解有助于改善PRL分泌疾病的治疗方法，并为以新的方式使用PRL，以及哺乳的生理提供了机会。

*. 本章中带有背景色突出显示的部分为儿童内分泌相关内容。

一、催乳素的进化生物学

（一）催乳素家族

PRL 与生长激素（GH）在初级氨基酸序列水平上有一定的相关性[7]。PRL 已经在所有的脊椎动物类别中被发现，并且已经推断 PRL 和 GH 基因产生于至少 4 亿年前的祖先基因的复制，大约在脊椎动物起源的时候[8]。与其他激素的更深的关系不太确定，但促红细胞生成素与 PRL 和 GH 具有相当大的初级序列相似性，以及类似的三维结构，表明所有这 3 种激素都有一个古老的共同祖先。PRL 和 GH 在所有脊椎动物谱系中都是保守的，通过复制 PRL 或 GH 的基因，在特定的脊椎动物群中出现了各种各样的衍生基因，其中最熟悉的是各种哺乳动物胎盘催乳素[9, 10]。

（二）胎盘催乳素

胎盘乳糖（PL）是在大多数，但不是所有的真兽类哺乳动物妊娠期间合成的。显然，不产生任何胎盘乳糖的物种分布在许多哺乳动物家族中，包括猪、马和狗等熟悉的物种[11]。灵长类动物（包括人类）合成一种 PL，该 PL 由 GH 基因座内复制的基因编码[8]。

人类 GH 基因座包含 5 个基因，跨越 17 号染色体长臂（q22～24）上约 50kb 的区域。该基因座包括 2 个 PL，或优选绒毛膜生长抑素（CS）基因（*ICSH-1* 和 *ICSH-2*）。虽然 *ICSH-1* 和 *ICSH-2* 基因在核苷酸序列水平上略有差异，但编码相同的蛋白质，并且这些基因妊娠期间在胎盘中共同表达。在非灵长类动物（如啮齿动物、反刍动物）中，PL 是由 PRL 基因的重复进化而来的[8]。多个 PL 基因和非致病性 PRL 样基因已经从 PRL 进化而来。在小鼠中，胎盘乳糖原 – Ⅰ（PL–Ⅰ）在妊娠早期合成，植入后立即出现。PL–Ⅰ 表达在妊娠中期时熄灭，由 PL–Ⅱ 代替。这 2 种小鼠 PL 基因都是在滋养层巨细胞中合成的。在合成 PL 的物种中，包括人类，妊娠期间对乳腺发育的主要刺激可能是 PL，而不是垂体 PRL。

PL 会引起一定程度的胰岛素抵抗，这对于重组新陈代谢以在妊娠期间将营养物质分流到胎儿是很重要的[12]。这种效应很可能是通过 GH 受体介导的。同时，胰岛 B 细胞的生长和分泌能力通过 PRL–R 对 PL 或 PRL 的反应增加[13, 14]。妊娠期间胰岛细胞生长和胰岛素分泌的变化由 PRL–R 和血清素介导[15, 16]，但这些输入之间的关系尚不清楚。

与胎盘生长相关的 PL 水平普遍升高，其分泌受正负调节因子的控制[17]。与分娩相关的 PL 和胎盘类固醇的丢失伴随着垂体 PRL 分泌的升高，相应地转变为哺乳期间垂体主导的乳腺功能调节。这一转变的重要性在于垂体 PRL 受到哺乳诱导的神经内分泌反射的强烈调控，这使得哺乳活动能够直接确定对乳腺的泌乳刺激。

（三）非催乳的催乳素亲属

非灵长类动物的胎盘合成了 PRL 基因家族的非催乳的成员。虽然这些 PRL 相关蛋白质的生理活性尚未确定，但其中一些蛋白的表达模式在妊娠期受到严格的调控[10]，这表明这些蛋白质在功能上是重要的。在小鼠和大鼠中，至少有 6 种非催乳的 PRL 样蛋白（PLP–A 至 PLP–F）存在。此外，小鼠合成了 2 种蛋白质，即增殖蛋白和增殖相关蛋白，它们被认为是血管生成的调节因子[18]。非催乳的 PRL 样蛋白基因在牛中也有广泛的特征[19]。PRL 样基因家族的一个奇怪的特征是这个家族成员明显的快速进化分化。这些蛋白质与 PRL 的序列同源性一般不到 25%，但它们都有 2 对半胱氨酸残基，在 PRL 和 GH 超家族中是保守的[10]。关于非催乳性 PRL 相关蛋白受体的信息很少。增殖蛋白与甘露糖 –6– 磷酸 / 胰岛素样生长因子 –2（IGF–2）受体结合[20]。在小鼠中，一些非催乳性 PRL 亲属对于防止生理应激（如缺氧）期间胎儿死亡至关重要[21, 22]。因此，PRL 亲缘关系的物种特异性可能反映了在不同哺乳动物群体进化分化过程中相关的生殖应激。

（四）垂体外催乳素

许多哺乳动物组织，包括人乳腺和子宫蜕膜，表达 PRL 基因。此外，各种组织将 PRL 代谢为可能具有生物活性的替代形式。PRL 是由人的蜕膜和子宫肌层合成的[23]。羊水中存在高浓度的 PRL，既有蜕膜合成的激素也有血浆中的 PRL 通过胎盘运输到羊水中。一个不同于垂体 PRL 的启动子控制人 PRL 在垂体外部位的合成。人垂体外 PRL 信使 RNA（mRNA）有一个明显的 5′ 非翻译序列，对应于 1 个额外的外显子（外显子 1A）[24]（图 6-1）。外显子 1A 和与其相关的启动子元素位于垂体 PRL 转录起始位点远端约 8000 个碱基对（bp）。人类 PRL 基因，包括 1A 外显子和相关启动子，已被用于取代小鼠敲除的 PRL 基因。这些转基因小鼠在许多垂体外组织中以类似于人类的模式表达人类 PRL[25]。

在啮齿类动物中，有明显的垂体外 PRL 启动子的证据不像人那么确定。最近，小鼠的详细序列分析和功能分析已经有证据表明使用了一个先前未知的启动子，位于垂体启动子上游超过 50kb[26]。可以想象，啮齿类动物使用其他机制，如控制常规垂体 PRL 启动子的生长因子，以及替代启动子，以调节垂体外组织 PRL 的合成。

乳腺是 PRL 合成和分泌的重要部位。乳汁中存在高浓度的 PRL，乳汁 PRL 被新生儿肠道吸收，并引起下丘脑神经内分泌系统成熟的变化[27]。垂体 PRL 离开血液循环，穿过乳腺上皮，进入腺泡腔，局部合成的 PRL 被分泌到乳汁中[23]。到目前为止，还没有任何疾病状态与垂体外 PRL 分泌失调相关。没有任何确切的证据表明垂体外 PRL 的过度分泌会引起症状如分泌 PRL 的异位肿瘤，或由垂体外 PRL 基因的表达缺失引起的，使得很难推测垂体外 PRL 在人类中的正常功能作用。研究表明，乳腺局部合成的 PRL 可作为正常乳腺上皮和乳腺癌细胞的生长因子[28]。利用 PRL 基因敲除小鼠的研究表明，局部合成 PRL 可诱导上皮细胞增殖、终末分化和分泌激活[29, 30]，因此，局部合成的 PRL 对于泌乳的有效开始是很重要的。

在小鼠中，蜕膜 PRL 通过抑制对妊娠有害的多个基因和炎症细胞因子的表达，可防止妊娠晚期胎儿丢失[31]。子宫内膜 PRL 表达的缺失与女性不孕和反复流产有关[32, 33]。

二、催乳素的生化

人类 PRL 被合成为一种前激素，由 mRNA 编码，开放阅读框架为 684 个碱基。用于 PRL 的原生基因分为 5 个外显子，翻译的起始位点在第 1 外显子[34]（图 6-1）。催乳素前体（pre-PRL）长度为 227 个氨基酸，推导出的分子量近 26 000。从 pre-PRL 的 N 端分离出信号肽，形成一个成熟的多肽，其长度为 199 个残基，分子量近 23 000（23k PRL）。基于细菌合成的重组 23k PRL 单体与 PRL 受体（PRLR）结合并传递功能信号的事实，显然没有额外的修饰对 PRL 的核心功能至关重要。PRL 自身折叠成三级结构，包括 3 个内二硫键，其中 2 个在 PRL-GH 家族的所有成员中都是保守的，一个连接 N 端的残基 4 和 11，这是 PRL 及其最近的亲

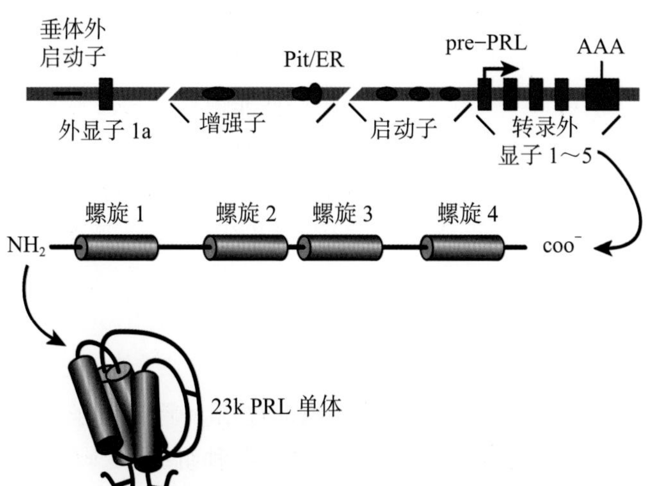

◀图 6-1 催乳素（PRL）的生物合成

在图的顶部，PRL 基因被描述为由 5 个外显子（棕色矩形）组成，编码催乳素前体（pre-PRL）的结构基因。外显子 1 中的翻译起始位点用箭头标记，外显子 5 中的多腺苷化位点标记为 AAA。标记的启动子区域包括垂体特异性转录因子 -1（Pit-1；棕色椭圆）的多个结合位点，但图中只描述了 3 个。描述 DNA 序列的线被两次中断破坏，以表明上游调控区域与启动子通过几千个碱基对分离。远端调节区（增强子）包括 Pit-1 和其他因子的结合位点，包括结合 Pit-1 和雌激素受体（Pit/ER）的复杂位点。外显子 1a 在垂体外组织中转录，并由一个独特的“垂体外启动子”控制。转录和翻译后，PRL 蛋白由 4 个 α 螺旋区组成，它们被标记为螺旋 1 至螺旋 4，以及中间的 β 链区。该蛋白自发折叠成球状结构，其中 3 个二硫键连接 β 链区，这种成熟的结构被描述为 23k PRL 单体

属所独有的[7]。PRL 排列成 4 个 α 螺旋结构，螺旋 1 和 2 与螺旋 3 和 4 反平行。这种 PRL 的一般分子结构与 GH 和其他同源蛋白保持一致，并且在几个细胞因子家族中独立进化[35]。激素和细胞因子配体结构的趋同进化显然是由受体的性质驱动的，受体结合这些激素并将信号传递到细胞内空间。

已发现 23k PRL 的各种生化变异，这些变异似乎改变了功能。在高浓度溶液中，PRL 具有自发聚集和形成分子间二硫键的倾向。高分子量变异体（有时被称为“大”PRL）可能是通过多聚化、糖基化或与其他蛋白质交联而产生的。只有一小部分人的 PRL 是糖化的，而在其他一些物种，如猪，糖化 PRL 代表了垂体和血浆激素的很大一部分[36]。糖基化可能通过改变 PRL 的受体结合特性或改变其在动物体内的药代动力学特性（血浆半衰期、血浆与间质间的分配等）来改变 PRL 的相对效力。PRL 通过组织摄取和在循环或细胞中的蛋白水解代谢。蛋白水解还产生了一个 16kDa PRL 片段，已被提出具有抗血管生成生物活性[37]。

组织蛋白酶切割 16kDa PRL 被认为是产后（或围产期）心肌病（postpartum cardiomyopthy，PPCM）的致病因素。PPCM 是女性在妊娠晚期或产后前几个月出现的急性心力衰竭。Hilfiker-Kleiner 及其同事发现 PPCM 是在心肌细胞中选择性缺失 *STAT3* 基因的小鼠体内形成的[38]。STAT 已被证明是调节心脏血管生成的关键因素，是妊娠期间正常心肌肥厚的重要组成部分[39]。在一系列巧妙的研究中，他们证明 STAT3 的缺失导致活性氧的产生增加，组织蛋白酶 -D 的上调，以及 PRL 的 16kDa 片段的升高。用溴隐亭治疗这些小鼠，减少垂体分泌 23kDa PRL，可增强心功能，预防产后死亡。初步研究表明，16kDa PRL 的循环水平在健康哺乳妇女中几乎无法检测到，但在一些患有 PPCM 的妇女中却是升高的[38]。一些临床病例报道发现，PPCM 的妇女可能对溴隐亭治疗有良好的反应[38, 40–42]。

磷酸化的 PRL 降低了标准效力生物测定，它对抗主要的未磷酸化形式的作用[43]。激酶或磷酸酶在垂体或单个靶组织中的作用可能对 PRL 在体内的生物活性有重要影响。

三、催乳素分泌的个体发育和生理

（一）催乳素细胞的发展

PRL 是由催乳素细胞合成的，催乳素细胞是嗜酸性细胞，占垂体前叶细胞总数的 20%～50%。催乳素细胞是最后一种完全分化的垂体细胞类型，巧合的是，它最有可能引起垂体腺瘤。垂体 PRL mRNA 合成开始于人类妊娠 12 周，并在 GH 合成之前至少 4 周[8, 44]。在啮齿类动物中，这种模式是相似的，GH 基因在 PRL 前几天表达，在完全分化的催乳素细胞之前观察到双重功能的体催乳素细胞[45]。垂体发育和催乳素细胞分化的控制取决于一系列内在的、组织特异性的调控分子的协调表达，这些分子充当“分子开关”，以诱导发育变化的序列，从而导致垂体的完全分化。许多与垂体发育有关的内在因素在进化上与“同源突变”基因有关，这些基因最初是通过它们对果蝇发育的显著影响来确定的[44]。垂体的一些遗传病、垂体肿瘤和激素缺乏或过量的生理状态可归因于这些调节分子的功能障碍。

同源盒转录因子是一类不同的发育调节蛋白，在其 DNA 结合区具有相同的序列，并在器官发生过程中被顺序激活。两种垂体同源盒蛋白（Ptx1 和 Ptx2）在 Rathke 囊发育前在多个前（头部和面部）组织中表达，并在一些分化的垂体细胞中继续表达。Rathke 囊同源盒蛋白（Rpx）首先在与头部区域相关的神经结构中表达，然后在 Rathke 囊中表达。在 Rathke 囊的形成过程中，合成了一个 LIM 相关同源盒蛋白的亚组（P- LIM、Lhx3 和 Lhx4），这些基因在垂体的特定区域中持续表达。对某些基因来说，在发育过程中表达的适时消失和适当诱导一样重要。Rpx 必须在 Rathke 囊形成后关闭，以便能够打开特定于垂体分化后期的基因。下调 Rpx 表达的转录因子是 PROP-1（Pit-1 的先驱因子）。PROP-1 关闭 Rpx 并打开 Pit-1，导致垂体分泌激素的细胞分化，包括催乳素细胞[46]。

在成年垂体中，一种淀粉样细胞群为所有分泌激素的细胞提供新的祖细胞，包括催乳素细胞[47]。

Pit-1对PRL和GH分泌细胞的分化是必不可少的，因此它的替代名称为GH因子-1（GHF-1）[48]。早期发育的促甲状腺激素细胞亚群也依赖于Pit-1。Pit-1蛋白与POU（Pit、Oct、Unc）特异性结构域和POU-同源结构域内的其他2个转录因子具有相似的序列相似性[49]。在发育中的垂体中，Pit-1的表达先于激素的合成，是GH、PRL和促甲状腺激素（TSH）在胎儿垂体中表达所必需的。不同形式的Pit-1是由交替剪接的mRNA编码的，并可能差异控制单个激素的表达。Pit-1不仅与GH、PRL和TSH基因中的DNA序列结合，而且与Pit-1启动子中的自调节位点结合。垂体Pit-1转录的自动激活是维持分化垂体细胞表型稳定性的一种手段。在Pit-1之后，促使催乳素细胞从生长祖细胞分化的因素尚不清楚。雌激素受体与Pit-1协同诱导PRL，而不是GH的基因表达。因此，雌激素可能是驱动催乳素细胞最终分化的因素之一[50–53]。

几个外在因素参与了催乳素细胞分化。雌激素是调节催乳素细胞发育的重要阳性因子。在雌性动物的繁殖期，催乳素细胞的数量更多，每个细胞含有更多的PRL。雌激素直接作用于催乳素细胞，刺激PRL合成和细胞增殖。雌激素诱导的催乳素细胞分泌的半乳糖苷是这些雌激素作用的重要介质[54, 55]并涉及通过经典的雌激素受体亚型α（ERα）发出信号[56]。其他垂体前叶细胞类型产生的旁分泌因子包括碱性成纤维细胞生长因子（B-FGF或FGF-2），对催乳素细胞具有特异性的正向刺激作用[57]。同样，表皮生长因子（EGF）刺激催乳素细胞，并可能作为发育调节因子和PRL分泌的生理刺激因子[58]。正如将在随后的章节中介绍的那样，驱动垂体细胞分化的相同因素可以参与调节生理时间尺度上的激素分泌潮汐和激素分泌紊乱。

（二）垂体催乳素合成与分泌的调节

在哺乳动物中，PRL的分泌通常受到多巴胺（DA）的抑制，多巴胺（DA）是从下丘脑分泌的[59]。虽然其他垂体激素的水平受到抑制性分泌激素如生长抑素的调节，但PRL是唯一一种与下丘脑的影响完全分离的不受限制的高水平分泌的激素。这种非传统的情况是哺乳动物特有的。鸟类和其他非哺乳动物对PRL分泌的控制更传统，因为正作用的促分泌素是PRL分泌的主要调节因子[60, 61]。催乳素细胞是一种可兴奋的细胞，它们表现出与钙离子内流有关的自发膜去极化，其静息膜电位受神经递质和肽神经调节剂的影响。

正常的PRL分泌模式是一系列的日常脉冲，每2～3h发生一次，其振幅不同使大部分激素在快速眼动（REM）睡眠中分泌。快速眼动睡眠是男性和未育女性的主要发起者，主要发生在睡眠阶段的后半期。因此，人类PRL的最高水平通常发生在夜间[62]。在夜间活动的啮齿动物中，与光周期的关系被逆转，因此较高的PRL分泌发生在白天，这是不活跃的阶段。目前尚不清楚REM和PRL分泌是如何联系在一起的。注入PRL可提高脑电图的REM活性（脑电图）[63, 64]，提示PRL诱导REM睡眠。这种关系在PRL基因敲除小鼠中得到证实，这降低了REM睡眠[65]。因此，REM睡眠和PRL分泌似乎有相互的、积极的反馈关系。

在哺乳期妇女中，哺乳是PRL分泌的有力刺激因子。这种经典的神经内分泌反射起源于乳头感觉神经末梢的刺激，通过脊髓和脑干传递，最终传递到下丘脑。压力和性高潮也是PRL分泌的有力刺激因子。应激诱导的PRL分泌随应激器的持续时间、程度和形态而变化。PRL释放（PRF）和PRL抑制因子对这些PRL分泌事件的相对贡献仍存在争议。

（三）多巴胺

正如前面提到的，对催乳素细胞的主要调节输入是抑制性的，以下丘脑产生的DA的形式提供。初级PRL调节DA神经元是结节漏斗多巴胺能（TIDA）细胞，其细胞体位于下丘脑弓状核内，在正中隆起和垂体柄中释放DA（图6-2）。继发性结节性垂体多巴胺能系统在尾端和脑室旁核有胞体，这些神经元在垂体后叶释放DA[48]。DA受体的2型亚型（D_2）介导DA对PRL分泌、合成和细胞增殖的直接抑制作用。靶向性破坏小鼠D_2受体导致PRL高分泌和催乳素细胞增生的表型[66]。

多巴胺是通过两步反应合成的，其中酪氨酸转化为左旋多巴是由酪氨酸羟化酶催化的，左旋多巴是通过芳香胺脱羧酶的作用转化为DA的。与其他

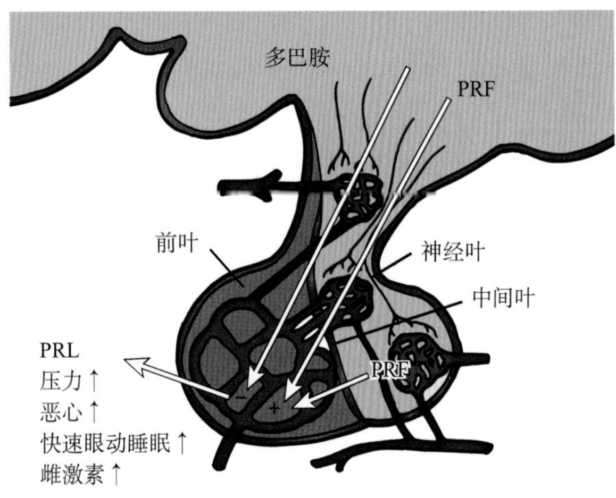

▲ 图 6-2 催乳素（PRL）垂体分泌的控制

来自下丘脑的多巴胺是垂体 PRL 分泌的主要抑制调节因子。多因素作为 PRL 释放因子（PRF），这些因素来自下丘脑和垂体后叶。刺激 PRL 释放的生理状态列在图中

细胞儿茶酚胺合成的情况一样，TIDA 神经元 DA 合成的瞬时速率由酪氨酸羟化酶的活性决定。控制 PRL 释放的负反馈机制是增加 TIDA 神经元酪氨酸羟化酶的活性，从而增加从正中隆起释放的 DA 的数量。PRL 受体位于弓状核（TIDA 周围部位）和正中隆起[67]。因此，循环中的 PRL 可能反馈到血-脑屏障外的 TIDA 神经元或全身性的 PRL 可能通过脉络丛进入脑脊液。脉络丛表达高水平的短异构体的 PRLR，这可能有助于运输 PRL 通过血-脑屏障。脑脊液中的 PRL 水平反映了全身循环中 PRL 的变化[68]。小鼠靶向基因破坏引起的孤立性 PRL 缺乏导致正中隆起 DA 降低，但不影响下丘脑其他区域 DA 水平[69]。

在催乳素细胞中激活 D_2 受体至少有两个主要作用导致 PRL 的抑制。D_2 受体是 7 螺旋 G 蛋白偶联受体超家族的成员，它们激活 α_i 亚基，从而抑制环磷酸腺苷（cAMP）的合成[59]。此外，D_2 受体激活 G 蛋白偶联的内向整流钾通道，瞬间导致催乳素细胞膜超极化和关闭电压门控钙通道[70]。细胞质钙水平下降是由于细胞外钙的内流减少，胞浆游离钙的水平下降减少了分泌囊泡的胞吐作用。

多巴胺诱导的膜超极化与某些刺激因素的作用相反，如促甲状腺激素释放激素（TRH），其主要作用是通过去极化催乳素细胞膜来增加细胞外钙的流入。DA 对 cAMP 的抑制也与血管活性肠肽（VIP）等刺激因子的作用相反，后者通过对 cAMP 的积极作用而起作用。这一作用减少了 PRL 在短期至中期的释放。另外，由于 cAMP 在催乳素细胞和其他垂体细胞中是促有丝分裂的，DA 激活 Gi 信号是抗有丝分裂的。催乳素细胞的增殖对泌乳期催乳素释放的生理性升高具有重要意义。cAMP 对催乳素细胞的增殖作用被认为是垂体瘤生长的重要促进因素，从而导致病理性高催乳素血症[46]。

其他下丘脑因子，以及多巴胺和局部垂体肽可以抑制催乳素的分泌。生长抑素抑制 PRL 分泌，并通过 cAMP 依赖和非 cAMP 依赖机制发挥作用[171]。降钙素已被证明可抑制 PRL 分泌，并可能从下丘脑分泌[72]。内皮素 -1 由催乳素细胞产生，并抑制 PRL 分泌，转化生长因子 $-\beta_1$ 可作为 PRL 的旁分泌抑制剂[73, 74]。这些因素在垂体发育和生理中的生物学意义尚未确定。

（四）催乳素释放因子

多年来已经发现了各种各样的刺激 PRL 分泌促泌素，将来可能会发现更多的 PRF。已知的催乳素分泌刺激因子包括但不限于类固醇（雌激素[75]）、下丘脑肽［TRH、催产素、VIP[76,77]、垂体腺苷酸环化酶激活肽（PACAP）[78] 和 galanin[79]］和局部垂体因子（生长因子，如 EGF80 和 FGF-21[81]，血管紧张素 Ⅱ[82]，PACAP[83] 和 galanin[54]）。

TRH 是一种高效、快速的 PRL 释放刺激剂，通过一系列由 Gq 偶联受体激活的钙介导的通路在体外释放 PRL。然而，TRH 在催乳素细胞生理调控中的相对作用尚不清楚。VIP 通过 cAMP 在中长期的基础上刺激 PRL 的合成和释放。有两种证据支持 VIP 作为一种积极的催乳素细胞因子的重要性。通过使用抗 VIP 抗体，PRL 的分泌可被抑制到非常低的水平[58]。此外，VIP 似乎是鸟类和其他非哺乳动物的主要 PRF[84, 85]，表明这种阳性机制可能在哺乳动物多巴胺能抑制系统进化之前就已存在。催产素的分泌在哺乳期与催乳素的分泌紧密结合，两者都是对乳头刺激的反应。鉴于催产素可以通过短门脉系统到达垂体前叶，它作为 PRF 的潜在作用仍然存在争议。催产素拮抗作用部分抑制了催乳素的分泌[59]，因此这种肽可能为催乳素的释放提供了

部分生理刺激。PACAP刺激PRL的合成和释放。Galanin在垂体和下丘脑中合成。在垂体中，它与PRL分泌颗粒中的PRL共定位，并通过自分泌和旁分泌机制刺激催乳素分泌。

通过寻找激活孤儿垂体的配体G蛋白偶联受体从下丘脑中鉴定出一种推测的PRL释放肽（PrRP）。从牛下丘脑中鉴定出的成熟肽是一种20个氨基酸的分子，最初被报道可从分离的垂体细胞中快速分泌PRL[86]。然而，随后的研究未能证实PrRP作用于催乳素细胞以刺激PRL释放[87]。相反，PrRP可能在下丘脑内作用，通过抑制DA释放间接升高PRL。5-羟色胺或阿片受体激动剂在生理上有意义的刺激下抑制PRL的分泌。相反，抑制5-羟色胺再摄取的抗抑郁药［氟西汀（Prozac）等］可能会增加人类和实验动物的PRL分泌。血清素和类阿片因其对下丘脑DA和释放因子分泌的作用而成为PRL的重要间接调节因子。

催乳素细胞在垂体前叶表现出很大程度的功能异质性。这种异质性表现为形态差异（即分泌颗粒大小和密度）、基础激素释放、电活性，以及对释放和抑制因子的反应。对单细胞激素释放的测定不仅显示了细胞间功能的实质性变化，而且也显示了单个细胞的显著时间变化[88]。

转录调节因子控制垂体前叶催乳素细胞的发育，也参与控制成年期PRL合成。最突出的是Pit-1蛋白。Pit-1与人类PRL基因的两个区域结合，即近端启动子（在转录起始250bp以内）和远端增强子（超过1300bp）（图6-1）。每个区域都存在多个Pit-1结合位点。转录调节因子如cAMP和雌激素受体可以通过影响Pit-1活性来控制PRL基因的表达[50, 75]。

四、催乳素分泌的病理生理学

在既未妊娠也未哺乳的妇女中，正常血浆PRL浓度为4～20ng/ml。在男性中，数值平均要低几个单位。晚期妊娠和哺乳期水平通常在100～200ng/ml，最高水平发生在积极的哺乳后。通常用放射免疫法（RIA）测定PRL。虽然糖基化和PRL的其他化学修饰会影响其免疫反应性，从而导致RIA结果异常[36]，RIA通常仍很容易检测到病理水平。最初的PRL生物测定方法涉及测量鸽胚囊黏膜上皮的生长[89]。这种方法仍然偶尔被使用，并作为PRL生物活性国际标准化的基础。然而，该方法在很大程度上被一种更简单的生物测定所取代，它利用了PRL在培养中刺激大鼠Nb2淋巴瘤细胞增殖的能力[90]。

（一）催乳素缺乏症

当PRL缺乏时，它通常是合并垂体激素缺乏的一个组成部分。然而，在没有其他垂体缺陷证据的情况下，少数PRL缺乏病例在妇女中被报道。孤立的PRL缺乏导致泌乳衰竭和生殖困难，不伴有其他明显的问题[91–94]。在男性中没有单独的PRL缺乏的病例报道。这些结果在一些人类中与小鼠的PRL基因被靶向突变破坏的表型相一致[95]。在PRL或其受体基因破坏的小鼠中，乳腺发育有缺陷，雌性不能繁殖，但雄性没有任何明显的症状[69, 96, 97]。这些结果在人类和老鼠中的一致性是显著的，但人类和啮齿动物的PRL生理可能存在差异。一个重要的区别是，黄体中的孕酮分泌需要PRL，但在人类中不需要。黄体控制的这种差异可能解释了为什么分离出的PRL缺乏的妇女只是不易受孕[91–94]，而缺乏PRL的雌性小鼠完全不育[96, 97]。

具有PRL基因靶向突变的小鼠出现垂体增生[69]及腺瘤[98]，雌性更严重。具有靶向破坏PRL受体基因的小鼠也表现出这种催乳素细胞增生和催乳素瘤的发育[99]。在这两种遗传模型中，PRL反馈的丧失导致下丘脑DA的减少，DA的缺乏导致垂体生长的抑制不良。一些形式的联合垂体激素缺乏已被确定，其中PRL、GH和TSH由于重要发育因素突变而分泌不足。*Pit-1*基因缺陷或*PROP-1*缺陷的家族遗传导致个体催乳素细胞、促生长激素细胞和促甲状腺激素细胞不能发育，从而导致矮小、甲状腺功能减退及PRL缺陷。2种导致小鼠侏儒症的自发突变已被证明与这些人类条件相对应。在snell侏儒小鼠中，*Pit-1*基因发生突变，在Ames侏儒小鼠中，*PROP-1*基因发生突变[46, 100, 101]。

（二）高催乳素血症

PRL分泌过多是最常见的垂体疾病之一。促进

PRL 分泌并可能导致高催乳素血症的药物包括常用的抗呕吐药、抗精神病药、抗抑郁药和麻醉药。这些药物通过拮抗 DA 作用或提高血清素或内啡肽的生物活性来改变 PRL 的分泌。利血平和甲基多巴可致 DA 耗竭而增加 PRL 分泌。抗 DA 受体拮抗药，如氟哌啶醇和苯噻嗪，可增加 PRL 的分泌。血清素再摄取抑制药，如氟西汀，可升高血清 PRL [59]。这些药物中的任何一种都不常见于引起高催乳素血症的临床症状，因为这些药物的 PRL 水平很少达到 30～50ng/ml。人们可以想象，这些药物长期治疗后可能会注意到微妙的激素效应。

表现出临床症状的高催乳素血症通常是由催乳素细胞瘤引起的（见第 22 章）。这些肿瘤可能单独分泌高水平的 PRL 或 PRL 和 GH。任何颅内肿块或创伤导致垂体柄压迫或破坏，都可能导致高催乳素血症，因为下丘脑多巴胺能神经元调节的丧失。垂体腺瘤已被发现比以前认为的更常见，超过 20% 的人在尸检时携带至少 3mm 的肿瘤 [46]。不过高分泌激素的肿瘤通常是促性腺激素或催乳素细胞来源的。肿瘤肿块效应可能引起催乳素瘤的一些症状。这些包括视野缺损，与视交叉内侧的压力有关，以及温度调节、喂养模式的改变，或由下丘脑压迫引起的其他影响。然而，与激素的生理作用相关的影响是更常见的表现症状。

溢乳（非产后个体的乳汁分泌）和闭经是 PRL 直接作用于乳房和下丘脑 – 垂体 – 卵巢轴的结果。在男性中，溢乳和阳痿是分泌过多的催乳素瘤最常见的症状。高催乳素血症导致阳痿的原因，无论是激素还是神经源性的，均尚不清楚。高催乳素血症是通过使用 DA 激动药治疗的，包括溴隐亭和卡麦角林，或者通过手术切除肿瘤组织进行治疗。

五、催乳素受体与信号转导

（一）受体

PRLR 是 1 型细胞因子受体家族的成员 [102]，其最近的亲属是 GH 受体。几种造血细胞因子受体，如促红细胞生成素、大多数白细胞介素和粒细胞 – 巨噬细胞集落刺激因子，也与 PRL 和 GH 受体非常相似。其他受体，如干扰素受体，是包括细胞黏附蛋白在内的更广泛的超家族的成员。定义 1 型细胞因子受体家族的特征包括细胞外结构域中的 2 个特征基序和细胞内结构域中的 1 个基序。细胞外结构域中的 4 个半胱氨酸残基在所有 1 型细胞因子受体中绝对保守，它们形成 2 个二硫键，对于配体结合结构域的适当三级折叠至关重要。一个短序列，包括由单个氨基酸（WSXWS 基序）中断的色氨酸 – 丝氨酸的串联重复，是细胞外结构域的第 2 个特征基序。这个序列在细胞外结构域的底部附近高度保守，但这些残基的功能尚未得到任何程度的肯定。PRLR 细胞外结构域的结构，如 GH 和其他细胞因子受体的结构，已被广泛的 X 线晶体学和生化方法分析 [103]。该结构域由 2 个 100 个氨基酸亚结构域组成，它们在结构上与纤维连接蛋白的Ⅲ型重复序列有关。每个Ⅲ型亚结构域包括一个保守的 7 个 β 链串，折叠成 2 个 β 片，以反平行的方向运行。这些Ⅲ型亚结构域由一个短而灵活的铰链肽连接，与配体接触的残基跨越这个连接点，以包括每个Ⅲ型亚结构域中的氨基酸。在脊椎动物谱系中，PRLR 的主要特征的实质性保护是明显的，除了一些显著的例外。在鸟类（鸽子、鸡）中，细胞外结构域已经重复和分化，在牛中，远端 C 端被截断，从而消除了在其他谱系中保守的酪氨酸残基（图 6–3）。这些进化变化似乎都没有功能意义 [104, 105]。

在 PRLR 的细胞内区域，含一富含脯氨酸的 8 个氨基酸序列，称为盒 1，是表征 1 型细胞因子受体的第 3 个保守特征序列。这些氨基酸直接与酪氨酸激酶相互作用，这些酪氨酸激酶在配体与细胞外结构域结合后被激活，盒 1 的突变完全禁用 PRLR 信号 [5]。多个 PRLR 亚型因细胞内结构域的长度和氨基酸序列而不同。到目前为止，已在所有物种中发现的长异构体有一个细胞内结构域，长度约为 350 个氨基酸。在啮齿动物、人类和其他几种哺乳动物物种中发现了短异构体（＜ 100 个细胞内残基）。短异构体的 PRL–R 包括盒 1，但缺乏细胞内结构域的其他区域，这是信号转导所必需的。特别是，在长异构体受体的远端部分的保守酪氨酸残基在配体结合后被磷酸化，这些酪氨酸是正常信号转导所必需的。

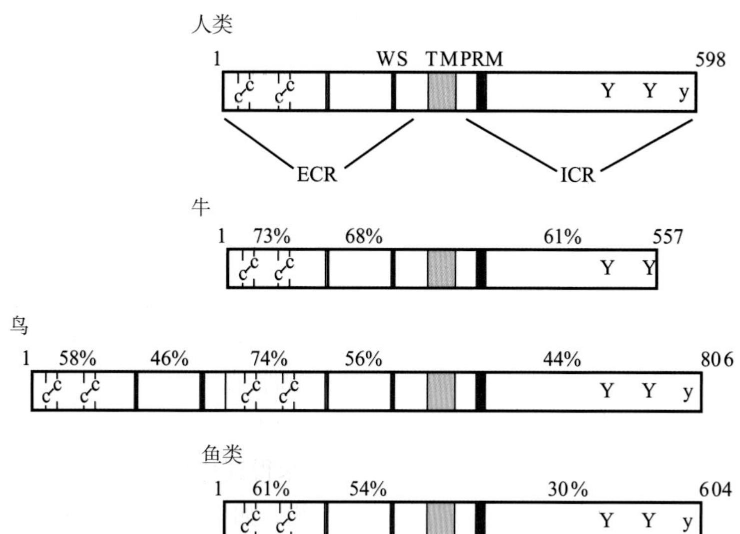

◀ **图 6-3 催乳素受体结构及功能**

代表性催乳素受体线性序列示意图。显著的结构特征是 2 对半胱氨酸、柔性铰链（双线）和 WS×WS 在细胞外区（ECR）重复。跨膜跨越序列（TM）标志着 ECR 与细胞内区域（ICR）的分离。在 ICR 中，保守序列是脯氨酸丰富的盒 1 序列（PRM）和保守的酪氨酸残基。大写 Y 表示普遍保守的酪氨酸，小写 y 是一个酪氨酸，在除牛以外的所有已知物种中都是保守的。与人类受体相比，每个区域中相同的氨基酸残基的百分比被标记在每个受体的上方

保守酪氨酸的突变表明了这些残基之间的功能冗余程度，但至少必须存在一个保守的酪氨酸才能允许正常的受体信号转导。在大鼠 Nb2 淋巴瘤细胞中，突变的 PRLR 异构体在盒 1 和远端保守的酪氨酸之间有很大的缺失，这种受体能够传递所有已知的长形信号功能。在多种哺乳动物中发现了 PRLR 的多种短异构体。短亚型的功能意义尚不完全清楚。虽然这些可以提供信号多样性，但它们可能作为诱饵受体和（或）运输分子。短 PRLR 亚型作为 PRL 转运蛋白的可能性是由脉络丛和肝脏具有主要的短形受体的观察所支持的。这些组织中受体的最有可能的功能是通过膜运输 PRL。也可以想象，短的 PRLR 亚型，在一些组织作为诱饵受体，在妊娠和哺乳期间保护这些细胞免受过度的 PRL 信号。

配体结合作为信号转导的第一步，似乎促进了 PRLR 的构象变化或二聚化。用抗体人工诱导 PRL 反应细胞产生受体二聚体和随后的信号转导的实验，是第一个支持二聚体 - 受体相互作用作为 PRL 信号转导的重要生理步骤的证据。当人类生长激素和催乳素受体的激素受体复合物在生物化学和晶体学上被映射时，这种创造性的实验方法的结果最终被证明是正确的 [107]，激素与其受体型成稳定的 1：2 复合物（图 6-4），这似乎是在靶细胞内传递生物信号的第一步。转录激活需要长型 PRLR 的同源二聚化。短受体和长受体的异二聚体或短同二聚体不能介导正常的信号转导 [108]。

PRLR 基因位于人类第 5 号染色体（p13～14）的长臂上，至少由 10 个外显子组成。多个转录本的存在反映了选择性剪接变异体和转录起始位点，解释了 *PRLR* 结构和组织分布的一些变异性 [5]。

在良性多发性纤维腺瘤患者中发现了 2 个 *PRLR* 基因的人类突变 [109, 110]。这些突变编码构成活性形式的受体，这些受体可能介导乳腺良性增殖，然而，乳腺癌与这些变异的 PRL 受体不相关。

（二）酪氨酸激酶激活

JAK2（Janus 激酶 -2）是一种蛋白激酶，通过与盒 1 序列结合与 PRLR 相关。它的激活是在其靶细胞内介导 PRL 效应的复杂且不完全理解的相互作用网络中的第 1 个细胞内事件（图 6-5）。生化和遗传实验都表明 JAK2 是 PRL 调节的必需蛋白激酶 [111, 112]，但是这种激酶对于其他细胞因子的信号转导也是必需的 [113]。尽管已经推测 JAK2 直接与 PRLR 结合，但是仍然有可能另一种蛋白可以介导这种联系。在配体诱导的二聚化和（或）构象变化中，JAK2 磷酸化受体胞内结构域上的特定酪氨酸残基，并磷酸化激酶内的残基。这些磷酸化酪氨酸作为附加信号转导蛋白的对接位点。这种激酶的作用被多种酪氨酸磷酸酶所抵消，在没有激素刺激的情况下，酪氨酸磷酸酶能迅速将特定的蛋白质去磷酸化，并将酪氨酸磷酸化的稳态水平维持在非常低的水平。

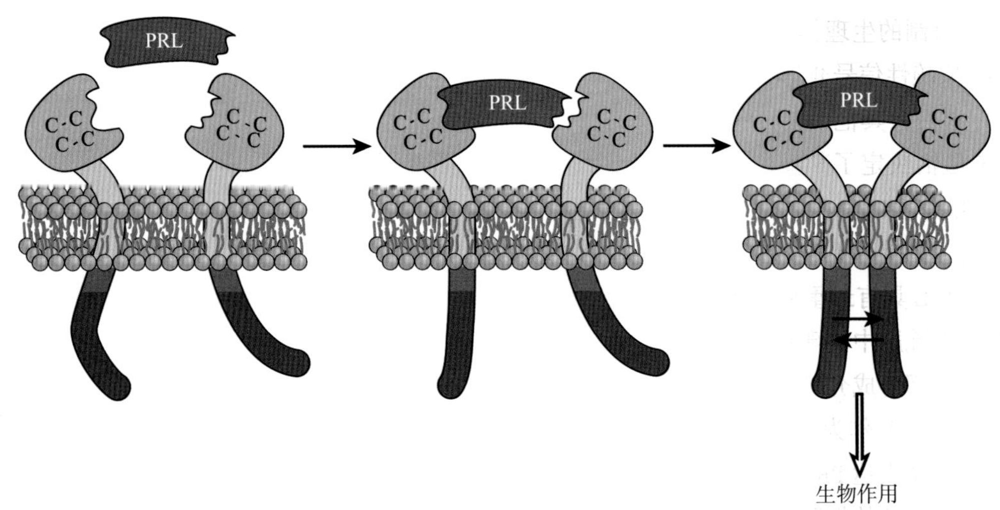

▲ 图 6-4　催乳素（PRL）受体的二聚和构象变化导致激活

根据文中描述的研究，PRL 被理解为引起受体与相关蛋白之间的受体相互作用，从而激活适当的生物作用

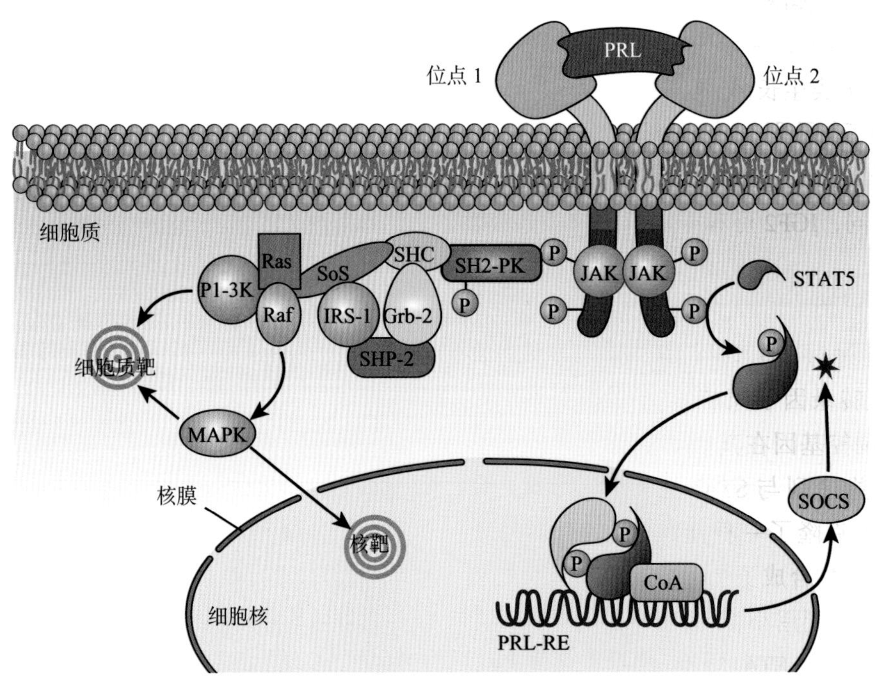

▲ 图 6-5　催乳素（PRL）细胞内信号转导

Janus 激酶 2（JAK2）与 PRL 受体相关，在受体二聚后变得活跃。信号转导和转录激活蛋白（STAT5）被磷酸化（P），二聚化，与辅激活因子（CoA）结合，并通过催乳素反应元件（PRLRE）与适当的基因结合。通过抑制细胞因子信号蛋白（SOCS），抑制 JAK2- STAT5 通路的激活（*）。JAK2 还激活其他与 Src 相关的蛋白激酶（SH2-PK），这些蛋白激酶与一系列信号分子结合，可以激活细胞质或核靶分子，包括丝裂原活化蛋白激酶（MAPK）

除了由 JAK2 激活触发的信号转导和转录激活因子（STAT）依赖性事件外，当 PRL 与其受体结合时，其他非 STAT 依赖性信号通路可以被激活，如图 6-5 所示。Src 家族激酶可能参与 PRL 信号转导，因为它们能够与多种信号中间产物偶联。在某些系统中，已观察到磷脂酰肌醇 3′- 激酶、丝裂原活化蛋白激酶（MAPK）和蛋白激酶 C 均被 PRL 激活 [5]。酪氨酸磷酸酶短异二聚体伴侣（SHP）-2 是 PRL 信号转导的关键 [114]。

非 STAT 依赖性通路已经被提出用于 PRL 信号

转导，但这些机制的生理相关性尚不清楚。有人认为，非 STAT 依赖性信号介导 PRL 的促有丝分裂作用 [115]。这种作用与其他细胞因子信号系统的发现一致，STAT 激活决定了某些与分化相关的效应功能，而其他通路，如 MAPK 激活，参与有丝分裂信号转导。然而，目前尚不清楚这种类比是否可以推广到 PRL. 在 PRL 具有最重要的生长刺激作用的组织中，也就是在乳腺中，现在已经确定生长刺激是由生长因子的局部合成介导的，而不是直接的促有丝分裂作用 [42]。PRL 作为直接促有丝分裂原的大鼠 Nb2 淋巴瘤细胞系表达 PRLR 的一种突变形式，它可以传递一组不平衡的细胞内信号，这些信号是直接促有丝分裂的。

PRL 诱导乳腺上皮细胞增殖的主要机制是诱导 NF-k B 配体的受体激活剂（receptoractivator of NFkB ligand，RANKL），RANKL 是包括肿瘤坏死因子 α 在内的一大类生长因子家族的成员 RANKL 的诱导完全依赖于与孕酮（P_4）的协同关系 [42, 116, 117]。第二种生长因子 IGF2 由 PRL 诱导并加速腺泡生长，但与 RANKL 不同，IGF2 可有可无 [118, 119]。

（三）转录调控

1994 年，通过对 PRL 诱导的基因的分析，发现了结合 STAT 转录因子家族成员的顺式作用元件 [35, 120]。PRL 调控基因在其启动子区包含保守的 DNA 基序，这些序列与 STAT 蛋白结合 [121]。从泌乳绵羊乳腺中克隆了一种新的 STAT 蛋白（STAT5）[122]。哺乳动物合成了 2 个由密切相关基因编码的 STAT5 蛋白。利用小鼠靶向基因破坏的基因研究表明，STAT5a 和 STAT5b 都部分负责介导卵巢和乳腺的原发性 PRL 效应。在乳腺中 STAT5a 更重要，而 STAT5b 在卵巢中更重要 [123–125]。小鼠遗传研究也显示了缺乏配体（PRL）、受体或 PRL 调控的 STAT5 转录因子基因的动物特征的显著一致性 [97, 98]。它们之间的一致性研究令人信服地证明，已知的 PRLR 和 STAT5 蛋白是 PRL 生理作用的主要介质。然而，不同的动物模型之间存在着细微的差异，这表明 STAT5 依赖的机制可能不是哺乳动物细胞 PRL 信号的唯一组成部分。STAT5 被 JAK2 在其 C 端的一个必需的酪氨酸残基上磷酸化 [126]。在其酪氨酸磷酸化完成后，STAT5 通过磷酸酪氨酸和 src 同源 2（SH2）结构域之间的相互作用二聚化。二聚体 STAT 复合物转运到细胞核，在那里它们与 PRL 调控基因启动子中的特定位点相互作用，导致这些基因的转录速率增加。在激活基因表达过程中，STAT5 被转运到细胞核的确切机制尚不清楚，也不知道这种诱导性转录因子是如何与基础转录机制相互作用的。良好的证据表明，糖皮质激素受体（GR）在乳蛋白基因诱导过程中与 STAT5 协同作用 [127]。这种正相互作用取决于 GR 的配体占用率。

在细胞内 PRL 激活 STAT 是通过负反馈机制调节的。细胞因子诱导的 SH2 蛋白和 SOCS（细胞因子信号抑制因子）是一类由活化的 STAT 蛋白转录调控的蛋白质的成员。这些蛋白质反馈到受体复合物上，以抑制 JAK 与受体或 STAT 的偶联 [128]。

虽然 STAT5 似乎是哺乳动物主要生理 PRL 作用的唯一介质，但在某些病理生理或药理学条件下，其他 STAT 蛋白，如 STAT1，可能被激活以响应 PRL。在大鼠 T 淋巴瘤细胞系（Nb2）中，PRL 诱导干扰素反应因子 -1（IRF-1）基因表达。这种 PRL 的作用是由 STAT1 介导的，自相矛盾的是，STAT5 被抑制 [129]。IRF-1 基因调控可能不涉及在 PRL 的正常功能中，该基因通过 STAT1 在 Nb2 细胞中的调控为 PRL 信号的潜在紊乱提供了重要的经验教训，可以介导病理变化。其他实验模型，其中的正常途径的 PRL 信号被破坏，这提供了其他的重要见解。

六、哺乳动物催乳素作用的生理学和病理生理学

（一）乳腺

PRL 对所有哺乳动物的哺乳都是必不可少的，尽管其作用的精确时间维度因物种而异。乳腺器官发生的第一步是乳腺导管雏形的产前建立。甲状旁腺激素相关肽（PTHRP）在乳腺发育的第一阶段是必不可少的，但 PRL 不是 [71, 73, 130]。上皮雏形和脂肪垫生长在青春期前，在雌激素、GH 和 IGF-1 的影响下，上皮导管系统迅速扩张 [131, 132]。在青春期

后期，在 PRL 和孕酮的影响下，小叶芽从导管系统分支。由于正常周期的发情或月经激素激增，乳腺导管分支的复杂性逐渐增加，上皮细胞发生周期性变化。如果女性在小叶萌芽和成熟完成之前妊娠，这些过程发生在第一次妊娠期间。作为一般规则，孕酮诱导导管分支，而 PRL 诱导肺泡祖细胞的形成。然而，孕酮和 PRL 在乳腺青少年发育中的相对作用尚未在器官水平上完全解决，在发育过程中由这些激素中的每一种所诱导的基因尚不完全清楚。

妊娠期间，小叶腺泡上皮在 PRL、PL、孕酮和 RANK 配体及 IGF-2 等局部生长因子的影响下，发生广泛的增殖[117-119]。在妊娠晚期和分娩后，孕酮、雌激素和 PL 急剧下降，PRL 升高。这种激素变化的组合导致功能性乳汁生成和泌乳。小叶腺泡上皮转化为分泌表型，合成完整的乳蛋白和乳源性酶。在哺乳期结束时，小叶系统的退化是由于乳汁淤滞和全身催乳素下降而发生的[133]。根据这种发育模式，PRL 和 PL 分别与 PRL-R 结合，在乳腺发育的三个阶段起作用，即器官发生过程中小叶出芽，妊娠期间小叶腺泡扩张，分娩后的泌乳分化。

使用内分泌腺手术切除和激素替代的开创性研究确立了雌激素和生长激素在乳腺导管发育中的特殊作用，以及催乳素、孕酮和皮质类固醇在小叶腺泡发育和催乳中的特殊作用[134]。

转基因和基因破坏技术增加了我们对体内乳腺发育中激素作用的认识。在实验室小鼠中，完全的 PRL 缺乏导致乳腺器官停滞在未成熟的青春期状态。在这种发育状态下，腺体的上皮成分由一个基本的导管系统和末端芽组成，而不是小叶腺泡系统。

PRL 诱导导管上皮细胞肺泡祖细胞的分化和生长[135, 136]。导管上皮细胞前体细胞腺泡的发育可能涉及前体细胞的克隆生长和特殊“组织者”细胞附近细胞表型变化的诱导。PRL 也是妊娠和哺乳期间小叶上皮细胞的基本生存因子[137-140]。在哺乳期间，PRL 调节几种分泌的乳蛋白，包括酪蛋白、乳球蛋白（啮齿动物除外）、乳清蛋白和乳清酸性蛋白。乳糖合成酶、脂蛋白脂肪酶和脂肪酸合成酶等对乳汁合成至关重要的酶是由乳腺中的 PRL 诱导的。

（二）女性生殖组织

PRL 对哺乳动物的雌性生殖通常有两种作用。首先，高水平的 PRL 通过下丘脑、垂体和卵巢的作用来抑制性腺活动。这些抗性腺效应表现在人类哺乳期间和临床高催乳素血症。其次，PRL 是啮齿类动物必需的促黄体激素，尽管在人类或大多数其他哺乳动物中并非如此。

PRL 通过降低下丘脑脉冲黄体生成素（LH）分泌的驱动来抑制生殖功能[141, 142]，抑制卵巢卵泡发育[143]，抑制颗粒细胞芳香化酶活性，导致雌二醇合成较低[144, 145]。下丘脑 DA 水平升高，继发于高 PRL 水平，是 PRL 抗性腺作用的一种机制。PRL 导致包括人类在内的许多哺乳动物的黄体破裂。然而，在啮齿动物中，PRL 对早孕黄体的维持至关重要。抑制 20α- 羟类固醇脱氢酶活性是 PRL 促黄体作用的一个显著机制[146]。这种作用阻止孕酮转化为 20a- 羟基孕酮，从而增加黄体中孕酮的分泌。

啮齿类动物早孕的维持取决于建立一种固定的 PRL 每日 2 次激增的模式，该模式是在性交刺激宫颈后建立的。在实验室啮齿动物中，发情周期的黄体期是短暂的，除非高水平的 PRL 维持黄体，否则不能发生植入。宫颈刺激驱动下丘脑反射，改变多种调节因子的分泌，包括 DA、类阿片和各种推测的 PRF。虽然很明显，妊娠早期的昼夜 PRL 激增是由不同的因素控制的[147]，但导致每一次激增的确切通路或垂体因素尚不清楚。

哺乳期不孕是哺乳期妇女高 PRL 分泌的结果之一。吸吮引起的 PRL 升高可降低促性腺激素释放激素（GnRH）、LH 和雌激素分泌，并可引起持续性闭经。如果母乳喂养的妇女出现排卵周期，PRL 的黄体溶解作用引起的黄体期缺陷可以防止受孕。虽然母乳喂养作为一种自然的避孕手段得到了推广，但对大多数妇女来说是非常不可靠的。大多数研究表明，频繁的哺乳，特别是在夜间，是成功的哺乳避孕必不可少的。在一些孩子与母亲睡了几个月的情况下，生育间隔受到哺乳期不孕的强烈影响。

（三）男性生殖组织

高水平的 PRL 对男性生殖功能有抑制作用，与对女性功能的抑制作用相当。男性高催乳素血症的常见症状是性欲减退和阳痿。这些症状可能或不可能与溢乳有关。和女性一样，PRL 抑制男性的 GnRH 和 LH 的分泌[148]。PRL 增加睾丸的 LH 和促卵泡激素受体，以及前列腺的雄激素受体[149]。PRL 的抗性腺作用是哺乳动物和非哺乳动物脊椎动物中最广泛保守的 PRL 作用。

PRL 基因或 PRLR 基因靶向破坏的雄性小鼠是完全可育的[96, 97]。与此相一致的是，没有文献报道描述男性孤立的 PRL 缺乏。缺乏 PRL 的小鼠前列腺腺体比正常小鼠小（约 30%），高水平 PRL 引起小鼠前列腺增生[150]。因此，PRL 的分泌可能是人类前列腺疾病的一个促成因素，尽管还没有专门针对这种可能性的数据。

（四）离子平衡与钙代谢

PRL 是许多鱼类和两栖动物中必需的淡水生存激素，它对这些物种的所有骨调节上皮细胞都有影响。其作用包括降低鳃和皮肤的透水性，增加肾脏和膀胱的盐重吸收（这在进化上与哺乳动物肾脏的集合管同源）[3]。类似的行为在哺乳动物中没有被证实，这并不令人惊讶，因为陆地哺乳动物所面临的渗透调节挑战与淡水鱼所面临的挑战根本不相似。PRL 确实增加了哺乳动物肠道中多种矿物质的吸收[151]，这种作用在妊娠和母乳喂养期间可能在生理上很重要，此时对水和溶质的稳态产生了很大的需求。

PRL 可能对哺乳动物的钙代谢有重要的生理作用，这些作用直接关系到妊娠期和哺乳期钙平衡的变化。在乳腺中，PRL 诱导 PTHRP 的分泌，PTHRP 可作为钙稳态的局部或全身效应物[152]。通过 PRL 诱导 PTHRP 是间接的，由血清素介导，这是由乳汁分泌引起的腺泡扩张引起的[153, 154]。血清素对 PTHRP 的诱导作用由 5-HT2B 受体介导，其信号通过 $G\alpha_{q/11}$[155, 156]。

人类的高催乳素血症与骨密度的降低有关，当 PRL 水平升高得到纠正后骨密度会正常化。由于 PRL 的抗性腺效应而导致的雌激素减少可能解释了高催乳素血症中的部分骨丢失，但似乎有一种骨丢失的成分是 PRL 直接作用的结果，而不依赖于雌激素丢失[157, 158]。遗传证据表明，PRLR 是正常骨形成和钙稳态所必需的[158]。缺乏 PRLR 的小鼠表现出骨密度和骨矿物含量的降低，以及新骨的附着率下降。受体缺乏的小鼠血浆总钙和甲状旁腺激素（PTH）均较高。缺乏 PRLR 的小鼠骨生长和钙稳态的表型特征证明有多个 PRL 作用位点影响钙代谢，包括对骨细胞的直接影响和对其他激素或载体的全身作用[159]。在骨骼发育过程中 PRLR mRNA 水平很高[160]，和 PL 及 PRL 本身，可以有助于产前控制骨生长。

（五）大脑和行为

脊椎动物大脑是许多 PRL 作用的靶组织，其中许多直接与父母对后代的照顾有关。第一个证据表明 PRL 是一种脑调节激素，在鸟类中，全身或颅内 PRL 输注可以刺激和孵化与迁移相关的行为[3, 85]。在大鼠中，PRL 输注增加了父母对后代的照顾强度，或缩短了缺乏经验的成年鼠开始表现父母行为所需的时间[161]。缺乏 PRLR 的小鼠在母性行为方面存在严重缺陷[162]。介导 PRL 调控的哺乳动物亲本行为的神经解剖学和神经化学底物尚不清楚。然而，感觉刺激显然是这些行为的重要线索，而 PRL 升高（如在妊娠期间所见），刺激小鼠嗅叶的神经发生[163]。

虽然对鸟类、小鼠和大鼠等动物的刻板的母性行为模式进行了客观的量化和研究，但还不可能以一种方式来描述人类的这种行为，从而使人们能够确定 PRL 在人类养育中是否具有类似的作用。人 PRL 增加了伏核、纹状体和正中隆起的 DA 转换，但降低了黑质、腹侧被盖和扣带回的 DA 转换。有人提出，人类高催乳素血症可以是对心理创伤的有机反应的一个组成部分（特别是缺乏父母的注意），与高 PRL 水平相关的行为模式（一个“母体子程序”）可能是一种适应性的心理反应[164]。

PRL 的行为与养育没有直接关系，但可能是间接支持的，包括刺激食欲（食欲）、镇痛和增加 REM 睡眠活动[63, 64, 165–167]。引起的镇痛作用通过 PRL 被纳洛酮阻断，表明该效应通过阿片通路发生。

（六）造血和免疫调节

几位研究者已经为 PRL 的重要免疫调节作用提出了有力的理由。在每个主要造血器官（骨髓、脾脏、胸腺）的大多数免疫前体和效应细胞上发现了 PRLR。PRL 可增强淋巴细胞和髓系细胞的生长和效应功能，造血细胞因子受体和信号转导与 PRL 的作用密切相关。Nb2 细胞系生长于雌激素化的雄性大鼠淋巴瘤，对 PRL 的促生长和抗凋亡作用非常敏感，已被广泛用作 PRL 对免疫细胞作用的模型。

在人类中，PRL 的分泌与系统性红斑狼疮（一种主要影响育龄妇女的自身免疫性疾病）的疾病严重程度有关 [168]。在急性失血性休克后免疫抑制大鼠模型中，PRL 刺激免疫效应细胞功能及正常细胞因子分泌 [169]。虽然 PRL 在注射给动物或培养中的细胞时可作为免疫细胞的积极刺激，但 PRL 缺乏不会显著损害免疫功能或造血 [96]。升高的 PRL 可阻断淋巴细胞凋亡，应激、妊娠和哺乳期 PRL 分泌可能足以影响免疫细胞 [170]。也可以想象，与男性相比，女性 PRL 分泌水平较高是导致免疫应答性差异的一个因素。

（七）新陈代谢

PRLR 存在于肝脏、肠道、胰腺和脂肪组织中 [5]。部分肝切除后，PRL 引起内脏增大（肠道生长），加速肝脏再生 [171, 172]。泌乳过程中，胆汁酸的分泌和牛磺胆酸在肝脏中的转运被 PRL 升高 [173]。PRL 和胎盘内产物刺激妊娠和哺乳期胰腺 B 细胞的生长。B 细胞增殖和分泌反应增加似乎涉及一组复杂的调节输入，包括 PL 和 PRL 的直接影响 [174]、血清素介导的效应 [15, 16]，以及对妊娠期胰岛素抵抗的适应性反应。一般来说，PRL 对控制全身代谢的器官的作用与支持成功妊娠和哺乳的代谢改变是一致的。除 PRL 外，许多激素也有助于这些代谢调整。

七、总结

在许多物种中，PRL 与 PL 一起，通过受精后的作用来促进各种发育、代谢和行为适应，在确保成功繁殖方面发挥着核心作用（图 6–6）。下丘脑 DA 抑制 PRL 分泌，是哺乳动物中主要的 PRL 调节因子，但在其他物种中不起作用。广泛的生理适应伴随着哺乳动物生命周期的特化，不仅包括母体妊娠，而且包括产后养育后代。哺乳动物的乳汁分泌，以及某些非哺乳脊椎动物的乳状分泌物，都是 PRL 的直接反应。PRL 对男性和女性性腺发育及性冲动的抑制是由中枢和外周介导的。在人类高泌乳素血症的病理情况下，PRL 的生理作用被放大了。

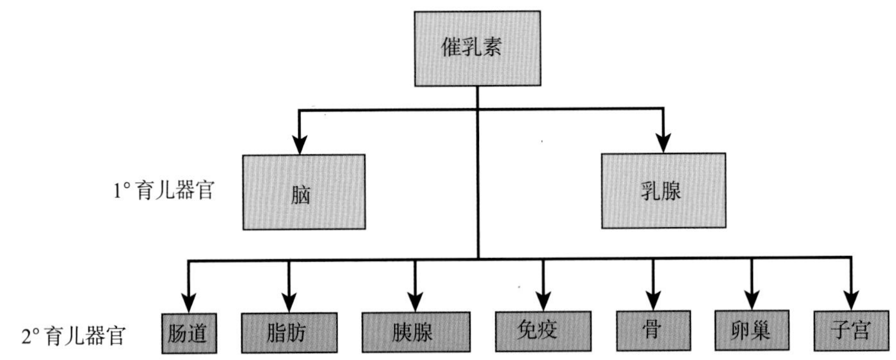

▲ 图 6–6　催乳素靶组织支持

催乳素对与育儿相关的主要器官（大脑和乳腺）和通过次级生理过程支持育儿的各种器官两者都有直接影响

第 7 章 催乳素分泌障碍和催乳素瘤
Disorders of Prolactin Secretion and Prolactinomas

Marcello D. Bronstein 著
潘红艳 李 强 译

要 点

- 非妊娠期 / 产褥期催乳素高分泌是最常见的下丘脑垂体功能障碍，其主要原因是分泌催乳素的垂体腺瘤（催乳素瘤）。
- 高催乳素血症的鉴别诊断包括药理原因（主要是抗精神病药和止吐药），病理原因如漏斗柄断开、原发性甲状腺功能减退、肾和肝衰竭、特发性高催乳素血症，以及巨催乳素血症。
- 实验室诊断高催乳素血症应包括评估巨催乳素血症和“钩状效应”，这取决于临床特征。
- 多巴胺激动药是治疗微催乳素瘤和巨催乳素瘤的金标准。然而，10%～15% 的患者是耐药的，可能受益于垂体经蝶手术或性类固醇替代治疗。
- 治疗侵袭性 / 耐药垂体大催乳素瘤仍然是一个挑战，替莫唑胺和放射治疗是目前的治疗方法。

非妊娠期 / 产褥期催乳素（PRL）高分泌是最常见的下丘脑 – 垂体功能障碍，其主要原因是分泌 PRL 的垂体腺瘤（催乳素瘤）。催乳素瘤是最常见的垂体肿瘤，估计患病率为 500/100 万 [1]。这些肿瘤被归类为微腺瘤（直径＜ 10mm）或大腺瘤（＞ 10mm），可以是封闭的、膨胀的，也可以是侵入性的 [2]。催乳素瘤更常见妇女，特别是微催乳素瘤，大催乳素瘤在男女中的患病率大致相同。分泌 PRL 的垂体癌非常罕见 [3]。由于高催乳素血症通常与月经紊乱、无排卵和两性的性功能障碍有关，催乳素瘤在 20—30 岁的人中发病率较高，这些肿瘤是不孕症的重要原因。做出催乳素瘤的正确诊断，必须排除高催乳素血症的其他生理性、药物性或病理性原因。同样重要的是要意识到可能误导诊断和治疗的实验室和成像缺陷 [4]。本章讨论催乳素瘤和其他高催乳素血症的原因、临床表现、诊断和治疗选择。

一、历史

“如果一个女人既没有妊娠，也没有生育，并且产生了乳汁，她的月经就停止了。”这句话引自希波克拉底（格言，第 5 节，#39），这句话表明，月经紊乱与不适当的乳汁分泌之间的联系自古以来就是众所周知的。然而，直到 20 世纪，人们才了解这种紊乱与垂体激素的过度分泌有关。1928 年，Striker 和 Grueter [5] 鉴定了一种能够诱导兔乳汁分泌的垂体因子。在 18 世纪早期，Hunter 发现“鸽子的牛奶”是一种由雄性和雌性父母分泌来喂养幼鸽的物质，是由嗉囊分泌的，据 Hunter 说，“这种嗉囊的行为就像雌性哺乳动物的子宫妊娠。”1933 年，Riddle 及其同事 [6] 确定了垂体激素对鸽子嗉囊生长和分化的刺激作用，这也控制了哺乳动物的乳汁分泌，称为催乳素。鸽子的嗉囊模型后来被用于 PRL 生物测定。巧合的是，在 20 世纪 30 年代前后，闭经、不孕和溢乳的关系被描述得更好。

随后，在 3 种不同的情况下对上述临床表现进行了表征：①产后无鞍区扩大（Chiari–Frommel 综合征）[7]，②非产后期，也无鞍区扩大（Ahumada–Argonz– del Castillo 综合征）[8]，③伴有垂体肿瘤（Forbes–Albright 综合征）[9]。不同于生长激素（GH）人类 PRL 的存在仍然有争议，然而，直到 20 世纪 70 年代早期开发了一种针对 PRL 的特异性放射免疫测定法[10]，表明所有上述综合征都与血清 PRL 升高有关。垂体显微外科的发展及后来的高分辨率成像技术的发展表明，在 X 线平面上蝶鞍正常的大多数被认为是非肿瘤性的病例，其实是小垂体肿瘤（微腺瘤）。当催乳素分泌型垂体腺瘤（催乳素瘤）被证明是病理性高催乳素血症的主要原因，无论与既往妊娠是否有关，闭经 – 溢乳综合征的 3 种分类就过时了。高催乳素血症有许多其他原因，必须与催乳素瘤相鉴别，以便制定正确的治疗方法。

二、流行病学

高催乳素血症是最常见的下丘脑 – 垂体功能障碍，其中催乳素瘤是主要原因。这些肿瘤约占手术切除垂体腺瘤的 25%，占尸检腺垂体肿瘤的近 50%[11]。这一明显的差异可能是由于多巴胺激动药治疗催乳素瘤的良好结果。据估计，患病率为 500/100 万，发病率为 27/（100 万・年）[1]。小催乳素瘤（直径＜ 10mm）约占 PRL 分泌腺瘤的 60%，在女性中比男性更常见（20∶1），而大腺瘤在两性中的患病率大致相同[12]。尸检系列无性别差异。催乳素瘤发生在所有年龄，诊断主要在 20—30 岁的男女[12]。它们是儿童和青少年时期最常见的垂体腺瘤[12]。然而，催乳素瘤是 70 岁以后诊断的少数垂体肿瘤。催乳素瘤是多发性内分泌肿瘤 1 型（MEN1）综合征中最常见的垂体腺瘤[12]。孤立的家族性催乳素瘤（与 MEN1 无关）已被描述[13]。分泌 PRL 的垂体癌是非常罕见的，约 50 例文献有记载[3]。

三、发病机制

与其他垂体腺瘤相似，催乳素瘤是单克隆来源[14]。到目前为止，导致催乳素细胞腺瘤发展的确切机制尚不清楚。其中包括垂体肿瘤转化基因（PTTG）[15] 和肝素结合分泌转化基因（HST）[16]，两者均通过成纤维细胞生长因子（FGF–2 和 FGF–4）诱导血管生成。雌激素似乎在这些机制中起着关键作用，因为雌激素调节剂药物（如他莫昔芬和拉洛昔芬）和抗雌激素药物 ICI–182780 在体外抑制催乳素瘤中 PTTG 的表达及其在体内的生长（图 7–1）[17]。细胞因子白血病抑制因子的表达[18] 和神经生长因子[19] 的表达减少，以及骨形态发生蛋白 4[20] 高迁移率组 A2 基因（HMGA2）[21] 是其他可能参与催乳素瘤肿瘤发生的事件的过度表达。对催乳素瘤微血管密度的研究显示出相互矛盾的结果。一项通过

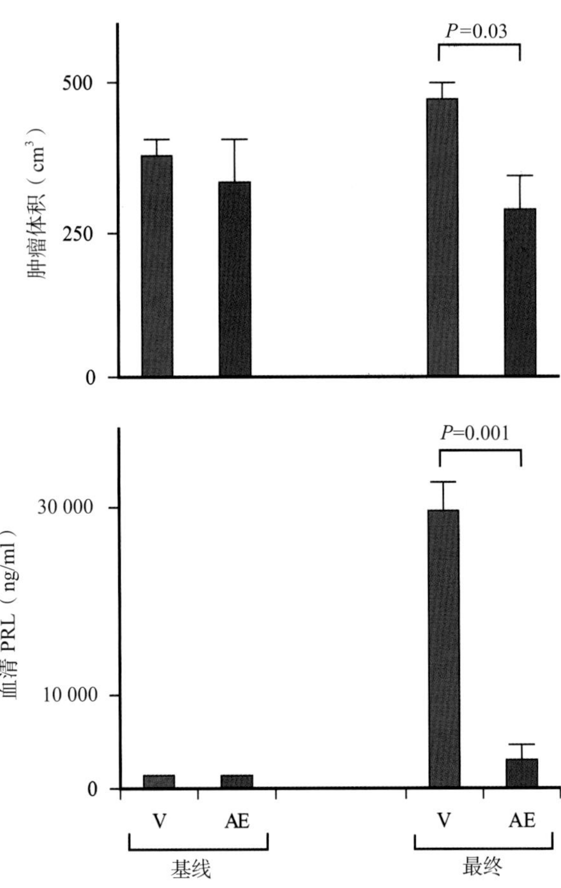

▲ 图 7–1 选择性抗雌激素治疗抑制垂体肿瘤在体内的生长

在 20 只存在皮下垂体肿瘤的雌性 Wistar–Furth 大鼠中，输注载体或抗雌激素药物 ICI–182780（0.5μg/d）后，预处理（基线）和治疗后肿瘤体积和血清催乳素（PRL）的水平。所有动物都有肿瘤。每条代表每组 10 只动物的平均值 ± SEM。*P=0.03；**P ＜ 0.001（引自 Heaney AP，Fernando M，Melmed S：Functional role of estrogen in pituitary tumor pathogenesis. J Clin Invest 109：277–283，2002.）

电子显微镜的研究没有揭示正常垂体和微催乳素瘤血管密度的差异，但大催乳素瘤的血管化程度要低得多。最近的一项研究使用不同内皮标记物抗体的免疫组织化学，发现微催乳素瘤比大催乳素瘤血管更少。此外，微血管密度与肿瘤侵袭性和恶性程度有关[22]。

多巴胺能抑制的减少似乎在催乳素瘤的发展中起作用，至少是一种允许的作用。催乳素瘤的雌性大鼠结节漏斗多巴胺能神经元的损伤已有报道[23]。几项研究表明，D_2受体敲除小鼠催乳素瘤的发展，这种表型更严重，在雌性和雌激素治疗的动物中表现出更快的进展[24, 25]。到目前为止，在D_2受体基因中没有发现“自然”突变[26]。PRLr$^{(-/-)}$小鼠表现出比年龄匹配的$DRD_2^{(-/-)}$小鼠更强烈的高催乳素血症和更大的肿瘤，在复合纯合突变雄性小鼠中有累积效应。这一事实表明，PRL不仅通过激活下丘脑多巴胺神经元来抑制催乳素细胞，而且以一种不依赖多巴胺的方式直接在垂体内抑制。

与MEN1相关的催乳素瘤存在失活突变，其特征是位点11q13杂合性丧失和Menin修饰基因突变。它们往往比散发突变的催乳素瘤更大和更具侵略性[12]。散发的催乳素瘤可能表现出杂合性丧失，但迄今为止检测到的*Menin*基因没有突变，表明染色体11q13内存在一个抑癌基因但与MEN1不同[27]。最近描述的编码芳基烃受体相互作用蛋白（AIP）基因在染色体11q13.3上的失活突变经常出现在孤立的家族性垂体腺瘤（主要是生长激素瘤，但也包括催乳素瘤）中[28]，但很少在散发性垂体肿瘤中发现[29]。最后，原癌基因*ras*和抑癌基因*TP53*的突变可以与罕见的PRL分泌癌的发生有关[3]。

四、病理学

微腺瘤和大腺瘤的名称由Hardy创造[30]，代表＜1cm或＞1cm垂体腺瘤。小催乳素瘤主要见于年轻女性，通常位于垂体的外侧部分。它们通常被封闭在假囊中，但也可能是侵入性的[31]。大催乳素瘤也可以封闭，但通常扩展到视神经萎缩区或侵入局部结构，如海绵窦或鞍底和蝶窦[31]。组织学上，微催乳素瘤和大催乳素瘤之间没有差异，它们通常在HE染色上是“嗜色”的。由于这个原因，在PRL放射免疫测定发展之前，许多垂体腺瘤以前被归类为“无功能”的催乳素瘤。这一事实是通过使用电子显微镜来解释的，它将大多数催乳素瘤描述为稀疏颗粒，卵圆形和稍不规则的细胞核，复杂的粗面内质网，大的高尔基复合体和稀疏的球形或多形性分泌颗粒，直径130～500nm（图7-2）[32]。这些肿瘤的标志是所谓的错位胞吐，分泌颗粒沿外侧细胞边界挤压。通过这种现象可以诊断正常或肿瘤性催乳素分泌。罕见的、致密的催乳素细胞腺瘤是强嗜酸性的，在细胞质中有强的、弥漫性的PRL免疫染色。粗面内质网不太突出，分泌颗粒较大（500～700nm），数量较多[32]。

催乳素瘤的诊断通常不需要电子显微镜，因为免疫组化评估PRL的产生成为常规。这项技术直接描述了分泌PRL的腺瘤，排除了由于下丘脑-垂体断开而导致高催乳素血症的“无功能”大腺瘤，即所谓的假催乳素瘤[33]。对120例未选择的尸检的研究表明，其中27%的人患有垂体微腺瘤，没有临床表现，其中40%的人为PRL免疫染色[11]。这些数据表明，临床上和激素分泌性垂体腺瘤中可能存在

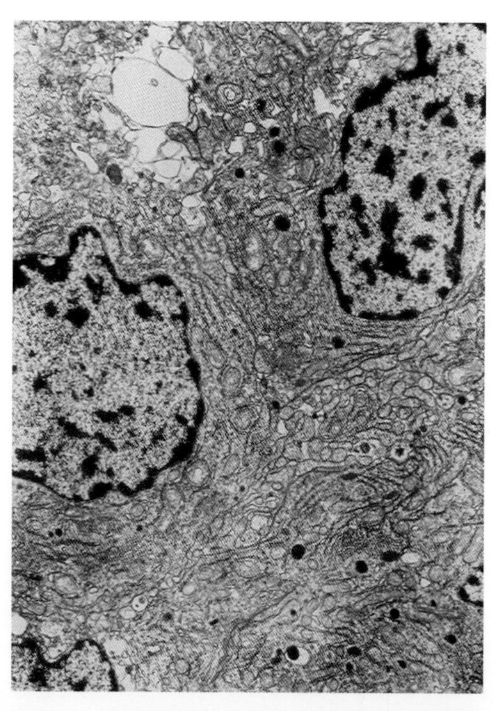

▲图7-2 一种稀疏颗粒的催乳素瘤的电子显微镜，显示稀疏的分泌颗粒、发育良好的粗面内质网和突出的高尔基复合体

这种激素免疫组化阳性的非 PRL 分泌型腺瘤。这一发现对催乳素瘤自然史的意义尚不清楚。

（一）嗜酸干细胞腺瘤

异常高催乳素血症患者可能表现出轻微或没有临床特征的肢端肥大症与生化证据轻微的血清 GH 升高。这种情况是由于罕见和侵袭性嗜酸干细胞垂体腺瘤的存在[34]。嗜酸性可归因于线粒体积累，称为癌细胞改变。免疫组织化学分析 PRL 阳性，偶尔有很少的 GH 阳性。明确的诊断需要电子显微镜，它描绘了扩大的线粒体。含有核旁纤维小体的散细胞与稀疏颗粒的生长激素腺瘤细胞相似。错位的胞吐存在。分泌颗粒稀疏小，尺寸为 150～200nm。

（二）非肿瘤性病变与高催乳素血症有关

许多非肿瘤情况可能被误认为催乳素瘤。促甲状腺激素细胞增生与原发性甲状腺功能减退有关，这是由于反馈的丧失（图 7-3）[35]。正确的诊断是很重要的，因为这种情况随着甲状腺激素的替代治疗而消退[35]。特发性催乳素细胞增生是一种罕见的高催乳素血症的原因，可误认为是扩张性大催乳素瘤。垂体肿块形状有助于鉴别诊断。炎症性病变如淋巴细胞性垂体炎（主要发生在妊娠期和产褥期）和结节病可误诊为催乳素细胞腺瘤[36, 37]。

（三）垂体催乳素分泌癌

垂体 PRL 分泌癌是一种非常罕见的肿瘤，其形态学特征与 PRL 分泌型的腺瘤难以区分。除了局部侵袭性外，远处颅内和颅外神经系统转移及内脏转移是诊断恶性肿瘤的线索。对于颅内病变，有时很难区分浸润性催乳素瘤浸润与催乳素分泌癌的真正转移[3]。

五、高催乳素血症的鉴别诊断

高催乳素血症的主要原因列于表 7-1。

（一）生理性高催乳素血症

根据磁共振成像（MRI）的研究，在整个妊娠期间，正常垂体的大小增加了 136%[38]。这种广泛的生长是由于雌激素诱导的催乳素细胞肥大和增生，导致 PRL 产生和其在妊娠期间的高分泌[39]。胎盘雌激素的产生刺激有丝分裂、PRL mRNA 水平和 PRL 合成，导致血清 PRL 水平逐步升高，在妊娠结束时平均达到 200ng/ml，在某些情况下达到 450ng/ml。分娩后血清 PRL 水平迅速下降，但哺乳妇女的 PRL 水平在几个月内略有增加，特别是在母乳喂养后。出生时，新生儿血清 PRL 浓度升高近

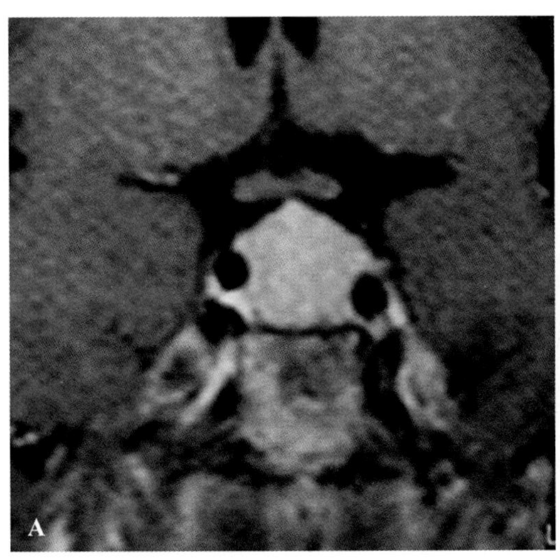

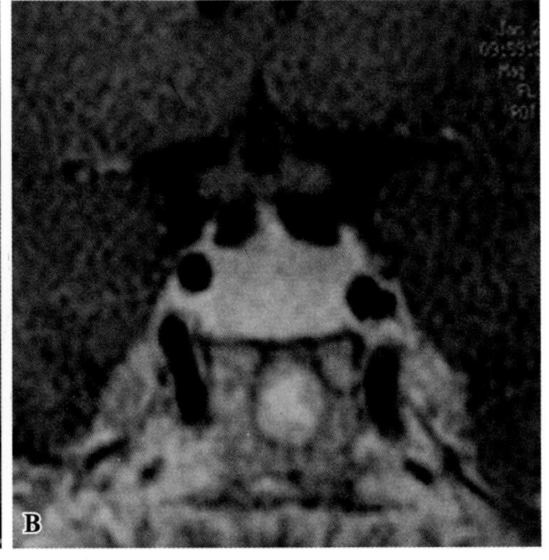

▲ 图 7-3　一位 41 岁女性原发性甲状腺功能减退症患者在左旋甲状腺素替代治疗（B）前和 1 个月后的磁共振成像（钆增强 T_1 加权冠状位）

引自 Bronstein MD：Problems in the differential diagnosis of the hyperprolactinemic patient. Clinical Endocrinology Update 2003，syllabus pp 241-247；with permission of the Endocrine Society.

10 倍，可能是由于母体雌激素水平的刺激作用[40]。

由于运动和非特异性应激是高催乳素血症的生理原因，人们担心应激引起的 PRL 升高会导致静脉穿刺期间激素升高，许多实验室仍然推荐采血之前休息一段时间。Vieira 及其同事报道[41]，其中包括大量的人口，提供了证据表明，只有少数患者可能需要在采血前休息。

表 7-1　高催乳素血症的原因

生理性
- 妊娠期和产褥期
- 新生儿期
- 体力活动
- 应激

药品引起的
- 多巴胺受体阻滞药
  - 苏必利
  - 氯丙嗪
  - 氟哌啶醇
  - 利培酮
  - 甲氧氯普胺
  - 多潘立酮
- 血清素再摄取抑制药
- 西咪替丁
- 三环类抗抑郁药
- 维拉帕米
- 甲基多巴
- 蛋白酶抑制药

病理性
- 垂体疾病
  - 催乳素瘤
  - 肢端肥大症
  - 库欣病
  - Nelson 综合征
  - 淋巴细胞垂体炎
  - "空鞍" 综合征
- 下丘脑疾病和下丘脑 / 垂体断开
  - 肿瘤
    - 无功能垂体腺瘤
    - 脑膜瘤
    - 灰质瘤
    - 颅咽管瘤
  - 炎症性 / 肉芽肿性
    - 结节病
    - 组织细胞增生症
  - Stalk 断开
  - 血管性
  - 光化性
- 神经源性的
  - 胸壁病变
  - 脊髓病变
- 混合性
  - 原发性甲状腺功能减退
  - 肾上腺功能不全
  - 尿毒症
  - 肝硬化
  - 副肿瘤性
  - 特发性

（二）药理性高催乳素血症

在增加血清 PRL 的药物中，多巴胺受体阻滞药是最有效的。神经兴奋药（如舒必利、氟哌啶醇、氯丙嗪、利培酮）和止吐药（如甲氧氯普胺、多潘立酮）可将血清 PRL 升高到通常催乳素瘤的检测水平[42]。血清素和抗组胺药比抗多巴胺药更弱。钙通道阻滞药维拉帕米可能通过降低中枢多巴胺的产生来提高血清 PRL 水平，可能是通过 N 型钙通道[43]。结果表明，用于治疗获得性免疫缺陷综合征的蛋白酶抑制药可引起高催乳素血症，但其机制尚不清楚[44]。对于所有高催乳素血症患者，必须对药物使用情况进行详细的调查。

（三）病理性高催乳素血症

高催乳素血症在大约 40% 的肢端肥大症患者中存在，原因是 GH/PRL 通过相同或不同的肿瘤细胞共同分泌，或继发于下丘脑 – 垂体断开[45]。由于肢端肥大症的特点，鉴别诊断通常不是问题。如前所述，在罕见的嗜酸干细胞垂体腺瘤患者中，血清 GH 通常低于 PRL 水平，但肢端肥大症通常不存在或表达最少[34]。在某些情况下，PRL 对多巴胺激动药的耐药性可以作为与催乳素瘤鉴别诊断的线索。

肿瘤、炎症性疾病或创伤可导致继发于下丘脑 / 结节 – 漏斗多巴胺分泌受损或柄部甚至垂体内断开的高催乳素血症。在这些情况下，PRL 由正常的催乳素细胞产生，很少超过 150μg/L。大催乳素瘤的鉴别诊断主要是临床上的非功能性垂体腺瘤（假催乳素瘤），其次是颅咽管瘤[46]。其他肿瘤病变，如脑膜瘤和脊索瘤，以及非肿瘤病变，如"空鞍"综合征，甚至鞍内动脉瘤，可与高催乳素血症有关（图 7–4）[47]。大催乳素瘤和假催乳素瘤之间的鉴别诊断对于大催乳素瘤的内科治疗和假催乳素瘤的外科治疗至关重要。在使用多巴胺激动药治疗时，即使（明显的）PRL 降低到非常低或无法检测到的水

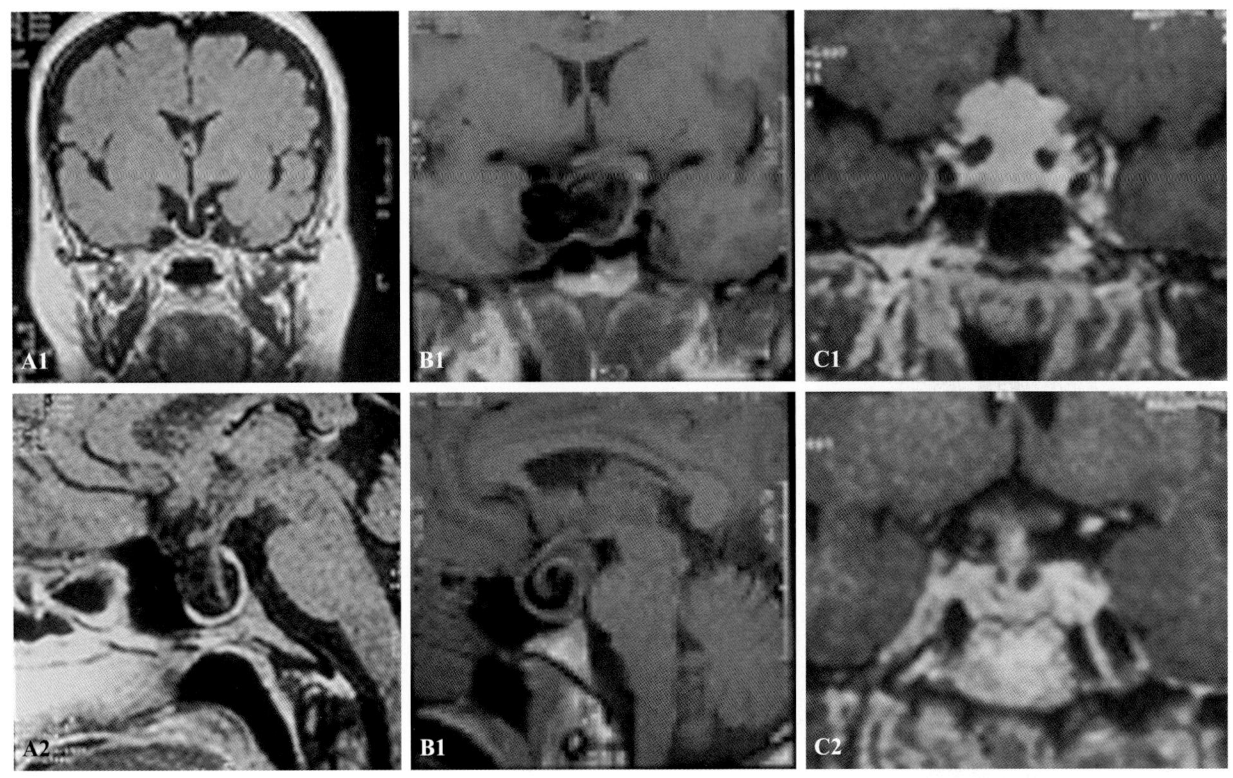

▲ 图 7-4 与高催乳素血症相关的病变

磁共振成像（1. 冠状面；2. 矢状面）："空鞍区"（A1 和 A2），鞍内动脉瘤（B1 和 B2）和脑膜瘤（C1 和 C2）

平也没有肿瘤缩小，被认为是有耐药性的大催乳素瘤（图 7-5）[48]。将假催乳素瘤与真催乳素瘤区分开来的一个线索是，溴隐亭剂量为 1.25mg/d，早期 PRL 显著降低。

原发性甲状腺功能减退可与高催乳素血症相关，可能是由于促甲状腺激素释放激素刺激 PRL 释放并可能减少催乳素代谢清除率。甲状腺增生可能发生，导致类似垂体腺瘤的垂体增大（图 7-3）[35]。库欣病和肾上腺功能不全可与高催乳素血症有关，这也可能出现在 Nelson 综合征中[49, 50]。多囊卵巢综合征也可能与高催乳素血症有关[51]。月经紊乱在多囊卵巢综合征患者和催乳素瘤患者中普遍存在，有时这两种情况之间的区别可能很困难。轻度高催乳素血症、垂体显像阴性、黄体生成素 / 卵泡刺激素比值高，以及提示多囊卵巢综合征的临床特征有助于鉴别诊断。

尿毒症可能与高催乳素血症有关，主要发生在终末期肾病患者[52]。这一机制可能与 PRL 清除减少和多巴胺能张力降低有关。血清 PRL 升高较低，但在尿毒症患者服用多巴胺受体阻断药时，可显著升高。高催乳素血症存在于多达 20% 的肝硬化患者中，这可能是由于雌激素与雄激素比值不平衡和多巴胺能张力改变所致[53]。乳头操作和胸壁病变，如带状疱疹和手术瘢痕，可能通过刺激穿过脊髓的神经元通路来增加血清 PRL[54]。与副肿瘤性促肾上腺皮质激素（ACTH）分泌相比，PRL 的异位产生很少被描述[55]。最后，当排除上述所有原因时，高催乳素血症被认为是特发性或功能性的[56]。

然而，大多数这种情况下的患者可能有小的微催乳素瘤，在过去使用的不太敏感的成像工具中未被检测到，如低环体聚体图和计算机断层扫描（CT），甚至 MRI。如果在最初诊断为高催乳素血症中没有放射学证据表明是催乳素瘤，那么在长期随访中不太可能出现可识别的腺瘤[57]。然而，De Belli 及其同事最近的一项研究[58]指出在 25.7% 的特发性高催乳素血症患者中存在抗垂体抗体，而在微催乳素瘤患者中存在 0% 的抗垂体抗体，这表明特发性高催乳素组病例存在自身免疫性病因。

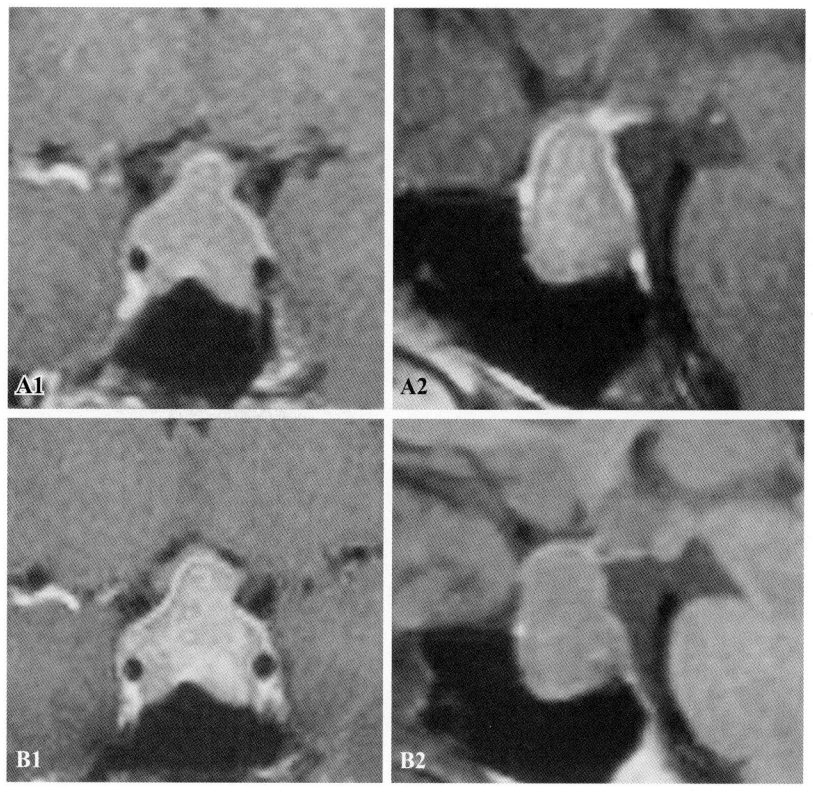

◀ **图 7-5 一名 41 岁女性无功能垂体腺瘤的磁共振成像，治疗之前血清催乳素水平为 51ng/ml（A1. 冠状面；A2. 矢状面）和第 12 个月的卡麦角林"治疗"（B1. 冠状面；B2. 矢状面）。没有观察到肿瘤缩小，尽管血清催乳素下降到 1.2ng/ml。**

引自 Bronstein MD：Problems in the differential diagnosis of the hyperprolactinemic patient. Clinical Endocrinology Update 2003, syllabus pp 241–247; with permission of the Endocrine Society.

六、催乳素瘤的诊断

（一）临床特征

高催乳素血症及其对促性腺激素轴的影响是微催乳素瘤和大催乳素瘤及其临床表现的标志。由于肿瘤肿块效应，大催乳素瘤也可能引起神经和视觉障碍，并损害其他垂体功能（表 7-2）[59]。视野丧失和视力损害是主要的眼科表现。头痛是最常见的神经表现，它归因于硬膜绷紧或海绵窦侵犯，较少作为垂体卒中临床症状的一部分 [60]。有一些特殊类型的头痛的报道，如继发催乳素瘤后的 SUNCT（结膜注射和撕裂的短期单侧神经样头痛发作）综合征，但高催乳素血症作为致病因素的作用尚不清楚 [61]。其他罕见的侵袭性大催乳素瘤表现为脑积水 [62]、神经精神表现和耳神经表现 [63, 64]。

女性通常表现为血清 PRL 升高程度与性腺损害之间的相关性，从黄体期短到闭经（图 7-6）。大多数分泌 PRL 的垂体腺瘤与闭经有关，因为催乳素瘤引起的高催乳素血症通常显示血清 PRL 水平＞ 100ng/ml。因为大约 20% 的闭经妇女存在高催乳素血症 [65]，大多数有这种月经紊乱和血清 PRL 水平高的患者可能患有催乳素瘤。因为微催乳素瘤可能与血清 PRL 水平在 40～100ng/ml 有关，而且由于 PRL 的生物活性并不总是与常规实验室检测水平相对应 [66]，一

表 7-2 催乳素瘤的临床表现

与高催乳素血症有关
• 性腺损害 – 月经紊乱 – 不孕 – 性功能障碍 – 骨质疏松 • 溢乳
与肿瘤肿块效应有关
• 视力障碍 – 视野缺陷 – 视力下降 – 眼球运动障碍 • 头痛 • 罕见表现 – 三叉神经痛 – 脑积水 – 耳科表现 – 神经精神科表现 • 其他垂体功能受损

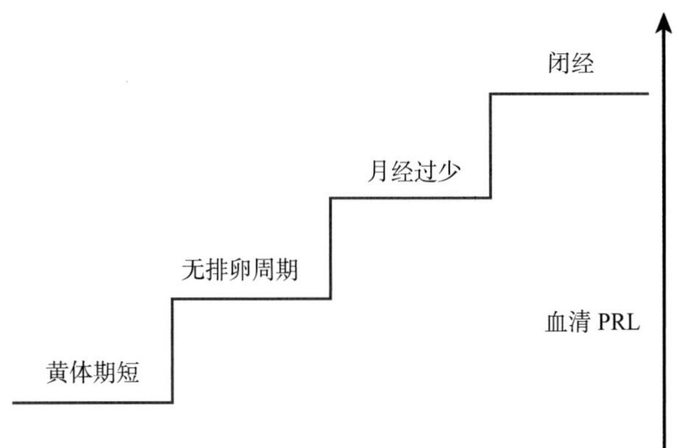

▲ 图 7-6　血清催乳素（PRL）升高和性腺损害

些患催乳素瘤的妇女可能表现出较轻的促性腺激素损害，如无排卵周期和月经过少[67]。除了月经紊乱外，高催乳素妇女还抱怨性欲减退、阴道干燥、呼吸困难和心理困扰[68]。与其他与性腺功能减退有关的疾病相似，骨质疏松症是高催乳素血症/催乳素瘤妇女的常见症状，主要是长时间性腺功能减退的催乳素瘤。绝经前妇女患催乳素瘤发生骨质疏松症的相对风险可达 4.5%[69]。虽然 PRL 对骨的直接影响已经被考虑，但有证据表明高催乳素血症本身不是骨质疏松发展的危险因素，相关的低雌激素是主要的决定因素[70]。

在高催乳素血症的妇女中，溢乳是一个常见的表现，但它可能是缺失的，主要是在与严重性腺功能减退相关的大催乳素瘤患者中。乳房检查如果不充分，也可能未能发现轻度溢乳。这些事实可能解释了系列之间的差异，表明溢乳患病率为 30%～84%[65, 71]。正常催乳素的妇女也可能出现溢乳。一项包括 235 例与不同疾病相关的溢乳患者的研究表明，86% 的特发性溢乳患者无闭经，血清 PRL 正常[72]。其机制尚不清楚，可归因于不同的原因，如乳腺对 PRL 过敏或“隐匿性”短暂高催乳素血症。男性高催乳素血症主要与大催乳素瘤有关。主要的临床表现是性腺功能减退，这通常是严重的，伴随着性欲丧失和身体毛发生长减少、视力障碍和头痛[73]。在我们系列的 80 例大催乳素瘤患者中，只有 22.5% 的患者由于性主诉而寻求医疗援助，而大多数患者由于视觉或神经障碍而要求预约。然而，在访谈中，85% 的患者承认，性欲的丧失是最重要的[74]。在微催乳素瘤（n=12）患者中，67% 的病例以性功能障碍为主诉，但访谈后这一数字增加到 92%[74]。没有血清 PRL 正常化的睾酮替代治疗很少恢复性欲，这一观察表明 PRL 对性行为的直接影响，正如动物模型先前所建议的那样[75]。催乳素瘤的男性比女性少得多[76]。在我们 15%～25% 的大催乳素瘤和微催乳素瘤患者中披露了这一情况[74]。然而，当存在于患有垂体肿瘤的男性中时，它强烈地暗示了催乳素瘤的存在（图 7-7）[76]。骨质疏松症也存在于高催乳素男性中[77]。

虽然 20—30 岁男女催乳素瘤的患病率较高，但催乳素瘤可发生在老年人和年轻人。44 名年轻患者的数据（12 名男性和 32 名女性，诊断时年龄 16.3 ± 1.9 岁）垂体腺瘤以大腺瘤为主（61%），微腺瘤（39%）次之。其中催乳素瘤最为常见（68%）[78]。在儿童或青少年时期诊断的催乳素瘤的其他系列显示，大腺瘤的患病率也较高（15 例 vs. 11 例）[79]，或与微腺瘤相似（24 例 vs. 23 例）[80]。较大肿瘤在儿童和青少年中的优势在于影响增殖的分子机制，而不是影响催乳素瘤大小和侵袭性进展的病程。

（二）实验室评估

基础血清 PRL 评价通常证实临床怀疑的催乳素瘤。血清 PRL 在微催乳素瘤存在时通常为 50～300ng/ml，在大催乳素瘤存在时通常为 200～5000ng/ml（正常值范围为 2～15ng/ml）。然而，30ng/ml 的值与微催乳素瘤有关，在患有大型和侵袭性大催乳素瘤的患者中发现了 35 000ng/ml 的值。促甲状腺激素释放激素和甲氧氯普胺的刺激试验或使用左旋多巴的抑

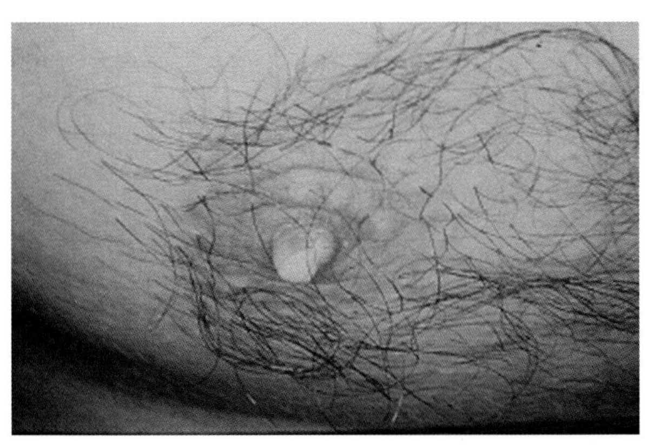

▲ 图 7-7　患有大催乳素瘤的患者的溢乳

制试验，以前主要用于微催乳素瘤和所谓的特发性高催乳素血症的鉴别诊断，结果无特异性，已基本被放弃[81]。

继发于下丘脑－垂体断开的高催乳素血症很少超过 150ng/ml，而类似大催乳素瘤的病变，特别是无功能垂体腺瘤，通常表现出低于此值的血清 PRL（假催乳素瘤）[46]。然而，实验室伪影可能导致大催乳素瘤和假催乳素瘤之间的错误鉴别诊断。当血清 PRL 通过双位点的免疫测定来评估时，大量抗原（即 PRL）在这种情况下使捕获和信号抗体饱和，损害它们的结合，并导致血清 PRL 被低估（所谓的高剂量钩状效应）。血清 PRL 水平极高的大催乳素瘤患者（一般＞ 10 000ng/ml，视测定范围而定）可能在 30～150ng/ml 出现虚假低水平，导致患者被误诊为无功能垂体腺瘤。为了避免不必要的手术（非功能性肿瘤的选择治疗），建议在可能患有催乳素瘤的大腺瘤患者中使用血清稀释或两步孵育的 PRL 检测[82]。

如果这种检测方法不容易获得，催乳素瘤的临床线索是患者年龄小于 50 岁，男性患者存在溢乳，以及多巴胺激动药作用下的肿瘤缩小，如 MRI 所证明的视交叉压迫或肿瘤快速减小的病例快速视觉改善所示[76]。

实验室另一个缺陷涉及血清 PRL 水平高的受试者，其很少或没有与 PRL 过量相关的症状。人类 PRL 在循环中表现为明显的大小异质性，有 3 种形式（23kD、50kDa 和 150～170kDa），通过常规检测是无法区分的[83]。其中 23kDa 形式（小 PRL）是最常见的形式，但血清 PRL 可继发于生物活性低的 150～170kDa 聚集体（大－大 PRL）的存在，导致巨催乳素血症，这是 Jackson 及其同事在 20 世纪 80 年代发明的术语[84]。不太常见的，50kDa 形式（巨 PRL）可能是流行的循环形式[85, 86]。当在没有或缺乏与高催乳素血症相关的体征和症状的患者中检测到高血清 PRL 水平时，应怀疑存在具有低生物活性的分子聚集体，如巨 PRL[4, 87]。聚乙二醇沉淀是一种优良的筛分方法[88]。主要的分子形式恢复（即沉淀后测定）是高度生物活性的小 PRL。凝胶过滤色谱证实了大－巨 PRL 的存在（图 7-8）。但作为一种昂贵和耗时的方法，只有当聚乙二醇沉淀结果不确定时，才用于实际的临床目的。巨催乳素血症是一种常见的发现，发生在 8%～42% 的高催乳素血症病例中[4]。巨催乳素血症的发病机制尚不清楚。它可能部分是单体 PRL 与免疫球蛋白 G[90] 的复合物，在特发性高催乳素血症患者中发现了抗 PRL 自身抗体[89, 90]。

巨 PRL 的生物活性在文献中仍存在争议。用大鼠 Nb2 细胞体外研究生物测定，是否存在生物活性[4]。为了解释体内、体外活性的分离，我们可以推测，由于其分子量较大，巨催乳素不跨越毛细血管屏障，无法到达靶细胞。此外，大鼠细胞的 PRL 受体型式与人类不同，因此使用含有人类 PRL 受体的细胞进行生物测定，以解决巨催乳素的生物活性问题，应该引起人们的兴趣。事实上，Glezer 和同事的一项研究[91] 结果表明，与大鼠 Nb2 生物测定相比，用长形式人 PRL 受体转染的小鼠细胞进行生物测定时，巨催乳素血症个体的血清具有较低

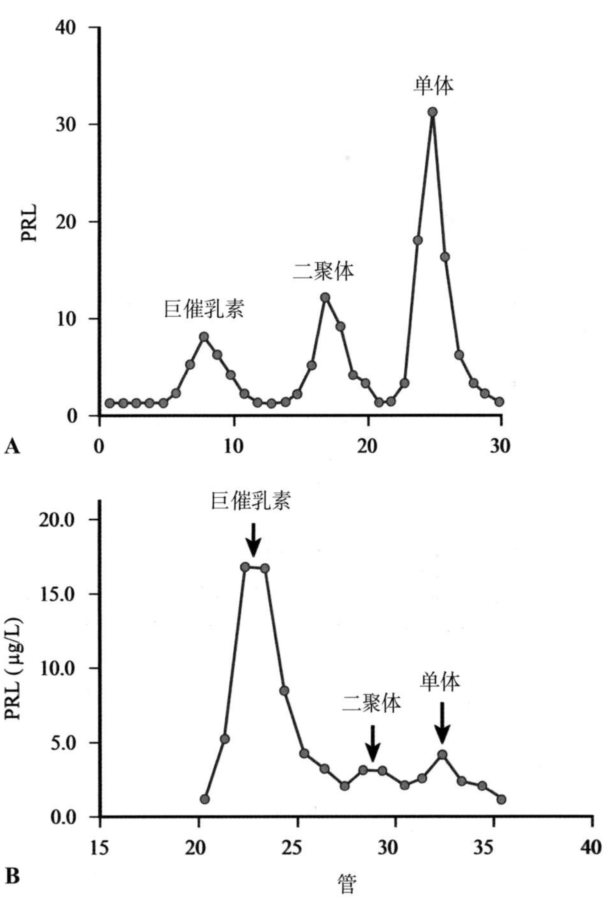

▲ 图 7-8　症状性催乳素瘤（A）患者和无症状巨催乳素血症（B）妇女的凝胶过滤色谱。PRL. 催乳素

的生物活性（图 7–9）。此外，在最近的一份出版物中，Hattori 及其同事[90]声称巨催乳素在 Nb2 生物测定中的生物活性水平是由于 PRL 单体与自身抗体的解离所致，由于孵育时间较长，测定条件较稀。尽管文献中关于 PRL 聚集体的生物活性存在这些争议，但大多数巨催乳素血症患者不表现出与高催乳素血症相关的临床特征，也不需要任何治疗。为了避免不必要的医疗或外科手术，当临床特征和血清 PRL 检测结果相互矛盾时，巨催乳素筛查是强制性的。

其他垂体功能的评估是强制性的，主要是在巨催乳素瘤的存在下。胰岛素样生长因子 1 必须随访，以证实 GH 缺乏或揭示罕见的催乳素瘤进展与 PRL/GH 共分泌[92]。促性腺激素评估可以解释尽管 PRL 正常化但持续闭经或性功能减退的情况。虽然受影响较少，但也必须评估促甲状腺激素和促肾上腺皮质激素轴。促甲状腺激素评估也可能显示原发性甲状腺功能减退是高催乳素血症的原因[35]。因为垂体功能的恢复可能发生在手术切除腺瘤或通过药物治疗获得的肿瘤收缩小[93, 94]，这些评估必须在这些程序之后重复，以避免不必要的激素替代治疗。

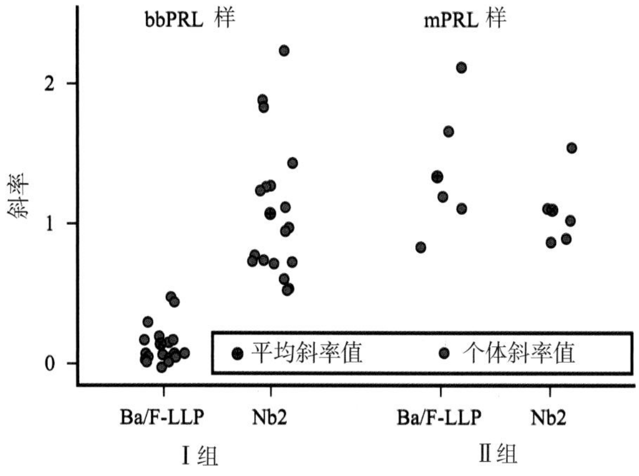

▲ 图 7–9 无巨催乳素血症（Ⅰ组）和高催乳素血症患者的生物活性 / 免疫活性（BA/IA）的个体斜率（Ⅱ组）。在 Ba/F–LLP 法中，Ⅰ组的平均斜率明显低于 Nb2 法。相反，在第二组中，两种试验的平均斜率之间没有显著性差异

引自 Glezer A，Soares CR，Vieira JG，et al：Human macroprolactin displays low biological activity via its homologous receptor in a new sensitive bioassay. J Clin Endocrinol Metab 91：1048–1055，2006.

（三）影像

目前，MRI 是诊断及治疗微催乳素瘤和大催乳素瘤随访的金标准成像方法，但 CT 扫描对于鞍区评估的位置仍有用。MRI 在肿瘤边界划定方面优于 CT，特别是其与视交叉和海绵窦的关联（图 7–10）。此外，MRI 更好地显示肿瘤的一致性、出血的存在和囊性病变的存在，特别是 T_1 加权图像和 T_2 加权图像。CT 显示骨质侵蚀和钙化的优点，可能有助于手术规划[95]。虽然 MRI 是目前微催乳素瘤最敏感的成像方法，但尺寸小于 2mm 的肿瘤可能仍然不能被这种技术所察觉。这一事实是众所周知的，通常是微小的 ACTH 分泌腺瘤导致库欣病，其中大约 50% 没有通过 MRI 识别[96]。很可能，许多所谓的特发性高催乳素血症患者存在一个小的微催乳素瘤。如钆增强动态成像（图 7–11）和扰相梯度回波（SPGR）[97]等可能有助于提高 MRI 对这种微小腺瘤的敏感性。

磁共振成像可以揭示所谓的垂体偶发瘤，这是 Reincke 在 1990 年发明的一个术语，用来描述偶然发现的垂体肿块，通过成像来评估与垂体疾病无关的情况，包括头部创伤和鼻窦炎。有关垂体偶发瘤的定义文献存在争议[98]。Molitch[99]包括那些有症状的垂体疾病的患者，他们反在偶然发现鞍区肿块时被诊断出来。在我们看来，偶发瘤一词应该保留给没有内分泌或肿块效应的垂体腺瘤的病例[4]。在一般人群中，高达 27% 的尸检结果附带出现垂体腺瘤的影像学表现，主要是微腺瘤[11]。其他影像学缺陷包括正常的解剖变异，如不对称的蝶骨间隔、鞍底隆起或垂体柄移位[100]、伪影（如夹子和假体），以及全垂体扩大，要么是生理性的，如在青春期或甚至在年轻人[101]和妊娠[102]中所见，要么是病理性的，如在原发性甲状腺功能减退[35]和精神抑郁症[103]中所见。

关于通过成像对催乳素瘤的功能评价，利用放射性标记的高亲和性苯胺衍生物对 D_2 受体（如 ^{123}I– 甲氧基苯甲酰胺或 ^{123}I– 异丙苯）进行单光子发射计算机断层扫描的体内成像可以作为多巴胺激动药治疗的反应预测因子[104, 105]。正电子发射断层扫描使用 ^{18}F– 脱氧葡萄糖、^{11}C– 蛋氨酸，或多

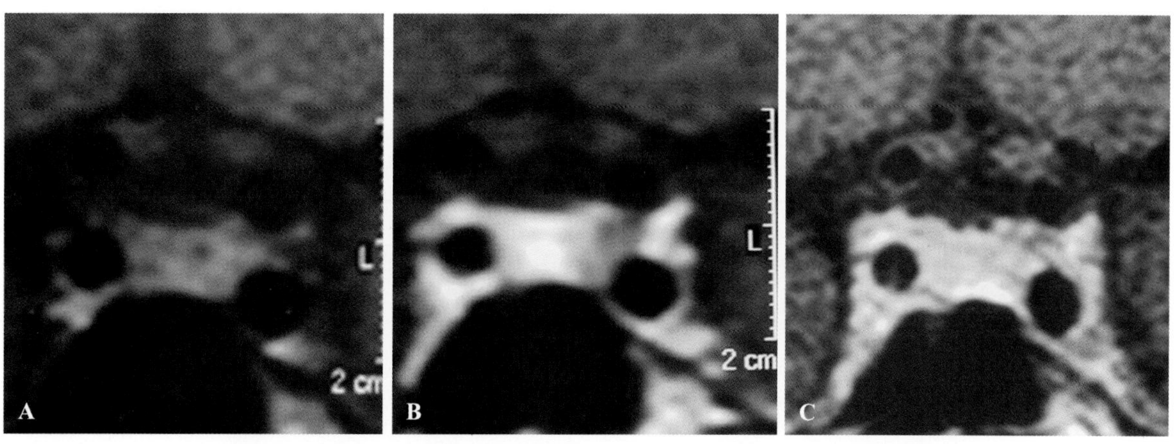

▲ 图 7-10　微催乳素瘤的磁共振成像（冠状面）仅在动态钆增强序列中显示

A. 在对比注射之前；B. 垂体左侧缺乏对比度增强提示微腺瘤；C. 全腺体对比

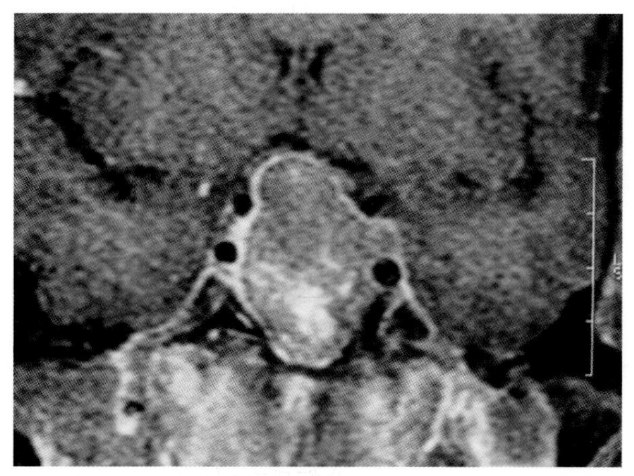

▲ 图 7-11　磁共振成像（钆增强冠状面）显示视神经痉挛压迫和左海绵窦被大腺瘤侵犯

巴胺 D_2 受体配体也已被用于体内评估大催乳素瘤和其他垂体肿瘤的代谢率和 D_2 受体密度[106]。这些方法是昂贵和耗时的，然而，更适于没有激素标记的肿瘤的研究，如临床上无功能的垂体腺瘤。关于催乳素瘤，目前这种技术应保留于调查目的或特殊情况，如寻找罕见恶性催乳素瘤的转移[107]。图 7-12 为高催乳素血症诊断评估流程图。

七、治疗

高催乳素血症 / 催乳素瘤的治疗旨在恢复依赖激素过度分泌的症状和肿瘤肿块效应引起的神经和视觉表现。理想的治疗必须避免甚至改善其他垂体功能障碍，如果存在的话。患者耐受性和低复发率也是治疗的目标。

治疗继发性高催乳素血症的目的是治疗或消除疾病的原因。左旋甲状腺素通常纠正与原发性甲状腺功能减退相关的高催乳素血症。手术切除具有肿块效应的无功能垂体腺瘤，并停用药物，如舒必利和氟哌啶醇，在可能的情况下，将血清 PRL 降低到正常水平。

就催乳素瘤的治疗而言，20 世纪 70 年代几乎同时带来了两个强有力的治疗进展，即垂体显微手术的改进[2]，以及具有较强多巴胺能激动剂活性的麦角衍生物的开发[108]。此外，放射治疗，包括最近的立体定向技术，在催乳素瘤治疗中有一席之地，但是受到限制（表 7-3）。治疗策略必须考虑几个方面，如患者的临床表现、微腺瘤和大腺瘤在自然史方面的差异、妊娠的愿望，以及患者的治疗偏好，如果适用的话。

（一）外科治疗

经蝶入路的垂体手术在 20 世纪初被使用，并在 20 世纪 60 年代初被重新引入，当手术显微镜被引入时，它得到了很大的改善[2, 109]。最近，鼻内镜手术已经成为可能。与经典的经蝶入路相比，内镜下垂体手术似乎减少了住院时间，但手术结果的改善仍有待证明[110, 111]。这些进展使选择性切除垂体腺瘤成为可能，保留了正常的腺体，并发症和死亡率低，主要是对手术超过 500 例的外科医生[112]。除了血清 PRL 正常化，这种手术方式的目

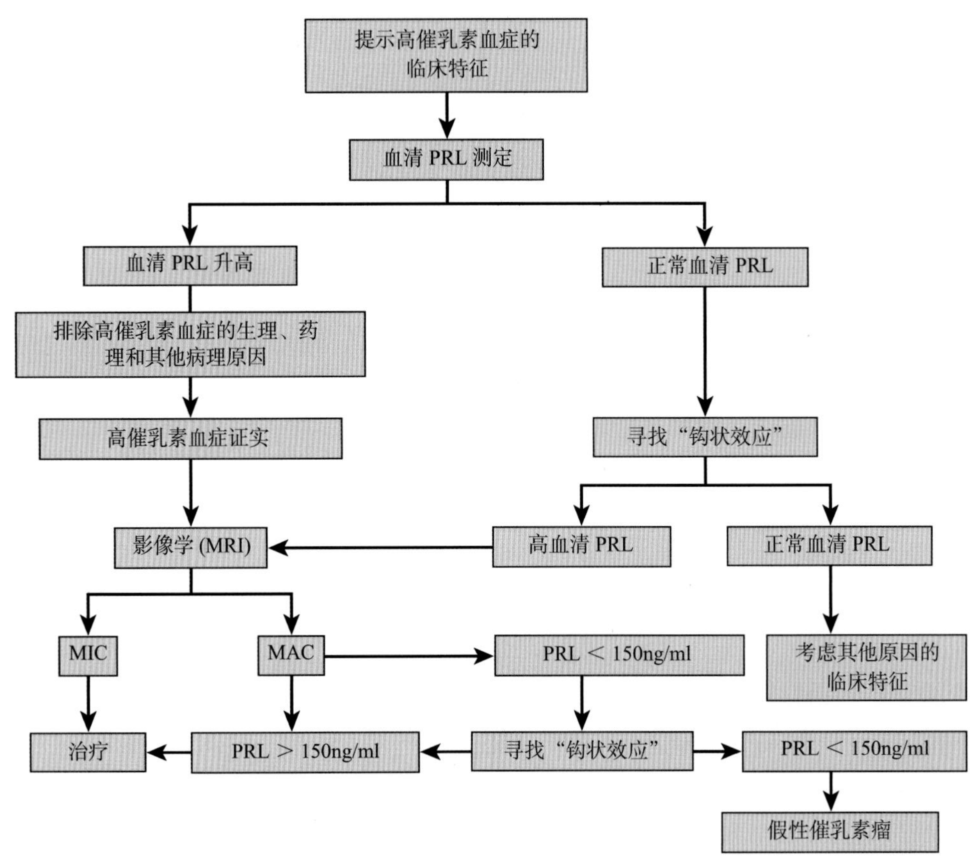

▲ 图 7-12　高催乳素血症诊断评价流程图

MAC. 大腺瘤；MIC. 微腺瘤；PRL. 催乳素

表 7-3　催乳素瘤的治疗

药物
• 多巴胺激动药
• 性类固醇替代（用于选择性微乳素瘤）
外科手术
• 经蝶入路
– 唇下
– 鼻内（有或没有内镜）
放射治疗
• 传统的立体定向
–^{60}Co 或线性加速度（LINAC）
– 单次射击（“放射外科”）或多次射击
• 质子束

的是减少或消除大腺瘤的肿块效应，改善神经和视觉表现。经颅手术入路仅用于鞍外位置超过中线的肿瘤 [113]。

使血清 PRL 水平正常化的手术成功取决于外科医生的经验和能力，以及肿瘤的大小和侵袭性。术前血清 PRL 水平，通常与肿瘤的大小和位置有关，被发现在预测手术缓解方面是最重要的，在一些报道中是多因素分析的唯一预测因素 [114, 115]。因此，微催乳素瘤术前血清 PRL ≤ 100ng/ml 取得了最好的效果。对 219 例经蝶窦显微外科手术的催乳素瘤患者的初步结果进行了研究，发现术前 PRL ≤ 100ng/ml 患者的缓解率为 92%，鞍内微腺瘤患者的缓解率为 91%，而海绵窦延伸的微腺瘤患者的缓解率仅为 59%，微腺瘤总体缓解率为 82%。在大催乳素瘤女性患者中，88% 患有鞍内腺瘤，86% 患有中度鞍上扩展，80% 患有局灶性蝶窦浸润的患者得到缓解。手术缓解弥漫性蝶窦侵犯、海绵窦侵犯和主要鞍上延伸的患者较差，缓解率为 0%～44% [114]。在另一组 120 例催乳素瘤患者（93 名女性和 27 名男性）中，78% 的微腺瘤患者、87.5% 的鞍内大腺瘤患者和 27% 的鞍外大腺瘤患者进行了垂体手术，PRL 正常化 [115]。

一份 50 份已发表的系列汇编显示，术后血清 PRL 正常化在 2137 个微催乳素瘤中达到 73.7%，在

2226 个大催乳素瘤中达到 33.9% [116]。然而，该系列之间的比较是困难的，因为许多作者没有提到术前血清 PRL 水平、肿瘤大小和侵袭性程度。治愈患者临床改善等级较高，以较小肿瘤为主，月经和生育恢复率高，不同系列妊娠率为 75%～90%。一些患者在没有完全 PRL 正常化的情况下可以实现月经调节，甚至妊娠 [115, 117]。男性的性改善不太可能出现，这可能是由于与女性相比，鞍外和浸润性催乳素瘤的频率更高所造成的不可逆性促性腺激素损害。尽管如此，在鞍内腺瘤中垂体功能通常得到保留，并通过切除导致下丘脑 – 垂体分离的鞍上腺瘤恢复从而使垂体功能得到恢复 [115]。此外，脑垂体手术后，神经和视力往往得到改善。

许多催乳素瘤的患者手术前用多巴胺激动药治疗。以往的药物治疗对手术结果的影响仍然是一个争论的问题。一些报道指出，与未治疗的患者相比，结果较差 [118, 119]，其他人没有显示出显著的差异 [114, 115]。然而，也有证据表明，在药物预处理组的手术结果有所改善 [120, 121]。由于多巴胺激动药引起的纤维化的问题仍然没有解决，目前尚不清楚阴性结果是直接由药物引起的，还是由于治疗大的侵袭性肿瘤而造成的，这些肿瘤的手术结果最差。

另外，外科减瘤已被证明可以改善部分抗 DA 的催乳素瘤患者的药物治疗。在一项回顾性研究中，包括 15 例 DA 耐药性催乳素瘤患者接受非治疗性手术，7 例（47%）在卡麦角林再次给药后出现正常的 PRL 水平，与初级治疗相比，剂量较低 [122]。在另一项多中心回顾性研究中，评估了 14 例非治疗性手术前后接受卡麦角林的患者，血清 PRL 水平在 3 例（21%）中正常，其余患者的中位值较低，CAB 剂量较低 [123]。

外科治疗的一个重要警告是催乳素瘤复发。这个问题是在 20 世纪 80 年代早期提出的，当时 Montreal 小组的一篇文章报道了手术“治愈”患者复发率为 50% 的微催乳素瘤和 80% 的大催乳素瘤 [124]。随后，就此提出了若干报道已经出版，但没有那么令人印象深刻的数字。文献综述报道了 809 例微催乳素瘤和 465 例大催乳素瘤的复发率分别为 18.2% 和 22.8% [116]。在我们的系列中，手术治愈患者高催乳素血症的复发率，微催乳素瘤为 27%，大催乳素瘤为 17% [117]。不同手术队列的中位复发时间为 1～7 年。关于复发预测因素，许多研究指出复发患者术后血清 PRL 水平高于无复发患者 [114, 124, 125]，而其他人则没有发现血清 PRL 水平是晚期结局的预测指标 [126]。复发的另一个标志是缺乏 PRL 对动态试验的反应，特别是对促甲状腺激素释放激素的反应 [115, 126]。这些发现提出了一个问题，在催乳素瘤手术正常后，血清 PRL 升高，是否代表真正的复发或重要的肿瘤未完整切除。

虽然复发的出现导致了催乳素瘤的长期手术治愈率的下降，但许多复发性高催乳素血症的患者仍然无症状，也没有肿瘤复发的证据 [114, 127]。复发可能是短暂的。在手术治愈的 44 例微催乳素瘤患者中，有 8 例（18.2%）出现复发并接受随访。8 例患者中只有 2 例经历了永久性复发 [128]。额外治疗只保留给有症状复发的患者。

催乳素瘤的外科治疗适用于对多巴胺激动药持续不耐受，或激素、肿瘤耐药的病例 [129]（见下文）；垂体卒中；药物治疗期间肿瘤生长 [130]；由于多巴胺激动药诱导侵袭性大催乳素瘤的肿瘤缩小导致的脑脊液（CSF）渗漏 [131, 132]；和继发于肿瘤退缩导致的视交叉疝，药物治疗中的视力丧失（很小）[133]。此外，对于患有微催乳素瘤的患者，尤其是血清催乳素≤ 100ng/ml、药物治疗依从性差的患者，手术是一种极好的选择。

（二）药物治疗

多巴胺是 PRL 分泌的一种强力抑制剂这一认识为多巴胺激动药在高催乳素血症治疗中的应用提供了新的见解。

1. 溴隐亭　在 20 世纪 60 年代末，开发了一种麦角衍生物 2- 溴 -α- 麦角隐亭（溴隐亭），并在此后不久开始在临床试验中使用 [108, 135]。溴隐亭结合并刺激正常和催乳素瘤细胞中的 7 次跨膜多巴胺 D_2 受体，诱导 G_i 受体（与腺苷酸环化酶负偶联）激活，最终导致 PRL 合成和分泌抑制的受体后事件 [136]。尽管此后开发了许多其他多巴胺激动药，但溴隐亭仍然是世界上范围最广和应用时间最长的多巴胺激动药（表 7–4）。

表 7-4　多巴胺激动药

药　品	通常的剂量
溴隐亭	2.5～10mg/d
喹高利特 *	0.075～0.6mg/d
卡麦角林	每周 0.5～2mg

*. 美国未获批准

溴隐亭的药代动力学研究表明，单次口服 2.5mg 后，血清水平达到峰值，最大抑制作用发生在 1～3h。该药物的平均消除半衰期相对较短（约 6.2h），一般每天给药 2 次[137]。然而，由于一定剂量的溴隐亭降低 PRL 效果的个体间差异很大，一些患者需要每天服用 3 次药物，而另一些患者只需要每天服用 1 次，主要是在需要高剂量或已达到正常催乳素水平时[138]。

溴隐亭治疗可使大多数高催乳素血症 / 催乳素瘤患者血清 PRL 正常化和临床改善。根据文献汇编的 13 个系列，包括 286 名接受溴隐亭治疗的妇女，显示 PRL 正常化、月经恢复率分别为 64%～100%，57%～100%[137]。我们的数据显示，55% 的微催乳素瘤患者以溴隐亭治疗或术后治疗（平均剂量 3.8mg/d），其中 98% 的患者月经恢复。在没有 PRL 正常化的妇女中，81% 的妇女恢复了月经，不需要增加溴隐亭剂量，优化了药物耐受性，降低了成本[117]。虽然不太常见，但男性微催乳素瘤也可以用多巴胺激动药成功治疗。在以溴隐亭治疗为主的 12 例患者中，83% 达到正常的 PRL 水平和临床改善[138]。我们对 11 名患有微催乳素瘤的男性进行了治疗，其中 73% 血清 PRL 和 86% 血清睾酮达到正常[74]。

因为大催乳素瘤常伴有肿块效果，患者首先进行手术治疗，如果没有治愈，然后用溴隐亭治疗。在 20 世纪 70 年代中期，Corenblum 及其同事观察到[139]溴隐亭的使用除了降低 PRL 的作用外，还减小了肿瘤的大小，从而减轻了神经和视觉主诉，也允许对大催乳素瘤进行初级治疗。在一项前瞻性多中心试验中，27 例患者中的 18 例（67%）在接受不同剂量的溴隐亭的情况下随访了至少 12 个月，达到了正常的 PRL 水平[140]。所有患者均表现出一定程度的肿瘤缩小：9 例为小于 25%，5 例为 25%～50%，13 例大于 50% 的肿瘤缩小。另一项大规模催乳素瘤的研究显示，所有 10 名男性和 19 名女性中的 17 名血清 PRL 正常化，平均溴隐亭剂量为 13mg/d 和 8mg/d。在 29 例患者中，18 例（62%）肿瘤大小缩小 50% 以上，5 例为继发性空鞍，11 例患者小于 50%。在最初有视野异常的患者中大多数得到了改善[141]。巨大催乳素瘤患者（直径＞4cm）溴隐亭治疗也达到了疾病控制[142]。在我们的系列中，60% 的大催乳素瘤妇女的血清 PRL 正常化（平均溴隐亭剂量 7mg/d），72% 的妇女月经恢复。44% 的高催乳素患者也恢复了月经[117]。与患有微催乳素瘤的妇女相比，月经正常化率较低，这可能是由于大催乳素瘤组促性腺激素损害发生率较高所致。关于男性大催乳素瘤，在 66 例患有大催乳素瘤的患者中，67% 和 85% 的患者的血清 PRL 和睾酮水平正常化，表明在男性中，即使 PRL 没有完全正常化，促性腺激素轴也可能正常化[74]。其他系列显示不同的数字，83% 的患者的 PRL 恢复到正常水平，但只有 62% 的患者的睾酮正常化，可能反映了不同程度的促性腺激素损害。大催乳素瘤患者的初次治疗中，80% 有肿瘤缩小。

多巴胺致催乳素瘤缩小的机制还没有完全被理解。20 世纪 80 年代早期的一些报道表明，肿瘤的缩小是由于催乳素细胞大小的缩小[143]。溴隐亭在几天内降低了 mRNA 和 PRL 的合成，以及细胞增殖（抗增殖和促凋亡机制）和肿瘤生长[144]。这些事件在显微镜下迅速得到证实，PRL 分泌颗粒数量减少，粗面内质网和高尔基体退化，细胞质体积减小。随着治疗时间的延长（如 6 个月），有证据表明细胞液泡化和胶原沉积碎裂[145]。这些肿瘤内促性腺激素的早期和晚期形态变化可能解释了当溴隐亭在短时间治疗后停止时大催乳素瘤的快速再生[146]，而当药物在使用较长时间后停药时，通常没有观察到肿瘤的扩张[147]。在一些没有肿瘤缩小的患者中，血清 PRL 水平可能被抑制，尽管相反的情况不会发生。

详细分析了溴隐亭对大催乳素瘤的缩小程度及其时间过程[148]。包括在真正的大催乳素瘤初级治疗的前瞻性系列中的 271 名患者的数据表明，79%

的患者表现出超过 25% 的缩小，其中 89% 的患者在某种程度上缩小了。治疗前血清 PRL 浓度和性别差异未预测肿瘤缩小程度。在 102 个足够大的催乳素瘤中，85% 显示肿瘤缩小超过 25%。另一份汇编，包括文献中的 8 个系列，共 112 例大催乳素瘤患者 [149]，结果表明，40.2% 的肿瘤缩小率大于 50%，28.6% 的肿瘤缩小率为 25%～50%，12.5% 的肿瘤缩小率小于 25%，18.7% 的肿瘤缩小率没有证据（表 7–5）。大催乳素瘤缩小的时间过程是高度可变的。一些患者的视力在应用溴隐亭后，12h 内有明显的改善，肿瘤缩小在 1 周内被记录下来。在另一些病例中，只有在开始治疗 1 年后才观察到明显的肿瘤缩小。在之前引用的美国多中心研究中 [140]，在 6 周内，19 例患者有肿瘤缩小，但在其他 8 例患者中，直到 6 个月后的影像学重新评估才观察到肿瘤的缩小。大多数系列的一般数据表明，在大多数情况下，快速缩小发生在前 6 个月，随后缩小较慢，在某些情况下，在 1 年后观察到肿瘤大小的额外缩小。视力改善通常是平行的，并且通常在肿瘤缩小之前，除非视通路长期严重受损。图 7–13 显示了一个不寻常的长期大催乳素瘤病例表明即使在影像学上没有显示，微小的肿瘤缩小也有足够的视野改善。在这种情况下，临床改善表明，初次药物治疗是有效的，即使没有明确的肿瘤缩小，垂体手术可以推迟，或在这种情况下不必要手术。

大催乳素瘤在成功的药物治疗期间再增大，尽管不常见，但可能会发生，并可能导致视力障碍或头痛复发 [130]。另一种罕见的情况是伴随着肿瘤的缩小出现视觉恶化，尽管最初有改善，这是由视交叉疝引起的，可能是由于视神经交叉被拉入部分空蝶鞍。尽管药物减量或停用可能修复交叉疝 [133]，上述两种情况一般都需要手术干预。此外，第 3 种需要垂体手术的罕见的情况是脑脊液渗漏，这种情况发生在用多巴胺受体激动药治疗侵犯蝶窦的大催乳素瘤中（图 7–14）。在这种情况下，肿瘤缩小如同从酒瓶上取下软木塞，为脑脊液的流动打开了一条通道。脑脊液漏带来脑膜炎的风险，通常在药物治疗开始后不久发生 [132]，但可能在几个月后出现 [131]。

除了对视觉和神经症状的影响，溴隐亭诱导的大催乳素瘤缩小可以恢复因受到肿瘤肿块效应影响的下丘脑 – 垂体连接，从而恢复其他受损的垂体前叶功能 [93, 94]。为了避免维持不必要的激素替代，必须重新评估大催乳素瘤患者和曾成功接受多巴胺激动药治疗的垂体功能低下患者的垂体功能。

尽管药物治疗催乳素瘤有效，但其中一个缺点是需要长期治疗。使用溴隐亭和其他多巴胺激动药治疗通常被认为是“对症的”，因为溴隐亭停用会导致大多数患者的高催乳素血症复发，以及前面提到的肿瘤再生（至少在短期使用后）。关于溴隐亭的长期治疗，我们小组的一项回顾性研究表明，在中位时间为 47 个月的溴隐亭治疗中，62 例微催乳素瘤患者中的 25.8% 和 69 例大催乳素瘤患者中的 15.9% 在中位停药时间 44 个月后血催乳素仍然正常 [150]。在年龄、性别、溴隐亭初始剂量和使用时间、肿瘤大小、治疗期间的妊娠及既往垂体手术或放射治疗方面，继续催乳素水平正常的患者和催乳素水平不正常的患者之间没有统计学上的显著差异。文献的其他报道指出，溴隐亭中断治疗后，仍保持正常催乳素血症的患者比例为 6.6%～44%。

表 7–5　多巴胺激动药治疗肿瘤缩小的疗效比较

多巴胺激动药	肿瘤尺寸缩小（%）				
	病例数	＞50	25～50		无变化
溴隐亭	112	40.2	28.6	12.5	18.7
喹高利特 *	105	48.1	20.2	17.3	14.4*
卡麦角林	320	28.4	28.4	14.8	28.4

*. 美国未获批准
引自 Molitch ME：Medical management of prolactin-secreting pituitary adenomas. *Patuitary* 5：55–65, 2002

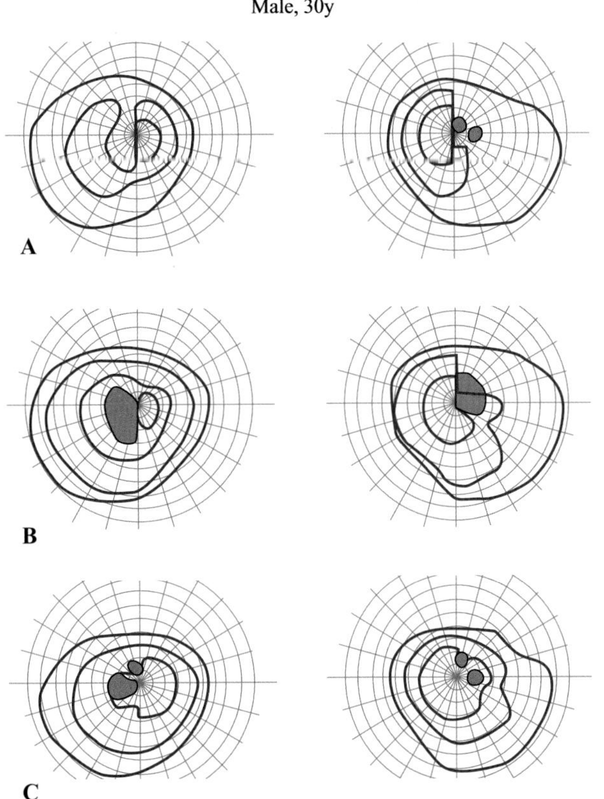

▲ **图 7-13 一名 30 岁男性大催乳素瘤的视野（戈德曼视野）**

治疗前视野受损（A），溴隐亭治疗开始后 3 天（B）出现改善，药物治疗 28 天后（C）几乎正常化

Biswas 及其同事[151]最近报道，在 22 例接受溴隐亭治疗的微催乳素瘤患者中，50% 的患者在停药后持续正常催乳素血症超过 1 年（表 7-6）。为什么长期研究结果不同于短期研究结果，问题可以通过先前描述的溴隐亭给药期间催乳素细胞的微观变化来回答，这表明短期治疗有相关的细胞抑制作用和长期治疗有相关的细胞杀伤作用，这可以解释停药后维持正常催乳素血症的原因[152]。

另一个可能影响催乳素瘤缓解的因素是其自然病史。一项研究包括 25 名未经治疗的高催乳素血症妇女（18 例微腺瘤，7 例大腺瘤），平均持续 11.3 年（平均初始 PRL 水平 225ng/ml），表明 22 例闭经患者中有 7 例自发恢复月经。19 例患者中有 8 例完全治愈。只有 1 例患者有轻微的鞍区异常进展。在重新评估时，平均 PRL 水平已降至 155ng/ml[153]。另一份报道涉及 30 名患有高催乳素血症的妇女（18 名妇女有正常的垂体成像或空鞍），没有治疗，平均时间为 5.2 年。这些妇女 35% 的临床症状有所改善。30 名妇女中有 6 名 PRL 水平升高，14 名没有变化，10 名随着 PRL 正常化而下降[154]。对 41 例特发性高催乳素血症患者进行了 1 年的研究，发现 83% 的患者 PRL 水平不变，甚至出现下降，34% 的患者 PRL 水平正常化[57]。

在 31 个月的平均时间内，38 例微催乳素瘤患者未接受治疗。近 55% 的患者 PRL 水平正常化，没有肿瘤生长的证据[155]。最后，有证据表明，经历更年期的高催乳素血症妇女有很大的机会使其 PRL 水平正常化，这表明雌激素的影响[156]。这些未治疗患者的数据表明，自然史在催乳素瘤和 PRL 正常化的结果中起着重要作用。然而，所涉机制尚待证明。尽管溴隐亭的使用与垂体卒中有关[157]，我们的 1 名患者演变为正常催乳素血症，如图 7-15 所示，它显示了一个明亮的 T_1 加权图像，而 MRI 没有对比，高度提示了药物治疗前的出血，提示亚临床垂体卒中可能在催乳素瘤的自然史和 PRL 正常化中起作用。

无论涉及的机制如何，有一部分催乳素瘤患者使用溴隐亭治疗，他们在停药后保持正常的催乳素血症，而没有任何预测因素。我们建议，应尝试逐步减少药物剂量，同时对使用多巴胺激动药的患者进行 PRL 水平监测，显示其正常化 PRL 水平。为了避免不必要的治疗，这组患者可以尝试停药，并定期重新评估。

在与催乳素瘤的药物相关的问题中，药物不良反应是最普遍的。溴隐亭一般耐受性好，剂量为 2.5～20mg/d。最常见的不良反应是恶心、呕吐和直立性低血压，其次是鼻塞、头痛、便秘和精神事件，如幻听、妄想和情绪变化。这种药物应该谨慎给予精神病患者[158]。另外，有白细胞减少、肝炎、头痛和心律失常的单独报道。高剂量（每天 20～140mg）用于帕金森病患者，可能导致胸腔积液、胸膜增厚和肺实质改变，腹膜后纤维化[159]。

溴隐亭的不良反应可以通过在食物摄入后的睡前开始治疗 1.25mg，并根据个人耐受性逐步增加到早餐后和睡前包括 1.25mg/d，直到达到治疗剂量来最小化。当获得正常催乳素血症时，在许多情况下可以减少剂量[160]。然而，有一部分患者仍然不能

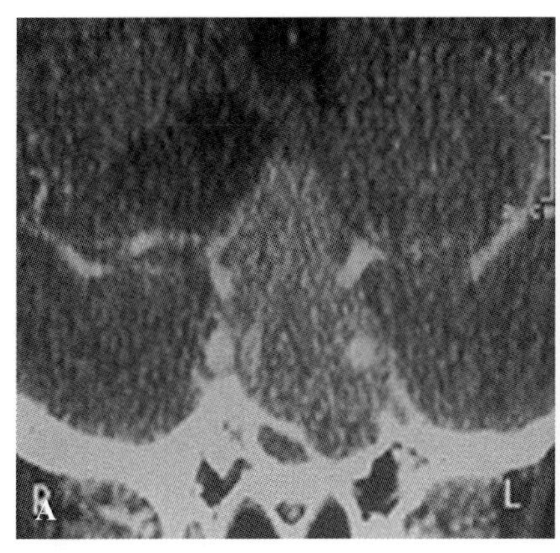

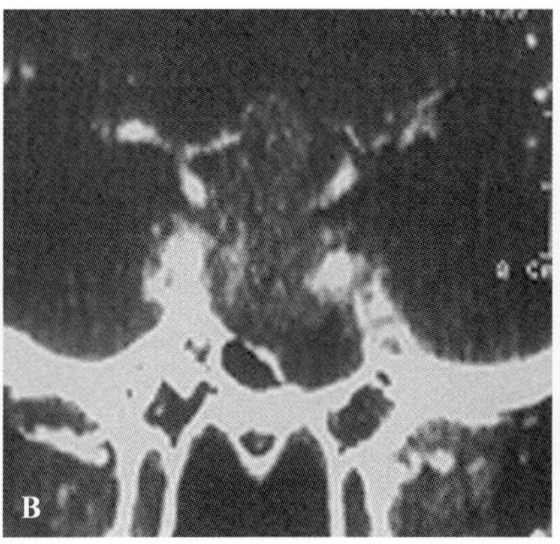

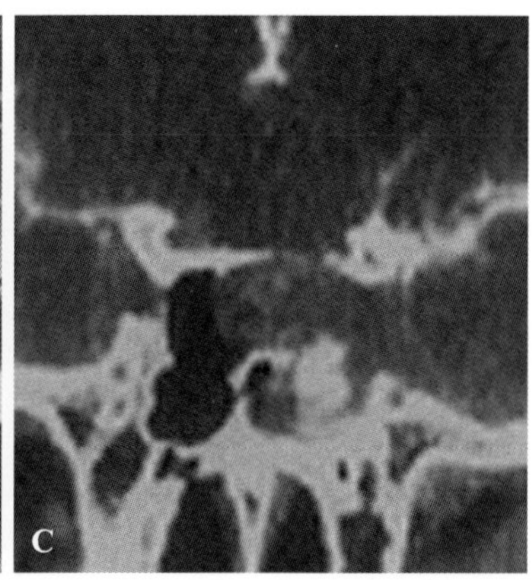

▲ 图 7-14 在溴隐亭治疗前（A）和 6 天后，一名大催乳素瘤患者的计算机断层扫描（冠状面）显示主要是蝶窦肿块（B）的缩小，经甲三酰胺注射（C）证实有脑脊液渗漏

耐受，即使所有这些建议都得到遵循。我们的数据显示，24% 和 12% 的患有微催乳素瘤和大催乳素瘤的妇女和 5% 的患有大催乳素瘤的男性对溴隐亭持续不耐受。在某些情况下，用缓释口服制剂（溴隐亭 SRO）可以克服对溴隐亭的不耐受，这也可以作为 1 天 1 次的制剂 [161]。然而，与常规制剂相比，我们没有发现这种扩展的口服形式有更好的耐受性。一种单一的长效注射形式（溴隐亭 LA），含 50mg 药物，2h 后达峰值，持续 28d，用于泌乳抑制，对催乳素瘤的治疗是有效的，主要用于颅内高压和呕吐患者 [162]。此后，开发了一种可注射的可重复形式（溴隐亭 – LAR），即使在以前对口服制剂不耐受的患者中，也具有良好的局部和全身耐受性 [64, 163]。然而，可注射的溴隐亭在商业上没有。此外，溴隐亭的阴道制剂为一些患者提供了更好的耐受性，可能是由于药物吸收较慢，但不能排除口服溴隐亭的局部上消化道效应 [164]。然而，这种剂型给药很麻烦，而且有局部不良反应，如阴道刺激。随着口服耐受性较好的药物的发展，阴道内使用溴隐亭治疗催乳素瘤的方法已不多见。

在催乳素瘤的药物治疗中，一个更令人烦恼的问题是肿瘤对溴隐亭的部分或完全缺乏反应。溴隐亭耐药性的定义是任意的，药物在使血清 PRL 水平正常化或使用至少 3 个月内≥ 15mg/d 的剂量缩小肿瘤大小方面的失败是目前接受最多的。根据这一原则，大约 10% 的催乳素瘤对溴隐亭有耐药性 [165]。然而，这一标准对临床实践有局限性。对溴隐亭不耐受的患者不会达到规定的剂量限制，虽然他们在概念上是不同的，但溴隐亭不耐受和耐药性重叠。有视力障碍的肿瘤扩大的患者不应等待 3 个月而没有改善。如前所述，即使血清 PRL 仍高于正常范围，也可以实现临床改善和肿瘤缩小 [117]。务实地说，溴隐亭耐药性可以定义为在使用最高可耐受药物剂量的患者中未能获得足够的临床结果。

催乳素瘤的溴隐亭耐药机制尚未完全阐明。以放射性标记的多巴胺拮抗药为标记物在体内和体外进行研究 [104, 166]，或用 RT-PCR 方法评价 D_2 受体的表达 [167]。结果表明，与对溴隐亭反应的肿瘤相比，耐药催乳素瘤中多巴胺 D_2 受体密度降低。当催乳素细胞膜 D_2 受体密度极低时，多巴胺激动药可能导致肿瘤生长 [166]。多巴胺 D_2 受体的缺乏似乎是催乳素瘤中溴隐亭耐药的主要机制。此外，还描述了受体后事件，包括由选择性剪接产生的多巴胺 D_2 受体的短和长异构体之间的比率降低 [168]。其他提示的催乳素瘤耐药机制是 *D2R* 基因表达的表观遗传沉默 [169] 和低丝氨酸 –A（细胞骨架蛋白）表达 [170]。

到目前为止，多巴胺 D_2 受体的突变还没有被描述为溴隐亭耐药 [26]。

关于多巴胺激动药耐药性和肿瘤侵袭性，Delgrange 及其同事 [171] 最近发现，根据严格的 MRI 标准评估，大催乳素瘤的鞍旁延伸，可能预测 DA 的负反应。此外，一些最初对溴隐亭反应的催乳素瘤在治疗过程中变得耐药 [172]。在这种情况下，特别是在侵袭性肿瘤中，必须考虑罕见的 PRL 分泌癌的诊断 [3]。

表 7-6　多巴胺激动药撤药后正常催乳素血症的研究

第一作者，出版年份	高催乳素血症的原因	药　品	病例数	平均治疗期限（个月）	持续性正常催乳素血症，n（%）	持续性正常催乳素血症的平均随访时间（个月）
Colao，2007 年 [251]	特发性	CAB	27	39	74.1%	57
	微腺瘤	CAB	115	43	66.1%	47
	大腺瘤	CAB	79	42	46.8%	44
Biswas，2005 年 [252]	微腺瘤	BRC、CAB	89	37.2	26%	43.2
Passos，2002 年 [253]	合计（n=131）.	BRC	131	60	20.6%	37
	微腺瘤（n=62）					
	大腺瘤（n=69）					
Di Sarno，2000 年 [254]	微腺瘤	QUI	23	12	0	
	大腺瘤	QUI	14	12	0	
Cannavo，1999 年 [255]	微腺瘤	CAB	18	24	22.2%	12
	大腺瘤	CAB	9	24	11.1%	12
Muratori，1997 年 [256]	微腺瘤	CAB	25	12	8%	49
Giusti，1994 年 [257]	特发性 6	CAB	11	3	0	NA
	微腺瘤 5					
	空蝶鞍 1					
Van't Verlaat，1991 年 [258]	大腺瘤	BRC	12	58.6	8.3%	12
Faglia，1987 年 [259]	微腺瘤	DHCC	17	12	0	NA
Liuzzi，1985 年 [260]	大腺瘤	BRC、LIS	30	58.4	3.3%	21
Ho，1985 年 [261]	微腺瘤	BRC	7	63	57.1%	28.8
Winkelmann，1985 年 [262]	微腺瘤 5 大腺瘤 35	BRC	40	62.4	17.5%	21.5
Moriondo，1985 年 [263]	微腺瘤	BRC	32	12	12.5%	24.8
Mattei，1984 年 [264]	特发性	BRC	14	10.6	21.4%	7.0
	特发性	MET	8	12.9	0	
	微腺瘤	MET	10	11.5	20%	8.0
	大腺瘤	BRC	3	18.0		
Maxson，1984 年 [265]	微腺瘤	BRC	5	11.0	0	NA
Zarate，1983 年 [266]	微腺瘤	BRC	4	24	50%	24
	大腺瘤	BRC	10	24	40%	18.8
Coculescu，1983 年 [267]	微腺瘤	BRC	2	8.0	0	NA
Sobrinho，1981 年 [268]	大腺瘤 14	BRC	2	6	0	NA
Eversmann，1979 年 [269]	微腺瘤	BRC	6	7.1	0	NA

DHEC. 二氢吗啉；MET. 甲喹啉；BRC. 溴隐亭；CAB. 卡麦角林；LIS. 利苏立；QUI. 喹高利特；NA. 不能获得。
修改自 Dekkers OM，Lagro J，Burman P, et al：Recurrence of hyperprolactinemia after withdrawal of dopamine agonists：systematic review and meta-analysis. *J Clin Endocrinol Metab* 95（1）：43–51，2010.

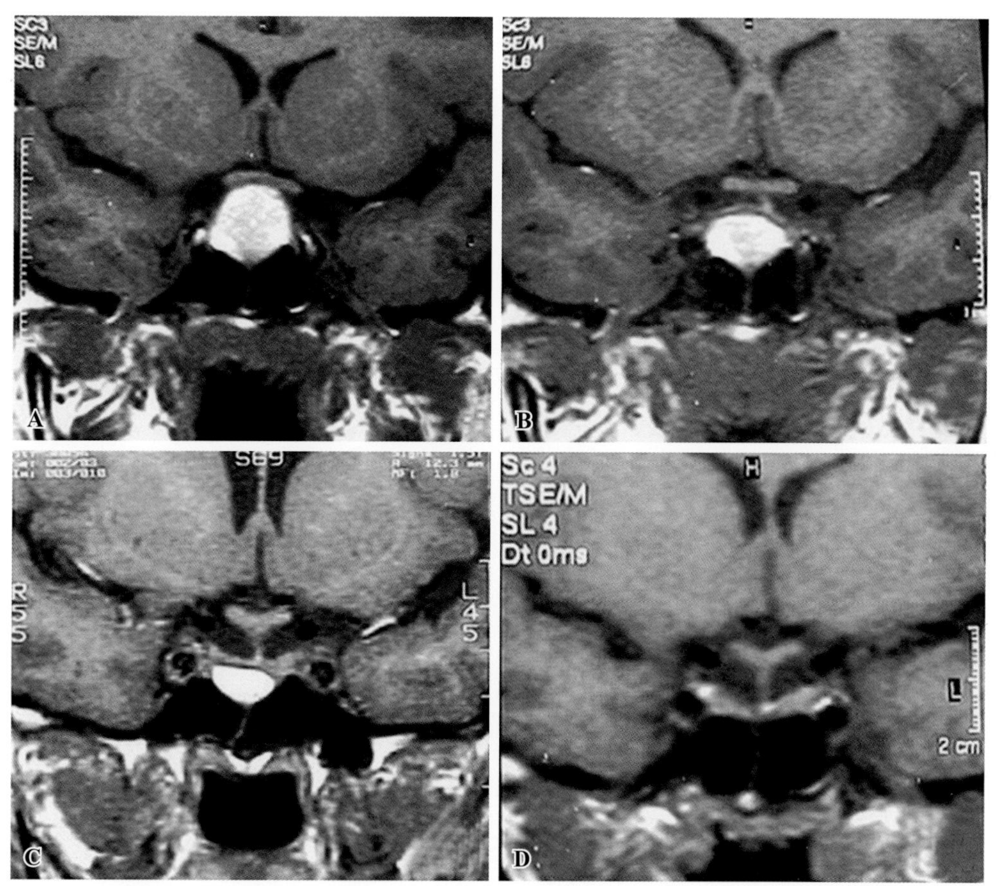

▲ 图 7-15　患有大腺瘤的 14 岁女孩的磁共振成像（T_1 加权冠状位无钆增强）

A. 治疗前（催乳素，108ng/ml）；B. 服用溴隐亭 2 个月（2.5mg/d）；C. 服用溴隐亭 8 个月（5mg/d）（催乳素，18ng/ml）；D. 溴隐亭撤药后 16 个月（催乳素，13ng/ml）

引自 Passos VQ，Souza JJ，Musolino NR，Bronstein MD：Long-term follow-up of prolactinomas：nor moprolactinemia after bromocriptine withdrawal. J Clin Endocrinol Metab 87：3578-3582，2002.

其他几种多巴胺激动药已被用于治疗高催乳素血症 / 催乳素瘤（表 7–3）。许多人表现出治疗效果，但有 3 个特别值得详细描述，主要目的是克服对溴隐亭的耐受性和耐药性。

2. 喹高利特（CV205–502）

喹高利特药物是一种非麦角碱多巴胺激动药，与多巴胺 D_2 受体具有特异性亲和力。它在使血清 PRL 水平正常化方面的疗效与溴隐亭相似，为 45%～100%，大多数大催乳素瘤的研究表明 PRL 正常化在 58%～75%，同时临床改善 [173–177]。喹高利特药物每天 1 次，剂量为 0.075～0.6mg。一些研究表明，与溴隐亭相比，它具有更好的耐受性 [176, 177]。此外，有证据表明，大约 50% 的溴隐亭耐药的催乳素瘤患者在改用喹高利特药物时出现了正常催乳素血症 [178, 179]。这种肿瘤对溴隐亭有部分反应，但由于患者耐受性更好，对已经减少但仍然存在的多巴胺 D_2 受体的亲和力更高，因此进一步降低催乳素。对溴隐亭严重耐药的催乳素瘤患者也不会对喹高利特药物产生反应。在 105 例患者中评估的肿瘤大小缩小分别在 48.1% 和 20.2% 的病例中显示 50% 以上的缩小在 25%～50%（表 7–5）[149]。喹高利特药物仅在欧洲上市。

3. 卡麦角林

卡麦角林是一种合成的麦角碱，对多巴胺 D_2 受体具有较高的特异性和亲和力。它是一种有效和长效的 PRL 分泌抑制药，消除半衰期在 63～109h [180]。PRL 降低效应在 3h 内迅速发生，在随访结束（21d）的产妇和高催乳素血症患者中，单次给药后明显。这种药理学特征允许在大多数患者中每周给药 1 次或 2 次，通常每周剂量为

0.5～2mg。根据我们的经验，一些患者每 10 天甚至每 2 周服用 1 片（0.5mg）卡麦角林，维持正常催乳素血症。许多研究表明，卡麦角林使血清 PRL 水平正常化和肿瘤缩小，从而改善临床和视觉表现（图 7–16）。在 127 例高催乳素血症患者（71 例微催乳素瘤，19 例大催乳素瘤，37 例特发性）中，卡麦角林以 0.25～3.5 毫克 / 周的剂量给药，114 例患者每周给药 1 次或 2 次，13 例患者每周或每天给药 3 次。114 例患者血清 PRL 水平正常（90%）。在 56 名闭经妇女中，52 名恢复月经，17 名妇女妊娠，3 名男子恢复了性能力。29 例（23%）患者中共报道 48 例轻中度不良事件 [181]。

在一项由 37 例新患者组成的研究中，卡麦角林使 26 例微催乳腺瘤中 88% 的患者 PRL 水平正常化 11 例大催乳素中 100% 的患者 PRL 水平正常化。10 例大催乳素瘤中有 7 例月经恢复正常，所有伴有微腺瘤的月经过少患者月经恢复正常，3 例性腺功能减退患者中有 2 例血清睾酮水平恢复正常。只有 3 例出现不良反应 [182]。另一项研究对 15 例（8 名妇女）大催乳素瘤患者进行卡麦角林（0.5～3mg）每周给药一次。73% 的病例 PRL 水平正常。所有性腺功能减退的男性和 75% 绝经前闭经女性的性腺功能恢复。不良反应很小 [183]。一项针对男性长期卡麦角林治疗的研究表明，治疗 24 个月后，31 例大催乳素瘤患者（75.6%）和 8 例微催乳素瘤（80%）的 PRL 水平恢复正常 [183]。所有患者的溢乳消失，睾酮水平正常化的所有患者的精子体积和数量正常化，而运动能力正常化超过 80% [184]。

许多研究指出卡麦角林与溴隐亭相比，有更高的疗效和耐受性（表 7–7）[185–189]。在最近的一项巴西多中心研究中，从 388 名患者（320 名女性和 68 名男性）中收集的数据显示，卡麦角林在诱导正常催乳素血症方面比 BCR 更有效（81.9%：67.1%），没有任何性别差异 [185]。在一项涵盖 459 名高催乳素性闭经妇女的大型多中心欧洲比较研究中，每周 2 次服用 0.5～1mg 卡麦角林比 2 次 / 天服用 2.5～5mg 溴隐亭治疗高催乳素性闭经更有效，72% 的妇女恢复排卵周期，83% 的妇女恢复血浆 PRL 水平，而溴隐亭为 52% 和 59%。68% 服用卡麦角林的妇女和 78% 服用溴隐亭的妇女都有不良反应，但只有 3% 停止服用卡麦角林，12% 因药物不耐受而停止服用溴隐亭 [186]。关于卡麦角林对大催乳素瘤大小的影响，在包括 320 例患者在内的 12 个系列的汇编中，28.4% 的肿瘤缩小率大于 50%，28.4% 的肿瘤缩小率为 25%～50%，43% 的肿瘤缩小率小于 25% 或根本没有缩小（表 7–5）[149]。由于这些患者中的许多人以前对其他多巴胺激动药不耐受或耐药，与其他药物相比，卡麦角林导致大催乳素瘤缩小的较差的结果可能是有偏差的。这一偏差可以通过一项研究来说明，在新发患者（92.3%）中，卡麦角林治疗后大催乳素瘤缩小率大于 80%，高于先前对溴隐亭或喹高利特药物不耐受（42.1%）、耐药（30.3%）或反应（38.4%）的患者 [190]。关于催乳素瘤的多巴胺激动药的耐药性，一些研究表明，卡麦角林能够使对溴隐亭甚至喹高利特耐药的患者的血清 PRL 水平正常化。在两组溴隐亭治疗未完全恢复 PRL 的催乳素瘤患者中，70% 和 85% 的患者在改用卡麦角林后达到了正常催乳素血症 [188, 191]。如前所述（见“喹高利特”部分），这种肿瘤确实对溴隐亭有部分反应，但是，卡麦角林引起的额外降低可能与其更好的耐受性和对虽然减少但仍然存在的多巴胺 D_2 受体有更高的亲和力相关。因此，严重耐药的催乳素瘤不会对任何多巴胺激动药产生反应，必须采用不同的方法进行治疗。

一些研究指出，23% 的患者在卡麦角林撤药 12 个月后维持正常催乳素血症 [181, 182]。一项长期前瞻性研究，包括 200 名高催乳素血症患者，表明在卡麦角林撤药 2～5 年后，76% 的“非肿瘤”高催乳素血症患者、70% 的微催乳素瘤患者和 65% 的大催乳素瘤患者仍然存在正常催乳素血症 [192]。这些结果表明，卡麦角林与溴隐亭在停药后维持正常 PRL 水平方面也有较好的比较 [150]。然而，最近的一项只处理微催乳素瘤的研究没有显示卡麦角林和溴隐亭治疗的受试者之间有缓解率差异 [151]。

此外，最近一项包括 19 项研究的 Meta 分析指出，在多巴胺激动药停用后，正常催乳素血症者为 21%。在特发性高催乳素血症和治疗时间超过 2 年的患者中卡麦角林获得了较高的成功率，效果更好（表 7–6）[193]。

另一个关注点是 DA 治疗与心脏瓣膜病的潜在

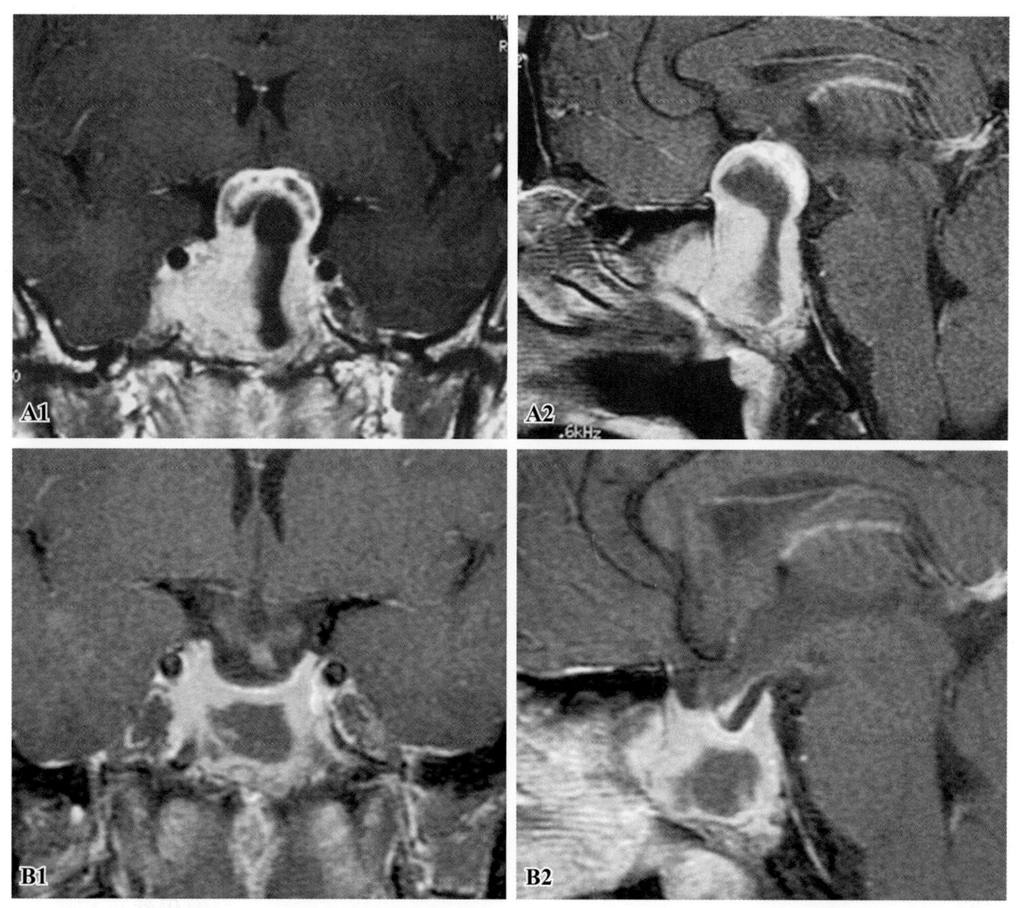

▲ 图 7-16 患有大催乳素瘤的男性患者的磁共振成像（T_1 加权钆增强）

A1 和 A2. 治疗前的冠状面和矢状面图像；B1 和 B2. 在卡麦角林治疗 1 个月后，冠状面和矢状面图像显示肿瘤明显缩小，并有视力改善

风险有关，两项研究指出，与普遍人群相比，卡麦角林和喹高利特治疗帕金森病的患者心脏瓣膜功能障碍的患病率较高 [194, 195]，但其他多巴胺激动药治疗没有发生。该机制与 5HT2B 受体的激动作用有关，导致瓣膜和腱索受到不适当的有丝分裂刺激 [196]。接受了至少 3mg/d 的卡角麦林的患者出现瓣膜反流的风险最大。虽然这种剂量比用于催乳素瘤的剂量高得多，但由于催乳素瘤患者可能长期使用卡麦角林而产生累积剂量，也引起了人们对这种药物在这种疾病中的有害心脏瓣膜效应的关注。

最近，Auriemma 及其同事 [197] 回顾了 15 项独立研究，评估高催乳素血症患者 DA 的临床相关瓣膜疾病。仅在 1 项研究中观察到临床上有意义的瓣膜病（中度三尖瓣关闭不全）的风险，平均卡麦角林累积剂量较高 [198]。在 4 项研究中，观察到更高的无临床相关性的瓣膜反流发生率，特别是在三尖瓣中 [199–202]。在 2 项研究中观察到瓣膜结构的变化，即纤维化 [203] 以及钙化 [204]。内分泌学会关于高催乳素血症治疗的临床实践指南建议，经胸超声心动图监测仅适用于高于 2 毫克 / 周的卡麦角林剂量的患者 [205]。然而，我们的政策是在 DA 治疗之前和每年进行经胸超声心动图检查，而不管使用的剂量如何。

药物治疗似乎是催乳素瘤治疗的第一选择，比手术更有效，特别是对于大催乳素瘤 [206]。迄今为止，卡麦戈林似乎是催乳素瘤治疗的首选药物，因为它具有显著的耐受性和能力，使血清 PRL 水平正常化，缩小肿瘤大小，并诱导停药后正常催乳素血症的高发生率。

（三）放射治疗

常规放射治疗催乳素瘤的疗效低于内科或外科治疗。19 例在药物 / 手术失败后接受放射治疗的患

表 7-7　高催乳素血症的治疗：溴隐亭与卡麦角林疗效及耐受性比较

作者 (N)	治疗特点	BRC	CAB
Webster 等，1994 [186] (*n*=459)	催乳素正常化	58%	83%
	排卵周期	52%	72%
	不良反应	78%	68%
	停药	12%	3%
	有效剂量	2.5mg	0.5mg
		2×/ 日	2×/ 周
Sabuncu 等，2001 [189] (*n*=34)	催乳素正常化	59%	82%
	不良反应	53%	12%
Pascal-Vigneron 等，1995 [187] (*n*=120)	催乳素正常化	48%	93%
	排卵周期	48%	72%
	不良反应	65%	53%
	消化不良反应	86%	37%

BRC. 溴隐亭；CAB. 卡麦角林

者的结果表明，只有 3 例（16%）在手术后第 5、6 和 15 年达到血清 PRL 正常化 [117]。一项对 63 例非治疗性手术后接受放射治疗的患者的研究表明，只有 30% 的患者在前 10 年有正常的 PRL 水平 [207]。文献汇编显示，在常规放疗后 5～15 年的患者中，不到 1/3 的患者血清 PRL 正常化，5.5%～93.3% 的患者出现垂体功能减退 [208]。因为许多研究低估了成人 GH 缺乏，这种流行率（发病率）实际可能更高。与常规放疗相关的其他并发症包括视神经病变、神经功能障碍、脑血管病和其他颅内肿瘤的发展。

有关伽马刀放射外科用于催乳素瘤治疗有最新的数据。在一项回顾性调查中，作者检查了 20 例手术和药物治疗失败的催乳素瘤患者应用伽马刀放射外科治疗残留肿瘤的结果显示 5 例（25%）血清 PRL 水平下降到正常范围。在伽马刀放射手术中使用多巴胺激动药治疗的患者与未治疗的组相比效果明显较差，表明该药物具有“放射保护”作用 [209]。这一情况也是最近一项研究提出的 [210]。在 23 例患者中，26% 的患者在平均 24.5 个月的时间内出现血清 PRL 正常化，28% 的患者出现新的垂体激素缺乏症，2 例（7%）出现脑神经麻痹。肿瘤体积小于 3.0cm^3 及在治疗时没有接受多巴胺激动药的患者取得最佳效果。另一项包括 128 名患者的研究估计了伽马放射外科作为催乳素瘤的主要治疗方法的疗效。平均随访时间为 33.2 个月（范围为 6～72 个月）。在伽马刀放射手术后 18 个月和 36 个月，除 2 例患者外，所有患者均观察到肿瘤被控制。临床治愈 67 例（52%）。9 名不育妇女在照射后 2～13 个月妊娠，全部生育正常婴儿。没有与伽马刀放射外科相关的视觉恶化。这项研究指出伽马刀治疗在 PRL 恢复正常方面有更好的结果，但没有提到治疗对垂体功能的影响，除了提到 5 名经历“过早绝经”的妇女 [211] Tanaka 及其同事 [212] 评估了 22 例催乳素瘤患者，他们在一个中心接受立体定向放射外科手术，中位随访 60 个月（16～129 个月）。在 95% 的病例中，血清 PRL 水平下降或稳定，77% 的病例观察到肿瘤尺寸缩小，没有肿瘤进展。生化缓解在 2 年为 10%，4 年后为 17%，4 例患者不用 DA 控制。新的垂体前叶缺乏症发生在 2 年为 23%，4 年为 42%。作者收集了 7 项关于催乳素瘤的立体定向放射外科研究的数据，缓解率为 13%～46%。不同的生化控制标准和不同的随访间隔可能解释了这种广泛的数据变化。

需要更多的数据和随访时间来评估伽马刀放射外科相对于常规放射治疗的优越性。到目前为止，在作者看来，催乳素瘤的放射治疗在药物和手术失败的病例可以保留，特别是侵袭性肿瘤。

（四）治疗进展和前景

由于药物治疗和外科治疗的有效性，大多数催乳素瘤患者可以得到充分的控制。对多巴胺激动药有耐药的患者，特别是患有侵袭性大腺瘤的患者，预计他们不会被手术治愈，这是一个重要的治疗问题。放射治疗的使用通常是有限的，只有在长期治疗中有效，通常会导致垂体功能低下。

许多研究没有发现特发性高催乳素血症或微催乳素瘤患者在绝经前后的肿瘤增大 [156, 213]。如果不考虑怀孕或者没有溢乳的影响，这些患者可以考虑性激素替代，必须仔细随访。此外，睾酮可给予患有耐药微催乳素瘤甚至部分耐药大催乳素瘤的男性患者，同时监测 PRL 水平并进行成像。如果有肿瘤生长或血清 PRL 升高的证据，可以考虑引入芳香化酶抑制药[214]。

最近描述了使用枸橼酸氯米芬替代睾酮治疗男性性腺功能减退症，无论患者有没有正常催乳素水平。其主要优势是维持或恢复生育[215]。

催乳素瘤通常对生长抑素没有反应[216]。研究已经表明，生长抑素受体亚型 5（SSTR5）的选择性类似物抑制了人催乳素瘤细胞培养中 PRL 的分泌[217]。然而，另一项体外研究没有显示出这种选择性类似物比喹高利特更好的反应[218]。Fusco 及其同事在最近的一份出版物[219]指出选择性类似物 SSTR5、BIM-23206 和嵌合生长抑素 / 多巴胺 D_2 受体配体 BIM-23A760 在应答性催乳素瘤中的疗效可与卡麦角林相媲美，但在耐药催乳素瘤中则不然。此外，“通用”生长抑素配体 SOM230（pasireotide）在抗卡麦角林腺瘤中无效[219]。总之，虽然 SSTR 在催乳素瘤中表达，但生长抑素受体配体似乎不能高效抑制抗多巴胺激动药肿瘤的 PRL。

研究表明，人 PTTG 通过碱性成纤维细胞生长因子诱导血管生成[220]，雌激素参与 PTTG 对垂体肿瘤发生的旁分泌调节。选择性雌激素受体调节药，如他莫昔芬和拉洛昔芬，雌激素受体拮抗药，如 ICI182780，在大鼠中可消除雌激素诱导的垂体 PTTG 在体内的表达，使血清 PRL 浓度下降 88%，使分泌 PRL 的垂体肿瘤生长下降 41%。抗雌激素治疗使原代培养人垂体瘤 PTTG 的表达降低约 65%[17]。另一项研究还显示了在 MMQ 细胞系，雌激素受体拮抗药氟维司群抑制催乳素分泌、细胞增殖和增加 MMQ 细胞凋亡，涉及其他机制[221]。这些发现可能表明选择性抗雌激素在催乳素瘤，包括耐药的催乳素瘤治疗中的作用。

PRL 受体拮抗药的开发也可以作为治疗不伴肿块效应的耐药大催乳素瘤的一种选择，因为它们如果不能阻止 PRL 的产生应该能够阻止它的作用[222]。一种治疗方法是联合多巴胺激动药和催乳素受体拮抗药治疗，使用多巴胺激动药单一治疗时，大催乳素瘤显示肿瘤缩小但血清 PRL 水平仍不正常。

替莫唑胺烷化剂已被用于许多肿瘤中。其水解产物 5-（3- 甲基三嗪 -1- 基）咪唑 -4- 羧酰胺被认为通过 DNA 烷基化发挥细胞毒性作用。酶甲基鸟嘌呤 -DNA 甲基转移酶（MGMT）可逆转药物作用。替莫唑胺可以口服，目前在美国被批准用于治疗难治性间变性星形细胞瘤和治疗新诊断的多形性胶质母细胞瘤患者，作为放疗的辅助（图 7-17）。最近的一篇综述指出，在 30 个腺瘤中有 60% 的患者对替莫唑胺有良好的反应，在 69% 的垂体癌中有良好的反应。其中催乳素肿瘤有 18 个，9 个腺瘤和 9 个癌。虽然治疗反应和 MGMT 免疫表达之间的反比关系通常被描述[223, 224]，但这一发现并不总是存在的[225, 226]。因此，对于抗 DA 的侵袭性催乳素瘤和催乳素癌，无论 MGMT 的表达如何，都可以推荐替莫唑胺治疗。

酪氨酸激酶和 mTOR 抑制药是治疗潜在的耐药 / 侵袭性催乳素瘤的药物。拉帕替尼是 EGF 受体 1 型（EGFR/ErbB1）和 2 型（HER2）的双重酪氨酸激酶抑制药，能抑制血清 PRL 水平，并导致大鼠催乳素瘤肿瘤收缩[227]。

有趣的是，替莫唑胺诱导的细胞毒性通过抑制包括 GH3 和 MMQ 细胞在内的细胞系中的 PI3K/AKT/mTOR 通路而增强[228]。抗血管生成药物可能成为另一种耐药 / 侵袭性催乳素肿瘤的策略，正如在动物模型中所证明的那样[229]。

最后，有证据表明，神经生长因子在耐药催乳素瘤中的表达减少，这种生长因子恢复了垂体细胞系中的 p53 功能[230]。神经生长因子给予移植人溴隐亭耐药催乳素瘤的裸鼠后，导致多巴胺 D2 受体在肿瘤中的表达，并恢复对随后用溴隐亭治疗的敏感性。对于多巴胺激动剂治疗无效的患者，这可能是一种有希望的治疗方法[231]。

（五）催乳素瘤和妊娠

对催乳素瘤的有效药物和外科治疗的发展使患有这种肿瘤的妇女妊娠成为可能。然而，妊娠期间肿瘤生长的可能性引起的妊娠风险，主要是在患有大腺瘤的妇女中，引起了人们的关注。下文重点介绍了不同疗法的催乳素瘤患者的妊娠管理。

关于微催乳素瘤，一项研究包括 91 例主要由溴隐亭引起的妊娠，没有既往手术或放疗，表明 5.5% 的病例有症状的肿瘤生长[232]。在一份仅用溴

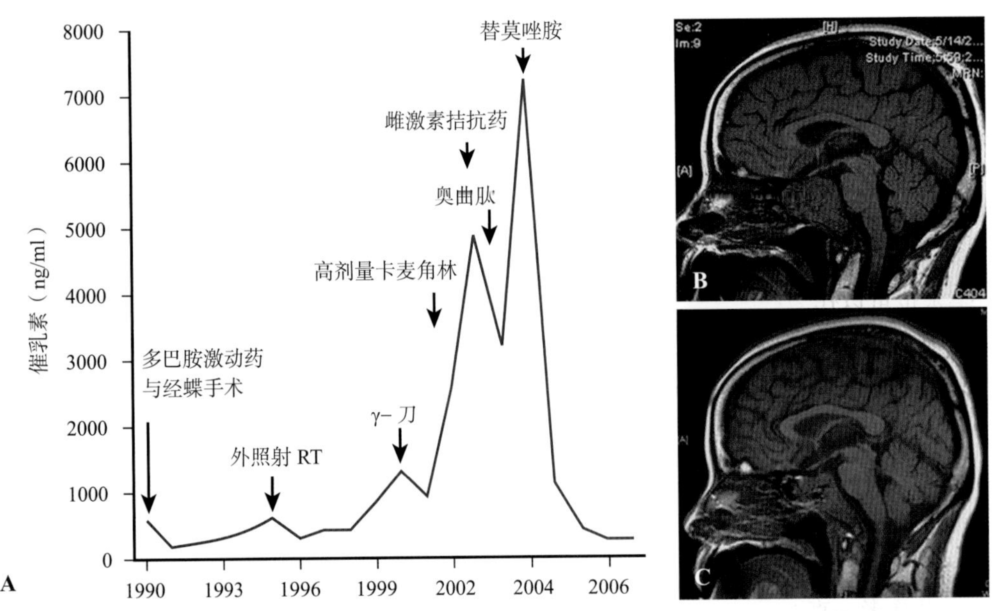

▲ 图 7-17 A. 在对多巴胺激动药有抵抗力的侵袭性催乳素瘤的几种治疗过程中，显示血清 PRL 水平，当使用替莫唑胺时，血清 PRL 水平显著降低；B 和 C. 浸润性催乳素瘤患者替莫唑胺治疗前（B）和后（C）的磁共振成像（矢状面），可见肿瘤显著减小

引自 Neff LM, Weil M, Cole A, et al: Temozolomide in the treatment of an invasive prolactinoma resistant to dopamine agonists. Pituitary 10: 81-86, 2007.

隐亭治疗的 246 名微催乳素瘤妇女的妊娠汇编中，1.6% 的患者报告了肿瘤生长症状，尽管 4.5% 的病例显示肿瘤无症状增加。没有 1 例患者在妊娠期间需要手术干预 [233]。我们跟踪了 71 例妊娠，结果相似 [234, 235]。在先前手术的 22 例患者中，没有 1 例出现肿瘤生长的症状；在 41 例单独接受溴隐亭治疗的孕妇中，只有 1 例（2.4%）在妊娠的第 3 个月出现头痛，并随着药物的重新治疗而消退。7 例患者未经治疗妊娠，未出现任何并发症。经产后扫描评估，1 例既往手术患者和 2 例单独使用溴隐亭患者的肿瘤无症状性增长。由于微乳素瘤患者妊娠期间肿瘤生长的风险较低，因此无须进行定期影像学或眼科检查。这些评估应保留给临床主诉提示肿瘤生长的病例，如头痛或视野改变。

妊娠并发症的风险在大催乳素瘤中要大得多。一项研究显示，在 56 例仅接受药物治疗的患者中，有 41.3% 妊娠期间出现症状性肿瘤生长，而在 67 名既往接受手术或放疗的妇女中，有 7.1% 妊娠期间出现症状 [232]。文献综述指出，在仅用溴隐亭治疗的 45 例大催乳素瘤中，15.5% 的患者出现了与肿瘤生长有关的症状。在 46 例妊娠前接受手术或放疗的患者中，并发症发生率仅为 4.3%。此外，没有手术或放疗的患者中有 8.9% 出现无症状的肿瘤生长 [233]。我们跟踪了 51 例大催乳素瘤患者的足月妊娠 [234, 235]。其中 21 例为既往手术患者，无 1 例出现肿瘤生长的症状或体征。在仅用妊娠前溴隐亭治疗的 30 例患者中，11 例（37%）表现出与肿瘤生长有关的主诉，所有患者均表现为头痛，7 例有视觉改变（图 7-18）。其他 23 例患者在分娩后进行垂体成像，另有 4 例患者观察到肿瘤无症状生长。

这些数据显示妊娠期大催乳素瘤肿瘤生长的风险更高，需要更严格的随访（图 7-19）。第一个建议应该是使用非激素避孕药和多巴胺激动药，直到肿瘤缩小已显示在鞍区范围内。先前多巴胺治疗的持续时间也可能很重要。一项对 37 例妊娠的随访研究显示 7 例有肿瘤迹象生长，均用溴隐亭治疗不到 1 年。14 例大催乳素瘤患者在较长时间内未见肿瘤增大，提示妊娠前使用溴隐亭的时间可能是妊娠预后的良好因素 [236]。

在妊娠已确认后，多巴胺激动药可以停药，但必须密切监测患者与肿瘤生长有关的症状。如果有可疑的肿瘤增长，可以通过 MRI 确认，妊娠第 4

个月后，可通过视野测试进行确认（图 7–19）。在妊娠期间监测血清 PRL 水平似乎并不有用，因为它们并不总是与妊娠期的肿瘤行为有关。在这种情况下，溴隐亭的重新引入往往导致临床改善和肿瘤减小。在妊娠期间的 11 例患者中，有 9 例出现了并发症，溴隐亭再引入完全解决了与肿瘤生长有关的症状[235]。手术也可以作为妊娠期治疗症状性肿瘤生长的方法。一些作者报道了良好的结果，虽然在接受手术的患者中自然流产的风险增加是众所周知的[235]。

在妊娠期间溴隐亭再导入甚至维持的安全性得到了大量经验的支持。一次大的回顾[237]包括 2587 例妊娠，未显示产妇或胎儿发病率或死亡率增加。自那时以来，一些作者一直赞成在妊娠期间维持溴隐亭，以预防未经手术或放疗的大催乳素瘤患者的并发症[238]。我们的政策是，只有当患者在短期治疗后妊娠时，主要是在没有确认肿瘤收缩或肿瘤在鞍区边界之外时，才采用这种方法。在妊娠前，在多巴胺激动药治疗期间没有肿瘤减少的情况下，或在先前的妊娠中出现肿瘤生长的患者，应在妊娠前进行手术[235]。

1. 妊娠和其他多巴胺激动药

近年来，使用新的多巴胺激动药，如喹高利特、卡麦角林和培格列酯治疗高催乳素血症的情况

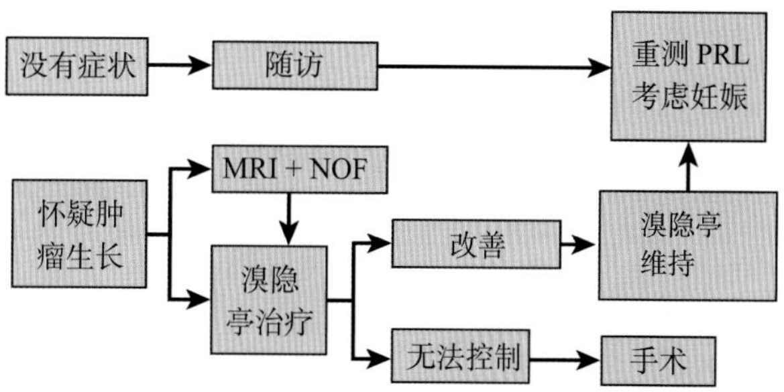

▲ 图 7–19 妊娠期间大催乳素瘤患者随访建议

NOF. 神经眼科检查；PRL. 催乳素［引自 Musolino NRC, Bronstein MD：Prolactinomas and pregnancy. In Bronstein MD（ed.）：Pituitary tumors in pregnancy. *Boston*：*Kluwer Academic Publishers*, 2001, pp. 91–108.］

有所增加，并对妊娠进行了描述。研究获得了 176 例妊娠的数据，平均使用喹高利特药物 37 天。14% 的病例发生了流产，其中 1 例为异位妊娠。9 例患者描述了胎儿畸形，尽管其他药物已用于 3 例患者[239]。在 2 例出现肿瘤生长症状的溴隐亭耐药患者中，喹高利特在妊娠期间成功应用[179]。卡麦角林是最近使用最多的多巴胺激动药，关于卡麦角林治疗期间妊娠的报道正在出现。我们跟踪了 6 例足月妊娠的患者，一旦妊娠被确认立即停用卡麦角林，没有观察到畸形，但有 2 例早产[235]。

最近的一项综述没有显示与正常人群相比，服用溴隐亭（n=6239）或卡麦角林（n=789）的妇女

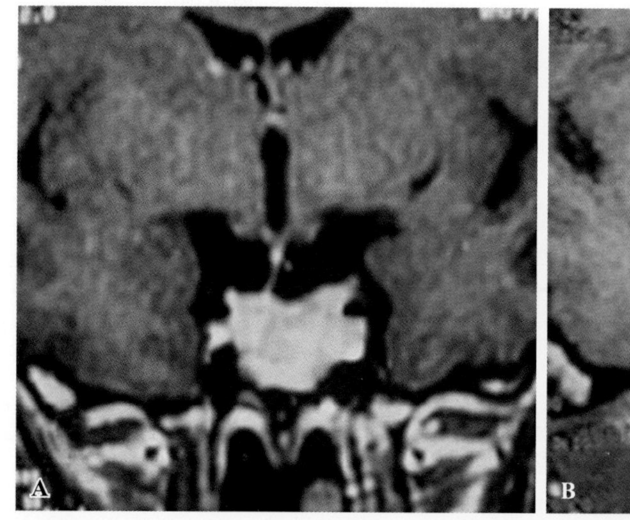

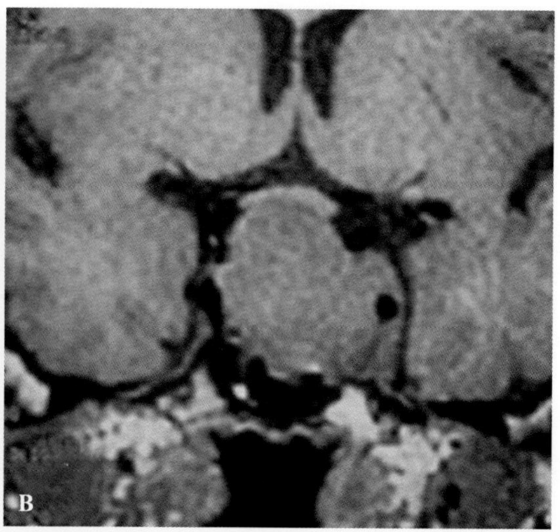

▲ 图 7–18 大催乳素瘤患者的磁共振成像（冠状视图）

A. 在溴隐亭治疗期间，在妊娠前，肿瘤仅限于鞍区边界；B. 妊娠第 4 个月肿瘤生长无溴隐亭使用［引自 Musolino NRC, Bronstein MD：Prolactinomas and pregnancy. In Bronstein MD（ed.）：Pituitary tumors in pregnancy. Boston：Kluwer Academic Publishers, 2001, pp. 91–108.］

在堕胎、早产和婴儿畸形方面的妊娠结局有差异（表 7-8）。在 12 个系列的数据中，妊娠期症状性催乳素瘤扩大发生在 2.7% 的微腺瘤，22.9% 没有手术或放疗的大腺瘤，4.8% 以前经过治疗的大腺瘤中[240]。在大多数病例报道中，卡麦角林和溴隐亭通常在妊娠早期停用。妊娠期间的卡麦角林治疗仍然没有得到 FDA 和欧洲药品管理局的批准，然而，它可以作为溴隐亭不耐受病例的替代药物[241-243]。

2. 分娩后的随访

母乳喂养不会增加妊娠期间进展良好的患者肿瘤生长的风险[235, 242]。

只有当患者分娩后由于肿瘤生长的迹象，需要维持多巴胺激动药时，母乳喂养才是禁忌的。

文献中有几篇关于分娩后血清 PRL 水平降低或正常化的报道[235, 244]。在我们的手中，60% 和 72% 的微催乳素瘤和大催乳素瘤患者与妊娠前水平相比，分娩后 PRL 水平下降。在所有妊娠的患者中，11% 的人在妊娠后的 PRL 水平正常化，有些人在没有治疗的情况下进行了新的妊娠。在 62 名可供比较的患者中，平均 PRL 水平从（336 ± 105）ng/ml 降至（133 ± 20）ng/ml[234]。这些结果与其他作者报道的结果相似。一项研究报道了 29% 的妇女妊娠后 PRL 正常化[244]。妊娠后肿瘤减小也已被描述。一项对 16 例催乳素瘤患者的研究发现，27% 的肿瘤在分娩后减小或消失[245]。通过分娩前后的影像学评估，我们还观察到 23 例大催乳素瘤患者中的 8 例肿瘤减小。另外 2 例患者出现无症状中风。对妊娠这种“疗效”的解释有待澄清。它可能部分地与雌激素刺激引起的腺瘤血管系统的改变有关，导致腺瘤组织的坏死或微浸润。研究已经描述了接受雌激素治疗的催乳素瘤患者的出血区[246]。

另一个令人关注的问题是母亲在妊娠期间服用多巴胺激动药的儿童的结果。一项研究对 546 名暴露于宫内溴隐亭的儿童进行了为期 4 个月～9 年的

表 7-8　溴隐亭和卡麦角林引起的妊娠结果与正常人群比较

	溴隐亭（N）	溴隐亭（%）	卡麦角林（N）	卡麦角林（%）	正常（%）
妊娠	6239	100	789	100	100
自然流产	620	9.9	60	7.6	10～15
终止	75	1.2	59	7.5	20
异位	31	0.5	3	0.4	1.0～1.5
葡萄胎	11	0.2	1	0.1	0.1～0.15
分娩（已知期限）	4139	100	543	100	100
足月（＞37 周）	3620	87.5	480	88.4	87.3
早产（＜37 周）	519	12.5	67	11.6	12.7
分娩（已知结果）	5120	100	471	100	100
单胎分娩	5031	98.3	463	98.3	96.8
多胞胎	89	1.7	12	1.7	3.2
婴儿（已知详情）	5213	100	664	100	100
正常	5030	98.2	633	96.8	97
有畸形	93	1.8	21	3.2	3.0

引自 Molitch ME.Prolactinoma in pregnancy. *Best Pract Res Clin Endocrinol Metab* 25（6）: 885-896, 2011.

随访[237]。作者没有发现儿童的任何发育障碍。我们跟踪了母亲妊娠期接受溴隐亭治疗的 70 名儿童[235]。平均随访 67 个月（范围 12～240 个月），只有 2 名儿童出现神经精神运动发育障碍，1 例特发性脑积水，1 例结节性硬化症。我们在文献中没有发现任何类似的报道。这些儿童中有 15 个已经进入青春期，其中 1 个很难进入青春期。

（六）治疗计划及随访

根据先前描述的证据，到目前为止，无论是微催乳素瘤还是大催乳素瘤的金标准治疗都是用多巴胺激动药治疗（图 7-20）。医生必须鼓励患者进行这种长期治疗，其依据是与手术相比总体结果更好，以及主要基于更近期的数据，即大量维持正常催乳素血症的患者停药的可能性。催乳素瘤的外科治疗适用于对 1 种以上多巴胺激动药持续不耐受，或激素或肿瘤耐药的患者，特别是希望妊娠者，或肿瘤在药物治疗过程中生长的患者。在耐药的情况下，必须考虑罕见的情况，如嗜酸干细胞腺瘤或催乳素分泌癌。恶性催乳素瘤只有在患者换用另一种多巴胺激动药或接受手术时，才会有暂时的反应。垂体卒中、侵袭性大催乳素瘤中多巴胺激动药诱导的脑脊液漏，以及药物治疗期间继发于视交叉疝的极罕见的视力丧失也经常手术治疗。此外，对于不愿意接受长期药物治疗的患者，特别是患有微催乳素瘤和血清 PRL 水平低于 100ng/ml 的患者，可以考虑由熟练的医生进行手术。

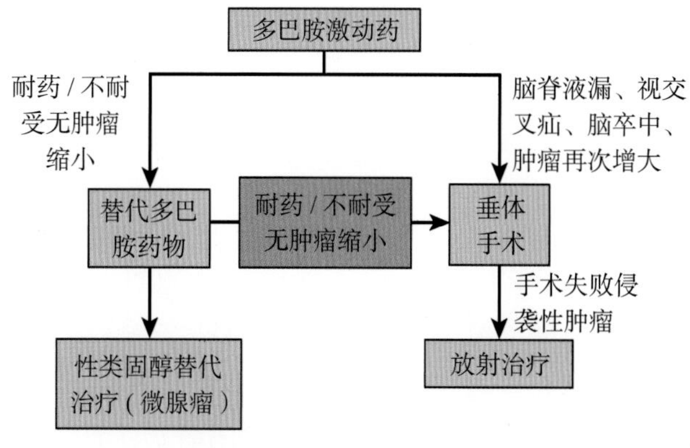

▲ 图 7-20 催乳素瘤治疗建议

放射治疗，无论是常规的还是立体定向的，都是为对药物或外科治疗没有反应，特别是对侵入性的催乳素瘤保留的。有证据表明，一般来说，雌激素替代对患有微催乳素瘤的妇女没有危害。这种方法可用于对药物治疗不耐受或有抵抗力且不能通过垂体手术治愈或不愿意接受垂体手术的无生育问题的患者。此外，成功接受药物治疗的妇女如果不适应屏障方法，可以使用激素避孕药。患有微催乳素瘤的绝经期妇女可以中断多巴胺激动药的使用，如果需要，可以开始激素替代疗法[213]。尽管有证据表明催乳素在动物模型（主要是乳腺癌）中的致癌作用，但人类数据仍有很大争议[247-250]。现在很明显，人类乳腺上皮细胞可以内源性合成 PRL，允许乳腺内独立于垂体 PRL 的自分泌 / 旁分泌作用，并可能不受多巴胺激动药的影响。到目前为止，绝经前和绝经后妇女维持高血清 PRL 水平与癌变无关。最后，对于没有得到充分控制的大催乳素瘤，鉴于雌激素诱导生长的潜力，通常不鼓励雌激素的使用。

耐药 / 侵袭性催乳素瘤有许多治疗前景，如特异性生长抑素或生长抑素 / 多巴胺类似物、选择性抗雌激素药物、细胞毒性药物（如替莫唑胺）和 PRL 受体拮抗药。然而，需要更多的研究来评估它们在治疗方案中的地位。

催乳素瘤患者的随访计划取决于肿瘤的大小和临床、实验室和对治疗的影像学反应。许多患者是临床可控的，即使血清 PRL 水平仍然高于正常范围，不需要进一步的药物剂量增加。对于微催乳素瘤，特别是大催乳素瘤，MRI 上明显的肿瘤收缩或"消失"是一个很好的预后指标，在这种情况下，影像学重新评估可以偶尔进行。药物或手术控制的患者必须定期临床和激素重新评估，以确定可能停止多巴胺激动药维持正常催乳素血症的患者或复发高催乳素血症的患者。

致谢

我要感谢 Andrea Glezer 博士协助更新本章。

第 8 章　促肾上腺皮质激素

Adrenocorticotropic Hormone*

Erika Harno　Anne White　著
曾天舒　译

要　点

- 促肾上腺皮质激素（ACTH）水平因分泌脉冲、昼夜节律、压力、食物摄入和 HPA 轴反馈抑制而变化。
- ACTH 作为其前体 POMC（proopiomelanocortin）的一部分被合成，在某些肿瘤中该过程受损，导致诊断问题。
- ACTH 本身几乎没有直接生物效应，但其释放的调节能够调节肾上腺皮质醇分泌。
- ACTH 分析包括完整测量 ACTH 及其部分前体，导致对结果的病理学解释不够明确。

促肾上腺皮应激素（ACTH）是作为其前体阿黑皮素原（proopiomelanocortin，POMC）的一部分被合成的。因此，理解如何从前体中分裂出作用于肾上腺并刺激类固醇释放的肽段对于内分泌学家来说是一个挑战。

本章主要讨论人类的促肾上腺皮应激素。第一部分介绍了 POMC 基因的结构、表达和调控，重点介绍了 POMC 在垂体中的表达与 POMC 在其他组织和肿瘤中的差异。第二部分提供了有关 ACTH 和相关肽的信息，这些信息涉及前体的结构、如何加工，以及来自 POMC 的不同肽的生物活性。了解循环中存在哪些肽，以及 POMC 的差异处理如何在不同的组织中产生不同的肽谱（包括前体和片段）是十分重要的。

下丘脑 – 垂体 – 肾上腺（HPA）轴（图 8–1）在调节应激反应的稳态机制中的作用已经被充分认识。下丘脑分泌促肾上腺皮质激素释放激素（CRH）刺激垂体前叶合成和释放促肾上腺皮质激素（ACTH），进而调节肾上腺皮质中糖皮质激素的合成（更多信息见第 99 章）。在肾上腺和其他组织生物活性背景下，还有一系列因素和机制参与调节 ACTH 及其相关肽的作用。

一、历史

ACTH 研究的历史上有许多重要贡献使我们很难提供一个简单概要。但是重要的里程碑事件如下所示。

1930 年 Smith 发现促肾上腺皮质激素是垂体产生的一种因子，它维持肾上腺皮质的重量 [1]。

1954 年发现 ACTH 的初级结构 [2]。

1964 年发现 β– 促脂垂体激素（β– 脂质素）[3]。

1976 年从垂体中分离出具有阿片样活性的肽段并命名为 β– 内啡肽 [4]。

*. 本章中带有背景色突出显示的部分为儿童内分泌相关内容。

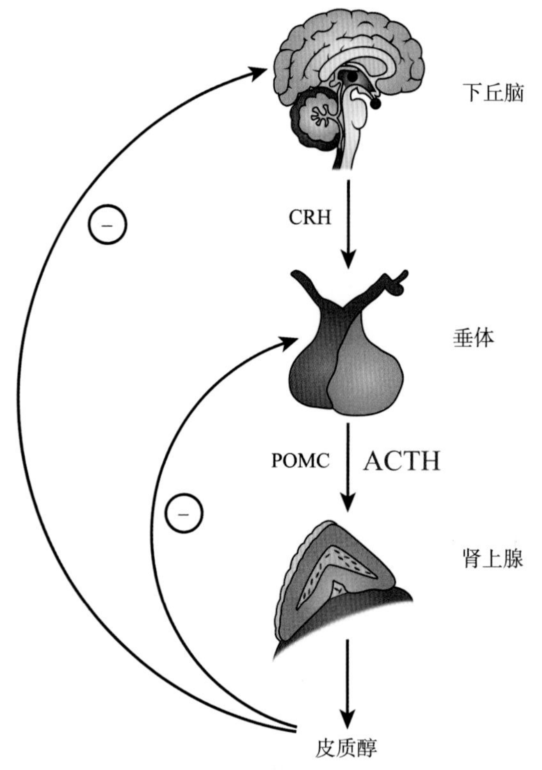

▲ **图 8-1　下丘脑垂体肾上腺轴示意图**

显示糖皮质激素负反馈的部位。ACTH. 促肾上腺皮质激素；CRH. 促肾上腺皮质激素释放激素；POMC. 阿黑皮素原

1978 年证明 POMC 是共同前体 [5]。

1979 年阐明 POMC 的核苷酸序列 [6]。

1981 年发现促肾上腺皮质激素（CRH）分离与测序 [7]。

1992 年发现 ACTH 受体的克隆 [8]。

1998 年发现 POMC 和 PC1 的遗传突变与早发性肥胖、肾上腺功能不全和红发色素沉着有关 [9, 10]。

2005 年发现下丘脑 POMC 转录的差异控制 [11]。

2006 年发现糖皮质激素调节 POMC 的机制 [12]。

2007 年鉴定皮肤中“HPA 轴”等效物的差异表达 [13]。

2011 年发现产前编程在调控 POMC 表观遗传调控中的作用 [14]。

二、阿黑皮素原基因

（一）*POMC* 基因的结构

人类只有一个 *POMC* 基因拷贝，位于 2 号染色体的短臂 2p23（小鼠和猪则有 2 个拷贝）。该基因的结构在人类和其他物种中高度保守。*POMC* 基因包含 3 个外显子和 2 个大的内含子（图 8-2）。第 1 个外显子由 87 个碱基对（bp）组成，不含编码序列，其 RNA 转录本被认为是在翻译开始时与核糖体结合的先导序列。外显子 2（152bp）包含起始序列，这是一个将新生肽转运到内质网的信号序列，然后是 POMC 肽编码序列的 N 端部分。第 3 外显子（835bp）编码大多数成熟蛋白，包括 ACTH、终止密码子和 poly A 尾的添加信号。

（二）*POMC* 转录本

POMC 基因分别包括 1200 个（T_1）、800 个（T_2）和 1380 个（T_3）核苷酸的 3 个 RNA 转录本（图 8-3）。

①垂体转录本 T_1：T_1 是在人类腺垂体促肾上腺皮质激素细胞中发现的 mRNA 转录体，长度为 1200 个核苷酸。下丘脑 T_1 POMC mRNA 转录本除了具有长多聚 A 尾以外和垂体转录本完全相同。

②下游转录物 T_2：这是一个长度为 800 个核苷酸的 RNA 转录物，在人类和大鼠起始于第 3 外显子 5′ 端，其调控序列可能发于内含子 2 的 3′ 端。该转录本缺乏信号肽，不能产生成熟的 POMC 分子，其生理作用尚不清楚 [15]。这个较小的 POMC 转录本主要存在于多种外周组织，表明这些组织可能存在不同的分化调节机制。

③上游转录本 T_3：这个转录本长度为 1380 个核苷酸，其启动子被假定位于垂体启动子前方。T_3 产生与 T_1 相同的肽产物，因为唯一的翻译起始位点位于外显子 1。这个较长的 POMC mRNA 转录本在某些组织中被发现，如胎盘 [16]；也与 POMC 的异常表达有关，如小细胞肺癌 [17]。

（三）转录调控位点

在 *POMC* 启动子区发现了许多与其他基因调控共同的调节元件，其可能参与 *POMC* 基因转录调控（图 8-4）。因为缺乏人促肾上腺皮质激素细胞系，小鼠等效细胞系（AtT20）被用于研究 *POMC* 转录调控，还有很多重要信息来自转基因小鼠模型 [18]。除了一些使用手术获得的原代人类垂体细胞进行研究之外 [19]，关于人类 *POMC* 基因转录调控

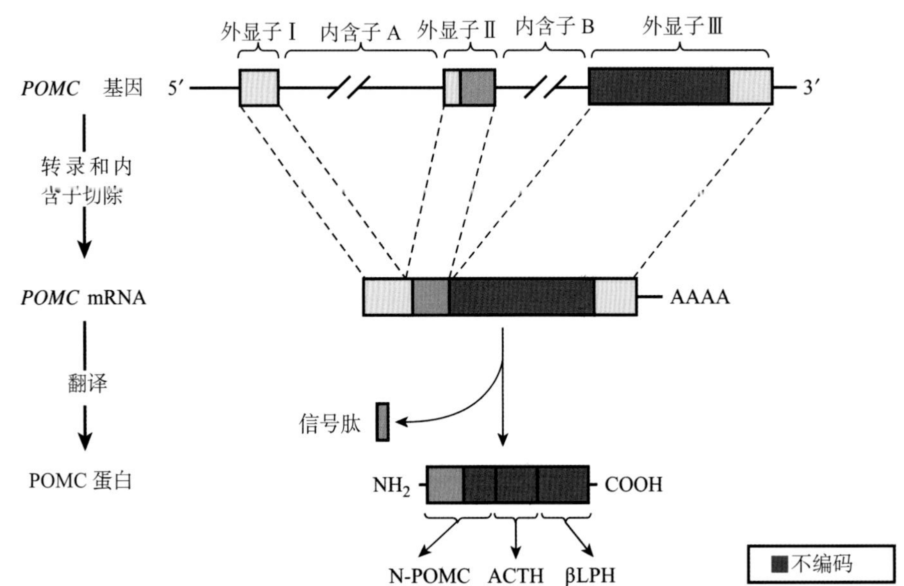

▲ 图 8-2 人类 POMC 包含主要剪接产物和前激素原的基因组结构

ACTH. 促肾上腺皮质激素；βLPH. β 促脂素

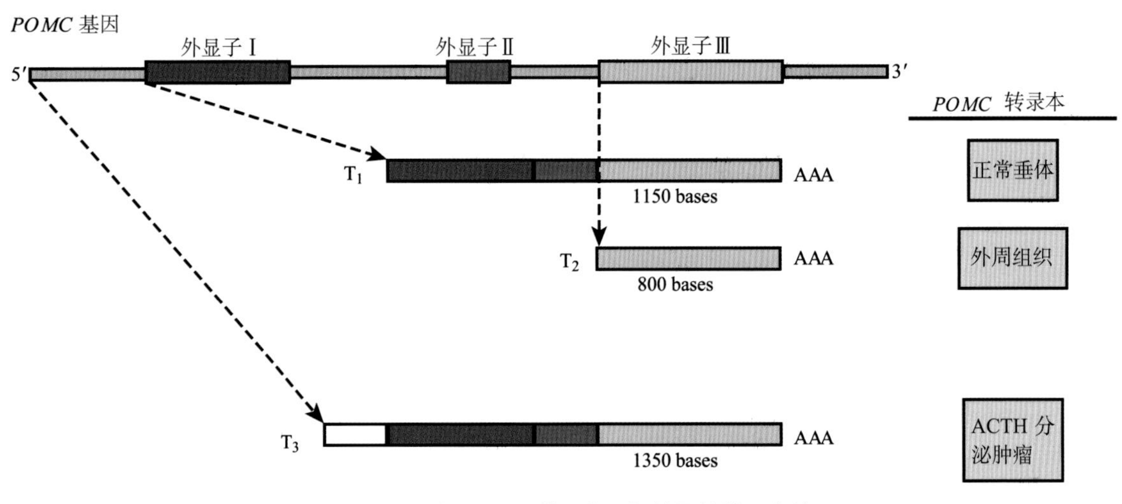

▲ 图 8-3 人 POMC 基因的组织特异性转录变体

T_1 在垂体组织高水平表达 POMC。T_2 在许多垂体外组织中呈低水平表达。T_3 存在于一些垂体外肿瘤中，导致异位 ACTH 综合征。AAA. 多聚 A 尾

所知较少。

POMC 的 T_1 和 T_3 mRNA 转录本起始于靠近外显子 1 的 TATA 盒。位于外显子 1 的 5′ 起始端的两个启动子区域赋予垂体 *POMC* 转录的正确空间、时间和激素调节。这 2 个启动子区域分别位于人类 *POMC* 基因的 −314～−276bp 和 −67～−27bp[18, 20, 21]。

已经证明 *POMC* 在下丘脑和中枢神经系统的特异性表达需要垂体 *POMC* 表达所需的远端 DNA 调控元件。在转基因小鼠中的研究证明 *POMC* 基因 5′ 处的一个 13kb 区域控制其在中枢神经系统和下丘脑中的表达[22]。*POMC* 外显子 1 远端的一个 4kb 区域包含 2 个神经元特异性增强子区域，能够定向 *POMC* 在丘脑弓状核的表达，其位置分别位于小鼠 *POMC* 基因的 −13～−9kb 区段和人类 *POMC* 基因 −11～−7kb 区段。对这两个神经元 *POMC* 增强区（nPE1 和 nPE2）的敲除研究表明其能够单独驱动 *POMC* 在弓状核中的表达而在垂体中无活性，这意味着垂体和下丘脑 *POMC* 基因转录受到启动子区不

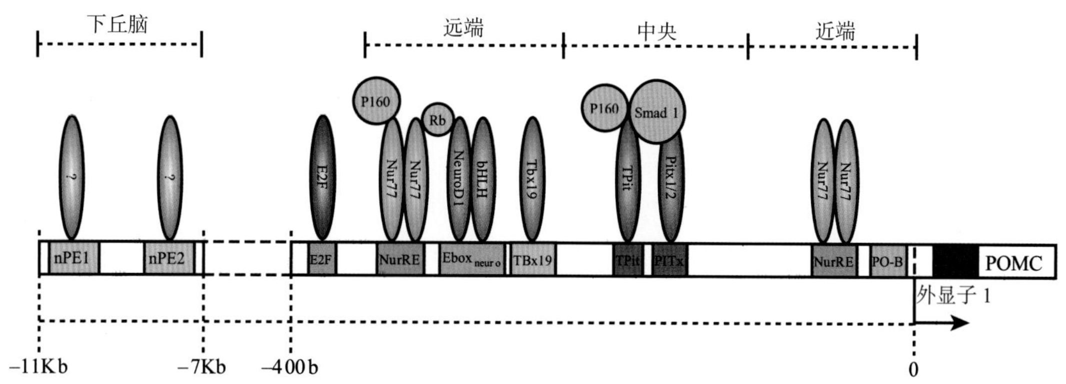

▲ **图 8-4 POMC 基因的启动子区域**

反应元件与其结合的已知相关联的调节辅因子（浅绿色）的转录因子一起显示

bHLH. 碱性螺旋－环－螺旋转录因子；E2F. 参与细胞周期调控和 DNA 合成的转录因子；Ebox. 结合 Neuro D1 和其他 bHLH 蛋白异二聚体的特异性 DNA 序列；Neuro D1. 神经原性分化 1 转录因子；nPE. 神经 pro-POMC 增强剂；Nur77. 也称为神经生长因子 IB（NG FIB），是参与细胞周期介导、炎症和细胞凋亡的转录因子家族的成员；NurRE. Nur 因子反应元件；P160. 共激活因子家族；Pitx. 参与器官发育的同源盒家族成员；PO-B. 最初描述为 POMC 特异性的转录因子；Rb. 视网膜母细胞瘤蛋白，肿瘤抑制蛋白；Smad1. 一种介导多种信号通路的转录调节因子；Tbx19. 仅存在于垂体 POMC 表达细胞中并参与发育过程调节的转录因子；Tpit. 参与发育调控的转录因子

同模块的控制 [11]。

与 T_1 和 T_3 相比，短 *POMC* 基因 mRNA 转录本（T_2）受位于内含子 2 的"GC-box"启动子序列调控。

（四）*POMC* 基因的表达

1. 垂体中的表达

在人类，*POMC* 表达在垂体前叶的促肾上腺皮质激素细胞中最为丰富，在健康成人中，这些细胞是唯一高水平表达该基因的细胞 [23]。*POMC* 是垂体中最丰富的 10 种转录物 [24]。垂体中表达的是 T_1 转录本，其长度为 1200nt。此外，在人类及大鼠和小鼠的胎儿期，垂体的中间叶也可以检测到 *POMC* mRNA 表达 [25, 26]。

垂体 *POMC* 的表达由基因的 5′ 侧翼区所控制 [18]（图 8-4），但是和在催乳素基因中垂体特异性转录因子 Pit-1 与多个位点结合直接调节转录不同，*POMC* 基因中没有一种直接启动高水平转录的特定调节元件。更确切地说，启动 *POMC* 基因转录似乎需要启动子作为一个整体发挥调控作用。

转录起始位点 5′ 端紧邻 TATA 盒的区域调控 *POMC* 的基础表达并包含 PO-B（−27 个核苷酸）和 NUR77（−67 核苷酸）的结合位点。更上游，在垂体启动子的中央地区有一个反应元件可以结合同源盒蛋白 Pitx1 [27] 和相关的 Pitx2 [28]。在发育过程中，Pitx1/2 在促肾上腺皮质激素细胞和整个垂体前叶发育中起着重要作用 [28, 29]。在 Pitx1 反应元件结合位点附近，有一个 T 盒因子 Tpit 的结合位点，它与 Pitx1 协同作用是 *POMC* 基因表达和垂体促肾上腺皮质激素细胞终末分化所必需的 [30]。在 POMC 启动子区，Tpit 通过将 SRC/p160 共激活因子募集到其同源 DNA 靶标中，起到转录激活因子起作用 [31]。

Tpit 作用重要性的证据来自缺乏该转录因子的小鼠及具有 Tpit 基因突变的人类。这些突变通常与可能导致新生儿死亡的早发性孤立性 ACTH 缺陷（IAD）有关 [32, 33, 34]。例如，1 例患者发生 IAD 的原因是 *Tpit* 基因（M86R）的突变，其抑制了其他 DNA 结合蛋白的结合，最终无法募集 p160 共激活因子 SRC−2 [35]。还有多种不同的 Tpit 突变已与 IAD 相关联，但是所有这些突变都可能通过破坏 DNA- 蛋白质和蛋白质－蛋白质相互作用而在功能上表现出来。

Tpit 重要性的进一步证据涉及其与骨形态发生蛋白（BMP）2 和 BMP4 的相互作用，骨形态发生蛋白是与早期器官发生和垂体细胞分化相关的信号分子。BMP4 刺激导致 *POMC* 启动子通过与 Pitx1 和 Tpit 的"束缚"相互作用募集活化的磷酸化 Smad1，从而降低其转录活性并抑制 *POMC* 转录[36]。

垂体启动子的远端区域不能独立于中央区域而产生活性，但包含 NeuroD/1A 的结合位点（$Ebox_{neuro}$），可以与其他碱性螺旋－环－螺旋（bHLH）因子作为异二聚体，与 Pitx 协同作用[37]。垂体远端启动子的 $Ebox_{neuro}$ 元件和附近的 Nur 反应元件（NurRE）在整个垂体发育过程中是调节 POMC 的表达必需的[38]。Tbx19 是一种垂体发育特异性转录因子，属于 T-box 基因家族的成员，推测它有一个结合位点位于 $Ebox_{neuro}$ 位点 -310nt，该蛋白也可能与其他垂体特异性转录因子协同发挥调节 *POMC* 转录的作用[39]。

2. 在其他组织中的表达

POMC 在其他组织中也有表达，如下丘脑弓状核[40]、皮肤[43]、睾丸[41]、卵巢[41, 42]、胎盘[16, 42]、十二指肠[41]、肝[41]、肾[41]、肾上腺髓质[41]、肺[41]、胸腺[43]、心脏[44]和淋巴细胞[45]，但表达水平较低。垂体外 POMC mRNA 常以 1200nt-T_1 转录物的形式表达（与垂体相似），如下丘脑和胎盘。脑外组织的 POMC mRNA 也可以出现较短的 800nt T_3 转录本优势表达[41, 46]。而较短的 T_2 转录本由于缺乏一个信号序列不能产生成熟的 POMC[15]，其生理作用尚不清楚。可能是长 POMC 转录物（T_1 和 T_3）的低水平表达使得短转录本相对高表达，如在睾丸组织[47]。

此外，*POMC* 也存在于皮肤中，其调控机制已被证实[13,48,49]。目前的证据表明，*POMC* 在皮肤中的转录受外显子 1 的 5′ 调控。在角质形成细胞[49,50]和黑素细胞[51]中检测到 *POMC* mRNA，但在真皮成纤维细胞中缺失[50]。

3. 垂体瘤中的表达

POMC 在正常垂体和促肾上腺皮质激素腺瘤中都有很高的表达[24, 52]，导致垂体依赖性库欣病[53]。垂体促肾上腺皮质激素肿瘤的进展与视网膜母细胞瘤肿瘤抑制蛋白（Rb）表达的丢失有关[54]。此外，研究表明 Rb 是 *POMC* 的转录激活剂，在 NeuroD 和 Nur77 之间架起桥梁，并增强 Nur77 和 p160 辅激活子 SRC-2 之间的相互作用[55, 56]。

4. 非垂体性肿瘤中的表达

引起异位 ACTH 综合征的肿瘤产生与垂体中相似的 1200bp 的 mRNA 转录。然而大约 20% 的肿瘤也表达 1400～1500bp 的更大转录物[52]。这个较大的转录本似乎受一个相对于传统起始位点 -392～-432bp 的启动子调控。对人小细胞肺癌（SCLC）细胞系 DMS-79 中该结构域的分析表明，该启动子区域可以与转录因子 E2F 家族结合[57]（图 8-4）。

这个启动子嵌入在一个 CpG 岛中，在许多肿瘤中处于非甲基化状态，从而导致异位 ACTH 综合征，并且在 DMS-79 细胞系中也是非甲基化的[58]。相反，它在不表达 POMC 的正常组织中处于甲基化状态[58]。异位 ACTH 综合征中该启动子和较大的 *POMC* 转录本的表达提示组织特异性 *POMC* 表达缺失。

此外，研究表明，胸腺类癌中 *POMC* 启动子的低甲基化与 *POMC* 过度表达和异位 ACTH 综合征相关。*POMC* 启动子的甲基化状态发生变化的区域与 *POMC* 启动子的 E2F 结合区一致[43]。

（五）*POMC* 基因表达的调控

1. 垂体 *POMC* 基因的调控

已知有许多因素调节垂体 *POMC* 基因的表达，但最重要的可能是 CRH 和糖皮质激素（图 8-5）。*POMC* 基因的表达似乎主要受转录水平的控制。

(1) 促肾上腺皮质激素释放激素刺激 *POMC* 基因：CRH 结合促肾上腺皮质激素细胞的跨膜受体，刺激环磷酸腺苷（cAMP）的产生和蛋白激酶 A（PKA）的激活[59]（图 8-5）。CRH 对 *POMC* 转录的影响不需要从头合成蛋白质[60]。虽然 *POMC* 基因第 1 外显子 5′ 处的启动子区没有 cAMP 反应元件（CRE），但已经鉴定出 2 个 DNA 元件，它们似乎能够赋予 CRH 对该基因的反应性。转录起始位点上游 -171～-160nt 处的一个元素结合一种称为 CRH 反应元件结合蛋白（CREB）的蛋白质[61]。在大鼠 *POMC* 基因的非编码外显子 1 中发现了第 2 个 CRH 反应元件。外显子 1（+41/+47）中的该元件与共有激活蛋白 -1（AP-1）转录因子结合位点具有密切的同源性，并以序列特异性的方式结合重组 AP-1 蛋白和 CREB[62, 63]。

在小鼠垂体促肾上腺皮质激素细胞系 AtT20 中，CRH 还可激活丝裂原活化蛋白激酶（MAPK）和诱导 AP-1 的 DNA 结合活性[59, 64]。此外，*POMC* 外

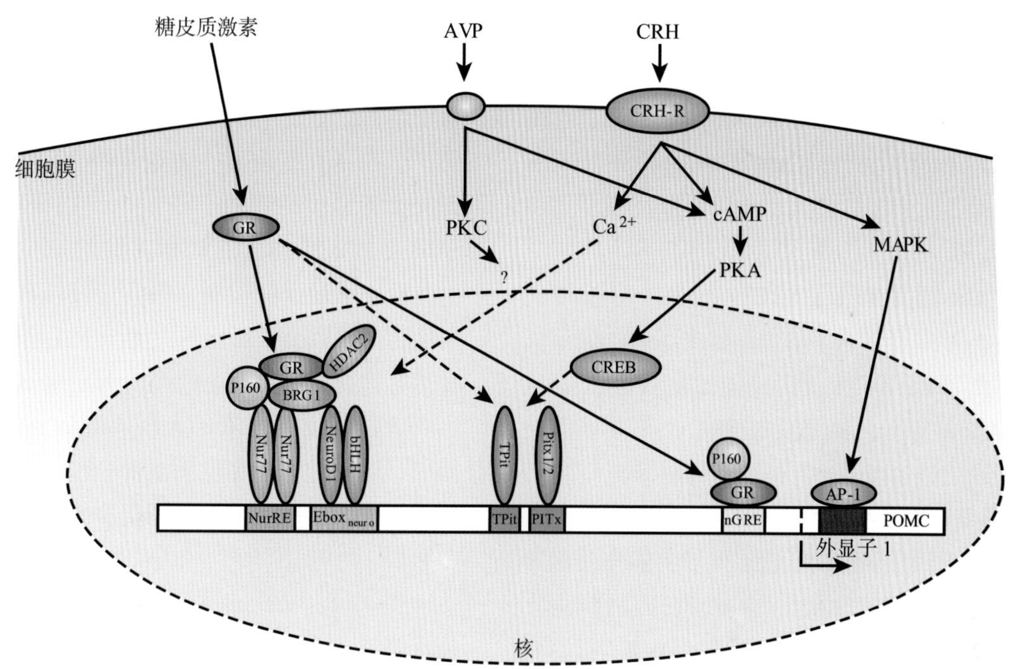

▲ 图 8-5　调节 *POMC* 基因转录的细胞内信号通路

促肾上腺皮质激素释放激素（CRH）通过其受体诱导环磷酸腺苷（cAMP），激活蛋白激酶 A（PKA），从而使 cAMP 反应元件结合蛋白（CREB）磷酸化。CRH 还激活有丝分裂原激活蛋白激酶（MAPK）通路，最终诱导激活蛋白 - Ⅰ（AP- Ⅰ）与外显子Ⅰ反应元件结合。精氨酸加压素（AVP）激活 cAMP 和（或）蛋白激酶 C（PKC）通路，这也可能进入该通路。糖皮质激素通过糖皮质激素受体（GR）作用，通过两个协同结合位点抑制转录

显子 1 元件赋予佛波醇酯和 CRH 对异源启动子的反应。因此，有大量证据表明 MAPK/AP-1 级联在调节 CRH 的某些作用中起着生理作用 [61, 65]。

在 AtT-20 促肾上腺皮质激素中，CRH 和 cAMP 诱导 Nur77 的表达，*POMC* 的转录通过 NurRE 位点被 PKA 及钙依赖和非钙依赖机制激活 [59]。孤儿核受体（NR）的 NGFI-B（Nur77）亚家族，也包括 Nur1 和 NOR1，以在亚家族成员之间形成的同源或异二聚体型式与 NurRE 结合。Nur 因子作为 PKA 信号通路的末端效应器，通过二聚体和 AF1 依赖的辅激活因子的募集，如 TIF2 [60]。

Tpit/PitxRE 还以钙依赖的方式介导 CRH 诱导的 *POMC* 基因表达的激活。显然，Tpit/PitxRE 是 CRH 和糖皮质激素调节 *POMC* 基因表达的一个重要因素 [66]。

(2) 糖皮质激素对 *POMC* 基因的抑制作用：众所周知，糖皮质激素可降低 ACTH 水平，这主要是由于抑制 *POMC* 转录，正如糖皮质激素受体（GR）敲除小鼠导致 *POMC* 表达增加 [67]。糖皮质激素也在 POMC 翻译水平起作用，它们还可以拮抗 CRH 的作用 [68]（图 8-5）。然而，相当多的证据表明它们抑制 *POMC* 基因的转录 [69, 70]。

糖皮质激素进入细胞，在那里它们与细胞质中的热休克蛋白复合物结合。配体结合受体转移到细胞核，在那里它招募协同调节蛋白，并作为一个转录因子与另一个 GR 形成二聚体结合到基因的启动子区域来调节基因的表达。这一过程受组织特异性共调节因子的调节 [71]。

在垂体促肾上腺皮质激素细胞中，GR 介导 *POMC* 基因的抑制。在大鼠 *POMC* 基因中，有 4 个位点可以介导糖皮质激素的作用，尽管体内只需要 −63 和 −480～−320 之间的位点 [72]。后一种糖皮质激素调节元件（GRE）需要相互作用，以使垂体 *POMC* 表达完全受到糖皮质激素的抑制。位于 −63 位的负调节 GRE 与推测的 COUP（鸡白蛋白上游启动子）盒 [73] 和近端 Nur77 反应元件重叠 [74]。有研究表明，糖皮质激素对 *POMC* 转录的抑制作用可能是通过一种刺激因子如 Nur 的置换来实现的 [74, 75]。在 AtT20 小鼠促肾上腺皮质激素细胞系中，糖皮质激素拮抗 Nur77 介导的 CRH 的作用。糖皮质激素

通过 *POMC* 启动子区域抑制转录的机制还涉及辅加压因子 HDAC2 和 Swi/Snf 染色质重塑蛋白 Brg1，调节了 GR 向 Nur77 结合的 NURR 位点的募集（图 8–5）[12, 76]。Brg1 或 HDAC2 的核表达缺失与 50% 的具有糖皮质激素抵抗的人和狗肾上腺皮质激素腺瘤有关 [12]。

通过 GR 辅助激活子 SRC–1 缺失小鼠模型研究，垂体 *POMC* 转录水平的抑制证实了协同调节因子在 GR 介导 *POMC* 转录调控中的重要性 [77]。这种对 *POMC* 的抑制可能是通过 SRC–1 与其他影响 *POMC* 转录的转录因子相互作用来实现的。

(3) 精氨酸加压素对 *POMC* 基因的刺激作用：许多其他下丘脑因子作用于垂体促肾上腺皮质激素细胞以影响 *POMC* 的表达，然而，它们的作用方式尚不明确。尤其是精氨酸加压素（AVP）可以增强 CRH 的作用，并且可以独立地（尽管很弱）刺激 *POMC* 的表达 [78]。AVP 通过 V1b 受体作用于促肾上腺皮质激素细胞，激活蛋白激酶 C 通路，并与 CRH 与 CRH1 受体结合激活的 cAMP/kinaseA 通路产生“串扰”（cross–talk）作用 [79]。

(4) 白血病抑制因子刺激 *POMC* 基因：许多证据表明，垂体内因素是促肾上腺皮质激素功能的重要调节剂。其中一种因子是促炎细胞因子白血病抑制因子（LIF）。该因子通过 STAT–3 刺激 *POMC* 基因，该反应元件与 166 个核苷酸的 CRH 反应元件重叠，尽管该位点不直接结合 STAT 转录因子 [65, 80]。在 *POMC* 启动子的远端区域发现了一个功能性 STAT1–3 结合位点，该区域通过涉及 NurRE 的机制介导 LIF–CRH 的协同作用 [80, 81]。

已经证明 LIF 和糖皮质激素之间的相互作用可以降低 GR 对 *POMC* 表达的抑制。这可能由于在 NurRE 处从 GR 结合到 Nur77 的辅阻遏物的丧失 [82]。LIF 影响 *POMC* 转录的其他调节因子还包括 CCAAT/ 增强子结合蛋白 β（C/EBPβ）和胶质细胞源性神经营养因子（GDNF）诱导因子（GIF）[83]。

2. *POMC* 基因在其他组织中的调控

如前所述，*POMC* 可在广泛的非垂体组织中表达，尽管在许多垂体外部位，*POMC* 转录物较短，导致蛋白质水平极低。然而，有几个组织中 *POMC* 表达显著，其与垂体表达调节存在细微差异。

(1) 大脑：*POMC* 主要表达在下丘脑的弓状核 [84]，在调节食物摄入和能量平衡方面 [85] 起着重要作用，肥胖儿童 *POMC* 基因突变就是一个典型例子 [86]。*POMC* 受瘦素、胰岛素和葡萄糖的调节，起到厌食神经肽的作用（图 8–6）[87]。因此，大鼠禁食导致 POMC 和 ACTH 相关肽的减少 [88]。*POMC* 也受糖皮质激素的控制，但其是否具有刺激性或抑制性的证据取决于所用的模型。下丘脑中 *POMC* 的表达可被糖皮质激素上调 [89]，肾上腺切除后不能产生内源性糖皮质激素的大鼠 *POMC* mRNA 显著降低 [90]，这一效应被糖皮质激素治疗完全逆转 [91]。除下丘脑外，*POMC* 在海马和皮质中也有较低水平的表达 [84]。

(2) 皮肤：*POMC* 在皮肤的几种细胞中表达，包括黑素细胞、角质形成细胞 [92] 和真皮微血管内皮细胞 [93]（图 8–7）。这种 *POMC* 的表达受糖皮质激素和 CRH 的调节，也受紫外线照射的影响。

在小鼠皮肤中，糖皮质激素下调 *POMC* 的表达，与毛囊循环有关 [13]。皮肤细胞中表达的 CRH 可上调局部 *POMC* 的表达 [13, 49]，而 *POMC* 被糖皮质激素抑制 [94]。此外，皮肤中 *POMC* 的表达被紫外线增强 [51]，也诱导人类黑素细胞产生 CRH，随后刺激 CRH 信号通路导致 *POMC* 表达。紫外线诱导小鼠皮肤 *POMC* 表达可由 p53 直接控制，而小鼠 *POMC* 启动子是由 p53 对 UV 的响应而激活的 [95]，虽然 p53 不是 *POMC* 表达的主要或唯一调控因子 [96]。

(3) 胎盘：胎盘表达 *POMC* 基因的水平相对较低，尽管组织体积大意味着产生的 *POMC* 数量可能相当高 [97]。胎盘 *POMC* 表达被 CRH 上调，但似乎不受糖皮质激素影响。

3. *POMC* 基因在肿瘤中的调控作用

(1) 促肾上腺皮质激素释放激素对肿瘤中 *POMC* 基因的调控：一般来说，CRH 刺激垂体促肾上腺皮质激素肿瘤中 *POMC* 的表达，而在异位肿瘤中则没有，但也有少数例外 [98–100]。然而，增加的 ACTH 可能会刺激糖皮质激素，转而导致 CRH 基因的抑制。因此，CRH 可能与 *POMC* 表达的肿瘤无关。

(2) 糖皮质激素对肿瘤中 *POMC* 基因的调控：在垂体促肾上腺皮质激素细胞中，*POMC* 基因的表达受到糖皮质激素的抑制，而在垂体促肾上腺皮质激素肿瘤中，糖皮质激素能够抑制 ACTH 的分泌。相比之下，在垂体外肿瘤中，ACTH 对糖皮质激素具有抵抗力。这一机制是高剂量地塞米松抑制试验的基础，该试验用于区分库欣综合征患者垂体和异位促肾上腺皮质激素来源。大多数垂体外肿瘤对糖皮质激素抑制 *POMC* 表达具有抵抗力，提示这种糖皮质激素抵抗的机制是重要的。

已经建立了一组人小细胞肺癌细胞系作为研究异位 ACTH 综合征的细胞模型 [23, 101]。这些细胞系表达 *POMC* 基因并低水平表达糖皮质激素受体（GR）[23, 102]。值得注意的是，所有细胞系都对糖皮质激素的抑制有抵抗力。为了确定糖皮质激素信号是否起作用，人们合成了与报告基因相连的糖皮质激素反应基因并转染到细胞中。与对照组垂体细胞

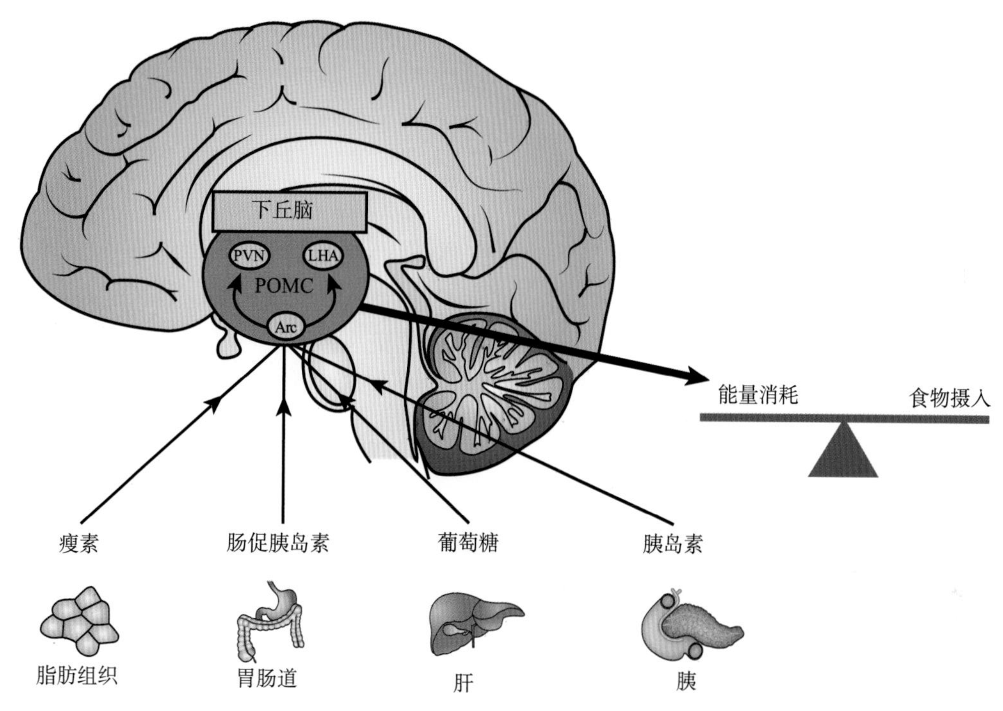

▲ **图 8-6　影响下丘脑弓状核（Arc）中 *POMC* 表达的因素**

PVN. 室旁核；LHA. 外侧下丘脑

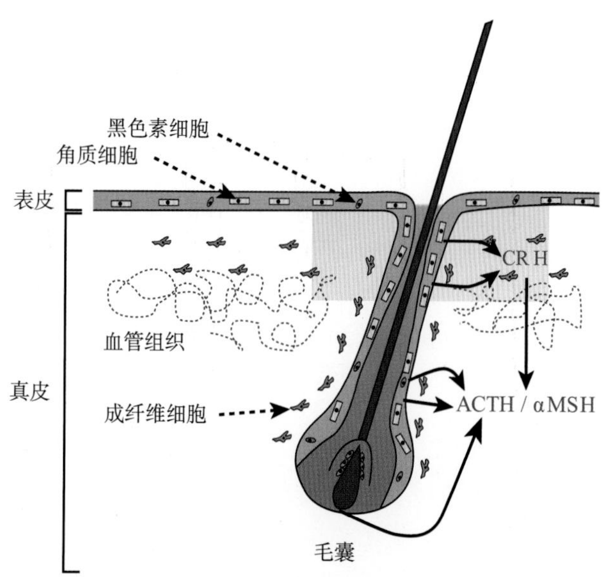

◀ **图 8-7　存在于皮肤中的下丘脑 – 垂体轴成分**

皮肤和毛囊细胞释放的促肾上腺皮质激素释放激素（CRH）可诱导皮肤其他部位分泌促肾上腺皮质激素（ACTH）和 α- 黑素细胞刺激素（αMSH）

的快速诱导表达不同，人类小细胞肺癌细胞对天然或合成的糖皮质激素均无反应。因此，*POMC* 基因对糖皮质激素的抵抗是这些恶性细胞对糖皮质激素作用的整体抵抗的一部分。高浓度野生型 GR 在细胞中的表达被发现足以恢复糖皮质激素信号。在其中两个细胞系中，内源性 GR 的突变似乎是耐药的原因 [101, 103]，而在另一个细胞系中，协同调节因子的表达和 GR 的募集是耐药的基础 [104]。最近，在 SCLC 细胞系中发现 GR 启动子的 1C 区在 CpG 位点甲基化程度更高。因此，存在与 GR 表达减少相关的表观遗传修饰 [105]。

由于糖皮质激素能抑制某些类型细胞的增殖，并诱导其他类型细胞的凋亡，因此，规避糖皮质激素信号可能会给恶性细胞带来生存优势。事实上，当高水平的野生型 GR 在一个耐药细胞系中表达时，它在体外和体内都会通过凋亡导致细胞死亡 [106, 107]，这表明糖皮质激素的耐药性对肿瘤细胞确实具有生存优势，因为它还可以抑制 *POMC* 的表达和 ACTH 的分泌，它们成为恶性表型的生物标志物。

三、促肾上腺皮质激素及其相关肽

（一）POMC 及其相关肽的结构与加工

许多生物活性肽是由大分子前体分子合成的，许多技术已被用来阐明这些肽的结构。研究使用脉冲追踪分析法，将标记的氨基酸与细胞一起孵育，以检测被标记的前体及其衍生的肽。因此，序列分析和 cDNA 克隆已成为确定多肽结构的重要手段。Eipper 和 Mains 综述了 POMC 和 ACTH 相关肽的结构和生物合成及物种间差异 [108]。

1. POMC　1973 年，在人血浆 [109]、小鼠垂体细胞 [110] 和人类肿瘤 [111] 中发现了 ACTH 的高分子量形式，这导致了对存在促肾上腺皮质激素前体的预测。*POMC* 基因的表达导致前体激素原的合成。这种蛋白质在二价碱基氨基酸残基处进行蛋白水解裂解，产生一系列小分子，包括 ACTH（图 8-8）[108]。POMC 对其组成肽的加工具有组织特异性，因为不同组织的加工性质和加工程度都不同。这会导致不同组织分泌不同种类的肽，但组成肽和前体的确切比例仍不完全清楚。

2. ACTH　ACTH 肽由 39 个氨基酸组成，是一个单链多肽，分子量为 4.5kDa（图 8-8）。N 端的 12 个氨基酸在物种之间高度保守，因此反映了该区域对生物活性的重要性。与人类序列相比，其他哺乳动物的 ACTH 只有 1 个或 2 个替换，在 24～39 个氨基酸区域。促黑素细胞生成激素（MSH）序列 His-Phe-Arg-Trp 是发现于 ACTH 的 6～9，形成 α-MSH 的氨基酸主链。在 β- 脂蛋白（β-MSH）和 N- 丙种球蛋白（N-POC）（γ-MSH）中存在相同的序列。鉴于这 3 种形式的 MSH 结合不同的黑素皮质激素受体，人们认为环境中的氨基酸会影响它们的特定活性。

3. α- 黑素细胞刺激素　α-MSH 由 ACTH 1～13

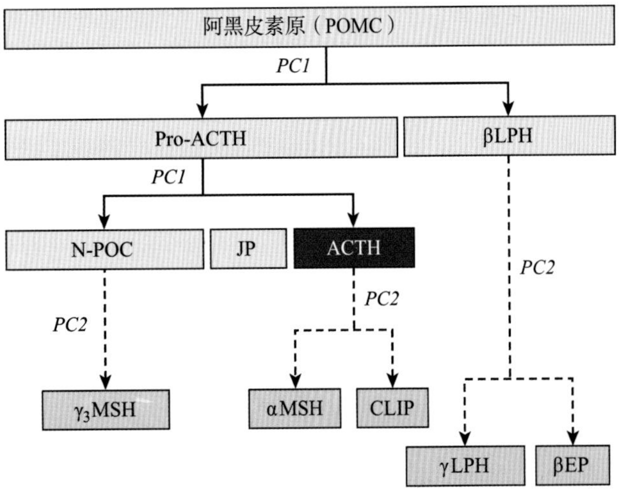

阿黑皮素原（POMC）
PC1
Pro-ACTH　βLPH
PC1
N-POC　JP　ACTH
PC2　PC2　PC2
γ_3MSH　αMSH　CLIP　γLPH　βEP

◀ **图 8-8　POMC 的加工**

POMC 被分解为促肾上腺皮质激素前体（pro-ACTH）和 β 脂蛋白（βLPH）。进一步加工促肾上腺皮质激素前体可产生促肾上腺皮质激素（ACTH）、连接肽和 N- 丙种球蛋白（N-POC），所有这些都可以在人体血浆中发现。分裂成更小的碎片是以组织和物种特有的方式发生的。彩色方块代表在人体循环中发现的肽。CLIP. 促肾上腺皮质激素样中间叶肽；EP. 内啡肽；JP. 连接肽；LPH. 脂蛋白；MSH. 黑素细胞刺激素；PC. 激素转化酶组成，由 ACTH 1～39 经 C 端羧肽酶水解后，经 C 端酰胺化和 N 端乙酰化而得。α–MSH 主要由垂体中叶的嗜黑素细胞产生，尤其是在大鼠和小鼠等物种中 [112]。成人垂体没有明显的中间叶，因此这不是人类 α–MSH 的来源。另外，α–MSH 不被认为是在前叶中产生的。因此，目前尚不清楚 α–MSH 在正常情况下是否存在于人体血循环中。

4. CLIP　促肾上腺皮质激素样中间叶肽（CLIP）由 ACTH 18～39 组成，在分裂过程中产生 α–MSH。因为这个过程主要发生在脑垂体的中间叶，而人类不存在中间叶，所以在正常情况下认为人体循环不存在 CLIP。

5. N– 丙种皮质醇　NPOC（图 8–8）也被称为 N– 前皮质素，来自 POMC 的 N– 末端序列，在人类中，它是一种 76 个氨基酸的肽，在中间区域有 1 个 MSH 序列。该肽在 N 端有 1 个色氨酸残基和 2 个连接半胱氨酸 2～24 和 8～20 的二硫键桥，这被认为是重要的分类信号，引导 POMC 的调节途径 [113]。N–POC 在 Asn65 处可以发生 N– 糖基化，在 Thr45 处发生 O– 糖基化。

6. γ– 黑素细胞刺激激素　γ1–MSH 位于人 N–POC 序列的 51～62 位，与 α–MSH 同源。γ1–MSH 的 C 端扩展形式称为 γ2–MSH（51～63）和 γ3–MSH（51～76）。

7. 连接肽　连接肽存在于 N–POC 和 ACTH 之间，是一种 30 个氨基酸的肽，在 C– 端酰胺化。它是 1981 年从人的垂体中分离出来的，以同型二聚体的形式在人体内循环 [114]。然而，很少有人对这种肽做进一步的研究。

8. β– 促脂素　β– 促脂素位于 POMC 的 C– 端，可裂解为 γ– 脂蛋白（C– 端含有 β–MSH 序列）和 β– 内啡肽（图 8–8）。在人类垂体前叶其裂解似乎受到限制，因为人体循环中这种肽的主要形式是 β– 促脂素和很少的 β– 内啡肽 [115]。

9. β– 内啡肽　这种 31 个氨基酸的肽在 N– 末端的前 5 个氨基酸中包含了甲 – 脑啡肽的序列。β– 内啡肽可发生 N– 乙酰化，这被认为是一种组织特异性作用，已发现C– 末端截短肽，如α– 内啡肽（β– 内啡肽 1～16）、γ– 内啡肽（β– 内啡肽 1～17）和 δ– 内啡肽（β– 内啡肽 1～27）。人们对这些肽在下丘脑的功能有了更多的了解 [116]，在垂体中只有很少的 β– 脂蛋白被分解成 β– 内啡肽，因为从垂体流出的血液中几乎没有 β– 内啡肽 [117]。

（二）加工途径与加工酶

1. 加工　*POMC* mRNA 转化为肽后，需要经过一系列的加工过程才能释放出组成肽 [85, 97]。参与肽进入内质网的 N– 端信号序列在翻译后修饰的早期阶段被移除。随后，POMC 在高尔基体中经历了糖基化和磷酸化，然后运输到分泌囊泡并被裂解成其组成肽。促肾上腺皮质激素相关肽储存在致密的核心分泌颗粒中，在受到刺激（如 CRH）时从细胞中释放出来，就像应激反应一样（图 8–9）。POMC 激素原可以在人体循环中被发现 [117]，被认为是通过组成途径释放的，也许是一种“溢出”的机制，因为它的释放似乎没有受到调节 [118]。

2. N– 糖基化和磷酸化　这些事件发生在肽裂解前的高尔基体中。γ–MSH 具有 Asn–X–Ser 序列，可在 Asn 残基上糖基化，在小鼠 POMC 中，CLIP 序列可发生 N– 糖基化。有证据表明，丝氨酸 31 的磷酸化发生在促肾上腺皮质激素（ACTH）中，尽管其意义尚不清楚 [119]。

3. 加工酶　POMC 在一对碱性氨基酸（主要是 Lys–Arg 和 Arg–Arg）上通过有限的蛋白质水解作用分解成其组成肽。负责这种内蛋白分解的哺乳动物转化酶是来自枯草杆菌素 /Kex2 丝氨酸蛋白酶的前体转化酶，其中包括 furin，一种已知在构成分泌途径中切割肽的蛋白酶。前激素转化酶 1 或 PC1（也称为 PC3 [120]），在垂体前叶中优先切割 POMC 并产生 ACTH、β– 脂蛋白、N–POC 和连接肽。虽然裂解可以从高尔基体开始，但在分泌小泡中继续。在小鼠 AtT20 细胞中，PC1 的调节方式与 POMC 相似，CRH 上调 PC1 mRNA，糖皮质激素下调 PC1 mRNA [121]。

ACTH1–39 可以被 PC2 进一步切割产生 ACTH 1～17 和 CLIP。PC2 在不同的碱基残基对上裂解成 PC1，产生更小的肽（图 8–8）。PC2 在神经中间叶、下丘脑和皮肤中表达，在人垂体前叶不表达，这种选择性表达解释了 MSH 肽和 β– 内啡肽的组织特异性的存在。PC2 只能在分泌小泡内裂解肽，因此 MSH 肽只能在细胞内产生。

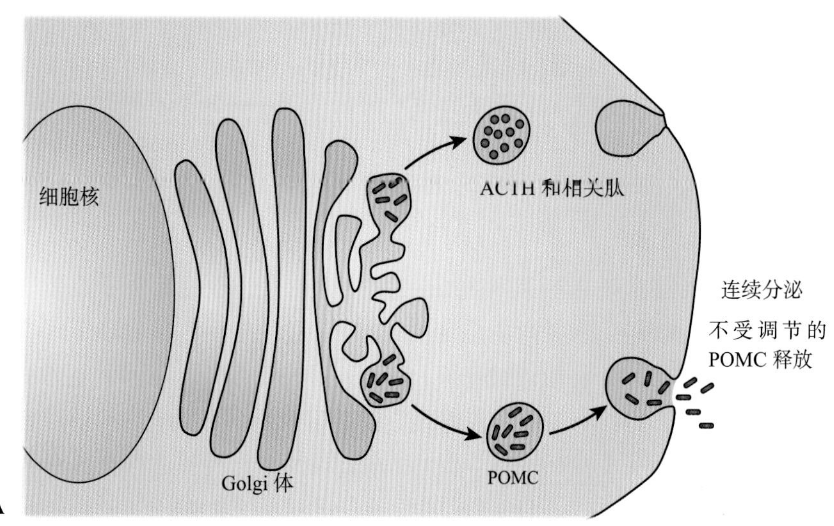

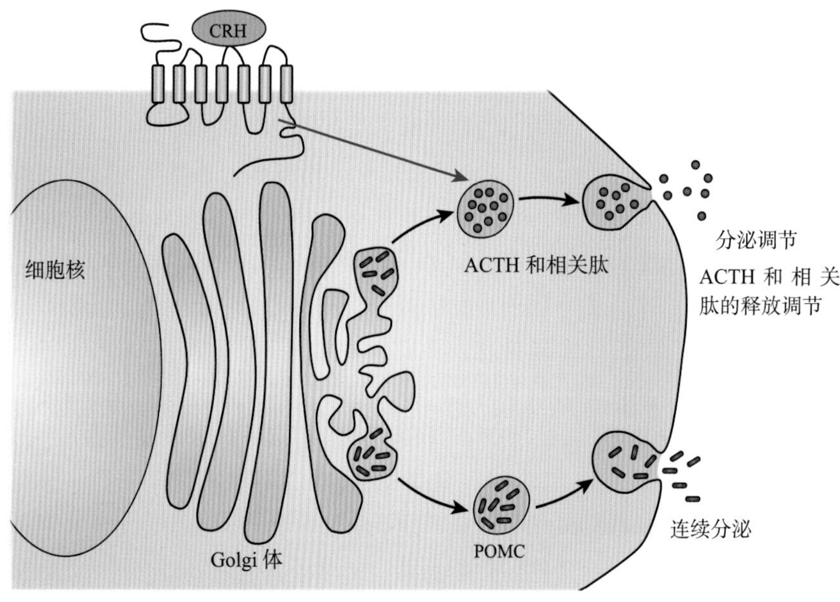

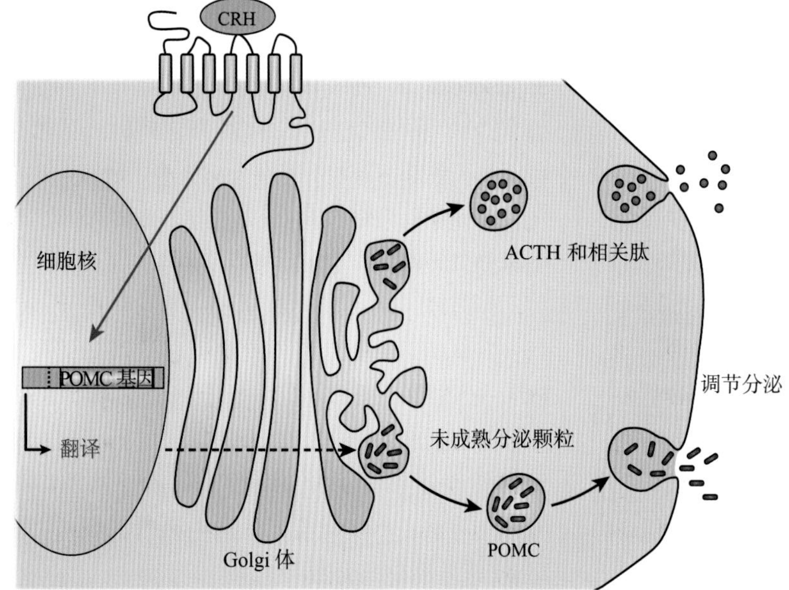

◀**图 8-9 阿黑皮素原（POMC）加工和细胞中肽的释放**

POMC 在分泌小泡中加工，分泌小泡在促泌剂刺激后释放出来。A. POMC 的连续释放；B. CRH 对 ACTH 分泌的调节作用；C. 通过影响 *POMC* 基因转录 *CRH* 调节 POMC 分泌

PC2 裂解产生 ACTH 1～17，然后由羧肽酶 E 从 C 端去除氨基酸，产生 ACTH 1～13。随后，α-酰胺化被肽基甘氨酸 α- 酰胺化单氧合酶催化，α-酰胺化单氧合酶是一种包含多种分子形式的酶，乙酰化是通过特定的乙酰化转移酶的作用而发生的。这些翻译后修饰产生 α-MSH（图 8-8）。

考虑到 POMC 可以完整地从细胞中释放出来，那么在某些情况下，通过胞外肽酶进行裂解在理论上是可能的。皮肤微血管内皮细胞产生的细胞外肽酶如血管紧张素转换酶和脑啡肽酶证实了这一现象 [122]。

（三）不同组织的加工

POMC 的加工过程因物种和组织而异 [97]。虽然 POMC 主要在垂体中表达，但 POMC mRNA 可以在许多垂体外组织中被检测到，不过并不能证明肽是在那里合成或分泌的。来自垂体的 POMC 被释放到循环中，并从胎盘进入母体血液 [117, 123]。然而，在其他垂体外组织中产生的 POMC 肽是否进入循环还有待商榷，它们更可能起旁分泌的作用。

1. **垂体前叶** 在人垂体前叶，POMC 被切割产生 ACTH 原，然后被切割成 ACTH、N-POC 和连接肽（图 8-8）。有趣的是，在人体循环中发现了促肾上腺皮质激素（ACTH）前体，即 POMC 和 ACTH 原，它与 ACTH、N-POC、连接肽和 β- 脂蛋白结合在一起 [117]。人体循环中几乎没有 β- 内啡肽的存在表明 β- 促脂素的加工是最小的(图 8-10)。然而，在某些 β- 内啡肽检测中，抗体也能检测到 β- 促脂素，可能会使结果混淆。在大鼠和绵羊垂体前叶中，一些 ACTH 也被加工成去乙酰 -α-MSH 和 α-MSH [124]。

对小鼠垂体瘤细胞系 AtT20 的研究表明，裂解开始于促肾上腺皮质激素的 C 端，是连续的过程 [108]。然而，ACTH 与 β- 脂蛋白、连接肽与 ACTH、ACTH 1～16 与 ACTH 17～39、γ- 脂蛋白与 β- 内啡肽之间存在相同的碱性氨基酸对。因此，相邻的氨基酸和肽折叠必然影响加工顺序。

2. **中间叶** 在啮齿类动物的中间叶，POMC 存在于促黑素细胞中，经过更全面的加工，得到更小的 α-MSH、β-MSH、γ-MSH、CLIP 和 β- 内啡肽。

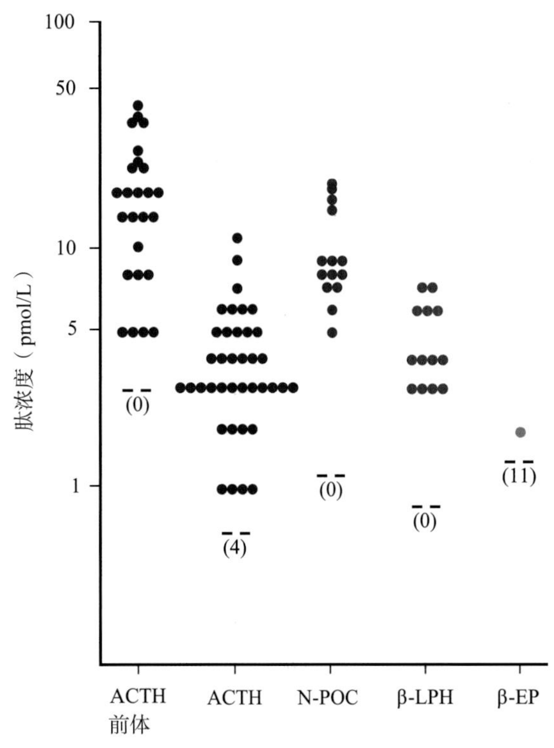

▲ **图 8-10 正常人循环中促肾上腺皮质激素（ACTH）前体和衍生肽的浓度**

EP. 内啡肽；LPH. 脂蛋白；N-POC. N-proopiomelanocortin（引自 Gibson S，Crosby SR，Stewart MF，Jennings AM，McCall E，White A. Differential release of proopiomelanocortin-derived peptides from the human pituitary：Evidence from a panel of two-site immunoradiometric assays. The Journal of Clinical Endocrinology and Metabolism 1994；78：835-41.）

负责这种裂解的蛋白酶是 PC2。

3. **下丘脑** POMC 主要在下丘脑弓状核的神经元中产生，在那里肽类是调节食物摄入和能量平衡的核心（图 8-6）[85]。POMC 在第三脑室正中隆起和腹内侧缘也有表达，而在孤束中的表达量要小得多。加工过程与垂体前叶不同，产生的是具有神经中间叶特征的较小肽 [125]。然而，大多数研究仅限于大鼠下丘脑。在这些提取物中，高效液相色谱（HPLC）分离结果表明，ACTH 被加工成 CLIP，检测到去乙酰化 α-MSH 而不是 α-MSH，说明 N 端乙酰化受到限制。β- 内啡肽 1～31 存在于大鼠下丘脑中，再次表明其更广泛的加工过程 [65, 124]。瘦素增加下丘脑 PC1 和 PC2 的表达，并进一步受转录因子 Nescient Helix Loop Helix（Nhlh）-2 的调节，提示 POMC 肽功能可能在肽加工水平上受到生理控制 [126]。

脑脊液（CSF）中也检测到了 POMC，但它是否来源于垂体或下丘脑尚不确定。大鼠脑脊液中前体和 ACTH 的变化与食物摄入和肥胖的关系表明，它们起源于下丘脑。在人脑脊液中，POMC 前体肽在高浓度下出现，当比较摩尔比时，POMC 前体肽占优势[118, 127]。然而，脑脊液中也可以检测到其他一些来源于脑脊液的肽[128]。

4. 其他组织　POMC 肽已在甲状腺、胰腺、胃肠道、胎盘、睾丸、卵巢、肾上腺和免疫系统中检测到[124]。然而，与垂体相比，其他组织只产生低水平的 POMC 肽。

POMC 肽也在皮肤中产生（图 8-7）。第一个被检测到的肽是 α-MSH，通过免疫染色发现其主要存在于人类黑素细胞中，但 ACTH 也在人类角质形成细胞中被检测到。POMC 肽在头发色素沉着中的作用是基于 2 名 POMC 遗传突变的患者提出，这 2 名患者阻止了 ACTH/α-MSH 区域合成，2 名患者都有红色头发色素沉着。PC1 和 PC2 在 POMC 加工过程中定位于黑素细胞和角质形成细胞[48, 129]。此外，在真皮细胞中，其他肽酶对 POMC 进行胞外肽加工的可能性已经被证实[122]。

在胎盘中，POMC 的加工会产生 ACTH、β-LPH、α-MSH 和 β- 内啡肽及大量的 POMC[16, 123]。

5. 垂体瘤　在 ACTH 依赖性库欣综合征患者中，根据血浆中这些肽的摩尔比判断，促肾上腺皮质激素前体的处理似乎相对正常。然而，促肾上腺皮质激素大腺瘤中的前体与促肾上腺皮质激素的摩尔比要高得多，这表明加工功能受损[130]。垂体促肾上腺皮质激素腺瘤与库欣综合征无关，PC1 表达缺陷可能导致分泌的未经处理的 POMC 增加[131]。

6. 垂体外肿瘤　肿瘤提取物的数据表明，大多数导致异位 ACTH 综合征的垂体外肿瘤不能有效地处理激素前体。在早期的研究中，对没有激素过量临床特征的患者的肿瘤组织进行分析，发现了 ACTH 的一种高分子量形式，这种纯化的物质在胰蛋白酶的作用下可以裂解为成熟的 ACTH（4.5kDa）。ACTH 免疫反应无生物活性，推测是 ACTH 前体的结果。

异位 ACTH 综合征患者肿瘤的处理能力受损的证据还来自血浆中 ACTH 前体水平的升高和前体 / ACTH 的高比值[132]。对临床上明显的库欣综合征患者循环中占主导地位的 ACTH 前体的鉴定表明，这些前体可能在 ACTH 受体处具有某种活性，或者在肾上腺进行加工。这些患者大多为小细胞肺癌。然而，高分化、生长缓慢的肿瘤患者，尤其是支气管类癌，其促肾上腺皮质激素前体水平较低，但肯定会存在。从类癌患者的 4 种肿瘤提取物中也检测到 CLIP，这表明一些肿瘤可能以神经中间叶的方式处理 POMC。目前尚不清楚同一肿瘤是否会产生更多的前体和更小的碎片，或者不同肿瘤的加工过程是否有所不同。

（四）促肾上腺皮质激素相关肽的生物活性

1. 促肾上腺皮质激素及其受体　促肾上腺皮质激素的主要作用是刺激肾上腺皮质激素的生成，从而导致人的皮质醇和啮齿动物体内皮质酮的合成和释放。在病理状态下，很明显 ACTH 可以增加肾上腺雄激素和醛固酮的生成；然而，在生理情况下，这些途径受到其他因素的调节。长期过度表达 ACTH 可导致肾上腺细胞增殖，尽管来自 POMC N 端的肽也参与了这一过程。ACTH 被认为在肾上腺皮质的发育中起作用[133, 134]，尤其是在 *POMC* 基因敲除小鼠中，ACTH 替代可使肾上腺正常发育[135]。

在长期 ACTH 过量的情况下，如 Nelson 综合征、Addison 病和异位 ACTH 综合征，可发生皮肤色素沉着。它被认为是 ACTH 通过其 MSH 序列与皮肤中的黑素皮质素受体结合的结果，尽管皮肤色素沉着是否由 ACTH 分解成 MSH 肽引起尚不清楚。ACTH 受体也存在于人类单个核白细胞，并且在其他大鼠和小鼠的免疫细胞上也有发现，这表明 ACTH 可能在免疫功能中起作用[97]。

2. 促肾上腺皮质激素受体和信号转导　ACTH 1～39 序列在刺激甾体生成方面最为有效，但 ACTH 1～24 在某些系统中也具有完全的激动剂活性。很明显，ACTH 1～13 序列参与了结合和激活，但是 ACTH 6～24 也被证明具有一些甾体生成活性。

ACTH 与黑素皮质素 2 受体（MC2R）结合[136]，这在人类肾上腺中已被确认[137]，尽管在大鼠和绵羊肾上腺皮质细胞中也存在低亲和力的 ACTH 结合位点。人类 ACTH 与其受体的结合需要钙，K_d 约为 2.0nmol/L。然而，0.01nmol/L 的促肾上腺皮质激素会导致最大的类固醇生成，因此每个细胞仅仅需要很少的结合位点即可实现（大约 3500 个位点）。ACTH 1～16 是与人类 MC2R 结合和信号传递所需的最小肽[138]。

黑素皮质素 2 受体辅助蛋白（MRAP）是一种高度保守的蛋白，有利于 MC2R 向质膜传递。它已被证明是肾上腺特异性因子，需要 MC2R 功能[139]。最近的一个假说认为，MRAP 的作用可能是增加 ACTH 对 MC3R 的亲和力或促进 MC2R 信号转导。此外，MC2R 和 MRAP 水平受 ACTH 浓度的调节[140]。

ACTH 受体是黑素皮质素受体家族的一员，有 7 次跨膜 G 蛋白偶联受体[137]。ACTH 与其受体结合导致 cAMP 生成增加，进而刺激 cAMP 依赖性蛋白激酶激活类固醇生成途径。钙也参与 ACTH 刺激人肾上腺细胞 cAMP 的过程。皮质类固醇激素是 ACTH 诱导的类固醇生成的低分子量抑制剂，虽然其生理作用尚不清楚，但被认为是通过阻止 ACTH 与其受体结合而起作用的。

3. 促肾上腺皮质激素对肾上腺的作用 促肾上腺皮质激素在多个水平发挥作用，以增加皮质醇的产生。与受体结合后，ACTH 刺激脂蛋白摄取，激活胆固醇水解，并增加胆固醇向线粒体的转运。重要的是，它还调节胆固醇侧链断裂，这是甾体生成的限速步骤，并导致孕烯醇酮的产生。这种活性发生在线粒体的内膜上，由细胞色素 P_{450} 侧链裂解酶催化。ACTH 刺激时间越长，转录水平越高。在类固醇生成途径中的酶，可以导致肾上腺细胞增殖，但最终会导致 ACTH 受体的下调。

4. α- 黑素细胞刺激肽 α-MSH 相关肽产生于下丘脑弓状核，作用于下丘脑室旁核的 MC4R，在调节摄食和能量平衡中起重要作用，是瘦素作用的主要介质[125]。POMC 肽的这种作用通过 *POMC* 基因中与肥胖相关的一些遗传缺失来证明[10, 86]。α-MSH 拮抗药经外周注射可增加小鼠的摄食量，说明 α-MSH 在调节这些过程中的重要作用[141]。

在大多数哺乳动物中，α-MSH 是在神经中间叶的嗜黑细胞中产生的，但由于这些细胞在人类垂体中不存在，因此这种肽在人类中不可能作为一种分泌肽发挥作用。在小鼠中，α-MSH 作用于 MC1R 引起皮毛颜色的变化，而在青蛙中，α-MSH 会影响皮肤色素沉着。也有人认为局部产生的 α-MSH 肽能刺激人体皮肤的黑色素生成[143]。α-MSH 对人毛囊也有免疫调节作用[143]，对 UVB 诱导的细胞凋亡和皮肤 DNA 损伤具有细胞保护作用[51]。α-MSH 的抗炎和免疫调节特性导致了 α-MSH 及其同源受体可能提供潜在的抗炎治疗方案[144]。

5. N-POC 和连接肽 据报道，N-POC 可增强 ACTH 诱导的人和大鼠肾上腺皮质细胞的甾体生成，并认为 γ_3-MSH 区域（即 N-POC 的中央至 C 端）负责该活性。也有研究表明，N-poc 1～48 而不是 γ_3-MSH 区域刺激大鼠肾上腺切除后的肾上腺生长。N-POC 1～28 还可减少肾上腺类固醇激素生成，从而对抗 ACTH[145]。N-POC 在肾上腺循环，因此有人认为其裂解发生在肾上腺，事实上，在外层皮质中发现了一种能够切割这种肽的丝氨酸蛋白酶[146]。此外，N-POC 可刺激肾上腺肿瘤细胞释放醛固酮。

连接肽（JP）的作用尚不清楚。曾有人认为它可以作为肾上腺雄激素刺激素，但后来的一些报告显示，JP 缺乏增强肾上腺雄激素的作用[147]。

6. β- 促脂素和 β- 内啡肽 β- 促脂素最初因其脂溶活性而得名，推测其中间区的 β-MSH 序列与此活性有关。随后，大多数研究集中在其作为 β- 内啡肽前体的作用上。

关于 β- 内啡肽是否在人体血浆循环中存在具有争议，尽管在大脑局部释放时，β- 内啡肽可能具有更重要的作用[115, 117]。β- 内啡肽具有阿片类镇痛活性，与其 N 端的 met- 脑啡肽序列相关，缺乏 β- 内啡肽的小鼠缺乏应激诱导镇痛作用[148]。此外，β- 内啡肽还影响性行为和学习。它在皮肤中还有更进一步的作用，通过上调黑素细胞的黑色素生成、树状结构和增殖来改变人类毛囊生理[149]。

7. 促肾上腺皮质激素前体 事实证明，由于肽的纯制备存在问题和现有生物测定方法的局限性，很难获得 ACTH 前体生物活性的明确数据。POMC 本身被认为具有相对较小的生物活性[131]，而在大鼠肾上腺细胞生物测定中，ACTH 前体被证明与 ACTH 等势，在细胞化学 ACTH 生物测定中，其效力为 8%～33%。

目前尚不清楚 POMC 和 ACTH 前体与 ACTH

受体（MC2R）或 MC3R 和 MC5R 的结合情况[150]。然而，在 MC4R（大脑中唯一发现的 α-MSH 受体）中，β-MSH 和 ACTH 结合 MC4R，与天然配体具有相似的亲和力，POMC 本身的功能是低效价的[151]。这一点很重要，因为脑脊液中存在 ACTH 前体，其浓度是 ACTH 的 100 倍（414pmol/L vs. 3.2pmol/L）[127]。此外，ACTH 和 α-MSH 在 MC1R（被认为是皮肤中 α-MSH 的受体）也具有相似的亲和力，并且 POMC 在这个受体上的作用很低[48]。因为在循环中存在的 ACTH 前体浓度大于 ACTH[117]，检测其他人黑素皮质素受体前体的激动剂 / 拮抗剂活性是很有价值的。

POMC 可能的生物学效应已经在人类色素细胞中被检测过，在那里它被证明具有功能活性，但只有在浓度超过 10^{-7}mol/L，大大高于从细胞释放的 POMC 浓度（约 10^{-10}mol/L）时有活性[48]。然而，POMC 可能在细胞外降解为可能具有更高效力的 ACTH 样肽。这可以解释为什么 ACTH 及其前体的浓度与肾上腺切除术后库欣病相关的色素沉着过度患者的色素沉着程度相关。

关于体内 POMC 生物活性的信息已经从临床研究中获得。患有异位 ACTH 综合征的患者更倾向于产生 ACTH 前体，因此前体在非常高水平时具有生物学活性，或者如前所述在肾上腺水平裂解为 ACTH。

（五）调节 ACTH 和相关肽分泌的因素（图 8-11）

1. *糖皮质激素*　糖皮质激素对 CRH 和 ACTH 的产生发挥经典的反馈抑制作用。因此，ACTH 刺激皮质醇从肾上腺释放直接决定了皮质醇反馈抑制 ACTH 从垂体释放的浓度。然而，皮质醇也可以通过 11β- 羟基类固醇脱氢酶（11β-HSD1）从无活性糖皮质激素皮质醇再生，包括肝脏和脂肪组织，以及大脑的某些区域[152-154]。这种组织再生皮质醇可以进入循环[155, 156]并可能发挥作用，特别是在代谢综合征等疾病条件下[157]。

糖皮质激素以多种方式负调节 HPA 轴的活性，并且它们的相互作用尚未完全了解。关于糖皮质激素受体作为激活基因转录的转录因子的分子机制知

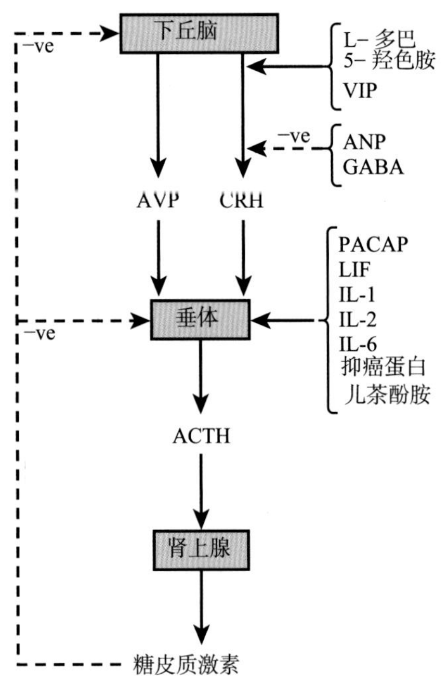

▲ **图 8-11　垂体分泌促肾上腺皮质激素（ACTH）相关肽的调节因子**

ANP. 心房钠尿肽；AVP. 精氨酸加压素；CRH. 促肾上腺皮质激素释放激素；GABA. γ- 氨基丁酸；LIF. 白血病抑制因子；PACAP. 垂体腺苷酸环化酶活化多肽；VIP. 血管活性肠多肽

之甚少，但对糖皮质激素抑制人 *POMC* 基因的特定机制（参见 *POMC* 基因表达部分的调节），特别是涉及非基因组学机制的早期效应知之甚少。根据作用的发生时间，这些相互作用被分为快速、中速和慢速反馈。

(1) 快速糖皮质激素反馈：快速反馈在 1979 年首次在人类中被发现[158]。它在几分钟内发生，并与糖皮质激素浓度的增加速率有关。该反馈与 ACTH 释放的急剧减少相吻合，但对基因表达或肽合成没有影响。似乎快速反馈目标是下丘脑 CRH 分泌和直接作用于垂体促肾上腺皮质激素以减少 ACTH 释放。考虑到效果的时间范围，这种对 ACTH 的快速反馈的糖皮质激素抑制最有可能作用于分泌颗粒的释放。使用糖皮质激素受体和盐皮质激素受体拮抗药的大鼠实验表明，糖皮质激素可能通过盐皮质激素受体介导快速反馈[159]。

(2) 中速糖皮质激素反馈：速反馈发生在几个小时内（在体内通常是 2h 最大），并且似乎又是由 ACTH 和 CRH 释放的急性抑制引起的，对基因转录或肽合成没有明显的影响。膜联蛋白 1 由垂体中

的滤泡状细胞产生，是糖皮质激素在整个时间范围内抑制作用的关键介质，它可能是糖皮质激素作用的旁分泌介质[160]。

(3) 慢速糖皮质激素反馈：慢速反馈可持续数天，并且取决于糖皮质激素的浓度。*POMC* 基因转录和 POMC 肽合成减少，但 CRH 表达的变化尚不清楚，糖皮质激素也可能抑制下丘脑精氨酸加压素水平。为了影响对 *POMC* 基因的抑制，糖皮质激素进入细胞后与细胞质中的糖皮质激素受体结合，进而易位至细胞核抑制 *POMC* 基因转录。

其他组织中糖皮质激素的差异调节：糖皮质激素也作用于下丘脑 *POMC* 基因的表达，影响食物摄入和能量平衡。但是还有争议，因为肾上腺切除术（导致糖皮质激素的丧失）增加[89]和减少[91] POMC mRNA 的报道均有。然而，在啮齿动物中，肾上腺切除术逆转了许多形式的肥胖，这表明去除糖皮质激素会增加 POMC，或这可以通过影响许多其他相关途径的肾上腺切除术来解释[161]。

2. 促肾上腺皮质激素释放激素（CRH） CRH 是 ACTH 的重要生理激活剂。这可以被 *CRH* 基因失活突变的小鼠出生时死于肺脏发育不良所证明，在产前给予母体糖皮质激素有预防作用[162]。因此 CRH 活化 ACTH 对于为肺的发育提供足够的糖皮质激素是必需的。CRH 和精氨酸加压素（AVP）均被认为对垂体 ACTH 的激活很重要，但 CRH 在大鼠和马中是更有效的促分泌剂，而 AVP 被认为在绵羊中更有效。在所有情况下，CRH 均具有明显的协同作用，而 AVP 是主要的动态信号。

CRH 以持续的方式刺激分散的垂体细胞分泌 ACTH，最初导致预先形成的肽的释放，但同时刺激肽合成（图 8-9）。在人类中，对外源性 CRH 的双相反应反映了这两种作用机制。

通过岩下窦采血可以研究 CRH 对循环中 ACTH 前体水平的影响，该方法通常用作疑似库欣病患者的诊断。在该检查中，静脉使用 CRH，在岩下窦采血测量 ACTH 水平。在库欣综合征患者中，ACTH 的增加远大于前体的增加，这表明 CRH 刺激在分泌颗粒中已加工的 ACTH 的释放[117]

下丘脑 CRH 受多种传入信号的调节，进而影响 ACTH 的释放。CRH 可通过 β 肾上腺素受体和 α_1 肾上腺素能受体被儿茶酚胺上调；5- 羟色胺（5-HT）通过 5-HT1A、5-HT2A 和 5-HT2C 受体起作用[163]；乙酰胆碱通过毒蕈碱和烟碱受体起作用；细胞因子白细胞介素 -1（IL-1）和 IL-6 可能通过产生前列腺素起作用。此外，糖皮质激素、儿茶酚胺通过 α_2 受体的，以及来自海马和杏仁核的神经元输入释放的 γ- 氨基丁酸（GABA）可抑制 CRH 表达。

3. 精氨酸加压素（AVP） AVP 在与 CRH 相同的细胞中在下丘脑室旁核中合成（图 8-11）。这 2 种肽同时从正中隆起释放到垂体门脉系统中。此外，AVP 从视上核到达门脉血。AVP 对 ACTH 释放施加弱的直接刺激，但与 CRH 有很强的协同作用。体内证据表明 AVP 在应激诱导的 ACTH 分泌中起作用。与通过蛋白激酶 A 起作用的 CRH 相反，AVP 通过刺激蛋白激酶 C 起作用（图 8-5）。AVP 还增加了分离的垂体细胞对 CRH 的 cAMP 反应，这表明 2 个信号级联之间存在多个相互作用位点。

4. 其他调节因子（图 8-11） L- 多巴和 5- 羟色胺增加下丘脑室旁核中 CRH 的神经元释放，导致 ACTH 分泌增加[163, 164]。垂体腺苷酸环化酶激活多肽（PACAP）和血管活性肠多肽（VIP）均增强 ACTH 分泌，但 PACAP 直接刺激垂体 ACTH，VIP 促进 CRH 的释放。这 2 种肽的作用最可能与调节 HPA 对炎症和冷应激原的反应相关。

相反，GABA 抑制 ACTH，但其机制涉及 GABA 从海马传入神经释放到下丘脑，从而抑制 CRH 和 AVP 的释放[165]。心房钠尿肽（ANP）已被证明可降低 ACTH 分泌并抑制 *CRH* 基因表达。相比之下，阿片受体激动剂可能作用于下丘脑或海马水平抑制 ACTH 释放，尽管已报道 met- 脑啡肽可直接在促肾上腺皮质激素细胞水平抑制 ACTH 释放。催产素抑制人类 CRH 刺激的 ACTH 分泌，但在大鼠中，催产素可能通过与 AVP 受体结合刺激 ACTH。

5. 细胞因子和生长因子 细胞因子响应炎症、感染和组织损伤而从免疫细胞释放。促炎症细胞因子在体内刺激 HPA 轴[166]，尽管一些细胞因子通过 CRH 起作用，但几种细胞因子包括 IL-2、干扰素和 gp130 细胞因子家族［IL-6、白血病抑制因子（LIF）、制瘤素 M］在垂体起作用。这些效应非常依赖于炎症或损伤的时间范围，并且它们的总体作用似乎是激活 HPA 轴以产生糖皮质激素，其将反馈并限制对生理刺激的反应。

(1) 白细胞介素 -1：IL-1α 和 IL-1β 是由细菌内毒素诱导的内源性致热蛋白。这两种形式结合相同的受体 IL-1 受体 1 型，并显示相同的生物活性。几种细胞类型释放 IL-1β，包括活化的巨噬细胞、单核细胞和下丘脑内的细胞，在那里它可以刺激其自身的表达 [167]。

IL-1 对 ACTH 释放的作用的细节是有争议的。在完整的大鼠中，输注人 IL-1 增加了 ACTH 的循环水平，但 IL-1 也通过刺激 CRH 释放而作用于下丘脑。然而，大鼠垂体细胞的原代培养物通过增加 ACTH 的分泌来响应 IL-1β，表明可以发生直接作用。在使用原代大鼠垂体培养物的另一项研究中，未观察到急性 IL-1 施用对 *POMC* 基因转录或 ACTH 肽释放的影响。有趣的是，用 IL-1α 或 IL-1β 长期处理这些培养物，对 ACTH 释放的诱导作用很弱，而对 *POMC* mRNA 的积累没有影响 [168]。对这些不同结果的解释可能是 IL-1 调节其他 ACTH 促泌物质，如儿茶酚胺。

(2) 白细胞介素 -2：已经在人皮质激素腺瘤细胞和小鼠垂体 AtT20 细胞中检测到 IL-2 mRNA 和 IL-2 受体 mRNA 的表达 [169]。IL-2 增强垂体中的 *POMC* 基因表达和 AtT20 细胞和原代大鼠垂体中的 ACTH 分泌。当在癌症治疗试验期间给予人类受试者 IL-2 时，发现 IL-2 增加循环 β- 内啡肽和 ACTH 水平 [170]，从而证明 IL-2 在体内 HPA 轴激活中的作用。

(3) 白细胞介素 -6：IL-6 由正常人和肿瘤性垂体前叶组织合成 [171]。它是人类 HPA 轴的有效刺激物，可能作用于下丘脑以刺激 AVP 释放和随后的 ACTH 诱导 [172]。因为 IL-6 也存在于循环中，特别是在炎症应激期间，局部来源的 IL-6 与全身可用的 IL-6 的相对重要性可能是其功能的重要因素。

(4) 白血病抑制因子 LIF：LIF 在个体发育过程中调节垂体促肾上腺皮质激素细胞的分化和发育，并参与 HPA 轴对炎症的反应 [173]。该肽由人垂体细胞产生，其受体（LIF-R）存在于小鼠 AtT20 垂体细胞和人胎儿促肾上腺皮质激素细胞中 [174]。垂体 LIF-R mRNA 由体内脂多糖（LPS）诱导，尽管程度低于 LIF mRNA[175]。

LIF 主要作用于垂体促肾上腺皮质激素细胞，有效诱导 *POMC* 基因转录并增强 ACTH 分泌 [174, 176]。此外，它增强了 CRH 在 AtT20 细胞中诱导 ACTH 分泌的作用 [176]，并且已被证明可逆转糖皮质激素依赖性抑制 *POMC* 表达 [82]。

在 *LIF* 基因敲除小鼠中对 HPA 轴的研究表明，在应激反应中该轴的激活存在缺陷。在敲除动物禁食后，循环 ACTH 水平减低，慢性输注 LIF 可将 HPA 反应恢复至野生型同窝小鼠中观察到的水平 [177]。有趣的是，在 LIF 和 CRH 双敲除的小鼠中，POMC 对炎症的反应是增强的，类似于野生型动物。这些动物增加了 TNF-α、IL-1β 和 IL-6，提示增加的中枢促炎症细胞因子可以补偿由 CRH 和 LIF 丧失引起的 HPA 轴功能受损 [173]。LIF-R 敲除小鼠的研究显示胎儿中 POMC 表达的降低，突出了 LIF 信号转导在 HPA 轴发育中的重要性 [178]。

6. **ACTH 分泌的整合调控** 有几个层次的机制调控 ACTH 分泌的调节（图 8-11）。

第一层由来自大脑和下丘脑的中枢信号组成，包括下丘脑激素、神经递质和脑肽。这些分子以经典的内分泌方式穿过门脉系统作用于促肾上腺皮质细胞表面上的它们的各自受体。这些高度分化的受体将其信号转导至细胞核，从而确定 POMC 肽的生物合成和最终分泌。下丘脑激素也决定垂体细胞的有丝分裂活性，临床上，这些激素的病理性过度分泌导致垂体增生和腺瘤形成。

垂体控制的第二层由细胞因子的垂体内网络组成。这些分子向垂体细胞提供高度特异性和独特的信号或重叠冗余（如 ACTH 的白细胞介素调节）。此外，它们通常可以与下丘脑激素（如 LIF 和 CRH）协同作用。垂体因子总是具有双重功能，即调节细胞发育和复制并控制分化的基因表达。这两个功能通常是独立存在的，实际上可能是不一致的（例如，LIF 诱导 POMC 转录，同时阻断促肾上腺皮质细胞增殖）。

第三层垂体控制来自外周靶激素，如糖皮质激素。临床上，糖皮质激素对负反馈抑制的丧失导致 ACTH 分泌过多，垂体增生，有时甚至导致腺瘤形成，这可能在肾上腺皮质功能减退症中遇到。

7. POMC 和 ACTH 的差异调节　循环中 POMC 和 ACTH 的相对浓度不仅取决于影响 *POMC* 基因表达的调节机制，还取决于前体加工和促肾上腺皮质细胞分泌的机制。来自小鼠皮质激素腺瘤细胞系 AtT20 研究的证据表明，在没有刺激的情况下，皮质激素细胞释放新合成的 POMC [179]。因此，由于不同的调节机制，在任何给定时间，循环中 POMC 和 ACTH 的水平可能会有很大差异。

（六）调节 ACTH 和相关肽分泌的机制

调节 ACTH 和相关肽分泌的许多因素被整合到支持调节过程的机制中（图 8–11）。ACTH 具有明显的昼夜节律，其基础是脉冲释放过程。然而，很明显，应激反应可以叠加其上，皮质醇的反馈调节也可以下调 ACTH 的分泌。这种反馈抑制的细节在糖皮质激素调节部分中描述。尽管研究描述了应激反应和反馈调节中涉及的因素，但对昼夜节律控制和脉冲分泌知之甚少。

1. 昼夜节律性　ACTH 以超微弱脉冲的方式释放，这是昼夜节律的基础。这种昼夜节律起源于位于视交叉上核的主要“时钟”。来自该核的神经元传入神经进入下丘脑室旁核并调节 CRH 表达。HPA 轴释放的 ACTH 和皮质醇是不同组织节律性的重要决定因素。此外，还有证据表明外周时钟的节律不依赖于视交叉上核或皮质醇。

ACTH 脉冲的幅度而不是脉冲频率的变化控制昼夜节律。因此，峰值分泌期间 ACTH 脉冲的幅度比 ACTH 最低点高 4 倍。ACTH 和皮质醇一致的峰值水平发生在上午 6 点左右，白天下降至下午 4 点，然后在晚上 11 点到凌晨 3 点之间进一步下降到最低点（图 8–12）。ACTH 分泌突然增加后，在大约上午 6 点达到峰值。HPA 轴的这种昼夜节律的时间可以随着生活方式而略微变化 [180]，并且已知轮班工作者昼夜节律被破坏，这可能导致代谢综合征的风险增加。尽管所有循环的 POMC 肽同时显示出昼夜变化和峰值，但它们的下降发生率不同，这可能是由于不同的循环半衰期和（或）垂体外加工的变化所致。

2. 脉冲　ACTH 的脉冲分泌通过刺激参与皮质醇合成的酶的 mRNA 水平导致皮质醇的脉冲释放 [181]。脉冲 ACTH 释放是克服 ACTH 受体脱敏的重要机制，并且可以反映 CRH 的脉冲释放。然而，有可靠证据表明，ACTH 的超长释放与生物钟和脉冲 CRH 释放无关，而是由亚低温脉冲发生器驱动 [182]。

由于 ACTH 脉冲数量多（每天 12～30 次）和 ACTH 半衰期短（通常为 14～35min）[183, 185]，测量循环 ACTH 的脉冲性研究是复杂的。然而，最近随着更频繁的采样（每 10 分钟）和自动采样系统的发展，可以更好地研究脉冲与 ACTH 和皮质醇调节之间的相互作用 [180]。

3. 应激反应　HPA 轴受到许多不同类型的应激的刺激。这些包括运动、急性疾病、手术应激、出

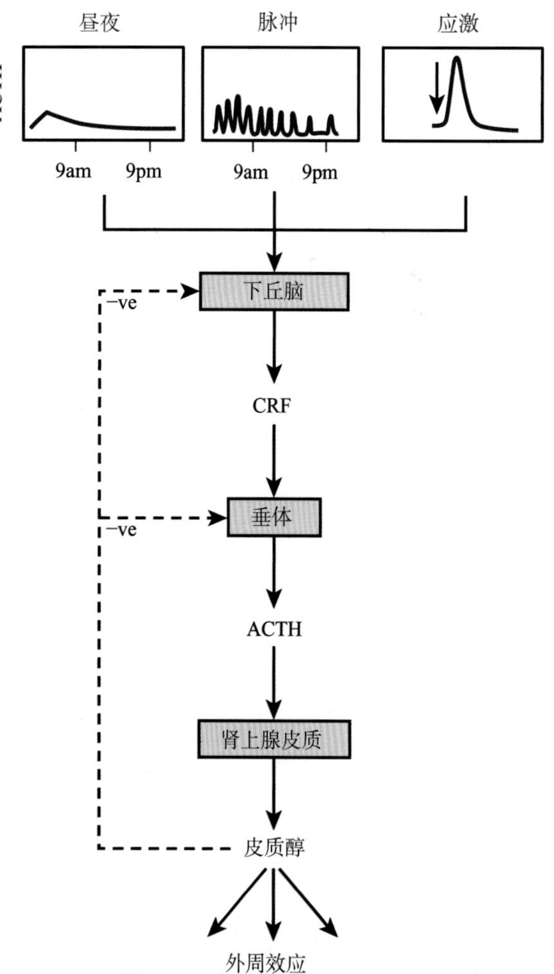

▲ 图 8–12　垂体分泌促肾上腺皮质激素（ACTH）和相关肽的调节机制

CRF. 促肾上腺皮质激素释放因子

血和低血糖。慢性应激，如抑郁症，也会激活 HPA 轴，但这种持续激活可归因于正常反馈调节回路的失败。

为了应对应激，垂体整合了外周和中枢信号以调节肾上腺糖皮质激素的产生。有数个证据表明，下丘脑释放因子、外周细胞因子级联的激活和垂体介导的全身炎症反应调节与垂体细胞因子表达有关[186]。

与应激相关的疾病，如忧郁性抑郁症，其特征在于 HPA 轴的持续激活。在这种情况下，有多个反馈回路激活中枢 CRH 通路，包括糖皮质激素受体的下调防止 HPA 轴上的正常负反馈，导致 HPA 持续激活的恶性循环[187]。

4. 调节 HPA 轴的免疫机制

感染激活免疫系统，导致细胞因子释放，进而刺激 HPA 轴。免疫系统和 HPA 轴之间的这种相互作用网络提供了一种机制，通过这种机制，免疫系统的激活被免疫细胞上的糖皮质激素反馈抑制，从而使免疫系统得到广泛的免疫抑制，限制了整体反应。

急性脓毒血症可引起局部炎症反应，一系列促炎症细胞因子[188, 189]和神经及细菌毒素信号协同有序地激活 HPA 轴[190]。最初是局部和远端肿瘤坏死因子（TNF）表达的外周激活，随后是 IL-1、IL-6 和 LIF[188]。垂体对脓毒性休克的反应涉及细胞因子，如 IL-6 和 LIF。这些细胞因子会激活 HPA 轴，增加糖皮质激素的分泌，从而限制炎症反应的程度，保护机体免受致命伤害。垂体内 LIF 的增加刺激 *POMC* 的表达，并强烈增强 CRH 对促肾上腺皮质激素的作用[176, 177]。*CRH* 基因敲除小鼠暴露于内毒素后表现不佳，这突出了 HPA 激活在限制促炎症细胞因子级联无限制激活的致死效应中的关键作用[191]。

（七）促肾上腺皮质激素及其相关肽的测定

ACTH 是最早用放射免疫法测定的多肽之一，由于难以产生高亲和力抗体和对 ACTH 进行放射标记对其是一个重大挑战。促肾上腺皮质激素（ACTH）免疫放射检测技术的发展，提高了 ACTH 检测的可靠性[192, 193]。

免疫测定法基于标记的单克隆抗体和识别 ACTH 中不同序列的固相抗体。因为 2 种抗体的结合都是产生信号所必需的，所以该方法不能识别 α-MSH 或 CLIP。然而，目前的 ACTH 检测是否识别 ACTH 前体并不总是很清楚。高样本量和广泛的工作范围使其成为测量岩下窦取样的理想方法，岩下窦取样是诊断垂体瘤分泌 ACTH 的重要组成部分。

然而，我们必须认识到，在某些临床情况下，使用对 ACTH 1～39 高度特异性的分析可能是不够的或误导性的。在 1 例异位 ACTH 综合征患者中，色谱分析显示产生了高分子量 ACTH 前体，而用免疫放射法测定，ACTH 浓度非常低[193]。为了确保异位 ACTH 综合征患者能被 ACTH 检测所识别，重要的是 ACTH 前体在 ACTH 检测中具有高度的交叉反应性，或者有单独的 ACTH 前体特异性检测[132]。

正常人血浆中 ACTH 前体首先在正常人中发现[194]，然后在胰岛素诱导低血糖后观察到[195]。然而，需要复杂的色谱技术来分离 ACTH 前体和 ACTH。显然，这种方法不能用于大量患者样本，也不能提供血浆中 ACTH 前体浓度的定量评估。

ACTH 前体 POMC 和 pro-ACTH 的双位点免疫放射分析法的发展使直接测量 ACTH 前体成为可能[196]。该分析基于结合在 POMC ACTH 区域的标记单克隆抗体和识别 N-POC 的固相抗体（图 8-8）。因为这两种抗体的结合都需要产生信号，所以检测不到 ACTH。用此方法，正常人的 ACTH 前体浓度为 5～40pmol/L，相当于或大于 ACTH、N-POC、β- 脂蛋白和 β- 内啡肽的浓度[117]。对异位 ACTH 综合征患者的 ACTH 前体测定表明，前体的浓度远高于 ACTH[132, 192]。类似的方法已经被用来测量侵袭性 ACTH 分泌肿瘤中的 POMC[197]。

其他 POMC 衍生肽：N-POC、γ-MSH、α-MSH、β- 脂蛋白和 β- 内啡肽的放射免疫分析和（或）免疫放射分析方法的发展对了解 POMC 的产生和作用具有重要价值。特异性免疫测定法可区分 β- 脂蛋白和 β- 内啡肽的水平，这表明 β- 促脂素是人体血浆中的主要形式，而 β- 内啡肽的分泌相对较少[115]。然而，关于 POMC 肽家族的相对摩尔比的问题仍然没有得到解答。

第9章 内分泌节律、睡眠－觉醒周期及生物钟
Endocrine Rhythms, the Sleep-Wake Cycle, and Biological Clocks

Georges Copinschi　Etienne Challet　著
钟雪玉　曾天舒　译

要　点

- 内源性昼夜节律和觉醒稳态是内分泌和代谢功能的主要调节剂。
- 日常的激素分泌通常是由昼夜节律与睡眠的相互作用引起的，反映了24h周期在脉冲性释放模式上的叠加。
- 睡眠的反复削减可能会增加肥胖和糖尿病的风险，并加速内分泌和代谢功能的衰老。

一、调控24h内分泌节律的主要机制

内分泌系统的一个突出特征是其高度的时间组织性。实际上，循环激素水平并没有遵循“内部环境恒定性”的概念，而是在几分钟到一年的时间内发生明显的时间震荡。这种错综复杂的时间结构为内分泌系统提供了极大的灵活性。系统不仅可以根据特定激素的存在与否来打开和关闭特定的生理过程，而且激素释放的精确模式也可以提供特定的信号信息[1]。

在内分泌系统中，昼夜节律（如大约每24小时1次）和次昼夜的（如每1～2小时1次）范围内的激素变化是普遍存在的。然而，内分泌节律的整个频谱包括较高和较低的频率范围。实际上，已观察到一些激素的分泌振荡周期在5～15min。月经周期和季节节律属于所谓的超昼夜的范围，对应的周期比昼夜节律范围长[2]。

激素浓度在24h周期内的时间变异性和组织性最终归因于中枢神经系统中两个相互作用的计时机制，即内源性昼夜节律和睡眠－觉醒稳态，该机制将睡眠的时间和强度与之前觉醒的时长联系起来。虽然这种双重控制首次在下丘脑－垂体轴的激素中被证明，但类似的调节机制似乎也适用于其他内分泌子系统。在哺乳动物中，内源性昼夜节律是由位于下丘脑的成对的视交叉上核（SCN）这个主生物钟产生的[3]。SCN控制大多数昼夜节律的时间，并部分调节睡眠－觉醒周期。睡眠－觉醒周期反过来调节许多节律的时间，这取决于是否存在睡眠和清醒。实际上，许多内分泌节律的时间和表达取决于SCN的直接调控及睡眠的存在与否和质量，一些24h内分泌节律更受SCN的调控（如褪黑素），一些更受睡眠－觉醒状态（如生长激素）的调控。因此，整个24h周期中，主生物钟和睡眠－觉醒状态的组合调控了内分泌系统及许多其他行为和生理系统的整体时间组织。昼夜节律和睡眠－觉醒稳态影响外周内分泌功能的2个主要途径是自主神经系统，以及由SCN严格调控的2个激素节律，即松果体褪黑素和肾上腺皮质类固醇[4-6]。

本章的第一部分概述了昼夜节律和睡眠觉醒调节的最新概念和最新进展，并介绍了次昼夜节律的一般性质、生理意义和医学意义，总结了年龄对这

些机制的影响。第二部分介绍了研究人类激素节律所特有的方法学。第三部分总结了主要内分泌轴在健康和疾病状态下的昼夜节律和次昼夜内分泌节律的知识现状。最后一部分介绍了对激素释放的时间组织有影响的昼夜节律和（或）睡眠调节改变或异常的情况。由于本章篇幅和范围的限制，本文仅限于成人的研究结果。

（一）昼夜节律

1. 一般特征　地球上生命的最明显特征之一就是几乎所有物种每天或 24h 改变其行为的能力。这些日常或昼夜节律的一个显著特征是，它们不仅仅是对天体力学原理所强加的物理环境中的 24h 变化的反应，而是来自内部的计时系统，该系统具有内在的能力，能够在近 24h 的时间内连续产生节律活动[1]。因此，在没有任何外部时间提示的实验室条件下，已发现几乎所有 24h 节律都可以继续表达。然而，在这种恒定的条件下，节律的周期很少保持准确的 24h，而是大约 24h，这就是为什么这些节律被称为“昼夜节律”，源于拉丁语的 *circa dies*，意思是“大约 1 天”。在外部环境中没有任何 24h 信号的情况下，昼夜节律的表达被称为自由运行。在这些恒定的环境条件下，内源性周期一般接近，但几乎从未精确到 24h。严格来讲，在已证明昼夜节律在恒定的环境条件下持续存在之前，不应将其称为“昼夜节律”。这种区分的目的是将那些由环境的 24h 变化直接触发的节律与那些内源性的节律分开。然而，由于大多数昼夜节律是内源性的，因此我们将把昼夜节律一词的使用扩展到在大约 24h 的时间间隔内定期重复出现的所有昼夜变化。

在人类中已经观察到各种各样的昼夜节律。人体昼夜节律的特征包括血液成分（如白细胞、氨基酸和激素）、无数的生理变量（如体温、心率、血压和尿量）及行为参数（如食物摄入、睡眠、情绪、警惕和认知表现）。在应对各种挑战（如药品和压力）时也有节律。当受试者被剥夺睡眠、挨饿或一天中短时间接受等量的食物时，昼夜节律保持不变。然而，单餐的时间可能对一些包括激素在内的变量产生影响，睡眠和觉醒的时间、持续时长及质量可以改变许多节律的表达，尤其是内分泌系统的节律。

人类昼夜节律的内源性已经通过实验得以证实，在实验中，受试者被隔离，无法获得自然的明暗循环，也没有时间提示。此类实验首先在天然洞穴中进行，然后在地下掩体中进行，最后在专门设计的无窗隔音公寓中进行。德国的一个人工地下单元中进行的一项此类早期实验的结果如图 9-1 所示[1]。受试者的休息活动周期是水平绘制的，日复一日，每天最大体温周期的发生时间用封闭三角形表示。在试验的前 7 天，隔离单元的门被打开，受试者知道一天的时间。休息活动周期和体温节律的平均周期（τ）为 24h。此后，当受试者完全孤立地生活时，2 个节律自由运行，但平均时间约为 26h。自由运行周期因个人而异。在长时间隔离的条件下，人类被观察到的自由运行周期大约 25h。然而，使用所谓的强制去同步规程对人类自由运行周期的

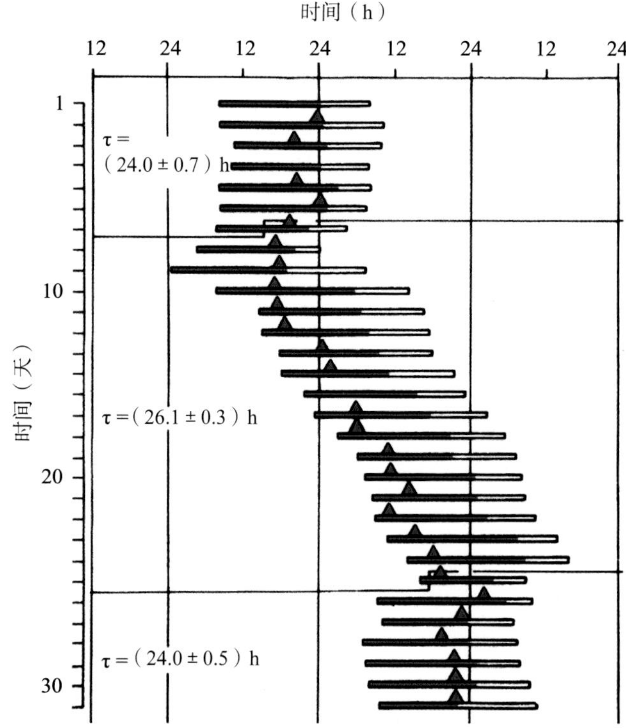

▲ 图 9-1　为受试者在第一天和最后 7 天暴露于外部同步介质中和在第 8 ～ 24 天期间被隔离在地下室中的所有时间点的昼夜节律。其中，觉醒状态（蓝色条）、睡眠状态（白色条）和最高直肠温度（三角形）

改编自 Aschoff J：Circadian rhythms：general features and endocrinological aspects. In：Krieger DT，（ed.）. Endocrine rhythms，New York，1979，Raven Press，1-61.

评估为 24.1～24.2h[7]。

2. 视交叉上核：昼夜节律大师　在哺乳动物中，视交叉上核（SCN）为下丘脑前部的两个小的双侧成对核，是主要的生物钟，在啮齿动物中每个含有约 10 000 个细胞。在自由运行和调控状态下，各种物种中 SCN 的破坏都会导致许多内分泌、行为和生理节律的废除或严重破坏。通过病变研究表明，SCN 是昼夜节律系统的控制中心，这通过将 SCN 从一只动物移植到另一只动物的研究中得到了证实。事实上，通过将胎儿 SCN 组织移植到 SCN 的区域，可以恢复成年心律失常 SCN 病变鼠的昼夜节律性[8, 9]。许多 SCN 节律在体外持续存在，包括神经放电、血管加压素释放、葡萄糖代谢和基因表达[10–13]。SCN 细胞产生昼夜节律信号的能力不依赖于许多细胞共同作用的某些固有网络特性，培养中的单个 SCN 细胞可以产生昼夜节律神经信号[14]。SCN 内的神经元似乎分为两类，一类是光反应的细胞，但并不总是有节律的细胞，另一组是有节律的细胞[15]。

SCN 中昼夜节律振荡的产生和维持涉及一系列生物钟基因，它们在复杂的转录 / 翻译反馈回路中相互作用。CLOCK 和 BMAL1 是正调节分子，它们可以一起二聚化以激活许多其他生物钟基因的转录，如 Period（Per1，2，3）、Cryptochrome（Cry1，2）基因和核受体（*Rev-erbα*，*β*，*Rorα*，*β*，*γ*）。反过来，PER 和 CRY 蛋白是负调节分子，通过形成易位至细胞核的蛋白复合物，抑制 CLOCK–BMAL1 的转录激活。PER–CRY 复合物可以经蛋白酶体途径，通过 F–box 和含 β– 转导蛋白重复序列的蛋白质而失活。这一失活步骤可能是启动新的昼夜周期的关键。CLOCK–BMAL1 异二聚体还控制在其启动子中包含 E–box 序列的其他基因（如 *Rev-erb* 和 *Rors*）的转录。值得注意的是，REV–ERB 和 ROR 定义了调节 *Bmal1* 和 *Clock* 的有节律转录的次级回路。同时，发条装置调控时钟控制基因（即时钟机械的下游靶点）的有节律的转录，这些基因在时钟内外产生时间信号（图 9–2）[16, 17]。改进的组织培养技术和对生物钟基因表达的实时监测表明，基因表达的昼夜节律振荡可以在体外和其他组织（见下文）中持续存在许多周期[18, 19]。细胞内代谢的调节因子，如 AMPK 和 SIRT1，以及表观遗传修饰因子，与分子时钟紧密地相互连接[20–23]。

重要的是，已发现典型生物钟基因的突变或缺失会严重影响各种中枢和外周组织的内分泌节律和正常内分泌功能[23–26]。

3. 视交叉上核外的次级时钟：一个昼夜节律网络　除了 SCN 以外[10, 27, 28]，大脑的许多其他区域，以及迄今为止研究的几乎所有外周组织（包括成纤维细胞、心脏、肝脏和肾上腺）都可产生昼夜节律振荡[18, 29, 30]。这些局部时钟 / 振荡器似乎是由 SCN 控制的，这是通过在组织水平上同步或携带相同的生物钟时钟装置来实现的（图 9–2）。由于这些组织的振动在体外分离时至少会持续几个周期，因此可以将其定义为自我维持的生物钟。主 SCN 时钟和次级时钟 / 振荡器之间的主要功能差异分别是强和弱的细胞间偶合[18, 31, 32] 换句话说，与外周组织中的次级时钟相比，允许同步振荡的细胞 – 细胞通信在主时钟中是最有效的。SCN 和外周时钟构成了一个产生昼夜振荡的多振荡网络。即使它们的作用并不总能被清楚地识别出来，次级时钟也可能会增强来自 SCN 的昼夜节律信号的稳固性，并每天调整局部时间组织。内分泌腺的时钟已被证明是调控激素节律机制中不可分割的组成部分。

例如，肾上腺时钟显然参与了循环糖皮质激素的昼夜节律的调节，因为它调控了肾上腺对 ACTH 的日常反应[30]。松果体中褪黑素合成的节律在时钟基因 *Per1* 或 *Cry1/Cry2* 敲除的小鼠中受到抑制，从而表明松果体中的分子时钟对黑色素的日常合成幅度起着激活作用[33, 34]。脂肪时钟可能参与调节瘦素分泌的日常节律[35]。甲状腺中时钟基因的振荡也参与调控三碘甲状腺原氨酸（T_3）的日常节律（图 9–2）[36, 37]。

作为指挥者，SCN 可以直接通过自主神经系统的神经信号来控制或同步内分泌腺体中的次级时钟，也可以通过其对行为节律（如睡眠 – 觉醒周期和进食节律）的控制来间接控制或同步。此外，皮质类固醇和褪黑素的节律性释放受到 SCN 的严格控制，尽管这些节律的时机不同（峰值分别在觉醒时和始终在晚上）。人们认为这两种激素节律将时间信号分布到整个身体和大脑的众多目标结构，从

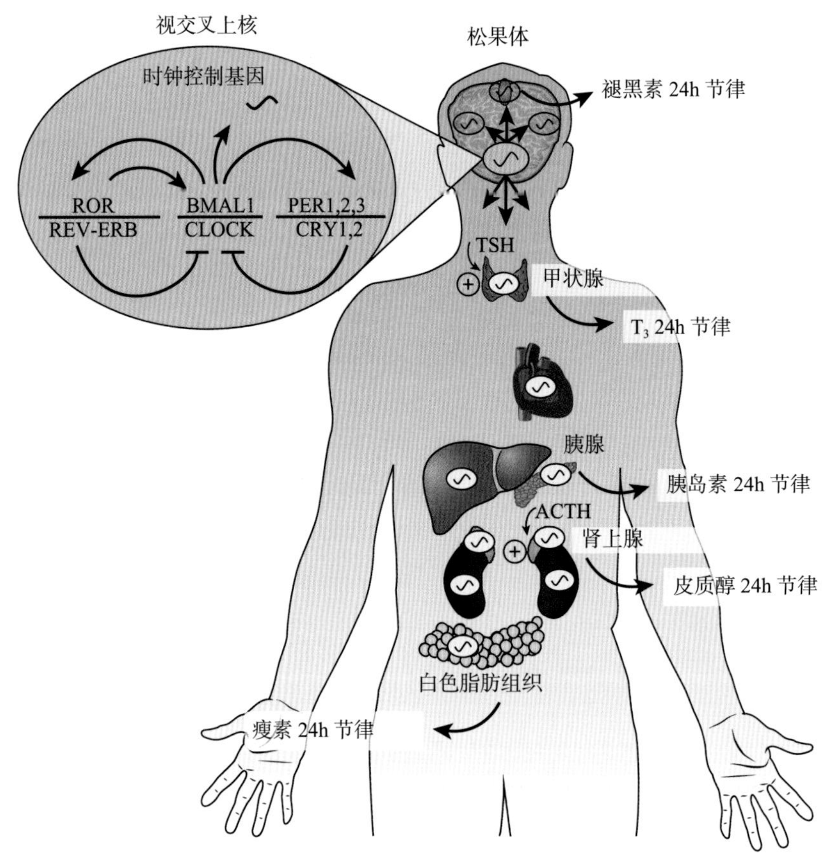

▲ **图 9-2 人类多振荡昼夜节律系统示意图**

视交叉上核（SCN）的主时钟控制睡眠 - 觉醒周期和激素节律。视交叉上核（SCN）是大脑和外周腺体中许多次级时钟 / 振荡器的指挥者，参与激素分泌的日常节律。插图阐述了哺乳动物分子时钟的简化模型。ACTH. 促肾上腺皮质激素

而起到内部时间传递者的作用[5, 38–40]。

4. *昼夜节律的光诱导* 内源性昼夜周期不完全等于 24h 这一事实意味着物理环境的变化必须同步或诱导内部时钟。否则，一个周期只比 24h 短几分钟或长几分钟的时钟将很快与环境日完全不同步。能够抑制或同步昼夜节律的因素通常被称为授时因子（zeitgebers），这是一个德语新词，意思是“给予时间的人”。

光 - 暗（LD）周期是同步大多数昼夜节律的主要因素。因此，在存在 24h LD 周期的情况下，昼夜节律的周期与 LD 周期的周期完全匹配。除了建立“周期控制”外，诱导 LD 周期还建立了“相位控制”，使昼夜节律的特定阶段在每个周期中同时发生[41]。诱导作用仅限于持续时间“接近”24h 的循环，一般来说，比内源性昼夜节律周期短或长几个小时以上的 LD 循环是不可能的。如果 LD 周期的周期太短或太长而不能产生诱导，则昼夜节律自由运行。昼夜节律起搏器的这种刚性已被用于所谓的“强制去同步”研究，在这些研究中，受试者被维持在光 - 暗周期和睡眠 - 觉醒周期，周期超出了诱导范围，如 20h 或 28h[7]。如前所述，这些方案提供了人类昼夜节律系统内源性周期的估计，该估计值比长时间隔离研究中获得的估计值更接近 24h（即平均 24.1h）[7]。人类内源性昼夜周期可能非常接近 24h 这一事实与一项研究的结果是一致的，该研究表明，在清醒期间，光线强度很低的睡眠 - 觉醒和暗 - 光周期的时间能够维持诱导至 24h，而不是 23.5h 或 24.6h[42]。

眼睛参与将诱导信息从 LD 循环通过独特的途径传递给哺乳动物的昼夜节律系统，该途径与视觉系统分开，被称为视网膜下丘脑束[43]。在视交叉水平，视网膜投射首先在 SCN 和下丘脑周围区域进入大脑。因此，通过 LD 周期带动昼夜节律时，大脑主要视觉中心的完整性和（或）光的“感知”不

是必需的[41]。从进化的角度来看，哺乳动物视觉系统对生物钟的光输入独立于视觉系统实际上并不奇怪。在所有非哺乳类脊椎动物中，昼夜节律的影响可在没有眼睛的情况下发生，并且依赖于大脑中的非视网膜光感受器[44]。早期研究还表明即使眼睛是必要的，无视杆细胞/无视锥细胞的小鼠仍然可以进入明暗循环，提示哺乳动物昼夜节律光感知系统与视觉系统的独立性[45]。最近的研究表明，含有视黑素的视网膜神经节细胞的特殊分类可以充当光受体，将光信息传递给 SCN 中的生物钟[46, 47]。这一突破不仅显示了视网膜中的一种新的光传感系统，而且开辟了关于不依赖于视觉系统的光对大脑功能的影响的新研究途径，包括可能的神经内分泌效应[48]。昼夜节律光感知并不需要视觉感知这一发现可以解释为什么在一些完全失明的人中，光照暴露能够抑制褪黑素水平，这表明视觉失明不应等同于昼夜节律失明[49]。除了视网膜下丘脑束，SCN 还间接从外侧膝状体核的分支（即膝状体间小叶）间接地接收视网膜信息，膝状体间小叶接收来自视网膜的直接投射[43]。

为了了解像光这样的授时因子是如何影响昼夜节律系统的，有机体被维持在恒定的条件下（如恒定的黑暗），然后在恢复到恒定条件之前，短暂地暴露在授时因子下（如 1 小时）[50]。然后确定在随后的周期中，授时因子暴露对明显的昼夜节律的相位参考点的影响（如运动活动的开始、最低体温）。相移的方向和幅度随授时因子暴露的昼夜时间而变化的曲线图称为相位响应曲线[50]。对人类来说，在夜间和正常睡眠时期的前半段暴露在光线下会导致相位延迟，而在正常睡眠时期的末期和清晨暴露在光线下会导致相位提前。从相位延迟到相位提前的转变发生在体温最低的时候，也就是大多数受试者发生在 4:00—6:00。相移的幅度也与波长有关。由于含有视黑素的视网膜神经节细胞对蓝光最敏感，因此，暴露在短波长单色光（变为蓝色）下产生的变化要比暴露在同等光子密度的较长波长光下产生的变化大得多[51]。

虽然振幅可能存在差异，但所有物种对光脉冲的相位响应曲线的一般形状和特征是相似的。根据这一相位响应曲线，适当暴露在强光下可以加速适应如“时差”和轮班工作等变化。相移的振幅取决于光的强度和持续时间，以及连续曝光的次数[52]。例如，单次暴露在 3～7h 的光脉冲下可引起 1～3h[53-55] 的相位偏移，而连续 2～3d 反复暴露可引起更大的 6～12h 的相位偏移[7]。

除了它的相移效应，光暴露可以对内分泌变量有直接的影响。在这种情况下，光将掩盖（如覆盖）由 SCN 产生的昼夜节律信号。例如，夜晚的光照会抑制人类和其他哺乳动物松果体的褪黑素分泌（由于内源性水平降低而呈负向掩蔽）。此外，在啮齿动物和人类中夜晚和早晨的强光激发皮质类固醇的释放（由于内源性水平增强而呈正向掩蔽）[56-58]。这种效应很可能与 ACTH 无关，是通过间接接收光信号的下丘脑室旁核的交感神经通路激活介导的[56]。

5. 非光因素　与光线性质不同的同步因素被归类为“非光”因素，即使它们可能与行为唤醒、运动或进食时间不同。非光因素可能会导致休息－活动周期发生变化，这可能是由于在正常休息期间诱发活动或通过在正常活动期间阻止活动引起的，导致活动的昼夜节律，以及其他行为、生理和内分泌标记物的相位变化[59-61]。在夜间啮齿类动物中，对活动诱导刺激的相位响应曲线与对光脉冲的相位响应曲线相差约 12h[50]。

尽管有病变研究的证据表明，膝状体间小叶可能参与调节时钟活动，但仍未得知非光信息是如何到达 SCN 的。此外，膝状体间小叶是 SCN 的神经肽 Y 神经支配的来源，神经肽 Y 在 SCN 区域的调控及对膝状体下丘脑束的电刺激，均会引起仓鼠运动活动节律的相移，类似于诱导活动的刺激作用[62]。膝状体间小叶可能是关于照明环境和活动－休息状态的信息到达 SCN 时钟的共同途径，并且可能涉及从外部和内部环境整合信息。膝状体间小叶和 SCN 都从中脑中缝核接收到高密度的 5⁻羟色胺能投射，现在有大量证据表明这些投射在主生物钟的光和非光调节中起着调节作用[63]。

非光刺激可能会影响人类的昼夜节律。人们发现，在通常的夜间时段，进行一次为时 3h 的中等强度运动会导致第二天的昼夜节律标志物发生相移，相移的方向和幅度取决于运动的时间[64]。在夜间进行高强度 1h 锻炼后，也获得了类似的发现[65]。在一项实地研究中，获得了运动作为授时因子的支持证据，该研究发现，夜间运动有助于人们适应夜间工作[66]。另一项研究证实了这些发现，该研究表明，即使在非常昏暗的光线下，每天夜间进行夜间运动也会促进褪黑激素昼夜节律的相位延迟[67]。低强度的夜间运动也能够使老年人的昼夜节律相位延迟，这表明它可能是老年人调节昼夜节律的有效方法[68]。

褪黑素是另一种非光性物质，已经被证明可以引起人体昼夜节律的相位变化[69]。褪黑素通常被称为“生物时相药”。SCN 和松果体之间存在特定的神经连接，血浆褪黑素水平的昼夜变化由 SCN 时钟驱动[70]。由 LD 周期变化引起的中枢昼夜信号的相移将真实地反映在夜间褪黑素分泌的同步上[54, 71]。有证据表明，反过来，褪黑素的节律反馈在 SCN 时钟上（当褪黑素受体被识别）并产生同步效应[5, 70]。

皮质类固醇是外周时钟的有效同步器，从而突出了其内部计时者的特性。值得注意的是，皮质类固醇信号转导不会直接影响 SCN，这可能是由于该结构中缺乏糖皮质激素受体的表达所致[38]。然而，模拟的时差反应证明了肾上腺皮质激素状态的变化可调节 SCN 时钟对光的响应[72, 73]。值得注意的是，HPA 对应激的响应是根据一天的时间进行调整的，在静态和高峰期间，响应分别较大和较小[74, 75]。总的来说，这些发现表明循环皮质类固醇的内源性变化可以部分将 SCN 的时间信号分布到周围的腺体。相反，急性和慢性应激都会削弱皮质类固醇的昼夜节律，这可能会扰乱 SCN 与外周时钟之间的内部同步及光的相移效应。

进食的时间限制在一个狭窄的时间窗口内，它可以通过与 SCN 无关的被称为食物可诱导的时钟来影响行为和激素节律的诱导模式。进食的时机可能会改变大多数外周生物钟的节律[76, 77]。进食受限导致的最显著的激素变化之一是在接近进食时间之前循环中糖皮质激素的提前升高[78]。关于控制食物预期过程的不依赖 SCN 的食物诱导的时钟在大脑中的位置仍存在争议[79, 80]。然而，现在有大量证据表明，昼夜节律和代谢系统在分子、细胞和行为水平上是联系在一起的，提示昼夜节律紊乱可能在肥胖、糖尿病和其他心脏代谢紊乱中发挥作用[81]。特别是，生物钟基因的改变会导致肥胖和其他代谢异常[25, 82]，而核受体等代谢转录因子可以调节生物钟基因的表达[21–23, 83]。此外，高脂饮食改变了行为，也参与能量平衡调节的中枢和外周组织的分子昼夜节律[84, 85]。最后，除了食物的性质和摄入量，食物的摄入时间现在被认为是良好代谢健康的一个重要决定因素[86]。

（二）睡眠 – 觉醒调节

1. 一般特征 睡眠 – 觉醒周期可被视为 24h 节律，部分由昼夜节律起搏器驱动，部分由睡眠压力的稳态调节所驱动。睡眠本身是一种次昼夜的节律，因为它涉及 2 种不同的大脑活动状态，每种状态都在特定的大脑区域中产生。正常睡眠的次昼夜节律是非快速眼动（REM）阶段和快速眼动阶段之间大约 90min 的振荡。在健康受试者中，这种模式通常每晚重复 4～6 次。快速眼动睡眠和非快速眼动睡眠的特征在于大脑和周围活动的不同模式。

按照正常的顺序，睡眠开始于非快速眼动睡眠的较浅阶段（第 1 阶段和第 2 阶段），随后在 10～20min 内进入非快速眼动睡眠的较深阶段（第 3 阶段），即慢波睡眠（ SWS；直到 2007 年，SWS 进一步分为第 3 阶段和第 4 阶段）[87]。在正常的年轻人中，这种深度睡眠可以维持近 60min，但在老年人中，如果有深度睡眠的话，则通常要短得多（5～10min）。然后，非快速眼动睡眠的较浅阶段再次出现，第 1 个快速眼动期开始。随着夜晚的持续，非快速眼动睡眠变得更短，快速眼动的持续时间变长，醒来的次数和持续时间增加。在正常的年轻受试者中，大约 50% 的正常夜晚是在第 1 阶段和第 2 阶段睡眠中度过的，20% 是慢波睡眠，25% 是快速眼动睡眠，5% 是觉醒。在 60 岁以上的成人中，慢波睡眠时间通常减少到只有 5%～10%，快速眼动睡眠减少到 10%～15%，而觉醒的时间比例可能达到夜晚的 30%。

在深度非快速眼动睡眠（SWS）期间，脑电图（EEG）与低频、高振幅波形（称为慢波或 delta 波）同步。在快速眼动睡眠期间，眼球运动出现，肌肉张力受到抑制，脑电图类似于清醒时的活跃状态。在快速眼动睡眠期间，大脑葡萄糖的利用与清醒时相似，而在 SWS 时则有所下降。

整夜记录下的脑电图、肌张力和眼球运动被称为多导睡眠图，并按照标准对第 1、2、3、快速眼动和清醒阶段的 20s 或 30s 的周期进行视觉评分[88]。这可以确定每个睡眠阶段的持续时间，但不能量化非快速眼动睡眠的强度。相比之下，功率谱分析对脑电图记录的量化提供了有关睡眠深度或睡眠强度的有用信息，因为功率谱分析对波的振幅很敏感。高振幅 delta 波反映了更强烈、更深的睡眠，对唤醒刺激的敏感性降低。慢波活度（SWA）是脑电图低频范围（又称 delta 范围；0.5～4.0Hz）的频谱功率，是非快速眼动睡眠强度的标志。

睡眠的时间、持续时间和结构受稳态机制的双重调控，该机制将睡眠压力与先前的清醒持续时间和中枢昼夜节律的持续时间联系起来。

2. 睡眠调节的神经解剖学基础　正常的清醒状态与所谓的“上行觉醒系统”区域的神经元活动有关，包括脑干和下丘脑后部的单胺能神经元、脑干和基底前脑的胆碱能神经元，以及下丘脑外侧的食欲素（orexin，也称 hypocretin）神经元[89, 90]。因此，睡眠的开始需要抑制这些多重唤醒系统。下丘脑的腹外侧视前区（VLPO）参与了对觉醒的抑制。VLPO 含有“睡眠 – 活动神经元”，这些神经元使用抑制性神经递质 GABA（γ- 氨基丁酸），在深度睡眠期间比清醒时有更高的放电频率[91, 92]。VLPO 中央细胞簇的损伤大大降低了 SW 的活性。VLPO 的神经元对脑干中的主要单胺觉醒系统提供 GABA 能抑制性神经支配。反过来，也有从单胺觉醒核到 VLPO 的抑制通路[93]。下丘脑外侧的食欲素神经元投射到上行觉醒系统的所有组成部分并刺激皮层[94]。REM 睡眠主要由脑桥的胆碱能核调节。

3. 昼夜节律与睡眠 – 觉醒稳态之间的相互作用　睡眠和昼夜节律之间的相互作用有几个特征，这似乎是人类特有的。首先，人类的睡眠通常集中在一个 6～9h 的周期内，而在大多数其他哺乳动物中睡眠时间是断断续续的几个回合。可能是由于睡眠时间的集中，人的觉醒 – 睡眠过渡与生理变化有关，这种生理变化通常比在动物身上观察到的更为明显。例如，正常成人中生长激素（GH）的分泌与睡眠期的开始紧密相关，而在啮齿动物、灵长类动物和狗中，GH 分泌脉冲与睡眠阶段之间的关系就不那么明显了。其次，人类在忽略昼夜节律信号的能力上也是独一无二的，尽管入睡压力增大，但人类仍能保持清醒。最后，大约 25% 的人类受试者长时间保持时间隔离状态，表现出在恒定条件下未在实验动物中观察到的行为改变。这些修饰包括睡眠 – 觉醒周期与其他节律（如体温和皮质醇分泌的节律）之间的不同步，这些节律在昼夜节律期间持续自由运转。在所谓的“内部不同步”条件下，睡眠 – 觉醒周期可能会突然延长至 30h 或更长时间，而体温的节律继续随昼夜节律自由波动[1]。清醒状态可能持续 30h 以上。值得注意的是，受试者并未意识到其生活方式的急剧变化。相反，他们中的大多数人相信自己大致按照按 24h 周期生活。这可通过时间感知发生的深远变化来解释，即对 1h 间隔的主观估计与觉醒的持续时间呈正相关[95]。特别令人感兴趣的是，不管他们醒着的实际时间有多长，受试者们仍然“每天”吃三餐[96]。每顿饭之间的间隔及醒来和早餐之间的间隔，或晚餐和就寝时间之间的间隔，与觉醒的持续时间呈正比地被拉伸或压缩[97]。导致自发性内部去同步的机制还不完全清楚。

对在时间隔离和强制去同步方案期间获得的数据进行的详细分析表明，睡眠的时间、持续时间和结构受到昼夜节律的调节[98]。因此，睡眠发作的持续时间与体温的昼夜节律相关，而与先前清醒的持续时间无关。当受试者在最低体温入睡时，在自由运行条件下出现短时间（即 7～8h）的睡眠，而在最高体温入睡时，则出现长时间（即 12～14h）的睡眠。此外，快速眼动睡眠的分布也明显受到昼夜节律时间的调节。睡眠 – 觉醒稳态系统呈沙漏状机制。相反，睡眠稳态可能涉及一种或几种假定的神经睡眠因子，这些因子在清醒过程中上升，在睡眠过程中呈指数下降[99]。该体内平衡机制调节 SWS 和 SWA 的时间、数量和强度。VLPO 已被提议作为一种稳态过程和昼夜节律相互作用的神经解剖位点，因为它接受了来自下丘脑背内侧核的密集投射，而下丘脑背内侧核本身也接受了来自 SCN 的直接和间接投射[100]。基于下文所述的人体研究，SCN 在活动期间会生成唤醒信号，以提高警觉性。为了支持这一理论，研究表明，有 SCN 损伤的啮齿类动物和猴子的睡眠时间延长了[101, 102]。此外，在大鼠中的研究还描述了从 SCN 到蓝斑（参与调控觉醒的中脑区域）的间接神经元回路[103]。研究发现许多生物钟基因的突变或缺失不仅影响睡眠时间，而且影响许多其他睡眠－觉醒特性，包括与体内稳态驱使睡眠相关的特性[104–106]，这提示了调节睡眠－觉醒周期的昼夜节律和稳态过程可能在分子及组织的解剖学水平上联系在一起。

昼夜节律和稳态机制对睡眠的双重控制扩展到对睡眠倾向、情绪和警觉性的客观和主观测量的控制[107, 108]。当清醒时间超过通常的 16～18h 后，主观嗜睡的最大程度与体温、情绪和表现的最低程度相吻合。值得注意的是，尽管持续缺乏睡眠，但白天的主观疲劳却会减轻，情绪和行为会部分恢复，这反映了昼夜节律与清醒时间的累积之间的相互作用[107–109]。目前认为，生物钟产生的觉醒信号从早到晚增加，并在夜间褪黑素分泌开始前的 1～2h 的傍晚时间达到表达高峰[110]。这种昼夜节律唤醒信号抵消了体内稳态过程中假定的因子“S”的积累，从而使人们在平常的清醒期间保持高度的警觉性。来自人体研究的最新数据也与 SCN 在傍晚时分会产生“睡眠”信号这一假设相吻合[98]。此外，警戒状态的昼夜节律和稳态调节受到环境光照条件的调节。急性暴露在光线下会引发白天和夜间物种之间相反的行为状态（即分别为清醒和睡眠）[111, 112]。

昼夜节律和睡眠－觉醒稳态平衡也相互作用以调节激素分泌。长期以来，这些调节作用被认为只存在于直接依赖于下丘脑－垂体轴的激素中。然而，现在已证实，昼夜节律和睡眠的调节也存在于其他内分泌系统，如葡萄糖调节和肾素－血管紧张素系统[113, 114]。昼夜节律、睡眠－觉醒稳态及它们之间的相互作用调节激素释放的多种途径尚不完全清楚。下丘脑生物钟起搏器和参与睡眠调节的大脑区域发出的体液和（或）神经信号影响下丘脑神经内分泌因子的脉冲释放，这些因子刺激或抑制垂体激素的间歇性分泌。自主神经系统是另一个连接睡眠－觉醒平衡和昼夜节律的中央控制与周围内分泌器官的通路。睡眠对内分泌释放的刺激或抑制作用似乎主要与慢速睡眠有关，而不是快速眼动睡眠[115]。目前的数据似乎表明，垂体激素释放的昼夜节律性主要是通过调节脉冲幅度而不改变脉冲频率，而睡眠－觉醒和 REM－非 REM 过渡影响的是脉冲频率。垂体激素调控影响内分泌系统不是直接通过控制下丘脑因子，而可能与自主神经系统一起调节睡眠和昼夜节律来起到调控作用（如生长激素和皮质醇对葡萄糖调节的反调节作用）[114]。

为了描述昼夜节律和睡眠效应在激素分泌的时间组织中的相对作用，基于昼夜节律需要几天来适应睡眠－觉醒周期的突然变化的事实，已经使用了一些策略。因此，通过将睡眠时间调整至 8～12h，消除了睡眠对昼夜节律输入的掩蔽效应，揭示了异常昼夜节律时间的睡眠的影响。图 9–3 显示了正常受试者血浆皮质醇、生长激素（GH）、催乳素和促甲状腺激素（TSH）的平均值，这些受试者处于睡眠－觉醒和暗－光周期各 12h。研究持续了 53h，包括 8h 的夜间睡眠，28h 的持续清醒和白天的恢复性睡眠。为了消除进食、禁食和体位改变的影响，受试者在整个研究过程中保持平卧，以恒定速率静脉输注葡萄糖代替正常的饮食计划。如图 9–3 所示，这种对睡眠的剧烈操控对皮质醇曲线的波形影响不大，这与随着睡眠－觉醒周期的变化而立即改变的 GH 和催乳素节律形成了鲜明对比。正如后续部分将要回顾的那样，大量研究表明，促肾上腺皮质激素活动的昼夜节律的调控主要取决于昼夜节律，而睡眠－觉醒稳态则似乎是控制 GH 和催乳素 24h 分泌的重要因素[116]。然而，如稍后所述，睡眠－觉醒稳态对皮质醇分泌的小的调节作用已被证实，相反，昼夜时间可能影响生长功能。睡眠剥夺期间夜间 TSH 的水平明显增加，证实了昼夜节律及睡眠依赖的夜间抑制作用调控了 TSH 的昼夜变化包括夜间分泌水平，如图 9–3 所示[116]。

生物钟的主要机制容易通过激素的测定反映出来。在“时差”之类的昼夜节律异常情况的临床研究中，以及在暴露于天然或人工授时因子的人类研究中，激素通常被用作主生物钟状态及其与睡眠相互作用的标志物。

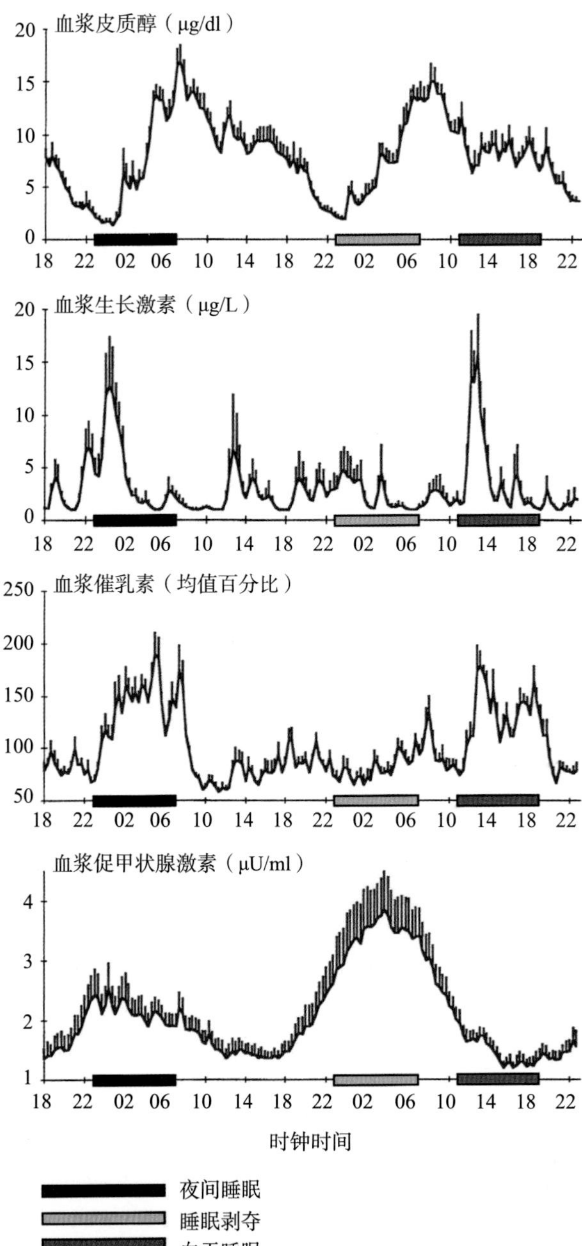

▲ 图 9-3　表示在 53h 内对 8 名正常年轻人（20—27 岁）的血浆皮质醇、生长激素、催乳素、促甲状腺激素的 24h 平均值（+ SEM）进行了研究，其中包括 8h 的夜间睡眠，28h 的睡眠剥夺和 8h 的白天睡眠。每隔 20min 对数据进行一次采集

引自 Van Cauter E，Spiegel K：Circadian and sleep control of endocrine secretions. In Turek FW，Zee PC（eds.）：Neurobiology of sleep and circadian rhythms，vol. 133. New York，Marcel Dekker，1999，pp. 397-426.

（三）次昼夜节律

1. 次昼夜节律的范围　“次昼夜”一词主要用来指周期从数小时到数小时不等的节律。次昼夜振荡通常没有昼夜节律那么有规律和可重复性。在大多数情况下，它们似乎代表了系统内的最佳功能状态，而不是充当“时钟”的主要功能，即精确的时间测量装置。机体有各种各样的次昼夜节律。最突出的是激素脉冲性释放和睡眠中快速眼动阶段和非快速眼动阶段的交替。对人类来说，大约 90min 的快速眼动 - 非快速眼动周期伴随着类似的周期性做梦、阴茎勃起、交感迷走神经平衡和呼吸。有人认为，这种在睡眠中的次昼夜节律是对基本的休息 - 活动周期（BRAC）的一种反映，这种活动也会在清醒期间发生 [117]。这一概念从一项研究中得到了一些实验支持，该研究表明，在清醒时存在一种频率在 13～35Hz 的脑电活动的次昼夜节律，这是中枢警觉性指标 [118]。有趣的是，皮质醇的脉冲释放与警觉性的次昼夜节律显著相关 [118]。

对于各种激素和代谢变量，已经观察到频率高于每小时的脉冲性释放的振荡。特别是胰岛素分泌在 10～15min 内的快速振荡已经在人类身上很好地体现出来 [119, 120]。与其类似的周期性振荡也表现在大网膜脂肪的脂解作用中，导致游离脂肪酸的脉冲性释放，似乎是由交感神经对脂肪细胞的冲动所驱动 [121]。

2. 脉冲性激素释放的特性和临床意义

在内分泌系统中，我们观察到垂体前叶激素及后叶激素、垂体直接调控的激素，以及其他内分泌物质如甲状旁腺激素、去甲肾上腺素、血浆肾素活性、瘦素和胰岛素分泌等的次昼夜节律变化。脉冲重复的时间间隔因激素的不同和物种的不同而不同。脉冲式或振荡式分泌活动与强直性释放的相对重要性也因轴而异。对于某些激素，分泌活动似乎完全是脉冲式的，在 2 次脉冲之间没有可检测到的分泌。在正常男性中，已得到黄体生成素（LH）、卵泡刺激素（FSH）、GH 和促肾上腺皮质激素（ACTH）脉冲式分泌的证据，而无强直性释放 [122-124]。对于某些激素（如胰岛素、催乳素和 TSH），脉冲式释放叠加在强直性分泌的水平上，或持续性分泌并以振荡的方式增加和减少 [122, 123, 125, 126]。激素释放的脉冲性意味着在不到 1h 内就可能发生超过 100% 的变化。因此，有必要采集多个样本来估计许多激素的平均循环水平，以确定昼夜节律是否存在。

当 GnRH 间断性释放对垂体 – 卵巢轴的正常功能的基本作用被证实时，脉冲激素分泌的生理意义首次被证明 [127]。具有里程碑意义的研究表明，在有弓形核病损的恒河猴体内，持续注入外源性促性腺激素释放激素（GnRH）可消除内源性 GnRH 的产生，从而抑制 LH 和 FSH 的分泌。相反地，以每小时 1 次维持 6min 的脉冲式给予人工下丘脑激素，可恢复正常的 LH 和 FSH 水平 [127]。此外，如果脉冲频率增加到每小时 3 次或减少到每 2 小时 1 次，血清 LH 和 FSH 水平会部分受到抑制。这些发现被迅速应用于治疗垂体 – 性腺轴的各种疾病，并为发现其他内分泌系统的脉冲释放的功能意义提供了途径 [128]。例如，研究发现，与内源性胰岛素分泌的正常脉冲相匹配的周期性给药在降低葡萄糖水平方面比持续性注射更为有效 [129]。

（四）衰老对内分泌节律控制机制的影响

在包括人类在内的多种物种中，已报道了与年龄有关的内分泌、代谢和行为昼夜节律的变化 [130–132]。最突出的变化之一是节律振幅的降低。图 9–4 显示了研究健康受试者 24h 内分泌节律与年龄相关的差异的一项研究的整体结果 [130]。在老年志愿者中，TSH、催乳素，GH 和褪黑素的夜间释放明显减少。在成年男性中，皮质醇节律的幅度降低了，这主要是由于夜间的最低值升高了。对 149 名 16—83 岁的正常健康男性的多导睡眠记录，以及血浆 GH 和皮质醇的伴随谱进行回顾性分析，显示 SW 睡眠和 REM 睡眠的衰老速率不同（图 9–5）[133]。从成年早期到中年，SW 睡眠明显减少，并被较浅的睡眠（阶段 1 和阶段 2）所取代，睡眠片段没有明显增加，快速眼动睡眠也没有明显减少。从中年到晚年的转变涉及以非快速眼动和快速眼动睡眠为代价的觉醒增加。GH 分泌的衰老年表与 SW 睡眠的年表同步。相反，夜间皮质醇水平的升高仅在 50 岁以后才变得明显，那时睡眠变得更加支离破碎，REM 睡眠下降。这些结果通过对 65 项研究的 Meta 分析得到了证实，该研究发现，年龄对睡眠的大部分影响都发生在中年之前 [134]。尽管老年女性比男性有更多的主观睡眠问题 [135–137]，但人们普遍认为，与男性相比，女性的 SWS 和 SWA 受年龄增长的影响较

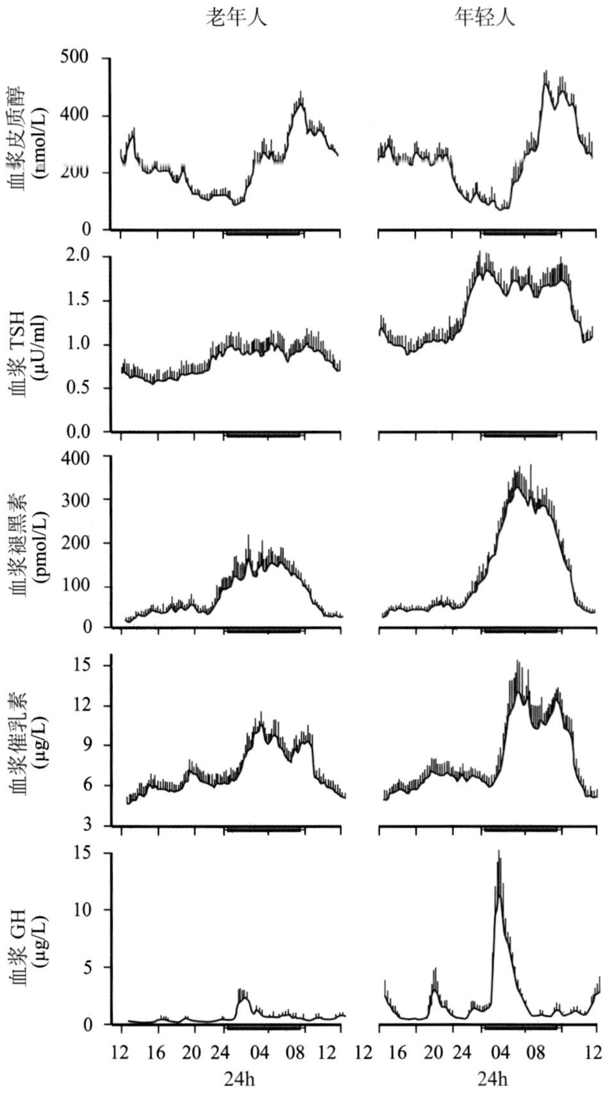

▲ **图 9–4 表示 8 名老年人（67—84 岁）和 8 名年轻人（20—27 岁）的血浆皮质醇、生长激素（GH）、催乳素、促甲状腺激素（TSH）的 24h 平均值（+ SEM）。每隔 15min 对数据进行一次采集。蓝色横条代表睡眠时**

引自 van Coevorden A，Mockel J，Laurent E，et al：Neuroendocrine rhythms and sleep in aging men. Am J Physiol 260：E651–E661，1991.

小 [138]。但是，相对于 REM 睡眠中的 SWA（如背景 SWA），非 REM 睡眠中的老年女性的 SWA 实际上比老年男性低，这与老年女性主观抱怨频率更高相符 [139]。

老年人在夜间睡眠的维持和质量方面有缺陷，同时还伴有警觉性下降、注意力和记忆力下降及白天的运动能力下降 [140]。在啮齿动物和人类中，许多昼夜节律在有干扰的条件下也会提前，特定的昼夜节律点会比年轻受试者早 [130, 141]。在老年人中观

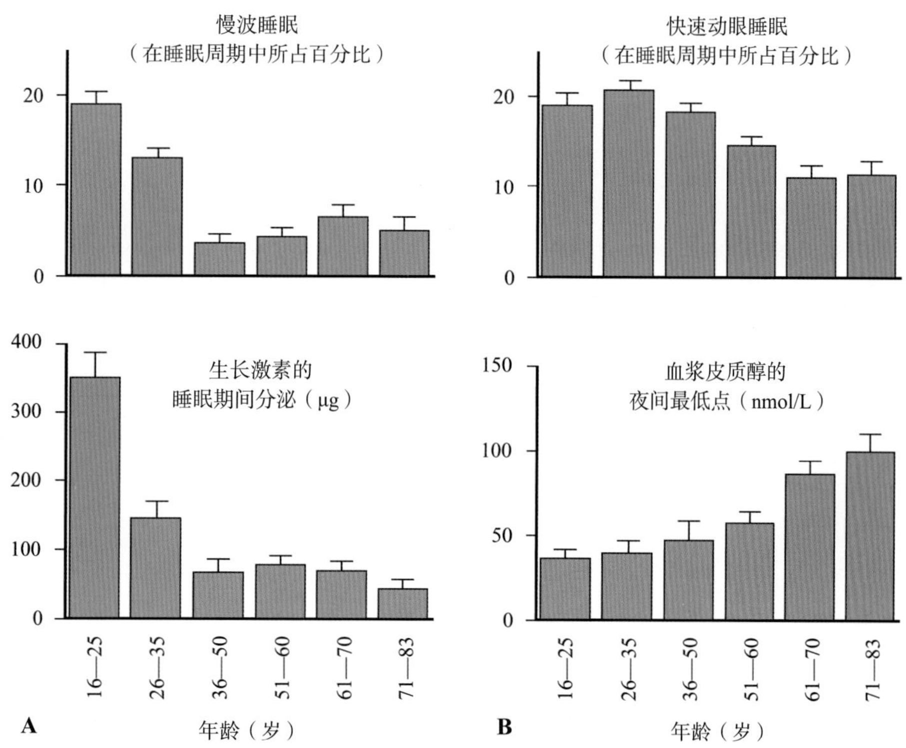

▲ 图 9–5　**A. 慢波（SW）睡眠与生长激素（GH）在睡眠中的分泌随年龄的变化。关注慢波睡眠和生长激素分泌减少之间的时间伴随性。B. 快速眼动（REM）睡眠和血浆皮质醇水平与年龄的关系。关注快速眼动睡眠减少与夜间皮质醇水平升高之间的时间相关性。所示值为各年龄组的平均值（+SEM）。数据采集自 149 例健康男性，年龄为 16—83 岁**

引自 Van Cauter E，Leproult R，Plat L：Age-related changes in slowwave sleep and REM sleep and relationship with growth hormone and cortisol levels in healthy men. JAMA 284，861-868，2000.

察到体温节律的振幅降低和相位提前，这些昼夜节律调节的变化与睡眠 – 觉醒习惯（如早睡早起）的变化密切相关 [131, 142]。

年龄相关的昼夜节律的振幅和（或）相位的变化，可能是由于主时钟内部工作方式的变化、时钟输入路径的改变，或者是由于 SCN 时钟和表达节律的系统之间的“下游”因素所致。一些早期研究报道，啮齿类动物的各种节律的自由活动周期随着年龄的增长而系统地缩短 [143, 144]，这表明生物钟本身随着年龄的增长发生了改变。通过测量转基因动物中 Per1-luc 的表达，这一概念已在大鼠中得到证实 [19]。与年龄相关的一些不同的行为和内分泌节律的相位改变与老年人生物钟周期较短的假说是一致的。然而，一项使用强制去同步方案测量健康年轻人和老年人自由运行周期的研究发现，没有年龄差异 [7]。但是，参与这项要求严格的方案的非常健康的老年人的睡眠持续时间明显减少，并且在昼夜节律异常时比年轻受试者有更大的睡眠困难。这些变化和从睡眠中觉醒的倾向的明显提升被认为与体内稳态睡眠的减少和昼夜节律信号的强度降低有关 [145]。与年轻人相比，老年人昼夜节律周期的长度和诱导的相位角之间没有显著的相关性 [146]。

对啮齿动物的研究表明，衰老也与对光和非光刺激的相移反应减弱有关。老仓鼠对低强度光脉冲的相移效应反应减弱 [147]。这一观察结果提出了一种可能性，即在老年人中，光信息传递到 SCN 的信号减少了，或者 SCN 本身对光刺激的反应变差了。同样地，虽然在正常不活动期间诱发运动活动，可以在幼龄动物的运动活动昼夜节律中引起明显的相位变化，但在老年动物中，这种反应会大大减弱或完全消失 [148]。有趣的是，将胎儿的 SCN 组织移植到具有完整 SCN 的老龄仓鼠的 SCN 区域，可以恢复由三唑仑导致的活性节律的相移效应 [149]。

老年人的行为变化也可能导致生物钟的环境输入发生变化。与年轻人相比，老年人暴露于强光和社交暗示这两种潜在的诱导因素明显减少 [150–152]。

此外，与年龄有关的晶状体色素沉着降低了到视网膜的蓝光的透射率（昼夜节律最敏感的波长）[153]。缺乏职业的限制、由于疾病而导致活动能力下降，以及社交和户外活动减少都是老年人的特征。因此，暴露于环境刺激的减少导致了昼夜节律的破坏。一项研究证明，使用强光照射和“丰富”的社交安排可增强老年人的昼夜节律并改善夜间睡眠和白天警觉性[154]。在生活在环境光照有限的养老院的失眠症老年人中，中午补充光照可显著增加夜间褪黑素的分泌，且无昼夜节律的相移[155]。有证据表明，老年人在适当时间的光线照射下能够产生与年轻人同样程度的相移[156]。

脉冲性激素释放的次昼夜节律也受到衰老的影响。对于包括GH、胰岛素、LH和ACTH在内的多种激素，24h分布的分析表明，脉冲释放的不规则性或“无序性”增加。此外，在健康的老年人中，垂体激素和外周激素（如LH和睾酮或ACTH和皮质醇）之间的脉冲释放的同步性被部分破坏[157]。

二、内分泌节律研究的方法学

（一）试验方案

大多数激素释放昼夜节律的研究都是基于“横向”设计，也就是说，按照相同的试验方案，对一组个体进行至少24h的研究。昼夜节律性的证明是基于对观察到的时间分布中一致的可再现特征的观察。受试者组应该不仅在年龄和性别等生理参数方面，而且在生活习惯方面，如睡眠–觉醒周期、锻炼习惯和饮食结构方面尽可能地同质。那些有固定的社交习惯并自称“睡眠良好”的受试者应该被优先考虑。在试验前2个月内的轮班工人或有跨时区飞行史的受试者应被排除在外。在试验开始之前，应该要求志愿者们连续几天遵守一个统一的饮食和就寝时间安排，以最大限度地实现个体之间的同步。在预试验期间使用连续的手腕活动记录是监测依从性的一种便捷的方法。应包括至少一晚适应实验室环境和记录程序。为了避免由于取样过程而影响睡眠，应在晚上将导管连接延伸到相邻房间的管道。由于睡眠阶段对激素释放的调节作用，使用标准化方法进行记录和评分获得多导睡眠记录是很重要的。白天应避免午睡。为了避免观察到静脉穿刺应力的影响，应在采集第1个样品之前至少提前2h插入导管。为了获得对昼夜节律参数的有效估计，采样间隔必须不超过1h。

如果将激素分布作为中枢昼夜节律振荡器输出的标志物进行测量，则需要将其他因素的直接影响降至最低。睡眠–觉醒的过渡、饮食、紧张的活动和体力活动的变化都可能影响激素水平。为了消除这些“掩蔽”效应，通常被称为“恒定常规”的试验方案已被开发出来，以可靠地从外周激素和其他生理变量（如体温）的时间模式中估算昼夜节律振幅和相位。恒定的日常条件通常包括持续的清醒、持续的平卧姿势、持续的光照和恒定的热量摄入，热量摄入或以每小时等量的液体食物或固体食物的形式，或以持续的葡萄糖输液的形式。虽然这种“恒定常规”条件已广泛应用于人类昼夜节律性的基础研究，但该方案固有的睡眠剥夺是一个明显的局限性。因此，提倡使用不受睡眠、进餐和其他因素（如褪黑素的24h分布）所影响的昼夜节律标志物。如果只关注昼夜节律而不是振幅，晚上测量唾液中褪黑素的水平提供一种无创性的方法来观察夜间褪黑素分泌的发生时间，这是一种在SCN中的生物钟的神经内分泌事件。

为了描述周期性的激素波动，需考虑提取的总血量和测定激素所需的血浆量，这对于确定适当的采样方案显然是必要的。因此，最佳的采样方案取决于所研究的现象的类型。1min和2min的采样率可揭示叠加在每隔1～2h较慢的脉冲释放上的高频、低振幅的间歇性变化。20min和30min的采样率只能检测到持续超过1h的主要脉冲。与以前的研究相比，现在可用的超灵敏测定法可以检测到低激素浓度下的小振幅脉冲，从而发现更多以前未发现的分泌期。

（二）量化昼夜节律变化的程序

在24h血液成分分析的方法中，最古老的是余弦试验[158]。这种检验方法及其派生方法的主要缺点是，它假定观察到的内容可以用一条单正弦曲线充分地描述。这一假设在自然界不对称的生物节律中几乎是不存在的（例如，睡眠－觉醒周期是08∶16的交替，而不是12∶12）。因此，余弦试验通常提供不可靠的估计的节律参数。

用于检测和估计昼夜节律变化的其他程序基于周期图计算或基于非线性回归程序[159, 160]。这些方法充分描述了不对称波形。最佳拟合曲线的最大值和最小值的出现时间通常分别称为顶峰期和最低点。节律的幅度可以估计为最佳拟合曲线的最大值和最小值之差的50%。使用周期图程序可以计算振幅、顶峰期和最低点的置信区间。

（三）量化脉冲性激素分泌的程序

脉冲变化的分析可以从两个层面考虑[161]。人们可能希望根据对测量误差大小的估计来定义和表征外周激素水平的显著变化（如主要是检验误差）。然而，在某些情况下，有可能可以通过数学方法从外周浓度推导出分泌率[162, 163]。通常被称为反褶积的程序，将比外周浓度分析显示更多的分泌脉冲。它还将更准确地定义每个脉冲的时间限制。然而，反褶积涉及测量误差的放大，增加了假阳性误差的风险。无论是检查外周浓度还是分泌率，有2种主要的方法来分析间断的波动。第1种，也是最常用的，是时域分析，其中数据根据时间和被检测和识别的脉冲来绘制。这种分析可以估算脉冲频率（计算为检测到的脉冲总数除以研究周期的持续时间）和脉冲规律性（通过检查脉冲间间隔的分布来量化）。第2种是频域分析，根据频率或周期绘制振幅，通过在频域分析中频谱功率的分布来估算脉冲的规律性[164]。

研究人员已经提出了许多用于识别激素浓度脉冲的计算机算法。每个步骤的操作原理不在此详述。综述文章提供了几种脉冲检测算法的性能比较[165, 166]。这些比较表明，在选择了适当的参数时，ULTRA和CLUSTER的性能相似[166]。

三、内分泌节律对健康和疾病的影响

基本上在所有的内分泌系统中都观察到了昼夜节律和（或）次昼夜节律震荡。对所有这些观察结果进行详尽的探讨是不可能的。因此，对以下研究结果的总结将局限于褪黑素、下丘脑－垂体轴、葡萄糖和胰岛素，以及参与调节食欲的2种激素，即瘦素和ghrelin。

（一）褪黑素

褪黑素的节律性主要依赖于SCN中的昼夜节律起搏器，因此褪黑激素的分泌是人体昼夜节律时钟的一个重要的标志物[71]。其白天的水平低而稳定。在健康的年轻人中，夜间褪黑素的节律在21:00—23:00开始上升。在午夜前后达到最大值，然后逐渐下降，在08:00—09:00时恢复到白天的低值。褪黑素的节律性对光照条件敏感，夜间光照对褪黑素合成有直接的抑制作用[167, 168]。夜间高强度运动可能刺激褪黑激素的分泌[169]。此外，褪黑素节律性不受睡眠或非光刺激的影响。

虽然健康的年轻人和老年人白天的褪黑素水平相似，但夜间节律升高在大多数（但不是所有）老年人身上明显减弱[130]。部分可能是由于白天环境光线不足，而中午的日光又太强所致[155]。此外，老年人夜间褪黑素的上升提前了近1.5h，这表明衰老与昼夜节律相位提前有关[130]。

（二）肾上腺皮质轴

1. 促肾上腺皮质激素和肾上腺分泌的正常节律　SCN调节了促肾上腺皮质激素释放激素（CRH）的节律性释放，从而刺激促肾上腺皮质激素的昼夜释放。肾上腺分泌的24h节律主要取决于ACTH的释放模式。此外，由SCN产生的神经元信号通过多突触神经通路传递到肾上腺皮质[4, 170]。在包括猴子和小鼠在内的各种动物中发现，肾上腺皮质内表达一种昼夜节律基因，其作用是调节包含相互作用的正反馈和负反馈循环的内在的昼夜节律振荡器[30, 171, 172]。目前已经证实，这个肾上腺昼夜节律振荡器为肾上腺对ACTH的生理反应打开了大门，也就是说，它定义了一个时间窗，在此期间，肾上腺能对ACTH做出最有效的反应[30]。

24h的ACTH和皮质醇水平在清晨最高，在白天下降，在午夜时分有一段分泌活动最小的静止期，在午夜过后突然升高，在清晨至最高。从血浆浓度得出的分泌率的数学推导表明，血浆皮质醇的 24h 分泌曲线反映了一系列由昼夜节律调节的分泌脉冲，而非强直性分泌[124, 173]。正常情况下，垂体－肾上腺周期的高峰期发生在 06:00—10:00。通过间隔 15min 进行的采样发现，在 24h 中可检测到 12～18 次血浆促肾上腺皮质激素和皮质醇的显著脉冲。与皮质醇相似的昼夜节律和搏动变化已被证实存在于其他几种肾上腺类固醇中，特别是脱氢表雄酮（DHEA）[174]。24h ACTH、皮质醇和脱氢表雄酮的表达谱与时间的伴随情况如图 9–6 所示。

图 9–3 显示了睡眠时皮质醇和 ACTH 分泌节律的显著变化。事实上，整体的波形并没有明显受到睡眠不足或睡眠时间异常的影响。因此，这种节律主要是由昼夜节律振荡器控制的。睡眠－觉醒稳态的调节作用已经得到证实。如图 9–7 所示，睡眠开始与皮质醇分泌的短期抑制密切相关，而这在早晨开始睡眠时可能察觉不到（即促皮质激素活动的高峰期）[175–178]。睡眠的这种抑制作用似乎与 SW 睡眠有关[179, 180]。相反，从睡眠中完全清醒和睡眠中的短暂清醒都会触发皮质醇分泌的脉冲（图 9–7）[124, 177, 179, 181, 182]。夜间短暂清醒的次数可以预测早晨的血浆和唾液皮质醇水平[183]。在一项对夜间睡眠的皮质醇状况的分析中，发现短暂清醒持续 10min 后，会导致接下来的 20min 内出现明显的皮质醇分泌增加[182]。此外，有报道发现，偶合[118]。夜间总觉醒时间与 24h 血浆皮质醇浓度升高有关[184]。长期失眠和总睡眠时间减少与夜间皮质醇水平升高有关[185]。

暗光转换被证实具有一定的调节作用。早晨清醒后的皮质醇分泌脉冲会随着光线强度的增加而增强[58]。此外，从黑暗到昏暗和从昏暗到明亮的转换也可能刺激卧床休息的受试者的皮质醇分泌[57, 182]。暴露在强光下对夜间皮质醇水平的刺激作用似乎取决于暴露的时间[186]。当暗光和睡眠－觉醒的转变同时发生时，相关的皮质醇升高几乎是在持续的黑暗中清醒时的 2 倍（图 9–7）[182]。因此，在正常的就寝时间安排下，睡眠－觉醒和暗－光转换都会放大昼夜节律的影响。

在适应睡眠－觉醒周期变化的过程中，对 24h 皮质醇特征的研究表明，静止期的结束，也就是早晨起床的开始，是一个长期适应的过程，这似乎是一个强有力的昼夜节律时间标记。双胞胎研究表明，皮质醇最低点的时间受到遗传因素的影响[187]，这为遗传控制人类昼夜节律提供了证据。与此相

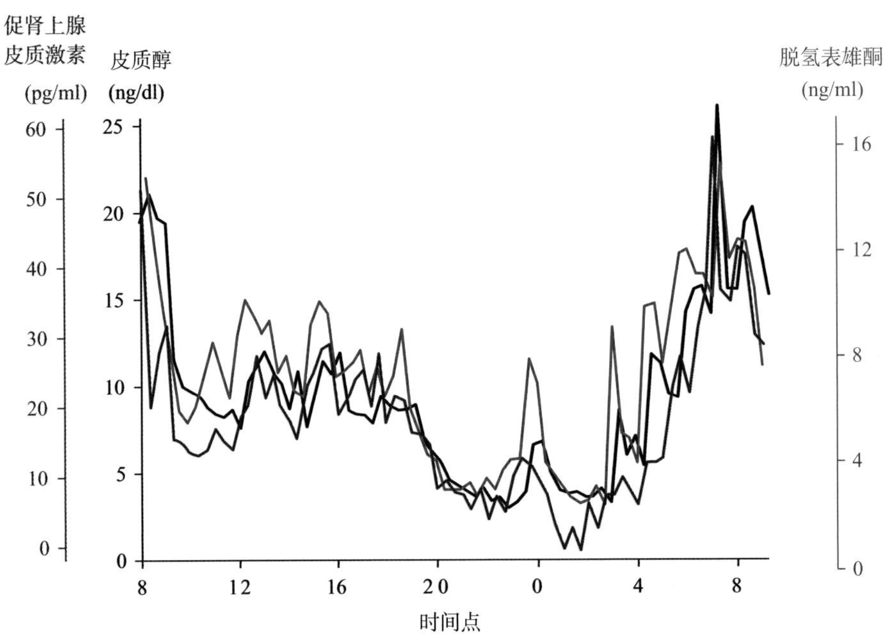

▲ **图 9–6　在 1 名健康的年轻人中，每隔 20min 所采集的血浆促肾上腺皮质激素（ACTH）、皮质醇和脱氢表雄酮（DEHA）水平的 24h 曲线图。关注这 3 种激素的昼夜节律和波动变化的时间共性（未发表的数据由 K.Spiegel 博士提供）**

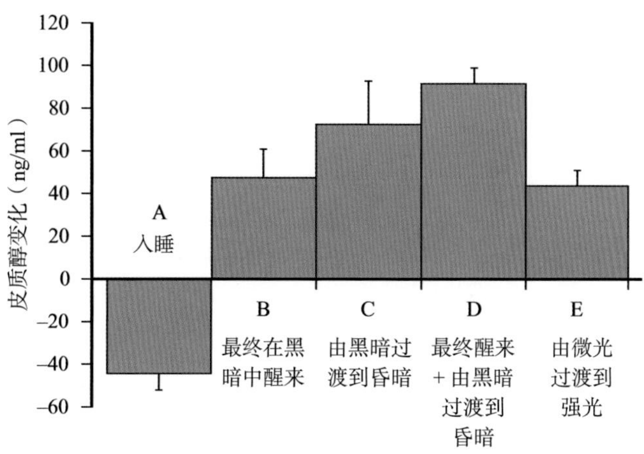

▲ 图 9-7　**血浆皮质醇水平的平均值（和 SEM）变化**

A. 在 15:00 入睡后的 120min 内（*n*=32）；B. 在黑暗中最终自发醒来后的 20min 内（计划睡眠时间 23:00—07:00 或 15:00—23:00，*n*=10）；C. 在 7:00 或 23:00，从黑暗过渡到昏暗光线，卧床休息时的受试者（*n*=10）醒后的 20min 内；D. 在 7:00 或 23:00，从黑暗过渡到昏暗光线，卧床的受试者最后觉醒前的 20min 内（*n*=38）；E. 在 05:00，从昏暗的光线变为明亮光线，受试者睡醒后 15min 内（*n*=8）

A 至 D 引自 Caufriez A，Moreno-Reyes R，Leproult R，et al：Immediate effects of an 8-h advance shift of the rest-activity cycle on 24-h profiles of cortisol. Am J Physiol 282：E1147-E1153，2002. E 引自 Leproult R，Colecchia EF，L'Hermite-Balériaux M，et al：Transition from dim to bright light in the morning induces an immediate elevation of cortisol levels. J Clin Endocrinol Metab 86：151-157，2001.

反，早晨的高峰期时间更不稳定，可能受到睡眠时间偏移 [181]、从黑暗到明亮的转换过程 [58]，以及早餐摄入量的影响 [188]。最后，据报道，预期的醒来时间与睡眠期间结束时 ACTH 水平升高有关，但与皮质醇水平无关 [189]。

除了睡眠觉醒转变对 ACTH 和皮质醇水平的即时调节作用外，急性的完全夜间睡眠不足或部分（4h 在床上）夜间睡眠不足，会导致皮质醇浓度在第 2 天傍晚和夜间升高 [190]，并且皮质醇昼夜变化的振幅也会减少约 15%。同样，如图 9-8 所示，经常性部分睡眠不足（每晚在床上睡 4h，连续 6 个晚上）也会导致傍晚和夜间皮质醇水平升高 [191]。在年轻健康受试者中观察到的这些干扰，与有正常睡眠时间表的老年健康受试者中发现的干扰惊人地相似 [130, 192, 193]。无论如何，睡眠不足似乎推迟了通常在晚上发生的下丘脑－垂体－肾上腺轴（HPA）恢复正常的时间。这表明睡眠不足与衰老类似，可能会减慢 HPA 轴应激后的恢复速度，因此可能促进与糖皮质激素过多相关的中枢和外周疾病的发生，特别是当皮质醇浓度在正常每天应该是最低点的时间却升高，进而导致记忆力减退、胰岛素抵抗和骨质疏松等问题的出现 [194–198]。相反，降低的 HPA 弹性会导致 HPA 过度活跃，从而抑制 SW 睡眠并促进夜间觉醒，引发由 HPA 和睡眠中断产生的一系列负面事件。

皮质醇的昼夜节律在整个成年期一直持续，并且在 90 岁时仍可以观察到 [130, 193]。在年轻人中，女性 24h 的皮质醇水平略低于男性，主要是因为早晨的最大皮质醇值较低。随着年龄的增长，男性和女性夜晚的皮质醇水平逐渐升高，因此 70 岁以上的健康受试者的皮质醇最低点明显高于年轻人（图 9-4）。有趣的是，夜晚皮质醇水平的升高与快速眼动睡眠持续时间的逐渐下降的发生时间序列相似（图 9-5）[133]。结果显示，老年受试者 24h 内的平均皮质醇水平升高，皮质醇变化幅度降低。与年龄相关的昼夜节律提前相一致，老年人的皮质醇最低点时间提前了 1～2h [130, 193]。

在妊娠期，胎盘 CRH 以脉冲式而非昼夜节律的方式分泌到母体循环中，且母体 CRH 水平与 ACTH 之间没有相关性。然而，ACTH 和皮质醇的浓度在一段时间内仍然保持着很强的相关性，这表明母体 ACTH 的昼夜变化可能是由另一种 ACTH 的促激素引起的 [199]。

2. 疾病状态的改变　在肝病患者 [200] 和神经性

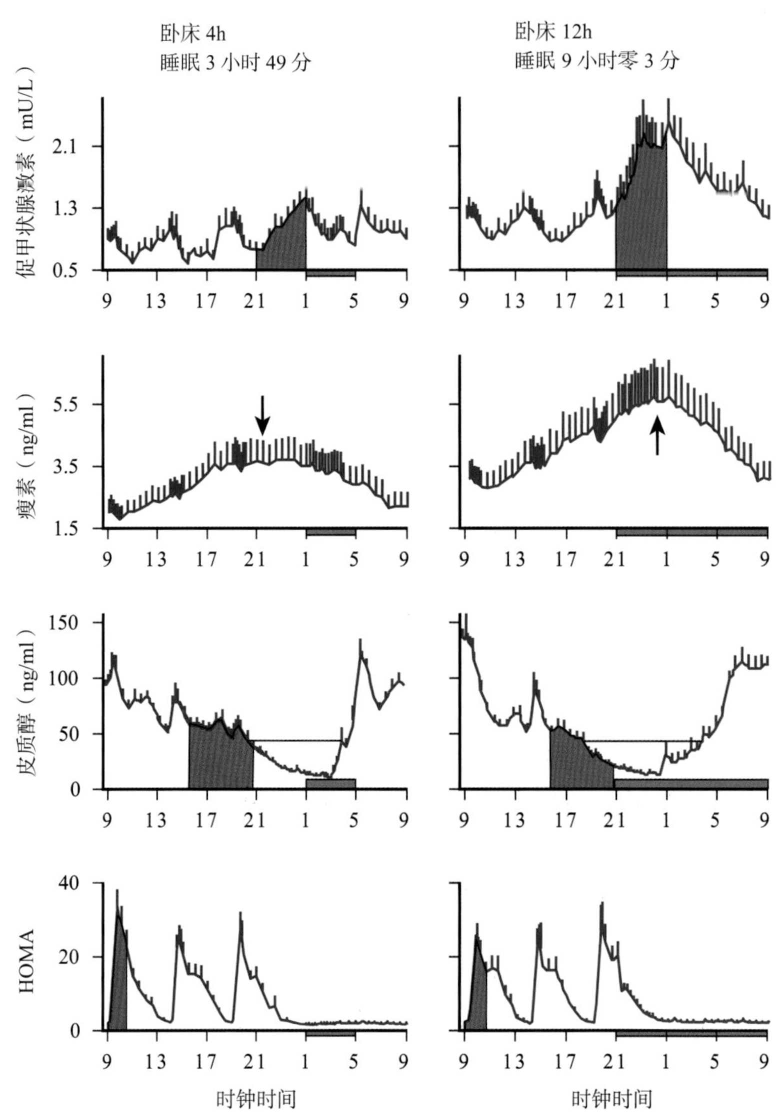

▲ **图 9-8 在健康的年轻男性中，反复睡眠减少（6 个晚上，卧床 4h）和睡眠恢复（6 个晚上，卧床 12h）对 24h 促甲状腺激素、瘦素、皮质醇和血浆稳态模型（HOMA）曲线的影响。HOMA 指数计算为葡萄糖浓度（mg/dl）× 胰岛素浓度（μU/ml）**

改编自 Spiegel K，Leproult R，Van Cauter E：Impact of sleep debt on metabolic and endocrine function. Lancet 354：1435-1439，1999；and Spiegel K，Leproult R，L'Hermite-Balériaux M，et al：Leptin levels are dependent on sleep duration：relationships with sympathovagal balance，carbohydrate regulation，cortisol，and thyrotropin. J Clin Endocrinol Metab 89：5762-5771，2004.

厌食症患者[201]中，昼夜节律和发作性皮质醇波动的相对幅度变弱，这主要是因为皮质醇的代谢清除率降低。据报道，肥胖绝经前妇女的 ACTH（而非皮质醇）的脉冲分泌增强[202]。甲状腺功能减退患者的皮质醇平均水平明显升高，节律的相对振幅减弱[203]。这些变化被认为是由于间歇减少和反馈控制的效率降低所致。相反，在甲状腺功能亢进症中，皮质醇的产生和外周代谢增加，发作性脉冲增强[204]。

低振幅的昼夜变化可能在垂体依赖性库欣病中持续存在。约 70% 的库欣病患者的皮质醇脉冲减弱，提示 ACTH 的自主强直性分泌是由垂体肿瘤引起的。然而，约 30% 的患者的脉冲强度反而增强了[205]。这种“高脉冲”模式可能是由下丘脑 CRH 释放增强或垂体对 CRH 持续反应引起的。图 9-9 比较了正常受试者和库欣病患者 24h 皮质醇的平均水平。

在原发性肾上腺库欣综合征患者中，皮质醇分泌增加似乎是由于基础分泌增加和脉冲频率增加所致[206]。在 ACTH 缺乏的情况下，皮质醇的节律性的部分持续存在可能是由 SCN 与肾上腺皮质之间的神经通路介导的[170]。

库欣综合征中皮质醇昼夜节律变化的缺乏甚至减弱，对临床诊断具有明显意义，但是在评估结果时必须考虑血浆样本的采集时间。适当选择采样时间可以大大改善正常水平与病理水平之间的差异，因为健康受试者与库欣综合征患者的结果之间的重叠在午夜前后 4h 间隔内最小。

在大多数重度抑郁症患者中发现具有持续的昼夜节律性和脉冲增加的皮质醇增多症[207, 208]。图 9-9 对此进行了说明。在这些患者中，尽管循环皮质醇水平较高，但仍未出现库欣综合征的临床体征，皮质醇分泌的静止期更短、更分散，并且通常比同龄的正常受试者更晚开始、更早结束。这些改变可以反映睡眠障碍的影响及昼夜节律的发展。当患者的抑郁状态获得临床缓解时，皮质醇增多症和静止期的改变就消失了，这表明这些病理变化是“状态”依赖性的，而不是“特征”依赖性的[209]。

在肾上腺皮质功能不全时，皮质醇替代疗法应旨在模仿生理性皮质醇的昼夜节律，使皮质醇水平在午夜后上升。目前没有任何糖皮质激素制剂可以重现这种夜间的上升。然而，最近的初步数据表明，一种新的口服多颗粒氢化可的松制剂可以提供延迟和持续的吸收，并重建一个生理性皮质醇曲线[210]。这种方法对先天性肾上腺增生症患者也是有益的，因为清晨低的皮质醇水平会导致 ACTH 和肾上腺雄激素释放增加。

（三）生长激素轴

1. 正常受试者生长激素的 24h 变化 下丘脑 GH 释放激素（GHRH）刺激 GH 的垂体分泌，而生长抑素抑制 GH 的垂体分泌。此外，胃生长激素释放激素的酰化形式是一种主要由胃产生的肽，它与 GH 分泌受体结合，因此是 GH 分泌的另一种有效内源性刺激[211]。在正常成人受试者中，24h 血浆 GH 水平包含稳定的低水平和大量分泌两个状态。最主要的脉冲发生在睡眠开始后不久，与 SW 睡眠的第 1 阶段有关[212]。在没有任何可识别刺激的情况下，在睡眠后期和觉醒时也会出现其他分泌脉冲。对年轻双胞胎男性的研究已经证明了清醒时 GH 的分泌主要受遗传影响，而睡眠时却没有[213]。在成年男性中，睡眠开始时 GH 的脉冲通

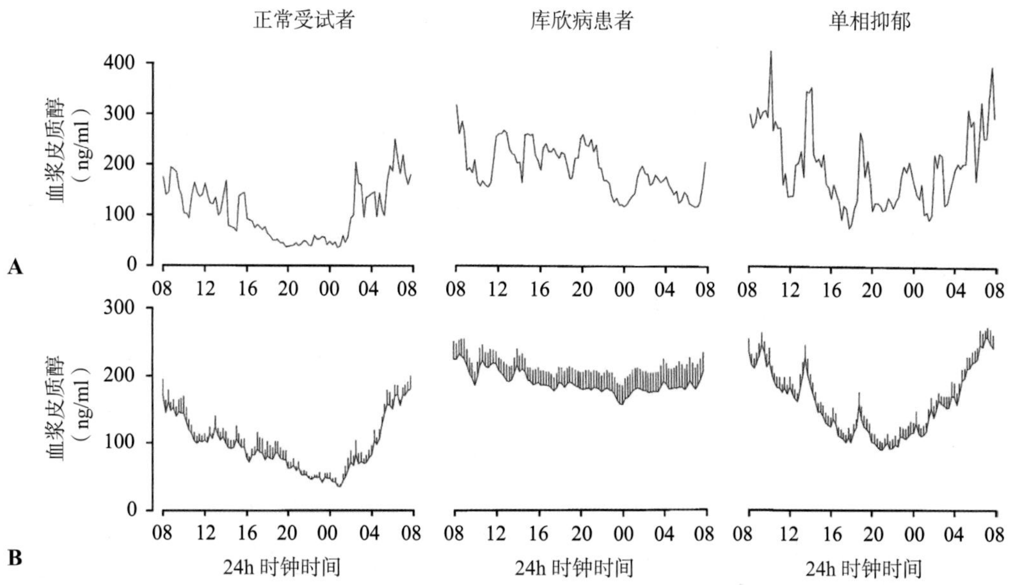

▲ 图 9-9 正常受试者，垂体库欣病患者及单极型的严重内源性抑郁症患者血浆皮质醇的 24h 图谱。针对每种情况，在 A 图中显示 1 个代表性示例，在 B 图中显示 8～10 个受试者的平均值（+SEM）曲线

引自 Van Cauter E：Physiology and pathology of circadian rhythms. In Edwards CW，Lincoln DW eds.：Recent advances in endocrinology and metabolism. Edinburgh，Churchill Livingstone，1989，vol 3，pp 109-134.

常是 24h 内观察到的最大的脉冲。在正常生理周期的女性中，24h GH 水平比同龄男性高，白天的脉冲更频繁，睡眠相关的脉冲虽然在大多数情况下仍然存在，但一般来说并不占 24h GH 释放的大部分[214]。青年男女的分泌谱如图 9-10 所示。有充分证据证明，女性 GH 分泌脉冲的振幅与雌二醇的循环水平相关[214, 215]。在正常生理周期的年轻女性中，我们还观察到，与卵泡期相比，白天 GH 的分泌在黄体期增加，而且这种升高与血浆中孕酮的水平呈正相关，而与雌二醇无相关性[216]。

无论睡眠是否提前、延迟、中断或支离破碎，睡眠开始都会诱发 GH 分泌脉冲[212]。因此，如图 9-3 所示，睡眠 – 觉醒周期的变化紧随着 GH 节律的平行变化[212]。对于夜班工人来说，主要的 GH 分泌发生在睡眠转变的前半段[217]。GH 在早期睡眠中的释放在时间上和数量上与 SW 睡眠的时间有关[218, 219]。与前一晚基线相比，在夜间完全睡眠剥夺后的恢复性夜间，SW 睡眠和 GH 水平均有所提高，尤其是在睡眠的前 4h[220]。有充分的证据表明，SW 睡眠和 GH 释放之间关系的机制涉及至少 2 种不同的下丘脑 GHRH 神经元群的同步活动[221]。事实上，通过使用一种特殊的拮抗剂或免疫中和作用抑制内源性 GHRH，可以抑制睡眠和 GH 的分泌[222]。使用药物刺激 SW 睡眠的研究提供了 SW 激活和 GH 释放之间存在强烈关联的额外证据。事实上，通过口服低剂量的 γ- 羟基丁酸（GHB）（一种用于治疗嗜睡症的 GABA 的天然代谢物）或选择性 $5HT_2$ 拮抗药利坦色林可以增强 SW 睡眠，从而增强夜间 GH 分泌[223, 224]。相反，睡眠期间短暂的觉醒会抑制 GH 的分泌[225]。因此，睡眠碎片化一般会减少夜间 GH 的释放。

虽然睡眠是人体 GH 分泌的主要决定因素，但也有证据表明昼夜节律调节 GH 脉冲的发生和振幅。这可能反映了生长抑素的抑制活性在夜间降低[226]，或者可能是由于胃生长激素释放激素在夜间上升所致。因此，与睡眠启动相关的主要 GH 脉冲是由下丘脑 GHRH 的激增引起的，这与相对生长抑素解除抑制的昼夜周期一致[212, 222]。对于正常体重的受试者，即使只禁食 1 天，也会通过增加脉冲幅度而促进 GH 的分泌[227]。在一些正常男性研究者中报道的睡前 GH 脉冲[228]可能反映了睡眠债的存在，揭示了 GH 分泌的昼夜节律构成[229]。在正常饮食的受试者中，GH 的分泌也可能受到内源性酰化胃生长激素释放激素的调节，从而导致进食前 GH 的峰值升高[227]。

经过一晚的完全睡眠剥夺后，在白天可观察到 GH 的代偿性增加，因此 24h 的总分泌没有明显改变[230]。这种代偿性增加的机制可能与生长抑素能强度降低和（或）胃生长激素释放激素水平升高有关。反复的部分性睡眠限制始终与睡眠前 GH 脉冲的出现有关[229]。

衰老与循环中 GH 水平的急剧下降有关（图 9-4 和图 9-5）[130, 214]。这种减少是通过 GH 脉冲振幅的降低而不是频率的降低来实现的[130, 231, 232]。如图 9-5 所示，这种与年龄相关的 GH 下降在青年期和中年期之间呈指数型变化，并且与 SW 睡眠减少的年表相同。尽管性激素的高水平持续存在，但在中年时，GH 的血浆浓度和脉冲性激素的分泌率下降到不到青年时期的 50%。此后，从中年到老年，身体会出现更小的渐进式下降[133]。在老年人中，GH 分泌在男性和女性中是相似的[214]。年龄相关的 GH 分泌减少似乎是由生长抑素分泌增加和 GHRH 反应

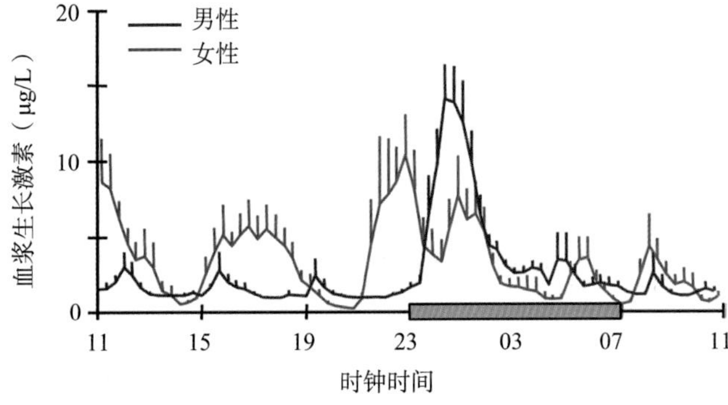

◀ 图 9-10 年龄在 18—30 岁的 9 名男性和年龄在 21—33 岁处于卵泡期的 7 名女性的 24h 平均（和 SEM）血浆生长激素图谱。绿色条代表睡眠时间

改编自 Van Cauter E，Plat L，Copinschi G：Interrelations between sleep and the somatotropic axis. Sleep 21：533-566，1998.

减弱引起的[233]。

值得注意的是，在妊娠期间，一种胎盘 GH 的变异体，替代垂体 GH 来调节母亲的 IGF–I 水平[234, 235]，其以一种强直性而不是脉冲的形式释放出来[236]。

2. 疾病状态的改变　在各种代谢、内分泌、神经和精神疾病中，血浆 GH 的 24h 分泌异常已被报道。

肥胖与 GH 的释放呈反比关系，这导致了肥胖受试者 24h 内 GH 水平的显著抑制。长时间禁食后可以恢复正常模式[237]。神经性厌食症患者 GH 脉冲振幅和频率均增加[238]。非肥胖的青少年或成年发病糖尿病患者在清醒和睡眠时 GH 分泌增加，主要是由于脉冲振幅的增加[239]。当血糖得到严格控制时，这种异常可能会消失。

在下丘脑功能性闭经时，24h 平均 GH 水平正常，但脉冲性 GH 释放模式明显改变，脉冲振幅下降，脉冲频率和脉冲间 GH 浓度增加[240]。在患有多囊卵巢综合征（PCOS）的苗条女性中，与 BMI 匹配的正常周期对照组相比，GH 脉冲的振幅（而不是频率）增加了。相比之下，多囊卵巢综合征的肥胖受试者和肥胖对照组的脉冲振幅都相似地降低了[241]。

甲状腺功能亢进症的成人患者 GH 分泌的昼夜发作更频繁，且振幅更高，他们的 GH 每日总分泌率比正常人高出 4 倍[242]。重度内源性抑郁症患者主要的夜间 GH 脉冲通常发生在入睡前，而不是入睡后[243]。

库欣病中，皮质醇高分泌程度与 GH 总分泌呈反比关系，GH 脉冲频率增加[244]。在肢端肥大症中，生长激素在 24h 内高分泌，在升高的基础水平上叠加一种高度不规则的脉冲模式，表明存在强直性分泌[245, 246]。垂体手术后，大多数但不是全部患者能恢复正常的 24h 生长激素释放模式[245]。

（四）催乳素轴

1. 正常人催乳素的 24h 变化　在正常情况下，催乳素的 24h 水平在中午左右表现出最低水平，在下午适度增加，随后在睡眠开始后不久开始大幅度的夜间升高，并在睡眠中达到最高水平，比最低水平高出 200% 以上（图 9–3）[247, 248]。24h 内有发作性脉冲分泌，但它们的振幅和频率在夜间要比白天高。睡眠期间多巴胺抑制催乳素分泌的作用减弱可能是这种夜间升高的主要机制。正常周期女性的平均催乳素水平、脉冲振幅和脉冲频率高于绝经后女性或正常年轻男性[249]。在正常周期的年轻女性中，也观察到黄体期白天的催乳素脉冲比卵泡期增强，导致午后和晚上的水平增加[216]。在黄体期，夜间催乳素的升高与雌二醇和孕酮水平呈正相关[216]。这些数据表明，内源性雌激素和孕激素在与性别和年龄相关的催乳素分泌的差异调节中起关键作用。反褶积分析表明，催乳素的分布反映了强直性和间断性释放[123]。对双胞胎的研究表明，遗传因素部分决定了催乳素分泌的时间组织[250]。

催乳素的昼夜变化主要受睡眠 – 觉醒稳态的调节。睡眠开始总是伴随着催乳素分泌的增加，而与一天中的时间无关。因此，如图 9–3 所示，随着睡眠 – 觉醒周期的变化，催乳素的节律也随之发生了相应的变化[212]，但是与夜间睡眠相比，白天睡眠时催乳素升高的幅度可能会减弱[251]。相反地，尤其是女性，催乳素水平可能会在正常睡眠开始前后的清醒过程中出现适度上升[248]。因此，催乳素的分泌似乎部分受到昼夜节律的调节，而当睡眠和昼夜节律效应叠加时，即在正常的就寝时间催乳素出现最高分泌[247, 248, 252]。苯二氮䓬类（如三唑仑）和咪唑吡啶（如唑吡坦）类安眠药在睡前服用一般可提高夜间催乳素水平[253, 254]。

已证实催乳素分泌的增加和 SW 活性之间有密切的时间关系。相反，觉醒时间过长、打断睡眠，催乳素浓度持续下降[255]。因此，SW 睡眠与催乳素分泌升高有关，而浅而零碎的睡眠通常与夜间催乳素分泌的抑制有关。这在老年人中确实可以观察到，他们的夜间催乳素升高幅度降低了近 50%（图 9–4）[130, 256]。

在妊娠期间，血清催乳素水平上升，尽管水平更高但 24h 的分泌模式保持不变。产后催乳素分泌脉冲随着哺乳期的出现而出现，只有在停止哺乳后，与哺乳无关的夜间催乳素水平升高才会明显。

2. 疾病状态的改变　在各种病理状态下，血浆催乳素夜间增加的消失或减弱已被报道。在库欣病中，催乳素水平在 24h 周期内升高，夜间升高的相对幅度降低[257]。在胰岛素依赖的糖尿病患者中，催乳素分泌的昼夜节律和睡眠调节机制被保留了下来，但总体水平明显降低[258]。肥胖与总催乳素分泌的增加有关，与内脏脂肪过多成比例，但不改变日变化规律。这种增加是通过增加脉冲的振幅和持续时间来实现的[259]。催乳素的异常分泌在各种神经和精神疾病中被报道，包括嗜睡症、抑郁症和精神分裂症。

在与催乳素瘤相关或继发于功能性垂体柄阻断的高催乳素血症中，催乳素脉冲的数量增加，脉冲模式的规律性减弱[260]。夜间催乳素的升高得以保留下来[260, 261]。选择性催乳素腺瘤切除术通常能使催乳素分泌模式正常化。

（五）促性腺轴

1. 促性腺激素和性激素的昼夜变化　促性腺轴的节律涵盖了广泛的频率范围，从次昼夜范围的间歇性释放，到昼夜节律和月经周期。这些不同的节律相互作用，以提供协调的时间程序，以控制生殖轴的发育及其在每个成熟阶段的运作。以下对这一领域目前知识状况的描述将局限于24h节律及其与成年期脉冲性释放的相互作用。

在成年男性中，LH释放模式表现为具有较大个体差异性的发作性脉冲。LH分泌节律主要反映促性腺激素释放激素（GnRH）的脉冲性。LH脉冲性可被酰化-ghrelin抑制，提示ghrelin系统可能在性腺轴上发挥中枢介导的抑制作用[262]。昼夜变化是低振幅的，甚至无法检测到。FSH释放模式可能显示一些偶然的脉冲，没有任何昼夜变化。

相反，年轻正常男性的循环睾酮水平有明显的昼夜节律，傍晚时最低，清晨最高，波幅平均为25%[174, 263]。通过15min的采样间隔，每24h可检测到17～18次睾酮脉冲[174]。睾酮的昼夜变化主要由睡眠-觉醒周期控制。试验性睡眠碎片化（每20min有7min睡眠）会抑制夜间睾酮的上升，尤其是那些没有进入快速眼动睡眠的受试者[264]。白天睡眠和夜间睡眠都与睾丸激素水平的大幅上升有关[265]。然而，睾酮水平在夜间清醒时持续上升，尽管其与夜间睡眠相比减弱[265]，表明肾上腺雄激素的分泌存在昼夜节律。

总的睡眠时间和早晨的睾酮水平之间有很强的正相关关系[266]。研究发现，如果1周内每晚睡眠时间限制在5h以内，白天的睾丸激素水平会下降10%～15%[267]。从30岁以后，在正常男性中可以观察到睾酮水平的逐步下降及性激素结合球蛋白（SHBG）水平的增加，因此可利用睾酮水平的下降比总睾酮的下降更重要[268]。在老年男性中，睾酮的昼夜变化仍然存在，但可能会明显减弱[263, 269]。睾酮脉冲分泌减弱，提示睾丸间质细胞可能对LH部分脱敏[270]。平均LH水平升高，但LH脉冲振幅降低[271]，频率增加[270]，未能检测到明显的昼夜节律[269]。相反地，FSH脉冲分泌增加[272]。

在成年的月经期妇女中，FSH、LH、雌二醇和孕酮的昼夜曲线在整个24h内均表现为间歇性脉冲分泌[273]，如图9-11所示。血浆LH的24h变化明显受到月经周期的调节[274, 275]，卵泡期的脉冲频率（而不是振幅）高于黄体期[275]。

在卵泡早期，夜间脉冲性LH分泌减慢，但在黄体期没有减慢[274, 275]。这种夜间减慢与睡眠有关，而不是与一天中的特定时间有关，因为白天睡觉时也会出现这种情况，而在夜间醒来时则不会出现[276]。在睡眠期间，发现LH脉冲优先伴随短暂的清醒而出现，表明睡眠对脉冲性LH分泌的抑制作用[276]。由于夜班和轮班工作始终与更短和更分散的睡眠相关，这些结果表明示夜班和轮班工人中经常观察到的月经功能改变可能是直接源于睡眠模式的改变。在恒定的常规条件下未检测到LH和FSH的昼夜节律，这表明昼夜节律起搏器在促性腺激素的昼夜变化中不起作用[277]。循环中LH和FSH的水平，以及LH脉冲频率随着年龄的增长而增加，并且在40岁以上正常经期中已经高于年轻女性[278]。

2. 疾病状态的改变　早期对神经性厌食症患者血浆LH 24h变化的研究已经明确了适当的时间分泌程序对维持正常生殖功能的重要性。在神经性厌食症导致闭经的女性中，LH的分泌模式退回到青春期或青春期前的模式，日间脉冲减弱，夜间分泌增加[279]。短期禁食可抑制LH脉冲分泌，年轻男性中规律性增强，而在老年人中则没有这种作用[280]。

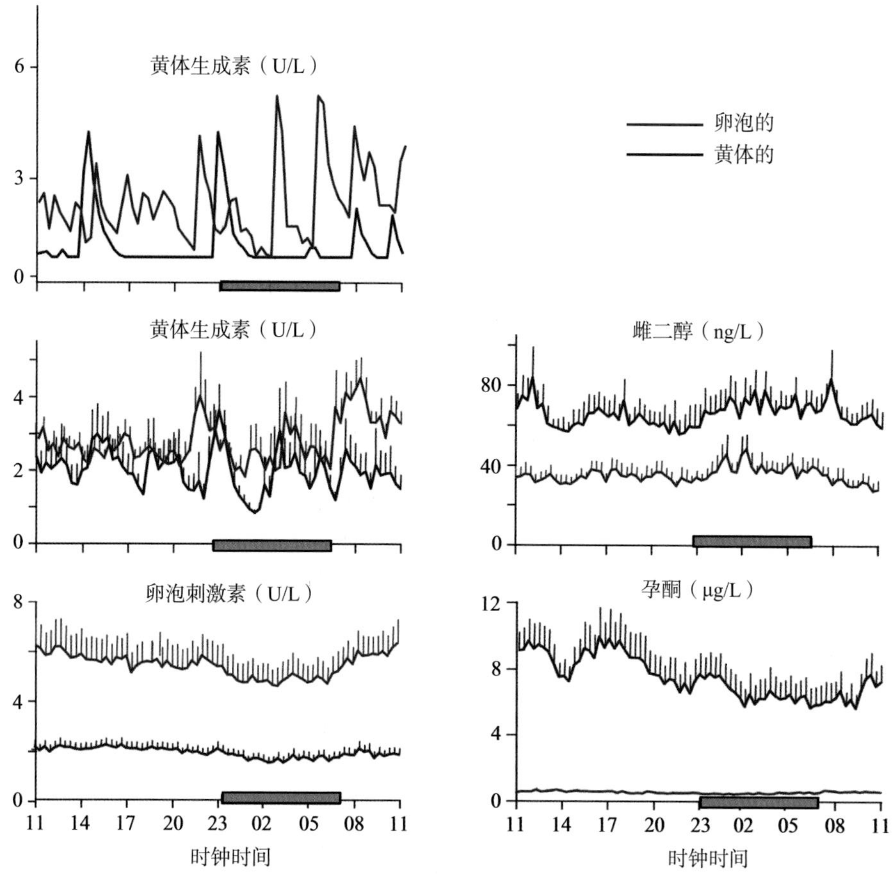

▲ 图 9-11　一名年轻女性在正常月经周期的卵泡期（第 4 天）和黄体期（第 25 天）的 24h 血浆黄体生成素图谱，以及在卵泡早期（周期的第 3～8 天）和黄体期晚期阶段（周期的第 23～28 天，至排卵后 9～14 天）的黄体生成素、卵泡刺激素、雌二醇和孕酮的平均 24h 血浆图谱。绿色条代表睡眠时

引自 Caufriez A，Leproult R，L'Hermite-Balériaux M：A potential role of endogenous progesterone in modulation of GH，prolactin and thyrotrophin secretion during normal menstrual cycle. Clin Endocrinol (Oxf) 71：535-542，2009.

（六）促甲状腺轴

1. 正常人促甲状腺激素的 24h 变化　在正常的成年男性和女性中，TSH 水平在白天较低且相对稳定，在午后时候或傍晚早些时候开始上升。这种升高开始于入睡前，并在暴露于光照或夜间运动后与褪黑激素节律相一致 [65]，似乎受昼夜节律控制的。最高水平出现在睡眠期的开始 [281]。TSH 水平在睡眠后期逐渐下降，在早晨醒来后逐渐回到基线水平。游离 T_3 每日变化的振幅极低 [36]。

TSH 水平的 24h 模式是由促甲状腺激素释放激素（TRH）驱动的分泌脉冲的频率和幅度调节产生的 [122]。涉及睡眠剥夺和睡眠 – 觉醒周期变化的研究一致表明，睡眠对 TSH 分泌有抑制作用，而睡眠剥夺可解除这种抑制 [281, 282]。有趣的是，当睡眠发生在白天时，TSH 的分泌并没有受到明显抑制 [283]。正常夜间睡眠、夜间睡眠剥夺及白天睡眠的血浆 TSH 水平见图 9-3。当习惯时间的睡眠深度因先前的睡眠剥夺而增强时，夜间 TSH 升高的抑制作用比基础条件下更为明显。睡眠期间 TSH 浓度下降的斜率始终与 SW 阶段相关，并且发现了 TSH 波动和 SW 活动之间的负相关 [284, 285]，提示 SW 睡眠可能是睡眠相关的 TSH 减少的主要决定因素。相反，唤醒经常与 TSH 增量相关联 [283]。在正常月经的年轻女性中，夜间 TSH 水平的下降在黄体期比卵泡期开始得更早 [275]。游离三碘甲状腺原氨酸（fT_3）表现出与 TSH 变化平行的昼夜节律 [36]。

在睡眠剥夺的情况下，TSH 节律振幅的增加可能导致血浆 T_3 水平升高，与夜间 TSH 升高平行 [283]，但是也有阴性报道 [286]。如果睡眠剥夺延长至第二天，与第一天晚上相比，TSH 的夜间上升明显减少了[286]。很可能，在睡眠剥夺的第一个晚上，由于甲状腺激素半衰期延长而在白天持续升高，限制了随后 TSH 的升高。一项涉及 64h 睡眠剥夺的研究表明，在睡眠剥夺的第二个晚上，夜间 T_3 和甲状腺素（T_4）含量均出现夜间增加，与正常睡眠时的下降形成对比[287]。研究发现，2 个晚上的部分睡眠限制在每晚 4h 的时候，与白天 fT_3 和 fT_4 浓度增加及晚上 TSH 水平降低有关[288]。这些数据表明，长期睡眠不足可能与甲状腺轴的上调有关。在一项为期 6d 的部分睡眠剥夺（每晚睡 4h）的研究中发现，夜间 TSH 升高显著下降，总体 TSH 平均水平降低了 30% 以上，可能继发于睡眠剥夺初期 TSH 水平上升所致的甲状腺激素水平升高（图 9–8）[191]。

由于睡眠对 TSH 分泌的抑制作用是时间依赖性的，因此在睡眠和昼夜节律时间不一致的情况下，血浆 TSH 水平可能会升高。一项研究在 24h 基线期之后，睡眠 – 觉醒周期和黑暗期突然提前 8h，TSH 水平逐渐升高，这是因为夜间觉醒与依赖昼夜的 TSH 升高有关，而白天睡眠未能抑制 TSH[283]。结果，从第 2 个周期醒来后，平均 TSH 水平比相同时间间隔的正常夜间睡眠的高 2 倍以上。

值得注意的是，在健康的规律睡眠的正常受试者中，清晨获得的血液样本中的 TSH 水平有时可能会升高。

衰老与总体 TSH 分泌的逐渐减少（这是通过降低脉冲分泌的幅度而不是频率）和循环中 TSH 水平的降低及昼夜节律变化幅度的减弱有关[130]。在 70—80 岁的受试者中，TSH 的水平在 24h 内都低于年轻人，这种差异在睡眠期间比白天更明显（图 9–4）。在中年受试者中，与年龄相关的 TSH 水平下降可能只在夜间睡眠剥夺时出现。因此，TSH 分泌能力似乎随着年龄的增长而逐渐下降。

2. *疾病状态的改变*　在各种各样的非甲状腺疾病中，已观察到夜间 TSH 升高的减少或消失[289]。这与血浆皮质醇的昼夜变化形成对比，后者在各种疾病状态下都会持续存在。在高皮质醇血症[290]、甲状腺功能亢进、原发性和继发性甲状腺功能减退[291]，以及胰岛素依赖或非胰岛素依赖的控制不佳的糖尿病等各种情况下，夜间 TSH 的增高都会减弱或消失。然而，在高糖血症患者中，早晨的 TSH 值与对照组没有差异，TSH 对 TRH 的反应仅略微降低。高血糖的纠正可恢复夜间 TSH 的升高[292]。肥胖与 TSH 总分泌的增加有关（这是通过分泌脉冲振幅的增加而不是频率的增加实现的），而不改变昼夜节律。热量限制后的体重减轻可使得 TSH 曲线趋向于恢复到正常水平[293]。

（七）葡萄糖耐量和胰岛素分泌

1. *正常人的昼夜节律及次昼夜节律*　正常人的葡萄糖耐量随时间而变化。图 9–12 显示了口服葡萄糖、相同饮食、恒定葡萄糖输注和持续肠内营养对糖耐量的昼夜节律变化。在所有 4 种情况下，晚上的血浆葡萄糖水平均明显高于早晨[114]。关于夜间睡眠期间禁食的研究一致发现，尽管夜间禁食时间延长，但夜间的葡萄糖水平保持稳定或仅轻微下降，而白天禁食则明显下降。因此，在夜间睡眠期间起作用的许多机制很可能在夜间禁食期间维持稳定的葡萄糖水平。在正常夜间睡眠的情况下，静脉输注葡萄糖或肠内营养，葡萄糖耐量随着夜深而进一步下降，在睡眠中期达到最低水平，之后再恢复到早晨的水平[177, 294]。在睡眠的前半段，SWS 是主要的睡眠阶段。在 SWS 状态下，大脑葡萄糖的利用率低于清醒或 REM 睡眠[295, 296]。对进行连续多导测量的受试者行 PET 扫描，证实了前额叶区域的 SW 活动和局部血流之间的强烈相关性[295, 297]。脑葡萄糖代谢占全身葡萄糖利用总量的 30%～50%[298, 299]，因此，应该预料到 SWS 和葡萄糖耐量之间存在密切的联系。还有证据表明，葡萄糖耐量的昼夜变化部分是由血浆皮质醇（一种重要的反调节激素）的广泛且高度可重复的昼夜节律驱动的[114, 197, 300]。实际上，胰岛素分泌的昼夜变化与皮质醇节律成反比，与他们从早上到晚上的分泌幅度之间存在显著相关性。晚上血浆皮质醇水平短期升高后，血糖和胰岛素水平的升高比早晨更为明显[197]。胰岛素敏感性降低和 B 细胞反应性降低也与当天晚些时候的葡萄糖耐量降低有关。在持续输注葡萄糖的条件下，与睡眠有关的葡萄糖升高与伴随的 GH 分泌量相关。因此，在夜晚的前半段，葡萄糖耐量下降是由于周围组织（由于肌肉松弛和睡眠诱导的 GH 分

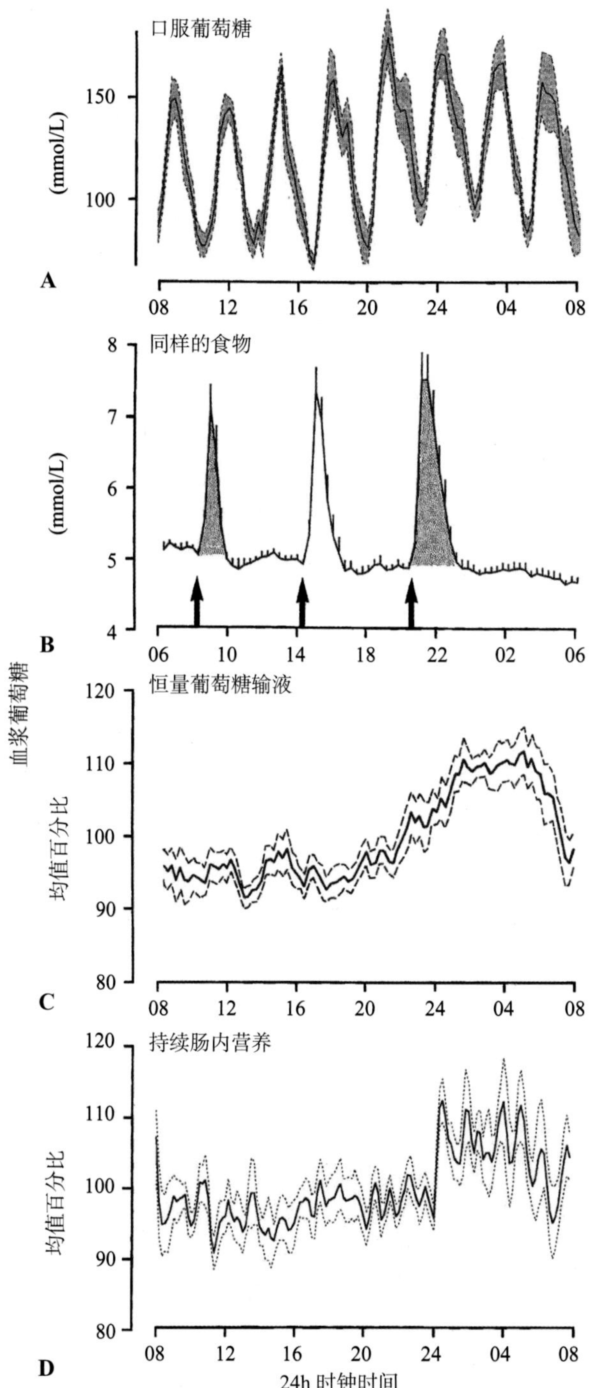

▲ 图 9-12　正常年轻人每 3 小时口服葡萄糖 50g、摄入相同的食物、恒量葡萄糖输液和持续肠内营养的平均（+SEM）24h 血浆葡萄糖变化图谱

引自 Van Cauter E，Polonsky KS，Scheen AJ：Roles of circadian rhythmicity and sleep in human glucose regulation. Endocr Rev 18：716–738，1997.

泌的胰岛素样快速效应）及大脑对葡萄糖的利用降低[296, 301]。到了夜晚的后半段，随着睡眠变得更浅、更分散，生长激素不再分泌，这些作用就减弱了。因此，昼夜节律和睡眠效应的复杂相互作用（可能部分由皮质醇和 GH 介导）导致在 24h 内葡萄糖调定点变化的一致模式。在健康的非糖尿病患者中，夜间睡眠期间血浆胰高血糖素水平会下降[302]。由于 1 型糖尿病患者保持了这种夜间的下降，因此有人认为夜间胰高血糖素自发释放的调节不依赖于循环中的葡萄糖和胰岛素水平[302]。

人体胰岛素分泌是一个复杂的振荡过程，每 10～15min 出现一次小振幅的快速脉冲，叠加在 90～120min 的较慢的次昼夜振荡上[126, 303]。次昼夜振荡与葡萄糖紧密相关，葡萄糖脉冲诱导胰岛素脉冲提前 10min，可促进更有效的葡萄糖利用[129]。在胰岛素分泌受到刺激的情况下，包括进食、持续的肠内营养或持续的静脉输注葡萄糖时，最容易出现这种情况[126, 294]。在这种条件下，胰岛素脉冲分泌的相对振幅为 50%～70%，血浆葡萄糖相对振幅为 20%。它们的振幅在饭后立即达到最大，随后逐渐下降。此外，胰岛素分泌振荡的周期可被葡萄糖输注的振荡周期所诱导，这支持了次昼夜振荡是由葡萄糖 – 胰岛素反馈机制产生的[304]。然而，在禁食条件下仍然存在较不规律、振幅较小的次昼夜振荡。睡眠对胰岛素分泌的刺激效应是通过振荡振幅的增加来介导的[294]。在持续输注葡萄糖的过程中，REM 睡眠和觉醒时，葡萄糖和胰岛素水平显著降低，而葡萄糖水平升高发生在非 REM 睡眠的较深阶段[301]。

快速的 10～15min 的脉冲似乎与次昼夜振荡的起源不同。实际上，它们可能独立于葡萄糖出现，因为在分离的灌注胰腺和灌注胰岛中观察到了它们[126]。在灌注的人类胰岛中也观察到了快速胰岛素脉冲分泌[305]。随着年龄的增长，快速胰岛素脉冲的频率、幅度和规律性都有所下降[306]。

2. 葡萄糖调节和睡眠剥夺　与睡眠对葡萄糖调节的重要调节作用相一致，经常性睡眠缺失与葡萄糖耐量的显著改变有关。在一项对年轻健康受试者进行的睡眠削减的研究中（每晚在床上卧床 4h，共 6 晚）[191, 307]，受试者对早餐的葡萄糖反应增加，胰岛素抵抗增加（通过 HOMA 指数升高来评价）（图 9-8）。此外，在进行静脉葡萄糖耐量试验后，胰岛素释放降低了 30%，葡萄糖耐量下降到了葡萄糖耐量受损的老年人水平内。睡眠限制对葡萄糖代谢的有害影响随后在几个良好的实验研究中得到证实[308, 309]。因此，部分睡眠剥夺与胰岛素敏感性的降低相关，而胰岛素释放的增加并不能弥补这一缺陷，从而导致糖耐量受损（但可能是可逆的）和糖尿病风险的增加。

此外，睡眠质量下降，而睡眠时间没有改变，对葡萄糖耐量也有明显的负面影响。事实上，在年轻的健康成人中进行的实验室研究表明，睡眠片段化或在不改变总睡眠时间的情况下整夜选择性抑制SWS，会导致胰岛素敏感性的显著降低，而胰岛素释放没有足够的代偿性增加，从而导致葡萄糖耐量降低和糖尿病风险增加[310, 311]。

即使在矫正了许多如BMI、轮班工作、高血压、运动和抑郁的变量之后，短睡眠和（或）睡眠质量差与糖尿病风险之间的联系已经在一些大规模的前瞻性人口研究中得到证实。有研究还表明，2 型糖尿病患者的血糖控制可能受到睡眠时间的影响[308, 309, 312]。

3. 疾病状态的改变　在肥胖和糖尿病受试者中，葡萄糖调节的昼夜节律和次昼夜节律是不正常的。在肥胖人群中，早晚葡萄糖耐量的差异消失。肥胖的成人受试者的葡萄糖耐量没有昼夜变化，下午胰岛素敏感性也没有下降，而在一天的晚些时候，B细胞对葡萄糖的反应性也只略有下降[313]。

对胰岛素依赖的糖尿病患者来说，早餐前 5 至 9 点的血糖水平和（或）胰岛素需求会增加（黎明现象）[314]。夜间 GH 分泌在黎明现象的发病机制中的作用已被证实[315, 316]。在正常饮食条件下，非胰岛素依赖的糖尿病患者对于黎明现象的观察结果不太一致。然而，在正常长时间禁食期间，无论是正常人还是糖尿病患者，深夜和清晨血糖水平和胰岛素分泌的升高都变得很显著[317]。

与清醒状态相比，1 型糖尿病患者已经缺乏的反调节机制在睡眠中进一步受损，因为糖尿病患者在睡眠中对低血糖的自主反应减少了。因此，1 型糖尿病患者比非糖尿病患者更不容易被低血糖唤醒[318]。1 型糖尿病患者存在明显的睡眠结构及夜间神经内分泌释放的改变[319]。生长激素、肾上腺素、ACTH 和皮质醇水平升高，患者深 SWS 减少，第 2 睡眠阶段较浅[319]。

在 2 型糖尿病和无高血糖的糖耐量受损患者中，胰岛素分泌的快速和次昼夜振荡受到干扰[126, 320]。肥胖症患者的次昼夜振荡振幅较大，但在频率和模式上没有明显变化，在已确诊的 2 型糖尿病患者中也更不规则，振幅较小[126]。

（八）调节食欲的激素

1. 瘦素　厌食激素瘦素主要由脂肪细胞释放，向下丘脑调节中心提供有关能量状态的信息[321, 322]。如图 9-13 所示，正常瘦的男性和女性的血浆瘦素水平显示出重要的日夜变化，平均为 25%～30%，白天最低，夜间睡眠早期至中期最高[323, 324]。

血浆中瘦素每日最高水平的时间明显取决于进餐时间，因为进餐时间的改变会立即导致瘦素水平的变化，禁食和进食分别与瘦素水平的降低和增加有关[325]。然而，在连续接受肠内营养的研究对象和每隔 2h 吃等量零食的研究对象中，尽管振幅较小，但昼夜节律被发现持续存在[326]。连续38h 或 88h 清醒的试验对象中，这种节律也持续存在[326, 327]。随着睡眠时间的突然转变，夜间瘦素水平在缺乏睡眠的情况下上升，并且在白天恢复睡眠后观察到第 2 次上升[294]。因此，瘦素的昼夜变化反映了昼夜节律起搏器、睡眠 – 苏醒周期和食物摄入安排的综合效应。人体瘦素分泌呈脉冲性[324, 328]，包括接受持续肠内营养而非单独进餐的受试者[294]。

瘦素水平反映了累积的能量平衡，在进食不足或过量的情况下，瘦素水平会有所下降或上升[329, 330]。这些变化与饥饿程度的相互变化有关[330]。与正常体重对照组相比，肥胖受试者的循环瘦素浓度更高，其昼夜变化的相对幅度更低[324]。24h 平均瘦素水平存在明显的性别差异，无论脂肪量如何，女性的瘦素水平均比男性高 2～10[324, 328]。神经性厌食症的患者瘦素水平很低，昼夜变化消失[331, 332]。衰老与 24h 血浆瘦素节律波幅的减弱和夜间夜幕降临期的提前有关[333]。

体重正常的年轻人，在热量摄入和身体活动得到控制的条件下，睡眠受限（2～6 夜 4h 就寝时间）与平均瘦素水平降低 20%～30% 有关[307, 334]，在青壮年中这种影响与在 3d 的正常睡眠下同时饮食限

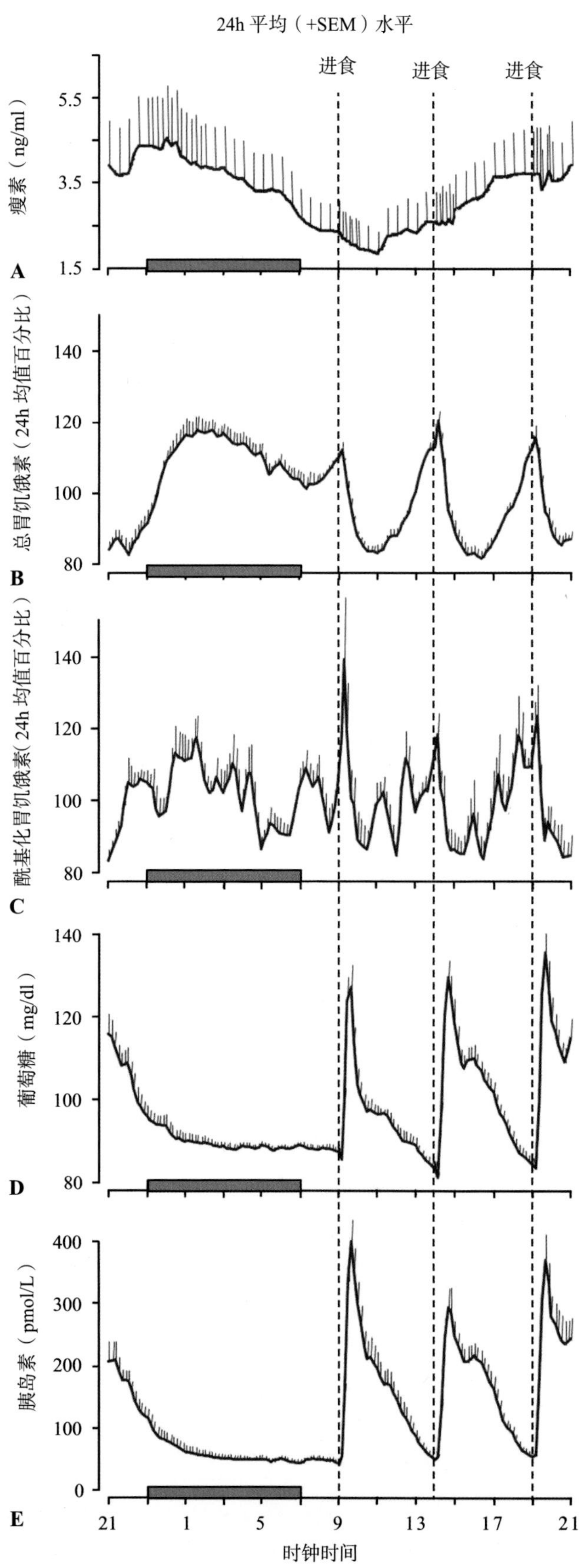

◀图 9-13　在每隔 5h 接受相同的富含碳水化合物餐食的健康成年男性（在 9:00、14:00、19:00 时）的 24h 平均（+SEM）瘦素（A）、总胃饥饿素（B）、酰基化胃饥饿素（C）、葡萄糖（D）和胰岛素（E）水平图谱。绿色条代表睡眠时

A 引自 Spiegel K，Leproult R，L'Hermite-Balériaux M，et al：Leptin levels are dependent on sleep duration：relationships with sympathovagal balance，carbohydrate regulation，cortisol，and thyrotropin. J Clin Endocrinol Metab 89：5762–5771，2004. B 至 E 引自 Spiegel K，Tasali E，Leproult R，et al：Twentyfour-hour profiles of acylated and total ghrelin：relationship with glucose levels and impact of time of day and sleep. J Clin Endocrinol Metab 96：486–493，2011.）

制每天约900kcal的条件下观察到的影响相当[330]。两项流行病学研究也发现，在控制了BMI[335]或肥胖程度[336]后，短睡眠和早晨瘦素水平较低之间存在关联。在随后的一些研究中报道了不一致的发现，但是所有在体重正常的条件下对体重正常的男性进行的研究均采用多次而不是单次血液采样，发现瘦素振幅或平均水平降低，表明不一致的发现可能反映了性别、热量摄入和（或）肥胖的影响[309]。

瘦素和皮质醇水平的昼夜变化是近似镜像的[328, 337]，在充分休息的受试者中，最大瘦素水平与最低皮质醇水平相吻合[307]，这与瘦素对HPA活性的有据可查的作用相符[322]。反复的部分睡眠剥夺导致瘦素顶峰期的提前，因此当皮质醇的浓度相对于夜间最低点仍然升高时，瘦素水平就会升高，可能在一天结束时共同起到增加食欲的作用[307]。

原发性肾上腺功能衰竭的患者发现正常的24h瘦素水平和昼夜变化[337]。据报道，库欣综合征患者的瘦素水平升高是由基础分泌和脉冲式分泌均等放大引起的，并且昼夜模式得以保留[338–340]。生长激素缺乏症或围产期垂体柄中断综合征患者也有正常的昼间瘦素模式[341, 342]。

2. Ghrelin　ghrelin的酰化形式，是一种促食欲激素，也刺激GH的分泌，是调节能量平衡的关键组成部分[343]。ghrelin的分泌是脉冲式的[344]。如图9-13所示，在正常基准条件下，白天的时间主要受食物摄入计划的调节。总ghrelin和酰化ghrelin浓度在餐后迅速下降，与一天中的时间无关，在餐后1.5～2h内达到最低水平[343]。下降之后，反弹直至下餐。反弹的幅度与餐后抑制的程度呈正相关。晚餐后，ghrelin水平在睡眠的第1阶段继续上升，然后逐渐下降，直到早晨醒来，尽管长时间的禁食，这与睡眠的抑制作用相一致。酰化与总ghrelin的比率在睡眠期间低于苏醒时，这表明与睡眠相关的食源性信号受到抑制[343]。在长时间（3d）的禁食中，ghrelin的分布在皮质醇的镜像中显示出明显的昼夜节律，在早上8时左右最低，在下午达到峰值，在夜间逐渐下降，这表明禁食没有掩盖ghrelin固有的昼夜节律，但未分析睡眠－苏醒周期的可能带来的干扰[345]。据报道，在肥胖受试者中，昼夜模式基本保持不变[346]，或明显变钝[344]。

研究发现，在控制热量摄入和体育活动的条件下，2d的睡眠限制（每晚4h的就寝时间）与白天ghrelin水平升高近30%有关（图9-14）[334]。在多个但并非全部后续研究中发现，在部分睡眠受限的情况下，ghrelin水平升高。差异可能反映了性别、热量摄入和（或）BMI的差异[309]。

四、改变睡眠和昼夜节律的条件

（一）睡眠缩减

无论自愿与否，睡眠受限都是现代社会的一个标志。“正常”睡眠时间已经从1960年的大约8.5h减少到现在的平均不足7h。许多人自愿选择将自己的睡眠时间缩短到可容忍的最短时间，以最大限度地工作和休闲活动。30—64岁的美国成年男性和女性中，有超过30%的人报告每晚睡眠时间不足6h。为了满足24h不间断工作的需要，数百万轮班工人每天平均睡眠时间不足6h。

尽管睡眠是代谢和内分泌调节的主要调节器，但直到最近普遍存在的共识是，睡眠不足会导致嗜睡和认知能力下降，但对外周功能几乎没有影响。然而，正如前面所报道的，部分睡眠缩短会导致激素水平的潜在不利变化。健康年轻人在控制热量摄入和体育活动的条件下，2～6个晚上睡眠不足（每晚4h）会导致的结果如下所示。

① 夜晚总皮质醇和游离皮质醇浓度升高[191, 307]，与在老年人身上观察到的异常相似[130, 192, 193]。这种异常可能反映了下丘脑－垂体－肾上腺轴负反馈调节的效果下降，可促进胰岛素抵抗和记忆障碍的发生[197, 347]。

② 显著的糖耐量受损[191, 307, 348]，与在老年人中观察到的糖耐量受损状态一致。

③ 循环中瘦素水平下降[307, 334]，而ghrelin水平升高（图9-13）[334]。此外，睡眠减少与饥饿感的增加有关，而饥饿感的增加与ghrelin/瘦素比率的增加密切相关（图9-14）[334]。

研究发现，当受试者可以自由进食时，连续14d的睡眠时间缩短（每晚5.5h和8.5h相比）与热量的摄入量相关[349]，当受试者受到中等热量

随机交叉设计：2 天或更长的睡眠限制

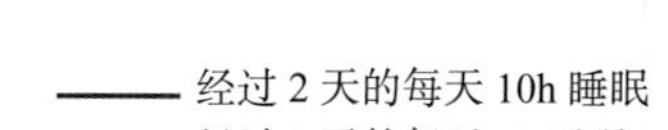

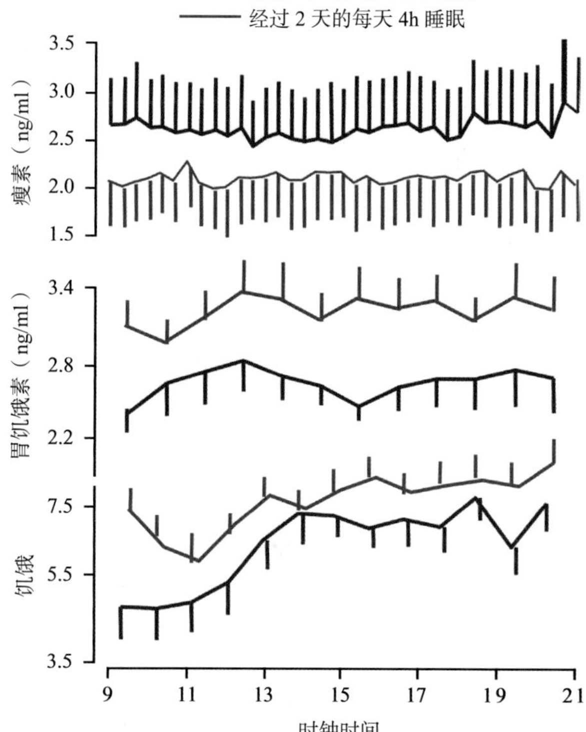

▲ **图 9-14　表示在经过 2 天的每日 10h 睡眠和经过 2 天的每日 4h 睡眠的健康年轻男性中瘦素、胃饥饿素和饥饿评级的平均（SEM）日间图谱**

引自 Spiegel K，Tasali E，Penev P，Van Cauter E：Brief communication：Sleep curtailment in healthy young men is associated with decreased leptin levels，elevated ghrelin levels，and increased hunger and appetite. Ann Intern Med 141：846–850，2004.

限制时，睡眠时间缩短与脂肪量减少和无脂物质损失增加有关[350]。研究表明，睡眠不足（5h vs. 9h）与能量摄入和消耗的增加有关，但摄入量超过了所需要的量，导致体重显著增加[351]。使用脑功能磁共振成像的研究表明，睡眠不足与皮质区域活动的减少有关，皮质区域活动对于评估食物刺激是必要的（导致食物选择不当），杏仁核内的活动增强则导致睡眠不足（导致刺激渴望高热量食物）[352]。因此，睡眠不足可能会影响饮食能量限制策略在肥胖患者中的作用。

虽然不能排除对慢性部分睡眠剥夺的逐步适应，但这些数据强烈表明，周期性减少部分睡眠会增加肥胖和糖尿病的风险，并加速内分泌和代谢功能的衰老。此外，这些发现与几项前瞻性横断面流行病学研究的结论一致，这些研究显著地表明，睡眠不足可能增加患 2 型糖尿病和（或）肥胖的风险[308, 309, 353]。此外，最近对 1088 对双胞胎样本进行的一项研究表明，较长的睡眠时间与 BMI 降低有关，并且当睡眠时间较短时，BMI 的遗传率较高，这表明减少睡眠可能为促进肥胖的基因的表达提供了一个宽松的环境[354]。

目前流行病学研究的一个主要局限是他们只使用主观的睡眠报告。实验室和流行病学研究现在需要辅以大型实地研究，包括对睡眠时间的客观测量和干预方法，以更好地理解睡眠缺失与内分泌和代谢改变之间的联系机制。考虑到与肥胖症和糖尿病有关的发病率和死亡率，识别潜在可改变的新危险因素（如减少睡眠）尤其重要。

（二）睡眠障碍

1. 阻塞性睡眠呼吸暂停　阻塞性睡眠呼吸暂停（obstructive sleep apnea，OSA）是最常见的睡眠障碍，其发病率正随着当前肥胖症的流行而迅速上升[309]。一些研究检查了阻塞性睡眠呼吸暂停患者治疗前后垂体激素释放的情况[355–357]。在未经治疗的呼吸暂停受试者中，2 种明显依赖睡眠的垂体激素（即 GH 和催乳素）的夜间释放减少。持续的气道正压通气（CPAP）治疗可导致在睡眠的最初几个小时内分泌的 GH 数量明显增加[355, 356]。CPAP 治疗并没有改变睡眠期间催乳素的总量，但催乳素脉冲频率恢复到与正常受试者相似的值[357]。未经治疗的 OSA 患者夜间 LH 和睾酮分泌减少。这些改变在慢性 CPAP 治疗中部分得到纠正[358]。CPAP 治疗也显著降低了瘦素[359]和酰化 ghrelin 的基线水平[360]。

虽然肥胖是 OSA 的主要风险，但现在有大量的横断面研究通过多导睡眠监测仪评估 OSA，发现 OSA 严重程度与葡萄糖代谢改变导致糖尿病风险增加存在关联，因此 OSA 现在公认为是独立于 BMI 的胰岛素抵抗风险因素[309, 361]。导致 OSA 患者糖代谢改变的病理生理机制可能是多种多样的。交感神经系统活跃程度高、间歇性缺氧、低水平 SWS、睡眠片段化和睡眠缺失、下丘脑 – 垂体轴失调、内皮功能障碍、细胞因子和脂肪因子释放改变等都被认为是 OSA 糖代谢异常的潜在机制。临床研究的结果与流行病学研究的结果基本一致。事实上，尽管在样样量、研究设计、测量技术、切点和对可能的混杂因素的控制方面存在差异，但绝大多数临床研究一致发现OSA和糖代谢异常之间存在联系[309, 361]。在2型糖尿病患者中，发现OSA严重程度的增加与血糖控制较差有关[362]。

关于CPAP治疗对糖代谢影响的研究结果不一致，可能是由于样本量和人群的不同、治疗时间的不同、依从性的不同，以及研究期间身体状态的变化所致[309, 361]。据估计，男性糖尿病OSA的总体患病率估计为23%～75%，而在社区样本中OSA总体患病率为6%[363, 364]。因此，OSA可能是2型糖尿病的一个新的危险因素，同时，慢性高血糖可能促进OSA。

2. 嗜睡症　嗜睡症是一种睡眠障碍，其特征是白天极度嗜睡，夜间睡眠质量降低，伴有睡眠－快速眼动期的发作。嗜睡症是由促食欲素（下丘脑泌素）神经传递受损引起的。与促食欲素在控制能量平衡中的作用一致，嗜睡患者BMI升高，基础代谢降低。在嗜睡症中，ACTH和皮质醇的24h节律持续存在，这表明SCN主时钟没有受到影响[365]。与此相反，依赖于睡眠－苏醒平衡的激素，如生长激素和催乳素的24h分布，由于夜间生长激素和催乳素的释放减弱或缺失而被显著破坏[366]。瘦素水平下降，夜间的上升被抵消[367]。

3. 失眠　尽管在现代社会中失眠的患病率很高，但人们对这种情况下睡眠不良或不足会对神经内分泌和代谢造成的后果知之甚少。在睡眠实验室连续4个晚上监测失眠症患者的24h促肾上腺皮质激素和皮质醇水平。客观记录的总睡眠时间较短和睡眠效率较差的患者在夜晚和午夜发现ACTH和皮质醇分泌增加，但正常睡眠的失眠症患者没有[185]。在老年人中，失眠被发现与胰岛素抵抗有关[368]。有些形式的睡眠障碍不那么普遍，似乎是由昼夜节律系统的紊乱引起的。延迟睡眠期失眠的特征是长期无法在正常的就寝时间入睡，且无法在早上醒来。非药物的时间疗法，包括有规划的暴露在明亮的光线下是治疗这种疾病的选择之一[369]。与此相反，在睡眠晚期综合征中，主要睡眠发作的时间比正常就寝时间提前，导致出现极端的夜间嗜睡和清晨醒来的症状。一种家族性常染色体显性突变，即时钟蛋白PER2的磷酸化改变会导致这一综合征[370, 371]。

（三）昼夜节律失调

昼夜节律与外部环境中明显的周期性波动同步，同时组织内部环境，使生理过程协调同步。“外部同步”对于物种的生存是非常重要的，它可以确保生物在一天中正确的时间做“正确的事情”。同样重要的是，生物钟系统在体内无数种生化和生理系统之间提供内部时间组织（即“内部同步”）。鉴于发现生物钟基因是转录－翻译反馈环的一部分，该基因在SCN中央主生物钟中产生自我维持的节律，因此近年来必须重新评估“内部同步”的概念，这些基因在大脑的其他区域和大多数周围组织（包括脂肪细胞、肝细胞、胰腺B细胞、心肌细胞和血管平滑肌细胞）中也有节律地表达[18, 22, 27]。在正常情况下，中央SCN起搏器在中央振荡器和周围振荡器之间保持同步。在昼夜节律失调的情况下，如在时差和轮班工作中，中央和外周振荡器的排列被打乱。因此，“内部不同步”的概念必须包括不同中央控制的节律之间的不同步（如皮质醇和GH），以及中央和周围节律之间的不同步。内部环境缺乏同步可能导致慢性病，对机体的健康造成严重后果[81]。跨时区快速旅行后发生的身心不适（即“时差综合征”）及与长期轮班工作相关的病理改变被认为部分是由于各种内部因素之间的正常节律发生了错位。此外，有人推测，某些情感性疾病的基础是节律之间发生错位引起的。

健康人可以适应轻度的昼夜节律失调，这取决于他们的“时型”，也就是他们习惯于“早起”还是“晚睡”。在现代工业化国家，夜间时型通常与生物钟和职业时间表之间较大程度的错位有关。在大规模人群研究中，发现夜间时型与2型糖尿病和代谢综合征的高风险相关[309]。

在动物中，昼夜节律紊乱被证明会对能量代谢产生不利影响。时钟基因突变小鼠的睡眠时间比野生型小鼠短，活动和进食也与正常时间有差异，从而导致肥胖和代谢综合征[25]。在野生型小鼠中，反向的昼夜节律时间进食与葡萄糖耐量降低和体重增加有关[372]。

在人类中进行的一项为期10d的实验，包括“每天”28h 的睡眠和饮食，结果导致血糖升高和瘦素水平下降[373]。此外，3 周的睡眠限制（每 24 小时睡 5.6h）加上昼夜节律紊乱（“每天”28h），这种情况经常发生在轮班工人身上，会导致胰岛素分泌不足、餐后葡萄糖水平升高和静息代谢率下降[374]。

1. 时差　快速跨时区旅行的人面临着生理昼夜节律和外部环境时间的不同步。到达目的地后，光暗周期、社交时间表和饮食的时间与旅行者的生理节律不匹配。与这种不匹配相关的症状包括疲劳、主观不适、睡眠障碍、精神和运动能力下降及胃肠道紊乱。

对于强烈依赖昼夜节律系统的生理性节律，如皮质醇和褪黑激素的分泌，其适应速度通常要慢于那些明显受睡眠－苏醒动态平衡调节的节律，如催乳素和生长激素的分泌。因此，在适应期间，生理性节律之间出现了错位。时差综合征不仅包括内外节律的不同步，还涉及生理功能的内部时间组织紊乱。根据授时因子的强度，适应的速度可以低至每天 0.5h，也可以高至每天 3h。适应的速度并不是恒定的，最初几天适应的速度较快，在之后进展较慢[375]。适应的速度也与转换的时区有关，如向西半球旅行的人其适应的速度要比向东半球旅行的人适应得要快[375]。人们认为，这种东西向适应速度的差异是由于人类的内在生理周期略长于 24h，因此对延迟的适应比对超前的适应更容易实现。有强有力的证据表明，在适当的昼夜节律期暴露在强光下，有助于促进跨越子午线后的节律适应。人们普遍认为，到达目的地后，遵守当地的社交和饮食时间规律，将加快适应时差，但这尚未得到严格的证明。实验室研究表明，在旅行前夜进行相应的体育活动，将有助于适应旅途的时差改变[64, 169]。

2. 轮班工作　数以百万计的工人（自愿或非自愿）接受轮班工作，这是一种重大的健康危害，会增加心血管代谢性疾病、胃肠疾病、不孕症和失眠的风险[376–378]。流行病学研究也表明轮班工作是体重增加[379]、血脂异常和胰岛素抵抗[380]的危险因素。大型前瞻性研究表明，夜班轮班工作与糖尿病风险增加有关[381]。轮班工作的疾病后果与生理昼夜节律和活动－休息周期的慢性失调有关。此外，轮班工作几乎总是会导致大量的睡眠损失，因为白天的睡眠通常比夜间睡眠更短，更分散。轮班工作通常会创造一些条件，其中时间（如人工的光暗周期）和地点因素（如休息－活动周期）被改变，而另一些则保持不变（如自然的光暗周期和家庭生活的常规）。因此，轮班工作人员生活在充满矛盾的环境中，一直无法完全改变昼夜节律。事实上，几项研究表明，长期夜班或轮班夜班的工人即使在几年后也无法适应这些时间表[217, 382, 383]。应该尽量想方设法减少轮班和夜班工作对健康造成的不利影响，包括尽量减少昼夜节律紊乱和改善睡眠时间和质量。

除了对健康的影响外，这种与生理昼夜节律的不协调还具有重要的社会和经济影响，因为夜间工作的效率和警惕性的大幅下降，从而导致生产力下降和事故发生率增加。夜间工作时应该有计划地暴露在明亮的灯光下，夜间工作后白天进行完全避光的睡眠，可以加快对新时差的调整，提高夜间的警惕性和表现，外源性褪黑素可能有助于改善异常的昼夜节律下的睡眠[384]。

致谢

本章是《内分泌学》（2010）第 6 版第 11 章的更新。我们非常感谢 Eve Van Cauter 和 Fred W.Turek，他们慷慨地允许我们自由使用他们的贡献。我们向他们两个人表示衷心的感谢。

第10章 下丘脑综合征

Hypothalamic Syndromes *

Andrea Giustina Glenn D. Braunstein 著
侯新国 译

要 点

- 下丘脑综合征是一组由一系列的病理过程引起的内分泌、代谢、神经和其他全身性症状体征的综合征。
- 下丘脑综合征的病因包括遗传性疾病（如 Prader–Willi 综合征）、肿瘤（如颅咽管瘤）、全身性疾病、颅脑外伤及辐射。
- 下丘脑损伤或疾病可导致下丘脑神经元激活，从而导致特定的下丘脑激素分泌过多或导致下丘脑功能丧失，伴有垂体功能减退和（或）高催乳素血症。
- 下丘脑在调节食物摄入和能量平衡方面起着关键作用，肥胖是下丘脑综合征的特征之一。

一、下丘脑的功能：生理学和病理生理学

（一）生理学

尽管下丘脑是一个仅有 4ml 体积的相对较小的结构，它包含了几组形成不同核团的神经细胞，它们具有独特的结构、分子和功能组织[1, 2]。下丘脑核团通过传入及传出神经纤维连接到大脑和脑干。下丘脑从前到后分为 4 个区域，即视前区、视上区、结节区和乳头区，第三脑室侧向的 3 个区域为脑室周围、内侧和外侧[3, 4]区（图 10–1）。

下丘脑的主要内分泌功能是通过下丘脑–垂体柄控制垂体前叶激素的产生，此外还负责基本的代谢平衡机制的调节，包括水和电解质代谢，以及通过控制食物摄入、能量消耗和能量储存来调节体重[2, 6–8]。在完成后一项任务时，下丘脑接收来自脂肪组织、胃肠道、肝脏和胰腺 B 细胞等外周组织的传入信息，通过交感神经和副交感神经信号向同一器官及肌肉发送传出信息[2, 9]。下丘脑的重要非内分泌功能包括体温调节、睡眠 / 觉醒周期和昼夜节律，以及行为和认知方面功能，如情绪表达和记忆等[5, 10, 11]。表 10–1 列出了现已确定由下丘脑、下丘脑核团或下丘脑区域负责的各种功能，以及因核内、核周或邻近区域的损伤而引起的疾病。

（二）病理生理学

下丘脑综合征可被定义为一组内分泌、代谢、神经和其他系统性的症状和体征的集群，由于下丘脑体积较小，许多细胞核和神经束在解剖和功能上相互联系，这可能是由表 10–2 总结的大

*. 本章主要为儿童内分泌相关内容。

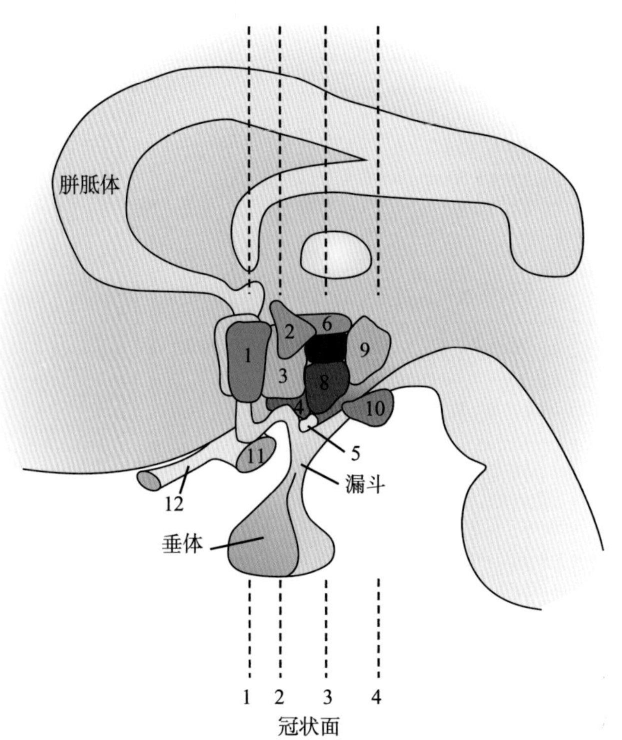

▲ 图 10-1　**下丘脑核团侧脑切片示意图**

虚线代表冠状面：1. 视前核；2. 室旁核；3. 下丘脑前区；4. 视上核；5. 弓状核；6. 下丘脑背侧区；7. 背内侧核；8. 腹内侧核；9. 下丘脑后区；10. 乳头体；11. 视交叉；12. 视神经（引自 Braunstein GD. The hypothalamus. In：Melmed S，ed. The pituitary. 2nd ed. Cambridge，MA：Blackwell Scientific；2002：317-348.）

量病理过程[5]引起。这些综合征的内分泌表现包括高催乳素血症、继发性垂体功能减退、生长激素缺乏（growth hormone deficiency，GHD）、低促性腺激素性性腺功能减退、继发性肾上腺功能不全、中枢性甲状腺功能减退和尿崩症。众所周知，获得性下丘脑病变可导致严重肥胖，但临床上并不常见，已知它与下丘脑肿瘤、炎症性疾病、脑损伤和辐射及脑动脉瘤压迫有关。这种疾病也会出现在一些精神药物的不良反应中。主要（但不完全）由下丘脑肿瘤引起的神经症状和体征更多地表现为头痛和神经眼科疾病，也表现为锥体束或感觉神经功能障碍、锥体外束小脑征及反复呕吐[12]。下丘脑综合征的其他系统性表现包括营养不良、活动能力低下和嗜睡[10, 11]。虽然这些不同的临床表现可能同时出现在同一个患者身上，但内分泌和代谢症状稍后将与非内分泌症状分开描述。患有系统性疾病如朗格汉斯细胞组织细胞增多

表 10-1　**下丘脑功能与特定功能有关的核团或区域及由这些区域的刺激性或破坏性损伤引起的疾病**

功　能	参与调控的核团（n）或区域（r）	相关疾病
水代谢	室上核（n）	尿崩症
	室旁核（n）	原发性高钠血症
	室周器官（r）	SIADH
体温调控	视前区下丘脑前部（r）	高热
		低体温
	下丘脑后部（r）	异型体温
食欲控制	腹正中核（n）（饱食中枢）	下丘脑肥胖
	下丘脑外侧（r）（摄食中枢）	恶病质
		神经性厌食
		间脑综合征
		间脑葡萄糖尿
睡眠 / 觉醒周期与昼夜节律	视前下丘脑前腹外侧区（r）（睡眠中枢）	嗜睡症
		睡眠 / 觉醒周期逆转
	下丘脑后部（r）含结节部（n）（觉醒中枢）	无动性缄默
		昏迷
	视交叉（n）	
内脏（自主部分）	后内侧（r）（交感神经区）	交感神经激活
	视前区下丘脑前部（r）（副交感神经区）	副交感神经激活
情感表达与行为	腹正中核（n）	假怒
	下丘脑内侧和后部（r）	恐惧或恐怖
		冷漠
	下丘脑尾侧（r）	过度性行为
记忆	腹正中核（n）	短期记忆丧失
	乳头体	
垂体前叶控制	弓状核（n）视叶前核（n）	功能亢进
	视交叉（n）	
	室旁核（n）	功能减退综合征
	新生血管区（正中隆起）	

表 10-2　下丘脑功能障碍的原因分类

先天性

- 获得性
  - 发育畸形
    - 先天性无脑畸形
    - 脑穿通
    - 胼胝体发育不全
    - 视隔发育不良
    - 鞍上蛛网膜囊肿
    - 第三脑室胶质囊肿
    - 错构瘤
  - 导水管狭窄
  - 外伤
  - 脑室内出血
- 遗传性（家族性或散发性）
  - 下丘脑垂体功能减退症
  - 家族性尿崩症
  - Prader-Willi 综合征
  - Bardet-Biedl 及相关综合征
  - DIDMOAD 综合征 *
  - Pallister-Hall 综合征
  - 瘦素 / 瘦素受体突变

营养、代谢性

- 厌食症
- 神经性核黄疸
- Wernicke-Korsakoff 综合征
- 体重减轻

退行性

- 胶质瘢痕化帕金森病

传染性

- 细菌性
  - 脑膜炎
- 分枝杆菌
  - 结核病
- 螺旋体
- 梅毒
- 病毒性
  - 脑炎
  - Jakob-Creutzfeldt 病
  - Kuru 病
  - 脊髓灰质炎
  - 水痘
  - 巨细胞病毒感染

肿瘤

- 原发性颅内肿瘤
  - 第三脑室血管瘤
  - 颅咽管瘤
  - 室管膜瘤
  - 神经节细胞瘤
  - 生殖细胞瘤
  - 多形性胶质母细胞瘤
  - 神经胶质瘤
  - 错构瘤
  - 血管瘤
  - 脂肪瘤
  - 淋巴瘤
  - 髓母细胞瘤
  - 脑膜瘤
  - 神经母细胞瘤
  - 松果体瘤
  - 垂体瘤
  - 浆细胞瘤
  - 肉瘤
- 转移性肿瘤

浸润性

- 朗格汉斯细胞组织细胞增多症
- 白血病
- 结节病

免疫性

- 特发性尿崩症
- 淋巴细胞性漏斗神经垂体炎

血管性

- 动脉瘤
- 动静脉畸形
- 垂体卒中
- 蛛网膜下腔出血

外伤性

- 产伤
- 颅脑外伤
- 神经外科术后

功能性

- 间脑癫痫
- 药物
- Hayek-Peake 综合征
- 特发性抗利尿激素不适当分泌综合征（idiopathic syndrome of inappropriate secretion of antidiuretic hormone，SIADH）
- Kleine-Levin 综合征
- Wolff 周期综合征
- 心理社会剥夺综合征

其他

- 放射治疗
- 卟啉症
- 甲苯暴露

*. DIDMOAD 即尿崩症、糖尿病、视神经萎缩、耳聋综合征

引自 Braunstein GD. The hypothalamus. In Melmed S，ed. The pituitary. 2nd ed. Cambridge，MA：Blackwell Scientific，2002：317-348.

症（Langerhans'cell histiocytosis，LCH）[13]、结节病[14]或淋巴瘤[15]患者的下丘脑综合征可能与下丘脑外系统受累并存。下丘脑的症状和体征可能（很少）是系统性疾病的最初的临床表现。重要的是，涉及下丘脑的病理过程在临床上可能是无症状的，因为病变是慢性的，意味着进展缓慢，而急性快速发展的病变更可能是有症状的。解剖位置也可影响临床表现，侧部受影响更多的疾病比涉及基底结节区域的疾病更有可能表现为无症状。另外，由于大多数下丘脑功能由不止单个或成对的核团控制，因此可能存在症状缓解的代偿机制。下丘脑综合征的内分泌特征也与发病年龄有关。青春期前儿童表现为垂体激素缺乏症，特征是性腺功能减退和生长激素减退伴性幼稚和身材矮小，而老年受试者则表现为第二性征减退和成人 GHD 综合征。

二、下丘脑综合征的临床特点

内分泌和代谢

1. 垂体前叶功能障碍　下丘脑损伤或疾病可能导致下丘脑神经元激活，从而引起特定的下丘脑激素的过度分泌，或由于下丘脑功能丧失导致与之相关的垂体功能低下和（或）高催乳素血症。

2. 激活损伤

(1) 中枢性性早熟：8 岁以下女孩或 9 岁以下男孩出现青春期发育伴早期出现第二性征通常是下丘脑 – 垂体 – 性腺轴过早激活的结果。在大多数患者，仅代表功能异常，没有发现器质性原因（特发性中枢性早熟）[16]。罕见的性早熟病例与下丘脑错构瘤[17]、颅咽管瘤（CP）胶质瘤、星形细胞瘤等其他肿瘤或邻近的浸润性和炎症性病变有关。其中一些损伤可能通过颅内压升高或刺激下丘脑基底部引起下丘脑 – 垂体 – 性腺轴的早期激活。涉及灰结节的下丘脑错构瘤可过早激活下丘脑促性腺激素释放激素（GnRH）分泌机制或直接产生 GnRH，GnRH 可在错构瘤神经元内表达[16, 17]。除了压力效应外，生殖细胞肿瘤还可能通过人绒毛膜促性腺激素（hCG）的分泌导致性早熟，hCG 刺激睾丸产生睾酮。性早熟可能发生在多发性纤维发育不良（McCune-Albright）综合征。特发性性早熟和器质性性早熟表现非常相似，除非观察到下丘脑受累的征象和症状。不论男女，都表现出最初的生长加速伴有较高的身材、骨成熟增加、生长停止过早，以及最终青春期和成年期身材矮小，其程度取决于发病年龄。随着年龄的增长，促性腺激素和性激素血清水平升高，促性腺激素对 GnRH 的反应呈正常的青春期模式[16]。

(2) 肢端肥大症：下丘脑生长激素释放激素（GHRH）分泌到门脉系统，与生长激素细胞的特异性表面受体结合，进一步激发细胞内信号，调节垂体生长激素的合成和（或）分泌。下丘脑产生 GHRH 的神经元可以通过免疫染色技术很好地显示出来[18]。下丘脑肿瘤，包括错构瘤、脊索瘤、胶质瘤和神经节细胞瘤[19]都可能产生过多的 GHRH，进而伴随着生长激素细胞过度刺激及生长激素分泌增加。下丘脑 GHRH 的结构是利用 2 例肢端肥大症患者的胰腺 GHRH 分泌肿瘤中提取的样本阐明的[18]。免疫反应性 GHRH 在类癌、胰腺细胞瘤、小细胞肺癌、肾上腺腺瘤和嗜铬细胞瘤中很少表达[19]。肢端肥大症在这些晚期患者中并不常见。血浆 GHRH 水平检测为异位肢端肥大症的诊断提供了一个精确的测试方法，在 177 名肢端肥大症患者的调查中，只有 1 名患者的血浆 GHRH 水平升高。然而，下丘脑 GHRH 分泌性肿瘤患者的外周 GHRH 水平并未升高，这支持了下丘脑 GHRH 分泌过多会进入垂体门脉系统但不会明显进入全身循环的观点。垂体肿大是 GHRH 分泌性肿瘤常见的 MRI 表现[20]。手术切除分泌 GHRH 的肿瘤可以逆转生长激素的高分泌。还可以用长效生长抑素类似物治疗原位 GHRH 的高分泌[21]。

(3) 库欣病：库欣病通常是由分泌 ACTH 的垂体腺瘤引起[22, 23]。垂体依赖性库欣病的一个少见的原因是分泌下丘脑 CRH 的颅内肿瘤，如神经节细胞瘤[24]。

3. 下丘脑功能损害　高催乳素血症：催乳素分泌受下丘脑的紧张性和主要是抑制作用的控制。催乳素以脉冲方式分泌，并有昼夜节律波动，在非快速眼动睡眠中分泌水平高[25]。生理性 PRL 刺激包括哺乳、应激和卵巢类固醇激素（主要是雌激素）水平的升高[26]。相应的，下丘脑合成催乳素释放因子（PRF）和催乳素抑制因子（PIF）。多巴胺作为垂体门脉血中最重要的 PIF，其浓度足以通过 D_2 亚型多巴胺受体抑制催乳素的合成和分泌。这些作用构成多巴胺激动药治疗高催乳素血症的生理基础[27]。神经递质，如 5- 羟色胺和去甲肾上腺素，通过降低结节性多巴胺能系统活性来增加催乳素的分泌。肾上腺素能调节也介导应激诱导的催乳素分泌[25]。促甲状腺激素释放激素（TRH）、催产素和血管活性肠肽（VIP）是公认的 PRF。神经肽，如在下丘脑神经元和垂体前叶表达的甘丙肽[28, 29]，也可促进催乳素分泌。由于催乳素分泌受下丘脑多巴胺的抑制控制，患有多种下丘脑疾病的患者可能会出现高催乳素血症，如 79% 的鞍上生殖细胞瘤患者、36% 的颅咽管瘤患者，14% 的松果体生殖细胞瘤患者[30]。而这些患者中的大多数催乳素浓度低于 100ng/ml。在一些患者中，无法确定高催乳素血症的原因（特发性高催乳素血症），并且在长期随访期间催乳素水平可能会自动恢复正常或保持升高[31, 32]。

三、下丘脑性腺功能减退

（一）内分泌性

1. Kallmann 综合征　Kallmann 综合征（嗅觉生殖系统发育不良）是最常见的先天性孤立性促性腺激素缺乏症，可散发或家族性地发病，表现为不完全外显和可变表型表达的 X 连锁、常染色体显性或常染色体隐性遗传[33]。最常见的基因突变是 *KAL-1* 基因的缺失，其产物 anosmin-1 通常引导 GnRH 神经元从嗅板向下丘脑的迁移。与该综合征相关的其他基因还包括 *NELF*、*CHD7*、*HS6ST1*、*FGF8/FGFR1*、*PROK2/PROKR2*，以及那些编码 FGF 通路成分的基因[34]。该综合征的特征是下丘脑 GnRH 分泌神经元的缺少或缺失，以及嗅球发育不全或发育不良，这是导致嗅觉低下或嗅觉丧失的原因。男孩比女孩更容易受到影响，隐睾和小睾丸可能在出生时可以被观察到。然而，临床诊断通常要推迟到预期青春期到来的时间，在这个时间正常情况本应出现睾丸增大和第二性征发育，但却发现促性腺激素水平没有升高。在给予单次注射 GnRH 后，促性腺激素水平几乎没有升高。然而，如果 GnRH 以脉冲方式每 90 分钟注射一次，黄体生成素（luteinizing hormone，LH）和卵泡刺激素（follicle-stimulating hormone，FSH）就会增加，这表明促性腺激素细胞是正常的，但没有受到有效刺激。脉冲式 GnRH 治疗可以达到完全男性化的效果。在女孩中，原发性闭经常伴随着乳腺发育不全。由于生长激素分泌正常，但性类固醇激素对长骨生长软骨的作用缺乏，受影响的患者可能表现为过长的四肢和类无睾者身材比例。该综合征的其他表现包括色盲、神经性耳聋、腭裂、外生骨疣和肾脏异常[33]。现已发现促性腺激素缺乏症存在瘦素和瘦素受体基因突变及 *GPR54* 和 *DAX1* 突变[33]。与 GnRH 释放关键调节因子 kisspeptin 结合的 KISS1R 功能缺失突变也被证明可导致性腺功能低下[35]。先天性促性腺激素缺乏症也可见于全垂体功能减退症（可能是在下丘脑病变基础上），以及多种复杂的下丘脑疾病，包括 Prader-Willi 综合征、Bardet-Biedl 综合征和 Laurence-Moon 综合征。CHARGE 是一种常染色体显性遗传综合征，有眼球缺损、心脏畸形、鼻孔闭锁、生长发育迟缓、生殖器和耳畸形等多种表现。*CHD7* 在胚胎干细胞控制的早期阶段与 SOX2 相互作用，是与 CHARGE 综合征相关的主要基因，由于受影响的患者表现为嗅觉缺失和促性腺激素缺乏，其与 Kallmann 综合征症状相类似[36, 37]。

2. 生长激素缺乏症　生长激素的产生主要受下丘脑的调控，主要由垂体前叶产生和脉冲式分泌，其受生长激素和外周胰岛素样生长因子 -1（Insulin-like growth factor-1，IGF-1）长、短反馈环路的调节。参与生长激素分泌调节的下丘脑激素包括促生长激素释放激素和生长抑素，它们分别刺激和抑制生长激素的分泌。生长激素的脉冲式分泌是下丘脑促生长激素释放激素高峰和生长抑素分泌低谷的结果。这种复杂的调节是通过 GHRH 和生长抑素产生神经元之间的串扰和相互反馈调节获得的[38]。最近发现，一种胃源性多肽，食欲刺激素是生长激素促分泌素受体的天然配体，可以在下丘脑内增加 GHRH 释放和降低生长抑素神经元的活性，还可以直接刺激垂体内生长激素细胞来刺激生长激素分泌[39]。

如先天无脑畸形、前脑无裂畸形、脑膨出和视隔发育不良的下丘脑先天性结构缺陷，其可能单独或与其他垂体前叶激素缺乏症一起导致 GHD 的发生。由于 GHRH 的产生或分泌不足，单纯的 GHD 可呈散性发或家族性发病。这些患者在给予 GHRH 后可表现出生长激素分泌增加。由于下丘脑多个释放激素缺乏，GHD 经常发生在出现全垂体功能减退的情况下[40]。在出生后的第 1 年，先天性 GHD 儿童发育迟缓，身高和骨龄都有所延迟。在儿童时期，可发现皮下脂肪的增加与身材矮小成正比。即使有正常的促性腺激素存在，这些患者的青春期也常常延迟。生长激素的治疗可增加线性生长，减少皮下脂肪和葡萄糖不耐受，并刺激青春期进展[40]。

生长发育指标参数有助于诊断下丘脑肿瘤或浸润性疾病引起的儿童生长激素缺乏症。可以观察到其生长速度降低或生长停滞。

由于缺乏生长发育异常体征，成人 GHD 的临床诊断更为困难，因此其患病率被低估，除非通过刺激性试验进行主动筛查发现生长激素储备不足。成人 GHD 可加重下丘脑综合征的临床表现，降低生活质量[41]和身体素质[42]，导致骨质减少，骨质疏松[43, 44]和心血管风险增加[45]。生长激素替代治疗可能部分逆转[41–45]这些表现，但在存在活动性肿瘤的情况下禁忌使用。

3. 下丘脑性肾上腺功能减退　先天性或后天性促肾上腺皮质激素（ACTH）单独缺乏非常罕见[46]。然而，在颅咽管瘤、鞍上生殖细胞瘤和视隔发育不良患者中，ACTH 伴发其他垂体前叶激素缺乏确实比较常见。临床上，中枢性 ACTH 缺乏症的严重程度要低于 Addison 病，主要是由于醛固酮分泌被保留。轻度和非特异性症状包括恶心、呕吐、低血压和低血糖，无色素沉着和电解质紊乱，这经常导致延误诊断，少数情况可能在应激条件下引发 Addison 危象（Addisonian crisis）。有趣的是，在糖皮质激素替代疗法（Giustina 效应）中，由于皮质醇对生长激素分泌的刺激作用及生长激素储备的恢复，孤立性 ACTH 缺乏症患者可发生功能性生长激素缺乏症[47]。

4. 下丘脑性甲状腺功能减退症　孤立性促甲状腺激素（TSH）缺乏症也相当罕见。然而，约 1/3 的颅咽管瘤、鞍上生殖细胞瘤和视隔发育不全患者存在 TSH 缺乏。临床上，患者可能表现为皮肤干燥、水肿、苍白、嗜睡、心动过缓、体温过低和体重增加，并伴有甲状腺萎缩。血清游离 T_4 水平较低伴血清 TSH 不适当地降低，或甚至稍有升高，这是由于 TSH 糖基化增加，生物活性降低所致[48]。继发性和三发性（中枢）甲状腺功能减退症的鉴别诊断通常是基于静脉注射促甲状腺素释放激素（TRH）后对 TSH 水平的评估，垂体损伤患者 TSH 水平保持低平，而下丘脑性甲状腺功能减退症患者会出现 TSH 分泌延迟、延长及过度增加。

5. 水和电解质代谢紊乱

(1) 中枢性尿崩症：尿崩症的特征是排出大量稀释尿，并持续摄入异常大量的液体，通常伴有口渴。该疾病有 3 种常见形式：①中枢性［颅源性、神经源性或垂体抗利尿激素（ADH）缺乏］尿崩症；②肾源性（ADH 抵抗）尿崩症；③原发性多饮症，由于摄入过多液体而抑制 ADH 分泌。中枢性尿崩症可能是由于视上核和室旁核内产生 ADH 的大细胞神经元被破坏或垂体柄中断所致。尿崩症在急性（创伤）和慢性下丘脑疾病患者中比较常见，如鞍上和松果体生殖细胞瘤、结节病、淋巴细胞性漏斗神经垂体炎和 LCH，后者常与肥胖和性腺功能减退有关。然而，目前最常见的中枢性尿崩症多是特发性的，可呈常染色体显性遗传，散在性或家族性地发生，在 20 号[49]染色体上的 *ADH* 基因发生核苷酸缺失或替换，并且可能出现在儿童期。自身免疫是尿崩症的一个新病因，至少 1/3 的"特发性"患者有可检测到的抗 ADH 细胞抗体[50]。中枢性尿崩症可通过去氨加压素（一种加压素的合成类似物）治疗，减少尿量和增加渗透压。可以通过舌下或口服药片、鼻腔吸入，少数情况下通过肌肉注射给药[51, 52]。

Wolfram 综合征也称为 DIDMOAD（尿崩症、糖尿病、视神经萎缩和耳聋），是一种神经退行性疾病，常染色体隐性遗传，不完全外显，估计患病率为 1/1770 000，可发生于 150 名青少年胰岛素依赖型糖尿病患者中的 1 名。Wolfram 综合征还可能伴有其他内分泌和代谢异常，如垂体前叶功能障碍。*WFS1* 基因定位于 4p 染色体，编码一种名为 wolframin 的内质网膜内的钙调蛋白结合蛋白 [53, 54]。

部分性尿崩症患者的前内侧和前外侧视前区渗透感受器被肿瘤、浸润性或炎症性病变损害时，会发生己二酸高钠血症。受影响的患者口渴代偿机制受损，导致尽管有高钠血症，但液体仍摄入不足。尽管如此，患者的细胞外液体体积仍然正常，临床上没有脱水的表现，可表现出血清钠的慢性升高，当其超过 160mmol/L 时，可能出现疲劳、虚弱、嗜睡、抽搐、厌食、抑郁和易怒的症状，血清钠在 180mmol/L 时，可能出现昏迷。患者可并存下丘脑性肥胖和垂体前叶激素缺乏 [55, 56]。

(2) 抗利尿激素分泌不当综合征：抗利尿激素分泌不当综合征（SIADH）的特征是血浆渗透压降低，无血管内或细胞外液体扩张的临床证据，尿渗透压不适当升高，血清 ADH 水平升高或抑制不足。最常见的原因是神经内分泌肿瘤（小细胞肺癌 Schwartz–Bartter 综合征）引起的异位 ADH 高分泌。药物引起的（如抗抑郁药）ADH 分泌增加也可能发生。该综合征常发生于颅内炎症（脑膜炎、脑炎）、肿瘤（颅咽管瘤、生殖细胞瘤和松果体瘤）、外伤和血管病变 [57]。稀释性低钠血症是其临床上最显著的生化特征。临床表现取决于血清钠的下降速度，以及血清钠的绝对浓度。当血清钠水平低于 120mmol/L 时，患者会出现厌食、头痛、虚弱、嗜睡、恶心、呕吐和精神错乱的症状，在血清钠处于非常低的水平的时候，可能会出现癫痫和昏迷 [58]。

低钠血症和 SIADH 的其他表现也同时出现在脑盐耗综合征中，后者主要见于蛛网膜下腔出血、颅内动脉瘤或脑损伤后的神经外科手术后患者 [59]。与 SIADH 相比，这些患者血容量减少的原因可能是肾脏正常的交感神经冲动输入减少 [58, 60] 及脑钠肽异常分泌所致肾脏的盐分和水分流失 [61]。

6. 摄食与体重控制紊乱 下丘脑性肥胖：下丘脑对食物摄取和能量平衡的调节是一个复杂的过程，涉及不同的信号和神经肽能神经元。下丘脑弓状核内的食欲和厌食信号由神经肽产物如刺鼠色蛋白相关蛋白、神经肽 Y 和阿黑皮素原（proopiomelanocortin，POMC）产生。α– 黑素细胞刺激素（alfa–melanocyte–stimulating hormone，a–MSH）来源于 POMC，通过与室旁核表达的黑素皮质素 4 受体（melanocortin 4 receptor，MC4R）[62] 的相互作用，发挥其对体重的调节作用。在此水平上，厌食信号可以通过肽（CRH 和催产素）通路产生。上述所有信号似乎都不是多余的。事实上，病态肥胖在影响它们每一个的单基因疾病中均可以被观察到 [63–66]。约 25% 的下丘脑结构性病变患者表现为食欲亢进和肥胖。大多数患者存在肿瘤，尤其是颅咽管瘤，少数患者有炎症或肉芽肿、外伤史或浸润性疾病 [67]。下丘脑性肥胖患者还可能出现其他下丘脑原发的症状，如头痛、视觉异常、乏力、嗜睡、尿崩症和垂体功能减退 [10]。不太常见的症状是行为异常，如反社会行为或假装愤怒，以及癫痫发作 [67]。还可以观察到脂肪细胞因子调节紊乱及其分泌和作用的改变 [68]。特别是下丘脑瘦素信号转导缺陷，可定义为“瘦素抵抗”，可能在下丘脑性肥胖中发挥相关作用。事实上，脂肪细胞产生的瘦素可以在下丘脑水平介导厌食形成的信号，通过增加交感神经张力和能量的产生与突触前 GABA 能神经元 [69] 结合，减少迷走神经活动，导致食欲下降和能量积累 [69]。先天性瘦素缺乏症是非常罕见的，它会在生命早期就导致肥胖，在 6 月龄的儿童中可观察到，其特点是无法检测到循环中的瘦素水平和服用重组瘦素后肥胖具有可逆性 [63, 69, 70]。在瘦素信号转导的遗传缺陷病例中，循环中的瘦素含量非常高，且无治疗方法。这些情况包括瘦素或黑素皮质素 –3 和黑素皮质素 –4 受体突变，POMC 剪接，以及 *single–minded 1* 基因突变和前激素转换酶 1（prohormone convertase–1）缺陷 [64–66]。显然，下丘脑腹内侧核的损伤也会导致肥胖，因为瘦素不能发挥其下丘脑厌食的作用，从而导致饱腹感的丧失和能量储备的增加 [2]。

神经性厌食症女性患者可出现功能性下丘脑异常，患者过度运动、诱发呕吐、闭经并有促性腺激素释放的青春期前模式 [71]，以及营养获得性生长激素抵抗并伴基础血清生长激素增加和 IGF–1 水平降低 [72, 73]。CRH 介导的高糖皮质激素血症可能通过抑制食欲刺激脑区（不仅是下丘脑，还有杏仁核、海马和脑岛）来维持厌食症 [74]。患者存在低浓度的三碘甲状腺原氨酸，正常偏低水平的 TSH，以及 TSH 对 TRH 反应正常或延迟的分泌峰，都与下丘脑性甲状腺功能减退相一致[71]。患者体重增加时，神经内分泌和功能性下丘脑的异常会有所缓解。

（二）非内分泌性

1. *体温调控紊乱* 下丘脑通过视前区的冷热感受器参与体温控制，这些感受器整合了外周冷热感受器对外界温度的升高或降低做出反应的信号。热感受器激活下丘脑后部外侧部分，导致血管舒张和出汗以促进散热。相反地，对冷感受器的刺激可激活下丘脑后内侧神经元，进而通过肌肉颤抖产生热量，血管收缩来保存热量。下丘脑前部和视前区的急性损伤可能导致与心动过速相关的体温快速升高（高达41℃），以及由于散热机制失效而导致的意识丧失。无不适的慢性高热可能继发于结节小叶区病变[5]。

抗精神病药物恶性综合征（neuroleptic malignant syndrome，NMS）的特征是体温升高至38℃或更高[75]，严重的锥体外系体征，如肌肉强直和震颤，自主神经系统功能障碍的症状，包括面色苍白、心动过速、心律失常、血压不稳，以及包括谵妄和昏迷在内的严重神经精神症状。它可能在几乎所有的抗精神病药物开始治疗后不久（2～4周）就发生。类似的症状可以在脑积水和脑炎患者身上看到[76]。其最常见的并发症是横纹肌溶解，可能导致肌红蛋白尿和急性肾衰竭[77]。病理生理学涉及中枢性低多巴胺能状态，易感性个体中神经安定药诱导的多巴胺受体阻滞破坏了黑质纹状体系统中的多巴胺神经传递。Taq1 DRD多态性与该综合征的易感性有关[78]。

5-羟色胺综合征与NMS密切相关，在重症监护病房中越来越多地被诊断为NMS[79]。它表现为精神状态改变（嗜睡、意识模糊、激动、癫痫和昏迷）、自主神经不稳定（发热、发汗、心动过速和肌松）、神经肌肉异常活动（肌阵挛、强直、反射亢进）[79]。体温过高或过低是由于下丘脑的产热受到直接或间接的影响引起的[76]。药物或提高中枢5-羟色胺水平的药物组合可导致该综合征。这些药物包括选择性5-羟色胺再摄取抑制药（selective serotonin reuptake inhibitors，SSRI）、三环类抗抑郁药、单胺氧化酶抑制药、可卡因、安非他明、阿片类药物（芬太尼）和抗吐药[80]。位于下丘脑前部或后部较大的、破坏性的肿瘤或炎症性病变较少导致产热不能[81]。Shapiro综合征是一种罕见的临床疾病，包括体温过低反复出现、多汗症和先天性胼胝体发育不全三联征[82]。

2. *睡眠/觉醒周期和昼夜节律异常* 视交叉上核负责维持昼夜节律，该区域的病变改变了睡眠/觉醒周期。患者嗜睡可能是累及下丘脑后部的下丘脑肿瘤（CP或鞍上生殖细胞瘤）的表现，但下丘脑性肥胖在病程中更常出现嗜睡[67]。嗜睡症，即持续数分钟到数小时的睡眠突然发作，在某些情况下可能是第三脑室肿瘤、多发性硬化、脑炎和头部损伤患者下丘脑受累的结果。在嗜睡症患者的脑脊液（cerebrospinal fluid，CSF）中发现了下丘脑食欲素（hypocretin-1）的缺失，而受影响的患者的下丘脑外侧也出现了下丘脑食欲素神经元的缺失[83]。视前和视前下丘脑核病变的患者可能表现为多动和失眠，或更常见的睡眠/觉醒周期的改变，如白天嗜睡和夜间多动[83]。致死性家族性失眠症的特征是睡眠缺失和delta睡眠、伴有自主/运动过度活动（兴奋性震颤）的麻痹性昏迷、锥体征、肌阵挛、吞咽困难和共济失调。PET同时观察到丘脑代谢不足，丘脑核神经元严重丧失。遗传分析揭示了*PRNP*基因的突变，并将其归类为朊病毒病[84]。

3. *行为和情绪异常* 下丘脑病变可引起攻击性行为（累及腹内侧核的患者）或冷漠、嗜睡和低活动度（乳头体的破坏或下丘脑后内侧的病变）[5]。Kleine-Levin综合征是一种罕见的疾病，主要影响青春期男性，其特征是反复发作的失眠症，通常伴有食欲亢进、烦躁不安、语言异常、健忘、情绪低落、手淫和性欲亢进，以及自主神经异常的迹象。发作可能间隔3～6个月，通常持续5～7d。该疾病通常在青春期末或成年初期可自发缓解[85]。

四、特殊的下丘脑疾病

（一）Prader-Willi综合征

Prader-Willi综合征（Prader-Willi syndrome，PWS）是一种遗传性神经发育障碍，出生时发病率为 1：30 000～1：10 000 [86]。PWS 是父源基因在 15q11.2～q13 染色体区域水平表达缺失的结果。通常是这个区域的父系缺失（受影响个体高达 75%）导致的。母系单亲二分裂，或印迹缺陷、易位和微缺失也可能发生 [2, 86]。几乎所有受影响的患者都可以通过父母特异性 DNA 甲基化分析被检测到 [86]。有趣的是，核仁组织 RNA 基因 *SNORD116* 的缺失已被证实与 PWS 患者的食欲过盛和肥胖有关 [87]。Prader-Willi 综合征的特征是发育异常，包括严重的肌张力减退和哺乳不良、婴儿早期喂养困难（图 10-2）、运动和语言发展迟缓、一定程度的认知障碍、倔强及操纵和强迫行为 [88]。出生时，隐睾、阴囊发育不全和小阴茎的男孩及阴唇和阴蒂发育不良的女孩可能会出现性腺功能减退 [89]。青春期不完全、延迟或极少数可发生性早熟 [90]。同时还可以观察到较低的性激素和促性腺激素水平，及其对 GnRH 的反应迟钝和不孕症（并非总是）[89]。身材矮小常见，与生长激素的缺乏有关，其对生长激素治疗有反应 [91]（表 10-3）。其通常会出现一些特征性的面部特征，包括双颞部直径狭窄、杏仁状眼睛、睑裂和下翻的嘴巴、斜视和脊柱侧弯 [92]，并且睡眠障碍的发生率增加。2 型糖尿病也较常见，特别是在肥胖患者和年轻人群（平均发病年龄约 20 岁）。高血压在成人中比例高达 38%，但在儿童中并不常见 [93]。PWS 成人死亡风险的增加与肥胖的心肺并发症有关，如心脏或呼吸衰竭、阻塞性和中枢性呼吸暂停。严重的皮肤或呼吸系统感染，也是死亡的原因 [2]。无监督和大量食物的快速摄入与窒息和胃损伤的风险增加有关 [2, 94, 95]。睡眠障碍、体温控制异常和产热异常可能是这些患者下丘脑综合征的一部分 [93, 96]。SPECT 和 PET 显示 PWS 的几个脑区（左岛脑、前扣带回和颞上区）灌注不足，这似乎与患者的行为和心理社会障碍有关 [97, 98]。营养方面，PWS 患者从出生经历 7 个不同的营养阶段。最初，婴儿并不出现肥胖，存在喂养困难及发育不良。从 2 岁左右开始，患儿体重开始增加，食欲或热量摄入没有明显变化，之后（4—5 岁），体重增加与对食物的兴趣增加有关，出现囤积或觅食、吃不可食用的食物和垃圾，偷食物或偷钱买食物 [99, 100]。PWS 面临的问题包括延迟终止进食、缺乏饱腹感、在前一餐后提前恢复饥饿和提前进食，以及比对照组多摄入大约 3 倍的食物，所有这些都会在短时间内导致体重增加 [100]。肥胖源于这些行为和总热量消耗的减少（由于肥胖、嗜睡、持续性肌肉紧张和低瘦体重而减少的体育锻炼），这些似乎与 PWS 的遗传特征密切相关 [101]。PWS 的肥胖主

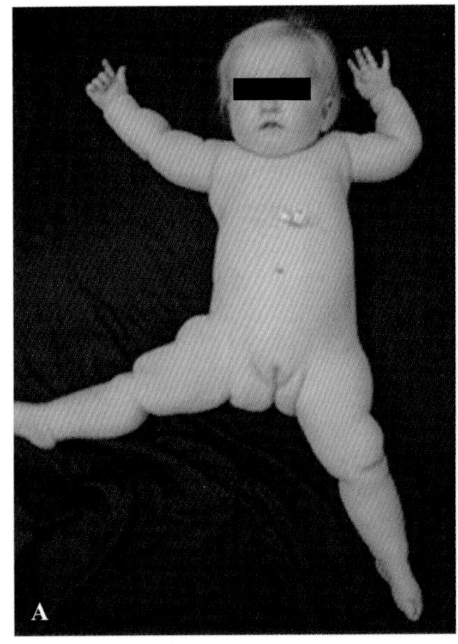

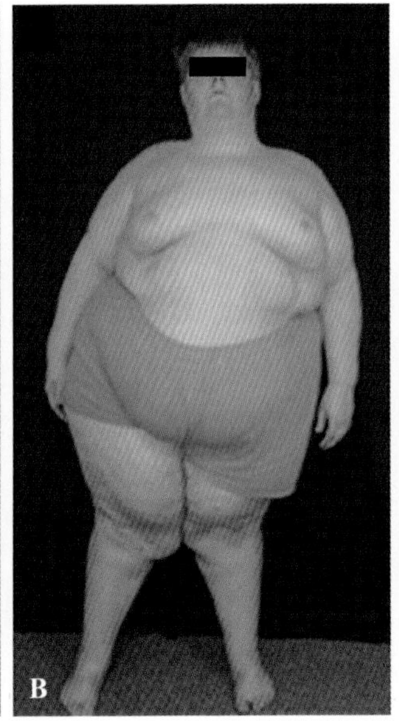

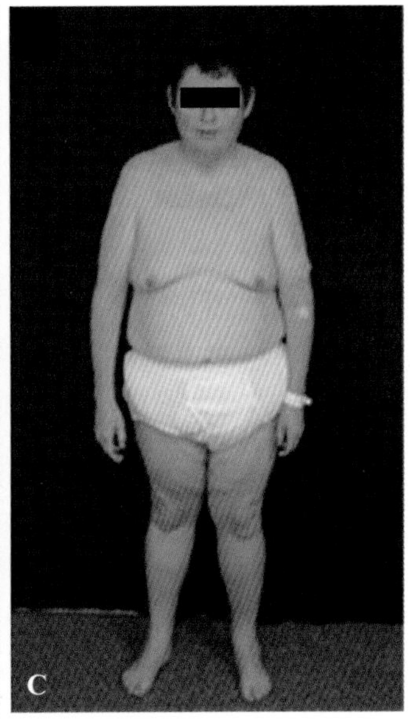

▲ 图 10-2 **具有代表性的 PWS 患者**

A. 8 月龄女婴；B. 19 岁男性，严重肥胖，腹部脂肪分布广泛；C. 34 岁，中度超重（引自 Cassidy，SB，Schwartz S，Miller JL，Driscoll DJ. Prader-Willi syndrome. Genet Med. 2012；14：10–26.）

要集中在两种性别人群（图 10-2），观察到皮下脂肪和内脏脂肪的增加，尽管后者通过生长激素治疗得到了较好的控制[102]。胃饥饿素是一种促食欲的胃源性激素，在患有 PWS 的食欲过盛的年长儿童和成人中其水平升高，但这种升高是否在肥胖和食欲过盛之前就可以观察到还存在争议[103, 104]。PWS 肥胖治疗的主要内容主要包括早期开始能量限制饮食，均衡的营养成分和纤维摄入[105]，对患者和家庭进行心理和行为咨询，以及适当的运动方案[2, 99]。GLP-1 激动药艾塞那肽和利拉鲁肽[106]已被提出用于治疗 PWS 中的糖尿病，但它们的长期使用可能因其对胃排空的延迟作用而受到限制[95]。在某些情况下，可以考虑进行减重手术[107]。生长激素治疗有助于减少脂肪量并增加肌肉量，但不会改变儿童和成人的食欲过盛[91, 99, 108]。最近的指南建议，遗传学确诊的 PWS 儿童和成人患者生长激素治疗应在多学科专家评估，包括生化生长激素动态测试后，与生活方式干预联合应用[109]。

表 10-3 PWS 的一致诊断标准*

	主要诊断标准（各 1 分）	次要诊断标准（各 0.5 分）
1	新生儿 / 婴儿肌张力低下，吸吮力差	胎动减少，婴儿期嗜睡、少动
2	婴儿期喂养、存活困难	特征性行为问题
3	1—6 岁时体重增长过快、肥胖、贪食	睡眠呼吸暂停
4	特征性面容	15 岁时仍矮小（无家族遗传）
5	外生殖器小、青春期延迟或发育不良	色素沉着减退（与家庭成员相比）
6	发育迟缓 / 智力障碍	小手小脚
7		手窄、双尺骨边缘缺乏弧度
8		内斜视、近视
9		唾液黏稠
10		语音清晰度异常
11		自我皮肤损伤（抓、挠等）

*. 临床诊断要求 3 岁以下 5 分（其中至少 4 分符合主要诊断标准）；3 岁以上 8 分（其中至少 5 分符合主要诊断标准）

（二）Bardet-Biedl 综合征

Bardet-Biedl 综合征（Bardet-Biedl syndrome，BBS）是一种罕见的累及广泛的常染色体隐性遗传疾病［患病率 1/125 000～160 000），与多种表型相关[110]。主要临床特征是混合有发育和退行性疾病，如肥胖、视网膜色素变性、肾和泌尿生殖系统异常、低促性腺激素性性腺功能减退和多指畸形[110]。BBS 患者有一种特殊的神经行为特征，包括智商下降、精细运动功能改变和嗅觉功能下降[111]。其他异常包括听力丧失、肝纤维化、糖尿病、高血压和先天性心脏病[110]。至少有 15 个 BBS 基因被鉴定，约占已知 BBS 病例的 80%[110]。纤毛缺陷可能是 BBS 表型的主要原因（图 10-3）[112]。下丘脑瘦素抵抗导致的高瘦素血症是 BBS 中食物摄取的神经内分泌控制的主要异常，导致系统朝着促食欲信号的功能转变，表现为食欲增加和肥胖[113, 114]。与 BBS 有一定程度重叠的纤毛病包括 Laurence-Moon 综合征（无多指）、Biemond 综合征（无视网膜色素营养不良）和常染色体隐性 Alström 综合征，该综合征与非典型视网膜色素营养不良和神经性耳聋有关[115]。Alström 综合征的基因 *ALMS1* 广泛表达，编码一种不仅参与纤毛功能，而且参与细胞周期调控和细胞内转运的蛋白质[116]。Alström 综合征的内分泌和代谢表现包括肥胖、胰岛素抵抗和高胰岛素血症、2 型糖尿病、黑棘皮病、甲状腺功能减退、性腺功能低下、矮小和 GHD[117, 118]。

（三）视隔发育不全

视隔发育不全是儿童先天性失明的原因。明尼苏达州最近的一项人口研究报道称，每 2287 个活产新生儿中就有 1 个发生该疾病。在 50% 的患者中观察到有发育和神经功能缺陷，1/4 的患者被诊断为内分泌异常[119]。视隔发育不全、中线神经影像学异常（包括胼胝体发育不全）、透明隔缺失、垂体发育不全及继发的全垂体发育不全的综合征一直被称为视隔发育不良（septo-optic dysplasia，SOD）[120]。然而，研究表明，这些表现可以独立存在[121]。这一论点是基于如下观察，即 SOD 中的垂体功能减退可能与垂体前叶发育不全有关，但在 MRI 上也被证明与垂体后叶隐匿和垂体柄缺失的下丘脑功能障碍有关[122]（图 10–4）。此外，最近发现的其他与视神经发育不全有关的因素，如发育和认知延迟、关系和沟通困难及自闭症，可能与透明隔的发育无关[171]。视神经发育不全患者垂体功能障碍的程度是高度可变的，从身材矮小、孤立性生长激素缺乏症到全垂体功能减退症都有可能，在随访期间，激素缺乏可能会随着时间的推移而发生[120]。视神经发育不全和 SOD 的病因尚不清楚，特别是大多数病例呈散发性。偶有发现早期发育基因（*HESX1*，*SOX2*，*SOX3*，*OTX2*）的突变[120]。

（四）颅咽管瘤

CP 是一种罕见的中枢神经系统肿瘤（报道的发病率为每年 1.7/100 万），被认为是来自 Rathke 囊

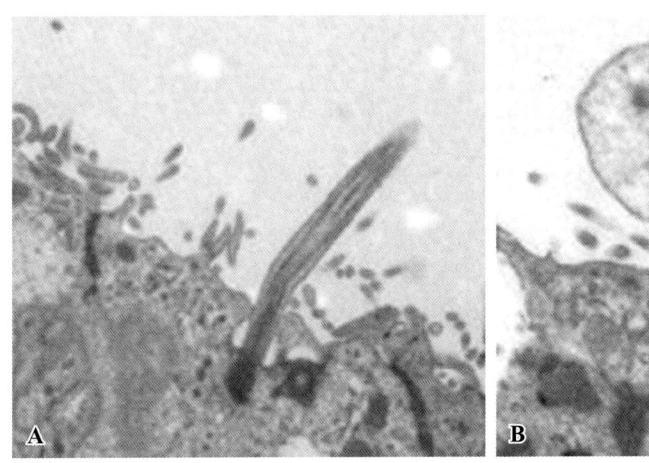

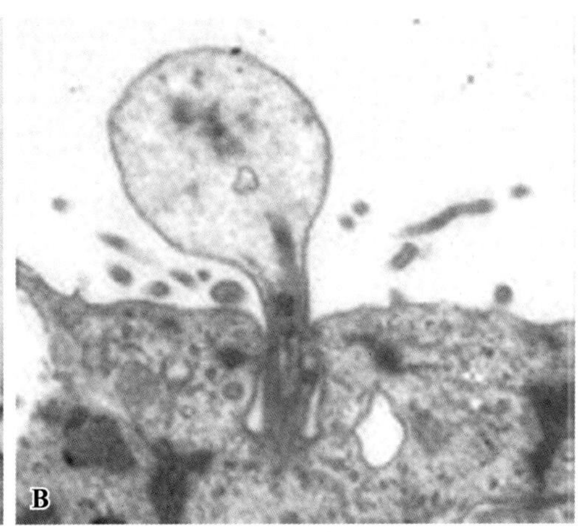

▲ 图 10–3 第三脑室腹侧（邻近下丘脑弓状核）室管膜细胞纤毛的透射电镜分析

对野生型（WT）（A）和 BBS1 M290R 突变型（B）小鼠的分析表明，BBS1 突变动物的纤毛远端区域增大（引自 Guo D–F, Rahmouni K. Molecular basis of the obesity associated with Bardet–Biedl syndrome. Trends Endocrinol Metab. 2011；22：286–293.）

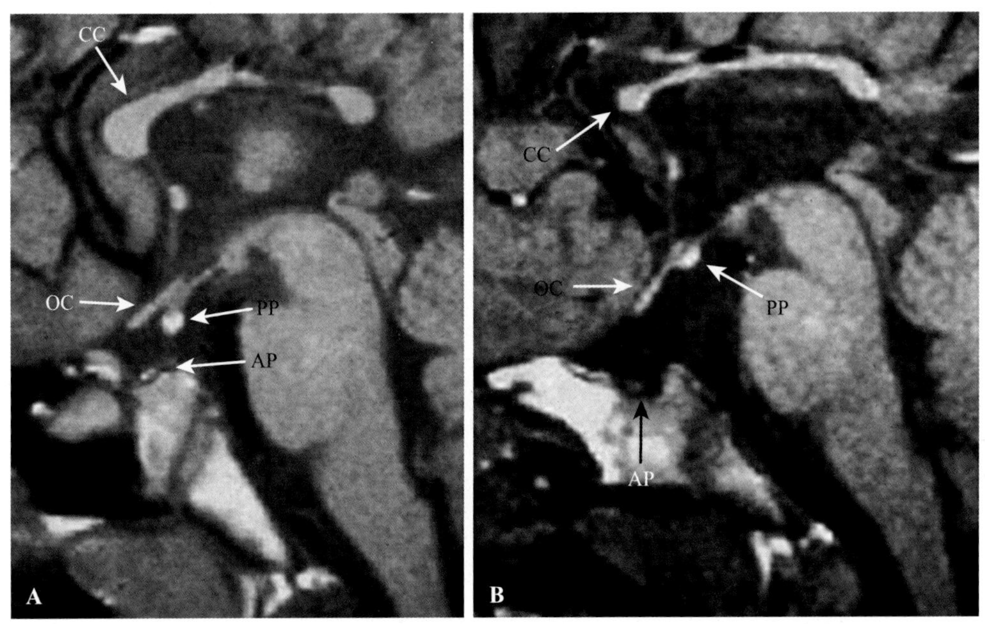

▲ 图 10–4 视神经发育不全

垂体前叶发育不全伴胼胝体发育不全（CC）、垂体后叶异位（PP）和薄视交叉（OC）（引自 McCabe MJ, Alatzoglou KS, Dattani MT. Septo–optic dysplasia and other midline defects：The role of transcription factors：HESX1 and beyond. Best Pract Res Clin Endocrinol Metab. 2011；25：115–124.）

的残余[123]。多个研究报道了 2 个发病高峰，一个发生于 19 岁以下的儿童，另一个发生于 40—79 岁的成人。在组织学上，病变被报道为良性或低度恶性[124]。Wnt/β-catenin 信号通路已被证实参与 CP 亚型的发生[125]。CP 患者可能会出现视觉障碍、垂体功能减退（儿童生长速度减慢或生长停止和颅内压升高的症状）[126]。CP 患者 3 年短期生存率＞ 85%，但长期的标准化总死亡率为 2.88～9.28[123]。与一般人群相比，CP 患者（尤其是女性）心血管死亡率更高[126]。传统观点认为，根治性手术切除是最佳的治疗方法，可获得最佳的远期生存率（图 10-5），但它可能受到肿瘤侵袭性行为、位置（鞍区与下丘脑受累）、肿瘤大小和钙化的限制，并可能具有显著的视力、下丘脑和内分泌并发症方面的发病风险[127]。手术有可能降低生活质量，如肥胖[128]、神经行为异常（抑郁、易怒、冲动、攻击性和情绪爆发）、社交（退缩、内化行为、学校功能障碍）和情绪障碍，这些在儿童脑瘫患者术后非常普遍[129]。因此，临床实践中关于肿瘤次全切除（保留下丘脑）是否能避免患者术后生活质量的下降和改善长期存活率一直存在争议[127, 128]。即使术后影像呈阴性，次全切除也可能会增加肿瘤复发或进展的趋

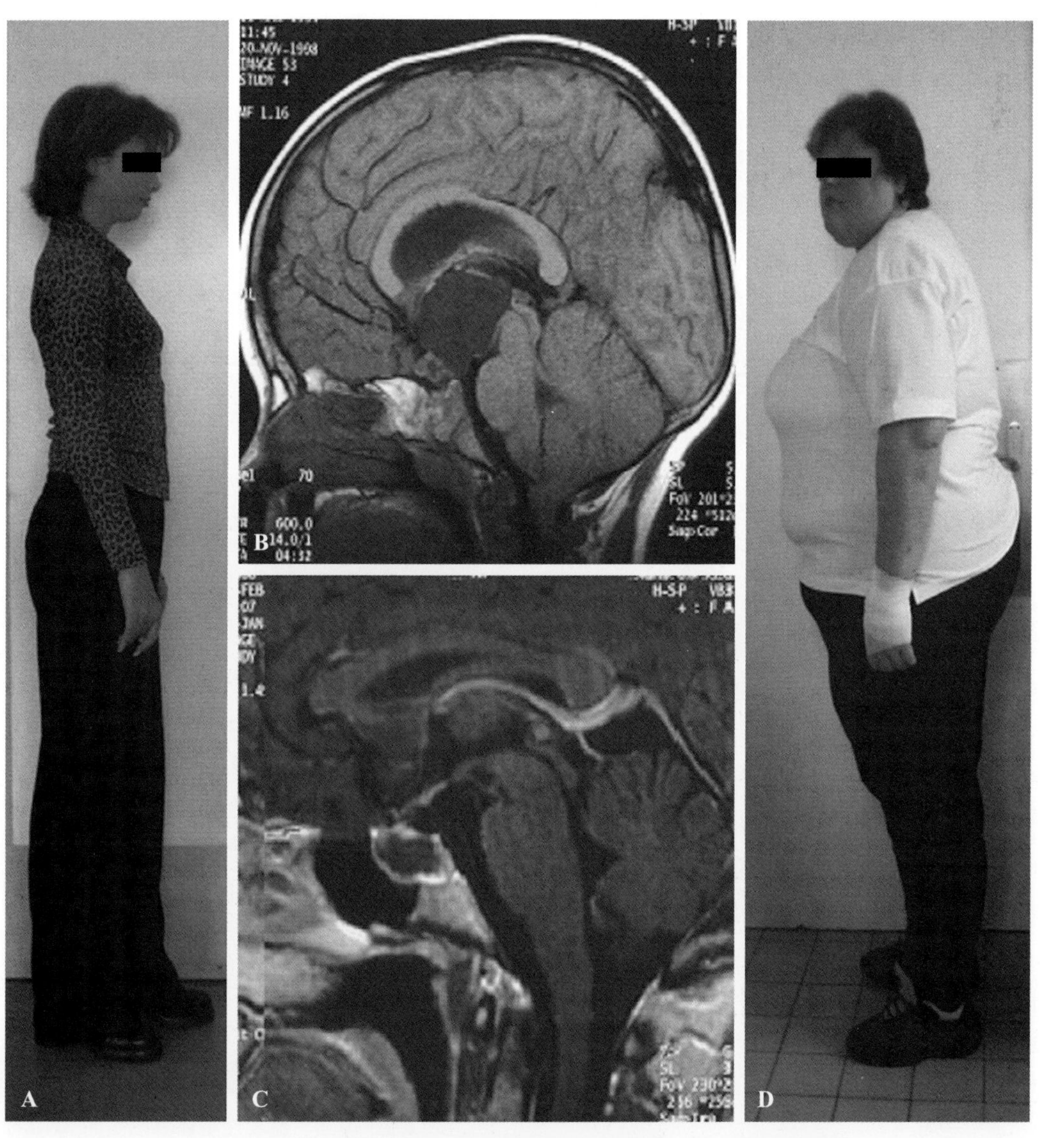

▲ 图 10-5 具有代表性的颅咽管瘤术后全垂体功能减退的患者

A 和 C. 体重正常，小肿瘤经蝶窦切除；B 和 D. 饮食紊乱和严重肥胖的发展与一个大肿瘤延伸到鞍上区域和下丘脑浸润（经许可转载，引自 Bereket A，Kiess W，Lustig RH，et al. Hypothalamic obesity in children. Obesity Rev. 2012；13：780-798.）

势[128]。保留下丘脑的手术和放射治疗的结合可以限制这种情况的发生，同时减少临床相关的术后并发症[130, 131]。用重组生长激素替代治疗是安全有效的[132]。多达 75% 的幸存者患有肥胖症，其特点是尽管限制热量摄入，但仍会发生肥胖症，改变生活方式很难在预防和治疗肥胖症方面发挥作用[133, 134]。肥胖程度与磁共振下丘脑损伤程度相关[135]。病理生理学上，脑瘫患者的肥胖可能与神经内分泌异常有关，如高瘦素血症和瘦素抵抗[134]，从而导致中枢交感神经张力降低和能量消耗减少[136]。日间嗜睡和昼夜节律紊乱的肥胖性脑瘫患者中 α-MSH、生长激素释放肽和食欲素的分泌也存在紊乱，其可能也与下丘脑功能异常相关[2, 137, 138]。

（五）下丘脑错构瘤

下丘脑错构瘤是一种少见的良性发育性异位病变，由与乳头体相关的神经元、胶质细胞和有髓神经纤维组成[139]。痉挛是其典型的特征，通常发生于儿童早期，临床表现还包括进行性认知减退（神经发育迟缓）、行为功能障碍（多动）和情绪功能障碍（易动）等[140]。主要的内分泌异常是性早熟，据报道，这是由于长效 GnRH 激动剂下调了 GnRH 受体的表达[141]。在儿童晚期或青少年时期，这些患者中有许多人会出现肥胖。神经外科手术切除已被用于治疗癫痫综合征，并已被证明可改善认知结果和性早熟等[139, 140]。

下丘脑错构瘤患者可出现 Lennox-Gastaut 综合征，其为多种全身性发作类型的三联征，主要表现为脑电图慢尖波和慢波、智力迟钝。与原因不明和其他病因综合征的患者相比，这些患者的术后结局会更好[142]。常可观察到伴有肛门闭锁或肾脏结构异常。同时可能患有垂体功能减退症，并存在因未诊断和未治疗的肾上腺功能不全而导致新生儿死亡的风险。这种综合征可能偶尔发生，也可能出现常染色体显性遗传，这与染色体 7p13 上的 *GLI3* 基因突变相关[143]。

（六）淋巴瘤

广泛性系统性非霍奇金淋巴瘤（non-Hodgkin's lymphoma，NHL）患者可出现中枢神经系统（central nervous system，CNS）继发性病变，预后不良[15, 144]。原发性中枢神经系统淋巴瘤（primary CNS lymphoma，PCNSL）是一种少见的、侵袭性强但有治愈可能的临床疾病，病变仅限于颅脊轴，无全身受累[145, 146]，其不仅影响免疫抑制状态的艾滋病患者，也影响免疫功能正常的患者[15, 147]。PCNSL 可累及垂体和下丘脑（图 10-6）[15, 148]，并可能出现垂体前叶衰竭和尿崩症[15, 148]。临床常见高催乳素血症，可无症状或伴有性腺功能减退。对于伴有严重头痛的鞍区或鞍旁肿块、垂体功能减退与尿崩症并存，和（或）脑神经受累的患者，应考虑垂体淋巴瘤的鉴别诊断[15]。

（七）鞍上蛛网膜囊肿

鞍上蛛网膜囊肿是一种发育异常的蛛网膜囊肿（占所有颅内蛛网膜囊肿的 10%），一般无症状，可意外通过头颅 MRI 发现。然而，充满脑脊液的囊肿可能导致脑积水，引起颅内压增高。因此，这类患者可能伴有头痛、呕吐、嗜睡和头颅增大的症状。囊肿也可压迫脑干，引起痉挛、共济失调、震

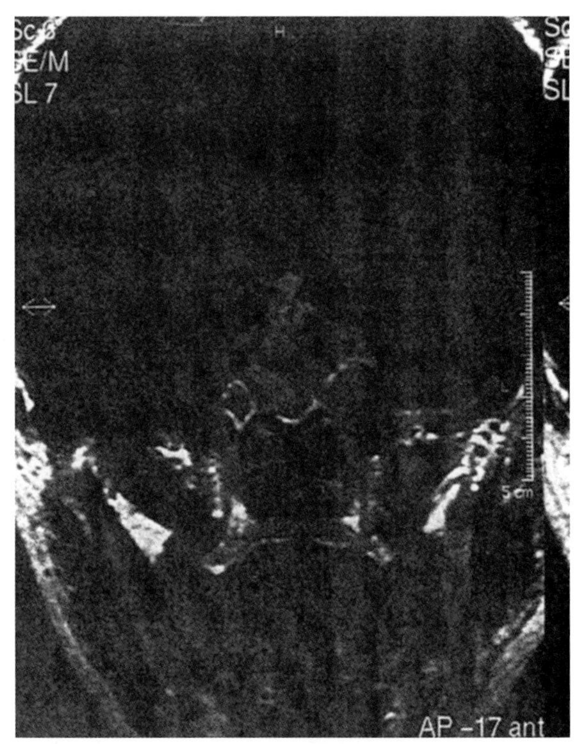

▲ 图 10-6　原发性垂体淋巴瘤的 MRI 表现

引自 Giustina A，Gola M，Doga M，et al.Primary lymphoma of the pituitary：An emerging clinical entity. J Clin Endocrinol Metab. 2005；86：4567–4575.

颤，以及脑干痉挛、视力下降、视野缺损等。内分泌异常包括生长激素和 ACTH 缺乏、性早熟和 SIADH [149–151]。对于有症状的患者，内镜下神经外科开窗行脑室造口术和脑室脑池造口术是首选的方法，其技术上相对简单、微创、发病率和死亡率低，可有效降低颅内压 [151]。

（八）炎症性病变

淋巴细胞性垂体炎是垂体的一种局灶性或弥漫性炎症性浸润疾病，伴有不同程度的腺体损害 [152, 153]。实验室和临床研究结果表明，这是一种自身免疫性疾病。当炎症性病变累及神经垂体和垂体柄时，称为淋巴细胞性漏斗神经垂体炎（lymphocytic infundibuloneurohypophysitis，LINH）[154, 155]。LINH 表现出一个平衡的性别分布，平均诊断年龄约为 47 岁，也可能发生在儿童身上。LINH 的症状包括头痛、视觉障碍、恶心或呕吐、疲劳、虚弱和厌食等 [154, 156]。内分泌症状可能包括部分或全部的垂体功能减退、高催乳素血症及尿崩症等 [152, 157]。LINH 伴弥漫性脑垂体柄增厚在 MRI 表现为 T_1 加权图像上“亮点”缺失 [152]。糖皮质激素对其治疗有效，但炎症病变也可以是自限性的（约 2 年期间可自行缓解），但是尿崩症可能是永久性的。

（九）浸润性疾病

结节病是一种累及多器官的慢性疾病，以免疫肉芽肿为特征，以中青年为主要发患者群 [152]，其主要累及的靶器官为肺、皮肤和淋巴结等 [158]。结节病的并发症在内分泌系统较为少见，但下丘脑和垂体是最常见的受累腺体 [14, 152, 159]。研究表明下丘脑 – 垂体结节病患者中，在一定程度上垂体前叶功能障碍（＞ 90%）的发生率要高于尿崩症（50%）的发生率 [160]。垂体前叶最常见的异常是促性腺激素不足 [161]，其次是甲状腺功能减退和高催乳素血症 [160]。有趣的是，在这一系列的患者中，超过 50% 的患者在诊断之前就有下丘脑 – 垂体受累 [160]。基底下丘脑和第三脑室底受累可能导致视力下降、视野异常、热调节障碍、嗜睡、性格改变和肥胖 [141, 162]。MRI 上常可发现垂体柄增厚 [159, 160]，神经放射学异常可能比内分泌功能异常对皮质类固醇治疗反应更好，因为后者只是偶尔可逆的 [160]。

LCH 是一种罕见的疾病，其特点是特征性树突细胞的增殖和器官浸润。然而，最近的分子分析表明，它们的起源可能来自一种髓样来源的前体，在组织标本中经常发现 *BRAF* 基因突变，由此可以将 LCH 归入髓样肿瘤类别中 [163, 164]，下丘脑 – 垂体系统与骨、肺、皮肤都是该病的靶器官。LCH 很少发生于成人，其多见于 1—4 岁的男性，发病率为（3～5）/100 万 [152, 165, 166]。早期诊断对于 LCH 患者尤为重要，其可能会导致死亡或永久性残疾的严重后果 [167]。LCH 患儿中约 50% 出现下丘脑 – 垂体并发症，神经内分泌紊乱主要是尿崩症，它可能发生在疾病的全过程中（通常在疾病的第 1 年）或作为疾病的主要表现特征 [168]。它通常是永久性的，如果不能在化疗期间缓解基础疾病，就必须进行治疗 [169]。这些患者的下丘脑受累还可能引起睡眠障碍、伴有肥胖的嗜食症、体温调节障碍和行为异常等 [170]。垂体前叶功能减退在儿童和成人 LCH 患者中均有发现 [13, 152, 170, 171]。一旦确诊，脑垂体前叶缺陷似乎对 LCH 的治疗也有轻微的反应 [13, 169]。GHD 是垂体前叶最常见、最早期的激素异常的表现。对 LCH 患儿进行生长激素替代治疗可能有效，而且不会影响潜在疾病的进程 [172]。促性腺激素缺乏也是 LCH 患者常见的激素缺陷，在某些情况下也可能与轻度高催乳素血症有关。内分泌缺陷可能在疾病过程中逐渐演变发生，因此单一或部分垂体激素缺乏症患者应定期监测 [173]。MRI 常表现为垂体柄增厚（＞ 3.5mm），垂体后叶未见正常高信号等 [13, 152]。长春碱和泼尼松治疗可改善多系统 LCH 患者的生存率 [174]。

（十）脑部放射

接受白血病预防性头颅放疗、全身照射（如接受造血干细胞移植治疗急性血液系统恶性肿瘤的患者）、全脑照射（如肺癌脑转移），以及颅内、颅底和鼻咽癌的局部放疗的患者普遍存在内分泌缺陷 [175]。这些由脑部受到放射引起的内分泌缺陷是隐蔽而渐进的，一般是不可逆的。这些患者在暴露于辐射后，内分泌缺陷的发生可能会推迟 10 年左右 [175]，其主要表现在对患者生长发育、骨骼健康、生育能力、性功能、身心健康等的负面影响。目前对于内分泌紊乱是由下丘脑损伤和继发性垂体功能不全引起的，还是由垂体直接损伤引起的仍存在争议[176]。脑部放射后，一个或多个（特别是高辐射剂量时）下丘脑－垂体轴会受损，伴随着生长激素、促甲状腺激素、促肾上腺皮质激素进行性丧失和促性腺激素缺乏症、高催乳素血症的出现[175, 177, 178]。下丘脑损伤还与肥胖、缺乏活动和日间嗜睡、性格变化和口渴异常的风险增加有关。与成人相比，儿童更容易出现下丘脑损伤，而且随着放射剂量的增加和照射间隔的缩短，下丘脑功能异常的发生率也会增加[179, 180]。在治疗癌症患者的内分泌缺陷时，应考虑肿瘤的复发及脑照射的剂量、周期对内分泌功能的影响。生长激素治疗不会增加儿童癌症患者的肿瘤复发和死亡率，但也有研究表明其可增加继发性实体瘤的发病风险[181, 182]。

（十一）创伤性脑损伤

创伤性脑损伤（traumatic brain injury，TBI）是发生于成人的最常见的死亡原因，其每年在美国造成的经济损失大约超过 500 亿美元[183]。由于 TBI 造成的后遗症给患者带来长期的身体和神经心理的缺陷，其也被认为是一种慢性疾病[184, 185]。TBI 多数由于机动车事故、意外跌倒和故意的身体伤害引起的。在速度运动比赛中摔倒或在接触性运动中重性反复脑震荡所造成的损伤是 TBI 的新发原因[185–187]。在创伤性脑损伤幸存者的慢性（伤后 5 个月或更长时间）结局中，人们对垂体功能减退的认识在逐渐增强。它的表现范围涉及从单一的下丘脑－垂体轴缺陷到全垂体功能减退，在高风险外伤受试者中可以通过动态垂体功能检测进行筛查[188]。TBI 后垂体功能障碍患病率的差异可能因受试者选择标准、年龄和相关的基础疾病状态而异[188]，通过基线激素检测对比动态激素检测等多因素方法可以进一步分析其产生差异的原因[189]（表 10–4）。关于脑外伤后急性期的垂体功能减退的发生率目前研究结果报道尚不一致[190, 191]。TBI 的病理生理学改变不仅包括直接的机械损伤，还包括间接的原因，如低血压（脑血流量减少、缺氧）、颅内压升高，以及引起抗下丘脑和抗垂体抗体的自身免疫性疾病等[185, 192]。GHD 是 TBI 后最常见的激素缺乏症，应积极评估其发生风险[185, 188]。GHD 综合征[193]的发生会导致 TBI 后患者的神经心理状况改变，如生活质量下降、认知能力受损等[194]，应用生长激素治疗可改善该类患者的部分症状[194, 195]。创伤性脑损伤患者发生 GHD[45]并出现垂体功能减退可能与多种代谢改变有关，如葡萄糖水平改变、胰岛素抵抗和高三酰甘油血症等[196]。其他 TBI 后出现的垂体功能减退还包括继发性肾上腺功能减退[190]和性腺功能减退[197]等。尿崩症也是公认的 TBI 的并发症，据报道在急性期发病率为 20%～26%，并伴有更严重的头部损伤[198]。垂体功能减退，特别是 GHD，在蛛网膜下腔出血的患者中也有发生[190, 199]。

表 10–4　脑外伤后脑垂体前叶异常的发生率

生长激素缺乏：2%～66%（严重生长激素缺乏 39%）
ACTH 和皮质醇缺乏：0%～60%（ACTH 或 ITT 动态测试 < 20%）
促性腺激素和性腺激素缺乏：0%～29%
TSH 和甲状腺激素缺乏：0%～19%（TRH 检查为 5%～15%）
催乳素异常（更常见的催乳素血症）：0%～16%

第 11 章　垂体功能减退与生长激素缺乏症

Hypopituitarism and Growth Hormone Deficiency

Morton G. Burt　Ken K. Y. Ho　著

温俊平　林冰倩　余子潇　译

要　点

流行病学

- 每 3000 人中约有 1 人患垂体功能减退症，其中促性腺激素缺乏症最为常见。
- 垂体功能减退症与心脑血管疾病死亡率增加有关。
- 生长激素缺乏症的发病率约为每年 1/5000。

病因学

- 垂体大腺瘤及其治疗是垂体功能减退症最常见的原因。
- 基因突变会导致确切的先天性混合性或孤立性垂体激素缺乏症。
- 生长激素缺乏症在放疗后先于其他激素缺乏症发病。

临床特征

- 垂体功能减退症的临床特征是可变的，并受垂体激素缺陷的类型、缓急和严重程度的影响。
- 在患者遭遇重大应激之前，促肾上腺皮质缺乏症在临床上可能不明显。
- 生长激素缺乏症的表型是可辨别的，但对于临床诊断而言还不够明显。

诊断

- 诊断生长激素和（或）ACTH 缺乏症需要动态试验，而其他缺陷可以通过基础值测定来诊断。
- 有 3 种或 3 种以上激素缺乏且 IGF-1 低于正常水平的患者罹患 GH 缺乏症的可能性很大，不需要进行 GH 刺激试验。

治疗

- 垂体手术后，垂体功能可能恶化或恢复，应在术后重新评估。
- 儿童期接受 GH 治疗的成人需要重新进行试验以确认生长激素缺乏症的延续性。
- 替代方案与原发性甲状腺、肾上腺或性腺缺陷的方案相似。
- 治疗 ACTH 缺乏症需要病假日教育并携带表明糖皮质激素依赖的个性化标签。
- GH 是临床成人严重 GH 缺乏症的替代治疗指征。

垂体功能减退症是由 Simmonds 在 1914 年首次描述的，指的是一种或多种垂体激素的缺乏[1]。它是由于垂体自身的激素产生缺陷或下丘脑释放激素供应不足引起的。垂体功能减退症在内分泌临床中很常见，且尽管激素缺乏综合征得到了治疗，但相关的发病率和死亡率仍然增加。临床表现受垂体激素缺乏的潜在病因、类型、严重程度和起病缓急的影响。

垂体功能减退症成年患者的继发性糖皮质激素、甲状腺激素、性激素和抗利尿激素（ADH）缺乏可给予激素替代治疗。过去认为，临床上 GH 缺乏对成人来说并不重要，因为人们认为在儿童生长停止后 GH 没有了生理意义。基因工程的出现使重组 GH 获得大量供应，并促使人们着力重新评估其在成年期的生理作用。GH 持续产生并贯穿整个成年期，而且是成人垂体中含量最丰富的激素。许多国家已经批准将 GH 用于成人 GH 缺乏症的替代治疗。

一、流行病学

关于垂体功能减退症的流行病学可获取的资料还很有限。据报道，垂体功能减退症的患病率为 290～455/100 万，每年新诊断的垂体功能减退症发病率为 42/100 万[2, 3]。这些队列中的大多数患者都患有多种垂体激素缺乏症。促性腺激素缺乏最为常见，出现在 80%～90% 的垂体功能减退患者中，促甲状腺激素（TSH）、促肾上腺皮质激素（ACTH）和 GH 缺乏出现在 60% 以上的垂体功能减退症患者，ADH 缺乏为 20%[2, 3]。垂体功能减退症的发病率随年龄增长而增加，但在女性和男性中相似[4]。新诊断的 GH 缺乏症的发病率约为每年 20/100 万。

二、死亡率

垂体功能减退会增加死亡率。一些颇有意义的流行病学研究报道显示，垂体功能减退患者的标准化死亡率是普通人群的 1.7～3.8 倍[5-9]。死亡率过高的主要原因是心脑血管疾病，而且女性的死亡率始终较高[10]。然而，有证据表明男性和女性垂体病患者的死亡率都有所改善（图 11-1）。在最近的研究中，垂体功能减退症患者的标准化死亡率仍上升，但仅为普通人群的 1.1～1.4 倍[11, 12]。

垂体功能减退症患者死亡率过高的原因是多方面的。垂体功能减退症的病因和治疗方式都对死亡率有影响。颅咽管瘤患者的预后比垂体腺瘤患者更

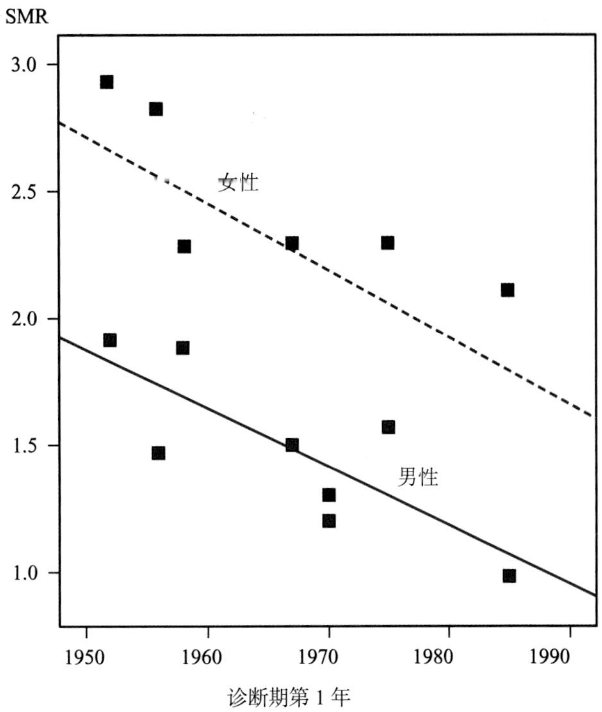

▲ 图 11-1　与促肾上腺皮质素或生长激素过量分泌无关的非恶性垂体疾病患者的个体研究中标准化死亡率（SMR）与诊断的第 1 年之间的相关性

男性和女性的回归线分别计算列出（引自 Nielsen EH, Lindholm J, Laurberg P. Excess mortality in women with pituitary disease: a meta-analysis. Clin Endocrinol 67: 693-697, 2007.）

差[13]。经颅垂体手术和放射治疗与垂体疾病患者死亡率增加有关[8]。这可能是治疗的结果，但至少反映了部分更严重的潜在疾病。接受放射治疗的患者死亡率增加主要是继发于脑血管疾病[14]，但也有报道称后期的死亡可继发于新发恶性脑瘤。

过度和不充分的治疗也可以影响垂体功能减退的死亡率。糖皮质激素替代治疗剂量较高与全因死亡率和心血管死亡率的增加有关，其中每天超过 30mg 的氢化可的松治疗的患者风险最大[15, 16]。然而，ACTH 缺乏患者增加的死亡风险也源于发生肾上腺危象，尤其是当并发其他疾病时[12]。在一项研究中，未经治疗的男性促性腺激素缺乏患者的相关死亡率增加[8]。由于早期的一些垂体功能减退的研究中 GH 缺乏症并没有得到治疗，因此，GH 缺乏症未被治疗被认为可能是导致死亡率过高的原因。GH 替代治疗可以降低垂体功能减退症的死亡率的确凿证据仍然缺乏。然而，垂体功能减退症的诊断

和治疗的改进可能有助于明显降低死亡率。

三、病因

垂体功能低下的主要原因总结见表 11-1。最常见的原因是垂体腺瘤、垂体手术或放射治疗。

表 11-1 垂体功能减退的原因

- 肿瘤：累及下丘脑 - 垂体（HP）轴的肿瘤
  - 垂体腺瘤
  - 颅咽管瘤
  - 胶质瘤（下丘脑、第三脑室、视神经）
  - 转移瘤
- 手术：针对下丘脑 - 垂体（HP）轴肿瘤
- 放射治疗
  - HP 轴肿瘤
  - 脑肿瘤
  - 头颈部恶性肿瘤
  - 急性淋巴细胞白血病
- 自身免疫
  - 淋巴细胞性垂体炎
- 血管性
  - Sheehan 综合征
  - 垂体卒中
  - 鞍内颈动脉瘤
  - 蛛网膜下腔出血
- 肉芽肿性疾病
  - 结节病
  - 结核病
  - 朗格汉斯细胞组织细胞增生症
  - Wegener 肉芽肿病
- 遗传性
  - 混合性垂体激素缺乏症（表 11-2）
  - 孤立性垂体激素缺乏症
- 发育异常
  - 中线头颅畸形
- 创伤性
  - 头部损伤
  - 围产期创伤
- 感染
  - 脑炎
  - 垂体脓肿
- 铁过载状态
  - 血色素沉着症
  - 含铁血黄素沉着症（地中海贫血）
- 特发性

（一）垂体和下丘脑占位性病变

大多数垂体占位病变是腺瘤。微腺瘤常见，在尸检和放射性检查中发现 10%～20% 的患者存在微腺瘤 [17]。然而，微腺瘤极少，甚至可以说几乎不与垂体功能减退有关。大腺瘤较少见，但更常与垂体激素缺乏有关。在一个大型队列中，几乎 90% 接受垂体手术的垂体大腺瘤患者出现至少一种垂体前叶激素缺乏 [18]。垂体功能减退症的发生率随着肿瘤大小的增加而增加，所有肿瘤直径＞ 4cm 的患者都出现了垂体功能减退 [18]。大腺瘤直接通过肿瘤向外生长，或增加鞍内压间接压迫垂体柄中的门脉血管，从而导致垂体功能减退 [19]。

其他垂体、鞍旁和下丘脑占位病变可导致垂体功能减退。继发性垂体肿瘤可发生于乳腺癌、肺癌、结肠癌和前列腺癌的转移。垂体旁占位性病变，如软骨瘤、脊索瘤、鞍上脑膜瘤、视神经星形细胞瘤和第三脑室原发性肿瘤，也可导致垂体功能减退。更常见的是发育异常引起的下丘脑占位病变，如颅咽管瘤和 Rathke 囊肿。颅咽管瘤和 Rathke 囊肿都与垂体功能减退症的高发生率有关 [20, 21]。

（二）垂体手术

由于对垂体的操作或损伤，手术后可能会出现新发的垂体功能减退症。所有接受垂体手术的患者也应注意术后可能出现的垂体功能恶化，术后应及时进行垂体功能评估。垂体功能减退的风险取决于原发肿瘤的大小、浸润程度和外科医生的经验。因此，经蝶窦手术后新发垂体功能减退的发生率差异很大。例如，文献报道的垂体手术后新发 ACTH 缺乏症的发生率为 1%～45% [18, 22-24]。经蝶窦手术的患者比需要经颅手术的患者发生垂体功能减退的可能性更小 [18]。

垂体手术后垂体功能也可以恢复。手术切除肿瘤可以迅速降低门脉血管压力，使垂体功能恢复 [19, 25]。然而，这种恢复并不是一成不变的，因为长期压迫门脉系统可能导致垂体缺血性坏死和持续性的垂体功能减退。大约 50% 的术前垂体功能低下的患者在经蝶窦手术后至少有 1 个垂体轴功能恢复 [22]。如果术后影像学没有肿瘤残余，或肿瘤非侵袭性的，术后恢复的可能性更大 [22]。垂体功能通常可以在垂体手术后 2～3 个月恢复，但有报道称在 3～12 个月可进一步恢复 [26]。

（三）放射治疗

当下丘脑和垂体轴位于放射线范围内时，出现一种或多种垂体前叶激素缺乏是很常见的。垂体腺瘤常规分段或立体定向放射治疗，以及鼻咽癌、鞍旁肿瘤和原发性脑肿瘤放射治疗的患者，还有急性淋巴细胞性白血病预防性头颅照射或各种肿瘤全身照射的儿童，均可发生垂体功能减退。

放射治疗引起垂体功能减退的机制尚不完全清楚。一般认为电离辐射会引起直接的神经元损伤及因其引起的变性[27]。更具争议的是损伤部位是垂体还是下丘脑。越来越多的证据表明，低于 40Gy 的辐射剂量会导致垂体功能障碍，而高于 40Gy 的辐射剂量会同时损害垂体和下丘脑的功能[27]。

常规分段放射治疗方案对不同垂体细胞类型的放射生物学影响各不相同，并取决于剂量、分段数量、患者年龄和随访时间。生长激素细胞是对放射损伤最敏感的垂体细胞类型，是唯一受低于 20Gy 放射剂量影响的细胞[28]。20～50Gy 的放射剂量会加快 GH 缺乏症的发生，并可能导致其他垂体激素缺乏[28, 29]。在不同研究中，促甲状腺素、促肾上腺皮质激素和促性腺激素对放射治疗的相对敏感性有所不同[30]，但促甲状腺素似乎是放射抗性最强的激素（图 11-2）[28]。

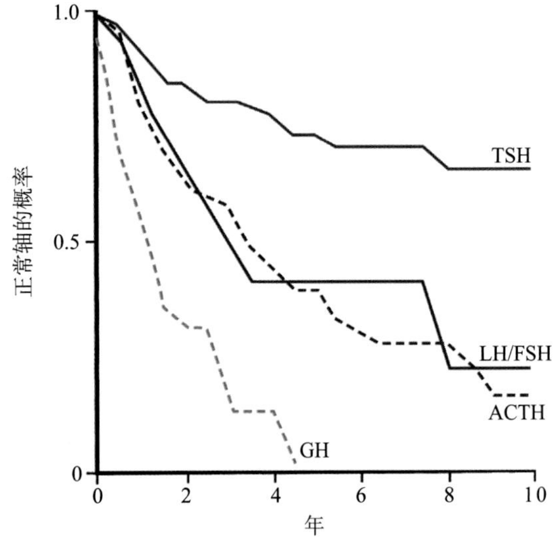

▲ **图 11-2 生命表分析显示放射治疗（37.5～42.5Gy）后下丘脑 - 垂体 - 靶腺轴一直维持正常的概率**

ACTH. 促肾上腺皮质激素；FSH. 卵泡刺激素；GH. 生长激素；LH. 黄体生成素；TSH. 促甲状腺激素（引自 Littley MD, Shalet SM, Beardwell CG, et al: Hypopituitarism following external radiother-apy for pituitary tumors in adults. Q J Med 70：145-160，1989.）

放射治疗对儿童促性腺激素的影响是复杂的。虽然高剂量头部照射可能导致儿童促性腺激素缺乏并导致青春期延迟，但矛盾的是，低剂量照射可能与青春期提前有关[31]。照射后青春期提前的机制可能与下丘脑的去皮层抑制有关[32]。

患者因素也影响放射治疗后垂体功能减退的风险。儿童生长激素的射线敏感性似乎高于成人，这可能是因为儿童需要更多的 GH 分泌储备[33]。放射治疗后垂体功能低下的患病率的最重要决定因素是随访时间，随着时间的推移垂体功能减退症患病率逐渐增加（图 11-2）[28]。在超过 10 年的随访研究中，垂体功能减退的发生率最高[30]。

立体定向适形放射治疗是一种更精确的局部照射技术，可以减少对大脑正常结构的放射损伤。然而，尽管保留正常组织具有理论上优势，但垂体功能减退仍然是一个常见的并发症。虽然短期随访期间垂体功能减退的发生率可能较低[27]，但大多数患者在长期随访期间出现垂体功能减退[34]。所有接受垂体放疗的患者必须进行每年 1 次内分泌检测并持续至少 10 年，并在 15 年时再次重复。

（四）遗传因素

虽然家族性垂体功能减退很少见，但在过去的 20 年里，已经发现了许多由遗传因素导致的垂体功能减退。这是由于对垂体发育生物学的了解取得了重大进展。已报道的引起人类垂体功能减退的基因突变将在下面的章节中概述。

（五）混合型垂体激素缺乏症

在胚胎发育过程中，垂体是由腹侧间脑的神经外胚层细胞和口腔的外胚层细胞联合而成。前者产生垂体后叶，后者产生垂体前叶。Rathke 囊的形成、原始的垂体前叶结构，以及细胞向成熟垂体的分化都受一系列复杂级联的转录因子以时空的方式调节[35]。

编码转录因子的基因突变在这一级联反应中起早期作用，会导致多种垂体激素缺乏和神经缺陷。*HESX-1* 是一种特征明确的同源框基因，早期在外胚层表达，是 Rathke 囊的前身。它在视神经和垂体前叶发育中起重要作用。*HESX-1* 突变可能与前脑中线缺陷、隔－视神经发育不良和垂体功能减退有关。神经和内分泌的表型都是可变的。垂体功能减退可表现为孤立性 GH 缺乏或促性腺激素缺乏，甚至全垂体功能低下[35-37]。编码早期垂体转录因子的其他一些基因的突变也可导致不同程度的垂体功能低下，并伴随神经和（或）骨骼缺陷（表 11-2）。

表 11-2　与遗传原因相关的人类混合型垂体激素缺乏症的垂体外特征

基　因	相关异常
HESX1	隔－视神经发育不良、腓胝体发育不全、眼缺损、膈疝、主动脉缩窄
SOX2	海马异常、眼球异常 / 小眼球、腓胝体异常、学习困难、食道闭锁、感觉神经性耳聋、下丘脑错构瘤、男性生殖器异常
SOX3	智力低下，腓胝体发育不全
LHX3	短而硬的颈椎，可变性感觉神经性耳聋
LHX4	颅咽管永存、小脑扁桃体异常、腓胝体发育不良
OTX2	无眼 / 小眼畸形
GLI2	无前脑畸形、颅面畸形、多指、单鼻孔、单中切牙、腓胝体部分发育不全

改编自 Kelberman D, Rizzoti K, Lovell-Badge, et al. Genetic regulation of pituitary gland development in human and mouse. *Endocr Rev* 30：790–829, 2009.

编码转录因子的基因突变作用于其后的级联反应，导致多种垂体激素缺乏症，但没有神经后遗症。POU1F1，既往被称为 Pit-1，是 POU 同源结构域转录因子家族的成员，负责将前体细胞分化为生长激素细胞、催乳素细胞和促甲状腺激素细胞。*POU1F1* 基因突变仅占全世界垂体功能减退病例总数的一小部分。它们通常与 GH、PRL 和不同程度的 TSH 缺乏症有关[35]。然而，已有报道在 *POU1F1* 突变的患者中出现孤立性 GH 缺乏症，说明了这些患者的表型表现多样性[38]。

PROP1 是一种新的垂体成对同源结构域因子，调节 Pit-1 的表达。*PROP1* 突变是引起多发性垂体激素缺乏症最常见的遗传原因。然而，*PROP1* 突变在不同种族人群中的发生率不同，在混合型垂体激素缺乏症患者中，*PROP1* 突变率为 0%～70%[39]。*PROP1* 突变以常染色体隐性遗传方式遗传。纵向成像观察发现，垂体在发生退化前可以经历一个增生期[40]。

PROP1 突变导致的垂体功能减退的程度不一但呈进展性，这表明 PROP1 在垂体细胞的维持中也发挥作用。由于它调节 *POU1F1*，大多数 *PROP1* 突变的患者在儿童时期就会出现 GH 和 TSH 缺乏症[39]。由于 *PROP1* 还介导促性腺激素细胞的分化，故促性腺激素缺乏症也常见，通常需要行青春期诱导[39]。然而，促性腺激素缺乏的程度是可变的，即使在同一家庭中具有相同突变的个体之间也是如此[41]。据报道，高达 50% 的 *PROP1* 突变患者存在 ACTH 缺乏症[39]。其发病时间通常晚于 TSH 缺乏症和 GH 缺乏症。

（六）孤立性垂体激素缺乏症

1. **孤立性生长激素缺乏症**　孤立性生长激素缺乏症（IGHD）最常见的遗传原因是编码生长激素（*GH1*）或生长激素释放激素受体（*GHRHR*）基因的突变。*GH1* 位于 17 号染色体上，由 5 个基因组成，其中还包括编码胎盘 GH 的 *GH2* 和 3 个编码人绒毛膜生长激素的基因。7%～10% 的 IGHD 患者存在 *GH1* 基因突变，家族性 IGHD 患者的发生率更高[42, 43]。*GHRHR* 是 G 蛋白偶联受体家族的成员。报道称 3.7% 的 IGHD 患者中存在 *GHRHR* 突变[42]。

家族性 IGHD 根据遗传方式和临床特点分为 4 个亚型[44]。IGHD ⅠA 型通常继发于 *GH1* 的突变。它是以常染色体隐性方式遗传，并与严重矮小、血清 GH 浓度检测不到，以及 GH 治疗后抗 GH 抗体的产生有关。IGHD Ⅰ B 型可能与 *GH1* 或 *GHRHR* 突变相关。它也具有常染色体隐性遗传模式，但身材矮小不严重，也没有治疗后的抗 GH 抗体。IGHD Ⅱ型与 *GH1* 的突变相关，具有常染色体显性遗传模式，临床严重程度不一，并可与其他垂体激素缺乏症相关。IGHD Ⅲ型是一种 X 连锁疾病，通常伴有低丙种球蛋白血症，且合并其他基因引起的缺陷。

据报道，编码垂体转录因子 HESX1 和 SOX3 的基因突变也会导致 IGHD。该基因编码高迁移率 A2 基因突变已在 1 例 IGHD 患者中被报道[45]。

2. **孤立性促性腺激素缺乏症**　特发性低促性腺

激素性性腺功能减退症（IHH）的定义是促性腺激素缺乏而无其他明显原因。现在已经认识到许多 IHH 病例都源自遗传因素，特别是家族性 IHH。促性腺激素释放激素神经元起源于嗅板，并在胚胎发育过程中随嗅神经一起迁移到下丘脑。许多基因与促性腺激素神经元的发育、迁移和功能有关（图 11-3）[46]。至少有 19 个参与这一过程的基因突变已被确定为人类 IHH 的病因 [47]。大约 60% 的 IHH 患者同时存在嗅觉缺失或嗅觉减退，这就是所谓的 Kallmann 综合征。

引起 IHH 的首个致病基因是 *KAL1* 基因突变 [48]。*KAL1* 突变几乎总是与嗅觉缺失相关，有严重的生殖表型，并通常合并联带运动和单侧肾发育不全 [49]。它们以 X 染色体连锁的隐性方式遗传。在 IHH 中发现的其他基因突变包括编码成纤维细胞生长因子或其受体（*FGF8* 和 *FGFR1*）的基因突变、原动力蛋白 2 和原动力蛋白受体 2 基因突变，以及 *CDH7* 基因突变。遗传模式可以是常染色体显性的，但越来越多地被认为是寡基因 [46]。*FGF8* 和 *FGFR1* 的突变与牙齿发育不全和指骨畸形有关，*CDH7* 与听力损失有关 [49]。这些临床特征可以用来确定基因检测的优先顺序。

低促性腺激素性性腺功能减退症也可是以垂体外特征为主的遗传性内分泌综合征的一部分。*DAX1* 基因编码一种参与垂体促性腺激素和肾上腺皮质发育的转录因子，该基因的突变会导致 X 连锁的隐性低促性腺激素性性腺功能减退和肾上腺发育不全 [50]。低促性腺激素性性腺功能减退症还与遗传性肥胖有关，如瘦素缺乏或抵抗、编码原蛋白转换酶 1 的基因突变，以及 Prader–Willi 和 Bardet–Biedl 综合征。

3. 孤立性 ACTH 和 TSH 缺乏症 T-box 垂体限制性转录因子（TPIT）是垂体内阿黑皮素原转录和分化所必需的。2/3 的新生儿孤立性 ACTH 缺乏症可能是由 *TPIT* 突变导致的 [51]。在新生儿期后发生的孤立性 ACTH 缺乏症中尚未见报道。孤立性 TSH 缺乏的遗传原因罕见。然而，TSH-β 亚单位基因 [52] 和促甲状腺激素释放激素（TRH）受体基因 [53] 编码区的突变可导致遗传性孤立 TSH 缺乏症。

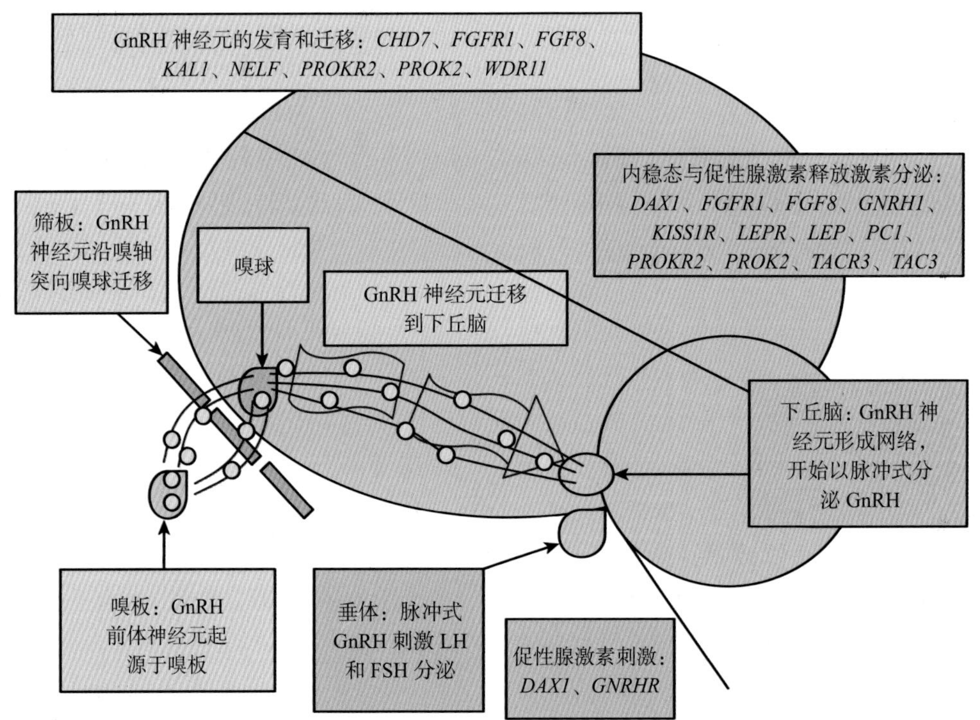

▲ 图 11-3 促性腺激素释放激素（GnRH）神经元从嗅板到下丘脑的发育和迁移示意图

引自 Mitchell AL, Dwyer A, Pitteloud N, Quinton R: Genetic basis and variable phenotypic expres-sion of Kallmann syndrome: towards a unifying theory. Trends Endocrinol Metab 22: 249-258, 2011.

（七）创伤性脑损伤与蛛网膜下腔出血

垂体的解剖位置和脆弱的血液供应使其在创伤性脑损伤（TBI）时容易受到损害。在病理学研究中，大约 1/3 的致命性脑外伤患者在尸检时有下丘脑 - 垂体损伤[54]。靠近 Willis 环也使得 HPA 轴容易受到蛛网膜下腔出血的损害，通常会引起下丘脑出血[55]。颅脑损伤和蛛网膜下腔出血都与垂体功能减退有关。

TBI 和蛛网膜下腔出血后垂体功能减退的发生率在不同的研究中差别很大。然而，在一项大型 Meta 分析中，27.5% 的 TBI 患者和 47% 的蛛网膜下腔出血患者存在垂体功能减退[56]。大多数患者为孤立的垂体前叶激素缺乏，最常见的是 GH 缺乏。然而，8% 的患者有多种垂体激素缺乏[56]。尿崩症在颅脑损伤后也很常见，但通常是一过性的[57]。

脑外伤或蛛网膜下腔出血后垂体前叶功能障碍的自然病史是可变的。垂体功能可能恢复，但迟发性垂体功能减退也有报道[57]。在 TBI 患者中，垂体功能减退在重型颅脑损伤和颅内压升高的患者中更为常见。儿童在颅脑损伤后可能不易发生长期的垂体功能减退[58]。

中重度 TBI 和蛛网膜下腔出血的患者应行垂体功能减退症的筛查。当出现糖皮质激素缺乏症的临床特征时，应立即评估并测定晨间皮质醇。早晨皮质醇＜ 300nmol/L 被认为是糖皮质激素缺乏的指征[54]。患者应在受伤后 3～6 个月进行全面的下丘脑 - 垂体功能评估。

（八）垂体炎

垂体炎是垂体的一种慢性炎症性疾病。它可能是多系统炎症性疾病的一部分，或是药物治疗的不良反应，或是对其他病理的局部反应（继发性垂体炎），或更常见的是未明原因（原发性垂体炎）引起。垂体炎也可以根据组织学形态进行分类。淋巴细胞性垂体炎是原发性垂体炎最常见的形式。肉芽肿性垂体炎是第二种最常见的形式，尽管报道的病例不到 100 例[59]。它在女性中更常见，通常表现为垂体肿块的症状，并常引起垂体功能减退[59]。黄瘤性和坏死性垂体炎鲜有报道[60, 61]。IgG_4 浆细胞性垂体炎是血清 IgG_4 升高的全身性多灶性疾病的一部分，通常对糖皮质激素治疗反应良好[62]。

淋巴细胞性（自身免疫性）垂体炎是一种免疫介导的原发性垂体炎，由 T 淋巴细胞、B 淋巴细胞和肥大细胞弥漫性浸润垂体引起。女性患病率增加 6 倍并通常发生在妊娠晚期或产后早期[63]。淋巴细胞性垂体炎在其他自身免疫性内分泌疾病的患者中更为常见。患者可能出现有症状的垂体肿块、垂体功能减退或高催乳素血症。相对于其他形式的垂体功能减退症，淋巴细胞性垂体炎患者的 ACTH 缺乏最为常见，其次是 TSH 和促性腺激素缺乏[63]。因免疫破坏很可能继发出现尿崩症，可单独发生或与垂体前叶激素缺乏合并发生。

淋巴细胞性垂体炎早期垂体增大，虽然可能被误诊为垂体腺瘤，但在磁共振成像（MRI）上有提示淋巴细胞性垂体炎的特征。这些特征包括垂体柄中间增粗，鞍底完整，平扫 T_1 加权图像信号均匀，注射钆后明显均匀强化。随着时间的推移，垂体可萎缩，留下空泡蝶鞍。抗垂体的胞浆自身抗原在一些病例中可以被测到，但正常人中也有，且其敏感性不足以在临床常规应用。组织学检查可提供明确诊断，但淋巴细胞性垂体炎通常可以从临床和放射学特征中作出诊断。

对于许多淋巴细胞性垂体炎患者，采用垂体激素缺乏症替代的保守治疗是合适的。已有报道肿块病变和垂体功能减退可自发缓解[64]。如果患者有视力丧失的危险，应考虑大剂量糖皮质激素或手术治疗。在一项非对照试验中，大剂量甲泼尼龙治疗 6 周使 9 名患者中的 7 名垂体肿块缩小，4 名患者的垂体前叶功能得到改善[65]，4 名罹患尿崩症的患者有改善。其他免疫抑制疗法在糖皮质激素抵抗患者的病例报道中也是有效的。

（九）垂体卒中

垂体卒中是一种以突发剧烈头痛、视力下降和垂体功能减退为特征的临床综合征，伴有或不伴有意识水平的改变。它是由于垂体内梗死或出血而引起的垂体组织的突然破坏。大多数患者都有潜在的垂体瘤。随后常快速发生垂体激素缺乏症。Sheehan 综合征患者垂体梗死继发于严重产后出血和因此而发的循环衰竭。这种并发症曾经很常见，现在主要局限于产科服务不太发达的地区。

（十）肉芽肿性疾病

肉芽肿性疾病，包括结节病、结核病和朗格汉斯细胞组织细胞增生症，可影响下丘脑 – 垂体轴并引起垂体功能减退。相对于垂体腺瘤，尿崩症相当常见。25%～33% 的神经系统结节病患者和高达 25% 的朗格汉斯细胞组织细胞增生症儿童可出现尿崩症，并可作为主诉[66]。朗格汉斯细胞组织细胞增生症的成年患者也可能出现尿崩症。

四、垂体功能减退

（一）临床特征

垂体功能减退症的表现可以是非特异性的，需要高度怀疑才能做出诊断。其临床表现多样，受垂体激素缺乏的程度、类型和发病缓急的影响。如果突发起病，如垂体卒中，临床表现以 ACTH 缺乏引起的严重低血压为主。如果垂体功能减退起病呈渐进性，症状的出现则是隐匿的。在这种情况下，典型的症状包括嗜睡、疲劳、淡漠、体重增加、情绪低落和性欲下降，可被误诊为抑郁症。偶尔会因为 ACTH 缺乏引起的食欲减退和体重减轻而为发现潜在的恶性肿瘤做全面检查。垂体肿块导致的局部压迫效应或激素分泌过多也可使临床情况趋于复杂。

进行性扩大的占位病变或放疗引起的垂体功能减退会导致典型的垂体功能衰竭的特征性演变，以 GH 分泌缺失首发，然后是 LH 和 FSH，最后出现 ACTH 和 TSH 分泌缺失。每种激素缺乏的症状和体征在下文中描述，并在（表 11–3）中列出。GH 缺乏症在“成人生长激素缺乏症”中单独讨论。

1. *促肾上腺皮质激素缺乏症* ACTH 缺乏是垂体功能减退症潜在的威胁生命的因素。如果急性起病，可能发生严重低血压，不治疗可能很快导致死亡。慢性 ACTH 缺乏的患者通常表现为进行性症状，如疲倦、食欲减退、体位性低血压和体重减轻。相对于 Addison 病的色素沉着，检查可发现皮肤苍白，女性患者的第二性毛出现脱落。严重

表 11–3　激素缺乏的症状和体征

缺乏的激素	症状和体征
生长激素	见表 11–6
促性腺激素	男性：性欲低下 / 阳痿、不育、睾丸小软、面部 / 体毛减少 女性：闭经 / 月经过少、性交困难、不孕、乳房萎缩
促甲状腺激素	儿童生长发育迟缓、精力减退、便秘、不耐寒、皮肤干燥、体重增加
促肾上腺皮质激素	虚弱、疲倦、直立性头晕、面色苍白、低血糖
催乳素	泌乳不良
抗利尿激素	多尿、多饮、夜尿、低血压

ACTH 缺乏症患者，尤其是儿童，因为皮质醇缺乏增加胰岛素敏感性并减少内源性葡萄糖的产生，可能会发生低血糖[67]。由于醛固酮分泌功能的保留，发生低钠血症较原发性肾上腺功能衰竭少见，但也可是 ACTH 缺乏症的表现，尤其是老年人。

2. *促甲状腺激素缺乏症* TSH 缺乏在大多数垂体疾病中发生较晚。症状与原发性甲状腺功能减退症类似，包括疲倦、减重困难、便秘和不耐寒。然而，症状通常比原发性甲状腺功能减退症要轻，因为部分残余 TSH 分泌得以保留。

3. *促性腺激素缺乏症* 促性腺激素缺乏症的临床表现取决于是在青春期前还是青春期后发病。男性患者中，青春期前促性腺激素缺乏导致阴茎和睾丸增大缺失，以及类无睾症的身体比例（臂长超过身高＞5cm）。青春期后获得性性腺功能减退与睾丸体积缩小、面部和体毛脱落及皮肤变薄有关，引起“老青年”面部特有的皮肤细纹。其他影响还包括骨骼肌质量、骨密度、性欲和总体幸福感下降。无精症几乎是低促性腺激素性性腺功能减退症不可避免的结果。然而，在部分 LH 缺乏的情况下，睾丸内的睾酮水平仍然很高，足以维持精子发生。

在青春期前的女孩，低促性腺激素性性腺功能减退症与原发性闭经和乳腺不发育有关。成年女性会出现闭经或月经过少、不孕、乳腺萎缩、阴道干燥和性交困难。阴毛和腋毛通常是正常的，除非也存在 ACTH 缺乏。

4. 抗利尿激素缺乏症　多饮、多尿伴夜尿是 ADH 缺乏引起尿崩症的典型症状。如果患者尿液流失量不能得以补充，就会出现低血压和低血容量。由于糖皮质激素抑制 ADH 的分泌[68]，尿崩症的症状可能会因并发的 ACTH 缺乏所掩盖，只有在开始皮质醇替代治疗时才会表现出来。

（二）诊断和内分泌评估

1. 影像学　计算机数字成像技术已经彻底改变了对垂体功能减退病因的研究，因为它提供了该区域前所未有的解剖视图，易于识别出结构异常。MRI 是首选的扫描技术，因为它比 CT 扫描具有更高的分辨率，并能发现直径仅有 3mm 的微腺瘤。MRI 还可识别垂体发育缺陷引起的形态异常，以及形态异常与垂体功能动态试验如何相关，尤其是在 GH 缺乏症中（详见“成人生长激素缺乏症”部分）。CT 用于患者有 MRI 禁忌证的情况下，如存在动脉夹或起搏器时。CT 在术前确定骨性解剖结构方面有重要作用。

2. 内分泌评估　对怀疑垂体功能减退症患者的内分泌评估包括基础激素浓度的测定和生理或药物刺激后的激素浓度变化。基础垂体功能的评估应包括电解质、皮质醇、甲状腺素（T_4）、TSH、PRL、IGF-1、LH、FSH 和男性睾酮、女性雌二醇。基础激素检测能可靠识别 TSH 和促性腺激素缺乏症，而诊断 ACTH 和 ADH 缺乏通常需要动态试验。ACTH、TSH、促性腺激素和 ADH 缺乏症的调查方法将在下文中描述，而 GH 缺乏症的动态试验将在本章后面介绍。

3. 促肾上腺皮质激素缺乏症　ACTH 缺乏症由已确诊的垂体疾病患者的低基础或刺激后血浆皮质醇水平，或结合低 ACTH，或低皮质醇时不恰当的正常 ACTH 水平而做出诊断。如果怀疑患者存在 ACTH 缺乏，应采集皮质醇和 ACTH 样本，并立即开始替代治疗，因为 ACTH 缺乏可能危及生命。如果需要可以后期进行动态试验。

正常人的血浆皮质醇浓度在上午 8 点左右最高。清晨血浆皮质醇的测定可以提供有关 HPA 轴完整性的重要信息。晨间皮质醇高于 500nmol/L 提示 HPA 轴正常。相对而言，如果早晨皮质醇低于 100nmol/L 基本可以确诊皮质醇缺乏，可不需要动态试验[69]。根据临床情况，清晨皮质醇浓度在 100～500nmol/L 的患者通常需要动态试验来确定其 HPA 状态。

胰岛素耐量试验（ITT）评估了整个下丘脑－垂体－肾上腺轴对低血糖的反应，因此被认为是 ACTH 缺乏症的“金标准”试验，它还具有评价 GH 储备的优点[70]。静脉注射标准剂量的胰岛素（0.1～0.15U/kg）后，连续测定血浆皮质醇 2h。在达到足够低的血糖（< 2.2mmol/L）后，皮质醇的峰值反应在 500～600nmol/L 才被认为是合适的[71]。ITT 的局限性包括它需要占用资源，令患者不适，而且有引发癫痫发作或意识丧失的风险。

由于短效促肾上腺皮质素（ACTH 1～24）试验并发症发生率较低，越来越多地被用于 ACTH 缺乏症的替代试验[72, 73]。虽然它是肾上腺而不是垂体储备功能的试验，但当肾上腺皮质缺乏 ACTH 刺激发生萎缩时，它可以提供有价值的信息。由于肾上腺萎缩的发生需要时间，ACTH1～24 刺激试验不能用于诊断急性 ACTH 缺乏症。ACTH1～24 试验确诊 ACTH 缺乏症的敏感性低于 ITT，对二十四肽促皮质素的正常反应并不排除轻型 ACTH 缺乏症[74]。然而，在一项对临床实践的大型稽查研究中，很少有在 ACTH 1～24 试验中达到足够峰值皮质醇的垂体患者出现临床皮质醇缺乏[75]。

4. 促甲状腺激素缺乏症　TSH 缺乏症的特征是游离 T_4 或总 T_4 浓度低，同时血清 TSH 低或不恰当的正常。T_3 浓度的检测价值较低，因为在早期或轻度 TSH 缺乏症，由于 T_4 的外周脱碘作用上调，T_3 浓度通常是正常的。促甲状腺素释放激素动态试验几乎没有提供更多的临床信息，故在成人中不再常规应用。

5. 成人促性腺激素缺乏症　绝经后妇女缺乏典型的促性腺激素升高提示促性腺激素缺乏症。绝经前的女性闭经（或较少见的月经稀发），加上低雌二醇浓度和低或正常的促性腺激素水平，为诊断提供了充分的证据。成年男性促性腺激素缺乏症也有低睾酮水平和低或正常促性腺激素水平等类似的表现。

6. 抗利尿激素缺乏症　垂体手术后应高度怀疑 ADH 缺乏症（中枢性尿崩症），因为至少 30% 的患者会出现一过性尿崩症[76]。其特点是在术后早期突然出现多饮和多尿（＞250ml/h），呈低渗尿（比重＜1.005 或尿渗透压＜200mOsm/kg H_2O）。如果液体摄入不足，会发生血渗透压升高和高钠血症。但应排除稀释性多尿的其他潜在原因，如高血糖和过度输注低渗液体。

非急性情况下，在确认多尿之后，通常的检查是禁水试验[77]。该试验应在严密观察下进行，因为可能会发生严重脱水。轻型病例可以从前一天晚上开始禁水，较严重多尿患者这样可能使限液体和水时间太长，而应在试验当天清晨开始禁水。每小时测量一次血浆渗透压、尿量和尿渗透压。尿崩症患者尿液不能浓缩，导致血浆渗透压升高、高钠血症及体重下降＞3%。

ADH 缺乏症和肾性尿崩症可以通过肌内（IM）或皮下（SC）注射 ADH 合成类似物（去氨加压素）的反应来区分。ADH 缺乏症患者对去氨加压素反应正常，尿渗透压升高＞50%。肾性尿崩症患者存在 ADH 抵抗，尿渗透压升高＜10%。长期多尿的患者对去氨加压素的尿液浓缩反应不灵有时不是因为肾性尿崩症，而是因为包括尿素在内的间质溶质被排泄掉。在这种情况下，测定最大刺激（即禁水）后 ADH 水平有助于鉴别 ADH 缺乏症和肾性尿崩症。

（三）治疗

垂体功能减退的治疗可分为针对原发疾病处理和内分泌替代治疗（表 11-4）。ACTH、TSH、促性腺激素和 ADH 缺乏症的治疗将在接下来的章节中讨论，而 GH 替代疗法将在“成人生长激素缺乏症”部分单独讨论。

（四）垂体功能减退症的激素替代治疗

1. 促肾上腺皮质激素缺乏症　糖皮质激素替代治疗的目的是模拟生理激素浓度，确保在急性疾病期间激素充足，并防止过度替代。ACTH 缺乏的患者在并发疾病期间有因皮质醇缺乏而猝死的风险。相反，过量的皮质醇替代治疗与不良的心脏代谢状况和死亡率增加有关[15, 16, 78]。很难在单个患者中平衡这些风险，特别是因为没有有效的糖皮质激素状态生物标志物。

表 11-4　激素缺乏症的内分泌替代治疗

缺乏激素	替代激素和典型的每日剂量范围（口服，否则另外说明）
生长激素	见表 11-7
促性腺激素（女性）	雌激素（示例）： • 雌二醇 25～100μg，经皮或结合马雌激素 0.625～1.25mg 如果子宫完整，加孕酮（示例）： • 炔诺酮 0.5～1mg，经皮，140～250μg • 或左炔诺孕酮 250μg，经皮 7μg • 或醋酸甲羟孕酮 5mg
促性腺激素（男性）	十一酸睾酮每 12 周肌内注射 1000mg 或经皮凝胶 50～100mg
促甲状腺激素	甲状腺素，75～200μg
促肾上腺皮质激素	氢化可的松 15～20mg，分 2～3 次剂量
催乳素	无
抗利尿激素	去氨加压素（DDAVP）200～600μg（分次剂量）鼻内给药，10～40μg（分次剂量）

以往许多患者的氢化可的松替代治疗剂量是每天 30mg。然而，使用同位素稀释法的估算显示，健康成人的平均皮质醇生成率为 5.7mg/（m^2·d），相当于体重 70kg 的成人每天约生成 10mg[79]。由于目前的糖皮质激素制剂不能模拟生理皮质醇分泌，一般应给予轻微超生理糖皮质激素的剂量。但最好是采用患者能耐受的最低替代剂量（通常是氢化可的松 15～20mg/d）[80]。

有不同形式的糖皮质激素可供替代治疗，并各有优缺点。氢化可的松可直接替代缺失的激素且最常被应用。然而，即使每天给药 3 次，它也无法模拟正常生理的皮质醇峰谷[81]。醋酸可的松需先被 11β- 羟类固醇脱氢 -1 代谢成皮质醇，导致皮质醇峰值较低，起效较慢，降至低谷的速度比氢化可的松慢。然而，它的活性会受到 11β- 羟类固醇脱氢酶 -1 活性变化的影响。泼尼松龙和地塞米松的半衰期更长，可以每天给药 1 次，但可能会造成不良的心脏代谢状况[78]。

最近开发的新型糖皮质激素制剂比传统的氢化可的松能更好地模拟皮质醇分泌的正常昼夜模式，峰谷更少（图 11-4）[82, 83]。一种氢化可的松缓释制剂 Plenadren（Viro Pharma，Brussels，Belgium）是一种每天 1 次的双释放氢化可的松片，具有速释涂层和缓释核心，较传统的氢化可的松可减轻体重、降低血压和血糖[83]。该药物已经被欧洲药品管理局批准用于临床。

ACTH 缺乏症患者护理的一个重要组成部分是患者教育。重要的是要让患者明白在并发疾病的情况下需要将替代剂量增加 2～3 倍，在大病期间或手术时可能需要更大剂量的增加。患者应佩戴适当的医疗警报手环或项链，以便在紧急情况下提醒医生，并应向他们发放氢化可的松肌注包，教会如何在持续呕吐时自我给药。

2. 促甲状腺激素缺乏症　TSH 缺乏症的治疗与原发性甲状腺功能减退症类似，均使用甲状腺素（T_4）。大多数患者的正常起始剂量约为 1.6μg/（kg・d）。老年人和缺血性心脏病患者则从更低的剂量起始。在甲状腺激素治疗开始前必须先排除或治疗 ACTH 缺乏症，因为甲状腺激素会增加皮质醇的代谢，并可导致未治疗的 ACTH 缺乏症患者引发肾上腺危象。甲状腺激素治疗的目标是使血清游离 T_4 提高到正常范围上限。TSH 测定无助于 TSH 缺乏症 T_4 替代治疗时的监测。

3. 促性腺激素缺乏症　性激素替代疗法对于男女维持正常的身体成分、骨骼健康和性功能都很重要，是无生育需要的患者最合适的替代疗法。

(1) 雌激素替代治疗有许多标准的激素替代疗法制剂可供女性使用。另外，对所有子宫完好的女性必须给予（周期性或连续性）孕酮，以预防子宫内膜缺少拮抗雌激素的作用而出现功能失调性出血或子宫内膜癌。一般不需要明显超生理剂量的雌激素（如口服避孕药），除非患者的明显偏好，或并发部分促性腺激素缺乏症患者偶有月经且需要避孕。由于口服雌激素会降低胰岛素样生长因子（IGF）-1 和 GH 的作用，因此推荐非口服途径给予雌激素。在"成人生长激素缺乏症"部分将会讨论这种相互作用的病理生理学和临床意义。

(2) 雄激素替代治疗雄激素替代制剂的选择取决于当地可获得的药物和患者的偏好。然而，十一酸睾酮每 10～14 周肌肉注射 1 次可以达到稳定的血清睾酮浓度[84]，避免睾酮波动和与短效注射睾酮制剂相关的症状，因此可作为优先选择。由于给药方

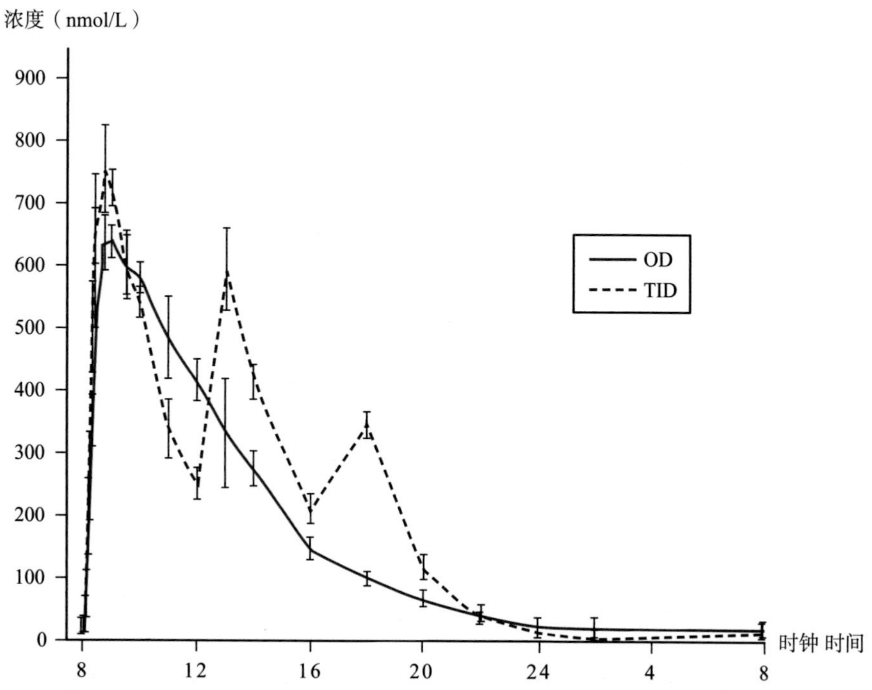

▲ **图 11-4　改良缓释和多次剂量的氢化可的松（20～40mg）口服后的平均血清皮质醇**

误差条显示 95% 置信区间。OD. 单次剂量；TID. 每天 3 次（引自 Johannsson G，Nilsson AG，Bergthorsdottir R，et al：Improved cortisol exposure-time profile and outcome in patients with adrenal insuf-ficiency：A prospective randomized trial of a novel hydrocortisone dual-release formulation.J Clin Endocrinol Metab 97：473-481，2012.）

便，目前已广泛取代睾酮植入物作为替代方法。经皮睾酮给药是另一替代给药途径。睾酮凝胶比贴片系统耐受性更好，后者具有较高的相关皮肤刺激的发生率。

雄激素替代治疗应监测以确保患者达到睾酮的生理浓度。在注射十一酸睾酮之前测定血清睾酮可用以调整给药间隔时间。应该定期测定红细胞压积，因为超生理剂量会导致红细胞增多症。接受生理性睾酮替代治疗的垂体功能减退症患者可以根据对相应年龄男性的建议进行前列腺癌监测。

雄激素在女性中的治疗应用是另一研究领域。ACTH 和促性腺激素联合缺乏的女性是主要关注对象，由于肾上腺和卵巢雄激素产生受损而引起血清雄激素浓度显著降低[85]。生理性睾酮替代改善了垂体功能减退症女性的骨密度、身体成分、性功能和某些方面的认知功能[86]。肾上腺雄激素脱氢表雄酮还可以改善成年垂体功能减退女性的性兴趣[87]，以及青少年女性的青春期成熟和心理健康[88]。

(3) 促性腺激素和促性腺激素释放激素治疗男性和女性低促性腺激素性性腺功能低下症，患者均可获得生育能力。罹患垂体疾病（促性腺激素缺乏）的患者需要使用促性腺激素替代治疗。男性 LH 的“活性”由人绒毛膜促性腺激素（hCG）给予，剂量为 1500～2000U，皮下或肌注，每周 2 次。如果 3～6 个月后少精症仍然严重，可用人绝经期促性腺激素（hMG）或重组 FSH 制剂加以治疗。高达 95% 的患者在 6～24 个月后实现精子生成[89]。启动促性腺激素治疗时睾丸体积较大是良好反应的预测指标[90]。促性腺激素治疗应持续到妊娠中期，此时流产率下降。应考虑储存一些冷冻精子样本以备将来妊娠时使用。

脉冲式促性腺激素释放激素（GnRH）已在专科中心应用于 GnRH 缺乏症（如 Kallmann 综合征）患者的促进生精治疗。GnRH 通过连接在微量泵上的导管皮下给药。这种疗法似乎比男性的促性腺激素疗法没有多少优势[89]。

脉冲式 GnRH 治疗是 GnRH 缺乏症女性的治疗选择。治疗后排卵率为 60%～80%，每个排卵周期妊娠率为 30%[91]。多胎妊娠约占 5%。促性腺激素治疗用于促性腺激素缺乏症女性或无法获得 GnRH 治疗的女性患者。但是妊娠率较低，多胎妊娠的发生率为 15%～25%[91]。

4. 抗利尿激素缺乏症　去氨加压素是治疗 ADH 缺乏症的选择性药物，它选择性结合 AVP V_2 受体减少多尿，无 AVP V_{1a} 受体介导的升压作用。由于术后尿崩症通常是暂时性的，且可能与抗利尿阶段相关，因此应根据需要使用注射用去氨加压素治疗[92]。慢性 ADH 缺乏症可口服或鼻内使用去氨加压素治疗。口服去氨加压素的剂量要高得多（表 11–4），因为 > 99% 的口服去氨加压素是由胃肠肽酶降解的。去氨加压素的剂量个体差异很大，与年龄、性别、体重或多尿程度没有明显相关性。应从小剂量开始后逐渐增加，直到尿量得到控制。过量使用去氨加压素可能会导致危及生命的低钠血症，因此应该定期检查血钠，特别是在开始或改变治疗时。

五、成人生长激素缺乏症

身体生长是代表生长激素刺激后产生一个复杂并且整合了一系列代谢过程的结果，这些代谢过程在身体停止生长后仍能发挥作用。由于长骨骨骺的融合，生长在青春期末结束。然而，生长激素仍终身产生，并且是成人垂体腺中最丰富的激素。激素通过结合组织中特定的受体而发挥作用。生长激素受体广泛表达在不同的身体组织中。生长激素的作用广泛，并在维持代谢过程和组织的完整性中起到普遍的作用。

（一）病因

四组共计 1798 位成人生长激素缺乏症患者的病因见表 11–5[5, 93, 94]。大约 50% 来自垂体肿瘤，18% 来自垂体外肿瘤，5% 来自炎症或浸润性病灶，接近 15% 是特发性。垂体肿瘤和垂体外肿瘤的治疗是最常见的原因，占近乎 2/3 的病例。儿童期起病和成人期起病的生长激素缺乏症的病因发生率有所不同[93]。儿童期生长激素缺乏症的最主要病因是特发性原因。这是一类异质性病因，包括了未被诊断的 GH 基因突变、垂体发育基因和不明原因的先天性异常。

表 11-5　1798 例生长激素缺乏症患者的病因

	数　量	%
• 垂体源性	991	55.1
• 垂体外		
– 颅内 *	83	4.6
– 颅外 †	233	13.0
• 非肿瘤性		
– 炎性	66	3.6
– 创伤	40	2.2
– 浸润	21	1.2
– 其他 ‡	120	6.7
• 特发性	244	13.6
总计	1798	100

*. 包括神经胶质瘤、松果体瘤和无性细胞瘤
†. 包括颅咽管瘤、脑膜瘤、表皮样囊肿和 Rathke 囊肿
‡. 包括发育畸形、垂体治疗以外的放射治疗和空蝶鞍
数据引自 Rosen T, Bengtsson BA. Premature mortality due to cardiovascular disease in hypopituitarism.Lancet.1990; 336（8710）: 285–288; Bates AS, Van't Hoff W, Jones PJ, Clayton RN. The effectof hypopituitarism on life expectancy.J Clin Endocrinol Metab.1996; 81（3）: 1169–1172; Bulow B, Hagmar L, Mikoczy Z, etal. Increased cerebrovascular mortality in patients with hypopituitarism. Clin Endocrinol（Oxf）. 1997; 46（1）: 75–81; Tomlinson JW, HoldenN, Hills RK, et al. Association between premature mortality andhypopituitarism. West Midlands Prospective Hypopituitary StudyGroup.Lancet.2001; 357（9254）: 425–431.

（二）特发性生长激素缺乏症的影像学表现

生长激素缺乏症大致可分为两类，一类是遗传性的生长激素缺乏症，如存在被确认的 *GH-1*、*GHRHR*、*PROP-1* 基因突变，另一类是特发性的，即未能发现遗传学异常。在 MRI 上，遗传性生长激素缺乏症的典型表现为垂体缩小或正常大小，垂体柄完整，垂体后叶位置正常。相较而言，特发性 GH 缺乏症往往表现为垂体缩小，垂体柄发育不全或中断，垂体后叶异位（图 11–5）。围产期损伤可能是这些 MRI 异常表现的原因，并导致特发性 GH 缺乏症 [95]。特发性 GH 缺乏症的臀位分娩和出生时低氧血症发生率较遗传性 GH 缺乏症更高的特点支持这种观点 [96]。

垂体柄提供了血管连通，且其对评估 GH 缺乏症的诊断试验具有重要相关性。Maphnie 及其同事报道了下丘脑 – 垂体连接的完整性对于 GHRH 精氨酸刺激 GH 释放是必不可少的，当患者合并垂体柄发育不全，其 GH 反应明显受损 [97]。

（三）临床特征

生长激素缺乏症的成人，无论是儿童时期起病还是成年后发生，都会表现出一系列代谢异常、身体成分异常及生理和心理异常。这些患者具有可识别的临床症候群，并伴有特征性病史、症状、体征和检查结果（表 11–6）。

1. 代谢作用　未进行 GH 替代治疗的垂体功能减退症患者可表现与血管疾病的发病密切相关的生化异常。这些患者的总胆固醇和低密度脂蛋白（LDL）胆固醇、载脂蛋白 B [98]，以及炎症性细胞因子如 CRP、IL6 和 TNF-α [99]、血栓前体物质 [100] 等浓度较高，并且有血流介导的内皮功能障碍 [101]。患者可以表现为大血管的内膜和中层增厚及早发性动脉粥样硬化 [102]。这些患者还具有较高水平的纤溶酶原抑制活性和较高的纤维蛋白原浓度 [100]，此两者都是动脉粥样硬化血栓形成倾向增加的标志物。目前尚不清楚心血管疾病死亡率增加的原因是由于 GH 缺乏还是其他相关的混杂因素引起的，如未最优化的替代治疗、手术和放疗 [101]。

2. 人体成分　生长激素缺乏症成人表现出体内脂肪比例增加和瘦体重减少 [103, 104]。这些身体组成异常是 GH 的脂解作用、抗利钠作用和同化作用丧失的结果。从 1 例垂体瘤手术后出现 GH 缺乏症之前和之后 5 年的形体发生明显变化的男性中，可以观察到 GH 对人体脂肪和肌肉的影响（图 11–6）。

这些患者更肥胖，腹部中央脂肪显示出不呈比例的增加 [98]。中央脂肪沉积的趋势很重要，因为内脏型肥胖与胰岛素抵抗、糖尿病和心血管疾病的发展有关 [105]。成人 GH 缺乏症存在胰岛素抵抗 [106]，且更多地表现为糖耐量异常。脂肪肝非常普遍，严重者可以导致肝硬化 [107]。成人 GH 缺乏症的瘦体重下降是由于骨骼、肌肉和内脏大小及细胞外液容量减少等综合引起的。骨量和密度下降并出现一定程度的骨量减少，越年轻的患者表现得越严重 [108, 109]。骨折的风险增加 2～3 倍 [110–112]。

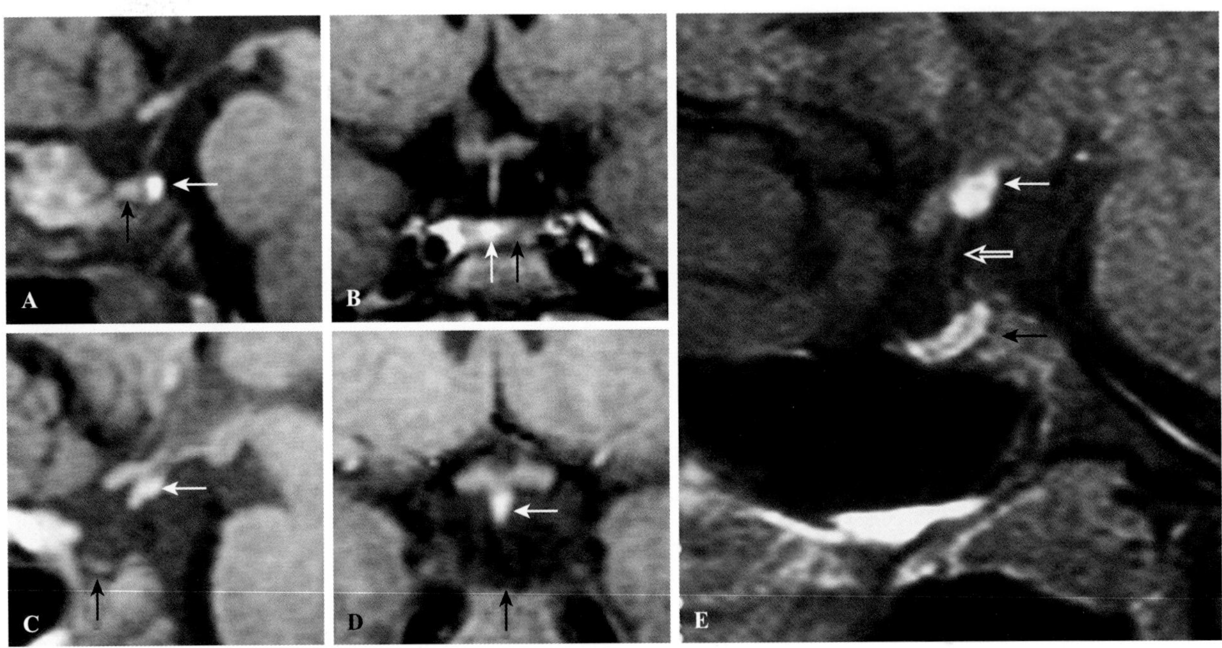

▲ 图 11-5 先天性生长激素缺乏症的磁共振显像（MRI）

1 例因 *GH-1* 基因 6.7kb 大小缺失引起的孤立生长激素（GH）缺乏症患者的垂体矢状面（A）和冠状面（B）影像表现，垂体柄完整，垂体腺体（黑箭）和后叶（白箭）正常。1 例特发性孤立性 GH 缺乏症的矢状面（C）和冠状面（D）图像，显示垂体柄阻断，后叶异位（白箭）和垂体发育不全（黑箭）。1 例 17 岁特发性 GH 缺陷症患者的垂体 MRI 矢状面（E）图像，显示腺体发育不全（黑箭）、垂体柄发育不全（空心白箭）和垂体后叶异位（白箭）（引自 Osorio MG，Marui S，Jorge AA，et al：Pituitary magnetic resonance imaging and functionin patients with growth hormone deficiency with and without mutations in GHRHR，GH-1，or PROP-1 genes. J Clin Endocrinol Metab87：5076-5084，2002.）

3. 体能表现 患者的体能和肌肉力量明显受损 [113]。运动能力受损，表现为最大摄氧率降低约 30% [113, 114]。运动表现依赖于许多因素，包括心肺和神经肌肉功能。心功能受损表现为心室肌重量降低、射血分数降低、心室充盈受损 [114-116]，且肺缩小，所有这些都导致运动能力的下降。由于皮肤是 GH 作用的靶组织，外分泌汗腺出现发育不良。GH 缺乏者的皮肤萎缩且干燥 [98]。排汗减少会增加运动过程中对高温的易感性，从而限制运动表现。

4. 生活质量 成人 GH 缺乏症患者的代谢、身体成分和功能异常伴有显著的心理健康损害和生活质量下降。疲劳、易疲乏和缺乏活力是常见症状。早期使用通用问卷调查的研究表明，人们对生活质量的自我认知较低，患者自我报告认为健康、自制力和活力降低，且焦虑感受增加 [100, 117]。荷兰的一项社会综合调查报告称，GHD 成人的社会地位受损 [118]。与儿童期起病的缺乏症相比，成年期起病的患者能感觉到的这种损害程度更大 [93]。基于疾病的特异性问卷评估生活满意度的研究表明，无论国家和文化背景如何，生活质量都会明显受损 [119]。平均而言，GH 缺乏患者的评分大约是正常人 50% [120]。最近的一项研究表明，GHD 患者的病态率显著增加，发生风险是正常人的大约 3 倍 [121]。

因此，这些共同的证据表明，生长激素缺乏的成人不是正常的，而是患有代谢异常、身体成分失调、体能下降、心理健康受损和生活质量下降。

GH 缺乏症的特征是容易辨别的，但与衰老的身体成分变化类似而特别不易与其区别 [122]。GH 分泌本身会随着衰老而逐渐减少，这与肥胖增加有关，肥胖本身也使 GH 分泌减少 [123]。因此，临床有怀疑 GH 缺乏症的患者必须通过准确的生化检查来确认，以保证得到确诊和治疗。

（四）治疗对象

应在具有适当的临床证据下进行生化检查以确定 GH 缺乏症。罹患下丘脑 - 垂体疾病可能性较高且有 GH 缺乏症的临床特征的患者应考虑进行生化检测 [124]。这包括具有器质性下丘脑 - 垂体功能障

表 11-6 成人生长激素缺乏症的临床特征

症状 • 体脂增加 • 肌肉量减少 • 体力和体能下降 • 出汗减少 • 心理健康受损 - 抑郁 - 焦虑 - 注意力下降 - 活力和精力下降 - 社会孤独感增加
体征 • 超重 • 脂肪增加，尤其是腹部 • 肌肉发育不良 • 运动能力下降 • 皮肤薄且干燥 • 抑郁情绪
实验室检查 • 低血糖时 GH 峰值< 3μg/L（所有患者） • 低 IGF-1（60% 的患者） • 高脂血症：高 LDL、低 HDL • 空腹胰岛素升高 • 骨密度减少

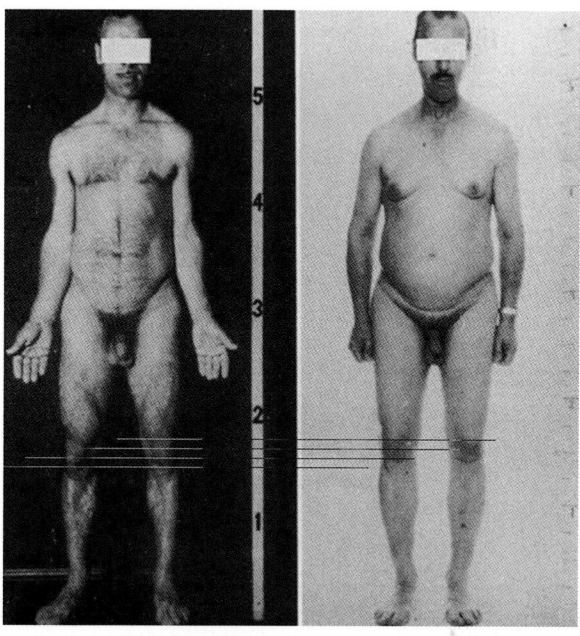

▲ **图 11-6 1 例男性在垂体大腺瘤手术前正常情况和术后出现获得性生长激素缺乏症后 5 年的身体型态**

注意身体组分的显著变化包括体内脂肪的堆积，尤其是腹部，肌肉组织的明显减少（由 Professor Peter Sonksen 提供）

碍，头颅照射、已知的儿童期 GH 缺陷症和 TBI 患者[56]。儿童期 GH 缺乏症患者成年后在决定进行长期 GH 替代治疗前应该重新检测[124]。

（五）生化诊断

1. **激发试验** 成人 GH 缺乏症的诊断是通过 GH 分泌的激发试验来确定的。患者在接受试验前应接受其他缺乏的激素充足和稳定替代治疗[124, 125]。不同激发药物对 GH 刺激的能力不同。因此，不同激发药物之间的诊断阈值不同，每种激发试验都应该有确诊 GH 缺乏症的有效标准。表 11-7 列出了有效的 GH 激发试验。

ITT 是 GH 缺乏症的诊断试验[124, 125]。只要达到足够的低血糖（< 2.2mmol/L 或< 40mg/dl），ITT 就会将 GH 缺乏症与正常衰老和肥胖引起的 GH 分泌减少区分开来。ITT 应在具有监测经验的内分泌科进行。癫痫或缺血性心脏病患者禁用该试验。正常受试者对胰岛素诱导的低血糖有反应，在足够的低血糖（< 2.2mmol/L 或< 40mg/dl）情况下，GH 峰值浓度> 5mg/L（图 11-7）[70]。低血糖时 GH 反应峰值低于 3mg/L 定义为严重的 GH 缺乏症。这些 GH 阈值是采用多克隆竞争性放射免疫法在检测 GH 中确定的[70]。然而，GH 免疫测定法会因不同方法而有所差异，因此阈值可能需要适当调整[126]。

表 11-7 生长激素（GH）缺乏症诊断的有效激发试验

成 人		
激发试验	GH 阈值（mg/L）	参考文献
胰岛素诱导低血糖	< 5	[138]
精氨酸 -GHRH	< 9	[179]
GHRP6-GHRH	< 15	[180]
GHRP2-GHRH	< 17	[181]
GHRP2	< 15	[182]
胰高血糖素	< 5	[183]

一种激发试验足以诊断成人 GH 缺乏症。GHRH 加精氨酸试验、GHRH 加 GH 释放肽（GHRP）试验、胰高血糖素刺激试验和 GHRP2 试验都是 ITT 的有效替代试验[124, 125]。ITT 可以评估下丘脑 - 垂体轴的完整性，并具有同时激发 ACTH 的优势。

GHRH 和（或）GHRP 的诊断试验均直接刺激垂体释放 GH，可能漏诊由下丘脑疾病引起的 GH 缺乏 [127]。这可以解释在头颅放疗后的前 5 年的一些研究中，ITT 的敏感性和特异性最高的原因 [128]。接受放疗患者的 GHRH 加精氨酸试验的 GH 峰值水平如果正常，则还应进行 ITT。放疗后及罹患炎症和浸润性病灶的患者，可能在起病后多年才会进展为 GH 缺乏。因此，这部分患者应长期随访，当出现临床表现时应重新进行试验 [124, 125]。

2. GH 作用的生化标志物　这些标志物包括 IGF-1、IGFBP-3 和 IGF-1-BP 复合物的不耐酸亚单位。在这 3 种生化标志物中，对 IGF-1 的优点研究得最深入。年龄校正后的血清 IGF-1 正常浓度范围才有用。尽管 IGF-1 水平在成人 GH 缺乏症中降低，但正常浓度也不能排除诊断（参见图 11-6）。并存多种垂体激素缺乏强烈提示 GH 缺陷症的成年患者的 IGF-1 可以只在正常的偏低水平，尤其是在无其他已知能降低 IGF-1 水平的疾病，如营养不良、肝病、糖尿病控制不佳和甲状腺功能减退症等情况下。GH 缺陷症和正常人之间 IGF-1 值的分离在年轻人中最大。正常人 IGF-1 水平随着年龄的增长而下降，因此当 50 岁以上的 GH 缺乏症患者的 IGF-1 水平与正常人范围有重叠时，IGF-1 作为生化标志物的可靠性就降低了 [129]。IGFBP-3 或不耐酸亚单位的测定与 IGF-1 相比没有任何优势 [130]。

3. 哪些患者不需要进行激发试验　罹患器质性下丘脑 - 垂体疾病的患者的 GH 缺乏症发生率与垂体激素缺乏的数量密切相关，没有其他缺陷的 GH 缺乏发生率为 25%～40%，合并 3 种以上垂体激素缺乏的 GH 缺乏发生率为 95%～100%（图 11-8）[131]。同时有 3 种或 3 种以上垂体激素缺乏且 IGF-1 水平低于参考范围的患者发生 GH 缺乏症的机会大于 97%，因此不需要进行 GH 刺激试验 [124, 125]。对于从儿童期过渡到成年期的年轻患者，也并非所有人都需要进行刺激试验以确诊 GH 缺乏症（详见下述）。

（六）替代疗法的结果

1989 年首次报道了 GH 替代治疗对垂体功能低下的成人的益处 [104, 132]。从那时起，人们广泛开展了 GH 替代治疗的疗效研究，而且超过 10 年的长期使用经验表明治疗带来持久获益 [133, 134]。

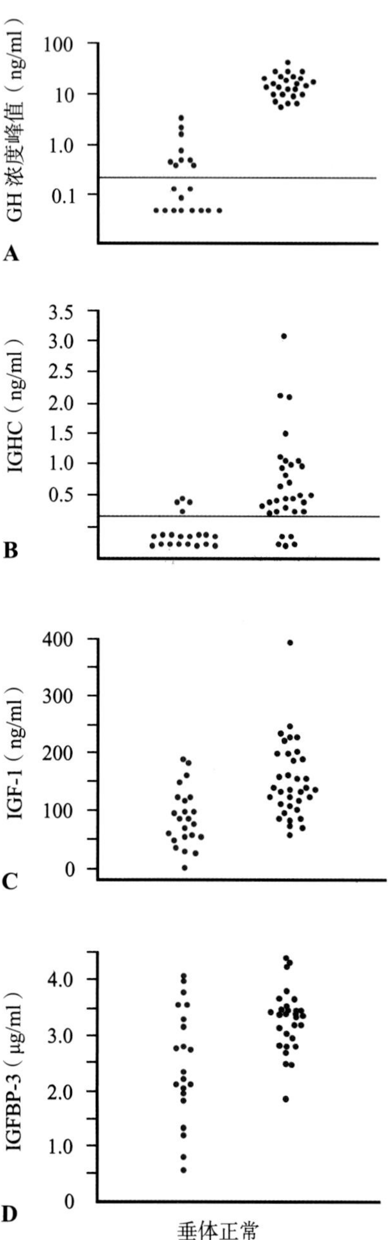

▲ **图 11-7　器质性垂体功能低下患者与年龄及性别相匹配的正常人的比较**

A. 胰岛素耐量试验的 GH 浓度峰值；B. 24h 内每 20 分钟抽血获得的总 GH 浓度（IGHC）；C. 胰岛素样生长因子（IGF）-1 浓度；D. IGF- 结合蛋白（IGFBP）-3 浓度。虚线 . 检测下限（引自 Hoffman DM，O'Sullivan AJ，Baxter RC，Ho KKY：Diagnosisof growth hormone deficiency in adults.Lancet343：1064-1068，1994.）

1. 代谢　GH 治疗对蛋白质和脂肪代谢产生深远影响，并引起人体成分发生明显变化。GH 直接促进蛋白质合成和减少蛋白质氧化带来了同化效应。GH 促进脂肪分解和脂肪氧化，增加脂肪作为能量代谢的利用。GH 对物质代谢的显著效应从而明显促进了静息能量消耗 [104]。

除了对脂肪的氧化代谢产生影响外，GH 还可显著降低脂蛋白代谢而减轻动脉粥样硬化程度 [101]。大多数研究报道总胆固醇降低。少数研究报道高密度脂蛋白（HDL）胆固醇升高及 LDL 胆固醇和载脂蛋白水平降低 [135]。脂蛋白谱的有益改善作用需要 1 年以上的治疗才更加明显。大多数研究报道对甘油三酯水平影响不大 [101]。

GH 治疗可减少颈动脉的内膜中层厚度，并改善血流介导的内皮依赖性血管扩张 [136]。与未经治疗的 GH 缺乏症相比，GH 治疗 10 年后颈动脉的平均内膜中层厚度显著降低 [133]。这些变化与血脂降低无关。促炎症因子如 CRP 和白介素（IL）-6 等，在 GH 治疗后显著降低，与血管疾病的发病机制密切相关 [137]。因这些危险标志物的改善而使心血管疾病的死亡率下降还有待证实 [101]。

2. 人体成分　GH 的替代引起人体成分的显著变化 [98, 104, 132]。其中一项最早的成人替代治疗的研究报道，6 个月治疗期间体内脂肪较安慰剂显著减少了 18% 而瘦体重相应增加了 10% [104]。这些身体成分的变化没有明显改变体重。GH 的抗利钠属性也导致细胞外液的明显增加，这种作用呈剂量依赖性且引起肾素 - 血管紧张素系统激活并直接作用于肾小管 [138]。肾血流量和肾小球滤过率增加。瘦体重的增加部分归功于细胞外液量的增加。体内脂肪减少最多的是腹部和内脏脂肪 [139]。在 GH 替代治疗的 15 年时间里，脂肪重量在最初的 1～2 年短暂减少，随后逐渐增加到治疗前水平。瘦体重在最初的 2～3 年中增加最多，在 5 年后达到平台期 [134]。

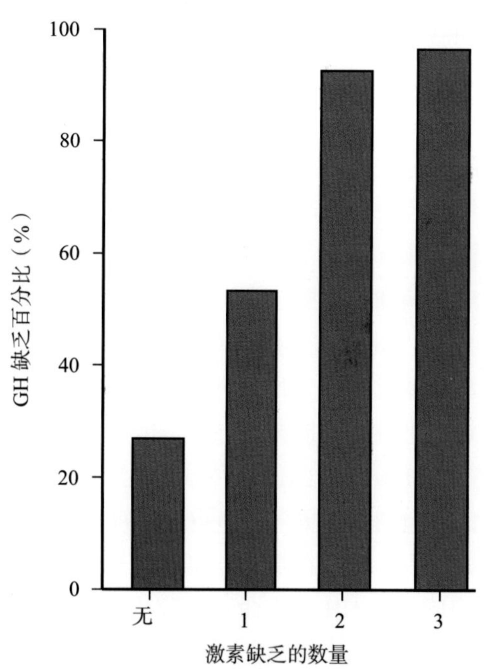

▲ 图 11-8　190 例已知垂体疾病患者垂体前叶激素缺乏的数量与生长激素缺乏症发生率之间的关系

引自 Toogood AA，BeardwellC，Shalet SM：The severity of growth hormone deficiency in adults withpituitary disease is related to the degree of hypopituitarism.Clin Endo-crinol41：511-516，1994.

GH 可促发骨重塑。骨形成标志物如骨钙素、碱性磷酸酶和骨 Gla 蛋白，连同骨吸收标志物如尿羟脯氨酸在 GH 治疗后增加 [98]。BMD 在治疗的前 6～12 个月出现下降，然后稳步上升 [140, 141]。骨转换的标志物在最初的 12 个月增加，但在 3～4 年后降回基线水平 [142]。腰椎 BMD 持续增加长达 10 年，而股骨颈 BMD 可较早开始出现下降（图 11-9）[142, 143]。这种效应男性要比女性更明显，而且在年轻人中腰椎比股骨颈增加幅度更大 [144, 145]。

3. 体能表现　GH 替代治疗可同步增加 GH 缺乏症成人的最大摄氧量而提高运动能力（图 11-10）[113, 146]。在治疗的 6 个月内即可出现改善作用 [147]。无氧阈值是反映次最大运动能力的一项指标，其在 GH 治疗期间明显增加，表明可以通过较少的代谢应激和主观努力来完成日常生活的体能活动 [148]。最大工作负荷和耗氧量在 GH 治疗的 5 年期间日益增加 [141]。许多因素可能有助于提高运动能力。这些因素包括心功能增强、红细胞量增加，并通过出汗增多来提高散热。有强力证据支持 GH 对心功能有正性作用。心每搏量、心输出量和舒张功能在 GH 治疗期间均得到改善 [113, 149]。

研究表明肌肉力量的改善出现得较晚。许多研究未能在治疗 6 个月后观察到优于安慰剂的获益 [147]。多数评价 12 个月以上的 GH 效应的研究报道显示肌肉力量得到显著改善，尽管这些是不可控的 [9, 150]。大多数研究的结果表明 GH 替代治疗后肌肉力量的增加是由于肌肉量的增加而不是本身的收缩功能变化 [114]。对治疗 10 年的长期观察表明，肌肉力量在开始的 5 年内逐渐增加，并可继续防止因

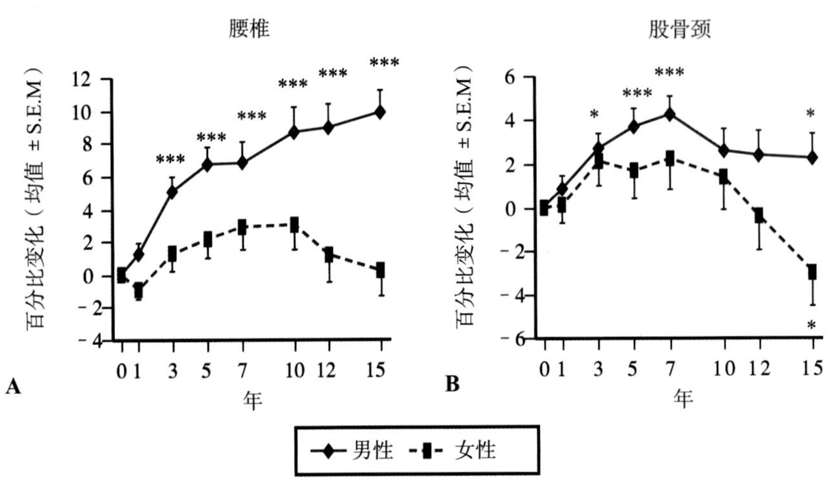

▲ 图 11-9　成年男性和女性生长激素缺乏症患者 GH 替代治疗 15 年的腰椎（L_2 ～ L_4）（A）和股骨颈（B）骨密度

结果显示为相对于基线的百分比变化。竖线表示 S.E.M. 值。$^*P < 0.05$；$^{***}P < 0.001$ 与基线比较。男性与女性之间 $P < 0.01$。（引自 Elbornsson M，Gotherstrom G，Bosaeus I，etal. Fifteenyears of GH replacement increases bone mineral den-sity in hypopituitary patients with adult-onset GHdeficiency.Eur J Endocrinol2012；166：787-795.）

年龄相关的神经肌肉功能的正常下降，从而使肌肉力量大致恢复正常 [151]。

4. 生活质量　几项采用一般的健康相关生活治疗问卷的双盲、安慰剂对照的研究报道显示，GHD 患者的生活质量在 GH 替代治疗后有所改善 [117, 139]，但在有些研究中没有 [140, 152]。来自诺丁汉的健康档案显示，能量域和情绪反应的评价在 GH 替代期间改善最明显。一项基于对伴侣的问卷评估的大型随机安慰剂对照盲法试验结果表明，在 GH 治疗期间

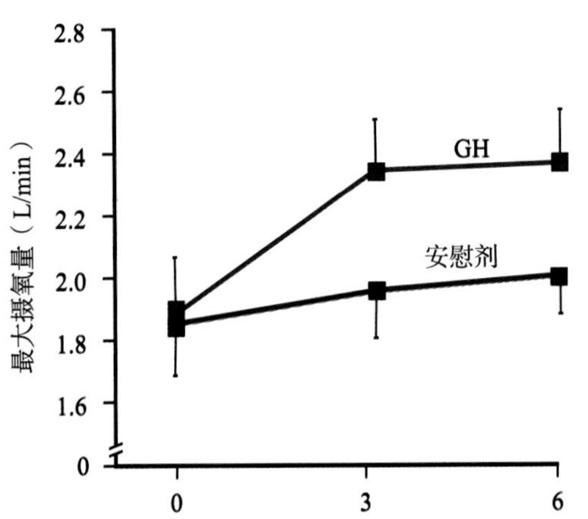

▲ 图 11-10　生长激素（GH）缺乏的成人 GH 或安慰剂治疗 6 个月期间最大运动能力

运动能力评估采用递增能量循环测定法的最大摄氧量（引自 Cuneo RC，Salomon F，Wiles CM，etal：Growth hormone treatment in growth hormone-deficient adults，Ⅱ. Effects on exercise performance. J Appl Physiol70：695-700，1991.）

患者更加机灵、活跃、勤奋，更有活力和耐力 [153]。运用疾病特异性评估工具的后期一些研究报道 GH 替代治疗后生活满意度指标得到明显改善 [120]。一项对 304 名患者的大规模调查显示，在 GH 治疗的 12 个月期间，不仅生活质量得到改善，而且患者的病假和就诊次数均明显减少 [154]。然而，由于不能排除安慰剂效应，后期的这些研究结果被批评不可控。在这些运用 AGHDA（一种疾病特异性问卷）进行的非可控的研究中，生活质量逐步得到改善并在数年后达到普通人群水平（图 11-11）[155]。

在临床和生化表现及对 GH 治疗的反应方面，儿童期起病和成人期起病的 GH 缺乏症患者存在显著差异 [93]。儿童期起病的 GH 缺乏症患者的身高、体重和瘦体重较低。儿童期起病的 GH 缺乏症的生活质量似乎较少受损害。与成人起病组相比，这组患者在 GH 治疗期间的身体成分变化更大，BMD 和肌肉力量的增加更多，但脂质谱和生活质量指标的改善较少。这种在基线时和对 GH 反应的有趣差异可能反映了 GH 在生命不同阶段的生物学作用，以及注射生长激素对发育中儿童的心理影响。成人起病的患者很可能认识到生活质量要恢复到 GH 缺乏之前的水平。相比之下，从生长发育期儿童就接受 GH 治疗的成人长大后并适应了这种情况，他们反而可能对每天强制注射有负面的记忆。通常在躯体成熟前骨骺闭合时终止 GH 治疗，因此常规的侏儒

症儿童 GH 治疗在终止时可能还达不到其生理和发育潜能[156]。这些资料表明 GH 具有 2 个临床角色，即发育和代谢，它们反映了 GH 在生命不同阶段的功能[93]。

5. 过渡年龄患者　GH 缺乏儿童的 GH 治疗通常在达到终身高和骨骺闭合时终止。这些从线性生长停止时间过渡的患者，没有达到正常成年早期继续出现的到躯体和骨架的成熟。肌肉重量和力量在正常人中持续增加到青春期后，GH 缺乏患者却不会[156, 157]。正常成人峰值骨量的 95% 出现在 20 多岁时[158]。生长发育完全的患者继续接受 GH 治疗 2 年，其 BMD 增加超过了未接受 GH 的类似 GH 缺乏患者[159, 160]。

有相当比例的儿童期起病的 GH 缺乏症患者在 GH 治疗结束时，再进行试验其 GH 的反应是正常的。根据欧洲儿科内分泌学会的建议，应仔细评估继续 GH 治疗的必要性（图 11-12）[161]。对于具有转录因子突变（如 Pit-1、PROP-1）、3 种以上垂体激素缺乏，以及孤立性 GH 缺乏症且已知突变（如 GH-1、GHRHR）的患者，无须进行 GH 试验。其他所有患者应在 GH 停药至少 1 个月后进行 GH 试验。GH 缺乏的儿童应在青春期后继续 GH 治疗，以达到肌肉和骨骼躯体完全成熟[124, 125]。

6. 生长激素缺乏的老年人　一些主要是 60 岁以上的患者的有限资料显示，身体成分改善、腰围缩小、总胆固醇和 LDL 胆固醇降低，以及生活质量得到改善，但 BMD 或认知水平变化很小[162]。总体而言，获益似乎有限，是否应该对 GH 替代疗法实行年龄限制的问题尚待解决。

（七）治疗

1. 剂量　年轻人 GH 的分泌多于年长者，女性多于男性。因此，年轻男性和女性的推荐 GH 起始剂量分别为 0.2mg/d 和 0.3mg/d，老年人为 0.1mg/d[124, 125]。不推荐根据体重确定剂量。建议模拟夜间 GH 分泌更多的特点在晚上给予 GH。增加剂量应当缓慢、个性化并根据临床和生化反应为指导。人 GH 的长效制剂的长期安全性和有效性正在评估。

体格检查包括人体测量如腰围和皮肤褶皱，以及详细的病史，特别注意生活质量问题，对治疗

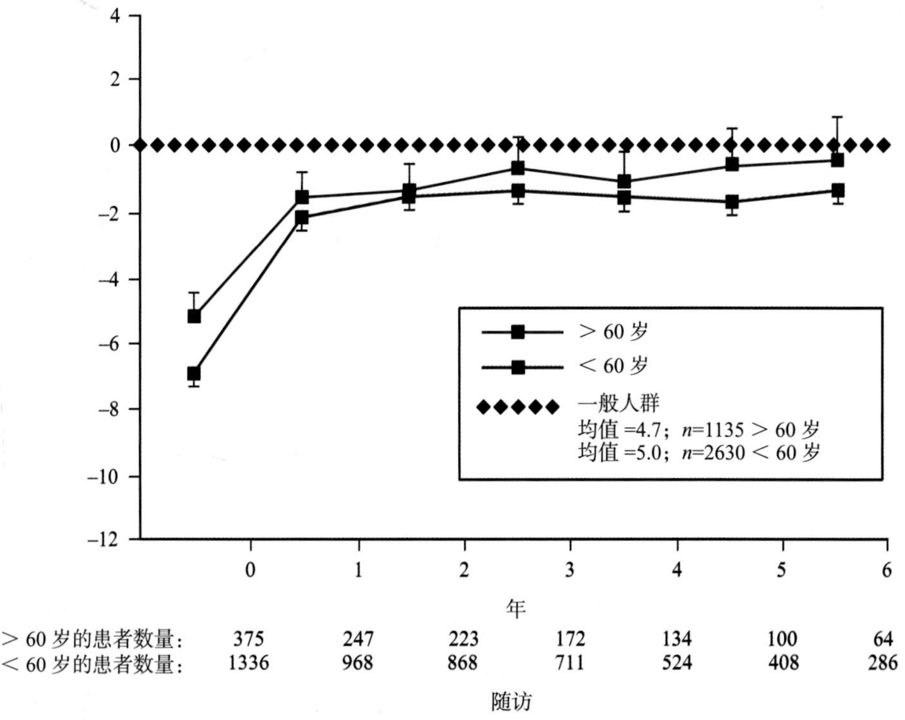

▲ **图 11-11　年龄小于 60 岁和大于 60 岁 GH 缺乏症患者长期 GH 治疗期间 QoL 变化（采用一般人群 QoL-AGHDA 评估）**

来自英格兰和威尔士、荷兰和瑞典的汇总数据。菱形线描绘了一般人群水平（引自 Koltowska-Haggstrom M, Mattsson AF, Shalet SM. Assessment ofquality of life in adult patients with GHdeficiency：KIMS contribution to clinicalpractice and pharmacoeconomic evalua-tions.Eur J Endocrinol2009；161 Suppl1：S51-S64.）

的监测很有价值，如有可能应征求伴侣的意见。IGF-1 是 GH 应答的最有用的生化指标，应将其维持在年龄校正的正常范围内。临床评估还应包括用双能 X 线吸收法的身体成分测量和血脂测定。

2. 相互作用　GH 可影响许多物质的代谢，包括激素和药物。GH 刺激肝细胞色素 P_{450} 系统的活性，这是多种药物氧化代谢的主要途径，包括抗惊厥药。开始 GH 治疗的患者可能需要调整药物剂量。皮质醇也是通过肝细胞色素 P_{450} 系统代谢。生化证据表明，GH 促进皮质醇的代谢，增加肾上腺功能不全的风险 [163, 164]。这有部分是由于 GH 抑制 11β-羟基类固醇脱氢酶 1（11β-HSD1）的作用所致，该酶将无活性的皮质素转化为活性的皮质醇。强烈建议 GH 缺乏的患者接受 GH 治疗时，当不适时应增加糖皮质激素的剂量，并作为常规推荐。

GH 促进 T_4 在外周转化为三碘甲状腺素（T_3）。这种作用可以出现循环中 T_4 水平的降低，尤其是垂体功能低下的患者在甲状腺激素替代治疗时 [132]。在 GH 替代期间如果未监测 T_3，T_4 的降低可能被误认为替代不足，并导致不必要的甲状腺激素替代剂量增加。

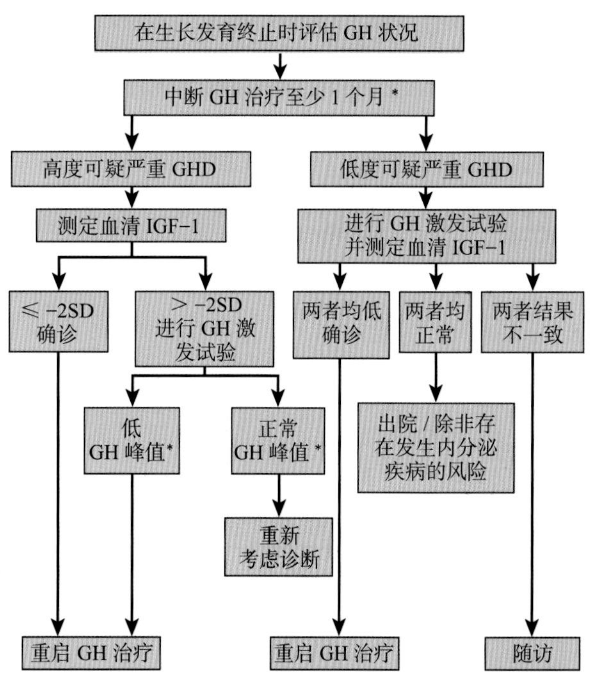

▲ 图 11-12　儿童期诊断 GH 缺乏症在生长发育终止后为考虑恢复 GH 治疗再重新评估生长激素（GH）状况的路径

*. GH 峰值 < 5μg/L（引自 Clayton PE，Cuneo RC，Juul A，etal：EuropeanSociety for Paediatric Endocrinology. Consensus statement on the man-agement of the GH-treated adolescent in the transition to adult care.Eur J Endocrinol152：165-170，2005.）

性激素对 GH 的作用具有重要的调节作用。雌激素对肝功能有显著影响并依赖于给药途径。与雌激素经皮给药途径相比，口服雌激素可降低 IGF-1 和脂肪氧化，这些作用与 GH 相反 [165]。雌激素能抑制 GH 受体的功能 [166]。性腺功能也低下的 GH 缺乏女性在 GH 替代期间应通过非口服途径补充雌激素，因为口服而非经皮雌激素会减弱 GH 的生物学效应 [167]。口服雌激素治疗比经皮给药时需要增加 50% 的 GH 剂量才能维持相同的 IGF-1 水平，将补充药物处方换成避孕药时，这种浪费更大（图 11-13）[168-170]。相反，雄激素增强 GH 的代谢效应。雌激素和雄激素对 GH 作用的不同影响为观察到的女性对 GH 的反应不如男性的现象提供了解释（图 11-14）[151]。在 10 年的治疗期间，为达到 IGF-1 正常化，体重校正后女性的平均剂量比男性高 30%～40%，然而，女性脂肪重量的下降、瘦体重和 BMD 的增加均不如男性（图 11-13）[143, 151]。因此，女性比男性需要的 GH 剂量更大，但身体成分的变化程度仍然较小。

3. 安全性　全球 10～15 年的经验证明了成人 GH 替代治疗是安全的 [134, 171]。最常见的急性不良反应是 GH 的抗利钠作用，导致体液潴留（表 11-8）。这些表现为继发性水肿、感觉异常和腕管综合征，在老年患者中发生率更高。但是，这些症状一般较轻且与剂量有关，并且多数患者可以自发缓解或随着剂量的减少而缓解 [172]。

成人 GH 缺乏患者的 GH 替代治疗可能导致胰岛素抵抗，从而引起人们对糖尿病发病风险增加的担忧。两项欧洲多中心试验共有 400 名患者仅报道了 2 例可逆性糖尿病病例 [173]。胰岛素敏感性在 GH 治疗 7 年后并没有发生改变 [174]。一项对 6000 多名患者的大型药物监测研究表明，GH 替代治疗的患者的糖尿病发病率并不高于普通人群，而肥胖患者的糖尿病发病率是非肥胖患者的 6 倍以上 [105]。这种肥胖增加了 GH 替代治疗期间糖尿病的患病风险。

由于生长激素促进组织的生长，所以人们担心 GH 治疗可能会增加垂体瘤复发或发生肿瘤的风险。对大量儿科使用经验的分析显示，没有令人信服

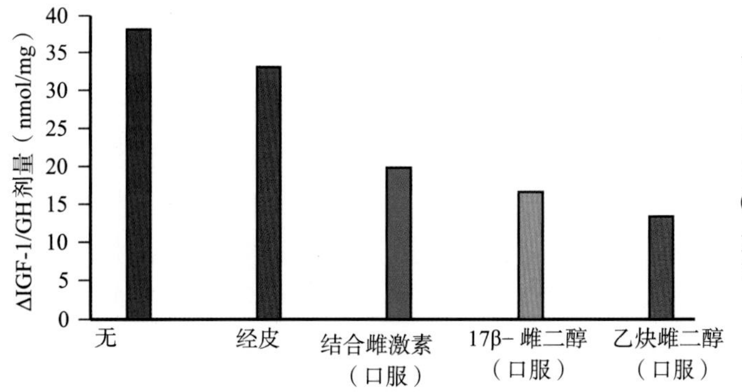

◀ 图 11-13　垂体功能减退妇女的雌激素给药途径和剂型对 GH 治疗敏感性的影响

GH 敏感性指数的计算采用 GH 剂量（mg）引起的 IGF-1 水平（nmol/L）的变化。数据引自数个研究[167-169]（引自 Birzniece V，Ho KK. Growth and development：patching up a better pill for GH-deficient women.Nat Rev Endocrinol2012；8：197-198.）

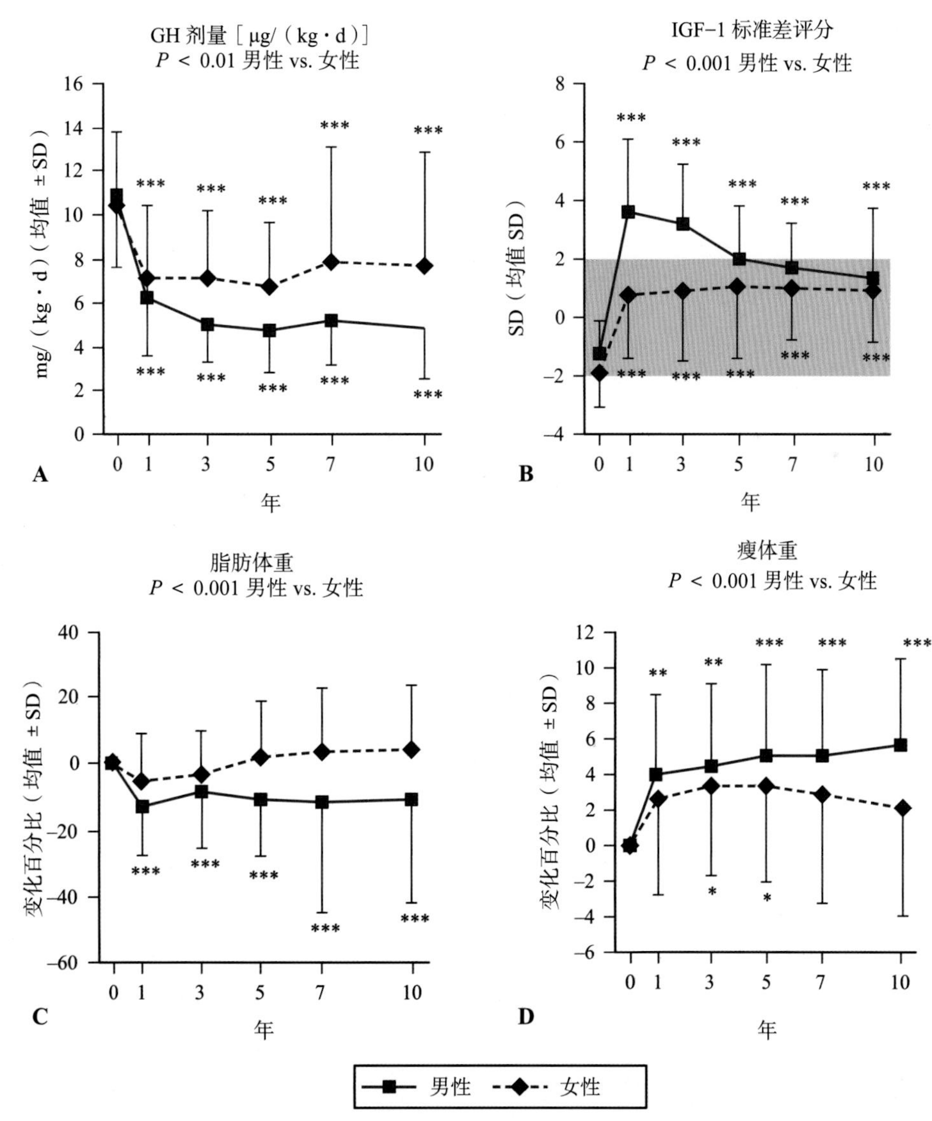

▲ 图 11-14　A. 61 名男性和 48 名女性 GH 缺乏症患者 10 年 GH 替代治疗的每日剂量[μ g(kg•d)]；B. 标准差评分(SDS)；C. 脂肪重量变化；D. 瘦体重变化。与男性相比，女性需要更大剂量的 GH 才能达到类似的 IGF-I 反应，但脂肪和瘦体重的变化较小

引自 Gotherstrom G，Elbornsson M，Sti-brant-Sunnerhagen K，etal. Ten yearsof growth hormone（GH）replacementnormalizes muscle strength in GH-deficient adults.J Clin EndocrinolMetab.2009；94：809-816.

表 11-8　成人生长激素缺乏症生长激素（GH）替代治疗指南

治疗前	• 其他激素缺乏的充分替代 • 垂体影像学 • 人体成分 • IGF-1、BSL、血脂
起始剂量	男性 0.2mg/d，女性 0.3mg/d
剂量调整	每月小幅增加，0.01～0.15mg/d
监测	• IGF-1（剂量滴定） • BSL、血脂 • 体重、人体成分、生活质量管理
不良反应	水肿、关节痛、肌痛、感觉异常
剂量注意事项	• 避免基于体重的方案，滴定至 IGF-1 年龄分层的正常范围 • 女性较男性需要更多的 GH • 老年人较年轻人需要更少的 GH • 女性雌激素口服比经皮给药需要 GH 剂量更高
禁忌证	恶性肿瘤、颅内高压、增殖期视网膜病变

BSL. 血糖水平；IGF-1. 胰岛素类生长因子 -1

的证据表明 GH 治疗与肿瘤复发 [175] 或肿瘤发展之间存在因果关系，包括白血病 [176]。两项回顾性研究报道显示，与普通人群相比，未用 GH 替代治疗的垂体功能减退的成人的恶性肿瘤意外增加 [9, 121]。（Svensson、Stochholm）两个药物数据库总计超过 20 000 例接受 GH 治疗 3.7～4.8 年的患者，其原发性恶性肿瘤的发病率与普通人群相似 [177, 178]。最常见的癌症是皮肤癌、前列腺癌和乳腺癌。GH 治疗的死亡率、颅内肿瘤复发、糖尿病和心血管事件的发生率与未经治疗的患者组无差异 [178]。随访时间仍不足以确定其远期事件。

4. 禁忌证　GH 替代的禁忌证包括活动性的恶性肿瘤、良性颅高压和增殖性视网膜病变。妊娠并不是禁忌证，但妊娠中期应暂停治疗，因为胎盘会产生 GH [124]。

六、结论

垂体功能减退增加了患者的发病率和死亡率。GH 缺乏在多大程度上导致了过高的发病率和死亡率尚有待于长期前瞻性的研究证实。充足和适当的激素替代对于垂体功能减退患者的治疗是必要的。基于全球的有效性和安全性证据，成年 GH 缺乏症应以 GH 替代治疗，这一原则符合内分泌实践中激素缺乏症的激素替代的宗旨。因为 GH 仍然很昂贵，所以将其应用于成人时，必须仅限于已证实生长激素缺乏的患者。

垂体功能减退和 GH 缺乏症的现代治疗也应注重预防。通过将手术限于有经验的中心并用立体定向手术代替常规放疗，那么垂体功能低下的远期发生率未来将大大降低。

第 12 章　肢端肥大症

Acromegaly*

Shlomo Melmed　著

郭亚明　余学锋　译

要　点

- 肢端肥大症是由分泌 GH 的垂体腺瘤引起的。
- 高水平的 GH 和 IGF-1 可导致肢端和代谢障碍。
- 如果不加以控制，这种疾病会导致发病率和死亡率的增加，主要是心血管疾病、呼吸疾病和代谢紊乱。
- 治疗方法包括手术切除、放射治疗和药物治疗。
- 为了最大程度减少并发症和死亡率，需要对患者进行长期的随访和管理。

肢端肥大症是一种发育异常和代谢紊乱性疾病，几个世纪以来一直困扰着医生。如果不及时治疗，该病的自然病程会导致肢端和面部畸形、肌肉骨骼失能、心力衰竭、呼吸功能障碍、糖尿病和死亡率增加[1-3]。如果疾病发生在骨骺关闭之前，就会导致巨人症[1]。在 1886 年 Marie[4] 第一次对这种疾病进行描述之后，人们随后认识到这种疾病与分泌生长激素（GH）的垂体腺瘤有关，导致中枢肿块病变和持续暴露于高 GH 水平的组织产生多变的外周效应[1, 5, 6]。

一、发病机制

垂体肢端肥大症的病因包括垂体生长激素细胞过度增生和 GH 过度分泌（图 12-1）[5]。GH 由生长激素细胞分泌，生长激素细胞是垂体前叶占比最多的分化细胞。GH 的分泌受到下丘脑的双重控制，生长激素释放抑制因子（somatotropin release-inhibition factor，SRIF）抑制生长激素的分泌，生长激素释放激素（GHRH）刺激 GH 的合成和分泌[7, 8]。胃饥饿素是一种源自内脏的肽，与 GHS 受体结合，主要作用于下丘脑以诱导 GH。胰岛素样生长因子 1（IGF-1）是 GH 作用的外周靶分子，能通过在下丘脑诱导 SRIF 和直接在垂体抑制 GH 基因转录，参与 GH 负反馈抑制[9-11]。外周性激素和肾上腺激素也调节 GH 的分泌[7, 12, 13]。GH 本身与外周 GH 受体结合，通过 JAK/STAT（Janus 激酶 / 信号转换器和转录激活剂）介导细胞内磷酸化级联反应[14-16]。GH 的直接作用可以降低胰岛素的作用和诱导脂肪分解[17]。GH 的绝大部分促生长作用是由 IGF-1 间接介导的，IGF-1 能在肝脏、肾脏、垂体、胃肠道、肌肉和软骨中合成[16, 18]。IGF-1 介导的 GH 作用包括蛋白质合成和氨基酸转运、肌肉、软骨和骨骼生长、DNA 和 RNA 合成、细胞增殖[19, 20]。

*. 本章中带有背景色突出显示的部分为儿童内分泌相关内容。

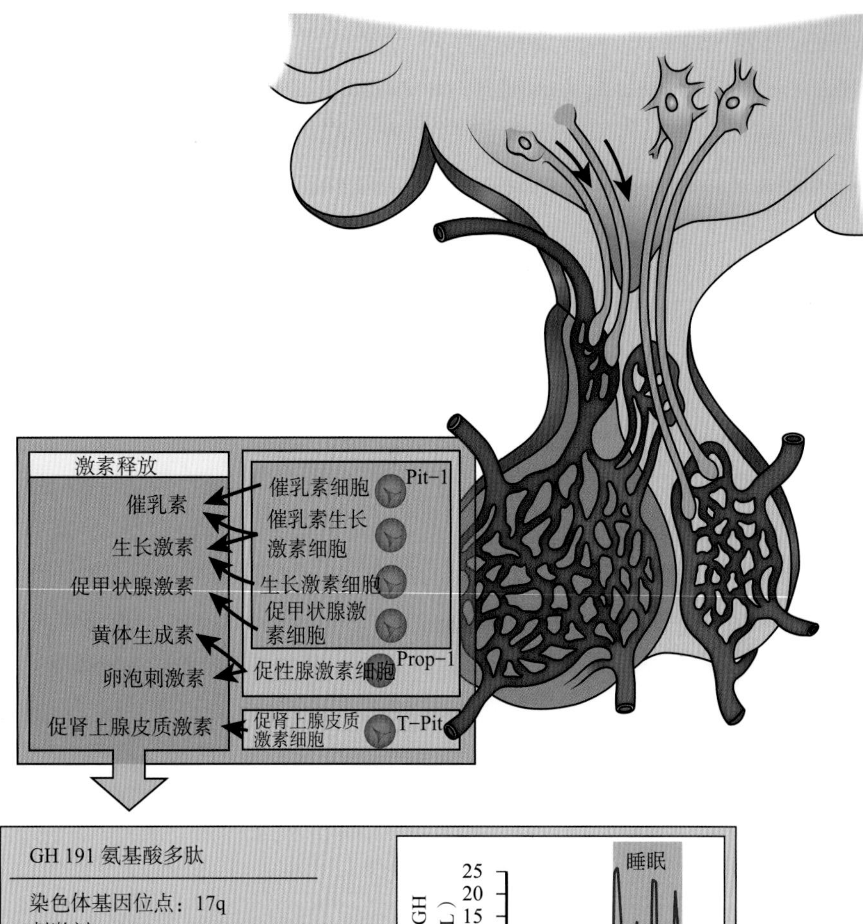

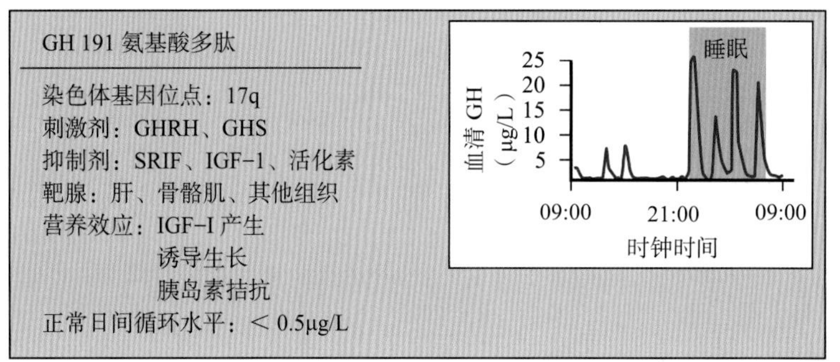

◀图 12-1　垂体前叶生长激素的合成和分泌

引自 Melmed S. Acromegaly. New Engl J Med. 2006；355：2558-2573.

IGF-1 的局部产生可能受到自分泌和旁分泌的调节[21]，与循环中的 IGF-1 和 GH 协同作用引起最终的组织效应。

（一）生长激素分泌过多

肿瘤可由一种或多种垂体前叶分化型细胞的克隆性扩增引起[22, 23]，从而导致特异性激素过度分泌综合征[24]。肢端肥大症最常见的原因是垂体前叶的生长激素细胞（分泌 GH）腺瘤，占所有分泌激素的垂体腺瘤的 30%（图 12-2）。GH 腺瘤来源于产生 *GH* 基因产物的分化细胞[1, 23]（表 12-1）。这些细胞包括生长激素细胞、混合性催乳素和生长激素细胞［同时分泌 GH 和催乳素（PRL）］和更原始的嗜酸性干细胞。无论它们的细胞来源是什么，这些细胞的转化和随后的分裂都会导致腺瘤的形成及 GH 不受限制地分泌[1]。大多数患者有浓密的颗粒状 GH 细胞腺瘤，这在疾病进展缓慢的老年患者中很常见[23]。稀疏颗粒状 GH 细胞腺瘤发生在较年轻的患者中，发病更具侵袭性，GH 水平较高[1, 2, 25]。催乳素生长激素混合瘤或者单独分泌催乳素或生长激素的肿瘤，反映了生长激素细胞系的共同干细胞来源[2, 22, 23, 26, 27]。虽然嗜酸性干细胞腺瘤分泌 GH，但其主要产物是 PRL，因此这些患者最初出现的高催乳素血症症状（溢乳、闭经、不孕）的发病率很高[28]。McCune-Albright 综合征患者也可能会患有肢端肥大症，尽管在这些病例中并不都存在散发性

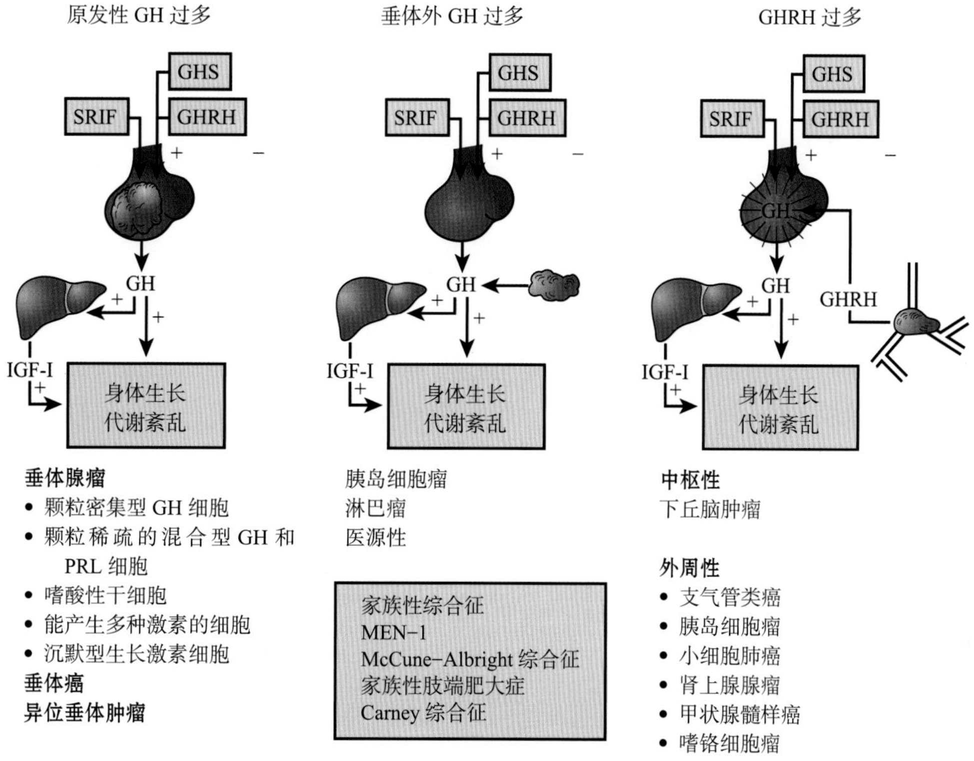

▲ 图 12-2　肢端肥大症的发病机制

GHRH. GH 释放激素；GHS. GH 促分泌激素，包括胃饥饿素（引自 Melmed S. Acromegaly. New Engl J Med. 2006；355：2558-2573.）

表 12-1　生长激素分泌型垂体肿瘤的临床与病理特征

细胞类型	激素产物	临床表现	组织学特点
致密颗粒状促生长激素细胞	GH	生长缓慢	大量生长激素伴随有大的分泌颗粒
稀疏颗粒型生长激素细胞	GH	快速生长 常常为侵入性	细胞异型性
混合细胞（促生长激素细胞 / 催乳素细胞）	GH 和 PRL	多变的	致密和稀疏的生长激素细胞和催乳激素细胞
催乳素生长激素细胞	GH 和 PRL	儿童巨人症常见 轻度高催乳素血症	生长激素和催乳素均存在于同一细胞中，往往是同一种分泌颗粒
嗜酸性干细胞	PRL 和 GH	快速生长 / 侵入性的 高催乳素血症	独特的超微结构 巨大的线粒体
分泌多种激素细胞	GH（PRL）及 α-GSU、FSH/LH、TSH 或 ACTH	次级激素产物，通常无临床症状 很少有甲状腺功能亢进或库欣病	可变的：无论是单形的还是多形的
促生长激素细胞瘤	GH	浸润性和侵袭性的	严格记录颅外转移

GH. 生长激素；PRL. 催乳素；GSU. 糖蛋白亚基；FSH. 卵泡刺激素；LH. 黄体生成素；TSH. 促甲状腺激素；ACTH. 促肾上腺皮质激素

GH 细胞腺瘤[29]。肢端肥大症很少发生在部分空蝶鞍的患者中。空蝶鞍周围的垂体组织[30]边缘可能有一个小的内分泌活跃的 GH 腺瘤，但在磁共振成像（MRI）上看不到，直径约 2mm。由于胚胎垂体组织起源于鼻咽部 Rathke 囊，异位垂体腺瘤可能出现在残存的鼻咽部组织中，沿着原始腺垂体迁移的路线分布。这些腺瘤在垂体 MRI 中可能检测不到，可能需要更大范围的颅底成像。在非常罕见的情况下，胰腺[31]、肺[32]、卵巢[33]或淋巴细胞肿瘤[34]能够产生异位 GH 而导致肢端肥大症。

（二）生长激素释放激素分泌过多

循环中 GHRH 水平过高可能会过度刺激垂体导致 GH 过度分泌和肢端肥大症[35]。含有下丘脑错构瘤或神经节细胞瘤的患者可能会出现中枢性 GHRH 分泌过多[35]。这些罕见的肿瘤通常是通过手术切除的鞍区肿块的病理检查来诊断的，这些肿瘤会导致 GH 分泌亢进和肢端肥大症[36]。类癌产生异位的 GHRH 虽然罕见，但却是异位肢端肥大症的主要原因。亚临床免疫反应性 GHRH 在大约 40% 的肺、腹部和骨类癌组织标本中能够检测到[37]。

已报道了 100 多例由于异位 GHRH 导致的垂体生长激素细胞增生伴肢端肥大症的病例，其中最初的 1 例 GHRH 是从胰腺类癌中分离到的[38]。由于生长激素分泌过多所致的外周临床特征在所有形式的（垂体性和非垂体性）肢端肥大症中是相似的，故该病的病因诊断在临床上有时可能并不容易[1]。

类肢端肥大症是一种罕见的综合征，其特征是具有肢端肥大症患者的临床表现，没有可辨别的垂体肿瘤且血清 GH 和 IGF-1 浓度正常。据推测，这种紊乱是由一种假定的、尚未认识的生长因子分泌过多引起的[39]。

（三）下丘脑在肢端肥大症病因学中的作用

下丘脑 GHRH 和 SRIF 能选择性地调节 *GH* 基因的表达和分泌[7]。这些下丘脑肽类激素在垂体前叶本身和分泌 GH 的垂体肿瘤中都表达[40, 41]。GHRH 除了调节 GH 的产生外，还可诱导生长激素细胞 DNA 的合成[42]。携带过表达 *GHRH* 转基因的小鼠容易发生生长激素细胞增生并最终形成垂体腺瘤[43, 44]。在类癌和异位 GHRH 分泌的患者中，也可能出现生长激素细胞增生，并且偶尔出现腺瘤，这提示 GHRH 或 SRIF 的内分泌或旁分泌的紊乱可能对垂体肿瘤的生长有促进作用[24]。在肢端肥大症中也发现了 GHRH 信号缺陷。GHRH 受体 G 蛋白信号分子的自发性激活能促进 *GH* 基因的表达，此作用不依赖于 GHRH 与其受体的结合。这种 *gsp* 突变会导致鸟苷三磷酸酶（GTPase）失活，这样就会使得环磷酸腺苷（cAMP）的水平升高，从而导致 GH 分泌过多[45, 46]。过多的 CREB（cAMP 反应元件结合蛋白）丝氨酸磷酸化也可能会造成 GH 细胞腺瘤某一种亚型的细胞中 CREB pit1（垂体特异性转录因子 1）信号单元的激活[47]。

垂体肿瘤可以通过旁分泌 GHRH 或 SRIF 来调节肿瘤生长和功能，但临床上尚未发现有导致激素受体自发性激活的结构性突变。已经报道过一种选择性剪接的 GHRH 受体的转录物，但其功能意义尚不清楚[48]。鉴于已有令人信服的证据表明垂体 GH 肿瘤中存在着固有的遗传缺陷，正如后面讨论的那样，所以很明显，下丘脑的影响可能只是促进肿瘤生长，而不是直接参与生长激素细胞肿瘤的发生[24]。

（四）垂体内在的病变

几乎所有 GH 细胞腺瘤都是发生了分化细胞的单个克隆的扩增（表 12-2）[49]。这种单克隆起源表明内在的基因改变是致瘤的始动原因，并支持了大量的早期临床观察结果，即切除小的边界清楚的腺瘤通常可以治愈分泌 GH 的腺瘤[24, 50]。

表 12-2　肢端肥大症发病机制中垂体内在缺陷的证据

- 分泌 GH 的腺瘤是单克隆的
- 垂体腺瘤周围的正常垂体组织没有生长激素细胞增生
- 75% 的患者成功地通过手术治愈了边界清晰的生长激素细胞腺瘤
- 发生腺瘤的转化很少与垂体总体生长激素细胞的增生有关
- GH 无限制的分泌过多不受生理性下丘脑反馈控制
- 腺瘤完全切除后，GH 脉冲性分泌常能恢复正常

GH. 生长激素（引自 Drange MR，Melmed S. IGFs in the evaluation of acromegaly. In：Rosenfeld RG，Roberts CT，eds，Contemporary Endocrinology. The IGF System：Molecular Biology，Physiology，and Clinical Applications. Totowa，NJ：Humana；1999：699–720.）

由于垂体腺瘤周围的腺垂体组织在组织学上是正常的，所以在腺瘤形成之前不太可能发生多个独立的细胞生长事件（如广泛增生）。越来越多的证据表明，细胞发生了复杂的分子级联反应，从而引起垂体细胞转化并最终导致肿瘤的形成。垂体肢端肥大症的发展有多个阶段，包括一系列与细胞增生、分化和 GH 分泌失调相关的基因改变[24]。癌基因功能的激活或肿瘤抑制基因的失活或两者同时发生都可能导致这些变化（表 12–2）[24, 51]。

（五）导致肢端肥大症的候选基因

1. **失活突变**　一些转基因动物模型显示肿瘤抑制基因［包括 *RB*（视网膜母细胞瘤）和 *p27*］的破坏会导致患病小鼠垂体肿瘤的高发[52, 53]。由于在人类的腺瘤中观察到有多种染色体异质性丧失（loss of heterogeneity，LOH），因此可以以此类推也存在人类肿瘤抑制基因活性丧失（表 12–3）。

在散发的非家族性肢端肥大症患者的垂体肿瘤组织中存在有某些染色体的损伤。涉及染色体 11q13、13 和 9 的 LOH，可以出现在高达 20% 的散发垂体肿瘤中[54–56]。尽管多发性内分泌腺瘤病 1 型（*MEN1*）基因位于 11 号染色体上，但非 MEN1 患者合并散发性垂体肿瘤时和 11q LOH 可以拥有完整的编码和内含子序列，也能表达 *MEN1* 信使 RNA（mRNA）[55]。13 号和 9 号染色体的病变在具有侵袭性或较大的腺瘤中更为普遍[51]。染色体 13q LOH 发生在 *RB* 位点附近，并见于 13 例侵袭性垂体肿瘤中，而小的局限性肿瘤显示完整的 *RB* 等位基因[57]。这些结果提示存在于 11 号和 13 号染色体上的肿瘤抑癌基因可能参与调控垂体肿瘤的细胞增殖。在一组年轻的家族性肢端肥大症患者中发现有种系芳香烃受体相互作用蛋白（aryl hydrocarbon receptor interacting protein，AIP）的突变[58, 59]。此外，*AIP* 失活的杂合子转基因小鼠出现完全外显的表达 GH 的垂体腺瘤[60]。造成这些改变的潜在机制包括芳香烃受体核转运蛋白 1 或 2 功能的丧失。尽管存在这些异质的染色体 LOH，并且极少遇到 *AIP* 突变，但是生长激素细胞腺瘤抑癌基因活性的持续丧失没有被确定。虽然肿瘤的侵袭性或大小与染色体杂合性增加相关，但在分泌 GH 的肿瘤中，很难识别出导致抗增殖活性丧失的特定分子病变[24]（表 12–2）。

2. **激活突变**　GTP 酶能灭活具有增生刺激作用的 G（G_s）蛋白，G_s 能诱导腺苷环化酶和细胞内 cAMP 积累[61]。取代残基 201（Arg → Cys 或 His）或 227（Gln → Arg 或 Leu）的错义突变称为 *gsp* 突变，能导致不依赖配体的 G_s 活性持续升高，从而导致 cAMP 升高和 GH 过度分泌[45]。*Gsp* 突变发生在 GH 腺瘤的一个亚群中，在白种人中的患病率为 30%～40%[61–66]，而在日本的肢端肥大症患者中患病率为 10%[67]。并没有发现临床表现或生化改变与 *gsp* 突变具有相关性[45, 68]。因此，尽管这些突变能解释 GH 细胞过度分泌的机制，但其临床意义并不明显（表 12–3），因为该病的自然病程在 *gsp* 阳性和 *gsp* 阴性的患者中并没有差别。

很少在高侵袭性垂体肿瘤或其肿瘤外转移中观察到有 *ras* 突变[69, 70]。然而，真正的 GH 细胞癌并

表 12–3　GH 细胞腺瘤相关的抑癌基因和癌基因

	蛋　白	缺　陷	功　能
抑癌基因			
MEN1	Menin	突变或缺失	核；功能未知
P161NK4a	P16	甲基化	CDK4 抑制剂；失去细胞周期的调节
AIP	AIP	突变	不详
癌基因			
gsp（GNAS1）	Gsa（G 蛋白的亚基）	密码子 201 或 227 的错义突变	内在 GTPase 灭活、腺苷环化酶的组成性活化
H–ras	Ras	密码子 12、13 或 61 的错义突变	组成性激活、与转移相关
Pttg	PTTG	过表达	促进转化

GH. 生长激素；GTPase. 鸟苷三磷酸酶；PTTG. 垂体肿瘤转化基因（引自 Drange M，Melmed S. Etiopatogenia de la acromegalia. In：Webb S，ed. Libro de la acromegalia. Barcelona，Spain：Accion Medica；1998.）

发颅内外转移的病例是极少的（表 12-3）[69, 71]。从大鼠垂体 GH 肿瘤细胞中分离到垂体肿瘤[72]转化基因（*PTTG*），该基因与酵母分裂酶抑制蛋白功能同源，后者在有丝分裂过程中调节姐妹染色单体的分离[73]。*PTTG* 过表达导致了体外细胞的转化和体内实验中垂体肿瘤的形成。*PTTG* mRNA 在分泌 GH 的肿瘤中含量丰富，而且在较大的肿瘤中的表达量增加明显达 10 倍以上[74]。*PTTG* 具很强的转化潜能，提示其通过不恰当的垂体细胞周期调控在早期诱导 GH 细胞转化中发挥作用（表 12-3）[73, 75]。因此，超过 70% 的分泌 GH 腺瘤表现出 DNA 损伤和过早增殖阻滞的特征。这些包括 *p21* 和半乳糖苷酶表达的增加，它们都是细胞衰老的特征[71]。

3. 家族性综合征　肢端肥大症可能是 MEN 综合征的一个组成部分，包括 Carney 复合征或 MEN1。Carney 复合征包括黏液瘤、斑点状皮肤色素沉着及睾丸和肾上腺、垂体肿瘤[76-79]。约 20% 的这种常染色体显性遗传综合征患者伴有 2p16 染色体突变的分泌 GH 的垂体肿瘤[76]。

MEN1 是常染色体显性遗传综合征，由甲状旁腺、内分泌胰腺和垂体前叶增生或腺瘤组成[80]。这些患者中几乎有 50% 发生垂体腺瘤，约 10% 的患者会出现 GH 细胞腺瘤。*MEN1* 基因位于染色体 11q13，LOH 染色体 11q13 出现在 MEN1 患者的胰腺、甲状旁腺和垂体肿瘤[80]。根据 Knudson 的两次打击理论，MEN1 抑癌基因的失活可能是该综合征的病因，其中遗传等位基因种系突变和体细胞缺失都是特定等位基因失活和随后肿瘤形成所必需的[81, 80]。

与 MEN 无关的单纯性家族性肢端肥大症或巨人症则鲜有报道[82, 83]。在 2 名巨人症兄弟的垂体腺瘤中检测到染色体 11q13 LOH，且无明显的 *MEN1* 突变[84]。据报道，芳香烃受体相互作用蛋白基因（位于 11q 13.3）的低发病率种系突变倾向出现于家族性肢端肥大症和巨人症患者[58]，15% 的单纯性家族性肢端肥大症表现出 AIP 突变，而且肿瘤在年轻的时候会在携带突变的受试者中出现巨人症[59, 85]。*AIP* 被认为是垂体腺瘤的抑癌基因[60, 86]，但这些发现对于大量散发性 GH 细胞肿瘤人群的临床意义目前尚不清楚。

（六）肢端肥大症的流行病学

肢端肥大症是一种罕见的疾病，很难准确评估其在社区的流行程度。在英格兰纽卡斯尔，据报道每年每百万成人中有 2.8 例新发病例，大约每百万成人中有 38 例患病[87]。据报道，瑞典的发病率较高，平均发病率为每百万人 69 例[88, 22]。最近来自英国和比利时的数据表明其发病率大约高出 10 倍[89, 90]。如果将这些结果用于美国人口，预计每年将有多达 2000 例新发病例，有 1 万～2 万未诊断的分泌 GH 的垂体腺瘤。平均诊断年龄为 40—45 岁，其隐匿性发病可能导致在症状出现后 10～12 年才被诊断[91, 92]。这种诊断的长时间延迟通常是由于常见症状轻微和缓慢起病导致，常见症状包括头痛、关节痛、咬合不正或轻度 2 型糖尿病。此外，这种相对较长的延迟诊断导致外周组织长期暴露于过高水平的 GH 和 IGF-1 中。

二、诊断

GH 持续分泌过多是肢端肥大症的标志。过量的 GH 刺激肝脏产生 IGF-1，而 IGF-1 会造成肢端肥大症的大多数临床表现[93-96]。由于多年来临床进展缓慢，诊断常常会被延迟。提高临床认识可能有助于早期诊断。尽管几乎所有肢端肥大症患者血清 GH 和 IGF-1 浓度均升高，但血清 IGF-1 水平可能与 GH 升高不一致。当怀疑为肢端肥大症时，需进行生化检查以确定临床诊断，并利用影像学技术定位 GH 分泌过多的原因（表 12-4）。

表 12-4　肢端肥大症的诊断

生化试验
• 口服葡萄糖负荷时 GH 最低值＞ 1ng/ml
• 年龄和性别匹配的 IGF-1 水平升高
MRI
• 垂体腺瘤的影像

GH. 生长激素；IGF-1. 胰岛素样生长因子 -1

（一）生长激素分泌过多的证据

通过测量葡萄糖负荷后血清 GH 和评估 GH 依赖性循环中的多种分子如 IGF-1 和 IGF 结合蛋白 -3

(IGFBP-3)的水平，可以确诊肢端肥大症[2, 97]。IGF-1 水平反映了 GH 过度分泌的综合生物效应，而年龄和性别匹配的 IGF-1 水平升高是肢端肥大症的特征[94]。

测定血清 IGF-1 浓度是最精确的肢端肥大症筛查试验。与 GH 不同，血清 IGF-1 的浓度不随食物摄入量、运动或睡眠出现每小时的波动，而是反映前 1 天或更长时间内 GH 的整体分泌水平。血清 IGF-1 水平与每 10～20min 测量的平均 24h 基础 GH 浓度相关[98]。几乎所有肢端肥大症患者的血清 IGF-1 浓度都升高，因此可以很好地区分非肢端肥大症患者[22, 93]。在正常受试者中，青春期时血清 IGF-1 浓度最高，青春期后逐渐下降，60 岁以上的成人的浓度值明显低于年轻人。女性 IGF-1 水平高于男性，妊娠也可能与 IGF-1 水平升高有关[19]。因此，老年男性患者中不适当控制的正常 IGF-1 值实际上可能确实升高并且提示肢端肥大症。对于年龄和性别校正后血清 IGF-1 值不能给正确的判断或升高的患者，应测定血清 GH[99]。

尽管所有肢端肥大症患者 GH 分泌增加，但很难与正常情况下随机升高的 GH 水平相区分。由于 GH 水平昼夜波动很大，随机测量 GH 水平很少能为疾病的诊断提供有用的信息[22]。短期禁食、运动、压力和睡眠与 GH 升高有关，而超敏 GH 测定法的出现显示这种脉冲性的 GH 节律可能发生在低于先前的检测灵敏度的水平上。血清 GH 浓度波动很大，从白天大部分时间的小于 0.5ng/ml(超敏检测)到晚上或剧烈运动后高达 20ng/ml 或 30ng/ml。在治疗不佳的糖尿病、肝病和营养不良患者中，随机血清 GH 浓度可能会升高，因此提出采用动态试验来证实垂体 GH 分泌过多。从 6h 采样中获得的 GH 平均浓度通常能提供 GH 净分泌量的整体水平，在肢端肥大症中 GH 总体水平通常大于 5ng/ml[22]。

作为 GH 过度高分泌的诊断标志是在行 75g 口服葡萄糖负荷后 2h 内不能将 GH 水平抑制到 0.4ng/ml 或更少(使用化学发光放射免疫测定法)[30]。有几个因素决定测定血清 GH 值，包括年龄、性别、BMI 和所采用的检测方法。65 岁或以上的受试者 GH 分泌自发地减少 50%～70%，IGF-1 水平也随着年龄的增长而逐渐下降[100]。GH 水平与 BMI 成反比，瘦人的 GH 值更高，女性也一样[101]。因此，肢端肥大症的诊断标准要求 24h 内 GH 平均水平＞ 2.5μg/L，葡萄糖负荷后 GH 最低值＞ 1ng/ml，和(或)年龄和性别匹配的血清 IGF-1 水平升高[102]。

46 例肢端肥大症患者采用 3 种不同的商业测定法测定了 75g OGTT 期间的 GH 最低值，结果显示 GH 浓度依赖于特定的测定方法、性别、年龄和 BMI[103]。用商业测定法所得的值比用第 2 种测定法所得的值约高 2.3 倍。在一项测定中，葡萄糖负荷后的 GH 值＜ 1μg/L 与疾病控制相关，而在另一项测定中，所建议的临界值为 0.5μg/L。因此，生化控制的解释也应该通过对所使用特定的 GH 测定方法的了解及适当的测定对照来确定[104]。

葡萄糖负荷后不能抑制 GH 的患者均有 IGF-1 水平的升高，24h 平均 GH 输出量与 IGF-1 水平呈强烈的对数线性相关[22, 94]。约 10% 或更少的患者在诊断时 GH 或 IGF-1 水平可能明显正常，或两者都正常。这需要在有信誉的实验室中进行重复检测，通常可以以此来解决明显的临床表现 / 生化结果的不一致性。另外，重新解释葡萄糖抑制试验的结果或使用严格的 GH 测定也可能有助对该病的确诊。

由于 IGFBP-3 的分泌是 GH 依赖性的，在肢端肥大症患者中其浓度可能升高，因此提示测定 IGFBP-3 可能有助于诊断[105]。然而，相对于综合平均 24h 血清 GH 水平与总体和游离 IGF-1 水平的紧密相关，IGFBP-3 水平与疾病活动性的关联并不紧密[106, 107]。32% 的活动性肢端肥大症患者的 IGFBP-3 水平正常，而在未能抑制 GH 的患者中，没有观察到 IGFBP-3 的一致升高[106]。因此，IGFBP-3 测量用于肢端肥大症诊断或随访的价值有限。

(二)定位生长激素过度分泌的来源

在确定 GH 过度分泌的生化诊断后，MRI 检查垂体以定位激素过多的来源。MRI 可有效显像垂体软组织肿块，钆增强 MRI 可检出直径 2mm 的腺瘤。约 75% 的患者为大腺瘤(肿瘤直径＞ 10mm)，可扩展至鞍旁或鞍上区域或侵入海绵窦。超过 90% 的患者在 MRI 上表现为弥散性垂体腺瘤，而大约 10% 的患者可能有部分甚至完全空的蝶鞍。功能性分泌

GH 的腺瘤可能会出现在空蝶鞍周围残存的垂体组织边缘，在 MRI 上可能不可见。少数情况下其他非垂体性肢端肥大症（见之前的部分）需要腹部或胸部成像来定位异位 GHRH 的来源，或更罕见的是 GH 的产生。侧位颅骨平片与鞍区锥状体层摄影或垂体计算机断层扫描通常不适用，因为它们会使患者暴露于不必要的电离辐射中，而且与磁共振成像技术相比不敏感，尤其是在描绘软组织改变方面。

非垂体性肢端肥大症 罕见的非垂体原因的肢端肥大症包括分泌 GHRH 的下丘脑肿瘤[35, 108]，分泌 GHRH 的非内分泌肿瘤[38, 109]，或由非内分泌肿瘤引起的异位 GH 分泌[1, 31–34]。头部和垂体的 MRI 应该能识别这些肿瘤。如果垂体 MRI 表现正常，应进行腹部和胸部成像，然后进行导管检查，以证明可疑肿瘤床上的动静脉 GHRH 梯度。异位 GHRH 分泌的患者血清 GHRH 和 GH 浓度均升高，垂体 MRI 显示为正常大小或增大的增生性垂体[110]。

疑似肢端肥大症患者的诊断评估方法如图 12–3 所示。年龄和性别匹配的血清 IGF–1 浓度正常是排除肢端肥大症的有力证据。如果血清 IGF–1 浓度高（或不明确），应在口服葡萄糖后 2h 内测定血清 GH。如果在有明确的生化证据表明有 GH 过度分泌而垂体 MRI 不能显示有腺瘤存在的情况下，就应该进行针对罕见的分泌 GHRH 或 GH 的肿瘤的检查。

（三）临床表现

生长激素细胞腺瘤本身特别是大腺瘤可引起局部症状，如头痛、视野缺损（典型的双颞侧偏盲）和脑神经麻痹。这些压迫特征并不是肢端肥大症所特有的，任何增大的鞍区肿块都可能发生。然而，与肢端肥大症相关的头痛是使人衰弱的唯一原因，而且可能不一定是由于压迫所致。

肢端肥大症的全身性临床表现是由于血清 GH 和 IGF–1 浓度升高对周围组织所施加的有害影响（表 12–5）。GH 升高对躯体的影响包括刺激多种组织的生长，如皮肤、结缔组织、软骨、骨和许多上皮组织，包括黏膜表面[111, 112]。过量 GH 的代谢作用还包括氮潴留、胰岛素拮抗和增强脂解[20, 113]。

肢端肥大症的起病隐匿，疾病进展通常缓慢。诊断时 75% 的患者显示有大腺瘤（肿瘤直径＞ 10mm），有些肿瘤甚至扩展至鞍旁或鞍上区域[114, 115]。头痛是约 60% 的患者的初始症状，10% 有视觉症状。GH 肿瘤颗粒稀疏、发病年龄较轻、瘤体更大、瘤外肿块更大、初始 GH 和 IGF–1 水平较高，这些不利因素的存在会使得病情持续加重[25, 116]。

1. 肢端过度增生 肢端肥大症的特征是肢端和软组织过度生长。特征性发现包括下颌增大突出（大颌畸形），并伴有下颌过度咬合（龅牙）和手脚增大肿胀，导致鞋和手套的尺码增加和需要扩大戒指。面部特征粗糙，鼻子和额骨及颌骨增大，因此有上切牙的分开。尽管有这些显著的发现，但这种变化的速度是非常缓慢，很少患者以此寻求治疗[117]。自动面部分类摄影软件也已经被用于检测这种疾病[113]。

2. 风湿病特征 肌肉骨骼症状是肢端肥大症患者发病和严重功能障碍的主要原因[118, 119]。在几个大型研究中，至少 50% 的患者表现出轻微的关节病变，超过 1/3 的患者最终出现严重的关节炎症状[119]。肢端肥大症的发病机制通常开始于非炎症性骨关节炎病，最终出现严重的继发性关节和软骨变性[120, 121]。过多的 GH 和 IGF–1 暴露导致不均匀的软骨增生，进而导致关节面的机械不稳定。承重表面软骨的侵蚀会导致关节内新的纤维软骨沉积物过多，造成关节间隙变窄。同时，还会造成持续不断的软骨下囊肿和骨赘的形成和发展。这些持续存在的病理变化和机械应力异常会导致严重的躯体畸形和功能残疾。活动性肢端肥大症患者脊椎骨折的发病率增加，高达 40%，尤其是在骨密度降低的情况下[121, 122]。在一项为期 3 年的前瞻性研究中，性腺功能减退和股骨颈骨密度降低被认为是骨折的重要危险因素[122]。虽然在 GH 水平降低后，大多数患者的关节炎症状和功能得到缓解，但结构性改变是不可逆转的。

多处关节痛是该疾病的常见初始表现，背痛和脊柱后凸也很常见[2]。滑膜组织和软骨增生会导致膝关节、踝关节、髋关节、脊柱和其他关节的肥厚性关节病[119]。GH 过多或增大的垂体肿瘤并发性腺功能低下所引起的骨质疏松症也可能会导致背部疼痛[123]。当 GH 在骨骺融合前分泌过多，则会造成

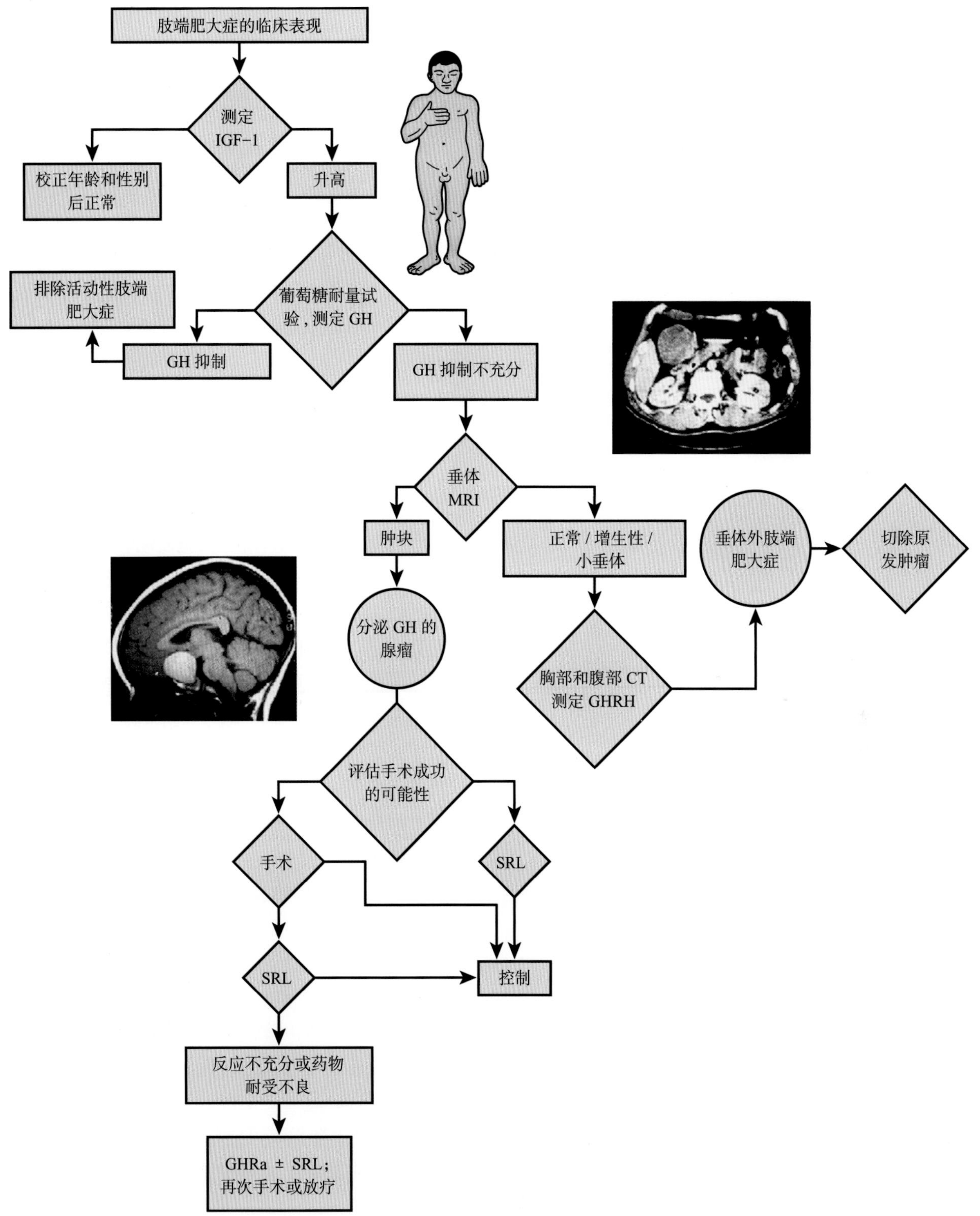

▲ 图 12-3　肢端肥大症的诊断和治疗

GH. 生长激素；GHRH. 生长激素释放激素；IGF-1. 胰岛素样生长因子 -1；MRI. 磁共振成像；OGTT. 口服葡萄糖耐量试验；GHRa. GH 受体拮抗药；SRL. 生长抑素受体配体（引自 Melmed S. Acromegaly. New Engl J Med. 2006；355：2558-2573.）

表 12-5　长期暴露于高水平生长激素的风险

关节病
- 与发病年龄或 GH 水平无关
- 通常发生于长期的肢端肥大症
- 可逆性
  - 经治疗症状迅速好转
  - 骨和软骨病变不可逆

神经病变
- 对周围神经的影响
  - 间歇性麻痹、感觉异常
  - 多发性感觉运动神经病变
  - 感觉受损
- 可逆性
  - 神经增生（螺纹状）不会随着 GH 水平的降低而退化

心血管病变
- 心肌病
  - 左心室舒张功能下降
  - 左心室质量增加；心律失常
  - 结缔组织的纤维性增生
- 高血压
  - 加剧心肌病变化
- 可逆性
  - 即使 GH 水平正常后也可能进展

呼吸系统疾病
- 上呼吸道阻塞
  - 由软组织过度生长和咽肌张力下降引起
- 可逆性
  - 随着 GH 水平的降低而改善

恶性肿瘤
- 增加恶性肿瘤的风险
- 软组织息肉增多
- 可逆性
  - 治疗对恶性肿瘤风险的影响未知

碳水化合物不耐受
- 出现在 1/4 的肢端肥大症患者中，多伴有糖尿病家族史
- 可逆性
  - 随着 GH 水平的降低而改善

GH. 生长激素（引自 Melmed S，Dowling RH，Frohman L，et al. Acromegaly：Consensus for cure. Am J Med. 1994；97：468.）

线性生长增加并引起垂体性巨人症。

3. *皮肤和软组织*　患者可能会有反复出现的多发性皮肤增厚和皮赘[3]。在安静时多汗很常见（50% 的患者有这种症状）[2, 3, 124]，通常有难闻的气味。毛发生长增加，某些女性会有多毛症[3]。软组织过度生长的其他表现包括巨舌、声音低沉、神经卡压导致的手部感觉异常（腕管综合征）[5, 6, 22, 112]。其他患者有对称性感觉运动周围神经病变（很少会有神经的增粗），与卡压无关[118]。行双光子 X 线测量发现 27 例肢端肥大症患者的骨骼肌量与对照组相比并没有变化[125]。

4. *甲状腺*　甲状腺可呈弥漫性或多结节性肿大。在一项对 37 例肢端肥大症患者的研究中，92% 的患者在超声检查中发现甲状腺肿大，和正常组相比，平均甲状腺体积增加 5 倍以上[126]。然而，甲状腺功能通常正常。

5. *心血管*　肢端肥大患者的心血管功能受损是发病率和死亡率的重要决定因素[3, 127]，并能加重心血管疾病的风险[1]。过多的 GH 和 IGF-1 会对心脏产生直接的损伤并且 30% 的患者存在有高血压[5, 112, 128, 129]。心脏的增大与体内器官增大不成比例[130-132]，而心肌病的严重程度与所暴露于过多 GH 的时间显著相关[127, 131, 133]。与正常平均重量 140g 相比，左心室的平均重量可能显著增加到 200g 以上，收缩末期和舒张期容积减少。心脏出现向心性心室肥厚伴有间质纤维化、淋巴细胞浸润和心肌细胞的坏死[131]。静息舒张压和左右心室峰值充盈率升高。运动后收缩压和舒张压也可能会升高，左心室射血分数降低[134]。GH 诱导远端肾单位 ENaC 介导的钠转运可能会造成肢端肥大症患者钠潴留增多[135]。由于生理剂量的 GH 替代治疗实际上也可以改善成人 GH 缺乏症患者的心功能，因此 GH 过量和 GH 缺乏均对心脏造成不良影响，表明 GH 良好的平衡可能对维持健康的心肌功能至关重要[131]。

6. *睡眠呼吸暂停*　巨舌、下颌骨变形、黏膜肥厚和喉塌陷引起的周围性气道阻塞，长期以来被认为是引起气道阻塞[5]、打鼾[3]和睡眠呼吸暂停[3, 5, 136]的原因。大多数肢端肥大症患者伴有睡眠呼吸暂停，高达 80% 的病例报道了睡眠呼吸暂停[3, 137]。巨舌和咽喉软组织增大导致约 50% 的患者有阻塞性睡眠呼吸暂停，而其他的患者有中枢性睡眠呼吸暂停，这可能是由于中枢呼吸控制改变所致[138]。睡眠呼吸暂停可能是这些患者死亡的一个重要原因。在肢端肥大症中发现了一种中枢性睡眠呼吸暂停[138-140]，它似乎与 GH 和 IGF-1 水平升高密切相关，可能反映了下丘脑 -GH 轴失调引起的中枢呼吸抑制。显然，睡眠呼吸暂停与高血压、冠状动脉疾病和心脏骤停的密切联系也反映在肢端肥大症患者的临床表现上。抑制 GH 水平特别是使用

奥曲肽，可以改善或消除睡眠呼吸暂停[138, 141]。奥曲肽治疗可改善呼吸暂停、低通气和血氧测定指标[142]。对 14 名患有睡眠呼吸暂停性肢端肥大症的患者应用奥曲肽治疗 6 个月后，每小时呼吸暂停次数减少了 40%，总呼吸暂停时间从 28% 减少至 15%。最大氧饱和度从 76% 上升至 84%，同时伴有日间嗜睡的下降及中枢性和阻塞性呼吸暂停参数的改善[138]。然而，尽管肢端肥大症得到了控制，但睡眠呼吸暂停仍可能持续存在，因此仍需进行治疗后评估[137]。

7. **糖尿病** GH 是一种有效的胰岛素拮抗剂，高达 60% 的患者出现葡萄糖耐受不良。大约 25% 的患者可能需要胰岛素治疗，因此糖尿病是 GH 过度分泌的一个重要的并发症。糖尿病也是患者死亡率的主要决定因素，在肢端肥大症确诊时，只有 30% 合并糖尿病的患者能活 20 年[91, 143]。

8. **性腺功能** 肢端肥大症的女性可能有闭经，伴或不伴溢乳[3, 112, 144]，还有一些出现潮热和阴道萎缩。男性可能会出现阳痿、性欲减退、面部毛发减少和睾丸萎缩[3, 144]。性腺功能减退是由高催乳素血症（约存在于 30% 的患者中[144]）或扩张的垂体肿瘤压迫正常垂体促性腺激素细胞，导致促性腺激素分泌障碍引起的。无症状、可逆的前列腺肥大也很常见，甚至在性腺功能减退的男性中也很常见[145, 146]。

9. **肿瘤** 肢端肥大症增加结肠息肉的发病风险[147–150]，前瞻性研究显示有高达 30% 的患者有癌前腺瘤性结肠息肉，发病率与美国普通人群没有区别[149, 151, 152]。在肢端肥大症患者中，结肠长度增加，凋亡活性却显著降低[148, 153]。肢端肥大症患者更容易出现多发性腺瘤性息肉及结肠左曲处息肉，因此需要进行全结肠镜检查[154]。在有或没有腺瘤性息肉的患者中，肢端肥大症的病程和程度没有明显差异。一项对 1362 例肢端肥大症患者的多中心回顾性研究显示，其癌症发病率低于一般人群（标准化发病率为 0.76），但结肠癌死亡率有所上升[155, 156]。尽管一项 Meta 分析表明肢端肥大症患者结肠癌风险增加了 1 倍[157]，死亡率的升高与血清 GH 浓度持续升高相关，但治疗后血清 GH 水平低于 2.5ng/ml 的患者未观察到这种情况[157, 158]。所有患者在诊断时都建议进行结肠镜检查，此后也应定期检查。对 23 例肢端肥大症患者进行 CT 结肠镜检查，发现 17 例为息肉，1 例为乙状结肠癌[159]。不加控制的 GH 水平可能会增加结肠癌的发病率和死亡率。这些发现强调了在这些患者中严格控制 GH 的必要性。

（四）实验室检查

肢端肥大症患者出现血清 GH 和 IGF-1 浓度升高，并可能出现高血糖，25% 的患者出现明显的糖尿病。一些患者有高三酰甘油血症。由于 IGF-1 直接刺激肾小管磷酸盐的重吸收，约 70% 的患者出现尿钙增多和高磷酸盐血症（不超过 5.5mg/dl）[160]。

高催乳素血症发生在约 30% 的患者，这是由于肿瘤引起了 PRL 和 GH 的共分泌或干扰了下丘脑 – 垂体门脉的多巴胺输送。其他垂体激素，特别是促性腺激素的分泌也可能减少[161]。

（五）死亡率

肢端肥大症的总死亡率大约是一般人群的 2～4 倍[155, 162, 163]。在对 16 项研究的 Meta 分析中，总体加权平均 SMR 为 1.72[164]。即使在肿瘤手术切除后，死亡率仍然很高（SMR 为 1.32）[164]。与年龄匹配的对照组相比，151 名患者的平均生存期减少了 10 年[91]。高达 50% 的患者在 50 岁之前死亡，高达 89% 的患者在 60 岁之前死亡[22, 91, 164]。在分析了 18 项关于肢端肥大症死亡结果的研究后发现[155, 162]，接受多种治疗的患者的预期死亡率（范围为 1.16～3.3）似乎增加了 1.9 倍。虽然未治疗的肢端肥大症患者的长期标准化死亡率结果没有报道，但几个重要的死亡率决定因素是明显的。这些包括 GH ＞ 2.5μg/L 或 IGF-1 水平升高、之前使用放疗、诊断延迟、疾病持续时间及高血压的存在[165, 166]。对长期存活最重要的预测因素包括葡萄糖负荷后 GH 水平＜ 1μg/L，随机血清 GH 水平＜ 2～2.5μg/L，或血清 IGF-1 水平正常（图 12-4）。显然，达到严格的生化控制应该是治疗的目标。积极治疗包括高血压、心力衰竭、睡眠呼吸暂停和糖尿病在内的并发症也可能有助于改善死亡率（表 12-6）[91, 163, 167]。一些回顾性研究表明，通过控制 GH 水平，肢端肥大症患者的生存率可以正常化到与年龄匹配的对照组相同，特别的是，血清 IGF-1 SD 评分生命表的分析显示，GH 水平低于 2.5ng/ml 与一般人群相同生存率相关[155, 163, 168]。一项对 18 项研究的 Meta 分析显示，控制随机 GH 水平＜ 2.5μg/L，并使 IGF-1 水平正常化，可使不良 SMR 恢复到 1.1（95%CI 0.9～1.4）[169]。最近对 53 例患者进行的平均 12.7 年的术后随访表明，正常的 IGF-1 水平和低于 0.25μg/L 的生长激素下限与改善血压控制和糖耐量有关（图 12-5）[92]。因此，通过多种积极的方式来治疗，从而严格控制 GH 水平似乎可以将预期死亡风险降低至对照组的水平[92, 158]。放疗能增加死亡的风险，故不能将放疗后 IGF-1 或 GH 水平作为评估患者死亡风险的指标[163]。

三、治疗

（一）治疗目标

肢端肥大症的治疗目标体现了对激素分泌过多的肿瘤的治疗原则（表 12-7）。治疗应该既安全又有效。GH 和 IGF-1 水平应达到正常化，因为 GH 水平的升高与这些患者的死亡率密切相关。因此，严格控制 GH 是治疗的重要目标[92, 97]。另外，要

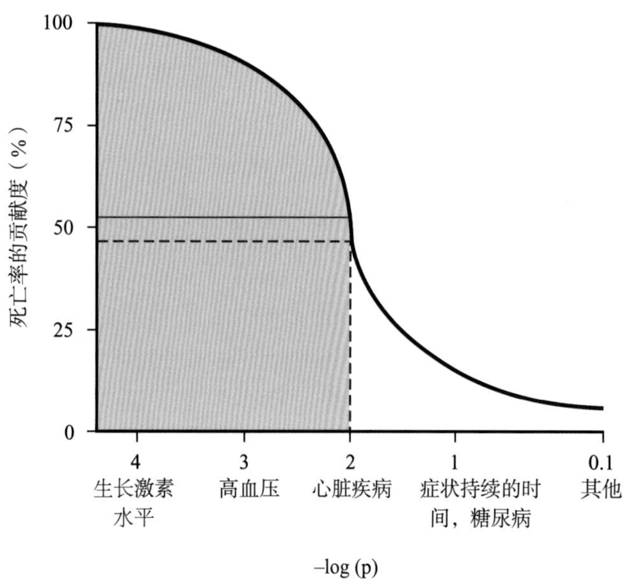

▲ 图 12-5　肢端肥大症死亡率的决定因素

生长激素水平、高血压和心血管疾病是导致死亡的最重要因素（引自 Melmed S. Acromegaly and cancer: Not a problem? J Clin Endocrinol Metab. 2001; 86: 2929-2934.）

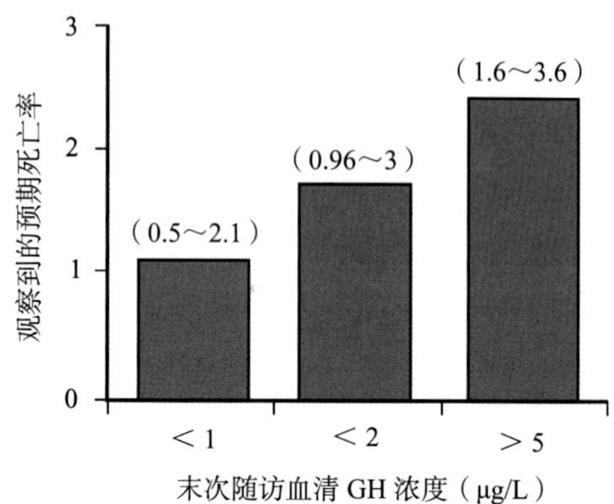

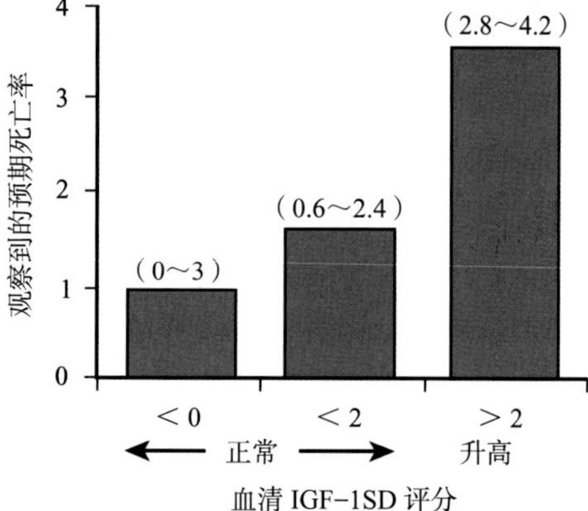

▲ 图 12-4　生长激素和胰岛素样生长因子 -1 水平是死亡率的决定因素

引自 Holdaway IM, Rajasoorja RC, Gamble GD. Factors influencing mortality in acromegaly. J Clin Endocrinol Metab. 2004; 89: 667-674.

表 12-6　肢端肥大症结局的决定因素

肢端肥大症的死亡率

	SMR 95% CI（0.5　1　2　5）	SMR 95% CI	年份
Wright		1.89	1970
Alexander		3.31	1980
Nabarro		1.26	1987
Bates		2.68	1993
Etxabe		3.23	1993
Abosch		1.28	1998
Orme		1.6	1998
Shimatsu		2.1	1998
Swearingen		1.16	1998
Arita		1.17	2003
Beauregard		2.14	2003
Ayuk		1.26	2004
Biermasz		1.33	2004
Holdaway		2.70	2004
Kaupinnen		1.16	2005
Trepp		1.34	2005
合计（95% CI）		1.72	

引自 Dekkers OM, Biermasz NR, Pereira AM, et al. Mortality in acromegaly: A meta-analysis. J Clin Endo Metab. 2008; 93 (1): 61-67.

解除肿瘤对周围组织的压迫，特别是减轻对中枢部位视束的压迫。重要的是，应保持垂体功能的完整性，如果出现垂体功能减退，则患者需要终身进行垂体替代治疗。应该着力改善那些能导致多种并发症从而最终导致死亡的临床特征性表现。肢端肥大症有几种治疗方法可供选择。经蝶窦手术切除腺瘤，使用生长抑素类似物、多巴胺激动药和 GH 受体拮抗药进行药物治疗，还有多种放射方式均可用于治疗 GH 腺瘤。目前对于肢端肥大症患者 GH 水平严格控制可以通过使用单一或多种的治疗来实现。因此，有效的疾病控制应包括持续抑制激素的分泌、腺瘤瘤体得到控制、改善相关的并发症并最终降低死亡率（表 12-7）。

（二）手术

治疗垂体 GH 肿瘤的外科手术是在 20 世纪早期由 Harvey Cushing 博士开创，他证明了通过蝶窦入路能成功切除此类肿瘤。此术式是目前的标准术式，只有在非常罕见的情况下，如肿瘤的体积远超过蝶鞍时才需要经额叶入路。外科医生的经验是手术成功最重要的决定因素。最近，内镜下垂体腺瘤切除术也被证明是有效和安全的[115, 170, 171]。手术可迅速减轻肢端肥大症的症状，移除肿瘤团块，减轻视束压力，减轻头痛。即使是肿瘤局部的切除，也可能有助于提高后续治疗的效果。手术治疗效果与肿瘤初始大小和 GH 水平呈负相关[172]。并不是所有的患者都适合手术，同时存在心血管和肺部疾病，这可能是麻醉的禁忌证。如果肿瘤足够大或具有侵袭性，以及预期术中会对重要结构造成损害，则应权衡手术的益处和风险。

14 例微腺瘤患者和 46 例大腺瘤患者中的 28 例手术后均达到缓解（定义为 IGF-1 正常，OGTT 期间 GH ＜ 0.4ng/ml，或随机 GH ＜ 1ng/ml）[173]。采用 IGF-1 正常化或葡萄糖负荷后 GH 抑制至≤ 2μg/L（原文有误，已改正）的缓解标准，90% 以上的微腺瘤患者成功地达到了控制[158, 174, 175]。不幸的是，大多数诊断时遇到的肿瘤是大腺瘤，只有不到 50% 的大腺瘤患者得到了生化控制[158, 174]。对于这些侵

表 12-7　肢端肥大症的治疗目标

	肢端肥大症的治疗方式				
	手术	生长抑素受体配体	GH 受体拮抗药	多巴胺激动药	放　疗
GH ＜ 2.5μg/L	肉眼可见＜ 50% 肉眼可见＞ 80%	约 65%	增加	＜ 15%	60%，10 年
IGF-1 正常	肉眼可见＜ 50% 肉眼可见＞ 80%	约 65%	＞ 90%	＜ 15%	60%，10 年
起效	迅速	迅速	迅速	缓慢	缓慢
依从性	一次性同意	持久	持久	良好	良好
肿瘤大小	减瘤或切除	不生长或收缩	未知	不变	消融
缺点					
成本	一次	进行中	进行中	进行中	一次
垂体功能减退症	10%	无	低 IGF-1 水平	无	＞ 50%
其他	肿瘤持续存在或复发	胆结石	肝酶升高	恶心	局部神经损伤
	尿崩症	恶心、腹泻		鼻窦炎	视力和中枢神经系统疾病
	局部并发症			需要大剂量	脑血管风险

引自 Melmed S. Acromegaly. Acromegaly pathogenesis and treatment，J Clin Inv. 2009；119：3189-3202.

袭性肿瘤患者，手术切除后总是伴有持续的 GH 和（或）IGF-1 分泌过多。明显的残余肿瘤常毗邻或累及海绵窦、颈内动脉或鞍上区域。手术治愈患者的死亡风险与对照组没有区别，而对于不能缓解的患者，即使在辅助照射或药物治疗后，死亡率仍然显著增加（几乎 2 倍）。因此，术后 GH 水平是死亡结局最重要的决定因素 [91]。术后 24h 获得的 GH 水平显示了对长期缓解的最高预测能力，127 名 GH 早期水平＜ 1ng/ml 的患者中有 125 人能维持长期缓解 [176]。无论采用何种治疗模式，GH 的正常化使死亡风险恢复到与年龄匹配的对照组人群的水平，而术后疾病持续存在与 3.5 倍的相对死亡风险相关 [155, 158, 163]。手术减瘤可以改善随后 SRL 对病情的控制 [177]。手术切除至少 75% 的肿瘤似乎能增强残余腺瘤组织对术后 SRL 治疗的反应性 [178]。

外科手术的成功很大程度上取决于神经外科医生的技巧和经验及肿瘤的大小和侵袭性。手术有助于迅速降低 GH 水平，减瘤可以提高药物治疗的效果 [179]。然而，即使进行了成功的切除仍然有高达 8% 的肿瘤会在 10 年内复发。术后要即刻测定 GH 水平，此时 GH 分泌过多则预示着肿瘤仍然持续存在或今后会复发。总的来说，对于所有类型的肿瘤，使用高敏感的免疫放射 GH 测定法，50% 的患者术后发现葡萄糖负荷后 GH 值＜ 1.0μg/L，39% 的 IGF-1 水平正常的患者 GH 水平仍然不能被抑制 [180]。

不良反应 最重要的手术不良事件是不能完全切除浸润性肿瘤，以及随后的持续性激素分泌过多。大约 10% 的患者会发生术后并发症，并发症的发生在很大程度上取决于手术医生的经验 [181]。并发症包括永久性尿崩症、需要修复的脑脊液漏、脑膜炎、严重鼻窦炎和垂体功能减退症 [173, 174, 181, 182]。侵袭性肿瘤患者的围术期并发症的发生和残余垂体功能衰竭仍然是一个值得关注的问题，尤其是当由经验不足的外科医生进行手术时。

（三）垂体放疗

垂体放射治疗技术包括回旋加速器或 $^{60}C_0$ 放射源的外部照射，放射治疗的总剂量为4500～5000rad。高剂量会增加不良反应发生的风险，而低剂量虽然安全，但临床效果似乎不佳。总剂量分为 25 次照射，每日剂量为 180～200rad，治疗时间要大于 6 周 [183, 184]。随着立体定向 MRI 对肿瘤定位、聚焦束定向（focused-beam direction）、场大小模拟（field-size simulation）、头部固定和中心回旋技术的发展，我们能在对肿瘤周围非肿瘤组织损伤最小的情况下实现了最大的肿瘤照射。

分级放疗后肿瘤生长肯定会被抑制，但 GH 下降缓慢，每年约下降 20% [184]。在 18 年内，90% 的患者随机血清 GH 浓度低于 5ng/ml。GH 下降的程度和速度与治疗前的 GH 水平密切相关。38 例患者放疗后（其中 20 例有放疗前 IGF-1 数据），3.5 年 GH 水平下降约 60%，放疗后 7 年 GH 水平下降约 80%。然而，即使在放疗后 7 年，血浆 IGF-1 水平几乎没有变化，没有下降到初始值的 80% 以下。只有 2 例患者最终表现出正常的 IGF 水平 [185–188]。从长远来看，放疗未能有效地使 IGF-1 水平正常化意味着这些患者中 GH 分泌过多持续存在，尽管水平较低。随后使用 γ 刀进行治疗的长期研究证实疗效得到了改善，在 10 年的随访中，35 例肢端肥大症患者中有 46% 达到了 GH 最低点＜ 1μg/L 和 IGF-I 水平的正常 [189]。

质子束疗法也能减少 GH 的分泌，但目前还没有得到广泛的应用。但是通过 γ 刀开展放射外科手术立体定向消融 GH 腺瘤似乎很有前景 [190]。在 82 例患者中，17% 的患者在 γ 刀照射 50 个月内生化缓解 [185]。在两项研究中，立体定向放射外科手术 5 年后约 50% 的患者术后 GH 水平低于 5ng/ml，IGF-1 浓度也恢复正常，10 年后 GH 水平低于 5ng/ml 的比例达到 85% [186, 187]。

不良反应 50% 接受深度 X 线治疗的患者会在 10 年后发展为垂体功能衰竭，需要使用甲状腺、性腺或肾上腺类固醇进行替代治疗或结合联合用药替代 [1, 30]。少数情况下，视束的损伤会导致视力缺陷。放射治疗 10 年后，患者发生继发性脑部恶性肿瘤（包括神经胶质瘤）的风险虽小但具有显著性，最高达 1.7%（和预期风险相比，相对风险为 16）[191, 192]。放疗也很少会引起脑实质改变 [192–194]，如果发生脑功能障碍则可以表现为抑郁、记忆减退、生活质量下降、视力丧失和脑神经麻痹 [181, 195]。γ 刀放射治疗后的短期对照研究显示局部的不良反应较少，30 例患者在长达 4 年的时间里没有发生视力缺陷的报道 [190]。在最大限度的手术减瘤后，再通过单次立体定向放射治疗（γ 刀）给予 83 例患者的目标肿瘤 [187] 大剂量放射，回顾性分析的结果显示 50% 的患者在第 5 年时达到了生化控制。这一组患者垂体功能减退的 5 年累积风险＜ 5%，提示垂体损伤的风险低于分次放疗 [184]。实际上，经过对 507 例患者的数年随访，没有观察到严重的不良反应。相比之下，5.5% 的垂体肿瘤患者 γ 刀放疗出现了视力缺陷，这可能反映出视网膜斑点在单次放疗中受到了大剂量的辐射暴露 [196]。接受垂体放射治疗的患者发生卒中和血管损伤的风险增大（SMR 4.42），放射剂量是一个不利的决定因素 [197, 198]。

因此，放射治疗对肢端肥大症是有效的，虽然它的获益具有剂量和时间依赖性，GH 降低会延迟 10～15 年。即使使用目前最精确的定位技术，也很少能使 GH 水平低于 2.0ng/ml 和 IGF-1 水平正常 [188, 190]。放射治疗可能对某些患者有用，这些患者的特点是垂体肿瘤还在继续生长，同时又不能通过手术来治疗或对药物治疗有耐药性。

（四）药物治疗

1. **生长抑素受体配体** 奥曲肽是一种合成八肽，为天然的生长抑素的类似物。这种 8- 氨基酸类似物（MW1019）能选择性地与 SSTR2 生长抑素受体亚型结合 [199]。皮下注射后，奥曲肽被迅速吸收，在注射 100μg 后 24min 内达到药物浓度峰值（5.5ng/ml）。血浆分布约为 12min，消除半衰期为 1.5h，而天然 SRIF 为 2min [199, 200]。该药物可抑制垂体 GH 分泌，也可直接抑制肝脏 IGF-1 的产生 [201]，控制肿瘤生长，缓解软组织症状 [202]。

奥曲肽能抑制 GH、胰高血糖素和胰岛素的释放，但在抑制 GH 和胰高血糖素方面表现出比生长抑素更大的选择性 [1, 5]。在正常受试者中，奥曲肽可减弱精氨酸、运动和胰岛素诱导的低血糖引起的 GH 刺激 [203–205]。该药物还可能消除餐后胃肠道和胰腺多种肽类的释放 [205]。由于天然生长抑素抑制促甲状腺激素（TSH）的分泌，所以奥曲肽也抑制 TRH 诱导的 TSH 释放 [201, 205, 206]。在采用生长抑素受体配体（SRL）进行治疗的过程中，不会发生垂体功能减退，因为 SRIF 类似物能选择性地与调节 GH 分泌的生长抑素受体亚型结合 [207]。

在肢端肥大症患者中，95% 以上的患者皮下注射奥曲肽可降低 GH 水平（超过 50%）。从长期来看，大约 70% 的患者的 GH 水平能被抑制到 5ng/ml 以下，大约 55% 的患者 GH 水平被抑制到 2ng/ml 以下。70% 以上的患者在使用长效奥曲肽治疗后 IGF-1 水平能恢复正常（图 12-6）[207]。在大多数接受长期治疗的患者中，头痛、疲劳、出汗、关节痛、腕管综合征和感觉异常等能够得到改善。

皮下注射奥曲肽的起始剂量为 50μg，每 8 小时皮下注射一次，2 周后可增加到 100μg，每天 3 次 [208]。此后，根据注射后 2h GH 的最低水平，可将剂量滴定到最大 1500μg/d。奥曲肽的疗效的提高可以通过增加给药的频率或使用连续性微型泵输注来实现。有趣的是，长期（超过 3 年）使用该药物可增加患者对该药的敏感性和改善生化指标控制。奥曲肽不会发生快速耐受，而受体反应的下调在临床上也没有表现出来。大约 50% 的患者会出现肿瘤萎缩（肿瘤平均体积变化为 30%）[209]。

(1) 长效 SRIF 类似物制剂的疗效：长效生长抑素制剂包括奥曲肽 LAR（长效释放）和兰瑞肽自凝胶 [200, 206, 210–212]。奥曲肽 LAR 是将奥曲肽掺入到可生物降解的聚 -D-L- 丙交酯 - 乙交酯葡萄糖聚合物的微球中，而兰瑞肽自凝胶是允许皮下深部缓慢释放的水溶性制剂。该类制剂在皮下注射后 3 个月，其浓度仍然可以持续维持。

图 12-7 显示了肢端肥大症中奥曲肽 LAR 的药代动力学反应。单次注射奥曲肽 LAR 后，药物水平在注射后约 28d 达到峰值，此后缓慢下降。注射后 GH 水平下降，到第 14 天时就能抑制到 2μg/L 以下。GH 的抑制（通过对 4h 内整体分泌水平来确定）效应可持续到第 49 天，此后其分泌开始增加。从药代动力学曲线可以明显看出，每 30 天给予 1 次注射将使 GH 水平在整个月持续被抑制。图 12-8 描述了每月 1 次注射奥曲肽 LAR 对一组肢端肥大症患者的效果，在研究期间（≤ 54 个月），这些患者的平均 GH 水平被抑制。只要患者每月注射奥曲肽 LAR，GH 就会被持续抑制。在总共 110 例

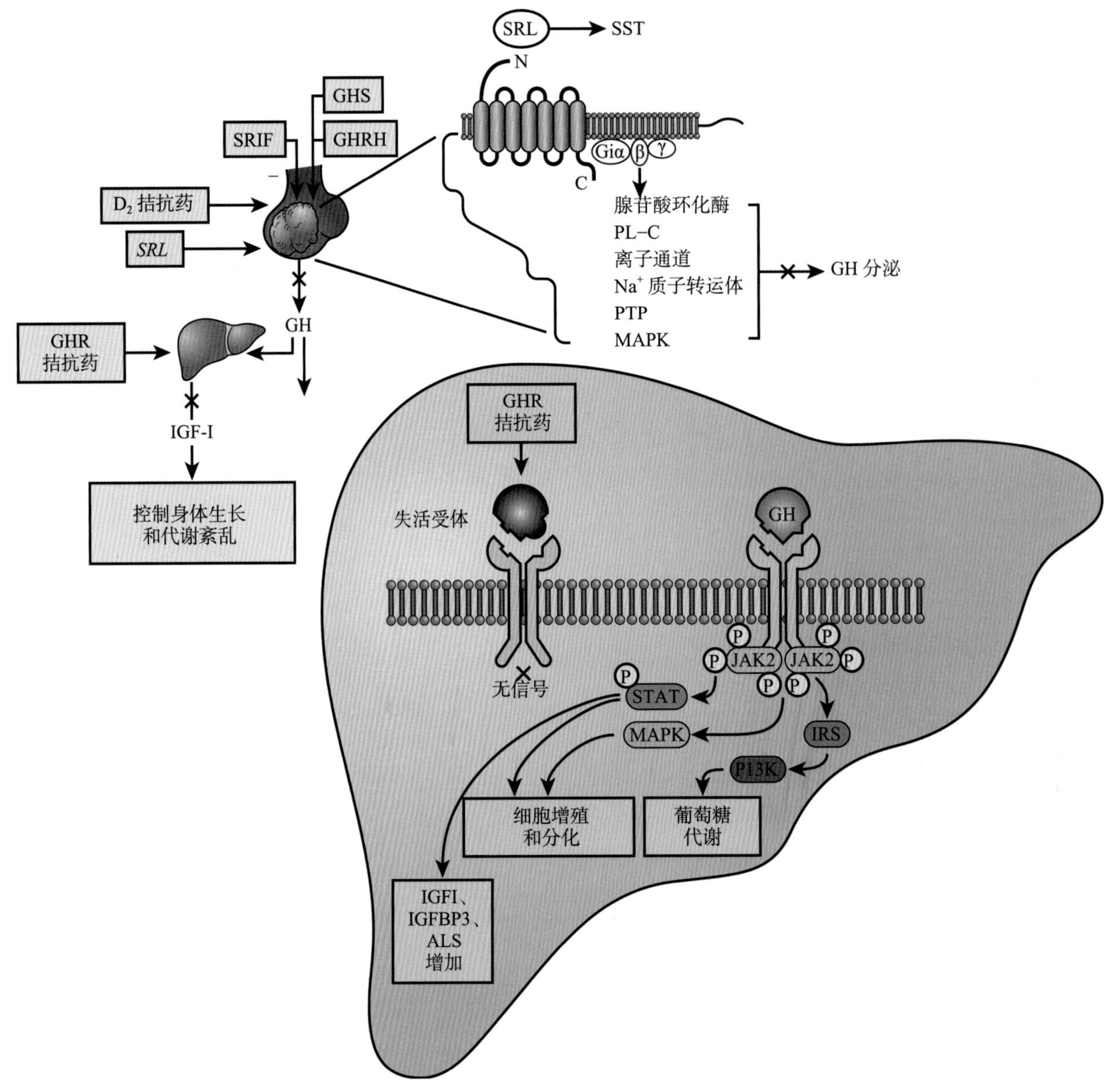

▲ 图 12-6 **肢端肥大症的药物疗法**

生长抑制素受体配体（SRL）信号通过 G 蛋白偶联受体（SSTI-SST5）抑制生长激素（GH）的分泌和作用，还能控制肿瘤生长。生长激素受体（GHR）拮抗药阻断外周 GH 信号，抑制胰岛素样生长因子 1（IGF-1）（引自 Melmed S. Acromegaly. New Engl J Med. 2006；355：2558-2573.）

患者中，约 80% 的患者在 36 个月内 IGF-1 水平达到正常，GH 被抑制到 2.5ng/ml 以下 [200]。长期的研究表明，接受 SRL 治疗的患者中有 70% 的 GH 水平＜ 2.5μg/L，IGF-1 水平正常 [213]。在 67 例连续接受奥曲肽 LAR 前瞻性治疗并随访期长达 9 年的患者中 [214]，70% 的患者表现出 GH 水平＜ 2.5μg/L 和（或）与正常年龄匹配的 IGF-1 水平。值得注意的是，在这项研究中超过 80% 的患者经历了肿瘤萎缩，其中 8 例患者通过 MRI 显示肿瘤消失或缩小为空蝶鞍。在性腺功能减退的患者中，64% 的患者睾酮水平和性腺功能能得到恢复。在对 36 例患者 18 年的随访中也观察到了类似的结果 [213]。一些已发表的研究中的受试者是预筛选过的患者（即 SRL 能抑制 GH 的分泌），通过对文献进行更加严格的评估发现，在未经选择的患者中的总有效率为 40%～50% [215, 216]。SRL 治疗能控制大多数患者的肿瘤生长，而在接受这些药物治疗时肿瘤还继续增大的报道很少。对 41 项符合条件的研究所做的

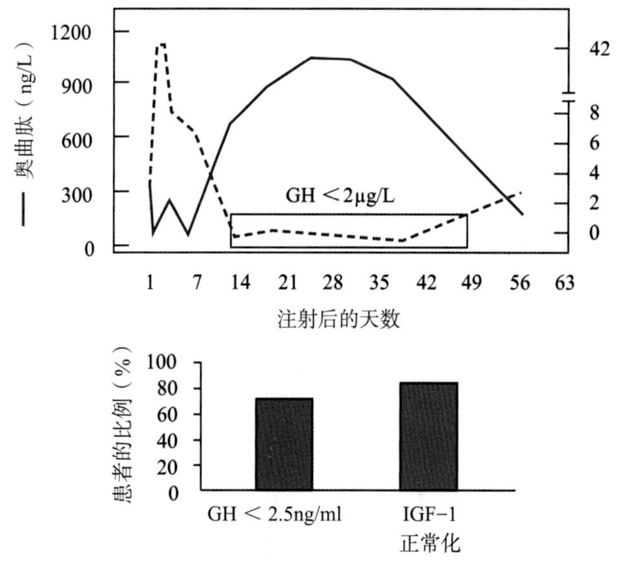

▲ 图 12-7 奥曲肽 LAR 的药代动力学

GH. 生长激素；IGF-1. 胰岛素样生长因子 1；LAR. 长效制剂

Meta 分析显示，接受 SRL 治疗的患者中，有 53%（95%CI 45%～61%）的患者垂体肿瘤显著减少[209]。LAR 奥曲肽治疗导致 66%（95%CI 51%～74%）的患者出现肿瘤萎缩。总体而言，所有 SRL 的加权平均肿瘤缩小率为 37.4%（95%CI 22.4%～52.4%），奥曲肽 LAR 的加权平均肿瘤缩小率为 50.6%（95%CI 42.7%～58.4%）。还有一些尚未解决的问题仍有待进一步的研究，包括 SRL 治疗对出现视交叉压迫的患者的有效性，SRL 停药对随后的肿瘤再复发的影响，以及药物诱导的肿瘤缩小对随后的手术结果的影响[217, 218]。在一项对 62 例患者的随机对照研究中，6 个月的奥曲肽术前治疗提高了大腺瘤患者的手术治愈率。总的来说，接受药物治疗的患者中有 50% 能通过手术治愈，而未接受治疗的患者中仅有 16% 能通过手术治愈[218]。然而，在另一项研究中发现手术的长期治愈率并没有改变[217]。

有几个生物标志物可以用来确定患者对 SRL 的反应性。不利的决定因素包括较高的 GH 基线水平、GH 肿瘤组织颗粒稀疏[25]、MRI 上肿瘤 T_2 加权高强度信号[219]和肿瘤 SSTR2 低水平表达[220, 221]。特异性肿瘤信号分子的丢失，包括 raf 激酶抑制蛋白[220]、上皮细胞钙黏蛋白（E-cadherin）[222]和 *AIP* 突变[223]也与奥曲肽反应性的降低有关。

临床改善能持续存在，很少有全身或局部的不

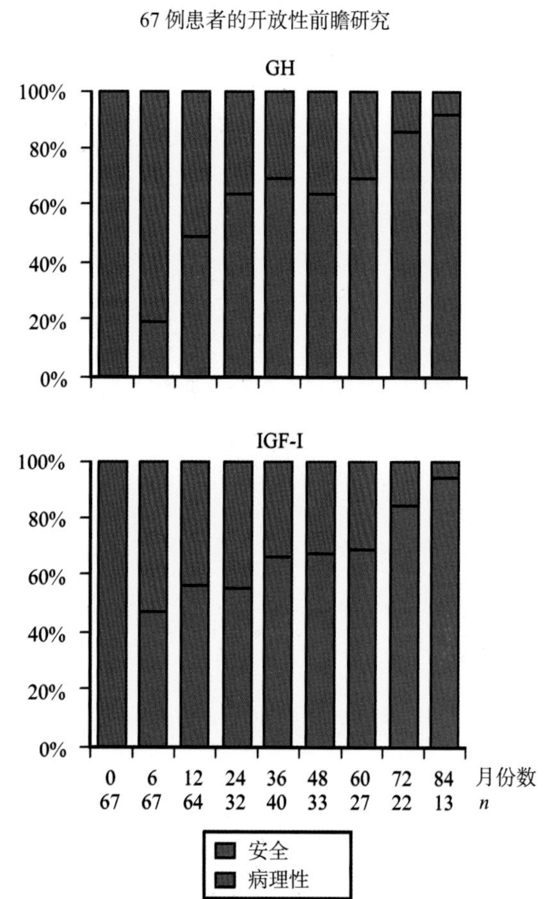

▲ 图 12-8 对接受奥曲肽 LAR（长效制剂）治疗的患者进行了 9 年随访，结果显示约 80% 的患者达到了 GH 和 IGF-1 的控制

引自 Cozzi R, Montini M, Attanasio R, et al. Primary treatment of acromegaly with octreotide LAR: A long-term (up to nine years) prospective study of its efficacy in the control of disease activity and tumor shrinkage. J Clin Endocrinol Metab. 2006; 91: 1397-1403.

耐受。因此，使用长效 SRL 制剂可持续维持治疗性的血清药物浓度及持续抑制 GH 和 IGF-1 的产生和分泌。胆结石、微结石、胆道沉积物或胆道淤积的发生率与接受皮下注射奥曲肽者之间没有差别（见下文）。

(2) 不良反应：虽然生长抑素受体配体从长期来看是相对安全的，但也有一些重要的不良事件被报道。约 25% 的患者出现无症状的超声波可见的胆囊病变[30, 199]。这些病变包括胆汁淤积和胆结石，通常在治疗的前 2 年确诊，此后很少有新的事件发生。奥曲肽治疗期间胆结石的发病率在地理上有所不同。在中国，大多数服用奥曲肽的患者最终会发

生胆结石[224]；相反，南欧患者的发病率要低得多。显然，饮食和（或）其他环境因素在其发病机制中发挥了作用。另外，也可能会出现短暂的胃肠道症状，包括厌食、恶心、呕吐、气胀和稀便，特别是在治疗的前 2 周，这些症状可通过在餐间或夜间注射药物而得到改善。很少有脂肪吸收不良和心动过缓的报道。

总之，长效生长抑素类似物在处理 GH 分泌亢进方面是有效和安全的，特别是在手术切除未能达到严格生化缓解的患者。肢端肥大症的 SRL 治疗适应证包括：①术后肿瘤残留组织持续分泌 GH；②放疗后 GH 水平尚未下降的无反应潜伏期；③初始治疗拒绝手术、医学上不适合手术或手术治愈概率低的患者。生长抑素类似物也可作为接受放疗的患者的主要治疗，在这些患者体内 GH 水平可能仍然过高[30, 97, 202, 225]。大多数大腺瘤患者术后 GH 分泌持续升高，对于这些患者应权衡使用 SRIF 类似物和放疗。每 14～30 天注射一次长效药物类似物能提高患者的便利性和依从性，同时也保持了药物的敏感性[92, 225, 226]。之前的手术可以使生长抑素类似物在生化控制方面获得长期疗效[178]。然而，在决定治疗方案时，必须考虑药物成本和患者依从性。

尚未通过前瞻性对照研究验证的进一步的适应证包括术前使用 SRL 治疗来增强随后的手术的效果。长期持续 SRL 治疗联合或不联合 GH 受体拮抗药以严格控制 GH 和 IGF-1 水平是否会改善最终的死亡结局尚不清楚。

2. *多巴胺受体激动药* 大剂量的多巴胺激动药已用于肢端肥大症患者的治疗，溴隐停能使不到 15% 的患者的 GH 达到正常[227]。一项大型 Meta 分析显示，只有 10% 或不到的患者会出现过 IGF- 1 水平正常化。然而，溴隐停不会带来垂体功能减退的风险，又因为它是一种口服药物，对患者来说是非常方便和经济有效的。卡麦角林是一种长效多巴胺激动药，已用于肢端肥大症，但长期效果尚不确定[228, 229]。然而，经过 18 周的剂量调整后，在 24 例患者中卡麦角林并没有显著降低 IGF-1 的平均水平，只有 2 例患者 IGF-1 恢复正常[230]。

不良事件：由于需要大剂量（＞ 20mg/d）才能达到中度疗效，因此患者不良事件的发生率远高于在平常催乳素瘤治疗时。接受大剂量多巴胺激动药的患者主诉有胃肠道症状，包括恶心、呕吐和腹部绞痛。很少有心律失常的报道。鼻塞和睡眠障碍也是常见的主诉[227, 231, 232]。

3. *生长激素受体拮抗药* 培维索孟（pegvisomant）是一种 GH 受体拮抗药（GHRA），能直接抑制 GH 在周围的作用[233]。与主要通过生长抑素细胞和多巴胺受体抑制 GH 分泌的生长抑素和多巴胺激动药不同，培维索孟干扰 GH 受体的功能信号，从而抑制几乎所有接受治疗达 36 个月的分泌 GH 的垂体肿瘤患者外周血 IGF-1 的生成。培维索孟可以与 GHR 单位上的位点 1 结合，但不能结合突变位点 2[233]。培维索孟的位点 2 突变主要涉及 120 位（G120）甘氨酸被赖氨酸取代，能阻碍随后 GH 信号转导的启动。

在最初的研究中，每天注射培维索孟（10mg、15mg 或 20mg）12 周，分别使 38%、75% 和 82% 的肢端肥大症患者的 IGF-1 水平恢复正常[234, 235]。在随后的 ACRO 研究中，通过 5 年的监测发现在接受平均剂量为 18mg/d 的患者中有 63% 的患者 IGF-1 正常化[236]。伴随血清 IGF-1 水平呈现剂量依赖性的降低，IGF-1 水平的下降所致的软组织肿胀、过度出汗和疲劳的消退也呈现剂量依赖性，但关节痛和头痛无明显改善。培维索孟还可以改善肢端肥大症患者的胰岛素敏感性和糖耐量，降低空腹血清胰岛素和葡萄糖水平，降低糖化血红蛋白[237, 238]。

在一项为期 18 个月的研究中，培维索孟治疗的患者（与安慰剂相比）遇到的短期（治疗＜ 3 个月）不良反应包括可逆的注射部位反应（11%）、腹泻和恶心（14% 和 3%）[234]。GH 水平可逆地增加了大约 2 倍，这也反映了 IGF-1 的降低。尽管在 17% 的患者中检测到抗 GH 抗体，但没有发现快速耐受的证据。培维索孟的治疗能使 90% 的患者 IGF-1 水平正常化，并提高了葡萄糖耐量受损患者的胰岛素敏感性（图 12-9）。在对 1288 名受试者平均 3.7 年的随访中，12% 的受试者报告了严重的不良事件。很少观察到有垂体瘤的持续生长（3% 的患者），并在不超过 2.5% 的患者中观察到有肝氨基转移酶水平的短暂升高（超过正常上限的 3 倍），但很少报道有药物性肝炎[236]。在大约 30% 的此类患者中，培维索孟诱导的肝损伤与 UGTIA1*28 Gilbert 综合征多态性相关[239]。其他的不良反应还包括脂肪增生[240]和垂体功能减退，这见于 IGF-1 水平下降到正常范围以下。

在接受培维索孟治疗的患者中会发生 GH 水平的升高，因此必须采用 IGF-1 水平来监测疗效，这就需要使用标准化商用 IGF-1 测定法并制订年龄和性别特异的参考范围。在这些患者中，滴定 IGF-1 水平至正常值范围的中间值似乎是合理的。培维索孟的过度治疗可能会导致 GH 缺乏的临床特征，因为培维索孟可能会抑制 IGF-1 水平至低于正常下限。培维索孟能使生长抑素耐药患者的 IGF-1 水平正常化[241]，并且有报道称每周 1 次或每周 2 次联合注射培维索孟和 SRL 具有良好的效果[242, 243]。与卡麦角林联合也可产生额外的功效[230]。培维索孟被批准用于不能耐受、对传统治疗只有部分反应或无反应的患者，它能有效地使肢端肥大症患者的 IGF-1 水平正常化（图 12-10）。

四、肢端肥大症的综合治疗方法

（一）手术治疗可能具有良好效果的患者

肢端肥大症确诊后，应该评估手术治疗的可能性。对于小的、边界清楚的肿瘤，由经验丰富的垂体外科医生行手术切除是治疗的首选[97]。手术治愈率最高的是非侵袭性的、包裹良好的小肿瘤。如果预测有良好的手术结果，即有 60% 或更高的概率通过肿瘤切除来控制疾病，那么就有必要进行手术治疗[115, 173]。术后对患者进行监测，以确保 GH 对葡萄糖负荷的反应小于 1ng/ml，IGF-1 水平正常。然而，如果手术后激素水平没有得到控制，表明疾病持续存在或复发，则应使用 SRL[30]。在其他治疗失败后，建议培维索孟单药疗法或与 SRL 联合使用[241]。根据基线肿瘤大小和位置仔细评估垂体瘤的大小，建议每 6～12 个月采用 MRI 检查 1 次。患者应该测量年龄和性别匹配的 IGF-1 水平，目标是达到正常范围的中间水平。LFT 异常的患者应避免使用培维索孟，治疗前 6 个月应每月评估 LFT。如果患者仍未得到生化控制，则添加多巴胺激动药，

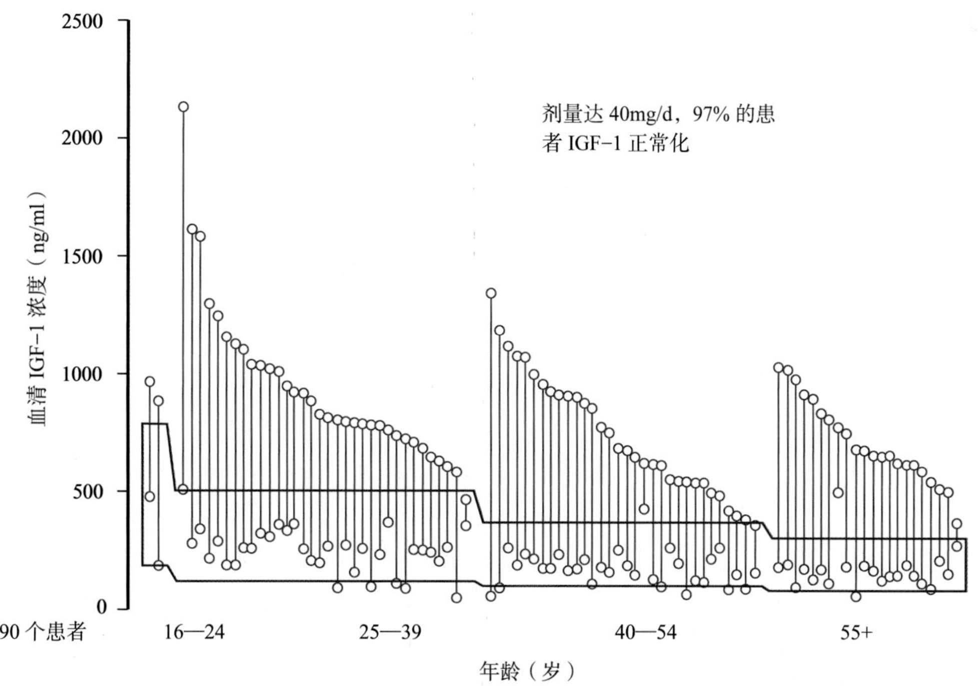

▲ 图 12-9 培维索孟治疗 12 个月前后胰岛素样生长因子 -1 的水平

引自 van der Lely AJ，Hutson RK，Trainer PJ，et al. Long-term treatment of acromegaly with pegvisomant，a growth hormone-receptor antagonist. Lancet 2001；358：1754-1759.

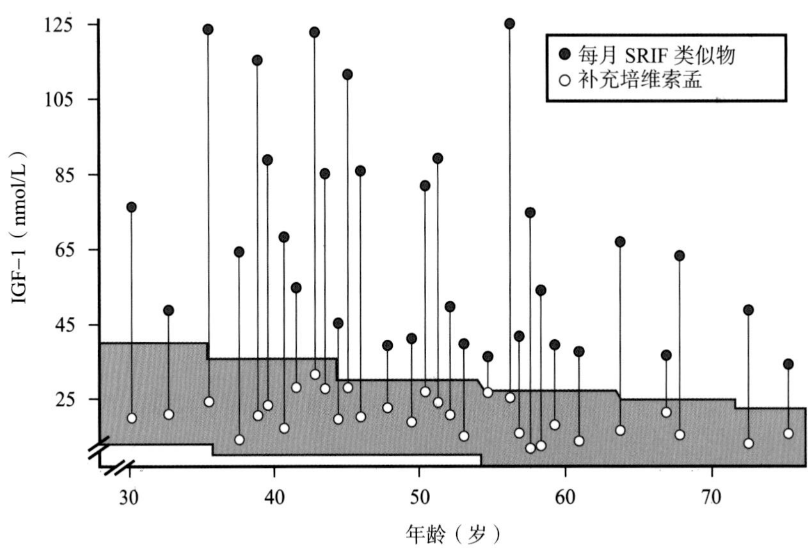

▲ **图 12-10　在对生长抑素释放抑制因子（SRIF）类似物单一疗法耐药的患者中，采用 SRIF 类似物和培维索孟联合治疗控制后胰岛素样生长因子 1（IGF-1）水平的变化**

引自 Neggers SJ，van Aken MO，Janssen JA，et al. Long-term efficacy and safety of combined treatment of somatostatin analogues and pegvisomant in acromegaly. J Clin Endocrinol Metab. 2007；92（12）：4598-4601.

或考虑再次手术或照射。

（二）手术成功率低的患者

大腺瘤患者的手术效果很可能很差，只有不到 50% 的患者能达到生化控制。大多数新诊断为肢端肥大症的患者都有大腺瘤，这预示着手术效果不佳。这些患者可以得到基本的药物治疗，对于那些手术禁忌的患者和那些拒绝手术的患者也一样可以采用药物治疗 [213, 214, 241]。由于奥曲肽可以减小肿瘤体积，因此提倡术前应用奥曲肽来提高手术效果 [210, 241]。如果不能达到生化控制，药物疗效可以通过增加剂量、使用单一疗法或联合 GHRA 治疗或增加多巴胺激动药来提高 [30]。如果患者对药物治疗有抵抗，根据肿瘤残余的大小和位置及神经外科医生的技术，需要进行第二次手术或放疗。

（三）随访

患者的实验室随访包括进行口服葡萄糖负荷和随后 2h 内 GH 水平的测量。在一项对 166 例患者的回顾性研究中发现，采用 OGTT 后基础 GH 水平而不是最低 GH 水平来评估生化控制更有效 [244]。严格的标准包括 GH ＜ 1ng/ml，并伴有正常化的 IGF-1 水平。如果这些目标没有实现，就应该开始药物治疗，如果已经开始，可以通过增加给药剂量频率、启用 GHRA 或添加多巴胺激动药来提高疗效。对于耐药患者，再次手术和放射治疗是进一步的辅助选择。大腺瘤患者应在 6～12 个月后复查垂体 MRI，这要视局部压迫的程度而定。对于已经有效切除肿瘤的患者，术后每 2 年进行一次 MRI 检查。侵袭性的残余肿瘤需要更频繁的 MRI 检查。虽然生长抑素类似物疗法不一定会使肿瘤体积缩小，但在患者用药期间肿瘤很少会发生进一步的侵袭性生长。

（四）一般情况

所有这些患者的临床、经济和生活质量方面的压力都很重，优化疾病控制以改善不良临床结局势在必行 [245]。肢端肥大症患者还需要处理多种相关的疾病。结肠镜检查应在诊断时进行。如果有 3 个以上皮赘、家族史、年龄超过 50 岁或有息肉病史，则需要进行更具侵袭性的结肠镜检查。由于肢端肥大症患者的心血管疾病发病率很高，因此应积极治疗高血压、左心室肥厚、心力衰竭和心律失常。肺功能和睡眠评估应在疾病的早期进行，使人衰弱的关节炎需要积极的抗风湿治疗。筛查和治疗胰岛素抵抗和糖尿病也很重要，生长抑素类似物通常能显著改善糖尿病的控制。由于 GH 被有效抑制，胰岛素需求量可立即降低到治疗前所需量的 90%。头痛是一种非常常见的症状，通常通过使用生长抑素类似物能得到改善，如果不能改善则可使用强效镇痛药。颌面部疾病可能需要牙科、上颌和面部整容手术。生育能力是患者通常关心的问题，而奥曲肽治疗的妇女能成功妊娠的报道为妊娠管理提供了乐观的指导 [134, 246]。然而，奥曲肽并没有被食品药品管理局批准在妊娠期间使用。肢端肥大症患者可能有抑郁、自尊心降低和其他社会心理敏感症状 [234, 247]。因此，需要谨慎的个人或团体咨询来帮助患者解决这些问题。最后，所有可用的肢端肥大症的治疗方式都可能会引起相关的并发症，如果出现并发症，需要及时处理。

SRL 和 GHRA 的长效制剂的出现已经改变了该病的治疗模式，因为患者的依从性、用药、接受度和安全性都得到了实现。缓释生长抑素制剂需要每 2～4 周注射 1 次，并控制约 70% 的患者和 50% 的未经选择的患者 [212, 216]；它们的不良反应看起来很相似 [248]。新型的注射制剂 [249, 250] 和口服 SRL [251] 也将为有 GH 高分泌综合征的患者提供更有前景的治疗途径。

第 13 章　库欣综合征
Cushing's Syndrome*

Agata Juszczak　Damian G. Morris　Ashley B. Grossman　Lynnette K. Nieman　著
高玉婷　刘丽翼　廖志红　译

要　点

- 库欣病是垂体依赖性库欣综合征，是内源性皮质醇增多症最常见的原因。
- 库欣综合征的诊断应在经验丰富的内分泌中心进行，因为准确的诊断对于最佳治疗至关重要。
- 大多数情况下，经蝶窦手术仍是库欣病的初始治疗方法。
- 对于手术失败或复发的库欣病患者，可以使用某些放射疗法或双侧肾上腺切除术。
- 双侧肾上腺切除术是 ACTH 非依赖性库欣综合征的首选治疗方法，如果可能，可切除异位 ACTH 综合征的 ACTH 来源。
- 多种类固醇生成抑制药是有效的药物，可用于紧急控制高皮质醇血症，或用于等待其他治疗（如放疗）起效。

Harvey Cushing [1, 2] 率先将肥胖、糖尿病、多毛症和肾上腺增生的症状综合起来，在尸检中发现，8 例患者中的 6 例是嗜碱细胞腺瘤，故现在以他的名字命名这个疾病。此后不久，Walters 及其同事 [3] 确定了肾上腺肿瘤病因引起的该病，以及肾上腺切除术的治疗作用。在随后的 1 个世纪中，我们对库欣综合征的发病机制的理解已经扩展到包括异位产生促肾上腺皮质激素（ACTH）[4] 和促肾上腺皮质激素释放激素（CRH）[5]，以及 ACTH 以外因素对双侧肾上腺刺激的认识 [6–9]。由于长期严重的库欣综合征最终会致命，早期诊断和治疗一直很重要。这些年来，已经进行了大量试验以提高诊断率。同样，库欣综合征的治疗选择已经增加，包括减少 ACTH 分泌、减少皮质醇分泌或阻断循环皮质醇活性的药物，以及手术切除原位和异位产生 ACTH 的肿瘤。尽管取得了这些进步，但库欣综合征仍是内分泌学家的难题。本章回顾了这一复杂性多面性综合征的表现、病因、诊断和治疗方法。

一、定义

库欣综合征是慢性长期的组织暴露于过多的糖皮质激素，引起的一组症状组合，除非同时有临床表现和生化异常，否则不能做出诊断。

二、病因学和病理生理学

（一）库欣综合征

库欣综合征的病因可分为 ACTH 依赖性和非

*. 本章中带有背景色突出显示的部分为儿童内分泌相关内容。

ACTH 依赖性（表 13–1）。ACTH 依赖性的病因有 ACTH 腺瘤（即依赖于垂体的库欣综合征，又称库欣病）、异位肿瘤来源的 ACTH（异位 ACTH 综合征），或来自正常 ACTH 细胞（非常罕见），在过量 CRH 的影响下产生（异位 CRH 分泌）。ACTH 刺激肾上腺皮质的 3 层组织增生并分泌类固醇。当 ACTH 过量时，导致组织学增生和肾上腺重量增加。肾上腺可能会看到小结节和大结节（> 1cm）。循环糖皮质激素增加，通常伴随着肾上腺雄激素的增加。

表 13–1 库欣综合征的原因

- ACTH 依赖性
  - 依赖垂体的库欣综合征（库欣病）
  - 异位 ACTH 综合征
  - 异位 CRH 分泌
  - 外源 ACTH 给药
- 非 ACTH 依赖性
  - 肾上腺腺瘤
  - 肾上腺癌
  - 原发性色素性结节性肾上腺病（PPNAD），散发或与 Carney 综合征相关
- AIMAH
- 继发于异常激素受体表达 / 信号的 AIMAH
- McCune–Albright 综合征
- 外源糖皮质激素给药

ACTH. 促肾上腺皮质激素；AIMAH. 不依赖 ACTH 的双侧大结节性肾上腺增生；CRH. 促肾上腺皮质激素释放激素

除了外源性给予糖皮质激素外，非 ACTH 依赖性代表了 ACTH 以外的其他机制激活肾上腺，包括肾上腺单侧病变（腺瘤和癌）、双侧病变（原发性色素性结节性肾上腺病、McCune–Albright 综合征、与循环 AMP 信号通路异常有关或由 G 蛋白偶联受体的异位表达引起的大结节性肾上腺病变）和肾上腺其他组织的功能亢进。

肾上腺腺瘤由束状带细胞组成，通常仅产生糖皮质激素，这与其他病因引起库欣综合征中所见的整个肾上腺皮质的活化相反。ACTH 受到过多的皮质醇的抑制，由于 ACTH 缺乏，使非腺瘤的肾上腺组织萎缩。结果，如脓疱痤疮和多毛症这些高雄激素症状相对不常见，并且硫酸脱氢表雄酮的水平通常较低。相比之下，有一些病例报道表明患有大结节性肾上腺病变的患者，除了皮质醇外还分泌盐皮质激素、雌酮或雄激素。

（二）库欣病

库欣病几乎总是由孤立的（可能是单克隆的）ACTH 腺瘤引起的[10]，尽管有垂体的 ACTH 结节增生（并没有分泌 CRH 肿瘤的证据），但后者占外科手术病例的 2% 或更少[11, 12]，甚至有人怀疑 ACTH 结节增生是否存在。大多数肿瘤是良性鞍内微腺瘤（直径< 1cm），大腺瘤占肿瘤的 5%～10%。肿瘤虽然可能会发生鞍外的扩展或浸润，但极少发生转移。在这些肿瘤的分子特征方面做了许多工作，库欣病的病因仍然未知。以往大多数数据支持其病因是垂体原发性异常或一系列异常，垂体腺瘤的发展是由于下丘脑激素刺激异常或反馈调节所致，还是由固有的垂体缺陷所致，仍存在争议。最近提出了一个包含两种理论的模型，肿瘤可能是由于原发性垂体固有缺陷的克隆扩增引起的，也可能是由于激素的过度刺激 / 异常反馈导致增生而引起的，增生又使细胞易于突变，随后发生克隆扩增[13]。对主要 ACTH 的刺激和负反馈途径的分析并未发现常见缺陷[14, 15]。类似地，与其他癌症有关的常见致癌基因和抑癌基因似乎在 ACTH 腺瘤的病理机制中并不常见。基因敲除小鼠的研究和对人垂体瘤标本的分析已表明细胞周期蛋白依赖性激酶抑制剂 p27（Kip1）参与了 ACTH 瘤的发生。总体而言，ACTH 瘤中 p27 蛋白水平的降低和磷酸化 p27/p27 的比值增高，表明这种负性细胞周期调节因子的失活增加，这种变化的原因尚待阐明[16]。细胞遗传学研究表明，垂体良性腺瘤中的染色体总数发生了大量的改变，尽管所研究的 ACTH 肿瘤的数量很少，但最常见的异常现象是染色体 6p 的获得和染色体 2、15q 和 22 的丧失[17–19]。也许分子生物学技术，尤其是微阵列分析的改进，将发现新基因在这些肿瘤的发病机制中的作用，这需要进一步研究[20]。

在家族综合征的患者中，伴有垂体腺瘤的有 MEN1、Carney 综合征、McCune–Albright 综合征、家族性孤立性垂体腺瘤综合征，ACTH 腺瘤主要表现为孤立性的病例。它们分别是继发于 *menin* 基因、蛋白激酶 A 亚基 1α（PRKAR1A）、GNAS 和芳香烃受体失活蛋白（AIP）的突变。最近，人们对 AIP 产生了浓厚的兴趣，约 50% 的家族性生长激素腺

瘤中发现了 AIP 的生殖系突变。Stratakis 及其同事的队列研究发现，在 74 例散发性库欣病患儿中有 1 例 AIP 突变，另外法国报道了 44 例散发性 ACTH 腺瘤患者中有 3 例存在 AIP 突变（6.8%）[21]。也有 1 例 MEN2A 患者伴有库欣病的报道 [22]。

（三）异位促肾上腺皮质激素综合征

Liddle 及其同事首先将异位激素分泌综合征进行了梳理，他们将其定义为“肿瘤产生了任何激素，这些肿瘤来源的组织在通常情况下是不产生该激素的”[4]。尽管在许多非 ACTH 腺瘤中查到 ACTH 和其他前阿黑皮素原（即 POMC）产物，但不是所有人都伴有循环血中这些物质的水平升高或出现库欣综合征 [4, 23]。尽管小细胞肺癌可能是最常见的异位 ACTH 综合征的病因，在内分泌中心的大数据研究结果显示它通常并不是最常见的原因，如后所述（表 13-2）。在这些内分泌中心，胸腔内肿瘤（支气管或胸腺的神经内分泌肿瘤）约占异位 ACTH 分泌的 60%，其次是胰腺神经内分泌肿瘤、嗜铬细胞瘤（约 5%～10%）[24] 和甲状腺髓样癌（＜ 5%）。

在非 ACTH 肿瘤中，*POMC* 基因被抑制的机制尚不清楚。一种假设是，这些细胞源自能够产生肽类激素的普通多能祖细胞，因此 ACTH 的产生是向分化程度较低的状态的复归 [25]。许多产生 ACTH 的肿瘤源自神经嵴胺前体摄取与脱羧细胞（即 APUD 细胞），可能支持这种观点 [26]，但是最近的数据不支持这种胚胎学假设。然而，来源于内胚层的肿瘤也会产生 ACTH，因此 APUD 的特征可能只是去分化的一种表现，并且可能不代表异位 ACTH 分泌的原因。

尽管尚不了解基因抑制的机制，但已经研究了 POMC 产生和加工的调控。POMC、促肾上腺皮质激素样中间叶蛋白，以及常不会被分泌的大-ACTH 或前-ACTH（“big” ACTH 或“pro-ACTH”）可能会在血循环中，细胞内 POMC 产物的比例可能异常 [27, 28]。对于肺小细胞癌细胞系合成 POMC 和 pro-ACTH 的研究，结果显示，只有 ACTH 前体被分泌，这表明 ACTH 的加工是有缺陷的 [29]。如果使用对前体有特异性的检测方法，这种模式也可能在诊断上有用。产生 ACTH 的肿瘤中，这些 POMC mRNA 种类的特征为，已经鉴定了一种与 ACTH 腺瘤相似的 1200bp 转录物 [30]、缺乏分泌信号序列的正常 800bp mRNA [30, 31]，以及大的 1400～1500bp POMC 转录物，大的转录物似乎起源于通常的

表 13-2　1969—2011 年的四大系列中引起异位促肾上腺皮质激素综合征的肿瘤类型的病例数（*N*）

肿瘤类型	Liddle 等，1969 [4]（*N*=104）	Aniszewski 等，2001 [464]（*N*=106）	Torpy 等，2002 [465]（*N*=58）	Ilias 等，2005 [466]（*N*=90）	Isidori 等，2003 [467]（*N*=40）	合计（*N*=398）
肺癌	52	12	1	3	7	75
支气管 NET	5	26	23	35	12	101
胸腺 NET	11	5	6	5	2	29
MTC	2	9	2	2	3	18
胰腺和 GI NETS	14	18	4	8	3	47
嗜铬细胞瘤 / 副神经节瘤	4	3	2	5	1	15
未知原发肿瘤部位的 NET	0	7	0	13	4	24
位置隐秘的肿瘤	7	17	18	17	5	64
其他 *	9	9	2	2	3	25

*. 其他不常见的分泌促肾上腺皮质激素的肿瘤包括乳腺、肾脏、黑色素瘤、间皮瘤、成髓细胞性白血病、卵巢、前列腺、唾液腺和睾丸
GI. 胃肠道；MTC. 甲状腺髓样癌；NET. 神经内分泌肿瘤

垂体启动子的上游，它保留了正常的翻译起始位点[32, 33]。引发这种转录的启动子可能不受糖皮质激素的调节，这可能部分解释了这些患者在临床上对糖皮质激素抑制缺乏反应性的这一现象。体外研究发现，具有正常糖皮质激素受体结合的人类小细胞癌细胞系和胰岛细胞瘤，在大多数情况下，在通常能够抑制垂体 ACTH 产生的氢化可的松剂量下，不会调节 POMC、酪氨酸转氨酶或糖皮质激素受体 mRNA 的表达[34-36]。然而，临床观察到，在糖皮质激素给药期间，在某些支气管神经内分泌肿瘤者，ACTH 受到了抑制。这提示，至少在某些异位肿瘤中，保留了一种调节 POMC 产生的功能性糖皮质激素反应元件[37]。

（四）异位促肾上腺皮质激素释放激素分泌

伴有或不伴有 ACTH 分泌的 CRH 分泌肿瘤是库欣综合征的罕见原因。尽管许多肿瘤对 CRH 免疫染色阳性，但其分泌却很少见，并且大多数患者没有库欣样临床特征[38]。因此，诊断主要取决于血浆 CRH 水平升高的证明（这个检测分析方法不容易获得）。文献报道的病例数符合该标准的患者少于 20 例。肿瘤可能对 ACTH 免疫染色阴性，但这可能与储存减少和分泌迅速有关。在这种情况下，整个肿瘤床的 CRH 和 ACTH 梯度可能提示，事实上肿瘤分泌了这 2 种肽[39]。肿瘤包括支气管和胸腺神经内分泌肿瘤、小细胞肺癌、甲状腺髓样癌、嗜铬细胞瘤、神经节细胞瘤、前列腺癌和神经节肉瘤[40, 41]。对诊断试验的生化反应可能与异位 ACTH 分泌或垂体 ACTH 依赖型疾病相似[41]。重要的是要注意到，许多（即使不是全部）分泌 CRH 引起库欣综合征的异位肿瘤也分泌 ACTH。

（五）原发性肾上腺疾病

库欣综合征中的原发性肾上腺疾病之间没有共同的病因。尽管肾上腺皮质肿瘤的病因尚不清楚，但已经确定了一些在肾上腺癌发展中起重要作用的因素，11p15.5 上的父源同二体（父系异基因）过度表达胰岛素样生长因子 2（IGF-2），并且 CDKN1C 和 H19 表达降低，这似乎是关键因素，CDKN1C 为 G_1 周期依赖性激酶抑制因子，H19 是一种生长抑制因子。一小部分癌可能与 *p53* 突变有关，*β-catenin* 突变可能是早期的变化。尽管在染色体 17p、1p、2p16 和 11q13 的肿瘤抑制基因，以及第 4、5 和 12 号染色体上的癌基因，已发现了潜在位点，但在发病机制中有重要作用的基因仍待阐明[42]。腺瘤和癌往往是单克隆的，而结节性增生通常是多克隆的[43]。肾上腺腺瘤是有包膜包裹的良性肿瘤，通常重量少于 40g。分泌皮质醇的肾上腺癌通常也有包膜包裹，通常重量超过 100g，肿瘤细胞存在多形性核、坏死、有丝分裂相，以及血管或淋巴管浸润，但仍缺乏典型的恶性肿瘤组织学特征[44]。无论肿瘤是良性还是恶性，相邻的肾上腺组织都是萎缩的。

原发性色素性结节性肾上腺病（PPNAD），也称为小结节性肾上腺病，是一种罕见的库欣综合征，其组织学特征为小的或正常大小的肾上腺腺体（总重量＜ 12g），皮质有微结节（平均 2～3mm），颜色多为深色或黑色，皮质中层通常萎缩[45]。大多数 PPNAD 病例是 Carney 综合征的一部分，Carney 综合征除库欣表现外还伴有多种其他异常，包括心脏、皮肤或乳房的黏液瘤，蓝痣或着色斑，以及其他内分泌病（性早熟，睾丸 Sertoli 支持细胞瘤、睾丸 Leydig 间质细胞瘤或肾上腺其他肿瘤，约 10% 有肢端肥大症）。Carney 综合征是一种常染色体显性遗传病，其中约 30% 有库欣综合征。肿瘤抑制基因 *PRKAR1A* 编码蛋白激酶 A 的 1A 型调节亚单位,Carney 综合征的 50% 患者中发生了该基因突变。该基因和磷酸二酯酶 11A 基因（*PDE11A*）的突变，已证实与孤立的独特形式的 PPNAD 相关[46]。

由双侧结节性肾上腺病引起的库欣综合征是 McCune-Albright 综合征的罕见表现[47]，McCune-Albright 综合征的特征是骨纤维结构不良、浅褐色皮肤色素沉着和内分泌功能异常（通常为性早熟）。在这个综合征中，G 蛋白 α 亚基的 201 号密码子发生激活突变，在早期胚胎发生的镶嵌型发育模式中刺激环磷酸腺苷的形成[48]，如果这影响了一些肾上腺细胞，则腺苷酸环化酶结构激活，激活类固醇激素级联反应，导致结构性的结节形成和糖皮质激素过多，不存在突变的结节间肾上腺皮质萎缩[49]。

也有研究报道，ACTH 受体的错义突变导致其结构激活和非 ACTH 依赖性库欣综合征[50]。

不依赖ACTH的双侧大结节性肾上腺增生（AIMAH）是库欣综合征的一种罕见类型（＜1%），大乃至巨大的肾上腺，影像学上通常有明确的结节。大多数病例为散发，但也有少数报道为家族性病例[51]。尽管在大多数情况下其病因尚不清楚，但一些结节表现为正常肾上腺表达的受体数量增加，或存在可与循环配体结合的异位受体的表达，循环配体就可以刺激皮质醇的分泌[52]。这种现象最著名的例子是与食物相关的库欣综合征，餐后抑胃肽（GIP）正常升高，导致2名中年女性发生库欣综合征，临床表现为双侧多结节性肾上腺增生，尿游离皮质醇（UFC）轻度升高，血浆ACTH值低到无法检测到，清晨空腹血皮质醇水平低或正常，餐后皮质醇值急剧增加，在体内或体外使用GIP后，皮质醇同样升高[7, 8]。1名患者双侧肾上腺切除术后治愈，切除下来的多结节性肾上腺的重量分别为20g和35g[8]。在另一名患者中，用奥曲肽治疗可改善症状[7]。在这些患者中发现了GIP受体的异位表达。异常表达以下激素的受体与皮质醇的产生相关[53]，激素为血管加压素、β-肾上腺素性黄体生成素/人绒毛膜促性腺激素、5-羟色胺、血管紧张素、瘦素、胰高血糖素、白介素（IL）-1、促甲状腺激素（TSH）。但是，肾上腺上受体的这种明显的异位表达可能是肾上腺增生后的反应，而不是肾上腺增生的原因。

导致大结节肾上腺疾病的另外2个因素包括类固醇生成细胞在局部产生ACTH，导致皮质醇分泌过多，以及*ARMC5*（armadillo repeat containing 5）基因的失活突变，在30例患者中有24%发现*ARMC5*基因失活突变[54]。

肝脏、肾上腺床或性腺中的肾上腺残余组织很少会引起库欣综合征，通常是在ACTH依赖性疾病的肾上腺切除术后出现[55-58]。曾有卵巢癌引起的异位皮质醇分泌的病例报道[59]。

三、假性库欣状态

假性库欣状态可以定义为存在某些或全部类似于真正库欣综合征的临床特征，有一些皮质醇过多的证据，但在消除基础病因后，以上表现消失[60]。假性库欣状态的病理生理学尚未明确。一种假设是，某些应激情况会增加CRH神经元的活性，导致ACTH分泌过多、肾上腺增生和皮质醇分泌增加[61]，该类型仅仅是间歇性的和中度的皮质醇功能亢进，因为皮质醇对ACTH分泌的负反馈仍然存在（图13-1）。这一假设假定正常的ACTH水平下仍有肾上腺增生、糖皮质激素分泌过多，在神经性厌食症[62]、抑郁状态[63]和剧烈运动[64]时，ACTH（不是皮质醇）对外源性CRH的反应不良，支持了这一假说。

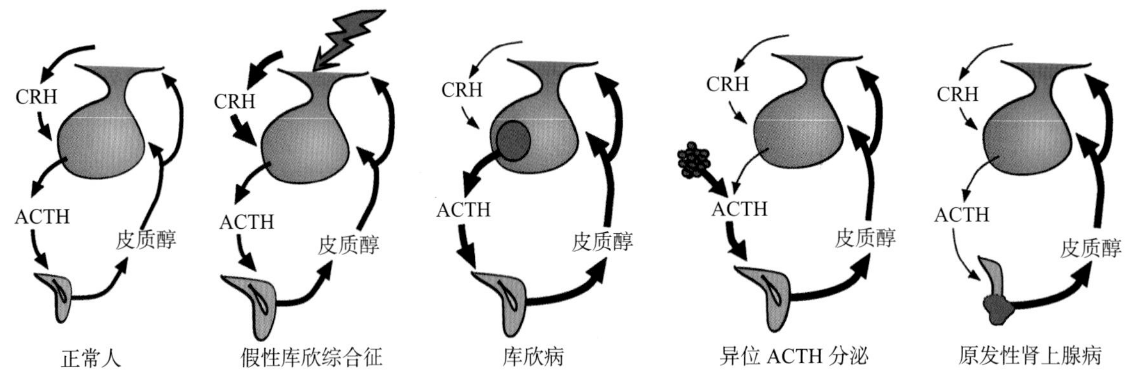

▲ **图13-1　正常人和皮质功能亢进状态下丘脑-垂体-肾上腺轴的生理状态**

下丘脑分泌促肾上腺皮质激素释放激素（CRH），通常会刺激垂体分泌促肾上腺皮质激素（ACTH），接着导致肾上腺皮质醇分泌增加，该系统的CRH和ACTH分泌由皮质醇对其负反馈抑制来调节。在假性库欣综合征中，CRH神经元被中枢刺激（粗阴影绿箭）激活，导致CRH分泌增加，最终导致皮质醇过多。皮质醇分泌增加抑制ACTH激活，但并未完全逆转CRH神经元的激活，因此轻至中度的高皮质醇血症可能会持续。在库欣病中，垂体促肾上腺皮质激素腺瘤分泌过多的ACTH，而皮质醇水平的升高只能部分地抑制它，在这种情况下，以及异位ACTH分泌和原发性肾上腺疾病中，CRH神经元都被过多的皮质醇抑制。在异位ACTH分泌中，糖皮质激素不会反馈抑制非垂体肿瘤中ACTH的过度分泌。肾上腺自主产生皮质醇的情况下，过高的皮质醇抑制了正常促肾上腺皮质激素细胞的ACTH分泌

四、流行病学

由于大剂量糖皮质激素常用于医学治疗，医源性病因占库欣综合征的大多数病例。大量文献报道，内源性的病因分布为库欣病（68%）、肾上腺腺瘤（8%～19%）、肾上腺癌（6%～7%）、异位 ACTH 综合征（6%～15%）、结节性肾上腺增生（2%）[60, 65]。然而，缺少关于库欣综合征各病因的真正发病率的信息，最好的数据也许来自一项覆盖全丹麦人群（530 万人）的研究，该研究采用了严格的数据收集方法，由几个治疗该疾病的中心完成[66]，库欣病、肾上腺腺瘤和肾上腺癌的发生率分别为每年 1.2/100 万，0.6/100 万和 0.2/100 万。异位 ACTH 综合征的发病率极低（每年 0.1/100 万），这可能是由于（正如作者所承认的那样）许多病例未被识别出来，而部分人被认为是可能患有 ACTH 依赖性库欣综合征（每年 0.5/100 万）但未证实是否存在垂体疾病，其中一些可能患有异位 ACTH 综合征。内分泌文献肯定低估了异位 ACTH 综合征的发生率，因为内分泌学家接触到的许多病例都是由隐秘的小肿瘤引起的，而不是明显的大肿瘤。然而，考虑到在小细胞肺癌的病例中有 3%～12% 存在库欣综合征[67, 68]，并且欧洲最近的小细胞肺癌男性发病率约为每年 120/100 万，女性发病率约为每年 40/100 万，小细胞肺癌是迄今为止最常见的异位 ACTH 综合征的原因[69]。其他流行病学研究仅考察了库欣病的发生率，发现意大利北部的库欣病发病率为每年 0.7/100 万[70]，西班牙北部为每年 2.4/100 万[71]。

不同病因库欣综合征的性别和年龄分布各异。肾上腺腺瘤和库欣病在女性比男性更多见，青春期前儿童除外，青春期前男孩库欣病多于女孩，关于肾上腺癌，女性大约是男性的 1.5 倍[60, 65]。结节性肾上腺增生男女比例大致相等。

异位 ACTH 综合征是唯一男性多于女性的库欣综合征的病因（青春期前儿童库欣病除外），随着越来越多的女性患小细胞肺癌，这种情况可能会改变。肺癌在 40 岁以后更常见，这也解释了异位 ACTH 综合征患者比库欣病的平均年龄高，后者发生在 25—40 岁[72]。异位 ACTH 分泌的另一个主要病因是胸腔内神经内分泌肿瘤（可参考肺类癌或神经内分泌肿瘤章节），其发病高峰在 40 岁左右，男性比女性患病率略高[73]。肾上腺癌的年龄分布呈双峰分布，在儿童和青少年时期及在老年期达到高峰，而肾上腺腺瘤高峰发病年龄为 35 岁左右。

五、临床表现

过量皮质醇分泌具有广泛的全身作用[72, 74–77]（表 13–3）。尽管具有典型库欣样表型的患者的诊断不会出错，但对于典型特征很少的患者，临床诊断可能是模棱两可的（图 13–2）。一些与库欣综合征相符的非特异性特征，如肥胖、高血压和月经紊乱，在普通人群中很常见，可能会引发对那些不太像库欣综合征的患者进行不必要且昂贵的筛查。

考虑诊断库欣综合征时，一种有用的办法是通过对比连续时期的个人照片，尤其是在如每年的假期、生日或学校里年度活动中拍摄的，来寻找进行性身体变化的证据（图 13–3）。另一种方法依赖于正确识别疑似库欣综合征患者的症状和体征，向心型肥胖、瘀斑、多血质外貌、近端肌力弱和骨量减少是诊断库欣综合征有用的判别指标，其中以骨量减少、宽的皮肤紫纹、瘀斑和近端肌力弱最为可靠[74, 78, 79]。

脂肪沉积是最早的症状之一，几乎在所有患者中都有，常常主诉为体重增加或难以维持体重。男性和女性的脂肪分布都发生了变化，内脏脂肪和面部、颈部皮下脂肪增加[80]。腹内脂肪增加会导致向心性肥胖，约占库欣综合征患者的 50%，颜面部（满月脸）、锁骨上或颞窝及颈背区域（水牛背）的脂肪增加，这些在正常人中很少见。极端情况下，锁骨上脂肪可能像锁骨上方的“项圈”（图 13–4）。颞窝的脂肪填充可能会影响眼镜架正确放置。脊髓硬膜外腔也可能出现异常脂肪沉积，脊髓硬膜外脂肪过多可能会造成神经功能损伤，这是长期使用外源性类固醇的罕见并发症，在少数患有内源性库欣综合征的患者有报道[81, 82]。腰骶部肥胖在男性和女性中均可见到，但胸部肥胖仅见于男性。脂肪沉积可以通过磁共振成像（MRI）诊断[83]。

皮下组织丢失可导致各种皮肤异常，这在一般人群中是不常见的，提示皮质醇增多症。皮下瘀斑

表 13-3 1952—2003 年的 6 项大型研究中库欣综合征的临床体征和症状的百分率

症状体征（男/女）	Plotz 等，1952[72]（N=33）	Sprague 等，1956[77]（N=100）	Soffer 等，1961[76]（N=50）	Urbanic 和 George，1981[75]（N=31）	Ross 和 Linch，1982[74]（N=70）	Giraldi 等，2003[135]（N=280）
肥胖或体重增加	97	84	86	79	97	85/86
高血压	84	90	88	77	74	68/67
虚弱/肌萎缩	83		58	90	56	64/46
多血质	89	81	78		94	89/81
满月脸	89	92	92		88	
皮肤紫纹	60	64	50	51	56	72/51
皮肤薄				84		
瘀斑	60	62	68	77	62	21/32
多毛症	73	74	84	64	81	
痤疮	82	64		35	21	19/28
女性脱发			51		13	
颈背部脂肪垫		67	34		54	51/54
水肿	60		66	48	50	
月经变化	86	35	72	69	84	
性欲下降	86		100/33	55	100/47	
头痛	58					
背痛	83			39	43	
精神障碍	67		40	48	62	26/34
反复感染		14		25		
伤口愈合不良/严重感染	42					
腹痛					21	
肾结石					15	21/6
骨质疏松/骨折	83		56	48	50	47/32
糖耐量异常	94		84	39	50	43/45

（通常在轻微创伤后）和皮肤萎缩（表现为在手背面和肘部的细的“香烟纸”起皱或皮肤隆起）是典型表现。皮肤萎缩受性别和年龄的影响，男性和年轻人的皮肤厚度较大。皮肤萎缩遵循两个准则：第一，将患者的皮肤与年龄和性别相近的健康人的皮肤进行比较；第二，在雄激素产生增加或卵巢功能好的库欣综合征女性患者中，皮肤厚度萎缩少（图 13-5）。

面部多血质，尤其是脸颊，也反映了皮下组织的丢失。虽然多血质在皮肤白皙的白种人中更明显，但在深肤色的人中也存在多血质，应引起注意。正常人可能会因灯和日光的紫外线辐射、风或药物（包括局部干燥剂、糖皮质激素和银屑病治疗药物）引起红斑，因此，在将多血质的外貌原因归因于内源性皮质醇增多之前，应确定是否存在这些

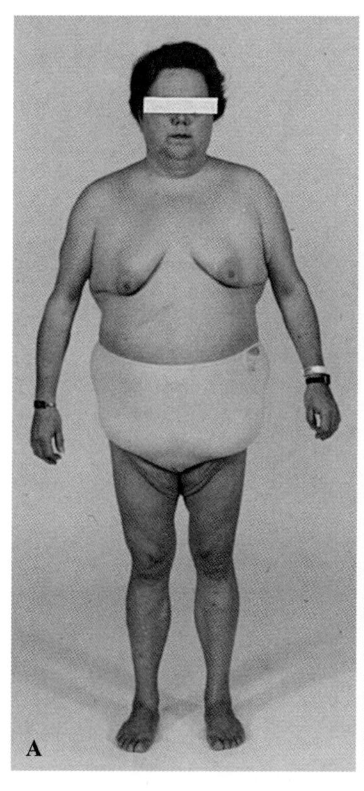
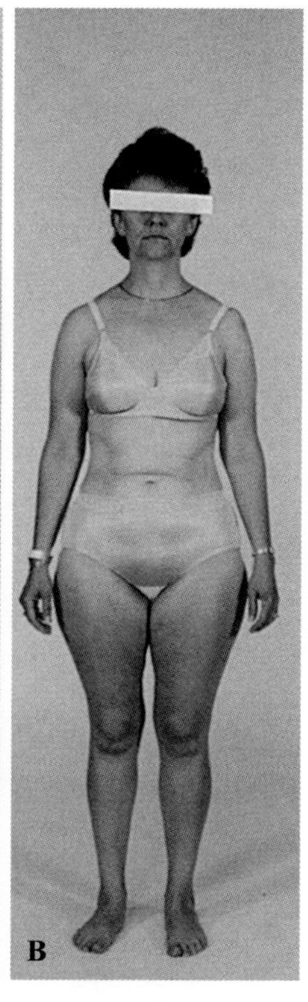

▲ 图 13-2 2 名库欣综合征患者的身体特点

A. 患者存在该综合征的典型特征，即向心型肥胖、满月脸和锁骨上脂肪垫；B. 患者却不存在以上典型特征，这说明，最初的体格检查并不总能得出明确的诊断

情况。衣领、袖子或肩带等分界线可以区分外因和内因。还应考虑其他情况引起的潮红（如肥大细胞增多症、甲状腺功能亢进、女性的血管舒缩症状或雌激素不足、类癌综合征）。

宽度超过 1cm 的皮肤紫纹是确定库欣综合征的特征性表现（图 13-6）。尽管典型的产后愈合的银白色条纹不是库欣综合征引起的，但库欣综合征患者也可以看到其他粉红色、色素少和较细的条纹。条纹最常见于腹部，但也遍布髋部、臀部、大腿、胸部和上臂。皮下组织的撕裂可通过间接（侧面）照明、轻抚皮肤，使条纹凸现出来以便更好地观测。紫色的色素沉着不是只见于 ACTH 依赖性库欣综合征，也可见于原发性肾上腺疾病相关的库欣综合征。

近端肌力弱和远端肌力正常是库欣综合征的标志。从组织学的角度来看，这是由于肌纤维的严重萎缩而不是肌坏死所致 [84-86]。最好通过回顾与使用这些肌肉有关的问题来评估是否肌力弱，如爬楼梯是否存在困难或感到乏力？若不借助手推，是否可以自己从椅子上站起来或从床上爬起来？或者是否可以用肩膀完成的一些动作（如梳头发、拿到超过头的高架橱柜上的物品，或更换天花板上的灯泡）？正式的肌力测试是有用的。要求患者不能用手臂支撑的情况下自己离开椅子来评估髋关节屈肌的力量，如果可以做到，则要求患者下蹲，从蹲位站起来，在没有髋关节或下肢关节炎或其他肌病的情况下，无法完成上述两项中任何一项，就提示库欣综合征。坐着伸腿是近端肌肉力量的量化测试，记录保持该动作的秒数，可用于判断治疗后的恶化或进展。

患者骨量减少很常见。骨折史，尤其是典型的足部、肋骨或椎骨的骨折史，可能是库欣综合征的唯一体征，特别是男性患者 [75, 76, 87]。缺血性骨坏死是内源性皮质醇增生的罕见并发症，在医源性皮质醇增生中较为常见 [88, 89]。缺血性骨坏死通常发生在髋部，但也可见于双膝。

前额或上颊的绒毛增生症可将库欣综合征与其他较常见引起多毛症的病因区分开来，只有通过仔细的观察和触摸才能发现（图 13-7）。面部和身体的多毛、痤疮和粉刺，反映雄激素过多，丘疹反映可能存在糖皮质激素过多 [90]。严重的多毛症和男性化并不常见，若见到则需警惕肾上腺癌。

大多数患者会经历情绪和认知变化（包括易疲劳、易激惹、哭泣、躁动不安、情绪低落、性欲降低、失眠、焦虑、记忆力受损、注意力难集中和言语交流障碍）及食欲发生改变。这些变化与皮质醇过多的程度有关 [91]。易激惹可能是最早的症状之一，其特征是无法控制的言语爆发阈值降低。患者的连续减去 7 的测试和回忆 3 个城市名称的测试，这些床边测试与神经心理功能的损伤情况一致，临床医生可以进行量化评估 [92]。大约 80% 的患者符合严格的情感障碍的标准，其中 50% 表现为单相抑郁，30% 表现为双相情感障碍 [93, 94]。虽然抑郁情绪的程度从自杀倾向到悲伤不等，它通常表现为间歇性的，这与没有库欣综合征的抑郁症患者的持续性烦躁不安不同 [91]。少数患者表现为躁狂。库欣综合征治疗后神经精神症状得到改善，外源性类固醇激素治疗有类似的神经精神症状，抑郁症患者认知能力差与

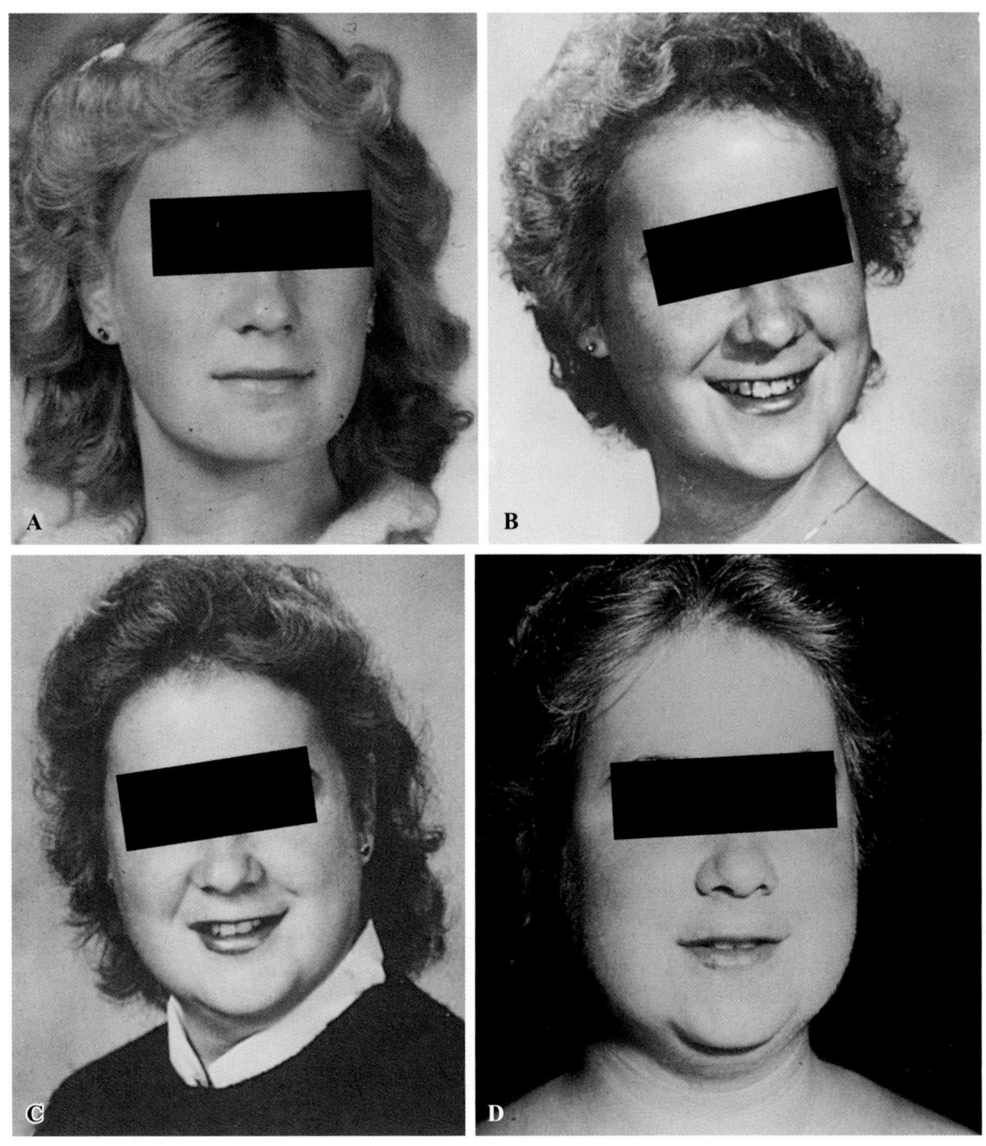

▲ 图 13-3 库欣样特征的变化情况，以隔年拍摄的照片所示（A 至 D，从最早到最近的变化）

高皮质醇血症有相关性，这些证据都提示皮质醇分泌过多是造成情绪、认知变化的一个原因 [95, 96]。

患者约 80% 可见高血压，尽管高血压在普通人群中也很普遍，但 40 岁以下发生高血压，尤其是难以控制的高血压，则更应该警惕库欣综合征。高血压通常可以通过库欣综合征的治疗得到控制，但库欣综合征治疗好后高血压可能持续存在，可能是由于微血管重塑和（或）潜在的原发性高血压 [97]。

皮质醇过多和皮肤真菌感染有关，如皮肤黏膜念珠菌病和花斑癣，也与伤口愈合不良有关。伤口裂开的发生率较低，但是对于未经药物预处理治疗就接受了手术治疗的库欣综合征患者来说，这点要考虑和重视。

明显高皮质醇血症时［血浆皮质醇＞ 43μg/dl（1200nmol/L），UFC ＞ 2000μg/d（5520nmol/d）］有发生以下 2 种严重事件的风险，即内脏穿孔和严重感染。感染包括细菌性或条件性感染，如卡氏肺孢菌病、曲霉病、诺卡菌病、隐球菌病、组织胞浆菌病和念珠菌病 [98-100]。在高皮质醇血症患者中，可能不存在典型的腹膜炎临床体征，如肠鸣音消失、发热，高皮质醇血症患者本身存在白细胞升高，可能不会因为炎症进一步升高。因此，当患者存在明显高皮质醇血症时，怀疑条件致病菌感染和腹部外科急腹症情况下的白细胞阈值低。

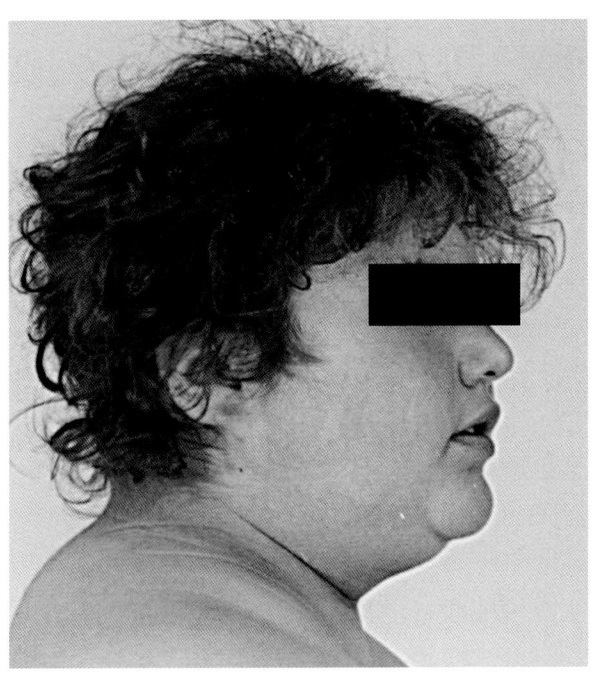

▲ 图 13-4 库欣综合征患者脂肪可能会填满患者的锁骨上窝，这个病例，脂肪高过患者锁骨上窝

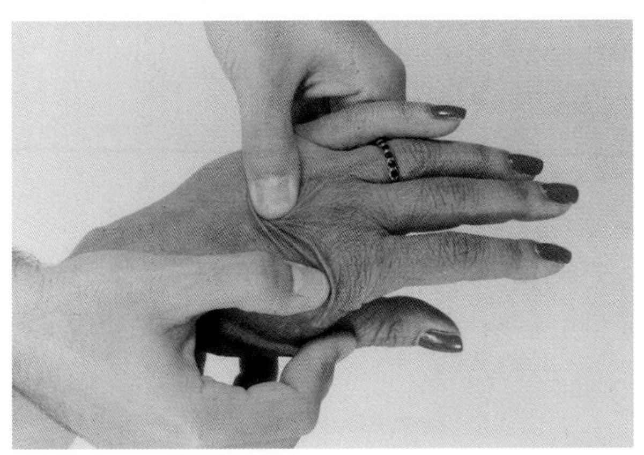

▲ 图 13-5 通过扭转手背上的皮肤可以看出皮肤变薄

男性库欣综合征患者普遍表现为性欲下降，而女性患者中性欲下降的比例较小（44%）[75]，性欲增加可能提示肾上腺皮质癌产生过多的雄激素。女性主诉更多的是月经周期紊乱、闭经和不孕[101]。男性勃起功能障碍常见。

六、病理学

内源性库欣综合征的主要实验室检查结果反映了糖皮质激素的过度分泌。尽管清晨血浆皮质醇值可能是正常的，但夜间最低点谷值皮质醇增加，使

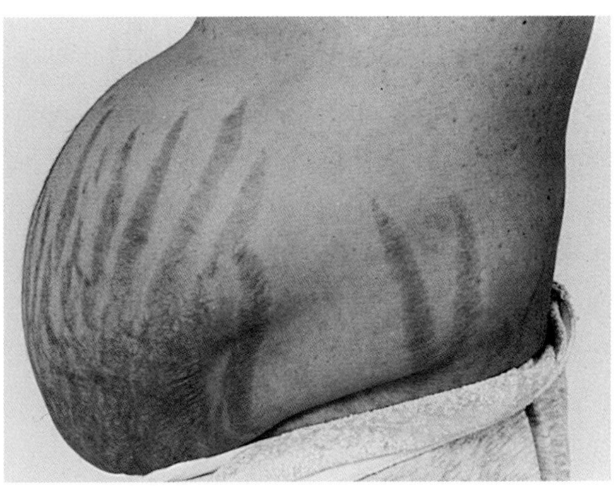

▲ 图 13-6 皮质功能亢进患者的典型腹部皮肤紫纹，它们的宽度大于 1cm，紫色

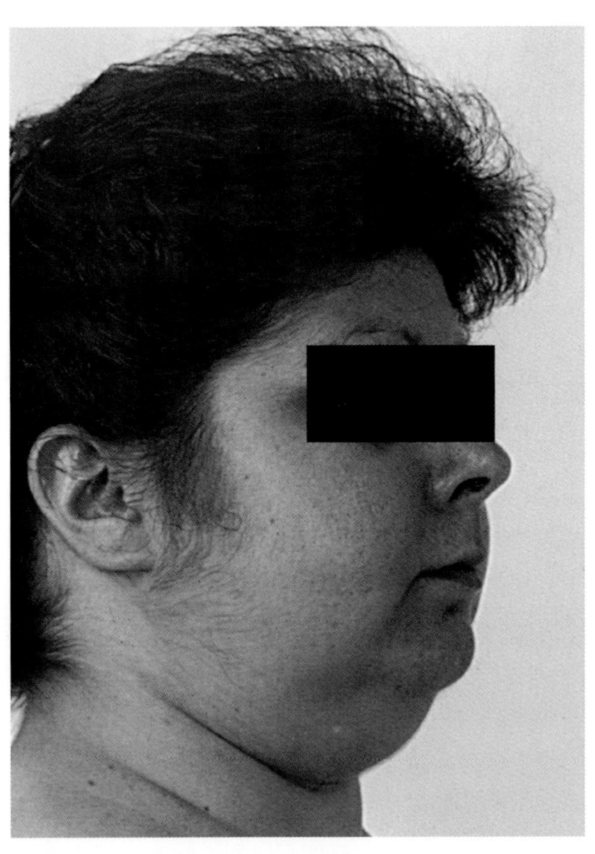

▲ 图 13-7 库欣综合征女性经常出现绒毛多毛症，尤其是在脸颊

得正常的昼夜节律不存在[102-104]。24h 血浆皮质醇平均值的升高表现为尿液[105]或唾液[106]中游离或未结合的皮质醇水平升高。血皮质醇测定值约 20μg/dl（≈550nmol/L）为皮质醇结合球蛋白的结合能力，超过这个值，游离皮质醇溢出显著增加，未结合循环皮质醇的比例明显增加。

低钾性代谢性碱中毒通常在 24h 尿皮质醇排泄＞1500μg（4100nmol）时观察到，因此主要见于异位 ACTH 综合征[107]。这可能是皮质醇在肾小管的盐皮质激素样作用，由于 2 型 11β- 羟类固醇脱氢酶达到了饱和，这种酶可使皮质醇失活为皮质素[108]。虽然这是异位 ACTH 分泌的一个共同特征，但也可能发生在约 10% 的库欣病患者中。血清白蛋白水平与皮质醇水平呈负相关，这仅在非常高的皮质醇水平下才具有临床意义，随着库欣综合征的治疗，白蛋白水平慢慢回升[109]。血清白蛋白水平的显著降低，提醒临床医生警惕是否伴随感染等疾病的可能性。血液循环中糖皮质激素的升高，会导致凝血因子增加，包括凝血因子Ⅷ、纤维蛋白原和血管性血友病因子，并降低血纤维蛋白溶解活性，导致血栓形成事件的风险增加 4～10 倍[110-113]。据报道，手术后未接受血栓预防治疗的库欣综合征患者，有 20% 发生静脉血栓栓塞（平均随访 6～9 年），在任何手术后接受至少 2 周的普通肝素治疗（15 000～22 500U/d），6% 的患者发生静脉血栓栓塞[114]。即使在库欣综合征治疗缓解 12 个月后，高凝状态仍会持续，许多专家建议从手术后 24h 开始使用血栓预防措施，仍需要进行随机临床试验，以确定血栓预防治疗的持续时间、风险和益处[115]。血脂异常包括极低密度脂蛋白、低密度脂蛋白、三酰甘油的增加，总胆固醇增加，高密度脂蛋白减少。这些变化可能是由于皮质醇增加肝脏合成极低密度脂蛋白而不增加其分解清除[116, 117]。

库欣综合征的特征是胰岛素抵抗和高胰岛素血症，其中 30%～40% 的患者有糖尿病，另外 20%～30% 的患者有糖耐量异常[118, 119]。最近的一项研究表明，如果全面检查那些超重、血糖控制不佳的糖尿病患者，2% 患有库欣综合征[120]，如果临床表现不像库欣综合征，这个比率可能会低一些[121]。

库欣病患者中心血管病的风险增高，包括脑血管意外和心肌梗死。这些疾病的生物标志包括多普勒超声[122]发现的颈动脉内膜中层厚度增加和斑块，冠状动脉 CT 造影[123]提示的动脉粥样硬化斑块。即使在高皮质醇血症治愈后 5 年，这种心血管疾病的高危险性仍然存在[124]。糖皮质激素也可能对心肌有直接的致病作用[125]。

皮质醇分泌过多可抑制甲状腺轴、性腺轴和生长激素轴。高皮质醇血症与正常对照组相比，TRH 和 TSH 分泌受到干扰，特别是 TSH 夜间分泌高峰和脉冲式释放异常，导致甲状腺素水平下降，总 T_3 和游离 T_3 水平降低[126]。其他研究未发现游离 T_4 或游离 T_3 水平的下降，但他们发现库欣综合征患者治疗后，自身免疫性甲状腺疾病的发病率显著增加[127, 128]。男性和女性中，黄体生成素和卵泡刺激素低，低促性腺激素性性腺功能减退相关的性腺类固醇激素水平低下很常见，且与皮质醇升高的严重度有关[129, 130]。此外，库欣综合征合并多囊卵巢综合征可能比以前认为的更为常见[101]。高皮质醇血症导致睡眠期间生长激素（GH）分泌减少、GH 刺激试验后 GH 上升不明显[131]，临床上表现为儿童的线性生长下降。

通过双能 X 线骨密度检查，成人库欣综合征中骨质疏松症患病率约为 50%[132]。骨质疏松在肾上腺病因相关的库欣综合征比库欣病中更常见，这可能与库欣病时肾上腺分泌雄激素对骨代谢有保护作用有关[133]。

计算机断层扫描（CT）可以显现库欣综合征的内脏脂肪分布明显增加[80]，CT 成像发现脂肪肝常见（占 20%）[134]。

七、临床变化谱

典型库欣病患者在中年时表现出症状逐渐进展，尽管男性往往发病年龄较轻、临床表现更严重[135]。低钾血症、男性化和极高皮质醇排泄量（大于正常值的 10 倍）非常罕见，此时医生应警惕是否存在其他原因的库欣综合征。垂体促肾上腺皮质激素大腺瘤，除了因鞍上扩张引起的视野改变外，库欣临床表现无特殊性。相比之下，侵袭性垂体腺瘤的发生年龄较小。海绵窦和硬脑膜受累可能导致脑神经病变和面神经痛[136, 137]。垂体分泌 ACTH 腺瘤发生脑脊髓或颅外转移只有个别的病例报道[138]。

Nelson 综合征的特征是库欣病患者双侧肾上腺切除术后皮肤色素沉着和 ACTH 升高。肾上腺切除术后的垂体瘤肿瘤生长是由于皮质醇对垂体瘤的相对抑制作用消失。

短期发生的严重库欣综合征，应考虑存在异位 ACTH 分泌。异位 ACTH 分泌的特点通常是在已知恶性肿瘤的情况下表现为副肿瘤综合征。Liddle [4] 最早提出异位 ACTH 分泌具有以下特征，即体重减轻、低血钾、虚弱和糖尿病。然而，ACTH 分泌不明显的异位 ACTH 综合征通常以更典型的库欣综合征的表现出现，体重增加和皮肤紫纹，临床上很难与库欣病区分。患有这种综合征的患者经常在诊断上难以确定，通常表现为与垂体病类似的 UFC 排泄水平，可能没有低血钾、色素沉着或严重异位 ACTH 分泌的其他典型临床表现。

肾上腺皮质癌不分泌大量皮质醇，多在肿瘤很大（＞6cm）时表现为库欣综合征，腹部疼痛或可触及的肿块提示此病因。男性女性化、女性男性化或女性性欲增强，表明肾上腺网状带受累，提示肾上腺癌或大结节性肾上腺疾病，但这种情况较为罕见。PPNAD 的典型患者是儿童或年轻人，他们可能出现间歇性病程，或伴有相关体征的家族史，皮肤雀斑可能是发现该病的最初线索。相比之下，肾上腺多种大结节的非 ACTH 依赖性库欣综合征患者的年龄往往超过 40 岁。

八、诊断和鉴别诊断

库欣综合征的诊断取决于过量糖皮质激素引起的身体和生化特征性异常。因此，对于身体具有先前讨论的典型临床表现的患者，同时 UFC 水平高出正常高值的 4 倍以上，诊断很明确[139]。但是，许多皮质醇增多症的临床表现，如肥胖症、高血压、糖耐量异常、情绪变化、月经紊乱和多毛症，在普通人群中也很常见。同样，在情绪障碍[140]、剧烈运动[64]、酒精和毒品戒断状态[141]、肾衰竭[142]和低血糖症中也可见轻度糖皮质激素过多。稍后将讨论这些假性库欣状态和真库欣综合征的鉴别诊断方法。

糖皮质激素抵抗的特征表现是糖皮质激素受体数目或结合异常，ACTH 代偿性增加，糖皮质激素分泌增加以维持正常的靶组织糖皮质激素介导作用。在低钾血症、高血压、高皮质醇激素血症患者和多囊卵巢患者中，又不存在典型的、糖皮质激素介导的、库欣综合征的临床表现时，应考虑此诊断[143]。

九、确定库欣综合征的诊断

当仔细的病史和体格检查发现可能与该综合征相符的临床特征时，必须排除外源糖皮质激素的可能（表 13-4）。除了询问口服、肛入、吸入、注射或局部使用糖皮质激素治疗等情况外，重要的是确认是否使用可能含有糖皮质激素的“补品”、草药、护肤霜。若没有外源糖皮质激素，需要生化检查来明确库欣综合征的诊断。当库欣症状严重时，诊断和治疗库欣综合征更为紧迫，要及时诊治。在症状较轻的情况下，最好等到明确诊断后再开始治疗。

表 13-4 对疑似库欣综合征患者的病史评估

- 体重增加
- 儿童生长迟缓
- 虚弱
- 容易皮下瘀斑
- 皮肤紫纹
- 伤口愈合不良
- 骨折
- 性欲改变 / 勃起功能障碍
- 月经不规律或闭经
- 心境、认知和情绪变化（疲劳、易怒、焦虑、失眠、抑郁、记忆力受损和注意力下降）

体格检查

- 脂肪分布（向心型肥胖，满月脸，颈背部、锁骨上和颞部脂肪垫）
- 高血压
- 近端肌力弱和肌萎缩
- 皮肤薄和瘀斑
- 紫纹
- 多毛症
- 痤疮
- 面部多血质
- 水肿
- 近期记忆力受损

实验室检查

- 糖耐量异常或糖尿病、低血钾

一线筛查检查

- 24h 尿游离皮质醇水平升高（3 次留尿）
- 小剂量地塞米松试验（ONDST/48h LDDST）不受抑制
- 午夜唾液皮质醇升高

其他筛查检查（如果需要）

- 皮质醇昼夜节律
- 地塞米松 -CRH 联合试验

CRH. 促肾上腺皮质激素释放激素；LDDST. 小剂量地塞米松抑制试验；ONDST. 午夜地塞米松抑制试验

定期进行筛查测试，收集评估身体特征的照片进行对比，可能会发现病情进展的相关信息。

（一）初步筛查检查和试验

高皮质醇血症是库欣综合征的主要生化特征，表现为皮质醇分泌的正常昼夜节律丧失和下丘脑－垂体－肾上腺（HPA）轴的反馈调节紊乱。确认诊断的一些测试均基于皮质醇分泌的这些异常。为了筛查库欣综合征，应首先使用高灵敏度的检测方法，以避免遗漏较轻的病例。所有这些筛查测试都可能无法识别出轻度高皮质醇血症病例，因此可能需要多次收集标本或进行联合试验测试。内分泌学会指南推荐，需要至少两项一线筛查检查结果的异常，才可诊断为库欣综合征[144]。

（二）尿游离皮质醇

在正常情况下，血浆皮质醇中 10% 是游离的或未结合的形式，并具有生理活性。未结合的皮质醇经肾脏过滤，大部分被肾小管重吸收，剩余的随尿排泄。因此，24h 尿游离皮质醇（UFC）采集可反映血浆皮质醇的综合水平，消除一天中皮质醇分泌变化产生的影响。UFC 的测定于 1968 年首次在临床上运用[145]，取代了以往尿液中糖皮质激素和雄激素代谢产物的测定［17- 羟基皮质类固醇（17-OHCS）、17- 酮类固醇、17- 酮源性类固醇］。24hUFC 的主要缺点是需 24h 尿标本，可能收集尿过多或收集不足，因此必须向患者提供书面的尿标本收集说明。此外，可以测量尿标本中的肌酐排泄量以评估标本质量，对于 70kg 的患者，肌酐排泄量应每 24 小时约 1g（根据肌肉量会有变化），同一个人的不同标本之间，肌酐排泄量相差不应超过 10%[146]。但是，由于在 24h 内皮质醇和肌酐的排泄率不是平行的，因此不能用肌酐来校正收集不完整的标本。有一些研究团队试图通过缩短收集时间来克服收集标本的问题，通常选择在晚上，这是库欣综合征昼夜节律与正常对照人群相差最大的时间段[147, 148]，但这种方法尚未被广泛接受。高效液相色谱和串联质谱法现已用于测量 UFC，与传统的放射免疫法相比，它克服了某些外源糖皮质激素和其他结构与类固醇相似的交叉干扰的问题[149]。但是这种排除干扰的质谱测定，可能导致轻症患者检测结果为正常值[150]。卡马西平、地高辛和非诺贝特等物质有时可能与皮质醇在高效液相色谱中共存，从而导致假阳性的结果[151, 152]。

如果标本收集合格，则 UFC 测量结果可用于诊断分析。许多研究表明，UFC 水平高于正常范围，对库欣综合征的诊断具有很高的敏感度（95%～100%）[105, 153]。但是应注意的是，这个研究表明，146 例库欣综合征患者中，11% 的患者中有至少 1/4 的 UFC 测量值在正常范围，这说明需要多次收集标本进行多次测量。除库欣综合征外，其他疾病 UFC 的升高值很少高于正常范围 4 倍。库欣综合征或假性库欣状态这两种情况的 UFC 水平都可以介于正常值上限和 4 倍之间，因此必须排除假性库欣状态的诊断。综上所述，如果收集正确，UFC 测量值诊断库欣综合征具有很高的灵敏度，而且多次完整的 24h-UFC 测量结果均在正常范围则诊断为库欣综合征的可能性很小。但是，如果临床特征提示库欣综合征，而无库欣综合征的生化证据，则重复测量尿皮质醇，可能发现其为周期性或进展性。UFC 的诊断特异度相对较低，因此 UFC 水平稍高的患者需要进一步检查[60]。总体来说，UFC 并不是筛查测试中最有用的检查[154]。

（三）午夜唾液皮质醇

唾液皮质醇的测量可以很好地反映健康人和患者中血浆游离皮质醇的浓度，因为它不受由于皮质醇结合球蛋白改变引起总皮质醇水平变化的影响[155, 156]。唾液皮质醇可在室温下几天内保持稳定，是简单的无创收集方法，使得可以在家中方便地收集并邮寄。因此，与采血相比，它具有许多吸引人的优势，特别对儿童及疑似周期性库欣综合征的人群。唾液皮质醇使用改良的血浆皮质醇放射免疫测定法，酶联免疫吸附测定法，或液相色谱 / 串联质谱法进行分析，国际上有商用试剂盒[157]。由于采用的测定方法和比较对照的人群不同，各个研究的诊断阈值有所不同［0.13（3.6nmol/L）～0.55μg/dl（15.2nmol/L）］[158-165]。正常值在成人和儿童也有所不同，可能还会受其他并发症的影响，如糖尿病和高血压[166]。然而这些研究中，该测试的敏感度和特异度在不同的中心似乎相对一致，分别为 92%～100% 和 93%～100%。患者睡眠周期正常，在上床时间（约 11:00 pm）采集标本，或午夜进行采样，似乎没有什么区别。阳性或阴性结果，都应通过重复采样进行确认。综上所述，尽管午夜唾液皮质醇是库欣综合征的一种有用且便捷的筛查测试，尤其是在门诊患者中很有用，但应根据所用的测定方法和所研究的人群来确认当地检验中心的正常参考范围。

（四）小剂量地塞米松抑制试验

正常人使用地塞米松（强效合成糖皮质激素）会导致 HPA 轴受到抑制，而库欣综合征患者对此负反馈不受抑制（即对这个负反馈抵抗，至少是部分抵抗）。如 Liddle 在 1960 年所述，最初的小剂量地塞米松试验（LDDST）是先留尿测基线 24h 尿 17-OHCS，每 6 小时口服 0.5mg 地塞米松共 2 天，2 天同时留尿，给药后第 2 天尿 17-OHCS 大于 4mg/24h，可提示库欣综合征的诊断[167]。地塞米松不会与现代皮质醇免疫测定法发生交叉反应，更简单的方法是，给地塞米松后 48h 检一次血浆皮质醇，这已在多个研究中得到验证，此 48h 检测血浆皮质醇，对于诊断库欣综合征的敏感度为 97%～100%[168-171]。更简单的午夜小剂量地塞米松抑制试验（午夜 LDDST）是 Nugent 及其同事在 1965 年提出的，在午夜口服 1mg 地塞米松后，测量 9:00 am 血浆皮质醇[172]。从那时起，将其他各种剂量（0.5～2mg）用于午夜 LDDST，并得到相应的各种诊断临界点[173-175]。单次剂量 1mg、1.5mg 和 2mg 的诊断效能几乎没有差异[176]。高剂量会大大降低测试的敏感度[177]。对 LDDST 相关文献进行系统复习后发现，最初的 2d 试验和 1mg 午夜试验都具有较高的敏感度（98%～100%），应用地塞米松后血浆皮质醇的诊断临界点为 1.8μg/dl（50nmol/L）。但是，与 2d 试验相比，特别是在 24h 和 48h 都测量了血清皮质醇水平（特异度 97%～100%），午夜试验的特异度较低（88%），可能使得假库欣状态、急性或慢性疾病的分类诊断错误。许多内分泌学家使用午夜小剂量地塞米松试验，因为它更简便且花费较低，尤其是用于初筛时，尽管一些中心仍推荐 2d 试验，因为 48h 试验的灵敏度和特异度高，以及可以在 ACTH 依赖性库欣综合征的病因鉴别诊断中（见下文）提供信息[171]。如果门诊患者要进行为期 2d 的 LDDST，则应给患者提供书面说明。使用唾液皮质醇，而不是血清皮质醇，作为 LDDST 的测量指标，这可能更便利，但需要进一步评估[161, 178]。地塞米松吸收情况不同，一些使得地塞米松代谢增加或减少的药物（表 13-5）都会影响口服地塞米松试验[179]。因此，在对患者进行测试之前，应确认该患者是否存在地塞米松吸收不良的症状，收集详细的用药史。在一些中心可测量血浆地塞米松，对这些中心就诊患者可能有帮助。对确实存在吸收不良的患者，使用静脉地塞米松抑制试验是一种解决方案，但试验标准化尚未确定[180, 181]。也应排除妊娠，以及使皮质醇结合球蛋白增加或减少的其他原因（如外源性雌激素和肾病综合征）对血皮质醇测定结果的影响，因为这些原因很可能导致假阳性和假阴性结果[182]。测试前联合口服避孕药或含雌激素的激素替代疗法应停用 4～6 周，以使 CBG 正常化，以使得皮质醇测定水平真实可信。如果无法停止外源性雌激素或该女性已妊娠，则应测量 UFC 或唾液皮质醇，因为这测量 / 反映了游离皮质醇的水平。

表 13-5　地塞米松抑制试验结果异常的假性原因 *

假阳性

- 通过诱导 CYP3A4 促进地塞米松的代谢：巴比妥类药物、苯妥英钠、卡马西平、奥卡西平、普利米酮、利福平、利福布汀、氨基谷氨酰胺、吡格列酮、圣约翰草
- 皮质醇结合球蛋白增加：妊娠、口服雌激素、他莫昔芬
- 地塞米松吸收不良
- 假性库欣状态

假阴性

- 通过抑制 CYP3A4 来降低地塞米松的代谢：西咪替丁、环丙沙星、红霉素、酮康唑、氟康唑、伊曲康唑、利托那韦、茚地那韦、地尔硫䓬、康尼普坦、维拉帕米、伏立康唑、葡萄汁
- 肝病

（五）二线检查

1. 地塞米松 -CRH 联合试验　1993 年引入了地塞米松 -CRH 联合试验（Dex-CRH），以帮助轻度高皮质醇血症患者的假性库欣状态与真库欣综合征之间的鉴别诊断[183]。58 名 24hUFC

＜ 360μg/24h（＜ 1000nmol/d）的成人，每 6 小时口服 0.5mg 地塞米松，共服 8 次，在最后一次口服 0.5mg 地塞米松 2h 后，注射羊 CRH（静脉内 1μg/kg），随后检查证实有 39 例患有库欣综合征，有 19 例是假性库欣状态，在所有患有假性库欣患者中，CRH 后 15min 的血浆皮质醇值＜ 1.4μg/dl（38nmol/L），所有库欣综合征患者都高于这个值。同一个研究小组，对 98 例患者进行前瞻性随访研究，也发现此项 Dex-CRH 试验具有很好的敏感度和特异度，分别为 99% 和 96% [184]。但是，许多其他较小样本的研究结果挑战了该试验相对于标准 LDDST 的诊断实用性 [185–187]，在这些报道中，92 例无库欣综合征患者中，LDDST 诊断的特异度为 79%，而 Dex-CRH 为 70%；59 例库欣综合征患者中，LDDST 的诊断敏感度为 96%，Dex-CRH 试验的敏感度为 98%。Dex-CRH 的诊断效能随着更大中心、更多研究结果而改变，这并不奇怪，造成这种情况的原因可能有多种，包括患者个体对地塞米松的代谢情况不同、假性库欣状态的定义不同、方案不同、实验室测定方法不同，以及诊断临界点的不同 [188]。值得注意的是，最初的皮质醇试验标准在其他中心表现不佳，这可能是因为许多皮质醇测定无法可靠地测出＜ 1.8μg/dl（50nmol/L）以下的皮质醇水平。这需要临床医生必须对用于特定测定的实验室检测方法很了解，并选择与该检测法相对应的诊断标准。当结果不明确时，Dex-CRH 试验仍然是对诊断有帮助的项目。

2. *血浆皮质醇昼夜节律* 库欣综合征者血浆皮质醇的正常昼夜节律不明显或消失，清晨皮质醇值正常或增加，夜间最低值（谷值）升高。尽管不如唾液皮质醇方便，但午夜血浆皮质醇水平可能对住院患者诊断有帮助。该试验应在患者入院后至少 48h 才进行，最好在午夜前后，唤醒患者静脉留置针取血，或在睡觉唤醒后 5～10min 内直接静脉穿刺来抽取血液标本，在一项研究中，20 名正常睡眠受试者的午夜皮质醇值＜ 1.8μg/dl（50nmol/L），而纳入的 150 名库欣综合征患者午夜血浆皮质醇浓度均高于此值 [170]。在未睡眠的清醒患者中，建议诊断临界点高一些，为 7.5～8.3μg/dl（207～229nmol/L），但诊断效能稍低（敏感度为 92%～94%，特异度为 96%～100%）[189, 190]，这种临界值差异的原因可能是由于比较组的不同——未包括疑诊库欣综合征的患者。患有严重疾病、抑郁症和躁狂症的患者，其皮质醇值可能是正常值的 1～3 倍 [140, 176]。因此，睡眠时午夜皮质醇值＜ 1.8μg/dl（50nmol/L）可有效地排除活动性库欣综合征，但该值稍高时对库欣综合征的特异度较低，除非该值很高。

（六）其他二线检查

胰岛素耐受试验已被用于库欣综合征和假性库欣状态的鉴别诊断。正常人急性低血糖发作后血浆皮质醇值升高，可能是由于低血糖对 CRH 和血管加压素的中枢刺激。库欣综合征持续的皮质醇分泌过多，抑制了 CRH 和血管加压素的分泌，因此使低血糖的反应变得迟钝。CRH/ 加压素神经元在假性库欣状态时过度活跃，尤其是与抑郁相关的状态中，因此假性库欣通常维持对低血糖（＜ 40mg/dl；＜ 2.2nmol/L）的正常反应。不幸的是，大约 18% 的库欣综合征患者，特别是那些轻度皮质醇增多的患者，对轻度低血糖的反应正常 [176]。此外，尚未建立该试验的诊断参考标准。如果要使用胰岛素，则应使用 0.3U/kg，这个胰岛素剂量可以克服这些患者的胰岛素抵抗 [140]。

口服阿片激动药洛哌丁胺（16mg）已显示出在大多数正常个体中可抑制 CRH / 血管加压素，从而抑制 ACTH 和皮质醇水平，但对库欣综合征患者不起作用。该测试尚未广泛使用，但已在一个中心进行了研究评估，发现其诊断库欣综合征有 100% 的灵敏度和 95% 的特异度 [191, 192]。但是，尚不清楚该试验在多大程度上可以排除假性库欣状态，因为很大一部分抑郁症患者也无法抑制 HPA 轴 [193]。该药不会受到影响地塞米松代谢的药物的干扰，可能对接受了这些药物治疗的患者的评估有用 [192]。

十、库欣综合征的鉴别诊断

一旦诊断库欣综合征，就必须确定其病因。库欣综合征的鉴别诊断（图 13-8）是先测定血浆 ACTH，以区分 ACTH 依赖性和非 ACTH 依赖性库欣综合征。现代的双位点免疫放射测定法比旧的放射免疫测定法更加灵敏，因此更好地用于鉴别诊断。只使用能够可靠地检测到小于 10ng/L 值的较灵敏测定法，且标本收集和恰当处理非常重要，因为 ACTH 易于被肽酶降解。因此，必须将标本立即保存在冰水浴中，并在数小时内完成离心、分离后冷冻，以免产生假性的低值。通常需要重复测量，因为传统放射免疫分析法显示，ACTH 依赖性库欣病患者偶尔 ACTH 水平＜ 10ng/L（2pmol/L）[194]，但持续多次 9:00 am ACTH 测量值均＜ 10ng/L（2pmol/L）且伴有高皮质醇血症，基本上可证实非 ACTH 依赖性库欣综合征的诊断。当基础 ACTH 水平为 10～20ng/L（2～4pmol/L）时，对 CRH 的刺激反应可能会对鉴别诊断有用。库欣病患者通常基础 ACTH 值＞ 20ng/L（4pmol/L），但原发性肾上腺疾病的患者很少达到这个值。

（一）非 ACTH 依赖性库欣综合征的鉴别诊断

放射学检查是鉴别非 ACTH 依赖性库欣综合征的不同类型的主要手段。肾上腺的高分辨率 CT 扫描对＞ 1cm 的肿块具有出色的诊断准确性，并可以评估对侧腺体情况[195]。MRI 对肾上腺肿块的鉴别诊断可能有帮助。T_2 加权信号在正常组织、腺瘤、癌和嗜铬细胞瘤中表现为逐渐增强的高信号[196]。肾上腺肿瘤引起的库欣综合征，表现为单侧包块，对侧腺体萎缩，对侧腺体大小正常不常见[197]。如果病灶直径＞ 5cm，应考虑为恶性，除非有其他证据，不能依赖影像学特点。可出现双侧腺瘤，但很罕见[198]。PPNAD 的肾上腺由于多个小结节，看似正常或稍呈肥大，但腺体通常不肥大[199]。AIMAH 的特征是双侧巨大的结节（＞ 5cm）或腺体增生[200]。外源性糖皮质激素使用会导致肾上腺萎缩，很小的肾上腺腺体可能是提供考虑此病因的线索。

AIMAH 肾上腺的 CT 表现可能类似于 ACTH 依赖性库欣综合征，因为 70% 的库欣病病例都存在肾上腺肿大[201]。在异位 ACTH 综合征中，肾上腺几乎都肥大，有时甚至很大。但是，根据我们的经验，库欣病的肾上腺相对较小，通常对称增大，偶有结节，与 AIMAH 具有巨大腺体和有明确大结节

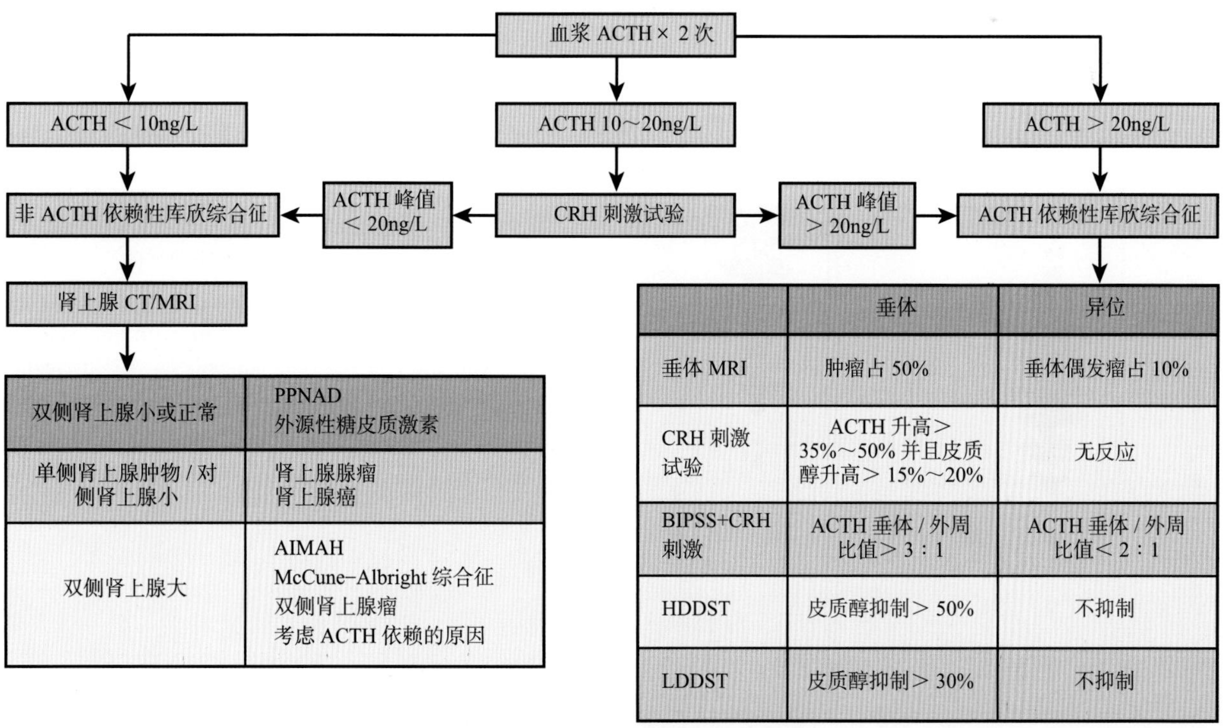

▲ 图 13-8 库欣综合征的鉴别诊断策略

ACTH. 促肾上腺皮质激素；AIMAH. 不依赖 ACTH 的双侧大结节性肾上腺增生；BIPSS. 双侧岩下窦取血；CRH. 促肾上腺皮质激素释放激素；HDDST. 大剂量地塞米松抑制试验；PPNAD. 原发性色素性结节性肾上腺病

相反。此外，通常可以通过 ACTH 水平来区分两者，但有些库欣病患者，肾上腺出现有大结节，会出现一定程度的肾上腺自主分泌功能，造成生化检查的干扰[202]。当生化结果提示 ACTH 依赖性时，又有明显的单侧肾上腺病变，这时也可能引起鉴别诊断的混淆，在这种情况下，我们通常会依据生化结果，并检查对侧腺体是否增生。

（二）ACTH 依赖性库欣综合征中病因的鉴别诊断

尽管异位 ACTH 综合征患者中通常有明显的肿瘤、血浆 ACTH 值极高[> 100ng/L(> 20pmol/L)]，但在隐匿的异位 ACTH 分泌和库欣综合征患者之间，血 ACTH 值会存在明显重叠[203]。因此，仅靠 ACTH 值不能可靠地区分 ACTH 依赖性库欣综合征的各类病因。

ACTH 依赖性库欣综合征中各病因的鉴别诊断有一定的难度。到目前为止，ACTH 依赖性库欣综合征病例中，库欣病占了大部分，占 80%～90%，女性库欣病明显高于男性，但青春期前的库欣病男性占比高达 80%[204]。因此，即使在尚未进行进一步的检查之前，预测患者为库欣病的可能性很大，下一步检查必须对此进行改进。对于库欣病的诊断，任何试验的特异度都应尽可能接近 100%，以避免异位 ACTH 综合征的误诊而进行了不必要的垂体手术。已经制订了多种 HPA 轴功能相关试验，以充分利用 ACTH 依赖性库欣综合征病因之间的病理生理学差异。这些试验中有一些已经发展成熟，有一些已被摒弃。

1. 双侧岩下窦取血 双侧岩下窦取血（BIPSS）是区分 ACTH 依赖性库欣综合征类型的最佳检查方法，只要患者有活动性的高皮质醇血症，就应该在治疗前进行该项检查[205, 206]。正常的垂体静脉回流经海绵窦静脉再到两侧的岩下窦静脉，股静脉插管分别至双侧岩下窦，强调外周静脉和双侧岩下窦静脉要同时取血测定 ACTH，然后静脉注射羊或人 CRH（Ferring）（1μg/kg 或 100μg），给药前取 2 次血，给药后 3min、5min 同时采双侧岩下窦血标本及外周血测定 ACTH，必要时给药后 10min 也要采血送检[207]（图 13-9）。在无法获得 CRH 的情况下，最近的数据表明，10μg 去氨加压素可能是合适的替代品[208]。

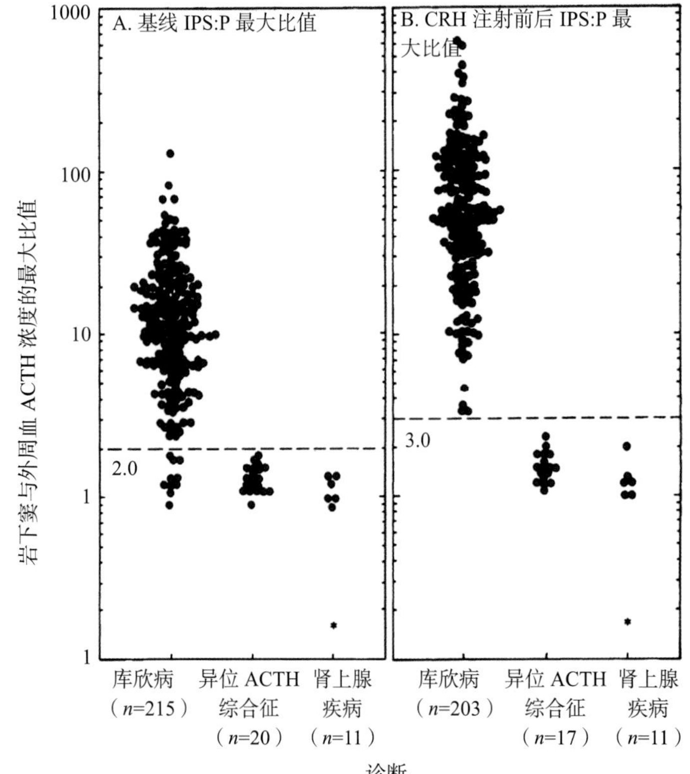

◀ 图 13-9 在确诊为库欣病、异位 ACTH 综合征或肾上腺疾病引起库欣综合征的患者中，注射 CRH 前岩下窦（IPS）与外周（P）血 ACTH 最大比值（A），或 CRH 刺激前后任何时间岩下窦与外周血 ACTH 最大比值（B）。比值 3.0 具有 100% 的敏感性和特异性

引自 Oldfield EH，Doppman JL，Nieman LK，et al. Petrosal sinus sampling with and without corticotropin-releasing hormone for the differential diagnosis of Cushing's syndrome. N Engl J Med 1991；325：897-905.

库欣病患者的中枢血ACTH浓度比外周高，CRH给药后中枢血ACTH浓度升高更明显，提示为促肾上腺皮质腺瘤分泌的ACTH。相反，在异位ACTH分泌情况下，中枢和外周的ACTH值相似，不随CRH的使用而升高。我们可以计算中枢与外周ACTH值的比值。在早期研究中，CRH注射前的中枢与外周ACTH比值＞2，或者CRH注射后的ACTH比值＞3，对库欣病诊断的特异度为100%[209, 210]，但是在后续研究中，有少数假阳性的报道[211, 212]。应用CRH刺激后，该项试验的敏感度提高了，然而，仍有约6%的库欣病患者会出现假阴性。异位ACTH综合征的假阳性结果极少见。

应当记住，该技术需要高度专业化，有许多关键点。首先，导管必须插入两侧岩下窦部位，并在取样前后都要确认导管的位置固定不移动[213]。其次，放射科医生必须确认静脉解剖结构，因为异常的静脉回流会产生假阴性结果。同时测量催乳素可以用作垂体静脉回流的指标，当结果表明ACTH为非中枢来源，测量催乳素可以提示伴有或不伴有异常静脉解剖结构[214]。目前建议，基线时岩下窦（IPS）与周围（P）血催乳素比值＞1.8作为确认置管成功的切点，催乳素校正后岩下窦（IPS）/外周（P）ACTH比值（即IPS/P的ACTH比值除以同侧IPS/P的催乳素比值）＞0.8～1.3确认为垂体来源的ACTH分泌[214, 215]。最后，岩下窦取血操作也存在一些并发症风险，可能会出现短暂的耳部不适或疼痛，也可能发生局部腹股沟血肿。也有报道一些短暂性和永久性的神经系统后遗症，包括脑干梗死（很少见，＜1%），这多数与所用的特殊导管类型有关[216, 217]。如果观察到任何此类事件的预警迹象，则应立即停止操作，取样时应给患者肝素，以防止血栓形成[139]。CRH的耐受性通常良好，患者可能会出现短暂面部潮红和口中金属味，有1例库欣病患者CRH诱发垂体卒中的报道[218]。

BIPSS的另一个潜在的优势是，通过双侧岩下窦ACTH的分泌浓度梯度，明确垂体微腺瘤的优势侧，所有大型研究均以基础或CRH刺激后左右侧岩下窦ACTH比值≥1.4作为明确优势侧的切点[209, 210, 219, 220]。在这些研究中，根据手术结果评估定位诊断的准确性为59%～83%，如果静脉回流是对称的，准确性可以改善[221]。关于CRH刺激是否能提高优势侧的预测价值，研究结果不一致[222]。如果在CRH刺激前和CRH刺激后的优势侧不一致，则优势侧判断的可靠性较低[223, 224]。在最近一项501例经病理组织学确认为库欣病患者的研究中，左、右侧岩下窦的ACTH比值≥1.4（98%的患者可达到）的患者中，仅69%的患者正确判断了优势侧，而MRI上的病变定位的准确预测值为86%[224]，但是只有42%的患者在MRI扫描中发现病变。因此，我们建议在术前MRI正常的情况下，应根据左、右侧岩下窦的ACTH比值指导外科医生，如果术中未找到腺瘤，则建议对整个垂体进行彻底探查。相比之下，在约12%的患者中MRI呈假阳性，因此最初的探查可能受MRI假阳性的影响，肿瘤可能在其他地方。颈内静脉采血是一个简单的操作检查，但不如BIPSS敏感[225]，在经验不足的中心，颈内静脉采血可能是一种有用的操作技术，但对于结果阴性的患者则应做BIPSS[226]。一般来说，从海绵窦取血没有很大的优势。

2. 大剂量地塞米松抑制试验 最初的大剂量地塞米松抑制试验（HDDST）是在48h LDDST同一文献中报道的；使用2mg地塞米松代替0.5mg地塞米松，尿液17-OHCS降低50%，这个切点可将96%的库欣病患者与患有肾上腺肿瘤的患者区分开[167]。HDDST在ACTH依赖性库欣综合征的鉴别诊断中的作用是基于相同的前提，即大多数垂体ACTH肿瘤的糖皮质激素对ACTH分泌的负反馈保持一定的反应性（尽管有所降低），而异位ACTH分泌肿瘤，像肾上腺肿瘤一样，典型的无负反馈抑制作用。UFC或血浆/血清皮质醇测定已取代尿液17-OHCS测定，而且主张午夜试验，这个试验的做法为晚上11:00给予8mg地塞米松单剂量，并在给药后的早上测血浆皮质醇水平，将降低50%作为诊断切点[227]。尽管有证据表明，仅约80%的库欣病患者血皮质醇被抑制至基础值的50%以下，有较多的异位库欣综合征患者表现为假阳性结果（≈30%）[65, 228]，但是HDDST仍被广泛使用，尤其是在不能进行BIPSS检查的中心。有一些数据表明，HDDST抑制试验可以通过对2天LDDST血清皮质醇抑制率＞30%（抑制到基线的30%）来推断

（图 13-10），因此，在使用这种 LDDST 的中心中，HDDST 可能不会提供任何额外的信息[171]。要注意，做本试验的患者除了内源性皮质醇高外，还接受了大剂量糖皮质激素，应该警惕精神病的发作和（或）血糖控制或其他并发症的恶化。

3. CRH 刺激试验　将 CRH 刺激试验用于 ACTH 依赖性库欣综合征的鉴别诊断，基于两个假设：①ACTH 瘤对 CRH 保持反应性，而非促肾上腺皮质激素肿瘤缺乏 CRH 受体，不能对 CRH 产生反应；②高皮质醇足以抑制正常的促肾上腺皮质激素反应。确实，大多数库欣病患者对 CRH 有反应，无论是 1μg/kg 还是 100μg 静脉注射合成性羊或人 CRH，均出现血浆 ACTH 或皮质醇升高，而典型异位 ACTH 分泌的患者通常无反应[229-231]。人 CRH 与羊 CRH 具有相似的性质，但是在正常人、肥胖患者及库欣病患者中，其作用时间较短，血浆皮质醇和 ACTH 的增加量较小[232]。这可能与内源性 CRH 结合蛋白对人 CRH 清除更快速有关[233]。全球范围内，可使用的 CRH 有所不同，羊 CRH 主要可用于北美，而人 CRH 用于其他地方。

由于不同中心的刺激试验方案不同，不同类型的 CRH 和不同的采血时间点，因此在解释该试验的通用标准方面尚未达成共识。但是，如果已在经验丰富的中心进行了该试验，则诊断效用很相似。例如，在 ACTH 依赖性库欣综合征患者中，用羊 CRH 的已发表的最大病例数文章中，100 例库欣病患者和 16 例异位 ACTH 综合征患者（图 13-11）平均基础（5min 和 1min）ACTH 到刺激后 15min 和 30min 的平均 ACTH 增加 35% 以上，该切点诊断库欣病的敏感度为 93% 和特异度 100%，最佳皮质醇诊断切点是在 30min 和 45min 的平均值至少增加 20%，敏感度 91% 和特异度 88%[234]。同样，在涉及使用人序列 CRH 的最大病例数研究中，对 101 例库欣病患者和 14 例异位 ACTH 综合征患者进行人 CRH 刺激试验，区分库欣病和异位 ACTH 综合征的最佳切点是皮质醇从基础（15min 和 0min）平均值到 15min 和 30min 平均值至少增加 14%，其灵敏度为 85%，特异度为 100%（图 13-12）。相反，也有研究，最佳 ACTH 反应是最大增加至少 105%，敏感度 70%，特异度 100%[204]。CRH 刺激试验可有效区分 ACTH 依赖性库欣综合征的病因，但是，各个中心要评估选择哪个切点值，临床应谨慎行事，因为有些异位 ACTH 综合征患者在这些切点值之外也出现反应。然而，皮质醇含量增加到正常范围之外，这可以使库欣病与正常人状态区分开，尽管这个适用于大约 50% 的病例。此外，如前所述，在基础血浆 ACTH 水平不能明确区分 ACTH 依赖性库欣综合征和非 ACTH 依赖性库欣综合征的情况下，CRH 刺激试验血浆 ACTH 测定可以帮助区分 ACTH 依赖性和非 ACTH 依赖性库欣综合征。因此，我们认为该试验在研究库欣综合征患者中仍有意义。

4. 其他刺激试验　血管加压素和去氨加压素（去氨加压素是合成的长效血管加压素类似物，无 V_1 介导的升压作用）可通过 ACTH 特异性 V_3（或 V_{1b}）受体，刺激库欣病中的 ACTH 释放。海沙瑞林（一种生长激素促分泌药）也能刺激 ACTH 释

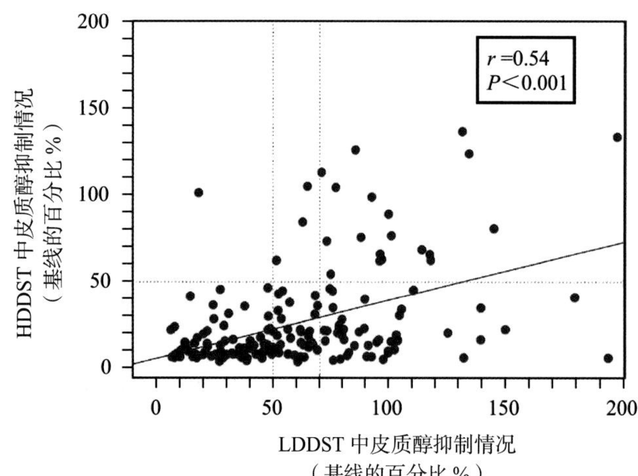

◀图 13-10　在 185 例库欣病患者中，小剂量地塞米松抑制试验（LDDST）和大剂量地塞米松抑制试验（HDDST）的抑制程度之间的相关性

经许可转载，引自 Isidori AM, Kaltsas GA, Mohammed S, et al. Discriminatory value of the low-dose dexamethasone suppression test in establishing the diagnosis and differential diagnosis of Cushing's syndrome. J Clin Endocrinol Metab 2003; 88: 5299-5306. Copyright © 2003, The Endocrine Society.

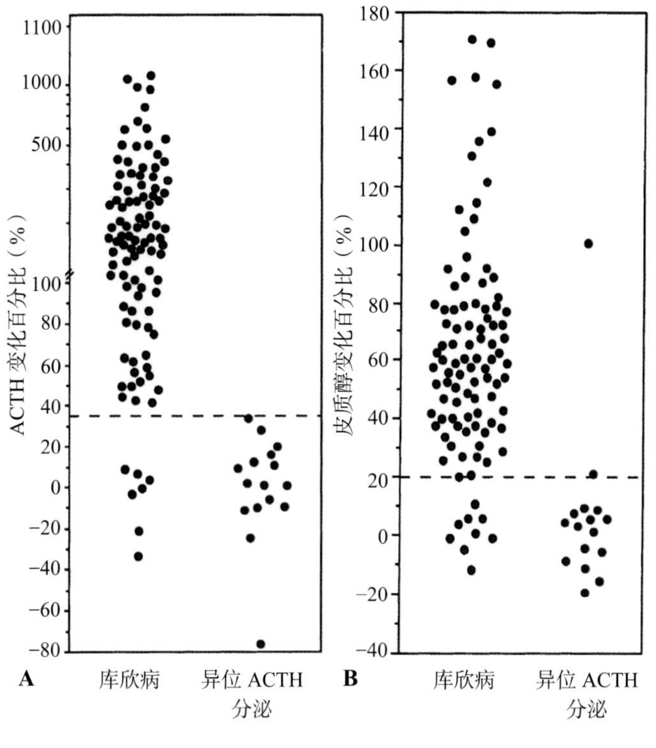

◀ **图 13-11　库欣病和异位 ACTH 分泌患者的促肾上腺皮质激素（ACTH）和皮质醇对羊促肾上腺皮质激素释放激素（CRH）的反应**

A. ACTH 反应图，表示羊 CRH 注射后 15min 和 30min 的平均 ACTH 浓度相对于注射前 1min 和 5min 的平均基础 ACTH 值的变化百分比。虚线表示 35% 的反应率，代表具有 100% 特异度和 93% 灵敏度的诊断切点。B. 皮质醇反应图，表示为羊促肾上腺皮质激素释放激素注射后 30min 和 45min 的平均皮质醇浓度相对于注射前 1min 和 5min 的平均皮质醇基础值变化的百分比。虚线表示 20% 的反应率，代表具有 88% 的特异度和 91% 的敏感度的诊断切点（数据引自 Nieman LK，Oldfield EH，Wesley R，et al. A simplified morning ovine corticotropin-releasing hormone stimulation test for the differential diagnosis of ACTH-dependent Cushing syndrome. J Clin Endocrinol Metab 1993；77：1308-1312.）

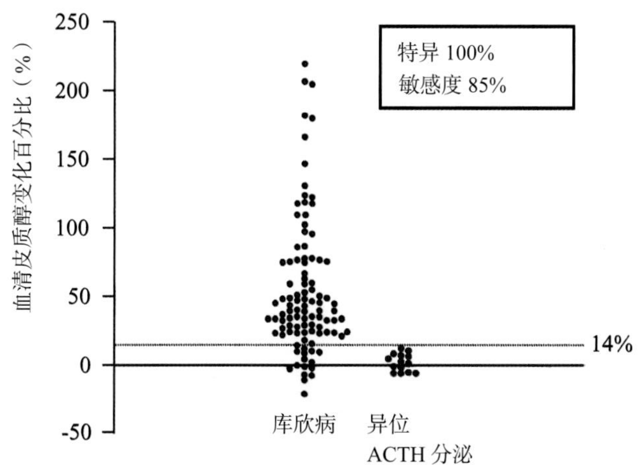

◀ **图 13-12　100 例库欣病患者和 14 例异位 ACTH 综合征患者，注射人 CRH（静脉注射 100mg）后 15min 和 30min 平均血清皮质醇水平相对于注射前 15min 和 0min 时的平均皮质醇基础值的变化百分比**

经许可转载，引自 Newll-Price J，Morris DG，Drake WM，et al. Optimal response criteria for the human CRH test in the differential diagnosis of ACTH-dependent Cushing's syndrome. J Clin Endocrinol Metab 2002；87：1640-1645.

放，其程度是人 CRH 的 7 倍。尽管尚未完全阐明其机制，但这可能是通过刺激正常受试者中血管加压素的释放 [235] 和刺激 ACTH 肿瘤患者中异常的生长激素促分泌素受体而发生的 [236]。这些多肽类似 CRH 的使用，都被用来改善 ACTH 依赖性库欣综合征的鉴别效能，但已证明它们通常为劣势或无优势 [237-240]。然而，在没有 CRH 的中心，可以使用去氨加压素刺激。起初，将去氨加压素（10μg）和人 CRH（100μg）联合刺激，似乎很有希望 [241]。但是，后来对 26 例库欣病患者和 5 例异位 ACTH 综合征患者进行了这项联合刺激试验，研究显示，其反应度存在明显重叠 [242]。这些令人失望的不一致结果是由于某些异位 ACTH 分泌肿瘤同时表达了血管加压素和生长激素促分泌素受体 [139, 243]。

降钙素、胃泌素、5- 羟吲哚乙酸、5- 羟色胺和猫胆碱胺或他们的代谢产物，这些标志物多肽的测定可能有助于鉴定神经内分泌肿瘤。

（三）试验组合

由于没有一个无创试验具有 100% 的诊断准确性，因此许多研究人员评估了试验组合的实用性。CRH 和 HDDST 试验已通过联合试验的方法进行组合使用，联合的诊断准确度高于其中任何一项单独试验的诊断准确度，诊断达到 98～100% 的灵敏度和 88～100% 的特异度[244-246]。类似的高诊断效能组合还有 LDDST 和 CRH 试验组合[171]。

促肾上腺皮质激素来源的影像学表现　所有 ACTH 依赖性库欣综合征患者都应进行钆增强前和增强后的垂体 MRI 成像，通过 T_1 加权自旋回波和（或）损毁梯度回波序列（SPGR）技术进行 MRI 成像。这可以帮助识别 40%～75% 库欣病患者的腺瘤[65, 224, 247]，也可在约 10% 的正常个体中识别出腺瘤[248]。大多数腺瘤（95%）无钆强化时表现为低信号，其余（5%）钆强化后表现为等信号[249]。CT 成像通常显示低密度病变，增强显影后不能增强，但是 CT 在检测小腺瘤（$<$ 5mm）方面不如 MRI 敏感，因此不建议常规使用 CT 检查[65, 250]。

影像学是识别异位 ACTH 分泌来源的最有用的方法。根据肿瘤易出现的部位，做颈部、胸部和腹部的 CT 和（或）MRI 扫描检查。最常见的异位病灶是肺 NET 肿瘤，但对于小病变（$<$ 1cm）通常难以定位，仰卧位和俯卧位的薄层高分辨率 CT 扫描有助于区分肿瘤和血管阴影[60]。MRI 可以识别在 CT 扫描中不明显的胸部病灶，在 T_2 加权和短反演时间反演恢复序列（STIR）上表现为高信号[251]。另外，嗜铬细胞瘤在 MRI T_2 加权像上通常表现为亮的高信号。在 CT 引导下，对病灶穿刺抽吸液测量 ACTH 水平，可能会对病灶是否有功能提供有用的信息[252]。

因为大多数分泌 ACTH 的异位肿瘤都是神经内分泌起源的，因此表达生长抑素受体的各个亚型，放射性标记的生长抑素类似物（^{111}In–pentetreotide 示踪剂）闪烁照相术可能有助于鉴定已识别出的肿瘤是否有功能，有几个报道，它可以识别出常规成像无法发现的不明显的病灶[253-255]。但是，在大多数患者中，包括最近的 1 个病例报道，有 35 例异位 ACTH 分泌的患者，MRI 或 CT 扫描阴性时，^{111}In–pentetreotide 显像也不能检测到肿瘤，且有大量假阳性结果[256]。因此，CT 和 MRI 是最好的初筛检查，但闪烁照相术可能是有用的辅助成像方法，可帮助确认在 CT 或 MRI 上看到的异常。一般来说，^{18}F– 脱氧葡萄糖正电子发射计算机断层显像（PET）对比常规 CT 或 MRI 没有优势[257]，除非肿瘤代谢很活跃，但通常异位 ACTH 肿瘤代谢并不活跃[258]。但是，若可能，^{68}Ga–octreotate PET 显像技术在识别神经内分泌性肿瘤方面比 ^{111}In–pentetreotid 显像更具优势，但尚未在异位 ACTH 综合征中进行研究[259, 260]。

（四）库欣综合征的诊断和鉴别诊断

2002 年的一次国际研讨会后发表了关于库欣综合征的诊断和鉴别诊断的共识声明[139]，其中大多数推荐意见仍然有用，以下三项一线筛查测试中任两项应阳性，即午夜唾液皮质醇（至少 2 次检查测定）、ONDST/LDDST 或 24 小时 UFC 检测（至少留尿 2 次），内分泌学会在之后的指南声明中也提倡使用这种一线筛查测试方法[144]，假阳性结果很常见，应进一步进行二线检查确认。一旦库欣综合征诊断明确，ACTH 水平测定、垂体 MRI、CRH 刺激试验和地塞米松抑制试验是用于确定 ACTH 依赖性库欣综合征的病因最有用的初筛无创检查。对于临床、生化、放射学检查结果不一致或不确定的 ACTH 依赖性库欣综合征者，建议双侧岩下窦取血诊断 ACTH 的来源，也有人推荐，除垂体大腺瘤外，所有 ACTH 依赖性库欣综合征病例中都做双侧岩下窦取血。初筛试验后会确定一个初步诊断，直接对患有 ACTH 非依赖性库欣综合征和异位 ACTH 综合征的患者进行相关影像学检查。

十一、治疗

库欣综合征的最佳治疗是使患者肾上腺皮质功能恢复正常，且患病率和死亡率较少的治疗方案。过去，随着合成糖皮质激素治疗的出现，肾上腺切除术逐渐成为首选的治疗方法，因为在大多数情况下它可以快速并永久消除库欣综合征[261]。现在，神经外科技术的进步和异位 ACTH 分泌来源的识别，已改变了库欣综合征的治疗方法，手术直接切除异常病灶，无论这个病灶是产生 ACTH 还是皮质醇，但在仅有轻度高皮质醇血症和亚临床疾病的患者中，手术治疗的益处尚未得到证实[262]。如果患者无法耐受手术，或肿瘤隐匿，或已发生转移，则无法实现最佳手术。在这些情况下，必须选择二线治疗，二线治疗的特异性较低并可能有更多的其他问题。2007 年，在一次内分泌学家国际会议上起草了 ACTH 依赖性库欣综合征治疗的共识声明 [263]。

十二、手术

（一）术前评估和治疗

一些医学中心，术前常规使用肾上腺皮质激素阻滞药物，获得 4～6 周的皮质醇正常水平期。目的是控制一些由高血皮质醇引起的代谢异常的不良后果，如围术期伤口愈合缓慢和围术期其他并发症的危害。这种术前治疗的缺点是，手术时可能使正常的 ACTH 反应去抑制，因此在成功切除肿瘤后不会出现预期的皮质功能减退，这时的缓解率指数不可靠。这些术前用药仅是经验性的，因此需进一步完善随机试验以观察这种方法是否可以改善预后 [264]。

由于库欣综合征属于血栓形成前状态，因此应考虑围术期进行预防性抗凝治疗 [265]。库欣综合征中常见血脂异常、高血压和糖尿病，使这些患者易患动脉粥样硬化性心脏病，因而应进行相应的治疗。

（二）经蝶窦 ACTH 腺瘤切除术

经蝶窦切除术是库欣病的首选治疗方法 [264]。该手术最初是通过传统的齿龈沟径路进行肿瘤切除，由 Kanavel 和 Halsted 设计，后来由 Cushing 推广 [266]。随着显微镜手术的发展，Hardy 在 1968 年引入了经蝶窦的垂体微腺瘤切除术，随着硬式内镜技术和最近使用的软式内镜的发展，过去的 10 年中又取得了更多的手术进展。手术的目标是选择性地腺瘤切除，从而保留尽可能多的正常垂体组织，该手术应该由对经蝶窦手术有丰富经验的神经外科医生进行。大多数大型病例报道的效果是，手术后即时缓解率为 70%～90% [267-274]，而大腺瘤的缓解率较低 [269-275]。这些报道用了不同的缓解判断标准，这些标准包括术后皮质醇水平降至正常或低于正常、UFC 水平正常和（或）对 LDDST 的反应正常，伴有临床的缓解。内镜手术是否比显微镜能带来更多的益处，相关数据不足 [276]。但是，最近的一份研究表明，经验丰富的手术医生，通过假包膜切除技术进行微腺瘤的切除，可以将缓解率提高至 98% [277]。

术后 10～15 年的长期复发率高达 15%～20% [278]。因此，实际上，即使是最好的医生进行经蝶窦手术，也只能在 60%～80% 的成年患者中实现长期治愈，这些数据有些令人失望，但这也强调了对这些患者进行长期内分泌随访的必要性 [278, 279]。长期缓解的有利因素包括，患者年龄超过 25 岁、通过 MRI 检测出的微小腺瘤、未累及硬脑膜或海绵窦、组织学证实分泌 ACTH 的肿瘤、术后皮质醇水平低，以及术后长期肾上腺皮质功能不全 / 术后前 3 年的 HPA 轴恢复不足 [263, 278]。如果在手术中未发现肿瘤，最好的方法是根据岩下窦采血获得的 ACTH 水平，对梯度水平高的一侧进行半垂体切除术。在某些情况下，这种切除方法要比选择性微腺瘤切除术的结果更好 [271, 280]。

经蝶窦手术的死亡率为 1%～2% [11, 273]。暂时性尿崩症可能是最常见的并发症，据报道多达 28% 的患者有暂时性尿崩症 [280]。其他围术期并发症包括脑脊液漏、脑膜炎和大出血，发生于不到 10% 的患者。永久并发症，如持续性尿崩症、视神经或海绵窦神经损伤（导致上睑下垂或复视）发生的概率要低得多 [11, 273]，但垂体功能低下，尤其是生长激素缺乏很常见（53%～59%），35%～49% 的患者发生其他垂体前叶激素缺乏症 [280-282]。这些并发症常见于切除较大的肿瘤、切除大量正常垂体组织（或垂体柄），或再次重复手术后。

（三）术后评估与治疗管理

患者通常术后需要超生理剂量的糖皮质激素治疗，在经蝶窦手术后当天以初始每日剂量高达 400mg 的氢化可的松（地塞米松 16mg）治疗，在 1～3d 内逐渐减量。然后在最后一次糖皮质激素给药后 20～30h 开始测定早晨（9:00 am）血皮质醇，之后的 3d 每天都测定早晨（9:00 am）血皮质醇，同时密切观察患者肾上腺功能不全相关的临床表现。这种方法可以对可能治愈、正常皮质醇或持续皮质醇增多症进行迅速分类。如果可以做到围术期的密切观察，则可以不进行这种糖皮质激素治疗，从而可以在术后更早期评估治愈情况。经蝶窦手术后明显治愈或缓解的标准和定义仍在争论中。术后的低皮质醇血症［9:00 am ＜ 1.8μg/dl（50nmol/L）］可能是评估长期缓解的最佳指标。但检测到皮质醇水平＜ 5μg/dl（140nmol/L）也是持续缓解的指标[283-285]。术后皮质醇水平较高有可能是手术失败，偶有皮质醇水平在术后 4～6 周内逐渐下降，反映了残留垂体瘤的渐进性梗死，或肾上腺半自主分泌功能的逐渐消失。术后 6 周持续性皮质醇水平＞ 5μg/dl（140nmol/L）需要进一步随访观察。

动态试验已用于预测长期缓解。术后早期对 CRH 刺激后的皮质醇和 ACTH 反应，可能是库欣病复发风险的有用指标，其基本原理是，对刺激有反应可能表明有肿瘤残留[65, 286]。然而，一项纳入 232 例患者的术后 CRH 刺激反应的研究认为，在预测复发方面，CRH 刺激后皮质醇和 ACTH 的反应度，不如术后清晨皮质醇检测有用[285]。因为，肾上腺轴部分恢复的患者会出现正常的反应，不管是否有复发的风险，此时 CRH 试验的结果不能很好地解读，因此不应在这种情况下进行 CRH 试验。一些证据表明，术后 ACTH 对去氨加压素刺激有持续的反应，可能与更高的复发率有关[287, 288]。

低皮质醇血症的患者应开始糖皮质激素补充治疗，10～20mg 氢化可的松（12～15mg/m^2），分 2～3 次服用是较好的方法。一起床就应服用第 1 剂（通常是总剂量的 1/2～2/3），最后一剂应不晚于 6:00 pm 服用，因为较晚服用糖皮质激素可能会导致睡眠障碍。在这种情况下，应使用尽可能最低剂量的氢化可的松，以避免长期抑制 HPA 轴。对于所有接受长期糖皮质激素补充治疗的患者，要告诉他们是“依赖于”处方的糖皮质激素，未能服用药物，或服用影响皮质激素吸收的药物，将导致肾上腺危象，甚至可能导致死亡。还应为他们开具 100mg 氢化可的松（或其他大剂量糖皮质激素）肌肉注射剂，以备不时之需，他们还要戴一个有此医疗信息标识的手链或项链（医疗警示基金会）。要加强糖皮质激素戒断症状的宣教[289]，需要遵守糖皮质激素的每日剂量，恶心、腹泻和发热时，口服剂量需加倍，有呕吐、外伤或严重医疗应激病变时，需要使用糖皮质激素的胃肠外给药和医学评估。

应当告知患者，术后几个月内会出现皮肤脱屑和类似流感的症状（不适、关节酸痛、厌食和恶心），这些征象表明病情已缓解，其中一些症状与血循环中白细胞介素 -6 水平的升高有关[290]。如果事先告知患者这些自然过程，大多数患者对糖皮质激素戒断症状的耐受性会更高。在没有并发症的情况下，临床医生不应该仅根据这些症状就增加糖皮质激素的剂量，而应寻求肾上腺功能不全的征象，如呕吐、电解质异常和体位性低血压[291]。与库欣综合征相关的情感和认知变化的缓解特别慢，也可能无法恢复正常。已有证据表明，即使治愈后好久，仍然存在持续的躯体和情感功能障碍[292]。术后应评估是否存在其他垂体激素的缺乏，并在必要时开始适当的补充治疗。

术中或糖皮质激素引起的体液潴留或尿崩症，使得经蝶窦手术后常用利尿治疗。因此，同时检测血渗透压、尿渗透压和血钠浓度是必不可少的。除非血渗透压＞ 295mOsm/kg、血钠＞ 145mmol/L 或尿量＞ 200ml/h 伴有不适当的尿渗透压低，否则不建议接受特殊治疗。皮下注射去氨加压素（DDAVP，Ferring）1μg 可在 12h 或更长时间内提供足够的加压素替代。多达 20% 的患者在术后 10d 内出现低钠血症，这可能是由于补液不当或抗利尿激素分泌不当所致，这种现象在育龄妇女和广泛的垂体探查术后更为常见，这时应严格限制液体摄入[293]。很少数患者会进展到永久性尿崩症（1.4%～3.4%）[294]，需长期使用血管加压素类似物治疗。药物给药剂量和给药时间点的选择应根据尽量保证夜间完整睡眠的原则，但允许每天有一段大量排尿的时间，可以通过晚上鼻内给予 10～20μg 去氨加压素（或口服 100～200μg 去氨加压素）实现此目标。

一些糖皮质激素引起的异常，包括低血钾、高血压和糖耐量异常，可能在术后恢复正常，因此需要重新评估这些情况的药物治疗方法。一些证据表明，高皮质醇血症治疗后骨量减少的情况可能会部分好转[295, 296]。双膦酸盐治疗可能会快速改善骨密度[297]，在骨质疏松症患者中应考虑使用双膦酸盐（及钙和维生素D补充剂）。一般而言，有证据表明，与皮质类固醇过量相关的骨骼变化可以正常化，无须额外治疗[298]。

蝶窦探查术后持续存在高皮质醇血症时，应对库欣病的诊断进行重新评估，特别是当既往诊断试验结果模棱两可、不确定或互相矛盾，或者病理学未发现肿瘤时。经蝶窦手术后的岩下窦取血检查可以确认ACTH的垂体来源部位，但是，由于先前手术导致静脉解剖结构改变，判断优势侧定位的正确率降低。因此，不应常规使用岩下窦取血结果来指导第2次手术探查或决定哪一侧行半垂体切除。

持续性库欣病患者的治疗选择包括重复手术、放射疗法和肾上腺切除术。如果第1次手术探查不能立即获得手术缓解，可能很大一批患者值得进行早期的重复经蝶窦手术，但相应代价是垂体功能低下的增加[299, 300]。如果存在以下结局指标的几项或全部，重复手术的缓解可能性更大，即诊断正确，上一次手术疗效好，或病理证实为ACTH染色阳性的腺瘤，最初暴露或切除不完全，或MRI扫描有残留肿瘤但没有累及海绵窦。对于空蝶鞍综合征，或MRI扫描看到的垂体组织很少，这时重复进行蝶鞍探查术对患者的帮助较小。第1次手术中发现有海绵窦或硬脑膜侵犯的患者，不适合再次手术治疗皮质醇增多症，应接受放射治疗。

在不使用氢化可的松补充治疗后，可通过测量9:00 am血清皮质醇来监测HPA轴的恢复。由于经蝶窦手术后，肾上腺皮质轴的恢复很少发生在术后3～6个月，常见于1年时，因此在术后6～9个月进行检查，以评估成本效益[301]。如果连续2d未检测到皮质醇，则肾上腺皮质轴的功能尚未恢复，可重新开始糖皮质激素补充治疗。如果可检测到皮质醇浓度，则可通过胰岛素耐受试验评估HPA轴的功能储备情况[302]，皮质醇峰值> 18μg/dl（450～500nmol/L），表明目前治疗情况下HPA轴有足够的功能储备[303]。许多中心用250μg合成（1～24）ACTH刺激试验，刺激后皮质醇水平的变化作为评估HPA轴储备的另一方法[304, 305]，但关于此方法的可靠性仍有争议[306, 307]。如果使用此方法代替胰岛素耐受试验，30min时血皮质醇的切点值22μg/dl（600nmol/L），可能比传统的18μg/dl（500nmol/L）切点值更可靠，尽管各中心因使用不同检测方法参考范围略有不同[303]。如果皮质醇反应正常，可及时停止糖皮质激素补充治疗。

动态试验中提示HPA轴功能仅部分恢复，但9:00 am皮质醇水平高于正常参考范围的下限[7μg/dl（200nmol/L）]，此时减少氢化可的松的量是合理的，除非出现肾上腺功能不全的症状。仍然必须告知患者，让他们知道应激时或生病时仍需要额外补充糖皮质激素，所以要备有氢化可的松口服药和肌肉注射剂。对于9:00 am皮质醇可检测到但水平低的患者，若体重减轻，应调整氢化可的松的补充剂量，要补充稍微偏低的剂量。一些中心通过测量一天中各个时间点的血皮质醇来评估每日3次氢化可的松的剂量是否充足，以确保每次给药前血皮质醇水平始终是充足的[> 1.8μg/dl（50nmol/L）]；这可能意味着每次给药后有非生理性的皮质醇峰值水平，但是需兼顾尽可能模拟正常生理节律和避免多次给药的不便。

后期可能会出现两个互不相关的难题，即复发和永久性肾上腺皮质轴功能恢复的缺失。患者自诉库欣综合征复发，这往往是正确的，即使他的身体特征和生化证据尚不明确。对有这些主诉，或有高皮质醇血症体征复发的患者，应进行评估。对于门诊患者，还在服用糖皮质激素的情况下，则可在口服0.5mg/d地塞米松的情况下，检测UFC。停用下午的氢化可的松后，测量午夜唾液皮质醇也可能有用。但是，理想的情况是住院患者完全停用氢化可的松后，在住院期间对皮质醇的昼夜节律进行评估。如果UFC结果升高，或LDDST对血皮质醇没有抑制作用，则应继续评估皮质醇增多症。如果诊断出库欣病复发，则治疗方法与持续性库欣综合征相同。在研究复发时，应记住垂体瘤引起的长期ACTH刺激作用，会引起肾上腺大结节增生，进而可能会导致皮质醇的自主分泌[308]。

如果UFC结果为低于正常值或正常低值，则应向患者询问已服用的糖皮质激素的实际剂量。通常，患者服用额外的氢化可的松，可能是因为他们发现，加量后减轻了糖皮质激素撤离的戒断症状，或者是他们因为“应激”增加了剂量，通常没有严格遵循服药指示。由于外源性皮质醇过多，这些患者的肾上腺皮质轴功能受到抑制，库欣样特征消退非常缓慢。需要对患者进行教育和支持，帮助他们将氢化可的松的日剂量降低到建议水平。经蝶窦手术后 2 年，对 ACTH 刺激后皮质醇反应欠佳的患者（无过度替代时）可能会进展到终身 ACTH 缺乏。

（四）肾上腺切除术

仅对肾上腺源性的非 ACTH 依赖性皮质醇增多症，或 ACTH 依赖性患者不能采取特定手术时，才选择切除受累的肾上腺。在肾上腺腺瘤中，由肾上腺手术经验丰富的外科医生进行手术的治愈率为 100%[309]。手术是治疗肾上腺癌的主要手段[90, 310]，对于这类病患者，更积极地进行外科手术，可以延长他们的寿命，这种治疗可能需要多次手术来切除原发病灶、局部复发、肝脏转移病灶、胸腔转移病灶，以及偶尔的颅内转移，下面会讨论使用米托坦和其他化疗药等辅助用药。

通过前切口或后切口进行传统开放式肾上腺切除术，其死亡率和发病率在各个病例系列中为 1%～20%，这可能反映了库欣综合征的严重程度及并发症（如心血管疾病）方面有差异[196, 261]。除了可疑为癌的切除手术，这些传统的开放式手术方式已被腹腔镜切除术取代，有经验的外科医生进行腹腔镜切除术时死亡率和发病率均较低[311, 312]。腹腔镜方法可以切除大至 7.5cm 的腺体[313]（请参阅第 111 章）。成功切除肾上腺后，血皮质醇水平会低到检测不到，术后早期没有达到低皮质醇水平，这通常与腺体切除不完全有关。复发，特别是 ACTH 依赖性库欣综合征患者肾上腺切除术后的复发，可能与手术床中肾上腺细胞的再生或肾上腺残留组织的生长有关。

与放疗相比，双侧肾上腺切除术作为库欣病的二线治疗，具有可迅速解决皮质醇增多症且无垂体功能低下的风险。年轻患者，有生育计划，或对放射线诱发的垂体功能减退和生殖功能丧失有顾虑者，可能优先选择肾上腺切除术而不是放疗。其缺点包括围术期发病率和死亡率较高，以及终身需要糖皮质激素和盐皮质激素替代治疗。此外，库欣病患者术后有患 Nelson 综合征的风险，以下情况下更易出现 Nelson 综合征，即进行肾上腺切除的患者比较年轻，双侧肾上腺切除术后第 1 年服用糖皮质激素之前的基线血 ACTH 水平较高，既往垂体手术已确认为垂体腺瘤[274, 312, 314]。这些患者必须每年进行垂体 MRI 检查和 ACTH 水平监测[315]。预防性垂体放疗可将 Nelson 综合征的风险从 50% 降低至 25%[316]，但尚未有相关的共识。

在双侧肾上腺切除术的术后阶段，肌内注射或静脉内途径给予 50～100mg 氢化可的松，每天 4 次，并静脉内给予生理盐水直至患者可以口服药物。这样可以给患者提供足够钠和盐皮质激素活性，直到可以口服氟氢可的松 100～200μ/d。若没有并发症，则在 48h 后将氢化可的松剂量减至生理量的 2 倍。当患者接受 0.5mg/d 的地塞米松和氟氢化可的松（或在早晨服用氢化可的松之前）时，评估血清皮质醇的测量，以确认手术切除是否充分。然后患者转为继续服用氢化可的松和氟氢可的松，如前所述，必须告知患者警惕肾上腺功能不全的相关症状。双侧肾上腺切除术后肾上腺危象的发生率似乎比患有 Addison 病或 ACTH 缺乏症的患者要高（每 100 名患者 9.3 次事件，与每 100 例 3～6 次事件相比），原因尚不清楚[317]。氟可的松的剂量根据患者血压、热暴露和盐摄入量进行调整，通常剂量是每天 100μg，但调整范围是 50～400μg，血肾素活性正常是盐皮质激素替代量足够的证据，可用于指导治疗。

单侧肾上腺切除术后，库欣综合征手术治愈后，HPA 轴功能逐渐恢复，恢复时间可能短至 3 个月，最长可能长达 2 年[286, 301]。轻度皮质醇增多症患者和复发患者的恢复时间可能较短。

（五）异位 ACTH 综合征的手术

如果异位 ACTH 分泌肿瘤的定位清晰，适合手术切除，如对于肺神经内分泌肿瘤，肺叶切除术对库欣综合征的治愈率就很高。但是，如果存在明显转移，手术的获益有限。如果无法确定 ACTH 分泌的来源，或者如果由于转移无法进行手术，则必须选择皮质醇增多症的其他治疗。对于隐匿性疾病的患者，医学上允许定期进行肿瘤监测，以期最终切除肿瘤。由于某些肿瘤会隐匿生长长达 20 年，监测肿瘤可能并非对所有患者都有用或实用，因此当患者无法忍受长期药物治疗和监测花费、药物不良反应或对心理的影响时，应行肾上腺切除术。对那些广泛转移而不适合肾上腺切除术的患者，长期药物治疗也是一种选择。以下情况可选择双侧肾上腺切除术，即对于期望快速纠正皮质醇增多症的人，或无法通过药物治疗控制皮质醇增多症，由于显著药物不良反应或不耐受药物治疗而必须终止先前有效的药物治疗，或严重皮质醇增多症患者无法服用口服药物或需要依托咪酯的胃肠外给药。

十三、放射治疗

（一）垂体

对于经蝶窦手术失败的患者，针对垂体腺瘤的放疗，在库欣病中通常是辅助治疗作用，但对于不能进行手术的患者，以及进行双侧肾上腺切除术并有患 Nelson 综合征风险的患者，放疗也是很好的首选。

（二）常规放疗

常规垂体放射治疗的总剂量为 4500～5000cGy（rad），分 25 次小剂量，持续 35d，采用 3～5 个辐射野放疗技术。现在通常是基于立体定向放疗，以优化肿瘤区剂量并使其他区域辐射最小化。这种方法可确保神经组织的辐射日剂量不超过 180cGy，并避免了总剂量和分剂量大的时候造成视神经炎和脑皮质坏死的并发症[318]。由于放射治疗起效需要一定的时间，通常在放射治疗前或放射治疗的同时，开始辅助药物治疗。至少每年监测评估放疗治疗反应，达标则停止药物治疗。当选择常规放疗作为库欣病的主要治疗方法时，只有 40%～60% 的成年患者获得缓解[274, 319–321]。如果使用较低剂量（2000cGy）的放疗，治疗反应甚至会更差[322]。更常见的是，在经蝶窦手术后无法治愈的情况下选择传统放疗，这时，它的表现相当好，据报道缓解率高达 83%[320, 323]。常规放疗后，通常在治疗后 9 个月开始缓解，大多数患者在 2 年内即可全部缓解，也可能需要更长时间达到缓解[324]。在儿童中，放疗的缓解通常在 12 个月内[325]。

垂体功能低下是垂体放疗最常见的不良反应，治疗的成年患者中，36%～68% 出现生长激素缺乏[281, 323]，促性腺激素和促甲状腺激素的缺乏没有那么常见。视神经病变的风险较低，只要分次剂量低（200cGy），风险就可能小于 1%[326]。同样，放射性脑坏死也极为罕见[327]。放射继发性肿瘤相关问题仍有争议。尽管已报道过垂体放疗后出现脑膜瘤和神经胶质瘤的病例，但尚不清楚放疗继发性肿瘤的发病率是否明显高于那些已经患有垂体瘤的患者再出现脑膜瘤和神经胶质瘤这些肿瘤，需要定期监测患者发生此类肿瘤的可能[326]。

（三）立体定向放疗

在立体定向放射外科中，高剂量辐射束精确地对准已定位的离散病灶，保证肿瘤组织高放射剂量，正常周围组织低放射剂量。可以使用多种技术来完成此技术操作，如来自多个伽马钴源的窄束（伽马刀）、重带电粒子（质子或氦气束），或来自围绕目标病灶的直线加速器的单束（X 刀，SMART，LINAC）。用于病灶定位的高分辨率 MRI 的出现，促进了这种放疗的发展。通常只需要单次治疗剂量，这在生物学上比相同剂量分批次使用更有效[328]。手术后或 MRI 检查无法找到特定的靶标时，也可以使用该技术将放射线照射整个垂体。当肿瘤靠近视交叉时，不能使用该放疗方法。

当前最广泛用于库欣综合征的技术可能是伽马刀，作为经蝶窦切除术失败后的辅助治疗，它可能并不比常规放疗疗效更好[329]，质子束对垂体的放疗效果与之类似[330]。直线加速器放疗治疗库欣病的报道较少，但也在少数患者中成功治疗[331]。尚未证实基于 Bragg 效应的质子束治疗的可能优势[332]。

与常规放疗一样，其主要不良反应是垂体功能低下，破坏邻近结构（如视交叉）的风险可能较小，但仍需要更多的研究和更长时间随访来证实。各个脑神经对放射线的耐受性有所不同，其中视神经和听神经最敏感，因此，这 2 个神经应避免＞ 8Gy 的剂量（通常需要与视神经结构距离为 3～5mm），而其他脑神经可以接受 19～23Gy 的剂量[329]。一些医疗中心将其主要用于治疗难治的复发性肿瘤，如侵犯海绵窦的肿瘤或 Nelson 综合征，而另一些中心则建议将其作为常规放疗的替代方案，用于治疗＜ 30mm 且距视交叉的距离至少 3mm 的垂体腺瘤 [327]。

（四）内放疗

有 2 个医疗中心已经使用组织内放疗（^{90}Y 或 ^{198}Au 植入）作为库欣病的主要疗法 [333, 334]。这些队列的缓解率很高（75%～77%），但有些需要二次植入。其主要的不良反应是垂体功能低下。

（五）其他肿瘤

没有大量证据表明放疗可改善肾上腺皮质癌的总生存率，仅有几个报道提示放疗在某些病例中可能是根治性手术的辅助治疗 [335, 336]。手术切除异位 ACTH 分泌灶后的局部放疗可能是有益的，尤其是对非转移性胸腔神经内分泌肿瘤 [337, 338]。

十四、药物治疗

皮质醇增多症的药物治疗有两大作用机制，第一类药物是通过抑制肾上腺类固醇生成（甲吡酮、酮康唑、依托咪酯和米托坦）来降低皮质醇水平，或通过对受体的拮抗作用（米非司酮）来降低皮质醇作用，这些合成药物可用于治疗所有类型的库欣综合征。第二类合成药物是调节 ACTH 的分泌释放（多巴胺激动药、帕瑞肽），效果不如第一类，且仅限于治疗 ACTH 依赖性库欣综合征，主要是库欣病。目前，药物治疗的主要作用是术前控制高皮质醇血症，或外科手术治疗失败后作为辅助治疗，或联合其他疗法如放疗使用，或患者拒绝手术或放疗。必须指出的是，目前仅帕瑞肽被许可用于治疗库欣综合征，而米非司酮则被批准用于治疗库欣综合征相关的高血糖症，因此，其他药物的使用是“超说明书用药”。

（一）抑制类固醇生成的药物

肾上腺类固醇生成的口服抑制药是治疗库欣综合征的最常用药物。其中，甲吡酮、酮康唑和米托坦最为有效。氨鲁米特 [339] 不再有药，曲洛司坦 [340] 现在很少使用。依托咪酯是唯一可以胃肠外给药的类固醇激素抑制药。通常推荐调整药物的剂量，使皮质醇的产生部分抑制，进行频繁监测以确定维持皮质醇水平正常，避免肾上腺皮质功能低下或增高。但是，在某些患者中，尤其是皮质醇分泌量变化的患者中，可能很难做到这一点。在这些情况下，可采用皮质醇全抑制同时补充肾上腺皮质激素的方案，以免出现肾上腺功能不全的症状（阻断 – 补充疗法）。在所有形式的治疗中，患者及其医生必须警惕肾上腺皮质功能不全的症状和体征。

1. 甲吡酮（美替拉酮） 甲吡酮的主要作用是抑制 11β– 羟化酶 [341]，在甲吡酮治疗的患者血清中，可以检测到继发的血清 11– 脱氧皮质醇升高，它还会导致具有盐皮质激素样作用的 11– 脱氧皮质酮过多和肾上腺雄激素过多。用药后皮质醇下降迅速，在给药后 2h 达到最低水平，试验性 750mg 的剂量给药后，4h 每小时都检测皮质醇值，可以预测它的治疗效果，皮质醇的快速持续下降，降低到＜ 7μg/dl（≈200nmol/L），在异位 ACTH 综合征和肾上腺肿瘤中很常见这样的效果，这表明较小剂量的甲吡酮可能就合适了，而库欣病降至 10～12μg/dl（≈300nmol/L）表明需要更高的甲吡酮剂量 [342]。起始治疗剂量为每天 0.75～1.5g，分 3～4 次服用，常用剂量约为每天 2g，但异位 ACTH 综合征可能需要更高的剂量（高达每天 6g）[342]。甲吡酮可用于治疗肾上腺肿瘤来源的库欣综合征、异位 ACTH 综合征和库欣病患者 [342, 343]。在美国，可以根据患者情况从经销商处购买，很快会在市面上买到。甲吡酮主要的不良反应是多毛症、痤疮（与肾上腺雄激素增加相关）、头晕和胃肠道不适。雄激素相关不良反应妨碍了某些年轻女性患者长期使用甲吡酮。由于盐皮质激素水平升高而引起的低钾血症、水肿和高血压并不常见 [342]，但可能因此而需要停止治疗。我们的经验表明，唯一的主要问题是与肾上腺雄激素增加有关，需要仔细监测以避免肾上腺皮质功能低下，并对患者进行这些教育。我们临床上曾有 1 例患有 6– 磷酸葡萄糖脱氢酶缺乏症出现溶血的病例，但以往没有相关的研究报道。许多皮质醇测定方法会与 11– 脱氧皮质醇发生交叉反应，调整剂量时应考虑到这一点，或应使用 UFC

检测[344]。

2. 酮康唑和其他抗真菌药　酮康唑是一种咪唑衍生物，口服可以抗真菌。在一些接受酮康唑治疗的男性患者中出现了乳腺发育的报道，表明它是细胞色素 P_{450} 酶的抑制药，包括侧链裂解、C17，20- 裂解酶、11β- 羟化酶和 17β- 羟化酶[345, 346]。也有报道称它对胸腺类癌的异位 ACTH 综合征有直接作用[347]。治疗库欣综合征的起始剂量通常为 200mg 每天 2 次，其起效比甲吡酮慢。它已成功用于各种类型库欣综合征患者，降低皮质醇水平，包括肾上腺癌、异位 ACTH 综合征，侵袭性分泌 ACTH 的垂体肿瘤，日剂量为 200～1200mg，可分 4 次服用[348–350]。应该强调的是，胃酸有利于酮康唑的吸收，因此要停用质子泵抑制剂。

酮康唑的主要不良反应是肝毒性。5%～10% 患者会发生血氨基转移酶的可逆性升高，若氨基转移酶水平保持在正常范围上限的 2～3 倍以下，则不必中断治疗。严重肝损伤的发生率约为 1/15 000[351]，可能会致命或需要肝移植[352, 353]。肝毒性很特殊，有 1 例库欣综合征患者开始治疗后 7d 内发生肝毒性的案例报道[354]。由于具有肝毒性作用，它已从一些欧洲市场撤回，且 FDA 发出了它在真菌感染中使用时有肝毒性的警告。酮康唑的其他不良反应包括皮疹和胃肠道不适，但发生率不到 15%[348]，必须时刻警惕肾上腺皮质功能不全的发生[355]，由于其 C17，20- 裂合酶抑制作用，因此出现抗雄激素特性，酮康唑在多毛症的女性患者中特别有用，多毛症可能会因为使用甲吡酮更严重。相反，男性患者的乳腺发育和性欲减退的效应可能也不能被男性患者接受，需要其他药物。酮康唑的一个优点是抑制胆固醇的合成，特别是降低低密度脂蛋白胆固醇[356]。我们发现，它与低剂量甲吡酮联用的效果更好。氟康唑是另一种口服咪唑类药，详细的相关研究较少，但已明确有效，且具有毒性小的优点[357]。

3. 米托坦　米托坦或 o，p'DDD（1，1- 二氯 - 二苯二酚 - 二氯乙烷），由 DDT（二氯 - 二苯基 - 三氯乙烷）杀虫剂家族衍生而来。它抑制肾上腺类固醇的生成，抑制其生成过程中的催化酶，包括胆固醇碳链酶[358]、11- 和 18- 羟化酶及 3β- 羟类固醇脱氢酶[359]，它对束带状和网状带也具有直接的细胞毒性作用，起初大剂量（每天 5～20g）用于无法手术的肾上腺皮质癌的治疗[360, 361]，现在更常用作手术的辅助治疗，使用每天 1～5g 的较低剂量，确实可以延长无复发的生存期[362, 363]，在这种剂量下，达到治疗水平可能需要更长的时间，由于安全治疗窗口比较窄，且存在毒性的风险，应尽可能监测血中的药物浓度，建议目标水平应在 15～20mg/L[364]。米托坦与标准化疗药（如顺铂、依托泊苷和阿霉素）的联合治疗，已用于小型的晚期肾上腺癌研究，结果获益不一的[365–367]。

单独使用大剂量米托坦（每天 4～12g）可使高达 83% 的库欣病患者获得缓解，但更常见的是使用低剂量米托坦（每天 0.5～4g），有时联合放射治疗，临床和生化缓解率约 80%[368, 369]，在这些剂量下，起作用的时间需要 6～8 周，在此期间可能需要其他辅助医疗。类似地，该药具有较长的半衰期（18～159d），部分原因是它具有亲脂性，停止治疗后，它的作用可持续数周到数月。单独使用米托坦，或与甲吡酮合用，或与氨基谷氨酰胺合用，对于治疗与异位 ACTH 分泌有关的皮质醇增多症也有效[370]。

米托坦的使用受到了胃肠道和神经系统毒性的限制。恶心和厌食常见于剂量高达每天 4g 时，当剂量超过每天 4g 时更普遍[371]。米托坦可以每天 0.5～1.0g 的剂量开始治疗，并逐渐增加（每 1～4 周增加 0.5～1.0g）来避免这些不良反应。药物应随餐服用，或在睡前随食物服用。如果确实发生了严重的不良反应，则应停药 3～5d，然后以较低的剂量重新开始治疗[369]。在较大剂量和血药浓度＞ 20mg/L 时[364]，神经系统不良反应很常见，包括嗜睡、步态障碍、头晕或眩晕、意识模糊和语言障碍。任何剂量都可见其他不良反应，包括疲劳（可能是由于皮质醇水平降低）、男性乳腺发育、皮疹、低尿酸血症、肝酶升高、血小板功能异常[361, 372, 373]。即使在低剂量时，高胆固醇血症也很常见，高脂血症可以通过使用 3- 羟基 -3- 甲基戊二酰辅酶 A 还原酶抑制药来逆转，如辛伐他汀[374]。2～5 年内需要生育的女性是米托坦的相对禁忌，它可能会导致自然流产，也可能致畸，由于该药物在脂肪沉积，这种作用可能会在停药后持续数年[375]。米托坦可使激素结合蛋白升高（皮质醇结合球蛋白、性激素结合球蛋白[376]和甲状腺素结合球蛋白），因此，不能依靠测定血总皮质醇来监测治疗效果，而应选用UFC检测，不含血清皮质醇的测定或唾液皮质醇测定，其价值尚待确定。通常，米托坦治疗时必须同时用糖皮质激素（有时是盐皮质激素）补充治疗，以防止肾上腺功能不全（阻断－补充疗法）。此外，米托坦可增加外源性使用的类固醇的代谢清除[377]，故糖皮质激素的补充剂量必须增加约1/3。

4. 依托咪酯　依托咪酯是一种咪唑衍生类麻醉药，1983年报道其具有肾上腺溶解作用[378]。与其他咪唑衍生物酮康唑相比，依托咪酯更有效地抑制肾上腺皮质11β-羟化酶，对17-羟化酶也有类似的抑制作用，但对C17，20-裂解酶的作用较小[379]，在较高浓度下，它似乎也对胆固醇侧链裂解有影响[380]。短期输入依托咪酯（每小时2～3mg）可以减轻严重高皮质醇血症，用于无法口服药物的、急性病情的各种类型库欣综合征患者[381]。较大剂量依托咪酯有镇静作用，可用于麻醉诱导[382]，因此推荐在重症监护病房中使用该药。该药使用时应频繁监测皮质醇和血钾浓度（每小时测1次，测4～6小时），以调整输注速度[383]。因此，许多长期治疗的病例报道表明，使用较低的非镇静剂量（每小时1.2～8.3mg）能达到良好的治疗效果[384-387]，要使库欣病患者的皮质醇水平达到正常可能会很困难[385]，这可能反映了ACTH的增加是来自于垂体，与异位病灶产生ACTH的相对固定不同[385]。依托咪酯开始输注后12h，血皮质醇水平可恢复正常[381]，可能需同时输注氢化可的松（每小时0.5～2mg）[383]。依托咪酯显然是一种有效的肾上腺溶解药物，其作用迅速，但用药受限于必须经胃肠外给药，它可能会挽救严重病例的生命。重要的是要认识到，欧洲的依托咪酯制剂是以酒精为基础的溶剂，美国目前可购买到的制剂的溶剂是丙二醇，它可能会有潜在的不良反应，如肾毒性[386]。

5. 糖皮质激素受体拮抗药　米非司酮（RU 486）是一种抗孕激素，市面上用于药物流产，也是糖皮质激素和雄激素（作用较弱）受体的竞争性拮抗药。它的主要缺点是缺乏监测疗效的生化标记物，无法判断是否过度治疗，其半衰期长，激动剂活性很低就容易造成患者肾上腺皮质功能减退[388]，有效剂量为每日300～1200mg。研究结果显示，60%糖耐量异常/糖尿病患者用药后血糖水平和HbA_{1c}有显著改善[389]，该药被批准用于伴有高血糖症的库欣综合征。38%患者的舒张压也得到改善[389]。用药后ACTH和皮质醇仍是高水平（或在库欣病患者中升高）。高水平的皮质醇可作用于盐皮质激素受体，增加高血压、水潴留和低钾血症的风险。其他不良反应包括疲劳、恶心和头痛（都可能与肾上腺功能不全有关），以及继发于抗孕激素作用的子宫内膜增厚和阴道出血。其还有降低HDL-胆固醇和升高TSH的不良反应报道[389]。

（二）调节ACTH分泌的药物

已研究治疗库欣病的多种药物包括5-羟色胺抑制药赛庚啶[390]和利坦色林[391]、多巴胺激动药溴隐亭[392]和卡麦角林[393]、丙戊酸钠[394]，以及最近的新药帕瑞肽。大多数药物是通过作用于下丘脑－垂体轴减少ACTH的分泌，但这些药物的确切作用机制尚未完全明确。这些药物在库欣病患者的疗效因人而异，因此不推荐常规用作一线药物。但当一线药物耐受性较差时，可以将多巴胺激动药或帕瑞肽用于补充联合治疗，或用于轻度库欣综合征患者。

1. 生长抑素类似物　长效生长抑素类似物（如奥曲肽和兰瑞肽）可广泛用于治疗各种神经内分泌肿瘤，ACTH腺瘤已证实有生长抑素受体表达，另外，可用于异位ACTH分泌[395]。在Nelson综合征的某些患者中，奥曲肽可抑制ACTH释放，但在库欣病患者中ACTH很少被奥曲肽抑制，这可能是由于高皮质醇血症的生长抑素受体下调所致[396]。对于异位ACTH分泌肿瘤，约70%报道的病例中，奥曲肽使ACTH和高皮质醇血症下降时间长（＞3个月），但这个高比例的反应率可能是因为有选择地报道。术前进行奥曲肽闪烁显像评估，有助于预测哪些肿瘤可能对本治疗有反应。奥曲肽对GIP依赖性库欣综合征有治疗作用，但是对其他原因的非ACTH依赖性库欣综合征无效[397]。迄今为止，使用缓释制剂治疗库欣综合征的报道很少。作用于多个生长抑素受体亚型的生长抑素类似物是研究热点，帕瑞肽（SOM230；Novartis，Basel.Switzerland）是这样的药物，它的体外试验已表明可减少人 ACTH 细胞增殖和抑制 ACTH 分泌[398]，且人体内试验的初期结果令人鼓舞[399]，但帕瑞肽治疗库欣病的Ⅲ期临床试验结果不尽如人意，每天 2 次皮下注射，每次用药剂量 900μg 时，只有 25% 患者 12 个月后的 UFC 水平恢复正常，用药剂量为 600μg 者，仅有 13% 患者 UFC 恢复正常[400]。只有轻到中度高皮质醇血症患者最有可能对其治疗作出反应，因此，帕瑞肽仅适合于相对轻症患者，大剂量用药时垂体肿瘤体积缩小了 43.8%。高血糖是该药的主要不良反应，73% 患者发生高血糖，其中 46% 的患者需要降糖治疗。其他的不良反应有肝酶升高、胆石症、恶心和腹泻，发生率与其他生长抑素类似物基本相同。

2. 多巴胺激动药　约 80% 的 ACTH 腺瘤中有多巴胺受体（D_2）表达，支持在库欣病患者中使用溴隐亭或卡麦角林[401]。在小型研究中，大剂量溴隐亭仅在 20% 的库欣病患者中降低了 ACTH 和皮质醇水平[402]，卡麦角林（每周 1～7mg）可控制 25%～40% 患者的高皮质醇血症[403]。多巴胺受体激动药通常耐受性良好，最常见的不良反应包括乏力、恶心和头晕。在一项大型研究中，以治疗垂体肿瘤的剂量用药，心脏瓣膜硬化及反流的发生率并未增加[404]。

3. 噻唑烷二酮　罗格列酮是过氧化物酶体增殖物激活受体 -γ（PPAR-γ）激动药，体外试验和动物模型中已证实，超药理剂量的罗格列酮可抑制 ACTH 的分泌，缩小 ACTH 腺瘤的体积[405]。但在库欣综合征患者中，噻唑烷二酮类（罗格列酮和吡格列酮）的许多临床试验基本很失望，即使在大剂量下也效果不佳，但个别情况下有短期获益[406-410]。

（三）潜在的新药

因 AIMAH 和受体表达异常所致的库欣综合征的这些罕见病例中，特定的受体拮抗药已被证明是有用的，至少在短期内有用，但仍需进一步研究[411]。在产生 ACTH 的肿瘤细胞系和培养人 ACTH 腺瘤等体外试验中，维 A 酸可抑制 ACTH 分泌和细胞增殖，在裸鼠[412]和狗的体内试验也是如此[413]，有一项评估该药对库欣病的潜在抗分泌活性的研究[414]，纳入了 7 例患者，服用每天 10～80mg 维 A 酸 12 个月，考虑到该药的致畸特性，只有绝经后妇女参加，仅 3 例轻度高皮质醇血症的患者 UFC 恢复正常，故需要进一步的研究来确定这个药物的疗效。

LCI699 是目前正在研究的新型类固醇生成抑制药，它是一种醛固酮合成酶抑制药，衍生于法屈唑（Fadrozole，一种非甾体类芳香酶抑制药，具有抑制醛固酮作用），它也抑制 11β- 羟化酶，使 11- 脱氧皮质酮和 11- 脱氧皮质醇的水平升高。在Ⅱ期临床试验中，LCI699 被认为是原发性醛固酮增多症和原发性高血压患者的潜在降压药[415]，治疗 8 周后，较大剂量时，有 21% 的受试者出现了 ACTH 刺激 60min 时血皮质醇水平的下降，这个下降呈剂量依赖性。该药目前尚无关于库欣综合征的临床研究发表。

十五、特殊临床情况

（一）周期性库欣综合征

大多数库欣综合征患者表现为糖皮质激素水平持续升高。一小部分患者表现为糖皮质激素的分泌有明显的周期性，出现正常值和升高值的定期或不定期交替变化[416]。少数自发缓解的库欣综合征病例，包括专家 Cushing 的首位患者，可能属于此类[2, 417, 418]。这种间歇性、周期性或定期性库欣综合征患者的临床过程可能是不变的，通常伴有轻度体征和库欣样症状，或可能与生化异常平行，随着库欣样临床表现的进展，糖皮质激素产生相应平行的增加。在最近综述中的库欣综合征病因分布情况中，库欣病、异位 ACTH 综合征和原发于肾上腺的库欣综合征分别占 65 例病例的 54%、26% 和 11%，其余为未分类[419]。另一项研究表明，约有 15% 的库欣病患者的皮质醇有明显的变异性[420]。

周期性库欣综合征患者通常对标准诊断试验表现出矛盾或“不适当”的反应，尤其是地塞米松抑制试验[421]。据报道，这些患者的尿液检测结果表现为 17-OHCS 升高而 UFC 水平正常这样的差异[422]。

若在静止期检查，非垂体疾病的患者可能会被误诊为库欣病，而对那些LDDST反应“正常”者，可能会被误诊为没有库欣综合征[423]。应该在有持续的皮质醇过多时做动态试验检查，观察有无LDDST不受抑制，以及同时伴发午夜唾液或血浆皮质醇水平升高和（或）UFC升高。

（二）医源性和人为库欣综合征

超生理剂量的糖皮质激素可导致大多数医源性库欣综合征，这种治疗在情理之中，是不可避免的治疗不良反应，患者不恰当地增加外源性糖皮质激素的处方剂量，也可导致外源性高皮质激素血症。库欣综合征最常见于口服药物的不良反应，但也可能是鼻或直肠黏膜、气管支气管、关节腔内或皮肤使用糖皮质激素造成的[424-426]。在所有具有库欣样临床表现的患者中，都应评估非处方药和草药[427]，包括滴鼻剂或眼内滴剂、吸入剂和局部用药。不是为了糖皮质激素活性的目的而应用的药物，如醋酸氟氢化可的松和甲地孕酮[428]，有时也会使患者产生库欣样临床特征，用于皮肤美白的化妆品可能含有潜在的糖皮质激素。

人为库欣综合征（可能是Münchausen综合征的一种形式）很少见，由于血ACTH和硫酸脱氢表雄酮受到抑制，可能导致误诊为原发性肾上腺疾病[429]。血浆和尿皮质醇水平会有不同的变化，具体取决于糖皮质激素的用药途径、时间点和给药种类。例如，静脉注射氢化可的松可能会抑制ACTH值、增加UFC水平，而单次随机血皮质醇水平不会增加[430]。如果基础尿液或血浆皮质醇值较低，则检测尿液中的合成糖皮质激素可能会有帮助[429]。

外源性库欣综合征的治疗是停止糖皮质激素的摄入。如果可能的话，应遵循停药时间的要求，直至减到氢化可的松的替代剂量为止，此时，患者可以像先前在术后治疗中所提到的那样缓慢停用糖皮质激素。如果无法根据药物和所用剂量估算肾上腺皮质轴功能的抑制程度，测定对合成ACTH刺激后皮质醇的反应，可用来大致评估肾上腺的抑制程度。

对于不能停用糖皮质激素的患者，剂量或服药时间改变也会改善库欣综合征的症状。需要超生理剂量糖皮质激素治疗的患者应进行骨密度检查，给予适当的钙和维生素D摄入、运动，必要时接受双膦酸盐治疗。

（三）慢性肾衰竭

单纯慢性肾衰竭时并发库欣综合征的论文很罕见[431-433]。慢性肾衰竭情况下，如果采用有机提取程序进行放射免疫测定检测，皮质醇的水平不受影响[434, 435]，如果用其他检测技术，测定值可能会升高[436]。慢性肾衰竭时ACTH水平升高[434]。肾小球滤过率低于30ml/min时，会导致尿皮质醇排泄减少，此时尽管皮质醇产生过多，但UFC可能仍是正常的[437]。肾衰竭患者中，ACTH和皮质醇对羊CRH的刺激作用受到抑制，持续非卧床腹膜透析的患者除外[435]。慢性肾衰竭患者地塞米松的代谢正常，但某些患者对口服地塞米松的吸收会有变化，这可能需要测量血浆中地塞米松水平[438, 439]，皮质醇受地塞米松抑制程度的降低表明皮质醇半衰期延长了。慢性肾衰竭时，不常见对午夜1mg LDDST有正常的抑制，因此2d的LDDST是更好的筛查试验[142, 439, 440]。胰岛素诱发低血糖后，皮质醇反应正常或无反应[438, 441]。

（四）小儿库欣综合征

小儿库欣综合征最常见的表现是发育迟缓，身高百分位数通常会随着时间的推移而降低，同时体重百分位数增加[442-444]。但男性化肾上腺肿瘤的高皮质醇血症患者可能会表现为生长加速，因此，没有生长缓慢并不能排除库欣综合征的诊断[445]。其他男性化的征象，如痤疮和多毛症，可见于约50%的各类病因的库欣综合征患者[444]。约有50%的病例可有高血压和条纹[446]。肌肉乏力在小儿患者中不常见[75]，这可能是由于锻炼的效果，而不是因为年龄，因为定期锻炼的老年患者也能保持力量。除了在成人中出现的精神和认知变化之外，还会影响学校表现，儿童可能表现出“无法控制的勤奋”，在学业上也表现良好[442]。儿童比成人少见抑郁。头痛和疲劳很常见[444]。在儿童和青少年中，库欣病占库欣综合征的75%～80%，在10岁之前，ACTH依赖性库欣综合征更为常见。库欣病在青春期前儿童中以男性为主。两个主要来源于肾上腺的库欣综合征为 McCune-Albright 综合征和 PPNAD，是儿童期或青年期的特征性疾病。年龄小（< 4 岁）的男性化或女性化的征象提示肾上腺癌。小儿很少发生异位 ACTH 分泌，通常是由于支气管或胸腺神经内分泌肿瘤引起的 [447]。

如前所述，午夜唾液皮质醇测量对儿童具有特别的优势。尽管推荐午夜前后取样的诊断切点为 0.27μg/dl（7.5nmol/L），但它在小儿患者中的诊断效用的研究仍然有限，诊断标准尚不清楚 [178, 448]。血皮质醇测定对住院患者诊断的敏感度较高 [449]，儿童应采用校正体表面积的 UFC（$\times 1.72m^2$）[450]。标准的 2 天 LDDST 成人试验方案，可用于体重 40kg 或以上的儿童，否则地塞米松的剂量应调整为 30μg/（kg・d）[443]。与成人一样，在鉴别诊断中，LDDST 和 HDDST 之间皮质醇的抑制存在良好的相关性，因此不必要进行 HDDST[451]。尽管有人认为，因为异位 ACTH 综合征在儿童中很罕见，故不需要进行 CRH 试验或 BIPSS 检查，但是，对于垂体 MRI 阴性的患者，该试验可增加诊断证据，50% 以上病例是这种情况。此外，与成人相比，BIPSS 在垂体肿瘤的优势侧判断中准确性更高（72% 的儿童患者优势侧定位正确，成人为 69% [452]）。在评估肾上腺原因方面，MRI 至少与 CT 一样有用 [453]。

根据病因选择单侧或双侧肾上腺切除术，这是非 ACTH 依赖性库欣综合征的一线治疗。经蝶窦手术是治疗儿童库欣病的首选治疗方法，其缓解率与成人相似 [454]。迄今为止，最大的一项针对儿童库欣病的 TSS 结局研究表明，该病的复发率为 8%，平均随访时间为（6.8 ± 4.7）年 [452]。预测术后早期生化缓解的因素包括在手术过程中发现腺瘤、组织学上证实 ACTH 腺瘤和硬脑膜未受侵犯。在经蝶窦术后无法治愈的情况下，传统放疗的效果甚至比成人更好，缓解率高达 100%，且在 12 个月内治愈 [455]。垂体术后加或不加放疗，生长激素缺乏的发生率都很高，但及时诊断，用人生长激素治疗，可达到生长加速和追赶性生长，但身体组成成分异常往往持续存在 [456]。同样，降低的骨密度也可以达到正常 [457]。

（五）妊娠期库欣综合征

妊娠妇女的库欣综合征诊断是难点，因为这两种情况都出现类似的生理和生化变化，包括体重增加、疲劳、条纹、高血压和糖耐量异常。筛查试验必须基于对妊娠生理变化的认识 [458]。妊娠期间血总皮质醇水平增加，从妊娠的前 3 个月开始增加，并在 6 个月达到峰值，仅在分娩后才下降，这可能反映出雌激素增加了肝内皮质类固醇结合球蛋白的产生。前 3 个月的 UFC 检测值是正常的，然后上升至 3 倍，因此在后 6 个月中，只有 UFC 值大于正常值的 3 倍才具有诊断意义。对地塞米松的抑制作用减弱，但这不是因为地塞米松的生物利用度降低。妊娠期间皮质醇的昼夜节律仍存在，但最低点的谷值较高，妊娠期合适的诊断切点尚未确定。肾上腺腺瘤常常是妊娠期库欣综合征的病因（40%～50%），但这些患者的 ACTH 水平不受抑制，可能是因为胎盘 CRH 刺激了垂体 ACTH 分泌，或由于胎盘 ACTH 分泌，HDDST 可能有助于将其与库欣病患者区分开来。CRH 刺激试验也用于诊断库欣病患者，在动物研究和少数使用了该药物的孕妇中，均未发现 CRH 有害。在妊娠晚期做 MRI 平扫检查（但不行钆增强扫描）是安全的，将其与前面讨论的无创性检查结合使用，可以解决大多数诊断问题。仅上述检查后诊断仍不确定的情况下，且加上适当辐射防护保护胎儿，才可进行 BIPSS 检查。

妊娠期库欣综合征虽然很少见，但妊娠妇女的皮质醇增多症与其本身和胎儿的预后不良有关。尽管对胎儿的不良影响可能持续存在，但建议行肾上腺或垂体外科治疗，以达到正常的血皮质醇水平，妊娠中期是最安全的手术干预时间。药物治疗对胎儿具有潜在的风险，通常仅临时用药，只有在收益大于风险时才应将其视为二线治疗。可选择甲吡酮作为抗肾上腺皮质激素的药物，尽管已有报道称其与先兆子痫和 HELLP 综合征有关 [459]。酮康唑已在少数患者中成功使用，但在动物中具有致畸性，因此应谨慎使用 [460]。

十六、预后

库欣综合征一度曾是致命的疾病，但随着外科手术、药物治疗及抗生素、降压药、糖皮质激素的有效运用，非恶性病因的库欣综合征患者的生存期已大大延长。在 1952 年的一篇综述中，Plotz [72] 报道了活动性高皮质醇血症患者的 5 年内死亡率为 50%，其中 46% 由细菌感染引起，40% 由心血管并发症（心力衰竭、心血管意外或肾功能不全）引起。1961 年，死亡率与前相似，但死亡原因有所改变，2/3 患者死于术后肾上腺危象（无可的松可用）或转移性肾上腺癌，20% 死于与高血压有关的心血管事件（卒中、心力衰竭、肾衰竭和心肌梗死），感染性死因降至约 15% [76]。10 年后的 1971 年，尽管术后死亡率降低了，但在确诊的 5 年内有 30% 的良性病因的库欣综合征患者死亡，大部分死于心血管疾病或感染 [461]。1979 年，放疗、米托坦或联合治疗用于库欣病，2～10 年内死亡发生率降至 6% [368]。这种改善得益于库欣综合征的早期发现、皮质醇增多症及其并发症（如高血压）的更有效的治疗，以及围术期死亡率降低。有三项关于经蝶窦手术治疗库欣病长期生存的研究，其中两项分别是来自西班牙北部 [71] 和丹麦 [66] 的流行病学研究，第三项来自一个神经外科中心的病例研究，所有患者均接受了经蝶窦手术 [270]，研究报道的标化死亡率（SMR）分别为 3.8、1.7 和 0.98，这 3 个研究之间结果的差异原因尚不完全清楚，但很难对这些数字进行绝对比较，不仅仅是因为 Swearingen 团队的研究可能受到选择性偏倚的影响。但是，后两项研究确实表明，经根治性蝶窦手术后，长期死亡率与普通人群无明显差异，这个结果可能令人惊讶，因为在库欣病缓解 5 年后，仍然存在增高的心血管风险标志物和动脉粥样硬化疾病风险 [124]。但是，最近对英国和希腊的 418 例患者进行的另一项研究表明，无论是否达到缓解，库欣病患者的总 SMR 均较高（9.3，95%CI 6.2～13.4），微腺瘤 SMR 为 7.6，大腺瘤为 15.6，缓解后的库欣病为 10.8 [282]。在库欣病中，10 年生存率为 95.3%，71.4% 患者死于心血管事件和败血症。在肾上腺源性库欣综合征中，SMR 为 5.3（95%CI 0.3～26），10 年生存率为 95.5%。异位库欣综合征的预后最差，总 SMR 为 68.5（95% CI 21.5～151.8），5 年生存率为 77.6%。若在经验丰富的临床中心进行治疗，小儿库欣病的预后尚好 [446, 452]。

库欣综合征导致生存质量严重下降。不幸的是，长远来看，库欣综合征缓解后生存质量也只能得到部分改善 [292, 462]。

潜在恶性病因的库欣综合征患者的预后因各种情况而异。如前所述，肾上腺癌的预后极差。异位 ACTH 分泌的肿瘤的预后往往较差，特别是与相同组织但不产生 ACTH 的肿瘤相比。小细胞肺癌、胰岛细胞瘤和胸腺类癌 [463] 都有这一特点。小细胞肺癌伴库欣综合征的患者，多达 82% 的患者在化疗 2 周内死亡 [68]。在异位 ACTH 综合征中，嗜铬细胞瘤和支气管神经内分泌肿瘤切除后预后最好，但这并不具有普适性。

第 14 章　临床无功能性鞍区肿块
Clinically Nonfunctioning Sellar Masses

Peter J. Snyder　Shlomo Melmed　著
鹿　斌　刘晓霞　金雯婕　译

要　点

鞍区肿块类型

- 鞍区肿块多为垂体腺瘤，但也有垂体增生、垂体炎、其他良恶性肿瘤及浸润性疾病。

垂体腺瘤病因

- 垂体腺瘤为良性单克隆性肿瘤。

临床表现

- 临床无功能性腺瘤常不引起明显的临床症状，只有当腺瘤增长到一定体积，出现神经系统症状时才会引起临床重视，最常见为周边视力受损（译者注：视野受损）。
- 因其他原因进行头部影像学检查时，某些临床无功能性鞍区肿块也会被意外发现。
- 促性腺激素腺瘤可偶有临床综合征，包括绝经前女性出现卵巢过度刺激综合征，男孩出现性早熟。
- 促性腺激素腺瘤有时可通过血清中升高的卵泡刺激素（FSH）和（或）α 亚单位辅助诊断。

诊断

- 若临床无功能性鞍区肿块为垂体腺瘤，有时可通过检测激素水平判断其具体细胞类型。
- 影像学检查对确定鞍区肿块的大小、形状和位置至关重要，但其无法鉴别肿块类型。

治疗

- 经蝶窦手术是唯一可以通过减小鞍区肿块的体积来改善视觉损害和其他神经系统症状的治疗手段。
- 放疗可用于防止术后残留的垂体腺瘤组织进一步生长及肿瘤复发。
- 单次、大剂量放疗可用于治疗体积小且与视神经有一定距离的腺瘤组织，分次放疗则用于体积大且靠近视神经的腺瘤组织。
- 治疗后需进行内分泌激素检查，以明确高分泌激素腺瘤治疗后的效果，并发现可能出现的垂体功能减退。
- 对于尚未引起神经系统症状的肿块可以观察为主，但需要密切随访，防止肿块进一步增大引起神经系统症状及激素缺乏等。

鞍内或鞍区附近的肿块有多种类型（表 14-1）。鞍区肿块中最常见的是垂体腺瘤，在无明显激素分泌表现的鞍区肿块中垂体腺瘤亦为最常见类型。常见的临床无功能或静默型（silent）的垂体腺瘤为促性腺激素腺瘤，但也有静默型生长激素腺瘤、促肾上腺皮质激素腺瘤、催乳素腺瘤及促甲状腺激素腺瘤。鞍区肿块的鉴别诊断很重要，如果是垂体腺瘤，仍需进一步明确腺瘤类型，以确定最佳的治疗方案。

表 14-1　鞍区肿块

- 垂体增生
  - 妊娠期促性腺激素细胞增生
  - 原发性甲状腺功能减退导致的促甲状腺激素细胞增生
  - 原发性性腺功能减退导致的促性腺激素细胞增生
- 良性肿瘤
  - 垂体腺瘤（生长激素腺瘤、促肾上腺皮质激素腺瘤、催乳素腺瘤、促性腺激素腺瘤、促甲状腺激素腺瘤）
  - 颅咽管瘤
  - 脑膜瘤
  - 垂体细胞瘤
- 恶性肿瘤
  - 生殖细胞肿瘤（异位松果体瘤）
  - 脊索瘤
  - 淋巴瘤
  - 转移瘤
  - 垂体癌
- 囊肿（Rathke 裂囊肿、蛛网膜囊肿、皮样囊肿、上皮样囊肿）
- 淋巴细胞性垂体炎
- 浸润性肉芽肿疾病（结节病、朗格汉斯细胞组织细胞增生症、结核球）
- 脓肿
- 血管异常（颅内动脉瘤、动静脉瘘）

一、鞍区肿块分类

（一）垂体腺瘤

任何类型的垂体腺瘤，包括可引起临床综合征的激素高分泌肿瘤，如促肾上腺皮质激素瘤或生长激素瘤，最初都可能被诊断为临床无功能性鞍区肿块。有时一些临床综合征（如库欣综合征和肢端肥大症）存在但是未被诊断出来，还有一些情况，临床综合征相对较轻或无表现，后者通常称为“静默瘤”[1-3]。因此根据临床表现疾病谱将这些腺瘤进行分类或更准确，即临床表现明显型（如典型的肢端肥大症）、临床表现轻微型（如戒指尺寸略有增加，但整体外观仍正常）、临床静默型（无临床表现但 IGF-1 升高）[4, 5]、静默型（IGF-1 正常但切除的肿瘤组织生长激素免疫染色阳性）（表 14-2）。

表 14-2　垂体腺瘤的功能谱

类　型	特　点
临床表现明显型	激素分泌过多的典型生理特征
临床表现轻微型	激素分泌过多的轻微生理特征
临床静默型	血清垂体相关激素升高但无临床表现
静默型	血清垂体相关激素正常，肿瘤类型依赖病理诊断

最常见的表现为鞍区肿块的垂体腺瘤是促性腺激素腺瘤，此类腺瘤在所有大腺瘤中占 40%～50%，在临床无功能性腺瘤中约占 80%。促性腺激素腺瘤通常不被认为来源于促性腺激素细胞，因为他们的分泌能力低下，且它们分泌完整的促性腺激素及其亚单位通常不会产生可识别的临床症状。通常此类腺瘤只有增长成大腺瘤并引起神经系统症状后才会被识别。但有时该类腺瘤会引起可识别的临床综合征，相关内容在“临床综合征”章节中详细讲述，也有可能通过检测血清中异常的促性腺激素及其亚单位的水平来识别。

（二）垂体增生

生理或病理原因均可引起垂体前叶细胞增生而导致垂体增大。正常妊娠时，雌激素分泌增加可致催乳素细胞增生。当靶腺功能减退时，相应的垂体促分泌激素的细胞缺乏反馈抑制从而导致其增生，例如长期未经治疗的原发性甲状腺功能减退可致促甲状腺细胞增生，而长期未经治疗的原发性性腺功能减退可致促性腺激素细胞增生[6-9]，分泌生长激素释放激素的神经内分泌肿瘤可致生长激素细胞增生[10]。

（三）淋巴细胞性垂体炎

垂体淋巴细胞浸润通常发生在妊娠晚期或产后，也可见于未妊娠女性，男性少见[11]。此病特点为头痛，且头痛的程度与病变的大小不成比例，还有垂体功能减退，常有明显的肾上腺皮质功能不全。

二、非垂体性良性肿瘤

（一）Rathke 裂囊肿及其他类型囊肿

胚胎 Rathke 囊的残存物在成年后可能会持续增大形成鞍区肿块，即 Rathke 裂囊肿[12]。鞍区囊肿还包括蛛网膜囊肿、皮样囊肿和上皮样囊肿，这些疾病可伴有神经系统症状，如头痛和视觉障碍，也可出现内分泌异常，如高催乳素血症、垂体功能减退和尿崩症。

（二）颅咽管瘤

颅咽管瘤[13]位于鞍内或鞍上，是起源于 Rathke 裂的残留上皮的实性或囊实性混合肿瘤。约 50% 的患者在儿童期或青少年期即出现临床症状，但也有患者直至 70—80 岁才有异常表现。颅咽管瘤在儿童主要表现为生长迟缓，在成人主要表现为视觉异常。垂体前叶激素缺乏和尿崩症也较常见。高催乳素血症也很常见，因此肿块常被误认为是催乳素瘤。磁共振成像（MRI）表现为信号不均匀，CT 常见钙化。

（三）脑膜瘤

脑膜瘤可起源于头部任何位置的脑膜，通常为良性肿瘤。约 20% 发生于鞍区附近[14]，引发视觉受损和激素缺乏。脑膜瘤 MRI 典型表现为 T_1 低信号，T_2 高信号，钆增强后强化。

（四）垂体细胞瘤

垂体细胞瘤是一种罕见的良性肿瘤，起源于垂体细胞即垂体后叶的胶质细胞[15]，此类瘤细胞不具有激素分泌功能，只能通过特征性的成束的细长细胞的组织学形态及细胞黏附分子的免疫染色来诊断。

三、恶性肿瘤

有些恶性肿瘤起源于鞍内或鞍旁，也可从其他部位转移过来。发生在鞍旁的恶性肿瘤包括生殖细胞肿瘤、肉瘤、脊索瘤、淋巴瘤和垂体癌。

（一）生殖细胞瘤（异位松果体瘤）

鞍上的生殖细胞瘤[16]通常于 30 岁前发病，其组织学及生物学上类似其他生殖细胞肿瘤，如生殖细胞瘤、畸胎瘤、胚胎癌和绒毛膜癌等。可表现为头痛、恶心、呕吐、嗜睡（松果体区病变引起的颅内压升高所致）、复视、向上共轭凝视麻痹、垂体功能减退和尿崩症。如果肿瘤位于松果体，影像学显示肿块位于第三脑室，当肿瘤位于下丘脑漏斗部，影像学表现为该部位增厚[17]。血清人绒毛膜促性腺激素 β 和（或）甲胎蛋白的浓度可升高。尽管此类肿瘤恶性程度高且易发生转移，但对放射高度敏感。

（二）脊索瘤

脊索瘤起源于胚胎残留的脊索组织，是一种生长缓慢的恶性肿瘤。通常生长在蝶鞍底部斜坡，表现为头痛、视觉损害和垂体前叶激素缺乏。MRI 常显示信号不均匀的鞍区肿块，伴有溶骨性骨质侵蚀和钙化，可与正常垂体区分。组织学上，脊索瘤有上皮细胞标记物，如细胞角蛋白和波形蛋白。手术切除后常发生局部侵袭和复发，平均中位生存期约 5 年，很少情况下其会转变为肉瘤[18, 19]。

（三）原发性淋巴瘤

原发性中枢神经系统淋巴瘤可累及垂体和下丘脑，对 13 例原发性垂体淋巴瘤患者进行回顾分析，发现神经系统症状主要为头痛、视觉和眼运动受损，和（或）垂体前叶激素和抗利尿激素缺乏[20]。MRI 表现为鞍区肿块且伴有不同程度的鞍外侵袭。

（四）转移瘤

下丘脑和垂体的转移瘤中女性最常见的是乳腺癌，而男性是肺癌，但也会由其他癌症转移而来[21, 22]。症状包括尿崩症、垂体前叶功能减退、视野缺损、眶后疼痛和眼肌麻痹[21, 23]。转移瘤可能是先前未发现的恶性肿瘤的表现。

（五）垂体癌

垂体癌为起源于垂体前叶细胞的癌症，较为罕见，一旦出现，其癌细胞来源可以是任何类型的垂体前叶细胞，如催乳素癌[35]、生长激素癌、促皮质激素癌[24]、促甲状腺激素癌[25]和促性腺激素癌[26]均有报道。可依据发现颅外远处转移诊断。

四、其他类型垂体疾病

（一）浸润性疾病和肉芽肿性病变

浸润性疾病，如结节病和朗格汉斯细胞组织细胞增生症可导致鞍区肿块，常引起垂体柄增粗。鞍区结核球可能是全身感染的一部分，也可孤立存在，这类病变主要累及下丘脑及漏斗区，因而尿崩症较常见，而少见垂体前叶激素缺乏。大多数中枢神经系统结节病会出现鞍区侵犯[27]，这些患者常表现不同程度的垂体前叶功能减退，伴或不伴尿崩症。

（二）脓肿

垂体脓肿较为罕见，可发生于正常或病变的垂体。免疫功能低下的患者中，真菌（曲霉菌、诺卡菌或白色念珠菌）或卡氏肺孢菌均可引起垂体脓肿。在一项对 24 例垂体脓肿患者进行的研究中发现，16 例存在鞍区肿块的症状及体征，仅 8 例有感染特征，如发热、白细胞增多、脑膜炎[28]。MRI 通常无法鉴别垂体脓肿和垂体腺瘤，因而大多数垂体脓肿的诊断依赖于手术探查。

（三）血管异常

动脉瘤和动静脉瘘可表现为鞍区肿块，它们来源于海绵窦，因而可引脑颅神经麻痹、眼痛和头痛。通常可通过 MRI 识别，但富血管的脑膜瘤可能与动脉瘤混淆。

五、垂体腺瘤病因

所有的垂体腺瘤均可视为真的肿瘤，起源于单个祖细胞的基因突变，并可重复分裂。支持这一观点的证据的研究表明，几乎所有的垂体瘤都是单克隆肿瘤，由单个细胞基因突变分化而来。一项研究发现 5 例女性患者的垂体大腺瘤表达 FSH-β、LH-β 和 α 亚单位，其外周血白细胞基因为 HPRT 杂合子，腺瘤仅表达一个或另一个等位基因，但并非两者皆有[29]。这项研究表明促性腺激素腺瘤来源于单个祖细胞的基因突变，然后增殖。其他的研究也有类似的证据表明其他类型的垂体腺瘤也是克隆性的[30]。

目前发现一些特异性突变与遗传性垂体腺瘤相关，如多发性内分泌腺瘤致病因子 1（MEN1）、Carney 综合征和芳香烃受体相互作用蛋白（AIP）突变相关的家族性孤立性肢端肥大症。在 MEN1 综合征中[31]，*MEN1* 基因的突变可使抑癌基因 *menin* 表达减少，促进垂体、甲状旁腺和胰腺发生肿瘤。MEN1 综合征可有各种类型的垂体腺瘤，最常见的是催乳素瘤和生长激素瘤，少见促性腺激素腺瘤[26, 32]和临床无功能腺瘤[33-35]。Carney 综合征中约 50% 存在 PRKAR1A（cAMP 依赖的蛋白激酶 A 基因）的 I 型调节亚单位失活突变[36]，由此突变产生的表型包括生长激素瘤，心脏、皮肤和乳腺的黏液瘤、皮肤斑点状色素沉着（多发皮肤雀斑和蓝痣），神经鞘瘤，卵巢囊肿，肾上腺、睾丸和甲状腺部位的肿瘤。芬兰的一项研究[37]发现了由 AIP 突变引起的家族性肢端肥大症，但在其他国家家族性肢端肥大症并不常见。

约 40% 的生长激素瘤与编码 G 刺激蛋白的 α 亚单位（$G_{s\alpha}$）的基因突变有关，这些突变引起腺苷酸环化酶的结构性激活，并增加对促生长激素细胞有丝分裂作用的 cAMP，最终导致生长激素瘤[38]。引起其他垂体腺瘤（包括促性腺激素腺瘤）的突变尚不清楚，且垂体腺瘤中少见经典的致癌基因突变[30]，目前发现与垂体腺瘤发病机制有关的基因包括由大鼠的垂体瘤细胞系克隆到的垂体瘤转化基因（*PTTG*）[39]。与非腺瘤性垂体组织相比，该基因在大多数人类垂体腺瘤（无论何种类型）中过表达[40]。MEG3 肿瘤抑制基因的表达在无功能腺瘤中因甲基化而选择性丢失[41, 42]。总的来说，垂体腺瘤是良性的，其特点是细胞周期调控紊乱，而非致癌基因突变[40]。

六、临床表现

根据定义，临床无功能性鞍区肿块通常不会有激素分泌过量，因而无明显临床综合征，只有当肿块体积增大到引起神经症状时才会被发现。另外一种情况则是出于某些其他原因，如头部外伤等，进行影像学检查时意外发现。激素分泌过量较少见，激素低分泌则相对较多，但往往不会引起明显临床综合征，垂体卒中罕见。

七、神经系统症状

（一）视觉异常

鞍内或鞍旁的肿块侵犯视交叉或视神经时可致视力受损。在视交叉下方的肿块（如垂体腺瘤）会向上生长，压迫视交叉，引起视野缺损，最初是上、外象限（双侧颞上偏盲），随后发展至外半部（双颞侧偏盲），最后影响中心视力和视敏度。位于视交叉上方的肿块可先导致下方视野不对称损害。肿块部分或完全切除后，上述症状可逆转。

（二）眼运动异常

鞍内及侵犯海绵窦的肿块可能会影响同侧的一条或多条眼运动神经，从而导致复视、眼运动障碍和（或）上睑下垂。

（三）其他

鞍区肿块引起的其他神经系统表现还包括头痛、脑脊液漏、脑膜炎和脑积水。任何类型的鞍区肿块都可引发头痛，生长越快引起头痛的可能性则越大。脑脊液鼻漏并不常见，主要由侵袭性垂体腺瘤向下生长并侵蚀到筛板所致，一旦发生，容易并发逆行性感染和脑膜炎。脑积水亦不常见，通常由鞍上肿块阻塞第四脑室所致。

八、偶发瘤

发达国家的影像学技术成熟，鞍区肿块常因其他原因进行影像检查时被发现，这种情况下发现的肿块多数较小，也有一些直径＞1cm，甚至有些伴有激素分泌过多或减少，以及既往未发现的神经系统异常。在一项纳入 40 例静默型垂体腺瘤的回顾性研究中，37.5% 为偶发瘤[42]。

九、内分泌系统症状

（一）激素分泌过多——促性腺激素腺瘤

1. 血中促性腺激素及其亚单位

促性腺激素腺瘤是典型的临床无功能肿瘤，其分泌能力较弱，且分泌产物（完整的促性腺激素及其亚单位）不易引起临床症状，通常可以通过其基础和刺激后的分泌产物来识别（表 14–3）。促性腺激素腺瘤可分泌大量完整片段的卵泡刺激素（FSH），所以血中 FSH 水平高于正常。在一项 38 例临床无功能性垂体腺瘤男性患者的研究中，有 10 例血清 FSH 的浓度高于正常[43]，最高可升至正常值上限的 10 倍。促性腺激素腺瘤分泌的完整的 FSH 分子大小[44]、电荷[45]和生物活性均正常或接近正常[46]。相比之下，促性腺激素腺瘤通常不过多分泌黄体生成素（LH），但如果 LH 升高了，睾酮浓度也随之升高[47–49]。约 15% 促性腺激素腺瘤男性患者血清中基础促性腺激素 α 亚基、FSH–β 或 LH–β 高于正常水平[43]。促性腺激素腺瘤患者给予促性腺激素释放激素（GnRH）刺激后，血中完整的促性腺激素及其亚基（尤其是 LH–β 亚基）的浓度增加[43, 50]。

表 14–3 促性腺激素腺瘤的激素诊断标准

男 性	女 性
基础水平升高的激素	
FSH	有 FSH 无 LH
α 亚基、LH–β 或 FSH–β 亚基	任何一种与完整的 FSH 和 LH 相关的亚基
LH 和睾酮	FSH 和雌二醇
TRH 刺激后升高的激素	
FSH	FSH
LH	LH
LH–β（常见）	LH–β（常见）

FSH. 卵泡刺激素；LH. 黄体生成素；TRH. 促甲状腺激素释放激素

2. 临床综合征

促性腺激素腺瘤可伴有明显的临床综合征（表 14–4）。对于绝经前期的女性患者，若其促性腺激素腺瘤细胞分泌 FSH，患者易发生卵巢过度刺激综

合征 [51-55]。相较于促性腺激素细胞正常的周期性分泌，腺瘤持续分泌的 FSH 可导致卵巢增大、月经过少、多发大囊肿和子宫内膜条纹增宽，以上表现均可通过盆底超声检测（图 14-1）。出现这些临床表现的促性腺激素腺瘤可能会被误诊为多囊卵巢综合征，但在给促性腺激素腺瘤的患者使用强效的促性腺激素释放激素类似物后，FSH 分泌增多、卵巢体积增加且功能增强。患者的血清 FSH 常升高，α 亚单位和雌二醇也有升高，而 LH 受到抑制，雌二醇浓度往往高于 500pg/ml，有时可高达 2000pg/ml。手术切除促性腺激素腺瘤组织后，促性腺激素的分泌、卵巢功能及妊娠均可恢复正常 [56, 57]。

表 14-4　促性腺激素腺瘤相关的临床综合征

- 卵巢过度刺激综合征
- 继发于 GnRH 或 GnRH 类似物的垂体卒中
- GnRH 急性给药
- 前列腺癌的 GnRH 类似物治疗
- 睾丸增大
- 青春期前的男孩性早熟

GnRH. 促性腺激素释放激素

促性腺激素腺瘤的其他临床表现较少见，如继发于 GnRH 或 GnRH 类似物给药的垂体卒中。最近有研究报道前列腺癌患者经强效 GnRH 类似物治疗后，发现了既往未确认的促性腺激素腺瘤 [58-60]。也有报道前列腺癌患者经强效 GnRH 类似物治疗后出现促性腺激素腺瘤体积增大，但并未发生垂体卒中 [61]。性腺功能低下的促性腺激素腺瘤男性患者可有睾丸增大。分泌完整 LH 的促性腺激素腺瘤男孩可表现为性早熟 [62, 63]。

（二）激素分泌过多——其他类型垂体腺瘤

尽管生长激素瘤和促肾上腺皮质激素瘤通常会有激素高分泌，并因此产生典型的临床症状，但仍有小部分腺瘤分泌生长激素和促肾上腺皮质激素却并不会引起典型的临床症状，称为临床静默型垂体腺瘤 [4, 5]。一项研究纳入了 100 例接受手术治疗的垂体腺瘤患者，其中 24 例生长激素瘤中，有 8 例为临床静默型，即胰岛素样生长因子（IGF-1）升高，却无肢端肥大症表现（表 14-5）[5]。静默型促肾上腺皮质激素腺瘤约占所有无功能性腺瘤的 10%，通常是侵袭性的，并可能在手术后复发。

（三）激素缺乏

许多鞍区肿块较大，可压迫垂体、垂体柄或下丘脑导致激素缺乏，但通常不会引起患者重视，患者常因下丘脑或漏斗部发生病变，引起抗利尿激素分泌不足出现尿崩后才就诊。但是，当询问垂体前叶功能减退的患者病情时，其常可主诉临床症状。即使对于无临床症状者，也可通过测定激素水平来发现皮质醇、甲状腺功能和性腺功能的减退。

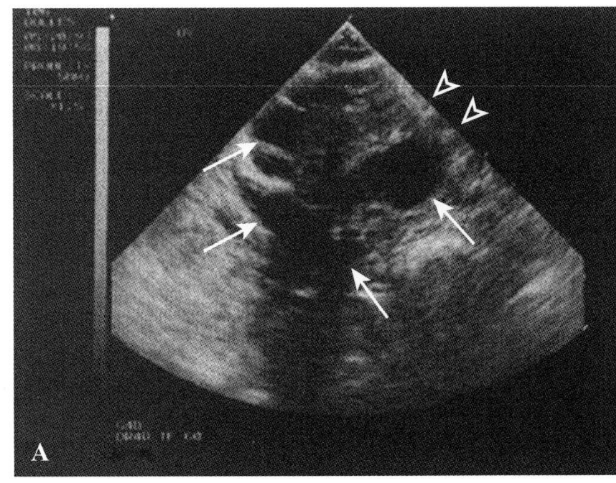

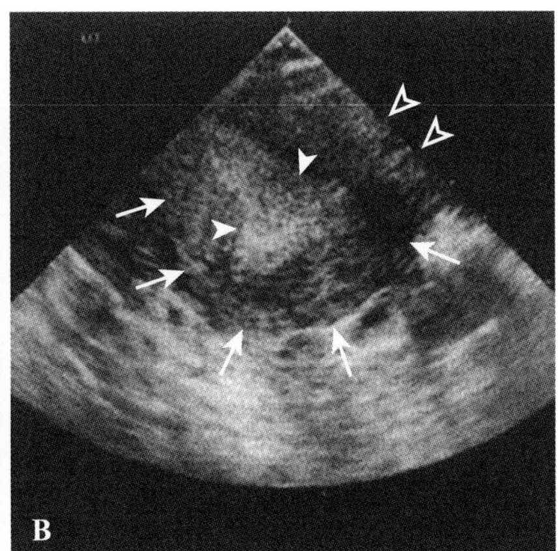

▲ 图 14-1　一例 39 岁女性的促性腺激素腺瘤卵巢（A）和子宫（B）超声检查，其分泌的 FSH 及导致了卵巢过度刺激综合征

A. 长箭所示为巨大的卵巢囊肿；B. 短箭头所示为子宫，长箭所示为增厚的子宫内膜。空心箭头之间的距离为 1cm（引自 Djerassi A，Coutifaris C，West VA，et al：Gonadotroph adenoma in a premenopausal woman secreting follicle-stimulating hormone and causing ovarian hyperstimulation. J Clin Endocrinol Metab. 1995；80：591-594.）

表 14-5　鉴别经典型、临床静默型和完全静默型生长激素瘤 *

分类	肢端肥大症特征	血清 IGF-1	GH 免疫染色
经典型	明显	升高	阳性
临床症状轻微型	轻度	升高	阳性
临床静默型	无	升高	阳性
完全静默型	无	正常	阳性

*. 临床静默型的生长激素瘤不能通过患者的外貌特征识别，但可通过血清 IGF-1 浓度升高来诊断
改编自 Wade AN，Baccon J，Grady MS，et al：clinically silent somatotroph adenomas are common. Eur J Endocrinol.2011；165：39-44.

（四）垂体卒中

垂体卒中是垂体的突发梗死，通常是垂体瘤的突发梗死，是一种突发却罕见的疾病。垂体卒中通常伴有严重的头痛、动眼神经麻痹和突然出现的皮质功能减退而危及生命。有报道指出在 721 例垂体腺瘤患者中，3.7% 出现了垂体卒中 [64]，在另一则报道中，385 例垂体腺瘤患者中垂体卒中的发生率为 9.6% [65]。

十、诊断

无临床症状的鞍区肿块可依据视觉损害或其他神经系统症状进行初步诊断，随后通过影像学检查和实验室检测进一步明确诊断。某些鞍区肿块是因与肿块无关的症状进行 MRI 检查时偶然发现（偶发瘤），这种情况下需检测激素水平从而进一步明确肿块性质。

十一、临床无功能性鞍区肿块的诊断价值

明确鞍区肿块的类型，区分垂体和非垂体疾病及提供评估治疗疗效的标记物是需要的。区分肿块是否起源于垂体的意义在于选择合适的治疗方案。例如，垂体肿块的手术入路方式通常与其他部位不同。生长激素瘤伴有 IGF-1 升高，可进行药物治疗。另外，肿瘤标志物（如生长激素腺瘤特征性 IGF-1 升高，或促性腺激素腺瘤特有的血清 FSH 升高）不仅有助于判断肿块起源于生长激素细胞或促性腺激素细胞，还有助于评价治疗效果。术前血清 FSH 升高，术后 FSH 降低与影像学所见的肿瘤缩小呈一致性 [66]。

十二、鞍区影像

目前磁共振是鞍区肿块最好的影像学检查技术。如果 MRI 明确显示肿块位于鞍上且远离垂体，则可判断肿块非垂体来源。然而，MRI 无法鉴别伴或不伴鞍外侵袭的鞍内肿块是垂体腺瘤还是鞍区其他疾病，并且也无法鉴别垂体腺瘤的具体类型。某些 MRI 影像学表现可以提示某种病变可能性大，但并不具备特异性。如鞍区肿块边缘薄且增强后强化，中间部分低信号，提示为囊性病变（如 Rathke 裂囊肿），但不排除以囊性为主的垂体腺瘤；再如颅咽管瘤的典型影像学特征为形状不规则且信号不均匀，但某些垂体腺瘤也可以有类似表现。相反，斜坡的侵袭性肿块通常被认为是脊索瘤的典型表现，但某些延伸至斜坡的垂体瘤会被误认为脊索瘤。因为影像学在鉴别鞍区肿块存在局限性，内分泌学检查就尤为重要。

十三、内分泌功能检查

鞍区肿块需测定血中垂体及靶腺激素浓度来判断肿块是否为垂体源性，以及为何种垂体细胞来源。当催乳素浓度高于 100ng/ml，尤其在高于 200ng/ml 时，提示催乳素瘤 [67]；IGF-1 浓度升高提示生长激素瘤，患者可无肢端肥大症的表现；24h 尿皮质醇升高提示促肾上腺皮质激素瘤，患者也可无高皮质醇血症的特征表现；血清 T_4 升高，TSH 值未受抑制，则提示促甲状腺素腺瘤。

当缺乏其他类型垂体瘤的证据并且存在特征性的完整促性腺激素及其亚单位时，则要怀疑是促性腺激素腺瘤（表 14-3）。男性和女性患者的激素分泌情况略有不同，在患有垂体大腺瘤的男性患者中，若完整的促性腺激素和（或）其亚单位基础浓度升高，或伴有 TRH 刺激后上述激素水平升高，

提示腺瘤可能来源于促性腺激素细胞，其中基础FSH浓度的升高最为常见。对于绝经后的女性患者而言，血清基础FSH或促性腺激素亚单位升高的诊断意义不大，因为绝经后非腺瘤性的促性腺激素细胞或促性腺激素腺瘤均可分泌上述激素。但当FSH显著升高而LH未升高，或任一促性腺激素的亚单位显著升高，而FSH和LH均未升高，则提示促性腺激素腺瘤可能[61]。如前所述，若绝经前的女性卵巢受到激素的过度刺激，血清雌二醇浓度升高，FSH与LH不呈比例地升高，或α亚单位基础浓度升高，均可提示鞍区肿块来源于促性腺激素细胞。

促性腺激素腺瘤通常很容易与长期原发性性腺功能减退导致的促性腺激素增生引起的垂体增大区分开来。以上两种情况均有促性腺激素升高，但在原发性性腺功能减退中，垂体增大不明显。

十四、组织学评估

即使鞍区肿块的性质无法确定，也可通过对切除肿瘤组织进行病理检查来明确肿块性质。垂体腺瘤具有不同于正常垂体和其他鞍区肿块的特征性表现，光镜下，垂体腺瘤细胞并不呈正常垂体腺样排列，而是呈线状或片状排列[68, 69]，细胞间有时散布着数量不等的纤维组织，同一个腺瘤的细胞大小通常是相同的，不同的腺瘤细胞大小则差别很大。垂体激素（GH、ACTH、PRL、FSH-β、LH-β、TSH-β和α亚单位）的免疫染色通常可确定腺瘤类型，没有任何激素染色的腺瘤称为零（或裸）细胞腺瘤。

十五、治疗

临床无功能性鞍区肿块通常在增大至明显视觉损害时才会被发现，因此治疗上须缩小肿物并尽快纠正视觉异常，通过手术显微镜和（或）内镜的经蝶窦手术是唯一符合要求的治疗方法。垂体腺瘤和一些其他鞍区肿块对放疗敏感，若术后仍残留大量腺瘤组织，可实施放疗以防止复发。迄今为止，尚无可使临床无功能性腺瘤体积缩小的有效药物。若患者未表现出神经系统症状，采取临床观察即可。

（一）手术

1. *手术方式* 手术显微镜下经蝶窦手术始于20世纪70年代，21世纪开始采用内镜替代或联合手术显微镜进行经蝶窦手术[70–72]。有的外科医生仅使用内镜，有的外科医生使用手术显微镜进行初次切除，然后使用内镜辅助扩大鞍区内外的手术范围[73]。很少有研究直接比较这两种技术，都是通过对分别描述每种方法的论文进行Meta分析来进行比较。一项Meta分析纳入了24项研究共2125例患者接受显微镜手术，以及22项研究共3518例患者接受内镜手术，数据分析显示两种手术方式的完全切除率相似，分别为69%和64%[74]。

术中MRI也是指导手术的一种技术，可以在主体肿瘤切除后评估鞍区肿瘤的残留情况[75]，术中多普勒可在不损害颈内动脉的情况下辅助外科医生在海绵窦附近及内部进行手术[76]。神经外科医生在以上技术的支持下可以扩大鞍内及鞍旁的手术范围，包括海绵窦及鞍上区域。现已有神经外科医生利用经蝶窦入路的方法对鞍上肿块（如颅咽管瘤）进行手术切除[77–79]。

2. *手术疗效* 鞍区肿块的手术疗效可通过以下指标来评价，即肿瘤切除的大小、术前升高的激素在术后的下降程度、视力的改善及垂体功能的恢复。无论是通过显微镜还是内镜，肿瘤全切率约为60%[74]，但大腺瘤及肿块侵袭鞍外，尤其是累及海绵窦时，全切率有所降低。部分视力受损的患者，术后可得到改善。有研究表明约50%患者术后视力得到改善，40%的患者术后视力可完全恢复[80]。有Meta分析表明，约1/3术前激素水平异常的患者，术后可以得到改善[81]。

3. *手术并发症* 若手术医生经验丰富，经蝶窦手术和内镜下手术的严重并发症并不常见，但是，如果腺瘤巨大且外科医生经验较少时，并发症的发生率较高。在一项纳入958位神经外科医生受访的关于经蝶窦入路手术经验的调查报告中（表14-6），术后严重并发症包括颈动脉损伤（1.1%）、中枢神经系统损伤（1.3%）、视力丧失（1.8%）、眼肌麻痹（1.4%）、残留肿瘤出血或水肿（2.9%）、脑脊液漏（3.9%）、脑膜炎（1.5%）和死亡（0.9%）[82]，垂体前叶功能不全（19.4%）和尿崩症（17.8%）的发生率较高。手术医生经验越少，发生并发症的概率越高。手术少于 200 例的神经外科医生，手术导致的死亡有 1.2%，但对于手术超过 500 例的神经外科医生，手术导致的死亡仅有 0.2%。虽然以上数据均为基于问卷调查进行的回顾性分析，相较于垂体专科外科医生报道的并发症比例与经验最丰富组很接近 [82]，这些研究报道的经蝶窦手术并发症评估更加广泛 [83, 84]。

表 14–6　神经外科医生经蝶窦手术经验与并发症发生率的关系

并发症	手术出现并发症的比例（%）		
	术者进行经蝶窦入路手术的次数		
	＜ 20	20～500	＞ 500
颈动脉损伤	1.4	0.6	0.4
中枢神经系统损伤	1.6	0.9	0.6
肿瘤出血	2.8	4.0	0.8
视力丧失	2.4	0.8	0.5
脑脊液漏	4.2	2.8	0.5
脑膜炎	1.9	0.8	0.5
鼻中隔穿孔	7.6	4.6	3.3
垂体前叶功能不全	20.6	14.9	7.2
尿崩症	19.0	NA	7.6
死亡	1.2	0.6	0.2

以上数据来源于神经外科手术医生的问卷调查
改编自 CiricI，RaginA，BaumgartnerC，etal：Complications oftranssphenoidal surgery：resultsofanationalsurvey，reviewofthe literature，andpersonal experience. Neurosurg.1997；40：225–237.

通过对 1996—2000 年全美 538 家医院，825 名外科医生，5497 例手术的住院患者进行统计 [85]。研究发现，手术量是对照组 5 倍以上的外科医生，术中及围术期发生并发症的比值比为 0.76（95% CI 0.65～0.89；*P*=0.005）。除内镜术后血管并发症发生率较经蝶窦手术高外，其他术后并发症发生的类型和比例在两种术式均相似 [74]。

4. **手术预后**　手术疗效应在术后 4～6 周开始评估，检测术前升高的激素或亚单位，评估垂体前叶及后叶功能，并且重新进行神经眼科（neuro–ophthalmologic）的评估。残余的肿瘤组织可通过 MRI 进行评估，通常在术后 6 个月待血肿和水肿完全消退后再进行评估。

（二）放疗

放疗可预防术后残存肿瘤组织的生长，特别是当肿瘤残留较多和（或）肿瘤复发风险较高时。如果术后有肿瘤组织残留，5 年内残余肿瘤再生长的风险为 30%～60% [80, 86, 87]，鞍外有残留组织的再发风险要高于鞍内 [83, 86, 88]。放疗一般不是首选治疗方案，因为通常放疗需要数年才能缩小瘤体。

1. **放疗的类型（表 14–7）**　几十年来，放疗一直被用于治疗垂体腺瘤，包括临床无功能性腺瘤。多数情况下放疗使用超高压源，通过 3 个外部端口以每天 2Gy 的剂量输送共 45～50Gy 的放射剂量。大部分关于放疗对腺瘤及周围组织的长期影响的资料基于接受该技术治疗的患者。基于技术的发展，立体定向放射治疗的技术应运而生，通过立体定位技术可使大脑的正常组织最小限度地暴露于放射中。目前放疗使用的放射源包括回旋加速器的质子束、直线加速器的高能 X 线，以及 ^{60}Co 源的 γ 射线（“伽马刀”）（表 14–7）。直线加速器和回旋加速器的辐射剂量可以在数周内以单次剂量或分次剂量放射。单次剂量放疗通常被称为“立体定向放射手术”。以上技术的使用均基于磁共振成像的计算机生成模型，使得放射准确定位于肿块的边界。在选择单次大剂量和分次剂量时，最重要的因素是肿块与视神经的距离及被照射腺瘤组织的大小，距视神经不到 3～5mm 的腺瘤组织应采用分次剂量放疗以降低失明风险。对于体积较大的腺瘤，也推荐使用分次剂量放疗以减少总剂量和降低失明风险。

表 14–7　垂体放疗的类型

放射源	是否可进行		
	放射类型	分次剂量放疗	单次剂量放疗
直线加速器	X 线	是	是
^{60}Co 源	γ 射线	否	是
回旋加速器	质子	是	是

2. *放疗疗效* 研究显示垂体大腺瘤术后立体定向放射治疗在预防肿瘤复发方面的效果显著[89–91]。一项对临床无功能性垂体大腺瘤术后接受放疗的患者进行的研究显示，在 63 例术后接受放疗的患者中，仅 7% 在放疗后 15 年内出现需要治疗的新发视觉损害，但在 63 例没有接受放疗的患者中，出现新发视觉损害的比例为 66%[91]。

近年来多数研究报道了立体定向放射治疗在预防垂体腺瘤和其他鞍区肿瘤复发中的作用。在使用直线加速器[92, 93]或质子束[94]进行多次放疗的患者中（中位观察期为 40 个月或更长时间），90%～100% 的患者腺瘤体积缩小或不变。一项纳入 25 项研究共计 1621 例患者的回顾性研究显示，452 例临床无功能性垂体腺瘤患者接受了直线加速器、伽马源或质子束的单次剂量放疗，在 40 个月的随访中[95]，约 90% 患者的腺瘤体积得以控制[95]。在一项单中心研究中，100 例临床无功能性腺瘤患者接受了伽马源的单次剂量放疗（中位随访时间为 45 个月），92% 的患者腺瘤体积缩小或保持稳定[96]。

3. *放疗的并发症* 立体定向放射治疗的长期不良反应包括垂体功能减退和神经功能损伤。研究表明，接受放疗后 1 年或以上可出现垂体功能减退，接受放疗后 10 年约 50% 的患者出现 ACTH、TSH 或 LH 缺乏[97–99]。神经系统功能不良反应发生率较低，有报道临床上出现了视神经炎所致的失明[100]、脑肿瘤，以及局部动脉粥样硬化加速导致的脑血管意外[101, 102]。虽有报道称放疗后出现认知功能下降，但在一篇较系统的研究中这一不良反应未得到证实[103]。

虽然目前理论上立体定向放射治疗具有立体定位肿瘤的优势，但也可导致垂体功能缺陷和神经系统相关的并发症。在接受单次剂量 γ 射线治疗的 100 例临床无功能性腺瘤患者中（中位随访时间为 45 个月），20% 出现了垂体功能低下[96]。在一项纳入 35 项研究共 1621 例患者的回顾性分析中，约 1% 发生视神经病变，1.3% 发生其他脑神经病变，0.8% 左右的患者发生了脑实质损伤[95]。

4. *放疗后的患者管理* 对于接受放疗的垂体肿瘤患者来说，无论是治疗前其腺瘤激素及其亚单位分泌过多，还是非腺瘤性垂体疾病激素分泌不足，均应在放疗后的 6 个月和 12 个月进行激素评估，且此后每年评估 1 次，在放疗后 1 年应进行 MRI 以评估肿瘤大小，如果肿瘤较小，可减少评估次数。放疗前如有神经眼科检查异常者，应在放疗后再次进行评估。

（三）药物治疗

若临床静默型垂体腺瘤伴有催乳素或生长激素的升高，可根据临床情况使用相应药物治疗。在治疗促性腺激素腺瘤的药物中，尚未发现哪一种药物可持续性大幅缩小腺瘤体积，有报道称多巴胺激动药可减少促性腺激素的分泌、改善视力，部分患者可有腺瘤体积缩小[104, 105]。生长抑素类似物奥曲肽已被报道可缩小促性腺激素腺瘤的体积并改善视力，但大多数患者应用奥曲肽后以上情况均未见改善[106–108]。GnRH 激动剂的类似物可产生激动剂效应，或对腺瘤组织的分泌和肿瘤体积无影响[109, 110]。研究证实，在应用 GnRH 拮抗药 Nal-Glu 6 个月后，FSH 的分泌得到抑制，但腺瘤体积未见缩小[111]。

对于临床静默型腺瘤，有报道使用多巴胺激动药或奥曲肽可改善少部分患者的视力，但改善程度较小。

（四）观察

对于临床静默型的鞍区肿块患者，即使体积大于 1cm，只要肿块未引起神经系统症状，仅观察即可，但要密切随访以防止肿块变大及引发视觉损害。在对 3 组鞍区肿块患者的研究中（每组有 24～115 例患者，随访 42～118 个月），20%～50% 的患者的肿块体积有增大[112–114]。对其中一组患者进行的调查显示，在 48 个月内，小肿块体积变大的概率为 19%，而巨大肿块体积增大的概率为 44%[112]。因为肿块体积增大可引起激素分泌减少，建议随访激素水平。此外，在初次就诊时有些腺瘤无激素分泌异常，但一段时间后可出现激素分泌增加的情况，例如，静默型促肾上腺皮质激素肿瘤可转化为活性 ACTH 分泌亢进的肿瘤[115]。

第 15 章　TSH 腺瘤

TSH-Producing Adenomas*

Paolo Beck-Peccoz　Andrea Lania　Luca Persani　著
贾红蔚　译

要　点

- TSH 瘤的主要生化特征就是循环中游离甲状腺激素水平增高，同时 TSH 水平正常或升高。
- 这种生化表现也有可能受到 TSH 和游离甲状腺激素测定方法的干扰。
- 临床可表现为轻度甲状腺功能亢进，临床症状可被同时存在的肢端肥大症或神经症状所掩盖。
- T_3 抑制试验和 TRH 试验可用于鉴别 TSH 瘤和甲状腺激素抵抗综合征。
- TSH 瘤的首选治疗方法是手术。
- 内科治疗方法是长效生长抑素类似物（如奥曲肽、兰瑞肽），对 95% 患者有效。

垂体 TSH 分泌腺瘤（TSH-omas）是一种罕见肿瘤，通过对正常甲状腺组织的慢性刺激引起甲亢 [1-4]。第 1 例 TSH-oma 相关甲状腺功能亢进（中枢性甲状腺功能亢进）是 1960 年报道的，当时血清 TSH 是用生物分析方法测定的 [5]。1970 年 Hamilton 及其同事 [6] 报道了第 1 例用放射免疫方法确诊的 TSH 瘤，从那以后文献中陆续报道了 350 例病例，早期的报道认为这些肿瘤中以侵袭性大腺瘤发病率为高，通常来说难以被切除，一些病例因诊断早容易被治愈。事实上，随着超灵敏免疫计量学的出现，TSH 的测定可以跟循环中游离甲状腺素（包括 FT_3 和 FT_4）的测定一起常规进行，这样在微腺瘤的阶段 TSH 瘤就可以被发现，从而得以改善临床预后。

一般来说，基于同样的激素测定谱，TSH-omas 和甲状腺激素抵抗综合征 [7-9] 都被称为“TSH 不适当分泌综合征”，即循环中高 FT_4 和 FT_3 水平的同时 TSH 浓度仍可被检测到，这和在原发性甲状腺功能亢进时 TSH 水平几乎检测不到正相反。尽管如此，中枢型甲状腺功能亢进是对这种疾病更贴切的一种称呼。但是，临床和生化水平上曾报道有 TSH 分泌型垂体瘤的患者可能因为 TSH 生物活性低而表现为甲状腺功能正常，但未被证实 [10, 11]。而长期原发性甲状腺功能减退导致的垂体增生和一些少见情况下引起的垂体腺瘤 [12-14] 已是一种熟知的临床现象 [4]。在这种因反馈而形成垂体瘤的病例中，大部分在左甲状腺素替代治疗之后，垂体损伤和循环中的 TSH 水平即可恢复正常。

临床上这些罕见疾病的诊治是非常关键的，误诊将会产生严重的后果，如对于中枢型甲状腺功能亢进的患者，错误地切除了甲状腺组织，而对于甲状腺激素抵抗综合征的患者做了不必要的垂体切除术。相反，垂体瘤的早期诊断和正确治疗可以预防并发症（视交叉受压引起的视野缺损、头痛、垂体功能低下）和增加治愈率。

*. 本章中带有背景色突出显示的部分为儿童内分泌相关内容。

一、流行病学

TSH 分泌型腺瘤是一种罕见疾病，在临床和病理上均占所有垂体瘤的 0.5%～2%[1, 15-17]。人群中的发病率为 1/100 万～2/100 万。但这一数据可能被低估了，因为在 1989—1999 年这 10 年间，报道的 TSH-omas 患者增加了 3 倍（图 15-1）。瑞典垂体疾病统计数据也证实了 TSH-omas 的发病率在增加[18]。学者们观察到 TSH 瘤发病率逐渐增加，发病率在 1990—1994 年为 0.05/（100 万・年），在 2005—2009 年为 0.26/（100 万・年），在 2010 年为 2.8/（100 万・年）。病例数的增加是因为超灵敏免疫剂量学的引入，使 TSH 可以作为评估甲状腺功能的一线测定指标。由于一些患者甲状腺激素水平升高的同时血清 TSH 水平仍可被检测出来，以前被误诊为 Gravs 病甲状腺功能亢进的患者现在可以被正确诊断为患有 TSH 分泌型垂体瘤或甲状腺激素抵抗综合征。此外，内分泌学家和内科医生对于中枢性甲状腺功能亢进认知度的提高也使这种罕见疾病的诊断率升高。

二、病理和发病机制

TSH 瘤起源于分泌 TSH 的细胞。这些肿瘤基本上是良性的。迄今为止，仅报道了 3 例患者从 TSH 瘤转变为恶性肿瘤并伴发多处转移[19-21]。

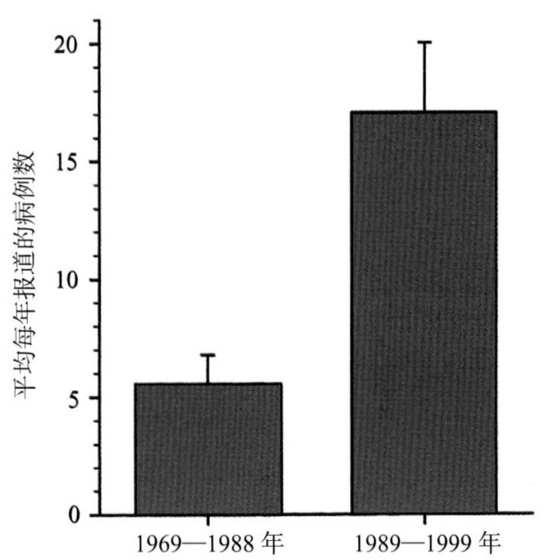

▲ **图 15-1　1989—1999 年 10 年间垂体 TSH 分泌腺瘤发病率显著增加，其间 TSH 超敏测定和游离甲状腺激素水平的直接测定成为测定甲状腺功能的一线方法**

大部分 TSH 瘤（72%）只分泌 TSH，经常伴随着 α 亚单位的不适当高分泌。大约 1/4 的 TSH 瘤是混合瘤，伴随着其他垂体激素的过度分泌，主要是生长激素（GH）催乳素（PRL），或两者都有，它们跟 TSH 有共同的转录因子 Pit-1，事实上，TSH 和 GH 共同高分泌最常见（16%），TSH 和催乳素共分泌其次（10.4%），少见情况下 TSH 可以和促性腺激素共分泌（1.4%）（图 15-2）。目前尚无促肾上腺皮质激素（ACTH）和 TSH 共分泌的报道。目前有 3 例报道发生在咽喉部的异位 TSH 分泌型腺瘤[22-24]。形态学和组织病理学分析显示，大部分 TSH 瘤是大腺瘤（87%），局部侵袭性强[25]。甲状腺切除手术或放射性碘治疗会使垂体瘤增大，侵袭性增强[4]（图 15-3）。事实上，侵袭性大腺瘤发生在 49% 的做过甲状腺切除术的患者，而没做过甲状腺切除术的患者发生率为 27%。而微腺瘤（直径小于 1cm）或鞍内大腺瘤则更多地发生在没做过甲状腺切除术的患者。可以推断，循环中甲状腺激素水平降低可通过反馈机制刺激垂体 TSH 细胞增生，就像 Cushing 病肾上腺切除术后，出现 Nelson 综合征的机制一样。

TSH 瘤通常纤维化明显，有时很坚硬，以至于被称为“垂体石”[26]。这种纤维化可能与循环中成

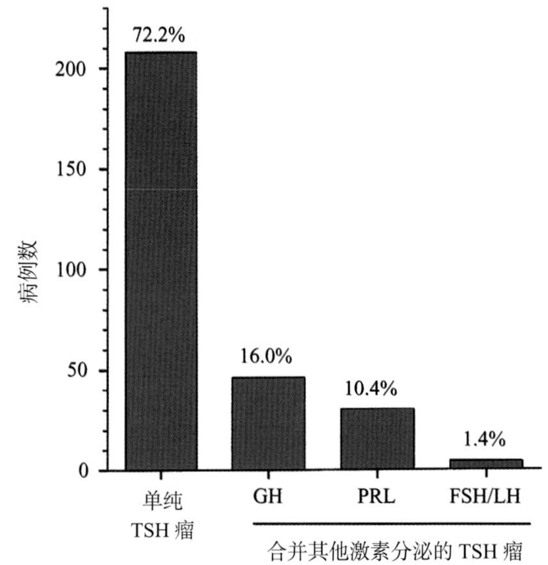

▲ **图 15-2　基于循环中激素分泌情况对 TSH 分泌腺瘤分类**

GH. 生长激素；PRL. 催乳素；FSH. 卵泡刺激素；LH. 黄体生成素

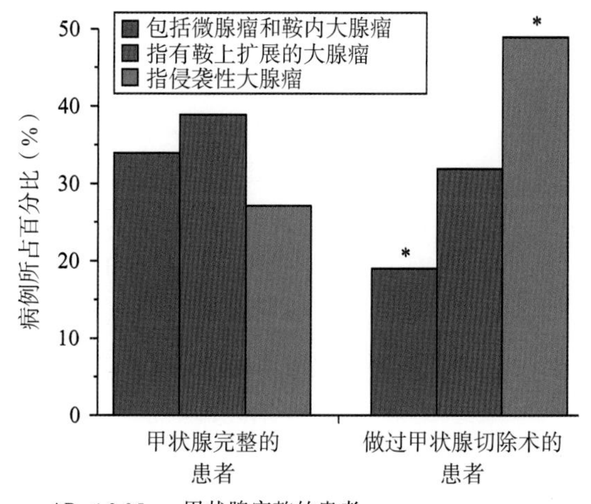

▲ 图 15-3　甲状腺切除术对于垂体 TSH 瘤大小的影响。共收集 253 例报道过的病例，其中 153 例甲状腺完整，90 例做过甲状腺切除术。采用 Fisher 精确 T 检验做统计学分析

纤维细胞生长因子水平升高有关[27]。光镜下显示腺瘤细胞为嫌色细胞，偶尔呈现嗜酸或嗜碱性。超微结构上腺瘤细胞呈现单一形态，尽管它们可以分泌 TSH、α 亚单位和其他促激素[28-31]。低分化腺瘤组织以出现含有小而疏松分泌颗粒（80～200nm）的梭形细胞为特点[32]，其中可见到细胞出现异形或有丝分裂，可能被误诊为垂体恶性疾病或远处恶性肿瘤转移到垂体。事实上，没有明确的诊断恶性 TSH 瘤的标准，除非发生了转移。值得注意的是，文献报道的第 1 例恶性瘤，在进行性恶化的同时，循环中 TSH 和 α 亚单位水平下降[19]。

肿瘤免疫染色可以见到游离的 TSH-β 或与 α 亚单位结合的 TSH-β。在极少数病例中，未见到 TSH-β 染色，可能由于 TSH 分子合成和分泌的速度极快导致的[4]。双重免疫染色方法证明，TSH-α 亚单位腺瘤包括 2 种细胞类型，一种只分泌 α 亚单位，另一种同时分泌 α 亚单位和 TSH[33]。在相同肿瘤细胞[34]内甚至在同一分泌颗粒中[29, 33, 35, 36]，除了 α 亚单位，TSH 常和其他垂体激素共存。尽管如此，免疫组化染色发现一种或者多种垂体激素并不代表体内有这种激素的高分泌[37]。事实上，已有报道显示，免疫组化染色有 ACTH 和促性腺激素阳性，但体内并没有这两种激素的高分泌[38-42]。

研究显示，TSH 瘤是单克隆起源[43]，几项研究已经筛选出一些由于原癌基因激活[37, 38, 44-46]或者抑癌基因失活[45, 47]造成的腺瘤。抗癌基因 *menin* 在 TSH 瘤中的作用已经被广泛研究，它也是多发性内分泌腺瘤 1 型（MEN1）的致病基因。一个 MEN1 家系中曾发现 5 例 TSH 瘤患者[48]。在散发 TSH 瘤患者中进行的筛查中，13 例患者发现了 3 例有杂合性缺失，但在测序时均未见到 *menin* 突变[49]。

关于促甲状腺激素释放激素（TRH）和多巴胺受体在瘤体中是否表达的研究结果很不一致[50-52]，但功能性生长抑素受体在瘤体中均有表达[53-55]，因而为生长抑素类似物（SSa）的治疗提供了理论依据。事实上，生长抑素受体 5 基因杂合性缺失与 SSa 治疗耐药相关，提示了一种侵袭性更强的基因型[56]。

甲状腺激素受体 β 的体细胞突变[57]和错误剪切[58, 59]也曾被报道过，伴随着碘甲状腺胺酸脱碘酶表达和功能障碍[60, 61]。这些发现至少可以部分解释一些肿瘤组织为什么缺乏 TSH 分泌的负反馈调控。

三、临床表现

TSH 瘤患者临床症状和体征表现为两方面，一是甲状腺功能亢进表现，另一方面是鞍内肿瘤增大引起的占位效应（表 15-1）。TSH 瘤在任何年龄都可以发生（11—84 岁），但大部分病例发生于 30—60 岁。TSH 瘤的男女发病率均衡，而其他常见甲状腺疾病有女性倾向。

甲状腺肿和甲状腺毒性症状是最常见的临床症状。大部分患者有长期甲状腺功能异常史，常被误诊为 Grave 病甲状腺功能亢进，1/3 患者被误切了甲状腺组织或做了放射性碘治疗。所以，TSH 瘤患者往往以难治性甲状腺功能亢进就诊。总体来说，相对于循环中甲状腺激素水平升高的程度，临床上甲状腺功能亢进的症状较轻。此外，个别未治疗的 TSH 瘤患者可表现为甲状腺功能正常[10, 62-64]，可能是由于肿瘤分泌的 TSH 分子变异，生物活性降低所致。因此系统检测 TSH 和 FT_4 对于垂体瘤患者很重要，尤其是对于诊断中枢性甲状腺功能亢进，或者是对于诊断出肢端肥大症患者的中枢性甲状腺功能减退非常重要，因为一些肢端肥大症的症状和甲状腺功能亢进症状有重叠[29, 65]。1/4 病例可看到一些甲状腺功能亢进症状，如房颤、心衰、低钾性周期性软瘫[64-68]。

表 15-1 垂体 TSH 分泌腺瘤患者的临床表现 *

	TSH 瘤患者百分比（发病数 / 总体数）†
年龄（岁）	42.9±12.3（391）‡
性别（女性）	52（217/414）
既往甲状腺切除史	29（101/346）
严重甲状腺毒症	30（82/272）
甲状腺肿	91（240/261）
甲状腺结节	69（62/90）
垂体大腺瘤	84（285/337）
视野缺损	40（64/157）
头痛	20（23/117）
月经紊乱 §	33（27/81）

*. 数据来自 2013 年 9 月之前发表的文章
†. 指提供了相关信息的患者数量
‡. 均值 ± 标准差（病例数）
§. 数据包括了伴有或不伴有催乳素高分泌的女性患者

甲状腺肿常见（91%），即使做过部分甲状腺切除术的患者也有。因为 TSH 瘤患者甲状腺本身是正常的，即使甲状腺次全切除，在 TSH 高分泌刺激下也会增生。有数例多结节性甲状腺肿的报道 [69]，也有几例分化型甲状腺癌的报道 [70-74]。近期发表的文章评估了 TSH 瘤合并分化型甲状腺癌的预后，尽管 TSH 水平持续不能被抑制，预后还是良好的。

学者们建议 TSH 瘤的有效治疗方法是将瘤体全切，然后做放疗，把 TSH 水平降到最低可耐受水平，以避免肿瘤复发（以 TSH 水平升高为标志）[75]。治疗后又复发进展为有自主功能的腺瘤不多见 [76, 77]。TSH 瘤患者血中抗甲状腺抗体阳性率与一般人群相似，这一点与 Grave 病不同。有报道 3 例 TSH 瘤患者因为垂体瘤眶内浸润导致单侧突眼，有 5 例 TSH 瘤患者出现 Grave 病相关的双侧眼病 [4]。

大多数 TSH 大腺瘤患者以肿瘤颅内生长压迫的症状体征就诊。事实上，肿瘤的占位效应，即向鞍上扩张侵犯的症状和体征比患者甲状腺功能亢进的症状更明显。视野缺损发生在 40% 的患者，头痛发生在 1/5 的患者。部分性垂体功能低下常见，1/3 的患者发生性腺功能减退 [25, 78]。同时分泌 TSH 和 PRL 的垂体瘤患者可有溢乳 [79, 80]。

家族性 TSH 瘤有发生于多发性内分泌腺瘤 1 型的 [48, 81-83]、McCune-Albright 综合征的 [84]，还有 1 例有 AIP 突变的 [85]。

四、生化结果

（一）TSH 和甲状腺激素水平

TSH 瘤和甲状腺激素抵抗综合征引起的甲状腺功能亢进的典型生化表现是甲状腺激素水平升高，同时血中 TSH 水平仍可以被检测到。既往甲状腺切除术后患者 LT_4 替代治疗时，需要注意，LT_4 剂量变化时，TSH 需要 4～6 周才能调整到稳态。因此，如果患者在医生指导下或因为依从性差采用了甲状腺激素替代治疗，导致血中甲状腺激素浓度大幅变化，就会给 TSH 瘤的诊断带来困难。相反，对于甲状腺切除术后采用了过量 LT_4 替代治疗，而血中 TSH 水平仍升高的患者，则需要怀疑有 TSH 瘤的可能 [86]。

几种影响垂体甲状腺轴的情况或实验室误差，可以引起跟中枢性甲状腺功能亢进类似的生化表现。这些影响垂体甲状腺轴的因素往往比垂体 TSH 瘤和甲状腺激素抵抗综合征更常见，所以在作出中枢性甲状腺功能亢进诊断之前，要全面谨慎评估。家族性、药物或雌激素引起的循环中甲状腺激素结合球蛋白水平升高，或者白蛋白、甲状腺转运物水平升高，会造成血浆总甲状腺激素水平升高，尤其是 T_4，这种生化改变类似 TSH 瘤的表现。因此，测定血中游离甲状腺激素水平非常必要，应该采用直接的“两步法”检测（该方法可避免检测时血浆蛋白和示踪剂的相互作用）[87, 88]。事实上，几例垂体 TSH 瘤患者的血中总 T_4 测定是正常的，仅有游离 T_4 水平升高。一些含碘药物（如聚维酮、氨基甲酮、含碘造影剂），或者在一些非甲状腺疾病情况下可以抑制 T_4 向 T_3 转化时，可出现高甲状腺激素血症，TSH 水平不被抑制，同时 T_3 水平正常或减低。因此，临床中遇到一些模糊不清的情况时，要充分认识机体的潜在异常，并认真分析甲状腺激素测定结果，或者在停用干扰药物后重复检测。

表 15–2 中列出了几种人为实验室检查因素造成血中 TSH 和甲状腺激素水平测定的假性升高。最常见的干扰 TSH 测定的因素是针对小鼠γ球蛋白的异嗜性抗体 [89] 或 TSH 的抗体。但是，避免这种“三明治”（TSH 抗体存在引起的）的形成常会导致低估了血中的 TSH 水平（极少数情况是高估）。T_3 抗体或 T_4 抗体的存在会使得 FT_3 和 FT_4 的测定偏高，特别是用“一步法”，模拟方法测定时 [88]。像其他原因的甲状腺功能亢进一样，TSH 瘤患者会有高 T_3 造成的甲状腺毒性症状，所以当 T_4 水平正常时，血清 T_3 测定，尤其是 FT_3 的测定十分必要。

表 15–2　可能高估垂体 TSH 或总甲状腺激素和游离甲状腺激素测定水平的干扰因素

- 异嗜性抗体（直接针对小鼠 γ 球蛋白）的存在，与免疫分析方法中所使用的单克隆抗体相互作用 *
- 抗 TSH 自身抗体的存在或抗体与 TSH 有交叉反应 †
- 抗 T_4 抗体和（或）抗 T_3 抗体的存在 ‡
- 白蛋白或甲状腺激素结合蛋白的异常（如家族性异常白蛋白引起的高甲状腺激素血症）‡

*. 这种干扰通常可以通过在分析缓冲液中加入几毫升小鼠血清来避免

†. 由于这些抗体存在致 TSH 测定水平偏高的情况很罕见。这种情况无法避免，但是可以在免疫分析做稀释和回收测试时候被注意到

‡. 为避免误诊，可以直接通过“两步法”测定游离 T_4 和游离 T_3 水平

对于 TSH 瘤患者，血 TSH 和甲状腺激素水平变异度较大（表 15–3）。有趣的是，以前做过甲状腺切除的 TSH 瘤患者的血 TSH 水平显著高于未治疗过的，而血游离甲状腺激素水平仍是高的，手术切除甲状腺对于降低总甲状腺激素水平作用有限。循环中甲状腺激素水平轻微下降就会刺激 TSH 瘤细胞的反应，所以在 TSH 瘤患者在抗甲状腺药物治疗后，TSH 分泌迅速增加 [65]。

虽然 TSH 瘤患者甲状腺组织受垂体分泌的 TSH 刺激调控，但是即使在未治疗的患者，血中游离甲状腺激素和垂体 TSH 分泌的负反馈是缺失的。在 1/3 的患者中，高浓度血游离甲状腺激素水平下，TSH 水平在正常范围。原因可能是所分泌的 TSH 分子生物活性的差异 [90]。1 例患有 GH–TSH 混合分泌的垂体瘤患者，其血中生物活性 TSH 和免疫活性 TSH 比值显著高于对照组患者，首次证明了 TSH 生物活性在这例患者是增强的 [29]。其他研究显示 TSH 瘤循环中 TSH 生物活性和免疫活性比值可以是正常、减低，甚至是增高的 [25, 90, 91]，这也许跟循环 TSH 分子糖基化程度不同有关。事实上，不论垂体内还是循环中的 TSH 都有多种亚型，它们的区别在于所含多糖链的异质性，多糖链对于激素的生物活性和激素代谢清除速率有很大影响。不同的 TSH 瘤中，促甲状腺激素翻译后加工过程存在差异，导致分泌的 TSH 分子具备独特的糖基化特征和生物性质 [90, 92, 93]。

（二）糖蛋白激素 α 亚单位

TSH 瘤通常分泌过量的游离 α 亚单位，2/3 的患者循环中游离 α 亚单位水平增高（表 15–3）。这反映了肿瘤内促甲状腺激素合成的过程，对于 TSH 瘤有辅助诊断价值。这些肿瘤 α 亚单位的分泌量不仅比 TSH β 亚单位多，还要比完整的 TSH 分子多。通常这种现象表现为 α 亚单位与 TSH 分子摩尔数比值大于 1。虽然既往研究建议比值大于 1 提示 TSH 瘤的存在 [94]，但是相似的比值也见于对照组正常人，尤其是绝经后妇女，所以需要寻找血 TSH 水平和促性腺激素水平匹配的合适的对照组比较 [4, 69, 95]。有趣的是，TSH 微腺瘤通常 α 亚单位水平在正常范围内，但是 α 亚单位 /TSH 摩尔数比值是增高的。研究提示异常升高的 α 亚单位预示着肿瘤未来有恶性倾向，而 TSH 和 α 亚单位水平自发显著地下降提示肿瘤分化程度减低，有可能出现侵袭性和转移 [19]。

（三）评估外周甲状腺激素作用的指标

可以反映外周甲状腺激素作用的指标包括体内指标（如基础代谢率、心脏收缩期时长、跟腱反射时间）和体外指标［如性激素结合球蛋白（SHBG）、胆固醇、血管紧张素转换酶、骨钙素、红细胞钠含量、Ⅰ型胶原羧基末端交联端肽（ICTP）］[96]，这些指标有助于定量评估外周甲状腺激素的作用，特别是对于只有轻微甲状腺功能亢进临床症状和体征的患者 [39, 97–100]（表 15–3）。尤其是 SHBG 和 ICTP 的测定可以鉴别 TSH 瘤引起的甲状腺功能亢进和甲状腺激素抵抗综合征，前者这些指标升高，后者这些指标在正常范围。

表 15-3　垂体 TSH 分泌腺瘤患者生化检测数据

指标	甲状腺腺体完整的患者（n）	做过甲状腺切除术的患者（n）	P 值
TSH（mU/L）*	9.2 ± 1.4（145）	57.8 ± 10.2（81）	＜0.0002
α 亚单位（μg/L）*	18.1 ± 5.9（68）	15.3 ± 2.9（47）	NS
α 亚单位 /TSH 分子比 *†	42.4± 14.9（68）	3.7 ± 0.7（47）	＜0.03
TT_4（nmol/L）*	244 ± 20（31）	177 ± 10（45）	＜0.002
FT_4（pmol/L）*	45.3± 2.8（78）	29.7 ±2.9（31）	＜0.0006
TT_3（nmol/L）*	5.2 ± 0.7（27）	4.1 ± 0.3（42）	NS
FT_3（pmol/L）*	14.6 ± 0.9（59）	9.7 ± 0.9（24）	＜0.0005
正常 TSH 水平 ‡	41%（89/215）	11%（9/78）	＜0.0005
高 α 亚单位水平 ‡	64%（88/136）	73%（35/48）	NS
高 α 亚单位 /TSH 分子比 ‡	84%（118/140）	77%（37/48）	NS
高 SHBG 水平 ‡	88%（23/26）	67%（6/9）	NS
TRH 兴奋试验时 TSH 反应异常 ‡§	83%（125/150）	83%（58/70）	NS
T_3 抑制试验时 TSH 反应异常 ¶	100%（47/47）	100%（33/33）	NS

FT_3. 游离三碘甲状腺原氨酸；FT_4. 游离甲状腺素；NS. 没有显著性差异；SHBG. 性激素结合球蛋白；T_3. 三碘甲状腺原氨酸；TRH. 促甲状腺激素释放激素；TT_3. 总三碘甲状腺原氨酸；TT_4. 总甲状腺素

*. 均值标准差（SE）（例数）

‡. 用 α 亚单位（μg/L）除以 TSH（mU/L）再乘以 10，计算 α 亚单位 /TSH 分子摩尔比

§. TSH 净增＜4.0mU/L

¶. LT_3（80～100μg/d）使用 8～10d 后 TSH 不能被完全抑制

五、功能试验

几项刺激性和抑制性试验已经被用于评估 TSH 瘤患者体内 TSH 分泌的动力学特点。但是并没有一项试验有明确的诊断 TSH 瘤的切点值，若干项试验综合起来可以增加诊断的准确性。几项兴奋试验中，可以看到 83% 的 TSH 瘤患者在 TRH 兴奋试验中 TSH 分泌不被刺激或反应迟钝（表 15-3）。TRH 兴奋后，α 亚单位和 TSH 反应通常情况下是平行的，但也有几例患者 α 亚单位和 TSH 反应不一致。这种不一致可能是因为肿瘤是混合型的，有几种不同细胞类型，它们有着不同的受体反应过程 [29, 33]。大部分 TSH 瘤在多巴胺拮抗药（如多潘立酮、舒必利）作用下不会增加 TSH 的分泌。长期抗甲状腺药物治疗在大部分患者中增加血清 TSH 水平，一方面是因为腺瘤细胞对循环 FT_4 和 FT_3 [65] 水平下降高敏感，另一反面，腺瘤周围促甲状腺激素细胞由于负反馈刺激其分泌 TSH 能力恢复 [4, 101]。所以临床可以观察到，TSH 瘤患者甲状腺切除术后，血 TSH 水平显著升高，肿瘤细胞增生更为活跃。

在抑制试验中，可以看到没有 1 例 TSH 瘤患者报道 T_3 抑制试验（werner 试验：LT_3 80～100μg/d 用 8～10d）可以完全抑制基础 TSH 分泌和 TRH 兴奋后的 TSH 分泌（表 15-3），只有少数患者可以看到 TSH 轻度下降。在做过甲状腺切除的患者，T_3 抑制试验是判断 TSH 瘤最敏感和特异的方法。但是，大剂量 FT_3 对于老年患者或冠心病患者是禁忌。多巴胺［静脉给予 1～4μg/（kg・min）］或者多巴胺激动药，如溴隐亭（口服 2.5mg）一般都不能有效抑制 TSH 分泌，而人生长抑素和它的类似物对于大部分患者都可以抑制 TSH 分泌，所以就提示了这类药物可以用于大多数 TSH 瘤患者的长期治

疗[69, 102, 103]。我们看到长期应用长效生长抑素类似物可以显著降低 TSH 瘤患者循环中的 FT_3 和 FT_4 水平，但对于甲状腺激素抵抗综合征无效。因此，生长抑素类似物至少应用 2～3 个月，可以鉴别这两种情况下的中枢性甲状腺功能亢进[104]。

六、影像学评估和定位

完整的影像学检查，尤其 MRI 检查，对于 TSH 瘤诊断是必要的。2/3 的患者有不同程度的鞍上或蝶窦侵犯。微腺瘤发病率逐渐增加，大约占报道患者的 13%。与其他分泌型垂体肿瘤不一样[105]，在未治疗的 TSH 瘤患者中，血清 TSH 水平和瘤体大小不呈比例。垂体酪氨酸标记的奥曲肽扫描可以成功显像 TSH 瘤[106]。而且，也有体内证据显示 TSH 瘤有生长抑素和多巴胺 D_2 受体表达，是通过 ^{111}In– 喷曲肽和 ^{123}I– 苯甲酰胺的单光子发射层析成像术显示的[103, 107]。这些受体与肿瘤对药物治疗的敏感程度相关。^{111}In– 喷曲肽闪烁成像有助于诊断异位 TSH 分泌肿瘤。双侧岩下窦取血可以用于疑难病例诊断，可以发现放射学检查未发现和定位的垂体微腺瘤[108]，但是也会出现一部分错误定位的病例，就像对于垂体 ACTH 分泌型腺瘤用岩下窦取血定位一样。

七、鉴别诊断

甲状腺功能亢进状态下仍可以检测到的 TSH 水平，排除了原发于甲状腺的甲状腺功能亢进。但是我们需要注意一种情况，原发性甲状腺功能减退患者左甲状腺素替代治疗过程中，因为依从性差可以出现不适当的 TSH 分泌增高，就是在一定循环甲状腺激素水平下，TSH 水平仍很高。所以我们应该研究稳定状态下患者的情况。对于高甲状腺激素血症合并可检测出来的 TSH 水平的患者，第一步应该检测游离甲状腺激素水平和用超灵敏方法复查 TSH 水平。如果发现 FT_4 水平升高而 TSH 和 FT_3 正常，则这是一种甲状腺功能正常的高甲状腺激素血症，如果 FT_3 和 FT_4 水平增高的同时 TSH 被抑制，则提示 Gravs 病甲状腺功能亢进或者其他原因引起的甲状腺毒症。如果发现 FT_3 和 FT_4 升高的同时 TSH 仍可被检测出来，首先要排除测定方法的干扰。一旦最终确定了是中枢性甲状腺功能亢进，就需要几个诊断步骤区分 TSH 瘤和甲状腺激素抵抗综合征（RTH）。对于 RTH 的一种亚型，垂体对甲状腺激素显著抵抗并伴有明显的甲状腺功能亢进的临床症状和体征，这种鉴别更重要[7–9]。事实上，MRI 上垂体型态改变并存在神经系统症状和体征（视野缺损、头痛），或临床上有伴发的其他垂体激素高分泌症状（肢端肥大症，泌乳，月经稀发或闭经），这就明确提示了垂体 TSH 瘤的诊断。但当 MRI 扫描未发现垂体瘤或存在空泡蝶鞍或其他垂体损伤时，将会给鉴别诊断带来困难[109, 110]。TSH 瘤患者和甲状腺激素抵抗综合征患者在年龄、性别、既往甲状腺切除史、TSH 水平和游离甲状腺激素浓度方面均无显著差异（表 15–4）。但是，跟甲状腺激素抵抗综合征不同，从未报道过家族性的垂体 TSH 瘤。如果一个家系中发现血 FT_3 和 FT_4 水平升高伴可以检测的 TSH 水平，那就确证是甲状腺激素抵抗综合征。RTH 的血清 TSH 水平多在正常范围之内，而血 α 亚单位水平升高或 α 亚单位 /TSH 分子数比值增高是 TSH 瘤患者的典型表现。TRH 兴奋后或 T_3 抑制试验中 TSH 反应减低或缺乏提示 TSH 瘤存在。TSH 瘤患者循环中性激素结合球蛋白（SHBG）跟甲状腺功能亢进患者一样，都是升高的，只有当垂体 TSH 瘤同时分泌生长激素时，因生长激素可以抑制 SHBG 分泌，循环中 SHBG 可以降低。少数采用雌激素治疗的，或有明显性腺功能减低的 RTH 患者循环中 SHBG 水平可以升高[99]。骨转换指标如 I 型胶原羧基末端交联端肽（ICTP）有助于鉴别诊断，TSH 瘤患者 ICTP 会有改变，而 RTH 在正常范围。总胆固醇水平也有助于鉴别诊断，其在 TSH 瘤患者中很少升高[9, 100]。对于疑难病例，特别是甲状腺切除术后的患者，唯一诊断方法是检测甲状腺激素受体 β_1 突变。最后要指出，有报道称几例患者同时罹患了 TSH 瘤和 RTH[97, 111]。虽然日本的患者未做基因研究和家族调查，但 TSH 瘤和 RTH 并存理论上是可能的，所以应该予以仔细考虑[97]。

表 15-4　TSH 腺瘤（TSH-omas）和甲状腺激素抵抗综合征（RTH）的鉴别诊断

指　标	TSH-omas	RTH	*P* 值
性别（F/M 比值）	1.4	1.3	NS
TSH（mU/L）*	2.8 ±0.6	2.0 ±0.3	NS
FT_4（pmol/L）*	42.0 ±4.5	28.5 ±2.7	NS
FT_3（pmol/L）*	14.2 ±1.5	11.9±1.0	NS
SHBG（nmol/L）*	117±18	60±4	＜0.0001
家族史	0%	84%	＜0.0001
垂体 CT 或 MRI 扫描有异常	98%	6%	＜0.0001
高 α 亚单位水平	63%	3%	＜0.0001
高 α 亚单位 /TSH 分子比	84%	3%	＜0.0001
TRH 兴奋试验时 TSH 反应异常†	83%	5%	＜0.0001
T_3 抑制试验时 TSH 反应异常‡	100%	100%§	NS

FT_3. 游离三碘甲状腺原氨酸；FT_4. 游离甲状腺素；NS. 没有显著性差异；SHBG. 性激素结合球蛋白；T_3. 三碘甲状腺原氨酸；TRH. 促甲状腺激素释放激素；TSH. 垂体促甲状腺素

*. 只有甲状腺腺体完整的患者被纳入统计。数据来自我们机构的随访患者（18 例 TSH 瘤，68 例 RTH），数据以均值 ± 标准差形式表示

†. TSH 净增＜ 4.0mU/L

‡. Werner 试验（80～100μg T_3 用 8～10d）两组患者中均未发现对 T_3 的定量正常反应（如基础 TSH 水平和 TRH 兴奋后的 TSH 水平均被完全抑制）

§. RTH 患者 T_3 抑制试验时 TSH 反应是正常的，但是未达到定量检测的正常反应

八、治疗和转归

（一）垂体手术和放疗

TSH 瘤治疗的首要目的是去除垂体肿瘤，恢复甲状腺功能。因此，经蝶或额下手术切除肿瘤或者减少肿瘤体积是首要治疗方法，术式选择取决于肿瘤体积和它的鞍上侵犯范围[1, 16, 112, 113]。如果瘤体纤维化程度明显并且局部侵犯海绵窦、颈内动脉或视交叉，手术难度就加大。术前为了使甲状腺功能恢复正常，可使用抗甲状腺药物或生长抑素类似物（如长效奥曲肽微球制剂，兰瑞肽缓释剂型）联合 β 受体拮抗药。如果拒绝手术或有手术禁忌证，可采用先立体定位放疗（分次放疗或放射外科手术）再使用生长抑素类似物的方法。单纯手术或与放疗联合可使 1/3 的患者甲状腺功能恢复正常而且从表面看瘤体被完全切除，另有 2/3 的患者甲状腺功能恢复正常但瘤体并未被完全切除（表 15-5）。总的来说，大约 2/3 的 TSH 瘤患者采用手术、放疗或两者结合可以使病情得以控制。剩下的患者由于瘤体过大或有侵袭性使得肿瘤不能完全去除。α 亚单位升高或共分泌其他垂体激素看来并不是不利的预后因素。术后可能发生部分或完全垂体功能低下。评估其他的一些垂体激素，尤其是 ACTH 分泌，必须在术后立刻进行并且之后每年评估 1 次，尤其在做过放疗的患者。在手术治愈患者中，术后 TSH 低到检测不出来，并且可能在几周或几个月内保持低水平，导致中枢性甲状腺功能减退。垂体促甲状腺轴的恢复时间不等，由于肿瘤本身或手术损伤偶有造成永久性中枢性甲状腺功能减退的发生。因此要给予暂时或永久的 LT_4 替代治疗。有几例患者，在垂体手术失败后做了甲状腺全切术，因为患者有甲状腺功能亢进危象的风险。

（二）内科治疗

TSH 瘤患者不能使用抗甲状腺药物，因为可以造成甲状腺肿大加重或垂体腺瘤快速生长和侵袭，抗甲状腺药物只用于垂体瘤手术术前准备。为缓解

甲状腺功能亢进症状，也可以使用β受体拮抗药。糖皮质激素可以有效降低 TSH 分泌，但是长期应用会带来不良反应。多巴胺受体激动药（溴隐亭）用于一些 TSH 瘤患者后效果不一，对于有 TSH 和 PRL 混合分泌的垂体腺瘤可使瘤体缩小，效果较好 [114, 115]。目前 TSH 瘤内科治疗停留于使用生长抑素类似物（SSa）如奥曲肽 [47, 91–93, 106–108] 或兰瑞肽缓释剂型 [116–120]。对于几乎所有患者，生长抑素类似物可以使 TSH 分泌和α亚单位分泌减少，甲状腺功能恢复正常（表 15–5）。而且，1 例患者 SSa 治疗中出现 TSH 分子糖异构体类型分布改变 [111]，提示一些患者 SSa 治疗中虽然血液中免疫活性 TSH 水平未下降，但是 TSH 分子生物活性减低，患者恢复甲状腺功能正常状态 [121, 122]。SSa 治疗后一般患者瘤体缩小（表 15–5），75% 的患者视力改善。有趣的是，TSH 瘤患者生长抑素 5/ 生长抑素 2 比值增高，预示着生长抑素类似物长期治疗效果好，这一现象与垂体 GH 瘤正好相反 [123]。

表 15–5　垂体 TSH 瘤的单纯手术、手术联合放疗和注射生长抑素类似物的治疗效果比较

	手术（n=199）	手术 + 放疗（n=72）	生长抑素类似物（n=130）
肿瘤体积缩小			
全部去除	34%	30%	0%
部分去除	36%	41%	53%
未去除	30%	31%	47%
临床症状缓解			
缓解	59%	64%	92%
未缓解	41%	36%	8%

1/5 的患者发生快速抗药，SSa 加量后又有反应，长期观察很少有患者真正失效。约 5% 的患者对 SSA 治疗有抵抗。一位中枢型甲状腺功能亢进孕妇患者在奥曲肽治疗后甲状腺功能恢复正常，胎儿发育未受影响 [124, 125]。采用 SSa 治疗的患者需要监测不良反应的发生，如胆石症和碳水化合物不耐受症。但是通常此药耐受性良好，如胃肠道不良反应是一过性的。药物剂量应进行个体化设置，取决于治疗效果和耐受性（包括胃肠道不良反应）。一些患者可出现 SSa 诱导的 TSH 分泌被抑制和甲状腺功能减退的生化表现，需要 LT_4 替代治疗。是否生长抑素类似物治疗在 TSH 瘤患者治疗中可以替代手术和放疗还需要进一步研究。总之，生长抑素长效制剂（如兰瑞肽缓释剂型、奥曲肽长效制剂）对于这种罕见的垂体腺瘤的长期治疗是有效的。同时我们看到，TSH 瘤对这种内科治疗方法反应良好，TSH 瘤很少转变为 TSH–GH 混合分泌腺瘤，但在长期内科治疗过程中要注意监测这种情况 [126]。

九、治愈标准和随访

对于 TSH 瘤手术或放疗的患者已经积累了一些治愈标准和随访流程 [4, 65, 69]。甲状腺功能亢进患者治愈后也可能出现临床症状和生化指标的反复。血游离甲状腺激素水平恢复正常或外周甲状腺激素作用指标恢复正常可能是由于肿瘤细胞的部分去除或破坏，因为常常可以看到临床症状的一过性缓解和一过性甲状腺功能恢复正常 [65, 69]。像其他垂体瘤一样，神经症状和体征消失不能代表肿瘤的根本性去除，因为即使肿瘤部分切除也会有神经症状和体征的消失。因为术后影像学检查有很多假阴性结果出现，所以意义有限。对于甲状腺切除术后的或那些基线 TSH 水平正常的 TSH 瘤患者，不适合将循环中 TSH 水平恢复正常作为治愈标准。我们的经验提示，患者如果术前是甲状腺功能亢进状态且在术前 10 天停用了抗甲状腺药物，术后 1 周 TSH 水平低到测不出来，提示肿瘤被完全切除。虽然一般情况下术后α亚单位或α亚单位 /TSH 比值恢复正常也是评估治疗有效的好的指标，但是需要注意到在相当一部分的 TSH 瘤患者中，这 2 个指标是正常的。评估垂体 TSH 瘤是否被完全切除的最敏感和最特异的方法就是 T_3 抑制试验（在无临床禁忌证时）。事实上，只有给予 T_3 后基础 TSH 分泌和 TRH 兴奋后的 TSH 分泌被完全抑制才提示患者被真正治愈，而不是以术后甲状腺功能恢复正常为标准（图 15–4）。

对于 TSH 瘤患者术后或放疗后被判断为治愈后有多少患者复发，目前尚缺乏统计数据。但是腺瘤复发还是不常见的，尤其在术后第 1 年。总体来说在术后第 1 年患者应该进行临床方面和生化指标的随访 2～3 次，之后每年随访 1 次。垂体影像学检查 2～3 年做一次，同时应在 TSH 水平和甲状腺激素水平升高时或临床症状出现时进行垂体影像学检查。在顽固性垂体大腺瘤的患者中，需要密切随访视野变化，因为有可能威胁视力。

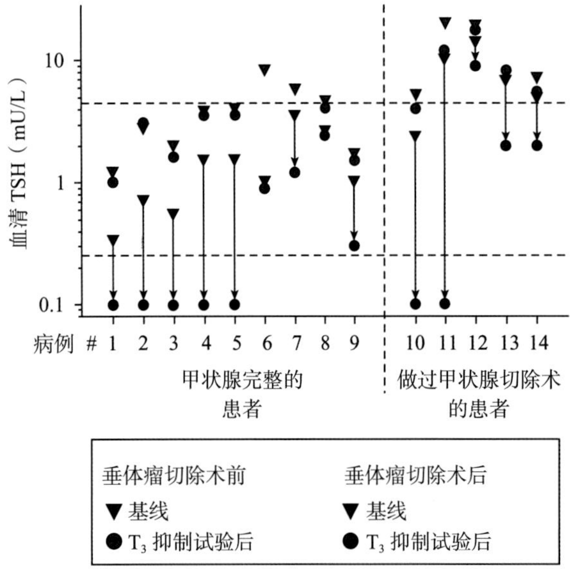

▲ **图 15-4　垂体 TSH 分泌腺瘤患者术前和术后 T_3 抑制试验结果比较**

两条水平虚线表示血清 TSH 正常范围。神经外科手术之前所有患者 T_3 抑制试验中 TSH 未被抑制。神经外科手术之后，约 50% 的患者（可能是肿瘤被完全切除），无论以前有没有做过甲状腺切除手术，T_3 抑制试验中血清 TSH 水平被完全抑制

十、结论

TSH 瘤引起的中枢性甲状腺功能亢进是甲状腺毒症的一个罕见病因。近期出现的超敏 TSH 免疫测定和游离甲状腺激素直接测定（不受异常的血浆转运蛋白的影响）促进了该病的诊断。对 TSH 瘤认知度的增加会避免一些不适当的治疗，如甲状腺切除或长期抗甲状腺药物治疗，后者无疑会引起 TSH 分泌增加，肿瘤体积增大，侵袭性增强。虽然没有一项诊断实验可以特异性地确定诊断，但是血清 α 亚单位升高、血清性激素结合球蛋白浓度升高，TRH 兴奋试验和 T_3 抑制试验中 TSH 反应受损或无反应均是鉴别 TSH 瘤和甲状腺激素抵抗综合征的有用指标。而且高分辨率 CT 和 MRI 有助于发现直径小至 3mm 的垂体瘤。手术仍然是本病治疗的首选，手术失败可以再行放射治疗。单次 T_3 抑制试验后血清 TSH 水平仍可以检测到可以确定肿瘤未被完全切除，需要密切随访或进一步治疗。如果需要，生长抑素类似物治疗是有价值的，可以使 90% 以上的患者甲状腺功能恢复正常，可以使大约 50% 的病例瘤体缩小。

致谢

作者感谢 Anna Spada 教授对手稿的批判性阅读。

第 16 章 垂体手术
Pituitary Surgery

Wenya Linda Bi Ian F. Dunn Edward R. Laws Jr. 著
马培文 郭 毅 译

要 点

- 垂体手术目的在于：①缓解占位效应，特别是视器受压，侵犯海绵窦，梗阻性脑积水等情况；②治疗过量激素分泌；③保留或恢复正常垂体功能；④行肿瘤细胞减灭术，降低肿瘤复发风险；⑤获取组织病理学诊断。
- 垂体肿物患者手术前后须进行影像学、内分泌学及眼科学评估等；手术切除效果可通过随访MRI、激素变化水平、占位效应及神经功能缺损的缓解状况进行评估。
- 经蝶入路已逐渐成为大多数鞍区病变手术的标准术式。这种手术方式可直线观察到沿鼻内纵轴向上至漏斗及鞍上区域的结构。临床中对于经蝶及经颅入路，显微手术或内镜手术的选择，需要依据具体病例决定。
- 常见术后并发症包括鼻窦不适、内分泌紊乱、尿崩症、脑脊液鼻漏、视力损伤及鼻衄等。

一、垂体手术

垂体及其附属结构充当胚胎发育及神经血管信息传递的联结。神经内分泌及外胚层组织汇合处、两个重要的静脉丛间的局部门静脉循环，以及三颅窝连接处的骨性陷凹，为多种病理变化提供了场所。垂体组织周围空间的缺乏及其与激素分泌功能的密切联系导致了许多相关疾病的类似早期症状学表现。尽管有些疾病可以通过保守观察或药物治疗有效缓解，多数仍需要手术干预来达到恢复相关神经及内分泌功能，逆转疾病进程，明确诊断及保存生活质量等目的；过去一个世纪，众多技术及概念上的进步使得垂体手术改革大放光彩。现代条件下，由于各种原因导致的颅脑影像方法增加和影像检查的偏向，鞍底肿物的诊断频率逐渐增多，因此手术干预指征的明细化也势在必行。

二、鞍底病变病理

鞍区是多种病变的好发部位（图 16-1），最常见的鞍区肿瘤为良性垂体腺瘤[1]。临床上，具有分泌激素功能的垂体微腺瘤常因其内分泌异常表现而在较小的体积时被确诊[2]。无功能的垂体大腺瘤常因干扰多巴胺（催乳素抑制因子）在垂体门静脉系统的转运而表现出催乳素瘤的特征，在较大体积时因占位效应被确诊[1]，其产生的高催乳素血症是由于抑制因子的缺乏导致的，又被称作“垂体柄效应”[3-5]。这种情况下，催乳素浓度通常不超过150～200ng/ml。总体来说，意外的垂体病变，特别是垂体腺瘤，在尸检及回顾性影像学研究中有14～22% 的报道[6-7]。垂体偶发瘤治疗指南指出，初始评估须包括详细的病史、查体、内分泌实验检查、视野检查等[8]。若患者存在神经功能受损、垂

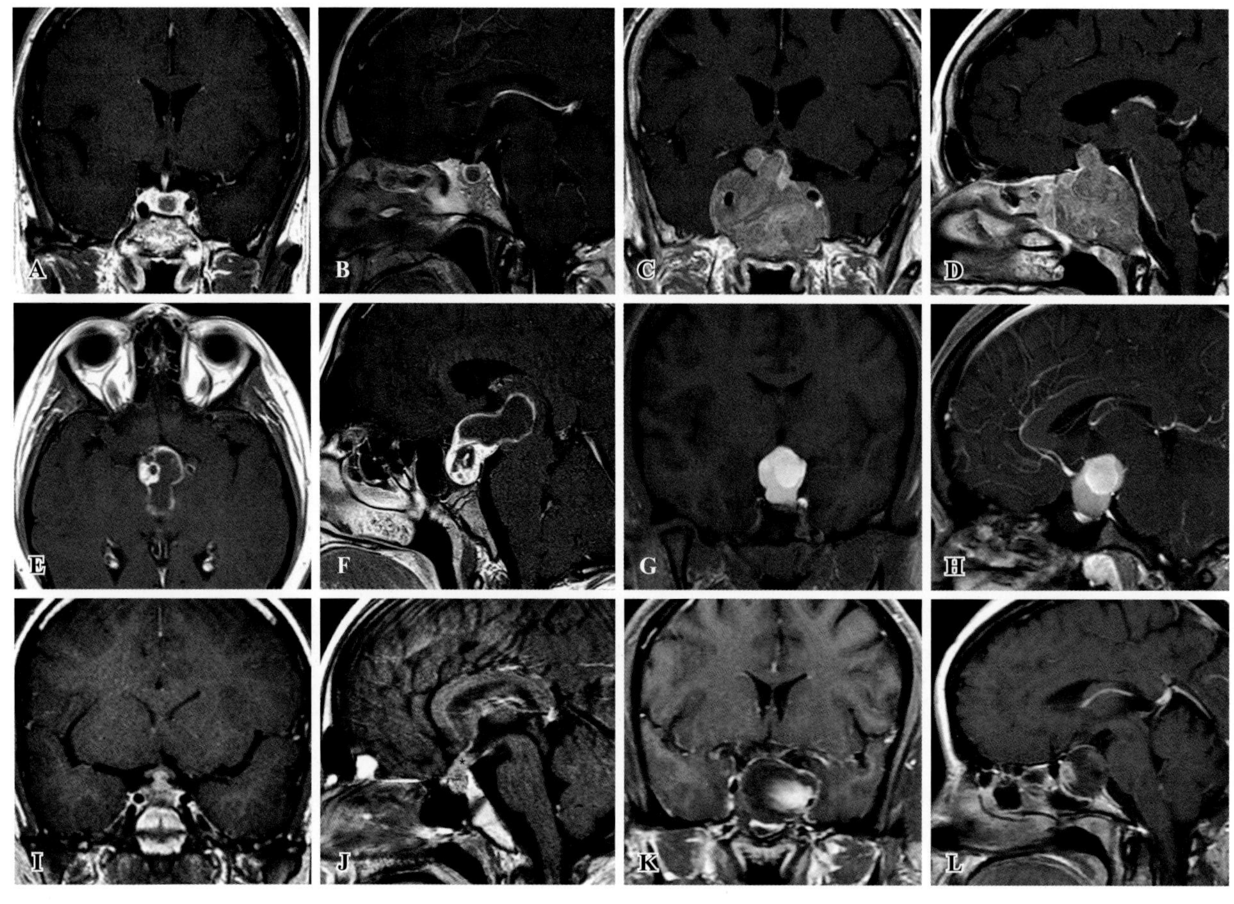

▲ **图 16-1　MRI 示影响鞍区及垂体柄的多种病变类型**

A 和 B. 生长激素分泌微腺瘤，患者 63 岁女性，严重头痛及轻微肢端肥大症表现。图为冠状及矢状位 MRI。C 和 D 同时包绕颈静脉海绵窦及右侧视神经、视交叉的不典型大腺瘤，患者 73 岁女性，进行性视力丧失。图为冠状及矢状位 MRI。E 和 F. 颅咽管瘤，患者 19 岁男性，头痛及全垂体功能减退症，图为冠状及矢状位 MRI。G 和 H. Rathke 囊肿，患者 21 岁女性，原发性闭经，图为钆基对比剂显像前冠状位及钆基造影剂显像后矢状位 T_1 相，可见鞍上高信号囊肿。I 和 J. 13 岁男孩，生殖细胞瘤，表现为尿崩症及肾上腺功能不全，T_1 加权像 MRI 冠状位及矢状位可见增粗的垂体柄（*）。K 和 L. 与垂体出血性占位性病变表现类似的鞍区海绵窦段颈内动脉动脉瘤，患者 52 岁女性，急性发作的头痛及左侧外展神经麻痹，图为冠状及矢状位 MRI

体卒中病变内出血和激素分泌异常导致严重生理影响等情况，在排除催乳素瘤可能后，考虑进一步手术治疗。无上述表现的意外垂体病变可行进一步功能学、实验室及影像检查明确诊断。

其他鞍区病变包括颅咽管瘤、神经节细胞瘤、神经节胶质细胞瘤、颗粒细胞瘤、脑膜瘤、神经鞘瘤、脊索瘤及间叶组织肿瘤等[9]。颅咽管瘤因其本身的复杂性、多样的临床表现及术后并发症的高发倾向，集中体现了垂体手术决策中的众多挑战。Harvey Cusing 也曾留下“颅咽管瘤是颅内肿瘤中最难攀登的高峰”的警句[10-11]。儿童及成人研究调查证明颅咽管瘤完整切除术改善了预后，总体生存率，降低了术后复发风险[12-15]。因此，对于术前高度怀疑颅咽管瘤的患者，手术方案应当尽可能的实现囊壁的移除和肿瘤的最大切除。鞍区的非肿瘤性囊性病变包括 Rathke 囊肿、蛛网膜囊肿、皮样囊肿和表皮样囊肿。颅咽管瘤与上述鞍区病变一样，可能起源于胚胎发育期间残存的颅咽管腔细胞[16, 17]。

垂体恶性肿瘤包括垂体癌、生殖细胞肿瘤、淋巴瘤、郎格罕细胞增多症及罕见转移癌（多见于垂体后叶）。垂体、鞍上区及松果体也是生殖细胞肿瘤的种植转移好发部位。生殖细胞肿瘤多侵及垂体柄、蝶鞍旁及紧邻垂体的视交叉。垂体柄的增粗也可见于中枢神经系统结节病、郎格罕细胞增生、韦格纳肉芽肿性垂体炎、Erdheim-Chester 病、播散性黄瘤、狼疮囊炎、肉芽瘤、脊索瘤、淋巴瘤、转移瘤、颅咽管瘤、生殖细胞瘤和先天性变异等[18]。基于病变类型的多样，垂体柄病变的血清学检查需要更多的、与垂体病变常见疾病的诊断不同的方法。这些病变通常需要组织活检，多数情况下经过经鼻内视镜经蝶窦手术活检取标本进一步明确诊断。

可引起垂体增生的生理状态包括妊娠和原发性终末器官功能障碍，这些状况下，垂体负反馈调节有所缺失。除此之外，来自垂体轴上游下丘脑或异位来源的过度刺激也会引起垂体的增大。对于垂体增生病因诊断的活检须先排除上述可能性[20-22]，因为作为继发效应器官，垂体的增大通常可在纠正病因后恢复正常。

鞍内动脉瘤和血管畸形临床较为罕见，但术前误诊的致命风险较高[23]。错构瘤、脑膜脑膨出、骨棕色瘤也需要在鞍区非肿瘤性病变的鉴别诊断中注意[9]。近期报道的罕见的鞍区碰撞瘤也增加了诊断的复杂性和困难程度[24]。

三、垂体手术指征

垂体手术基本目的在于：①消除占位效应，特别是视器受压或梗阻性脑积水；②使过量激素分泌恢复正常；③保留或恢复正常垂体功能；④切除肿瘤以降低肿瘤复发风险；⑤获取组织病理学诊断（框 16-1）。对于垂体腺瘤来讲，垂体肿瘤卒中及神经功能损害的恶化，特别是视力的丧失，是更为紧急的手术指征。

框 16-1 垂体手术目标

- 缓解占位效应
- 过量激素分泌正常化
- 保留或恢复正常垂体功能
- 切除肿瘤降低复发风险
- 获取组织病理学诊断

虽然许多鞍区病变可通过手术治愈，一些特定的激素分泌垂体肿瘤对于药物治疗极其敏感，尤其是催乳素瘤，即使肿瘤已出现视力丧失等显著占位效应时，多巴胺激动药仍可发挥显著疗效[25-28]。尽管如此，多巴胺激动药临床上存在严重的恶心、顽固性头痛和体位性低血压等不良反应，对于出现严重不良反应的患者，提示有替代疗法的需求[29-31]。帕金森患者中多巴胺激动药的大剂量应用（显著高于催乳素瘤患者）被证实升高其心脏瓣膜病患病风险。这项发现也为催乳素瘤药物治疗的患者选择及长期监测敲响了警钟[32]。除此之外，有生育需求的催乳素瘤女性患者可以通过手术切除肿瘤，避免激素治疗而获得更多收益。存在多巴胺激动药抵抗的催乳素瘤患者常常在多次调整药物治疗策略后仍无法使得激素水平正常化，这些患者也需要通过手术治疗[33-36]。除此之外，囊性催乳素腺瘤通常无法通过药物治疗消除，而手术往往是更好的选择。

激素分泌性垂体微腺瘤，如果不是催乳素瘤，激素若产生不利生理影响，通常须手术切除治疗[37]。库欣病、肢端肥大症等不仅使患者容貌改变，其过量的皮质醇和生长激素分泌也会对心血管、内分泌、肌肉骨骼和神经系统产生难以逆转的不良效应。考虑到约 85% 的 ACTH 分泌垂体瘤为微腺瘤，库欣病的最初治疗方案为选择性经蝶垂体腺瘤切除术[2, 38, 39]。复发库欣病也首选手术治疗，手术方式通常选择垂体切除术，选择性垂体腺瘤切除术多见，术后垂体功能减退的风险也相对增高[40]。类似地，绝大多数生长激素分泌肿瘤首选手术切除，以达到 50%～80% 的临床和生化指标缓解率[41]。在这些患者中，生长抑素类似物、多巴胺激动药、生长激素受体阻断药常可使 IGF-1 水平降至正常，但无法缩小肿瘤大小[41]。由于缺乏有效的药物治疗手段，促甲状腺素分泌腺瘤患者多可从手术切除腺瘤中获益[42, 43]。对于影响多系统的垂体激素分泌肿瘤，术前 / 术后药物辅助治疗往往是手术摘除潜在肿物的必需措施[42, 44]。

一些大型侵袭性或复发性的垂体肿瘤可能无法完全切除，术后进行一段疗程的辅助放疗或立体定向放射外科治疗。因此，这样的手术目的为明确病变诊断，最大限度缩减肿瘤体积。因经验不足仅做部分肿瘤切除不仅无效，还会破坏手术区域和后续补救手术所依赖的解剖标志，再次手术往往伴随着更高的围术期风险如神经功能下降、脑脊液漏等。

四、垂体手术解剖

对于垂体手术医生来说，掌握垂体的结构，功能，其与邻近神经、血管、骨性结构的毗邻关系是必备的技能。

垂体由口咽外胚层上皮内陷形成的前叶、神经外胚层上皮来源的后叶及残留的中间叶组成。垂体前叶内含嗜酸性细胞、嗜碱性细胞及分泌嫌色细胞，主要起分泌催乳素、生长激素、促甲状腺素（TSH）、促卵泡生成素（FSH）、促黄体生成素（LH）、促肾上腺皮质激素（ACTH）、前体－阿黑皮素原（POMC）等。垂体后叶储存着由下丘脑合成、经漏斗部运输的血管加压素及催产素这两种重要激素。不同胚胎学来源的垂体前后叶也同样由起源于颈内动脉前床突上段的垂体上动脉及起源于脑膜垂体干海绵窦段的垂体下动脉这两套不同的血管系统供血，升降分支发出吻合支，形成富集的静脉丛。

垂体位于颅底蝶鞍的垂体窝内，上侧由鞍膈与颅腔相隔，两侧为颈内动脉海绵窦，前侧与视交叉紧密相邻（图 16–2）[45]。蝶鞍实质由蝶骨上端中央部位凹陷形成，蝶骨在发育第 10 周逐渐出现开始气化。于 3—6 岁时速度增快，直到 30 岁左右停止 [46]。根据蝶骨气化程度，Hamberger 于 1961 年提出了蝶骨的 3 种分型 [47]。充分气化的蝶窦称为鞍型蝶骨，占人群的 80%；未充分气化的蝶窦多见于儿童，持续至成人期则称为隐匿型蝶骨，见于 3% 的人群，这类蝶骨在腹侧经蝶骨手术中需要移除被更多的骨性成分；介于上述两类之间，部分气化的蝶骨被称为鞍前型蝶骨。除了上述分类方式，近些年依据影像学及术中实践进一步将蝶骨分类 [48]。如根据鞍底角度将蝶骨分为隆起型、平坦型、弯曲型 3 类，平坦型蝶骨术中暴露难度更高 [48]。

蝶鞍与筛板相邻，前邻蝶骨平台组成垂体前叶前侧，后倚鞍背斜坡。前上侧由鞍结节的骨性突起组成。鞍背组成上后界。腹侧面为蝶窦的前壁，通常由一至多个骨性结构分隔。这些中隔不像筛骨及梨骨的筛板一样中线分布，实际上，20% 的筛窦分隔向颈动脉侧突起。

硬脑膜性质的鞍膈形成双侧折叠，覆盖垂体窝上方的隔板，其中央部有一开孔，垂体漏斗部从中通过，其内脉管循环网络连接下丘脑与垂体。不完全性鞍膈可使搏动性脑脊液持续疝入垂体窝，随着时间累积，垂体受到挤压，在影像上呈现出囊泡占据的空蝶鞍表现 [49]。视交叉一般位于鞍膈前方，鞍结节后部，垂体前上方。若视交叉位于鞍结节之前，则称前置性视交叉；视交叉后移近鞍背时，称后置性视交叉，也是最常见的情况。视交叉与垂体窝，鞍底的毗邻关系不仅对垂体肿物的视觉症状有所预测，更对手术上部界限有所界定。除此之外，肿瘤可沿着漏斗部延伸至下丘脑及第三脑室，导致可能的下丘脑功能紊乱及脑积水症状。

海绵窦填充了两侧鞍区腔隙，并由海绵间窦前后相通形成环窦。这些含小梁的腔隙也包围着颈内动脉、滑车、动眼、展、三叉神经（V_1、V_2 支）的重要节段（图 16–2）。展神经经由 Dorello 管从颈内动脉内侧走行至外侧（颈内动脉在海绵窦转折向上），其余神经与海绵窦外侧壁相邻。展神经走行与颈内动脉紧密相邻，因此易因多种病变受到挤压而产生症状。海绵窦内两侧静脉相互沟通，接受来自无瓣膜的眼静脉回流血液，因此也使得恶性病变及感染容易在内播散传播。除此之外，在经腹侧途径处理鞍区及鞍底损伤时，颈内静脉窦须被充分重视，避免过度的流血。颈内动脉于海绵窦区匍行的路线界定了经蝶骨垂体手术中冠状面的手术距。

五、术前评估

所有垂体手术患者都需要行影像学、内分泌及视力评估等术前评估，类似地，为了最大化患者安全及收益，上述综合评估同样也适用于术后阶段。

（一）术前影像评估

核磁共振（MRI）伴或不伴钆增强，是描绘肿瘤结构及邻近结构的最适宜方法。术前应当尝试识别正常的垂体位置以及垂体柄的偏移 [50]。与蝶鞍相连的垂体柄正常情况下 T_1 呈低信号，钆可增强，直径与基底动脉相似。若垂体柄 / 基底动脉直径比例大于 1，考虑病变的可能性大 [51]。正常垂体后部 T_1 加权相呈高信号，随年龄增长而减弱，病理情

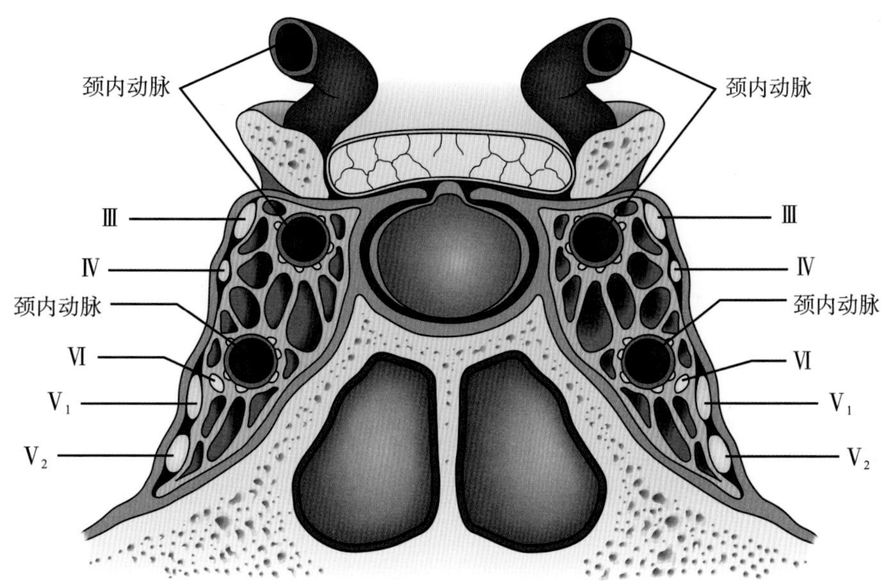

▲ 图 16-2　鞍区冠状面手术解剖图解。视交叉及下丘脑位于垂体之上，海绵窦内包含Ⅲ、Ⅳ、Ⅴ、Ⅵ对颅神经及颈内动脉，环抱垂体的双侧

Ⅲ. 动眼神经；Ⅳ. 滑车神经；Ⅵ. 三叉神经，V_1. 三叉神经眼支，V_2. 三叉神经上颌支（图片改编自 Nelson Oyesiku）

况下有所增强。钆显像时，垂体周围丰富的门静脉丛摄取而迅速呈现高信号。垂体微腺瘤因乏血供不会出现该现象而表现为延迟增强。由于不同的血供导致摄取速度的原理也被用于垂体手术中，术中静脉注入吲哚菁绿可以帮助直视微腺瘤及脑膜侵蚀情况[52]。垂体柄偏移，正常垂体组织不对称性侧偏及鞍膈上凸现象（也可见于正常年轻个体，尤其是女性）等细微征象均有助于可疑垂体微腺瘤的定位。功能性促肾上腺皮质激素型垂体微腺瘤瘤在 MRI 显像上识别较为困难。此时多采用岩下静脉采样法（IPSS）定位。对于存在高皮质醇血症的患者，颅外影像常常对于除外异位来源过量皮质醇分泌有所帮助。

对于垂体大腺瘤，术前应当对肿瘤前侧、外侧及后部范围进行界定，以达到适当的暴露及对肿瘤的最大切除。术前通过影像对垂体腺瘤的海绵窦侵袭进行评估的方法最早由 Knosp 及其同事提出（图 16-3）[53]。平扫 MRI 影像选取蝶鞍及海绵窦的冠状位层面，做颈内动脉静脉窦段及床突上段内外侧切线及血管管径中心连线。超过颈内动脉内侧切线，对应 Knsop 2～4 级的垂体腺瘤，在术中探查中很可能发现海绵窦侵袭[53]。随后根据实践经验有所修改，冠状位上海绵窦段颈内动脉被鞍区占位性病变包绕超过 270°，可认为存在海绵窦侵袭[54, 55]。类似地，垂体肿物向鞍上扩展的程度由 Hardy 分型，其后由 Wilson 改良（图 16-4）[56-57]，根据垂体肿瘤与其临近鞍区边界的关系定义Ⅰ～Ⅴ级，Ⅰ级为直径＜ 10mm 的局限于鞍内的肿瘤，Ⅱ级以上为大腺瘤，但Ⅱ级腺瘤不穿透鞍底。Ⅲ级肿瘤局部破坏鞍底硬膜及鞍底骨质，Ⅳ级肿瘤广泛破坏鞍底进入蝶窦内，Ⅴ级肿瘤有脑脊液或血液播散。肿瘤向鞍上扩展的程度以 A～E 分级，局限在鞍内的为 0 级，A 级肿瘤侵及鞍上池，但未至第三脑室。B 级肿瘤闭塞第三脑室前隐窝。C 级肿瘤使第三脑室底变形上抬。D 级向上向颅内生长。E 级向侧方侵犯海绵窦[37]。

CT 结构对于骨性结构和钙化的显示较为清晰，尤其有助于经鼻蝶手术入路。鼻中隔偏曲、蝶窦内分隔及其与颈内动脉隆突的关系、颈动脉管的骨性缺损、蝶骨的气化程度、侵袭性病变的对骨质压迫或破坏的程度等均是术前需要掌握的资料。对于侵犯 Wills 环或海绵窦的侵袭性病变，血管影像有助于提高手术的安全性。术前采集的高分辨率 MRI 或 CT 数据也可以用于手术导航，这对于经鼻前颅底入路切除扩展至蝶鞍外的病变尤为重要。术中 MRI 可能进一步提高切除程度和改善内分泌预后，尤其对复杂的大腺瘤有重要的意义[58-64]。

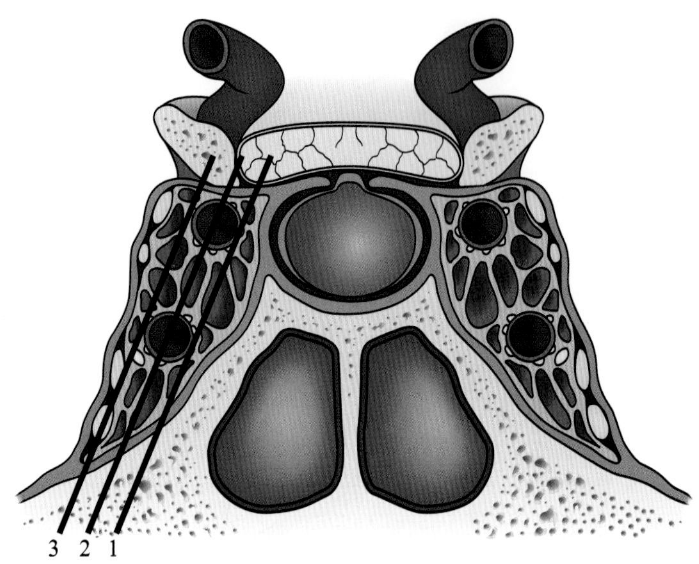

◀图 16-3　垂体腺瘤海绵窦侵袭 **Knosp** 分级

线 1 是颈内动脉海绵窦段及床突上段血管动脉切线。线 2 是经颈内动脉海绵窦段及床突上段血管横截面中心连线。线 3 是颈内动脉海绵窦段及床突上段外侧切线。0 级：肿瘤局限于线 1 范围内。1 级：肿瘤局限于线 1、2 范围间。2 级：肿瘤范围超过线 2，但局限于线 3 内。3 级：肿瘤范围超过线 3，部分包裹颈内动脉。4 级：肿瘤完全包裹颈内动脉

	蝶鞍的放射学分类		蝶鞍外延伸				
			在前			侧面	
封闭型	0 级（正常）		A	B	C	D	E
	Ⅰ级						
	Ⅱ级						
侵袭型	Ⅲ级						
	Ⅳ级		对称			不对称	

垂体肿瘤的 Hardy 分级			蝶鞍外延伸
放射学分级	解剖学分级	外科分级	蝶鞍上（均匀的） A. 鞍上池 B. 第Ⅲ脑室凹处 C. 整个第Ⅲ脑室前
0 级	完整，正常的轮廓	微封闭的	蝶鞍侧面（不对称） D. 颅内硬膜内 前部 中线 后部 E. 颅外硬膜外 （外侧海绵窦）
Ⅰ级	完整，局灶性膨胀	微封闭的	
Ⅱ级	完整，扩大	宏观封闭的	
Ⅲ级	部分损坏	宏观侵入性的	
Ⅳ级	完全损坏	宏观侵入性的	
Ⅴ级	通过脑脊液或血液远距离传播	巨型小癌	

▲ 图 16-4　鞍上区垂体肿瘤的 **Hardy** 分级

图片引自 Kleinberg D，Melmed S，Kleinberg D：Pituitary masses and tumors；In：Williams textbook of endocrinology. Phila-delphia，Saunders Elsevier，2011，p. 248

（二）内分泌学评估

所有垂体手术的患者术前均应评估内分泌状态（框 16-2）。常规试验检测包括催乳素，空腹状态皮质醇、ACTH、TSH、甲状腺素 T_4、游离 T_4、T_3、空腹状态生长激素、生长激素受体 IGF-1 或生长介素 C、FSH、LH，以及男性雄激素水平等。催乳素的过度升高会导致免疫放射法测定时的过饱和状态，给出假阴性结果，又称为 Hook 效应[65]。因此，临床中同时测量血清催乳素和稀释催乳素水平以防止出现假阴性的干扰。对于可疑的库欣病采用的地塞米松抑制试验及肢端肥大症患者的糖负荷试验都是激发试验的一种。对于低皮质醇血症的患者，麻醉前应给予应激剂量的皮质醇。对于分泌皮质醇低下的甲低患者，在补充甲状腺素之前先纠正肾上腺皮质功能低下，防止代谢过度的激活导致肾上腺功能不足。患者术前存在的尿崩症症状往往使得垂体柄肿物的管理及切除选择更为自由，这一点在颅咽管瘤患者中更易见到。

框 16-2 围术期内分泌评估表

- 常规检测项目包括催乳素，静息状态皮质醇
- 促肾上腺皮质激素
- 促甲状腺激素，甲状腺素 T_4，游离 T_4、T_3，甲状腺结合比例
- 生长激素，生长激素受体
- 促卵泡激素，黄体生成素，睾酮

（三）视力情况评估

任何伴视力症状的垂体手术患者都应当行专业的视力及视野评估。典型的双颞侧偏盲特征临床上多为不对称的。鞍区病变由于挤压视交叉下表面，多引起上 1/4 视野的缺失。而视交叉上的病变则多引起下侧的视野缺损。极度双颞侧偏盲患者常因鼻颞重叠部缺损出现半侧视力翻转现象，患者表现间断性视野缺失、复视，或者视交叉固定后失明[66]。对于视力基线情况的掌握有助于围术期及手术后监测。

（四）麻醉评估

垂体病变手术需进行一些特殊的麻醉评估[67, 68]。由于围术期存在尿崩症或抗利尿激素分泌不当综合征（SIADH）等风险，术中体液循环状态应当谨慎管理。生长激素腺瘤患者特有的下颌前突、软组织增生、可能存在的巨舌症等表现，都可能使得插管难度增大。库欣病患者由于明显躯干肥胖和颈颈短粗往往对气道管理提出了挑战。大多数肢端肥大症患者都有不同程度的睡眠呼吸阻滞情况，术后仍需对气道情况进行管理。上述两类患者，都有着升高的高血压、心律失常、充血性心力衰竭及其他心脏疾病的风险[69, 71, 72]。库欣病患者常伴糖尿病，围术期血糖的严格管理也是必要的举措。

六、垂体手术发展史

垂体手术最早起源于 1889 年，第一例经颅垂体肿瘤切除术由 Victor Horsley 爵士在英国完成[73]。经额叶及颞叶途径鞍区手术需要的不同程度脑组织收缩程度使得人们不断通过试验方法在尸体上尝试颅外途径的可行性[74]。古埃及人干尸化仪式中经鼻筛窦途径去除脑组织而不损毁面部组织的方法再次引起了人们的关注[75]。1907 年 Hans Schloffer 在奥地利率先报道行经上颌窦经筛窦入路垂体肿瘤切除术[76]。为了减少垂体手术中的脑部损伤，缩短到达垂体腺的手术距离，围绕着经鼻途径出现了多种术中变式，但仍会遗留面部瘢痕[77-80]。Theodor Kocher 进一步拓展了鼻中隔黏膜下入路概念，手术中不再需要破坏临近的额窦及鼻旁窦[79]。Theodor Kocher 后来获得了医学及生理学诺贝尔奖。到达垂体组织后，一块由线牵引的浸满碘的纱布被放置于瘤床上。虽然这样的术式距离现代囊外选择性切除垂体肿瘤的手术方式已相差甚远，但 Kocher 的创新显著地减少了感染暴露风险，同时保持中线路径到达位置深在的垂体腺。

芝加哥医生 Allen Kanavel 将手术入路的关注点从前额、中面部转到了鼻下区域[81]。1910 年在维也纳，Oskar Hirsch 医生实现了垂体手术的进一步跨越，他采用在一侧膜性鼻中隔通过前庭皮肤的半贯穿切口借助鼻镜完成了首例全鼻内垂体手术，这次手术包含 5 个阶段，耗时 2 周[82]。同一年的芝加哥，Albert Halstead 医生开展了第一例成功的唇下

鼻途径颅咽管瘤切除术[83]。几乎在同时（1909 年），Harvey Cushing 医生开始发展他的经蝶窦入路手术，他吸取了其他多种手术方式的优点，建立了经典的经唇下、鼻中隔黏膜下入路至蝶窦，术中通过头灯照明[84]。Hirsch，Cushing 及其他研究者们，为垂体手术的发展从一个研究入路的时代到集中解决手术高死亡率的时代，做出了巨大的贡献[85]。

20 世纪 20—30 年代，由于缺乏抗生素、激素及深部照明等客观条件，经蝶垂体手术发展有所停滞，而 Harvey Cushing、Walter Dandy、Fedor Krause 等神经外科大家反而以额下和额颞开颅入路到达鞍区[86]。随着 1926 年 William Bovie 引入电凝设备，与当时尚存的经蝶入路的局限视野相比，进一步增强了经颅入路的安全性。这段经蝶途径近乎被废用的时期，Cushing 医生的经蝶途径技术被他的学生，爱丁堡的 Normal Dott 所发扬光大，Normal 改进了鼻镜设备，在其上安装了两个照明灯泡[80]。Gerard Guiot 则在巴黎继续该术式，并将 X 线影像及气脑造影术应用于垂体肿瘤切除术中以提高切除率[87, 88]。然而与之同时出现的周围组织损伤及对于术后激素缺乏症状增多的担忧使得 Guiot 的实践受到了限制。蒙特利尔的 Jules Hardy 术中引进显微镜，进一步改善了术中视野范围，从而提高了肿瘤的切除率[89, 90]。他在高倍镜下发现肿瘤组织与周围正常腺体组织间常存在界限可把肿瘤组织区分开来。他由此否定了激素高分泌患者垂体组织呈现弥漫性高分泌状态的假说，进一步提出了垂体微腺瘤的概念[90, 91]。本质上 Hardy 提升了垂体肿瘤的切除程度，利用高倍视野和照明将垂体肿瘤切除从次全切除及盲视下瘤内减压转变为可控的肿瘤全切。

20 世纪 80—90 年代，经蝶入路处理鞍区病变再度风行，成为多种疾病的标准治疗术式。而内镜技术的进步标志了垂体手术进步史上的另一个里程碑。尽管 Guiot 于 1963 年开始首次应用内镜，直到 20 世纪 90 年代，这项技术才得以成熟[92–95]。对于颅底手术来说，内镜的发展标志着极大的概念革新和技术进步。直到现在，垂体手术仍以优化成像、通过去除阻挡的骨质达到显露最大化、最大化缩短手术工作距离，保留固有的神经血管结构，避免对脑部的牵拉，功能及外貌重加等为目标。对术式的谨慎选择（经颅 / 经蝶），对于辅助器械（显微镜 / 内镜）的选择，必须根据个体情况谨慎敲定，才能在追求平衡的过程中不断推动学科前沿的进步[96]。

七、手术入路

一旦确定鞍区肿物（鞍上、鞍区、鞍旁）需行手术治疗，接下来的手术入路的选择需要考虑以下几个重要因素：手术目标 – 切除或活检；病变的起源、中心及扩展；推测的病理性质；肿物的质地及有无钙化和囊性成分等；神经受损情况，特别是视力缺损；视交叉、Wills 环及其他神经血管结构的侵犯情况；有无脑积水；既往脑部手术 / 放疗史，以及最重要的，手术医生的经验和喜好（图 16–5）[97]。

经蝶途径逐渐地被接受为多数垂体病变切除的标准入路。科技及技术的进步逐渐克服了既往对于经蝶途径高感染率、视野受限、途径狭窄、难以实现精细操作等历史疑虑。不同角度的内镜拥有探查难以达到的角落的能力，骨性结构的移除使得视野得到改善，对于带血管蒂的黏膜瓣修复大型颅底缺损的逐渐增强的信心。这些进步使得经鼻途径内镜切除可行性越发提高。

尽管经蝶内镜入路在现代拥有逐渐增多的优势，经颅途径对于一些垂体肿瘤仍是首选入路。这些情况包括：显著前 / 中 / 后颅窝延伸的垂体肿物；主体位于蝶鞍外的肿瘤而蝶鞍相对较小；跨鞍膈的哑铃形肿物；复发性的质地硬韧的肿瘤；并发动脉瘤，可通过相同入路一并解决者[98]。一些术者对于鞍前形及甲介型蝶窦倾向于行经颅途径手术。由于经蝶入路技术不断进步，对于单纯鞍上肿瘤的经验也不断累积，故上述经颅入路适应证均为相对适应证。无论怎么选择入路，手术目标均应一致，手术入路的选择均不应影响切除程度。

八、经蝶途径

经蝶入路垂体手术需要用到显微镜、内镜或两者结合。经蝶入路显微手术的基本途径包括：经鼻中隔蝶骨途径、经唇下鼻中隔蝶骨途径及鼻内经蝶途径 3 种。经蝶入路显微手术技术采用鼻内窥器牵

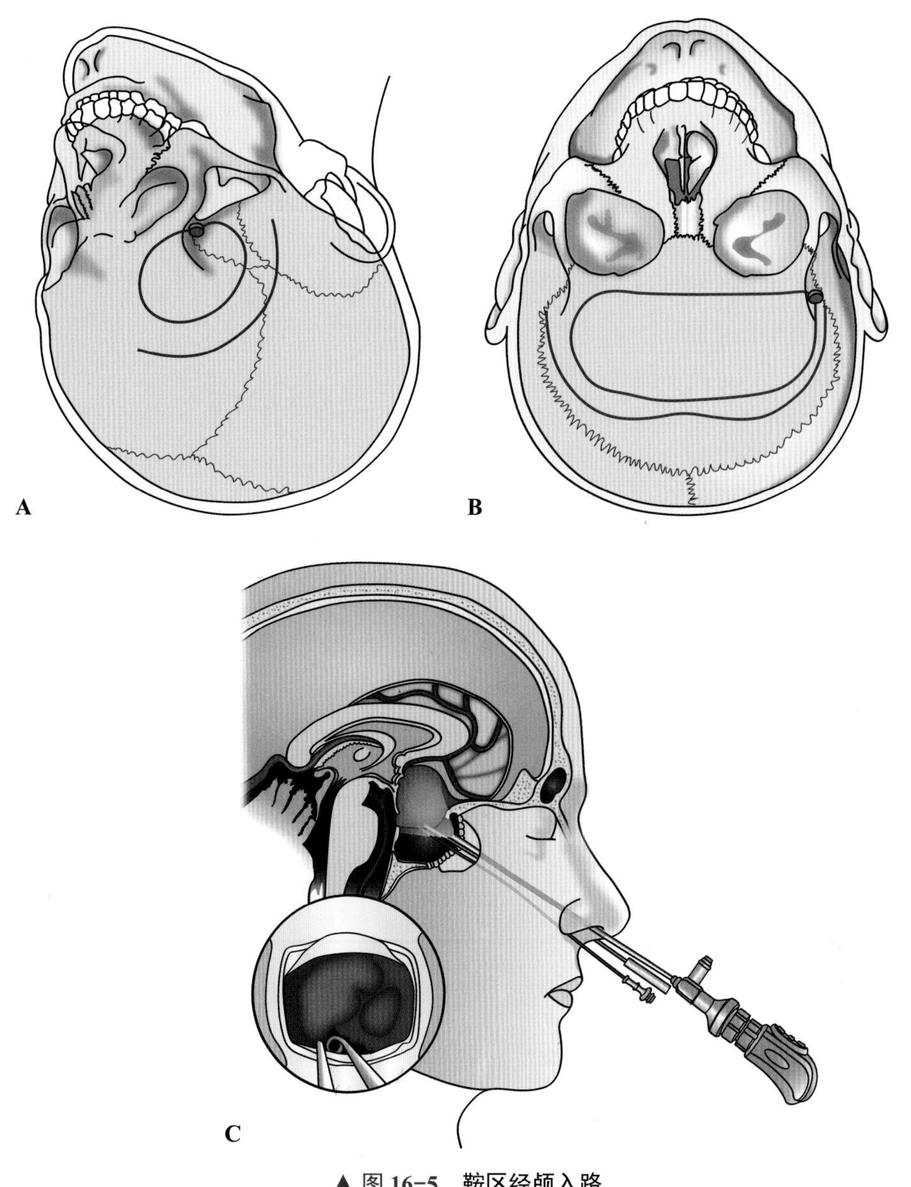

▲ 图 16-5　鞍区经颅入路

A. 翼点入路；B. 经额叶入路；C. 经鼻内镜入路，环状刮匙硬膜下囊外垂体肿瘤切除术（图片由 Dan Kelly 提供）

开阻挡视线的鼻内组织，在精细操作及分离肿瘤和周围的神经血管结构时可双手操作，但是观察的视角有限。内镜技术，特别是不同角度的内镜和不断改进升级的器械可以提供更为广阔的观察范围，更轻易地变换视角，对于广泛侵袭的病变可以从筛板一直探查到颅颈交界处。随着扩大经蝶技术的改进和对解剖通路的深入理解，传统意义上的视神经和侧方海绵窦的对手术操作的限制逐渐被摒弃。重要的是由术者决定如何最佳地利用手术入路，而非术者受限于手术入路。相较孤立运用单一技术，术者综合运用手术工具的能力常会获得更大的成功。

经蝶途径可以被概括为三个关键步骤：鼻内、蝶窦内及鞍内[99]。手术显微镜和内镜方法的主要区别在初始暴露阶段。在鼻内阶段，为了避免影响外观，通常选择唇下或鼻内切口，将鼻甲向外侧推开，扩大蝶窦开口以便向后方进入蝶窦。去除蝶窦内的黏膜及分隔，在暴露鞍底的时候要警惕以颈内动脉隆起为界。随后打开骨性鞍底及硬膜即可显露垂体腺及病变组织。一般主张微腺瘤假包膜外切除，大型肿瘤按顺序分块切除。病变切除完成后对鞍底进行严密的封闭及重建防止脑脊液漏发生。

（一）术前准备

患者体位需兼顾最大化鞍区暴露和术者舒适及利于空间定位（图 16-6）。显微镜经蝶手术入路时，术者可立于平卧位患者的头顶侧，或者患者上身抬高，头向后仰，术者立于患者对面。第二种摆放用于内镜入路，也可以根据术中情况转换使用显微镜或内镜。根据以上原则，在垂体手术时我们将手术床旋转 170° 使患者头部远离麻醉机，刷手护士位于患者左侧，术者立于患者右侧，麻醉机位于足侧，助手站在术者左侧扶镜，维持内镜向头侧观察，实现“两人三手”技术。

手术台应调整为躺椅式，躯干抬高 20° ～30° ，双膝屈曲，以减少静脉充血和增大鞍区血液回流。手术台向右微倾可缩短术者跨过患者上身维持中线部位操作时的距离 [100]。患者头顶部微向左倾，使鼻梁与地面平行。对于沿前颅窝匍匐生长的肿瘤，头部可尽量后仰，保证术中能达到蝶骨平台及筛板区域 [101]。头部后仰比前屈能够为成角内镜提供更加清晰的上部颈椎视野，相反，微屈曲位有利于斜坡区域入路 [101]。对于复杂肿瘤，术中能够微调头部及颈部的位置十分重要。因此，影像导航系统采用面部注册技术而非用头架固定头部的注册技术可为术者提供更多便利。对于绝大多数垂体手术病例，均推荐神经导航系统与显微镜或内镜配合应用，尤其是对于复杂的病变或侵犯超过鞍区的病变 [102, 103]。

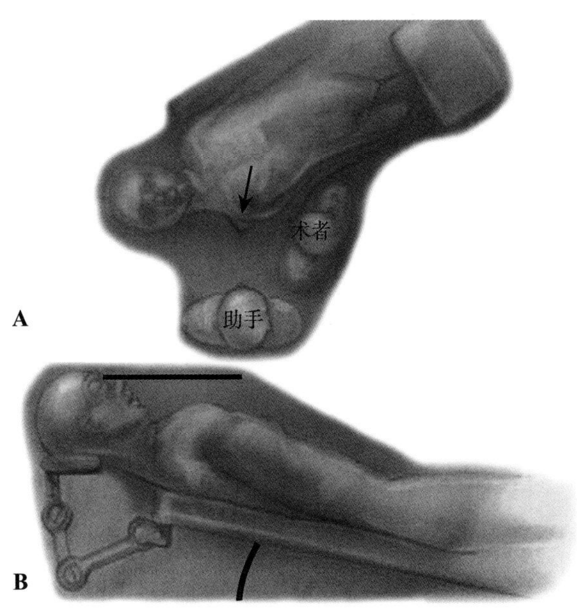

▲ **图 16-6　内镜下经蝶途径手术室设置**

A. 患者体位以最大化鞍区暴露，维持术者的舒适姿势及空间位置为原则。手术台成头高脚低 170°，术者位于右侧，助手站在术者左前方扶镜。患者与右上方角落相对齐（箭头示），头部稍偏向左。B. 手术桌调整为躺椅姿势，患者躯干呈 20°～30°，膝盖微曲。鼻根部与水平相齐［图片引自 Jane JA，Jr，et al. Pituitary surgery：transsphenoidal approach. Neurosurgery. 2002；51（2）：435-444］

（二）患者准备

以 0.05% 羟甲唑啉喷剂喷入鼻内以促进血管收缩，减少鼻黏膜出血。每 15 分钟每侧鼻孔各喷 2 下。到手术间后，双侧鼻内用羟甲唑啉溶液的长棉条浸润 5～10min，随后用含 1% 利多卡因及 1：200 000 肾上腺素的长棉条重复上述过程。随后用氯己定等抗菌刷手液擦洗鼻孔，或者用抗菌刷手液棉条填塞。术前及术后 24h 给予广谱抗生素，或者鼻腔填塞期间一直应用广谱抗生素。若患者术前激素测定显示晨间血清静息皮质醇水平小于 10mcg/dL，提示皮质激素轴功能不足，麻醉诱导前给予静脉应用氢化可的松 [104]。对于库欣病患者，避免术前给予糖皮质激素，以便术后对切除效果进行评估。

紧接着进行麻醉诱导，对于之前讨论过的库欣病及肢端肥大症患者麻醉特殊问题应当有所应对。插入胃管以便手术结束时吸除流入胃内的血液，减轻术后恶心。所有患者均应于下腹部消毒备用，一旦出现脑脊液漏，可于下腹部获取自体脂肪填塞。

（三）经鼻阶段

经鼻阶段的目的在于通过位于上、中鼻甲根部附近的蝶窦开口到达蝶窦。为了达到这一目的，鼻甲需要被轻柔地推向外侧，以暴露鼻腔后部。随后步骤中对鼻黏膜及鼻中隔的操作在不同的经蝶入路中有所区别。

内镜下经鼻经蝶入路手术先将 0° 内镜置入患者一侧鼻腔，辨认位于外侧的下鼻甲、内侧的鼻中隔及后下方的后鼻孔以确认方向。中鼻甲既是辨认蝶窦开口的解剖标志也是最主要的障碍，需要将其钝性推向外侧，同时注意避免过度黏膜损伤阻挡视野。成功建立合适宽度的工作野后，可以发现蝶窦开口位于鼻后孔上方1.5cm。对侧行相同操作以找到双侧蝶窦开口。接着开放蝶窦开口，同时小心操作避免损伤位于其后下缘的蝶腭动脉[105]，也可通过切开鼻黏膜的方法增大蝶嘴部的暴露。

黏膜切口的位置取决于手术结束时如何关闭及是否需要做鼻中隔黏膜瓣行鞍底重建预防脑脊液漏。若需做黏膜切口，沿双侧鼻中隔黏膜下注射1%的利多卡因（可加1：200 000的肾上腺素）减少出血。通过标准经蝶入路切除鞍内病变时，可在骨性鼻中隔与鼻中隔软骨的交界处做黏膜切口并向下后方延长，于黏膜下分离显露蝶窦前壁和双侧蝶窦开口。而在处理复杂的鞍区、鞍旁及鞍上病变时的扩大经蝶入路常会导致高流量脑脊液漏，最有效的应对方式是利用带血管蒂的鼻中隔黏膜瓣的机体自然伤口愈合机制来避免脑脊液漏。经典的Hadad-Bassagasteguy鼻中隔带血管蒂黏膜瓣由鼻中隔动脉供血，其制备方法为在鼻中隔黏膜上做2个平行切口，下部切口平行鼻中隔上颌嵴，上部切口在鼻中隔上界下方1～2cm处以保留切口上方的嗅上皮，然后在鼻中隔前部做一条垂直切口与上述两切口相交[106]。黏膜瓣的大小根据预期缺损的大小进行调整，为了防止无法充分关闭，瓣通常倾向尺寸略大。手术过程中黏膜瓣向后下塞入鼻咽部备用，而对侧黏膜常常翻折以保护鼻中隔软骨。

尽管内镜下经鼻途径在现代使用越来越广泛，手术显微镜，显微镜－内镜联合使用的需求仍然存在。传统显微镜下经蝶入路包括唇下黏膜下经鼻中隔入路，经鼻中隔入路，直接蝶窦前壁切开入路。Harvey Cushing偏爱的唇下切口为也是显微镜下经蝶垂体手术的传统切口，在鼻腔较为狭窄的患者如儿童中较为适用。唇下黏膜下经鼻中隔入路做两切牙之间的横向牙龈切口，注意切口在上牙根上方，避免造成根部失活。随后剥离黏膜暴露梨状孔及前侧鼻中隔，形成一条通向鼻中隔的通道。随后在软骨－骨交界处骨折鼻中隔，将其推向对侧，继续在筛骨垂直板及梨骨两侧行黏膜下剥离显露骨性鼻中隔。唇下切口配合经鼻黏膜下经鼻中隔入路有助于充分显露。

对于显微镜下经鼻或鼻内入路，切口可做在经鼻小柱连接浅表处[107]，或者在单侧鼻中隔软骨前界做半贯穿切口[108]，或者在鼻中隔骨与软骨结构交界处[109]，或者在骨性鼻中隔与蝶嘴交界处[110]。经鼻黏膜下经鼻中隔入路可借助一个垂直的半贯穿切口到达鼻中隔软骨[108]。剥离一层鼻黏膜后，形成前部通道到达骨性鼻中隔与鼻中隔软骨的交界处，在此处推断鼻中隔，即可进一步剥离鼻中隔两侧的黏膜形成双侧后部通道。分离黏膜使后部通道有足够空间充分暴露蝶嘴，然后推开前部鼻中隔，在黏膜下通道内插入鼻窥器以利显微操作，或者去除障碍骨以利进一步扩大蝶窦开口。

为了减少鼻中隔软骨部分操作，并避免并发的鼻中隔穿孔风险，可在鼻中隔软骨及骨性鼻中隔交界处做切口[111]。在骨性鼻中隔两侧分离黏膜形成较宽的后部通道以充分暴露蝶窦前壁。去除部分鼻中隔骨质以改善视野，视野内保留部分梨骨作为手术中中线定位参考。如果使用显微镜手术则在此通道内置入鼻窥器，而若黏膜下通道足够宽大则可按前述手法使用单纯内镜进行手术操作。

更后侧的入点可以选择直接在蝶嘴部打开，最大化地减少了鼻黏膜的剥离[110]。在显微镜下直接蝶窦前壁切开入路中，显微镜直视下置入鼻窥器，牵开后将中鼻甲推向外侧，后部鼻中隔推向对侧[112]，随后更换叶片更长的鼻窥器置入并牵开以显露蝶嘴部，由于后部通道狭长，因此此处显露往往较为局限。鼻窥器牵开过程中避免用力过度导致视神经孔及邻近的上颌骨结构的医源性骨折（可能引起面部麻木感、泪腺功能紊乱、视力受损等）[108]。鼻窥器置入牵开后，接下来蝶窦阶段在显微镜或内镜下操作。值得注意的是，通常情况下不对鼻甲进行切除。

（四）蝶窦阶段

通过骨折梨骨或环形扩大蝶窦开口可打开蝶窦前壁，进入气化良好的蝶窦腔内。对于鞍前型及甲介型蝶窦，则需在常规神经导航的引导下使用骨凿或磨钻去除较多的骨质。蝶嘴部要充分打开以保证探查鞍区的时候器械可以最大幅度移动。蝶窦前壁切开的范围上至蝶骨平台，下至蝶窦底壁，两侧至蝶窦开口。操作过程中须注意避免损伤蝶腭动脉，蝶腭动脉自后鼻孔和蝶窦开口之间的蝶腭孔穿出，部分途径蝶窦开口下外侧。在切除体积较大病变时，手术开始阶段需制备鼻中隔黏膜瓣以备发生高流量脑脊液漏时颅底重建，蝶腭动脉的保护尤为重要进入蝶窦后，去除蝶窦黏膜降低黏液囊肿发生风险。蝶窦分隔一般与海绵窦段颈内动脉管相连，在去除蝶窦分隔时需谨慎。此时探查可见鞍底居视野中心，上方为蝶骨平台，下方为斜坡上部，两翼为蝶鞍上外侧走行的视神经，紧邻蝶鞍两侧为颈内动脉虹吸弯的突起，在视神经及颈内动脉突起之间的凹陷为视神经颈内动脉隐窝，其与前床突相延续（图 16–7）。

鞍底可因较大的鞍内占位性病变导致的慢性侵蚀作用显著变薄。在确认中线位置后可使用骨凿、钝头神经钩或磨钻打开鞍底。随后使用 1mm 或 2mm 的 Kerrison 咬骨钳或磨钻扩大鞍底，范围上至蝶骨平台，外上至视神经管，两侧至双侧海绵窦。扩大经蝶途径可能会需要去除蝶骨平台后部，鞍结节及部分斜坡骨质。术者需要根据肿瘤侵及鞍上、前颅底或后颅窝的范围来调整入路方案[113–115]。

（五）蝶鞍内阶段

鞍底骨质充分打开后，使用微血管多普勒探头

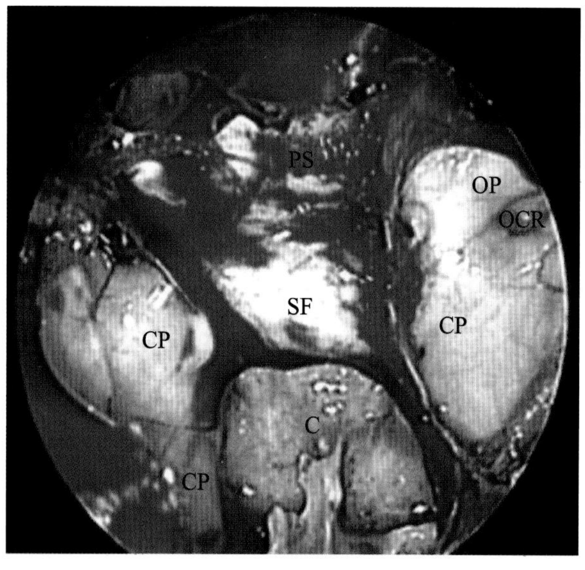

▲ **图 16–7　术中蝶窦暴露影像，可见视野正中的鞍底（SF），上侧的蝶骨平台（PS），下喙侧斜坡（C），沿鞍区上外侧走行的视神经管，紧贴外侧壁走行的膨大的颈内动脉鞍区段（CP），以及视神经与颈内动脉间隙（OCR）**

图片由 Dr. Paolo Cappabianca 提供

确定海绵窦段颈内动脉的位置，随后切开鞍底硬脑膜[116]。鞍内囊性占位性病变可传导基底动脉的搏动，应与危险的鞍内动脉瘤相鉴别[23]。某些患者，尤其是肢端肥大症患者中，鞍内可有异位的颈内动脉或永存三叉动脉。大腺瘤可显著压迫鞍底两层硬膜间的静脉丛，使得切开硬脑膜时出血相对较少。而微腺瘤患者在鞍底两层硬膜间或海绵间窦内可存在丰富的静脉丛，在进一步切除肿瘤前须果断处理止血。鞍底硬脑膜采用直切口、X 型切口或矩形切开，当怀疑肿瘤侵犯硬膜时，可行矩形切口取一片硬膜做病理活检。

鞍底硬脑膜切开，充分止血后根据鞍内占位性病变的性质进行探查。对于垂体微腺瘤，通过辅助牵拉正常垂体腺争取做到囊外切除。对较大的占位性病变如垂体大腺瘤或颅咽管瘤，需要以细致和有序的方式加以切除。首先切除肿瘤底部及侧面部分以使上方的瘤体向下落入术野内。若首先切除瘤体上部，下降的鞍膈会影响术野显露。对于鞍上肿物，可将鞍膈自蝶鞍顶部锐性分离然后切开。少数情况下，为了充分显露向后上方生长的肿瘤，垂体柄也需要被切断。锐性剪断垂体柄要比撕脱可以保留更多分泌血管加压素的下丘脑神经元，降低术后永久性中枢尿崩症的发生率。在遇到鞍内部分肿瘤切除后由于鞍膈孔狭窄侵及鞍上的肿瘤部分无法降入鞍内的情况时，可通过脉冲式增大颅内压的方法（如 Valsalva 动作，压迫颈静脉或通过腰大池引流管注入生理盐水或空气）驱使鞍上的肿瘤部分下降[96]。对于大多数囊性病变，切除囊壁可以降低复发的风险。对于某些复杂的肿瘤，可以行联合或分期经颅及内镜入路手术。

（六）闭合

垂体手术中在肿瘤切除后可能出现脑脊液漏，其原因为肿瘤压迫引起的鞍膈变薄或鞍膈不完整、分离过程中牵拉导致的鞍膈撕裂和为显露鞍上部分的病变而有意开放鞍膈等[117]。根据脑脊液漏的发生原因，脑脊液外流的流量、流速和压力也有所不同，因此对于颅底有效水密重建的方法提出了不同的需求。

所有经蝶入路手术结束前，若术中未出现明

显漏液，则以 Valsalva 动作以评估可能出现的脑脊液漏。隐匿性脑脊液漏多表现为静脉出血背景下深色液体细流。中度脑脊液漏可看到明显的鞍膈撕裂及持续的脑脊液外流。高流量脑脊液漏则多见于扩大经蝶入路尤其是切除突向鞍上或第三脑室的肿瘤术中。

对于少量脑脊液漏，采用自体脂肪、筋膜、明胶海绵，以及异体或合成的支撑材料进行颅底重建。出于美观考虑，笔者偏好采用脐下切口获取腹部脂肪，切成小块后浸入 10% 的氯霉素溶液，吸去多余水分，混入少许棉丝以诱发局部炎症反应促进密封效果，随后沾上于 Avitene™（Davol Inc，Cranston，RI）胶原粉末以利止血[100]。鞍内避免塞入过多脂肪，以免视交叉受压引起术后视力下降。鞍底重建可选用异体骨或软骨，或者人工合成材料，如 MedPor® 聚乙烯片（Stryker，Kalamazoo，MI）。MedPor® 聚乙烯片很适合放置在鞍内硬膜外支撑鞍底。其他多种重建方法也多有报道，如密封垫片、人工合成的修补材料辅以纤维蛋白胶加强、使用鼻腔内球囊支撑以免鞍底修补材料移位等[118-122]。

对于高流量高流速的脑脊液漏，在上述方法基础上采用带血管蒂瓣以发挥机体本身伤口愈合能力，是最有效的鞍底重建技术[106, 123-128]。带血管蒂瓣的来源包括前述的带蒂鼻中隔黏膜瓣、鼻中隔补救瓣、颅骨膜瓣、下鼻甲或颞顶瓣等。对于瓣膜种类的选择取决于术中可采用材料，修补部位（鞍区、前颅底、斜坡）及是否既往有手术史或获取自体组织史等。带血管蒂瓣可以进一步通过纤维蛋白胶加固。即便术中采取了重建措施，如术后发现脑脊液漏，仍应当重新手术探查及修补。一些团队倾向于首先采取腰穿置管脑脊液引流，但其带来的一系列风险与并发症也不能忽视。

九、经颅途径

经颅入路鞍区病变包括以下几种方式：颅眶或颅眶颧入路，翼点经外侧裂入路、额下入路、双额开颅经纵裂入路、经胼胝体入路、经额叶皮层入路、颞下入路及经岩部入路等[14, 98, 132-135]。视交叉前三角、视神经颈内动脉三角、颈内动脉小脑幕缘三角及终板作为到达肿瘤的入口。对于上述入路，路线的选择取决于个体的病理及患者特点。总的来说，最常用的经颅到达垂体区域的入路为经额颞及额下入路。

（一）翼点入路

翼点入路，又称额颞蝶入路，利用了沿颅底到鞍区的自然途径[136]。患者头向开颅对侧旋转 30°，后仰 20° 使得颧突成为术野最高点。在发际线后作弧形切口，切口可局限于一侧，也可跨过中线延伸至对侧，分离并翻开颞肌及筋膜，注意避免损伤支配额肌的面神经颞支，于额颧缝上方做额部钻孔，第二个骨孔位于颞骨鳞部近中颅底处，底三个骨孔位于颞上线下方的冠状缝上，再根据硬脑膜与颅骨的粘连程度及剥离难度决定是否增加钻孔。骨瓣开颅后显露额叶及颞叶相连部位，骨窗大小取决于手术暴露的需要磨钻磨除蝶骨大翼及颞骨鳞部以增大视角，并且使脑组织松弛以便分离外侧裂。为了增大颅底结构暴露，眶上缘及眶顶也可以被移除[137]。硬膜弧形剪开，并向前翻开悬吊。广泛分离外侧裂后可以对脑组织最低程度的牵拉，即能直接抵达蝶鞍及鞍旁鞍旁区域。

分开外侧裂后序贯开放基底脑池即可显露占位性病变。颈动脉池内有颈内动脉及其主要分支血管。打开视交叉池、脚间池、终板池可形成一个锥形空间，可看到穿行其中的主要血管神经结构及其下的肿瘤。有时需要去除前床突进一步扩大显露范围。除此之外，对于鞍上侵犯的肿瘤，海绵窦上方或侧面入路可能对提高切除度有所帮助[135]。

开颅期间额窦如有开放，在关颅时必须进行修补。额窦内黏膜需刮除以防止黏液性囊肿的发生。随后用脂肪及额部带蒂骨膜瓣翻转覆盖封闭额窦。

（二）额下入路

儿童患者与成人相比颞叶要大于额叶，因此往往额下入路表现更佳。额下入路可单侧或双侧[138-140]。单侧额下入路与前述翼点入路手术体位相似，患者仰卧位，头向对侧偏转 20°～30°，头略过伸位以利额叶因重力下垂离开眶顶。双侧额下入路患者头部则维持正中。于发际后做双额冠状切口，皮瓣向前翻开。注意切开头皮分离时保留完整带蒂骨膜瓣，以备额窦开放时修补之需。在关键孔处钻孔可暴露额底、眶顶及眶内间隙。根据需要可额外钻孔以利开颅前充分分离硬膜与颅骨。然后根据是避免额窦开放还是有意开放额窦，有计划地进行重建来决定额部开颅的骨窗下界范围。开颅时如若额窦开放，术毕关颅时需将额窦后壁去除且修补。为了减少额叶过度牵拉，额部开颅可进一步行眶上部切除[141]。

硬脑膜沿弧线切口剪开，缓慢释放脑脊液后额叶松弛塌陷离开前颅底。嗅神经自额叶底面游离可避免被拉断。无论翼点入路还是额下入路均应采用显微神经外科技术切除垂体占位性病变。由于手术残余腺瘤具有出血和引起占位效应倾向，因此手术目标为最大限度切除腺瘤。

十、放射治疗 / 放射外科学

由于垂体占位性病变常为组织学良性的病变，部分病变无论对药物还是手术治疗均效果不佳。当出现顽固性肿瘤多次复发、持续激素分泌、侵犯周围神经血管结构无法切除等情况时，可以考虑采取放射治疗或放射外科治疗[142-150]。放疗用于垂体肿瘤治疗历史颇久。1910—1956 年，Oskar Hirsch 医生作为先驱，首先将局部放疗应用于垂体肿瘤切除术后[151]。在他的记录中，他将含镭的小块附在小棒上，放入患者鼻内，用其辐射面治疗肿瘤残余部分[85]。之后的研究进一步细化了鞍区肿瘤放疗的精确剂量及靶向目标。通常接受的方案为 45Gy 总剂量，以单次 1.8Gy 剂量放疗 5 周以上及单次 20～25gy 剂量的立体定向放疗，有些研究中心使用更高的剂量[142, 152]。

放疗后肿瘤生长速度的抑制效果取决于治疗前肿瘤大小，大的肿瘤效果较差。皮质醇激素分泌腺瘤激素反应时间往往比生长激素腺瘤更短。大部分分泌 ACTH 的腺瘤在两年内（6～60 个月范围）达到激素水平的缓解[146]。而肢端肥大症患者在放疗 27 个月后仅达到 50% 的激素降低水平。在放疗或辅助手术治疗后，其缓解则需要数年时间[142, 152, 154, 155]。催乳素瘤由于对于多种药物及手术的敏感表现，较少利用化疗治疗。颅咽管瘤次全切除术后放疗在长期随访中被证明具有不错的肿瘤控制率[156]。作为术后复发的挽救措施，放疗可能与立刻手术治疗具有相同效果，因此必需时也可使用。

最常见鞍区肿瘤化疗后并发症为新发垂体功能低下（见于 35%～100% 的患者），且呈现剂量相关性[145, 157, 158]。垂体前叶功能更易受化疗损伤，多表现出生长激素、促性腺激素、促肾上腺皮质激素和促甲状腺素的分泌功能低下（依照发生率排列）[157]。相比之下，放疗引起的视神经损伤见于 1% 以下的患者[145, 154]。垂体腺瘤放疗还可能略微提高卒中风险（尤其是老年男性），小概率促进放疗区域产生继发性肿瘤[147, 159, 160]。

十一、术后管理

对于较简单的垂体手术患者，术后住院 2～3 天观察可能的脑脊液漏、神经功能损伤、内分泌变化及中枢性尿崩等情况。抗生素及激素治疗的引入对于经颅及经蝶入路垂体手术预后有了革命性的改善。术后 24h 或鼻内填塞留置期间给予患者抗生素。在担心术中止血欠稳妥的情况下可选择性应用鼻内填塞，通常在术后第 2 天上午拔除。鼻内填塞的去除通常可缓解术后最常见的头疼主诉。提倡对患者术后恶心情况严格监管，以防止干呕、呕吐引起的突发颅内压升高。除此之外，患者应当注意避免打喷嚏及用力。对所有经蝶垂体手术患者提供通便药物。对于库欣病患者，每日口服小剂量阿司匹林以降低其术后肺栓塞及深静脉血栓风险[161, 162]。

对于内分泌情况的术后检测包括原先肿瘤过量产生的任何激素类型。术中给予过应激剂量激素的患者应持续在术后第 1 天每间隔 8 小时给予静脉注射氢化可的松 50mg，之后改为早上 6 点（或晨起后立刻）及晚上 6 点口服，以模拟皮质醇的昼夜节律。库欣病患者术后皮质醇常延期产生。术后早期皮质醇水平往往反映了术中的应激反应，在机体重新恢复稳态后往往迅速降低，所以术后患者常常反复进行皮质醇及静息皮质醇检测。一旦确定存在肾上腺不足（血浆皮质醇水平＜2），立刻开始氢化可的松替代疗法。所有的肢端肥大症患者术后均复查生长激素及 IGF-1 水平，以作为疗效的衡量指标。对于 TSH 分泌肿瘤或术前甲状腺功能减退的患者，术后复查甲状腺功能。急性疾病和突发住院可能会使结果产生误差。

除此之外，需要警惕术后患者的水盐平衡。中枢性尿崩、抗利尿激素分泌异常综合征的典型三期反应仅见于小部分患者。而多尿，低钠血症往往多见[154, 165]。术后早期患者由于术中液体输注，最初的反应多为高血容量性低钠而不是低血容量性高钠。因此我们提倡对所有垂体术后患者的血钠、尿比重及每日体重作为常规方案进行严格管理。血尿渗透压往往也可以帮助鉴别诊断。除此之外，患者应在一周后再次复查血钠，以监测延迟性低钠血症的发生。

十二、并发症及手术效果

对于并发症的理解，以及如何避免它们的发生，驱动着垂体手术的进步。通常手术目的和手术路径的选择可能根据患者肿瘤本身的情况估计的并发症的情况细化。鞍区的深在位置特性及经蝶手术的普遍应用使得垂体手术的并发症可能超过了经颅手术的常见神经并发症。更包括了鼻腔鼻窦相关的多种可能（框 16-3）。

总体来说，垂体手术，尤其是经蝶途径安全性较高，死亡率小于 1%[166, 167]。手术切除的效果可通过量化的影像学随访，测量过量激素分泌的缓解情况，占位效应及神经症状的改善来体现（表 16-1）。对于微腺瘤及体积偏小的肿瘤影像学改变可被一系列术后改变所遮盖，尤其是术中常用的封闭蝶鞍的脂肪及填塞材料的影像。因此垂体肿瘤的影像学常在延缓一定时间后再进行检查，这与其他脑肿瘤术后常见的早期评估切除范围有所不同。即使是对于需要放疗的大型、复杂肿瘤，部分切除也能增大肿瘤组织与重要神经结构的安全距离，推迟影像学检查有助于放疗方案的术野规划。但值得注意的是，对于垂体肿瘤的部分切除，特别是大腺瘤，存在着术后残余瘤组织出血及恶性脑水肿的风险，也对之后再手术治疗提高了难度和风险。

框 16-3 垂体术后并发症

- 鼻腔并发症：鼻窦炎、鼻间隔穿孔、结痂、鼻出血
- 脑脊液泄漏
- 垂体功能减退
- 尿崩症
- 失明
- 脑膜炎
- 癫痫
- 血管损伤：假性动脉瘤、硬膜下血肿、蛛网膜下腔出血、实质性内出血、脑梗死

表 16-1 垂体腺瘤经蝶窦切除术的结果

肿瘤	缓解率（%）	10 年内复发率（%）	生存良好，没有证据显示 10 年内发病（%）
无功能腺瘤	NA*	16	83
生长素瘤		1.3	72
微腺瘤	88		
巨大腺瘤	65		
催乳素瘤		13	65
微腺瘤	87		
巨大腺瘤	56		
促肾上腺皮质激素瘤		12（成人） 42（儿童）	75
微腺瘤	91		
巨大腺瘤	65		

*. 术前视力减退者中有 87% 的视力得到改善。NA. 不详［改编自 Jane JA, Jr, Laws ER, Jr: The surgical management of pituitary adenomas in a series of 3, 093 patients. *J Am Coll Surg* 193（6）: 651–659, 2001.］

各种鞍区入路中，为了在蝶窦创造足够的手术野，需要损伤诸多黏膜及骨性结构。患者术后可能存在嗅觉减退、充血、鼻出血、呼吸困难或空鼻综合征、鼻窦炎及视野改变等症状。术后鼻科检查可以帮助确定鼻塞、粘连、间隔穿孔、鞍鼻畸形、鼻中隔血肿或感染等情况。计划或实际颅底重建中鼻腔黏膜瓣的应用也可出现组织缺损相关的各种并发症。对于经蝶内镜垂体肿瘤术后鼻腔相关生活质量的前瞻性研究显示术后早期出现的味觉及嗅觉减退可在 12 月左右恢复到基线状态[168]，而视力的缺损往往在术后迅速改善，且维持至少 1 年[168, 169]。总的来说，回顾性研究显示经鼻内镜途径未见显著的感知的缺损[170]。除此之外，患者术后满意度也与患者目标及恢复预期紧密相关。

从术前开始即使用缩血管喷雾帮助止血，但筛

骨、蝶腭和鼻中隔动脉仍然容易在经蝶鼻期受损出血。绝大多数患者接蝶手术后第1～2天会经历少量间断性鼻渗血，因此需要滴垫帮助。压迫止血无效的严重鼻衄可能需紧急填塞后介入栓塞治疗[171]。同样地，颈内动脉损伤及假性动脉瘤也需要血管造影专业组的介入。硬脑膜下，蛛网膜下腔及脑内出血在垂体手术中也见相关报道[172, 173]。硬膜下血肿可见于术中切除肿瘤过程中或腰大池引流脑脊液导致的快速大量脑脊液流失后。由于骚扰穿支血管而发生血管痉挛可引致缺血性脑血管病[174]。罕见情况下，垂体手术血管相关并发症可以致命，需要建立及时可靠的应对策略[116, 175]。

垂体经蝶入路手术脑脊液漏发生率为6%～50%，扩大经蝶入路报道发生率相对更高[117, 167, 176–179]。根据脑脊液泄漏体积行针对性修补可以使术后期脑脊液漏发生率降低5%～10%，扩大经蝶入路降低21%。若脑脊液呈清亮鼻漏液体，且在头部前屈时增多，应行紧急头部CT评估颅腔积气情况，或行手术探查及修补。有些人则倾向先尝试行腰大池引流。对于一些临床上证据不足的可能脑脊液漏患者，可进一步通过晕环征，脑脊液 β_2 转铁蛋白含量，CT脑池显像等鉴别。经蝶显微镜垂体颅咽管瘤手术中脑脊液漏报道发生率为1.5%～1.7%[180–185]。非脑脊液性鼻漏可能由海绵窦、交感神经节血管周及扩大颅底手术的岩大浅神经损伤等导致[186]。

视力及视野损伤常在大型垂体肿瘤切除术后出现戏剧性改善[169, 183, 185, 187–190]。同时，视力的恶化也可发生在垂体手术多个步骤时[191, 192]。眶内病变手术影响视力可因损伤筛前动脉导致局部血肿与眶内压力增大或因鞍底暴露时直接损伤视神经。术中去除骨性结构或牵开鼻内窥器时的过度用力可以造成骨折线延伸至视神经孔[108]。位于蝶窦上外侧壁或蝶筛气房内的视神经表面的骨质可以菲薄或缺如，也是经蝶入路手术容易损伤的部位。对于经颅手术，既往手术治疗可造成视器的显微血管血供易于在肿瘤分离切除过程中受损[190]。既往手术或放疗史、术前长期视力损害和鞍区肿瘤鞍上侵蚀均为术后视力下降的高风险因素。

经颅及经蝶两组途径手术后均可发生垂体功能紊乱或者加重已有的功能异常。有报道1.4%～5%经蝶途径垂体腺瘤切除的术后患者新发垂体功能减退，其发生风险与肿瘤大小正相关[193, 194]。经颅途径垂体腺瘤切除术的发生率相较更高，且恢复的可能更低[193]。新发垂体功能减退见于经鼻途径切除术后30%的颅咽管瘤患者及6%的Rathke囊肿患者中[195]。激素水平的恢复多见于年轻且无术中脑脊液漏的患者中[194]。而术前存在激素分泌异常的患者在切除术后恢复者为49%[194]。

垂体手术术后常发生一过性中枢性尿崩症，大部分患者随着下丘脑神经元稳态的重建得以恢复。一项研究对近900例经蝶途径患者术后中枢性尿崩症的发生率进行了报道，术后早期中枢性尿崩见于18.3%的患者，其中12.4%的患者住院期间使用去氨加压素治疗。而仅有2%的患者因永久性尿崩症而维持长期去氨加压素治疗[165]。相似研究报道对于不同种类鞍区肿物切除术后患者，中枢性尿崩见于1%～3%的垂体腺瘤术后患者，2%的Rathke囊肿患者及0%的鞍上脑膜瘤患者中[193, 194, 195]。而颅咽管瘤切除术后患者新发中枢性尿崩症的概率为14%～56%[184, 187, 195–197]。术中脑脊液漏被报道为术后中枢性尿崩的高危因素[165]。若患者术前存在中枢性尿崩症，术后恢复的可能性较小。值得注意的是，顺利切除生长激素分泌腺瘤的肢端肥大症患者可能在术后因排出潴留水而多尿，但这一现象并无中枢性尿崩症的高钠血症及低血容量表现。

重复多次的垂体肿瘤切除手术也带来包括死亡在内各类并发症发生概率及严重程度的升高[198]。

十三、结论

在过去的一百年中，无论是提高安全性，增加诊断有效手段，消除占位效应还是改善神经内分泌功能，垂体外科领域均有了令人惊艳的进步。由于围绕垂体肿瘤存在的繁杂的生理病理表现，为了最大化改善患者术后，一个多学科联合的手术团队至关重要。只有具备丰富的知识储备，才能做出审慎的患者选择及理解每个手术措施的限制所在。除此之外还需注意的是，没有术后密切的随访及监测，再顺利的手术也无法承诺卓野的成效。

第 17 章 儿童下丘脑和垂体肿瘤
Childhood Hypothalamic and Pituitary Tumors *

Georgia Ntali Niki Karavitaki 著
刘兆祥 肖建中 译

要 点

- 儿童下丘脑和垂体肿瘤包括了一组治疗策略和长期预后不同的疾病。
- 下丘脑和垂体肿瘤主要的临床表现来自于占位压迫效应，且依周围结构不同而表现不同（包括局部肿块引起颅内压升高、局灶性神经－眼科体征、垂体激素分泌缺陷等）和（或）可能的激素分泌增多。
- 颅咽管瘤是儿童最常见的下丘脑－垂体肿瘤，而成釉质细胞型是其最常见的病理亚型；该病的治疗目前仍然存在挑战，并且可伴随严重的远期并发症。
- 垂体腺瘤在儿童和青少年中很少见，主要类型包括促肾上腺皮质激素腺瘤和催乳素瘤。
- 儿童期下丘脑－垂体肿瘤的治疗方法非常个体化，而且由于这一年龄段发病很罕见，往往很难获得大样本量的长期随访结局数据。

儿童下丘脑和垂体肿瘤是一组由于周围组织结构占位压迫效应和（或）可能的激素分泌过多而引起不同临床表现的疾病。近年来，医疗技术的进步（手术、放疗、化疗）使这些患儿的预后和生存率得到显著改善。本章重点介绍儿童下丘脑和垂体肿瘤的主要临床表现，并对常见疾病的诊断和治疗进行详尽的阐述。

一、分类

儿童下丘脑和垂体肿瘤主要包括颅咽管瘤、生殖细胞瘤、下丘脑错构瘤、星形细胞瘤、蛛网膜瘤、皮样和表皮样囊肿、垂体腺瘤、Rathke 囊肿、胶质瘤、脑膜瘤、室管膜瘤、转移瘤、淋巴瘤及白血病。

二、临床表现

儿童下丘脑和垂体肿瘤的临床表现取决于儿童的年龄、肿瘤的位置和范围（局部肿块引起颅内压升高、局灶性神经－眼科体征、垂体激素分泌缺陷）和（或）可能的激素分泌增多。

与颅内压增高相关的局部占位效应可能引起轻微的、非特异性的症状和体征，包括头痛、恶心呕吐、乳头水肿、癫痫、易怒、行为改变、巨颅、发育障碍、嗜睡、脑神经麻痹、体重减轻或生长迟缓。癫痫发作也可由生长激素或 ACTH 缺乏导致低血糖而引起，或者由 ACTH 缺乏或抗利尿激素不

*. 本章主要为儿童内分泌相关内容。

适当分泌导致低钠血症引起。有一些垂体瘤患者的头痛是由于硬脑膜牵拉导致的，头痛位置可能不同（枕骨、眶后、双侧颞骨），性质无明显特异性。

神经－眼科体征包括视交叉受压导致的视野缺损（通常为双眼偏盲或颞上象限盲，单侧或双侧视野缺损，少数可失明）、视神经萎缩、斜视、眼肌麻痹、肿瘤侧向延伸引起视神经麻痹进而导致上睑下垂，或者眼球震颤。三叉神经的第 1 或第 2 支受压很少会导致面部疼痛。肿瘤向鞍底侵犯可导致复发性鼻窦炎、脑脊液鼻漏和复发性脑膜炎。肿瘤侵犯颞叶可引起罕见的颞叶癫痫，侵犯大脑脚可伴随运动和（或）感觉障碍。向下丘脑侵犯可能引起下丘脑功能障碍，包括食欲、渴感、体温调节、行为、睡眠、意识障碍等，也可能与肥胖或自主神经系统功能紊乱有关。婴幼儿鞍上或第三脑室肿瘤可引起罕见的间脑综合征，表现为严重消瘦（热量摄入正常或减少）、皮下脂肪组织缺失；线性生长一般可正常维持，其他特征还包括自主运动过多、高度警觉、多动和兴奋 [1]。

垂体激素分泌缺陷的表现包括：生长迟缓（初期生长正常）、青春期延迟或停滞、继发性肾上腺功能不全、继发性甲状腺功能减退及尿崩症。有报道发现一些颅咽管瘤患儿虽然未治疗生长激素缺乏但仍表现出正常甚至加速的线状生长，其病理生理机制尚未阐明；肥胖相关的高胰岛素血症或高催乳素血症可能通过影响血 IGF-1 水平或直接结合 IGF-1 受体来刺激生长 [2]。患儿也可以表现为促性腺激素依赖性性早熟；虽然女孩性早熟的发生率比男孩高，但器质性病变引起男孩性早熟的可能性更高。引起性早熟的肿瘤多位于鞍区和（或）鞍上区，通常直接破坏正常的下丘脑－垂体－性腺轴的青春期抑制机制。这组病变包括低级别胶质瘤、松果体瘤（如生殖细胞瘤、松果体实质细胞瘤、神经胶质瘤等肿瘤继发脑积水，生殖细胞瘤还可直接分泌人体绒毛膜促性腺激素发挥作用）、颅咽管瘤、下丘脑错构瘤（通过内源性脉冲式释放 GnRH 或神经胶质因子如转化生长因子 -α 间接刺激下丘脑分泌 GnRH），以及蛛网膜囊肿 [3]。有学者提出，年龄＜ 6 岁、雌二醇＞ 100pmol/L、阴毛缺失是女童中枢神经系统病变导致性早熟的预测因素 [4]。功能性垂体腺瘤的临床表现取决于过度分泌的垂体前叶激素的种类。促肾上腺皮质激素腺瘤（库欣病）的临床表现是皮质醇分泌过多的结果。儿童促肾上腺皮质激素腺瘤最常见的症状是体重增加和生长迟缓 [5, 6]，也可表现为多血质、多毛、痤疮、水牛背、紫纹、易疲劳、糖耐量减低、高血压、肌无力、皮肤瘀斑、神经精神表现（如强迫行为、情绪不稳）等。真性性早熟并不常见，但假性性早熟引起雄性化已有报道。青春期女孩皮质醇增多症可导致青春期延迟和闭经 [6, 7]。催乳素瘤患者高催乳素血症可导致女孩青春期延迟或停滞，伴或不伴有泌乳，男孩则表现为男性乳房发育 [8、9]。生长激素腺瘤如果出现在骨骺生长板融合前则表现为巨人症，如在骨骺闭合后发病其临床症状和体征类似于成人肢端肥大症（包括面部粗糙、肢端肥大、器官增大和出汗增多）。分泌 TSH 的腺瘤在儿童中非常罕见，可引起甲状腺功能亢进 [10, 11]；而功能性促性腺激素腺瘤可导致同性性早熟 [12–14]。

三、特殊肿瘤

（一）颅咽管瘤

颅咽管瘤起源于颅咽管（连接口道的外胚层和外翻的 Rathke 袋之间的管道）残余上皮细胞的肿瘤，年发病率为每百万人口 1.3 例，占儿童颅内肿瘤的 5.6%～15%。颅咽管瘤患者任意年龄均可发病，有 2 个发病高峰分别在 5—14 岁和 50—74 岁 [15]。儿童颅咽管瘤最常见的病理类型是成釉质细胞型，而乳头型占 2% [15, 16]。大多数肿瘤（94%～95%）包含鞍上成分（单纯鞍上占 20%～41%，鞍上加鞍内占 53%～75%），而单纯鞍内成分是最少见的类型（5%～6%）[15]。头痛、恶心、呕吐、视觉障碍和生长迟缓是儿童颅咽管瘤最常见的临床表现 [17]。初诊的患儿可以表现为严重的垂体功能受损，据报道 GH，ACTH，TSH 缺乏和尿崩症的比例分别为 68%、25% 和 22% [17]。检测颅咽管瘤有效的影像学工具包括颅骨 X 线片、CT 和 MRI。头颅 X 线片可显示钙化和异常的蝶鞍。CT 有助于评估骨骼解剖结构、识别钙化成分、鉴别囊实性成分（囊性液体呈低密度，实性部分及囊性包膜经对比剂增强扫描后可强化）。MRI 对肿瘤的形态和结构分析特别有用。肿瘤外观取决于囊实性成分的比例、囊性成分的内容物（胆固醇、角蛋白、出血）和钙化的数量。在 MRI 平扫 T_1 加权像，实性病变相对于脑组织表现为等信号或低信号；在给予钆剂后病灶部位强化，T_2 加权像通常表现为混合低信号或高信号。囊性组分通常在 T_1 加权像显示低信号、T_2 加权像显示高信号。蛋白质、胆固醇和高铁血红蛋白在 T_1 加权像呈高信号，而高浓度蛋白和各种血性物质可在 T_2 加权像显示低信号（图 17-1）[18]。即使在现代神经外科时代，颅咽管瘤仍然是具有挑战性的肿瘤。这主要是由于它们的边缘尖锐、不规则，易于附着在重要的神经血管结构上，使得手术操作对重要的大脑区域造成潜在的危险。因此，肿瘤切除的程度一直是一个长期争论的话题。合并脑积水的病例在患者脑室减压、临床状态稳定后，肿瘤更容易切除。同样，当存在大的囊性成分时，液体抽吸术可减轻梗阻症状，有利于完整切除实体瘤部分；由于囊液再填充风险很高（病例报道中该比例高达 81%，中位发生时间为 10 个月），肿瘤切除术不应推迟太久，建议几周之内尽快完成[17、19]。对于婴幼儿患者，也可以植入囊内导管分流到皮下从而降低囊内压力。手术联合或不联合辅助外照射，是目前广泛应用的一线治疗方法。完全切除肿瘤存在损伤重要结构尤其是下丘脑的风险，对远期并发症和存活率可能会有严重的不良影响。患者肿瘤完全切除后 10 年复发率为 0%～62%，这明显低于部分切除术或次全切除术的复发率（10 年随访复发率为 25%～100%）。在手术受限的情况下，辅助放疗明显改善了局部控制率（10 年随访复发率为 10%～63%）[15]。质子束治疗儿童颅咽管瘤的结果似乎令人鼓舞，但仍需要更长期的研究数据支持[20]。对于囊性肿瘤患者，有些研究应用囊内照射或囊内置入抗肿瘤药博来霉素作为替代治疗方案，但疗效各不相同[21, 22]。但需要注意的是，博来霉素如果在置入过程中直接泄漏到周围组织或通过囊壁扩散，或者药物剂量过高可引起更严重的毒性不良反应（如下丘脑损伤、失明、失聪、缺血性脑病、瘤周水肿），甚至可能会致命。颅咽管瘤患者远期并发症很多，主要涉及内分泌、视力、下丘脑、神经行为和认知方面的后遗症，可影响正常的社会心理融合和生活质量。这些并发症是由原发或复发的肿瘤直接损害关键的神经结构或治疗干预手段的不

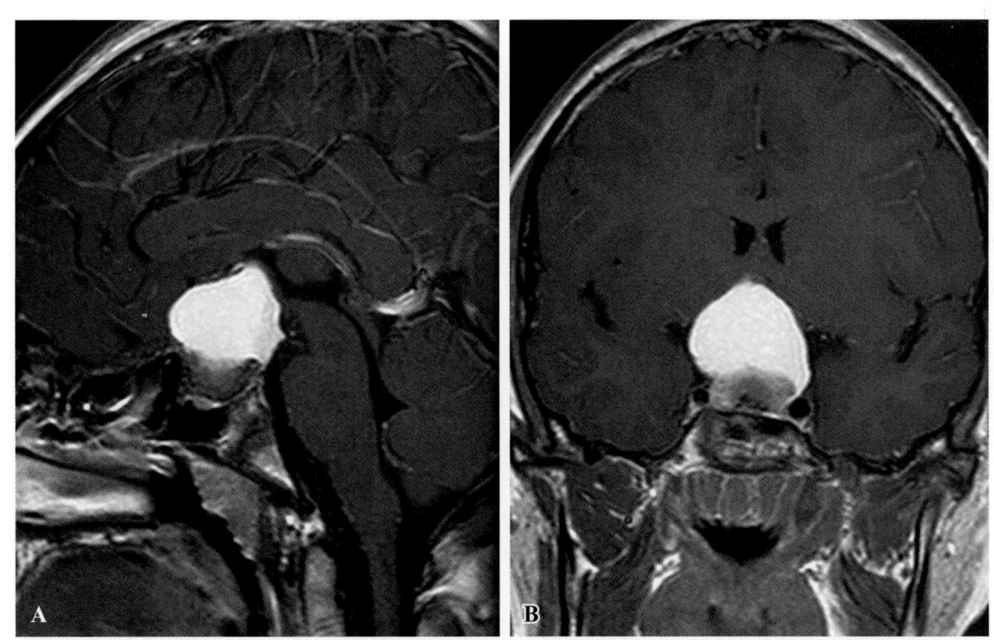

▲ 图 17-1 鞍区和鞍上区颅咽管瘤引起视交叉扭曲和抬高的 MRI 表现

肿瘤在 T_1 加权像上主要是高信号，而在下方则是等信号到低信号：A. 矢状位 T_1 加权后的强化图像；B. 冠状位 T_1 加权后的强化图像

良反应引起的。放疗对儿童患者引起不良反应（内分泌、视力、下丘脑、神经认知）的严重程度与总剂量和单位剂量、正常组织的暴露体积及儿童年龄有关[15]。目前推荐使用现代高能机器总剂量 55Gy 或更低的剂量并且分为 1.8Gy 单次剂量以尽量减少放射线毒性[23]。远期并发症中，下丘脑损害仍然是最为严重的，可以导致暴饮暴食和无法控制的肥胖、渴感消失和水 / 电解质平衡紊乱、行为和认知障碍、体温调节异常、睡眠模式紊乱等。其中，肥胖是最常见的（据报道，手术联合或不联合放疗的患者中有 26%～61% 发生肥胖），这是控制饱腹感、饥饿感和能量平衡的机制被破坏的结果[15, 24]。在一项对 63 例儿童颅咽管瘤幸存者的研究中，所有手术后明显肥胖的研究对象都有明显的下丘脑解剖结构改变，他们的 MRI 显示第三脑室底部完全缺损或大面积破坏[25]。与严重下丘脑并发症相关的因素包括发病年龄小、初诊时下丘脑功能紊乱、病灶侵犯下丘脑、下丘脑区域手术移除附着肿瘤、肿瘤复发多次行手术治疗，以及下丘脑辐射剂量＞ 51Gy。下丘脑肥胖往往导致严重的代谢和社会心理并发症，需要调整其饮食和行为模式，鼓励定期体育活动，提供心理咨询，给予抗肥胖药物，甚至进行减重手术[26]。

（二）Rathke 囊肿

Rathke 囊肿是起源于 Rathke 囊残余物的良性鞍区和（或）鞍上病变，一般儿童病例少见[27]。它们通常表现为边界清楚、球形、卵圆形或哑铃形的蝶鞍中部病变，小叶突出形很少报道[28]。在 CT 上，常表现为低密度或等密度均匀的病灶，或者表现为与脑实质相对的轻度高密度，伴或不伴强化；强化后呈环状或包膜样。MRI 表现为界限清楚、强度信号均匀的囊性病变，合并或不合并薄壁强化；信号强度依囊肿内容物不同而变化很大（低强度、等强度或高强度）[28]（图 17–2）。多组 MRI 成像数据对术前鉴别鞍内和鞍上肿块很有帮助。如果肿瘤形状呈卵圆形、体积小、囊性，囊壁几乎无强化提示 Rathke 裂囊肿。肿瘤形状类似“雪人”，实性结构且实性部分均匀强化提示垂体腺瘤。肿瘤分叶，第三脑室受压，混合实性和囊性特征，实性部分网状强化均提示颅咽管瘤。与颅咽管瘤相比，Rathke 裂囊肿体积更小而且很少出现钙化（比例约 13%）[28]。考虑到这种病变在儿童中的罕见性，关于这一人群的结局随访数据是缺乏的。根据成人病例研究结果，Rathke 裂囊肿患者经手术干预后的复发率为 0%～30%，囊壁存在鳞状上皮化生是复发的预测因素[28]。

（三）垂体腺瘤

1. *促肾上腺皮质激素腺瘤*　促肾上腺皮质腺瘤是青春期前儿童最常见的垂体腺瘤，且以男性多见[29]。进入青春期后，促肾上腺皮质腺瘤发病率下降，也不再存在性别差异[5]。促肾上腺皮质激素腺瘤是 5 岁以后儿童库欣综合征最常见的病因[6]，中位发病年龄为 14.1 岁。库欣病患儿中可检测到生殖系 AIP 和 MEN 1 突变[30–33]。该病诊断基于 24h 尿游离皮质醇水平升高、血清 / 唾液皮质醇昼夜节律消失、夜间或小剂量地塞米松抑制实验不被抑制（血清皮质醇＞ 50nmol/L）[34]。ACTH 水平可检测，大多＞ 10ng/ml [6]。CRH 兴奋试验可辅助鉴别异位库欣综合征。大多数儿童垂体 ACTH 腺瘤为直径＜ 5mm 的微腺瘤。通常患儿垂体 MRI 显示低密度信号，予钆剂后无强化，但很多病例影像学可能没有任何异常[6]，甚至影像学和手术发现之间存在不一致[35]。岩下静脉窦采血对确诊库欣病具有重要价值，虽然认识不多，但其对确定垂体腺瘤偏侧位置的价值优于垂体 MRI [36、37]。垂体瘤以切除腺瘤和保留垂体功能为目的的蝶窦手术为首选治疗方案。治愈率为 50%～98%，在有经验的中心实施手术治愈率更高。对于未治愈或复发的情况下，再次手术、放疗或双侧肾上腺切除术是其他的治疗选择。儿童对放疗反应敏感[38]，但需要监测潜在的辐射诱发的晚期效应，如垂体功能减退。双侧肾上腺切除术使得 Nelson 综合征的发生风险显著升高[39, 40]。以甲吡酮或酮康唑为主的药物治疗可作为手术前或放疗后等待期的短期选择。

2. *催乳素瘤*　在儿童和青年人群中，大多数催乳素瘤发生在青春期，其中以女性居多。这组患者也可检测出生殖系 *AIP* 和 *MEN1* 基因突变[30, 41–43]，具有 *AIP* 基因突变的患者更易有肿瘤侵袭行为[44]。

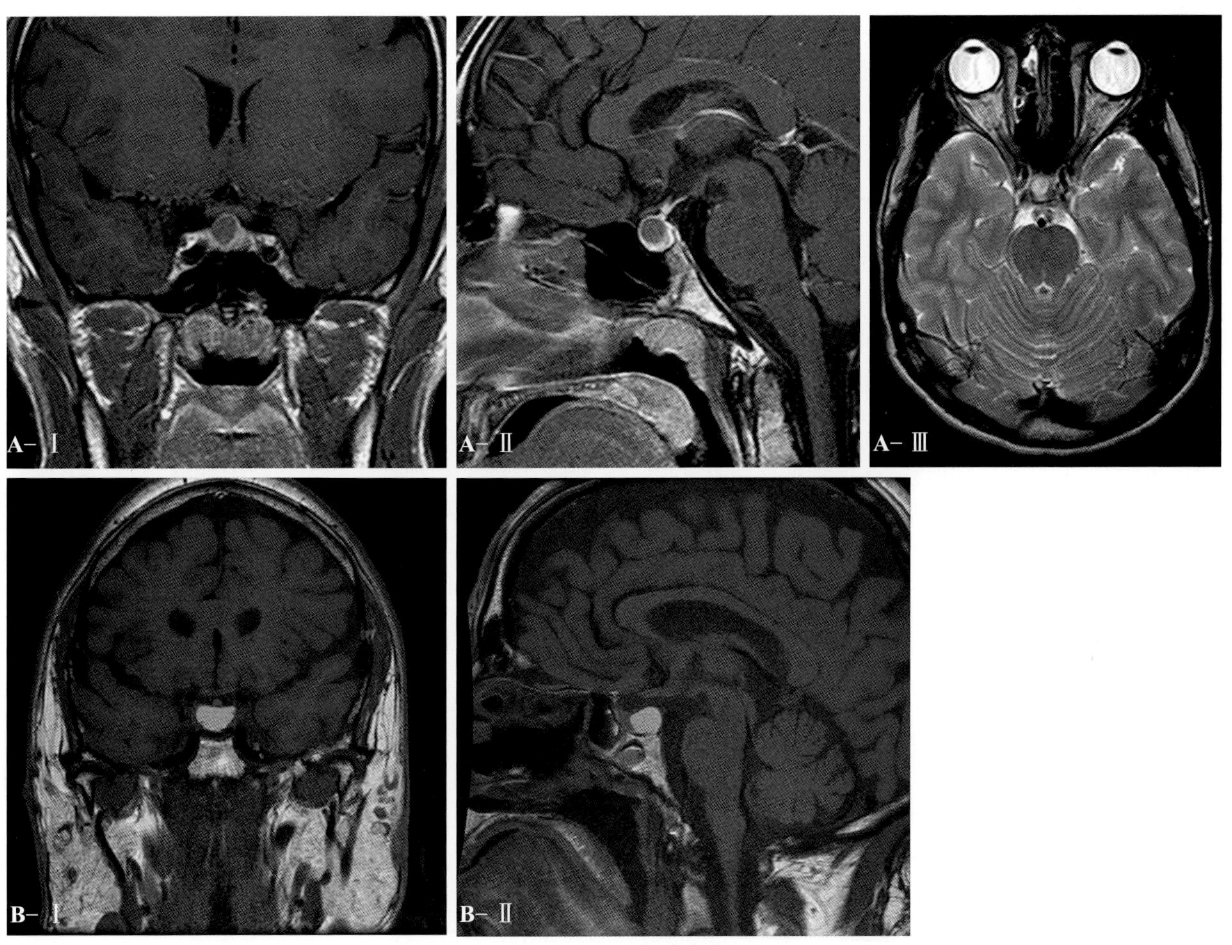

▲ **图 17-2　Rathke 裂囊肿的 MRI 表现**

A. 扎剂强化后 T_1 加权像呈低信号和边缘强化，（Ⅰ）显示冠状位，（Ⅱ）显示矢状位，（Ⅲ）示同一囊肿在 T_2 加权像呈高信号；B. T_1 加权像呈高信号，（Ⅰ）显示冠状面，（Ⅱ）显示矢状面［引自 Trifanescu R，Ansorge O，Wass JA，et al. Rathke's cleft cysts. Clin Endocrinol（Oxf）. 2012；76（2）：151-160.］

在男性及 *AIP* 和 *MEN1* 基因突变的病例更常见于大腺瘤[45, 46]。排除继发性原因（尤其是刺激催乳素的药物或甲状腺功能减退）后，血清高催乳素血症可确诊催乳素瘤。大腺瘤患者血清催乳素水平常在 3000mU/L 以上[47]，如低于这个水平需考虑垂体病变引起"垂体柄效应"，应用多巴胺受体激动药的试验有助于鉴别诊断。多巴胺受体激动药（通常是卡麦角林或溴隐亭）是催乳素瘤的首选治疗，可有效控制催乳素水平，大多数病例肿瘤体积可缩小。考虑到儿童使用多巴胺受体激动药治疗的时间会比较长，需要谨记监测心脏瓣膜病变。当存在显著的药物抵抗或不耐受，或者出现严重的神经并发症如脑积水时，可以选择手术切除肿瘤。如药物或手术治疗失败，也可选择放疗治疗。

3. ***生长激素瘤***　生长激素腺瘤约占儿童和青少年垂体腺瘤的 5%～15%[48]。据报道，早期出现的生长激素腺瘤多为大腺瘤，且具有侵袭性[49, 50]。早发型肢端肥大症可能是 MEN1 或 Carney 综合征的特征之一[51, 46]，也可出现在 *AIP* 基因突变阳性的孤立性家族性生长激素腺瘤中，并且可能具有更强的侵袭性[30, 41, 45]。巨人症可见于 McCune-Albright 综合征[52]。生长激素瘤的诊断依赖于 IGF-I 水平高于同年龄同性别参考范围上限，但需警惕高 IGF-1 水平也可出现在正常的青春期。口服葡萄糖耐量试验中生长激素不被抑制可确诊本病，另外肿瘤可直接分泌催乳素或通过垂体柄效应使催乳素升高。大部分生长激素瘤是大腺瘤，经蝶窦手术是首选的治疗方法，但在大腺瘤侵犯鞍旁组织的病例中可能难以完全治愈。长效生长抑素类似物在大多数生长激素肿瘤病例中可有效实现生化控制并缩小肿瘤体积，在儿童患者中也证实安全[53]。其他的药物治疗选择包括多巴胺激动药或GH受体拮抗药培维索孟，但关于儿童成功应用培维索孟治疗的数据很有限[54, 55]。除此之外，放疗也可缓慢起效，但存在垂体功能减退及其他放射毒性风险。

4. TSH瘤　促甲状腺激素瘤（TSH瘤）在儿童中非常罕见，仅有少数病例报道[56, 57]，且通常是侵袭性大腺瘤[10, 11, 58]。典型的生化异常包括正常或高TSH水平伴高游离T_4和游离T_3水平，血清α亚基浓度和α亚基/TSH比例通常是升高的[59]。这些患者不推荐应用抗甲状腺药物，一般通过手术或长效生长抑素类似物来治疗[10]。

5. 无功能垂体腺瘤　无功能垂体腺瘤在儿童和青少年中很少见[48, 60]。很多病例初诊时即为大腺瘤，主要治疗手段是通过手术切除肿瘤。

6. 功能性促性腺激素瘤　功能性促性腺激素瘤在儿童和青少年时期极为罕见[12–14, 61, 62]。在非常有限的病例报道中，激素检测提示促性腺激素和性激素水平升高，GnRH和TRH兴奋试验后黄体生成素水平明显升高；微腺瘤和侵袭性大腺瘤均有报道。一般来说，经蝶窦手术是本病的主要治疗方法，可能导致异常的生化指标恢复正常并可能部分或完全恢复青春期第二性征。目前尚无有效的药物治疗手段[12–14, 61, 62]。

（四）视交叉–下丘脑胶质瘤

视交叉–下丘脑胶质瘤是高分化、低级别的肿瘤。视觉通路胶质瘤中青少年[63]占30%～60%的，其中75%的患者在10岁之前确诊，无明显性别差异。大约1/3与视神经通路相关的低级别胶质瘤患者是1型神经纤维瘤病。肿瘤可压迫视神经通路及周围组织结构，侵犯下丘脑引起的内分泌疾病占10%～20%[64]。本病临床表现多样，自发性退行性变、恶性变、脑室–腹腔分流术后转移性播散均有报道。在垂体MRI上，它们几乎总是在T_1加权序列上表现为低信号病变，在T_2加权序列和FLAIR序列上表现为高信号病变。大肿瘤通常是由囊性和实性成分构成的异质性肿瘤，实性成分可强化[65]。目前针对视交叉–下丘脑胶质瘤的最佳治疗方案是有争议的，治疗策略需考虑患者的年龄，是否存在1型神经纤维瘤病，以及肿瘤的位置和大小。如果可以的话，年轻患者和1型神经纤维瘤病患者在开始治疗前应给予一段时间的观察期。手术切除肿瘤由于其相关风险（视力丧失、下丘脑损伤）[66]已不作为推荐治疗标准，仅在个别病例中可谨慎尝试减瘤手术。由于个体化化疗方案对本病治疗效果较好，化疗而非放疗常被作为首选治疗方案，特别是在5岁以下的儿童。放射治疗可控制肿瘤的进展及继发的视觉和神经功能损害，但起效缓慢，并有引起辐射相关并发症风险。

（五）下丘脑错构瘤

下丘脑错构瘤是一种罕见的发育畸形，由第三脑室底、灰质结节或乳头体上的成熟神经元、胶质细胞和纤维束组成，男孩比女孩更容易发病。下丘脑错构瘤通常是散发性的，但偶尔也可能与Pallister-Hall综合征（常染色体显性综合征，表现为下丘脑错构瘤、垂体异常如发育不全、垂体功能减退、肛门闭锁、多指等异常）有关[67]。

痴笑性癫痫是下丘脑错构瘤的典型特征，常见于儿童早期。患者还可能出现其他类型的难治性癫痫和进行性认知、行为和精神障碍。下丘脑错构瘤和中枢性早熟存在明确的相关性，往往比特发性中枢性早熟发生的时间要早得多[68]。下丘脑错构瘤根据其与灰质结节的连接宽度和生长方式（进入下丘脑实质或向脑室或脚间窝扩展）可分为无蒂型或有蒂型病变。无蒂型或下丘脑内错构瘤更常表现为痴笑性癫痫，性早熟相对较少。有蒂型或下丘脑旁错构瘤通过一个狭窄的基底附着在下丘脑底部，更常表现为性早熟。在CT上，它们表现为在脚间池和鞍上池内的一个小的非强化的肿块，与正常脑实质等密度。MRI表现为灰质结节处界限清楚的有蒂或无蒂病变，T_1加权像呈等信号或稍低信号，T_2加权像等信号或高信号，无强化及钙化。在长期随访过程中，病变大小、形状和信号强度没有任何变化均强烈支持下丘脑错构瘤的诊断[69]。性早熟可以应用GnRH类似物来治疗，但控制痴笑性癫痫方面抗癫痫药物往往无效。随着对错构瘤内在癫痫发生机制的进一步了解，包括显微外科切除和（或）切断等在内的外科手术技术得以发展，这些技术已经显示出非常好的治疗效果。立体定向放射外科在控制癫痫发作和改善行为、认知和发育方面也取得了更好的效果[70, 71]。对于不同的下丘脑错构瘤，尚无单一有效的神经外科手术方法，具体治疗计划的制订依赖于患者的年龄、病变的大小和下丘脑的附着位置。

（六）下丘脑垂体区域生殖细胞肿瘤

原发性颅内生殖细胞肿瘤是最常见于儿童和青少年的肿瘤。中枢神经系统病变主要发生在中线附近，其中 80% 位于第三脑室周围（主要在松果体），其次是鞍上和下丘脑前部。在这两个部位同时发生生殖细胞肿瘤的比例占 5%～10%[72]。生殖细胞瘤包括绒毛膜癌、畸胎瘤、卵黄囊瘤和胚胎癌。下丘脑生殖细胞瘤无明显性别差异，主要表现为尿崩症、垂体功能减退、视觉障碍或性早熟。本病的诊断依靠病理分型，但很多亚型血清或脑脊液肿瘤特异性标志物升高也可诊断（卵黄囊肿瘤分泌甲胎蛋白，绒毛膜癌分泌 β 人绒毛膜促性腺激素，10% 的生殖细胞瘤包含合胞滋养层成分，也可分泌人绒毛膜促性腺激素）[73]。活检对无分泌功能生殖细胞肿瘤的诊断更有价值，但可能带来严重并发症或未获得诊断性标本。本病在垂体 MRI 上表现为均匀、边缘清楚、圆形、实性肿块灰质信号强度，累及漏斗柄和第三脑室底；它们在 T_1 加权像上呈等信号至低信号，在 T_2 加权像上呈等信号或稍高信号，呈均匀的对比增强，无囊性和钙化成分（图 17-3）。本病在 CT 上多呈现轻度高密度并可强化[65, 72]。在许多儿童尿崩症病例中，下丘脑病变在 MRI 上可能很小或不可见，需要每 3～6 个月进行规律的影像学监测[74]。治疗生殖细胞肿瘤的方法包括放疗照射肿瘤以达到局部控制，颅脊髓照射以控制软脑膜肿瘤扩散，化疗可消除软脑膜和全身肿瘤扩散[75]。生殖细胞瘤对放疗最为敏感，而非生殖细胞瘤的生殖细胞肿瘤反应较差，预后较差。在年轻的生殖细胞瘤患者中，尤其是小于 8 岁的患儿，颅脊髓放射治疗的不良反应是一个值得关注的问题，脑室放疗后联合化疗可能是另一个选择。铂类化疗已被证明对非生殖细胞瘤的生殖细胞肿瘤有效。顺铂累积剂量大于 300mg/m^2，肿瘤床照射剂量 50～54Gy 联合颅脊髓照射可达到无复发生存率 60%～70%[73, 76]。中枢神经系统播散需要更积极的治疗，包括大剂量化疗、干细胞移植或脑室内治疗。

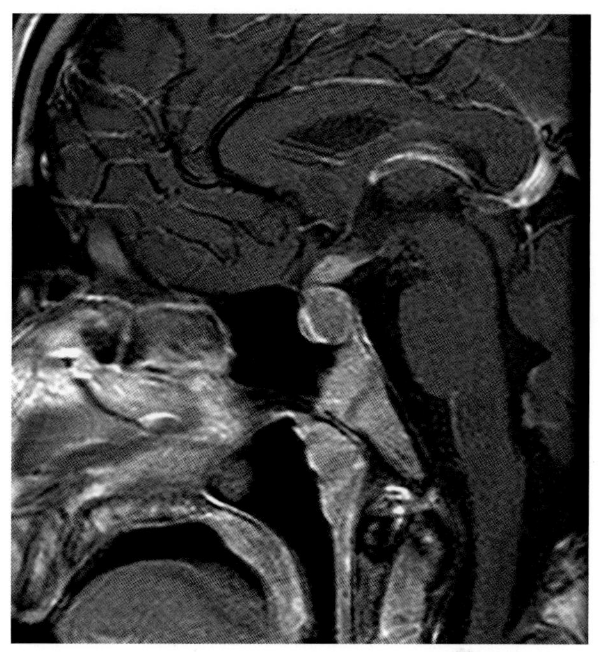

▲ **图 17-3　垂体和垂体柄区域生殖细胞瘤的 MRI 影像**
病灶在给予钆对比剂后可强化（T_1 加权矢状位图像）

第 18 章　加压素、尿崩症和抗利尿激素分泌失调综合征

Vasopressin, Diabetes Insipidus, and the Syndrome of Inappropriate Antidiuresis*

Mark J. Hannon　Christopher J. Thompson　著
肖璐琪　肖建中　译

要　点

- 血管升压素（抗利尿激素）是控制机体水平衡的关键激素，其作用于渗透调节这一复杂的生理过程。
- 尿崩症是由于血管升压素缺乏或对血管升压素抵抗所导致的一种以低渗性多尿为特征的疾病。
- 低钠血症最常见的病因是抗利尿激素分泌失调综合征（syndrome of inappropriate antidiuretic hormone secretion，SIADHS），由于血管升压素过量分泌导致体内水分潴留，从而引起稀释性低钠血症。
- SIADHS 最常见的病因是恶性肿瘤所导致的血管升压素分泌增多，尤其是小细胞肺癌。

在机体中，正常的细胞功能依赖于正常的细胞外液张力。为了维持正常的细胞外液张力，机体需要经过复杂的水平衡调节 – 渗透调节过程。渗透调节基于整合血管升压素的产生和作用、血管升压素对肾集合管的抗利尿作用及渴感和液体摄入时的正常调节。渗透调节紊乱可能导致不同的综合征，包括血管升压素缺乏所导致的尿崩症，以及最常见的低钠血症的病因：抗利尿激素分泌失调综合征。在本文中，我们讨论了血管升压素分泌的生理调节，血管升压素的肾脏抗利尿作用，以及其跟渴感调节的相互作用。然后我们将会把这些生理学原理用于病生理机制，也是尿崩症和抗利尿激素分泌失调综合征发生的基础。

一、血管升压素

（一）合成和分泌

血管升压素（vasopressin，AVP）是一种含有 9 个氨基酸的多肽，其半胱氨酸残基形成一个二硫键，具有重要的抗利尿和加压作用，以及包括糖原分解在内的多种其他作用。血管升压素与由同样经垂体后叶释放的催产素具有很大的结构同源性（图 18–1）[1]。血管升压素主要合成于下丘脑室前区的旁核（paraventricular nuclei/nucleus，PVN）和视上核（supraoptic nuclei/ nucleus，SON）的大细胞神经元（图 18–2）。PVN 和 SON 中的血管升压素能神

*. 本章中带有背景色突出显示的部分为儿童内分泌相关内容。

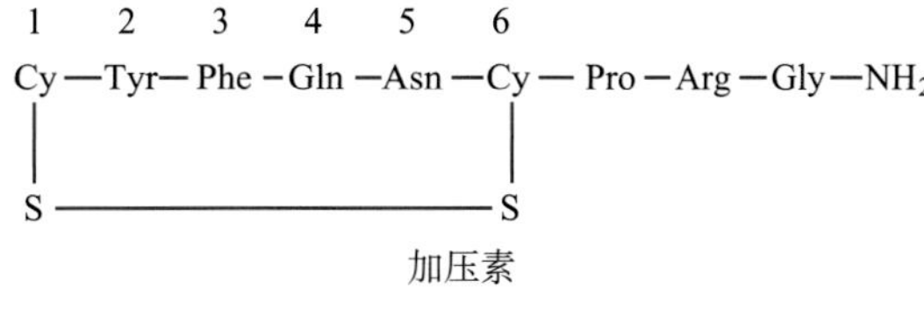

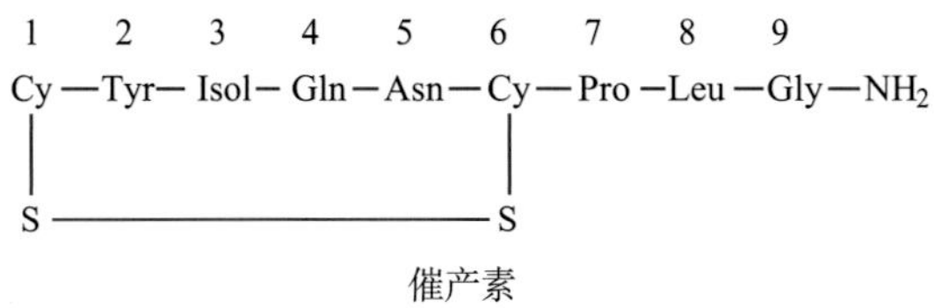

▲ **图 18-1　加压素和催产素的氨基酸结构**

注意，只有位点 3 和 8 有不同的氨基酸

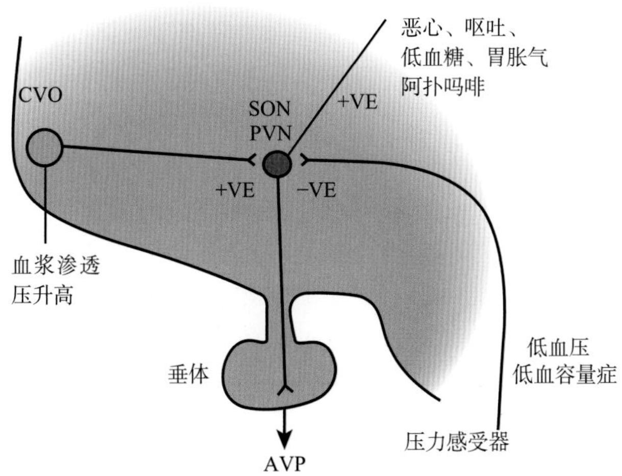

▲ **图 18-2　调节垂体后叶加压素（AVP）分泌的因素**

CVO. 室周器官（渗透压感受器所在点）；PVN. 室旁核；SON. 视上核；VE. 加压系统

经元的细胞体能连接垂体后叶的轴突。

除了从 SON 和 PVN 发出轴突到垂体后叶的大细胞神经元外，在 PVN 和视交叉上核中还存在小细胞血管升压素能神经元 [2]。这些较小的神经元通过正中隆起投射到垂体前叶的门静脉系统，并分泌血管升压素和促肾上腺皮质激素释放因子（CRF），它们还刺激垂体前叶分泌 ACTH。一些小细胞血管升压素能神经元也从 PVN 投射到前脑、脑干和脊髓。血管升压素也被释放到中枢神经系统中，在其中充当神经递质和（或）神经调节剂 [3]。

编码 AVP 前体的基因主要在下丘脑中表达，而在肾上腺、性腺、小脑和垂体后叶等其他组织中也有少量表达。血管升压素和催产素基因在 20 号染色体上 12kb 的基因间区尾尾紧密相连 [4]。形成成熟激素需要重要的翻译后加工。翻译后产物 AVP-NP Ⅱ前体是衍生 AVP 的前体 [4]，前体由信号肽 AVP、后叶激素运载蛋白Ⅱ（NP Ⅱ，95 个氨基酸）、糖肽和肽素（39 个氨基酸）组成。

后叶激素运载蛋白Ⅱ从 AVP-NP Ⅱ前体上分离下来，并与 AVP 一起储存在分子复合物中，然后再裂解成组成部分，随后通过胞吐作用分泌到血液中。血管升压素能神经元在神经末梢膜中打开电压门控钙通道，这种短暂的钙离子涌入导致神经分泌颗粒与神经末梢膜融合，并以等摩尔量释放 AVP 和 NP Ⅱ进入循环中 [5]。尽管肽素的生物学意义不明确，但其可能是 AVP 释放间接的稳定的标志物。

视上核和室旁核中的大细胞神经元在其细胞体内合成血管升压素。在视上核垂体通路中，神经分泌颗粒携带的激素以每小时 2mm 的速度沿大细胞视神经元无髓鞘的轴突向下运输。前体被肽链内切酶连续裂解 [6]。这些轴突终止于富含有孔毛细血管垂体后叶。

（二）血管升压素的细胞作用

血管升压素与靶细胞质膜上的有七个跨膜区的 G 蛋白偶联受体结合。血管升压素受体有三种亚型（V_1～V_3），它们具有不同的分布、作用和信号转导 [7,8]。

1. V_1 受体　V_1 受体存在于血管平滑肌、肝脏、血小板和中枢神经系统的多个部位。它是一种与磷脂酰肌醇信号通路有关的含有 418 个氨基酸的蛋白质。AVP 与受体结合可激活 Gq/11 介导的磷脂酶 C，导致细胞内钙离子增加。

在生理血浆浓度下，AVP 与 V_1 受体的结合表现出较弱的升压效应 [8]。血管升压素介导的血管收缩在内脏动脉、肾动脉和肝动脉最为明显 [9-11]。然而，高血浆浓度 AVP 在临床上有显著的血管加压作用，在临床应用中，这种加压作用被用于治疗食管静脉曲张出血 [12]。一种高度选择性的 V_1 血管升压素类似物已被证明对败血症患者有类似的作用 [13]。但由于停止治疗后的出现反弹性低血压，以及对心输出量减少、肺动脉高压、低钠血症和肠缺血的担忧，限制了血管血管升压素在感染性休克中的广泛应用。

2. V_2 受体　V_2 受体主要表达于肾远曲小管和

集合管的基底外侧膜上。AVP 与肾脏 V_2 受体的结合刺激了选择性水通道（水通道蛋白）募集，从而促使肾小管水的再吸收和尿液浓缩。V_2 激活的肾外效应包括肝细胞释放Ⅷ因子和血管内皮释放血管性血友病因子。AVP 还会激活肝糖原磷酸化酶，释放葡萄糖进入循环。

当 AVP 与收集管细胞基底外侧膜上的 V_2 受体结合时，会引起胞质 cAMP 的增加，从而激活蛋白激酶（图 18–3）。随后，储存的水通道蛋白 –2 向细胞的腔膜侧移动。水通道蛋白 –2 在细胞膜上形成四聚体，每一个单体都充当水通道 [14]，使肾小管的水通过细胞膜进入细胞。游离水从肾远端重吸收，因此尿液浓度直接受血清血管升压素水平的影响。这种关系是在水通道蛋白被发现之前建立的。AVP/V_2 受体的相互作用也同时导致使水通道蛋白 –2 基因的表达增加即 mRNA 生成增加。

3. V_3 受体　垂体前叶的促肾上腺皮质细胞上发现有 V_3 受体。单独的 AVP 是一种较弱的促 ACTH 分泌素，但当它与 CRF 协同作用时，会引起 ACTH 的大量分泌，这在生理学上很重要。共表达 AVP 和 CRF 的小细胞神经元通过正中隆起投射，终止于垂体前叶提供血液循环垂体门静脉。这些小细胞神经元 AVP 和 CRF 的表达受糖皮质激素的负反馈调节 [15–17]。AVP 对于其他垂体前叶激素无促分泌作用。

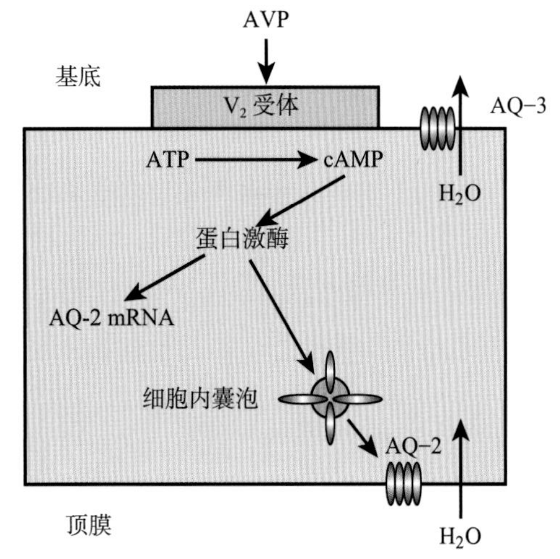

▲ **图 18–3　精氨酸抗利尿激素（AVP）与 V_2 受体结合，刺激水通道蛋白 –2（AQ–2）向顶膜移动，在顶膜形成水通道，重新吸收水（H_2O）。水通过水通道蛋白 –3（AQ–3）从顶膜进入血液**

二、血管升压素释放的调节

（一）血管升压素释放的渗透调节

健康人体内的水平衡受到精细的调节，在可以自由取水的生理条件下，血浆渗透压的变化只有 1%～2% [18]。下丘脑前部专门的渗透压感受器细胞检测血浆渗透压的变化（图 18–2）。覆盖下丘脑前部的血脑屏障的开孔使室周器官（穹窿下器官和终端血管板器官）的大细胞浸泡在血浆中。血浆渗透压的变化导致这些下丘脑核去极化，并通过中央核向视上核和室旁核发送神经信号。血浆渗透压升高导致这些神经核去极化，AVP 合成增加，并从垂体后叶分泌 AVP。渗透感受器细胞是溶质特异性的，它们对血浆钠浓度的变化反应强烈，但对血尿素的变化反应较弱 [19]。它们对甘露醇有反应，但在实验情况下对血糖浓度的变化完全不敏感 [19, 20]。

在血浆张力的生理范围内血浆渗透压与血浆 AVP 浓度呈线性关系 [21–23]。如果过度摄入低渗液体致血浆浓度降低至 280～285mOsm/kg 以下，则 AVP 的分泌受到抑制，用放射免疫测定法中无法在血浆检测到激素。如果没有 AVP 介导的肾脏对水的再吸收，就会出现低渗性多尿 [23]。自由水清除率的增加使血浆渗透压上升到正常范围。如果血浆渗透压升高，由于脱水，血浆中 AVP 浓度的升高与血浆渗透压的升高成正比。AVP 的作用是使尿液浓缩并重吸收水分，使血浆渗透压恢复正常。这一自我平衡过程持续作用，以保持血浆渗透压在一个较窄的参考范围内。血浆 AVP 浓度与尿液渗透压的关系如图 18–4 所示。

灵敏的放射免疫测定法的发展使得可以通过实验来研究这种关系的本质。通过静脉输注高渗氯化钠溶液增加健康志愿者血浆渗透压，血浆 AVP 呈线性增加。对数据进行线性回归分析表明，血浆渗透压和血浆 AVP 浓度之间有直接相关性（图 18–5）。两者的数量关系用方程表示是：

$$pAVP = 0.43\,(pOsm - 284)$$

其中 pAVP 表示血浆 AVP 浓度，pOsm 表示血浆渗透压 [24]。

这个数学公式描述了血浆渗透压和血浆 AVP

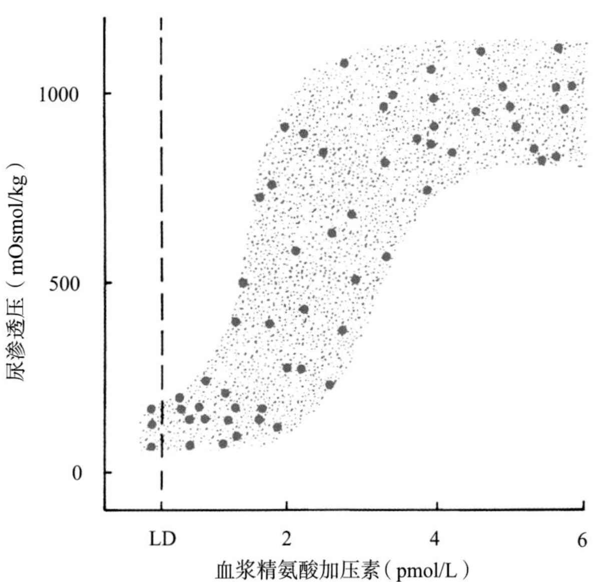

▲ **图 18-4　血浆精氨酸加压素（AVP）（pAVP）与尿渗透压的关系**

数据是在一组健康成年人的水负荷和液体限制期间获得的。最大尿浓度的 pAVP 值为 3～4pmol/L。LD（AVP 化验检测限值），0.3pmol/L。

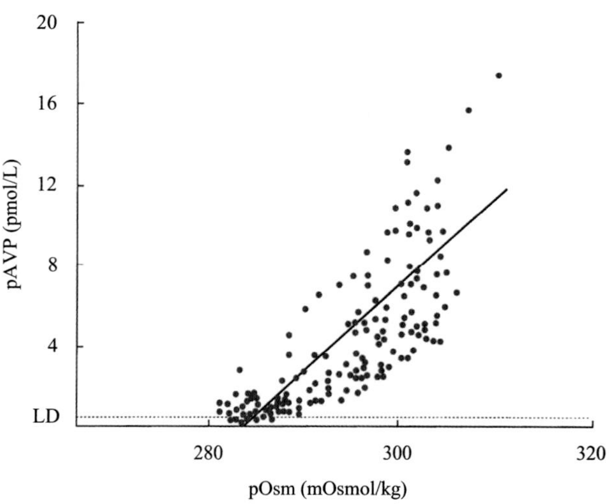

▲ **图 18-5　血浆渗透压（pOsm）与血浆精氨酸加压素（AVP）（pAVP）的关系**

一组健康成人输注 855mmol/L 生理盐水后所致高渗而引起 pAVP 升高。均值回归线（虚线）定义为：pAVP=0.43（pOsm 284）；r =0.96；P < 0.001。LD. AVP 化验检测限值，0.3pmol/L

之间关系的两个重要的生理特征，这两个特征在临床上是相关的。第一个是 AVP 释放的渗透阈值，由回归线的横截点确定。在平均血浆渗透压为 284mOsm/kg 时，血浆 AVP 的分泌随着血浆渗透压的升高而增加。这代表了 AVP 释放的“设定值”或渗透压阈值，与人体出现口渴时的渗透压阈值相同 [24]。这是一个重要的生理概念，因为当血浆渗透压被水的摄入抑制到低于设定值的浓度时，就会出现低渗性多尿。根据定义，在血浆渗透压低于这一水平时，通过放射免疫测定法在血浆中检测到的 AVP“不适当”升高。在低于生理阈值的血浆渗透压下，用超灵敏的细胞化学方法测量血浆 AVP，结果提示其分泌不能被低渗完全抑制 [25]。然而，实验中，AVP 极低浓度时似乎并没有产生显著的生物学效应，因为其不能防止低渗性多尿，只代表前期分泌的 AVP 未被完全清除。

回归直线的斜率代表血浆渗透压每单位变化时血浆 AVP 浓度的变化，是该公式的第二个重要特征。这定义了渗透压感受器 AVP 释放装置的灵敏度。越陡的斜率表明渗透刺激后血浆 AVP 浓度上升越大，而较平的斜率表明对高渗透压 AVP 分泌率较低。在部分下丘脑性尿崩症中可以看到这种病理学的例子 [26]。

在少数罕见的病例中，分泌 AVP 的神经元与其渗透压感受器完全分离。异常的病理表现为即使血浆渗透压可能低于渗透压阈值，AVP 释放仍处于持续低水平 [27]。通过刺激渗透压感受器，AVP 的分泌可以超过这个“基础”速率，但分泌从来没有完全停止过。据推测，可能存在对 AVP 的释放有抑制作用的细胞，如果这些细胞功能失调，AVP 的分泌就会处于异常的持续状态。

AVP 释放的渗透阈值和敏感性在个体间存在显著差异，但重复试验表明，这些参数在个体内具有良好的重复性 [28]。对双胞胎的研究表明，渗透调节线的特征可能是由遗传决定的，因为它们在同卵双胞胎中相似，而在异卵双胞胎中不同 [29]。

虽然 AVP 分泌和口渴的生理控制几乎完全是渗透性的，但两者的关闭都是非渗透性的，是由喝水行为触发的。在对被高渗盐水输注 [31] 或脱水 [30] 造成高渗的健康人群进行的研究中，在可测得的血浆渗透压改变之前，喝水与血浆 AVP 的立即下降和渴感有关。血浆中 AVP 的下降如此之快，以至于其与 AVP 的半衰期相似 [30]，表明由口咽扩张引起的神经内分泌反射关闭了 AVP 的分泌。这种反射可防止饮水期间因渗透刺激引起的水量过多。

在许多生理和病理生理情况下，血浆渗透压和血浆 AVP 浓度之间的常规关系会发生改变。妊娠会导致大鼠[32]和人[33]的 AVP 分泌阈值降低，这是导致妊娠期间基础血浆钠浓度下降的原因。渗透调节线的敏感性保持不变。其机制尚不清楚，但可能与血浆 HCG 浓度升高有关。在排卵周期的黄体期，由于口渴和 AVP 释放的渗透阈值的向下重置，血浆渗透压也会发生小幅但显著的下降[34]。

正常的生理衰老与渗透调节的复杂变化有关[35]。基础循环的 AVP 浓度随年龄增长而增加，且 AVP 对渗透刺激的反应相较于年轻受试者是增强的[36, 37]。然而，用视觉模拟量表测量的口渴是减弱的，渗透刺激后测得的水摄入量减少了[38]。这使得老年人更容易患高钠血症，尽管认知障碍可能有助于降低渴感，许多在长期护理机构的老年人表现出永久性高钠血症[39]。

糖尿病的渗透调节似乎是正常的[20]，甚至在高钠血症的情况下[40] AVP 释放和口渴的溶质特异性仍然保全；高血糖既不刺激口渴，也不刺激 AVP 分泌。然而，由于无法募集水通道蛋白 2，慢性高血糖使肾小管对 AVP 的抗利尿作用产生抵抗[41]。改善血糖控制可以逆转部分肾源性尿崩症的状态[41]。然而，高血糖高渗性非酮症昏迷（HONK）的幸存者表现出典型的在衰老过程中渗透调节的变化，AVP 分泌增加，脱水后口渴减弱[42]。

（二）血管升压素释放的压力调节

虽然血浆渗透压的微小变化会对 AVP 的分泌产生深远的影响，但血压的生理波动对血浆 AVP 的分泌几乎没有影响。然而，病理性的血容量和血压的下降可以刺激 AVP 的分泌。虽然动脉血压小幅下降（约为 10%）会轻微增加血浆 AVP 浓度（图 18-5），但需要血压大幅下降（20%～30%）才刺激足够的 AVP 分泌，产生代偿性加压作用[43, 44]。这在目的论上是有意义的，因为在一个昼夜周期中，血压下降达到 10% 是很常见的，如果 AVP 被这些小幅下降刺激，人体将会处于一个永久的抗利尿状态。血压与血浆 AVP 的关系如图 18-6 所示。

压力感受器位于心房、颈动脉窦和主动脉弓。在正常情况下，它们对 AVP 分泌有紧张性抑制作用，但在低血压或低血容量时，它们可以通过与渗透压感受器完全不同的途径，刺激非常高的 AVP 血浆浓度。血压与 AVP 的关系是指数关系，而不是线性关系，可以通过神经体液影响，如心房钠尿肽抑制 AVP 反应，去甲肾上腺素增强压力调节 AVP 反应[45]。压力调节也会改变渗透压性 AVP 的分泌，因为低血容量增加了 AVP 对高钠血症的反应[46, 47]。

（三）血管升压素释放的其他调节机制

除了渗透压和压力调节刺激外，AVP 的分泌还与恶心[48, 49]、手术时腹腔操作[50]及低血糖[51]有关。所有这些促分泌因素都独立于渗透途径刺激 AVP 的分泌。

三、尿崩症

尿崩症是一种临床综合征，其特征是由于无法浓缩尿液而造成的低渗性多尿。成人的尿液流速超过每 24 小时 40ml/kg，婴儿的尿液流速超过每 24 小时 100ml/kg 提示尿崩症。尿崩症主要分为三种类型[52]。

1. 中枢性或下丘脑性尿崩症（HDI） 多尿是由

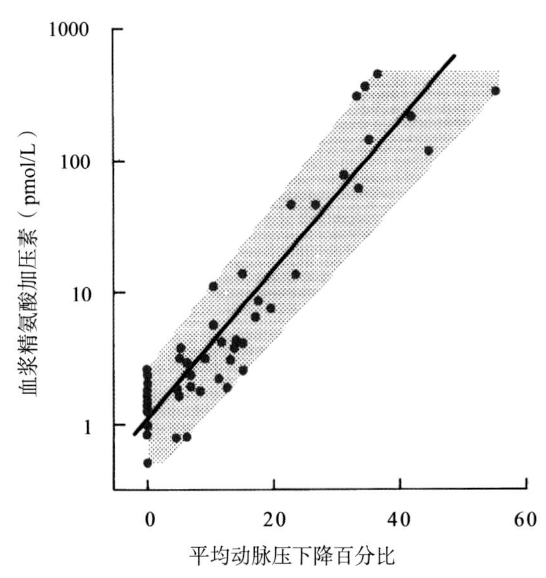

▲ 图 18-6 血浆精氨酸加压素（pAVP）与平均动脉血压（MABP）下降百分比的关系

在健康男性中输注渐增的咪噻芬可降低动脉血压。回归曲线定义为：log（pAVP）= 0.06（MABP 0.67）；r=0.98；P < 0.001；N=48

于 AVP 分泌不足造成的，没有有效的抗利尿激素。在多尿症发生前，至少会丧失 80% 的合成和分泌 AVP 的大细胞神经元。

2. 肾性尿崩症　AVP 分泌正常，但肾脏对激素的抗利尿作用不敏感。

3. 致渴性尿崩症　液体摄入过多反映出渴感异常。

引起尿崩症的原因见表 18-1。

表 18-1　尿崩症的病因

下丘脑性尿崩症	
先天性	遗传（X 染色体或常染色体显性遗传）
	DIDMOAD 综合征
后天性	垂体腺瘤手术
	肿瘤（颅咽管瘤、生殖细胞瘤、松果体瘤转移）
	创伤性脑损伤
	肉芽肿（结核、结节、组织细胞增多症 X）
	感染（脑炎、脑膜炎）
	血管性疾病（希恩综合征、动脉瘤、蛛网膜下腔出血、消化道出血）
	垂体炎（自身免疫性、淋巴细胞性）
	特发性
	妊娠
肾源性尿崩症	
先天性	遗传（X 染色体隐性遗传或常染色体显性遗传）
后天性	慢性肾病（多囊肾、梗阻性尿病）
	代谢性疾病（高钙血症、低钾血症）
	药物（锂、地美环素）
	渗透性利尿（葡萄糖、甘露醇）
	淀粉样变性
	骨髓瘤
致渴性尿崩症	
强迫饮水	
情感性精神障碍（如精神分裂症）	
颅咽管瘤 /Rathke 囊肿	
结节病	

（一）下丘脑性尿崩症

当 AVP 分泌不足以阻止低渗性利尿的发展时，会出现下丘脑性尿崩症（hypothalamic diabetes insipidus，HDI），也被称为神经源性、中枢性或颅脑性尿崩症），患者表现为多尿症和夜尿症。绝大多数病例的口渴机制不受到损害[53]，因为对渴感的感知是完整的，患者对多尿的反应是适当饮水。液体摄入量的增加通常足以维持正常血钠，尿崩症时很少出现血钠升高，因此在可以自由获得液体的情况下出现高钠血症，始终应考虑饮水量少的可能性。AVP 可能是完全缺乏，血浆中无法检测到 AVP；也可能是部分缺乏，在血浆中检测到的 AVP 浓度较低，与周围血浆渗透压不匹配。

下丘脑性尿崩症在普通人群中很少见，患病率约为 1：25 000，但该病在某些特定人群中很常见，如接受垂体手术或其他形式神经外科手术的患者。

下丘脑性尿崩症大部分是成年后获得的，临床中，尿崩症最常见的原因是垂体瘤手术。垂体腺瘤很少导致尿崩症，而当垂体肿物与多尿症同时出现时，更有可能是颅咽管瘤、肉芽肿或垂体炎。表 18-2 展示了笔者所在医院的患者中永久性下丘脑性尿崩症的病因。神经外科病因的优势反映了笔者所在医院与美国神经外科中心的合作。

18%～30% 的垂体手术后尿崩症在术后即刻发生[54-57]，大多数患者在手术后 2 天出现。最常见的病史发展是在接下来的 2～5 天内自然消退。目前认为急性短暂性尿崩症的病理生理学是由从视上核和室旁核投射到垂体后叶的大细胞神经元的手术损伤引起的。然而，在一些患者中尿崩症持续存在，AVP 缺乏成为永久性的。大多数神经外科系列报道了经蝶窦手术后永久性尿崩症的发生率为 1%～8%[54, 56-58]。然而，许多已发表的研究是回顾性的，并且仅将多尿单独作为诊断尿崩症的标准。我们发现，通过禁水试验或高渗盐水灌注对尿崩症进行正式筛查，可以发现永久性尿崩症的发生率要高得多，例如，经颅手术治疗垂体腺瘤的患者中有 30% 发生永久性尿崩症，颅咽管瘤手术后患者中有 90% 以上发生永久性尿崩症[55]。这些患者中很多是只有轻微症状的部分性尿崩症，但几乎所有患者能

表 18-2　Beaumont 医院垂体登记表中 231 例下丘脑性尿崩症的病因

尿崩症的病因		患者数	发生率（%）
垂体肿瘤		167	73
	垂体腺瘤手术	108	47
	颅咽管瘤	52	23
	垂体卒中	7	3
其他肿瘤		13	6
	生殖细胞瘤	8	4
	松果体瘤	2	1
	垂体转移瘤	2	1
	垂体脑膜瘤	1	0.5
特发性 / 自身免疫性		19	9
创伤性脑损伤		7	3
蛛网膜下腔出血		4	2
淋巴细胞性垂体炎		10	5
朗格汉斯细胞组织细胞增多症		2	1
结节病		4	2
脑炎后遗症		1	0.5
脑膜炎后遗症		1	0.5
垂体结核		1	0.5
遗传		2	1

从治疗干预中受益。

在一小部分患者中，垂体后叶切除术后尿崩症表现为三期反应。首先，经典的术后尿崩症出现在术后 2 天。然而，在 4～8 天的低渗性多尿后，即使停止血管升压素治疗，患者的排尿量也会下降，血浆钠也开始下降。第二阶段是抗利尿期，其特征是血浆 AVP 浓度升高，可能是由于受损的大细胞神经元不受控制地释放预储存的肽所致。如果持续输注低渗液体，血浆钠浓度会突然下降。第三阶段的抗利尿期通常持续 5～7d，但在进展到最终阶段，即发展为永久性尿崩症之前的 2～14d 有相当大的变化。

影响垂体手术后尿崩症发生风险的主要因素是肿瘤类型。颅咽管瘤与术前尿崩症相关，但手术干预与尿崩症的相关性比其他颅内肿瘤更高 [55, 59]。研究显示，分泌 ACTH 的垂体腺瘤的手术与发生尿崩症的高风险相关 [54, 56, 58]。关于肿瘤大小对术后尿崩症风险的影响，文献中的数据相互矛盾。最新的一项研究发现，血浆钠浓度＞ 145mmol/L 对预测尿崩症的发生有 98% 的特异性 [59]。尽管垂体腺瘤很少引起下丘脑性尿崩症，但下丘脑转移，特别是垂体柄上的转移性肿瘤可导致下丘脑性尿崩症。即使转移性病灶位于垂体柄或垂体中，其通常没有内分泌作用。但有些转移癌症，特别是乳腺癌或支气管癌，会产生下丘脑性尿崩症。其他肿瘤，如生殖细胞瘤、松果体瘤和鞍旁脑膜瘤也能引起下丘脑性尿崩症。有趣的是，虽然非垂体性颅内肿瘤的放射治疗通常会导致垂体前叶功能不全，但它似乎不会导致尿崩症 [60]。

垂体淋巴细胞浸润（漏斗神经垂体炎）表现为增粗的垂体柄、T 淋巴细胞、浆细胞和嗜酸性粒细胞炎性浸润，是下丘脑性尿崩症的常见病因 [61]。多达 30% 的成人朗格汉斯细胞组织细胞增多症（LCH）患者中存在下丘脑性尿崩症 [62]。

随着更好的成像技术的引进和对自身免疫病因认识的提高，特发性尿崩症的诊断越来越少 [63, 64]。据估计，既往诊断为特发性下丘脑性尿崩症的患者中 1/3 可能有自身免疫性病因。自身免疫性尿崩症的特征包括：存在抗 AVP 分泌细胞的循环抗体、发病年龄小、MRI T_1 加权像垂体柄增粗 [65]。笔者自己的数据显示，自身免疫性尿崩症患者有 1/3 的病例存在其他器官特异性自身免疫性内分泌疾病特别是甲状腺疾病的证据 [66]。

在 20% 创伤性脑损伤的病例中有急性尿崩症，其中一些患者会出现与垂体手术后类似的三期反应 [67]。然而，脑损伤后的尿崩症几乎都是短暂的，绝大多数患者在 6 个月后复查时恢复 [68]。脑损伤后急性期持续性尿崩症是急性死亡的有力预测因子 [69]。只有 7% 的脑损伤的长期幸存者在接受禁水试验时有永久性的尿崩症 [70]。

由于产科护理的改善，希恩综合征现在在发达国家很少见。即使在广泛的垂体前叶功能减退的情况下，它通常与下丘脑性尿崩症无关，但某些患者的最大尿浓缩能力受损[71]。由于循环血管升压素酶、胎盘氨肽酶的活性增加，下丘脑性尿崩症偶尔会发生在正常妊娠中[72]，症状会在生产后好转。血管升压素酶的作用可以触发垂体疾病患者的部分性下丘脑性尿崩症，或者加重未确诊的部分性下丘脑性尿崩症的症状。因此，垂体疾病患者在妊娠期需要进行监测，因为她们对氨血管升压素的需求可能发生了改变。妊娠期下丘脑性尿崩症必须与偶见的短暂性肾性尿崩症相鉴别[70]。

家族性下丘脑性尿崩症极为罕见。常染色体显性下丘脑性尿崩症与 *AVP* 基因的功能缺失突变有关，其会导致在大细胞神经元的分泌通路细胞器中产生一种不能折叠的肽前体[73, 74]。这种突变前体引起一个自噬过程，导致 VP 神经元的进行性损伤和丢失。一个突变的等位基因（杂合子）就足以使这一过程发生。大多数突变影响 *AVP* 基因的外显子 1 和 2[75–77]。家族性下丘脑性尿崩症几乎总是在儿童时期出现[78]。

Wolfram 或 DIDMOAD 综合征（WS）是一种罕见的常染色体隐性的、进行性的、神经退行性疾病，其特征是下丘脑性尿崩症与糖尿病、视神经萎缩和双侧神经性耳聋相关，但也可能出现其他表现，如性腺功能衰竭、肾流出道扩张（继发于膀胱壁神经纤维减少）和进行性共济失调伴脑干萎缩[79]。该综合征与早逝相关，通常由无张力膀胱和肾积水继发的上行肾道感染所致。虽然尿崩症通常只发生在 1/3 的病例中，但在一组 AVP 对高渗盐水反应的测验中，所有患者的反应都低于正常值[80]。WS 与染色体 4p16.1 上 *WFSI* 基因的功能缺失突变有关，该基因编码内质网中发现的 890 个氨基酸糖蛋白（wolframin）。最近在染色体 4q22–24 上又发现了一个 *WS* 基因位点，提示该综合征可能具有遗传异质性[80]。

（二）肾性尿崩症

当肾脏对 VP 的抗利尿作用产生抵抗时，就会出现低渗性多尿，引起肾性尿崩症（Nephroogenic diabetes insipidus，NDI）。表 18–1 列出了可能的病因。锂盐治疗是临床中导致肾性尿崩症最常见的原因，高达 30% 的锂盐治疗患者出现肾性尿崩症。虽然多尿通常在停止治疗后消失，但少数患者会发展为间质性肾炎，并出现永久性的肾性尿崩症。锂诱导的肾性尿崩症患者似乎比未经治疗的下丘脑性尿崩症患者更容易发生高钠血症，其原因尚不明确。这意味着与液体摄入不足同时存在的口渴障碍，但目前实验上还不能明确。低钾血症和高钙血症可产生获得性肾性尿崩症，通过纠正代谢异常可逆转。控制不良的糖尿病可引起肾脏对 AVP 的抵抗，这可能是由于无法募集水通道蛋白 –2[20, 40, 41]。肾性尿崩症代谢原因的可逆性表明水通道蛋白的生成是容易受到代谢和药理损伤。

如前所述，家族性肾性尿崩症是罕见的。X 染色体连锁隐性遗传性家族性肾性尿崩症（X–FNDI）是由 *V2-R* 基因的遗传功能缺失突变引起的。目前已经发现了超过 70 个不同的突变，它们会影响受体生理的各个方面，包括表达、配体结合及蛋白偶联[81]。尽管有些突变只与部分功能丧失有关，但绝大多数突变会在婴儿期导致功能完全丧失[82]。少数家族性肾性尿崩症是常染色体隐性遗传（AR–FNDI），编码 *AQP2* 的基因出现功能缺失突变。大多数突变发生在编码水通道蛋白跨膜区的基因区域。其他家族被称为常染色体显性遗传性肾性尿崩症（AD–FNDI），这是由于 AQP2 的功能缺失突变影响了蛋白的羧基末端的细胞内结构域。这些家族中表达肾性尿崩症是因为突变等位基因的蛋白质产物与野生型等位基因的产物形成混合寡聚体，导致在高尔基体内部泯灭或以显性抑制的方式将蛋白转移到基底外侧而不是顶端膜[83, 84]。

（三）致渴性尿崩症

致渴性尿崩症（dipsogenic diabetes insipidus，DDI）是由于液体摄入过多而使血浆渗透压降至抗利尿激素分泌的渗透阈值以下[85]。在没有循环 AVP 的情况下，会出现低渗性多尿。许多患者似乎没有潜在的疾病，但针对渗透调节的研究已经明确了口渴调节的一些异常。患者通常有一个低渗透阈值的口渴，迫使他们饮水，即使血浆渗透压降低到正常生理口渴阈值以下。此外，他们对渗透性刺激有过于强烈的口渴反应，喝水也无法抑制口渴，所以他们所喝的液体量超过了正常水合作用所需要的量[86]。某些形式的致渴性尿崩症与精神疾病有关，20% 的慢性精神分裂症患者有致渴性尿崩症。如果同时给这些患者开了能引起 SIADHS 的药物，不可避免会出现低钠血症，有时甚至很严重。通常脑部成像正常。只有在很少情况下，该病可能与下丘脑或垂体后叶的影响结构的异常有关，例如下丘脑结节病或颅咽管瘤[87]。

（四）尿崩症的诊断

详细的病史在调查研究多尿的患者时总是很有价值。白天多尿而无夜尿，提示致渴性尿崩症。少量尿液的频繁排出可能提示前列腺增生、尿路感染或膀胱不稳定。有锂或利尿药治疗史也与尿崩症相关。鞍区肿块的存在会提高对颅咽管瘤或生殖细胞瘤的诊断率；同样，鞍区肿块患者中出现尿崩症则表明该肿块不是垂体腺瘤。有力的自身免疫性甲状腺疾病家族史可能提示尿崩症的自身免疫性病因。

初步调查应旨在明确患者是否为多尿症。就诊于笔者的服务机构进行多尿症调查的患者中，有 15% 的患者的尿量正常，其尿频是由于尿路疾病所致。24 小时尿量＜ 3L 的患者无须进行渗透性研究。简单的门诊检查包括电解质、钙、MSU 和尿液分析。如果患者没有糖尿，多尿则不是由糖尿病引起的。除非尿液渗透压超过 700mOsm/kg，提示 AVP 的分泌和作用正常，否则在门诊测得的血浆和尿液渗透压很难用于诊断。在这种情况下，诊断多饮症就可以，没有必要进行正式的渗透调节调查。尿渗透压在三种形式的尿崩症中都很低。然而，血浆渗透压升高更可能与下丘脑性尿崩症或肾性尿崩症有关，而血浆渗透压在参考范围低值则提示致渴性尿崩症。

对大多数患者而言，有必要进行禁水试验以进一步明确病因[52]。禁水试验用于检测渗透调节功能，试验分为两步。第一步是禁水 8h。正常的生理反应是对血浆渗透压升高做出反应，分泌 AVP，尿液浓度超过 700mOsm/kg。理论上，肾性尿崩症患者具有正常的渗透调节机制，禁水后反应为尿液浓度适中。因此，在该试验最简单的应用中，测量关键是最终的尿渗透压，其结果可以回答关键问题："患者是否真的患有尿崩症？"对正在接受垂体切除术后进行下丘脑性尿崩症调查的患者，只需要这一步就可以做出诊断。

第二步是看患者对去氨血管升压素的反应。在肌内注射去氨血管升压素后，每隔一段时间测量尿渗透压。下丘脑性尿崩症患者在尿液渗透压升高至＞750mOsm/kg 时，应出现正常的尿液浓缩反应。相反，肾性尿崩症患者对去氨血管升压素没有反应。因此，第二步用于区分下丘脑性尿崩症和肾性尿崩症。

在临床上，禁水试验并不总是能直接得出结果。患者偷偷喝水可能会得出虚假的结果，因此试验应该在严格监督下进行。结果最好由有试验经验的单位提供。部分形式的下丘脑性尿崩症和肾性尿崩症有时很难与致渴性尿崩症区分[88]。此外，任何原因引起的长时间多尿都会导致对 VP 的抗利尿作用的抵抗[89]，这可能意味着由致渴性尿崩症引起的严重多尿患者可能出现部分性肾性尿崩症。如果可行的话，可以将 AVP 的测量与可靠的放射免疫分析相结合，从而提高检测的准确性。我们结合视觉模拟量表测量口渴，这在诊断特定的口渴问题上提供了有价值的信息[53, 86]。

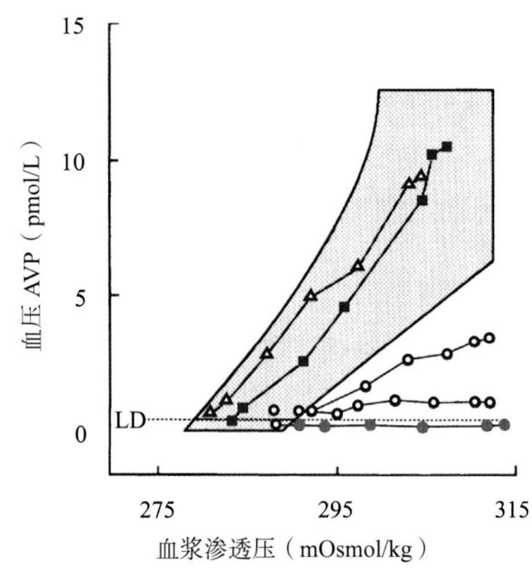

▲ 图 18-7　多尿患者精氨酸加压素（AVP）轴的动态测试

血浆 AVP 和渗透压对高渗盐水（855mmol/L）的反应。在同一组患者中，血浆 AVP 和尿渗透压（uOsm）对一定时间的液体限制的反应。阴影区域：正常响应范围；红色三角形：正常患者；蓝色方框，肾源性尿崩症患者；绿色和黄色的圆圈，下丘脑性尿崩症患者诊断下丘脑性尿崩症最准确的方法是在静脉输注高渗盐水时直接测量血浆 AVP 浓度[89, 90]（图 18–7）。下丘脑性尿崩症患者中，与血浆渗透压相关的血浆 AVP 浓度检测不到或低于正常值，而肾性尿崩症和致渴性尿崩症患者的血浆 AVP 反应在正常范围内。在试验结束时，通过比较血浆 AVP 浓度与尿液渗透压的关系来区分肾性尿崩症和致渴性尿崩症。肾性尿崩症的特点是血浆 AVP 值相对尿渗透压不适当增高，而致渴性尿崩症患者则表现出适当的相关性。视觉模拟量表[53]在这种形式的渗透刺激中同样有用。

由于尿液中的 AVP 浓度高于血浆中的 AVP 浓度，其可用检测方法范围更广，因此在下丘脑性尿崩症诊断中，在渗透压应激时测量尿 AVP 浓度是测量血浆 AVP 的一种替代方法，但这种方法需要进一步评估[91]。

一旦明确诊断下丘脑性尿崩症，必须对下丘脑 – 垂体区域进行 MRI 扫描以排除结构性病变。下丘脑性尿崩症患者的鞍区肿瘤多为颅咽管瘤。在自身免疫性下丘脑性尿崩症中，垂体柄肿物的鉴别诊断范围更广，包括颅咽管瘤、生发瘤、转移、淋巴细胞性垂体炎的垂体柄增粗。最近一篇 152 例垂体柄病变患者的综述显示，28% 的患者有尿崩症，肿瘤（40%）和炎症（20%）是最常见的病因[92]。典型表现还可见于结节病、血色素沉着病和其他炎症状态中。垂体后叶信号在 MRI T_1 加权像上是一种特征性的亮信号，大多数下丘脑性尿崩症患者都没有这种信号[93]。老年人、神经性厌食症、感染性休克、糖尿病控制不良，以及血液透析患者的垂体后叶信号也减弱。我们认为这可能是由于持续的高分泌导致 VP–NPII 复合物含量降低所致。

如果诊断考虑是特发性尿崩症，认识到自身免疫性病因的可能性是很重要的。需要常规进行甲状腺功能、维生素 B_{12} 和自身抗体的测定。在有相应临床症状的情况下，应考虑原发性肾上腺皮质功能减退的检查。如果怀疑有结节病，应考虑做血清血管紧张素转化酶浓度测定和胸片检查。当最初的影像正常时，重复 MRI 成像是很重要的，因为一些鞍旁肿瘤，如生殖细胞瘤，在出现影像学异常之前就可以出现尿崩症。如果有垂体柄占位，血清 HCG 和甲胎蛋白的测定可以提示生殖细胞瘤的存在，早期重复 MRI 评估肿瘤生长是很重要的。应尽早考虑做活检，因为生殖细胞瘤最好用化疗和放疗，而不是手术治疗。有结构性垂体病变时，应进行垂体前叶功能的动态监测，尽管我们已经发现，患有特发性 / 自身免疫性尿崩症的成人患者似乎没有同时存在垂体前叶激素缺乏[66]。与之相反的是，儿童的数据表明，生长激素缺乏通常伴随着自身免疫性下丘脑性尿崩症[94, 95]。

肾性尿崩症患者应进行一定的肾脏检查以排除梗阻，包括尿液镜检、肾脏超声检查及肾小管功能的其他方面的检查。对疑似家族性疾病的基因研究仍然是研究工具。

（五）渴感减退性尿崩症

尽管尿崩症几乎总是伴随着正常的口渴和饮水以适应临床需要，但是渴感减退性尿崩症（adipsic diabetes insipidus，ADI）是一种罕见但高度复杂的疾病。该病最常见于蛛网膜下腔出血、前交通动脉瘤夹闭后[96, 97]；渗透压感受器的血管供应来自前交通动脉的小动脉，假设这些血管在动脉瘤夹闭过程中受损，渗透压感受器所在的室周器官会梗死。其渗透调节障碍几乎都是永久性的，尽管偶尔有恢复的报道[98]。广泛的下丘脑手术治疗颅咽管瘤[97, 99]或垂体大腺瘤（很少）[99]引起渴感减退性尿崩症的病例已经被报道。

在前交通动脉夹闭后的渴感减退性尿崩症中，存在单纯的渗透压感受器缺损。尽管高渗盐水的渗透刺激后存在明显的高渗透压，但其不会引起血浆 AVP 升高或口渴评分升高。相反，非渗透压调节的 AVP 分泌完全正常，分泌 AVP 产生的血浆浓度比最大尿浓度所需的浓度高 100 倍[100]。因此，视上核、室旁核、垂体后叶中的 AVP 合成 / 分泌单元完好无损，但不受渗透压感受器的支配。对垂体进行破坏性手术的患者，其所有的分泌功能都丧失了。

渴感减退性尿崩症的诊断呈现出一个管理上的困难[101]。患者无法通过常见的口渴机制感知血浆张力的变化，并且容易受到血浆钠浓度明显波动的影响。与渴感完好的患者形成显著对比是，在门

表 18-3 渴感减退性尿崩症相关的并发症

患 者	诊 断	压力调节的 AVP 释放	睡眠呼吸暂停	深静脉血栓	BMI kg/m²	其他患病情况	死亡（岁）
A	ACAA	有	无	无	24.8	无	
B	ACAA	有	无	无	24.2	偏瘫	
C	ACAA	有	无	无	27.6	癫痫、低体温	
D	ACAA	有	有	有	37.2	无	
E	ACAA	有	无	有	32.9	无	
F	TBI	有	无	无	25.5	无	
G	甲苯（Toluene）	有	有	无	35.7	低体温、下丘脑癫痫、体温调节异常	
H	Cranio	无	无	无	56.9	高脂血症	
I	Cranio	无	有	有	33.5	癫痫、脑积水	24
J	Cranio	无	无	无	34.7	癫痫	
K	Cranio	无	有	无	28.2	高钠癫痫	
L	Cranio	无	有	有、PTE	41.3	体温调节异常	48
M	催乳素瘤	无	有	有	53.0	无	
N	肉样瘤	有	有	无	57.1	糖尿病、癫痫	36
O	先天性	有	有	有、PTE	32.4	行为异常、急性胰腺炎、癫痫	18

ACAA. 前交通动脉瘤后夹闭术；TBI. 创伤性脑损伤；Cranio. 颅咽管瘤（均为术后）；PTE. 肺血栓栓塞

诊环境下严重的高钠血症特别危险。此外，患者在并发疾病时特别容易出现高钠血症。治疗需要规律服用去氨血管升压素、根据气候条件变化摄入定量液体及定期复查血钠水平。最近的数据也强调了常见的与渴感减退性尿崩症相关的下丘脑异常（表 18-3），包括下丘脑性肥胖、癫痫发作、睡眠呼吸暂停和体温调节障碍 [97]。脱水常合并血栓并发症，包括肺血栓栓塞 [97, 102]，横纹肌溶解也有报道 [103]。许多患者因术后并发症、电解质异常或睡眠呼吸暂停而早逝 [97, 104]。

（六）尿崩症的治疗

虽然完整的干渴机制可以防止尿崩症脱水，然而需要不断寻找液体和设施，使得多尿症生活非常不便。首选的治疗方法是 DDAVP，一种合成的长效 VP 类似物，具有最小的升压活性，抗利尿效力是 AVP 的 2 倍。它可以通过鼻内喷雾剂给药，但更多的是口服，每天 2～3 次。其主要的并发症是稀释性低钠血症，可引起头痛、腹胀，偶尔还会引起癫痫发作，这在使用高剂量和更频繁地给药（如每日 3 次）时更为常见。稀释性低钠血症可通过每周减少一次的 DDAVP 来最小化，以允许低渗利尿，防止水中毒。部分性下丘脑性尿崩症（尿量＜ 4L/d）的控制可以用适量的液体来解渴，用夜间剂量的 DDAVP 来防止因夜尿症而睡眠不足。在开始治疗后，应定期监测血电解质以发现低钠血症，如果血钠降低应回顾治疗。尿崩症几乎从未发生门诊高钠血症，但其可能在急性疾病期间表现出来，尤其是伴有呕吐或腹泻时。

由获得性代谢问题引起的肾性尿崩症最好通过解决根本的原因并在功能恢复时保持足够的水合作用来控制。对于先天性肾性尿崩症或获得性损伤不可逆转的患者，可以采用一些额外的措施，包括噻嗪类利尿药（氢氯噻嗪，25mg/d）；前列腺素抑制药，如非甾体抗炎药（布洛芬，200mg/d）；以及限制饮食中的盐含量。所有这些可能都是通过降低肾小球滤过率和干扰远端肾单位的稀释能力而起作用的。DDAVP 偶尔也能产生一些效益。大鼠研究的数据表明，使用西地那非对肾性尿崩症可能具有治疗潜力，但在人群中没有相关研究数据[105]。

与引起尿崩症的其他病因一样，处理致渴性尿崩症的方法应该是设法解决根本原因，这可能很困难。对于有慢性精神分裂症和低钠血症病史的患者可以改用替代药物治疗。如果使用 DDAVP 治疗，持续性致渴性尿崩症患者有发生低钠血症的风险。减少液体摄入是唯一合理的治疗方法。

四、抗利尿激素分泌失调综合征

抗利尿激素分泌失调综合征是临床上低钠血症最常见的原因。1956 年，Frederic Bartter 和 William Schwartz 最早描述了该病，当时他们在两位肺癌患者中发现了严重的低钠血症[106]。通过交替进行液体限制和液体负荷，研究人员证明患者处于一种抗利尿状态。他们推测患者表现出一种不适当的抗利尿临床综合征是由于循环中过量的抗利尿激素引起的，而此前该激素尚未被发现。随着放射免疫测定法测量血浆 AVP 的发展，关于该综合征的血浆血管升压素浓度升高的报道证实了其经典的临床指标描述和开创性的病理生理假设[107]。目前已确认，SIADHS 在各种疾病状态中均有发生；然而，将 SIADHS 与其他低钠血症原因区分开来，对于制订适当的治疗方案仍然很重要。

（一）抗利尿激素分泌失调综合征的病因

抗利尿激素分泌失调综合征与很多疾病相关，最常表现形式是致病疾病一致的生化表现。表 18-4 总结了 SIADHS 的最常见原因。SIADHS 的病因分为 4 个主要的临床类别：恶性肿瘤、肺部疾病、药理学和神经病学。

Bartter 和 Schwartz 首次描述了 SIADHS 与支气管肺癌的关系。在小细胞肺癌中，SIADHS 相对常见，其异常表现偶尔会作为发现肿瘤的提示[108]。低钠血症与小细胞肺癌的预后不良有关[109]。目前已报道大多数肿瘤均可引起 SIADHS，恶性疾病与 SIADHS 之间的相关性非常强。因此，除非有其他原因，出现 SIADHS、全身不适及不明原因体重减轻的患者都应被视为具有潜在的恶性肿瘤。

SIADHS 也常与颅内疾病相关，尤其是创伤性脑损伤[67, 68, 70]，其中几乎所有病例的 SIADHS 都会随着脑损伤的恢复而自行好转。超过 50% 的蛛网膜下腔出血患者在出血后第 1 周出现低钠血症，其中 80% 由 SIADHS 引起的[110, 111]。在创伤性脑损伤[69]和蛛网膜下腔出血[111]后出现生化提示 SIADHS 的患者中，有相当比例的患者因急性糖皮质激素缺乏而出现低钠血症，这些患者用氢化可的松治疗有效，而非液量限制。SIADHS 也常见于垂体切除术和原发性脑肿瘤术后。

表 18-4　SIADH 的病因

恶性肿瘤	药　物	肺部疾病	颅内病变	其　他
• 小细胞肺癌 • 间皮瘤 • 消化道肿瘤 • 胰腺肿瘤 • 泌尿生殖系统肿瘤 • 鼻咽癌 • 淋巴瘤 • 肉瘤	• 去氨加压素 • 前列腺素 • 选择性 5- 羟色胺再摄取抑制药 • 三环类抗抑郁药 • 吩噻嗪类 • 氟哌啶醇 • 3，4- 亚甲二氧基甲基苯丙胺 • 喹诺酮类 – 左乙拉西坦 – 卡马西平 – 环磷酰胺 – 长春新碱	• 肺炎（如支原体肺炎） • 肺结核 • 肺脓肿 • 肺血管炎	• 颅内肿瘤 • 脑膜炎 • 脑炎 • 脑脓肿 • 脑血管炎 • 蛛网膜下腔出血 • 硬膜下出血 • 脑外伤	• 多发性硬化 • 吉兰 – 巴雷综合征 • 急性间歇性卟啉病 • HIV 感染 • 特发性

许多药物是引起低钠血症的重要临床原因。选择性 5- 羟色胺再摄取抑制药（selective serotonin reuptake inhibitors，SSRI）被认为是通过 5- 羟色胺直接刺激 AVP 分泌引起 SIADHS [112]。SIADHS 通常发生于开始 SSRI 治疗后的前几周，尤其是老年患者 [113]。据估计，接受 SSRI 治疗的住院患者中有 12% 出现 SIADHS [114]。精神药物（如吩噻嗪类、氟哌啶醇和三环类抗抑郁药）均可引起 SIADHS。许多接受精神药物治疗的患者也有异常口渴，如果这些患者出现药物诱发的 SIADHS，他们可能出现非常严重的低钠血症。例如，高达 20% 的慢性精神分裂症患者有精神性烦渴，过量的液体摄入可导致严重的低钠血症。3,4- 亚甲二氧基甲基苯丙胺（摇头丸）被认为能刺激抗利尿激素释放和高热引发的口渴，这可能导致危及生命的低钠血症 [115]。

SIADHS 需要与运动相关的低钠血症（exercise-associated hyponatremia，EAH）进行鉴别 [116]。EAH 的电解质情况与 SIADHS 类似，然而，其病理生理机制是不同的。EAH 发生在运动期间摄入过多低渗液体而导致稀释性低钠血症的运动员中。女性、跑 4 小时以上的马拉松运动员和低体重指数的运动员风险最大 [117]。尽管一些有 EAH 的运动员不能抑制抗利尿激素，但 EAH 仍被认为可能不同于 SIADHS。

（二）抗利尿激素分泌失调综合征的病理生理

根据定义，当血浆钠浓度低于抗利尿激素释放的渗透阈值时，AVP 分泌不受抑制，就会发生 SIADHS。然而，Zerbe 和他的同事根据 AVP 分泌的模式，确定了 4 种不同类型的 SIADHS [107]（图 18-8）。

1. A 型是最常见的 SIADHS（40%） 典型的 A 型患者表现为 AVP 的过度、随机分泌，血浆渗透压和 AVP 之间的密切线性关系消失。在这一类型中，血浆 AVP 浓度波动很大，与环境的血浆渗透压无关。尽管存在低钠血症，仍有恒定的抗利尿作用和不适当的尿液浓缩。A 型在肺癌中最常见。体外研究表明，一些肺肿瘤合成了 AVP [118]，而肿瘤组织 AVP mRNA 染色呈阳性 [119]。然而，无异位 AVP 分泌时，A 型 SIADHS 也发生在非肿瘤性疾病中。A 型 SIADHS 的血浆 AVP 浓度不能通过饮水来抑制 [120]，患者易发生严重的低钠血症。

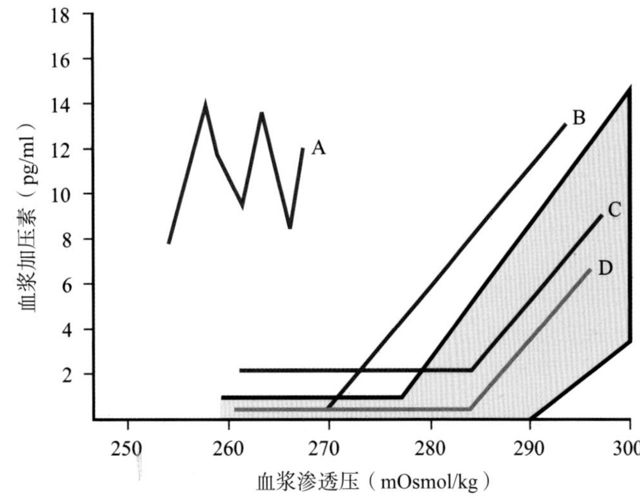

▲ **图 18-8 SIADH 患者的 4 种不同 AVP 分泌模式**

2. B 型也很常见（40%） AVP 释放的渗透压阈值较低，即“渗透稳态重置”，使得 AVP 在较低的血浆渗透压下分泌。当血浆渗透压高于此重置阈值时，血浆 AVP 与血浆渗透压之间的线性关系得以保持。同样，由于 AVP 在血浆渗透压低于较低的重置阈值时被抑制，过度水合会导致 AVP 释放受到抑制，然后出现低渗性利尿，以防止发展为严重低钠血症。低血容量和低血压也会出现类似的渗透阈值降低，因此推测这些患者的传入压力调节通路功能受到了干扰。

3. C 型很罕见 其特征是在血浆渗透压低于渗透压阈值时不能抑制 AVP 的分泌。因此，在低血浆渗透压时，血浆 AVP 浓度不适当升高，但在生理血浆渗透压时，血浆 AVP 与血浆渗透压之间关系正常。这种类型可能是由于下丘脑抑制神经元功能障碍，导致持续的低水平的基础 AVP 分泌。

4. D 型是 SIADHS 的一种罕见临床表现 该类型中无法检测到循环 AVP [121]。肾源性抗利尿激素分泌失调综合征（nephrogenic syndrome of inappropriate antidiuresis，NSIAD）可能是导致 D 型 SIADHS 的原因 [122]。最新针对两名男婴的报道显示，V_2 受体的功能获得突变导致了 SIADHS 的临床表现，无法检测到 AVP 水平。这两个孩子都是在婴儿期被确诊的。突变的核苷酸替代不同，V_2 受体激活水平不同 [122]。对 SIADHS 大鼠模型的研究表明，水重吸收的增加是由 AVP 介导的肾脏的水

通道蛋白 -2 [123] 表达的增加引起的，其结果是 AQP 蛋白在尿中的排泄增加 [124]。通过给予 V_2 受体拮抗药，水通道蛋白 -2 的募集已被证明是可逆的 [123, 125]，这为使用 AVP 拮抗药治疗此情况提供了科学依据。持续的 SIADHS 与抗利尿“逃逸”有关，与 AQP2 mRNA 和蛋白表达下调相关。

尽管 SIADHS 患者的周围血浆渗透压低于生理渗透压阈值，但他们仍继续饮用明显正常的液体量。在给复杂病因的 SIADHS 患者静脉输注高渗盐水的实验中，口渴的渗透阈值降低到与 AVP 相同的设定值 [120]。口渴和 AVP 释放阈值的同时降低，使液体摄入维持不变，容易导致持续性低钠血症。

由于在面临自由水清除率降低的情况下仍保持液体摄入，SIADHS 患者可发展为严重的低钠血症。然而，低钠血症常常受到“抗利尿逃逸”的限制。尽管血浆 AVP 浓度不合适，但当肾脏开始增加自由水清除率时，这种保护性的平衡机制就会发生 [126]。最开始尿钠增多，之后尿量增多 [127]，随之而来的是失水；这使得血浆钠稳定下来，偶尔会升高。虽然在“抗利尿逃逸”期间，血浆钠浓度通常不会上升到正常的生理范围，但可以预防严重的低钠血症的发生。

通过皮下注射去氨血管升压素在 SD 大鼠中诱导低钠血症的 SIADHS 实验模型显示，单纯使用去氨血管升压素并不会导致低钠血症 [128]。由于水负荷引起的血浆体积膨胀，导致肾灌注压力升高，这对启动“抗利尿逃逸”至关重要 [129]。据推测，在“抗利尿剂逃逸”期间，AQP2 蛋白表达和 V_2 受体结合能力的下降 [130, 131] 会导致肾脏对 AVP 的抵抗。

在正常生理状态中，AVP 的长期作用是通过影响 AQP2mRNA 和蛋白表达，短期作用是通过 V_2 受体导致 cAMP 增加。

这种短期的 AVP 作用很可能在逃逸过程中也发生了改变，业已经证明了“逃逸”大鼠集合管中的 cAMP 水平降低 [132]。cAMP 活性降低的这一发现提示，在“抗利尿逃避”的发生中，既可以通过减少囊泡“穿梭”对 AQP 活性进行短期调节，也可以长期下调 AQP mRNA 的表达。

（三）抗利尿激素分泌失调综合征的诊断

SIADHS 的基本诊断标准见框 18-1。另外还有两个在临床中很少使用补充标准：血浆血管升压素浓度升高和水负荷试验异常。SIADHS 患者水负荷有症状性低钠血症的风险，因此该试验应该限制在处理水平衡紊乱方面有丰富经验的研究中心进行。血浆 AVP 浓度在几乎所有低钠血症病因中都升高，因此对低钠血症患者很少有诊断价值；如果当地缺少放射免疫测定法，检测结果可能需要数周才能回来，这进一步降低了其临床价值。

框 18-1　SIADHS 的基本诊断标准

- 细胞外液血浆渗透压降低（< 280mOsm/kg H_2O）
- 低渗时尿渗透压升高失调（> 100mOsm/kg H_2O，肾功能正常）
- 临床血容量正常
- 正常摄入盐和水时，尿钠排泄增加（> 30mmol/L）
- 排除其他可能导致低渗透压的原因，特别是甲状腺功能减退、肾上腺皮质功能减退和利尿药的使用

诊断 SIADHS 的最低标准是：低钠血症，患者有不适当的尿液浓缩（渗透压< 100mOsm/kg），尿钠升高（> 30mmol/L），并排除皮质醇和甲状腺激素不足。旧的教科书规定，尿液渗透压应超过血浆渗透压才能明确诊断，但渗透调节生理学表明，这一标准是多余的。如果血浆渗透压低于 AVP 分泌的渗透压阈值，应抑制血浆 AVP 水平，产生低渗性利尿，尿渗透压< 100mOsm/kg。尿液渗透压超过 100mOsm/kg 表明尿液浓度不适当，提示 SIADHS 的诊断。许多低钠血症患者没有接受必要的检查，可能在不符合诊断标准的情况下被误诊为 SIADHS。

（四）抗利尿激素分泌失调综合征的鉴别诊断

1. *糖皮质激素缺乏*　ACTH 缺乏会导致低钠血症，其生化特征与经典 SIADHS 相同。糖皮质激素替代治疗 [133] 和限制液体摄入对低钠血症有效，限制液体摄入是 SIADHS 的一线治疗，但其可能是有害的，因为它会加重低血容量。因此，血浆皮质醇的检测至关重要 [134]，因为临床体征并不总是足以区分糖皮质激素缺乏和 SIADHS[135]。糖皮质激素缺乏症患者的游离水清除能力受损，导致体内水相对钠过量 [136, 137]。糖皮质激素被认为抑制了 AVP 的释放，据报道，发生低钠血症的 ACTH 缺乏的患者中血浆 AVP 浓度升高 [138]。

SIADHS 与糖皮质激素缺乏的鉴别对神经外科患者尤为重要，这些患者常表现为低钠血症，传统上认为是 SIADHS 导致的[139]。但最近的证据表明在创伤性脑损伤和蛛网膜下腔出血之后，常常发生急性垂体功能障碍。据报道，16% 的急性脑损伤患者和 12.7% 的慢性脑损伤患者有 ACTH 缺乏[140]。最近的数据显示，在脑损伤的急性期，高达 80% 的患者血浆皮质醇浓度偏低，其中一些患者表现为 SIADHS[69]。蛛网膜下腔出血后出现 SIADHS 的病例中，高达 10% 可能继发于急性促肾上腺皮质激 / 皮质醇缺乏[111]。糖皮质激素缺乏可伴有低钠血症，同时出现低血糖或低血压提示诊断垂体功能减退。在创伤性脑损伤、蛛网膜下腔出血和颅内出血中，严重的急性 ACTH 缺乏足以引起类似 SIADHS 的生化表现，因此，对于突发颅内病变的 SIADHS 患者，在鉴别诊断时应考虑急性垂体功能减退的可能性。

2. 甲状腺功能减退　甲状腺功能减退症的低钠血症很少见，但偶尔也有危及生命的低钠血症的报道[141, 142]。甲状腺功能减退患者在轻微容量减少时 AVP 升高反应增加，水通道蛋白 -2 的募集增加[143]。然而，低钠血症可能是多因素的。甲状腺素直接影响肾小管对钠的重吸收和肾脏排出游离水的能力[144, 145]，甲状腺功能减退也会导致肾小球滤过率下降，其可通过甲状腺激素替代治疗来纠正[146]。

（五）抗利尿激素分泌失调综合征的治疗

1. 治疗影响因素　脑部损害的症状是决定是否需要治疗和如何治疗低钠血症的最重要因素。尽管已发表的数据表明低钠血症的程度决定了症状学、发病率和死亡率[147]，但血浆钠的下降速度对于症状的发展是关键。

慢性低钠血症患者（持续时间＞ 48h）发生症状的可能性远低于血浆钠浓度迅速下降的患者（急性低钠血症，持续时间＜ 48h）。尽管存在明显的低钠血症，但可能没有症状。例如，许多患者可长期耐受利尿药引起的慢性低钠血症，很少引起因低血压体位性头晕外其他症状。这些患者通过将溶质（如钾和有机渗透物质）从细胞内转到血浆中进行大脑适应性变化。这可以防止水渗透进入大脑，从而避免脑水肿。相反，在急性低钠血症中，这种时间依赖性过程不会发生，结果发展为脑水肿和脑刺激症状[148]。因此在低钠血症迅速发展时，更有必要进行快速治疗，因为出现严重症状的可能性更大，治疗失败可能会致命[149]。

2. 慢性低钠血症的治疗　新近发表了低钠血症的诊治建议[150]。血钠＞ 130mmol/L 的轻度低钠血症很少需要治疗，但随着血钠浓度降至 120mmol/L 以下时，引起的神经系统症状可能性增加。

无症状的稳定低钠血症不需要紧急干预，但在有步态不稳和跌倒[151]、骨折[152]及骨质疏松[153]等并发症时可考虑治疗。尽管缺乏强有力的证据基础，在仔细排除可治疗的基础疾病（如糖皮质激素缺乏）后，限水仍是大多数中心首选的治疗方法。虽然血钠的上升速度是不可预测的，但液体限制 1L/d 常就足以纠正低钠血症[154]。需要强调的是，须限制所有液体，包括静脉注射液、液体膳食补充剂等。对于有认知障碍、有多饮病史或接受静脉给药的患者，很难维持液体限制。此外，在更严重的低钠血症中，为了纠正低渗透压，液体限制程度可能很难维持。如果尿液渗透压＞ 600mOsm/kg，则液体限制不太可能有效。

对于对液体限制无反应的病例，倾向于药物治疗。地美环素是一种四环素类抗生素，通过受体后效应诱发肾性尿崩症，对低钠血症可能有效，但不是所有国家都批准使用。该药物的反应不一，而且很少有证据支持其使用，特别是由于包括光敏性和肾毒性在内的不良反应可能使已有的慢性疾病治疗复杂化，特别是有肝病患者。如果多尿明显，还会出现高钠性脱水。在一项小型使用了尿素治疗研究中，结果发现其与抗利尿激素受体拮抗药 vaptans 一样有效[155]。该团队发表的非对照研究的数据表明，对重症监护患者来说，尿素是一种正常血容量性低钠血症的安全治疗方法[156]。该药味道不好，且肾衰竭时禁用。患者难以获得现成制剂，仅限于在比利时和法国等少数国家使用。

特异性 V_2 受体拮抗药的开发为 AVP 介导的低钠血症提供了一种针对性药物[157]。这些药物作为“排水利尿药”，增加自由水排泄而不发生尿钠排泄，对任何病因导致的 AVP 升高均有治疗效果。在欧洲，选择性 V_2 受体拮抗药托伐普坦被批准作为口服制剂使用，而在美国，托伐普坦和 V_1/V_2 受体联合拮抗药康伐普坦[158]均可使用。

在两项随机、双盲、安慰剂对照的多中心试验（SALT-1 和 SALT-2）中，研究了口服托伐普坦在门诊患者中的疗效和安全性。该试验包括 448 例多种病因的低钠血症患者，包括 SIADHS、心力衰竭或肝硬化[159]。与安慰剂相比，在不限水的情况下，服用托伐普坦会导致血清钠浓度显著升高。过快矫正低钠血症的发生率较低，没有患者出现脑桥中央髓鞘溶解。一项后续扩展研究（盐水试验）表明，托伐普坦的安全性和疗效平均维持了近 2 年[160]，无显著不良反应。然而，最近一项多中心试验（TEMPO3：4）引起了对托伐普坦安全性的担忧。该试验旨在检验血管升压素拮抗药对多囊肾患者的肾脏疾病进展的潜在获益，在接受托伐普坦治疗的患者中，肝酶升高发生率更高[161]。在美国，托伐普坦获批用于治疗正常血容量和高容量性低钠血症，美国食品药品管理局发布了安全性警告，即在肝病患者中，托伐普坦的使用时间不得超过 30 天。在欧洲，托伐普坦仅获批用于治疗正常容量性低钠血症，但未发布此类警告。

低钠血的对症治疗是困难的。一方面，伴有脑部症状时，未经治疗的严重的低钠血症具有潜在死亡风险[162, 163]；另一方面，由于快速纠正低钠血症可使患者容易出现渗透性脱髓鞘的风险，治疗本身具有危险性。当慢性低钠血症被迅速纠正时，渗透性脱髓鞘的风险最高。因此传统上建议血浆钠纠正速度不超过 0.5mmol/（L·h）[164]。最近，专家小组建议对这一传统指南做了一些修改[150]。第一，没有必要在最初 24h 内匀速升高血浆钠浓度，因为症状性低钠血症是急症，其并发症发生率和死亡率很高，在发病初期通常需要快速的治疗。针对有神经症状的低钠血症，新的专家建议是在早期将血浆钠浓度在 2～4h 内升高 3～5mmol/L，这样可以逆转脑水肿，降低颅内压，预防癫痫发作；剩下的血浆钠浓度升高目标值可超过 24h 完成。第二，修订了升高血浆钠浓度的目标值：24h 内血浆钠浓度升高＜ 8mmol/L，以最大限度降低渗透性脱髓鞘的风险[150]。

低钠血症的治疗很复杂，将在第 112 章中详细介绍。

第 19 章　松果体与褪黑素

The Pineal Gland and Melatonin*

David C. Klein　著
许宇彤　肖建中　译

要　点

- 松果体是血液循环中褪黑素的主要来源。
- 褪黑素属于“夜间分泌激素”，不论作息如何，所有脊椎动物都会在夜间分泌褪黑素。
- 褪黑素合成和调节中的限速酶是芳香烷基胺 –N– 乙酰基转移酶（AANAT），又被称为“时间之酶”（timenzyme）。
- 对脊椎动物来说，松果体分泌褪黑素对应着外环境光照周期，对协调生理节律有着重要的作用。
- 目前，褪黑素及相关衍生药品可用于治疗睡眠障碍、心境障碍及昼夜节律紊乱等。

松果体是脊椎动物的一个大脑中线结构（图 19–1），又称为“松果腺”。松果体可感受环境中的 24 小时光照变化，进而分泌激素信号，即褪黑素（图 19–2）。在所有生物中，不论生活作息如何，褪黑素的合成及分泌均在夜晚达到高峰（图 19–3）。因此褪黑素又被称为“夜间的激素”。作为时间的信号，不像脊椎动物分泌的其他激素具有维持机体稳态的生理功能，褪黑素没有特定的生理功能。褪黑素分泌的昼夜节律性，可以看作是外界光环境季节性、昼夜性变化在脊椎动物中的延伸，使动物们都遵循这一昼夜节律。

一、褪黑素的演变

了解褪黑素的演变历程可以帮助我们更好地理解其生理特性。人们发现，在 5 亿年前的寒武纪时期，脊椎动物就有松果体和褪黑素通路共同进化的痕迹（图 19–4）[1]。而在这之前，没有证据表明松果体或褪黑素合成中存在限速酶以调控昼夜节律；在脊椎动物中限速酶是芳香烷基胺 –N– 乙酰基转移酶（AANAT），因为它是控制昼夜节律的关键所在，又被称为“时间之酶”（timezyme）（图 19–5）[2]。

松果体中产生褪黑素的细胞为松果体细胞，和视网膜感光细胞一样，由原始感光细胞进化而来[3, 4]。两者从遗传、解剖、生化和功能特点上均具有相似之处。低等哺乳动物的松果体细胞与视网膜感光细胞解剖结构相似，并且可以感知光线。尽管在哺乳动物中，松果体细胞已经失去感光功能，但其仍然具有光传导的相关遗传标记：与视网膜细胞具有高度遗传学同源性，且尚未在其他组织中发现类似遗传标记[4–7]。

松果体的进化是源于机体对环境光源产生激素信号刺激的需求，这提高了机体感知环境光变化并提前做出应答的能力。褪黑素参与哺乳动物的昼夜

*. 本章中带有背景色突出显示的部分为儿童内分泌相关内容。

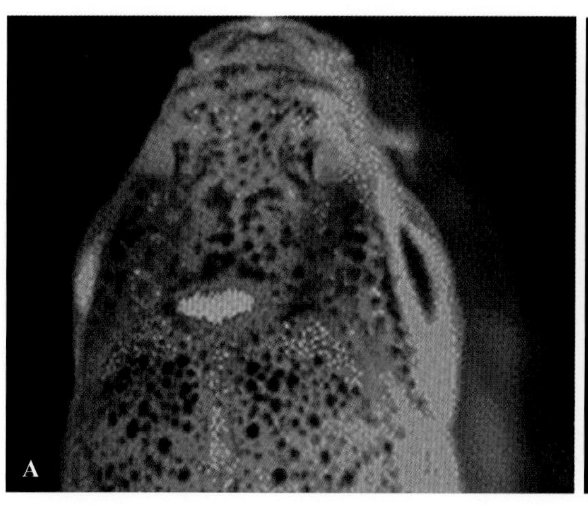
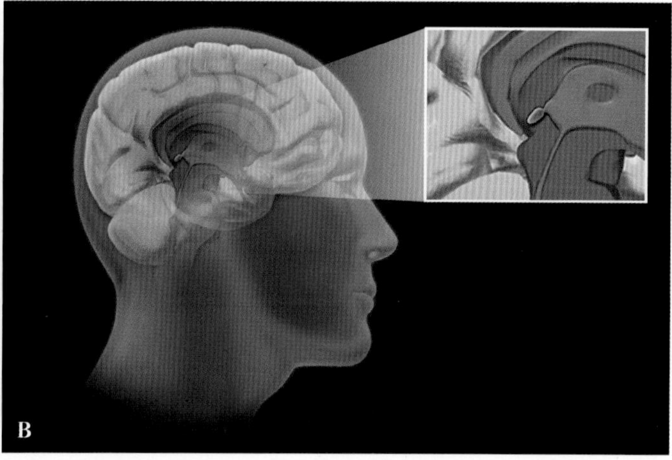

▲ 图 19-1　松果体

松果体是一种中线器官，仅在脊椎动物中存在。在部分动物中，松果体位于大脑表面，但在人类，松果体藏在大脑半球之间。A. 和啮齿类及多数低等哺乳动物一样，斑马鱼的松果体（绿色荧光处）处在接近大脑表面的位置。图示为 3 日龄的斑马鱼，其松果体在 *AANAT* 基因调控区域表达绿色荧光蛋白；B. 人脑及松果体，插图为放大后松果体及周围脑组织结构

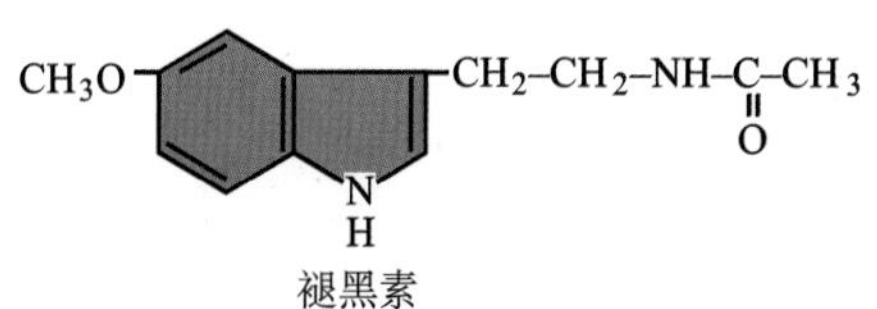

◀图 19-2　褪黑素（分子量 232D）是由循环色氨酸衍生来的亲脂性小分子。O- 甲基及 N- 乙酰基对其发挥生物学功能起到了关键作用

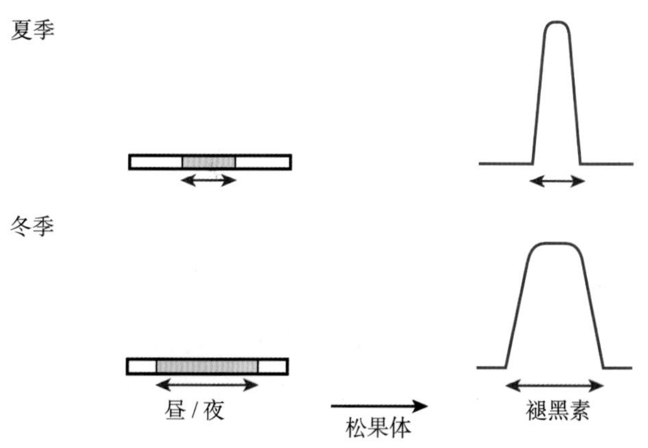

◀图 19-3　褪黑素通过将时间转换为激素信号来发挥生物学功能

在所有脊椎动物中，由于夜间松果体合成和释放的速度加快，褪黑素浓度在夜间升高，同时肝脏代谢速度也增快。从昼夜、季节节律带来生物学影响。褪黑素维持较高浓度的时间与夜晚持续长短平行

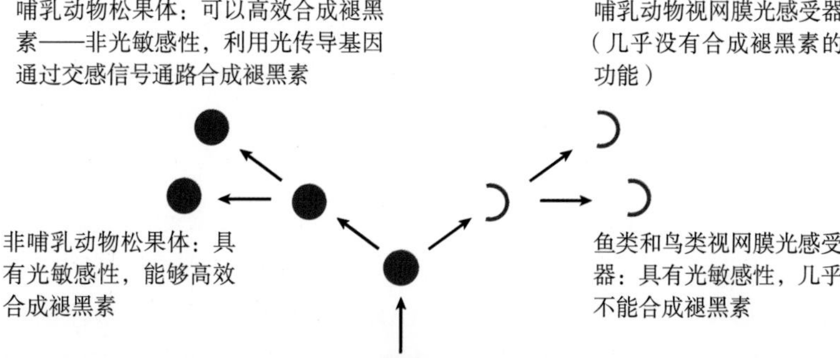

◀图 19-4　松果体的进化演变

目前认为，松果体是在 5 亿年前的寒武纪时期由原始光感受器进化而来，且原始光感受器在同一时期还进化为视网膜。在进化早期，由于原始光感受器需要合成褪黑素以作为夜晚降临的信号，而两种功能的实现需要不同的合成条件（血清素可使视黄醛失活），且彼此之间会竞争能量，最终原始光感受器分别进化成了松果体细胞和视网膜感光细胞

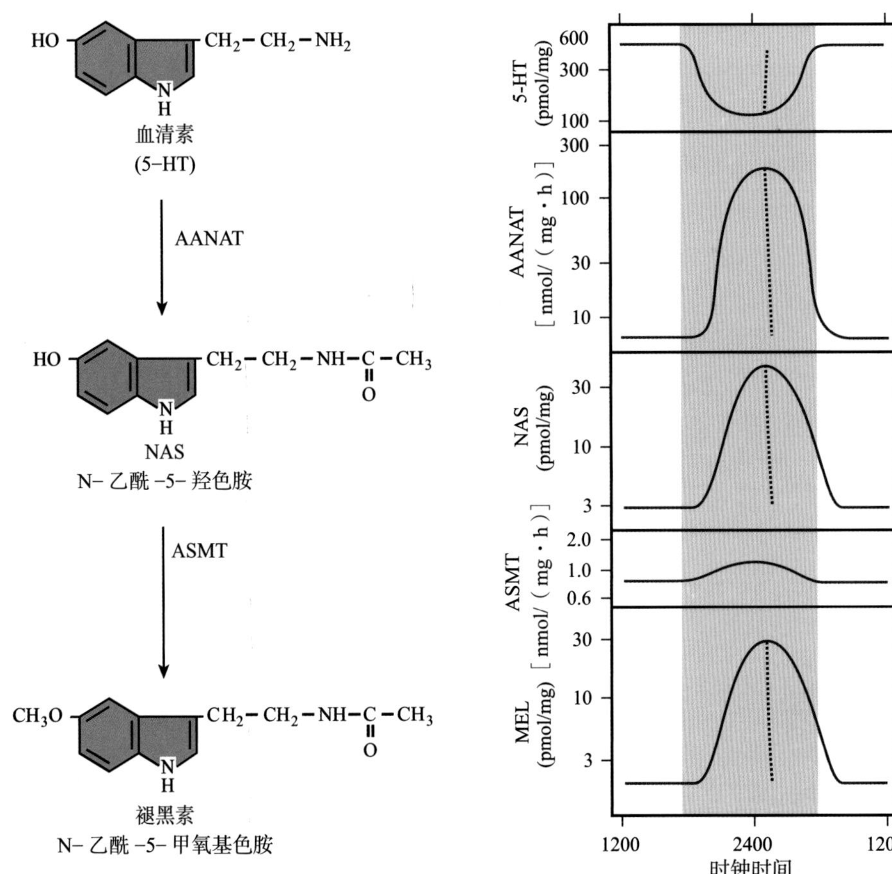

▲ 图 19-5　由血清素合成褪黑素

松果体是脊椎动物中的血清素浓度最高的组织之一，这是由于其内高水平的色氨酸羟基化，且芳香氨基脱羧酶浓度较高(未画出)。血清素经过 AANAT 的 N 基端乙酰化、乙酰血清素甲基转移酶的 O 基甲基化，最终转化为褪黑素。整个过程的关键动力学步骤在于 AANAT 的活化程度。AANAT 的活化程度越高，N- 乙酰血清素产生的速度越快，进而能够生成大量褪黑素。右图虚线部分代表光照对褪黑素分泌的影响，随着光照减弱，AANAT 活性迅速减低，导致 N- 乙酰血清素和褪黑素的浓度迅速下降。松果体是循环内褪黑素的主要来源，高度依赖环境光照来产生内分泌功能。视网膜也能产生少量褪黑素，可能通过局部旁分泌发挥作用。AANAT. 芳香烷基胺 -N- 乙酰基转移酶；ASMT. 乙酰血清素甲基转氨酶；5-HT. 5- 羟色胺；NAS. N- 乙酰血清素；MET. 褪黑素

节律调节，通过输出并反馈信号至中央昼夜节律振荡器来发挥效应 [8-11]。

褪黑素如何获得时间信号的功能可能与血清素及色胺这两类色氨酸衍生物的毒性有关。这些化合物及有关的芳烷基胺衍生物可通过细胞摄取或氨基酸前体脱羧在细胞内蓄积。其毒性来源于高度活性的氨基端。乙酰化可以解除胺类的毒性。视黄醛对原始感光元件的光感受至关重要，而胺类物质可以快速与之反应，该化学反应会生成席夫碱，进而破坏视黄醛。因此，芳香胺与芳烷基胺的反应会降低光敏感性。进化至高效的乙酰化途径可以显著提高光敏感性，有利于生物在弱光条件下觅食行进。乙酰化的效率可随昼夜变化，可能是为了提高夜间视力而产生的进化。

乙酰色胺、乙酰 – 血清素水平在夜间升高，并可被受体无差异识别。配体 / 受体结合是获取信号的重要途径；通常认为，褪黑素及其高选择性受体家族共同进化来提高配体 / 受体结合的效率。松果体和视网膜从同一组原始细胞分别进化而来，这反映了视黄醛和高水平的血清素（由褪黑素合成步骤产生）难以共存的解决方案。另一个导致其分化的原因，可能是视觉传导和褪黑素合成均需消耗能量，由此产生竞争 [1, 3, 4]。两大因素导致了褪黑素信号通路的进化。在脊椎动物中，芳香烷基胺 -N-乙酰基转移酶（AANAT）是褪黑素合成途径的限速酶，可以迅速改变自身活性来模拟外环境的光照变化（图 19-5）[2]。

二、松果体

（一）历史

季节性繁殖的相关研究证实，松果体通过感知外界光环境的变化来介导生理变化[12–18]，如睾丸和卵巢的大小、体重、毛色及行为方式。这些研究结果让人们对松果体产生兴趣，并进行了一系列分子层面上的研究，如松果体如何通过褪黑素对繁殖产生影响。

（二）解剖

不同脊椎动物中松果体的位置和形态各异（图 19–1）[19–23]。在人类、其他灵长类及有蹄类动物中，松果体位于大脑深处的上丘脑，通过松果体陷凹直接与第三脑室相接。其处在第三脑室的后方，大脑内静脉下方，中脑上方。啮齿类动物则要复杂得多，其松果体位于大脑表面，在脑皮质和小脑中间[24, 25]；此外，上丘脑附近还可发现一个体积更小的松果体。两个松果体之间通过松果体柄连接。鱼类的松果体解剖位置更为多样，提示了松果体的适应性进化[20, 21, 26]。

（三）细胞组成

松果体细胞具有合成褪黑素的功能，包括循环褪黑素和夜间增加的褪黑素[20, 21, 27, 28]。不同脊椎动物中的松果体光调节途径各异。鱼类、鸟类及其他低等哺乳动物的松果体细胞中具有光感受器。其光感受器和视网膜内的光感受器具有相似的特征，且具有基因同源性（其他组织均未发现）。哺乳动物的光感受器其解剖学特性只能一过性被观察到，没有明确证据证明其有直接感光作用[29, 30]。下文将进一步探讨，在哺乳动物中，光由视网膜接收并经过神经通路传导，进而作用于松果体。低等哺乳类的松果体细胞不仅可以感知光线，还通过调控褪黑素的合成而具有内源生物钟的作用[31–35]。哺乳动物的松果体细胞则不具有生物钟的功能，其褪黑素的周期调控中心位于视交叉上核，下文将进一步探讨。

对松果体作组织学分析所使用的染料亦可用于褪黑素合成酶的染色，以及光传导途径中的部分蛋白[36]。从组织学角度来看，可发现 S– 抗原仅在松果体和视网膜中高表达[5, 37–40]。S– 抗原在视网膜的光化学信号转导中扮演了重要的角色，且在低等哺乳类中的光传导中起到相似的作用。由此推测，对哺乳动物来说，S 抗原在松果体中同样起到了神经化学信号转导作用。

松果体细胞组成了大部分的松果体腺，除此之外，还有间质细胞、胶质细胞、血管周吞噬细胞及内皮细胞等[28, 39, 41]。

哺乳动物的松果体细胞可投射至大脑半球[36, 42]。通过对 S 抗原的染色发现，松果体细胞途经上丘脑连合、缰核进行投射。斑马鱼的松果体细胞亦可投射至大脑部分区域，部分区域同时接受视网膜信号输入。这些投射的功能尚未明确。

（四）钙化

人类松果体的一大特点，是会随着年龄的增长逐渐钙化[43]。从功能和发育的角度来看，钙化的机制并未明确，并且钙化并不会对干扰褪黑素的合成。可以通过钙化后的松果体是否偏离大脑中线，来判断是否有脑水肿及颅脑肿瘤，这一现象称作“松果体位移”。由于现代影像学的进步，这一现象在临床中的应用越来越局限；但松果体的解剖位置与多种疾病状态息息相关，因此在解剖学上仍有一定的积极作用[44, 45]。

（五）松果体肿瘤

根据松果体细胞来源的情况，松果体肿瘤可分为松果体细胞瘤、松果体间质瘤、混合型松果体肿瘤，S– 抗原染色可以协助作病理学判断[46–49]；此处还可以出现转移瘤。松果体肿瘤可能会导致性早熟，放疗或手术可以用于治疗[50–52]。松果体肿瘤发病率较低，约占儿童脑肿瘤的 5%。肿瘤可侵犯至脑室（尤其是第三脑室），阻碍脑脊液回流。关于松果体肿瘤 / 松果体部位的肿瘤，有大量相关文献供拓展阅读[53–55]。

尤为有趣的是一种“三侧性视网膜母细胞瘤”[56]。最早发现的是单侧视网膜母细胞瘤，是一种常见的视网膜肿瘤；亦可见双侧视网膜母细胞瘤。“三侧视网膜母细胞瘤”指单侧或双侧视网膜母细胞瘤伴组织学相似的颅内肿瘤，约 3/4 起自松果体；可在 6 月龄前发病并导致夭折[57, 58]。视网膜及松果体部位肿瘤的生长，与这两处共同起源于光感受细胞且有着相似的转录因子有关。由视网膜母细胞瘤繁育而来的细胞谱系 Y79，曾用于视网膜和松果体的研究[59–61]，且该细胞谱系可表达褪黑素合成相关基因[62, 63]。

三、褪黑素

（一）历史

从很大程度上来说，当前有关松果体的研究都可以追溯到皮肤学家 Aaron B. Lerner（1920—2007）1958 年发现褪黑素[64–71]。Lerner 最初从事肤色研究；他从文献中得知，松果体中提取的一种化学物可以使青蛙的肤色变浅。Lerner 从数千只牛的松果体中提取褪黑素，并通过监测蛙的肤色变化来提纯褪黑素。

Julius Axelrod（1912—2004）开展了松果体内如何合成褪黑素的实验，由此开启了学术界对褪黑素的研究[72–76]。Axelrod 因在儿茶酚胺神经递质方面的研究于 1970 年获得诺贝尔奖。他意识到松果体内有大量的血清素，并描述了其可以通过乙酰化和 O– 甲基化，将血清素转化为褪黑素。褪黑素研究的第二个热潮，源于 Wilbur Quay（1927—1994）及其他科学家（其中包括 Axelrod）[77] 发现褪黑素及相关化合物的昼夜节律性和光感性受外界环境光照影响[73, 78, 79]。Axelrod 还提出了松果体是神经内分泌传感器的概念，即可以将神经信号转换为内分泌信号[77]。

基于这些研究基础，人们陆续发现 AANAT 是椎体动物中控制褪黑素昼夜合成速率的关键酶[2]，褪黑素受体具有高度选择性[80–84]，描述了哺乳动物中调控褪黑素合成的神经通路[85–88]，对褪黑素做了大量临床研究[89]，并研发了基于褪黑素的药物[90–94]。研究人员也开始以松果体作为研究模型，探究神经递质如何通过第二信使来调控细胞代谢，如蛋白磷酸化和转录组等[7, 95-98]。尤为重要的是，发现了位于视交叉上核的内源性节律控制，即“生物钟”，在哺乳动物中可以调节褪黑素的昼夜分泌节律[99]。这一发现，让人们开始着重研究这个过去 70 年都被认为无功能的下丘脑核团；而目前已经知道，松果体是通过直接或间接协调昼夜节律的主要振荡器[100, 101]。

当下，对松果体的研究范围远不止此，可以搜到超过 12000 篇题目包括“褪黑素”的文献。然而，目前研究得最清楚的是松果体和褪黑素对季节性繁殖的影响，尤其是褪黑素的影响；这也暗示了早期人们在仓鼠和羊身上做了大量研究[12, 102–105]。这些研究带来的最重要的启示，是褪黑素对生殖并无促进或阻碍的作用，而提高褪黑素的浓度反而降低动物的生产率。这提示我们，褪黑素的基本功能即为模拟光照信号。

在主流媒体的报道下，人们开始关注褪黑素，并认识到光照条件的变化会对大脑的内源性生物钟产生影响。这一发现推动了褪黑素作为膳食补充剂在美国的市场发展，并业已上市。通常认为市面上的褪黑素安全性是可以保证的，一般用于助眠。基于对膳食补充剂中褪黑素的浓度及两种褪黑素受体的结合特异性的研究，目前褪黑素相关制药已研究出针对睡眠障碍、昼夜节律紊乱、抑郁症等的不同用途(如 Ramelteon，Agomelatine，Tasimelteon)[90–93]；缓释剂型也在研发中（Circadin）[94, 106]。

（二）化学结构

褪黑素是色氨酸衍生物，分子量为 232D（图 19–2）；其最关键的理化特性是疏水性，在有机溶剂中具有较高的溶解率，因此可以快速透过细胞膜。这也解释了为什么新合成的褪黑素被快速释放出去而不是在细胞内大量储存；同时，循环褪黑素也更容易进入各个组织。后面将会提到，褪黑素可通过胎盘进入胚胎，且可以通过乳汁分泌（图 19–6）。从分析化学的角度来说，褪黑素的高疏水性有利于提取、浓缩及色谱法溶解。褪黑素的 O– 甲基基团和 N– 乙酰基团决定了其理化性质，如果除去这两个基团，或者在 O– 甲基基团上增加一个亲水基团，可以大大降低褪黑素的效价[107, 108]。

（三）褪黑素的合成

松果体是褪黑素的制造工厂。尽管在其他部位可发现微量褪黑素，但显然松果体是循环褪黑素的主要来源，并控制着褪黑素浓度的昼夜变化[109–112]，因为松果体内含有大量其他组织所没有的褪黑素合成酶。例如，在视网膜中也可发现褪黑素合成通路中的酶，AANAT 酶，但视网膜组织几乎不生成血清素，AANAT 在此处可能有其他作用，或者具有旁分泌功能[113-116]。因此，我们不认为视网膜或其他组织是褪黑素的合成来源。合成途径中的前两步限速酶可以合成血清素，但并非特异性转化；而合成过程中最后两步的限速酶则具有高度的松果体特异性，这是由于在进化中形成了高度保守表达序列所致。

1. 色氨酸羟化酶 褪黑素合成的第一步是在色氨酸羟化酶（TPH）的作用下发生色氨酸羟化，生成羟色氨酸[117]。两个已知的基因编码色氨酸羟化酶[118]。其中 *TPH1* 基因在松果体上高度表达，在消化道和骨骼也有表达；*TPH2* 基因在中脑的中缝核表达，负责血清素的生成[119, 120]。TPH1 在细胞中的高表达解释了松果体中的高血清素水平，在某些物种甚至可以达到 0.5mM；同时，蝶呤合成相关酶水平也较高[121, 122]，可以作为辅因子参与该酶联反应过程[117]。

2. 芳香氨基脱羧酶（多巴胺脱羧酶） 褪黑素合成的第二步是多巴胺的脱羧，由芳香氨基脱羧酶（AADC）介导。AADC 在多种组织中表达，可使多种芳香氨基酸脱去羧基团，如色氨酸、苯丙氨酸、络氨酸、二羟基苯丙氨酸等[123]。AADC 在褪黑素合成中起到关键作用，同时也参与其他组织中血清素、多巴胺及肾上腺素等的合成。

3. 芳香烷基胺 -N- 乙酰转移酶（AANAT） 褪黑素合成第三步需要芳香烷基胺 -N- 乙酰基转移酶（AANAT），可以使色胺血清素（trypt-amine serotonin）（图 19-7）发生乙酰化[2]。正如前文所述，因为 AANAT 在褪黑素合成中起到关键的生物节律控制作用，又被称为“时间之酶”。AANAT 在组织中的分布具有高度特异性，仅在夜间状态下的松果体内发现高浓度的 AANAT。部分生物的视网膜和垂体中也可以发现少量 AANAT。正如前文提到的那样，AANAT 在视网膜中的表达可能是由于视网膜和松果体同为原始感光细胞进化而来所致[3, 4]。脊椎动物中的 AANAT 可由低等非脊椎动物的芳香烷基胺 -N- 乙酰转移酶衍生而来，这种酶并不能高速有效地使血清素发生乙酰化。

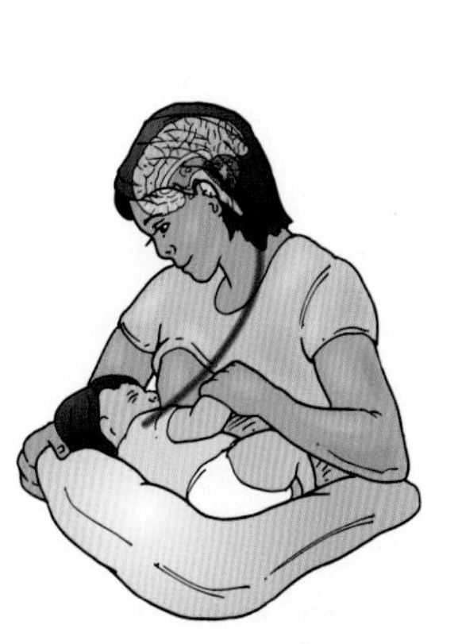
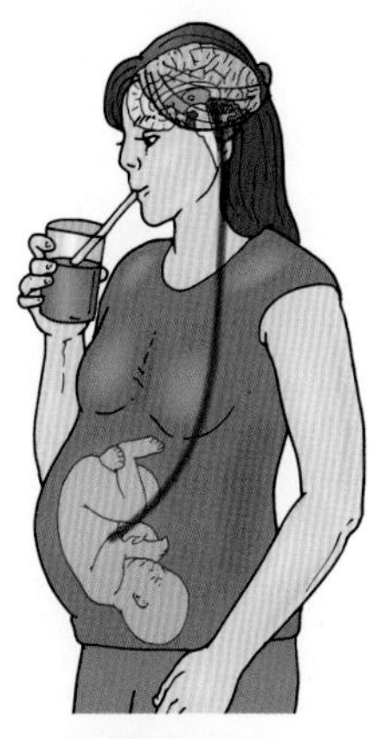

▲ **图 19-6 母系来源的褪黑素**

褪黑素的高度亲脂性使其可以快速通过细胞膜。因此，褪黑素可以经由胎盘传递给胎儿，并通过吸吮由母乳传递至婴儿。这使得人类在合成褪黑素之前就能够获取生长发育所需的光感信息

随着不断进化，现在 AANAT 既可以作为媒介催化、又可以作为调节靶点（图 19-7）[1]。在最低等脊椎动物中可以找出进化的证据。如在催化核心侧面增加了一个调节位点，以及改变了活化位点以促进乙酰基转移。其中调节位点即为环化 AMP 依赖激酶的作用靶点，磷酸化可以促进 AANAT 结合至 14-3-3 蛋白，进而发生活化并使之免于发生蛋白水解化[98, 124]。通常认为蛋白水解涉及赖氨酸残端的泛素化，该高度保守区域位于 $-NH_2$ 端的侧面调节区域。调节区域位于催化核心侧面，由于去磷酸化可以降低 14-3-3 的结合力，进而导致蛋白活性降低及水解的发生，因此这一位置有利于迅速调整蛋白的活性[2]。

AANAT 的酶活性也在进化过程中得到增强，如提高了活性位点的转换速率，以及在乙酰化过程中提高质子迁移的速率等[2, 125]。

为进行破碎细胞检测，已发明出高效的 AANAT 活性抑制药[126]。该抑制药模拟了乙酰转移步骤中的中间产物，可用于在提纯和结晶过程中提高酶的稳定性。

4. 乙酰血清素 -O- 甲基转移酶（羟基吲哚 O- 甲基转移酶） 褪黑素合成最后一步中的酶，可以将 S- 腺苷甲硫氨酸上的甲基基团转移至 N- 乙酰血清素吲哚环的羟基基团上。和 AANAT、TPH1 一样，乙酰血清素 -O- 甲基转移酶（ASMT）表达具有组织特异性，在松果体中高表达，而视网膜组织的表达随不同脊椎动物各异；然而其活性并非像 AANAT 那样在不同脊椎动物而不同。

5. 褪黑素合成的限制条件 很难明确回答是什么限制了褪黑素的合成速率，因为其反映了合成通路中的所有酶及组织中合成辅因子的能力[131]。曾有报道，ASMT 限制了夜间褪黑素的合成最大速率，

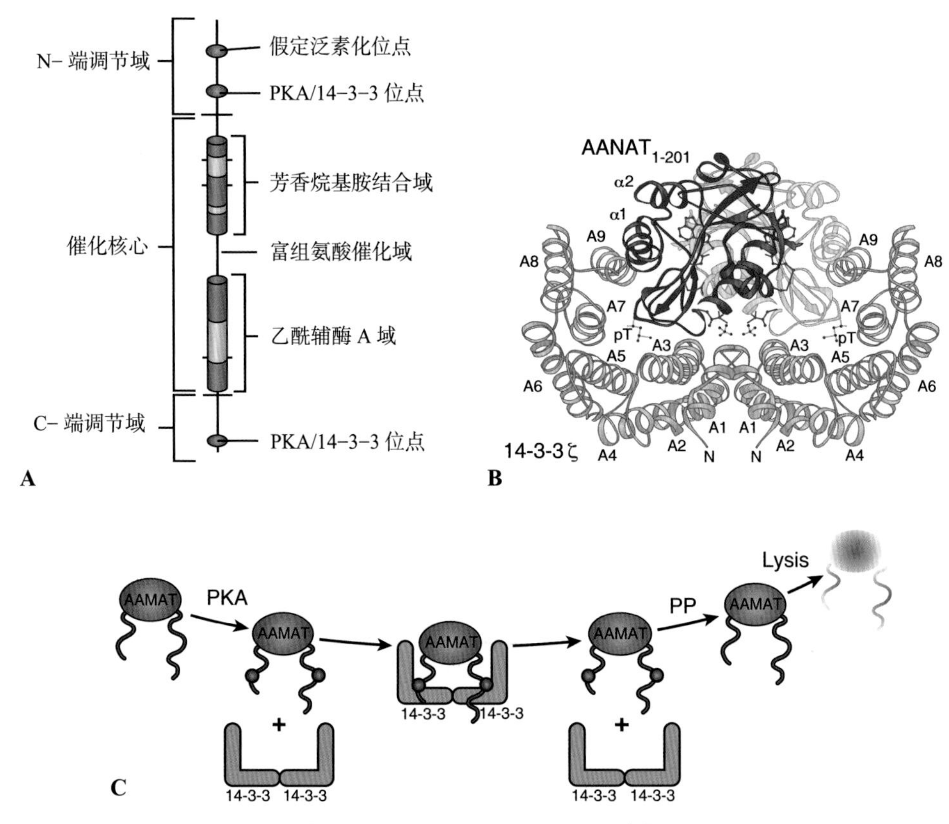

▲ 图 19-7 **AANAT 和 14-3-3 蛋白图示**

A. 标识出重要的组成部分，包括环化 AMP 依赖蛋白激酶位于侧面的磷酸化位点，可能的泛素化位点，催化核心的功能域等。B. AANAT/14-3-3 复合物。AANAT 和 14-3-3 结合，形成稳定结构，以免被蛋白水解酶水解。14-3-3 蛋白形成二聚体，可与其他物质结合。如图演示了 14-3-3 和 AANAT 形成的晶体结构，14-3-3 的 A1～A9 区域，以及 AANAT 的 α1、α2 区域形成了独特的螺旋式结构。其中 AANAT 的磷酸化位点为 pT。AANAT 中有双底物抑制结构（CoA-S-N 乙酰色胺），可以模拟催化反应乙酰基团从 AcCoA 转移至色胺的瞬时四元中间产物。可以根据结构分析的需求，利用这一特性稳定该化合物。C. AANAT 活化和摧毁过程。AANAT 在被翻译后，随即被环化 AMP 依赖蛋白激酶，从而和 14-3-3 结合。蛋白磷酸酶（PP）可使 AANAT 发生去磷酸化并分解，进一步导致蛋白水解酶（Lysis）使其水解破坏，其中也可能包括泛素化过程。夜间，环化 AMP 水平升高，PKA 被激活，起到了保护作用。当环化 AMP 水平因为生物节律或突然光暴露而下降，AANAT 的去磷酸化过程即刻被终止，这也解释了为什么夜间动物突然暴露在光线之下，出现褪黑素水平的急剧下降。PKA. 蛋白激酶 A；AANAT. 芳香烷基胺 -N- 乙酰基转移酶

而 AANAT 限制白天褪黑素的合成。然而，由于目前尚不清楚参与合成通路的所有酶及辅因子，这一说法暂不能得到证实。但可以明确的是，褪黑素的昼夜节律及脉冲样合成是通过乙酰化受到直接调节的。

（四）褪黑素节律控制系统

脊椎动物的褪黑素合成节律具有两个高度保守的同源性（图 19-8）。其一，褪黑素的产生具有 24 小时节律性，受内源性生物钟驱动 [132]。因此，哺乳动物、鸟类及大多数鱼类在夜间仍可以持续合成褪黑素（图 19-8 和图 19-9）。其二是光调节性。光通过两种途径调控褪黑素的合成，包括随环境光协调节律周期及停止对 AANAT 的刺激调节。尽管这些功能特性具有高度同源性，不同物种之间的解剖和组织学特点却并不一样。

在低等哺乳动物中，松果体细胞包括了光感受器和节律钟，通过细胞层面机制调节褪黑素的合成。但在鸟类和非鲑鱼类鱼中，松果体在体外培养条件下，仍具有光敏性，且呈 24h 周期性合成褪黑素 [31, 133, 134]。

哺乳动物的褪黑素合成系统更为复杂（图 19-9 和图 19-10）。调节松果体的振荡器位于视交叉上核团（SCN）[135, 136]，位于下丘脑的主振荡器在哺乳动物中负责协调昼夜节律。SCN 通过大脑和周围神经系统与松果体相联系，在室旁核通过突触连接投射至脊髓中间外侧核 [111, 112, 137]。节前神经元在此发出神经纤维至颈上神经节，而此处交感神经系统又

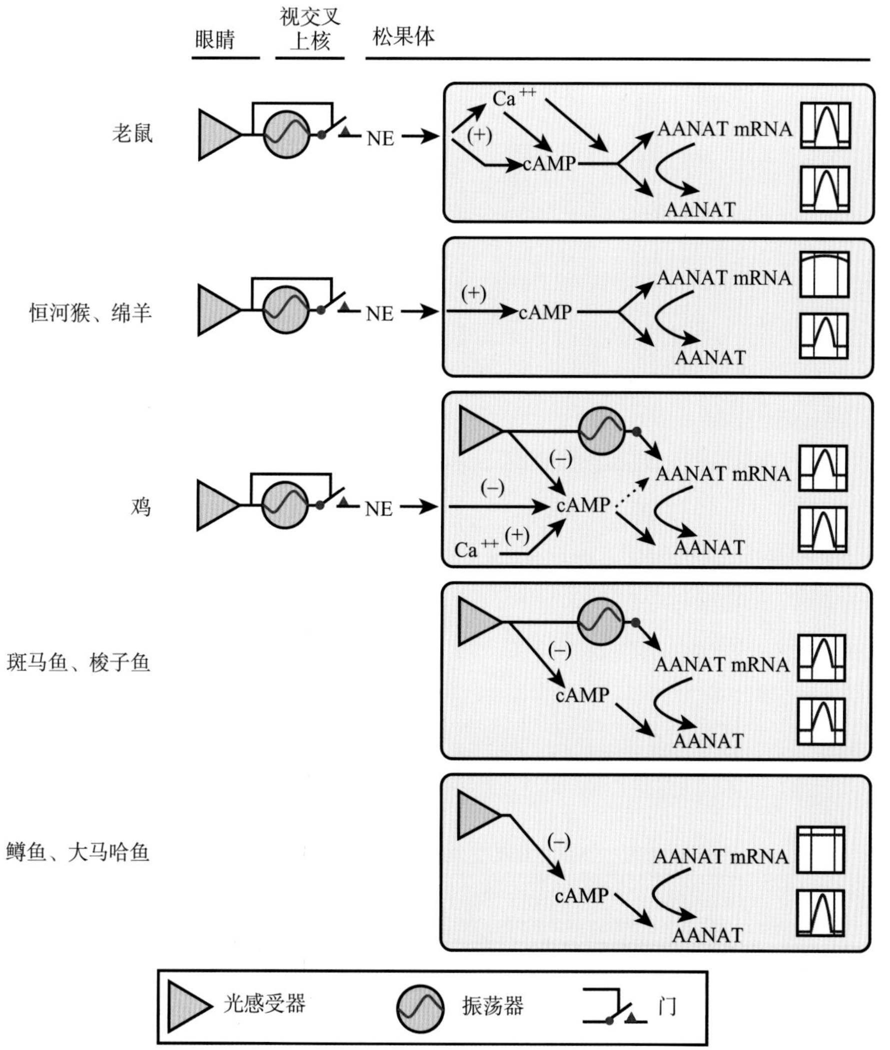

▲ **图 19-8　脊椎动物褪黑素节律控制系统中 AANAT 活性的调节**

在脊椎动物中，AANAT 活性的昼夜节律及蛋白是极度保守性的。然而，不同脊椎动物中这一控制系统各异。在哺乳动物中，光由眼睛感知，并通过神经回路影响 AANAT 的蛋白活性，其中神经回路包括视交叉上核的生物钟系统。包括啮齿类的其他动物中，AANAT 的 mRNA 水平也受这一系统影响；但绵羊、恒河猴中并不能检测出 AANAT mRNA 水平的改变。部分鱼类如梭子鱼、斑马鱼，由单个细胞感知光线。鸟类的感光系统更为复杂，包括松果体细胞生物钟和中央振荡器。鳟鱼和其他鲑鱼类是个例外，其内源性生物钟并不参与褪黑素的合成调节。NE. 去甲肾上腺素；cAMP. 环磷酸腺苷；AANAT. 芳香烷基胺 -N- 乙酰基转移酶

可通过节后纤维投射回松果体 [28, 138]。

值得注意的是，刺激松果体的神经通路受交感神经系统调控 [139]。只有 SCN 来源的刺激可以在夜间激活松果体，并释放去甲肾上腺素，而去甲肾上腺素可以通过激活 β_1 和 α_1 受体来促进褪黑素的合成 [140-144]。这可以导致 cAMP 和胞内钙浓度升高，进而使 cAMP 依赖蛋白激酶活性升高。

激酶的活性升高可以诱发一系列反应。除了可以使 AANAT 磷酸化，cAMP 依赖反应结合蛋白也发生磷酸化，进而诱发基因表达 [7, 95,145]。啮齿动物研究表明，其诱发表达的一类基因即为 AANAT，但在有蹄类及灵长类动物中仅发生有限的表达 [145-147]。

除了这两种集中和分散的系统，在鸟类中有一个系统将这两种特性合二为一，即褪黑素的合成受松果体的内源生物钟和交感神经系统 [115, 133, 145]。但在白天，交感神经占主要作用，可以使 α_2 受体激活，进而抑制褪黑素的合成。

褪黑素合成的再摄取保护作用　正如前文所述，在哺乳动物中，SCN- 松果体通路可以通过交感神经纤维释放去甲肾上腺素进而激活松果体。除此之外，交感神经可以通过再摄取机制来清除松果体间质的儿茶酚胺 [139, 148]。这使得神经刺激可以快

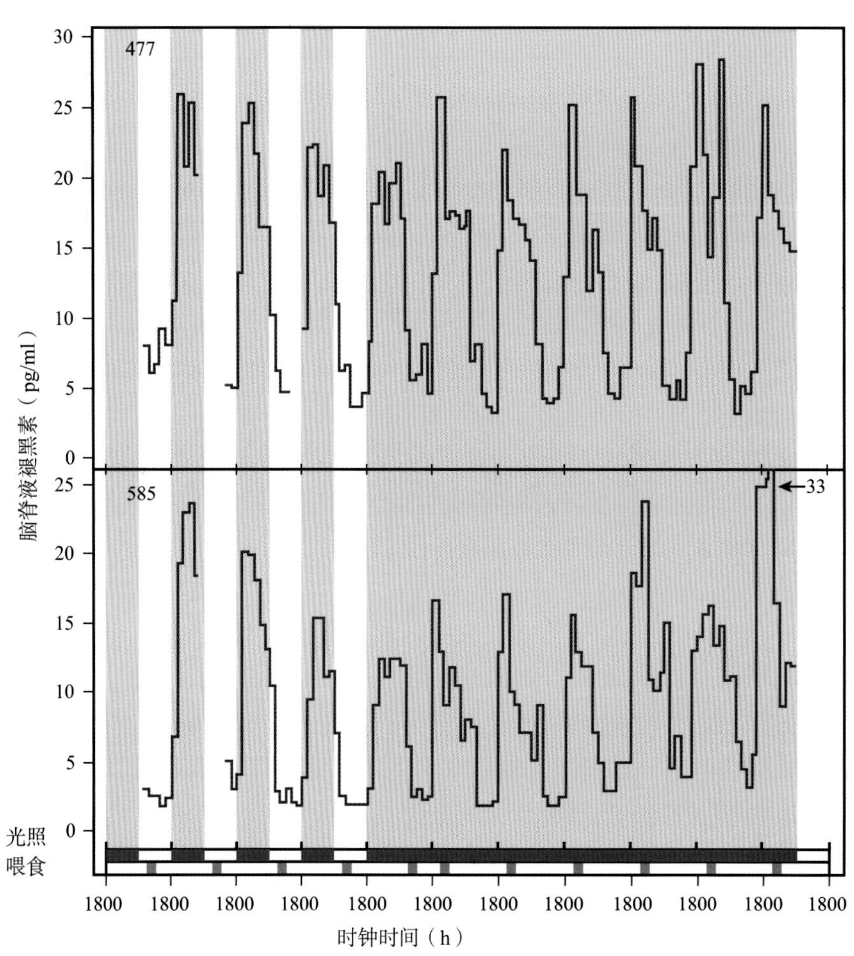

▲ 图 19-9 恒河猴脑脊液中的褪黑素变化

对恒河猴脑脊液中褪黑素的检测发现，褪黑素随着夜晚降临可迅速升高，在夜晚结束时同样突然下降。在长夜中，仍有类似的节律分泌现象，反映了 SCN 的功能

速终止。再摄取机制还可以防止循环儿茶酚胺升高所致的松果体应激。部分药物即可以通过阻断再摄取使得松果体在应激状态下仍能被激活。

（五）褪黑素的分泌

褪黑素具有亲脂性，这一特性避免了其在颗粒中形成蓄积。分泌与合成同步，共同决定了松果体内褪黑素的含量。当合成终止时，松果体内的褪黑素含量随即迅速下降。

（六）分析褪黑素的浓度和合成水平

放射免疫法是推动褪黑素相关研究的一个重要工具，几乎所有研究都是用此方法来测定循环及唾液褪黑素 [149–151]。用于褪黑素测定的放射免疫分析试剂盒已经商业化，在测定循环褪黑素的昼夜变化中得到广泛应用。不同试剂盒测量所得的特异性不同，但这些测定均有非特异性的可能。因为这些方法均通过非直接的竞争相互作用进行测定，以致相似的化合物亦可同位点结合，造成误差。举例来说，早期曾有褪黑素的一种抗血清，可以测定到等量的褪黑素和 N– 乙酰色胺 [150]。利用放免法测定血浆褪黑素含量，仍存在非特异性干扰的问题。其他类似检测方法亦有同样困扰。

电化学和质谱分析等方法也可以用于测定血浆和唾液中的褪黑素 [152–155]。需要利用高效液相色谱法对样品进行提纯。电化学法的敏感性较低，在测定松果体提取及细胞培养的褪黑素含量时应用不多；此外还有其他影响敏感性的潜在问题。高效液相色谱 – 串联质谱法（HPLC–MS/MS）是当前最先进的褪黑素测定方法。尽管尚未得到推广，但可以预测 HPLC–MS/

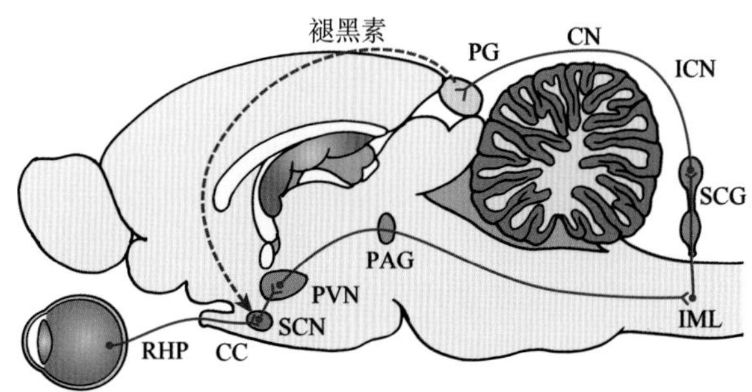

▲ 图 19-10　哺乳动物的褪黑素节律控制系统

褪黑素合成的昼夜节律性由内源性生物钟控制，生物钟位于下丘脑的 SCN，在下丘脑底部，向下紧邻视交叉。SCN 通过多突触连接通路，投射至下丘脑的室旁核，从而与松果体建立联系；这一通路是神经元细胞向下通过中脑导水管周围灰质投射至中线结构，并与脊髓中间外侧核细胞建立突触连接而形成。这些神经元细胞可以选择性地刺激颈上交感神经元细胞，而这部分 SCG 细胞可以通过 ICN、CN 投射至松果体。夜间刺激信号可以激活松果体；环境光可以通过视网膜感光神经节细胞途径作用于这一系统；这部分感光神经节细胞是节律系统的组成部分，通过视网膜下视丘路径作用于 SCN。神经传导使 SCN 生物钟可以对环境光做出反应，根据昼夜变化调整节律，并在夜间阻断松果体的神经元刺激。松果体释放的褪黑素在这一体系中作为伺服系统，可以作用于 SCN。CN. 圆锥形神经；IML. 脊髓中间外侧核；ICN. 颈内动脉神经；PAG. 中脑导水管周围灰质；PVN. 室旁核；RHP. 视网膜下丘脑轴线；SCG. 颈上神经节；SCN. 视交叉上核；PG. 松果体；CC. 生物钟

MS 法将成为褪黑素测定的主流方法，利用这种方法可以直接对褪黑素分子进行测定，且具有较高的敏感性；氘代同位素内标也使量化过程更加可靠和精确。与放射免疫测定法相比，HPLC-MS/MS 法可以同时检测多个化合物，为研究人员提供更多关于生物标本的信息 [152-155]。

（七）褪黑素代谢

褪黑素在肝脏中通过细胞色素 P_{450} 酶分解代谢 [156-161]。6- 羟基褪黑素发生偶联，形成 6- 羟基硫酸和 6- 葡萄糖苷酶衍生物。在人类和部分其他生物中，主要产物 6- 硫酸羟基褪黑素。褪黑素的节律受到松果体内褪黑素的合成调节，主要取决于 AANAT 酶的活性，而褪黑素的降解过程常被忽视，降解可以直接影响循环褪黑素水平。如果没有肝脏对褪黑素的迅速降解，其昼夜节律性将被大大削弱。

估测褪黑素合成的一个有效方法，是测定尿液中的 6- 羟基硫酸褪黑素或 6- 羟基褪黑素 [162, 163]。尿 6- 羟基硫酸褪黑素测定法在临床上较受欢迎，因为收集 24 小时尿具有可操作性，且可以较好地反映褪黑素的合成情况。这种方法除了可以得到一天的褪黑素总合成量，还能用于评估白天或夜间的合成情况。尽管不能有效反映褪黑素的动力学，此方法仍可以提供大量信息 [164, 167]。

（八）母亲是褪黑素的来源——胎盘及哺乳

由于具有疏水性，褪黑素可以通过胎盘 [168, 169]（图 19-6）。在其他灵长类动物中，胎儿褪黑素水平的变化与母体一致 [169]，其他生物中也可以见到类似现象 [170, 171]。在胚胎发育早期，褪黑素经由母体传给胎儿，这是胚胎最早接收到的内分泌信号之一。目前没有完全清楚这一现象带来的影响，但推测其中的靶点之一是表达褪黑素受体的拉特克囊 (Rathke 囊)，可发育成垂体 [172]。褪黑素可在发育早期，褪黑素受体消失之前，抑制促性腺激素对 GnRH 的反应。因此，褪黑素受体很可能起到了预防促性腺激素活化的作用。

乳汁中可以检测到褪黑素，并可以通过吮吸传递 [173]。部分生物（包括人类）研究表明，乳汁中褪黑素的浓度具有昼夜节律性，且与母体一致 [174, 175]。褪黑素通过乳汁分泌可能影响了新生儿的生物节律性 [176-178]。

（九）褪黑素受体

哺乳动物中，褪黑素主要通过 G 蛋白偶联受体发挥作用，即 MT1 和 MT2，由 *MTNR1A* 和 *MTNR1B* 两个相关基因编码 [107]。所有脊椎动物中均可以发现这两种受体。在低等脊椎动物中还发现了第三种受体，*Mel1C*。受体具有普遍的 G 蛋白偶联受体结构特征，包括 7 个跨膜区域。可通过百日咳毒素敏感 / 非敏感 G 蛋白和第二信使来调节细胞生物学特性。褪黑素受体与包括褪黑素前体 N- 乙酰血清素、部分激动剂 N- 乙酰色胺、代谢产物 6- 羟基褪黑素等不及褪黑素的亲和力的百分之一；与其他天然化合物的亲和力也极低。褪黑素衍生物，2- 碘褪黑素 [179] 与受体的亲和力高于褪黑素，这一特性被广泛运用于定位受体、评估结合力，以及利用放射免疫测定法来测定褪黑素水平。具有 MT1/MT2 选择

性的相关药物已被研发出来，并已在临床上用于治疗睡眠障碍、生物钟紊乱、行为调节等 [90, 107, 180]。

（十）褪黑素和醌还原酶 2

除了和 T1/MT2 具有高亲和力，褪黑素还可以与醌还原酶 2 结合，因此醌还原酶 2 以前又被称为 MT3。但醌还原酶 2 与 MT1/MT2 并无结构上的相似性，与之相反，醌还原酶 2 与 N- 乙酰血清素的亲和力较褪黑素更高。褪黑素达到一定浓度（微摩尔量级）可以抑制醌还原酶 2 的活性；然而两者结合的生理学相关性尚未得到证实。

（十一）褪黑素的内分泌效应

褪黑素受体广泛表达于视交叉上核，褪黑素通过与受体结合，在控制内源生物钟上发挥了重要作用。褪黑素通过这种途径，参与昼夜节律的内分泌调节。

除了这一功能，褪黑素可以作用在新生儿促性腺激素细胞上，以拮抗 GnRH 对 LH 和 FSH 释放的影响 [181–184]。随着生长发育，褪黑素受体在 GnRH 受体的介导作用下逐渐减少，因此这一拮抗作用也逐渐消失 [185–187]。褪黑素的这一抑制效应非常强大，是少有的用于原始哺乳动物细胞任一发育阶段研究的细胞反应之一。为研究褪黑素信号传导通路构建了实验模型。褪黑素对 LH 及 FSH 释放所产生的作用，在胚胎发育早起抑制 GnRH 的生物学效应起到了重要作用 [187, 188]。

（十二）褪黑素与季节性

在绵羊及仓鼠中的研究表明，褪黑素在协调光环境与季节性繁殖周期中起到了重要作用 [189–197]。褪黑素可作用在下丘脑 [198]，在垂体中直接调节促性腺激素 / 性激素的周期。

（十三）褪黑素作为时间重调信号

SCN 中具有高表达的褪黑素受体。褪黑素通过电化学及第二信使介导的途径作用在细胞上，起到重调生物钟的作用 [11, 199–202]。褪黑素贯穿生命各阶段最重要的生理功能，是通过视交叉上核来调节生物钟（图 19–10）。对失明对象的研究，证实了褪黑素在节律调节中的重要作用 [203–206]。全盲个体无法感知任何光线，有更加自由的睡眠 – 觉醒节律，不受 24h 的限制。褪黑素可通过感知外界光周期来协调昼夜节律。

（十四）褪黑素用于诊断生物钟节律

褪黑素在临床上可判断 SCN 的节律周期，用以评估生物钟紊乱 [205, 207, 208]。如上所述，由于 SCN 的神经刺激，褪黑素的合成在夜间升高；而人类并不像其他部分脊椎动物的褪黑素升高会出现延迟。在人类中，褪黑素的起始合成节点受到 SCN 时相的即刻影响，具有独特的分泌特征。测试在弱光环境下进行，光线不足以阻断褪黑素的合成。对唾液或血液进行定期取样，测定褪黑素浓度。夜间褪黑素开始合成的节点被定义为弱光褪黑素合成起点（DLMO）。DLMO 具有个体差异性，用于诊断 SCN 时相提前或延迟相关的睡眠障碍 [205, 209–215]。DLMO 是目前用于研究人类生物钟最精确的临床工具。

四、松果体和褪黑素研究的展望

对松果体感兴趣的学者，未来可能继续从事褪黑素相关研究，尤其在人类生理及疾病相关领域。多方文献报道，褪黑素在人类疾病的发生中起到了重要作用；尽管尚无明确定论，但随着对生物节律性研究的深入，褪黑素的作用也将得到进一步明确。当下的热门研究领域包括昼夜功能、睡眠、抑郁和情绪障碍；褪黑素在癌症治疗中的研究也将会是一大热门 [216]。有理由推测，由于比传统免疫方法更具有优越性，褪黑素及相关化合物的测定将逐渐变成 LC–MS/MS 法。尤其是 DLMO，其诊断更依赖低水平褪黑素的精确测定 [207]。我们推测松果体发育的调控机制，及其特异转录子的表达也将成为研究热点。随着褪黑素相关制药的推进，其应用也将得到进一步探索和拓宽。同样，褪黑素类似物 N- 乙酰色胺也将得到更进一步的研究和推广。随着方法和策略的不断提高，我们将进一步加深对松果体和褪黑素的理解，褪黑素及相关药物亦将得到发展，并不断探索新的应用领域。

第三篇

生长和成熟

Growth and Maturation

第 20 章 GH 的结构、功能及分泌规律

Growth Hormone: Structure, Function, and Regulation of Secretion

John J. Kopchick Edward O. List Lawrence A. Frohman 著

张亚光 孙璐璐 赵晓宇 乔 虹 译

要 点

- GH 通过与 GH 受体（GHR）结合诱导细胞内信号传导，从而在生长，分化和代谢等方面发挥生理作用。
- GH 缺乏能够引起许多生理效应，比如对癌症和糖尿病产生抵抗作用，但会引起动物寿命延长。
- GHR 拮抗药可用于治疗肢端肥大症，但可能还有其他治疗适应证。
- GH 的分泌受神经内分泌网络，外周激素和环境的调控。

一、GH 基因家族

人类生长激素（growth hormone，GH）基因家族位于 17 号染色体，并由 GH、GH-V、CSH1、CSH2，以及被称为绒毛膜生长催乳素样激素的假基因组成，这 5 个基因位于被称为 *GH* 基因簇的 17 号染色体长臂，长度为 46.8kb。同时，*GH* 基因家族还包括一种位于 6 号染色体的相关蛋白——PRL。上述这些基因拥有相似的结构，被认为由共同的祖先演变而来 [5]。GH-V 与 GH 不同，GH 主要在垂体中表达，但并不完全在垂体中表达，GH-V 则是胎盘合体滋养层细胞产生的一种糖基化蛋白，在妊娠期间完全替代了垂体 GH。在 GH-V 的 191 个氨基酸残基中有 13 个与垂体 GH 不同 [5]，GH-V 有促进生长和调节母体胰岛素抵抗的作用。*CSH* 基因也在人体胎盘中表达，并编码一种被称为胎盘催乳素的蛋白质。*GH* 基因家族的每个蛋白质都含有 200 个氨基酸，并有 2 个（GH）或 3 个（PRL）二硫键，分子质量约为 22 000Da，沉淀和扩散系数相似。这些分子的氨基酸组成和序列具有可比性，氨基酸序列一致性约为 60%～90% [2]。*GH* 基因家族的成员都含氨基酸末端分泌信号肽，故称他们为前体蛋白 [5]。

GH 基因家族每个基因的初级 mRNA 转录本包含 5 个外显子和 4 个内含子，翻译起始密码子和终止密码子分别位于 1 号和 5 号外显子 [5]。一些 GH 相关基因前体 mRNA 会发生可变剪接。据文献报道，垂体 GH 前体 mRNA 经过可变剪接产生分子量为 20kDa 的新 mRNA 异构体，这个异构体是由 GH 前体 mRNA3 号外显子第 32 到 46 编码氨基酸缺失产生的（图 20-1），并能在垂体和血液中被检测到 [7]。

我们已经鉴定并克隆了一个编码多种转录因子（包括 POU1F1 和 PROP1）的基因家族，并发现它们对 GH 细胞的发育有重大影响。在垂体细胞系分化为合成和释放 GH 的 GH 细胞过程中，这些基因的表达扮演了重要的角色 [8]。此外，营养，睡眠、运动、一些激素也可以影响 GH 细胞的表达和分泌，下丘脑多肽例如生长激素释放激素（growth hormone releasing hormone，GHRH）、生长抑素，以及 GH 的促泌剂如生长激素释放素同样能影响 GH

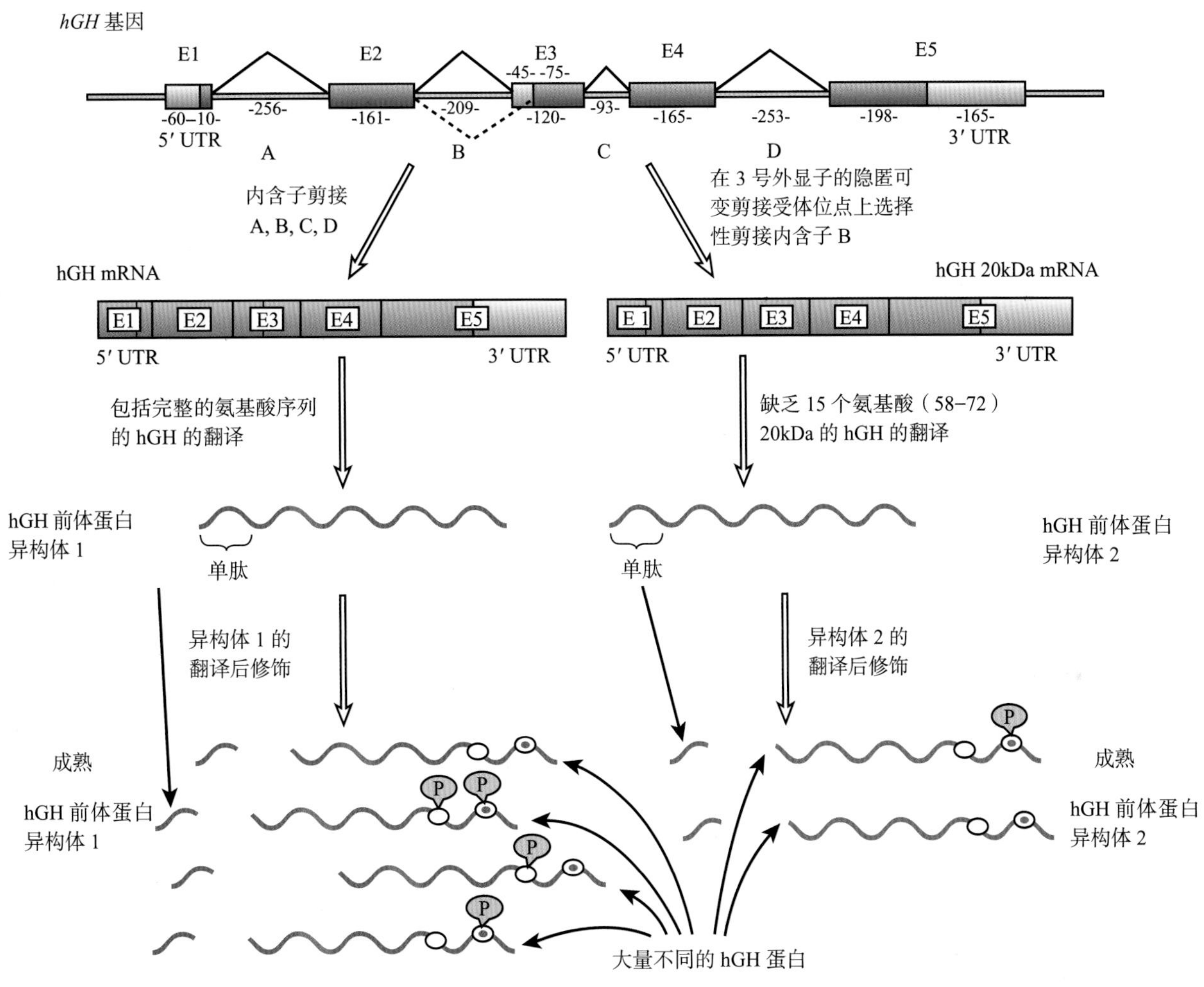

▲ **图 20-1 人类 *GH1* 基因示意图展示了 3 号外显子的可变剪接**

该基因包含 5 个外显子和 4 个内含子，外显子编号为 E1～E5，内含子表示为 A～D。这些内含子和外显子的长度表现为碱基对的数量。如图左侧所示，正常的基因转录本和前体 mRNA 经过剪接后产生一种 mRNA，该 mRNA 被翻译成 217 个氨基酸的 GH 前体（异构体 1）。随后被切割信号肽，形成含有 191 个氨基酸，分子量为 22kDa 的成熟蛋白质。如图右侧所示，前体 mRNA 可变剪接后产生了分子量为 20kDa 的变异型 GH（异构体 2），它在 3 号外显子的起始处缺少了 15 个氨基酸（氨基酸残基 58～72）。这种可变剪接（用虚线表示）的发生由于 3 号外显子中存在一个 3′ 端隐匿可变剪接受体位点。每种 GH 异构体产生后会经历进一步的翻译后修饰。文献中已经报道了许多翻译后修饰类型，包括残基 Ser132（白色圆圈）和 Ser176（带有黑点的白色圆圈）的磷酸化修饰。mRNA. 信使 RNA；UTR. 非翻译区；P. 磷酸基（引自 Kopchick JJ, Sackmann-Sala L, Ding J: Primer: Molecular tools used for the understanding of endocrinology, Nat Clin Pract Endocrinol Metab 3）

细胞的表达和分泌。详见本章后文。

1921 年，人类首次发现垂体能够促进生长，随后人体 GH 先后被确认、纯化和鉴定 [1]。1979 年，研究者克隆和表达了 GH cDNA[2]。在 1985 年，重组人生长激素（recombinant human growth hormone，rhGH）被制备并批准用于 GH 缺乏患者的临床治疗。此后，rhGH 还获批其他几个临床适应证。

经过数十年的研究，研究者揭示了 GH 和生长激素受体（growth hormone receptor，GHR）相互作用的机制和下游的胞内信号通路，杂交出有 GH 行为变异的纯系老鼠，并报道了 GH 与衰老和长寿的关系，另一项重要的研究则是发现垂体中调节 GH 分泌的分子。本章总结归纳了 GH 领域的重要发现，并提供了相关的背景信息和参考资料，以更详细地回顾早期的工作。

二、GH 生物作用

正如 GH 的名字所示，GH 的主要作用是促进生长。然而，生长激素的其他生物作用也被逐渐揭示，其中最重要的就是 GH 调节代谢的作用。本章将简述 GH 的生物作用，GH 在肢端肥大症中的作用将在第 12 章介绍，GH 在儿童 GH 缺乏症（GHD）中的作用将在第 23 章进一步介绍。

在儿童和青少年时期 GH 分泌不足会引起 GH 缺乏并导致侏儒症，而在青春期结束前 GH 分泌过量，如不及时治疗，会导致巨人症。这些疾病是由于促进骨生长的 GH 分泌缺乏或过量导致的。与之相反，成年后由于线性生长已经结束，GH 的缺乏不会影响生长，但是会影响身体成分组成、糖类和脂质代谢、心血管疾病风险，以及生活质量 [9]。成人 GH 分泌过量主要源于垂体瘤，表现为肢端肥大症，主要特征是软组织的增生（主要在肢端区域），心脏、肝脏、肾脏等器官的异常增大，舌头和软腭等面部组织的增厚。这些病理改变会诱发威胁生命的疾病，如糖尿病、心血管疾病、阻塞性睡眠呼吸暂停综合征 [10]。

GH 在健康的成人中发挥调节代谢作用，如蛋白质、脂肪和糖的代谢。胰岛素是人体摄食状态下控制物质代谢的主要激素，然而在禁食期间，胰岛素的分泌功能受到抑制，GH 转而取代胰岛素的地位，控制物质代谢 [11]。GH 对于糖代谢的具体影响并不明确，研究显示 GH 对糖代谢存在两种相反的作用：急性或早期胰岛素样作用和慢性或晚期抗胰岛素作用。慢性作用又被称为 GH 的致糖尿病反应。GH 的急性或早期胰岛素样作用则包括降低血糖，增加葡萄糖和氨基酸的转运与代谢，增加蛋白质，糖原以及脂肪合成 [9]。这些急性或早期胰岛素样作用主要发生在体外或特殊的体内环境，被认为是继发于 GH 引起的胰腺胰岛素释放迅速增多 [12]。

1936 年，研究者发现垂体提取物具有抗胰岛素作用，并伴随血糖升高现象，这是首次在动物身上发现 GH 的抗胰岛素作用 [13]，这种作用随后被确认为是由 GH 引起的，并于 20 世纪 60 年代在人类中发现 [14]。此外，高达 50% 的肢端肥大症患者患有 2 型糖尿病，其原因正是血清高 GH 水平使患者胰岛素抵抗增强，引起胰岛素水平升高，进而导致三酰甘油生成增多并伴随脂蛋白谱改变 [10]。

JAK/STAT 信号通路在啮齿动物白色脂肪组织（WAT）、骨骼肌和肝脏中介导 GH 的糖尿病效应，PI3K 的 P85α 调节亚基上调，胰岛素信号通路受到抑制最终导致胰岛素抵抗。但是在成人肌肉组织中，研究表明 PI3K 在 GH 导致的胰岛素抵抗机制中的作用尚不明确 [15]。

GH 以自分泌、旁分泌，以及胰岛素样生长因子 1（insulin-like growth factor 1，IGF-1）发挥作用，GH 的直接刺激产生 IGF-1。IGF-1 的作用将在第 21 章详细介绍。然而，目前仍不确定某个 GH 相关生理反应是 GH 作用的直接结果，还是 IGF-1 作用的间接结果。就此而言，Lupu 等认为老鼠的生长是由 GH 和 IGF-1 共同作用的结果，因为在调节小鼠生长中，GH 的作用占 14%，IGF-1 的作用占 35%，而 GH 和 IGF-1 重叠作用占 35%，非 GH 和 IGF-1 作用占 17%。这些数据表明，GH 和 IGF-1 在调节生长的作用上有区别和联系 [16]，可以确定的是 GH 可脂解，而 IGF-1 不能脂解；在肝脏细胞中，GH 可以和 GHR 结合，而 IGF-1 不能；GH 能导致糖尿病，而 IGF-1 不能；所以 GH 和 IGF-1 的作用不完全相同。

GH 的非生长作用扩大了 rhGH 在临床上的使用。最初，rhGH 只用于 GH 缺乏儿童的治疗。现在，对于在青春期和成年期缺乏 GH 而使生长受限的情况，临床表现有 Turner 综合征、Prader-Willi 综合征、慢性肾功能不全、*SHOX* 基因缺陷、小于胎龄儿且无追赶生长等，rhGH 也可用于促进这类人群的生长。rhGH 在美国可以用于先天身材矮小和 Noonan 综合征的治疗，而在欧洲某些品牌的 rhGH 则尚未被批准。此外，rhGH 也可以治疗患有 GH 缺乏症和伴随 HIV/AIDS 的消耗综合征的成人 [16a]。

（一）*GHR* 基因敲除揭示 GH 的生理作用

1997 年，研究者培养出 *GHR* 基因敲除的小鼠（$GHR^{-/-}$），因为 $GHR^{-/-}$ 小鼠对 GH 的刺激无反应，其表型能帮助我们深入理解 GH 的生物作用 [17]。与预估一致，尽管体内 GH 水平升高，仍表现为身材矮小，IGF-1 水平降低。同时，还观察到 $GHR^{-/-}$ 小鼠存在肥胖和瘦素水平升高现象。虽然肥胖的表型出乎意料，但 $GHR^{-/-}$ 小鼠具有极高的胰岛素敏感性，并伴有低胰岛素水平和低血糖。反之，$GHR^{-/-}$ 小鼠脂联素水平升高，而脂联素通常与肥胖呈负相关。这表明 GH 可能负向调节脂联素，当 GH 信号被阻断时，脂联素水平升高。最令人惊讶的是，这些老鼠有很长的寿命并且被玛士撒拉基金会誉为最长寿的实验老鼠。$GHR^{-/-}$ 小鼠寿命增长的机制未完全明确，但研究表明这些老鼠具有抗癌性以及对实验诱导的糖尿病具有屏障作用[18]。$GHR^{-/-}$ 小鼠与患有 Larson 综合征人群有一些共同特点，如身材矮小、GH 抵抗、IGF-1 减少、GH 增加、性征发育迟缓、骨盐密度降低、肌肉含量减少、年轻时易患低血糖症、肥胖症患病率增加，以及瘦素和脂蛋白水平增加[25]。（LS 详见本章下一节）。最重要的是，$GHR^{-/-}$ 小鼠和患有 LS 的人群都不易患癌症和糖尿病[17-19]。发现患有 GH 抵抗的老鼠和人健康寿命增加也许是本书第 6 版出版后与 GH 有关的最重要的研究。

为了进一步阐明 GH 对单一组织的作用，研究者培育出各种条件下 *GHR* 基因敲除的老鼠，包括特定组织 *GHR* 基因消融老鼠。脂肪特异 *GHR* 基因敲除（FaGHRKO）的老鼠，血糖、GH 和 IGF-1 水平均正常，但有严重的肥胖症状（图 20-2）[20]。与此同时，FaGHRKO 老鼠没有类似于 $GHR^{-/-}$ 老鼠增高的脂蛋白水平（详见前文），这提示 GH 在脂肪组织可以间接调控脂蛋白水平。在肝脏中敲除 GHR 引起 IGF-1 水平降低，GH 水平升高，并且导致胰

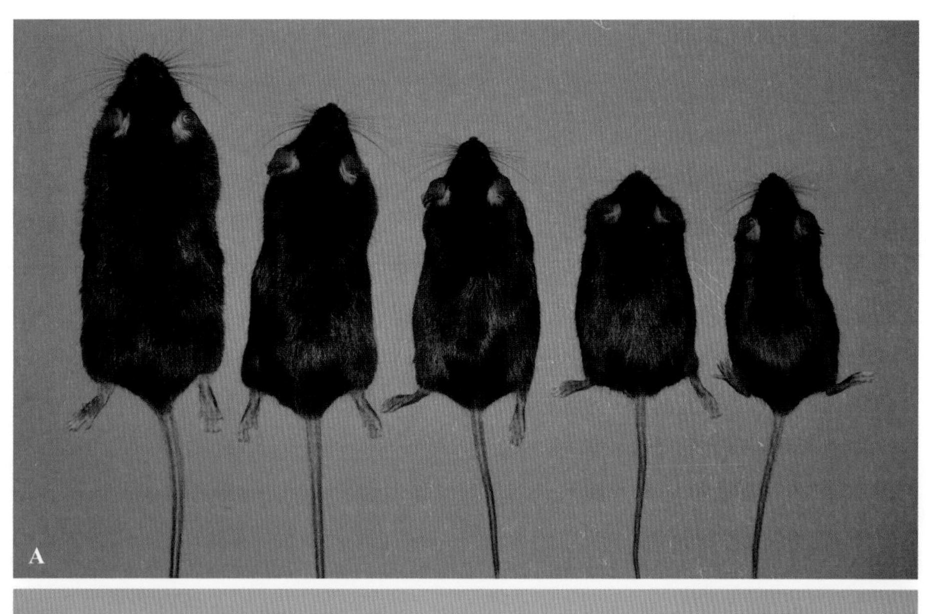

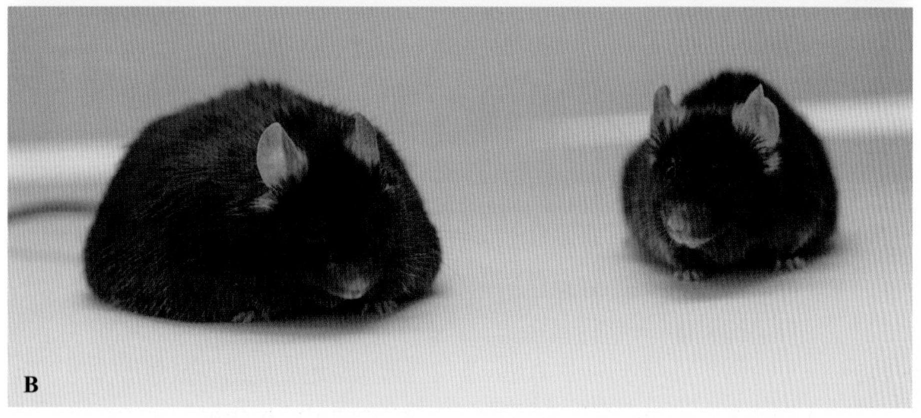

▲ **图 20-2　各种大小（GH 作用）的小鼠系常用于研究 GH 的各种生物作用**

A. 从左至右依次为：bGH 转基因小鼠，野生型小鼠，GHR 拮抗剂转基因小鼠，$GHR^{-/-}$ 小鼠，$GHB^{-/-}$ 小鼠。B. 左侧为脂肪组织 *GHR* 基因敲除小鼠（FaGHRKO），右侧为野生型同窝小鼠

岛素抵抗和脂肪肝[21]。此外，肝脏中 *GHR* 基因的敲除也可导致脂蛋白水平升高，提示 GH 在肝脏中可以间接调控某些脂肪因子（List 和 Kopchick 未发表的研究）。由于 GH 刺激肝脏使其释放的 IGF-1 占循环 IGF-1 的 90%（也被称为内分泌 IGF-1），这些老鼠也为区别内分泌 IGF-1 和肝脏自身产生的 IGF-1 的作用提供了模型，并提示正常生长既需要肝脏产生的 IGF-1 也需要内分泌 IGF-1。现已报道其他 *GHR* 基因组织特异敲除的案例，如胰腺 B 细胞 *GHR* 基因敲除导致胰岛素分泌功能的受损[22]，骨骼肌中的 GHR 的破坏，在两个实验室显示了的不同实验结果[23, 24]。一个实验室的结果显示，GHR 基因敲除会减少肥胖症和改善糖代谢能力；另一个实验室的结果则显示，*GHR* 基因敲除会增加周围性肥胖和糖代谢异常。综上所述，研究结果表明在单一组织中干预 GH 的作用可以影响肥胖和血糖稳定，没有一种组织特异性 GHR 敲除能获得与 $GHR^{-/-}$ 老鼠相同的表型，提示组织间的交流对于 GH 发挥各项体内生物作用的重要性。

（二）*GHR* 基因突变的临床表现

Larson 首先发现表现为身材矮小的 GH 不敏感个体，并且这些患有 Larson 综合征（LS）的个体 GHR 原有分子结构出现异常[25]。自发现首批 *GHR* 基因变异之后，相继发现了许多其他 GHR 变异位点，以及下游信号通路和中间基因的变异[77]。比如，近期发现 *STAT5b* 基因存在缺陷的个体，这些个体表现为 GH 不敏感性，身材矮小，肺部疾病以及免疫功能紊乱[78]。无论是何种原因引起的基因变异，这些 LS 个体都有 GH 不敏感并伴有低水平血清 IGF-1，因此临床首选 IGF-1 治疗[77]。

GHR 基因还存在其他变异。2004 年，Dos Santos 团队发现 *GHR* 基因的多态性与 GH 敏感性增加相关[79]。*GHR* 基因变异导致 3 号外显子的移除并且被称为 *d3 GHR* 等位基因[79]，小于胎龄儿（SGA），特发性身材矮小，患有 Turner 综合征的女童，以及具有严重 GH 缺乏的儿童均存在 d3 GHR 的基因多态性，他们比完全表达 GHR 的相似个体对外源性 rhGH 治疗更敏感。这些研究表明，含有 *d3GHR* 等位基因的群体可能对 GH 有较强的敏感性。在肢端肥大症患者的研究中，50% 的患者为纯合子完全表达 GHR，另外 50% 患者至少有 1 个 d3 *GHR* 等位基因[80]。目前推测，*GHR* 基因型（尤其是 3 号外显子缺失）调节肢端肥大症患者血清 GH 和 IGF-1 浓度[80]。然而，*GHR* 基因 3 号外显子缺失对 GH 功能和临床表现的重要性仍然存在争议。

三、GH 和癌症

从过去到现在 GH 对于癌症的作用一直存在争论。许多国际数据库的数据均未表明 rhGH 会导致或者促进癌症[26]。除此之外，在小鼠和大鼠的长期研究中发现 rhGH 的摄入对癌症的发生率并无影响[27]。但是，Swanson 团队发现 GH 信号通路对小鼠的前列腺[28]和乳腺[29]癌变有很大影响。大 T 抗原（TAg）可以导致男性发生前列腺上皮内瘤变（PIN），女性发生乳腺癌。研究人员把 $GHR^{-/-}$ 小鼠和 C3（1）/TAg 小鼠杂交，子代根据基因型分开，比较 TAg/$GHR^{-/-}$ 小鼠和 TAg/$GHR^{+/+}$ 小鼠。在前列腺癌和乳腺癌模型中，TAg/$GHR^{-/-}$ 小鼠较野生型（TAg/$GHR^{+/+}$）小鼠的癌变进展均减慢。

Swanson 团队还发现自发性侏儒大鼠（SDR）对化学诱导乳腺癌和 TAg 诱导前列腺癌有抵抗作用[30]。SDR 与 Sprague-Dawley（SD）大鼠唯一的区别就是 SDR 存在 *GH* 基因点突变引起的 GH 缺乏。将 SD 大鼠暴露于 MNU 是研究乳腺癌最常用的模型之一，尤其是研究激素对肿瘤生长的调节作用。该团队发现 GH 治疗使 SDR 对 MNU 致乳腺癌作用更敏感，在 SDR 乳腺癌成瘤后，停止 GH 治疗，SDR 乳腺癌迅速好转[31]。

通过综合流行病学研究和动物体内致癌模型，Pollak 团队发现 GH/IGF-1 轴和癌症之间的联系，高水平 IGF-1 伴有某些癌症患病风险增加，如结直肠癌、前列腺癌和乳腺癌[32]。基于这些发现，实验药理学目前正致力于研发抑制 IGF-1 受体信号转导的药物。培维索孟（详见后文）是 GHR 拮抗药，当表达培维索孟的小鼠暴露于诱导乳腺癌的化学物质，物质的致癌作用受到了抑制[33]。小鼠肿瘤实验发现培维索孟对人脑膜瘤，结直肠癌及乳腺癌有抑制作用，提示 GRH 受体拮抗药通过阻断 GHR 信号转导通路在癌症治疗中的潜力[34]。

近期，Lobie 团队的研究表明部分 GH 在垂体外区域合成，并在人致癌细胞中发现 GH 自分泌表达，自分泌 GH 能够刺激存活、生长、增殖、迁移，以及入侵微血管内皮细胞。此外，该团队的研究显示自分泌 GH 是原位表达癌基因的野生型，参与人乳腺上皮细胞的无限增殖。这个观点目前存在极大争议。自分泌和旁分泌 GH 在肿瘤血管和淋巴管的生成中起着很大的作用[35]，GHR 拮抗药培维索孟部分抑制上述作用[36]。因此，GH 与多种癌症发生和发展的关系仍有待进一步研究，但培维索孟和其他下调 GH/IGF-1 轴的干预剂未来可能成为治疗一些癌症的方案。

四、GH 的结构

我们提出一些假设来解释 GH 的多种功能。有些旧观点包括：①存在多种 GHR 受体；② GH 分子存在多个活性中心；③存在小的活性 GH 片段完成 GH 多种生物作用[37]（已研究大约 90 个片段）。与这些假设相关的数据详见后文。

1987 年首次发现猪 GH 的晶体结构[38]。人 GH 结构详见图 20-3。GH 是一个长链分子，分子大小约为 55×35×35A，包括 4 个 α- 螺旋，占 GH191 个氨基酸中的 54%，呈紧密的上 - 上 - 下 - 下反平行束排列。该分子还在氨基酸残基 33～75 包含一个“大环”，在残基 129～154 包含一个“较小环”，以及在羧基末端包含一个“小环”[38]。1992 年，发现了人 GH（hGH）和 hGH 结合蛋白（GHBP）的晶体结构[39]。hGH 同样含有 4 个 α 螺旋：α- 螺旋Ⅰ（第 9～34 残基），α- 螺旋Ⅱ（第 72～92 残基），α- 螺旋Ⅲ（第 106～128 残基）和 α- 螺旋Ⅳ（第 155～184 残基）。在 α- 螺旋Ⅰ和Ⅱ之间的大环中也发现了两个短螺旋（残基 38～47 和 64～79）[39, 40]。

GH 的第 3 个 α- 螺旋具有两亲性，即疏水残基与亲水残基分隔开。例如，牛 GH（bGH）的第 3 个 α- 螺旋是有缺陷的，因为在 α- 螺旋疏水部分的中间部位存在第 117 位谷氨酸（亲水残基），而 α- 螺旋的亲水部分中则存在第 122 位丙氨酸和第 119 位甘氨酸（疏水残基）。两亲性二级结构被认为是许多肽类激素和转录激活因子的重要功能结构域，稍后将讨论这个螺旋的重要性。

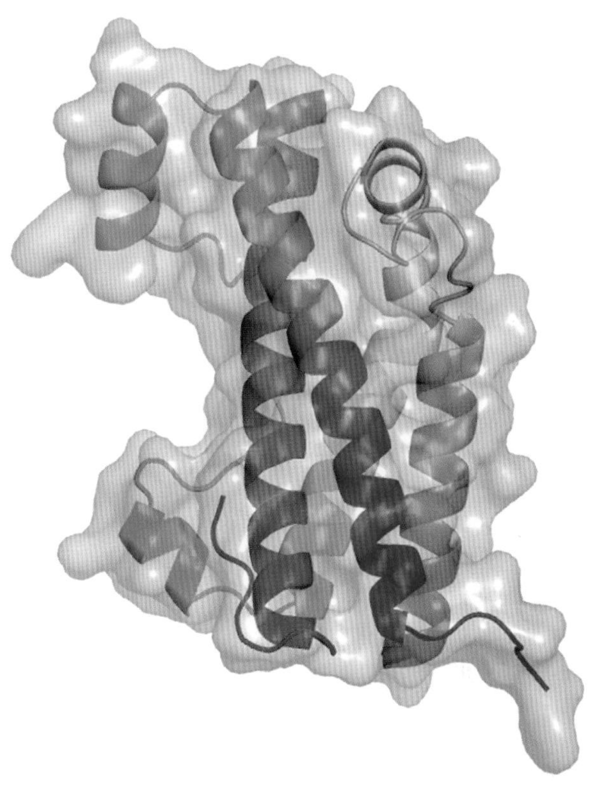

▲ **图 20-3　人 GH 结构示意图（蛋白数据库，1HUW）**
GH 二级结构与透明灰色的原子体积叠加，N- 端为蓝色，C- 端为红色，α- 螺旋表示为不同颜色的色带。（由 Isabelle Broutin and Vincent Goffin 提供）

牛 GH 在第 53、164、181 和 189 位共有 4 个半胱氨酸（Cys）残基，并在 GH、PRL 和胎盘催乳素分子中高度保守[6]。这 4 个半胱氨酸残基在牛 GH 中形成两个二硫键（PRL 中有 3 个），第 53 位半胱氨酸和第 164 位半胱氨酸 164 之间的二硫键形成一个大环，第 181 位半胱氨酸和第 189 位半胱氨酸之间的二硫键形成一个小的 C- 末端环。GH 家族成员（包括人 GH）中半胱氨酸残基和二硫键的高度保守，提示这些残基对分子结构完整性和生物活性的重要性。

（一）GH 的结构和功能研究

迄今为止，已经进行了多项致力于 GH 活性结构域的研究，包括针对参与二硫键形成的半胱氨酸残基的键断裂和定点突变技术。虽然这些实验的结果差别较大，但都表明二硫键完整性的生物学意义可能具有物种特异性，大环完整性是 GH 实现促生长活性的必要条件[41]，而半胱氨酸突变的 GH 蛋白对脂质代谢的影响维持不变[42]。

早期通过片段实验获得 GH 功能结构域的信息，但由于尚未探明蛋白质的整体构象，因此结果存在局限。在 20 世纪 90 年代早期，一种被称为同源扫描的重组 DNA 技术被用来研究 GH 的结构。克隆的 *hPRL* 基因序列翻译成蛋白后，具有最小的 GHR 结合亲和力，可以替代相应的 GH 结构域，通过检测 PRL/GH 嵌合分子与 PRLR 或 GHR 的结合能力发现，GHR 与 GH 的结合区主要位于 α- 螺旋Ⅰ的氨基末端，即第 54 位和第 74 位氨基酸残基之间的环区，以及 α- 螺旋Ⅳ的羧基末端。但是，这些实验并不能确定参与配体 / 受体相互作用的特定残基。

在对 GH 进行同源扫描之后，采用更精确的“丙氨酸扫描”方法研究 GH 和 GHR 的结构 / 结合关系。利用丙氨酸密码子先后替代 GH 基因中的众多密码子，包括在 α- 螺旋Ⅰ、大环和 α- 螺旋Ⅳ中发现的那些编码残基的密码子，研究与 GHR 结合的特定重要氨基酸残基[47]。研究显示，位于环区的第 10、54、56、58、64 和 68 位氨基酸残基，以及羧基端的第 171、172、175、178、182 和 185 位残基与 GHR 的结合相关[43, 44]。这种扫描诱变研究很大程度上忽略了 GH 的第 3 个 α- 螺旋，因为该部位的氨基酸替换对 GHR 结合亲和力影响较小。

（二）GH 的第 3α- 螺旋结构

Sonenberg 团队在 20 世纪 60 年代末和 70 年代初率先研究 GH 中与促生长作用相关的结构域。他们发现，牛 GH 由胰蛋白酶消化后产生的短序列（包含第 96～第 133 位残基）保持着显著刺激骨生长的活性，而包含第 1～95 位和第 134～191 位残基片段活性降低。值得注意的是，胰蛋白酶消化后的多肽（包含第 96～第 133 位残基）含有 GH 的第 3α- 螺旋。随后的研究显示在对人淋巴细胞 IM-9 株的分析中，GH 片段（1-134 残基）具有活性[45]，该片段也含有 GH 的第 3α- 螺旋。

这些研究与之前的研究一道，为关注 GH 的第 3 个 α- 螺旋的结构 / 功能奠定了基础。通过对牛 *GH* 基因进行定点突变产生增强转基因鼠生长的牛 GH 类似物，Kopchick 团队发现了 GH 分子中一个对生长至关重要的结构域，它位于 GH 的第 3α- 螺旋[46-51]。如前所述，由于存在第 117 位的谷氨酸，第 119 位的甘氨酸和第 122 位的丙氨酸，第 3α- 螺旋并非一个完美的两亲性螺旋结构。为了将 GH 不完美的第 3 个两亲性 α- 螺旋转化为“完美的”的两亲性 α- 螺旋，Kopchick 团队分别用亮氨酸、精氨酸和天冬氨酸取代了谷氨酸、甘氨酸和丙氨酸，并推测这种新的 GH 类似物具有更强的作用[46]。结果显示，GH 类似物与天然 GH 相比对 GHR 的亲和力相同，但 GH 类似物（M8）并未促进转基因小鼠生长，而是抑制了生长，导致小鼠出现矮小表型。这是首次报道 GH 类似物拮抗内源性 GH，同样这也是首次报道 GHR 拮抗剂。

随后，有许多研究立足于单个氨基酸替换对于 GH 功能的影响：将第 117 位亮氨酸转化为谷氨酸后，与天然 GH 功能类似，因此推测牛 GH 的第 117 个残基未参与促生长活性作用[47]；相反，第 119 甘氨酸替换为精氨酸的牛 GH 类似物，与天然 GH 具有相同的效应，但表达该类似物的转基因小鼠仅有同窝非转基因小鼠的一半大小[47]。通过人 GH 第 120 位甘氨酸替换为精氨酸产生的矮小转基因小鼠证实了这一研究结果[50]，除此之外，当使用其他数个氨基酸替代牛 GH 第 119 为甘氨酸时，同样出现 GHR 拮抗剂的作用[51]。最后，第 122 位天冬氨酸取代丙氨酸的牛 GH 类似物，能够与 GHR 结合，对转基因鼠的生长无显著影响，可能属于 GHR 的部分拮抗剂。上述这些研究共同证明了 GHR 拮抗剂的首次发现[47-49]。

通过氨基酸替换研究发现，影响 GH 类似物生长促进活性的氨基酸位于一个包含 9 个氨基酸的区域内，即在第 115 位天冬氨酸和第 123 位亮氨酸之间[51]，这个区域形成了第 3α- 螺旋的 2 个转角。在研究这个重要区域氨基酸的侧链时，发现第 119 位甘氨酸和第 122 位丙氨酸含有 20 个氨基酸中最小的侧链，分别是氢和甲基，并且位于第 115 位天冬氨酸和第 123 位亮氨酸螺旋转角的位置。这些残基（及其侧链）共同形成“铰链”或“裂隙”结构。如前所述，所有 GH 分子第 3α- 螺旋中的甘氨酸，位于野生型 GH 螺旋的中间位置（图 20-4）。这个裂隙结构对 GH 的促进生长活性至关重要，甘氨酸（或丙氨酸）据推测可能是这个位置唯一可以容纳的残基[47]。模型研究证实，在这个位置上，使用其他任何氨基酸替代都会降低分子的弹性或会"填充"裂隙，最终导致 GH 生物活性降低。

综合分析 GH 中与氨基酸替换相关的所有数据，包括来自丙氨酸扫描研究的数据[44]和针对 GH 第 3α- 螺旋的数据[46]之后，Cunningham 提出了 GH 作用的第二靶点假设。在这个模型中，α- 螺旋 Ⅰ 和Ⅳ中的残基及 GH 的大环区与 GHR 相互作用[44]。此外，还提出假设，第 3α- 螺旋中的裂隙区域与一个未知的靶点相互作用，三方复合体是负责诱导 GH 作用的功能单元。

（三）GHR 拮抗剂

包括 PRL 和 PL[2] 在内，GH 家族的所有成员均具有高度保守的第 119 位甘氨酸。甘氨酸扮演着独一无二的角色，因为它只有一个氢原子作为侧链。这个氨基酸在 GH 的第 3α- 螺旋形成区域内高度保守表达，意味着这个残基起着至关重要的作用。如前所述，当牛 GH 第 119 位甘氨酸被多种氨基酸替换，转基因鼠呈现为矮小体型[46, 47, 50]，人 GH 中第 120 位的精氨酸替代甘氨酸将会产生 GHR 拮抗剂[53]。研究证实，GH 替代分子抑制 GH 依赖的小

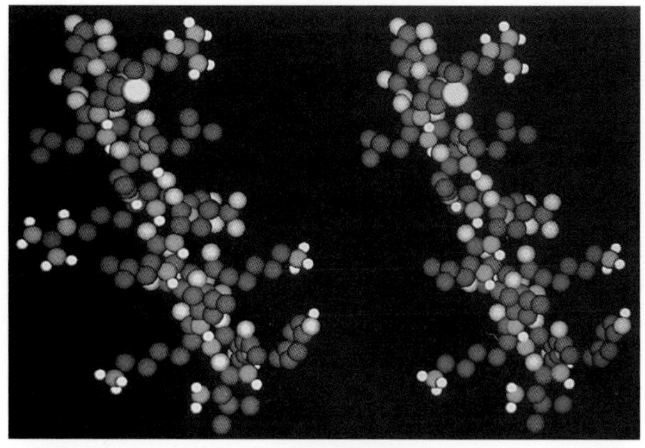

▲ **图 20-4 GH 第 3α- 螺旋空间模型（右）和 GHR 拮抗剂空间模型（左），图上方为螺旋的氨基末端，图下方为螺旋的羧基末端，野生型螺旋中间为裂隙（右），精氨酸侧链填补裂隙（左）**

引自 Chen WY, et al: Glycine 119 of bovine growth hormone is critical for growth-promoting activity, Mol Endocrinol 5（12）: 1845-1852, 1991.

鼠脂肪前体细胞向脂肪细胞转换。牛 GH 第 119 位甘氨酸替代为精氨酸和人 GH 第 120 位甘氨酸替换为精氨酸形成的类似物在等摩尔浓度的 GH 作用下抑制该反应约 50%，将此将其定义为 GHR 拮抗剂[56]。

关于 GHR 拮抗剂还有其他的研究。2 例病例报道指出身材矮小并伴有 hGH 变异的儿童，可以自发产生 GHR 拮抗剂或低生物活性的 GH，分别是第 77 位精氨酸变成半胱氨酸[54]和第 112 位甘氨酸变成天冬氨酸[55]。然而，在后续研究中，第 77 位精氨酸变成半胱氨酸的变异没有抑制生长（Stevens 和 Kopchick，未发表的研究），并且在 GH 基因突变方面无更多的研究数据。

（四）从 GHR 拮抗剂到药物的发展

GHR 拮抗剂（GHRA）体内和体外的研究发现，GHR 拮抗剂能够抵抗病理条件下过量的 GH。因此，GHRA 的临床适应证应包括肢端肥大症、糖尿病肾病、糖尿病视网膜病变，甚至前面所述的某些种类的肿瘤。此外，当 GH（身材高大）与 GHA（身材矮小）的小鼠杂交，杂交子代表现为中等身材，这表明 GHRA 抵抗 GH 促进生长的属性[56]。

GH 第 120 位甘氨酸替换为赖氨酸（Gly120Lys）的 GHRA 与野生型 GH 一样，半衰期短[57]，限制了其在临床中的实用性。为了进一步拓展 GHRA 的治疗应用，需要提高 GHRA 的半衰期。研究者通过增加聚乙二醇（PEG）来改良 GHRA，随后制造出含有 4～6 个 PEG，人 GH 第 120 位甘氨酸替换为赖氨酸（hGH-Gly120Lys），分子量为 50kDa 的 GHRA（hGHGly120Lys-PEG）。在经过一次静脉（IV）、腹腔（IP）或皮下（SC）注射后，该 GHRA 在人体半衰期大约为 6 天[58]。每天给小鼠皮下注射多种单一剂量（从 0.25 到 4mg/kg）的 hGHGly120Lys-PEG 或安慰剂，连续 5 天，从第 3 天开始，可以发现 IGF-1 呈显著的剂量依赖性降低。在初次注射后的第 6 天 IGF-1 的分泌达到最低水平，注射剂量为 1mg/kg。与此同时，肝脏的 GHR 同样呈剂量依赖性增加，在第 8 天达到顶峰（Chen et al，数据未发表）。以上结果显示，外源性给予 hGHGly120Lys-PEG 可以极大降低血清中

IGF-1 水平。

研究者通过这些小鼠的研究研发了第一个 GHRA——培维索孟，用于肢端肥大症患者的治疗。培维索孟在 GH1 号位点上替换 8 个氨基酸，在 2 号位点上进行原始 hGHGly120Lys 置换，同时额外增加 4～5 个 PEG，该分子也被称为 B2036-PEG。聚乙二醇化降低了该分子的清除率，增加了在血清中的半衰期，减少了 GHRA 的免疫原性 [59]。高剂量的培维索孟可以降低血清中 IGF-1 的水平。培维索孟以类似野生型 Gly120Lys 的亲和力与预先形成的 GHR 二聚体 [60] 结合，并诱导内化，但不诱导随后的 GH 依赖性胞内信号传导 [59, 61]（图 20-5）。值得注意的是，8 种氨基酸替换并不是培维索孟与 GHR 结合特性增强的原因之一。因为 GH1 号位点的 2 个氨基酸涉及替换赖氨酸，且赖氨酸残基是潜在的聚乙二醇化位点，所以这种替换的重要性可能在于使 GH1 号位点不能被聚乙二醇化，因此该分子可与 GHR 相互作用 [59]。

GHRA 的作用机制尚有争议，Fuh 团队 [53] 认为 GHRA 干预 GHR 二聚体的形成。但是由于 GHR 是预先二聚体化的 [59, 61]（详见后文），所以 GHRA 不能干预 GHR 二聚体化，但可以适当地干预 GHR 二聚体化的功能性及后续信号传导，最终导致 IGF-1 水平下降 [62]。

培维索孟现已广泛应用与全球肢端肥大患者的治疗中 [66]，详细数据请见第 12 章。

五、GHR

（一）GHR 和 GHBP

在全身许多组织的细胞表面都有 GHR，如肝脏组织、肌肉组织、脂肪组织、肾脏组织及胚胎和胎儿组织。许多 GHR 尽管存在于细胞表面和内质网上，但是在许多细胞中还存在核定位 [64]。个体在 *GHR* 基因中表达不同变异产生矮小表型和对 GH 不敏感的现象，引发研究者关注 GHR 在生长调控方面的研究。

GHR 属于 1 级造血因子家族。人类 *GHR* 基因含有 10 个外显子，分子量约为 90kDa，并且 GHR 编码胞外区域，小段跨膜区域，以及胞内区域。GHR 蛋白由外显子 2～10 编码，*GHR* 基因的外显子 2 编码分泌信号肽及成熟蛋白质的前 6 个氨基酸。

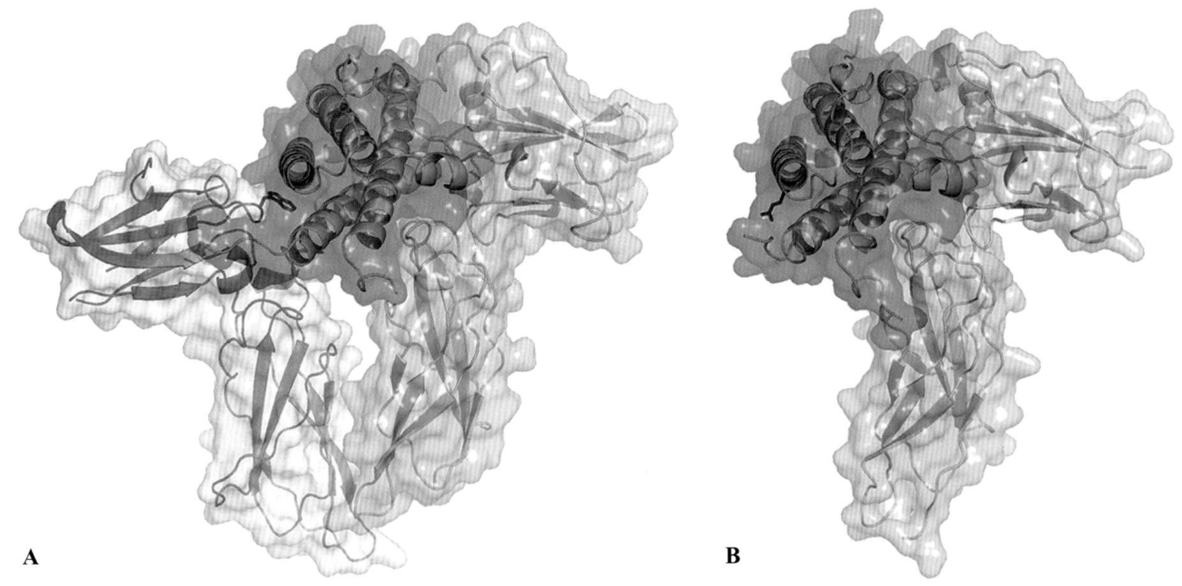

▲ **图 20-5　GH/GHR 复合体。2 个 GHR 与 1 个 GH 结构叠加原子（透明的灰色云）后的二级结构图**

A. GH 与 GHR 二聚体的相互作用（蛋白数据库，编号 1HWG）；B. GHR 拮抗剂——G120R，与 1 个 GHR 蛋白的相互作用（蛋白数据库，编号 HWH）。绿色区域为 GH。黄色区域为与一个 GHR 作用的结合位点 1，蓝色区域为与另一个 GHR 作用的结合位点 2。A 的红色区域为 Trp104GHR2，B 的红色区域为 G120R，原子表面 3 种不同层次的灰表示复合体的 3 种不同组成（引自 Isabelle Broutin and Vincent Goffin）

外显子 3～7 编码胞外区域，外显子 8 编码跨膜区域，外显子 9～10 编码胞内区域。

GHR 的胞外部分由 2 个Ⅲ型纤维连接蛋白结构域组成，每个结构域含有 7 个 β 链，形成两个反向平行 β- 折叠组成的夹心结构[41]。GHR 结构的稳定主要依靠第 39 位精氨酸和第 132 位天冬氨酸之间的盐桥，以及第 43 位精氨酸和第 169 位谷氨酸[41]之间的氢键。此外，GHR 的胞外区含有 7 个半胱氨酸残基[39]，其中 6 个半胱氨酸残基在 GH 结合区域组成了 3 个二硫键，帮助受体维持正常的空间结构[65]。Van den Eijnden 团队通过将丝氨酸和丙氨酸残基取代半胱氨酸后发现，二硫键 Cys83–Cys94 对于配体结合是非常重要的，而去除二硫键 Cys108–Cys122 对 GH 诱导的细胞内信号转导几乎没有影响[65]。GHR 的细胞半衰期大约为 1h，即使在没有 GH 的情况下，GHR 仍通过两种已知的机制被内化和降解：内吞作用和外域分裂。本文在此引用数篇 GHR 分子研究领域已发表的经典综述[40, 64]。

除了膜结合形式的 GHR，在部分胞外区域存在可溶性形式生长激素结合蛋白（growth hormone binding protein，GHBP）。在小鼠和大鼠中，GHBP 由 *GHR* 基因额外的外显子 8A 编码，由 GHR 的前体 mRNA 选择性剪接形成。在其他脊椎动物中，GHBP 由 GHR 胞外结构域裂解形成。研究表明金属蛋白酶坏死因子（TNF）–α 转换酶（TACE/ADAM–17）作用于 GHR 的表面产生 GHBP[67]。GHBP 功能尚未探明，但它可以通过延长血清中 GH 半衰期或减少 GH 与 GHR 的结合来调节 GH 的活动，可参考 GHBP 的有关文献进一步了解其功能[68]。

（二）GH/GHR 相互作用

大肠杆菌 GHBP 产生的 GHR 胞外区与 GH 形成的复合物，是一个大约 2.8A 晶体结构，由 1 个 GH 分子和 2 个 GHR 分子组成[39]（图 20–6）。此外，晶体结构说明了不对称的分子 GH 如何与 2 个 GHR 分子结合，其中一个 GHR 在 GH 结合位点 1 与 GHR 高度亲和，另一个 GHR 在 GH 结合位点 2 与 GH 呈较低亲和力结合。

GHR 激活模型假定 GH 诱导 GHR 二聚化，从

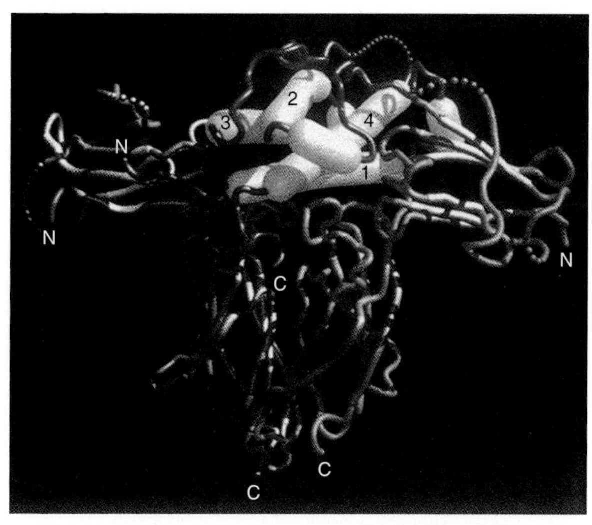

▲ **图 20–6　GH/GHR 共晶结构示意图**

标明 1、2、3、4 的圆柱体为 GH 的 α- 螺旋 A- 螺旋的 1 和 4（1 区）与一个 GHBP 结合。α- 螺旋 3（2 区）与另一个 GHBP 的结合［引自 de Vos AM，Ultsch M，Kossiakoff AA：Human growth hormone and extracellular domain of its receptor：crystal structure of the complex，Science 255（5042）：306–312，1992.］

而激活信号转导，两个结合界面上的大部分氨基酸残基以相加的方式发挥作用[70]。此外，GHR 包含一个 GH 诱导二聚化的结构域，GH 诱导 GHR 第 241 位半胱氨酸形成分子内二硫键，连接两个 GHR。在胞外二聚体区域中，主要涉及 8 个氨基酸残基参与盐桥和氢键的相互作用[39]。在这 8 个氨基酸残基中，有 5 个参与调节 GH/GHR 信号转导，分别是 Ser 145、His 150、Asp 152、Try 200、和 Ser 201，而 Leu 146 和 Thr 147 不参与信号转导。该实验和其他使用单克隆抗体诱导 GH 应答的研究[71]，显示 GH 诱导的 GHR 构象变化是完整生物应答所必需的。此外，1–GH/2–GHR[43] 和 1–GH/1–GHR[72] 共晶结构有着微妙而明显区别，这表明单配体 / 双复合体中确实发生了构象变化。

大部分 GH/GHBP 的研究使用非糖基化细菌表达 GHBP，而不是膜结合的 GHBP，但研究者推测 1 个 GH 和 2 个 GHBP 的相互作用模式适用于体内 GH 与 GHR 的结合方式[69]。在 1 个 GH 与 2 个 GHR 结合的模型中，GH 必须先与 1 个 GHR 高亲和结合，再与第 2 个 GHR 结合。随后，丙氨酸扫描诱变研究确认残端上存在 GH 结合位点 1[44]，即 α- 螺旋Ⅰ，第 54～74 氨基酸的环区及 α- 螺旋

Ⅳ，GH 结合位点 2 位于 N 段和第 3α- 螺旋，又称 Gly120。该模型预测 GHR 第 104 位的酪氨酸与 GH 第 3α- 螺旋的裂隙匹配。如前所述 [52]，Kopchick 团队提出，GH 第 120 位甘氨酸替换为精氨酸形成的类似物表现为 GHRA 的原因是，精氨酸阻碍或抑制了 GHR 在 GH 结合位点 2 与 GH 分子正确结合，进而抑制由 GH 诱导的 GHR 二聚体化。以上结果很好地支持了 GH 第 120 位甘氨酸与第 2 靶点相互作用的裂隙理论 [52]。GH 诱导的 GHR 二聚体化在人类中的重要性已得到证实。在 *GH* 基因中发现腺嘌呤到鸟嘌呤突变，导致第 112 位天冬氨酸变为甘氨酸，在杂合子状态下，突变编码的 GH 类似物在体外与 GHR 结合，但不诱导 GHR 二聚体化和 JAK2 及 STAT5 的活化，这种突变被认为是导致女婴侏儒症的原因 [55]。

随后的研究完全颠覆了 GH 诱导二聚体化理论，Gent 团队 [60] 用免疫共沉淀和表面标记截断 GHR 方法，最终发现非配体依赖性的 GHR 二聚体发生在内质网和细胞膜上，与 GH 的结合无关 [60]。此外，GHRA 的 研 究（bGH Gly119Arg，GH Gly120Lys；B2036 及培维索孟）显示这些拮抗剂存在于含有 2 个 GHR 的复合体中并且这些拮抗剂能够被恰当的内化 [59, 61]。因此，实验结果显示，GHRA 不能阻止 GHR 的二聚体化和内化，但 GHRA 可以适当地干预 GHR 二聚体化的功能。因此提出 GH 与结构上同型二聚体化的 GHR 结合的模型，进而激活 JAK2 和下游信号转导 [64]。

虽然 GH 与 GHR 结合使其从无活性的前二聚体化转变活性构象的机制仍然不确定，但研究显示 GHR 跨膜结构域的组成和长短，并不影响 GH 诱导 GHR 二聚体的形成 [73]。并且，通过干预 GHR 结合位点 2 的变异，研究者发现该位点对 GHR 达到活性构象（被 GHR 二硫键识别）并诱发随后的细胞信号转导影响不大。此外，GHR 胞外结构域显示出相当大的灵活性，可以实现对 GH 的主动构象反应，甚至能够容纳 GH-GH 二聚体 [74]。GH 和 GHR 的相互作用已被证实导致 2 个 GHR 相互旋转，从而导致 GHR 的胞内结构域重新复位，使相关 JAK2 分子的催化结构域处于发生磷酸化的位置（首先是 JAK2 分子，然后是 GHR 胞质结构域中的酪氨酸受体，进而使衔接蛋白结合，引起靶蛋白直接磷酸化）[40, 75]。在过去几年，Waters 团队研究 GH 与 GHR 相互作用的数据和 GH 诱导 GHR 旋转的动画模型，极大地影响和促进了 GH 与 GHR 相互作用的研究，代表了 GH 领域的一个开创性发现 [47, 78]。

最后，GHR 转换（蛋白质水解）的机制已被证明影响 GH 敏感性。如前所示，GHR 胞外结构域的裂解由一种叫 TACE（肿瘤坏死 -α 裂解酶，又称 ADAM-17）的跨膜外切酶催化 [67]。GHR 蛋白质水解通过下调 GHR 丰度来降低 GH 诱导信号转导的敏感性。而近期的研究显示，受体下调机制也可能导致 GH 在体内的脱敏 [76]。值得注意的是，金属蛋白水解产生的 GHR 残基，在跨膜区被一种叫作 γ- 分泌酶的酶进一步裂解，之后从胞内结构域释放到胞浆，并在细胞核中聚集。GHR 胞内结构域的这种可诱导的核定位的结果尚不清楚，但可能提示新的 GHR 依赖性信号通路。

我们对于 GHR 结构特征的介绍尚浅，读者可参考 Brooks 和 Waters [40] 和 Brooks 团队 [64] 的研究内容，进行更详细地了解。

六、GH 诱导的信号转导

培养细胞或切除垂体大鼠的研究阐明了 GH 通过受体传递信号的分子机制。虽然 GH 诱导的信号转导是 GHR 的信号调节器 [81]，但 GH 诱导的体内组织特异性信号转导系统仍未完全探明。后文总结了部分 GH 调节的胞内信号转导通路，其中一些信号转导通路与胰岛素等激素诱导的通路重叠。这为这些分子的“生物交流”提供了机会。其中一个参与交流的激素是 GH 诱导的 IGF-1。在鼠 3T3-F442A 脂肪前体细胞中信号转导的研究表明，GH 可以诱导一个包含 GHR、JAK2 和 IGF-1 受体（IGF-1R）在内的复合体的形成 [81]。虽然复合体中的 GHR 和 JAK2 都被酪氨酸磷酸化，但是该复合体的形成不需要任何成员的酪氨酸磷酸化。GH 和 IGF-1 的结合细胞比 GH 细胞导致下游信号传导的能力增强，这表明了复合体型成的功能性结果。此外，进一步研究表明 GHR 与 IGF-1R 协同作用。在小鼠原代成骨细胞中，通过使用 Cre 重组酶，敲除

IGF-1R 基因两侧的 loxP 位点，进而干预 *IGF-1R* 基因表达。当 IGF-1 被敲除后，GH 诱导的 STAT5 激活显著减少，这表明即使 IGF-1R 不与 IGF-1 结合，也能参与 GH 诱导的 GHR 信号转导 [82]。

（一）JAK 的激活

20 世纪 90 年代早期，发现 GH 处理应答细胞可以诱导酪氨酸激酶与 GHR 的关联。该激酶后来被鉴定为长度 121kDa 的蛋白质，属于 Janus 激酶（JAK）家族，特别是 JAK2。GH 诱导的信号转导系统的第一步就是 JAK 的激活，尽管 GH/GHR 信号转导涉及 3 种 JAK 分子，但 JAK2 的激活程度最高。GH 依赖的 JAK2 激活需要 JAK2 与位于 GHR 胞内区域膜近端富含脯氨酸序列的锚点（称为 Box1）相互作用。由于 GHR 本身没有激酶活性，因此研究者认为 2 个 JAK2 分子被二聚化 GHR 共同定位，使一个 JAK2 被另一个 JAK2 转磷酸化，从而导致 JAK2 被激活。反过来，激活的 JAK2 被认为在多个酪氨酸残基上磷酸化 GHR，为至少 3 种不同信号通路的胞质成分提供对接位点，如 STAT、MAPK 和 PI3K 通路 [81, 84]。信号通路概述详见图 20-7。

（二）信号转导与转录激活因子（STAT）

GH 的许多生理效应是由多种基因的转录调控引起的。有几种不同的信号通路参与了这种调节，但在 20 世纪 90 年代中期发现的通路，也许是与 GH 作用有关的最普遍的通路，涉及信号转导与转录激活（STAT）蛋白。磷酸化后，细胞质 STAT 蛋白形成同二聚体或异二聚体，转移到细胞核，结合 DNA，并激活转录 [85]。

GH 依赖的酪氨酸磷酸化需要 JAK2 激活 STAT1、STAT3 和 STAT5（a 和 b）。此外，STAT5 的激活需要在 GHR 区域进行，并不涉及 JAK2 的激活，这表明 STAT5 也与 GHR 直接相互作用。如前所述，STAT5 与 GHR 的结合需要磷酸化酪氨酸残基，推测由 JAK2 介导。研究显示酪氨酸残基磷酸化在 STAT5 结合和随后的激活中发挥重要作用 [84]。尽管 STAT5 与 GHR 直接结合，但 STAT1 和 STAT3 可能不直接与 GHR 相互作用，而是与 JAK2 相互作用。

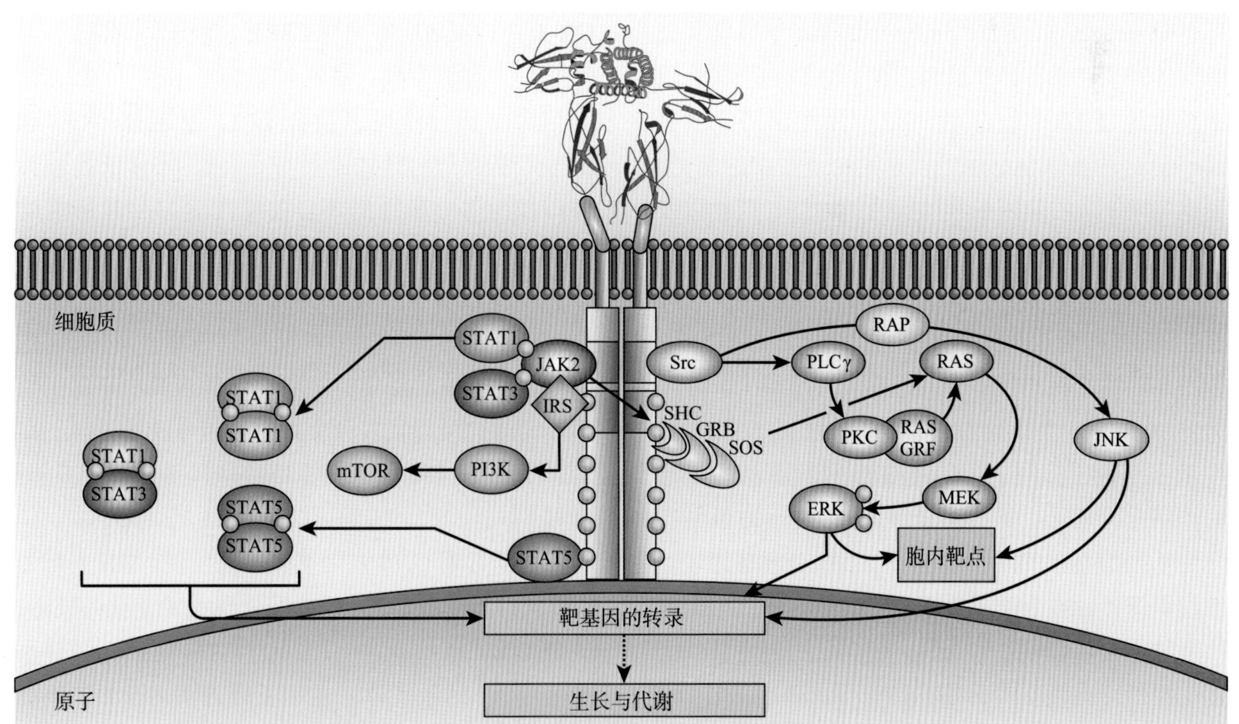

▲ 图 20-7　GH 和 GHR 二聚体结合诱导的胞内信号转导示意图

引自 Brooks AJ, Waters MJ. The growth hormone receptor: mechanism of activation and clinical implications. Nat Rev Endocrinol. 2010 Sep; 6（9）: 515-525.

在 GH 诱导的数个基因的 DNA 结合复合物中已鉴定出 STAT1、STAT3、STAT5，可能还有 STAT4，并且它们的存在是最大限度激活转录基因所必需的[81]。

在肝脏和其他与 GH 有关的组织中，血浆 GH 刺激细胞表面 GHR 后，STAT5 被间接性激活，这反映了垂体 GH 分泌的脉冲性。雄性和雌性 GH 分泌及血浆 GH 水平的时间模式有所不同，在啮齿动物和人类中，与雄性相比，雌性垂体 GH 释放更频繁，血浆 GH 脉冲间隔更短[86]。这种血浆 GH 谱的性别差异或二态性导致肝脏 STAT5 信号通路和肝脏基因表达的性别差异。因此，在雄性大鼠肝脏中，细胞内 STAT5 信号转导呈间歇性，一次脉冲分泌后，肝脏 STAT5 信号下调，细胞内信号装置及时复位，使 STAT5 对下一个血浆 GH 脉冲做出反应。在雌性中，更频繁的血浆 GH 脉冲性分泌导致肝脏 STAT5 激活部分脱敏，细胞核中 STAT5 活性峰值明显低于雄性[86]。

关于这些性别差异的其他研究结果显示，靶向破坏 *STAT5b* 基因的雄性小鼠中表现出两种在雌性小鼠中未见（或不那么明显）的显著表型：①在青春期开始之前，STAT5b 缺陷型雄性小鼠生长速率降低；②性别特异性肝基因的表达消失。在肝脏中发现超过 1000 个 STAT5b 依赖性性别特异性基因[88]。这些基因包括编码信息素结合蛋白的基因，细胞色素 P_{450} 的基因和其他代谢类固醇、药物以及环境化学物质的酶的基因，它们对于许多生理过程非常重要，例如脂质代谢和类固醇激素代谢。在完整 *STAT5b* 基因敲除或肝特异性 *STAT5a/STAT5b* 双基因敲除的雄性小鼠中，肝脏两性异形消失，涉及大约 90% 的雄性特异性基因下调和大约 60% 的雌性基因上调（抑制）[88]。STAT5b 对肝脏两性异形的作用十分复杂，最有可能涉及 STAT5b 对性别特异性基因的直接和间接影响[89]。GH 对肝基因表达的性别依赖性在人类中也很重要，如人体肝脏药物代谢的主要催化剂 CYP3A4，表现出性别特异性表达（女性＞男性）[90]，并且具有与几种小鼠 *Cyp3a* 基因相似的 GH 调节模式。这些发现对在人体内观察到的各种药物的性别依赖性和药代动力学有重要的意义。

（三）丝裂原活化蛋白激酶（MAPK）信号通路

另一个最终引起许多基因转录调控的 GH 诱导途径，涉及两种丝裂原活化蛋白激酶（MAPK）的激活，称为细胞外信号调节激酶（ERK）1 和 ERK2[91]。该通路首次发现于胰岛素介导的信号转导通路，最有可能始于 GH 刺激受体蛋白（SHC）家族成员与 GHR 和 JAK2 中磷酸化残基的结合，然后由 JAK2 对 SHC 进行磷酸化。随后，酪氨酸磷酸化 SHC 蛋白与生长因子受体结合 2（GRB2）相互作用，后者又与鸟嘌呤核苷交换因子（SOS）相互作用[92]。最后，GH 激活 RAS GTPase、RAF 激酶和 MAP-ERK 激酶（MEK）[92]。这些研究，以及 Winston 和 Hunter 的研究[93]，提示 GH 是 SHC-GRB2-SOS-RAS-RAF-MEK 通路激活 MAPK 的诱导因子。GH 还可以激活胰岛素受体底物（IRS）-1 和 IRS-2[94]，从而激活 RAS-MEK 信号通路。

GH 最有可能通过 MAPK 激活 S6 激酶，$p90^{RSK}$。$p90^{RSK}$ 可以使一种转录因子——血清应答因子（SRF）磷酸化。SRF 与 c-fos 启动子 / 增强子的 GH 反应性血清应答元件（SRE）结合[95]。GH 可以激活另一种蛋白质，三元复合因子 $p62^{TCF}$ / ELK1，它与 SRF 相互作用以结合 SRE，且能被 ERK1 和 2 直接激活[96]。MAPK 参与 c-fos 的 GH 依赖性转录调控的进一步证据来自发现激活 MAPK 所需的 GHR 区域同样也是 *c-fos* 基因诱导所必需的[98]。如前所述，STAT 蛋白也参与了 *c-fos* 基因调控，这表明在单个基因的调控中涉及至少有两个不同的 GH 信号转导通路的汇集。MAPK 激活也可由许多生长因子诱导，可能代表一个共同的信号转导系统，而 STAT 蛋白（特别是 STAT5）的激活可能对 GH 更特异[91]。

根据近期 *GHR* 基因突变研究发现，GH 引起的 GHRF'G' 环（残基 216～221）上的构象变化的破坏，导致 FDC-P1 细胞中 ERK 信号转导受损，但并不影响 STAT 的激活[98]。这一发现表明，该 F'G' 环可以在 GH 与 GHR 结合后选择信号转导通路。然而，在将培维索孟与 GHR 结合后，并未引起 GHR 的这种构象改变[98]。

（四）胰岛素受体底物 /PI3K-AKT 信号通路

除了与胰岛素共享一些 MAPK 通路中间产物外，GH 还激活了其他胰岛素信号通路的成员：IRS-1 和 IRS-2。尽管 IRS 分子与 GHR/JAK2 复合物之间相互作用性质尚不清楚，但 JAK2 的激活确实导致 IRS-1 和 IRS-2 酪氨酸磷酸化，这与 GH 的胰岛素样作用有关。磷酸肌醇 -3 激酶（PI3K）也与 GH 的胰岛素样作用有关，因为在脂肪细胞中发现 GH 诱导的 PI3K 调节亚基与酪氨酸磷酸化的 IRS-1 和 IRS-2 之间的相互作用。目前的研究已充分证明 PI3K-AKT 通路促进细胞增殖和分化，并阻止细胞凋亡。

由于在小鼠细胞中抑制 PI3K-AKT 通路导致 GH 诱导的 IGF-1 表达的降低，因此目前尚不能排除 GH 诱导的 PI3K-AKT 通路在 GH 调节 IGF-1 表达中的作用。对 PI3Kp85α 调节亚基和 PI3K-AKT 通路下游效应基因的靶向破坏研究表明，尽管 PI3K-AKT 通路是生存和正常生长所必需的，但该通路参与生长的功能不一定直接由 GH 激活 [99]。

（五）PKC 信号通路

抑制或耗竭蛋白激酶 C（PKC）活性的实验表明，该酶家族在 GH 的许多生理功能中发挥作用，包括脂肪生成的胰岛素样刺激，诱导 *c-fos* 基因的表达和刺激钙离子的摄取。

其中一种 PKC 激活途径涉及 GH 诱导 1，2- 二酰甘油（DAG），其由磷脂酶 C（PLC）产生，PLC 可能通过 G 蛋白与 GHR 耦联 [111]。PKC 激活的另一条途径涉及 IRS/PI3K [100]。这一观点得到了笔者研究的支持，笔者团队发现 GH 促进 PK 亚型 PKC-ε 从胞浆到质膜的激活和易位，这表明 GH 依赖性 PKC 活化可能涉及 IRS/PB′ 激酶途径 [101]。

（六）细胞因子信号转导和蛋白酪氨酸磷酸酶抑制剂

目前已经发现数种分子能够抑制 GH 诱导的细胞内信号转导。细胞因子信号传送阻抑物（suppressors of cytokine signaling，SOCS）蛋白在调节 GHR/JAK2 信号转导中起重要作用。SOCS 家族有 8 个成员，SOCS 1～7 和细胞因子诱导含 SH2 结构域蛋白（cytokine inducible SH2-containing protein，CIS）。SOCS 1～3 和 CIS 可以通过几种机制在 GH 信号转导中起关键作用，包括直接抑制 JAK 激酶活性（SOCS1），在 SH2 募集到受体胞质结构域后抑制 JAK 活性（SOCS3），或者通过与 STAT-SH2 结构域竞争特定受体磷酸酪氨酸残基（CIS，SOCS2）发挥作用 [102, 103]。除 SOCS 蛋白外，几种蛋白酪氨酸磷酸酶（PTP）也参与 GH 激活的 STAT 信号转导的终止。在 PTP 中，SHP1 和 SHP-2 通过去磷酸化 JAK2 使 GHR 失活 [103]。PTP-H1 通过下调 IGF-1 分泌来抑制 GHR 信号和系统性生长 [104]。因此，GH 协调并刺激多种细胞内信号转导通路而导致多样不同生理效应的机制仍然是研究的热点领域。

七、GH 的分泌

GH 的分泌受一个复杂系统的调节，该系统涉及下丘脑产生的两种释放激素：生长激素释放激素 GHRH、促生长激素释放素（ghrelin，在胃中产生的量更大）和一种抑制激素：生长抑素。除了对垂体的作用外，这些激素也在下丘脑中相互作用，并受到中枢神经系统内其他神经递质的影响。涉及下丘脑和垂体的 GH 和 IGF-1 反馈机制构成了另一水平的 GH 分泌调节。性激素、肾上腺激素和甲状腺激素也通过调节下丘脑和垂体的环境从而影响 GH 的分泌。该调节系统主要组成部分的示意模型如图 20-8 所示。在本章的其余部分，我们将讨论与 GHRH 和促生长激素释放素相关的研究，由于有关生长抑素的研究在本卷的几个章节中都有涉及，因而没有特别归纳。

八、GHRH

（一）历史

生长激素释放激素（GHRH）是 1982 年在结构上被鉴定的最后一种最初提出的促垂体激素。因为选择性下丘脑病变会导致生长衰竭和 GH 缺乏症，所以 Reichlin 提出存在 GHRH [3, 4]。随后在支气管

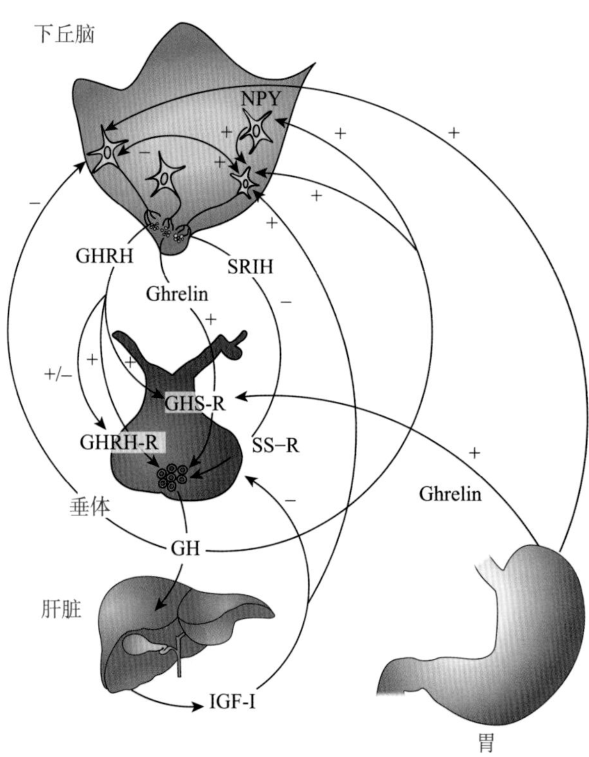

▲ 图 20-8 下丘脑激素和调节 GH 分泌的反馈机制

SRIH. 生长激素释放抑制激素；GHRH. 生长激素释放激素；NPY. 神经肽 Y；GHRH-R. 生长激素释放激素受体；GHS-R. 生长激素促分泌素受体；SS-R. 生长抑素受体；IGF-1. 胰岛素样生长因子 1；Ghrelin. 促生长激素释放素；GH. 生长激素

和胰腺神经内分泌肿瘤中发现 GHRH [106, 107]，最后从肢端肥大症患者的胰岛腺瘤中分离出来 [108, 109]。两个不同的实验室对同一个含有 40 个氨基酸的多肽 GHRH(1-40)-OH 进行测序。在同一个肿瘤中，还发现两个密切相关的多肽，GHRH(1-44)-OH 和 GHRH(1-37)-OH [108, 109]。除了不同的 C- 末端外，它们的氨基酸序列完全相同，这表明它们在释放前被加工修饰。GHRH 的全部生物学活性存在于残基 1～29 中 [110]，序列同源性显示该多肽是胰高血糖素分泌素家族的成员。最终，研究证明上述这些多肽均符合垂体 GHRH 的要求。

（二）分子与细胞生物学

GHRH 主要由下丘脑腹内侧弓状核中的神经元产生，该神经元将激素由轴突末端传送至正中隆起，在该处激素被释放至垂体门静脉循环。随后，GHRH 刺激垂体前叶 GH 细胞脉冲性释放 GH [111]。人下丘脑 [112, 113] 和肢端肥大症患者的垂体瘤 [114] 中均存在 GHRH（1-44）-NH2 和 GHRH（1-40）-OH。GHRH 也可以在其他组织中少量产生，可能在这些组织中起到自分泌或旁分泌作用。

（三）GHRH 多肽

GHRH 是人类同源肽家族的成员，包括促胰液素、胰高血糖素、胰高血糖素样肽（GLP-1，GLP-2）、血管活性肠肽（VIP）、垂体腺苷酸环化酶激活肽（PACAP）、PACAP 相关肽（PRP）、组氨酸甲硫氨酸肽（PHM，在其他物种中 C- 端残基是异亮氨酸被称为 PHI）和糖依赖性胰岛素释放肽（GIP，也称为胃抑制肽）[115, 116]。这些肽是由一个共同的祖先通过一系列基因复制而产生的 [130]。由于它们序列和结构的相似性，这些肽可以不同程度地与彼此的受体相互作用 [115]。人类 GHRH 的 N- 末端 1～29 部分是受体结合所必需的 [110]，这一部分有 62% 与小鼠相同（已知差异最大的哺乳动物）[159]，并且在鱼类和原索无脊椎动物等更远的物种中保守性更低 [117, 118]。家族中相关的多肽，如 PACAP、VIP 和胰高血糖素，则在许多哺乳动物中 100% 相同，而在脊椎动物中有 90% 以上相同 [116, 118]。实际上，由于非哺乳脊椎动物中 PRP 和 GHRH 的序列相似，某些源自非哺乳动物的 GHRH 或类似 GHRH 的多肽现在被认为是 PRP，而不是 GHRH 的直系同源物 [119]。这些 PRP 在 GHRH 受体上的相对交叉反应在物种之间似乎不同，在鱼类中已鉴定出对 PRP 有优先反应的特异性受体 [119-121]，但在哺乳动物中似乎没有相应的 PRP 受体基因 [121]。

有人提出，GHRH 多肽的活性三级结构是从第 4 个残基开始的两亲性 α- 螺旋 [122]，这种螺旋结构具有极性和疏水性表面，当多肽与受体结合时相对稳定，但 GHRH 在水溶液中不稳定 [123]。GHRH 在体内被二肽基肽酶Ⅳ（DPP-Ⅳ）第 2 位的丙氨酸迅速灭活 [124]，在第 27 位甲硫氨酸处的作用下氧化较慢 [110]。GHRH 支架已被用于开发稳定性和效力更高的 GHRH 类似物。人们利用了多种策略提高类似物的稳定性，包括提高 α- 螺旋与螺旋形成残基或环结构的稳定性；通过引入非天然氨基酸或聚乙二醇残基来降低 DPP、胰蛋白酶和乳糜蛋白酶的敏感性，从而延长肽在循环中的半衰期；替代可氧化的甲硫氨酸[110, 127]。还研究了一种 GHRH 类似物，该类似物在注射时可与内源性循环白蛋白结合，从而延长血清半衰期[383]，以及通过对注射的质粒进行电泳，在肌肉组织中表达已修饰的 GHRH 序列[131]。用 D- 精氨酸替换了第 2 位的丙氨酸，产生 GHRH 拮抗剂[132]，随后发现了更稳定、亲和力更高的此类拮抗剂[133]，这可能有助于阻断 GHRH 的有丝分裂作用[134]。虽然 GHRH 与 VIP 受体的亲和力较低，但 GHRH 类似物，如 N-Ac-Tyr1 和 D-Phe2 GHRH(1-29)-NH2 已被开发为 VIP 受体的拮抗剂[135]。

GHRH 还可以用作选择性传递给 GH 的有毒化合物的靶向剂。一种重组肉毒毒素衍生的分泌抑制物通过包含一个改良的 GHRH 结构域靶向 GHRH 受体，已被证明通过消耗参与 GH 胞外分泌的 SNARE 蛋白来抑制大鼠的 GH 分泌，从而导致 IGF-1 水平降低和生长减慢[136]。这种方法可能未来用于治疗 GH 分泌过多。

（四）*GHRH* 基因和 mRNA

单拷贝 *GHRH* 基因位于人类 20 号染色体上[137]。人[138]、大鼠[139]和小鼠[140]基因的 DNA 跨越约为 10kb，包括 5 个外显子。3 号外显子编码残基 1～31，这足以满足已知的 GHRH 生物活性。然而，人类 mRNA 编码一种由 108 个氨基酸组成的前体蛋白，其中间区域被加工形成成熟的 GHRH 肽。目前已分理出脑、胎盘和性腺特异性形式的 GHRH mRNA[139, 141]，尽管编码的前体蛋白相同，但在不同位点启动，具有不同的启动子，则产生不同大小的 mRNA。免疫学证据表明，前体蛋白的 C- 末端片段被加工成另一种被称为 GHRH 相关肽（GHRH-RP）的肽，该肽在人类下丘脑中表达[142]，但其作用尚不清楚。有研究显示它在大鼠睾丸中调节着支持细胞的功能[143]。在大鼠胎盘（而不是下丘脑）中发现了另外一个选择性剪接 mRNA，它是编码正常的 GHRH，但是包括一个改变的 GHRH-RP[144]。

（五）GHRH 组织分布

在人类和许多其他物种中，GHRH 免疫反应性存在于下丘脑基底部，该部位在解剖学上适合释放到垂体门静脉[113, 145, 146]。轴突投射到正中隆起的 GHRH 细胞体起源于穹隆周围核[147]和弓状核（大鼠）或漏斗状核（人）。GHRH 核周体也存在于腹内侧核中[146]，电刺激可诱导 GH 释放增加[148]。大鼠下丘脑 GHRH 和生长抑素神经元之间存在交互支配[149]，为控制 GH 释放的主要刺激神经元和抑制神经元之间的直接通信提供了可能。这种关系可能参与下丘脑 GHRH 和生长抑素 mRNA 的超级振荡[150]。GHRH 神经元也以两性异形的方式直接表达生长抑素 sst2A 受体，这可能解释了 GH 分泌的性别分化模式[151]。人脑漏斗正中隆起区域与其他 GHRH 核周体并列，这表明这些可能是功能性突触，并为 GHRH 神经元活动的同步化导致 GHRH 脉冲释放提供了解剖学证据[152]。下丘脑以外的许多其他脑部区域也含有免疫反应性 GHRH[145-147]。GHRH 神经元在人妊娠 18～29 周胎龄中出现[153]，在大鼠胚胎第 18 天出现，到出生后第 30 天达到成人水平[153]。

大量证据表明，除中枢神经系统之外，GHRH 存在人类和啮齿动物的多种细胞类型和组织中，但其在 GH 轴外的功能仍不明确。在垂体前叶[155]、卵巢[156]、睾丸[141]、胎盘[141]、白细胞[157]、肾上腺髓质[158]、胰腺[159]、胃肠道[159]与 GH 轴相关的肿瘤[114, 155]及许多其他类型的肿瘤（包括人乳腺癌、子宫内膜癌和卵巢癌）[160]中发现了与 GHRH、免疫活性 GHRH 或生物活性 GHRH 含量相关的 mRNA。虽然在大多数大鼠组织中通过 RT-PCR 检测也发现了微量 GHRH[161]，但其生理学意义尚不清楚。在 GH 细胞中，免疫反应性 GHRH 存在于分泌颗粒和细胞核中[162]。标记的 GHRH 在被 GH 细胞摄取后分布于分泌颗粒、溶酶体和核膜中[163]。

（六）GHRH 受体

GHRH 通过垂体前叶 GH 细胞上高亲和性 G 蛋白耦联受体（GHRH-R）与 cAMP 结合而发挥作用[164]。这种受体是从人垂体肿瘤及大鼠和小鼠垂体中克隆的[165-167]，属于 G 蛋白偶联受体家族 B（也被称为分泌素家族）的成员，在大鼠和人类中该受体的蛋白序列有 82% 相同[165]。GHRH-R 蛋白与 VIP、分泌素、降钙素和甲状旁腺激素受体的序列同源性分别是 47%、42%、35% 和 28%[165, 166]。

GHRH-R 分离的 cDNA 编码一个包含 423 个氨基酸的蛋白质，该蛋白具有 7 次跨膜结构域和一个包含 1 处糖基化位点的 108 个残基的胞外 N- 末端结构域（信号肽裂解后）。GHRH-R 序列也存在于分泌素，VIP 和 PACAP 受体中，该序列预测了 10 种胞外半胱氨酸残基。这 10 种中的 8 种在几乎所有被发现的受体家族成员中都是保守的，并形成巯基交联键以稳定参与激素结合的细胞外结构域 [168]。

垂体 GHRH-R 与生理浓度 GHRH 在体外细胞系中结合时，表现出可饱和性、高亲和力、与 GHRH 特异性结合并刺激细胞内 cAMP 积累 [165–167]。某些 GHRH 相关的受体可以通过 cAMP：PKA 和磷脂酶 C：IP3：PKC2 种途径传递信号，GHRH 虽能刺激 GH 细胞磷脂代谢，但在与 GH 细胞结合后只能激活 cAMP。特异性 GHRH 拮抗剂可阻断结合和第二信使应答。

克隆受体研究与绵羊垂体膜 GHRH-R 光亲和性交联研究的结果一致，均发现 GHRH 表观分子量为 55kD，具有高亲和结合位点和一个糖基化位点。在去糖基化和考虑耦联 GHRH- 类似物的质量后，假设天然绵羊受体蛋白已切割信号肽 [166]，其 MW 估计为 42kDa [169]，与人类 cDNA 序列为 45kDa 的预测相符。此外，在结合特性上，天然绵羊受体和人克隆受体均具有一个 Kd 为约 0.2nM 单一高亲和力位点。

多种放射性标记显示 GHRH 与垂体、胸腺和脾脏的细胞膜结合。这些研究预估的解离常数在 41pM [170]～590nM 变化很大 [170]。在 3 例无功能性垂体腺瘤中无 GHRH 结合，而在 5 例肢端肥大症腺瘤中有稳定的 GHRH 结合，解离常数平均为 0.3nM [172]。

使用嵌合受体结构检测 GHRH-R 与 GHRH 结合结构域的研究 [168] 表明，尽管大的 N- 末端胞外结构域结合中起主要作用，但其他结构域对于配体选择和结合也是必不可少的。天然受体截短突变体 [172] 和选择性剪接而成的受体截短体 [174] 在体外研究中显示出对 GHRH 信号传导显著的负面作用，提示 GHRH-R 可能通过形成二聚体而发挥作用。

（七）GHRH 受体 mRNA 和基因

在大鼠垂体、小鼠垂体和绵羊垂体中分别检测到长度大约为 2.5kb 和 4kb GHRH-R mRNA 转录本、2.0kb 和 2.1kb GHRH-R mRNA 转录本和 3.5kb GHRH-R mRNA 转录本 [165–167]。此外，小鼠受体以与 GH 表达相对应的时间和空间模式表达 [167]。在小鼠中，POU1F1（一种垂体特异性转录因子，也称为 Pit-1 或 GHF1）首次于 14.5 天胎龄表达，而编码克隆受体的转录本首次在 16.5 天胎龄出现 [167]。在 dw/dw 小鼠中，基因突变导致 POU1F1 表达缺失从而引起 *GHRH-R* 基因表达缺失和 GH 发育不全 [167]。

人类 *GHRH-R* 基因位于染色体 7p14–15，全长 15kb，包含 13 个外显子，由不同大小内含子隔开 [175, 176]。研究发现受体基因启动子区无传统的启动子序列，例如 TATA 盒 [211]，但含有 POU1F1、Oct-1、Brn-2、NF-1、cAMP 反应元件（CRE）和雌激素受体反应元件（ERE）等多个转录因子的结合位点。体外报告系统显示 POU1F1 和糖皮质激素促进 GHRH-R 表达，雌激素抑制 GHRH-R 表达 [177]。POU1F1 刺激与先前在 Snell 和 Jackson 侏儒鼠的研究一致，这表明 POU1F1 对受体表达的依赖性 [167]，现已经发现 5 个不同的 POU1F1 位点引起这种依赖 [178]。糖皮质激素则可能通过上调大鼠 GHRH 结合位点 [214] 和受体 mRNA 表达 [180] 的机制作用于受体基因启动子。雌激素对启动子转录的抑制作用与受体 mRNA 表达中的两性异形一致 [181]。有研究发现 GHRH 可下调 GHRH-R 表达 [182]，虽然在受体基因启动子中发现了一种可以解释这种效应的 CRE，但毛喉素（skolin，cAMP 抑制剂）对启动子的体外调控机制仍有待进一步研究 [177]。

大鼠 *GHRH-R* 基因 [183] 的结构与人类的结构非常相似，但包含一个额外的外显子，该外显子可预测受体 mRNA 的选择性剪接，产生的 mRNA 在第 3 个细胞内环中编码 41 个额外氨基酸。虽然对大鼠垂体 mRNA 的 PCR 分析仅发现了 GHRH-R 短片段的证据 [165]，但是目前已在大鼠和小鼠中分离出 GHRH-R cDNA 长克隆片段 [165, 167]。当这种大鼠 GHRH-R 长片段在细胞系中稳定表达时，它可以与

GHRH 结合，但未发现其向细胞内转导信号[183]。

在小鼠中，研究发现了缺少第一个跨膜结构域的可变剪接受体亚型[167]。在人类垂体瘤和正常垂体中，同样发现 GHRH mRNA 的可变剪接受体亚型，选择性剪接引起编码最后两个跨膜结构域的 mRNA 缺失[184]。在大鼠中，通过 PCR 发现了另一个剪接亚型，在该亚型中新的 17 个残基序列替换了 C- 末端最后 5 个氨基酸残基[185]，该受体亚型能够正常应答 cAMP 信号。尽管有人提出肿瘤中表达缩短的受体亚型可以在抑制 GHRH 信号转导中起显著负作用，但这些 GHRH-R 可变剪接亚型的功能仍有待进一步研究[174]。

合成的 GHRH 拮抗剂可以抑制多种人类肿瘤和肿瘤细胞系的生长和增殖[186-188]，这与 GHRH 可以作为刺激细胞生长的局部自分泌 / 旁分泌因子的假设相一致[189]，也符合 GHRH 促进 GH 细胞有丝分裂的作用[190]。然而，因为在对 GHRH 拮抗剂有应答的细胞系中尚未发现完整的 GHRH 受体序列，所以 GHRH 拮抗剂的作用机制尚不清楚[188]。许多肿瘤细胞和正常人前列腺表达选择性剪接形式的 GHRH-R 水平较低，而在脑垂体中并没有发现上述亚型[188]。一个具有选择性 N- 末端结构域（SV1）的受体剪接亚型可能有 GHRH 拮抗剂[191]的抗增殖作用位点及不依赖配体的刺激肿瘤生长的作用位点[192]。相反，在体外，GHRH 拮抗剂不能抑制 GH 腺瘤细胞的基础 GH 分泌，对于这些肿瘤是否能够自分泌 GHRH 仍有争论[193]。在有衰老认知缺陷和预期寿命短的 SAMP8 系小鼠中，GHRH 拮抗剂能提高其端粒酶活性，并改善小鼠大脑的氧化应激[194]。

目前已在小鼠和人类中发现致侏儒症的 *GHRH-R* 突变。该突变首次在小鼠中被发现，这种突变的小鼠具有常染色体遗传性缺陷，导致体内低水平 GH 和垂体发育不全，但其对外源性 GH 有反应。这些小鼠的垂体细胞对 GHRH 刺激无反应，但对 cAMP 的其他激活剂有应答并释放 GH，提示这些小鼠 GHRH-R 缺陷[195]。*GHRH-R* 基因位于小鼠 6 号染色体的中部区域[196, 197]。测序显示，该受体细胞外结构域第 60 个残基处有一个 Asp-Gly 点突变，导致细胞内 cAMP 信号完全丢失。进一步研究表明，突变的受体可以在细胞膜中正确表达和定位，但不能结合 GHRH[198]。

在人类 GHRH-R 突变研究中，以 GHD 且身材匀称矮小的患者为研究对象发现了多种引起 GHRH-R 功能缺失的突变[199]。家系研究中报道了 2 种上述 GHRH-R 突变，一个是来自印度[200]、巴基斯坦[201]和斯里兰卡[202]的远亲家系，还有一个是来自影响 100 多个个体的巴西家系[203]。研究人员仍在研究其他类型的 GHRH-R 突变，据推测 10% 的人类家族孤立性 1 型 GHD 是由 GHRH-R 缺陷引起的[204]。受影响的个体是纯合子，在受体蛋白编码区、内含子剪接处或基因启动子中发生点突变或缺失。此外，还有一些受影响的个体是发生两个不同功能缺失突变的杂合子[205]。据报道，在 *GHRH-R* 基因失活错义点突变的杂合子个体中未发现成年人身材矮小或血清 IGF-1 的显著降低，但发现其身体成分改变和胰岛素敏感性增加[206]。相反，在体外，已经发现两种截短的受体具有明显的负性特征[173, 174]，因此截短突变可能会影响杂合子。有研究者认为受体突变的激活可能与肢端肥大症或腺瘤有关，但迄今为止，对垂体肿瘤进行突变激活的筛查仅产生模棱两可的结果[207]或阴性结果[208]。

（八）GHRH 细胞内信号转导

GHRH 激活了生长激素细胞中的许多经典信号转导系统，包括 cAMP、钙调蛋白、钙动员和磷脂途径。与许多分泌细胞一样，GHRH 刺激的 GH 释放需要钙[209]和钙调蛋白[210]。在 GHRH 刺激后的数秒内，垂体细胞[211]和胸腺细胞[212]内钙就会升高。这种钙反应依赖于细胞外钙的流入而不是细胞内储存钙的释放[213]。cAMP 也在细胞核内发挥作用，通过多种转录因子调节基因表达[214]。

（九）cAMP 代谢

GHRH 刺激 cAMP 的积累和 GH 的释放，这些反应可以被生长抑素所抑制[215-218]。糖皮质激素预处理可增强 GHRH 刺激 cAMP 积累和 GH 释放的效力[219]。正常大鼠垂体或人类肢端肥大症肿瘤[220]细胞膜腺苷酸环化酶活性以鸟嘌呤核苷酸和钙调素敏感方式被 GHRH 增强[210]。百日咳毒素也能增强 GHRH 刺激的 cAMP 积累和 GH 释放 [215, 217]。随着时间的推移，GHRH 刺激的 cAMP 水平自发性降低可以被环己酰亚胺 [215] 阻止，而蛋白激酶 C（PKC）激活增强了 GHRH 的刺激能力 [216]。这表明刺激蛋白激酶 C 的另一个受体系统可能直接提高 GHRH-R- 耦联蛋白腺苷酸环化酶复合物的产量 [222]；潜在受体可能是促生长激素释放素（GHS）受体 [221]。

（十）磷脂

GHRH 可增加垂体的磷脂酰肌醇 [223] 和游离花生四烯酸水平 [224]。尽管在大多数系统中均未检测到 GHRH 对聚磷酸肌醇水解的影响 [225]，但是 GHRH 刺激了猪低密度 GH 细胞中的 cAMP 和磷酸肌醇依赖的第二信使途径 [226]。GHRH 活性还可能激活或调节其他涉及磷脂代谢的途径 [216]。在某些磷脂代谢酶抑制剂与 GHRH 作用后，cAMP 的代谢与 GH 的释放分离，这表明它们可以作用于 cAMP 系统的远端，引起胞吐作用 [261]。

（十一）促有丝分裂信号

GHRH 在 GH 细胞中的增殖作用是由细胞周期调节因子 c-myc 和细胞周期调节蛋白 cyclin D1 介导的，并且依赖于 Pit-1 [227]。因此，Pit-1 对于促进 GHRH-R 表达和调节细胞增殖受体激活后的下游效应都是必需的。GHRH-R 缺陷 [197] 或 GHRH 抗血清作用 [228] 使发育过程中 GHRH 信号不足，导致生长发育不良。在正常大鼠中，输注 GHRH 后会在几天内引起垂体增大 [291]。通过肿瘤表达 [105]，Gs 突变 [229]，或者转基因过度表达 [230] 产生过量 GHRH 信号，刺激 GH 细胞的增生和肿瘤的发生 [231]。表达 *GHRH* 转基因的小鼠从增生发展到腺瘤的过程与 p27 活性降低和生长抑素受体 sst5 mRNA 的减少有关 [232]。体外 GH 细胞在 GHRH 给予有丝分裂信号后发生增殖 [190]。GHRH 可能通过 MAPK 通路完成上述作用，同时有研究显示 GHRH 确实呈剂量依赖性刺激 MAPK 酪氨酸磷酸化 [233]。

（十二）GH mRNA 和释放动力学

GHRH 刺激提高 GH mRNA 的水平和转录速度 [234]，释放新合成的 GH[235] 和总 GH（储存和释放）[236]，以及体外 GH 细胞的增殖 [190]。GHRH 对垂体内 GH 的影响因垂体内 GH 细胞的解剖位置而异 [237]，GHRH 刺激 GH 释放的作用可通过快速给予糖皮质激素 [238] 增加其与 GHRH 的结合而进一步增强 [179]。三碘甲腺原氨酸 [239]、ghrelin [240]、和 ghrelin 类似物 [221] 也会加速 GHRH 刺激的 GH 分泌。相反，在体外，IGF-1 [238, 241] 和生长抑素 [263] 是 GHRH 刺激 GH 释放的非竞争性抑制剂。

给予 GHRH 后，GH 释放立即加速 [215]，并且在 GHRH 脉冲期间仍保持升高状态 [215]，在约 10min 后 GH 释放速率下降 [242]。这种自发下降是在无 GH 消耗的情况下发生的 [242]，且能被环己酰亚胺阻断，这提示有快速翻转抑制蛋白的参与 [210]。神经解剖学和垂体门静脉采血测量结果发现 [243]，GHRH 和生长抑素的相互作用 [149] 导致每个 GHRH 脉冲释放更多的 GH，这一观点已在灌注培养中得到证实 [244]。

垂体门静脉血 [243] 中存在的皮摩尔至纳米摩尔浓度的 GHRH 调节 GH 细胞的梯度 GH 应答。体外低浓度 GHRH 可刺激适度的催乳素释放 [245] 和一种被称为肽 23 的蛋白质的分泌（与胰腺炎相关蛋白质相同，是 C 型凝集素超基因家族的成员）[246]。

（十三）GHRH 的释放

GH 的脉冲释放受多种因素影响，包括营养、身体成分组成、代谢、年龄、性激素、肾上腺皮质激素、甲状腺激素及肝肾功能 [247]。这些影响因素常通过对 GHRH 神经元的直接作用干预下丘脑 GHRH 释放，也可以通过对生长抑素神经元的影响发挥作用。这些影响可能是由其他因素介导的，如 ghrelin、儿茶酚胺、白介素 -1、生长抑素、阿片类药物、瘦素、抑制素、肥胖抑制素和 NPY [248, 249]。尽管受到诸多因素影响，下丘脑 GHRH 脉冲释放模式仍是垂体脉冲性 GH 分泌的重要机制 [243]。

（十四）对 GH 轴的影响

在麻醉大鼠体内，GHRH 刺激被首次证明能够刺激 GH 释放 [250]。这些 GH 对 GHRH 的反应可通过生长抑素的被动免疫增强 [251]，或者通过大鼠 GHRH 的被动免疫受到抑制。随后发现，GHRH

可以增强多种脊椎动物 GH 的分泌，目前已检测的脊椎动物有猴子[252]、牛[253]、猪[254]、鸡[255]和鲤鱼[117]。

GHRH 是内源性脉冲性 GH 分泌所必需的，因为抗 GHRH 血清治疗会消除大鼠和绵羊的脉冲性 GH 分泌[256, 257]。但是，至少人类在没有 GHRH-R 信号的情况下，节律性 GH 分泌会以振幅最小的形式持续存在[258]。在 GHRH 拮抗剂注入后，上述现象得到了性别差异的支持，男性基础分泌无变化，女性则明显减少[259]。大鼠在抗 GHRH 血清治疗后，身材发育延缓[260]，GHRH-R mRNA 的表达减少[182]。相反，给予 GHRH 数天到数周，可观察到实验动物的身体或器官生长，以及功能增强[261]。在表达 *GHRH* 转基因的小鼠中这种作用尤其明显[262]。在未麻醉绵羊的垂体门静脉血浆中测量 GHRH 的脉冲峰值为 25～40pg/ml，持续时间为 71min[243]。但是，对绵羊 GH 脉冲时间的分析提示，GHRH、生长抑素脉冲和 ghrelin 只能部分解释这一复杂的调节过程。

在发育过程中，对恒河猴给予外源性 GHRH 刺激，引发的基础 GH 反应在出生后第 1～28 天持续降低[263]。GHRH 的被动免疫显示，内源性 GHRH 持续活跃分泌至出生后第 9 天[264]。向大鼠体内注射 GHRH，在出生后第 2 天未测量到 GH 水平的增加[265]，而在出生后第 10、30、75 天及第 14 个月测量到相似幅度的刺激反应[266]。注射 GHRH 同样能增加出生后 10 天的大鼠垂体 GH 的生物合成[267]。大鼠垂体 GHRH-R mRNA 的表达在妊娠晚期最高，在出生 12 天后下降至最低点，在性成熟开始时增加，然后随着衰老而下降[268]。

在老化过程中，GHRH 状态发生了显著变化。18 个月龄的大鼠下丘脑 *GHRH* 基因的表达和含量减少[269]，并且 GHRH 与垂体的结合降低[270]。GHRH-R mRNA 在 18 个月龄的大鼠中相应减少，但通过 GHRH 治疗可以部分恢复到幼龄动物的水平[271]。GHRH-R 表达降低可能导致老年雄性大鼠[272]和人类[273]垂体对 GHRH 反应的降低。

GHRH 的合成、分泌作用也受到性别（或性激素）的强烈影响。雄性大鼠下丘脑 GHRH mRNA 水平高于雌性大鼠[274]，雄性大鼠睾丸切除后下丘脑 GHRH mRNA 的水平降低，而睾酮治疗的完整[275]或去势[276]的雄性大鼠下丘脑 GHRH mRNA 的水平增加。雌二醇对下丘脑 GHRH mRNA 水平没有影响[276]。在大鼠发情期，GHRH 在体内引起 GH 反应的能力各不相同[277]，在雄性中比在雌性中反应更大[266, 278]，并且有强烈的性激素依赖性[278]。当静态[279]或灌注[278]培养时，雄性大鼠 GH 细胞对 GHRH 刺激引发的 cAMP 和 GH 反应比雌性大鼠更强烈。此外，用睾酮处理的完整和去势雄性大鼠，其 GH 细胞都具有高 GHRH 反应性[278]，体外培养的 GH 细胞经睾酮处理后亦是如此[280]。性别差异可以通过溶血蚀斑试验在单个 GH 细胞水平上测量，在溶血蚀斑试验中，睾酮（体内注射）增加分泌能力[281]并招募 GH 细胞亚群，而雌二醇的作用相反[282]。由于雌激素作用于 *GHRH-R* 基因抑制其 mRNA 的表达[177]，雌性小鼠 GHRH-R mRNA 水平显著低于雄性大鼠[181]。

除性激素作用外，游离脂肪酸[283]和 GH 本身[284]也能使 GH 对 GHRH 反应的减弱。GH 治疗可降低正常大鼠下丘脑 GHRH 的含量[274]，垂体切除术后下丘脑中 GHRH 升高[285]，这提示 GH 或 IGF-1 对 GHRH 的反馈调节[241]。甲状腺激素替代治疗可恢复甲状腺切除大鼠下丘脑 GHRH 的水平[286]。三碘甲腺原氨酸和皮质醇分别阻止甲状腺功能减退[287]或肾上腺切除的大鼠[288]中 GHRH 引起的 GH 释放减少。然而，长期糖皮质激素治疗会降低弓状核 GHRH 神经元中 GHRH 的表达[289]。GH 反馈发生在垂体和下丘脑水平，并受性别、性激素治疗和促泌素类型（如 GHRH 或 ghrelin 类似物）影响（图 20-8）[290]。

（十五）GH 轴以外的其他影响

GHRH 刺激消化道中的促胃液素分泌和上皮细胞增殖[292]，刺激胰腺胰岛素、胰高血糖素和生长抑素的分泌[293, 294]。在下丘脑室旁神经元中，GHRH 与酪氨酸羟化酶[295]或乙酰胆碱转移酶[297]共存可以增强其活性[296]，并抑制大鼠下丘脑的促甲状腺激素释放激素（TRH）分泌[298]。GHRH 影响进食行为[299]，进食能够增加人循环中 GHRH 水平[300]。后者可能是由于中枢神经系统以外部位释放 GHRH 所致。GHRH 可以增加大鼠非快速眼动睡眠[301]。抗 GHRH 血清[302]或 GHRH 拮抗剂[303]抑制睡眠，而睡眠剥夺能提高下丘脑 GHRH mRNA 水平[304]。雌性大鼠的抗 GHRH 血清治疗可使骨质减少[305]。在癌症恶病质动物模型中，质粒介导的 GHRH 表达能够阻止体重减轻[306]。包括调控 GH 分泌在内，大多数上述这些 GHRH 作用表明 GHRH 是重要的营养分配激素，调节身体组成成分。

（十六）人体循环 GHRH

在最初合成 GHRH 之后，在外周循环中通过放射免疫测定法（RIA）检测其表达，考虑到 GHRH 原则上来源于下丘脑，测定 GHRH 能够评估下丘脑分泌水平，但是，随后的研究表明循环中大部分 GHRH 源自肠道[307]。此外，RIA 理论上只能测量生物活性完整的激素。由于迅速被 DPP-IV 分解，GHRH(1–44)–NH_2 在循环中的半衰期仅有短短的 6.8min，其主要代谢物 GHRH(3–44)–NH_2 在静脉注射 GHRH(1–44)–NH_2 的 1min 内出现[308]。GHRH(3–44)–NH_2 的生物学活性是 GHRH(1–44)–NH2 的 1/10[124]。大多数 RIA 测量 GHRH(1–44)–NH_2 和 GHRH(3–44)–NH_2 效率相同，不能反映循环中的活性 GHRH 的水平。另一方面，大多数测定方法仅针对 GHRH 分子的中部区域，因此不能区分不同循环形式的 GHRH。用于 GHRH 测量的超敏酶免疫检测技术现已逐步发展起来[309]。然而，这些测定方法也显示出与无生物学的 GHRH(3–44)–NH_2 的完全交叉反应，其恰好是循环中 GHRH 免疫反应的主要成分。因此，检测血清 GHRH 的唯一适应证是分泌 GHRH 肿瘤的诊断和治疗。

（十七）肢端肥大症的 GHRH 水平

两项研究解释了异位 GHRH 引起肢端肥大症的频率。在一项研究中，80 例肢端肥大症患者中有 76 例 GHRH 水平是正常的[310]；在 4 例 GHRH 水平升高的患者中，其中 1 例已知是分泌 GHRH 肿瘤患者，在其他 3 例中均未找到 GHRH 的来源。在另一项研究中，入组的 177 例肢端肥大症患者中有 3 例血清 GHRH 升高[311]。这 3 例 GHRH 的水平均明显升高（即每毫升纳克范围内），并且已知他们有分泌 GHRH 肿瘤病史。因此，尽管 GHRH 的异位分泌很罕见，但必须考虑它是引起肢端肥大症的原因之一。对于垂体 MRI 未检测到肿瘤的患者，要谨慎评估外周 GHRH 水平。尽管异位激素的分泌可能是间歇性的，但目前尚未发现有异位 GHRH 肿瘤的肢端肥大症患者循环 GHRH 水平正常。

产生 GHRH 肿瘤的研究前文已有回顾[312]。患有分泌 GHRH 肿瘤的肢端肥大症患者的特征是年龄小、女性多见、肿瘤前肠来源，尽管肿瘤常有转移和小分泌颗粒，但肿瘤生物学行为良好，偶尔伴有多发性内分泌腺瘤 1 型（MEN–1）综合征。胰腺和肺是最常见的原发部位。与肢端肥大症无关的含 GHRH 的肿瘤常见于肠道和胸腺、小细胞肺癌和甲状腺髓样癌，这表明并非所有含 GHRH 的肿瘤都向外周血分泌激素。还有一些肿瘤能分泌多种激素。与典型肢端肥大症患者中的 GH 腺瘤不同，产生 GHRH 肿瘤的患者也表现出 GH 细胞增生。该研究表明 GHRH 不仅增加了 GH 细胞的分泌活性，还引发其增殖。GHRH 在经典肢端肥大症病因中的重要性仍有待研究。初步证据表明，GH 腺瘤中 GHRH mRNA 的表达水平与肿瘤的进展和侵袭性有关[114, 145]。用 GHRH 拮抗剂处理过表达人类 *GHRH* 基因的转基因小鼠可抑制 GH 和 IGF–1 的分泌[313]。GHRH–R 拮抗剂可抑制外源性 GHRH 在人 GH 腺瘤组织中的作用[193]，然而它们并不抑制基础 GH 分泌，这提示 GH 腺瘤分泌的 GHRH 仅发挥微小的自分泌作用。

目前发现某些分泌 GHRH 肿瘤与 MEN–1 综合征之间的关系，并且在一些研究中，已经发现了 *menin* 基因的突变[314, 312]。然而，异位 GHRH 肿瘤中这种相关性的强度尚不清楚。

（十八）原位 GHRH 分泌

下丘脑神经节细胞瘤可能与肢端肥大症有关，这种肿瘤的 GHRH 免疫细胞化学染色已经证实这一观点。有人认为这些肿瘤应该被认视为肢端肥大症的一个罕见的原因[315]。在一名患者的病例中，影像学或手术探查没有发现肿瘤，但是选择性血管造影提示分泌过多的 GHRH 来源于中枢神经系统[316]。有时这些肿瘤是鞍内的，在这种情况下，GH 细胞与神经元在解剖位置上关联密切，这表明 GHRH 不仅刺激 GH 的分泌，还可能导致腺瘤的形成。已经报道一例鞍内神经节细胞瘤伴 GH 腺瘤，促胃液素呈强阳性，GHRH 呈弱阳性。由于在侧脑室注射促胃液素可增加 GH 的分泌，因此有人认为释放的促胃液素可能以旁分泌的方式作用于神经节细胞瘤从而促进 GHRH 的分泌，进而导致 GH 腺瘤 [317]。

（十九）GH 缺乏儿童的 GHRH 水平

目前已有许多关于各种形式生长缺陷儿童血清和脑脊液 GHRH 浓度的报道。22 名诊断为体质性身材矮小的儿童，基础 GHRH 水平（8～148pg/ml）与正常儿童水平无差异 [318]。此外，9 名儿童中的 5 名，服用左旋多巴 15min 后 GHRH 水平上升了 2 倍。在另一项针对 16 名特发性青春期延迟儿童的研究中，与体质性身材矮小的儿童相比，研究对象在给予左旋多巴后血清 GHRH 峰值上升受损 [319]。同样，在下丘脑垂体功能减退症患者中，与正常对照组相比，给予左旋多巴后循环患者体内 GHRH 水平没有升高 [320]。下丘脑垂体功能减退症患者确实对外源性 GHRH 治疗有反应。胰岛素引起的低血糖会增加正常人循环 GHRH 水平，但 6 名单纯 GH 缺乏的患者并没有出现 GHRH 水平升高 [321]。低血糖或服用精氨酸均会增加 GH 浓度。10 名身材矮小的儿童低血糖 15min 后 GHRH 水平增加 [322]，但服用精氨酸后 GHRH 没有增加。

有研究发现与体质身材矮小的儿童相比，患有下丘脑生殖细胞瘤的 GHD 儿童脑脊液中检测不到 GHRH[323]。此外，特发性 GHD 儿童脑脊液 GHRH 水平低于正常儿童。

（二十）GHRH 作为诊断药

1985 年以后，从尸体获得 GH 受到严格限制，尸体来源的 GH 仅用于因严重 GHD 所致的身材矮小儿童。因此，GH 储备的动态检测仅对儿童有临床意义。随着重组人 GH 的开发，GH 的使用不再受到限制，并批准重组人 GH 在全球范围内用于下丘脑垂体疾病所致成人 GHD。如何安全有效地诊断成人 GHD 也成为一个重要的问题。

许多用于确定 GH 状态的试验在某些情况下是有危险的。例如，胰岛素耐量试验（ITT）在老年人和有缺血性心脏病或癫痫病史的患者中禁用。GH 的其他刺激性试验还伴有不良反应（胰高血糖素引起恶心和延迟性低血糖，可乐定与嗜睡和低血压有关，精氨酸可引起头晕和静脉炎）。对儿童有效的测试，例如使用精氨酸或可乐定作为刺激物的测试，对成人释放 GH 的效果较差 [324]。ITT 经常是诊断儿童和成人 GHD 的金标准研究，但很多内分泌学家回避这一诊断方法，因为他们担心患者会发生低血糖，并且这项检查必须由医生全程监督。

GHRH 和释放 GH 的物质（如 GHRP-6、GHRP-1、GHRP-2、hexarelin、MK-0677）都是功能强大的促泌剂，在成人和儿童中都是安全的，且耐受良好。越来越多的人关注到这些药物能够作为成人和儿童 GH 水平测定的刺激物。通常，儿童和成人的 GH 储备试验都采用依赖于下丘脑介导的效应程序。例如，精氨酸、胰高血糖素、可乐定或左旋多巴等药物和胰岛素诱导的低血糖症会引起下丘脑信号，该信号通过刺激 GHRH 或抑制生长抑素，或者两者结合作用于 GH 细胞，以刺激 GH 的释放。下丘脑或垂体的病变可能会对这些刺激产生异常的 GH 反应。使用 GHRH 直接刺激 GH 细胞释放 GH，可以从理论上区分垂体异常（对 GHRH 有异常反应）和下丘脑病变（对 GHRH 反应正常）的患者。但是，长期的 GHRH 缺乏可能导致 GH 对 GHRH 的反应受限，使病变部位的区分更加困难。

（二十一）正常个体注射 GHRH

此部分为关于 GHRH 及其类似物对健康男性、女性和儿童作用的研究 [325, 326, 327]。静脉注射 GHRH 后，GH 水平在 5min 内开始上升，并在 30～60min 达到峰值。该反应是剂量依赖性的 [327]，最大反应发生在 GHRH 剂量为 1μg/kg 的情况下 [325]。成年人中，尽管女性对 GHRH 的敏感性高于男性，但 GH 对 GHRH 的反应在男性和女性中相似，女性的反应不会因月经周期中性激素水平的变化而改变 [326]。

青春期发育对 GHRH 引起的 GH 反应影响很小 [328]。青春期前儿童与处于不同青春期阶段的儿童进行比较时，没有观察到 GH 对 GHRH 反应的总体差异 [328]。在一项对青春期各个阶段的儿童进行分类的更详细研究中，男孩在青春期中期 GH 对 GHRH 的反应略有下降，但并未在同时期的女孩中发现这一现象[329]。用性激素刺激青春期前发育不良的儿童下丘脑 – 垂体 – GH 轴，可以使其对某些刺激的 GH 反应正常化。GH 对 GHRH 的反应不受雌激素启动的影响[330]，这表明性激素在下丘脑而不是垂体上发挥作用，且该作用可能通过降低生长抑素的浓度实现。

GHRH 刺激 GH 释放的能力在青春期前、青春期儿童及青年人中相似。然而，GHRH 刺激引起的 GH 峰值幅度会随着年龄的增长而下降[331]。与年龄相关的 GHRH 反应下降可能与生长抑素作用增强有关。GHRH 与溴吡斯的明或精氨酸结合使用的研究支持这一观点。这两种药物据推测通过降低生长抑素张力产生一个 GH 脉冲，两者被单独用于 GHD 的诊断试验[332, 333]。当精氨酸和溴吡斯的明与 GHRH 协同作用时，产生的 GH 脉冲与青年人相似。生长抑素基因敲除的小鼠中未观察到 GH 水平的增加，因此精氨酸通过生长抑素的抑制作用发挥作用得到了进一步的支持[334]。

（二十二）GHRH 试验

1. 类似物的选择　比较了 2 种天然生成的 GHRH 类似物 GHRH(1–40)–OH 和 GHRH(1–44)–NH_2 及截短的 GHRH(1–29)–NH_2（sermorelin）[335] 的效力，发现它们的效力相等。在这 3 种化合物中，只有 sermorelin 被批准用于临床，但它已经被制造商撤回，退出美国市场。另一种熟知用于治疗 GHRH 疾病的 GHRH 类似物 tesamorelin，尚未用于诊断试验。

2. 试验程序　GHRH 试验于清晨进行，试验前整夜禁食。GHRH 以静脉注射方式给药。成人和儿童的给药剂量均为 1μg/kg。在注射 GHRH 之前和之后的 15、30、45 和 60min 测量血清 GH 水平。

3. 不良反应　总的来说，注射 GHRH 引起的不良反应并不常见，且程度较轻。最常见的不良反应是给药 5min 内出现短暂的体温上升和面部潮红。其他不良反应还包括注射部位的疼痛和红肿、恶心、呕吐、头痛、口腔异味和胸闷。这些症状只是暂时的，并且很快就会消失。

4. GH 对 GHRH 的正常反应　在一项入选研究 6 例 GH 轴正常的儿童中，GH 对 GHRH 反应的正常范围为 11.8～172.4μg/L，作者认为儿童生长激素缺乏症（GHD）的诊断阈值应为对 GH 反应＜ 10μg/L[336]。

在其他涉及 GHRH 试验[337] 中同样使用 10μg/L 作为诊断阈值，该阈值已获得儿科临床工作者的认同。尽管人们已认识到不同的刺激物刺激 GH 释放的能力不同，但在儿童中使用大多数刺激时定义 GHD 的峰值与该峰值相似[328]。虽然有人试图将诊断阈值标准化，但这些阈值的界定仍有待商榷[338]，因此，儿童 GHD 的诊断主要取决于辅助诊断标准（临床生长不良的表现），刺激试验则用于确定 GHD 的存在。

成人 GHD 的诊断阈值低于儿童。例如，在 ITT 中，GH 峰＜ 3μg/L 被定义为严重 GHD 诊断指标，需给予患者外源性 GH 治疗。精氨酸刺激的诊断临界值则更低[339]。GHRH 试验对成人 GH 分泌的刺激更强，产生比 ITT、精氨酸试验或胰高血糖素试验更高的脉冲值[340]。因此，成人重度 GHD 的诊断临界值可能高于 GHRH 试验使用的 3μg/L，但目前尚未确定具体数值。

（二十三）儿童 GHRH 与 GHD 的诊断

1. 正常下丘脑 – 垂体 –GH 轴　研究已明确多种病因所致的矮小儿童对 GHRH 引起的 GH 反应。身材矮小且无潜在病理改变的儿童在使用 GHRH 后有正常的 GH 峰[336, 342]，但该峰值出现时间可能会延迟[341]。因宫内发育迟缓而身材矮小的儿童对 GHRH 也有正常的 GH 反应。

2. GHD　使用传统试验确诊的 GHD 儿童通常对 GHRH 的反应比对其他 GH 相关试验的反应更大。通过传统试验，将 GH 峰值为 5～10μg/L 的儿童临床诊断为部分 GHD，GH 峰值＜ 5μg/L 的儿童临床诊断为严重 GHD。有 76% 的部分 GHD 和 39% 的严重 GHD 患者对 GHRH 的 GH 应答峰值＞ 10μg/L，而 10% 的正常儿童的应答峰值＜ 10μg/L[341]。传统 GH 试验与 GHRH 试验的不一致表明 GHD 患者 GH 细胞仍保留部分功能，同时 GHD 由下丘脑功能障碍引起而非垂体病变。

在颅骨照射后发生 GHD 的患者中，GHRH 试验与传统 GH 状态试验的结果也表现出不一致。这些患者通常接受针对远离下丘脑－垂体轴的肿瘤的放射治疗，或者在治疗急性淋巴细胞白血病的期间接受预防性颅骨照射，但是下丘脑－垂体区域仍在辐射场中。在一项研究中，80% 的这类患者对 GHRH 的 GH 反应大于对 ITT 和精氨酸试验的反应[343]，表明放射线主要影响下丘脑对垂体 GH 分泌的调节机制。GHRH 试验中，GH 峰值的幅度随着照射时间的增加而减小，提示辐射最终会对 GH 细胞功能产生影响。这可能是由于辐射对 GH 细胞产生直接影响，更可能是由于长期 GHRH 缺乏消耗了 GH 细胞中存储的 GH。在 GHRH 试验前预先给予 GHRH 可显著增强 GH 对 GHRH 的反应[344]，这一研究结果为上述 GH 被消耗的观点提供佐证。

（二十四）成人 GHRH 与 GHD 的诊断

单独使用 GHRH 作为成人 GHD 诊断的文献报道很少，大多数发生于重组 hGH 出现之前，成人 GHD 尚未引起重视。一些研究是针对少数患者进行的，大部分研究对象的 GHD 均起源于儿童期。随后的研究关注 GHRH 在成人 GHD 诊断中的应用，并将其与其他药物联合使用，目的是使整个成年期的 GH 反应正常化（后文讨论）。

（二十五）GHRH 试验的局限性

单独使用 GHRH 作为 GHD 的诊断试验受到一些因素的限制。GHRH 试验结果与其他刺激试验（如 ITT）的结果之间存在差异，这可能会影响对 GHRH 试验结果的解读。GHRH 试验结果在个体间和个体内存在很大的差异。有文献报道 GHRH 试验的变异系数在儿童中为 60%[345]，成人中为 45%[340]，成年人的结果差异随着年龄的增长而减少[346]。在身材矮小的儿童中 GHRH 试验灵敏度相对较差，并随其他 GH 试验确定的 GHD 严重程度而变化。据报道，GHRH 试验的特异性为 85%～90%[328, 341]。肥胖受试者体内受抑制的 GH 反应进一步混淆了 GHRH 试验的检测能力[347, 348]。考虑到肥胖对 GH 的影响对评估 GHD 患者非常重要，因为他们本身就有身体成分异常和腹部肥胖倾向。肥胖的垂体瘤患者 GH 对 GHRH 的反应下降，因而很难准确的定义其 GH 状态，特别是在 GHD 孤立存在的情况下[349]。

尽管 GHRH 试验在门诊中使用方便，但是前面概述的问题使得试验结果在临床实践中难以解读，因此必须谨慎使用该试验。

（二十六）GHRH 与其他药物联合试验

一项研究发现 GHRH 与降低生长抑素浓度的药物具有协同作用，促进了 GHRH 与精氨酸、溴吡斯的明或可乐定联合试验的发展。在健康受试者中，联合使用这些药物引起的 GH 脉冲幅度经常超过 50μg/L[328, 340]，提高了试验的可重复性和诊断的准确性。

GHRH 与溴吡斯的明或精氨酸联合使用可引起 GH 大量释放。在一项针对正常儿童和青少年的研究中，GHRH 与溴吡斯的明联合使用试验 GH 的正常范围为 22.6～90.0μg/L（n=94），GHRH 与精氨酸联合使用 GH 的正常范围为 22.4～108μg/L（n=81）[328]。这些试验的结果不受男孩或女孩青春期阶段的影响[328, 350]。但在获得性儿童期起病的 GHD 患者中，垂体激素的缺乏和患者年龄会影响 GH 对 GHRH+ 精氨酸联合试验的反应。进一步的研究表明，BMI 和年龄都对特发性 GHD 患儿的 GHRH+ 精氨酸联合试验有影响[351]。Acipomax，可降低循环游离脂肪酸水平，恢复肥胖的健康成年人 GH 对 GHRH+ 精氨酸联合试验的正常反应，并增加其与肥胖 GHD 成年患者之间结果的差异[352]。

GHD 患儿中，GHRH+ 溴吡斯的明试验的诊断阈值为 20μg/L，可以诊断出 100% 的器质性 GHD 患者（由颅咽管瘤引起）和 80% 的特发性 GHD 患者[353]。在患垂体疾病的成年人广泛评估 GHRH 与精氨酸联合试验的安全性，希望它在未来能够替代 ITT（成人 GH 状态诊断金标准试验）。青年人 Arg+GHRH 试验、PD+GHRH 试验和 ITT 的敏感性和特异性没有差异[354]。在评估 GH 分泌方面，考虑到溴吡斯的明的不良反应，GHRH 与精氨酸联用优于 GH 与溴吡斯的明联用[355]。在成年人中，GH 对 GHRH + 精氨酸的反应不受性别或年龄的影响。在整个成年期中，GH 对 GHRH+ 精氨酸反应的第 3 个百分位限值为 16.5μg/L，第 1 个百分位限值为 9μg/L。

患有 GHD 的成人对 GHRH + 精氨酸的 GH 反应峰值均低于 16.5μg/L，其中 92% 的患者峰值低于 9μg/L。尽管 GHRH+ 精氨酸引发的 GH 反应明显大于 ITT 的 GH 反应，但 GHRH + 精氨酸试验获得的 GH 峰值与 ITT 获得的峰值具有良好的相关性。在 GHRH + 精氨酸试验期间 GH 峰值＞ 9μg/L 的 7 例患者中，有 6 例的 GH 峰值大于 ITT 的诊断阈值（3μg/L）。因此，笔者建议重度 GHD 成人患者 GHRH+ 精氨酸试验的诊断临界值为 9μg/L，GH 功能不全的诊断临界值为 16.5μg/L。对比 5 种不同试验的敏感性和特异性：ITT、精氨酸、左旋多巴、精氨酸 + 左旋多巴和精氨酸 +GHRH，在诊断 GHD 方面，精氨酸 +GHRH 试验和 ITT 的诊断准确性最高，前者优于后者，因为前者的不良反应较少[356]。2007 年的 GRS 共识建议，在诊断 GHD 限定临界值的情况下，GHRH+Arg[357]、GHRH+ghrelin 和胰高血糖素试验与 ITT 敏感性一致。内分泌学会的临床实践指南[358]建议 ITT 和 GHRH+ 精氨酸试验具有足够的敏感性和特异性，可用于诊断 GHD。放射性 GHD 应使用 ITT 代替 GHRH + 精氨酸试验诊断[359]。GHRH 对垂体有直接刺激作用，对于下丘脑起源的 GHD 患者（如接受过下丘脑 – 垂体区辐射的患者）GHRH 刺激能产生假性 GH 反应。因此，对于新发病的（10 年以内）GHD 患者，GHRH+ 精氨酸试验的结果可能会受包括放射在内的很多因素的干扰。该指南还建议，在 3 个或 3 个以上垂体轴功能不足的情况下，极有可能存在 GHD，可以选择刺激性检查。在 ITT 和胰高血糖素试验中，成人 GHD 的临界值是 GH 反应峰值＜ 3μg/L。对于 GHRH+ 精氨酸试验，已根据 BMI 设定了临界值：BMI ＜ $25kg/m^2$，GH 峰值＜ 11μg/L；BMI 25～$30kg/m^2$，GH 峰值＜ 8μg/L；BMI ＞ $30kg/m^2$，GH 峰值＜ 4μg/L[360]。据报道通过设定临界值和测量 IGF–1，GHRH+ 精氨酸试验能够鉴别 96% 的 3 种垂体缺陷患者和 98% 的正常人[361]。GHRH+GHRP–6 在纤瘦患者中的临界水平为 10μg/L，在肥胖患者中为 5.0μg/L[362, 363]。对成人 GHD 诊断可用的各种测试进行 Meta 分析发现，ITT 的联合敏感性和特异性分别为 95% 和 89%，GHRH+ 精氨酸试验的联合敏感性和特异性分别为 73% 和 81%[364]，由于纳入的研究异质性大，因此结果存在较高的偏倚风险。目前，由于 GHRH 的缺乏，研究者将注意力转向胰高血糖素[365, 366]。然而，在回顾性分析显示，胰高血糖素与其他刺激物一样，会受到年龄、BMI 和葡萄糖耐量的影响[367]。

（二十七）GH 缺乏儿童的 GHRH 治疗

GHRH 能够作为 GH 缺乏症儿童治疗药物的证据在一些研究中已经得到证实。大多数患有 GH 缺乏症且伴有身材矮小和生长障碍的儿童，他们患病的原因往往不是 GH 细胞功能缺陷，而是其下丘脑对垂体的调控出现紊乱。因此对于这些患儿，使用 GHRH 或其他种类的 GHS 治疗或许能够缓解他们的症状。在 1985 年的一项研究中，研究人员对两名分别因创伤和脑积水而患有器质性垂体功能低下的儿童进行了每 3 小时 1 次的 GHRH(1–40)–OH 皮下泵入[368]，用药剂量为 1～3μg/kg，治疗 6 个月后，他们的生长速度都提高了 1.5～6.0 倍。

随后，人们又进行了几项后续研究来评估不同注射方案和注射剂量的 GHRH 疗法对患有 GH 缺乏症儿童的益处[344, 369, 372, 373, 374]。然而，在这些研究中，接受治疗的儿童并不具有同质性，他们的诊断不仅包括身材矮小合并 GH 缺乏的患儿，还包括仅表现为身材矮小但其体内 GH 水平正常的儿童。研究中使用的 GHRH 制剂包括 GHRH（1–40）–OH、GHRH（1–44）–NH_2 和 GHRH（1–29）–NH_2。

1. 泵入 GHRH　对泵入 GH 产生应答的被研究者比例占总入组人数的 71%～100%。在最初的 6 个月中，使用 GHRH 疗法的患者其生长速度可以达到每年 6.2～10cm，并且这种生长速度可以保持长达 5 年。研究人员发现，患者的生长速度似乎与每日给药的总剂量有关。但迄今为止，尚无研究评估给药频率和每日总剂量这两者究竟哪项对治疗效果影响更大。在 1988 年，一项研究创新性地比较了泵入和单次皮下注射两种给药方式对 GHRH 疗法的效果[369]。在这项研究中，24 名患有 GH 缺乏症的儿童被随机分为 3 组，分别给予 GHRH(1–40)–OH 每 3 小时泵入 1 次、仅夜间每 3 小时皮下注射 1 次及 1 日 2 次皮下注射，在治疗持续 6 个月后对 3 种治疗方案进行评估。在此期间，这 3 组受试者的生长速度都在其原有的 1.8～2.9 倍增长，而效果最明显的方案则是每 3 小时泵入 GHRH(1–40)–OH 一次组。

遗憾的是，目前还没有检验 GHRH 与 GH 对机体的促生长作用的长期比较研究。而两项持续 6 个月的短期研究则提供了相互矛盾的结果，其中一项表明使用 GHRH 与 GH 有相似的治疗效果[370]，另一项却得出了 GHRH 效果较差的结论[371]。

2. GHRH 每日 2 次皮下注射 一项多中心研究得出了一个有研究意义的结论，在该项研究中，研究人员对 20 例患有 GH 缺乏症的儿童使用 GHRH（1–44）–NH_2 每日 2 次注射的方案进行治疗[372]，所有受试者的生长速度从治疗前的每年 3.6cm 增长到了每年 8.6cm（治疗 6 个月后）及每年 8.1cm（治疗 12 个月后）。在辐射引起的 GH 缺乏症儿童中，使用 GHRH（1–29）–NH_2 治疗 1 年后其生长速度增加了 1.8 倍。在因慢性肾衰竭引起的生长迟缓患者使用 GHRH（1–29）–NH_2 治疗 6 个月后，其生长速度从每年 3.8cm 提高到每年 8cm[373]。

3. GHRH 一日 1 次皮下注射 几组研究证实了 GHRH 每日 1 次皮下注射对治疗效果的影响[344, 474]。在一项针对 110 例患有 GH 缺乏症儿童的研究中，受试者接受剂量为 30μg/（kg · d）的 GHRH(1–29)–NH_2 治疗满一年后，他们的生长速度以线性增长的方式由每年 4.1cm 提高为每年 7.2cm。纳入例数最多的是一项 GEMS 研究[374]，该研究统计了 111 例患有 GH 缺乏症儿童的治疗方案，得出了“受试者在接受治疗的 6 个月内，身高增长速度从每年 3.8cm 提高到每年 6cm”的结论。在大多数的研究中，受试者在接受治疗的最初 9 个月内可观察到最佳生长速度。

4. 儿童中 GHRH 治疗准则 1997 年，FDA 批准将 GHRH（1–29）–NH_2 用于患有特发性 GH 缺乏症且伴有生长缓慢儿童的治疗，推荐剂量是 30μg/（kg · d）临睡前皮下注射。适用人群应符合以下条件：青春期前的儿童，且女性的骨龄小于 7.5 岁、男性的骨龄小于 8.0 岁。而对 GH 刺激试验没有充分反应（即刺激后其体内 GH 峰值≤ 2μg/L）的儿童不应接受 GHRH 治疗。GHRH(1–29)NH_2（sermorelin，舍莫林）于 2008 年从药物市场退出，但其退出的原因并非是安全性差或疗效不佳等问题。目前，天然 GHRH 或其他所有 GHRH 类似物均无法用于儿童 GH 缺乏症的治疗。

5. 不良反应 患儿在接受 GHRH 治疗期间，除了患者体内可能会产生相关抗体外[369, 374]，其他与治疗有关的不良事件还包括：以疼痛、肿胀或发红为特征的局部注射反应，头痛、潮红、吞咽困难、头昏眼花、多动和荨麻疹等。关于患有 GH 缺乏症儿童的甲状腺功能只有很少的数据可供参考，一项研究显示，在 7 例受试者中，其中一例患者对甲状腺替代药物的需求增加[375]；另一项研究结果表明，患者在治疗过程中甲状腺功能减退症的发生率为 5%[369]。GHRH 疗法造成甲状腺功能改变的机制尚不清楚，但据推测，可能与 GH 水平升高所导致生长抑素的增加进而抑制 TSH 分泌有关[376]。

（二十八）成人 GHRH 治疗

使用 GHRH 治疗的前提条件是 GH 细胞保持功能完整性[377]。尽管对于成人来说，导致 GH 缺乏的病因中不再包含致 GH 细胞损坏的疾病，但由于人们在步入老年后分泌 GHRH 神经元的活性降低，因此下丘脑 – 垂体轴完整的老年人仍会出现 GH 分泌不足的情况。此外，老年人的垂体 GH 可释放囊泡库与年轻人的几乎相同。

事实上，现有的几项关于成人 GHRH 给药治疗的研究都是在老年人中进行的，目的是研究 GHRH 治疗是否能抵消 GH 的年龄依赖性下降。相关研究证实，在健康的老年男性中，持续 2 周每天 2 次注射 GHRH（1–29）–NH_2[379]，以及持续 2 周注射 GHRH（1–4）–NH_2[380] 的治疗方案，均可部分逆转与年龄有关的 GH 和 IGF–1 水平的下降。而另一项超过 6 周的研究[381] 表明，给老年人注射 GHRH 可能会减轻衰老对肌肉力量的某些影响。

静脉注射后的 GHRH 半衰期仅有 7min，这是 GHRH 作为治疗药物的局限性之一。而人们研制出的 GHRH 的长效类似物 CJC–1295 不仅含有 GHRH(1–44)–NH_2 的全部生物活性，并且由皮下注射给药后会与内源性血清白蛋白结合，从而延长其作用时间；CJC–1295 还可以通过替换 4 种氨基酸进行修饰，以抵抗蛋白水解酶的灭活作用。健康成人在连续皮下注射 CJC–1295 一周后，体内 GH 和

IGF-1 水平均升高，这主要是由于 GH 分泌的基础值升高所致[382]。在使用 CJC-1295 的健康成年男性中，其血清 GH 和 IGF-1 浓度的升高可以分别持续 6d 和 14d，且没有产生快速耐受的现象[383]。另一种 GHRH 的长效类似物 PEG-GHRH 经皮下注射给药后同样可以增加健康成人的 GH 水平，并且能够持续 12h[384]。

GHRH 的另一个适用人群是患有与 HIV 相关脂肪代谢障碍的患者，这些患者的内脏脂肪、血脂水平和胰岛素抵抗均有增加，导致其心血管风险增高，夜间 GH 分泌减少，IGF-1 水平降低[385]。起初，这类患者大多应用的治疗方案为大剂量 GH 的替代疗法，虽然能够减少内脏脂肪的形成，但会增加胰岛素抵抗和其他不良反应[386]。最近，两项双盲安慰剂对照实验使用了另一种长效的 GHRH 类似物，替莫瑞林（tesamorelin），这是一种 GHRH(1-44)-NH_2 类似物，通过在 N- 末端添加己烯醇修饰，以延长其在循环中的半衰期[387]。研究结果表明，每日 1 次的替莫瑞林皮下注射不仅能够减少内脏脂肪，同时会保留皮下脂肪组织以改善体型和血脂水平，耐受性良好，并且不会显著改变葡萄糖或胰岛素水平。这种效果在长达 1 年治疗过程中持续存在，并且基于这些结果，该药物已经获得了 FDA 批准。使用替莫瑞林治疗避免了 GH 不良反应，这种现象可能与内源性 GH 的抑制反馈作用仍存在有关，这种反馈在替莫瑞林对垂体 GH 分泌的刺激作用中起到抑制效果。

基于这些结果的一些扩展研究发现，替莫瑞林在治疗腹部肥胖合并 GH 分泌减少的患者时，可以同时获得减少内脏脂肪组织、降低三酰甘油，并降低患者的 C 反应蛋白和颈动脉内膜中层厚度的效果[388]。但替莫瑞林或其他 GH 释放类似物能否降低心血管疾病的发病率和死亡率、提高生活质量，以及持续过度刺激垂体是否会增加易感患者患垂体肿瘤的风险等议题还需要通过进一步的研究来确定。

九、Ghrelin 和 GHS

阿片类药物能够刺激 GH 的分泌早已成为了人们的共识，而 GHS 的故事源于 Bowers 和同事们的一个开创性发现：具有 GH 释放活性的脑啡肽类似物，如 GH 释放肽 -6[389]。在此之后，许多种具有 GH 释放活性的肽类和非肽类似物被发现，其中类似物 MK-0677[391] 的发现使克隆 GHS-R（GHS 受体）成为可能[392]。1999 年，人们在反向药理学的过程发现了 GHS-R 的天然配体 ghrelin。尽管 GHS-R 在下丘脑和垂体中的分布最为密集，但在胃中也同样发现了 ghrelin 的存在[393, 394]。与此同时，ghrelin 的 mRNA 序列也在胃组织中被测出，人们将其命名为胃动素相关肽 m46[395]。Ghrelin，沉默了超过 4 亿年后，在包括垂体和下丘脑在内的许多组织中被发现，它是脑肠肽家族的一员[396]，并发挥了重要的 GH 非依赖性促食欲作用[397]。

另一种名为 obestatin 的肽也被人们发现[398]，它来源于前体 ghrelin 分子（图 20-9）。这一循环肽的生理作用和其受体靶标存在着争议[399]，有人认为它具有抑制食欲和抑制胃蠕动的作用。

（一）Ghrelin 的结构

Ghrelin 是由 28 个氨基酸组成的肽，它在 N- 末端第 3 个氨基酸上具有独特的脂肪酸链修饰。这种丝氨酸（Ser3）羟基的酰化对于由 GHS-R1a 受体介导的反应（如钙动员，GH 释放和食欲效应）是必需的[393]。相反，ghrelin 的增殖、抗凋亡及对心血管的作用似乎不需要酰化就可以完成[396]。如图 20-9 所示，人们已经在循环中发现了多种形式的 ghrelin[401]。由于内含子剪接的变异，氨基酸 Gln14 可能被遗漏了，而 Arg28 可能由于激素原的分裂变异而被去除。此外，Ser3 处的酰化反应可以是 8 或 10 个碳长，偶尔可能还包括 1 个双键，然而所有这些酰化变体似乎都具有类似的生物活性[401]。

激素原转化酶 1/3（PC1/3）是一种负责将前体 ghrelin 转化为 ghrelin 的内切蛋白酶[402]。在 PC1/3 缺失的情况下，ghrelin 仍可正常被酰化，这表明酰化反应发生在分裂前的原始肽上。酰化 ghrelin[403] 的酶是膜结合 O- 酰基转移酶（MBOAT）家族的一员，人们称它为酰基转移酶（GOAT）。与 ghrelin 相同，GOAT mRNA 也在胃、肠和胰腺中存在，与 ghrelin 的位置一致。GOAT 是唯一一种能够在体外酰化 ghrelin 的 MBOAT，而 GOAT 敲除的动物

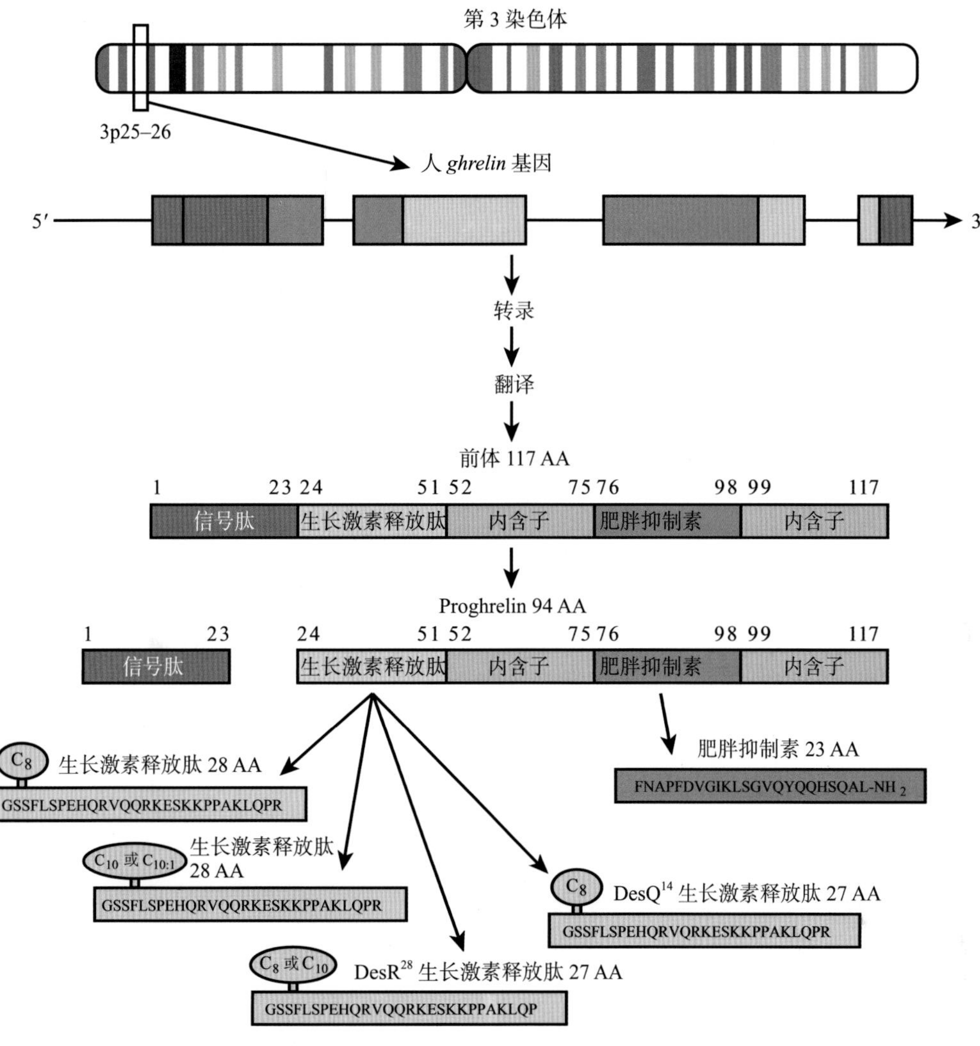

▲ **图 20-9　前体 ghrelin 多肽与转译后步骤的示意图**

这个步骤可以同时产生 ghrelin 和 obestin 这两种多肽。此图还显示了 ghrelin 的变体及其脂质修饰（见正文）。数字代表氨基酸（AA）；C 旁边的下标数字表示脂质部分的长度

体内不能检测到循环的酰化 ghrelin [404]，这表明了 GOAT 是 ghrelin 酰化反应的先决条件 [405]。

（二）Ghrelin 的测定

关于 ghrelin 的测定，大多数已发表的研究都使用了单抗体测定法，这种方法可以识别酰化后的 ghrelin（即活性 ghrelin）所特有的表位，或者识别酰化和去酰基 ghrelin（即总 ghrelin）所共有的表位。总 ghrelin 测定方法检测的是不活跃的 ghrelin 片段，单个位点检测只能测定到一半的 ghrelin [406]。而双抗体夹心 ELISA 检测法则具有更高的特异性，这种方法能够避免与其他肽片段发生交叉反应 [407]。这种检测方法虽然和其他方法相比报告的 ghrelin 水平较低，但用该方法测定出的能够抑制进食行为的激素所占检测总量的百分比更大 [408]，表明了这种检测方法有更强的生理相关性。人体循环中的酰基化 ghrelin 会通过酯酶活性和其他可能的机制来发生快速脱酰基反应 [409]。Ghrelin 的强碱性电荷和酰化作用的疏水性会让它黏附在容器表面上，这使 ghrelin 的测定更加复杂。在循环中，ghrelin，而不是去酰基 ghrelin，可能主要与载体蛋白结合 [410]，因为人们发现脂蛋白和 ghrelin 有更加特异性的相互作用，这种相互作用在去酰基 ghrelin[411] 和 ghrelin 抗血清中均未被发现，这是由上述 3 种物质在结合能力上的不同导致的 [410]。

（三）Ghrelin 合成的位点

在胃内，ghrelin 合成于 X/A 样细胞，该细胞约占嗜铬粒蛋白 A 免疫反应性内分泌细胞的 20%。相关研究表明，人和大鼠在胃切除术后其循环 ghrelin 水平均降低，而后其水平随着时间的推移而升高[396]。人们证实，许多组织中都有 ghrelin 在 mRNA 或蛋白质水平上的表达，或者两种表达同时存在。在下丘脑中，ghrelin 肽可在位于下丘脑核与第三脑室的室管膜层之间的核间隙用免疫染色法检测到[396]。在支配弓状核、腹内侧核、室旁核、背内侧核、外侧下丘脑的终纹床核、杏仁核、丘脑和缰核的外侧，以及下丘脑的轴突终末也可见 ghrelin 的存在[412]。尽管循环中的 ghrelin 可能以直接或穿过血脑屏障的方式到达下丘脑诸核团[400]，与脑干外周（如迷走神经）的连接也可能在 ghrelin 的作用中发挥着重要作用（图 20-10），而 ghrelin 对下丘脑产生的作用可能依赖于其局部产物。人们通过免疫荧光染色发现，ghrelin 与泌乳素、GH 和促甲状腺素分泌细胞共定位于垂体[414]。Ghrelin 的 mRNA 及蛋白不仅在所有的正常人体组织中表达，在不同的肿瘤中也能被检测到，包括垂体瘤、神经内分泌肿瘤、甲状腺和甲状腺髓样癌，以及胰腺和肺的内分泌肿瘤[415]，但它并不能作为垂体瘤生物学行为或治疗反应的生物标志物[416]。Ghrelin 还被证明在垂体、免疫细胞、肺、胎盘、睾丸、肾脏中表达，而且在卵巢中的表达具有周期性。据报道，在胰腺的 B 和 A 细胞以及在一种新的胰岛细胞类型（ε 细胞）中也有 ghrelin 的表达[417]。

（四）Ghrelin 的调控

研究表明，人类通过短期能量限制，ghrelin 的水平将升高，但进食后，ghrelin 的水平立即下降，而在夜间，ghrelin 将处于更高的水平[418]。然而在长期禁食后，总 ghrelin 和酰化 ghrelin 水平均低于正常进食状态下的水平[408, 419]。Ghrelin 的慢性调节也受体重的影响，体型较瘦者高，肥胖者低[420, 421]。胰岛素似乎是 ghrelin 水平的重要调节剂，因为胰岛素抵抗和高胰岛素血症均与 ghrelin 不足有关[422]。部分研究中也提出了 ghrelin 水平与性别相关的观点[423]，补充外源性雌激素能够提高绝经后妇女夜间酰基 ghrelin 的峰值产生频率[424]，而雌孕激素的联合补充提高了 GH 对 ghrelin 的反应性[425]。

（五）生理学与分子生物学

GHS 的作用与许多已知的 ghrelin 作用大体相似，但每种 GHS 却有各自不同的分工。这表明 GHS 可能在某些已知或未知的受体亚型上存在不同的交叉反应性，这为这些位点形成特定的新复合物提供了可能。有研究称，ghrelin 和某些 GHS 复合物有升高泌乳素、ACTH 和皮质醇的作用，而其他不同种类的 GHS 可能对食欲、睡眠和心脏功能有更大的影响[426]。值得注意的是，GHS 对 GH 的释放作用和对食欲的影响需要被区别看待，因为 GHS-R1a 作为某种药物拮抗剂时虽然不能诱导 GH 释放，但可以导致食欲和体重增加。运动可抑制男性的血清 ghrelin 水平（但对去酰基 ghrelin 水平无影响），这可能是由于交感神经系统的激活导致的[427]。

（六）作用靶点

Ghrelin 和 GHS 的促 GH 释放作用主要发生在下丘脑，但同时也发生在垂体。Ghrelin 已被证明能够增强 GHRH 神经元的兴奋性，而这种效应可以被肥胖抑制素（obestatin）阻断[249]。下丘脑的这一重要行为是通过在垂体柄切除的儿童和成人中，GHS 不参与 GH 释放的这一现象被证实的，但这种情况的产生也可能是由于 GH 的合成缺少了 GHRH 参与，因为当这类患者补充外源性 GHRH 时该现象被逆转了。Ghrelin 影响食欲的主要靶点则更为复杂。目前，已经有研究表明弓形核、腹内侧核、室旁核和孤束核等可以通过表达 GHS-R1a 来参与 ghrelin 对食欲的影响。

（七）GHS 受体

迄今为止，人们已发现两种类型的 GHS-R cDNA（包括 1a 型和 1b 型）[392]。人类 1a 型 cDNA 编码视紫红质家族的 366 个氨基酸的 7 个跨膜受体，但其在人体中分布的组织相对有限，主要包括垂体、下丘脑、海马（齿状回、CA2 和 CA3 区）、

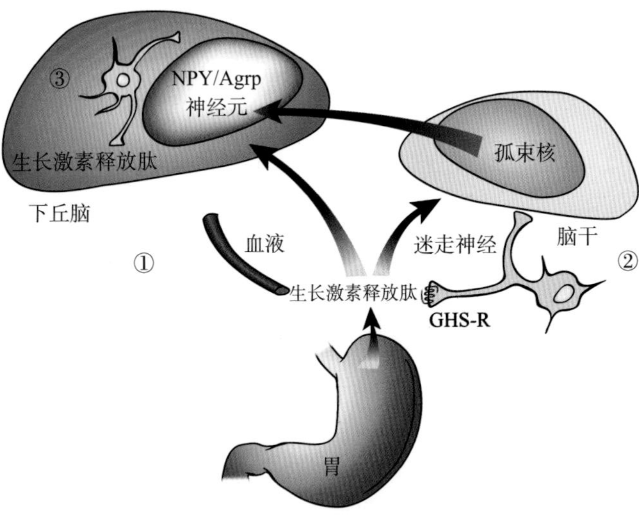

▲ **图 20-10　Ghrelin 在下丘脑中发挥作用的 3 种不同途径** [426]

①胃中合成的 ghrelin 通过血流到达弓状核，并可能通过血脑屏障的主动转运到达大脑的其他区域 [393]；
② 外周合成的 ghrelin 通过刺激表达 GHS-R 的迷走传入神经，并连接到脑干孤束核，然后与下丘脑进行信息传递 [479]；
③ 下丘脑局部合成的 ghrelin 与 NPY/AGRP 等下丘脑神经元存在直接联系 [412]

黑质致密部、腹侧被盖区、中缝背核和内侧核、动眼神经副核、脑桥和延髓，以及甲状腺、肠、胰腺、肾脏、心脏及主动脉等外周器官，还存在于垂体、胰腺、肺及胃的各种内分泌肿瘤中 [426]。1b 型 GHS-R cDNA 是来自与 1a 型的同一基因的选择性剪接，但 1b 型仅编码代表前 5 个跨膜结构域的 289 个氨基酸，并且似乎是无功能的 [392]。尽管在组织中可广泛检测到 1b 型的 mRNA，但其是否能够以蛋白质的形式表达尚不清楚。

在中枢神经系统中，ghrelin 主要与突触前轴突末梢相结合，这提示该受体参与神经传递的调节 [428]。在小鼠的垂体内，GHS-R 存在于大多数促生长激素细胞和小部分其他类型的细胞中，GHS-R 在这些细胞中的表达不仅与性别有关，还与小鼠摄入的能量有关（在被限制热量的动物中表达减少），并在个体的负能量平衡期间能够影响其生殖功能和能量代谢 [429]。与 GHRH 激活 cAMP-PKA 的途径不同，ghrelin 和 GHS 通过 PLC-IP3-PKC 的信号传导途径作用于促生长激素细胞 [393]。当 ghrelin 及 GH 促分泌素与 GHRH 联合作用时，体内 cAMP 含量会升高，但这种协同作用的确切机制尚不清楚 [221, 430]。Ghrelin 的信号传导还需要激活 NOS（一氧化氮合成酶）/NO 和 cGMP（鸟苷酸环化酶）/GMP 通路来发挥作用 [431]。尽管当长期使用 ghrelin 类似物治疗时会导致体内 IGF-1 水平的持续升高，但与其他 G 蛋白偶联受体相同，GHS-R 在钙离子和 GH 的作用下也会有脱敏现象出现 [432]。

使用 dw/dw 大鼠模型或正常大鼠来研究 GH 对下丘脑和垂体内 GHS-R 表达的影响，结果表明，GHS-R 参与 GH 的反馈调节。但这究竟是直接发生在垂体水平还是通过下丘脑的间接作用尚待进一步研究。另外，垂体 GHS-R mRNA 的表达似乎是性别依赖性的，而该受体在下丘脑的表达则未发现明显的性别差异 [434]。GHRH、GH 缺乏、雌激素、糖皮质激素及甲状腺激素等因素均会导致 GHS-R 的上调 [426, 413]。

（八）选择性配体和受体亚型

已有证据表明 GHS-R 存在选择性配体。皮质抑素（cortistatin）是一种由 14 种氨基酸组成的神经肽，与生长抑素相似，它也能够与垂体中的 GHS-R 结合 [435]。GHRH 可以直接与体外表达的 GHS-R 结合，从而激活钙动员并增强其与 ghrelin 的结合能力，这表明 GHS-R 上有两个不同的结合位点，这两个位点分别适用于 ghrelin 和 GHRH，并且具有积极的协同作用 [436]。最近，有研究表明非肽基 γ- 分泌酶抑制剂 semagacestat 可以激活 GHS-R1a，这一发现与 ghrelin 的神经保护作用相一致 [437]。

研究表明，对于酰化 ghrelin，GHS-R 缺失的动物并不会产生相应的食欲变化及引起 GH 释放的增加 [438]。但这些敲除 *GHS-R* 基因的动物模型对去酰基 ghrelin 仍有应答，可能酰基化 ghrelin 的其他作用可以不依赖于 GHS-R 来实现。目前，在垂体、甲状腺、心脏和其他组织中已经寻找到了 ghrelin、去酰基 ghrelin 和其他 GHS 的选择性结合位点。

（九）Ghrelin 的作用

近年来，与最初经典研究即垂体激素对 GH、促肾上腺皮质激素和催乳素释放的影响相反，ghrelin 的代谢作用已成为研究的前沿。Ghrelin 已被证实对进食、葡萄糖和脂类代谢、胃酸分泌、胃动力和细胞增殖，以及睡眠、焦虑和记忆有影响（表 20–1）。应用 *ghrelin* 和 *GHS-R* 基因敲除小鼠为动物模型的实验数据表明，其他途径可以补偿 ghrelin 的许多已知作用（详见后文），但在不同的实验条件下都可以检测到细微的异常（表 20–2）。

（十）与 GH 相关的作用

Ghrelin 的促 GH 释放作用是通过下丘脑和垂体的双重机制完成的。在大鼠垂体培养细胞中，ghrelin 可通过 PLC（磷脂酶 C）-DAG（甘油二酯）-IP3-Ca^{2+}- 蛋白激酶 3 通路特异性激活 GHS–R 并刺激 GH 释放[393]。GHS 可以增加 GH 分泌细胞的数量，但不会改变每个细胞释放激素的量；相比之下，GHRH 既能增加每个细胞 GH 的分泌量又能增加 GH 分泌细胞的数量；而生长抑素主要起到减少分泌细胞数量的作用，以上三点支持了 GHS 能够充当生长抑素功能拮抗剂的观点[466]。然而，瘦素受体缺失的小鼠其体内 GH 储存量减少，当这种小鼠暴露在同时含有 GHRH 和 ghrelin 的环境，而非单纯的 GHRH 环境时，其 GH 的储存及分泌都趋于正常，这种现象为 ghrelin 对生长激素的直接刺激作用提供了证据[467]。GHS 在体内的作用比体外要强得多，给能够自由活动的大鼠静脉注射 ghrelin 后，可以观察到剂量依赖的 GH 水平升高[470]，但这种现象取决于 GHRH 的存在与否。与饥饿状态的绵羊相比，正常喂养的绵羊体内 GH 对 ghrelin 的促泌作用显著增强[468]。尽管具有 GHRH–R 失活突变的 lit/lit 小鼠的下丘脑仍能被激活，但给予 GHRP–6 后并没有观察到 GH 释放[471]，然而给予 GHRP–2 时却能观察到 GH 的释放[469]。在 GHRH–R 突变的人群中，GHS 对 ACTH 和催乳素的促释放作用与正常人相同[472]，而 GH 对其反应虽较小[466]，但仍可以被敏感的检测方法检测到。当给大鼠注射抗 GHRH 血清[473]或给人注射 GHRH 拮抗剂[474]后，受试者体内 GHS 和 ghrelin 的效力都会大大减弱。垂体柄病变会导致 GHS 及 ghrelin 效应减弱，但如果病变发生在近期，且垂体分泌的生长激素没有因长期 GHRH 缺乏而减少，则这种影响较小[475]。GHS 与 GHRH 的合用对 GH 释放可产生协同作用[476]，这已经被用于成人

表 20–1 Ghrelin 作用的小结

对其他激素的作用	• ↑在人类和动物体内刺激 GH 释放[531] • ↑在人类和动物体内刺激促肾上腺皮质激素和皮质醇释放[426] • ↑在大鼠和成人体内刺激催乳素的释放但对于青春期前的儿童抑制↓[439] • ↓睾酮和黄体生成激素的分泌（LH）[439, 440] • ↑抗利尿激素的释放[441] • ↑人体内醛固酮的分泌[240]
对代谢的作用	• ↑促进动物和人类的食欲[397, 531] • ↑与 GH 无关的胰岛素抵抗作用[442]及对代谢底物的调节[426] • ↑促进胃排空与胃肠道运动[426] • ↓结肠传输时间[443] • 刺激肝细胞输出葡萄糖[444] • 脂肪组织的抗脂肪溶解作用[445]
对心血管的影响	• ↑左室射血分数和心输出量[426] • ↑每搏输出量[426] • ↑全身血管舒张↓全身血管阻力[426] • ↓血压[426] • ↑升高冠脉收缩引起的冠脉灌注压[446] • 肺动脉高压导致的右室肥厚与血管重构的逆转[447] • 内皮功能障碍的逆转（动脉粥样硬化过程的第一步）[448] • 心肌梗死后生存率的提高[449]
对自主神经系统的作用	• ↓交感神经活动[426] • ↓产热作用[426] • 可能的止吐作用[448, 450] • ↓ 5- 羟色胺的释放[451]
对免疫系统的作用	• ↓多种促炎细胞因子的表达，包括白细胞介素（IL）1–β、IL–6 和肿瘤坏死因子 –α（TNF–α）[452] • ↓抗 CD3 活化 T 细胞在大鼠和小鼠中的增殖及 Th1、Th2 细胞因子的抑制作用[452] • 减轻已知的瘦素对人中性粒细胞和 T 细胞的促炎作用[452] • ↑吞噬作用和↑鳟鱼的超氧化物生成[453] • 可能对急性肾功能衰竭损伤的肾脏有保护作用[454] • 至少部分由抗炎作用介导[455]的在应激状态下对胃黏膜的保护[456] • 对关节炎症的抗炎作用[457] • 改善严重脓毒症的组织灌注[458]
对骨骼肌肉系统的作用	• 促进骨形成[459]以及↑骨密度[460] • ↓软骨细胞的代谢活性[461] • ↑金鱼的自发运动能力[462]，并可能影响大鼠的运动能力[463]
其他作用	• 改善睡眠[426] • ↑焦虑[426] • 预防慢性压力导致的抑郁症状[464] • 改善记忆力和学习能力[465] • 可能在胚胎着床和胎儿生长中起作用[426] • 可能对细胞增殖有影响[426]

↑. 升高、增加；↓. 降低、减少

表 20-2　**Ghrelin 和 GHS-R 的转基因和基因敲除模型**

胚胎 / 成人	结　论	参考文献
Ghrelin		
• 胚胎 ghrelin 敲除	与野生型（WT）相比，没有发现差异	Sun 2003 [485]
• 胚胎 ghrelin 敲除	高脂饮食的基因敲除动物表现出优先使用脂肪作为代谢底物	Wortley 2004 [525]
• 胚胎 ghrelin 敲除	高脂饮食的男性体重增加较少，且运动能力较强	Wortley 2005 [526]
• 胚胎 ghrelin 敲除	幼年动物呼吸商较低，产热较高	De Smet 2006 [527]
• 成年 给予 spiegelmer 以中和 ghrelin 的作用）	饮食诱导肥胖小鼠的体重减轻	Shearman 2006 [513]
• 成年（给予 ghrelin 的抗体）	猪的体重减轻和食物摄入量减少	Vizcarra 2006 [514]
• 去酰化 ghrelin 在小鼠体内的过度表达	体重、体长、GH 和胰岛素样生长因子（IGF）-I 水平均较低	Ariyasu 2005 [528]
• ghrelin 的转基因过度表达	正常大小的动物。外源性 ghrelin 对摄食无脱敏作用，但对附睾脂肪垫生长反应和 GH 反应较差	Wei 2006 [529]
• 胚胎中 ghrelin/Lept 双敲除	表现出肥胖症和食欲亢进，但胰岛素敏感性提高	Sun 2006 [512]
• 胚胎 ghrelin 敲除且充分回交，持续 10 代	不耐高脂饮食，饥饿时血糖降低	Sun 2008 [518]
GHS-R		
• 胚胎 GHS-R 敲除	低 IGF-1 和低体重	Sun 2004 [438]
• 胚胎 GHS-R 敲除	高脂饮食导致食物摄入减少和体重增加，脂肪燃烧增加	Zigman 2005 [516]
• 成人［给予 GHS-R 拮抗剂（D-Lys-3）-GHRP-6］	瘦的，饮食诱导的肥胖和 ob/ob 小鼠的食物摄入都减少，ob/ob 小鼠的体重增加减少	Asakawa 2003 [517]
• 胚胎（给予反义 GHSR mRNA，可选择性减弱弓状核中 GHS-R 蛋白的表达）	体重下降，脂肪组织减少，食物摄入减少，消除了 GHS 对摄食的刺激作用	Shuto 2002 [515]
• 胚胎 GHS-R 敲除且充分回交，持续 10 代	不耐高脂饮食，且饥饿时血糖降低	Sun 2008 [518]

GH 缺乏症的诊断 [362]。无论是外周还是中枢给药，GHS 和 ghrelin 都会作用于下丘脑弓状核及垂体中的 GHS-R 来刺激 GH 的释放。然而，迷走神经传入纤维的阻断破坏了中枢和外周 ghrelin 诱导的 GH 的释放以及垂体内 GHR-R mRNA 表达的下调 [477]，这表明 GH 释放的复杂机制是由外周的 ghrelin 所引起。

在人类中，静脉注射等量（1μg/kg）的 GHRH、六肽释放激素（hexarelin）和 ghrelin 后，GH 的升高会表现出显著的不同，其中 ghrelin 引起 GH 释放的作用最强。静脉注射 ghrelin 可同时刺激总 GH 和 20kDa GH 的释放，它们增加的比例也与基础条件下相似 [478]。一项啮齿动物研究发现，ghrelin 诱导的 GH 释放量不会因年龄变化而改变 [480]。另一项研究表明，ghrelin 或 GHS 作用于肥胖受试者时，会使他们的 GH 释放量减少 [481]，而食物的摄入弱化了 ghrelin 对 GH 释放的影响 [482]。

Ghrelin 是 GHS-R 的天然配体，外源性给药时可有力地刺激 GH 释放，同时也可能在 GH 的生理调节中发挥一定作用。通过大鼠的皮下或侧脑室注射 GHS-R 拮抗剂 BIM-28163 时 [483]，其 GH 的脉冲样分泌模式并未被改变，但降低了脉冲分泌的幅度。在人类中，会损伤 GHS-R 固有活性的 GHS-R 错义突变与人们的身材矮小有关 [484]。与这些结果一致，与野生小鼠相比，GHS-R 敲除小鼠体内的 IGF-1 水平也较低 [438]。尽管有这些影响，缺乏ghrelin分泌细胞的转基因小鼠，其GH对GHRH的反应也仅仅出现瞬时下降，而体内的IGF-1水平正常，并且没有生长迟缓的表现，这表明循环中的ghrelin在身体生长中不发挥决定性作用[486]。Ghrelin对GH的释放作用并不受GH急性自反馈作用的抑制，但在经GH治疗4d后降低，这种现象提示了IGF-1可能具有反馈作用[487]。对于患有ghrelin分泌性胰腺肿瘤且体内ghrelin水平较正常高50倍的患者，其体内的GH和IGF水平是在正常范围内的，尽管不能排除GHS-R存在脱敏和下调现象[488]。一些临床研究发现，ghrelin和GH水平存在一定关系[489, 490]，而另外一些研究则并未得出相关结论[491, 492]。所有上述研究均测定了总ghrelin，没有区分酰基化ghrelin、去酰基ghrelin及非活性片段。在一项使用ghrelin的双位点分析检测法且抽样更频繁的研究中，证实了全长的酰基化ghrelin水平与GH分泌的幅度密切相关，这表明酰基化ghrelin对GH的释放具有调节作用[493]。

（十一）其他激素相关的作用

Ghrelin通过下丘脑的促肾上腺皮质激素释放素激素和加压素的作用来刺激HPA轴，引起ACTH和皮质醇水平升高，但其对垂体或肾上腺并没有直接作用。Ghrelin和GHS通过激活垂体中的泌乳素细胞来促进PRL的释放，并对FSH和LH产生抑制作用，这最有可能是通过下丘脑对GnRH的促分泌作用实现的[496]。

（十二）对进食的影响

研究显示，Ghrelin在动物和人类中都有刺激食欲的作用[396]。Ghrelin对食欲的作用是通过直接刺激下丘脑的NPY/AGRP细胞和食欲素（orexin）细胞并间接抑制POMC细胞来实现的[412]。迷走神经似乎也对摄食行为起重要作用，因为经迷走神经切断术后，该患者的外周ghrelin引起的摄食作用会被抑制[479]。因此，ghrelin对食欲的影响可能通过以下3种机制实现（图20-10）：①外周ghrelin到达弓状核并刺激促食欲细胞；②通过GHS-R在外周迷走神经和孤束核中的作用；③通过局部产生的ghrelin刺激下丘脑弓状核核团和外侧区的促食欲细胞和（或）抑制厌食（anorectic）细胞。然而，外周ghrelin引起的摄食效应只有在高剂量注射后产生超生理循环水平的ghrelin才能观察到，这表明该种效应是由中枢来源的ghrelin引起的[497]。Ghrelin对食欲的作用机制涉及AMPK通路[498]。而最近提出的有关ghrelin促食欲效应的途径是：ghrelin激活弓状核（ARC）中NPY神经元上的Ca^{2+}信号通路，导致CAMKK2激活，这可以激活下丘脑的AMPK通路。AMPK通路活化后可导致线粒体氧化的增强和解偶联蛋白2（UCP2）的激活，它可调节NPY/AGRP神经元活性并最终刺激食欲（图20-11）[499]。

十、病理状态下的ghrelin水平

（一）体重异常

人们体内的ghrelin含量与其体重呈负相关，低热量饮食的患者[418]及患有癌症相关的厌食症[500]、心脏病[501]和神经性厌食症[502]的患者，他们体内的ghrelin水平会更高。神经性厌食症者体内有高水平的ghrelin，其浓度随体重增加而降低[503]。宫内发育迟缓新生儿体内的ghrelin水平高于正常新生儿，这会增加其进食欲望，从而有助于产后的追赶性生长[504]。

肥胖者体内的ghrelin水平低于消瘦者[420]。通过节食减重后体内循环ghrelin水平会出现升高[418]。有数据表明，ghrelin的水平取决于体重，这很可能受胰岛素调控，而不取决于脂肪量或脂肪分布[423]。

一项针对减重手术对ghrelin水平的影响、囊括了18项前瞻性和横断面研究的综述证实，尚没有足够的证据证明ghrelin水平与减重手术之间有任何确切关系[505]。

（二）Prader-Willi综合征

尽管所有种类的肥胖症（包括单纯性肥胖症、先天性瘦素缺乏症、瘦素受体或促黑素-4受体突变，或者颅咽管瘤引起的下丘脑源性肥胖症）患者体内ghrelin水平均较低，但与神经性厌食症患者

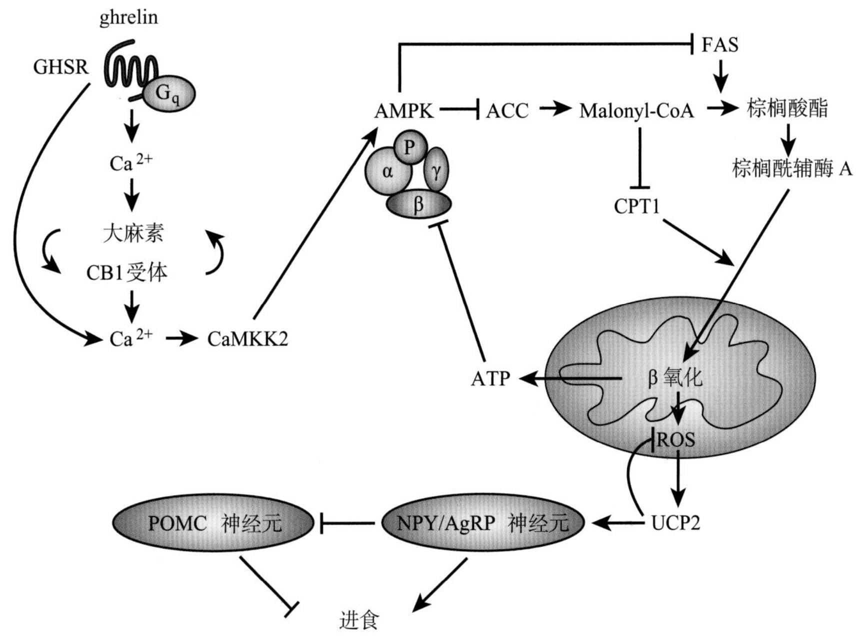

▲ **图 20-11　示意图显示了 ghrelin 食欲诱导作用的参与分子。此图是根据参考文献中的几项研究结果 [499] 得出的**

GHSR. 生长激素促分泌素受体；CaMKK2. 钙调蛋白依赖性蛋白激酶 2；CB1. 大麻素受体 1 型；AMPK. AMP 依赖的蛋白激酶；ACC. 乙酰辅酶 A 羧化酶；malonyl-CoA. 丙二酰辅酶 A；FAS. 脂肪酸合酶；CPT1. 肉碱棕榈酰转移酶 1；ROS. 活性氧；UCP2. 解偶联蛋白 2；NPY. 神经肽 Y；AgRP. 刺鼠基因相关蛋白；POMC. 阿黑皮素原

相比，Prader-Willi 综合征（Prader-Willi syndrome，PWSP）患者的 ghrelin 水平反而呈现过高的状态 [506]。PWS 是遗传性肥胖中最常见的疾病，它是由父系遗传染色体 15q11-q13 上印记基因表达缺失引起的一种遗传性疾病，其临床特征是由于下丘脑异常导致的威胁生命的儿童期食欲亢进、肥胖、GH 缺乏和性腺功能减退 [507]。PWS 患者患有高 ghrelin 血症，他们体内的 ghrelin 水平是与其 BMI 相近的健康受试者的 3～4 倍。但进食后 PWS 患者的 ghrelin 水平与正常受试者平行下降 [508]。生长抑素虽然对 PWS 患者的 ghrelin 水平有抑制作用，但并不能抑制他们过于旺盛的食欲 [509]。

（三）肢端肥大症和 GH 缺乏症

肢端肥大症患者术后 ghrelin 的水平升高与其 GH、IGF-1 和胰岛素水平呈负相关，提示在活动性肢端肥大症患者中，一种或几种激素的联合作用导致 ghrelin 水平下降 [510]。与 BMI 接近的受试者相比，GH 缺乏症患者的 ghrelin 水平较低或正常，而使用 GH 替代治疗会导致 ghrelin 水平降低 [511]。

十一、Ghrelin 或 Ghrelin 受体缺陷模型

Ghrelin 功能的重要性已在具有 ghrelin 或 ghrelin 受体缺陷（可为遗传或获得性）的动物模型中进行了研究（表 20-2）。在研究中，ghrelin 缺乏症的发作时间和转基因动物的回交都会影响观察到的结果。在胚胎时期敲除相应基因的动物的能量代谢及脑垂体功能与正常动物模型相比几乎没有差异（表 20-2），而瘦素 -ghrelin 的双重敲除模型会表现出肥胖和食欲过剩等症状。但同时，其胰岛素释放（通过降低 UCP2 的水平）及胰岛素敏感性都会得到改善，这提示 ghrelin 在 B 细胞的生理活动中具有重要作用 [512]。获得性 ghrelin 缺乏会导致经饮食诱导的肥胖小鼠进食减少并储存较少的脂肪，与对照组或溶媒组相比，其最终体重和体脂量都较低 [513]，而猪在经过 ghrelin 的免疫中和免疫后也出现了食物摄入减少和重量减轻 [514]。与早期基因敲除的轻度表型相比，后天获得性 ghrelin 缺乏症患者的临床表现更为显著。这表明由于人体系统的可塑性，在产前敲除 *ghrelin* 基因时能够通过其他代谢途径的发展

来让它们能够弥补损失的 ghrelin。Ghrelin 是能量稳态和食欲调节领域的重要参与者，更是人体内部巨大的调节网络的一部分，只有在发育早期发生缺失时，其丧失的功能才能被另外的代谢途径所弥补。一个在酪氨酸羟化酶控制下用反义 GHRH mRNA 表达的下丘脑选择性敲除的模型证实，与雄性动物相比，雌性动物体内的 GH 和 IGF-1 水平均较低 [515]。

GHS-R 基因敲除小鼠的体重 [438] 和 IGF-1 水平均较低 [438]。无论是肥胖或是消瘦的成年小鼠，拮抗其 GHS-R 后都会导致摄食减少、体重增加减缓及胃排空率降低症状的出现 [517]。而 *GHS-R* 基因敲除动物更容易患高脂饮食诱导的肥胖症，并且在饥饿期间更容易出现低血糖 [518]。近来，基于对 ghrelin 和 GHS-R 缺陷型小鼠的研究，ghrelin 的生理作用也进一步被阐述 [519]。

一项研究表明，在 127 例身材矮小的日本儿童中，有 4 例 *GSH-R1a* 基因有导致功能丧失的突变 [521]，这说明 ghrelin 功能的降低可能是一小部分儿童生长迟缓的原因。但 *ghrelin* 或 *GHS-R* 基因的突变仍不能解释患儿的身材矮小或体重调节的障碍 [520]。

Ghrelin 分泌过剩

关于分泌 ghrelin 的胃肠道或胰腺神经内分泌肿瘤（ghrelin 瘤）的病例已经有一些相关研究 [522, 523]，但循环中 ghrelin 升高的病例却少之又少，大多数患者既没有 GH 或 IGF-1 的升高，也没有肢端肥大症的临床表现。在一个血浆 ghrelin 水平升高的转基因小鼠模型中，可见其体内的 IGF-1 水平升高及胰岛素分泌抑制，但胰岛素敏感性仍正常 [524]。

十二、Ghrelin 和 GHS 的临床意义

（一）GHS

肽类和非肽类 GHS 都是强大的 GH 促泌剂，静脉注射或口服均有效 [530]，这激发了人们对它能否作为诊断试剂应用的兴趣。虽然 GHRH 及胰岛素糖耐量试验（ITT）同样会导致 GH 的过度分泌，但 GHS 的促泌作用却更为典型。

（二）GHS 在健康受试者中的应用

GHS 对 GH 释放的影响呈剂量依赖关系 [531]，并且比 GHRH 更具可重复性。肽类的 GHS（如 GHRP-6、GHRP-1、GHRP-2 和 hexarelin）和非肽类 GHS 在药代动力学方面有所不同。非肽类 GHS，例如 GHSMK-0677 和 macimorelin [532] 已被专门开发为口服制剂。虽然肽类 GHS 也可口服，但达到相同疗效时所需的口服剂量是静脉注射时的数百倍。

只有患者在拥有完整的下丘脑 - 垂体轴时，GHS 才能发挥出对 GH 释放的最大作用。GHRH 和生长抑素均影响 GHS 的药效，GHRH 能够增加 GH 脉冲式分泌的幅度，而生长抑素则与其相反。当 GHRH 与 GHS 联合使用时能产生协同效应，所产生的 GH 脉冲式分泌的幅度大于单独施用的两种药物时获得的总和 [533]。GHRH 的存在是 GHS 能够刺激 GH 分泌的必要条件。在一个患有 GHRH 受体的纯合性失活突变的家庭中，hexarelin 对 GH 的刺激作用对其家庭成员无效。另外，GHS 对患有因垂体柄病变导致的 GH 缺乏症患儿并无疗效 [535]。因此，GHS 要发挥其作用，就离不开 GHRH。

GH 对 GHS 的应答与适当的生长抑素调控息息相关。当受试者联用 hexarelin 和生长抑素时，其释放的 GH 量显著减少 [536]。而在另一项研究中，将精氨酸（一种假定的生长抑素抑制剂）用于老年人时，GH 的增长水平也出现了上调，再给予 GHRP-6 以后，GH 水平显著增加甚至达到了另一组年轻受试者的水平 [537]。

从新生儿期至青春前期，GHS 都保持着相同的刺激 GH 释放能力 [538]。在青春期，GH 对 GHS 的敏感性有所提升，这种提升后的敏感性可以伴随着人们步入成年 [539, 540]。随后，GH 对 GHS 的应答能力就会随着年纪的增长而逐渐衰退，这种现象与 GH 的自发性分泌减少有关 [537]。

除了在青春期，女孩对 GHS 的反应比男孩更大外，人们在其他时期对 GHS 的应答与性别无关 [540]。在月经周期的卵泡早期、卵泡后期和黄体期，GH 对 GHS 和 ghrelin 的反应并无明显差别，这表明它们不受雌激素水平变化的影响 [541]。但当女

性绝经后，无论是单独补充雌激素还是同时补充雌激素和孕激素，都会增强 GH 对 ghrelin 的反应 [425]。

十三、GHS 与 GH 缺乏症的诊断

因为促分泌激素刺激的 GH 的释放会随着年龄增长而下降，因此很少有研究评估 GHS 作为成人 GH 缺乏症诊断药物的潜力。相反，人们的把关注点集中在寻找能够克服年龄影响的方法上，即把 GHS 与精氨酸或 GHRH 联合使用以作为确诊手段。

联合使用 GHRH 和 GHS 是如今已知的最有效的刺激 GH 释放方式，并有望替代胰岛素糖耐量试验（ITT）。GH 对 GHS+GHRH 的反应在个体中有良好的重现性，并且目前看来不会因为年龄的增长而衰退 [534]。与 GHRH 和精氨酸联用相同，GHRH+GHRP-6 也只能部分降低葡萄糖、游离脂肪酸及外源性 GH 的抑制作用 [542]。GHS+GHRH 结合试验的最重要特征是它能够将 GH 缺乏症患者与正常受试者区分开，并且这种方法的特异性和敏感性都为 100% [543]。GHS+GHRH 结合试验安全且耐受性良好，不良反应则与两种药物单独给药时类似。在重度 GH 缺乏症患者中对比两种方法（GHRP-2 与经典的胰岛素糖耐量试验）时，若使用 15μg/L 的阈值，则所有受试者的诊断都具有很高的可靠性 [544]。迄今为止，尚未发现单独使用 ghrelin 或 ghrelin 类似物可用于诊断儿童 GH 缺乏症。在患有单纯性 GH 缺乏的成年人中，与胰岛素糖耐量试验和 GHRH+ 精氨酸相比，给予患者 1μg/kg 的 ghrelin 后 GH 的升高最为明显 [545]。最近有数据表明，酰基化 ghrelin 是诊断成人 GH 缺乏症的可靠工具。然而，肥胖会大大降低 GH 反应，因此必须降低 GH 反应的临界值，相应地，该试验的可靠性也会有所降低 [546]。但目前在美国，ghrelin 和 GHRH 都不可用于诊断目的。

十四、复杂诊断情况下的 GHRH 和 GHS 试验

在诊断困难的情况下可联合应用 GHRH 和 GHS 试验刺激 GH 的释放，自发分泌和外源刺激的 GH 都通过同一个途径代谢。肥胖和库欣综合征可以混淆 GH 缺乏症的诊断。

（一）肥胖症

肥胖者的自发性和刺激性 GH 分泌都会减少，并且人们已经提出了多种机制来证实这一现象 [347, 348]，其中包括增加生长抑素，减少 GHRH 或 ghrelin 分泌或上述几种因素的任意联合 [547]。GH 对多种刺激（包括 GHRH [347]、GHRH + 精氨酸 [548]、GHRP-6 [549] 和 hexarelin [550]）的反应与体脂量成负相关，尤其是腹部脂肪量。GH 反应的减弱可能会使我们难以确定患有下丘脑 - 垂体疾病的肥胖患者体内的 GH 水平，尤其对于仅有 GH 缺乏这种激素异常的患者来说就更是如此。

而 GHRH 与精氨酸 [551] 或 GHS [549] 联合用于肥胖受试者时，尽管 GH 水平仍未达到正常对照组的水平，但其 GH 反应远高于其他任何刺激。因此这两个试验能够帮助区分究竟是真性 GH 缺乏症还是由于肥胖导致的低 GH 水平。对于胰岛素糖耐量试验和胰高血糖素试验来说，患有 GH 缺乏症的成年人 GH 反应峰值的通常下限是＜ 3μg/L，但这个值与肥胖程度呈负相关 [552]。而对于 GHRH+ 精氨酸试验，人们已经确认了取决于 BMI 的以下临界值：当 BMI ＜ 25kg/m^2 时，GH 峰值＜ 11μg/L；当 BMI 在 25～30kg/m^2 时，GH 峰值＜ 8μg/L；当 BMI ＞ 30kg/m^2 时，GH 峰值＜ 4μg/L [360]。经验证，GHRH+GHRP-6 的临界值在较瘦的患者中为 10μg/L，在肥胖患者中为 5μg/L [362, 363]。

（二）库欣综合征

药理剂量的糖皮质激素在人体内具有两相作用。在健康男性中，在注射 GHRH 前 3h 静脉注射一次 4mg 的地塞米松可增加 GH 对 GHRH 反应的峰值，而在给 GHRH 的前 12h 静脉注射一次 8mg 地塞米松则可降低 GH 的峰值，这表明糖皮质激素对 GH 分泌同时有急性的促进作用及较晚出现的抑制作用 [553]。在给予 GHRH 之前，用一种假定的生长抑素抑制药溴吡斯的明进行预处理可以部分逆转 48h 地塞米松治疗的效果，这表明糖皮质激素可能会增强生长抑素的作用 [554]。

库欣病或接受外源性类固醇药物治疗的患者体内 GH 分泌明显受阻[555]。这可能是由长期接触糖皮质激素及与库欣病有关的身体变化（尤其是向心性肥胖）的共同作用所致。这些患者被抑制的 GH 水平可能在解除糖皮质激素过量状态一年后才能逐渐恢复[556]，并可能导致其身体对 GH 状态的错误自我判读。GHRH 和 GHRP-6 被分别或联合地用于库欣病患者。结果显示，GHRH 对库欣病患者几乎没有作用，而 GHRP-6 的 GH 刺激作用也被大幅削弱。当它们联用时会展现出比单用更好的效果，但 GH 分泌的峰值仍旧只有正常对照组的 20%[476]。同样，在库欣病患者中，ghrelin 对 GH 作用效果也显著降低[557]。而若预先连续 7d 使用 GHRH 后，GH 对 GHRH 及溴吡斯的明的反应就会提高 3 倍[558]，这些证据表明：长期糖皮质激素过量所造成的影响主要是由 GHRH 分泌减少引起的。但 GHRH+GHS 联合应用能否预测库欣病患者的 GH 分泌恢复程度，还有待进一步研究。

十五、GHS 的治疗潜力

在过去的 30 年中，人们已经研制出多种不同类型的 GHS，其中包括一系列非肽类 GHS[532]。这些药物没有改变 GH 生理性分泌模式，仅仅是对其原有的脉冲式节律加以放大，这一概念使该种药物成为值得深入研究的对象。起初，由于肽类和非肽类 GHS 可制成口服制剂，人们对其抱有极高的热情，而随着研究的深入，一些问题也慢慢浮现出来：例如该药物改变了人类原有的机体组分，人体对药物的耐受性等，该药物对人们究竟是否有益引起了研究者的争论[559, 560]。因此在考虑 GHS 的有效性时，我们也必须认识到每种 GHS 在人体内的生物利用度、代谢及它们作用机制都是独一无二的，单从一种 GHS 推断另一种 GHS 的作用是十分危险的行为。

（一）在儿童中的治疗潜力

GHS 在生长发育迟缓的儿童中具有很大的治疗潜力。多项关于儿童的短期研究均显示了肽类和非肽类 GHS 对 GH 的促泌作用。同样作为一种能够刺激 GH 分泌的激素，GHS 的作用与 GHRH 相同，甚至更优。

在经过每日 1 次静脉注射 GHRP-2 持续 6 个月，而后的 2 个月每日 1 次静脉注射 GHRH 的治疗后，患有 GH 缺乏症的青春期前儿童的自发性 GH 分泌及生长速度均逐渐增加[561]。

在一项为期 6 个月的双盲安慰剂对照研究中，研究人员将 MK-0677 用于未经治疗的青春期前 GH 缺乏的患儿 6 个月后，这群儿童的平均生长速度提高了每年 3cm 以上[562]。青春期前不伴有 GH 缺乏的单纯性身材矮小儿童，经鼻腔吸入 hexarelin 8 个月后，生长速度也显著提高[563]。但这些变化是否会在较长的治疗期后转化为成人身高的增加尚不清楚。总的来说，GH 缺乏的儿童在使用 GHS 治疗后的效果要差于应用 GH 治疗的儿童。出现这种情况究竟是受入组的研究对象影响还是给药方案尚未达最佳标准还有待确定。这个结果与先前使用 GHRH 治疗时观察到的结果十分相似。

（二）在成人中的治疗潜力

由于大多数患有 GH 缺乏症的成年人并没有功能完整的下丘脑 - 垂体轴，因此只有部分成年人可能会受益于 GHS。基于 ghrelin 和 ghrelin 类似物对 GH 和食欲的作用，ghrelin 和 ghrelin 类似物是治疗艾滋病相关的消耗综合征的潜在候选药物，但目前这类药物治疗的潜在积极作用尚不清楚。

GHS 的另一个用途是改善严重疾病所导致的高分解代谢状态。当患者长期处于一个由部分下丘脑起源的严重疾病导致的高分解状态时[564]，GH 相对减少，单独使用 GHRP-2 或联用 GHRP-2 和 GHRH 均会引起 GH 细胞反应[565]。但若对一个严重疾病分解状态的患者静注 GHRP-2 和 TRH 每日 1 次，连续使用 5d 后，不但刺激其 GH 和 TSH 的分泌，还能让它们出现有效的代谢[566]。在对少数健康受试者进行的一项双盲安慰剂对照临床实验研究中，连续 7d 口服 GHS（MK-0677）后，饮食诱导的氮消耗减少[567]。Ghrelin 还能够增加癌症患者[568] 和动物癌症模型[569] 的能量摄入，一项针对肺恶病质的患者进行的为期 3 周的研究（非双盲、无安慰剂对照组）证实，ghrelin 能够增加患者去脂体重和改善其呼吸肌力量[570]。据报道，在每天静脉注射 ghrelin 持续 3 周后，充血性心力衰竭患者的心肌及骨骼肌状态均有改善[571]。这些发现均支持在高分解状态下使用 GHS。

健康的老年人群是 GHS 的另一个潜在应用对象。但现有的一些关于 GHS 对老年人影响的研究却显示出了相互矛盾的结果。一项研究显示，皮下注射 hexarelin 治疗 16 周并未对受试者产生任何有益的结果，在停药后 4 周观察到 GH 对 hexarelin 反应的部分和可逆性衰减。

相比之下，另一项研究结果证实，与健康年轻人相比，老年人在经过口服 GHS（MK-0677）治疗 4 周后，体内 IGF-1 浓度显著升高，同时 24h 内血浆 GH 浓度、GH 脉冲幅度及脉冲间最低浓度也升高，且不伴有下丘脑－垂体－GH 轴的脱敏现象产生[494]。也有研究表明，应用 MK-0677 治疗会导致患者空腹胰岛素和血糖水平的升高[495, 572]。在一项双盲安慰剂对照研究中，MK-0677 显著提高健康老年男性和女性体内的 IGF-1 水平，并且 MK-0677 的作用可持续 2 年。尽管受试者的无脂体重增加，但其肌肉力量和功能没有明显变化[433]。口服合成的 ghrelin：卡普瑞林同样能观察到相似的身体成分变化和功能参数的改善[432]。单独使用 MK-0677 或与骨吸收抑制药（阿仑唑奈）联合使用时，可以增加绝经后妇女的股骨颈骨密度[573]。但在髋关节骨折恢复后的健康老年人中，用 MK-0677 进行治疗并没有让受试者的整体情况发生明显改善[574]。这些不同的结果再次强调了每种 GHS 的生物利用度和特点的独特性。

与非肥胖人群相比，肥胖减弱了 GHS 对 GH 的释放作用[575]。肥胖男性使用 MK-0677 进行治疗后，无脂肪体重显著增加，且体内 IGF-1 水平升高约 40%，但总脂肪量或内脏脂肪量并未发生变化[560]。

关于 MK-0677 的研究表明[433]，长期使用 MK-0677 干预治疗安全且耐受良好。但是，在对这些化合物的有益效果做出最终结论之前，我们应当先认真选择目标人群并仔细研究结局参数。

（三）Ghrelin 和 GHS 拮抗药

人们已经研制出几种 ghrelin 和 GHS 拮抗药用以拮抗 ghrelin 的作用，尤其 ghrelin 是与代谢有关的作用。一种 GHRP-6 拮抗药已经被证实能够使雌激素缺乏肥胖小鼠出现厌食状态，并可增强其体内棕色脂肪解耦联蛋白 1 mRNA 的表达[576]。这类拮抗药未来可能会用于某些特定类型肥胖症的治疗中，但其未必能够抑制 GH 的分泌。

十六、小结

GH 轴不仅对于我们的生长和发育至关重要，而且在我们成年后仍会通过影响骨代谢、营养的分配、食欲、对饥饿的反应、寿命、睡眠、精神状态、免疫功能、心血管功能，以及其他尚未被发现的机制让我们的身体保持健康。重组 GH 的无限可获得性使得其可用于 GH 缺乏症的治疗。对 GH 的结构、受体及与两者之间的相互作用的研究促进了 GH 抑制剂领域的发展，这类药物适用于包括肢端肥大症在内的 GH 过量的患者。此外，GH 与预先二聚化的 GHR 相互作用模型（GH 与二聚化的 GHR 结合诱导 GHR 旋转）激发人们进一步关注和研究 GH 与其受体的相互作用。此外，提高对 GH 信号转导途径的认识可以使我们了解 GH 与其他信号通路的复杂相互作用和沟通联系，进而对 GH 某些特定的作用进行明智地干预和选择性控制。

对 GH 内源性脉冲式分泌释放模式的研究表明，GH 的生理作用同样需要这种脉冲式传送，即使是相当少量的 GH 持续分泌也会引起肢端肥大症。下丘脑分泌的 GHRH 是引起垂体 GH 细胞增殖、GH 合成及释放的主要刺激物。GHRH 可能通过自分泌或旁分泌促进其他类型细胞的增殖。GHRH 及其受体的鉴定使得 GHRH 不但可以被用于激发 GH 的内源性脉冲式分泌、帮助人们研制出半衰期更长的 GHRH 类似物，还可以开发具有抗肿瘤作用的 GHRH 拮抗药。

最初源于脑啡肽的合成 GHS 通过与 GHRH 不同的机制来刺激 GH 释放，并可与 GHRH 产生协同作用。促分泌素受体的识别导致了其内源配体 ghrelin 被发现。Ghrelin 不但作用于下丘脑刺激 GHRH 分泌，还可以作用于 GH 细胞以增加内源性 GH 分泌的脉冲幅度。由于 ghrelin 主要由胃分泌，因此它可以将 GH 在代谢和营养利用方面的作用与机体的营养利用直接联系起来。Ghrelin 还对人们的食欲、脂肪形成、脂质代谢、胃动力和分泌、细胞增殖、胰岛素分泌、血压、心理功能及睡眠等产生重大影响。Ghrelin 具有独特的 Ser3 疏水修饰（一种被血清酯酶裂解的酰化反应），这使得 ghrelin 处在一个不稳定的状态，因此在测定其活性形式时需要对样本进行仔细地预处理。尽管酰化 ghrelin 的促食欲作用和释放 GH 作用经由 GHS-R 介导，但 ghrelin 的其他功能和去酰化 ghrelin 的所有作用机制尚未探明，这表明 ghrelin 还有其他的受体和额外的配体尚未被发现。一些 GHS（ghrelin 类似物）似乎对食欲、胃动力或 GH 的释放有不同的影响，这表明或许存在一些专门针对肥胖症、胃肠道动力过强、疾病相关恶病质及衰老所致肌肉减少症的口服药物。

第21章　胰岛素样生长因子-1与其结合蛋白

Insulin-Like Growth Factor-1 and Its Binding Proteins*

David R. Clemmons　著

张亚光　孙璐璐　赵晓宇　乔　虹　译

要　点

- IGF-1介导生长激素刺激作用与营养摄取之间的关系，即调节生长激素参与合成代谢反应。
- IGF-1与胰岛素的结构差异，主要体现在前者可以与6种高亲和力的结合蛋白结合。
- IGF-1受体广泛存在于所有种类细胞中，因而能够促进组织间生长平衡。

胰岛素样生长因子-1（IGF-1）对细胞增殖、分化均有促进作用。对于细胞内稳态而言，两者同等重要。胰岛素样生长因子（IGF）与一般激素不同，除经典内分泌途径，即激素将其携带的调节信号经由细胞外液递送至远端靶细胞外，也可作用于分泌细胞的邻近细胞及其自身，即旁分泌和自分泌。因此，IGF既是一种传统意义上的内分泌激素也是一种局部作用的生长因子。研究发现IGF能够调控动物的基因表达，表明局部产生IGF-1和全身性内分泌性IGF-1对体内生长调节的共同作用。因此，IGF-1的作用机制包括两方面：一是全身性内分泌作用，可由经典的体内输注实验证明；二是局部性内分泌作用，需由细胞特定基因敲除实验（敲除后观察到局部分泌减少）证明。显然，这两种途径对生长调节同样重要。当我们模拟体内IGF-1作用，例如在临床上治疗生长激素（GH）受体突变所致的矮小患儿时，不仅需要考虑替换循环IGF，也需考虑替换局部组织中的IGF。因此，充分认识以上两种分泌途径的生理机制及其两者间协同作用十分重要。

IGF是一类多肽，IGF-1、IGF-2和胰岛素原均由共同的原始前体分化而来，此过程发生在垂体出现之前。GH对IGF-1的调控则发生在IGF-1与胰岛素分化时。与胰岛素不同，IGF-1和IGF-2需与高亲和力结合蛋白结合以参与循环，因此其血浆半衰期、对靶细胞的作用也不相同。此外，IGF可结合不同的细胞受体，且其亲和力均高于胰岛素。胰岛素受体对两者的选择性则相差无几。所有组织均可产生IGF，所有细胞均表达IGF-1受体，因此IGF能够调节系统发育。

IGF-1的发现，最初是由于其促软骨蛋白多糖硫酸化作用。给予垂体切除的动物GH后，发现血清中产生了一种有效促进软骨硫酸化的物质，但体外给予GH得到该物质的生物活性却极低。研究者从血清中提取该物质，发现其氨基酸序列与胰岛素相似，因而进一步探究其在体内的促生长作用。

分子技术有助确定IGF受体结构，以及每种受体相关的信号转导通路。沉默细胞内IGF-1或IGF-2表达，有助于研究自分泌/旁分泌途径及其在细胞生长分化过程中的作用。然而，想要进一步

*. 本章主要为儿童内分泌相关内容。

阐明 IGF-1、IGF-2、胰岛素在生长代谢调节中的相对作用，则还需要考虑其他因素，如每种受体激活的蛋白种类，该途径与其他体液调节途径间相互作用，以及它们各自在生长调节过程中所起作用的重要程度等。

一、*IGF-1* 基因和蛋白质结构

IGF-1 基因包含六个外显子，结构复杂，如图 21-1 所示。第一外显子和第二外显子编码 IGF-1 的 5′ 非翻译区和前肽区。外显子 3 编码远端前肽序列和与胰岛素 B 链、C 肽和 A 链区域同源的成熟肽段。外显子 4 编码 D 延伸肽。第五外显子和第六外显子属于剪接变构体，分别编码 IGF-1A 和 IGF-1B 两序列。两种选择性剪接可见于多种组织中，由特定种类的细胞分泌。

现今已发现多种 IGF-1 mRNA 的转录形式，最常见为 IGF-1 6kb 转录物。它含有多个聚腺苷酸化

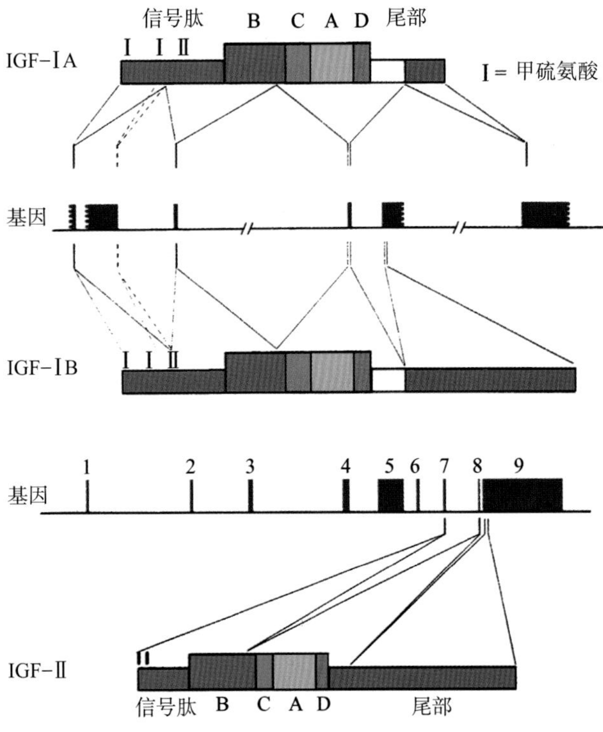

▲ **图 21-1** *IGF-1* **基因及其编码的前体蛋白的结构。黑色方框代表外显子**

用线标注了每个编码前体蛋白的外显子部分。方框表示 IGFIA 和 IGFIB 前体型式。标注出了成熟的肽 B、C、A 和 D 区

位点和一个较长的 3′ 非翻译序列，其丰度受 GH 调节。GH 通过诱导 STAT5b 与多位点结合，提高 IGF-1 转录活性[1]。STAT5b 的活性则受多种激素和细胞因子的调节，如糖皮质激素受体是一种正向的转录辅活化剂，而 FGF21 和白细胞介素 6 则起负向调节作用。两种不同的启动子，影响了不同组织中的不同转录模式，导致不同生长时期内的不同表现形式[2]。

其他丰富的转录物包括 3.2kb 转录物、2.7kb 转录物和 0.9kb 转录物。除生长激素以外的刺激物已经被证明会影响各种组织中这些转录物的丰度[3]。例如，雌激素是子宫中转录的有效刺激物。较小的 0.9kb 转录物是成熟的氨基酸 70 IGF-1 肽的来源之一。这种转录物存在于肝脏中，是体循环中肽的重要来源。胰岛素样生长因子 -1 mRNA 转录后的程序发生改变，已被证明发生在多个组织中，在特定情况下可能与生理有关，如损伤后的肌肉修复。可变的多聚腺苷酸化位点和 3' 非翻译 RNA 延伸加工调控已被证实，并可导致不同长度的转录物。

IGF 基因家族三个成员的多肽结构如图 21-2 所示。成熟的 IGF-1 和 IGF-2 分别含有 70 和 67 个氨基酸。与 IGF-1 或 IGF-2 相比，胰岛素的 C 肽区更长。A 链和 B 链肽区具有相似的长度。这个区域的序列是不连续的。该区域与胰岛素原的同源性分别为 41% 和 43%。IGF-1 和 IGF-2 分别含有 8 个和 6 个氨基酸的 D 结构域延伸。与胰岛素原不同，胰岛素样生长因子 -1 和胰岛素样生长因子 -2 在细胞内加工过程中不分裂成两个链多肽，而是作为完整的单链蛋白分泌。IGF-1 的形式已经从血清和含有 E 肽延伸物的细胞培养上清液（如 A 和 B）中分离出来，但这些形式在大多数组织中的相对丰度尚不清楚。E 肽结构域的加工频率尚不清楚，因为在培养过程中，细胞会分泌较长形式的 IGF-1-A 或 IGF-1-B。然而，一些细胞类型（如肝细胞）分泌氨基酸 70 的成熟型 IGF-1，没有 E 肽延伸。

IGF-1 与受体和（或）结合蛋白的相互作用，是通过特异性氨基酸点突变或自身突变实现的（表 21-1）。IGF-1 受体上可供识别的位点包括：丙氨酸 8、谷氨酸 9、苯丙氨酸 23、酪氨酸 24、缬氨酸 44、酪氨酸 60，以及酪氨酸 31、精氨酸 36、精

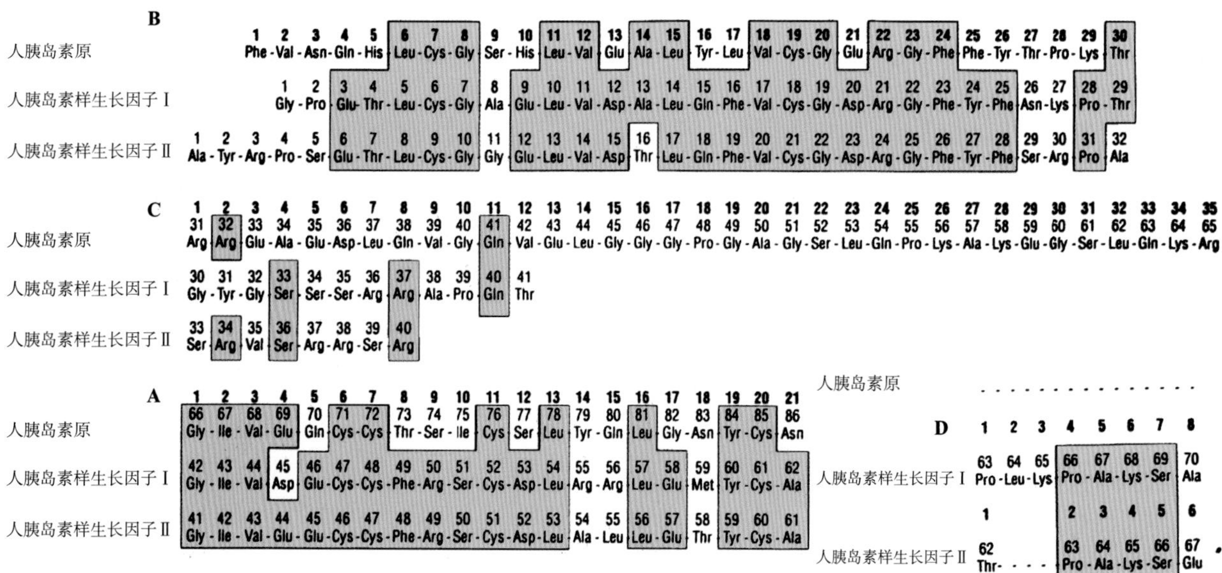

▲ 图 21-2　胰岛素原、IGF-1 和 IGF-2 的序列。序列分为 B、C、A 和 D 结构域

氨酸 37 和甲硫氨酸 59 [4]；IGF-2 结构内的保守氨基酸包括：24 位和 60 位的酪氨酸，以及谷氨酸 9、苯丙氨酸 23 和缬氨酸 44；胰岛素原上受体结合位点是与酪氨酸 24 同源的残基，如苯丙氨酸 25。酪氨酸 60 有助于稳定 IGF-1 构象。对大片段缺失的 IGF-1 突变体的研究发现，残基 24、37 之间的区域含有重要的受体结合位点，但该段内发生突变对结合蛋白亲和力的影响较小。借助晶体学 [5] 和核磁共振（nuclear magnetic resonance，NMR）手段，研究者发现这些残基能影响受体结合。此外，C 结构域中精氨酸 35 和精氨酸 36 也与受体结合有关。丙氨酸扫描突变研究表明，苯丙氨酸 23、酪氨酸 31、精氨酸 36、精氨酸 37、缬氨酸 44 和酪氨酸 60 参与构成受体结合位点，被替换后受体亲和力下降 33～100 倍 [6]。

IGF-1、IGF-2 的结合蛋白（IGF binding proteins，IGFBP）共 6 种，且均具有高度亲和力。高亲和力主要与各自结构中 4 个氨基酸有关，即 IGF-1 B 链区域的 3、4、15 和 16 位氨基酸，IGF-2 同源残基中的 6、7、18 和 19 位氨基酸。将 IGF-1 突变体中这四个位置替换为胰岛素原残基后，其亲和 IGFBP 的能力几乎完全丧失。此外，A 链中 49、50 和 51 位氨基酸残基、亮氨酸 54，分别与不同种类高亲和力结合蛋白有关。IGF-1/IGFBP-4 复合物的 X 线晶体学结构，可显示 IGF-1 与 IGFBP-4 的结合位点，以及两者结合后影响其与受体结合的能力 [7]。缬氨酸 11、天冬氨酸 12、酪氨酸 24、苯丙氨酸 25、天冬酰胺 26 和半胱氨酸 48 可结合 IGFBP-4 C 端结构域，阻碍 IGF-1 与受体间结合。在 IGF-1 和 IGF-2 三级结构中，这些残基位于蛋白表面。NMR 可展示出发 IGF-1 结构内的 3 个螺旋中，两个参与构成了蛋白表面暴露的疏水性部分，其中也包含 A 链和 B 链的相关残基，与该结构结合的分子可抑制 IGF-1/IGFBP 间结合。IGF-1 和 IGF-2 中结构中 3 个二硫键相对保守。

表 21-1　IGF-1 中介导结合蛋白和受体结合的特异性氨基酸

IGF-1 区	配体相互作用
• B 链谷氨酸 3、苏氨酸 4、谷氨酸 15、苯丙氨酸 16 • A 链苯丙氨酸 49、精氨酸 50、丝氨酸 51 • 酪氨酸 24、酪氨酸 31、酪氨酸 60、酪氨酸 24–精氨酸 37 • 酪氨酸 60	• 与 IGF 结合蛋白（IGFBP）1～6 结合所需 • 与 IGFBP-1、-2、-4、-5 的最佳结合所需 • IGF-1 受体 • 包含主要受体结合位点 • 稳定构象所需

由计算机模型构建的 IGF-1 三维结构，与 X 线构建的除 C 肽段外的胰岛素三维结构相似 [5]。IGF-2 中，B 结构域含三个 α 螺旋，A 结构域含两个。除去 C 肽段残基，胰岛素中有许多 IGF-1 残基可与

IGF-1 受体结合。因此，C 肽是导致胰岛素 /IGF-1 受体间亲和力低于 IGF-1/IGF-1 受体的主要原因[6, 8]。相反，胰岛素受体对胰岛素的高亲和力与残基 4、15、49 和 51 有关，当这些胰岛素残基被相应的 IGF-I 残基取代，IGF-I 突变体与胰岛素对胰岛素受体的亲和力相当[8]。人类血清和组织中已发现不同种 IGF-1，最常见为脑和血清中的 des-1-3 IGF-1，它与 IGFBP 的亲和力较低，仅在高浓度的不饱和 IGFBP 条件下才能与 IGF-I 受体结合。

二、IGF-1 受体

IGF-1 受体广泛存在于所有细胞，可刺激所有组织生长。每个细胞的受体数量均严格控制在 20 000～35 000 个。IGF-1 诱导细胞转化需要 100 万个以上的受体参与，少于 10 万个受体的动物模型则无法成瘤。因此，IGF-1 受体数量与肿瘤发生密切相关。

可增加 IGF-1 受体的表达的激素包括：GH、卵泡刺激素（FSH）、黄体生成素（LH）、孕酮、雌二醇和甲状腺素等[9]。可增加受体表达的细胞因子包括：血小板衍生生长因子（platelet-derived growth factor，PDGF）、上表皮生长因子（EGF）、成纤维细胞生长因子（FGF）和血管紧张素 2 等[9]。一般来说，受体与激素结合后，受体数量因内化而下降。由于 IGFBP 的影响，IGF-1 受体内化速度较其他种类生长因子减慢。此外，microRNA 也可参与调节 IGF-1 受体表达[10]，如骨骼肌发育[11]。

人类 IGF-1 受体是一段 100kb 大小的单拷贝基因，位于第 15 号染色体远端 q25 → 26。它有 21 个外显子，其外显子 / 内含子结构与胰岛素受体基因大体相似。但它没有类似于胰岛素受体基因上的选择性剪接外显子 11。

IGF-1 受体（IGF-1R）基因受发育调控。其 mRNA 和蛋白水平在胚胎后期达峰值，此后逐渐下降，成年后降低尤为明显。因此，IGF-1R 可调节细胞增殖和细胞存活。成年大鼠不同组织内 IGF-1R 表达水平不同，以中枢神经系统中最高，肾、胃、睾丸、肺和心脏中次之，肝细胞中则几乎为零。*IGF-1R* 基因表达受转录因子调控，在不同的生理或病理过程中，其分子机制也不同。

与大部分多肽生长因子受体一样，IGF-1R 是一种异四聚糖蛋白，包含 2 个 α 亚基（706 个氨基酸）和 2 个 β 亚基（627 个氨基酸），β 亚基内有跨膜结构域。其结构如图 21-3 所示。目前，该蛋白在人类中仅发现单一种 mRNA 转录本，其前肽（1367 个氨基酸）在赖氨酸 708 / 精氨酸 709 处裂解为 α 亚基和 β 亚基，两者通过二硫键连接，形成异四聚体受体。其氨基酸序列与胰岛素受体同源性为 46%。

α 亚基上，配体结合区域共 3 个，即高亮氨酸

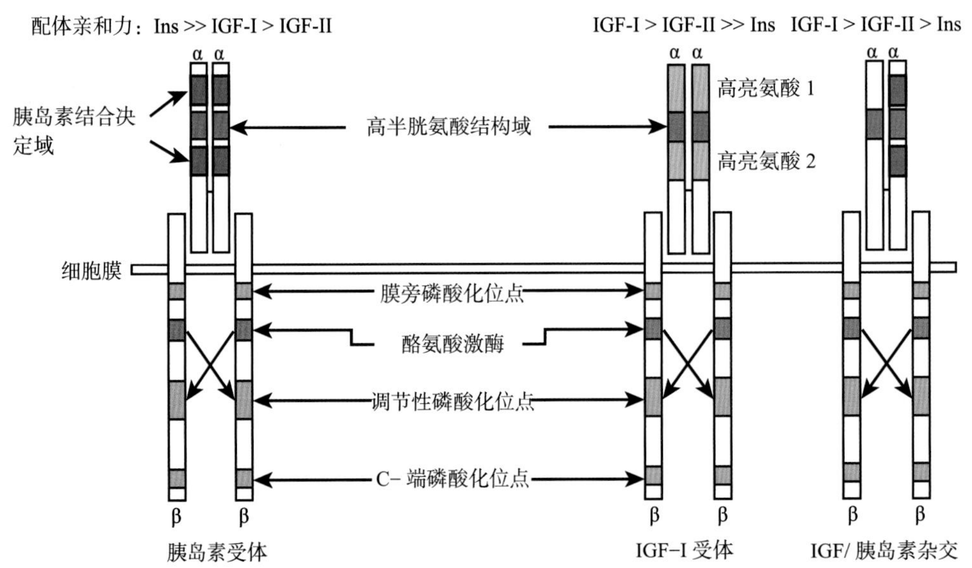

▲ **图 21-3　胰岛素、胰岛素样生长因子 1（IGF-1）和混合受体的结构特征**

（LR）结构域、高半胱氨酸（CR）结构域和羧基末端（CT）结构域。受体与 IGF-1 结合的解离常数为 10^{-9}M，与 IGF-2 结合的亲和力较之低 6 倍，与胰岛素则低 200～300 倍。IGF-1R 和胰岛素受体结构有两处不同，即 α 亚基中 LR1 和 CR1[12]。LR1 上与结合相关的残基：天冬氨酸 8、酪氨酸 28、组氨酸 30、亮氨酸 33、苯丙氨酸 58、酪氨酸 79、苯丙氨酸 90 和谷氨酸 242 [12, 13]；CR1 上与高亲和力有关的残基：精氨酸 240、苯丙氨酸 241、苯丙氨酸 251 和苯丙氨酸 266 [11]。位于 C 端 692～702 内的 10 个残基中，7 个发生变化可使结合亲和力降低 10～30 倍 [13]。LR 内位点与配体结合后可交联 CR 内位点，进一步提高亲和力。

β 亚基由 1 个插入结构域、2 个纤维连接蛋白重复结构域、跨膜结构域（位于 906～929）和胞浆内结构域组成。其上有酪氨酸和丝氨酸磷酸化的关键位点，具有酪氨酸激酶活性。其酪氨酸激酶（tyrosine kinase，TK）结构域与胰岛素受体同源性为 84%。催化结构域内包含一个 ATP 结合域及催化性赖氨酸 1003，与 IGF-1 刺激作用有关。α 亚基与配体结合后发生构象变化而自身活化，进而发生反式亚基自磷酸化，即一个 β 亚基上 TK 激活导致另一个 β 亚基上酪氨酸 1135 磷酸化。非磷酸化的酪氨酸通常处于自我抑制状态，当其发生磷酸化后，可持续激活 TK，并使另一条亚基上酪氨酸 1135 磷酸化 [14]。

β 亚基胞浆结构域中，可被内源性酪氨酸激酶磷酸化的位点共 10 个，其中最重要的 3 个位于第 1131、1135 和 1136 位，替换它们可以抑制 IGF-1 信号传导 [13]。晶体结构显示，酪氨酸磷酸化是激活激酶的最佳构象 [15]。酪氨酸激酶激活后，酶自磷酸化酪氨酸 950 形成两个重要的细胞内底物：胰岛素受体底物（insulin receptor substrate，IRS）-1 和 2，Shc、Crk 和 Grb-10 等 [12]。例如，IRS-1 与酪氨酸 950 结合后发生磷酸化后，可与衔接蛋白（如 Grb-2）结合，激活 Ras。酪氨酸 1316 可用于激活磷脂酰肌醇 PI（phosphatidyl-inositol，PI）-3 激酶，残基 1280 和 1283 磷酸化可结合 14-3-3 蛋白（一种信号中间体）。其他如 CTK、跨膜区内化相关的 NPXY 序列等也有类似机制。

IGF-1R 与胰岛素受体可形成异二聚体结构的嵌合受体 [16]，两者通过二硫键相连，其配体特异性和亲和力则更接近 IGF-1R。理论上，所有表达 IGF-1R 和胰岛素受体的细胞中均可存在这种杂交受体。该受体在体外的激活可刺激信号转导 [16]，但缺乏体内实研究结果支持。IGF-1R 激活后发生胞吞作用，受衔接蛋白 2 复合物调节 [17]。受体型成内涵体后，经半胱氨酸蛋白酶裂解释放配体。泛素化，E3 连接酶（Nedd4 和 MDM2）等均参与调节。其中，Nedd4 通过 Grb10、MDM2 通过 β 抑制蛋白结合并降解 IGF-1R [18]。

研究发现，IGF-1R 过表达促进裸鼠肿瘤形成。利用反义寡核苷酸降低 IGF-1 受体数量后发现，该作用同样发生在人类肿瘤细胞生长和转化中 [19]。特异性酪氨酸的缺失，如酪氨酸 1280 和 1281，可明显降低受体转化活性，但对有丝分裂活性影响较小。此外，IGF-1 可通过其受体数量调节其他生长因子。当 IGF-1R 缺失时，给予表皮生长因子不能刺激小鼠成纤维细胞内 DNA 合成；即使 EGF 和 PDGF 受体过表达，成纤维细胞也不能增殖；当 IGF-1R 再次表达后，增殖才发生。此外，IGF-1R 还参与细胞转化病毒 SV-40 诱导 T 抗原产生、野生型 Ras 激活、Src 癌基因表达诱导细胞转化等。受体也与酪氨酸激酶活性调节有关，一些膜蛋白也可以反式激活受体。例如，膜蛋白 αVβ3 整合蛋白 [20]、TIMP-2、LRP-1 [21] 和核心蛋白多糖可激活酪氨酸激酶 [22]，后者可反向激活受体 [24]。连接蛋白 Grb-10、SH2B 可调节酪氨酸激酶活性 [23]。GSK3β 或 AKT 介导细胞质尾部丝氨酸磷酸化则抑制其活性 [25]。

IGF-1R 在胎儿生长发育中起重要作用。同源重组敲除 IGF-1R 的动物，出生时大小仅为正常的 40% [26]。由于膈肌发育不全，这些动物即使出生也不能长时间存活。此外，神经系统、皮肤和骨骼均可出现发育缺陷，这些发育异常大多出现在妊娠晚期。

IGF-1R 有抑制细胞凋亡作用，与 IGF-1 共同维持非增殖细胞（如神经元）的细胞活力。IGF-1R 有神经保护作用，其表达水平与高糖或缺血状态诱导的神经元凋亡程度有关。IGF-1R 介导的凋亡抑

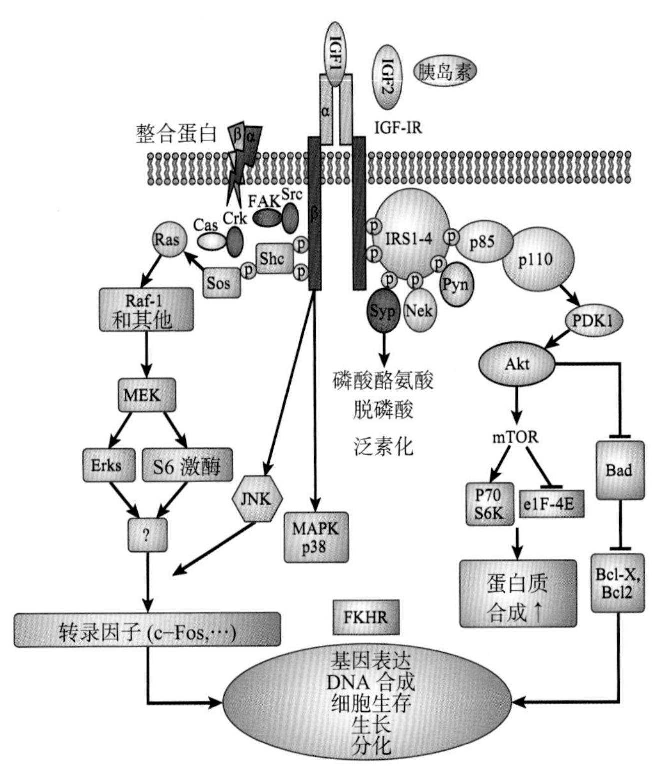

◀图 21-4　IGF-1 受体的两种主要信号途径
包括 MAP 激酶（关闭）和 PI-3 激酶（开放）途径。P-11 和 P-85 是磷脂酰肌醇 -3′- 激酶的主要亚基

制可见于大脑[27]、心肌和骨骼肌发育及血管生成过程，与缺血性脑损伤、糖皮质激素诱导的肌肉疾病[28]、心力衰竭[29]、B 细胞功能丧失[30]和软骨代谢的发病机制有关。

受体突变可阻碍配体结合及细胞内信号传导，出现生长发育异常[31]。错义突变和复合杂合突变可导致身材矮小，这些突变可能占出生小于胎龄儿的 3%[32]。

三、受体介导的信号转导

经内源性酪氨酸激酶激活、酪氨酸 950 磷酸化后，IRS-1 上 PTB 结构域可与受体结合（图 21-4）。IRS-1 中的一些用于识别 SH-2 结构域的酪氨酸发生进一步磷酸化，以对接 SH-2 结构域的细胞内信号蛋白。SH-2 结构域内含 100 个氨基酸，与细胞癌基因 Src 序列相似。研究发现，*IRS-1* 基因缺失可导致小鼠体重、肝脏、心脏和脾脏重量减轻[33]。IRS-2 在功能和结合机制上均与 IRS-1 类似。高糖应激时，IRS-1 发生丝氨酸磷酸化，由分子伴侣识别并转运至蛋白酶处降解。同时，丝氨酸磷酸化可抑制酪氨酸磷酸化。当机体能量受限时，AMP 激酶激活，IRS-1 上 Ser794 磷酸化，抑制 IGF-1R 介导的酪氨酸磷酸化及蛋白合成。

IRS-1 发生酪氨酸磷酸化后可与信号蛋白结合，如衔接蛋白 Shc、Grb-2 及 PI-3 激酶的 p85 亚基。Grb-2 参与 IGF-1 介导的有丝分裂过程：Grb-2 与 Ras 激活蛋白形成复合物以激活 P21 Ras、Raf 及 MAP 激酶途径下游。p85 亚基参与 IGF-1 介导的蛋白质合成代谢、细胞迁移和凋亡抑制：p85 亚基与磷酸化的 IRS-1 结合，诱导催化亚基 p110 聚集和活化[34]。由此产生的三磷酸肌醇及活化的蛋白酪氨酸激酶 B，可激活 mTOR 和 P70 S6 激酶，调节蛋白质翻译。此外，AKT 诱导 GSK-3β 磷酸化后失活，参与葡萄糖的转运。

IRS-1 的持续活化可诱导 IGF-1 刺激细胞分化，此过程经由 PI-3 激酶 /AKT 途径，如骨骼肌细胞分化，软骨、成骨细胞分化等[35, 36]。IRS-1 与 Grb-2/Shc 结合刺激细胞增殖，则与 MAP 激酶刺激及其特定亚细胞定位有关[37]。在氧化应激[38]、糖皮质激素过量[39]、高糖[40]和细胞因子活化[41]等病理条件下，IRS-1 表达水平下调。对于骨骼肌细胞和软骨细胞，表现为细胞萎缩或凋亡；对于血管内皮细胞和平滑肌细胞，虽不发生萎缩和凋亡，但会因 IGF-1 相关异常信号通路激活而出现相应的病理生理改变[40]。Ras 和 MAPK 激活则不依赖于 IRS-1。生理情况下，IGF-1 受体直接结合 p52 Shc，磷酸化后与 Grb-2 结合。病理情况下，Shc 的激活机制则不同。以氧化应激时，表达 αVβ3 整合蛋白的血管细胞为例：氧化应激刺激 αVβ3 配体分泌增加，αVβ3 活化可促进衔接蛋白 SHP-2 向质膜相关支架蛋白 SHPS-1 转化[42]。IGF-1R 通过 SHPS-1 磷酸化，局部富集 Src、NAPDH 氧化酶及 NOX4。Nox4 可激活 Src，Src 则使 Shc 磷酸化[43]。这种不依赖 IRS-1 的 MAP 激酶途径，即为平滑肌细胞增殖或内皮细胞功能障碍发生机制。

IGF-1 活性受核蛋白 FOXOA1 影响。当 AKT 激活，FOXOA1 发生丝氨酸磷酸化而出核[44]，导致细胞凋亡和应激蛋白减少。此外，G 蛋白、蛋白激酶 C 亚型也参与调节 IGF-1R 信号传导[43, 45]。细胞因子信号抑制物（suppressor of cytokine signaling，SOCS）对 IGF-1R、GHR 的信号传导均有抑制作用。细胞因子，如 IL-1、IL-6，拮抗 IGF-1 对 SOCS3 的活化，抑制 IRS-1 激活[46]。组蛋白脱乙酰酶 Sirtuins 蛋白，对 IGF-1 介导的 AKT 活化也有负向调节作用[47]。

IGF-1 的不同功能涉及不同的细胞信号传导途径。PI-3 激酶途径与葡萄糖转运、细胞迁移分化、蛋白质合成和组织器官肥大有关，且可被 PI-3 激酶抑制剂阻断[34, 38, 40]。MAP 激酶途径则与有丝分裂、细胞凋亡有关[38, 48]。蛋白激酶 C 亚型与细胞迁移和部分基因的转录有关。IGF-1 相关蛋白与细胞增殖[49, 50]、分化[51, 52]、蛋白合成和凋亡密切相关[53]。然而，这些途径与功能间并非“一对一”关系，使用单一途径抑制剂后可发现相互间存在重叠效应。

IGF-1 用以调控信号通路的信号分子，除了胰岛素受体外，也包括一些激素和生长因子，如 EGF、血管紧张素 2、醛固酮、内皮素 -1、PTH、PTHrP 和音猬因子等[54-57]。相对地，IGF-1 还可以反向激活雄激素受体、EGFR、VEGFR 和趋化因子受体 CXR4 等[58, 59]。此外，受体后信号传导通路交联与 GH、雌激素、雄激素、孕酮和糖皮质激素受体有关[60-62]。

表 21-2　胰岛素样结合蛋白（IGFBP）对 IGF-1 和 IGF-2 的亲和力

IGFBP	亲和力（Ka×10^9）L/M	
	IGF-1	IGF-2
IGFBP-1	1.1	1.2
IGFBP-2	3.4	10.9
IGFBP-3	8.9	22.1
IGFBP-4	2.6	6.0
IGFBP-5	38	41
IGFBP-6	0.1	4.4

四、IGF 结合蛋白

IGF-1、IGF-2 与胰岛素区别在于与 IGFBP 结合的能力。IGFBP 家族包含 6 种蛋白，均与 IGF-1、IGF-2 高度亲和[63]，且其亲和力均高于 IGF-1R。所有种类的细胞外液中都至少包含一种 IGFBP，对 IGF-1、IGF-2 与受体的结合有调控作用。IGFBP 的主要功能包括：①协助血管系统转运 IGF；②调控 IGF 出血管；③参与组织定位和分布；④调控 IGF 与其受体结合，从而调节细胞对 IGF-1 的应答；⑤与不同的受体或胞内蛋白结合，与 IGF-1 协同发挥作用。

6 种 IGFBP 基因均含有 4 个外显子[63]，蛋白质结构也相近。其中 5 种含有 18 个保守半胱氨酸，替换可明显削弱其与 IGF-1 的结合力。IGFBP 对 IGF-1 和 IGF-2 的亲和力如表 21-2 所示，同一种 IGFBP 对 IGF-1 和 IGF-2 的亲和力相似，除了 IGFBP-6 在两者间相差 40 倍。

每种 IGFBP 的 N- 端和 C- 端结构域序列都高度同源[63]。中间 1/3 则互不相同，内含各自不同的蛋白水解位点，体现了各自的特异性。其中 2 种 IGFBP 的水解位点为 N- 糖基化。目前已经发现了大量与 IGF 结合有关的残基。二维 NMR 显示，在氨基酸末端（残基 49-74）有由 6 种氨基酸（R49、V50、K68、L70、L72 和 L74）组成的疏水性结合腔[64]，该结构调控 IGFBP-5 的结合力，IGFBP-3 中也有类似的残基和功能[64]。研究表明，当 IGFBP-2、IGFBP-4 和 IGFBP-6 中与 IGFBP-5 中亮氨酸 70、

73 和 74 相似的残基发生突变时，其亲和力则显著下降（＞1000 倍）。C- 端结构域也有与高亲和力有关的残基，如 IGFBP-2 中的 Gly217 和 Gln223。此外，结构域之间存在协同效应，有助于以高亲和力结合全长蛋白，N、C 端间共价连接则有助于亲和力最大化[65]。IGF-2 中结合 IGFBP-4 和 IGFBP-6 的残基，与其结合 IGF-1R 的残基相似，这种空间位阻效应是 IGFBP 抑制 IGF-2 与受体结合的基础[66]。

（一）IGFBP 家族及其特性

IGFBP-1 的羧基末端有 1 个精氨酸 - 甘氨酸 - 天冬氨酸序列，可以结合 α5β1 整合蛋白[63]。IGFBP-1 对 IGF-1 和 IGF-2 的亲和力相同，丝氨酸 101、119 和 169 的磷酸化可增强亲和力。

IGFBP-2 序列在物种间高度保守，羧基末端也有一个精氨酸 - 甘氨酸 - 天冬氨酸序列。此外，还有两个肝素结合区：一个位于氨基酸 227 和 234 之间，与 IGFBP-3 和 IGFBP-5 相同；另一个位于氨基酸 200～212 的连接区中，可结合细胞表面受体 RPTPβ[67]。

IGFBP-3 的 N- 糖基化和丝氨酸磷酸化与其亲和力无关。在残基 216～244 含有 1 个碱性区域，可结合黏多糖和酸性不稳定亚基（acid labile subunit，ALS），延长血浆半衰期（16h），参与 IGFBP-3 核定位。

IGFBP-4 的 N- 糖基化与亲和力无关。经细胞外液中蛋白酶切割成 16kDa 和 14kDa 的片段后，其亲和力降低。

IGFBP-5 是 IGFBP 中最保守的。IGFBP-5 有与 IGFBP-3 相同的肝素结合域（位于 201～218）[63]。IGFBP-5 与细胞外基质蛋白结合[68]，可导致其亲和力降低 8 倍，IGF-1 转而与受体结合。IGFBP-5 也可结合 ALS。经细胞外液中的酶水解为 22kDa 的片段后亲和力下降。

IGFBP-6 含有 16 个半胱氨酸，其 O- 糖基化与调节稳定性和定位有关。它对 IGF-1、IGF-2 亲和力存在显著差异，其意义尚不清[69]。

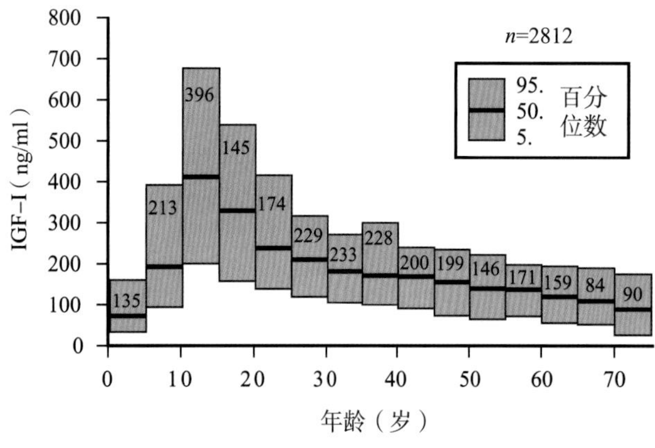

▲ 图 21-5　出生至 75 岁健康受试者血清 IGF-1 的浓度
实线表示平均值，矩形表示 95% 置信区间

（二）血清 IGF-1 调控

年龄是影响血清 IGF-1 的重要因素。血清 IGF-1 浓度从出生时的极低水平（20～60ng/ml），上升至青春期达峰值（600～1100ng/ml）[70] 后骤降，于 20 岁时达平均水平（350ng/ml），后缓慢下降直至 60 岁时降低 2 倍（图 21-5）。这种年龄依赖性变化与 GH 分泌有关，尤其可以解释成年后机体内 IGF-1 浓度的下降，但儿童期浓度激增的原因则需进一步探究。

遗传也是影响血清 IGF-1 浓度的重要因素。研究发现，个体中约 40% 的 IGF-1 变异与尚未明确的遗传类因素有关，如身高。在不同人群均观察到两者间的密切联系，且与内源性 GH 分泌无关。一项基于白种人的研究发现，具有 *IGF-1* 基因多态性的群体占 12%，其血浆 IGF-1 平均浓度较低（低 30%），成年后身高较矮（低 2cm），且 60 岁后罹患 2 型糖尿病、发生心脏病和卒中的比例更高[71]。其他种族内尚未发现相似联系，但 *IGF-1* 基因多态性确可导致血清 IGF-1 浓度降低[72]。

GH 是影响血清 IGF-1 的主要激素。患有生长激素缺乏症（GHD）的儿童，通常其 IGF-1 水平也较低（低于 95% 可信区间）[72]。由于 IGF-1 水平在儿童期变化较大，需要经年龄校正后再讨论其意义（图 21-5）。儿童所处发育阶段（即骨龄）也需作为考虑因素[72]。对于儿童来说，IGF-1 水平正常可排除 GHD，IGF-1 低水平则怀疑 GHD 可能，需进一步检查确诊。生长迟缓的患儿，其 IGF-1 水平可能在正常范围内；但生长停滞者的 IGF-1 浓度则常在低水平。GHD 患者应用 GH 治疗后，IGF-1 显著升高，24h 达到峰值。GH 还可增加血清中 IGFBP-3 和 ALS 浓度，ALS 与 IGFBP-3、IGFBP-5 和 IGF 结合形成三元复合物，可延长 IGF-1 的半衰期。观察矮小儿童服用 GH 后的 IGF-1 水平变化，不能作为 GHD 的诊断性实验 [73]，但基础 IGF-1 水平测定是有效的筛查试验，进一步检测则依赖于激发试验评估 GH 分泌反应 [72, 74]。

GH 高水平时，IGF-1 也处于高水平。肢端肥大症患者的 IGF-1 平均水平（年龄校正后）是正常对照组的 7 倍 [75]。对于 20 岁以上患者，单次 IGF-1 检测诊断肢端肥大症的敏感性和特异性均＞ 97%。IGF-1 升高程度则与病情活动、软组织生长（如足跟垫厚度）有关 [75]。IGF-1 浓度可反映体内残余 GH 分泌水平 [75]，可用于肢端肥大的治疗效果评价。当 IGF-1 水平在 95% 可信区间内时，其 24h 内 GH 平均值＜ 1.0ng/ml。在妊娠晚期，由于胎盘分泌 GH 增加，IGF-1 水平也升高。

甲状腺素也可影响血清 IGF-1 浓度。甲状腺素严重缺乏时，血清 IGF-1 浓度较低，且随甲状腺激素替代治疗而升高 [63]。但是，特纳综合征、雌激素替代治疗不能引起 IGF-1 浓度变化。

营养状况与血清 IGF-1 浓度密切相关。儿童和成人均需足够的热量和蛋白摄入，维持血清 IGF-1 浓度 [76]。禁食可导致血清总 IGF-1 显著降低，对 GH 刺激反应变迟钝 [63]。禁食 5 天导致 IGF-1 浓度下降 53%，复食 8 天才能恢复。在禁食和复食期间，IGF-1 水平变化与氮平衡有关，即能量和蛋白质摄入。为了维持 IGF-1 生理浓度，人体每天需要摄入能量约 20kcal/kg，其中蛋白质 0.6g/kg，糖类至少 100g [77]。如果蛋白质摄入量低于 0.5g/（kg · d），选择优质蛋白（含必需氨基酸）则十分必要。严重蛋白质 - 热量营养不良的儿童，其 IGF-1 水平低且治疗反应差 [78]。一些分解代谢疾病，如肝功能衰竭、炎症性肠病或肾衰竭也可以导致低 IGF-1 [78-80]。胰岛素也与 IGF-1 水平有关。虽然营养调节作用和胰岛素作用很难区分，但有研究发现，糖尿病动物在给予肝脏胰岛素灌注后，其 IGF-1 显著增加。对于 1 型糖尿病患者，当其病情控制不佳时，IGF-1 水平较低，且与 HbA1C 水平相关；给予胰岛素治疗后，IGF-1 水平回升至正常范围 [75]。此外，胰岛素抵抗严重者，其 IGF-1 值也较低 [75]。

五、血液和细胞外液中 IGFBP 调控

血浆中含量最多的 IGFBP 是 IGFBP-3。它与 IGF-1 和 IGF-2 均高度亲和，也可以与 ALS 结合形成半衰期较长的复合物，因此 IGFBP-3 在血液中的活性最高。血浆中的 IGFBP 具有三种功能：第一，在血管内结合并转运 IGF；第二，调节 IGF 的半衰期；第三，经毛细血管途径将 IGF 转运至其他细胞外液中。

GH 可调节血浆中 IGFBP-3 浓度。GHD 患者的 IGFBP-3 浓度较低，随 GH 增加而升高 [75]。这种变化，一方面由于 GH 对 IGFBP-3 合成有直接作用，另一方面则是因为 IGFBP-3 与 IGF-1/IGF-2、ALS 结合后的复合物半衰期延长。ALS 是一种 88kDa 的糖蛋白，其上有多个富含亮氨酸的结构域，用以结合 IGFBP-3，并促进蛋白质间相互作用 [81]。GH 也可增加 IGF-1 和 ALS 的合成，三者浓度增加也可延长半衰期。三者构成复合物使 IGF-1 的半衰期从游离形式的 6min（等同于胰岛素）延长至 16h。此外，这种大分子复合物（150kD）不能自由跨越毛细血管屏障经肾脏排出，也是其半衰期较长的原因之一。然而，当 IGF-1 和 IGFBP-3 的浓度过高，且超过 ALS 的结合能力后，其半衰期则明显缩短，表明复合物对稳定性维持和半衰期延长起主要作用。由于血清中 IGFBP-3 浓度约等于 IGF-1 和 IGF-2 之和，因此 IGFBP-3 通常为饱和状态，其亲和力不因结合 ALS 而降低。血清中存储大量 IGF-1 和 IGF-2 的作用机制尚不清楚。IGF-1 浓度变化可参与调节对 GH 的刺激应答，如肢端肥大症患者血浆 IGFBP-3 水平高，GHD 患者则低 [75]，ALS 也有类似作用。此外，年龄也可以影响 IGFBP-3 浓度，变化关系与 IGF-1 类似 [72]。

除 GH 外，IGFBP-3 浓度也受其他一些激素调节。男性青春期前 IGFBP-3 水平较低，给予睾酮后升高。妇女绝经后 IGFBP-3 水平减少 40%，给予雌激素替代治疗后升高。甲状腺功能减退患者 IGFBP-3 水平较低，应用甲状腺素后升高 55%。

胰岛素对 IGFBP-3 无直接作用，但可增强 GH 对 IGFBP-3 合成的作用。胰岛素促进 ALS 分泌，严重糖尿病患者体内 ALS 及其参与构成的三元复合物水平均降低。GH 促进 IGFBP-3 和 ALS 的合成，应用 IGF-1 后，先出现一个短暂的 IGFBP-3 浓度升高，继而通过抑制垂体 GH 释放，ALS 合成减少，IGFBP-3 和 ALS 水平降低。

血清中 IGFBP-3 丰度受蛋白酶调节[63]。可降解 IGFBP-3 的蛋白酶包括 PSA 和纤维蛋白酶，其特性有待进一步探究。妊娠时，蛋白酶含量丰富[82]，GH 抵抗（如糖尿病）时，蛋白酶也会出现。酶解作用可降低 IGFBP-3 亲和力。IGF-1 与不饱和 IGFBP-1、IGFBP-2、IGFBP-4 和 IGFBP-3 片段结合，维持组织间液平衡。因此，蛋白酶的作用之一，就是从 IGFBP-3/ALS 复合物中释放 IGF-1 和 IGF-2，以维持平衡。此外，血清 IGFBP-3 也受多态性 rs2854744 调控，-202AC 等位基因的频率为 50%，AA 基因型携带者（21%）的 IGFBP-3 水平则最高[83]。

血浆中含量第二位的是 IGFBP-2。IGFBP-2 与 IGF-1 的亲和力较 IGFBP-3 稍弱，其血浆浓度也稍低。与 IGFBP-3 不同的是，IGFBP-2 不与 ALS 结合，不形成三元复合物，与 IGF-1 结合后的半衰期为 90min。IGFBP-2 不饱和，仍具有潜在结合能力。IGFBP-2 可完整穿过毛细血管屏障，肝细胞是其主要来源，其肝脏 mRNA 浓度与血浆浓度平行[63]。GH 抑制 IGFBP-2 水平。GH 正常或缺乏者，给予 GH 后出现血浆 IGFBP-2 大幅降低[63]。IGF-1 和 IGF-2 刺激 IGFBP-2 增加。IGF-1 可促进血清中 IGFBP-2 浓度增加 3～4 倍[63]，腹膜后肿瘤患者因产生 IGF-2 而出现 IGFBP-2 水平升高。1 型糖尿病患者肝脏 IGFBP-2 表达增加，被胰岛素抑制[63]。严重的营养受限、低蛋白摄入均可导致血浆 IGFBP-2 升高[76]。由于 IGF-1 与 IGFBP-2 结合的半衰期比 IGFBP-3 更短，因此其达到平衡的速度也更快。与 1 型糖尿病不同，肥胖和 2 型糖尿病可抑制 IGFBP-2。研究发现，IGFBP-2 水平高五分位组的女性患糖尿病的风险是低五分位组的 5 倍[84]。在肥胖人群中，胆胰转流术后 IGFBP-2 水平增加 4.7 倍[85]。IGFBP-2 与脂肪细胞发育有关：IGFBP-2 由脂肪细胞合成，并抑制前脂肪细胞分化[86]。

IGFBP-1 与 IGF-1 或 IGF-2 结合为二元复合物后参与循环，且对两者的亲和力相同（表 21-2）。IGFBP-1 对胰岛素反应较为强烈[63]。当胰岛素缺乏，如空腹或 1 型糖尿病时，其 IGFBP-1 升高，进食或给予胰岛素后水平下降[63]。肝脏是 IGFBP-1 合成的主要场所，合成过程受胰岛素调控[87]。IGFBP-1 在血液中为不饱和状态，食物摄入后由它首先做出应答，调节游离 IGF-1 水平。餐后，血清胰岛素升高，IGFBP-1 降低 4～5 倍，这是由于胰岛素作用于 IGFBP-1 上 5′ 端的胰岛素反应元件，抑制肝 IGFBP-1 合成[87]。

游离 IGF-1 与 IGFBP-1 结合，可参与血糖调节。IGF-1 增强胰岛素敏感性，IGFBP-1 过量则降低胰岛素敏感性。胰岛素抵抗时，IGFBP-1 磷酸化增强，对 IGF-1 的亲和力增强，减弱了 IGF-1 增强胰岛素敏感性的能力。禁食、糖尿病可增加血清 IGFBP-1 浓度[63, 76]。此外，糖皮质激素通过调节 IGFBP-1 转录，提高 IGFBP-1 浓度[87]。IGFBP-1 抑制 IGF-1 的胰岛素样作用，提高垂体切除大鼠的葡萄糖浓度。胰岛素高分泌抑制 IGFBP-1，可预测肥胖个体向 2 型糖尿病疾病进展[88]。当胰岛素抵抗随着时间的推移而恶化，IGFBP-1 水平升高可用作肝脏胰岛素敏感性评价的特异性标记物[89]。2 型糖尿病患者应用吡格列酮后，IGFBP-1 浓度增加。

IGFBP-1 和 IGFBP-2 在调控 IGF 分布中的作用尚不明确。在重度营养缺乏、GHD 或肾衰竭等分解代谢状态下，IGFBP-1、IGFBP-2 增加，IGFBP-3 减少[89]。前者则成为血清中结合的主要成分。

血清 IGFBP-4 与骨生理相关。在低骨转换、低甲状旁腺素水平状态时，IGFBP-4 升高。IGFBP-4 浓度与骨密度呈负相关，并抑制 IGF-1 功能。胎儿期曾发生生长抑制的儿童，其 IGFBP-4 水平较高[90]。

血清中 IGFBP-5 主要以酶解后的片段形式存在，完整的 IGFBP-5 含量极低。由于酶解片段对 IGF 的亲和力非常低，因此几乎不参与调节 IGF-1 功能。IGFBP-5 可结合 ALS，其浓度受 GH 和 IGF-1 调节。对于 GHD 患者，应用 GH 可显著增加完整及片段的 IGFBP-5 浓度[91]。

循环IGFBP-6水平，在女性低于男性，且不受雌激素影响。发生躯体应激时IGFBP-6增加，重症患者则升高明显[92]。肾衰患者中，其水平也可上升。

（一）组织中IGF-1调节

本章不展开讨论IGF-1在所有组织中的表达，仅阐释一些由自分泌/旁分泌介导的生长因子功能相关的基本原则。IGF-1转录物通常来源于特定组织或器官的结缔组织细胞中。原位杂交研究表明，体内IGF-1的主要肝外来源是成纤维细胞及其他间充质细胞源性细胞[63]。该转录物在结缔组织细胞中的丰度受GH刺激而增加，其合成则受到损伤后释放的PDGF等因子调节。IGF-1合成反应受损的动物（如糖尿病动物）表现为组织损伤[93]，表明IGF-1既能减轻损伤程度，又能促进修复过程[60]。

1. 软骨和骨　在软骨中，IGF-1在软骨前体细胞内合成，受GH和FGF调控[94]。IGF-1合成通常发生在分化积极的软骨细胞中，细胞肥大时则合成减少。胎儿发育过程中，软骨细胞始终积极合成IGF-1。

IGF-1肽主要来源于成骨细胞，其合成发生在胎儿颅骨组织[95]。与软骨相似，IGF-1在成骨细胞内合成，受GH和成骨蛋白-1调控。IGF-1的合成速率与成骨细胞DNA、I型胶原及骨细胞外基质其他成分的合成有关[95]。PTH通过cAMP诱导介导，增强IGF-1转录[96]。骨形态发生蛋白和雌激素也促进IGF-1的合成[95]，糖皮质激素、FGF、PDGF和TGFβ则下调IGF-1表达。IGF-1与红细胞生成有关，IGF-1缺乏者红细胞数量减少，应用IGF-1后则回升[97]。IGF-1在红系前体细胞内的合成受GH和促红细胞生成素调节，在粒系前体细胞中则受粒细胞/巨噬细胞集落刺激因子调节。

2. 生殖系统　对于垂体切除的大鼠，卵巢IGF-1水平较低，给予GH后增加[98]。雌激素刺激卵巢IGF-1的表达，主要发生在早期卵泡的颗粒细胞中。此外，这些细胞也表达IGF-1受体，形成自分泌环。卵泡液中含有IGF-1和IGF-2，其浓度随FSH升高而增加。研究发现，卵巢中IGF-2的含量及作用均高于IGF-1。输卵管液中含有IGF-1和IGF-2，输卵管细胞同时编码IGF-1、IGF-2及IGF-1受体的mRNA。正常子宫内膜可以表达IGF-1，雌二醇可使大鼠的IGF-1表达增加20倍[99]。雌激素诱导上皮细胞IGF-1表达，孕激素则诱导基质IGF-1表达。在增殖后期，IGF-1 mRNA几乎只出现在基质中；在月经周期的分泌期，IGF-1R表达上调。睾丸IGF-1主要来源于睾丸间质细胞，受白细胞介素-1抑制，受LH促进。

3. 神经组织　虽然循环IGF-1可穿过血脑屏障，但脑脊液中大多数IGF-1是中枢神经系统内合成的。IGF-1 mRNA的主要表达部位是嗅球、海马区、小脑浦肯野细胞[100]。此外，视网膜、小脑星形胶质细胞也参与IGF-1合成。免疫组化染色显示，IGF-1沿神经突转运，储存在脉络丛中。在中枢和外周神经系统中，营养、甲状腺激素、雌激素等因素可促进IGF-1合成[101]，肿瘤坏死因子α等细胞因子则下调IGF-1表达。

4. 骨骼肌　IGF-1 mRNA在卫星细胞和成肌细胞中表达[102]。缺血或中毒性损伤可刺激IGF-1表达增加。骨骼肌损伤后IGF-1表达增加，与再生组织的出现和细胞的快速分裂相一致，IGF-1R激活对于修复也十分重要[103]。工作性肌肉肥大可刺激IGF-1和IGF-2表达增加，这一过程不依赖GH[104]。心肌可以合成IGF-1，在压力或容量超负荷引起的心肌肥厚模型中，其含量增加[105]。血管也可以合成IGF-1，内皮细胞和平滑肌细胞都含有IGF-1 mRNA。压力超负荷、氧化应激和血管紧张素2均能增加IGF-1表达[106]。血管发生机械损伤后，平滑肌细胞内IGF-1表达增加[61]。

5. 肝脏　肝IGF-1表达与血浆GH浓度密切相关。在垂体切除的动物中，肝内IGF-1表达量低，经GH处理后增加[107]。GH通过转录因子STAT 5B发挥作用。当机体处于营养缺乏状态时，IGF-1明显降低，复食后可逐渐恢复。这一过程与转录、mRNA稳定性降低有关。

肝脏是胰岛素的主要靶器官之一。胰岛素对GH的影响在于调节GH诱导肝IGF-1表达过程[108]。甲状腺素调节血清IGF-1，也是通过调节肝IGF-1表达实现的。

6. IGF-1在肾脏中的表达　肾脏IGF-1在胎儿

期表达水平较低，成年后则较高。免疫组织化学染色显示，IGF-1 在人类胎儿的近端小管和远端小管中均有表达，在成年大鼠中则集中在集合管内。肾脏 IGF-1 过表达可刺激肾脏生长。GH 能促进 GHD 大鼠肾脏的 IGF-1 表达增加。单侧肾脏切除的大鼠，其 IGF-1 水平升高，对侧肾脏代偿性增大[63]。这一现象在垂体切除动物中并不明显，表明该代偿性合成过程仅部分依赖于 GH。缺血损伤后，近端小管再生细胞 IGF-1 的免疫反应性增强。

7. 发育　啮齿动物的肠、肝、肺、脑在发育期都有 IGF-1 合成。其表达最早出现在胚胎第 11 天，第 13 天时丰度增加 8.6 倍[63]。在胚胎早期，IGF-1 主要见于卵黄囊、肝芽、真皮肌层、硬化层和肱弓中胚层。胎儿发育后期，IGF-1 含量增加则出现在肌肉、软骨前间质、软骨膜、未成熟软骨细胞骨膜和骨化中心。对于人类胚胎，16 周时 IGF-1 表达相对较低，主要集中在胎盘和胃中；20 周时，IGF-1 表达则广泛发生在胎儿肾、肺、脑、软骨及肝脏[63]，其中以肝窦周细胞和软骨膜细胞最为明显，其细胞来源为成纤维样细胞。

（二）组织中 IGFBP 调节

IGF-1 和 IGF-2 不仅通过经典内分泌途径发挥作用，也可通过旁分泌途径调节组织生长和分化。IGFBP 可调节局部组织中 IGF 含量，及其与受体的结合。研究发现，IGFBP 也有不同受体，这些受体与 IGF-1R 协同发挥作用。6 种结合蛋白在不同组织中的表达及其调节作用在此不予赘述，想要全面了解其机制可参考相关文献[63]。

六、IGF-1 的体外调节

IGF-1 受体广泛存在于所有细胞。在体外实验中，当达到受体激活所需浓度时（$> 10^{-7}$M），IGF-1R 可参与调节 IGF-1、IGF-2 的大部分功能，以及胰岛素的促生长作用。在细胞实验中，IGF-1 发挥的主要作用包括：①合成代谢作用，如促进蛋白质合成增强，细胞体积增加；②对糖代谢的影响，如葡萄糖转运、葡萄糖氧化和脂质合成；③对细胞生长的影响，如刺激 DNA 合成和有丝分裂，抑制细胞死亡。此外，IGF-1 也参与细胞周期、细胞分化和迁移，如合成特定蛋白，增强其他激素或生长因子对分化细胞的作用等。

（一）细胞周期

IGF-1 在体外的最主要作用为刺激 DNA 合成。IGF-1 对 DNA 合成的调节作用主要发生在细胞周期 G_1 期后期[109]，与 PDGF、FGF 等生长因子不同，IGF-1 对细胞由静止期进入 G_1 期过程的作用不大，而主要参与细胞周期中的 S 期。这一过程受 EGF（一种 c-myb 原癌基因）过表达或 SV40 T 抗原等因素调节[63]，这些因子可以通过刺激细胞产生自分泌性 IGF-1 以激活 IGF-1R。这一调节过程中，需要 IGF-1 结合抗体参与，从而阻断 DNA 合成。此外，IGF-1 受体缺失的细胞对其他生长因子的刺激反应也很差，而 IGF-1 表达丰富的细胞则不需要 PDGF、FGF 等因子的刺激。IGF-1 可以刺激细胞周期因子，如 cyclin A、B、D，以促进 S 期进展[110, 111]。

IGF-1 是绝大多数细胞的有丝分裂原，包括全部间充质细胞，大多数上皮细胞（包括神经元上皮），以及多种内胚层来源的细胞。细胞实验发现，IGF-1 受体数量增加，细胞对 IGF-1 促生长作用的敏感性增加。体外实验所研究的通常是自分泌性 IGF-1 的功能，其激活 IGF-1 受体的作用对实验结果常有很大影响[63]，不容忽视。能够与其他生长因子发挥协同作用的，也常是自分泌性 IGF-1，如 TSH、FSH、血管紧张素 2、PTH、ACTH、生长因子 PDGF、EGF 等激素通过刺激自分泌性 IGF-1，促进增殖[63]。

（二）细胞和组织增殖

1. 软骨　GH 促进骨骼生长，是由于软骨前细胞、骨骺板内早期分化的软骨细胞在局部产生了 IGF-1。IGF-1 在体外能够促进软骨细胞生长、分裂，促进蛋白多糖、细胞外基质的合成[112]，并抑制细胞凋亡。GH 可刺激生长板 IGF-1 的局部表达[113]。关节软骨细胞转染 IGF-1 cDNA，可加速细胞生长和基质合成[114]。IGF-1 与 FGF-2、CTGF、BMP-2 和 BMP-7 等因子具有协同作用，共同促进软骨增殖和分化[115]。

2. 骨　IGF-1 参与成骨细胞内合成代谢。IGF-1 可刺激成骨前细胞合成 1 型胶原合成、DNA、RNA 和总蛋白 [113]。此外，骨骼组织可储存大量 IGF-1。成骨细胞负责合成 IGF-1，骨细胞外基质中的 IGF-1 结合蛋白则负责储存 [95]。IGF-1 表达受 GH 等多种激素及细胞因子调控。这些激素和细胞因子对骨营养和骨生长的调节，则大多由局部性 IGF-1 介导。基于分子层面的研究有助于说明局部性 IGF 的作用 [116]。靶向过表达骨内 IGF-1 可增加骨密度 [26]，靶向沉默 IGF-1R 则导致骨矿化减弱、对甲状旁腺激素敏感性减低 [117]，骨体积和形成速率受抑制 [48]。靶向沉默肝脏 IGF-1 可降低血清 IGF-1 水平，导致皮质骨厚度下降 [26]。基质 IGF-1 则能刺激间充质细胞分化为成骨细胞 [118]。骨卸载可减少骨形成和成骨细胞增殖，导致对 IGF-1 刺激无应答 [119]。此外，IGF-1 在软骨中可与骨生长因子协同发挥作用，如 BM7、BMP-2、BMP-9、WNT-5，以及雌激素受体等 [48]。

3. 骨骼肌和心肌　IGF-1 可作用于多种肌细胞。IGF-1、IGF-2 均能刺激肌肉细胞 DNA 及蛋白质合成 [120]。促分化作用的机制则更为复杂。IGF-1 由成肌前细胞前体的卫星细胞合成，其浓度则取决于增殖池上限。持续高水平的 IGF-1 可增强肌源性分化蛋白（myogenin）表达，不仅刺激成肌细胞增殖也可导致终末分化。肌特异性 IGF-1R 缺失可导致出生时肌肉发育不全，过表达则可促进损伤后再生过程中的 DNA 合成。IGF-1 表达增加可促进正常动物肌肉 DNA 合成和细胞数量增加。此外，IGF-1 和 IGF-1R 也参与儿茶酚胺、睾酮和叶酸等刺激因子促进肌肉生长过程 [121]。另外，IGF-1 可刺激分化后的肌细胞发生肥大 [122]。IGF-1 参与肌肉损伤修复，IGF-1R 则影响成肌细胞增殖、肌原纤维成熟 [105]。IGF-1 过表达可减缓心肌病模型的心室扩张。对心肌肥厚、正常细胞衰老、损伤后凋亡抑制也有一定作用 [123]。

4. 平滑肌和血管系统　平滑肌细胞 IGF-1 过表达，可刺激球囊损伤后细胞生长。收缩蛋白（如肌球蛋白重链）则与收缩力增强有关。肠平滑肌 IGF-1 过表达可刺激肌层生长。血管 IGF-1 则通过刺激一氧化氮合酶来维持血管内皮舒张。

5. 神经系统 IGF-1　可促进星形胶质细胞和胶质前体细胞的生长 [27]，刺激终末分化期神经元神经突生长和髓鞘合成，刺激交感神经系统细胞（如肾上腺嗜铬细胞）分裂。IGF-1 也可刺激去神经化损伤后神经突的修复 [124]。IGF-1 可控制动物嗅球、大脑皮层的正常生长，IGF-1 或 IGF-1R 缺失则导致脑发育迟缓。IGF-1 参与调节小脑体积 [27]，与它能刺激细胞数量增加、抑制细胞凋亡有关。大脑 IGF-1R 缺乏的动物发生损伤后，其少突胶质细胞增殖减少、髓磷脂合成减少，凋亡增加 [125]。此外，IGF-1 在预防神经退化方面也具有重要作用 [126]。

6. 脂肪组织　IGF-1 在脂肪前体细胞中表达，分化时增加 10 倍。IGF-1 刺激脂肪前体细胞增殖，GH 可增强该过程。IGF-1 可诱导脂肪细胞分化，但脂质合成必须有胰岛素参与 [127]。与 IGF-1 相反，IGF-1R 表达水平在分化过程中显著下降。GH 抵抗患者应用 IGF-1 后，出现脂肪氧化增加和脂肪含量下降。由于 GH 可调节脂肪组织代谢，因此 IGF-1 可通过负反馈调节垂体 GH 分泌，进而影响脂肪组织的含量及其反应性。

7. 其他细胞　IGF-1 可调控的细胞还包括：乳腺上皮细胞、血管平滑肌细胞、内皮细胞、系膜细胞、红细胞祖细胞、卵母细胞、肾上腺镰状细胞、颗粒细胞、早幼粒细胞、粒细胞群集型细胞、胎儿肝细胞、胰岛细胞、少突胶质细胞、支持细胞和精原细胞等 [63]。

（三）细胞死亡

IGF-1 对细胞程序性死亡起抑制作用，主要发生在造血系统、心肌细胞和神经前体细胞中。在造血细胞中，IGF-1 可抑制由于血清或促红细胞生成素缺乏导致的红系祖细胞凋亡 [63]。在骨髓前体细胞中，IGF-1 可抑制由于白介素 -3 等细胞因子缺乏导致的细胞凋亡。在肿瘤细胞中，显性阴性型 IGF-1 受体（其亚基缺乏酪氨酸激酶）可增强细胞毒剂诱导的凋亡。在卵泡发育过程中，促性腺激素通过刺激 IGF-1 抑制卵泡细胞凋亡。IGF-1 的凋亡抑制作用还可发生在成肌细胞、神经元和少突胶质细胞等 [105, 123]。

（四）细胞分化

在成肌细胞中，IGF-1 诱导 myogenin 蛋白表达，调控细胞分化。反义寡核苷酸则通过抑制自分泌性 IGF-1 合成阻碍该过程进行。IGF-1 对分化过程的调控具有时间特异性：高浓度 IGF-1 在分化早期起抑制作用，在后期则起促进作用。有时，IGF-1 发挥作用需 IRS-1 介导[14]。在破骨细胞、软骨细胞和神经祖细胞中，分化相关标记物首先对 IGF-1 做出反应[115]。在神经系统中，IGF-1 促进神经元分化[27]。细胞凋亡抑制也有助于神经上皮细胞的体外培养。

（五）其他细胞功能

IGF-1、IGF-2 与 FSH 协同，刺激卵巢颗粒细胞和卵泡膜细胞产生类固醇；与 LH 协同，刺激间质细胞分泌睾酮；与 TSH 协同，促进甲状腺滤泡细胞产生甲状腺球蛋白[129]。此外，IGF-1 可刺激肾上腺皮质细胞分泌类固醇激素[63]，抑制垂体细胞分泌 GH，抑制浦肯野细胞释放 γ- 氨基丁酸。IGF-1 可特异性激活肌肉细胞和成纤维细胞内的 IGFBP-5、平滑肌细胞的弹力蛋白、晶状体上皮细胞的晶体蛋白、肾上腺皮质细胞的胆固醇侧裂酶的转录。此外，IGF-1 可刺激一些特异性蛋白水平增加，诱导相应的功能，如骨骼肌内 α 肌动蛋白[130]、成骨细胞中 TAZ，以及神经元细胞内髓磷脂[126]。

IGF-1 参与的代谢过程包括葡萄糖摄取、糖酵解、糖原合成和骨骼肌细胞中葡萄糖氧化[131]。当 IGF-1 含量充足时（体外浓度＞ 10^{-8} M），这些代谢过程由胰岛素受体介导，IGF-1 有时也可通过其受体直接发挥调节作用。同样，杂合型 IGF-1/ 胰岛素受体也可参与调节。IGF-1 促进骨骼肌游离脂肪酸氧化，促进结缔组织细胞中总蛋白、细胞外基质蛋白、蛋白多糖和胶原蛋白的合成。IGF-1 对细胞迁移的调控表现在趋化迁移和随机迁移两方面。IGF-1 不直接刺激血管生成，但能刺激血管生成肽，如血管内皮细胞生长因子等[132]。

（六）IGF-1 在恶性肿瘤

由于 IGF-1 可以抑制细胞凋亡，因此对与肿瘤细胞增殖有一定作用。部分肿瘤细胞增殖需完整的 IGF-1R 参与[133]。一般来说，正常机体内的 IGF-1R 数量不足以诱发肿瘤，肿瘤发生则需 IGF-1R 过表达。受体缺失、受体突变型（含有特定酪氨酸残基突变）的小鼠均无法成瘤[134]。受体数量与人类肿瘤发生有关，在 Wilms 肿瘤、小细胞肺癌、子宫癌和部分结直肠癌中，IGF-1R 数量均增加。但其作用机制尚不清楚。受体突变与人类肿瘤发生无关。

一些肿瘤细胞可分泌过量的 IGF-1、IGF-2，但反义 IGF-1 往往没有抑制肿瘤的形成、诱导细胞凋亡的作用。病毒诱导的肝癌模型中，癌前肝结节内 IGF-2 过表达。SV-40 T 抗原转化的胰腺肿瘤中，IGF-2 参与维持肿瘤细胞生长。对于 *IGF-2* 基因印记缺失的个体，发生胚胎性肿瘤后也可出现 IGF-2 过量，如 Wilms 肿瘤、成纤维细胞瘤[63]。IGF-2R 是一种肝癌相关的抑癌因子，它可以清除和降解 IGF-2。腹膜后肉瘤是目前唯一一种与 IGF-2 过量明确相关的副肿瘤综合征，过量的 IGF-2 可引发低血糖[63]。其机制是，血中不与 ALS 结合的 IGFBP（如 IGFBP-2），与 IGF-2 构成二元复合物，快速平衡血管外液中的 IGF-1 和 IGF-2，从而导致间质液中 IGF-1 的升高和低血糖。

IGF-1 过表达与小鼠乳腺上皮内瘤变相关，显性阴性型 IGF-1R 则阻碍肿瘤进展[135]。对动物肝脏 IGF-1 行基因靶向处理后，血清 IGF-1 水平减低，肿瘤生发延迟且严重程度较低。IGF-1/IGFR 对免疫缺陷动物的脑肿瘤异种移植也有重要作用。研究表明，抗 IGF-1R 抗体和 IGF-1R 酪氨酸激酶抑制药在抑制肿瘤细胞增殖、延长小鼠生命方面具有显著的作用。此外，抗体参与调控原发肿瘤转移，IGF-1/IGF-1R 参与肿瘤细胞播散[134]。

七、IGFBP 调节细胞和组织内 IGF-1

IGFBP 广泛存在于所有组织，与 IGF-1 高度亲和，可调节 IGF-1/IGF-1R 间作用。高亲和力是 IGFBP 发挥调控作用的最重要基础，此外，结合细胞表面蛋白、内化、核定位等则属于其非依赖 IGF-1 性调节途径。

八、IGFBP 亲和力的调节

IGFs/IGFBP 的亲和力较 IGF-1/IGF-1R 高 2～50 倍（表 21-2）。这种高亲和力抑制了 IGF-1、IGF-2 与细胞表面受体的结合。若通过酶解等方式，将 IGFBP 亲和力降至 IGF-1R 亲和力水平以下，则与受体结合的 IGF 数量明显增加。若在保持 IGFBP 结构完整前提下，降低其亲和力至与受体相当，则导致 IGF-1 和 IGF-2 向受体扩散增强，增强 IGF-1 的作用。此外，IGFBP 可调节 IGF-1、IGF-2 的组织清除率，维持其储量恒定。调节 IGFBP 亲和力的途径包括：蛋白水解、磷酸化和黏附于细胞表面或细胞外基质。

（一）蛋白水解

经蛋白酶分解后，大多数 IGFBP 的亲和力显著降低。IGFBP-3，因其结构中的二硫键影响，酶解后仍保持较高的亲和力水平。IGFBP-3 蛋白酶在妊娠、糖尿病和营养不良时活性增加。妊娠期蛋白酶活性的主要成分是基质金属蛋白酶（如 MMP-1、MMP-2、MMP-9 等），可降解多种 IGFBP。降解 IGFBP-3 的蛋白酶包括：纤溶酶、组织蛋白酶 D 和前列腺特异性抗原。IGFBP 蛋白水解可发生在淋巴、滤泡液、腹膜液和羊水中。IGFBP 被蛋白水解后，IGF-1 活性反而增加 [136]。IGFBP-5 在血清等体液环境中被蛋白酶裂解，在成纤维细胞、成骨细胞、软骨细胞和平滑肌细胞的细胞培养上清液中则需补体 C1 介导。IGFBP-5 可被 MMP-2、MMP-9 和 PAPP-A 裂解。当 IGF-1 与 IGFBP-5 突变型（具有抗蛋白酶特性）结合后，可阻断蛋白水解，抑制 IGF-1 介导的细胞生长作用。IGFBP-4 蛋白酶存在于多种体液形式中，如 PPAP-A（一种金属蛋白酶）。体内 IGFBP-4 降解可以减轻其对 IGF-1 的抑制作用。

（二）IGFBP 磷酸化

IGFBP 中，IGFBP-1、IGFBP-3 和 IGFBP-5 具有磷酸化结构。IGFBP-1 发生丝氨酸残基磷酸化的位点为 101、119 和 169。IGFBP-1 在酪蛋白激酶 -2 作用下磷酸化，可使亲和力提升 6 倍。在糖尿病控制不佳时，IGFBP-1 以高度磷酸化的形式激增 [63]。IGFBP-3 磷酸化位点为 111、113。IGF-1 刺激其发生磷酸化，磷酸化过程则由酪氨酸激酶 -2 完成。

（三）黏附细胞表面、细胞外基质和糖胺聚糖

IGFBP-2、IGFBP-3 和 IGFBP-5 能黏附于细胞表面，两者结合依赖于细胞表面的蛋白多糖。IGFBP-3 有特异性受体，VTGF-β 是 IGFBP-3 黏附相关的细胞表面蛋白。IGFBP-2 结构中的肝素结合域可以与 RPTPβ 结合，抑制自身的磷酸酶活性，调节 PTEN 酪氨酸磷酸化 [67]。这对 IGF-1 信号转导有直接影响。IGFBP-3 与 ECM 或细胞结合后，其与 IGF-1 的亲和力降低，有助于调节与受体间的平衡。IGFBP-5 与 ECM 或蛋白多糖结合可使其亲和力降低 8 倍。除蛋白多糖外，IGFBP-5 也可以结合纤溶酶原激活物抑制剂 -1、骨桥蛋白和血小板反应蛋白等 [137]。IGFBP-5 在细胞外基质中定位也是细胞外环境中 IGF-1、IGF-2 的富集的基础。

九、IGFBP 对 IGF-1 的影响

（一）IGFBP-1

IGFBP-1 浓度高于 IGF-1 时，IGFBP-1 抑制 IGF-1。两者浓度比达 4 : 1 时，可抑制受体结合、DNA 合成、葡萄糖转运等 [63]。IGFBP-1 也有促进 IGF-1 作用。当去磷酸化形式的 IGFBP-1 以等浓度比或更低的比例存在时，可增强 IGF-1 对平滑肌细胞、角质形成细胞和成纤维细胞的体外作用 [63]。IGFBP-1 结构中的 RGD 序列可以结合 α5β1 整合素受体，直接刺激细胞迁移。此过程不需要 IGF-1 与 IGFBP-1 结合。胰岛素缺乏 [87]、缺氧和 ER 应激等应激状态可诱导 IGFBP-1 表达 [81]，与 IGF-1 协同发挥作用。

（二）IGFBP-2

IGFBP-2 在体外具有抑制作用，参与抑制多种细胞中与 IGF-1 相关的 DNA 和蛋白合 [138]。此外，它可以刺激造血干细胞的生长，刺激成骨细胞的生长和分化 [139, 140]，诱导 VEGF 的合成，抑制前脂肪

细胞分化[141, 142]。IGFBP-2 结构中的肝素结合域与 ECM 结合，可增强与 IGF-2 相关的成骨细胞的生长作用[143]。在 CNS 中，损伤刺激 IGFBP-2 增加，这是 IGF 在损伤部位富集的基础[144]。有 IGF-1 存在时，IGFBP-2 与 RPTPβ 结合可增强 PTEN 酪氨酸磷酸化，抑制 PTEN 酶活性，导致 IGF-1 相关的 AKT 活化增强，刺激细胞生长和蛋白质合成[67]。这个过程与体外成骨细胞增殖和体内小梁骨增生有关。IGFBP-2 可刺激胶质母细胞瘤侵袭、前列腺癌细胞生长。但其机制是 IGFBP-2 的直接作用，还是通过增强 IGF-1 活性介导尚不清楚。

（三）IGFBP-3

过量 IGFBP-3 在体外可抑制 IGF-1 活化[63]，5：1 浓度比时达到最大抑制率。IGFBP-3 抑制 IGF-1 对葡萄糖转运的调控。它还刺激乳腺上皮细胞和肾小球足细胞的凋亡[145]。研究发现，若在肌细胞预培养时加入 IGFBP-3，即使后期实验中去除 IGFBP-3 仍可受 IGF-1 诱导，增强 AIB 的转运[63]。此外，IGFBP-3 可刺激鞘氨醇激酶 -1，活化 EGFR、IGF-1R。IGFBP-3 不仅通过阻碍受体结合来抑制 IGF-1 功能，也可直接与 LRP-1（即 TGFB V 受体）结合，调节 IGFBP-3 内化。与 IGFBP-5 类似，IGFBP-3 可黏附于细胞外基质，增强 IGF-1 介导的 MAP 激酶激活。IGFBP-3 还通过 TGFBR-1 和 TGFBR-2 信号调节 SMAD 活性，抑制生长[147]。IGFBP-3 可以转位到细胞核，与 RXR 结合，调节 RXR 相关的基因表达和视黄酸信号通路。与 IGFBP-2 类似，IGFBP-3 可通过阻断 PPARγ 酶活性，抑制前脂肪细胞分化[148]。

（四）IGFBP-4

IGFBP-4 在体外能抑制 IGF-1 对软骨和骨生长的刺激作用[63]，抑制 IGF-1 的多种分化功能，如环状 AMP 生成、蛋白合成、糖原合成，以及 FSH 诱导颗粒细胞发生的类固醇反应。IGFBP-4 也可抑制平滑肌细胞复制和 AIB 转运[63]，其抗蛋白酶突变体可抑制成骨细胞增殖。IGFBP-4 过表达的成肌细胞，其增殖和分化功能受损。PAPP-A 分解 IGFBP-4 可释放 IGF，使其与受体结合发挥作用[149]。研究发现，IGFBP-4 抑制 IGF-1，阻碍 VEGF 的合成[150]。妊娠早期，IGFBP-4 过量则导致胎儿生长受限[151]。

（五）IGFBP-5

IGFBP-5 可增强 IGF-1 在骨骼组织蛋白合成和 DNA 合成的刺激作用，包括成肌细胞、平滑肌细胞、成纤维细胞、成骨细胞和软骨细胞[63]。这种增强作用是由于有 IGFBP-5 与 ECM 的结合。结合 ECM 需要一个特殊的碱性氨基酸区域结构，该结构内残基突变后，IGFBP-5 不能与之结合，也丧失了对 IGF 的增强作用。IGFBP-5 可结合多种 ECM 蛋白，且全部具有刺激 IGF-1 的作用[63]。发生肺纤维化时，它可增加间质胶原含量[152]。此外，IGFBP-5 也具有不依赖 IGF-1 的功能。当 IGF-1R 被抑制时，IGFBP-5 可促进肠内 SMC 增殖。IGFBP-5 片段不能与 IGF-1 结合，有增强 IGF-1 刺激的成骨细胞 DNA 合成，刺激系膜细胞和成纤维细胞的迁移的作用。对于 IGF-1 缺陷小鼠，在其骨中加入 IGFBP-5 可促进成骨细胞生长[153]。IGFBP-5 过表达可以激活 MAP 激酶（非依赖 IGF-1 型）。IGFBP-5 可促进成肌细胞内 IGF-1R 的自分泌，调节肌肉细胞分化[154]。有时，IGFBP-5 过表达也可以抑制生长，乳腺退化时其含量增加，抑制其表达可减少上皮细胞凋亡[63]。IGFBP-5 可以抑制骨骼肌细胞增殖，促进分化。

IGFBP-6 在多种组织和细胞中均表现出优先抑制 IGF-2 的作用。IGFBP-6 抑制软骨生长，其过表达可以抑制横纹肌肉瘤或支气管上皮细胞的生长[69]。它促进少突胶质细胞凋亡，抑制 IGF-1 的抗凋亡作用。它还抑制髓磷脂的合成。细胞毒素通过 IGFBP-6 诱导细胞凋亡，阻断两者联系则凋亡减弱[66]。

综上所述，IGFBP 对调节 IGF-1 和 IGF-2 十分重要。其调节作用主要包括：影响 IGF 的血液半衰期；调控 IGF 在组织和细胞外液中分布；调节 IGF/IGFR 在细胞外液的结合。影响 IGFBP 亲和力的因素都可以增强 IGF-1 作用。近来发现，IGF-1 和 IGFBP-2 也可通过各自受体发挥协同作用，表明 IGFBP 对 IGF 具有多向调节作用。

十、IGF-1 的体内调节

动物体内 IGF-1 可促进生长平衡，垂体切除后该效果增强[3]。IGF-1 还可通过反馈抑制脑垂体分泌 GH。ALS 和 IGFBP-3 受抑制时，血清 IGF-1 总浓度降低。当动物由于营养剥夺或糖皮质激素作用，处于分解代谢状态时，IGF-1 可部分逆转分解代谢反应[63]。此外，IGF-1 也可促进伤口愈合，促进肾脏损伤后修复，促进全身蛋白增加[63]。营养不良的动物应用 IGF-1 后，其脾脏、肾脏等器官重量增加发生在骨骼生长变化前[155]。而对于营养状态良好、垂体切除的鼠来说，IGF-1 则促进机体各组织器官协调生长，即骨骼组织与非骨骼组织受到相同程度的刺激[63]。另外，IGF-1 也有刺激肾小球滤过率增加、促进肠上皮细胞增殖的作用。IGF-1 可导致 IGFBP-3 降低和 IGFBP-2 升高，这种变化常见于 GHD。在胰岛素缺乏的糖尿病大鼠中，IGF-1 可促进机体生长、葡萄糖利用、外周葡萄糖摄取和甘油合成。在胰岛素缺乏的 BB 大鼠中，IGF-1 则抑制肝葡萄糖输出，增强胰岛素的敏感性。这与胰高血糖素和 GH 受到抑制有关[63]。在糖尿病动物中，接受 IGF-1 治疗的动物的体脂增加程度比胰岛素治疗者要少。

十一、IGFBP 的体内调节

体内研究时，常常同时添加 IGFBP 与 IGF-1。与单用 IGF-1 相比，等剂量 IGFBP-1/IGF-1 联合应用可降低垂体切除大鼠的生长反应，而单用大剂量的 IGFBP-1 则会导致血浆葡萄糖水平轻度升高（6%）。血浆 IGFBP-1 水平的急性升高，可与 IGF-1 发生反应，抑制蛋白合成。当 IGFBP-1/IGF-1 浓度比达到 1：4 时可促进伤口愈合，包括再上皮化增加和肉芽组织形成。肝脏 IGFBP-1 敲除后，损伤后再生反应减弱[156]。胰腺 IGFBP-1 过表达，在体内对胰岛细胞有营养作用。研究表明，局部组织 IGFBP-1 表达增加可增强 IGF-1 作用，而全身应用 IGFBP-1 则表现为抑制作用。IGFBP-2 与 IGF-2 联合应用能刺激小鼠骨形成，抑制骨质疏松症进展；直接给予两者形成的复合物，则可促进成骨细胞分化。

IGFBP 的作用之一是携带 IGF 在血管系统中转运，因此动物实验中同时添加 IGF-1 和 IGFBP-3 有助于确定 IGF-1 的内分泌作用。两者联合能够持续增强体内 IGF-1 的营养作用[63]，促进垂体切除大鼠的骨矿化和生长速率，提高雌激素缺乏大鼠的骨密度和肌肉含量。研究发现，单独应用 IGFBP-3 的大鼠发生胰岛素抵抗，给予 IGF-1 后可抑制其糖尿病进展[157]。单用 IGFBP-3 还可诱导细胞凋亡[158]。IGFBP-4 与 IGF-1 联合应用，可提高小鼠血清 IGF-1 水平和骨形成速率[159]，这一过程受 IGFBP-4 蛋白水解调控。IGFBP-5 与 IGF-1 联合应用，可促进去卵巢小鼠骨形成。

十二、转基因动物和基因靶向研究

IGF-1 最初被称为“促生长因子”，是因为它调节 GH 的促生长作用，在所用组织中均可发挥作用。初期“促生长因子”假说认为，GH 刺激肝脏中 IGF-1 合成，增加血浆中 IGF-1 含量，并向骨骼组织转运，发挥刺激生长作用[1]。重组 DNA 技术革新有助于明确 IGF-1 促进生长过程中，自分泌/旁分泌作用与内分泌作用孰轻孰重。

IGF-1 基因敲除的胎儿可活体出生，但其身长和体重仅为正常的 60%[26]。纯合子动物早期死亡率极高，只有 20% 能活到成年。IGF-1 表达量减少的动物仅部分能够活到成年，说明基因剂量效应也是重要的影响因素之一。过早死亡的原因尚不清楚。存活个体在幼年期生长速度异常缓慢，成年后身材异常矮小，体重仅为正常成人的 30%。此外，其睾丸间质细胞发育不良，大脑体积较小。胎儿发育迟缓平均开始于子宫内第 13.5 天，其体型始终小于正常，直至出生。*IGF-1* 基因敲除实验，可进一步说明 IGF-1 表达与体型[160]、营养摄入、生长之间的关系。

IGF-1R 缺失有一种更为严重的表型，出生时体型仅为正常的 55%[26]，且全部因膈膜发育不全死亡。此外，其骨骼和皮肤发育存在缺陷，表明 IGF-1R 对子宫内时期的肌肉、皮肤和骨骼正常发育十分必要。IGF-1R 的单倍体个体可存活，出现轻度生长迟缓（较正常成人体型小 8%）[161]，对氧化应激的耐受能力更高，寿命也相对较长（较正常个体延长 16%～33%）。内皮细胞 IGF-1R 表达缺失有助于抵抗新生血管形成，有一定的保护作用[162]。

IGF-2 基因缺失有一种较为特殊的表型，其出生时体型约是正常的 60%。与 IGF-1 缺失小鼠不同，它们出生后可正常生长，不出现分化障碍或组织缺陷，死亡率与正常个体相近[26]。此外，IGF-1 和 IGF-2 缺失小鼠中，均出现体型极小的个体（约是正常的 30%）。与 IGF-1R 缺失小鼠一样，它们常因不能正常呼吸而死亡。胎盘功能不全模型证明，IGF-1、IGF-2 对胎儿生长都很重要。IGFBP 缺失对表型的影响较小。同时敲除 IGFBP-3、IGFBP-4 和 IGFBP-5 基因，血清 IGF-1 降低 65%，但体重只减轻 22%[163]。IGFBP-3 敲除小鼠接受高脂喂养后，其脂肪量增加，发生肝脏脂肪变性[164]。IGFBP-2 缺失的小鼠，其股骨长度较短。尽管出生时体重较轻，但在发育过程中可逐渐增加，甚至可超过对照组小鼠[165]。IGFBP-4 敲除可导致体重下降 10%[166]。研究发现，IGFBP-5 缺失导致小鼠生长增快，出现葡萄糖不耐受，高脂喂养后症状加重[167]。ALS 缺失可降低血清 IGF-1、IGFBP-3 和 IGFBP-5 水平（下降 62%～88%），出现轻度生长迟缓，体重减少 20%[168]。

目前已成功构建多种 IGF-1 过表达动物模型，用于研究 IGF-1 功能。为了确定 IGF-1 是否可以替代 GH 刺激全身生长，首先清除 GH 并通过细胞毒性作用破坏其分泌，然后在几种组织中刺激 IGF-1 表达[63]。这些个体大体生长正常，仅在肾脏、肝脏、胰腺和脾脏出现轻度不成比例的生长，小肠长度更长，重量更大，绒毛高度和隐窝深度更高。大脑体积对 *IGF-1* 基因过表达尤为敏感。当 GH 正常时，IGF-1 过表达可轻度刺激躯体生长增加（总体型增加 30%），大脑体积则会不成比例的增加 50%，这种变化与细胞凋亡受抑制有关。GH 缺陷小鼠出现肝脏发育不全，即使 *IGF-1* 基因过表达也不能完全逆转[63]。综上可知，GH 的作用并不能完全被 IGF-1 介导自分泌 / 旁分泌、内分泌途径取代。局部组织内的 IGF-1 表达与生长不协调有关，如大脑。

转基因动物模型也有助于探究 IGFBP 的作用。IGFBP-1 转基因动物，根据表达器官不同可出现不同表型。当 IGFBP-1 在胰腺、肾脏和大脑中表达时，除大脑体积减小外，余器官大小均正常。当在肝脏表达时，小鼠出生时出现轻度生长迟缓，出生后生长体重减少 10%～15%。胎儿期肝脏内过表达也会导致生长迟缓，出生时体重减少 18%[169]。肝脏 IGFBP-1 表达水平极高时，则出现更为严重的生长停滞和骨骼成熟延迟。研究表明，IGFBP-1 过表达可激活 NO 合成酶，阻碍胆固醇诱导作用，具有保护血管的作用[170]。

IGFBP-2 过表达可导致胎儿期及产后发育迟缓[138]，即使 GH 和 IGF-1 过量也无法逆转。IGFBP-2 过表达也可抵抗高脂喂养所致肥胖的进展。

在 IGFBP-3 转基因动物中，尽管其血清 IGF-1 总浓度增加了 2.8 倍，但胎儿和出生后的生长仍有 10% 的轻度减少。骨分析显示这些个体的骨吸收增加，骨形成减少。非 IGF 结合突变型 IGFBP-3 的过表达，可以导致血清中 GH 和 IGF-1 水平升高，但不发生生长迟缓[171]。当调控 IGFBP-3 合成的类固醇受体共刺激因子被广泛敲除后，小鼠出生后生长降低 20%[172]。目前暂无仅敲除 IGFBP-3 的相关报道。

平滑肌或骨中 IGFBP-4 过表达可以减弱 IGF-1 的作用，松质骨形成减少，生长受损[173]。平滑肌 IGFBP-4 过表达可引起部分器官发生不协调性生长缺陷，如膀胱和子宫。IGFBP-5 过表达（血清浓度增加 4 倍）可导致胎儿生长迟缓，出生后早期体重显著下降 17%～23%[174]。IGFBP-5 的非结合突变型过表达，也出现了类似程度的生长迟缓，体重减轻 34%。ALS 过表达可导致出生后轻度生长受限（减少 5.3%～8.1%）[175]。综上，IGFBP 高浓度或过表达常导致生长迟缓。因此，IGF-1 游离和结合形式间的平衡，IGFBP 对 IGF-1 半衰期及其向组织受体转运的调节，共同参与了生长调节。当突变型 IGF-1 与 IGFBP 结合力发生变化时，组织可出现过度生长和器官体积失衡[176]。

十三、IGF-1调节生长的自分泌/旁分泌途径

实验动物模型可用于探究IGF-I调节生长的自分泌/旁分泌途径。垂体切除的大鼠给予GH后，IGF-1水平在软骨、骨、肌肉、皮肤和大脑等组织器官中均升高，表明自分泌/旁分泌性IGF-1受局部组织细胞调控。

IGF-1局部调控也表现在损伤模型中对损伤的应答反应，如冻结耳软骨或热烧伤。损伤后，受损区域周围的成纤维细胞或软骨细胞前体细胞立即开始合成IGF-1，并在伤后3～7d合成达到高峰。血管发生球囊剥脱后，IGF-1表达增加，进入增殖池的前体细胞数量也增加。因此，有一种假说认为，生长的局部调节，特别是对损伤等刺激源产生的应答反应，主要由局部IGF-1调控。如单侧肾切除术后，对侧肾脏产生更多IGF-1，并增大。

肝外组织中IGF-1过表达的转基因动物，其IGF-1表达可维持在高水平，但生长速度正常[63]。大脑生长也体现了组织IGF-1表达的重要性。血脑屏障有效分隔了血液IGF-1和局部IGF-1。中枢神经系统IGF-1高表达的转基因动物，其大脑体积更大，表明旁分泌途径调节生长不完全依赖于血液IGF-1浓度[27]。

为了进一步了解自分泌/旁分泌性IGF-1与血中IGF-1关系，靶向敲除小鼠肝内IGF-1[177]，观察到其血浆中IGF-1浓度降低80%。与全身性敲除IGF-1（即肝脏及肝外组织IGF-1均被消除）相比，仅敲除肝内IGF-1的小鼠，体内其他组织均正常合成IGF-1。这些动物在出生时体型正常，出生后生长受限程度较轻（仅下降6%）。因此，肝脏IGF-1表达缺失仅导致内分泌性IGF-1大量减少，而自分泌/旁分泌性IGF-1足以维持机体正常生长。由于胎儿期生长主要受IGF-2调节，因此这些小鼠胎儿期正常生长不足为奇；但出生后机体血浆IGF-1低水平并未导致幼儿期生长迟缓则值得深思。对这些小鼠，进一步敲除其肝脏ALS后，生长减低16%，血清IGF-1进一步下降[26]，骨密度降低。结果表明，机体正常生长不仅依赖血清IGF-1，局部组织中也需要IGF-1发挥一定作用。一项近期研究中，建立了一个肝脏IGF-1过表达而肝外组织IGF-1敲除的动物模型，这些动物的血清IGF-1增加了3～6倍。尽管缺乏局部组织IGF-1参与，机体仍可正常生长[178]。然而，机体对PTH产生应答、骨骼体积的维持，均需要局部性IGF-1参与[179]。敲除GH受体可证明GH对骨IGF-1表达的刺激作用[180]。骨IGF-1表达有助于防止衰老所致的骨小梁丢失[181]。相对地，机体肌肉含量、肾脏和脾脏大小的维持则可仅依赖于血清IGF-1增加[178]。

综上所述，仅血清IGF-1超生理浓度足以维持正常生长，但在脾脏、胸腺和肾脏发生生长不协调。因此，肝IGF-1及肝外IGF-1的合成对机体正常生长同样重要。GH有助于平衡各组织器官协调生长，调节血IGF-1和局部IGF-1协同作用。

基因调控技术可用于研究局部组织中IGF合成受阻对生长和代谢的影响。

（一）骨细胞和软骨细胞

胎儿发育过程中*IGF-1*基因失活，可出现一种严重的骨表型，其股骨长度较短，软骨细胞增殖减少，皮质厚度减少25%[182]。IGF-1R的整体缺失导致出生时发育迟缓和长骨骨化延迟。骨IRS-1功能缺失，则会导致生长迟缓、骨密度低、皮质和小梁厚度薄、骨形成率低[26]。软骨细胞特异性IGF-1缺失，可导致骨密度和骨矿物质含量下降，骨长度缩短[48]。然而，成骨细胞IGF-1R主要调节分化过程，缺失后可引起骨矿化受损，对骨生长影响则较小[115]。IGFBP可调节IGF-1的生物利用度。IGFBP-1过表达可降低骨骼矿化和生长速率[48]，IGFBP-2缺失引起股骨长度和骨密度下降[165]，IGFBP-3转基因动物体型较小、皮质骨密度较低[26]，IGFBP-4转基因动物生长迟缓、骨骼较短小[166]，IGFBP-5转基因动物出现的骨密度降低和矿化损伤则与性别有关[26]。ALS敲除后动物体型减小、皮质骨密度降低、股骨缩短。肝IGF-1敲除的动物，血清IGF-1水平轻度下降，股骨长度略有减少（5%），皮质骨密度显著降低，小梁密度则正常[26]。骨GH受体敲除的动物，股骨长度缩短，小梁密度降低[180]。研究发现，骨细胞中*IGF-1*基因表达障碍，可引起股骨长度缩短，骨膜扩张减少，颅

骨变薄[183]，表明IGF-1参与调节骨转换。总之，遗传小鼠模型的研究有力地证明了IGF-1在调节骨骼生长中的关键作用。内分泌性IGF-1和局部IGF-1，共同参与调节骨体积和骨矿化。

（二）肌肉代谢

广泛敲除IGF-1R对骨骼肌影响较大，导致出生时严重发育不全[53]。肌肉特异性IGF-1R显性阴性型的过表达，可引起小鼠肌肉生长受损、横截面积和肌肉含量降低[184]。卫星细胞IGF-1过表达，使其出现能够抵抗年龄相关性肌肉萎缩、营养不良性改变的能力[185]。从IGF-1转基因动物中分离出的肌细胞，其增殖能力增强。其局部表达量与发育阶段有关。即，过量的肌IGF-1，在幼年期导致肌肉显著性肥大，在成年期不再刺激肌肉增加，而用于维持肌肉含量[186]，抵抗营养不良性刺激作用。

（三）代谢

IGF-1在正常动物体内参与调节葡萄糖稳态。许多动物模型敲除IGF-1或IGF-1R后，表现为GH分泌增加，糖类代谢受损。由于GH是一种胰岛素拮抗剂，因此无法确定模型的糖代谢受损是由于IGF-1直接或间接作用引起的。胰岛B细胞中IGF-1R缺失，导致胰岛素分泌缺陷，随后可进展为胰岛素抵抗。脑室内注射IGF-1可增加胰岛素敏感性。肌肉中胰岛素受体和IGF-1R同时失活时，出现严重的胰岛素抵抗和糖尿病进展；但仅敲除胰岛素受体则不发生这种变化。这表明，两种受体协同作用，共同维持正常的胰岛素敏感性[187]。IGFBP-3过表达可导致小鼠葡萄糖调节功能受损，抑制胰岛素分泌，且此过程不依赖GH。敲除转录因子HMGA1可激活IGFBP-1和IGFBP-3，刺激IGF-1生物活性增强，小鼠肌肉葡萄糖摄取增加[188]，间接证明了IGF-1的对代谢的影响。

十四、IGF-1在人体中的作用

IGF-1自分泌/旁分泌途径，促使我们重新评估IGF-1与GH的给药浓度。GH缺陷的实验动物，给予GH可诱导多种组织内IGF-1表达增加，血清IGF-1升高。这表明,IGF-1的自分泌/旁分泌途径、内分泌途径，均由GH激活。GH缺陷的动物或人，仅给予IGF-1不能激活其自分泌/旁分泌途径。此外，GH和IGF-1对于其他生长调节分子的调控也不尽相同，如IGFBP-3、ALS等。因此，IGF-1能够诱导的基因表达谱与GH不同，与不同种蛋白协同后引起组织的反应也不同。

GH可选择性刺激全身蛋白合成，但对蛋白水解的抑制作用较小。长期应用IGF-1（皮下注射5～7d）后，蛋白合成明显增加，蛋白水解则无影响，其作用效果与GH无差别[189]。因此，IGF-1的给药方式和实际浓度，是决定IGF-1发挥急性类胰岛素作用（抑制蛋白水解）或慢性类GH作用（刺激蛋白合成）的重要因素。对于GH受体突变的患者，应用IGF-1可以刺激蛋白合成[189]。对于GHD患者，GH与IGF-1联合应用对蛋白氧化的抑制作用较单药更明显[190]。大剂量糖皮质激素诱导机体发生分解代谢时，IGF-1对蛋白水解的抑制作用较强，对蛋白合成的促进作用较弱[189]，且作用效果均弱于GH。地塞米松治疗的患者中，IGF-1仍可增强胰岛素敏感性。

正常人应用IGF-1后可发生与动物研究类似的生理变化。当IGF-1大量快速给药（100μg/kg）时，可导致低血糖[189]，其降糖效力是胰岛素的1/12；当以等量持续的形式给药［24μg/（kg・h）］时，则出现C肽减少50%，但血糖正常。两者给药形式都可以导致外周葡萄糖摄取增加，肝糖合成和游离脂肪酸水平被抑制，蛋白质分解减少。当给药速度较小［5μg/（kg・h）］时，不需补充葡萄糖预防低血糖，对蛋白质分解也无影响。给药过程中，测量胰岛素－葡萄糖比可知，胰岛素敏感性增强。IGF-1能持续抑制胰岛素水平，并增强葡萄糖对胰岛素的反应性[189]。IGF-1抑制GH，与其是胰岛素拮抗剂有关；IGF-1抑制胰高血糖素，则导致胰岛素敏感性增强[189]。

使用外源性IGF-1可改善分解代谢型患者的氮平衡，改善程度与GH类似[189]。当给予6d的热量限制（50%）处理后，联合应用GH和IGF-1［12μg/（kg・h）］所致的氮保留较单药更明显[189]。GH可抑制症状性低血糖进展。IGF-1可抑制IGFBP-3

和 ALS，联合 GH 后则可维持血浆 IGFBP-3 和 ALS 的正常水平[189]。高浓度 IGF-1/IGFBP-3 有助于改善氮平衡。IGFBP 的作用不仅如此。IGF-1 可使 IGFBP-2 浓度增加 3 倍，两者结合增加而半衰期缩短。改变 IGFBP 谱后，IGF-1 相关的合成代谢反应降低。三元复合物的稳定激活有助于促进合成代谢反应，如 IGF-1/IGFBP-3 复合物可提高严重烧伤患者的蛋白质合成率[189]。其发生机制是多元的，如应用该复合物可保护热损伤大鼠的正常肠黏膜，提高营养吸收。

IGF-1 可降低胆固醇和钾水平。IGF-1 也可改善肾功能，肾小球滤过率和肾血流量增加约 25%[189]，肾功能衰竭所致贫血也有所改善。IGF-1 可导致磷酸盐的排泄分数减少，用于改善肢端肥大症患者的抗磷作用。

（一）骨代谢

IGF-1 短期治疗可增加骨转换，诱导骨形成[189]。骨转换增加可诱发短期的合成代谢，在神经性厌食症和严重骨质减少的年轻女性[189]、骨质疏松症[188]、GHD 患者均可发生[189]。患有骨质疏松症的老年人应用 IGF-1 后，其骨吸收相关标志物（如尿液中的吡啶啉交联）、骨形成相关标志物水平均增加，骨转换被激活。血清 IGF-1 与糖尿病绝经后妇女的椎体骨折有关，并可预测绝经前妇女的骨量降低[191]。但是，长期服用 IGF-1 对骨矿含量的影响尚不清楚。IGF-1 与 IGFBP-3 联合治疗可促进骨质疏松症患者的皮质骨形成[189]。骨质疏松患者发生髋部骨折 4 周后，给予 IGF-1/IGFBP-3 可出现合成代谢增强，骨密度增加。IGF-1/IGFBP-3 联合较 IGF-1 单药的效果更好，与 IGF-1 无法长期维持自身血浆浓度有关。

（二）IGF-1 的其他作用

除了对游离脂肪酸、酮体和三酰甘油有强抑制作用外，IGF-1 还能抑制载脂蛋白 B-100 的水平。GH 受体突变患者应用 IGF-1 后，其肌肉中 FFA 氧化和脂肪含量均减少[192]。IGF-1 可抑制纤溶酶原激活物抑制剂 -1 的水平，降低动脉粥样硬化患者血栓形成风险。IGF-1 有营养神经的作用。肌萎缩性脊髓侧索硬化症患者应用 IGF-1 后，其神经再生、肌肉功能均得到改善，生存时间延长。

1. 糖尿病中的 IGF-1　IGFBP-3 过表达可减弱胰岛素对小鼠肌肉和脂肪组织的作用。肝脏 IGF-1 表达缺失则可增加 GH 分泌，降低胰岛素敏感性[193]。然而，IGFBP-2 过表达可增加胰岛素敏感性，即使高脂喂养也不能诱发葡萄糖不耐受[194]。在 2 型糖尿病患者[195]、胰岛素缺乏型糖尿病患者、重度胰岛素抵抗综合征（如胰岛素受体突变）患者中，IGF-1 可明显改善胰岛素敏感性（高胰岛素 - 正葡萄糖钳夹法）。IGF-1 可降低 1 型糖尿病患者的肝脏葡萄糖输出，增加外周血葡萄糖利用[196]。研究发现，IGF-1 对严重胰岛素抵抗患者有长期的降低血糖、改善胰岛素敏感性作用[189]。1 型糖尿病青少年给予 IGF-1 皮下注射治疗 4 周后，其胰岛素用量降低，代谢调控得到改善。这有助于改善患者的“黎明现象”。部分 A 型重度胰岛素抵抗患者使用 IGF-1 后，其代谢控制也得到了改善。2 型糖尿病患者使用 IGF-1 后，其胰岛素抵抗改善 3.4 倍（直接测量法），糖化血红蛋白下降 1.7%，葡萄糖耐受性提高[189]。由于患者体内胰岛素含量较低，因此考虑其机制主要是由于胰岛素敏感性的提高。1 型糖尿病患者使用 IGF-1 后，外源性胰岛素需求量减低，血糖控制良好[189]。一项研究将 2 型糖尿病患者（n=208）分 4 组，分别接受不同剂量 IGF-1 治疗 3 个月后发现，两种高剂量组的糖化血红蛋白降低了 1.6%，表明 IGF-1 可长期改善糖尿病。

正常受试者和糖尿病患者在接受高浓度 IGF-1 给药数周后，都可出现不良反应表现。常见的不良反应包括腮腺压痛、皮下水肿和心率增加 10%。少数患者也可出现视网膜水肿、大脑假瘤、贝尔麻痹和严重的肌痛等。IGF-1 所致不良反应均为可逆性，停药后自行缓解[189]。研究发现，1 型糖尿病患者给予 IGFBP-3 和 IGF-1 联合治疗 2 周后，胰岛素用量减少 48%，血糖降低 23%，胰岛素敏感性得到明显改善[189]。联合用药也有助于 2 型糖尿病患者的血糖控制，且副作用较单药减少[189]。

2. GH 和 IGF-1 不敏感综合征　GH 不敏感综合征的遗传缺陷类型包括 GH 受体突变、STAT5b 突变、ALS 突变和 *IGF-1* 基因突变[197]。IGF-1 可加快 GH 不敏感综合征患者的生长速率。一项研究对 9 名 GH 不敏感综合征患者（GH 受体突变型）给予 IGF–1 治疗一年，发现第一年内平均生长 7.5cm（未给药组为每年 4cm）。在一项 IGF–1 治疗（50mcg/kg 一日 2 次皮下注射）的长期研究中发现，第 1 年的生长增加最多，之后则降至每年 6cm [198]。该研究中，IGF–1 对生长速度的影响可持续长达 8 年，长期应用可显著提高成年后身高。然而，对比 IGF–1 治疗和 GH 治疗效果发现，在第 2～5 年内两者对生长速度的促进作用，前者不如后者。IGF–1 治疗的患者可发生低血糖，调整用药剂量可避免。部分患儿在治疗过程可出现大脑假瘤，随治疗进行可自行消退。此外，较为棘手的是用药后导致的面部粗糙，这在青春期开始接受治疗的患者中尤为明显，且较青春期接受 GH 治疗的患者更严重。IGF–1 治疗结束 1～2 年后，面部粗糙症状可逐渐改善。次优生长和面部粗化，都是由于 IGF–1 在 GH 缺乏情况下的刺激作用导致的，而 GH 受体在其中发挥的作用尚不清楚。IGF–1/IGFBP–3 联合应用也有类似的变化 [199]。

个案报道中，有 2 名突变患者，其体内 IGF–1 基因大部分缺失 [200]。两者出生时均有严重的生长停滞，并一直持续到成年。他们的头围缩小，出现感觉神经性耳聋。在骨骺融合前使用 IGF–1 可刺激其生长加速，胰岛素敏感性改善。另有 1 名突变不广泛、保持部分蛋白功能的患者，其生长迟缓程度较轻，听力正常 [201]。1 例杂合子患者，其身材矮小（–2.5～4.8SD）[202]。数例 IGF–1R 单一等位基因或点突变的患者 [203, 204]，均出现生长迟缓，应用大剂量 GH 可促进其体格生长 [205]。

第 22 章 体细胞的生长与成熟
Somatic Growth and Maturation*

Leona Cuttler Madhusmita Misra Mchaela koontz 著
张亚光 孙璐璐 赵晓宇 乔 虹 译

要 点

- 胎儿期的生长依赖于遗传程序、母亲提供的营养物质、底物和氧气的输送及激素（主要是胰岛素样生长因子系统）的影响。
- 出生后的生长取决于遗传潜能、环境因素、特定基因、营养状况和激素(生长激素、甲状腺激素、糖皮质激素和性激素）的影响。
- 正常儿童的产后生长模式特征良好，有标准生长图。
- 身材矮小的病因包括家族变异、遗传和染色体疾病、胎儿宫内发育迟缓、营养不良、慢性非内分泌性疾病及内分泌疾病（生长激素缺乏或不敏感、甲状腺功能减退、糖皮质激素过量、未经治疗的性早熟）。
- 线性生长的失调可以分为 3 种生长模式：先天不足、发育迟缓和渐进性增长。
- 身材矮小的处理应针对病理性身材矮小的主要原因。
- 生长激素被批准用于治疗由于生长激素缺乏、特纳综合征、移植前慢性肾功能衰竭、SGA 儿童持续性身材矮小、Prader-Willi 综合征、特发性身材矮小、*SHOX* 基因突变和 Noonan 综合征而引起的身材矮小。
- 身材高大的病因包括家族变异、遗传和染色体紊乱、营养过剩和内分泌失调（巨人症、甲状腺功能亢进、性早熟早期、雌激素受体失活突变或芳香化酶缺乏）。
- 导致身材高大的生长模式可分为 4 种：固有身材高大、超前生长、加速生长和延长生长。

生长是生命的固有属性，正常的体细胞生长需要激素、代谢，以及在前几章讨论过的其他生长因子的共同作用。本章首先简要回顾生长的决定性因素，然后详细讨论这些过程的总体结果，即线性生长的正常模式。最后，讨论生长障碍性疾病的鉴别诊断与治疗。

一、正常生长的决定性因素

（一）细胞生长

正常生长需要一个本质正常的细胞，它由一个最佳环境（包括 pH、微量矿物质，以及用于结构和能量目的的底物）滋养，并暴露于必要的生长因

*. 本章主要为儿童内分泌相关内容。

子中。它受决定成熟细胞生理反应的相同分子机制调控。

身体的生长主要通过有丝分裂细胞的增殖来实现的[1, 2]。相反，随着发育接近完成，细胞体积的增加通常在器官生长中发挥更大的作用。生长因子及其他的环境信号是静止细胞进入细胞周期所必需的，它们通过调节有丝分裂细胞周期的第一阶段（G_1 期）来影响细胞分裂[3, 4]。G_1 期的第一个亚期需要“能力因子”的参与，如成纤维细胞生长因子，它诱导细胞合成 DNA。然后，细胞需要必需氨基酸在周期中发展到一个临界点，在这个临界点上“进展因子”可以诱导 G1 期的完成。“进展因子”包括胰岛素样生长因子（IGF）、胰岛素、甲状腺激素及糖皮质激素。生长因子可以调节由原癌基因细胞周期蛋白和细胞周期蛋白依赖性激酶（CDK），以及肿瘤抑制因子 CDK 抑制剂（CDKI）调控的内部调节途径。具体来说，生长因子引起 D 型细胞周期蛋白的累积，它能在 G_1 期中感应并介导生长因子的刺激。Cyclin D 与 CDK4/6 结合导致“口袋”蛋白（pRb、p107 和 p130）磷酸化，并解除这些蛋白对 E2F 家族转录因子的抑制作用，进而驱动 DNA 合成效应因子的表达[5]。因此，细胞周期蛋白、CDK 及 CDKI 活性之间的平衡决定了 DNA 合成的起始（细胞周期的 S 期）。此后，细胞周期的过程完全受细胞内细胞周期蛋白调控。DNA 合成后，细胞即完成复制过程（G_2 期），然后，开始细胞周期的有丝分裂期（M 期）（细胞分裂完成）。在 S 期和 G_2 期 cyclin A-CDK2 活性增强，随后 cyclin B1 增加。Cyclin B1-CDK1 复合物在 G_2 期是无活性的，在核膜破裂之前的一段时间内被升高的 cyclin B1 激活[6, 7]。Cyclin B1-CDK1 复合物的逐步激活而触发有丝分裂。

细胞增殖需要能量及包括脂质和氨基酸在内的营养物质。哺乳动物雷帕霉素复合物 -1（mTORC1）靶蛋白的三联体，腺苷酸活化蛋白激酶（MAPK）和丝氨酸 - 苏氨酸激酶 Unc-51 样激酶 1（ULK1），是细胞生长的关键调节器，能感知细胞的营养状况并决定细胞是应该向合成代谢途径和细胞生长方向引导，还是向自噬等分解代谢途径引导。这种介导作用是通过 mTORC1 与 AMPK 介导的 ULK1 磷酸化来实现的，它们分别刺激或抑制 ULK1 的活性[8, 9]。

生长因子减少导致 D 型细胞周期蛋白表达迅速下降并退出细胞周期，导致细胞休眠。死亡效应域包含蛋白（DEDD）是一种有丝分裂 CDK1/ 细胞周期蛋白 B1 的抑制剂，在 G_2/M 期达到高峰[10, 11]。此外，“接触抑制”或者缺乏细胞分裂可用空间将导致 P27 的累积，在不影响细胞周期蛋白 D 表达的情况下引起生长停滞。

细胞周期在很大程度上也受核因子 κB（NF-κB）调节[12]。当这种转录因子在细胞质中与其抑制剂 IκB 结合时是不活跃的，当 IκB 经过丝氨酸磷酸化调节后，它会被聚泛素化，从而使其在蛋白体中降解。它释放 NF-κB 进入细胞核，在细胞核中促进细胞周期进程并抑制细胞程序性死亡（细胞凋亡）。

细胞衰老是细胞对端粒磨损、DNA 损伤和癌基因激活等条件的反应，这些过程似乎是相互关联的。在每个有丝分裂周期中，每条染色体的末端（端粒）的一部分会丢失；这最终会使染色体缩短到细胞无法增殖和细胞死亡的地步[13]。端粒酶支持端粒 DNA 的合成，从而维持端粒长度和增殖潜力。端粒酶存在于胎儿的体细胞中，且被允许持续生长。然而，随着胎儿的成熟，端粒酶水平开始下降，并随着年龄的增长而逐渐下降，从而限制了死亡率。

（二）体细胞生长

1. 产前生长　出生前和出生后对生长的要求有个几方面不同，胚胎发育主要取决于局部序贯诱导的遗传程序[14]。细胞分化和形态发生的协调需要一类属于同源框家族的发育基因参与[15-17]。同源框基因编码与 DNA 结合的转录因子，从而控制基因表达、细胞分化和器官发育。已知几个同源框基因的异常会导致器官畸形并影响线性增长（见第 5 章）。

与胎龄无关的能预测胎儿出生大小的家庭和环境变量包括父母身高、兄弟姐妹出生体重、母亲体重、妊娠体重增加、胎次、血糖水平、吸烟史、海拔高度、性别和子宫约束，如所怀胎儿的数量[18-25]。

胎儿的生长在很大程度上依赖于母亲提供的营

养物质、代谢底物、氧和 IGF。胎盘调节上述因素并改善胎儿的营养和激素环境 [26-28]。葡萄糖通过胎盘转运到胎儿是由 SLC2A3（以前称为 GLUT3）促进的，氨基酸的转运依赖于氨基酸转运蛋白的调节因子 TORC1 的活性，以及这些转运蛋白的活性和位点 [29]。脂肪酸的传递对生长至关重要，脂肪酸既是细胞膜的组成部分，又是细胞信号分子的前体，是一种能量来源 [30]。胎盘内营养物质的运输取决于多种因素，包括 NO（一种血管生成素）、激素（如糖皮质激素影响 SLC2A1 和 SLC2A3 的表达）和印记基因（例如 *IGF-2-H19* 位点）[30]。胎盘的大小是胎儿生长的决定性因素，胎盘生长受基因组因素 [28, 31]、生长因子、母亲体重与营养（也许通过瘦素）[32]、胎次、亲代大小 [18] 和子宫血流的影响。另外，环境因素可诱导表观遗传修饰，影响印记和非印记胎盘基因的表达 [33]。胎盘对胎儿血流的调节是生长的决定因素；同卵双胞胎的大小不一致是由胎盘动静脉吻合导致的血流分布不均造成的 [34]。胎盘的生长和功能都与激素有关。胎盘 IGF-2 是一种在父系等位基因中表达的印记基因，它的特异性缺失减缓了胎盘的生长，从而减少了营养物质的传递，并最终限制了胎儿的生长 [28]。Russel-Silver 综合征是一种与小胎盘相关的以不对称性生长发育迟缓为临床表现的综合征，胎盘中 IGF-2 的表达减少，与 *H19* 上游父系来源的差异甲基化区域的低甲基化有关 [35]。相反，在 Beckwith-Wiedemann 综合征中，*H19* 印迹控制区高甲基化导致的 IGF-2 过表达与胎盘较大有关 [36]。胎盘还通过分泌激素来影响胎儿的生长。例如，尽管胎盘 GH 变体在调节胎儿 IGF-1 和生长中的作用尚不清楚 [37]，但人胎盘促乳素影响胎儿 IGF-1 的调节 [38, 39]。脐带瘦素似乎是能够评估人类胎儿营养的一个指标，其与出生大小相关，与 IGF-1 无关 [40, 41]。

胎儿生长所需的某些激素与调节产后生长的激素不同。例如，产前生长对 GH 和甲状腺激素的依赖较少，尽管后者对胎儿神经发育至关重要。虽然 IGF-1 水平较低，但患有先天性 GH 缺乏症或抵抗的个体通常拥有正常的出生身长（但在大规模的人口研究中，其平均出生身长减少了一个标准差）[26, 42, 43]。同样，患有先天性甲状腺功能减退的新生儿通常能够达到正常胎龄儿的水平（尽管他们的骨成熟在妊娠最后 3 个月有所滞后）[44]。

相反，IGF 系统影响产前和产后生长，但具体影响和调节成分因发育阶段不同而不同。免疫反应性 IGF 存在于大多数胎儿组织中。缺乏 IGF-1、IGF-2 或 IGF-1 受体的啮齿动物模型出生体重下降，与仅缺失 IGF-1 或 IGF-2 相比，缺失 IGF-1 型受体基因会导致更大程度的生长阻滞（除了致死之外），这提示 IGF-1 和 IGF-2 在产前生长中都有作用 [45-48]。IGF-1 和 IGF-2 通过 IGF-1、胰岛素和 IGF-2 受体发挥作用，IGF-2 与 IGF-1 对胎儿生长的重要性相当，分别占约 40% [48, 49]。早期妊娠的 IGF-2 丰度主要通过 IGF-2 对胎盘生长和分化的影响来促进胎儿的生长及提高短期生存能力 [50]。与之相反，IGF-1 对胎儿（而不是胎盘）的生长很重要，其作用是通过减少血管收缩剂的释放来调节的，从而优化胎盘血流并向胎儿提供营养。*IGF-1*（而不是 IGF-2 或 IGF-2 受体）基因多态性与出生体重有关 [51]。6 种 IGF 结合蛋白（IGFBP）调节游离 IGF 的数量，并依次被 IGFBP 蛋白酶调节。高水平的 IGFBP 与胎儿生长抑制有关，这可能由于胎儿来源的 IGF-1 被隔离 [52-55]。IGFBP-3 还能延长血液循环中的 IGF 的半衰期，并降低小于胎龄胎儿脐带血清中的 IGF 水平 [56]。

妊娠相关血浆蛋白 A（PAPP-A）可裂解 IGFBP-4，增加游离 IGF 的利用率 [57]，妊娠前期较低的 PAPP-A 水平与低出生体重相关 [58]。

与胎儿期生长相比，出生后生长对 IGF-2 的依赖程度低于对 IGF-1 水平的依赖程度。而缺乏 IGF-2 的动物存活下来后，其生长可能相对正常，缺乏 IGF-1 的动物仍然发育不良。在胎儿时期，IGF-1 相对独立于 GH，并受营养状况（特别是葡萄糖供应和胎儿胰岛素分泌）和胎盘催乳素的调节，而产后水平则同时依赖于 GH 和营养状况 [14, 26, 37, 42]。尽管血清 IGF 水平在产前甚至低于婴儿期，但它在妊娠期上升，并与出生时婴儿的大小相关 [26]。与产后相比，子宫内 IGF-2 水平高于 IGF-1 水平。证实 IGF 在产前生长中作用的人类相关因素有：识别编码 *IGF-1* 基因的纯合子部分缺失患者，识别具有严重宫内生长发育迟缓（IUGR）和产后生长衰竭的

IGF−1 受体突变患者[59]。

除 IGF 外，胰岛素也可通过对糖类和蛋白质的合成代谢作用影响胎儿的生长。糖尿病母亲的婴儿和 Beckwith−Weidemann 综合征（高胰岛素血症）的婴儿常常表现为胎儿生长过度，而有胰腺发育不全的婴儿则表现为胎儿生长不良。胰岛素受体和胰岛素受体信号通路的下游分子 IRS−1 的突变与胎儿发育不良和胰岛素抵抗有关[60]。

性激素可能在正常胎儿生长过程中起着微妙的作用：血浆睾酮、雌二醇和脱氢表雄酮水平在妊娠中期达到或超过青春期水平；雌激素促进胎儿骨骼发育[61]；雄激素的作用似乎可以解释为什么男孩比女孩的出生体重更重[1, 42]。第 5 章和第 144 章进一步讨论垂体的胚胎发育和胎盘生理学。

了解胎儿生长的调节尤其重要，因为产前生长和后期的疾病之间有潜在的联系。在动物模型中强有力的实验证据表明，不利的胎儿环境（反映在出生婴儿的大小上）可能导致成人的健康状况不佳[62]。导致胎儿发育不良的各种原因（包括母亲营养不良或糖皮质激素暴露）可能对产后健康（包括高血压、心血管疾病和葡萄糖不耐受）产生类似的有害影响。大量的人类数据支持这样一个“成人疾病的胎儿起源”模型[47]。在出生后迅速“追赶生长”的 SGA 婴儿中，患上胰岛素抵抗、糖尿病和腹部肥胖的风险特别高[63−65]。虽然潜在的机制还没有完全清楚，但有证据表明，胎儿会发展成一种“节俭”的表型，胎儿的新陈代谢会通过关键基因［包括糖皮质激素受体、过氧化物酶体增殖物激活受体（PPAR−α）、Pdx1 和 Glut4］的表观遗传修饰来适应营养不良，这将持续到成年，并可能导致糖类、脂肪代谢受损和成年高血压[66−68]。人们也提出了另一个机制，由于 11β− 羟类固醇脱氢酶活性降低引发了母体皮质醇在胎盘失活方面的缺陷，导致胎儿皮质醇升高，并引起下丘脑 − 垂体 − 肾上腺轴重新编程，从而对压力做出高反应[69]。据报道，脱氢表雄酮（DHEAS）和雄烯二酮水平在 SGA 儿童中更高[70]，青春期提前和多囊卵巢综合征（PCOS）可能是 SGA 的重要后遗症[71]。此外，由于 IUGR（宫内发育迟缓）的代偿作用影响肾素 − 血管紧张素系统，进而导致的肾单位总数量的减少，可能会使这些个体更容易患上高血压[72]。

2. 出生后生长　对产后早期生长发育造成影响的家庭和环境因素包括母亲分娩时的胎龄、出生大小、父母身高、社会经济地位和母乳喂养。母乳作为母婴传递的中继系统，将优质氨基酸传递给新生儿，增加新生儿葡萄糖依赖的胰岛素性多肽（GIP）、类胰高血糖素肽 −1（GLP−1）、胰岛素、GH 和 IGF−1 的分泌，促进 mTORC1 的激活。因此，母乳是婴儿理想的食物，可促进出生后适当的生长和特定物种的代谢[73]。研究表明，是出生后早期体重的快速增长而不是产前营养状况本身增加了日后肥胖和代谢综合征的风险。因此，无论是 SGA 还是 LGA 的婴儿，在出生后早期过度喂养都可能导致后期的肥胖[74]。特别是肥胖或糖尿病妇女，以及那些妊娠体重增加过多的母亲所诞下的婴儿，在产后出现过量进食和后期肥胖的风险更高。相反，肥胖妇女通过肥胖治疗而在妊娠前体重显著下降可改善胎儿及新生儿结局（包括无 SGA 风险的更正常的出生体重和更低的肥胖率）[75]。

出生后和出生前的发育都有遗传决定因素[76]。产前，Y 染色体上的基因似乎可以提高身高[76, 77]，X 染色体携带的遗传决定因素，如 *SHOX* 基因，可促进线性生长，调节身体比例[76, 78]。基因组印记的表观遗传过程，如 X− 失活，是由于基因的甲基化使其沉默[31]，常染色体印迹基因簇也调节生长。*IGF-2* 基因在卵子中沉默，是母系印记，而 IGF−2 受体是父系印记。其他调节身高的基因包括与 Noonan 综合征[79] 有关的基因和其他导致身材矮小的遗传因素（后面会提到）。此外，全基因组分析还可以在包括候选基因和新基因，以及可能调节身高的潜在通路（let−7 靶点、染色质重塑蛋白、Hedgehog 信号通路）的区域识别单核苷酸多态性[80, 81]。

中轴骨和附肢骨占出生后线性生长的绝大部分。这些骨骼是由软骨内成骨作用形成的，骨化开始于骺软骨细胞形成有序的软骨模板，然后成骨细胞转化为骨[82−84]。颅骨和一部分锁骨是由直接的膜内骨化形成的。以结构为目的的骨细胞重塑周期与钙和磷稳态的整体代谢需求密切相关，主要通过甲状旁腺激素、FGF23 和钙化醇的作用实现。磷酸盐不但在骨盐沉积中发挥作用，对软骨增殖和分化也至关重要，并受到 FGF23 的调控。

同源盒家族基因如 *Hox*、*MSX* 和 *DLX* 对骨骼组织的初始分化和后续维持生长都是必不可少的。甲状旁腺激素相关蛋白（PTHrP）和成纤维细胞生长因子（FGF）通过 PTH 受体和 FGF 受体 3（FGFR3）介导的旁分泌信号来抑制软骨细胞增殖。这种效果与 Indian hedgehog（IHH）信号相反，它与 PTHrP 一起在负反馈回路中起作用。利钠肽系统，尤其是 C 型，作为一个积极的调节因子在软骨内骨化过程中发挥局部作用[85, 86]。此外，软骨细胞增殖和向骨分化需要 Notch 信号，而骨形成需要骨形成蛋白（BMP）的参与。重要的是，对于有序的骨生长来说，生长抑制和骨建模 / 重塑的周期是至关重要的。

营养和代谢必须满足正常生长需要。成年后身高一直被用作评估儿童期营养状况的指标，并与认知功能有关[87, 88]。热量似乎对细胞增殖特别重要。正常能源消耗的 2%～13% 用于促进增长[1, 89]。蛋白质的摄入对细胞的正常生长尤为重要。必需氨基酸或其酮基类似物的数量及供应都必须充足[90–92]。必需脂肪酸是低等动物正常生长所必需的，但对灵长类来说可能并非如此[93]。维生素 A 和 D 对正常生长很重要[1, 94]。微量金属（如锌和铜）是酶功能的辅酶因子，可能是正常生长和性成熟[95–98]所必需的。人体内的 pH 必须保持在最佳水平以保持离子水平的稳态[99]。

正常的活动水平促进整体身体的生长，就像正常的肌肉活动是肢体生长所必需的一样，但其机制尚不清楚：它可能与神经营养因子或血流有关。在四肢瘫痪性脑瘫患儿中，骨骼肌脂肪浸润的发生与不活动的程度有关[100]。肌肉活动也对最佳的骨累积至关重要。不活动大鼠体内氮积累和生长效率降低[101]。

激素是生长的重要催化剂。正常情况下，GH–IGF 系统、甲状腺激素和性激素是线性生长的基本调节因子。

第 20 章详细地介绍了 GH 的发生、生物学、分泌和作用机制。细胞外肽与细胞内转录因子和信号系统的复杂相互作用支配着下丘脑和垂体生长激素分泌系统的发育，这些在第 20 章中描述[102, 103]。垂体 GH 的分泌通常受下丘脑激素的直接控制，这些下丘脑激素包括：生长抑素（可以抑制生长抑素的释放）和 GHRH。GHRH 刺激 GH 的合成和分泌。在小鼠模型中，GHRH 合成或作用的缺陷会阻碍生长，而在 GHRH 受体中有缺陷的人也同样会出现生长障碍[104]，这证明了 GHRH 在 GH 分泌和生长中最根本的重要性。

GHRH 和生长抑素之间的平衡是由来自大脑高级中枢的一个复杂的输入通量决定的，它调节营养、代谢和内分泌信号（图 22–1）[105–113]。这涉及多种神经递质：包括乙酰胆碱、甘丙肽和神经肽 Y。多巴胺对新生儿生长激素的释放有抑制作用[114]。

输入性内分泌激素包括内源性生长激素促分泌剂（GHS），Ghrelin，一种起源于胃和下丘脑的促进食欲的含有 28 个氨基酸的肽。Ghrelin 被 Ghrelin O– 酰基转移酶激活为辛酰化的 Ghrelin，并通过 GH 促分泌素受体（GHS–R1a）刺激 GH 释放，主要是通过促进 GHRH 的释放，也通过特异性受体（GHSR）直接作用于脑垂体。此外，循环中的 IGF–1（主要来源于肝脏）及葡萄糖水平对 GH 分泌有负反馈作用[115–116]。GH 的分泌也受雄激素和雌激素的影响，这似乎是正常青春期 GH 分泌增加的原因。大约 50% 的生长激素在分泌后与 GH 结合蛋白（GHBP）结合。GHBP 在儿童时期升高[117, 118]。它是 GH 受体（GHR）的胞外结构域，其潜在的可变剪接可能与完整的 GHR 有差异[119]。GHR 是细胞因子家族的成员。GH 分子与 GHR 分子二聚体前体结合对 GH 的作用至关重要。这导致了受体相关的 JAK–2 的激活，进而通过多种途径转导，这些途径包括丝裂原激活蛋白激酶（MAPK）和信号转导和转录激活因子（STAT）途径[120]。这些途径导致调节 GH 生物学效应的基因（包括 *IGF-1*）的激活。GHR 及其信号系统的异常会导致 GH 不敏感和生长受阻（见下文）。细胞因子信号转导抑制因子 –2（SOCS2）通过抑制 JAK/STAT 通路对生长激素信号转导起负调控作用[121]。

GH 通过直接作用和 IGF 介导作用共同来刺激生长（见第 20 章）[122]。它刺激内分泌 IGF–1 及其主要结合蛋白（IGFBP–3）的产生。它还直接诱导靶干细胞（如前软骨细胞）的克隆增殖和分化，这

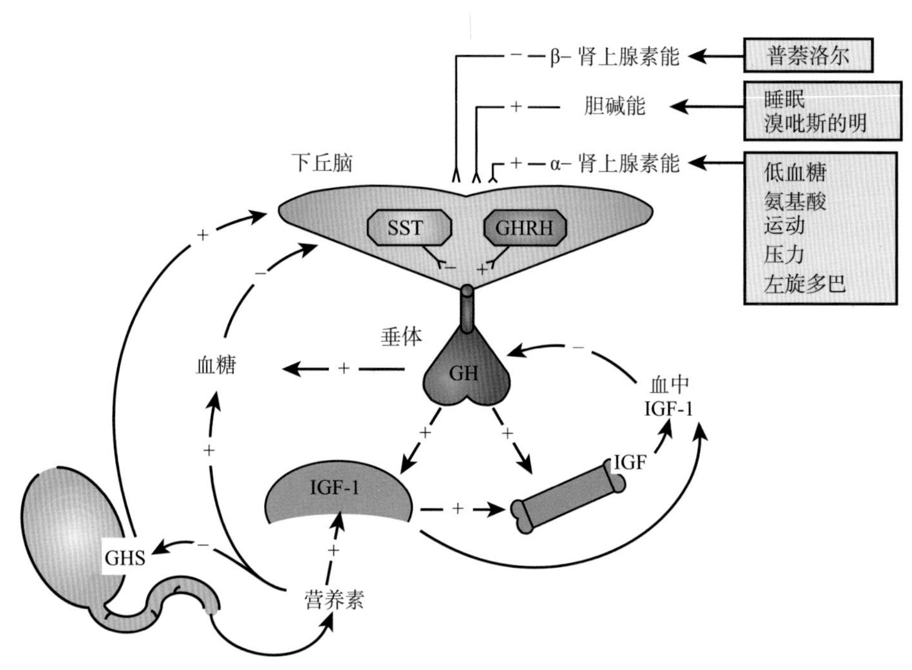

▲ 图 22-1　**生长激素（GH）调节轴：调节 GH 释放的主要因素**

GH 是多种下丘脑刺激整合后分泌的产物。它能刺激肝脏、骨骼和其他组织产生胰岛素样生长因子 -1（IGF-1），并促进糖异生。垂体 GH 的释放受下丘脑生长抑素的紧张性抑制，生长激素释放激素（GHRH）在生长抑素（SST）张力减弱时刺激 GH 释放。Ghrelin 是一种内源性促生长激素（GHS）和促食欲肽，主要由空腹时胃分泌，其对生长激素的间接作用主要是在下丘脑水平拮抗 SST 释放。然而，在下丘脑中会形成少量的 GHS，这些 GHS 对 GHRH 的释放有微弱的直接刺激作用；新生儿 GHS 在中垂体表达增高。下丘脑胆碱能、多巴胺能和 α 肾上腺素能神经元的输入抑制 SST 的张力，β 肾上腺素能神经元的输入刺激 SST 的张力。负反馈作用主要由血糖和 IGF-1 的长环作用产生，也可由轴上各信号肽之间的短环信号产生。IGF-1 和血糖对 GH 的释放也有负反馈作用。GH 释放的药理学刺激显示在方框中。实线表示主要的调控途径，虚线表示次要的调控途径。+ 表示 GH、GHS 或 IGF-1 释放的刺激因子；- 表示 GH、GHS 或 IGF-1 释放的抑制因子

些分化细胞（软骨细胞）通过形成 IGF-1 和 IGF-1 受体对 GH 做出反应，使其对内分泌 IGF-1 和自分泌及旁分泌 IGF 的促生长作用产生应答 [123, 124]。

由肝脏和其他组织产生的 IGF-1 是出生后生长的关键调节因子，是 GH 促进生长的主要机制。循环中的 IGFBP 可以隔离 IGF，而在细胞表面则可以增强 IGF 的作用并发挥新的作用 [125]。第 33 章详细讨论了 IGF 和 IGFBP。IGF-1 的合成或其作用的缺陷会导致人类和实验动物生长衰竭。IGF-1 的作用可能取决于起源组织。外周组织中局部产生的 IGF-1 似乎介导了 GH 诱导的体细胞生长，而主要起源于肝脏的循环 IGF-1 可能对生长不是必需的，但为 GH 轴提供了负反馈作用 [124]。然而，正如在小鼠模型中所证明的那样，循环的 IGF-1 对于优化骨密度和结构至关重要（尤其是在积累至峰值骨量之前）[126]。游离的（未被结合的）IGF-1 被认为是循环中的 IGF-1 的生物活性部分，但是目前对这部分的检测方法的有效性存在疑问 [127, 128]。当营养正常时，IGF-1 的产生主要由 GH 调节。IGF-2 是由独立于 GH 的细胞产生的，通常只对局部生长的调节起重要作用 [129]。由 IGF-2 受体和磷脂酰肌醇蛋白聚糖 -3 组成的代谢受体复合物的活性在局部调节 IGF-2 的水平 [130]。

血浆 IGF-1 浓度和生物活性的调节作用比 GH 更强。肝脏产生的 IGF-1 受人体营养状态调控，是循环中 IGF-1 的主要来源。即使 GH 浓度正常或升高，营养不良仍会降低血浆 IGF-1 水平 [131]。营养过剩（即肥胖）则有相反的作用，并且随着循环中 IGF-1 的变化，GH 分泌显著减少 [132, 133]。对大鼠的研究表明，胰岛素通过刺激氨基酸的摄取，在调节营养对肝脏 IGF-1 的形成中发挥作用 [134, 135]。肥胖患者由于过量的胰岛素对 IGFBP-1 的抑制作用，导致其血浆中 IGF-1 浓度升高 [136]。

除了生长激素和营养之外，包括年龄在内的其他因素也决定了 IGF 的产生，而我们对这些因素知之甚少。在青春期前，血浆 IGF-1、IGFBP-3 水平 [137]

和生长调节素活性[138]缓慢上升，而 GH 的产生没有变化（图 22-2）[139]。5 岁以下的正常儿童体内的 IGF-1 水平与 GH 缺乏儿童的 IGF-1 水平重叠，因此，利用这些测试来诊断儿童 GH 缺乏较为困难。在青春期，IGF-1 水平进一步升高，由于 IGFBP-3 水平升高程度较低，血浆游离 IGF-1 水平升高更为明显[137]。IGF-1 在青春期的增加是由性激素刺激 GH 的分泌介导的[140-142]，尽管有人认为青春期单独直接影响 IGF-1[143]。因此，与生理年龄相比，儿童青春期 IGF-1 水平及青春期发育与骨龄的关系更加密切。

血浆 IGF-1 水平与正常线性生长的关系并不简单。儿童时期的血浆 IGF-1 水平与生长速度没有相关性，青春期生长发育期除外，青春期的 IGF-1 水平在身高速度峰值后 1 年左右达到峰值。血浆 IGFBP 决定 IGF-1 的游离浓度，并将 IGF 转运至靶细胞，影响 IGF 与其受体的相互作用；组织 IGFBP 蛋白酶系统调节 IGF-1 对靶细胞的生物利用度[123, 125, 145, 146]。IGFBP-3 水平决定血清 IGF 浓度，IGF-BP-5 可能促进局部 IGF 作用，而 IGF-BP-4 则抑制局部 IGF 作用。IGFBP 似乎也是具有独立于 IGF 功能的生物活性分子[125, 146]。IGF 的生物活性可能受到循环生长抑素活性的影响，这与糖皮质激素和特性不完全的肽有关[147, 148]。细胞因子白细胞介素 - 6 和肿瘤坏死因子 - α 对软骨细胞有直接抑制作用[149]。

在人们知之甚少的“GH 缺乏综合征”中，这类患者的 GH 分泌不足，但生长可能是正常的[150]。大多数情况下，这种综合征是在手术治疗大型下丘脑和垂体肿瘤后发现的，但这种综合征偶尔也被认为是良性的垂体功能减退症[151]。这类患者体内的 IGF-1 水平可能较低，但其生物活性正常。大多数这样的患者都较为肥胖，因此胰岛素过量或其敏感性可能是潜在的增长因素。局部芳香化酶活性的个体差异及雌激素的有效性也被提出[152]。而高泌乳素血症较少见。

甲状腺激素是出生后骨骼生长所必需的，它对 GH-IGF 轴有间接影响，对骨骼生长有直接影响[153]。对 GHBP、IGF 和 IGFBP 水平的分析显示正常的 GH 分泌和正常的 GH 作用需要甲状腺激素。

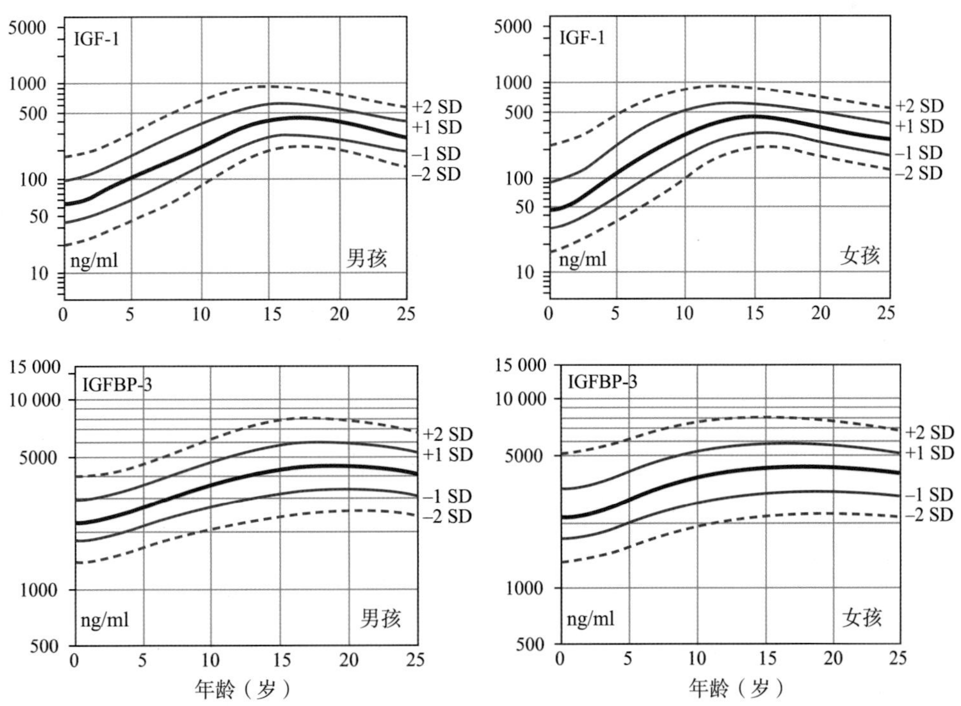

▲ 图 22-2 从婴儿期到成人期血浆 IGF-1 和 IGF 结合蛋白 -3（IGFBP-3）正常范围

10 岁以后的增长与青春期阶段有关，而与年龄无关。IGF-1 的值是根据世界卫生组织参考制剂 87/518 给出的，与真正的重组人 IGF-1 相比，其纯度较低（44%），因此显示的值超过了真正的 IGF-1 浓度[41]（数据引自 Diagnostic Systems Laboratories，Inc，1997，Websten,Tx.）

甲状腺激素通过 IGF-1/IGFR 信号通路介导生长板软骨细胞增殖和终末分化[154]。甲状腺功能减退（较小程度上甲状腺受体 -β 的突变）会导致身材矮小和骨成熟延迟。

糖皮质激素高于正常量会抑制线性增长[148, 155]。这种机制既有间接的，也有直接的。过多的糖皮质激素通过刺激生长抑素来抑制 GH 的分泌。糖皮质激素治疗期间血浆 IGF-1 的生物活性下降，这可能反映了 IGF 结合蛋白的增加[156, 157]。糖皮质激素可通过增加凋亡活性直接影响生长板软骨形成。它们还可以在短期内降低生长板中 GHR 和 IGF-1 的表达，而在长期内增加 IGF-1 的表达[158]。

性激素分泌的增加启动了青春期发育的高峰。性激素的促生长作用需要足够的 GH，除非进行替代治疗，否则 GH 缺乏的儿童将不会经历正常的青春期生长突增。性激素对青春期突增的贡献大约一半是由于它们刺激了 GH-IGF 轴，这可能主要是由雌激素介导的[107, 140, 141, 159]。性激素对生长的其他影响是直接的或通过直接影响 IGF 来调节的[143, 160–162]。雌激素和雄激素均刺激骨生长、骨转换和骨骺生长[143, 163, 164]。雄激素刺激骨膜骨形成，雌激素抑制骨膜骨形成，而雌激素通过抑制骨内骨吸收促进骨皮质增厚。雄激素由雄激素受体介导直接作用于骨质，并通过芳香化作用间接作用于雌激素。雌激素通过刺激骨保护素和抑制 RANKL 的表达，在减少破骨细胞骨吸收中发挥作用。ER-α 调节雌激素对男性和女性骨骼的影响，而女性中 ER-β 抑制 ER-α 调控的基因转录，这可能是雌激素对男性和女性骨骼影响不同的原因[165]。男性和女性中的雌激素都是导致骨骺关闭的原因，芳香化酶缺乏症和 ER-α 突变的男性患者的持续线性生长证明了这一点[166–168]。GPR30 是三级雌激素受体，它可能是生长板软骨对雌激素正常反应所必需的，尽管这一发现仍待证实[165, 169]。在一定程度上，性激素可能在产前发挥作用，因为母体雌激素可能对胎儿骨发育产生永久性影响[170]。性激素的这些作用之间的差异解释了女性的骨骼比男性更短、更窄的原因。

青春期早期的雌二醇（每月约 0.25mg）刺激女孩生长，而高剂量的雌激素则抑制生长[171]。在睾酮的产生率为每月 50～100mg 时，男孩的生长速度峰值出现[172]。其他性激素是否在生长中发挥独立作用尚不清楚。据报道，硫酸脱氢表雄酮促进软骨的钙化，亚雄激素剂量的雄烯二酮促进生长[61]。

二、正常体细胞生长模式

（一）宫内生长

组织模式和器官系统在妊娠的前 3 个月发育。在妊娠中期，胎儿出现主要细胞增生，这时胎儿生长速度最快。在妊娠晚期，器官系统成熟，体重的增加是最快的。由于脂肪和肌肉的积累，妊娠晚期胎儿体重的增加相对大于长度的增长。总的来说，胎儿的生长速度比出生后的生长更快。

宫内生长的标准如图 22-3 所示[173]。种族、海拔和性别导致这些标准有细微的差别[174]。

早产的健康婴儿的体重与胎龄相适应，并继续以他们在子宫中生长的相同速度生长[175]。当根据受孕后年龄进行校正时，身长和体重都遵循出生后的标准。因此，早产儿在整个婴儿期的身长比足月出生的婴儿略短，但随着时间的推移，这种差异可以忽略不计。然而，极早产儿需要重症监护才能存活，并在生命的最初几周内体重均匀减轻；绝大多数极早产儿需要数年时间才能赶上足月婴儿的体重和身长，而且女性的追赶性生长速度要比男性快[176, 177]。与早产儿相比，10%～15% 的 SGA 的婴儿在 4 岁以上仍有持续的矮小（见下文）[178]。

（二）出生后生长

成长是儿童时期的基本特征。儿童成长模式是高度可预测的，偏离这些模式往往意味着存在严重失调。

正常儿童出生后的生长模式特征明显，以下几个临床参数可以用于评估儿童的生长发育。

1. 在 2—3 岁之前，以仰卧长度（用硬头板和活动脚板固定的箱子）来评估线性生长，此后，使用校准的跑步器测量的直立高度评估线性生长，再将身高绘制在生长图上　传统上，这些线性增长标准是根据横截面数据得出的，如图 22-4 所

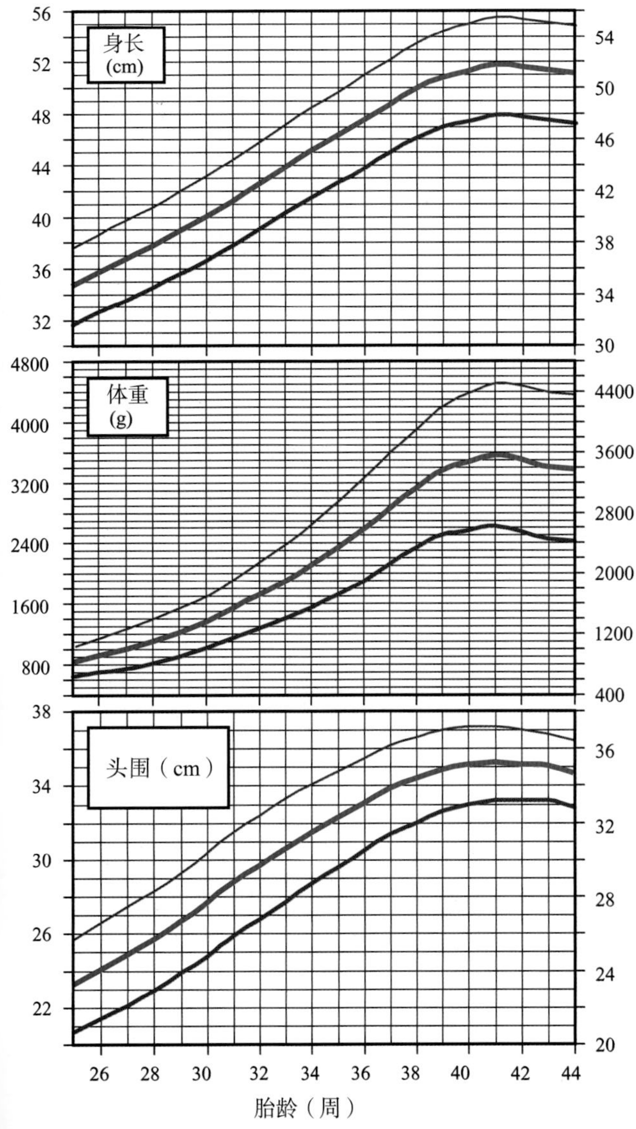

▲ 图 22-3 胎儿宫内生长曲线图

数据表示在海平面上活产的白种人婴儿的胎龄和出生体重。排除有严重先天畸形的婴儿。[引自 Usher R, McLean F: Intrauterine growth of live-born Caucasian infants at sea level: Standards obtained from measurements in seven dimensions of infants born between 25 and 44 weeks of gestation. J Pediatr 74（6）:901-910, 1969.]

示[179]。由于青春期时间的差异会影响正常的生长速度，纵向生长图在对个别儿童进行按序评估时很有用[180, 181]。与年龄和性别平均值相关的身高 SD 可以从疾病控制和预防中心的网站上确定[179]。现在人们已经制定了针对具体情况的生长图，包括特纳综合征，唐氏综合征，软骨发育不全等[182-184]。虽然美国最近的数据显示，过去 25 年里人口身高几乎没有变化，但随着营养和健康状况的改善[185]，人口身高也呈现出增长的长期趋势。

2. 测量体重和体重指数［BMI；体重（kg）/身高（m）^{2}］，并绘制在适当的生长图表上[179] 体重相对于身高来说是一个不稳定的参数，对急性疾病和营养、运动、肌肉质量的变化很敏感。体重是否合适可以通过儿童体重与身高、年龄的百分位数位置或通过计算 BMI 来估计。BMI 是评估 2 岁以上儿童是否超重（该年龄的 BMI 在第 85～94 百分位数）或肥胖（该年龄的 BMI 在第 95 百分位数或以上）的推荐参数。

3. 生长速度是通过连续的高度测量来评估的 可以绘制在生长速度图上（图 22-5）[180, 181]。要对生长速度进行有意义的评估，至少需要 6 个月的时间间隔。生长分婴儿期、儿童期和发育期三个阶段，每个阶段都有其独特的特征[186]。婴儿期线性生长速度最快，在生命的前 2 年内平均为 15 厘米 / 年。2/3 的婴儿在线性生长曲线上跨过百分位轨迹[187]。婴儿时期的生长似乎起因于一个初始急剧上升的向量，这是由 GH 或甲状腺激素依赖的细胞增殖造成的，这也是唯一一种能够驱动胎儿宫内生长的因素。而后跟随着一段较为平缓的曲线，这段曲线取决于儿童期发育的内分泌因素。

4. 生长模式 从婴儿期结束到青春期开始，人们的生长通常沿着某条轨迹进行，该条轨迹与横断面生长标准中给定的身高达到百分位数密切相关。儿童通常在 2—3 岁时建立这一轨迹[187]，尽管在少数情况下，正常儿童可能会在几年内逐渐漂移多达 40 个百分位数[188]。生长速度（厘米 / 年）实际上在这一时期略有减速（图 22-5），在儿童中期平均每年约 6cm[181]。然而，正常儿童通过跨越身高 - 速度百分位数来维持他们的身高轨迹（图 22-6）[180, 189, 190]。若生长速度始终沿着第 3 百分位数进行将导致该儿童的生长落后。

这种增长轨迹是由基因决定的。儿童的身高是遗传决定的。这个代表孩子遗传潜力的目标身高，可以通过计算父母身高中值（父母身高的平均值），然后为男孩增加 6.5cm 或为女孩减去 6.5cm（根据男性和女性的平均差异进行调整）来近似计算。对于父母身材矮小的儿童，已经提出了替代函数。而所有这些预测都有 7～10cm 的误差[191]。

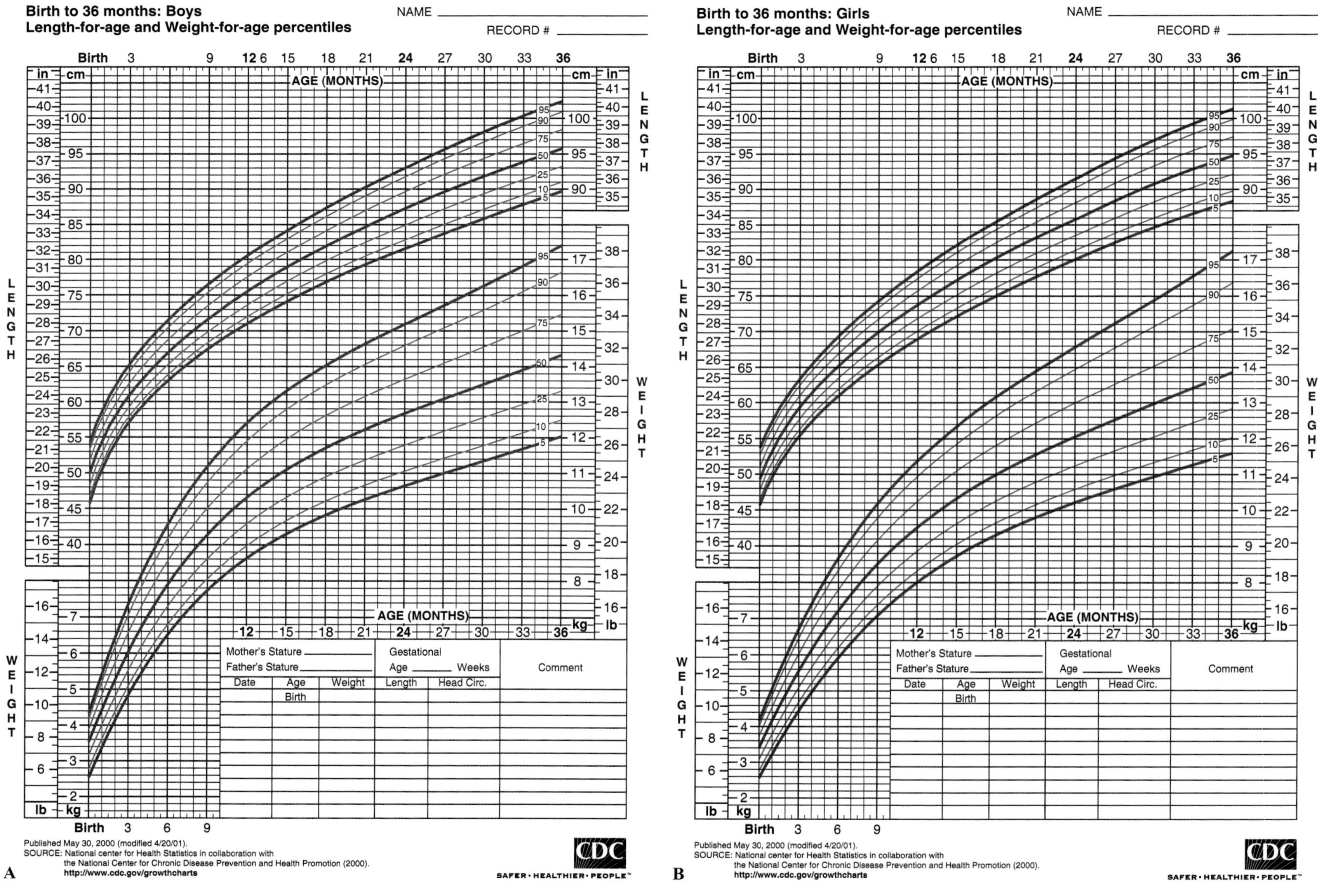

▲ 图 22-4　产后生长标准：美国现行的正常儿童身高和体重标准

A 和 B 分别是男孩和女孩的婴儿生长曲线图。A. 出生到 36 个月：男孩的身长和体重的百分位数；B. 出生到 36 个月：女孩的身长和体重的百分位数

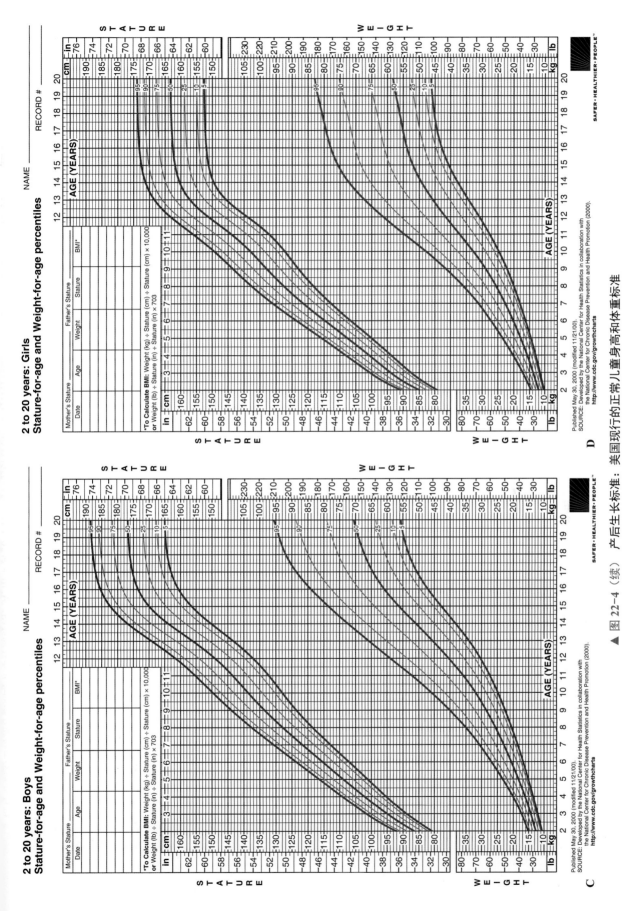

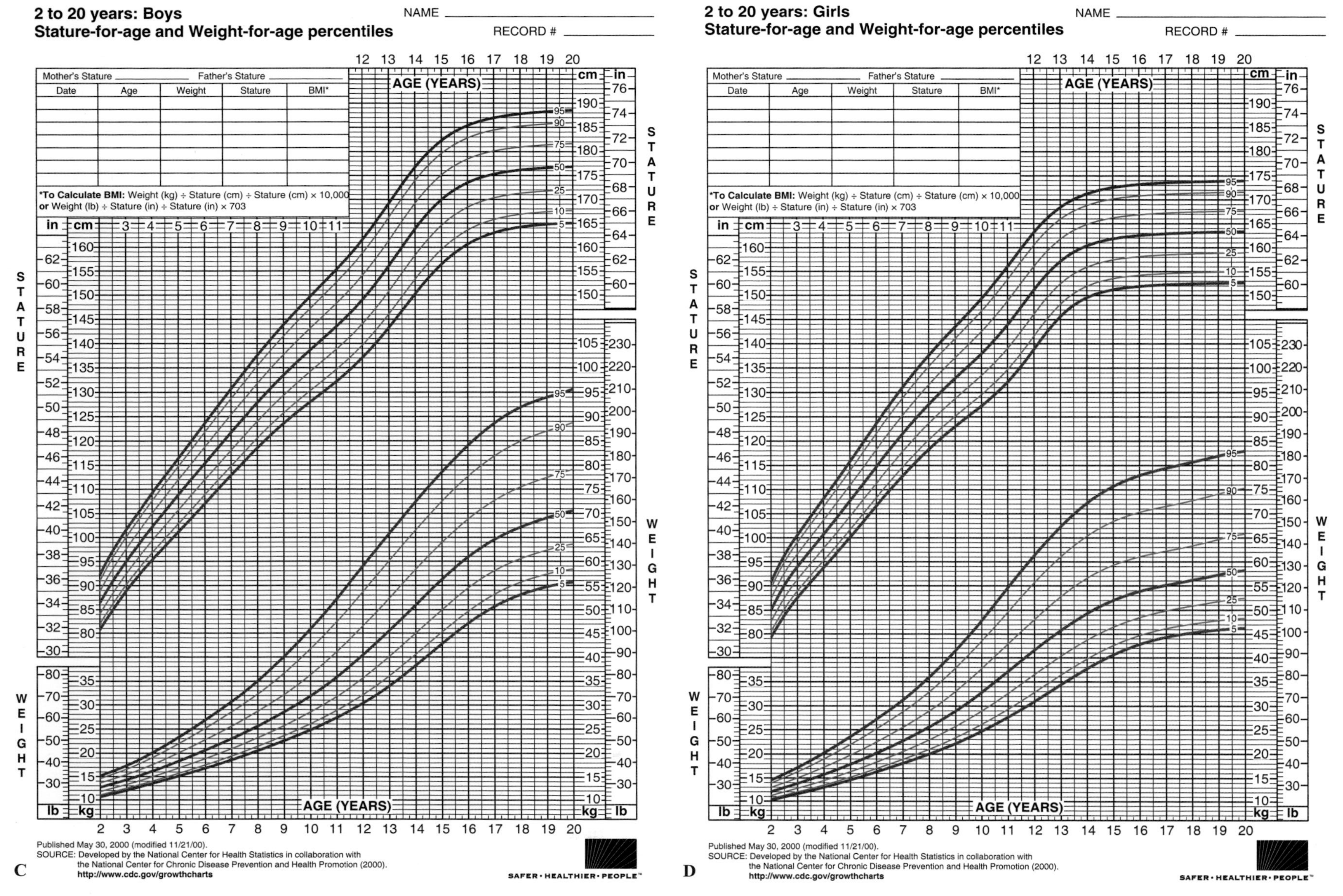

▲ 图 22-4（续） 产后生长标准：美国现行的正常儿童身高和体重标准

C 和 D 分别适用于年龄较大的男孩和女孩（引自 Centers for Disease Control and Prevention. CDC growth charts: United States, National Center for Health Statistics, Atlanta, GA.）

C. 2—20 岁：男孩的身高和体重的百分位数；D. 2—20 岁：女孩的身高和体重的百分位数

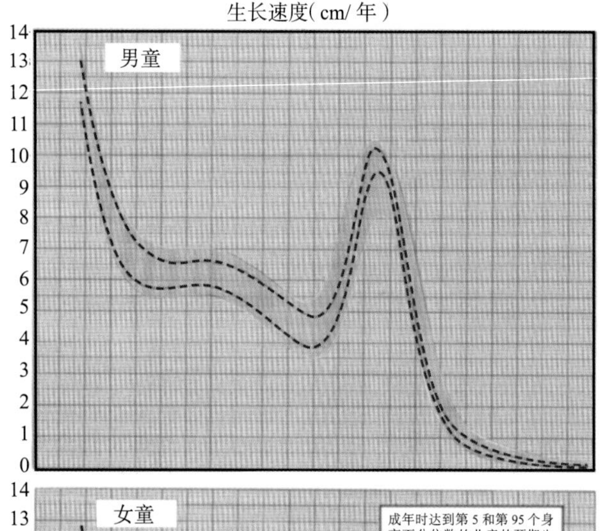

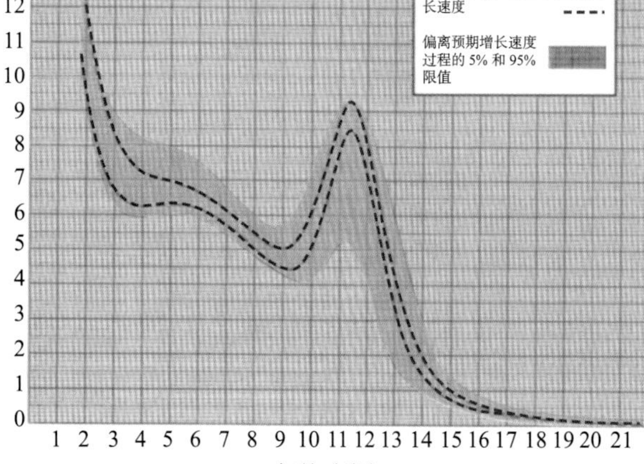

▲ 图 22-5　纵向高度速度标准

引自 Fels、Berkely 和 Denver 生长研究

成长过程中这一轨迹的偏差已被避免[192]。生长轨迹维持的机制是未知的。它们可能涉及机体对细胞密度的识别（是培养系统中细胞数量的决定因素）[193]。在 1 年内，健康的儿童通过生长速度的短期波动（即所谓的停滞和跃升）保持其身高的百分位数位置[194]。这些波动可能很明显，有时他们可能连续 3 个月都处在生长停滞的状态，这是生长诊断中一个潜在的错误来源。据报道，GH 的变异性在短期生长期间会增加[195]。这种变异往往是季节性的，爆发的趋势最常发生在春季。在青春期，因为个体的青春期生长突增是不同步的，儿童可能会再次越过百分位数的高度。这种青春期生长突增的程度只有从基于月经初潮年龄或纵向数据的生长速度标准中才能明显看出。生长速度峰值出现在女孩骨龄约 12 岁或月经初潮前约 1 年[196]，男孩则出现在骨龄约 13 岁时[197]。女孩在月经初潮后平均只有 7cm 的进一步生长[198]。在性成熟过程中，骨骺软骨板逐渐消失，这一过程完成时即停止生长。在股骨和胫骨完全融合后，只能发生大约 1cm 的生长。

从胎儿到新生儿及随后的幼儿期生长速度下降的原因尚不清楚，但可能是 IGF-1 与 IGF-2 及其受体，以及生长板中各种 IGF 结合蛋白随年龄增长表达差异的结果[199]。此外，成纤维细胞生长因子在其中可能发挥作用[200]。

有些男孩的最终身高比女孩高，这是由于他们的青春期较晚，他们的生长周期较长[190]；此外，男孩的线性生长速度峰值略高于女孩[156]。通常早熟者比晚熟者具有更活跃的青春期生长，他们也比晚熟的人更早停止生长[180]。这种趋势发生在骨成熟的相似水平上（表 22-1）[201]。美国非白人儿童的成长模式在某些细节上与白人儿童不同[202]。移民儿童在最适宜的营养环境中进入追赶生长阶段[203]。

5. 身体比例（臂展和上下段比例）随着生长而变化　婴儿的四肢相对较短，11 岁左右，就达到了成人的身体比例（图 22-7 和图 22-8）[204, 205]。在青春期，有时会出现明显分段比例的变化[206]。许多生长障碍的特征是身体比例异常（见后文）。

6. 头围在婴儿早期增长最快　它与骨骼和大脑生长有关，大约一半的变异是家族性的（图 22-9）[207-209]。

（三）追赶性生长和补偿性生长

某些疾病会导致儿童的生长发育偏离其最初的生长轨道，而在这些疾病得到缓解后，该患儿便可出现追赶性生长[192, 210-212]。在典型的（1 型）追赶性生长中，他们的生长速度是超常的，超过了增长停滞年龄的预期。在青春期，它可能类似于青春期生长突增期。这种追赶性生长被进一步细分[213]。另一种追赶性生长（2 型）发生在对性早熟适当治疗之后[214]。在这种情况下，由于骨骼的成熟还没有恢复，就出现了恢复性的线性生长，因此该类患儿的身高潜力得以恢复，也就是说，其身高年龄赶上了骨龄（表 22-2），这对于很早就发生的性早熟来说尤其如此。然而，在青春期开始的正常年龄下

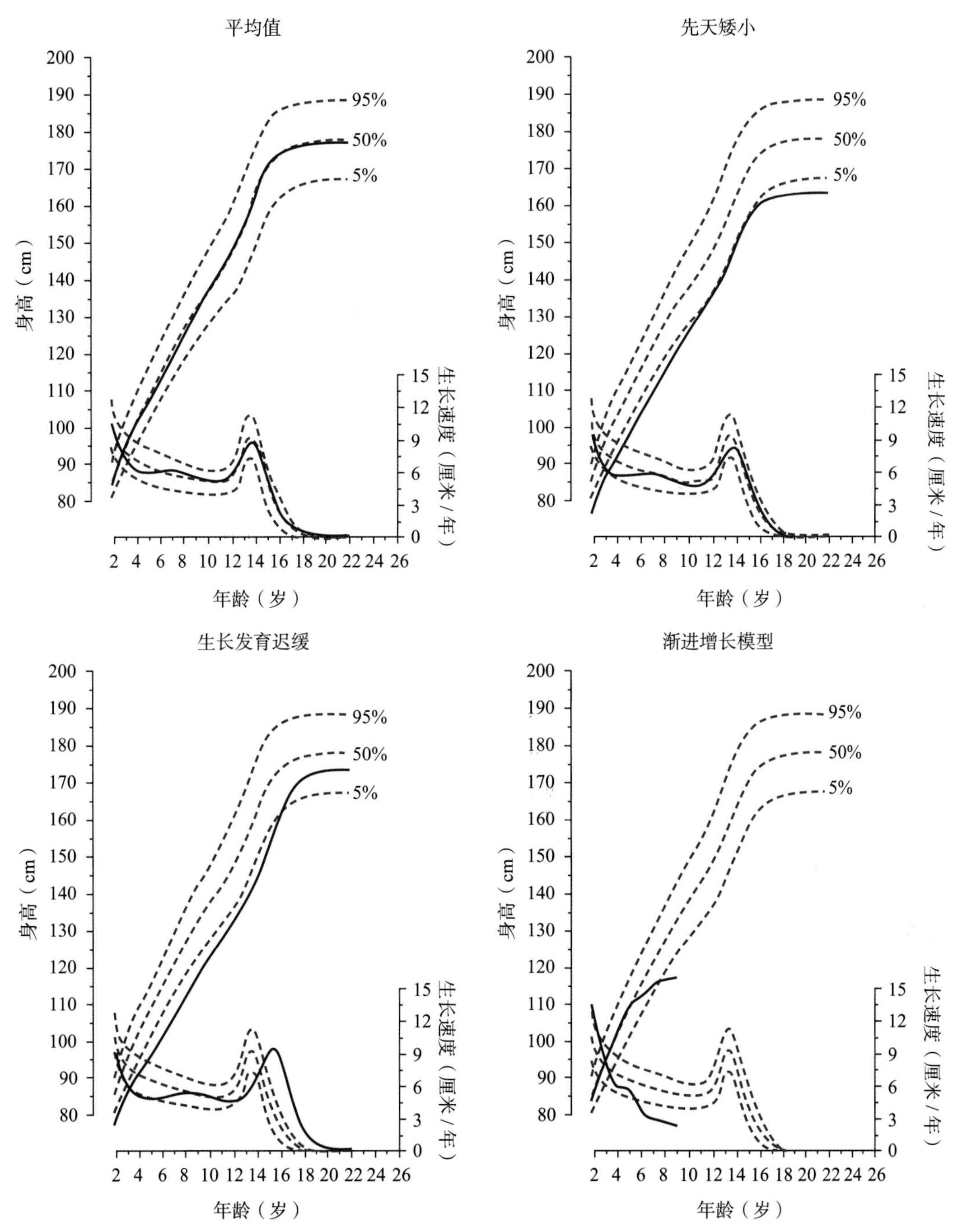

▲ 图 22-6　不同类型生长模式儿童的线性生长曲线

记录 3 名 9 岁时身材相似的青春期前儿童对生长的不同预测。一个中等大小的孩子的生长曲线作为对照。在每个图上，上标度表示身高，下标度表示生长速度。正常百分位数来自美国国家卫生统计中心。生长曲线由 Bock 等的 3-4 程序生成（引自 Bock RD，du Toit SHC，Thissen D：A.U.X.A.L：Auxo-Logical Analy sis of Longitudinal Data，Scientific Software，1993，Chicago，IL. Courtesy of R.D. Bock）

限附近抑制青春期进展可能与身高潜力的类似益处无关。如果早期诊断，潜在疾病纠正后患儿的生长障碍可以被完全补偿。然而，如果这种生长障碍持续多年，并且一直持续到正常的青春期年龄，就可能会出现不完全的追赶性生长。

生长板软骨生理学在调节追赶性生长及补偿性生长中起着重要的作用。生长板软骨固有的因素决定生长板软骨在儿童期和青春期经历程序化的衰老模式[215, 216]。有关以前生长历史的信息似乎保留在生长板的记忆中，很可能是在静止区的“干细胞样”

表 22-1 连续骨龄达到成人身高的百分比、骨龄预测身高的变化，以及骨龄与年龄的关系

	骨龄（年）												
	6.0	7.0	8.0	9.0	10.0	11.0	12.0	13.0	14.0	15.0	16.0	17.0	18.0
成年身高百分比													
男孩													
平均值*		69.5	72.3	75.2	78.4	80.4	83.4	87.6	92.7	96.8	98.2	99.1	99.6
加速*		67.0	69.6	72.0	74.7	76.7	80.9	85.0	90.5	95.8	98.0	99.0	
滞后*	68.0	71.8	75.6	78.6	81.2	82.3	84.5	88.0					
女孩													
平均值	72.0	75.7	79.0	82.7	86.2	90.6	92.2	95.8	98.0	99.0	99.6	99.9	100.0
加速		71.2	75.0	79.0	82.8	88.3	90.1	94.5	97.2	98.6	99.3	99.8	
滞后	73.3	77.0	80.4	84.1	87.4	91.8	93.2	96.4	98.3	99.4	99.8	100.0	
	时间年龄（岁）												
	6.0	7.0	8.0	9.0	10.0	11.0	12.0	13.0	14.0	15.0	16.0	17.0	18.0
身高的预测标准													
偏差（英寸）													
男孩			1.47	1.27	1.33	1.14	1.09	1.21	1.21	0.88	0.49	0.41	
女孩			1.73	1.46	1.37	1.15	1.06	0.6	0.42	0.38	0.26	0.20	
骨龄标准差（月）													
男孩	9.3	10.1	10.8	11.0	11.4	10.5	10.4	11.1	12.0	14.2	15.1	15.4	
女孩	9.0	8.3	8.8	9.3	10.8	12.3	14.0	14.6	12.6	11.2			

*. 代表骨龄是否在年龄的 1 年以内

引自 Gruelich WW, Pyle SI: Radiographic Atlas of skeletal development of the hand and wrist. Palo Alto, CA, Stanford University Press, 1959.

表 22-2 生长参数定义

参　数	定　义
骨龄	骨成熟的平均年龄
时间年龄	历法年龄
身高年龄	平均身高的年龄
体重年龄	平均体重的年龄

软骨细胞中，并影响生长板未来的结构和功能变化，从而影响“追赶”和“赶超”生长[217]。

引起矮小的内分泌缺陷对生长板软骨有重要影响。在实验性甲状腺功能减退和皮质醇增高症模型中，其生长板软骨细胞增殖减慢，静息区软骨细胞耗竭减慢，这导致了增殖能力保存和衰老减慢。随着激素水平的正常化，生长板生长得更快，引发追赶生长[218, 219]。然而，与人类相似，甲状腺功能减退纠正后的追赶性生长仍然不完全，实验组成年后的身高低于甲状腺功能正常的对照组，而该现象在青春期时出现甲减的实验对象中更为明显。雌激素可加速生长板软骨衰老，并在生长板软骨增殖潜能耗尽时使其发生融合[219]。雌激素暴露诱导骨骺融合的持续时间取决于年龄。年龄较小的儿童比年龄较大的儿童需要更多年的雌激素暴露，可能是因为需要更长时间的雌激素暴露才能耗尽年龄较小的孩子生长板软骨细胞的更大储备能力。最后，虽然 GH

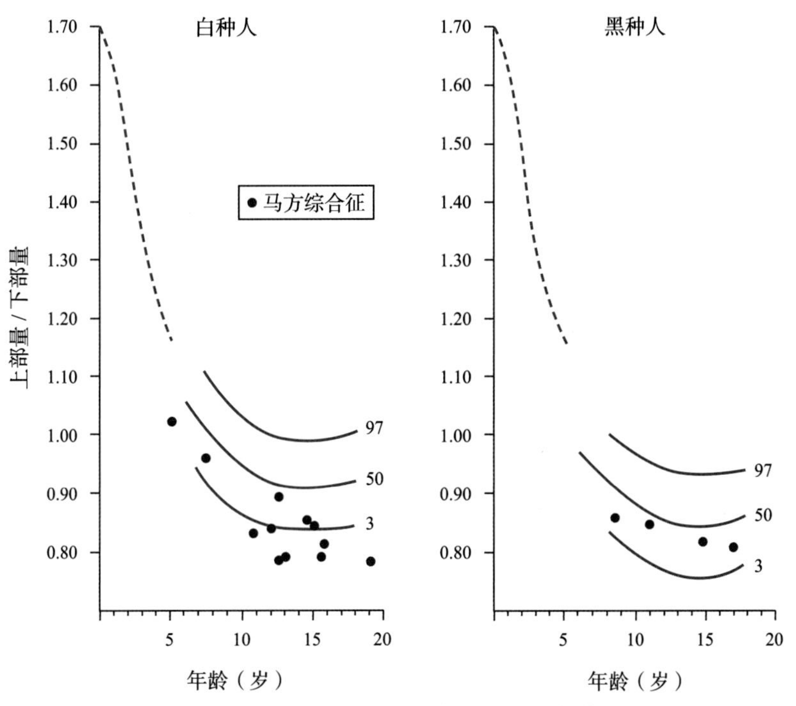

▲ 图 22-7　**上部量 / 下部量的正常标准**

下部量表示从耻骨联合顶部到足跟的距离；上部量是由身高减去下部量计算出来的。虚线显示的是 1932 年儿童的平均年龄。（百分位和马方综合征的数据引自 McKusick VA：Heritable disorders of connective tissue，ed 4. St Louis，Mosby，1972.）

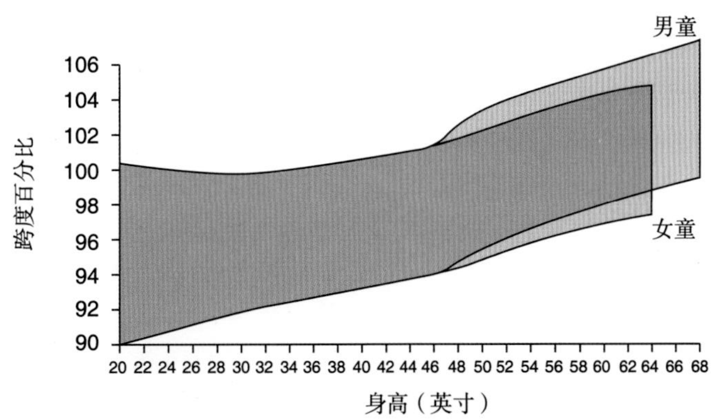

▲ 图 22-8　**臂展占身高百分比的标准。阴影区域表示经过平滑处理的正常范围**

数据引自 Engel bach W：Endocrine medicine，vol 1. Springfield，IL，Charles C Thomas，1932，p. 261

缺乏会导致明显的生长缺陷，但如果时间足够，GH 替代会导致持续的追赶性生长，这足以达到目标身高 [220]。

与激素替代治疗内分泌缺陷的情况不同，在其他身材矮小的情况下，"追赶" 生长并不是最理想的。在 SGA 婴儿中，生长速度的早期增加与宫内限制消除后 IGF-1 水平的增加有关，因为宫内营养不良和与 GH 不敏感相关的高 GH 水平需要一段时间才能恢复正常 [63]。然而，在多达 10%～15% 的 SGA 婴儿中，只有大约一半极低出生体重儿表现出完全的追赶生长。大约 1/3 的儿童在最初的 "追赶性生长" 后出现了 "生长减速" 的现象，这使他们无法达到其目标身高 [221]。此外，在接受 GH 治疗的出生时小于胎龄儿（SGA）的矮小儿童中，如果于骨骺融合前停止 GH 治疗会导致其生长速度和身高的标准差（SDS）在 5 年内下降，GH 治疗停止后的第一年出现最大生长减速。另一种形式的 "追赶" 生长发生在出生于身材矮小的家庭中的儿童，在这

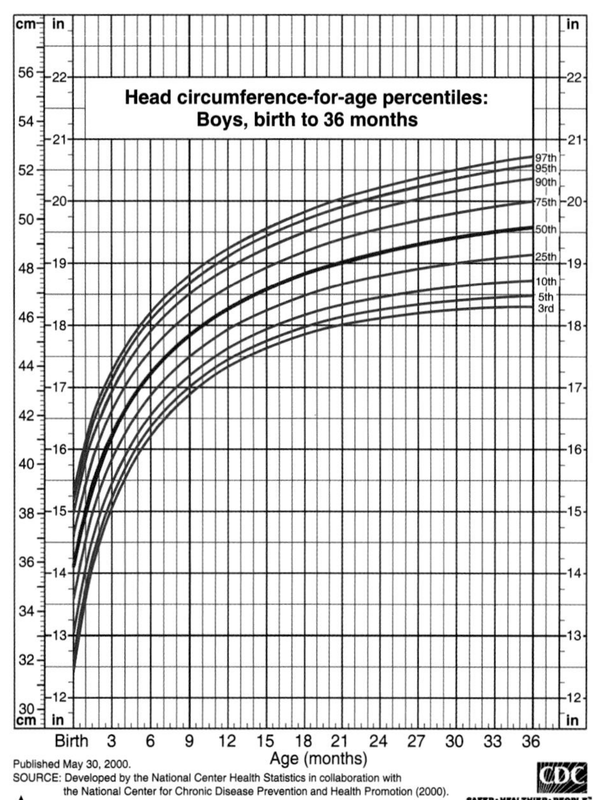

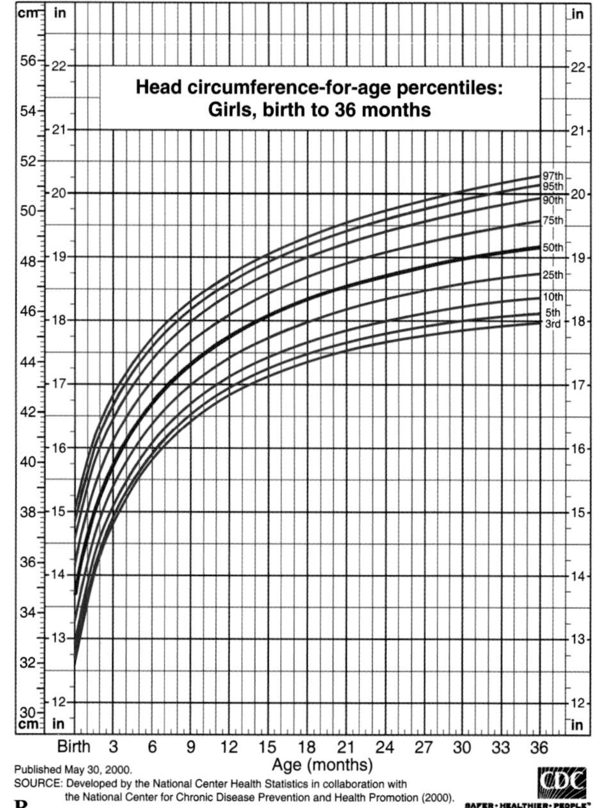

▲ 图 22-9 男婴（A）和女婴（B）的头围标准

A. 出生到 36 个月男孩按年龄百分比计算的头围；B. 出生到 36 个月女孩按年龄百分比计算的头围（引自 Centers for Disease Control and Prevention，2000，Atlanta，GA）

些儿童中，身长 SDS 在出生后的最初 2 年内下降到家族范围，身长 SDS 的损失程度在适合胎龄（AGA）方面比 SGA 婴儿更大。

代偿性生长是指当一个器官的质量缩小（如通过切除或破坏该器官的一部分）后发生的局部器官再生 [192]。例如在肝部分切除或肾脏摘除后发生的代偿性生长。局部 IGF-1 和 IGF-2 参与了这种生长 [129]。

（四）骨骼成熟：骨龄在预测成人身高和青春期启动中的作用

骨骼生长伴随着可预测的骨骼成熟模式。骨化中心首次出现后，先进行塑型，然后与轴融合。通常根据左手腕的 X 线片来评估其骨骼的成熟度，这项指标被称作骨龄（skeletal age，BA）。（表 22-2）。图 22-10 和图 22-11 是 Gruelich 和 Pyle 骨龄标准的示意图 [222, 223]。骨龄的正常范围见表 22-1。评估每个中心的成熟程度来计算平均值是最可靠的 [224]，这样可以避开骨骺骨化模式的正常变化 [225]。其他图谱方法也可用于评估骨骼成熟度，并且数字化手部图谱的自动化方法也可供使用 [226-228]。黑人儿童的骨龄比同等经济地位的白人儿童高出约 0.67SD [229]。其他的种族差异也存在，但在某种程度上来说这是营养上的差异 [226]。骨龄受甲状腺激素、GH、性激素和未知因素的影响。雌激素是男孩和女孩最终骨骺融合的原因。

骨龄是一个比年龄更好的预测青春期启动的指标。骨骼和神经内分泌的成熟有共同的遗传、营养和内分泌因素 [230]。与这些年龄段相比，11—12 岁的骨龄分别与女孩和男孩的青春期开始相对应得更好。当用骨龄取代生理年龄绘图时，峰值高度 - 速度相位差减小了 25% [189]。女孩的初潮发生在平均骨龄为 13 岁左右 [222, 231]。

因为骨成熟的程度与骨骺软骨生长剩余量成

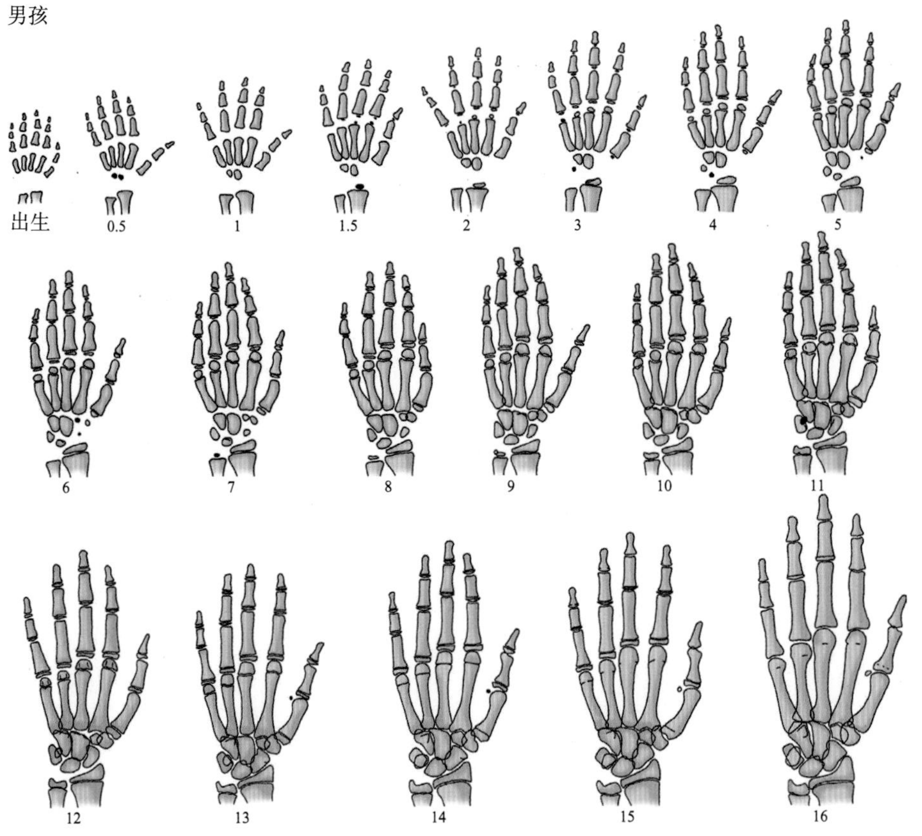

◀图 22-10 男孩手腕部骨化的进展

在 Gruelich 和 Pyle 标准的基础上[222]，根据 wilkins 的方法对示踪剂进行了修改[223]，新的表观骨化中心用黑色表示。晚期灌注表现为在骨骺和轴的交界处有一条单线。骨性突出在中心轮廓内以双重轮廓出现，在其外观成熟后未被阐明

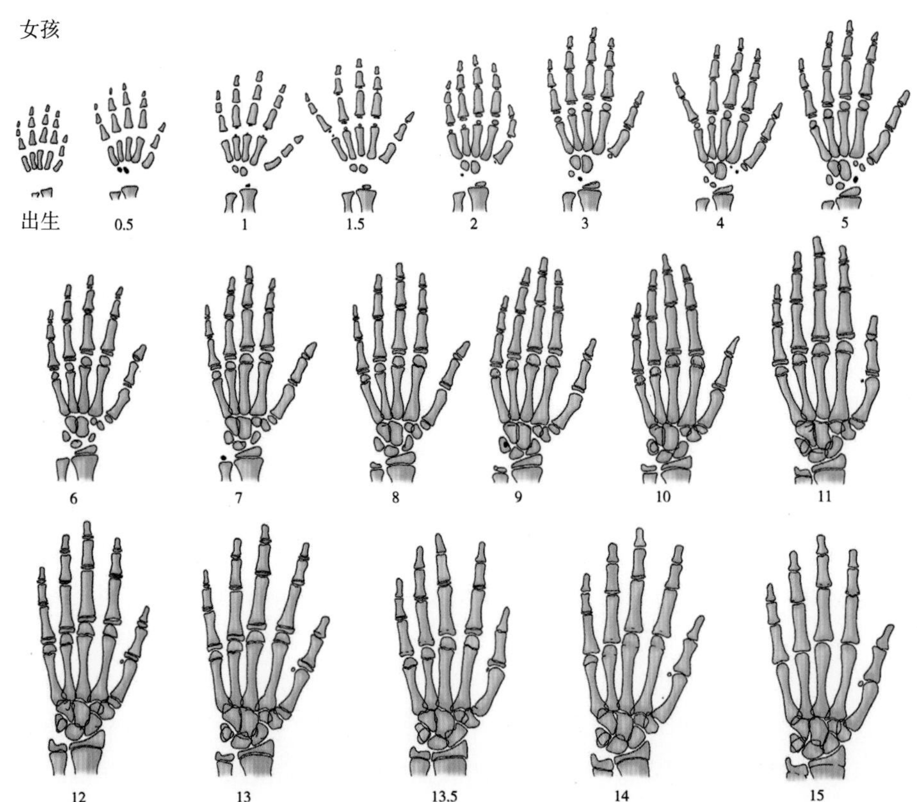

◀图 22-11 女孩手腕部骨化的进展

参见图 22-10 的图例

反比，所以骨龄可以用来预测最终的身高潜力。因此，如果一个孩子的骨龄和身高年龄（HA，表 22–2）相同，他或她就有可能达到成年人的平均身高。在每个骨龄处达到的最终高度的分数是已知的（表 22–1）。因此，预测成人身高可以通过用儿童当前身高除以这个分数（Bayley 和 Pinneau 方法）来计算[201]。在正常儿童这种方法的固有误差小于 1.5 英寸（表 22–1）。然而，3% 的人口由于未知原因，预期身高可能会自发偏移多达 5 英寸[232]。串行读数不能减少误差[224]。由于身高预测方法是基于正常儿童开发的，因此，对于非常矮小[233]或患有骨发育不良等异常的儿童，其误差更大。

为了减少身高预测的误差，研究者设计了更加详细的表格，不仅考虑了儿童的和身高，还考虑了遗传靶标的身高和体重[234]。在使用骨龄预测身高时，可以通过加上父母身高中值与平均身高值两者之差的 1/3 来消除遗传的影响[198]。

已经开发 3 种根据骨龄来评估身高的方法[201, 234, 235]。但所有这些都是基于正常儿童的数据。Bayley-Pinneau 法可简单应用于骨龄异常的儿童，因此最常用于生长障碍儿童；然而，它的准确性并没有得到验证。

三、生长障碍

如前所述，表现为线性生长不足或生长过度的儿童，通常要么是遗传上的正常变异生长模式，要么是控制生长的因素紊乱。而在一些儿童中，无法确定异常生长的原因（特发性矮小）。下面的部分主要根据影响生长的因素对引起矮小的疾病进行分类。这里只讨论内分泌疾病对生长的影响，对于这些疾病的详细讨论可以在其他章节中找到。虽然有其他生长障碍分类，但目前所提出的方法是首选的，因为它遵循了对影响生长的因素的理解，并避免了含糊的术语。而后，我们提出了一种方法，根据对患者所呈现的生长模式的临床评估，以及那些区分这些疾病的临床特征和实验室结果，来鉴别诊断这些疾病。下面讨论身材矮小症的治疗。身材高大在最后一节中以同样的方式进行讨论。

四、身材矮小症

（一）身材矮小的原因（表 22–3）

1. 遗传和家庭条件

(1) 家族性变异：传统上被认为是正常变异的情况，这通常是导致身材矮小的最常见原因。两种主要的非病理性家族性生长模式导致了绝大多数的矮小病例。一种是家族性矮小（有时称为家族性固有矮小或遗传矮小），正常儿童的生长与他们矮小的父母相似。另一种是生长发育和青春期发育的体质延迟，在这种情况下，身材矮小的健康儿童（青春期延迟可能是最突出的症状）会在比平均年龄晚的时候自发地达到正常的生长潜能。典型的病例中，父母或近亲有相似的成长模式。这两种生长模式在传统上被认为是正常的变异，以往，这两种生长模式被认为是正常的变异。此类典型的患者表现为正常的出生大小，而后身高逐渐越过其自然生长轨迹，并在 2—3 岁时下降到第 5 百分位以下。然后，身高年龄和骨龄以正常的速度增长，因此，在青春期前，他们的身高低于但与第 5 百分位数非常接近。但是，这两个正常变异的生长模式有所不同，因为前者的骨龄是正常的，其青春期也是在正常的年龄发生的，而后者的骨龄是延迟的，其青春期也会相应延迟，直到青春期骨龄，此时生长突增导致成人身高通常是正常的家庭目标身高。这些诊断依赖于家族史、生长模式、骨龄并排除其他异常情况。对成人身高的预测特别容易引起一些非常矮的儿童的生长潜力被高估[233]。随着生长分子调控机制的阐明，这些儿童中的某些亚群将被发现有特定的疾病。一些内分泌学家将家族性矮小及生长发育和青春期发育体质延迟归类为特发性矮小（见下文），尽管其他人不同意将这些情况归类为疾病[236]。

(2) 骨骼发育不良：骨软骨发育异常包括一大类软骨组织发育障碍，其特征是生长不均衡、单个或多组骨骼的变形和遗传传递；它们通常与身材矮小有关。骨软骨发育不良包括 150 多种罕见的情况，随着潜在的分子缺陷的出现，其数量不断增加（表 22–4）[237, 238]。异常的身体比例，如上部量大于

表 22–3 引起矮小的因素和具有代表性的临床特征

身高的影响因素		代表条件	临床和实验室特征
遗传因素	正常变异	家族性矮小	矮小家族史，骨龄正常；无临床或实验室异常
		天生生长和发育迟缓	生长发育迟缓、骨龄延迟的家族史；无其他临床或实验室异常
	染色体非整倍性	Turner 综合征	身材矮小，性腺发育不良，另外表型可变，核型检查需排除 X 缺失
		13–15 三体综合征	智力低下、先天性心脏病、双侧腭裂、唇裂、小眼症、独眼畸形、前脑无裂畸形、IUGR
		16–18 三体综合征	智力低下、先天性心脏病、手足畸形、IUGR
		唐氏综合征（21 三体综合征）	“蒙古族人”相、肌张力低、智力低下
	骨骼发育不良	见表 22–4	
	畸形综合征	Noonan 综合征	与 Turner 综合征相似（表 22–5)，正常核型，两性均有，*PPN11* 突变占 50%，*SOS1* 突变占 20%
		Russell–Silver 综合征	IUGR、相对大头、小三角脸、不对称、7 号染色体异常占 10% 或 11 号染色体异常占 60%
		Prader–Willi 综合征	肥胖、性腺功能减退、肌张力低、智力和行为缺陷、15 号染色体异常
		Williams 综合征	“精灵相”、主动脉瓣上狭窄、婴儿高钙血症、IUGR [442]、7q11.23 缺失
		矮妖精貌综合征 [199]	先天性脂肪营养不良、“粉红色”相（皮下脂肪菲薄）皮下脂肪菲薄、IUGR、胰岛素抵抗及受体
		Bloom 综合征	光敏性皮炎伴毛细血管扩张性红斑、颧骨发育不全、小鼻、DNA 解旋酶突变
		Smith–Lemli–Opitz 综合征	男性假两性畸形、小头畸形、并指畸形、特殊面容、胆固醇生物合成缺陷
		Fanconi 综合征	桡骨发育不全、GH 缺乏、DNA 不稳定突变
		Rubinstein–Taybi 综合征	拇指短粗、上睑下垂、拱状腭、智力低下、伴有 CBP 突变
		Cockayne 综合征	儿童早期发病、脂肪营养不良、视网膜色素变性、光敏性、智力低下、小头畸形、DNA 修复缺陷
		早衰症（Hutchinson–Gilford 综合征）	婴儿期发病、特殊面容、动脉硬化、脂肪营养不良、智力低下、层蛋白 A/C 突变
		Werner 综合征	儿童期晚期发病、特殊面容、动脉粥样硬化、白内障、层蛋白 A/C 或 DNA 解旋酶突变
		Rothmund–Thomson 综合征	大理石色色素沉着光敏性（先天性变应性皮炎）、白内障、外胚层发育不良综合征，DNA 解旋酶突变
		Wolcott–Rallison 综合征	胎儿发育迟缓、糖尿病、智力低下、PERK 突变（影响 IGF 合成）
		IGF - 1 基因突变	严重胎儿发育迟缓、感音神经性耳聋、智力低下
		IGF - 1 受体基因突变	产前和产后发育迟缓、智力低下、行为异常、胰岛素抵抗
		胰岛素受体基因突变	胎儿发育迟缓、智力低下、胰岛素抵抗

（续表）

身高的影响因素		代表条件	临床和实验室特征
子宫内因素	发育迟缓	小于胎龄儿	少数非综合征病例中持续的生长衰竭；母体、胎盘和胎儿的各种疾病，大多数原因不明
		胎儿乙醇中毒综合征	特征面容（睑裂短、上唇薄、人中模糊）、小头畸形、智力低下
		胎儿海因综合征	端粒功能亢进、末梢发育不全、智力低下、癫痫
		先天性风疹综合征	肝脾肿大、全血细胞减少、动脉导管未闭、白内障、耳聋
营养因素	摄食不足	饥饿	体重通常比身高受影响更大
		社会心理的喂养问题	
		慢性疾病引起的厌食症	
	维生素 / 矿物质缺乏症	佝偻病 锌缺乏症	维生素 D 的营养缺乏是最常见的原因，但也有多种其他获得性和遗传性的原因；碱性磷酸酶在大多数类型中升高
	养分流失	吸收障碍	胃肠道、肝脏或胰腺疾病的症状；囊性纤维化引起呼吸系统疾病
		慢性呕吐	胃肠道梗阻、食管贲门失弛缓、电解质紊乱、颅内压增高
	代谢消耗	控制不佳的糖尿病	高糖蛋白、肝大（Mauriac 综合征）；排除其他增长缓慢的原因；胎儿糖尿病引起 IUGR
社会心理原因	社会心理性侏儒症	参见下文 GH/IGF-1 章节	
激素影响	GH 缺乏	先天性的	可能有新生儿低血糖、中线缺损；可能只有矮小的身材
			孤立的 GH 缺乏或联合垂体激素缺乏症
			与大脑结构异常和（或）遗传缺陷或特发性有关
			常见的 MRI 异常
		获得性的	可能有外伤史、中枢神经系统损害史或中枢神经系统检查异常
		心理社会剥夺	可表现异常行为、暴饮暴食；可能类似全垂体功能减退；生长发育随着环境的改善而改善
	GH 不敏感	GH/IGF-1 抵抗 GH 受体缺陷 GH 信号转导缺陷 IGF- 1 缺陷 生物活性的 GH	出生大小正常或偏低，严重的出生后发育不全，低血糖（见正文）
	甲状腺功能减退		生长减慢可能是唯一症状
	糖皮质激素	过量	超生理水平会减弱生长，通常与肥胖有关
	假性甲状旁腺功能减退症	PTH 抵抗	矮小、肥胖、圆脸、掌骨短、发育迟缓、皮下钙化、钙磷异常
	性激素	缺乏	10—11 岁以后缺乏维生素 D 会减弱生长
慢性疾病			可能有慢性疾病病史或症状，或身材矮小；体重往往比身高更容易受到影响
先天性因素	特发性矮小		低于平均高度 2SD 以上。其中包括家族性矮小和生长发育的体质延迟。以上情况无法解释

CBP. CREB 结合蛋白；GH. 生长激素；IGF-1. 胰岛素样生长因子 -1；IUGR. 宫内发育迟缓

下部量（图 22–7）[204] 或臂长与身高不成比例（图 22–8）[205]，是骨骼发育异常的特征，这些特征与特殊的放射性骨异常一起被诊出。

最常见的是软骨发育不全，这是一种常染色体显性遗传疾病，其发病率约为 1/20 000，约 90% 的病例为新的基因突变 [239]。它会导致身材矮小（通常在出生时很明显，在婴儿期生长速度减慢）、四肢短小、巨头畸形、低鼻梁、椎管尾部狭窄，偶尔还会导致脑积水（图 22–12）[239]。成年后女性平均身高约 125cm，男性约 131cm [239]。软骨发育不全的生长曲线已经被绘制出来 [240]。软骨发育不全通常是由 *FGFR3* 功能基因的获得性突变引起的 [241, 242]。Ihh 信号的失活突变导致了类似的表型 [243]。

软骨发育不良是软骨发育不全的等位基因变异 [241, 242]。虽然它是 *FGFR3* 基因突变的结果（软骨发育不全也是），但它是一种独特的常染色体显性遗传疾病，在同一家族中未同时发现这两种疾病。它表现为身材矮小和畸形，通常比软骨发育不全轻微。新生儿可能略小，但患者的身材矮小通常在 3 岁时变得明显。软骨发育不良很少出现颅面异常。患者四肢长骨明显缩短，其手和脚通常是短粗的，并可能发生膝内翻。成人身高为 120～150cm。最客观的影像学表现是腰骶下段椎弓根间距离的缩小。

骨软骨发育不良可引起特定的比例失调。在脊柱骨骺发育不良的患者中，因其脊椎受到不对称的影响，儿童中期的生长减慢，导致患者的生长模式变缓。另外，一些骨骼发育不良导致成比例型侏儒症。肾小管狭窄是一种与先天性甲状旁腺功能减退症相关的骨发育不良 [244]。现已发现 PTH/ PTHrP 受体的激活突变可导致 Jansen 干骺端发育不良，并伴有无症状的高钙血症 [245]。不同的图谱可用来区分已知的骨发育不良类型 [192, 239, 246, 247]。近年来，在许多病例中已能做出特定的遗传诊断 [241]。

Leri–Weil 关节发育不良是一种主要的遗传性骨骼发育不良，男女皆可发病，其特征性的临床表现为身材矮小、异常短小的前臂和小腿、马德隆腕关节畸形 [248]。患者的身材矮小始于儿童早期。潜在的分子异常是位于 X 染色体的假常染色体区末端的 *SHOX* 基因的单倍体功能不全。*SHOX* 在成骨组织中高度表达。由于 *SHOX* 的缺失接合导致朗格发育畸形（Langer mesomelic dysplasia，LMD）（伴随严重侏儒症）[249]。*SHOX* 基因功能不全也被认为是特纳综合征矮身材的主要原因，并且在某些情况下，它被认为是导致特发性身材矮小的病因（见后文）。若患儿有矮小（身高低于平均值 2SD 以上）、上颚弓高、上下部量比例增加（见后文）、臂展减小（见后文）、臂展带角增加、马德隆畸形或其他腕部异常、胫骨弯曲或小腿肌肉肥大的临床表现时，应考虑 SHOX 单倍体发育不全的诊断 [248]。此类患儿暴露于性激素后可能会导致这些异常更加明显。对 SHOX 基因缺陷进行分子分析是可行的。在使用 GH 治疗患有 SHOX 缺乏症的矮小儿童时，他

表 22–4　已知遗传基础的典型骨骼发育不良类型

发育不良组	遗传特征	宫内发育迟缓	遗传基础
软骨发育不全组			
软骨发育不全	AD	+	*FGFR3* 激活突变
软骨发育不良	AD	–	*FGFR3* 激活突变
Ⅱ型胶原病			
先天性脊柱骨骺发育不良（SED）	AD	+	*COL2A1*
IX 型胶原病			
粘连性发育不良	AD	+	*COL11A1*
其他脊柱骨骺发育不良			
X– 连锁 SED 延迟	XLD	–	*Xp22.2-p22.1*

（续表）

发育不良组	遗传特征	宫内发育迟缓	遗传基础
假性软骨发育不良与多发性骨骺发育不良（MED）			
假性软骨发育不全与 MED（费尔班克型）	AD	–	COMP/ 软骨寡聚基质蛋白
MED（其他类型）	?	–	COL9A2
斑点状软骨发育不良			
Zellwegen 综合征	AR	+	*PEX1*、2、5、6/peroxins
短指（趾）型	XLR	+	*ARSE*/ 芳基硫酸酯酶 E
干骺端发育不良			
Jansen 型	AD	+	PTHR
Schmid 型	AD	–	*COL10A1*/*COL10* α 链
腺苷脱氯酶缺乏症	AD	–	腺苷脱氨酶 / 腺苷脱氨酶
肢端和顶端中胚层发育不良			
毛鼻趾综合征分型	AD	+	*TRPS1* ± *EXT1*
Grebe 和 Hunter–Thompson 发育不良	AR	+	*CDMP1*/ 软骨源性形态发生蛋白
Albright 遗传性骨病		–	*GNAS1*/ 鸟嘌呤核苷酸 α 亚单位，非活性
伴有明显膜骨受累的发育不良			
锁骨颅骨发育不良	AD	+	*CBFA1*/ 核心结合因子 α 亚基
弯曲性骨发育不良			
弯肢发育异常	AD	+	SOX9/SRY box–9
多发性骨质疏松症			
黏多糖病Ⅱ	XLR	–	IDS/ 尿苷酸 -2- 硫酸酯酶
黏多糖病，其他类型	AR	–	多样的
伴有骨密度降低的发育不良			
成骨不全（多样化）	AD/AR	±	*COLA1* 或 2/α（1 或 2）I 型前胶原
伴有矿化缺陷的发育不良			
婴儿型低磷酸酯酶症	AR	+	*ALPL*/ 碱性磷酸酶
低磷性佝偻病	XLD	–	*PHEX*
在不改变骨形的情况下增加骨密度			
骨化症 / 肾小管性酸中毒	AR	+	CA2/ 碳酸酐酶Ⅱ
骨固缩	AR	+	*CTSK*/ 组织蛋白酶 K
骨骼软骨和纤维成分的无序发育			
纤维发育不良（McCune–Albright 综合征）	Spmos	–	GNAS1、激活
进行性骨化性纤维发育不良	AD	+	*BMP4*/ 骨形态发生蛋白 4

AD. 常染色体显性；AR. 常染色体隐性；Spmos. 散发；XLD. X 连锁显性；XLR. X 连锁隐性［引自 Am J Med Genet 79（5）：376–382，1998；and Superti–Furga A，Bonafe L，Rimoin DL：Molecular–pathogenetic classification of genetic disorders of the skeleton. Am J Med Genet 106（4）：282–293，2001.］

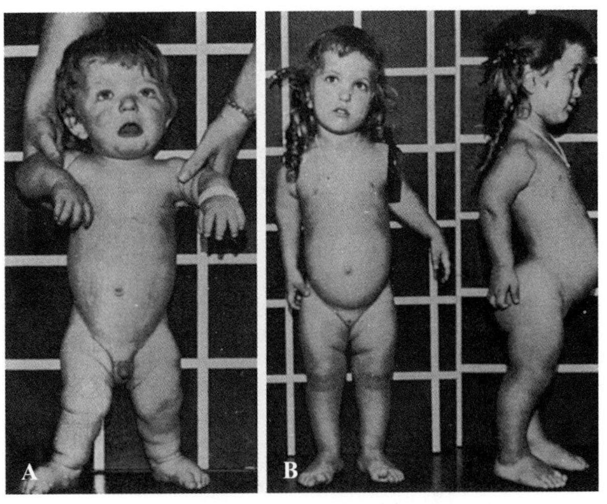

▲ 图 22-12　软骨发育不全

A. 1 岁男孩：身高年龄为 4 个月；B. 4 岁女孩：身高年龄为 20 个月［引自 Jones KL（ed）：Smith's recognizable patterns of human malformation，4th ed. Philadelphia，WB Saunders，1988.］

们的生长速度和身高标准差似乎都有所增加。但有 Leri-Weil 表型的患儿对 GH 疗法的反应是否与单纯矮小儿童的相类似尚不得而知 [250]。

2. 染色体异常、单基因疾病和综合征

有几种综合征与身材矮小有关（表 22-3）[239, 251-259]。下面讨论那些身材矮小或内分泌问题突出的病例。

(1) 特纳综合征（Turner's Syndrome）：特纳综合征（新生女婴发病率 1∶2500）是导致女童身材矮小最常见的病理原因。这种综合征是由 X 染色体物质缺失引起的 [260]；因此，对于原因不明身材矮小的女孩，核型分析是必不可少的。*SHOX* 基因的单倍体功能不全导致特纳综合征患者的身材矮小 [261-263]。患者宫内生长受限并且出生时平均身长处于正常范围的下限。出生后生长速度的下降早在 18 个月的时候就出现了，随后逐渐偏离正常的生长轨迹，且不能经历正常的青春期生长突增 [260, 264]。如果没有促生长治疗，患有特纳综合征的成年女性的平均身高约为 143.3cm（56.4 英寸）[264, 265]，较正常同龄人矮近 20cm。

除了身材矮小之外，性腺功能衰竭是特纳综合征的另一个主要特征；90% 的女孩需要激素替代疗法来启动和（或）完成青春期和完全发育 [260]。然而，还有一些女孩有剩余卵巢功能来完成女性性征的发育 [260]，所以青春期发育现象的存在不应该否定对此诊断的考虑。特纳综合征的其他表现包括淋巴水肿（尤其容易在新生儿期发生），以及表 22-5 所列的畸形特征。特纳综合征的体征变化如图 22-13 [239] 所示，并且自身免疫性甲状腺炎、乳糜泻和糖尿病的发病率增加。主动脉根部扩张虽然很少见，但有潜在的致命性 [266]。虽然大约有 70% 特纳综合征患者因非语言知觉运动和视觉空间技能受影响而产生学习障碍，但大多数患者智力正常，只有大约 10% 患者表现出明显的智力发育延迟 [260]。关于特纳综合征女孩和妇女护理的共识指南已经发布 [266]。

虽然并非生长激素缺乏导致特纳综合征患者生长障碍，但 GH 治疗可以有效增加成年身高。在不同的研究方法和治疗方案的临床试验中，GH 治疗后身高增加了 5～8cm 甚至高达 15～17cm [264, 266, 267]。良好的预测 GH 治疗后身高结果的因素包括开始治疗时的身高较高，父母的身高较高，开始治疗时的年龄较小，疗程长，以及 GH 剂量较高 [264, 266]。

表 22-5　Turner 综合征和 Noonan 综合征躯体异常的大致发生率

异常	Turner 综合征（%）	Noonan 综合征（%）
身材矮小	95～99	50～80
性腺功能衰竭	90～95	≤ 10
隐睾	NA	60～90
眼距增宽	＜ 25	95
高腭弓	40	45
颈蹼	25	25
短颈	40	55
肘外翻	50	50
胸部畸形	50	70～95
脊柱侧凸	10	10～15
肾畸形	20～40	10
主动脉缩窄	5～20	＜ 1
肺动脉狭窄	10	50～60
智力低下	10	25～35
色素痣，多发	25	25

NA. 不适用

关于 X 连锁印记对生长激素治疗反应的影响尚未证实[268, 269]。

开始 GH 治疗的最佳年龄尚未确定。传统上，当身高下降到正常女性生长曲线上的第 5 百分位数以下时，推荐使用 GH 治疗；然而，一些数据表明，早在 9 个月大的时候开始 GH 治疗就可能获益[270]。特纳综合征研究共识小组目前建议，一旦发现生长障碍，就开始使用 GH 治疗[266]。除了增加身高，GH 治疗还增加体重指数，但不影响骨密度[271]。稍后将讨论 GH 治疗的不良反应。接受 GH 治疗的特纳综合征儿童出现与 GH 治疗相关的一些不良事件的潜在风险似乎有所增加[272]。

由特纳综合征导致的卵巢衰竭的女孩需要小剂量的雌激素治疗来诱导青春期发育。过去，我们建议将雌激素治疗推迟到 15 岁，以推迟骨骺融合，并最大限度地增加成人身高。然而，对照研究表明，早期服用极低剂量的雌二醇不会干扰身高的增长[273]，并且可能与 GH 在促进生长方面有协同作用[274]。关于确定终生雌激素替代疗法的最佳形式、剂量、给药途径和时机有必要进行进一步的研究[275]。

(2) 努南综合征（Noonan's Syndrome）：最初被称为“男性特纳综合征”，实际发生在所有性别的个体中，在 2500 个活产婴儿中估计患病率为 1/1000[276, 277]。它是一种常染色体显性遗传性疾病，虽然完全外显，但临床表现不同[276]。身体特征，包括矮小、相貌特征、胸部畸形和先天性心脏病方面，与 Turner 综合征相似，但畸形总体发生率不同，努南综合征以右心损害为主，特纳综合征以左心为主。青春期延迟，但并非性腺功能衰竭，这是两者的共同特征。直到目前，诊断还仅仅基于临床结果，但现在已经在超过 60% 的患者中发现了突变基因。努南综合征患者的基因突变与 RAS-MAPK 信号通路，包括 *PTPN11*（约占 50% 的病例）、*SOS1*（约 10%）、*RAF1*（约 10%）和 *KRAS*（不到 2%）的突变有关[277]。目前已经制定了努南综合征的诊断和管理指南[276]。

努南综合征患者中 50%～80% 存在身材矮小。与特纳综合征不同的是，胎儿宫内发育正常，出生时身高和体重也正常，但是身高和体重随后都下降到第 3 个百分位数或更少。由于青春期生长突增减弱，生长减速变得更加明显[264, 276, 277]。据报道，在

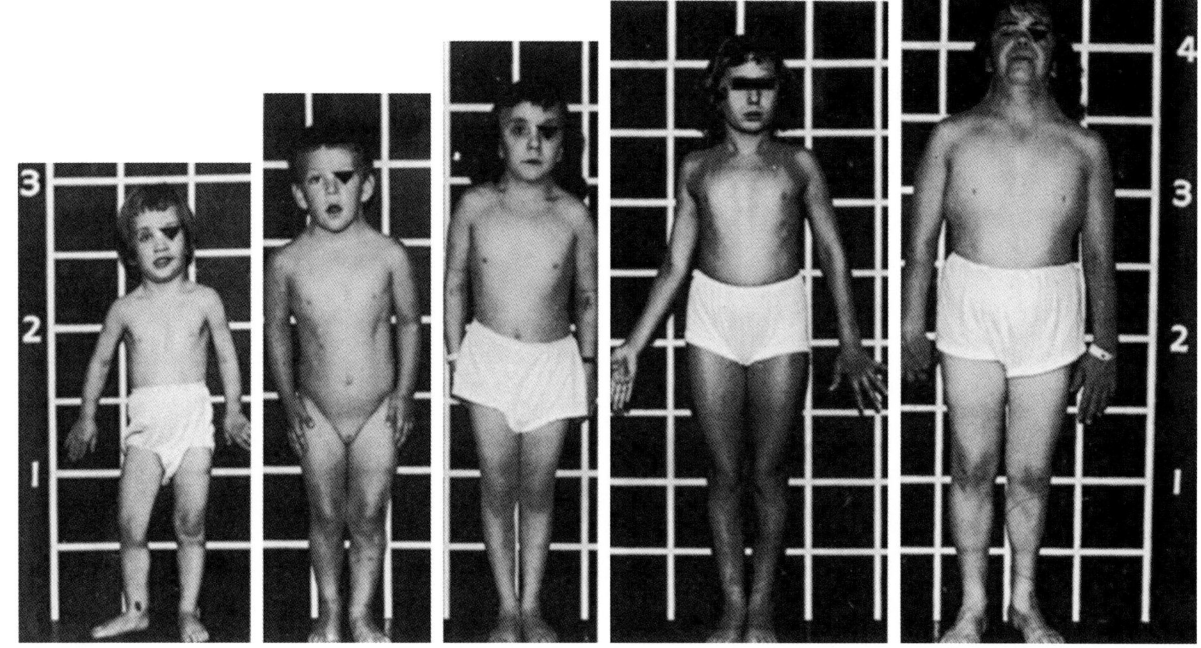

▲ **图 22-13　Turner 综合征的不同表型**

5 名 45 条 X 染色体综合征的女孩，说明了颈蹼和宽胸等特征的可变性［引自 Jones KL（ed）：Smith's recognizable patterns of human malformation，4th ed. Philadelphia，WB Saunders，1988.］

未经治疗的男性患者平均身高为 161cm（63.4 英寸）到 169.8cm(66.9 英寸)之间，而女性为 150.5cm(59.3 英寸）～153.3cm（60.4 英寸）[264]。GH 分泌障碍，GH 缺乏，GH 抵抗，以及完全正常的 GH 分泌在努南综合征患者中均有报道[276, 277]。而且正如特纳综合征所证明的那样，更早、更长程地使用 GH 治疗可以促进努南综合征患者生长结果改善（男孩身高增加 9.5～13cm，女孩身高增加 9.0～9.8cm）[276]。美国食品药品管理局（FDA）在 2007 年批准 GH 用于与努南综合征相关的矮小身材。虽然最近的一项综述报道 GH 治疗对努南综合征患者没有心脏负面影响，但监测左心室肥厚型心肌病的潜在发展或恶化是有必要的[278]。

(3) Prader-Willi 综合征：在 Prader-Willi 综合征中，身材矮小与新生儿低血压、2 岁左右因食欲旺盛出现的肥胖、智力障碍和性腺功能减退有关[279, 280]。这与 15 号染色体长臂近端的一个关键区域内印记和定位的父系遗传基因缺乏表达有关；70% 的病例是由于该区域父系衍生的从头开始的缺失，单倍体约占病例的 25%[281, 282]。特征性表现如图 22-14 所示。58%～100% 的受影响儿童存在生长激素缺乏症[283]。

GH 治疗促进线性生长，改善身体成分和运动功能，并且 FDA 已批准使用此项治疗[284, 285]。一些报道描述了 Prader-Willi 综合征患者在开始 GH 治疗后不久出现死亡的情况[286]。虽然原因尚未完全阐明，但阻塞性睡眠呼吸暂停（Prader-Willi 综合征患者易患此病）的恶化可能是死亡的原因，这可能是因为 IGF-1 介导的扁桃体肥大所致。关于 Prader-Willi 综合征 GH 治疗的共识指南已经发表[287]。这些指南指出，在对出现相关的呼吸损害的儿童进行耳、鼻、喉评估和治疗之前，禁止对其进行 GH 治疗。此外，不应在急性呼吸道感染期间开始治疗，如果患儿出现呼吸道感染并伴随呼吸困难，则应中断治疗[287]。

(4) 18q 缺失：18q 的缺失率大约为 1/40 000。大约 2/3 的受影响儿童的身高比平均身高低 2 个 SDS 以上，而且大多数都有异常的生长速度[288]。这些患者患 GH 缺乏的风险可能会增加[288]。

(5) 唐氏综合征：生长发育迟缓和脑功能障碍实际上是常染色体非整倍体的共同特征。唐氏综合征（21 三体及其变体）是人类最常见的多发性畸形综合征。成年男性平均身高为 155cm，女性平均为 145cm。表 22-3 讨论了[18] 4 个其他与矮小有关的畸形综合征。

3. 胎儿宫内发育迟缓与小于胎龄儿

小于胎龄儿（SGA）有不同的定义，即出生体重或身长低于平均值 10% 或低于平均值 2 个 SD[173, 289-291]。大约 10%～15% 的 SGA 儿童在 2—3 岁以后有持续性的生长障碍[292]。SGA 状态与胰岛素抵抗、肥胖和 2 型糖尿病的长期风险增加相关。术语 IUGR 有时与 SGA 互换使用；然而，IUGR 实际上意味着一种限制胎儿生长的病理过程，可通过连续产前超声进行诊断[292]。

SGA 的原因是多因素的，包括胎儿固有的异常（遗传改变和综合征、先天性畸形、先天性感染）、胎盘因素和母体因素（如摄入药物、烟草和酒精；营养不良和合并疾病，以及子宫异常）（表 22-3 和表 22-4），遗传原因包括染色体异常、单基因缺陷和单倍体（uniparental disomy，UPD）[292-294]。先天糖尿病和胰岛素受体突变[135]，先天 IGF-1 缺陷，以及人类 IGF-1 受体突变也可导致 IUGR 和 SGA[46, 59, 295]。此外，在 SGA 患者中还观察到与肥胖、2 型糖尿病[296]和高血压[297]相关的基因的多态性，然而仍有 60% 病例不能确定原因[298]。

Russell-Silver 综合征是指一些 IUGR 和出生后生长受限的儿童，并伴有相关的畸形特征，如大头畸形、三角相、斜指和细微的身体不对称。这是一种异质性的疾病，根据诊断标准的不同，发病率约为 1/10 000～1/3000[299]。该综合征临床评分系统已经建立[299]。平均身高大约比平均值低 4 个 SD[300]。大约 10% 的患儿母亲 7 号染色体为单亲二体，60% 的人在 11p15 染色体上的印迹控制区 1 出现低甲基化[301, 302]。在后一组中，胎儿 IGF-2 的表达缺失可能导致 IUGR[302]。

IUGR 的非遗传病因包括宫内感染、胎盘疾病（如前置胎盘、胎盘梗死）、孕产妇疾病（血管紊乱和高凝状态）、孕产妇营养不良和孕产妇毒素暴露（如酒精、非法药物、烟草）[303, 304]。胎盘功能障碍和向胎儿输送营养物质改变是导致生长受限的

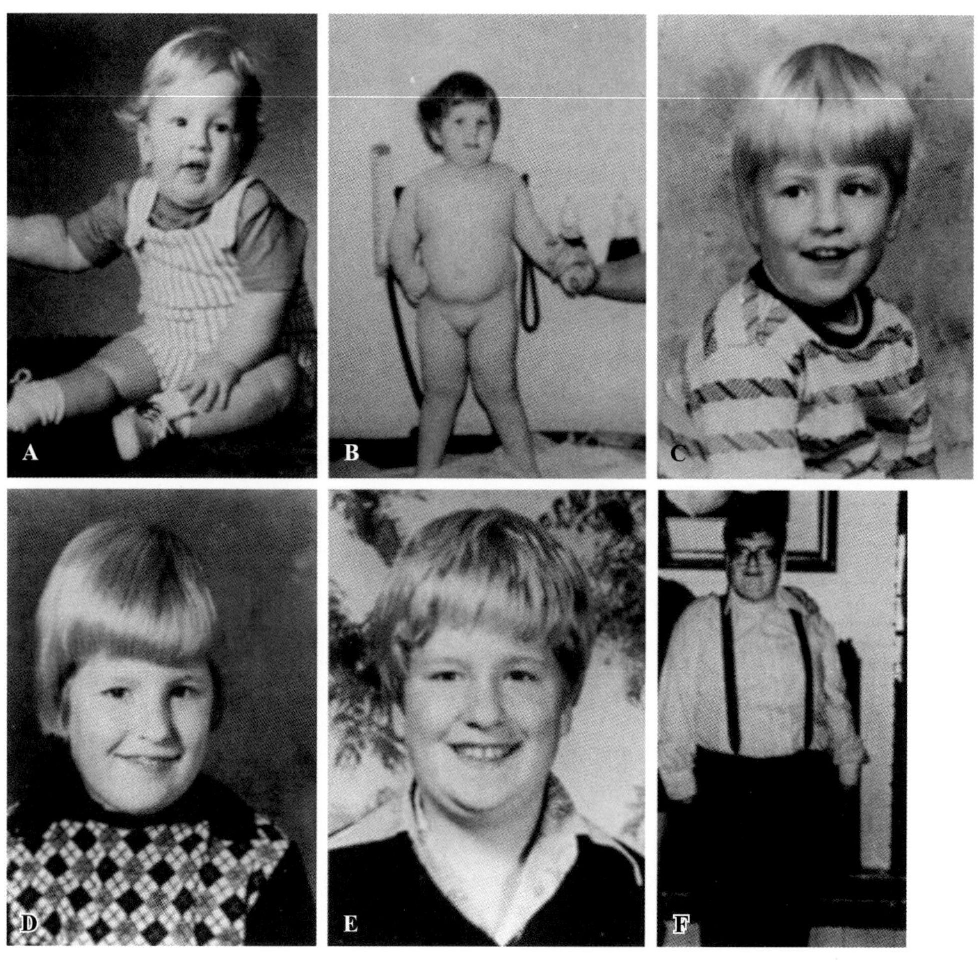

▲ **图 22-14　一例 15q 缺失患者的 Prader-Willi 综合征表型演变**

A. 11 个月；B. 2.5 岁；C. 3.5 岁；D. 7 岁；E. 13 岁；F. 27 岁（引自 Cassidy SB：Prader-Willi syndrome. J Med Genet 34：917-923，1997）

常见途径，在不利的条件下，营养物质会转向氧化代谢而不是大量积累，器官的生长和发育会受到损害[305]。胎盘的表观遗传修饰可能是营养和环境因素影响胎儿生长的主要机制[306]。虽然这些修饰增加了围产期存活的机会，但它们导致组织结构和功能的永久性变化：在以后的生活中患儿易患代谢功能障碍（如胰岛素抵抗）[305, 306]。

被归因于 SGA 的矮小儿童的临床治疗包括试图确定和管理这种情况的潜在因素[289]。FDA 已经批准使用 GH 治疗 2—3 岁时没有表现出追赶性身高增长的 SGA 儿童。在开始 GH 治疗之前，必须排除导致身材矮小的其他原因。在开始 GH 治疗之前不需要进行 GH 刺激试验。尽管患儿存在广泛的个体差异[307]，GH 治疗已被发现可以改善这些患者的生长速度，并可使其身高增加 5～8cm。初诊年龄越早，预后越好[308]，对于严重发育迟缓（身高＜ −2.5SDS）的患者，建议及早开始治疗（2—4 岁）[291]。患有公认综合征的儿童对生长激素的反应不如那些无综合征的 SGA 儿童[291]。虽然一些数据表明，接受 GH 短期治疗的 SGA 儿童胰岛素敏感性降低[309]，但迄今为止，尚未发现长期接受 GH 治疗会增加 2 型糖尿病的患病风险[292, 310]。

营养不良与慢性非内分泌疾病

营养不良，即热量摄入量减少至推荐值的 82%～91% 以下将阻碍生长[311, 312]。临床上 BMI 或体脂含量低于正常的 10%[313]。营养不良可能是由于营养摄入不足（由于社会心理问题喂养或进食障碍，或由于慢性病导致食欲低下）、营养输出过多（慢性呕吐或吸收不良，如炎症性肠道疾病、乳糜泻、囊性纤维化或肝病），或者代谢损耗（如控制不佳的糖尿病）造成的[314, 315]。婴儿营养不良的一个独特原因是间脑综合征。其特征是缺乏体脂，类似于有高脂血症而其他方面正常患者中的脂肪营养不良。下丘脑前部的放射敏感型脑瘤是常见的病因。目前认为其发病机制包括食欲调节紊乱，垂体脂肪分解激素如 GH 的分泌紊乱，以及能量消耗增加[316, 317]。缺乏微量金属（如锌和铜）也会导致生长障碍[97, 98]。生长受损也是佝偻病的一种常见特征，佝偻病是由于维生素 D 缺乏引起，病因包括维生素 D 摄入不足、吸收不良、肝脏疾病或肾脏疾病等。

数据显示，使用兴奋剂治疗注意力缺陷多动障碍的儿童身高出现下降[318]；虽然机制尚不清楚，但已有研究表明，随着热量摄入量的减少和营养的欠佳，食欲会发生变化。改善营养、药物假期和改变治疗方案（减少兴奋剂剂量或替代药物）的方式已被建议作为治疗方式，但没有数据支持具体的方案[319]。

几乎任何器官系统的慢性非内分泌紊乱都可能抑制生长[320]。一般来说，与原发性内分泌紊乱相比，体重受到的抑制程度比身高更严重。生长障碍的机制因疾病而异，通常包括营养不良、药物效应（如超生理剂量的糖皮质激素）、慢性酸中毒和（或）继发性内分泌功能障碍。例如，乳糜泻、炎症性肠病、慢性肾衰竭、心血管疾病、血液系统疾病、糖尿病控制不良、慢性酸中毒、囊性纤维化和慢性感染。虽然原发性疾病在许多由于慢性疾病而导致的身材矮小的病例中是明显的，但身材矮小有时是主要的表现特征。这在炎症性肠病、腹腔疾病和肾功能不全中尤为明显。

乳糜泻和克罗恩病出现身材矮小而无胃肠道不适。在 2%～8% 的身材矮小且没有胃肠道症状的儿童中，乳糜泻可能是潜在的原因，如果排除其他矮小的原因，在一些报道中，乳糜泻的风险增加到 19%～59%[321]。测定抗组织转谷氨酰胺酶抗体 IgA 和抗肌内膜抗体的筛查试验，有时需要转诊给胃肠科医生[322]。

克罗恩病导致的生长不良是由于低食物摄入、吸收不良、疾病严重程度、炎症过程的直接影响［有证据表明肿瘤坏死因子（TNF-α）、白细胞介素（IL-6 和 IL-1-β）］、空肠疾病，可能还有遗传易感因素（包括 *IL-6* 基因多态性和肿瘤坏死因子 -α 启动子基因上的多态性）[149, 323–326]。已有 GH 缺乏的报道[327]，但这两种疾病之间的实际联系尚不确定。克罗恩病导致的生长不良也可能受到糖皮质激素治疗的不利影响，并可能通过营养干预或手术改善[149, 328]。虽然许多儿童在开始治疗克罗恩病后身高 SDS 增加，并达到接近目标高度的最终高度，但大约 1/5 的儿童最终身高明显低于目标身高（降低＞ 8cm）[325]。

对患有慢性炎症性疾病（包括克罗恩病、囊性纤维化和幼年类风湿性关节炎）的儿童进行 GH 试验的初步结果显示，GH 在治疗身高和非身高方面都有获益[329]。还需要更多、更大规模的长期研究证实这些发现。FDA 目前没有批准 GH 用于这些情况。

慢性肾脏疾病（包括肾小管性酸中毒和慢性肾功能不全）抑制生长。慢性肾功能不全的生长不良可能由于慢性酸中毒、摄入不足、贫血、1,25- 二羟维生素 D 生成减少、肾性骨营养不良，以及药物的使用（如糖皮质激素）。此外，血清 IGF-1 一般正常，但 IGF 生物活性和游离 IGF-1 很低[330, 331]，可能是由于循环中的 IGFBP 过多所致[332]。FDA 已经批准 GH 用于治疗移植前因肾功能衰竭而导致的矮小身材，并制定了共识指南[333]。一项对 16 项研究的分析证实，GH 治疗可以改善慢性肾脏疾病儿童的第一年生长速度，第二年的生长速度有所降低，但仍明显高于未经治疗的儿童[334]。GH 也在移植后的一些研究中使用，取得了令人振奋的结果[333, 335]。

代谢紊乱可能会影响生长。慢性酸中毒[99]或慢性碱中毒[336]可能导致生长障碍。慢性贫血[337]和佝偻病导致生长模式延迟[338, 339]。糖尿病如果控制不好，可能会导致 Mauriac 综合征，包括生长障碍和由于糖原过度沉积导致的肝大。在地中海贫血中，生长障碍不仅可以反映慢性贫血，还可以反映含铁血黄素沉着症引起的内分泌功能障碍[340]。

（二）内分泌紊乱

1. 生长激素缺乏　生长激素缺乏（GHD）（见

第 23 章）是身材矮小的关键原因。它很难诊断，因为除了缓慢的线性生长外，它可能不会引起任何表型异常，而且诊断方法也是有争议的。如果不及时治疗，生长激素缺乏症可能会导致成年人身材极矮（以前被称为侏儒）。最近我们对影响 GH 合成和分泌的分子位点的了解取得了进展，并且已经阐明了以前无法解释的 GH 相关生长失败的具体原因。

生长激素缺乏症可以是先天性的，也可以是后天性的。先天性和获得性垂体激素缺乏症可能是孤立的，也可能与其他垂体激素缺乏症［全垂体功能减退症或混合性垂体激素缺乏症（CPHD）］共存。

先天性生长激素缺乏症是由原发性下丘脑和（或）垂体缺陷引起的。它们可能与结构性大脑缺陷、面部中线异常和（或）遗传异常有关。中线缺陷包括视间隔发育不良（涉及不同程度的视神经，下丘脑和下丘脑漏斗区发育不全）和前脑无裂畸形。中线缺陷存在的根据包括腭裂、单个中央切牙和小阴茎[341–344]。特定的基因缺陷可以破坏垂体发育和 GH 分泌。垂体激素缺乏的不同模式可由同源结构域转录因子的突变引起，例如 POU1F1（Pit–1）、Prop–1（被认为是复合性垂体激素缺乏的最常见的遗传原因）、LHX3、LHX4、PTX2、GLI2、SOX3 和 OTX2，它们对垂体发育至关重要（见第 5 章）[17, 345–358]。生长激素、催乳素和促甲状腺激素（TSH）的联合垂体激素缺乏症（CPHD）是 *POU1F1* 和 *PROP1* 基因突变失活的典型结果，而 PROP1 缺陷有时也会导致卵泡刺激素（FSH）、黄体生成素（LH）和促肾上腺皮质激素（ACTH）缺乏，有时与发育不良之前的垂体增大有关。*HESX1* 基因突变可引起多种表型，包括隔视神经发育不良、垂体柄中断（异位垂体后叶）、孤立性生长激素缺乏症或 CPHD[359]。完全性中隔 – 视神经发育不良（SOD）涉及视神经和（或）视交叉发育不良、透明隔发育不全或发育不全，以及下丘脑功能缺陷（单独 GH 缺乏或 CPHD）；但是，也可能出现不完全的 SOD。在一项研究中，来自 18 个不相关家庭的 73 例 CPHD 患者中有 35 例有 *PROP1* 基因缺陷，而在另一项针对 195 例合并垂体激素缺乏的患者的研究中，20 例患有 *PROP1* 突变[350, 360]。

其他导致孤立性生长激素缺乏症的先天性原发性垂体疾病包括 *GH* 基因缺陷[361–366]、生物惰性 GH[367, 368] 和 *GHRH* 受体基因的突变[369, 370]。令人惊讶的是，尚未鉴定出 GHRH 基因的主要遗传缺陷。第 5 章、第 11 章和第 23 章也讨论了导致垂体功能减退的垂体发育遗传障碍。

目前大多数生长激素缺乏症被认为是特发性的，每 3500 名儿童中就有 1 名发生这种情况[371]。磁共振成像显示超过 70% 的生长激素缺乏症儿童出现影像异常，包括垂体前叶较小；垂体柄变细，和（或）异位垂体后叶[372–374]。一些人认为孤立的特发性生长激素缺乏症容易被过度诊断。

先天性生长激素缺乏症可能表现为新生儿低血糖。新生儿低血糖、新生儿黄疸时间延长、男性阴茎短小提示全垂体功能减退[375]。先天性生长激素缺乏症也可能在婴幼儿或儿童早期表现为身材矮小。除了身材矮小，GH 缺乏通常还会导致相对肥胖、肌肉萎缩、幼稚面容和嗓音高亢。然而，并不是所有患有这种疾病的儿童都有这些表现。所有生长速度低于正常的儿童均应考虑生长激素缺乏症的诊断。

获得性生长激素缺乏症可能是由于头部外伤、颅咽管瘤、Rathke 囊肿、组织细胞增多症 X 和其他浸润性疾病、颅脑放疗、手术或化疗引起的[376–382]。这些儿童在正常生长的初期后表现出生长减弱。还有罕见的病例出现获得性的、孤立的、永久性的特发性生长激素缺乏症。

功能性垂体功能减退是获得性 GH 缺乏的另一种形式。这种情况的典型原因是心理社会剥夺综合征。这种“剥夺性侏儒症”可能出现在那些没有营养不良或明显精神失常的儿童身上，但他们表现出不正常的行为模式，包括暴饮暴食、囤积食物、如厕饮水和梦游[383–385]。这种情况下的生长激素缺乏症在养育环境中很快就会解决。在一项研究中，最初的追赶生长与最终身高没有相关性，达到的平均最终身高明显低于目标身高[386]。一些最初符合孤立性生长激素缺乏症诊断标准的矮小儿童，在后来的复查中似乎有充足的 GH；这可能在一定程度上反映了当前诊断工具的不确定性和（或）功能性生长激素缺乏症的瞬时性[387]。

生长激素缺乏症的诊断通常依赖于生长激素激

发试验来判断生长激素储备功能是否异常（即当使用多克隆生长激素测定时，GH 峰值＜5ng/ml，表示完全缺乏，而 5～10ng/ml，表示部分缺乏）[388]，在生长速度慢，骨龄延迟，没有其他导致生长缓慢的疾病的儿童中，以 7ng/ml 作为完全 GH 缺乏和部分 GH 缺乏之间的分界点。单克隆抗体产生的 GH 值大约是使用多克隆抗血清的测定值的一半[389]。测定游离 GH 的分析方法的发展可能会改变未来的诊断标准[390]，新的生长激素参考标准正在被引入，可能需要下调正常的下限。GH 储备的刺激性测试包括精氨酸、左旋多巴、可乐定、胰高血糖素和胰岛素诱导的低血糖[391, 392]。传统上需要使用两种药理学测试，因为 15%～20% 的表观正常儿童对单次生长激素储备测试反应不良。未经治疗的甲状腺功能减退症、肥胖症和糖皮质激素治疗可能会降低生长激素水平。在生长激素激发试验前 1～7d 用雌激素或雄激素进行性激素刺激，有时被用来区分生长激素缺乏和体质生长发育迟缓[393–395]。虽然这个经典定义得到人们的支持，但由于使用这种方法时存在潜在的假阳性和假阴性诊断，以及 GH 检测之间的不一致，已经引起了人们的关注[393, 396–398]。一些人认为假阳性率与 GH 缺乏诊断中不断变化的临界点有关[399]。已经提出了不同的方法来诊断生长激素缺乏的形式，如神经分泌缺陷和生物活性生长激素缺乏。这些方法包括 12～24h 测量自发性 GH 分泌，但这样的测试在今天并不常用。建议检测 IGF-1 和（或）IGFBP-3 作为诊断依据；然而，IGF-1 和 IGFBP-3 水平受到营养不良、慢性全身疾病和青春期延迟的影响，必须根据年龄和青春期阶段进行解释（参见图 22-2）[400, 401]。联合检测 GHRH 和生长抑素抑制剂（如精氨酸）已被建议作为一种替代的诊断程序[106, 402]。由于新生儿的 GH 水平高于婴儿和儿童，在适当的临床情况下（如阴茎短小、低血糖），随机 GH 水平低于 10～20ng/ml 即可诊断为 GH 缺乏症。GH 的试验性治疗也被认为是通过检查 GH 的生长反应来评估 GH 缺乏的一种手段，但对它们的解释是困难的（后面的讨论）。总体而言，还没有任何一种方法可以代替经典定义。在诊断为 GH 缺乏症后，需要进行磁共振成像以确定垂体功能减退是由于结构病变还是肿瘤，并需要评估其他潜在的垂体功能缺乏症。

GH 治疗（通常是每周 0.3mg/kg 皮下注射，每日或每周 6d）是生长激素缺乏症的标准治疗方法，此治疗非常成功（图 22-15）。目前常规使用替代剂量，并已批准较高剂量用于青春期青少年；更高剂量的相对成本效益尚不清楚。每天接受生长激素治疗的生长激素缺乏的儿童，在治疗的第 1 年中的平均生长速度是 11.5cm[403]，尽管此后有所下降，但仍明显高于治疗前的生长速度。早期开始 GH 治疗能有效地将成人身高恢复到正常范围[404–406]。影响 GH 治疗儿童 GH 缺乏症成人身高的因素包括确诊年龄、GH 替代治疗的充分性、对其他共存的垂体激素缺乏症的适当治疗及青春期发育。基线的身高 SDS 和治疗第一年身高 SDS 的变化也可以预测[407]。关于 GH 受体变体在 GH 治疗的生长反应中的作用的数据是不一致的[408, 409]。GH 治疗也增加了 GH 缺乏儿童的骨量和肌肉组织含量[410]。尽管一些人主张滴定 GH 剂量以达到正常范围高限的目标 IGF-1 水平，但出于安全目的，仍有充分的理由维持基于体重的剂量和监测 IGF-1 水平[411]。

除 GH 治疗外，伴有其他垂体激素缺乏症（即

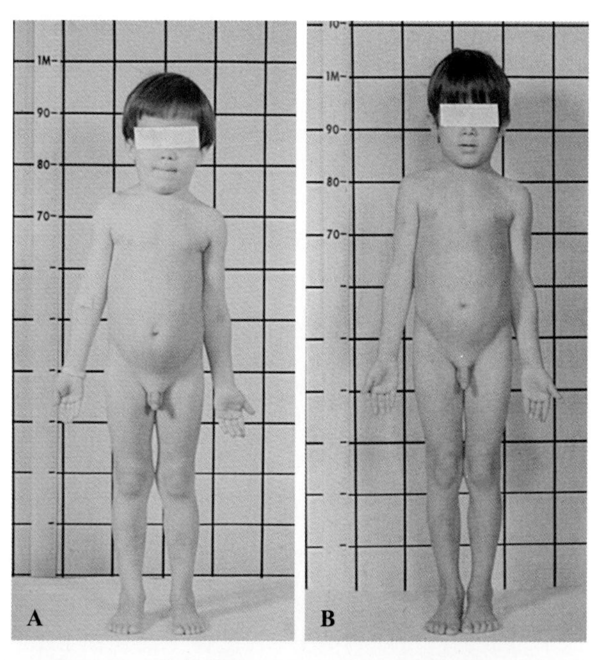

▲ 图 22-15 生长激素（GH）缺乏患者在 GH（A）治疗前和（B）治疗 1 年后。注意，快速生长伴随着身体比例的正常成熟

全垂体功能减退症）的生长激素缺乏症儿童需要充分补充这些激素。对加拿大经验的回顾表明，肾上腺功能不全是全垂体功能减退症儿童死亡的一个潜在的可避免的原因 [412]。其他治疗方面包括由儿科内分泌学家每隔 3～4 个月监测儿童 GH 治疗情况以评估临床进展情况，并对接受治疗的患者进行不良反应筛查（包括每年测定 IGF-1 和 IGFBP-3、葡萄糖 / 糖化血红蛋白，以及甲状腺功能）、评估治疗依从性和审查治疗目标。监测允许剂量调整，以确保 IGF-1 和 IGFBP-3 水平在正常范围内。

对于患有生长激素缺乏症的青少年，何时停止 GH 治疗是一个重要的问题。重要的是，在第二性征发育之前不要停止 GH 治疗，因为 GH 促进了性激素的作用 [162, 413, 414]。传统上，生长激素缺乏症儿童的 GH 治疗在达到成人身高和骨骺融合后停止。然而，低剂量的生长激素改善了患有生长激素缺乏的成年人的代谢状态、身体成分和健康状况 [393]。因此，在线性生长结束或达到适当的成人身高后，应重新检查生长激素缺乏症患者，以确定生长激素缺乏症是否持续，对于那些持续生长激素缺乏症的人，建议使用低剂量 GH 治疗以维持代谢功能 [415, 416]。将在第 11 章和第 23 章进一步讨论年龄较大青少年的 GH 剂量向成人剂量的过渡及成人中 GH 的使用。

每周 1 次的 GH 缓释注射制剂的初步试验结果较好（3 年的有效性和安全性与标准的每日 GH 注射相当），目前正在进行Ⅲ期对照研究 [417]。生长激素释放激素和生长激素促分泌剂都不能有效替代生长激素治疗生长激素缺乏症 [418]。

2. 生长激素不敏感综合征 生长激素缺乏症导致继发性 IGF-1 缺乏，而越来越多的疾病被认为是导致 IGF-1 产生或作用的原发性缺陷 [419]。这些疾病被称为生长激素不敏感综合征（growth hormones insensitivity syndromes，GHI）。在这些情况下，患者的临床表现往往类似于生长激素缺乏症儿童；然而，在 GHI 中，GH 分泌充足，但周围组织对 GH 不能正常反应。GHI 可细分为初级和次级两种形式。原发性生长激素缺乏症包括以下方面的遗传缺陷：① GH 受体（最初由 Laron 描述的缺陷，通常被称为 Laron 侏儒症）；② GH 信号转导系统（即受体后缺陷）；③ IGF-1 的合成或作用；④生物活性 GH 分子 [367, 420–425]。地中海地区和厄瓜多尔已发现了 GH 受体缺陷的大家族，并且已经发现了 GH 受体的几个不同的点突变 [426, 427]。受体后缺陷，如 STAT5b，已被确定 [120, 424, 428, 429]。由于 IGF-1 合成缺陷和 IGF-1 受体缺陷导致的生长受限也有报道 [59, 295, 430, 431]。与 GHI 相关的临床表型通常包括严重的出生后生长障碍、面部和额部隆起、高音、早衰、骨龄延迟，以及严重 GH 缺乏常见的其他特征 [423, 425]。蓝色巩膜和肘部活动受限已做了不同的描述。除了出生后发育迟缓，*IGF-1* 基因缺陷还可能与胎儿宫内发育迟缓、智力低下、感觉神经性耳聋和胰岛素抵抗有关。GHI 的表现是异质性的。有研究表明，存在轻度形式的 GHI [59, 425, 432]，一些特发性矮小的儿童会出现各种形式的 GHI [433]。

GHI 的诊断包括：身高极矮、血清 IGF-1 浓度降低（有时还包括 IGF-2 和 IGFBP-3）、血清 GH 浓度升高 [434]。血清 GHBP 浓度的降低高度提示 GH 受体缺陷，但也有正常和高浓度 GHBP 的报道。尽管目前区分轻度 GHI 和正常状态的诊断标准并不精确，但无法充分产生 IGF-1 以响应 GH 治疗是显示 GHI 的一个重要方面 [433, 435–437]。用重组 IGF-1 治疗其中一些情况似乎是有效的 [420, 421, 438–442]。尽管大多数患者没有经历足以使身高达到正常范围的追赶性生长，但他们似乎已经超过预测的身高 [441, 442]。

FDA 在 2005 年批准生物合成的 IGF-1 用于由于遗传性 GH 抵抗或不敏感（GHI）和生长激素基因缺失而产生的生长激素中和抗体而导致的严重原发性 IGF-1 缺乏症。不良反应包括低血糖、体重指数增加、淋巴组织（包括扁桃体和腺样体）生长、注射部位脂肪肥大，以及良性颅内高压 [441]。虽然有些人建议在其他条件下使用 IGF-1，但另一些人认为情况并非如此 [443]，Lawson Wilkins 儿科内分泌协会的药物和治疗委员会在评估证据后，建议仅在 FDA 批准的条件下使用 IGF-1 [444]。继发性 GHI 可由多种疾病、营养不良或 GH 作用抑制药（如糖皮质激素）引起。

3. 甲状腺功能减退 儿童甲状腺功能减退症的特点是线性生长速度慢，如果是慢性甲状腺功能减退症可能会导致身材矮小和骨龄延迟。获得性甲状腺功能减退，最常见的原因是自身免疫性甲状腺炎，除了儿童出现生长发育障碍外，可能几乎没有明确的临床特征。青春期延迟是明显特征，性早熟和月经初潮较少发生。先天性甲状腺功能减退症，如果不治疗，可能会阻碍生长，如果在出生的最初几个月内不进行治疗，往往会导致严重的精神发育迟缓。幸运的是，许多国家的新生儿筛查计划在大多数情况下能够及早发现和治疗。甲状腺功能减退是通过测量游离甲状腺素（T_4）和促甲状腺激素（TSH）与年龄相关的正常值来诊断的；其他研究，如甲状腺抗体的测量，可以帮助确定甲状腺功能减退的来源。有研究表明，轻度中枢性甲状腺功能减退可能导致 10% 的儿童出现特发性矮小[445]。儿童甲状腺激素的替代剂量平均为 100μg/（m^2・d）[446]。骨龄通常（有时明显）延迟。如果诊断较早，青少年甲状腺功能减退症的治疗后有望出现追赶增长[192]。然而，一旦开始治疗，骨骼成熟可能会过度加速，导致患者无法达到预期的成年身高[447]。

4. 糖皮质激素过量　无论是内源性还是外源性的糖皮质激素过量，都会严重减缓生长。皮质醇的剂量＞ 12～15mg/（m^2·d）[泼尼松 3～5mg/（m^2·d）] 可能会损害正常青春期前儿童的生长[148]。生长抑制可能是儿童糖皮质激素过量的唯一明显的临床迹象[448, 449]。库欣综合征通常是医源性的，是通过包括局部治疗在内的任何途径给予糖皮质激素的超生理剂量所致。内源性糖皮质激素过量可能是由于肾上腺肿瘤（尤其是婴儿）、原发性色素结节性肾上腺皮质疾病、继发于促肾上腺皮质激素垂体腺瘤（库欣病）的双侧肾上腺增生，或者异位 ACTH 或促肾上腺皮质激素释放激素（CRH）的产生。任何原因的库欣综合征的生长抑制都与外源性肥胖形成对比，后者的身高速度是正常的。分泌雄激素和糖皮质激素的肾上腺肿瘤也会发生显著的男性化，生长抑制可能会被雄激素抵消[450]。内源性糖皮质激素过量的诊断基于临床证据、外源性糖皮质激素对内源性糖皮质激素抑制能力的评估（地塞米松抑制试验），以及结合影像学尝试定位病变。内源性糖皮质激素过多的治疗重点在于切除或消融潜在的病变（库欣病的情况下，经蝶窦切除垂体微腺瘤）[451–454]。早期有效治疗糖皮质激素过多可促进追赶性生长[192, 455]。在生长抑制可归因于糖皮质激素治疗非内分泌疾病的情况下，有 4 种可能的替代方案：①使用另一种治疗方法；②如果能够控制病情，则降低每日糖皮质激素剂量；③改变药物用法为隔日清晨的糖皮质激素治疗[456]；④改用局部（如吸入）糖皮质激素治疗[457]。交替使用泼尼松“脉冲”或局部给药通常可以保留预期的治疗效果，同时避免不必要的库欣综合征样变化，但这两种方法都不能一定解决生长抑制这一难题。GH 治疗可以部分抵消中等剂量糖皮质激素对生长的抑制，反应有相当大的变异性[155]。

5. 假性甲状旁腺功能减退症　假性甲状旁腺功能减退症将在第 66 章讨论。这种情况的特点是身材矮小、躯干肥胖、掌骨短小、圆脸、智力低下和皮下钙化。由于终末器官对甲状旁腺激素的抵抗，可能会发生低钙血症和高磷血症。

6. 特发性矮小　特发性矮小（idiopathic short stature，ISS）（原因不明的矮小；矮小但其他方面正常的儿童）传统上用于身高比平均年龄和性别低 2SD 以上，并且没有上述任何情况的儿童。然而，它也越来越多地应用于包括家族矮小和体质发育迟缓的儿童[23, 458–460]。ISS 占身材矮小儿童的大多数。现在被认为患有 ISS 的一些儿童亚组很可能会被发现在 *GH*、生长激素受体、*SHOX*、*IGF-1* 或影响生长的新基因上存在特定的分子缺陷。然而，到目前为止的调查显示，只有少数患有 ISS 的儿童出现了这种异常[461–463]。由于身高有正态分布特征，而矮小的定义是基于统计标准，所以大多数 ISS 儿童很可能在没有被确认为矮小的原因的分子异常的情况下继续存在。一些人主张对个别 ISS 儿童进行 GH 试验性治疗，以明确是否应该继续接受 GH 治疗；然而，许多 ISS 儿童对短期 GH 治疗的强烈生长反应表明，短期试验可能作用不大[464]。尽管生长反应存在很大的差异，但长期 GH 治疗可以使 ISS 儿童的成年身高增加 3.5～7.5cm。2003 年，美国 FDA 批准 GH 的剂量为每周 0.37mg/kg，用于对“ISS（也称为非生长激素缺乏性矮小，定义为身高 SDS ＜ −2.25，与生长率相关，不大可能使成人身高达到正常范围）的长期治疗，对于骨骺未闭合的患者，诊断评估排除了与矮小相关的其他原因，这些原因应予以观察或采用其他方法进行治疗”[464, 465]。因此，根据这一标准的适用情况，1.2% 的美国儿童可能有资格接受 GH 治疗，这将对政策和实践产生重大影响[466–470]。

对 ISS 患儿 GH 治疗的监测与对生长激素缺乏症患儿的监测相似。然而，还有一点涉及对治疗目标和最终目标的讨论和规划。一些内分泌学家的目标是最大限度地提高身高，而另一些内分泌学家则寻求如何减轻残疾，并在儿童达到正常成人范围内的合理身高时结束治疗。考虑到成本和政策影响，这些不同的方法对于家庭来说也是重要的。

尚未发现功能结局和生活质量受到 GH 治疗的影响[458, 471]；这应该放在 ISS 的背景下，虽然它可能与压力有关，但通常与精神病理学无关。到目前为止，GH 在 ISS 的安全性与在其他条件下相似[472–474]。

替代或补充治疗（如芳香化酶抑制药，延迟骨骺关闭）和促性腺激素释放激素（GnRH）激动药，通过抑制青春期来延长生长，有时会被建议；然而，它们没有被 FDA 批准用于 ISS，最近的共识声明也没有提倡将它们用于这种情况[236, 475]。

7. 通过生长方式鉴别身材矮小　根据年龄（CA）、身高年龄（HA）、体重年龄（WA）、骨龄（BA）和生长率之间的关系，对矮小身材进行个体化体检很有意义，可以根据 CA、HA、WA、BA 和生长率之间的关系进行分类。这些术语在表 22–2 中定义。

诊断决策可以简化，首先根据 HA 和 WA 之间的关系对生长障碍进行分类，确定它是主要的体重（营养不良）障碍还是身高障碍。如果儿童的 WA 与 HA 不成比例（例如，体重低于身高的第 10 个百分位数），则应将原发性营养失调或慢性病作为主要诊断考虑因素。如果身高和体重成比例下降（或身高下降大于体重下降），遗传、内分泌或新陈代谢障碍更有可能是罪魁祸首。

原发性线性生长障碍是由原发性的骨生长异常或影响其生长速率的骨外部系统因素引起的。线性生长的障碍可以根据 3 个一般原理来理解：

①儿童时期正常的线性生长通过遵循可预测的轨道向遗传决定的目标高度前进，这是在婴儿期结束时实现的。

②正常的骨骼生长伴随着可预测的骨龄推进速率。

③儿童通常在青春期骨龄进入青春期。基于这些原理，线性生长干扰可分为 3 种生长模式：原发性矮小、生长延迟和生长抑制（图 22–6 和表 22–6）[476]。

先天矮小的特征是骨骼生长的先天限制，这注定了受影响的儿童会成为矮小的成年人。这种生长模式的例子包括家族性矮小，Turner 综合征和骨发育不良，原发性畸形综合征，如 PraderWilli 综合征和 Russell–Silver 综合征，严重的 IUGR 相关性矮小，以及继发于放射的脊柱发育受损。到 3 岁时，生长曲线通常会低于正常水平。家族性矮小儿童的生长速度一般接近正常范围，因此孩子的生长曲线大致与正常曲线平行，这些孩子注定是中等矮小的。然而，在更严重的骨骼生长障碍中，如 Turner 综合征和软骨发育不全，较低的生长速度会导致增长曲线随着时间的推移逐渐偏离正常水平更远。骨龄通常近似于 CA。青春期发生在正常年龄（除非伴有性腺功能减退，如 Turner 综合征）。例如，HA 为 6.5 岁，BA 为 9 岁的 9 岁儿童成年后将是矮小的。生长模式延迟的儿童青春期会推迟，并比同龄人继续生长更长的时间，因此有可能达到正常的成年身高。到 3 岁时，这些儿童的生长曲线与正常生长轨道紧密平行，生长速度达到或接近正常范围。与天生矮小的儿童相比，骨龄明显延迟，通常与身高年龄的程度大致相同。例如，HA6.5 岁、BA6.5 岁的 9 岁儿童通常具有正常的生长潜力。到目前为止，生长和青春期发育的原发性延迟是生长模式延迟的最常见原因。其他可能与生长延迟模式相关的情况有轻度营养不良和慢性疾病，如贫血和持续性控制不良的哮喘。因为家族性天生矮小和体质迟缓都很常见，所以它们一起出现的频率和单独出现的频率差不多。当它们共存时，生长速度可能略低于正常，类似于生长减退的模式。

衰减的生长模式是儿童生长速度低，导致他们逐渐偏离正常的生长轨道。骨龄大致等于 HA（甲状腺功能减退症时甚至更低）。骨龄延迟表明，如果潜在的疾病得到有效治疗，成人的身高潜力是正

表 22-6　矮小的生长方式鉴别诊断

生长模式	与 BA 近似	生长速度	鉴别诊断类别
原发性矮小	历法年龄（BA=CA＞HA）	接近正常	• 家族性矮小 • 正常 / 低于正常 • 遗传综合征 – 染色体异常 – 骨发育不良 – 畸形综合征 • 胎儿宫内发育迟缓 • 非特异性脊髓照射
生长延迟	身高年龄（BA=HA＜CA）	接近正常	• 生长发育的体质延迟 • 慢性病 • 营养不良
生长抑制	身高年龄（BA=HA＜CA）	低于正常	• 内分泌疾病 – 生长激素缺乏 – 生长激素不敏感 – 甲状腺功能减退 – 库欣综合征 – 10—12 岁后性腺功能减退 • 酸碱干扰 • 慢性疾病 • 严重（如克罗恩病）营养不良

BA. 骨龄；CA. 实际年龄；HA. 身高年龄

常的。3 岁以后，这种模式几乎总是提示潜在的病理改变。除非潜在的疾病得到最佳治疗，否则无法达到正常的身高潜能。因此，HA 和 BA 为 6.5 岁，且生长速度低于正常的 9 岁儿童的生长模式减弱；这个儿童可能患有内分泌、代谢或全身性疾病。可能导致这种生长模式的情况包括 GH 缺乏、甲状腺功能减退、糖皮质激素过多、严重的慢性病和营养不良。

8. 诊断评估　考虑到身材矮小的许多潜在原因，建立诊断需要依据病史、体格检查和实验室检查。严重矮小（低于平均值 2.5SD 以上）、生长曲线呈递减模式显示生长速度较慢、远远超出目标身高 SD 和（或）有危险因素或临床特征提示身材矮小的儿童，需要仔细地临床评估，在许多情况下，还需要进行实验室评估。生长速度和骨龄的记录是关键，正如前面关于生长模式的一节所讨论的那样。

如果儿童骨龄正常，表明其生长模式存在先天缺陷；了解 SGA 病史，提示 Turner 综合征的病史特征（如新生儿淋巴水肿或主动脉缩窄的存在 / 不存在、复发性中耳炎）、提示低钙血症的病史（与假性甲状旁腺功能减退症相适应），以及身材矮小的家族史是关键。这组患者的体格检查应该针对身体不成比例（骨骼发育不良的征兆）和畸形，以及青春期状态的评估。当临床评估强烈提示某一特定诊断时，可以进行适当和特定的诊断测试，如染色体核型、促性腺激素和钙水平，以及骨骼检查。

对于骨龄明显延迟、生长模式延迟或抑制明显的儿童，系统检查应该是全面的，以评估潜在的全身性疾病或内分泌病。应该重点关注体重变化、食欲、食物耐受、呕吐、腹部痉挛和粪便特征，以评估胃肠疾病；泌尿生殖系统症状，尤其是多尿和遗尿；头痛和视力障碍（提示中枢神经系统损害）；嗜睡或畏寒（提示但不一定存在甲状腺功能减退）；以及青春期发育、既往病史和用药史，特别是任何形式的糖皮质激素使用都很重要。先天性垂体功能减退的典型三联征是围产期低血糖、黄疸时间延长和男孩阴茎短小。内科医生应该寻找青春期延迟或身材极度矮小的家族史，并进行仔细的全身体检。

体格检查的具体内容包括体重/身高比、杵状指或肛周溃疡（关于炎症性肠道疾病）、眼底检查和视野检查（以评估裂孔周围的中枢神经系统损害，如颅咽管瘤）、甲状腺肿的评估和青春期分期。

生长和发育延迟，典型的表现为生长模式延迟，主要是依赖于排除诊断，在极端情况下很难与孤立的促性腺激素或GH产生缺陷相区分。虽然青春期被推迟，但生长速度可能会降至低于正常水平。检查结果显示骨龄延迟，IGF-1水平保持在青春期前水平，与骨龄相适应。促性腺激素分泌可能保持在青春期前水平，直到骨龄达到11—12岁。性腺功能减退和青春期延迟有时可以通过测定睡眠中的促性腺激素水平或14岁时对促性腺激素释放激素激发试验的反应来区分[477]。一些生长激素缺乏症的GH试验可能需预先应用性激素治疗后实施[393-395]。事实上，短暂的GH缺乏有时与青春期延迟有关。

当临床评估强烈提示某一特定的诊断时，应该进行适当的和特定的诊断测试。如果体重低于身高的10个百分位数，可能很难区分营养不良和体质体重不足。热量计算、汗液测试和隐匿性慢性病的筛查测试可能会有所帮助。包括全血细胞计数、尿液分析、化学分析、红细胞沉降率和抗内膜肌抗体或抗组织转谷氨酰胺酶抗体。

如果生长不良的原因仍不清楚，但儿童的生长速度低于正常水平（即导致生长模式减弱），或者儿童的身高明显低于适龄标准或家庭目标身高，则需要进行额外的检查，以评估可能的甲状腺功能减退（T_4、TSH），GH缺乏（IGF-1、IGFBP-3、GH储备的激发测试），以及女孩的核型，以评估Turner综合征。关于生长激素缺乏症诊断试验的争议在本节开头和第23章中描述。不太常见的检测通常基于对潜在疾病的临床怀疑（如用于诊断Prader-Willi综合征的甲基化分析、Shox蛋白、GH结合蛋白）。

尽管儿童总体上看起来很健康，但之前的测量数据不正常并不少见，儿童的成长模式也不清楚。在这种情况下，需定期随访儿童身高，以建立一种生长模式，以决定是否需要进行其他的检查。

ISS的诊断依赖于排除其他导致身材矮小的情况。在病史、系统复查和体检无异常的情况下，实验室检查应该包括乳糜泻、女孩的特纳综合征、甲状腺功能减退、贫血、慢性炎症、肾脏疾病、GH缺乏和GHI的筛查[460]。当临床需要此类分析时，像GeneTests（www.genetests.org）这样的在线资源可以帮助对特定疾病（如Noonan综合征）进行基因检测。临床表现符合Shox单倍体功能不全的患者应考虑进行*Shox*基因分析。

9. *治疗*　如果可能的话，治疗应针对病理性矮小的主要原因。例如针对营养不良的营养咨询，针对乳糜泻的无麸质饮食，针对饮食失调的心理治疗，针对甲状腺功能减退的甲状腺激素，以及针对生长激素缺乏的生长激素。这些疾病中有许多是遗传性的；遗传咨询不应被忽视。

对于被认为正常变异的情况（家族性矮小、体质延迟），全面的解释通常是非常有帮助的。在讨论治疗方案时，医生必须告知孩子和家人未知的因素（例如，身高预测中固有的错误）。在这一点上，许多家庭经常选择放弃医疗干预。

如果青春期延迟超过13岁（女孩）或14岁（男孩），低剂量性激素可以用于治疗性腺功能低下症[478, 479]。在体质延迟的极端情况下，这种方法在有限的时间内有用，可以通过缓慢推进第二性征和相应的轻度生长刺激来提升自我形象。为尽量减少丧失生长潜能的可能性，我们建议诱导性发育的第一个疗程为6个月，包括每月注射50mg/m^2的睾酮（男孩）和0.2mg雌二醇（女孩）[171, 479]。女孩每天口服5μg炔雌醇可以作为替代方案[480]。这样的疗程对身高潜力没有不良影响，对自我形象有积极的作用。患者的生长、发育和预计身高应该在完成治疗方案后立即进行仔细的重新评估，并在6个月后进行第二疗程治疗之前再次进行评估。每月100mg/m^2的长效睾酮和每月1.0mg的长效雌二醇分别接近男孩和女孩的青春期中期性激素水平。我们倾向于注射结合型的性激素，以避免偶尔出现的17-烷基化类固醇类似物的不良反应然而，合成代谢类固醇氧甲氢龙0.1mg/（kg·d）连续使用3～6个月，并不影响最终身高[481]。提前使用成人替代剂量的雄激素或雌激素（大约是青春期中期剂量的2倍）将导致骨龄相对于线性生长的不成比例的提前，并将损害身高潜力。青春期延迟的儿童应该从 10 岁起密切关注，因为特别是在身体比例最不成熟的最严重的延迟病例中，青春期发生在比预期骨龄更早的时候，导致儿童的身高远远低于预期身高 [233, 478]。

GH 疗法目前被 FDA 批准用于治疗由于 GH 缺乏引起的矮小（每周 0.18～0.3mg/kg，分为每日皮下剂量）、Turner 综合征（最高每周 0.375mg/kg）、移植前慢性肾衰竭（最高每周 0.35mg/kg）、重度 GH 缺乏后持续矮小（0.48mg/kg/wk）、Prader-Willi 综合征、ISS 的某些病例（最高每周 0.37mg/kg）。Shox 缺乏症（最高每周 0.35mg/kg）和 Noonan 综合征（最高每周 0.34mg/kg），如前几节所述。GH 是活动性恶性肿瘤或危重疾病的禁忌证。针对 GH 受体基因型作为 GH 治疗生长反应是否有决定因素的作用，数据并不一致 [482–485]。对于青春期 GH 缺乏的青少年使用更高的剂量也已被批准。不同的数据表明，长期的 GH 治疗可能会促进多种其他疾病的生长（虽然在研究结果中发现了不一致的地方）。参阅参考文献 [285、466、474、486–500]，了解与非传统适应证 GH 治疗相关的医疗、伦理和政策问题。

重组 GH 的潜在不良反应包括液体潴留（有时伴有脑水肿）、胰腺炎、葡萄糖不耐受和（或）胰岛素抵抗、一过性女性乳房发育、股骨头骨骺滑脱和痣生长 [501–504]。在没有其他易感因素的儿童中尽管持续的监测没有证实生长激素治疗导致白血病和继发肿瘤，但仍应对家庭解释告知 [505–509]。既往有癌症病史，特别是那些接受放射治疗的癌症患者，如果接受 GH 治疗，发展为继发性肿瘤的风险增加，尽管这种风险随着时间的推移似乎会降低 [510]。与高亲和力、高容量的生长激素抗体相关的生长减速已有报道，但似乎非常罕见。肾功能衰竭患者接受 GH 以促进生长而导致的视网膜病变也被报道 [511]。一些不良反应似乎是有潜在易感性的儿童特有的；例如，一些接受 GH 治疗的 Prader-Willi 综合征儿童死于呼吸系统疾病 [512]。

儿童 GH 治疗患癌症的长期风险似乎很低，但确切的风险尚不清楚 [513, 514]。如前所述，以前接受过癌症治疗的儿童的风险可能会增加。然而，一项系统综述发现，尽管相关性不大，但循环中的 IGF-1 和 IGFBP-3 浓度与常见癌症的风险增加有关 [515]。

2012 年，来自法国的 SAGhE（欧洲生长激素治疗的安全性和合理性）数据表明，在近 7000 名儿童时期接受 GH 治疗的成年人中，全因死亡、骨肿瘤相关和循环系统疾病相关的死亡率增加，儿童 GH 治疗的长期安全性受到了审查 [516]。但这项研究的方法学（缺乏理想的对照组）也受到了质疑 [517, 518]。然而，瑞典与法国的报道（缺乏理想的对照组）形成对比，显示在随访期内发生的 21 例死亡病例中，大多数是由于事故或自杀，而不是癌症或心血管疾病 [519]。2011 年 8 月，FDA 表示，死亡风险增加的证据尚不确定 [517, 518]。

由于长期使用 GnRH 激动药可通过延迟性早熟儿童的骨骺融合而成功地提高其成年身高，因此有人试图将其作为促进 ISS 儿童生长发育的非标准方法。在生长激素治疗的基础上加用促性腺激素释放激素激动药，似乎可以改善孤立性生长激素缺乏症的身高预后 [520]。虽然多年来使用 GnRH 激动药治疗已经实现了正常矮小儿童成年身高的增加，但伴随而来的是骨密度的增加明显减少；因此，不推荐对这种情况进行长期的 GnRH 激动药治疗 [521, 522]。据报道，在 GnRH 治疗中添加 GH 可以产生大约 2 倍的最终身高增加；目前尚不清楚这种联合治疗是否会抵消单独使用 GnRH 激动剂对骨密度的有害影响，最近一次关于使用 GnRH 激动药的共识会议并不推荐 ISS 儿童使用 GnRH 激动药 [523, 524]。

目前 FDA 没有批准将芳香化酶抑制药用于身材矮小的儿童。来自欧洲的数据表明，它们可以通过推迟骨骺闭合来增加正常矮小男孩的身高，而美国的一项研究表明，它们可以促进 GH 缺乏的青少年男孩的生长 [525]。然而，最近的一项分析并不支持它们的广泛使用 [475]。

重组人（Rh）IGF-1 于 2005 年被 FDA 批准用于治疗由于 GH 受体的遗传缺陷、受体后机制或 GH 灭活抗体的发展而导致的生长激素不敏感的严重矮小儿童。尽管根据现有的证据，它已被用于治疗患有其他生长障碍的儿童，但目前不鼓励这种做法在实验研究之外进行 [444, 526, 527]。

五、身材高大

尽管身材高大（身高比年龄和性别的平均值高出 2 个 SDS 以上）和矮身材（年龄和性别的平均值低 2 个 SDS 以上）一样常见，但矮身材比身材高大儿童更常被推荐进行生长障碍评估，这凸显了文化规范和社会对期望身体体质的看法在解释正常和异常生长方面的重要性。

（一）身材高大的原因

大多数情况下，遗传正常变异会导致身材高大（表 22-7）。可以确定两种不同的家族变异，它们导致身材高大儿童的不同结果。一种是家族性身材高大（有时称为家族性内在身材高大或遗传性身材高大）；儿童通常在出生时体型正常，高正常生长率在 3 岁时确立。因此，孩子通常在出生的前 3 年跨越身高百分位数，此后保持高于第 95 个百分位数并与第 95 个百分位数紧密平行的身高轨迹。另一种是生长发育和青春期发育的体质发展，即儿童在童年时期发育相似，但骨龄较早，进入青春期较早，因此他们在正常身高时停止生长。这两组儿童都有相似的生长模式的家族史，并且没有表现出如下所述的疾病的临床或生化特征。

众所周知，遗传和染色体疾病是导致身材高大的原因。性染色体的超倍体倾向于表现为身材高大。这些疾病中最常见的是 Klinefelter 综合征（47，XXY），大约每 100 000 名男性中就有 150 例。它的特征是青春期前的上下部量比率降低，睾丸和性腺功能减退，以及女性乳房发育不良；它通常与轻度智力低下有关[528]。XYY 综合征的特征是身材高大，可能有行为异常。

与身高相关的典型遗传综合征是马方综合征，它通常与纤维蛋白基因的突变分离有关[76, 529]。它的典型特征是肌肉骨骼体征（如蜘蛛指和伸展过度）、

表 22-7　导致高身材的因素，具有代表性的临床条件

影响身高的因素	典型因素		临床和实验室特征
遗传	正常变异	家族身材高大	与第 95 个百分位数平行；身材高大家族史；体格检查、青春期、骨龄正常
		体质发育	与第 95 个百分位数平行；青春期和骨龄略有提前
	染色体异常	Klinefelter 综合征	先天性和性腺功能减退，类无睾者；47，XXY
		脆性 X 染色体综合征	智力低下；男性大睾丸症
	畸形综合征	马方综合征	蜘蛛样指、伸展过度、晶状体半脱位、主动脉扩张
		Beckwith-Wiedemann 综合征	婴儿巨人症、巨舌症、脐部缺陷、胰腺 B 细胞增生所致新生儿低血糖，可能发展为胚胎肿瘤
		Sotos 综合征	脑巨大症：大头、粗糙面相、脑功能障碍
激素与营养	原发性肥胖症		IGF-1 营养驱动，“无 GH 生长”
	GH 过多		生长加速，随年龄增长的肢端肥大体征，偶尔出现高催乳素血症；可能与 McCune-Albright 综合征有关
	甲状腺功能亢进症		高代谢特征、甲状腺肿、眼部异常
	性激素	性激素过量	性早熟：过早的第二性征出现和骨骺融合，导致成人身高受损
		性激素不足	青春期以后的缺乏症会导致长时间的生长，并可能导致类无睾者

GH. 生长激素；IGF-1. 胰岛素样生长因子 -1

心血管症状（如主动脉瘤）、眼部体征（如晶状体半脱位）、上下部量比例降低，以及常染色体显性遗传。蜘蛛指可由身体比例或掌骨指数（Ⅱ～Ⅴ掌骨长宽之比；正常男性＜ 8.0 : 1，女性＜ 8.7 : 1）来定量。先天性挛缩性蜘蛛样指畸形是一种遗传关系密切的综合征。同型半胱氨酸尿症有马方综合征的特征，但也可能涉及智力低下、关节挛缩和血栓栓塞的倾向。多发性内分泌肿瘤（MAN）2B 型也可能具有马方综合征的特征；黏膜神经瘤的存在可能提供其存在的特定线索。

大脑巨人症（也称为 Sotos 综合征）的特征是在儿童早期发育过度，中度提前骨龄，巨头症，发育迟缓和畸形，特别是肢端肥大症的面部特征[520-532]。大多数儿童出生时又长又瘦，他们达到了高于平均水平的成年身高，偶尔也会过高。大多数病例是由于核受体结合组域 1（*NSD1*）的突变，有时还伴有染色体 5q35 的微缺失[532-534]。Weaver 综合征有一些不同的面部变形，有时是一种等位基因变异。Sotos 综合征可以用脆性 X 综合征来模拟。不成比例的骨龄增长是其他一些先天性过度生长障碍的特征，如 Marshall-Smith 综合征，其特点是体重增加不明显[239]。

典型的先天性巨大儿综合征是 Beckwith-Weidemann 综合征。最一致的特征是过度生长、巨舌症、脐部缺陷、从疝到脐膨出，以及耳垂凹陷。各种内脏（特别是肾脏）和内分泌器官（特别是胰腺 B 细胞）的增生是常见的。出生体型高于平均水平，生长速度在童年中期之前一直很高，成年身高比正常高 2.5SD。患有这种综合征的儿童在幼儿期容易发生胚胎性腹腔内肿瘤，最常见的是肾母细胞瘤和肾上腺皮质癌。这种疾病与染色体 11p15.5 位点的杂合性丢失有关，这是由于 CDKI p57、KIP2 的重复、易位 / 倒位、单倍体或突变，导致该印迹区域上的促生长基因如 IGF-2 和肿瘤抑制基因的功能失衡[535]，因此 IGF-2 的过度表达与过度生长有关。由于相关的遗传异常，有人提出 Beckwith-Wiedemann 综合征与 Russell-Silver 综合征在遗传上相反[301]。SimpsonGolabi-Behmal 综合征在包括巨大儿、巨舌症、脐膨出和肾母细胞瘤组成方面相似，但它具有不同的特征，如“斗牛犬相”、多指、指甲发育不良，成人身高更高。它是由调节 IGF-2 作用的受体蛋白多糖 -3 的 X 连锁突变引起的[130]。

脂肪营养不良，特别是全身型，无论是先天的还是后天的，都与身材高大有关[536]。胰岛素抵抗经常很严重到导致假性肢端肥大症，高脂血症尤为突出。

儿童时期的营养过剩（外源性肥胖）通常会轻度加速生长，使骨龄稍提前于 HA。IGF-1 水平在 GH 水平低的情况下是正常的[105]。

GH、性激素和甲状腺激素紊乱可导致身材高大。GH 过多是加速增长的一个罕见但重要的原因。这种情况，在儿童期被称为巨人症，可能与年龄较大儿童的肢端肥大症特征有关（图 22-16）[537, 538]。通常是由于垂体促 GH 腺瘤或促生长激素细胞增生所致。GSA 的激活突变已在孤立的垂体腺瘤和与生长激素、泌乳素等激素过度分泌相关的 McCune-Albright 综合征患者中被描述[539, 540]。

甲状腺功能亢进症可以加速骨骼的生长和成熟[536]。受影响的婴儿可能有过早的颅骨融合[541]。

性早熟会加速身高。传统上，骨龄受到不成比例的刺激，导致骨骺过早融合。因此，这些孩子最初会长得很高，但会过早停止生长，所以他们的成人身高会受到影响。然而，缓慢进行性的性早熟并不一定会对成年身高造成不良影响[542]。

相反，性激素缺乏会延长生长期，因为骨骺不会闭合。这导致性腺功能减退个体的身高和子宫内膜比例增加[543]。通过对芳香化酶缺陷或雌激素受体失活突变患者的研究发现，雌二醇是导致骨骺融合的关键激素[143]。

特发性身材高大是指原因不明的身材高大。与 ISS 相似，它有时被定义为包括家族性身材高大的遗传正常变异和生长发育的体质进步。

（二）通过生长方式鉴别诊断身材高大

由于超常身高是由于先天禀赋或过度刺激骨生长速度所致，因此基于 CA、HA、BA 和生长速度关系的诊断方法类似于身材矮小的诊断方法。导致身高的 4 种生长模式可以区分：固有身高、超前生长、加速生长和延长生长（表 22-8 和图 22-17）[476, 544]。

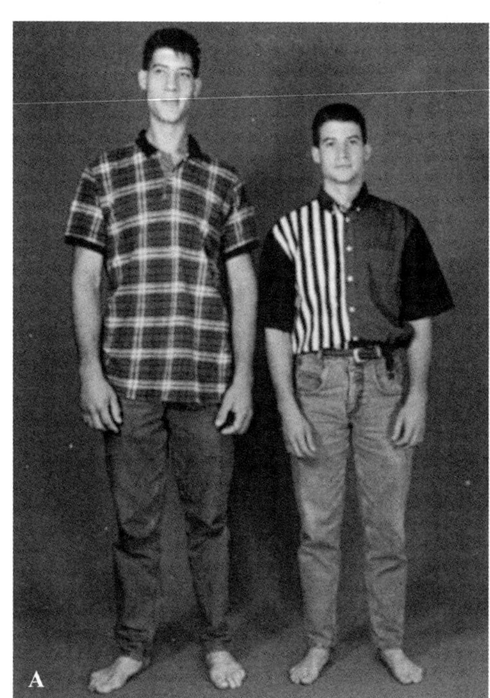

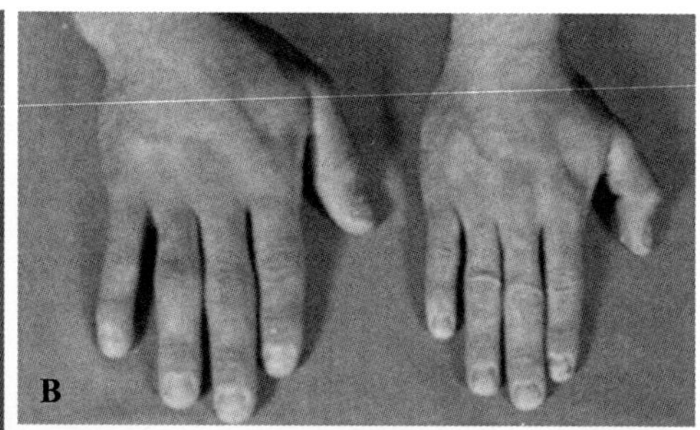

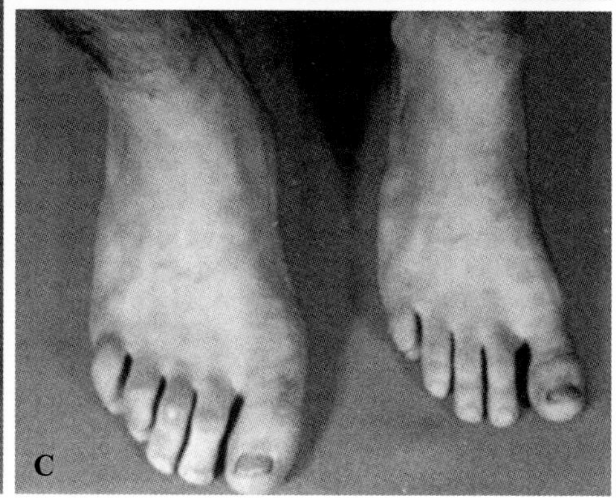

▲ 图 22-16 垂体巨人症

一名 22 岁的男子因 GH 过多导致巨人症，照片显示在他同卵双胞胎的左侧。受影响双胞胎的身高（A）、手（B）和脚（C）明显增大。他们的身高和容貌在大约 13 岁时开始出现差异（引自 Gagel RF McCutcheon IE：Images in clinical medicine. Pituitary gigantism. N Engl J Med 340：524，1999.）

固有身高是一个用来形容长骨个体的术语。它们生长在身高曲线上的第 95 个百分位数以上，但大致平行。他们的骨龄和青春期年龄都是正常的。这通常是一种正常的变异（家族性高个子），但很少是由于遗传疾病产生的，如马方综合征或同型半胱氨酸尿症。

超前生长是一种与儿童时期类似的生长模式，其生长速度使其与身高曲线上的第 95 个百分位数大致平行，但儿童进入青春期较早，以正常大小停止生长。这种模式由与 HA 成正比的 BA 表示。包括正常变异（生长和发育的体质促进）、肥胖和甲状腺功能亢进症。轻度性早熟也会导致这种生长模式。

加速生长是指增长速度过快的模式。如果潜在的疾病得不到纠正，成年人的身高将不会正常。成人身高在快速进行性早熟时低于正常，在 GH 过多时过高。

延长生长是由于缺乏性激素，特别是雌激素。这样的病人会继续成长到成年。

（三）诊断评估

身高与第 95 百分位数平行，父母身材高大，没有畸形特征，青春期速度正常，骨龄正常的儿童，很可能有家族起源的固有身高而没有病理基础（家族性身高）。通常不需要额外的调查。然而，染色体异常、马方综合征、同型半胱氨酸尿症，以及偶尔过量的 GH 都可以模拟临床情况。身材高大儿童出现畸形特征、大睾丸症或智力障碍，提示需要进行染色体分析、血浆氨基酸分析或遗传学咨询来评估这些可能性。

超前生长模式的身材高大儿童（即 BA 与 HA 成正比）很可能具有“体质”正常变异身高，特别是如果身高平行于第 95 个百分位数，家族史是一致的，而临床检查在其他方面是正常的。甲状腺功能亢进症可能与此相似，临床检查包括甲状腺肿、眼科异常和高代谢症状；甲状腺功能检查可以证实。外源性肥胖，在没有畸形特征或智力障碍的情况下，可能会出现这种身材高大的模式。在没有青春期、下丘脑紊乱，或者低血糖的症状或体征

表 22-8　身高的生长模式鉴别诊断

生长类型	与 BA 关系	生长速度	鉴别诊断类别
固有身高	BA≈CA＜HA	接近正常	• 家族性身高 • 染色体异常 - XXY、脆性 X、XXX - XYY - 8P 三体综合征 • 遗传疾病 - 马方综合征 - 脑巨大症 - 先天性巨大儿综合征
超前生长	BA≈HA＞CA	接近正常	• “体质”正常变异型 • 肥胖 • 脂肪营养不良 • 甲亢
加速生长	BA＞HA＞CA	超常	• 性早熟
	BA≤HA＞CA	超常	• GH 或 IGF 过量
延长生长	BA＜HA＞CA	正常	• 性腺功能减退 • 雌激素缺乏症

BA. 骨龄；CA. 实际年龄；GH. 生长激素；HA. 身高年龄；IGF. 胰岛素样生长因子

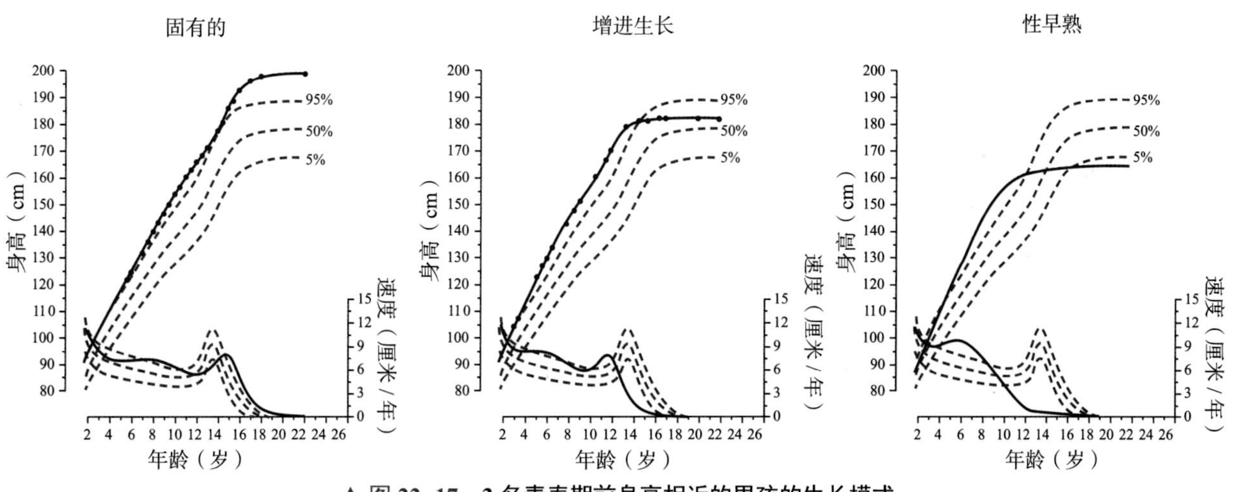

▲ **图 22-17　3 名青春期前身高相近的男孩的生长模式**

左边两个男孩的成长数据来自 Fels 研究所的文件。其中一名成为高大的成年人（固有的身材高大）；另一名在经历了青春期早期的生长突发期（加速生长）后，成长为正常的成人身高。性早熟男孩的生长数据来源于 Thamdrap 的数据 [544]

的情况下，身材高大实际上排除了肥胖的内分泌基础。

加速生长模式（包括超过 95 百分位的身高的逐渐偏离和骨龄提前）需要对性早熟进行评估。这包括对第一和第二性征的临床评估，对中枢神经系统紊乱或腹部肿块的可能性的评估，以及对痣和骨骼畸形的检查。如果骨龄明显提前，筛查应首先测定血液中雌二醇、睾酮、硫酸脱氢表雄酮、促性腺激素（最好是在第三代试验中）的水平，可能还需检测血清人绒毛膜促性腺激素（HCG）。应该从随机的 GH、IGF-1 和 IGFBP-3 血液浓度开始筛查过度的 GH 分泌。尽管有一些假阳性的检测报道，诊断 GH 过多的确诊试验是口服葡萄糖负荷（1.75g/kg，最大 100g）后，血清 GH 未能抑制在 1～2ng/ml 以下 [537]。高催乳素血症常与 GH 过多并存。如果发现 GH 过多的证据，可以测量血清 GHRH（以评估异位 GHRH 产生的罕见可能性），并进行适当的影像学检查。在 GH 过多的病例中，临床医生还应考虑 McCune-Albright 综合征、I 型多发性内分泌腺瘤病和类癌综合征的可能性。

延长生长模式意味着性激素缺乏或抵抗。需要评估青春期发育、嗅觉（以评估 Kallmann 综合征）和身体比例（具有长腿和上下部量比例低的类无睾体质是性激素缺乏的特征）。实验室研究包括确定循环性激素和促性腺激素水平，染色体分析，如果需要，以及影响学检查。

（四）处理手段

因为家族固有的身材高大是正常身材的一种变体，所以需要提供安慰和支持。在某些情况下（例如，预计成人身高高于平均值 3SDS 或更高），家族身材高大可能特别令人痛苦，可以考虑通过加速骨骺融合来抑制生长。大量的雌激素（例如 0.3mg/d 的炔雌醇）可以在青春期之前或青春期早期每天不间断地给予，并一直持续到骨骺融合发生为止。每月前 10d 口服黄体酮（如黄体酮 100mg/d），连续服用 10d，也可以产生规律的月经。雌激素治疗的潜在风险包括血栓形成、高脂血症、胆石症、葡萄糖不耐受、恶心、轻度高血压和体重增加。尽管有证据表明雌激素治疗可以使成年人的身高比预期的低 3.5～7.3cm，但结果并不确定[545, 546]，如果在青春期晚期进行治疗，效果就会差得多。还应注意有报道表明接受这种治疗的人可能不会表示长期满意[547]，对于变异正常的女孩来说，它可能代表着医学的一种社会塑造形式[548]。有作者报道了雌激素治疗患有马方综合征、雄激素不敏感和其他过度生长问题的高个子女孩[533]。由于潜在的不利影响，目前相对较少的内分泌学家使用大剂量雌激素来抑制生长[549]。生长抑素类似物被认为是在特定病例中降低成人身高的一种治疗方法，但最近的结果表明，研究结果不足以证明其使用的合理性[550]。高剂量的睾丸激素（每 2 周约 400mg）已被用来降低某些身材高大男孩的预期成年身高，但经验有限[550]。

垂体腺瘤引起的 GH 高分泌一般通过手术和（或）生长抑素类似物来治疗。垂体放射也得到了应用。最近，一种生长激素受体拮抗药（pegvisomant）也被使用治疗垂体腺瘤[551]。引起 GH 过度（如 McCune-Albright 综合征）的垂体增生可以用生长抑素类似物治疗。在产生 GHRH 的异位肿瘤中，手术切除是首选的治疗方法。

依赖促性腺激素的性早熟导致的身高潜力受损可用长效 GnRH 激动药抑制促性腺激素来治疗。在美国使用最广泛的药物是亮丙瑞林（通常为每月肌肉注射）。该治疗在早期就开始有效，每年治疗的平均身高增幅超过治疗前身高预测值约 1.4cm[552]。为获得最佳生长，必须同时治疗生长激素缺乏症[553]。虽然中枢性早熟患者开始使用促性腺激素释放激素激动剂的时间相对较晚，且身高速度在 2～3 年后降至青春期前正常范围以下，但加入生长激素治疗后，平均每年身高可增加 2cm[554]，这种方法还没有被完全接受。另外，在一些情况下，治疗还需要干预青春期提前，例如，使用皮质醇替代治疗先天性肾上腺增生或使用类固醇生成抑制剂治疗 McCune-Albright 综合征。相反，性激素缺乏是可以被替换。

第 23 章　儿童生长激素缺乏症

Growth Hormone Deficiency in Children*

Kyriaki S. Alatzoglou　Mehul T. Dattani　著
张亚光　孙璐璐　赵晓宇　乔　虹　译

要　点

- 儿童成长发育不足的原因多种多样；在考虑诊断生长激素缺乏症（GHD）之前，应先排除其他原因引起的身材矮小。
- 儿童的 GHD 可能是先天性也可能是后天性，可单独发生或与其他垂体激素缺乏症并存。
- 先天性孤立的 GH 缺乏症可能是由直接参与 GH 合成的基因突变（*GH1*、*GHRHR*）或编码早期转录因子的基因（*HESX1*、*OTX2*、*SOX2*、*SOX3*）的突变引起，也可能只是其他垂体激素缺乏症发展之前，首先表现出来。然而，在许多情况下，GHD 的遗传病因仍然未知。
- GHD 的诊断是个有多步骤的过程，首先需要评估临床病史，然后进一步分析从垂体 MR 成像和遗传研究结果中得出的生长学和生化数据。
- 有许多的 GH 激发测试，但是都具有一定的局限性和变异性。应同时考虑到年龄、性别、青春期和肥胖等因素对诊断产生的影响。
- rhGH 治疗对儿童的有益作用不只是在身高方面，对身体构成成分、脂质分布、心脏功能、骨骼中矿物质质量甚至对发育和神经认知方面都有积极的作用。
- 几项研究证实，在治疗期间，rhGH 治疗总体上具有良好的安全性。然而，对心血管健康和总体死亡率的长期影响尚有争议，这也是国际多中心研究的主题。

人成长到最终身高是一个复杂的过程，它是由基因、营养状况、激素内环境和外部环境因素共同相互作用的结果。对成年人的身材高度来说，胎儿期的身高成长速度至关重要，对个体的最终身高具有重大影响。婴儿出生时的长度约为成年后最终身高的 30%，顶臀长度的增长速度为 50～60 厘米 / 年，并且这一时期是人体生长速度最快的阶段 [1, 2]。这种快速增长是由母体营养和大量的生长因子例如胰岛素样生长因子 -1（IGF-1）、IGF-2、成纤维细胞生长因子、表皮生长因子、转化生长因子 α 和 β，以及胰岛素共同作用导致的。宫内生长受限可能与产妇营养和上述生长因子发生变化有关。

人体出生后的生长过程可以用婴儿期 - 儿童期 - 青春期生长模型来描述 [3]。这三个阶段受内分泌系统不同组成部分的调节。在婴儿期，人体生长迅速，但生长速度是急剧下降的。在生命的第 1 年，人体的增长主要是依赖营养，但是作为内分泌因素的 GH-IGF 轴在会逐渐起到越来越重要的作

*. 本章主要为儿童内分泌相关内容。

用。在 2 岁以内，婴儿身高会有自己独特的生长轨迹，通常会出现一段“追赶”或“追上”的生长时期，3 岁时，当前身高与最终身高的相关性显著增强（r=0.8）。因此，沿着可预见的轨道成长是健康儿童的一个标志。生长受限可能是任何潜在疾病的表现，可能是基因疾病、体质差和脏器病理改变等状态的一种反应，而 GHD 只是其中的一个原因 [4]。身高本身只是提示可能潜在生理状态异常，而不能够诊断。这来自于下面这个问题的答案，那就是如何解释这种异常。

4 岁时，平均身高增长速度下降到 7 厘米 / 年，8 岁时进一步下降为 5～5.5 厘米 / 年（图 23-1）。从 6 个月起，开始儿童期的生长阶段，这时是儿童期和婴儿期成长阶段的重叠。儿童期的生长主要依赖内分泌因素，例如 GH 和甲状腺素 [5]。出生后的第三阶段，即青春期的生长，取决于 GH 和性激素。在这个时期生长的可变性很大，具有显著的性别差异，可导致男女之间成年后身高的平均差值为 12.5cm。

生长激素是婴儿产后生长的主要因素 [5]，而几乎所有慢性儿童疾病都会改变其分泌水平。因此，在这些情况下，评估 GH 分泌时需要谨慎。虽然我

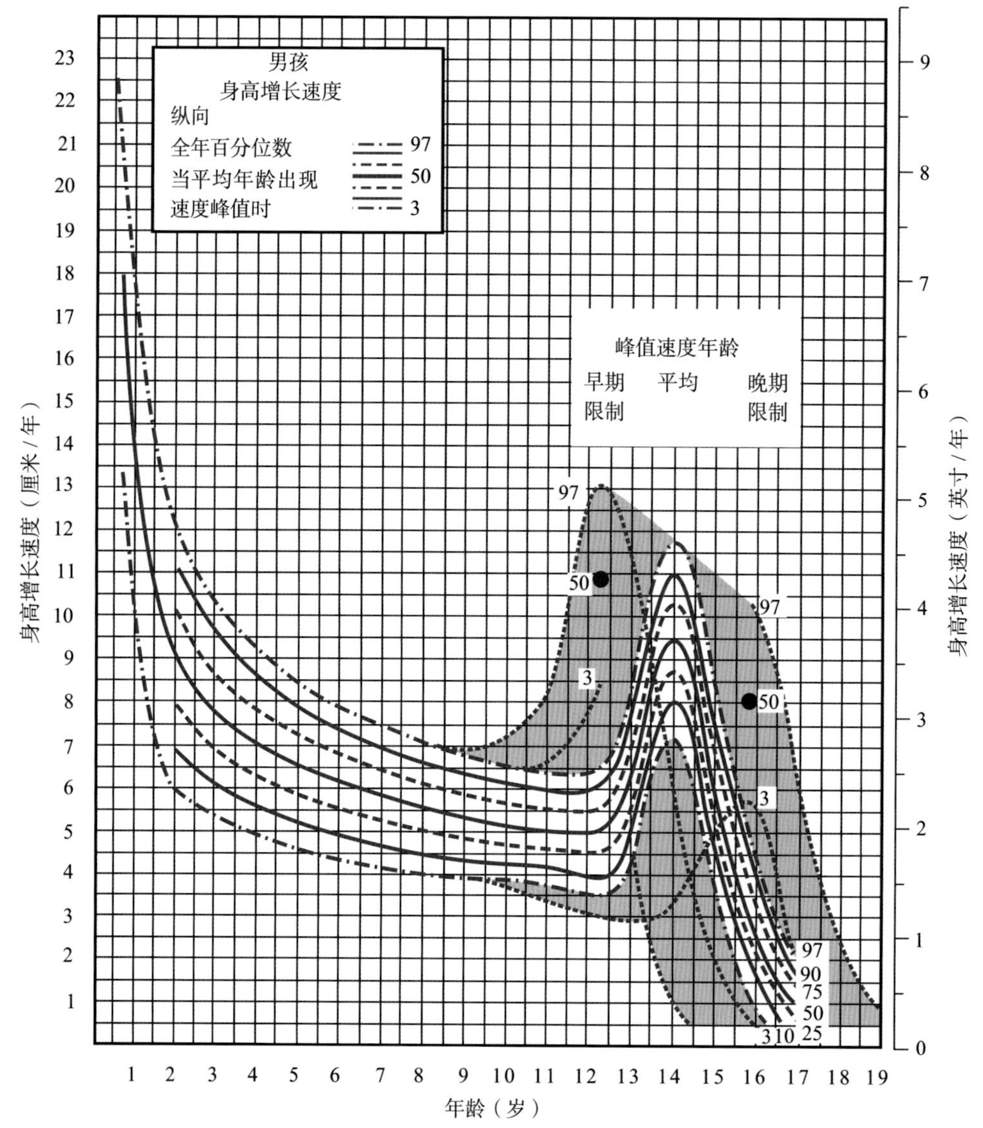

▲ **图 23-1　0—19 岁的男孩身高增长速度图表**

百分之 3 到 97 的高度以粗体显示平均值。阴影区，青春期的发育高峰时间变化。从视觉上看，这张图表描绘了在生命的前 4 年里，快速但迅速减速地生长，随后是一个缓慢得多的下降，直到青春期生长突增的开始（Castlemead publications 版权所有）

们一般认为 GHD 可能是 IGF 缺乏症的一种形式[6]，但这种想法可能具有局限性。由于在其他章节已经研究了成人 GHD 的 GH 受体和受体后问题，本章将主要研究儿童 GHD 与脑垂体轴功能低下之间的关系。

一、流行病学

由于建立诊断的标准严格程度的不同，报道的 GHD 发病率就不同。先天性孤立型 GHD 的发生率为 1/10 000～1/4000，具体取决于所研究的人群，而 3%～30% 的病例是家族性的，提示存在遗传病因的影响[7, 8]。

几项大型调查结果表明，大约 25% 被诊断为 GHD 的儿童有潜在的“器质性”病因，例如外伤、中枢神经系统肿瘤、炎症、放射线照射影响或下丘脑及垂体的解剖异常[9, 10]。其余被认为是“特发性” GHD。由于 GHD 的诊断标准存在差异，上述调查可能高估了特发性 GHD 的真实病例数。发育内分泌学的最新进展表明，许多先前被诊断为特发性 GHD 的患者具有遗传异常或微小的解剖异常，影响着下丘脑、垂体或两者都被影响。

二、发病机制

表 23-1 列出了 GHD 的发病原因。如前所述，尽管发展生物学的进步使人们对该领域进行了重新思考，“特发性” GHD 依旧是最大的患者群体。

（一）遗传和垂体结构异常

1. 垂体发育　垂体由前叶、中叶和后叶组成，是人体生长、代谢和发育的中央调节器。它的复杂功能是通过激素信号通路来介导的，该信号通路通过协调下丘脑到周围内分泌器官（甲状腺、肾上腺和性腺）的信号来调节脊椎动物的精细平衡稳态。成熟的垂体前叶由 5 种神经内分泌细胞组成，他们分泌的激素有：促肾上腺皮质激素、促甲状腺激素、促性腺激素（促黄体生成素、促卵泡激素）、促生长素和催乳素[11]。垂体后叶分泌血管加压素和催产素。垂体前叶和后叶在胚胎学上的起源是不同的。Rathke 囊（垂体前叶的原始细胞）起源于口腔外胚层，而垂体后叶起源于神经外胚层。在许多不同物种中，垂体前叶的发育都遵循类似的模式，但在啮齿动物中的研究最深入[11, 12]。

表 23-1　生长激素缺乏的原因

先天性的
• 遗传学 – 孤立的垂体激素缺乏症合并垂体激素缺乏症，见表 23-2
• 与脑部结构缺陷相关 – 胼胝体发育不全 – 视（神经）中隔发育不良 – 前脑无裂畸形 – 脑膨出 – 脑积水
• 与中线面部缺陷相关 – 唇裂 – 单一切牙
• 特发性
获得性的
• 外伤 – 围产期创伤 – 产后创伤
• 感染 – 脑膜炎 / 脑炎
• 中枢神经系统肿瘤 – 颅咽管瘤 – 垂体生殖细胞瘤 – 细胞增生症
• 颅骨照射后
• 化疗后
• 垂体梗死
• 神经分泌功能障碍
• 暂时性的 – 青春期 – 心理社会剥夺 – 甲状腺功能低下

在小鼠中，垂体前叶发育分为 4 个不同的阶段：垂体基板形成；基本 Rathke 囊的发育；最终囊袋的形成；最后是各种细胞在时间与空间上有规律的终端分化（图 23-2）。Rathke 囊和间脑的并列结构会发展为下丘脑，这种并列结构在垂体组织发生

的整个早期阶段都不变，这对正常的垂体前叶发育是至关重要的。许多信号蛋白如成纤维细胞生长因子 8（Fgf8）[13-15]、骨形态发生蛋白 4（Bmp4）[13, 14] 和 Nkx2.115 均是在神经外胚层中表达，而不是在 Rathke 囊，它们在正常垂体前叶发育中起重要作用，正如小鼠突变体的表型所示，这些等位基因要么无效，要么为亚型。这些信号分子激活或抑制编码转录因子的关键调节基因，例如 Hesx1、LIM 同源框 3（Lhx3）和 LIM 同源框 4（Lhx4），这些对于垂体后续的发育至关重要 [11, 12, 13]。

垂体发育的最后阶段需要使祖细胞最终分化为成熟垂体内的不同细胞类型。这一过程受到来自周围漏斗部和垂体间充质的外部因素（Fgf8、Bmp2、Bmp4 和 Bmp7）的严格调控。这些研究建立了转录因子的梯度[Lhx3、Six3、Pit1（Prop1）、Pou1f1（Pit1）、Nkx3.1、Islet-1（Isl1）、Lhx4、Six1、Brain-4（Brn4）、脑垂体叉头基因（Pfrk）] [14, 15]。这些遗传梯度引起一波细胞分化。上述的 5 种垂体细胞均在不同的时间和空间调控下分化（图 23-3）[16-21]，这一过程取决于许多转录因子，例如 Pou1f1、Tpit 和类固醇生成因子（Sf1）[22, 23]。

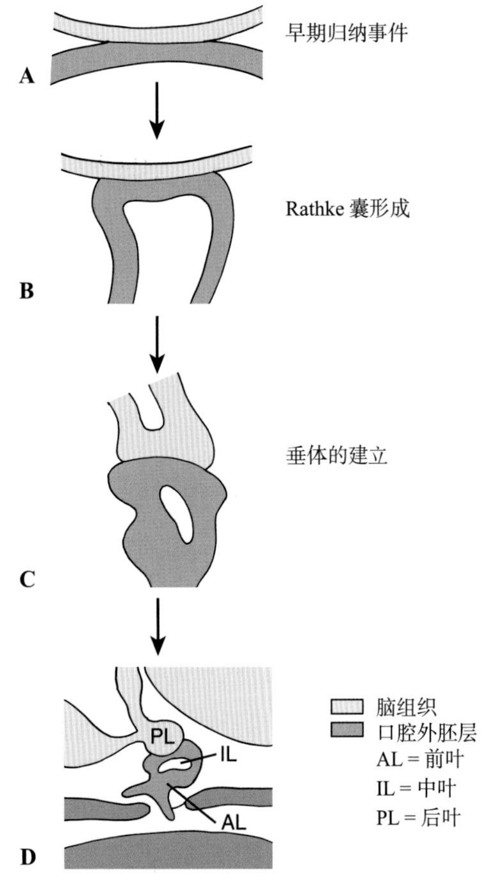

▲ 图 23-2　垂体的形成

4 阶段过程始于早期诱导性事件，因为前脑的漏斗紧贴着口腔的顶部。垂体腺通过信号梯度建立，在最终腺体中产生基因表达的空间定义模式和特定细胞谱系（引自 valette-kasic and Enjalbert，local endocrinology，February 2003.）

在这个复杂的过程中，在胚胎期（E）第 15.5 天，促生长激素细胞首先出现在发育中的垂体的前外侧翼，随后出现了促肾上腺皮质激素细胞和促甲状腺激素细胞。激活蛋白 Prop1 从 E12.5 开始表达并持续到 E15.5 是一个关键步骤。激活剂 Prop1 是 Pou1f1 谱系细胞（促生长激素细胞、催乳素细胞、促甲状腺素细胞）出现所必需的。接下来，Pou1f11 在 E13.5 天被检测到，E16 天在分化的生长激素细胞中表达达到高峰，并在成人期持续表达。Pou1f1 的激活对于 GH 的产生，生长激素释放激素受体（GHRHR）的表达以及产生 GH 的细胞的产后增殖是必需的。分化的促生长激素细胞出现后，其数量急剧增加，E18.5 天向前叶中部和侧部迁移 [24]。在这些位置上，促生长激素细胞的优先分布似乎不取决于它们退出细胞周期的时间 [25]，而是一个动态过程，在此过程中，促生长激素细胞迁移形成同型三维网络 [26]。最近的影像学研究表明，这种组织形式不仅仅是一种形态，它还是一个功能和结构网络，可以促进机体对不同刺激的协调生理反应 [27, 28]。这种组织形成一个细胞连续体在出生后依然存在着，从而确保了系统的可塑性及其在整个生命过程中的适应性 [28, 29]。尽管对人类垂体发育的了解较少，但其似乎与啮齿动物相类似。通过研究小鼠中自发性或人工诱导的突变，我们对人垂体疾病进行深入的了解，而识别人垂体疾病相关的基因突变，在反过来定义负责这个复杂结构发展的基因遗传级联方面是非常有价值的 [12]。

2. 人类 GHD 综合征　在先前被认为患有特发性 GHD 或合并垂体激素缺乏症（CPHD）的儿童中，已经发现许多遗传异常（表 23-2）。无论是否患有其他垂体激素缺乏症，早期转录因子的突变可能导致 GHD 与其他发育异常有关，如隔膜视发育不良、骨骼缺损或智力障碍。例如，成对的同框盒基因 *HESX1* 内的突变与 GHD、CPHD 和视光发育

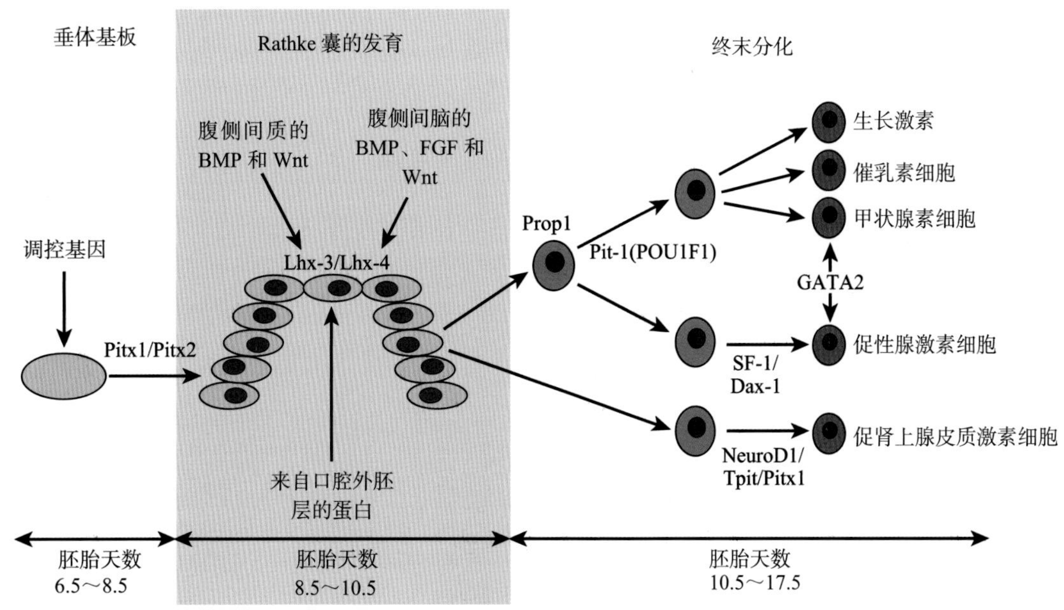

▲ 图 23-3　小鼠垂体发育事件的时间顺序

引自 local endocrinology by valette-kasic and Enjalbert，February 2003.

不良（SOD）的表型相关，SOD 是一种以前脑、垂体和眼睛发育异常为特征的疾病，如视神经发育不全[30.31]。遗传和表型是可变的，显性和隐性遗传模式都已经被发现。*HESX1* 突变是一种罕见的垂体功能低下的病因，仅占不到 1% 的病例[32]，并且没有在明显的有基因型 - 表型相关性的患者中发现。有趣的是，*HESX1* 突变通常与垂体前叶发育不全，垂体后叶功能下降有关[33]。在罕见的情况下，杂合的 *HESX1* 突变（p.E149K，p.S170L，p.T181A）可能与孤立型 GHD 有关，患者的表型相对于经典的 SOD 症状较轻。SOD 的经典表现中，视神经发育不全可能存在，也可能不存在，而异位 / 未下降的垂体后叶和垂体前叶发育不全则很少存在（p.S170L）[31]。

正畸同源框 2（OTX2）是另一种早期转录因子，对于前脑结构和前脑的形成很重要，它与人类 2%～3% 的无眼症 / 小眼综合征的病因有关[34.35]。杂合性 *OTX2* 突变患者的垂体表型在 MRI 上可分为部分 GHD 或完全 GHD 或垂体功能低下，伴或不伴垂体后叶腺异位。即使在具有相同突变的患者中也没有明确的基因型与表型相关性，在极少数情况下，患者甚至可能没有出现眼表型（p.N233S）[36-39]。由于没有对患有孤立 GHD 杂合 *OTX2* 突变患者的长期随访数据，我们需要仔细监测其他内分泌病的发生。

LHX3 和 *LHX4* 的 LIM 结构域基因突变与 CPHD 相关，出现垂体外的临床表现表现如短颈，在 *LHX3* 突变可能出现颈椎生理弯曲消失[40, 41]，*LHX4* 表现为小脑异常[42]。与小鼠表型不同，*LHX3* 突变的遗传是隐性的，而与 *LHX4* 突变相关的遗传是显性的。迄今为止，所有报道具有杂合 *LHX4* 突变的患者均表现为 GHD 和身材矮小，伴有不同的内分泌缺陷或全垂体功能减退。然而，即使在同一个家族中，该表型也存在显著的变异性，随着人体成长，逐渐诊断出从全垂体功能减退到伴有部分 TSH 缺乏的 GDH，或者甚至是部分 GHD 伴有矮小[43]。编码转录因子 *SOX2* 的基因内的突变与小鼠和人类垂体功能低下有关。*SOX2* 是已知最早在胚胎干细胞和神经祖细胞中表达的基因之一。尽管小鼠的突变与所有类型垂体细胞的普遍减少有关，在人类中，最常见的垂体缺陷是低促性腺激素性功能减退症，而 GHD 比较少。其他特征包括严重的眼部缺陷、食道闭锁、下丘脑错构瘤、学习困难和感觉神经性听力减退[44, 45]。关于 SOX3 的研究解释了在许多 GHD 研究中男性占优势的原因，因为它是 X 染色体相关的或Ⅲ型 GHD 的公认病因。SOX3 位于 X 染色体（Xq26-27）上，不仅对垂体发育很重

表 23-2　与孤立的生长激素缺乏症和合并的垂体激素缺乏症有关的基因

基　因	小鼠功能丧失表型	人类表型	遗　传
HESX1	无眼症或小眼症，胼胝体发育不全，无透明隔膜，垂体发育不全或再生不全	变量：SOD，CPHD，带有 EPP 的 IGHD	显性或隐性
SOX3	存活的动物在大小和生育能力，颅面畸形等方面有各种缺陷。	隔离 GHD/CPHD 与精神迟缓中，通常是 EPP	在人类 X 连锁
SOX2	杂合动物的垂体表型可变，垂体前叶形态异常。GH、ACTH、TSH 和 LH 水平降低；和剂量依赖性眼异常	促性腺功能减退症，罕见的 GHD，严重的眼部畸形（眼球缺失 / 微球症）伴有痉挛性截瘫，发育迟缓，食管闭锁	显性
OTX2	纯合动物在妊娠中期死亡，并伴有严重的脑部异常。杂合突变体具有可变的表型，范围从正常到严重的眼脑异常（无眼畸形、前脑无裂畸形、先天无脑畸形）	CPHD 或孤立 GHD，包括无眼症在内的眼部变异表型	显性
LHX3	Rathke 囊发育不全	GH、TSH、促性腺激素缺乏症垂体发育不全 可变 ACTH 缺乏症 颈椎短而僵硬、旋转受限、耳聋	隐性
LHX4	垂体前叶发育不全	GH、TSH、皮质醇缺乏，持续颅咽管异常和小脑扁桃体异常	鼠类隐性，人类显性
PROP1	垂体前叶发育不全，促生长激素、催乳素、促甲状腺激素和促性腺激素减少	GH、TSH、催乳素和促性腺激素缺乏。不断发展的 ACTH 缺乏症。垂体变大，随后复旧	隐性
POU1F1（*PIT1*）	垂体前叶发育不全、生长激素、催乳素、促甲状腺激素减少	垂体前叶发育不全伴 GH、TSH 和催乳素缺乏症	鼠类隐性，人类显性或隐性
GHRHR	垂体前叶生长因子减少，发育不全	GH 缺乏伴垂体前叶发育不全	隐性
GHI		生长激素缺乏症	隐性或显性

ACTH. 促肾上腺皮质激素；CPHD. 合并垂体激素缺乏症；EPP. 垂体后叶异位；GHD. 生长激素缺乏症；IGHD. 特发性生长激素缺乏症；SOD. 视光发育不良；TSH. 促甲状腺激素

要，而且与智力低下有关[46]。对于 GHD 和脑发育异常的观察特别重要，因为神经发育障碍常常被归因于未治疗的新生儿低血糖症，而结构发育问题可能是更重要的原因。*SOX3* 过量或不足的患者会表现为孤立的 GHD 或合并垂体激素缺陷，伴有或不伴有智力迟钝和学习困难，MRI 显示垂体后叶异位 / 未下降[47]。在不同的谱系中，包含 *SOX3* 的 Xq26- 27 位点的大型或亚显微复制与表型有关。此外，据报道 *SOX3* 的第一个聚丙氨酸通道被 7 个或 11 个残基扩增或框内缺失，导致 6 个丙氨酸残基缺失，这些都与多变的表型（孤立的 GHD 或合并的垂体激素缺陷）有关[47, 48]。*SOX3* 中聚丙氨酸通道大小的变化是垂体功能低下或孤立 GHD 的罕见病因，迄今为止，尚无 *SOX3* 中点突变导致垂体功能受损的报道。

很明显，我们对垂体功能低下的病因学和基因突变导致相关表型的机制的理解是比较基础的并不断发展的。此外，许多垂体功能减退症的病例可能是由于已知基因的调节区域发生了变化，也可能是由于尚未发现的新基因发生了变化。

3. 生长激素释放激素及其受体　由于生长激素释放激素（GHRH）及其受体（GHRHR；1B 型 GHD）对促生长激素细胞的增殖至关重要，因此两者的异常都可能与严重的 GHD 有关。目前还没有发现人类 *GHRH* 基因的突变[49]，但在许多家系中均已鉴定出 *GHRHR* 基因的突变[50–54]。在大多数情况下，患者是近亲谱系或来自特定种族。

有一个例外[55]，迄今报道的所有 *GHRHR* 基因突变的患者都是纯合或复合杂合。儿童有严重的 GHD 和身材矮小，但是与具有隐性 GH1 突变的儿童相比，面中部发育不全、新生儿低血糖和小阴茎不常见。在标准的刺激试验及在使用 GHRH 后，血清 GH 浓度均未升高。由于 GHRH 对促生长激素细胞的增殖有影响，因此在 MRI 上几乎都会发现垂体前叶发育不全。这与具有相同 GHRHR 突变[56]的患者垂体型态明显正常的报道相互矛盾，可能是由于患者年龄差距大，但是缺乏与年龄相匹配的参考标准造成的。

4. 晚期转录因子的突变影响促生长激素细胞发育　在许多小鼠模型中，促生长激素细胞发育都受到了损害。其中包括 Ames、Jackson 和 Snell 矮小鼠。在 Pit1 或 *PROP1* 基因（S83P）中，已经证明一个预测的错义点突变是造成 Ames 矮小鼠促生长激素细胞发育受损的原因[57]。该表型是由于最初缺乏生产 GH、PrL 和 TSH 所需的 Pit1 谱系。Ames 垂体所含的促生长激素细胞不足正常生长体的 1%，而催乳素细胞和促甲状腺素细胞的数量也在减少。在人类中，转录因子 *Prop1* 的突变与 CPHD 有关，表现为 GH、催乳素、TSH 和促性腺激素缺乏症，而部分 *Prop1* 突变的个体会出现皮质醇缺乏症[58, 59]。此外，在 PROP1 内有大量突变的个体会发展出短暂的垂体瘤，随后即发生退化（图 23–4）[60]。这种现象的确切机制尚不清楚，但对于患有垂体“肿瘤”的患者，尤其是无功能瘤的患者，排除 PROP1 内的突变显然很重要。内分泌病变的发生时间有很大的差异。实际上一些病人会开始青春期，但在青春期中途停止发育；另外一些人可能会在儿童期出现生长激素缺乏症，然后逐渐出现 TSH、催乳激素和促性腺激素缺乏症[61]，而在极少数情况下，促生长激素细胞功能可能会保留，例如有报道称患者没有使用生长激素替代治疗而达到了正常的身高[59, 62]。Pit1（现称为 Pou1f1）是同源结构域蛋白 POU 家族的成员，包含高度稳定的二聚体 DNA 结合结构域，该结构域由低亲和力 DNA 结合所需的 POU 同源结构域和负责 DNA 结合的特异性，以及与其他蛋白质的潜在相互作用的 POU 特定结构域组成[59, 63]。以垂体发育不全和 GH、PrL 和 TSH 缺陷为特征的 Snell 矮小鼠，在 Pit1 内具有点突变（*W261C*）基因，影响 POU 同源域的第三个螺旋。这使得 Pit1 与其靶启动子结合的序列缺失。目前已在患有 CPHD 的人群中鉴定出 *POU1F1* 基因的几种突变和缺失，其特征是 GH、PrL 和 TSH 缺乏[63]。已经有研究表明，突变会分别影响 POU1F1 的 DNA 结合能力或其转录活性。常染色体显性遗传会造成显性的负性效应，影响 POU1F1 二聚化的突变、反激活（p.p24l）或相对常见的 p.R271W 突变，其结果是增加了与启动子元件的结合，破坏了转录激活。常染色体隐性遗传与其他突变一起发生，例如 p.A172X、p.E250X、p.R143G、p.A158P 和 p.P239S。尽管大多数患者在出生的第一年中表现出生长迟缓，但据报道该表型具有变异性。GH 和 PrL 完全缺乏，婴儿期可能会观察到 TSH 分泌，但在几个月内会逐渐下降。磁共振成像（MRI）扫描显示垂体前叶的大小有明显的变化，其中一些患者表现出正常的垂体，而其他患者则表现为垂体增生。经过适当的 GH 和甲状腺素替代治疗后，患者可能正常进入青春期并具有正常的生育能力。哺乳能力可能会受损。在某些患者中，TSH 分泌可能是正常的[64]。

5. *GH1* 基因　*GH1* 基因位于染色体 17q22–24 处，是由 5 个结构相关基因组成的基因组的一部分，这 5 个基因包括：*GH1* 基因、*CSHP*（绒毛膜促生长激素假基因），CSH（绒毛膜生长激素基因）、GH2（或胎盘变体基因）和 *CSH2*。*GH1* 基因的突变与孤立的 GH 缺乏症有关（表 23–3）[65]。大型隐性遗传缺失与 GH 蛋白缺失相关（1A 型常染色体隐性 GHD）。垂体 GH 分泌的完全缺失是 GH 和绒毛膜生长激素（CS）基因簇中不同部位的非同源交叉缺失所致。最常见的缺失是 6.7kb，但也观察到 7.0、7.6 和大于 45kb 的缺失[65]。1A 型 IGHD 与 GH1 缺失并不相同，因为复合杂合突变会导致移码或纯合的无义突变，影响到 GH1 的信号肽，可导致 GH 蛋白严重截短或缺失，从而导致 IGHD 1A 型[66]。患者通常在 6 月龄时出现严重的生长障碍（SDS 高度＜ −4.5）这些患者对 GH 疗法的初始反应非常好，但是由于在胎儿期体内缺乏正常 GH 分子，机体生长对外源性 GH 反应的减弱可能是由于抗生长激素抗体产生所致，然而这种情况在新的生长激素制剂中却鲜有报道。

1B 型 GHD 是由于 *GH1* 基因的纯合剪接位点、移码和无义突变，或 *GHRHR* 基因的纯合或复合杂合突变造成的。1B 型 GHD 患儿身材矮小，生长速度慢，GH 浓度低但可检测到，并且对 GH 治疗的

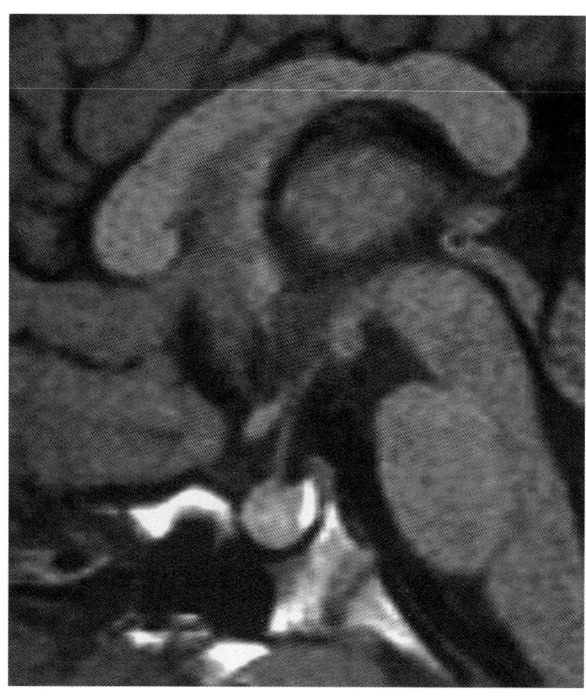

▲ **图 23-4 具有 *PROP-1* 突变的患者的垂体"肿瘤"**

垂体的矢状 MRI 扫描显示，垂体后叶增强正常，垂体前叶腺球状增大。随后的扫描显示肿块退化，并产生空的蝶鞍

反应良好，未形成抗体。在某些族系中，未受影响的突变等位基因携带者可能比非携带者身材矮小[67]。

2 型 GHD 为常染色体显性遗传，与剪接位点突变有关。这些突变导致产生两个交替剪接的 GH 分子，20 和 17.5kD hGH 产生。*GH1* 基因第 3 外显子剪接增强子的突变也与常染色体显性遗传的 GHD 有关[68]。17.5kDa 型 hGH 的产生具有明显的负作用，可阻止正常野生型 22kD hGH 的分泌，从而对垂体促生长激素细胞产生不利影响。在这一显性阴性突变的小鼠模型中，促生长激素细胞数量减少[69]，相邻垂体细胞逐渐受损（随后 PrL、TSH 和促性腺激素分泌障碍）[70]。此外，错义突变（p.R183H、p.P89L 和 p.V110F）也与 IGHD 2 型有关。这些患者的 *GH1* 等位基因正常，但不能以适当形式分泌正常浓度的 GH。因此突变蛋白发挥显性负效应。与小鼠一样，在某些显性 GH1 突变患者中也发现了其他激素缺乏症，包括 ACTH、TSH 和促性腺激素缺乏症[71]。

GHD 3 型是一种 X 连锁形式的孤立性 GH 缺乏症（IGHD），已在低血球蛋白血症患者中报道过。本章前面提到了转录因子 SOX3 在有或没有智力障碍的 GHD 发病中的作用。

表 23-3 *GH1* 的遗传异常

A	类型 1	类型 1A：由于完全没有 GH 合成而导致常染色体隐性遗传性 GHD； 类型 1B：由于 GH1 的剪接缺陷或 *GHRHR* 基因缺陷导致的常染色体隐性遗传性 GHD
B	类型 2	由于 *GH1* 基因的剪接位点和错义突变导致常染色体显性 GHD 发生，导致 *GH1* 基因显性负效应。突变体的异常折叠会干扰存储和分泌
C	类型 3	X 连锁的 GHD，有或没有精神分裂症 (SOX3) 或与 X 连锁的丙种球蛋白血症相关

6. 有生物活性的生长激素分子 由于 GH 蛋白以选择性剪接或翻译后加工产生的多种分子形式存在，因此我们认为一些身材矮小的案例是各种 GH 蛋白形式比例异常造成的。杂合错义 *GH1* 基因突变可能通过复杂的机制损害生长，该机制不仅影响 GH 的分泌，而且影响其生物活性。Takahashi 及其同事首次描述了两个关于 *GH1* 点突变的杂合子病例的报道，并详细介绍了其生物化学和分子遗传学[72]。突变的 GH 分子（p.R77C 和 p.D112G）能够与 GH 蛋白受体结合，甚至可能具有更高的亲和力，但不能以正常方式刺激 GH 激活的细胞内信号转导中间物的酪氨酸磷酸化。p.R77C 突变体抑制野生型 GH 体外作用的能力证明了该突变体具有显性负性行为的能力。随后，有报道称在生长迟缓和青春期发育迟缓的患者中发现了杂合 p.R77C 突变，这些患者在接受 rhGH 替代治疗后生长恢复正常[73]。然而，由于身材正常的家庭成员也是携带者，因此没有发现明确的表型与基因型相关性。在这种情况下，患者并非总是身材矮小，并且他们的 GH 分泌可能正常或略有增加，而 IGF-1 和 GH 结合蛋白（GHBP）的浓度也较低。最近的体外研究显示突变体和野生型 GH 蛋白在与 GH 受体的结合，以及下游 Jak2/Stat5 途径的激活方面没有任何差异[73]。然而，也有可能是基因突变导致 GHR/GHBP 蛋白的基因转录能力降低[73]。错义 GH1 突变（p.P59L 和 p.P59S）[74] 可能会导致 GH 受体的亲和力降低，而在某些情况下（p.R178H）作用机理比较复杂，突

变影响 GH 分子的二聚化和包装，以及对 GH 受体的结合亲和力，导致下游信号通路的激活减少[75]。

7. 结构异常　除了与前面描述的遗传问题相关的结构异常外，GHD 还可发生其他的颅骨或中线异常，如前脑无裂畸形、鼻部脑膨出、单中切牙、唇腭裂。随着中枢神经系统放射学评估方法的改进，已发现越来越多的特发性 GHD 患者具有结构异常[76]。其中许多与先前描述的某些遗传异常相关，但这些发现是值得单独考虑的。特别是，早期的研究表明，在 CPHD 患者中，与 IGHD 患者（49% vs. 12%）、臀位分娩（32% vs. 7%），以及相关的先天性大脑异常患者（12% vs. 7%）[77, 78] 相比，MRI 上未下降（常称为异位）的垂体后叶［垂体后叶异位（posterior pituitary ectopia，PPE）］的发生率在男性中会比女性更为常见（PPE 存在时为 3∶1，正常解剖时为 1∶1）。

这些发现似乎可以用早期胚胎中大脑中基底结构的诱导缺陷来解释，而不是如先前说的那样，是由于分娩过程中的损伤。垂体功能不全到底是由于下丘脑或垂体发育不全，还是垂体柄发育不全或截断，原因并不是很清楚。然而，围产期的问题，包括臀位的出现，可能是潜在的 CNS 异常的结果，而不是原因。在患有视光发育不良，1 型 Arnold-Chiari 综合征，全前脑畸形的患者中发现类似的解剖学异常，这些发现支持了 PPE、垂体柄截断或发育不全，以及垂体发育不全可能是由于胚胎发育异常导致，而不是分娩损伤导致。

在空蝶鞍综合征中，蝶鞍肌膜异常可使疝上蛛网膜下腔向疝蝶鞍区域突出[79, 80]。这可能会损坏蝶鞍，包括垂体。空蝶鞍综合征可能是由于手术或放射治疗，也可能是特发性的。经常在 PROP-1 突变的患者中发现空蝶鞍综合征，这也可能是脑垂体瘤的先兆。

（二）获得性缺陷

1. 下丘脑和垂体的破坏性病变　当下丘脑或垂体发生大面积破坏性病变时可能会单独出现 GHD 或 CPHD。突然分娩，长时间分娩或广泛使用镊子所导致的分娩创伤，通常与随后发生的下丘脑或垂体功能障碍有关[81]。据报道，臀位分娩婴儿的 GHD 的发生率是增加的，虽然目前尚不清楚这种分娩方式是否会直接导致垂体功能障碍，或者换个角度来说，不知道 CNS 异常是否会导致异常分娩率增加。

2. 肿瘤　中枢神经系统肿瘤是孤立的 GHD 和 CPHD 的重要病因，每一个没有明确生长障碍病因的 GHD 儿童都必须排除中枢神经系统肿瘤。中线脑肿瘤包括生殖瘤、脑膜瘤、神经胶质瘤、第三脑室胶体囊肿、室管膜瘤和视神经胶质瘤。GHD 或 CPHD 也可能发生于影响头部或颈部的肿瘤的局部扩展，如颅咽癌和淋巴瘤。

累及垂体的主要儿科肿瘤是颅咽管瘤，它可能是由 Rathke 囊的残余物发展而来的先天性畸形[82]，占儿童颅内肿瘤的 5%～15%，占下丘脑－垂体肿瘤的 80%。它起源于腺垂体和神经垂体胚胎交界处的鳞状细胞，逐渐增大形成囊肿，囊肿内部细胞变性坏死，最终导致液化或钙化，但不会恶变（图 23-5）。

这些钙化有时可在头部影响检查中看到，是重要的诊断信号。尽管颅咽管瘤是先天性畸形造成的，但在临床上，它们可能在任何年龄出现。诊断颅咽管瘤时，有 30%～50% 的儿童中已经可已观察到明显的生长受限[83]，但患者最常见的症状是颅内压增高，例如头痛、呕吐和动眼障碍[82]；视野缺损也是常见症状。50%～80% 的患者存在至少一种垂体激素缺乏症，最常见的是 GH 或促性腺激素缺乏症。另外在确诊时有 25%～50% 的患者发生尿崩症[82-84]。尿崩症发生率的变化可能是由于它的发生率被低估或被 ACTH 缺乏症而被掩盖[84]。

儿童期最常见的颅咽管瘤类型是釉质细胞型颅咽管瘤（adamantinomatous craniopharyngioma，ACP）[85]。早在 ACP 病例中就发现了 Wnt 信号通路的一部分，编码 β- 连环素（β-catenin，CTNNB1）的基因的激活突变[86]。在 Rathke 囊的早期祖细胞中表达了 β-catenin 抗降解突变的小鼠模型使我们有了进一步的了解。大多数基因突变小鼠在 4 周龄时死亡，存活下来的小鼠表现出垂体增生和明显的垂体功能减退，并伴有 pou1f1 系严重分化中断和生长极度迟缓。最终，所有小鼠都发生了致命性垂体瘤，这些肿瘤与人类 ACP 患者极为相似。仅

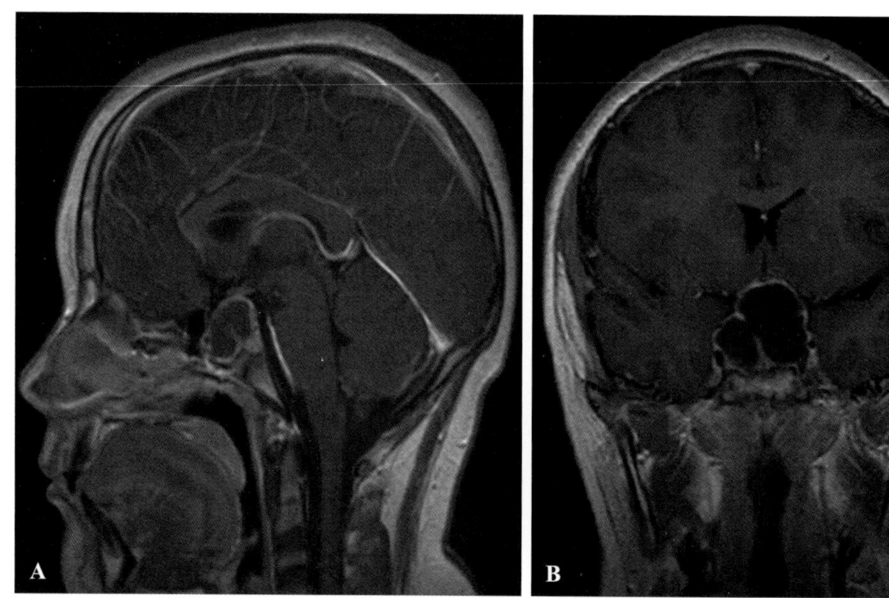

▲ **图 23-5　囊性颅咽管瘤的 MRI**

矢状核磁共振扫描揭示了大的多囊性颅咽管瘤，起源于垂体窝，一直延伸到下丘脑。同一病变的冠状切面（B）向上和向侧扩散。两张图像均为 T_1 加权，增强扫描

当在未分化的祖细胞中表达时才观察到活化的突变 β- 连环素的致瘤作用，表明在垂体祖细胞 / 干细胞中突变的 β- 连环素在类似于人 ACP 的鼠类肿瘤中具有致病作用。朗格汉斯细胞的组织细胞增生症也可能发生于任何年龄。朗格汉斯细胞组织细胞增生症（LCH）的特征是克隆增殖和积累，以及导致异常树突状细胞的增殖，可能影响单个或多个组织器官的功能，从而导致多器官功能障碍。在儿童中，诊断的中位年龄在 1.8—3.4 岁。在 15%～35% 的患者中，LCH 浸润至下丘脑 - 垂体区域，随后出现至少一种垂体激素缺乏症 [87]。据一项多中心的法国国家研究结果显示，589 名患有 LCH 的儿童患者中，145 名患者（25%）有垂体功能障碍。有 60 例患者在诊断时已经有垂体受累，其中 20 例，垂体受累为首发症状。那些患有多系统疾病的患者，包括颅骨和面骨、乳突窦、鼻窦和黏膜疾病（即牙龈、耳、鼻和喉咙区域），他们是发生垂体病变的高风险人群。此外，与没有垂体受累的患者相比，垂体病变的患者复发率更高（5 年时为 10%，5 年时为 4.8%），神经退行性 LCH 的发生率也更高 [88]。

LCH 最常见的长期症状和最常见的内分泌系统并发症。几乎所有垂体受累患者都患有尿崩症。第二常见的内分泌系统疾病是 GHD，在所有 LCH 患者中占 14%，在脑垂体受累的患者中占 40% 以上 [87]。在绝大多数患者中，GHD 与尿崩症相关，在尿崩症的诊断与 GHD 发生之间的平均间隔为 2.9～3.5 年。单穿 GHD 或与其他垂体前叶激素缺乏症相关的 GHD 患者中，尿崩症不太常见。

LCH 患者的垂体 MRI 表现包括垂体柄增厚，提示浸润过程增强了垂体和下丘脑的变化，以及在 T_1 加权图像中由于富含磷脂的 ADH 分泌颗粒的缺失而导致垂体后叶的亮信号缺失。后者是尿崩症患者的固定特征 [89]。尽管 75% 的尿崩症患者在诊断尿崩症时显示垂体茎增厚，但只有 24% 的患者在 5 年后持续增厚。这些影像学改变随时可能变化，并且与治疗或临床康复无关。但是在任何情况下尿崩症都会持续存在。

对 LCH 患者的长期随访表明，已经发生的激素缺乏症无法通过治疗逆转 [89]。然而，最近的病例报告显示，使用嘌呤类似物 2- 氯脱氧腺苷（2-chlorodeoxyadenosine，2-CDA）治疗尿崩症有效。随后关于这种治疗方法的研究（用于涉及 CNS 的难治性 LCH 病例）表明，2-CDA 可能导致肿瘤部分或完全的影像学改变，但是内分泌系统异常，包括 DI 和垂体功能减退症，并没有好转 [90]。使用 JLSG-96 方案治疗的患者随访 5 年后，尿崩症发生

率为3.1%～8.9%，具体发生率取决于疾病的累及范围（单系统多位点与多系统）[91]。

用于治疗LCH的放射疗法的剂量范围为10～15Gy，这个剂量一般不会导致GHI。然而，尽管剂量< 15Gy，但放疗仍与GHD风险增加有关，这可能是疾病的严重程度和发展程度导致的，而不是放疗的直接影响。

3. 中枢神经系统放射治疗 用于治疗实体脑肿瘤和预防白血病的颅脑放射治疗可导致下丘脑－垂体功能异常。HP轴对放射线的敏感性取决于剂量、分级、组织位置和患者年龄[92]。这种损害通常很难准确评估，因为下丘脑和垂体的受累程度可能不同，功能的丧失也可能随着时间的推移而进展。尽管大多数儿童在接受30Gy照射的5年内会经历某种程度的下丘脑或垂体功能障碍，但患者对CNS辐射的敏感性可能有所不同。在18～24Gy[93]的剂量下GHD也会发生，甚至在更低剂量下也会观察到细微的功能障碍。GH分泌通常对辐射最敏感，其次是、促性腺激素、最后是ACTH。这可能与GHRH神经元在的独特位置有关，在下丘脑表面而不是像之前认为的那样在深部结构内[94]。

放射治疗后数年垂体功能障碍逐渐加重，因此应监测患儿的生长减速。刺激性GH检测结果可能在正常范围内，但自发GH分泌结果经常显示异常。颅脑放射治疗后的最初几年，血清IGF-1或胰岛素样生长因子结合蛋白3（IGFBP-3）的浓度可能不会降低[95]。

颅脑放射治疗还可能导致性早熟，导致青春期早期生长突增，骨骼成熟提前，最终导致身高下降[96]。这也可能与脊髓放射治疗其他疾病导致的生长限制作用共同叠加。低剂量照射通常与青春期的早熟有关；高剂量可能导致促性腺激素缺乏和青春期延迟。在受过放射治疗的青春期早期儿童中，无论是否接受GH治疗，都应考虑使用促性腺激素释放激素（GnRH）类似物进行治疗，用以延迟骺骨融合。

在30%～60%的病例中，较低剂量的辐射（24Gy）也与GHD相关。用于后颅窝肿瘤治疗的颅脊髓放疗和用于骨髓移植的全身放疗也与骨骺的损伤有关，随后会出现不成比例的身材矮小。

4. 创伤性脑损伤 在许多成人研究中，颅脑外伤（TBI）被认为是获得性垂体功能低下的原因之一。儿科患者的数据很少，许多TBI可能未得到正确诊断[97]。考虑到问题的严重性，这些影响可能是十分重要的。在英国，每年每10万人口中有180名儿童头部受伤，每10万名患者中有5.6名需要重症监护，其中需要接受外科手术治疗后收入ICU病房。

尽管垂体在蝶鞍骨腔内得到保护，但下丘脑和垂体的丰富血管网络及垂体柄的结构使其容易受到脑外伤的影响。下丘脑和垂体具有复杂的血管供应，包括通过颈内动脉的上、下垂体动脉、长垂体血管、围绕垂体和漏斗的丰富的门静脉毛细血管。与TBI相关的垂体功能减退的病理生理学还没有明确的定义，但我们认为它是直接创伤或血管损伤导致的缺血和梗死的结果[98]，通过观察头部外伤死亡后的尸体解剖结果验证了上述观点，包括垂体前叶坏死、垂体纤维化、出血、梗死或垂体坏死[99]。

激素缺乏可能在创伤后的头几天到几周（急性期）被发现，也可能随着时间的推移而发展（晚期效应）。由于垂体功能低下的症状和体征与TBI的神经系统和心理后遗症的症状和体征重叠，因此很有可能在较长时间内无法诊断出晚期效应或部分垂体功能低下。

在急性期，内分泌功能的改变可能是应激性反应。临床上表现为体液和电解质平衡的调节（尿崩症、SIADH、脑性耗盐综合征）和下丘脑－垂体－肾上腺轴的变化。在急性期观察到的大多数垂体激素变化都是暂时的，不能预测是否会发展为永久性垂体功能减退[100]。

急性期存在的垂体激素缺乏症通常是暂时的，但随着时间的流逝，它们可能持续存在或逐渐发展。在该研究中，成年人中永久性垂体功能低下的发生率为23%～69%。GH轴是受常影响（10%～33%），其次是性腺轴（8%～23%）、肾上腺轴（5%～23%）和甲状腺轴（2%～22%）。永久性尿崩症患病率为0%～6%。

直到最近，也只有零星的关于儿童垂体功能低下的报道，但旨在解决儿童和青少年群体这一问题的前瞻性研究正在进行中。据报道垂体功能减退的发生率在10%～60%，虽然儿童比成人低，但并不少见[101]。一般来说，虽然生活质量问题和轻微残疾可能会持续存在，但TBI的长期预后似乎对儿童比成人更好。内分泌功能障碍对这些预后的影响程度尚未确定。

生长激素缺乏症似乎是主要的内分泌表现，其次是促性腺激素缺乏症。GHD可表现为生长受限，青春期延迟或停滞，继发性闭经可出现在青少年和过渡阶段的患者中。在一些病例报告中，还报道了中枢性性早熟与颅脑损伤相关，大约发生在损伤事件后的0.4～1.6年[102]。

颅脑损伤后垂体功能低下的患者可能没有临床症状和体征；其正确识别十分困难。一项关于TBI成人患者筛查的国际共识指南建议，所有患有TBI的患者，无论其严重程度如何，均应在事件发生后或从强化治疗组出院后3个月和12个月后进行基线内分泌评估[103]。关于儿童，还没有足够的前瞻性研究数据可以推荐一种系统的方法来筛查TBI患者[104]。更具争议性的是，建议在TBI后或在刺激试验中发现GH分泌异常但生长正常的患者中，使用rhGH进行治疗以改善认知功能和质量的问题[105, 106]。

5. *浸润性和炎症性疾病*　在儿童人群中，浸润性疾病是GHD的罕见原因，但在肺结核、结节病或弓形体病中，脑垂体功能不全可继发于CNS。与细菌、病毒、真菌或寄生虫病相关的炎症也可能导致下丘脑－垂体功能障碍[107]。淋巴－腺样体垂体炎也有报道。

最近报道了成年人伴有GH、TSH和PRL缺乏的获得性垂体功能减退的一个罕见原因，是生长激素细胞谱系的特异性损伤引起的，与Pit-1(POU1F1)的自身免疫相关，血清抗Pit1抗体阳性[108]，尚不清楚这是否是导致有自身免疫性疾病的儿童和青少年患有获得性GHD的病因。

地中海贫血是一种遗传性疾病，其特征是珠蛋白链合成中存在定量缺陷，导致无功能的红细胞生成，严重病例会导致依赖性输血。大多数并发症是铁中毒的结果，铁沉积在网状内皮系统的器官、心脏和内分泌系统的所有靶器官，包括垂体[109]。垂体前叶对铁超载非常敏感，导致GH分泌不足，GH对GHRH的反应性降低，以及性腺功能减退。促性腺细胞似乎特别容易受到铁沉积的毒性作用的影响，这可能与铁在细胞中的运输方式有关。青春期发育受限和生长障碍是最突出的内分泌并发症，即使早期开始螯合治疗也可能发生。据估计，有56%的地中海贫血患者至少有一种内分泌疾病；几乎一半的人患有性腺功能减退（40%～59%），并且33%～36%表现出生长发育障碍[110]。生长受限是由多种因素造成的，包括慢性贫血和组织缺氧、去铁氧胺对脊柱软骨的毒性作用导致的过度螯合，GH功能不全，以及可能存在的GH不敏感[111]。

6. *血管病变*　动脉瘤可表现为占位性病变，并导致下丘脑或垂体破坏。

7. *心理性矮小症*　心理性矮小症是一种不良的成长形式，与怪异的饮食行为、社交恐惧、言语迟缓有关，也有其他证据表明此症与发育迟缓有关。周期性的食欲亢进与GH对标准刺激的反应降低有关，也与机体对外源性GH治疗的反应性低有关。脱离充满压力的环境，通常为家庭环境，会出现正常GH分泌的恢复（通常在数周之内）以及一段补偿性生长期[112, 113]。这种可逆性GHD的机制尚不清楚，但值得注意的是，成年人的多种精神病状况可能与自发性和刺激性GH分泌减少有关。要确定心理性矮小症的诊断，就需要明确记录在环境状况得到纠正后，患者出现追赶生长并恢复正常GH分泌[113]。

三、临床表现

（一）下丘脑－垂体－生长激素轴

生长激素由垂体前叶的促生长激素细胞分泌。它的分泌模式是波动性释放的，每3～4h会出现一次GH离散脉冲，在其间期几乎无法检测到GH浓度。GH的分泌随着年龄的增长变化很大[114]，并表现出与性别有关的双态模式，相比之下，女性的日平均GH分泌量更高。这种模式是下丘脑分泌的促生长激素释放激素（GHRH）和生长抑素之间相互作用的结果。GHRH刺激脑垂体的GH细胞，增加GH分泌和GH基因的转录，从而决定GH峰的幅度。生长抑素通过抑制下丘脑释放的 GHRH 和垂体释放的 GH 来决定 GH 的最低水平。另一方面，生长抑素的下降决定了 GH 脉冲的时间[115]。

最近，合成的生长激素释放肽（GHRP）识别出一种促生长激素分泌素（GHS）受体（GHS-R 1a 型）。该受体在下丘脑中强烈表达，但在中枢神经系统的其他区域及人类和其他生物体的外周内分泌和非内分泌组织中也发现了 GHRP 的特异性结合位点[116, 117]。GHS 受体的内源性配体人生长激素释放肽（Ghrelin）是从胃中分离出来的，是一种由 28 个氨基酸组成的辛基化肽。它主要在胃中表达，但在肠、胰腺、肾脏、免疫系统、胎盘、垂体、睾丸、卵巢和下丘脑中也有较低含量。Ghrelin 不仅促进 GH 的分泌，而且刺激泌乳素和 ACTH 的分泌。此外，它还影响胰腺内分泌功能、葡萄糖代谢、性腺功能、食欲和行为[118]。它还可以控制胃蠕动和胃酸分泌，并具有心血管方面和抗增殖作用[118]。内源性 Ghrelin 在儿童期正常生长中的作用尚不清楚。Ghrelin 和 GHRP 与 GHRH 协同释放 GH[118, 119]。

人类生长激素基因的表达不仅受近端启动子调控，还受 GH-1 基因上游 15～32kb 的基因位点控制区（LCR）调控。LCR 可使垂体特异性高水平表达 GH[120]。*GH1* 基因的全长转录本编码了一种氨基酸 191，22kDa 蛋白，占循环 GH 的 85%～90%。剩下的 10%～15% 是 mRNA 转录时选择性剪接产生一种 20kDa 的生长激素。在近端启动子和 LCR 内都存在垂体特异性转录因子 Pit1 的结合位点。因此，LCR 区域可被视为组织特异性 Pou1f1（Pit-1）募集的一个初始的“入口”点，进而触发染色质重塑和共激活因子的聚集[121]。转录因子 Zn15 的其他结合位点也位于近端启动子内。

在循环中，GH 与两种结合蛋白结合：高亲和性 GHBP 和低亲和性 GHBP[122]。我们对低亲性 GHBP 知之甚少，它占 GH 结合的 10%～15%，会优先与 20kDa 生长激素结合。高亲和性 GHBP 是一种 61kDa 糖基化蛋白，它代表 GH 受体胞外结构域的一种可溶形式，可以与 20kDa 和 22kDa 生长激素结合，从而延长 GH 的半衰期。GH 受体（GHR）存在于许多组织中。该激素依次使其受体二聚化，激活受体相关的酪氨酸激酶 JAK2，JAK2 随后自磷酸化并使 GHR 磷酸化。从而导致了利用 MAPK、STAT 和 PI3 激酶途径的信号转导。最终的结果是激活了许多调节 GH 作用的基因。这些基因包括编码转录因子的早期反应基因，如 c-jun、c-fos 和 c-myc，它们与细胞生长、增殖和分化，以及介导 GH 促生长作用的 IGF-1 有关[123]。IGF-1 和 IGF-2 是两种广泛表达的单链多肽激素。它们与一系列特异结合蛋白一起，被认为可以介导 GH 的大部分功能[124, 125]。

（二）新生儿临床表现

近期在人类和动物模型中的研究发现，GHD 的临床特征与各种形式的胰岛素样生长因子（IGF）缺乏症之间存在明显的相似性，但也存在重大差异[6, 126-128]。在 GHD 中，尽管出生时身长和体重有轻微下降，但胎儿期生长基本正常。GHD 不会引起严重的宫内生长迟缓，而胎盘 GH 减少则会引起严重的宫内发育迟缓（IUGR）。然而，子宫内 IGF-1 的缺失会导致人类和小鼠的宫内生长受到严重限制[129]，这提示 IGF-1 和 IGF-1 受体在胎儿宫内生长发育中起重要作用[130]。子宫内 IGF-1 的合成和分泌不主要受垂体 GH 的调节。

无论是在胎儿期的最后几个月还是在出生后不久，IGF-1 的产生都受到 GH 的调节，并已在 6 月龄的时候就已经稳定分泌。生长障碍对骨骼生长的影响大于对体重的影响，因此婴幼儿有相对肥胖的表现。新生儿可能出现低血糖，这提示可能存在其他垂体激素缺乏，特别是促肾上腺皮质激素（ACTH）。只有当皮质醇替代疗法开始时，血糖才会维持在正常水平，这表明 ACTH（以及随后的皮质醇）的分泌对葡萄糖稳态至关重要。然而，尽管 IGHD 很少与新生儿低血糖相关，但 GH-IGF-1 轴在维持葡萄糖稳态中也起着作用。尽管与 CPHD 相比高胰岛素血症的显著特征是其低血糖症中没有酮体型成，我们需要快速将 CPHD 与其他低血糖原因相鉴别。

伴发性促性腺激素缺乏症的表现为小阴茎、阴囊畸形和阴囊发育不全。由于人绒毛膜促性腺激素（HCG）在胎盘中的产生，生殖器官的变化是不可预料的。通常在 CPHD 患者中也可伴有结合性高胆红素血症和胆汁淤积的长期黄疸。GH、ACTH 和促甲状腺激素（TSH）缺乏对这种表现的影响尚不清楚。任何有低血糖血症，隐睾症、小阴茎及结合性高胆红素血症表现的婴儿（尤其是足月儿）都必须考虑垂体功能不全的诊断。并且应该寻找可能提示更广泛的问题的相关特征［面部中线缺陷、单个中切牙、眼球震颤和（或）视神经发育不全］，并进行 MRI 检查[131]。

（三）婴幼儿时期

围产期后，GHD 的主要特征是生长障碍。先天性 GHD 在出生后的前 6 个月可以观察到骨骼生长的减少，但是到 6～12 个月大时，早期生长障碍便几乎不可避免[4, 132]。身高增长速度通常为均值的 –2～–5 个标准差（SD），这将导致渐进的身高百分位数交叉。获得性 GHD 的患者的关键特征是生长速度的变化。在 2 岁到青春期开始，儿童保持其身高百分位，并具有显著的整体性。如果偏离这个范围（无论是加快还是减慢）都需要进行评估。因此，若一个已经沿着第 75 百分位生长的孩子移动到了第 25 百分位，即使他或她的身高可能仍然在正常范围内，也需要进行评估。

GHD 患者的骨龄通常会延迟，但是获得性 GHD 并不一定。在颅内肿瘤患者中，有时会出现生长障碍或获得性 GHD 伴青春期加速的情况，此时骨龄可能加快。齿列延迟的情况也会出现，但是在没有中线的情况下，颅面畸形是正常的。其他骨骼表现包括面部骨骼发育不全、鼻梁发育不全、额部隆起及缝线延迟闭合。头围通常处于正常值的下限，表明大脑正常生长[4, 133]。

通过仔细测量皮褶厚度可以检测出肥胖的增加，尤其是中心性肥胖。青春期开始之前的生殖器生长通常与体型成正比。青春期可能会延迟，但是在没有其他内分泌缺乏症的情况下是正常的。

关于未经治疗的 GHD 患者成人身高的数据有限。这些结果往往很难解释，这是因为：① GHD 发生的时间不一致；② GHD 严重程度不一致；③垂体是否存在其他缺陷；④青春期延迟，导致骨骺晚期融合。Wit 和同事[134]总结了 22 名未经治疗的男性和 14 名患有严重的孤立性 GHD 的未经治疗的女性的研究结果，报告显示成人平均身高为 –4.7SD，这些早期报道中研究的患者也可能代表的是 GHD 的极端情况。

四、儿童 GH 缺乏症的诊断

由于身材矮小有多种原因，所以对生长发育障碍儿童的诊断评估很复杂（表 23–4）。在诊断 GHD 的过程中，需要考虑和排除身材矮小的其他原因。

表 23–4　身材矮小的原因

- **非致病性**
  - 体质性青春发育期延迟
  - 家族性矮小
  - 营养性
- **低出生体重**
- **系统性疾病**
  - 心血管疾病（如先天性心脏病）
  - 肾脏疾病（如慢性肾衰竭、肾小管疾病）
  - 呼吸系统疾病（如囊性纤维化、哮喘）
  - 胃肠道疾病（如克罗恩病）
  - 神经系统疾病（如脑肿瘤）
  - 心理性疾病（如神经性厌食症、虐童）
- **内分泌原因**
  - 与生长激素（GH）相关的原因
  - GH 缺乏症：单独 GH 缺乏或合并其他激素缺乏症
  - GH 抵抗
  - 胰岛素样生长因子 –1 缺乏症
  - 甲状腺功能减退症
  - 假性甲状旁腺功能减退症
  - 糖皮质激素过多
  - 库欣综合征
  - 先天性肾上腺增生
  - 外源性用药
- **遗传原因**
  - 特纳综合征
  - 努南综合征
  - 唐氏综合征
  - 骨骼发育不良：软骨生成减退、软骨发育不全、脊椎骨骺发育不良
  - Russell–Silver 综合征
  - Seckel 综合征
  - Prader–Willi 综合征
  - 其他综合征（如 Rothmund–Thompson 症候群、Leri–Weill 症候群、早衰症、黏多糖贮积症）

这是因为 GHD 的诊断是一个多步骤的过程，需要对临床病史、生长发育和生化数据进行细致

的评估，脑垂体 MR 成像和遗传学研究的结果对 GHD 的诊断贡献越来越多 [135]，GH 是产后生长的最后一个共同途径，并且许多生长不良的原因都可能间接影响 GH 分泌。有许多试验可以用于评估 GH 的状态 [136, 137]。研究者们非常重视这些试验的潜在机制、样本的收集方法以及测量方式。但是对诊断试验性能的统计假设却关注较少。许多试验背后的统计理论很复杂，因为结果并不遵循"全或无"规律。临床医生通常并不能获得一个明确的诊断答案，而是得到判断患者有或无 GHD 的一些可能性。

（一）临床评估指南

1. 新生儿期 本次讨论中已经考虑了诊断 GHD 的几个要点，但在新生儿期，GHD 可能是孤立的，或者与其他垂体激素缺乏症有关。小生殖器可能与促性腺激素缺乏症相关。新生儿期的低血糖症通常是 ACTH 缺乏的特征；尽管在任何情况下，人们认为血清 GH 低于 10ng/ml 与 GHD 的诊断是一致的。然而，这并不是普遍现象，在解释不同情况下 GH 对低血糖的反应时需要谨慎 [138]。最近，Binder 和同事利用高敏感 hGH-ELISA，发现健康新生儿干血点标本中 GH 浓度的中位数为 16.4μg/L，而 9 例诊断为垂体功能减退的新生儿血清中 GH 浓度的中位数为 2.1μg/L（最高 5.5μg/L），两组 GH 浓度没有明显重叠。基于这些数据，作者得出当使用与该研究相同的检测方法时，新生儿诊断 GHD 的 GH 临界值为 7μg/L，并且具有很高的敏感性（100%）和特异性（98%）[139]。

新生儿长期黄疸引起甲状腺素（未结合）或皮质醇（结合高胆红素血症）缺乏的问题。鉴于这些特征，就有可能在模式识别的基础上将患者的 GHD 诊断划归为高度可能。行颅脑 MRI 检查可以发现隐匿性垂体后叶，垂体前叶发育不全，垂体柄发育不全或缺失，视交叉发育不全，胼胝体和透明隔缺失或发育不全 [140, 141]。

2. 婴儿和儿童 儿童的诊断评估必须以辅助医学为基础。虽然 GHD 有许多典型临床特征，但没有一个具有特异性。例如，肥胖被列为 GHD 的临床特征，但如果我们仅仅将生化评估局限于以肥胖为主要特征的患者，那么测试 GH 轴将产生大量 GH 反应差的个体，因为肥胖本身与 GH 对各种刺激的反应减弱有关。GHD 患者通常具有肥胖，但是肥胖者并不都是 GHD。

无论是单独观察还是联合观察，许多临床观察结果的敏感性和特异性并不十分清楚。并且一些临床特征在普通人群中的发生率是未知的，这使得问题更加严重。即使存在特定的特征或联合特征，如果它们相对不敏感，也只能稍微增加患病的可能性。

GH 基因缺失引起的 GHD 表现较早，并且最早可在产后 6 个月发现生长不良。随着年龄的增长，需要分泌更多的 GH 才能维持生长所需的 GH 浓度，因此特发性孤立性垂体性 GHD 可随时发生。激素水平的缺少程度决定了这个人的就医时间。表 23-5 列出了有助于判断一个患者是否进一步评估 GH 轴的一些临床特征。

表 23-5 进一步评估 GH 轴的临床指标

- 任何年龄的身高，低于 U.K. 参考表上的第 0.4 个百分位数。选择第 0.4 个百分位数是为了提高评估的诊断结果。先前的临界值（第 3 或第 5 个百分位数）缺乏敏感性和特异性
- 身高在 1 年或者更长时间内超过 U.K. 参考表上 1 个或者更多升高百分位数。百分位数是等距的（0.7SD），并适用于所有年龄段
- 身高对于父母的身高来说为不相称的低水平
- 易感状态（如肿瘤、辐射）或提示潜在症状的特征
- 新生儿体征符合垂体激素缺乏的体征

（二）试验原则

任何诊断试验的目的都是为了将临床病史和检查进展到改变患者护理的程度。任何试验都不会使患者受益。只有在随后的治疗根据检查结果发生改变时，患者才能获益。关于 GH 测试有大量令人困惑的文献，临床医生可根据表 23-6 中列出的问题来指导工作。重要的是要记住一个诊断试验不仅仅是用于判断疾病是否存在，它同时可判断病情严重程度、预后、对治疗的反应和治疗监测，以及作为一个重要的筛选工具。因此，试验的表现在不同的情况下结果可能是不一样的。测量血清 IGF-1 浓度可能并无助于 GHD 的筛查，但却可能是治疗反应的一个极好指标。

表 23-6 评估试验的基本原则

- 是否与诊断的“金标准”进行了独立的盲法比较？
- 该试验是在有或没有这种情况的患者中进行的吗？
- 该试验可重复吗？
- 该试验情况下“正常”的定义是什么？
- 在诊断顺序中，该试验如何与其他试验相互作用？
- 该试验会给患者带来风险还是降低风险？

有两点值得特别注意。首先，在内分泌学中并不经常存在诊断金标准。垂体前叶评估困难，分子生物学还不足以准确评估其功能。其次，在确定金标准时要格外谨慎。它可能会随着时间而变化，并且该试验必须通过大量有或没有相应情况的个体进行验证。研究者们通常倾向于使用极端值，但这可能导致过高的敏感性和特异性评估，可能使得试验无法在实地研究中得到证实[142, 143]。

使用诊断试验时有两个原则[144]。首先，概率是诊断不确定性的有用标志。这时，敏感性（当疾病存在时或真实阳性率时识别疾病的能力）和特异性（正确识别无疾病的能力或真阴性率的能力）便尤为重要。如果两者均为 85%，则 15% 的有疾病患者会得到阴性结果（假阴性），15% 无疾病的患者将得到阳性结果（假阳性）。无论有无疾病，患者都会出现异常结果。无论结果如何，都会产生新的信息，这些信息可能影响决策，也可能不影响决策。其次，只有在诊断试验能够改变病例的处理方式时，即试验结果改变了疾病发生的可能性时，才能进行诊断试验。

1. 试验前和试验后概率　诊断试验结果已知后的疾病概率（试验后概率）和试验前的疾病概率之间的关系取决于试验的敏感性和特异性，如图 23-6 所示。有两点需要注意：首先，临床医生在试验前对诊断结果越确定，验证性试验对疾病概率的影响就越小。反之也是如此。其次，试验将对过渡区的疾病概率产生重大影响。如果试验前概率很高或很低，则试验的用处可能不大。这就是生化检查无助于筛选矮小儿童的 GH 问题的原因之一；其试验前概率为 1/3000 或 0.003%。

临床医生经常面对这样的情况，即他们确实确定患者患有该病，但试验结果并未证实这一点。表 23-7 分析了这种情况。在此，特异性和敏感性已经确定，并考虑了对试验后概率的影响。在这种情况下，有 90% 的试验前概率表明患者 GH 缺乏，即使该个体的检测结果为阴性，其仍然有 67% 的可能性（减少了 23%）处于 GH 缺乏状态，因此治疗仍然是合理的。当试验前概率为 5%（非常确定患者没有 GHD）且试验结果呈阳性时，表明该患者有 1/4 的机会患病，因此我们可能不会对其进行治疗。在中立的角度看，双方的确定性都得到了显著提高。

2. 多重试验

通过引入任意数量的预处理概率，表 23-7 的数据都会变得更大。然而，试验后概率变化到一定程度时，就出现了这样一种情况：必须做出停止的决定，要么接受要么拒绝条件存在的建议。

表 23-7 假设敏感性和特异性不变，不同的试验前确定性对试验后概率的影响

试验前概率（%）	试验后概率（%）	
	试验阳性	试验阴性
90	98（+8）	67（–23）
50	87（+37）	19（–31）
5	25（+20）	1（–4）

括号内为预测概率的变化

决定终止评估和是否治疗取决于临床医生对诊断的确信程度、治疗获益和风险比，以及进一步试验的潜在获益和风险。有两种方法可以解决这种情况：进行另一项试验或使用更复杂的分析，而不是简单的肯定或否定。

这个方法假设两个试验的结果是独立的，而这在 GH 领域中是有问题的。在进行 GHRH 重复试验的正常个体中，不能假设非独立性[145]。在儿童中进行重复试验时，50% 的时间观察到一致性，该值接近检验效能为 70%～85% 的独立事件分析值。如果所有试验均被视为独立试验，则存在高估或低估病情的风险。另外还有一个非常重要的问题就是，试验结果是否会随着年龄的增长而发生变化。有证据表明，与儿童相比，青壮年在可乐定试验中释放

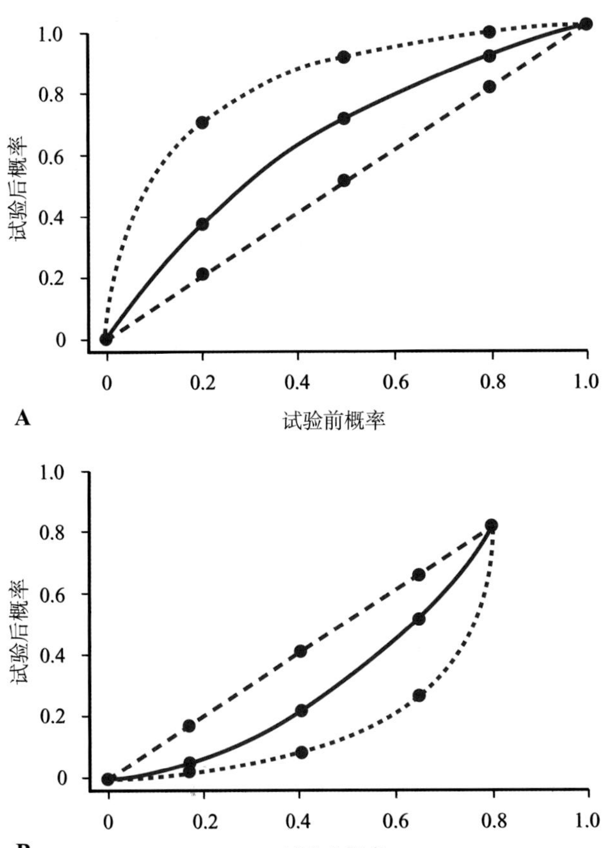

▲ **图 23-6　疾病的试验前和试验后概率之间的关系**

通过使用贝叶斯定理构建数据，试验的灵敏度和特异性为 70%（实线）或 90%（虚线）。A. 测试为阳性时的试验后概率；B. 测试为阴时的试验后概率。如果试验后概率与试验前概率相同，则该关系将由同一条线表示（引自 Brook CG，Hindmarsh PC，Jacobs HS，eds.clinical pediatric endocrinology，4th ed. London；Blackvell；2001.）

GH 的效果较差[146]。目前尚不清楚是否能够假定对其他刺激的反应强度保持不变。

假设进行了两个试验（非同一天）并且它们是非独立的，如果将两个试验均为阳性作为诊断标准，则可以最大限度地提高特异性，从而避免错误地标记正常儿童，但是也忽略了许多可治疗的个体。如果将两个试验均为阴性作为诊断标准，则可以最大限度地提高敏感性，减少误诊，但却增加了假阳性率，错误地给更多的正常儿童贴上患病标签。

在很多研究中也体现出了儿童 GHD 的上述诊断问题。研究显示，在两次激发试验中，高达 85%（28/33）的青春期前矮个子的儿童其 GH 峰值低于 10μg/L，被诊断为 GHD，而在 1～6 个月后复查时，GH 反应却又正常[147]。还有研究发现，60%～85% 在儿童时期诊断为 GHD 的患者，在青春期后期或成年期重新检测时却有足够的 GH 分泌[148]。

（三）GH 缺乏症的诊断

评估 GH 分泌较为困难，部分原因是 GH 分泌的波动性释放。在睡眠的第 3 阶段和第 4 阶段，大多数持续的 GH 激增伴随着慢波脑电图节律。尽管这种节律性是各个年龄段 GH 分泌的特征，但幅度的大小和 GH 分泌总量随性别、年龄、青春期状态和营养状况而变化[149]。在两次脉冲之间，血清 GH 浓度极低，通常低于 0.1ng/ml。因此，随机测定血清 GH 浓度对 GHD 的诊断没有价值。自发性 GH 分泌的测量需要多次取样，通常在 12～24h 内每 15min 取样一次。这种方法既不方便又昂贵，虽然可以识别出严重 GHD 患者，但却不清楚这种方法能否区分部分性 GHD 和 GH 正常分泌变化[150]。然而，即使是 GH 分泌模式的可重复性，对于儿童来说每天也是不确定的。Rose 及其同事[150]的报道显示，自发生长激素分泌测定只鉴别出 57% 的激发试验确诊 GHD 儿童。Lanes[151]的研究结果表明，大约 25% 的正常成长儿童的夜间 GH 浓度较低。一项对正常男孩青春期 GH 分泌的纵向研究表明，受试者之间存在着广泛的个体间差异，并且正常受试者之间还存在每日变异。另一种方法是测量尿中的 GH 浓度[152]。由于尿中 GH 的浓度很低，因此该方法需要定时收集尿液并进行高敏感性的 GH 检测。这种方法的理论优势在于其相对容易操作且无创，并且只需要测量一次 GH。然而，此方法必须通过评估肾功能的影响、广泛的个体差异，以及缺乏足够的年龄和性别相关的参考范围来平衡。

由于这些困难，诊断 GHD 的标准一直是对 GH“分泌储备”的激发试验（表 23-8）。此类试验的生理刺激包括睡眠和运动，药物刺激包括多种药物[153]。这些试验都不能真正模拟正常的 GH 分泌，也没有对正常儿童和正常矮个儿童进行充分评估。GH 激发试验在 GHD 诊断中的描述如下，需要根据统计理论加以考虑（见上文）。

(1) 激发试验本质上是非生理性的。常用刺激均不能真正模拟 GH 分泌的正常调节。

表 23-8 **GH 刺激试验**

刺激物	剂 量	采样协议（min）	注 释
运动	循环 10～15min	90 分钟内每 15 分钟采样 1 次	反应多变，高度依赖于运动程度
左旋多巴	＜15kg，125mg； 15～30kg，250mg； ＞30kg，500mg	90 分钟内每 15 分钟采样 1 次	恶心
可乐定	0.15 mg/m^2[2]	90 分钟内每 30 分钟采样 1 次	疲倦；体位性低血压
精氨酸	0.5 g/kg（最大 30g）静脉注射在 0.9% 的 NaCl 中加入 10% 精氨酸 HCl 超过 30min	90 分钟内每 15 分钟采样 1 次	可能导致胰岛素释放
胰岛素	0.05～0.1U/kg 静脉注射	120 分钟内每 15 分钟采样 1 次	低血糖症需要监督，也可以可靠地测量皮质醇
胰高血糖素	0.1mg/kg 肌内注射（最大 1mg）	180 分钟内每 30 分钟采样 1 次	恶心
促生长激素释放激素	1μg/kg 静脉注射	120 分钟内每 15 分钟采样 1 次	脸红，仅评估垂体储备，而不评估整个 HP 轴
促生长激素释放激素 - 精氨酸			需要进一步的工作来评估儿科的价值

测试应在一夜禁食后进行，患者应的甲状腺功能正常，青春期前的孩子应该注射促性腺激素

(2) 对刺激的“正常”反应的定义是任意的。在儿科其实很难获得正常值，高、正常和矮的儿童都需要参考范围，因为它们的 GH 分泌不同[154]。此外，年龄、青春期和身体结构都会影响 GH 的分泌[155, 156]。

根据高斯分布定义正态数据的经典方法并非没有风险。内分泌试验很少符合这种分布，即使符合，也意味着最低和最高的 2.5% 的值是异常的，而且所有的疾病都有相同的频率，这显然不太可能。设置上限和下限也同样无济于事。更合适的方法是确定一系列诊断试验结果的范围，如果超出这些结果范围，就有可能出现 GHD 紊乱。

大多数关于值的定位都是经验性的，而非统计性的。实际上可以在绝对极端的情况下选择临界值。如果研究了 100 名矮小儿童，GH 充足或不足的定义为峰值应小于 3ng/ml，那么只有 3%～5% 的儿童可能在这个水平上。当试验接下来的 100 名儿童时，一两个正常的个体可能会出现异常值。这些异常值很重要，因为研究的患者越多，发现异常值的机会就越大。

如果为了排除这些患者，将临界值换成更极端的值将会限制可治疗个体的数量。而放宽诊断标准则会将正常人纳入诊断范围。临界值的选择基于临床判断，如果错误地将某个人诊断为 GHD 患者并对他们进行治疗，除了经济成本之外并没有其他不利因素，因此放宽临界值是可以接受的。

当考虑到疾病严重程度不同的个体时，临界点问题就变得更加重要。在构建正常范围时，最好选择较大的样本量。选择疾病阳性和疾病阴性的人群并不明智，无论是为了完成这项任务还是评估试验功能性，因为在不太严重的病例中，试验也不太可能取得同样的效果[157]。表 23-9 列出了一些对研究评估有用的观点。在许多研究中，参照偏倚仍然是一个主要问题。在转诊中心的研究中，身高矮小等因素的强度并不重要，因为患者已经在转诊中心就被纳入了研究。疾病患病率的变化不会改变试验特性，而疾病谱系的改变则会改变试验特性[158]。

(3) 我们也需要考虑 GH 分泌对其他因素的依赖性。Marin 等的研究[159]证明，在没有性激素刺激的正常身高儿童身上进行运动和精氨酸刺激试验时，青春期前儿童的正常（−2SD）血清 GH 浓度峰值低至 1.9ng/ml，而雌激素水平则上升至 7.2ng/ml。能够直接改变基因转录的甲状腺素和皮质醇水平会影响试验结果，因此在进行诊断性研究之前需要对

其进行控制。同样，高浓度的葡萄糖或游离脂肪酸也会影响试验反应[160]。

(4) GH 分析可以测定多种免疫活性分子形式的 GH[137]，且需要为每个实验室制定单独的标准[161]。在分析时应该考虑以下所用分析的内在因素：GH 分子的异质性（在异二聚体和同二聚体中循环的不同亚型）、循环中的 GHBP，以及用于校准的标准制剂[138]。在 2000 年 GH 研究协会关于儿童 GHD 诊断的共识中[135]，可用的国际标准（IS）是 IS 88/624（重组 22-kD GH）。由于一项关于 GH 和 IGF 测定的标准化和评估的国际共识声明建议采用 IS 98/574 标准，在此以后，IS 98/574 就取代了上述标准[162]。这些建议和目前使用的单克隆检测方法，使我们有必要对用于诊断儿童 GHD 的公认 GH 临界值进行审查。分析精度、准确性和敏感性在诊断试验的成败中起着重要的作用。例如，尽管在技术方面具有良好的标准化（消除 IGF-1 结合蛋白的干扰，以及使用高亲和力、高特异性的抗血清），但当浓度高于或低于正常范围时，IGF-1 的测定可能就会有不同的特性[163]。

(5) 大多数内分泌试验都是在短时间内进行的，但其结果可以外推到较长的时间范围。GH 激发试验 2h 就能完成，然后将结果与长时间(通常为 1 年）内获得的身高速度测量结果进行比较。这种比较的结果可能会令人很意外，因为其假阳性率和假阴性率可能都不高。

表 23-9　试验和对照人群的注意事项

- 抽取患者的人群类型是什么
- 在加入研究之前，如何对患者进行筛选
- 试验属性可能在样本的亚群中有所不同
- 连续招募有此问题的患者
- 结果能否进行总结

(6) 如果试验本身受研究系统内的变化（如施加的刺激）影响，则激素的波动性释放也可能会影响诊断试验。在任何时间点 GH 的反应在很大程度上取决于参与 GH 释放的下丘脑调节肽，即 GHRH 和生长抑素之间的相互作用。特别是生长抑素，它是决定 GHRH 刺激下 GH 释放量的关键因素。已经有人试图通过 GHRH 和精氨酸的联合使用来控制该变量[164]。另一种方法是使用人生长激素释放肽[165]。但是，对于先天性垂体功能低下的患者，GH 对人生长激素释放肽的反应取决于解剖异常的程度，因为该肽的主要作用位点是在下丘脑水平，并要求下丘脑 - 垂体连接的完整性[166]。

(7) 内分泌系统同时受到目标组织的反馈，这也就解释了单个刺激试验原理及第二次试验需要在第一次试验之后迅速进行的原因。如果在第一次刺激后 1h、2h 或 3h 施加第二次刺激，可以观察到对 GHRH 的反应减弱。在同一天相继进行两次试验的影响是很大的。如果第二种刺激与第一种刺激不同，那么第二次试验中决定正常与否的临界值便可能与第一次不同。

(8) 激发性试验未考虑血清 IGF-1 产生的负反馈的影响。根据血清 IGF 浓度来解释血清 GH 浓度可能更有意义，就像评估 TSH 浓度最好的方法是根据循环甲状腺素的浓度进行评估。

(9) 在评价内分泌评估的结果时，需假设所测样本在短期内相对稳定。假如有重要的变化发生时（如在疾病过程中），则需要了解测量系统内的固有变异性。许多研究已经证明了短期内 GH 试验中个体内部和个体之间的变异性[167]。通常情况下数据组是可重复的，但是如果将个体每天的变化曲线假设成一样的，则可能会出现问题。

(10) 在激发试验中可能会出现未观察到反应的情况。这可能是由于刺激的强度不足以引起激素释放。此时，有一个独立的刺激反应标记物变得尤为重要。在胰岛素诱导的低血糖试验中，该标志物是葡萄糖水平和是否达到足够的低血糖。在胰高血糖素试验中，该标志物则可能是葡萄糖的释放。在其他试验中可能没有独立标志物，因此可能会对无应答者的可靠性产生怀疑。

(11) 我们需要仔细考虑研究中儿童的年龄。在不同的年龄不仅分界点的标准不同，疾病存在的相似性也会随着年龄的增长而改变。GHD 在青春期出现的可能性很小。这个年龄段的任何生长或生长激素分泌问题更有可能与青春期延迟有关，而不是与 GH 轴异常有关。即使是在儿童入学时对儿童进行身高筛查，对 GHD 诊断的回报率也不高，随着年龄的增长，诊断回报率将逐渐下降。

(12) 除了上述年龄和性别对儿童 GHD 诊断的影响外，肥胖对诊断也有影响。在儿童和青少年中，伴随着 GH 的自发性和刺激性分泌，内脏脂肪和体重指数（BMI）SDS 与自发性和刺激性 GH 分泌均呈负相关 [168, 169]。针对垂体功能减退症成年人的研究表明，在 GHRH 和精氨酸刺激后，不同年龄和不同 BMI 的患者，诊断 GHD 的 GH 的临界值不同 [170]。例如，在 15—25 岁年龄组中，偏瘦、超重和肥胖的受试者建议的临界值分别为 15.6ng/ml、11.7ng/ml 和 8.5ng/ml [170]。对儿童的最新研究表明，至少两种不同刺激试验的组合所产生的 GH 峰值反应随 BMI SDS 的增加而降低，这种关系甚至在正常体重的儿童中也持续存在 [171]。随后的研究已证实在不同的激发试验中 BMI 与 GH 峰值之间呈负相关，并估计 BMI 几乎占 GH 峰值浓度变化的 20% [172]。这些研究提高了人们对肥胖儿童和青少年过度诊断 GHD 风险的认识，并证明了 BMI 和激发试验特定的临界值的必要性。

(13) GH 激发试验价格昂贵，不舒适且有风险。胰岛素引起的低血糖只能在监督下进行。有记录显示，患者因出现低血糖后以过度的方式纠正后出现死亡。

在表 23-8 中列出的激发试验中，应注意 GHRH 刺激的目的不是记录患者是否患有 GHD，而是确定其他方式诊断的 GHD 是否是垂体或下丘脑功能障碍所引起的。对 GHRH 没有反应表明该异常是在垂体水平。可以通过添加精氨酸或吡斯的明来增强该试验 [173]。

（四）诊断的评估方法

诊断 GHD 儿童的方法应以临床评估为基础，此临床评估可以分配疾病发生的试验前概率。在发育异常的青春期前儿童中，血清中 IGF-1、IGFBP-3 和（或）ALS 的浓度为排除 GHD 的诊断提供了一种方法。用适当的性激素启动 GH 激发试验将提供有关 GH 分泌能力的信息，并且在有或没有精氨酸或吡啶斯的明的情况下进行 GHRH 刺激，将有助于确定缺陷是在下丘脑水平还是垂体水平。所有数据都需要与已知的试验性能一起进行解释，并与试验前的概率相结合，以生成试验后的概率，从而决定是否需要干预。从生理学和统计学的角度来看，对 GH 分泌的第二次试验的解释都是有问题的，所以应谨慎地进行分析。

记录 GHD 还需定期评估其他垂体功能，包括 TSH、ACTH 和促性腺激素的状态。其他垂体功能缺陷在初步评估时可能并不明显，但随着时间的推移可能会进一步发展。首先应进行下丘脑和垂体的 MRI 检查，以确定是否存在颅内肿瘤、垂体发育不全或中线缺陷。即使基线 MRI 正常，在不能用 GHD 或 CPHD 解释的情况下，也不应该永久性排除肿瘤或结构缺陷的可能性。随着对垂体疾病遗传学知识的增加，我们应该寻找这些疾病，因为随着时间的延长它们可能会导致其他的垂体激素缺乏症。

五、治疗

（一）GH

20 世纪 50 年代，人们首次成功利用人垂体源性 GH（hGH）成功治疗 GHD，而重组人 GH（rhGH）于 1985 年问世。这使得 GH（hGH）可以无限量供应，从而避免了低剂量使用和治疗方案中断。最初的 rhGH 制剂是一种氨基甲硫氨酸 met-rhGH，它具有完全的生物学活性，但最终被成熟的氨基酸蛋白 191 所取代。从那时起，有关 rhGH 治疗安全性的信息主要来自大型上市后数据库，包括病因不明的 GHD 患者和非 GHD 患者，使得总体的安全性得到了保证 [174, 175]。

1. 剂量研究　由于研究人群的异质性，rhGH 最佳剂量的研究变得复杂，因此，研究经常包括明确的完全 GHD 的患者及部分 GHD 的患者。因此，尽管使用 rhGH 已有很长时间的经验，但是关于最佳给药方案、基于体重或表面积的计算及量化和预测对治疗反应的最佳方法，仍然存在不确定性。一般认为，对于重度 GHD 患儿，0.025～0.035mg/（kg·d）的剂量足以使其生长速度提高到 10 厘米 / 年以上，接受治疗的患者的成年身高为 –1.5～–0.8SDS [176–178]。多项研究表明 hGH 具有剂量 – 反应关系，但反应斜率相对较低。Cohen 和他的同事 [179] 比较了青春期前无症状的患者的生长反应，这些患者在治疗的头两年被随机分配到 rhGH 剂量分别为每周 0.175mg/kg、0.35mg/kg 或 0.7mg/kg 的三组中。与每周 0.175mg/kg 的剂量相比，每周 0.35mg/kg 组显著改善了患者身高的增长速度和身高标准差，但在每周 0.7mg/kg 的剂量下却未观察到进一步的明显改善。最终，决定 GHD 儿童使用剂量的问题是：①如何最好地使GHD儿童恢复正常生长曲线；②如何最好地确保儿童达到其遗传身高潜力；③风险；④成本。

然而，与固定剂量方案不同，至少在短期内根据接近均值的目标 IGF-1 SDS（IGF-1 SDS 为 −0.5 ～+0.5）滴定 rhGH 的剂量似乎对生长有益，其所需剂量具有很大可变性 [180]。尽管通过剂量滴定可达到更高的 IGF-1 目标（IGF-1 SDS 为 +1.5 到 +2.5），在 2 年内可以产生更高的生长反应，但并不能得出这种剂量策略可以改善成人身高的结论 [180, 181]。

即使诊断结果是一致的，但患者对 GH 治疗的反应也会有所不同。这可能反映了组织反应性的差异，这种差异可能部分与 GH 受体的功能有关。GH 受体（*GHR*）基因的多态性导致细胞外区域 22- 氨基酸（aa）残基序列编码的第 3 外显子（d3）的保留［全长（fl）］或缺失 [182, 183]，该基因的多态性与小于胎龄儿（SGA）、特发性矮小症（ISS）[184] 的儿童和生长激素缺乏症人群的 GH 替代治疗的身高增长程度相关 [185]。在改善成年身高的治疗中，至少有一个 d3 等位基因的患者在第一年应用 GH 治疗的效果明显好于 GHR-fl 纯合子的患者。然而，报道的研究并不完全一致，这可能反映了不同的人群和条件 [186–190]。样本量较小时，更容易出现假阳性结果，而在数量性状位点方面，样本量较小时往往会高估表型变异 [191]。

2. *用药频率*　几项研究比较了每天或每周 3 次使用 hGH 的短期效果。一般来说，每日注射更为有效，但增加使用频率，效果几乎没有什么不同 [192]。为了降低给药频率和提高依从性，研究人员研发了 rhGH 缓释制药，这种制剂的给药频率可以低至每 2～4 周使用 1 次 [193, 194]。多项短期，非随机研究评估了这些化合物在成人 [194, 195] 或儿童 [196, 197] 中的使用情况，GH 长效制剂被证实可产生持续的 GH 浓度。然而，仅有少数研究发表且研究中受到了患者人数少、短期持续时间短、研究设计、征募患者 GHD 特征、严重程度、硬脑膜和给药方案，以及测量结果的广泛差异的限制。我们目前仍缺乏长期研究来确定 GH 浓度持续升高的副作用及其对代谢产物和最终身高的影响。

3. *预测模型*　现人们已经推导出了一系列模型 [198–201]，这些模型描述了可能影响反应的因素，但是没有一个模型可以在正式的随机对照试验中进行试验。由于所输入数据的准确性，当使用大数据库时还会出现更多的问题。当考虑预后时，一些重要的因素可能会被遗漏。据报道，与每周累积使用 GH 的剂量相比，GHD 患儿生理参数的异常，如年龄大小（患者越年轻，反应越好）及目标身高与实际身高之间的差异（患者的差异越小，反应越好）可以更好地预测生长反应。这些类型的模型存在以下几个问题。

(1) 尽管预测模型有助于观察到平均效应 [202]，但其不能个体化。这些模型仅能解释 40%～60% 的观察到的变异性，并受到其短期终点、长期随机试验缺乏验证，以及其未考虑到个体遗传基因组成等因素的限制。

(2) 预测模型通常只关注一个结果，且通常是短期增长，而更多关注集中于最终的身高上。这两者不一定相关，治疗第一年反应的影响因素可能与导致其最终身高的预测因素完全不同。

(3) 根据先验假说构建的预测模型很少，需要注意的是，该疾病伴随的其他因素可能不会影响预后。

(4) 从一个数据集得出的规则可能反映了偶然发生的关联，这些关联通常是由于数据的过度拟合造成的。

(5) 预测因子总是有可能对于研究人群、环境、临床医生或原始研究的其他方面具有特殊性。表 23-10 总结了与增长效应模型相关的具体问题。

4. *身高和其他结果*　尽早开始治疗，并注意剂量调整和依从性，是 GHD 患者累积生长反应的最佳预测指标。最终身高与青春期开始时的身高相关，因此在安全且经济允许的范围内，最大限度地促进青春期前的生长是很重要的[203]。由于患者和剂量的异质性，GHD 的最终身高的数据分析变得复杂。在先前的报道中，一个常见的观察结果是儿童无法充分发挥其身高遗传的潜力，特别是在 IGHD 的情况下，尤其是在女性中。Price 和 Ranke[204] 报道了患有 IGHD 的男性和女性的最终身高分别比平均值低 1.26SD 和 1.45SD，而患有 CPHD 的男性和女性的最终身高分别比平均值低 0.22SD 和 0.52SD。尽管仍未能达到完全的遗传身高潜力，但在治疗持续时间较长和 rhGH 剂量较高的患者中，成人身高往往更高。关于接受 rhGH 治疗的 GHD 儿童最终身高的最新研究显示，此群体在其遗传潜能范围内达到了正常的最终身高[177, 205]，尽管根据人群、性别和基本诊断（IGHD 与 CPHD 相比），其效果仍有极大的变异性[205–207]。患有 IGHD 的白种人男性的成年身高约为 –0.8SDS，而女性的成年身高约为 –1.0SDS；近成人身高和双亲中身高之间的差异在 –0.6 和 +0.2SDS 之间[177]。

显然，青春期对 rhGH 治疗的 GHD 的成年身高有显著影响。当青春期是诱发的而非自发的时候，rhGH 治疗的持续时间和青春期前获得的身高通常更高。在 Ranke 及其同事的研究中，自发性和诱发性青春期的男孩[208] 的最终身高获得的时间分别在 17.8 岁和 19.2 岁，女孩在 16.0 岁和 17.0 岁。与男孩（171.3cm vs. 166.0cm）和女孩（157.0cm vs. 155.0cm）的自发青春期相比，诱导青春期后的最终身高更高。旨在延迟青春期（正常和早熟）的疗法可能会增加 rhGH 的累积生长反应。

在接受过恶性肿瘤治疗的儿童中，最终的身高增长可能特别不稳定。GHD 常因 TBI 或颅脊髓照射而引起骨骼损伤、青春期提前、甲状腺功能减退、促性腺激素缺乏、营养不良和伴随化疗。对于研究对象，给予促性腺激素释放激素类似物（GnRHa）与 GH 联合治疗，取得了积极结果。GnRHa 的使用可降低性激素的浓度，从而延缓骨骺融合。然而，GH 和 GnRHa 联合治疗目前在 GHD 患儿中尚未广泛使用[209]，并且对成人身高的长期有益作用尚未明确[210, 211]。在某些情况下（如 GHD 的诊断被延迟）可能是有益的。GnRHa 的长期疗效尚不清楚，因此需要权衡此联合疗法的成本与预期收益[210, 211]。

表 23–10　GH 治疗反应预测模型的具体问题

- 趋均数回归
- 预测产生平均效果；如何应用于个体预后
- 预测因子可能不是相互独立的；线性和多元回归模型中做出了假设
- 关于效应一致性的假设
- 涉及时间的假性联系

虽然人们对生长发育给予了极大关注，但是现在人们认识到，rhGH 对儿童的益处超过了对身高的增长的益处。尽管对体重偏瘦的影响尚不明显，但儿童期 GH 的治疗也可以使身体组成趋于正常化，减少体脂[212–214]。它还与逆转胰岛素敏感性[206, 215] 及高密度脂蛋白（HDL）与总胆固醇比值增加有关[216]；改善心脏功能[216]；并减少促炎细胞因子[217, 218]，以及增加肾小球滤过率（GFR）、加速骨骼重塑和增加骨矿物质含量有关[219, 220]。

越来越多的研究关注 GH 在记忆和神经认知中的作用[221–223]。另一方面，功能性 MR 成像显示，尽管 IGHD 患儿的脑容量没有整体减少，但胼胝体脾脏的体积明显减少会影响特定结构（$P < 0.02$），与对照组相比，右侧苍白球（$P < 0.007$）、右侧海马（$P < 0.01$）和左侧丘脑（$P < 0.01$），皮质脊髓束的发育也受到影响[224]。它们在认知和运动技能功能方面也表现出特定的损伤[224]。我们需要对认知功能和高级 MR 成像进行精心设计研究，以便阐明 rhGH 的治疗是否可以逆转这些效应，并影响 GHD 患儿的神经认知结局和发育。

5. 人类生长激素的不良影响　RhGH 治疗具有良好的安全性记录[174, 175, 206]。接受 rhGH 的患者中，抗 GH 抗体的报道很少，对生长反应没有不良影响。在成人患者中可以观察到有液体潴留和腕管综合征的现象，而在儿童中很少见。虽然特发性 GHD 患者的 1 型糖尿病的发病率并不比普通人群高，但 2 型糖尿病的发病率在接受生长激素治疗的患者中更高，尽管这往往发生在易感人群中[206, 215]。偶尔可以发现特发性颅内高压（假性脑瘤），但停止治疗后逐渐以较低剂量开始重新应用 rhGH 后此症状可以消退[174]。滑脱性股骨头骨骺已有报道，但尚不清楚其发生率是否高于正常儿童在快速生长期观察到的发生率。其他可能的罕见且未经证实的并发症包括急性胰腺炎、色素痣生长增加和青春期前男性乳房发育。

尽管早期报道表明 GH 治疗与白血病之间存在联系，但 Blethen 及其同事[225]的报道显示，对 47 000 患者（儿童超过 19 000 名）进行治疗的年分析表明，在没有已知危险因素的儿童中，rhGH 治疗与肿瘤的发生率增加、白血病或中枢神经系统肿瘤的复发率无关。随着患者年数的增加，随后的研究证实了 rhGH 治疗不会增加儿童和青少年的原发性恶性肿瘤的风险，也没有先前的危险因素[174, 175]。最近，在 Bell 及其同事报道了[174]纳入 NCGS 数据库中登记的 54 996 名患者，其中 42% 患有特发性 GHD（*n*=23 393）和 15% 患有器质性 GHD（*n*=8351）。在患有器质性 GHD 的儿童中，作者观察到颅内肿瘤复发（1.8%）、第二个肿瘤（0.5%）和无确定危险因素的新发恶性肿瘤（0.1%），这提示 rhGH 可能增加先前治疗的患者患上第二次恶性肿瘤的风险[174]。然而，在整个队列研究中，恶性肿瘤的总体风险与参考人群相当，标准风险比为 1.12（95% CI 0.75～1.61）。在《儿童癌症幸存者研究》的报道中，接受 rhGH 治疗的患者与未接受 rhGH 治疗的患者相比，发生第二次肿瘤的调整相对风险为 3.21[226]～2.15[227]（95% CI 分别为：1.88～5.46 和 1.33～3.47）。对于接受过治疗的脑瘤儿童，通常要延迟 rhGH 治疗，直到至少 1～2 年没有肿瘤为止。

长期随访显示，结肠癌和霍奇金病的发生率和死亡率均高于预期[228]。但是，这些数据需要结合实际情况，因为受影响的患者已经接受了每周 2～3 高剂量的人垂体衍生生长激素治疗。因此，我们可以推测，这种 GH 治疗方式产生的 IGF-1 浓度可能过高。IGF-1 浓度在正常范围上限（结肠和前列腺的最高 4 分位数和乳腺的最高 3 分位数）与结肠癌、乳腺癌和前列腺癌有关[229, 230]。鉴于较低剂量的 GH 是每天给予的，所以至少在这个阶段，将早期研究中的数据推广到目前的治疗方案上是不正确的（至少在现阶段）。

为了解决 rhGH 治疗的长期安全性问题，欧洲针对 GH 治疗的安全性和合理性（SAGhE）进行了研究[231, 232]，其中包括 1980—1990 年在 8 个欧洲国家 / 地区在内的接受 rhGH 治疗的 30 000 名低风险儿童（截至普查日期已年满 18 岁）。如果患者被诊断为患有孤立性特发性 GHD，小于胎龄儿（SGA）或特发性矮小症（ISS）而无遗传综合征或缺陷，那么这群人可以被划分为低死亡风险患者。一份早期的研究报道显示，在对接受治疗的法国人的队列研究中，总体标准化死亡率（SMR）增加了 1.33（95% CI 1.08～1.64），我们观察到的其中大多数死亡患者发生在特发性 GHD 组中。全因死亡率的增加与较高的 rhGH 剂量：＞ 50μg/（kg · d）有关（SMR 2.94；95%CI 1.22～7.07），但与 GHD 的严重程度或总 GH 暴露持续时间无关[231]。在研究死因时，尽管人数相对较少，但与癌症相关的死亡的总体风险并未增加。然而，由于骨肿瘤（SMR 5.0；95%CI 1.01～14.63）、心血管疾病（SMR 3.07；95%CI 1.40～5.83），以及脑血管疾病出血事件（SMR 6.6；95%CI 1.79～17.05）导致的死亡率几乎增加了 5 倍[231]。这些结果与比利时、荷兰和瑞典发表的一份联合报道的结果相反[232]。死亡率的增加尚未得到证实，研究中心观察到的死亡主要是由于事故造成的；并没有可以归因于心血管疾病，癌症或高剂量 rhGH［0.048～0.054mg/（kg · d）］的病例[232]。

6. 治疗终点 鉴于前面在功效、安全性和临床管理方面进行的概述，表 23-11 列出了一些可监测的结果，这些结果可以用作短期和长期审核以及安全性监控的基础。

（二）GH- 释放激素和 GH 促泌剂

对于由下丘脑异常引起 GHD 的儿童，GHRH 治疗是一个合适的治疗选择[233]。$GHRH_{1-44}$ 和 $GHRH_{1-29}$ 在人类中均具有生物活性。不幸的是，尽管 GHRH 可以通过鼻腔吸收，但这种给药途径尚未被证明有效[234]，其治疗就像 rhGH 一样必须通过皮下或肌内注射进行。对于 rhGH 和 GHRH 的直接比较还没有进行，但大量研究表明，每天使用 1 次或 2 次 GHRH 可提高 GHD 儿童的生长速度。迄今为止，GHRH 与 rhGH 相比没有明显的治疗优势，但仍需进一步研究以优化给药剂量和频率[235]。

自从生长激素释放肽（GHRP）被发现以来，人们已经制造了各种小分子 GHRP 和非肽基小分子 GH 促分泌剂[236]。这些分子是 GH 释放的强效

表 23-11　GHD 儿童生长激素治疗的短期、中期和长期终点

	终　点	基本原理	测　量
短期	1. 生长加速 2. 脂肪量减少 3. 正确剂量 4. 视野和头痛 5. 跛行评估	1. 评估反应 2. 评估反应 3. 优化治疗 4. 颅内压升高 5. 股骨头骨骺滑脱	1. 最小反应大于 2 厘米 / 年 2. 皮褶厚度 3. IGF-1 与生长 4. 眼底检查 5. X 线
中期	1. 骨成熟 2. 青春期状态 3. 正确剂量 4. 甲状腺状态 5. 其他激素 6. 代谢状态	1. 骨骼成熟率 2. 青春期提前或快速发育 3. 优化治疗 4. 状态改变或进展性内分泌病变 5. 进展性内分泌病变 6. 胰岛素不敏感	1. 每年的骨龄 2. 6 个月的 Tanner 分期 3. IGF-1 与生长反应；在治疗 6 年内达到目标身高 4. 每年甲状腺功能检查 5. 促性腺激素和促肾上腺皮质激素功能 6. 空腹血糖和胰岛素
长期	1. 成长 2. 骨矿化 3. 恶性肿瘤风险 4. 心血管风险	1. 结果 2. GH 对骨骼的影响 3. GH 与癌症的关系？ 4. 高胰岛素血症或 GH 效应（长期 GHD？）	1. 在父母目标身高之内的最终身高 2. DEXA 扫描 3. 癌症登记 4. 空腹血糖、胰岛素、血压、血脂

DEXA. 双能 X 射线吸收法；GHD. 生长激素缺乏症；IGF. 胰岛素样生长因子

刺激物，尤其是与 GHRH 一起使用时，并且该分子在通过静脉、肌内、皮下、鼻腔和口服途径给药时可能会具有活性。这些潜在的优点必须与正常的 GHRH 产生相平衡，才能从这些制剂中获得最大的益处 [236, 237]。其治疗用途的临床试验的结果令人失望 [235]。

（三）过渡到成人护理

有人建议，在身高增长结束时，所有患者在至少经过 1～3 个月的洗脱期后应重新评估 GH 分泌 [238–240]。随着对先天性垂体功能减退症的病因学和 GHD 的遗传原因理解的进展，对于儿童期起病的 GHD 患者，对于垂体激素缺陷超过 3 种，或者转录因子发生突变［如 POU1F1（pit-1）、PROP-1、HESX-1、LHX-3、LHX-4］又或是与识别突变（如 GH-1、GHRH-R）相关的孤立 GHD 患者，不再需要进行 GH 检测 [241]。绝大多数在儿童时期被诊断为 GHD 的患者，如果在 MRI 上没有发现垂体结构异常，那么在青春期晚期或成年期重新检查时，将会有足够的 GH 分泌（66%～85%，具体取决于所用的系列、试验和使用的临界值）[242, 243, 244]。调查研究选择的是胰岛素耐受性试验（ITT）[241, 242]，尽管最近有人提出精氨酸 +GHRH 试验是一种更安全的替代方法，特别是在接受 ITT 培训的患者中 [241, 245]。

为界定 GHD 的持续性，GH 研究会 2007 年达成的国际共识 [241] 在 ITT 上采用的 GH 峰值为＜6μg/L，因为它对于检测永久性 GHD 具有更高的特异性（100%）和敏感性（96%）[246]。在 25%～75% 的患者中，GH 对激发的反应在正常范围内，这与前面关于试验的讨论中所预期的一样，我们需要采用概率论来确定是否应继续治疗 [247]。在余下的治疗中，GH 峰值低于 3μg/L 的患者应考虑继续接受 GH 治疗，我们可以将这类患者描述为严重 GHD。GH 峰值在 3～7μg/L 的患者患有中度 GH 缺乏症，这些患者应由成人内分泌科医生跟进随访。虽然这些个体患成年人 GHD 综合征的可能性较小 [247]，但这些患者的身体组成，生活质量和骨密度的不良变化可能是对其重新开始 GH 治疗的指征 [248]。患有多种垂体激素缺乏症、先天性病变所引起的 GHD，以及放疗、手术或肿块性病变继发的 GHD 的患者，其 GHD 几乎不可能逆转 [249]。

第24章　在运动兴奋剂中激素的突出表现

Performance Enhancing Hormones in Sports Doping

David J. Handelsman　著

张亚光　孙璐璐　赵晓宇　乔　虹　译

要　点

- 激素是最有效和最常见的提高运动成绩的非法兴奋剂（运动中的药物作弊）。
- 兴奋剂可以通过直接增加内源性激素或通过药物间接增加内源性激素的方法发挥作用。
- 雄激素通过增加肌肉质量和力量来增强运动力量。
- 通过促红细胞生成素或自体输血的方式，来增加氧气向运动组织的转移，从而提高耐力。

体育是无处不在的人类社会活动，是健康、消遣、娱乐和工业的独特交集[1]。它既是一项重要的经济活动，又对个人居家、工作和娱乐中的社会行为产生深远的影响。体育的一个实际又简洁的定义是根据规则有组织的竞技性比赛。在这些条件下，违反规则是通过作弊以获取不公平的竞争成绩，包括使用非法设备、暗箱操纵比赛、使用违禁药物或其他手段。因此，兴奋剂是使用违禁药物来影响体育比赛结果的非法行为，构成了对竞争者、观众、体育、赞助商和公众的欺诈，与其他个人、专业或商业欺诈无异。虽然作弊一般都是提高成绩，但在赛马运动，甚至在极少数的人类精英运动中（如饮用违禁药物和刺激性饮料、人身攻击），降低成绩也是众所周知的作弊方式。体育竞赛的规则可能会因相互协商而改变，但一旦制定，就代表了公平竞赛的界限。然而，公平是一种弹性的、社会性的概念，可能会随着时间的推移而逐渐变化。例如，一个世纪前，认为后天的训练本身就被认为是对公平的违背，因为当时的竞争被认为是完全基于天赋的竞争，同时，有些运动曾经区分业余运动员和专业运动员。公平概念的哲学基础是一个深刻而复杂的问题[2, 3]，人们的焦点主要在分配公平上。很少有人注意体育运动中公平竞争的哲学基础，即天赋和后天训练的优先分配和比赛的结果，旨在提供选手之间的机会平等，而不是结果平等。尽管有人幼稚地否认使用兴奋剂是作弊、不安全或违反体育精神，也有人错误地坚持应该免费提供兴奋剂或在医疗监督下使用[4–6]，但一旦取消兴奋剂的禁令将使服用药物立即像后天训练在竞技运动中一样普遍，并会对有前途的未成年人和准竞技运动员造成不利影响。医生在没有医疗指征的情况下开出过量的，通常是大量的药物剂量，这是不道德的，也是不安全的。这可能会使参与运动有潜在的危险。实际上，无论是禁止还是按年龄或剂量在最理想的情况下自由使用药物，制定体育运动中药物使用界限是必需的。这些哲学问题在此不再赘述，认识到体育需要具体、实际的政策，建立和执行商定的规则是公平竞争的基础。

众所周知，人类的遗传天赋是不平等的，其中，至少部分运动天赋是由遗传决定的[7]。然而，对有益于运动遗传天赋的基因型与表型的相关性仍然知之甚少。自然遗传优势包括：身高（篮球运动员高，赛马骑师和摩托车手矮）和遗传性红细胞增多症因高循环血红蛋白［归因于高亲和力的红细胞生成素（eryth ropoietin，EPO）受体[8]］而有利于耐力运动。反之遗传缺陷，例如常见的 α-actinin-3 缺失遗传多态性，这种缺陷限制了无氧运动和爆发力[9]。随着基因组学继续扩大，我们对健康基于生物学基础（包括人类自然运动能力）的理解，可能会发现更多有关运动天赋的优势遗传或缺陷遗传的例子。然而，在运动兴奋剂存在的背景下，人的自然遗传天赋通过使用外源性药物或化学药品（包括 DNA）可能打破这个界限，这可能构成药物欺骗或使用兴奋剂。

一、世界反兴奋剂机构和全球反兴奋剂法规环境

虽然作弊与运动本身一样古老，但目前看来使用药物兴奋剂来提高运动成绩很大程度上是冷战的遗产。各国政府制定了东欧国家兴奋剂计划，旨在宣传上击败西方竞争对手，这一挑战很快得到回应，从力量运动开始，由个人教练和运动员开始接受挑战[10]。从那时起，它就成为富裕阶层的一种地方病。1967 年，在其他一些联盟引入反兴奋剂规则之后，国际奥委会成立了医学委员会，该委员会公布了他们的第一个禁用药品清单。在 20 世纪 70 年代，国际奥委会医学委员会通过禁用雄激素发挥越来越积极的作用，这需要制定有效的标准化方法来检测和防止使用雄激素兴奋剂。摒弃诸如免疫测定和血液采样之类的替代方法后，基于质谱（MS）的测试成为检测尿液中合成雄激素的标准。国际奥委会于 1999 年在蒙特利尔成立了世界反兴奋剂机构（World Anti-Doping Agency，WADA），该组织的章程《世界反兴奋剂条例》得到了政府和体育组织的一致支持，该章程于 2004 年统一了全球反兴奋剂规则，并于 2009 年和 2015 年对其进行了修订。世界反兴奋剂机构还出版了年度更新的《禁止使用的物质和方法清单》，并认可了反兴奋剂实验室及其可操作的反兴奋剂测试。世界反兴奋剂机构成立了体育仲裁法院，是体育界的“最高法院”，以解决反兴奋剂法律争端。截至 2013 年，《世界反兴奋剂条例》已被 204 个奥委会、89 个奥运国家和 239 个非奥运国家联盟采用，由 129 个国家反兴奋剂组织实施。符合以下 3 个标准中的 2 个物质或方法将被 WADA 法规禁止：①增强（作弊）性能；②有害健康或安全；③违反运动精神或体育道德。尽管惩罚作弊的必要性已广为人知，但这些准则证明了越来越多用于提高功能方面的非法和未经批准的物质（其安全性未知）存在伦理和实际困难。因此考虑到运动员安全性，人体试验是不可行的。更为重要的是，该《条例》对每个运动员施加了严格的责任，无论故意还是疏忽，积极的反兴奋剂测试（包括拒绝或逃避进行测试或拥有、尝试、交易和篡改违禁药物）均会构成违反反兴奋剂规则（anti-doping rule violation，ADRV）的行为。制裁包括暂停任何精英竞技运动，并扩大到支持人员和团队。停赛时间通常为 2 年，从 2015 年开始增加到 4 年，但服用兴奋剂的获益远不如禁赛 4 年惩罚得重。尽管最近的证据表明，肌肉的间歇性雄激素效应可能有持久甚至永久的影响[11]。

禁用清单指禁止在任何时间加入或退出比赛使用增强性能的激素，包括雄激素、EPO、GH，以及刺激这些激素内源性产生的相关物质或药物（表 24-1）。在 15 种违禁物质（12）和方法（3）中，激素在 S1（合成代谢药物，主要是雄激素）、S2（肽类激素、生长因子和相关物质）、S4（激素和代谢调节药）和 S9（糖皮质激素）中占主要地位，其中 S1 和 S2 对未命名但相关的物质具有重要的“包罗万象”的规定：“具有相似化学结构或生物学效应”。此外，S0 类别是禁止未经批准的物质，即那些未经当前的法规批准可用于人体治疗的物质。WADA 实验室反兴奋剂测试的统计数据进一步强调了激素的重要性，其中激素仍然是最常被检测到的禁药（表 24-2）。2011 年，在约 25 万次反兴奋剂测试中，约有 2% 呈阳性反应，其中约 1/3 是激素引起的，而绝大部分（99%）是由雄激素引起的。这些发现证实雄激素兴奋剂的检测是有效的，而促红细胞生成素刺激剂（ESA）和 GH 的检测率低可能因为对血液而不是常规尿液采样，且相对灵敏度较低，检测窗口相对较短，而不是使用肽类激素兴奋剂的案例少。特别是对于肽类激素检测，需要进一步提高用

于非竞争性比赛测试和血液样本检测，以及使其具有更长检测窗口且更灵敏的检测方法。

在极少数情况下，一些竞技运动员确实需要这些所谓的禁用药品进行治疗，这时可以获得治疗用药豁免（therapeutic use exemption，TUE）。这使运动员免于遵守《条例》的严格责任的规定，并允许运动员在用药治疗期间参加比赛。WADA 提供医疗指南，该指南用于规范 TUE 应用程序的评估和管理。TUE 由国家反兴奋剂组织根据有效、有据可查的诊断，适当的临床适应证，以及激素治疗剂量，由独立的专家评审来批准药物治疗，这种治疗需要避免药物的不正当使用或过量使用。经过严格的审查后，TUE 可以被批准授予使用睾酮、糖皮质激素和胰岛素治疗的案例。但是对于使用 EPO、成人应用 GH 或 IGF-1 的审查上，不太可能是获得有效的医学指征。例如，TUE 通常被批准授予，真正的睾酮缺乏的年轻男性运动员，由于男性的垂体 - 睾丸疾病（如双侧睾丸切除术、严重的腮腺炎、睾丸炎、kline felter 综合征）而需要终身使用睾酮替代疗法，这种病在男性中发病率大约为 1 : 200 [12]。TUE 将批准睾酮标准的替代治疗剂量和检测方法等，并需要定期审查，其中方案变更需要审核。对于由于非生殖性疾病，包括压力（过度训练）和衰老（更年期、迟发性性腺功能减退）而导致血液雄激素功能下降的男性或女性运动员，则不批准授予 TUE。

表 24-1 2014 年 WADA 禁止使用的物质和方法清单

物质
- 未批准的物质（S0）
- 合成代谢药物（S1）
  - 外源性和内源性雄激素
  - “其他具有相似化学结构或生物效应的物质”
- 肽类激素、生长因子及相关物质（S2）
  - 促红细胞生成素
  - hCG、LH（仅限男性）
  - GH、IGF-I、FGF、HGF、MGF、PDGF、VEGF
  - “其他具有相似化学结构或生物学效应的物质”
- β_2 受体激动药（S3）、β 受体阻滞药（P2）
- 激素和代谢调节药（S4）
  - 芳香酶抑制药和抗雌激素
  - 肌肉生长抑制素抑制药
  - 代谢调节药（胰岛素、PPARδ、AMPK 激动药）
- 利尿药和其他掩蔽药（S5）
- 兴奋剂（S6）
- 麻醉品（S7）、大麻素（S8）、酒精（P1）
- 糖皮质激素（S9）

方法
- 血液和血液成分的控制（M1）
- 化学和物理处理（M2）
- 基因兴奋剂（M3）

WADA. 禁用清单中所述的物质和方法，类别标签见括号中

原则上，检测违禁物质的理想目的是识别体内天然不存在的异种物质或其独特的化学特征，从而将其与正常的人体成分相互区别开来。这种关于证明非自然物质是外源性物质的鉴定，同证明 ADRV 的严格责任相一致。服用天然激素或其类似物，要证明其违反《反兴奋剂条例》则更加困难，因为这必须把天然激素或其类似物与体内内源性物质区分开。在这种情况下，激素替代治疗需要开发有效的生物标记，通过对人体和组织的独特作用来证明禁

表 24-2 WADA 实验室中的性能增强激素测试

	2003 年	2005 年	2007 年	2009 年	2011 年
认可的实验室（个）	31	33	34	35	33
测试总例数（例）	151 210	183 337	223 898	277 928	243 193
阳性（占总数的百分比）	2447（1.6%）	3909（2.1%）	4402（2.0%）	5610（2.0%）	4856（2.0%）
激素（阳性百分比）	46%	55%	55%	73%	68%
雄激素（例）	2389	3893	4375	5541	4800
血液 / 促红细胞生成素（例）	58	16	27	68	50
生长激素 / 肽（例）	0	0	0	1	6

引自 WADA 网站的实验室测试数据报告。参见 http://www.wada-ama.org/en/Science-Medicine/Anti-Doping-Laboratories/Laboratory-Testing-Figures/

用物质的使用。当通过验证间接标志物作为 ADRV 的证据，这是一个巨大的挑战。一个通过证实的 ADRV 用于使运动员停赛时，该 ADRV 须能承受医学法律的考验。这就要求对反兴奋剂检测的每个阶段，从样品收集、产销监管链，到存储和分析，都进行严格的标准化和协调，包括考虑可能影响测试指标的任何固定因素（遗传、性别、年龄、种族）或可变因素（运动、水合作用、掩盖漏洞）。

二、运动表现组成与激素兴奋剂

运动表现包括 4 个主要方面：技能、力量、耐力和恢复能力（图 24–1）。尽管个体运动在该 4 个方面差异很大，但任何一项运动中更高的成绩都需要这些方面的融合。同样，主要的增强效能的药物类别具有沿这些层面排列的独特效果，因此，兴奋剂的这些层面决定了兴奋剂中使用的最有效的增强效能药物类别（图 24–2）。虽然每项运动都需要一定的技能，但有些运动很大程度上或完全基于技能和专注力（例如棋盘游戏、目标射击、汽车驾驶和摩托车骑行），能够减少焦虑、震颤、注意力不集中或疲劳的药物，则对这些运动员有益。高度依赖爆发力、短期无氧的运动（冲刺、拳击、摔跤），通常对于那些肌肉结实、发达的运动员更适合，这些运动更容易受到雄激素导致的肌肉质量和力量增加的影响。其他需要有氧和耐力的运动（如长距离或长时间项目），以体重轻为特点，可能通过血红蛋白兴奋剂［输血、促红细胞生成素（EPO）及其类似物或模拟物］而受益。最后，在强化训练期间导致的重大损伤或经常性轻伤，其恢复受益于生长激素和各种生长因子对组织的增殖和重塑作用。

三、雄激素

尽管雄激素增强功能的作用是在 1935 年发现试验激素后不久就被经验性地发现[13]，但它们在竞技运动中的应用主要是在冷战期间对竞技运动员进行反复试验而开发出来的[10, 14, 15]。然而，雄激素兴奋剂的科学基础仅在 20 世纪 90 年代才得到客观证明。在此之前，人们的一致认为因生育期的男性雄激素受体都是饱和的，故外源性雄激素对内源性睾酮（testosterone，T）激素无影

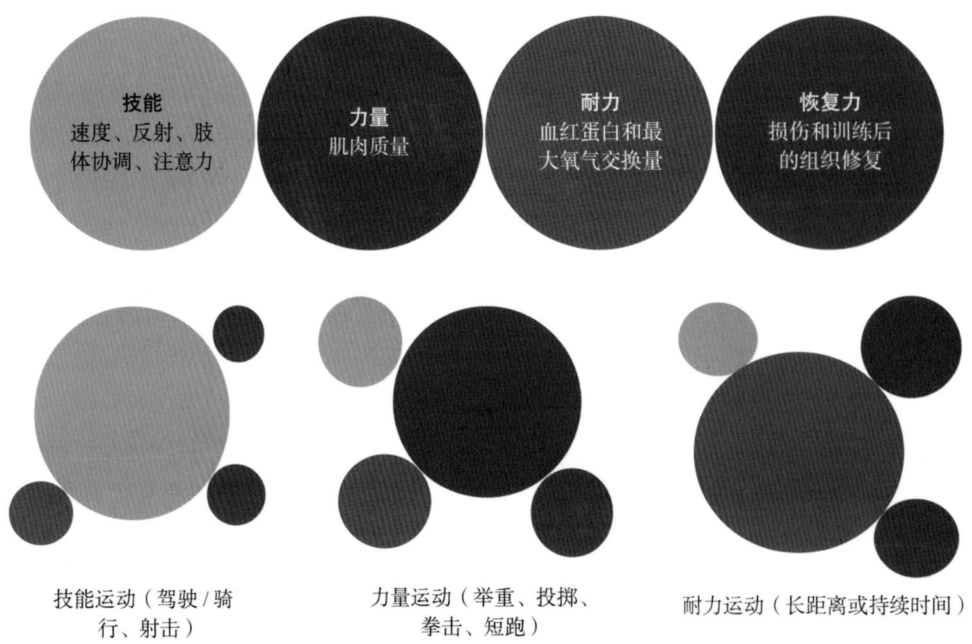

▲ 图 24–1　运动表现的四个维度

技能、力量、耐力和恢复力在运动类别中的组合比例不同，技能、力量和耐力在运动类别中占主要地位

响[10, 16, 17]，并且雄激素兴奋剂的所谓益处被错误地归因于安慰剂反应，以及训练和营养作用。Bhasin 及其同事们进行随机临床试验，使用超生理剂量的睾酮激素与安慰剂组对照，发现睾酮在性腺正常的年轻人中增加肌肉质量和强度与只运动未用药的情况相似，并与运动结合可产生累加效应[18]（图 24-3）。随后的剂量研究表明，在不运动的情况下，服用雄激素使肌肉质量和力量增加了 10%；在运动的情况下，增加了 20%～37%（单独运动可使肌肉质量和力量增加 10%～20%），同时产生的累加效应使循环血红蛋白增加了 3%。这些益处表现在从低到高的雄激素任何生理剂量及血液水平，没有高原人群的证据[19, 20]，与年龄无关[21]。

雄激素兴奋剂可以是直接或间接的发挥作用（表 24-3 和图 24-4）。直接雄激素兴奋剂涉及合成雄激素的应用，而间接雄激素兴奋剂包括增加内源性雄激素的多种非雄激素药物。直接雄激素兴奋剂最初涉及所有药学市场的合成雄激素，但已扩展到非市场流通的人工合成的和保健类雄激素，以及外源性的天然雄激素（T、DHT）和雄激素前体（雄烯二酮、DHEA）。间接雄激素兴奋剂的使用涉及 hCG、LH、抗雌激素（雌激素受体阻滞药、芳香化酶抑制药）、阿片拮抗药、神经递质等，均涉及内源性 LH 和 T 合成的神经内分泌调节[22-24]。

使用气相色谱或液相色谱 MS 测定具有已知化学结构的类固醇对直接雄激素兴奋剂的检测非常有效[25, 26]。在最后一次给药后长达数月的时间里，合成雄激素或其代谢产物的痕迹仍可被检测到。包括长期代谢物鉴定在内的最新进展进一步拓宽了合成雄激素的检测窗[27-29]。对合成雄激素的检测面临的挑战包括开发未上市的人工合成品和保健类雄激素，使用天然雄激素和雄激素前体、采取隐蔽的方法，以及限制使用于比赛外的训练或微量给药。鉴于 20 世纪 60—70 年代被人们广泛遗忘的专利文献中的结构和合成方法被重新启用，人工合成品和保健类雄激素通常是非上市的合成雄激素。现在这些由不受管制的非 GMP 化学品制造商合成，可以作为营养补品通过互联网或非处方形式出售，其中可能含有未标明的类固醇[30]。尽管这类化学物质的大量涌现代表着持续的挑战，但是，一旦知道任何合成雄激素的化学结构，就很容易被检测出来。然而，尽管它们很新颖，但几乎没有证据表明合成的

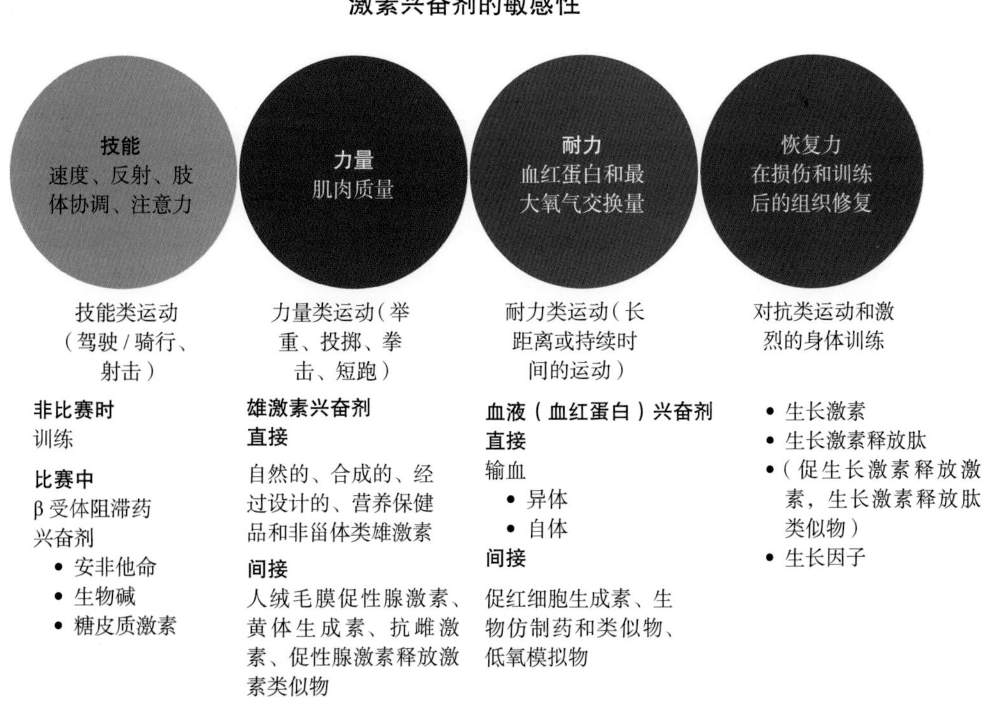
激素兴奋剂的敏感性
技能
速度、反射、肢体协调、注意力
力量
肌肉质量
耐力
血红蛋白和最大氧气交换量
恢复力
在损伤和训练后的组织修复
技能类运动（驾驶 / 骑行、射击）
力量类运动（举重、投掷、拳击、短跑）
耐力类运动（长距离或持续时间的运动）
对抗类运动和激烈的身体训练
非比赛时
训练
比赛中
β 受体阻滞药
兴奋剂
• 安非他命
• 生物碱
• 糖皮质激素
雄激素兴奋剂
直接
自然的、合成的、经过设计的、营养保健品和非甾体类雄激素
间接
人绒毛膜促性腺激素、黄体生成素、抗雌激素、促性腺激素释放激素类似物
血液（血红蛋白）兴奋剂
直接
输血
• 异体
• 自体
间接
促红细胞生成素、生物仿制药和类似物、低氧模拟物
• 生长激素
• 生长激素释放肽
•（促生长激素释放激素，生长激素释放肽类似物）
• 生长因子

▲ 图 24-2　根据运动表现的四个方面对提高运动成绩的药物和掺杂兴奋剂的方法进行分类

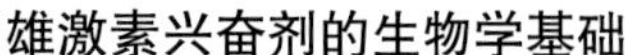

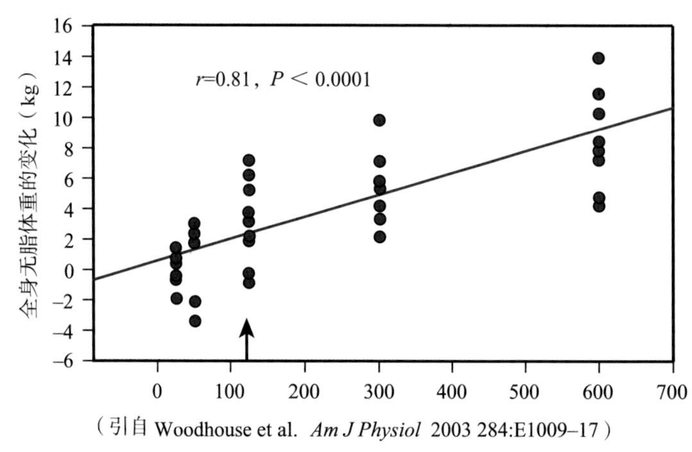

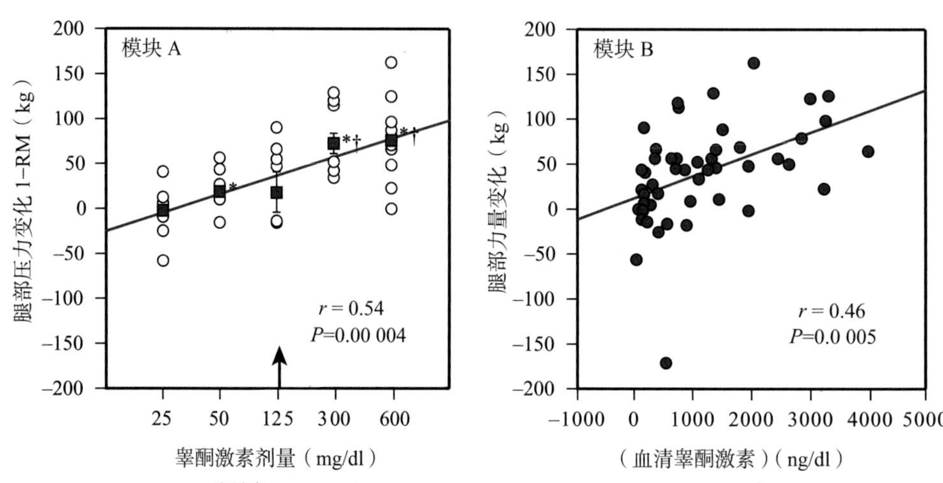

睾酮激素对肌肉质量和力量的影响

- 从低到高，超出生理范围的剂量依赖性
- 不运动时增加 + 10%，运动时增加 + 20%～37%（仅运动时增加 10%～20%）
- 血红蛋白增加（+ 3%）带来的加性效应
- 不在稳定期 – 高剂量可能产生更大的作用

▲ **图 24-3　雄激素兴奋剂的生物学基础**

在 Bhasin 进行的一系列研究中[18]，健康的男性性腺将其内源性睾酮激素完全抑制，然后给予外源性睾酮激素，使肌肉质量和力量从低到高达到生理范围，呈剂量依赖性增加。垂直箭头表示对睾酮激素替代疗法有反应的睾酮激素剂量，该剂量最接近健康的年轻男性性腺中内源性睾酮激素的产生

雄激素在被发明出来之后曾大量使用，因为很可能被检测出来，因此实际上所有正在进行的雄激素 ADRV 仍是常规市场上出售的合成雄激素。

使用天然雄激素（T 或 DHT）或雄激素前体（雄烯二酮、DHEA）造成了外源性和内源性类固醇的区别问题。使用外源性 T 可以通过尿液中的 T/E 比值［即 T 与其 17α- 表位表睾酮（E）的比值］来检测。T 和 E 均由睾丸间质细胞共同分泌，并持续在尿液排泄，因此，随时间推移，任何人的尿液 T/E 通常稳定，一般约为 1。使用未转化为 E 的外源性 T 会增加尿液 T/E 比值，当其超过指定的阈值时，便是使用外源性 T 的证据。尿液中的 T/E 比值阈值最初是基于人群的，最初设置为 6，然后降低到 4。但是基于人群阈值的假阴性和假阳性有局限性，在个别情况下可能需要进一步分析以确认或排除 T 兴奋剂。这些考量建立了运动员生物护照的类固醇模块，该模块是对任何个体测试进行连续观察的纲要，从而创建了适配的个体化的 T/E 比阈值。

表 24-3　直接和间接雄激素兴奋剂和检测方法

激　素	检测方法
直接	
合成的雄激素	L/GC–MS
天然的雄激素	L/GC–MS、T/E、CIRMS
经过设计和营养品类的雄激素	L/GC–MS（生物测定）
间接	
人绒毛膜促性腺激素（尿或重组）	hCG 免疫测定（LC–MS）
人促黄体生成激素（重组）	hLH 免疫测定（LC–MS）
抗雌激素	L/GC–MS
促性腺激素释放激素类似物	L/GC–MS
阿片类拮抗药和神经递质	L/GC–MS

用个体化的阈值代替基于人群的阈值，可以更灵敏且准确地检测尿液中 T/E 比的个体差异，从而作为 T 兴奋剂的证据。

尿液 T/E 比值的一个局限性是尿苷 5- 二磷酸 - 葡萄糖醛酸糖基转移酶（UGT）*2B17* 基因的遗传多态性，该基因编码葡萄糖苷酸 T 的Ⅱ期肝酶，葡糖醛酸化 T，使其更具亲水性以促进尿液排出。这种多态性包括一个基因缺失，该基因缺失在纯合子中产生一种非功能性酶，该酶将尿中的 T（而不是 E）排泄降低到接近 0，从而产生极低的 T/E 比（< 0.1）。尽管这种遗传多态性对 T 的作用没有明显的生物学影响，但它在地理上分布不均，在东南亚人群中更为常见 [31]。这种生物学上的假阴性意味着外源性 T 的使用不会超过基于人群的 T/E 比阈值 [32]。另一方面，它将超过任何人个体化的尿液 T/E 比 ABP 阈值，因此基因分型和（或）连续 T/E 比进行贝叶斯分析提供了补充证据 [33, 34]。

外源性 T 的使用也可以通过碳同位素比 MS（CIRMS）来确定，碳同位素比 MS 可以根据尿 T 的 $^{13}C/^{12}C$ 比值区分内源性 T 和外源性 T [35, 36]。在商业上，类固醇是由光合作用产生的植物固醇的原料制成的，与哺乳动物的 T 生物合成相比（–26‰～–16‰），它们的 $^{13}C/^{12}C$ 比（相对于全球标准通常为 –36‰～–26‰）明显更低 [37, 38]。因此，相对于内源性类固醇，尿 T 的 $^{13}C/^{12}C$ 比值显著减少，若超过 3‰，表明尿 T 至少部分源自于植物固醇的外源性化学物质。CIRMS 还可以用于检测其他天然雄激素或雄激素前体的使用，包括 DHT 和 DHEA [39]，甚至尝试使用 E（为了降低尿液 T/E 比）来掩盖雄烯二酮的使用 [37]。最近出现了一些 T 产品，其中尿 T 的排泄更少，类哺乳动物的 $^{13}C/^{12}C$ 比值增加 [40]，这对 CIRMS 检测提出了挑战。然而，其他类固醇前体和代谢产物扩展开来的同位素分析提供了更多可参考的生物学标志物 [41]。此外，即使碳同位素比是非广为人知的，但氢离子比 MS 的发展也进一步增强了区分内源性和外源性类固醇的能力 [42–44]。尿液中 LH 排泄量的下降也可能为使用外源 T 或其他合成雄激素提供确凿证据 [45, 46]。

虽然 MS 对检测特定的雄激素非常有效，但它需要了解被检测物的化学结构，否则无法应用。这导致了从未在市场上出售的人工合成药物或保健类雄激素在互联网上出售，或者未经监管的未标记类固醇含量的非处方类营养补充剂的销售。当下有一种潜在的解决方案是体外雄激素生物测定法，它将人雄激素受体与便捷的反式激活化学信号结合到宿主酵母或哺乳动物细胞中。它具有广泛检测所有生物活性雄激素的能力，不论其结构如何，其灵敏剂量反应信号都与生物活性雄激素效力成正比 [47–50]。酵母宿主细胞包含类固醇生成酶和（或）其他类固醇受体，因其表达天然类固醇的机制，对雄激素的检测具有很高的特异性，但灵敏度低于哺乳动物细胞，哺乳动物体外雄激素生物测定法还可以检测雄激素前体，即缺乏雄激素固有的生物活性，但可以被哺乳动物细胞转化为雄激素的类固醇。尽管哺乳动物宿主细胞牺牲了特异性以提高灵敏度，但它们也可以检测雄激素前体 [51]。因此，酵母和哺乳动物体外雄激素生物测定法在检测雄激素和雄激素前体方面是互补的。体外雄激素生物测定法的局限性在于它们对基质效应的敏感性及生物测定法标准化建立的困难，所以它们可能最适用于雄激素或雄激素前体的产品和物质，而不是生物样品。而酵母雄激素生物测定法对人工合成雄激素的首次确证检测起决定性的作用，使用这种方法证明了四氢孕酮

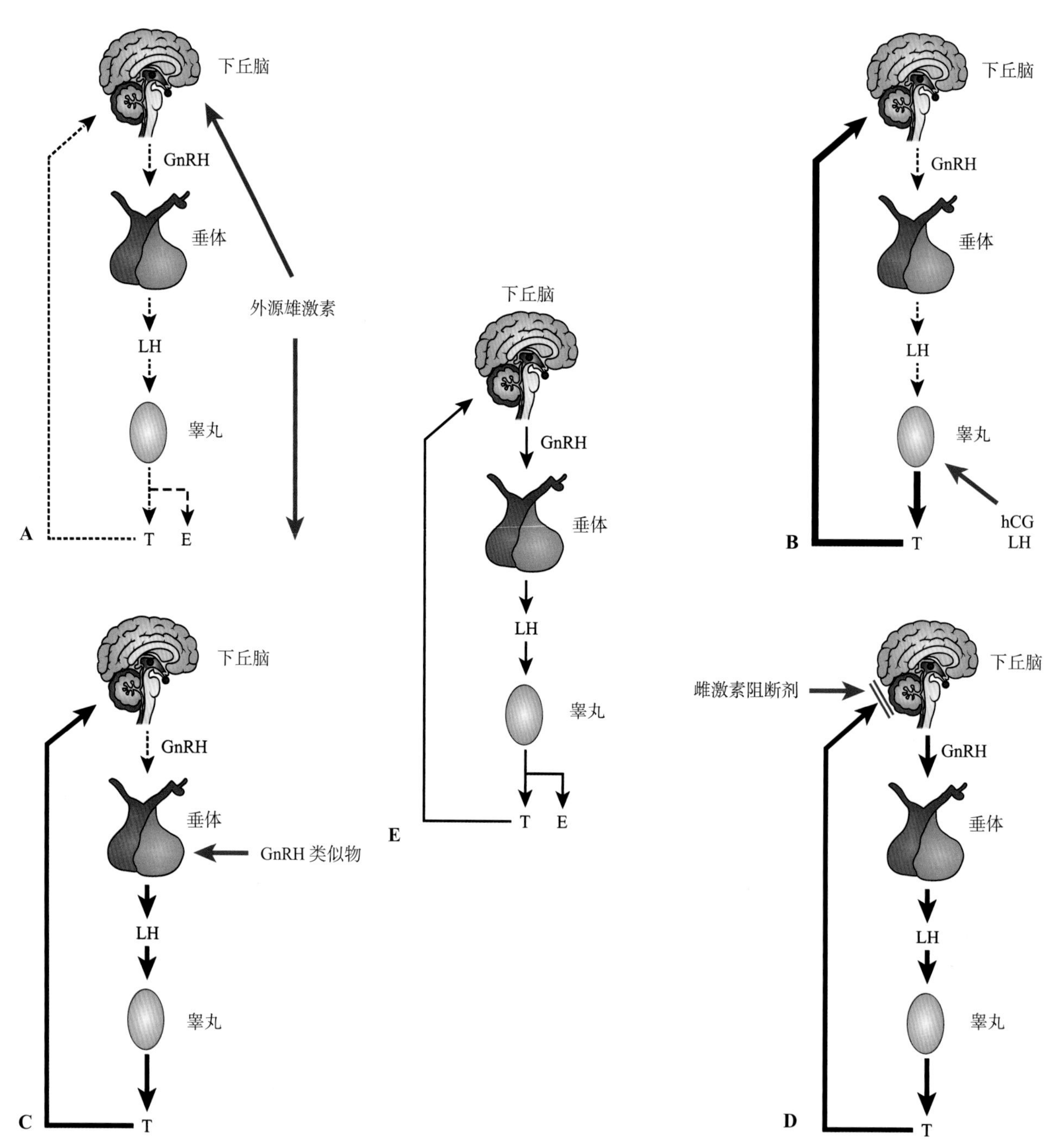

▲ 图 24-4 雄激素兴奋剂的作用机制

通过使用各种药物增加雄激素暴露，可以直接使用外源性（天然的、合成的、营养保健品或设计的）雄激素或通过使用药物间接达到雄激素兴奋剂的作用，从而增加内源性睾酮的合成。正常的下丘脑 – 垂体 – 睾丸轴（E）被外源性雄激素（A）、hCG 或 LH（B）、GnRH 类似物（C）或雌激素阻断剂（D）改变。GnRH. 促性腺激素释放激素；hCG. 人绒毛膜促性腺激素；LH. 黄体生成素；T. 睾酮

（THG）是有效的雄激素[52]，并且也已用于筛选人工合成的孕激素，这表明与最初雄激素衍生的孕激素不同，现代的合成的孕激素不是雄激素来源[53]。

一种检测雄激素兴奋剂的有效选择是使用头发样本。这些技术简单，可观察，具有侵入性最小的采样及存储简便、方便的特点，根据头发的生长速度，其检测窗口可能非常长[54]。据报道，基于 MS 的方法可在长期而非单剂量[74]暴露后检测人头发中

的外源[55-69]和内源[58, 70-73]雄激素。然而，头发分析测试尚未经过足够的标准化和验证，尚未成为可接受的反兴奋剂测试方法。还需解决的问题包括基质效应，恢复率低和敏感性有限，以及年龄，头发颜色，脱发和理发或用于头发的化学用品（化妆品）污染的影响。另外，指甲和皮肤也可以提供最近有关的雄激素暴露的类似信息，但是尚未有令人信服的合适的测试方法[75]。从理论上讲，如果可以定义特异性和可重复性的特征，那么雄激素诱导的基因表达于循环白细胞可能提供了另一种雄激素诱导的生物学标志物[76]。无论怎样，由于直接检测雄激素和证明 ADRV 是可行的，因此对于反兴奋剂，尚需确立雄激素诱导的基因表达生物学标志物作用。

间接雄激素兴奋剂的目的是增加内源性 T 的产生，从而避免通过常规筛选测试检测外源性 T，例如尿液 T/E 比或 CIRMS。尿 hCG 是通过使用两种不同且互补的商业性 hCG 免疫方法来检测：一种是对 hCG 和（或）其尿代谢片段具有更广泛特异性的筛选测试，如果超过检测阈值（＞ 5U/L）呈阳性，则需要通过更特异的免疫测定法检测更完整的 hCG 进行确认，从而证实使用了 hCG。关键问题是要从早期滋养细胞肿瘤或免疫测定假象中区分出 hCG 尿液试验阳性，从而推测出 hCG 兴奋剂的使用。由于 hCG 兴奋剂对女性无效，且其尿液 hCG 筛查可以检测到早孕，为避免不必要的隐私侵犯，所以 hCG 测试仅限于男性运动员[24]。同样，尿液中的 LH 可以通过一些商业 LH 免疫测定法进行测量，并且可以在个别的反兴奋剂实验室检测，但没有针对尿液样本检测市场化。尽管直接 LH 兴奋剂是令人难以置信的兴奋剂威胁[77a]，但降低[45, 46, 77]或升高的[77]尿液 LH 可能有助于确认任何形式的直接或间接雄激素兴奋剂[23, 24, 45]。抗雌激素（雌激素受体拮抗剂）或芳香酶抑制剂会导致血清和尿液中 LH 和睾丸激素反馈性增加[23]，可通过基于 MS 的化学方法进行检测。

总体而言，直接雄激素兴奋剂的检测现在如此有效，以至于在符合 WADA 的精英赛中，它仅限于经常使用伪造或未贴标签产品的不了解情况的选手[78]。然而，在爆发性力量运动中雄激素兴奋剂的潜力仍在推动发展新的雄激素兴奋剂策略。这包括使用无证的合成雄激素或新颖的间接雄激素兴奋剂方法，尤其是在非竞赛训练中进行微量给药。新型雄激素兴奋剂不断发展，我们仍需要通过有效的检测方法来保持威慑作用。

四、血红蛋白（血液）兴奋剂

直接输血或间接使用促红细胞生成素或其类似物和模拟物，刺激红细胞生成，从而增加血红蛋白的方法，可以达到血红蛋白兴奋剂的作用[79, 80]（表 24–4）。增加血红蛋白在有氧耐力运动中很有利，例如公路自行车、长跑和越野滑雪。除了心输出量外，最大耗氧量（VO_2）主要由血液中的氧气转移决定，而组织中的氧气转移贡献较小[81]。运动耐力和输血实验最早于 1945 年报道[82, 83]，Ekblom 及其合作者发现血红蛋白兴奋剂是通过增加组织的氧气转移，但这一科学依据直到 1972 年才被确定地

表 24–4　直接和间接血红蛋白兴奋剂和检测方法

兴奋剂机制	检测方法
直接（输血）	
异体	流式细胞仪：双峰的血型抗原群
自体	• 没有直接检测方法 • 生物标志物 • 尿邻苯二甲酸酯排泄量 • 总血红蛋白量 • 运动员的生物学护照
间接（促红细胞生成）	
直接	
• 重组人红细胞生成素和生物仿制药（＞100） • 促红细胞生成素类似物	尿液双重免疫印迹（LC–MS）
间接	
• 缺氧 –高原训练，低氧区睡眠	不禁止
• 低氧模拟物 –低氧诱导因子和稳定剂，铁螯合物、钴、2,3– DPG 类似物	LC–MS/MS
• 人工氧气载体 –HbOC，全氟化碳	LC–MS/MS

报道。研究的受试者是接受穿刺和（或）回输血的健康志愿者，分别测试 1、2 或 3 单位（400ml）的血液，并在每次操作之前和之后重复测试最大运动诱发的氧气消耗量[84]。这项研究明确地证明，最大氧气消耗量与血红蛋白的急性变化高度相关（图 24-5）。随后，在 1988 年被禁止之前，20 世纪 70 年代和 20 世纪 80 年代，在公路自行车赛和越野滑雪中，输血成了一种普遍的秘密行为，而长跑运动员中输血率明显较低的情况可能是被低估了[85]。具有历史性表现的建模是 1993 年开始的欧洲公路自行车赛，rhEPO 给药后表现出独特的进步，平均改善了 6.4%，与表现增强（6%～7%）相当，并持续了至少 4 周[86-88]。

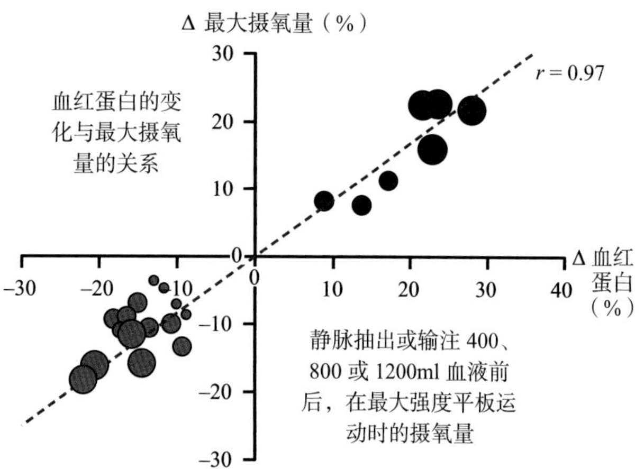

▲ 图 24-5　血液兴奋剂的生物学基础

在 Ekblom 的一项研究中，健康的年轻非运动员在进行静脉穿刺术或重新输注不同体积的自体血液之前和之后立即测量了最大的氧容量。血红蛋白浓度的变化与最大摄氧量之间存在很强的正相关关系，这是运动表现的主要决定因素（重绘自 Ekblom B，Goldbarg AN，Gullbring B. Response to exercise after blood loss and reinfusion. J Appl Physiol. 1972；33：175–180.）

（一）输血

输血包括其他人的血液（同源的）或运动员自己的血液（自体的），在比赛前输血可迅速增加循环血红蛋白。可以在任何时间内输注同源的血液以提高比赛成绩，但如果在非临床环境中由未经培训的人员进行输血，则存在输血反应、血源性传染病和铁超负荷的风险。相比之下，自体输血降低了健康风险，但需要进行复杂的协调，因为穿刺术本身会对机体产生不利影响，并且需要在长期冷冻保存血液期间通过训练和比赛来恢复抽血造成的红细胞活力的丧失。尽管国际奥委会于 1986 年首次禁止输血，但第一个禁止使用血液兴奋剂的实用方法是国际滑雪和自行车联合会于 1997 年引入了血细胞比容检测，如果运动员参加比赛当天测试血细胞比容超过安全阈值（0.50），那么他将会以健康原因被取消比赛资格。这就促使运动员将血细胞比容滴定至刚好低于阈值，并且推迟比赛直到血细胞比容恢复到该阈值以下，这可能是一个非常短的时期，特别是使用静脉穿刺术。2001 年 ADRV 首次进行了涉及血细胞比容阈值和滴定的血液操作。

同源输血会产生双峰的血型抗原群，可通过流式细胞仪[89]使用一组 12 种次要血型抗原从更广泛的血型抗原阵列中检测到[90]，并可以检测到＜ 5% 的外源性红细胞污染。随后的改进简化并提高了测试灵敏度，变成一组 8 种抗原可以检测到由 0.3%～2.0% 的次要混合物组成的污染，没有假阳性，但灵敏度很高（约 80%），后者取决于次要污染混合物样品的大小[91, 92]。基于基因分型的白细胞混合群体的替代方案也被提出[93]。作为明确证明循环中存在非内源性红细胞的一项测试，如果按照要求的标准进行，该方法是可行的。一名骑自行车的运动员基于接受了已经去世的双胞胎的骨髓移植情况，提出了对阳性检测的反对假设，但随后他承认输血[93]。基于检测风险和健康风险，现在同源输血已基本消失，自体输血则更受欢迎[94]。

当前反兴奋剂测试中最大的缺口是缺乏检测自体输血的专门测试[95]。为了直接鉴定离体衰老的红细胞亚群，有效的物理化学或生物学标记物的研究正在进行中，但是衰老红细胞的稀释和快速清除的检测却充满挑战[96]。在此期间，还开展了其他间接方法。包括测量尿邻苯二甲酸酯的排泄量，以及储存经静脉抽取血液的聚氯乙烯包装袋中释放的增塑剂含量[97]。该测试检测窗口短暂（2d），因此可以在事件发生期间或之前（基于公路自行车赛的特征，根据被监测的兴奋剂）检测自体输血，但可能会错过早期的自体输血事件。此外，普遍存在少量环境暴露邻苯二甲酸酯，并且使用非塑料的血液容器，所以需要建立检测阈值。另一种方法是测量总血红蛋白量[98]，该方法即使在运动过程中也具有良好的稳定性和可重复性，可避免由于脱水或稀释等原因引起的血浆容量变化的影响[98, 99]。但是因为这一检测过程中需要吸入一氧化碳，这会对身体体能产生短暂的有害影响，并且其灵敏度可能不足以检测所有微量的 EPO，所以该方法对于常规的反兴奋剂检测来说并不理想[100, 101]。尽管如此，可供选择的总血红蛋白量的系列检测方法仍然具有吸引力。其他假设方法包括检测 microRNA[102] 或对输血的免疫反应[103]，但这些拟提议测试的敏感性和特异性仍有待充分评估。

目前，自体血红蛋白兴奋剂的最佳检测方法是 2009 年提出的 ABP 血液学模块[104]。从概念上讲，它是一种生物标志物测试，采用贝叶斯方法，该方法基于使用所有先前的测试结果，创建连续适配的个体化参考区间，从而替代基于人群的临界值。结合个人以前收集的所有血液学数据，可以对新结果是否明显偏离个人参考限值进行了概率检验[105]。这些个体化的阈值可以通过进一步的测试来不断完善和增强。阈值是通过各种算法计算得出的，这些算法结合了常规的血液学参数，尤其是血细胞比容和网织红细胞计数。基于过去的 20 年发展，创建了 ABP 血液学模块，该模块对直接和间接血红蛋白兴奋剂检测均敏感[106]。20 世纪 90 年代末首次尝试规范血红蛋白兴奋剂的行为，当公路自行车运动员或越野滑雪运动员血细胞比容超过基于人群安全标准的限定值（例如，血细胞比容 0.50 或循环血红蛋白 170g/L），其会因健康风险为理由被阻止参加比赛。然而，虽然这仅在不超过安全阈值的短时期内排除了极端的血红蛋白兴奋剂使用，但它允许运动员的自然血细胞比容增加，通常平均为大约 0.45 至允许的上限阈值，这促使了使用滴定法测量血红蛋白兴奋剂检查，并且为了避免被检测发现，通过输注盐水或血浆容量剂进行血液稀释的操作在增多[107]。随后，为了 2000 年悉尼奥运会检测血红蛋白兴奋剂，研究者开发了更复杂的血液学算法[108, 109]。第一代算法结合红细胞生成的生理学相关的生化变量，为正在进行的和最近中断的血红蛋白兴奋剂使用进行验证测试。第二代算法仅通过使用常规血液学参数（血红蛋白、网织红细胞），这使得检测得到了简化[110]。随后将逐渐发展起来的个体化参考范围概念[111] 应用于第三代算法[112, 113]，并将 ABP 进行了改进[104, 105]。ABP 的血液学模块目前采用的算法涉及从常规血液学概况中得出的 8 个参数（血红蛋白、血细胞比容、红细胞计数、网织红细胞计数和百分比、平均红细胞容积、平均红细胞血红蛋白量、平均红细胞血红蛋白浓度）[114]。这种方法可以检测出任何形式的，无论是直接的还是间接的[99–101] 血红蛋白兴奋剂使用，并仅使用常规的血液学检查即可，其灵敏度虽不完美，但检测效果尚好。EPO 的使用能使身体功能增强，且呈剂量依赖性，但报道显示越来越多的人使用极低剂量的 EPO（“微剂量”），这将显著减少 EPO 使用所带来的好处[101]，同时仍会承担检测风险，会被取消比赛资格，也是一种耻辱的表现。

（二）促红细胞生成剂

间接增加血红蛋白的方法包括使用重组人 EPO 或其类似物，以及低氧模拟药物（低氧诱导因子稳定剂、铁螯合剂、钴、2，3 二磷酸甘油酸酯类似物）或人工氧载体（全氟化碳、基于血红蛋白的氧携带体）。相关方法没有被禁止，但不如使用血红蛋白兴奋剂有效，包括高原训练或在模拟低氧的房间中的进行睡眠[87]。

1985 年人类 *EPO* 基因被发现，于是在 1987—1989 年重组人类 EPO（rhEPO）成功合成并上市。尽管国际奥委会在 1990 年禁止在体育运动中使用 EPO，但商用的 rhEPO 为间接血红蛋白兴奋剂创造了强大的新机会，这一点很快就得到了实验证明[115]。这种药物在循环中仅维持数小时至数天，但代谢消失后仍具有强效而持久的增强体能的作用（基于红细胞的寿命为 4 个月），这使得兴奋剂使用有了可乘之机，但对反兴奋剂检测构成挑战。rhEPO 专利于 2004 年到期，估计在全球已有超过 80 种通用 EPO（“生物仿制药”）产品[116] 以及经过修饰的 EPO 类似物（达贝泊汀、聚乙二醇化 EPO、哌替尼、EPO 融合蛋白）在全球范围内销售。据报道，致命性的事故涉及 18 名荷兰和比利时的公路自行车骑手[117]，尽管难以证实，可能是在试图最大限度提高非法 rhEPO 的增强功能的经验性使用过程中，无意中服用了过量药物，造成了死亡[118]。据报道，2003—2005 年，新型 EPO 类似物和 EPO 生物类似物进入市场后，公路自行车手意外死亡的情况也再次出现类似的增长。

由于 EPO 在尿液中普遍浓度低，因此很难在尿液中被检测到，并且需要区分外源重组体和内源性 EPO。检测尿液中 rhEPO 的第一种有效方法是双重免疫印迹法[119, 120]，它能够检测多种外源 EPO 产物和类似物的尿排泄量（根据它们在糖基化侧链上的差异和一级氨基酸序列的差异而定），同时将它们与内源性 EPO 区别开来。尽管免疫电泳测试方法灵敏，且被进一步完善[121]并扩展到其他 EPO 类似物[122]，但这种方法相对费力，且仅在给药后 1 周内提供了很短的检测窗口[123]。更灵敏的检测方法基于蛋白质组学（对于具有一级结构差异的 EPO 类似物）和糖组学（生物仿制药和类似物相较天然 EPO 的一级结构不变，但宿主细胞侧链糖基化存在特异性改变[124]），虽然有可行性，但是尚未获得批准。

其他 EPO 模拟物，比如缺氧模拟药物，包括低氧诱导因子（hypoxia-inducible factor，HIF）稳定剂和其他相关的小分子药物，作为潜在的间接血红蛋白兴奋剂，带来越来越多的威胁[125]。这些非肽化学物质干扰分子氧传感机制的各个步骤，模拟肾缺氧，从而诱导 EPO 分泌，进而增加循环中血红蛋白量。注射型促红细胞生成素刺激肽药物市场利润丰厚（70 亿～80 亿美元[126]），骨髓增生性疾病或使用细胞毒性药物治疗癌症可导致慢性肾衰竭或骨髓衰竭，进而引发贫血，EPO 模拟物作为一种便捷的口服替代品，可阻止这一过程进展，这构建了一个非常活跃的领域用于临床前基于专利的药物研发[125]。经验表明，此类创新产品可能在获得上市许可之前就会进入兴奋剂黑市[106, 125]。尽管有大量的临床前线索，但是它们显示出了专利中公开的相关化学结构家族，而这些化合物，LC 和（或）GC-MS 的检测原则上应该有效。当这些药物上市时，了解这些药物的代谢，可能会发现某种持久的代谢物，从而延长检测窗口。内源性 EPO 不适当地降低或升高可以被确定地检测出来，结合普遍的血红蛋白水平，再加上 ABP 的证据，使用 EPO 途径药物就有可能被检测到。

HIF 是由组织感知到缺氧并触发局部性（新生血管形成、血管生成）和全身性（EPO）防御反应的一个关键生物机制。*EPO* 基因的启动子包含带有 HIF 和 GATA 结合位点缺氧反应元件的增强和抑制区域，分别增强和抑制 *EPO* 基因的转录。HIF 是一种异源二聚体，由持续表达的亚基组成，其中 β 亚基过量表达和 α 亚基的低表达限制了活性 HIF 的形成。3 种 HIFα 亚基亚型被脯氨酰羟化酶对其特定的脯氨酸残基进行羟化，脯氨酸羟化酶通过泛素化将 HIFα 灭活，其目标是将其靶向蛋白降解。HIFα 亚基的失活主要依赖于在常氧时组织氧合作用活跃，但在低氧过程中，当 HIFα 的持久性稳定 HIF 异二聚体时，组织氧合作用会减弱。显而易见，在缺氧状态时，肾皮质细胞中 HIFα 的表达会刺激 *EPO* 基因表达，因此脯氨酰羟化酶抑制剂对 HIF 的稳定作用会导致 EPO 分泌增加和循环血中血红蛋白增加。因此，可以使用钴、镍、铁螯合剂、酮戊二酸类似物或基于机理的化学抑制剂通过阻断其所需的辅因子（抗坏血酸、酮戊二酸、铁）来抑制脯氨酰羟化酶活性，从而刺激 EPO 分泌最终使血红蛋白增加[125]。同理，小分子 GATA 抑制剂可有效刺激循环中的 EPO，血红蛋白和小鼠体内的功能[127]，由于它们在人体的有效性和安全性尚待确定，所以目前都没有进入市场。

增加给肌肉供氧的另一种方法是利用 2，3- 二磷酸甘油酸（2，3-DPG），其与血红蛋白的结合会降低血红蛋白与氧的亲和力，氧解离曲线左移是组织中的一种去氧机制。2，3-DPG 类似物，可以研发作为放射增敏剂用于低氧且耐辐射性肿瘤，可增强体内组织氧的输送[128, 129]，但其特点是只有短期急性影响容易被 MS 检测到[130, 131]。

众所周知，在医学中使用 rhEPO 或其类似物会产生一系列的不良反应，但人们很对针对其作为一种激素类兴奋剂所存在的潜在危害进行相关研究。相关研究显示，rhEPO 的危害包括免疫原性（具有 EPO 自身抗体介导的纯红细胞发育不良的风险）[132, 133]、心血管并发症（包括静脉血栓形成、中风、高血压和心肌梗死）及过早死亡[134-137]。在常规临床中，人们常使用 EPO 纠正肾性贫血，其目标是逐步恢复血红蛋白指标异常，同时避免血细胞比容和血液黏度出现过度和（或）快速升高[138]，这可能解释了为什么 20 世纪 80 年代后期欧洲年轻骑手发生了很多原因不明的死亡。此外，使用 rhEPO 可能会耗尽体内的储备铁，从而限制血红蛋白的合成，因此运动员也可能需要口服或注射式铁补充剂，不过，这些补充剂自身具有风险，例如静脉补充铁可能会增强组织氧化，产生潜在的不利影响，而且还会造成慢性肾病死亡率过高[139]。尽管 ESA 的临床安全经验仅限于患有严重医学疾病的患者，但有来自整个社区的证据表明，较高的天然血细胞比容与较差的长期心血管健康结果之间存在显著相关性[140-142]。

（三）GH

对于儿童而言，生长激素（GH）是一种重要的组织生长促进剂，但到青春期后，其主要作为一种代谢激素发挥作用，不过在一些非生理情况下（如在组织损伤恢复期间），其可能会具有潜在的组织生长促进作用。相关坊间证据一致认为，GH 在竞技运动中已经存在了数十年的时间[143]。然而，正如在最近发表的综述性文章中所讨论的那样，GH 的增力作用尚未得到证实，并且现有的认识在很大程度上都具有猜测性质[144-146]。相关研究显示，GH 在运动过程中能够起到包括增加肌肉质量和力量在内的作用，并且当将其与雄激素结合使用时，上述效用更加明显。除此之外，其还能够促进组织愈合，从而可以从重伤或轻度重复伤中实现更快的康复，使个体能够从激烈的体育锻炼中获得更有效的训练。不过，在这两种不同的情况下，尽管人们已对 GH 的促进作用的生物学基础进行了测试，但尚无定论。

截至目前，两项以运动成绩为主的随机对照研究已经证实 GH 能够直接提高运动员的运动成绩，在其中的一项研究中，对 96 名非专业性准精英运动员（63 名男性，33 名女性，平均年龄 28 岁）进行每日 1 次的 GH 或者安慰剂的注射，共注射 8 周。除此之外，在最近 5 周中，这些男性受试者进行了每周 1 次 T 庚酸酯或生理盐水安慰剂额外肌肉注射[147]。该研究结果显示，GH 能够增加瘦体重（肌肉质量）（增加了 2.7kg），同时脂肪质量减少了 1.4kg，而 T 同样能够起到增加瘦体重的作用（单独增加了 2.4kg，GH 增加了 5.8kg）。当对男性和女性受试者进行汇总分析时发现，GH 对无氧冲刺能力的影响达到边缘显著性（+ 3.9%，P=0.05），这是因为 GH 仅对男性具有显著性影响（单独使用 T，无氧冲刺能力 + 5.5%；联合使用 GH，无氧冲刺能力 + 8.3%）。但是，其对最大 VO_2 消耗、空举或跳跃高度没有显著性影响[147]。而第二项研究纳入了 30 名健康的非运动员受试者（男性 15 名，女性 15 名，平均年龄 25 岁），并让他们每天进行高剂量（4.6mg/d）GH 或低剂量（2.3mg/d）GH 或安慰剂皮下注射[148]。该研究结果显示，GH 对肌肉质量或最大 VO_2 消耗量无明显影响的结果。除此之外，尽管目前存在另外一些关于 GH 的研究，但很少有研究会涉及其对体育绩效的影响，不过，相关研究的结果显示：①通过对 9 名非专业性运动员进行分析发现，在重复 30min 的自行车测功时，单剂量 GH（0.8mg）不会影响其最大 VO_2 消耗量[149]；②通过对 48 名已经戒瘾的男性雄激素滥用者进行短期（6d）低剂量 GH（1.7mg/d），12 周以后，其最大 VO_2 消耗量明显高于安慰剂（对照组）[150]；③研究人员通过每天向 20 名久坐的男性皮下注射 GH 受体拮抗药培维索孟（pegvisomant）或安慰剂 16d 后发现，尽管 GH 能够减少 90% 最大 VO_2 消耗量力竭时间，但并没有改变最大 VO_2 消耗量[151]；以及④研究人员发现，通过每天皮下注射 GH（5mg/d）（长达 4 周），可增加全身蛋白质的合成[152]、脂解和葡萄糖摄取[153]，但对运动成绩的影响尚不确定。总体而言，这些研究表明，通过增强 T 效应，GH 最多仅对男性具有中度增力作用。

除此之外，一些人认为，GH 可以起到促进伤口愈合的作用，因此其有助于促进运动员在密集的训练中恢复肌肉、结缔组织或骨骼损伤，尤其是在接触运动中造成的损伤。不过，这种说法难以评估，也缺乏关于竞技运动员从运动损伤中恢复或训练强度容忍度的对照研究。目前，可获得的最贴近的替代证据来自对 GH 在烧伤、骨折或伤口愈合等康复过程中使用的研究。最近，Cochrane 针对 GH 治疗烧伤和供体皮肤移植部位愈合的影响进行了 Meta 分析，该研究结果表明，GH 对于皮肤愈合，大面积烧伤愈合和住院时间减少而言所起到的作用并不明显，并且对降低死亡风险或降低死亡率没有任何作用。另外会造成患者受伤部位形成瘢痕，并且不良反应的发生率还会增加，特别是高血糖症 [154]。在实践中，人们发现，在危重病患者中使用大剂量的 GH 会导致其死亡率增加 [155]，因此 GH 在烧伤治疗的临床实践中并未得广泛的应用。同样，关于 GH 对骨折愈合的影响的唯一一项对照研究表明，在接受 GH（1、2 或 4mg/d）或安慰剂治疗长达 16 周的 400 多例胫骨骨折患者中，存在 GH 对于伤口整体愈合没有益处的证据 [156]。最后，尽管在动物模型中进行了大量关于 GH 或生长因子对伤口愈合的实验研究，但这些研究结果并不具有一致性，并且尚无相关人体对照研究。总之，截至目前，关于 GH 能够改善组织修复或再生的可用证据非常之少。

因此可以看出，由于截至目前尚无涉及针对在兴奋剂中使用的较高 GH 和 T 剂量影响进行的研究，因此在缺少严格对照研究的情况下，不能排除更有效的更高剂量和（或）相互作用的影响。反兴奋剂科学史表明，在没有研究重复使用的药理学剂量的情况下，拒绝涉及所谓的增力效应的证据之前，需要谨慎行事。

除此之外，目前人们对于 GH 治疗后的长期癌症风险表现出了巨大的担忧，但是仅靠少量针对 GH 潜在的增力效应进行的短期研究是无法进行其安全性分析的。在某些 [157–159] 但并非全部 [160] 的随访调查中，研究人员发现，即使对缺乏 GH 的儿童，施用标准的治疗性 GH 剂量也增加了罹患第二种癌症的风险，但这些风险似乎主要限于使 GH 缺乏的儿童期癌症及其治疗方案 [161–164]。虽然基于使用标准 GH 剂量的观察性队列数据所产生的重大癌症风险仍然存在争议 [165, 166]，但必须高度关注运动员非法使用更高剂量 GH 兴奋剂所产生的长期风险。

GH 兴奋剂的检测也很困难 [167]。其中，一个主要的挑战是重组和内源性 22kDa 生长激素的非糖基化一级结构，这种结构缺乏外源糖蛋白 EPO 或 hCG 特有的侧链碳水化合物差异，因此很难对其进行敏感的分子检测。然而，在 GH 的商业制造中，GH 会不可避免地具有一些独特的非天然化学特征，利用这些特征就可以证明其是一种外源物质 [168–170]，不过这些发现尚未发展为一种检测手段。GH 兴奋剂的检测挑战来自内源性 GH 分泌的生理模式及其间歇性、搏动性模式，受到运动、压力和营养，以及 GH 短暂的循环半衰期和低尿液浓度的显著影响 [171, 172]。像其他主要的兴奋剂类别一样，GH 兴奋剂有直接和间接形式，其中包括直接给药 GH 或 IGF–I 或其类似物，以及涉及旨在增加内源性 GH 和 IGF–I 分泌的药物的间接 GH 兴奋剂（表 24–5）。

首次检测外源性 GH（人 GH 的 22kDa 重组形式）给药的试验使通过血样采集来测量 GH 循环异构体的比例，其支撑性证据在于，人们认识到垂体不仅分泌主要的 22kDa 异构体（65%～80%），而且还分泌各种包括多聚体变异体在内的次要异构体 [173]。而外源性 GH 的使用会抑制内源性垂体 GH 的分泌，导致循环中的 22kD GH 占优势。这是进行 GH 异型比试验的基础，通过两种不同的 GH 免疫测定来测量血清样品，一种具有主要的 22kD GH 特异性（“rec”测定），另一个则可识别广谱垂体来源性 GH 异构体（“pit”测定），结果的比值（“rec”/“空洞”比率）是检测外源重组 GH 施用的指标 [171, 174]。然后，该比值测试用于检测外源重组人 22–kD GH 的给药，类似于通过尿液 T/E 比值检测外源 T 和通过分析血清 C 肽来检测外源胰岛素 [175]。GH 差异异型比试验已进行了广泛的验证，涉及两种具有独特的免疫反应性的 GH 免疫测定的标准化，以量化 20kDa 和 22kDa 表位，并将其应用于各种竞技运动员群体，并评估可能影响测试读数有效性的生理因素。尽管它不能将其与内源性兴奋剂区分开，但该测试的优势就在它针对的是外源性兴奋剂本身。这种差异异型比测试的主要局限性在于其检测窗口狭窄（给药后 24～36h），并且无法检测间接 GH 兴奋剂。尽管可能无法检测到脑垂体来源的人类 GH，但这是有原因的，自 1985 年以来就无法从国家级脑垂体收集和纯化计划中获得人脑垂体 GH，当时在全球范围内用重组人 [176, 177] GH 替代垂体提取的 GH 鉴定了其 Creutzfeldt–Jakob 病的风险。这种差异异型比试验最初是 2004 年奥运会[178]引入的，并于 2010 年首次成功检测到了竞赛外的 GH 兴奋剂[179]。

已经基于 GH 作用的生物标记物开发了具有更宽检测范围的补充检测测试。它使用两种 GH 作用组织的血清生物标志物，其中循环 IGF-1 作为肝 GH 作用的短期标志物，其能够和Ⅲ型胶原的 N 末端肽（PⅢ-NP）一起作为 GH 依赖性胶原蛋白合成的长期标记。在一项研究中，102 名休闲运动员（53 名男性，49 名女性，平均年龄 25 岁，来自欧洲 4 个不同城市）被随机分配，为每天 1 次自行注射 2.7mg 或 5.4mg 的 GH 或安慰剂，通过对数转换后的血清 IGF-1 和 PⅢ-NP 的经验线性判别分析可知，特异性免疫测定法检测血清 IGF-1 和 PⅢ-NP 能够正确分类 86% 的男性样品和 60% 的女性样品 WADA 生物标志物阈值所需的 1∶10 000 特异性[180]。随后的研究表明，其他胶原蛋白生物标志物，Ⅰ型胶原蛋白的 N 末端前肽和 C 末端端肽进一步扩大了 GH 给药的检测范围[181, 182]。该多重生物标志物测试基于使用标准化的免疫测定抗体，需要建立可靠的参考范围，并结合其他因素，其中运动、伤害、种族和运动类型似乎并不影响，综合性别和年龄的影响，其特异性（假阳性检出率）不超过 1∶10 000。虽然 WADA 反兴奋剂实验室尚未常规使用此测试，但两种 GH 兴奋剂测试（差异异构体和生物标记法）最终被认为是互补的[183]。

（四）IGF 兴奋剂

胰岛素样生长因子 -1（IGF-1）是肝脏生长激素效应的循环标志物和生长激素作用的中介物，因此，仅重组人胰岛素样生长因子 -1（rhIGF-1）及其主要结合蛋白重组人胰岛素样生长因子结合蛋白 3（IGF-BP3）于 2005 年正式上市[184]，用于治疗糖尿病、胰岛素或生长激素不敏感或运动神经元疾病，再加上人们可以获得通过在实验室使用的 IGF-1 类似物，因此这就造成运动员有可能获取并使用 IGF 兴奋剂[185]。需要注意的是，尽管针对竞技运动绩效进行的时间序列分析[186]与 IGF-1 兴奋剂的出现相一致，但其流行程度尚不清楚[30]。由于 IGF 产生增力作用的生物学基础是由于其类似 GH 的作用，因此在很大程度上同样具有推测性质，并伴随着同样的安全问题。通过液相色谱串联质谱法很容易检测到 IGF-1、IGF-2 及其类似物[187]和胰岛素及其类似物[188]，初步证据表明，IGF-1 给药的生物标志物（IGF-2、IGFBP2）可能会扩大检测范围[189]。但是，仍有待建立检测 IGF 兴奋剂的特定测试[190]。

MGF 是 IGF-I 的剪接变体，目前还不知道它出现在循环中具有何种药理作用，也没有批准它用于人类[191]。但在黑市和互联网[192]上已经以所谓的合成代谢或组织修复 / 再生益处对其进行广告宣

表 24-5　生长因子、与生长激素相关的肽

生长因子	生长激素相关肽			其他肽类
	促生长激素释放激素类似物	胃促生长素类似物	其　他	
成纤维细胞生长因子	促生长激素释放激素	GHRP-6	IGF-1 和类似物（MGF、长 R[3] IGF-1）	胸腺素 β_4
肝细胞生长因子	CJC-1295	GHRP-2（促生长激素释放肽）	IGF-2	
巨噬细胞生长因子		GHRP-4	胰岛素类似物	
血小板生长因子		GHRP-5	AOD-9604	
血管内皮生长因子		GHRP-1 Hexarelin Ipamorelin Alexamorelin		

GHRP. 生长激素释放肽；IGF. 胰岛素样生长因子

传。与其他具有已知结构的短肽一样，它可以使用 LC-MS 轻松检测到[192]。

（五）肽生长因子和 GH 释放肽

由于目前用于生产雄激素和血红蛋白兴奋剂的最有效的增力药物的检测越来越严格，那些不择手段地追逐非法药物的人创造了一种新的、更具投机性的兴奋剂形式，这类兴奋剂由肽生长因子和生长激素释放肽组成。这些原料都可以实现自动化批量合成，并且成本十分廉价。虽然名义上这些原来只出售用于实验室研究，但这些不受监管的产品依旧可以在互联网上购买。受到投机性幻想的影响，加上对它们的功效的评价，在没有客观测试或对人类安全性的保证的情况下，这些药物被易受骗和（或）绝望的运动员及其教练广泛使用。作为一类未经注册的药物，与有效作弊的风险相比，这类药物似乎对运动员的健康构成更大的威胁。

除 GH 和 IGF-1 外，S2.4 禁用物质类别还包括成纤维细胞生长因子（FGF）、肝细胞生长因子（HGF）、血小板源性生长因子（PDGF）和血管内皮生长因子（VEGF）。除此之外，该清单还包含了关于未命名的生长因子和肽的全面通用条款，包括可能影响结缔组织、血管、肌肉或再生组织或能量利用的未命名生长因子和肽，以及具有类似化学结构或生物学效应的其他物质。

用于兴奋剂的寡肽的主要类别是一类内源性 GH 释放肽类似物，即生长激素释放激素（GHRH）和生长素释放肽，它们的类似物旨在增加内源性 GH 分泌，因此被禁用（表 24-5）。这些肽中的大多数是从 20 世纪 90 年代开始在制药工业中开发的，目的是提供更廉价的、口服活性的非肽激动剂，能够持续刺激内源性 GH 分泌，以“恢复 GH/IGF-1 轴”的活力[193]，这是对激素恢复和兴奋剂之间的常规联系明确的承认[194]。但是，这些激素肽均未注册用于人类治疗用途，只有一种在日本注册用于单剂量诊断（GH 缺乏症）的激素肽药物（普瑞莫林）。尽管它们最初会刺激 GH 释放，但许多人由于脱敏作用而未能实现 GH 的持续释放，而且在任何目标疾病中都没有实现有意义的临床改善。如果它们的未经证实的人体工程学益处是由于持续释放 GH 而引起的，那可能不太能从中受益。但是，关于不接受未经直接测试的负面结论的警告也与此类肽有关。与其他短肽一样，一旦化学结构已知，就可以使用 LC-MS 进行检测。与要求药品生产商通过批量放行测试证明的纯度高的药品不同[195, 196]，该市场的非法性质增加了假冒和不安全产品的风险，并伴随有感染和残留有毒污染物的风险。

五、进展、差距和未来展望

近几十年来，特别是自 WADA 出现以来，反兴奋剂科学取得重大进展，其统一化并通过标准化测试有很大的威慑力。像为打击人类渎职行为所做的任何努力一样，要寻求无毒和安全的运动，就需要不断提高警惕并不断更新基于情报的检测测试。虽然在两种典型的兴奋剂，雄激素和血红蛋白兴奋剂方面取得了巨大进步，但人类的创造力就像网络犯罪和巧妙的计算机黑客取代了传统犯罪一样，不断地找到挑战测试的方法。反兴奋剂科学中仍然存在的主要差距是：①缺乏针对自体输血的确定性测试；②需要对具有更宽检测范围的肽兴奋剂进行更灵敏的检测测试；③更经济、价格合理且功能强大的样品处理和存储程序。必须通过采用新技术（如定量蛋白质组学、基因组学和代谢组学）以及实施更多的非比赛性和血液测试来应对这些挑战。此类进展取决于 WADA、公开透明的竞赛伙伴关系、某些国家反兴奋剂组织及定期的同行评审研究资助机构的支持、创新的应用研究。最后，有效的法医情报调查的发展、缓慢、复杂且昂贵的过程可能会产生有益的影响（如对于 Lance Armstrong 案中的公路自行车而言），这被证明是有价值且有效的可作为实验室测试的辅助补充手段。

第四篇

肥胖、厌食症和营养

Obesity, Anorexia, and Nutrition

第 25 章　食欲调节与产热

Appetite Regulation and Thermogenesis

Eleftheria Maratos-Flier　著

孙　嘉　陈　宏　译

要　点

- 食欲和能量消耗受到外周和大脑复杂网络的调控。
- 食欲能够调节能量稳态，饥饿提示能量储备下降，进食后会产生饱腹感。然而，食物的美味和进食后的欣快感，以及情绪和环境的影响都远远大于饱腹感对能量的影响。
- 从静息代谢到选择性的锻炼，不同的行为组成了能量的消耗。其中，静息代谢对每日能量消耗的影响最大，也是最难调控的。
- 食欲调控和能量消耗相互作用。一般来说，促进食欲会减少能量消耗，反之亦然。

人类对肥胖，包括对病理性肥胖的认识已有数千年的历史。在 20 世纪中叶，科学界首次关注到在机体和环境因素的共同作用下可能引起体重的改变，在当时将体重分级作为生理指标仍属较为新颖的观点。从脑损伤动物的研究中发现，破坏下丘脑腹内侧核（the ventromedial nucleus of the hypothalamus，VMH）会导致食欲亢进和肥胖 [1-3]，而下丘脑外侧区损伤会导致吞咽困难、渴感缺乏和体重的急剧下降 [1, 4]，说明这些区域对维持能量平衡是至关重要的。还有研究发现，服用金硫葡萄糖引起下丘脑腹内侧核损伤可导致肥胖 [5, 6]。在谷氨酸钠诱发肥胖的研究中发现，弓状核具有维持能量平衡的作用 [7]。在对 *ob/ob* 和 *db/db* 这两种遗传类肥胖小鼠之间进行杂交实验中发现，循环因子可以导致肥胖 [8, 9]。颅咽管瘤患者在切除肿瘤后往往变得肥胖，进而推测出下丘脑在肥胖症发病中发挥潜在作用 [10]。

大量的研究使得人们对肥胖有了更深入的了解，然而直到 1994 年 [11] 瘦素基因和 1995 年瘦素受体的发现，才使肥胖作为一种内分泌疾病而得以充分认识 [12]。两种小鼠基因的突变都解释了它们肥胖：*ob/ob* 小鼠缺乏瘦素、*db/db* 小鼠缺乏长型瘦素受体。这些分子的突变，让科学家们很快在与其表型类似的人类中证实了这些基因的重要性 [13, 14]。这些发现让人们对肥胖和脂肪细胞本质的理解有了巨大的转变。激素引起特异性肥胖明确提示了体重能够被生理调节。脂肪细胞能释放激素分子，从被动地储存能量，到成为调节机体能量平衡的重要因素，让人们对脂肪细胞有了新的认识 [15-17]，脂肪对哺乳动物及人类在能量平衡调节过程中的作用也重新被定义。因此，目前对于大脑和外周多器官是如何相互作用的，又与环境是如何相互影响的，正在被深入探究。

维持正常体重需要能量摄入和能量消耗两者之间保持平衡。虽然这看似只是涉及能量的消耗与利用，但事实上这一过程非常复杂。

一、摄食组分

能量的摄入有多种原因（图 25-1）。消化餐食后开始的净能量消耗可能是最重要的因素。能量利用逐渐增加直至储备不足时，就会引起饥饿，开始寻找食物和进餐。通过消耗能量最终为了维持能量平衡，这种反映了机体真实的代谢状态被称为稳态饥饿。如果说进食是为了生存，那么动物的觅食，则是因为一种“有劳才有获”的奖励机制[18]。比如，它们通过味觉和嗅觉感知食物的味道和品质后才开始进食。食物的美味可以带来满足感，这种奖励机制远远超过了能量代谢的生理 / 实际需求[19]。食物多样性可能增加奖励机制，同时还能预防营养不良。而且进食太多能量过高的食物就可能引起肥胖[20]。人们已经广泛关注并探索药物成瘾的奖赏机制，虽然药物成瘾没有固定的形式，但相同的途径却能够加强食物的奖赏机制。例如，通过服用改变阿片类和多巴胺能信号通路的药物，也能够改变人们对美食的兴趣[21]。此外，压力与食欲有关。在美味食物唾手可得的情况下，压力可能易于使人食欲亢进。

二、能量消耗组分

传统的能量消耗（energy expenditure，EE）通常分为基础性（义务性）产热和适应性（特性）产热（adaptive thermogenesis，AT）。基础性产热主要用于基础代谢和生理状态下的能量消耗，被称为静息代谢率（resting metabolic rate，RMR）或静息能量消耗（resting energy expenditure，REE）。其中，静息代谢率包括睡眠代谢率（sleeping metabolic rate，SMR）和觉醒代谢率。适应性产热主要针对在寒冷刺激下和饮食诱导时发生的产热作用。无论是基础性产热还是适应性产热，它们对细胞有同样的作用机制。此外，还有第三类产热作用，来自于体力活动（physical activity，PA），它由非运动活动产热（nonexercised activity thermogenesis，NEAT）和体育锻炼两部分组成[22]。不同类别的能量消耗机制是相似的，并有所重叠（图 25-2）。例如，甲状腺激素（TH）能使基础代谢率达到 30%，而在寒冷刺激时甲状腺激素适当的增加也是为满足产热的需求[23, 24]。此外，体力活动能够对 REE 产生长期的影响，传

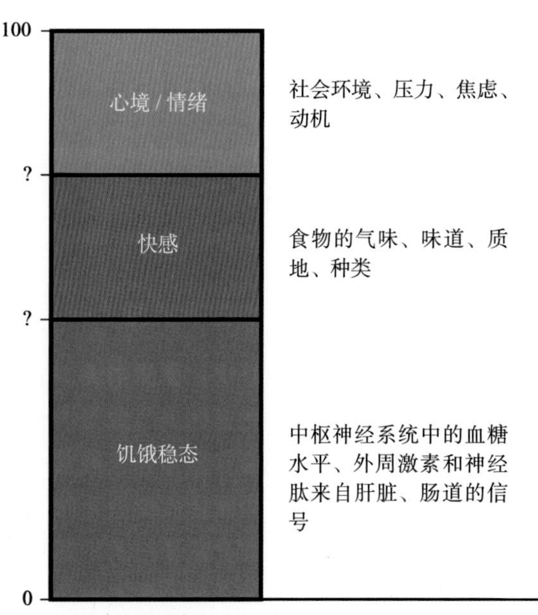

▲ 图 25-1　进食行为的组成部分

饥饿稳态是一种因应对代谢损耗和继发信号导致进食的饥饿感。快感和情绪相关的饮食会导致摄入能量超过维持能量平衡所需

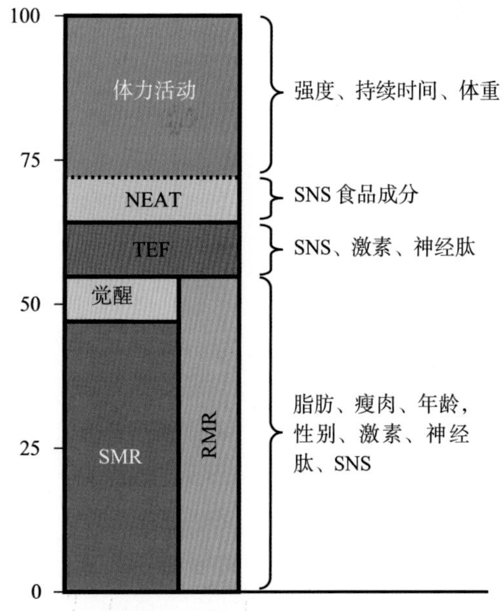

▲ 图 25-2　能量消耗的构成比例

TEF 和 RMR 可以使用通风橱测量。RMR 和 NEAT 可在呼吸室内测量。总能量消耗可以用双标记水法来测量。NEAT. 非运动活动产热；RMR. 静息代谢率；SMR. 睡眠代谢率；TEF. 食物的热效应；SNS. 交感神经系统

统认为能量过剩时的体力活动刺激了适应性产热[25]。一般来说，能量消耗的 70% 来自于 REE，20% 来自于体力活动，10% 来自于适应性产热，其中体力活动是最主要的可变因素[26]。

三、能量平衡整合

自大脑分泌的许多神经肽和神经递质作为输入信号，与外周的信号一起参与整合信息，共同介导能量的平衡[27]。这些信号所参与的通路交错繁杂，人们对通路之间的相互作用仍在探索，目前尚不清楚也尚未确定是否找到了所有可能重要的相关通路。新近的研究报道了一些关于能够维持能量平衡作用的新型多样性肽，如（包括 FGF21[28]、血苋素[29]、神经胶质细胞分化调节因子样因子[30]）和能够引起人类肥胖的新基因突变[31]，但仍有较多信号有待探寻。其中有趣的是，许多这样的信号参与了调节能量摄入和消耗的协同过程。肥胖有可能与交感神经作用的减弱有关[32, 33]。但我们认为能量消耗的途径与进食和饱腹的途径是不同的。然而也有人认为，调节食欲的肽也可以通过相反的模式调控能量的消耗。那些诱导进食的肽能减少能量的消耗，促进能量储存，而抑制进食的肽则提高能量的消耗（表 25–1）。

大脑的神经递质和神经肽具有复杂的功能[34]。在了解神经肽如何作用之前，人们就已经知道神经递质是如何调节进食，但神经递质的作用机制很难明确。它们可能通过多种受体发挥作用，其作用和效果因不同的靶向区域而有所不同。单胺类神经递质主要起着刺激或抑制的作用。下丘脑最丰富的神经递质是谷氨酸和 γ– 氨基丁酸（γ–aminobutyric acid，GABA），它们具有促进食欲的作用，其他能

表 25–1 影响体重控制的基因

基因	模型	组织	BW	FI	EE	参考文献
瘦素	ob/ob	脂肪	↑	↑	↓	[11]
瘦素受体	db/db	大脑	↑	↑	↓	[12]
MC4 受体	$MC4^{-/-}$	大脑	↑	↑	↓	[101]
MC3 受体	$MC3^{-/-}$	大脑	↔	↔	↑	[206]
MCH	$MCH^{-/-}$	大脑	↓	↓	↑	[112]
GPR7	$GPR^{-/-}$	大脑	↑	↑	↓	[207]
脂滴包被蛋白	$Pl^{-/-}$	脂肪	↓	↓	↓	[208]
ASP (C3)	$C3^{-/-}$	脂肪	↓	↓	↓	[209]
神经肽 B 和 W	$GPR7^{-/-}$	大脑	↑	↑	↓	[207]
乙酰辅酶 A 羧化酶	$ACC2^{-/-}$	广泛	↑	↑	↑	[210]
NO 合酶	$NOS^{-/-}$		↑	↔	↓	[176]
PKAR Ⅱ –β	$RII^{-/-}$	脂肪	↓	↔	↑	[211]
β-AR	β–AR1, 2, $3^{-/-}$	所有	↑	↔	↓	[183]
解偶联蛋白	$UCP^{-/-}$	BAT	↔	↔	↔	[212]
Cidea	$Cidea^{-/-}$	BAT	↔*	↔	↑	[213]
硬脂酰辅 A 脱饱和酶	$SCD^{-/-}$	肝脏	↓	↑	↑	[214]

ASP. 酰化刺激蛋白；β–AR. β– 肾上腺素能受体；BAT. 棕色脂肪组织；BW. 体重；FI. 进食量；EE. 能量消耗；GPR. G 蛋白偶联受体；MC. 促黑素；MCH. 黑色素浓缩激素；NO. 一氧化氮；PKA. 蛋白激酶 A
*. 表明与对照组相比低体脂百分比

够促进食欲神经肽的神经元也似乎通过 GABA 氨基丁酸能的作用[35]。关于递质和肽之间的相互作用，有观点认为肽能够调节 GABA 和谷氨酸的作用[36]。5- 羟色胺能通过很多受体发挥抑制作用[37]，其中部分受体被作为治疗肥胖症的药物靶点[38]。肾上腺素、去甲肾上腺素和多巴胺的作用更为复杂，这些递质对进食可能起到刺激或抑制作用[39, 40]，虽然机制尚不清楚，但这些途径目前已成为治疗肥胖的作用靶标。目前胺类生物制剂有芬特明和西布曲明，其中苯丙胺类似物芬特明能够增加下丘脑室旁核儿茶酚胺的释放。氯苯咪吲哚也有类似的作用机制。西布曲明通过其活性代谢产物发挥作用，它通过抑制细胞对 5- 色胺再摄取，而不是促使其释放；它也能抑制对去甲肾上腺素的再摄取[41]。

近 10 年来，人们发现越来越多的下丘脑神经肽参与体重调节。促进食欲的肽有神经肽 Y（neuropeptide Y，NPY）、刺鼠相关肽（agouti-related peptide，AgRP）、黑色素聚集激素（melanin-concentrating hormone，MCH）、甘丙肽、β- 内啡肽、强啡肽、脑啡肽和食欲素。抑制食欲的肽有 α- 促黑素细胞激素（α-melanocyte-stimulating hormone，α-MSH）、可卡因 - 苯丙胺调节转录物（cocaine-amphetamine-regulated transcript，CART）、促肾上腺皮质释放激素、尾促皮质肽、神经加压素和神经介质。神经肽的具体作用容易被研究，部分原因是因为这些肽在组织上的表达有限。采用遗传学研究相对容易操作也易于解释其机制，并且这些研究引起的脑区损伤也较少会导致死亡。

近年来，人们发现神经递质与肽的相互作用极其重要。例如，瘦素（leptin）[42、43] 和 MCH[44、45] 能够调节多巴胺能。在下丘脑，AgRP/NPY 神经元释放 GABA 并调节阿黑皮素原（pro-opiomelanocortin，POMC）神经元。尽管单独或同时敲除 AgRP 和 NPY 这两种肽不会影响表型的识别[46]，但在成年小鼠中敲除该神经元能够引发其快速饥饿[47]。这和 GABA 调节 POMC 神经元的作用是一样的，当 GABA 释放受损时，小鼠对饮食诱导肥胖出现抵抗而不再肥胖[48]。

除瘦素之外，其他外周信号也参与了调节体重的复杂过程，包括来自肠道[49, 50] 的多个信号（图 25-3）。

胆囊收缩素（cholecystokinin，CCK）在十二指肠和空肠合成，1973 年首次被发现是一种能够抑制食欲的肽[51]。CCK 作用于后脑，可以减少进食量与进食的时长[52]。由胃肠道远端分泌的[53] 肽 YY（peptide YY，PYY）除了抑制胃的排空，还可穿过血脑屏障并作用于弓状核抑制进食[49]。然而将 PYY 注入动物侧脑室时则表现出促进摄食的作用，并非能在所有研究中都重现这种理想效果[54]，因此 PYY 的作用仍然存在争议。

胰高血糖素样肽 1（GLP-1）和胃泌素调节素由胰高血糖素原基因编码，在肠道和大脑中合成。两者通过不同的机制抑制进食[55]。到目前为止，我们知道的唯一能够刺激食欲的肠肽是由胃部分泌的食欲刺激素（ghrelin），它作用于弓状核中的神经元[56]。

肠道分泌的其他因子如脂肪酸酰胺，对食欲也

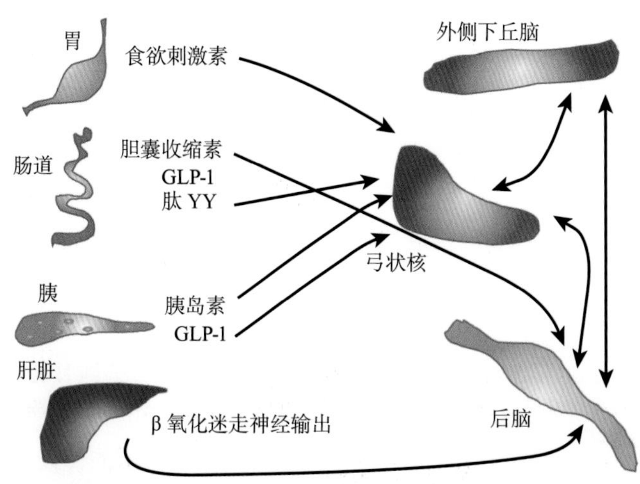

◀图 25-3　选定肠脑信号的示意图可能在调节能量平衡中起作用

肠道中的许多肽在调节食欲和能量消耗方面发挥作用。来自胃的食欲刺激素是唯一一种胃促生长素。肠道的所有节段可能参与了迷走神经传入的信号。迷走神经可能在传达肝脏脂肪酸氧化信息方面发挥作用。脂肪酸氧化似乎在调节食欲方面发挥了作用。在大脑内部，信号传递更为复杂；下丘脑和后脑以及皮层之间的网络都参与调节摄取和输出。GLP-1. 胰高血糖素样肽 1

具有调节作用。比如，肠道合成的乙醇酰胺就是大麻素受体激动剂——大麻素（anandamide），它受到营养状况的调节，禁食会增加其局部浓度[57]。大麻素通过作用于大麻素受体调控中枢从而促进食欲，并调节能量平衡[58]。相反，肠道合成的油酰乙醇胺，能够通过激活过氧化物酶体增殖物激活受体 -α（peroxisome proliferator–activated receptor alpha，PPAR-α）抑制对食物的摄取并刺激脂肪分解[59]。因此，脂肪酸衍生分子也可作为肠道调节食欲的另一途径。

调控胃肠道相关的外周信号也可通过迷走神经[60]传递到背侧运动核和孤束核在内的多个脑区。这些区域都能对神经肽有所反应，包括食欲刺激素[61]和 α-MSH。迷走神经还可在肝脏中传递脂肪酸氧化的信号。脂肪酸的氧化似乎在调节食欲方面起着一定的作用，抑制其氧化过程能够促进食欲[62, 63]。

胰岛素也可能起到抑制食欲的作用。众所周知，弓状核中的神经元表达胰岛素受体[64]，并响应胰岛素的刺激。大脑缺乏胰岛素受体的雌性小鼠比正常动物吃得更多，大脑缺乏胰岛素受体的雌雄性小鼠在给予高脂饮食饲养时均会轻度肥胖[65]。胰岛素和葡萄糖可能在餐前及餐后均发挥着作用[66]。

肠道不仅能够从分化细胞中获取特定的信号，肠道菌群对肥胖也起着一定调控的作用[67]。将肥胖小鼠的菌群移植到无菌小鼠体内能够影响小鼠的体重。人[68]和小鼠[69]在减重手术后，菌群都会发生变化。然而，菌群确切的因果作用仍不清楚。究竟是导致肥胖的饮食更容易使菌群吸收更多的能量，还是菌群的定植让易感人群更容易肥胖，尚有待验证。

综上所述，体重是由涉及肠道和大脑的复杂信号相互作用来调节的。由于这些信号需要通过特定的受体发挥调控作用，而这些受体往往在不同的组织特异性表达，因此又进一步增加了调控的复杂性，另外有些受体属于庞大的受体家族，如黑素皮质素受体（见后文“黑素皮质素系统：α-MSH、AgRP 和中枢黑素皮质素受体”）。它们当中的某些作用途径已被证实与人类肥胖相关的基因自发突变有关，这与在啮齿类动物中的研究发现一致（表 25-2）。

表 25-2　导致人类肥胖的特征性突变样本

突变样本	参考文献
KRS2	[31]
瘦素	[13, 70]
促黑素受体 -4	[103, 104, 215]
促黑素受体 -3	[216]
激素原转化酶 -1	[217]
PPAR-γ	[218]
POMC	[105]

POMC. 阿黑皮素原；PPAR. 过氧化物酶体增殖物激活受体

四、特异性激素和神经肽

（一）脂肪组织来源

通过 *ob* 基因的定位克隆鉴定而来的瘦素，是一种由脂肪细胞分泌、由 167 个氨基酸组成的肽类激素[11]。其通过有 6 个剪接变异体的膜受体传导信号，该受体属于 1 类细胞因子受体家族[12]。尽管瘦素不能单独维持能量平衡，但瘦素信号却是维持能量平衡必要的元素。缺少瘦素[70]或瘦素受体[14]的动物，无论老鼠还是人类，都会表现出食欲亢进和肥胖的表型。在瘦素突变的 *ob/ob* 小鼠[71, 72]和罕见瘦素突变的患者中，采用瘦素治疗均能显著改善病症[73, 74]。然而，在绝大多数肥胖的哺乳动物中，瘦素的增高与脂肪的储备及利用密切相关[75, 76]，且外周瘦素治疗对食欲的影响并不大。这些发现改变了人们对瘦素的看法。虽然完全缺乏瘦素会对食欲产生重大影响，但随着肥胖的增加，瘦素增加对能量摄入或将多余能量储存为脂肪几乎没有影响。相比之下，空腹补充瘦素还会导致神经内分泌系统减弱[77]。瘦素类似物还能让女性在大量运动后或低体重状态时出现继发性下丘脑闭经的现象[78]。因此，瘦素最关键的生理作用可能是提示机体热量不足，并介导一定的代谢变化，而非发出能量过剩的信号。

虽然瘦素受体在大脑的多个区域都有所表达，包括腹侧被盖区但瘦素主要作用于大脑某些特定的神经元，尤其是下丘脑部位。最典型的神经元是弓状核中的 NPY/AgRP 和 POMC 神经元 [35, 79]。NPY 和 AgRP 共表达于同一神经元并合成促食欲肽，而 POMC 在弓状核其他的神经元上表达，这些神经元将激素前体分解为许多肽，包括具有抑制食欲作用的 α-MSH。瘦素 - 弓状核途径是参与体重调节最典型的途径，到目前为止，在人类和啮齿类动物中，通过对这一途径破坏的研究证据已经证明对肥胖具有重要作用（图 25-4）。

脂肪细胞具有复杂的细胞类型，能够合成多种具有生物活性的蛋白质，如细胞因子、免疫相关蛋白、补体和补体相关蛋白、参与类固醇代谢的酶以及肾素 - 血管紧张素系统的蛋白，因此在调控机体代谢和内分泌过程中具有重要作用 [80]（参见第 36 章）。经典的内分泌激素、细胞因子和儿茶酚胺的受体都可以通过脂肪组织分泌表达，而这些肽类在肥胖、胰岛素抵抗和心血管疾病之间，逐渐形成了因果联系。最近研究发现，脂联素和抵抗素具有调节胰岛素抵抗的作用。脂联素与胰岛素抵抗呈负相关，肥胖时脂联素表达下降，减重后脂联素表达增加 [81]。相反，抵抗素会损伤葡萄糖耐量和胰岛素敏感性，随着肥胖体重增加，抵抗素的分泌也会随之增加。然而，抵抗素的生物学特性是复杂的。小

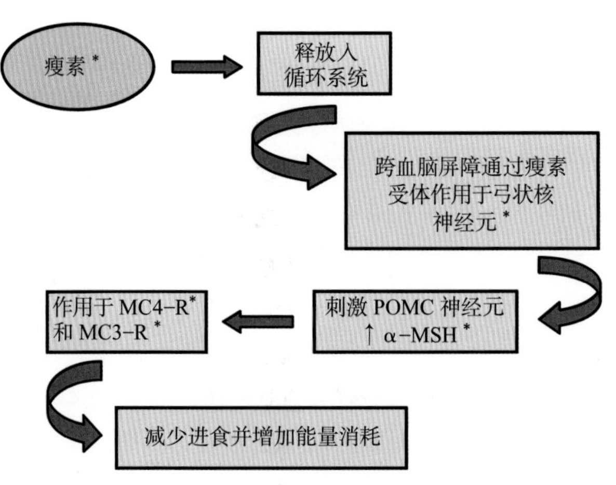

▲ 图 25-4　瘦素途径

瘦素是一种由脂肪细胞分泌的激素，它跨越血脑屏障作用于弓状核中的神经元。一组靶神经元是合成阿黑皮素原 (POMC) 的神经元。瘦素刺激这些神经元合成 POMC，并释放 POMC 基因产物之一，即 α- 黑素细胞刺激激素(α-MSH)。这种肽主要通过促黑素 4 受体 (MC4R) 减少摄食，并通过该受体和促黑素 3 受体 (MC3R) 增加能量消耗。这一途径的突变会导致信号中断，从而导致肥胖。已知导致人类肥胖的突变用星号标出（详见正文和表 25-2）

鼠抵抗素是由脂肪细胞合成的，而人类的抵抗素则由巨噬细胞合成，这使得种属之间的研究结果转化更为困难 [82]。脂联素、抵抗素和其他具有激素作用的脂肪衍生肽在肥胖易感性和对高脂饮食的反应中也具有调控作用。近年来发现，过度肥胖与脂肪组织更多表达多种炎症标志物有关。比如，肥胖患者的白细胞介素 1（IL-1）、白细胞介素 5（IL-5）、纤溶酶原激活物抑制物 1（PAI-1）、肿瘤坏死因子（TNF）和细胞因子信号抑制物 3（SOCS3）的表达均有增加 [83]。这些因素在肥胖相关的胰岛素敏感性降低中发挥了重要作用，但至今仍不明确这些因素是否对食欲或能量消耗具有直接影响。

（二）下丘脑

1. 神经肽 Y　研究证实神经肽在摄食行为中具有调节作用。弓状核神经元合成的神经肽 Y(NPY)，通过脑室注射（intracerebroventricularly，ICV）能够引起强烈的摄食反应 [85, 86]。长期注射 NPY 能够引起大鼠肥胖 [87, 88]，而禁食可以促进 NPY 表达增加，并引起表达 NPY 的神经元对能量稳态相关的外周信号做出反应 [89, 90]。然而，*NPY* 基因缺失却可能与体重及进食改变无关 [91]。将 NPY 表达缺失的小鼠与瘦素缺失的 *ob/ob* 小鼠杂交繁殖时发现，小鼠肥胖症候群明显减弱 [92]。研究还发现，NPY 表达缺失的动物在短期禁食后对再进食反应正常，并呈现出较弱的由低血糖引发的进食反应 [93-94]。

2. 促黑素系统：α -MSH、AgRP 和中枢黑素皮质素受体　人类和啮齿动物需要完整的促黑素系统才能维持正常体重。α-MSH 降低食欲的作用早在 20 世纪 80 年代末就有报道 [95]。然而，直到确定了黄色 Ay 小鼠肥胖的分子机制后，人们才认识到促黑素系统在能量平衡生理机制中的关键作用 [96]。在该模型中，由于刺鼠基因的突变引起了肥胖。刺鼠基因编码的刺鼠蛋白是一种能够调节皮毛颜色的蛋白质，它表达于中枢神经系统组织 [96]。随后研究还发现刺鼠蛋白能够作用于促黑素受体，通过阻断黑素细胞刺激素（MSH）而发挥作用 [97, 98]。这些发现使人们推测，大脑中正常表达的另一种蛋白质可能与刺鼠蛋白具有相似的作用，并发现了与刺鼠相关的肽 AgRP [99]，该肽在下丘脑中表达并与中枢促

黑素受体 MC3R 和 MC4R 相互作用[100]。AgRP 的过表达和 MC4R 的破坏，都能表现出与 Ay 小鼠相似的肥胖症候群[101]。干扰 MC3R 的表达能够引发小鼠摄食增加及体内脂肪增多，提示在啮齿类动物中，MC4 在能量稳态中起主导作用。

促黑素系统的损伤带来的危害让人类对 MC4R 突变问题加以重视，尤其是对早发性肥胖症和有重度肥胖家族史的儿童群体。这些突变的基因很容易被鉴定出来[102, 103]，据估计，有 5% 的重度家族性早发性肥胖者都发生了 *MC4* 基因突变[104]。人类肥胖与 *POMC* 基因的突变也有相关性，*POMC* 基因编码多个转录本，敲除它能够导致促肾上腺皮质激素（ACTH）和 MSH 的缺乏，患者会出现肾上腺功能不全和肥胖的表现。由于在中枢神经系统外表达的 MSH 能够影响头发颜色，因此 *POMC* 突变的患者还常常会有红色的头发[105]。

3. 黑色素聚集激素　黑色素聚集激素（又称黑色素浓缩激素）是一种由下丘脑外侧大细胞神经元合成的 19 个氨基酸组成的肽，对维持动物的能量平衡起着关键作用[106, 107]。肽结构和解剖分布高度保守，在啮齿类动物、绵羊和人类中的序列完全相同。大鼠侧脑室注射 MCH 后，会导致其摄食行为急剧增加。长期输注会导致小鼠轻度肥胖症候群，并伴有能量消耗减少[108]。*MCH* 和 *MCH* 受体基因的缺失都与消瘦有关[109-111]。在受体敲除的情况下，消瘦是增加消耗的次要原因，表现为受体缺失的动物进食量和野生型动物相同甚至更多。缺乏瘦素小鼠的 *MCH* 缺失会导致肥胖表型的显著减弱，这继发于能量消耗而不是进食变化[112]。药物阻断 *MCH* 受体会导致消瘦并减少进食[113]。与输注 *MCH* 类似，长期输注 *MCH* 激动药也会导致肥胖[114]。因为 MCH 缺乏会引起消瘦，出于伦理考虑，MCH 系统的重要性尚未在人类中得到验证。但 MCH 在其他同源性表达相似的哺乳动物品系中的表现显示，MCH 在人类中也会起到重要的作用。

（三）肠道

1. 食欲刺激素　胃合成分泌食欲刺激素，又称生长激素释放肽，是生长激素分泌受体的内源性配体[115]。啮齿类动物中发现该激素能够引发肥胖，但其作用却与生长激素的分泌无关[116]。尽管输注食欲刺激素能够引发饥饿并增加进食[117]，但它在肥胖者体内的表达水平却很低，且它的表达随着体重减轻而增多[118]。对于接受胃旁路手术的患者，一项研究发现他们体内的食欲刺激素并没有增高，一定程度解释了为什么这个手术能让肥胖患者减重效果显著[119, 120]。遗传性肥胖症的 Prader-Willi 综合征患者的食欲刺激素水平表达极高[121]。由于食欲刺激素被转运到大脑后，能够刺激弓状核中 NPY/AgRP 神经元，因此食欲刺激素也是介导胃和下丘脑回路的重要信号[122]。

2. 肽 YY　肽 YY（PYY）能够在整个肠道中进行合成和分泌，但是在肠道的远端浓度最高，尤其是在结肠和直肠部分，并且 PYY 3-36 片段还能通过血脑屏障。进食后发现血清中 PYY 的浓度增加，提示进食可以刺激 PYY 的分泌和释放。由于 PYY 的释放早于营养物到达胃肠道远端，因此神经系统，尤其是迷走神经可能会引起 PYY 的释放。PYY 1-36 与 NPY 结构很相似，还能够与 5 种 NPY 的受体高亲和力地结合；此外，PYY 3-36 能竞争性与 Y_2 受体结合。因此，PYY 既能够作用于肠道又能够调控大脑。在肠道，它促进吸收并延缓胃的排空。在大脑，PYY 3-36 能够控制食欲。在给受试者注射 PYY 时，发现它能增加受试者的饱腹感并减少进食[123]。这种作用在大鼠身上也有相似表现[124]。不过也有其他的研究者始终不能重复验证这种效应，因此 PYY 的作用仍存在着争议[54]。在侧脑室注射 PYY 确实增强了摄食行为，推测可能是通过作用于不同亚型的受体来实现的[125]。

病理性肥胖患者体内 PYY 水平表达很低。研究发现，胃旁路手术减重后 PYY 水平升高[126]，提示 PYY 在肥胖症治疗中的潜在作用。

3. 胰高血糖素样肽 -1 与胃泌酸调节素　GLP-1、胃泌酸调节素（oxyntomodulin）及 GLP-2 是前胰高血糖素原基因的产物，由激素原转化酶在翻译后加工而成。前胰高血糖素原基因在中枢神经系统、肠道 L 细胞和胰腺中均有表达。进食后小肠分泌 GLP-1 和胃泌酸调节素，它们可以作为信号作用于 GLP-1 受体产生饱腹感[55, 127, 128]。然而，这些肽能够被二肽酰肽酶Ⅳ迅速裂解，因此半衰期很短；但

GLP-2 却不会引起饱腹感[129]。GLP-1 影响胰岛素分泌和 B 细胞质量，GLP-2 能促进肠上皮细胞的生长[130]。GLP-1 在肥胖症和 2 型糖尿病方面有治疗潜力，但由于半衰期较短，疗效受到了限制。二肽酰肽酶抑制药和长效类似物，如艾塞那肽和利拉鲁肽，可以解决内源性 GLP-1 半衰期短的问题。这些药物目前已被广泛用于治疗 2 型糖尿病。在 GLP-1 类似物治疗过程中，还发现它们与患者体重减轻有关。由于临床应用的相对成功，为了提高治疗效果，有人推行将两种或更多的激动药联合治疗[131]。虽然此前存在这些药物可能有引起胰腺炎的潜在风险，但最近一项纳入 55 000 名患者的 Meta 分析表明 GLP-1 并无增加胰腺炎的危险[132]。

五、能量消耗在体重调节中的作用

能量消耗（EE）由多个部分组成[133]。其中，静息代谢率（RMR）占的比重最大，且为维持全身代谢稳态的重要部分，哺乳动物中体现为基础体温。体力活动（PA）主要指运动和锻炼。此外，非运动活动产热（NEAT）是指在日常生活中为了保持一定的姿势和完成一些小的动作而发生的产热。能量消耗的另外一个重要部分来自于食物的热效应（TEF），包括进食后的热量增加。虽然能量消耗在产热和活动过程都受到调节，但 EE 对于人类肥胖的作用仍有待确定。

（一）能量消耗的测定

测量实验动物的食物摄入非常简单，但计算能量的消耗却非常复杂，既要考虑全部组分的能量消耗，又要考虑每个组分的能量消耗占比。测定能量消耗最准确的方法是采用直接测热法。可以利用隔热密闭居室结合管道流动水测量，但这种方法非常的烦琐，较少使用。双标水法可以通过摄入 $^{2}H_2{}^{18}O$ 的量从而计算出 EE，以水和二氧化碳的形式释放 ^{2}H 和 ^{18}O 的含量已证明其可以精确到间接测热法测量的 5% 以内[134]。然而，这种测量需要昂贵的非放射性同位素和仪器。考虑到 90% 以上的氧气消耗来自于线粒体代谢[135]，因此氧气消耗也被作为能量消耗的重要指标。在啮齿类动物的研究中，采用一种间接量热系统进行能量消耗的测定。这种系统由多个封闭的装备组成，这些装备中配备了氧气和二氧化碳的感受器，可以测量气体交换的氧气和二氧化碳体积，同时大多数间接量热系统还配备了激光束中断系统，能够同时监测体力活动。同时还配备用于计算氧气、二氧化碳体积及呼吸交换率的总产热量的软件系统。如果持续提供食物和水的装备则可以监测数天或数周。对人而言，常使用的是 Deltalrac 或 COSMED 呼吸仪。由于这些监测仪需要戴上头盔样的装备，因此令监测受到限制。有些临床研究机构建立了房间大小的密闭室，采用与啮齿动物监测仪相似的方法测量气体交换。

比较不同受试者之间的能量消耗　使用间接量热法可以比较不同体重的生物间 EE 误差。体重差异与组织分布有关。例如，肥胖动物的去脂体重较为接近，体脂含量差距较大。不同组织的能量消耗变化较大[136]，而计算各个器官的能量消耗占比也不太可能。尽管脂肪的能量消耗较低，但肥胖的动物脂肪在体重中占比较高，因此不少研究人员将 VO_2 与体重进行标准化，或者将去脂体重作为更接近反映总 EE 的指标[137]。如何最为贴切地表达能量消耗，目前尚没有明确的共识。为了减少混杂因素，研究者采用配对喂养的实验。当两组动物喂食等量的食物，其中一组体重减轻更多时，提示这组动物的能量消耗更高，或者它们肠道对于能量的吸收更少。如果消化道消耗亦算在内，我们可以推论，体重减轻更多的一组能量消耗更高。配对喂养（paired feeding，PF）的例子如图 25-5 所示[138]。然而配对喂养也有缺陷，比如配对动物会感知彼此相对半饥饿的状态。配对喂养大鼠 T_4 向 T_3 的转化减少，所以与瘦素诱导摄食量减少的大鼠相比，它出现相对的甲状腺功能减退[139]。为了证明受试者之间 EE 的变化，要么需要直接测量 EE，要么需要考虑体重和身体成分。此外，应进行细致的 PF 实验，并将其与间接测热法所测结果相关联。

（二）能量消耗如何导致肥胖

能量摄入和能量消耗之间的细微差异都可以引

起能量失衡和肥胖。根据一项研究的估测，如果能量消耗是恒定的，理论上每天减少100kcal的食物摄入就可以控制当前的肥胖病流行率[140]。反之，如果食物摄入是恒定的，小幅度增加活动量就会增加100kcal的消耗，也会有同样的结果。我们知道啮齿动物可以通过提高能量消耗来对抗饮食所引起的肥胖，无论是特定品系的小鼠，还是摄入相同热量的小鼠都能表现出这一规律。在给肥胖易感品系小鼠以高脂饲料造模时，会发现耗氧量增加很少。反之，在选择抵抗肥胖的品系时，也会发现这类小鼠通过提高自身的静息代谢率和运动能力而显著增加耗氧[141]。

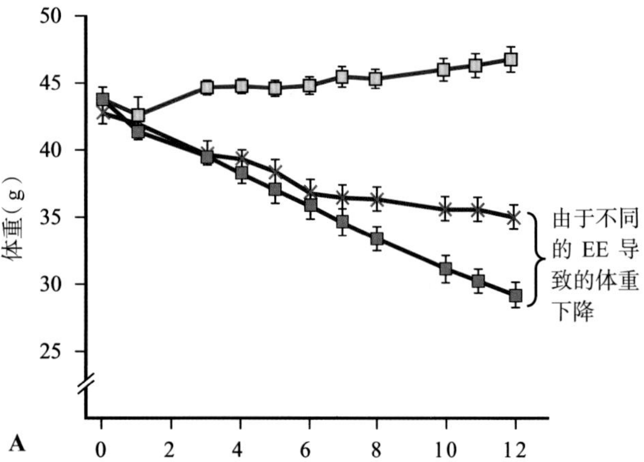

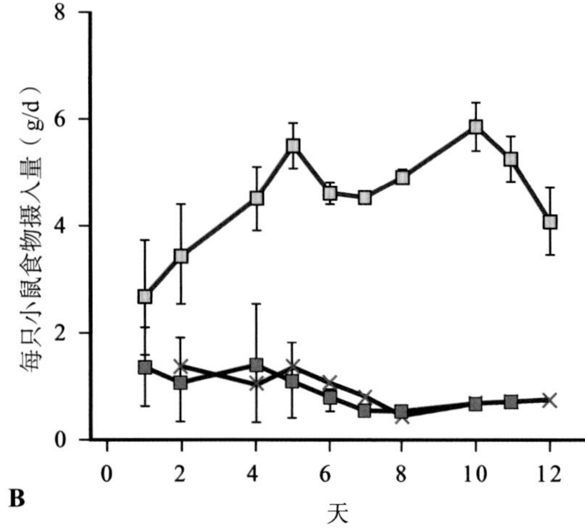

▲ 图25-5 配对喂养ob/ob小鼠体重减轻较少，意味着瘦素治疗增加了能量消耗（EE）

瘦素缺乏的ob/ob小鼠食欲亢进（对照×图标），通过减少食物摄入量和增加EE对瘦素治疗产生反应。与配对喂养组相比，ob/ob瘦素治疗组（封闭方格图标）体重减轻的增多是由于EE升高。（引自Levin N，Nelson C，Gurney A，et al：Decreased food intake does not completely account for adiposity reduction after ob protein infusion，Proc Natl Acad Sci USA 93：1726-1730，1996.）

我们在人类中很难评估能量消耗的作用。因为肥胖患者的能量消耗也是升高的。只有能量消耗与能量摄入存在差异才可能导致肥胖。关于异常能量消耗在人类肥胖中的重要作用，对于已有的证据既有支持者也有反对者。

能量消耗在肥胖发病机制中的作用仍未明确。一些研究这样假设：能量消耗减少是引起肥胖的致病因素。早期的研究，通过对受试者自己的食物摄取与体重增加的记录进行分析，发现肥胖患者的能量消耗明显低于瘦的受试者。但是在重水标记技术的研究中，这些差异却并未得到证实[134, 142]，因为两者之间的差异没有估算对食物消耗的部分。尽管如此，还是有足够的证据显示，能量消耗降低和肥胖的易感性都是由基因决定的。肥胖本身有很强的遗传成分[143]，静息代谢率可能也是一种遗传表型，它与去脂体重、年龄和性别无关，同时可以作为能量消耗的预测因子[144]。通过对同卵双生子进行研究，同时给他们过度喂养，他们之间的体重增幅几乎一致，但异卵双生子之间却没有，确切证明了遗传因素对能量消耗起着主要作用[145]。同样，抚养同卵双胞胎的环境对最终的体重指数（BMI）影响很小[146]。最后，对能量消耗和呼吸商（RQ）直接和间接的测量表明，肥胖患者和瘦受试者之间差异虽小，但仍可测量，尤其是在Pima印第安人群体中[147, 148]。研究已证实，能量消耗的改变与近年来肥胖的发展趋势相关[149]。

然而，也有研究未能发现肥胖受试者和瘦受试者之间能量消耗存在明显的差异。例如，能量消耗可以随BMI增加呈线性增加，这可能是由于能量消耗的增加是为了阻止体重的进一步增高[26]。类似研究发现，5—10岁儿童，即使他们的肥胖易感基因不同，但RMR却有着相似的增加[150]。此外，在体重调节系统中，导致瘦者和肥胖者之间不存在明显的能量消耗差异，还包括交感神经系统（SNS）活动[151]，儿茶酚胺代谢[152]、脂肪分解[153]、食物的热效应[26]和甲状腺激素[154]。总之，这些研究报道都支持以下假设：较低的能量消耗可以促进肥胖的发展。虽然在上述研究中只有在肥胖的啮齿动物模型中发现了能量消耗减弱，但依然可以认为改善能量消耗的减少，可能是抵抗肥胖的重要靶点。

（三）能量消耗的调节

体力活动 体力活动（PA）是每日能量消耗中变化最大的部分，久坐不动的成年人体力活动几乎为 0kcal，而耐力运动员每天的体力活动可达数千千卡，体力活动可在零与数千千卡之间变化。因此体力活动通过最大限度地急速增加耗氧量对能量消耗产生快速影响，而通过逐渐改善呼吸能力对能量消耗产生慢性的影响。因此，在增加摄食的同时，提高体力活动是抵抗肥胖的理想方式。对人体体重变化的影响，体力活动的贡献大约只占 10%[155]。在 5—10 岁 Piam 印第安儿童的研究中发现体力活动与肥胖之间存在负相关，但体力活动并不能预测结果[150, 156]。其他研究表明，瘦和肥胖青少年的体力活动减少，但整体的能量消耗不变[157]。

调节体力活动是一种复杂的行为，受到中枢神经系统多部位、多机制的调控[25]。新近研究表明，体力活动可以通过中枢神经系统中特定部位、特定神经肽来调节，如瘦素和黑素皮质素途径，从而证实体力活动是“脂肪沉积”系统中的组成部分[158]。例如，在 *MC4R* 表达缺失的小鼠中发现，它们不仅消耗更多的热量，还因能量过剩引起肥胖而无法在跑转笼中正常运动[158]。在予以 AgRP 后，不但增加了动物的摄食量，还减少了它们自发的运动能力[125]。*MCH* 和 *MCH* 受体表达缺失的小鼠，表现为基础运动能力增加[141, 159]。这些作用可能是由于神经肽对纹状体途径的影响。MCH 损伤与多巴胺能神经张力改变有关[45]。运动增加进而提高了运动以后的 RMR。因此，人体采用控制饮食和增加运动来持续减肥是有效的[160]。运动改变作为调节人体脂肪储存的特殊机制，在肥胖机制的研究中也是至关重要的。

体力活动的另外一个独立组分——非运动活动产热（NEAT）可能是随体重增加而增加能量消耗的重要因素。为了研究对于能量过剩的反应，采用过度喂养体型消瘦的受试者，大多数受试者能量消耗的升高并非因为进食过多、RMR 或锻炼的热消耗作用，而最有可能产生于非运动活动产热[161]。虽然形式上非运动活动产热是体力活动的子类，但它包括所有日常生活的活动，包括姿势、细微动作，甚至咀嚼口香糖[162]。在人类和啮齿类动物中，传感器可以准确地测量非运动活动产热[163]。非运动活动产热增加也是甲状腺功能亢进症能量消耗增加的原因之一[164]。

（四）产热的调控

1. *棕色脂肪组织和线粒体* 在组织水平上，棕色脂肪组织（brown adipose tissue，BAT）在产热过程中起了关键的作用，它通过诱导非颤抖性产热的作用，对冷刺激起着至关重要的作用[165]。BAT 线粒体密集，细胞表达高水平的解偶联蛋白 1（uncoupling protein 1，UCP1）。当 UCP1 将呼吸与三磷酸腺苷（ATP）的形成解偶联时，就会产生热量。完全切除 BAT 会导致肥胖，因此 BAT 在能量平衡中也发挥着作用[166]。在中性温度饲养的小鼠中，敲除 *UCP1* 与肥胖表型有关，高脂饮食还会进一步加剧肥胖表型[167]。

尽管已经明确小鼠 BAT 对能量消耗的调节机制，但在人类的研究中这一过程尚存在争议。许多学者表示人类不存在棕色脂肪。但最近采用正电子发射断层扫描（PET）的研究已经证实，人体中存在 BAT。2007 年一项关于 PET 的回顾性研究提供了 BAT 存在的证据[168]。另一项研究也通过评估 3640 个连续的 ^{18}F- 氟代脱氧葡萄糖（FDG）PET，以及用于临床诊断的 PET-CT，并分析了 UCP1 的临床手术标本，证实了 BAT 存在于少数男性和女性中[169]。此外还有研究报道，通过冷暴露可以刺激 BAT 产生的现象[170]。最近，有学者通过前瞻性的临床研究，利用 PET 扫描和活检采样建立了人类的 BAT 储存库[171]。

去甲肾上腺素通过交感神经系统调节棕色脂肪功能（图 25-6）。它作用于 β_3 受体增加 cAMP，间接诱导脂质分解，增加过氧化物酶体增殖物激活的受体 γ 共激活因子 1α（peroxisome proliferator-activated receptorγcoactivator-1，PGC1α），从而刺激 UCP1[165]，导致线粒体氧化的解偶联（见下文）。BAT 受甲状腺激素的调节，但对其分子机制却知之甚少。许多转录因子调节 BAT 的发育[172]。例如，冷暴露产热需要 PGC1α，产热过程受损的动物体内缺乏该因子[173]。PDRM16 蛋白在 BAT 分化和维持表型方面起着关键作用[174]。

在细胞器水平上，真核细胞的线粒体通过一个复杂的过程产生大部分能量，该过程将碳元素的氧化磷酸化与 ATP 的产生和质子泵耦合起来，从而产生电化学梯度。当电子流经线粒体复合体时，质子被泵出。由于电化学梯度重新流入的质子与腺苷二磷酸（ADP）磷酸化为 ATP 相偶联。使用线粒体抑制剂证明，线粒体中的氧化磷酸化占能量消耗的 90%[135]。在某些生物中，氧化磷酸化能够在 ATP 的解偶联中产生热量。在哺乳动物中，这一过程对于寒冷的适应极为重要，α-BAT 特异性表达诱导型解偶联蛋白 UCP1，可降低线粒体膜电位[175]。解偶联从而导致能量消耗的改变。理论上可以在多个水平控制解耦联程度，如调节 UCP 水平、UCP 活性，或通过线粒体蛋白水平、生物发生和电子传输的全面变化来控制[16]。例如，最近发现线粒体生物发生缺陷会影响能量消耗和体重的调节[176]。

BAT 和肌肉等许多组织中的线粒体绝对数量也会影响静息能量消耗。线粒体数目受多种影响生物

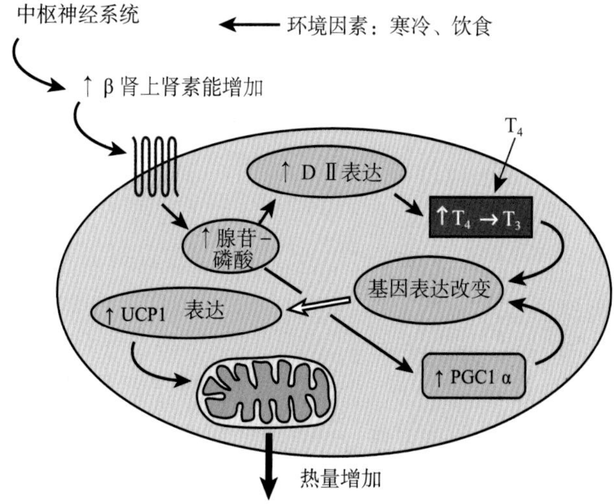

▲ 图 25-6 来自环境的信号，如饮食或冷暴露，会改变中枢神经系统的功能，进而改变交感神经传出活动

交感神经活性的增加通过棕色脂肪中的 Gs 偶联的 β 肾上腺素能受体来改变基因表达［包括诱导Ⅱ型脱碘酶（DⅡ）］和增加 UCP1 的表达。PGC1α 也被激活。DⅡ的诱导导致 T_4 向 T_3 的转化增加，这介导了基因表达的额外变化。UCP1 的增加和 PGC1α 活性的增加都起到了增加产热的作用。PgC1α. 过氧化物酶体增殖物激活受体 γ 共激活因子 -1α；UCP1. 解偶联蛋白 -1

起源的因素调节[177]，运动是影响因素之一，可能与钙信号传导、腺苷 - 磷酸活化蛋白激酶（AMPK）和一氧化氮的联合作用等机制相关。长期运动能够导致 PGC1α 升高。限制热量摄入也可能通过激活 SIRT1 影响生物起源[178]。

（五）控制输入作用于能量消耗

能量消耗的多种途径基本明确[179]。如前所述，大多数影响进食的因素能够通过相反的途径影响着能量的消耗，即增加进食与能量消耗减少有关（图 25-7）。同时，消化食物本身也与能量消耗有关。过度喂养能被生理适应，如通过 SNS 活性增加、副交感神经系统活性降低和体力活动的不同形式运动活动产热或 NEAT 所调节（图 25-8）。

进餐能够促进产热，这种现象被称为进食性产热作用（dietary-induced thermogenesis，DIT）。部分是由于消化食物所需消耗能量引起。有学者提出，DIT 在哺乳动物中不断进化是为了允许消耗大量低质量碳水饮食以获得足够的必需氨基酸后消耗能量[180, 181]。BAT 对食物的产热效应早已被认可[182]，而 DIT 在啮齿类动物中也被证实其产热增多对于抵抗肥胖是至关重要的机制[183]，但是在人类，DIT 的作用尚未明确。

高脂生酮饮食能促进啮齿类动物进食后的能量消耗。研究发现，与高脂高糖饮食喂养的小鼠相比，虽然喂食高脂生酮饮食摄入热量与高脂高糖相等，但小鼠并未出现体重增加，而且改善了胰岛素敏感性，这与 BAT 解偶联作用增加产热有关。

1. *交感神经系统对能量消耗和肥胖的影响* 更多研究证实了 SNS 通过促进 EE 来调节体重。SNS 活动基线低，将来体重增加的可能性会高[184, 185]。SNS 受中枢神经系统控制，交感神经节后神经元末端释放去甲肾上腺素，而副交感神经的节后神经元末端释放乙酰胆碱。脂肪组织受到丰富的交感神经节的支配，但没有副交感神经支配的证据[186]。下面是热量过多时调节能量消耗的过程：大脑→ SNS → βAR →产热。激活 BAT 或者让部分白色脂肪组织（white adipose tissue，WAT）呈现 BAT 的特征，如产热基因 *UCP-1* 和其他线粒体标记物表达的增加，线粒体数量增加且脂滴变小等，这一过

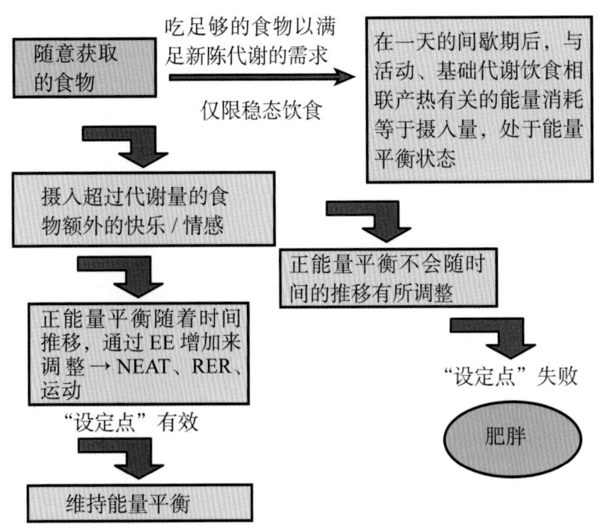

▲ 图 25-7　哺乳动物体重增加和减轻伴随的生理变化

EE. 能源支出；RER. 呼吸交换率；NEAT. 非运动性活动产热（改编自 Rosenbaum M，Keibel RL，Hirsch J：Obesity，N Engl J Med 337：396-406，1997.）

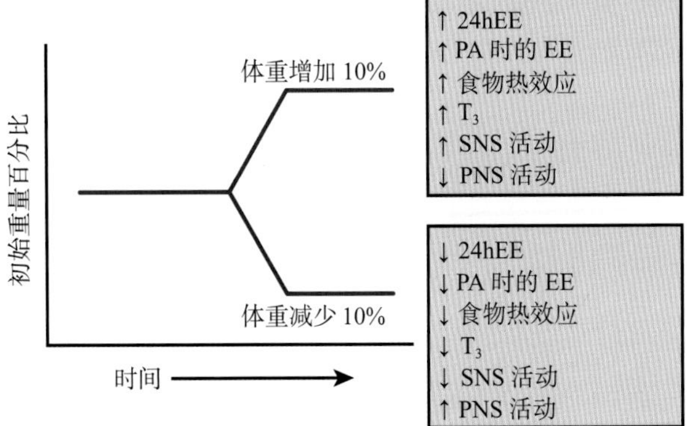

▲ 图 25-8　在可以随意享用可口食物的环境中，一些人会因稳态饥饿而大量进食

也就是说，他们将大量消耗维持新陈代谢和身体活动所需的能量。在每一天的开始，他们将与前一天处于中性能量平衡。这些人占保持正常体重的西方人口（或者如果超重，能够长期保持稳定体重）的 30%～40%。有些人会摄入过多的能量，超出维持新陈代谢所需的能量。这种额外的进食将随着食物供应的便利或食物享乐的诱惑而发生。通过调整 RMR 或食物或 NEAT 的热效应的微小变化，其中一些人会利用有限数量的额外能量。一些人也可能通过体育锻炼增加 EE，从而有意识地进行适应，从而"辅助"其设定点。这些人组成的小组可以长期保持稳定的体重。相反，有些人会吃得过多。暴饮暴食可能涉及少量的能量增加，由于不清楚的原因，个人无法通过增加 RMR 或 NEAT 进行适当的调整。一些暴饮暴食可能涉及大量的能量，要利用它们就需要增加体育锻炼。随着时间的流逝，这些人会变胖。体重增加的速度可能很慢（几十年来每年 2～3 磅），但体重增加很可能导致肥胖。EE. 能源消耗；NEAT. 非运动活动产热；RMR. 静息代谢率，PA. 体育锻炼；SNS. 交感神经系统；PNS. 副交感神经系统；T_3. 三碘甲腺原氨酸

程又称为"棕色 / 米色样变"。肥胖的啮齿类动物，SNS 活性较低，用 βAR（β 肾上腺素受体）激动剂可以激活 SNS 活性来改善肥胖[187-188]。但通过手术、化学、免疫和遗传等其他因素干扰 SNS 途径却并未影响体重，这又很难解释 SNS 在介导产热中的作用[189-192]。有研究将小鼠 3 种 βAR 全部敲除后发现可以阻断所有 BAT 的肾上腺素能信号传导，进而完全降低能量消耗而引起了无 β 型小鼠的肥胖表型[183]。虽然给无 β 型小鼠常规饮食只会导致轻度肥胖，但如果给予高脂饮食就会变得特别肥胖。无 β 型小鼠并没有野生型小鼠对高脂饮食的常规反应（VO_2 增加），也说明 βAR 在抵抗肥胖和高脂饮食促进产热过程中具有重要作用。

2. 甲状腺激素　甲状腺激素［甲状腺素（T_4）和三碘甲腺原氨酸（T_3）］在调节强制性静息能量消耗（REE）和适应性产热（AT）中起关键作用。在正常情况下，TH 对维持体重是否有作用尚不清楚，但食物摄入增加时，甲状腺功能亢进与体重减轻相关。一个世纪以前，已经采用甲状腺提取物治疗肥胖。还有研究证实 TH 提高基础代谢率与体重减轻有关[193, 194]。TH 调控代谢的机制复杂和多样。

人类的能量消耗与 TH 水平有关。甲亢甚至可以提升 50% 的能量消耗，而甲状腺功能减退也可减少近 50% 的能量消耗[195]。TH 介导了约 30% 的基础产热[24]。通过检测垂体分泌的促甲状腺激素（TSH）和血清 TH 可以快速诊断甲状腺功能减退，也可进行全身耗氧量的检测。哺乳动物的 TH 能够维持体温但不能储存脂肪[24]。TH 能通过多种途径发挥作用，如调节脂质、糖类和蛋白质的合成和分解代谢（Silva [24] 和 Bianco 及其同事的综述[195]）。此外，细胞的 ATP 转换和热量增加能够增加基础代谢，例如维持离子梯度、离子循环和解偶联，其总和作用将增加 EE[196]。由 TSH 测得的足量 T_4 与 REE 密切相关[197]。甲状腺激素在寒冷环境的产热和过度喂养的适应性产热反应中都起到关键作用。响应寒冷信号，SNS 刺激 BAT，并观察到 T_3 水平的快速升高[195]，是由Ⅱ型脱碘酶（DⅡ）的诱导介导的，在 SNS 的控制下[199] 该酶将 T_4 转化为其活性更高的同源物 T_3[198]。这些机制最终导致 UCP1 增加。DⅡ对于冷诱导的产热必不可少[23, 200]，这种

反应在甲状腺功能减退的动物中受损[201]。

尽管 TH 对 REE 和适应性产热的调节至关重要，但是在病理性疾病（如甲状腺功能亢进或甲状腺功能低下）的情况下，TH 对体重的影响尚难以确定。TH 水平受营养状况的影响，并随禁食而迅速下降，但也可在瘦素调控下消除这种下降趋势[77]。尽管有报道称 TSH 和 BMI 呈正相关，但肥胖者的甲状腺功能正常[202]。通过基因破坏产生的 D Ⅱ功能丧失对产热至关重要，但对小鼠的体重没有明显影响[203]；甲状腺功能减退的小鼠能够在高脂喂养下产热增加[204]。

尽管如此，由于 TH 的药理剂量对 REE 有显著影响，因此人们对 TH 类似物作为肥胖症的一种可能的治疗方法非常感兴趣。此类类似物将需要对能量消耗和产热发挥作用，而不会对其他器官系统（如心脏和骨骼）产生不利影响[205]。如图 25-6 所示，已证明此类药物可有效探索线粒体功能。

3. 其他产热调节剂　最近，几种能够诱导 WAT 棕色样变或激活 BAT 的新型循环蛋白被鉴定发现。比如，FGF21 在脂肪组织、肝脏等多种组织中合成，并释放到循环系统。BAT 和可棕色样变的 WAT 中的 FGF21 在冷刺激下表达增加。通过给予小鼠 FGF21 可以模拟冷刺激，并可诱导腹股沟脂肪的棕色样变[28]。鸢尾素在肌肉和大脑中合成，也可以释放到循环，作用于那些更易棕色样变的 WAT[29]。神经胶质细胞分化调节样因子在肌肉中合成并在运动时释放，它在冷暴露的情况下才会在脂肪组织中合成和分泌。神经胶质细胞分化调节样因子引起 WAT 棕色样变，也能够影响脂肪组织中巨噬细胞的活化[30]。这些因素究竟对人体生理的影响程度尚不清楚。

六、总结

体重受复杂的系统调节，其中涉及了中枢及外周多个器官。这个由分子和神经网络相互协调的系统，将食物摄入与能量消耗整合在一起。尽管该领域取得了重大的进展，但这些途径的本质我们依然知之甚少。虽然我们已知一些关键途径如瘦素的破坏，会导致啮齿类动物和人类的肥胖，但是导致大多数哺乳动物容易过多脂肪堆积的机制仍未知晓。

声明

作者要感谢 Eric Bachman 博士为本书的上一版提供的帮助。

第 26 章　肥胖：问题和管理

Obesity: The Problem and Its Management *

Michael A. Cowley　Wendy A. Brown　Robert V. Considine　著

张　振　陈　宏　译

要　点

- 超重和肥胖在成人、儿童和青少年中的患病率显著增高。
- 发展中国家的超重和肥胖患病率逐年升高。
- 能量摄入和能量消耗的不平衡导致超重
- 肥胖与心血管疾病、糖尿病、非酒精性脂肪性肝病、癌症和其他疾病的发展密切相关。
- 生活方式调整是超重或肥胖的一线治疗手段。
- 药物治疗和减重手术应该与生活方式调整相结合。

几千年来，人们已经认识到并证明了营养在维持健康生活中的作用，以及过量摄入食物对体重的不利影响 [1, 2]。尽管有这么长的历史，但是把肥胖作为一种明确疾病来定义在科学家、临床医生、公众及决策者中仍然存在争议。鉴于过去 30 年来超重人数的大幅增加和持续流行，这种争论显得尤其重要 [3]。自 2008 年以来，肥胖协会（The Obesity Society，TOS）认为，将肥胖视为一种疾病可能产生的积极影响要远大于其消极影响，并可能通过争取更多的资源以利于肥胖人群的预防和治疗 [4]。2013 年美国医学会承认肥胖是一种疾病 [5]。

一、流行病学

肥胖症通常用体重指数进行分类，体重指数可以通过以下公式计算获得：体重指数（BMI）= 体重（kg）/［身高（m^2）］或体重指数（BMI）= 体重（磅）/［身高（英寸^2）］× 704。美国国立卫生研究院（The National Institutes of Health，NIH）[5, 6] 和世界卫生组织推出了一个指南，建议按体重指数对体重状况进行分类 [7]（表 26–1）。根据指南，建议，男性或女性 BMI 为 25～29.9kg/m^2 被认为超重；BMI ≥ 30kg/m^2，则被认为肥胖。为了评估肥胖的发病和死亡风险，可以将肥胖症按 BMI 和相关风险进一步分级（表 26–1 和表 26–2）。这些分级标准源于美国白种人群的研究数据，在一定程度上反映了 BMI 与死亡率持续相关的主观切点 [8]。大型流行病学研究已经证实，不同种族背景的超重和肥胖个体死亡率会增加 [9]。但与死亡率增加相关的体重指数界值却因种族和民族而不同。比如有研究显示亚洲人超重的合适下限是 BMI ≥ 23kg/m^2，但其他研究并不认同这一观点 [10]。

*. 本章中带有背景色突出显示的部分为儿童内分泌相关内容。

（一）成人

根据表 26-1 中的定义，美国成年人的肥胖率在 1980—2012 年翻了一倍[11]。最新的美国国家健康与营养调查（NHANES，2002—2012）的结果显示，美国总人口的 68.5% 伴有超重或肥胖，总人口的 34.9% 合并肥胖。超重和肥胖率更高，非西班牙裔黑人（分别为 76.2% 和 47.8%）和西班牙裔美国人（分别为 77.9% 和 42.5%）[12]。如表 26-2 所示，少数民族男性和女性（非西班牙裔黑人和西班牙裔）超重和肥胖的比例明显高于白种人。

（二）儿童

超重在儿童和青少年中也越来越普遍（表 26-3）。在 2—19 岁的儿童中，超重者占 31.8%（BMI ≥ CDC 生长量表的第 85 百分位数），肥胖者占 16.9%（BMI ≥ CDC 增长量表的第 95 百分位数）[12]。鉴于超重和肥胖在儿童和青少年中的流行性不断增加，未来对肥胖和相关并发症的医疗管理的需求也将大大增加。

肥胖症的流行并不局限于美国，1980—2013 年全世界范围内成人超重和肥胖的患病率分别增加了 27.5% 和 47.1%[13]。超重的男性比例从 26.8% [不确定区间（UI）28.4～29.3] 增至 36.9%（36.3～37.4），超重的女性比例从 29.8%（29.3～30.2）增至 38.0%（37.5～38.5）。截至 2013 年，发展中国家和发达国家的女性肥胖率均高于男性，而全球 62% 的肥胖个体分布在发展中国家。

二、肥胖相关的疾病

超重和肥胖会导致很多并发症的发生和发展，其中有些并发症还具有较高的死亡率[14]。超重和肥胖人群的死亡风险也因年龄而异。比如老年人（≥ 65 岁）肥胖的相对死亡风险显著增加。然而与年轻人相比，超重并不会增加老年人的死亡风险[15]。另外，性别和种族也是影响肥胖与疾病关系的重要因素。

体脂在腹内（内脏）部位的分布，与外周皮下部位相比，通常比 BMI 所反映的总肥胖度更能预测肥胖相关疾病的发生风险。内脏脂肪组织增加是 2 型糖尿病[16]和心血管疾病风险的重要独立决定因素[17]。

（一）心脑血管疾病

在美国和世界范围内，超重、肥胖和腹部脂肪沉积都会增加心脑血管疾病的风险[18]。肥胖还会导致心血管死亡率明显升高[14]。心脑血管疾病风险增加的因素包括高血压、低密度脂蛋白胆固醇和三酰甘油、小而密的低密度脂蛋白胆固醇、总胆固醇、纤维蛋白原、纤溶酶原激活物抑制物 -1、胰岛素和降低的高密度脂蛋白胆固醇（HDL-C）。

表 26-1　根据 BMI、腰围和相关疾病风险对超重和肥胖进行分级

			疾病风险相对于正常体重和腰围	
	BMI（kg/m^2）	肥胖级别	男性≤ 102cm（≤ 40in） 女性≤ 88cm（≤ 35in）	男性＞ 102cm（＞ 40in） 女性＞ 88cm（＞ 35in）
体重过轻	＜ 18.5		—	—
正常	18.5～24.9		—	—
超重	25.0～29.9		增加	高
肥胖	30.0～34.9	Ⅰ	高	很高
	35.0～39.9	Ⅱ	很高	很高
极度肥胖	≥ 40	Ⅲ	极高	极高

数据引自 National Heart，Lung and Blood Institute clinical guidelines on the identification，evaluation，and treatment of overweight and obesity in adults-the evidence report National Insitutes of Health，1998. 以下网站可以获取全文 www.nhlbi.nih.gov/health-pro/guidelines/in-develop/obesityevidence-review/obesity-evidence-review.pdf. BMI. 体重指数

表 26-2 2011—2012 年美国人口中超重、肥胖和极端肥胖的患病率（%）

种族 / 民族	性别	超重或肥胖（BMI ≥ 25kg/m²）	肥 胖（BMI ≥ 30kg/m²）	肥胖（2 级和 3 级）（BMI ≥ 35kg/m²）
所有种族 / 西班牙裔	全部	68.5（65.2～71.6）	34.9（32.0～37.9）	14.5（12.8～16.4）
	男	71.3（68.2～74.2）	33.5（30.7～36.5）	11.9（9.5～14.9）
	女	65.8（62.0～69.5）	36.1（32.6～39.8）	15.4（13.1～18.0）
非西班牙裔白人	全部	67.2（63.2～71.0）	32.6（29.0～36.5）	13.3（11.0～16.0）
	男	71.4（67.5～75.0）	32.4（29.6～35.3）	11.2（9.0～13.9）
	女	63.2（58.0～68.2）	32.8（27.4～38.8）	15.3（12.3～18.9）
非西班牙裔黑人	全部	76.2（72.6～79.4）	47.8（44.4～51.3）	23.3（21.2～25.5）
	男	69.2（64.7～73.4）	37.1（33.1～41.3）	15.9（12.8～19.6）
	女	82.0（78.2 ～85.1）	56.6（52.2～60.9）	29.2（26.3～32.4）
非西班牙裔亚洲人	全部	38.6（35.1～42.3）	10.8（8.2～14.2）	2.4（1.3～4.5）
	男	43.0（37.4～48.8）	10.0（7.1～14.0）	1.7（0.8～3.4）
	女	34.7（30.8 ～38.7）	11.4（7.5～17.0）	3.0（1.2～7.1）
西班牙裔	全部	77.9（74.2～81.3）	42.5（39.0～46.0）	16.2（14.0～18.7）
	男	78.6（73.1～83.2）	40.1（35.8～44.6）	11.9（9.5～14.8）
	女	77.2（73.3～80.6）	44.4（40.0～48.8）	20.2（17.1～23.7）

数据引自 Ogden CL，Carroll MD，Kit BK，Flegal KM，以百分比显示（95%CI）文献引自 Prevalence of childhood and adult obesity in the United States，2011–2012. JAMA 311（8）：806–814，2014.

表 26-3 2011—2012 年美国 2—19 岁青年超重或肥胖流行率

	性别	百分比（95%CI）		
		2—5 岁	6—11 岁	12—19 岁
所有种族 / 西班牙裔	全部	22.8（18.7～27.6）	34.2（30.1～38.5）	34.5（30.1～39.2）
	男	23.9（20.1～28.2）	33.2（27.7～39.1）	35.1（29.7～40.9）
	女	21.7（14.6～31.0）	35.2（29.2～41.8）	33.8（27.9～40.4）

数据引自 Ogden CL，Carroll MD，Kit BK，Flegal KM，以百分比显示（95%CI）文献引自 Prevalence of childhood and adult obesity in the United States，2011–2012. JAMA 311（8）：806–814，2014.

代谢综合征是包含至少 3 个与肥胖相关指标异常的综合征[19]。美国国家胆固醇教育计划委员会（成人治疗Ⅲ组）的第 3 份报告指出，具有以下 3 项或 3 项以上的特征即可定义为代谢综合征：男性腰围＞ 102cm，女性腰围＞ 88cm；血清三酰甘油水平男性≥ 150mg/dl（1.69mmol/L），女性≥ 50mg/dl（1.29mmol/L）；血压≥ 130/85mmHg；或者血清葡萄糖水平≥ 100mg/dl（6.1mmol/L）。Meta 分析结果表明，代谢综合征与心血管疾病所致死亡率和全因死亡率增加有关[20]。在美国人口中，经年龄调整的代谢综合征的患病率为 34.2%[21]。

1. 高血压 入组人数超过 10 000 多名男性和女性的 INTERSALT 研究结果指出，体重每增加 10kg 可以使收缩压升高 3mmHg，舒张压升高 2.3mmHg[22]。

这种程度的血压升高又可以增加 12% 的冠心病（coronary heart disease，CHD）风险和 24% 的脑卒中风险。体重变化导致血压改变的确切机制尚未明确，在啮齿类动物模型 [23] 和人类疾病模型 [24] 研究中发现，血清瘦素升高所引起的交感活性增加似乎是肥胖相关高血压的重要组成部分。

2. 血脂异常　体重指数（BMI）的增加与三酰甘油（TG）、总胆固醇（TC）、低密度脂蛋白胆固醇（LDL-C）和小而密的低密度脂蛋白胆固醇（sdLDL-C）的增加，以及高密度脂蛋白胆固醇（HDL-C）的降低有关 [25]。冠心病的风险主要与低密度脂蛋白胆固醇的增加有关。BMI 从 20～30kg/m^2 开始，每增加 10 个单位，LDL-C 水平将增加 10～20mg/dl。这种程度的变化将导致未来 5～10 年冠心病的风险增加 10%。常常合并三酰甘油、sdLDL-C 和载脂蛋白 B 水平升高的上身肥胖人群其风险可能更大。

3. 冠状动脉疾病　在青年动脉粥样硬化的决定因素研究中，15—34 岁的人尸检发现脂纹和冠状动脉晚期病变与肥胖和腹部脂肪沉积呈正相关 [26]。如今接受心脏导管术的人越来越年轻化，同时多合并肥胖、其他并发症及多支血管病变 [27]。

4. 充血性心力衰竭　超重和肥胖都是充血性心力衰竭发生发展的独立危险因素 [28, 29]。由于高血压和糖尿病也与充血性心力衰竭独立相关，因此充血性心力衰竭的总体风险也随各种危险因素增加而成比例增加 [30]。

5. 脑卒中　体重指数（BMI）超过 32kg/m^2 的女性，其脑卒中的风险几乎是体重指数（BMI）＜ 21kg/m^2 的女性的 2 倍 [31]。在男性，BMI ＞ 23kg/m^2 时，每增加 1kg/m^2，其相应总的脑卒中、缺血性脑卒中和出血性脑卒中的总相对危险度显著增加 6% [29, 32]。同时在本研究中发现，对高血压、糖尿病和高胆固醇血症进行积极调控后，其脑卒中的风险略有降低。

（二）糖尿病

超重与 2 型糖尿病的发生之间的关系已得到充分证实 [33]。事实上，当体重指数（BMI）仍低于超重的诊断标准时，糖尿病的风险已经在增加。护士健康研究表明，BMI ＞ 22kg/m^2 就会增加糖尿病的发生风险 [34]。研究证实，BMI ＞ 22kg/m^2 时，每增加 1kg/m^2，患糖尿病的相对风险会增加 25%，在美国所有新诊断的糖尿病患者中，超过 1/4 是由于体重增加超过 5kg 所致 [35]。有关糖尿病和肥胖症病因学的其他信息，请参阅第 40 章。

（三）非酒精性脂肪性肝病

非酒精性脂肪性肝病（nonalcoholic fatty liver disease，NAFLD）包含了一系列的肝脏方面的异常，包括肝大、肝脏生化异常、脂肪变性、脂肪性肝炎、肝纤维化和肝硬化 [36]。据估计，肥胖者 NAFLD 的患病率为 30%～100%，而且腹型肥胖和代谢综合征之间具有很强的相关性。NAFLD 在男性和女性中的比例相近，在儿童中也有一定患病率。

从单纯性脂肪变性（通常被认为是良性的）到脂肪性肝炎（坏死性炎症改变和肝细胞损伤）的进展的机制目前被认为是“二次打击”模型学说 [37]。第一次打击被认为是游离脂肪酸代谢紊乱导致游离脂肪酸在肝脏中积聚。第二次打击则可能是由于过量脂肪酸代谢紊乱引起的氧化应激，或者可能是促炎细胞因子造成的。因此，肥胖状态下存在的胰岛素抵抗和亚临床炎症促进了 NAFLD 的发展。减重和改善胰岛素敏感性可以减少肝脏脂肪变性 [38, 39]，但是要想全面的了解这些治疗措施的效果还需要进一步研究。

（四）癌症

肥胖与癌症相关死亡风险增加之间存在比较强的相关关系 [40]。2007 年，世界癌症研究基金会（WCRF）就明确指出，肥胖与食管腺癌、胰腺癌、结直肠癌、绝经后乳腺癌、子宫内膜癌和肾癌的发病风险增加有关 [41]。有 Meta 分析研究发现，男性 BMI 升高 5kg/m^2 与其食管腺癌、甲状腺癌、结肠癌和肾癌密切相关 [42]。而在女性，BMI 增加 5kg/m^2 与子宫内膜癌、胆囊癌、食管腺癌和肾癌有很强的相关性。另外，BMI 的增加与男性直肠癌和恶性黑色素瘤之间存在较弱的正相关，而与女性绝经后乳腺癌、胰腺癌、甲状腺和结肠癌之间也存在较弱的正相关；此外，BMI 增高与白血病、多发性骨髓瘤和非霍奇金淋巴瘤之间也发现了较弱的正相关性，而且没有性别之分。超重与癌症相关联的机制可能是胰岛素或者胰岛素样生长因子的增加，改变了细胞增殖与凋亡之间的平衡，同时也改变了脂肪因子，局部炎症和氧化应激的状态[43]。

（五）女性生殖健康

多囊卵巢综合征是包括多毛症、肥胖、排卵障碍、月经紊乱和胰岛素抵抗在内的一种疾病，是超重女性不孕症的最常见原因[44]。年轻女性即使只有体重的略微增加也可能对生殖功能产生不利影响[45]。孕期肥胖和很多疾病的发生密切相关。肥胖孕妇患高血压的风险增加近 10 倍，患妊娠期糖尿病的风险也显著增加。此外，肥胖孕妇所产的胎儿存在先天畸形（主要是神经管缺陷）的风险也会增加[46]。目前已经证实孕前体重增加会增加胎儿不良结局的风险[47]。

（六）阻塞性睡眠呼吸暂停

部分或完全气道阻塞导致的睡眠中呼吸暂停和低通气情况在肥胖者中更为常见。据保守估计，肥胖患者中阻塞性睡眠呼吸暂停的患病率为 30%[48]。睡眠呼吸暂停可造成严重缺氧、高血压、心肌梗死和心律失常等后遗症，所以，对肥胖患者的睡眠呼吸暂停的诊断和治疗尤为重要。阻塞性睡眠呼吸暂停还与糖代谢紊乱独立相关，增加 2 型糖尿病的发生风险[49]。

（七）胆石症

BMI 超过 40kg/m^2 的女性，其患胆结石的风险比 BMI ＜ 24kg/m^2 的女性增高将近 7 倍[50]。但是，体重的快速下降，例如采用极低热量的饮食或减重手术也会增加胆石症发生风险[51]。因此在减重计划期间，通常建议患者每周摄入一汤匙的油，可通过引起胆囊收缩降低胆结石发生风险。

（八）骨关节炎

由于长期关节负荷的增加，肥胖可能是导致严重膝关节骨关节炎最重要的危险因素[52]。一项在双胞胎人群中进行的研究证实，体重每增加 1kg，患骨关节炎的风险就会增加约 10%[53]。肥胖也是非负重关节骨关节炎发展的一个重要辅助因素，这可能和高胰岛素血症和促炎细胞因子释放增加有关。

三、能量平衡与肥胖的发生发展

体重变化通常也遵循物理学定律，即如果能量摄入大于能量消耗，能量将被储存在体内，体重就会增加。然而，对这个简单的想法还是有很多需要注意的地方。中枢神经系统对体重的调控是由遗传、社会、行为和生理等复杂整合的结果，其中机制尚未完全明了。此外，这种对体重和能量平衡调控的复杂系统是在长期生物进化的过程中逐步形成的。因此，今天肥胖流行的生物过程在我们的祖先中就已经开始了，而当时很可能是为了防止在食物短缺时体重的严重丢失而发展起来的。在物质丰富的环境中，这些“生存基因”继续发挥作用，反而对健康和长寿产生了不利的影响。

能量平衡是由中枢调控的（图 26-1）。营养状态和能量储存的信号通过体液和神经通路传递到下丘脑和脑干（见第 25 章）。

下丘脑接收到的体液信号被传递到更高级皮层区域（摄食中枢），并返回到接受胃肠激素和营养信号输入的脑干神经元[54]。由杏仁核、海马、前额皮质、腹内侧前额叶皮质、纹状体和岛叶组成的摄食中枢将整合环境信号、食物线索的激励价值、奖励及对食物摄取的认知控制[55]。食欲神经网络的功能成像表明，肥胖个体对食物线索的反应性明显增强，可能导致食物过度消耗[55]。大脑还整合神经信号，影响觅食、摄食及能量消耗等行为。

接下来将简要概述能量摄入和消耗，并重点介绍影响肥胖发展的可能机制，以及减重干预可能在某些方面带来的获益。

（一）能量摄入

人类的觅食和进食行为是将环境因素、高级认知功能、有关营养状态和能量储存的内部生理信号进行复杂整合的结果[56]。下丘脑和脑干的多个核团检测并整合有关营养状态和机体能量储存的激素和神经信号。而这些信号主要来自于周围组织，包括脂肪组织、胰腺、胃肠道和肝脏（图 26–1）。

瘦素和胰岛素在血液循环中的浓度与身体脂肪含量保持合适的比例，并决定了机体储存能量的程度[57]。在动物研究模型中，直接向中枢神经系统注射瘦素和胰岛素可以通过降低食欲和增加能量消耗来减轻体重。相反，阻断这些激素在中枢神经系统内的活性会导致食物的摄入和体重的增加。

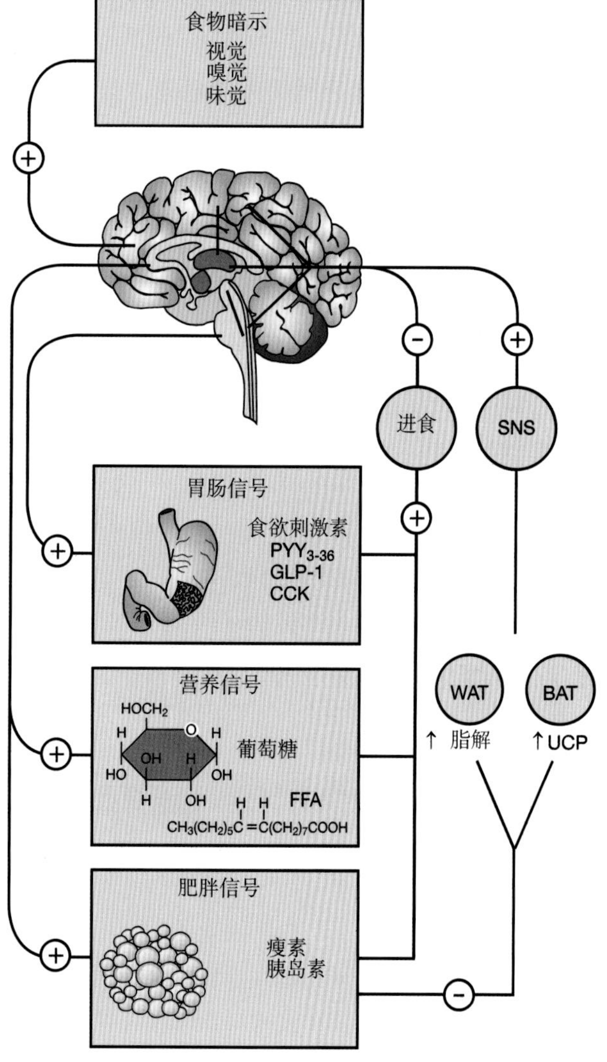

▲ **图 26–1　大脑进食有关的信号、食物摄入量和能量消耗之间的整合**

食物暗示（视觉、嗅觉、味觉）为食物提供激励价值，并激活对食物摄入的奖励和认知控制。摄食会引发一系列信号传达到下丘脑（营养和肥胖信号）或脑干（胃肠信号）。下丘脑将这些信号与来自大脑皮层食欲网络的其他感觉、认知和环境信息进行整合。当这些信号被发回到外围时，会导致摄食活动和交感神经活动的减少。交感神经系统通过激活 UCP–1 刺激啮齿类动物白色脂肪的脂解和棕色脂肪组织的产热

BAT. 棕色脂肪组织；CCK. 胆囊收缩素；GLP–1. 胰高血糖素样肽 –1；PYY_{3-36}. 肽 YY_{3-36}；SNS. 交感神经系统；UCP–1. 解偶联蛋白 –1；WAT. 白色脂肪组织；FFA. 游离脂肪酸

瘦素的发现有望成为肥胖治疗的潜在靶点。虽然瘦素可以降低低瘦素水平个体的体重，但在肥胖人群中瘦素浓度却是升高的[58]，而且高药理剂量的瘦素也只会带来轻度的体重减轻[59, 60]。这说明了大多数肥胖患者对瘦素是有抵抗的，从而导致瘦素抑制食欲和增加能量消耗的活性大打折扣[61]，但目前对于瘦素抵抗的性质和原因尚未十分明确。最近瘦素已被批准用于治疗脂肪营养不良症的患者[62]（参见第 37 章）。

机械信号，如食管和胃的扩张，胃肠道中食物诱导的肠促激素信号。这些信号可作用于脑干和下丘脑。肠道释放的大多数激素都是抑制摄食的饱腹因素，也有能增加食欲的食欲刺激素。

缩胆囊素（CCK）由小肠 I 细胞分泌，是第一个能够剂量依赖性的调节摄食量的肠肽，然而重复或长期使用 CCK 并不能长期有效地减少食物摄入量，这种情况与其导致的进餐频率增加有关[63]。

肽 YY（PYY）是一种由 36 个氨基酸组成的多肽，结构上与神经肽 Y 和胰多肽相关。肠道内 L 细胞释放的 PYY 的主要形式是 N 端截短形式的 PYY_{3-36}。PYY_{3-37} 除了向下丘脑核团发出信号调节食物摄取外，还可以减缓胃排空，从而增加饱腹感[63]。肥胖患者的空腹和餐后 PYY_{3-36} 水平是降低的，外周给予生理剂量的 PYY_{3-36} 可减少食物摄入量[64]，但因其有效剂量就可以引起恶心和呕吐，迄今未能发展为肥胖症的治疗手段[65]。

胰高血糖素样肽 –1（GLP–1）是肠道 L 细胞对胰高血糖素原基因进行翻译加工产生的一种神经肽类激素。$GLP-1_{7-37}$ 和 $GLP-1_{7-36}$ 肽段是主要的生物活性形式。由于其具有刺激胰岛素释放、减少胰高血糖素分泌和减慢胃排空的能力，因此在糖尿病治疗中具有重要意义。目前正在使用一些药物化合物可以模拟或延长这种激素在循环中的寿命[66]。GLP–1 治疗可使 2 型糖尿病和非 2 型糖尿病的人体重减轻[67]，所以目前正在开发用于肥胖症的治疗。

胃酸分泌调节肽（oxyntomodulin）也是 L 细胞

餐后释放的来自于胰高血糖素原基因的翻译加工后产物。胃酸分泌调节肽可以抑制胃酸分泌，延缓胃排空，减少啮齿动物和人类的食物摄入量。在啮齿类动物中，胃酸分泌调节肽是一种温和的胰高血糖素受体激动剂，可以增加能量消耗和降低生长类激素的水平。胃酸分泌调节肽的类似物目前也正在临床研发中[68]。

食欲刺激素（ghrelin）是一种由胃产生的含有 28 个氨基酸的多肽，是下丘脑和脑干的生长激素促分泌激素受体的配体。ghrelin 的活性形式包含一个连接在 3 号氨基酸丝氨酸上的脂肪酰基侧链；而酰化反应是其生物活性所必需的，参与酰化相关的酶也已经明确[69]。ghrelin 可以刺激啮齿动物和人类的食物摄入，血浆 ghrelin 水平在空腹时候升高，进食后下降，这表明 ghrelin 是一种饥饿激素。在肥胖个体中，血浆 ghrelin 水平是降低的，而且其在餐后的下降速度是减弱或消失的[70]。ghrelin 可促进享乐性进食，提高啮齿动物和人类食物摄取的奖励特性，并可能在应激相关的摄食行为中起作用[71]。Ghrelin 似乎还能抑制胰岛素的分泌，维持空腹血糖水平[72]。

（二）能量消耗

每日总能量消耗（TEE）可分为 4 个主要组成部分，包括静息代谢率（RMR）、食物的热效应、体能消耗和非运动活动产热（NEAT，详见第 25 章）。无脂肪组织（主要是骨骼肌）是影响 TEE 的最重要因素。因此，一个人的肌肉质量越大，相应地的 TEE 就越大[73]。无脂肪组织也是静息代谢率的主要决定因素，RMR 占 TEE 的 60%～70%。调整无脂肪组织后，年龄和性别也是 TEE 和 RMR 的重要预测因素。鉴于肌肉质量对 TEE 的显著影响，因此推荐在减重计划中适当的增加运动。

在对可能导致肥胖的病因分析时，能量的消耗必须进行严格的测定。在容易肥胖的成年 Pima 印第安人中，与静息代谢率最高的个体相比，静息代谢率相对低的个体发生肥胖的风险更大[73]。但是，在其他种族人群中尚未发现这一现象，而且在大多数研究中，由于肥胖者骨骼肌质量较高，其静息代谢率实际上比瘦者要高[74]。尽管在非负重运动中，肥胖个体消耗的能量与从事同等工作的偏瘦个体相同，但由于移动较大的身体质量所需的能量消耗更大，所以肥胖个体的 TEE 也会增加[75]。尽管如此，流行病学研究发现，肥胖者比瘦者更能耐受久坐行为[75-77]。因此，肥胖者较少的体力活动（久坐行为）是维持超重的主要原因。

在严格控制的实验条件下，体重的变化也会导致因保护起始体重的能量消耗的补偿性变化。例如，瘦者或肥胖者体重每减少 10%，其静息和非静息代谢率就会显著降低，而这种改变超出了因脂肪质量和无脂肪质量改变所能预测的变化程度[78]。这种 TEE 降低大于预期的情况，被称为适应性产热，这很可能是导致减重计划失败的一个因素。

自发性体育锻炼或非运动活动产热（NEAT）可以防止某些人的体重增加[79, 80]。在热量摄入增加的实验条件下，体重增加不明显的个体非运动活动产热比体重增加明显的个体更多，瘦者每天站立和行走的时间也比肥胖者多 2.5h[81]，瘦者增重后也并不会改变站立或行走的时间。相比之下，减重并不会减少肥胖者坐着的时间。这些观察结果可以推出这样一个理论假设，即由基因决定一个个体是保持匀称的 NEAT 激活者，还是在当前环境中变得肥胖的 NEAT 保持者[82]。因此，有专家建议通过个人方法（从椅子上站起来）和环境再造（移开椅子）来增加 NEAT，以减少肥胖[83]。

（三）棕色脂肪组织

人们很早就认识到，婴儿有提供热量的棕色脂肪组织（BAT）。BAT 含有高密度的线粒体，因此颜色较深。BAT 细胞还表达高水平的解偶联蛋白 1（UCP-1），它减弱线粒体膜两侧的质子浓度梯度，从而促进了燃料的氧化且不产生 ATP，相反，燃料在无用的循环中被氧化以产生热量。最近研究发现米色脂肪中存在 UCP-1 的表达，在啮齿类动物的白色脂肪中也发现存在聚集的产热脂肪细胞，最近通过正电子发射断层扫描发现成年人体内 BAT 的含量超过了最初的预期，这些研究发现重新激起了人们对于 BAT 作为 TEE 贡献者的兴趣[84, 85]。此外，研究发现冷暴露和 β 受体激动药已被证明能增加瘦者的 BAT 活性[86]。BAT 的数量与肥胖呈负相关，但这是肥胖的原因还是后果还有待确定。通过激活现有的 BAT 或产生新的 BAT（“棕色化”或“米色化”）来增加 TEE 是潜在的肥胖治疗的新方向。

四、治疗

因为影响体重的因素很多，全面的病史了解和评估就显得尤为重要。对超重和肥胖患者的评估应包括：①体重增加的过程和最大体重；②有可能导致体重增加的一些药物，如皮质类固醇、噻唑烷二酮类和精神类药物；③采取过哪种减重方法；④饮食习惯，有无暴饮暴食；⑤体力活动情况。同时还应当监测腰围并评估血压、血糖、胰岛素水平、血脂、肝功能，以及心功能情况，对于这些共存状态的处理要遵循标准的指南建议。患者本身要做好开始减重的各种准备，除此之外，还要重视减重实施人员与肥胖患者之间的沟通，让患者意识到减重的重要性[87]。

减重计划的总体目标是减少和保持较低的体重，或者防止无法减重的人进一步增加体重。减重的治疗方案主要有 3 种：生活方式改变（饮食习惯、体力活动和行为调节）、药物治疗和减重手术。表 26-4 汇总了美国国家心肺和血液病研究所制定的治疗指南[6]，这些指南与其他一些医学协会的指南建议大体上是一致的[87]。

（一）生活方式改变

低热量饮食结合增加体力活动是减重的主要推荐方式，被认为是所有超重和肥胖患者治疗的基石[88]。生活方式调整目前仍然是任何其他减重方法达到有意义的疗效所必需的。

（二）饮食

对于 BMI 不超过 35kg/m^2 的个体，每天减少 500kcal 的能量摄入量持续 1 周可以带来约 1 磅约 0.45kg 的体重下降，6 个月内体重减少达基础体重的 10%。严重肥胖者（BMI ＞ 35kg/m^2）每天减少 500～1000kcal 的摄入量，可以实现每周减重 1～2 磅的目标，并在 6 个月内使初始体重减少 10%[6]。减重 10% 对于肥胖症患者来说虽不能算得上成功减重，但可以显著改善与肥胖相关的并发症[89]。

减重期间有许多饮食方案可供选择，这主要取决于患者的喜好和成本考虑。成功减重的关键因素之一就是确定患者可以接受的低热量饮食计划，从而大大提高患者长期坚持该饮食计划的可能性[90]。

极低热量饮食（VLCD）的标准是每天提供总热量 400～800kcal 的含有大量膳食蛋白质的食物。这种饮食方式在医学观察下是相对安全的，但会增加症状性胆结石的风险。尽管 VLCD 可以导致体重明显减轻，但这种方式的体重反弹也很常见，而且这种极低热量饮食长期效果与低热量饮食没有明显区别[91]。所以，VLCD 通常在手术前短期使用，以降低手术和麻醉的风险。

低热量饮食（LCD）主要结合使用流质饮食、营养棒和传统食物，每天提供 900～1500kcal 的热量。LCD 可以带来和 VLCD 相似的减重效果，而其医疗监控成本更低，所以已在很大程度上基本取代了 VLCD[88]。膳食替代品（营养棒和流质食物配方）可以提供固定数量且更为方便快捷、安全的食物，从而改善患者对低热量膳食的依从性[92]。控制

表 26-4　减重治疗指南

治　疗	BMI（kg/m^2）				
	25～26.9	27～29.9	30～34.9	35～39.9	≥ 40
饮食、运动、行为治疗	√	√	√	√	√
药物治疗		合并肥胖相关疾病	√	√	√
手术治疗				合并肥胖相关疾病	√

修改自 Eckel RH.Clinical practice.Nonsurgical management of obesity in adults. N Engl J Med 358（18）：1941–1950，2008；Wadden TA，Butryn ML，Wilson C. Lifestyle modification for the management of obesity. Gastroenterology 132（6）：2226–2238，2007.

分量的传统食品与自选餐桌食品相比在减重方面效果更好[88]。

低碳水、高脂饮食可通过简化食物选择以促进饮食依从性和提高减重效果。此外，食物中较高的蛋白质含量可增加饱腹感。来自于 6 项有关低碳水饮食和低脂饮食的随机对照临床试验的 Meta 分析结果表明：在刚开始的 6 个月，低碳水饮食可以带来更明显的体重下降，但 1 年后这两种饮食的减重效果没有明显差异。低碳水饮食可以更好地改善 TG 和 HDL-C 水平，而低脂饮食在降低 LDL-C 和总胆固醇方面更有效[93]。最近的另一个对比研究发现低碳水饮食在1年左右时间减重效果更为明显[94]。这项研究与之前 Meta 分析的不同之处在于该研究观察人数更大，饮食依从性更好。总体而言，这些研究结果表明：长达 1 年的低碳水、高脂饮食都是安全和合理的减重饮食选择，但至于更长时间使用的安全性仍需要进一步研究证实[88]。

（三）体力活动

增加体力活动是任何减重计划的核心环节。研究结果表明在过去 20 年里，美国人总热量摄入量并没有大幅上升，因此许多专家认为，美国肥胖率的上升可能直接归因于体力活动量的减少[82]。但是，完全没有热量限制的体力活动并不能很好地减轻体重，这是因为要达到减重效果的能量负平衡往往需要非常高强度的体力活动[90]。

运动对于长期的体重管理是至关重要的[95]。体力活动的增加不仅对心血管有益，还可以防止在减重过程中出现的肌肉流失，另外可以通过改善情绪来促进更好的饮食依从性[88]和直接减少内脏脂肪[96]。专家建议有计划有规律地增加体力活动如步行、跑步和游泳。美国卫生与公众服务部建议：①每周大部分天数要进行 30min 的中等强度体力活动可降低慢性病的风险；②每周大部分天数进行 60min 的中等到剧烈的体育锻炼可防止体重增加或肥胖；③每天进行 60～90min 的中等到剧烈的体育锻炼可以减重或保持减重成效[97]。改变一些常见的生活方式，如在远离商店入口处停车、走楼梯代替电梯等，也可以增加能量消耗[98]。

（四）行为改善

摄食行为和个人、心理或社会因素密切相关，而这些行为将是影响长期控制热量摄入和减重的主要障碍。脱离了行为方式改变的减重不太可能成功。行为修正有一系列的措施可以参考，包括刺激控制（避免进食的暗示），监控每日食物摄入和活动情况、积极思考和获取一定的社会支持。在减重方面，团体治疗比个体治疗更有效，因为团体治疗提供感情关怀、社会支持和竞争因素。减重后参加体重维持课程可以防止体重的反弹，通过电话、邮件或电子邮件等方式长期与患者保持联系将有一定程度的帮助[88]。

（五）药物治疗

药物减重至少已有 100 年的历史。尽管如此，目前可用的药物数量仍然有限。减重的药物治疗最初被认为是短期的（即在达到预期的体重之前才被需要）。但肥胖是一种慢性疾病，许多研究表明当停止药物治疗时，患者体重会反弹[6, 7]。在 20 世纪 90 年代中期，美国食品和药品管理局（FDA）就建议减肥药物在获得批准之前应进行至少 2 年的研究[99]。因此，肥胖的药物治疗现在被认为是需要长期的执行，而且同所有其他疾病的药物治疗一样，并没有绝对高效、无风险的药物可用。鉴于人群的高度异质化，在具有重大疾病危险因素的个体中进行药物治疗必须权衡风险和疗效[89]。

早期的药物减重方法是基于安非他明（amphetamine）或结构相似的化合物的短期使用。目前，芬特明（phentermine）、苄非他明（benzphetamine）、苯甲曲秦（phendimetrazine）和安非拉酮（diethylpropion）（附表Ⅲ和Ⅳ）在美国被批准可短期使用 12 周。这些药物的作用机制主要是通过抑制神经末梢去甲肾上腺素和多巴胺的再摄取，从而增强饱足感（用餐期间的满足感）和饱腹感（用餐后的饥饿感）[89]。由于药物相关心脏瓣膜疾病发病率的增加，厌食药芬氟拉明和右芬氟拉明在 1997 年被撤市[100]。西布曲明作用于中枢通过抑制 5- 羟色胺和去甲肾上腺素再摄取，却因可能导致非致命性心血管事件的增加也 2010 年被剔除减重药物目录[101]。

目前被批准用于长期治疗超重的药物有 3 种，分别奥利司他、氯卡色林和芬特明 / 托吡酯。这些药物将在本章后面详细讨论。值得注意的是，只有当药物治疗配合饮食、锻炼和行为改善等一起实施时，减重效果才更好[6, 7, 88]。

1. 奥利司他　奥利司他（orlistat）是从链霉菌中提取的一种脂抑素的合成衍生物，可抑制胃和胰腺脂肪酶活性，从而减少胃肠道脂肪的消化和吸收，增加粪便中三酰甘油的排泄。在一项为期 2 年的随机交叉研究中，688 名肥胖者（BMI 约 36kg/m^2，体重～100kg）给予奥利司他（120mg，3 次 / 日）治疗第 1 年后初始体重下降 10.2%，而安慰剂组下降 6.1%[102]。另有多项 Meta 分析研究显示奥利司他对减肥和保持体重有良好效果。此外，综合数据显示奥利司他对胆固醇、三酰甘油、血压和 HbA1c 有显著的改善作用[89]。奥利司他目前可作为处方药（120mg，Xencial）[103] 和 FDA 批准的非处方药（商品名为 Alli，60mg）出售。并建议超重成年人配合减重计划服用至少 6 个月的奥利司他。

奥利司他不能被肠道吸收，其不良反应仅限于胃肠道症状（脂肪 / 油脂泻、便意紧迫感、大小便失禁、胃肠胀气）。另外可能会引起血清中的脂溶性维生素降低，因此建议患者应该补充相关的维生素制剂。

2. 氯卡色林　氯卡色林（lorcaserin）是一种中等选择性的 5- 羟色胺 2C 受体激动药，它可能是经由大脑 5- 羟色胺系统抑制食欲而达到减重的效果。氯卡色林于 2012 年被批准用于治疗 BMI 超过 30kg/m^2 或 BMI ＞ 27kg/m^2 且至少有一种并发症的患者，可作为处方药（商品名 Belviq）出售[104]。一项临床研究的保守意向治疗（ITT）分析（包括有最后一次体重测量数据的退出研究的受试者）显示，使用氯卡色林治疗人群和安慰剂人群相比体重下降 3.1%～3. 6%。目前认为氯卡色林是通过表达 5- 羟色胺 2C 受体（5HT2CR）的下丘脑阿黑皮素原（POMC）神经元起作用的，阻断这一系统则会降低 5- 羟色胺能药物的减肥效果[105]。在人类氯卡色林的减重机制主要是因为减少了食物摄入量，而没有增加能量的消耗[106]；而在啮齿类动物的研究中，POMC 减重机制则与减少食物摄入和增加能量消耗均有关系。氯卡色林相对安全性较好，与安慰剂治疗相比，氯卡色林治疗组更容易出现头痛、头晕、疲劳、恶心、口干和便秘等不良反应。与其他 5- 羟色胺能减重药物不同的是，目前没有证据表明氯卡色林对心脏瓣膜病有任何影响（截止撰写本文时）[107]（译者注：2020 年 1 月 FDA 警告氯卡色林可能增加患癌风险）。

3. 芬特明 / 托吡酯（phentermine-topiramate）2012 年，4 种固定剂量的芬特明 / 托吡酯复方制剂在美国被批准可作为 BMI ＞ 30kg/m^2 或 BMI ＞ 27kg/m^2 且至少有一种并发症的患者的减肥处方药（QsymiaTM）。剂量组合为：起始剂量（3.75mg 芬特明加 23mg 托吡酯），推荐剂量（7.5mg 芬特明加 46mg 托吡酯），滴定剂量（11.25mg 芬特明加 69mg 托吡酯），以及最大剂量（15mg 芬特明加 92mg 托吡酯）。芬特明和托吡酯单独使用均可减轻体重并且可以被仿制生产，但是两者减重具体机制尚不清楚，同样地两者联合治疗的减肥机制也是不清楚，或许可以归因于食欲的降低。在临床研究中（使用保守的意向性治疗分析），指出两者联合治疗较安慰剂组减轻体重达 8.6%～9.4%[108]。

芬特明 / 托吡酯会合并有多种严重的不良反应。特别指出，托吡酯是一种公认的致畸剂，特别是较高剂量的用于治疗癫痫的时候。接受 PHEN/TPM 联合治疗的孕妇其后代可能会出现先天缺陷（唇腭裂）。因此准备怀孕、已经怀孕或容易怀孕的妇女不应服用此药，因此联合用药应始终坚持风险评估和缓解策略（REMS）并重。PHEN/TPM 复方制剂的商品名为 Qsymia，而且只能在指定药店才可购买[109]。PHEN/TPM 联合使用的其他风险还有心动过速、自杀倾向、视力改变、情绪变化、失眠、感觉异常、头晕、神志不清、言语障碍、便秘和口干。

某些用于治疗糖尿病的药物也能导致减重，包括二甲双胍、普兰林肽，以及 GLP-1 受体激动药艾塞那肽和利拉鲁肽等（译者注：2014 年 FDA 批准利拉鲁肽 3.0mg 用于肥胖治疗，SaxendaTM）。用于治疗抑郁症的安非他酮可能对肥胖症有一定治疗作用。安非他酮和纳曲酮的联合应用目前正在申请批准上市，但仍需更多的安全性研究[107, 108]（译者注：2014 年 FDA 批准上市，ContraveTM，缓释片内含盐酸纳曲酮 8mg 和盐酸安非他酮 90mg）。其他前瞻性的评估两者减重效果的 2 期 3 期临床研究正在进行。其他针对黑皮质素受体 4 和其他靶点的研究也在进行中。相关临床研究的项目在不断开展和更新中，读者应该参考最新的文献资料，以便对可能的治疗药物有更全面地讨论和评估。

虽然药物治疗的减重效果通常不足以使肥胖患者恢复到正常体重（BMI < 25kg/m²），但体重减轻超过 5% 足以引起健康状况的明显改善 [89]。鉴于生活方式的改变可以带来体重显著的下降，因此，强化生化方式干预和药物的联合治疗可能会带来更好的减重效果。生活方式干预的最大缺陷是快速耐受，大多数患者单纯靠生活方式干预减重后在 5 年内就可以反弹到之前体重。因此，生活方式干预减重后是否可以使用相关药物来帮助维持体重防止反弹还有待确定。

（六）减重手术

迄今为止，外科手术仍然是针对具有较高心脏风险的极端肥胖患者最为有效的减重方法（请参阅第 27 章）。多项研究已经证明，减重手术可以显著减轻体重并可大大改善肥胖相关的并发症（包括糖尿病和心血管疾病）[110, 111]，可以降低肥胖患者总体死亡率和特定原因死亡率 [112–114]。减重手术院内死亡率通常不超过 1%，但也可能会受到外科医生和护士经验的极大影响 [115]。美国国家糖尿病和消化疾病研究所专门成立了减肥手术纵向评估（LABS）联盟以更好地对患者和手术项目进行风险预测和评估 [116]。

美国国立卫生研究院于 1991 年制定了肥胖症外科治疗指南 [109, 117]。指南建议，接受减重手术的患者应满足 BMI ≥ 40kg/m² 且充分了解手术相关情况并具有减重主观积极性等条件。此外，他们已经被证实不适合用常规疗法进行减肥，并且愿意承担手术风险。BMI ≥ 35kg/m²，伴有严重的并发症的成年人如 2 型糖尿病、高血压、心肌病、睡眠呼吸暂停或严重的关节疾病等，也是减重手术的适宜人群。减重手术应与包括营养、行为改善和医学监测在内的综合随访计划结合起来进行 [118]。

减重手术可明显改善 2 型糖尿病患者的病情，术后几天到几周内可能会出现血糖和胰岛素的快速改善 [114, 119]。大多数术前接受胰岛素治疗的患者在术后 6 周内可以脱离胰岛素的治疗 [119]。4 项随机对照临床研究表明，接受手术治疗的肥胖糖尿病患者相对于未接受手术治疗的对照组更容易实现糖尿病的完全缓解（图 26–2）[120–124]。目前最常用的 3 种减肥术式是 Roux–En–Y 胃旁路术、腹腔镜袖式胃切除术和腹腔镜可调节胃束带术，表 26–5 概述了不同术式手术的治疗效果和并发症。胆胰转流术在国际上应用较少，它可导致严重吸收不良，如果不密切监测患者可能会出现严重的营养素和微量营养素缺乏症 [125]。在 20 世纪 90 年代比较流行垂直袋状胃成形术，现在已经很少采用 [126]。

所有减肥手术的确切减重机制仍不明确，可能与引起早期饱腹感和长期饱腹感有关系。

1. **Roux–en–Y 胃旁路术（Roux–en–Y）** Roux–en–Y 胃旁路术常常是在腹腔镜下制造一个小的近端胃袋，直接排空到空肠并与之吻合。该种手术相关的并发症包括边缘溃疡、吻合口狭窄、旁路胃扩张、吻合线断裂、内疝、特定营养素吸收不良和倾倒综合征。围术期并发症包括持续性呕吐、倾倒综合征和维生素吸收不良 [127]，伴有胰岛细胞增生的高胰岛素血症性低血糖的情况较少见 [128]，而且术后患者更易患代谢性骨病 [129]。所以，针对术后患者制定全面的术后营养、行为和医学监测计划是非常必要的。

2. **腹腔镜袖状胃切除术（LSG）** 该术式将胃进行纵向分割，切除胃底和胃体的大部分，然后缝合形成一个长管，病人只剩下一根可容纳 100～200ml 的胃管。常见手术并发症是吻合口漏。由于胃管内处于高压状态，切口处狭窄及袖状胃容易扭转回流，这种并发症处理起来会非常困难。持续性呕吐导致硫胺素缺乏非常罕见，但可能有致命危险。在术后初始 3 年，体重下降最快，随着后期胃管的扩张，体重也逐渐回升。据少量研究报告，患者术后 5 年超额减重（EWL，超额重量是指体重超过 BMI=25kg/m² 时超出的体重的量）约为 55%～60% [130, 131]。

3. **腹腔镜可调节胃束带术（LAGB）** LAGB 是指一条硅胶带子作为胃的束带放在胃上部周围，即

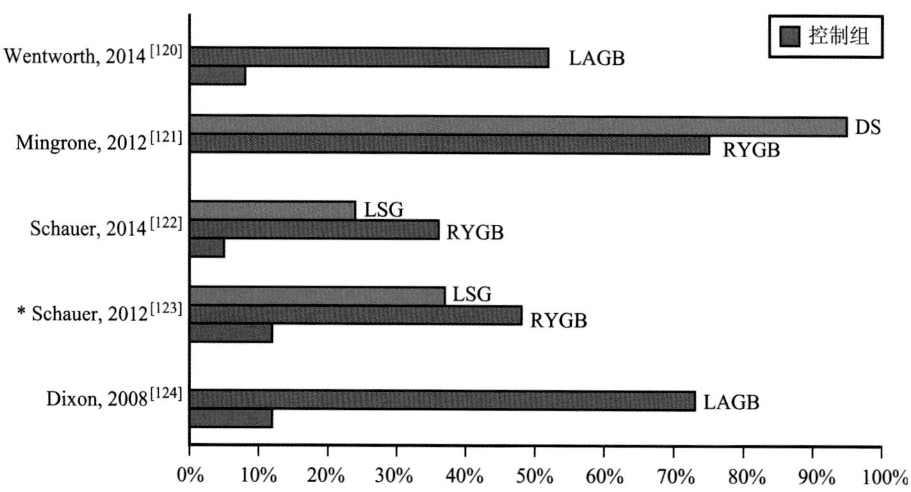

▲ 图 26-2　4 项随机对照临床研究中，减重手术治疗或保守治疗（对照组）后糖尿病患者获得缓解的百分比

LAGB. 腹腔镜可调节胃束带术；DS. 十二指肠切开术；RYGB. Roux-en-Y 胃旁路术；LSG. 腹腔镜袖状胃切除术。*. Schauer 在 12 个月和 3 年时报道了相同队列的患者

表 26-5　常用减重手术术式效果对比

术　式	30 天死亡率	1 年死亡率	30 天发病率	10 年再手术率	10 年 EWL 加权平均值
LSG	0.11%	0.21%	5.61%	?	?
LAGB	0.05%	0.08%	1.44%	8%～53%	51.9%
LRYGB	0.14%	0.34%	5.91%	8%～38%	53.9%

EWL. 体重减轻指数；LSG. 腹腔镜袖状胃切除术；LAGB. 腹腔镜可调节胃束带术；LRYGB. 腹腔镜 Roux-EN-Y 胃旁路术

［数据引自 Hutter MM, Schirmer BD, Jones DB, et al. First report from the American College of Surgeons Bariatric Surgery Center Network: laparoscopic sleeve gastrectomy has morbidity and effectiveness positioned between the band and the bypass. Ann Surg 254（3）: 410–420, 2011; discussion420–412; and O'Brien PE, MacDonald L, Anderson M, et al. Long-term outcomes after bariatric surgery: fifteen-year follow-up of adjustable gastric banding and a systematic review of the bariatric surgical literature. Ann Surg 2013; 257（1）: 87–94, 2013.］

在胃食管交界处的正下方，可以通过充气或放气气囊来调节其长度，气囊另一端连接到具有经皮通道的皮下植入端口。该手术术式并发症包括食管扩张、束带侵蚀到胃里、束带滑落、胃束带或端口感染，以及束带系统渗漏影响减重效果。

普遍认为肥胖是能量摄入过多和运动不足的结果。但还有一些其他因素可能也会导致肥胖症，并且可能是影响各种减重方法个人反应高度变异的原因。最近的一项 Meta 分析发现了一些支持性但不是决定性的证据，证明了导致肥胖患病率上升的其他原因[132]，包括睡眠不足、内分泌紊乱、环境温度变化的适应性降低和戒烟等。这些因素可能与体力活动减少，以及能量摄入过多协同作用促进肥胖的发生。未来仍需要进一步的研究以确定是否有必要针对这些潜在的肥胖因素实行干预措施。

声明

本章作者感谢 Jose F. Caro 教授在本章内容中所做的工作。

第 27 章 减重手术
Bariatric Surgery

Su-Ann Ding　Travis McKenzie　Ashley H. Vernon　Allison B. Goldfine　著
阮玉婷　陈　宏　译

要　点

- 减重手术逐渐被视为肥胖和肥胖相关并发症的治疗选择，越来越多的证据证实了不同类型的减重手术所发挥的作用。
- 目前减重手术改善代谢效应的机制尚未完全阐明，仅凭体重减轻可能无法完全解释其机制。
- 本章节重点介绍了当今常见的减重手术类型的差异，以及在改善心脏代谢和其他健康结局中的作用。
- 在不同的减重手术类型中，糖尿病的缓解率也不相同，有多项研究解释了其中的可能机制。
- 各种减重手术可能会导致短期和长期的并发症。
- 对于有并发症的肥胖患者，应考虑减重手术治疗，并针对不同患者的风险和潜在获益采用不同的手术类型并进行手术调整。

饮食（包括健康的食物选择、食物比例控制）和运动对防治肥胖症和肥胖相关并发症十分重要（请参阅第 26 章）。肥胖相关并发症包括代谢性疾病，例如 2 型糖尿病、高血压、血脂异常、非酒精性脂肪性肝病和心血管疾病等；结构性并发症如睡眠呼吸暂停；退行性疾病如骨关节炎；某些子宫内膜、乳腺、卵巢、大肠和胰腺来源的肿瘤疾病；以及心理疾病如抑郁症。在美国，18% 的死亡归因于肥胖相关疾病，已成为主要公共健康问题。即使人们知道适度的减重能带来健康获益，但实现起来却非常困难并难以坚持[1, 2]。虽然各种减重手术带来的减重效果明显且持久[2]，但并非没有风险。由于许多人考虑采用手术治疗肥胖[3]，加上目前肥胖症的流行和腹腔镜技术广泛应用，导致每年减重手术数量急剧增长。减重手术的健康获益除了控制体重外，还包括改善生存率，缓解 2 型糖尿病，以及减少女性患糖尿病、心血管疾病和肿瘤的风险。一些减重手术通过直接改善代谢的方式进行减重，如改变肠内激素、神经信号传导、B 细胞功能和其他代谢过程，而其他手术方式仅通过减重间接改善代谢。在减重手术的研究中阐释了许多相关的生理机制，可能对肥胖和相关疾病的治疗提供新的手段。

一、减重手术和预期减重效果概述

目前有多种类型的手术可用于减重。常见的手术类型如图 27–1 所示。每个手术都有特定的解剖和生理变化，最终带来不同的减重效果，这将在后面的章节详细讨论。与开腹手术相比，腹腔镜手术的优点包括伤口并发症少、疼痛较轻，以及更早地恢复活动且不影响疗效[4, 5]，但并非所有患者都适用。

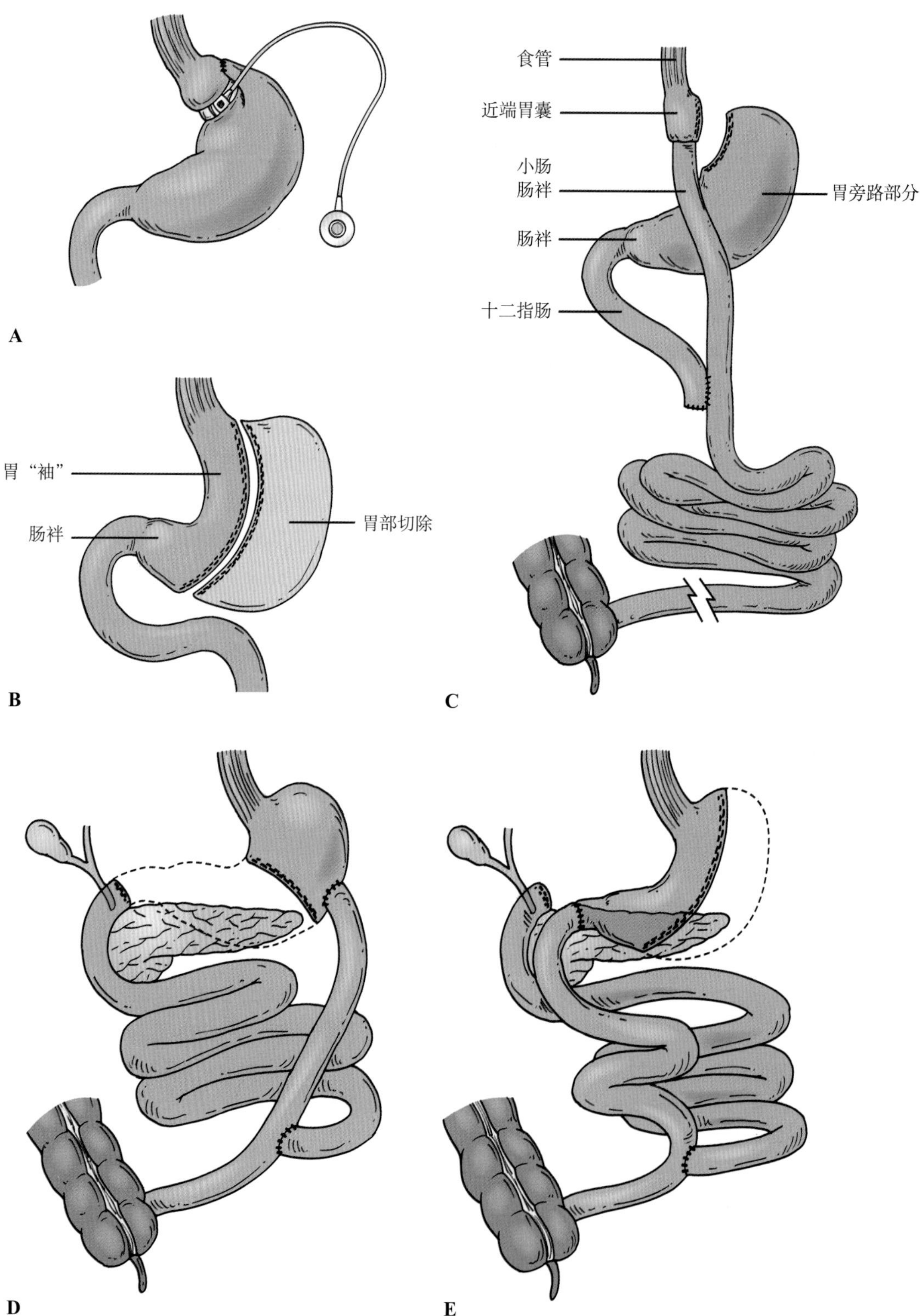

▲ 图 27-1 **A.** 可调节胃束带术（AGB）。使用硅胶材料的束带捆扎在胃上端，形成一个可调节的容积约 15～20ml 的小胃囊。胃围绕在带子前方以防止束带脱出。束带由一个坚硬的外环和一个可充气的气囊组成，该气囊通过管道连接到皮下端口，从皮肤进入来调节松紧度。**B.** 袖状胃切除术。从腹部垂直切除胃底和胃大弯形成狭窄的胃囊。**C.** Roux-en-Y 胃旁路手术（RYGB）。通过将胃上部与 100～150cm 的空肠袢（Roux 肠袢）相连形成小胃囊（15～30ml）。小胃囊会限制食物摄入。**D.** 胆胰分流术（BPD）。绕过大部分小肠，保留 50～100cm 的肠道用于吸收热量和营养。胃囊体积较胃旁路手术大，可摄入更多的蛋白质预防营养不良。**E.** 胆胰分流术和十二指肠转位术（BPD-DS）。为避免倾倒综合征保留幽门，术中根据胃小弯和十二指肠第一段的吻合口改良胃袋

术后体重减轻指数定义为减重数占超重数的百分比，可因计算方法不同而不同。伴或不伴十二指肠转位的胆胰分流术的患者术后体重减轻指数最多是 70%～80%，其次是 Roux-en-Y 胃旁路术（Roux-en-Y gastric bypass，RYGB）（60%～70%）、胃袖状切除术（50%～60%）和可调节胃束带术（45%～50%）[6-8]。不同患者的减重效果大相径庭。减重效果显著的术式往往存在较高的手术风险（图 27-2）。因此推荐针对不同人群制订个体化的手术方案，不能单纯地以减重为目的，而是应该评估患者是否存在并发症，并发症的严重程度，以及综合手术风险、获益和长期随访方式的不同来考虑患者的意愿。

减重手术的类型一般是根据减重的方式进行分类。“限制热量摄入”的手术方式主要通过减小胃袋或排泄口来限制食物（热量）的摄入，从而减轻体重。这种术式包括可调节胃束带术和垂直捆绑胃成形术，但目前比较少采用。减重效果最显著但术后并发症发生率最高的手术方式，常与热量吸收不良有关。既往认为“热量吸收不良”的手术方式主要通过重建肠道使热量和营养吸收不良，从而减轻体重，如胆胰分流术或空 - 回肠旁路手术，但目前也比较少采用。胃旁路术结合了以上两种方式。但是“限制热量摄入”和“热量吸收不良”的分类方式并未囊括术后发生的各种生理变化，而减重手术术后各种重要代谢参数的改变影响了减重的成功率。

二、减重机制

近年来，除了限制热量摄入和热量吸收不良的机制以外，减重手术后引起的代谢改变也有助于减轻体重。肠 - 神经 - 内分泌轴涉及多种肠道激素和代谢信号，可通过血液循环或神经通路影响食欲和饱腹感的信号转导。不同手术方式对胃肠结构、肠道激素分泌，以及神经信号转导的改变都不相同（图 27-3）。

（一）胃肠道激素变化

食欲刺激素是胃底和胃体泌酸腺的 X/A 细胞产生的肽类激素，作用于 G 蛋白耦联受体，该受体被称为生长激素促分泌素受体[9]，通过刺激弓状核（Arcuate nucleus，ARC）中的弓形神经肽 Y/ 刺鼠相关蛋白（Neuropeptide Y–agouti–related protein，NPY–AgRP）神经元增加食物摄入[10]。多项研究表明，胃旁路术[11, 12]和袖状胃切除术[13]可减少循环中的食欲刺激素水平，但调节胃束带术[14]和低热量饮食[12]却使循环中食欲刺激素水平增加。

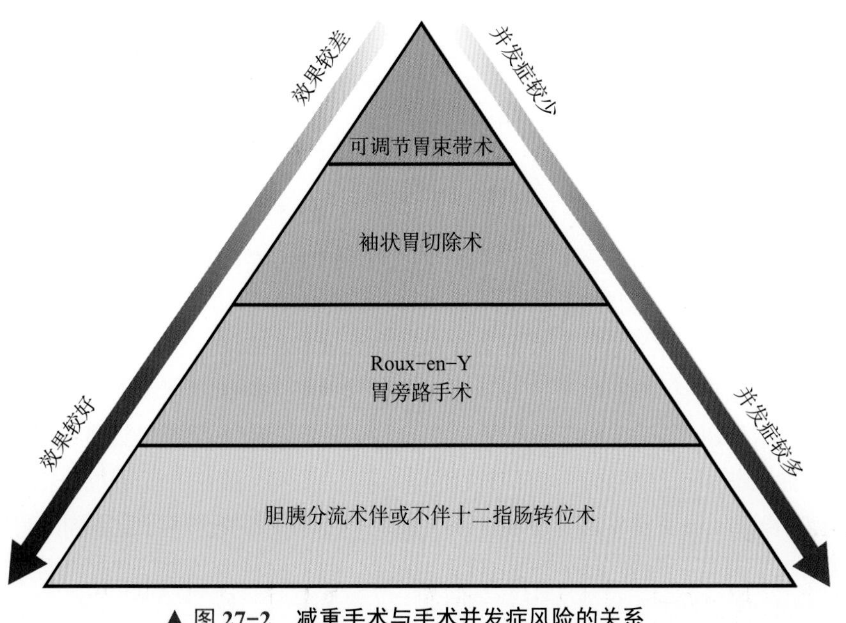

▲ 图 27-2　减重手术与手术并发症风险的关系

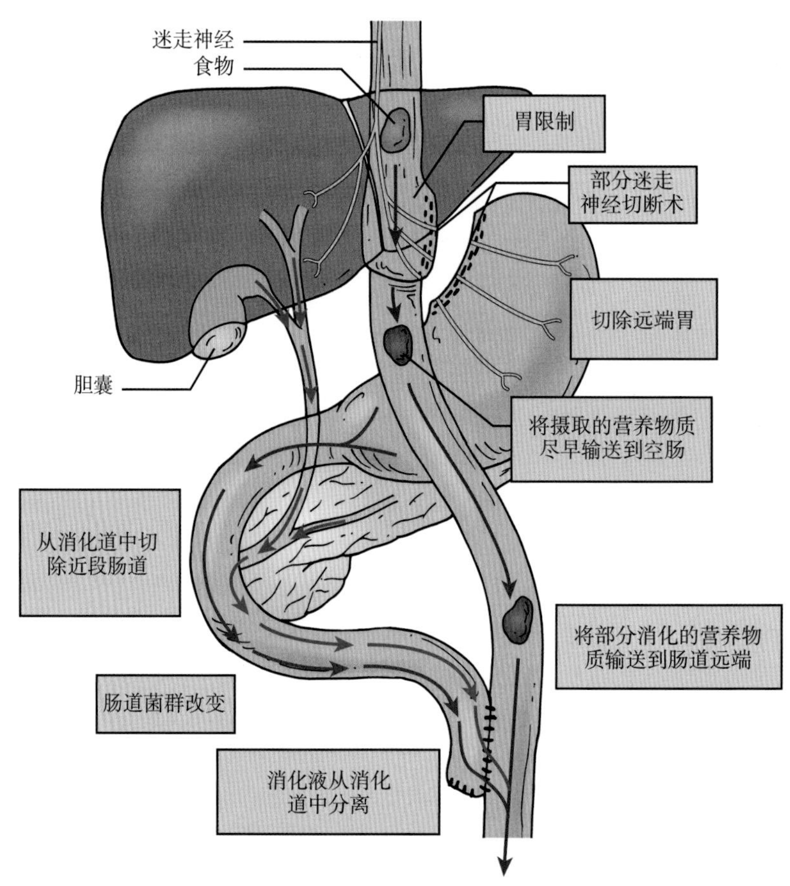

▲ 图 27-3 Roux-en-Y 胃旁路术后体重减轻和代谢改善的多种机制

每种机制的相对重要性仍未完全阐明。其中一些机制可能在其他减重手术中也同时存在

胰高血糖素样肽 1（GLP-1）、多肽 YY（Peptide YY，PYY）和胃泌酸调节素是由肠道远端 L 细胞在餐后分泌的食欲抑制激素。这些肽类作用于下丘脑弓状核和脑干，引起饱腹感和减少食物摄入[15]。胃旁路术[16-19]和袖状胃切除术[20, 21]可增加餐后食欲抑制激素水平，但膳食减重[17, 22]或调节胃束带术则不会改变食欲抑制激素水平[23]。胆囊收缩素（CCK）是另外一种食欲抑制肽，由小肠黏膜上皮 I 细胞释放，可分泌至十二指肠以响应进食[24]、GLP-1 或十二指肠长链脂肪酸的刺激[25]。胃旁路术和袖状胃切除术都可增加胆囊收缩素的水平[26, 27]。

脂联素是一种胰岛素敏感性激素，具有抗炎特性，参与调节血糖和脂代谢[28]，对 2 型糖尿病、动脉粥样硬化、肥胖症和非酒精性脂肪肝均具有改善作用[29, 30]。胃旁路术和“限制热量摄入”的手术方式均可使脂联素水平升高，但胃旁路术引起脂联素升高的幅度较胃束带术和限制热量饮食的幅度高[31]。瘦素也是脂肪细胞分泌的激素，主要作用于下丘脑以增加能量消耗和减少食物摄入[28]。与单纯通过生活方式干预实现减重的效果相比，脂联素、瘦素或其他脂肪因子浓度或活性的变化是否有助于持久减重和改善代谢状态尚未明确。

（二）中枢神经系统调控

减重术后与低热量饮食的患者饮食习惯不同。膳食减重会降低饱腹感，以及增加饥饿感和对高热量食物的渴求[22, 32]。但是，接受减重手术的患者较早出现饱腹感，饥饿感较少，且不会出现高热量食物的补偿性消耗[14, 18, 32, 33]。实际上，机体通过这些改变来避免术后的胃肠道反应，如恶心、呕吐、腹泻、反流、腹胀和倾倒综合征。不同的手术方式和术后适应的情况将导致不同的胃肠道反应。

中枢神经系统通过调控摄食行为和饱腹感影响摄食。下丘脑、额叶皮质和下段脑干识别体内外信号，进而刺激食欲或饱腹感来调节体重稳态 [34]。下丘脑弓状核包含两类作用相反的神经元。一类是阿黑皮素原（POMC）源性肽，通过促黑素受体 4（MC4R）减少食物摄入和增加能量消耗。另一类弓性神经肽 Y（NPY）和刺鼠相关蛋白（AgRP）神经元可增加食物摄入 [35]。减重手术后，这些肽类（POMC、NPY 和 AgRP）的水平可能发生改变。有研究表明 [36]，进行垂直袖状胃切除术的大鼠与接受假手术的大鼠相比，垂直袖状胃切除术组大鼠的 AgRP 水平无变化，而接受假手术的大鼠 AgRP 水平升高。这些研究结果表明，与垂直袖状胃切除术相比，限制热量饮食的大鼠饥饿感更强。

在人类研究中通过功能性磁共振成像（fMRI）显示发现，食物视觉暗示改变了大脑享乐中心的脑部活动，提示神经系统的奖赏、认知和情绪都参与调控减重术后的摄食行为 [33, 37]。与 BMI 匹配的对照人群或接受可调节胃束带术的患者相比，RYGB 术后患者对大脑奖赏系统的刺激减弱，尤其是针对高热量食物的刺激，因此更倾向于选择健康的食物 [37]。另一方面，可调节胃束带术后患者在空腹和进食后的饮食动机减少（餐后看到食物图片时的大脑活动较看到非食物图片时的大脑活动减少），认知克制增强（为防止体重增加而故意限制食物摄入的能力）和功能性核磁共振成像显示相应的大脑区域活动有所增强。同时，通过标准化问卷评估发现，患者术后饥饿感减少，认知克制增强 [33]。

（三）迷走神经信号传导

迷走神经传入活动也对摄食产生影响 [38]。可调节胃束带手术通过增加腹腔内压力刺激迷走神经，减少食物摄入和减轻体重。一项随机交叉实验中，与胃束带束缚不佳或对照组的患者相比，可调节胃束带手术术后患者饥饿感较少 [14]。然而，与胃旁路手术切断迷走神经相比，保留迷走神经并不影响临床指标（包括体重减少和胃肠道症状）和饱腹感 [39]。在动物研究中，与单纯 RYGB 手术相比，RYGB 伴肝迷走神经切断手术的大鼠在体重、体脂成分、饮食模式和能量消耗等方面均无显著差异 [40]。因此，需要进一步的研究来探讨迷走神经在减重手术中所起的作用。

（四）能量消耗

减重手术可以改善运动耐力 [2]。此外，人类和动物研究表明，与术前或非手术对照组相比，RYGB 术后静息能量消耗增加（详见第 25 章），但膳食减重后静息能量消耗却减少 [41–43]。该现象的潜在机制尚不清楚，可能与体重减轻后活动增加导致体质增强，或者与胆汁酸激活棕色脂肪或骨骼肌氧化相关 [44]。

三、减重手术对改善心脏代谢和死亡率的影响

一项纳入瑞典肥胖受试者（Swedish obese subjects，SOS）的著名前瞻性队列研究将可调节胃束带手术、垂直捆绑胃成形术和 RYGB 术与药物治疗进行对比。研究发现，在减重手术后，各手术组在 10 年内平均减少了 16.1% 的体重，而非手术治疗组体重略微增加 [2]。在术后第 2 年和第 10 年，RYGB 术平均减少 25% 的体重，效果优于垂直捆绑胃成形术（−16.5%）和可调节胃束带术（−13.2%）。总体而言，与药物治疗相比，手术减重的效果更好，改善了 2 型糖尿病、高三酰甘油血症和高尿酸血症，降低了其发病率。高血压和血脂异常也得到改善 [6, 7]，这些因素都可以降低主要心血管事件的发生率和提高生存率。事实上，SOS 研究和另外一项回顾性队列研究均表明，手术治疗组的总死亡风险降低了 30%～40% [45, 46]。但这两项研究都属于非随机研究，存在一定偏倚可能会对结论产生影响。减重手术使心血管疾病相关的死亡减少了将近 50% [45, 47]，糖尿病相关的死亡减少了 90% [45]。糖尿病的发病率降低了约 80% [48]。目前已经有多项研究证明了减重手术可改善多种肥胖相关的并发症，包括减少肿瘤发生，改善了代谢、心血管、生殖、肌肉骨骼、呼吸和一些精神疾病 [6, 46, 49–52]（表 27–1 和图 27–4）。

综上所述，减重手术可持久减轻体重，从而改善肥胖相关并发症。虽然高强度的生活方式干预也可减轻体重，但对大多数人而言很难坚持，并且

容易出现体重反弹[35, 53]。部分新药也可用于体重管理，但尚未得到长期安全性和有效性的数据。因此，对于手术风险可控及无法达到或维持体重目标的患者而言，减重手术是一种有效的治疗方法。减重手术通过减少多余的体重逐渐应用于糖尿病的治疗中。

表 27–1 肥胖并发症的改善

死亡率 • 非随机研究表明死亡率有所改善
心血管代谢系统 • 主要心血管事件发生率（心肌梗死、脑卒中、心血管死亡） • 2 型糖尿病 糖尿病肾脏病 • 2 型糖尿病预防 • 高血压 • 血脂异常 • 高尿酸血症
呼吸系统 • 阻塞性睡眠呼吸暂停综合征 • 肥胖低通气综合征
胃肠道系统 • 非酒精性脂肪肝和非酒精性脂肪性肝炎
骨骼肌系统 • 退行性关节病（负重关节的骨关节炎） • 一般身体功能和运动耐量 • 关节手术后的恢复和康复
皮肤病 • 多毛症 • 擦烂性念珠菌病 • 伤口愈合 • 妊娠纹 • 黑棘皮症
生殖系统 • 多囊卵巢疾病 • 改善生育能力（女性和男性） • 月经周期 • 性欲
肿瘤 • 降低总体肿瘤风险和死亡率
社会心理学 / 神经病学 • 生活质量健康管理 • 认知功能（改善学习和记忆能力）
泌尿系统 • 尿失禁

四、减重术后糖尿病的临床缓解

减重手术后 2 型糖尿病患者的血糖、血压和血脂异常均有改善。一项 Meta 分析表明，78% 的 2 型糖尿病患者接受减重手术后出现完全缓解，即无须药物治疗的情况下血糖正常，且 86% 的患者病情得到改善[54]。其中，胆胰分流术的患者缓解率最高，达到 95%；其次是 RYGB 术和胃成形术，达到 80%；可调节胃束带术的缓解率为 57%（图 27–4）。减重手术也可以减少新发糖尿病的发病率[48]。有趣的是，术前测定体重指数（BMI）并不能预测哪些人最有可能获得糖尿病临床缓解，或者最有可能预防疾病的发生。因此，将来除了 BMI 以外，还需制订其他指标用于评估最有可能获益的患者。

在多项随机研究中通过比较减重手术、药物治疗和体重控制对 2 型糖尿病患者的影响，发现减重术后早期，2 型糖尿病患者的体重下降更多，血糖控制更好[46, 55–59]。然而目前的研究观察时间不超过 2 年，还需要通过更长时间的随访来明确这些治疗方法对糖尿病、心血管疾病和其他肥胖相关并发症结局的影响，但这些观察性的研究已经提供了大量信息。

虽然许多患者在接受减重手术后可以使糖尿病得到缓解，但糖尿病的缓解并非是永久的[60]。早期获得临床缓解的患者中大约有 35% 的人可能在 5 年内复发，缓解持续平均时间大约为 8.3 年。目前有以下几个因素可用于预测缓解率和（或）随后的复发，包括术前血糖控制较差、糖尿病病程较长、使用了胰岛素[60]和 B 细胞敏感性较低[61]的糖尿病患者，这提示了足够的残存 B 细胞功能对早期病情缓解非常重要，而病情进展可能进一步导致糖尿病复发。然而许多研究表明，一段时间的血糖控制，即使是适度的临床缓解，对后续并发症的发展（代谢记忆）[62]也具有重要的临床意义。

减重本身对糖尿病的改善和缓解有实质性的影响，越来越多的证据表明还有其他机制参与改善葡萄糖稳态，但目前仍有很大争议。尤其是在体重显著下降之前，RYGB 术后几天就出现了血糖改善[63, 64]。但在围术期减少热量摄入的其他胃肠手术

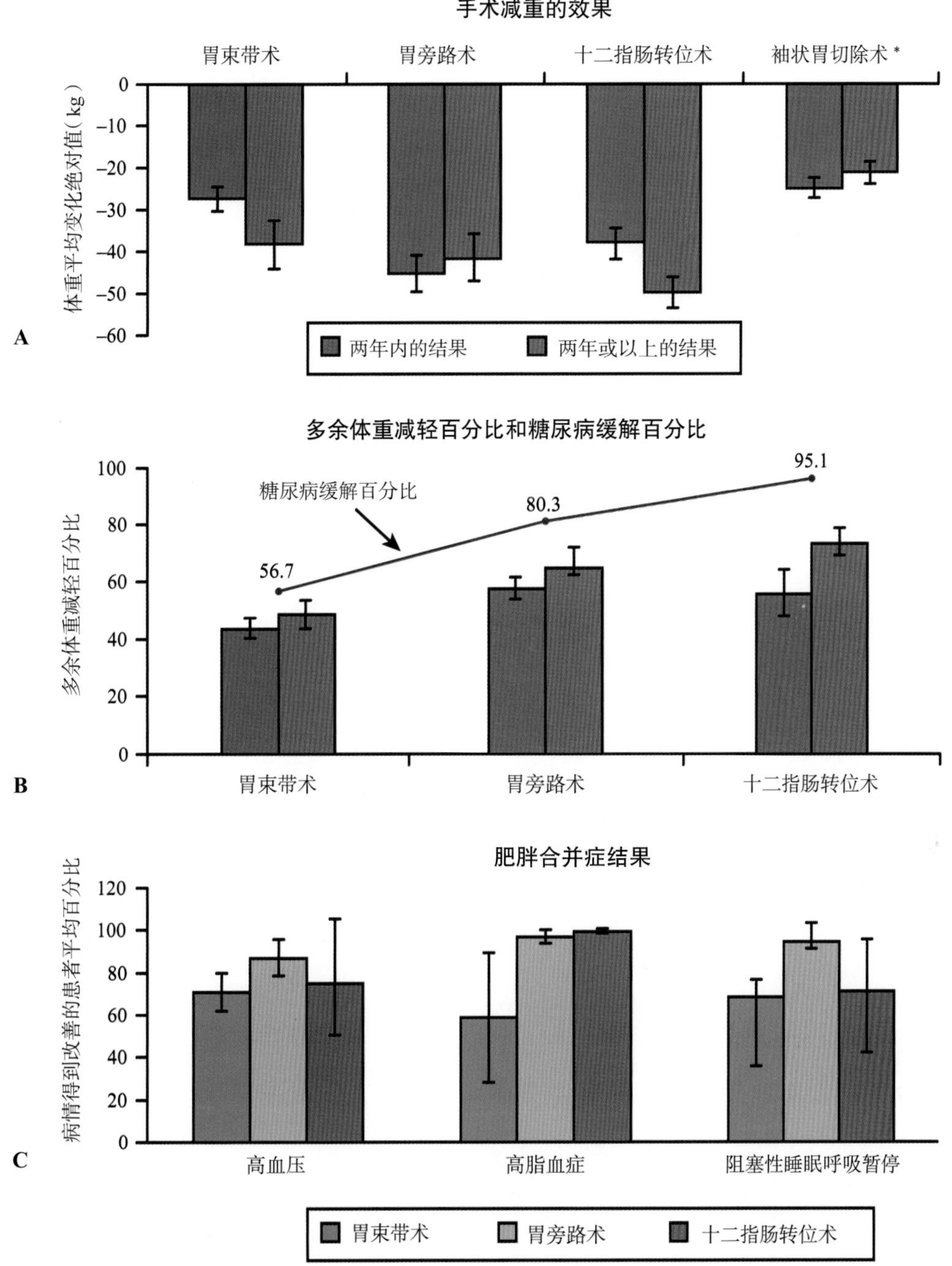

▲ 图 27-4　A. 各手术组（胃束带术、胃旁路术、十二指肠转位术）患者分别在 2 年内和 2 年或以上的体重平均变化绝对值（kg）；B. 各手术组在 2 年内和 2 年或以上的多余体重减轻（EBWL）的百分比；C. 根据 Meta 分析，各手术组中肥胖并发症得到改善的患者平均百分比，包括高血压、高脂血症和阻塞性睡眠呼吸暂停综合征

A.* 袖状胃切除术队列数据引自一项随机对照试验（Schauer PR，Kashyap SR，Wolski K，et al. Bariatric surgery versus intensive medical therapy in obese patients with diabetes. N Engl J Med. 2012；366：1567–1576）罗列了袖状胃切除术后 12 个月的体重较基线水平的平均变化值（kg）。数据引自 Buchwald H，Estok R，Fahrbach K，等的 Meta 分析。Weight and type 2 diabetes after bariatric surgery：Systematic review and meta-analysis. Am J Med. 2009；122：248–256，e5. B. 数据引自 Buchwald 等的 Meta 分析（2009）。柱状图上方的折线图表示每组手术患者中糖尿病缓解的百分比。C. 数据引自 Buchwald H，Avidor Y，Braunwald E，et al. Bariatric surgery：A systematic review and meta-analysis. JAMA. 2004；292：1724–1737.

如胆囊切除术，并未观察到血糖改善。通过手术减重与通过饮食、锻炼或传统药物治疗减重相比，手术减重改善糖耐量效果更显著[57, 65]。吸脂术和手术切除大网膜脂肪都不能治疗糖尿病[66, 67]，因此仅靠减脂不足以改善糖代谢。

（一）胃旁路术后胰岛素敏感性和胰岛素分泌在糖尿病缓解中的作用

2 型糖尿病患者与正常人相比胰岛素抵抗更明显。无论在何种 BMI 水平，糖尿病患者的胰岛素敏感性都较正常人低，但合并或不合并 2 型糖尿病的患者接受 RYGB 手术均可改善胰岛素敏感性[61]。与不合并糖尿病的患者相比，2 型糖尿病患者在 RYGB 术后早期葡萄糖利用增加，可能是由于消除了糖毒性作用。然而 1 年后，无论是否合并 2 型糖尿病的手术患者的葡萄糖利用均得到改善。术后早期血糖改善是由于胰岛素抑制了内源性葡萄糖生成，以及葡萄糖氧化分解减少和脂质氧化增加[68]。胆胰分流术对胰岛素敏感性的改善程度优于体重减轻[69]；然而 RYGB 术是否也有同样的效果目前仍存在争议。相比之下，可调节胃束带术对胰岛素敏感性的改善程度似乎与体重减轻平行[16]。

RYGB 术和可调节胃束带术可获得相似的减重效果，RYGB 术后进行混合餐可显著增加胰岛素分泌、GLP-1 和 B 细胞葡萄糖敏感性[70]。急性胰岛素反应在第一年继续得到改善[68]。RYGB 术后对 B 细胞葡萄糖敏感性的改善效果可能明显优于对胰岛素敏感性的改善[71]。虽然 2 型糖尿病患者 RYGB 术后葡萄糖敏感性与基线相比明显改善，但其仍低于正常人[61]。

RYGB 术是否增加 B 细胞复制或功能仍存在争议。在 GK 大鼠中，RYGB 术增加胰腺十二指肠同源盒 -1（PDX-1）的表达，PDX-1 是 B 细胞发育的关键转录因子[72]。有一小部分患者在 RYGB 术后发生高胰岛素血症继而引起低血糖。胰腺病理显示，无论是分离还是成簇胰岛细胞数量均呈弥漫性增加，大小不一，并从导管膨出[73, 74]，核直径增加，但目前尚不清楚总的 B 细胞质量是否增加[75]。尽管出现低血糖的时间平均在胃旁路术后 2 年，那时体重已稳定，某些患者的进展也提示了 B 细胞出现增殖，但这尚未得到证实。

（二）后肠和前肠假说

目前已提出两种主要假说揭示减重手术对改善血糖的影响：后肠假说和前肠假说。后肠假说认为血糖改善是由于加速营养物质输送到远端肠道，从而增加了影响葡萄糖稳态的激素分泌，包括 GLP-1、PYY、氧调节蛋白和（或）CCK[27]。前肠假说认为食物避开了对近端小肠的刺激，通过抑制某种信号通路减轻胰岛素抵抗，糖尿病也得到控制[76]。目前许多有力的数据支持这两种假说，也许这两种假说在减重过程中均发挥作用。

（三）肠促胰素在糖尿病缓解中的作用

在减重手术后，肠促胰素即由十二指肠 K 细胞分泌的葡萄糖依赖性促胰岛素多肽（GIP）和由远端肠道 L 细胞分泌的胰高血糖素样肽 -1（GLP-1），在糖尿病缓解中的作用已引起广泛关注。如前所述，与减重效果匹配的膳食减重患者相比[78]，RYGB 术后患者[77, 78]餐后 GLP-1 水平增加，但可调节胃束带术后患者无改变[70, 79]。RYGB 术后，肠促胰素对胰岛素的刺激可持续长达 3 年[80]，并且 RYGB 术后内源性 GLP-1 约占肠促胰素释放的 50%[81]。在 GK 大鼠中使用 GLP-1 受体拮抗剂 $exendin_{9-39}$ 可改善葡萄糖耐量水平[82]。空肠 - 回肠旁路术、胆胰分流术、胃旁路术和袖状胃切除术后 GLP-1 水平也相应增加[13, 83, 84]，而 GIP 的变化并不一致。

（四）支链氨基酸和芳香族氨基酸

支链氨基酸（BCAA）包括缬氨酸、亮氨酸和异亮氨酸，是人类膳食可获得的 9 种必需氨基酸中的 3 种。BCAA 和芳香族氨基酸（AA），特别是苯丙氨酸和酪氨酸，与肥胖和胰岛素抵抗相关[85-87]，且 BCAA 浓度随体重减轻而降低[85]。与非手术减重效果匹配的患者相比，胃旁路术后 2 型糖尿病患者的循环 BCAA 和 AA 显著减少[88]。通过稳态模型或正葡萄糖钳夹评估胰岛素抵抗指数（HOMA-IR），发现 BCAA 浓度减少与胰岛素敏感性改善密切相关[87, 89]。然而，还有研究表明，在非糖尿病患者中，可调节胃束带术和 RYGB 术均可使 BCAA 浓度减少[87]，因此，需要进一步的研究明确氨基酸与胰岛素敏感性之间的关系，以及明确手术减重的效果是否存在差异。

（五）胆汁酸

胆汁酸（BA）在脂代谢中具有重要作用。最近研究发现胆汁酸在肠肽分泌、能量消耗和葡萄糖稳态中发挥代谢作用[90]。RYGB 术导致胆汁酸和营养物质通过肠道的解剖结构发生改变。与假手术大鼠相比，采用导管将胆汁从胆总管转移到远端空肠可增加血清胆汁酸和餐后 GLP-1 水平，从而改善糖耐量和肝脏脂肪变性[91]。胆汁酸通过 G 蛋白偶联受体 TGR5 促进 GLP-1 分泌[92]。直肠输注牛磺胆酸（TCA）可增加肥胖男性 2 型糖尿病患者的血浆 GLP-1、PYY 和胰岛素水平[93]。口服牛磺熊去氧胆酸（TUDCA）可改善肥胖男性的肝脏和肌肉的胰岛素敏感性[94]。RYGB 术后循环胆汁酸水平增加[95, 96]。循环胆汁酸增加与 GLP-1 水平增加和血糖改善相关[95, 97]，但与骨骼肌的胰岛素敏感性、餐后胰岛素反应或静息能量消耗无关[97]。与 RYGB 术相比，可调节胃束带术后循环胆汁酸的变化不显著[97]。胆汁酸的变化在改善代谢中的重要性尚未完全阐明。

（六）肠道菌群

肥胖和代谢综合征患者的肠道菌群特征与体瘦的人群相比存在差异。肠道菌群通过改变小分子，蛋白质和营养素的生成和生物利用度，导致宿主炎症反应[98, 99]。菌群与宿主之间的动态共生关系变化与肥胖和糖尿病的发展密切相关。然而，由于存在多种微生物和多种影响微生物组分的因素（如膳食宏量营养素、解剖学变异、抗生素使用、pH 和胆汁量），确定各种肠道菌群与肥胖之间的关系是非常具有挑战性的研究领域。RYGB 手术改变了肠道微生物组分，包括改变了厚壁菌门与拟杆菌门的比例，以及增加变形杆菌的肠道定植[100]。将 RYGB 术后小鼠的肠道细菌移植到无菌小鼠可减少无菌小鼠的体重和脂肪含量，这表明肠道菌群的变化与 RYGB 术后体重减轻相关[101]。肠道菌群的变化可能与人类相关。有趣的是，Vrieze 等[102]将瘦供体的菌群注入肥胖受体的十二指肠后，胰岛素敏感性得到改善，并且这些改变与体重变化无相关性。

（七）葡萄糖生成和利用的变化（Roux 肠袢）

Saeidi 等[103]提出一种降糖新机制，推测 RYGB 术后出现 Roux 肠袢形态变化，细胞大小和质量增加，导致肠道糖代谢重编程进而改善糖尿病。正电子发射断层扫描 - 计算机断层扫描（PET-CT）扫描和同位素标记葡萄糖的生物分布进一步证实了这一观点。当未消化的食物从胃袋进入空肠时会触发这些改变，需要消耗额外的能量来促进葡萄糖代谢重编程。RYGB 术后，由于肠道组织扩张，GLUT-1 介导细胞基底外侧的葡萄糖摄取和利用增强，进而降低了全身葡萄糖浓度和改善糖尿病状态，这在代谢组学，蛋白质组学和基因表达层面均得到证实。

五、其他肥胖并发症的改善

除了改善 2 型糖尿病、高血压、血脂异常和心血管疾病外，减重手术还可降低主要心血管事件的发生率，并改善其他肥胖相关的疾病（表 27-1）。下面特别介绍了对生育能力和阻塞性肺病的改善作用。

（一）生育能力

在美国，女性肥胖的比例是男性的 2 倍，育龄期女性接受减重手术占所有减重手术患者的 83%[6, 104]。一项 Meta 分析纳入了 6 项研究评估手术前后月经不调和妊娠率的变化[105]。其中一项回顾性研究发现，有 50% 的女性在术前存在月经不调，而 RYGB 术后只有 17.5% 的女性仍有月经不调[106]。多囊卵巢综合征患者在 RYGB 术后月经周期可能恢复正常[107]。肥胖对女性的生育能力产生负面影响[108, 109]。目前多数证实减重手术可改善生育能力的研究都是回顾性或观察性研究，尚缺乏随机试验证实减重手术有利于提高生育能力。一项回顾性研究分析了胆胰分流术后的 796 名女性患者，发现有 47% 的女性在术后成功怀孕[110]；其中有 82% 的女性在怀孕期间有适当的体重增加。减重手术对流产率没有改善（26%）。

减重手术后受孕的最佳时机仍不确定，也缺乏指导建议的证据。一项小型前瞻性队列研究发现，大约有50%的女性在减重术后1年内怀孕时出现早产，而推迟超过2年怀孕则早产率为20%[111]。因此，推荐在减重术后推迟12～24个月怀孕，因为在体重减轻最显著的时候，母亲和婴儿理论上容易出现营养不良并造成不良后果。

（二）肺疾病包括阻塞性睡眠呼吸暂停

通过呼吸暂停低通气指数（AHI）评估发现，体重减少10kg可显著改善阻塞性睡眠呼吸暂停（OSA）[112]。由于减重手术已被证实是一种持续有效的减轻体重的方法，因此减重手术可以从本质上改善或治疗阻塞性睡眠呼吸暂停。事实上，与改变生活方式（40%）相比，RYGB术（66%）对阻塞性睡眠呼吸暂停的治愈率更高，尽管生活方式干预已经减少了8%的体重[113, 114]。

六、减重手术并发症

减重手术已被证实是一种有效、安全的持续减重方式。然而，与任何有创手术一样，应对患者进行潜在风险的教育。与普通人群相比，肥胖患者围术期并发症的风险更高，如静脉血栓栓塞和肺栓塞。虽然很少见但都是致命的，也是围术期死亡的主要原因[115]。减重手术的纵向评估（LABS）联盟发现，有4.1%的患者出现复合终点事件，包括死亡、血栓事件、再次手术或住院时间延长（超过30d）[116]。有0.1%～0.5%的患者出现其他手术并发症，包括出血、感染、其他器官损伤、全身麻醉并发症和死亡。

减重手术最严重的并发症是肠漏，RYGB术后发生率为0%～5.6%[117]。胃肠道出血的发生率为1.1%～4%，可发生在任何类型的内脏切除手术，如RYGB和胆胰分流术的缝合线或吻合口处[118]。随着腹腔镜手术的出现和应用，感染和切口疝等伤口并发症的发生率已大大减少。穿刺孔部位疝的发生率＜1%[119]。下面，我们将对具体的减重手术并发症进行阐述。

（一）减重术后体重反弹

每种手术都有不同的减肥动力学，包括从手术到最低体重的过程，以及从最低体重恢复到初始体重的过程。减重手术后体重恢复被认为是减重失败。减重手术成功的定义是体重减轻至少50%。但随着时间的延长，减重的幅度会逐渐减少。例如，RYGB术后1～2年患者体重减少66%，5年后体重减少60%，而在10年体重减少50%[120]。在袖状胃切除术和可调胃束带术后也出现体重反弹，但胆胰分流术后体重反弹较少[2, 121, 122]。BMI超过50kg/m^{2}的超肥胖患者，体重反弹的风险更大[121, 123]。体重反弹的潜在因素可能与患者或手术相关。与患者相关的因素可能包括饮食依从性差、缺乏运动、缺乏随访或存在精神疾病[124–127]。手术相关的因素可能包括胃袋和胃袖扩张或膨胀，以及胃束带切除[128–131]。激素或代谢改变也与体重反弹相关。例如，与减重效果更好的患者相比，减重术后出现体重反弹或减重失败的患者食欲刺激素水平更高，肽YY水平更低[132, 133]，但需要更多的研究来证实。

（二）倾倒综合征

在RYGB术后，有超过70%的患者可能出现倾倒综合征，这是对进食高升糖指数食物的反应。这也是手术的预期结果，为了减少术后患者的糖分摄入。早期倾倒综合征是由于高渗食物进入小肠，导致细胞外液转移到肠腔内。病人可出现腹胀、腹部不适、腹泻、心动过速和头晕等症状。晚期倾倒综合征是由于高渗食物迅速进入小肠引起高血糖，导致胰岛素大量释放所致。患者在餐后2～3h内出现头晕、无力和出汗。改变饮食结构有助于改善症状。倾倒综合征不应出现神经低血糖症。在RYGB术后，一小部分患者可能出现衰弱性倾倒症状，这些症状通过饮食调节无法改善，可能需要通过生长抑素类似物治疗。临床医生应注意排除在RYGB术后由神经母细胞增生引起的内源性高胰岛素血症，治疗方法也有所不同。

（三）长期并发症

表 27-2 罗列了减重手术的并发症。接下来将着重介绍几个普遍关注的术后并发症。

表 27-2　减重手术的常见并发症

早期并发症（手术后 30 天内）
- 出血
- 感染
- 麻醉并发症
- 切口并发症
- 深静脉血栓
- 肺栓塞
- 心血管事件
- 技术失败
- 吻合口漏（不包括可调节束胃带手术）
- 围术期死亡

晚期并发症
- 胃食管反流
- 吻合口溃疡
- 瘘和狭窄
- 二次手术

危及生命的并发症
- 腹内疝
- 肠梗阻
- 肠套叠

长期代谢并发症
- 营养不良
  - RYGB：铁、维生素 B_{12}、钙、维生素 D、继发性甲状旁腺功能亢进、叶酸
  - 胆胰分流术：蛋白质能量营养不良和脂溶性维生素缺乏症
- 恶心和呕吐（可能导致硫胺素缺乏）
- 体重减少不足或体重反弹
- 倾倒综合征
- 低血糖症
- 疝
- 胆结石
- 细菌过度繁殖

胃束带术特有的并发症
- 胃出口梗阻
- 胃带滑脱
- 胃带糜烂
- 皮下端口并发症：疼痛、渗漏

（四）高胰岛素血症性低血糖伴神经低血糖症

低血糖症逐渐被认为是胃旁路术罕见的并发症。低血糖症通常发生在餐后 2～3h，同时伴有胰岛素和 C 肽水平不恰当的升高。通过控制低生糖指数的碳水化合物比例，同时注意纠正宏量和微量营养素缺乏，大部分患者的低血糖症状可以得到控制。像 α 糖苷酶抑制药（如阿卡波糖）等药物可以延缓糖类吸收降低餐后血糖，从而减少刺激胰岛素分泌。然而，极少数的患者会出现严重的低血糖并伴有神经低血糖症表现，出现意识模糊、神志不清、癫痫发作或交通事故[73, 74]。据估计，胃旁路术患者出现神经低血糖症的发生率为 0.2%[134]。其他干预措施包括应用生长抑素类似物或二氮嗪抑制胰岛素分泌[135]。胰腺部分切除术可改善症状，但也有可能出现高胰岛素血症导致低血糖复发。RYGB 术通过改变胃底折叠和结构从而改变营养输送途径，对低血糖症状也有一定的改善作用。

1. 营养不良　任何减重手术后都可能出现营养不良。其中，切除大部分有吸收能力肠道的胃旁路术引起的吸收不良最为严重。吸收不良可导致腹泻、脱水以及宏量和微量营养素缺乏。脂溶性维生素和在肠道旁路部分的吸收的营养物质缺乏最为常见，如维生素 B_1、维生素 B_{12}、维生素 A、维生素 D、叶酸、铁和钙。一般或特定的营养素缺乏会导致贫血、脱发、多神经病、Wernicke 脑病和其他缺乏症。因此，建议所有患者每天使用复合维生素以降低营养不良的风险。目前比较难找到合适的替代治疗方案，除了口服替代以外，需要考虑更高剂量的营养素或其他给药方式。

2. 代谢性骨病　目前大多数研究集中在 RYGB 减重手术对骨骼的影响，较少报道其他手术方式对骨密度的影响。循环骨转换标志物水平增高提示存在早期分解代谢性骨重塑，随后可能发生骨密度降低[136-139]，这可能由多种因素造成。减重术后的骨重塑是快速减重引起骨结构的生理改变。钙和维生素 D 缺乏，继发性甲状旁腺功能亢进等是引起骨分解代谢增加的病理机制[140]。所有患者均应服用柠檬酸钙和维生素 D 补充剂预防继发性甲状旁腺功能亢进和 RYGB 或胆胰分流术术后的骨丢失。

3. 成瘾行为　肥胖与不良饮食习惯有关，包括暴饮暴食，这些习惯可能是一种成瘾性人格的表现，并与其他成瘾行为（如物质或酒精依赖、过度消费）有关[141]。一例个案报道发现，酗酒、赌博、强迫性购物和性成瘾等成瘾行为可能会成为减重手术患者的隐患[142]。关于成瘾行为

的研究大多集中在酗酒方面。以吸收不良为主的手术方式如 RYGB 和减重效果明显的手术方式会改变酒精的药代动力学。患者反映术后酒精作用出现更早，所能摄取的酒精浓度更低，并且需要较长时间才能恢复[143]。此外，与对照组相比，术后患者胃快速排空酒精会导致短时间内出现较高的酒精浓度峰值[144]，缩小的胃囊会导致乙醇脱氢酶浓度减少，酒精代谢时间延长[145]。一项评估减重手术后酒精使用障碍（alcohol use disorders, AUD）发生率的纵向队列研究（LABS-2）发现，术后第 2 年 AUD 的发生率最高[146]。但目前仍不清楚这些患者是术前就存在 AUD 并在术后复发，还是术后新发的。长期研究表明，术后酗酒或酒精依赖的发生率较术前增加或保持不变[147, 148]。另外一项研究报道，在一家药物滥用治疗中心接受治疗的患者中，有 2%～6% 的患者既往有减重手术史。与无减重手术史的患者相比，减重术后患者更容易出现酒精戒断反应，以及每天摄入更多的饮料，但两组患者发生酒精依赖的比例无显著差别[149]。目前，还未有研究明确表明减重手术会增加 AUD 的发生，还需进一步的研究才能明确术后 AUD 的风险。

七、常见减重手术类型

（一）Roux-en-Y 胃旁路术

在美国，Roux-en-Y 胃旁路术（RYGB）是减重手术的金标准。该术式通常在腹腔镜下进行，先在胃上部形成一个小胃囊（15～30ml），并与 100～150cm 远端的空肠吻合，此段空肠名为 Roux 肠袢。摄入的食物会绕过胃的大部分、十二指肠和近端空肠，直接进入较长的肠道与消化酶混合。该术式通过多种作用机制减轻体重并改善肥胖并发症（图 27-1）。小胃囊会限制食物的摄取，因此患者在一段时间内只能摄入少量食物。由于食物绕过残留的胃、十二指肠和空肠近端会导致微量和宏量营养素（如维生素 D、维生素 B_{12}、铁和钙）吸收不良。但由于食物还是会经过较长的肠道，所以几乎不影响热量吸收。该术式对肠内激素的影响已在本章前部分叙述。

一项大型前瞻性随机试验发现，RYGB 围术期死亡率为 0.7%[150]，且如前所述，术后可能会发生肠漏，深静脉血栓和麻醉相关并发症。RYGB 手术最严重的长期并发症是吻合口溃疡和腹内疝。有 1%～16% 的患者空肠黏膜在胃空肠造口后发生吻合口溃疡[151]，这可能是由于胃壁细胞分泌酸性物质或胃瘘所致。建议所有患者应避免使用增加溃疡发生风险的非甾体抗炎药和尽量避免吸烟。术后终生存在肠梗阻的风险，可能是由于胃旁路术可能造成 3 处吻合口中的一处发生腹内疝（结肠前入路有 2 处）。肠梗阻的发生率低于 2%[152]。

（二）袖状胃切除手术

袖状胃切除手术因其短期效果显著，以及相对于其他手术更为简便而广泛受到医生和患者的青睐。袖状胃切除手术也需要在腹腔镜下进行，通过垂直缝合胃以形成狭小的胃囊，从腹部切除胃底和胃大弯（图 27-1）。袖状胃切除手术的作用机制是通过形成狭小的胃囊导致失去容受性舒张能力，术后的激素水平改变目前仍在研究。该术式的减重持久度和其他代谢改变目前尚不清楚。

袖状胃切除手术的围术期死亡率大概是 0.19%[153]。在所有手术中，袖状胃切除术所需要的缝合线最长，因此会导致两个问题：由于胃囊狭窄或胃扭转导致继发的胃漏或胃囊进一步狭窄[154, 155]。

（三）可调节束胃带手术

可调节束胃带手术在 20 世纪 80 年代中期首次在国外应用，并于 2001 年被 FDA 批准在美国应用。可调节束胃带手术主要在近胃端缠绕硅胶带以创建一个 15～20ml 的功能性可调节胃囊（图 27-1）。在胃前方缠紧束胃带，防止脱位。束胃带由一个刚性外环和一个内部可充气的气囊组成，该气囊通过管道与皮下端口相连，通过皮下端口调节束胃带的松紧度。放置束胃带后，患者需要定期随访，并根据病情需要调整束胃带松紧度。第 1 年约每 4～6 周进行一次随访，随后随访间隔相应延长，但也应根据患者具体情况进行调整。

由于束胃带装置属于异物，所以可调节束胃

带手术会出现特有的并发症，包括束胃带滑脱或糜烂（0%～5.5%）[156]，胃下垂及束胃端相关并发症，如渗漏或感染。出现并发症后可能需要二次手术，去除束胃带或者改为其他减重手术。该术式围术期的死亡率为 0.03%，在所有减重手术中是最低的 [157]。

（四）胆胰分流术伴或不伴十二指肠转位术

胆胰分流术涉及肠道改造，绕过了其中大部分的小肠，仅保留 50～100cm 的公共肠道用于吸收营养。该术式的胃囊比 RYGB 的胃囊大（约 150～250ml），因此患者术后可摄入足够的蛋白质，以防止蛋白质能量营养不良。糖类吸收不良的可能性很小，因此建议患者术后应限制热量摄入。为了避免倾倒综合征（在本章前面讨论过），对术式进行改良，保留胃幽门部从而减缓食物排入小肠的速度。150～250ml 的胃囊靠近胃小弯处。由于吻合口涉及十二指肠上部，所以伴十二指肠转位的胆胰分流术的围术期风险最高。

胆胰分流术的并发症包括前面提及的 RYGB 术后并发症，如静脉栓塞、肠漏和内疝。该术式围术期的死亡率为 2.5%，超重患者可能更高 [158]。在所述的术式中，胆胰分流术术后减重效果最为显著，但发生营养吸收不良、宏量和微量营养素缺乏及腹泻的比例和死亡率也最高。

第 28 章　与肥胖相关的遗传综合征
Genetic Syndromes Associated with Obesity *

I. Sadaf Farooqi　Stephen O'Rahilly　著
李信桐　陈　宏　译

要　点

- 肥胖通常由饮食过度导致，其他遗传综合征也可以引起肥胖。
- *MC4R* 突变是遗传性早发型严重肥胖症最常见的病因。
- 确定肥胖的遗传背景可以为遗传咨询提供有用的信息，并提供最佳的治疗方案。

在这一章中，我们关注的是以肥胖作为主要临床特征的遗传疾病。传统观点认为，在遗传综合征患者中出现的肥胖症状是由发育迟缓、畸形和（或）其他发育异常所导致。最近，研究者发现了一些阻断瘦素 - 促黑素信号通路的高度外显的遗传疾病。在这些疾病中，肥胖本身往往是疾病的主要临床表现。

对严重的肥胖儿童和成人的病情评估应着眼于找到具有治疗潜力的内分泌和神经疾病，并确定遗传特征，以便进行适当的遗传咨询和必要的治疗。许多信息可以从全面的查体和实验室检查、检验中获得，这些信息也可以用来解决严重肥胖症的潜在并发症（见第 26 章）。除了一般病史外，还应该详细采集体重变化情况，以确定发病年龄、是否有过度饮食等。另外，应该仔细询问家族史，以确定是否有其他家庭成员出现严重早发性肥胖，以及家庭成员的种族和地域来源。通过全面病史采集和检查得到的信息有助于选择合适的诊断试验（图 28-1）。

一、伴有发育迟缓的肥胖症

（一）Prader-Willi 综合征

1. 定义、流行病学、病因和发病机制　1956 年，Prader、Labhart 和 Willi 发现并报道了第一例患有这种综合征的患者。Prader-Willi 综合征（PWS）是导致人体肥胖的最常见症候群。据估计，新生儿患病率约为 2.5 万分之一，人群总体患病率为 5 万分之一[1]。PWS 是由染色体 15q11-q13 内父系表达的一段或多段转录本缺失引起的，该区域包括 *SNURF-SNRPN* 和多个核仁小 RNA（snoRNA）。虽然目前研究已经在 PWS 患者死后大脑中发现了数个表达缺失的基因，但 PWS 在分子层面的病理生理机制尚不清楚[2]。维持 *SNURF SNRPN* 启动子和编码区域完整的平衡易位表明 *SNURF-SNRPN* 编码基因的破坏并不重要，而在具有 PWS 表型特征的儿童中，发现了 HBII-85 snoRNA 的微小缺失，证明这些非编码 RNA 的缺失在 PWS 表型的形成中起着重要作用[3, 4]。

目前认为，食欲刺激素是一种可能介导 PWS

*. 本章主要为儿童内分泌相关内容。

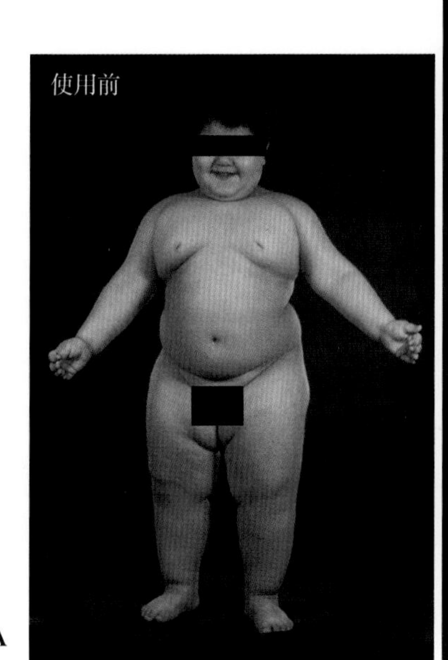

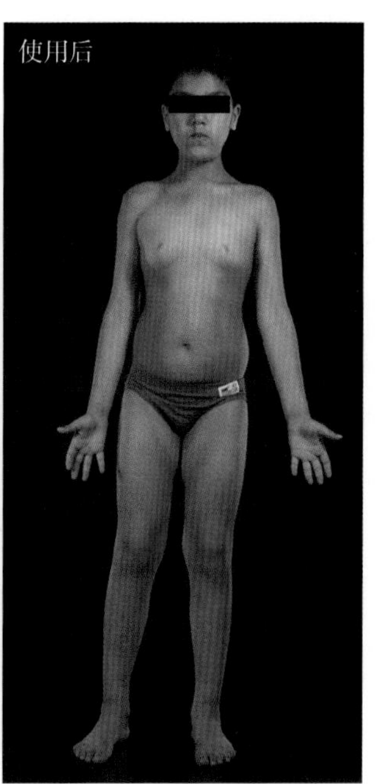

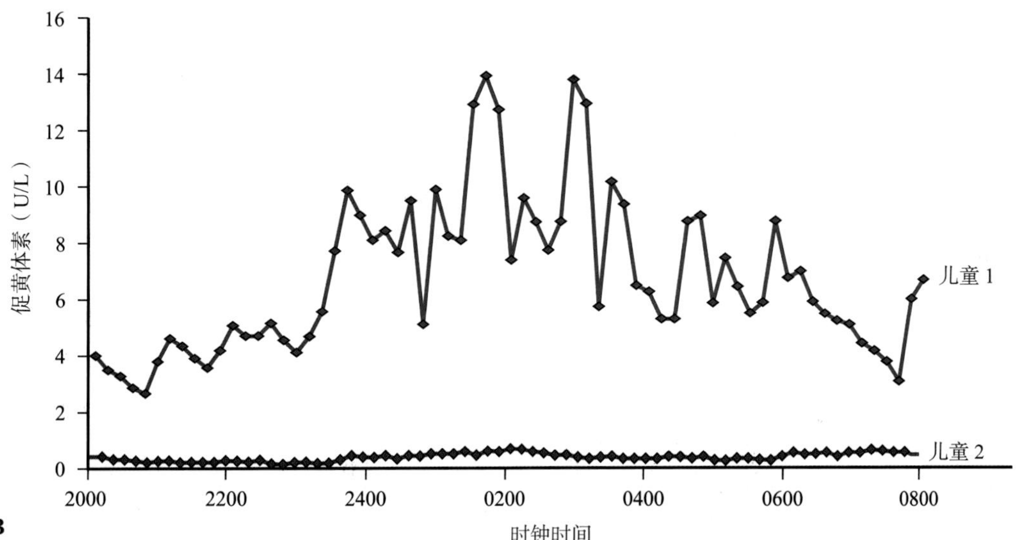

▲ 图 28-1　A. 瘦素对于先天性瘦素缺失患者的临床疗效；B. 与儿童 2（5 岁龄）相比，在儿童 1（11 岁龄）中能观察到适龄儿童的瘦素治疗与恢复促性腺激素脉冲式分泌有关

患者出现肥胖表型的肠内激素，它参与了啮齿类动物和人类的进餐时饥饿感的调节，并通过促生长激素受体（GHS-R）刺激生长激素（GH）的分泌[5]。在同等肥胖程度下，PWS 患者的空腹血浆食欲刺激素水平是其他肥胖综合征患者的 4.5 倍，因此，尽管发病机制尚不明确，血浆食欲刺激素可能是导致这些患者肥胖的原因[6, 7]。

2. 临床特征　PWS 的临床特征是胎儿活动减弱、肌张力减退、智力低下、身材矮小、性腺功能减退和肥胖。其诊断标准基于一套评分系统，每符合一条主要标准评 1 分，每符合一条次要标准评 0.5 分，符合超过 5 条主要标准和 7 条次要标准[8]，总分不少于 8.5 分即可临床诊断 PWS（表 28-1）。

一般情况下，患儿会出现轻度的产前生长迟缓，足月时平均出生体重约为 6 磅（2.8kg），由于婴儿吞咽和吸吮等反射减弱，新生儿往往会出现喂养不良的情况，通常需要辅助喂养 3～4 个月。喂养不良通常会在 6 个月时好转，而从 12—18 个月

表 28-1 Prader-Willi 综合征诊断标准

主要标准
• 新生儿或婴儿肌张力下降，吸吮不良，症状随年龄增长而改善 • 新生儿喂养困难、体重不增，需要灌胃等特殊手段辅助喂养 • 体重增加导致的中心型肥胖（1—6 岁快速发作） • 特征性面部改变，包括窄前额、杏仁状睑裂、嘴角下歪 • 性腺功能减退 / 性器官发育不良：生殖器发育不全（女性小阴唇和阴蒂，男性阴囊发育障碍）；青春期发育迟缓和不完全；不育 • 发育迟缓、轻度至中度智力低下、多重学习障碍 • 肥胖、暴饮暴食 • 染色体 15q11-q13 异常
次要标准
• 胎儿活动减弱，婴儿嗜睡，症状随年龄增长而改善 • 特征性行为异常，包括乱发脾气、强迫行为、固执、顽固、偷窃和说谎 • 睡眠障碍或夜间呼吸暂停 • 15 岁时与家人相比身高过低 • 色素沉着减退 • 手足过小，与身高、年龄不匹配 • 手掌狭窄，手掌尺侧弧度消失 • 眼部异常，包括内斜视和近视 • 唾液黏稠 • 言语含糊不清 • 皮肤搔抓症 • 附加特征 • 疼痛敏感性降低，痛阈升高 • 呕吐减少 • 温度敏感性改变 • 脊柱侧弯、驼背 • 阴毛提早发育 • 骨质疏松症 • 特殊的拼图能力 • 神经肌肉检查结果正常（如肌肉活检和肌电图）

主要标准 1 分 / 项，次要标准 0.5 分 / 项。对于 3 岁以下的幼儿，主要标准评分达到 4 分且总分达到 5 分即可诊断。对于 3 岁以上的儿童，主要标准评分达到 5 分且总分达到 8 分即可诊断。其他与疾病相关的阳性体征或发现仅能增加该诊断的疑似度，但不作为诊断标准

时开始，患有 PWS 的婴儿将会表现为暴饮暴食，通常会伴随异食癖等行为。

PWS 患儿常出现生长受限，表现为肌肉质量减少及脂肪质量增多，肌肉脂肪比例异常与生长激素缺失症的表现类似[9]。生长激素对多种促激素反应减弱，胰岛素样生长因子 -1 水平低，以及存在其他的下丘脑功能障碍的证据，证明了许多 PWS 患儿存在真正的生长激素缺乏症（GHD）。PWS 患儿通常表现为外生殖器发育不全，男孩通常表现为小阴茎，而女孩则表现为小阴唇发育不全。而促性腺激素分泌的减退，导致肾上腺功能于早期即开始减退，并伴随性腺发育不全或发育延迟。

3. *诊断* 父系染色体 15q11.2-q12 段（通常为新生段）缺失是 PWS 的主要原因。这种缺失可以通过以下两种机制之一发生：通过删除父系染色体的“关键”片段（约占 75%），或者在存在两个母系同源染色体（母源单亲双体）的情况下丢失整个父系的 15 号染色体（约占 22%）。与这种情况相反（母源染色体缺失及父源单亲双体），会导致另一种特征表现型：Angelman 综合征。在极少数情况下，能观察到间断性或遗传性微缺失导致印记中心产生的印记错误（3% 的患者）或父系印记移位（＜ 1%）导致的印记错误[10]。

70%～80% 病例存在染色体片段缺失，其中许多可通过标准显带检查发现。少数病例为不平衡易位，这类病例可以通过常规染色体检查发现。其余的病例是由于母系单亲双体导致的，这类病例细胞遗传学检查结果往往正常。然而，根据染色体来源不同，在 15q11-q13 上的 D15S9 位点，DNA 甲基化有明显的差异。因此，对于核型正常的 PWS 患者，DNA 甲基化可以作为一种可靠的出生后诊断工具[11]。

4. *治疗* 传统情况下，本病管理主要集中在早期建立低热量饮食模式、定期运动、严格监督、限制食物和开销、为病人和患者家属提供适当的心理和行为咨询，以上措施通常是在为 PWS 青少年和成年人提供的集体家庭环境中开展[12]。食欲抑制剂在治疗这些病人的食欲亢进和肥胖方面通常没有明显效果。在 PWS 儿童中，生长激素治疗能显著提高生长速度和最终身高。长期研究表明，治疗后最终身高可以达到同龄人群的平均范围，生长激素现在也被批准用于 PWS 的治疗。生长激素治疗 PWS 儿童也可以减少身体脂肪，增加肌肉质量，促进脂肪氧化和能量消耗[13]，体力和敏捷性也能得到改善。症状改善在生长激素治疗的第一年最为显著，但长期治疗不能完全消除上述症状[14]。虽然在生长激素治疗期间，可以观察到空腹胰岛素水平的增加和葡萄糖代谢率的降低，但目前认为，葡萄糖耐量降低和糖尿病的发展并不会引起严

重问题。枸橼酸氯米芬治疗可使血浆促黄体生成素、睾酮和尿促性腺激素水平恢复正常，并可恢复正常的精子生成和青春期生理特征[15]。有报道指出 PWS 男性患者接受睾酮治疗后攻击倾向增强，这使睾酮在 PWS 男性患者的临床治疗中变得复杂可疑。

（二）脆性 X 综合征

1. 定义、流行病学、病因和发病机制　脆性 X 综合征是遗传性智力低下最常见的原因。流行病学研究表明，它导致了 1/6000～1/4000 的欧洲男性和 1/10 000～1/7000 的欧洲女性出现中重度智力发育迟滞，在某些特定种族的人群中（如突尼斯犹太人、非裔美国人），该病的患病率较高。在受影响的家庭中，通常男性没有临床表现，但具有临床遗传性，他们的女儿一般也不会出现临床症状，但其诞生的第三代有很大概率出现临床症状[16]。1991 年，脆性 X 位点的分子克隆显示，位于 *FMR1* 的 CGG 三核苷酸重复序列的不稳定扩展导致该基因的转录沉默。*FMR1* 编码一种特殊的 RNA 结合蛋白，FMRP，它对神经元树突的局部蛋白合成产生负调控作用。在它不存在的情况下，被 FMRP 调控抑制的转录本被过度翻译。这些过度表达的蛋白质导致突触强度和突触可塑性降低[17]。

2. 临床特征　脆性 X 综合征的特征是中度至重度智力迟钝、巨睾、大耳畸形、下颌突出（下颌前突）、声调高亢。男性患病儿童通常表现为语言学习能力下降及行为异常。另外，在一组的极端肥胖的脆性X综合征患者中发现了Prader- willie样表型，即圆脸、小而宽的手和脚、局部皮肤色素沉着等表现[18]。与 Prader-Willi 综合征不同的是，患者在婴儿期没有低肌张力、喂养困难等问题，幼儿期亦不出现暴食症。

3. 诊断和治疗　脆性 X 综合征基因突变位点的发现为疾病诊断、遗传咨询和产前诊断提供了高效可靠的工具[19]。本病的治疗主要针对患病儿童行为异常，治疗方法包括使用可乐定和抗惊厥药物，特别是卡马西平和丙戊酸盐，这些药物除了具有抗癫痫作用外，还可能具有行为调节作用，除此之外，行为认知疗法干预措施也可用于本病的治疗[20]。

（三）SIM1 缺失

Single-minded 1（SIM1）是参与下丘脑室旁核发育和功能的一种基本的螺旋 – 环 – 螺旋转录因子。据报道，因平衡易位导致的 *SIM1* 转录异常[21]、包含 *SIM1* 的 6q14-21 段基因缺失，以及发生杂合性突变导致 *SIM1* 功能丧失[22]，均会导肥胖症状的出现。SIM1 缺陷患者表现为以低收缩压为特征的自主神经功能障碍，这在促黑素 4 受体（MC4R）缺陷病例中可以观察到类似表现（本章后面将对此进行描述），这表明可以通过改变促黑素信号来解释本病的个别临床特征。然而，许多 *SIM1* 突变携带者伴有语言和语言延迟，并表现出精神行为异常，包括自闭症型行为。这些不是公认的 MC4R 缺陷的临床特征，但与 Prader-Willi 综合征的行为表型有部分重叠。目前认为催产素参与了情绪和交际行为的调节，并且催产素的表达在 SIM1 缺乏的小鼠中减少，因此，催产素信号传导受损被认为是 SIM1 缺乏导致行为异常的一种可能机制。

（四）Bardet-Biedl 综合征

1. 定义、流行病学、病因和发病机制　本病的首次正式报道是在 1920 年由 George Bardet 发表，他报道了患有多指畸形、色素性视网膜病变伴有肥胖症的患者。1922 年，奥地利病理学和内分泌学教授 Artur Biedl 发表了一篇报道，讲述了两个患有“先天性畸形（视网膜色素性变和多指畸形）和智力迟钝”的兄妹。Bardet-Biedl 综合征（BBS）是一种罕见的（患病率＜ 1/100 000）常染色体隐性遗传综合征，基因异质性非常高，其特征为中心性肥胖（75% 的患者）、智力低下、四肢畸形（并指、短指或多指）、视网膜营养不良或色素性视网膜病变、性腺功能减退或性器官发育不良（仅限于男性患者），肾脏结构异常或肾功能损害。19 世纪晚期，John Laurence（一位眼科医生）和他的家庭医生 Robert Moon 发现了一些具有类似表现的病例，其特征是视网膜色素变性、智力低下和性腺功能减退，同时伴有进行性痉挛性轻瘫和远端肌肉无力，但没有出现多指畸形[23]。

Bardet-Biedl 综合征是一种遗传异质性疾病，迄今为止发现了至少有 16 个基因突变位点与 Bardet-Biedl 综合征发病相关[24-26]。虽然 Bardet-Biedl 综合征通常被认为是隐性遗传，但有些家族已经表现出所谓的“三等位基因”遗传，即需要一个 *BBS* 基因中的两个位点产生突变，再加上另一个非连锁的 *BBS* 基因产生突变才能导致临床症状的出现[27]。近年来的研究表面，大多数涉及 BBS 的基因都与基粒的结构和功能有关[28, 29]。基粒作为修饰中心，对非运动纤毛功能和细胞间信号传导至关重要[30]。

2. 诊断和治疗　目前，通常可以根据临床特征对 BBS 进行诊断，并通过分子遗传学检测加以证实。BBS 患者在专科治疗中心可以接触到各种有治疗经验的专家，并得到最好的治疗。眼科专科治疗在整个治疗过程中至关重要，尽管没有成熟的治疗方法可以预防或缓解视力下降，但可以让患者为适应视力受损后的生活提前做好准备。另外，应尽可能在视力障碍严重到影响言语和语言治疗效果之前评估是否存在学习能力下降的情况。多指通常没有生理作用，可由骨科或整形外科医师在出生后的第一年内切除。脚骨增宽变形会导致鞋子不合脚，足病治疗和定制合脚鞋子是重要方法。目前没有证据表明睾酮治疗或生长激素治疗可以为 BBS 的患者带来益处。

（五）Cohen 综合征

1973 年，Cohen 和他的同事们观察到 3 名患者出现了一种未被报道过的与肥胖相关的畸形[31]，并以 Cohen 的名字命名。Cohen 综合征是一种罕见的常染色体隐性遗传病，多见于芬兰人群。它的特征是轻至重度非进展性智力低下、运动协调障碍、小头畸形、特征性面容、儿童时期肌张力低下和关节松弛、进行性视网膜脉络膜营养不良、近视、间歇性中性粒细胞减少症和活泼性格[32]。特征性面容包括高拱形或波浪形眼睑、长而粗的睫毛、浓眉、高鼻梁、人中短（无法覆盖突出的上中切牙）、耳郭小或缺如、浓密的头发和低发际线、手和脚窄、可伴并指（50%～60%）。通常，逐渐发展的高度近视和类似于色素性视网膜炎的视网膜脉络膜营养不良是 Cohen 综合征的基本特征[33]。早期视力即开始衰退，衰退过程一般持续到成年，到 40 岁时，许多病人都存在严重的视力障碍。在一些芬兰的 Cohen 综合征的患者中发现了 *COH1* 基因突变[34]。尽管这种蛋白的功能特性尚不清楚，但通过与结构上高度类似的蛋白质对比推测，它可能在细胞内囊泡介导的分类和转运中发挥了一定的作用。

（六）Albright 遗传性骨营养不良（AHO）

1942 年，Fuller Albright 报道了一种伴有特定的表型的靶器官激素抵抗综合征，表型包括身材矮小、肥胖、圆脸、近视、异位软组织骨化（角质皮炎）等，约 75% 的患者出现轻度发育迟缓[35]。Albright 遗传性骨营养不良是一种常染色体显性遗传疾病，由 *GNAS1* 系突变引起，该突变降低了 Gsα 蛋白的表达或功能。*GNAS1* 突变的母系遗传导致 AHO 患者体内对激活靶组织中 Gs 的几种激素产生抵抗（如假性甲状旁腺功能减退症，对甲状旁腺激素不敏感）；*GNAS1* 基因突变父系遗传则导致 AHO 表型（假性甲状旁腺功能减退症）。*GNAS1* 基因印记具有组织特异性，主要由一些组织中的母系等位基因表达，并在其他大多数组织中双向表达；因此，只有当 Gsα 突变是母系遗传时，才会发生多激素抵抗[35]。

大于 50% 的 AHO 患者存在肥胖。虽然有些病人出现身材矮小、低钙血症或其他内分泌功能障碍，但并非所有病人都有这些临床特征。在第 66 章对该综合征的调查研究、诊断和治疗进行更全面的讨论。

（七）BDNF 和 TRKB 缺失

第 11p.12 号染色体缺失或点突变影响脑源性神经营养因子（BDNF）或它的受体酪氨酸激酶受体 B（TrkB）表达[36, 37]，均会引起严重的过度摄食、肥胖、短期记忆受损、多动症和中度学习障碍症状。以上症状存在进展性，因此在父母双方体重和智商均正常的情况下，突变可能从出生开始就存在。

二、不伴有发育迟缓的肥胖症

（一）Alstrom 综合征

1959 年，Alstrom 及其同事[38]报道了一些与

Bardet-Biedl 综合征（视网膜色素性变、耳聋、肥胖、遗传性糖尿病）相似的疾病。然而，与 Bardet-Biedl 综合征不同的是，被报道的疾病不存在精神发育迟滞、多指畸形和性腺功能减退等特征。在英国的 22 例 Alstrom 综合征患者中，所有患者在婴儿期均有严重的视力缺陷，并且据报道，这些患儿 4 个月大时就出现了严重的畏光和眼球震颤 [39]。与其他色素性视网膜病的周围视觉丧失相比，Alstrom 综合征患者早期即丧失了中心视力（通常是 1 岁）。视网膜电图（ERG）可用于对视锥细胞和视杆细胞受累的严重程度和模式进行分类。目前已经发现，该病的部分患者还表现出其他特征，例如扩张型心肌病（通常在婴儿期被诊断）、肝功能障碍、肾功能障碍、甲状腺功能减退、男性性腺功能减退、身材矮小，以及轻度至中度发育迟缓 [40]。

虽然肥胖在这种综合征中很常见，但肥胖往往并不严重。相比之下，胰岛素抵抗常很严重，一旦出现糖尿病，胰岛素抵抗可能很难缓解。高三酰甘油血症往往很严重，并可能导致急性胰腺炎。到目前为止，已经发现单基因突变（*ALMS1*）是所有 Alstrom 综合征病例的特征 [41]。*ALMS1* 基因在体外分布在细胞中心体和纤毛基底部 [42]，这与基底部结构或蛋白质在细胞质和纤毛轴丝之间的转运作用有关。*ALMS1* 基因突变小鼠表现出了精子鞭毛的缺乏、纤毛结构的修饰异常，以及感光细胞连接纤毛介导的视黄醛转运缺陷。因此，像 BBS 一样，Alstrom 综合征被认为是“纤毛类疾病”。

（二）先天性瘦素缺失

1. 定义、病因、发病机制　瘦素（LEP）是一种脂肪细胞源性激素，血清中瘦素缺失与瘦素编码基因的纯合子移码、无义和错义突变有关 [43-46]。所有该病患者神经、行为、发育均正常，无畸形特征。瘦素缺乏症患者出生时体重正常，但在出生后的头几个月体重迅速增加，导致严重肥胖 [47]。身体成分分析显示，瘦素缺乏最主要的临床表现是先出现脂肪沉积，从而导致躯干和四肢皮下脂肪过多。另外，可以观察到与肥胖严重程度相关的高胰岛素血症，一些成年人在 30—40 岁时发展成 2 型糖尿病。患病家系中的所有患者都有强烈的食欲亢进及进食行为，在限制进食的情况下可出现攻击性行为 [45]，同时，患者对开胃食物和清淡食物缺乏辨别能力 [48]。尽管基础代谢率或总能量消耗没有变化 [45]，但有报道其交感神经功能存在异常 [49]。

下丘脑性甲状腺功能减退症和低促性腺素性功能减退症都与瘦素缺乏存在关联 [45, 49]。然而，在瘦素缺乏的成年人中，月经虽然延迟，但仍具有自发性 [49]。瘦素缺乏的儿童 T 细胞数量和功能受损，这与报道的儿童感染率和死亡率高相一致 [49]。

先天性瘦素缺乏症可以通过每天皮下注射重组人瘦素来治疗，从而改善这些患者的异常临床表现 [45, 50]。瘦素治疗可减少食物摄入 [45]，降低摄食带来的欣快感，改善食物成瘾性。通过功能 MRI 检测发现这一反应是由纹状体相关脑区域激活介导的 [48]。瘦素治疗可以使适龄儿童进入青春期发育 [45]，并诱导瘦素缺乏症的成年人第二性征发育和促性腺激素脉冲式分泌 [50]。

2. 诊断和治疗　先天性瘦素缺乏症可以根据血清瘦素缺乏来诊断，然后对 *LEP* 基因进行分型。虽然这种综合征很少见，但它的激素替代治疗形式相对唯一（图 28-1）[45、50]。瘦素治疗可显著抑制患者的食欲，纠正甲状腺功能异常和 T 细胞功能紊乱。瘦素替代治疗也能使患者在适当年龄开始青春期发育 [47]。

（三）瘦素受体缺失

在高达 3% 的重度肥胖症患者中可以发现瘦素受体基因突变，体外试验发现这种突变导致了 STAT3 磷酸化障碍 [52]。虽然 *LEP* 或 *LEPR* 杂合突变与体重增加相关 [52、53]，但是重度肥胖患者往往存在纯合子或杂合子突变，导致两个等位基因丢失 [52]。尽管位于跨膜结构域附近的特定突变可导致细胞外结构域改变，导致该结构域错误地结合蛋白，从而导致瘦素水平异常升高 [54、55]，但在 *LEPR* 缺乏症中，血清瘦素水平并没有异常升高 [52]。先天性瘦素受体缺乏症的临床表现与瘦素缺乏症相似，有食欲亢进、早期肥胖、性腺功能减退和反复感染 [52]。

（四）POMC 缺失

瘦素可以激活下丘脑神经元表达阿黑皮素原（POMC），此功能在瘦素对食欲和体重的影响中具有重要作用[56]。1998 年，Krude 和他的同事报道了 2 例肥胖的德国儿童，他们分别是 POMC 纯合子突变及杂合子突变；随后，又报道了其他几例患病儿童[58, 59]。患病新生儿最初因促肾上腺皮质激素（ACTH）缺乏而表现为肾上腺危象（POMC 是垂体 ACTH 的前体），患儿需要终身维持糖皮质激素替代治疗。由于患儿皮肤和毛囊促黑素 1 受体缺乏促黑素细胞激素（MSH）的作用，临床表现为皮肤苍白，头发发红，但在个别种族背景的患儿中色素减退可能不太明显[59]。由于 MC4R 促黑素信号缺失，POMC 缺失可导致患儿出现食欲亢进和早发肥胖。尽管到目前为止还没有特效治疗方法，但选择性小分子 MC4R 激动药正在研发中，而且这些儿童很可能对此类药物有高反应性。值得注意的是，在完全性 POMC 缺乏症患儿的杂合子亲属中超重 / 肥胖发病率也升高[58, 59]，这表明，破坏 POMC 来源的促黑素（α 和 β 促黑素细胞激素）的杂合点突变可能是导致遗传性肥胖的原因[60-62]。

（五）激素原转化酶 I 缺失

有文章报道了激素原转化酶基因的复合杂合子或纯合子突变[63-65]。*PCSK1* 编码一种酶，即激素原转化酶 1，它参与多种激素原的翻译后加工过程。本病的一个突出的临床特征是新生儿出现严重的小肠吸收功能障碍（通常需要肠外营养），这可能是由于表达 PCSK1 的肠内分泌细胞和神经对激素原处理受损导致的[64]。由胰岛素原到成熟胰岛素的加工过程受损而导致的餐后低血糖是本病的一个关键的临床特征，并为简便的临床诊断测试奠定了基础，即在患者体内出现低水平的成熟胰岛素的情况下，血浆胰岛素原水平和 32/33 裂解胰岛素原水平升高[64]。本病患者可出现前促性腺激素释放素加工受损导致的低促性腺素性功能减退症可导致不孕，或 POMC 加工受损导致严重早发性肥胖。一些患者也可出现中枢性尿崩症。

（六）促黑素 4 受体缺失

1. 定义、病因、发病机制　据报道，*MC4R* 在重度早发性肥胖患者中的突变率高达 2%～5%[66]，在英国普通人群中发生率为 1/1000[67]，是最常见的遗传性肥胖综合征[68]。考虑到其对体重的巨大潜在影响，在某些患病家系中，遗传和环境可能都具有重要作用。结合所有现有的报道结果，因对表型和外显性的调控作用，共显性遗传是对本病遗传性最贴切的描述[69]。

患者常表现为食欲亢进，与瘦素缺乏症相比，虽然食欲亢进通常也在年龄尚小时开始，但不如瘦素缺乏症严重。特别值得注意的是，体外实验中观察到的受体功能障碍的严重程度可以用来预测携带这种特定突变的受试者在测试餐中摄入的食物量[66]。MC4R 缺乏症患者呼吸商（糖类与脂肪氧化的比率）升高，脂肪动员能力受损，这与在 *MC4R* 基因敲除小鼠中观察到的现象一致[70]。除了脂肪质量的增加，MC4R 缺乏症患者也有肌肉质量和骨密度的增加，在瘦素缺乏症患者中并没有类似现象。患者的身高增长非常明显，与正常人群相比，患儿的身高标准差得分（SDS）为 +2；成年后的最终身高也显著大于正常 *MC4R* 基因型的同等肥胖成年人。MC4R 缺乏的患者空腹胰岛素水平也高于年龄及体型相同的非患病儿童[71]。MC4R 缺乏患者交感神经系统活性降低可能是成人高血压患病率较低，以及收缩压和舒张压较低的原因[72]。在这些患者和接受黑素皮质激素受体激动药治疗的肥胖患者中的研究表明，中枢黑素皮质激素信号通路在血压调节和体重变化中起着重要作用。

2. 诊断和治疗　*MC4R* 测序现在是重症肥胖儿童常规评估的一部分。一些研究表明，Roux-en-Y 旁路手术对具有 *MC4R* 杂合突变的青少年和成人确实有治疗效应[73]。这些患者可能对抗下丘脑黑素皮质激素下调的药物治疗有良好的反应。由于大多数患者是具有一个完整功能等位基因的杂合子，因此小分子 MC4R 激动药可能在将来成为治疗这种疾病的理想候选药物。

（七）SH2B1 缺失

不伴有发育延迟的严重肥胖症，与罕见且典型的单基因拷贝数变异（缺失 / 重复）的显著增加相关。染色体 16p11.2 的 220kb 片段缺失与高度家族性的严重早发性肥胖与严重胰岛素抵抗相关[74]。此缺失涉及少量基因，其中一个是参与瘦素和胰岛素信号传导的 *SH2B1*。这些患者在出生几年体重增加，与相同年龄及相同肥胖程度的人群对照相比，他们的食欲亢进和空腹血浆胰岛素水平均不成比例地升高。也有报道表明 *SH2B1* 基因的一些突变与早发性肥胖、严重胰岛素抵抗，以及包括攻击性行为在内的行为异常有关[75]。

（八）KSR2 缺失

迄今为止，大多数遗传性肥胖综合征的特征是食欲亢进，食欲亢进是肥胖的主要驱动因素。我们最近在编码 KSR2（Ras2 激酶抑制剂）的基因中发现了多个突变位点。*KSR2* 突变并非按照孟德尔遗传定律方式分离，其他遗传和环境因素也可能参与表型形成。除了在儿童期摄食亢进外，在甲状腺功能正常的情况下，突变携带者的基础代谢率（BMR）显著低于基础代谢率预测值[76]。临床研究表明，一些 *KSR2* 突变携带者在儿童期服用降糖药二甲双胍（治疗严重胰岛素抵抗）后体重明显减轻。通过使用二甲双胍，可以在各种情况下完全改善因 *KSR2* 突变而导致的细胞内脂肪酸氧化基础水平降低。这些观察结果是否在正式的实验性临床研究中可重复，以及这些作用的潜在机制，还需要进一步的研究。

三、总结

在过去 10 年里，我们对伴有肥胖的遗传综合征的复杂性和异质性的理解迅速提升。这些发现对严重肥胖患者的临床评估、诊断和治疗具有重要的意义。首先，导致发育性肥胖综合征的大多数基因目前已经可以被鉴定，这为遗传咨询的开展提供了基础。其次，正如促黑素 4 受体缺乏症所示，我们现在明白，在没有发育延迟的情况下，严重的肥胖可能是由影响食欲的特定基因缺陷引起的。有了这一认识，我们则不能认为严重的肥胖症，尤其是在儿童时期出现的肥胖症，是单纯由于环境因素导致的。最后，以先天性瘦素缺乏症为例，了解影响这些遗传疾病的特定分子机制可能会为将来提供更好的干预靶点。

第29章　神经性厌食症、神经性贪食症和其他进食障碍

Anorexia Nervosa, Bulimia Nervosa, and Other Eating Disorders

Irina Kowalska　Monika Karczewska-Kupczewska　Marek Strączkowski　Robert T. Rubin　**著**
曾　怡　程彦臻　陈　宏　**译**

"一位年轻的女性正遭受痛苦，她瘦骨嶙峋的身体撑不起一件衣服，她的脉搏缓慢而松弛，体温比正常低两度，持续便秘，头发像尸体一样干枯无光泽，脸色苍白，四肢冰冷，只有空洞的眼睛预示着她还活着。她每天只吃像皇冠一角大小的食物，但却忙于各种各样的事情以便尽可能地无私取悦他人，比如帮忙举行母亲的聚会、缝制妹妹的连衣裙、学校的扩建活动等，天呐！只有上帝才知道她能否撑得住！"[1]

要　点

- 神经性厌食症是一种严重的精神疾病，通常在青春期或青年期开始，并导致多种内分泌和代谢并发症。
- 神经性厌食症的3个基本诊断标准包括：能量摄入受限导致体重异常低下；持续惧怕体重增加或有阻止体重增加的持续行为；对体重认知扭曲。
- 神经性贪食症的主要诊断标准包括：反复发生暴食并伴随防止体重增加的不恰当补偿行为，平均至少每周1次，持续3个月，且这些症状持续存在而不仅仅限于神经性厌食症发作期间。
- 厌食症患者由于长期饥饿和营养不良而导致的内分泌紊乱和对应激的特殊反应，会在体重正常后逐渐复原。
- 骨量减少和骨质疏松症被认为是神经性厌食症的严重并发症，在营养康复后不能完全逆转，并可能对患者的后代产生影响。
- 厌食症和贪食症患者的神经肽、脂肪细胞因子和胃肠激素等的多种变化与饥饿感和饱腹感、异常进食行为、能量稳态，以及心理病理特征的感知障碍有关。

神经性厌食症（anorexia nervosa，AN）和神经性贪食症（bulimia nervosa，BN）是数百年来公认的进食障碍，但对其病因仍知之甚少[2–9]。两种疾病均具有严重的身体和心理疾病特征。对于AN，严重的未经治疗的病例可能会导致死亡。因此，早期识别和积极治疗尤为重要。由于这些疾病的生理表现突出，因此大多数患者在首诊时会就诊于非精神科医生；而这些医生可能会针对潜在的身体疾病，对患者进行冗长的检查以排查器质性疾病，只有当检查结果完全排除器质性疾病时，才会考虑是否合并精神方面的问题。其实我们不妨根据AN和BN的精神病学诊断标准，在就诊早期就怀疑这两种疾病，并以患者和家属可接受的方式将其转诊至精神病学专家，当然这样的做法也需要非常谨慎。

一、历史和流行病学

AN和BN主要常见于青春期女性；大约95%的AN病例是女性[10]。尽管自中世纪就有文字证据表明AN的存在，但最早的医疗记录在17世纪，分别出现在John Reynolds撰写于1669年的*A Discourse upon Prodigious Abstinence*和*Phthisiologia*，或者Richard Morton撰写于1689年的*A Treatise of Consumptions*[3, 11, 12]。AN作为现代医学专有名词衍生于1873年Charles Lasègue和1874年William Gull出版的论著中，Lasègue称之为"歇斯底里性厌食症"[13, 14]，而Gull将其命名为"神经性厌食症"[15]。Bliss和Branch[3]曾评论："这揭示了两位科学家在描述相同情况时的巨大差异。尽管Gull的命名像病理报告一样直接而准确，但Lasègue的命名传递出这一人群的精神和感受、他们不安的人际关系的细微差别，以及他们内心动荡的微妙之处"。20世纪初期人们主要关注AN与某些身体疾病（例如Simmonds恶病质）的区别[16]。

尽管暴饮暴食（贪食症）长期以来一直被认为是AN症状的一部分，但BN是Russell于1979年首次提出的一种独特的综合征[17]。他详细阐述了BN的两个标准：不可抗拒的暴饮暴食冲动之后自我催吐或净化，以及对体重增加的病态恐惧。与AN一样，此类患者的体重低于正常，但降低的幅度不及AN患者；他们也趋向于没有闭经症状并且在性行为上更加活跃。Russell认为BN是AN的"不祥变体"，因为BN合发的抑郁症状通常很严重且令人不安，导致自杀的风险升高。

在20世纪90年代，对于是否将暴食障碍(binge eating disorder，BED）单独列为一个疾病存在争议。1994年以来，BED成为一种暂定的进食障碍诊断，并被纳入《精神疾病诊断和统计手册》第4版（*DSM-4*）文本的附录中[18]。在2013年出版的《精神疾病诊断和统计手册》第5版（*DSM-5*）中，BED被认为是具有建议诊断标准的进食障碍的一个单独类别[19]。与BN一样，患有BED的患者暴饮暴食会反复发作；但是BED中没有补偿行为（如清除行为）。BED和BN之间的其他差异包括发病年龄、性别（男性患BED的概率更高）、与肥胖症的关系（BED常见于超重和肥胖人群）和精神病并发症。家庭和双胞胎研究表明BED有遗传倾向[20]。

虽然进食障碍在大众人群中相对罕见，但是这种疾病所致并发症的严重性及其对病患个体和家庭生活质量的影响，需要我们正视并仔细评估。另外，进食障碍的患者经常否认自己患病，这可能会影响流行病学研究的结果。AN发病率为每年每10万人口0.5～15[21–23]。发病率差异较大的原因与所使用的诊断标准、确定病例的方法，以及所研究的人群有关（如医院与社区）。在英国一项有关初级保健人群进食障碍发生率的研究中，按年龄标准化的进食障碍年发生率从2000年的每10万人32.3增加到2009年的每10万人37.2[24]。在观察期内，AN的发生率保持稳定[24]。观察到的增加主要是过去10年最后1/3时段内非典型性进食障碍（eating disorder not otherwise specified，EDNOS）的发病率较高[24]。虽然AN的总体发病率被认为是稳定的，但在15—19岁的年轻女性中观察到了更高的发病率[24, 25]。尽管某些研究的患病率高得多，但女性的AN患病率为0.5%～1.0%，男性的患病率约为1/10[22, 23]。6个欧洲国家的一项以人口为基础的调查显示，成年女性患者中，终身AN的患病率为0.9%[26]。对42项研究的Meta分析显示，AN的总死亡率（相对所有死亡原因）为5.9%，远高于女性住院病人和普通人群的死亡率[27]。在最近的两项研究中，AN的标准死亡率为5.9%（对36项研究进行Meta分析）[28]和6.2%（回顾性队列研究）[29]。据报道，1/5的AN患者死因是自杀[28]。尽管人们一致认为AN的过早死亡率更高，但仍不清楚哪个因素可以预测更高的死亡率。既往研究结果指出，入院时年龄较大、自杀未遂史、疾病持续时间较长、精神病并发症，以及入院时减轻体重意愿是影响死亡率的因素[29, 30]。最近的一项研究进一步揭示了AN死亡率的预测因素[31]。这项纵向观察（中位总随访时间为20年）显示，除了疾病的持续时间长之外，药物滥用，低体重指数（BMI）和不良的社会适应能力也增加了AN患者的死亡风险[31]。

BN的患病率为2%～4%[22, 23, 32, 33]。在一项纳入36项研究的Meta分析中，BN的标准死亡率为

1.9%[28]。AN 和 BN，以及亚综合征性厌食症和贪食症在某些情况下更为常见，例如一群年轻女性，尤其是运动员和芭蕾舞演员，他们的职业需求非常重视瘦身。这些个体的原发性和继发性闭经极为常见。超重和肥胖是 BED 的常见并发症，估计患病率为 0.7%～3%[34]。

自 20 世纪 80 年代以来，大规模的双胞胎和家族研究表明进食障碍是家族性的[35, 36]。AN 和 BN 之间存在交叉传播，它们似乎具有共同的易感性，但可传播的因素仍然难以捉摸。双胞胎和家族研究表明，重度抑郁症和物质依赖很可能与进食障碍没有共同的病因。遗传因素可能在其中起作用，但不是决定因素，而社会文化环境和个人心理压力是危险因素[37, 38]。女性双胞胎患 AN 的风险高于男性双胞胎，但异卵双胞胎中的男性与女性的患病风险几乎相同[39]。这表明子宫内因素，如类固醇性激素，也影响 AN 的发展。

二、诊断

DSM-5 介绍了 AN（表 29-1），BN（表 29-2）和 BED 的当前临床诊断标准。此外，新的 *DSM-5* 分类包括异食癖、反刍和回避型 / 限制型食物摄入障碍的临床标准（列在 *DSM-4* 的“通常首先诊断为婴儿、儿童和青少年的疾病”，不再存在于 *DSM-5* 中），并将排泄障碍（也列在 *DSM-4* 的“通常首先诊断为婴儿，儿童和青少年的疾病”中）作为进食障碍之外新的独立分类。此外，在“其他指定的喂养和进食障碍”条目下，针对与进食行为障碍相关的几种情况，提供了简要说明和初步诊断标准[19]。此类别包括频率不高和（或）持续时间短的非典型 AN、BN、低频率和（或）持续时间有限的 BED、清除障碍和夜间进食综合征[19]。引入新的喂食和进食障碍分类并提供诊断标准的主要目的是，最大限度地减少 EDNOS 的诊断并促进临床诊断。

针对 AN、BN 和 BED 的 DSM-5 标准突出显示了这些疾病的许多可识别的行为和心理特征[40]。如果询问患者和家人有关这些方面的信息，则可以收集指向诊断的大量依据，如果在诊断早期就考虑精神疾病咨询，通常可以避免进行专业且昂贵的实验室测试。

表 29-1　神经性厌食症（AN）的 DSM-5 诊断标准

A. 在考虑到患者年龄、性别、发育轨迹和身体健康的背景下，限制能量摄入导致极低体重。极低体重定义为小于正常最低体重，或者对于儿童和青少年，小于最小预期体重

B. 即使体重低下，但仍强烈恐惧体重增加或变胖，或者存在阻止体重增加的持续行为

C. 对体重和体型的认知扭曲，体重和体型对自我价值感产生不当影响，或者否认自身低体重的医学严重性

限制型：在过去 3 个月，个体没有反复发作暴饮暴食或补偿清除行为（即自发呕吐或滥用泻药、利尿药或灌肠）。而主要通过节食、禁食和（或）过度运动来减轻体重

暴饮暴食型：在过去 3 个月，个体反复发作暴饮暴食或补偿清除事件或者行为（即自发呕吐或滥用泻药、利尿药或灌肠）

当前严重程度

对于成年人，最低严重程度是基于当前的体重指数（BMI），对于儿童和青少年，则是根据 BMI 百分位数。以下范围是根据世界卫生组织的成年人类别得出的；对于儿童和青少年，应使用相应的 BMI 百分位。严重程度可能会增加，以反映临床症状，功能障碍的程度以及是否需要监督。

- 轻度：BMI ≥ 17kg/m²
- 中度：BMI ≥ 16～16.99kg/m²
- 严重：BMI ≥ 15～15.99kg/m²
- 极端：BMI ＜ 15kg/m²

经许可转载，引自 the Diagnostic and statistical manual of mental disorders，5th edition Arlington，VA：American Psychiatric Association，2013.

DSM-5 中列出 AN 新标准的主要区别是删除了 DSM-4 标准 D 中需要闭经以诊断 AN。这样做的理由是，该标准不适用于男性、月经前的女性、服用避孕药的女性和绝经后的女性[19]。标准 A 也有一些变化：“拒绝保持体重”由“限制能量摄入导致体重异常低下”代替[19]。根据 DSM-5，必须具备 3 个基本特征才能诊断 AN：限制能量摄入导致体重异常低下（标准 A），持续惧怕体重增加或有阻止体重增加的行为（标准 B），以及对体重的认知扭曲（标准 C）（表 29-1）。如图 29-1 所示，恶病质可能很严重，并且如上所述，自我饥饿会导致死亡。如果发病是在儿童期或青春期早期，则在活跃的生长阶段可能无法达到预期体重。限制能量摄入以防止体重增加或保持体重的心理根源在于第二个标准，即对体重增加或变胖的强烈恐惧，即使患者体重不足。由于体型存在主观扭曲，以至于消瘦的患者自认为体重可以接受，甚至还自觉肥胖。确实，治疗

表 29-2 神经性贪食症（BN）的 DSM-5 诊断标准

A. 反复发作的暴饮暴食，包括以下两个特征：
- 在不连续的时间段内（如任何 2h 内）进食的食物量要比大多数人在相似的时间段和相似的环境下所能食用的食物异乎寻常得多
- 发作时缺乏对进食的控制（如感觉无法停止进食或控制进食量）

B. 反复发生不适当的补偿行为，以防止体重增加，如自我催吐，滥用泻药、利尿药、灌肠剂或其他药物，禁食，或者过度运动

C. 暴饮暴食和不适当的补偿行为平均至少每周 1 次，持续 3 个月

D. 自我评估受到体型和体重的过度影响

E. 这种障碍并非仅在神经性厌食发作期间发生

当前严重程度

最低严重程度基于不适当的补偿行为发生频率（请参阅下文）
根据其他症状和功能障碍的程度，疾病的严重程度可能会增加
- 轻度：每周平均 1～3 次不适当的补偿行为
- 中度：每周平均 4～7 次不适当的补偿行为
- 严重：每周平均 8～13 次不适当的补偿行为
- 极端：每周平均 14 次不适当的补偿行为

经许可转载自 the Diagnostic and statistical manual of mental disorders, 5th edition. Arlington, VA: American Psychiatric Association, 2013.

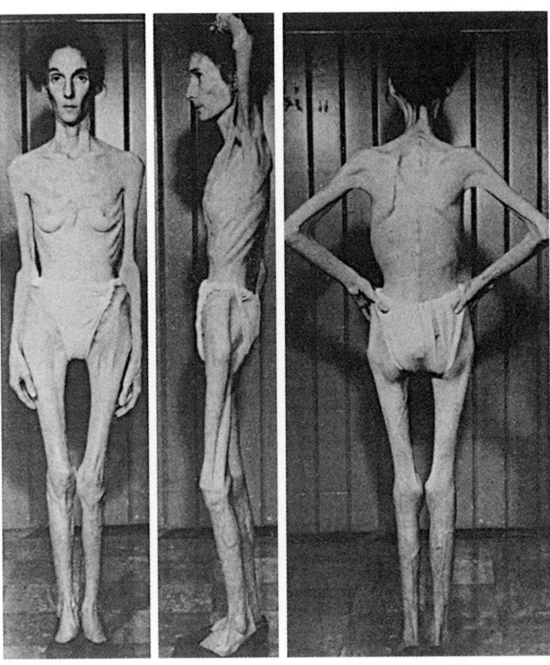

▲ 图 29-1 神经性厌食症患者的极端恶病质

引自 Bliss EL, Branch CHH: Anorexia nervosa: its history, psychology, and biology. New York: Paul B. Hoeber, 1960.

伊始，如果坚持让患者进食，可能会导致治疗前没有出现的清除行为。但是，每个特定的患者拒绝增加体重的顽固程度可能会有很大的差异[41]。

由此产生的一个推论就是第三个标准：即使可能有像继发性闭经等显著不良生理后遗症，患者仍然对体重或体型存在扭曲认知［如对体重或体型的自我评价不当和（或）否认体重减轻的严重性］。对于内分泌专家而言，为解决 AN 的这些心理和行为方面的问题，应向患者和家属提出以下问题（改编自 DSM-4 Axis I Disorders 的结构化临床访谈）[42]：

您现在体重是多少？

您有多高？

您吃什么食物？

您为什么要限制自己吃那些食物？

您现在觉得自己胖吗？

您是否担心如果多吃可能会变胖？

您是否比别人认为的体重要轻？

您需要很瘦才能对自己感觉良好吗？

有人告诉过您，变得像您一样瘦会很危险吗？

您做过什么事情来避免体重增加？

您是否曾经呕吐或服用泻药、灌肠剂或利尿药？一周几次？

您的运动量是多少？

在此之前，您有月经吗？规律吗？什么时候停止的？

对于 BN 而言，其显著特征是无法控制的暴饮暴食，即明显大于正常量的食物（标准 A）和反复发作（标准 C）。在针对 BN 的 DSM-5 标准中，BN 暴饮暴食和补偿行为的频率已从每周至少 2 次（共 3 个月）减少到每周 1 次[19]。同样，这种自我感觉也受到体重和体型不适当的影响（标准 D）。采取补偿行为，如催吐、清除、暴饮暴食之间禁食和运动，以防止体重增加（标准 B）。暴饮暴食的频率和长期性，尤其是补偿行为，有助于将 BN 与普通饮食过量区分开来。而且，由于暴饮暴食和补偿清除行为可能作为亚型的一部分发生在 AN 中，因此 BN 的标准 E 是它并非仅在 AN 发作期间发生。最新发现支持 AN 和 BN 之间的纵向区分，但它们可能不支持 AN 分型模式[43, 44]。BED 也应与 BN 区别开来[18, 19, 45]，因为 BED 主要表现为肥胖而非营养不良，并且其内分泌和其他代谢变化与 AN、BN 均不同。

对于内分泌学专家而言，应向患者和家属提出以下问题，以便诊断 BN（改编自 DSM-4 Axis I Disorders 的结构化临床访谈）[42]：

您有饮食失控的时候吗？告诉我这些时间。

在这段时间里，你是否经常在 2 小时内吃大多数人认为不寻常食量的东西？

您能给我举个例子，说明在这段时间里您可能吃的食物种类和数量吗？

这些情况多久出现一次？

您是否采取任何措施抵消进食过多的后果，例如催吐，服用泻药、灌肠剂或利尿药，进食大量食物之间严格禁食，或多运动？

您认为您的体型在自我感觉中有多重要？

这些问题及与 AN 有关的问题应以医疗保健专业人员和患者都感到满意的方式表述。还应该询问患者这是第一次出现这些行为还是过去曾有过发作；如果是后者，则应仔细记录每次发作，包括严重程度、持续时间，以及治疗是否成功的病史。这些信息可能会提供重要线索，找到在当前发作期间如何治疗患者的方法。

抑郁症和焦虑症的并发症状在 AN 和 BN 中均以某种频率出现，应进行评估，因为这些症状在治疗期间的持续时间越长可能预示较差的结果 [46–52]。营养不良会加剧抑郁和焦虑症状，加强营养会改善症状。合并强迫症（obsessive compulsive disorder，OCD）的 AN 患者对对称 / 精确有痴迷的追求，对排序和排列有强迫性 [53]。轻度至中度的负面情绪状态和强迫症状会持续存在于厌食症和暴食症患者的康复之后 [54, 55]，表明这些特征可能与进食障碍的病因有关 [56]。此外，冲动控制障碍（impulse control disorders，ICD）最常见的是强迫性购买障碍和盗窃障碍，在暴饮暴食亚型的个体中更常见，并且与泻药、利尿药的使用、抑制食欲和禁食有关系 [57]。

在患有厌食症和暴食症的女性及其家族中，合并强迫症的发病率很高，原发性 OCD 患者的 AN 和 BN 发生率也增加。核心的进食障碍症状（如害怕肥胖和追求瘦弱）可能是一种特定的强迫症。对称、有序和完美主义是 AN 和 BN 妇女最常见的目标症状，并且在恢复后通常会持续存在。Leckman 等 [58] 描述了 OCD 的 4 个症状维度，其中之一是对称性和有序性。这些最常见于男性。男性 OCD 和女性进食障碍可能是一种常见的精神生物学的性别特异性表现，与对对称性的痴迷和有序的强迫有关。

最近对 8 项研究的系统性综述表明，与健康对照组相比，进食障碍人群中自闭症谱系障碍的患病率明显更高 [59]。据报道，这些疾病影响约 20% 的 AN 患者。此外，患有注意缺陷多动障碍的患者可能会出现进食障碍的症状 [60]。

三、遗传学

家族和双胞胎研究均表明，男女进食障碍都是家族性的 [61–66]。据估计，AN 和 BN 的遗传率为 33%～84% [67]。最新的发现证实了既往研究，并提示从青少年早期至中期的转变是进食障碍遗传出现的关键时期 [68]。对 AN 和 BN 的遗传学研究主要是通过连锁分析和关联研究。连锁分析是确定家族疾病的发生与这些家族中特定染色体区域的遗传之间的遗传相关性。关联研究主要通过染色体连锁研究和（或）基因定位，在特定的候选基因中搜索核苷酸多态性和（或）基因产物的已知功能。

对 AN 和 BN 家系的连锁研究表明，易感基因存在于多个染色体上，但是这种关联的强度取决于诊断是否严格。例如，在 192 个至少有一位亲属患有 AN、BN 和相关进食障碍的家系中，在 4 号染色体上发现了一个不太强的连锁 [69]。但是，当分析仅限于 37 个至少两位亲属诊断 AN 限制型（没有暴饮暴食和自我清除行为）家系时，结果显示与 1p 染色体上的标记有更强的连锁。根据特定的行为特征，在 196 个 AN 先证者的家系样本中确定了两个变量：变瘦的动力和强迫症 [70]。当将这些变量纳入连锁分析后，再次与 1 号染色体上的某个区域存在高度显著连锁，以及对 2 和 13 号染色体上不太重要区域的连锁。相反，对 308 个具有 BN 先证者的家系进行连锁分析，得出与 10 号染色体的较高连锁 [71]。在 133 个 2 位或更多 BN 成员报告有自我催吐家系的亚组分析中发现，与 10p 染色体上的区域连锁度更高，14q 染色体上的一个区域也提示存在连锁。这些研究可以为关联研究提供特定的染色体区域。

迄今为止，在 AN 中进行的基因关联研究仅产生了少量可复制的观察结果。这些候选基因是以下物质的靶基因：神经递质系统（阿片类药物、血清素能、多巴胺能受体）、脑源性神经营养因子（BDNF）、控制与食物摄入或能量有关的激素和蛋白质的基因，例如解偶联蛋白 UCP-2 和 UCP-3、脂肪组织肥胖基因（FTO）、阿黑皮素原（POMC）、促黑素 4 受体（MC4R）、瘦素、食欲刺激素、南美豚鼠相关蛋白（AgRP）、神经肽 Y（NPY）、胆囊收缩素（CCK）、β_3 肾上腺素能受体、雌激素受体和肿瘤坏死因子。然而，大多数针对基因的研究，结果却并不一致[72, 73]。但从 BDNF、δ1 阿片受体（OPDR1）和 AgRP 中获得的数据给我们带来了希望[72]。*OPDR1* 基因负责介导进食的欣快感，信号的破坏可能有助于 AN[73]。一组涉及 *BDNF* 基因变异对 AN 中潜在作用的研究揭示了 BDNF 调节神经元的可塑性，并在神经元的存活中起重要作用。动物研究表明，BDNF 具有代谢特性，影响食物摄入，也与体育锻炼有关。此外，既往已有研究发现精神疾病中 *BDNF* 基因 Val66Met 的多态性。所有这些数据表明其可能通过影响进食行为、代谢紊乱和精神疾病而在触发和（或）维持 AN 中发挥作用。过去的数据表明，来自 8 个欧洲国家基于家系的研究表明，*BDNF* 基因的 Val66Met 多态性与 AN 之间存在关联[74]。此外 *BDNF* 基因变异被证实可调节血液中 *BDNF* 水平[75]。然而，最近的一项 Meta 分析显示 BDNF 基因 Val66Met 多态性与 AN 没有关联[76]。

有人提出了有关环氧化物水解酶 -2（*EPHX2*）基因变异及其在厌食症中可能作用的有趣数据[77]。EPHX2 编码一种已知可调节胆固醇代谢的酶，尽管尚不清楚 EPHX2 变异如何影响 AN 敏感性，但在 AN 患者中仍观察到高胆固醇水平。这些发现表明，胆固醇代谢改变可能会增加 AN 敏感性，但是需要进一步研究来证实这一假设。

一项已发表的研究揭示了 AN 全基因组关联研究（GWAS），但是由于相对较小的统计计算能力，因此无法得出有关常见基因变异的结论[78]。

因此，尽管 AN 和 BN 的家族聚集很明显，但仍没有明确证据表明上述任何基因中的单核苷酸多态性与这两种进食障碍密切相关。分子生物学新技术的最新发现和广泛应用为阐明进食障碍的遗传背景开辟了一个新的研究领域。

四、一般查体和实验室检查

表 29-3 和表 29-4 分别列出了 AN 和 BN 的一般查体和实验室检查结果[79, 80]。代谢变化和医学并发症继发于慢性饥饿和营养不良，以及暴饮暴食和补偿清除行为[7, 80–82]。与营养不良有关的疾病，严重如肺支气管扩张和肺气肿已见报道[83]。进食障碍患者的心脏并发症也得到了公认，包括常见的心动过缓、体位性低血压及（尽管不太常见）较严重的异常风险，包括 QT 间期延长和无症状心包积液[84]。

AN 和 BN 均发生胃肠道（GI）紊乱[85]。胃排空延迟和结肠运动迟缓导致的便秘在 AN 患者中很常见，很多人早期有饱腹感、腹胀，以致患者因害怕肥胖而避免进食。BN 的胃肠道不适包括胃容量增加、蠕动减少、排空延迟和消化系统自主神经功能异常。随着潜在疾病的改善，AN 和 BN 中的 GI 功能异常可在不同程度上逆转。针对这些异常的治疗，例如改善 AN 胃排空的药物和减少 BN 暴饮暴食的神经递质调节剂，已经取得了不同程度的成功，但仍需进一步研究。

骨量减少是 AN 早期的严重并发症[86–89]。青春期是身体生长发育过程中最佳骨骼矿化至关重要的时期，而患有 AN 的青春期女性骨矿物质累积相对较差，导致 AN 骨量减少的因素有很多，包括雌激素、雄激素和胰岛素样生长因子缺乏；皮质醇、肽 YY（PYY）升高；过度运动和营养不足。需要对 AN 进行多方面的治疗，才能将骨密度恢复到正常范围。

如果 AN 和 BN 患者有通过呕吐或者滥用泻药、利尿药（或两者兼有）进行补偿清除的行为，那么还会出现电解质紊乱，这是危及生命的一种并发症。这些病例的诊疗过程可能很复杂，必须制订个体化方案。严重营养不良的患者可能由于液体和电解质（尤其是磷酸盐）从细胞外转移到细胞内而发生再进食综合征，严重时可导致心血管、神经系统和血液系统并发症，使发病率和死亡率明显增

表 29-3 神经性厌食症（AN）的查体和实验室检查结果

查体

- 恶病质、消瘦、脱水、休克或即将休克
- 隐性感染，后期出现免疫学问题
- 干燥症（皮肤干燥、鳞屑）、脱屑、手掌和脚底发黄
- 头皮和阴毛脱落、胎毛出现、着色体毛增加
- 体温过低、代谢率下降、心动过缓、低血压
- 色素沉着症（循环系统改变导致手脚发冷、发绀，偶尔出汗）
- 呼吸缓慢（碱中毒后呼吸代偿）
- 下肢水肿，心脏杂音（不常见）
- 雌激素缺乏症（皮肤干燥、骨质疏松、子宫和子宫颈小、阴道黏膜干燥）和雄激素缺乏症（无痤疮或油性皮肤）

检验

- 早期检验结果可正常
- 脱水继发的尿素氮升高
- 高胆固醇血症
- 早期胆固醇可升高，后期可能降低
- 血浆转铁蛋白、补体、纤维蛋白原、前白蛋白减少；白蛋白和白蛋白 / 球蛋白通常正常
- 血清乳酸脱氢酶和碱性磷酸酶升高
- 血清镁、钙、磷降低，是疾病晚期的不详信号
- 血浆锌，以及尿锌、铜可能会降低

血常规

- 白细胞减少伴相对淋巴细胞增多
- 血小板减少（引起紫癜）
- 红细胞沉降率极低
- 轻度贫血；严重贫血（罕见和晚期），补液加重贫血

引自 Comerci GD：Medical complications of anorexia nervosa and bulimia nervosa. Med Clin North Am 74：1293-1310，1990；Mitchell JE，Crow S：Medical complications in adolescents with anorexia nervosa：a review of the literature. Curr Opin Psychiatry 19：438-443，2006.

表 29-4 神经性贪食症（BN）的查体和实验室检查结果

查体

- 通常会保持良好的卫生习惯
- 通常体重正常或轻至中度肥胖
- 全身性或下肢局部性水肿
- 腮腺和其他唾液腺肿胀
- 诱发呕吐后咽部瘀伤和撕裂伤，手背瘢痕 / 老茧形成（Russell 征）
- 胃酸呕吐继发牙釉质变色和发育异常
- 溢脓和其他牙龈疾病
- 反射减弱、肌肉无力、瘫痪，周围神经病罕见
- 肌肉抽搐（诱发缺氧或 Trousseau 征阳性）
- 低钾血症的迹象（低血压、脉搏弱、心律不齐、心排血量减少、心音低钝；呼吸急促；肠梗阻、腹胀、急性胃扩张；抑郁、表情淡漠）
- 如未摄取食物，则会出现神经性厌食症的其他生理特征

检验

- 单纯性贪食症
- 检验结果可无异常；或者可能合并葡萄糖代谢异常
- 贪食症呕吐
- 代谢性碱中毒（低氯血症、血清碳酸氢盐升高）
- 低钾血症（继发于代谢性碱中毒）
- 低血容量并继发性醛固酮增多症（也导致低钾血症），假性 Bartter 综合征
- 贪食症伴呕吐和清除行为（泻药或利尿药）
- 以上所有发现，以及：
  - 继发于腹泻和肾脏丢失所致机体钾减少
  - 代谢性酸中毒并血钾正常
  - 低钾性肾病（尿液浓缩不足）
  - 低钾性肌病（包括心肌病）
  - 低钙血症或高钙血症、低镁血症、低磷血症

引自 Comerci GD：Medical complications of anorexia nervosa and bulimia nervosa. Med Clin North Am 74：1293-1310，1990.

加[90]。Comerci 提供了一个厌食症和贪食症患者的详细病例，包括对他们治疗的评论，同时强调了成功对这些疾病进行诊疗的复杂性[79]。

AN 的血常规改变在临床中也有重要意义。近期对血细胞计数变化的综述发现，近 30% 的 AN 患者患有贫血和白细胞减少症，5%～10% 患有血小板减少症[91]。血常规异常在重度 AN 患者中更常见[92]。贫血时 MCV、铁蛋白、叶酸和维生素 B_{12} 数值基本正常。这些血常规变化与骨髓萎缩或饥饿介导的胶质样骨髓转化有关[91, 92]。重要的是，营养康复后所有血常规变化均可逆转。据报道，在暴食患者中，多囊卵巢 / 多囊卵巢综合征的患病率增加[93]。一项针对女性多毛症患者的研究表明，BN 的诊断率为 12.6%[94]。此外，瑞典的一项研究表明，厌食症女性生育率明显降低[95]。另一项研究指出，母亲患有 AN，后代出生体重较轻，而患有 BN 的母亲流产率较高[96]。但最近的一项研究显示，罹患 AN 和 BN 的母亲，其后代平均儿童出生体重与正常相比无明显差异[97]。

五、神经影像学

随着影像学技术的重大进步，关于饮食障碍的研究也不断增加[98, 99]，在 AN 中，已经有报道显示大脑皮质沟和蛛网膜下腔的扩大，有些患者出现小脑萎缩，这些变化与不良的神经心理测试呈正相关，并且随着体重增加可有不同程度的逆转[100-102]。与健康对照组相比，AN 患者出现前扣带回皮层灰质体积减小，减少的量与病情严重情况有关[103]。对已康复的 AN 和 BN 患者脑部表现的研究结论各

异，有的研究显示灰质和白质体积持续变化，有的显示已趋于正常化[104, 105]。

关于中枢神经系统代谢产物，质子磁共振谱（^{1}H–MRS）表明额叶白质和枕叶灰质中含胆碱的肌酸和 N- 乙酰天冬氨酸盐比例更高，而肌醇减少，这些与 BMI 降低呈正相关，提示饥饿增加了细胞膜转运功能[106]。与这些发现一致的是，磷 MRS（^{31}P–MRS）在营养不良的厌食症中显示出磷酸二酯和磷酸单酯的改变，表明体重减轻改变了中枢神经细胞膜磷脂代谢[107]。单光子发射计算机断层扫描（SPECT）显示，AN 人群额叶、顶叶和额颞皮层的血流量减少；但临床缓解后恢复正常灌注[108]。另一项 SPECT 研究显示在体重恢复前后，与对照组相比，AN 患者的前扣带回血流均减少[109]。

功能性神经影像（fMRI）也详细描述了可能与卡路里恐惧有关的边缘和边缘旁区域的激活，与正常女性相比，AN 恢复女性出现尾状核过度激活和脑岛对味觉刺激的激活降低[110, 111]。这些区域也被认为是强迫症和抑郁症的神经系统基础[112]。fMRI 还显示，与长期处于恢复状态的人相比，慢性厌食症患者的一些皮层区域食物刺激的激活减少[113]。正电子发射断层扫描（PET）成像显示 AN 和 BN 患者的额叶、顶叶和枕叶皮层中 5–HT1A 和 5–HT2A 受体结合减少，即使后续病情恢复，这一病变亦可能持续存在[8, 114, 115]。

六、神经内分泌学

异常的激素谱和对应激的反应与 AN 和 BN 患者“饥饿”状态密切相关[116–119]。体重正常的女性 BN 患者也可能存在激素异常（但程度较轻）。从体重减轻中可以明显看出 AN 人群存在饥饿，但是在正常体重的 BN 中可能无法识别。尽管暴食女性体重通常正常，但她们在不暴饮暴食和补偿清除时，通过限制食物摄入量来做到这一点，而且她们的膳食通常不均衡。饥饿引起的肝糖原储备耗尽导致游离脂肪酸和酮体取代葡萄糖作为主要能源。从糖原分解到脂解和生酮的这种转变，最终导致游离脂肪酸及其代谢产物增加。在 AN 和 BN 中，β- 羟丁酸水平均升高[120]，这表明尽管体重正常，但是贪食症患者却出现营养不足[121]。

（一）下丘脑 – 垂体 – 性腺轴

饥饿和进食障碍与神经内分泌功能的关系在垂体 – 性腺轴上表现最为明显。闭经在 AN 中很常见，月经减少发生在 50% 的暴食患者中。表 29–5 列出了 AN 和 BN 发生的主要内分泌异常[117, 122–124]。继发性闭经是促性腺激素分泌改变的直接结果。血清性激素结合球蛋白可能增加，雌激素和睾丸激素均降低[125]。此外，低脂肪含量还可能通过限制雄激素在卵巢外转化为雌激素而导致 AN 的低雌激素状态[126]，如表 29–3 所示，有严重雌激素缺乏的体征。黄体生成素（LH）对促 LH 释放激素的应答减弱，但卵泡刺激素（FSH）的应答通常正常。成年女性的促性腺激素分泌模式与青春期前女孩相似。一项针对促性腺激素释放激素（GnRH）的促性腺激素分泌的研究表明，不管是白天还是黑夜，血浆中 LH 水平都非常低，且没有 LH 分泌的脉冲式模式。可能是由于 GnRH 脉冲能力受损引起，而这可能与 AN 人群脂肪组织大量损失及激素和脂肪细胞因子改变有关[127]。

如果体重减轻 15% 或更多，BN 患者的促性腺激素分泌也可能降低，但通常情况下，他们的促性腺激素水平及月经周期保持正常。

（二）下丘脑 – 垂体 – 肾上腺轴

下丘脑 – 垂体 – 肾上腺皮质（HPA）轴变化参见表 29–5，AN 患者的异常表现和伴有体重减轻的 BN 患者[123, 128, 129]与 30%～50% 的重度抑郁症患者的表现惊人地相似[123, 130, 131]。与这一特点一致的是，AN 患者血清皮质醇水平与焦虑和抑郁症状评分呈正相关[132]。经检测，不论早晚任何时间点，血皮质醇均高于正常，但仍有昼夜节律和幅度的变化。运用放射免疫法检测循环中促肾上腺皮质激素（ACTH），结果显示含量基本正常，与抑郁症时表现一样。针对 ACTH1–39 的更特异性免疫放射分析显示，重度抑郁症患者的 ACTH 降低[133]，在进食障碍中 ACTH1–39 也可能如此。脑脊液（CSF）中 ACTH 浓度似乎降低，但其中的促肾上腺皮质激素释放激素（CRH）浓度却可能增加了[123, 129]，我

表 29-5 神经性厌食症（AN）和神经性贪食症（BN）的神经内分泌异常

	AN	BN
下丘脑 – 垂体 – 性腺轴		
血浆促性腺激素（LH、FSH）	↓	↓
血浆雌二醇	↓↓	↓
血浆睾丸激素	↓	?
LHRH 刺激 LH	↓	↓
LHRH 刺激 FSH	↔	↔
下丘脑 – 垂体 – 肾上腺轴		
血浆和 CSF 皮质醇	↑	↑
血浆 ACTH	↔	↔
CSF ACTH	↓	↔（禁欲时↓）
CSF CRH	↑	?
CRH 刺激 ACTH	↓	?
ACTH 刺激皮质醇	↑	?
地塞米松抑制试验	50%～90% 不被抑制	20%～60% 不被抑制
下丘脑 – 垂体 – 甲状腺轴		
血浆 T_4	↓	↔（禁欲时↓）
血浆 T_3	↓↓	↓
血浆反 T_3	↑	↔（禁欲时↓）
血浆 TSH	↓	↓（禁欲时↑）
CSF TRH	↓	?
TRH 刺激 TSH	↓	↓
其他神经内分泌因子		
生长激素	↑	↑
IGF-1	↓	↔
催乳素	↔	↓
催乳素对 5- 羟色胺激发的反应	↓	↓
褪黑素	↑	?
胰岛素敏感性	↔	?

ACTH. 促肾上腺皮质激素；CRH. 促肾上腺皮质激素释放激素；CSF. 脑脊液；FSH. 促卵泡激素；LH. 黄体生成素；LHRH. 促黄体激素释放激素；IGF-1. 胰岛素生长因子 1；T_4. 甲状腺素；T_3. 三碘甲状腺原氨酸；TRH. 促甲状腺激素释放激素；TSH. 促甲状腺激素；↑. 增加；↓. 减少；↔. 未变化；?. 数据不足或有差异

们考虑除 CRH 外[135]，CSF 中血管加压素[123, 134]可促进 ACTH 分泌，且应激状态时的作用比正常情况强[136]。

HPA 轴的刺激和抑制试验主要在 AN 患者中完成，基线水平与正常人群结果一致。CRH 刺激后 ACTH 反应降低，主要原因是血中皮质醇升高，继而导致垂体 ACTH 对皮质激素的负反馈增强。皮质醇对 ACTH 刺激后反应增强，提示肾上腺皮质的分泌能力增加。由于体重减轻，50%～90% 的厌食症和 20%～60% 的暴食症人群，小剂量地塞米松（dexamethasone，DEX）抑制试验是异常的。我们知道 DEX 主要作用于垂体，ACTH 和皮质醇从 DEX 抑制中逃逸的情况，表明 CRH 和血管加压素（AVP）会增加垂体促肾上腺皮质激素细胞的反应。对 AN 患者而言，CRH 可能比 AVP 对 HPA 轴的影响更大，因为给予外源 AVP 刺激后皮质醇反应减弱[137]。综上所述，垂体 – 肾上腺皮质的表现显示 AN 和 BN 中该激素轴有轻至中度活化。同样，据报道，患有 AN 和 BN 的未经治疗的女性血浆神经活性类固醇水平升高[138]。

（三）下丘脑 – 垂体 – 甲状腺轴

下丘脑 – 垂体 – 甲状腺轴中，饥饿会导致血浆游离三碘甲状腺原氨酸（T_3）浓度显著降低，游离甲状腺素（T_4）略有降低，反 T_3 浓度增加。这是“正常甲状腺病态综合征”的激素表现[139–143]。循环 T_3 降低有助于减少能量消耗，并最大限度地减少肌肉蛋白质分解代谢为氨基酸的糖异生作用。AN 患者 CSF 中促甲状腺素释放激素（TRH）也减少[144]。暴食症患者暴饮暴食时的甲状腺指标通常正常，T_3 和 TSH 浓度可能降低；但是，当他们停止暴饮暴食时，其垂体 – 甲状腺轴功能类似于厌食症患者[145, 146]

在厌食症患者中测得的静息能量消耗（REE）明显低于健康对照[147, 148]，我们考虑这可能与低 T_3 相关慢性饥饿的适应机制有关。据报道，REE 与 T_3 之间存在密切关系[147]。此外，对 AN 患者进行的再喂养研究结果显示，恢复期 REE 的增加与 T_3 的变化有关。这也支持有关 T_3 可维持能量稳态的假说[147]。REE 主要反映去脂体重功能，而去脂体重代谢活动高于脂肪组织。一项针对 AN 患者的数据表明 REE 的降低与脂肪游离质量（FFM）无关 [147, 148]。最近的研究更新了有关影响厌食症患者能量消耗潜在因素的信息 [148]。已证实白介素 6（IL-6）及其可溶形式的表面受体和糖蛋白 130 在调节 AN 能量代谢中的作用 [148]。所有这些数据表明，在 AN 中与体重无关的改变可能在调控 REE 中有重要作用。

（四）生长激素轴

AN 和 BN 中胰岛素样生长因子 1（IGF-1）浓度均较低，这与禁食期间肝脏 IGF-1 生成减少有关。循环生长激素（GH）增加，可能是由于 IGF-1 分泌减少导致 GH 的负反馈变化，以及原发性下丘脑功能障碍 [149-152]。长时间饥饿会阻碍 GH 发挥作用；因此在 AN 中可观察到 GH 抵抗。Misra 和同事的研究显示，患有 AN 的青春期女性 GH 基础分泌和脉冲式分泌均增加，血浆 IGF-1 水平降低 [153]。GH 分泌与营养状况（BMI、脂肪量、血浆瘦素）成反比，表明在 AN 中下丘脑对 GH 分泌的控制可能受到营养代谢的调节 [151]。此外，GH 强刺激因子血浆食欲刺激素在 AN 患者中更高。在另外一项研究中，给予 AN 患者超生理剂量的重组人 GH（rhGH），结果显示 AN 患者出现了 GH 抵抗 [154]。这项研究的主要结论是，在营养不良的厌食症患者中，即使超生理水平的 GH 也不能刺激 IGF-1 分泌。GH 抵抗的潜在后果包括肌肉萎缩、生长障碍和骨质流失 [155]。应当注意的是，在再喂养研究中，营养状况的改善伴随着血浆 IGF-1 水平以及 IGF-1 生物活性的增加。

既往研究显示 AN 中对 GH 抵抗可由成纤维细胞生长因子 21（FGF-21）介导 [152]。FGF-21 是一种禁食后诱发的激素，在能量平衡和胰岛素敏感性方面有诸多有益作用 [156]。信号转导与转录激活因子 5（STAT5）是 GH 作用的重要因子，在动物模型中，FGF-21 通过减少肝脏 STAT5 的激活而增加 GH 抵抗 [157]。AN 中已证实 FGF-21 血浆浓度升高。此外，FGF-21 与 GH 呈正相关，与 IGF-1 呈负相关，这也间接支持 FGF-21 可能是 AN 中 GH 抵抗介质的假说 [152]。

循环泌乳素通常在 AN 中没有改变，在 BN 中可能减少。在 AN 和 BN 中，泌乳素对 5- 羟色胺的刺激反应均减弱 [158-160]，提示中枢神经系统 5- 羟色胺神经递质功能降低 [115]。据报道，循环褪黑激素在 AN 中不变和增加，在 BN 中不变 [161]。

（五）胰岛素敏感性

AN 的主要特征之一是脂肪组织大量损失。目前我们认为脂肪组织是一种可表达和分泌多种影响代谢、胰岛素敏感性和能量消耗的生物活性物质的活跃器官。脂肪组织在胰岛素抵抗发病中起重要作用。肥胖就是一个例子，它与胰岛素抵抗有关，因此增加了 2 型糖尿病的风险。然而，在脂肪营养不良综合征中观察到，即使脂肪组织缺乏，但仍伴随极端的胰岛素抵抗，这一发现强调了脂肪组织在能量稳态中的重要性。同时也给我们抛出一个问题，即 AN 中观察到的脂肪组织显著减少，是否会对葡萄糖代谢产生影响？厌食症患者的所有代谢异常尚未完全阐明。关于厌食症患者胰岛素敏感性的研究出现了矛盾的结果。据报道，在 AN 中，胰岛素刺激后葡萄糖可以正常 [162]，减少 [163] 或增强 [164]。此外，关于非氧化性葡萄糖代谢的数据（主要反映在肌肉糖原合成中）在各项研究中也有所不同：AN 中葡萄糖代谢的非氧化途径减少正常 [162, 163]。这些研究结果不一致可能是由于评估胰岛素作用和（或）研究组所用技术的差异所致。值得注意的是，这种疾病反映了长期严重饥饿和不利的适应性代谢变化，可能影响能量稳态。然而，我们发现厌食症患者仍然可以有正常的代谢灵活性（即在胰岛素刺激下，骨骼肌在空腹时将脂质作为能量燃料转换为糖类以供能），这引起 AN 中胰岛素敏感性的争论 [162]。

（六）骨骼

骨量减少和骨质疏松症被认为是 AN 的严重并发症，可能影响生活质量。厌食症人群中观察到慢性营养不良会影响骨骼代谢、骨密度（BMD）和骨折发生率。目前的数据表明，AN 患者在营养康复后骨量没有完全逆转，并且可能持续一生。一项诊断后随访 40 年的数据显示，骨折累积风险达 57% [165]。骨骼不同部位（如腰椎、股骨颈、髋部）的骨密度通过双能 X 线骨密度仪（dual-energy x-ray absorptiometry，DXA）估算，在厌食症患者中 BMD 降低，腰椎骨量减少 / 骨质疏松症的患病率最高。Z 评分是将个体的骨密度与同年龄和同性别的平均值进行比较，而 T 评分是将其骨密度与年轻成年人的平均骨密度进行比较[166]。据报道，AN 成年女性骨量减少的患病率为 92%，骨质疏松症的患病率为 32%[167]。在合并厌食症的青春期女性中，41% 的人腰椎 Z 评分＜ −1，9% 的人＜ −2，而对照组这一比例分别为 19% 和 2%[168]，这提示厌食症患者没有达到最佳骨矿化。我们发现 AN 中维生素 D 和 PTH 的水平正常，这表明除了维生素 D 缺乏症或原发性甲状旁腺功能亢进以外的其他因素也是 AN 骨量低下的原因。目前尚不清楚 AN 患者骨量丢失的机制。在成年 AN 患者中，已有报道显示骨形成下降、骨吸收增加、骨微结构改变，这表明除低雌激素水平以外，其他因素也导致了低骨量[169]。影响 AN 骨量低下的因素有很多，包括：低去脂体重、脂肪组织明显缺乏；长时间闭经；雌激素、睾酮、瘦素、IGF-1 和胰岛素减少；皮质醇和 PYY 增加等[166-170]。厌食症的骨量也受诊断年龄的影响；成年女性青春期发展为 AN 的患者，其 BMD 低于成年后发展为 AN 的患者，这表明青春期对骨形成的重要性[166]。

考虑到 AN 女性骨折风险高，目前已研究了多种治疗策略以预防或延迟厌食症患者骨质流失。维生素 D、钙、口服雌激素、口服避孕药、硫酸脱氢表雄酮或睾酮已被证明在增加 AN 骨量方面无效[166, 170]。超生理剂量的 rhGH 治疗也不会影响骨生物学标志物。rhIGF-1 治疗后可改善骨形成标志物，并改善 BMD[171, 172]。需要注意的是，在青春期厌食症患者中，rhIGF-1 的使用时间为 9d，并且骨形成标志物的改变是估计的[172]。然而，在一项针对成年 AN 女性的随机研究中，给予 rhIGF-1 9 个月可有效增加骨密度。此外，在将 rhIGF-1 与口服避孕药联合使用的一组中，骨密度增幅最大，表明口服避孕药可能会增强 IGF-1 对骨量的作用[171]。最近的一项研究表明，口服或皮下注射生理剂量的雌激素会增加青春期厌食症患者的 BMD[173]。此外，一项随机对照研究表明，双膦酸盐瑞屈膦酸盐对神经性厌食症的成年女性有效，但在育龄期女性中应谨慎使用双膦酸盐[174]。综合目前的数据发现，恢复营养、持续的体重恢复以及正常月经的恢复是提高骨量的最强因素[175]。

一项针对健康个体的研究，调查了减少热量摄入对内分泌系统的影响[176, 177]，结果显示当健康女性挨饿时，血浆性腺激素水平下降，血皮质醇和 GH 浓度增加，血浆 T_3 降低，T_4 正常（甲状腺功能衰竭综合征）；恢复正常饮食后，饥饿导致的内分泌变化亦恢复正常。

AN 和 BN 的内分泌变化在疾病得到成功控制，均恢复正常，表明内分泌变化是饥饿和营养不良等应激“状态”的标记。需要强调的是，饥饿除了会影响激素分泌外，还会导致心理状态异常。男性因某些原因拒服兵役而处于半饥饿状态时，会出现易怒、情绪不稳定、抑郁、注意力下降、性欲下降、运动减少[178]，也就是说饥饿和营养不良会夸大 AN 和 BN 并发症的精神症状。这些变化强化了与饥饿相关的“状态”，继而影响进食障碍的行为和内分泌变化。

七、与中枢神经系统有关的神经肽，脂联素和胃肠激素

自 20 世纪 80 年代以来，人们逐渐意识到 AN 和 BN 的周围激素紊乱，是与饥饿和暴饮暴食相关营养不良的后果，而不是病因。同时，对中枢神经系统（CNS）神经元的信号通路如何导致饥饿引起的周围激素分泌改变的认识也有所发展。食物摄入和能量平衡由外周（味觉、胃肠道 / 神经肽的局部自主影响、迷走神经）和中枢神经系统（包括影响饥饿和饱足感的单胺和神经肽）之间的神经递质和神经调节剂复杂的相互作用控制[8, 9, 129, 179]。诸如去甲肾上腺素、5- 羟色胺、胰岛素、阿片类药物、NPY 和 PYY、瘦素、CRH、升压素和促食欲素 / 促胰泌素均有助于调节进食的速度、持续时间、分量，以及碳水化合物和蛋白质的选择[180-182]。

神经肽最初认为能够调节下丘脑多种功能，主要包括：食物和水的摄入及代谢、性行为、睡眠、体温、疼痛感和自主功能。这些化合物的作用不仅局限在下丘脑和垂体区域，在其他中枢神经系统也能调节复杂的人类心理功能，如心境、痴迷、依恋的形成，以及冒险和成瘾行为。在饥饿期间发生的

一些行为障碍可能与整个 CNS 中神经肽的数量功能改变有关。这些神经肽系统与 CNS 通路协同作用，影响能量平衡状态的波谱。表 29–6 列出了发生在 AN 和 BN 中主要的神经肽紊乱 [8, 9, 118, 129, 134, 183–186]。这些变化代表一种针对 AN 减肥的自适应调节，在体质苗条的女性中并不出现 [187]。

（一）神经肽 Y 和肽 YY

这些与系统发育和结构相关的肽拥有相同的受体家族（Y1、Y2、Y4、Y5），并且是动物进食行为最有效的刺激物，特别是对富含碳水化合物的食物 [129]。NPY 在边缘结构中高表达，包括下丘脑和整个大脑皮层 [188]。NPY 产生细胞在共表达 AgRP 下丘脑的弓形核，其同时能够被瘦素抑制。NPY 在饥饿时会增加，在进餐时下降，同时能作用于脑室

表 29–6　神经性厌食症（AN）和贪食症（BN）中枢神经系统的神经肽紊乱

	AN	BN
脑脊液神经肽 Y	↑	↔
血浆神经肽 Y	↑	↑
脑脊液肽 YY	↔	↔
	↑	↑ 节制时
血浆肽 YY	↑	↔
血浆生长素释放肽	↑	↑
血浆瘦素	↓	↓
脑脊液瘦素	↓	?
血浆脂联素	↑	↑
	↓	?
血浆巨噬细胞抑制细胞因子 –1	↑	?
血浆胆囊收缩素	?	↓
脑脊液胆囊收缩素	?	↓
脑脊液 β– 内啡肽	↓	↓
脑脊液强啡肽	↔	↔
脑脊液加压素	↑	↑
血浆脑源性神经营养因子	↓	?

↑. 增加；↓. 减少；↔ 未变化；?. 数据不足或有差异

旁核介导进食增加和能量消耗减少。它的作用可被 CRH 抵消，NPY 和 CRH 神经元活性之间的动态平衡似乎是食物摄入的重要调节剂。NPY 受体的 Y1、Y2 和 Y5 亚型与饮食调节有关 [188]。

相反，PYY 在 CNS，尾脑干和脊髓中的浓度较低。PYY 有两种形式，主要位于下消化道的内分泌细胞中，可帮助调节运动性和功能。PYY1–36 具有较强的促进食欲作用。另一方面，PYY3–36 对 Y2 受体具有特殊的亲和力，它随着进餐而增加，其作用是降低食欲和减少食物摄入量 [189]。

动物脑室内（ICV）NPY 产生许多与 AN 相关的生理和行为变化，包括性腺激素依赖的 LH 分泌，性活动抑制，下丘脑 CRH 增加和低血压 [129]。体重过轻的 AN 患者脑脊液（CSF）NPY 升高，可能是由于营养不良造成的。相反，这类患者，无论体重过轻还是已康复，CSF PYY 浓度均正常。CSF NPY 水平随体重增加而恢复正常，虽然闭经患者可能继续具有较高的 CSF NPY 浓度。CSF NPY 升高对于体重不足的厌食症患者不是有效的进食刺激物，正如他们对进食和体重增加的抵抗所证明的那样。厌食症通常在饮食摄入和食物烹饪方面表现出一种强迫症和反常的兴趣，并且中枢神经系统下丘脑外区域 NPY 活性的增加可能有助于这些认知和行为。

在大鼠中使用 ICV PYY 会导致大量食物摄入，而且并未产生耐受性，这促使人们推测 CNS PYY 活性增加可能会导致贪食症。与健康志愿者妇女和 AN 患者相比，正常体重贪食妇女在暴饮暴食时的 CSF PYY 浓度与对照组相似 [129]，而在节制暴饮暴食和呕吐 1 个月后，贪食妇女的 CSF PYY 显著升高。BN 妇女的 CSF NPY 浓度正常，而 AN 妇女的 CSF NPY 浓度升高。AN 和 BN 患者的血浆 NPY 和 PYY 浓度与对照组无差异 [190]。在另一项研究中，AN 患者的血浆 PYY 显著升高 [89]。应该注意的是，这些肽的血浆浓度不一定与它们的 CSF 浓度相符，可能具有与中枢神经系统无关的周围效应 [9]。例如，AN 患者可能具有正常的 CSF PYY 浓度，如前所述，但他们的血浆 PYY 浓度可能升高，这可能导致这些患者出现骨质疏松症 [86–89]。

尚不知道为何 CSF PYY 在慢性暴饮暴食的贪食症患者中正常，并在节制一段时间后升高。无论

是什么原因，这种紊乱都具有潜在的重要性。经过治疗的体重正常的贪食症患者仍具有较高的复发率。有节制的贪食症患者中枢神经系统 PYY 活性异常升高，可能会导致持续不断的暴饮暴食，特别是对甜和高热量食物的渴望。

（二）瘦素

瘦素主要由脂肪细胞分泌，但也可以在胎盘、睾丸、卵巢、下丘脑、垂体和其他器官等组织中出现[191]。瘦素受体（OB-R）遍布人体，这表明瘦素可以在不同过程中发挥调节作用。瘦素的主要作用是为中枢神经系统提供体内能量平衡状态的信号，从而有助于控制食欲和食物摄入，以维持稳定的体重。目前的数据表明，从生理上讲，瘦素可能更多地作为能量缺乏的感受器，而不是能量过多的传感器[192]。瘦素通过抑制表达促黑素拮抗剂 AGRP 和 NPY 的神经元来影响食欲。瘦素通过影响能量代谢和促进骨骼肌中脂肪的氧化，并防止脂肪组织中的脂肪堆积来调节能量平衡[191]。在先天性瘦素缺乏症和脂肪营养不良的肥胖患者中，瘦素替代治疗显著改善了他们的胰岛素敏感性，并减少了肝脂肪变性[193, 194]。

啮齿类动物，瘦素基因编码序列的缺陷，导致瘦素缺乏和肥胖，以及瘦素受体的缺陷与肥胖有关。重组瘦素蛋白的治疗以剂量依赖的方式减少肥胖和正常体重动物的脂肪量。在人类，所有体重范围内的个体血清瘦素浓度与脂肪量均呈正相关。与同等体重的男性相比，女性的血清瘦素水平往往较高，这可能是由于其体内脂肪比例较高[195]。肥胖症本身并不被认为是瘦素缺乏的结果，但肥胖症可能与瘦素抵抗有关[195]。与正常体重对照组相比，营养不良和体重不足的 AN 患者血浆和 CSF 瘦素浓度显著降低[184, 196–198]，这是对饥饿的正常生理反应。与对照组相比，在厌食症中发现血浆 / CSF 瘦素比例降低，这表明血浆中瘦素的下降比 CSF 中更多。与正常对照组女性一样，厌食症中血浆瘦素的浓度与体重和脂肪量呈正相关，而与体力活动则呈负相关[199]。如前所述，瘦素通过自身的受体发挥作用。可溶性瘦素受体（sOB-R）是瘦素的主要结合蛋白，血清瘦素与 sOB-R 的比值提供了游离瘦素指数（FLI）的量度，据推测是瘦素作用的更准确决定因素[200]。AN 患者的血浆瘦素水平降低，sOB-R 浓度较高，以及 FLI 较低均已经被证明[201]，这表明 AN 患者较高的 sOB-R，提示 sOB-R 的上调可能是为了抑制能量不足时瘦素的作用。厌食症患者的体重恢复与血浆 sOB-R 水平降低，血浆总瘦素水平升高有关，而与 FLI 无关。应该指出的是，月经恢复而非单一的体重恢复，与 FLI 的水平升高有关[202]，这表明游离瘦素可能在 AN 的月经恢复中起重要作用。在 AN 患者的再喂养期间，CSF 瘦素浓度在体重完全恢复之前会回升至正常水平[184, 202, 203]，可能是由于再喂养期间相对较快和不成比例的脂肪堆积，这可能导致体重难以恢复。初步证据表明，高瘦素血症与复发性体重减轻的风险增加有关[204]；恢复期开始时血浆瘦素水平升高是厌食症患者 1 年后结局较差的一个预测因素[204]。这表明瘦素对体重增加的反应在厌食症患者长期结局的预测中非常重要。

禁食一夜后，BN 患者的血清瘦素出现显著降低[184]。在从 BN 持续恢复的过程中，与含有相同脂肪量的对照相比，血清瘦素仍然较低。这一发现，与恢复的 BN 患者的甲状腺活性降低和食欲刺激素升高有关，其可能诱导代谢率下降和体重增加的趋势，从而导致体重增加是 BN 的特征。

瘦素在生殖功能中也起作用。在 ob/ob 小鼠中，长期进行瘦素治疗可恢复青春期和生育能力[191]。据认为，瘦素可作为触发青春期的信号，从而将肥胖与生殖功能联系起来[205]。此外，在人体中，瘦素缺乏与性腺功能减退和青春期延迟有关，这些问题在瘦素治疗后能够得到解决[193]。在瘦素缺乏症和下丘脑性闭经的女性中使用瘦素治疗，可恢复下丘脑 – 垂体 – 性腺轴的功能[206]。在某些厌食症患者中，闭经可能在明显减轻体重之前发生，而瘦素是关键调节激素。体重减轻通常会导致循环中的瘦素浓度与体内脂肪量成比例地下降，但是，急性禁食诱导的体重减轻可能导致瘦素的明显降低，与脂肪减少不成比例。这表明在食物严重缺乏的情况下，瘦素可能会在体重或脂肪大量减少之前促进代谢反应。研究表明在患 AN 的大鼠和患者中[207]，低瘦素血症也可以引发半饥饿诱导的功能亢进。瘦素浓度降低似乎是引发神经内分泌对饥饿反应的关键信号，包括限制生育、减少甲状腺激素产热和增加应激类固醇激素的分泌。低瘦素血症是下丘脑弓形区域抑制吻素产生的关键信号。吻素是最近发现的负责刺激 GnRH 神经元并参与生殖轴代谢控制的因子。瘦素的使用能够上调下丘脑中的吻素表达。这可能是饥饿时下丘脑 – 垂体 – 性腺轴受到抑制的重要机制 [208]。

（三）脂联素

脂联素也是由脂肪细胞分泌的 [185]。女性血液循环中的脂联素水平是男性的 2～3 倍。它以 3 种形式存在，由不同数量的三聚体组成。多项研究表明脂联素具有胰岛素敏感性、抗动脉粥样硬化和抗炎特性 [209–212]。球状形式的脂联素通过增加脂肪酸氧化来增加肌肉对胰岛素的敏感性，类似于瘦素的作用。也有报道表明，血浆脂联素在高胰岛素血症期间与葡萄糖氧化呈正相关，与脂质氧化呈负相关 [213]。然而，与瘦素不同，循环脂联素与脂肪量呈负相关，在肥胖症、2 型糖尿病和冠心病时呈下降趋势 [209, 211, 212]。循环中的瘦素和脂联素之间似乎没有直接关系，因为通过急性禁食降低血清瘦素或通过生理或药理剂量增加血清瘦素对血清脂联素没有影响 [214]。另一方面，食欲刺激素会损害脂肪细胞的脂联素表达 [215]。

在 AN 患者中，尽管脂肪组织明显缺乏，脂联素水平仍会增加 [162, 164, 216]。血浆脂联素与 AN 患者的 BMI 和体重百分比呈负相关 [164]。营养不良程度较轻的 AN 患者（暴饮暴食 / 补偿排泄型）显示出循环脂联素相对温和地升高，而在严重营养不良的 AN（限制型）个体中发现脂联素的升高更为显著。有趣的是，在其他研究中，厌食症患者的脂联素水平与对照组相比没有变化 [201, 217] 或下降 [218]。有研究提出，脂联素水平升高可能在能量不足的情况下维持能量稳态 [219]。有趣的信息来自再喂养研究，体重恢复后，厌食症妇女的脂联素水平与较瘦的健康青少年女性相似 [216]。在另一份报道中，达到生命危险状态的厌食症患者脂联素水平最低 [217]。同时，在改善了营养和体重增加后，脂联素水平逐渐升高，直到 BMI 达到 16kg/m^2，然后再下降，这在瘦弱的健康受试者中是可以预期的 [217]，这些数据表明脂联素分泌可能存在最佳脂肪量 [217]。

在全身性脂肪营养不良的患者中，观察到脂联素水平非常低，这为脂肪细胞功能的内在缺陷提供了依据 [220]。相反，据报道在 AN 患者中，尽管脂肪量低，脂联素血浆水平却很高 [162, 164, 216, 221]，并且只有严重营养不良的 AN 患者才出现低脂联素血症 [217]。这表明在 AN 患者中虽然脂肪含量较低，但也足以分泌相当的脂联素，脂肪细胞功能得以保留。即使所有这些数据有效，也很难确定脂联素是否在体重减轻的病理过程中起作用，或者其浓度的变化是否是 AN 患者慢性营养不良的结果 [192]。

脂联素具有胰岛素增敏作用。尽管如此，AN 患者中未观察到脂联素浓度与胰岛素敏感性之间的关系 [162, 221]，但在一些研究中，胰岛素敏感性增加伴随着高脂联素水平 [164, 221]。

BN 患者中也发现了循环脂联素浓度升高，与暴饮暴食 / 呕吐的频率呈正相关 [222]。相反，患有 BED 的女性循环中脂联素减少，同时葡萄糖、胆固醇和甘油三酯升高。这些患者的脂联素浓度与其暴饮暴食发作的频率没有显著相关。

（四）巨噬细胞抑制性细胞因子 –1

另一种可以影响食欲的细胞因子是巨噬细胞抑制性细胞因子 –1（MIC–1），它是转化生长因子 –β（TGF–β）超家族的成员。它在多种组织中表达，包括活化的巨噬细胞和脂肪细胞 [223]。临床数据表明，患有慢性炎症性疾病和许多类型癌症的患者中 MIC–1 的浓度升高，因此表明 MIC–1 在癌症晚期，肿瘤诱导的厌食和恶病质的发生中起着重要作用 [224]。MIC–1 影响食物摄入的可能机制之一是刺激抑制食欲的阿黑皮素原（POMC）和抑制促食欲的 NPY。有两项关于 AN 中血浆 MIC–1 浓度研究一致的报道，与健康对照组相比，厌食症患者的 MIC–1 浓度升高 [225, 226]。在一项研究中，部分实现了降低 AN 患者的血清 MIC–1 浓度，但它们仍显著高于对照组 [225]。此外，还观察到 AN 患者的血清 MIC–1 浓度与疾病持续时间呈正相关。在另一项研究中，观察到高胰岛素血症会增加 AN、肥胖和正常体重妇女的 MIC–1 浓度 [226]。据推测，AN 患者

药无法增加体重不足的厌食症患者的 LH 分泌，这可能是由另一个神经递质系统引起的。

（十）脑源性神经营养因子

如前所述，与 AN 和 BN 中垂体和靶腺激素的周围内分泌变化一样，当患者出现病理性饮食行为并营养不良时会发生多种神经肽紊乱。涉及的神经肽的种类继续增加。BDNF 在中枢神经系统中广泛而丰富地表达[270]。BDNF 影响神经元的生长，分化，突触可塑性和神经元的存活，并且还参与认知功能，主要参与学习和记忆的过程。有几条证据支持 BDNF 在饮食行为和体重调节中发挥重要作用。*BDNF* 基因敲除小鼠发展为肥胖，食欲亢进和高瘦素血症[271]。在 *db/db* 小鼠中，中枢或外周使用 BDNF 导致食物摄入减少和能量消耗增加，并纠正了高血糖和高胰岛素血症[272, 273]。AN 患者血清 BDNF 浓度的有关数据存在矛盾。一些研究人员报道显示 AN 患者的血清 BDNF 浓度正常[274, 275]，而其他报道则显示血清 BDNF 水平低于对照组[276–278]。然而，Meta 分析的结果显示，AN 患者的血浆 BDNF 显著降低[279]。在暴食的患者中观察到较低的血清 BDNF 水平。厌食症患者的血清 BDNF 与 BMI 和血浆瘦素浓度呈正相关，而 BMI 与厌食行为的某些特征之间呈负相关（即“瘦身驱动力”“身体型象不满”和“全球严重程度指数”）[274]。已证明血清 BDNF 与该疾病的某些心理病理特征之间存在显著相关性[275, 276]。AN 的部分体重恢复未伴有血清 BDNF 浓度的升高[274, 276]。与严重营养不良的受试者相比，长期体重恢复的 AN 患者血清 BDNF 增加[274, 277]，这表明完全的体重恢复是厌食症患者 BDNF 水平升高所必需的。

在 AN 和 BN 中通过体重恢复缓慢纠正这些神经肽紊乱，意味着这些紊乱是营养不良或体重减轻，或者两者兼有的继发性因素，而不是其病因，尽管一旦确定，这些紊乱可能会延续一些症状，也为许多厌食症和贪食症无法轻易治愈疾病的原因提供了生物学证据。中枢神经系统神经肽的改变可能会加剧继发性症状，如烦躁不安的情绪、强迫症以及与进食以外的行为相关的强迫行为，并可能导致原发性疾病更难以治疗。在体重长期恢复过程中，神经肽紊乱最终正常，这表明在体重正常后必须继续治疗 AN 和 BN 数月，才能纠正多种生理紊乱。

八、治疗

饮食障碍的治疗仍然是复杂并困难的。在对 AN 患者进行的 20 年随访中，约有 1/3 的人预后为好，1/3 的人为中等，1/3 的人为差[280]。认知行为、教育、心理动力和心理药物治疗已在不同程度的长期使用[281, 282]。与精神病患者的治疗相同，如果个别治疗总体效果不佳，应采用多种疗法的组合。美国精神病学协会关于进食障碍治疗的实践指南讨论了各种疗法的选择，并强调了制定个性化的治疗计划，尽可能在有效的最小限制条件下恢复体重[281]。

比起 AN 或 BED，BN 出现了更多的大型随机对照的临床研究[25, 283–286]。对 AN 进行的对照治疗研究显示，各种心理疗法在促进重症患者体重增加[287–290]和预防体重恢复后复发方面均有效[290, 291]。在许多厌食症患者中，无论有无饮食咨询，都可以通过认知行为、心理教育和家庭治疗来实现体重改善和社会心理适应的改善。对于具有更多慢性残疾的患者，治疗效果还没有那么强劲。专科的饮食障碍医院提供强制性的体重增加方案及一系列的社会心理治疗方法。强制性住院治疗在短期内通常是有效的，并且每周可以增加体重 2～4 磅约 0.9～1.8kg[292–296]。有关营养疗法的最新数据表明，宏量营养素的组成（碳水化合物中的热量含量少于 40%）对预防厌食症患者的补食综合征很重要[297]。此外，高热量饮食可能对 AN 患者的体重恢复具有有益作用[298]。

抑制 5- 羟色胺摄取的抗抑郁药（SUI）也显示出一些希望。如前所述，血清素能神经传递似乎在进食障碍中受到损害，包括可能由于自身饥饿而部分缓解的 AN 患者潜在的超敏性，以及 SUI 介导的血清素能活性增加的 BN 亚敏感性[296, 299, 300]。在体重减轻的 AN 患者中 SUI 相对无效[300]，可能是由于色氨酸（5- 羟色胺的氨基酸前体）的摄入减少，从而导致 5- 羟色胺的产生减少。在 AN 恢复体重并改善 5- 羟色胺产生后，SUI（如氟西汀）可能会减少强迫症和复发率，尽管一项大型严格的对照研究比较了在体重减轻患者中应用氟西汀和安慰剂，但该药物在营养康复后一年未显示有明显益处[299]。非典型抗精神病药物也可能有一定作用，不仅可以减轻焦虑和妄想，还可以促进体重增加[301, 302]。关于抗精神病药物治疗的 Meta 分析并未显示出这些药物在治疗中的明显益处[303]。暴饮暴食和补偿排泄的 AN 亚型可能是预后较差的限制性亚型，仅体重恢复对 AN 的贪食症亚型无效[304]。改善 AN 的治疗对临床和公共卫生具有重要意义，因为它是一种慢性复发性疾病，且医疗费用高昂。然而，迄今为止，尚无药物干预能对 AN 患者体重增加或其心理特征产生重大影响。根据目前的证据，AN 患者仅使用药物治疗是不合适的，并且常常会导致高辍学率。

BN 的对照治疗研究表明，抗抑郁药[284, 285]和心理疗法，尤其是认知行为疗法（CBT）在减少暴饮暴食的频率、严重的身体型象不满、追求瘦身和完美主义方面均具有疗效[284, 305–307]。但是，仅靠药物很少能完全缓解。许多患者需要多次药物治疗才能达到临床上的显著改善。临床试验显示有很高的辍学率，在持续治疗期间复发率也较高。

与抗抑郁单一疗法相比，仅 CBT 可使 BN 的完全缓解率更高[284]。即便如此，接受 CBT 的患者中，仍有 40%～60% 的患者在接受急性治疗后仍遗留一定程度的症状[284, 285]。人际疗法（IPT）严格避免直接提及异常的饮食态度或饮食行为，可能在控制暴饮暴食和补偿排泄行为方面取得与 CBT 相同的长期益处[308]。为了最大限度地减少复发，一旦暴饮暴食减少，在 BN 中继续治疗多长时间仍未确定。使用抗抑郁药继续治疗，复发的风险可能高于单相抑郁患者[284]。血清 T_4 偏低可能提示愈合不良[309]。与单独使用 CBT 相比，联合治疗在减少暴饮暴食方面可能具有优势，但增加的益处中等。剩下的问题包括：维持急性治疗效果，所需的社会心理和抗抑郁治疗的持续时间；联合治疗可能产生协同作用的潜在机制；差异治疗结果的预测因素；与重度抑郁症相比，BN 的疗效在急性抗抑郁治疗后更迅速衰退的原因；以及在初始治疗失败后转用其他治疗方式的预期效果[284]。

与 BN 不同的是，BED 的药物疗法也正在研究中。抗癫痫药（如托吡酯和唑尼沙胺）、5- 羟色胺 / 去甲肾上腺素摄取抑制药（如西布曲明）和抗肥胖药（如脂肪酶抑制药奥利司他）在减轻体重和减少暴饮暴食方面显示出希望[310–315]。进食障碍的新药理学干预措施正在评估中，例如肽激素、食欲刺激素激动药、NPY-1 和 NPY-5 拮抗药、食欲刺激素受体拮抗药、CRH-2 受体拮抗药、组胺 3 受体拮抗药、MC4R 拮抗药、β_3- 肾上腺素受体激动药、血清素 2A 受体拮抗药[314]。

临床医生在治疗 AN、BN 和 BED 方面所面临的困难，也受到医疗保健方案的影响，这种趋势减少了在专科的住院和门诊设施中的延续护理。这些外在力量可能会削弱扭转衰弱的努力，有时甚至导致这些疾病出现危及生命的行为和生物学症状，以及后遗症。建议内分泌科医生在评估这些进食障碍的患者时，尽早咨询精神科专家，这不仅有助于他们的鉴别诊断，更重要的是，有助于制订目前已知的综合治疗方案，从而获得更好的效果。

声明

作者感谢 Melita L. Daley 和 Carolyn Nguyen 在先前版本中对本章的贡献。

第五篇

糖 尿 病

Diabetes Mellitus

第 30 章 内分泌胰腺的发育

Development of the Endocrine Pancreas *

Matthias Hebrok Michael S. German 著
周云婷 吴同智 孙子林 译

要 点

- 胰腺器官的发育依靠周边间质组织的制约和诱导。
- 胚胎信号通路引导了胰腺器官发育的每一个环节。
- 早期胰腺祖细胞可以分化为所有类型的胰腺上皮细胞。
- Notch 信号可限制内分泌转录因子 Neurog 3 的表达及胰岛细胞的发育。
- 转录因子的级联反应参与调节胰腺细胞的特异性分化。

胰腺可分泌多种酶和激素，分别参与胃肠道食物的消化及后续营养物质的利用。这些生理过程主要由胰腺外分泌腺和内分泌腺协同完成。由导管和腺泡细胞组成的外分泌腺构成了胰腺器官的主体部分，而内分泌腺（朗格汉斯岛）则散布于外分泌腺间质。

在胰腺发育过程中，内胚层中的部分祖细胞分化为多种细胞类型，并在细胞外空间及时间信号的诱导下调控多种基因表达，进而决定细胞分化的表型及器官成熟后的组织构架。在细胞增殖、分化、迁移和组织化等高度协调的发育过程中，任何环节的异常均会导致组织损伤和胰岛素分泌细胞功能障碍，从而引发糖尿病。因此，认识胰腺发育的过程可为糖尿病病因及干预提供新的思路。

一、胰腺的形态发生

在消化器官发生过程中，间质细胞首先越过结节区迁移并分离成中胚层和内胚层。其中内胚层细胞聚集成连续上皮，横跨发育中的胚胎形成整个胃肠道。沿着这层细胞的前腹轴和后腹轴，消化器官以精确和预定的模式发育 [1–3]。

胰腺形成初期先出现细胞团，这些细胞团从前肠 / 中肠交界处的肠道内胚层的背侧和腹侧发芽 [4, 5]（图 30–1）。在胰腺的形态学特征显现之前，中胚层的脊索和内胚层上皮之间相互作用，启动背胰发生 [6]。同样，外侧板中胚层和内胚层之间的相互作用精确诱导了腹胰发生 [7]。胰腺初步形成的第一个形态学标志是背侧内胚层细胞团集聚至胃底。此细胞芽持续生长，与主动脉在中线处融合，从而分开脊索和内胚层 [8]。随后，背侧内胚层细胞团取代主动脉，并提供刺激胰腺上皮细胞分化的关键信号 [1–3]。

与上述类似的组织间相互作用也参与引导了腹侧细胞芽形成。不同于背胰芽，腹胰始于内胚层的腹外侧边缘的中线上皮。腹侧细胞提供的信号进一步促进腹胰的形成，并与小血管相互作用加速支持器官发育 [8]。随着一个腹胰芽退化，另一个腹胰芽与胃肠旋转融合，逐步形成成熟的器官。虽然该旋转过程的调节机制尚不十分清楚，但该环节的差错

*. 本章中带有背景色突出显示的部分为儿童内分泌相关内容。

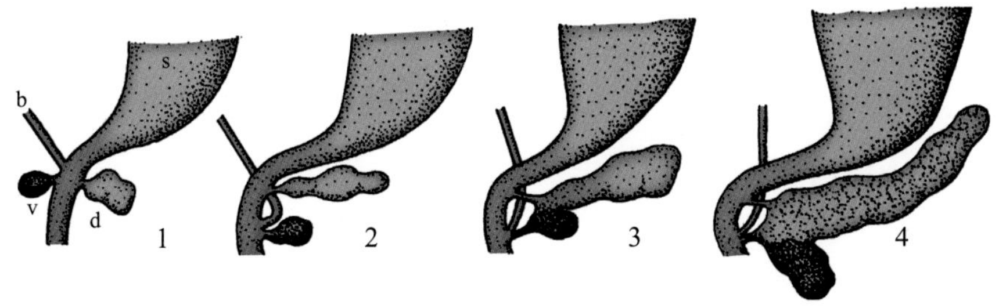

▲ 图 30-1　哺乳动物胰腺发育示意图

1. 背胰芽和腹胰芽产生于原始肠内胚层的十二指肠部分（变黑）；2. 沿胆管的优势腹胰芽转弯并接近背胰芽；3. 两个芽一起融合；4. 腹胰芽成为胰头的一部分（十二指肠，富含表达胰腺多肽 [PP] 的细胞），而背胰芽产生身体和尾巴（富含胰高血糖素的脾叶）；胰液通过主胰管和辅助胰管排出。b. 胆管；d. 背芽；s. 胃；v. 腹芽

可引起人类多种胰腺畸形，例如环形胰腺，其可使腹胰精确定位缺失，并挤压邻近的十二指肠 [9]。

间充质 - 上皮的相互作用为组织正常发育成熟所必需 [10, 11]。最近研究表明，胰腺间质不仅可控制早期胰腺祖细胞的扩增 [12]，而且还在妊娠末期调节已分化的内分泌和外分泌细胞增殖 [13]。由于发育初期上皮细胞过度增殖，因此发育中后期仅有少量上皮细胞保留在成人胰腺中。其中一部分上皮细胞沿条索进入周围间质精准分化成管道系统，可以运输消化酶进入十二指肠。另一部分远端上皮细胞分化为腺泡细胞，通过中心棘突细胞连接到导管系统。这些腺泡细胞组成外分泌腺体，可以产生包括淀粉酶、肽酶、核酸酶和脂肪酶在内的各种消化酶。

与腺泡导管系统相比，内分泌祖细胞首先从不成熟的导管细胞中分离，在发育过程中不断迁移至周围间质中，随后聚集并排列成朗格汉斯岛。这些不同类型的胰岛细胞合成、分泌各种激素，包括胰岛素、胰高血糖素、胰多肽和生长抑素。这些激素分泌入血后，调节胃肠功能和参与营养物质的存储和利用。也正是因为内分泌细胞与血液之间的紧密相互作用，所以胰岛内部存在着高度血管化。同时这些激素的分泌也部分由神经系统控制。支配胰岛的交感神经、副交感神经和感觉神经元均源自迁移到胰腺中的神经嵴 [14]。

二、早期器官特异化和胰芽的形成

（一）组织相互作用和信号通路

在组织间相互作用、血管支持和神经调控的多重机制下，源自内胚层起源的上皮细胞发育为成熟的胰腺细胞类型 [15-17]。有研究表明在胰腺器官特异性发育过程中，胰腺上皮细胞参与形成内胚层和器官发生早期阶段组织间的相互作用伴随全程。随着消化系统形成，中胚层部分向内胚层发出信号，建立以前后轴为中心的预模式 [3]。

尽管前中肠发育所需的精确信号尚不完全清楚，但有研究表明小鼠成纤维细胞生长因子（FGF）信号通路参与此过程 [18]。在与胰腺形成有关的任何形态学迹象显现之前，参与胰腺中线形成的内胚层上皮细胞与其上覆的中胚层脊索紧密接触，调节相邻结构的器官发生和细胞分化。同时，该脊索表达多种启动背胰发生所必需的信号，包括转化生长因子 β（TGF-β）和成纤维细胞生长因子（FGF）信号通路等。其中一个关键的活性信号通路：Sonic Hedgehog（Shh）信号通路，是调控胰腺发育的重要信号分子 [19]。目前研究证实，胰腺形成初期 Hedgehog 信号过表达会导致胰腺发育不全，表明该信号通路的严格调节对于器官适当形成至关重要。但是，脊索虽然不能诱导非胰腺内胚层中胰腺特异性标志物的表达，但它可提供被允许表达的信号 [6]。

不同于背胰，腹侧内胚层可形成两个不与脊索接触的胰腺芽区域。既往鸡和小鼠的体内组织重构实验显示，腹侧内胚层存在与侧板中胚层相似但不相同的信号通路，它们可确保正常腹胰发生的精确时间点 [7, 18]。在腹胰与侧板中胚层接触之前，腹胰不表达胰腺特异性标志物。研究显示，侧板中胚层中的 TGF-β 超家族成员激活素、形态发生蛋白，以及视黄酸（RA）等多种因子可在内胚层内诱导胰腺中胰腺特异性基因的表达（请参阅下文）[7]。值得注意的是，从胰腺区域分离出的间充质具有诱导前内胚层表达胰腺特异性基因的潜力，但正常情况下，内胚层会发育为胃和食管。因此，与以被允许的方式诱导背胰发育的脊索 – 内胚层相互作用相反，侧板中胚层可主动调节未定形的内胚层分化为胰腺组织。激活素、BMP 和 RA 信号可模拟侧板中胚层的胰腺诱导，调节未分化祖细胞向胰腺定向分化。

其他研究表明，心脏间质和腹前肠内胚层可调节胰腺和肝祖细胞的分化 [20]。与脊索 – 背胰芽的相互作用类似，横隔和心脏间质可分别产生 BMP 和 FGF 信号，调节肝脏和胰腺的腹侧内胚层的器官分化。其中 FGF 配体表达水平高的区域发育为肝脏，而水平低的区域发育为腹胰 [20]。背胰发育也是如此，低水平的 FGF 信号可启动背胰胰腺基因的表达。高表达的 FGF 可通过增强 Hedgehog 信号转导阻止胰腺的发生发展。因此，背胰芽和腹胰芽的形成取决于 FGF 信号是否低表达及其是否抑制了 Hedgehog 的信号转导。同时，紧邻背侧和腹侧芽的区域性 Hedgehog 信号活化，是防止胰腺组织异位扩张而超出其正常边界的重要分子机制。

在随后的阶段中，扁平的内胚层自身膨胀并折叠形成管状结构。胰腺形成的第一个形态学标志是背侧肠管形成到胃部尾侧的上皮增厚。不久之后，在肝憩室旁边出现两个腹侧增厚组织，邻近组织的继续发育依赖于生长和组织特异性基因的表达。与早期阶段相比，此阶段的间质信号通过血管形成、背主动脉和分别接触背侧和腹侧芽的较小卵黄静脉表达 [21]。缺失 *Flk-1* 基因（血管上皮生长因子 VEGF 的受体）的转基因小鼠纯合重组可破坏血管，损害背胰上皮的分化 [21, 22]。反之，VEGF 的异位表达可导致胰腺组织过度血管化和胰岛增生，同时非胰腺的胃上皮细胞有异位胰岛素表达，表明内皮细胞分泌的 VEGF 或者其他分子支持内分泌细胞定向分化。虽然内皮细胞并非腹芽形成的关键，血管与胰腺芽相互作用的进一步详细分析显示，主动脉和背芽上皮之间存在物理接触，而卵黄静脉和腹芽上皮被间充质细胞隔开 [22]。

新近研究结果为信号分子在建立胰腺器官边界中的作用提供了进一步的证据。斑马鱼研究表明，Fgf10 表达对于肝胰管系统区域的胰腺和肝细胞的分离至关重要。Fgf10 在发育中的肝胰管周围的间充质中表达，并抑制胰腺向肝细胞及肝向胰腺细胞分化 [23]。因此，信号分子通路对胰腺器官边界建立至关重要。

根据背部和腹胰分化特点，间充质 – 上皮相互作用有助于胰腺器官发生的后续步骤 [10, 11]，比如内脏中胚层向内扩展并形成胰腺芽。来自间充质的信号可促进上皮细胞扩张和未分化的导管细胞形成分支结构。根据形态学标准，Rutter 及其同事认为早期的内胚层细胞是“原分化的”，而成熟的外分泌和内分泌细胞仅在经历二次转变后才会出现，并伴随着腺泡细胞和 B 细胞的分化数量显著增加 [4, 24]。最近研究发现早期胰腺间充质可诱导上皮细胞生长和增殖，而在之后的发育阶段，间充质信号主要促进外分泌和内分泌细胞的扩增 [13]。

（二）胰腺基因的表达程序

胰腺与肠内胚层分化时如何发生形态变化取决于基因表达的顺序。发育中的胰腺内胚层与邻近组织之间的相互作用提供多种细胞外信号，并通过改变细胞核内的基因表达来影响细胞表型。最近的研究概述了控制这些基因表达变化的潜在分子事件，包括控制基因转录的转录因子，以及这些因子和其信号诱导的表观遗传变化。

内胚层广泛表达的转录因子为内胚层信号的传导提供了反应能力，包括早期内胚层因子 Sox17[25]、Rfx6 [26]，以及成人肝脏中最初的几种转录因子，例如肝核因子（HNF）1D（POU 同源域因子）[27]、3A 和 B（前叉因子，现称为 FOXA1 和 FOXA2）[28]、4A（脂肪酸结合核受体）[29–31]、6（切递质域因子，现称为 ONECUT1）[32, 33]，以及锌指转录因子（GATA4 和 GATA6）[34, 35]。这些基因在转录中不仅控制内胚层的发育模式，而且在内胚层衍生的器官中持续存在并在成熟的胰腺中发挥作用 [36–41]。其中一些内胚层因子直接参与成熟胰腺基因表达的调控（表 30–1）。

胰腺内胚层中最早选择性表达是两个转录因子，副猪同源域结构域 –PDX1 [42–44] 和碱性 – 螺旋螺旋（bHLH）转录因子 –PTFLA [45, 46]。PDX1 首先

表 30-1　胰腺转录因子

因　子	家　族	表　达	下游胰腺基因	小鼠突变	人突变	参考文献
NEU-ROG3	bHLH	胎胰（内分泌细胞）、中枢神经系统	*NeuroD1*、*Pax4*、*Nkx2.2*	糖尿病，无胰岛细胞	杂合：吸收不良，早发型糖尿病或永久性新生儿糖尿病	[94, 95, 105, 115, 147, 148]
NEU-ROD1	bHLH	胰岛、肠内分泌细胞、中枢神经系统	胰岛素	糖尿病，胰岛细胞减少	杂合：MODY6，迟发性糖尿病 纯合：永久性新生儿糖尿病，发育迟缓，共济失调，耳聋和视力障碍	[114, 142, 149–153]
ATOH8	bHLH	前体细胞、内分泌和外分泌	*Neurog3*	早期胎停		[119]
PTF1A	bHLH	胰腺外分泌、中枢神经系统	外分泌酶基因	外分泌胰腺发育不全 脾胰岛	纯合：永久性新生儿糖尿病，胰腺发育不全，小脑发育不全	[46, 62, 63, 154]
BHL-HB8	bHLH	胰腺外分泌、浆液性外分泌细胞		外分泌胰腺杂乱无章		[155–157]
PDX1/ IPF1	Parahox home-odomain	B 和 δ 细胞、十二指肠、胃、中枢神经系统	胰岛素、IAPP、葡糖激酶、*Glut2*	胰腺发育不全	杂合：MODY4 纯合：永久性新生儿糖尿病，胰腺发育不全	[42–44, 59, 60, 140, 158–164]
MNX1	Parahox home-odomain	B 细胞、肠、淋巴样、中枢神经系统	*Glut2*	背胰发育不全	杂合：骨发育不全 纯合：永久性新生儿糖尿病，骨发育不全，发育迟缓，肺部缺陷	[47, 48, 145, 165]
PAX2	Paired domain	胰岛、泌尿生殖道、中枢神经系统	胰高血糖素	视神经，CNS，泌尿生殖道缺陷	杂合：肾小球瘤综合征	[166, 167]
PAX4	Paired home-odomain	胎胰、中枢神经系统	*Pax4*（自身抑制）	B 和 δ 细胞减少	杂合：迟发性糖尿病，酮症酸中毒 纯合：早期糖尿病，酮症酸中毒	[122, 168–170]
PAX6	Paired home-odomain	胰岛，肠道内分泌细胞，中枢神经系统	胰高血糖素、胰岛素、生长抑素	所有胰岛细胞减少，胰高血糖素减少	杂合：眼部异常，糖耐量异常 永久性新生儿糖尿病，垂体功能低下，小头畸形，小眼科	[128, 129, 171, 172]
ARX	Paired-related home-odomain	A 和 δ 细胞、中枢神经系统		A 细胞减少	X 染色体相关智力低下	[130, 173]
NKX2.2	NK-home-odomain	B、A、和 PP 细胞、中枢神经系统	*Nkx6.1* 胰岛素、*Glut2*、葡糖激酶	糖尿病，胰岛素缺失	纯合：永久性新生儿糖尿病，发育迟缓，皮质盲症，听力障碍	[125, 126, 145, 174, 175]
NKX6.1	NK-home-odomain	B 细胞、中枢神经系统		B 细胞减少，产后		[125, 126, 174, 176]
IRX1	Irx-home-odomain	A 细胞、中枢神经系统				[177]
IRX2	Irx-home-odomain	A 细胞、中枢神经系统，心脏				[177, 178]

（续表）

因　子	家　族	表　达	下游胰腺基因	小鼠突变	人突变	参考文献
CDX2	Caudal home-odomain	胰岛、肠道	胰高血糖素		杂合：肠肿瘤，肠胃异位症 纯合：胚胎致死	[179–183]
ISL1	LIM-home-odomain	胰岛、中枢神经系统	生长抑素、胰高血糖素	胰岛缺失，胚胎致死	杂合：迟发性糖尿病	[127, 143, 184–188]
LMX1A	LIM-home-odomain	B 细胞、中枢神经系统	胰岛素	顶板或小脑缺损		[111, 179, 189]
POU3F4	Pou-home-odomain	A 细胞，中枢神经系统	胰高血糖素		纯合：神经性耳聋 杂合：MODY3	[131, 147, 190]
HNF1A	Pou-home-odomain	胰岛、肝脏、肾脏	*Pax4*、*Neurog3*、*Glut2*、*Rat* 胰岛素 *I*	糖尿病，B 细胞葡萄糖感应受损		[40，107，122，139，191–193]
HNF1B	Pou-home-odomain	胰岛、胰腺导管、肝脏、肾脏	*Pax4*、*Pdx1*	胚胎致死	杂合：MODY5，肾缺损	[122, 141, 194, 195]
ONECUT1	Cut-home-odomain	胰腺导管、肝脏	*Neurog3*	葡萄糖耐量受损，小胰岛		[32，33，107，108，196，197]
FOXA1	Forkhead/ Winged Helix	胰岛、胃肠、肝脏	胰高血糖素	高血糖		[198, 199]
FOXA2	Forkhead/ Winged Helix	胰岛、外分泌、腺管、肠道、肝脏、中枢神经系统	*Pdx1*、*Neurog3*、*Kcnj11*、*Abcc8*	胚胎致死		[32, 49, 50, 55, 107, 197, 200–202]
FOXA3	Forkhead/ Winged Helix	胰岛、肠道、肝脏	胰高血糖素	无胰腺表型		[203–205]
RFX3	RFX	胰岛大量增殖	葡糖激酶	A、B 和 ε 细胞减少		[206, 207]
RFX6	RFX	内胚层、胰岛、肠道内分泌	葡糖激酶	缺乏 A、B、δ 或 ε 细胞，增加 PP 细胞；肠缺陷	纯合：新生儿糖尿病，肠道损伤	[26]
HNF4α	核受体	肝脏、胰岛、肾脏	*Hnf1α*、糖酵解酶、*Pax4*			[30，122，138，200，208，209]
MAFA	bZip	B 细胞、眼、中枢神经系统	胰岛素、*Pdx1*	糖尿病，胰岛正常发育		[210–214]
MAFB	bZip	A 细胞、未成熟的 B 细胞等	胰高血糖素、*Pdx1*	A、B 细胞减少		[214–217]
C-MAF	bZip	A 细胞、眼等	胰高血糖素			[210]

CNS. 中枢神经系统；MODY. 年轻成熟型糖尿病患者

*. 除非另有说明，否则所有小鼠表型均针对纯合突变动物

表达在胰腺前内胚层出现背胰芽的第 1 天，紧随另一个因子 MNX1（也称为 HB9，其在前内胚层中的表达比 PDX1 更广泛）表达[47, 48]。MNX1 和 PDX1 在最初的胰芽中都持续表达，尽管 MNX1 的表达很快消失，但 PDX1 的表达会继续持续几天。两种因子在成熟的 B 细胞中被重新激活并表达。

背胰芽 PDX1 的表达取决于 MNX1[47, 48]。因为 MNX1 也在同一时期的脊索中表达，因此 MNX1 可能通过脊索的信号调控背侧胰芽 PDX1 的表达。但是 PDX1 在内胚层中的表达不需要来自脊索的信号，表明 MNX1 在诱导 PDX1 表达的过程中参与了细胞功能。诱导背胰芽 PDX1 表达的外源信号目前尚不确定[6]。另外，来自 LPM 的激活素、BMP 和视黄酸信号可诱导腹胰内胚层中 PDX1 的表达[7]。

对 PDX1 启动子的研究发现几种其他潜在的内胚层转录因子可调节 PDX1 的表达[49–56]。这些因子包括 HNF1 和 FOXa 转录因子家族成员 ONECUT1，成对的同源域因子 PAX6 以及 PDX1 本身[49, 50, 55, 57, 58]。鉴于 MNX1 与 DNA 结合同源域中的 PDX1 相似，因此其也可能通过这些相似的 PDX1 结合位点起作用。在发育早期，HNF1A 和 PAX6 的广泛表达缺失启动胚胎肠道和胰腺芽中 PDX1 的表达，ONECUT1、HNF1b、Foxa1 和 Foxa2 的表达在此时期也可以发挥这种作用（图 30-2）。缺失 ONECUT1 因子的小鼠 PDX1 的表达降低[58]，缺失 Foxa2 因子的胚状体无法激活 *Pdx1* 基因[55]，这表明这两个因子可能是启动胰腺发育相关因子和促进胰腺内胚层 PDX1 表达的关键激活分子（图 30-5）。

胰腺胚芽的生长同样需要 PDX1 的表达。在特异性 *pdx1* 基因敲除的小鼠中，胰腺胚芽在最初形成后无法分化和增殖，因此小鼠出生后没有胰腺[43, 44, 59]。缺失 PDX1 上游 *Onecut1* 基因可导致机体胰腺大小缩小[58]，敲除 *MNX1* 基因可特异性阻止胰腺背侧芽的生长[47, 48]。编码人 *PDX1* 的 *IPF1* 基因纯合无效突变已被证实存在于胰腺发育不全的病人[60]，同时编码斑马鱼 PDX1 的基因突变后，其胰腺发育也受到影响[61]，反映了 PDX1 功能在进化过程中的保守性。

PTF1A 的表达紧随 PDX1 之后，并局限于内胚层背胰芽中[62, 63]。主动脉可诱导背胰芽 PTF1A 表达，但在该过程中血管源性信号并不发挥关键作用[22]。尽管 PTF1A 最初认为是外分泌组织的特异性转录因子[46, 63]，但实际上，它在决定胰腺细胞命运中同样起着至关重要的作用。在缺失 PTF1A 的小鼠胚胎中，虽然 PTF1A 仅在成熟胰腺中的腺泡细胞表达，但它会促进原本应分化成胰腺外分泌和内分泌谱系的细胞反祖，分化成十二指肠上皮细胞[45]。

三、细胞类型区分

（一）信号通路

不同的信号通路调节胚胎胰腺器官发生和内分泌细胞分化的不同方面。如前文所述，TGF-β、FGF 和 Hedgehog 信号通路共同协调调控胰腺形成的启动。胰芽形成后，这些途径在胰腺不同类型细胞的成熟分化中起着另外的作用。

FGF7 和 FGF10 在胰腺间充质中的短暂表达可促进胰腺上皮细胞增殖[12, 64]。*FGF10* 基因敲除的

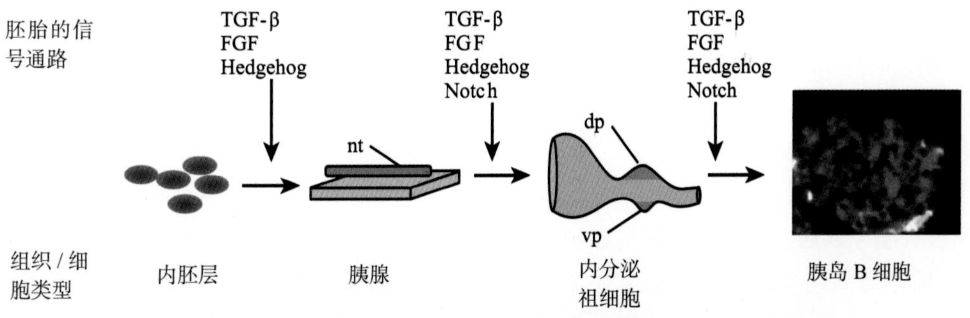

▲ 图 30-2 胚胎信号通路参与调节胰腺和内分泌胰岛形成的步骤

dp. 背胰；nt. 脊索；vp. 腹胰

转基因小鼠由于 Pdx1 阳性的胰腺上皮祖细胞缺失，会导致胰腺形态严重缺陷[12]。FGF 信号也可调节内分泌和外分泌细胞的增殖[65, 66]，FGF 受体（FGFR 2）的活化表型可抑制内分泌和外分泌细胞增殖[65–67]。

已有文献证明，TGF-β/ 激活素信号通路可不同程度影响外分泌细胞和内分泌细胞的分化。体外 TGF-β1 处理分离的胰芽可刺激其向内分泌细胞分化，特别是向 B 细胞和胰多肽（PP）细胞分化[68]。激活素（TGF-β 信号传导通路的一个亚组）则会优先影响内分泌细胞的分化。卵泡抑素是一种与激活素物理结合的拮抗剂，可作用于胰芽，抑制内分泌细胞的分化，同时促进外分泌细胞的形成[69]。异位表达显性激活素 2 型受体（dnActR2）的转基因小鼠与 *ActR IIA* 和 *ActR IIB* 两种基因同时突变的转基因小鼠均易发展为胰岛发育不全[70–72]。最近研究主要聚焦于探讨 TGF-β/ 激活素信号通路的下游信号传导级联。配体与细胞上的各自受体结合导致受体相关的Sma和Mad相关蛋白1、2、3、5和8（R-Smads）磷酸化。同时 Smad 和 Smad4 充当 R-Smads 的通用伴侣，接着 R-Smad/Smad4 结合体与不同的 DNA 结合因子相互作用，以调节靶基因的转录。然而，*Smad4* 基因的缺失对胰腺发育并没有明显影响[73, 74]。该发现说明 Smad4 具有独立于 TGF-β / 激活素信号通路的其他功能。胰腺发育中的 TGF-β / 激活素信号通路仍需要其他支持，例如若胰腺组织中 Smad 受体干扰或异位表达与 Smad 相互作用的负性因子 -Smad7，会导致胰腺和 B 细胞发育不全[75]。值得注意的是，如果这种异位表达发生在成人胰腺 PDX1 阳性细胞中，会导致低胰岛素血症和糖尿病。

Hedgehog 信号通路在内分泌细胞分化过程中的作用尚不清楚。在初期，胰腺血管中 Hedgehog 信号表达升高会导致胰腺间质转化为十二指肠中胚层[19, 76]。Hedgehog 信号增强可使胰腺间充质提供的信号减少，损害部分胰腺的发生。在其他器官中，研究人员发现 Hedgehog 信号的异位激活可降低促进胰腺上皮和内分泌细胞增殖的 FGF10 分子的表达[77, 78]。相反，在整个胰腺器官发生和胰岛成熟过程中 Hedgehog 信号通路均呈低表达水平[79, 80]。体外细胞实验表明，Hedgehog 信号可激活胰岛素瘤细胞中的 Pdx1 和胰岛素基因启动子[81, 82]，提示该通路在维持成熟的 B 细胞功能中具有潜在的重要作用。若消除胰腺上皮细胞中 Hedgehog 信号级联反应的关键组成部分，虽然 B 细胞的数目可以在出生后恢复，但成年后转基因动物会出现胰岛素缺乏和葡萄糖不耐受，表明胚胎 B 细胞形成过程中需要 Hedgehog 信号级联反应[79]。有趣的是，在过度激活 Hedgehog 信号通路的转基因小鼠中也观察到了类似的 B 细胞功能缺陷[83]。这表明平衡该信号级联的输出对于维持正常的 B 细胞功能至关重要。

Hedgehog 信号通路与经典的 Wnt 信号具有多种类似的特性。目前在胚胎和成年胰腺中已鉴定出几种 Wnt 配体及其各自特异的受体[84, 85]。异位敲降受体或经典 Wnt 信号通路的基本组成分子 β-catenin 的功能学研究发现，Wnt 信号通路在胎胰形成过程中起着重要作用，但其在胰腺特定类型细胞中的确切功能仍存在争议[86–88]。尽管有几项研究发现外分泌发育需要经典 Wnt 信号传导，但已有其他研究探讨 β-catenin 在内分泌功能中的作用[89]。β-catenin 信号的异位激活会导致不同的生物学表型，但取决于其具体的表达时间。胰腺形成初期 β-catenin 的激活会抑制祖细胞增殖，但是后续持续激活可导致腺泡细胞数量大幅增加[90]。最近研究分析了 Pygopus 2（mPygo-2）同源物（Wnt 级联的必要核成分）在小鼠机体中的作用，揭示了 Wnt 信号在早期胰腺间充质中的新作用[91]。这项研究证实间质 mPygo-2 信号在调节包括内分泌祖细胞在内的上皮祖细胞增殖中至关重要。因此，Wnt 信号传导参与调节间充质和上皮细胞各个阶段的胰腺形成。此外，经典的 Wnt 信号传导通路也在成年动物的 B 细胞增殖中起作用[92]。

除了 TGF-β、FGF、Hedgehog 和 Wnt 信号传导途径外，与胚胎发生过程中其他器官一样，Notch 信号也参与胰腺细胞分化方向的选择。Notch 信号通常通过旁抑制调节机制改变细胞命运。在此调节过程中，细胞相邻区域内的特定细胞对由配体激活的 Notch 信号不敏感；导致该细胞启动自身特异性分化程序，然后再为邻近细胞提供 Notch 配体，从而阻止邻近细胞分化[93]（图 30-3）。类似的机制同样参与胰腺发育过程中的内分泌细胞的分化调节。缺失 Notch 信号转导通路的转基因小鼠，Notch 通路活性的降低会导致 Neurogenin3 的表达上调，而

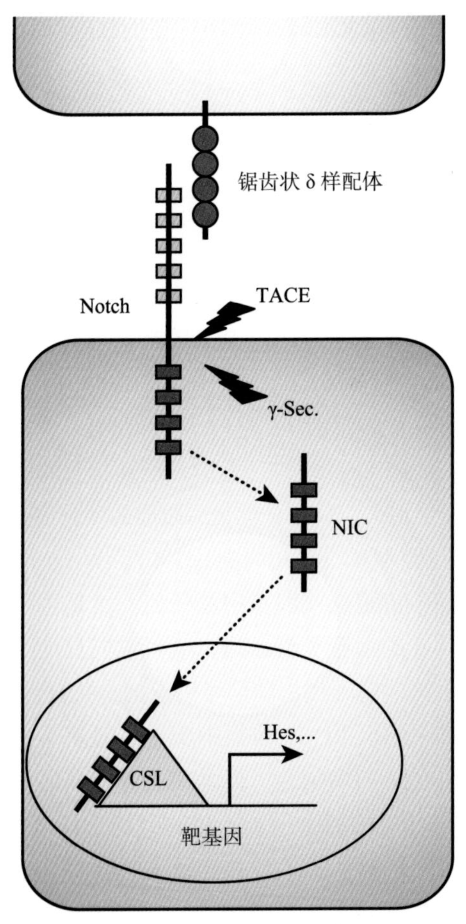

▲ **图 30-3　Notch 信号通路**

锯齿状 δ 样配体与 Notch 受体结合激活 Notch 信号级联。首先由肿瘤坏死因子 – α 转换酶（TACE）和 γ – 分泌酶（γ-Sec）酶介导的两个蛋白水解事件导致细胞内 Notch 细胞内片段（NIC）产生，接着该片段从膜转移到细胞核上，与 CSL（无毛 / Lag-1 的 CBF1/ 抑制剂）转录因子相互作用，激活 Notch 的靶基因转录，包括能阻断 NEUROG3 转录的 *Hes* 基因

NEUROG3 正是内分泌细胞成熟形成所需的 bHLH 转录因子（见下节）[94, 95, 96]。

最近的研究证明了 Notch 活性差异表达对内分泌祖细胞形成的影响。Shih 及其同事的研究发现 Notch 信号传导通路的适当表达可激活 SOX9 分子表达，进而进一步激活 Ngn3 的表达。而高表达的 Notch 信号可激活 *SOX9* 和 *Hes1* 基因，促进上皮网络主干区域内导管祖细胞的形成 [97]。这些结果说明 Notch 信号通路是内分泌和导管细胞命运发展的关键决定因素。其他研究发现 Notch 信号通路，除了调控内分泌分化，在胰腺形成的其他程序中也有作用。在前肠内胚层分化成特异性胰腺之前，其中的 Notch 信号通路参与诱导胰腺的发生 [98]。胰腺形成初期，Notch1 受体的组成活性改变并以截短形式异位表达，会阻断外分泌和内分泌细胞的分化，表明 Notch 信号传导可允许未分化的前体细胞扩增 [99–101]。Notch 信号的组成性激活不仅可阻断内分泌前体细胞中内分泌细胞的分化，并可以改变某些 A/B 细胞的分化潜能，使其从内分泌表型向导管细胞表型转变 [102]。相反，已完全成熟的内分泌细胞中 Notch 通路激活并不足以改变其分化状态。

尽管目前尚不清楚胰腺形成过程中 Notch 信号调控的确切机制，但最近的证据表明，FGF 信号可调节胰腺形成过程中的 Notch 信号的活性。胰腺上皮中的 FGF10 异位表达和通常在胰腺间质中存在 FGF 配体，可激活 Notch 配体、Notch 受体，以及 Notch 靶基因 Hes1 的表达 [103, 104]。鉴于最近在其他器官形成过程中也发现了胚胎信号传导途径之间相互作用的证据，因此，确定这些交换如何调节胰腺发育和胰腺细胞分化将至关重要。

（二）转录因子

胎胰中 Notch 信号参与靶基因 – 原内分泌因子 –bHLH 转录因子 NEUROG3 的表达抑制，该基因可引导前体细胞向内分泌细胞分化 [95, 105]。当 NEUROG3 在正在发育的胰芽中广泛表达时，可迫使发育中的胰腺中所有细胞过早地分化成胰岛细胞。NEUROG3 会零散在发育中的导管细胞和导管周围细胞大量瞬时表达，但在成熟的内分泌细胞中从未发现过类似的表达。这些数据证明，NEUROG3 可在其他胰岛分化因子的上游起作用，启动内分泌细胞的分化，但也会在最终分化结束之前停止表达。这一结论在其他实验中也得到证实，例如定向破坏纯合神经元 *NEUROG3* 基因的小鼠无法在胰腺中形成任何 A、B 或 δ 细胞，并且在谱系追踪实验中发现该小鼠也不表达大多数其他胰岛分化因子 [106]。

尽管 Notch 信号通路可限制 NEUROG3 在胰腺上皮细胞中的表达，但在缺失 Notch 信号传导的情况下，仍需要其他信号启动 NEUROG3 表达。通过对 *NEUROG3* 基因启动子的研究，发现几个潜在的转录因子，包括 HNF1、FoxA、ONECUT1 和 SOX9 [107–110]，它们共同构建起可相互联系的网络作用 [109]（图 30–4）。同时也有研究在体内证实了

ONECUT1 和 SOX9 的作用 [108, 110]。

NEUROG3 仅仅是启动了（但并不能完全实现）胰岛分化，因此它必须诱导一系列因子的表达继续完成胰岛细胞分化的任务，即确定和分化胰岛细胞亚型、胰岛的形成，以及成熟胰岛的功能。目前已有多种确定的 NEUROG3 的直接靶基因，包括 bHLH 因子 NEUROD1 和 ATOH8，锌指因子 MYT1 和 INSM1，配对的同源域因子 PAX4 和同源域因子 NKX2.2。

在胰腺发育过程中，NEUROD1 表达启动时间稍晚于 NEUROG3 的启动时间。与 NEUROG3 不同的是，NEUROD1 在成熟的胰岛细胞中持续表达，并在多种已分化的内分泌细胞产物（包括胰岛素）的表达中发挥作用 [111–114]。NEUROG3 可以结合并激活 NEUROD1 基因启动子，并且可以在非洲爪蟾胚胎中 [115] 和胰腺导管细胞中诱导 NEUROD1 表达 [116, 117]。相反，NEUROG3 缺失的胚胎胰腺不表达 NEUROD1 [94]，而 NEUROD1 缺失的胚胎中 NEUROG3 的表达没有改变 [105]。同时，NEUROG3 也可激活 bHLH 因子 ATOH8 和锌指因子 MYT1 和 INSM1 的表达，且 ATOH8 和 INSM1 在 NEUROG3 表达的反馈调节中发挥作用 [118–120]。此外，内分泌细胞表达的 *Myt1* 基因可能在内分泌细胞成熟过程中起作用 [121]。

与 NEUROD1 基因启动子一样，NEUROG3 结合并激活 *PAX4* 基因启动子 [122]，并且它可以激活培养细胞中的多种基因表达 [117, 123]。例如，*NEUROG3* 基因缺失，胰腺中 PAX4 的表达同样缺失 [94]。*PAX4* 基因启动子与更广泛表达的内胚层因子 HNF1b、Hnf4a 与 NEUROG3 一起协同激活 PAX4 表达 [122, 123]。

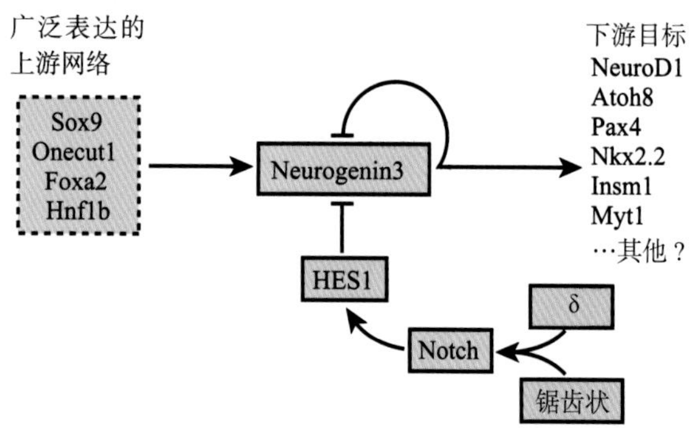

▲ 图 30-4　**NEUROG3 表达的控制**

显示了胰腺内分泌祖细胞中 NEUROG3 表达的正调控和负反馈调节

对于编码 NKX2.2 基因的编码，NEUROG3 可结合并激活该基因中 3 个替代启动子之一，与 FoxA 转录因子协同激活该基因 [124]。

然而，不同于 NEUROD1、ATOH8 和 MYT1，并不是所有胰岛诱导谱都有 PAX4 和 Nkx2.2 表达。因此，PAX4 属于独立因素，在不同的胰岛细胞亚型的分化中起特定作用。这些因子可分为早期组（如在内分泌祖细胞中与 NEUROG3 共表达的 PAX4、NK 同源域因子 NKX2.2 [125] 和 NKX6.1）[126]；晚期组（*eg*：碱性亮氨酸转录因子 MAFA [127]；在第二阶段表达的 PDX1 和 RFX6；PAX6 [128, 129]；配对相关的同源域转录因子 ARX [130]；在分化最后阶段的胰岛细胞表达的 pou- 同源域因子 BRN4/POU3f4）[105, 131]（表 31–1）。目前尚不清楚这些因素中的任何一个是否可以决定它们所在的细胞类型命运，或者它们只是简单地完成了由其他基因产物和信号引发的分化过程。

如果 NEUROG3 在祖细胞中适时表达，该细胞就可分化成胰岛细胞，但是关于分化成哪种类型胰岛细胞的决定性因子仍受其他因素控制。NEUROG3 在发育中的胰腺芽中异位广泛表达会引起内分泌细胞均匀和早熟分化，但内分泌细胞的分化类型取决于诱导 NEUROG3 的时间点：NEUROG3 早期表达可分化为 A 细胞 [95, 105]，后期的 NEUROG3 表达可分化成其他细胞类型 [127]。因此，可以假设能使祖细胞分化成不同胰岛细胞类型的细胞内在能力可随时间变化，或者随着时间变化的细胞外信号，可指导表达 NEUROG3 的细胞分化为不同的胰岛细胞类型。确定单个胰岛细胞亚型命运的信号或因素的身份仍有待确定。

（三）胰岛形成

胰芽形成后不久，即可检测到内分泌细胞分化，包括胰岛素和胰高血糖素阳性细胞，但这些细胞尚不成熟，无法形成成熟的胰岛。成熟的 B 细胞大约成熟于小鼠的 E_{13}～E_{14} 的二次过渡期间。此时，内分泌的前体细胞离开内皮上皮，并通过相邻的细胞外基质（ECM）迁移到周围的间充质中。

尽管目前尚缺乏支持这些结果的体内研究实验证据，但体外细胞培养中基质金属蛋白酶（MMP）已有探究 [132]。细胞整合至 ECM 并通过 ECM 迁移由整联蛋白介导，异二聚体跨膜蛋白是 ECM 的一部分[133]。整合素在胰岛前体迁移过程中的重要作用的功能证据目前主要来自于体内研究，注射整联蛋白阻断肽可抑制移植在受体小鼠肾囊下的人胎胰中的胰岛形成[134]。整联蛋白家族由大量具有不同底物特异性的成员组成，胎儿和成熟的人类 B 细胞表达不同的整合素库[135]。整联蛋白组成的变化或许可以解释为什么胎儿 B 细胞比成年 B 细胞更具运动性，这一差异也可解释为什么成熟胰岛结构的形成可抑制内分泌细胞成熟扩散的进一步扩散。

尽管如此，关于胰岛祖细胞迁移和胰岛形成的调控仍存在许多悬而未决的问题。转基因动物研究表明，特定的胰岛起源于几种独立的内分泌前体细胞[136]。因此，在胚胎发育过程中，来源于导管结构细胞分化的内分泌细胞必须遵循特定的引导机制，协调其向特定位置的迁移路径。尽管已对细胞迁移进行了深入研究，但在具有吸引和排斥的调控线索反应的神经细胞中，尚未发现可刺激胰岛前体迁移的化学趋化分子。此外，来自人类糖尿病患者的研究证据表明内分泌细胞存在持续新生[137]。有研究发现部分内分泌细胞似乎来源于已经存在的胰岛，这引发了这些细胞是否可向已形成的胰岛迁移或其可分化成内分泌细胞，与其他细胞形成聚集的新胰岛问题。在任何一种情况下，该过程都有可能由特定的、尚未确定的调控机制来调控。

（四）胰腺发育在人类糖尿病中的作用

对胰腺胰岛发育过程的深入了解，为人类糖尿病的认知提供了新见解。短期能量平衡和血浆葡萄糖水平的控制取决于 B 细胞感应营养状态变化，以及适当的胰岛素合成和分泌反应的能力。这种微调的能力随胰岛的形态发育而变化，并且取决于 B 细胞的数量及基因表达程序在局部环境中的精确调节。因此，胰岛发育中的任何缺陷都可能导致胰岛素分泌受损和糖尿病。

因此，许多与人类胰岛发育有关基因，尤其是转录因子突变会导致糖尿病（表 30–1）。图 30–5 中所示的转录因子杂合突变是已知导致年轻人成熟型糖尿病（MODY）的 6 个基因中的 5 个[41, 138–142]。此外，ISL1 和 PAX4 编码序列突变已被证实与家族性迟发性糖尿病有关[142, 143]。GATA4 和 GATA6 的杂合突变以及 RFX6、MNX1、PDX1、PTF1A、NEUROG3、NEUROD1、NKX2.2 和 PAX6 的纯合突变与神经源性糖尿病有关[144–146]。通过对这些突变的分析，可以洞悉 B 细胞功能异常与糖尿病发生发展的过程。

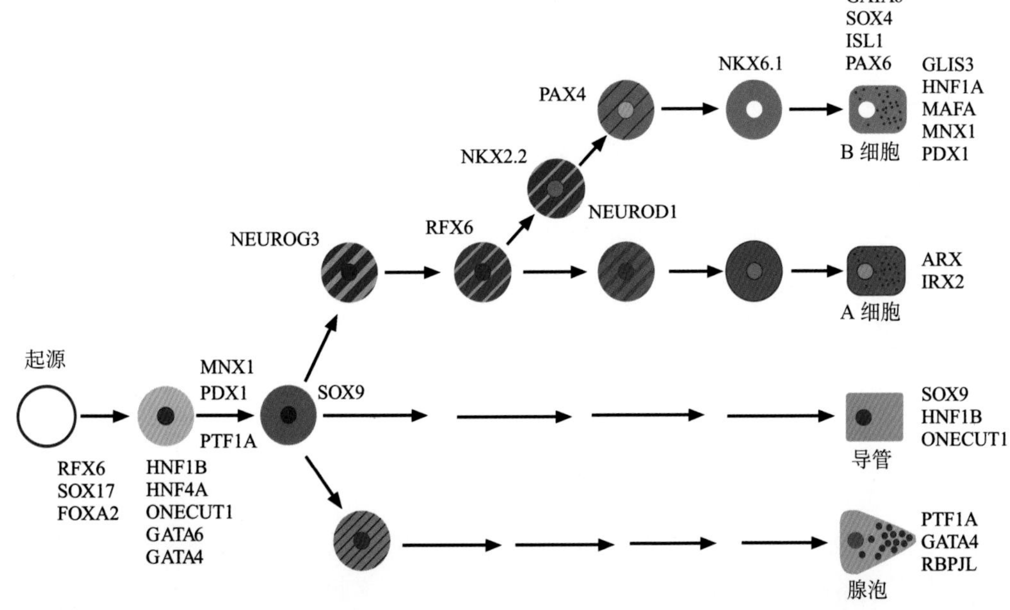

▲ **图 30–5 转录因子在胰腺发育中内分泌细胞分化的作用简化模型**

每个转录因子的位置基于其表达时机和主要功能。因某些因素在多个步骤中起作用，仅显示关键步骤

第31章　胰岛激素的生物合成、加工和分泌：胰岛素、胰岛淀粉样多肽（胰淀素）、胰高血糖素、生长抑素和胰多肽

Biosynthesis, Processing, and Secretion of the Islet Hormones: Insulin, Islet Amyloid Polypeptide (Amylin), Glucagon, Somatostatin, and Pancreatic Polypeptide

Donald F. Steiner　Christopher J. Rhodes　Louis H. Philipson　Graeme I. Bell　Shu Jin Chan　著

李　伟　吴同智　孙子林　译

要　点

- 胰岛素最初以前胰岛素原的形式被合成。前胰岛素原中的信号肽裂解促使前胰岛素原转化为胰岛素原，这个过程标志着其进入 B 细胞分泌过程。
- 胰岛素原结构可以使其未成熟分泌颗粒中内切蛋白酶裂解后维持 A 链和 B 链正确排列，从而形成成熟的胰岛素。
- 其他胰岛激素，如胰高血糖素，也可以通过类似的内切蛋白酶裂解方式从前蛋白前体中产生。
- 胰岛素基因编码序列的突变导致单基因新生儿糖尿病。

长期以来糖尿病一直被认为是一种严重的代谢紊乱。1890 年 Von Mering 和 Minkowski 的经典实验证明了胰腺在其预防中的重要作用[1]。20 世纪初，许多研究人员试图从胰腺中提取出抗糖尿病的药物，但直到 1921—1922 年多伦多大学 J.J.R Macleod 教授实验室的 Frederick Banting、Charles Best 与 John Collip 三位加拿大学者才成功地使用常规方法制备出胰岛素[2]。胰岛素的命名是 1907 年 deMayer 和 1917 年 Sir Edward Sharpey-Schafer 提出，这一命名是基于这种激素来源于胰岛这一认知而形成的。基于 Scott 早期胰岛素的研究[3]及 Banting 等的改进[4]，胰岛素的制备在一年内迅速商业化并应用于糖尿病患者，取得了显著的疗效[2]。胰岛素可以被蛋白水解酶裂解反映了其蛋白质属性[5]，但胰岛素的化学本质仍不明确。1926 年 J.J. Abel 首次分离出胰岛素结晶。但当时关于这一结晶究竟是胰岛素的活性成分还是承载更小的活性结构的载体存在争议[6]。如今，我们知道胰岛素在整个脊椎动物界中都存在，许多无脊椎动物的大脑和（或）消化系统中也都存在胰岛素样物质[7]。许多现代蛋白质化学技术很大程度上基于临床上对胰岛素的需求而发展起来的，生物化学家通常将其作为研究的模型蛋白大量使用[8, 9]。

本章回顾了胰岛素和其他胰岛激素包括胰岛淀粉样多肽（IAPP 或胰淀素）、胰高血糖素、生长抑素、胰腺多肽（PP）及它们的前体型式的分离、结构和性质，也回顾了这些激素合成和分泌的机制。对胰岛 B 细胞中前胰岛素原和胰岛素原生物合成胰

岛素机制的研究为理解许多其他神经内分泌肽的产生提供了有用的范例，并为诊断和治疗糖尿病及相关内分泌疾病提供了基础。最近对催化激素和促神经元肽（促激素转化酶）的蛋白水解裂解酶的鉴定，揭示了一种新的促酶家族，其作用于一大类前体蛋白，包括生长因子及其受体，以及众多使用囊泡分泌的蛋白质[10]。

一、胰岛素的生物合成

（一）一般性质

1959 年 Fred Sanger 的开创性工作使得胰岛素成为第一个被完全阐明的蛋白质[9]。1967 年，单链胰岛素前体分子 – 胰岛素原的发现[11]揭示了胰岛素蛋白肽链的组装问题（图 31–1）。人胰岛素原多肽以 30 个氨基酸的 B 链结构域作为起始，通过 35 个氨基酸的连接片段延伸，并以 21 个氨基酸组成的 A 链结构域作为末端，构成一个 9000 道尔顿（Da）的多肽链[11–14]。在每一个连接区域的末端均包含成对的残基裂解位点（精氨酸 – 精氨酸或赖氨酸 – 精氨酸），这些成对的裂解位点会在胰岛素原转变为胰岛素时在分泌囊泡中通过解朊作用去除。1976 年，利用胰岛或胰岛细胞肿瘤提取物中含有的胰岛素 mRNA 进行的无细胞翻译技术使得前胰岛素原得以发现（图 31–2）。这种扩展形式的激素原在其 N 端具有 24 个残基的信号肽[15]。这种延展的前肽会与信号识别粒子（SRP）结合，在该 SRP 的帮助下这些新生的分泌蛋白会通过一系列复杂的分子蛋白相互作用促使这些新生肽由胞质转运至分泌通路中，即新生肽穿过内质网膜进入分泌囊泡中[16]。在转运过程中或者转位后的很短时间内，前肽的信号序列会被内质网膜内表面的信号肽酶切除并随之迅速降解[17]。随后，胰岛素原分子进行折叠并形成二硫键从而产生胰岛素的天然结构。研究表明这一过程是由一种内质网的常驻蛋白：二硫键异构酶[18]催化完成的。该蛋白具有 C 端的 Lys–Glu–Asp–Leu（KDEL）定位序列[19]。折叠的胰岛素原随后经由内质网通过分泌小泡的形式转移至高尔基体[20, 21]，并由高尔基体的顺式区域转移至反式区域。在这一转运过程中前胰岛素原进入不成熟的分泌囊泡中并在此通过蛋白质水解释放出胰岛素及连接片段，从分裂位点失去 4 个碱基残基。通过胰岛素原裂解而释放的连接肽片段称为 C 肽。胰岛素和 C 肽与少量残留的胰岛素原和部分裂解产生的中间产物[22]，以及多种其他少量的 B 细胞分泌产物[23]一起储存在分泌颗粒中。在葡萄糖等的刺激下的分泌囊泡内容物会通过肝门静脉系统进入全身循环中。

（二）胰岛素生物合成工厂的组织形态

胰岛 B 细胞与其他内分泌和神经分泌细胞具有许多类似特征。如前所述，前胰岛素原是胰岛素 mRNA 的初始翻译产物，并在 RER 中迅速裂解为前胰岛素。在经过折叠和二硫化物氧化后，胰岛素原通过小囊泡的形式从 ER 转移到[20]高尔基体中（图 31–3），该过程需要约 20min 的时间[22, 24, 25]。这些小囊泡的出芽、融合、胞内转运等过程均需要耗费能量[26, 27]。

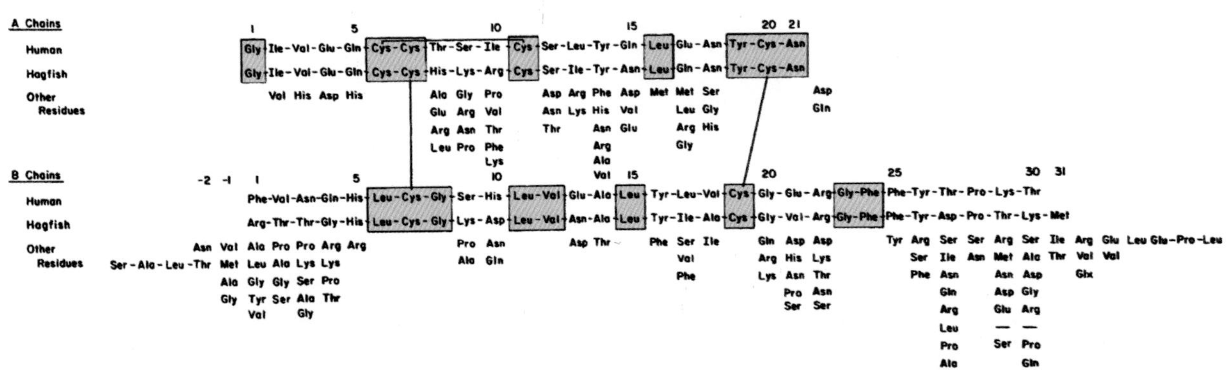

▲ 图 31–1 人胰岛素、鳗鱼胰岛素的氨基酸序列，以及其他 70 种已知脊椎动物胰岛素的取代基位置。不变的残基部分用淡蓝色背景的方框标记

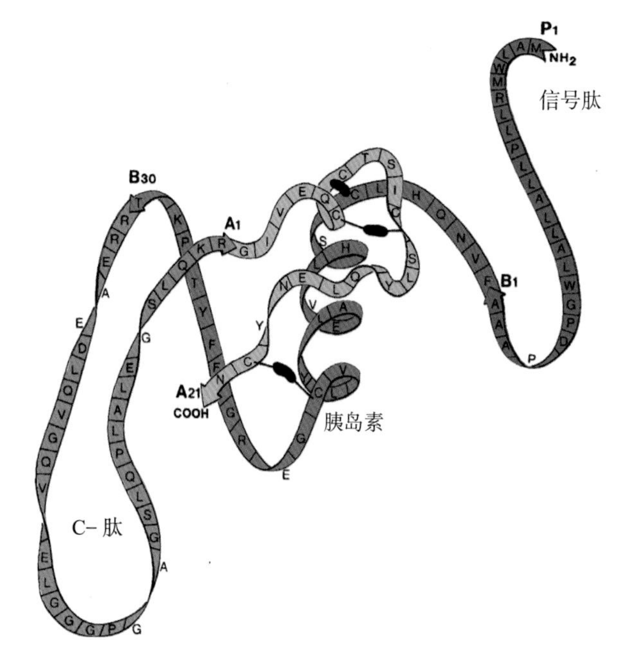

◀图 31-2　人前胰岛素原的结构示意图

前 24 个氨基酸（信号肽）的快速去除形成胰岛素原，胰岛素原通过 3 个二硫键折叠形成稳定的天然胰岛素结构域（黑条）。在 B_{30}（T）之后和 A1（G）之前这两个位点进行切割，形成最终的胰岛素和游离 C 肽（有关详细信息，请参见正文）

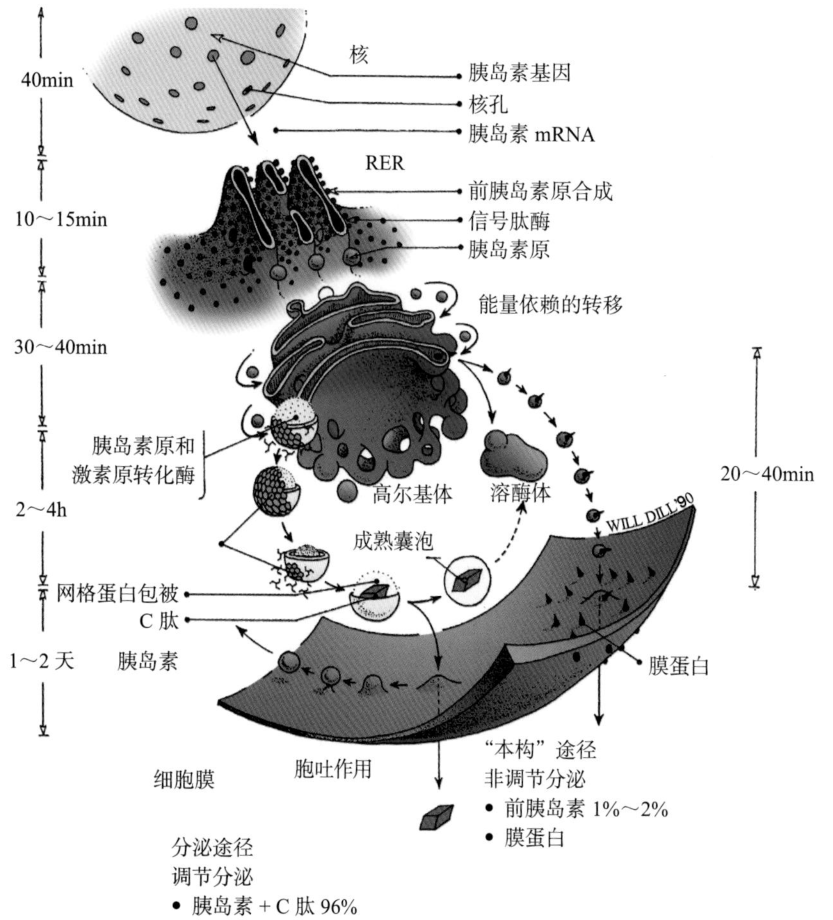

◀图 31-3　胰岛素合成的亚细胞结构模式图

首先前胰岛素原在粗面内质网（RER）加工形成胰岛素原（1～2min）。然后，胰岛素原进入 RER 内部并进行折叠形成胰岛素结构中的二硫键。随后，胰岛素原依靠耗能的形式转运至高尔基体。随后高尔基体以出芽的形式形成早期的胰岛素分泌囊泡，该囊泡表面富含网格蛋白包被，囊泡内则含有胰岛素原及转化酶：PC2 与 PC1 和 PC3。早期分泌囊泡中对胰岛素原加工[24, 30]形成中央更为致密的成熟囊泡。分馏研究显示，成熟分泌囊泡中的致密核心几乎全部由胰岛素组成。而在致密中心周围的透亮区域则主要是 C 肽和少量的胰岛素原[84]。新合成的胰岛素原和胰岛素仅在合成后的 1h 便会由 RER 释放，因此，分泌囊泡需要经过一个成熟过程以便前胰岛素更好的转换为胰岛素进行释放。目前并没有证据表明在胰岛中胰岛素或者胰岛素原会通过非囊泡途径进行释放。这种囊泡形式的胞吐作用会受到葡萄糖和其他很多因素的调节（详见第 32 章）。在人和狗中，这些因子会引起胰岛素与 C 肽无论在基线还是刺激状态下均按 1∶1 的比例进行释放。而有关分泌囊泡胞膜及其组分的回收机制目前尚不十分清楚

1940 年，Munger [28] 首次通过电子显微镜观察到高尔基体主体部分附近的颜色苍白、外观较一致的不成熟“前囊泡”样结构，因此含胰岛素的分泌囊泡来源于高尔基体这一科学结论得以证实。这一复杂细胞器的结构及其多样的功能引起了细胞生物学家及生物化学家的持续关注 [29]。Orci 及其同事证明了这些新形成的网格蛋白包裹的囊泡是由反面高尔基体网（TGN）衍生而来的，该结构含有高比例的胰岛素原，从而明确证实了它们是胰岛素原加工为胰岛素的主要部位 [30]。体内胰岛素原向胰岛素的转化在动力学上表现为伪一级反应，半数反应时间为 20min～1h [22, 31, 32]。在用 ^{3}H- 氨基酸对胰岛进行脉冲标记后 30～40min 高尔基体内蛋白质的放射性达到峰值，但 1h 后该区域几乎观察不到放射性 [33]。通过免疫电镜技术也观察到了胰岛素原的这一类似现象。因此，尽管在 TGN 中会有少量的胰岛素原转化，但大部分胰岛素原的转化发生在新形成的分泌囊泡中 [30]（图 31-3）。大量后续研究证实，新合成的神经内分泌前体肽通过调节分泌途径，经由高尔基体进入分泌颗粒中，并在分泌颗粒内裂解加工，形成成熟产物，随后储存分泌囊泡中，直至受到外界相应刺激（如葡萄糖）而分泌出细胞外 [10]。

（三）胰岛素原的结构和性质

由于 C 肽长度不一，哺乳动物胰岛素原的氨基酸残基大小为 81（牛）～86（人、马、大鼠）个。在图 31-4 中比较了各种 C 肽序列。胰岛素原的许多特性与胰岛素极为相似，包括溶解度、等电点 [22]、自缔合特性 [34]，且两者均可以与抗胰岛素血清反应 [11, 35]。实际上，胰岛素原中胰岛素部分的构象与胰岛素本身的构象基本相同 [36]。但是胰岛素原中 C 肽明显长于胰岛素中仅仅将 A 链与 B 链相连的 8 埃（Å）长度的 C 肽（图 31-2）。C 肽的一部分片段会覆盖在胰岛素单体表面，使其效能降低至体外胰岛素 [22, 37] 的 3%～5%，而且 C 肽的存在会防止其在循环或组织中被水解或活化 [38]。然而胰岛素原中 C 肽的存在并不会阻止其胰岛素部分 [39] 的二聚或六聚化（图 31-5）。核磁共振（NMR）结果显示，C 肽位于锌原子稳定的球状胰岛素六聚体外部，呈一种无序的环状排列。由于少量的胰岛素原可以与胰岛素混合形成六聚体，因此胰岛素原也能掺入胰岛素晶体中 [40]。动物胰腺制备的胰岛素中这种胰岛素原与胰岛素掺杂的成分占据了 1%～2% [41]。然

1 2 3 4 5 6 7 8 9 10 11 12 13 14 15 16 17 18 19 20 21 22 23 24 25 26 27 28 29 30 31 32 33 34 35 36 37 38

人 Glu-Ala-Glu-Asp-Leu-Gln-Val-Gly-Gln-Val-Glu-Leu-Gly-Gly-Gly-Pro-Gly-Ala-Gly-Ser-Leu-Gln-Pro-Leu-Ala-Leu-Glu-Gly-Ser-Leu-Gln-
猴 Glu-Ala-Glu-Asp-Pro-Gln-Val-Gly-Gln-Val-Glu-Leu-Gly-Gly-Gly-Pro-Gly-Ala-Gly-Ser-Leu-Gln-Pro-Leu-Ala-Leu-Glu-Gly-Ser-Leu-Gln-
马 Glu-Ala-Glu-Asp-Pro-Gln-Val-Gly-Gln-Val-Glu-Leu-Gly-Gly-Gly-Pro-Gly-Leu-Gly-Gly-Leu-Gln-Pro-Leu-Ala-Leu-Ala-Gly-Pro-Gln-Gln-
猪 Glu-Ala-Glu-Asn-Pro-Gln-Ala-Gly-Ala-Val-Glu-Leu-Gly-Gly-Gly-Leu-Gly — Gly — Leu-Gln-Ala-Leu-Ala-Leu-Glu-Gly-Pro-Pro-Gln-
牛 Glu-Val-Glu-Gly-Pro-Gln-Val-Gly-Ala-Leu-Glu-Leu-Ala-Gly-Gly-Pro-Gly-Ala-Gly-Gly-Lea — — — — — Glu-Gly-Pro-Pro-Gln-
兔 Glu-Val-Glu-Glu-Leu-Gln-Val-Gly-Gln-Ala-Glu-Leu-Gly-Gly-Gly-Pro-Gly-Ala-Gly-Gly-Leu-Gln-Pro-Ser-Ala-Leu-Glu — Ala-Leu-Gln-
狗 Glu-Val-Glu-Asp-Leu-Gln-Val-Arg-Asp-Val-Glu-Leu-Ala-Gly-Ala-Pro-Gly-Glu-Gly-Gly-Leu-Gln-Pro-Leu-Ala-Leu-Glu-Gly-Ala-Leu-Gln-
大鼠Ⅰ Glu-Val-Glu-Asp-Pro-Gln-Val-Pro-Gln-Leu-Glu-Leu-Gly-Gly-Gly-Pro-Glu-Ala-Gly-Asp-Leu-Gln-Thr-Leu-Ala-Leu-Glu-Val-Ala-Arg-Gln-
大鼠Ⅱ Glu-Val-Glu-Asp-Pro-Gln-Val-Ala-Gln-Leu-Glu-Leu-Gly-Gly-Gly-Pro-Gly-Ala-Gly-Asp-Leu-Gln-Thr-Leu-Ala-Leu-Glu-Val-Ala-Arg-Gln-
豚鼠 Glu-Leu-Glu-Asp-Pro-Gln-Val-Glu-Gln-Thr-Glu-Leu-Gly-Met-Gly-Leu-Gly-Ala-Gly-Gly-Leu-Gln-Pro-Leu-Ala-Leu-Glu-Met-Ala-Leu-Gln-
南美栗鼠 Glu-Leu-Glu-Asp-Pro-Gln-Val-Gly-Gln-Ala-Asp-Pro-Gly-Val-Val-Pro-Glu-Ala-Gly-Arg-Leu-Gln-Pro-Leu-Ala-Leu-Glu-Met-Thr-Leu-Gln-
鸭 Asp-Val-Glu-Gln-Pro-Leu-Val-Asn-Gly-Pro — Leu-His-Gly-Glu-Val-Gly-Glu — — Leu-Pro-Phe-Gln-His-Glu-Glu — — Tyr-Gln-
鸡 Asp-Val-Glu-Gln-Pro-Leu-Val-Ser-Ser-Pro — Leu-Arg-Gly-Glu-Ala-Gly-Val — — Leu-Pro-Phe-Gln-Gln-Glu-Glu-Tyr-Gln-Lys-Val-
安康鱼 Asp-Val-Asp-Gln-Leu-Leu-Gly-Phe-Leu-Pro-Pro-Lys-Ser-Gly-Gly-Ala-Ala-Ala-Ala-Gly-Ala-Asp-Asn-Glu-Val-Ala-Glu-Phe-Ala-Phe-Lys-Asp-Gln-Met-Glu-Met-Met-Val-
八目鳗 Asp-Thr-Gly-Ala-Leu-Ala-Ala-Phe-Leu-Pro-Leu-Ala-Tyr-Ala-Glu-Asp-Asn-Glu-Ser-Gln-Asp-Asp-Glu-Ser-Ile-Gly-Ile-Asn-Glu-Val-Leu-Lys-Ser
文昌鱼 Ser-Val-Ser-Lys-Arg-Ala-Ile-Asp-Phe-Ile-Ser-Glu-Gln-Gln-Ala-Lys-Asp-Tyr-Met-Gly-Ala-Met-Pro-His-Ile-
软体动物 Asn-Ala-Glu-Thr-Asp-Leu-Asp-Asp-Pro-Leu-Arg-Asn-Ile-Lys-Leu-Ser-Ser-Glu-Ser-Ala-Leu-Thr-Tyr-Leu-Thr-

▲ **图 31-4 脊椎动物、两栖动物和软体动物中胰岛素原 C 肽的氨基酸序列的汇编**

［引自 Steiner DF: The biosynthesis of insulin. In Cuatrecasas P, Jacobs S (eds.): Insulin—handbook of experimental pharmacology, vol. 92, Berlin, Springer-Verlag, 1990, pp. 67-92.］

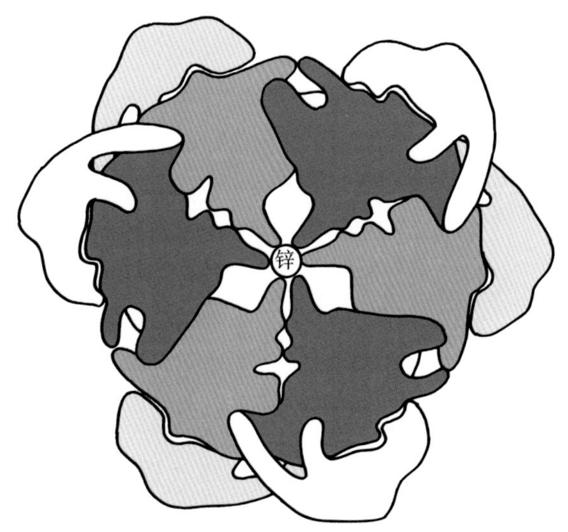

▲ **图 31-5　沿三轴观察的 2-Zn 胰岛素原六聚体假想模式图**

浅灰色及深色表示的连接肽以 Blundell 及其同事研究的结构数据排在深色轮廓表示的胰岛素六聚体外围。中心致密区域表示在 B 链中位点 10 处的 6 个组氨酸侧链（六聚体平面上方 3 个下方 3 个）配位连接的两个锌原子（引自 Blundell TL，Dodson GG，Hodgkin DC，et al：Insulin：the structure in the crystal and its reflection in chemistry and biology，Adv Protein Chem 26：279–402，1972.）

而，胰岛素原晶体的 X 线分析未能揭示有关 C 肽结构的任何细节 [42, 43]。

胰岛素原的中间裂解产物主要由仅在一个位点裂解的形式组成，且缺乏暴露残基（即 des-31、32 或 des-64、65 中间体）[12, 22, 41, 44, 45]。不同物种之间胰岛素原裂解产物在循环中的相对比例也不尽相同，这取决于不同物种间在裂解位点周围的氨基酸序列的差异 [46]。在脊椎动物与非脊椎动物中，胰岛素原样蛋白中 C 肽的大小是比较接近的。尽管在原索动物中，单链胰岛素样生长因子、IGF-1 和 IGF-2 可能来源于胰岛素原基因 [47]，一些无脊椎动物，例如秀丽新小杆线虫 [48] 中却具有许多胰岛素样肽，尽管它们具有典型的 C 肽结构和成对残基裂解位点，也无法被进化上保守的激素转化酶裂解。

（四）胰岛素原转化为胰岛素的酶学基础

图 31-6 总结了胰岛素原转化为胰岛素过程中的主要蛋白水解部位。早期体外研究表明，在胰岛素原转化为胰岛素的过程中，胰蛋白酶和羧肽酶 B 的共同作用会以高产率生成 C 肽和天然胰岛素 [49]。

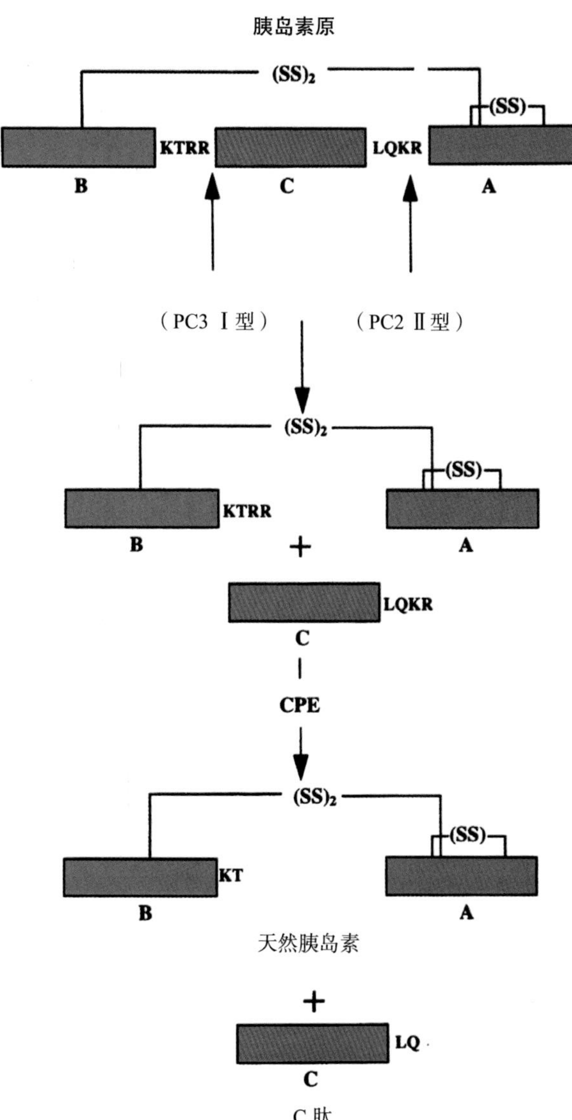

▲ **图 31-6　枯草杆菌蛋白酶样激素原转化酶 PC2、PC1/PC3 及羧肽酶 E 的联合作用将胰岛素原裂解为胰岛素。（有关详细信息，请参见正文）**

这一模型还解释了在胰腺提取物中发现的主要中间形式 [44, 50]，并意外寻找到一种细胞胰蛋白酶样转化酶，以及一种与羧肽酶 B 类似的对 C 端氨基酸残基具有特异性外肽酶活性的肽酶 [49]。早期对胰岛分泌颗粒提取的研究表明，这些囊泡是胰岛素原转化为胰岛素的主要部位，该转化引起胰岛素和游离精氨酸（而不是与二肽）共同释放 [51]，证实胰蛋白酶和羧肽酶 B 样蛋白酶可能参与胰岛素分泌颗粒的成熟 [52]。具有更低 pH 的羧肽酶 E 作为羧肽酶 B 的类似物，首先在胰岛中被发现 [52]，随后 Fricker 在大脑中也发现该酶的存在 [53]。分子克隆技术证实了其属于胰腺羧肽酶家族，在大脑和其他组织中还发现了其他加工性羧肽酶[54]。

通过研究酵母 α 交配因子前体的加工过程，鉴定出了第一个内切蛋白酶 kexin，它是一种钙依赖性丝氨酸蛋白酶，与细菌性枯草杆菌蛋白酶比较类似，而不同于胰蛋白酶[55–57]。借鉴上述发现，哺乳动物中也发现了类似的同源物，该同源物由七个密切相关的内切蛋白酶家族组成，在胰岛素的分泌通路中具有不同的作用点[10, 58, 59]。这些被称为枯草杆菌蛋白酶样原蛋白转化酶（SPC，也被简称为 PC）。该家族的两个成员 PC1/PC3 和 PC2 已被证明是神经内分泌肽前体加工的主要效应物，并且在大多数动物中它们的主要表达于脑和内分泌组织[10]。有关 SPC/PC 家族的其他功能，请参见参考文献 [60–62] 中的综述。

1. PC2 和 PC1/PC3 在胰岛素原加工中的作用

Davidson 及其同事的研究显示，PC1/PC3 和 PC2 都是胰岛素原加工过程所必需，并且被证实在钙依赖的 1 型和 2 型胰岛素瘤分泌颗粒加工过程中均有参与[63]。钙离子在胰岛素原的运输和蛋白水解成熟过程中的重要性已经明确[64]。PC2 和 PC1/PC3 在胰岛素原转化中的作用和作用顺序也得到了深入研究[65]。Rhodes 及其同事[65]的研究表面 PC2 更加偏向于加工胰岛素原的中间产物。它的裂解位置在胰岛素原 B 链和 C 链的连接处。该发现完善了图 31–7 中所示的胰岛素原转化为胰岛素主要酶学加工路径；其中 PC1/PC3 首先发挥作用，以生成 des–31、des–32 中间体，然后再由 PC2 在 C 肽 – A 链连接处进行裂解。这种裂解顺序与 PC1/PC3 相较于 PC2 能更快速地活化，以及具有更高的最佳 pH 值等观察结果相一致。因此，当 PC1/PC3 聚集在

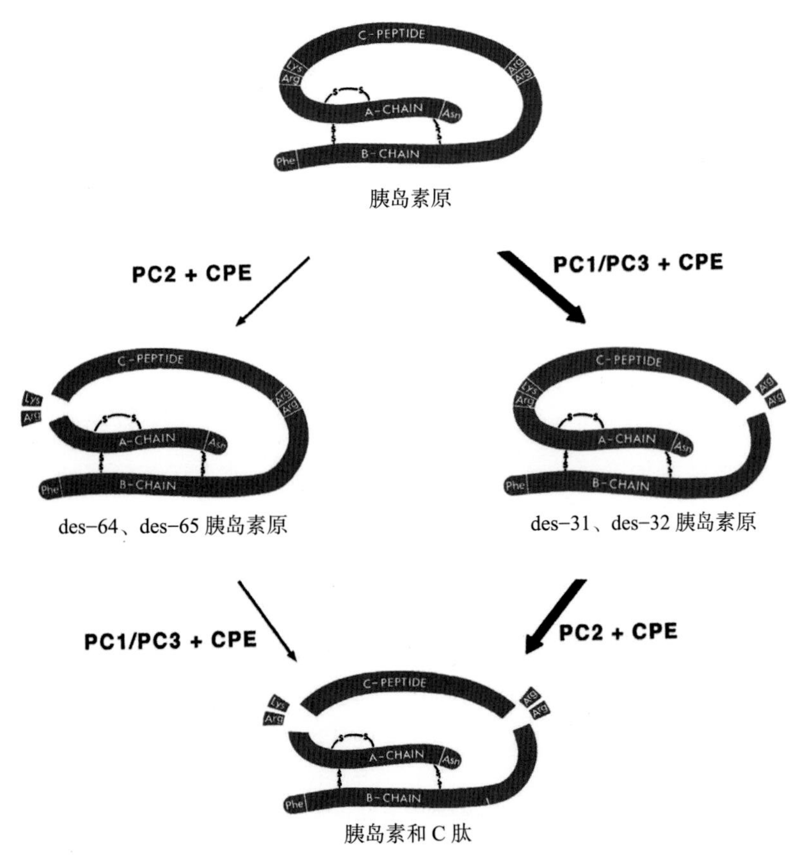

▲ **图 31–7　胰岛 B 细胞中胰岛素原的加工途径**

在正常情况下，右侧的途径可能更占优势，这是因为 PC2 更倾向于裂解 des–31、des–32 胰岛素原[66]，并且较低的最适 pH 和更缓慢的酶成熟过程会延缓其在初始阶段的分泌囊泡内的作用。在通过前蛋白转化酶进行内蛋白水解切割后，CPE（CPH）会进一步去除 C 末端的残基（改编自 RouilléY，Duguay SJ，Lund K et al：*Proteolytic processing mechanisms in the biosynthesis of neuroendocrine peptides：the subtilisin-like proprotein convertases*，Front Neuroendocrinol 16：322–361，1995.）

TGN 中未成熟的分泌小泡中时，PC1/PC3 便可能开始裂解胰岛素，而 PC2 仅在 pH 为 5.5 的成熟囊泡中才能发挥作用。根据该加工路径，PC1/PC3 或 PC2 敲除的小鼠实验显示，PC1/PC3 在胰岛素原加工中起着更重要的作用[46, 67–69]。

PC2 敲除的小鼠并不会发展为糖尿病，但它们表现出明显的高胰岛素原血症，血浆胰岛素原的比例接近 60%[67]。胰腺提取物中胰岛素原的水平也较高，但这一升高现象仅能在纯合子缺失小鼠中观察到（表 31–1）。对于离体胰岛的胰岛素生物合成脉冲示踪研究显示，与野生型（WT）小鼠相比，PC–2 缺失小鼠胰岛素原转化为胰岛素的速度也明显减慢，且伴有大量的胰岛素原中间产物 des–31、des–32[46, 67]。经过 3 或 4 h 的追踪后，大约 1/3 标记胰岛素原仍然存在，这与放射免疫法检测到的胰腺提取物中胰岛素原结果一致。因此，在正常小鼠中，PC2 最多可转化约 1/3 的胰岛素原，而 PC1/PC3 则负责处理剩余的部分。

据报道，一位 43 岁的女性伴有肥胖及妊娠糖尿病的患者 *PC1/PC3* 基因的两个等位基因均具有失活突变[70]。该患者的血清学检查未能检测到外周循环中胰岛素，但胰岛素原含量显著升高且有大量的胰岛素原中间产物 des–64、des–65，而胰岛素原中间产物 des–31、des–32 却很少或几乎没有。类似结果在 PC1/PC3 缺失小鼠中也被观察到[68, 69]（表 31–1）。这些结果与图 31–7 中描述的胰岛素原的转换过程一致，并提示图右侧所示的路径是主要路径。这也证实了 PC1/PC3 在胰岛素原加工过程中更为重要。然而，*PC1/PC3* 基因缺失小鼠并不像人类受试者那样伴有肥胖。相反，它们可能由于生长激素释放激素加工不足，往往表现出严重的生长缺陷[69]。这些小鼠也无法产生 GLP–1，但腹膜内葡萄糖耐量却并无异常。这些小鼠中还存在促视神经黑皮质素加工障碍、其他内分泌异常，以及肠道功能障碍[68]。

表 31–1　野生型、PC2 缺失和 PC1/PC3 缺失小鼠胰腺提取物中胰岛素原含量百分比

小鼠品系	基因型		
	+/+	+/–	–/–
PC2 缺失小鼠	4.0	4.3	31
PC1/ 3 缺失小鼠	5.3	12.3	87

2. 人体内循环中胰岛素原和 des–31、des–32 中间产物的意义　在人体，des–31、des–32 中间胰岛素原是一种主要中间体，在循环中的胰岛素原样物质中占据很大的比例[71]。糖尿病患者升高的胰岛素原和 des–31、des–32 胰岛素原中间体可能是由于 PC2 的作用缺陷所致[72]。分离的正常人胰岛中尽管 PC2 的水平是正常的，但胰岛素原转化为胰岛素的过程中，仍然伴随着 des–31、des–32 胰岛素原中间体的大量积聚[73]。然而，PC2 缺失小鼠的脉冲示踪实验显示，des–31、des–32 胰岛素原中间体仅占据所有胰岛素样物质的 15%～20%[46]。因此，即使 PC2 完全缺失，也不应该产生这种如同在人血清样品中所见的高水平的中间体。最近已经阐明，这种现象是由于在 PC 底物在 P4 位点上游有一个快速裂解位点。这样的上游残基位点存在于人胰岛素原的 B 链 – C 肽连接处（B29 为赖氨酸），但不存在于 A 链 – C 肽连接处（胰岛素原的 C62 为亮氨酸）（图 31–6）。这会导致两种转化酶对这两个位点的相对敏感性不一致，并倾向于促进 des–31、des–32 中间体积累[46]。另一方面，在大鼠和小鼠的胰岛素原中[22] P4 序列的变化会引起中间产物比例与在人类中观察到的比例不同[46]。

关于 B 细胞中 PC2 和 PC1/PC3 的生物合成的调控研究表明，葡萄糖对这两种酶的翻译速率都有上调作用，类似于葡萄糖对胰岛素原的刺激调控作用[74]。PC2 和 PC1/PC3 在葡萄糖对胰岛的长期刺激下，两者的 mRNA 水平与胰岛素 mRNA 会同时升高[75]。但是，在慢性刺激条件下，PC2 反而会相对缺乏，从而加剧糖尿病患者循环中胰岛素原中间体的含量异常。因此，des–31、des–32 胰岛素原中间体的正常积累仅反映了人类胰岛素原两个裂解位点的序列差异，而糖尿病前期和糖尿病患者中胰岛素原和 des–31、des–32 胰岛素原中间体的含量升高可能是由于高血糖作用于胰岛后继发转化酶作用不足引起的。遗传研究尚未显示 *PC1/PC3*[76]、*PC2*[77] 或 *CPE*[78] 基因突变在多种形式糖尿病易感性中的角色，尽管 PC1/PC3 中的氨基酸多态性可能会增加肥胖的风险[79]。然而，转录因子 PAX6 的功能丧失突变会导致胰岛中 PC1/PC3 的表达降低，并伴有高胰岛素原血症和轻度年龄相关的糖尿病[80]。

（五）分泌囊泡的形成和成熟

TGN 中蛋白质高效排序并经由分泌途径进入不成熟的分泌囊泡中的机制在神经内分泌细胞及其他分泌细胞中仍然是未解之谜。在 B 细胞中，该过程尤为有效，仅 1%～2% 的胰岛素原是通过非调节途径进行释放的。新形成的分泌囊泡具有网格蛋白包裹（图 31-8），这一包裹可能在 TGN 形成后和（或）形成过程中参与了颗粒内容物的某些重组[81]。这种被动分选可能是通过网格蛋白完成的，在网格蛋白的辅助下，分泌囊泡中心的一些蛋白质被转运到内体途径中，从而进一步回收至 TGN 或细胞表面。这种本构途径的优势在于，一些蛋白质如弗林蛋白酶、组织蛋白酶 B，以及其他可能的蛋白质会直接进入不成熟的胰岛素分泌囊泡并发挥它们的功能[81, 82]。此外，少量可溶性颗粒成分［如胰岛素原和（或）C 肽］可能会直接从这些囊泡中的颗粒中排出[83]。被动分选也可能在胰岛素囊泡的同步化释放中起到重要作用[81]。

神经内分泌细胞中新形成的分泌小泡经过生化和形态学成熟，形成典型的中央致密的囊泡。在 B 细胞中的不成熟分泌囊泡密度较小且外观相对更加均匀[29, 30]。分泌囊泡成熟过程中，最重要的生化变化是胰岛素原通过蛋白水解转换为胰岛素，以及这些产物的再排列[30]。电镜研究表明，随着分泌囊泡的成熟它们逐渐获得了晶线致密的核心（图 31-9）。更高倍数的放大结果显示核心中的分泌囊泡核心中的物质与锌胰岛素晶体结构极为类似[84]。因此，随着胰岛素从胰岛素原中释放，它们在 B 细胞内会与锌结合形成致密的核心。最近的研究表明，锌是通过 ZnT8 锌转运蛋白进入到成熟的分泌囊泡中的，如果这个转运蛋白缺失，即便胰岛素原能转化为胰岛素，囊泡中也不会形成中央致密的结构[85]。

成熟的胰岛分泌囊泡的生化分馏实验证实，囊泡核心仅包含胰岛素，C 肽则在囊泡成熟过程中被释放出来并进入囊泡核心周边的透明光晕内[84]。目前，在该条件下或在体外，也并没有证据表明 C 肽

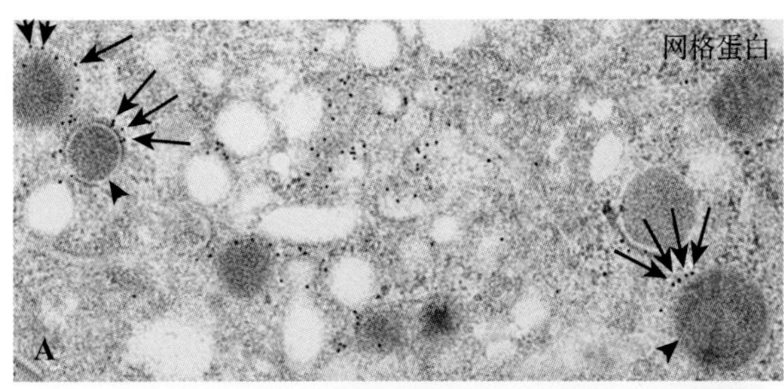

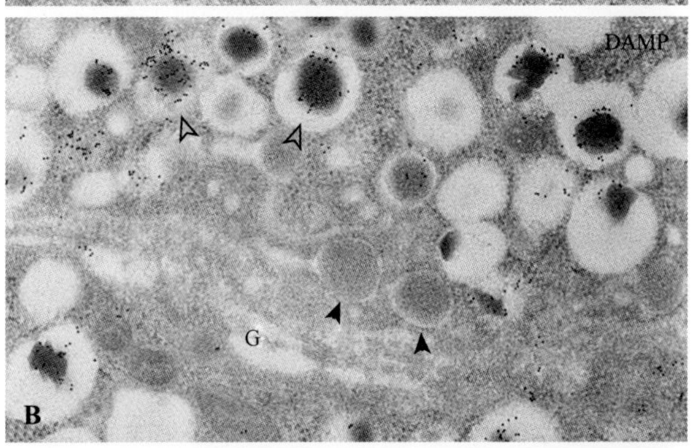

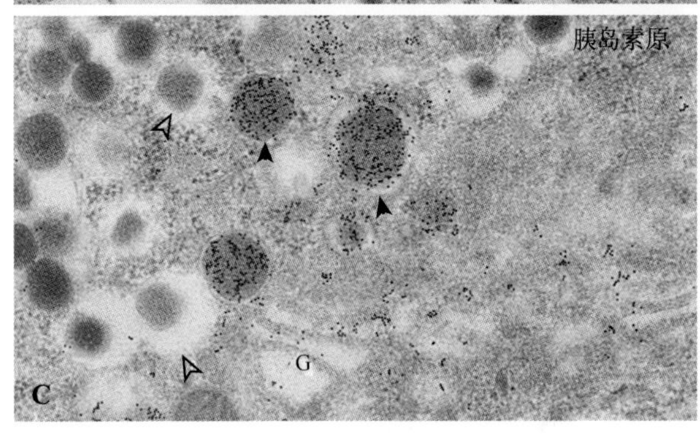

▲ 图 31-8 **A. 网格蛋白免疫标记；B. 3-（2，4- 二硝基苯胺基）-3′- 氨基 -N- 甲基二丙胺（DAMP）免疫标记；C. B 细胞高尔基体（G）的胰岛素原免疫标记（胶体金技术）。这些电子显微照片显示，具有致密核心的分泌囊泡（黑色三角箭头）被网格蛋白包被（A 中的箭头），缺乏 DAMP（B）并富含胰岛素原（C）。这些分泌囊泡是刚从高尔基体分离并被网格蛋白包被的成熟中的囊泡。相反，具有宽而透明光晕（白色箭头）的分泌囊泡则无网格蛋白包裹（未显示），富含 DAMP（B），并且缺乏胰岛素原（C）。这些则对应于富含胰岛素的成熟分泌囊泡。因为 DAMP 的免疫反应性可以用于间接反映细胞内结构的酸度，所以这可能表明分泌囊泡成熟过程中伴随着 pH 降低（A. 28 000×；B 和 C. 27 000×）**

引自 Orci L：The insulin cell：its cellular environment and how it processes proinsulin，Diabetes Metab Rev 2：71，1986.

与胰岛素之间存在共结晶。

胰岛中的大多数锌都存在于 B 囊泡中，并且在分泌过程中与胰岛素成比例地释放，以便维持胰岛素的结晶结构[86]。某些物种的胰岛素，如豚鼠、河狸鼠和一些啮齿动物[42]及原始八目鳗中[87]，在胰

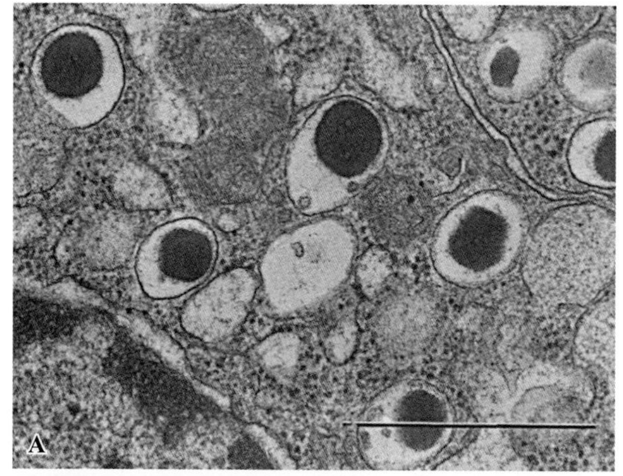

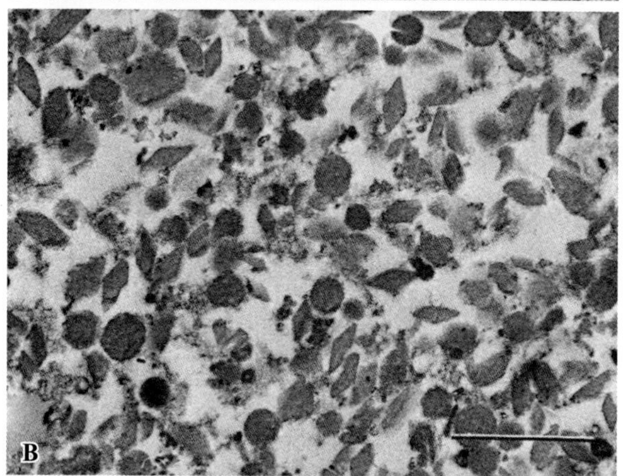

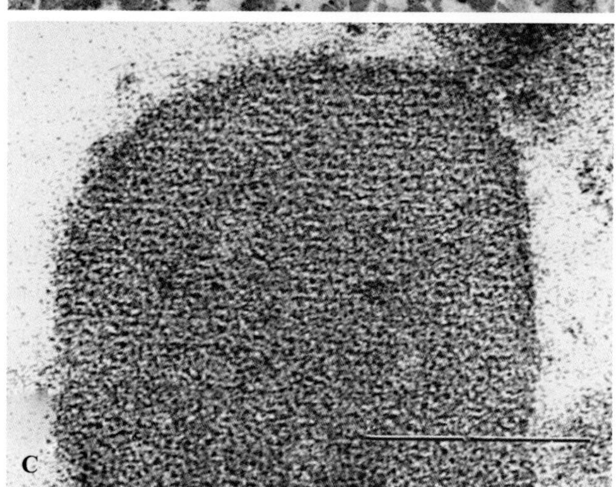

▲ **图 31-9　A.** 正常大鼠 **B** 细胞（×**28 000**）的显微照片，该照片展示了成熟分泌囊泡的形态（标尺 = **1μm**）；**B.** 分离的大鼠 **B** 囊泡核心（**17 000**×）（标尺 = **1μm**）；**C.** 高放大倍率视图（**250 000**×），显示晶核的重复单元结构（标尺 =**0.1** 微米）。核心由等比例的大鼠胰岛素 Ⅰ 和 Ⅱ 组成（**Michael J** 和 **Steiner DF**，未发表的数据）。样品用 **Karnovsky** 溶液固定，并用四氧化染色

引自 Hallman U，Wernstedt C，Westermark P，et al：Amino acid sequence from degu islet amyloid-derived insulin shows unique sequence characteristics，Biochem Biophys Res Commun 169：571-577，1980. Electron micrographs courtesy Hewson H. Swift.

岛素 B 链的第 10 位缺少可以和锌离子结合的组氨酸残基，该残基可以促使胰岛素的二聚体型成六聚体[88]。在一位 B10 位置杂合突变（组氨酸变成天冬氨酸）的临床病例中，因为这种形式的胰岛素原更容易被释放，导致血液中这种二聚体型式的胰岛素原水平升高[89]。然而，在这种突变的转基因小鼠模型中，尽管其自缔合和分类的特性发生了变化，但囊泡中胰岛素的转化并未受损[90]。

成熟分泌囊泡内部的 pH 为 5.0～6.0[51, 91]，是体外胰岛素结晶的最佳 pH 范围。RER 内中性或弱碱性的 pH 有助于胰岛素原折叠和巯基氧化。在整个高尔基体中，pH 仍然接近中性，但在 TGN 中，随着分泌产物依次进入分泌囊泡并开始蛋白水解过程，其酸性逐渐增强（pH=6.1）。囊泡质子泵可能开始增加质子的吸收，然后取代转化过程中释放的阳离子精氨酸和赖氨酸残基。随着这些氨基酸从囊泡中移出并被氢离子取代，囊泡内 pH 便会下降。因此，最初的弱酸性囊泡[91]在胞浆中成熟时会逐渐酸化（图 31-8），从而为新形成的胰岛素转化和结晶创造了适当的条件。最近发现，本构途径中的转化酶弗林蛋白酶在 B 细胞中的作用是激活质子泵，从而使分泌囊泡酸化。隐刺，缺乏弗林蛋白酶时 B 细胞的胰岛素原加工会受到损害[92]。

与胰岛素通过前胰岛素原和胰岛素原的生物合成有关的细胞过程，以及它们在分泌囊泡中的细胞内转运、分选、蛋白水解过程及最终的存储，已经在拓扑和生化方面都得到了很好的阐述。这一有关胰岛素形成和储存的精细而又微妙的过程在胰岛细胞瘤中出现紊乱，主要表现为胰岛素的释放不受调控及大量胰岛素原的形成，对胰岛素原的测量可以为胰岛素瘤的诊断提供重要的参考[93]（请参阅第 47 章）。

（六）C 肽的生物合成作用和生物作用

由于 C 肽与胰岛素是等浓度分泌的[22, 94, 95]，因此其在很多情况下被作为胰岛素分泌的重要标记物。

图 31-4 比较了代表性脊椎动物 C- 肽氨基酸序列[96]。C 肽对于突变的容受率比胰岛素高 15 倍，这表明胰岛素原分子中的该区域不太可能具有任何特定的激素功能。然而，在哺乳动物 C 肽的某些位

置上存在一些保守的酸性残基。这些酸性残基在一定程度上抵消了胰岛素原裂解位点上碱性残基的阳离子电荷，因此胰岛素原的等电点几乎与胰岛素相同（即 pH 为 5.1～5.5）[22]。

大量证据表明胰岛素原中的 C 肽片段具备生物合成作用。首先，它可以将胰岛素 A 和 B 链的相互作用从无效的双分子反应转变为高效且不依赖浓度的单分子反应 [97]。连接肽的某些区域也可能有助于胰岛素原多肽链的折叠及二硫键的正确形成，还可以引导转换酶与碱性残基对高效配对促进胰岛素原转换为胰岛素 [98, 99]。近期的分子建模研究表明，C 肽可能在 A 链 N 末端螺旋区变构中起到重要作用，从而有助于其在加工过程中与转化酶的相互作用，可以增加其与转换酶之间的相互作用 [100]。

尽管在天然胰岛素分子中 A_1 和 B_{30} 之间的间隔较短，只有 8～10 埃（图 31–2），但几乎所有胰岛素原 C 肽片段（包括昆虫，软体动物和线虫）中均有一段 30～35 个氨基酸的保守序列，这表明这一结构存在与长度有关的重要功能。由于更短的连接肽段不会损害巯基氧化和天然结构的形成 [99, 101]，因此这一长度的保守片段可能与巯基氧化无关。在胰岛素原中进化过程中保留的相对长的 C 肽可能原因是其在胰岛素合成过程中促进了胰岛素原在 RER 膜上的转运。跨越大核糖体亚基和 RER 膜所需的多肽链长度约为 65 个残基 [102]。此外，SRP 的翻译阻滞仅在合成新生链后发生 [102]，因此，它可能在胰岛素生物合成的翻译过程中也具备调控作用。有效的细胞内转位和对分泌囊泡的正确靶向可能对胰岛素原和其他前体蛋白的一级（和三级）结构提出额外要求。但是，C 肽缺失或截短的胰岛素原不能有效折叠，但可以正确地靶向到分泌途径 [98, 101, 103]。

如前所述，C 肽的另一个非常重要的功能是在其发挥了生物合成功能后促进其自身从胰岛素原中去除。体内胰岛素代谢的动力学及其生物学活性均取决于其对胰岛素受体的高亲和力。胰岛素原的低受体亲和特性决定了其清除率很低，这也解释了其在体内的高生物活性。胰岛素的快速清除是与它的生物活性一样重要的进化特征。为了确保其与转化酶的相互作用，胰岛素原必须向转化酶提供不止一对碱性残基。它们的活性位点需要至少含 8 个碱基的延展 B 链以便于每个裂解位点的识别。分子建模研究表明，全长的连接片段有助于实现高效的胰岛素原结合和转化酶的裂解 [100]。

自 20 世纪 90 年代初以来，许多报道描述了 C 肽及其衍生肽的多种生物学作用 [104]。这些推定的作用包括增强葡萄糖的转运和利用；改善糖尿病患者肌肉、皮肤、视网膜和神经的微循环；刺激肾小管 Na^+，K^+–ATP 酶（ATPase）活性和其他肾功能参数。有学者提出体内可能存在 C 肽的受体，并且循环的 C 肽可能有助于改善血糖控制，并有助于减缓糖尿病的血管和神经并发症的进程 [105]。关于这一理论需要进一步的深入研究进行确认，因为有报道表明 C 肽的作用不遵循配体 – 受体化学的通常规则（即手性不匹配特性）。因此，完全由右旋氨基酸合成的 C 肽活性与由左旋氨基酸组成的肽活性相同 [106]，而相同氨基酸的随机排列则会导致活性丧失。这些发现表明，需要对糖尿病患者进行胰岛素和 C 肽联合治疗的 RCT 研究，以全面评估其治疗潜力。

生物合成人胰岛素原、胰岛素及 C 肽为研究这些肽的作用、代谢和抗原性提供了许多新的可能 [107–109]。近年来，截去连接肽的活性胰岛素类似物已被成功开发。此类微胰岛素原和（或）“单链胰岛素”似乎更易于氧化形成二硫键，可以直接或经过剪切加工后发挥其生物学效应 [98, 99, 101]。通过合成或者修饰来改善胰岛素的吸收、聚合，以及药理学特性也是一大研究方向。

二、胰岛素合成的调节

在正常情况下，胰岛 B 细胞维持着一种刺激物诱导了胰岛素分泌 – 再补充状态，从而维持细胞内胰岛素的最佳储存量。大多数（98%～99%）的胰岛素是通过“调节”分泌途径 [110] 分泌的，并且仅在特定营养物质，某些激素、神经肽和某些药物 [111, 112] 升高时产生。大多数营养物质在调节胰岛素分泌的同时也分调控着胰岛素原的生物合成 [111]，其中最显著的营养物质便是葡萄糖 [112]。葡萄糖诱导的胰岛素分泌和合成都依赖葡萄糖代谢 [111]，但是分泌与合成相关的次级刺激 – 偶联机制却很不同。

例如，葡萄糖诱导的胰岛素分泌依赖于 Ca^{2+}，但葡萄糖诱导的胰岛素原生物合成不依赖 Ca^{2+} [112, 113]。葡萄糖诱导的胰岛素分泌可以被一些药物如二氮嗪、肾上腺素和生长激素抑素显著抑制，但是葡萄糖诱导的胰岛素原生物合成却无法被抑制 [111]。然而，可以刺激胰岛素分泌的药物如磺脲类药物或游离脂肪酸却无法影响胰岛素原的生物合成 [111, 114]。这种胰岛素分泌与胰岛素原合成调节方式的差异表明胰岛素原的生物合成不受局部分泌的胰岛素正反馈调节 [113]。对于葡萄糖刺激的胰岛素分泌，细胞内的次级信号传导机制已然明确 [115]，但是，除了需要线粒体代谢和琥珀酸盐生成之外，葡萄糖诱导的胰岛素原生物合成的机制 [116] 仍未完全阐明。然而，众所周知，肠促胰素如 GLP-1 作用可通过上调 cAMP 水平增强葡萄糖诱导的胰岛素分泌和产生 [117]。GLP-1 对葡萄糖诱导的胰岛素原生物合成的加强作用主要是在翻译水平上，而不是在转录水平上 [118]。

葡萄糖调控的胰岛素原生物合成是相对特异性的，并且独立于 B 细胞中其他蛋白质的合成 [119]。还有一小部分 B 细胞合成的蛋白也受到葡萄糖的特异性调节。这些蛋白大部分是胰岛素分泌囊泡相关蛋白，包括胰岛素原加工内肽酶、PC1/PC3 和 PC2 [74, 75, 120, 121]。这表明在胰岛素原生物合成上调的同时，与之加工相关的酶及储存相关的元件蛋白都会相应地上调。

葡萄糖诱导的胰岛素原生物合成的调节机制很复杂，并且可能会在多个水平上发生，具体取决于短期内升高的葡萄糖水平。在≤ 3h 的时间窗内，正常范围的葡萄糖波动诱导的胰岛素原生物合主要发生于翻译水平 [111, 113, 122, 123]。当这一波动超过 12h 后，葡萄糖则会诱导前胰岛素原 mRNA 稳定性 [124] 增加，从而促进前胰岛素原 mRNA 模板的转录 [113]。胰岛素基因转录增加也可以促进胰岛素原的长期生物合成 [125, 126]。

但是，即使在这些长期的情况下，葡萄糖诱导的胰岛素原生物合成也主要是通过翻译水平的调控而介导的。尽管葡萄糖诱导的胰岛素原生物合成的翻译调控早在 40 年前就已经被发现 [22, 122, 127]，但是这一调控的分子机制仍未阐明。在翻译的起始和延伸阶段 [22, 123, 127] 适应性翻译器件会上调前胰岛素原 mRNA 的翻译水平。在 RER 转位的早期相核糖体锚定前，SRP 信号肽对新生前胰岛素原肽链延伸的抑制周期也进一步下调 [123]。然而，胰岛素原生物合成的具体翻译调控取决于前胰岛素原 mRNA 本身，特别是未翻译区（UTR）[128]。前胰岛素原 mRNA 的 3′ UTR 包含多聚嘧啶元件（PRT）[129] 和高度保守的 UUGAA 元件 [111, 128]，以增强其稳定性。3′ UTR 中 PRT 元件调控前原胰岛素 mRNA 的稳定性是经由一个葡萄糖反应性的聚嘧啶束结合蛋白（PTB）实现的 [128]。前原胰岛素 mRNA 的 5′ UTR 包含一个保守的翻译调节的顺式元件 ppIGE，该元件在葡萄糖诱导的胰岛素原生物合成翻译调控中发挥着重要作用 [128, 130]。ppIGE 具有高度保守的“镜像”核心 GUCx_nCUG 或 GUUx_nUUG（$n \leq 4$ 个碱基）。胰岛胞质提取物中存在一种蛋白质反式作用因子（ppIEBP），它以葡萄糖依赖的方式与 ppIGE 顺式元件结合，共同调节葡萄糖诱导的胰岛素原生物合成 [130]。ppIGEBP 的特性目前仍未明确。尽管如此，在 B 细胞中一些在翻译水平上调控的分泌囊泡蛋白如 PC1/PC3 及 PC2，它们 mRNA 的 5′ UTR 中的 ppIGE 元件也依旧保守 [98, 99]。因此，葡萄糖诱导的胰岛素原生物合成及其他胰岛素分泌囊泡蛋白的翻译调控可能是通过相同的机制实现的。对于葡萄糖对胰岛素基因表达的长期转录调控，已明确是 Ca^{2+} 依赖性的 [131]，并涉及一些关键转录因子如 Pdx-1 和 MafA 的磷酸化 [125]。长时间的葡萄糖、生长因子或其他一些营养物质刺激也会导致进行性 B 细胞增生和肥大 [132, 133]。B 细胞数目的增加会引起非糖尿病性肥胖和妊娠中胰岛素的产量增加。

胰岛素分泌囊泡转归在胰岛素的产生和利用的长期调节中同样重要。胰岛素分泌囊泡的半衰期为 3～5d [94]，如果不发生胞吐作用，囊泡会在细胞内降解。胰岛素分泌囊泡的降解是通过自噬完成的 [134, 135]。在正常情况下，自噬通过清除老化的分泌囊泡扮演者一个清道夫的角色 [136]。但是，在某些情况下，如胰岛素分泌受限但胰岛素原生物合成并未改变时，自噬也会上调以防止过多的胰岛素在细胞内积聚 [94, 136–138]。葡萄糖也会影响胞内胰岛素通过自噬通路的降解，但其具体机制不明 [94]；近期的研究表明 LAMP2、ATG-7 及 VNP1 可能参与了这一调控 [136, 139, 140]。

三、胰岛素分泌及其调控

胰岛素主要作用是调节人体葡萄糖浓度，将血糖水平维持在空腹约 3.8～6.1mmol/L 的水平；糖尿病的一个定义便是空腹血糖的水平大于 7mmol/L（见第 38 章）。在正常个体中，餐后血糖可升高到 10mmol/L 并在长时间禁食后降低至 3.3mmol/L。体内存在着一种精细的葡萄糖感知与调控机制来根据血糖浓度调控胰岛素分泌，但它还取决于许多其他因素，例如肠促胰素、GLP-1 和 GIP，它们均能将血糖水平维持在特定浓度范围。

类似于其他神经内分泌细胞，胰岛素分泌细胞也是电兴奋细胞[141]。这意味着葡萄糖刺激的胰岛素分泌取决于静息状态下负电位的极化效应。图 31-10 简要总结了调节 B 细胞分泌活动的多种影响因素。在正常的葡萄糖诱导的胰岛素分泌过程中，葡萄糖通过 GLUT2（和 GLUT1）葡萄糖转运蛋白进入细胞，并被葡萄糖激酶（一种特殊的高 K_m 值

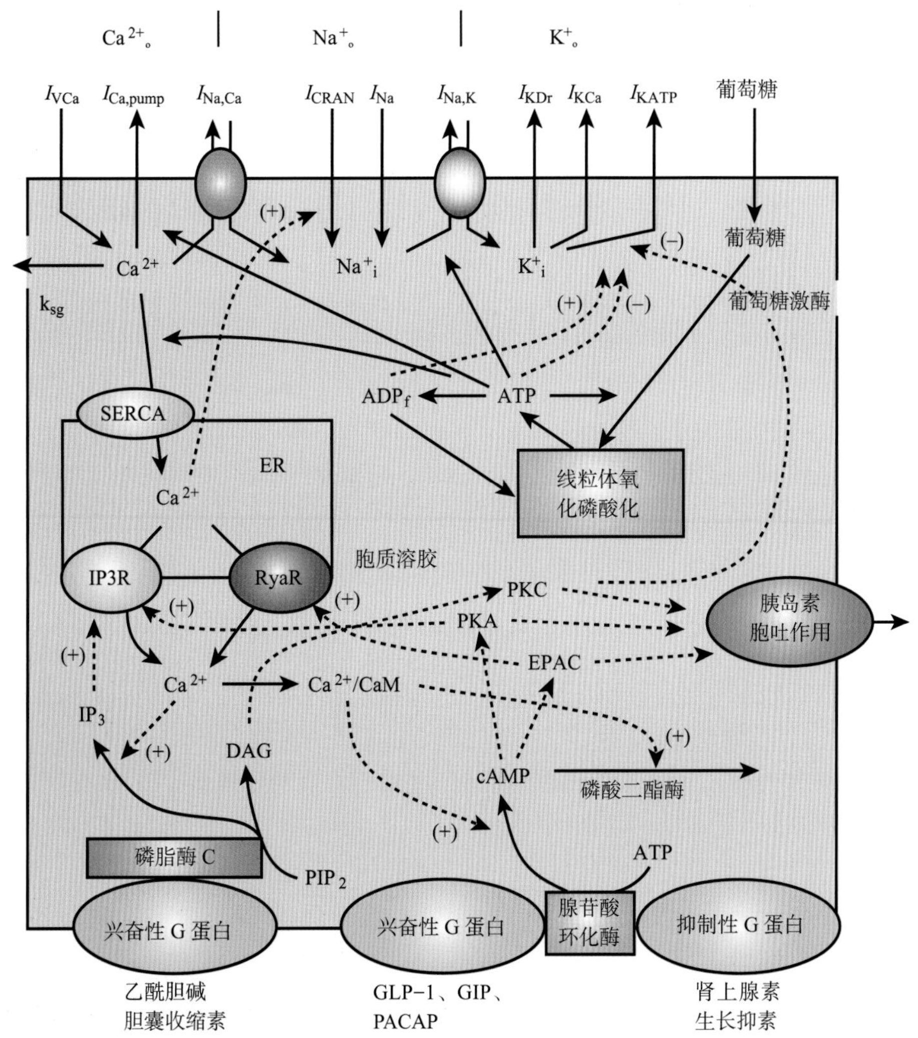

▲ 图 31-10 胰岛素分泌中膜通道，离子、受体及 cAMP 和 IP3 途径调控之间的相互作用

顶部，质膜电流：电压依赖性 Ca^{2+} 电流（Ivca），钙泵流（ICa. pump），Na^+/Ca^{2+} 交换电流（Ⅰ NaCa），Ca^{2+} 释放活化的非选择性阳离子流（ICRAN）；Na+ 内向电流（INa）；钠钾泵电流（Ⅰ NaK），延迟整合 K^+ 电流（Ⅰ KDr），小电导 Ca^{2+} 活化的 K^+ 电流（IKCa），ATP 敏感 K+ 电流（Ⅰ KATP）。Ksg 是分泌颗粒对 Ca^{2+} 螯合速率的系数，SERCA 是内质网钙泵，Ca^{2+} 通过 IP3 受体（IP3R）和 ryanodine 受体（RyaR）从内质网中释放。来自能量代谢的信号会增加胞内钙例子。底部，CaM 为钙调蛋白，Ca^{2+}/CaM 是与 Ca^{2+} 结合的钙调蛋白。cAMP 的合成和降解分别由腺苷酸环化酶（AC）和磷酸二酯酶（PDE）催化。EPAC 是一种被 cAMP 激活的鸟嘌呤交换蛋白。PKA 是蛋白激酶 A；GLP-1 是胰高血糖素样肽 -1；PACAP 是垂体腺苷酸环化酶激活多肽。GIP 是葡萄糖依赖性促胰岛素肽。磷脂酶 C（PLC）催化从磷脂酰肌醇 -4，5- 双磷酸酯（PIP2）合成 IP3 和二酰基甘油（DAG）。多种激酶激活胰岛素颗粒的胞吐作用。实线表示流向，虚线表示对电流或流向的抑制或刺激作用（由 L. Fridlyand 提供）

的己糖激酶）捕获而发生磷酸化。葡萄糖激酶的高 K_m 奠定了其作为B细胞“葡萄糖传感器”的基础，因为其酶活性反映了生理条件下循环中国葡萄糖浓度。有研究表明，在葡萄糖激酶功能丧失的患者中，该酶决定了B细胞对生理范围内葡萄糖浓度改变而引起的胰岛素分泌反应[142]。在葡萄糖磷酸化及进一步的糖酵解之后，线粒体中的三羧酸循环及氧化磷酸化会促进细胞质中ATP与ADP的比例增加。有趣的是，尽管葡萄糖是胰岛素分泌系统的关键生理刺激剂，但它可以被其他能提供能量的代谢产物（如亮氨酸和琥珀酸单甲酯）替代或增强，这些代谢产物可以进入糖酵解，TCA循环或相关的氧化磷酸化途径[143]。

葡萄糖激酶基因（*GCK*）中的突变很有意思，因为激活突变也可引起低血糖，而那些降低酶活性的突变会引起空腹高血糖[144]。葡萄糖激酶激活剂可能会对2型糖尿病患者中分离的胰岛的缺陷基因提供修复作用，并有可能会对葡糖糖激酶突变相关的进展性肥胖伴2型糖尿病患者有很好疗效[142, 145]，但GCK本身的突变却并不需要治疗[146]。

新陈代谢驱动的ATP/ADP比例增加会引起ATP依赖的钾离子通道（KATP）通道被抑制，进而导致细胞内正电荷（K^+ 和 Na^+）积聚从而引起细胞膜去极化。当膜电位从静息态的–70mV上升至–20mV时，电压依赖性钙通道打开，Ca^{2+} 进入胞内。多种 K^+、Ca^{2+} 和 Na^+ 电压依赖型通道之间的相互作用有助于膜电位和 Ca^{2+} 的回补与周期性瞬变[141, 147]。葡萄糖摄入后的动作电位发生于去极化高水平期的成组电位爆发中，并在两次爆发之间有一小段的间隔期，从而引起 Ca^{2+} 震荡（图31–11）[148, 149]。

去极化过程在胰岛素分泌中的重要性已经通过Kir6.2和SUR1中的激活突变证实。这些突变来可阻止葡萄糖引起的KATP通道关闭[150, 151]从而完全阻止胰岛素的持续释放，并导致永久性的新生儿期糖尿病[150, 151]。相反，这些通道的失活突变则会引起KATP通道持续关闭，继而胰岛素持续释放，从而导致婴儿期的高胰岛素血症[152]。

从KATP关闭并且 Ca^{2+} 通过电压依赖性钙通道进入细胞开始，多种机制便开始对细胞内 Ca^{2+} 进行调控，从而影响胰岛素释放。这包括电压依赖 Ca^{2+} 和

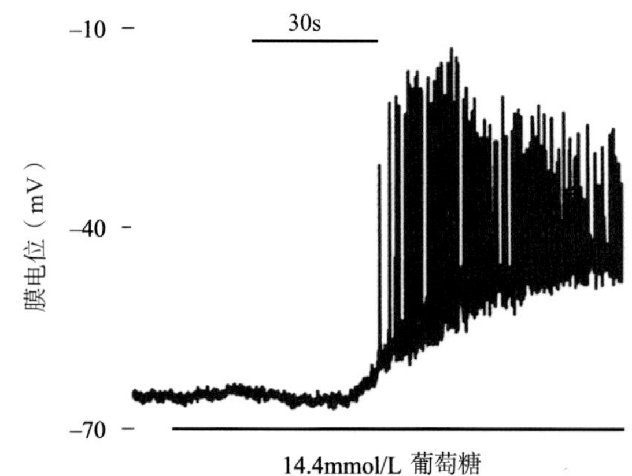

▲ **图31–11　葡萄糖对小鼠胰岛膜电位的影响**

该图显示了小鼠胰岛中电爆发活动的开始，其中将贴片电极放置在一个仍与其他胰岛细胞相连的细胞上（由D. Jacobson提供）

K^+ 通道（可使质膜复极化）及电压依赖的 Na^+ 通道（可加速人、犬和猪胰岛内细胞膜去极化）[147, 153, 154]。在细胞内部，Ca^{2+} 可以通过肌浆/内质网腺苷三磷酸酶（SERCA）泵的作用被两者捕获。通过三磷酸肌醇（IP_3）对 IP_3 受体的作用，以及通过可由其他信使激活的ryanodine受体，可使内质网释放 Ca^{2+} 并在细胞内 Ca^{2+} 瞬时改变的调节中起关键作用。Ca^{2+} 信号的时空控制可能被胰岛素分泌囊泡融合过程中融合区域的 Ca^{2+} 微结构域高度调节[154]。线粒体也是钙的重要存储区，在代谢活动过程中会吸收 Ca^{2+} 从而调节TCA循环中的关键脱氢酶[155]。

虽然细胞质中钙信号（通常是振荡性的）与胰岛素分泌高度相关，但在实验情况下它们与胰岛素分泌是可分离的，表明细胞内 Ca^{2+} 的变化可以被绕过或被其他因素增强[156]。来自线粒体其他补缺分子，如谷氨酸，可能与胰岛素分泌调节有关[155, 157]。线粒体基因组或调节线粒体能量代谢的蛋白质如若发生突变会对胰岛素分泌具有显著影响[155]。

细胞内游离 Ca^{2+} 的升高可激活多种蛋白［例如小G蛋白，如Rabs和可溶性N–乙基马来酰亚胺附着蛋白受体（SNARE）途径］，从而调节 Ca^{2+} 触发的胰岛素囊泡与细胞膜的融合，介导胰岛素的一相分泌。与神经递质释放一样，B细胞分泌囊泡融合取决于突触体相关蛋白v–SNARE（VAMP2和突触结合蛋白）与质膜受体SNAP–25（一种靶向定位的SNAP受体）或syntaxins的相互作用。二相胰岛素分泌是指在一相分泌后的胰岛素持续释放。B细胞

或胰岛的二相分泌动力学是多变的且具有物种特异性。与锚定在胞膜上的胰岛素分泌囊泡融合的过程类似，远离胞膜的胰岛素囊泡可以通过微管和相关的激酶、分子伴侣和小的 GTP 结合蛋白（syntaxin4，Munc18）通过肌动蛋白网络募集并锚定至细胞膜的 t-SNARE 位点，直至它们与细胞膜融合[158]。

B 细胞的电活动对于胰岛素分泌的启动和调节是必需的，但无法单独发生作用。例如，抗糖尿病的磺酰脲类药物可阻断 KATP 并引起细胞内 Ca^{2+} 浓度增加，但是它在缺少能量时仅能少量增加胰岛素分泌[156]。B 细胞具有多种可以放大或抑制导致胰岛素分泌的调节机制。例如，ZnT8 转运蛋白 Slc30A8 作为 Zn^{2+} 转运蛋白，在 B 细胞分泌囊泡[159]中高度表达，并且是 1 型糖尿病的一种抗原[160]。全基因组关联研究表明该基因编码区的突变与 2 型糖尿病相关[161]。Zn^{2+} 可以协助胰岛素晶体六聚体的形成，促进胰岛素晶体的储存并增加其稳定性，还可能充当分泌过程中的信使，影响附近 A 细胞或 B 细胞上的离子通道[162]。

B 细胞内的 G 蛋白偶联受体在发挥抑制或者刺激效应时涵盖了多条蛋白激酶通路[163]（有关 G 蛋白偶联受体的一般信息，请参阅第 1 章）。肠促胰素 GLP-1 和 GIP 通过与 GPCR 受体结合而激活腺苷酸环化酶[164, 165]。随着腺苷酸环化酶进一步升高胞内 cAMP 浓度，高浓度的 cAMP 通过激活基因表达和抑制细胞死亡途径[166]的方式实现葡萄糖依赖的胰岛素分泌。蛋白激酶 A 和鸟嘌呤交换蛋白 EPAC 均在该途径中起着一定的作用[167]。β 和 α 肾上腺素能 GPCR 也参与调节胰岛素分泌。例如，β_2 激动药会通过 PKA 机制导致胰岛素分泌增加[168]。肾上腺素能激动药（肾上腺素和去甲肾上腺素）及可乐定都是众所周知的胰岛素分泌抑制药。G 蛋白偶联的 α_{2A}- 肾上腺素受体负责肾上腺素 / 去甲肾上腺素的上述作用，并且由百日咳毒素敏感的异三聚体 G_i 和 G_o 蛋白介导，它们的活化可抑制腺苷酸环化酶[169, 170]。其他影响 cAMP 半衰期的药物包括异丁基甲基基黄嘌呤（IBMX，磷酸二酯酶的非特异性抑制剂[171]）和 PDE 特异性抑制剂。这些药物可增加葡萄糖依赖的胰岛素分泌[172]。B 细胞中 cAMP 的水平与腺苷酸环化酶、PDE 活性和细胞内 Ca^{2+} 的等水平有关，这一反映了胞浆区微结构域的重要作用[173, 174]。

毒蕈碱 M_3 受体通过自主神经中的迷走神经通路被乙酰胆碱（或其类似物，卡巴胆碱）激活[175]。毒蕈碱受体活化在葡萄糖刺激的胰岛素分泌[175, 176]中具有辅助作用，但是缺乏迷走神经的移植胰岛或胰腺仍能维持正常血糖水平提示该途径在胰岛素分泌过程中并非必要。该途径的假定脂肪酸受体 GPR_{40}，对葡萄糖依赖的胰岛素分泌有促进作用，但该途径的激活是否能在胰岛素抵抗时产生有效的胰岛素分泌以进行代偿尚不得而知[177]。

胰岛素基因或编码几种转录因子的基因，离子通道亚基和葡萄糖激酶的基因中的突变会导致糖尿病单基因糖尿病（参见第 49 章）。这些包括 KATP 亚基 KCNJ11（Kir6.2）、ABCC8（SUR1）、肝细胞核因子 HNF1A、HNF4A、HNF1B，以及线粒体突变[178-180]。在转录因子突变而引起的糖尿病中，B 细胞逐渐失去分泌胰岛素的能力，但在一定的时间内仍以某些形式（转录因子基因 *HNF1A* 和 *HNF4A* 的突变）保留了磺脲类药物的反应性。这些基因中的杂合突变可能会影响多种信号通路。

四、胰岛素基因突变是永久性新生儿糖尿病的成因

胰岛素基因是最早被分离的基因之一。图 31-12 总结了胰岛素基因在人类和其他几个物种[181]中的结构。人胰岛素基因位于 11 号染色体短臂上的 15 区。它在 5′ 侧翼端有一个独特的由串联重复序列组成的多态性区域，该区域位于上游调控区域之后。该多态性区域似乎并不影响该基因在胰腺中的表达，但可能会影响其发育过程中在胸腺中的瞬时表达[182]。它也为遗传研究提供了有用的标记[183]。人胰岛素基因中的突变研究鉴定出了影响胰岛素生物学活性或胰岛素原向胰岛素转化几种错义突变（均处于杂合状态）。这些突变可能导致轻度糖尿病与胰岛素抵抗[184]。

永久性新生儿糖尿病（PNDM）是一种罕见的糖尿病，通常在生命的最初几个月内发生，其发病率为 1/300 000～1/100 000。Kir6.2 或 SUR1 中的激

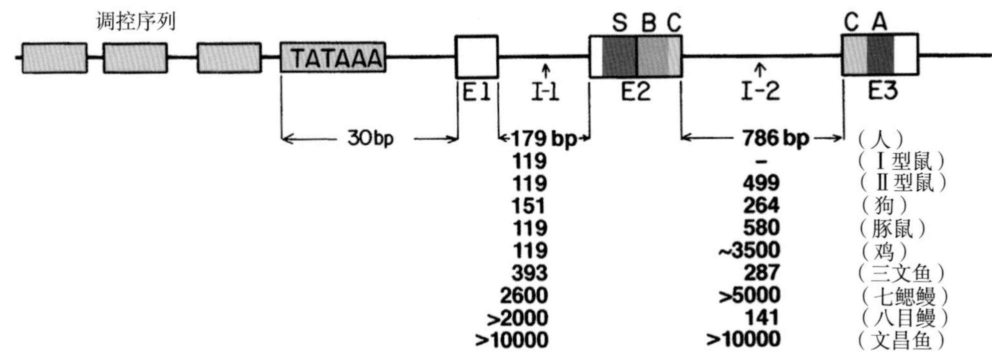

▲ 图 31-12　脊椎动物中胰岛素基因的结构图

成熟的前胰岛素原 mRNA 中的外显子用条形表示（E），各物种中两个内含子或中间序列（I）的大小则以表格展现。A. A 链编码区；B. B 链编码区；C. C- 肽编码区；S. 信号肽。在 mRNA 起始位点上游约 30 个碱基对处显示了一个典型的 TATA 盒信号转录起始位点，其后是启动子区域（E1）。人胰岛素基因位于 11 号染色体的短臂上的 p15 区 [183]

活突变是最常见的原因 [150, 151]，并且这两种蛋白发生突变的患者通常对磺酰脲类药物治疗有反应，后者可逆转胰岛素分泌的抑制作用，使患者无须再使用胰岛素注射治疗 [185]。最近研究发现，胰岛素及其前体（前胰岛素原和胰岛素原）的突变是新生儿糖尿病的另一个重要原因。第一个被发现的此类突变是一种错义突变，在一个家族中的 4 位患病成员中，他们的 Gly B8 突变为了 Ser（G32S）[178]。

由于 L- 氨基酸取代 Gly B8 会破坏 A7–B7 二硫键的形成并减少体外胰岛素的折叠，因此它可能在体内会扰乱胰岛素的产生并参与新生儿糖尿病的发生。至此，在很多无法解释的新生儿糖尿病和（或）抗体阴性的早期 1 型糖尿病儿童及 MODY 患者中均发现了一系列前胰岛素原的突变位点 [178, 186–188]。与突变的秋田鼠（C96Y）中发现的可导致早发糖尿病的突变相同，*Ins2* 基因的突变不仅在小鼠中会破坏胰岛素原折叠并诱导严重内质网应激，在人类中该基因的突变也会导致糖尿病 [178, 189]。在 HEK293 细胞中引入胰岛素原的这种突变后，会出现胞内胰岛素滞留且分泌大大受损。其他研究还证实用 Asp（H29D）[186] 取代 B5 His 会损害胰岛素折叠 [190]。各种功能研究发现，这些突变的前胰岛素原会滞留在内质网中，几乎很少分泌至胞外 [191–193]，而且这些突变会对正常胰岛素的产生造成很强的抑制作用。

图 31-13 总结了所有当前已知的前胰岛素原突变，包括不影响折叠但生物学活性降低或不能被正常加工成胰岛素而导致高胰岛素血症发生的突变 [184]。值得注意的是，其中一些突变是发生在信号肽基因上的 [178]。信号肽中疏水核心前的一个碱基被 R6C 替换后会造成一种轻度、迟发的 MODY 样形式的糖尿病（发病年龄介于 15—65 岁）。这个碱基可能参与了信号肽与信号肽识别受体的正确识别。A24D 阻止了信号肽在 A·X·A ↓裂解位点处的正确裂解，从而导致胰岛素大量在内质网滞留 [191]。

许多 A 链和 B 链的突变是参与链间二硫键的 Cys 残基被不含硫的氨基酸取代或在其他位点添加 Cys，导致未配对的半胱氨酸倾向于“阻塞”内质网中的二硫键形成，从而导致内质网应激。最严重的突变之一是 *C43G*，它阻止了 B_{19}–A_{20} 处二硫键的形成，这是胰岛素原折叠过程中的第一步。缺少这一二硫键会阻碍后续加工过程中的一个重要折叠中间体型成，该中间体通常可协助后续的折叠过程 [194]。其他突变包括 B 链第 8 位和 23 位中的 Gly 残基被取代。由于甘氨酸缺少侧链，不会妨碍肽链空间构象的形成，因而甘氨酸的存在给肽链带来了很大的灵活性。这两个 Gly 残基参与了 B 链翻转的构象改变，这对于 B_7 或 B_{19} 处的半胱氨酸与 A_7 或 A_{20} 半胱氨酸正确配对形成二硫键非常重要 [178, 195]。高柔性的 C 肽包含 8 个与糖尿病无关的突变体。损害胰岛素原生物合成和折叠的突变可导致人类和小鼠罹患糖尿病 [196, 197]。然而，内质网应激的发病机制尚不清楚。

这里面的一个重要因素是随着高血糖症的发展，胰岛素的代偿性增加无法满足胰岛素的需求。胰岛素原折叠错误导致 ER 巯基氧化途径的运输负荷增加，这是由于涉及蛋白质二硫键异构酶（PDI）

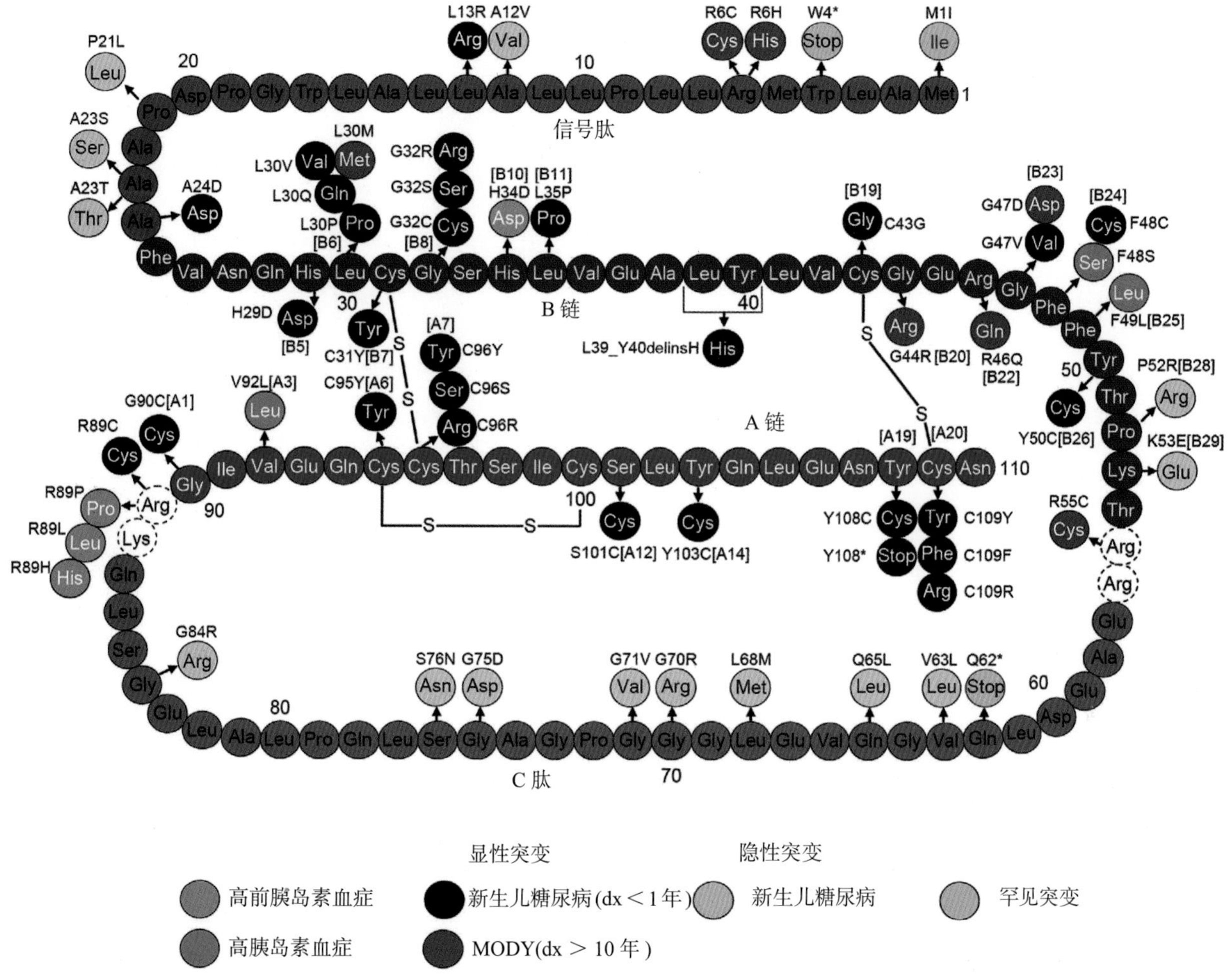

▲ **图 31-13　人前胰岛素原的氨基酸序列示意图**

绿色 . 信号肽；红色 . B 链；橙色 . C 肽；深蓝色 . A 链。糖尿病患者、高胰岛素血症和高前胰岛素原血症患者的突变位点。黑色显示的突变会破坏胰岛素原折叠和（或）二硫键形成或信号肽裂解（A24D），导致永久性新生儿糖尿病（PNDM）。这些突变导致显性遗传糖尿病。以黄色显示的突变通过隐性遗传的方式损害胰岛素合成而导致 PNDM。浅蓝色的突变不会影响胰岛素的折叠，但会降低胰岛素受体的结合力（高胰岛素血症）。浅绿色的突变与胰岛素原过多，或者损坏胰岛素的蛋白水解过程，或者胰岛素无法在分泌囊泡中形成致密的核心。紫色突变往往见于 MODY 患者或者 1 型糖尿病患者。灰色显示的突变比较罕见，在许多情况下是从大规模外显子组测序项目中发现的，没有证据表明它们会引起糖尿病。MODY. 年轻人成熟型糖尿病［改编自 Støy J，Steiner DF，Park SY et al：Clinical and molecular genetics of neonatal diabetes due to mutations in the insulin gene. Rev Endocr Metab Disord 11：204-215，2010；Exome Variant Server，NHLBI GO Exome Sequencing Project（ESP），Seattle，WA，http://evs.gs.washington.edu/EVS/；and Flannick J，Beer NL，Bick AG，et al：Assessing the phenotypic effects in the general population of rare variants for a dominant Mendelian form of diabetes. Nat Genet 45：1380-1385，2013.］

及其各种同工型酶的反复氧化还原循环[198]。PDI 在氧化折叠过程中去除的电子最终转移至哺乳动物内质网上的黄素蛋白 Ero1 α 和 β 上[199]，从而增加了活性氧（ROS）的含量。错误折叠的突变胰岛素原可能会阻止正常胰岛素原和其他新生蛋白质在 ER 中的折叠。错误折叠的蛋白质在 ER 中的积累会触发未折叠蛋白质反应（UPR），从而导致 ER 伴侣蛋白（如 BIP、GRP94 和 PDI[198]）水平升高，并通过 PERK（dsRNA 活化蛋白激酶样的 ER 激酶）增强真核生物起始因子 2α 的磷酸化，来适应性地减弱蛋白翻译[200]。B 细胞特异性 PDI 异构体或其他专用的伴侣蛋白对于体内有效的胰岛素折叠可能是必需的[201]。错误折叠蛋白质的 ER 相关降解在缓解 ER 应激中也起着重要作用，但仍不足以应对某些类型的胰岛素原突变[202]。糖尿病的发生是由于 B 细胞的凋亡还是由于慢性高血糖症引起的并发症目前仍不清楚，但使用胰岛素和（或）GLP-1 受体激动药或相关药物进行早期治疗可能有助于延缓 B 细胞丢失。

五、其他胰岛激素的生物合成和加工

除了胰岛素之外，B 细胞还会分泌少量其他肽和蛋白质[33, 203]。其中一些是胰岛 B 细胞所特有的，而另外一些则在其他神经内分泌细胞和肿瘤中也有表达。嗜铬粒蛋白 A、B 和 C 是在神经内分泌系统中广泛表达的，隶属于与酸性肽关系紧密的 granin 家族。204 嗜铬粒蛋白 A 在大鼠胰岛的β、α和γ（PP）细胞均有表达。而嗜铬粒蛋白 B 和 C 仅存在于 α 细胞中[204–206]。这些蛋白质在分泌囊泡的形成及生物活性肽的产生中具有重要作用。嗜铬粒蛋白 A 加工后会释放出至少两种多肽：①胰抑素，来自于嗜铬粒蛋白 A 中央区的含 49 个氨基酸的酰胺化肽，最初是从猪胰腺中分离出来的，可抑制胰岛素分泌[207]；② β-granin，一种来自嗜铬粒蛋白 A 氮端区域的 24kDa 大小的肽[203, 205]。这两种肽均储存在胰岛素分泌囊泡中并与胰岛素一起释放。与前述理论相反，嗜铬粒蛋白 A 基因的紊乱并不会阻止神经内分泌囊泡的形成，这可能与其他颗粒蛋白的代偿性上调有关[208]。

（一）胰岛淀粉样多肽

另一个有意思的胰岛蛋白是 37 个氨基酸组成的神经肽样分子：胰岛淀粉样多肽（IAPP）或胰淀素，这一个肽是 2 型糖尿病、胰岛素良性肿瘤及正常老年人胰岛中出现的淀粉样沉积的基本组成成分[23, 209, 210]（图 31–14）。尽管最早在 1901 年就在人胰腺标本中报道了 IAPP[211]，但直到 1986 年才明确 IAPP 是一种可溶性的单肽。它的氨基酸序列与 37 个氨基酸组成的降钙素基因相关肽 1 和 2（CGRP–1、CGRP–2）接近[209, 210]。其 mRNA 和基因的克隆实验进一步证实了它与 CGRP 的进化关系[23, 212, 213]。IAPP 的前体具有信号肽，后接一个 Lys–Arg 的短前肽，在其 C 端连接 Gly–Lys–Arg 氨基酸和另一个短的前肽（图 31–15）。后面裂解位点中甘氨酸残基的存在表明 IAPP 和 CGRP 一样是羧酰胺化的[23, 214]。人 *IAPP* 基因与编码 CGRP–1 和 CGRP–2 的基因有关，并且位于第 12 号染色体的短臂[212]。

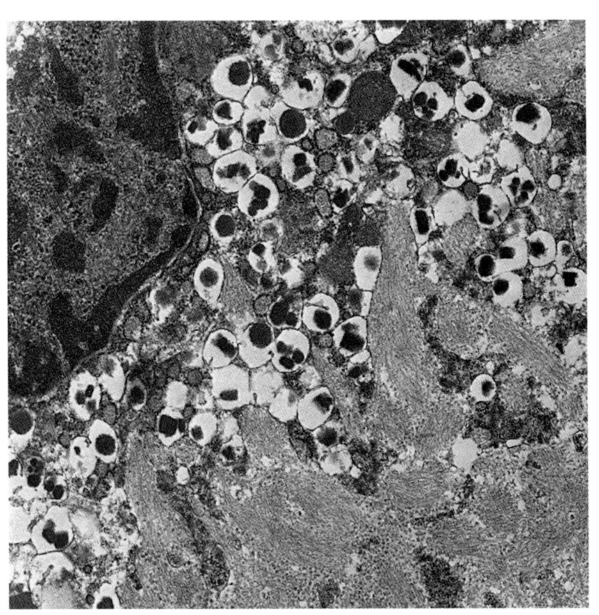

▲ **图 31–14 该显微照片显示了人类糖尿病胰腺（×28 000）中广泛的胰岛淀粉样蛋白沉积及邻近的 B 细胞（电子显微照片由瑞典林雪平大学的 Per Westermark 博士提供）**

（二）胰岛中 IAPP 的生物合成

免疫细胞化学实验表明，IAPP 通常位于 B 细胞和某些 δ（表达生长抑素）细胞的分泌囊泡中[23, 215]。在 B 细胞中，proIAPP 可以与胰岛素原一起转移到新形成的分泌小泡中，并随后加工成 37 个残基的成熟肽而进行储存并与胰岛素一同分泌[216]。与胰岛素原一样，proIAPP 的有效加工需要两个 B 细胞转化酶 PC2[217] 和 PC1/PC3[218]。但是 PC2 更为重要，因为 PC2 本身就能处理 N 末端 proIAPP 的裂解位点，而 PC2 和 PC1/PC3 都可以处理 C 末端位点，尽管 PC2 的加工效率更高[219]。PC2 的主导作用解释了为何在胰岛的 δ 细胞（仅表达 PC2）中会产生 IAPP[10, 67]。有人提出，与前胰岛素加工过程中 PC1/PC3 起主要作用不同，IAPP 对 PC2 的依赖性更大，在糖尿病 B 细胞中 proIAPP 不完全加工更容易导致蛋白沉积，并干扰高血糖情况下分泌囊泡的成熟过程[220]。

在正常情况下，IAPP 的表达水平与胰岛素一样也受到葡萄糖的刺激而增加，但在病理状态下这种表达会发生改变[221]。在胃、胃肠道、肺和脊背神经节也能检测到低水平的 IAPP 信使 RNA[222]。B 细胞中 IAPP 水平与胰岛素相比非常低。新分离的

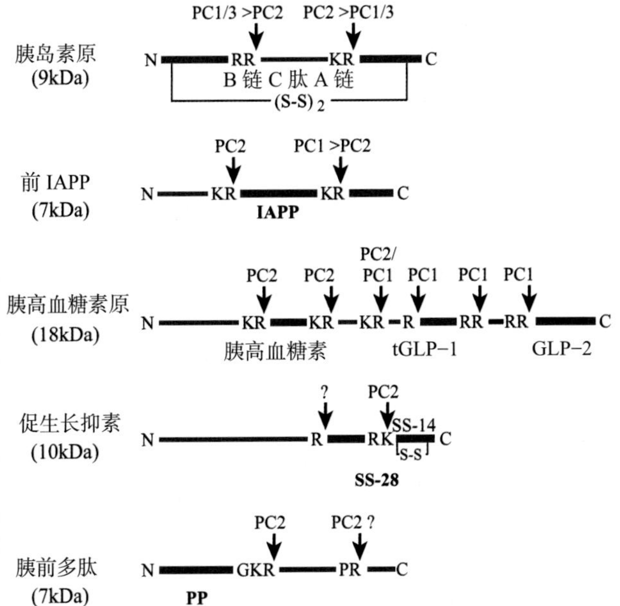

▲ 图 31-15 Langerhans 胰岛中产生的主要激素原的激素原转化酶的结构示意图和加工过程

垂直箭头指示 PC1/3 或 PC2 的处理位置。较粗的线表示活性产物，较细的线表示前肽区域，tGLP-1 表示通过在胰高血糖素原中的单个 R 位点裂解而产生的 GLP-1 的活性截短形式（更多信息请参见正文）

大鼠胰岛的 HPLC 实验显示 IAPP 的量仅为胰岛素的 1%～2% [23]。大多数研究 [223-225] 认为正常成年大鼠胰岛或正常人胰腺中 IAPP 的含量为胰岛素水平的 0.2%～3%。对离体大鼠胰岛的研究表明，葡萄糖会刺激 IAPP 的分泌，并且在 16.7mM 的葡萄糖作用下，IAPP 在 1h 内的释放量约为胰岛素的 5% [225]。

1. IAPP 的生物作用　Cooper 等的实验表明，体外用 IAPP 干预可以抑制肌肉对葡萄糖摄取和肌糖原合成，这一特征是 CGRP 所共有的 [226]。IAPP 在体输注对葡萄糖耐量的调节作用尚无高度一致的动物研究证据。对狗进行的正常血糖钳制实验表明，高水平的酰胺化 IAPP 可在短短 1～2h 的输注时间内抑制胰岛素引起的葡萄糖代谢 [227]。其他研究则认为 IAPP 的作用可能与胰岛素的作用相辅相成，并可能包括延缓胃肠排空和抑制餐后胰高血糖素分泌 [228]。但是，*IAPP* 基因敲除小鼠却表现为胰岛素分泌增加，葡萄糖加速代谢，这表明 IAPP 对胰岛素分泌及功能具有抑制作用 [229, 230]。

非酰胺化和酰胺化形式的 IAPP 在动物体内和细胞培养系统中均有降低钙浓度的作用 [231]。MacIntyre [232] 提出 IAPP 可能与胰岛素一起分泌入血以促进钙的利用。骨骼组织对钙的吸收也有直接影响，但尚不清楚此效应是否通过降钙素或 IAPP 受体而介导 [231]。然而，1999 年针对具有高 IAPP 结合活性细胞的研究发现降钙素受体参与了 IAPP 的结合，但仍需要共表达受体活化修饰蛋白（RAMP）来增强 IAPP 及减弱降钙素的这种作用 [233]。关于下丘脑、大脑其他部位及某些外周组织中存在的至少 6 种 IAPP 受体的药理特性，已经通过研究积累了大量的新信息。这些特性是由于 RAMP 1～3 与降钙素受体的两个剪接亚型（a 和 b）的结合而产生的。RAMP 还与其他几个相关的 G 蛋白偶联受体存在相互作用 [234]。下丘脑中具有高水平的 IAPP 在一定程度上解释了 IAPP 抑制食欲这一特性，也解释了 IAPP 敲除小鼠更容易肥胖的现象 [229]。这一有趣的敲除实验证实了该物种的胰岛正常发育和功能并不需要 IAPP，且 IAPP 敲除的雄性和雌性小鼠都呈现出葡萄糖耐量的改善。IAPP 的其他作用包括降低肠胃蠕动，抑制胰高血糖素分泌和延缓胃排空，改善糖尿病患者葡萄糖水平，IAPP 的这些功能目前已经开始在临床药物治疗方面进一步开发 [235]。

2. 淀粉样沉积形成的机理　大量研究表明，胰岛淀粉样沉积（图 31-14）在自发性糖尿病动物模型中更明显，而且这种沉积存在物种差异。可以形成淀粉样沉积的动物包括几种非人类的灵长类动物及猫和浣熊 [236]。有趣的是，Glenner 及其同事 [237] 和 O'Brien 及其同事 [236] 的研究发现，这些物种中的 IAPP 序列在 20～29 位残基部分与其他物种间的差异最为明显。来自该区域的肽更倾向于形成纤维状，以及类似于淀粉样沉积的堆叠状 β 片层结构。但是，在豚鼠的近亲南美竖毛鼠或智利鼠中，淀粉样沉积的主要成分却是胰岛素，这两种老鼠的胰岛素结构与其他哺乳动物的胰岛素有显著的差别 [238, 239]。

针对 IAPP 多个位点的抗体进一步证实其为淀粉样沉积的主要成分 [240]。尽管在正常的 B 细胞内，IAPP 与胰岛素一同存储在胰岛素分泌囊泡中 [216, 240]。Clark 等却发现 2 型糖尿病患者中具有免疫活性的淀粉样纤维却主要存在于 B 细胞胞质中 [241]。其他一些学者也发现了类似的现象，说明这些沉积主要来自于 B 细胞的分泌活动或其他一些沉积的机制 [236]。

Clark 及其同事[242]发现在正常人或者 2 型糖尿病患者 B 细胞的溶酶体等细胞器中也存在着 IAPP 的免疫原性，意味着淀粉样沉积始于胞内分泌囊泡的降解。这种降解又被称之为分泌自噬。

糖尿病中淀粉样沉积的机制目前仍不明了[243]。近期人 IAPP 转基因小鼠的研究显示在高脂的情况下更容易出现淀粉样沉积[244]。对于 2 型糖尿病患者的遗传学研究显示，基因突变并不是淀粉样沉积形成的原因[245]。然而，近期的胰岛移植研究显示淀粉样沉积是胰岛移植失败的一个重要原因[246]。因此，越来越多的学者聚焦于抑制淀粉样纤维聚积的研究，以期改善 1 型糖尿病胰岛移植的存活率及延缓 2 型糖尿病 B 细胞的衰竭[247, 248]。

（三）胰高血糖素、GLP-1、GLP-2、胰多肽和食欲刺激素的生物合成

胰岛的 A、D、γ 和 ε 细胞分别分泌胰高血糖素、生长抑素、胰多肽（PP）和食欲刺激素。所有的这些肽，均衍生于较大的蛋白前体（前原蛋白）他们经过固定分泌途径，随后被加工存储在分泌囊泡中[249]。但与 B 细胞不同的是，其他胰岛内分泌细胞通常只表达 PC2，而不产生 PC1/PC3。如图 31-15 所示，这些激素（除了食欲刺激素）都是由 PC2 对其前提进行裂解形成[250]。因此在 PC2 敲除小鼠中，在胰岛和循环中缺乏成熟的胰高血糖素，但存在大量未经处理的非活性前体[67]。由于缺乏活性胰高血糖素，会使机体出现慢性低血糖并造成 A 和 D 细胞增生，从而在胰岛的 B 细胞周围形成厚厚的一层 A 细胞覆盖层[67, 251]。在缺乏胰高血糖素受体的小鼠中也可以观察到类似的变化[252]。PC2 敲除小鼠的这种增生状态可以在几周里通过微型泵腹腔补充胰高血糖素来进行逆转[253]。

胰高血糖素原是一种多功能的前体，它还含有两个与胰高血糖素[10]有关的其他肽（图 31-15）。这两个胰高血糖素样肽 GLP-1 和 GLP-2 位于前体分子无活性的 C 末端侧［主要胰高血糖素前体片段（MPGF），残基 72～160］其紧随在 69 个残基的无活性 N 末端之后，称为胰高血糖素样肽。胰高血糖素样肽含有 29 个氨基酸的胰高血糖素分子，其前面是 30 个氨基酸的 N 末端前肽，然后是另一个短肽段，该肽段通过 Lys-Arg（残基 70 和 71）将其连接到 MPGF。众所周知，该“域间裂解位点”是胰高血糖素原中最快的裂解位点，可以被 PC1/PC3 或 PC2 裂解。随后，其他裂解位点被 PC2 或 PC1/PC3 裂解，但是通常不是被两者同时裂解，正如图 31-15 所示，这使得 A 细胞凭借着 PC2 裂解而产生胰高血糖素，而在表达前胰高血糖素的肠道 L 细胞中则因表达 PC1/PC3 而裂解产生 GLP-1 和 GLP-2[10, 249]。因此，仅仅一个前体便会衍生出胰高血糖素、肠促胰素（GLP-1），以及一个增强肠道功能和生长的第 3 个激素（GLP2）。这种选择性裂解产物的表达取决于细胞内表达哪一种酶（PC2 或 PC1/PC3）。然而，在胚胎胰腺中，发育中的 A 细胞可同时产生 PC1/PC3 和 PC2[254]，并且据报道这在一些控制不佳的糖尿病患者中 A 细胞数量增加并伴随着两种酶同时表达，并在这些酶的作用下产生活性的 GLP-1[255]。也许这种局部产生的 GLP-1 可能通过其作为肠促胰岛素的作用来保护或增强 B 细胞功能。（有关胰高血糖素肽家族重要作用的进一步讨论，请参阅第 34 章。）

生长抑素是胰岛 D 细胞的产物，是一种广泛分布的抑制肽，可影响内分泌活动、肠道平滑肌收缩，以及胰岛、大脑和胃肠道的功能。在 PC2 敲除小鼠的胰岛和大脑中仅含有生长抑素 28（SS-28），而不是通常占主导地位的生长抑素 14（SS-14）[67, 249]。然而，这种相当显著的变化却对其功能不会产生太大影响，因为生长抑素受体似乎无法区分这两种形式的激素[256]。如图 31-15 所示，生长抑素原只能由 PC2 在 SS-14 的 N 端 SS-28 内的 RK↓g 裂解位点进行裂解。在 PC2 敲除小鼠中存在的 SS-28 表明无论在任何其他已知转化酶缺失的情况下，单个精氨酸位点的裂解在 D 细胞的分泌囊泡是必然发生的[249, 250]。这种裂解也发生在缺乏 kexin 的酵母中，并被推测可能是由其他不同类型的转化酶（可能是天冬氨酰蛋白酶）所引起的[257]。

胰岛 γ 细胞的产物胰多肽（PP）主要调节胃肠功能，包括胆汁排空和胰腺分泌，而不影响碳水化合物的代谢。PC2 缺失小鼠无法加工胰多肽原（A. Zhou and D.F. Steiner，未发表的结论），这表明其成熟所需的两处裂解均由 PC2 完成（图 31-15）。PC2 在 Pro-Arg↓的位点裂解 pro-PP 是相当令人惊讶

的，因为在前胃饥饿素中，类似的 Pro-Arg ↓位点是被 PC1/PC3 裂解的 [258]。

食欲刺激素原（图中未显示）与胰多肽原结构相似，在 N 端具有食欲刺激素序列，但其后是一个较大的 C 末端片段，其中包含另一个假定的激素序列，称为肥胖抑制素。但是，与 pro-PP 相比，它却需要 PC1/PC3 来进行加工 [258]。在成熟胃饥饿素的大多数已知生物学功能中有一项不同寻常的特征是通过辛酸 O- 酰化对丝氨酸 3 的修饰，这种修饰是由一种特殊的酰基转移酶完成的 [259]。食欲刺激素主要在胃中产生，是一种促进食欲和代谢的激素。在正常的成人和啮齿动物的胰岛中仅出现少量的食欲刺激素阳性的 ε 细胞 [260]。尽管食欲刺激素细胞在发育阶段更多，但尚无证据表明食欲刺激素在正常胰岛发育中起到重要作用。

六、结论

在过去 40 年中，有关肽类和神经肽类激素产生的多个关键生化、细胞及分子生物学机制已被阐明。关于胰岛素合成和加工的研究为这一领域的开创打下了基础并为细胞类前体蛋白转化为生物活性蛋白的研究提供了范例。大多数内分泌肽的合成始于前体蛋白，这些前体蛋白通过分泌途径加工为单一或者多个具有生物学活性的产物并聚集于中央致密的成熟分泌囊泡中，在受到局部或者循环中物质刺激后进行分泌释放。

加工这些前体蛋白的酶包括内切酶如 PC2、PC1/PC3，以及可以去除 C 末端残基的羧化酶 CPE。进一步的翻译后修饰过程包括肽酰酰胺化单加氧酶系统的酰胺化、PAM、N- 乙酰化、糖基化，以及比较少见的硫化、磷酸化及酰化。蛋白翻译后信号肽在内质网中快速去除，后续的进一步加工发生于这些蛋白质从 TGN 中分离并进入不成熟的分泌囊泡。蛋白原的加工一般发生于蛋白合成后的 15～20min 并且持续约几个小时，大部分蛋白加工的中位时间为 30～60min。

更为复杂的神经内分泌前肽一般都含有多个裂解位点，这些裂解位点对神经内分泌激素原转化酶 PC2 和 PC1/PC3 的敏感性存在很大差异。因此，多功能的前体蛋白如胰高血糖素原、阿黑素原在不同的组织中会加工为不同功能的多种产物。例如，胰高血糖素原在 A 细胞中生成胰高血糖素但在肠道 L 细胞中则生成 GLP-1 与 GLP-2。通常所有蛋白水解裂解的产物存留在分泌囊泡中，并通过胞吐作用响应响应外界刺激（例如，胰岛素和 C 肽保留在储藏囊泡中，并以等摩尔量与少量胰岛素原一起分泌）。尽管前肽的裂解片段由于新陈代谢、降解或排泄的途径不同而导致他们在循环中的半衰期存在差异，但它们的产物如胰岛素原的产物 C 肽仍可以作为分泌活动的重要标志。循环中免疫反应性肽通常是异源的，由较大或较小的序列相关或重叠的肽组成，这些肽是由共同前体的不完全加工产生的。这些产物可能具有不同的效力，代谢特性和免疫反应性，可能导致放射免疫测定评估循环激素的生物活性时出现差异。

胰岛素和其他胰岛激素的生物合成受到多种调控，包括转录、mRNA 的稳定性、翻译，以及对糖和其他信号的反应性。对 B 细胞的研究表明，葡萄糖还可以协同上调许多其他细胞基因，包括编码分泌途径多个组件的基因 [261]。新合成或储存的激素的受控降解也可能起重要的调节作用 [262]。

虽然上述过程在 B 细胞中有着精细调控，以维持足够的胰岛素储存量来满足长期的生理需求，但在高需求（例如进食）期间，胰岛素的分泌速率必须比生物合成更快。胰岛素和 C 肽的分泌由 B 细胞胞膜的去极化触发，由葡萄糖和（或）其他代谢物产生的能量调节，并被多种信号转导途径的各种内分泌和自主输入信号调控。关于胰岛其他激素分泌细胞分泌活性调控的机制，仍有许多地方需要进一步研究。

声明

非常感谢 Gladys Paz、Kinga Skowron、Leonid Fridlyand 和 Gregory Lipkind 对于这一章节的专业帮助。笔者实验室的本工作受到了美国国家卫生研究院（R01DK050610、DK048494 和 DK013914）、芝加哥大学糖尿病研究和培训中心（P60 DK020595），以及霍华德·休斯医学研究所的资助。

第32章 胰岛素分泌

Insulin Secretion

Juris J. Meier 著

闫 妮 刘玲娇 王养维 译

要 点

- 内分泌胰腺约由100万个胰岛组成，其中每个胰岛含有约2000个B细胞。
- 胰岛素分泌受到严格的调控，通常遵循脉冲式分泌模式。
- 2型糖尿病患者胰岛B细胞数量和功能性的胰岛素分泌均异常。
- 成人胰岛再生的潜力似乎相当有限，其潜在的机制仍然知之甚少。

一、胰岛素分泌

胰腺B细胞调节胰岛素分泌对健康至关重要。胰岛素分泌不足（导致糖尿病）和分泌过度（导致低血糖）都危及生命。胰岛素分泌调节的复杂性在正常人中显而易见，使其难以在胰岛素缺乏的患者中复制。适当的胰岛素分泌取决于几种因素。首先，产生和维持适当数量的分泌胰岛素的B细胞是十分必要的，通常统称其为B细胞团[1]。其次，B细胞需要感知胰岛素分泌的关键调节因子，最重要的是血糖浓度[2]。第三，胰岛素原的合成和加工（见第31章）必须以一定的速率进行，以提供足够的胰岛素供分泌，胰岛素靶向于可供分泌的胰岛素囊泡（分泌能力强）[3]。由于大多数胰岛素分泌颗粒不具有分泌能力（可能是由于衰老或其他因素）[4-6]，调节胰岛素分泌的重点是胰岛素分泌囊泡池，这些囊泡启动、锚定并可供分泌[5]。最后，胰岛素从这些启动并锚定的囊泡中释放的实时变化，都需要与影响B细胞的调节信号紧密相连。其中主要的调节信号是循环中的葡萄糖浓度[7]。此外，其他循环中的能量物质（游离脂肪酸、氨基酸）[8-11]、其他循环激素：包括胰高血糖素样肽-1（GLP-1）[12-14]、葡萄糖依赖性促胰岛素多肽（GIP）[15]、肾上腺素[16]、肾上腺素能和胆碱能纤维的神经支配[17-19]，以及包括胰岛淀粉样多肽（IAPP）、生长抑素和胰岛素本身[20-23]在内的旁分泌效应，都是胰岛素分泌的调节因子。

由于调节胰岛素分泌的内分泌器官解剖的复杂性，使我们理解胰岛素分泌的复杂过程受到阻碍（图32-1）。朗格汉斯岛以德国病理学家Paul朗格汉斯（1847—1888）（图32-2）命名，他首先描述了这些分散在胰腺中的胰岛的外观[24]。

二、正常胰岛结构

在人类中，大约有100万个朗格汉斯岛散布在胰腺中[25-28]。胰岛体积大小不等，较大的胰岛提供了大多数分泌胰岛素的B细胞，通常大多数胰岛直径＜150μm[25, 26, 29, 30]。每个胰岛都有自己复杂的解剖结构，其核心主要由B细胞组成，B细胞通过缝隙连接紧密相连[31-33]（图32-3），并被许多其他内分泌细胞包绕，包括分泌胰高血糖素的A细

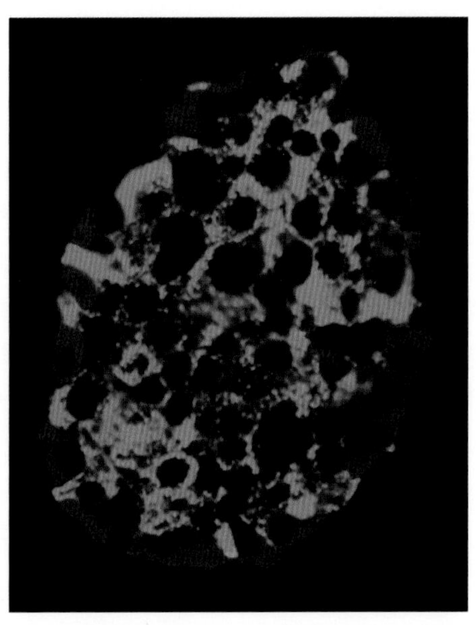

▲ 图 32-1 胰岛素（绿色）和胰高血糖素（蓝色）免疫荧光染色的人朗格汉斯岛

胞、分泌生长抑素的 D 细胞和分泌胰多肽的细胞（即 PP 细胞或 F 细胞，译者注）[28, 34-36]。人类有 25%～50% 的胰岛细胞是非内分泌细胞。细胞外基质蛋白的性质对胰岛的功能和发育至关重要 [37-38]。胰岛内分泌细胞的分布具有区域异质性，例如：相对于胰多肽分泌细胞，更多分布在胰头部，而分泌胰高血糖素的 A 细胞在胰体和胰尾部分布更为丰富 [39, 40]。在一些研究中，有人提出胰尾部 B 细胞数量高于胰头部 [28]。然而，这一发现并没有在所有的研究中得到一致的报道，而且可能在啮齿类动物中比在人类胰腺中更为突出。胰岛具有丰富的血液供应，尽管胰岛质量仅占胰腺质量的大约 1%，但接受大约 10% 的胰腺血流量 [26, 41-43]。这种密集的毛细血管网通过释放局部生长因子和允许胰岛素快速进入体循环而维持胰岛功能 [44, 45]。胰岛也有丰富的与

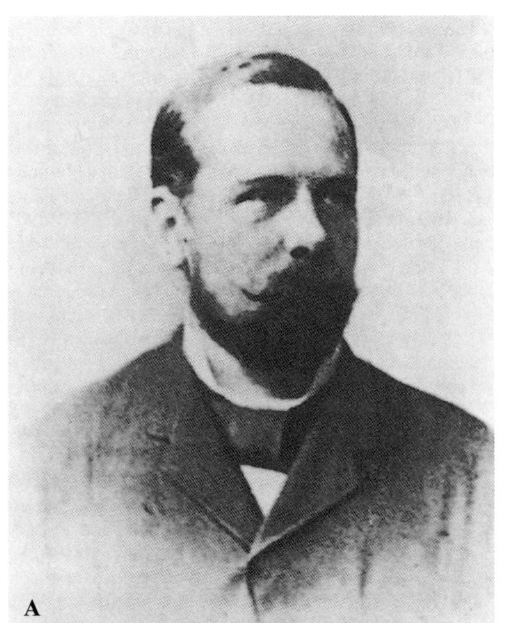

Beiträge
zur mikroskopischen Anatomie der Bauchspeicheldrüse.

INAUGURAL-DISSERTATION,

ZUR

ERLANGUNG DER DOCTORWÜRDE

IN DER

MEDICIN UND CHIRURGIE

VORGELEGT DER

MEDICINISCHEN FACULTÄT

DER FRIEDRICH-WILHELMS-UNIVERSITÄT

ZU BERLIN

UND ÖFFENTLICH ZU VERTHEIDIGEN

am 18. Februar 1869

VON

Paul Langerhans

aus Berlin.

OPPONENTEN:

G. Loeillot de Mars, Dd. med.
O. Soltmann, Dd. med.
Paul Ruge, Stud. med.

BERLIN.

BUCHDRUCKEREI VON GUSTAV LANGE.

B

▲ 图 32-2 Paul Langerhans 于 1869 年 2 月 18 日答辩的论文首页，并附有一张罕见的照片。Paul Langerhans 在年轻时因结核病去世

其血管相随的神经纤维支配[46-48]（图 32-4）。进入胰岛的小动脉首先供应富含 B 细胞的胰岛核心，然后进一步分布到富含 A 细胞和（或）胰多肽分泌细胞的外围部[42]。其结果是胰岛中的非 B 细胞性内分泌细胞暴露于高浓度的旁分泌胰岛素，这可能对保障正常胰岛功能非常重要[49-51]。事实上，胰岛素和胰高血糖素通常都是以脉冲方式分泌的，胰岛素和胰高血糖素脉冲之间的相互作用是相反的[52]。

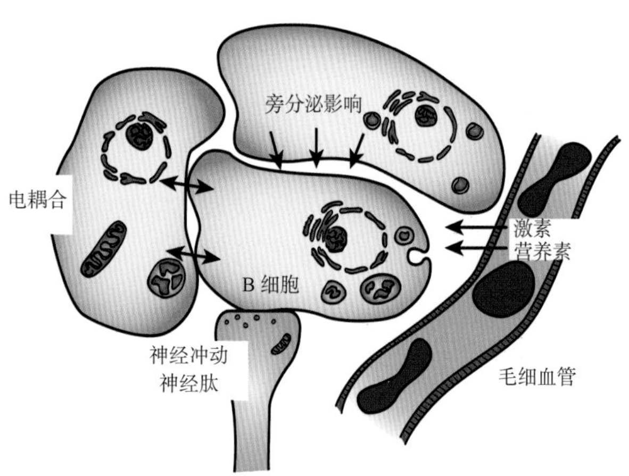

▲ **图 32-3 具有血管、神经和旁分泌影响的 B 细胞示意图**

（改编自 Hellerstrom P.The life story of the pancreatic B cell. Diabetologia. 1984；26：393-400.）

内分泌胰腺的发育在本书的其他章节有详细论述（见第 30 章）[53]。简而言之，在人胚胎胰腺中内分泌细胞首先主要表达胰高血糖素。胰岛素表达可在受孕后约 9 周检测到，并表现为通常围绕胰腺外分泌管的单个内分泌细胞簇[54]。随后，胰岛体积在整个产前生长期间显著增大，新的 B 细胞可能来源于新生细胞和现有细胞的复制。在出生后的约 5 年内，B 细胞的增加仍以高速率持续增长，此后随着年龄的增长，B 细胞的生长和再生能力似乎持续下降，直到老年其周转率非常低[55]。值得注意的是，在胎儿胰腺发育早期，内分泌细胞高频率同时表达胰岛素和胰高血糖素，表明胰腺内分泌细胞具有一定的可塑性。最近在各种啮齿类动物模型中描

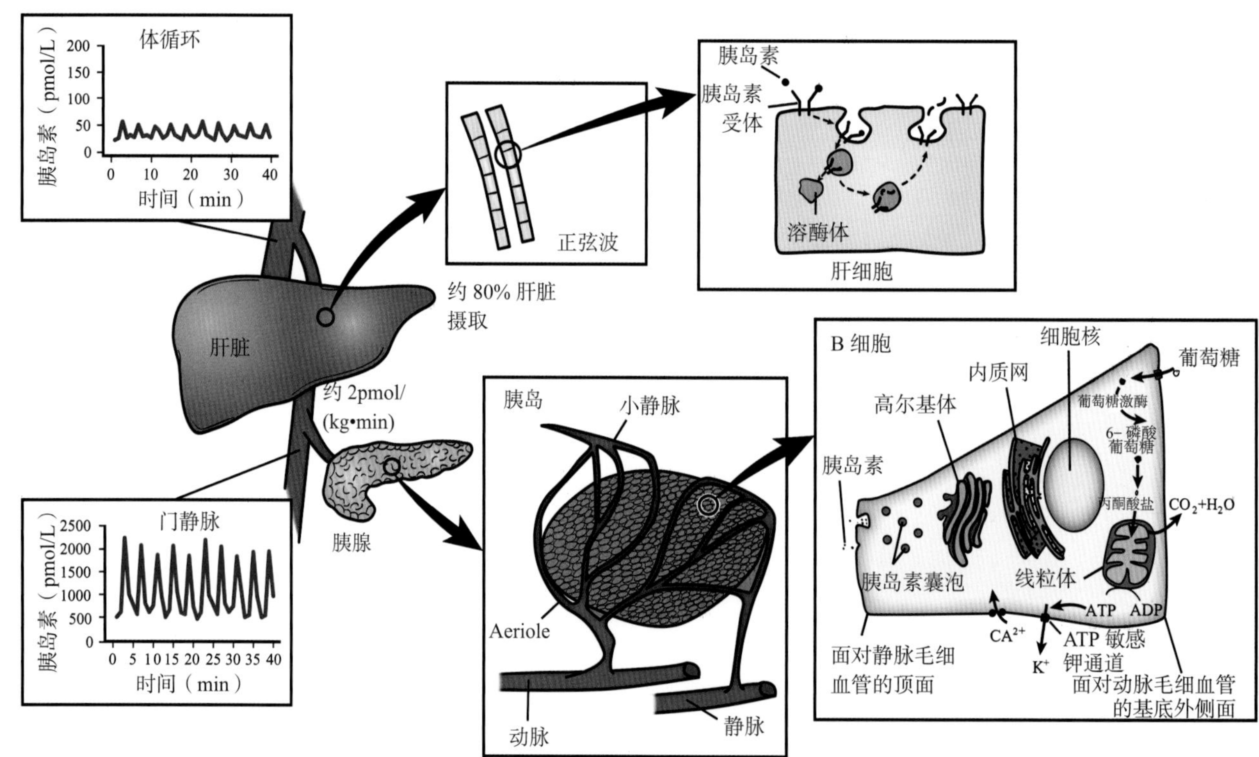

▲ **图 32-4 胰岛的胰岛素分泌、胰岛素清除和肝细胞胰岛素作用之间的关系**

胰岛素以每分钟约 2pmol/L 的速率从朗格汉斯岛分泌到门静脉；胰岛素分泌总量的 80% 在肝窦中存在。因此，门静脉中胰岛素分泌的脉冲浓度峰值（约 2000pmol/L）大大超过外周循环中测量的脉冲浓度峰值（约 50pmol/L）。胰岛素结合后，胰岛素受体-配体复合物被内化到肝细胞的胞浆中。当胰岛素主要在溶酶体中进行酶促降解时，胰岛素受体在约 5min 内重新插入质膜

述了这种 A 细胞向 B 细胞的转化[56]。

很明显，B 细胞数量在成年啮齿类动物中受到调节，随着高血糖、肥胖和妊娠而增加[57–60]。肥胖者 B 细胞数量多于瘦人，但增加的幅度远小于在肥胖啮齿类动物中观察到的结果（约 0.5 倍 vs. 约 10 倍）。虽然在小鼠中 B 细胞数量的适当增加在很大程度上是通过 B 细胞复制的增加来实现的，但 B 细胞复制在人体内十分罕见[57, 60, 61]。与小鼠相比，B 细胞复制在成年人中似乎很少见，因此问题在于成年人中是否存在新的 B 细胞替代来源。有人提出，在成年期可能由导管前体型成新的胰岛，再现了发育过程中观察到的模式[53, 62, 63]。在成年后的人类和啮齿类动物中，胰芽经常出现在外分泌管上[61, 63]，但很难证明这些是新形成的胰岛，而不是发育停滞。现在人们的兴趣集中在干细胞可能为健康人提供持续的 B 细胞来源，并被用于糖尿病的治疗。关于骨髓来源的干细胞是否是啮齿类动物 B 细胞的潜在前体，数据仍存在矛盾[64, 65]。在成人中，骨髓似乎不是新 B 细胞的相关来源[66]。

三、正常胰岛功能

鉴于避免低血糖的重要性，循环葡萄糖浓度对调节胰岛素分泌如此重要不足为奇（见第 32 章）。实际上，人的离体胰岛分泌胰岛素的葡萄糖剂量－反应曲线与体内非常相似[67–69]。为了使 B 细胞能够“感知”普遍存在的血糖，胰岛需要良好的血管化，并且 B 细胞的胞浆容易接触到葡萄糖。这是通过丰富的胰岛血管及其开窗血管，以及 B 细胞表面大量的葡萄糖 -2- 转运蛋白来实现的[26, 41–43, 70, 71]。葡萄糖 -2- 转运蛋白允许葡萄糖在胞外和胞内浓度之间达到快速平衡。由于循环葡萄糖快速进入 B 细胞胞浆，B 细胞通过葡萄糖代谢中的限速步骤“感知”循环葡萄糖浓度：葡萄糖磷酸化为 6- 磷酸葡萄糖[72, 73]。在 B 细胞中，这是通过在生理葡萄糖浓度范围的中间，Km 约为 150mg/dl（7mmol/L）的葡萄糖激酶亚型的表达来实现的[74]。因此，向糖酵解途径提供 6- 磷酸葡萄糖及随后为三羧酸循环提供丙酮酸的速率与血浆葡萄糖浓度密切相关[73]。由此产生的线粒体丙酮酸氧化产生 ATP，进而激活 ATP 敏感钾通道（关闭这些通道），从而导致细胞去极化和离子钙的内流[75, 76]。离子钙被认为与启动并锚定的胰岛素分泌囊泡相互作用，然后将其内容物全部（通过胞吐）或部分（通过“kiss and run”即“膜融合孔道闪烁式分泌”）（译者注：一种新的胞吐模式）释放到细胞外[77, 78]。这种丰富的血管供应和开窗血管确保分泌的胰岛素迅速输送到胰腺静脉流出，然后进入肝门静脉。

当胰岛受到体外（灌流）或体内（静脉葡萄糖耐量试验）葡萄糖浓度突然升高的刺激时，产生的胰岛素分泌是双相的[67, 79–81]（图 32-5）。胰岛素第一时相快速分泌在 3min 内出现，随后是延长的胰岛素第二时相分泌。这一观察结果引出了由 Grodsky 提出的独特的胰岛素亚细胞池的概念[5, 82, 83]。最近，这些假设的细胞池已经发展出一个可能的解剖学基础。胰岛素第一时相分泌似乎反映了启动并锚定的胰岛素分泌囊泡的立即释放，而胰岛素第二时相分泌很可能需要在胰岛素囊泡排出前启动和动员[84]。尽管胰岛素囊泡启动和动员的具体分子机制尚不清楚，但也可能包括线粒体丙酮酸氧化后提供 ATP。另外还提出了一种葡萄糖介导胰岛素分泌的 ATP 非依赖性途径，因为有研究观察到当 K^+-ATP 通道因磺酰脲受体突变而缺陷时，葡萄糖介导的胰岛素分泌在一定程度上占优势[85]。

有人认为，在体内静脉注射葡萄糖刺激胰岛素分泌，第一时相胰岛素分泌没有生理上的对应物。

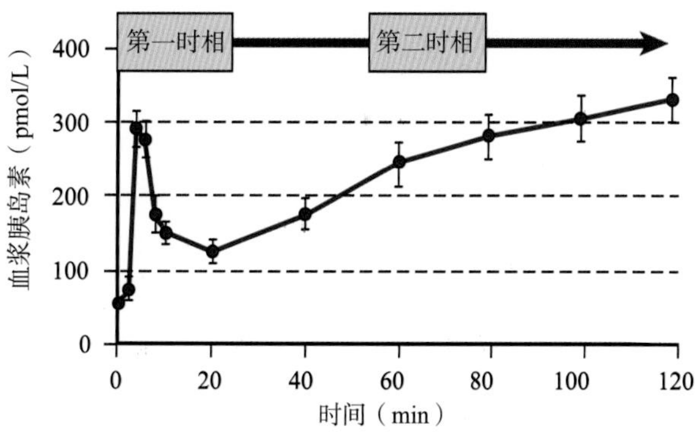

▲ 图 32-5 静脉葡萄糖输注时间（t=0min）与血浆胰岛素浓度的关系

胰岛素第一时相快速分泌，随后是胰岛素第二时相分泌（引自 Pratley RE，Weyer C. The role of impaired early insulin secretion in the pathogenesis of type Ⅱ diabetes mellitus. Diabetologia. 2001；44：931.）

相反，体内几乎所有的胰岛素分泌都可能从同一个细胞池中释放，因为 90% 的胰岛素分泌来自于间隔 4min 的离散的胰岛素爆发式分泌[86, 87]。因此，90% 的胰岛素分泌的调节可以通过改变这些离散胰岛素脉冲的大小（爆发分泌量）或频率来实现。这种高频脉冲式胰岛素分泌的起搏点尚不清楚，尽管它存在于单个胰岛中，因为离体的独立胰岛每 4 分钟以脉冲的形式分泌一次胰岛素[67, 80, 88, 89]。不管是何种基础的起搏器，它都非常强大，因为它几乎在任何条件下都没有变化。在几乎所有研究条件下，胰岛素分泌的调节变化完全是通过胰岛素爆发分泌量的变化来完成。例如，由于摄入或输注葡萄糖、磺脲类药物和输注 GLP-1 而导致的胰岛素分泌增加，都是通过增加胰岛素爆发分泌量来实现的[67, 90–93]（图 32-6）。生长抑素和胰岛素样生长因子 -1（IGF-1）抑制胰岛素分泌是通过减少胰岛素爆发量来实现的[91, 94]。脉冲频率发生变化的一种情况是在全身麻醉诱导期间。诱导全麻能显著抑制胰岛素分泌，这是通过抑制胰岛素爆发量来实现的，但在这种情况下，胰岛素脉冲频率会增加[95]。

由于体内大多数胰岛素分泌来自这些离散的胰岛素爆发分泌，因此分散在胰腺外分泌腺的大约 100 万个胰岛必须协调以使其胰岛素同步爆发式分泌。这种协调少部分是由胰腺内的固有神经网络完成的，类似于肠道内允许协调蠕动的内在神经网络，也可能是由胰岛素脉冲引起的波动葡萄糖浓度输送完成的[96–100]。由于这种协调作用，空腹状态下每 4 分钟影响肝脏的胰岛素浓度波前为 2000pmol/L，餐后高达 5000pmol/L[101]。当胰岛素释放到全身循环时，这种浓度波前的振幅大大减弱（约 50pmol/L），这可能是体循环中门静脉对胰岛素的稀释和肝脏中胰岛素脉冲选择性提取的结果(图 32-4 和图 32-6)。胰岛素分泌的这种脉冲动力学对于抑制肝糖生成至关重要[102]，这是对摄入葡萄糖的一种重要的适应性应答，可将餐后葡萄糖浓度的增加降至最低（见第 35 章）。实际上，在实验条件下，胰岛素脉冲输注比胰岛素持续输注更能引起肝葡萄糖输出量的下降，同时肝细胞葡萄糖激酶表达增加。与连续输注胰岛素相比[102]，输注胰岛素小脉冲被证明能增强人类胰岛素的作用[100, 103, 104]。胰岛素也以超节律分泌，频率约为 20min[105]。

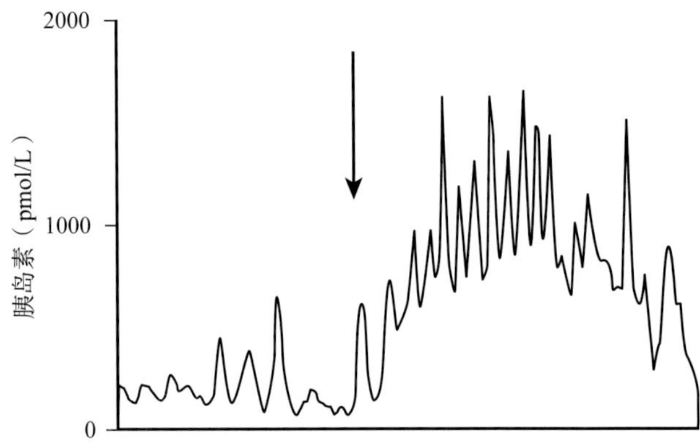

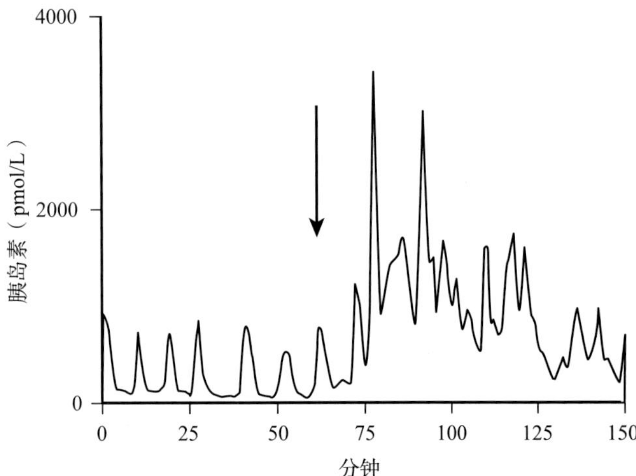

▲ 图 32-6　两种典型犬餐前（0～60min）和餐后（箭）门静脉胰岛素浓度

门静脉胰岛素浓度变化范围为从餐前 300～100pmol/L 到餐后 2000～4000pmol/L。在人类门静脉中也发现了类似的浓度变化谱[90, 101]（引自 Pørksen N, Munn S, Steers J, et al. Effects of glucose ingestion versus infusion on pulsatile insulin secretion. The incretin effect is achieved by amplification of insulin secretory burst mass. Diabetes. 1996；45：1319.）

在日常生活状态下，参与调节胰岛素分泌的众多因素被整合在一起，在禁食状态下以约每分钟 2pmol/kg 的速率提供胰岛素分泌，进食后胰岛素分泌速率增加至每分钟约 10pmol/kg[106–109]。根据个体胰岛素的敏感性，这个胰岛素分泌速率范围很广（见第 40 章）。因此，胰岛素分泌速率的适应性变化随着年龄、肥胖，以及对运动的应答而发生变化[86, 106–115]。在正常人，胰岛素分泌根据机体对胰岛素的需求适应性地改变[69, 112, 116]。胰岛素分泌需求增加最常见的情况是与肥胖相关的胰岛素抵抗[86, 109]。为了应对肥胖，胰岛素每日需求增加了 2～3 倍[117, 118]。然而，在人类中，肥胖者的B细胞量比瘦人仅增加0.5倍[61]。这意味着在胰岛素抵抗人群中，为了满足长期增加的胰岛素分泌需求，最重要的适应性调节是每个B细胞的胰岛素分泌量增加，而不仅仅是B细胞的数量增加。

四、胰岛素的清除

胰岛素分泌到门静脉中，直接输送到肝脏。由于门静脉的快速血流（约0.8L/min）和肝窦的开窗，肝细胞在胰岛素分泌后数秒钟内直接暴露于爆发分泌引起的高脉冲浓度的胰岛素中。胰岛素与肝细胞膜受体结合后，胰岛素受体－配体复合物迅速内化形成胞浆内小泡[119–124]。当胰岛素在胞内体中被酶降解时[125, 126]，胰岛素受体在5min内被重新插入细胞膜，用于下一次的胰岛素爆发分泌[123, 127]。在正常人类中，约80%的内源性胰岛素分泌在首次通过肝脏时被肝脏清除（译者注：肝脏的"首过效应"）[128–131]。口服葡萄糖后，胰岛素摄取减少50%[132–134]。决定胰岛素清除率的主要因素可能是向肝脏提供的胰岛素数量[135, 136]。事实上，胰岛素分泌和肝脏胰岛素摄取之间的密切关系已有报道[129, 137]，与肝细胞上存在有限数量胰岛素受体的观念相一致。肝脏摄取胰岛素的程度似乎也取决于肝脏中胰岛素脉冲的浓度幅度[91, 138]。由于向肝脏呈现的胰岛素脉冲的平均间隔几乎与计算胰岛素受体再循环的时间周期（约5min）一致[123]，胰岛素脉冲传递可防止肝脏脱敏。这一点，再加上肝脏似乎有选择性地摄取胰岛素脉冲，意味着改变向肝脏输送胰岛素的方式可能为B细胞提供一个调节胰岛素终末器官作用的机会。

五、1型糖尿病胰岛细胞的结构和功能

在1型糖尿病中，B细胞数量明显缺乏[62, 139–143]。在糖尿病发生之前有很长一段时间自身免疫性疾病被认为是很活跃的[144–146]。据报道在这个潜伏期内，第一时相胰岛素分泌逐渐下降，胰岛素脉冲受损[145, 147–150]。到有临床表现时，约90%的B细胞已经丧失。然而，仍然存在大量的内源性胰岛素分泌能力，尽管在未来2年内这种分泌能力会迅速进一步丧失[62, 141, 143, 151, 152]。胰岛素分泌进一步减少的潜在机制可能包括B细胞数量的进一步减少，以及每个B细胞分泌胰岛素的量减少，这在很大程度上都会导致高血糖[153, 154]。区分人类胰岛和啮齿类动物胰岛很重要，对此已经进行了大量研究。即使在相对控制良好的糖尿病患者（150mg/dl，8mmol/L），当人B细胞暴露在此葡萄糖浓度下时，B细胞的凋亡频率也会增加。这可能部分是由IL-1β内源性表达引起的（大鼠胰岛在葡萄糖浓度增加到约360mg/dl或20mM之前时B细胞凋亡率没有增加）[153]。此外，在暴露于上述葡萄糖浓度96h内，人类的胰岛分泌胰岛素的能力也受损[155]。长期暴露在这种相对较高的葡萄糖水平下，似乎会优先消耗已启动并锚定的胰岛素分泌囊泡，因为葡萄糖诱导的第一时相胰岛素分泌和葡萄糖诱导的胰岛素爆发式分泌量都大大减弱[155]。还有证据表明，B细胞工作量的增加也可能加速自身免疫介导的破坏。总之，这些现象被称之为"糖毒性"[154, 156]。在糖尿病患者通过外源性胰岛素治疗使血糖控制接近正常浓度时，胰岛素分泌可部分恢复，这些可以说明糖毒性在短期是可逆的[157–160]。

不仅在近期发病的1型糖尿病患者中检测到一些残余的胰岛素分泌，而且随着检测敏感性的提高，胰岛素分泌可能在1型糖尿病发病多年后检测到。此外，即使是长期病程1型糖尿病患者的胰腺中也普遍存在可检测到的B细胞[62]。问题在于，这种残留的胰岛素分泌是来自于一小部分相对免受破坏的B细胞，还是新形成的B细胞。这种区别很重要，因为后者意味着1型糖尿病患者恢复B细胞数量的新方法是抑制正在进行的B细胞破坏（见第39章）。即使保留或恢复非足量的胰岛素分泌量以使之不依赖于胰岛素，仍有很大的潜在临床获益，因为具有残余B细胞功能的患者微血管并发症减少[161]。

综上所述，1型糖尿病患者的胰岛素分泌受损显然是由于B细胞数量缺陷造成的，一旦糖尿病发生，可能也存在由持续的炎症和糖毒性引起的功能缺陷。

六、2 型糖尿病胰岛细胞的结构和功能

大多数但并非所有的研究表明，2 型糖尿病患者的 B 细胞数量下降了大约 60%（图 32-7）[61, 162, 163]。B 细胞数量的减少似乎是由于 B 细胞凋亡频率增加，因此可以认为 2 型糖尿病与 1 型糖尿病有很多共同之处[60, 61, 164, 165]。最重要的区别似乎是缺乏自身免疫介导的加速 B 细胞凋亡的原因和相对轻微的 B 细胞缺乏。然而，最近在 2 型糖尿病患者的胰岛中也观察到一定程度的低水平炎症反应，这导致了细胞因子介导 B 细胞凋亡的假说[166]。B 细胞量减少约 60% 的重要性可能会受到质疑，因为类似的缺陷不会导致啮齿类动物患糖尿病[167]。然而，啮齿类动物在胰腺部分切除术后有显著的B细胞再生能力[57, 60]，而在人类手术减少 B 细胞数量并不能促使 B 细胞再生[168]。与患有 2 型糖尿病的人相比，B 细胞量缺乏确实可在大型动物物种体内诱发糖尿病，其可能更能代表人类，包括猪、狗和非人灵长类动物[138, 169–171]。事实上，类似的 B 细胞缺陷导致猪的第一时相胰岛素分泌减少，胰岛素脉冲量减少，肝脏胰岛素清除率下降[138, 172]，再现了 2 型糖尿病中存在的异常胰岛素分泌和胰岛素清除率模式[173]。2 型糖尿病患者 B 细胞凋亡频率的增加归因于糖毒性、游离脂肪酸、自由基和胰岛淀粉样多肽（IAPP，又称为胰淀素）低聚物浓度的增加[153, 174, 175]。关键的问题是，这种增加是先于高血糖的发生，还是高血糖的结果，仍然是未知的。

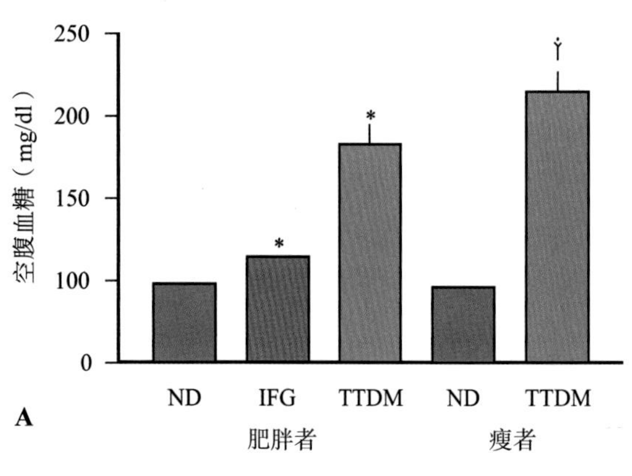

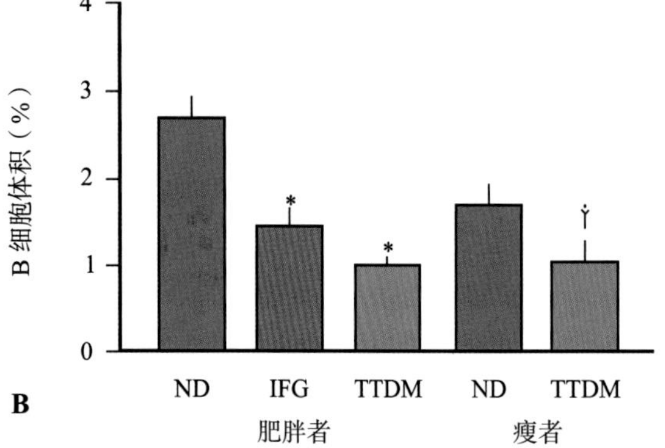

▲ **图 32-7 肥胖者与瘦者 2 型糖尿病、空腹血糖受损（IFG）或非糖尿病（ND）者的平均血糖（A）和相对胰腺 B 细胞体积（B）**

与瘦者组相比，肥胖非糖尿病组相对 B 细胞体积增加了 50%；与对照组相比，肥胖 2 型糖尿病组相对 B 细胞体积减少了 65%。TTDM. 糖尿病受试者（引自 Butler AE，Janson J，Bonner-Weir S，et al. Beta-cell deficit and increased beta-cell apoptosis in humans with type 2 diabetes. Diabetes. 2003；52：105.）

2 型糖尿病中胰岛素分泌功能缺陷已有其他文献进行了综述[81]。简言之，当葡萄糖浓度匹配时，基础和葡萄糖刺激（高血糖钳夹或口服葡萄糖负荷）的胰岛素分泌均存在重大缺陷[176–180]（图 32-8、图 32-9 和图 32-10）。在 2 型糖尿病高危人群（如一级亲属）或有妊娠糖尿病病史的妇女中，也可以检测到对葡萄糖、精氨酸和 GIP 等不同刺激反应的胰岛素分泌缺陷[177, 181–187]。2 型糖尿病患者的胰腺胰岛素储备减少，正如典型的 B 细胞脱颗粒所显示的那样[188]，但鉴于可分泌的胰岛素囊泡所占比例很小，在葡萄糖刺激下启动并锚定的胰岛素分泌囊泡的可用性方面可能存在特定缺陷[84]。2 型糖尿病患者餐后早期胰岛素分泌、葡萄糖摄入后第一时相胰岛素分泌及葡萄糖介导的胰岛素爆发性分泌的明显缺陷支持了这一点（图 32-10 和图 32-11）[81, 189–191]。2 型糖尿病特征性的循环胰岛素原 / 胰岛素比值增加，归因于胰岛素原加工缺陷和胰岛素需求增加，导致未成熟胰岛素囊泡的分泌[192–194]。在短期实验中，2 型糖尿病患者的第一时相胰岛素分泌缺陷、胰岛素脉冲数量和胰岛素原 / 胰岛素加工缺陷均可通过隔夜抑制胰岛素分泌来逆转（图 32-11）[195]。2 型糖尿病中胰岛素分泌缺陷的模式可以通过诱导与 2 型糖尿病相当的 B 细胞数量缺陷而在猪动物模型中再现[138, 172]。比较肥胖非糖尿病患者 B 细胞数量和胰岛素分泌对胰岛素抵抗的正常适应性反应与

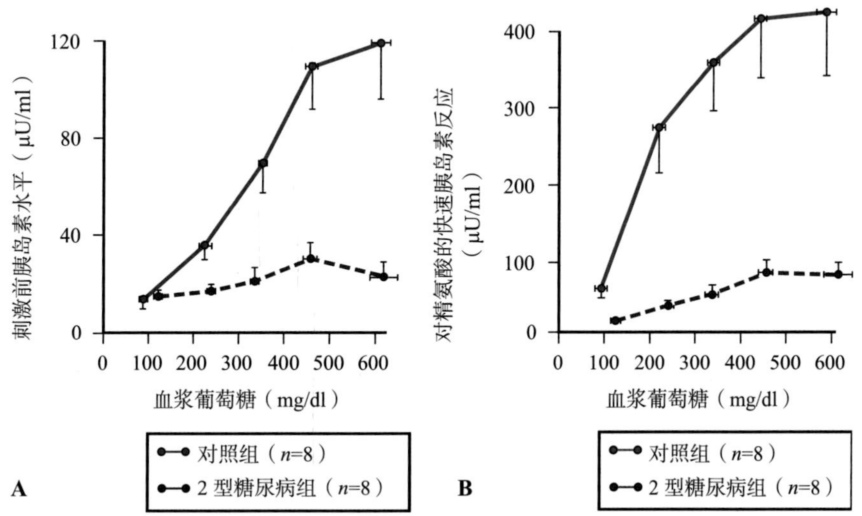

▲ 图 32-8　A. 2 型糖尿病患者和非糖尿病对照组的血浆胰岛素浓度与不同浓度葡萄糖输注的关系；B. 在其后注射精氨酸后血浆胰岛素浓度与不同葡萄糖浓度的关系，结果表明，当血糖值匹配时，葡萄糖和精氨酸刺激的胰岛素分泌均明显受损

（引自 Ward WK，Bolgiano DC，McKnight B，et al. Diminished B cell secretory capacity in patients with noninsulin-dependent diabetes mellitus. J Clin Invest. 1984；74：1318.）

肥胖 2 型糖尿病患者这些参数的缺陷是有意义的(图 32-12)。在非糖尿病患者中，B 细胞数量有适度的适应性改变（约增加 50%），但胰岛素分泌增加更多（约 300%），因此在足够的 B 细胞数量和正常血糖浓度的情况下，B 细胞表现出相当大的持续增加分泌的能力。相比之下，在 2 型糖尿病患者中，日常生活条件下 B 细胞数量和胰岛素分泌有相当相似的缺陷（60%）(图 32-12)，尽管在匹配的葡萄糖浓度下可以认为胰岛素分泌的缺陷更大（图 32-8）。

总而言之，这些数据表明，一旦 B 细胞数量降低到临界阈值，其通过胞吐和（或）通过“膜融合孔道闪烁式分泌”方式（kiss and run）应对葡萄糖增加时释放的启动并锚定的胰岛素分泌囊泡的可用性就不足。当人体 B 细胞减少约 65% 时[196]，应激后高血糖变得很明显（图 32-13）。这一观点进一步得到了以下观察的支持，即在 150mg/dl（8mM）的葡萄糖浓度下暴露 96h，人类胰岛可以类似地产生葡萄糖诱导的第一时相和脉冲式胰岛素分泌缺陷，但是，可以通过向胰岛中添加钾通道开放剂以预防这种缺陷，防止暴露在高糖环境中的高胰岛素分泌率[155]。然而，当考虑到注射了肠促胰岛素 GLP-1 的 2 型糖尿病患者几乎立即恢复了第一时相胰岛素分泌、脉冲胰岛素分泌及血糖调节时，这个概念变得更加复杂[93, 197-201]。此外，与对照组相比，2 型糖尿病患者静脉注射精氨酸后的胰岛素分泌第一时相仍有缺陷，但这种缺陷的程度远小于对葡萄糖的反应[179]。这种不一致的部分可能归因于高血糖引起的葡萄糖激酶功能缺陷。此外，在慢性高血糖反应中，靶向线粒体膜的解耦联蛋白 2 表达增加可能会由于丙酮酸氧化导致的线粒体质子梯度的衰减而减弱葡萄糖诱导的分泌信号[202]。

七、胰岛更新与再生

长期以来，人们一直认为 B 细胞在出生后的人类中处于不可逆的有丝分裂后状态，但是现有证据表明，在成年之前存在一些胰岛更新（见第 50 章）[203]。然而，B 细胞复制的频率随着年龄的增加而下降[55]，并且在高龄人群中只能偶尔检测到复制的 B 细胞[204]。B 细胞更新能力的年龄依赖性下降与细胞周期控制复制的变化有关，如细胞周期抑制剂 p16 的积累[205]。目前还不清楚新的 B 细胞在多大程度上可以从复制以外的来源形成，如胰岛导管前体细胞的新生。因此，虽然使用特定标记物（如 Ki67 表达）可以很容易在人胰腺组织中检测到 B 细胞复制，但是尚无可靠的方法证明导管细胞形

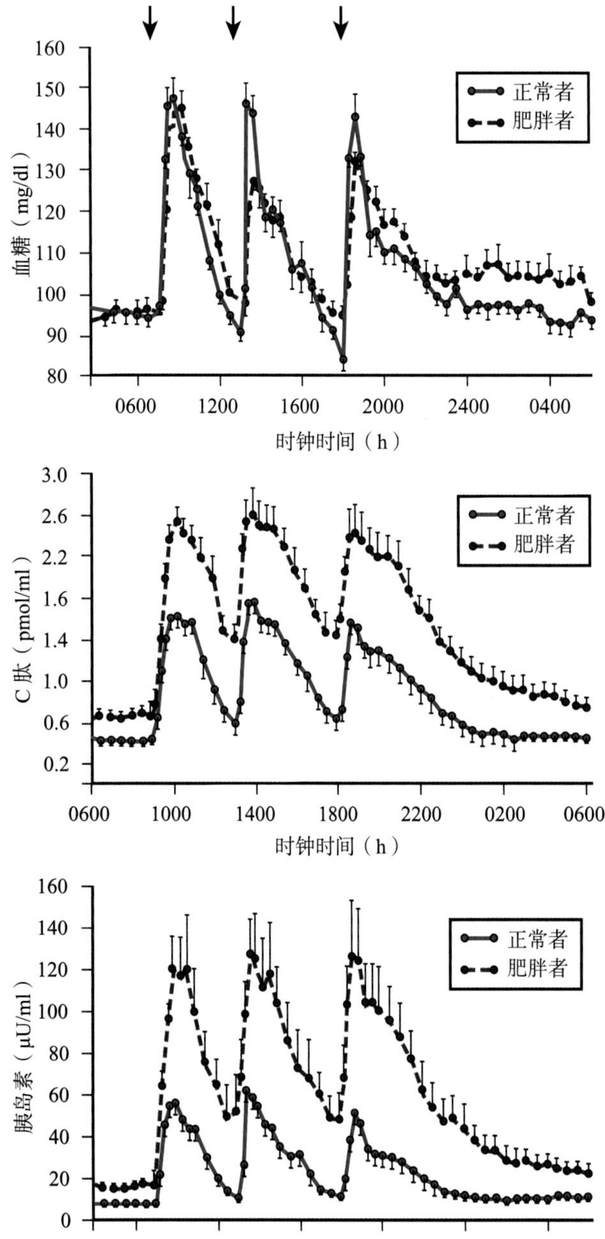

▲ 图 32-9 **正常体重和肥胖的非糖尿病人群 24h 胰岛素分泌模式**

在大多数肥胖人群中，胰岛素血浆葡萄糖浓度通过增加胰岛素分泌来补偿胰岛素抵抗而维持在一个可比较的浓度（引自 Polonsky KS，Given BD，Hirsch L，et al. Quantitative study of insulin secretion and clearance in normal and obese subjects. J Clin Invest. 1988；81：433.）

成新的 B 细胞。

关于成年人胰岛更新的关键问题是 B 细胞复制率低和可能的新胰岛形成是否足以允许糖尿病患者的 B 细胞再生，以及是否可以通过治疗干预措施来

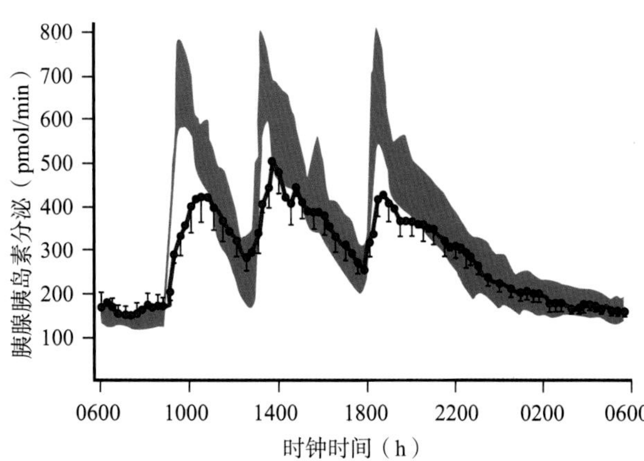

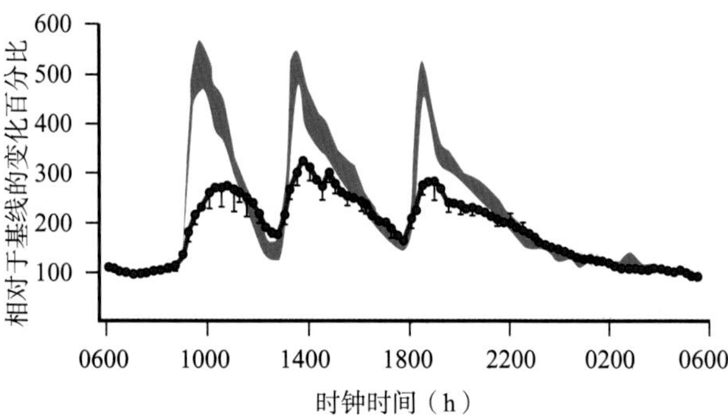

▲ 图 32-10 **2 型糖尿病患者 24h 胰岛素分泌曲线（实线）与匹配的正常受试者正常范围（平均值 ±1 SEM）的比较**

2 型糖尿病和正常对照组空腹状态下测得的胰岛素分泌率是相当的，但这在高血糖的情况下是有缺陷的。进餐后，尽管血糖明显升高，2 型糖尿病的胰岛素分泌仍有明显的缺陷

加速 B 细胞的更新。在这方面，基于对年轻的糖尿病小鼠和大鼠的研究，人们对 B 细胞的再生寄予厚望，这些研究表明，在使用各种肠促胰素治疗后，B 细胞数量得以恢复[206]。然而，当在高龄动物身上进行类似的研究时，这种肠促胰素诱导的 B 细胞增生未能被检测到[207]。这些观察结果及用肠促胰岛素持续治疗数年的 2 型糖尿病的临床观察结果，对 2 型糖尿病患者成功恢复 B 细胞数量的概念提出了挑战。鉴于这些最近的发现，通过抑制细胞凋亡来保存 B 细胞的数量和功能可能是更现实的治疗目标。

八、总结

胰岛素分泌是一个受高度调节的过程。外分泌胰腺中散在分布着大约 100 万个复杂的细胞器（胰岛），这个特殊内分泌器官的不可及性阻碍了我们

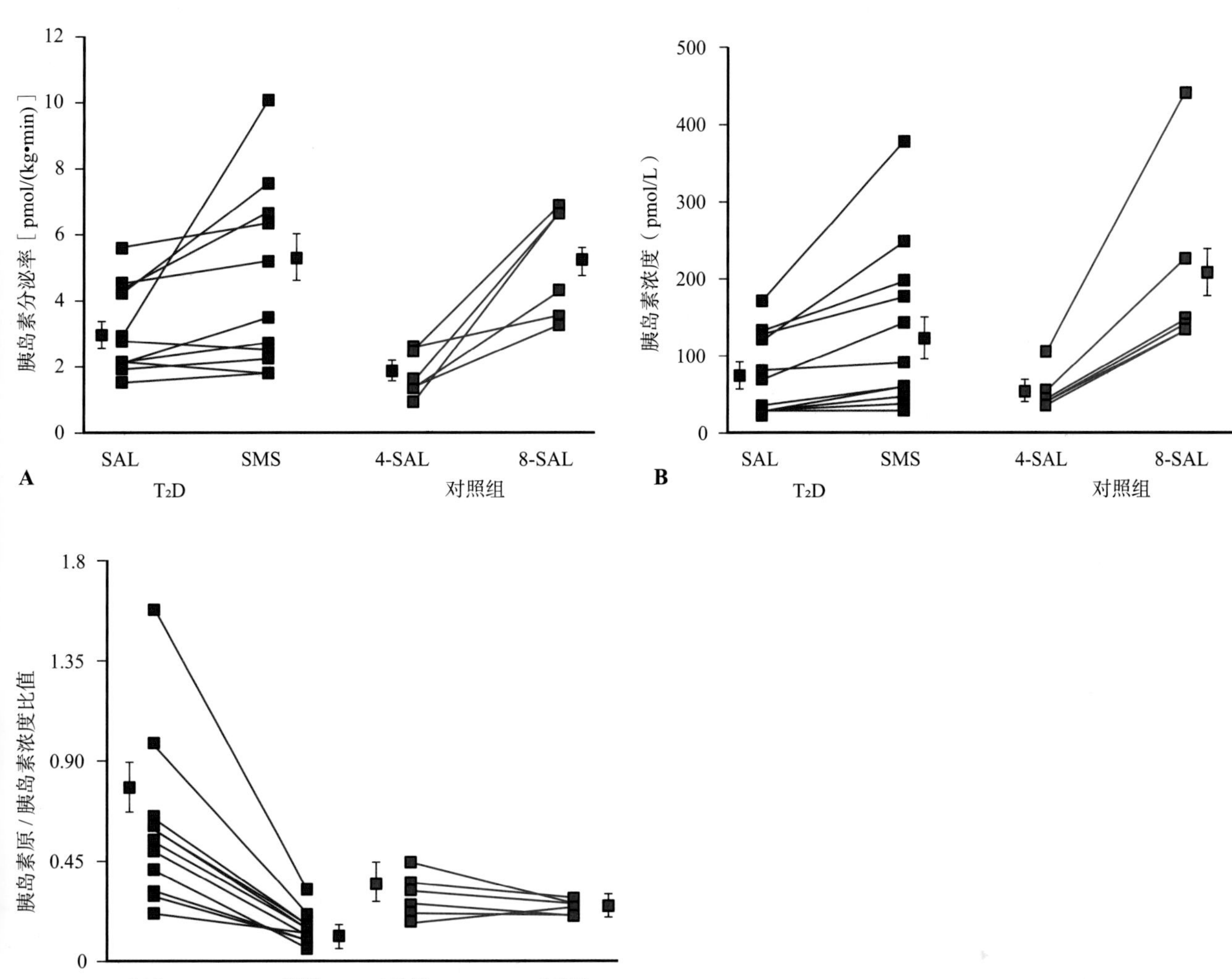

▲ 图 32-11 **2 型糖尿病组（T_2D）和对照组的胰岛素分泌（A）、胰岛素浓度（B），以及胰岛素原 / 胰岛素浓度（C）**

2 型糖尿病组在葡萄糖浓度 8mmol/L 下预先过夜输注生理盐水（SAL）或生长抑素（SMS），而对照组在葡萄糖浓度 4mmol/L 或 8mmol/L 下预先过夜输注生理盐水。前一夜生长抑素对胰岛素分泌的抑制，使 2 型糖尿病中葡萄糖诱导胰岛素的分泌得以恢复，胰岛素原 / 胰岛素比值恢复正常（引自 Laedtke T，Kjems L，Porksen N，Schmitz O，Veldhuis J，Kao PC，et al. Overnight inhibition of insulin secretion restores pulsatility and proinsulin/insulin ratio in type 2 diabetes. Am J Physiol Endocrinol Metab. 2000；279：E520.）

分泌的另一个障碍是，分泌的胰岛素约 80% 在输送到体循环之前被肝脏清除。越来越明显的是，胰岛素分泌的调节不仅涉及胰岛素原生物合成和加工的调节（中期），还涉及 B 细胞数量的变化（长期）。最近，活细胞中高分辨率成像技术已经开始研究胰岛素分泌颗粒的运输和分泌，这可能会揭示胰岛素分泌的微小调节。对正常人胰岛素分泌的了解也使人们更全面深入地了解糖尿病病理生理学中胰岛素分泌受损的主要原因。事实上，糖尿病按理可能被称为与甲状腺功能减退症、性腺功能减退症等状态相同的“低胰岛素血症”。该方法将注意力引向理解糖尿病 B 细胞功能受损机制（如自身免疫、变性、线粒体和遗传）的重要性上。在治疗上，糖尿病的挑战是胰岛素的替代比其他内分泌替代（如甲状腺素）复杂得多。预防胰岛素分泌缺陷，以及替代或恢复胰岛素分泌的更复杂的手段，是糖尿病治疗领域的主要挑战。

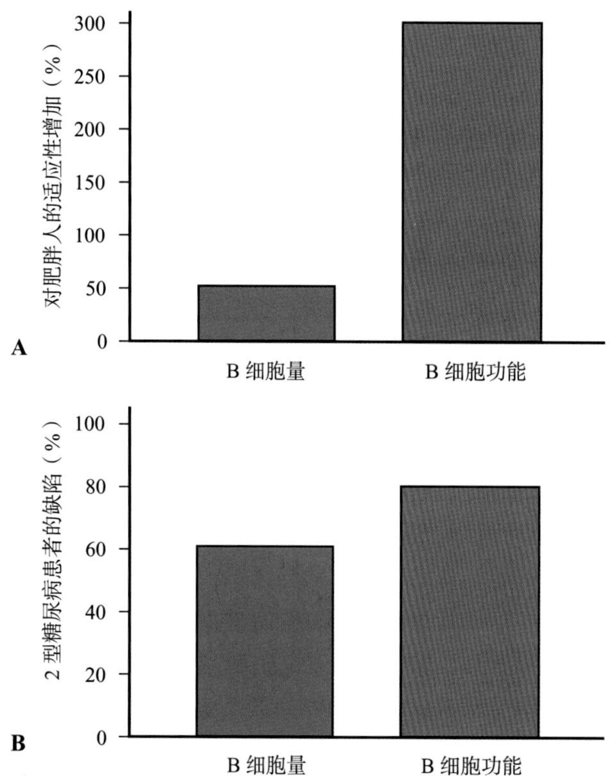

▲ 图 32-12　比较胰岛对胰岛素抵抗适当的适应性反应（A. 瘦型 vs. 肥胖型非糖尿病患者）和肥胖型 2 型糖尿病患者失败的适应性反应（B）

B 细胞数量和胰岛素分泌的适应性增加百分比如（A）所示，缺陷百分比如（B）所示

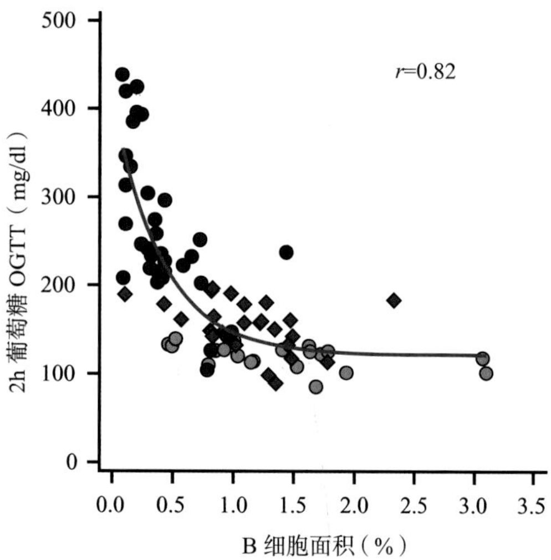

▲ 图 32-13　21 例糖耐量正常（NGT）、26 例糖耐量受损（IGT）或空腹血糖受损（IFG）和 35 例糖尿病患者口服葡萄糖 120min 后测得的血糖浓度与胰腺 B 细胞面积百分数的关系。胰腺手术前进行口服葡萄糖耐量试验。用免疫组织化学方法测定切除组织中 B 细胞的面积

（改编自 Meier JJ，Breuer TG，Bonadonna RC，et al.Pabcreatic diabetes manifests when beta cell area declines by approximately 65% in humans. Diabtologia. 2012；55：1346–1354.）

声明

本章的当前版本主要基于之前版本，该版本由加州洛杉矶加州大学洛杉矶分校医学院的 Peter C. Butler 博士和 Juris J. Meier 博士共同撰写。

第 33 章　胰岛素的作用机制

The Mechanisms of Insulin Action

Morris F. White　Kyle D. Copps　著
刘玲娇　庞雅玲　王养维　译

要　点

- 胰岛素受体酪氨酸激酶的结构和功能。
- 胰岛素受体和 IGF 受体杂交的特异性。
- 胰岛素受体激酶的调节和胰岛素受体底物磷酸化。
- 胰岛素信号级联的下游成分。
- 胰岛素 / IGF 信号级联与小鼠寿命的关系。
- IRS–2 信号在胰腺 B 细胞功能中的整合作用。
- 通过 IRS 蛋白质反馈和异源 Ser/Thr 磷酸化的胰岛素信号调节。
- 细胞因子诱导胰岛素抵抗的机制。
- 胰岛素调节葡萄糖转运的机制。
- 胰岛素 /IGF 信号与神经退行性疾病的关系。

胰岛素和胰岛素样生长因子（insulin–like growth factor，IGF）信号将营养物质的储存和释放与动物发育及整个成年期的生长整合起来。这一信号对所有多细胞动物都是必不可少的，动物利用这样一种共同的机制将新陈代谢、生长和寿命与环境信号整合起来[1, 2]。低等动物体内有各种各样的胰岛素样肽，例如果蝇体内有 7 种，线虫体内有 38 种，它们与单一的胰岛素样受体酪氨酸激酶结合，以控制新陈代谢、生长、繁殖和寿命[3]。蜜蜂的胰岛素样信号还协调劳动分工[4]。人类基因组编码一个结构相关的胰岛素超家族，包括胰岛素、胰岛素样生长因子 1（insulin–like growth factor–1，IGF–1）和胰岛素样生长因子 2（insulin–like growth factor–2，IGF–2），它们激活由两个基因组装的 5 种类似的受体酪氨酸激酶。"胰岛素"家族还包括 7 个结构相似的松弛素样肽，它们功能不同，并可激活 G 蛋白偶联受体家族[5–7]。本章重点讨论哺乳动物胰岛素信号传导机制。

循环中的葡萄糖进入胰岛 B 细胞，促进胰岛素基因表达和胰岛素分泌[8]。相比之下，在营养素和生长激素刺激下分泌的 IGF–1 主要由肝细胞分泌；IGF–1 和 IGF–2 也在许多组织和细胞包括中枢神经系统和许多肿瘤中产生[9, 10]。IGF–1 和 IGF–2 信号失调可能导致许多种（但不是所有的）癌症的发生，而胰岛素信号失调主要与"代谢综合征"和糖尿病有关。无论如何，IGF–1 和 IGF–2 可以协同胰岛素调节营养稳态、胰岛素敏感性、胰岛 B 细胞功能以及细胞的生长和存活[9, 11]。此外，2 型糖尿病与胰岛素敏感性的改变、营养过剩、慢性炎症和代偿性高胰岛素血症相关，可促进代谢应激和细胞损伤，从而在损伤和修复的慢性周期中可能促进癌症的进展[10]。

糖尿病是一种由多种因素引起的复杂疾病，包括葡萄糖敏感性受损或胰岛素分泌受损（MODY）、自身免疫介导的 B 细胞破坏（1 型糖尿病）或 B 细胞胰岛素分泌不足以补偿外周胰岛素抵抗（2 型糖尿病）[12]。MODY 是由和 B 细胞功能密切相关的基因突变引起的，这些突变基因包括 *HNF4α*（肝细胞核因子 -4α，MODY1）、*GCK*（葡萄糖激酶，MODY2）、*HNF1α*（肝细胞核因子 -1α，MODY3）、*PDX1*（胰腺和十二指肠同源盒 1，MODY4）、*HNF1β*（肝细胞核因子 -1β，MODY 5）或 *NEUROD1*（神经源性分化因子 -1，MODY6）、*KLF11*（kruppel 样因子 11，MODY 7）、*CEL*（羧酸酯脂肪酶，MODY 8）、*PAX4*（配对盒基因 4，MODY 9）、*INS*（胰岛素，MODY 10）和 *BLK*（B 淋巴细胞酪氨酸激酶，MODY 11）[13-15]。相比之下，1 型糖尿病的自身免疫性遗传因素更为复杂，其特征是循环中存在多种针对胰岛抗原的自身抗体。胰岛素被认为是 1 型糖尿病发病机制中的主要自身抗原之一，但其他抗原也值得关注[16, 17]。由于在 1 型糖尿病进展过程中发现有新的 B 细胞缓慢形成，因此可能通过减轻自身免疫反应的同时加速 B 细胞再生来治疗该疾病[18]。

2 型糖尿病是最常见的糖尿病类型。尽管 2 型糖尿病主要见于中年起病，但在发达地区，2 型糖尿病在儿童和青少年中越来越普遍[19]。生理应激，如对创伤、炎症或营养过剩的反应，通过损伤不同组织中胰岛素受体后反应而促进 2 型糖尿病的发生[7, 20, 21]。研究表明，肠道细菌（拟杆菌门和厚壁菌门）可能在这些炎症过程中起作用[22, 23]。此外，在环境和营养因素引起的生理应激过程中，人类基因组的变异可能促进代谢紊乱，进而发展为 2 型糖尿病。在一些信息量较大的病例中，胰岛素受体或其下游信号成分（AKT-2）的功能缺失突变可以解释严重的胰岛素抵抗和高血糖[24]。相反，ZNT8（SLC30A8）是一种与胰岛素储存和分泌有关的锌转运蛋白，其功能缺失突变可大大降低人群患糖尿病的风险[25]；然而，*ZNT8* 的作用很复杂，因为某些等位基因与发生糖尿病的风险相关，而小鼠失活的 *ZNT8* 突变体可以改变胰岛素结晶和分泌或加速肝胰岛素降解而引起葡萄糖不耐受[26, 27]。自 20 世纪中期以来，全基因组关联分析（GWAS）发现 60 多个基因位点对 2 型糖尿病的风险有少许或微弱但其意义重大的影响。这些基因位点中有许多（但不是全部）与胰岛素抵抗、胰岛素分泌或糖尿病相关基因临近（表 33-1）。虽然每个基因的作用很小，但这些发现为 2 型糖尿病的发病机制提供了重要线索。与 2 型糖尿病有关的一组基因是否会在一个简短的路径和信号网络列表上会聚，目前尚待确定[25]。

不管潜在的病因是什么，慢性高血糖加重的胰岛素信号失调会导致一系列急性和慢性并发症[28, 29]。未经治疗的糖尿病可进展为糖尿病酮症酸中毒（在 1 型糖尿病最常见）或高血糖高渗状态（在 2 型糖尿病最常见），进而直接导致发病和死亡[30]。从长期来看，糖尿病与一些危及生命的慢性并发症有关，包括肝脂肪变性、心血管疾病和损害肾小球血管内皮细胞和系膜细胞的全身氧化应激[31, 32]。糖尿病还与中枢神经系统的年龄相关性退行性变有关[33]。85—90 岁以上的人群表现出的胰岛素抵抗比预想的要轻，百岁老人对胰岛素的敏感性令人惊叹[34]。大多数百岁老人可免患与胰岛素抵抗相关的年龄相关疾病，包括糖尿病和心脑血管事件[35, 36]。调节营养平衡和胰岛素信号传导来持续促进所有多细胞动物特别是人类的健康和长寿的最佳方法仍有待确定[37]。

一、胰岛素、IGF 及其受体

胰岛素在胰腺 B 细胞中合成，先是合成为一个单一的多肽（胰岛素原），后经 PCSK1（prohormone convertase -1/3，激素原转化酶 -1/3）加工成具有生物活性的二硫键连接的 A 链和 B 链，以及切除的 C 肽。人 IGF-1 和 IGF-2 与胰岛素的 A 链和 B 链显示出高度的序列相似性，但它们保留了同源的连接肽，而不是将其作为“C 肽”切除。IGF 在 C 末端还有一个延伸，称为 D 结构域[38]。

胰岛素具有两个不对称的受体结合面，称为“S_1”（经典位点）和“S_2”（新位点）（图 33-1A）[39]。胰岛素的自然突变和丙氨酸扫描突变表明“S_1”

表 33-1　与 2 型糖尿病易感性相关的基因位点

基因名		Entrez 基因名	胰岛素抵抗	T_2DM	MODY	高血糖	新生儿糖尿病	葡萄糖不耐受	B 细胞增生	高胰岛素血症
	ABCB10	ATP 结合家族，亚家族 B（MDR/TAP），成员 10								
	ABCC8	ATP 结合家族，亚家族 C（CFTR/MRP），成员 8	×	×		×	×			×
	ACSL1	酰基辅酶 A 合成酶长链家族成员 1	×							
	ADAMTS9	金属肽酶含血小板反应蛋白 1 基元，9	×	×						
	ADCY5	腺苷酸环化酶 5	×							
	AGPAT2	1- 酰基甘油 -3- 磷酸 O- 酰基转移酶 2	×			×				
√	*AKT2*	v-akt 鼠科胸腺瘤病毒癌基因同源物 2	×	×		×		×		×
	BCL2L11	BCL2 样 11（细胞凋亡协助者）	×	×						
	CDKAL1	CDK5 调控亚基关联蛋白 1 样 1	×	×						
	CEL	羧酸酯脂肪酶	×	×		×				
	DGKB	二酰甘油激酶，β90kDa	×	×						
	FTO	脂肪量和肥胖相关	×	×						
√	*GCK*	葡糖激酶（己糖激酶 4）	×	×	×	×	×		×	×
	GCKR	葡糖激酶（ 己糖激酶 4）调控因子	×	×						
	GIPR	胃抑制肽受体	×			×		×		
√	*GRB14*	生长因子受体结合蛋白 14	×	×						
	HHEX	同源框，造血表达	×	×				×		
	HNF1A	肝细胞核因子 1，α	×	×	×	×				
√	*HNF1B*	肝细胞核因子 1，β	×	×	×			×		
	HNF4A	肝细胞核因子 4，α	×	×	×					
	IGF2BP2	胰岛素样生长因子 2 mRNA 结合蛋白 2	×	×						
√	*INS*	胰岛素	×	×	×	×	×		×	
√	*IR*	胰岛素受体	×	×		×		×	×	×

（续表）

基因名		Entrez 基因名	胰岛素抵抗	T_2DM	MODY	高血糖	新生儿糖尿病	葡萄糖不耐受	B 细胞增生	高胰岛素血症
√	*IRS1*	胰岛素受体底物 1	×	×		×		×	×	×
	JAZF1	JAZF 锌指 1	×	×						
	KCNJ11	内向整流钾通道，亚家族 J，成员 11	×	×	×	×	×			×
	KCNQ1	电压门控钾通道，KQT 样亚家族，成员 1	×	×						
	KLF11	Kruppel 样因子 11	×	×	×					
√	*LEPR*	瘦素受体	×			×				×
	LMNA	核纤层蛋白 A/C	×							
√	*MC4R*	黑素肾上腺皮质激素 4 受体	×			×		×		×
	MTNR1B	褪黑素受体 1B	×	×						
	NEUROD1	神经源性分化因子 1	×	×	×	×				
	NOTCH2	Notch 同源物 2	×	×						
	PARD3B	Par-3 家族细胞极性调节因子 β	×	×						
√	*PDX1*	胰十二指肠同源盒 1	×	×	×	×	×		×	
√	*PPARG*	过氧化物酶体增殖物激活受体 γ	×	×				×	×	×
	PROX1	Prospero 相关同源框 1	×	×						
	RBMS1	RNA 结合基元，单链结合蛋白 1	×	×						
√	*SLC30A8*	溶质载体家族 30（锌转运蛋白），成员 8	×	×						
	TCF7L2	转录因子 7 样 2（T 细胞特异，HMG 框）	×	×		×			×	
	THADA	甲状腺瘤关联	×	×						
	TSPAN8	四旋蛋白 8	×	×						
	WFS1	Wolfram 综合征（Wolframin）	×	×				×		
	ZFAND6	锌指，AN1 型结构域 6	×	×						

与每个基因位点“×”相关的主要表型来源于独创路径辅助（ingenuity pathway assist，IPA）数据库。通过对 34 840 名患者和 114 981 名欧洲裔对照者的代谢基因变异进行的 Meta 分析确定了这些已建立的位点。

√. 表示先前已知参与与胰岛素信号级联的基因，并在本文中讨论由 A 链和 B 链的氨基酸残基组成，包括 Gly^{A1}、Ile^{A2}、Val^{A3}、Glu^{A5}、Thr^{A8}、Tyr^{A19}、Asn^{A21}、Val^{B12}、Tyr^{B16}、Gly^{B23}、Phe^{B24} 和 Phe^{B25}（图 33-1A）[40]。相比之下，"S_2" 由 Ser^{A12}、Leu^{A13}、Glu^{A17}、His^{B10}、Glu^{B13} 和 Leu^{B17} 组成（图 33-1A）[40]。两个位点协同作用产生具有高亲和力的胰岛素结合，激活胰岛素受体酪氨酸激酶。

人类染色体 19p13.3-p13.2 上有一个 150kb 的基因，包含 22 个外显子，编码胰岛素受体（insulin receptor，IR）。外显子 11 可根据不同组织和发育阶段进行选择性剪切以产生两种 IR 亚型：IRA 缺乏外显子 11 编码的残基；IRB 包括外显子 11 编码的 12 个氨基酸残基[39, 41, 42]（图 33-2）。IRB 只与胰岛素以高亲和力结合，但 IRA 与胰岛素和 IGF-2 结合的亲和力几乎相等，因为它缺少外显子 11 编码的 C-末端延伸（CT），从而降低了其与胰岛素结合位点的特异性[43]。同源的 IGF-1R 是从位于人类 15 号染色体上的 19 个外显子基因无选择性剪接而组装成的。IGF-1R 与 IGF-1 和 IGF-2 结合的亲和力较高，但与胰岛素结合的亲和力较弱（图 33-2）。第三个基因编码胰岛素受体相关受体（insulin receptor-related receptor，IRR）[44]。IRR 的高亲和力配体未知。

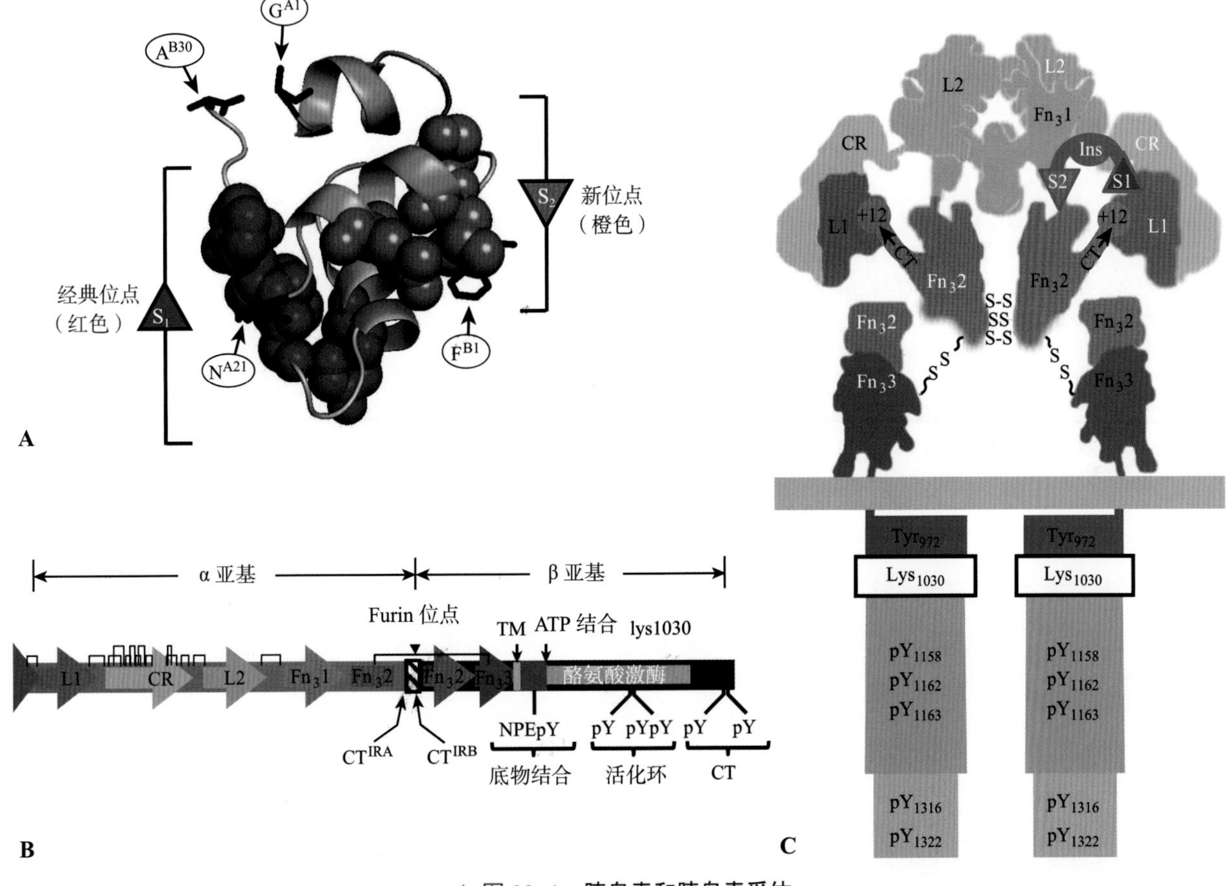

▲ 图 33-1 胰岛素和胰岛素受体

A. 胰岛素结构显示组成两个结合面（S_1 和 S_2）的一些关键氨基酸的位置，这两个结合面分别与胰岛素受体的 L1•CR•CT 和 $Fn_3$1•$Fn_3$2 区域相互作用。A 链显示为绿色，B 链显示为蓝色，组成每个结合位点的一些氨基酸显示为红色（S_1）或橙色（S_2）的空间填充残基。每条链的氨基和羧基末端残基用黑色标记。B. 胰岛素受体（IR）前体蛋白的线性图，显示了 α 和 β 亚基中重要模块的位置，包括富含亮氨酸的区域（L1 和 L2）、富含半胱氨酸的区域（CR）、二硫键（Π）、产生 CTIRA 或 CTIRB 的替代 IRA/IRB 剪接位点、跨膜区域（TM）、furin 裂解位点、IRS 结合基序（NPXpY）、激活环自身磷酸化位点和羧基末端酪氨酸磷酸化位点（CT）。C. 成熟胰岛素受体由两个胞外 α 亚基和两个胞内 β 亚基组成。两个 α 亚基的相邻模块用黑色或白色标签和虚线表示。全受体通过 α 和 β 亚基半胱氨酸残基之间的二硫键以及非共价相互作用在细胞外稳定。α 亚基内的两个区域有助于胰岛素的结合，包括与胰岛素 S_1 结合的 L1 · CR（以及由 IRB 形式的外显子 11 编码的额外 12 个氨基酸）和与胰岛素 S_2 结合的 $Fn_3$1 和 $Fn_3$2 之间的连接。β 亚基包含酪氨酸激酶催化结构域—其具有一个 ATP 结合位点（Lys_{1030}）和许多酪氨酸磷酸化位点，包括位于膜旁区（pY_{972}）、激活环（$pY_{1158, 1162, 1163}$）和羧基末端区的位点

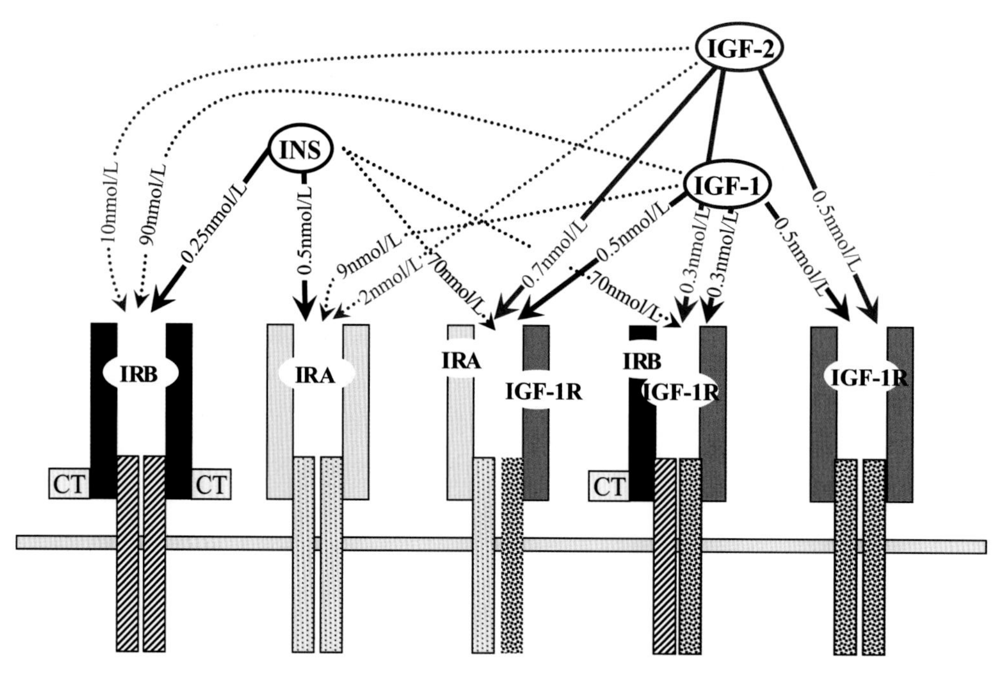

▲ 图 33-2　胰岛素和胰岛素样生长因子家族

胰岛素 /IGF 家族由三种肽类激素组成：胰岛素、胰岛素样生长因子 1（IGF-1）和胰岛素样生长因子 2（IGF-2）。它们与 5 种不同的同型或异二聚体受体亚型结合产生细胞质信号：两种胰岛素受体亚型，IRA 和 IRB；胰岛素样生长因子受体，IGF-1R；和两种杂合受体，IRA•IGF-1R 和 IRB•IGF-1R。IR 是胰岛素在整个发育和生命过程中的主要靶点。IGF-1R 是 IGF-1 和 IGF-2 的主要靶点，而 IGF-1 和 IGF-2 也与 IRA 结合，这是因为 IRA 缺乏选择性剪切的 CT。激活的 IR 或 IGF1R 酪氨酸激酶磷酸化细胞质的胰岛素受体底物蛋白 IRS-1 和 IRS-2，介导体细胞的生长和代谢。结合亲和力（K_d，nmol/L）约如图所示大小

不管怎样，与 IR 和 IGF-1R 一起，IRR 促进雄性小鼠的性发育[45]。此外，IRR 可能通过感知肾脏的碱性条件来调节全身碳酸氢盐浓度[46, 47]。

IR 前体和 IGF-1R 前体具有相似的结构，经过加工后形成由两个 α 亚基和两个 β 亚基组成的全受体。这是 IR 的典型特征，其合成具有经典氨基末端信号序列的单个蛋白质，具有明确定义的胞外模块，包括两个富含亮氨酸的基序（L_1 和 L_2），其侧翼是富含半胱氨酸（CR）区域，随后是三个纤维连接蛋白Ⅲ基序（Fn_31，Fn_32 和 Fn_33），并以细胞内酪氨酸激酶结束（图 33-1 B 和 C）。Fn_32 被一个含有弗林蛋白酶（成对碱性氨基酸蛋白酶）裂解位点的 120 个氨基酸插入物打断，该位点在全受体的 α 和 β 亚基裂解时生成（图 33-1 B）。在翻译过程中，胰岛素和 IGF-1 的前受体可以组装成同二聚体，通过二硫键连接产生 IR（$\alpha\beta^{IR}\cdot\alpha\beta^{IR}$）或 IGF-1R（$\alpha\beta^{IGF-1R}\cdot\alpha\beta^{IGF-1R}$）。然而，当同时表达时，每个受体的 αβ 二聚体可结合形成杂合受体（$\alpha\beta^{IR}\cdot\alpha\beta^{IGF-1R}$）[48]。由于 IR 以两种亚型存在，两种受体基因共可产生 5 种受体类型（图 33-2）[49]。α 亚基完全是细胞外的，并产生配体结合位点。每个 β 亚基包含一个跨膜段，将细胞外 Fn_32-Fn_33 区域与细胞内酪氨酸激酶分离（图 33-1 C）[50, 51]。由于 α 和 β 亚基的糖基化，SDS-PAGE 显示全受体（αβ•αβ）的分子量约为 350 000[52, 53]。在二硫键减少的情况下，SDS-PAGE 将 IR 和 IGF-1R 分解为 α 和 β 亚基，分别迁移到 135kDa 和 95kDa 附近[54, 55]。杂交受体可通过特异性免疫印迹策略检测到[48]。

胰岛素与同二聚体 IRB 具有高亲和力（K_d < 0.5nM），该受体主要存在于经典的胰岛素靶组织——成人肝脏、肌肉和脂肪组织中（图 33-2）。IRB 对胰岛素具有选择性，因为 IRB 对 IGF-1 和 IGF-2 的 K_d 相较于胰岛素至少高 50～100 倍。成人肝脏和脂肪是纯粹的胰岛素反应组织，因为它们表达 IRB 而没有检测到 IGF-1R[9]。相比之下，IRA 主要存在于胎儿组织、成人中枢神经系统和造血细胞中[56-59]。大多数癌症表达 IRA、IRB 和 IGF-1R，通常表现为杂合受体（图 33-2）[10]。IRA 几乎和

IRB 一样与胰岛素结合，但 IRA 也以中等亲和力与 IGF-2 结合（图 33-2）。IGF-1 和 IGF-2 与同二聚体 IGF-1R 和杂合受体（$\alpha\beta^{IRA}\cdot\alpha\beta^{IGF-1R}$ 和 $\alpha\beta^{IRB}\cdot\alpha\beta^{IGF-1R}$）具有高亲和力（$K_d$ < 1nM），而胰岛素与杂合受体结合不良（图 33-2）[48, 60]。因此，在正常情况下，胰岛素不会激活 IGF-1R 酪氨酸激酶，而 IGF-1 和 IGF-2 在 IR 与 IGF-1R 形成杂合受体时可以激活其受体酪氨酸激酶 [61]。IRA 增强了 IGF-2 在胚胎发生、胎儿发育和成人大脑中的作用 [43]。

定点突变显示 IR α 亚基中有两个胰岛素的结合位点 [62, 63]。IR α 亚基和 IGF-1R 之间的嵌合受体证实其中一个位点位于 IR 的第一个富含亮氨酸（L1）区域内 [64]。突变胰岛素受体的光亲和标记显示了在 $Fn_31 \rightarrow Fn_32$ 界面附近的第二个胰岛素结合位点 [65]。胰岛素的结合显然是通过胰岛素上的"S_2"与 α 亚基中的 $Fn_31 \cdot Fn_32$ 界面之间的相互作用开始的 [40]。Fn_32 的 COOH 末端（CT）16 个氨基酸残基与 L1 · CR 区域相互作用，形成一个复合胰岛素结合位点 L1 → CR → CT，与胰岛素上的"S_1"相互作用（图 33-1 C）。尽管 α 亚基在二聚体中对称排列，但 L2 区域和 $Fn_31 \rightarrow Fn_32$ 区域之间存在一个尖锐的弯曲，该弯曲将 L1 → CR → CT 区域与 $Fn_31 \rightarrow Fn_32$ 区域反向平行（图 33-1 C）[66-70]。胰岛素与一个 α 亚基的 L1 → CR → CT 区域和相邻 α 亚基的 $Fn_31 \rightarrow Fn_32$ 区域结合，形成激活激酶的交联 [69]。由于空间的限制，只有一个胰岛素分子能以高亲和力结合 [66, 68, 71]。在 IRB 中包含外显子 11 可使 CT 区域延长 12 个氨基酸，从而修饰 L1 · CR · CT 结构域以排斥 IGF-2 的结合，并在保持胰岛素高亲和力的同时强烈降低 IGF-1 的亲和力（图 33-2）。这些细节已经被研究过了 [70, 72]。

二、IR 激酶的结构与调控

胰岛素受体的酪氨酸激酶活性最初是通过使用 ^{32}P- 标记的肝癌细胞或使用胰岛素和 γ^{32}P ATP 孵育部分纯化的胰岛素受体通过生化实验发现的 [73-75]。然而，直到胰岛素受体的 cDNA 被分离和测序 [50, 51]，其他的信号传导机制才被提出，并且其中一些机制维持至今 [76-79]。然而，人类罕见的严重胰岛素抵抗病例与胰岛素受体突变有关，这种突变在不改变其与胰岛素结合的情况下使酪氨酸激酶失活，这些病例的发现明确支持胰岛素作用机制中酪氨酸磷酸化的中心假设 [80]。

胰岛素受体 β 亚单位的细胞内部分由 3 个不同的区域组成，这些区域包含酪氨酸磷酸化位点（编号如 IRB 所示）：跨膜螺旋和细胞质酪氨酸激酶结构域之间的膜旁区域中的 Y_{965} 和 Y_{972}；在催化核心的活化环（A 环）中为 Y_{1158}、Y_{1162} 和 Y_{1163}；在 COOH 末端为 Y_{1328} 和 Y_{1334} [41, 81, 82]（图 33-1B 和 C）。大多数受体酪氨酸激酶是通过配体诱导的二聚化作用激活的，它将两个细胞内催化结构域结合在一起，介导 A 环和其他招募细胞底物的位点的酪氨酸磷酸化 [83]。由于同源的 IR 和 IGF-1R 作为非活性共价二聚体存在于质膜中，高亲和力的胰岛素或 IGF 结合增加了一个短暂的交叉连接，以诱导和稳定受体内的结构转变，进而激活细胞内的催化位点 [69]。

在胰岛素刺激之前，未磷酸化的 Tyr_{1162}——三个 A 环酪氨酸残基中的第二个——位于催化位点附近，而 A 环的氨基末端（D_{1150}FG 基序）折叠到 ATP 结合位点，提高 ATP 的表观 Km [69, 84, 85]。显然，封闭的 A 环与另一种构象保持平衡，这种构象允许 ATP 进入，以介导基础的自磷酸化 [86]。基础状态下罕见的从"闭合"到"开放"构象的变化可能与 α 亚基的互补变化相耦合，α 亚基可在与胰岛素结合后最终稳定，以加速 ATP 进入并刺激 Tyr_{1162} 的自磷酸化（图 33-3 A 和 B）。信号传导启动后，自磷酸化级联反应进展到 Tyr_{1158}，导致激酶的双磷酸化和活化 [81]。尽管 Tyr_{1163} 的自磷酸化相对缓慢，但它似乎稳定了开放构象，允许 Mg-ATP 和蛋白质底物无限制地进入（图 33-3 B 和 C）[69]。最后的自磷酸化可能是通过共价连接的 β 亚基之间的相互作用发生的 [69, 75]。丙氨酸取代 A 环中间的 Asp_{1161}，使未磷酸化的 A 环从稳态构象向开放构象转变 [86]。用苯丙氨酸替换 Tyr_{1162} 也增加了基础的自磷酸化，这与它在稳定封闭构象及与 ATP 和蛋白底物竞争以结合激酶活性位点的作用一致 [87, 88]。其他激酶是否能独立于胰岛素通过 A- 环酪氨酸残基磷酸化激活胰岛素受体是一个值得关注的开放性问题。

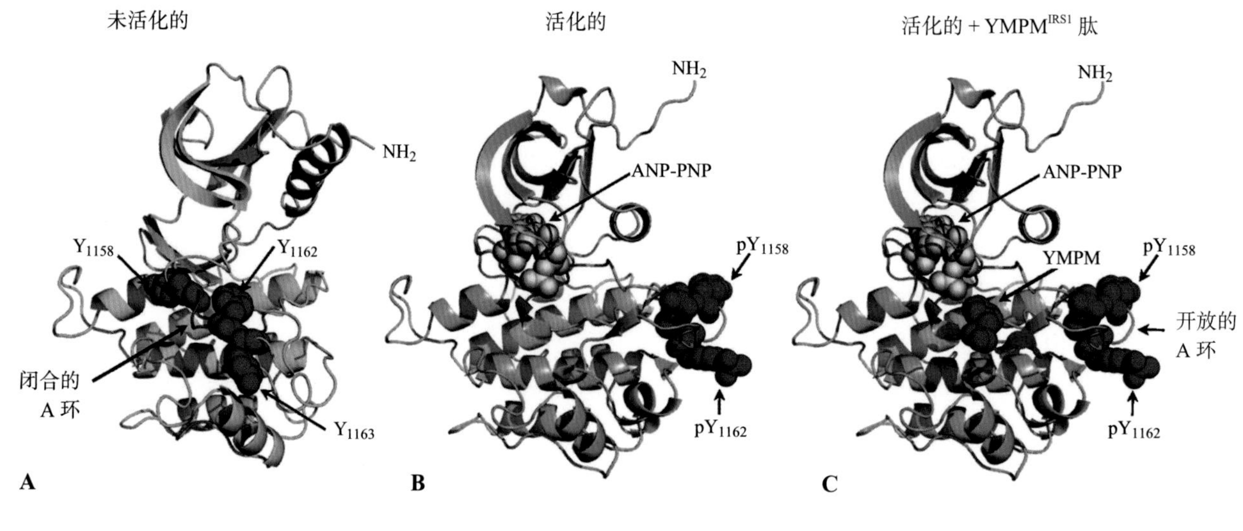

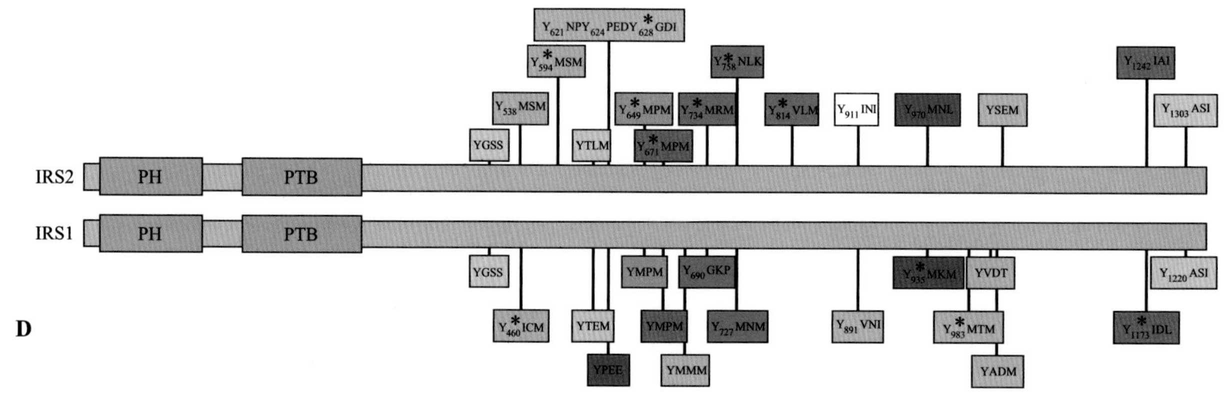

▲ 图 33-3 胰岛素受体自磷酸化的作用

A. 胰岛素受体活化环的结构显示为一系列胰岛素受体激酶结构域的带状图。活化环（A 环）以红色空间填充显示酪氨酸残基（Y_{1158}、Y_{1162} 和 Y_{1163}）。在未活化、未磷酸化状态下（A），活化环阻止潜在底物的进入。B. 自磷酸化后，活化环移出催化位点，允许 ATP（黄色空间填充）进入活性位点。C. 当调节环被移除时，诸如 IRS 蛋白的 YMXM 肽等肽类底物进入催化位点。D. IRS-1 和 IRS-2 磷酸化位点与氨基酸末端 PH 结构域和 PTB 结构域的比较。图中显示了酪氨酸位点周围的氨基酸序列，并对 Irs1 和 Irs2 之间保守的基序进行了颜色编码。MS/MS 显示的磷酸化位点显示为（*）。IRS-2 中的激酶调节环结合（KRLB）域以 Y_{624} 为中心，在 IRS-1 中不保守

三、胰岛素信号级联

在发现胰岛素受体酪氨酸激酶后，许多研究小组寻找可能介导下游信号的细胞蛋白 [89, 90]。“底物”假说从一开始就是一个很有吸引力的机制，但是很难建立，因为研究发现只有不太可能具有信号传导潜能的蛋白质被胰岛素受体激酶磷酸化。所有受体酪氨酸激酶生理底物的第一个证据来自抗磷酸酪氨酸抗体免疫沉淀物，其在胰岛素刺激的肝癌细胞中表现为 185kDa 的磷酸蛋白（pp185）[91]。该蛋白显示了许多生物学上重要的胰岛素受体底物的特性，包括胰岛素刺激时的即刻磷酸化和催化不活跃或生物学上不活跃的胰岛素受体去磷酸化 [92]。这些数据共同提供了第一条线索，即受体自磷酸化、紧接着底物磷酸化，可能是信号传导的第一步。

pp185 的纯化和分子克隆揭示了一个信号支架大家族的第一个和被叫作 IRS-1（胰岛素受体底物 1）的第一个胰岛素受体底物 [93]。啮齿类动物中存在 4 个 *IRS* 蛋白基因，但只有 3 个（*IRS1*、*IRS2* 和 *IRS4*）在人类中有表达 [94]。*IRS1* 和 *IRS2* 在哺乳动物组织中广泛表达，而 *IRS4* 主要局限于下丘脑 [95, 96]。IRS 蛋白可以说是连接 IR 和 IGF-1R 与下游信号级联和许多信号系统使用的异源调节成分的最重要的转接蛋白分子（图 33-3 D）。此外，对

转基因小鼠的研究表明，所有胰岛素反应，特别是那些与体细胞生长，碳水化合物、蛋白质和脂质代谢，肝脏、脂肪、骨骼肌和心血管生理学，胰腺 B 细胞功能，中枢营养稳态有关的胰岛素反应，都是通过 IRS-1、IRS-2 或两者介导的[97]。

（一）胰岛素作用的 IRS 蛋白模型

IRS 蛋白由串联的、结构相似的普列克底物蛋白同源（PH）和磷酸酪氨酸绑定（PTB）结构域组成，其后是一条长长的酪氨酸磷酸化位点的非结构尾部，该结构可协调胰岛素 /IGF 信号。在胰岛素和 IGF-1 的刺激过程中，尾部的一些酪氨酸残基被磷酸化，进而与各种信号蛋白的 SH2 结构域，特别是 PI3K（1A 类磷脂酰肌醇 3- 激酶）的 85kDa 调节亚基（p85）结合（图 33-4）[98]。IRS-1 和 PI3K 之间的相互作用是第一个在体内和体外成功重组的胰岛素信号级联[99]。

胰岛素刺激的 IRS 蛋白的酪氨酸磷酸化通过至少两种机制来实现，包括 IRS 在 IR 的膜旁区域的特异性招募，然后在非结构尾部通过激活的催化域识别优先磷酸化基序。基于磷酸肽定位和合成肽的磷酸化，在 IRS-1 中有几个基序被确定为胰岛素受

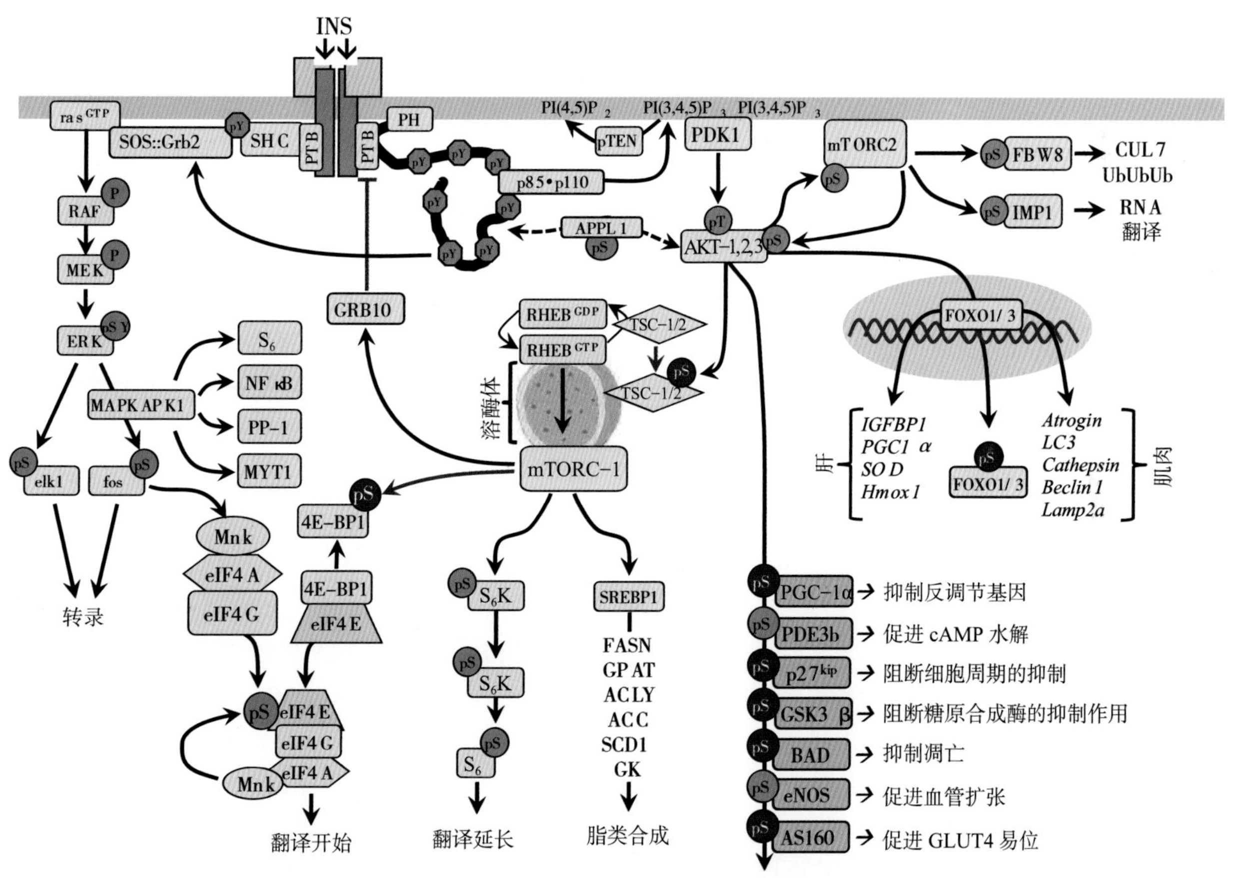

▲ **图 33-4 典型胰岛素 / IGF 信号级联**

胰岛素和 IGF1 受体的激活导致 IRS 蛋白酪氨酸磷酸化，结合 PI3K 和 Grb2/SOS；SHC 的酪氨酸磷酸化也结合 Grb2 · SOS。Grb2•SOS 复合体促进 $p21^{ras}$ 上的 GDP/GTP 交换，激活 RAS → RAF → MEK → ERK1/2 级联。活化 ERK 通过 ELK1（含 ETS 结构域的蛋白质）的直接磷酸化和通过 MAPKAPK-1（MAPK 活化蛋白激酶 -1）间接磷酸化 cfo 来刺激转录活性。MAPKAPK-1 还磷酸化其他蛋白质，包括 S6（核糖体蛋白 S6）、NF-κB、PP1 和 MYT1。PI3K 通过向 IRS-2 募集而激活，产生 PI3，$4P_2$ 和 PI3，4，$5P_3$（由 PTEN 或 SHIP2 的作用拮抗），将 PDK1 和 AKT 募集到质膜上。AKT 在 T308 被 PDK1 激活，在 S473 被 mTORC-2 激活。mTORC-1 被 $Rheb^{GTP}$ 激活，在 AKT 介导的 TSC-2 磷酸化过程中，$Rheb^{GTP}$ 抑制 TSC-1•TSC-2 复合物的 GAP 活性。S6K 通过 mTORC1 介导的磷酸化启动。AKT 磷酸化许多细胞蛋白—失活 PGC-1α、$p21^{kip}$、GSK3β、BAD 和 AS160，激活 PDE3b 和 eNOS。AKT 介导的叉头蛋白磷酸化，包括 FOXO1，导致其在细胞质中的隔离，从而抑制其对转录活性的影响。胰岛素通过改变关键翻译起始因子和延伸因子（分别为 eIF 和 eEF）以及关键核糖体蛋白的内在活性或结合特性来刺激蛋白质合成。作为胰岛素调节靶点的翻译机制的组成部分包括 eIF2B、eIF4E、eEF1、eEF2 和 S_6 核糖体蛋白[337]

体介导的最佳磷酸化位点，包括几个 YMXM 基序和 YVNI 基序、YIDL 基序和 YASI 基序[100-103]。这些基序被胰岛素受体的催化结构域定位于与开放 A 环 COOH 末端反平行的 β 链。这个方向将 Y+1 和 Y+3 位置的疏水侧链定位到活化激酶上的两个疏水囊中（图 33-3 C）。位于 Y+1 和 Y+3 位置的 NH_2 末端到极性侧链上的酪氨酸残基在该位点不适合，这使得它们不能被磷酸化[103]。

IRS 在激活的 IR 和 IGF-1R 中选择性和调节性的募集增加了一个重要的信号特异性水平。IRS 蛋白通过其 PTB 结构域与位于 pY_{972} 的膜旁自磷酸化位点结合，该位点位于典型的 PTB 结构域结合基序（$NPEpY_{972}$）中[92, 104]。膜旁区约 35 个残基长，连接 IRβ 亚基的跨膜螺旋与激酶结构域（图 33-1，B 和 C）。与其他受体酪氨酸激酶不同，胰岛素受体激酶不受膜旁区自磷酸化的调节，尽管 NPEY 基序调节受体转运[105, 106]。然而，Tyr_{972} 的磷酸化为 IRS 蛋白中的 PTB 结构域和另一种称为 src 同源 2 结构域 - 含有转化蛋白（SHC）的底物创建了一个对接位点（图 33-4）[92, 107]。$NPEpY_{972}$ 基序填补了 PTB 结构域上的一个 L 形裂缝，而结合肽的 N 末端残基在 β 亚基三明治结构中形成一个额外的链[104]。$NPEpY_{972}$ 基序是 IRS-1 的 PTB 结构域的低亲和力结合位点（Kd，约 87μmol/L），这是由于 E_{971} 的失稳作用促进了胰岛素受体对 Y_{972} 的自磷酸化[69, 108]。相比之下，SHC 的 PTB 结构域与 $NPEpY_{972}$ 结合具有更高的亲和力（Kd，约 4μmol/L）。

与 SHC 不同，IRS 在 PTB 结构域的上游含有一个 PH 结构域，这有助于 IRS 向 IR 募集（图 33-3 D）[109]。PH 结构域在结构上类似于 PTB 结构域，但其功能却有所不同[110]。尽管 PH 结构域促进了 IRS 与 IR 之间的相互作用，但其作用机制仍不清楚，因为它不与磷酸酪氨酸结合。PH 结构域通常被认为与磷脂结合，但 IRS 中的 PH 结构域结合特异性很差[111, 112]。IRS-1/IRS-2 的 PH 结构域与各种蛋白质中的负补丁结合，这可能对 IR 募集很重要[113]。无论如何，IRS 蛋白中的 PH 结构域起着重要而特殊的作用，因为它可以在 IRS 蛋白之间互换，而不会明显丧失生物活性。相比之下，异源 PH 结构域取代 IRS-1 的 PH 结构域时会降低 IRS-1 的功能，从而确定了 PH 结构域特定的功能作用[114]。

IRS-2 利用一种额外的机制与胰岛素受体相互作用，而这种机制在 IRS-1 中不存在。IRS-2 中的氨基酸残基 591 和 786，特别是 Tyr_{624} 和 Tyr_{628}，与激活的 IR 催化位点有很强的相互作用[115, 116]。IRS-2 中的这个结合区域最初被称为激酶调节环结合（KRLB）域，因为 A 环的 tris 磷酸化是观察相互作用所必需的[115]。结构分析表明，KRLB 结构域的一个重要功能部分—鼠 IRS-2 的残基 620～634—适合于胰岛素受体的“开放”催化位点[117]。通过自磷酸化或其他方式使 A- 环离开催化位点，IRS-2 的 Tyr_{621} 插入受体 ATP 结合囊中，而 Tyr_{628} 对准磷酸化。这种相互作用可能通过阻断 ATP 进入催化位点而减弱信号传导，也可能通过在 tris 自磷酸化之前打开催化位点而促进信号传导。有趣的是，KRLB 基序不与 IGF-1R 结合，这可能解释了 IR、IGF-1R 及受体杂交体之间的信号差异[117]。

（二）PI3K → AKT 级联

下游胰岛素信号由高度集成的网络组成，该网络协调控制多个组织细胞生长、生存和代谢的特定信号，并通过不同的反馈级联调节信号的强度和持续时间[118]。当胰岛素刺激 IRS 蛋白中 YXXM 基序的酪氨酸磷酸化时，级联反应开始，后者直接招募并激活 PI3K（图 33-4）。PI3K 是许多信号传导途径的核心脂类激酶，分为三类：Ⅰ类、Ⅱ类和Ⅲ类。生长因子调控的 IA 类 PI3K 由两个亚基组成。催化亚基 - p110α（PIK3CA）、p110β（PIK3CB）或 p110δ（PIK3CD）- 通过与由 *PIK3R1*（p85α）或 PIK3R2（p85β）编码的几个同源的 85kda 调节亚基中的一个结合来被抑制和稳定。少数情况下，PIK3R1 的选择性剪接产生 p55α 或 p50α，或者第 3 个基因 *PIK3R3* 编码 p55γ，所有这些都缺乏 p85 的某些 NH_2 末端调控特征，同时保持对催化亚基的亲和力[118-120]。所有的调节亚基都包含两个 SH-2（src 同源 2）结构域，它们结合磷酸化的 YXXM 基序，去抑制产生 PI（3,4,5）P_3（磷脂酰肌醇 3, 4, 5- 三磷酸）的催化结构域[121, 122]。通过化学或遗传手段抑制 PI3K 几乎可以阻断胰岛素刺激的所有代谢反应，包括葡萄糖内流、糖原和脂质合成，以及脂肪细胞分化，证实 PI3K 是协调胰岛素作用的关键节点[118]。

PI3K 产生的 PI（3,4,5）P_3 在向质膜募集和激活多种蛋白方面起着关键作用，其中许多蛋白含有与 PI（3,4,5）P_3 结合的 PH 结构域。一个关键的级联反应涉及几种 Ser/Thr 激酶在质膜上的募集，包括 PDK-1（3′- 磷酸肌苷依赖性蛋白激酶 -1）和 *AKT*（v-akt 小鼠胸腺瘤病毒癌基因）。膜结合的 PDK-1 使得激活环中的 Thr_{308} 磷酸化，进而激活 AKT。AKT 亚型在细胞生物学中起着核心作用，因为它们通过磷酸化调节许多控制细胞存活、生长、增殖、血管生成、代谢和迁移的蛋白质[121, 123, 124]（图 33-4）。已知的 AKT 底物超过 100 种，其中一些与胰岛素信号传导特别相关，包括 GSK-3α/β（阻断对糖原合成的抑制），AS160（促进 $GLUT_{-4}$ 易位），BAD•BCL2 异二聚体（抑制凋亡），FOXO 转录因子（调节肝脏、B 细胞、下丘脑和其他组织中的基因表达），$p21^{CIP1}$ 和 $p27^{KIP1}$（阻断对细胞周期的抑制）；eNOS（刺激 NO 合成和血管舒张），PDE3b（水解 cAMP），以及抑制 mTORC-1（雷帕霉素靶蛋白复合体 1）的 TSC-2（结节性硬化 2 肿瘤抑制因子）（图 33-4）。一个无偏倚的 MS/MS 方法提示更多的 AKT 底物参与胰岛素作用，表明大部分 PI3K 介导的生长因子（胰岛素）信号通过 AKT 依赖性机制进行协调（图 33-4）[124]。

具有 PH 域的蛋白质子集与 PI（3,4,5）P_3 选择性结合，协调其他组织特异性信号以控制生长、增殖、存活、囊泡运输、分化和迁移，其中一些可能有助于胰岛素反应。在脂肪细胞和肌肉中，aPKC（非典型蛋白激酶 C）被 PI（3,4,5）P_3 募集，与 AKT 一样，aPKC 可被 PDK-1 激活，并促进胰岛素刺激的葡萄糖摄取[118]。其他效应器的定位和（或）活性可将 PI（3,4,5）P_3 与细胞骨架功能联系起来。GAB-1 和 GAB-2（GRB-2 结合蛋白 1/2）结合 PI（3,4,5）P_3，将它们定位于细胞 - 细胞接触点附近的质膜[125]；PLEKHA-1（含有 PH 结构域，家族 A 磷酸肌醇结合特异性成员 1）是一个含有 PH 结构域的 PI（3,4）P_2 特异性衔接蛋白，可能对肌动蛋白细胞骨架的重塑有重要意义[126]；DAPP1（磷酸酪氨酸和磷酸肌醇的双适配器）对 PI（3,4,5）P_3 和 PI（3,4）P_2 具有高亲和力，能整合 PI3K 和 SRC 激酶信号，促进 B 细胞黏附[127]。ARAP3（ARFGAP 具有 RHOGAP 结构域、ANK 重复序列和含蛋白 3 的 PH 结构域）是一种特异的 PI（3,4,5）P_3/PI（3,4）P_2 结合 Arf6，介导细胞骨架和细胞形态的重排[128]。

（三）mTOR 级联

mTOR（雷帕霉素靶蛋白）是一种通过多种机制调节的 Ser/Thr 激酶。它属于 PI3K 相关激酶家族，由共同和独特的亚基组成两个功能不同的大蛋白复合物 mTORC-1 和 mTORC-2。这两种复合物通过 PI3K → AKT 级联被生长因子和胰岛素控制，但它们被招募到不同的腔室，对营养、压力、缺氧 / 能量状态和其他刺激有明显的反应，以协调多种生物过程，包括蛋白质和脂质的合成、脂质体的生物生成、自噬与细胞迁移、生长和增殖[129]。除了常见的催化亚单位外，mTORC-1 和 mTORC-2 还共享 mLST8（哺乳动物致死 sec-13 蛋白 8）、DEPTOR（Disheveled、Egl-10 和包含 mTOR 相互作用蛋白的 Pleckstrin 结构域）和 Tti1（端粒维持 2 相互作用蛋白 1）。然而，mTORC-1 有两种特殊成分，包括 RAPTOR（RPTOR，mTOR 的调节相关蛋白，复合物 1）和 AKT-1S1（PRAS40，富含脯氨酸的 AKT-1 底物 1）。mTORC-2 缺乏 mTORC-1 特异性成分，但包括 RICTOR（RAPTOR 非依赖性 mTOR 伴侣，复合物 2）、mSIN1（SAPK 相互作用蛋白 1 或 MEKK2 相互作用蛋白 1）和 PRR5（protor1/2，与 RICTOR 1 和 2 观察到的蛋白）[129]。mTORC-1 主要受营养物质的调节和雷帕霉素的抑制，而 mTORC-2 受雷帕霉素不同程度的抑制，对营养物质水平不敏感。

（四）AKT → mTORC-1 级联

由于受 AKT、营养物质 / 氨基酸浓度和亚细胞 / 溶酶体的靶向调节，mTORC-1 可协调多种生长因子（胰岛素）反应[129]。除了 mTORC-1 组分的稳定复合物外，还有一些额外的蛋白质调节 mTOR 活性。AKT 的依赖性激活始于 *TSC2*（编码 tuberin 马铃薯球蛋白的基因）上至少 5 个位点

（Ser_{939}、Ser_{981}、Ser_{1130}、Ser_{1132} 和 Thr_{1462}）的磷酸化，而 *TSC2*（编码 tuberin 马铃薯球蛋白基因）与 *TSC1*（编码 hamartin 错构瘤蛋白的基因）形成复合物，充当小 G 蛋白 RHEB（大脑内富含的 Ras 同源物）的 GTP 酶激活蛋白 [129]。AKT 介导的磷酸化抑制 TCS1/2，使 RHEB 以 GTP 结合的形式积聚以激活 mTORC-1（图 33-4）。在一种可能的机制中，FKBP38（FK506 结合蛋白 8）抑制 mTOR，直到 RHEB-GTP 促进其与 mTORC-1 的分离 [130]。AKT 介导的 AKT-1S1 磷酸化（PRAS40）也增强了 TSC1/2 → RHEB 的调节，促进了 AKT-1S1 与 RAPTOR 的分离以激活 mTOR [123]。促炎细胞因子可通过 IKKβ（IκB 激酶）磷酸化 TSC1/2 的类似机制激活 mTORC-1，导致 RHEB-GTP 的积聚 [131]。

生长因子（胰岛素）调节 mTORC-1 的第二个重要水平依赖于向溶酶体表面的定位 [129]。mTORC-1 向溶酶体表面的定位是由 RAGA・RAGB（Ras 相关的 GTP 结合）复合物的氨基酸依赖性 GTP 负载来协调的，该复合物与 RAPTOR 和位于溶酶体表面的称为 RAGULATOR 的多亚单位复合物相互作用 [132]。RHEB 存在于内膜，包括溶酶体，只有当有足够的氨基酸促进 RAGA•RAGB 介导的募集时，RHEB 才能与 mTORC-1 相互作用（图 33-4）[129]。

（五）mTORC-2 ⇄ AKT 级联

与 mTORC-1 的丰富细节相比，生长因子和胰岛素对 mTORC-2 的调节具有许多组织特异性特征，使我们对其新出现机制的理解变得复杂 [133]。与大多数胰岛素反应一样，mTORC-2 的激活需要 PI3K，但由于其在胰岛素作用中的作用是可变的，因此很难理解观察特定成分的缺失。然而，当发现其控制着激酶 AGC 亚家族的包括 AKT 和 SGK-1 在内的一些成员时，mTORC-2 生长因子（胰岛素）信号传导的核心作用出现了 [134]。通过 PDK-1 介导的 $T308^{AKT}$ 磷酸化激活 AKT，一些（但不是所有）AKT 底物被磷酸化。例如，TSC2、GSK-3 和 SIN1 不需要 $S473^{AKT}$ 的磷酸化 [129]。从对胰岛素刺激的时间依赖性判断，mTORC-2 的 SIN1 成分可能通过 PI(3,4,5)P_3 募集到质膜上，在 T86 被 $pT308^{AKT}$ 磷酸化。磷酸化的 SIN1 似乎通过 mTORC-2 促进 $S473^{AKT}$ 磷酸化。在双磷酸化过程中，AKT 可以磷酸化更广泛的底物，包括 FOXO 转录因子（图 33-4）[124]。这一模型填补了我们对胰岛素刺激过程中 PI3K 敏感性 mTORC-2 活化及其在 AKT 调节中作用的认识上的空白。然而，在 T86 和 T398 处发现 SIN1 被 S6K1 磷酸化，从而导致 mTORC-2 的抑制，使这一途径变得复杂 [133, 135]。多位点 SIN1 磷酸化可以活化 mTORC-2，通过对这一过程的整合可以显示如何通过前馈和反馈机制协调 mTOR 信号 [133]。

（六）mTOR 下游

虽然 mTORC-1 和 mTORC-2 有几个共同的成分，但由于底物的选择性，它们显示出独特的信号功能。mTORC-1 调节生长和增殖所需的各种细胞合成代谢和合成过程——包括糖酵解通量和线粒体功能的刺激、蛋白质和脂质合成以及自噬和溶酶体生物生成的抑制 [133]。蛋白质合成是最容易理解的 mTORC-1 调控过程之一，至少部分通过 S6K1 和 S6K2（核糖体蛋白 S_6 激酶）的磷酸化 / 激活和 4E-BP1（真核翻译起始因子 4E 结合蛋白 1）的磷酸化 / 抑制来控制（图 33-4）。mTORC-1 的充分活性依赖于氨基酸和能量，确保细胞环境足以支持生长因子（胰岛素）的刺激。在整个动物水平上，mTORC-1 → S6K 级联增加了细胞和动物的大小，包括胰岛素作用所需的胰腺 B 细胞生长 [136]。尽管小鼠 *S6k1* 基因的断裂增强了外周胰岛素敏感性，但胰岛 B 细胞的缩小导致葡萄糖不耐受。重要的是要解决全身胰岛素敏感性增加是否是胰岛素分泌减少的结果。

mTORC-1 还促进脂质合成，这是细胞增殖过程中膜生物发生、能量储存和肝脏脂质分泌所必需的。mTORC-1 促进 SREBP-1/SREBP-2 的表达及其蛋白裂解，以介导活性转录因子向细胞核的转移，从而促进脂肪酸或胆固醇合成相关基因的表达（图 33-4）。mTORC-1 还抑制自噬，自噬通常降解受损的蛋白质和细胞器，以提供维持关键细胞功能所需的营养。因此，mTORC-1 控制着许多关键的细胞过程，平衡细胞完整性和长期存活。

目前对 mTORC-2 介导的下游信号传导机制了解甚少。正如前所述，mTORC-2 磷酸化 AKT 和 SGK-1 的 C 末端疏水基序，导致 PI3K → AKT 级联的完全激活。当mTORC-2在Ser [181] 磷酸化IMP1时，它也在mRNA处理中发挥作用，这有效地增强了IGF-2 mRNA结合蛋白1（IMPI）的结合，使IGF2-leader-3′-mRNA通过内部核糖体的进入启动翻译（图33-4）[137]。因此，mTORC-2催化的共转录IMP1磷酸化可以通过调节IGF-2的产生来活化小鼠胚胎中的IRA，进而促进器官生长。mTORC-2还通过磷酸化FBW8（含8的F-Box和WD重复结构域）调节蛋白泛素化，FBW8是一个Cullin 7 E3泛素连接酶识别亚单位（图33-4）。FBW8的磷酸化稳定并促进靶向底物的泛素化，包括在某些组织和细胞中导致胰岛素抵抗的IRS-1 [138]。因此，重要的mTORC-2信号可能是通过直接影响PI3K → AKT级联的活性，间接控制重要的调控点来介导的，以充分整合胰岛素/IGF信号级联 [137]。

（七）AKT → FOXO级联

转录因子（FOXO1、FOXO3a、FOXO4和FOXO6）的叉头盒O（FOXO）亚家族调节涉及DNA损伤修复反应、凋亡、代谢、细胞增殖、应激耐受和寿命的靶基因的表达 [139, 140]。FOXO包含4个高度保守的结构域，包括包含几个AKT磷酸化位点的N-末端区域、高度保守的叉头DNA结合结构域（DBD）、位于DBD下游的核定位信号（NLS）、核输出序列（NES）和C-末端反式激活结构域 [141]。DBD域包含3个α螺旋、3个β片和2个称为翼的环。所有的调控机制都涉及FOXO在细胞核中的保留，在细胞核中FOXO可以促进或抑制包含高度保守DNA结合序列（TTGTTTAC）的靶基因的转录。

FOXO受多种翻译后修饰的调节，包括AKT介导的磷酸化或乙酰化、甲基化、糖基化和泛喹基化 [141-143]。这些修饰影响蛋白质-蛋白质和蛋白质-DNA相互作用，最终改变调节转录活性的DNA结合特性 [141, 143-147]。AKT介导的FOXO1、FOXO3a和FOXO4的磷酸化引起其核排斥，导致细胞质泛素化和降解。此外，FOXO的转录活性可被IkB（NF-kB抑制剂）激酶（IKK）和血清/糖皮质激素诱导蛋白激酶（SGK）抑制，这两种激酶也可引起磷酸化和核排斥反应 [141, 148]。相比之下，FOXO的精氨酸甲基化阻断了AKT诱导的磷酸化和失活 [143]，而在FOXO中添加O-linked β-N-乙酰氨基葡萄糖可促进其在高血糖和细胞应激期间参与应激抵抗的靶基因的表达 [149]。FOXO的乙酰化有多种作用，因为赖氨酰乙酰化可促进FOXO磷酸化以减弱其结合同源DNA序列的能力 [150]，而SirT1的去乙酰化可直接抑制其转录活性 [151]。

来自转基因小鼠模型的证据表明，FOXO在发育过程中有不同的功能，但在成人中有功能冗余 [152-154]。通过IR → IRS → PI3K → AKT信号级联，FOXO将胰岛素作用与全身营养、能量平衡和生物体的生长结合起来。FOXO能调节基因以控制肝葡萄糖生成、B细胞胰岛素分泌和B细胞生长和分化、生存和功能以及脂肪和肌肉质量（图33-4）[155]。因此，FOXO可能是胰岛素抵抗代谢紊乱的治疗靶点，包括肥胖、糖尿病和非酒精性脂肪性肝病。在哺乳动物肝脏中，空腹时循环胰岛素减少促进FOXO的核定位，FOXO与PGC-1α（Ppargc1a，过氧化物酶体增殖物激活受体γ-辅激活因子1-α）和CREB·CRTC2（CREB，cAMP反应元件结合蛋白；CRTC2，CREB调节转录辅活化子2）相互作用增加关键糖异生酶G6PC（葡萄糖-6-磷酸酶）和PCK1（磷酸烯醇丙酮酸羧激酶1）的表达 [156-161]，确保产生足够的葡萄糖以防止危及生命的低血糖 [150]。然而，这些过程可以在没有FOXO的情况下进行，这强调将这一重要进程的其他机制结合起来 [155]。

FOXO1还通过增加肝脏中IGFBP-1（胰岛素样生长因子结合蛋白1）的表达来降低营养素的利用及减少体细胞的生长，IGFBP-1是肝脏分泌的一种蛋白质，与循环中的IGF-1结合以限制其全身生物利用率 [160]。骨骼肌的生长和代谢受到胰岛素和IGF-1的调节，至少在一定程度上是通过FOXO1活性转换来调节的——空腹时细胞核和进餐后细胞质的转换，这分别通过促进脂质或碳水化合物的利用来调节骨骼肌的营养和能量平衡。严重和持续的饥饿会引发FOXO1介导的自噬和萎缩，从而分解肌肉蛋白质，供肝脏用来生成葡萄糖。骨骼肌中胰岛素和IGF-1信号传导减少可能是长期的胰岛素抵抗尤其是创伤期间肌肉质量丢失和血糖控制失调的基础 [162]。

四、近端胰岛素信号传导的遗传验证

葡萄糖稳态的改变是胰岛素抵抗的重要标志，这已在人类和实验动物中得到广泛研究。然而，细胞和系统生理学的其他方面受到胰岛素抵抗的干扰，很难在人体内得到评估。胰岛素信号传导元件的纯化、基因克隆及其在细胞检测中的分析在胰岛素信号传导框架的发现中发挥了关键作用。此外，我们对胰岛素信号传导的分子生理学的合成及其失败在很大程度上都是通过转基因小鼠实现的 [163]。尽管人和小鼠之间存在重要的生理差异，转基因小鼠仍然提供了一个重要的综合实验模型，指导我们研究对胰岛素抵抗及其发展为糖尿病的新疗法 [164]。

（一）胰岛素或 IGF-1 受体基因的系统性缺失

胰岛素和 IGF-1 受体在发育期和成年期有许多重叠的功能，尽管有些细节在小鼠和人类之间是不同的。在小鼠中，IR 或 IGF-1R 的完全缺失可导致包括出生后不久即死亡的严重生理后果 [165]。IGF-1/2 → IGF-1R 信号通路是胎鼠的主要生长调节通路，在出生前既不受生长激素的影响，也不受胰岛素受体的增强 [166]。*IGF1R* 缺陷小鼠出生时比正常幼鼠小 50%，几天后由于发育缺陷而死亡 [167]。相比之下，缺乏胰岛素受体的小鼠在出生时体型几乎正常，只是脂肪组织质量减少。即使这样，胰岛素受体缺乏的小鼠也会在出生后几天死于严重的高血糖症 [166]。在体内保持至少 20% 正常胰岛素受体表达的小鼠可以在严重的产后生长迟缓和类似于人类“矮妖精貌”综合征的高血糖状态下存活 [165]。这种生长缺陷可能至少部分是由于肝内 IGFBP-1(FOXO 介导) 升高而导致 IGF-1 的生物利用度降低。因此，胰岛素或 IGF-1 信号严重降低的小白鼠由于发育和代谢缺陷而寿命较短。

尽管研究数据很多，但小鼠敲除实验并没有反映出人类胰岛素受体在妊娠期的关键作用。啮齿类动物出生在相当于人类妊娠约 26 周的发育阶段，因此小鼠胚胎生长的 IR 依赖期很短 [163]。相比之下，偶有缺乏胰岛素受体的患者表现出一种最初称为“矮妖精貌”的综合征，现在已知这种综合征是由于胰岛素受体的错义突变引起的，这种突变可能会保留一些活性。如果缺乏功能性胰岛素受体，宫内生长会严重减少，胎儿通常无法存活；然而，在极少数情况下，缺乏胰岛素受体的人类新生儿可能会存活下来，因为极端的高胰岛素血症可以激活残余的胰岛素受体活性或同源的 IGF-1R [168]。

（二）胰岛素受体基因的组织特异性失活

由于不同组织间代谢的相互作用和全身胰岛素受体基因敲除的致死效应，很难在全身基因敲除小鼠模型中建立胰岛素信号传导的组织特异性行为。最好的方法是使用 Cre-loxP 技术敲除单个组织或器官中的胰岛素受体 [169]。胰岛素受体的组织特异性敲除是通过在胰岛素受体第 4 外显子周围引入两个叫作 *lox*（交叉位点）的短细菌 DNA 序列来产生一个“*floxed*”等位基因。在没有细菌 Cre 重组酶的情况下，该等位基因在所研究的所有组织中通常表现正常；然而，在 Cre 重组酶存在的情况下，这些 lox 位点有助于胰岛素受体外显子 4 的切除，并产生一个带有过早终止密码子的无义 mRNA，其不能编码结合胰岛素的受体或不能产生胰岛素信号。组织特异性基因敲除具有局限性，因为胰岛素信号完全缺失与常见代谢疾病无关。不管怎样，用 Cre/lox 系统建立的条件胰岛素受体敲除小鼠模型对于研究经典胰岛素靶组织中胰岛素受体的作用非常有用，并且揭示了其他意想不到的重要的胰岛素作用部位 [163, 170]。

1. 肝脏　肝脏是胰岛素作用的一个重要部位，在体内糖脂平衡中起着重要作用。LIRKO（肝脏特异性胰岛素受体敲除）小鼠表现出中度的空腹血糖浓度升高；然而，由于肝脏对胰岛素没有反应，LIRKO 小鼠出现严重的餐后高血糖和葡萄糖不耐受 [171]。这种代谢紊乱至少部分与肝基因表达失调引起的基础的肝葡萄糖释放有关，包括 PCK-1 和 G6PC 升高，GCK（葡萄糖激酶，己糖激酶 4）和 PK1（丙酮酸激酶）降低 [164, 171]。此外，由于胰岛素清除率降低和 B 细胞团的扩增所致的胰岛素分泌增加，LIRKO 小鼠表现出明显的高胰岛素血症。慢性高胰岛素血症可能促进全身胰岛素抵抗，这也可能导致餐后高血糖[172]。然而，LIRKO 与更为传统的模型例如瘦素缺乏 *ob/ob* 小鼠或饮食诱导肥胖小鼠等相比，其系统性胰岛素抵抗的机制不太可能相似。尽管继发性全身胰岛素抵抗加重了 LIRKO 小鼠的遗传性肝胰岛素抵抗，LIRKO 小鼠仍表现出循环游离脂肪酸和三酰甘油水平降低[171]。然而，在致动脉粥样硬化饮食中，LIRKO 小鼠在 12 周龄时出现血脂异常，包括循环中 HDL–C 降低和非 HDL–C 升高，进而发展为动脉粥样硬化[173]。出乎意料的是，LIRKO 小鼠的葡萄糖不耐受随着年龄的增长而缓解，这似乎与肝衰竭和线粒体功能障碍有关[163]。因此，胰岛素信号是除了预期的葡萄糖代谢调节以外正常肝功能所必需的。

2. 骨骼肌　肌肉、肝脏和脂肪胰岛素抵抗被认为是胰岛素抵抗综合征特别是 2 型糖尿病发病机制的核心。因此，最具信息量和意想不到的发现之一是来自骨骼肌特异性 *IR* 基因敲除（MIRKO）小鼠[169]。虽然肌肉胰岛素刺激的 IRS → PI3K → AKT 信号在 MIRKO 小鼠中丢失，但系统性葡萄糖耐量是正常的，至少部分原因是胰岛素非依赖性葡萄糖摄取保持完整，甚至由于葡萄糖氧化减少而激活 AMPK（AMP 依赖性激酶）介导的葡萄糖内流而增加[174]。此外，由于营养物质转移到脂肪组织中，MIRKO 小鼠的脂肪质量是增加的[169]。然而，尽管肌肉胰岛素抵抗促进了代谢性疾病的某些方面，包括轻度肥胖和循环中游离脂肪酸和三酰甘油的升高，而葡萄糖和胰岛素却从未出现升高[164]。

3. 脂肪细胞　白色脂肪组织具有多种重要的生理功能，包括将餐后葡萄糖以三酰甘油形式储存起来，以及分泌调节食欲和能量平衡的信号因子。胰岛素受体缺失引起的脂肪组织遗传性胰岛素抵抗（FIRKO 小鼠）可引起胰岛素对葡萄糖内流、三酰甘油合成和抗脂解作用的调节异常[175]。FIRKO 小鼠消耗相同数量的食物，积累较少的棕色和白色脂肪组织，但它们在衰老过程中表现出全身胰岛素敏感性的持续增加。值得注意的是，FIRKO 小鼠的寿命更长，这表明即使在没有减少热量摄入的情况下，瘦身和胰岛素敏感性也可能与寿命有关[176]。这些有益的作用可能来自脂肪细胞相关炎症的减少。

4. 胰腺 B 细胞　胰腺 B 细胞胰岛素受体的缺失（βIRKO 小鼠）表明胰岛素信号在控制葡萄糖刺激的胰岛素分泌中起作用[177]。βIRKO 小鼠出现进行性葡萄糖不耐受，这与胰岛素含量和 B 细胞数量减少以及第一时相葡萄糖刺激的胰岛素分泌减少有关。这些结果特别值得关注，因为它们反映了人类 2 型糖尿病发展的一些病理生理学机制。尽管对这一课题进行了大量的综述，但胰岛素本身是否是调节 B 细胞功能的生理相关配体仍存在争议[178]。然而，正常的葡萄糖刺激的胰岛素分泌也依赖于 B 细胞中的 IGF–1R，这表明胰岛中产生的 IGF–1 和 IGF–2 可能发挥重要作用[179]。

（三）IRS 基因的失活

与胰岛素受体一样，小鼠 IRS–1 和（或）IRS–2 的基因缺失揭示了它们在代谢调节和生长中所起的作用。IRS 将胰岛素和 IGF–1 受体与 PI3K → AKT 级联和其他下游信号耦合。在许多细胞实验中，IRS–1 和 IRS–2 在胰岛素信号传导中表现出相似的作用；然而，由于不同的调节、功能或表达，它们在某些组织中显示出独特的信号传导潜能。IRS–1 的系统性缺失导致 B 细胞扩增和终生代偿性高胰岛素血症，从而产生血糖稳态接近正常的身体偏小的胰岛素抵抗小鼠[180]。这些结果表明 IRS–1 介导了体细胞生长的大部分 IGF–1 信号，但对胰岛素抵抗期间的 B 细胞生长不是必需的。相比之下，缺乏 IRS–2 的小鼠显示出几乎正常的身体生长，甚至会体重增加，但由于 B 细胞数量减少和代偿性胰岛素分泌不足，它们在雄性小鼠 8～15 周龄（雌性小鼠较晚）时患上危及生命的糖尿病[181]。尽管 IRS–1 和 IRS–2 同时完全缺失对胚胎是致死性的，但保留一个 *IRS1* 等位基因（$IRS1^{+/-}$ · $IRS2^{-/-}$）或一个 *IRS2* 等位基因（$IRS1^{-/-}$ · $IRS2^{+/-}$）的幼崽可以存活[182]。$IRS1^{+/-}$ · $IRS2\text{-}^{/-}$ 小鼠出现严重的空腹高血糖，并于 4 周龄死亡，因为 IRS–2 是胰腺 B 细胞生存和生长所必需的（图 33–5）。相比之下，$IRS1^{-/-}$ · $IRS2^{+/-}$ 小鼠体型只达到正常大小的 30%，但在 6 个月时，它们显示出几乎正常的葡萄糖耐量和循环胰岛素浓度（图 33–5）[182]。不管怎样，个体小的 $IRS1^{-/-}$ · $IRS2^{+/-}$ 小鼠非常脆弱，需要特别的照顾才

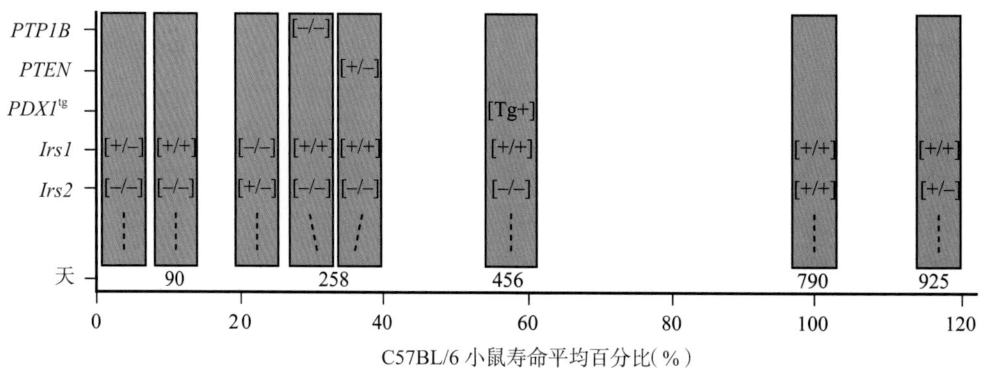

▲ **图 33-5　转基因小鼠的寿命，以天或 C57BL/6 小鼠寿命的百分比表示**

图左侧所示的靶向基因与寿命（天）或 C57BL/6 寿命（百分比）相对应。除注明者外，小鼠为野生型 [+/+]，杂合子 [+/-] 或纯合子 [-/-] 敲除，或 Tg+ 转基因阳性

能活得超过这个年龄。因此，IRS-1 和 IRS-2 对发育和营养稳态均至关重要。

1. 肝脏　肝胰岛素抵抗引起的高血糖和血脂异常是 2 型糖尿病的主要病理特征 [183, 184]。在小鼠中，近全肝胰岛素抵抗模型可通过对小鼠关键胰岛素信号基因的全身性或肝脏特异性敲除来建立 [171, 185–188]。在这些方法中，胰岛素受体底物 IRS-1 和 IRS-2 的复合抑制或缺失是最不复杂的胰岛素清除缺陷 [188, 189]。

IRS 蛋白在 PI3K → AKT 信号级联中的核心作用已被大量于细胞和小鼠的实验证实。最简单的实验是在普通小鼠或缺乏肝脏 IRS-1、IRS-2 或两者同时缺乏的小鼠腹腔注射胰岛素。胰岛素能快速刺激野生型小鼠 AKT 磷酸化及其下游底物 FOXO1 和 GSK-3α/β 的磷酸化。然而，在肝细胞中胰岛素受体与 PI3K → PDK-1 → AKT 级联完全解耦联之前，*IRS1* 和 *IRS2* 都必须被敲除 [190]。这些结果表明小鼠肝脏胰岛素反应对 IRS-1 或 IRS-2 有共同但绝对的需求。一般来说，IRS-1 在肝脏中起主导作用，因为大多数对营养物质敏感的转录物，包括糖异生基因和脂肪基因，在缺乏 *IRS2* 等位基因的肝脏（LKO2 小鼠）中几乎正常表达，而这些转录物在缺乏 IRS-1 或同时缺乏 IRS-1 和 IRS-2 的肝脏明显失调 [191]。即使 IRS-1 在没有 IRS-2 的情况下降低 50%，也足以维持接近正常的基因表达、空腹血糖浓度和餐后糖耐量 [191]。因此，在营养过剩期间，IRS-1 对葡萄糖耐量的影响比 IRS-2 更为重要。这一区别似乎与代谢应激期间 IRS-1 比 IRS-2 更具稳定性有关；可能还与其他方面有关，包括差异转录调控。我们的结论是，肝脏 IRS-1 是空腹和餐后血糖稳态过渡的主要介质，特别是在慢性营养过剩期间，而 IRS-2 在常规代谢挑战期间调节日常信号 [191]。

2. 骨骼肌　与在肝脏中一样，IRS-1 和 IRS-2 在骨骼肌中也显示出相似但不完全相同的信号功能。骨骼肌中的胰岛素样信号传导是通过激活胰岛素和（或）IGF-1 受体酪氨酸激酶来启动的 [192]，后者可以杂合体存在并通过级联的 IRS-1 和 IRS-2 分支与下游通路相连。基于胰岛素或 IGF-1 刺激的 AKT → mTORC-1 信号，IRS-1 在肌肉胰岛素样信号中的作用略强于 IRS-2。与此结果一致，没有肌肉 IRS-1 的小鼠在质量和蛋白质含量上显示出小幅度的降低，而没有 IRS-2 的小鼠则没有发现降低 [193]。这些结果与先前的研究结果一致，即传统的系统性 *IRS1* 基因敲除小鼠体型比对照小鼠小 [180, 194]。不管怎样，当 IRS-1 在肌肉中失活时，IRS-2 可以促进 AKT→mTORC-1 信号和肌肉生长，包括心肌的维持 [193]。由于 IRS-1 和 IRS-2 的缺失进一步降低了肌肉生长，而 IRS-1 或 IRS-2 都可以防止这些小鼠的心脏猝死，因此我们得出结论，这两种 IRS 蛋白都参与骨骼肌和心肌中的胰岛素样信号传导 [193]。

胰岛素样信号通过 AKT → mTOR 途径促进肌肉生长 [195, 196]。但缺乏 IRS-1 时，$T308^{AKT}$ 和 $S473^{AKT}$ 的 AKT 磷酸化轻度受损；而缺乏 IRS-2 时，AKT 磷酸化正常；同时缺乏 IRS-1 和 IRS-2 时，胰岛素刺激的 $T308^{AKT}$ 和 $S473^{AKT}$ 磷酸化甚至更

低[193]。这些结果与 IRS-1 和 IRS-2 均能促进 AKT 活性的结论一致，但 IRS-1 的作用最强。IRS-1 缺失或 IRS-1 和 IRS-2 同时缺失时，胰岛素刺激的 $T308^{AKT}$ 磷酸化比 $S473^{AKT}$ 磷酸化减少得更显著。这种差异可能是因为 $T308^{AKT}$ 是 PDK-1 的直接靶点，PDK-1 就位于 PI3K 的下游，而 $S473^{AKT}$ 磷酸化是由 mTORC-2 介导的[197]。mTORC-2 在骨骼肌 $S473^{AKT}$ 磷酸化中的作用在小鼠中得到了证实，这是由于 mTORC-2 复合物的功能成分 Rictor 的肌肉特异性缺失导致的这种磷酸化丢失[198]。

3. 胰腺 B 细胞　胰岛 B 细胞的胰岛素信号传导途径与大多数其他类型的细胞相似，只是它可以通过一种主要依赖于 IRS-2 表达的间接机制被葡萄糖调节。缺乏 *IRS1* 或 *IRS2* 基因的小鼠存在胰岛素抵抗，外周血糖利用受损[181, 199, 200]。两种基因敲除小鼠都表现出代谢失调，但只有 $IRS2^{-/-}$ 小鼠（雄性）在 10～15 周龄时由于胰腺 B 细胞的快速和渐进性丢失而患上糖尿病[181]。这些结果将胰岛素样信号级联通过 IRS-2 定位在 B 细胞功能的核心（图 33-6）[181, 199, 201, 202]。在这些实验之前，主要观念认为胰岛素抵抗是 2 型糖尿病的主要原因，但直到 20 世纪 90 年代，人们才普遍承认，2 型糖尿病的发病特点是功能性 B 细胞群不能满足增加的机体需求[203-205]。在认识到 B 细胞内 IRS-2 信号的重要性后，许多研究确定了调节或介导 B 细胞内 IRS-2 信号的各种上游和下游元件的作用，这些元件机械性

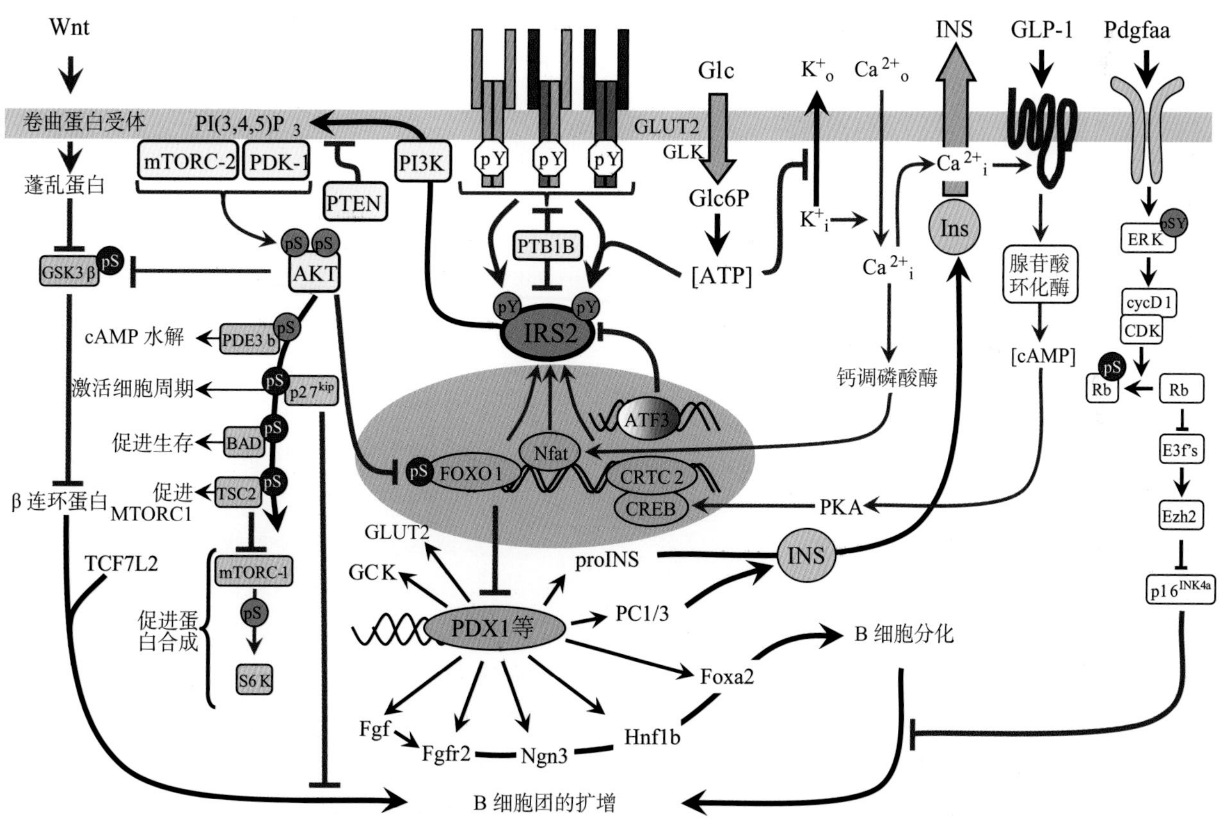

▲ **图 33-6　IRS-2 信号在胰岛 B 细胞功能中的整合作用**

图中显示了胰岛素信号通路的 IRS-2 分支与调节 B 细胞生长和功能的上下游机制之间的关系。PI3K 产生 PI3，4，$5P_3$，将 Ser/Thr 激酶 PDK-1 和 AKT 募集到质膜上，AKT 被 PDK-1 和 mTORC-2 介导的磷酸化激活。AKT 磷酸化许多具有重要生理作用的蛋白质，如 GSK3β（糖原合成）、BAD•BCL2 异二聚体（凋亡抑制）、TSC-1·TSC-2（蛋白质合成和营养传感）和 FOXO（转录调控）。GLP-1 → cAMP → PKA → CREB、葡萄糖→ Ca^{2+} → CRTC2 和钙调素→ NFAT 的激活诱导 B 细胞 IRS-2 表达，表明 B 细胞的生长、功能和存活受葡萄糖和肠促胰素调控。由于胰岛素和 IGF1R 具有组成性活性，IRS-2 的表达可作为这些信号级联的调节网关：IRS2 → PI3K → AKt 信号促进 mTOR 信号传导，抑制 Foxo1 和 $p27^{kip}$；IRS-2 —┤ Gsk3β 可能耦合到 Wnt 调节的连环素级联。PTEN 和 PTP1B 调节 IRS-2 信号。总之，这个整合的途径显示了已知促进 B 细胞 / 胰岛生长和功能的信号是如何通过 IRS-2 信号级联整合到由葡萄糖和其他营养物质调节的共同途径中的

地将外周靶组织与胰腺 B 细胞功能联系起来（图 33–6）[203, 206]。

尽管 *IRS2*$^{-/-}$ 小鼠断奶后 B 细胞的丢失逐渐稳定，但 4 周时 B 细胞仍足以维持葡萄糖耐量。相比之下，4 周龄的 *IGF1R*$^{+/-}$•*IRS2*$^{+/-}$ 小鼠的 B 细胞数量减少了 50%，而 *IGF1R*$^{+/-}$•*IRS2*$^{-/-}$ 小鼠几乎无法检测到 B 细胞数量 [201]。相比之下，B 细胞中 IGF–1R 的靶向缺失对 B 细胞的生长和存活无明显影响 [179, 207]，而 B 细胞中 IR 和 IGF–1R 同时特异性缺失导致 2 周龄时 B 细胞数量的丧失。这些实验表明，IR 和 IGF–1R 及可能的杂合受体都促进了 B 细胞生长和存活所需的 IRS–2 信号传导（图 33–6）[208]。

B 细胞的正常功能需要许多因子，包括同源域转录因子 PDX–1。PDX–1 调节 B 细胞生长和功能所需的下游基因，*PDX1* 基因突变导致人类常染色体遗传的早发性糖尿病（MODY4）（图 33–6）[209, 210]。在 *IRS2*-$^{/-}$ 胰岛中 PDX–1 减少，PDX–1 单倍体不足进一步降低了缺乏 IRS–2 的 B 细胞功能。相比之下，在 *IRS2*$^{-/-}$ 小鼠中表达的转基因 *PDX1* 能够维持足够的 B 细胞功能并使糖耐量正常化，将功能性 IRS–2 信号传导到 B 细胞转录因子网络中 [211, 212]。IRS–2 的转基因表达或 FOXO–1 的抑制增加了 *IRS2*$^{-/-}$ 小鼠中 PDX–1 的浓度，支持了 B 细胞中 PDX–1 受 IRS–2 → FOXO1 级联调控的假设（图 33–6）[212, 213]。PTEN 的单倍体不足也可防止 *IRS2*$^{-/-}$ 小鼠的 B 细胞衰竭，至少部分原因是模拟了抑制 FOXO1 的 PI3K → PKB/AKT 级联反应（图 33–6）。

IRS–2 是胰岛 B 细胞内稳态的一个高度调控的“看门人”，因此它至关重要。IRS–2 的表达可被葡萄糖、肠促胰素如胰高血糖素样肽 1（GLP–1）和其他可增加 B 细胞胞质 [Ca^{2+}]i 和 [cAMP]i 的因子上调 [214–217]。相反，IRS–2 可被促炎细胞因子、生理应激和正常 IRS–2 信号的反馈抑制下调 [206, 218–220]。可以想象，IRS–2 的相对高表达及其在 B 细胞中的快速转换 [217] 可能抵消对胰岛素刺激受体激酶的任何需要——如在肝脏中一样 [217, 221]。当需要 B 细胞代偿来维持葡萄糖稳态时，IRS–2 有控制地上调；当不需要 B 细胞代偿时，IRS–2 有控制地下调。胰岛素 / IGF–1 自身触发 B 细胞下游信号传导的责任似乎被解除，并被置于葡萄糖、肠促胰岛素和神经连接上，这些是已知的胰腺 B 细胞功能的生理相关调节因子（图 33–6）。

（四）PI3K → PDK–1 → AKT 级联的失活

1. PI3K　由于近端组分多个亚型的表达，IRS → PI3K → AKT 级联非常强大，如前所述，1A 型 PI3K 是由催化亚基（p110α、p110β 或 p110δ）和由 3 个不同基因（*Pik3r1*、*Pik3r2* 和 *Pik3r3*）编码的 5 种调节亚基之一组成的二聚体 [123]。在包括肝脏的大多数细胞中，Pik3r1 的产物——p85α、p55α、p50α 和 Pik3r2（p85β）能稳定和抑制催化亚基 [222, 223]。完全阻断肝脏的 Pik3r1 和 Pik3r2，可显著降低胰岛素刺激的 PI3K 活性和 PIP3 积累，至少部分是通过使催化单体变得不稳定，从而导致糖脂稳态、肝脏大小和功能的失调 [224]。出乎意料的是，调节亚基的部分基因缺失可增加胰岛素敏感性。由于调控亚基的浓度通常超过了催化亚基的浓度，因此当可用于与 IRS 竞争性结合的调控亚基较少时，p85・p110 复合物的激活可能提供了一种竞争优势 [222, 225]。从生理上讲，这种调节可能是通过与其他蛋白质，包括 XBP1（X–box 结合蛋白 1）的相互作用将 p85 隔离在细胞核中来实现的 [226]。p85 似乎还能调节 JNK（c–jun 末端激酶）的活性，从而促进胰岛素抵抗 [227]。因此，基因分析显示 p85 可以通过意想不到的机制调节胰岛素信号级联，但是这些机制是如何在生理上被利用的还有待确定。

p110α 或 p110β 的完全系统性缺失在胚胎上是致命的 [228, 229]，而 p110δ 的缺失会导致免疫系统缺陷 [230]。相比之下，p110α 或 p110β 缺失的杂合子小鼠没有表型异常，而 p110α 和 p110β 的杂合子可引起轻度糖耐量异常和空腹高胰岛素血症 [231]。p110α 基因失活突变（*D933*^{p110α} → *A933*^{p110α}）使脂质激酶活性丧失，纯合子 *A933*^{p110α} 基因敲入小鼠在胚胎发育过程中死亡 [232]。杂合子 *D933*^{p110α} 基因系统性敲入对肌肉和脂肪组织的胰岛素信号传导的负面影响比肝脏更为明显 [232]。杂合子 *A933*^{p110α} 小鼠能够存活和繁殖，但它们出现了胰岛素抵抗、糖耐量异常和食欲亢进伴肥胖增加。由于 p110α 的功能不能被 p110β 所代偿，因此 p110α 的独特功能可能来自于胰岛素刺激后 p110α 对 IRS 信号复合物的高度选择性。值得注意的是，随着 *A933*$^{p110\alpha}$ 杂合子小鼠年龄的增长，观察到了有益的代谢效应，这种效应可能部分来自于减弱但并非缺失的胰岛素信号，这种信号模拟热量限制的效应以改善胰岛素作用 [233]。

2. AKT　哺乳动物基因组包含 3 个分别编码 AKT 亚型 1、2 和 3 的基因。对基因敲除小鼠的分析表明，每种亚型都调节重要的生物学功能，包括细胞增殖、生长、存活、分化和体内的葡萄糖代谢；然而 AKT 亚型并不是胰岛素样信号级联的多余成分 [234, 235]。AKT-1 在胚胎发育、生长和存活中起主要作用，但对新陈代谢的影响很小 [236]。相比之下，系统性 *AKT2* 基因缺陷小鼠表现出代谢缺陷，而 *AKT3* 基因缺陷小鼠表现出神经缺陷 [123]。AKT-2 对代谢调节非常重要，主要是因为它促进胰岛 GLUT-4 易位并调节肝脏葡萄糖代谢 [237]。两名 *AKT2* 显性负突变的人类受试者表现出许多 2 型糖尿病的特征，包括高血糖、脂肪生成增加、肝脏脂肪含量增加、富含 TG 的 VLDL、高三酰甘油血症、低 HDL 胆固醇水平 [24, 238]。靶向破坏 *AKT2* 基因会影响小鼠肌肉和脂肪细胞胰岛素刺激的葡萄糖摄取，并阻止胰岛素对肝脏葡萄糖输出的抑制作用。系统性 *AKT2* 基因缺失导致葡萄糖不耐受和胰岛素抵抗，进而发展为糖尿病和 B 细胞功能衰竭 [185]。此外，相关的糖皮质激素调节激酶 3（glucocorticoid-regulated kinase 3，SGK-3）与胰腺 B 细胞中的 AKT-2 可协同刺激增殖和胰岛素释放 [239]。

对 IRS-1/2 和 AKT-1/2 肝脏特异性敲除小鼠的研究显示了 FOXO-1 失活的重要作用。正如预期的那样，缺乏肝脏 AKT-1 和 AKT-2 或没有 IRS-1 和 IRS-2 的小鼠存在葡萄糖不耐受、胰岛素抵抗、高胰岛素血症以及肝脏对进食的转录反应缺陷 [190, 240]。值得注意的是，在这两种情况下，伴随着肝脏特异性 FOXO1 的缺失，这些缺陷都正常化了。在缺乏 AKT-1/2 和 FOXO1—或缺乏 IRS-1/2 和 FOXO1—的情况下，小鼠不再有高胰岛素血症，即使胰岛素不能促进肝脏反应，它们也能很好地适应禁食和进食状态 [190, 240]。基因表达分析显示 *FOXO1* 依赖性基因表达的失调与 *AKT1/2* 或 *IRS1/2* 的缺失有密切关系，而 *FOXO1* 的缺失则恢复了对营养物质摄入的近乎正常反应。这些结果表明，肝脏 IRS → AKT 信号通路的主要作用是抑制 FOXO1 的活性。值得注意的是，在缺乏 FOXO1 的情况下，IRS → AKT 信号在体内胰岛素和营养介导的肝脏代谢调节中基本上是可有可无的 [241]。除非大脑（或其他外围组织）产生的间接信号是足够的，目前还不清楚在没有直接胰岛素信号的情况下肝脏代谢如何能够正常化。

3. PDK-1　PDK-1 调控包括 AKT 和 SGK 在内的多种激酶的激活 [235]。与胰岛素信号级联反应中的大多数激酶不同，PDK-1 是一种组成性活跃的激酶，由单个基因编码。其底物的磷酸化受到 PDK-1 相互作用调控机制的调节 [242]。PDK-1 是正常发育所必需的，因为缺乏 PDK-1 的小鼠胚胎在第 9.5 天死亡；然而，在所有组织中保留 10%PDK-1 正常表达的 PDK-1 亚型小鼠是可存活的、有生育能力的、体积小的 [243]。不管怎样，胰岛素对 AKT-1 和 S6K1 的激活在 PDK-1 亚型小鼠中大部分是正常的。

PDK-1 的组织特异性缺失证实了 PDK-1 在代谢调节中的重要作用 [187]。肝脏特异性 *PDK1*$^{-/-}$ 小鼠在正常的禁食和餐后条件下显示出正常的血糖和胰岛素浓度，然而，这些小鼠在糖耐量试验期间出现明显的高血糖 [187]。因此，在正常情况下 AKT-2 的基础活性似乎是足够的，而胰岛素刺激的 pS308^{AKT-2} 的磷酸化在急性代谢应激时特别重要，因为严格的代谢控制需要 AKT 的充分激活。肝脏特异性 *PDK1*$^{-/-}$ 小鼠的葡萄糖不耐受似乎是由于胰岛素不能促进糖原储存或抑制糖异生而导致的。此外，这些小鼠在 4～16 周龄时死于严重的肝衰竭。因此，肝脏 PDK-1 信号通路是全身葡萄糖稳态和正常肝功能所必需的 [187]。

五、近端胰岛素信号级联的异源调节 / 失调

胰岛素抵抗，即组织对正常胰岛素浓度的反应性降低，是导致代偿性高胰岛素血症的 2 型糖尿病的一个主要特征 [244]。它包括高血糖、血脂异常和高血压，也是 2 型糖尿病合并心血管疾病、非酒精性脂肪肝疾病及相关疾病（代谢综合征）的危险

因素[164]。尽管许多遗传和生理因素相互作用产生并加重胰岛素抵抗，但啮齿类动物和人类的研究表明，胰岛素受体底物蛋白 IRS-1 和 IRS-2 的信号失调是一种常见的潜在机制[245, 246]。在这一部分中，我们描述了几种机制，包括转录调控、翻译控制、翻译后修饰和 IRS 降解，共同导致胰岛素信号级联反应的近端步骤失调并引起代谢性疾病。

1. 近端胰岛素信号的协同调节　在小鼠身上进行的十多年遗传学实验已经证实，一系列胰岛素信号元件、营养素传感器及其下游代谢效应器的相对功能改变可对胰岛素敏感性和营养稳态产生深远影响[164]。尽管这项工作的信息量很大，但异源调控的复杂性使胰岛素抵抗及其病理后遗症的识别和治疗新策略的设计变得复杂。虽然胰岛素信号传导组分及其相互作用通过功能和遗传学方法不断增多，但 IRS 作为协调所有组织和细胞中胰岛素反应的整合节点，仍保持着特殊的地位。事实上，通过基因方法使 IR、IRS-1 和 IRS-2 的浓度降低 50% 会导致小鼠的生长缺陷和糖尿病[247]。因此，IR → IRS 信号在整个生命过程中的减少会导致代谢性疾病。我们现在已经知道有许多异源途径可以调节这些近端胰岛素信号成分的浓度和功能，但是这些机制的失调如何导致胰岛素抵抗、代谢性疾病和 2 型糖尿病的进展尚不清楚。

研究显示，胰岛素信号级联反应近端组分的协调转录调控有几种机制。在骨骼肌中，YY1（Yin Yang1）调节 IGF-1 和 IGF-2、IRS-1 和 IRS-2 以及 AKT-1、AKT-2 和 AKT-3 的转录[248]。YY1 是一种广泛存在的与 Polycomb 家族有关的同源盒转录因子，可以激活或抑制这些基因和其他许多基因。YY1 具有许多功能，包括与组蛋白乙酰基转移酶和组蛋白去乙酰酶复合物的相互作用，从而改变染色质的结构和功能。在活性状态下，YY1 将 PRC（Polycomb 抑制复合物）、PC2（Polycomb 蛋白 2）和 EZH2（Zeste 同源物增强子 2）分别与近端胰岛素信号基因启动子结合，以促进组蛋白乙酰化，从而阻止“转录激活复合物”的结合。然而，YY1 也可以与其他蛋白质相互作用，包括 mTORC-1 和 S6K2[248, 249]。mTORC-1 磷酸化 YY1，破坏乙酰化复合体，导致其目标基因的转录增加[248]。之所以认识到这种调节机制，是因为用雷帕霉素抑制 mTORC-1 后可抑制近端胰岛素信号基因的表达，而 mTORC-1 的过度激活可以促进这些 YY1 调节基因的表达[248]。这种出乎意料的“前馈”机制至少可以部分解释为什么接受 mTOR 抑制剂治疗的患者可能会出现葡萄糖不耐受、胰岛素抵抗和血脂异常—这阻碍了这些药物长期用于代谢性疾病的治疗[248]。

2. IRS-1 的转录调控　虽然多种信号分子的协同抑制可以产生强烈的效应，但个别信号分子的表达减少也可导致胰岛素抵抗。IRS-1 在患者和啮齿动物中的表达减少与糖尿病有关，但很少有研究者研究 IRS-1 转录失调是否可能与代谢性疾病有关。很少有研究包括对促进 IRS-1 表达的转录因子的描述，以至于人们认为 IRS-1 是长期胰岛素作用的组成性调节因子。尽管如此，最近的研究表明 IRS-1 的表达可能受转录抑制因子的调控，包括 AP2β（转录因子 AP-2-β），或 p160 家族的核受体辅活化因子 p/CIP 和 SRC1[250, 251]。AP2β 在脂肪组织中表达，促进脂肪细胞肥大，抑制脂联素表达，并增强炎性脂肪因子如 IL-6、MCP-1 的表达[250]。AP2β 与 IRS-1 启动子直接结合，降低脂肪细胞系中 *IRS1* mRNA 表达水平和蛋白质浓度[250]。有趣的是，GWAS 显示 *AP2β* 是肥胖和 2 型糖尿病风险的候选基因，这可能涉及 *IRS1* 表达的负调控[252]。

p/CIP 和 SRC1 是核激素受体和某些其他转录因子的转录辅活化因子[253]。小鼠体内 *p/CIP* 和 *SRC1* 的复合基因敲除可以预防肥胖并增加能量消耗，这与核受体靶基因在这些过程中的作用是一致的。在没有 *p/CIP* 和 *SRC1* 的情况下，小鼠在白色脂肪组织和骨骼肌的葡萄糖摄取增加，胰岛素敏感性增加。有趣的是，在 *p/CIP* 和 *SRC1* 基因敲除小鼠中，IRS-1 的表达显著增加，表明类固醇调节的核受体可以通过 p160 辅活化因子的作用调节 IRS-1 的转录[251]。

3. 多种因子调控 IRS-2 的转录　与 IRS-1 不同，IRS-2 的转录受多种重要的代谢因素调控，包括 CREB（cAMP 反应元件结合蛋白）及其辅活化因子 CRTC2（CREB 调节转录辅活化因子 2）、FOXO1/3、NFAT（活化 T 细胞核因子）、TFE3（转录因子 E3）、HIF-2α（Epas1 编码的缺氧诱导因子

2α）和 SREBP1（甾醇调节元件结合蛋白 1）[215, 254]。在禁食条件下，cAMP 反应性 CREB 辅活化因子 CRTC2 通过刺激肝脏中 CREB•CRTC2 在相关 CRE 启动子位点上的集合来促进葡萄糖内环境的稳定，包括 IRS–2 上的半 CRE[254]。禁食期间肝脏 IRS–2 的诱导对葡萄糖稳态至关重要，因为它会引发一种反馈反应，即使胰岛素浓度很低，也会限制肝脏的葡萄糖输出。

除了对 cAMP → CREB · CRTC2 有反应的 CRE 序列外，*IRS2* 基因的启动子区域还包括与 FOXO 家族成员结合的胰岛素反应元件。FOXO 将 PI3K → AKT 级联与细胞生长、存活和新陈代谢相关重要基因的表达联系起来（图 33–4）。在肝脏 AKT–1/2 缺失时，FOXO 能促进 IRS–2 的转录，而 FOXO1/3 的缺失使 IRS–2 转录降低，即使在 AKT 缺失时也是如此[240]。肝脏 FOXO1 的缺失会减弱 CREB•CRTC2 介导的基因表达，包括抑制葡萄糖合成和促进存储的 *IRS2* 基因的表达，同时增强其他的餐后应答[150]。因此，AKT → FOXO 对 IRS–2 转录的调控在肝脏中建立了一个直接的反馈回路，在空腹时促进胰岛素信号传导，并在胰岛素刺激的长时间间隔期间抑制胰岛素信号传导。在禁食期间 FOXO 对 IRS–2 转录的作用确保肝脏在进食时能够立即对胰岛素产生强烈反应，但在慢性营养摄入期间当胰岛素信号由 IRS–1 维持时，反应减弱。

TFE3 是一种基本的螺旋 – 环 – 螺旋蛋白，与许多基因中的 E–box 顺式元件结合，包括一些与糖酵解、脂肪生成和胰岛素信号传导相关的基因[255]。由于 *IRS2* 基因中的 E–box 与结合 FOXO1/3 的 IRE 重叠，TFE3 和 FOXO 聚合以促进 IRS–2 的表达。然而，这些元素也与结合 SREBP–1c 的 SRE（甾醇调节元件 DNA 序列，TCACNCCAC）重叠。SREBP–1c 是脂质合成的重要转录调节因子[256]。在营养过剩和慢性胰岛素刺激时，活性 SREBP–1c 的浓度升高[257, 258]。由于重叠的 SRE 和 IRE 之间的竞争，肝脏 SREBP–1c 升高与 *IRS2* mRNA 降低相关[258]。TFE3/FOXO 上调 IRS–2 的表达，SREBP–1c 下调 IRS–2 的表达，这与饥饿诱导的糖酵解和糖异生向餐后脂肪生成的转变平行。这种相互调节的不平衡可能最终导致营养过剩的病理生理效应，导致代谢综合征和糖尿病的发生。研究这种复杂的人类代谢性疾病调控机制的细节需要做更多的工作。

研究表明，HIF–2α 可以诱导小鼠或人 IRS–2 在肝脏中的转录[259]。在正常氧分压下，HIF–1α 和 HIF–2α 在脯氨酸关键残基被脯氨酸羟化酶结构域蛋白质（PHD–1、PHD–2 和 PHD–3）羟基化时变得不稳定。有趣的是，PHD–3 的急性抑制可以通过特异性稳定 HIF–2 来改善胰岛素敏感性并解决糖尿病问题，增加 IRS–2 转录，进而促进胰岛素刺激的 AKT 激活[259]。从生理学角度来看，HIF–2α 介导的 IRS–2 转录调控可能在肝脏静脉周围区域起重要作用，与肝脏其他区域相比，该区域缺氧更明显、糖异生更少[260]。此外，抑制血管内皮生长因子（VEGF）可以通过稳定 HIF–2α 和诱导 IRS–2 来诱导肝脏缺氧，从而改善葡萄糖耐量[261]。这些结果显示了 HIF–2α 介导的低氧信号和 IRS–2 介导的肝脏胰岛素作用之间存在一个有趣而意想不到的交叉点。

在胰腺 B 细胞中也发现了复杂和多因子的 IRS–2 转录调控，这可能依赖于 IRS–2 的表达来促进生长、功能和存活。IRS–2 的转录通过 FOXO1/3、NFAT 和 CREB–CRTC2 的作用来增加（图 33–6）[214, 215, 218, 219]。B 细胞同时表达 FOXO1 和 FOXO3a[32]，这两个因子都可以与启动子中的胰岛素反应元件结合，但在原代大鼠 B 细胞中，只有 FOXO3 似乎驱动了维持 IRS–2 表达的基础 *IRS2* 基因启动子活性[219]。FOXO3 在 B 细胞内的表达量占基础 IRS–2 表达量的 80%[219]。无论如何，FOXO1 的缺失可以挽救 *IRS2*$^{-/-}$ 小鼠的 B 细胞功能[262]。由于 IRS–2 → PI3K → AKT 级联磷酸化和抑制 FOXO，胰岛素或 IGF–1 对 FOXO 介导的 IRS–2 转录有抑制作用，可协调反馈控制环以减弱 IRS–2 的表达。然而，在餐后状态或营养过剩时 FOXO 被强烈抑制，IRS–2 的表达可以通过替代机制得以维持和增强。升高的葡萄糖产生 ATP，使 B 细胞去极化，促进 Ca^{2+} 内流和 cAMP 产生，并在营养过剩的情况下诱导 IRS–2 的表达，以帮助维持细胞的代偿功能。除了在胰岛素分泌中起直接作用外，Ca^{2+} 还激活钙调神经磷酸酶，使 NFAT 去磷酸化，促进其进入细胞核，从而上调 IRS–2 和其他基因（图 33–6）[214]。葡萄糖或胰高血

糖素样肽 -1 也增加 B 细胞内 cAMP 浓度，这提供了许多重要的作用，包括激活 CREB•CRTC2，也促进 IRS-2 转录（图 33-6）[202, 216]。因此，葡萄糖传感直接与 B 细胞内的 IRS-2 表达耦联，可以刺激 B 细胞生长和代偿性胰岛素分泌。

4. miRNA 介导的翻译调控　miRNA 是短的（约 20 个核苷酸）非编码 RNA 分子，作为基因表达的转录后调节因子，与 3′- 非翻译区域（3′UTR）的靶位点结合，形成一种复合体，抑制翻译并使目标 mRNA 分子变得不稳定。IR → PI3K → mTOR 信号传导系统的几个近端组分由 LIN28a/b —┤ LET7 轴介导的 RNA 干扰调控 [263]。LET7 最初是在秀丽隐杆线虫中发现的，它控制着干细胞分裂和分化的时间 [264]。*LET7* 及其家族成员在序列和功能上跨物种高度保守，它是已知的第一个人类 miRNA，它们的失调导致分化程度较低的细胞状态和癌症。*LET7* 干扰许多靶点，包括几种近端胰岛素信号蛋白的翻译，如 IGF-1R、INSR、IRS-2、PIK3IP1、AKT-2、TSC1 和 RICTOR [263]。*LIN7* 的干扰被 RNA 结合蛋白 Lin28a 和 Lin28b 抑制，阻止成熟 LET7 的产生，导致胰岛素信号组分的翻译增加。LIN28 在小鼠体内的过度表达会导致巨大畸形和青春期发病延迟，这与人类全基因组关联研究结果一致，即人类 *LIN28b* 基因多态性与人类的身高和青春期的时间有关 [265]。另外，LIN28a/b 通过增加胰岛素→ PI3K → mTOR 信号传导和胰岛素敏感性来促进哺乳动物体内的葡萄糖稳态，从而促进对高脂饮食（HFD）诱导的 2 型糖尿病和肥胖的抵抗 [263]。

其他一些 miRNA 已被证实可以抑制 IRS-1的翻译,包括miRNA-96、miRNA-128a、miRNA-126、miRNA-143、miRNA-144、miRNA-145、miRNA-487 和 miRNA-489。例如，慢性血管紧张素 Ⅱ 诱导的高血压可以增加大鼠主动脉 miRNA-487b 的表达 [266]。在这种情况下，IRS-1 的下调可能导致高血压诱导的心血管疾病，包括由于内侧平滑肌缺失而形成的主动脉瘤。

5. IRS 蛋白的降解　蛋白酶体介导的降解调节许多生物学过程，包括信号传导、基因转录和细胞周期进程 [267]。被 26S 蛋白酶体靶向破坏的蛋白质被含有泛素激活酶（E_1）、泛素结合酶（E_2）和泛素蛋白连接酶（E_3）的复合物多泛素化。结合底物 E_3 和泛素荷电 E_2 之间的协同作用产生了多泛素化靶蛋白。在持续的胰岛素或 IGF-1 刺激或慢性炎症状态下，IRS-1 和 IRS-2 可以被多聚泛素化，这些状态与胰岛素信号的反馈抑制或异源抑制密切相关 [268]。

第一条被确定的介导 IRS-1 降解 / 多聚泛素化途径与促炎症细胞因子介导的细胞因子信号抑制蛋白（SOCS）的上调有关，其中包括含有 NH_2 末端 SH2 结构域和 COOH 末端 SOCS 盒的 8 个亚型。SOCS 中的 SH2 结构域与各种细胞因子受体或相关的 Janus 激酶中的磷酸化酪氨酸残基结合 [269]。SOCS-1 和 SOCS-3 也与胰岛素受体结合，抑制 IRS-1 和 IRS-2 的磷酸化 [270, 271]。此外，SOCS-1/3 还通过保守的 SOCS 盒与含有 elongin BC 的 E_3 泛素连接酶复合物结合，促进 IRS-1 和 IRS-2 在多种细胞类型中的泛素化 / 降解 [272]。在小鼠肝脏中，腺病毒介导的 SOCS-1 的表达显著降低肝脏中的 IRS-1 和 IRS-2 蛋白水平，从而导致全身性糖耐量异常。保守 SOCS 盒中的突变可以防止 SOCS 介导的 IRS-1 或 IRS-2 的降解。此外，反义寡核苷酸抑制 SOCS 可以改善肥胖和糖尿病小鼠的胰岛素敏感性，并使 SREBP-1c 的表达正常化 [269]。因此，SOCS-1 和 SOCS-3 介导的多泛素化似乎是连接感染、炎症或代谢应激与胰岛素抵抗和糖耐量异常的重要途径（图 33-7）[273-277]。值得注意的是，丙型肝炎病毒的核心蛋白上调了 SOCS-3，这可能有助于解释为什么与其他慢性肝病患者相比，丙型肝炎病毒感染者的空腹胰岛素水平较高 [278]。

Cullin-RING E_3 泛素连接酶 7（CRL7）可介导 PI3K → AKT → mTORC-1 级联反应产生的反馈磷酸化信号下游的 IRS-1 降解 [279]。CRL7 是 Cullin-RING finger E_3 连接酶的一个成员，后者包含了负责通过 26 S 蛋白酶体引导底物蛋白质多泛素化最大的 E_3 家族 [280]。CRL7 复合物含有 CUL7（cullin7）——一种组装 Fbw8（含 F-box/WD 重复的蛋白质 8）、Skp1（S 相激酶相关蛋白 1）以及 ROC1（环盒蛋白 1）的分子支架，形成 E_2 结合酶。FBW8 通过 mTORC-1 → S6K 级联反应产生的磷酸化 S/T 残基与 IRS-1 结合—包括人 $pS307^{IRS-1}$、$pS312^{IRS-1}$ 和 $pS527^{IRS-1}$，但也可能是其他的结合产物导致 IRS-1

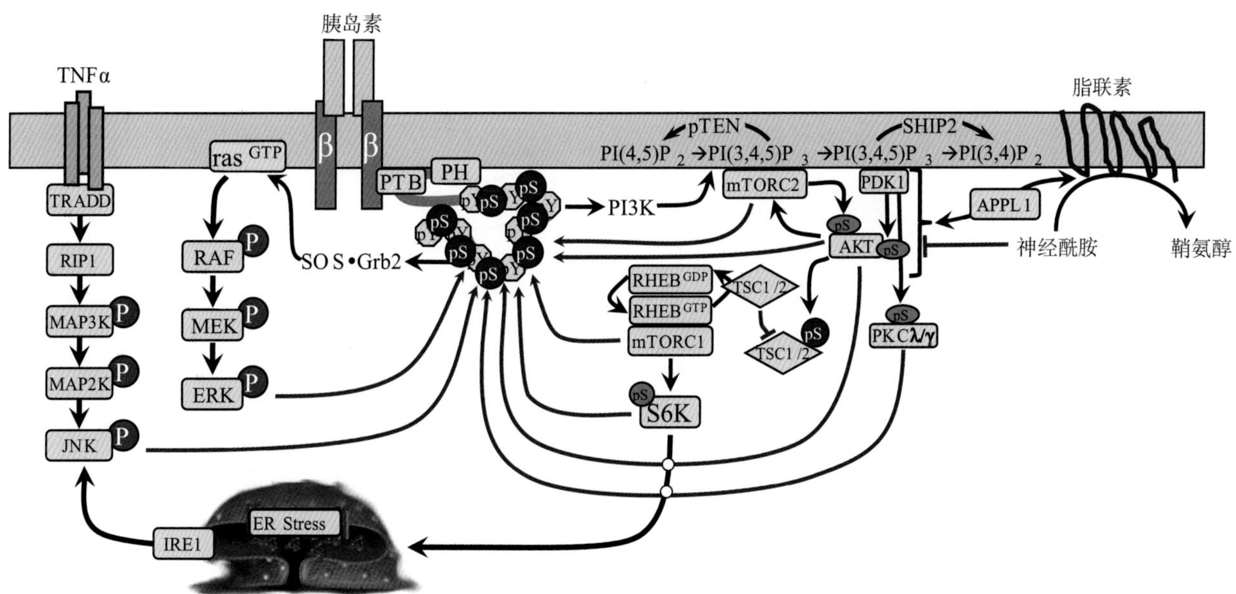

▲ 图 33-7 基于 26S 蛋白酶体诱导 IRSs 泛素化和降解的细胞因子诱导胰岛素抵抗的机制

许多引起胰岛素抵抗的促炎细胞因子也能诱导 SOCS 家族成员的表达，这些家族成员包含一个 NH_2 末端的 SH2 结构域和一个 COOH 末端的 SOCS 盒 [276, 277]。SOCS-1 或 SOCS-3 可以作用于含有磷酸化酪氨酸的蛋白质，如 IRS-1 或 IRS-2，以实现泛素化和降解，因为 SOCS 盒与含有长链 BC 的泛素连接酶 E_3 有关 [278, 280]

多泛素酸化进而降解（图 33-8）[279, 280]。然而，普通的 mTORC-1 → S6K 活性似乎不足以启动针对 IRS-1 的 CRL7 途径，因为驱动 IRS-1 降解需要异常高水平的 mTORC-1 → SK6 活性 [280]。

营养过剩诱导胰岛素抵抗的分子机制目前还不清楚，并提出了许多机制 [162]。研究表明，涉及 IRS-1 多泛素化的机制可能是导致这种疾病的原因。长期摄入高热量饮食会上调 Cbl 原癌基因 B（*CBLB*），这是一种环状 E_3 泛素连接酶，属于 Casitas B 系淋巴瘤蛋白家族。CBL 蛋白共享一个保守的 NH_2 末端区，该区域包含酪氨酸激酶结合结构域和环指结构域，以促进 E_3 泛素连接酶的活性。热量过剩诱导糖类反应元件结合蛋白（ChREBP）和 SREBP1c 在小鼠肌肉和肝脏生长抑制素（MSTN）中上调，通过 IRS-1 的多泛素化和降解诱导 CBLB 表达促进胰岛素抵抗 [281]。

另一种泛素连接酶—MG53（Mitsugumin 53）—是一种 TRIM（tripartite motif-containing，包含三个基序的）家族的肌肉特异性 E_3 泛素连接酶，在热量过多时也会促进 IRS-1 和胰岛素受体在肌肉中的降解。MG53 主要存在于骨骼肌和心脏中，最初的研究表明，它可以作为复合体组装修复的支架，促进修复 [282]。然而，MG53 也作用于 IR 和 IRS-1 来促进多泛素化和降解 [283, 284]。虽然目前还不清楚高热量饮食是如何上调 MG53 的，但小鼠研究表明，高热量饮食喂养的 MG53-null 小鼠可以免受胰岛素抵抗及 IR 和 IRS-1 的降解 [284]。

在不同的细胞体系中，IRS 蛋白的降解受到多种因素的刺激，包括肿瘤坏死因子 -α（TNFα）、干扰素 -γ、胰岛素和 IGF-1、血小板源性生长因子（PDFGF）、游离脂肪酸（FFA）、12- 肉豆蔻酸 13- 乙酸酯（PMA）、磷酸酶 / 蛋白酶抑制剂和钙调磷酸酶抑制剂 [285]。在某些细胞背景下，特别是在 mTORC-1 激活的极端条件下，mTORC-1 的活化至少部分导致了 IRS-1 降解的启动 [286–289]。在缺乏 TSC1 或 TSC2 的细胞中，mTORC-1 复合体的过度激活增加了 IRS-1 的丝氨酸磷酸化 [288–289]；然而，有证据表明这些细胞中 IRS 蛋白的降解是内质网（ER）应激信号通路同时激活的结果，并与 IRS-1 磷酸化 -S/T 的作用部分分离 [290]。尽管 mTORC-1 介导 IRS-1 降解的机制尚不完全清楚，但 CUL7/Fbw8 可能发挥了重要作用。然而，CUL7/Fbw8 并不靶向 IRS-2，因此胰岛素信号级联的这一分支还必须涉及其他机制 [291]。

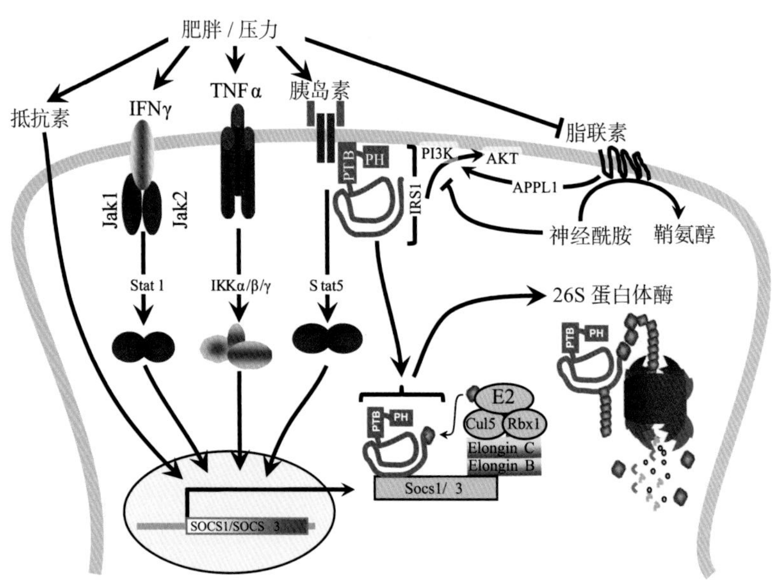

▲ **图 33-8 由 IRS-1 的丝氨酸 / 苏氨酸磷酸化介导的胰岛素信号传导通路的异源和反馈抑制**

胰岛素信号传导级联中的各种激酶都参与了这一反馈机制，包括 PKB、mTOR、S6K、ERK、AKT 和非典型 PKC 亚型。其他被异源信号激活的激酶，包括神经酰胺等脂类，也参与其中。脂联素信号可能通过促进神经酰胺向无毒鞘氨醇的转化而促进胰岛素信号传导。IRS-1 的丝氨酸磷酸化可以诱导 CRL7，从而促进 IRS-1 的泛素化和降解

6. IRS 蛋白的多点丝氨酸 / 苏氨酸磷酸化　IRS-1 和 IRS-2 可以通过一个复杂的机制来调节，这个机制涉及 50 多个丝氨酸 / 苏氨酸残基在其尾部非结构化区域内的磷酸化（磷酸化 -S/Ts）[292]。磷酸化 -S/Ts 如何调节信号传导是一个难题，因为似乎涉及太多的位点和机制。由促炎细胞因子或代谢过剩—包括肿瘤坏死因子 -α（TNFα）、内皮素 -1、血管紧张素Ⅱ、过量营养素（游离脂肪酸、氨基酸和葡萄糖）或内质网应激—引起的异源信号级联与 IRS-1 磷酸化 -S/T 有关 [293, 294]。许多基于细胞系统的生物化学和遗传学实验表明，IRS-1 结构中的单个磷酸化 -S/T 位点与胰岛素刺激的酪氨酸磷酸化降低高达 50% 有关 [295]。这种抑制程度足以引起糖耐量异常，并可能发展为糖尿病，特别是如果胰腺的 B 细胞不能提供足够的代偿性高胰岛素血症 [247]。

大量基于细胞学的研究表明，IRS-1 磷酸化 -S/T 是一种调节胰岛素敏感性的生理整合机制 [292]。胰岛素显然是 IRS-1 磷酸化 -S/T 的重要输入，因为特异性单克隆抗体检测到的绝大多数位点都受到胰岛素的刺激，而且抑制胰岛素刺激的 PI3K → AKT → mTOR 级联反应可以减少这些位点 [296]。此外，药物诱导的“代谢应激”过程中产生的 IRS-1 磷酸化 -S/T 模式与胰岛素刺激显著相关。这些结果表明，IRS-1 磷酸化 -S/T 首先是在胰岛素刺激下形成的一种重要的反馈机制，但这种机制可以被代谢应激（如内质网应激或炎症）所利用，从而抑制胰岛素信号传导，促进代谢性疾病的发生 [292, 297-302]。隐含的推论是，高胰岛素血症可能是动物胰岛素抵抗的重要生理介质，有一些实验证据可以证实这一点 [303]。

在体外培养的细胞中，胰岛素刺激的激酶—包括 aPKC（非典型蛋白激酶 C）、AKT、SIK2（盐诱导激酶 2）、mTORC-1、S6K1、ERL1/2（细胞外信号调节激酶 1/2）、ROCK1（Rho 关联含卷曲螺旋结合蛋白激酶 1）—介导反馈（自体）IRS-1 磷酸化 -S/T，其对胰岛素敏感性有正向或负向的影响 [292]。一种新的观点认为，在疾病中，由异源激酶介导的不适当的磷酸化 -S/T 水平颠覆 / 改变了自身途径对 IRS-1 的正 / 负调控，这些异源激酶包括 AMPK（AMP 激活的蛋白激酶）、GSK-3（糖原合成酶激酶 3）、GRK-2（G 蛋白偶联受体激酶 2）、新型和常规 PKC 亚型、JNK（C-JunN- 末端蛋白激酶）、IKKβ（NFκB 激酶抑制剂 β）和 mPLK（小鼠颗粒样激酶）。siRNA 的使用显示了可能涉及的其他激

酶，包括 Pim2（Moloneyvirus2 的前病毒整合）、PDHK（丙酮酸脱氢酶复合体激酶）、类 CaMKI、DAPK-2（死亡相关蛋白激酶 2）、DCLK-1（双角蛋白样激酶 1）、STK-10（丝氨酸 / 苏氨酸激酶 10）、STK-25（丝氨酸 / 苏氨酸激酶 25）、MKK-4（MAP 激酶 4）、MKK-6 或 MKK-7 和 LIMK-2（LIM 结构域激酶 2）[304]。

研究得最好的 IRS-1 调节性磷酸化位点之一是啮齿类动物蛋白（人类 $S312^{IRS-1}$）中的 Ser307（$S307^{IRS-1}$）[301, 305-309]。$S307^{IRS-1}$ 的磷酸化可能是胰岛素抵抗的常见机制（图 33-8）。$S307^{IRS-1}$ 磷酸化与培养细胞中 IRS-1 酪氨酸磷酸化的减少有关，这降低了胰岛素对 PI3K → AKT 信号通路的激活 [310, 311]。胰岛素本身通过激活 PI3 激酶促进大鼠 / 小鼠 $S307^{IRS-1}$ 磷酸化，表明反馈调节可以通过多种激酶介导 -PKCξ，IKKβ，JNK，mTOR 和 S6K1（图 33-8）[295, 296]。胰岛素通过 PI3K 途径对 IRS-1 的降解部分依赖于 $pS307^{IRS-1}$[312]。JNK 可直接与 IRS-1 结合，这似乎促进了大鼠 / 小鼠 $pS307^{IRS-1}$ 在促炎细胞因子刺激细胞过程中的作用。在缺乏 Jnk1 的 ob/ob（肥胖）小鼠中 $S307^{IRS-1}$ 磷酸化不良，提示这种抑制机制具有生理学意义 [313]。促进胰岛素抵抗的游离脂肪酸可能通过 $PKC\theta^{307}$ 促进 $pS307^{IRS-1}$；但是，相关的高胰岛素血症并未被排除。在 BL21DE3 细胞中，至少有 18 个位点的 PKCδ 可以磷酸化 IRS-1，包括 $S307^{IRS-1}$、$S323^{IRS-1}$ 和 $S574^{IRS-1}$，它们似乎起到了抑制作用 [314]。过度活化的 mTOR 也能促进 $S307^{IRS-1}$ 磷酸化，缺乏 S6K 的小鼠 $S307^{IRS-1}$ 磷酸化程度降低 [288, 315, 316]。IKKβ 抑制药（阿司匹林和水杨酸盐）可以阻断 $S307^{IRS-1}$ 磷酸化 [306]，改善肥胖啮齿动物和 2 型糖尿病患者的胰岛素敏感性 [317-319]。位于 PTB 结构域附近的 $S307^{IRS-1}$ 的磷酸化抑制胰岛素刺激的 IRS-1 酪氨酸磷酸化，是通过干扰胰岛素受体与 IRS-1 之间的联系来实现的 [311, 320]，尽管可能还涉及其他磷酸化位点 [321]。

到目前为止，只有两个研究包括了对 IRS-1S/T 磷酸化功能的直接研究，在小鼠中使用转基因或基因敲入来增强或替换内源性（野生型）IRS-1 与突变型。Shulman 和他的同事创造了转基因小鼠，其骨骼肌中有适度过表达的非突变 IRS-1（2 倍于窝鼠），或者丙氨酸替代 3 个丝氨基酸残基 S302/307/612A（hs307/312/616A）的突变型 IRS-1，以阻止磷酸化 [322]。因此，在三重突变的转基因小鼠中，可能有一半的 IRS-1 蛋白是内源性的。鉴于自身反馈的作用，IRS-1 表达的匹配是一个潜在的重要考虑因素。无论如何，在高脂肪饮食（HFD）喂养后突变的转基因小鼠比非突变的转基因小鼠表现出更好的葡萄糖耐受性。与真正野生型的 HFD 小鼠相比，突变的转基因小鼠在钳夹过程中表现出总糖和肌肉葡萄糖处理增加，肌肉 IRS-1 酪氨酸磷酸化增加和胰岛素刺激的 p85 结合增加。虽然在设计上有点复杂，这个实验与骨骼肌中 IRS-1 的 S/T 磷酸化参与动物 / 人类胰岛素抵抗发生这一概念是一致的。

我们利用基因敲入实验，用一个突变体（*A307*$^{IRS-1}$）取代小鼠的野生型 IRS-1，该突变体缺乏在 S307 处磷酸化的能力（相当于人类 *S312*$^{IRS-1}$）[323]。用于控制敲入过程对 IRS-1 表达 / 功能的潜在辅助影响 [324]，还生成了非突变控制敲入小鼠（*S307S*，“S”）。令人惊讶的是，考虑到 *A307*$^{IRS-1}$ 突变在基于细胞的检测中的致敏作用，与对照组小鼠相比，纯合子 *A307*$^{IRS-1}$ 小鼠表现出升高的空腹胰岛素水平，以及非常轻微的葡萄糖耐受不良。此外，与野生型小鼠相比，高脂喂养的突变型纯合子 *A307*$^{IRS-1}$ 小鼠表现出更高的空腹胰岛素和更严重的葡萄糖耐受不良，而且 $A307^{IRS-1}$ 蛋白在胰岛素刺激的原代肝细胞中表现出 PI3K 结合降低。因此，S307 磷酸化对小鼠的胰岛素信号通路似乎是允许的，而不是抑制的。但为什么会这样？在其他一些不那么乏味的解释中，IRS-1 蛋白的 307 位可能需要一个丝氨酸来实现其正常功能。另外，S307 磷酸化可能对胰岛素信号传导有部分的积极作用，这在组织 / 初级细胞中比在连续细胞系中的脱敏作用更重要。与 JNK1 活性类似，$A307^{IRS-1}$ 磷酸化也可能具有混合的、组织特异性的效应，这些效应被标准的敲入方式所掩盖 [325]。在任何情况下，*A307*$^{IRS-1}$ 小鼠的表型证实 IRS-1 上独特 S/T 位点的（非）磷酸化可影响全身的胰岛素敏感性。

7. 蛋白质和脂质磷酸酶对胰岛素信号传导的调控

许多磷酸酶可以通过对信号级联中的关键蛋白或脂质进行去磷酸化来调节胰岛素的作用，包括

PTP-1B（PTPN1，酪氨酸蛋白磷酸酶非受体 1）、PTPN-2、pTEN（同源性磷酸酶 - 张力蛋白）和 PP-2A（蛋白磷酸酶 2A）。PTP-1B 和 PTPN-2 是相关的磷酸酪氨酸磷酸酶，它们通过去磷酸化 IR 的双磷酸化调节环来减弱胰岛素信号传导[326]；然而，由于作用时间和差异表达的不同（肌肉表达 PTP-1B，而肝脏同时表达这两种酶），它们的生物学效应是不同的[327]。胰岛素刺激产生的活性氧类可以使 PTP-1B 和 TCPTP 失活，这提供了一种额外的调节水平[79, 328]。*PTP1B*$^{-/-}$ 小鼠表现出胰岛素敏感性增高，循环胰岛素浓度降低，胰腺 B 细胞数量减少[329]。此外，PTP-1B 是一种瘦素信号的选择性抑制剂（LepRb → JAK2），因为它去磷酸化 JAK2，而不是 JAK-1 或 JAK-3，而 TCPTP 去磷酸化 JAK1/3，而不是 JAK-2[326]。因此，中枢神经系统（CNS）抑制 PTP-1B 可以防止肥胖，而外周抑制 PTP-1B 可以促进葡萄糖耐受[330]。在胰腺细胞中，PTP-1B 减弱 IRS-2 → PI3K → AKT 级联反应，这对这些细胞的生长、功能和存活至关重要[331]。因此，在缺乏 IRS-2 的小鼠中，PTP-1B 的缺失可以维持 B 细胞数量，从而预防糖尿病的早期发生。无论如何，*IRS2*$^{-/-}$ · *PTP1B*$^{-/-}$ 小鼠最终会失去足够的 B 细胞数量，在 8～9 个月大时发展成糖尿病（图 33-5）。

PTEN 是胰岛素作用和细胞增殖的有效负性调节因子，也是许多人类癌症中最常见的突变基因之一[332, 333]。PTEN 通过 3 个位置的 PI（3,4）P_2 和 PI（3,4,5）P_3 去磷酸化来减弱下游胰岛素样信号，从而减少 PDK-1 和 AKT 的补充和激活[333]。PTEN$^{+/-}$ 小鼠即使在 B 细胞数量和循环胰岛素水平下降的情况下仍具有葡萄糖耐受能力[334]。PTEN 杂合性还增加了 *IRS2*$^{-/-}$ · *PTEN*$^{+/-}$ 小鼠外周胰岛素敏感性，使葡萄糖耐量恢复正常，因为这些小鼠中的小胰岛产生足够的胰岛素，直到 10～12 个月龄死于淋巴增生性疾病（图 33-5）。这些实验强调了营养平衡、胰岛素敏感性、胰岛素分泌与啮齿动物和人类的癌症之间的复杂关系。尽管如此复杂，对 PTEN 的轻度抑制，特别是如果它能以组织特异性或短暂的方式完成，可能提供治疗价值。

丝氨酸 - 苏氨酸磷酸酶 PP-2A 对胰岛素信号传导起着重要的调节作用。它对 IRS-1 上的 Ser/Thr 残基进行去磷酸化，从而增强酪氨酸磷酸化，产生胰岛素信号。相比之下，冈田酸（okadaic 酸）对 PP-2A 的抑制作用强烈地增加了磷酸化 -S/T 和 IRS-1 的降解，这与酪氨酸磷酸化的减少和胰岛素信号传导的减少有关[335]。因此，与 PTP-1B 的作用相比，PP-2A 对胰岛素信号传导的影响通常相反。PP-2A 的特异性很大程度上是通过结合到各种底物的支架单元来协调的。该支架单元由 HEAT（huntingtin-elongation-A subunit-TOR）重复序列组成，这些重复序列被认为是以 PP-2A 为靶向底物，赋予构成催化结构域的特异性。

六、胰岛素对蛋白质代谢的调节

多种翻译起始因子（eIF），其中许多是多亚基复合物，促进和调节翻译起始（eIF）与延长（eEF）[336]。胰岛素通过改变这些因子的内含子活性或结合特性来刺激蛋白质的合成。翻译机制的几个组成部分是胰岛素调节的目标，包括 eIF2B，eIF4E，eEF1，eEF2 和 S_6 核糖体蛋白质[337]。Met-tRNAi^{Met}（引发剂甲硫氨酰基 -tRNA）作为 eIF2 和 GTP 三元复合物的一部分被递送到 40S 亚基。然而，eIF2B 多亚基鸟嘌呤核苷酸交换因子的 eIF2 被 GSK-3（糖原合成酶激酶 3）介导的 eIF2B 亚基磷酸化而灭活[338]。在胰岛素刺激过程中，AKT 介导的磷酸化抑制 GSK-3 导致 eIF2Bε 的去磷酸化，这促进了 eIF2^{GTP} 的形成，进而使之集合到核糖体上[338-340]。因此，胰岛素刺激的 IR → IRS → PI3K → AKT-GSK-3 级联导致 eIF2B 的翻译启动总体上升[341]。糖尿病大鼠的肌肉 eIF2B 活性显著降低[315]。

翻译的启动还涉及关键因子与 mRNA 分子 5′ 端，即 5′ -CAP 和 5′ -UTR 的相互作用。eIF4F 复合体介导 CAP 依赖性的翻译起始，这是一种由几种蛋白质组成的多亚基复合体，包括 eIF4A，eIF4B，eIF4E 和 eIF4G。eIF4E（真核起始因子 4γ）识别并结合到 mRNA 的 5′-CAP 结构，而 eIF4G 与 mRNA 的 3′- 端的多聚（A）结合蛋白相结合。这些相互作用形成真核生物蛋白质合成的特征性环状结构，并刺激多聚腺苷酸聚合酶的活性。4E-BP1 强烈抑制了翻译的启动，阻断了 eIF4E 的活性（图

33-4）。4E-BP1 与 eIF4E 直接相互作用，eIF4E 是多亚基复合体的一个限制性组成部分，它将 40s 的核糖体亚基吸收到 mRNAs 的 5′ 末端。4E-BP1 与 EIF4E 的相互作用抑制复合物组装并抑制翻译。胰岛素在 mTORC-1 介导的 4E-BP1 磷酸化作用下分离 4E-BP1 · eIF4E 复合体，促进 eIF4E 和 eIF4G 之间的相互作用，后者是 eIF4F 复合体的支架蛋白 [342]。Mnk，一种通过 Ras → ERK 级联激活的胰岛素刺激激酶，也存在于 eIF4F 复合体中，在 Ser^{209} 处磷酸化 eIF4E（图 33-4）[343, 344]。eIF4E 的磷酸化增加了对 mRNA CAPS 的结合亲和力，以促进翻译的启动。

翻译延伸的调控是蛋白质合成的重要步骤之一，因为它消耗大量的代谢能量。哺乳动物需要一组称为真核延伸因子（eEF）的非核糖体蛋白质，包括介导氨基酰 -tRNA 补充的 eEF1A 和 eEF1B，以及介导核糖体易位的 eEF2。eEF2 在 Thr^{56} 位置被 eEF2 激酶（eEF2K）磷酸化时是不活跃的 [345, 346]。胰岛素通过雷帕霉素敏感（mTORC-1）途径刺激 eEF2 的去磷酸化，这可能涉及 $p70^{S6K}$ 对 eEF2K 的磷酸化和失活 [345]。在体外，$p70^{S6K}$ 磷酸化在 Ser^{366} 位的 eEF2K，这个修饰降低了激酶的活性 [345]。胰岛素刺激的 $p70^{S6K}$ 对核糖体 S_6 蛋白的磷酸化可以促进与翻译机制组成部分相对应的特异性 mRNAs 的延伸 [347]。非典型蛋白激酶 C 亚型 PKCξ 和 PKCλ 也促进胰岛素刺激的蛋白质合成 [348]。IRS → PI3K 似乎代表了胰岛素信号通路中蛋白质合成的两个分支：一个分支通过 PDK-1 → PKCλ/ξ 进入一般蛋白质合成，另一个分支通过 Akt → mTORC-1 调节细胞生长和细胞周期进程所需的蛋白质合成；然而，这些机制肯定是组织和细胞特异性的。

七、胰岛素调节的葡萄糖转运

葡萄糖转运是胰岛素反应的原型 [349, 350]。非钠离子依赖的、易化扩散的葡萄糖 / 己糖转运蛋白（glucose/hexose transporter，GLUT）是介导跨膜转运的完整膜蛋白。GLUT 家族的成员通过底物特异性和亲和力、组织分布和调节来区分。细胞表达一个或多个葡萄糖转运蛋白家族成员，包括三大类、12 个亚型：Ⅰ类包括特征明显的 GLUT-1、GLUT-2、GLUT-3 和 GLUT-4；Ⅱ类包括 GLUT-5、GLUT-7、GLUT-9 和 GLUT-11；Ⅲ类包括 GLUT-6、GLUT-8、GLUT-10 和 GLUT-12[351, 352]。胰岛素刺激葡萄糖内流进入脂肪组织、心脏和骨骼肌 [349, 350]。胰岛素刺激葡萄糖内流的反应是通过 GLUT-4 从细胞内到质膜的易位完成的。将胰岛素信号与葡萄糖内流增加联系起来的分子机制涉及信号级联和囊泡运输之间复杂的多步骤耦合 [349]。

GLUT-1 在大多数细胞和组织中表达，并且永久性地存在于质膜上，在质膜上将葡萄糖从细胞外液输送到细胞内。虽然胰岛素不能刺激 GLUT-1 的易位，但长期胰岛素治疗可以通过 $p21^{ras}$ → ERK 激酶途径增加细胞 GLUT-1 的表达 [353, 354]。GLUT-2 主要在肝脏和啮齿类动物胰腺 B 细胞中表达，在生理血糖浓度下，其低亲和力和高转运能力为这些器官提供了恒定的葡萄糖流量。在 B 细胞中，通过 GLUT-2 摄取葡萄糖是检测刺激胰岛素分泌所需的循环葡萄糖浓度的第一步。GLUT-3（葡萄糖转运蛋白 3，由 *SLC2A3* 编码）对葡萄糖有较高的亲和力。尽管葡萄糖在哺乳动物大脑中的运输和使用主要是通过血脑屏障中的 GLUT-1 介导的，但 GLUT-3 在中枢神经系统中最为丰富，那里的葡萄糖浓度低于血液中的浓度。GLUT-5 是一种果糖转运蛋白，表达于小肠肠上皮细胞的顶端边缘 [352]。GLUT-8 是一种高亲和力的葡萄糖转运蛋白（K_m，2mM），也可以转运果糖和半乳糖。GLUT-8 在睾丸中高表达，在大脑中中度表达——包括海马兴奋性和抑制性神经元、齿状回、杏仁核、初级嗅觉皮层、部分下丘脑核团和梭核，在心脏和其他组织中低表达 [355]。胚胎发育不需要 GLUT-8，缺乏 GLUT-8 的小鼠表现出正常的发育、生长和葡萄糖稳态。

1. 胰岛素调节的 GLUT-4　GLUT-4 是主要的胰岛素反应性葡萄糖转运蛋白，在脂肪组织、骨骼肌和心肌中有选择性表达，在葡萄糖处理和内环境稳定中起着直接作用 [349, 356]。在非刺激状态下，GLUT-4 主要被隔离在小的细胞内储存囊泡（GSV）中，直到 GSV 在胰岛素刺激或能量耗尽时转移并插入质膜（图 33-9）[357]。GSV 包含有助于其组装和胰岛素敏感性的各种成分，包括 GLUT-4 本身、IRAP（胰岛素调节的氨肽酶）、LRP-1（低密度脂蛋白受体相关蛋白 1）、SORL-1（分拣蛋白）、GGA（ADP 核糖基化因子结合蛋白）、ACAP-1（ARFGAP 带环状和锚蛋白重复蛋白 1）和网格蛋白[358]。这些组分有助于 GLUT-4 在质膜内吞后形成 GSV。GSV 形成后，在 TUG（含有 UBX 结构域或 GLUT-4 泛素样 1）、Ubc-9（SUMO 结合酶 9）和其他蛋白的作用下，GSVs 被保留在未受刺激的细胞内[356]。

胰岛素作用于多个位点以促进 GLUT-4 的易位，包括 GSV 的组装、从细胞内滞留位点的释放以及在质膜的转运和融合。PI3K → AKT 级联在这一过程中起着关键作用[349]。重要的认识来自于一个 160kD 的 AKT 底物 AS160（TBC1D1，TBC1 结构域家族成员 1）和 TBC1D4 的鉴定[359]。AS160 是一个 GTPase 激活蛋白，在基础条件下维持其目标 RAB 蛋白，包括 RAB-8A、RAB-10、RAB-14 和其他蛋白，处于非活性的 GDP 结合状态。AS160 含有 AKT 的磷酸化位点，通过鸟嘌呤交换因子 DENND4C（DENN/MAP- 激酶激活包含 4C 的死亡结构域）的作用抑制 GAP 的活性，促进 RAB-GTP 的积累[349, 356]。激活 GTP 结合上的 RAB-8A、RAB-10 或 RAB-14 促使 GSV 从 TUG 中分离，以促进其迁移（图 33-9）[356]。AKT 还磷酸化和灭活了 RALGAP，导致 RAL-GTP 的积累和激活，RAL-GTP 与胞囊成分（Sec5 和 Exo70）结合，将进入的 GSV 连接到质膜上（图 33-9）。因此，胰岛素刺激的 AKT 在调节 GLUT-4 囊泡与质膜的易位、对接以及融合方面发挥着重要作用[356]。

胰岛素还调节 GLUT-4 在质膜内吞过程中的

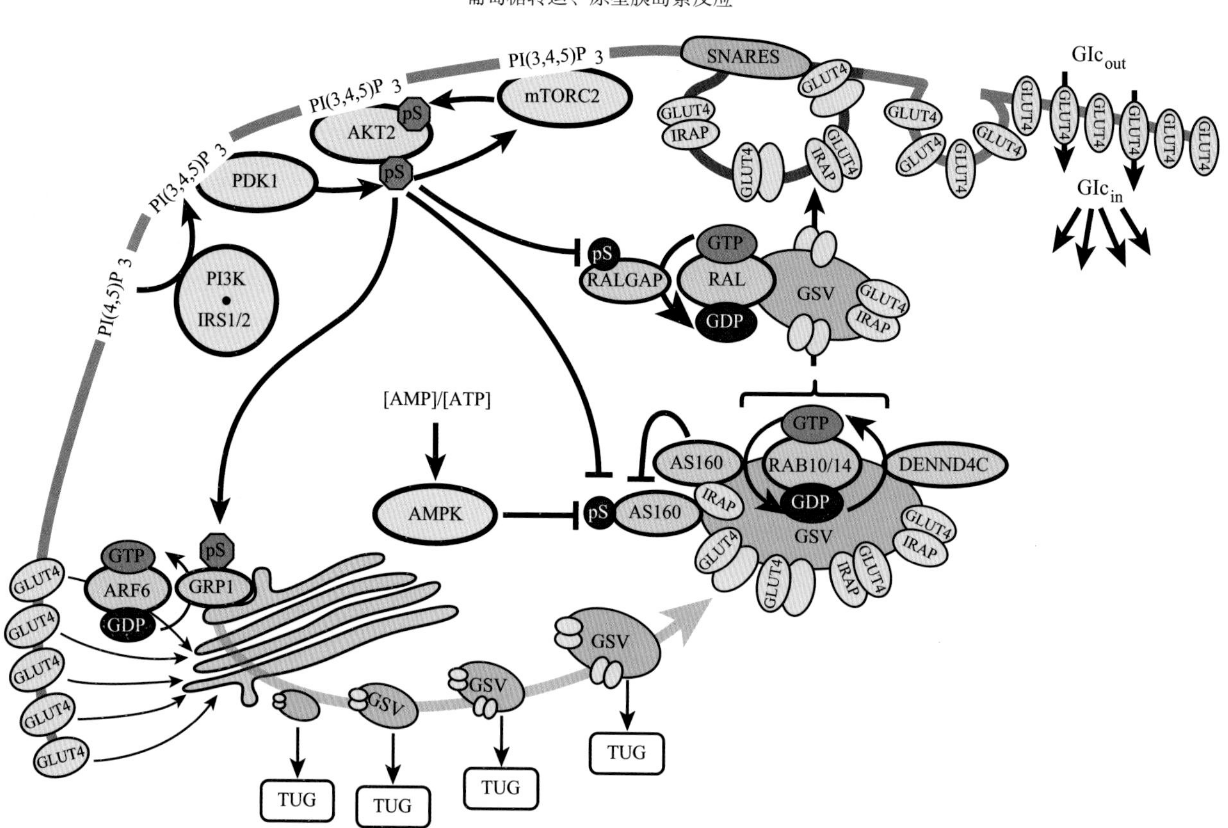

▲ 图 33-9 胰岛素刺激葡萄糖转运的机制

如图所示为胰岛素信号通路途径的 PI3 激酶→ PDK1 → AKT ⟷ mTORC2 分支。AKT 磷酸化 RALGAP、AS160 和 GRP1，介导 GSV（GLUT4 储存囊泡）组装和运输的各个步骤。GCVs 在 GRP1•ARF6 信号的控制下通过跨高尔基体网络进行循环。TUG 抑制 GSVs，直到它们被转移到质膜上。AKT 介导的 AS160 磷酸化和 RALGAP 促进 GSVs 向质膜的转运。胰岛素激活这些途径可促进含有 GLUT4 的小泡在质膜中的积累，从而增加葡萄糖内流

GSV 的组装。通过加速 GSV 的形成，GLUT-4 易位的所有后续步骤都可以得到增强[360]。GRP-1（3-磷酸肌醇总受体 1）是一种鸟嘌呤核苷酸交换因子，作用于 ARF6（ADP 核糖基化因子 6），通过跨高尔基体网络促进 GLUT-4 囊泡再循环（图 33-9）。胰岛素通过 AKT 介导的磷酸化激活 GRP-1，导致活化 ARF6 的积累，从而促进 GSV 的形成。因此，胰岛素激活 GRP-1 可以协调 GLUT-4 循环的多个步骤，以刺激葡萄糖内流。

非典型的蛋白激酶 C 亚型 PKCξ 和 PKCλ 也参与调节脂肪组织和肌肉组织中的 GLUT-4 易位[361-363]。PKCξ 和 PKCλ 位于 PI3K → PDK-1 级联的下游，但独立于 AKT。在胰岛素缺乏时活性的 PKCξ 和 PKCλ 可促进脂肪细胞和肌肉中 GLUT-4 的易位和葡萄糖的摄取[361, 363-365]。过表达非活性的 PKCγ 可抑制胰岛素刺激的内源性 PKCγ 的激活，从而抑制 GLUT-4 的易位和葡萄糖内流[361]。微量注射 PKCγ 抗体可抑制胰岛素诱导的 GLUT-4 易位，重组 PKCξ 可促进胰岛素刺激的葡萄糖摄取[366]。PKCξ 活性受损与猴子中肥胖诱导的胰岛素抵抗相关，胰岛素刺激的 PKCξ 的激活在伴胰岛素抵抗的肥胖患者中降低[364, 367, 378]。

2. GLUT-4 对葡萄糖稳态至关重要　肌肉和脂肪组织中的 GLUT-4 对于葡萄糖稳态是必不可少的[349]。与单纯从这些组织中缺失胰岛素信号成分相比，肌肉或脂肪细胞的 GLUT-4 特异性缺失会更大程度地导致葡萄糖稳态失调并促进胰岛素抵抗[350]。肌肉特异性 *GLUT-4* 基因敲除（MG4KO）小鼠在 8 周龄时发生高血糖、葡萄糖不耐受和胰岛素抵抗。有趣的是，这些小鼠在脂肪和肝脏中也表现出葡萄糖代谢失调。肌肉葡萄糖消耗减少引起的高血糖症可能会导致异源胰岛素抵抗，因为通过促进肾脏排泄使循环葡萄糖正常化可以恢复脂肪和肝脏的胰岛素作用[350]。脂肪细胞中 GLUT-4 缺失也会导致全身胰岛素抵抗，这与 GLUT-4 缺乏的脂肪组织向血清中释放视黄醇结合蛋白 4（RBP-4）有关[349]。RBP-4 可能通过一种新的 JNK 和 TLR4 依赖性的促炎细胞因子的激活，促进脂肪组织的炎症状态，从而引起胰岛素抵抗[369]。

相比之下，肌肉中胰岛素信号的遗传破坏—IR 或 IRS-1 和 IRS-2 的缺失—对全身葡萄糖稳态和循环胰岛素的影响较小。没有胰岛素信号，基础肌肉葡萄糖内流显示增加，至少部分原因是能量消耗和 AMPK 的激活，这提供了一个 AS160 磷酸化和胰岛素非依赖性 GLUT-4 易位到质膜的替代途径（图 33-9）[193]。这个意外的结果与在肌肉或脂肪组织中转基因过度表达 GLUT-4 降低循环胰岛素浓度，同时提高葡萄糖耐量的作用一致[350]。

八、胰岛素抵抗的机制

虽然胰岛素抵抗的后果已经在转基因小鼠身上进行了详细的研究，但是其他异源机制导致了与代谢性疾病相关的胰岛素抵抗。一些与肥胖、缺乏运动和营养过剩密切相关的几种病理机制，包括糖毒性、脂毒性、氧化应激、内质网应激和淀粉样蛋白沉积，已被用来解释胰岛素抵抗、高血糖、高血压、促炎症和细胞因子信号增加、肾功能不全、神经退行性疾病与 B 细胞功能障碍进展为 2 型糖尿病之间的关系[7, 370]。尽管如此，在人类和动物身上建立共同导致 2 型糖尿病及其致命后遗症的机制仍然是一个复杂的问题[7]。

2 型糖尿病的临床分期表明，骨骼肌（人类葡萄糖利用的主要部位）中的早期胰岛素抵抗在疾病的发生中起着重要作用[162, 371, 372]。与这一假设相一致的是，显示骨骼肌胰岛素抵抗的健康受试者表现出肌肉糖原中葡萄糖的摄入减少，这与肝脏三酰甘油合成增加是一致的[21]。然而，纯骨骼肌胰岛素抵抗的动物模型—包括肌肉缺乏胰岛素受体或 IRS-1/2 的小鼠 - 显示出惊人的温和表型[169, 193]。相比之下，2 型糖尿病及其相关代谢症候群的许多（但并非全部）特征都是通过胰岛素受体、IRS-1/2 或 AKT-1/2 在肝细胞中缺失而得到的[171, 173, 190, 240]。这些和其他实验都支持了组织选择性胰岛素抵抗在糖尿病病因学中的重要性[183]。

（一）营养过剩和胰岛素抵抗

营养过剩可以促进 2 型糖尿病的发展，因为机体与持续的胰岛素分泌、能量利用和储存失调做斗争。在营养过剩期间代偿性胰岛素浓度的逐渐升高促进了对胰岛素信号级联的负反馈（图 33-8）[296]。在胰岛素敏感组织中积累过量的三酰甘油，可以通过丝氨酸 / 苏氨酸（Ser/Thr）磷酸化或泛素介导的降解作用，通过异源机制抑制 IR → IRS-1/IRS-2 信号传导（图 33-7 和图 33-8）[270, 282, 373, 374]。增加的脂肪组织量也与巨噬细胞浸润到白色脂肪组织库有关，这促进了炎症细胞因子的产生，从而导致胰岛素抵抗 [162]。血清支链氨基酸与蛋白质超负荷一起可促进人类和啮齿动物的胰岛素抵抗，至少部分原因是 mTORC-1 活性的升高 [375]。由于营养过剩，mTOR 通路活性增加，促进合成过程，从而促进内质网应激介导的胰岛素抵抗（图 33-8）。由 mTORC-1 过度活化引起的 UPR 的激活也能抑制 IR → IRS-1 信号通路，该信号通路与 IRS 的丝氨酸 / 苏氨酸磷酸化及其他机制有关 [290]。

内质网是由相互连接的膜封闭管构成的发光网络，与核膜的外膜连续。粗面内质网被核糖体包裹，以蛋白质合成为主；滑面内质网缺乏核糖体，具有脂质和胆固醇生物合成、糖代谢和解毒的功能 [376, 377]。成功的蛋白质折叠需要一个严格控制的底物环境，包括葡萄糖、钙和氧化还原缓冲液，以维持二硫键形成所需的氧化环境 [378]。当环境干扰蛋白质折叠时，包括葡萄糖和能量的缺乏、病毒感染、蛋白质运输的增加、未折叠蛋白质的积累、胆固醇的积聚，或者测试细胞暴露于化学物质，如衣霉素和泰普瑞金，未折叠蛋白反应（UPR）就会被激活 [376, 377]。由于营养过剩和高胰岛素血症导致的 mTORC-1 的过度活化促进内质网应激，这一过程通过新合成的蛋白质向内质网的持续流动来实现。

UPR 的不同分支是由两种 I 型跨膜激酶 PERK（PKR 样内质网激酶）和 IRE1（肌醇需求酶 1），一个 Ⅱ 型跨膜蛋白 ATF-6（激活转录因子 6）启动的 [376, 377]。PERK 减少了细胞中的一般翻译，进而减少了胰岛素反应的这一分支，以抑制蛋白质内流进入内质网。PERK 介导的 eIF2 的磷酸化有助于脂质在肝脏中的积累，这可以促进胰岛素抵抗 [379]。通过 IRE1 信号在肝脏和组织中激活 JNK 可能导致胰岛素抵抗，原因是 IRS-1 或其他底物的脂肪丝氨酸磷酸化 [380]。ATF-6 上调 XBP-1（X-BOX 结合蛋白 1）转录因子的表达，其产物增加了细胞的蛋白质折叠能力，以补偿蛋白质过载的后果。缺少一个 *XBP1* 等位基因的小鼠会产生更严重的内质网应激、肥胖和胰岛素抵抗 [380]。此外，通过使用化学伴侣，即能够增加内质网折叠能力的药物，减轻肥胖和糖尿病小鼠 ER 应激时，胰岛素抵抗减轻，葡萄糖耐量改善，血糖浓度接近正常范围 [381]。肥胖患者肝脏和脂肪组织中存在内质网应激，这进一步证实了内质网应激在胰岛素抵抗的发生发展中起作用 [382]。虽然内质网应激的降低可能对胰岛素反应的正常化起重要作用，但 ATF-6 → XBP-1 还与 FOXO1 相互作用，引导其进入蛋白酶体介导的降解，从而有助于胰岛素反应的恢复 [383]。

（二）炎症和胰岛素抵抗

在肥胖、胰岛素抵抗和 2 型糖尿病期间机体免疫系统的组成发生了改变，最明显的变化发生在脂肪组织、肝脏和肌肉中，也发生在胰岛、心血管系统和循环白细胞中 [7, 384]。虽然脂肪组织不是葡萄糖处理的主要部位，但它是能量储存的主要场所，可以通过各种脂肪因子的分泌告知中枢神经系统和其他组织能量的可利用性。肥胖期间增加的三酰甘油储存会导致脂肪组织间隔扩大，缺氧和脂肪细胞死亡会破坏脂肪组织，从而形成有利于巨噬细胞浸润的微环境 [385-387]。促炎"M_1"巨噬细胞在肥胖动物脂肪组织中堆积，而非炎性"M_2"巨噬细胞在瘦体型动物脂肪组织中堆积 [388]。M_2 巨噬细胞通过溶酶体介导脂质运输，将多余的脂质回收入循环系统。它们还可以清除坏死细胞，以维持脂肪组织内环境稳定，而不会引发炎症 [386]。

慢性肥胖减少（脂联素）和增加脂肪因子（瘦素、抵抗素、RBP-4）的分泌，这种分泌可以通过多种机制导致全身代谢失调 [389]。"M_1"巨噬细胞可升高局部和循环中促炎细胞因子的浓度，包括单核细胞趋化蛋白（MCP-1）、白细胞介素 6（IL-6）和肿瘤坏死因子（TNFα）[390]。由于脂肪因子影响组织中的炎症和脂质沉积，这些机制之间可能存在广泛的交叉 [391]。体内脂肪胰岛素抵抗的某些特征可以通过多种体外模型获得，包括于分化的 3T3L1 脂肪细胞中使用 TNFα、缺氧、地塞米松、高胰岛素或联合使用 TNFα 与缺氧 [373]。内脏脂肪细胞中的胰岛素抵抗可导致循环游离脂肪酸增加，从而导致胰岛素抵抗[387]。

没有储存在脂肪组织中的过量三酰甘油在肌肉、肝脏和其他组织中积累并导致脂质流动的失调。大量的临床和实验数据支持肌内三酰甘油（IMTG）导致人类和啮齿动物骨骼肌胰岛素抵抗的假设[392]。DAG 和（或）神经酰胺的积累可通过涉及 IRS-1（可能还有 IRS-2）Ser/Thr 磷酸化、直接抑制 AKT 或其他信号通路的异源途径损害胰岛素信号传导（图 33-8）[385, 390, 393]。将三酰甘油注入人体或啮齿类动物体内—这会瞬间增加循环中的游离脂肪酸浓度—通过与减少 IRS-1 相关的 PI3K 活性有关的机制，抑制胰岛素刺激的葡萄糖进入肌肉[307, 394, 395]。在小鼠和大鼠中，这种抵抗与肌肉 $S307^{IRS-1}$ 磷酸化增加有关[307]，是通过 PKCθ- 和 IKKβ- 依赖的途径发生的，这是基于基因敲除小鼠的研究[317, 396]。在肝脏中 PKCε 的功能类似于肌肉中的 PKCθ[393]，PKCε 可能导致 FFA 引起的胰岛素对肝脏糖异生的抑制作用的丧失，这一点在人体研究中很明显[397, 398]。脂肪酸氧化减少或三酰甘油合成增加导致细胞内二酰甘油（DAG）升高，激活 PKCθ 和 PKCε[393]。除了基于甘油的对应物 DAG 外，神经酰胺还与肌肉中胰岛素作用受损有关。

（三）促炎细胞因子

肥胖及其发展为糖尿病与促炎细胞因子的分泌有关，包括抵抗素、TNFα 和 IL-6[20]。流行病学资料显示，循环中的 IL-6 升高与人类肥胖症相关[399]。IL-6 通常被认为促进全身胰岛素抵抗，特别是在肥胖期间，因为它是由胰岛素抵抗的人类脂肪细胞分泌的[399]。然而，在 2 型糖尿病患者中，血浆 IL-6 和 TNFα 的浓度可能只反映肥胖症的水平，而不是胰岛素敏感性[400]。

1. **白介素 6** 不同生理状态下矛盾和多系统效应使得理解 IL-6 如何调节中枢和外周营养平衡变得复杂[401]。IL-6 是一种调节免疫反应、急性期反应（APR）和造血的促炎症细胞因子[402]。作为对物理创伤、烧伤或细菌感染的反应，IL-6 由 T 细胞和巨噬细胞分泌，它动员肌肉和脂肪组织中的底物，为抵抗感染和修复组织提供基质和能量[403-405]。脂肪和骨骼肌也是 IL-6 产生的重要部位，提示 IL-6 具有激素样作用，将外周生理与营养稳态结合起来[406]。在大鼠体内，IL-6 的中枢作用类似于瘦素，表明 IL-6 可以调节营养平衡[401, 407]。

流行病学数据表明，人体循环中的 IL-6 升高与肥胖相关[399, 408-410]。IL-6 是由胰岛素抵抗人类的脂肪细胞大量产生的，这表明它可能促进全身胰岛素抵抗，特别是在肥胖期间。小鼠腹腔注射 IL-6 会导致小鼠肝脏和肌肉的胰岛素抵抗，这与胰岛素信号的减少有关[411]。不管怎样，IL-6 还通过抑制 TNFα 和IL-1，以及通过激活 IL-10 表现出抗炎特性[412-415]。在小鼠体内，IL-10 可以逆转 IL-6 的作用并提高胰岛素敏感性[411]。而且，脂肪源性 IL-6 具有自分泌作用，可增加瘦素分泌和脂肪氧化，降低脂蛋白脂酶在人脂肪组织中的表达和活性，这可能减缓肥胖的进展[416]。在健康个体或 2 型糖尿病患者中输注重组人白细胞介素 6（hIL-6）以维持生理浓度，可在无不良反应的情况下增加脂肪分解[417, 418]。小鼠体中 hIL-6 的长期过表达可降低日常食物消耗，促进能量消耗[419]。与脂肪减少相一致，循环胰岛素减少，葡萄糖耐量改善，证实 hIL-6 可改善全身胰岛素敏感性，特别是在 HFD 动物体内。此外，循环中的瘦素和每日食物消耗量减少，表明 hIL-6 提高了中枢的瘦素敏感性或作用。

虽然 IL-6 刺激的 STAT3 到 SOCS-3 级联反应抑制 IR → IRS-1 信号传导，但能阻止 HFD 小鼠 IR → IRS-2 信号传导的丢失，这与改善全身葡萄糖耐量是一致的[419]。在人体中，体力活动促进骨骼肌产生和释放 IL-6[401, 420]。肌肉来源的 IL-6 在肌肉运动或胰岛素刺激等需求改变期间，似乎促进代谢平衡[421]。因此，在人类中，IL-6 可能至少部分地介导了运动对改善胰岛素敏感性和葡萄糖耐量的影响[422]。

2. **肿瘤坏死因子 α** TNFα 激活胰岛素敏感组织中的信号级联，导致 B 细胞中 JNK1（Jun-N 端激酶 1）和 IKKβ（B 细胞 κ 轻肽基因增强子抑制因子，激酶 β）的激活[390]。这两种激酶都与胰岛素抵抗的多种机制有关[7]。虽然循环 TNFα 的增加被普遍认为是胰岛素抵抗的原因，但对于靶组织以及这种增加是否会导致人类胰岛素抵抗存在着很大的分歧[390]。至少有一项报告称，缺乏 TNFα 的小鼠胰岛素敏感性有改善，而缺乏两种 TNFα 受体的小鼠胰岛素敏感性没有改善[423]。同样，给胰岛素抵抗的人使用高效的 TNFα 抑制药 3 个月并不能改善葡萄糖稳态，尽管全身炎症的一些参数有所下降[424]。因此，尽管有一些强有力的实验证据，TNFα 作为人类胰岛素抵抗的一个原因，其生理相关性仍然不清楚。

不管怎样，TNFα 和 FFA 会激活与肥胖和胰岛素抵抗有关的 JNK1 和 IKKβ。*JNK1* 基因缺陷的小鼠可以避免 HFD 喂养相关的肥胖和胰岛素抵抗，提示该激酶在代谢紊乱中起着重要作用[313]。使用激酶抑制剂抑制肥胖小鼠的 JNK 活性可提高胰岛素敏感性，改善葡萄糖稳态[425]；然而，JNK1 在代谢调节中的作用似乎更加复杂，因为肝特异性 *JNK1* 基因的敲除会降低 HFD 小鼠的循环葡萄糖和胰岛素浓度，同时增加三酰甘油水平[426]。此外，许多周围组织（包括脂肪、肝脏、肌肉和骨髓）的组织特异性 JNK1 消融并不能减少肥胖[325]。出乎意料地，针对中枢神经系统的遗传实验表明，JNK-1 促进肥胖的原因是与 DIO2（碘甲腺原氨酸 5′ - 脱碘酶）增加相关的能量消耗减少。DIO2 负性调节 HPT（下丘脑 - 垂体 - 甲状腺）轴介导的能量消耗。HFDs 引起 JNK 介导的 DIO2 表达，降低 HPT 轴并促进肥胖[427]。虽然慢性炎症与代谢失调有关，但确切的机制仍然难以确定。

九、胰岛素 /IGF 信号与神经退行性疾病

系统性代谢紊乱和胰岛素抵抗可能是导致成人发病的神经退行性疾病进展的原因之一，包括阿尔茨海默病（AD）、帕金森氏病（PD）、亨廷顿氏病（HD）和其他痴呆症[428–430]。AD 是最常见的痴呆症，占所有痴呆症患者的 50%～70%，可导致认知能力丧失进而导致死亡[431]。AD 的特征是细胞外 β- 淀粉样蛋白斑块和神经纤维缠结的形成。淀粉样蛋白斑块由聚集的淀粉样蛋白 -β（Aβ）组成，这是由 β- 分泌酶和 γ- 分泌酶水解淀粉样多肽（APP）产生的含有 39～42 个氨基酸的肽类[432, 433]。根据目前的预测，到 2050 年，1100 万～1600 万美国人可能患上阿尔茨海默病[434]。通过对阿尔茨海默病患者登记处（Mayo 诊所）的检查显示，80% 患者存在葡萄糖耐受不良或糖尿病[435]。流行病学研究表明，糖尿病使进行性 AD 的风险增加 50%～100%[415]。由于外周胰岛素抵抗的加重，正常老龄化与 IGF-1 水平下降和胰岛素水平上升有关[34, 437]。2 型糖尿病与进展性 AD 的许多病理特征相关，包括血管损伤、心血管疾病、高胰岛素血症和糖耐量异常；胰岛素信号失调、葡萄糖代谢、高胆固醇血症和氧化应激；蛋白质处理异常、晚期糖基化终产物积累；脑内 Aβ 浓度升高、τ 磷酸化和氧化应激，以及炎症通路的激活[434]。神经退行性疾病是中枢胰岛素抵抗的直接结果还是外周代谢性疾病的后果，这个问题很难解决。

中枢神经系统中胰岛素样信号的恢复是否能延缓神经退行性疾病和 AD 的进展，是引起科学和临床广泛关注的一个重要问题。鼻喷剂胰岛素可以改善 AD 患者的认知功能[438–442]。对大鼠的研究表明，注射 IGF-1 可以保护 AD 小鼠免受 Aβ 介导的毒性[443]。向 AD 小鼠注射 IGF-1 可减轻与 Aβ 浓度升高相关的典型行为障碍。尽管如此，胰岛素信号和神经退行性疾病之间的关系仍然是一个悬而未决的问题，因为胰岛素 /IGF-1 信号的减少延缓了衰老，而衰老是低等生物和啮齿类动物中神经退行性疾病发展的主要风险因素[444, 445]。IGF-1R 杂合子小鼠的寿命更长，对氧化应激更有抵抗力[425, 426]。胰岛素样信号传导的减少保护秀丽隐杆线虫免受 daf-16 和 HSF-1 依赖的聚集淀粉样 β（Aβ）的毒性作用，长寿命的 1 岁突变体表现出更好的趋热性和随年龄增长的学习能力[448, 449]。果蝇 CHICO（IRS-1 直向同源物）的失活可以减弱年龄相关性运动功能下降的进程，这表明胰岛素样信号的减少可能会阻止中枢神经系统的衰退[450, 451]。当果蝇胰岛素样受体活性降低 80% 时，雌性果蝇的寿命增加了 80%[450]。尽管长寿果蝇对氧化应激有抵抗力，但它们也会积累过多的脂类和碳水化合物[452]。因此，胰岛素样信号的减少可以延长低等后生动物的寿命，同时引起与啮齿动物和人类致命疾病相关的生理变化。

（一）中枢神经系统调节代谢的胰岛素受体信号传导

胰岛素受体在整个中枢神经系统中表达，其信号级联介导了重要的代谢效应[453]。脑室内注射胰岛素可减少摄食量和体重，中枢神经系统胰岛素抵抗与啮齿动物和灵长类动物的超重表型有关[454, 455]。胰岛素信号在大脑中的作用并不一致，因为胰岛素可以在不同区域产生不同的生理效应。为了建立大脑胰岛素信号传导的功能，利用 nestin 调节 *Cre* 转基因小鼠（NIRKO 小鼠）在整个中枢神经系统中敲除胰岛素受体，或者利用各种靶向 *Cre* 转基因，在特定的神经元群体中敲除胰岛素受体[164]。NIRKO 小鼠显示出正常的寿命，同时发展出胰岛素抵抗综合征的许多特征，包括轻度肥胖、高三酰甘油血症、高胰岛素血症和不育症。雄性和雌性 NIRKO 小鼠有比较大的脂肪垫；然而，只有雌性动物消耗更多的食物和显示更大的体重[456]。此外，中枢神经系统的胰岛素信号对于生育能力至关重要，因为雌性和雄性 NIRKO 小鼠的循环卵泡刺激素（FSH）和黄体生成素（LH）浓度都很低，而雌性 NIRKO 小鼠的有腔卵泡和黄体数较少[456]。

营养平衡和生育能力是由下丘脑信号控制的，因此，胰岛素受体在弓状核的作用通过靶向缺失已被研究。POMC（阿黑皮素原）和 AgRP（Agouti 相关蛋白）神经元在调节饱腹感中起着重要作用。在餐后状态下，POMC 神经元释放 α-MSH（α- 黑素细胞刺激激素），激活 PVN（下丘脑室旁核）神经元上的 MC-3/MC-4R（黑皮质素 3 和 4 的受体）。这个回路的激活减少了食物摄入，增加了能量消耗，减少了肝脏葡萄糖的产生。在禁食期间，AgRP 神经元抑制 MC4-R 活性以增加摄食，抑制能量消耗，并调节葡萄糖代谢[454]。胰岛素受体在 AgRP 神经元（而不是 POMC 神经元）上的缺失至少部分地通过肝脏迷走神经传出从而降低了肝脏葡萄糖的产生[455, 457]。然而，这种机制可能是物种特异性的，因为在犬的下丘脑胰岛素信号通过增加肝脏葡萄糖摄取和糖原合成来抑制肝脏葡萄糖的净输出，而不是抑制葡萄糖异生[458]。无论如何，胰岛素受体在小鼠任何一种神经元亚型中的缺失对其摄食行为或能量消耗都没有影响[459]。因此，中枢胰岛素信号不能单独调节健康小鼠的食物摄入量和能量稳态[454]。此外，用 SF1^{cre} 重组酶（cre 重组酶，由类固醇生成因子 -1 调控）敲除 VMH（下丘脑腹内侧区）的胰岛素受体，提示下丘脑的其他区域也参与胰岛素对饱腹感和能量消耗的影响[460]。

全身性胰岛素敏感性与女性生育能力密切相关。事实上，雄性和雌性 NIRKO 小鼠的 LH 和 FSH 水平较低，与生育能力下降有关；然而，遗传性神经元胰岛素抵抗的影响与 PCOS（多囊卵巢综合征）的生理功能不一致（PCOS 是人类女性不育最常见的原因之一），而与 LH 水平升高、代谢性胰岛素抵抗和代偿性高胰岛素血症有关。出乎意料的是，在垂体胰岛素受体的缺失，促性腺激素改善了肥胖 / 高胰岛素血症小鼠的生殖功能[461]。虽然基于 NIRKO 小鼠的中枢胰岛素信号对生育至关重要，但由于代谢性胰岛素抵抗期间的代偿性高胰岛素血症增强了垂体胰岛素信号传导，可能会促进 PCOS。

（二）胰岛素 /IGF-1 → IRS-2 整合长寿和新陈代谢

传统观点认为胰岛素 /IGF-1 信号可促进人类和动物的认知功能。然而，在小鼠身上进行的实验通常指出大脑是胰岛素样信号传导减少对延长哺乳动物寿命具有一致作用的部位，就像在蠕虫和苍蝇身上一样[3, 462]。大脑中的胰岛素 /IGF-1 → IRS-2 级联提供了寿命延长与代谢调节、认知之间的联系。在所有组织或仅仅在大脑（IRS-2$^{L/L}$ · cre^{Nestin}）中减少的 IRS-2 信号可使高能量饮食小鼠的寿命延长近 6 个月[463]。然而，大脑特异性的长寿命的 *IRS2* 基因敲除小鼠消耗的食物与短寿命对照组大约相同或略多。在 22 月龄大的时候，大脑 *IRS2* 基因敲除小鼠出现超重、高胰岛素血症和糖耐量异常[463]。因此，不管外周胰岛素敏感性和体重增加与否，脑内 IRS-2 信号的减少都与寿命的延长有关。

胰岛素 /IGF-1 信号改变对衰老和大脑新陈代谢的影响可能被证明与它在不同神经元中的作用有关。为了保持营养平衡，人们对表达 POMC 或 AgRP 的弓状核（ARC）神经元的不同种群给予了极大的关注；而小鼠这些神经元 IRS-2 或 IR 的缺失对新陈代谢的影响可忽略不计[464-466]。同样，POMC 和 AgRP 神经元的 PI3K → AKT —┤ FoxO1 通路被破坏，对能量平衡和葡萄糖稳态影响不大[467-469]。相比之下，在食物喂养的动物中，SF-1（甾体生成因子 1）神经元（VMH 的一组特定神经元）的 IR 缺失促进 HFD 适度增重，而不会改变能量平衡或胰岛素敏感性[460]。尽管酪氨酸羟化酶（TH）表达的儿茶酚胺能神经元的胰岛素信号通路对中脑边缘多巴胺（DA）信号通路的调控具有重要作用，但这些神经元缺乏 IR 信号通路也不能改变肥胖或葡萄糖稳态的测定[470]。因此，胰岛素信号参与代谢调节的相关位点必须是一组不同的或更广泛的神经元。

长型瘦素受体（LEPRB，long-form leptin receptor）神经元包括表达 AgRP、POMC、SF-1、甲状腺激素（TH，thyroid hormone）的神经元，以及在 ARC 和其他区域表达代谢的重要神经元[471]。LEPRB 神经元 $IRS2^{L/L}$ 的缺失可引起下丘脑黑素皮质素系统中基因表达失调，从而增加摄食量，降低能量消耗，促进胰岛素抵抗。根据定义，大脑中调节 IRS-2 信号代谢效应的神经元与调节瘦素作用的神经元相同，而瘦素作用并不需要 IRS-2[465]。IRS-2 的缺失和 LEPRB 神经元胰岛素 /IGF-1 信号的干扰不会改变甲状腺、肾上腺或生殖轴[472]。瘦素可能促进某些 IRS-2 → PI3K 信号传导[473]，而在缺失 IRS-2 的情况下 leptin 信号基本正常。因此，IRS-2 的主要功能是介导瘦素反应神经元中的胰岛素 /IGF-1 信号，而不是作为 LEPRB 信号的直接介导者。事实上，尽管在下丘脑应用 PI3K 抑制剂或在某些瘦素反应神经元中对 *PI3K* 基因阻断会减弱对瘦素的急性厌食反应，但这些操作对瘦素的基线作用或能量平衡几乎没有影响[140-142]。虽然在 LEPRB 神经元中的 IRS-2 信号是至关重要的代谢信号，在瘦素效应中它似乎并没有发挥直接作用。此外，在 LEPRB 神经元中缺乏 IRS-2 的小鼠寿命并没有减少（Myers MG，Miller RA 和 White MF，未发表的数据）。因此，中枢神经系统中介导胰岛素 / IGF-1 信号代谢效应的神经元似乎不同于介导 IRS-2 影响寿命的神经元。

（三）降低胰岛素 /IGF-1 → IRS-2 信号传导对 AD 小鼠的保护作用

表达携带瑞典突变（APP^{SW}）的人 APP（淀粉样前体蛋白）基因的 *Tg2576* 转基因小鼠用于研究胰岛素 /IGF 信号传导在 AD 中的作用。在突触素 -1 启动子（*Tg2576-IGF-1RL/L-creScyn1*）控制下，使用 cre 重组酶从 *Tg2576* 小鼠海马中删除 IGF-1R，完全阻止了 APPSW 的致死性。有趣的是，IGF-1R 基因杂合子的转基因 AD 小鼠寿命长，抗应激。他们被保护免受 AD 相关的记忆和定向障碍的影响，并且他们显示出神经炎症、神经元和突触丢失减少[474]。这种保护机制涉及在 $IGF\text{-}1R^{+/-}$ 脑中出现较小且高密度的 Aβ 斑块。因此，较少的 IGF-1R 似乎通过隔离高毒性的 Aβ 低聚物来保护大脑[474]。

Tg2576 转基因小鼠还与缺乏 IRS-2 的小鼠杂交，以产生缺乏 *IRS2* 基因的 AD 动物（$Tg2576{\bullet}IRS2^{-/-}$）。IRS-2 缺失可以显著减少大脑中 Aβ 斑块的负担。此外，与 *Tg2576* 对照组相比，$Tg2576{\cdot}IRS2^{-/-}$ 小鼠显示出更好的学习和记忆能力[475]。在另一项对 *Tg2576* 小鼠的研究中，IRS-2 的缺失降低了雌性 Tg2576 小鼠的过早死亡率；然而，雄性 $Tg2576{\bullet}IRS2^{-/-}$ 小鼠由于 B 细胞衰竭导致高血糖而缩短了寿命。这个例子说明了 IRS-2 信号如何在中枢神经系统中显示出与周围组织相反的作用，而周围组织必须适当整合才能预防疾病和促进正常寿命。

（四）亨廷顿病中胰岛素 /IGF-1 → IRS-2 信号传导减少

与 AD 中与死亡相关的漫长退化过程相比，亨廷顿病（HD）的神经退行性变进展速度更快，并可预测单一原因导致的死亡[476]。HD 是由 HD 基因中编码突变型 huntingin（HTT）的 CAG 三联体重复序列引起的。突变型 HTT 产生细胞核内和细胞质内包涵体，杀死纹状体和大脑皮层中的细胞，尽管其他区域也受到影响[477]。由于 HD 和 AD 源于蛋白质聚集失调，这两种疾病似乎为研究胰岛素 / IGF-1 → IRS-2 信号在中枢神经系统退化过程中的作用提供了合适的模型。R6/2 小鼠是一个研究较多的 HD 模型[478, 479]。将 R6/2 小鼠大脑中的 IRS-2 水平提高 2 倍，会加速神经退行性变，并显著缩短寿命 [480]。相比之下，降低全身 IRS–2 水平（B 细胞除外，B 细胞需要 IRS–2 的表达来预防糖尿病的发生）可以延长 R6/2 小鼠寿命 [480]。因此，调节 IRS–2 信号可以影响亨廷顿病的进展。

R6/2 小鼠 HD 的可预测进展为研究胰岛素样信号与神经退行性变之间的分子关系提供了机会。随着 IRS–2 水平的升高，R6/2 中枢神经系统线粒体功能障碍和氧化应激显著增加，表明过量胰岛素 /IGF 信号在 HD 小鼠急性神经退行性变和早期死亡中起作用 [480]。相比之下，IRS–2 表达较少的 R6/2 小鼠 HD 样症状的进展缓慢，与转录因子 FOXO1 的核定位增加有关，后者增加了几个靶基因的表达，包括 *Ppargc1α* 和 *SOD2*，这些基因对能量平衡和减轻氧化应激有很强的积极作用 [481, 482]。在正常衰老过程中，神经元线粒体损伤和氧化应激是否受到 IRS–2 信号的调控是一个需要研究的重要问题，因为它可以为减缓衰老人群中神经退行性疾病的进展提供依据。

PolyQ–HTT 可导致 R6/2 小鼠的病理性后遗症，并逐渐发展直至死亡，包括由于中枢神经系统蛋白质聚集体积累而导致的异常行为和运动、线粒体功能障碍和氧化应激，以及神经炎症 [479, 483, 484]。聚合累积被认为反映了细胞损伤，因为形成聚合的细胞倾向于死亡 [485]。IRS–2 信号通路减少的 R6/2 小鼠表现出较多的自噬体，而 PolyQ–HTT 聚集体较少 [480, 486]。这种 IRS–2 减少的保护作用与核 FOXO 的增加有关，它可以增加介导自噬和促进自噬体型成的基因表达。因此，增加的自噬可能是导致 IRS–2 信号减弱的小鼠 HTT 聚集物减少和 HD 进展缓慢的原因之一。而增加外周组织中的胰岛素信号可能是避免胰岛素抵抗的必要条件，如高血糖、血脂异常和心血管疾病，所以了解大脑中胰岛素 / IGF–1 → IRS–2 信号的有害和威胁生命的后果是至关重要的。

十、总结与展望

对胰岛素信号级联反应的研究表明，胰岛素信号级联反应是一个高度整合的多系统网络，远远超出了肝脏、肌肉和脂肪等典型的胰岛素靶组织。现在已经很清楚，胰岛素样信号在胰腺 B 细胞和中枢神经系统中起着重要作用。外周胰岛素抵抗通常是由胰腺 B 细胞胰岛素分泌增加引起的。虽然这种代偿性反应可以防止急性高胰岛素血症的影响，但可能会对血管和大脑产生负面影响。目前可用来探索健康组织和糖尿病组织中胰岛素样信号级联的工具，为开发治疗胰岛素抵抗的新策略、防止其发展为 2 型糖尿病及其危及生命的后遗症提供了一个合理的平台。了解胰岛素 /IGF → IRS 级联如何整合胰岛素和细胞因子作用过程中产生的相互冲突的信号可能是一个有价值的起点。更好的处理炎症反应是否能够减轻胰岛素抵抗并减少其后遗症，仍然是人类研究的一个非常有意义的方向。未来的工作必须更好地解决在各种组织中产生的胰岛素反应网络，因为过多的胰岛素作用也可能缩短我们的生命。

第 34 章　胰高血糖素和胰高糖素样肽

Glucagon and the Glucagon-Like Peptides

Daniel J. Drucker　著

林　燕　刘玲娇　王养维　译

要　点

- 胰高血糖素原衍生肽由一个共同的前体表达生成，但以组织特异性的方式从胰腺、肠道和大脑中释放出来。胰腺分泌的胰高血糖素在防御低血糖中起着至关重要的作用，而胰高血糖素失调是糖尿病患者发生高血糖的基础。
- GLP-1 是一种肠促胰素，具有多种胰腺外作用；GLP-1R 激动药现用于治疗 2 型糖尿病。
- GLP-2 控制营养物质的吸收和肠黏膜完整性；一种 GLP-2R 激动药已被批准用于治疗短肠综合征。

胰高血糖素和胰高血糖素样肽，也称为胰高血糖素原衍生肽（proglucagon-derived peptide，PGDP），源于哺乳动物的胰高血糖素原单基因，并表现出越来越多的重要的生物学作用。胰高血糖素主要在胰岛 A 细胞中合成，通过对肝脏酶的作用调节葡萄糖的生成和糖原的合成，是葡萄糖稳态的关键调节器。胰高血糖素样肽 -1（glucagon-like peptide-1，GLP-1）和胰高血糖素样肽 -2（glucagon-like peptide-2，GLP-2）从肠道内分泌细胞中释放出来，分别调节葡萄糖稳态和肠上皮功能。这三种肽类通过与独特的受体相互作用发挥作用，这些受体表现出不同的组织特异性表达模式。本章节回顾了我们目前对胰高血糖素和 PGDP 生物学的了解和转化医学的相关性。

一、胰腺胰高血糖素的生物合成

胰高血糖素原由哺乳动物的单基因编码，该基因产生的胰高血糖素原 mRNA 主要在胰岛、大脑，以及小肠和大肠的肠道内分泌细胞中表达。胰高血糖素原也可能在唾液腺和味蕾中表达[1]。胰高血糖素原基因含有 6 个外显子，分别编码不同的功能肽（图 34-1）。胰高血糖素是一种由 29 个氨基酸组成的多肽，在胰腺胰岛的 A 细胞中合成。胰岛的 A 细胞与产生胰岛素的 B 细胞在形态上有一定的区别，它们有着各自的分泌颗粒和不同的特异性解剖分布。鼠类的 A 细胞位于胰岛的外周位置，功能研究表明，从胰岛的中央（从 B 细胞的中心）到外周（A 细胞），胰岛血流与功能相一致，紧密调控着胰岛微环境。然而不同物种的胰岛中，胰岛 A 细胞和 B 细胞的分布不尽相同，胰岛细胞分布的功能重要性尚不清楚。值得关注的是，尽管 PGDP 在控制能量稳态方面具有多效性作用，但小鼠体内胰高血糖素原（*Gcg*）基因的遗传破坏并不会扰乱基础血糖稳态，只会导致体重轻微增加（10%～20%）[2]。

1. 胰岛转录因子和 A 细胞　胰腺起源于前肠，由背侧和腹胰芽生成胰腺上皮，最终形成胰腺的外分泌和内分泌组织。这一过程涉及来自间叶组织的信号，并需要生长因子、转录因子和相关信号分子

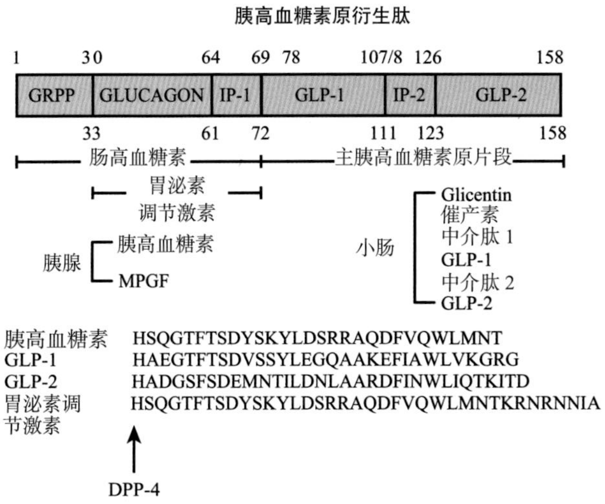

胰高血糖素原衍生肽

1 30 64 69 78 107/8 126 158

GRPP	GLUCAGON	IP-1	GLP-1	IP-2	GLP-2

33 61 72 111 123 158

肠高血糖素 主胰高血糖素原片段

胃泌素调节激素

胰腺：胰高血糖素、MPGF

小肠：Glicentin、催产素、中介肽 1、GLP-1、中介肽 2、GLP-2

胰高血糖素	HSQGTFTSDYSKYLDSRRAQDFVQWLMNT
GLP-1	HAEGTFTSDVSSYLEGQAAKEFIAWLVKGRG
GLP-2	HADGSFSDEMNTILDNLAARDFINWLIQTKITD
胃泌素调节激素	HSQGTFTSDYSKYLDSRRAQDFVQWLMNTKRNRNNIA

DPP-4

▲ 图 34-1 由胰高血糖素原基因编码的胰高血糖素衍生肽的示意图

显示了人类胰高血糖素、胰高血糖素样肽 -1（GLP-1）、胰高血糖素样肽 -2（GLP-2）和胃泌素调节蛋白的氨基酸序列。箭示二肽基肽酶 -IV（DPP-IV）识别的裂解位点。IP-1. 中介肽 1；IP-2. 中介肽 2；MPGF. 主要胰高血糖素原片段

正确的时序性表达来完成。胰岛细胞似乎起源于内胚层，首先是在小鼠胚胎 E8.5 天时检测到的。在发育中的胰岛细胞中首次检测到的激素免疫阳性细胞就包含了胰高血糖素免疫反应性。早在小鼠 11.5 天时就可以检测到胰岛素免疫阳性细胞，几天后出现含有生长抑素的细胞类型。

小鼠靶向基因破坏的研究为胰腺内分泌细胞的发育、谱系和组织分布提供了新的见解。神经元素 3 对胰岛细胞的发育和分化至关重要，它控制着许多基因的表达，这些基因对 A 细胞的分化和胰高血糖素的基因表达转录有重要的影响。神经元素 3 在基因调控网络中与锌指蛋白 Myt1 相互作用，促进胰高血糖素在 A 细胞中的表达 [3]。螺旋 – 环 – 螺旋转录因子 *p48* 等位基因缺失的小鼠不能发育出胰腺外分泌组织，然而在胚胎发育期间，先是在肠系膜内，随后在脾脏内，可找到胰岛的激素分泌细胞，包括产生胰高血糖素的 A 细胞 [4]。通过对胰岛细胞中表达主要阴性 E- 钙黏蛋白受体的小鼠胰腺内分泌组织的分析可说明细胞黏附分子控制胰岛细胞空间组织分布具有关键作用。这些小鼠表现出异常的 B 细胞簇，但产生胰高血糖素的 A 细胞仍然有能力聚集成岛状的细胞簇 [5]。相比之下，神经细胞黏附分子（*Ncam1*）$^{-/-}$ 小鼠正常胰岛外周 A 细胞的分布明显受到干扰，但 A 细胞数量和胰腺胰高血糖素含量却没有受到影响 [6]。有趣的是，纤毛源性转录因子调节因子 X（RFX）–3 被破坏的小鼠表现出小而杂乱的胰岛，且胰岛素和胰高血糖素含量也显著降低，这意味着纤毛在胰岛的组织分布和细胞发育中发挥作用 [7]。

从胰岛转录因子的研究中我们已经深入了解了胰腺和胰岛 A 细胞的内分泌发育生物学。利用基因敲除研究表明，LIM 结构域蛋白胰岛因子 1（isl–1）是胰腺发育中的胰岛细胞，包括 A 细胞分化所必需的因子 [8]。类似地，与 isl–1 相互作用的 Ldb1 转录协调因子的胰腺失活产生了相似的胰岛表型，即发育中和新生小鼠胰腺中胰岛 A 细胞的减少 [9]。同源盒转录因子 Arx 的靶向缺失导致了 A 细胞发育完全失败、胰高血糖素缺乏症和新生儿低血糖 [10]。相反，尽管同源盒转录因子 Pdx–1 缺失的小鼠胰腺不能发育，但在胚胎第 11 天，在 *Pdx1*$^{-/-}$ 小鼠中仍可观察到少量胰岛素或胰高血糖素免疫阳性的胰岛细胞 [11]。这些观察结果表明，Pdx–1 对胰岛 A 细胞的形成不是必不可少的，而 Pdx–1 表达的缺失对于获得分化的 A 细胞表型是允许的。

同源盒转录因子 Nkx2.2 在成年人的 A、B 和 PP 胰岛细胞中表达，靶向破坏 *Nkx2.2* 的小鼠会缺乏 B 细胞，进而发展为糖尿病，并且胰岛 A 细胞的数量也会显著减少 [12]。在 *NeuroD*$^{-/-}$ 小鼠中观察到一种相关的表型，即这些小鼠表现出胰岛 B 细胞和 A 细胞的显著减少，并且在出生后不久就出现糖尿病 [13]，这种表型依赖于特定的遗传背景。同样，破坏小鼠 Pax–6 的作用会导致胰岛结构紊乱、胰岛发育不良，可检测到的胰岛 B 细胞和 A 细胞数量显著减少 [14, 15]。胰岛转录因子基因突变的小鼠也可能表现出胰岛 A 细胞数量的增加。例如，*PAX4* 基因的靶向缺失可导致胰岛发育不良，胰岛 B 细胞的数量明显减少，以及胰岛 A 细胞的数量相对增加 [16]。在葡萄糖转运体 2（GLUT2 或 *Slc2a2*）基因纯合缺失的小鼠中观察到相似的现象，*Slc2a2*$^{-/-}$ 小鼠胰岛 A 细胞相对于 B 细胞的比例显著增加 [17]。这些发现是由于正常胰岛分化过程中的阻滞，还是由于抑制 A 细胞增殖的抑制因子的缺失尚不清楚。出生后 A 细胞数量的明显增加，部分归因于胰岛中白细胞介素 –6

（IL-6）活性增加，在糖尿病实验模型中可观察到，IL-6 促进胰高血糖素的分泌和 A 细胞数量的扩增[18]。支持胰高血糖素自身调节胰岛 A 细胞数量的证据来自于靶向破坏小鼠的编码激素原转化酶 -2 的基因、胰高血糖素原（*Gcg*）基因本身或胰高血糖素受体（*Gcgr*）基因的相关研究。这些小鼠分别代表了胰高血糖素生物活性[2, 19]或胰高血糖素作用[20]丧失的模型，表现出明显的 A 细胞增生，并且这个现象可被胰高血糖素替代治疗所纠正。在某些情况下，A 细胞可能转化为 B 细胞，反之亦然，可能涉及转录因子表达的表观遗传调控[21, 22]。对于正常人和患者胰岛的发育、再生或细胞表型丢失来说，这些机制的重要性仍需要进一步研究。

2. *胰高血糖素原基因转录因子* 通过基因转染实验和启动子功能的转基因研究，我们深入了解了胰高血糖素基因转录的分子调控。差异基因表达分析发现了在 A 细胞系（相比于 B 细胞系）[23]中和从发育中的内分泌胰腺分离的单个 A 细胞[24]中优先表达的转录因子的复杂谱图[24]。大鼠 *Gcg* 启动子从一个特定转录起始位点引导转录起始，该位点映射到大脑、胰腺和肠道的同一位置[25]。细胞转染实验确定了近端 *Gcg* 启动子中调节胰岛细胞特异性基因转录的 5 个不同区域，分别为 G_1～G_5。近端 G_1 区富含 AT，与广泛表达的和胰岛细胞特异性表达的蛋白相互作用，并在胰岛 A 细胞中特异性表达。G_1 与同源盒转录因子 Isl-1、Cdx-2/3、Brn-4 和 Pax-6 相互作用[15, 26-29]，这些转录因子在转染试验中激活含有 G_1 衍生序列的报告基因。Pax-6 和 c-Maf 在增加 G_1 依赖性转录时表现出协同作用[30]，而 Nkx6.1 抑制 Pax-6 依赖的 G_1 激活。*isl-1* 表达的减少抑制 G_1 依赖的 *Gcg* 启动子活性，导致 *Gcg* mRNA 转录本水平降低[26]。同样，胰岛细胞中 Cdx-3 表达的增加会诱导转染的 G_1 依赖的报告基因活性和内源性 *Gcg* 表达[27, 31]。G_4 元件位于 G_1 的上游，与类似胰岛素增强因子 -1（insulin-enhancer factor 1，IEF-1）的复合物结合，IEF-1 呈现出螺旋 - 环 - 螺旋（helix-loop-helix，HLH）蛋白 E47 和 NEUROD/BETA2 的异源二聚体[32]。

更远端的 G_3 区域作为胰岛增强因子样元件，被分为两个不同的功能区。亚域 A 与胰岛素和生长抑素的启动子序列相似，因此该复合序列被命名为胰岛细胞特异性增强子序列或 PISCES（pancreatic islet cell-specific enhancer sequence）元件[33, 34]。位于 G_3 区域的亚域 A 序列也介导了胰岛素对 *Gcg* 转录的抑制[35-37]。Pax-6 蛋白是 *Gcg* 转录的正向激活因子，部分是通过与 G_3 元件的亚域 A 相互作用发挥作用的[15]。Pax-6 也以单体或异质二聚体的形式将 G_1 元件与 cdx-2/3 结合[38]。小鼠基因靶向破坏 Pax-6 的表达会导致胰岛 A 细胞的丢失[14, 15]。在 *Pax6* 基因显性失活突变的 SEY^{NEU} 小鼠，其胰腺和肠道 *Gcg* mRNA 转录水平显著降低。因此，Pax-6 作为 PISCES 结合蛋白，对胰岛和肠内分泌细胞的发育以及通过 G_3 增强子和 G_1 启动子元件激活 *Gcg* 转录具有重要的功能[14, 15, 38, 39]。

G_2 元件介导 HNF-3（Foxa）蛋白的正性和负性作用，其中亚型 HNF-3β 和亚型 HNF-3α 竞争性地与 G_2 元件结合，分别作为 *Gcg* 转录过程中的抑制因子和激活因子[40, 41]。HNF-3γ 也与 G_2 元件结合并反式激活 G_2 元件，但其对胰岛细胞的形成或 *Gcg* 的转录不是必需的[42-44]。*HNF-3β* 基因对体内 A 细胞的发育形成或 *Gcg* 的转录过程是否发挥了关键作用尚不清楚，因为 *HNF-3β* 基因的靶向失活可导致在胰腺内分泌细胞形成之前的胚胎死亡[45, 46]。尽管在 HNF3α（*Foxa1*）$^{-/-}$ 小鼠组织学上 A 细胞的数量和胰岛的形态均正常，但循环血液中胰高血糖素和胰高血糖素原 mRNA 转录水平的不适当降低可导致新生儿低血糖的发生，这证明了 Foxa1（HNF-3α）在胰腺 *Gcg* 转录中的重要作用[42]。

环腺苷酸（cAMP）依赖性通路的激活通过位于大鼠 *Gcg* 启动子近端 G_3 元件上游的环腺苷酸反应元件（cyclic AMP response element，CRE）导致 *Gcg* 在胰岛和肠道细胞中表达的转录诱导[47, 48]。CRE 还可通过 ATF-3 家族成员介导大鼠 *Gcg* 的转录激活[49]，也可介导药物去极化依赖途径诱导大鼠的 Gcg 转录[50]。第二个钙反应元件已定位于 G_2 元件，钙反应可能是通过活化 T 细胞的核因子（nuclear factor of activated T cell，NFAT）样蛋白与 HNF-3 家族成员的相互作用介导的[51]。人类 *GCG* 启动子中 CRE 元件序列的保守性较差，其与人类胰岛中 *GCG* 表达的功能相关性也还未被阐明。

转基因实验确定了对组织特异性 *Gcg* 转录至关重要的独特 DNA 序列。大鼠 *Gcg* 启动子的前 1253 个核苷酸介导异源转基因在小鼠胰岛和大脑的表达（而不是肠道）[52]。相比之下，在大鼠体内靶向内分泌 L 细胞需要额外的 -1253 至 - 2252 之间的 *Gcg* 5′侧序列 [53]。FOXO1 与上游位点 -1798 结合，似乎对 A 细胞内基础和胰岛素调控的 *Gcg* 转录非常重要 [54]。包含人类 *GCG* 启动子的 DNA 序列显示出与同种大鼠序列不同的功能特性，这是因为人类 *GCG5′* 侧翼区的前 1600bp 在转基因小鼠体内靶向大脑和肠道（而不是胰岛）的转基因表达 [55]。

3. **胰岛胰高血糖素原的合成** 与糖尿病患者循环血胰高血糖素水平升高一致的是，啮齿动物的实验性糖尿病也与胰腺高水平的 *Gcg* mRNA 有关；纠正胰岛素缺乏，而不是纠正高血糖，可使 *Gcg* mRNA 水平正常 [56]。矛盾的是，胰岛素可能增加肠道内分泌细胞中 *Gcg* 的表达 [57]。Orexin-A 通过需要 FOXO1 的磷脂酰肌醇 3 激酶（PI3K）依赖性途径抑制胰高血糖素的分泌和 *Gcg* 的表达 [58]。相比之下，在体内很少有激素或代谢物会增加胰腺胰高血糖素原的生物合成。Pax-6 可调节胰高血糖素原的生物合成，还可调节控制 A 细胞分泌胰高血糖素的一个基因子集的表达 [59]。携带 *Pax6 rs685428 G* 等位基因的人群显示出胰岛 *Pax6* 基因 mRNA 转录水平的降低和空腹血浆胰高血糖素循环水平的降低 [60]。大鼠长时间禁食引起的低血糖导致胰腺 *Gcg* mRNA 转录加倍 [61]，然而，胰岛素诱导的低血糖不会使 *Gcg* mRNA 上调 [56, 62]。现有数据表明，相对于胰高血糖素的生物合成而言，调控其在体内的分泌可能是一个更有意义的控制点。

随着 *Gcg* mRNA 的转录和胰高血糖素原的翻译，胰岛 A 细胞通过其差异表达的激素原转化酶 2（prohormone convertase 2，PCSK2）翻译后加工释放出含 29 个氨基酸的胰高血糖素。与肠道内分泌细胞的加工处理形成对比（图 34-1），胰高血糖素羧基末端的氨基酸序列在 A 细胞中未被处理，并作为一种更大的多肽的一部分分泌出来，这种多肽被称为主要胰高血糖素原片段（major proglucagon fragment，MPGF）。在 A 细胞内胰高血糖素原转化为胰高血糖素过程中 PCSK2 起着至关重要的作用，*Pcsk2*$^{-/-}$ 小鼠表现出低血糖、A 细胞增生，其胰腺中堆积着未完全处理的胰高血糖素原衍生肽（PGDP），导致胰高血糖素的缺乏 [19]。尚不清楚 PCSK2 是直接将胰高血糖素从胰高血糖素原中释放出来，还是将胰高血糖素原裂解为肠胰高血糖素，再将肠胰高血糖素加工成胰高血糖素。PCSK1 酶负责胰高血糖素原的裂解，生成肠道的胰高血糖素原衍生肽 [63, 64]，而 *Pcsk1* 缺失的小鼠表现出胰高血糖素原向胰高血糖素样肽转变过程受损 [65]。此外，*PCSK1* 基因突变失活的人群其肠道内分泌细胞中出现未完全处理的胰高血糖素原，并且 GLP-1 和 GLP-2 均缺乏 [66]。在大脑中胰高血糖素原转换处理过程重要的转换酶还没有被确定。

二、胰高血糖素的分泌

胰高血糖素的分泌受到神经肽、激素、代谢产物和自主神经系统的正向和负向调节。胰岛 A 细胞在体内血糖稳态的防守中起着核心作用，低血糖刺激胰高血糖分泌，高血糖抑制胰高血糖素分泌。A 细胞表达电压依赖的 Na^+、K^+ 和 Ca^{2+} 通道，它们相互作用调节膜电位并最终使其去极化。某些氨基酸如谷氨酰胺、丙氨酸、丙酮酸和精氨酸可刺激胰岛素和胰高血糖素的分泌，因此在啮齿类动物和人类生理研究中可使用精氨酸去评估 A 细胞和 B 细胞功能 [67]。A 细胞和 B 细胞的肾上腺素能受体可调节胰高血糖素的分泌。肾上腺素刺激胰高血糖素分泌，通过 PKA- 依赖的 L 型钙通道增强 Ca^{2+} 内流，导致颗粒分泌。胰高血糖素分泌的激活因子包括胆囊收缩素（cholecystokinin，CCK）、垂体腺苷酸环化酶激活多肽（pituitary adenylate cyclase-activating polypeptide，PACAP）、胃饥饿素酰基、胃泌素、GLP-2、尿皮素、加压素和 GIP。

相反，胰高血糖素分泌的抑制剂包括葡萄糖、生长抑素 14、胰岛素和氨基丁酸（GABA）[68]。在啮齿类动物胰岛中，葡萄糖需要通过包含 PAS 区域的蛋白激酶（PASK）介导抑制胰高血糖素的分泌 [69]。生长抑素抑制胰高血糖素的释放，而生长抑素受体 2（*Sstr2*）基因被破坏的小鼠表现出轻度高血糖和非空腹胰高血糖素增多 [70]。葡萄糖可诱导 B 细胞释放 GABA，这为葡萄糖抑制胰高血糖素分泌提供了间接机制 [71–73]。葡萄糖还通过去极化引起离子通道失活，特别是 KATP、Na^+（TTX）和 N 型 Ca^{2+} 通道，从而降低细胞的电活动和胞外分泌功能，这是抑制胰高血糖素分泌的直接机制。胰岛素也可通过与 A 细胞上表达的胰岛素受体结合直接抑制胰高血糖素的释放。然而，在小鼠胰岛中，葡萄糖不依赖 Zn^{2+}、KATP 通道和生长抑素，直接抑制胰高血糖素的分泌 [74]。位于外周的胰岛 A 细胞，围绕着核心 B 细胞的解剖排列，结合免疫学功能的研究结果，为某些物种中胰岛内胰岛素抑制下游 A 细胞的功能提供了额外的证据 [75]。虽然旁分泌抑制的机制尚不清楚，实验数据支持 B 细胞分泌产物如锌可抑制胰高血糖素的分泌 [73, 76]。尽管如此，外源性无锌胰岛素可抑制 1 型糖尿病患者的胰高血糖素分泌，而低血糖时胰岛素水平的降低可刺激胰高血糖素分泌 [77]。

葡萄糖对胰高血糖素分泌的影响与胰岛素对 A 细胞分泌的抑制作用互相协调，高血糖刺激胰岛素分泌，而血糖下降则抑制 B 细胞对胰岛素的释放，从而缓解了胰岛素对 A 细胞的强烈抑制作用。上述的一系列变化可通过饮食摄取的过程证实，这与饮食摄取时循环营养物质增加、胰岛素分泌和循环胰高血糖素水平降低有关。相比之下，空腹状态血糖是通过肝糖原葡萄糖异生维持，部分原因是胰高血糖素分泌水平的增加和 B 细胞胰岛素释放的被抑制 [78, 79]。与单个营养物质对 A 细胞功能的影响一致，对正常受试者和糖尿病患者注入精氨酸可刺激胰高血糖素的分泌 [79]。对正常人输注精氨酸会刺激胰岛素和胰高血糖素释放，在高血糖条件下也可出现上述反应，在这个过程中胰岛素的反应明显更大，而胰高血糖素的反应会随着葡萄糖浓度的升高而下降 [80]。

在正常人群中，空腹血糖下降，胰高血糖素分泌增加，运动可进一步刺激胰高血糖素的分泌，这都与胰高血糖素调节葡萄糖产生的生理作用相一致。在正常受试者中，随着运动强度逐渐地增加，血浆胰高血糖素和儿茶酚胺的水平均随之升高，受试者若进行持续、消耗性的运动时，其血浆胰高血糖素的升高幅度达到最大 [81]。运动引起的血浆胰高血糖素的增加取决于外周血葡萄糖含量以及运动的程度和持续时间，一些研究还表明在血糖正常的条件下运动时血浆胰高血糖素没有显著变化 [82]。经过运动锻炼的健康男性受试者输注胰高血糖素后肝脏葡萄糖的产量更多，这意味着运动可能会增加胰高血糖素的敏感性 [83]。虽然通过输注生长抑素来预防运动引起的血浆胰高血糖素升高可导致轻度低血糖，但通过输注生长抑素来抑制血浆胰高血糖素升高并不一定能防止肝脏葡萄糖产量的增加，这可能是与维持正常血糖的很多其他代偿机制有关 [84, 85]。

胰高血糖素 / 胰岛素的比值敏感地控制着肝脏葡萄糖生成（hepatic glucose production，HGP），胰岛素抑制 HGP 的作用部分取决于循环胰高血糖素的水平 [86]。进食后，营养吸收导致能量同化，同时抑制胰高血糖素分泌。然而，胰岛 A 细胞的综合作用部分依赖于膳食的营养的组成成分，也反映了肠道来源的胰高血糖素的正向和负向调节作用。例如，摄入碳水化合物，特别是葡萄糖，与血浆胰高血糖素下降有关 [79]。营养物质也会促进肠源性肽类的释放，如 CCK 和 GIP，在某些条件下会刺激胰高血糖素的释放 [87, 88]，例如 GLP-1 可抑制胰高血糖素的释放 [89, 90]。

在应激状态下，胰高血糖素的分泌会增加，而“应激诱导的激素”，如皮质醇、加压素和 β- 内啡肽，会增加 A 细胞胰高血糖素的分泌。经典的应激激素肾上腺素和去甲肾上腺素也可刺激胰高血糖素的分泌，还有一些机制将自主神经系统与 A 细胞分泌的增加联系起来。在血糖正常的受试者中，肾上腺髓质分泌的肾上腺素增加了胰高血糖素的分泌。此外，胰腺接受交感神经和副交感神经的共同支配，刺激这些自主神经，如被低血糖刺激，可增加胰高血糖素的分泌 [91]。有趣的是，靶向失活前阿片黑素基因（从而导致 ACTH 缺乏）的小鼠在对胰岛素诱导的低血糖反调节反应中表现出严重缺陷，主要是由于胰高血糖素分泌缺陷。虽然尚缺乏胰高糖素分泌遗传缺陷的描述，但非糖尿病受试者如有 MODY1/HNF-4α（*HNF4A*）基因的突变时，会表现出精氨酸刺激胰高血糖素分泌和葡萄糖抑制血浆胰高血糖素分泌的能力均下降的现象 [92]，提示一种可能性即 HNF-4α 转录因子能通过直接或间接的机制影响胰岛 A 细胞功能。

1. **低血糖症** 低血糖时，多种互补机制激活 A 细胞的分泌。反调节机制激活的血糖阈值分析表明，肾上腺素和胰高血糖素的分泌构成了低血糖时初始的激素反应。此外，在正常受试者中，激活反调节反应的葡萄糖阈值明显高于触发低血糖症状的葡萄糖阈值[93]。低血糖本身是否直接刺激胰高血糖素的分泌，而不依赖于自主神经系统输入，目前尚不清楚。然而，低血糖会抑制胰岛素（和 B 细胞）的分泌，这就消除了对胰高血糖素分泌的重要抑制作用。A 细胞表达 GLUT-1 转运蛋白和葡萄糖激酶的发现表明，葡萄糖转运似乎并不是限制 A 细胞糖代谢的关键步骤，此外还提供了重要的见解，即让我们了解 A 细胞是如何直接感知周围环境中葡萄糖浓度的变化的[94, 95]。研究表明，生长抑素是一种内源性抑制胰高血糖素释放的因子，拮抗生长抑素 2 受体可以增强胰高血糖素的反应，促进低血糖诱导后血糖的恢复[96]。低血糖还刺激 A 细胞释放谷氨酸，进而激活自分泌方式的胰高血糖素分泌[97]。从下丘脑腹内侧神经元释放的谷氨酸是反调节反应的关键组成部分，如缺乏囊泡谷氨酸转运体（vesicular glutamate transporter-2，VGLUT-2）的小鼠会表现出空腹低血糖，低血糖时胰高血糖素分泌缺陷[98]。胃泌素在刺激胰高血糖素分泌方面的作用已被提出，而 *Gast*$^{-/-}$ 小鼠表现出应对胰岛素诱导的低血糖发生时胰高血糖素分泌缺陷[99]。

循环血中肾上腺素在低血糖自主反应中的作用已被证实。在正常人中，肾上腺素能直接刺激胰高血糖素的分泌，对自主交感神经系统的刺激可引起自主神经支配的胰腺 A 细胞分泌的增加[100, 101]。此外，副交感神经或神经递质乙酰胆碱和神经肽 VIP，都能刺激胰高血糖素的分泌。利用神经切断或药物阻断的研究表明，这些通路表现出一定程度的功能冗余，提供多种备份机制，以确保 A 细胞对低血糖有良好的反应。然而，神经节受体阻断药三美沙泮可损害神经节和肾上腺的自主传递，显著减弱正常受试者低血糖时胰高血糖素的反应[102]，强调了体内自主神经系统激活与胰高血糖素反调节反应之间的重要联系。然而，相比之下，对有严重自主神经病变的患者胰腺移植可以恢复胰高血糖素对低血糖的反应[103]，说明了 A 细胞对低血糖的反应功能冗余机制的必要性。

低血糖时触发适当的反调节反应的具体葡萄糖传感器仍在积极研究中。*Kir6.2* 通道基因被破坏的小鼠显示出正常功能性的 A 细胞，但在低血糖反应中胰高血糖素显示出明显的缺陷[104]。胰高血糖素对低血糖的反应中神经胶质细胞上 GLUT-2 的表达至关重要。中枢神经系统，主要是下丘脑腹内侧（VMH）[98] 和内脏区域，特别是门静脉系统和肝脏，也包含多个葡萄糖传感系统。大鼠门静脉系统的选择性灌注提示，门静脉的葡萄糖浓度是低血糖交感肾上腺反应的关键决定因素，但连接门静脉葡萄糖传感器控制胰岛胰高血糖素分泌的机制尚不清楚[105]。葡萄糖注射到门静脉可激活外侧下丘脑和脑干中的葡萄糖敏感神经元，提示可能存在门静脉 - 中枢葡萄糖调节轴。在一个下丘脑肉瘤患者中，检测出对低血糖的反调节反应有明显的缺陷，包括胰高血糖素和儿茶酚胺分泌的缺失，强调了下丘脑在感知葡萄糖浓度和触发反调节激素释放中的重要性[106]。与此相反，对颅咽管瘤切除术后患者的分析显示，反调节的交感肾上腺素激活有选择性的损害，但低血糖时胰高血糖素的反应正常。此外，肝脏移植和去神经肝脏的人群会出现循环胰高血糖素水平升高和胰岛素抑制胰高血糖素分泌机制的缺陷，并且人类胰岛移植也会出现胰高血糖素对低血糖的反应缺陷。这些发现强调了自主神经系统和中枢神经系统在调节基础和低血糖刺激的胰高血糖素分泌中的重要性。

2. **胰高血糖素的分泌与糖尿病** 在许多血糖控制不佳的糖尿病患者体内，胰高血糖素水平相对较高，而进食导致胰高血糖素分泌过多是 1 型糖尿病发病后的一个早期现象[107]。值得注意的是，在胰岛素抵抗的青少年中也检测到了胰高血糖素水平的升高，并与糖耐量受损的进展相关[108]。糖尿病状态下胰高血糖素分泌增加被认为是胰高血糖素分泌失调的反映，而不是过度活跃的 A 细胞数量增加；1 型糖尿病患者在静脉注射葡萄糖后胰高血糖素水平被适当地抑制，但口服葡萄糖后则不能被抑制，这暗示了一种或多种肠道衍生因子的作用[109]。GIP 是一种增加糖尿病患者胰高血糖素分泌的营养物质敏感物质[110]。脑源性神经营养因子中枢输注可使血浆胰高血糖素水平正常，抑制肝脏葡萄糖的产生，并部分逆转链脲佐菌素诱导的糖尿病大鼠的高血糖[111]。同样，全身使用生长抑素或胰岛素可纠正高胰高血糖素，可以逆转大部分与胰岛素缺乏型糖尿病相关的代谢紊乱[112]。此外，使糖尿病小鼠中 *Gcgr* 基因表达衰减可显著改善糖尿病[113, 114]。因此，抑制胰高血糖素在糖尿病治疗中的作用引起了广泛关注。尽管胰高血糖素对控制葡萄糖的产生至关重要，但仅存在高胰高血糖素血症而不伴有胰岛素缺乏并不会显著升高血糖[115]。在胰岛素充足的情况下，即使胰高血糖素过量，葡萄糖的产生也会受到抑制，这就强调了胰岛素与胰高血糖素的比值是葡萄糖稳态的关键决定因素，而不仅仅是胰高血糖素的绝对水平[116]。然而，在 1 型糖尿病患者中，高胰高血糖素血症与亮氨酸氧化和静息代谢率增高有关，再次强调了胰岛素和胰高血糖素在治疗不良的糖尿病相关分解代谢中的重要性[117]。

应用强化胰岛素方案治疗 1 型和 2 型糖尿病与低血糖发生率的增加有关，提高了我们对反调节机制维持正常血糖重要性的认识。在胰岛素治疗的 1 型糖尿病患者中，许多因素可能会损害胰高血糖素的释放，包括强化胰岛素治疗、高血糖和减弱的 A 细胞自主神经刺激[91]。虽然在 1 型糖尿病患者中胰高血糖素对低血糖的反应最初是正常的，但这种反应经常出现缺陷，增加了患者对低血糖的易感性[118]。在糖尿病病程很短的青少年患者中观察到反调节功能受损和低血糖[119]，这表明即使是短暂的低血糖发作也是 A 细胞异常反应发展的独立危险因素。1 型糖尿病的 A 细胞功能障碍通常是选择性的，因为其对低血糖的反应可能是缺失的，而精氨酸刺激下胰高血糖素的分泌反应正常[120]。对注射甲苯磺丁脲的受试者观察发现，其在低血糖的反应方面表现出胰高血糖素严重的分泌缺陷，进一步证实胰岛内高胰岛素血症或其他 B 细胞来源的产物在抑制胰高血糖素分泌方面的重要性[121]。

重要的是，在一些研究中，恢复正常血糖数月可以减少未察觉低血糖的发生，这与改善胰高血糖素对低血糖的反应有关[122]。然而，我们也观察到，在未察觉低血糖的改善和反调节反应的持续缺陷之间存在分离[123]。1 型糖尿病发生前的低血糖现象虽然尚未被完全了解，但患者可在随后的长时间中等强度运动中产生低血糖反调节失败[124]，这强调了胰岛素诱导和运动相关反调节之间复杂的相互关系。

多种缺陷可能导致糖尿病患者 B 细胞功能障碍。通过 C 肽刺激试验评估，有一些残存 B 细胞功能的患者由于保留了反调节胰高血糖素反应，似乎降低了低血糖的风险。其他因素可能包括反复低血糖事件发生后自主神经刺激反应的轻微损害。然而，在非糖尿病患者中，已经观察到在一次单一的前期低血糖发作后，其肾上腺素和胰高血糖素对胰岛素诱导低血糖的反应受损[125]，尽管单独升高的皮质醇水平使低血糖反调节的缺陷本身并不会很严重。有趣的是，口服氨基酸可以改善正常人和 1 型糖尿病患者低血糖发生时的认知功能障碍和胰高血糖素反应缺陷[126]。总之，这些观察结果强调了正常的 A 细胞对低血糖发作时的敏感性，但低血糖最终会导致胰高血糖素反应的持续缺陷。

三、胰高血糖素的作用

胰高血糖素在控制肝脏葡萄糖代谢中的重要性为分析代谢通路中激素的作用提供了一个有用的模型。用转基因白喉毒素对小鼠的 A 细胞进行基因切除（基因消融），结果显示，即使是非常少的残存胰岛 A 细胞（2%）也足以维持正常血糖和对低血糖的正常反调节反应[127]。胰高血糖素通过激活肝糖原分解和糖异生以及抑制糖酵解来增加葡萄糖的产生。肝脏胰高血糖素受体激活后，腺苷环化酶活性增加，导致蛋白激酶 A、磷酸化酶激酶激活，通过糖原磷酸化酶和糖原合酶失活的糖原分解率增加[128]。实验性肥胖与炎症有关，可激活非经典 NIK–NF–κB2 通路，通过稳定 CREB 蛋白而增强胰高血糖素的作用，导致肝脏葡萄糖的产生增加[129]。同样，肿瘤坏死因子受体相关因子 –2（TRAF–2）通过增加胰高血糖素刺激的 CREB 磷酸化来调节肝脏胰高血糖素的敏感性，导致葡萄糖异生基因表达增强和肝脏葡萄糖生成增加[130]。胰高血糖素可通过降低丙二酰 CoA 和刺激脂肪酸氧化来调节脂肪酸代谢，还可刺激啮齿类动物和人类分泌成纤维细胞生长因子 -21，这可能增加它对脂质代谢的作用[131]。环磷酸腺苷依赖的转录因子是胰高血糖素作用的重要下游介质，部分通过激活核受体共激活因子 PGC-1 和抑制 PPARγ 的活性，从而促进肝脏糖异生的代谢程序[132]。有趣的是，在实验和临床糖尿病中，二甲双胍抑制肝脏葡萄糖产生的作用部分是通过降低肝细胞循环 AMP 水平，从而拮抗胰高血糖素增加肝脏葡萄糖产生的作用[133]。

在脂肪细胞中，胰高血糖素可增加循环 AMP 并刺激脂肪分解，提供游离脂肪酸作为脂肪燃烧组织的底物。胰高血糖素对脂肪细胞的作用主要是直接的还是间接的，部分是通过增强成纤维细胞生长因子 -21 的分泌和作用，还有待进一步研究[131, 134]。胰高血糖素还通过影响胰岛素结合和受体后机制，抑制胰岛素激发的葡萄糖在脂肪细胞中的转运[135]，短期给予犬胰高血糖素达到其生理水平后会减少肝脏和非肝脏组织的葡萄糖摄取[136]。在外周血管系统中，胰高血糖素通过影响局部血管张力发挥血管扩张药的作用，全身性给药可能通直接作用于心脏而增加心排血量和心率[137]。药物剂量的胰高血糖素增加肾血流量，肾小球滤过率和尿电解质排泄[138]；肾脏也展示出显著的糖异生能力，可能占人体全身葡萄糖产量的 25%[139]。虽然糖尿病患者的肾脏葡萄糖输出量显著增加，且低血糖时反调节激素的释放也会增加肾脏葡萄糖输出量，但现有的证据还不支持胰高血糖素在控制肾脏糖异生中具有重要作用[140]。

1. **胰高血糖素受体** 胰高血糖素的作用是通过胰高血糖素受体（glucagon receptor，GCGR）的激活来实现的，GCGR 是一种 7 次跨膜的 G 蛋白偶联受体。克隆受体对胰高血糖素的反应是细胞内循环 AMP 和钙的增加[141]。人胰高血糖素受体基因定位于染色体 17q25。虽然体外诱变已经产生了活化的 *GCGR* 基因突变，但在人类实验中还没有组成型激活 *GCGR* 突变的报道。一些人群研究已经描述了一种 *Gly40Ser* 突变与糖尿病和（或）高血压的发生增加有关；这种突变是直接导致糖尿病易感性，还是与增加糖尿病易感性的其他基因有关，目前尚不清楚。

GCGR 基因表达的组织分布与定位高亲和力胰高血糖素结合位点的研究密切相关，在肝脏、大脑、脂肪细胞、心脏、肾脏和胰岛 B 细胞中均已检测到 *GCGR* mRNA 转录合成。在大鼠的脾脏、胸腺、肾上腺、卵巢和睾丸中也检测到了 *Gcgr* mRNA 转录本，胰高血糖素在这些非经典靶组织中的作用仍不明确[142]。虽然胰高血糖素在肝脏和脂肪细胞中的作用已被广泛研究，但其在大脑中的确切生物学重要性仍不清楚。脑干是中枢神经系统 *Gcg* 表达的主要部位[143]，然而 PGDP 从脑干沿神经纤维被运输到大脑的多个区域[144]。与这些发现相一致的是，胰高血糖素的结合位点存在于大脑的多个区域，胰高血糖素受体表达于皮质、小脑、下丘脑和脑干，但在这些中枢神经系统区域胰高血糖素的具体生物学作用尚不清楚。在鼠脑室内注射胰高血糖素可引起高血糖，增加交感神经系统放电。这些发现是否与葡萄糖稳态的生理控制相关还需要进一步研究。然而，在大鼠和小鼠的下丘脑区域内注入胰高血糖素可增加 c-Fos 和 pCREB 的表达，抑制肝脏葡萄糖生成（HGP），并改善葡萄糖耐量，反之使用单克隆抗体或受体拮抗药抑制胰高血糖素的作用可消除这些作用。这些作用需要肝脏的一个完整迷走神经分支，这表明大脑的胰高血糖素信号可以控制减少肝脏胰高血糖素的作用。大鼠高脂喂养 3 天后，中枢神经系统胰高血糖素抑制 HGP 的作用消失[145]。

环腺苷酸（AMP）与 B 细胞的胰高血糖素受体结合，刺激胰岛素的分泌。胰高血糖素刺激离体 B 细胞中积累 cAMP 的阈值约为 1nM，高于 GLP-1 或 GIP 刺激 cAMP 所需的浓度[146]。内源性胰高血糖素对体内 B 细胞生理作用的重要性尚不清楚，胰岛血流、啮齿类动物 A 细胞位于胰岛的外周位置及体外刺激 B 细胞所需的高浓度胰高血糖素为之提供了方向。

对胰高血糖素作用的了解源于使用拮抗剂、免疫中和抗体、胰高血糖素受体敲除小鼠[20, 147]和 *Gcg* 基因失活小鼠[2, 148]。胰高血糖素对于控制肝脏脂质代谢和脂肪酸氧化至关重要，因为 $Gcgr^{-/-}$ 小鼠表现出发生脂肪肝的风险增加[149]，以及运动后肝脏的脂质动员缺陷[150]。$Gcgr^{-/-}$ 小鼠还表现出血浆胰高血糖素明显升高、轻度空腹低血糖、胰腺重量增加、A 细胞增殖和 PGDP 循环水平升高。尽管完全缺乏胰高血糖素受体信号，但肝脏仍可维持葡萄糖产生、增加 A 细胞数量和胰高血糖素分泌，其代偿机制尚不清楚；*Gcgr*$^{-/-}$ 小鼠的葡萄糖调节可能部分是通过上调 B 细胞上的促胰岛素受体[151]和增强 FGF-21 的分泌而维持的。这些表型包括高胰高血糖血症和 A 细胞增生，几乎在肝脏 *Gcgr* 特异性破坏的小鼠[152]和在肝脏特异性 Gs 亚基（*Gsa*）失活的小鼠中完全重现[153]。同样，整个 *Gcg* 基因的破坏也会导致 A 细胞增生，但 L 细胞数量未见明显变化[2]。因此，肝脏 Gcgr 信号的明显减少或缺失会引起代偿反应，例如胰腺胰高血糖素的分泌增加和 A 细胞数量的增加，其机制尚不完全清楚。

肝脏和肾脏都参与胰血液循环中胰高血糖素的清除，但这些部位的胰高血糖素清除率不到 50%，这意味着有其他组织可以作为胰高血糖素清除或降解的部位[154]。通过细胞外和细胞内的降解途径，胰高血糖素的作用被终止。在使用组织蛋白酶抑制剂的研究中，由于组织蛋白酶 B 和 D、肝内核小体中胰高血糖素被降解[155]，并且胰高血糖素和 GLP-1 是广泛表达的膜结合中性外肽酶（NEP）24.11 的底物[156]。CREB 调节转录共激活因子 2（CREB-regulated transcription coactivator 2，CRTC2）调节胰高血糖素的作用和清除，其机制尚未完全了解。有研究表明，内肽酶可将不同组织中的 29 - 氨基酸胰高血糖素裂解为“迷你（微型）胰高血糖素”，也称为胰高血糖素（19–29）。迷你胰高血糖素的生理重要性仍然不确定；胰高血糖素（19–29）是否通过一种独特的受体在心脏或细胞中发挥生理相关的作用尚不清楚。

2. 胰高血糖素在人类药物治疗中的应用　胰高血糖素被用作诊断和治疗的药物。虽然过去曾用于诊断嗜铬细胞瘤，但刺激儿茶酚胺分泌可能造成危险事件，因此不推荐进行胰高血糖素刺激试验。胰高血糖素也可用于不明原因低血糖患者的诊断试验。治疗方面胰高血糖素最常见的临床应用是用于严重低血糖的辅助治疗。患有低血糖的糖尿病患者对鼻内、肌内或皮下胰高血糖素反应迅速，血糖迅速升高[157, 158]。在放射学检查中，胰高血糖素还被用来抑制胃肠运动，一些研究报道了胰高血糖素对支气管痉挛、症状性心动过缓或难治性低血压患者的治疗效果。

3. 操纵胰高血糖素作用的研究项目　在糖尿病患者治疗中预防低血糖的重要性引起了人们对使用长效胰高血糖素类似物或低剂量胰高血糖素闭环系统辅助治疗 1 型糖尿病的研究兴趣[159]。胰高血糖素在高血糖病理生理学中的核心作用也引发了抑制胰高血糖素作用是否有助于治疗 2 型糖尿病的研究[160]。尽管通过使用基因工程操纵 GCGR 的表达，或免疫中和循环中的胰高血糖素，或拮抗胰高血糖素与 GCGR 的作用来减少胰高糖素的作用，可能有效降低糖尿病实验模型和糖尿病受试者的血糖，但使用 GCGR 拮抗药也可能带来一些安全问题，如血脂和肝酶升高。

由于胰高血糖素可增加能量消耗、降低食欲，导致啮齿类动物体重减轻，与胰高血糖素和 GLP-1 受体相互作用的胃泌素调节蛋白类似物及平衡的胰高血糖素 -GLP-1 共激动药正在肥胖症和糖尿病的临床研究中进行评估[161]。通过这些方法治疗人类代谢紊乱是否会有效和安全，仍需要仔细的临床评估。

4. 胰高血糖素过剩与缺乏　胰高血糖素瘤表现为单发病变或多发性内分泌瘤综合征的一部分，最常位于胰腺，表现为循环血胰高血糖素和 PGDP 水平显著升高[162]。在肾脏和卵巢等胰腺外组织产生胰高血糖素的肿瘤鲜有报道。尽管许多肠道类癌含有 PGDP 免疫反应性，但通常与“胰高血糖素瘤综合征”的发生没有关系。典型的胰高血糖素瘤患者表现为病理性皮疹，称为“坏死性移行性红斑”，还表现为胰腺占位、体重减轻、舌炎、贫血和某种程度的糖耐量受损[163]。临床表现可能是多变的，反映了机体对肿瘤分泌 PGDPS 代谢效应的适应，以及胰高血糖素原翻译后处理的肿瘤特异性差异。胰高血糖素瘤患者很少可能会由于 GLP-2 的释放而出现肠道增生[164]。胰高血糖素瘤的治疗包括手术切除与化疗，可尝试用生长抑素类似物抑制 PGDP 分泌和肿瘤生长，或辅助放射治疗，但这常用于恶性疾病患者。在啮齿类动物中进行了胰高血糖素瘤的研究，但其特征如严重厌食症和胰岛体积缩小的机制仍未完全清楚[165, 166]。一些报道描述了低血糖婴儿胰高血糖素缺乏的孤立病例，但这些病例极其罕见。胰高血糖素缺乏公认的分子基础以及先天性胰高血糖素缺乏是否能生存仍不清楚。

四、胰高血糖素样肽：GLP-1 和 GLP-2

胰高血糖素原基因在腹部的胃肠道中表达，更多在小肠和大肠中表达。哺乳动物的肠道、大脑和胰腺胰高血糖素原 mRNA 转录合成在结构上是相同的，因此组织特异性翻译后加工释放脑和胃肠道中的胰高血糖素样肽。L 细胞发育和肠道中 GLP-1、GLP-2 生物合成的分子控制机制还知之甚少。转录因子 *cdx-2/3*、*pax6* 和 HNF3（Foxa）家族成员在肠内分泌细胞中表达，并在胰岛和 L 细胞中调节 *Gcg* 的转录。转录因子如 Arx 在肠道内分泌祖细胞中表达，可能间接参与控制肠道内分泌细胞的发育。神经元 -3 是整体肠道内分泌细胞发育的一个必需的上游决定因素。*pax6* 显性阴性突变的 SEY^{NEU} 小鼠小肠和大肠中胰高血糖素原 mRNA 转录水平显著降低。因此，*pax6* 基因在胰岛和肠道内分泌细胞 *Gcg* 转录中都是必不可少的。转录因子 7 类似物 2（transcription factor 7-like 2，TCF7L2）可增加肠内 L 细胞胰高血糖素原的生物合成，在 *Gcg* 启动子控制下 TCF7L2 显性失活的小鼠肠道 *Gcg* 表达减少，但胰腺 *Gcg* 表达正常[167]。然而，人类 Tcf7L2 位点的基因变异与 GLP-1 水平的降低并不一致。营养物质摄入可增加肠内胰高血糖素原的生物合成，富纤维饮食可分别增加近肠和远肠的 *Gcg* 表达，进而也增加肠内胰高血糖素原的生物合成。胰岛细胞通过诱导胰岛 A 细胞 *PCSK1* 表达上调胰岛 GLP-1 系统，这可能与胰腺的炎症或损伤有关[168, 169]，然而，在未损伤的人类胰腺中是否产生有意义水平的活性胰腺 GLP-1 还需要进一步的研究。

1. 胰高血糖素样肽 -1　GLP-1 以（7-37）和（$7-36^{amide}$）两种分子形式经翻译后加工从胰高血糖素原中释放出来，并以营养物质依赖的方式由肠道内分泌细胞分泌。肠道内分泌 L 细胞虽沿整个胃肠道分布，但以回肠终末和结肠近端为最多。食物摄入后血浆中 GLP-1 的快速增加引起了人们对近端 - 远端环存在的兴趣，即营养物质进入十二指肠和近端空肠触发内分泌和（或）神经信号，激活小肠远端 GLP-1 的分泌。对大鼠的研究已经确认 GIP 是这种信号系统的公认成分之一。营养物质直接或间接刺激人体内 GLP-1 分泌的具体信号机制尚不完全清楚，但 L 细胞表达大量的营养物质感受受体，可以直接刺激 L 细胞的分泌[170]。双胍类药物二甲双胍可快速增强啮齿类动物和人类的 GLP-1 分泌，并通过需要过氧化物酶体增殖活化受体（Pparα）的机制上调胰岛的肠促胰岛素受体[171]。脂肪的摄入促进人体胆囊收缩素和 GLP-1 的分泌，而通过联合使用胆囊收缩素受体拮抗药右氯谷胺可消除血浆 GLP-1 水平的升高[172]。

GLP-1 生物活性的调节在很大程度上依赖于 GLP-1 的降解和清除速率。GLP-1 和 GLP-2 在 2 位都含有丙氨酸残基，使其成为二肽基肽酶 -4（DPP-4）的底物而被失活。DPP-4 在小肠近端 GLP-1 合成位点的局部表达，裂解循环中的 GLP-1 生成 GLP-1（$9-37/9-36^{amide}$）[173]。虽然 GLP-1（$9-37/9-36^{amide}$）与 GLP-1 受体结合的亲和力较弱，理论上是 GLP-1 的循环拮抗剂，但输注 GLP-1（$9-36^{amide}$）对人体糖耐量和胰岛素分泌的影响不明显[174, 175]。然而，循环血中大量的免疫反应性 GLP-1 为裂解的 GLP-1（$9-37/9-36^{amide}$），如果不能区分完整的 GLP-1 和裂解的 GLP-1（$9-37/9-36^{amide}$），具有生物活性的 GLP-1 的循环浓度就会被高估。最近的研究表明，在临床前研究中，注射 GLP-1（9-36）或其裂解产物 GLP-1（28-36）可增强心功能[176, 177]，可能作用于线粒体而抑制啮齿类动物和肥胖人群肝脏葡萄糖的生成[178]。

由于 DPP-4 介导的 GLP-1 快速失活和肾脏清除，循环中完整的生物活性 GLP-1 半衰期非常短，一般不到 1min。这些发现有助于开发有效的长效 GLP-1 受体（GLP-1R）激动剂，抵抗 DPP -4 介导的失活。DPP-4 酶的多种抑制药也被开发出来，可以降低 2 型糖尿病患者的血糖水平。

GLP-1 通过葡萄糖浓度依赖性的方式刺激胰岛素分泌，并且通过抑制胰高血糖素分泌和胃排空来控制餐后血糖的升高（图 34-2）。GLP-1R 激动剂也调节生长，并在较小程度上调节啮齿类动物内分泌胰腺的发育[179]。GLP-1受体的活化可通过增加cAMP水平促进B细胞存活，从而激活CREB，增强IRS-2活性，并最终激活Akt。GLP-1还能刺激IGF-2的分泌，IGF-2通过IGF-1受体提高B细胞存活和处理葡萄糖的能力[180]。在幼龄动物中，GLP-1受体的激活增加了B细胞的体积并促进了机体对B细胞损伤的抵御能力，然而这些作用在年老的啮齿类动物中减弱或缺失。在生理上，*Glp1r*$^{-/-}$小鼠内源性GLP-1受体信号通路的缺失导致胰岛形成缺陷，且对凋亡损伤的敏感性增强[181]。尽管人们对GLP-1R激动剂联合胰岛素治疗1型糖尿病的研究一直充满热情，但目前这种应用仍处于研究阶段。

抑制胃排空是GLP-1急性降糖作用的重要原因，特别是在1型糖尿病患者中。注射GLP-1后，饱腹感增加、恶心和食欲下降的感觉在人体中很常见[182]，GLP-1既通过影响参与进食的中枢作用，也通过较小程度上对胃排空影响的外周作用来降低食欲。GLP-1还能减少啮齿类动物和人类肠道中的乳糜微粒分泌[183, 184]，这一发现在人类糖尿病患者使用GLP-1R激动药或DPP-4抑制药后得到了证实[185]。

GLP-1通过与胰高血糖素/分泌素受体超家族结构相关的G蛋白耦联受体发挥作用[186]。GLP-1通过循环AMP和钙依赖性途径传导信号。GLP-1受体（*GLP1R*）基因定位于人类6p21染色体，虽然是潜在的糖尿病候选基因，但与家族聚集的2型糖尿病没有关联。同样，糖尿病患者中也未发现*GLP1R*突变，人类正常受试者中也未发现*GLP1R*激活突变。

GLP-1在葡萄糖控制中的重要性证据来自使用GLP-1拮抗剂的研究。向大鼠或人类输注艾塞那肽（9-39）会升高血糖，并相应地降低胰岛素水平[187, 188]。同样，免疫中和GLP-1活性导致狒狒的空腹及进食后的血糖升高[189]。此外，*Glp1r*$^{-/-}$小鼠出现葡萄糖耐受不良，空腹和餐后血糖异常，葡萄糖刺激后的胰岛素水平也低于正常水平[190]。

2. GLP-1R激动药对2型糖尿病的治疗作用　多种抗降解GLP-1R激动药已被开发用于治疗2型糖尿病，包括毒蜥外泌肽-4（艾塞那肽），艾塞那肽周制剂，羧基末端延伸毒蜥外泌肽-4衍生物利司那肽，酰化的人GLP-1类似物利拉鲁肽。在血糖控制方面，每天24h持续增强GLP-1作用的长效制剂优于短效GLP-1受体激动药[191, 192]。

GLP-1R激动药的剂量限制性不良反应是恶心和呕吐，这些不良反应通常随时间减弱，但在接受治疗的10%受试者中可能持续存在。GLP-1R激动药的治疗效果与减肥有关，关键是大多数出现体重减轻的患者没有恶心和呕吐的症状。事实上，更高剂量（3mg）的GLP-1R激动药利拉鲁肽正在被研究用于治疗肥胖[193]。胰腺炎已被报道是GLP-1R

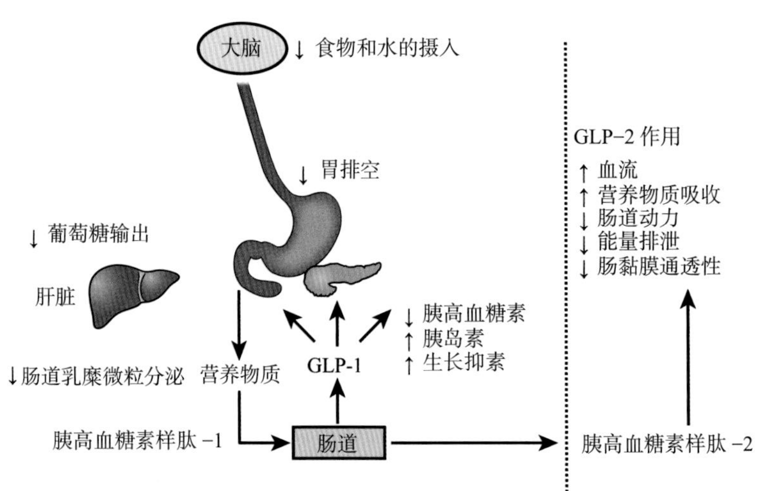

▲ 图 34-2　胰高血糖素样肽 GLP-1 和 GLP-2 的代谢作用

激动药治疗时的一种罕见并发症，然而仍未明确将 GLP-1R 激活与胰腺炎症联系起来的具体机制，而且 GLP-1R 激动药在啮齿类动物和人类中显示出抗炎作用[194]。

胃泌素调节蛋白是一种含有 37 个氨基酸的肽，该肽含有胰高血糖素的序列和 8 个氨基酸的羧基末端延伸（图 34-1）。胃泌素调节蛋白是 GLP-1 和胰高血糖素受体的“共激动剂”[195]，但胃泌素调节蛋白的特异性受体还没有被确定。在临床前和短期临床研究中，外源性胃泌素调节蛋白刺激胰岛素分泌，降低血糖，减少食物摄入，促进体重减轻。同样，与 GLP-1R 激动剂相比，强效胰高血糖素 -GLP-1 共激动剂在饱腹感和减重方面发挥更强的作用，但在临床前研究中仍保留了 GLP-1 的血糖调节作用[161]。短期使用胃泌素调节蛋白可产生饱腹感，减轻体重，增加人体能量消耗[196, 197]。因此，为治疗 2 型糖尿病和（或）肥胖，多种联合激动剂作为葡萄糖调节剂和抑制食欲剂还在研究中[161]。

3. 二肽基肽酶 -4 抑制药 二肽基肽酶 -4（DPP-4）对 GLP-1 和 GIP 的快速降解促进了治疗 2 型糖尿病的多种 DPP-4 抑制药的开发[198-200]。DPP-4 抑制药可保护维持生物活性 GLP-1 和 GIP 的循环水平，后者通过与 GLP-1 和 GIP 受体作用，从而刺激胰岛素分泌和抑制胰高血糖素分泌，最终降低血糖[201]。*Dpp-4* 基因对于肠促胰岛素降解和葡萄糖维持至关重要，因为 *Dpp-4* 基因的敲除会导致血浆中完整的具有生物活性的肠促胰岛素水平升高、胰岛素分泌增强及血糖降低[202]。在 2 型糖尿病患者中强烈推荐 DPP-4 抑制药与二甲双胍的早期联合治疗[203]，可能考虑了二甲双胍可提高循环中 GLP-1 水平，增强胰岛对于肠促胰岛素的应答作用[171, 204]。DPP-4 抑制药耐受性好，不影响体重，低血糖风险低。由于 DPP-4 具有调节免疫功能，很多内分泌激素、趋化因子和调节肽被其裂解，所以 DPP-4 抑制药的长期安全性仍有待研究。尽管如此，这类些药物自 2006 年开始应用于临床，似乎传达了一个有利的信息，即其对大多数糖尿病患者有益[205]。虽然 GLP-1R 激动药和 DPP-4 抑制药在临床前研究中都产生了心脏保护作用，但尚缺乏令人信服的证据表明这些药物将减少人类受试者心脏病发作或脑卒中的风险[206]。在使用或不使用 DPP-4 抑制药（阿格列汀和沙格列汀）治疗 18～24 个月的患者中观察到，两组间心血管事件发生率没有差异[207, 208]。GLP-1R 激动药与 DPP-4 抑制药的作用重叠和对比如表 34-1 所示。

4. 胰高血糖素样肽 -2 GLP-2 和 GLP-1 由肠道内分泌细胞共同分泌，并作用于肠黏膜上皮（图 34-2）[209]。在第 2 位点存在丙氨酸残基（图 34-1），预示着 GLP-2 和 GLP-1 一样会被 DPP-4 灭活，并且在啮齿类动物和人类血浆中发现了大量无生物活性的 GLP-2（3-33）[210]。同样，设计用于抵抗 DPP-4 介导的裂解的 GLP-2 类似物在体内更有效。静脉注射 GLP-2 可在数分钟内刺激肠内葡萄糖转运和营养物质吸收，单次注射 GLP-2 可迅速增强小鼠肠道的屏障功能，证明 GLP-2 在胃肠道中具有不依赖肠黏膜生长的急性作用。

一种与胰高血糖素和 GLP-1 受体序列相关的 G 蛋白耦联 GLP-2 受体已被识别[121]，并被定位于人类肠内分泌细胞、肌成纤维细胞和肠神经元。GLP-2 在小肠切除和炎症的实验模型（包括小肠肠炎、化疗诱导的黏膜损伤、缺血性肠损伤）中可促黏膜再生，防止细胞凋亡[212-214]。小鼠 *Glp2r* 基因的失活会削弱黏膜对再喂养的适应性反应，并增加

表 34-1 GLP-1R 激动药与 DPP-4 抑制药治疗 2 型糖尿病的作用机制对比

	GLP-1R 激动药	DPP-4 抑制药
用法	注射	口服
胰高血糖素样肽 -1 浓度	药理浓度	生理浓度
作用机制	GLP-1	GLP-1+GIP
门静脉葡萄糖传感器激活	否	是
↑胰岛素分泌	+++	+
↓胰高血糖素分泌	++	+++
胃排空	被抑制	±
体重减轻	是	否
恶心和呕吐	是	否
潜在免疫原性	是	否

小肠损伤的易感性 [215, 216]。

临床前研究表明，外源性 GLP-2 可以防止肠外喂养大鼠的黏膜绒毛发育不良，这说明了外源性 GLP-2 对维持小肠绒毛上皮的重要性 [217]。对短肠综合征患者每日 2 次给予天然 GLP-2 可改善能量吸收、减少液体流失和增加体重，这些与活检标本的黏膜厚度增加有关 [218, 219]。对 2 例依赖肠外营养的短肠综合征患者应用抗降解、稳定的人 GLP-2 类似物替度鲁肽，并对其临床试验效果进行了评估。在 26～52 周的研究中，每日 1 次的替度鲁肽可以改善营养吸收，减少肠外营养需求，同时维持排尿量和体重 [220, 221]。替度鲁肽于 2012 年被监管部门批准用于治疗短肠综合征。

总之，胰源型胰高血糖素在控制葡萄糖稳态中发挥了重要作用，其关键作用为低血糖的主要防御机制。鉴于胰高血糖素在高血糖病理生理中的重要作用，降低胰高血糖素在 2 型糖尿病治疗中的作用仍是研究的热点。相反，激活胰高血糖素受体、导致厌食和减重的联合激动剂仍在积极研究中，可能成为治疗肥胖症（无论是否患有糖尿病）的新疗法。GLP-1R 激动药正被用于治疗 1 型糖尿病和肥胖症，而胰岛素 -GLP-1R 激动药联合治疗似乎很有前景。DPP-4 抑制药还与不同类别的口服降糖药进行固定剂量联合使用。GLP-1R 激动药、DPP-4 抑制药和 GLP-2R 激动药（替度鲁肽）正在儿童患者中进行评估。这些药物的治疗效用重新点燃了人们对肠道内分泌肽生物学，以及在营养平衡失调的人体中使用肠道激素远期安全性的兴趣。

第35章 禁食与进食过程中间代谢的调节

Regulation of Intermediary Metabolism During Fasting and Feeding

Ralph A. DeFronzo Ele Ferrannini 著

李 栩 于 园 冯 波 译

要 点

- 在禁食状态下，人体总的葡萄糖摄取速率由肝脏（80%）和肾脏（20%）产生的内源性葡萄糖精确调节而保持平衡。
- 进餐后，血糖和胰岛素升高，与激活的胃肠道因子一起，共同抑制内源性葡萄糖生成，并刺激肝脏与肌肉对葡萄糖的摄取。
- 餐后的葡萄糖摄取与葡萄糖代谢，有赖于胰岛素信号转导系统、葡萄糖转运/磷酸化、糖原合成酶、丙酮酸脱氢酶复合体及线粒体链等多环节的协同作用。

在空腹（或吸收后）状态下，健康成人的血糖浓度维持在非常狭窄的范围内，即65～105mg/dl（3.6～5.8mmol/L）。此时，非胰岛素依赖性组织中，大脑（50%～60%）和内脏器官（20%～25%）占了全身葡萄糖利用的绝大部分。肌肉组织作为一种胰岛素依赖的组织，占了剩余葡萄糖处置的20%～25%[1, 2]。组织葡萄糖摄取的基础速率精确地与肝脏葡萄糖输出速率相匹配。实际上，空腹时内源性葡萄糖的释放与体内非脂肪组织最为相关。在摄入或输注葡萄糖后，肝脏的葡萄糖生成和组织葡萄糖利用之间的这种良好平衡被破坏，在进食状态下正常葡萄糖稳态的维持取决于4个过程，这4个过程同时发生并相互协调：①高血糖刺激的胰岛素分泌；②高胰岛素血症和高血糖共同增加了内脏（肝和肠）和周围组织（主要是肌肉和脂肪）的葡萄糖摄取；③胰岛素和高血糖共同抑制肝葡萄糖生成；④胰岛素抑制脂肪细胞的脂解，降低血浆游离脂肪酸（FFA）浓度，增强肌肉葡萄糖的摄取，并促进对肝糖生成的抑制作用[3]。在瘦体型的成年人中，脂肪的平均含量在女性为体重的25%，男性为体重的15%，脂肪细胞摄取的葡萄糖占摄入或输注的葡萄糖负荷的10%以下；而在肥胖体型的成人中，脂肪组织的葡萄糖摄取可增至摄入葡萄糖的15%～20%。在本章中，我们综述了在进食和空腹状态下，胰腺激素（胰岛素和胰高血糖素）调节内脏组织（肝脏和胃肠道）与葡萄糖利用器官之间物质正常运输的全身与细胞水平机制。

一、能量代谢

一切生物体都需要不断产生能量来维持生存。在人类，这种能量是以从食物氧化中获得的腺苷三磷酸（ATP）形式存在。由于人类进食呈间歇性，因此人体必须建立有效的能量储存体系，为进食间隔期的氧化过程提供源源不断的代谢能量来源。为实现这一目标，人体已形成了一套复杂的代谢网络，该网络系统具有多种检查和平衡功能——激素、神经和底物，以确保向组织提供稳定的代谢能源。这对于将葡萄糖作为唯一能量来源的大脑和其他神经组织尤其重要（除非在异常长时间禁食的情况下，酮体可以部分替代葡萄糖作为能量来源）。由于大脑对葡萄糖特有的依赖作用以及人类进食呈间歇性的特点，人类必须摄入比瞬时所需消耗能量更多的热量，并将多余的热量存储于体内，并在以后的时间可被有效地动员，进而被身体组织所利用。

从量的角度而言，脂肪是人体的主要能量来源（表35-1）。一位理想体重（70kg）的成年人拥有约12kg三酰甘油，并存于脂肪组织中[4]。如果这些脂肪被完全利用和氧化，将提供约110 000kcal的热量。假设能量的平均代谢速度为每日2000kcal，则这些脂肪足以维持人体55天的能量所需。除了其含量之外，脂肪是比糖原或蛋白质更为有效的能源，因为每克脂肪完全氧化可以产生9.5kcal的热量，相比之下，每1g糖原或蛋白质只能产生4kcal的能量。此外，脂肪是一种较轻便的能量存储形式，因为它以几乎无水的形式存在于脂肪细胞中，而每克糖原和蛋白质则大约需要3g水。因此，脂肪组织的热量密度（约8.5kcal/g脂肪）明显比糖原或蛋白质的热量密度（约1kcal/g）要大得多。用另一角度来看，如果要用糖原或蛋白质来代替脂肪中所储存的能量，那么70kg体重的人将需要相应增加到160kg。这对于必须依赖于移动而生存的物种而言，具有非常大的适应性劣势。

表35-1　脂肪、碳水化合物和蛋白质三种主要热量来源提供的组织和循环能量含量

	热量来源	质量(g)	能量(kcal)
组织储存			
脂肪	甘油三酯	12 000	110 000
肌肉	蛋白	6000	24 000
肌肉	糖原	400	1600
循环			
血液	葡萄糖	20	80
血液	脂肪酸	0.3	3
血液	甘油三酯	3	30
血液	酮体	0.2	0.8
血液	氨基酸	6	24

引自 Ruderman NB, Tornheim K, Goodman MN. Fuel homeostasis and intermediary metabolism of carbohydrate, fat, and protein. In: Becker KL, ed. Principles and practice of endocrinology and metabolism. Philadelphia: Lippincott; 1992: 1054–1064.

由于体内能量的主要存储形式是脂肪，而大脑和其他神经组织将葡萄糖作为特有的能量来源，因此人体必须具有一种可被及时利用的碳水化合物形式，这就是糖原。一个体重70kg的男性，约有80g碳水化合物会作为肝糖原储存，400g碳水化合物会作为肌糖原储存[4]。由于肌肉不含葡萄糖6磷酸酶（G6Pase），所以它不能产生可运输到其他组织的游离葡萄糖。但是，肌糖原分解反应可为急性肌肉活动提供局部所需的葡萄糖来源。此外，在饥饿或长时间运动期间肌肉中产生的乳酸、丙酮酸和丙氨酸可通过血液运输到肝脏，用于糖异生。与肌肉相反，肝脏包含所有必需的酶促机制，可使糖原生成游离葡萄糖，以及从糖异生前体物质合成新的葡萄糖。因此，对于短期的能量需求，肝糖原代表了大脑所需的主要碳水化合物储备。如表35-1所示，循环中的葡萄糖所含能量非常小。

糖原代谢受一系列可逆的磷酸化－去磷酸化反应所控制，这些反应最终集中在催化糖原合成（糖原合酶）和糖原降解（糖原磷酸化酶）的近端酶上。糖原的合成和分解均受复杂且相互作用的机制调节，包括底物、激素和神经输入。在本章的后续章节，我们会综述糖原代谢调控的一些关键内容。

从理论上讲，蛋白质也可以作为一种大的能量储备。一个70kg体重的人约有6kg蛋白质，含有24 000kcal的潜在能量[4]。但是，体内的每种蛋白质都有其特定的功能，如细胞膜和细胞器的组成部分、酶、肌动蛋白或肌球蛋白的收缩单元、一些必需营养素、元素或维生素的特定转运蛋白等。蛋白质的过度分解会导致正常细胞功能的破坏，并最终导致细胞死亡。因此，人体对禁食已形成了复杂的代谢和激素反应，从而使蛋白质水解和氨基酸释放最小化。当禁食时间延长超过2～3天时，能量来源将从碳水化合物转变为对脂肪和酮的利用。饥饿1～2周后，糖异生和葡萄糖利用率显著降低，酮体成为满足大脑和其他神经组织所需能量的主要来源。然而大脑总会需要一定的葡萄糖供能。由乙酰乙酸的非酶促脱羧反应所形成的丙酮，可作为糖异生前体物质，在肝脏中转化为丙酮醛，或在肝外组织中转化为 1,2- 丙二醇。血循环中酮体水平的升高，也向肌肉提供了抑制蛋白质分解代谢的信号，使氨基酸得以维持重要的细胞功能。

二、葡萄糖分布

作为代谢底物，碳水化合物以单体型式 α-D-吡喃葡萄糖存在于生物体中，并作为 α- 葡萄糖的支链聚合物，即糖原。双糖包括乳糖、麦芽糖和蔗糖，它们从数量上讲不太重要。在健康者空腹状态时，血循环中的基础葡萄糖浓度波动于 65～100mg/dl（3.6～5.6mmol/L）；进餐后，健康者的血糖浓度不超过 160～180mg/dl（8.9～10mmol/L）。循环中的血糖与红细胞（RBC）内的葡萄糖浓度迅速达到平衡 [5]。葡萄糖从血浆易化扩散进入 RBC 的过程受到一种非胰岛素调节性转运蛋白的作用 [6]。红细胞富含这种转运蛋白，葡萄糖通过胞膜扩散进入红细胞内的速度非常迅速，约仅 4s 即可达平衡。葡萄糖进入红细胞后，通过葡萄糖酵解途径的利用速率约为每平方米扩散表面 25μmol/min 或 6μmol/min（每个 RBC 的直径为 7μm，厚度为 2μm。RBC 总量为 2×10^{13}～3×10^{13} 个，暴露的表面积约为 $4m^2$）[5]。由于该速率比葡萄糖向红细胞内转运的速率慢约 1.7 万倍，因此血糖浓度一般和红细胞液中浓度一致。血浆蛋白质约占血浆体积的 8%，而 RBC 蛋白质和血影蛋白约占总 RBC 体积的 38%（红细胞平均占总血液体积的 40%）。因此，血液总量的 20%（即 $0.38 \times 0.4 + 0.08 \times 0.6 = 0.2$）不能吸收葡萄糖。在大多数情况下，血糖浓度和 RBC 中的理应相同。90mg/dl（5.0mmol/l）的血液葡萄糖浓度转换为血糖浓度为 83mg/dL（4.6mmol/L），转换为全血葡萄糖浓度为 72mg/dl（4.0mmol/L）。也就是说，在特定的血细胞比容、血浆蛋白和红细胞体积的条件下，血糖浓度和全血葡萄糖浓度存在 15% 的系统误差。

三、葡萄糖代谢：方法学考量

因为 RBC 和血浆都可输送葡萄糖，所以到达任一指定器官的葡萄糖总量是动脉全血葡萄糖浓度与流向该器官血液总量的乘积；同样，离开某一器官的葡萄糖总量也是流出的静脉血中全血葡萄糖浓度与血液流速的乘积。由此可见，葡萄糖在体内某区域内移动的净平衡是血流量与动静脉全血葡萄糖浓度差的乘积，或由菲克原理计算得出（图 35-1）。需要强调的是，使用血浆流速和血糖浓度这种计算方法，会系统性地低估葡萄糖的器官净平衡（这与任何在血浆和红细胞间转运的物质，如乳酸和一些氨基酸的影响类似）。由于血浆流量比血液流量少了相当于红细胞比容（约 40%）的量，而血糖浓度只比全血糖高 15%（$0.6 \times 1.15 = 0.69$），因此导致净器官平衡值被低估 31%。

肌肉不含 G6Pase，其葡萄糖的净器官平衡等于摄取和消耗的葡萄糖量，但在肝脏中，摄取和释放可能会同时发生（肝糖原储存或糖异生）。通过将器官平衡技术与示踪葡萄糖（将葡萄糖用放射性物质标记，如氚 [^{3}H]，或稳定同位素如氘 [^{2}H]）相结合，可以根据以下公式计算出器官对葡萄糖的摄取 [7]：

摄取 =（FE）（血流量）（动脉葡萄糖浓度）

其中，FE 是示踪葡萄糖的分步提取，以（$A^* - V^*$）/ A^* 表示，A^* 和 V^* 分别代表动脉和静脉中标记葡萄糖的放射性（或稳定同位素示踪剂的示踪剂 / 被失踪物的比值）。如果知道跨器官床的葡萄糖（或任何其他底物）的净平衡和单向摄取，则可以根据以下关系式计算葡萄糖（或任何其他底物）

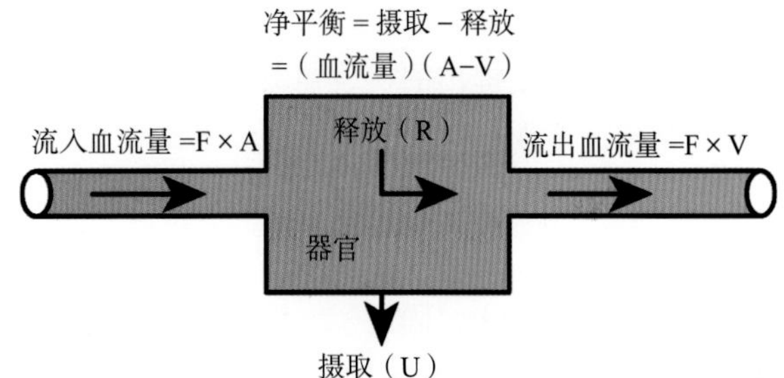

▲ **图 35-1 器官（肝脏）中底物（如葡萄糖）交换示意图**

器官同时不可逆地移除底物和将其添加进系统循环中。A. 动脉浓度；F. 血流；V. 静脉浓度的释放（图 35–1）：

净平衡 = 摄取 – 释放

通过将导管技术与示踪葡萄糖相结合以测量葡萄糖的净器官平衡，可以获得有关葡萄糖和其他底物的器官间交换以及参与葡萄糖代谢调节的代谢途径诸多信息。葡萄糖示踪剂的使用还使人们能够测量全身葡萄糖（或其他底物）的周转率[8]。由于同位素稀释法简便易行，它在临床研究人员中被广泛使用，并由此获得大量信息。因此此处需要说明的是，关于示踪技术应用于葡萄糖周转率测量，这里仅做简要描述，更详细的解释见参考文献[8]。示踪剂的选择取决于费用、测量的简便性和安全性（放射性标记示踪剂的辐射负荷）。示踪剂可以一次推注或持续静脉输注的方式给药，具体取决于所需获得的信息类型。对于代谢研究，通常使用持续输注的方式。当示踪物（如单纯葡萄糖）和示踪剂（如放射性标记的葡萄糖）都处于稳态状态时，葡萄糖周转率（mg/min）只需用示踪剂输注速率除以平衡的血糖特异性活性即可计算得出。在正常健康受试者中，均衡表示达到稳态的时间（通常指输注示踪剂后的约 2h），而血浆示踪剂和示踪物浓度不变，提示葡萄糖的比活度在整个分布空间内已经达到均衡。前面所述的不基于任何假设的周转率的计算（输注率 / 血浆比活度），可用于定量吸收后状态下的葡萄糖周转率。当处于非稳态情况时，则不能使用此方法，葡萄糖摄入或输注后就是这种情况。但现已开发出解决该问题的实用性方法。这些方法理论的共同依据是，葡萄糖比活度变化的程度和速率是影响同位素数据非稳态分析的主要因素。葡萄糖比活度的波动越大，从血浆数据估计实际葡萄糖出现和消失速率的不确定性就越大。由于血糖比活度的自由波动，前述提出的代表葡萄糖系统的所有模型效力都逐渐变弱，因此，可采用以下两种策略之一，即在葡萄糖系统达到新的、合理的稳定状态时重复给予示踪剂；或者可以通过人为地调节示踪剂葡萄糖的输注速率来“固定”血糖的比活度，使其恒定地接近基础水平。这两种方法的目的都是使葡萄糖比活度的变化最小化，从而满足可以可靠地使用稳态方程的条件。因此，在报告非稳态条件下获得的葡萄糖周转率结果时，我们将对可用数据进行一些选择。

四、葡萄糖的代谢：基础（吸收后）状态

（一）葡萄糖生成

按照惯例，基础状态或吸收后状态被定义为在禁食过夜（10～14h）后的早晨普遍存在的代谢状态。对于大多数人而言，这段时间代表了日常生活中最长的禁食期。在一天的其余时间里，大多数人或多或少处于饱腹状态，空腹血糖浓度的维持主要由肝脏负责[9, 10]。肝脏通过分解自身糖原或通过从糖异生前体合成葡萄糖来提供人体所有组织的葡萄糖，其中最主要的糖异生前体是乳酸、丙酮酸、甘油、丙氨酸和其他生糖氨基酸。肝脏为人体提供恒定葡萄糖的核心作用与 G6Pase 的存在有关，G6Pase 在肝细胞内催化 6 磷酸葡萄糖（G6P）向葡萄糖的转化。尽管包括肌肉和脂肪细胞在内的许多组织都具有分解糖原，并从乳酸和氨基酸合成 G6P 所必需的酶促机制，但它们要么完全缺乏关键酶 G6Pase，要么量太少，因而无法释放大量的游离葡萄糖进入血循环。肾脏与肝脏一样，也拥有必要的酶促装置，可通过糖异生途径生成葡萄糖并将其释放到循环系统中。正常人过夜禁食后，肾脏贡献了约 10% 的全身葡萄糖生成量[11]。在长期饥饿和代谢性酸中毒期间，肾脏糖异生作用增强，可达基础葡萄糖生成量的 25%。与肝脏不同，肾脏的主要糖异生前体是谷氨酰胺，且肾脏葡萄糖的合成与氨的生成有关。在空腹状态下，体重 70kg 的健康成人，平均葡萄糖输出量为 140mg/min（778μmol/min）或每千克体重 2.0mg/min（11μmol/min）（图 35–2），该均值的变化很大（20%～30%），与某些未知的遗传和环境因素有关。

目前人们对饮食习惯、热量摄入或运动锻炼的变化对空腹血糖输出变化的影响知之甚少。该生理变量在家族内成员的变异情况也尚不清楚。在标准营养条件下，正常肝脏中约含 80g 的糖原（表 35–1），在禁食状态下，肝脏中糖原的存储量以大约 110mg/min（611μmol/min）或每小时 8% 的速度

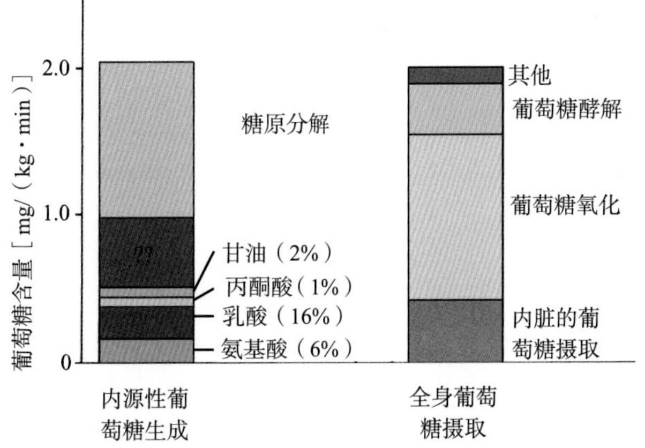

▲ 图 35-2　健康人体基础状态下的肝脏葡萄糖生成和组织葡萄糖摄取

更详细的讨论见正文。（引自 DeFronzo RA. Pathogenesis of type 2 diabetes: metabolic and molecular implications for identifying diabetes genes. Diabetes Rev. 1997;5:177-269.）

下降。由此推出，肝内糖原将在约 12h 后耗竭。由于禁食可被很好地耐受至 12h 以上，因此很明显，随着禁食时间的延长，糖异生必然逐步取代糖原分解成为葡萄糖的主要来源[12]。在动物体内，葡萄糖周转的基础速率显著高于人类，如犬（每千克体重 3.6mg/min）和大鼠（每千克体重 7.2mg/min），由于肝脏储存糖原的能力有限，使糖异生在维持基础血糖方面的作用尤显重要。这种糖原积累受限具有解剖学基础，因为细胞质中充满糖原颗粒会损害细胞功能并导致肝损伤，如糖原累积症患者所见。健康受试者禁食 10～12h，糖异生约占肝脏总葡萄糖释放量的 50%（图 35-2）[12]。这种从头合成的葡萄糖底物尚难以确定。循环中的乳酸、丙酮酸、甘油、丙氨酸和其他生糖氨基酸是天然的候选前体，并已显示出能将其碳转移到新合成的葡萄糖分子上，此可用标记的乳酸掺入葡萄糖所证实，这就是所谓的 Cori 循环。然而，人体经内脏导管插入技术显示，已知循环中的糖原异生前体（乳酸、丙酮酸、甘油、氨基酸）的净摄入量仅占内源性葡萄糖总生成量的 15%～20%[13]。放射性同位素估计的基础糖异生速率与可计算的循环糖异生前体物质之间的差异表明，血源性底物可能不是糖异生前体的唯一来源。在内脏区域内，肠道将其摄取葡萄糖的 10%～20% 以乳酸形式返回肝脏，但这仅能填补部分差距。已有猜测提出，除了从体循环中进入的那些糖异生前体外，肝内蛋白水解和（或）脂解（即甘油）可以提供大量的糖异生前体。

基础肝脏葡萄糖生成的调节受到多种神经、激素和代谢刺激物的共同控制，某些刺激物具有刺激效应，某些则具有抑制效应[9, 10]。图 35-3 将控制系统描绘为一个简单的抑制效应和刺激效应之间的平衡。胰岛素和胰高血糖素作为主要的激素信号，在空腹状态下调节肝脏的葡萄糖生成。在这两者中，胰岛素的作用通常占主导地位。肝脏葡萄糖生成对循环血浆胰岛素浓度的小幅度波动非常敏感。即使低至 5～10μU/ml 的血浆胰岛素浓度轻微增加，都会快速而显著地抑制肝糖原分解，减少肝脏葡萄糖输出，而对于糖异生的抑制则并不敏感[10]。

通过抑制脂解和蛋白水解，胰岛素还减少了潜在的从周围组织（脂肪细胞和肌肉）运送到肝脏的葡萄糖前体（甘油和氨基酸），这进一步降低了肝脏的葡萄糖输出量。胰岛素作为葡萄糖释放的抑制信号，其作用的发挥得益于胰腺和肝脏之间的解剖关系。由于胰静脉是门静脉的支流，因而在空腹状态下，由 B 细胞分泌的胰岛素到达肝脏的浓度，往往可高于外周（动脉）的 3～4 倍（见第 32 章）。肝脏组织对胰岛素的高降解率维持了这种陡峭的门—体静脉间的胰岛素梯度（部分胰岛素提取 = 50%）。因此，对 B 细胞分泌微小的刺激，会不成比例地升高门静脉胰岛素的浓度，它更多的是选择性地作用于肝脏葡萄糖生成，而非增加外周葡萄糖的作用。此外，进食会引发多种胃肠激素（大部分是葡萄糖

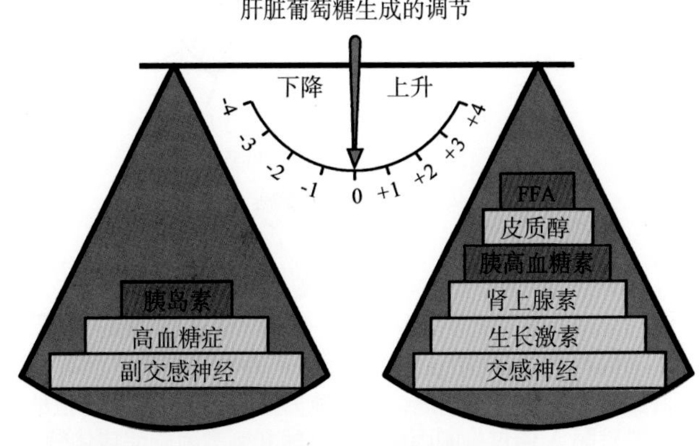

▲ 图 35-3　调节肝脏葡萄糖生成平衡的因素

右侧正数表示刺激因素，左侧负数表示胰岛素为主的抑制因素。FFA. 游离脂肪酸

依赖性促胰岛素多肽和胰高血糖素样肽 -1、其他可能的肠促胰素、胆囊收缩素、肠促胰酶素和其他物质）的释放，通过全身循环这些物质会增强胰岛中胰岛素的释放[14]，由此构成的肠 - 肝 - 胰轴的解剖和生理联系，确保了处理食物的主要部位（肝脏）能够接受其附近的信息灵通单元——B 细胞的精密控制。

与此相反，外周血浆胰岛素浓度的小幅降低（1–2μU/ ml），会增加肝脏葡萄糖的生成[15]。肝脏与胰岛素之间这种高度敏感的相互作用，对于在长时间禁食期间维持基础葡萄糖水平至关重要。当糖原储备下降时，动脉葡萄糖浓度轻度下降，可致胰腺胰岛素分泌下降，并刺激胰高血糖素释放。由此产生的低胰岛素血症消除了对脂肪分解的限制，从而血浆 FFA 水平升高。通过质量效应，FFA 增强了体内所有细胞，包括肝脏和肌肉对 FFA 的自身摄取能力。肝细胞内增强的 FFA 氧化为驱动糖异生提供了能源，并且 β- 氧化的终产物乙酰辅酶 A 激活了糖异生途径中的第一个限速酶——丙酮酸羧化酶（图 35–4）[1, 2]。低胰岛素血症、低血糖症、增加的 FFA 和氨基酸供给，共同刺激了肝糖异生。在外周组织中，增加的 FFA 和酮体氧化可节省葡萄糖的使用量（Randle 循环：葡萄糖 - 脂肪酸循环；参考后文讨论），从而将碳水化合物作为能量来源的需求降至最低[1, 2]。

禁食相关的血浆胰岛素浓度下降，可出现另一个重要结果，即刺激蛋白水解[15]，这可增加氨基酸（特别是丙氨酸）的流出，其大约占据 α- 氨基氮释放总量的 50%。丙氨酸占肌肉氨基酸流出的大部分，而这并不能通过其在细胞蛋白中的角色来解释，因为在细胞蛋白中，丙氨酸仅占 7%～10%。在饥饿期间，肌肉中丙氨酸流出的主要来源是葡萄糖衍生的丙酮酸的转氨作用（来自肌肉糖原和循环葡萄糖）。支链氨基酸（缬氨酸、亮氨酸、异亮氨酸）为肌肉的丙氨酸合成提供了氨基。从肌肉中释放出的丙氨酸通过血流被输送到肝脏，在肝脏中被转化为葡萄糖，从而完成了葡萄糖 - 丙氨酸循环（图 35–4）[13]。葡萄糖 - 乳酸循环（Cori 循环）还为禁食期间糖异生的三碳骨架提供了重要来源[15]。胰岛素减少症会增强糖原的分解并导致丙酮酸的累积。由于三羧酸循环（Krebs 循环）已被增加的 FFA 氧化（Randle 循环）所抑制，因此丙酮酸可转氨成丙氨酸（葡萄糖 - 丙氨酸循环）或转变为乳酸并释放到循环系统中，并被输送到肝脏，而合成为葡萄糖（葡萄糖 - 乳酸循环）。从定量角度而言，相比与于丙氨酸循环，Cori 循环可以将大约 2 倍多的碳骨架再循环回到葡萄糖。

拮抗激素（胰高血糖素、肾上腺素、生长激素、皮质醇、甲状腺激素）均能够抵消胰岛素对肝脏的作用，并通过刺激糖原分解和糖异生而发挥作用[16]。胰高血糖素在基础肝葡萄糖释放中起主要支持作用。在人和动物中，实验性抑制内源性

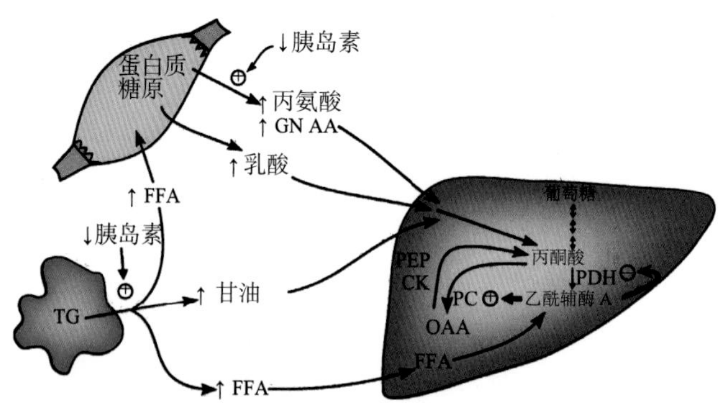

▲ 图 35–4　在空腹状态下，基础血浆胰岛素浓度的降低消除了激素对脂解和血浆甘油的抑制作用，FFA 水平升高。在肝细胞中，FFA 的增高，加上胰岛素 / 胰高血糖素比值的降低，可刺激 β 氧化，导致乙酰辅酶 A 的增加。在肝脏增加的乙酰辅酶 A 通过抑制丙酮酸脱氢酶和刺激丙酮酸羧化酶，使丙酮酸进入葡萄糖异生途径。低胰岛素血症还能刺激肌肉中的蛋白质水解，并促进丙氨酸、其他糖异生氨基酸、甘油和乳酸从外周组织中的释放，从而提供底物加速肝糖异生。

AA. 氨基酸；FFA. 游离脂肪酸；GN. 糖异生；OAA. 草酰乙酸；PC. 丙酮酸羧化酶；PDH. 丙酮酸脱氢酶；PEPCK. 磷酸烯醇丙酮酸羧激酶；TG. 三酰甘油

胰高血糖素分泌并保持基础胰岛素水平，可导致肝葡萄糖生成下降 30%～40%[17]，这种对葡萄糖生成的抑制作用包括糖原分解和糖异生途径。使用胰岛素分泌速率（由 C 肽解卷积分析重建），以及预估的肝血浆流量和胰高血糖素清除率，有可能计算出肝前胰岛素与胰高血糖素的摩尔浓度比[18]。如图 35-5 所示，在空腹状态下，胰岛素在肝前血浆中的含量是胰高血糖素的 5～10 倍。进食混合餐后的第 1 小时，该胰岛素与胰高糖素的摩尔比约增加了 5 倍，其时间过程与血糖的水平非常相似。这种时间模式在 2 型糖尿病患者中发生了变化，其胰岛素与胰高糖素之比的早期上升峰值变钝[18]。在正常禁食条件下，其他拮抗激素对维持基础葡萄糖输出的精确定量作用还尚未被评估，但这些激素（如肾上腺素、皮质醇和生长激素）有可能对空腹状态下的肝糖输出有一定的增补效应，在长时间的禁食期间，胰岛素的降低（低胰岛素血症）还可使这些激素不受抑制地对肝糖原分解和糖异生发挥刺激作用。它们这种不受抑制的刺激效应的最终结果，则是肝脏葡萄糖生成和肾脏输出的增加。

在明显的低血糖症中，就如同在使用胰岛素时，所有拮抗激素都会释放并协同作用，以恢复正常血糖[16]。但它们各自的剂量反应动力学和时间进程存在差异，胰高血糖素和儿茶酚胺作用迅速，而

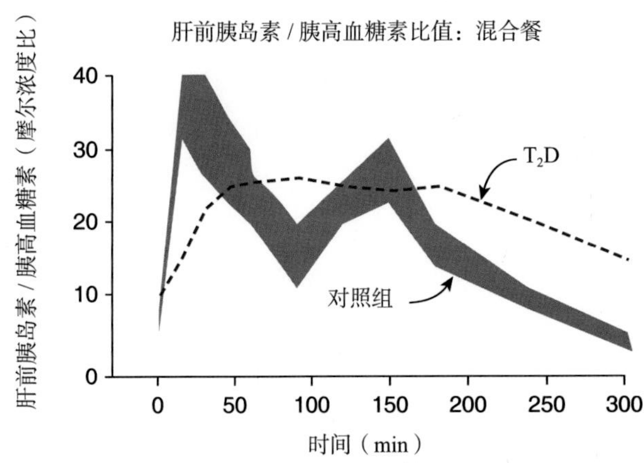

▲ **图 35-5 在空腹状态和混合膳食吸收期间，非糖尿病受试者的肝前胰岛素 - 胰高血糖素摩尔浓度比**

阴影部分面积表示 m ± SEM；虚线是一组肥胖 2 型糖尿病患者的平均值（图为重新绘制，数据引自 Camastra S, Muscelli E, Gastaldelli A, et al. Long-term effects of bariatric surgery on meal disposal and β-cell function in diabetic and nondiabetic patients, Diabetes. 2013;62:3709-3717.）

皮质醇、生长激素和甲状腺激素（按此顺序）则参与了肝糖释放的长时相控制。血浆胰高血糖素和肾上腺素浓度的小幅快速增加，可同时显著地刺激糖原分解和糖异生，而血浆皮质醇、生长激素和甲状腺激素的急性升高对总肝糖释放并没有刺激作用，但皮质醇和生长激素均显示出具有显著增强肾上腺素和胰高血糖素促进肝糖释放的作用。

除激素调节之外，中枢神经系统在维持肝糖生成中也起着至关重要的作用[19]。副交感神经纤维和交感神经纤维都通过内脏神经到达肝脏，从而为葡萄糖生成和摄取提供了自主神经调节机制。在动物体内，副交感神经刺激可抑制糖原分解并增强糖原合成，而肝脏交感神经纤维的激活，则增强糖原分解和糖异生，从而刺激葡萄糖输出。在人类中，交感神经系统对肝糖代谢的影响可以在急性刺激条件下予以证明，但自主神经系统对维持基础肝葡萄糖产生的作用尚未确定。

空腹状态下，许多代谢信号在控制肝脏葡萄糖生成中起重要作用[9, 10, 20]。高血糖本身会抑制肝脏葡萄糖的输出。在正常成年人中，高血糖和高胰岛素血症会同时发生，它们共同发挥着抑制肝葡萄糖释放的作用。如图 35-6 所示，生理性高血糖（使用高血糖钳夹技术维持），虽然维持了基础的胰岛素血症，但与胰岛素一样，有效抑制了肝糖输出。更令人印象深刻的是，观察到在低胰岛素血症高血糖时（生长抑素高血糖钳技术），超过 50% 的肝葡萄糖释放受到抑制（图 35-6）；相反，低血糖症本身可诱发肝葡萄糖释放的增加。在人和动物的胰岛素诱发的低血糖期间，即使拮抗激素的作用被抑制，血糖也会增加（葡萄糖的自调节）。最近的研究表明，低血糖的这种效应是通过大脑中下丘脑区域的葡萄糖传感器所介导的，该传感器则通过肝脏交感神经促进肝糖原分解[21]。

输送至肝脏的底物变化也会影响肝脏葡萄糖的释放。非糖尿病患者输注大量甘油、乳酸或氨基酸混合物时，很难检测到肝糖生成的增加，因为血浆胰岛素浓度出现生理性增高，从而抵消了糖异生作用的增强。不管怎样，即使总的肝葡萄糖输出量没有增加，仍存在明显地刺激糖异生，而对糖原分解的抑制作用恰好精确地抵消了这种刺激效应。糖异

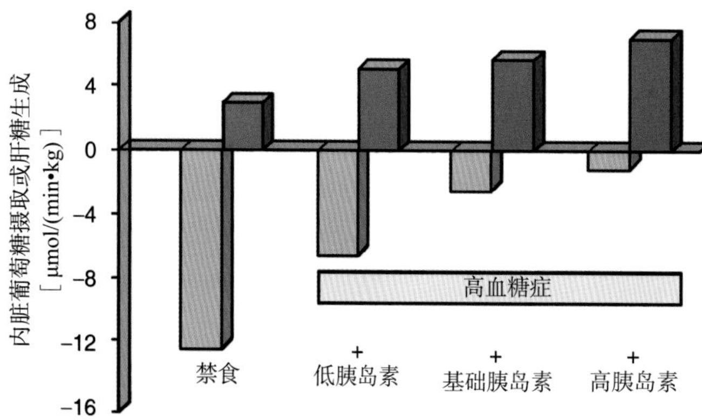

▲ **图 35-6 健康受试者在 4 种实验条件下的内脏葡萄糖摄取（蓝色柱）和肝糖生成（绿色柱）：隔夜禁食；高血糖（125mg/dl）+ 生长抑素阻断内源性胰岛素释放（低胰岛素）；高血糖（125mg/dl）+ 生长抑素加胰岛素替代维持空腹胰岛素浓度恒定（基础胰岛素）；高血糖（125mg/dl）+ 内源性胰岛素（55μU/ml）释放。需注意的是，高血糖本身抑制肝脏葡萄糖的生成，并且高血糖与胰岛素协同作用，抑制肝脏葡萄糖的输出。相反，高血糖所刺激的葡萄糖摄取程度，在低胰岛素、基础胰岛素和高胰岛素各组中大致相同，这主要是通过质量效应**

数据引自 De Fronzo RA, Ferrannini E, Hendler R, et al. Regulation of splanchnic and peripheral glucose uptake by insulin and hyperglycemia in man. Diabetes. 1983;32:35–45.

生前体的供应增加，导致肝内 G6P 增多，但是 G6P 最终是变为糖原而不是游离葡萄糖，这是因为生成葡萄糖的限速酶 G6Pase 没有被同时激活。FFA 在确定肝脏葡萄糖生成水平中起到了重要作用。只有奇数链的 FFA（即丙酸酯）可以将其碳原子在三羧酸循环中给到草酰乙酸，从而直接促进净糖异生。大多数生理状态下的 FFA 为偶数链，尽管它们也可以与三羧酸循环中间体交换碳基团，但它们不促进葡萄糖的从头合成。但是，当离体大鼠的肝脏灌注培养基中富含油酸酯或棕榈酸酯时，由乳酸或丙酮酸形成的新的葡萄糖就会增加。这种糖异生增强效应的生化机制已被充分阐明 [22]。FFA 的氧化产物，柠檬酸和乙酰辅酶 A，可激活控制糖异生的关键酶 – 丙酮酸羧化酶、磷酸烯醇丙酮酸羧激酶和 G6Pase。此外，体内血浆 FFA 浓度升高通常伴有甘油水平升高，因为两者均为三酰甘油的水解产物（图 35–4）。因此，加速脂肪分解同时提供了刺激物（FFA）、底物（甘油）和能量（ATP），从而驱动了糖异生。在离体的肝细胞中，即使微摩尔量的 FFA 也可抑制糖原合酶，这提示在糖原代谢这一水平存在着 FFA 代谢与肝糖生成之间额外的相互作用。在健康志愿者中，短期三酰甘油输注（同时用肝素激活脂蛋白脂酶）增加了血浆 FFA 浓度，使肝糖输出在一定条件下增加（如由生长抑素和葡萄糖共同输注所诱导的高血糖伴胰岛素缺乏时），这模拟了糖尿病时的状态 [23]。这一效应可在相同的实验环境下通过单独输注甘油得以复制。另一方面，当增加内源性胰岛素或使用外源性胰岛素时，输注三酰甘油增加血浆 FFA 浓度以刺激肝糖输出的效应轻易被抑制。综上所述，长链 FFA 既可通过作用于糖异生的关键酶（通过积累 FFA 氧化产物），又可通过甘油对底物的促进作用，共同调节肝糖生成。这种调节环路在未刺激胰岛素分泌时（即基础状态下）特别有效。相反地，动物和人类研究都证实，胰岛素对肝糖生成的抑制作用，很大一部分是通过激素对脂肪细胞的抗脂解作用来介导的 [10, 24]。如果血浆中的游离脂肪酸在胰岛素输注过程中维持稳定，则会影响生理性高胰岛素血症对肝糖生成的抑制作用。

（二）葡萄糖的处置

在基础（吸收后）状态下，全身葡萄糖处置速率等于肝糖生成速率，因而血糖浓度可保持大致恒定 [1, 2]。有关各个器官和组织对总葡萄糖摄取的信息，可以通过联合葡萄糖示踪剂和间接量热法的局部导管置入研究中获得 [25]。通过整理可用信息，可以建构出图 35–7 所示的器官循环模型 [5]。在这一构建的体系中，稳态的器官间葡萄糖交换、组织血流量和局部葡萄糖梯度是根据肝脏葡萄糖生成速率 140mg/min（778mol/min）来计算的。对于 70kg 体重的男性而言，肝脏葡萄糖生成速率等于每千克 2.0mg/min 或每千克 11μmol/min。在吸收后状态下，大约 70% 的基础葡萄糖处置发生在非胰岛素依赖性组织中（脑、肝、肾、肠、红细胞），其中，大脑占主导地位，几乎占肝脏葡萄糖总生成量的一半；肝脏和胃肠（内脏）组织占另外的 20%。可以理解的是，除大脑（9%）外，身体各处（1.0%～3.5%）的葡萄糖摄取量（如前所述）都非常低（表 35–2）。由于骨骼肌占总体重的 40%，并接收 16% 的心排血量，因此我们可以计算出，在基础状态下，肌肉占葡萄糖总处置量的 1/3（约 245μmol/min 或

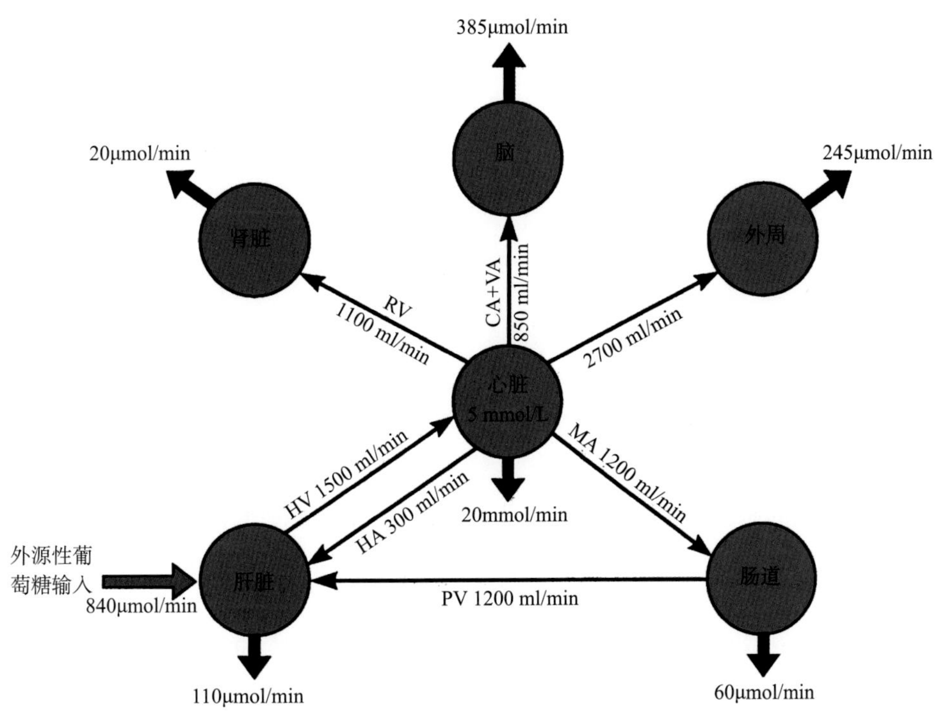

▲ **图 35-7 基础（或吸收后）状态下器官葡萄糖代谢和血流的示意图**

从文献中健康成人汇编的平均数据标于图中。外周是指包括肝脏、肠道、肾脏、大脑和心脏以外的所有组织；肠道器官（即脾脏、胰腺）将它们的血供流入门静脉中。器官血流以 ml/min 表示，葡萄糖通量以 mmol/min 或 μmol/min 表示。CA. 颈动脉；HA. 肝动脉；HV. 肝静脉；MA. 肠系膜动脉；PV. 门静脉；RV. 肾静脉；VA. 椎动脉（摘自 Ferrannini E, DeFronzo RA. Insulin actions in vivo: glucose metabolism. In: DeFronzo RA, Ferrannini E, Keen H, Zimmet P, eds. International textbook of diabetes mellitus. Chichester, UK: John Wiley & Sons; 2004: 277–318.）

44mg/min）（图 35–7）[1, 2, 5]。如表 35–2 所示，肌肉葡萄糖清除率平均为每千克 1.3ml/min。葡萄糖清除率是一个有用的代谢概念，定义为在给定时间内完全清除葡萄糖的血浆量，因此，这一概念为组织葡萄糖清除效率提供了一个指标。在基础状态下的组织葡萄糖清除效率的排名中，静息肌肉最低，其葡萄糖清除效率比肝脏低 10 倍，比大脑低 50 倍。值得注意的是，在基础状态下具有较高葡萄糖清除率的组织（大脑、肝脏、肾脏）都是胰岛素非依赖性的。升高血浆胰岛素浓度高于空腹水平，对这些组织（即脑、肝、肾）的葡萄糖清除率没有影响，而在肌肉中，当胰岛素浓度高于生理范围时，葡萄糖清除率将增加 10 倍或更多。心肌在列表中处于中间位置，这是由其恒定收缩舒张的工作状态所决定。

这些器官特异性的葡萄糖清除率特征（表 35–2），代表了不同组织中葡萄糖转运体（GLUT，由 *SLC2A* 基因编码）表达类型和数量的不同[26]。这一指标有助于界定胰岛素非依赖性组织。因此，在血浆胰岛素浓度升高而葡萄糖清除率不增加的组织中，葡萄糖转运体对血浆胰岛素浓度的急剧变化没有反应。目前已分离出多种亚型的葡萄糖转运体[26]。一个广泛表达的非胰岛素调节的葡萄糖转运体 1（GLUT–1）促进红细胞葡萄糖的转运。红细胞富含这种转运蛋白保证了葡萄糖的快速跨膜扩散，这一特性使红细胞在葡萄糖的器官间交换中发挥重要作用。同样的 GLUT–1 也表达在脑血管的内皮细胞上。由于它的低 K_m（约 1mmol/L），它在血糖浓度低于空腹血糖浓度时就已饱和，从而确保葡萄糖可以源源不断的流入脑组织。这是一种重要的适应机制，以保证脑组织即使在低血糖时，也可以有足够的能量供应。GLUT–1 的另一独特之处在于它的低 V_{max}（约 3mmol/L）。这可以保护脑组织避免受到急性血流变化对它的影响，避免脑水肿，否则这一变化往往伴随着高血糖。因此，GLUT–1 与其生理功能非常相适应，特别是在胰岛素依赖性糖尿病

表 35-2 基础状态下的局部葡萄糖清除率

器官	重量（kg）	血流量（L/min）	摄取量（μmol/min）	提取	清除率*[ml/（min·kg）]
脑	1.2	0.85	385	9.1	64
肝脏	1.5	1.50	110	2.3	15
肾脏	0.28	1.10	20	1.9	15
心脏	0.3	0.25	20	1.7	13
肠道	5.0	1.20	60	1.0	20.4
肌肉	28.0	1.05	245	3.5	1.3

*. 器官清除率除以器官重量

患者尤其重要，这类患者的血糖浓度（从低血糖到高血糖）经常会出现大幅波动。有关 GLUT-1 的另一重要推论是，当血糖高于正常空腹血糖时（如>5mmol/L），脑内的葡萄糖清除率势必会减少，因为葡萄糖转运体在大约 3mmol/L 时就已饱和。此外，在空腹状态，脑组织处置全身约一半的葡萄糖，进而空腹葡萄糖浓度的增加（伴或不伴血浆胰岛素增高）将与全身葡萄糖处置率的降低有关。

另一个独特的葡萄糖转运体（从生理角度而言）GLUT-2 主要分布于肝脏和胰岛 B 细胞[26]。由于 GLUT-2 的 K_m 较高（15～20mmol/L），因此含有这种葡萄糖转运体的细胞内游离葡萄糖浓度与血糖浓度呈正比。这一特性使得这类细胞可作为葡萄糖感受器[1, 2]。当外周葡萄糖浓度的升高，更多的葡萄糖进入 B 细胞内，B 细胞通过适当增加胰岛素的分泌做出反应，而肝脏通过感受血糖的增高，减少肝糖输出。因此，血糖浓度的增加与这些组织葡萄糖摄取的增加成比例，而葡萄糖清除率不变。由于 GLUT-2 对胰岛素没有反应，高胰岛素血症与肝脏或 B 细胞葡萄糖清除率的增加无关。

需要注意的是，每种葡萄糖转运体都与特定的己糖激酶相关，己糖激酶的 K_m 与相应的葡萄糖转运体相一致[27]。对于肝脏和 B 细胞，这一磷酸化酶是己糖激酶Ⅳ或葡萄糖激酶，它具有高 K_m 的特点，从而使研究者提出将葡萄糖激酶作为 B 细胞的传感器。与此相符的是，最近的研究证实，在某些未成年起病的年轻糖尿病患者（MODY）中，发现了葡萄糖激酶基因的突变，与此对应的生理变化是胰岛素分泌障碍（见 38 章）。胰岛素敏感组织，如骨骼肌和脂肪细胞，它们表达 GLUT-4，这一葡萄糖转运体与己糖激酶Ⅱ偶联。GLUT-4 的 K_m 为 5mmol/L，与血糖水平相当。在基础状态下，GLUT-4 并不位于质膜上，而是位于细胞内的囊泡中，当暴露于胰岛素时，脂肪细胞和肌肉细胞质膜上的 GLUT-4 浓度显著升高，且细胞内的 GLUT-4 呈反向下降[28]。胰岛素不仅增加 GLUT-4 的转位和质膜的嵌入，还可调节其内在活性，因此，当血浆胰岛素在生理范围内升高时，肌肉的葡萄糖清除率将显著增高 10 倍或更多[1, 2, 29]。GLUT-3 是脑组织中最主要的神经元转运蛋白。另一个家族的葡萄糖转运蛋白是钠-葡萄糖协同转运蛋白，在一些组织中参与葡萄糖的吸收过程[30]。这一家族中的 SGLT-2 具有低亲和力和高选择性，由 *SLC5A2* 基因编码，在近段肾小管的 S_1～S_2 段高表达，由此影响大部分滤过的葡萄糖重吸收。SGLT-2 与 GLUT-2（在基底外侧膜上表达）一起，将葡萄糖从细胞内空间运至间质和血流中。*SLC5A2* 基因突变（如家族性肾性糖尿）或药物性抑制 SGLT-2 可导致尿糖显著增高[31]。SGLT-1 是具有高亲和力、低选择性的转运蛋白，由 *SLC5A1* 基因编码，主要表达于肠上皮细胞的刷状缘，通过与 GLUT-1 协同作用，影响肠上皮细胞对葡萄糖和半乳糖的吸收（表 35-3）。这些转运蛋白通过调节葡萄糖进入体内的吸收过程和防止葡萄糖从肾脏的丢失，在调节葡萄糖稳态中发挥重要作用。

应用葡萄糖示踪技术，通过测量特定代谢产物如乳酸盐（即无氧糖酵解产物）和二氧化碳（完全氧化产物）中的示踪剂含量，可研究体内转运

表 35–3　不同组织中主要葡萄糖转运体及其偶合体的分类

组织	转运体	偶合体	分类
脑	GLUT–1	HKI	葡萄糖依赖型
红细胞	GLUT–1	HKI	葡萄糖依赖型
脂肪细胞	GLUT–4	HKII	胰岛素依赖型
肌肉	GLUT–4	HKII	胰岛素依赖型
肝脏	GLUT–2	HKIVL	葡萄糖传感器
B 细胞	GLUT–2	HKIVB	葡萄糖传感器
肠道	SGLT–1	GLUT–1	钠依赖型
肾脏	SGLT–2	GLUT–2	钠依赖型

GLUT. 葡萄糖转运蛋白；HK. 己糖激酶；SGLT. 钠 – 葡萄糖 – 葡萄糖同向转运蛋白

的葡萄糖在细胞内的处置情况[8]。但即使这些技术被正确地使用，也只能估计血糖的代谢转归。例如，如肌糖原被直接氧化，由于血糖与细胞内池的游离葡萄糖尚未达到平衡，则血糖比活将被完全忽略。为避免这一问题，研究者应用了间接量热法，这一方法可测量细胞内、外源所有碳源产生的总二氧化碳产物[32]。虽然间接量热法要基于大量的假设，但这一方法是合乎逻辑的，并得到广泛验证。此外，这一方法简便易行且具有无创性。间接量热法还可以很好地估计能量消耗率，并为示踪法获得的信息提供补充。在基础状态和常规营养状态下，平均氧耗值为 250ml/min，然而二氧化碳产生率为 200ml/min——即全身的呼吸商为 0.8（呼吸商 = 二氧化碳产生 / 氧耗）。由表 35–4 描述的方程可得，在空腹状态下，全身碳水化合物氧化约占总葡萄糖摄取的 60%[25]。由于脑组织利用了 46% 的总葡萄糖（表 35–2），而实质上所有的脑葡萄糖摄取都是要氧化的，因此有 3/4（即 46/0.6 或 77%）的基础葡萄糖氧化发生在脑组织。剩余的少部分葡萄糖氧化留给其他组织，这些组织在基础状态下，会优先利用 FFA 或其他脂类的氧化为其供能。以骨骼肌为例，它的呼吸商为 0.75，在静息状态下，骨骼肌所需能量的 80% 来自脂肪氧化。因此，基础状态下节俭使用葡萄糖作为代谢能源[15]。此外，葡萄糖被选择性地输送到不能依赖替代能源的器官。在基础状态下，超过一半的能量来源于脂肪的氧化，而脂肪在全身有大量的储存（表 35–1）。在基础状态下，胰岛素是决定能量代谢组合的主要调节器。循环胰岛素水平的轻度下降，将会激活脂解，血浆游离脂肪酸水平增高，使脂肪在与葡萄糖供能的竞赛中超越后者。虽然这些微小的血浆胰岛素浓度变化足以促使脂肪代替碳水化合物成为能量供应主要来源，血浆胰岛素水平仍会升至一定水平，以维持葡萄糖在靶组织中最低的转运和代谢速率，抑制蛋白质分解，即使其仅占基础能量代谢的约 15%[15]。拮抗激素如胰高血糖素、肾上腺素、皮质醇、生长激素、甲状腺激素在基础葡萄糖摄取中起何种作用尚未被阐明，但可能是集中在脂解的维持上，因为所有的胰岛素拮抗激素都或多或少是有效的脂解刺激物。

表 35–4　间接量热法：计算碳水化合物和脂类氧化及能量消耗

净碳水化合物氧化 (μmol/min)	$25.3 \times VCO_2 - 17.8 \times VO_2 - 16.0 \times N$
净脂质氧化 (μmol/min)	$6.5 \times (VO_2 - VCO_2) - 7.5 \times N$
能量消耗 (kJ/min)	$0.0164 \times VO_2 + 0.0046 \times VCO_2 - 0.014 \times N$

N. 尿中非蛋白质氮排泄（mg/min）；VCO_2. 二氧化碳的产生（ml/min）；VO_2. 耗氧量（ml/min）

（三）葡萄糖循环

当葡萄糖通过特定的葡萄糖转运体进入细胞内后，并非遵循直接途径合成终产物如糖原、乳糖、二氧化碳或戊糖，相反，它可能会部分通过一些迂回的途径到达目的地，这些途径被称为无效循环。代谢无效循环是指前体通过正向反应转化为产物，然后重新合成前体的这一过程。在这样的反应中，没有净产物积累，但可消耗能量（ATP）。在葡萄糖代谢途径中有许多这样无效循环的例子[33]。首先，葡萄糖通过葡萄糖激酶转化为 6 磷酸葡萄糖，然后在肝脏中通过 G6Pase 再转化为细胞内的游离葡萄糖，每轮循环消耗一个 ATP 分子。另一个无效循环的例子是 6 磷酸葡萄糖转化为 6 磷酸果糖，再通过磷酸葡萄糖异构酶返回。在胰岛素的控制下研究得最好的无效循环，也许是肝脏中 6 磷酸果糖转化为 1,6– 二磷酸果糖。逆反应由果糖 1,6 二磷酸酶调节，而正向反应由磷酸果糖激酶（PFK）催化。PFK 受细胞的能量状态和关键的细胞内代谢产物控制。高水平的 ATP、酸中毒、柠檬酸可抑制 PFK 活性，而 ADP 和碱中毒可激活 PFK。PFK 最有效的激活剂是果糖 –2,6 二磷酸，果糖 –2,6– 二磷酸激酶刺激其合成。果糖 –2,6 二磷酸激酶受胰岛素调控，因此 PFK 步骤是胰岛素作用的重要调控点[34]。

一般来说，当一个代谢过程的双向反应能够同时发生时，则势必会存在一种循环，这与中间反应的数量和是否为一个或多个组织参与并无关联。在前述引用的例子中，这些循环发生在单个细胞内。然而，这些循环也可发生在器官之间。在这方面，脂肪细胞的脂解作用与其后的游离脂肪酸在肝脏中的再脂化形成了一个完整循环。另一重要的循环是蛋白质在肝脏与其他组织的降解。葡萄糖 – 丙氨酸和葡萄糖 – 乳糖循环[13]也代表了重要的循环（见前所述），可提供碳骨架和肌肉与肝脏之间 a 氨基基团的转移。

一些发生在同一细胞内的循环，被习惯地保留了其无意义的负面含义。然而这些循环绝不是完全无意义的。正如 Newsholme 和 Leech[33] 所优雅地讨论的那样，具有内反射环的代谢循环，提供了最佳的动力学策略，这一策略既能确保将休眠途径的酶保持在最小的活性，同时又能确保高的灵敏度增益，使传入信号得以快速放大。这些循环消耗 ATP 的本身，就是提高能量消耗效率的一种方法。这些循环受到激素的调控（例如儿茶酚胺、胰高糖素、甲状腺激素可增强循环率），因而得以建立一种快速调节机制。通过这种方式，这些循环成为兼性产热作用的组成部分。同样重要的是，这些无意循环或底物循环可产生代谢中间产物，从而调节关键酶的活性和构象变化。

五、葡萄糖代谢：餐后状态

餐后状态是指从胃肠道的营养吸收开始，到胰岛素浓度和葡萄糖代谢恢复到基础状态的这段时间。对于正常成人，碳水化合物常和脂肪、蛋白质一起摄入（如混合餐）。在典型的饮食中，碳水化合物约占总热量的 50%，脂肪和蛋白质分别占总热量的 35% 和 15%。然而 3 种主要膳食成分的分布在不同个体之间存在非常大的差异。饮食中碳水化合物的吸收速度明显的受其化学形式（精制糖和复合多糖）和餐食组分的影响。尤其是蛋白质和脂肪，可减慢胃排空并延缓碳水化合物吸收。此外，饮食中碳水化合物的处置也间接受到饮食中的脂肪和蛋白质组分的影响，这是因为脂肪和蛋白质在肌肉中与葡萄糖竞争作为底物，通过提供糖异生前体物质，影响碳水化合物对肝糖生成的抑制作用，并且改变糖调节激素间的平衡（游离脂肪酸和一些氨基酸是胰岛素的促分泌物，而大部分氨基酸刺激胰高糖素的分泌）。

葡萄糖吸收的限速因素为胃排空，胃排空受到饮食组分的影响，并具有非常大的个体差异。胃排空由胃和小肠上端运动能力的综合结果所决定，受卡哈尔间质细胞产生的电慢波控制。食糜以脉冲的形式通过幽门泵出。胃内容物运输到肠道的整个过程，主要受到营养素与小肠相互作用所产生的抑制反馈来调节，同时也受到迷走神经兴奋和肠道激素的调控。这些肠道激素包括胰高糖素样肽 –1（GLP–1）、葡萄糖依赖性促胰岛素多肽（GIP）、缩胆囊素（CCK）、肽 YY（PYY）[35]。胃排空的动力学是决定口服葡萄糖耐量曲线形状的重要因素。一旦葡萄糖进入小肠，可通过特殊的钠依赖性转运系统（主要是 SGLT-1）被快速运输[36]。钠顺浓度梯度从小肠腔进入肠上皮细胞内。钠和葡萄糖同时与转运蛋白结合，钠进入细胞时会伴有葡萄糖的进入，葡萄糖通过基底外侧膜上的 GLUT-1 离开上皮细胞进入血循环。为保证葡萄糖的连续转运，进入上皮细胞内的钠还需要通过基底外侧膜泵出细胞，以维持钠扩散进入细胞内的钠浓度差。这一步骤主要由钠钾 ATP 泵完成。这种耦合系统能有效、快速地将葡萄糖从肠腔输送到组织间液，具有高容量且不依赖胰岛素的特点。SGLT 活性与肠腔表面的化学敏感性肠内分泌细胞（如 L 细胞和 K 细胞）对葡萄糖的感应，可通过葡萄糖（以及不可代谢糖），以剂量依赖的方式介导胃肠道激素（如 GLP-1 和 GIP）的释放[37]。由多种肠道内分泌激素包括 GLP-1 和 GIP 所刺激的迷走神经冲动，进一步控制葡萄糖进入血循环。

（一）胰岛素敏感性和胰岛素分泌的定量研究

由于追踪胃肠道对葡萄糖的吸收过程以及连续变化的血糖和胰岛素浓度存在困难，因此传统上使用静脉注射葡萄糖模式来研究进食状态下葡萄糖稳态的调节。关于全身、器官和特定细胞内途径的葡萄糖利用的详细信息来自于采用胰岛素 / 葡萄糖钳夹技术[38]，并结合间接热量测定法、同位素转换法和肢体（前臂和腿部）置管的研究。由于胰岛素 - 葡萄糖钳夹技术已成为研究葡萄糖代谢的标准方法，因此将简要介绍此过程。正葡萄糖钳夹技术如图 35-8 所示，从零点开始外源性输注常规胰岛素，首先给予起始剂量，然后持续输注（通常以每千克 1mU/min 或每平方米体表面积 40mU/min 或每平方米 240pmol/min 的速率）。这种输注方式很快达到一个 70～80μU/ml 的高胰岛素血症平台。胰岛素使用数分钟后，开始输注 20% 的葡萄糖，每 5～10min 检测一次血糖水平，采用负反馈原理，定期调整葡萄糖输注速率，使血糖浓度保持在基础水平不变。机体对高胰岛素刺激的反应存在一个初始延迟效应，因为胰岛素刺激葡萄糖处置需要 15～20min[38]。

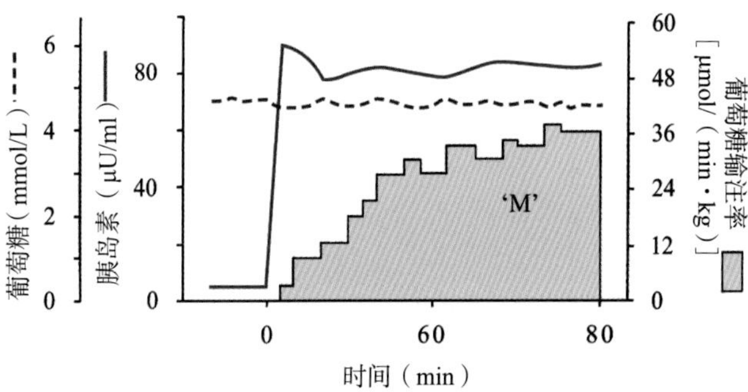

▲ 图 35-8 正葡萄糖钳夹的技术示意图

在此之后，葡萄糖利用率从 20～80min 迅速增加，在健康青年受试者进行胰岛素钳夹试验的最后 40min，葡萄糖利用率达到每千克体重 5～10mg/min 的近稳态值［27～54μmol/（min · kg）］。因为内源性葡萄糖生成被胰岛素完全或几乎完全（＞90%）抑制，血糖浓度被钳制在基础水平，外源性葡萄糖输注的速率必然等于人体所有组织摄取葡萄糖的速率，进而提供了葡萄糖代谢量（M）的定量测定。在胰岛素抵抗的情况下（如肥胖和 2 型糖尿病[1, 2]），肝葡萄糖生成（用放射性标记的葡萄糖或葡萄糖的稳定同位素测量）不能完全被抑制，必然将其加入到外源葡萄糖输注速率中以获得人体总葡萄糖利用的真实比率。葡萄糖代谢率（M）越高，个体对胰岛素越敏感。正葡萄糖胰岛素钳夹技术具有以下优点：①可以实现并维持于任何期望的血糖和胰岛素水平；②以约 10min 的时间分辨率来确定胰岛素作用的时间进程；③其他技术，如葡萄糖示踪术、间接热量测定法、肢体置管术、磁共振成像 / 光谱分析和肌肉活检术，均可与钳夹方案结合使用；④由于避免了低血糖，阻止了反调节激素（拮抗胰岛素作用）的释放，从而可得到纯粹的组织胰岛素敏感性测量指标；⑤在钳夹研究中，同时注入其他激素或底物，可同步测量它们与胰岛素的相互作用；⑥达到恒定或接近恒定水平的胰岛素和葡萄糖，葡萄糖特异示踪剂活性（或富集）和葡萄糖代谢率能够在稳态条件下进行定量测量，从而避免了当血糖、胰岛素浓度和葡萄糖流转率持续变化（即在口服葡萄糖耐量试验或静脉葡萄糖耐量试验期间）带来的困扰。高葡萄糖钳夹技术如图 35-9 所示[38]，在此过程中，通过以对数递减的方式在 15min 内起始输注葡萄糖，血糖浓度会急剧升

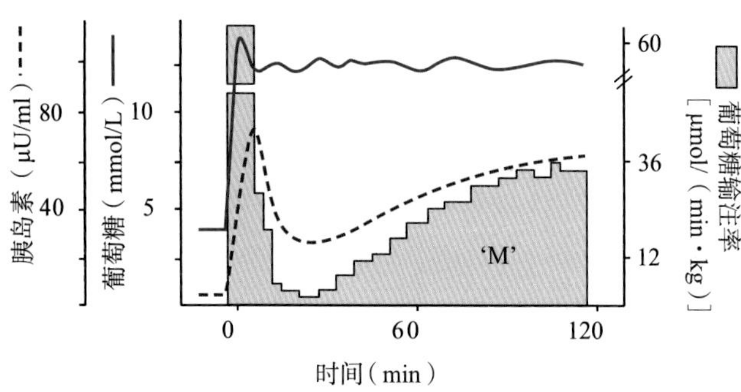

▲ 图 35-9　高葡萄糖钳夹的技术示意图

高。此后，同正葡萄糖钳夹试验一样，通过定期调节外源性葡萄糖输注率，将血糖浓度钳制在设定的平台。高血糖激发的内源性胰岛素反应通常是双相的。在最初10min内，出现胰岛素快速释放，然后血浆胰岛素浓度逐渐持续增加。初期（0～10min）的胰岛素峰值代表存储在B细胞颗粒中已加工形成的激素的释放，后期（10～120min）阶段，代表的是包装在未成熟颗粒中的胰岛素或新合成胰岛素的释放，该阶段一直持续到葡萄糖刺激消失。同正糖钳夹类似，高糖钳夹同样提供在内源性高胰岛素血症和高血糖联合刺激下定量测定机体葡萄糖摄取和代谢总量（M）的方法。

无法检测肠促胰素对胰岛素分泌的影响是高糖钳夹试验或任何以静脉输注葡萄糖方式进行研究的一个缺点[14]。在达到相同血糖浓度的情况下，口服葡萄糖刺激的胰岛素分泌水平显著高于静脉输注葡萄糖（图35-10），这种现象被称为肠促胰素效应。肠促胰素效应的大小已被证明与口服刺激的强度直接相关，因此，在健康受试者中口服葡萄糖的剂量增加导致肠促胰素效应逐渐增大[39]。已证实在非糖尿病肥胖者和2型糖尿病患者中肠促胰素效应存在缺陷[40]。在胃肠道激素中，由于GLP-1和GIP能增强葡萄糖诱导的胰岛素分泌，因此它们显著地促进了肠促胰素的作用[14, 39]。

（二）胰岛素敏感性与胰岛素分泌的动态相互作用

在正常健康的个体中，正葡萄糖胰岛素钳夹技术已证实胰岛素敏感性随着年龄的增长而下降[41]，部分原因是年龄相关的肥胖症增加[42]。更为重要的是，在正常人群中，胰岛素敏感性测量值范围很大，在年轻、健康、正常葡萄糖耐量的受试者中，胰岛素介导的葡萄糖利用差异可高达8倍[43]。已知有许多因素影响胰岛素敏感性（参见第36、40和43章）。除年龄外，脂肪组织量、脂肪分布和体力活动程度都是胰岛素介导的葡萄糖利用强有力的决定因素[1, 2]。全身脂肪含量增加，尤其是内脏脂肪含量[3]的增加以及VO_{2max}[44]的降低均与胰岛素作用受损有关。肌肉和肝细胞内三酰甘油和游离脂肪酸的代谢产物（脂肪酰酶A、二酰油脂和神经酰胺）的增加与这些器官的胰岛素抵抗有关[3]。饮

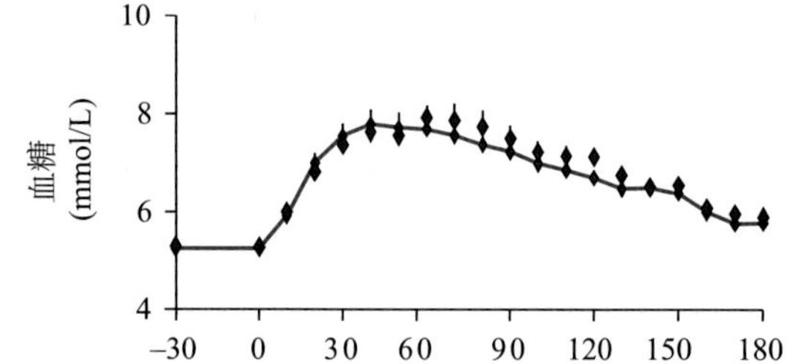

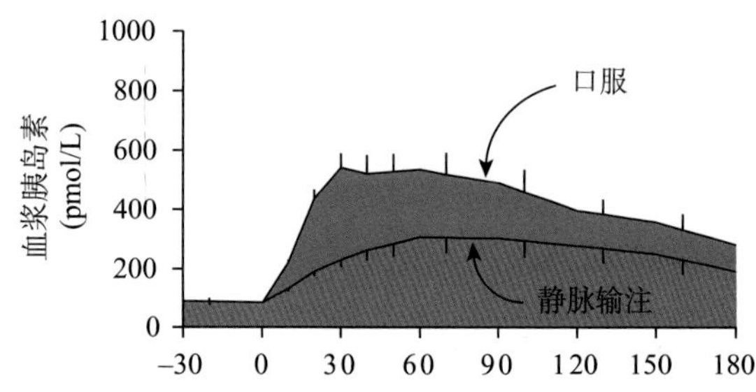

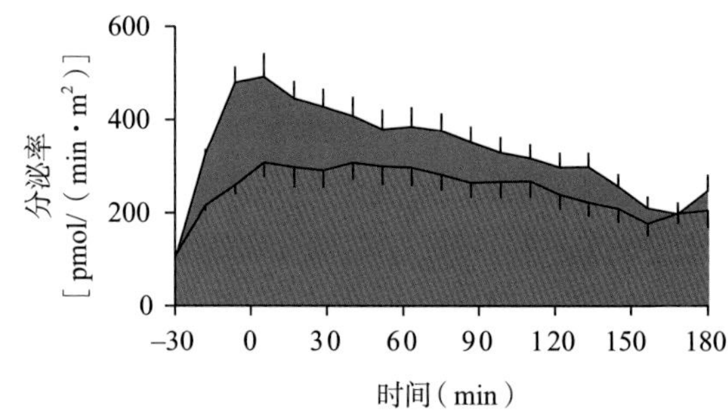

▲ 图 35-10　肠促胰岛素效应

在同样的非糖尿病受试者中，口服葡萄糖（75g）和等血糖下静脉输注葡萄糖（上图）相比，口服葡萄糖显著增加了血浆胰岛素浓度（中图）和胰岛素分泌率（下图）。图表为平均值 ± 标准误（引自 Muscelli E，Mari A，Casolaro A，et al. Separate impact of obesity and glucose tolerance on the incretin effect in normal subjects and type 2 diabetic patients. Diabetes. 2008；57：1340-1348.）

食成分（增加脂肪和减少碳水化合物）也被证明会损害胰岛素敏感性。然而，即便考虑到这些因素，也不能完全解释健康成人胰岛素敏感性的广泛差异[43]。对白种人、印第安人和墨西哥裔美国人的研究[1, 2, 45]表明，遗传因素在胰岛素敏感性的分布中起着重要作用（通过正葡萄糖胰岛素钳夹期间的葡萄糖处置率来测量）。

葡萄糖稳态源于组织对胰岛素敏感性和胰岛素分泌之间的精细平衡[46]。这意味着 B 细胞必须能够感知胰岛素作用的不足，并精准地增加胰岛素分泌以抵消胰岛素抵抗。事实上，只要 B 细胞功能储备足够便足以应付严重的胰岛素抵抗，此时胰岛素抵抗既不必要也不足以引起血糖紊乱。典型病例为糖耐量正常的严重肥胖者，其胰岛素输出量可比体型消瘦者高 10 倍[43]，而在体重下降后可降至接近正常水平[47]。另一方面，B 细胞功能障碍是产生高血糖的必要和充分条件，如 1 型糖尿病就是原发性 B 细胞衰竭的典型疾病。近年来，体内 B 细胞功能研究取得了显著的临床进展[48]，最重要的是，人们已经认识到胰岛素绝对分泌（无论是空腹还是餐后）反映了 B 细胞分泌功能的调定点（即分泌能力），其中胰岛素抵抗和推测的 B 细胞量是主要决定因素。然而，葡萄糖耐量的最强决定因素是其分泌系统快速、充分应对进食引起的血糖急剧变化的能力，B 细胞这一功能被称为葡萄糖敏感性，在很大程度上与胰岛素抵抗无关。最近的研究强调了胰岛素敏感性和胰岛素分泌之间这种动态相互作用的重要性[49, 50]。在这些研究中，对 2 型糖尿病和非 2 型糖尿病的消瘦和肥胖受试者的胰岛素敏感性（通过正葡萄糖胰岛素钳夹技术）和 B 细胞功能（通过 C 肽浓度的数学模型[51]）进行了测量。如图 35-11 所示，在非糖尿病受试者中，空腹胰岛素分泌和口服葡萄糖耐量试验（OGTT）引起的胰岛素总输出均与胰岛素敏感性呈负相关。当纳入血糖控制不佳的 2 型糖尿病患者时，不同糖代谢指标与糖耐量之间的关系明显不同（图 35-12），胰岛素输出呈双相模式，最初随着糖耐量的降低而增加，最终在严重糖尿病时降至正常值以下。胰岛素敏感性在消瘦和肥胖型非糖尿病受试者之间下降了 35%（图 35-12 左侧的前两个点），并且在从 2/3 的葡萄糖

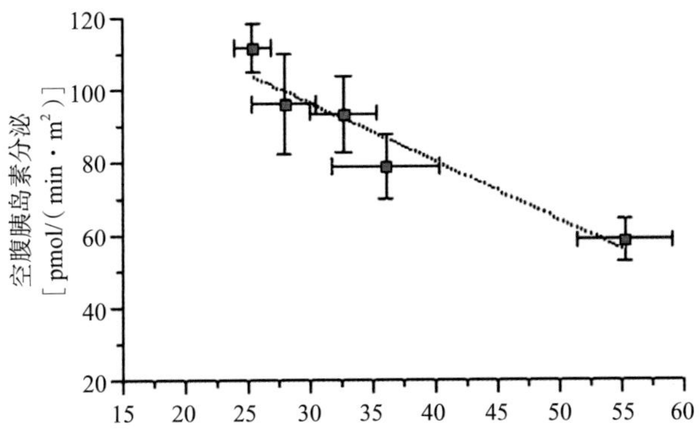

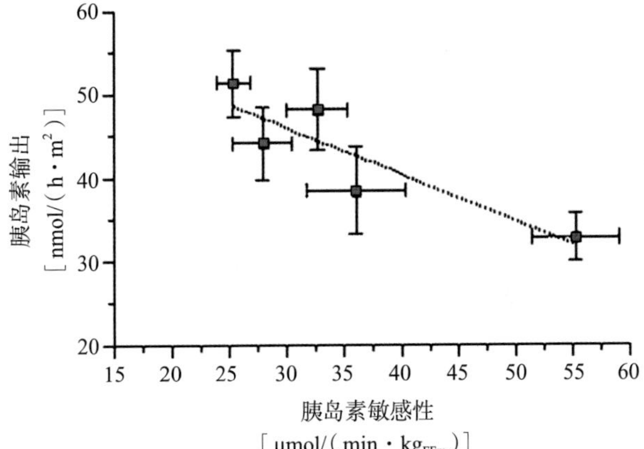

▲ 图 35-11　消瘦非糖尿病受试者（最右标记）、肥胖非糖尿病受试者［根据 2h 血糖浓度进行三等分位区分（中间标记）］和 IGT 受试者（最左标记）的空腹（上图）和 OGTT 后 2h（下图）的胰岛素敏感性（经正糖钳夹试验检测[38]）和胰岛素分泌（经 C 肽数学模型重建[51]）之间的相互关系

引自 Ferrannini E, Gastaldelli A, Miyazaki Y, et al. Beta-cell function in subjects spanning the range from normal glucose tolerance to overt diabetes: a new analysis.J Clin Endocrinol Metab. 2005; 90: 493-500.

耐量到糖耐量受损（IGT）再到逐渐加重的高血糖的过渡过程中，胰岛素敏感性继续缓慢下降。相反，B 细胞葡萄糖敏感性随着 2h 血糖浓度的升高而单向下降，因此，被认为代表正常葡萄糖耐量（即 2h 血浆血糖为 120～139mg/dl）的最高 1/3 的个体失去了 50% 的 B 细胞葡萄糖敏感性，而 IGT 个体失去了 65% 的 B 细胞功能（图 35-12）。经对数转换后的数据表明，葡萄糖敏感性与 2h 血糖浓度呈连续线性负相关（图 35-13），证实 B 细胞葡萄糖敏感度是葡萄糖耐量的关键决定因素。胰岛素敏感性和 B 细胞葡萄糖敏感性分别对葡萄糖耐量（2h 血糖水平）的定量贡献如图 35-14 所示，这也

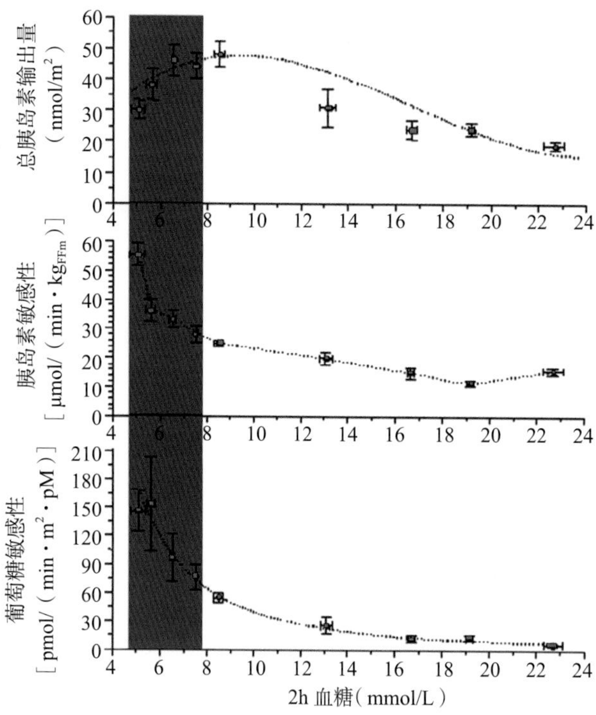

▲ **图 35-12　不同组受试者摄入 75g 葡萄糖 2h 后测得的血糖浓度（横坐标）与总胰岛素输出量（上图）、胰岛素敏感性（中图）和 B 细胞葡萄糖敏感性（下图）之间的关系：从左到右，消瘦非糖尿病对照组、肥胖非糖尿病受试者按 2h 血糖水平进行三分位区分、IGT 受试者、显性 2 型糖尿病患者按 2h 血糖水平进行四分位数区分**

IGT. 糖耐量受损（引自 Ferrannini E，Gastaldelli A，Miyazaki Y，et al. Beta-cell function in subjects spanning the range from normal glucose tolerance to overt diabetes：a new analysis. J Clin Endocrinol Metab. 2005；90：493-500.）

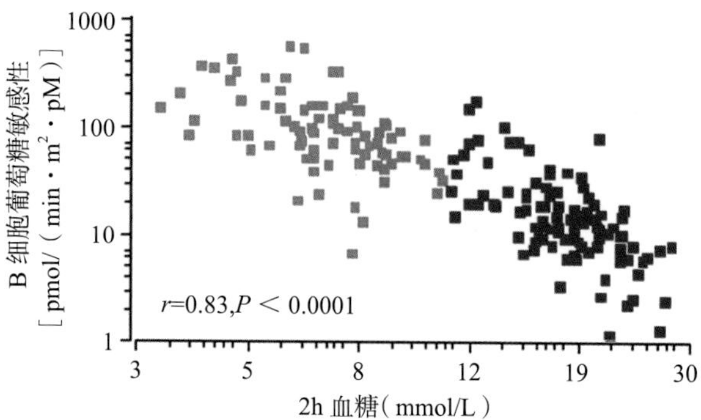

▲ **图 35-13　B 细胞葡萄糖敏感性和胰岛素敏感性之间呈连续负相关（数据源自图 35-11）。注意两个参数采用对数转换**

引自 Ferrannini E，Gastaldelli A，Miyazaki Y，et al. Beta-cell function in subjects spanning range from normal glucose tolerance to overt diabetes：a new analysis. *J Clin Endocrinol Metab*. 2005；90：493-500.

说明了葡萄糖耐量这两个主要生理决定因素的复杂、非线性的相互作用。

最近在糖尿病[52]和非糖尿病患者群[53]中进行的全基因组扫描关联分析已一致确定了或多或少与 B 细胞功能直接相关的常见基因突变（见第 40 章）。尽管这种变异带来的风险很小，但可以想象，携带一种或多种这种基因多态性的个体，其本质上 B 细胞葡萄糖敏感性就很差，再合并一定程度“必需”的胰岛素抵抗则更加复杂。肥胖和胰岛素抵抗最初通过提高分泌调定点来进行补偿，然而，最终衰老和血糖轻度缓慢升高导致的葡萄糖毒性也会耗尽 B 细胞（特别是固有缺陷的 B 细胞），从而导致糖尿病。在胰岛素抵抗和 B 细胞葡萄糖敏感性分开的作用下，血糖从正常到升高的演变过程如图 35-15 所示，这与非糖尿病患者群的纵向研究结果一致[54, 55]。

（三）胰岛素对肝脏和外周葡萄糖代谢的影响

要维持正常的葡萄糖稳态需要胰岛素和高血糖密切协作，可通过 4 个方面的途径：①抑制内源性（主要是肝脏）葡萄糖生成；②刺激外周组织（主要是肌肉）摄取葡萄糖；③刺激肝脏摄取葡萄糖；④抑制脂肪分解，降低血浆游离脂肪酸（FFA）浓度[1, 2]。为应对血浆胰岛素浓度的生理性增加，循环血浆游离脂肪酸水平的降低将在增强对肝糖生成的抑制和增加肌肉葡萄糖摄取方面起着重要作用[3]。

正葡萄糖胰岛素钳夹技术显示，胰岛素可以有效抑制肝糖生成，当门静脉胰岛素浓度低于 100μU/ml 时可完全阻断葡萄糖进入循环[9, 19, 56]。图 35-16 显示了健康受试者血浆胰岛素急剧增加至 60～70μU/ml 水平后抑制内源性（肝）葡萄糖生成的典型时效曲线[57]。计算得出的门静脉血浆胰岛素浓度与抑制肝葡萄糖生成的剂量 - 反应曲线（图 35-17）表明，在大约 30μU/ml 的水平下达最大半数效应，相应门静脉胰岛素浓度仅增加 5～10μU/ml[19, 56]。这些结果表明肝脏对循环血浆胰岛素浓度的微小增量非常敏感。值得注意的是，肝脏作为一个葡萄糖生成的器官，对胰岛素极为敏感。在血糖正常的情况下，胰岛素增加肝脏葡萄糖摄取的能力则相当有限，而在高血糖的情况下，胰岛素对肝脏葡萄糖摄取有很小的刺激作用[58, 59]。通过静脉注射葡萄糖引起的高血

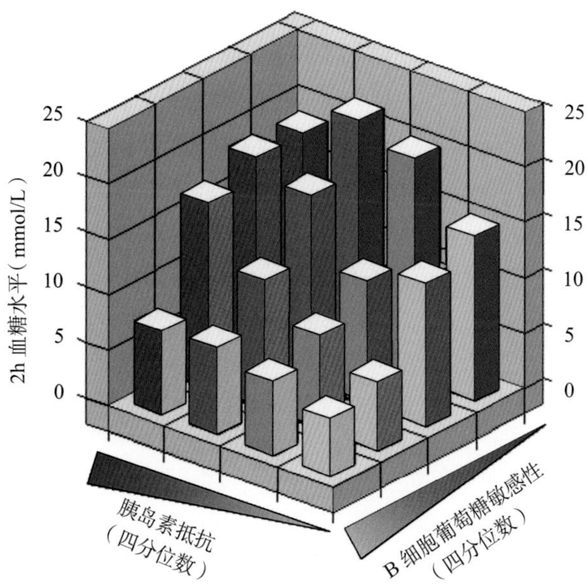

▲ **图 35-14　胰岛素抵抗和 B 细胞葡萄糖不敏感对糖耐量（标准 75g 口服葡萄糖耐量试验后 2h 的血糖水平）的独立贡献，血糖范围从正常糖耐量到显性糖尿病（数据同图 35-11 和图 35-12）**

引自 Ferrannini E，Gastaldelli A，Miyazaki Y，et al. Beta-cell function in subjects spanning the range from normal glucose tolerance to overt diabetes：a new analysis. J Clin Endocrinol Metab. 2005；90：493-500.

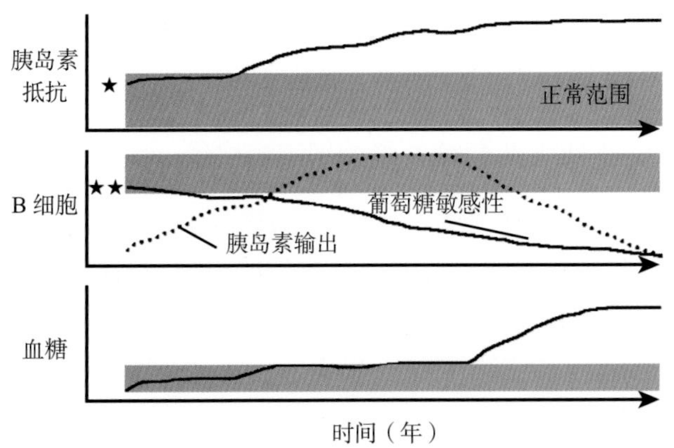

▲ **图 35-15　2 型糖尿病的自然病程示意图**

阴影区域代表胰岛素抵抗（上图），B 细胞功能（中图）和血浆葡萄糖浓度（下图）的正常范围。胰岛素抵抗可能从易感人群接近正常值的上限开始（以星号表示），并在肥胖和久坐生活方式的压力下恶化。胰岛素输出（虚线）最初增加，以拮抗随之而来的胰岛素抵抗和肥胖。然而，B 细胞葡萄糖敏感性最初可能从易感人群接近正常值的下限开始（双星号表示），此后持续下降。血糖浓度在糖尿病前期缓慢上升，最终迅速上升到糖尿病范围

糖强烈地增强了胰岛素对肝糖生成的抑制作用（图 35-6）。在正常血糖条件下，健康成人受试者的表观最大刺激量约为每千克体重 15mg/min（每千克体

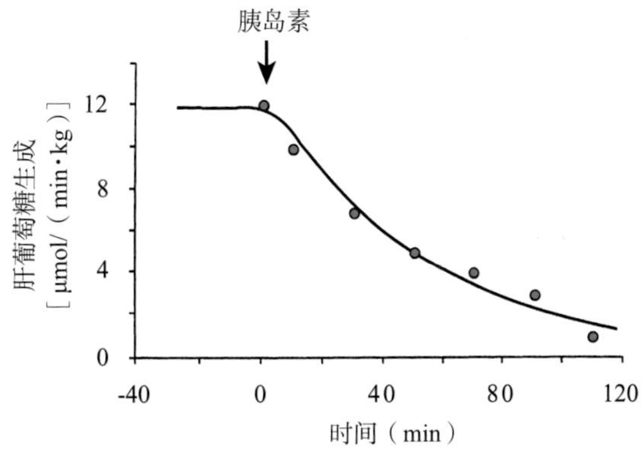

▲ **图 35-16　正常成人正糖胰岛素钳夹期间抑制肝葡萄糖生成的时程**

引自 Cobelli C，Mari A，Ferrannini E. The non-steady-state problem：error analysis of Steele's model and developments for glucose kinetics. Am J Physiol. 1987；252：E679-E687.

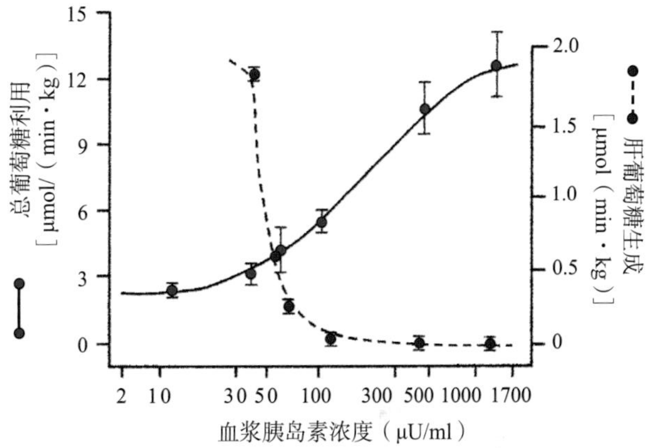

▲ **图 35-17　用正糖胰岛素钳夹技术研究的健康受试者血浆胰岛素浓度（注意对数标记）与肝葡萄糖生成和全身葡萄糖摄取之间的剂量 - 反应关系。胰岛素浓度是总葡萄糖摄取情况下的外周水平和肝葡萄糖生成情况下的门静脉水平**

引自 DeFronzo RA，Ferrannini E，Hendler R，et al. Regulation of splanchnic and peripheral glucose uptake by insulin and hyperglycemia in man. Diabetes. 1983；32：35-45.

重 80μmol/min），血浆胰岛素浓度约为 250μU/ml；当血浆胰岛素浓度为 70～110μU/ml 时，葡萄糖摄取的刺激达最大半数效应。逐渐增加胰岛素剂量局部注入前臂或腿部组织（约 70% 由骨骼肌组成）时，可得到形状相似的剂量 - 反应曲线。通过从前臂或腿部肌肉到全身肌肉量的推断，可以估计，在普遍外周血浆胰岛素浓度处于高生理范围（60～90μU/ml）情况下，约 70% 的总葡萄糖利用发生在肌肉组织中[25]。显然，这个比例还会随着胰岛素水平的逐渐升高而增加，因为胰岛素非依赖性的组织贡献

度下降。通过将胰岛素钳夹技术（血浆胰岛素浓度 70～80μU/ml）与腿部和肝静脉插管术相结合，可以生成全身葡萄糖处置的复合图像（图 35-18）。胰岛素输注不会影响大脑［1.2mg/（min·kg）］和内脏（肝脏和胃肠道组织）［0.5mg/（min · kg）］的葡萄糖摄取 [1, 2]。成人的白色脂肪组织虽然对胰岛素敏感，但传统上被认为是相对惰性的，在全身葡萄糖利用中只占很小的比例。但是，最近的研究 [60] 将正葡萄糖胰岛素钳夹技术与 ^{18}F 脱氧葡萄糖（^{18}FDG）给药以及体脂成分（通过磁共振成像 MRI 识别）的正电子发射断层扫描（PET）相结合表明，尽管携带了大量惰性脂滴（按重量计占 70%～90%），脂肪组织的代谢仍然非常活跃。因此，在钳夹条件下，腹部和股骨皮下脂肪组织中每单位组织重量的葡萄糖摄入量约为肌肉葡萄糖摄入量的 1/3，而脂肪量估计占全身葡萄糖摄入量的 10%。值得注意的是，内脏脂肪比皮下脂肪对胰岛素更敏感 [60]。此外，在肥胖个体中，脂肪充当葡萄糖的代谢库，其对全身葡萄糖利用的贡献率上升到 15%～20%。无论如何，肌肉组织是正常血糖下负责胰岛素介导的葡萄糖摄取的主要组织 [25]。当高血糖（血糖从 90～180mg/dl）叠加在相同水平的高胰岛素血症（70～80μU/ml）上时，全身葡萄糖利用率会翻倍（图 35-19），因此，葡萄糖清除率保持不变。如图 35-18 所示，在正常血糖下观察到的所有额外的葡萄糖利用增加基本上都发生在肌肉中。在高血糖情况下，胰岛素对肝葡萄糖摄取的刺激作用很小，约占全身葡萄糖利用的 10% [59]。

胰岛素对葡萄糖产生和利用的调节依赖激素浓度和时间。在任何给定的胰岛素浓度下，都要经过一段时间激素的作用才会显现，并达到最大值。这段起效时间是循环延迟（胰岛素从动脉血输送到细胞膜表面）和细胞延迟（胰岛素受体结合和效应器激活）之和。同样，胰岛素对葡萄糖代谢的影响在循环浓度恢复到基础水平后仍会保持一段时间（消退时间）。图 35-20 显示了在正常血糖状态下计算得出的胰岛素在宽泛的血浆浓度（最高达 1000μU/ml）下的激活和失活时间 [61]。根据非稳态示踪剂数据中保留的固有分析，图 35-20 中所示的结果提供了激活和失活相互反向作用的证据。因此，在较高的血浆胰岛素浓度下，激素的作用起效更快，消退时间更长。从生理学的角度来看，肝脏（抑制葡萄糖释放）和周围组织（刺激葡萄糖摄取）的起效与消退时间之间的关系也不同。在任何胰岛素剂量下，肝脏的活化速度更快，作用持续时间更长。肝脏中起效更快的原因可能与血液中的物质扩散到高度灌注器官中的时间更短有关（肝内每克组织 1ml/min，而静息骨骼肌的相应值为每克 0.04ml/min；见表 35-1），以及肝毛细血管（有孔的）和肌肉毛细血管（无孔的）之间的解剖学差异。

（四）葡萄糖处置的细胞内途径

1. 概述　通过将间接测热法与使用正葡萄糖胰岛素钳夹技术的剂量 - 反应研究相结合，可以量化全身葡萄糖处置的两个主要过程，即葡萄糖氧

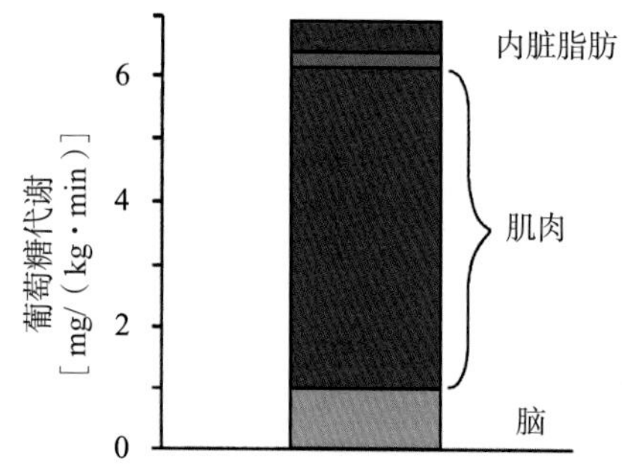

▲ **图 35-18　健康受试者正常血糖（90mg/dl）高胰岛素（+80μU/ml）钳夹期间组织葡萄糖的利用**

引自 DeFronzo RA：Lilly lecture. The triumvirate：β-cell, muscle, liver：a collusion responsible for NIDDM. Diabetes. 1988；37：667-687, 1988.

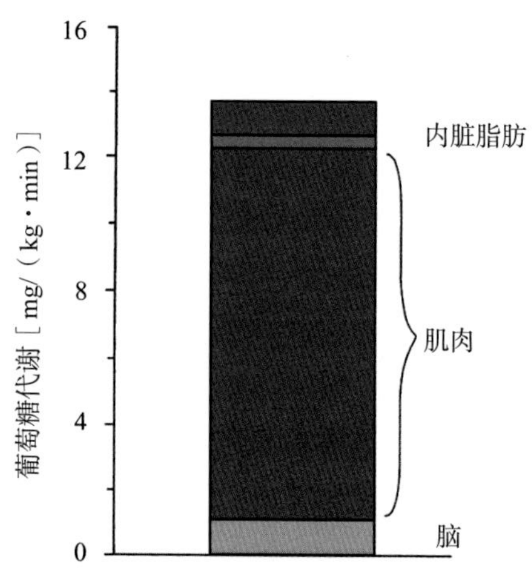

▲ **图 35-19　高血糖（180mg/dl）高胰岛素（80μU/ml）钳夹期间组织葡萄糖的利用**

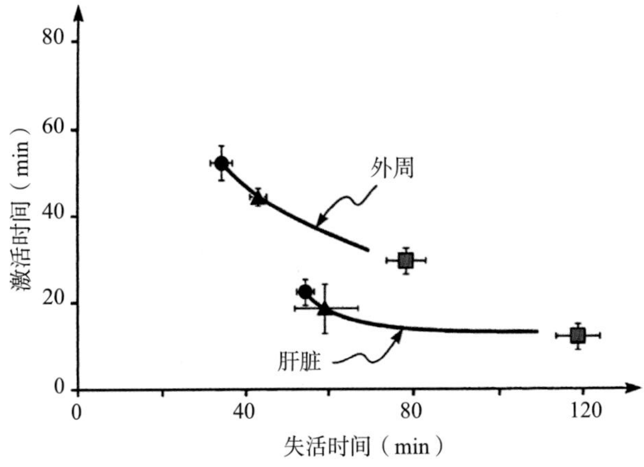

▲ **图 35-20　三种胰岛素输注速率下刺激外周葡萄糖摄取和抑制肝葡萄糖生成的激活和失活时间的关系：15mU/（m^2 · min）（蓝色圆圈）、40mU/（m^2 · min）（绿色三角形）和 120mU/（m^2 · min）（黄色正方形）**

引自 Prager R，Wallace P，Olefsky JM. In vivo kinetics of insulin action on peripheral glucose disposal and hepatic output in normal and obese subjects. J Clin Invest. 1986；78：472-481.

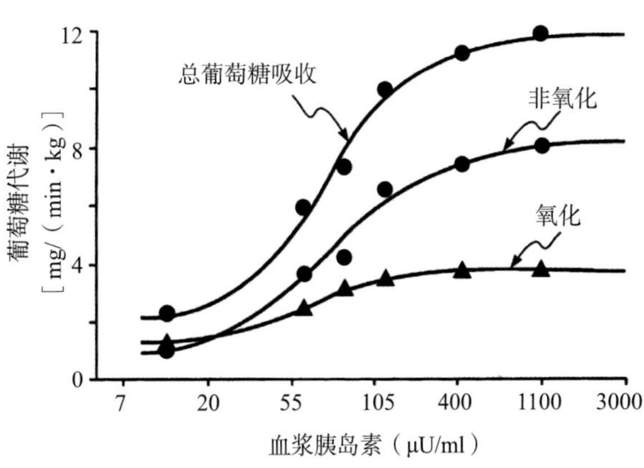

▲ **图 35-21　健康受试者正糖胰岛素钳夹期间血浆胰岛素浓度与全身葡萄糖摄取、葡萄糖氧化和非氧化利用的剂量 - 反应关系**

引自 Thiebaud D，Jacot E，DeFronzo RA，et al. The effect of graded doses of insulin on total glucose uptake，glucose oxidation，and glucose storage in man. Diabetes. 1983；31：957-963.

化和非氧化利用[1, 2, 62]，后者（＞ 90%）代表糖原合成，其余部分为无氧酵解（即净乳酸生成）。图 35-21 显示，葡萄糖氧化和非氧化利用（糖原合成）与血浆胰岛素浓度相关的剂量 - 反应曲线均保持了全身葡萄糖摄取的乙状曲线形状，但剂量动力学明显不同。因此，葡萄糖氧化比糖原合成更敏感（半峰值更低），但更早饱和（峰值更低），后者则表现为低灵敏度和高容量的特性。骨骼肌是胰岛素介导的净糖原合成的主要部位[63]。然而，在全身注射胰岛素后，碳水化合物氧化的增加发生在肌肉和其他组织（可能是肝脏）中的比例约为 1∶2（氧化∶糖原合成）。利用磁共振波谱可以直接定量肌糖原的合成。胰岛素刺激的肌糖原形成的时程（如图 35-22）紧随人体非氧化葡萄糖摄取的时程。通过从腿部肌肉到全身肌肉的推算，绝大多数（90%）的非氧化性葡萄糖利用以肌糖原形式进行。在高胰岛素血症的生理条件下，约 2/3 的 G6P 转化为糖原，1/3 进入糖酵解[25, 63]。在进入糖酵解途径的葡萄糖中，大部分（80%～90%）在三羧酸循环中被氧化为二氧化碳和水，其余的被转化为乳酸[64]。

胰岛素必须首先与存在于所有胰岛素靶组织细胞表面的特定受体结合才能发挥其对葡萄糖代谢的生理作用（见第 33 章）。胰岛素结合并激活其受体后，产生第二信使，这些第二信使引发了包括磷酸化 - 去磷酸化反应的级联反应在内的一系列事件，最终触发了细胞内的葡萄糖代谢[2, 65-67]。葡萄糖代谢的第一步即激活葡萄糖转运系统，使葡萄糖进入以肌肉为主的胰岛素靶器官组织（图 35-23）[2, 6, 28, 68]。进入细胞内的游离葡萄糖通过胰岛素调控的一系列酶促反应进行代谢，主要包括葡萄糖磷酸化（由己糖激酶催化）、糖原合酶（调节糖原合成）、磷酸果糖激酶（PFK）和丙酮酸脱氢酶（PDH）（分别调节糖酵解和葡萄糖氧化）。

2. 胰岛素受体 / 胰岛素受体酪氨酸激酶　胰岛素受体是由两个 α 亚单位和两个 β 亚单位通过二硫键连接的一种糖蛋白（见第 33 章和图 35-24）[2, 65-67]。胰岛素受体的 α 亚单位完全位于细胞外，包含胰岛素结合域。β 亚单位具有一个胞外结构域、一个跨细胞结构域和一个胞内结构域，它们表达针对其自身的酪氨酸残基的胰岛素刺激的激酶活性。胰岛素受体 β 亚单位磷酸化，随后激活胰岛素受体酪氨酸激酶，这是胰岛素作用于葡萄糖代谢的第一步。突变实验表明，缺乏酪氨酸激酶活性的胰岛素受体在介导胰岛素刺激细胞代谢方面完全无效。同样，3 个主要磷酸化位点中的任何一个（在 1158、1163 和 1162 残基处）的突变都会损害胰岛素受体激酶活性，这与胰岛素的急性代谢和促生长作用显著降低有关。

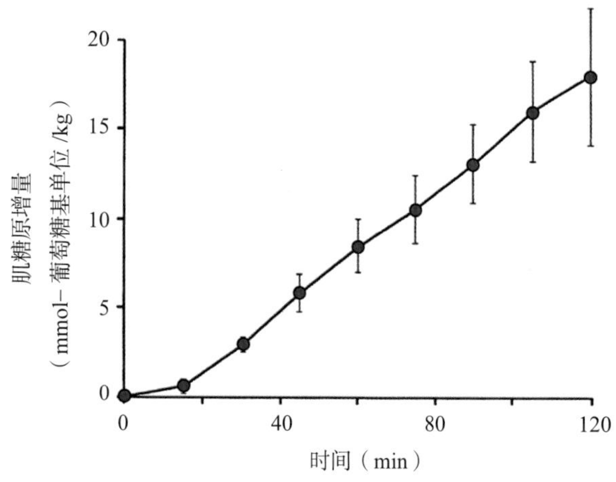

▲ 图 35-22　用磁共振波谱测定健康受试者高胰岛素血症（100μU/ml）和高血糖（200mg/dl）联合刺激肌糖原形成的时间过程

引自 Shulman GI, Rothman DL, Jue T, et al. Quantitation of muscle glycogen synthesis in normal subjects and subjects with non-insulin-dependent diabetes by 13C nuclear magnetic resonance spectroscopy. N Engl J Med. 1990；322：223-228.

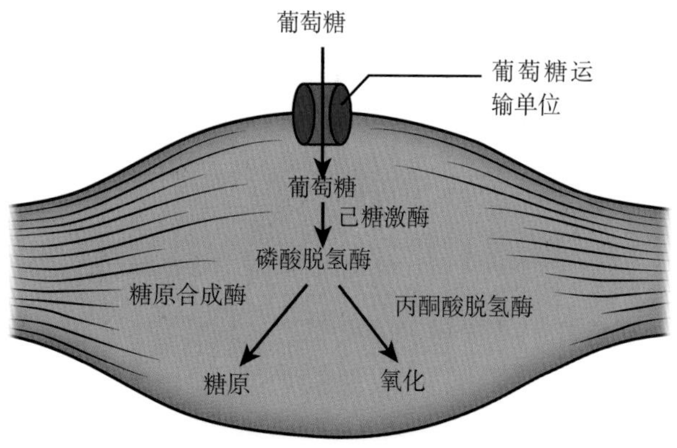

▲ 图 35-23　葡萄糖转运，葡萄糖磷酸化以及葡萄糖在细胞内进入其两个主要代谢途径葡萄糖氧化和糖原合成的示意图

3. 胰岛素受体信号转导　胰岛素受体激活后，酪氨酸激酶使特定的细胞内蛋白磷酸化，其中至少有 9 种已被证实（参见第 33 章和图 35-24）[65]。它们中的 4 种属于胰岛素受体底物（IRS）蛋白家族：IRS-1、IRS-2、IRS-3、IRS-4［其他包括 Shc、Cbl、Gab-1、p60（dok）和 APS］。在肌肉中，IRS-1 作为与胰岛素受体酪氨酸激酶相互作用的主要对接蛋白，在含有氨基酸序列基序（YXXM 或 YMXM）的区域进行酪氨酸磷酸化，当磷酸化时，该基序作为含有 src 同源蛋白 2（SH2）的识别位点[68, 69]。这些特异性酪氨酸的突变严重削弱了胰岛素刺激糖原和 DNA 合成的能力，确立了 IRS-1 在胰岛素信号转导中的重要作用。在肝脏中，IRS-2 作为主要对接蛋白，其酪氨酸磷酸化后介导了胰岛素对肝脏葡萄糖生成、糖异生和糖原形成的作用。在脂肪细胞中，Cb1 代表另一种底物，它与胰岛素受体酪氨酸激酶相互作用后磷酸化，并促进了 GLUT-4 的易位。当 CAP/Cb1 复合物与含有胰岛素受体的脂筏或微囊中的 flotillin 结合时，Cb1 就会发生磷酸化[70]。

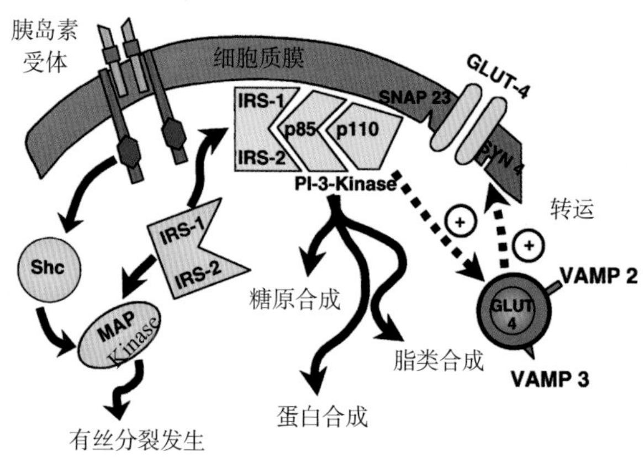

▲ 图 35-24　胰岛素受体和涉及胰岛素作用的细胞内信号分子级联反应的示意图

GLUT. 葡萄糖转运蛋白；MAP. Kinase 有丝分裂原激活蛋白激酶；PI-3-Kinase. 磷脂酰肌醇激酶；SNAP. 可溶性 NSF 附着 23kD 蛋白；SYN. 突触融合蛋白；VAMP. 囊泡相关膜

在肌肉中，IRS-1 上的磷酸化酪氨酸残基介导磷脂酰肌醇 -3- 激酶（PI-3- 激酶）85kD 调节亚单位的 SH2 结构域之间的关联，导致酶的激活[65-67, 69]（图 35-24）。PI-3- 激酶是一种由 85kd 调节亚基和 110kd 催化亚基组成的异二聚体酶，后者催化质膜糖脂中磷脂酰肌醇（PI）的 3′- 磷酸化，从而将 PI-4,5- 二磷酸转化为 PI-3,4,5- 三磷酸，PI-4- 磷酸转化为 PI-3,4- 二磷酸。PI-（3, 4, 5）-P3 和 PI-（3,4）-P2 刺激葡萄糖转运。磷酸化 IRS-1 对 PI-3- 激酶的激活还导致糖原合成酶的激活[65, 69]，该过程涉及蛋白激酶 B/Akt 的激活以及随后对激酶如 GSK-3 的抑制和蛋白磷酸酶 -1（PP-1）的激活。PI-3- 激酶抑制剂通过干扰 GLUT-4 在细胞内的位移来损害葡萄糖转运，并阻断糖原合成酶的激活和己糖激酶（HK）- Ⅱ的表达[28, 65-69]。胰岛素促进蛋白质合成和抑制蛋白质降解的作用也由 PI-3 激酶介导，并涉及 mTOR 的激

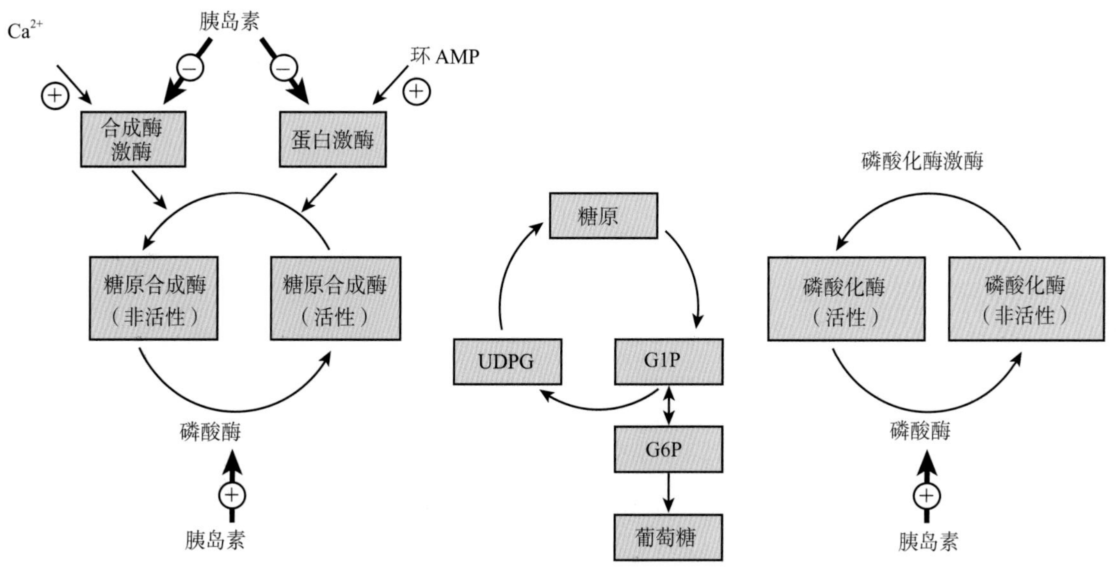

▲ 图 35-25　糖原合成和分解调控的示意图。指出了胰岛素调节的部位

Cyclic AMP. 环磷酸腺苷；G1P. 葡萄糖 1 磷酸；G6P. 葡萄糖 6 磷酸；UDPG. 尿苷二磷酸葡萄糖

活[71]。哺乳动物的 mTOR 靶点通过磷酸化和激活 p70 核糖体 S6 激酶［p70（rsk）］及磷酸化起始因子来控制翻译机制[71]。胰岛素还通过增加转录因子类固醇调节元件结合蛋白（SRBP）-1c 来促进肝脏三酰甘油的合成，胰岛素的这种成脂作用似乎也通过 PI-3 激酶途径介导[65]。

其他具有 SH2 结构域的蛋白质，包括衔接蛋白 Grb2 和 Shc，也与 IRS-1 相互作用，并在暴露于胰岛素后被磷酸化[65, 66, 69]。Grb2 和 She 将 IRS-1/IRS-2 连接到有丝分裂原激活蛋白信号通路（图 35-24），该通路在转录因子的产生中起重要作用[65, 69]。IRS-1/IRS-2 与 Grb2 和 She 相互作用后，Ras 被激活，导致 Raf、丝裂原活化蛋白激酶（MEK）和细胞外信号调节激酶逐步激活。活化的细胞外信号调节激酶随后转移到细胞核，在核内它催化转录因子磷酸化，促进细胞生长、增殖和分化[65, 66, 69, 72, 73]。阻断 MEK 途径可防止胰岛素刺激细胞生长，但对激素的代谢作用无影响。

在合成代谢条件下，胰岛素通过同时激活糖原合酶和抑制糖原磷酸化酶来刺激糖原合成[74-76]（图 35-25）。胰岛素的作用是通过 PI-3- 激酶途径介导的，该途径使糖原合成酶激酶 -3 等激酶失活，并激活磷酸酶，特别是 PP-1。PP-1 是糖原代谢的主要调节因子[74-76]。在骨骼肌中，PP-1 与特定的糖原结合调节亚单位结合，导致糖原合成酶的去磷酸化（激活），并且 PP-1 磷酸化（失活）糖原磷酸化酶。胰岛素受体酪氨酸激酶 /PI-3 激酶激活与 PP-1 刺激之间的确切联系尚无定论。有证据表明 p90 核糖体 S6 激酶可能参与了糖原合成酶的激活[65]。Akt 也被证明磷酸化，从而使 GSK-3 失活。糖原合成酶磷酸化的降低导致酶的活化。许多研究业已证实，PI-3 激酶抑制剂可以抑制糖原合成酶并取缔糖原合成[65, 66]。从生理学的角度来看，应该将葡萄糖转运和糖原合成酶的激活与相同的信号传导机制联系起来，以提供对细胞内葡萄糖代谢的协调和有效刺激。

4. **葡萄糖转运**　胰岛素靶组织中胰岛素信号转导系统的激活刺激了葡萄糖转运。胰岛素的作用是由细胞内大量的 GLUT（与低密度微粒体相关）转移到质膜上引发的[2, 6, 28, 68]。有 5 种主要的不同功能的 GLUT 分布在各个组织[6, 68, 77, 78]（表 35-3）。GLUT-4 作为胰岛素调节转运体，存在于胰岛素敏感组织（肌肉和脂肪细胞）中，其 K_m 约为 5mmol/L，接近血糖浓度，与 HKII 相关[79-81]。在脂肪细胞和肌肉中，暴露于胰岛素后其在质膜中的浓度显著增加，这种增加与细胞内 GLUT-4 池的减少相关。急性生理性高胰岛素血症不会增加肌肉中 GLUT-4 转运体的总数，尽管一些研究表明肌肉 GLUT-

4mRNA 表达增加。运用新型同位素稀释技术，描绘了胰岛素对人前臂骨骼肌葡萄糖转运作用的体内剂量 – 反应曲线（图 35–26）。GLUT–1 是非胰岛素依赖性组织（脑和红细胞）中主要的 GLUT，但也存在于肌肉和脂肪细胞中。它主要位于质膜内，加入胰岛素后质膜内的浓度变化不大。GLUT–1 K_m 值低（约为 1mmol/L），适合介导基础葡萄糖摄取，并且与 HK–I 相关[79–81]。GLUT–2 主要存在于肝脏和胰腺 B 细胞中，与特异的 HK 即 HK–IV 相关[79–82]。在 B 细胞中 HK–IV 被称为葡萄糖激酶[82]。GLUT–2 具有很高的 K_m 值（15～20mmol/L），因此，表达这种转运体的细胞中的葡萄糖浓度与血糖浓度的增加成正比。这种特性使这些细胞能够作为葡萄糖传感器做出反应。综上所述，每个组织都有一个特定的 GLUT 和相关的 HK，使其能够执行特定的功能以保持全身葡萄糖的合理利用。

5. 葡萄糖磷酸化　葡萄糖磷酸化和葡萄糖转运紧密相连。HK 同工酶（HKI–HKIV）催化细胞内葡萄糖代谢的第一步，即将葡萄糖转化为 G6P[79–82]（表 35–3）。HKⅠ、HKⅡ和 HKⅢ都是单链肽，具有许多共同特性包括对葡萄糖的高度亲和力和受 G6P 的抑制。HKIV 又称葡萄糖激酶，对葡萄糖的亲和力较低，不受 G6P 的抑制。葡萄糖激酶（HKIVB）是 B 细胞内的葡萄糖传感器，而 HKIVL 在调节肝脏葡萄糖代谢中起着重要作用。在大鼠和人中[80, 83]，骨骼肌 HK Ⅱ的转录受胰岛素调节。HKⅠ也存在于人体骨骼肌中，但不受胰岛素调节。在对生理性正糖高胰岛素血症的反应中，健康受试者的 HK Ⅱ胞质活性、蛋白质含量和 mRNA 水平增加了 50%～200%[83]，这与 HK Ⅱ从胞质向线粒体的转移有关[84]。相反，胰岛素对 HK Ⅰ活性、蛋白质含量或 mRNA 水平没有影响。

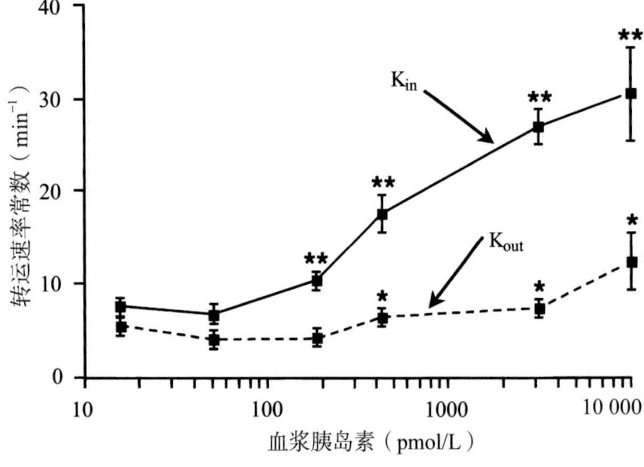

▲ 图 35–26　胰岛素对葡萄糖转运的作用

不同血浆胰岛素浓度下前臂骨骼肌中 3–O– 甲基葡萄糖跨膜转运的向内（K_{in}）和向外（K_{out}）速率常数的胰岛素剂量反应曲线。* $P < 0.05$ vs. 基础值；** $P < 0.01$ vs. 基础值（引自 Bonadonna RC，Cobelli C，Saccomani MP et al. Glucose transport in human skeletal muscle：the in vivo response to insulin. Diabetes. 1993；42：191–198，1993.）

6. 糖原合成　葡萄糖进入细胞并磷酸化后，可以转化为糖原或进入糖酵解途径。在进入糖酵解途径的葡萄糖中有大约 90% 被氧化。在血浆胰岛素浓度处于较低的生理范围时，糖原合成和葡萄糖氧化在数量上几乎相同。随着血浆胰岛素浓度的增加，糖原合成成为主导[56, 62]。如果从全身胰岛素介导的葡萄糖代谢速率（由胰岛素钳夹测定）中减去葡萄糖氧化速率，则差异代表非氧化性葡萄糖代谢（或葡萄糖储存），这主要反映糖原合成[1, 2, 63]。葡萄糖转化为脂肪的比例不到总葡萄糖代谢量的 5%[85]，肌肉吸收的 5%～10% 的葡萄糖以乳酸的形式释放。利用磁共振成像光谱学测量胰岛素刺激的[^1H，^{13}C]–葡萄糖并入肌糖原[63]，非氧化性葡萄糖代谢（葡萄糖储存）的速率已被证明与糖原合成速率密切相关（图 35–22）。

糖原合成酶是控制肌糖原形成速率的关键胰岛素调节酶[74–76, 86–88]。胰岛素通过刺激一系列的磷酸化 – 去磷酸化反应来增强糖原合成酶活性[74, 75, 88]（参见“胰岛素受体信号转导”部分），最终导致 PP–1 的激活（也称为糖原合酶磷酸化酶）[87, 88]。PP–1 的调节亚单位（G）有两个丝氨酸磷酸化位点，称为位点 1 和位点 2。环磷酸腺苷依赖蛋白激酶（PKA）对位点 2 的磷酸化使 PP–1 失活，而胰岛素对位点 1 的磷酸化则激活 PP–1，从而刺激糖原合成酶[88, 89]。肌肉中胰岛素对 PP–1 位点 1 的磷酸化是由胰岛素刺激蛋白激酶 –1 催化的，该蛋白激酶是丝氨酸 / 苏氨酸蛋白激酶家族的一部分，称为核糖体 S6 激酶。由于其在肌糖原形成中的中心作用，以及胰岛素刺激的糖原合成受损是 2 型糖尿病患者的一个特征性缺陷，糖原合成酶、PP–1 和胰岛素刺激蛋白激酶 –1 三种酶在 2 型糖尿病发病机制中对胰岛素抵抗的作用需要更多的关注。采用正糖胰岛素钳夹技术结合肌肉活检已研究了胰岛素对体内糖原合成酶基因转录和翻译的影响。大多数研究[83]表明胰岛素不会增加人体肌肉中糖原合酶mRNA或蛋白质的表达，相反，胰岛素将糖原合酶的非活性（磷酸化）形式转化为酶的活性（去磷酸化）形式[74–76, 86]。

7. 糖酵解 / 葡萄糖氧化　葡萄糖氧化约占总糖酵解量的90%，无氧糖酵解约占10%[64]。PFK和PDH两种酶分别在糖酵解和葡萄糖氧化的调节中起核心作用。PFK是控制糖酵解的关键功能步骤[90]。胰岛素对这种酶没有任何直接影响，它主要由细胞的能量（ATP）和燃料（柠檬酸盐、乙酰辅酶A）状态调节。然而，胰岛素通过增加果糖-2,6-二磷酸（一种有效的PFK激活剂）间接刺激PFK。胰岛素对非糖尿病个体的肌肉PFK活性、mRNA水平或蛋白质含量没有影响[91]。胰岛素还通过增加多酶复合物PDH的活性来调节糖酵解的通量[34, 90]。这种酶被胰岛素激活，胰岛素刺激PDH磷酸酶，从而将酶从非活性磷酸化形式转换为活性去磷酸化形式（图35–27）。PDH复合酶也被其产物乙酰辅酶A和还原烟酰胺腺嘌呤二核苷酸（NADH）所抑制。

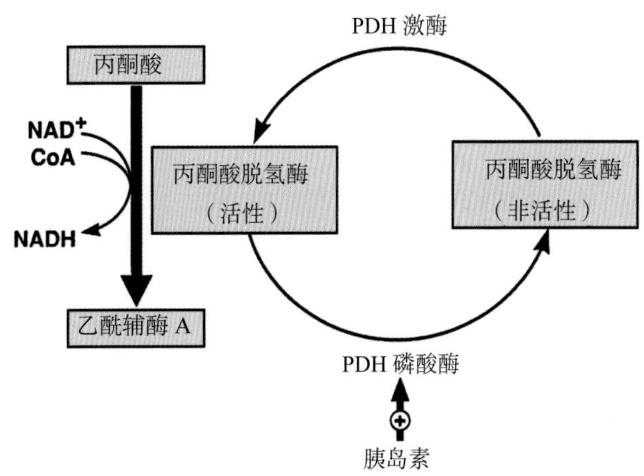

▲ 图35–27　丙酮酸脱氢酶调控示意图。指出了胰岛素调节的部位。详细讨论见正文

NAD^+. 氧化的烟酰胺腺嘌呤二核苷酸；NADH. 还原的烟酰胺腺嘌呤二核苷酸；PDH. 丙酮酸脱氢酶

（五）游离脂肪酸 - 氨基酸 - 葡萄糖相互作用

胰岛素对葡萄糖代谢的刺激作用主要是间接的，并通过底物代谢的变化来介导。与激素对葡萄糖利用的促进作用不同，胰岛素是一种强有力的脂质分解和脂质氧化抑制剂[56]。如图35–28所示，在正常血糖状态下，血浆游离脂肪酸浓度随着循环胰岛素水平的小幅度增加而急剧下降。这种下降是游离脂肪酸进入血液循环的速率急剧下降的结果。血浆甘油浓度的同时下降与体外研究一致，表明脂解受到抑制。FFA可用性降低的结果是，FFA氧化和非氧化FFA处理（即再酯化）同时减少（图35–29）。葡萄糖处置和氧化以及脂质利用变化的互逆模式，引入了底物竞争的重要概念。葡萄糖和长链游离脂肪酸是胰岛素依赖性组织中底物竞争的第一个也是最著名的例子[92]。从生理上讲，血糖（通过质量作用）和胰岛素（刺激葡萄糖转运）浓度的增加会增加脂肪细胞摄取葡萄糖的速率。在糖酵解刺激过程中产生的细胞内α-甘油磷酸酯水平的增加为组织FFA的再酯化提供了底物，而胰岛素同时刺激了三酰甘油合成的限速酶α-甘油磷酸酯酰基转移酶，这些综合作用限制了FFA向血液中的释放。另外，葡萄糖引起的血浆胰岛素浓度的增加通过刺激脂肪细胞中的激素敏感性脂肪酶而迅速抑制脂质分解，并且这进一步减少了向肌肉和肝脏氧化发生器供给脂质底物。这些组织FFA氧化降低会通过逆转肌肉的Randle循环（见下文）和抑制肝脏的糖异生而相应地刺激葡萄糖氧化和糖原合成。

葡萄糖介导的FFA代谢抑制可通过FFA介导的葡萄糖代谢抑制来抵消，形成FFA-葡萄糖底物相互作用，称为Randle循环[92]。当它们血浆浓度升高时，通过质量作用，FFA以简单的跨膜扩散方式进入肌肉和肝细胞。细胞内游离FFA的浓度被一种特异的FFA结合蛋白维持在较低的水平，这保证了良好的转运梯度。一旦进入细胞内，游离脂肪酸就被输送到线粒体中进行β氧化（图35–30）[93]。在进入线粒体之前，长链脂肪酸（油酸、棕榈酸、硬脂酸、亚油酸和棕榈油酸）首先被适当的酰基辅酶A合成酶活化成为其酰基辅酶A衍生物。由于线粒体内膜不能透过脂肪酰辅酶A，因此需要特殊的转运系统才能将脂肪酰衍生物转运到线粒体中（图35–30）。外膜中的肉毒碱酰基转移酶-1将胞质脂肪酰辅酶A转移到肉毒碱，由此产生的脂肪酰肉毒碱衍生物通过线粒体膜运输。在线粒体内膜，β氧

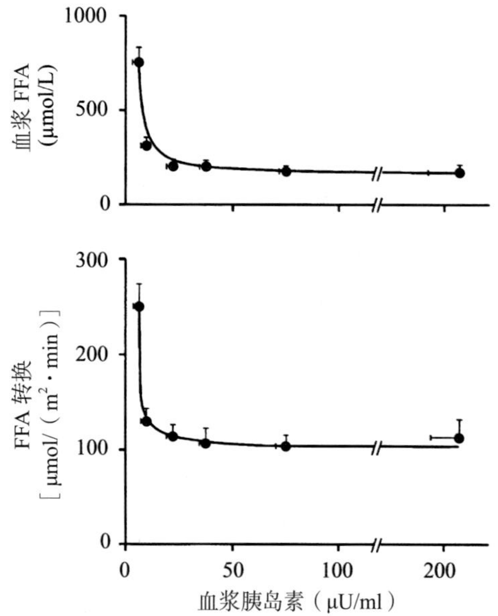

▲ **图 35-28　健康受试者正糖胰岛素钳夹研究中血浆胰岛素浓度与血浆游离脂肪酸（FFA）浓度（上图）和血浆 FFA 转换率（下图）的剂量 - 反应关系**

引自 Groop LC, Bonadonna RC, Del Prato S, et al. Glucose and free fatty acid metabolism in non-insulin- dependent diabetes mellitus: evidence for multiple sites of insulin resistance. J Clin Invest/1989; 84: 205-213.

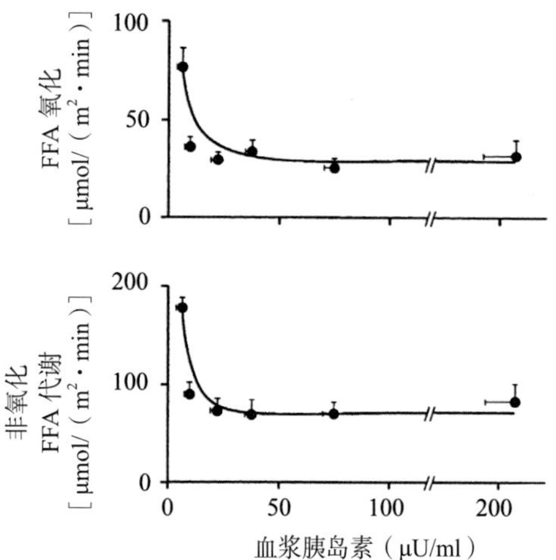

▲ **图 35-29　健康受试者正糖胰岛素钳制研究期间，血浆胰岛素浓度与全身游离脂肪酸（FFA）氧化速率（上图）和非氧化利用速率［即再酯化（下图）］之间的剂量反应关系**

引自 Groop LC, Bonadonna RC, Del Prato S et al. Glucose and free fatty acid metabolism in non-insulin-dependent diabetes mellitus: evidence for multiple sites of insulin resistance. J Clin Invest. 1989; 84: 205-213.

化的限速酶肉毒碱酰基转移酶 2 催化脂肪酰基从脂肪酰肉毒碱转移到辅酶 A，然后脂肪酰辅酶 A 经历 β 氧化并生成乙酰辅酶 A。

随着 β 氧化的进行，乙酰辅酶 A 在细胞内积聚，成为 PDH 酶复合物的强有力抑制剂（图 35-31）[92, 93]。此外，FFA 氧化的加速速率消耗烟碱腺嘌呤二核苷酸（NAD）并产生 NADH。氧化还原电位的这种变化进一步抑制 PDH 并损害三羧酸循环。脂肪酰辅酶 A 衍生物也被证明能抑制肌肉和肝脏中的糖原合酶 [94, 95]（图 35-31）。在健康人中，生理性血浆 FFA 浓度的升高（由脂肪乳剂 / 肝素输注产生）刺激 FFA 氧化并抑制葡萄糖氧化和葡萄糖储存（糖原合成）[23, 96]，从而为 Randle 循环提供实验验证。在非糖尿病受试者中，生理性血浆胰岛素水平的升高（+100μU/ml）导致血浆游离脂肪酸浓度下降 50%～60%，脂质氧化水平平行下降（图 35-32）。在胰岛素钳夹期间输注脂肪乳剂以维持或增加血浆游离脂肪酸水平（图 35-32），可抑制胰岛素介导的葡萄糖氧化和葡萄糖储存（糖原合成）（图 35-33）。这些数据表明，Randle 循环在人体内对血浆 FFA 浓度的生理变化做出反应。在所有血浆胰岛素浓度（生理和药理学范围）下均可以观察到血浆 FFA 水平升高的抑制作用 [96]。血浆 FFA 浓度急性升高对肌肉葡萄糖代谢的抑制作用具有时间依赖性。因此，最早（2h 内）观察到的异常是葡萄糖氧化缺陷，正如 Randle 循环的操作所预测的那样 [92]。随后（2～3h）葡萄糖转运和磷酸化缺陷，最后（3～4h 后）糖原合成受损 [3, 97]。

根据 Randle 及其同事 50 年前提出的 FFA- 葡萄糖循环 [92]，FFA 氧化的增加通过改变细胞的氧化还原电位和抑制关键的糖酵解酶来抑制肌肉中的葡萄糖氧化。过量的 FFA 氧化，除了引起细胞内乙酰辅酶 A（PDH 的有效抑制剂）的积累和 NADH/NAD 比值的增加（导致三羧酸循环的减慢）之外，还导致了柠檬酸盐的积累，柠檬酸盐是 PFK 的有效抑制剂。Randle 及其同事提出，抑制 PFK 会导致产物抑制葡萄糖代谢的早期步骤，从而导致 G6P 的积累，进而抑制 HKII。阻碍葡萄糖磷酸化导致细胞内游离葡萄糖的积累，从而抑制葡萄糖通过 GLUT-4 转运到细胞内，由此导致葡萄糖转运减少，反过来

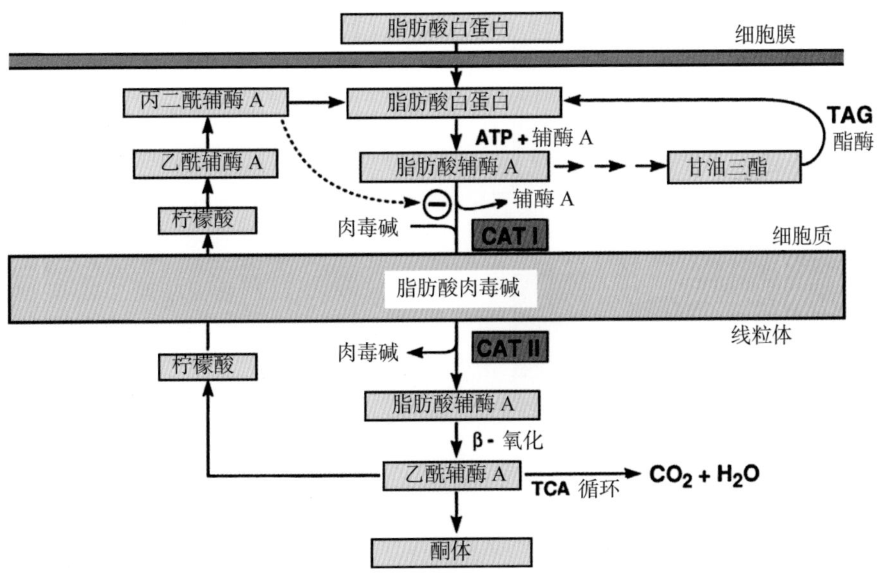

▲ 图 35-30　肝脏中的游离脂肪酸（FFA）和酮体代谢

在进入肝细胞后，FFA 被激活为其酰辅酶 A 衍生物。根据细胞的激素、代谢和能量状态，脂肪酰辅酶 A 部分被运输到线粒体并被氧化，或被合成三酰甘油。丙二酰辅酶 A 是肉碱棕榈酰转移酶 1 的有效抑制剂，在游离脂肪酸氧化转化为脂质合成过程中起着关键作用。胰岛素通过刺激乙酰辅酶 A 羧化酶促进丙二酰辅酶 A 的形成。胰岛素通过抑制脂肪分解的限速步骤三酰甘油脂肪酶来促进三酰甘油的合成。ATP. 三磷酸腺苷；CAT. 肉碱酰基转移酶；TAG. 三酰甘油

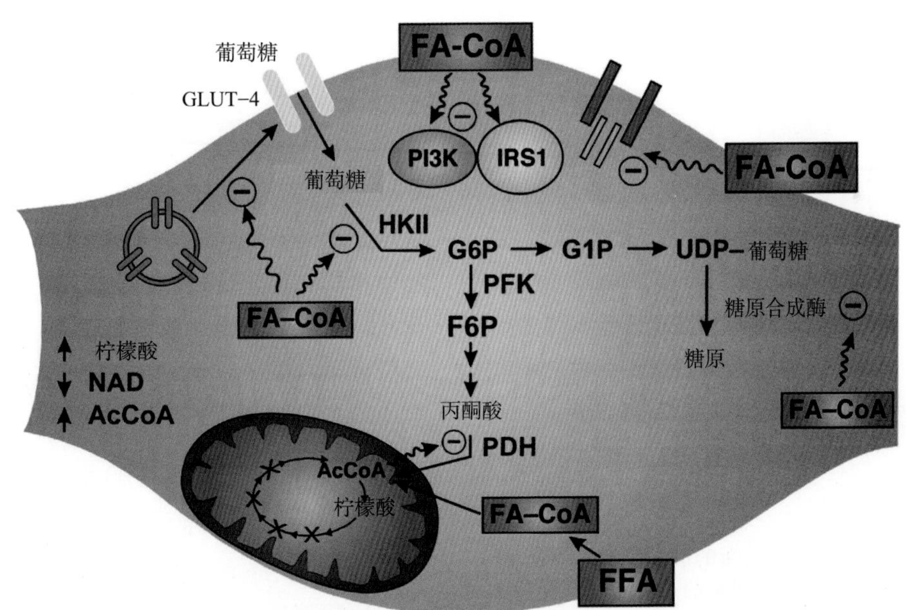

▲ 图 35-31　脂肪酰辅酶 A 及其代谢物抑制的细胞内生化和分子事件示意图

AcCoA. 酰基辅酶 A；F6P. 果糖 -6 磷酸酯；FA-CoA. 脂肪酰辅酶 A；FFA. 游离脂肪酸；G1P. 葡萄糖 1 磷酸；G6P. 葡萄糖 6 磷酸；GLUT. 葡萄糖转运蛋白；HK. 己糖激酶；NAD. 烟酰胺腺嘌呤二核苷酸；PDH，丙酮酸脱氢酶；PFK. 磷酸果糖激酶；PI3K. 磷脂酰肌醇激酶；UDP. 尿苷二磷酸

又致使糖原合成受损。加速血浆 FFA 氧化抑制肌肉葡萄糖转运、葡萄糖氧化和糖原合成的这一系列事件现在被称为 Randle 循环[92]。需要注意的是，如果 FFA 来自储存在肌肉或血浆中的三酰甘油，同样的情况也会发生[96]。

Randle 循环的原始描述是基于大鼠膈肌和心肌的实验结果[92]。除了 Randle 和同事最初提出的机制外，最近在人类骨骼肌中进行的研究还涉及 FFA

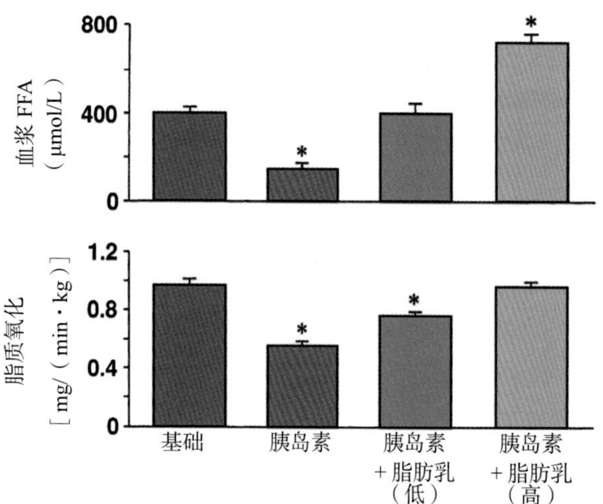

▲ 图 35-32　基础状态和 100μU/ml 正糖胰岛素钳夹期间合并和不合并脂肪乳（IL）输注时的血浆游离脂肪酸（FFA）浓度和全身脂质氧化（通过间接量热法测量）

以两种速率注入脂肪乳以维持（低 IL 输注）或增加（高 IL 输注）基础血浆 FFA 浓度。大剂量脂肪乳输注率使全身脂质氧化速率保持在基础值（引自 Thiebaud D, DeFronzo RA, Jacot E, et al. Effect of long-chain triglyceride infusion on glucose metabolism in man. Metabolism, 1982; 21: 1128-1136.）

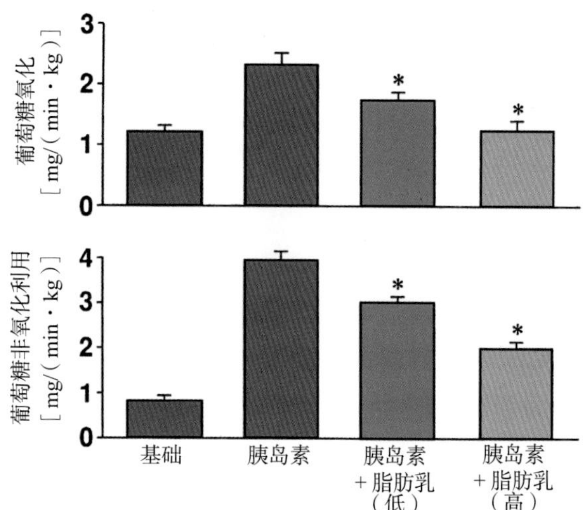

▲ 图 35-33　脂肪乳输注和增强的脂质氧化对胰岛素介导的葡萄糖氧化和非氧化利用率的抑制作用（参见图 35-31 图例对实验方案的说明）

引自 Thiebaud D, DeFronzo RA, Jacot E, et al. Effect of long-chain triglyceride infusion on glucose metabolism in man. Metabolism. 1982; 21: 1128-1136.

诱导的胰岛素抵抗的机制。当通过脂质输注抑制胰岛素刺激的葡萄糖代谢以增加血浆 FFA 浓度时，有几个研究组[98]未能观察到 G6P 的增加或肌肉柠檬酸水平的增加或 PFK 的抑制。因此，正如 Randle 及其同事最初所证明的那样，尽管 FFA/ 脂质的增加和葡萄糖氧化的减少是紧密耦合的，但除了葡萄糖代谢早期步骤的产物（细胞内升高的 G6P 和游离葡萄糖浓度）抑制之外，还必须调用其他机制来解释葡萄糖转运、葡萄糖磷酸化和糖原合成方面的缺陷（图 35-31）。

人类和动物实验均表明，胰岛素刺激的葡萄糖代谢与肌内脂肪池增加（包括三酰甘油、二酰甘油、神经酰胺和长链脂肪酰辅酶 A）之间呈强负相关[3, 99-101]。血浆游离脂肪酸浓度的急性增加导致肌肉脂肪酰辅酶 A 和二酰甘油浓度的增加。

长链脂肪酰基辅酶 A 和二酰甘油均激活蛋白激酶 C-θ，从而增加丝氨酸磷酸化，随后抑制 IRS-1 酪氨酸磷酸化。在人体肌肉中，血浆 FFA 水平升高抑制胰岛素刺激的 IRS-1 酪氨酸磷酸化，抑制 PI 3- 激酶 p85 亚单位与 IRS-1 的结合，抑制 PI3- 激酶的激活[98, 102]（图 35-31）。长链脂肪酰基辅酶 A 对葡萄糖转运、葡萄糖磷酸化和糖原合酶的直接抑制作用也在肌肉中得到证实（图 35-32）。最后，增加的肌肉神经酰胺水平（继发于增加的长链脂肪酰基辅酶 A）通过多种机制干扰葡萄糖转运并抑制肌肉中的糖原合成酶，这些机制涉及多种细胞内脂质信号分子的改变，这些分子对葡萄糖代谢的多个步骤（胰岛素信号转导系统，葡萄糖转运，葡萄糖磷酸化，糖原合成酶，PDH，三羧酸循环）产生抑制作用。

通过比较全身性和局部性胰岛素给药，可以了解靶组织中胰岛素作用的程度是直接的，而不是通过底物供应的变化来介导的。当胰岛素经动脉注入人前臂时，不会改变循环基质的供应，因为循环到前臂组织的动脉血中的 FFA 和葡萄糖浓度都没有变化。在这些条件下，胰岛素以时间依赖的方式刺激前臂葡萄糖摄取和乳酸释放（图 35-34），但不会引起前臂组织血流中局部呼吸商（0.76）的任何可检测的变化[103]。这一结果表明，前臂组织特别是肌肉，仍然主要依靠脂质氧化来产生能量，并且绝大多数胰岛素刺激的葡萄糖摄取用于形成糖原。相反，当维持血糖正常而全身性输注胰岛素产生高胰岛素血症时，腿部呼吸商从 0.74 增加到几乎 1.00，即葡萄糖氧化增加，而脂质氧化明显减少。总之，胰岛素的直接作用是促进葡萄糖转运和磷酸化、糖酵解和糖原合成。激素对葡萄糖氧化的刺激作用包括直接的和间接的，后者是通过脂质利用率的下降来介导。

肝脏在葡萄糖代谢调节中起重要作用[1, 2, 9, 10, 104]。在摄入碳水化合物餐后，肝脏必然会抑制其基础葡萄糖生成率。此外，肝脏最终吸收了碳水化合物餐中近 1/3 的葡萄糖。总的来说，抑制肝葡萄糖生成和增加肝葡萄糖摄取大约占摄入碳水化合物餐后维持血糖稳态的一半。肝葡萄糖生成的调节受许多因素的控制（图 35–3），其中最重要的是胰岛素（抑制肝葡萄糖生成）和胰高血糖素和游离脂肪酸（刺激肝葡萄糖生成）。体外研究表明，血浆游离脂肪酸（FFA）是肝葡萄糖生成的有效刺激物，通过增加丙酮酸羧化酶和磷酸烯醇丙酮酸羧激酶（葡萄糖异生的限速酶）的活性来促进肝葡萄糖生成[105]。FFA 还能增强控制肝脏葡萄糖释放的 G6Pase 的活性[106]（图 35–35）。

在正常受试者中，血浆游离脂肪酸浓度的急性升高刺激糖异生，而血浆游离脂肪酸浓度的降低则减少糖异生[107]。胰岛素对肝葡萄糖产生的抑制作用中有相当一部分（高达 25%）是通过抑制脂肪分解和降低循环血浆 FFA 浓度来介导的[10, 24]。血浆游离脂肪酸浓度升高、游离脂肪酸氧化和肝葡萄糖生成之间的关系如下：①通过质量作用提高血浆游离脂肪酸水平，增加肝细胞对游离脂肪酸的摄取，导致脂质氧化加速和乙酰辅酶 A 的积累。乙酰辅酶 A 浓度的增加刺激丙酮酸羧化酶（糖异生过程中的限速酶）和 G6Pase（葡萄糖从肝细胞释放的速率控制酶）（图 35–35）。② FFA 氧化速率的增加提供了持续的能量来源（以 ATP 的形式）和减少的核苷酸（NADH）来驱动糖异生。最终结果是增加了三碳前体从丙酮酸到草酰乙酸的通量，从而进入了糖异生途径。最后，值得注意的是，即使糖异生作用增强，血浆游离脂肪酸浓度的增加也不一定与肝葡萄糖生成的增加有关。在非糖尿病受试者中尤其如此，除非在特定的实验条件下，否则血浆 FFA 水平的升高很少会导致肝葡萄糖输出速率的加快，因为 FFA 对肝糖异生的刺激作用刚好被糖原分解的抑制作用所抵消，从而不会产生肝葡萄糖生成的净变化。这种肝脏对 FFA 输注的自动调节与糖异生前体输注过程中观察到的结果相似[108]。因此，在狗和非糖尿病患者中，静脉输注丙氨酸、乳酸盐和甘油可增加糖异生作用，但由于糖原分解的相应下降而不能增加总肝葡萄糖的产生。在肥胖和糖尿病等胰岛素抵抗状态下的情况似乎有所不同。在此，FFA 输注会削弱胰岛素对肝葡萄糖生成的抑制作用，在某些情况下，实际上可能会提高肝葡萄糖生成的基础速率[109, 110]。

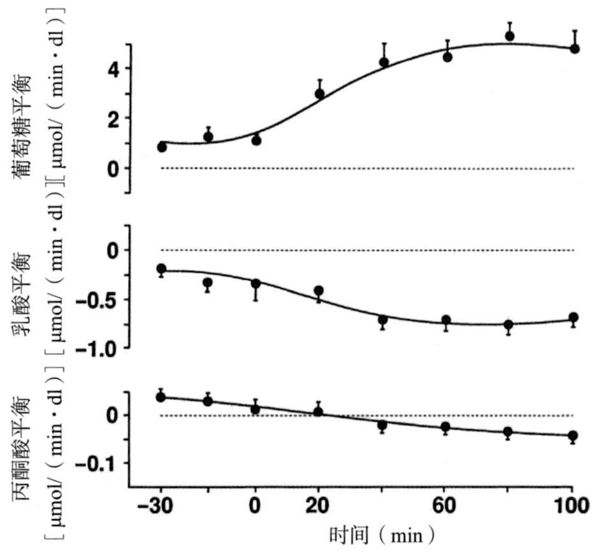

▲ 图 35–34 在空腹状态（0～30min）和 100min 动脉内胰岛素输注使局部胰岛素浓度增加约 120μU/ ml 过程中，健康受试者前臂中的净葡萄糖，乳酸和丙酮酸的平衡

引自 Natali A，Buzzigoli G，Taddei S et al. Effects of insulin on hemodynamics and metabolism in human forearm. Diabetes. 1990；39：490–500.

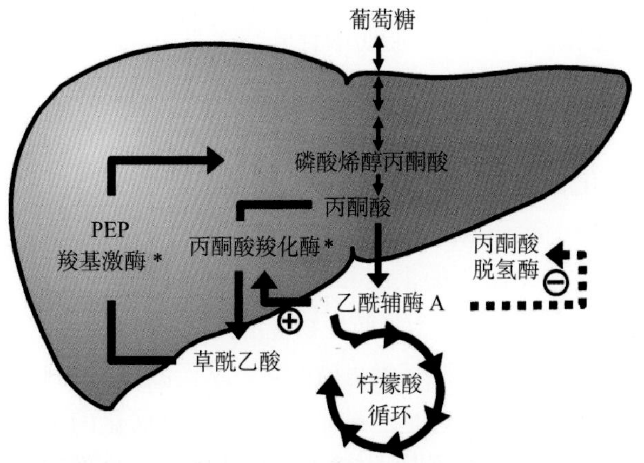

▲ 图 35–35 肝葡萄糖生成和肝糖异生调节的示意图

星号表示游离脂肪酸刺激的部位。PEP. 磷酸烯醇丙酮酸氨基酸也可以与葡萄糖进入底物竞争循环，尽管它比游离脂肪酸的作用要弱一些[111]。在胰岛素缺乏或抵抗的情况下，增加氨基酸供应可促进葡萄糖的产生，并限制胰岛素状态下葡萄糖的利用。此外，血浆游离脂肪酸浓度的增加会使人体产生低氨基酸血症[112]。总之，3 种主要底物（即葡萄糖、游离脂肪酸、氨基酸）中的每一种如果过量（无论是通过内源性产生，还是外源性给药），都可以通过刺激胰岛素释放来降低另外两种底物的水平。在这种情况下，葡萄糖代谢显然更优先，因为它比脂肪或氨基酸更有效地促胰岛素分泌。另外，多种底物作用（不是由胰岛素介导的）参与底物本身的调节：高 FFA 和氨基酸浓度增加葡萄糖，而高 FFA 浓度降低氨基酸水平。最终结果是创建了葡萄糖 -FFA- 氨基酸循环，其中三联体的每个成员都通过刺激胰岛素分泌直接或间接地影响其同伴（图 35-36）。

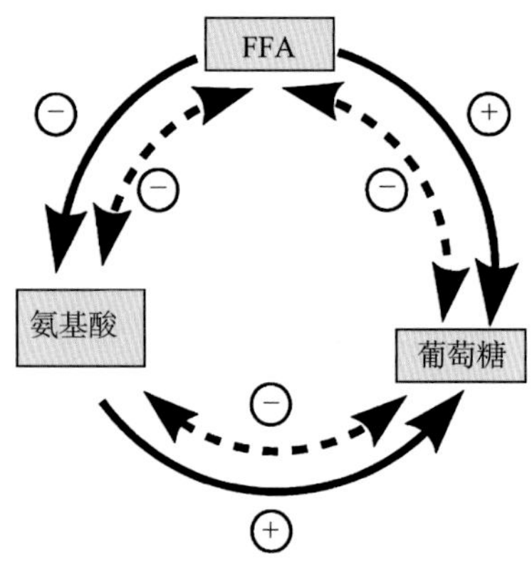

▲ 图 35-36　葡萄糖 - 游离脂肪酸 - 氨基酸循环

由于葡萄糖、游离脂肪酸（FFA）和氨基酸都是胰岛素促分泌剂，它们各自的单独增加会通过高胰岛素血症（内环）降低另外两种的循环水平。通过底物竞争（外环），增加游离脂肪酸或氨基酸的供应将使葡萄糖减少。此外，游离脂肪酸本身也有降低氨基酸血症的作用（引自 Ferrannini E，DeFronzo RA. Insulin actions in vivo：glucose metabolism. In DeFronzo RA，Ferrannini E，Keen H，Zimmet P，eds. International textbook of diabetes mellitus. Chichester，UK：John Wiley & Sons；2004：277–318.）

（六）脂质合成

除了有效地抑制脂肪分解和 FFA 氧化外，在进食状态下血浆胰岛素浓度的增加还刺激脂肪酸的合成和储存，并以三酰甘油形式储存在人体脂肪库中。如前所述，这些脂肪储存在禁食期间被动员起来，并作为骨骼肌、心脏、肾脏、肝脏和其他器官的重要代谢燃料。除了在脂质合成中的重要作用外，胰岛素还增强胆固醇的形成和胆固醇酯的储存，并促进磷脂代谢。

在人类中，脂肪组织和肝脏是脂肪酸合成的主要部位。胰岛素主要通过激活乙酰辅酶 A 羧化酶来增强这些组织中的脂肪酸合成[33]（见第 43 章）。此酶将胞质中的乙酰辅酶 A 转化为丙二酰辅酶 A（图 35-30）。胰岛素通过增加乙酰辅酶 A 羧化酶的磷酸化状态和增加其合成来直接激活乙酰辅酶 A 羧化酶。胰岛素还通过增加柠檬酸盐（激活乙酰辅酶 A 羧化酶）的供应和刺激磷酸戊糖循环间接作用于此酶，从而为脂肪生物合成提供必要的还原当量（NADH）。胰岛素也磷酸化，从而激活 ATP- 柠檬酸裂解酶，这是乙酰辅酶 A 羧化酶催化的前一步（图 35-30）[33]。胞质丙二酰辅酶 A 浓度的增加同时激活脂肪酸合成酶，并与肉毒碱棕榈酰转移酶 -1 结合，使酶失活并抑制脂肪酸氧化[93]。最终结果是，脂肪酰基辅酶 A 用于三酰甘油合成的有效性增加。胰岛素似乎对与三酰甘油合成有关的任何酶影响都很小。这与胰岛素对脂酰分解调节中的限速酶三酰基甘油脂酶的强大抑制作用形成鲜明对比[93]。除了胰岛素对三酰甘油合成的刺激作用外，该激素还似乎还通过对羟甲基戊二酰辅酶 A 还原酶的作用促进胆固醇的形成。

（七）酮体代谢

脂肪酸在肝脏氧化生成酮体，其合成受到循环中胰岛素、胰高血糖素和丙二酰辅酶 A 水平的严格调控。餐后状态下，胰岛素水平升高，脂质分解被抑制，细胞内丙二酰辅酶 A 水平升高[93]（见第 46 章），后者作为关键中间体抑制肉毒碱酰基转移酶 -1，从而有利于三酰甘油的合成，阻碍脂肪酸氧化和酮体型成。相反，在饥饿或糖尿病状态下，血浆胰岛素水平下降而胰高血糖素上升，胰岛素与胰高血糖素比值的降低与丙二酰辅酶 A 浓度降低有关，此有利于脂肪酸氧化和酮体生成（图 35-31）。除了肝脏，大多数组织都能氧化酮体。包括肌肉在内的外周组织对它们的利用主要受其血浆浓度的调节，一旦循环血浓度增加到 1～3mmol/L，酮体将成为长时间禁食期间肌肉的主要燃料。餐后降低的胰岛素与胰高血糖素比值的逆转会迅速抑制生酮作用，而血浆酮体水平的降低则消除了外周组织对酮体的利用。

（八）口服葡萄糖

在任何给定的时间点，对外源性葡萄糖负荷的血糖反应代表了所有来源的系统循环中葡萄糖呈现比率（即通过胃肠道摄入葡萄糖和内源性葡萄糖生成）和被机体所有组织利用葡萄糖的速率之间的平衡[104, 113]。体循环中口服葡萄糖的呈现取决于 6 个方面：①胃内容物传递到小肠的速率；②肠道葡萄糖吸收率；③肠道葡萄糖利用的程度；④肝葡萄糖的捕获程度；⑤葡萄糖通过肠道、肝脏和肝后循环转移到右心的动力学；⑥全身血糖清除率。内源性葡萄糖产生对进食后血糖反应的贡献取决于肝葡萄糖释放的变化程度和速率。最初，摄取葡萄糖负荷的利用取决于激素刺激模式和底物可用性的变化，因为它代表了一种总和现象，所以对口服葡萄糖的反应是研究整个葡萄糖耐量，而不是各个成分的单独贡献。正如本章前面所讨论的，胃排空的速率是摄入的葡萄糖从胃传输到肝脏的限速步骤，这取决于单独摄入葡萄糖时葡萄糖溶液的体积、温度、渗透压和钠含量。葡萄糖通过肠上皮细胞的吸收速度快，效率高，远远超过了一般的需要。当从血管端提供葡萄糖，即没有口服葡萄糖时，肠组织对葡萄糖的利用是很少的（表 35–2）。胃肠道组织在吸收后状态下使用的主要燃料是游离脂肪酸和谷氨酰胺。在管腔侧有高浓度葡萄糖的情况下，肠内葡萄糖代谢似乎随着吸收能量需求的增加而增加。在人体中，这种刺激肠道葡萄糖利用的定量问题仍未明确。全身性高血糖和（或）高胰岛素血症也可能会阻碍肠道葡萄糖的吸收。

肝脏的葡萄糖摄取受门静脉高血糖刺激（见下文）[9, 10, 114]，这对肝脏葡萄糖释放有重大影响。葡萄糖通过肝间隙的速度相对较快，这不太可能导致口服葡萄糖出现明显的全身延迟。总之，口服葡萄糖呈现的动力学本质上是由胃排空决定的，而肠道转运、穿过胃肠黏膜进入门静脉血和经肝途径带来的时间延迟很小。换言之，如果胃肠道和肝组织均未使用葡萄糖，则在全身循环中口服葡萄糖出现的时间过程将遵循胃排空的时间过程，并有几分钟的时间偏移。因此，胃排空步骤代表了对葡萄糖的血糖反应形状的主要部分。图 35–37 显示了通过双示踪技术重建的健康个体中摄入葡萄糖的呈现模式[104]。葡萄糖在全身循环中的出现在 30～45min 内达到高峰，此后缓慢下降，但在摄入葡萄糖后 180min 仍明显高于零。要完全吸收口服葡萄糖负荷，至少需要 4～5h，而进餐中脂肪和蛋白质的存在会进一步延长这一时间。图 35–37 显示了口服葡萄糖抑制内源性葡萄糖释放的时间过程。在 60～120min 达到持续的最低点，然后缓慢恢复到空腹的速度；然而，葡萄糖负荷后 180min，肝脏葡萄糖产生仍然被显著抑制。在摄入葡萄糖后的 3～4h 内，肝脏葡萄糖生成的总体抑制率平均为 50%。这比基于门静脉高血糖和高胰岛素血症的合并所预期的结果要低得多（图 35–6）。由于胰岛素拮抗激素（除去甲肾上腺素外）的循环水平在口服葡萄糖后没有改变，交感神经系统的激活，特别是那些支配肝脏的神经，很可能使肝脏葡萄糖流出保持开放[19]。口服葡萄糖出现率与血糖曲线的相似性显而易见，尤其是在最初的 60～90min。需要注意的是在摄入后 3～4h 葡萄糖吸收仍然不完全。在大约 30min 的延迟后，在整个观察期间血糖清除率会提高 50%～100%。高血糖症（通过葡萄糖的质量作用效应促进其自身摄取）在前半小时内对全身葡萄糖利用的贡献更大；此后，高胰岛素血症是主要的刺激因素。口服葡萄糖也会引起内脏血管床明显的血管舒张，这种内脏血流的局部增加至少持续 4h。因此，口服葡萄糖引起的代谢和血流动力学改变一直持续到血糖浓度恢复到其进食前水平。图 35–38 描绘了当与标准 OGTT（图 35–37）相同的葡萄糖负荷与蛋白质和脂肪混合时[18]，在非糖尿病个体和 2 型糖尿病患者中观察到的口服和内源性葡萄糖出现的时间过程。口服吸收曲线的形状与单独口服葡萄糖稍慢一些时相似，5h 后仍有大量口服葡萄糖出现在全身循环中。尽管由蛋白质引起的血浆胰高血糖素水平升高，内源性葡萄糖释放的抑制仍然显著且持久（图 35–5）[18]。另一方面，在糖尿病受试者中，口服葡萄糖的出现与对照组相似，但内源性葡萄糖的产生在摄入后 60～160min 显示出明显较低的抑制程度，这与估计的肝前胰岛素 - 胰高血糖素摩尔浓度比的缓慢上升一致（图 35-5）。

葡萄糖吸收的组织靶点一直是研究的热点。尽管通常认为肝脏是最终处理大部分口服葡萄糖负荷的主要器官，但新近研究采用肝静脉导管技术结合放射性同位素方法发现，周围组织对葡萄糖的利用占 2/3，而内脏组织占剩余的 1/3 [115, 116]。然而，终究内脏组织（即肝脏）也通过减少葡萄糖的输出而促进葡萄糖的保存。当给予肝脏吸收的相当量的葡萄糖时，可以观察到内脏（肝脏）和周围组织对维持正常的葡萄糖体内平衡的贡献大致相等。显然，这些近似比例随研究进行的时间以及个体对葡萄糖摄入反应的特性而变化。强有力的胰岛素分泌反应将更多的肝后葡萄糖导向外周组织，而内脏血流的大量增加则将传入的糖输送到肝脏。例如在人类中，将一种葡萄糖饮料在 3.5h 内慢慢啜饮而不是一次吞咽产生相同的总葡萄糖曲线，但内源性胰岛

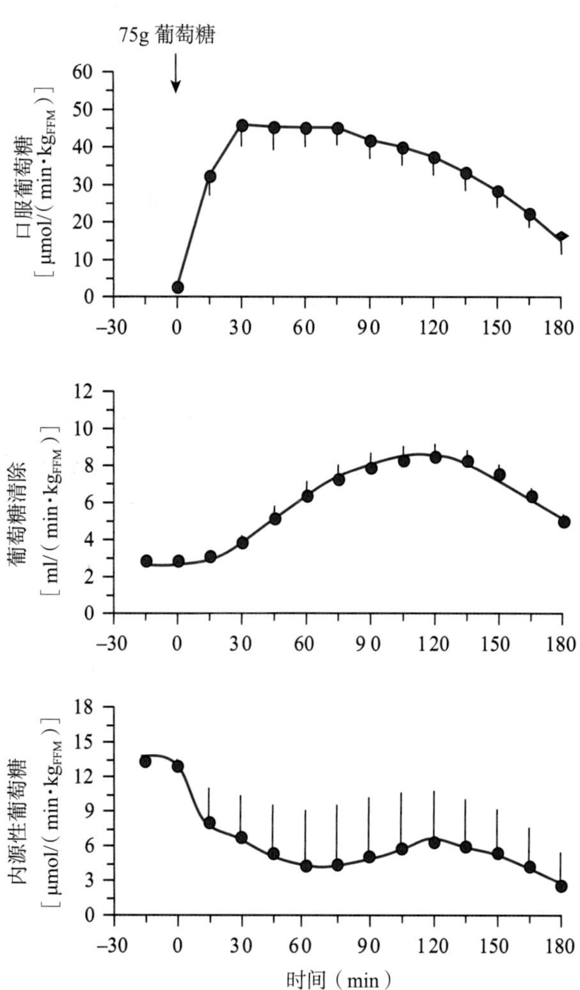

▲ **图 35-37　葡萄糖摄入后的转换。健康成人口服 75g 葡萄糖后，口服葡萄糖负荷出现率（上图）、全身葡萄糖清除率（中图）、内源性（肝）葡萄糖生成率（下图）**

数据表示为平均数 ± 标准误（引自 Bonuccelli S, Muscelli E, Gastaldelli A, et al. Improved glucose tolerance to sequential glucose loading (Staub-Traugott effect): size and mechanisms. Am J Physiol Endocrinol Metab. 2009; 297: E532-E537, 2009.）

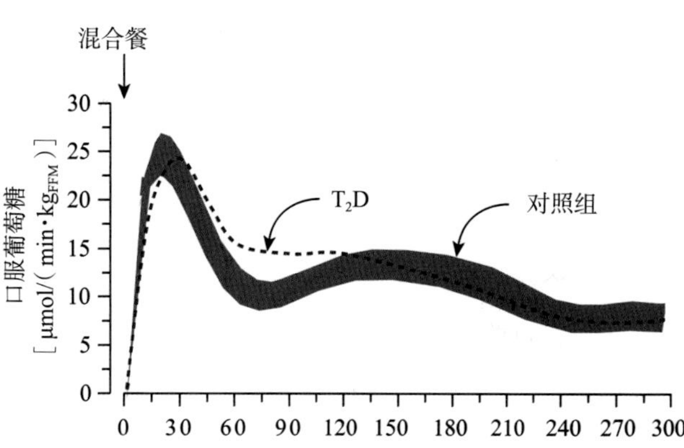

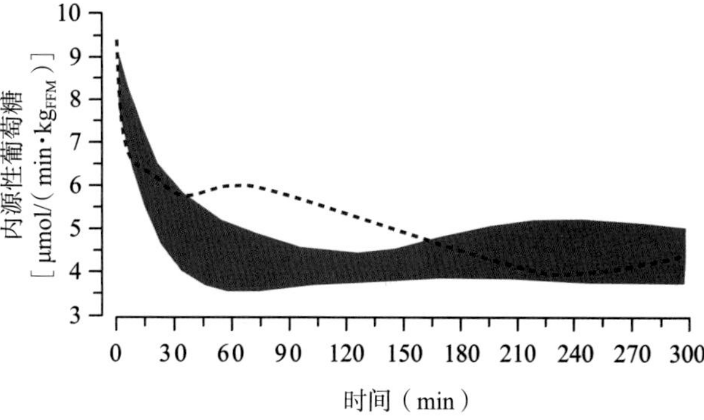

▲ **图 35-38　健康受试者混合膳食中葡萄糖（75g）的出现率（上图）和相应的内源性葡萄糖生成率（下图）**

注意，口服葡萄糖仍然出现在餐后 5h，而内源性葡萄糖生产仍然受到抑制。阴影区域为平均值 ± 标准误。红色虚线是一组患有 2 型糖尿病的肥胖患者的平均值（图 35-5）（引自 Camastra S, Muscelli E, Gastaldelli A, et al. Long-term effects of bariatric surgery on meal disposal and β-cell function in diabetic and nondiabetic patients. Diabetes. 2013; 62: 3709-3717, 2013.）

素反应减少 50%。最后，葡萄糖的给予途径对葡萄糖的代谢命运有重要影响，因为门体循环葡萄糖浓度梯度本身可增加肝葡萄糖的摄取，而与门静脉高血糖和总葡萄糖向肝脏的输送无关 [10]。葡萄糖的口服还可以增加内脏（肝脏）对葡萄糖的吸收 [114, 117]。最近的研究还表明，肝脏吸收葡萄糖的比例与输送的比例成正比 [118]。

葡萄糖摄入后，在吸收期内，大脑中的葡萄糖氧化持续不减退。周围组织（肌肉）摄取的葡萄糖约有 50% 被氧化，剩余的葡萄糖作为肌肉糖原储存或以乳酸保存在乳酸池中。在从胃肠道吸收的过程中，肠组织向门静脉释放的乳酸明显增加。据估计，摄入的葡萄糖负荷的大约 5% 被转化为三碳前体（乳酸、丙酮酸和丙氨酸），这些碳前体通过糖异生的间接途径传递到肝脏并合成为糖原。由于葡萄糖摄入后肝静脉中的乳酸浓度也会增加，因此产生的肝乳酸和肠乳酸之和必然超过肝乳酸的提取。口服葡萄糖吸收过程中肝糖原的形成既直接来自葡萄糖，也通过糖异生间接发生 [118]。由于方法上的困难，直接（来自葡萄糖）途径和间接（来自糖异生前体）途径对人类肝糖原合成的相对贡献仍不确定。然而，目前的数据表明，糖异生在人类肝糖原的补充中所起的作用比在大鼠中要小得多。

（九）拮抗调节激素

对胰岛素拮抗调节激素（胰高血糖素、肾上腺素、皮质醇、生长激素和甲状腺激素）的作用及其在中间代谢中的作用的综述超出了本章的范围，读者可参考第 47 章和参考文献 [16]。拮抗调节激素最重要的作用是预防低血糖。胰高血糖素和肾上腺素通过刺激糖原分解和糖异生在急性低血糖恢复中起重要作用。低血糖症持续时间延长时，皮质醇和生长激素会通过削弱组织对胰岛素的反应能力来促进恢复正常血糖水平。肾上腺素也是有效的外周胰岛素拮抗剂。除了胰高血糖素（其浓度在空腹状态下增加，主要通过增加糖异生来刺激肝脏葡萄糖生成）外，尚不清楚这些胰岛素拮抗激素在从餐后状态过渡到空腹状态期间的葡萄糖调节中起什么作用。这些拮抗调节激素更可能有助于动员竞争性底物（尤其是 FFA）从脂肪库到肝脏和肌肉中，在这里它们是重要的能源。这些拮抗调节激素（胰高血糖素除外）的循环水平在禁食期间不会增加，相反，血浆胰岛素浓度随着血糖的降低而下降，由此产生的低胰岛素血症使得拮抗调节激素的脂解和生酮活性不受影响，从而促进了从葡萄糖代谢到 FFA 代谢的转变。

第 36 章　脂肪细胞在代谢和内分泌功能中的作用

Role of the Adipocyte in Metabolism and Endocrine Function*

Eric Ravussin　Steven R. Smith　著

孙胜男　王颜刚　译

要　点

- 脂肪组织发育和功能障碍在 2 型糖尿病、心血管疾病和新陈代谢等疾病中起着核心作用。
- 脂肪组织曾被认为只是一个被动的脂肪储存器官，它是一个复杂的内分泌器官，在能量平衡和新陈代谢中起着核心作用。
- 当能量输入超过储存能力时，脂肪组织就会功能失调，并使新陈代谢紊乱。
- 脂肪组织功能障碍包括激素分泌、炎症以及脂质和葡萄糖代谢的改变。

从进化的意义上讲，人类在饱餐时脂肪是储存能量最有效的方式，以便在饥荒时期生存。这主要有两个原因。首先，在重量相同的基础上，三酰甘油（通常称为甘油三酯）产生的能量是糖原或蛋白质的两倍以上。第二，三酰甘油在没有结合水的情况下储存，而糖原是亲水性的，它与水结合的重量是其本身重量的 2 倍。同样，蛋白质、细胞的组成部分，均与大量的结合水有关。因此，从三酰甘油储存中按重量单位回收的能量比从糖原和（或）蛋白质储存中回收的能量大 4 倍以上。平均体重 75kg 的男性只能在肝脏和肌肉中储存大约 500g 的碳水化合物，释放出的能量还不够一天的能量储备。相比之下，即使在消瘦个体中，仅脂肪组织中的储备量也能达到约 10kg，这足以使个体在食物剥夺期间维持身体功能达数周。在肥胖个体中，脂肪储备量可以增加 10～20 倍，能在饥饿情况下提供能量达数月。最初定义减重 1 磅所消耗的能量为 3500kcal，但仍要取决于实际的初始体重、性别和身体组成[1]。三酰甘油的能量储存在 250 亿～500 亿个脂肪细胞中，这些大量的脂肪细胞组成了脂肪组织，其主要分布在皮肤 γ（皮下脂肪组织）和腹部。直到 20 年前，脂肪组织起初被认为是一种能量储存库，能在餐间及能量缺乏时期为身体提供能量来源。

随着 1994 年瘦素[2]被发现以及此后许多其他分泌蛋白[3]的发现，脂肪组织现在不仅被视为能量储存库，而且已经成为真正的内分泌器官。在过去的 10 年中，人们致力于更好地了解在整个生命周期中脂肪组织发育和细胞凋亡 / 转变的调控以及其对健康和疾病的后果。在本章中，我们将回顾脂肪的能量储存作用，更重要的是，我们将对脂肪作为精细内分泌器官的知识进行总结，它甚至可以影响代谢综合征的许多方面。我们将首先描述肥胖、炎症、内质网应激和胰岛素抵抗之间的联系，或者提供论点论证为什么脂肪不足与胰岛素抵抗有关，而这与之前的观点有矛盾之处。接下来，我们将回顾肥厚性和增生性肥胖的概念以及脂肪组织发展的关

*. 本章中带有背景色突出显示的部分为儿童内分泌相关内容。

键时期的开创性工作。然后回顾了目前对脂肪形成调控的理解，随后描述了脂肪组织的内分泌和神经信号。我们还将提供有关棕色脂肪组织（brown adipose tissue，BAT）在人体中具有潜在重要性的理论支持，在过去的 20 年中人们认为体内缺乏这种组织，目前此概念已不复存在。在下一节中，我们将讨论恒脂论，该理论使得瘦素和许多其他与健康和疾病有关的激素被发现。除瘦素外，我们还详细提供了脂连蛋白、抵抗素、肿瘤坏死因子 -α、爱帕琳肽和脂肪关联的信息。最后，我们提出将脂肪细胞作为治疗肥胖、血脂异常和 2 型糖尿病的潜在靶点，其重点是诱导棕色脂肪组织。

肥胖、胰岛素抵抗、炎症、内质网应激和 2 型糖尿病

（一）肥胖与胰岛素抵抗之间的联系

大量的横截面研究表明，肥胖与 2 型糖尿病之间存在关联（图 36–1 和图 36–2）。第三次全国健康查体调查（NHANES Ⅲ）的数据提供了明确的证据，超重个体的糖尿病患病率几乎是非超重个体的 3 倍 [4]。许多前瞻性研究已证实这种关联。

例如，在皮马印第安人中，糖尿病患病率随着体重和脂肪的增加而急剧增加 [5]。肥胖与糖尿病相关联的原因主要是胰岛素抵抗，这在肥胖人群中很常见 [6]。胰岛素抵抗是 2 型糖尿病高危个体发病明确的易感因素 [7–9]。

肥胖个体的特征通常是循环血浆游离脂肪酸（FFA）浓度升高。在动物和人类中进行的研究表明，游离脂肪酸升高（由脂肪组织中的三酰甘油脂解产生）可导致胰岛素介导的葡萄糖代谢异常 [10–13]。这些研究强化了 Randle 及其同事在 1963 年最初提出的假说 [14, 15]，后来 McGarry [16] 又提出了假说，即脂肪酸代谢异常是肥胖和糖尿病患者胰岛素抵抗的关键因素。Randle 及其同事证明了在大鼠心脏和膈肌分离标本中，游离脂肪酸与葡萄糖竞争底物氧化。更具体地说，他们提出在肥胖个体中脂肪酸利用率的增加会导致线粒体内乙酰辅酶 A/CoA 和 NADH/NAD+ 比例增加，从而导致丙酮酸脱氢酶失活。反过来，这导致柠檬酸浓度在细胞内增加，从而导致磷酸果糖激酶的抑制，磷酸果糖激酶是乙二醇分解的限速酶。最终，葡萄糖 6– 磷酸在细胞中积累并抑制己糖激酶Ⅱ活性，导致细胞内葡萄糖增加和葡萄糖摄取、氧化和贮存的减少。

Randle 的葡萄糖 – 脂肪酸循环受到一些复杂临床研究数据的挑战，这些研究使用稳定的同位素转换，底物支链平衡法或 ^{13}C 和 ^{31}P 磁共振波谱技术。这些研究表明肥胖个体的胰岛素抵抗可能与骨骼肌中脂肪酸氧化的主要缺陷有关，而不是与脂肪和碳水化合物代谢之间的竞争有关。

首先，Wolfe 及其同事发现了在禁食状态下脂肪酸控制底物氧化的观念中的某些缺陷 [17]。他证明了脂肪酸的氧化在很大程度上受氧化位点的控制，而氧化位点又取决于葡萄糖的可用性。在该模型中，禁食条件下脂肪脂解增加的主要生理作用是提供必要的甘油作为糖异生前体 [18]，然后脂肪酸的氧化速率受葡萄糖细胞内代谢速率的调节。

其次，现在公认的是，骨骼肌在禁食期间主要依赖脂肪氧化，并且在进食和高胰岛素血症时可以很容易地从脂质转变为葡萄糖摄取和氧化的增加 [19]。骨骼肌从脂肪到碳水化合物氧化这种转变的过程被称为代谢弹性。重要的是，Kelley 和 Mandarin 提供了令人信服的证据，2 型糖尿病患者在一夜禁食后腿部葡萄糖氧化增加，从而降低了其对脂肪氧化的依赖性 [20]。与 Randle 的葡萄糖 – 脂肪酸循环相反，他们的一系列研究表明，高血糖本身会损害骨骼肌对脂肪酸的禁食依赖，从而导致脂肪积累到肌肉组织中。这种“逆 Randle 循环”理论强调了骨骼肌脂质氧化受损的主要作用，而不是脂肪组织中过度的脂解作用。越来越多的证据表明，在胰岛素抵抗的易感人群中，“代谢性僵硬”的主要原因是在禁食状态下脂肪氧化受损，而不是缺少对进食的反应使碳水化合物氧化增加 [21]。目前有证据可以支持此概念，在糖尿病患者 [22] 或有糖尿病家族史 [23] 的胰岛素抵抗受试者和胰岛素抵抗的老年人中线粒体氧化能力降低 [24]。

为了证明或推翻“Randle Cycle”的假设，Shulman 和他的同事们更进一步研究。如果 Randle 假说是正确的，则可以预测在血浆游离脂肪酸浓度高的

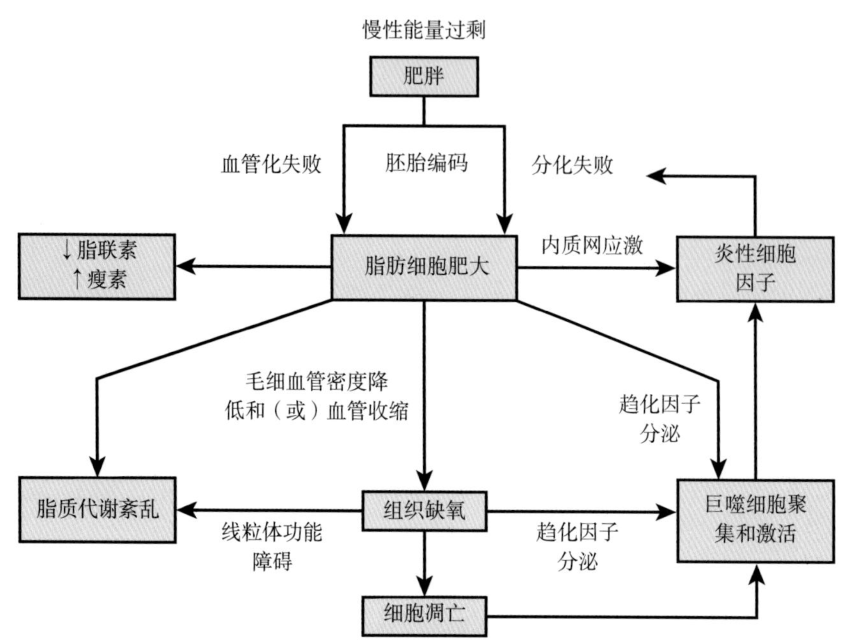

▲ **图 36-1　肥胖和脂肪细胞肥大**

脂肪细胞肥大是胰岛素抵抗状态的关键特征。游离脂肪酸在肥胖患者脂肪组织中的溢出是无序而紊乱的，特别是在脂肪细胞肥大的情况下。此外，缺氧、炎症和内质网应激被认为是肥胖与胰岛素抵抗之间重要的机制联系。这个图表旨在使肥胖如何导致胰岛素抵抗与现有数据保持一致。在某些情况下，影响因素之间的方向性尚不清楚。例如，内质网应激可导致炎症性细胞因子的分泌，但炎症和巨噬细胞是否可能导致内质网应激也尚不完全清楚。同样，毛细血管密度降低会导致缺氧，而缺氧会导致趋化因子和炎性细胞因子的分泌，并可能导致脂肪因子的分泌紊乱。肥大性脂肪细胞能分泌炎性肽 SAA，它可能会放大巨噬细胞的炎症和趋化性。然而目前还无法解释这种关联。这样看来，一旦级联反应开始，就会有多种连锁途径维持着功能失调的脂肪组织［引自 Yang RZ，Lee MJ，Hu H，et al.Acute-phase serum amyloid A：an inflammatory adipokine and potential link between obesity and its metabolic complications. PLoS Med 3（6）：e287，2006；and Jernas M，Palming J，Sjoholm K，et al. Separation of human adipocytes by size：hypertrophic fat cells display distinct gene expression. FASEB J 20（9）：1540-1542，2006.］

情况下，健康受试者在葡萄糖和胰岛素输注过程中骨骼肌的 6- 磷酸葡萄糖蓄积[25]。他们使用磁共振波谱直接验证了这一假设。不出所料，高浓度循环的游离脂肪酸导致胰岛素介导的葡萄糖摄取减少，葡萄糖储存减少约 50%，葡萄糖氧化减少 50%[12]。然而，结果与 Randle 的假设预测恰恰相反，没有 6- 磷酸葡萄糖的积累。因此，当游离脂肪酸浓度升高时，葡萄糖摄取减少是由于葡萄糖转运受损或细胞内信号传导受损。这一系列的研究表明，肌肉内脂肪酸或脂肪酸代谢产物似乎会干扰葡萄糖向骨骼肌细胞的转运。研究已经提供了一些潜在的机制，例如通过影响蛋白激酶 Cθ 水平上的胰岛素信号传导来影响游离脂肪酸诱导的胰岛素抵抗[26-29]。最近，Koves 及其同事利用靶向代谢组学发现，骨骼肌中肥胖相关的胰岛素抵抗的特点是过度的 β- 氧化，禁食过渡期间碳水化合物的转换受损的同时，三羧酸循环中有机中间体也会消耗[30]。因此，过度的 β- 氧化可能是由于酰基辅酶 -A 及其各自的酰基 - 肉碱积累引起的肌肉胰岛素抵抗的形成[30]。

尽管许多研究已经提供了胰岛素敏感性与内脏脂肪含量之间关联的证据（见参考文献 [31]），但其他研究也为肥胖非糖尿病男性[32-33]和 2 型糖尿病男性[20, 34, 35]的躯干皮下脂肪含量与胰岛素抵抗之间的关联提供了证据。类似地，肥胖女性的胰岛素抵抗与总脂肪含量增加相关性最好，而不仅仅是内脏脂肪含量[36, 37]。因此，皮下脂肪不会排到门静脉，会通过非门静脉途径引起胰岛素抵抗。越来越多的实验证据不支持 Randle/portal 假设，因此需要改变科学范式来解释肥胖中常见的胰岛素抵抗。目前大量文献提示脂肪总量过多（不仅仅是内脏脂肪）和肌肉脂肪氧化受损与胰岛素抵抗和 2 型糖尿病发病风险的增加有关。

除了脂肪总量对上述代谢紊乱有关键作用外，

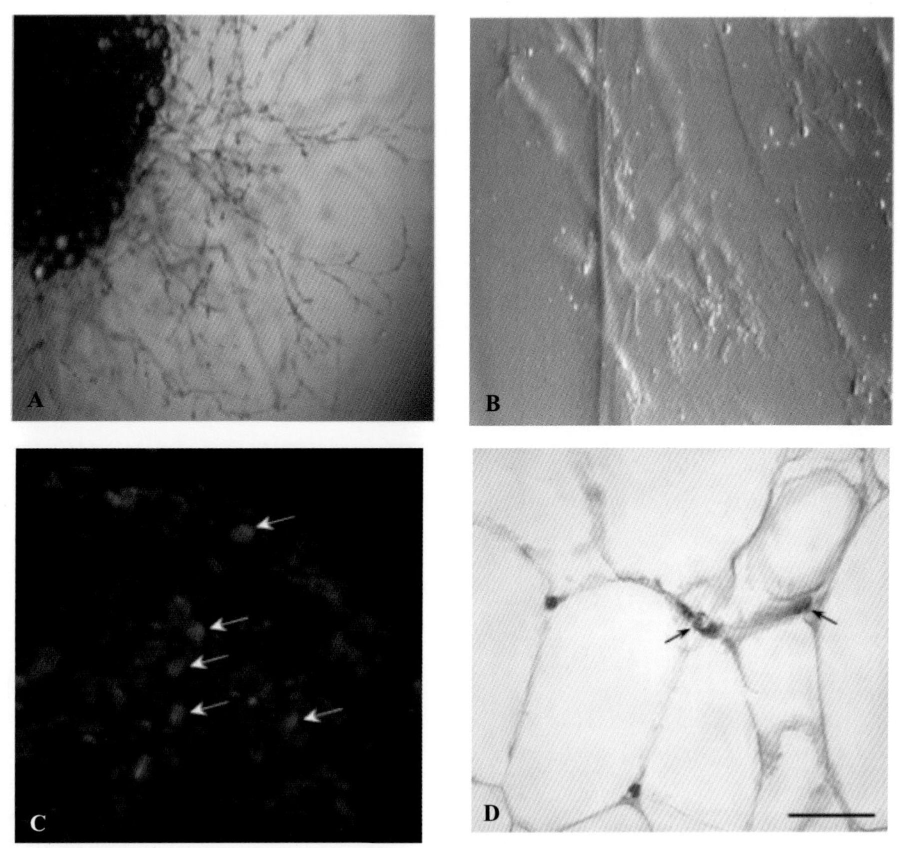

▲ 图 36-2　脂肪组织中的血管生成和神经支配

脂肪组织具有新生血管的能力。A. 体外培养 10 天后，脂肪组织碎片显示新的毛细血管不再生长。B. 在人体脂肪组织中，毛细血管在脂肪细胞周围形成丰富的管状结构。人体脂肪组织受交感神经系统（SNS）神经末梢支配，这对于激活脂解作用很重要。C. 白色脂肪组织中神经纤维（神经特异性抗体）的荧光免疫组织化学。D. 酪氨酸羟化酶对神经纤维的特异性染色

脂肪分布可能在代谢功能的多个方面也起着重要作用。例如，我们的一些研究清楚地表明，臀部脂肪组织可能对胰岛素抵抗具有保护作用，而不是促进胰岛素抵抗[38]。相反，内脏网膜脂肪组织比皮下脂肪组织和肌内脂肪组织[39-42]（肌肉之间的“大理石纹”脂肪组织）表现出更多的炎症，并且两者都与心血管疾病和糖尿病风险增加有关。这些在脂肪组织功能和疾病风险方面的区域性差异所依据的机制现在才得以阐明，我们将在本章稍后进行讨论。

（二）肥胖、炎症和内质网应激之间的联系

在小鼠和人类中的研究表明，脂肪组织不仅含有脂肪细胞和支持细胞，而且还含有巨噬细胞（图 36-1 和图 36-2）[43-44]。巨噬细胞负责消耗细胞外细菌、细胞碎片和脂质，而脂肪细胞负责内化和隔离多余的脂质。巨噬细胞似乎是 TNF-α 分泌的主要部位，也能分泌其他细胞因子，如 IL-8[45, 46]，一种脂肪组织产生的致动脉粥样硬化细胞因子。这些研究还表明，骨髓是脂肪组织巨噬细胞的主要来源器官，提示肥胖和糖尿病可能通过产生一种或多种趋化因子来“招募”这些细胞[47]。炎症细胞的意义在于，它们可能像 TNF-α 一样激活 NF-κb 信号级联。Iκκ-β 是 NF-κb 信号的上游激活因子，在胰岛素信号传导中起关键作用，其对于肥胖 *ob/ob* 小鼠中胰岛素抵抗表型的全面表达是必需的[48]。此途径的上游激动剂不仅包括 TNFα，还包括脂肪酸[49]和细菌脂多糖。脂肪酸通过 Toll 受体 -4 激活该途径，该受体也对脂多糖做出反应[49]。在小鼠[48]和人类[50-52]体内的研究表明，水杨酸酯（Iκκ-β 途径的抑制剂）[53]在胰岛素抵抗和糖尿病中起着重要的治疗作用[54]，部分作用通过脂肪细胞介导的途径[54-56]完成。同时，抗糖尿病性过氧化物酶体增殖

物激活受体γ（PPAR-γ）的配体（如 TZD）也降低了 Iκκ-β 途径的基因转录作用[57]。

肥胖个体中还存在着更多的炎性细胞因子，如单核细胞趋化蛋白 1（MCP-1）和纤溶酶原激活物蛋白（PAI）。在肥胖症患者中发现增加的炎性细胞因子将过剩的脂肪组织描述为一种低级别的全身性炎症状态，这可能将肥胖与其并发症联系起来[58]。综上，肥胖与炎症细胞因子的增加和脂肪组织内巨噬细胞的浸润有关。其中两个未解决问题是：为什么炎症与肥胖症同时发生？炎症的后果是什么？Trayhurn 的研究小组[59]首先提出的假说，最近又进行了验证[60, 61]，提示炎症很可能是脂肪组织氧合减少的结果（图 36-1 至图 36-3），这可能为肥胖症体内发生的巨噬细胞浸润、脂联素分泌减少、瘦素分泌增加、脂肪细胞死亡、内质网应激、纤维化和线粒体功能障碍[62]提供了细胞机制[63-65]。缺氧抑制脂肪生成和三酰甘油合成可能是游离脂肪酸浓度升高和脂联素浓度降低的机制，两者均会导致肥胖患者的胰岛素抵抗[63-64]。脂肪组织缺氧的生物学基础可能与脂肪细胞供血不足导致动脉血流量减少有关（图 36-3）。无法维持血流量或降低毛细血管密度（缺乏代偿性血管生成或血管收缩）可能是人体脂肪组织血流量减少的基础[60]。

在肥胖个体中，如果没有足够的血管支持，脂肪总量增加可能会导致缺氧、巨噬细胞浸润和炎症，这已经在人体研究中得到证实[66, 67]。

在过去的几年中，越来越多的证据表明内质网应激也可能在 2 型糖尿病的发病机制中起作用[68]。内质网是一种高度动态的细胞器，在脂质和蛋白质的生物合成中起着核心作用。它产生大多数细胞器的跨膜蛋白和脂质，并负责几乎所有分泌蛋白的合成。蛋白质翻译通过核糖体在内质网表面上进行，进而未折叠的多肽链被转移到内质网内腔中，内腔中大量的伴侣蛋白对于蛋白质和蛋白质复合物的正确折叠至关重要[69]。

然而，内质网对稳态的变化非常敏感，内质网中形成的蛋白质可能由于以下原因而无法获得适当的构象：①缺乏伴侣蛋白或缺乏促进伴侣蛋白相互作用的能量；②钙耗竭；③破坏氧化还原状态；④妨碍正确折叠的蛋白质突变；⑤二硫键还原[68]。内质网应激也称为未折叠蛋白反应（unfolded protein response，UPR）。在糖尿病前期和糖尿病患者中看到的脂毒性和糖毒性是内质网应激的触发因素。

肥胖症中观察到过量的游离脂肪酸会激活 B 细胞中的内质网应激反应，最终导致细胞凋亡[70]。数据表明，肥胖小鼠和人体的脂肪组织缺氧可能有助于诱导内质网应激，从而影响脂肪因子的产生。例如，高脂喂养的 KKAy 小鼠的脂肪组织中脂联素的表达降低[71]。目前尚无内质网应激在人体组织（如胰腺，肌肉和脂肪）中的作用的证据。同样，与消瘦个体相比，肥胖女性的网膜脂肪组织中检测到应激激活激酶（如 p38 和 JNK）的表达和磷酸化水平增加[72]。在接下来的几年中，对该领域的研究可以使人们更好地了解肥胖、炎症、缺氧和内质网应激

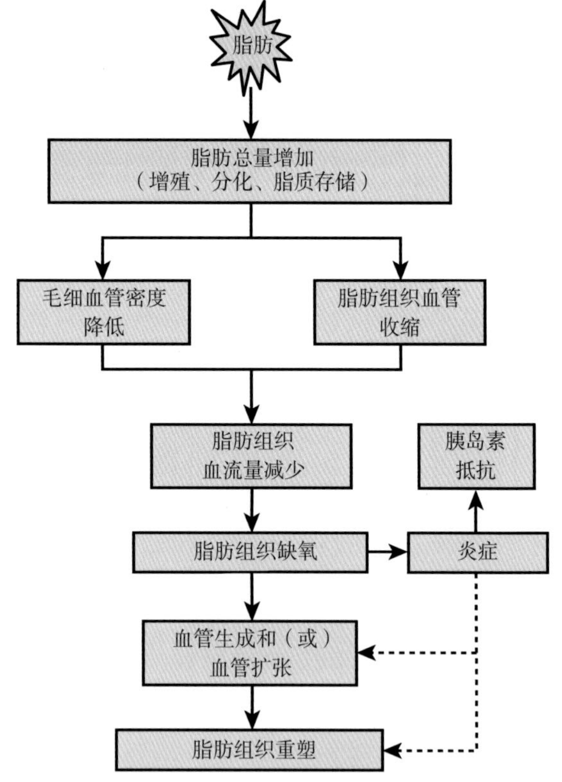

▲ **图 36-3 缺氧、炎症和胰岛素抵抗**

脂肪组织的快速生长会导致体积扩张，而这种扩张可能不会伴随血管生成或血管扩张的增加而同时维持毛细管密度，因此可能导致流向组织的血流减少。每单位脂肪组织的血流量减少会导致组织缺氧，进而引起炎症。当炎症因全身和局部细胞因子浓度升高而失控时，就会发生胰岛素抵抗。因此，脂肪组织缺氧是脂肪组织重塑的信号［引自 Ye J. Emerging role of adipose tissue hypoxia in obesity and insulin resistance. Int J Obes（Lond）33（1）：54-66，2008.］

之间的相互作用。

除了游离脂肪酸的无序释放、炎症、内质网应激和缺氧外，纤维化可能在肥胖症中发挥病理生理学的作用[73]。在小鼠以及后来在人类中的初步研究[10, 74-76]证明了包括胶原蛋白 – Ⅵ在内的几种胶原蛋白基因编码的上调。胶原蛋白 – Ⅵ特别有趣，因为敲除 *COLVIα3* 基因加上瘦素基因 ob 的缺乏会导致肥胖和显著的脂肪细胞肥大。然而，这些动物依然对胰岛素敏感并且代谢正常。细胞肥大提示 *COLVIα3* 基因相当于脂肪细胞生长中的“刹车”作用。对 COLVIα3 蛋白的进一步研究发现了一个新的肽片段，他们将其命名为内啡肽[77, 78]。重要的是，针对内啡肽的中和抗体可以使肥胖小鼠的胰岛素作用正常化[79]。这表明内啡肽是肥胖症中胰岛素抵抗的自分泌、旁分泌或内分泌中关键的调节剂。

（三）脂肪不足与胰岛素抵抗之间的联系

人们现在已经认识到，脂肪组织的缺乏也与胰岛素抵抗和 2 型糖尿病发病风险的增加有关。人体脂肪营养不良是一种后天性或遗传性综合征，其特征是脂肪组织总量减少、胰岛素抵抗和糖尿病[80-83]。在这些患者中，脂肪组织不足会导致肝脏和骨骼肌中三酰甘油的能量过多存储，并导致这些组织产生胰岛素抵抗[84, 85]。基因操作使小鼠脂肪组织消融的研究将脂肪缺乏与胰岛素抵抗之间联系起来。没有脂肪组织的转基因动物会将脂肪存储在骨骼肌和肝脏中，并产生胰岛素抵抗、葡萄糖耐受不良，最终导致发生糖尿病[86-88]。这与肥胖和 2 型糖尿病患者脂肪肝和肌肉的形成是相同的。此外，将脂肪组织移植回脂肪萎缩动物中可以逆转较高的葡萄糖水平[89]。但是，从瘦素基因缺陷型小鼠（*ob/ob*）移植脂肪组织并不能改善代谢异常，这表明三酰甘油渗入脂肪组织不足以完全恢复胰岛素敏感性[90]。在人类中，用瘦素治疗脂肪营养不良的患者可以戏剧性地逆转脂肪肝和胰岛素抵抗[91-93]。重组瘦素现已被 FDA 批准用于脂肪营养不良[94]。另一方面，手术切除脂肪组织会引起代谢综合征[95]。这些研究共同证明，与肥胖症一样，脂肪不足会导致“异位”脂肪储存和代谢紊乱。因此，脂肪过少与脂肪过多一样有害，并且容易发展为具有胰岛素抵抗和终极 2 型糖尿病的代谢综合征。因此，以下 3 种模式可以解释胰岛素抵抗。

- 脂肪存储不足会导致“异位脂肪存储综合征”，即多余的脂肪会沉积在脂肪组织以外的其他组织中，这些组织的功能会受到干扰。
- “内分泌脂肪细胞”分泌与胰岛素抵抗和心血管疾病有关的激素的量增加，或分泌更少的有益激素，如脂联素。
- 具有巨噬细胞浸润和巨噬细胞活化作用的炎性纤维化脂肪组织，导致脂肪细胞脂质代谢失调和脂肪因子分泌紊乱。

1. **肥胖是另一种异位脂肪存储综合征**　在易致肥胖的环境中，正能量平衡产生了一种类似于人类脂肪营养不良的模式，即肝脏[96]和骨骼肌[25, 97, 98]中脂肪堆积，随后是胰岛素抵抗、葡萄糖耐量异常和糖尿病。但是，与脂肪营养不良的患者相比，肥胖患者的脂肪组织存储充足，这表明脂肪组织的多少都足以将膳食脂肪从肝脏、骨骼肌和胰腺中分离出来。脂肪细胞变得肥大，无法募集和（或）分化新的脂肪细胞来储存过多的膳食脂肪[99]。这一假设得到以下验证：与总脂肪含量无关，腹部脂肪细胞较大的人比脂肪细胞较小的人更易患 2 型糖尿病[100]。此外，噻唑烷二酮（TZDs）通过激活 PPAR-γ 促进皮下脂肪组织中新脂肪细胞的分化，从而部分改善胰岛素抵抗，为膳食脂肪提供额外的储存能力[101, 102]。在 PPAR-γ 激动剂的驱动下，脂肪形成并转化为皮下脂肪组织[103]，而骨骼肌和肝脏中的脂质浸润减少[104, 105]。通过上调脂肪组织中脂质存储和合成途径中的基因，TZD 还降低了游离脂肪酸浓度，为保护肝脏、肌肉和胰岛 B 细胞提供了第二种机制[106-108]。正如下文所讨论的，药物通过增加脂肪生成和（或）增加脂肪氧化来减少异位脂肪的储存，从而改善胰岛素的作用。人体中 PPAR-γ 激动剂引起的体重增加可能是由于食物摄入量的增加，这与 PPAR-γ 激动剂增加食物摄入量的作用相一致的[109-111]。

2. **脂肪组织：肥大与增生**　从历史上看，脂肪组织被视为具有独特功能的惰性组织：脂质存储。脂肪组织的主要研究领域在于脂肪细胞的大小和数量以及脂质的合成，脂解的肾上腺能调节以及分离脂肪细胞中的胰岛素信号传导。在成年人中，肥胖与脂肪细胞[112, 113]的数量和大小的增加有关（图 36–4）。脂肪细胞大小的增加（肥大）反映了脂肪细胞脂质吸收或合成与脂质通过脂解途径分解的失衡。除了脂肪细胞肥大，肥胖者的脂肪细胞绝对数量也会增加（增生）。早期研究表明脂肪细胞大小具有异源性。一些肥胖患者的脂肪细胞大至 $1mm^3$，而其他肥胖患者的脂肪细胞非常小。这种异质性导致了基于脂肪细胞平均大小的肥大性或增生性肥胖症的概念（图 36–4）。与这种二分法观点相反的现实情况是，不能将肥胖个体归为此简单类别。脂肪细胞大小分布连续，大多数肥胖患者同时有肥大和增生的脂肪细胞。脂肪细胞肥大与空腹胰岛素呈正相关，与胰岛素敏感性呈负相关[114]。在皮马印第安人中，腹部脂肪细胞大小增加与胰岛素抵抗有关[100, 115]。这是一种潜在的遗传特征[116]，可预测 2 型糖尿病的发病[100]。总之，这些数据表明脂肪细胞肥大对全身代谢和胰岛素作用至关重要。

有几种方式可以思考为何肥胖个体中脂肪细胞可能很大。首先，成人脂肪组织被视为一种非有丝分裂组织，而脂肪细胞大小的增加可能只是反映了储存和脂解之间的失衡。如果脂肪细胞的数量被认为是“固定的”，则脂肪组织中任何形式的增加都是脂肪细胞中脂质存储增加的结果。第二种观点是，脂肪细胞可以连续募集分化为成熟的储脂细胞，而脂肪细胞肥大则表明该过程失败。几位研究人员提出，一旦脂肪细胞填充到一定程度，就会“招募”新的脂肪细胞，然后将脂质存储在这些对胰岛素且对脂质敏感的脂肪细胞中[117]。该模型的横截面研究数据如图 36–5 所示。平均脂肪大小随着体内脂肪增加到一定程度后，脂肪细胞大小不会再增加。即使增生性和肥大性肥胖的人群减重幅度相同，增生性肥胖症患者的体重恢复速度要快于肥大性肥胖的人群，这支持了小脂肪细胞[118]的概念（图 36–6）。在减肥过程中，脂肪细胞会变小而不改变脂肪细胞的数量，但空腹胰岛素也会减少[114]。这种现象被解释为脂肪细胞一旦形成，便是永久性的。然而，研究表明脂肪细胞周转率较高[119]，并有调节细胞凋亡的证据[120]。应该注意的是，还没

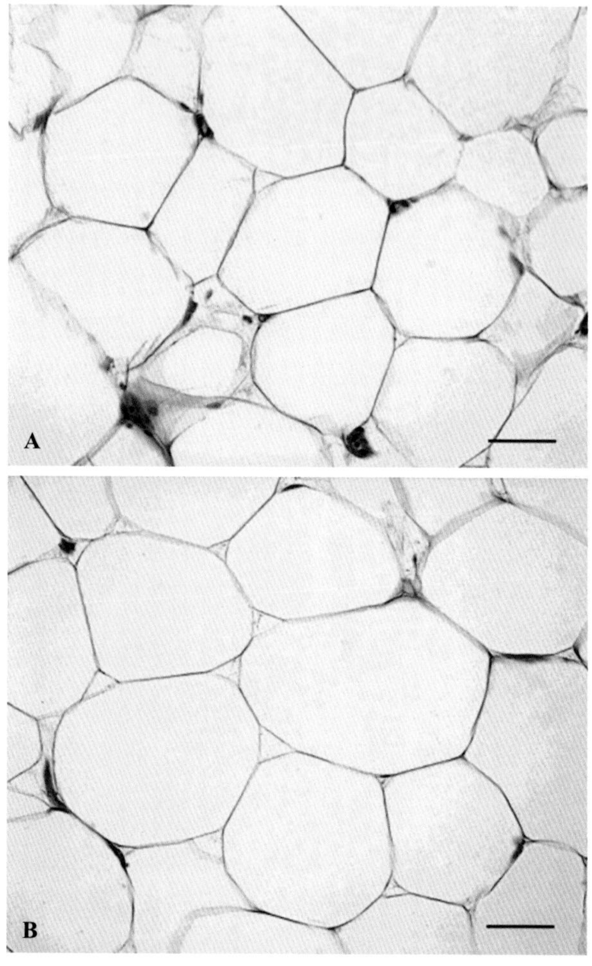

▲ 图 36–4　增生性肥胖与肥厚性肥胖脂肪细胞源自间充质干细胞前体（图 36–7）

间充质前体和前脂肪细胞（其分化潜能仅限于脂肪细胞谱系）均可发生有丝分裂。增生性肥胖（A）是由脂肪细胞数量增加而脂肪细胞大小保持较小而定义的。肥大性肥胖（B）的特征是脂肪细胞较大。脂肪细胞大小增加的原因尚不清楚。当前的假设表明，大型脂肪细胞未能募集前脂肪细胞分化可能在胰岛素抵抗的发展中起作用，胰岛素抵抗是糖尿病所致的胰岛 B 细胞衰竭的先兆（显微照片由意大利安科纳大学医学院解剖研究所教授 Saverio Cinti 博士提供）

有纵向数据或脂肪细胞数量的精确测量方法，无法在人体中证实该模型。这是由于我们目前无法在体外或体内准确定脂肪组织中干细胞和前脂肪细胞的数量，以及难以定量脂肪组织中最小的脂肪细胞[121]。使用核弹释放 ^{14}C 的研究表明，每年约有 10% 的脂肪细胞被更新[122]。

相比之下，图 36–6 所示的横截面研究的数据也可以解释为募集新脂肪细胞的证据。

如果脂肪细胞肥大是增加脂肪的唯一方法，那

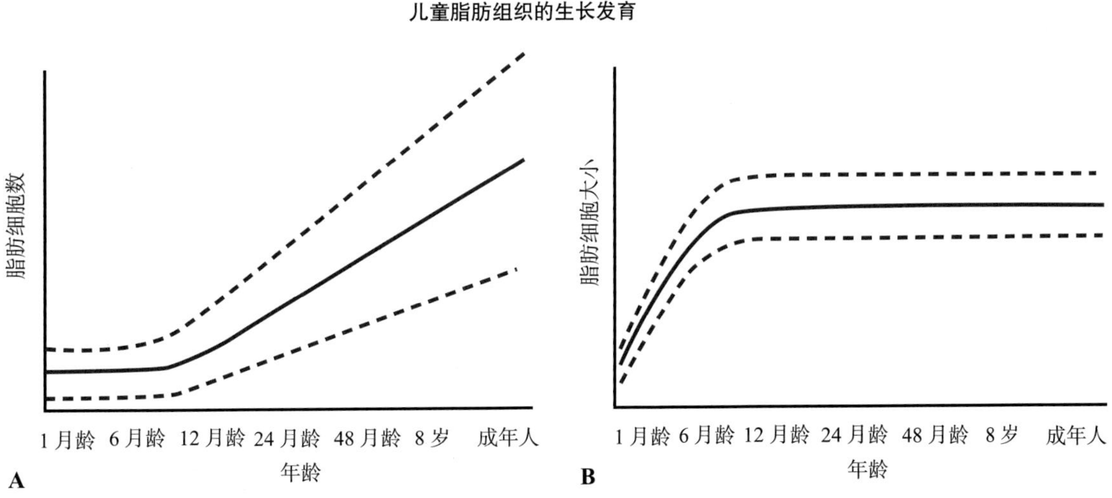

▲ 图 36-5 儿童年龄、体脂含量和脂肪细胞大小 / 数量之间的示意图关系

A，人体脂肪细胞数量在生命的第一年保持恒定，然后随着时间的推移而增加。如虚线所示，个体的脂肪细胞大小和数量范围很广。B，在生命的第一年中发现的体内脂肪增加主要是由于脂质存储增加和现有脂肪细胞肥大所致，而不是通过募集前脂肪细胞［引自 Hager A，Sjostrom L，Arvidsson B，et al. Body fat and adipose tissue cellularity in infants：a longitudinal study. Metabolism 26（6）：607-614，1977；and Soriguer Escofet FJ，Esteva de Antonio I，Tinahones FJ，Pareja A. Adipose tissue fatty acids and size and number of fat cells from birth to 9 years of age—a cross-sectional study in 96 boys. Metabolism 45（11）：1395-1401，1996.］

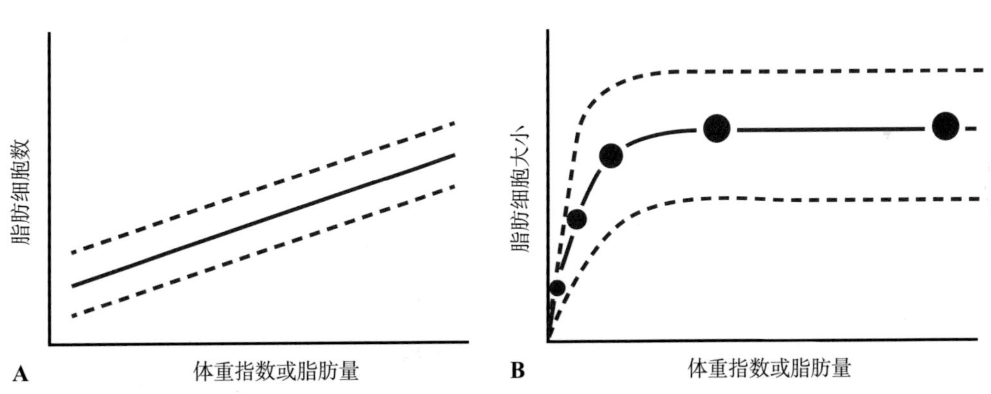

▲ 图 36-6 成年后身体脂肪量与脂肪细胞大小 / 数量之间的示意图关系

A. 在成年人中，全身脂肪细胞数量随体重增加（增生）而增加。B. 同样在成人中，横截面数据显示，在较低的人体脂肪量（实线）下，人体脂肪量与脂肪细胞大小之间呈正相关，直到在较高的脂肪量水平下脂肪细胞大小达到平台为止。此时，由于：①未知原因限制脂质存储，和（或）②募集现有的前脂肪细胞以分化和存储脂质，和（或）③间充质前体细胞的增殖和分化为成熟的储脂脂肪细胞。如果没有发生脂肪细胞的增殖，分化和（或）募集，则脂肪细胞的大小会随着脂肪量的增加而继续增加。如虚线所示，个体的脂肪细胞大小和数量范围很广。脂肪细胞数量似乎不会随着体重的增加或减少而改变；但是，尚无精确的工具来量化人体体内脂肪细胞数量的微小变化［改编自 Hirsch J，Batchelor B. Adipose tissue cellularity in human obesity. Clin Endocrinol Metab 5（2）：299-311，1976.］

么脂肪细胞的大小将随脂肪质量的增加线性增加，然而情况并非如此。根据横截面数据，当平均细胞体积达到 0.8～1.0μl 时，肥大细胞可能会募集新的脂肪细胞[123-125]。另外两个证据支持这样的观点，即人体内存在脂肪细胞的募集。首先，当脂肪组织被分为脂肪细胞和剩余的细胞群（基质血管部分）时，来自基质血管部分的脂肪细胞前体细胞能够在体外分化成成熟的储脂脂肪细胞，直至衰老。肥胖和年龄是体外分化脂肪细胞能力的决定因素[126, 127]。根据人体内 DNA 合成的研究表明，成年

人的脂肪细胞更新率很高，$t_{1/2}$ 为 240～425 天 [119, 128]。其他研究表明，脂肪肥大细胞分泌一种或多种促进脂肪细胞增殖和分化的因子，这一发现与上文所述的肥大性脂肪细胞可以招募“新”的脂肪细胞是一致的 [129]。

Hirsch 及其同事在啮齿动物中的研究表明，与高热量摄入的哺乳动物相比，在断奶前缺乏热量的动物脂肪细胞总数减少。同样，Zucker 肥胖大鼠可以通过早期限制能量预防约一半的肥胖 [130]。由此引申出一个概念，即在脂肪组织发育过程中过早喂食可能会随着时间的推移产生更多的脂肪细胞及其前体。这被称为脂肪细胞或关键时期假说的模型预测，生命早期大量的脂肪细胞前体可通过提供注满脂质的“水槽”来导致肥胖症的发展。这一概念的推论是，脂肪细胞前体减少的个体（例如先前描述的脂肪细胞分化失败的个体）因食物摄入量增加，对多余脂肪的储存能力减少，从而易患糖尿病。

尽管已经讨论了脂肪细胞前体发育的早期“关键时期”的概念，但相比之下，支持该概念的实际数据很少。与此概念相一致，与那些成年后开始肥胖的人相比，童年早期肥胖患者往往有较小的脂肪细胞，而且增生程度较低 [131, 132]。类似地，在 1945 年的荷兰饥荒期间，母亲精力充沛，孩子成年后肥胖的发生率较低 [133]。尽管不存在支持脂肪细胞假说的前瞻性数据，但横截面数据支持以下概念：在许多早发性肥胖病例中，脂肪组织增多倾向于增生，而不是肥大。后者更常见于迟发性肥胖症。

Hirsch 根据原始数据和假设提出了一个概念，即早期的“关键时期”。后来的讨论提出了这样的概念，即在整个生命周期，脂肪细胞前体增殖的关键时期可能会从前体细胞中重新募集到成熟的脂肪细胞中 [113]。婴儿出生时，约有 40 亿个可观察到的脂肪细胞，在消瘦的个体中这一数字增加到 100 亿～400 亿，在肥胖个体中增加到 500 亿～1000 亿 [134]，此数据支持一生中持续不断的脂肪细胞增殖和（或）募集的概念。与啮齿动物不同，人类有一个漫长的生长和发育期，而且很可能有几个脂肪细胞发育的关键期 [135]。

在生命的第一年，体内脂肪质量的增加主要是通过脂肪细胞肥大引起的。第一年后，脂肪细胞的数量增加，脂肪细胞的大小保持相对恒定，而全身脂肪占比减少。大约 6 岁时，体内脂肪百分比开始再次增加。这被称为肥胖反弹。儿童的纵向体重数据表明，肥胖早期与成人肥胖有关 [136–138]。尽管在这一年龄段尚无关于肥大与增生的相对作用的详细信息，但肥胖反弹被认为是生命后期肥胖的关键时期 [139]。

3. 脂肪形成的调节

与其他组织（如大脑、肾脏或肝脏）不同，脂肪组织保留了在成年期可以改变大小的能力。有几个过程控制着体内脂肪组织的质量，如下所示。

- 脂肪细胞前体增殖。
- 前体分化为成熟的、胰岛素敏感的、储脂的脂肪细胞。
- 每个成熟脂肪细胞内脂质存储、利用和释放的平衡。
- 成熟脂肪细胞的凋亡。

根据解剖位置，脂肪细胞可分为皮下脂肪细胞、内脏脂肪细胞（腹腔脂肪细胞）、骨髓脂肪细胞和结构性脂肪细胞（如手掌和脚底）。遗传性和获得性脂肪营养不良告诉我们，脂肪组织的每一个“储存库”的发育或调节都不同，因为每种形式的脂肪营养不良都会导致特定脂肪储存库的丢失或无法分化。例如，在先天性全身性脂肪营养不良症中，手掌和脚底的“机械性”脂肪组织不会受到影响 [140]。

脂肪组织的前体主要来源于间充质（图 36–7）。这些前体细胞，也称为前脂肪细胞或基质细胞，具有分化为有限数量的细胞类型的能力，包括脂肪细胞、成骨细胞和软骨细胞 [141]。前脂肪细胞至少有两种不同的亚型 [142]。这两种亚型可能与稍后描述的 WAT/BAT“开关”不同，它们的复制、分化能力以及对 TNF-α 诱导凋亡的敏感性不同。皮下脂肪组织的前脂肪细胞前体比网膜前体细胞复制的更快，分化得更好。有证据表明，网膜和肠系膜脂肪组织前脂肪细胞也不同 [143–144]。这些脂肪前体细胞特征的差异可能会影响个体将体内脂肪储存在皮下还是内脏。

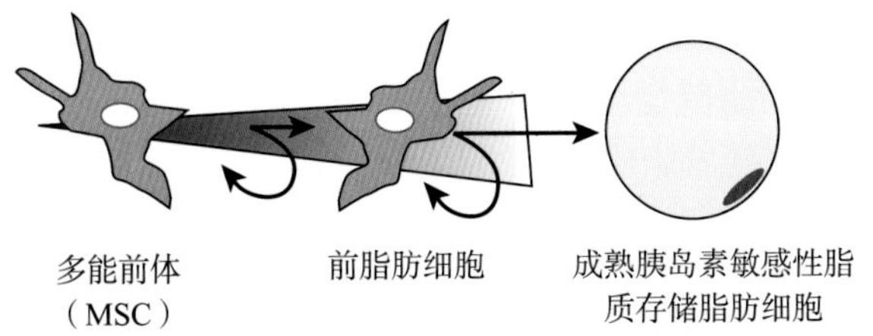

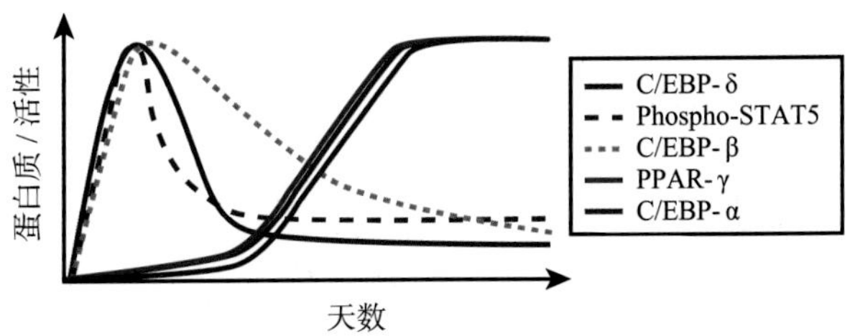

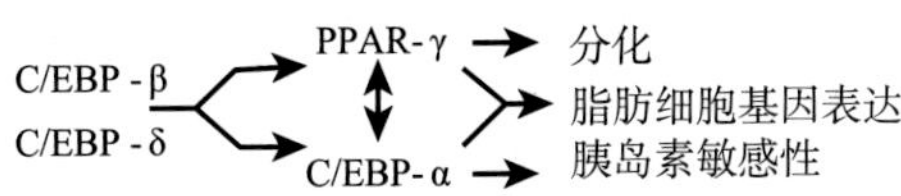

▲ 图 36-7　脂肪细胞分化级联

脂肪细胞衍生自间充质干细胞前体（MSC）。间充质前体和前脂肪细胞（其分化潜能仅限于脂肪细胞谱系）均可发生有丝分裂。图片描绘了与成脂分化过程有关的主要核转录因子的调节及顺序激活。PPAR-γ 被认为是脂肪形成的强制性“主”调节因子。PPAR-γ 系统激活涉及脂质合成和胰岛素作用的基因

表 36-1　调节脂肪形成的细胞外因子

激活 • GH/IGF-1/ 胰岛素 • 皮质醇（GR 配体） • 甲状腺激素（TR 配体） • 维甲酸（RXR 配体） • “内源性” PPAR-γ 配体 　- PGJ2 　- HODE/HETE
抑制 • TNF-α • IFN-γ • Pref-1 • 抵抗素 • TGF-β

皮下和内脏脂肪组织的转录组分析显示，在不同部位之间甚至 BMI 不同的个体中，许多基因都有独特的表达模式[145, 146]。此外，皮下组织与内脏脂肪组织中发育基因的表达存在主要差异。同样，臀部及大腿皮下脂肪细胞表现出不同的 *HOX* 基因、microRNA 和长链非编码 RNA 模式[147, 148]，这表明表观遗传控制了上半身和下半身脂肪细胞在细胞和组织生物学上的已知差异[149-152]。结合 Kirkland 实验室发现的细胞表型[153]，表明不同的细胞类型导致每个脂肪组织区域功能的差异，并且这些差异可以通过发育程序来解释。除了这些发现外，前脂肪细胞的起源也越来越清晰。在包括脂肪组织在内的多种组织中的研究表明，位于毛细血管外的周细胞是间充质干细胞和前脂肪细胞的主要来源[154, 155]。

我们对控制脂肪组织前体增殖的系统了解甚少。我们所知道的大多数来自对啮齿动物脂肪组织的细胞性或在体外基质血管培养物的行为的研究。表 36-1 列出了一些我们已知的脂肪生成的激动剂和抑制剂。例如，脂肪组织中受胰岛素和生长激素（GH）控制的生长因子 IGF-1 促进前脂肪细胞的增殖和分化，而 TGF 则抑制增殖[156]。有关脂肪细胞前体，特别是 $3T_3$-L_1 前脂肪细胞，沿着从前体到成熟脂肪细胞的路径进行着。我们已经知道一系列转录因子以严格调控的方式协调调控多个基因。如图 36-7 所示，每个转录因子均形成一个非冗余的网络，一旦启动，就会导致脂肪细胞出现不同的表型。一些已知的“关键”转录因子包括 PPAR-γ；STAT5；C/EBP/α，β，andδ；SREBP1c/ADD；CREB 和 Wnt/frizzled。此外，一个新的蛋白质家族——Kruppel 样因子已被确定为脂肪细胞分化的调节剂[157]。

各种激素、细胞因子、生长因子、细胞周期调节剂和黏附分子控制着这种“级联”分化。Green 和同事的经典研究表明，当克隆细胞系（如 $3T_3$-L_1 和 F442A）融合时，如果暴露于胰岛素、地塞米松和异丁基甲基黄嘌呤（IBMX）的混合物中，它们就会分化为脂肪细胞[158-160]。他们还强调了细胞周期的作用以及前体分化前增殖的必要性。但是，最近的数据表明，这更多地与 E2F 转录因子有关，而不是有丝分裂本身[161, 162]。

IBMX 和其他增加 cAMP 的化学物质通过转录因子 CREB 起作用[163]。几种转录因子对于细胞从成纤维细胞向脂肪细胞表型的转化至关重要。其中 PPAR-γ 成为焦点，这是很有意义的，因为 PPAR-γ 成纤维细胞类型的过度表达足以赋予脂肪细胞表

型[164]。我们推测 PPAR-γ 有几种"内源性"配体，包括前列腺素 PGJ2[165, 166]，长链脂肪酸以及 13-HODE 和 15-HETE，它们通过 12/15- 脂氧化酶分别由亚油酸和花生四烯酸生成[167]。

所有这些化合物都能激活与 RXR 转录因子异源二聚体的转录因子，从而启动葡萄糖摄取[168, 169]、脂质摄取[170]和脂质合成途径中的基因[171, 172]。真正的内源性配体是未知的，但它们的合成 / 活性似乎在 C/EBP-β 转录因子的下游[173]。C/EBP-α 与 PPAR-γ 同时表达，并促进完整的脂肪细胞表型。PPAR-γ 的紧邻上游的是 C/EBP 转录因子 C/EBP-β 和 C/EBP-δ，它们可以上调 PPAR-γ。关于脂肪形成的其他转录启动子还包括 STAT-5[174]，糖皮质激素受体和 ADD/SREBP-1c[175]。转录抑制剂包括 GATA-3[176]、TCF/LEF 和 Wnt 途径[177]。与转录激活因子结合，它们在精心策划的一系列转录事件中协同作用，从而形成成熟的脂肪细胞。

最后，PPARγ 辅助因子可能调节脂肪细胞中的最终转录程序。例如，可以通过 PPARγ 辅助因子 PGC-1a 将脂肪细胞从能量存储转换为能量消耗者[178]。类似地，PPAR-γ 辅助因子 SRC-1 和 TIF2 可能决定脂肪组织对高脂饮食的反应，SRC-1 激活脂肪酸氧化、TIF2 促进脂质存储[179]。这两个例子凸显了一个事实，即在全身代谢中不仅配体很重要，而且转录因子和辅因子同样重要。细胞内转录控制系统受细胞因子、激素、神经输入以及这些转录因子配体的自分泌 / 旁分泌产生的细胞外信号调控。

脂肪细胞以及几乎所有其他细胞实际上都以大小不一的液滴存储中性脂质，如三酰甘油。这些液滴是在内质网中合成三酰甘油或从质膜进入细胞后形成的。脂质小滴被一层磷脂和蛋白质包覆，这些磷脂和蛋白质可从细胞质中隔离中性脂质，并调节脂肪酶进入脂质小滴的表面。自从最初发现 perilipin 和 perilipin 家族的其他成员（perilipin、adipophilin、S_{3-12} 和 TIP-47）以来，在鉴定这些脂质外壳蛋白方面已取得了实质性进展[180]。与它们的功能作用一致，这些蛋白质的结构与亲水和疏水结构域高度保守。在脂肪组织中，每种 PAT 蛋白都在脂质合成或脂解中起着独特的作用。例如，周脂素 -A 被 PKA 和 PKG 磷酸化，从而开始脂肪酶的对接和脂解作用[181]。在合成方面，脂质小滴蛋白的组成随着脂质小滴的形成和成熟而变化，说明了这些蛋白的开关交换以及脂质小滴形成和运动过程的动态性质。生物学知识再次提醒我们，脂肪细胞不是静态的惰性组织，而是作为主动器官参与通过脂滴的代谢调节，脂滴本身就是动态的细胞器。脂滴蛋白也可能在脂氧化中起重要作用，而与脂解作用无关。新型 PAT 蛋白 LDRP-5（也称为 OXPAT 或 Mldp）似乎对于激活诸如心肌细胞等氧化性组织中的脂质氧化非常重要[182]。鉴于其在脂质存储和合成中的核心作用，我们正在积极探索 PAT 蛋白，以更好地了解这些关键细胞过程的调控。

（四）人体的棕色脂肪组织

棕色脂肪组织是一种经过精心设计的组织 / 器官系统，主要作用是维持体温。它的特征是具有大量线粒体和较小脂质滴，为细胞代谢需要提供了潜力。在代谢、蛋白质合成和转录水平上，当需要产生热量以维持体温时，棕色脂肪组织由交感神经系统上调。几年前，Nicholls 和 Ricquier 描述了一种基于棕色脂肪细胞内线粒体中特定的高度丰富的蛋白质（解偶联蛋白 1；Ucp1）产生热量的机制，该蛋白将化学能作为 ATP 从氧化磷酸化中分离出来，从而产生热量[183, 184]。

直到最近，棕色脂肪组织一直被认为对于小型哺乳动物和婴儿维护体温很重要，但是由于棕色脂肪细胞数量少，在成年人生理中的作用容易被忽略[185, 186]。然而，使用 PET/CT 扫描技术在核医学领域的不相关研究揭示了成年人存在棕色脂肪组织，尤其是在受冻后[187, 188]。现在的问题是，我们如何才能诱导这种神奇的器官不仅产生热量，还可以增强脂肪氧化，吸收葡萄糖从而减少肥胖。

尽管棕色脂肪的发热功能可能是受体温的调控，但啮齿动物的许多遗传学和药理研究表明，白色脂肪和骨骼肌中 Ucp1 的过表达可以大大降低遗传和饮食 - 诱导的肥胖症，因此为肥胖症治疗提供了一个新的安全分子靶标[189, 191]。棕色脂肪适应性热生成作为肥胖的药物靶标的潜力并没有被制药业所忽略。不幸的是，即使许多 β_3 肾上腺素能受体激动药在肥胖的啮齿动物模型中有效，但是这些药物在人类临床试验中都失败了。那么，人与老鼠有什么不同？

在小鼠模型中，基因、药物或冷诱导的 Ucp1 上调的大部分作用导致白色脂肪库中出现新的棕色脂肪细胞，Ucp1 的水平上调了数百倍（图 36-8）。不幸的是，人的白色脂肪组织不能够诱导褐色脂肪细胞，至少在皮下脂肪组织中不能。人类不能利用褐色脂肪生热是由于缺乏基本的机制来控制棕色脂肪细胞发育起源的离散脂肪储存区（如肩胛间的棕色脂肪）和少量的分散在白色脂肪中的褐色脂肪细胞。但是，转录因子 PRDM16 的存在可以促进前脂肪细胞和成肌细胞向棕色脂肪的分化。脂肪细胞的缺失会促进成肌分化程序 [192]（图 36-8），在棕色脂肪组织的发展中起关键作用。重要的是，PRDM16 诱导褐色脂肪细胞谱系的能力仅限于离散的棕色脂肪库，例如在肩胛间区和锁骨上区的脂肪库，但它不参与白色脂肪组织内的弥漫棕色脂肪细胞的诱导。数据支持以下概念：肩胛间区的棕色脂肪和白色脂肪中的弥漫棕色脂肪细胞具有独立的发育起源 [193]。PRDM16 显然是褐色脂肪形成中的重要角色，但这还不够，因为 *PRDM16* 敲除的小鼠的肩胛间区脂肪水平很高，且表达 Ucp1 [192]。然而，人们不知道 PRDM16 的上调是否会诱导离散的棕色脂肪库和（或）弥漫性褐色脂肪细胞的增多。

虽然 PRDM16 的调节提供了有关离散棕色脂肪贮藏库发育起源的重要见解，但下一个重要步骤将是确定白色脂肪中离散分布的棕色脂肪细胞的起源（至少在啮齿动物中是这样）。弥漫性棕色脂肪形成与产热增加和肥胖减少密切相关 [146]。人们对 PRDM16 作为药物靶点研究的热情需要减轻，值得注意的是，灭活 *PRDM16* 基因的小鼠在出生时死亡，这表明 PRDM16 是一种转录因子，在哺乳动物发育中具有其他未知功能。众所周知，嗜铬细胞瘤患者循环儿茶酚胺的慢性增加会导致大的褐色脂肪堆积 [194]。这项历史数据与最近 PET 技术发现的离散棕色脂肪 [187]，应该激发人们重新努力寻找诱导更多棕色脂肪细胞的方法，并回顾为什么先前许多使用 β_3 受体激动药的研究未能显著刺激人类的生热作用。人类白色脂肪细胞中缺乏 β_3 肾上腺素能受体，从而无法促进白色转化为棕色脂肪并刺激产热，这是需要克服的困难。Tseng 及其同事的研究表明，骨形态形成蛋白 7（BMP7）对刺激对棕色脂肪细胞形成的影响也很重要 [195]。

类似地，利钠肽也能刺激棕色脂肪的扩增和活化 [196]。利钠肽在运动过程中释放，通过激活脂肪细胞脂解作用 [197]，从而激活脂肪氧化作用 [198]，并且在注入人体时会增加生热作用 [199]。利钠肽与新发现的棕色脂肪组织活化能力以及与 β_3 肾上腺素受体的相互作用、结合，为逆转肥胖的代谢紊乱提供了一个有吸引力的靶点。最后，神经肽 orexin-A 在小鼠中扩增并激活棕色脂肪组织 [200]，并且是棕色脂肪发育所必需的。鸢尾素 [201, 203]、美托林 [204]，和 FGF-21 [205, 206] 是其他调节棕色脂肪质量和活性的关键肽，后者存在于涉及交感神经系统的旁分泌和内分泌系统中。总之，这些结果提出了一种有趣的可能性，即药理学可以通过非肾上腺素肽（如 orexin-A、鸢尾素、FGF-21 和利钠肽）被激活。

自从棕色脂肪组织成为调节能量平衡的潜在参与者以来，一直存在着一个未能解决的问题，即在人体中少量棕色脂肪燃烧的卡路里的绝对效应值。与体育锻炼来训练肌肉类似，最近某项使用慢性寒冷刺激激活棕色脂肪组织的研究表明，棕色脂肪可以在人体内扩增和激活 [207, 208]。总的产热能力似乎在 100～300kcal/d [209-211]，但仍需要很多工作加以证实 [212]。

在成年人中发现的棕色脂肪组织或细胞及其在寒冷和饮食诱导的产热中的潜在生理学意义，应重新审视我们的工作，以肥胖靶向治疗中棕色脂肪形成的分子发展为目标。

（五）脂肪组织的整合生物学

为了维持能量稳态，中枢与外周有两个通信通道：激素和神经元。脂肪组织也不例外，众所周知，激素和神经元都可以控制其生命周期和新陈代谢。了解脂肪组织如何在体内运作和调节是整合生物学的主要知识。使用动脉 - 静脉差异和微透析结合脂肪组织血流量的测量方法对不同脂肪库进行成像研究，以及对脂肪组织代谢和分泌功能的研究，都改善了我们对脂肪代谢和功能的整体性认识。

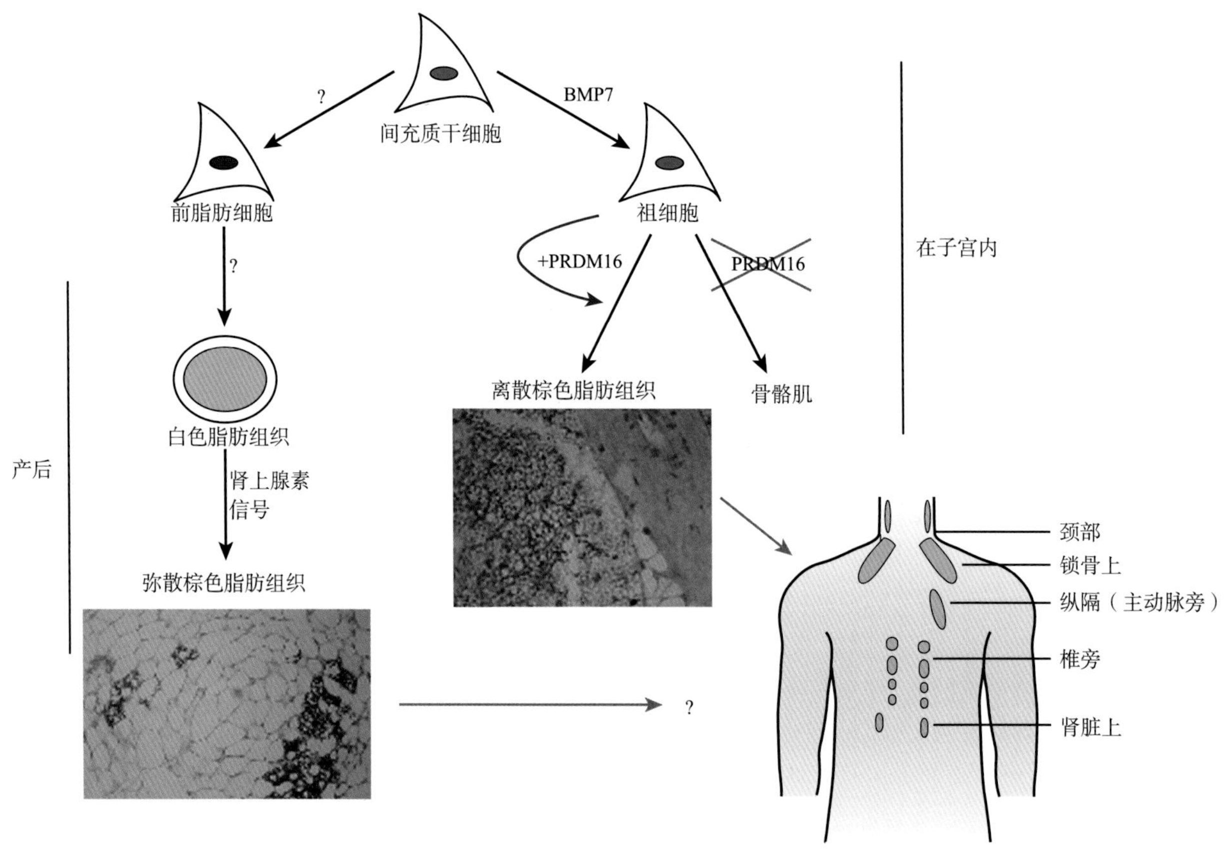

▲ 图 36-8　人体棕色脂肪组织

间充质干细胞可以有两种主要途径，一种进入前脂肪细胞，另一种进入棕色脂肪细胞或骨骼肌细胞的祖细胞。骨形态发生蛋白 7（BMP7）激活棕色脂肪形成的完整程序，包括诱导棕色脂肪 PRDM16 和 PGC-1α 的早期调节子。在没有 PRDM16 的情况下，这些祖细胞会转化为骨骼肌细胞。在皮下和内脏脂肪组织中，前脂肪细胞分化为白色脂肪细胞。通过刺激肾上腺素能信号传导，这些白色脂肪细胞中的一些可被转化为在白色脂肪组织中被消融的棕色脂肪细胞。另一方面，离散的棕色己二酸集中在棕色脂肪组织库中，如颈部、锁骨上、椎旁和肾上。棕色脂肪组织调节器 PRDM16 在啮齿动物中仅负责产生离散棕色脂肪组织［引自 Seale P，Bjork B，Yang W，et al. PRDM16 controls a brown fat/skeletal muscle switch. Nature 454（7207）：961-967，2008；and Tseng YH，Kokkotou E，Schulz TJ，et al. New role of bone morphogenetic protein 7 in brown adipogenesis and energy expenditure. Nature 454（7207）：1000-1004，2008.］

人们逐渐认识到脉管系统对脂肪组织维持正常功能的重要性。营养成分（如葡萄糖、脂肪酸和蛋白质）由脉管系统提供，对脂肪组织的生长和维持至关重要。最近的研究致力于为脂肪细胞的氧化代谢供氧方面的问题。目前的数据表明，肥胖小鼠的脂肪组织中的氧输送可能受限制。缺氧的后果尚不清楚，但体外数据[59]支持体内数据[63]，提示缺氧导致巨噬细胞趋化和炎症。这在人体脂肪组织实验中得到了验证[66]。在这种情况下，缺氧启动转录因子 HIF-1，从而导致血管生成和缺氧逆转。在成熟的脂肪组织[213, 214]中似乎并非如此，HIF-1 pO_2 传感系统的主要下游转录靶标 VEGF 未被激活。从解剖学上讲，有充分的证据表明新生血管是从现有的内皮细胞[215]中萌发的，此结果已经用于体外试验的研究，以清楚地证明人类脂肪组织能够形成新生血管[216]。为什么在降低 pO_2 时血管生成信号不会增加，这还是一个需要进一步研究的悖论。

在鼠类脂肪组织的发育中，血管生成、脂肪生成和基质细胞之间是相互协调作用的[217, 218]，这种关系依赖于 VEGF[219]。这与成熟“缺氧”的脂肪组织不同，突显了生长因子在生长和发育中的机制和相对重要性的差异，而不是成熟脂肪组织的变化。脂联素由小而非肥大的炎性脂肪细胞分泌，能够刺激血管生成，体现了脂肪因子的相互作用，我们通常认为脂联素是一种代谢激素，其与经典的血管生成因子有协同作用[220]。

（六）内分泌信号

1. 糖皮质激素　糖皮质激素治疗实验动物会导致肥胖。肥胖的动物模型的皮质醇水平总是高于正常。肾上腺切除术可以逆转或预防肥胖症。糖皮质激素受体激活导致前脂肪细胞前体[158-160]分化和脂肪细胞储存脂质。在人体中，皮质醇增多（库欣综合征）可以导致向心性（腹部）肥胖、高血压和糖尿病。在许多对肾上腺糖皮质激素在肥胖中的作用的研究中，尽管代谢清除率和产量增加，大多数研究还是显示尿游离皮质醇、皮质醇昼夜节律、血浆皮质醇值均正常[221]。11βHSD-1 酶存在于人体脂肪组织中，可以将无活性的可的松转化为活性的皮质醇[222]。

重要的是，脂肪细胞大小与 11βHSD-1 将可的松转化为皮质醇的活性之间存在很强的正相关。这与肥大脂肪细胞产生信号（如皮质醇）以募集新的脂肪细胞的想法相吻合。关于肥胖与皮质醇之间关系最有说服力的数据来自一项研究。此研究将肥胖妇女分为肥胖的向心性和外周性，Marin 及其同事证明了随着腰臀比的增加，尿液和血清皮质醇增加[223]。高腰臀比女性的血清皮质醇对压力的反应更大，表明对环境压力的反应是腹型肥胖潜在因素[223, 224]。人类其他研究中的证据表明，正常浓度的皮质醇有时与脂肪形成有关，可能是通过增加对外源应激的敏感度。遗传因素也可能决定脂肪组织对这些外源应激的敏感性[225]。

2. 生长激素 / IGF-1　GH是有效的脂解激素[226]。GH 受体能够激活脂肪组织中经典的 cAMP 脂解系统。除了刺激脂肪分解外，GH 还可以增加脂肪组织中 IGF-1 的产生[227]。IGF-1 有效激活前脂肪细胞的增殖并将前体分化为成熟的储脂脂肪细胞[156]。GH 的缺乏与向心性肥胖有关，而 GH 的减少会降低内脏脂肪[228]。尽管早期报道过 GH 对向心性肥胖的男性有治疗功效[229]，但其他研究并未体现出这种作用，事实上停用生长激素后体脂增加，这与胰岛素样生长因子 -1 促进脂肪分化的效果相一致。不建议在未明确 GH 缺乏的情况下进行 GH 治疗[213]，因为其不良反应包括水肿、腕管综合征、葡萄糖耐受不良等。目前已经发现了增加脂解作用而又不上调 IGF-1 合成的 GH 样肽[230]，并且在没有 GH 影响的情况下可能是对人体有益的。

3. 脂肪组织中的雌激素　男性和女性的体脂分布不同：女性的臀股模式和男性的腹部模式。这两种形态被认为是由于雌激素和雄激素的差异所致。与男性相比，女性的臀股区域脂蛋白脂肪酶（LPL）活性与脂质储存相关。绝经后，所有脂肪组织中的 LPL 活性均相等，表明雌激素以一种特异的方式上调 LPL[231]。为支持这一观点，用雌二醇治疗绝经后妇女可以增加臀股骨区的 LPL 活性[232]，并且通过添加孕激素可以被逆转[233]。在人体腹部皮下脂肪细胞中，低剂量雌二醇增加 LPL 蛋白，而大剂量雌二醇减少 LPL 蛋白[234]。在横断面研究[235]和局部皮下应用雌二醇后，也观察到雌二醇降低 LPL 具有剂量依赖性[236]。除全身循环的雌二醇外，脂肪组织的基质血管还能够将雌激素前体转化为雌激素，而不是芳香酶。在男性中，睾酮会增加脂肪组织的脂质周转率，而不是非芳香化的类固醇二氢睾酮，这表明睾酮通过芳香化酶将睾酮局部转化为雌激素而在脂肪组织中起作用[237, 238]。在体外，雌二醇可促进人[239]和啮齿类的前脂肪细胞基质血管的增殖[240]。

多位研究人员[241, 242]已证明在脂肪组织提取物中的雌二醇结合和 *ERαmRNA*。克隆 *ERβ* 基因后，随后在脂肪组织中表达了 ERβ 的 mRNA 和蛋白[243-245]。Pedersen 及其同事描述了 ERα 和 ERβ 表达脂肪组织的区域差异，在人类脂肪组织中，腹部的 ERβ 高于臀股部脂肪组织[246]。但并非所有的雌激素作用都在脂肪组织中。将雌激素直接施用至大脑能够逆转卵巢切除术所观察到的内脏脂肪增加，这表明归因于外周作用的许多脂肪模式实际上可能是通过下丘脑信号传导的[247]。

总之，雌二醇是重要的性激素，不管是对于脂肪细胞前体的增殖还是以区域特定的方式调节脂质储存都是如此。

（六）脂肪组织的神经信号

如前所述，人类脂肪组织可分为皮下和内脏两个主要部分（分别约占 80% 和 10%），其余为肌肉内组织、腹膜后脂肪组织、肾周和眶内脂肪[248]。

这两个主要脂肪分布区域的脂质合成和脂解速率明显不同，可能是由于激素暴露和神经支配的差异所致。大脑需要将消息选择性的传输到身体的不同部位。因此，交感神经系统以不同的方式支配不同的脂肪组织，不仅影响局部血流，还影响脂肪分解和脂质合成等功能。通过在西伯利亚仓鼠的脂肪垫中进行病毒注射，Youngstrom 和 Bartness 显示了中央交感神经节的交感神经投射，这可以通过向交感神经链神经节 [249] 中注入荧光顺行道示踪剂和病毒示踪研究得到证实 [250-252]。此外，去神经化的脂肪组织比完整的对照组重 10%，这意味着缺乏神经支配的脂肪垫中的脂质动员受损 [253]。从此类研究中可以推测，儿茶酚胺不仅会增加脂解作用，而且还能抑制前脂肪细胞的脂肪组织增生，这已经得到了体外数据的支持 [250, 254, 255]。

（七）脂解调节

脂肪组织的脂解作用，即三酰甘油分解为脂肪酸和甘油的分解代谢过程，通常被认为是一种简单且众所周知的代谢途径（图 36–9）。但是，我们发现了此系统中复杂的新层面。激素敏感性脂肪酶是脂肪组织中脂肪酸动员的主要决定因素。激素敏感性脂肪酶转运至脂质小滴似乎是脂解活化过程中的重要步骤。脂滴包被蛋白对脂质滴涂层的重新组织也可以促进酶的进入。在人类中，激素敏感性脂肪酶的表达与各种生理和病理状态下脂解的变化有关。控制脂解过程的主要激素是儿茶酚胺（刺激脂解）和胰岛素（抑制脂解）。目前公认的是，肾上腺素系统是通过 cAMP 途径进行脂解的主要调节因子。

接下来，cAMP 增加蛋白激酶 A 的活性，进而使激素敏感性脂酶和脂滴包被蛋白磷酸化。胰岛素作为一种对抗激素，与受体结合后通过刺激 3 型 cGMP 抑制型磷酸二酯酶（PDE3B）并激活胰岛素信号级联反应的各种因子，从而减少 cAMP 并抑制脂解作用 [256]。在胰岛素抵抗状态下，胰岛素的抗脂解作用降低 [257]。关于 β– 脂解和 α_2– 抗脂解肾上腺素能控制脂解的激素调节和分子机制的研究进展，使我们对这两种受体的相对作用有了更深入的了解 [258]。遗传学研究表明，编码不同 β– 肾上腺素受体亚型和激素敏感性脂肪酶的基因中的多态性可能参与了肥胖的多基因背景 [259]。

最近，在人类脂肪细胞中新发现了一种脂解系统。利钠肽通过 cGMP 依赖性途径刺激脂解，而不受胰岛素作用的影响 [260-262]。在儿茶酚胺刺激 cAMP 的同时，利钠肽激活 cGMP 系统，在激活脂解过程中起重要作用 [197]。

激素敏感性脂肪酶曾被认为是脂解级联反应的第一步。最近发现的含 patatin 样磷脂酶域 2，又称为 ATGL（脂肪三酰甘油脂肪酶），改变了这一观点。现在我们知道 ATGL 是三酰甘油水解的第一步，是 TAG 水解酶的活性 [263]。ATGL 和其协同蛋白 CGi–58/ABHD5 是级联反应完全激活所必需的，HSL 作用于将 DAG 水解成 MAG，单甘酯脂肪酶完成级联反应。新的数据表明这种顺序模型可能过于简化了。当外周血脂素 A 被 PKA 磷酸化时，CGi–58 被释放并“协助”ATGL 募集到脂滴中 [264]。总之，ATGL 的发现，伴随着利钠肽驱动的 cGMP 途径的发现 [262]，极大地改变了我们对调节脂解过程的看法。现在我们知道，HSL 向脂质小滴的转运不是激活脂解的唯一调控步骤。脂解调节是一个受控信号网络，包括脂肪酶和 PAT 蛋白之间的相互作用。对 PAT 蛋白、脂肪酶及其信号系统之间相互作用进行更深入研究是目前的研究热点，这有望发明新的疗法，防止肥大性脂肪细胞的脂解失调。

（八）脂肪细胞作为内分泌器官

在过去的 15 年中，对包括脂肪形成理论在内的脂肪组织生物学的研究呈爆炸性增长。毫无疑问，引起如此探究的原因来自于 1994 年肥胖基因和瘦素的发现 [2]。这一开创性发现为揭示脂肪组织的内分泌和旁分泌作用及其在调节能量平衡和肥胖症及其相关疾病中的作用，开启了深入的研究。瘦素基因克隆的原始描述中总结了发现瘦素的原因 [2]。简而言之，能量平衡（及脂肪质量）的稳态平衡调节的原始概念可以追溯到 Lavoisier 和 Laplace 的研究 [265-267]。后来发现大脑在这种调节中的关键作用来自于临床观察，并被大脑不同区域的立体定位破坏所证实 [268]。因此推测能量平衡由反馈回路调节，在该回路中，下丘脑感测人体的能量存储，进而发

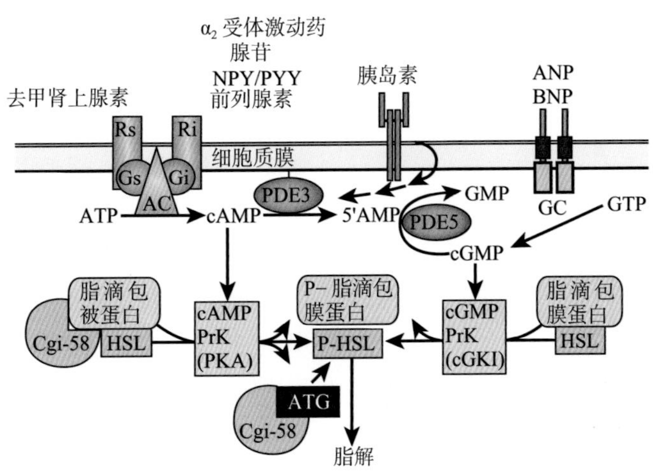

▲ 图 36-9　人体脂肪细胞脂解的调节因子

激素敏感脂肪酶和脂滴包被蛋白是调节脂解的限速步骤。两种酶都需要磷酸化才能有活性，并使三酰甘油分解为甘油和游离脂肪酸。该过程涉及脂滴包被蛋白被磷酸化时 Cgi-58 的释放。然后它可以结合并激活 ATGL（一种特定的三酰甘油水解酶）。肾上腺素系统（β 受体和 α2 受体）是通过环 AMP（cAMP）途径进行脂解的主要调节剂。β 受体刺激脂肪分解，而 α_2 受体抑制脂肪分解。还有其他新型的 Gi 偶联 G 蛋白偶联受体。详细信息参见正文。cAMP 可增加蛋白激酶 A 的活性，进而使激素敏感性脂肪酶和脂滴包被蛋白磷酸化。胰岛素通过抑制磷酸二酯酶（PDE）来抑制脂解，从而降低 cAMP 和脂解作用。使用利尿钠肽的新型脂解系统可通过 cGMP 依赖的途径刺激脂解，而该途径不受胰岛素作用的影响。在脂肪组织中，cGMP 被 PDE5 降解。AC. 腺苷酸环化酶；AMP. 单磷酸腺苷；ANP. 心钠素；ATGL. 脂肪三酰甘油脂肪酶；BNP. 脑钠蛋白；cAMP. 循环 AMP；cGMP. 循环 GMP；GC. 鸟苷酸环化酶；Gi. 抑制性 G 蛋白；GMP. 鸟嘌呤单磷酸；Gs. 刺激性 G 蛋白；NPY/PYY. 神经肽 Y；PDE. 磷酸二酯酶；Ri. 抑制性受体；Rs. 刺激性受体［From Moro C，Klimcakova E，Lafontan M，et al. Phosphodiesterase-5A and neutral endopeptidase activities in human adipocytes do not control atrial natriuretic peptide mediated lipolysis. Br J Pharmacol 152（7）：1102-1110，2007.］

出信号来控制食物的摄入和能量消耗。然而，下丘脑的信号输入的性质尚不清楚。吉恩・梅耶（Jean Mayer）提出了一种“葡萄糖恒定理论”，其中血糖是感应信号[269]。Kennedy 推测存在“脂肪代谢因子”，并提出了现在公认的脂肪恒定理论[270]。在该模型中，来自脂肪组织中脂肪存储的信号被中枢神经系统读取，以调节进食和能量稳态。随后由 Hervey 进行的研究证实，血液运输的信号是来自于脂肪组织，并调节食物的摄入量和体重[271]。不久之后，Coleman 研究使用肥胖症和糖尿病的单基因模型（*ob/ob* 和 *db/db* 小鼠）进行了意义重大的间生态研究，从而得出以下结论，*ob* 基因的产物由脂肪组织分泌，由血液运输，并与位于下丘脑 *db* 基因编码的受体相结合[272]。这种由脂肪组织产生的因子和下丘脑的受体之间的相互作用，成为 Leibel 和同事们进行定位克隆 *ob* 和 *db* 基因的工作，他们在 1994 年 2 月的《自然》杂志上发表了瘦素的发现[2]，一年后又在《细胞》杂志上发表了瘦素的受体[273]。

自从瘦素被发现以来，脂肪组织作为脂肪储存库的简单模式已经演变成一个复杂的模式。首先，脂肪组织的大小不仅由预先存在的脂肪细胞来控制，而且还涉及控制分化和凋亡的精细调节机制。其次，脂肪组织储存库是多功能分泌器官，对于不同储存库具有不同的分泌能力。这些脂肪组织主要由脂肪细胞组成，但也包括成纤维细胞和免疫细胞（如巨噬细胞和肥大细胞），它们均利用内分泌、旁分泌和自分泌途径分泌多种生物活性蛋白，称为脂肪因子或脂肪细胞因子。脂肪细胞通过释放激素和底物来回应各种刺激，如循环激素、循环代谢物、传入神经和细胞能量信号，如图 36-10 所示[274, 275]。分子革命揭示了许多脂肪细胞分泌的因子，其中一些因子如 IL-6 和瘦素分泌到血液中，而另一些因子如 TNF-α 则以自分泌 / 旁分泌的方式发挥作用[276]。尽管脂肪组织在整个人体中具有相似的组织学形态，但是很显然，这些不同的贮库在分泌的脂肪因子的质量和数量上存在根本的差异。

脂肪组织生物学研究的一个主要重点是了解控制不同贮库分泌脂肪因子的分子机制及其在多种慢

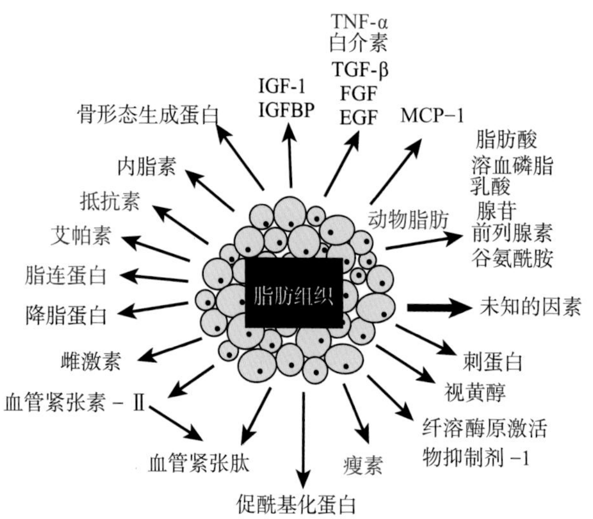

▲ 图 36-10　脂肪组织分泌的蛋白质

脂肪组织是分泌许多因子的内分泌腺，其中许多因子与能量稳态、胰岛素敏感性和营养敏感途径有关

性疾病中的意义。这些分泌的蛋白质已纳入调节生理和病理生理功能的分子中，例如[275]：

- 能量平衡（瘦素、脂联素、抵抗素、网膜蛋白、爱帕琳肽）
- 先天免疫系统（TNF-α、IL-6、IL-8）
- 脉管系统（VEGF、单丁酸、ESM-1）
- 急性期反应（$α_1$ 酸性糖蛋白、SAA3、PTX-3）
- 参与脂蛋白代谢 / 胰岛素作用的分子，如 LPL 或细胞外基质成分（Ⅵ型胶原）
- 招募免疫细胞（MCP-1、MIP-1）

在本章中，我们仅介绍这些脂肪因子中的 5 个：瘦素、脂联素、抵抗素、TNF-α 和爱帕琳肽。如图 36-11 所示，这些脂肪因子参与全身的新陈代谢，因为它们作用于不同组织，包括大脑、肝脏、骨骼肌和脂肪组织本身。

1. *瘦素*　瘦素是一种高度保守的 16kD 激素，主要但并非仅由脂肪细胞分泌，并且在中枢和外周均起作用。血浆瘦素浓度与体内脂肪量呈正相关[277]。瘦素通过主动转运穿过血脑屏障，并将信号传导至源自脂肪组织的中枢神经系统。尽管最初将其描述为调节能量平衡的激素，但目前的可用数据表明，瘦素的相对缺乏或对其功能不全可能不是大多数人肥胖的原因。瘦素的主要生物学功能似乎是在热量限制期间维持最低水平的能量消耗[278, 279]。当能量存储不足时，瘦素浓度下降可以作为“饥饿信号”，命令身体寻找食物并减少能量消耗。作为这种保护机制的一部分，瘦素在繁殖、血管生成、骨骼结构和免疫功能中发挥作用，还可能影响 B 细胞的胰岛素分泌、碳水化合物转运和血小板聚集等过程[280]。循环的瘦素浓度水平降低会触发强烈的生物学反应，以保护生物体免受饥饿的有害影响，而瘦素浓度水平上升（例如在肥胖症中观察到的）则产生较弱的生物学反应[278]。瘦素的这种不对称生物学效应如图 36-12 所示。

对动物和人类热量限制的研究提供了有关瘦素作为神经内分泌反应介质的重要性的信息。Shimokawa 回顾了啮齿动物模型中与短期热量限制有关的内分泌变化[281]。这样的变化也在人体上描述，包括 T_3 的减少[282]，皮质醇分泌的增加，性腺功能的下降[279]。长期以来，人们一直认为神经内分泌系统协调并整合了一些限制热量的抗衰老作用[284-287]。在一项针对经过 48h 饥饿的小鼠的研究中，Ahima 及其同事提供的证据表明，饥饿导致瘦素减少的同时导致性腺和甲状腺轴的活性降低，而肾上腺轴的活性增加[279]。空腹时瘦素调节这些轴的变化，这表明瘦素是神经内分泌系统的主要调节因子，并且可能符合“一次性人体理论”，即长寿需要通过减少用于繁殖的资源来维持生命（图 36-12）[281-288]。

肥胖状态下循环的瘦素浓度很高（图 36-12），该激素是防止食物过度摄入的微弱信号，并且似乎不是治疗肥胖的可行方法[289]。但是，如果在肥胖的个体或缺乏瘦素循环的生物体中提供足够的瘦素，便可以通过减少食物摄入和增加能量消耗来减轻体重和脂肪储存。瘦素发挥外周代谢作用的机制可能是激活肌肉和肝脏中的 5′-AMP 活化蛋白激酶（AMPK）[290-291]。由于 AMPK 的激活，抑制了消耗 ATP 的合成代谢途径，从而激活了产生 ATP 的分解代谢途径。激活的机制包括葡萄糖转运、β- 氧化、糖酵解和线粒体生物代谢过程。瘦素基因缺陷[292]、体重减轻[293]或脂肪代谢障碍的人类[294]，通过瘦素替代可以提供维持人的正常代谢功能。我们研究了重组瘦素治疗对先天性瘦素缺乏症儿童的影响，清楚地表明了其对减少食物摄入和体重的显著作用，但对能量消耗和脂肪氧化几乎没有影响[292]。在具有类似先天性缺陷的成年患者中，瘦

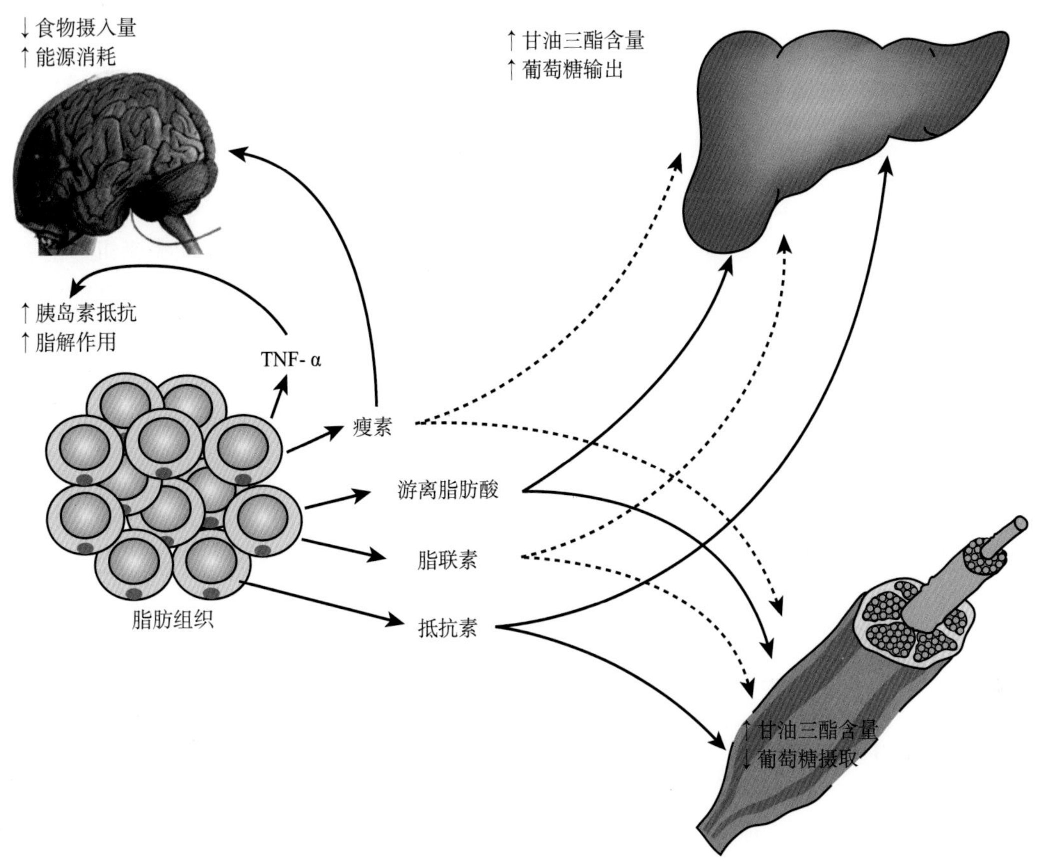

▲ **图 36-11 脂肪组织在胰岛素抵抗中的核心作用**

由脂肪细胞产生的底物，如游离脂肪酸；激素，如瘦素、脂联素和抵抗素；而 TNFα 等细胞因子则将脂肪细胞定位为肥胖个体中胰岛素抵抗综合征的主要介质。随着体重增加，游离脂肪酸、瘦素、抵抗素和 TNFα 均增加，而脂联素浓度降低。这些变化影响骨骼肌和肝脏的胰岛素敏感性以及中枢神经系统对能量消耗和食物摄入的控制。正反馈用实线表示，负反馈用虚线表示（改编自 Farmer SR. In：Alberti KGM，DeFronzo RA，Keen H，Zimmet P，eds. International textbook of diabetes mellitus. 3rd ed. Hoboken，NJ：John Wiley & Sons，2004.）

素替代不仅减少了食物摄入量，还防止了减肥导致的能量消耗的下降，并使 24h 脂肪氧化增加了 3 倍以上[295]。有趣的是，当瘦素与普兰林肽（胰岛淀粉样多肽的类似物）联合给药时，体重减轻效果似乎以协同的方式被放大[296]。

HIV 和 HIV 治疗还与身体组成的改变有关，包括腹部脂肪萎缩、堆积或水牛背[297]。这些患者的代谢检查结果与先前提出的异位脂肪储存假说相符。多项研究表明，抗逆转录病毒疗法期间免疫系统的激活和反弹与脂肪营养不良有关[298-299]。这与先天性局部脂肪营养不良引起的缺陷相似，这些缺陷是由于核纤层 A/C 基因突变引起的[300-302]。也有证据表明 HIV 脂肪营养不良患者的脂肪组织细胞凋亡增加[303]。有趣的是，通过瘦素替代疗法，先天性营养不良或 AIDS 合并脂肪萎缩的患者经过抗逆转录病毒疗法后显著改善了异位脂肪储存综合征[304, 305]。

2. **脂联素** 脂联素（也称为 AdipoQ、Acrp30、APM1 和 GBP28）仅在脂肪组织中表达[306]，并在人血清中以很高的浓度循环（5～30nM）[307]。脂联素是一种由 N 端胶原结构域和 C 端球状结构域组成的 30kD 蛋白，是通过 4 个不同的组使用不同的方法发现的[306, 308-310]。脂联素以单体、三聚体、六聚体和非常高的分子量形式存在于血液中[311]。此蛋白与补体因子 Cq1[308] 密切相关，但折叠晶体结构和基因与 TNFα 相似[312, 313]。最有趣的发现是，其他脂肪细胞因子的表达随脂肪质量增加而增加，而脂联素的表达却与脂肪质量成反比[314-316]。如何减少脂肪表达和（或）分泌减少仍是一个未解之谜。脂肪营养不良的患者脂联素浓度非常低且异位脂肪增加[317]，这意味着循环脂联素（及瘦素）的减少可

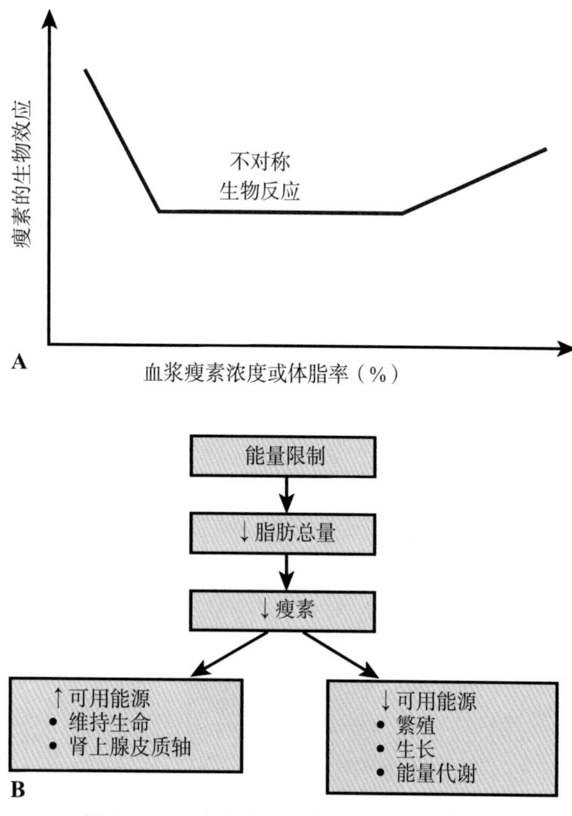

▲ 图 36-12　瘦素作为主要的神经内分泌信号

如图 A 所示，人体能量储存和循环瘦素变化的生物学反应是不对称的，当体内瘦素浓度随着热量限制和体重显著减轻而降低时，比随着肥胖而增加时更为显著。瘦素的主要功能可能是适当提供代谢反应，以减少能量存储而不是保护人体免受过多的能量存储（通过增加进食和减少能量 / 脂肪消耗）。图 B 描述了瘦素作为神经内分泌通路中主要调节者的作用，该通路能对热量限制做出反应。这可能是饮食限制的主要信号［引自 Leibel RL. The role of leptin in the control of body weight. Nutr Rev（10 Pt 260）：S15–S19，2002；discussion S68–S84，85–17；and Shimokawa I，Higami Y. Leptin and anti-aging action of caloric restriction. J Nutr Health Aging 5（1）：43–48，2001.］

能有助于异位脂肪的储存。

脂联素显然是一种胰岛素敏感性激素，给啮齿动物注射重组脂联素可增加肌肉中葡萄糖的摄取和脂肪氧化，减少肝脏中脂肪酸的摄取和肝葡萄糖的产生，并改善全身胰岛素抵抗。目前已经发现了脂联素的两个受体，第一种受体（AdipoR1）主要在骨骼肌中表达，第二种受体（AdipoR2）主要在肝脏中表达[318]。与小鼠不同，人类的基因谱表明这两种受体均在骨骼肌中高度表达[319]。有趣的是，在糖耐量正常的个体中，有 2 型糖尿病家族史的受试者肌肉 AdipoR1 和 AdipoR2 的表达水平低于没有家族史的受试者，两者的表达水平受体与胰岛素敏感性呈正相关[319]。这些数据表明，两种受体可能通过刺激线粒体生物代谢、线粒体功能和脂肪氧化而起到胰岛素增敏的作用[320]。

即使目前尚不清楚脂联素传导过程中的级联反应，人们也有越来越多的证据证明脂联素可以激活 AMPK。因此，脂联素（或脂联素的类似物）可能成为治疗胰岛素抵抗和 2 型糖尿病患者的药物制剂。至于瘦素，许多功能已经归因于脂联素，它与心血管疾病以及内皮和免疫功能障碍有关[321]。然而，我们将主要关注脂联素作为胰岛素增敏激素的作用。

尽管提出的机制不同，脂联素对提高啮齿动物的胰岛素敏感性具有外源性作用[322-325]。Combs 及其同事发现，小鼠体内循环的脂联素浓度增加时，葡萄糖输注率增加 73%[326]。葡萄糖摄取、糖酵解和糖原合成的速度没有变化，但葡萄糖产生的速度却降低了 65%。长期注入脂联素的蛋白水解产物可防止高脂饮食的小鼠体重增加，而注入完整的脂联素或生理盐水的小鼠体重增加[322]。预防体重增加可能与脂肪氧化增加有关。研究人员继续表明，脂联素可在体外诱导肌肉脂肪酸氧化，并降低体内高脂饮食或脂质内输注后的游离脂肪酸总量[322]。同样，Yamauchi 及其同事观察到，高脂饮食喂养期间脂联素通过增加能量消耗和减少异位脂肪沉积来防止野生型小鼠中脂肪组织沉积[323]。为了确定这一观察结果的细胞分子机制，他们观测了肌肉和肝脏中参与脂肪酸转运、氧化和能量消耗的基因表达。脂联素治疗增加了肌肉中脂肪酸摄取和 β- 氧化基因的 mRNA（特别是 CD36，乙酰辅酶 A 氧化酶和解偶联蛋白 2），并降低了肝脏中脂肪酸运输的相关基因的表达，同时降低了三酰甘油在非脂肪组织中的储存，间接改善了胰岛素敏感性。综上所述，研究结果支持脂联素是通过减少异位脂肪沉积来调节胰岛素敏感性的理论。

与瘦素一样，脂联素也被证明可以直接激活肌肉中的 AMPK，从而增加乙酰辅酶 A 羧化酶的磷酸化[325]。反过来，丙二酰辅酶 A 含量降低，肉碱棕榈酰转移酶 1 活性增强并刺激脂肪氧化。在肝脏中，AMPK 刺激脂肪酸氧化和生酮作用，并抑制胆固醇合成、脂肪生成和三酰甘油合成，然而它可以调节胰岛 B 细胞的胰岛素分泌[327]。

在皮马印第安人和日本人中进行的研究表明，血浆脂联素浓度过低与肥胖或 2 型糖尿病之间存在关联 [314, 316]。此外，一些研究还报道了血浆脂联素浓度与胰岛素敏感性之间存在正相关 [315, 316, 328]。更重要的是，脂联素浓度降低可以预测皮马印第安人的 5 年随访 2 型糖尿病的发病率 [329]。低浓度脂联素可能与胰岛素抵抗发展的其他指标有关，该研究表明，导致肥胖和糖尿病的行为降低了脂联素水平 [323]，而在体脂减少和胰岛素敏感性增加的情况下脂联素水平升高 [330, 331]。

目前，脂联素仍是潜在治疗胰岛素抵抗和 2 型糖尿病的有效靶点。但是，在考虑使用脂联素（或类似物）治疗之前，许多有关脂联素的问题尚待解决。其中包括：①脂联素的哪种循环形式具有生物活性？②蛋白质翻译后调节脂联素浓度 / 分泌的机制是什么？③脂联素在中枢和外周组织中的确切作用部位是什么？④脂联素与其受体结合后的级联反应信号是什么？ Kim 和他的同事在 Scherer 实验室 [332] 通过创建缺乏瘦素而过度表达脂联素的小鼠，使人们对脂联素的功能有了更深入的了解。令人惊讶的是，尽管这些老鼠病态肥胖，但仍使葡萄糖和胰岛素浓度正常化，并显著改善了葡萄糖耐量，血清三酰甘油水平也有了积极改善。作者提出脂联素作为外源性“饥饿”信号，促进三酰甘油优先在脂肪组织中的储存，从而保护动物免受异位脂肪堆积的危害 [332]。

3. 抵抗素　抵抗素是一种脂肪细胞来源的“胰岛素抵抗”激素，在体外筛选基因的过程中被筛出，脂肪细胞分化上调该基因，PPARγ 激动剂下调该基因 [333]。在小鼠中，高脂饮食可增加脂肪组织中血清抵抗素和抵抗素 mRNA 的表达，经过罗格列酮治疗后表达降低 [333]。重要的是，阻断抵抗素（通过抗体）可增加脂肪细胞中的葡萄糖摄取并提高胰岛素敏感性。在体外，抵抗素可减少骨骼肌细胞中的葡萄糖摄取，但不影响“经典”的胰岛素信号通路 [334]。从这些结果可以预想，在小鼠进行葡萄糖耐量试验后，腹膜内给予抵抗素后血糖升高 [333]。总而言之，这些结果导致提出了抵抗素促进胰岛素抵抗的假设。大约在同一时间，另外两个小组独立鉴定了抵抗素 [335, 336]。Kim 及其同事 [335] 观察到，抵抗素抑制 $3T_3$–L_1 细胞的脂肪细胞分化，这表明抵抗素可能通过增加肌肉和肝脏中而非脂肪组织中三酰甘油的储存来促进胰岛素抵抗。抵抗素缺乏的小鼠快速禁食后血糖较低，肝脏葡萄糖生成减少，肥胖时高血糖较少，这提示其在调节肝脏葡萄糖生成中起关键作用 [337]。Ahima 和 Lazar 回顾了包括抵抗素在内的脂肪因子在控制能量和碳水化合物代谢中的作用 [338]。

在人类中，抵抗素在调节胰岛素敏感性中的作用尚不清楚。在一项研究中，血清抵抗素与年轻健康受试者的脂肪质量有关，女性明显高于男性 [339]，但其他研究显示其与 BMI、体脂百分比或胰岛素敏感性无关 [340, 341]。肥胖受试者中的抵抗素 mRNA 表达高于瘦对照组 [342]，然而具有启动子突变和高氧化应激水平的个体表达更高 [343]。但是，在同一项研究中，非肥胖、肥胖或肥胖糖尿病组的血清抵抗素没有差异。人类的数据表明抵抗素主要来源于巨噬细胞 [344]。鉴于炎症和代谢疾病之间正在慢慢体现的相互关系，高抵抗素血症可能是人类代谢和炎性疾病的生物标志物和（或）介质。

4. TNF-α　TNF-α 是由巨噬细胞、单核细胞、内皮细胞、嗜中性粒细胞、平滑肌细胞、活化的淋巴细胞、星形胶质细胞和脂肪细胞产生的细胞因子 [345]。TNF-α 具有多种功能，例如介导生长因子、细胞因子、转录因子和受体的基因表达。TNFα 是以 26kD 跨膜蛋白的形式合成的，以表面或经加工后释放出 17kD 的可溶性形式被发现 [346]。一些脂肪细胞因子分泌并转运到血液中（如瘦素、PAI-1 和 IL-6），而 TNFα 则可能以自分泌 – 旁分泌的方式在局部作用 [276]。

最初的报道提示，TNFα 是一种脂肪细胞衍生的细胞因子，能够阻断脂肪细胞的分化 [347, 348]，并在人类肥胖 / 胰岛素抵抗情况下被上调 [349, 350]。作为多能细胞因子，TNFα 可能会降低胰岛素作用并影响脂肪细胞功能。举例来说，TNFα 抑制脂肪细胞特异性基因，其中 NF-κB 是必不可少的信号传导中间体 [55]，并且降低了脂肪细胞分化所必需的转录因子的表达 [347]。以自分泌 – 旁分泌的方式，TNFα 通过胰岛素信号通路的“失活”（即胰岛素抵抗）阻止脂肪细胞中进一步的能量积累 [55, 351]，增加脂解作用，减少脂质吸收 [352]。TNFα 可能是一种体内稳态机制，通过调节 LPL 活性和产生瘦素来防止进一步的脂肪沉积[353]。

TNFα之所以被称为*adipostat*，是因为它像瘦素一样在脂肪组织中表达，并且或多或少与肥胖程度成正比。TNF-α 也被提出将肥胖与胰岛素抵抗联系起来，胰岛素受体底物 1 的丝氨酸磷酸化是 TNF-α 诱导的胰岛素抵抗的重要机制[354]。TNFα 可增加人脂肪细胞中 *11βHSD1 mRNA* 和酶的活性，从而增加局部皮质醇的产生[355]，可能将 TNFα 与内脏脂肪堆积联系起来。在能量过剩期间上调转录的机制尚不完全清楚。胰岛素上调 *TNF-αmRNA*，TZD 看上去是下调 TNFα[356]，而环境毒素（如 TCCD）上调 TNF-α[357]。

临床上，较高水平的血浆 TNFα 还与胰岛素抵抗、较高的 BMI，较高的空腹血糖水平和较高的 LDL- 胆固醇水平相关[358]。使用验证性因子分析和结构方程模型，表明肥胖、血脂异常和 TNFα 是代谢综合征各个组成部分的主要解释变量[359]。TNF-α 也与 HIV 相关的脂肪营养不良有关[360]。

5. 爱帕琳肽　爱帕琳肽是一种新型生物活性肽，于 1998 年首次被鉴定为孤儿 G 蛋白偶联受体（GPR）APJ 的内源性配体[361]。可以将 77 个氨基酸的前体切割成 55 个氨基酸的片段，然后切割成较短、特征较少的形式。爱帕琳肽的生理活性形式被认为是爱帕琳肽 -36，尽管较短的 C 末端序列也能引起生物学活性[361]。仅仅 10 年后，爱帕琳肽在肥胖病因中的假定作用才被描述出来。Rayalam 及其同事首先描述了爱帕琳肽的主要作用是促进脂肪组织中的血管生成[362]。同时，Kunduzova 及其同事提出，脂肪组织中对爱帕琳肽的血管生成反应（内皮细胞迁移，增殖和毛细血管形成）是剂量依赖性的[363]。此外，缺氧会上调脂肪细胞中爱帕琳肽的表达，因此证实了爱帕琳肽 /APJ 信号通路在脂肪组织中功能性血管网络的发育中起着至关重要的作用[363]。在人类白色脂肪细胞中，脂肪因子爱帕琳肽不仅通过缺氧和胰岛素上调，还通过转录共激活因子 PGC-1α 上调[364]。最后但更重要的是，同一实验室提出了令人信服的论点，即急性静脉注射爱帕琳肽可通过增强骨骼肌和脂肪组织中的葡萄糖利用来降低血糖[365]。因此，爱帕琳肽可能很快会被视为治疗肥胖相关胰岛素抵抗的重要靶点。

（九）脂肪细胞作为治疗肥胖和 2 型糖尿病的靶点

到目前为止，大脑是治疗肥胖症的主要靶点。考虑到脂肪细胞在体重和能量代谢调节中的核心作用，不应丢弃脂肪细胞作为靶点。经典的脂肪细胞生物学强调肾上腺素信号传导系统，为开发 β_3 肾上腺素受体激动药提供了理论依据，并且可作为增加肌肉能量消耗和促进脂肪组织脂解的手段。这些努力由于药物发现系统未能识别“干净的”β_3 选择性激动剂而受到阻碍[366]。替代脂解系统，例如生长激素受体的激活，抗脂解性 α_2 肾上腺素能受体的阻断或最近发现的利钠肽信号通路的激活，可能为增加脂肪组织的脂解提供了其他策略。只有在能量消耗增加或肝脏和骨骼肌中的脂肪氧化或能量摄入减少的情况下，增加脂解作用和向周围组织运输脂质才会减重。脂解方法的关键点在于肝脏和骨骼肌脂质供应增加是否会产生或加剧异位脂肪堆积和胰岛素抵抗。

影响胰岛素作用的另一种途径可能是通过从脂肪细胞前体中募集“新”脂肪细胞来增加脂质存储。起初这种方法可能是违反常识的，因为体重可能增加。抗糖尿病药物 TZD 在动物和人类中的应用为这种方法提供了有力的依据。在人类和动物中，TZD 可增加脂肪在脂肪组织中的储存，在改善胰岛素作用之前降低游离脂肪酸，并减少肝脏和骨骼肌的脂肪堆积。这些数据表明，将新募集或现有的脂肪细胞中的脂质隔离在远离肝脏和肌肉的地方可能是一种有效的治疗策略。不幸的是，患者对这种情况下体重可能增加的接受程度使得这种方法吸引力降低。

研究表明血管生成可能先于并驱动脂肪生成[367]。这是合乎逻辑的，脂肪组织需要营养和氧气才能正常发育。然而与之相反的观点是，抗血管生成药可能阻止体重增加或导致体重减轻，这已在动物中得到证实[367]，并与以裂解肽为靶点的脂肪细胞一起，有望成为一种调节脂肪组织总量和功能的方法[368, 369]。

脂肪组织分泌有效的内分泌激素是治疗胰岛素抵抗或肥胖症的另一种方法。例如，抗糖尿病药物 TZD 会上调胰岛素敏感性激素脂联素的表达，并使血液浓度增加 3 倍[370]。鉴于体重受瘦素依赖性和不依赖瘦素的信号调节，并且脂肪组织与大脑联系以调节食物摄入量，因此可能还会有其他治疗靶点和治疗机会。

外源性皮质醇注射或在库欣病等情况下合成过量的皮质醇会导致内脏中脂质的堆积[371, 372]。11βHSD-1 酶将可的松转化为生物活性皮质醇，在脂肪组织内局部产生皮质醇也导致了内脏中脂质的堆积[373-375]。皮质醇通过脂肪形成途径起作用，阻断皮质醇的局部产生可能会减少内脏脂肪组织的量，作为治疗药物目前正在临床研究中。

β_3 受体激动药不仅增加了啮齿动物的能量消耗，而且还增加了棕色脂肪细胞的数量[376, 377]。有人认为，这是由于储脂的白色脂肪细胞转分化为耗能的棕色脂肪细胞。棕色脂肪细胞的标志是产热解偶联蛋白 UCP-1 的表达。在啮齿动物中，白色脂肪组织向棕色脂肪组织的转化受到遗传控制，因此，体重减轻可改善代谢综合征。在体外人类脂肪细胞的转录因子增强子 PGC-1 的过表达也会增加 UCP-1 mRNA 和蛋白质，并作为一个例子说明人体内是如何发生这种情况的[178]。尽管潜在的机制不清楚，但增加的能量消耗和脂肪氧化将导致体重减轻[378, 379]。运用 PET 技术[187]发现了离散棕色脂肪组织，这促使人们努力寻找更多诱导棕色脂肪细胞的策略。如前所述，诸如利钠肽、食欲素、meteorin、鸢尾素和 FGF-21 等肽激素都是有吸引力的靶点。

最后，正如前面所讨论的，一旦前体细胞被招募来分化成白色脂肪细胞，这将是永久性的。人体内的研究表明，脂肪细胞不断形成并发生凋亡[119, 128]。这些脂肪组织的高周转率表明，脂肪细胞募集的减少和（或）脂肪细胞凋亡的增加可能导致脂肪细胞的减少。如脂解途径所指出的，如果多余的能量没有被完全氧化，则可能的结果是脂肪营养不良综合征中骨骼肌和肝脏的脂肪堆积。在通过其他方式实现减重的情况下，这种方法将是有意义的，因为可以减少小脂肪细胞的数量。

另一种减少肝脏和骨骼肌多余脂质的方法是调节脂肪分解。胰岛素无法完全抑制肥胖症和 2 型糖尿病中的脂解紊乱。与日间进食引起的游离脂肪酸降低相关的脂解减少可能会改善胰岛素作用。实际上，减少脂解仅 7 天就可改善胰岛素作用[104, 180]。在睡眠和运动中保持脂解增加对膳食相关和昼夜节律维持正常是必要的。

除了运动（可以改善脂肪组织中的血流量和胰岛素敏感性）外，还可以通过药理学方法控制脂肪分解。烟酸疗法是针对高三酰甘油血症和低 HDL 胆固醇的公认疗法，烟酸受体（HM74）的发现为开发小分子脂解抑制剂打开了大门[380]。其他先前的“孤儿”GPR（如抗脂解 GPR43）已成为通过抑制脂解提高胰岛素敏感性的靶点[381]。GPR43 属于 GPR 的一个亚族，包括 GPR40 和 GPR41，都是脂肪酸受体。鉴于脂解调节是持续发生的，这些药物的合理设计应考虑剂量和 PK，以尝试模拟游离脂肪酸的正常变化过程。

第 37 章 脂肪营养不良综合征
Lipodystrophy Syndromes

Michael A. Tsoukas Christos S. Mantzoros 著
田胜华 曾天舒 译

要 点

- 脂肪营养不良综合征是一组异质性疾病，其特征是在身体的某些区域完全或部分缺乏脂肪组织，而在其他地方则存在过多的脂肪组织。
- 脂肪营养不良的病因可能是先天性的，也可能是后天性的。它跟成熟的功能性脂肪细胞的丢失有关。这些脂肪细胞与脂肪生成失败、脂肪细胞凋亡或三酰甘油的储存都有关。
- 先天性脂肪营养不良是由于异常的基因激活和削弱脂肪细胞分化的信号所致，而获得性脂肪营养不良最常见于正在接受高效抗逆转录病毒疗法（HAART）的 HIV 患者中。
- 代谢并发症，如胰岛素抵抗、血脂异常、脂肪肝、炎症和氧化应激，与脂肪营养不良综合征和其主要合并症相关。
- 目前的治疗方法，如二甲双胍、噻唑烷二酮、生长激素替代、生长激素释放激素类似物，以及最近 FDA 批准的重组瘦素治疗，可能有助于脂肪营养不良的临床症状和相关代谢并发症改善。

一、脂肪营养不良：定义和诊断

脂肪营养不良状态是一组不同的临床疾病，其主要特征是先天性或后天性脂肪组织完全或部分缺乏（脂肪萎缩症）和（或）某些情况下身体某部位脂肪组织缺乏，而其他部位脂肪组织过多（脂肪过多）。包括胰岛素抵抗及其相关临床特征在内的代谢异常几乎存在所有种类的脂肪营养不良状态中。此外，脂肪营养不良的患者还表现出一组独特的特征，如严重的高脂血症、进行性肝脂肪变性和代谢率升高（图 37–1）。

尽管对脂肪营养不良综合征的定义尚无共识，但脂肪营养不良的诊断通常是在临床进行的，并且通常基于患者和医生的看法及身体检查。人体测量法是测量皮肤皱褶和四肢围度的一种简便、经济、实用的方法，它可以估算出脂肪的损失和脂肪的再分布情况。然而，其可靠性在很大程度上取决于检查者的一致性和专业技能，并且可能具有较差的敏感性，尤其是当处于该疾病的早期阶段时。如何客观的测量面部脂肪萎缩也是一个挑战。连续照片拍摄（在患者的同意下）已用于记录和比较随时间流逝的面部消瘦。

双能 X 线吸收法（DEXA）、磁共振成像（MRI）和计算机断层扫描（CT）扫描是已经开发出可以直接定量特定组织和（或）体重中的脂肪及脂肪分布的方法。尽管所有这些技术都是准确无误的，但它们也很昂贵，可用性有限，并且显然在日常临床实践中不具有成本效益。因此，它们的使用仅限于研究领域[1]。

在过去的几年中，超声已成为评估人体脂肪变

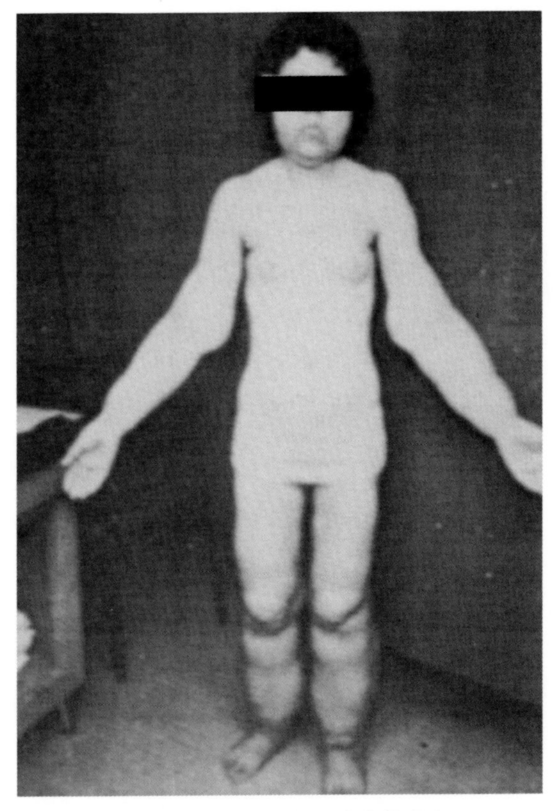

▲ 图 37-1 先天性脂肪营养不良

化的一种有前途的替代量化工具。尽管它已显示出良好的准确性和可靠性，但仍需要更多的研究来阐明其价值并与其他成像方式比较评价。超声技术的标准化和成本效益优势决定了它有潜在的广泛临床应用[2]。

二、脂肪营养不良的病理机制

在过去的10年中，由于科学界对肥胖症研究的兴趣，对脂肪营养不良的潜在机制的研究在一定程度上引起了广泛的关注。现在已经认识到，白色脂肪组织不是惰性的贮存器官，而是活跃的内分泌器官，在调节能量稳态中起着关键作用。由于脂肪营养不良和肥胖的病因发病机制具有共同特征，脂肪营养不良的研究不仅可以为这些罕见病例的治疗提供基本信息，而且还可以为肥胖症的研究和管理提供基本信息。

有关脂肪营养不良的发病和表现机制的许多知识是通过老鼠研究和人类基因组测序的结果。现在已经了解到，与其他正常脂肪细胞中有脂质的情况相反，脂肪营养不良的患者主要是失去了成熟的功能性脂肪细胞[3-5]。潜在的缺陷可能与脂肪形成失败、脂肪细胞凋亡，或者由于无效的脂肪生成或过度的脂肪分解而无法在现有的脂肪细胞中储存三酰甘油有关。脂肪细胞的分化受多种基因激活和信号通路控制，在此过程中任何异常都可能导致特定的脂肪营养不良（图 37-2）。

在本章中，我们将讨论不同分类的脂肪营养不良特征，其独特的临床表现，以及目前对它们潜在机制的理解和推荐的治疗方式。

三、脂肪营养不良的分类及其临床表现

脂肪营养不良的分类，即全身性脂肪营养不良或部分性脂肪营养不良，通常基于明显的临床表现和脂肪组织分布的独特模式。这两个类型可以进一步细分为继承形式和获得形式。

（一）全身性脂肪营养不良

全身性脂肪营养不良包括罕见的但可引起惊人的临床症状综合征，可以是先天性的（Berardi nelli-Seip 综合征）[6, 7] 或后天性的（Lawrence 综合征）。

1. **先天性全身性脂肪营养不良** 先天性全身脂肪营养不良（congenital generalize lipodystrophy，CGL）或 Berardi nelli-Seip 先天性脂肪营养不良（BSCL）是一种罕见的综合征，其特征是几乎完全没有人体脂肪。它以常染色体隐性遗传，并以父母同族出现频率最高。迄今为止，据报道大约有300名不同种族背景的患者[8-11]，其中巴西的发病率最高。

患有 CGL 的婴儿由于在出生后的前2年内以及出生后不久经常没有体内脂肪而具有异常的外表。不仅皮下而且腹部内都没有脂肪组织，并且由此产生的突出的肌肉组织引起了明显的可识别表型。腹部的磁共振成像（MRI）显示完全没有腹内，腹膜后和皮下脂肪，但有明显的脂肪肝，并且在某些解剖部位（如眼眶、手掌和脚底）存在脂肪。因此，这种遗传缺陷导致代谢活跃但机械上不重要的

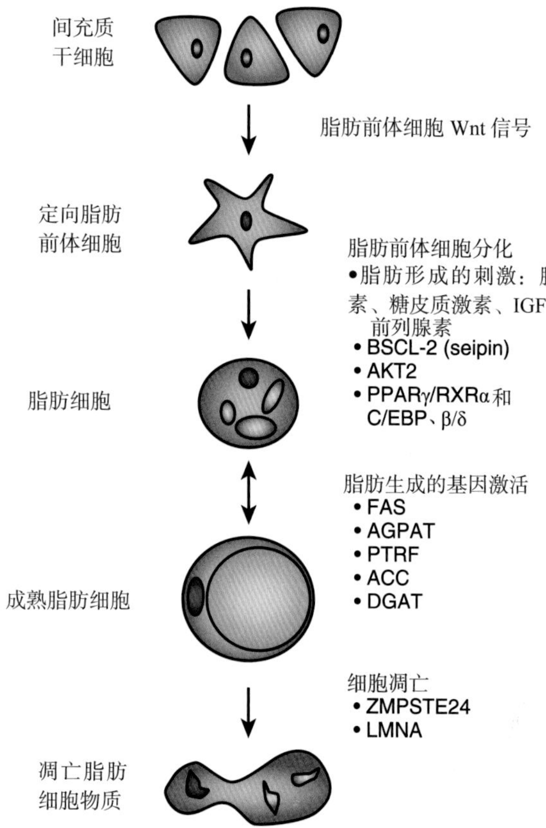

▲ 图 37-2 脂肪细胞分化，显示与脂肪营养不良有关的基因的激活和信号传导途径

脂肪营养不良基因及其相关的蛋白质产物均以粗体显示。间充质干细胞具有分化为骨细胞、心肌细胞、软骨细胞、基质细胞或脂肪细胞的多能能力。Wnt 信号转导途径和其他转录因子导致定型前脂肪细胞的发展。随后，诸如胰岛素、糖皮质激素、IGF-1 和前列腺素之类的成脂刺激物引发细胞变化，从而分化为脂肪细胞。当前数据表明，编码 seipin 的 *BSCL-2* 基因和 *AKT-2* 基因在脂肪细胞分化中起作用，并且它们的突变分别与先天性全身性脂肪营养不良 2（CGL2）和家族性部分脂肪营养不良 4（FPLD4）有关。CCATT- 增强子结合蛋白（C-EBP）β/δ 转录因子刺激因子 PPARγ，C-EBPα 和固醇调节元件结合蛋白（SREBP）1c，在此过程中它们均被上调。PPAR γ 突变与 FPLD3 相关，而脂肪细胞中细胞内脂质的积累取决于底物的可用性。响应于多种脂肪生成信号，随着脂质滴大小的增加，脂肪细胞变得成熟。脂肪酸合酶（FAS），乙酰辅酶 A 羧化酶和二酰甘油甘油酰基转移酶（DGAT）的表达上调，对于磷脂和三酰甘油的生物合成是必需的。AGPAT2 负责酰化磷脂酸以合成三酰甘油和磷脂，其突变与 CGL1 有关。PTRF 调节胞内小窝，其功能丧失导致 CGL4。脂肪细胞的凋亡受编码核薄片蛋白的 LMNA 和翻译后薄片加工所需的 ZMPSTE24 的影响。这些基因的突变通过核的过早破坏导致下颌骨发育不良

脂肪组织发育不良[12-15]。

其他导致异常的躯体异常外观包括黑棘皮病，显著隆起的腹部与肝大和（或）脾肿大，疝气和突出的肌肉组织。偶尔也有先天性全身性肌无力和颈椎不稳的报道[14]。许多女性卵巢多囊，也可能表现为阴蒂增大，多毛症，以及月经正常周期缺失或月经过少。只有少数受影响的妇女成功怀孕，而受影响的男性生育能力正常。CGL 的其他罕见表现包括长骨骼的产后椎体局灶性溶解性病变[16-18]，轻度智力低下[11]和肥厚型心肌病[19-21]。它们的身体基础代谢率也可能增加。尽管患者可能在童年时期就加速线性生长，并且骨骼年龄提前，但他们通常成年后的身高通常正常或降低。

尽管男孩和女孩的患病率相似，但女孩与此综合征相关的多种代谢特征往往更为严重，并且更早发展。患有 CGL 的儿童往往食欲旺盛并呈加速成长；很少观察到早熟、月经初潮和或其他青春期提前的信号。胰岛素抵抗患者在很小的时候就已经出现，甚至在出生时就可能存在。虽然在婴儿期很少见到糖尿病，但在青春期或青年期糖尿病的发生很普遍。它很少有酮症，且通常用胰岛素难治疗。通常存在糖尿病肾病、糖尿病视网膜病变、急性胰腺炎和肝脂肪变性，这些是受影响个体发病的主要原因。血脂异常也带来治疗难题。高三酰甘油血症的特征在于极低密度脂蛋白（VLDL）和乳糜微粒的浓度增加，而血清高密度脂蛋白（HDL）通常较低。严重的三酰甘油血症可能引起急性胰腺炎，并经常与脂肪肝有关。这通常会发展为肝硬化，在许多情况下可能是致命的。血清脂肪细胞因子，脂肪组织产生的激素（如瘦素和脂联素）在 CGL 患者循环中极低[15]。目前至少定义了 4 种分子形式不同的先天性脂肪营养不良，其中 *AGPAT2* 和 *BSCL2* 突变占报告的 95%CGL 病例。

1 型 CGL（CGL1）是由于 *AGPAT2* 基因突变引起的。该基因已定位于 9q34 号染色体[22, 23]。它编码 1- 酰基甘油 -3- 磷酸 O- 酰基转移酶 2（AGPAT2），催化溶血磷脂酸的酰化形成磷脂酸，而这是三酰甘油和甘油磷脂生物合成的关键中间体。*AGPAT2* 在脂肪组织中高表达，并且突变主要发生在非洲裔患者中。1 型 CGL 患者仅代谢重要的脂肪组织（如腹内、肌间、皮下、骨髓）和机械上重要的脂肪组织（如鞋底、手掌、头皮、关节周围）明显减少。

2 型 CGL（CGL2）是由于 *BSCL2* 基因突变所致。

这个基因位于 11q13 染色体上，编码一个称 seipin 的 398 个氨基酸的蛋白质[24]。在欧洲和中东血统的患者中发现了 *BSCL2* 基因突变，但据报道日本的 CGL 患者也有该致病基因。seipin 在许多组织中弥漫性表达，但主要是在睾丸和大脑中；它在人类中的功能在很大程度上未知，但可能包括脂肪细胞分化。一个在酵母中进行的研究表明，seipin 对脂滴的形态和组装至关重要[9]。培养鼠和人脂肪细胞的另一项研究还表明 *BSCL2* 表达对于体外非正常脂肪形成至关重要，因为缺乏 *BSCL2* 的细胞会不能诱导关键的脂肪形成转录因子（过氧化物酶体增殖物激活的受体 γ）的表达（PPARG）和（C/EBP-α）及酶（AGPAT2、DGAT2 和 lipin1）。*BSCL2* 的突变通常会比 CGL1 有更多严重的脂肪组织损失[9]。

由于 seipin 突变引起的 CGL 似乎有较 *AGPAT2* 更为严重的疾病表型突变，它有更高的过早死亡率和而脂肪营养不良的部分和（或）延迟发作的患病率较低。此外，seipin 突变患者智力障碍的患病率高于具有 *AGPAT2* 突变的患者。

与 CGL1 相比，CGL2 患者明显缺乏体内脂肪。除了损失代谢活性脂肪（皮下区域、肌间区域、骨髓、腹腔内和胸腔内区域），CGL2 患者也缺乏机械脂肪（眼眶区域、手掌、脚底和关节）。轻度智力迟钝和心肌病在 CGL2 患者中报告了较高的患病率。

一名 CGL 患者中发现了第 3 个基因突变，该患者具有 CAV1 的纯合子无义突变，可能是近亲结婚的结果[25-27]。*CAV1* 位于染色体 7q31 上。其最终产物小窝蛋白 1 是高度保守的 22kDa 蛋白，其质膜微区的重要组成部分被称为小窝。这些质膜结构域在调节信号通路和过程（如细胞迁移、极化和增殖）中起重要作用。小窝蛋白 1 也被确定为主要脂肪质膜上的酸性黏合剂，将其移位去脂滴。CAV1 功能突变可能通过干扰脂质处理，脂质掉落形成和脂肪细胞分化[9, 28]导致脂肪营养不良症而被归类为 3 型 CGL（CGL3）。

CAV1 突变引起的 CGL3 患者的临床特征与 CGL1 和 CGL2 患者相似，其脂肪营养不良的程度介于这两个表型之间。这个患者也具有一些鲜明的特征，包括保存完好的骨髓脂肪、身材矮小、低钙血症、低镁血症、维生素 D 抵抗、骨密度下降。但是，因为只有一名患者已被鉴定为具有这种突变，很难完全确定突变及其相关的临床特征之间的确切关系。

最近发现了 4 型 CGL（CGL4），是由于 *PTRF* 基因的突变。*PTRF*，也称为 cavin，是聚合酶 1 和转录释放因子参与小窝的生物发生，调节小窝 1 和 3 表达[29]。迄今为止，文献中有 21 例患者已经报道了 *PTRF* 突变。临床特征包括中度脂肪营养不良、先天性肌病、幽门狭窄、寰枢椎不稳定性、运动诱发的室性心动过速导致 QT 间隔延长和猝死[30, 31]。

值得注意的是，有几位 CGL 患者没有 4 个已知基因突变中的任何 1 个，可能未来会鉴定新的 CGL 基因。

2. **获得性全身脂肪营养不良** 后天性脂肪萎缩综合征也被称为劳伦斯 Lawrence 综合征，与先天性脂肪营养不良综合征相似，除了它通常是一个既往健康的患者在非特异性发热后在数天至数周不等时间发病。该综合征非常罕见。通常在儿童期和青春期发生，主要是白人，男女两性比例为 1∶3[26, 32]。

除了如 CGL 中所示活跃的代谢区域普遍性的脂肪流失外，获得性全身脂肪营养不良（AGL）也会发生在手掌、脚掌和生殖器区域的脂肪丢失，但可能保留了骨髓脂肪[27]。

减少脂肪组织后患上糖尿病的中位时间大约需要 4 年[27]。糖尿病性酮症酸中毒有报道，高三酰甘油血症、肝脂肪变性、黑棘皮病、月经不调和多囊卵巢综合征（PCOS）也很常见[33]。AGL 患者也有明显降低的脂联素水平和适度降低的瘦素水平[15]。

几种自身免疫性疾病和炎症性疾病与 AGL 已经显示可能有关系。这些疾病包括青少年发作性皮肌炎（JDM）、风湿性关节炎、系统性硬化症、系统性红斑狼疮、干燥综合征和脂膜炎[27, 34]。JDM 与脂代谢异常的关系特别密切，8%～40% 的 JDM 患者发展为获得性脂肪营养不良[35-38]。JDM 的慢性和严重程度以及高频率的钙质沉着症，可预测脂肪营养不良的发生[35]。患有自身免疫性疾病的 AGL 也称为 AGL2 型或自身免疫性疾病。脂膜炎是另一种频繁的炎症状态，这种状态会导致获得性广义脂肪营养不良发病。据估计约有 25% 的脂膜炎患者中存在脂肪营养不良[27, 39]。脂膜炎表现为皮下炎性结节，并显示脂肪组织中的淋巴细胞和单核巨噬细胞混合浸润。脂膜炎患者的AGL病程通常较长，与较少的脂肪损失和较轻的代谢紊乱有关[32, 36]。脂膜炎的这种变异类型也称为AGL1型。然而多达50%的AGL患者患有没有明确的自身免疫性疾病或脂膜炎病史。这些脂肪营养不良被称为AGL3型或特发性类型。

AGL的发病机制未知。自身免疫介导的脂肪细胞或前脂肪细胞破坏被认为是潜在的机制。抗脂肪细胞膜的自身抗体也可能损害脂肪摄取与脂肪细胞分化[34, 35, 40]。已发现AGL中存在抗体，但没有已建立起的因果关系[35]。细胞因子，包括肿瘤坏死因子α（TNF-α）和白介素1（IL-1），也可能在脂肪营养不良的免疫发病机制中起重要作用。它们可能通过抑制脂肪生成[41]或增加受体介导的脂肪细胞凋亡而导致脂肪营养不良[42]在一些AGL患者中还报道了具有自身免疫功能和低血清补体4水平的慢性肝炎，表明经典补体途径导致脂肪流失[43]。

（二）部分脂肪营养不良

部分性脂肪营养不良的特点是选择性区域性减脂。它通常与非萎缩区域的组织脂肪肥大有关，可分为遗传的和获得的两种形式。

1. 遗传性部分脂肪营养　根据不同的临床特征或潜在的致病机制，已经描述了几种综合征。大多数以常染色体显性遗传流行，患者天生具有正常的脂肪分布，但通常在青春期期间会发现局部脂肪流失。家族性部分脂肪营养不良（FPLD）具有表型异质性，且尚未被完全描述。

(1) FPLD1或柯伯林型脂肪营养不良，也被称为柯伯林型脂肪营养不良症。1971年柯伯林及其同事首次报道了家族性部分脂质型营养不良症1型（FPLD1）。FPLD其脂肪组织的损失仅限于四肢。脂肪在面部和颈部的分布是正常的，或与经常观察到的严重中枢性肥胖有关。该综合征的特征性人体特征包括明显的在正常和脂肪营养不良之间形成“壁架”区域，三头肌到前臂以及腹部到大腿的皮肤褶皱比例高[44]。迄今为止，大多数女性被诊断为FPLD1，她们往往更加严重，比男人受影响更大。考虑到正常的肌肉体格和非常温和的不允许早期检测的临床表现，对受影响的男性进行诊断是困难的。FPLD1倾向于在儿童时期发病而在成年期间发生并发症。黑棘皮病存在于颈部、腋窝和腹股沟，但通常是轻微的。

代谢综合征，尤其是高三酰甘油血症在FPLD1中很常见。这与胰腺炎高发和冠状动脉过早发生相关。对应于体重指数和患者的脂肪流失水平，患者瘦素浓度偏低[44]。

目前与FPLD1相关的遗传缺陷尚未知，也没有*LMNA*或*PPARG*突变确定。看来这种综合征可能是家族性的，但对于某些对象，也可能是自发发生。

(2) FPLD2或Dunnigan-Variety（保留面部）脂肪营养不良，也称为Dunnigan变种（保留面部）脂肪营养不良。2型家族性部分脂肪营养不良(FPLD2）是一种常染色体显性疾病，主要发现但不仅限于北欧血统。已报告的病例超过300例，但人们认为这种综合征的患病率要高得多。

它的特征是青春期从四肢开始逐渐失去几乎所有的皮下脂肪。这引起了特征表型手臂和腿部的“肌肉增加”。腹部脂肪逐渐减少，然后胸部发生多余的脂肪可能随后堆积在面部和颈部及腹部内区域，形成库欣外观[26]。

受影响的女性往往有更多可辨认的表型。尽管存在性别差异的问题，但人体测量学方法和MRI数据表明受影响的男性和女性具有相似的特征和脂肪流失的方式。与受影响的男人相比，女性可能有更严重的低瘦素血症和胰岛素抵抗的代谢后遗症，而且他们可能还有糖尿病和动脉粥样硬化更高的患病率，及较高的血清三酰甘油血症和较低的高密度脂蛋白水平。高血压的患病率和空腹血清胰岛素浓度在女性和男性中相似[27, 39]。而糖尿病的患病率与年龄、更年期状态或2型糖尿病家族史无关[40]。

FPLD2患者更容易患PCOS，不孕症和妊娠期糖尿病。其相比同体重指数和PCOS的患者原发性糖尿病和流产的患病率明显更高[45]。

为FPLD2鉴定的第一个基因称为*LMNA*，位于1q21-22号染色体上。它为编码核纤层蛋白A和C，它们是核薄层的重要组成部分，并保证核外壳的结构完整性。*LMNA*中的大多数FPLD2突变是基因3'

端的错义突变[46]。突变基因可能会破坏与染色体或其他染色体，核纤层蛋白的相互作用，导致脂肪细胞凋亡和成熟前死亡[47]。prelamin A 的积累也可能通过干扰脂肪形成而损害脂肪形成。关键的脂肪细胞转录因子 / 调节剂，包括固醇反应元件结合蛋白 1（SREBP-1）和 PPARG[47-50]。有趣的是，有一个核纤层蛋白 A 和 C 水平缺乏差异，即使在不同的脂肪库中表达 FPLD2 的脂肪损失具有区域选择性，这表明 *LMNA* 突变的下游效应在人体的不同部位受到不同的调节[45]。

2. 由于 PPARG 突变而导致的家族性部分脂肪营养不良或 FPLD3　也称为 FPLD3，家族性部分脂肪营养不良，由于 *PPARG* 突变而引起的杂合性 *PPARG* 基因突变。表型与 FDLP2 相似，除了堆积在头部和颈部的脂肪可能可以幸免[51-54]。FPLD3 患者似乎比 FDLP2 有更严重的代谢异常[50]。

PPARG 编码过氧化物酶体增殖物激活剂受体，该受体属于核激素受体超家族。它在脂肪细胞中具有较高的表达，并且在脂肪细胞的分化和脂肪形成中起重要作用。杂合突变可能通过直接干扰正常基因而导致功能丧失。

(1) *AKT2* 突变或 FPLD4 引起的家族性部分脂肪营养不良：*AKT2* 引起的家族性部分脂肪营养不良突变，也称为 FPLD4，已由 George 及其同事报道了一个家庭[55]。它为常染色体显性流行，表现为严重的胰岛素抵抗和仅限于四肢的部分脂肪营养不良[55]。

AKT，也称为蛋白激酶 B，是一种丝氨酸 / 苏氨酸蛋白激酶，在细胞信号传导、细胞生长、糖原合成以及胰岛素刺激的葡萄糖转运中发挥多种作用[56]。*AKT2* 突变患者的脂质营养不良被认为是由于降低了脂肪细胞分化和胰岛素受体后信号转导功能异常。

(2) 由于 *PLIN1* 突变而导致的家族性脂肪营养不良：也称为 FPLD5，是一种家族性脂肪营养不良。最近已经描述了 FPLD5 是由于 *PLIN1* 突变引起的表型性状，其特征是四肢皮下脂肪丢失。FPLD5 与 *PLIN1* 基因编码周脂蛋白 1 有关，该蛋白是脂滴膜必需的组成部分，是脂解和脂质存储必不可少的。从组织学上看，6 个具有此突变的患者脂肪细胞较小，巨噬细胞浸润增加，纤维化丰富[57]。

(3) 由于 CAV1 突变导致部分脂肪营养不良：由于 *CAV1* 突变导致的部分脂肪性营养不良也被确定为罕见的部分脂肪营养不良的病因[58]。已经报道了两个具有不同的移码 *CAV1* 突变的病例。2 名患者均患有部分脂肪代谢障碍，面部和上半身皮下脂肪减少的部分脂肪营养不良、小颌畸形和先天性白内障。1 例患者还伴有神经系统异常。这 2 例病例均报道有糖尿病，高三酰甘油血症和复发性胰腺炎[58]。

(4) 下颌骨发育不良 - 相关性脂肪营养不良：下颌骨发育不良（MAD）非常罕见，常染色体隐性遗传性早衰综合征，约有 40 例报道。MAD 的特征在于产后发育迟缓、颅面和骨骼异常（下颌和锁骨发育不全、颅缝延迟闭合、肢端骨质溶解、关节挛缩、鸟状脸、牙齿畸形），皮肤变化（限制性皮肤病、皮肤萎缩、脱发和皮肤色素斑）和脂肪营养不良。尽管 MAD 存在于出生，畸形表现和早衰特征随着时间的推移变得更加突出，并且全面的临床表现在学龄早期就可以识别出。患者智力正常[59]，血清脂联素浓度通常正常或者低下。在某些患者中有高胰岛素血症、胰岛素抵抗、糖耐量降低、糖尿病和高脂血症的报道。

MAD 有两种独特的表型：A 型涉及四肢和躯干皮下脂肪的流失，但脂肪正常或过度沉积脸和脖子；B 型的特点是皮下脂肪普遍流失和早期肾衰。下颌发育不良 A 型（MADA）也被认为是由于 *LMNA* 基因的突变导致核纤层蛋白 A 积累并导致核结构和染色体缺陷的改变。目前尚不清楚同一突变在不同体中有多么不同。基因导致多种表型。据报道，B 型患者下颌骨发育不良，携带染色体 1q34 编码复合杂合突变内切蛋白酶锌金属蛋白酶（*ZMPSTE24*）基因。该酶在将核纤层蛋白 A 转化为成熟核纤层蛋白的翻译过程中很重要。例如在 MADA 中一样，法尼基化前氨基 A 的积累被认为是导致表型的原因[59]。已知仅有 8 位患者患有 *ZMPSTE24* 基因突变，其中大部分来自意大利。局部节段性肾小球硬化和钙化皮肤结节已有报道在 *ZMPSTE24* 缺乏症的患者中[60]。

(5) 自身炎症综合征：几种自身炎症综合征也可能与脂肪营养不良状态有关。儿童 JMP 综合征（关节挛缩、肌肉萎缩、小细胞性贫血和脂膜炎引起的脂肪营养不良）是一种罕见的常染色体隐性遗传的自发性炎症综合征，最近已有报道来自日本和另外来自墨西哥和葡萄牙两个家庭的 3 名患者[61]。JMP 其他临床特征包括肝脾大、间歇性发烧、基底神经节钙化和血球增高。参与免疫系统功能障碍的候选基因测序发现蛋白酶体亚基 β 型功能缺失突变（*PSMB*）–8 基因位于 6 号染色体上。*PSMB8* 编码 b5i，它可以介导免疫蛋白酶体的催化亚基蛋白水解并产生 MHC 1 类分子。突变可能导致脂肪组织淋巴细胞浸润和周围脂肪组织的丢失。

CANDLE（慢性非典型中性粒细胞皮肤病伴脂肪营养不良和体温升高）是另一个新描述的综合征引起部分脂肪营养不良。目前报道已有 6 位患者，并且可能以常染色体隐性遗传方式为特征[62, 63]。婴儿出现环状紫斑和反复发热，并最终导致上肢和面部脂肪组织的损失。其他相关的临床特征包括肝脾大，贫血、眼睑肿胀和基底神经节钙化。该综合征的分子机制尚未确定。

(6) 具有脂质营养不良成分的其他综合征：其他多种综合征也与脂肪营养不良有关。其中一些也被确定为核纤层蛋白病，包括 Hutchinson–Gilford 早衰综合征（HGPS，一种非常罕见和一致致命的节段性早衰综合征，伴随进行性和全身性脂肪减少）、限制性皮肤病、早衰相关关节病和非典型性早衰综合征[5]。这些综合征大多数与新生 *LMNA* 突变有关，产生 MADA 型脂肪营养不良。Werner 综合征（身材矮小、鸟状外观及衰老过程的早期发作）与编码 DNA 解旋酶的 *ECQL2* 中的纯合突变相关。相比之下，以下综合征的分子遗传学基础和遗传模式还有待阐明：Cockayne 综合征（身材矮小、光敏性、听力下降、过早衰老），碳水化合物缺乏型糖蛋白综合征（非进行性共济失调伴有小脑发育不全、稳定的智力迟钝、可变的周围神经病变和斜视）、SHORT 综合征［S– 身材矮小；H – 关节过伸和（或）疝（腹股沟）；O– 眼压低；R–Rieger 异常；T– 出牙延迟］和外胚层发育不良与全身脂肪营养不良、肢端肾外胚层发育不良、脂肪萎缩型糖尿病（AREDYLD）综合征。

(7) 获得性部分脂肪营养不良症（barraquer–simons syndrome）：1885 年由米切尔（Mitchell）首次报道，脂肪营养不良（APL）的特征是 Barraquer–Roviralta 在 1907 年进一步描述的。英文文献报道了 250 例[26]。

APL 患者一般有欧洲血统；然而，亚洲的印度、越南和萨摩亚人口也有报道。该病显示女性占主导地位，大多数患者在青春期或成年早期，通常早于 15 岁之前都有临床表现。典型的脂肪减少以“头尾”方式发展，首先出现在脸部，然后扩展到上半身体，脐下的脂肪很少受到影响。许多患者病程中积累了过多的脂肪在小腹、臀区域、大腿和小腿。乳房可能会失去脂肪，仅由坚固的腺组织组成[27]。肝大在 APL 患者中很常见。

与其他类型的脂肪营养不良相反，黑棘皮病、多毛症和多毛症很少见。女性患者通常有规律的月经且生育能力正常。代谢综合征的患病率在 APL 患者显著降低。胰岛素抵抗并不常见，糖尿病的患病率与其他类型的脂肪营养不良相比较低。在 Misra 和 Garg 撰写的一系列病例报告中，APL 患者 35% 患有高三酰甘油血症，1/3 患有低 HDL 血症[27]。大多数患者血清瘦素水平正常[15]。

在获得性部分脂肪营养不良和 2 型膜非增生性肾小球肾炎（MPGN）之间存在很强的关联。临床表现范围从急性肾小球肾炎、血尿、夜尿症、泌尿管、白蛋白尿以及肾病综合征到慢性肾小球肾炎[58, 64]。血清 C_3 补体水平通常较低，并伴有 C_3 肾病因子[58, 64]，它阻止了酶 C_3 转化酶的降解。C_3 水平低的患者比血清 C_3 水平正常人可能会更早发作脂肪营养不良。脂肪代谢障碍到 MPGN 的发展的中位时间间隔是 5～10 年，但也可能长达 20 年[58, 65]。

与获得性全身性脂肪营养不良类似，APL 在自身免疫或感染不足的情况下也可经常出现[34]。APL 之前最常发生的感染是麻疹。低 C_3 水平也可能使 APL 患者易感染化脓性感染，特别是由于奈瑟菌感染[66]。系统性红斑狼疮和皮肤肌炎 / 多发性肌炎是自身免疫性疾病，大多数经常与获得性部分脂肪营养不良相关[27]。

导致 APL 患者脂肪组织萎缩准确机制仍不清楚。C_3 肾病因子已显示可诱导脂肪细胞表达因子 D（adipsin）的裂解[27]。最近，5 名 APL 患者中报告了编码 Lamin B 的 *LMNB2* 中的罕见变异，但是其中一半的变异发生在正常对照组中[67]。在 Guallar 及其同事进行的一项研究中，*PPARG* 基因下调和线粒体毒性在 APL 患者中可观察到，提示脂肪生成和脂肪细胞代谢受损可能也是 APL 发病机制[68]。

(8) 与 HIV 相关的脂肪营养不良综合征：HIV 相关脂肪营养不良综合征（HALS）目前是最常见的局部脂肪营养不良形式。1998 年首次报道，HALS 主要在感染 HIV 正在接受高度有效的抗逆转录病毒疗法（HAART）的患者中发展。重要的是，它是一种可能由 HIV 感染本身、癌症或机会性感染引起的独立的脂肪丢失方式。脂肪丢失的方式也是不同的。HALS 患者可能会出现脂肪萎缩、脂肪过多或两者的结合[69]。也有初次使用 HAART 的患者已有脂肪营养不良的病例报道。HALS 的患病率随着 HAART 接触时间暴露量的延长而增加，接受抗病毒治疗超过 1 年的患者据报道其患病率可高达 50%，因此在美国影响了超过 100 000 名患者。HIV 相关的脂肪营养不良通常表现为外周脂肪的消耗，包括脸、胳膊、腿和屁股。在 HIV 相关的脂肪营养不良中，皮下脂肪的广泛消耗与 HIV 相关的脂肪消耗是不同的，后者与晚期艾滋病和其他组织（如肌肉）的损失有关。脂肪的堆积常见于背颈区（“水牛驼峰”垫）和腹部，偶尔在男性和女性的乳房、耻骨上区域、腋下、脖子前面。脂肪瘤病在少数患者中表现出来。面部脂肪的减少会导致严重的消瘦外观。大多数研究表明中央脂肪在抗逆转录病毒疗法开始前 6 个月后增加，随后就会趋于平稳。

大多数感染了 HIV 的脂肪营养不良患者相对健康，但血脂异常，尤其是高三酰甘油血症，在 HIV 感染接受 HAART 的患者中很常见。HIV 病毒血症与降低血浆总胆固醇、低密度脂蛋白胆固醇和高密度脂蛋白胆固醇的浓度有关，并与后期三酰甘油水平升高有关。HAART 已被证明导致血脂恶化，增加血浆三酰甘油，增加总胆固醇和低密度脂蛋白胆固醇、减少高密度脂蛋白，可以进一步伴随增加小而密的低密度脂蛋白颗粒，脂蛋白（a）、载脂蛋白 B、C-Ⅲ、E、H[70]，HAART 相关的血脂异常与动脉粥样硬化加速有关，合并有内皮功能障碍的迹象[71-74]。胰岛素抵抗和糖尿病在患有脂肪营养不良的 HIV 患者中更为普遍，约 35% 的患者可以见到[75]，但黑棘皮病似乎极为罕见。肝脂肪变性也可能发生。HALS 患者瘦素和脂联素水平均下降。瘦素水平的降低与皮下脂肪量的减少有关[76]，而脂联素水平的降低与腹腔内脂肪的积累密切相关[77]。

在 HALS 中，脂肪萎缩和脂肪沉积似乎与不同的危险因素有关。低基线脂肪量和疾病严重程度的增加与较高的脂肪萎缩发生率有关[78]。流行病学研究也表明，同时感染丙型肝炎可增加艾滋病毒感染者脂肪萎缩的机会[79]。另外，年龄较大、女性、高基线体脂、HIV 病毒载量增加、CD4 计数较低和 HAART 持续时间较长与 HIV 患者脂肪积聚的高风险相关[80, 81]。

脂肪营养不良的发生频率及表现也因所使用的药物而有不同。核苷逆转录酶抑制药（NRTI），特别是齐多夫定和司坦夫定，通常与形态变化，特别是四肢脂肪损失有关，而蛋白酶抑制药（PI）更多地与高三酰甘油血症、胰岛素抵抗和局部脂肪积累有关[82]。有趣的是，持续的 HAART 治疗会恶化脂肪减少，但停药后不会逆转。此外，由于 PIs 和 NRTI 通常作为 HAART 的一部分联合使用，每种药物对表型的单独作用尚不清楚。

HALS 背后的机制是复杂的，目前还没有完全被了解[83]。HAART 已被广泛认为在脂肪营养不良的发展中起核心作用，但越来越多的证据表明，HIV 病毒本身及宿主免疫反应也有助于 HALS 的发展。NRTI 已被证明通过线粒体毒性（通过抑制线粒体 DNA 聚合酶）或诱导抑制脂肪生成的基因来抑制脂肪生成。体外研究表明，扎西他滨、地达诺新和司坦夫定有最严重的影响，并在量级上依次降低，而替诺福韦和拉米夫定显示最小或没有线粒体毒性[69]。联合用药可协同作用，导致线粒体缺失。此外，齐多夫定、恩曲他滨和阿巴卡韦也能损害细胞增殖，增加乳酸和脂质生产。NRTI 也可能通过改变 IL-6、TNF-α 和脂联素水平而导致胰岛素抵抗[82]。

PI 可通过以下几个潜在机制引起脂肪组织的改变：①通过下调主要成脂转录因子（如 C/EBP- a、C/EBP- a、PPARG 和 SREBP-1）[84] 的表达而损害脂肪细胞分化；②脂肪细胞凋亡增加，导致细胞数量减少；③通过活性氧（ROS）的产生和巨噬细胞募集的增加，降低脂肪细胞中脂质积累[85]。PI 治疗也被认为通过抑制葡萄糖转运 -4（GLUT-4）介导的葡萄糖转运而导致代谢异常；通过抑制胰岛素信号传导；通过激活脂解作用，诱导 IL-6 和 TNF-a，降低基因表达和脂联素的分泌，以及引起蛋白酶体功能障碍。洛匹那韦、利托那韦、萨奎那韦和奈非那韦是最严重的罪魁祸首。新的 PI 如阿扎那韦效果要温和得多。吲哚那韦对细胞活力或脂肪生成没有太大的影响，但抑制葡萄糖摄取比其他 PI 的程度更大[82]。

非核苷逆转录酶抑制剂（NNRTI），包括依法韦伦和奈韦拉平，似乎在脂肪营养不良并发症方面具有更有利的安全性。虽然体外研究表明，依法韦伦可能会通过减少一个关键的脂肪形成的转录因子 SREBP-1 的表达而干扰脂肪生成[86]。一项前瞻性随机试验表明，依法韦伦比洛匹那韦和利托那韦联合使用更有可能导致脂肪萎缩[87]。几项临床研究的结果表明依非韦伦在脂肪营养不良发展中的潜在作用是微乎其微的，它可能依赖于 NRTI，而 NRTI 是该疗法的支柱[88]。洛匹那韦和依法韦伦的 NRTI 保留方案的脂肪萎缩程度最低，但这种联合方案导致血脂异常恶化[89]。此外，体外数据显示，依法韦伦可能增加 ROS 的产生，降低成熟脂肪细胞的脂质含量，抑制线粒体活性[90, 91]。

也有越来越多的证据表明，无论 HAART 如何，HIV-1 感染本身都可能在脂肪组织中诱导炎症和促凋亡途径，从而导致脂肪萎缩。体外实验表明 HIV-1 病毒蛋白 R 可能是 PPARγ 介导的基因转录的辅抑制因子，抑制了脂肪细胞的分化[92]。这可能是通过 HIV-1 直接感染脂肪组织细胞而发生的，也可能是通过 HIV-1 编码蛋白介导的[93]。遗传背景也可能影响 HALS 的程度。抵抗素基因中的单核苷酸多态性与 HAART 治疗中发生肢体脂肪流失、血脂异常和胰岛素抵抗的风险增加有关[94]。炎性细胞因子，包括干扰素 -α（IFN-α）、TNF-α、IFN-γ、单核细胞趋化蛋白 -1（MCP-1）、IL-1、IL-6 和 IL-12，也可能参与或介导该综合征的临床表现[76, 93]，这仍是一个活跃的研究领域。

（三）局部脂肪代谢障碍

局限性脂肪营养不良的特点是皮下脂肪组织的损失，从小区域或肢体的小部分，但胰岛素抵抗或代谢异常通常不会发生在这些患者。胰岛素注射部位的药物性脂肪萎缩，在纯化人类胰岛素之前是一个常见的并发症，但在今天是相当罕见的。局部肥厚仍然经常出现在经常使用同一注射部位的患者。其他因特定部位反复压迫引起的局部脂肪营养不良，如脂膜炎，或作为一种罕见综合征的一部分，称为婴儿腹部离心脂肪营养不良也被报道。

四、导致严重胰岛素抵抗的机制

如前所述，几种与脂肪营养不良相关综合征的胰岛素抵抗机制还没有被完全了解，而脂肪营养不良的病因很可能是多因素的。炎症被认为是通过破坏脂肪分解和脂肪细胞代谢而促成胰岛素抵抗[95]。TNF-α 减少胰岛素受体激酶活性，表达下调胰岛素受体底物 1（IRS）和 GLUT-4 磷酸化。此外，IL-6 水平升高可诱导肝脏分泌三酰甘油，促进肝脏糖异生。脂联素、瘦素等脂肪因子分泌受损，导致胰岛素敏感性异常。最后，线粒体应激在代谢失调中起关键作用。下面几节将进一步讨论这些机制。

（一）脂肪再分配和脂肪代谢

脂肪分布的变化（皮下脂肪减少，内脏脂肪增加或没有增加）可能导致胰岛素抵抗增加。脂肪组织的缺乏会导致游离脂肪酸（FFA）的储存不足，从而增加游离脂肪酸的含量。细胞内脂肪酸的积累可直接抑制胰岛素介导的葡萄糖在骨骼肌中的转运[96, 97]，过量的 FFA 也可通过诱导肝脏和肌肉中的异位脂肪积累而导致脂肪毒性，这些脂肪组织被认为具有更多的“致病”潜力。胰腺中的脂肪沉积也会损害 B 细胞反应，并进一步导致胰岛素抵抗[98]。此外，由于不同贮藏部位的脂肪组织表现出不同程度的代谢活动，如脂肪分解和炎症，与高容量内脏脂肪和腹部脂肪相关的脂肪营养不良状态可能表现出更高程度的胰岛素抵抗[98]。

（二）脂肪细胞因子

脂肪细胞因子水平的改变可以影响代谢稳态和胰岛素抵抗。瘦素和脂联素是脂肪细胞产生的两种最丰富的脂肪细胞因子，它们的水平在脂肪营养不良状态下下降 [15]。血清脂联素水平与胰岛素敏感性呈正相关 [99, 100]，PPARγ 受体激动剂可上调脂联素水平 [101]。脂联素通过减少肝糖异生（主要通过脂联素受体 2 和激活 AMPK 磷酸化）和增加肌肉中的脂肪酸氧化（主要通过脂联素受体 1）发挥作用 [102]。一项动物研究也表明，脂联素可能也作用于下丘脑（通过脂联素受体 1）激活胰岛素和瘦素信号通路，从而促进减少食物摄入 [103]。脂联素的抗炎作用也已在各种肝脏炎症的动物模型中得到证实 [81]，并已在一些人体观察性研究中得到提示 [104]。

在早期的动物模型中，脂联素表达的增加与改善胰岛素敏感性有关，脂联素可通过降低肝脏和肌肉中的三酰甘油含量来降低胰岛素抵抗 [105, 106]。尽管脂联素或瘦素单独在脂营养不良的小鼠模型中部分改善了胰岛素抵抗 [107, 108]，但同时给予生理剂量的两种药物可使胰岛素敏感性正常化 [109]。在脂质营养不良患者中，脂联素水平在某些亚群中较低，特别是在许多 CGL1 和 HALS 患者中 [110–112]，并伴随着相关胰岛素抵抗、高三酰甘油血症和脂肪再分配的发展而显示出低脂联素血症 [113, 114]。

血清瘦素水平反映了体内脂肪组织的总量，与肥胖呈正相关 [98]。除了调节食物摄入和增加能量消耗，瘦素还在调节葡萄糖稳态中发挥重要作用，这可能与它的减肥作用无关 [115]。除了在中枢神经系统（CNS）的作用外，瘦素还可以通过减少肝脏和脂肪组织中的糖异生、脂质活性和（或）增加骨骼肌中葡萄糖的利用来发挥它的胰岛素增敏作用 [115]。瘦素还可能通过激活骨骼肌中的脂肪酸氧化来防止细胞内脂质积累的“脂毒”效应 [115, 116]。研究表明，在 HALS[97] 患者中，瘦素水平显著下降，给予瘦素治疗在短期和长期内改善了人类 HALS 的代谢表现 [117–119]。

（三）炎症

脂肪组织的炎症可能导致脂肪营养不良状态下胰岛素抵抗的增加。在肥胖和 2 型糖尿病患者中，先天免疫和慢性炎症的改变似乎与胰岛素抵抗密切相关 [120]。炎性脂肪细胞因子，如 TNF-α、IL-6、IL-8、巨噬细胞炎性蛋白（MIP）-1α 和 β、MCP-1（也被称为 CCL-2），纤溶酶原激活物抑制剂 -1（PAI-1），血管紧张素原，视黄醇结合蛋白 -4（RBP-4），以及其他一些因子被认为是胰岛素敏感性的关键调节因子 [101, 121]。其中几个的表达，包括 TNF-α，IL - 6 和 IL-8，以及巨噬细胞标记（CD 68、ITGAM EMR1、ADAM8）和趋化因子（MCP-1 和 CCL-3），增加 HALS 患者的皮下组织 [122]。在一项小型 HALS 研究中，血浆 PAI-1 也发现升高，尽管其脂肪组织表达的水平没有升高 [123]。

越来越多的证据支持炎症和胰岛素抵抗之间的联系。TNF-α 通过降低胰岛素受体激酶活性、诱导脂肪分解和下调 GLUT-4 介导胰岛素抵抗 [124, 125]。TNF-α 还可能诱导脂肪细胞凋亡 [125]。IL-6 对胰岛素抵抗的影响尚不清楚，但大多数证据表明，IL-6 的慢性升高促进肝脏胰岛素抵抗，阻碍脂肪组织的分化 [126]。而运动后 IL-6 的急性升高可能促进糖脂代谢的改善 [126]。MCP-1 已被证明通过下调小鼠的 GLUT-4，β 肾上腺素能受体和 PPARG 来诱导胰岛素抵抗。它还与动脉粥样硬化水平的增加有关。两个途径，NF-κB 通路或 c-Jun NH_2-terminal（JNK）通路，对调节胰岛素抵抗至关重要。对这些途径的药理学抑制导致了胰岛素抵抗的改善 [101, 121]。

（四）内质网和线粒体应激

内质网（ER）在调节脂质、葡萄糖、胆固醇和蛋白质的代谢中起重要作用。内质网管腔环境的应激可导致未折叠或错误折叠的蛋白质负荷增加，并可能导致脂肪细胞凋亡、炎症和胰岛素抵抗 [96]。Seipinopathy 最近被确认是内质网应激相关疾病 [127]，可能与 CGL2 患者的胰岛素抵抗有关。

线粒体缺陷被认为是 NRTI 诱导的脂肪营养不良的一个关键因素。线粒体功能障碍会导致氧化磷酸化缺陷和活性氧（ROS）积累。观察性研究表明，临床条件下增加的 ROS 水平也与增加的胰岛素抵抗有关 [96]。氧化应激也可能触发 B 细胞凋亡，并可能进一步促进胰岛素抵抗 [128, 129]。血管紧张素受体阻滞剂可以减轻氧化应激，防止胰岛素抵抗的进一步发展 [130]。

（五）其他机制

除了前面提到的机制，HAART 也可能通过直接阻断葡萄糖摄取（蛋白酶抑制药）或通过减少受体后胰岛素信号转导关键步骤的磷酸化（茚地那韦）而促进胰岛素抵抗[131, 132]。最后，那些被认为是由于瘦素不足而食欲旺盛的严重脂肪营养不良患者，理论上更容易受到这些损害，因为营养过剩可能加重中央型肥胖，并与较高水平的炎症和ROS负荷相关。

五、脂肪营养不良综合征的治疗

生活方式的改变，通常需要用降糖和降脂药物来治疗与脂肪营养不良相关的代谢紊乱。然而，它们通常只能产生有限的结果。人们期待着专门针对逆转胰岛素抵抗的新药的开发，包括可能将瘦素等脂肪细胞因子用于脂肪营养不良综合征患者的特定亚群。

（一）生活方式的改变

关于饮食和营养支持对脂肪营养不良患者的身体组成和代谢异常的有效性的数据有限。一般临床建议是遵循标准的饮食建议来管理血脂异常、肥胖、胰岛素抵抗和糖耐量受损，以达到理想体重的目标。应鼓励补充膳食纤维和含有高剂量ω-3脂肪酸的鱼油[133, 134]。对于严重高三酰甘油血症的患者，建议采用极低脂饮食（最好小于每日脂肪热量摄入的15%）。最近的证据表明，地中海饮食包括摄入大量的水果、蔬菜、全谷类、橄榄油、鱼和乳制品，并且避免红肉和饱和脂肪，可能对HALS患者有益。具体来说，胰岛素抵抗改善，高密度脂蛋白胆固醇增加[135]。患者还应避免饮酒，以预防乳糜血和急性胰腺炎。对于脂肪萎缩的患者，增加热量摄入可能是必要的[134]。

评估包括抵抗训练、有氧运动或伸展和放松技巧的运动方案的效果的研究都显示，在改善艾滋病毒感染者的身体组成和代谢异常方面，只有适度的益处[136, 137]。虽然力量训练和耐力训练都能提高外周胰岛素敏感性，但是只有力量训练才能降低HIV感染的脂肪营养不良患者的全身脂肪[138]。

总的来说，增加任何形式的体育活动都可能有助于改善或预防脂肪营养不良患者的临床表现。还应建议脂肪营养不良患者戒烟和最佳血压控制，以尽量减少心血管危险因素。

（二）胰岛素抵抗的管理

管理脂肪营养不良患者的胰岛素抵抗的治疗策略通常与其他胰岛素抵抗状态的治疗策略没有什么不同。传统的胰岛素增敏药，如二甲双胍和（或）噻唑烷二酮，可以在改变生活方式的同时考虑使用。目前还没有已知的抗高血糖药物和抗逆转录病毒药物之间的药理相互作用[139]。

1. 二甲双胍　二甲双胍通过抑制肝脏糖异生和增加外周葡萄糖的利用，显示出改善脂肪营养不良患者胰岛素敏感性的效果[140]。一项随机对照试验表明，它还可能潜在地改善HALS患者体内的脂肪再分配[141]。其他研究对二甲双胍的潜在效用提出了质疑，因为研究表明二甲双胍可能不会改变腰围与臀围的比例，可能会导致肢体脂肪的进一步减少[142–144]。尽管如此，二甲双胍，特别是与运动训练相结合，可能对有明显脂肪肥厚和轻微脂肪萎缩的HIV感染患者有用。

2. 噻唑烷二酮　噻唑烷二酮（TZD）通过刺激核转录因子PPARγ发挥作用，在治疗脂肪营养不良患者中显示出应用前景。TZD可提高胰岛素敏感性，但关于脂肪再分配和脂质分布的数据一直存在变数和矛盾。虽然一些研究表明TZD可能增加脂肪营养不良患者的皮下脂肪[142, 145–148]，但其他项关于HIV相关脂肪营养不良的研究显示，罗格列酮组和安慰剂组在肢体脂肪增加方面没有显著差异[149, 150]。罗格列酮还可能与LDL和三酰甘油水平升高有关，这一事实使其不能成为治疗脂肪营养不良的 理想药物。吡格列酮由于其良好的血脂状况，可能在控制与HALS综合征相关的代谢异常方面具有更重要的地位。随机研究表明，尽管患者可能都没有意识到其临床益处，但吡格列酮治疗可改善HIV感染者的肢体脂肪[147]。吡格列酮和罗格列酮对HALS的代谢综合征都有益。在一项安慰剂对照随机研究中，吡格列酮治疗1年期间提高了血清脂联素水平，并且在改善HAART诱导的代谢综合征患者的胰岛素抵抗方面与罗格列酮治疗同样有效，并且在血压和血脂方面也有更好的结果[151]。最近的一项研究发现，在接受吡格列酮治疗的 HIV 阳性患者中，使用重组瘦素（美曲普汀）进一步降低了空腹胰岛素浓度和胰岛素抵抗，并减轻了餐后血糖 [152]。这些发现表明，瘦素治疗对 HALS 患者高胰岛素血症和胰岛素抵抗的改善可能与吡格列酮观察到的全身和外周脂肪的增加成功相结合。TZD 还可以降低血压，改善内皮功能，从而降低 HALS 人群总的心血管风险 [153]。在这一领域还需要开展更多、更深入的随机研究。

（三）血脂异常管理

血脂异常的治疗应遵循与一般人群相同的指导原则 [154]，目标是总胆固醇水平低于 200mg/dl，高密度脂蛋白 60mg/dl 或更高，低密度脂蛋白胆固醇低于 70mg/dl，三酰甘油水平低于 150mg/dl [155]。首先应该强调和尝试改变生活方式。如果无效，可能首先考虑改变抗逆转录病毒治疗，然后对高危的 HALS 患者开始降脂药物治疗。脂质营养不良相关的血脂异常很难治疗，可能需要多种药物才能将血脂降至目标范围 [139]。鉴于降脂剂和 HIV 特异性治疗之间可能存在的药物 – 药物相互作用，可能需要格外谨慎。

1. **他汀类药物**　他汀类药物，如 3- 羟基 -3- 甲基戊二酰基辅酶 A 还原酶抑制药，通常作为治疗高胆固醇血症的一线药物，特别是对于空腹三酰甘油低于 500mg/dl 的患者。他汀类药物具有抗炎、抗血栓和内皮作用，有助于降低心血管疾病的死亡率。广泛的研究表明，他汀类药物治疗与 HAART 相关的高脂血症，可以有效降低总胆固醇、低密度脂蛋白胆固醇和三酰甘油。具体来说，瑞舒伐他汀和普伐他汀已被证明可以降低总 LDL 胆固醇水平 [156, 157]。在他汀类药物中，普伐他汀也可能增加皮下脂肪和肢体脂肪含量 [158]。然而，在他汀类药物和 HAART 联合使用的情况下必须谨慎。联合使用蛋白酶抑制药通常会导致除了普伐他汀之外的其他他汀类药物水平升高。因此，接受蛋白酶抑制药的 HIV 感染患者应避免使用辛伐他汀和洛伐他汀，而阿托伐他汀也应谨慎使用。在 HALS 中，可能需要更高剂量的普伐他汀以达到最佳降脂活性 [159, 160]，与依非韦伦联合使用可以降低阿托伐他汀、辛伐他汀和普伐他汀的血清浓度，因此需要更高剂量的他汀类药物 [161]。因此，选择合适的他汀类药物用于 HAART 治疗是非常重要的。

2. **贝特类**　贝特类通常是为三酰甘油升高的患者保留的，特别是当三酰甘油高于 500mg/dl 时。在 HALS 患者中，它们通常耐受良好且有效 [70]。在 HALS 患者中，非诺贝特和吉非贝齐的疗效缺乏直接头对头的比较。贝特类和他汀类药物的组合似乎在降脂方面提供了额外的好处；然而，考虑到骨骼肌肉毒性风险的增加，尤其是肾功能不全的患者，应谨慎对待。

3. **烟酸**　烟酸对高三酰甘油血症有效，但其使用可能受到不良反应的限制，包括面色潮红、皮疹、瘙痒、加剧胰岛素抵抗和高尿酸血症。延长释放烟酸制剂在 HIV 脂肪营养不良患者中通常耐受性较好。其不良反应可以通过每日服用阿司匹林来控制 [70]。阿昔莫司是一种长效烟酸类似物，也可改善三酰甘油和改善胰岛素敏感性 [162]。

4. **其他降脂药物**　依折麦布是一种胆固醇吸收抑制药，它可能对他汀不能耐受或与脂肪营养不良相关的严重血脂异常的患者治疗有用 [70]。研究表明，依折麦布与他汀类药物联合使用可以增加降低 LDL 胆固醇水平，但最近的一项研究表明，联合治疗可能不能额外降低心血管风险 [163]。ω–3 脂肪酸也被证明对降低 HIV 相关的脂肪营养不良患者的三酰甘油有效 [164]。它们一般耐受良好，但其使用可能与 LDL 水平升高有关 [70, 166]。通过未知的机制，十四烷基硫乙酸、胆甾酮和左旋肉碱也显示出控制血脂异常的功效 [70]，但它们在 HALS 中的应用仍然有限。

（四）HIV 感染者 HAART 诱导代谢综合征的处理

1. **生长激素和生长激素释放激素类似物**　生长激素（GH）替代被认为在 HALS 治疗中有很好的作用，因为这组患者更容易出现生长激素缺乏（GHD）。据观察，尽管 HIV 脂质营养不良患者正常的生长激素脉冲频率保持不变 [168]，但是基础生长激素浓度、夜间生长激素分泌和脉冲振幅均有降低 [167]。相对 GHD 在 HALS 中也很常见，通过对标准的GH释放激素精氨酸刺激试验的反应下降可以证明这一点[169]。尽管GHD和代谢异常的因果关系尚不清楚，但使GH浓度正常化的干预措施已证明对改善HIV人群中内脏脂肪积累相关的代谢异常有效[168]。

高剂量GH（2～6mg/d）的治疗已显示有效地减少内脏脂肪和改善脂质参数[170-172]。然而，它的应用受到了严重不良反应的阻碍，包括液体潴积、关节痛、肌痛、腕管综合征和恶化的血糖控制。理论上也存在长期生长激素治疗可能增加癌症风险的担忧。此外，高剂量GH替代可进一步减少周围皮下脂肪[173]，而鉴于形体美观，该患者群体不希望出现这种变化。生长激素的作用在停止治疗后通常会减弱，但是有报道称停止治疗后6个月可以改善面部脂肪萎缩[174]。

越来越多的证据表明，低剂量为2～6μg/（kg·d）的生长激素替代也能有效地提高循环系统中IGF-1的水平，并可能在减少内脏脂肪方面有类似的好处，但不良反应更少[174-177]。尽管低剂量GH治疗没有导致胰岛素敏感性恶化[168]，但这种潜在的不良反应和GH治疗缺乏持久性限制了其临床应用。生长激素疗法目前还没有被FDA批准用于治疗LALS。

生长激素释放激素（GHRH）是一种调节脑垂体生长激素分泌的激素，最近已成为HALS的一种替代治疗方法。GHRH增强内源性生长激素的脉冲性，并可能保持IGF-1在垂体上的负反馈[168]。最初使用的重组蛋白，如舍莫瑞林或GHRH 1-29（Geref™），已被证明可以增加瘦体重，减少腹部内脏脂肪，减少躯干脂肪，而不改变葡萄糖水平[178-180]。

美国食品药品管理局（FDA）已批准替莫瑞林（Egrifta™），一种GHRH类似物，作为治疗HALS的第一种药物。两项大型Ⅲ期临床试验被设计用于评估替莫瑞林的有效性和安全性，证明其在不影响血糖控制的情况下有益。接受替莫瑞林治疗的患者在6个月后内脏脂肪平均减少11%，在保持胰岛素敏感性的情况下，12个月时可减少18%[181, 178]。躯干脂肪、腰围以及腰围与臀围的比例都有显著改善，患者报告说感觉身体型象有所改善[179]。用替莫瑞林治疗也改善了三酰甘油和总胆固醇水平[182]，但其对HDL的影响似乎是不稳定的[181, 182]，需要长期对照研究来证实。不良事件通常局限于关节痛、肌痛和局部刺激[179]。替莫瑞林是一种单次或分次皮下注射1～2mg/d的药物，目前的适用于没有恶性肿瘤，但腹部有中度到重度脂肪堆积的HIV患者。如果没有治疗反应，治疗不应持续超过6个月。

与其他干预措施（如生活方式改变或二甲双胍）类似，GHRH类似物的作用在停用后不再存在，尽管类似物通常耐受性良好，但长期治疗效果仍有待阐明。

2. HALS特有的治疗　除了早期提到的治疗方案，HALS特有的方案在这些患者的治疗中也可能是有价值的。

3. 鸡尾酒疗法的修改　中断抗逆转录病毒治疗与死亡率及机会感染的增加有关。因此，应该避免。相应的，在开始抗逆转录病毒治疗之前，应对心血管危险因素进行仔细评估，并应选择代谢影响最小且疗效相当的药物。一旦出现脂肪萎缩或代谢并发症，从有问题的药物转向其他药物可能是一个重要的策略。然而，反转通常是缓慢而渐进的。

在脂肪萎缩的情况下，通常应该避免使用两个胸苷类似物的治疗方案。改用阿巴卡韦或替诺福韦可部分恢复皮下脂肪[183]。从PI转换到NNRTI或阿巴卡韦对改善脂肪萎缩没有任何好处。

关于代谢异常，从PI转换到奈韦拉平或阿巴卡韦通常会导致总胆固醇和三酰甘油的改善，而转换到依法韦伦则产生不太一致的结果[184]。新一代蛋白酶抑制药（如阿扎那韦、达鲁那韦和沙奎那韦）与有利的脂质谱相关。然而，由于含有PI的抗逆转录病毒疗法通常需要低剂量的利托那韦来增强效果，因此从一种利托那韦增强PI转换到另一种治疗方案的影响可能不大[139]。

4. 尿苷　尿苷是一种可以逆转线粒体毒性的吡啶前体。它对于治疗由嘧啶类药物（如扎西他滨和司坦夫定）引起的HIV相关性脂肪营养不良可能有临床价值。尿苷也可以逆转细胞衰竭和齐多夫定和拉米夫定联合治疗中见到的乳酸酸中毒。它对嘌呤类似物二肌苷引起的脂肪萎缩没有作用。尿苷一般耐受良好[82]。

（五）美容与外观的管理

自体脂肪移植和人工填充剂的植入已被用于面部脂肪萎缩的美容矫正，并似乎与生活质量的改善有关。然而，需要进行长期设计良好的研究来评估其有效性和安全性[185]。偶尔，从有水牛驼峰样改变的 HIV 感染者身上提取的脂肪会导致移植部位（脸颊）肥大，并造成毁容的“仓鼠”外观。经皮内注射合成制剂（聚乳酸或新填充 ™）可导致皮肤总厚度（TCT）持续增加 48 周。

（六）肥胖营养不良中的脂肪因子

1. *瘦素*　相对较高的比例的肥胖营养不良包括 20%～30% 的 HALS 患者[186]和绝大多数全身性脂肪营养不良患者发现瘦素水平低。瘦素除了对饱腹感和葡萄糖代谢有中枢和外周作用外[187, 189]，还与骨骼肌脂蛋白脂肪酶活性的增加有关[187]，这可能部分解释了瘦素在减肥过程中保持瘦肉组织的能力。瘦素发挥作用的机制仍有待深入研究。

动物研究表明，瘦素主要在下丘脑起作用，特别是在含有阿黑皮素原（POMC）和神经肽 Y（NPY）的神经元中，以调节食物摄入和燃料分配[189]。人体功能磁共振成像（fMRI）研究证实，瘦素通过下丘脑和其他对情绪和认知控制很重要的大脑区域调节其“脂肪抑制”效应[190, 191]。尽管动物和人类研究表明瘦素也可能在外周（即在肝脏、肌肉、和白色脂肪组织）影响脂质代谢[192, 193]，研究表明，这些影响在很大程度上是由中枢神经系统调控的[194]。长期瘦素治疗也可能减弱 B 细胞功能和葡萄糖刺激的胰岛素分泌减少[189, 195]，但是这些影响是否独立于减少胰岛素抵抗还有待观察。

2. *瘦素治疗广泛性脂肪营养不良*　重组瘦素（r-metHuLeptin 或美曲普汀）的应用已在治疗先天性和后天非 HIV 相关的脂肪营养不良中得到验证，并显示出改善代谢异常的效果[187, 188]。几项小型、开放性的研究表明，皮下注射瘦素［0.04～0.08mg/（kg·d）］治疗重度全身脂肪营养不良患者，可导致显著且持续的体重减轻，同时脂肪和瘦肉组织下降。体重的减轻与食欲、热量摄入量和休息时能量消耗的减少有关[165, 196-198]。

传统降脂药物通常不能治愈的高三酰甘油血症，通常对瘦素治疗有反应[196]。瘦素治疗后肝体积减小，很可能是由于肝内脂质含量降低所致[199, 200]。与非酒精性脂肪性肝炎（NASH）相关的转氨酶和肝细胞损伤也减少[199]。与全身性脂肪营养不良患者相比，家族性部分脂肪营养不良患者对瘦素治疗的反应可能不那么明显[201, 202]。由于所有这些研究都是非对照和非盲的，因此观察到的有益作用是否是 r-metHuLeptin 特异的还有待证明。

数年来，美曲普汀已经在日本被批准作为瘦素疗法用于治疗脂肪营养不良[203]。尽管减少了对与部分脂肪营养不良相关的代谢紊乱的使用，FDA 顾问团最近建议批准美曲普汀应用于全身性脂肪营养不良，从而为治疗这种疾病的新模式铺平了道路，鉴于上述非对照的研究也证明了几个潜在的严重不良反应，可能的风险评估和减灾战略（REMS）也是需要的。

3. *HALS 中的瘦素治疗*　除了全身性脂肪营养不良，我们在一项随机的、安慰剂对照的 HALS 患者研究中报道了瘦素治疗对代谢异常的适度效果。与安慰剂相比，每天两次 0.02mg/kg 的 r-metHuLeptin 疗法可以降低体重质量和躯干脂肪质量，并改善空腹胰岛素水平、胰岛素抵抗和高密度脂蛋白水平，但不能降低周围脂肪或瘦体重[117]。

瘦素治疗与中央脂肪量减少 15% 以及显著改善血糖水平，尽管没有影响低密度脂蛋白和三酰甘油，但胰岛素敏感性和空腹胰岛素都有改善[117]。更长时间的其他研究证实了这些结果，表明美曲普汀治疗后内脏脂肪的减少了 32%，肝脏的胰岛素敏感性和血脂异常改善[118]。在 HALS 患者中，瘦素治疗的脂质和腹部脂肪改善与二甲双胍和噻唑烷二酮的报道相似，并且与生长激素替代相比具有优势，因为瘦素替代未被观察到可引起葡萄糖耐受不良。虽然没有直接的比较，但瘦素减少内脏脂肪组织和降脂效果与报道的 GHRH 类似物相当或更好[176, 181]。因此，重组人瘦素有望成为一种改善 HIV 相关脂肪萎缩和相关代谢综合征特征的制剂。未来需要进行足够时间的随机、安慰剂对照试验，以充分量化美曲普汀在 HALS 中的疗效并明确其不良反应。

4. *瘦素的临床应用：好处和风险*　瘦素替代可

能提供额外的好处，除了改善代谢异常，这可能包括减轻脂肪营养不良患者的肾小球损伤 [204, 205] 和改善瘦素严重缺乏的脂肪营养不良患者的垂体性腺功能 [206, 207]。然而，考虑到先前研究非对照的性质，重组瘦素疗法是否会长期影响这些系统和（或）骨密度，目前仍不确定。小规模的人类研究表明，长期治疗可能不会影响月经规律的全身脂肪营养不良患者的骨密度 [197, 208, 204]。

在全身脂肪营养不良患者中，当给予正常替代剂量的瘦素治疗，其益处大于风险。美曲普汀治疗的潜在不良反应，如肾功能恶化 [205] 和 T 细胞淋巴瘤的可能发生，需要进一步研究。然而，停止治疗后瘦素的作用似乎无法持续存在 [129, 132]。

六、未来的视角

脂联素

脂联素及其受体 AdipoR1、AdipoR2，在这种激素的水平较低的 HALS 中是未来有吸引力药物的开发靶标 [209]。基于脂肪营养不良状态患者脂联素减少的事实 [15] 及小鼠的研究证据表明，脂联素注射后可以改善胰岛素敏感性和血脂异常，没有减少食物摄入量进而持续减肥，并且影响促炎细胞因子的产生 [210, 211]。脂联素类似物替代剂量的给药可能被证明是一种未来有效的治疗方案。由于其复杂的分子结构，合成脂联素目前还不能用于人类治疗。然而，通过药理机制提高脂联素水平很可能成为治疗脂肪营养不良的一种有价值的手段。增加脂联素内源性水平的药物，如吡格列酮或 INT-131（一种目前正在开发的选择性 PPARγ 调节剂），可能被证明是有用的治疗方法，因为它们增加了循环脂联素水平。当然，还需要进一步的研究来确定脂肪营养不良及其相关代谢疾病的症状改善的有效性和长期持久性，以及短期和长期的发病率和死亡率。

第38章　糖尿病的分型与诊断
Classification and Diagnosis of Diabetes Mellitus

Michael C. Dennedy　Robert A. Rizza　Sean F. Dinneen　著
邱康丽　曾天舒　译

要　点

- 糖尿病是一类以高血糖为共同特征的临床综合征。
- 糖尿病的诊断是基于空腹血糖、口服葡萄糖负荷后血糖和糖化血红蛋（HbA1c）白的水平。这些数值对于除妊娠期糖尿病以外的大多数类型都是通用的。
- 糖尿病的分型很大程度上是基于最初的表现和潜在的发病机制，而准确的分类有助于更好的治疗干预。

一、定义

“糖尿病”一词并非仅代表某一类单一疾病实体，而是一组具有某些特征的疾病状态。糖尿病最重要的特征之一为血糖水平的升高。如下一章节所述，患者高血糖水平常用于辅助糖尿病诊断和治疗决策的制定，从而避免高血糖的发生。高血糖本身是由胰岛素分泌缺陷、胰岛素作用缺陷或两者共同作用导致[1]。确诊为糖尿病各种疾病状态的重要特征之一为机体重要器官（包括视网膜、肾小球和周围神经）的终末器官损伤。所述损伤可部分归因于高血糖的长期影响，并通过组织蛋白糖基化、多元醇通路活化或其他尚未明确的机制介导[2]。不同患者在这些所谓微血管并发症的发生率上不尽相同。因此，考虑到糖尿病病程长（通常为期几十年），糖尿病并发症并不适用于该疾病的分型或诊断。同时，糖尿病患者动脉粥样硬化风险极高，后述疾病可进一步影响冠状动脉、脑血管、外周动脉或其他循环。目前，众多研究关注慢性高血糖症与糖尿病血管并发症间的因果关联，然而两者内在联系尚未得到明确证实[3]。单纯从碳水化合物代谢角度定义糖尿病有失偏颇。Oskar Minkowski 被认为是首个将实验犬胰腺切除术状态与其甜味尿液相联系的研究者。有人认为，如若 Minkowski 缺乏味觉，但有敏锐嗅觉，他可能是闻到了动物呼吸中的酮味，从而将糖尿病研究转至脂肪代谢方向[4]。血糖在糖尿病发病机制中一直扮演重要角色，然而，对糖尿病定义的完善必须同时考虑脂肪和蛋白质代谢紊乱。纯粹采用生物化学术语定义一种疾病，显然忽略了该疾病给全世界数百万计患者群带来许多生理、心理和心理痛苦的影响。例如，类风湿关节炎等慢性风湿性疾病与任何生化标志均无关联，其定义主要基于患者衍生症状和体征。因此，将患者特征纳入糖尿病慢性病的定义至关重要。

二、分型

糖尿病分型系统直至 1979 年才得以确立，至此多类不同术语被广泛应用于描述本质上相同的临床疾病实体。当年在美国国家糖尿病数据组（NDDG）

报告[5]发表后，这一领域的糖尿病分型才得以规范化。随后，世界卫生组织（WHO）在 1980 年的一份出版物中发布了 NDDG 建议指南，并在 1985 年发表的一份文件中做出部分微调[6]。这一分型在很大程度上基于对这种疾病的药理学治疗方案。胰岛素依赖型糖尿病（insulin–dependent diabetes，IDDM）和非胰岛素依赖型糖尿病（non–insulin–dependent diabetes mellitus，NIDDM）是目前发现的两种主要糖尿病类型。IDDM 一词常用于描述典型体型瘦弱、酮症风险高、依赖胰岛素的患者。NIDDM 一词则用于描述典型超重或肥胖、酮症风险低且不依赖胰岛素维持生存的患者。NDDG 分型还包括妊娠期糖尿病、营养不良性糖尿病（MRDM）和“其余类型糖尿病”，其中包括当时已确认病因的某些类型的糖尿病。20 世纪 80—90 年代，IDDM 和 NIDDM 术语的广泛使用导致一些相关问题的暴露。其主要体现在，许多 NIDDM 患者在其疾病过程中的某个阶段接受胰岛素治疗，并被错误地归类为 IDDM，或被划分至一定义相当混乱的术语类别——需胰岛素的 NIDDM。此外，随着有关各种糖尿病病因研究的增加，学者们发现基于治疗的分型常常与对各种糖尿病发病机制的新见解相悖。为此，美国糖尿病协会（ADA）于 1995 年专门召集专家小组讨论糖尿病分型问题。该小组于 1997 年发表其分型建议[7]，并随后在 1998 年的一份报告中得到 WHO 协商小组的批准[8]。这项建议的主旨在于促进基于治疗的糖尿病分型标准转向基于发病机制的分型。此项建议提出四大糖尿病类型：1 型糖尿病、2 型糖尿病、其他特殊类型糖尿病（包括已确定病因的糖尿病）和妊娠期糖尿病。表 38–1 为该分型系统的细节概述，本文在后续章节做进一步讨论[9]。

（一）1 型糖尿病

1 型糖尿病的特点是由于胰岛 B 细胞破坏而导致内生胰岛素的绝对缺乏。成人患者如若缺乏胰岛素，将发展为酮症酸中毒、昏迷，甚至死亡。生化检测显示，尽管存在高血糖，患者循环 C 肽（胰岛素分泌标志物）仍呈明显减少或完全缺失状态。美国 1 型糖尿病的患病率高达 300 万人，年发病率约为 30 000 例[10]。1 型糖尿病的发病高峰集中在儿童期和青少年早期，然而，该分型糖尿病仍可发生在任何年龄段。该病发病率存在明显地区差异，斯堪的纳维亚半岛是世界范围内发病率最高的地区[11]。流行病学和免疫学研究大大促进了基于某些免疫标记物存在或缺乏对两种主要类型的 1 型糖尿病的认识，如下所述。

1. 自身免疫性 1 型糖尿病 自身免疫性 1 型糖尿病是一种典型的器官特异性自身免疫性疾病。此类型糖尿病患者天生具有自身免疫功能紊乱的遗传倾向，其可能表现在其他自身免疫疾病的发展中，如艾迪生病、白癜风、恶性贫血、桥本甲状腺炎和乳糜泻。该类型糖尿病的遗传易感性目前尚不清楚，但已知其与 6 号染色体上的主要组织相容性位点有关[12]。同时，某些人类淋巴细胞抗原（HLA）单倍型似乎可增加该疾病类型的易感性，而其他 HLA 单倍型则可能发挥一定的保护作用。在易感群体中，复杂环境因素作用可触发一系列免疫事件，最终导致选择性 T 细胞介导的胰岛 B 细胞免疫破坏。已有研究证实多类抗原为该病的潜在诱因，其中包括某些病毒抗原 13 及牛奶蛋白中所含抗原[14]。既往已有有关“青年糖尿病自身免疫研究”的系列研究。这些研究初步探讨了早期儿童抗胰岛抗体检测[15]及其在预测 1 型糖尿病发病风险中的作用[16, 17]。B 细胞破坏的发生率因个体而异，有的病程极短，如儿童或青年 1 型糖尿病的短暂发病[17, 18]；或病程延长，如成人潜伏性自身免疫性糖尿病[19]。自身抗体多产生于 B 细胞破坏早期阶段的循环中[20]。这些自身抗体被认为是免疫反应的标记物（而非诱发因素）。此类抗体的出现有助于新诊断糖尿病患者的分型。在部分研究中有报道，自身抗体的筛选有助于对初判为 2 型糖尿病的个体做进一步分型，识别自身免疫性 1 型糖尿病[21, 22]（见下文）。胰岛细胞抗体是最早确认的一种数种胰岛抗原的自身抗体。最具特征性的自身抗体是抗谷氨酸脱羧酶（GAD）抗体，后者是一种参与 γ– 氨基丁酸合成的酶[23]。GAD 亚型存在于中枢神经系统和胰岛 B 细胞中。其他自身抗体包括抗酪氨酸磷酸酶抗体，即 IA–2 和 IA–2β，以及抗胰岛素自身抗体（抗胰岛素抗体）。1 型糖尿病患者出现

表 38-1 糖尿病的分型

1 型糖尿病 • 免疫介导型 • 特发性	
2 型糖尿病	
其他特殊类型	
• B 细胞功能的遗传缺陷 – 肝细胞核因子 -4α（MODY 1） – 葡糖糖激酶（MODY 2） – HNF-1α（MODY 3） – 胰岛素启动因子 1（MODY 4） – HNF-1β（MODY 5） – NeuroD1 或 BETA 2（MODY 6） – 线粒体 DNA – 其他 • 胰岛素作用的基因异常 – A 型胰岛素抵抗 – 矮妖精貌综合征 – Rabson-Mendenhall 综合征 – 脂肪营养不良性糖尿病 – 其他 • 胰腺外分泌疾病 – 胰腺炎 – 创伤 / 胰腺切除术 – 胰腺肿瘤 – 纤维囊性变 – 血色病 – 纤维钙化性胰腺病 – 其他 • 内分泌疾病 – 库欣综合征 – 肢端肥大症 – 胰高血糖素瘤 – 嗜铬细胞瘤 – 生长抑素瘤 – 醛固酮瘤 – 甲状腺功能亢进症 – 其他	• 药物或化学诱导的糖尿病 – 灭鼠优（杀鼠药） – 喷他脒 – 烟酸 – 糖皮质激素 – 甲状腺激素 – 氯甲苯噻嗪 – β 肾上腺素受体激动药 – 噻嗪类 – 第二代抗精神病药物 – 蛋白酶抑制药 – 帕瑞肽 – 其他 • 感染 – 先天性风疹 – 巨细胞病毒 – 其他 • 少见的免疫介导型糖尿病 – 僵人综合征 – 抗胰岛素抗体受体 – 其他 • 其他与糖尿病有关的遗传综合征 – 唐氏综合征 – 克氏综合征 – 特纳综合征 –Wolfram 综合征 – 弗里德希氏共济失调 – 亨廷顿舞蹈病 – Lawrence Moon Biedel 综合征 – 强直性肌营养不良 – 卟啉病 – Prader-Willi 综合征 – 其他
妊娠期糖尿病	

HNF. 肝细胞核因子；IPF. 胰岛素启动子因子；MODY. 青年发病的成人型糖尿病（引自 the Report of the Expert Committee on the Diagnosis and Classification of Diabetes Mellitus. Diabetes Care. 1997；20（7）：1183-1197.）

空腹高血糖时，85%～90% 可产生自身抗体[15]。儿童 1 型糖尿病与血清自身抗体水平较高有关。

现阶段可开展此类检测的实验室数量不多，严重制约了糖尿病自身抗体的检测。ADA 最新指南肯定了自身抗体检测在糖尿病分型的实用性价值，并指出，虽然不建议将自身抗体用于糖尿病常规诊断，但标准化自身抗体检测仍可用于成人糖尿病分型和儿童出生时 HLA 分型后 1 型糖尿病遗传风险的前瞻性研究[16]。报告还指出，胰岛素抗体检测在糖尿病患者的日常护理中作用不大[16]。

2. 特发性 1 型糖尿病　特发性 1 型糖尿病一词用于定义小部分 1 型糖尿病患者，其 B 细胞破坏可能不存在自身免疫基础[24]。该疾病亚型的其他特征包括非裔美国人或亚裔为易感人群、缺乏 HLA 关联及间歇性酮症风险。特发性 1 型糖尿病别称还包括非典型糖尿病、弗拉特布什糖尿病（Flatbush diabetes）和 1.5

型糖尿病。最新研究报道首选术语为“酮症倾向的 2 型糖尿病”[25]。

（二）2 型糖尿病

2 型糖尿病是最常见的糖尿病类型。在过去的 30 年间，成人 2 型糖尿病的数量增加了 2 倍。近期美国人口统计数据表明，超过 2000 万人患有 2 型糖尿病[26, 27]，而全球 2 型糖尿病患者群估计接近 2.5 亿[27]。2 型糖尿病的主要特征为高血糖，归因于胰岛素分泌缺陷和胰岛素作用的共同影响。上述缺陷导致的高血糖的程度因特定个体而异。2 型糖尿病在年轻人和青少年中的发病率越来越高，但该病的主要发患者群仍集中于大于 40 岁的成人[28, 29]。众多研究学者认为，进行性 B 细胞功能减退是 2 型糖尿病发生发展的重要机制[30]，然而，B 细胞破坏并非自身免疫介导，亦不会发展为胰岛素依赖型糖尿病。酮症酸中毒并非 2 型糖尿病的常见并发症，其通常发生于严重并发疾病（如心肌梗死或脑卒中）或糖皮质激素治疗时。2 型糖尿病患者自身免疫性疾病风险并不会增加，但其代谢异常患病率较高，包括肥胖、高血压，以及以高三酰甘油血症和低水平高密度脂蛋白胆固醇为特征的血脂异常。上述代谢紊乱并发症可进一步显著增加动脉粥样硬化疾病风险。实际上，2 型糖尿病患者动脉粥样硬化性疾病患病率已表明，这两种疾病可能存在共同前因后果，而并非因果关联[3]。胰岛素抵抗可能是这两种疾病的重要诱因。近年来，先天免疫细胞激活的炎症反应被认为是导致 2 型糖尿病和动脉粥样硬化性疾病的潜在因素[31]。

2 型糖尿病的病因尚待明确。诚然，任何疾病的致病机制均包括遗传和环境因素。确定 2 型糖尿病病因的挑战包括 4 个方面：① 2 型糖尿病缺乏易于定义的表型，不同种族群体存在相当大的异质性；这种异质性通常表现为胰岛素分泌缺陷和胰岛素作用缺陷的变化。② 2 型糖尿病发病年龄相对较晚，难以建立家族关联，这限制了对其遗传学研究。③目前暂无简单易行的方法用于胰岛素抵抗和胰岛素分泌缺陷人群的筛选。④参与介导胰岛素作用的途径复杂且目前尚未明晰；多数研究者认为，单一遗传缺陷只能解释某一疾病子集，而 2 型糖尿病更可能代表一系列疾病。既往有研究发现单卵双胞胎中这种疾病的强烈一致性，为该疾病的遗传因素提供佐证[32]。另一方面，伴随着所谓西化生活方式的改变，2 型糖尿病的发病率和患病率急剧上升，有力地支持了环境因素在 2 型糖尿病发病中起到的作用[33, 27]。

（三）其他特殊类型的糖尿病

1979 年的 NDDG 和 1997 年的美国糖尿病协会（ADA）分型系统中均包括其他特定类型的糖尿病这一分型[5, 7]。在该时间段内糖尿病的亚型发生了一些变化。尤其是，被称为青年成熟期发病型糖尿病（maturity-onset diabetes of the young，MODY）的糖尿病在遗传学上定义更为规范，其主要体现在 1997 年的 ADA 分型系统中[7]。另一变化是从分型系统中移除了 MRDM 这一分型，并将胰腺纤维化结石性糖尿病（以前是 MRDM 的一个亚型）作为外分泌胰腺疾病。在一次关于该主题的国际会议上，MRDM 被提出并决议为一种独立疾病实体[34, 35]。该会议并不支持蛋白质 - 热量营养不良症与糖尿病发展之间的直接因果关系。相反，人们认为营养不良的存在会影响糖尿病在其他易感人群中的表现。

（四）B 细胞功能的遗传缺陷

MODY 一词既往常用于描述一类特定的糖尿病患者亚型，其特征是具有常染色体显性遗传模式的早发高血糖症。某些参与胰岛素分泌调节的基因突变现已被证实是导致 MODY 家族高血糖的诱因[36]。目前已确认 6 种主要的 MODY[37-40]，其临床和遗传特征见表 38-2（见第 49 章）。所有类型 MODY 均与胰岛素分泌缺陷有关，而与胰岛素抵抗无明显关联[41, 42]。在葡萄糖激酶方面，MODY 病理生理机制已明确，其原因在于酶可催化葡萄糖的磷酸化，后者是葡萄糖代谢的第一步反应之一。因此，葡萄糖激酶基因突变可降低 B 细胞感知葡萄糖水平的能力。MODY2 与相对轻度高血糖有关，通常可通过饮食和运动改善。另一方面，MODY1 和 MODY3 可能表现为更严重高血糖、更依赖胰岛素治疗以及更高并发症发生率倾向[36]。糖尿病与肝细胞核因子（HNF）-1a、HNF-1β（肝细胞转录因子同样在 B 细胞中表达）和 HNF-4a（类固醇甲状腺激素超家族成员和 HNF-1a 上游调节因子）基因突变之间的联系可能与胰岛素基因的表达调控相关[43]。同时，已有数据表明 MODY 可能占 2 型糖尿病患者的 2%～5%[44]。

新生儿糖尿病很少见，可分为暂时性或永久性新生儿糖尿病[45]。在该特殊患者中存在一些遗传缺陷。暂时性新生儿糖尿病归因于 ZAC/HYAMI 印记缺陷，而 B 细胞三磷酸腺苷（ATP）敏感性钾通道（KATP）突变在永久性新生儿糖尿病的发病过程中扮演重要角色[46]。KATP 通道包括两个亚单位（Kir6.2 和 SUR1），后者突变可导致通道功能丧失（导致通道关闭和新生儿高胰岛素血症性低血糖）或功能增强（导致通道开放和新生儿糖尿病）。虽然新生儿糖尿病较为罕见，但对相关因素及其分子机制的解释有助于提高我们对人类生物学这一领域的理解。此外，KATP 离子通道病诱发糖尿病对磺脲类药物胰岛素促分泌作用的敏感性较为稳定[47]。

其他与 B 细胞功能受损相关的遗传性疾病包括某些存在线粒体 DNA 突变的母系遗传糖尿病[48]，导致胰岛素原向胰岛素转化的障碍[49]，以及导致胰岛素分子异常合成的障碍[50]。在母系遗传糖尿病中，与线粒体转移 RNA（tRNA）3243 核苷酸对 A-G 突变相关的糖尿病已实现详细表征，且其具有从 2 型糖尿病到 1 型糖尿病的广泛表型表达。而导致胰岛素原向胰岛素转化的障碍以及导致胰岛素分子异常合成的障碍以常染色体显性遗传方式遗传，并与相对轻度葡萄糖不耐受症有关。

ADA 在其 2011 年的一份立场声明中明确表达了基因检测在诊断某些 B 细胞功能遗传综合征中的重要性，并指出，对特定糖尿病综合征（包括新生儿糖尿病）基因标志物进行检测可为糖尿病相关突

表 38-2　MODY 相关基因及基因突变相关的临床表型

类　型	突变基因	杂合子的临床特征	常见治疗	基因功能	纯合子的临床特征
MODY 1	*HNF-4α*	糖尿病；微血管并发症（存在于很多患者中）；降低三酰甘油，载脂蛋白 A Ⅱ和 C Ⅲ以及 Lp（a）脂蛋白的血清浓度	口服降糖药、胰岛素	B 细胞基因转录的异常调节，导致胰岛素分泌信号缺陷或 B 细胞质量缺陷或两者均有	
MODY 2	*GK*	空腹血糖受损，葡萄糖耐量受损	饮食和锻炼	由于葡萄糖磷酸化减少，B 细胞对葡萄糖的敏感性降低；肝糖原的存储缺陷	新生儿糖尿病需要胰岛素治疗
MODY 3	*HNF-1α*	糖尿病；微血管并发症（存在于很多患者中）；肾性糖尿；对磺脲类药物敏感性增加	口服降糖药、胰岛素	B 细胞基因转录的异常调节，导致胰岛素分泌信号缺陷或 B 细胞质量缺陷或两者均有	
MODY 4	*IPF-1*	糖尿病	口服降糖药、胰岛素	B 细胞发育和功能的异常转录调控	胰腺发育不全和新生儿糖尿病需要胰岛素治疗
MODY 5	*HNF-1β*	糖尿病；肾囊肿和其他肾脏发育异常；进行性非糖尿病性肾功能损害，导致慢性肾功能不全和肾衰竭；内部生殖器异常（女性携带者）	胰岛素	B 细胞基因转录的异常调节，导致胰岛素分泌信号缺陷或 B 细胞质量缺陷或两者均有	
MODY 6	*NeuroD1* 或 *BETA2*	糖尿病	胰岛素	B 细胞发育和功能的异常转录调控	

BETA2. B 细胞 Ebox 反式激活因子 2；HNF. 肝细胞核因子；IPF. 胰岛素启动因子；MODY. 青年发病的成人型糖尿病；NEUROD1. 神经分化因子 1（引自 Fajans SS, Bell GI, Polonsky KS. Molecular mechanisms and clinical pathophysiology of maturity-onset diabetes of the young. N Engl J Med. 2001；345：971-980.）

变的定义提供宝贵信息和建议[16]。然而，常规遗传标记在1型糖尿病诊断或治疗方面并无显著意义[16]。

（五）胰岛素作用的基因异常

胰岛素发挥其生物学效应首先须与细胞表面的蛋白受体结合。受体结合后可诱发一系列复杂的受体后信号通路反应，导致激素代谢和有丝分裂作用。一些后受体介质（如胰岛素受体底物-1）的破坏已被证实可导致动物糖尿病[51]。然而，目前有关人类糖尿病与胰岛素信号级联中特定基因缺陷明确联系的研究极少。矮妖精貌综合征（Leprechaunism）和Rabson-Mendenhall综合征是与胰岛素受体功能缺陷相关的罕见先天性疾病[52]。这两种综合征均与糖尿病、高胰岛素血症和子宫生长改变相关。随着对胰岛素信号级联的深入研究，未来可能会发现更多可归因于胰岛素作用遗传缺陷所致的糖尿病亚型。

与严重胰岛素抵抗临床症状相关的术语可能存在一定的理解难度[53, 54]。A型胰岛素抵抗一词指代某一种特定综合征，其严重胰岛素抵抗与一种称为黑棘皮病的皮肤病和女性高雄激素血症有关。其可能伴随或不伴随葡萄糖不耐症或显性糖尿病。而B型胰岛素抵抗则是一种罕见综合征，其胰岛素受体自身抗体可导致胰岛素抵抗和高胰岛素血症（见下文）。与胰岛素抵抗相关的疾病还包括脂肪营养不良综合征（见第37章）；既往研究已对几种形式的脂肪营养不良性糖尿病进行表征[55]，在某些情况下，后述疾病的遗传发病机制已得到证实，并已存在新型治疗干预措施[56]。有关家族性部分性脂肪营养不良的几种新类型的表征目前已经完善，并发现其与严重胰岛素抵抗有关。有趣的是，部分性脂肪营养不良综合征常表现出肥胖的假象体征，其临床特征表现为脂肪重新分布至面部和腹部，并伴有女性臀部和下肢脂肪萎缩。在部分性脂肪营养不良患者中发现众多基因突变，如编码纤维层粘连蛋白的LMNA（核纤层蛋白A/C，lamin A/C）突变、核受体（PPARγ）突变、脂滴相关蛋白［如细胞死亡诱导DFFA样效应蛋白C（CIDEC）和Perlipin 1］罕见突变[54]。

基因检测在胰岛素作用遗传综合征分型中的应用目前仍是亚专业服务评估领域之一。ADA建议，目前2型糖尿病患者常规基因检测意义不大，并指出该方向研究应局限于特定综合征的研究背景和评估[16]。

（六）胰腺外分泌疾病

高血糖可发生于急性胰腺炎发作期间，与患者预后不良有关。永久性糖尿病并非急性胰腺炎一次发作后的常见并发症。此外，90%胰腺切除并不一定会导致糖尿病的发生。另一方面，据报道糖尿病与极小型胰腺腺癌有关，因此一些研究人员推测这些肿瘤会诱导部分或多个致糖尿病因素[57]。5%～15%的纤维囊性变可发展为糖尿病[58]。纤维囊性变相关糖尿病（CFRD）患者的胰岛素替代治疗往往具有一定挑战性，其原因在于这些患者具有胰岛素敏感性，极易诱发低血糖发作。此外，CFRD患者的胰岛素需要量因吸收不良、肠内喂养相关需求以及与潜在支气管扩张相关感染性加重而趋向复杂化[59]。同时，血色病可导致糖尿病[60]。考虑到葡萄糖耐量可因静脉切开术的展开而改善，后者可视为糖尿病的重要潜在可逆因素。纤维钙化性胰腺糖尿病多见于热带国家，腹部影像检查常表现为腹痛和胰腺钙化[61]。该类糖尿病亚型的发病机制已明确[62]，并已确认该疾病的遗传标志物[63]。

（七）内分泌疾病（见第42章）

皮质醇、生长激素、胰高血糖素和儿茶酚胺（肾上腺素和去甲肾上腺素）均可发挥拮抗胰岛素作用。产生过量激素的肿瘤可分别导致库欣综合征、肢端肥大症、胰高血糖素瘤和嗜铬细胞瘤。以上状况均与一定程度的葡萄糖耐受不良有关，但显性糖尿病仅发生于部分患者中。了解此类继发性糖尿病的重要性在于切除潜在肿瘤可有助于糖尿病的治愈。胰岛素分泌改变可导致醛固酮瘤和生长抑素瘤患者的高血糖症。内分泌疾病引起的糖尿病的另一挑战在于，生长抑素类似物通常用于控制生长激素过量等异常，而近期研究报道提示糖皮质激素过量本身也可诱发糖尿病（详见下一章描述）。

（八）药物或化学物质诱导的糖尿病

某些化合物对B细胞具有毒性作用，其中包括杀鼠剂和抗卡氏肺孢子虫药物喷他脒。这些药物诱发的高血糖通常具有不可逆性。噻嗪类利尿药可通过诱发低钾血症抑制胰岛素分泌，这种作用可在治疗开始后 4 周通过口服葡萄糖耐量试验得到证实。然而，这些药物在缺乏潜在易感性情况下并不会诱发糖尿病[64]。糖皮质激素和烟酸可通过干扰胰岛素功能引发高血糖。同时，内源性和外源性糖皮质激素过量均与多类所谓的糖尿病继发并发症（如动脉粥样硬化和心血管疾病）独立相关[65]。蛋白酶抑制药（PI）常用于治疗人类免疫缺陷病毒感染，其可引发高血糖。PI 的这种作用可能归因于其可诱发部分脂肪营养不良（面部和四肢），同时导致腰部周围脂肪堆积[66]。此外，所谓的非典型或第二代抗精神病药物与代谢紊乱有关，包括显性糖尿病。ADA 曾发布一份共识声明，强调前述关联，并确认临床研究在这一领域的必要性[67]。其有助于促进有关代谢紊乱病理生理机制的研究[68]。最后，通常用于治疗内分泌疾病和神经内分泌肿瘤的生长抑素类似物亦可导致胰岛素释放的抑制。帕瑞肽尤其如此，其是一种具有更广泛生长抑素受体亚型选择性的药物。在与胰岛素抵抗相关的内分泌疾病（如库欣病或肢端肥大症）中，使用这些药物可能导致显性糖尿病[69]。

（九）感染

某些病毒感染，包括风疹[70]和柯萨奇 B 组病毒[71]均与糖尿病有关。既往一些研究表明，病毒感染可引发遗传易感人群 B 细胞的自身免疫性破坏，从而导致自身免疫性 1 型糖尿病。

（十）少见的免疫介导型糖尿病

僵人综合征（Stiff-man syndrome）是一种以躯轴肌痉挛为特征的中枢神经系统少见病征。其与极高滴度的抗 GAD 抗体有关，且高达 1/3 的患者可发展为糖尿病[72]。针对胰岛素受体的自身抗体是另一种罕见糖尿病病因（称为 B 型胰岛素抵抗）[73]。这些抗体有可能从受体拮抗剂（导致胰岛素抵抗）转变为受体激动剂（导致潜在危及生命的低血糖）。抗体产生可能自发缓解。该综合征通常见于非裔美国女性，与其他自身免疫性疾病（系统性红斑狼疮最为常见）有关。

（十一）其他与糖尿病相关的遗传性综合征

表 38-1 中 H 项下列出的多类遗传综合征均已知与糖尿病有关。Wolfram 综合征（又由于其症状，即尿崩症、糖尿病、视神经萎缩及耳聋的首个英文字母缩写被称为 DIDMOAD 综合征），是一种较为罕见的常染色体隐性遗传疾病，由 4 号染色体短臂上的 *WFS1* 基因突变引起。*WFS1* 基因多态性与 2 型糖尿病风险增加有关[74]，这一发现为研究罕见疾病提高大众对常见疾病的认识提供了参考。

（十二）妊娠期糖尿病

妊娠期糖尿病（gestational diabetes mellitus，GDM）是妊娠期常见的医学并发症，是指妊娠期发生或首次发现的糖尿病。初始 GDM 诊断标准用于确定产后持续高血糖风险更高的妇女。妊娠期血糖异常与母婴并发症有关。胎儿 / 新生儿并发症包括出生体重大于胎龄儿、巨大儿和新生儿低血糖。产妇并发症包括较高的剖宫产率[74-77]。GDM 的正确诊断和治疗有可能降低这些相关并发症的发生率。高血糖和不良妊娠结局（HAPO）研究旨在阐明不良妊娠结局与母亲血糖水平（低于显性 GDM 阈值）之间的关系[78]。这项研究的结果表明，有必要更新 GDM 阈值，以促进“基于结果”的系统的建立，从而有助于 GDM 诊断。因此，国际糖尿病和妊娠研究组协会科学会议（IADPSG）发表了一份共识声明，其中提出最新建议，即在孕 24～28 周进行 75g 口服葡萄糖耐量试验（OGTT）诊断 GDM（表 38-3）[79]。然而，近期在有关使用 IADPSG 标准诊断 GDM 方面出现了争议。美国国立卫生研究院（National Institutes of Health）建议保留传统 GDM 诊断的“两步法”，即 1 小时 50g OGTT，然后 3 小时 100g OGTT。然而，使用 IADPSG 标准 GDM 诊断有充分的数据支持，该标准现已获得 ADA 和 WHO 的认可[80, 81]。

GDM 的患病率与人群 2 型糖尿病的患病率具有平行增长关系。美国一家大型医疗机构先前的数据显示，每 100 名孕妇中可能有 7.4 例患 GDM[75]。而使用 IADPSG 规定的诊断阈值，GDM 的患病率更高，在 11%～12.5%[78, 79, 82]。此外，当应用于大规模的以人群为基础的群组研究时，根据 IADPSG 标准诊断的 GDM 与更高的不良孕产妇和新生儿结局发生率相关，从而验证了所选阈值的可参考性[82]。

GDM 的危险因素包括年龄（年纪较大的妇女更常见）、种族（2 型糖尿病高发种族妇女发病率较高）、孕前体重指数（风险随着肥胖程度的增加而增加）、胎次（风险随着先前怀孕次数的增加而增加），糖尿病家族史。既往妊娠合并 GDM 或有巨大儿分娩史，也是潜在 GDM 和 2 型糖尿病诊断的重要危险因素[77, 83]。

事实上，肥胖、不健康生活方式和 2 型糖尿病患病率的升高明显加大了妊娠期首次出现的 2 型糖尿病和妊娠期糖尿病的鉴别难度。因此，临床有必要对所有诊断为 GDM 的妇女进行产后血糖检测[9, 79, 83]。GDM 筛查困难重重，目前尚无有关确认目标筛选人群的共识[79, 84]。在一些国家（如美国），普遍筛查是例行方案，而在其他地区（如欧洲部分地区），目标筛选人群为潜在高风险妇女。

表 38-3　妊娠期糖尿病的筛查与诊断

对于以前没有被诊断出患有糖尿病的女性，在妊娠 24～28 周时进行 75g OGTT（测量血糖空腹以及葡萄糖负荷后 1h 和 2h 的血糖）	
应在隔夜禁食至少 8h 后的早晨进行 OGTT	
当超过以下任何一个血浆葡萄糖数值时，将诊断为妊娠期糖尿病	
空腹血糖	≥ 92mg/dl（5.1mmol/L）
OGTT 1h 血糖	≥ 180mg/dl（10.0mmol/L）
OGTT 2h 血糖	≥ 153mg/dl（8.5mmol/L）

关于普遍筛查与“高风险”个体筛查尚无共识。OGTT，口服葡萄糖耐量试验。根据 IADPSG 建议进行的诊断，并得到 ADA 的认可（引自 nternational Association of Diabetes and Pregnancy Study Groups Consensus Panel. International Association of Diabetes nd Pregnancy Study Groups Recommendations on the Diagnosis and Classification of Hyperglycemia in Pregnancy, Diabetes Care. 3：676–682，2010；American Diabetes Association: Diagnosis and lassification of diabetes mellitus. Diabetes Care. 2013; 36: S67–S74.）

三、诊断

（一）诊断标准

现代糖尿病分型常基于目标人群的临床表现，并在特定情况下结合遗传和自身抗体检测进行判定。糖尿病的诊断基于葡萄糖和（或）糖化血红蛋白（HbA1c）检测结果。为理解现期诊断分型，我们有必要从历史的视角梳理分型和检测发展进程。具体而言，ADA 专家委员会早在 1997 年的报告中建议改变糖尿病分型系统，并建议改变糖尿病诊断标准[7]。这些建议随后得到 WHO[8] 的认可（表 38–4）。报告主要变化包括将糖尿病诊断的空腹血糖阈值从 140mg/dl 降至 126mg/dl，并建议使用空腹血糖而非 OGTT 进行诊断。报告保留使用高血糖症状患者随意（即随机）血糖水平进行诊断的方法，且无症状患者的诊断应基于重复测试（>1 次）。ADA 报告基于空腹血糖水平的使用标准，而 WHO 报告包括全血静脉和毛细血管葡萄糖的等效阈值[8]。ADA 专家委员会在 2003 年和 2009 年陆续发表了有关糖尿病诊断和分型的两份报告[85, 86]。

虽然关于基于空腹血糖、OGTT 和随机血糖的糖尿病诊断标准的建议保持不变，但 2009 年的报告同时增加了 HbA1c 用于糖尿病诊断的建议（表 38–4）。这些针对 HbA1c 的最新建议随后被纳入 ADA 临床实践建议中[9]。

在 1997 年的报告中，ADA 还引入了一新型系统用于定义正常糖耐量和显性糖尿病间的中间阶段[7]。同时，基于原有糖耐量受损（IGT）范畴，ADA 引入了一种新的糖耐量异常类型定义，称为空腹血糖受损（IFG）。前述一个或两个异常类型的出现通常被称为糖尿病前期（尽管该术语并未得到任何专家委员会的正式认可）；专家委员会更倾向于将前述情形描述为“亚糖尿病、高风险状态”。

虽然糖尿病诊断阈值的最初制定基于发展为视网膜病变的风险，但这些中间类型高血糖症的“诊断”多基于发展为显性糖尿病的风险；因此，糖尿病前期诊断采用术语“糖尿病风险增加的种类”[86]。中间水平高血糖的诊断标准为空腹血糖（IFG100～125mg/dl）或 75–g 葡萄糖糖负荷后 2h 的血糖（IGT 140～199mg/dl）阈值。HbA_{1c} 中间水平（5.7%～6.4%）也被认为是“高危”人群潜在糖尿病风险的预测指标[9, 86]。诊断中间水平高血糖的阈值一直存在较大争议，ADA 和 WHO 对空腹血糖的阈值一直未达成共识。临床相关的主要问题包括

表 38-4 糖尿病和较小程度的葡萄糖调节受损的诊断阈值 *

类 别	空腹血浆葡萄糖	负荷后 2h 血浆葡萄糖	HbA1c [&]
正常	< 100mg/dl（<5.6mmol/L）	< 140mg/dl（< 7.8mmol/L）	≤ 5.0 %
IFG	100～125mg/dl（5.6～6.9mmol/L）*	—	#
IGT	—	140～199mg/dl（7.8～11.0mmol/L）*	
糖尿病	≥ 126mg/dl（≥ 7.0mol/L）+	≥ 200mg/dl（≥ 11.1mol/L）	≥ 6.5%

IFG. 空腹血糖受损；IGT. 葡萄糖耐量受损
*. 同时进行两项检查，仅当另一项检查未能诊断糖尿病时，才应诊断 IFG 或 IGT
+. 该标准应当在另一天的重复检测中确认
&. 该检测应在使用经过 NGSP（或等效）认证并通过 DCCT 分析标准化方法的实验室中进行
#. HbA1c 介于 5.7%～6.4%，代表“亚糖尿病，高风险状态”[9, 86, 97]

两个问题：①如何定义糖尿病？②如何界定“正常”血糖水平？下文我们将主要阐述这两个问题。

（二）空腹血糖多少构成糖尿病的诊断？

微血管改变，尤其是视网膜的微血管改变，是糖尿病的标志之一。然而这些并发症可能是患病多年后才出现，因而依据该类并发症的存在进行病情诊断不具备实际意义。然而，血糖水平异常可导致前述变化的发生，可用于病情诊断。在 1997 年报告制订时，对这一水平的最佳估计是空腹血糖为 126mg/dl。这一数值基于 3 项流行病学研究数据，涉及印第安人、埃及人和美国人样本[7]。这 3 项研究中似乎均存在一项风险阈值（即低于该阈值的视网膜病变风险可忽略不计，高于该阈值的风险急剧上升）。在专家委员会 2003 年的报告中提到了对印第安人数据的单独分析，表明视网膜病变风险增加的阈值可能低于先前报告的阈值[87]。然而，该阈值的存在并无争议，126mg/dl 的诊断阈值仍保持不变。基于 2 项澳大利亚横断面队列研究和 1 项美国纵向队列研究的数据分析对视网膜病变阈值的存在提出了质疑（图 38-1）[88]。这 3 项研究均采用多场数字视网膜摄影技术鉴别视网膜病变，该技术比早期研究中使用的方法更为复杂，为 ADA 专家委员会的决定提供了参考依据。所有 3 项研究中的视网膜病变风险似乎存在于整个血糖范围内，即便空腹血糖水平在正常范围内，高达 10% 的受试者仍表现出某种程度的视网膜病变。这些数据与早期糖尿病预防计划报告一致，该报告还发现糖耐量受损患者可出现视网膜病变[89]。总之，上述数据表明，目前的诊断标准可能仍需进一步修订。尽管如此，在近期发布的建议中，我们发现目前仍采用 126mg/dl 这一阈值进行糖尿病诊断[8, 86]。

ADA 在 2009 年度专家委员会中的核心新提议是将 HbA1c 值≥ 6.5% 作为诊断糖尿病的标准[86]。多年来，HbA1c 的测定一直是临床血糖控制评价的主要内容。然而，过去由于检测方法的标准化程度不高，HbA1c 检测值并无法在人群中进行比较。美国率先完成了 HbA1c 检测的标准化。在糖尿病诊断中使用 HbA1c 值的更为复杂的问题是国际临床化学家联合会的建议，即用于报告结果的单位从百分比（在美国用于 DCCT 校准分析）改为毫摩尔 / 摩尔（mmol/mol）。这项建议已被许多（但并非所有）欧洲国家采纳，具体内容为，根据其与视网膜病变拐点的关系选择 HbA1c ≥ 6.5% 的诊断值（DCCT 校准分析），并在此基础上参考空腹和餐后 2h 血糖值。HbA1c 为糖尿病诊断提供了一项有价值的所谓“慢性测量指标”。该指标的测量无须患者空腹或口服葡萄糖负荷。. 然而，即便 HbA1c 检测优势显著，其分析成本较高，并伴随与高红细胞转换状态和血红蛋白病相关的测量误差，使用该检测方法时必须权衡利弊、均衡考虑。

（三）空腹血糖多少称为正常？

与诊断显性糖尿病相比，被称为中间水平的血糖异常的特征化并非易事。应该如何界定正常与异常之间的中间水平呢？考虑到葡萄糖的连续变量特

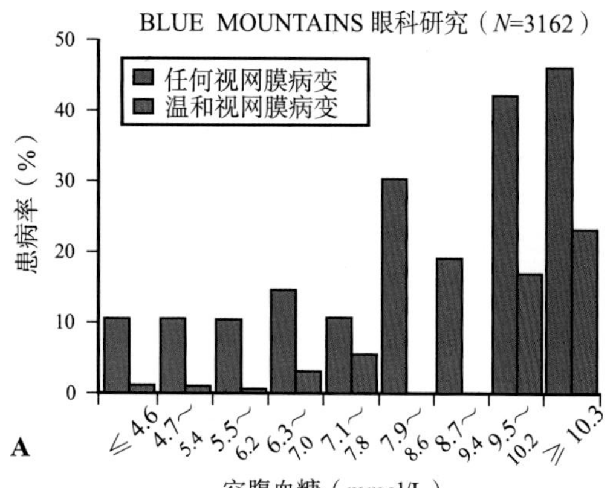

	≤4.6	4.7~5.4	5.5~6.2	6.3~7.0	7.1~7.8	7.9~8.6	8.7~9.4	9.5~10.2	≥10.3
有任何视网膜病变病例数	89	165	42	15	4	9	3	5	32
有温和视网膜病变病例数	7	14	2	3	3	0	0	2	16
总数	866	1604	420	105	39	30	16	12	70

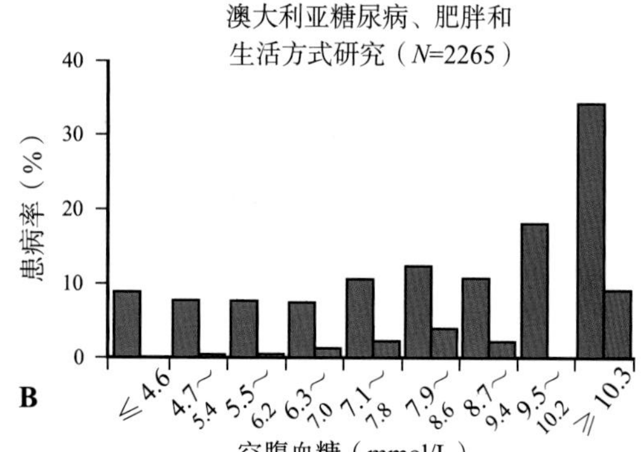

	≤4.6	4.7~5.4	5.5~6.2	6.3~7.0	7.1~7.8	7.9~8.6	8.7~9.4	9.5~10.2	≥10.3
有任何视网膜病变病例数	5	46	51	28	15	9	5	5	46
有温和视网膜病变病例数	0	1	2	4	3	3	1	0	12
总数	57	616	694	384	146	75	48	28	134

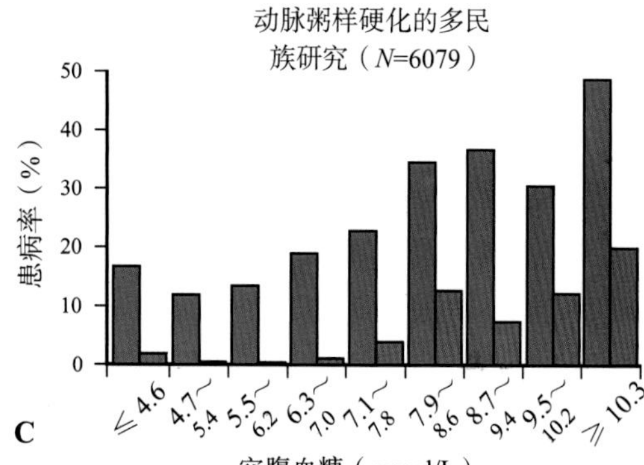

	≤4.6	4.7~5.4	5.5~6.2	6.3~7.0	7.1~7.8	7.9~8.6	8.7~9.4	9.5~10.2	≥10.3
有任何视网膜病变病例数	59	327	241	98	47	44	30	20	93
有温和视网膜病变病例数	7	6	2	5	8	16	6	8	38
总数	358	2732	1794	520	207	128	82	66	192

▲ 图 38-1　在 3 项使用数字化眼底照相筛查视网膜病变的流行病学研究中，空腹血糖水平与视网膜病变患病率的关系

数据来源于 Wong TY，Liew G，Tapp RJ，et al. Relation between fasting glucose and retinopathy for diagnosis of diabetes：three population-based cross-sectional studies. Lancet. 2008；371：736–743.

性，选择临界点来定义正常空腹血糖上限（和空腹血糖受损下限）同时受到临床风险和临床观察的影响，其最终判断难免武断。专家委员会在 1997 年的报告中建议使用 110mg/dl 这一阈值，但在 2003 年该值被修改下调至 100mg/dl [85]。而最新的有关较低血糖值的建议则是基于对不同基线水平空腹血糖预测潜在糖尿病风险能力的受试者 – 操作者特征（ROC）曲线分析。该 ROC 曲线源于当时委员会参考的队列研究，但具体数据并未在报告中披露。

毫无疑问，影响该委员会决定的因素之一是期望在空腹血糖受损和糖耐量异常间实现“对等”（就预测潜在糖尿病风险而言）。“对等”这一术语可以是横截面的，抑或是前瞻性的。从横截面定义来看，“对等”指完全等同于空腹血糖受损且糖耐量受损的患者情况。然而，当临界值为 110mg/dl 及 100mg/dl 时，情况均并非如此。事实上，有研究者认为这两种“糖尿病前期”状态可能是不同的生物学疾病实体，胰岛素作用和 B 细胞功能的改变对其发病机制有不同的影响 [90]。在空腹血糖受损和糖耐量受损人群患病率相同的情况下，横截面“对等”性程度较低。根据这一定义，将临界值降至 100mg/dl 的确实有助于以对等的理论界定疾病分型。而基于前瞻性角度，“对等”相当于这两种高血糖中间状态预测未来事件风险（如显性糖尿病和心血管疾病或死亡率）的能力相当。而这恰恰是大多数争议产生的原因。先前一大型欧洲流行病学联合会公布的数据就清晰地表明，在预测未来心血管事件方面，OGTT 后 2h 血糖水平优于空腹血糖水平 [91]。该联合会成员们认为应保留 OGTT 在临床实践或流行病学研究中扮演的角色。同时，已有大量研究关注空腹血糖对潜在糖尿病风险的预测作用。例如，一项巴尔的摩老龄化纵向研究（BLSA）对 800 多名接受连续性 OGTT 试验的患者进行了长达 20 年的队列研究 [92]。研究人员跟踪记录了从正常糖耐量到高血糖中间状态再到显性糖尿病的自然发展史。该研究结果显示，众多受试者从高血糖中间状态恢复到正常状态，但总体而言，糖尿病进展缓慢、稳定，且男性和肥胖患者患病风险增加。通过改变用于定义空腹血糖受损下限的阈值，BLSA 研究者发现，从空腹血糖受损到糖耐量受损再到显性糖尿病的进展率之间的“差异”很大程度上反映的是所用阈值的函数，而非两种高血糖状态之间的任何内在生物学差异。基于前述阈值定义，我们可以预期正常和受损空腹血糖水平之间的临界点可能与糖尿病风险的显著增加相关。然而，事实并非如此。一些研究者已证实，潜在糖尿病和心血管事件的风险在整个血糖水平（从正常血糖水平到空腹血糖受损或糖耐量受损的血糖水平）上均呈上升趋势[93-96]。至此，我们并未发现糖尿病患病风险界定的任何可用阈值。

那么，将 HbA1c 这一指标纳入考虑是否有助于解释上述问题呢？2009 年专家委员会的立场声明宣称，若 HbA1c 值在 6.0%～6.4%，则此类患者可能归属于“亚糖尿病、高风险状态”类别[86]。ADA 在 2013 年的立场声明中指出，“合理的做法是将 HbA_{1c} 值的范围定为 5.7%～6.4%，以确定潜在糖尿病高危人群，对这些人群可适用糖尿病前期这一术语。”[8, 86]。同时，所述 HbA1c 阈值主要用于判定潜在糖尿病患病风险，而非与糖尿病相关的心血管并发症风险。美国国家健康和营养检查调查（NHANES）以及糖尿病预防计划（DPP）报告数据为 HbA_{1c} 阈值的选择提供了参考，其中患有“糖尿病前期”的研究参与者 HbA1c 值在 5.5%～6.0%（NHANES）或平均 HbA1c 值为 5.9%（DPP）[8, 89]。此外，一项纳入 44 203 例联合样本的大型 Meta 分析系统回顾了一些既往前瞻性研究。自上次专家委员会会议以来，这项 Meta 分析的结果已经公布并用于解决最新 HbA1c 阈值相关问题，以确定所谓的“亚糖尿病、高风险状态”亚型[8, 97]。实际上，HbA1c 值在 2 型糖尿病预测作用上可能更优于空腹血糖。归根结底，类似于空腹血糖，HbA1c 同样是连续变量，与糖尿病、大血管病或微血管病预后的潜在风险呈曲线相关。因此，选择合适的拐点“界定正常与异常之间的中间水平”很可能是目前尚存争议的领域。

四、未来的方向

随着大众对此种以慢性高血糖为基础的异质性疾病认识的深入，糖尿病分型和诊断日趋复杂。基于不同立场声明的指导，糖尿病的正确诊断、分型和合适治疗需要较高的临床洞察力。鉴于中间区域代表所谓的糖尿病前期（适用于具有 2 型糖尿病风险人群的分型），该考虑尤为符合现实情况。综合考虑体重指数、血脂谱、血压及各种血糖阈值进行糖尿病前期的诊断仍然是目前最为妥善的解决方案。同时，鉴于全球肥胖症的迅速增长，与其坐等糖尿病前期的“泛滥”，也许我们更应该秉持更为开放的理念倡导健康生活方式（和干预措施）。

第39章　1型（胰岛素依赖型）糖尿病：病因、发病机制、预测和预防

Type 1 (Insulin-Dependent) Diabetes Mellitus: Etiology, Pathogenesis, Prediction, and Prevention *

Ahmed J. Delli　Åke Lernmark　著

严婕妮　施　云　译

要　点

- 胰岛自身免疫与1型糖尿病的发生风险密切相关。
- HLA DR-DQ基因型在出生时可能就已经可以用来预测胰岛自身免疫、1型糖尿病的发生或两者兼而有之。
- 针对胰岛素、GAD65、IA-2或ZnT8的自身抗体可以预测1型糖尿病的发病。胰岛素或GAD65自身抗体在患者年龄很小的时候就可出现。
- 胰岛自身抗体的触发机制仍然未知。先前的研究一直聚焦于错误的时间和错误的位点。

1型（胰岛素依赖性）糖尿病（type 1 diabetes mellitus，T_1D）与多种免疫异常相关。通常情况下，当患者发病年龄较年轻时，该疾病的分型并不复杂。但是由于肥胖在当前青少年中流行，可能导致T_1D和2型糖尿病（T_2D）的分型更加困难[1, 2]。尽管几十年前人们已经认识到糖尿病的严重程度不同[3]，但是直到大约40年前，才有证据表明当时被称为“成人发病型”和“青少年发病型”糖尿病的遗传方式是不同的[3]。现在可以明确的是，T_1D可能发生于任何年龄。因为成人T_1D的临床表现可能符合T_2D的临床诊断标准，因此基于临床症状而非病因和发病机制的疾病分型存在着局限性。尽管自身抗体是预测和区分T_1D与其他类型糖尿病的主要标志物，但其尚未被列入T_1D的诊断标准[4]。

用于区分T_1D（胰岛素依赖型）和T_2D（非胰岛素依赖型）的诊断标准对于理解这两种疾病的病因和发病机制非常重要。诊断标准主要是对于疾病分型的建议，其目的是更好地了解糖尿病的发病机制并优化对患者的护理。分子遗传学可能可以阐明几种单基因糖尿病的临床表现。这些糖尿病表型可通过与胰岛素、胰岛素受体、葡糖激酶相关的基因突变（成人发病型糖尿病，MODY2）、HNF-4α突变（MODY1）或HNF-1α突变（MODY3）得到解释[5]。对这些糖尿病表型的病因学鉴定取得的重大进展，提高了对糖尿病类型的诊断精度，对于更复杂和多因素的T_1D的理解也取得了重大进展[4, 5]。本章节试着从循证医学的角度对T_1D的病因，发病机制和自然病程进行综合阐述。

*. 本章主要为儿童内分泌相关内容。

一、历史

早期对临床发病不久后死亡的糖尿病患者胰腺组织的组织学研究表明，胰岛因纤维化、透明变性、萎缩和炎性细胞浸润而改变[6]。在这之后，朗格汉斯岛的炎性病变被描述为胰岛炎[7]，并且对胰岛的定量研究显示，胰岛素生成细胞的特异性损伤与 T_1D 的临床发病相关[8, 9]。胰岛炎的发现[9]具有重要的意义，特别是因为后来人们发现自身免疫性甲状腺疾病通常发生在接受胰岛素治疗的糖尿病患者中。或者相反地，患有自身免疫性疾病（如 Grave 病，桥本甲状腺炎，恶性贫血和 Addison 病）的患者 T_1D 患病率增加[10]。因此，这一现象提示了 T_1D 的发病机制与针对胰腺的自身免疫反应相关，同时，白细胞向胰岛抗原的迁移抑制也支持了这一观点[11]。已有大量研究证实了胰岛炎的存在[12, 13]，然而，尽管假设 T_1D 是 T 细胞介导的疾病，但是尚未能建立可重复、标准化的针对胰岛自身抗原反应性外周血 T 细胞检测方法[14]。1974 年发现了一直在寻找的胰岛细胞抗体（ICA）[15, 16]；1978 年发现了胰岛细胞表面抗体（ICSA）[17]，并且在 1980 年发现了补体依赖性抗体介导的胰岛细胞毒性[18]。1982 年，研究发现胰岛抗体识别的第一个抗原是相对分子质量为 64 000（Mr 或 64K）的一种胰岛蛋白[19, 20]。后来，进一步发现这种 64K 蛋白具有谷氨酸脱羧酶（GAD）活性[20]，但分子克隆技术表明人胰岛 GAD 是一种新型的异构体——GAD65[21]。在 1983 年发现了针对胰岛素的自身抗体[22]；在 1994 年发现了与胰岛素瘤相关抗原 2（IA-2）（一种受体型蛋白酪氨酸磷酸酶）的抗体[23]；在 2007 年发现了针对 ZnT8 转运蛋白的抗体[24]。不同于 T 细胞检测，GAD65 和 IA-2 自身抗体可以在标准化检测中被确定[25]。综上所述，有充分的证据表明，胰岛细胞自身免疫在 T_1D 的发病机制中至关重要。

二、定义

T_1D 是一种由于胰岛 B 细胞被选择性破坏，从而导致胰岛素绝对缺乏和血糖升高的疾病[4]。B 细胞主要是被一种攻击性的自身免疫破坏，该过程不仅包括 $CD4^+$ 和 $CD8^+$T 细胞的浸润，同样的，巨噬细胞也会导致胰岛炎。在患有自发性 T_1D 的动物中，尤其是 NOD 小鼠和 BB 大鼠，可以更好地理解这一过程。这些动物模型可以在糖尿病发病之前进行详细的遗传学研究和实验观察，推动开发可用于临床的预防和干预手段[26]。

三、症状和体征

T_1D 通常被认为是急性起病，临床发作可能非常急剧。但是，T_1D 也可能是被偶然发现的，或与严重的、威胁生命的糖尿病酮症酸中毒（diabetic ketoacidosis，DKA）相关。然而，多年以来有大量报告指出，亚临床糖尿病症状的出现先于糖尿病的临床发作。除此之外，在分型为 T_2D 的成人糖尿病患者中，有时会发生从非胰岛素依赖状态到胰岛素依赖状态的变化。

据报道，T_1D 有 4 个主要的临床阶段：临床前糖尿病阶段、显著糖尿病阶段、部分缓解阶段（蜜月期）和终身依赖注射胰岛素的慢性阶段[28]。现在，人们公认抗 GAD65、胰岛素、IA-2 或 ZnT8 的自身抗体，可能在疾病发作前数年单独出现，或者这几种抗体同时出现[24, 29, 30]。胰岛自身免疫可能在高血糖症状发生之前就已经存在，正因如此，使得 T_1D 的病因很难被确定。直到胰岛 B 细胞及其功能大量丧失（80%～90%），患者才可能产生临床症状。目前尚无法确定人类 B 细胞的质量和体积，并且，B 细胞功能试验受 B 细胞数量和胰岛素敏感性影响[31]。因此，不可能将临床症状与 B 细胞数量相关联，尤其是一些报告表明，当高血糖状态被纠正后，由于 B 细胞的再生，40%～50% 的 B 细胞是能够存活的。

DKA 的发生更常见于新发糖尿病患者，尤其是在 4 岁以下的儿童中（图 39-1），但它并非 T_1D 特有的，DKA 也可能在 T_2D 中发生[32]。不同人群均可发生 DKA，在欧洲和北美其患病率为 15%～67%。而在发展中国家，大约 80% 的 T_1D 儿童最初由 DKA 起病[33]。通常情况下，患儿出现酸中毒、呼吸带有丙酮味（烂水果气味）、呼吸窘迫或 Kussmaul 呼吸、腹痛、恶心和呕吐以及多尿和多饮（图 39-1）。儿童患有高血糖症、糖尿、酮症和酮尿症。如果不及时处理，很快就会出现严重的体液和电解质消耗，随着灌注不足和脑水肿导致的意识水平下降等症状的出现，最终可能导致昏迷和死亡（图 39-1）。

由于大多数患者是在出现一些短期症状（如口渴、多尿和无法解释的体重减轻）后才检测到 T_1D 的，因此直到目前为止，该病的自然病程仍未明确。随着目前基于高危 HLA 基因型和胰岛自身抗体阳性判断 T_1D 高危个体能力的提高，我们对糖尿病前期的认识也在不断提高。目前对 T_1D 高风险儿童的前瞻性研究（TEDDY、DIPP、DAISY、DiPiS、BABYDIAB、PANDA）[34, 35] 表明，GAD65、IA-2 或胰岛素的自身抗体以及胰岛素对葡萄糖反应性释放能力的降低 [36]，可能在临床诊断糖尿病之前几年就已经出现。T_1D 的自然病程包括 5 个阶段：①遗传易感性；②出现免疫学异常，但血糖正常；③ B 细胞功能障碍；④出现的明显高血糖症，但仍可检测到 C 肽；⑤ C 肽消失，胰岛素依赖的最后阶段（图 39-2）。在研究儿童和成人的自然病史时，必须考虑到 T_1D 在所有年龄段的个体中都可发生。值得注意的是，T_1D 通常与其他自身免疫性疾病相关，如自身免疫性甲状腺炎（15%～30%）、Addison 病（0.5%）和乳糜泻（4%～9%）。此外，T_1D 患者的亲属中发生自身免疫性疾病的风险也增加 [37]。

四、诊断标准

区分 T_1D 和 T_2D 的基础是胰岛自身免疫和患者对胰岛素的依赖性。最近的全基因组关联研究（GWAS）也表明与 T_1D 相关的非 HLA 基因与 T_2D 相关的基因不同。大多数患者都有多饮、多尿和无法解释的体重减轻的病史（图 39-1）。美国糖尿病协会（ADA）[4] 和国际儿童和青少年糖尿病协会（ISPAD）[28] 推荐表 39-1 为 T_1D 的诊断标准。

已有证据表明，成人发病的 T_2D 可能以每年 1%～2% 的速度发展为胰岛素依赖型糖尿病 [3]。GAD65 自身抗体阳性的 T_2D 患者发展为胰岛素依赖型糖尿病的速率有所加快 [38]，这种形式的 T_1D 通常被称为 1.5 型糖尿病，即成人隐匿性自身免疫性糖尿病（LADA）或缓慢进展性胰岛素依赖型糖尿病（SPIDDM）[39]。

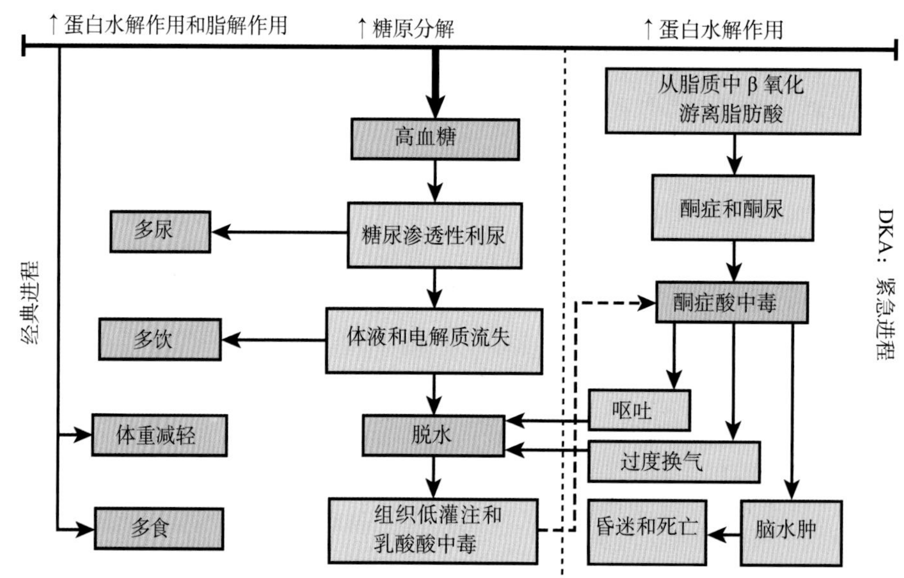

▲ 图 39-1　1 型糖尿病（T_1D）的病理生理机制和临床表现

T_1D 的临床表现可能是典型的或急性糖尿病酮症酸中毒（DKA），具体取决于胰岛素缺乏的程度、对抗激素的作用及其他情况。DKA 可被视为生理性代偿机制的失代偿口服和静脉葡萄糖耐量试验均用于评估糖尿病状态。口服葡萄糖耐量试验（OGTT）是诊断标准（表 39-1）。尽管葡萄糖耐量试验在糖耐量受损和 T_2D 中更重要，但它们在 T_1D 的预测和诊断中也能得到更多的应用[40]。

表 39-1　糖尿病诊断标准（以下 3 条符合任何 1 条）

1. 空腹血糖（FPG）≥ 126mg/dl（7.0mmol/L）。空腹被定义为至少 8h 不摄入热量 *
2. 出现高血糖的症状和随机血糖≥ 200mg/dl（11.1mmol/L）。随机定义为一天中的任何时间，不考虑自上一餐的时间。高血糖症的典型症状包括多饮、多尿和不能解释的体重减轻
3. 口服葡萄糖耐量试验（OGTT）期间 2h 血浆葡萄糖≥ 200mg/dl（11.1mmol/L）。该试验应按照世界卫生组织的要求进行，使用的葡萄糖量应相当于 75g 溶于水的无水葡萄糖

引自 American Diabetes Association: Standards of medical care in diabetes-2008. Diabetes Care 31(Suppl 1):S12-S54, 2008.
*. 在没有明确的高血糖症的情况下，应通过在另一天重复测试来确认

五、分型

T_1D 可以分为两种主要类型：免疫介导的 1A 型和罕见的特发性 1B 型（约 10% 的患者）。尽管两种形式都可能发生酮症酸中毒，但与免疫介导的 T_1AD 不同，T_1BD 与胰岛自身抗体或 HLA 不相关[4, 5]。

六、流行病学

（一）患病率

与 T_2D 相比，T_1D 患病率较低。在 30 岁以下的人群中，T_1D 患病率通常不超过 0.3%，而全球范围内 T_2D 患病率是 4.2%，在某些高危人群中患病率甚至接近 25%[33]。尽管当前人们的注意力集中在 T_2D 的“流行”趋势上，但是流行病学数据表明 T_1D 和 T_2D 的发病率呈“平行上升”[41]。T_1D 发病率存在很大的种族和区域差异。国际糖尿病联合会（IDF）估计，到 2006 年，15 岁以下的儿童中有 140 000 例 T_1D 病例，其中东南亚占目前患者数的 1/4，而欧洲占 1/5[33]。我们应当谨慎对待流行病学调查研究的结果。通过研究不同年龄的人群发现[4, 33]，尽管地理上的差异可能与遗传易感性、环境风险因素，或两者均相关，但也可能是由于一些研

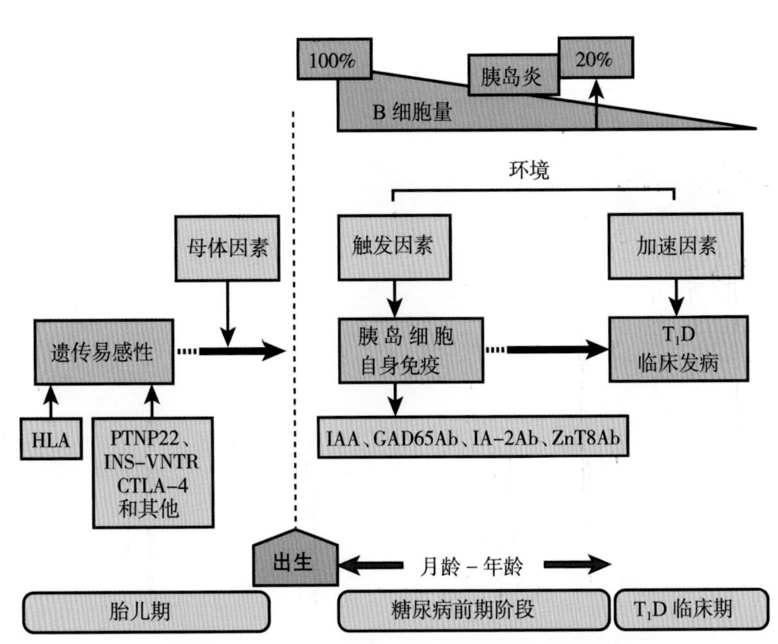

▲ **图 39-2　1 型糖尿病（T_1D）的自然病史和病因**

T_1D 的病因学中有几个重要的遗传和环境因素。自身免疫标记（IAA、GAD-65Ab、IA-2Ab 和 ZnT8Ab）可以在糖尿病发病前很长时间就被检测出来

究方法学上的问题所致[33]。此外，目前尚不清楚最近观察到的世界范围内 T_1D 患病率的上升是否能反映糖尿病发病年龄的改变或 T_1D 患病率真正的上升[42]。

（二）发病率

发病率定义为在一定期间内检测到新发 T_1D 病例的频率。这一比率以每年每 10 万名年龄校正后的病例数表示。因此，要确定发病率，就需要准确了解每个年龄组中的个体总数以及 1 年中在特定地区诊断的新发病例数。确定长期趋势是基于人群的流行病学研究的重要组成部分。然而，此类分析很少，因为它们需要在随后几年中进行仔细的随访调查。

在全球范围内，与 1998 年的发病率相比，目前的发病率上升了 3%（2%～5%），并且预计 2010 年发病率将增加至少 40%（图 39–3）[43, 44]。据估计，全世界每年有超过 70 000 名新患者被确诊[33]。更多研究表明，在高发病率人群和以前较低发病率人群中，均可以看到发病率的上升和变化趋势[27]。在过去的 30 年中，T_1D 在世界上除了中美洲和西印度群岛以外的大多数地区都显示出时间趋势，而欧洲的数据显示，呈现近期发病率上升趋势的主要地区是中东部国家[43]。其他研究，如 EURODIAB[44] 和 DiaMond[45]，试图通过使用前瞻性、以人口为基础、按地理位置确定的登记系统来更好地确定各种人群的发病率。

总体而言，年平均发病率差异很大，从亚洲和南美部分地区的 0.1/10 万儿童[43,46]，到芬兰的 64.2/10 万儿童[47]。T_1D 作为一种非传染性疾病的全球流行病学调查显示，斯堪的纳维亚半岛的发病率每年增加 6%[33, 44]，与此同时，其他国家也正在收集类似的数据[48]。EURODIAB 研究中所有地点的汇总数据显示，每年的发病率增加 3.4%[43, 44]。在斯堪的纳维亚国家出生的所有儿童中，约有 1% 在其一生中会患 T_1D。这种发病率迅速增长的原因尚不清楚，需要进一步研究以确定这种增长在多大程度上可能是由于环境因素、遗传因素或两者共同引起的。

（三）地域分布

T_1D 可能在世界上任何地区发生，最近发现，无论是在 T_1D 高发还是低发国家中，其发病率都在增加，并且在低发国家中，发病率上升更多[43, 48]。然而，研究发现 T_1D 的发病率随着离赤道距离的增加而上升（图 39–3）。除撒丁岛外，北欧地区 T_1D 的年发病率高于地中海地区。此外，冰岛的发病率

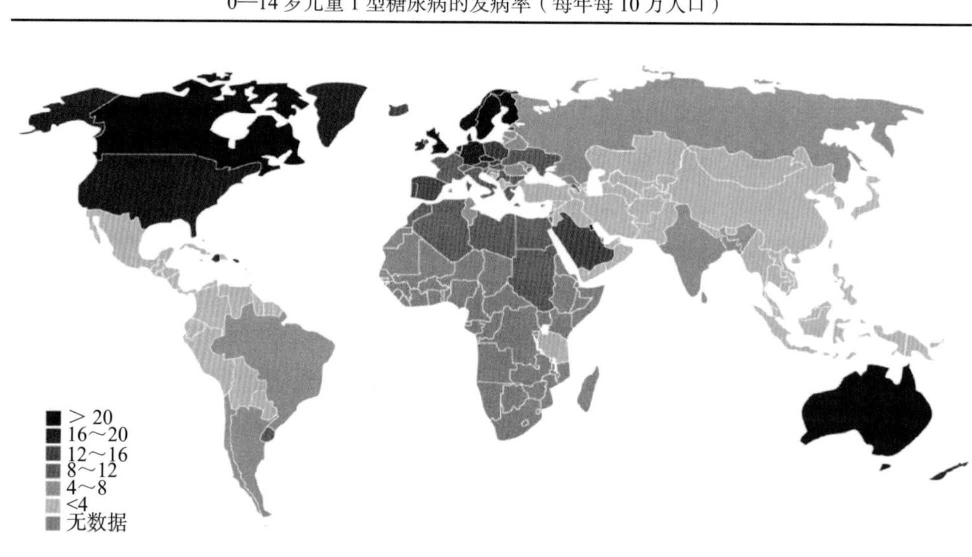

▲ 图 39–3　0—14 岁的 1 型糖尿病（T_1D）发病率：儿童 T_1D 的全球趋势

T_1D 的发病率差异很大，具体取决于遗传背景和地理位置［经许可引自 International Diabetes Federation (IDF). World atlas of diabetes. Brussels: International Diabetes Foundation, 2006, with permission.］

低于瑞典或芬兰[43, 44]。令人惊讶的是，尽管爱沙尼亚与芬兰地理位置相近且具有相似的遗传背景，但爱沙尼亚的 T_1D 发病率约为芬兰的 25%[49]。同一国家内不同地区的发病率也存在差异。芬兰的东部和南部[50]，以及瑞典的中部和南部[51]的发病率均高于这些国家的北部。

导致地理差异的原因仍然未知，但推测主要是与 6 号染色体上主要组织相容性复合体（MHC）的不同 *HLA-DR* 或 *HLA-DQ* 基因型相关的遗传因素有关。HLA Ⅱ类分子 *DQ* 和 *DR* 基因位点在各国之间差异很大，从而影响疾病的发病率[49, 52, 53]。此外，环境因素对于了解 T_1D 的病因和发病机制也很重要并可能有助于解释地理分布的差异。单卵双胞胎同时患有 T_1D 的一致性率低于 20%～30% 这也支持了这一理论[54]。

在欧洲地区，发病率与普通人群中 HLA 易感基因的频率相关[52, 55]。在该地区，0—14 岁儿童的年发病率也有很大差异，范围从 6/10 万 / 年～62/10 万 / 年不等。在斯堪的纳维亚国家，尤其是在芬兰和瑞典，发病率则更高[44, 47]。在欧洲裔人口的国家中，这种差异则较小：加拿大报告年发病率为 21/10 万 / 年；美国为 16/ 10 万 / 年；新西兰和澳大利亚的年发病率为 16～20/10 万 / 年[43]。在中东和北非，几乎没有可靠的数据。年发病率范围从巴基斯坦的 1.0/10 万 / 年到埃及、苏丹和利比亚的（8～12）/10 万 / 年。但是，科威特的报告显示年发病率从 1992 年的 15.4/10 万 / 年上升到 1997 年的 20.9/10 万 / 年。东南亚地区的已发表数据很少，而非洲地区的数据则最为缺乏。在南美和中美洲，年发病率很低，除了阿根廷（6.8/10 万 / 年）和乌拉圭（8.3/10 万 / 年）。西太平洋国家的年发病率很低，尤其是中国，它是全世界发病率最低的国家之一，为 0.1～0.6/10 万 / 年[43, 48]（图 39–3）。

有记录表明，从较低发病率国家到具有“致糖尿病”环境（即高发病率）国家的人口迁移增加了移民群体的患病风险。在短期内，移民承担着原住民的相对危险，已有的几项研究证实了原籍国在 T_1D 患病风险中的重要性[56, 57]。对流行病学认识的提升和更好地区分不同类型糖尿病的诊断标准，对获得各个国家和州的可靠发病率至关重要。

（四）年龄差异

直到最近，人们还认为 T_1D 几乎完全在儿童和青少年中发生（表 39–2）。然而，具有严格诊断标准的流行病学研究[4]表明，T_1D 的临床发病可能发生在任何年龄。发病率随年龄和性别而变化（图 39–4）。在大多数研究中，可以很明确的观察到无论男孩和女孩，发病高峰均在 11—14 岁，这似乎与所研究的国家或地区无关[44, 46, 48]。该高峰与青春期和青春期最大生长速度有关，并且可能与生长相关的激素因素导致的胰岛素敏感性降低有关。先前的研究表明，低年龄组的年发病率较高，0—4 岁的儿童为 6.4%；5—9 岁的儿童为 3.1%；10—14 岁的儿童为 2.4%。在儿童中，发病小高峰出现在 4—6 岁[58]和 7—8 岁[59, 60]的儿童，这与入学前或入学体检有关[61]。最近数据表明，西方国家有 50%～60% 的 T_1D 病例在 15 周岁之前发生，而 90% 以上的儿童和

表 39–2 1 型糖尿病按年龄分类的起病症状严重程度、HbAlc 目标和治疗

年龄组（岁）	症状严重程度	PBG 目标范围（mg/dl）	HbA1c	并发症风险	治 疗
幼儿和学龄前儿童（0—6 岁）	+++	110～200	＜ 8.5%（但＞ 7.5%）	低血糖的高风险	++
学龄儿童（6—12 岁）	++	100～180	＜ 8%	血糖过低的风险	+
青少年和年轻人（13—19 岁）	+	95～150	＜ 7.5%	严重低血糖的风险	+++

HbAlc. 糖化血红蛋白；PBG. 餐后血糖［引自 American Diabetes Association：Standards of medical care in diabetes—2008. *Diabetes Care* 31（Suppl 1）：S12–S54, 2008.］

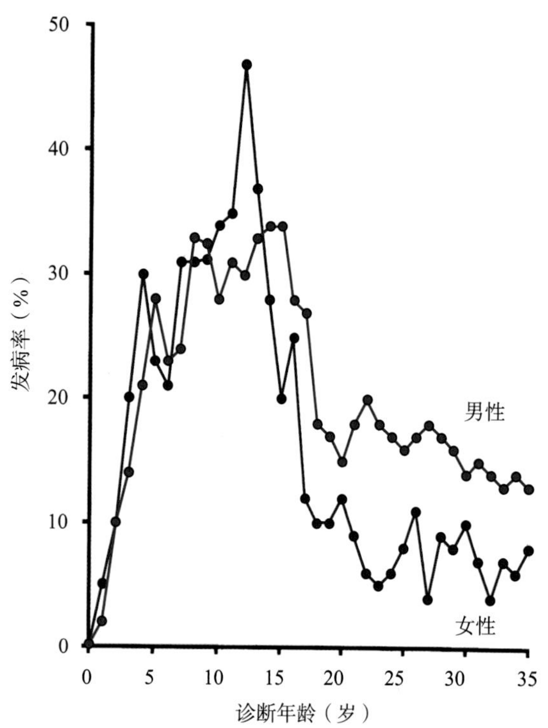

▲ **图 39-4 男性和女性受试者不同诊断年龄的发病率**

引自 Nystrom L, Dahlquist G, Ostman J, et al: Risk of developing insulin-dependent diabetes mellitus (IDDM) before 35 years of age: indications of climatological determinants for age at onset. Int J Epidemiol 21: 352-358, 1992, with permission.

青少年糖尿病是 T_1D [55]。流行病学调查表明，年龄在 20 周岁以上的患者中 T_1D 的发生率比儿童低，但成人的发病可能在 50—65 岁达到高峰 [62]。除了被认为具有典型的 T_1D 临床表现的成年人外，一些成年患者最初被视为患有 T_2D，可能在之后使用饮食、运动或口服降糖药治疗 1～5 年后需要使用胰岛素降糖 [38, 39]。如前所述，这种类型的糖尿病被称为 1.5 型糖尿病——成人隐匿性自身免疫性糖尿病（LADA）或缓慢进展的糖尿病 - 胰岛素依赖型糖尿病（SPIDDM）[39, 63]。与其他“2 型”患者相比，这些患者的胰岛自身抗体呈阳性，体重指数（BMI）较低，高危 HLA 基因型的比例较高 [63]。据推测，这些患者在患有 T_1D 的同时可能还存在可抑制 B 细胞被快速杀伤的遗传因素 [62]。

尽管很少见，但某些类型的糖尿病可能会在新生儿期（出生时或出生后最初几个月内）发生。新生儿糖尿病（NDM）是一种发生在生命的第 1 个月（最多不超过 6 个月），每 500 000 例活产中就有 1 例发病的糖尿病。它的特征是胰岛素敏感性高血糖症。大约一半的 NDM 病例为短暂性（TNDM）类型，但剩下的则将进展为永久性（PNDM）类型，终生依赖外源性胰岛素。临床上该婴儿口渴、小便过多，伴有血糖过高和（或）尿糖过多，并且病情可能发展为酮症酸中毒。PNDM 通常在出生 2 年之后继续进展，并且两种类型之间的区别只能通过基因检测来鉴别。TNDM 发生在出生后的第 3～6 个月，并与以下特定基因的缺陷相关：*ZAC/HYMAI*（编码锌指蛋白及葡萄胎相关印迹基因）、*KCNJ11*、*Kir6.2* 基因的中等激活突变，HNF1β（肝细胞核因子 1β）和 *SUR1*（磺酰脲受体 1）。另一方面，PNDM 与几种基因缺陷有关，如胰腺发育不全。编码 ATP 钾通道（K_{ATP}）的 *Kir6.2* 基因的 *KCNJ11* 的激活突变；磺酰脲受体 1（SUR1）的 *ABCC8* 基因；编码胰岛素启动子因子 1 的葡萄糖激酶 IPF1（*PDX1*）基因完全缺失；其编码胰腺转录因子 1A（*PTF1A*）；以及叉头样转录因子 3（*FOXP3*）基因（也称为 T 细胞调节基因）中的突变 [64]。

（五）性别差异

据报道，女孩的发病高峰早于男孩 [59]（图 39-4）。如果 T_1D 的临床发病与青春期生长有关，则发病率的这种差异可以通过以下事实来解释：女孩青春期生长发生较早。在由于具有 T_1D 遗传风险而从出生就被随访的儿童中，6 岁之前诊断为 T_1D 的男女比例为 1.4 : 1.0。在 18 月龄以下的儿童中，这一比例增加到了 1.7 : 1.0 [65]。观察 T_1D 临床发病时儿童的身高，发现青春期前男孩身高更高 [60]。此外，新诊断的男女儿童均表现出较高的骨骼成熟度 [66]。即使男孩比正常人身高增加得更快，他们的生长似乎在 T_1D 临床发病前约 35 周就停止了 [60]。因此，除了影响胰腺 B 细胞数量和产生胰岛素能力外，T_1D 在年轻时可能会对身体的生长发育产生深远的影响。由于这些过程在男孩和女孩之间略有不同，因此生长特征可以为性别之间的发病率差异提供简单的解释。

一项调查了 15 岁之前 T_1D 发病率的性别差异的研究表明，在许多但并非所有欧洲国家中，男性占多数，而在大多数非洲和亚洲国家中，女性占多数[67]。有趣的是，在所有年发病率较高的国家（＞20/10 万）中，男性发病占优势，而在所有低发病率国家中（＜4.5/10 万），女性发病率都很高。老年人群研究始终显示，男性在新发 T_1D 病例中占多数，男女比例为（1.3～2.5）：1[68]。在 15—34 岁的人群中的一个 T_1D 调查研究发现（图 39–4），男性 T_1D 的发病率是女性的 1.5 倍[61]。未来研究中，我们有必要进行记录性别依赖性发病率，并用以解释其发病机制。

（六）季节变化

T_1D 在诊断日期上显示出周期性，正弦的季节性变化，在冬季达到诊断高峰[48]。这种变化被认为与某些诱发因素（如病毒感染和寒冷气候）的发生时间有关[48]。有趣的是，在糖尿病前期出现的胰岛细胞自身抗体遵循类似的季节性变化，在较冷的月份更普遍，在夏季和春季很少见。此外，B 细胞自身免疫的触发在随后的几年中似乎具有可变的趋势，并且不会平等地影响遗传易感的同胞[69]。这些发现表明，免疫标志物的触发可能与一些因素（最可能是病毒）有关，这些因素主要发生在较冷的月份，且发生率可变。

四、病因学

目前 T_1D 没有明确的遗传方式，因此在疾病临床发病之前存在胰岛自身免疫性阶段时，我们必须将控制免疫反应的人类白细胞抗原（*HLA*）基因，以及年龄和季节变化都考虑在内，从而来试图解释 T_1D 的病因。尚无明确的、能够诱发 T_1D 的（内源性或外源性）病因（表 39–3）。由于在 T_1D 中存在遗传异质性的证据，因此 T_1D 可能是由不同的原因引起的。在实验动物中（表 39–3），病毒和化学制剂均已可重现性地用于诱发糖尿病，并且由于遗传因素，某些品系的动物患糖尿病的风险较高。此外，只有间接证据表明，动物中容易引起糖尿病的环境因素与人类 T_1D 的发病有关。以下是可能与 T_1D 发病有关的遗传或环境因素的简要概述。

表 39–3　能够诱发 1 型糖尿病的病毒和其他环境因素

因　素	宿　主	患糖尿病的动物
病毒		
• 柯萨奇（RNA）	人类	小鼠
• 风疹（RNA）	人类	仓鼠
• 腮腺炎病毒（RNA）	人类	无
• 巨细胞病毒（DNA）	人类	感染巨细胞病毒的大鼠
• 埃奇病毒（RNA）	人类	无
• Ljungan 病毒 (RNA)	人类	岸田鼠
• 轮状病毒（RNA）	人类	无
饮食营养		
• 牛奶蛋白 / 牛胰岛素	在 4 月龄之前早期引入	
• 谷物 / 面筋	在 4 月龄之前早期引入	
• 高热量碳水化合物		
• 含亚硝胺的食物		
• 维生素 D 缺乏症		
成长，体型和体重增加	B 细胞过度应激（加速假说）[28]	
心理压力	可能通过改变下丘脑 – 垂体 – 肾上腺调节机制	
卫生理论	免疫系统未成熟和随后的自身免疫反应	
毒素		
• 嘧菌胺（Vacor）		
• 喷他脒异硫氰酸酯		
• N–3– 吡啶基甲基 –N′ P′ – 硝基苯基脲		

（一）遗传

遗传的方式非常复杂，80%～85% 的新诊断 T_1D 患者是散发的，并没有家族聚集性表现[52]。在与 T_1D 患者有相同 HLA 的同胞子女中，约有 20%

最终发病。据估计，同胞一级子女其一生的患病风险约为 8%，是普通人群的 15 倍，而患有 T_1D 父母的子女患病风险则为 5% [70]。如果母亲患有 T_1D，那么后代中患病风险为 2%～4%；如果父亲患病，则子女为 6%～9%；如果父母双方都患病，则子女的风险为 30% [52, 70]。

（二）基因因素

T_1D 与主要组织相容性复合体（MHC）的某些 HLA 基因相关 [71, 72]。利用 DNA 序列信息进行遗传分析，发现所有在 30 岁之前发生 T_1D 的患者中超过 95% 的为 6 号染色体 HLA 单倍型 *DRB1 * 04-DQAI * 0301-BI * 0302* 或（和）*DRBI * 03-DQA1 * 0501-BI * 0201* 基因型。尽管 40%～50% 的背景人群携带这些 HLA 基因，但它们代表了发展为 T_1D 必要不充分的先决条件。据估计，HLA 在 T_1D 患者的一级亲属中贡献了约 60% 的 T_1D 风险。因此，我们并不奇怪地发现，小于 10% 的遗传易感者会患上这种疾病 [68]。我们确实发现了其他遗传因素与发病有关 [73, 74]，但没有任何一个能与 HLA 一样重要。

HLA单倍型 *DRB1 * 04-DQAI * 0301-BI * 0302* 和 *DRBI * 03-DQA1 * 0501-BI * 0201* 是两种主要风险单倍型 [71, 75]（表 39-4）。最重要的等位基因是 *DQB1 * 0302* 和 *DQB1 * 0201*，以及 *DRB1 * 03*。*DRBI * 04* 是一大类相关分子，*DRB * 0401* 具有独立的风险，而 *DRB1 * 0403* 与 T_1D 呈负相关，可能保护或减缓正在进行的疾病进程。*DRB1 * 03* 似乎是比 *DQB1 * 0201* 更重要，因为只有 *DRBI * 03-DQA1 * 0501-BI * 0201*（而不是 *DRBI * 07-DQA1 * 0501-BI * 0201*）才具有 T_1D 风险。*DQB1 * 0401* 和 *DQB1 * 0404* 是 *DRB1 * 04-DQAI * 0301-BI * 0302* 单倍型的易感等位基因。*DQB1 * 0604* 和 *DQB1 * 0501* 与 *DRBI * 03-DQA1 * 0501-BI * 0201* 或 *DRB1 * 04-DQAI * 0301-BI * 0302* 是易感性等位基因。T_1D 与 HLA 之间的遗传联系和关联非常明显，因为某些 HLA 单倍型具有保护性。最突出的是，*DQA1 * 0102-B1 * 0602* 和 *DQA1 * 0102-B1 * 0603* 在 15 岁之前具有保护性（表 39-4）。HLA 所赋予的患病风险或抵抗力的详细机制尚不完全清楚 [76]。这些分子的功能是显示 $CD4^+T$ 细胞上的 T 细胞受体（TCR）识别的抗原肽。因此，疾病关联性可能与无法诱导对某些自身抗原的免疫耐受或与内源性自身抗原的抗原呈递有关。在第一种情况下，受试者可能暴露于模仿自体抗原的感染源，与传染源的反应会引发与自身交叉反应的免疫反应。在第二种情况下，免疫反应可能会通过募集 $CD8^+T$ 细胞来直接攻击个体自身的细胞，这些 $CD8^+T$ 细胞表达的 TCR 能够识别 B 细胞表面 HLA I 类分子异构体上的自身抗原肽。

T_1D 的遗传学得到了广泛的研究，因为它代表了遗传性复杂疾病的范例。基因组筛选和候选基因研究为 DNA 标记多态性之间的遗传联系提供了证据，并且在 GWAS 中检测到 40 多个可能的 T_1D 易感基因。有关详细信息和插图，请访问 T_1Dbase 网站（http://www.t1dbase.org/page/Welcome/display）。当前，已显示 *PTPN22*（chr.1p13）、CTLA-4（chr.2q33）、*IFH1*（chr.2q24）、*IL2*（chr.4q27）、*ITPR3*（chr.6p21）、*IL2RA*（chr.10p15）、*INS-VNTR*（chr.11p15）、*TH*（chr.11p15）、*ERBB3*（chr.12p13）、*C12orf30*（chr.12q24）、*CLEC16A/KIAA0350*（chr.16p13）、*PTPN2*（chr.18p11）基因和两个新近鉴定出的新基因 *BACH2*（chr.6q15）和 *UBASH3A*（chr.21q22）[77] 都与 T_1D 风险增加相关（表 39-5）。在 T_1Dbase 网站上可以找到关于这些个体遗传因素的参考资料。

但是，综合来看，这些因素和其他遗传因素加在一起对 T_1D 相对风险的影响是有限的。我们需要确定这些遗传因素对 T_1D 是保护性因素还是与 HLA 有协同或增强的作用。还需要确定各个基因是否增加胰岛发生自身免疫的风险，或发展为临床糖尿病的风险，或两者兼具。这些因素导致胰岛自身抗体的出现或（和）临床发病出现的机制尚待阐明。值得注意的是，与 T_1D 风险相关的大多数遗传因素都与免疫系统的功能有关。这与 T_2D 中的 GWAS 研究结果明显不同，后者的基因均与 B 细胞功能或代谢有关。

（三）环境因素

T_1D 的环境易感性是由环境因素构成的多因素网络（表 39-3）。遗传和环境因素与攻击性胰岛自身免疫现象之间的相互作用非常复杂。该疾病具有

表 39-4　白种人 1 型糖尿病的Ⅱ类 HLA 单倍型危险基因

作用	HLA 基因座			
易感性 *	*DRB1*	*DQA1*	*DQB1*	缩写
S_1	0405	0301	0302	DQ8
S_2	0401	0301	0302	DQ8
S_3	0301	0501	0201	DQ2
S_4	0402	0301	0302	DQ8
S_5	0404	0301	0302	DQ8
保护性 †				
P_1	0701	0201	0303	
P_2	1401	0101	0503	
P_3	1501	0102	0602	DQ6
P_4	0403	0301	0302	

改编自 Erlich H, Valdes AM, Noble J, et al: HLA DR–DQ haplotypes and genotypes and type 1 diabetes risk. Analysis of the Type 1 Diabetes Genetics Consortium families. Diabetes 57:1084–1092, 2008.
*. 最易感的 5 个基因（S）
†. 保护性最高的 4 个基因（P）
最常见的高风险单倍型是 HLA DR4–DQ8（*DQBI * 0302-A1 * 0301*）
最常见的中度危险单倍型是 HLA DR3–DQ2（*DQB1 * 0201-A1 * 0501*）
最常见的高风险基因型是杂合 DR3–DQ2/DR4–DQ8

相对较长的潜伏期，即在临床发作之前很早就触发了自身免疫（图 39–2），这表明环境因素在遗传方面起着启动或推动的作用 [68]。T_1D 的病因学中，有几个环境因素被认为是病因，但环境因素与 T_1D 之间的联系是间接的，而且由于大多数研究是在 T_1D 已经发生后进行的，因此尚未获得与每个因素相关的明确证据，并且环境因素与出现胰岛自身免疫的时间无关。

1. **病毒感染**　有许多病例报道表明，T_1D 在急性病毒感染后发病，随后的动物研究也证实病毒感染具有致糖尿病活性 [78]。在 19 世纪末，首次报道了将 T_1D 与急性病毒感染相关的病例。由一名儿童的腮腺炎感染所致 [79]，自此之后，儿童中出现了许多类似的病例报道，这些报道共同表明 [78, 80]，T_1D 的临床发病与几种病毒之间存在相关性（包括风疹、腮腺炎、柯萨奇病毒 B、轮状病毒、巨细胞病毒和 EB 病毒）[78]。这些病毒性疾病与 T_1D 的临床发病之间的真正联系仍处于推测阶段。

人们认为病毒通过不同的机制来增加 T_1D 的发病风险。某些病毒会引起快速而直接的作用，从而导致 B 细胞被破坏和随后的胰岛素缺乏，而其他病毒会通过激活自身反应性 T 细胞而产生较慢的长期作用。病毒还可以通过诱导干扰素和 HLA 抗原表达，或者可以模仿 B 细胞的自身抗原来抑制胰岛素的产生 [78, 80]。

T_1D 常在携带 *HLA-DR3-DQ2* 和（或）*DR4-DQ8* 基因型的（前文探讨过）个体中易感。包含 DQB1 * 0602 的 DQ6 单倍型在儿童中具有保护作用。由于这种保护作用存在于大约一半的人口中，因此，引起胰岛自身免疫、T_1D 临床发病或两者兼有的病毒可能无法有效传播从而引起疾病。除此之外，年发病率的变化通常被认为是病毒参与的证据。在 15—34 岁的人群中发现了年发病率的变化，在夏季发病的新患者人数较少 [48, 69]。但是，在 6 岁或 7 岁以下患有 T_1D 的儿童中，这种年发病率变化并不总是存在的 [51, 81]。

早期的研究表明，先天性风疹综合征与 T_1D 密切相关。10%～20% 的儿童会发展为自身免疫性 T_1D，其中约 50% 会出现自身免疫性抗体 [80]。然而，大多数感染率高的国家，如芬兰和瑞典，已成功实

表 39-5　与 1 型糖尿病相关的非 HLA 基因（确定的基因位点）

基因（同义词）	描述	位置	功能	联系
PTPN22(PEP,Lypl,Lyp2, LYP, PTPN8)	非受体 22 型酪蛋白磷酸酪氨酸磷酸酶	Chr.1p13	编码酪氨酸磷酸酶：可能参与调节 T 细胞受体信号通路中的 CBL 功能	T_1D 和其他 22 种疾病
CTLA-4 (DDM12, CELIAC3)	细胞周期 T 淋巴细胞相关蛋白 4	Chr.2q33	可能涉及即时调节 T 细胞活化	T_1D 和其他 99 种疾病
IFH1(MDA5, IDDMI9)	干扰素诱导的解旋酶 C 结构域 1	Chr.2q24	可能通过干扰素应答参与对病毒的天然免疫防御	T_1D 相关性
IL2(lymphokine, TCGF)	白介素 2	Chr.4q27	编码对 T 细胞和 B 细胞增殖重要的细胞因子；刺激 B 细胞，单核细胞。杀伤细胞和 NK 细胞	T_1D 和其他 39 种疾病
ITPR3 (IT3R3)	肌醇 1, 4, 5- 三磷酸受体 3	Chr.6p21.3	介导细胞内钙释放的第二种受体	T_1D 强相关性
BACH2 (BTB 和 CNC homology 1)	基本亮氨酸拉链转录因子 2	Chr.6q15	MLAFK 在协调转录激活和抑制中的重要作用（相似性）	T_1D 相关性
IL2RA(IDDM10, CD25)	白介素 2 受体 α（链）	Chr.10p15	白细胞介素 2 受体	T_1D 强相关性
INS-VNTR(proinsulin, ILPR, MODY)	胰岛素	Chr.11p15	通过调节对胰岛素的中枢耐受性来调节葡萄糖代谢	T_1D 和其他 38 种疾病
TH(TYH, The)	酪氨酸羟化酶	Chr.11p15	编码将酪氨酸转换为多巴胺的蛋白质；在肾上腺素神经蛋白生理中起关键作用	T_1D 和其他 35 种疾病
ERBB3 (c-erbB3, HER3, LCCS2)	c-erb-b2 红细胞白血病病毒癌基因同源物 3	Chr.12p13	编码受体酪氨酸激酶的表皮生长因子受体（EGFR）家族的成员；结合并被神经调节蛋白和 NTAK 激活	T_1D 和多发性硬化
C12orf 30(C12orf51, KIAA0614)	与 KIAA0614 蛋白相似	Chr.12q24	尚未确定	T_1D 相关性
CLEC16A/KIAA0350 (Gop-I)	C 型凝集素结构域家族 16，成员 A	Chr.16p13	未知：可能与免疫调节机制有关	T_1D 强相关性
PTPN2	蛋白酪氨酸磷酸酶，非受体 2 型	Chr.18p11	编码 PTP 家族蛋白，并可能连接至生长因子介导的细胞信号转导	T_1D 相关性 [77]
UBASH3A(TULA, CLIP4)	泛素相关且包含 SH3 结构域的蛋白 A	Chr.21q22	促进诸如 T 细胞受体、EGFR 和 PDGFRB 的活化靶受体的积累	T_1D 相关性 [77]

引自 T_1DBase. 可登录 http://www.t1dbase.org/page/Welcome/display 获得

施了针对风疹病毒的疫苗接种计划。疫苗的接种已经预防了风疹的流行，但这并未影响 T_1D 的发病率。

妊娠期肠道病毒感染似乎也是儿童 T_1D 的危险因素 [82]。因此，多种病毒引起的妊娠感染可能会影响免疫系统的成熟，从而导致这些儿童更容易产生自身免疫反应，因此增加罹患 T_1D 的风险。先前接触过麻疹、腮腺炎和风疹但未接种疫苗，可降低胰腺和甲状腺自身抗体的阳性率 [83]。母体病毒感染或自然感染暴露的减少可能与 T_1D 发病率升高有关。

肠道病毒，特别是柯萨奇 B 型血清型，在临床发病时已被广泛研究 [84]，但很少与胰岛自身免疫的出现有关 [80]。柯萨奇 B4 病毒是从一名因 T_1D 死亡的儿童的胰腺中分离出来的，在体外培养的胰腺内分泌细胞中繁殖，然后在某些品系小鼠中显示出致糖尿病性 [85]。小鼠体内的柯萨奇病毒感染似乎与 B 细胞中的病毒复制有关，其次是 GAD65 抗体的形成 [86, 87]。这些实验得出了两个重要的假设：一种假设是柯萨奇病毒会诱导 B 细胞新抗原产生，从而引发（自身）免疫反应。可以通过分析这种新抗原的出现来检验该假设。如果新抗原的结构模仿自身蛋白，则可能会诱发毁灭性的反应。与该假说相符的是，GAD65 中的序列与柯萨奇病毒抗原中的序列相同 [88, 89]。另一个假设是，柯萨奇 B 病毒在 B 细胞中复制会导致 B 细胞坏死，并形成免疫系统通常无法检测到的、针对 B 细胞成分或“隐藏抗原”的抗体 [90]。这会引发自身免疫反应，可能随着免疫系统的发展而升级。

T_1D 病因中涉及的其他病毒包括轮状病毒，这是儿童胃肠炎的常见病因。轮状病毒有与 IA-2 和 GAD65 自身抗体中 T 细胞表位相似的肽序列，表明其在 T_1D 发病中可能发挥着作用 [82]。巨细胞病毒是一种 DNA 病毒，被认为也可以通过分子模仿机制诱导自身免疫。腮腺炎病毒与自身免疫相关，并且被认为与 T_1D 显性相关 [80]。人类内源性逆转录病毒（HERV）也被报道与 T_1D 的相关。人们还研究了包括柯萨奇病毒在内的肠道病毒大家庭，以检验它们是否与胰岛自身免疫的出现有关。

在实验动物中（表 39-3），已知几种病毒可通过直接作用于 B 细胞，引起快速破坏（如脑心肌炎病毒 EMC-D）或破坏正常的免疫调节机制来诱导 T_1D。例如，基尔汉鼠病毒（KRV），在耐糖尿病的 BioBreeding（DR-BB）大鼠中引起自身免疫性糖尿病 [78]。其他病毒（如呼肠孤病毒）被发现主要影响宿主的免疫系统，诱导多克隆自身抗体应答。自身抗体的产生似乎与小鼠疾病的发病机制密切相关 [86, 87]。捕获的田鼠可能产生胰岛自身抗体阳性的 T_1D，同时有副猪病毒（Ljungan 病毒）感染的表现，这就提出了是否存在人畜共患病毒诱导的胰岛自身免疫或 T_1D，或者两者都存在的问题 [91]。

病毒诱导的小鼠疾病依赖于毒株，因为某些小鼠毒株对另一种毒株中诱导 T_1D 的病毒的发病机制具有抵抗性。对 B 细胞毒素药链佐菌素有相似的依赖性的菌株，然后再接种致糖尿病的病毒，使原本具有病毒抗性的小鼠患上糖尿病 [92]。这一发现对人类研究可能是非常重要的，因为在这人的一生中，胰腺 B 细胞的反复损伤有可能最终诱导胰岛自身免疫和 T_1D。有人提出了 HLA 的其他作用，因为如果与 T_1D 相关的 HLA 等位基因与胰腺 B 细胞的再生能力差有关，那么对 B 细胞的反复损伤是特别有害的。

2. *卫生假说* 卫生假说提出，随着生活环境的改善，儿童接触传染性物质的机会会减少，这会导致其免疫系统的发育不充分。该假设表明，尽早接触病原体可能会增强这些儿童的免疫应答，从而抑制 T_1D 发病机制中涉及的自身免疫反应。后一假设是基于除了 T_1D 在发达社会中更为普遍外，诸如哮喘或其他特应性疾病等疾病的发病率也增加这一事实。该假设还表明，年幼的儿童更容易感染，因为他们没有从母亲那里获得针对病毒的抗体（如肠道病毒抗体），导致胰岛自身免疫或（和）T_1D 的风险增加 [80]。其他研究报道中也证实，与 T_1D 发病率较高的国家相比，T_1D 发病率较低的国家中母源性肠道病毒抗体更高 [82]。

3. *饮食因素* 饮食假说是基于较早期的观察，即母乳喂养的儿童患 T_1D 的风险较小。还应注意的是，6 月龄以下的婴儿过早接触牛奶蛋白可能会使 T_1D 风险增加 1 倍，尤其是在 HLA 高危儿童中。其他研究表明，胰岛自身免疫与母乳喂养时间较短以及婴儿早期接触牛蛋白之间存在关联 [93]。芬兰的糖尿病预测与预防（DIPP）研究报道，在 4 月龄以前喝过配方牛奶的 *HLA DQB1 * 0302* 携带儿童中，出现多种胰岛自身抗体的风险会高 5 倍。胰岛自身免疫或 T_1D 与麸质、富含蛋白质、碳水化合物和亚硝胺化合物的食物的摄入之间也有类似的关联 [94]。另外，人们认为，早期接触牛奶中的牛胰岛素会通过交叉反应诱导抗人胰岛素的自身抗体 [95]。这些发现是具有争议的。青少年糖尿病自身免疫研究（DAISY）没有发现与牛奶、肠病毒感染或疫苗接种与 T_1D 风险增加相关的证据 [96]。类似地，EURODIAB Substudy-2 研究小组认为，并非牛奶或早期引入固体食物，而是个体的快速生长可以来解释 T_1D 发病率的增加 [97]。自发性糖尿病 NOD 小鼠和某些 BB 大鼠的胰岛自身免疫过程很容易受到饮食的影响 [98]。对近交系和无病原体啮齿动物的研究强调了肠道免疫系统在 T_1D 中的重要性。将患有 T_1D 的母亲所生的孩子随机分组摄入不同营养素，并不能保护孩子免受胰岛自身免疫的影响。

4. *产妇因素* 据报道，有几种与产妇有关的因素增加了儿童患 T_1D 的风险。大龄产妇（以及父亲年龄相对较小）增加了后代发生 T_1D 的风险。如前所述，母亲暴露于肠道病毒感染、分娩季节较冷、ABO 血型不合、母体存在胰岛自身抗体或子痫均会增加患 T_1D 的风险 [99]。对分娩时具有胰岛自身抗体的非糖尿病母亲的分析表明，HLA 和胰岛自身免疫性之间的相关性可能取决于怀孕期间的环境暴露 [30, 82]。对母亲和儿童的随访将能确定患 T_1D 的风险。但是，与患有 T_1D 的父亲相比，在 8 岁以后确诊 T_1D 的母亲的后代的患病风险较低。另一方面，出生顺序似乎与 T_1D 的风险呈正相关，因为第一个孩子的患病风险最高，随后每个新生后代的风险下降 15% [99]。据报道，在 NOD 小鼠中封闭母体向胎儿传输的抗体可以抑制 T 细胞介导的胰岛 B 细胞的破坏 [100]。在人类及实验动物中进行的这些和其他研究阐明母体自身抗体的传播是否影响后代中 T_1D 发生率。

5. **出生体重和增长率**　多项研究表明，T_1D HLA 风险与围产期和产后生长速率之间存在正相关。在婴儿期或儿童时期，身高与体重之比或 BMI 较高的儿童有较高的 T_1D 患病风险 [101]。也有人认为，高能量摄入（特别是蔗糖等双糖）可能导致高胰岛素血症及快速生长和 T_1D 易感性 [102]。“加速器假说”表明，诸如快速增长、体重增加和高能量摄入会给 B 细胞带来压力，导致细胞介导的自身免疫破坏加速（但不触发）[28]，这可能解释了在年轻人群中 T_1D 发病率上升这一现象。到目前为止，“加速器假说”在诸如 DiPP、DAISY、BABYDIAB 和 TEDDY 等自出生后随访的大型儿童研究中尚未得到证实。

6. **心理压力**　病例对照研究报告认为，在生命的前 2 年发生不良生活事件、适应困难或儿童行为失常可能增加患 T_1D 的风险 [102]。也有报道称，在怀孕期间心理压力（社会压力）似乎与脐带血中和出生后第 1 年中 B 细胞相关自身免疫的诱导或发展有关 [103]。此外，来自父母的巨大压力、严重的生活事件经历、母亲的外来血统和较低的社会经济地位均与幼儿 B 细胞相关的自身免疫有关 [104]。据推测，父母与婴儿的关系可能是“心理生物学调节器”，并且这种关系的早期破坏可能引起压力并影响下丘脑 – 垂体 – 肾上腺轴。这种变化可能会影响儿童未成熟的自主神经系统，并随后损害自身免疫的调节 [105]。

7. **有毒物质**　四氧嘧啶和链脲佐菌素广泛用于诱导实验动物中 B 细胞破坏和糖尿病 [106]。包括人在内的某些物种对这些药物的抵抗力比其他物种高。链脲佐菌素通常用于治疗某些胃肠道肿瘤，包括胰高血糖素瘤。然而，这些患者很少发生 T_1D。在结构上与链脲佐菌素和四氧嘧啶有关的许多化合物已被认为可能是导致 T_1D 的环境因素。当链脲佐菌素分子的亚硝胺基团存在于 D– 葡萄糖以外的分子上时，可能具有致糖尿病性 [107]。嘧菌胺(Vacor)，是一种有效的灭鼠剂，在人类中具有致糖尿病的作用 [106]。摄入嘧菌胺后患糖尿病的人具有胰岛细胞表面抗体，表明 B 细胞破坏后可能发展出与 B 细胞相关的自身免疫性。TEDDY 研究（年轻人中糖尿病的环境决定因素）是一项国际性的，旨在证实不仅是病毒，而且还有环境化学物质可能导致胰岛自身免疫性疾病和 T_1D 的可能性的研究 [108]。

总之，病毒和化学制剂对胰腺 B 细胞有直接影响，因此可能代表引发针对这些细胞的自身免疫过程的病因。另一种假设是，这些药物会增强由环境因素决定或引发的 B 细胞破坏过程。

五、病理

对新诊断 T_1D 患者胰腺的研究表明，与对照组相比，腺体的大小有所缩小 [8, 109]。长期患有 T_1D 患者的萎缩性胰腺残存的胰岛素很少或可忽略不计，这是典型的一种表现。萎缩主要影响胰腺尾部，在这部分中，内分泌胰腺的成分主要由 B 细胞和 A 细胞组成，而在胰头中，B 细胞和胰多肽（PP）细胞占主导。除胰岛素缺乏外，胰腺萎缩似乎还反映在较低的胰蛋白酶和异淀粉酶血清水平上 [110, 111]。据推测，胰腺萎缩是胰腺内胰岛素缺乏从而影响胰腺生长而导致的结果。

胰岛素缺乏不仅是损失一定 B 细胞所导致的结果，而且是残存 B 细胞中功能丧失所导致的结果。T_1D 对内分泌胰腺的总质量有着显著的影响，但实际 B 细胞丢失的程度却有所不同（表 39–6）。胰岛较小，呈假萎缩状 [112, 113]。与正常人的胰腺以 B 细胞为主不同，糖尿病胰腺中的内分泌细胞主要是 A，D 和 PP 细胞。研究发现胰腺小叶变异的同时，还发现了具有 B 细胞的胰岛区域，没有胰腺萎缩，这表明在新诊断为 T_1D 的个体中，胰腺的某些部位可能被保留了 [112]。有时可以看到 B 细胞与导管细胞非常接近，这表明细胞是新形成的。对疾病进程中胰腺变化的认识已经提高，并且许多控制这一过程的转录因子被确定 [114]。然而，在许多新诊断为 T_1D 的儿童中，胰腺的特征之一是在胰岛内部或附近以及新形成的 B 细胞附近存在炎性细胞 [112]。

表 39-6　对照个体和 1 型糖尿病患者内分泌胰腺的形态计量学分析

细胞类型	内分泌胰腺（μg）	
	对照组	T_1D
B 细胞	850	0
A 细胞	230	150
D 细胞	125	97
PP 细胞	190	166
所有细胞	1395	413

PP. 胰多肽（引自 Rachier J, Goebbles RM, Henquin JC: Cellular composition of the human diabetic pancreas. *Diabetologia* 24: 336–371, 1983.）

在 20 世纪初第一次证明了患病时间短的糖尿病患者胰腺中存在炎症细胞。胰岛炎一词最早于 1940 年引入 [7]，但直到研究报道，在诊断后 6 个月内死亡的 23 例 T_1D 患者中，有 16 例发生了胰岛炎之后，这一现象才得以确立 [8]。由于在临床诊断时 B 细胞的总量已经明显减少，因此新发 T_1D 患者的胰岛炎比例更高 [13]。在 T_1D 临床发病不久后死亡的罕见胰腺样本中进行了免疫细胞化学检查，发现所有被认为是免疫系统组成部分的细胞类型都在胰岛中分布，从而形成胰岛炎［可以看到 T 淋巴细胞、B 淋巴细胞、巨噬细胞和部分的自然杀伤（NK）细胞 [115]］。与早期研究一致的是，通过对新诊断 T_1D 患者的腹腔镜活检标本进行胰岛检查 [116, 117]，其中约 60% 的患者表现出胰岛炎，主要表现为 T 细胞浸润和 HLA I 类表达增加 [118]。值得注意的是，胰岛炎的存在与其他自身免疫特征（GAD65 或 IA-2 自身抗体的特异性阳性）的存在密切相关 [118]。相反，最近对 25—60 岁年龄的 1507 个胰腺供体的标本进行的检查发现 62 位受试者（4%）胰岛自身抗体阳性。62 名受试者中只有 2 名（3%）发现了胰岛炎；这 2 名受试者有多个胰岛自身抗体阳性且为 HLA 易感型。与 62 个受试者匹配的对照者中没有一个显示出单核细胞浸润。这些结果表明，胰岛自身抗体的阳性并不意味着同时存在着胰岛炎。胰岛自身抗体可能先于胰岛炎发生，因此认为胰岛炎的形成可能需要同时存在多种胰岛自身抗体 [119]。

我们已经发现 T_1D 易感人群患有高胰岛素原血症，这种状况被认为最大程度反映了被刺激或耗尽的 B 细胞 [120, 121]。与配对对照相比，已发现与 T_1D 患者 HLA 相同的同胞同时具有胰岛素抵抗和 B 细胞功能受损的证据 [122]。要评估人体内产生胰岛素的细胞的残留量，重要的因素有胰岛素释放的最大速率，肝脏和周围组织中胰岛素的摄取率以及对胰岛素作用的抵抗 [123]。研究表明，T_1D 强化治疗有助于维持内源性胰岛素分泌，这反过来又与更好地控制代谢和低血糖和慢性并发症的风险较低相关 [124, 125]。

在 NOD 小鼠和 BB 大鼠中，免疫细胞在导致 B 细胞消失的过程中的作用已得到充分证实 [26]。在这两个物种中克隆 T 淋巴细胞都有可能通过过继性转移糖尿病。同样，通过骨髓移植也可以在 HLA 相同的兄弟姐妹之间转移 T_1D [126]。

综上所述，目前的观察结果支持以下假设：T_1D 是一种免疫介导的疾病，免疫细胞在 B 细胞杀伤中起关键作用。尽管实验动物的总胰岛胰岛素含量似乎与总 B 细胞质量具有良好的相关性，但不能排除的是，B 细胞质量的减少会改变其余 B 细胞中胰岛素的生物合成和分泌速率及周围组织中的胰岛素抵抗。

六、发病

T_1D 的发病机制与免疫异常密切相关。这些免疫异常，特别是针对特定胰岛细胞自身抗原（如胰岛素、GAD65、IA-2 和 ZnT8）的自身抗体，是疾病进展过程中的动态标志物。这些致病标志物可用于预测和分类 T_1D。B 细胞破坏的速率似乎受 HLA 的影响。*HLA DQA1 * 0301-B1 * 0302/DQA1 * 0501-B1 * 0201* 基因型可能会加速 B 细胞破坏。

*DQB1 * 0602*或*0603*等位基因具有显著的保护作用，尽管随着年龄的增长，其负相关性会减弱[128]。在携带*DQB1 * 0602/0603*患者中，第2个单倍型通常是*DQA1 * 0201-B1 * 0302*，这表明HLA可能影响疾病进程发展的速度[129]。由于HLA分子是调节人类免疫应答的重要决定因素，因此这些分子的功能可能对T_1D的敏感性起重要作用。Ⅱ类分子在免疫应答中的作用是在抗原呈递细胞（APC）之间传递细胞间的相互作用，包括B淋巴细胞和$CD4^+$ T辅助淋巴细胞。$CD4^+$ T细胞对细胞毒性$CD8^+$ T淋巴细胞及B淋巴细胞有辅助作用。近期的GWAS研究强调了免疫系统对T_1D发病机制的重要性，这表明免疫系统相关的重要遗传变异会增加T_1D的风险（表39–5）。

在NOD小鼠和包括BB、LEW和日本大鼠在内的几种大鼠中，糖尿病的发生与这些动物的MHC相关。这些啮齿动物中的自身抗原的定义与人类不同。但是，对小鼠和大鼠进行基因操作的能力使得以下实验设计成为可能：MHC Ⅱ类分子呈递的B细胞抗原被$CD4^+$ T淋巴细胞上的特定TCR识别。然后，这些细胞发出信号以启动特异性的细胞毒性$CD8^+$ T淋巴细胞杀死B细胞。这些类型的实验室啮齿动物也用于研究细胞因子，如干扰素γ（IFN–γ）和白介素2（IL–2），它们可促进主要由细胞介导且具有侵略性的免疫应答（T_H1应答）或IL– 4和IL–10，它们主要促进的是体液免疫（T_H2应答）。这些细胞因子及大量趋化因子都是局部介质。大量经基因工程改变的可发展为T_1D的实验小鼠有助于研究炎症介质在疾病发病机制中的作用。

七、免疫异常

（一）细胞免疫病理生理学

T_1D患者或易感人群的APC活性可能改变。T_1D患者的血液单核细胞可能存在前列腺素合成酶缺陷[130]，T_1D患者的树突状细胞有着成熟及功能缺陷[131]。T_1D患者的APC对非抗原性应答所分泌的促炎细胞因子水平明显更高[132]。同样，健康的携带HLA DR3受试者Fc受体介导的单核吞噬细胞系统异常延长[133]。

T淋巴细胞在T_1D的发病机制中也起着重要作用。最早涉及白细胞迁移抑制或淋巴母细胞形成的实验证明T_1D患者可能对胰腺抗原敏感[10, 11, 134]。还应注意的是，这些患者对皮下注射的胰腺匀浆出现了迟发型超敏反应[11, 134]。目前已发现几种自身免疫性疾病外周血的$CD4^+$ T辅助细胞，$CD8^+$细胞毒性细胞和调节性$CD4^+$ $CD25^+$ T细胞失衡[135]。最近的抗T细胞药物（如环孢素[136]或针对CD3的人源化单克隆抗体[137]）的临床试验已显示出可以在新诊断的T_1D患者中保留残存的B细胞功能。一项用明矾为辅料配制的GAD65疫苗的临床试验显示，患者的C肽得到了保护，调节性T细胞增加[138, 139]。然而，检测针对识别胰岛素、GAD65或IA–2的特异性T细胞试验难以建立和标准化[14, 140]。GAD65和IA–2的抗原决定簇已经被确定[141–143]，这对于改善T_1D的细胞检测有所帮助[144–146]。HLA四聚体的使用使检测和克隆自身抗原特异性人类T细胞成为可能[147, 148]。我们正在探索检测针对胰岛细胞抗原的T细胞反应性的其他方法，例如测量单个T细胞分泌细胞因子的ELISPOT[149]。一些研究表明，在体外，与对照组相比T_1D患者T细胞对自身抗原，例如GAD和IA–2的反应性增殖比例有所增加[89, 143, 150, 151]。

总之，在HLA–DQ和HLA–DR匹配的T_1D受试者和对照个体中进行的自身抗原特异性检测可以验证以下假设：与B细胞自身抗原相关的免疫调节异常与胰岛自身免疫、T_1D或两者的风险均相关。

（二）体液免疫病理生理学

1. **胰岛细胞抗体** 通过间接免疫荧光在O型血人的胰腺冷冻切片上检测到的胰岛细胞抗体（ICA）是T_1D中首次出现自身抗体的标志[16]。在大鼠或小鼠胰岛细胞悬液中证实了新诊断的T_1D患者的ICSA（表39–7）[17, 152]。如果在30岁之前诊断出该疾病，则T_1D患者血清中的自身抗体会优先结合B细胞[153]。观察到抗体能够与活的B细胞结合这一现象很重要，因为它可以检测表面结合的自身抗体介导免疫效应机制或直接影响B细胞功能的可能性。自身抗体介导免疫效应的机制包括补体介导的

表 39–7　检测自身抗原特异性胰岛细胞自身抗体的方法

准　备	RBA 放射性配体结合测定	ELISA 酶联免疫吸附测定	自身抗体缩写	参考文献
人重组谷氨酸脱羧酶	+	+	GAD–65Ab	Törn [25]
人重组胰岛素	+	有待研究	IAA	Verge [177] Greenbaum [178]
人重组 IA–2A	+	+	IA–2Ab	Törn [25]
人重组凝集素	+	有待研究	IA–2βAb	Kawasaki [187]
人类重组锌转运蛋白 ZnT8（SLC30A8）	+	有待研究	ZnT8Ab	Wenzlau[24]
其他非自体抗原特异性检测				
人类胰腺的冰冻切片	间接免疫荧光		ICA、ICC	Bottazzo [16]
分散的大鼠胰岛细胞	间接免疫荧光		ICSA	Atkinson [89] Lernmark [17]
单层大鼠胰岛细胞	^{s1} 铬释放		C′AMC	Dobersen [18, 153]
纯化的大鼠胰岛 B 细胞	间接免疫荧光		B 细胞特异性 ICSA	Van de Winkel [152]

ELISA. 酶联免疫吸附测定；ICSA. 胰岛细胞表面抗体；RBA. 放射性配体结合测定

细胞毒性或抗体依赖性的细胞毒性 [154]。如果这些体外现象也在体内发生，这两种机制都可能有助于杀死胰腺 B 细胞。但是，未知自身抗原是这类自身抗体研究中的难点。自身抗原的探索已于 20 世纪 70 年代后期开始，首次报道发表于 1982 年 [19]。现在，有几种测定方法可用于确定与胰岛细胞自身抗原具有反应性的自身抗体的存在（表 39–7）。针对 GAD65、IA–2、胰岛素和锌转运蛋白 ZnT8 的自身抗体已基本取代 ICA [24, 25]。在新诊断的 T_1D 患者中，超过 95% 的患者可能存在一种或多种自身抗体。在临床发病之前很长一段时间，它们在胰岛自身免疫性疾病期间表现各异。这些自身抗体中的两个或更多个具有 T_1D 的高预测价值 [27]。因此，最重要的是可用于检测这些自身抗体的可靠、标准化、统一的检测方法。

2. 谷氨酸脱羧酶自身抗体　谷氨酸脱羧酶是一种主要存在于胰腺 B 细胞和神经元细胞中的酶。这种酶产生 γ– 氨基丁酸（GABA），被储存在小的神经递质囊泡中。目前已知两种同工型：GAD65 和 GAD67。人类胰岛蛋白的免疫沉淀显示，存在针对 64K 蛋白（GAD）的自身抗体 [19, 155]。同工酶 GAD65 由人 10 号染色体上的基因编码 [21]。先前已被了解的 2 号染色体上的 GAD67 与 GAD65 具有 65% 相同的的氨基酸，但是这种同工型在人类 B 细胞中不表达 [156, 157]。

新发 T_1D 患儿的 GAD65 自身抗体（GAD65Ab）阳性率为 70%～80%（图 39–5）。GAD67 抗体阳性患者几乎总是呈现 GAD65 抗体阳性。新发病患者中 GAD65 自身抗体（GAD65Ab）的阳性率几乎不受发病年龄的影响。但是，在 10 岁以下的儿童中，GAD65Ab 阳性的女孩比男孩多。随着病程的进展，GAD65Ab 是会逐渐消失的，但不如 ICA 快（图 39–6）。与其他自身抗原相比，GAD65Ab 在 T_1D 诊断后往往是最为普遍，并且持续时间最长的自身抗体。病程为 10 年的患者中仍有近 50% 是 GAD65Ab 阳性（图 39–6）[158, 159]。在诊断时，GAD65Ab 由于滴度的变化而具有较高的敏感性，但特异性较低。

对个体患 T_1D 风险的评估都取决于在前瞻性分析中能准确确定抗体存在的能力。这一点特别重要，因为 GAD65Ab 可能会暂时出现在健康个体中 [160]。持久性 GAD65Ab 在携带 *DRBI * 03-DQA1 * 0501-B1 * 0201* 的患者中比在携带 *DRB1 * 04-DQ A1 * 0301-B1 * 0302* 的患者中更常见 [161]。GAD65Ab 可能在大约 1% 的普通人群中检出，但在 T_1D 患者

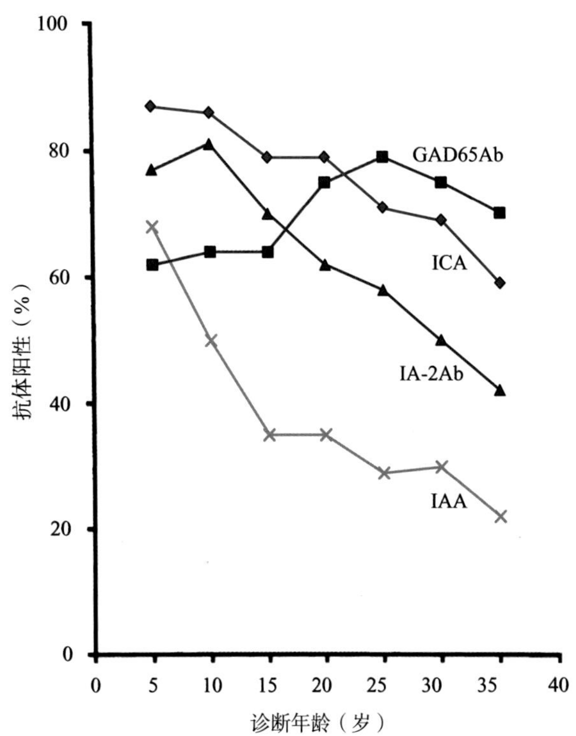

▲ **图 39-5　与 1 型糖尿病临床诊断有关的谷氨酸脱羧酶（GAD65、GAD65Ab）、胰岛素瘤相关抗原 2（IA-2Ab）和胰岛素自身抗体（IAA）的自身抗体与发病年龄的关系**

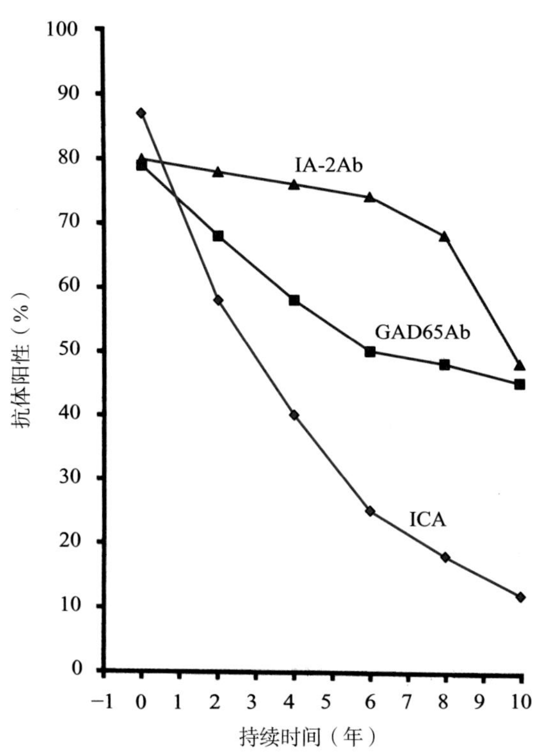

▲ **图 39-6　与 1 型糖尿病持续时间相关的针对谷氨酸脱羧酶（GAD65）（GAD65Ab）和胰岛素瘤相关抗原 2（IA-2Ab）的自身抗体以及与胰岛细胞抗体（ICA）的阳性率**

的一级亲属中的检出频率增加到 8% [162, 163]。在一级亲属中，GAD65Ab 对 T_1D 的阳性预测值约为 50% 或更高。具有高危 HLA 的小学生中这一比例可能高达 20% [164]。GAD65Ab 也可预测僵硬综合征，尽管 GAD65Ab 的表型与 T_1D 中的有所不同 [165, 166]。当 GAD65Ab 与胰岛素自身抗体（IAA）、IA-2Ab 或 ZnT8Ab 联合考虑时，可以最佳地预测 T_1D [27, 167, 168]。在研究具有人类 GAD65 单克隆抗体的 GAD65 表位时，发现抗独特型 GAD65Ab 在 T_1D 患者中降低了。有人认为，与 GAD65Ab 的存在相比，T_1D 的主要标志是缺乏特异性的抗独特型抗体 [169]。

为了提供统一的比较测定，已在 DASP（糖尿病抗体标准化计划）中对 GAD65Ab 和 IA-2A 检测进行了标准化 [25]。放射性结合测定法（RBA）和酶联免疫吸附测定法（ELISA）的性能均得到了改善，并且能够区分患者和健康对照（表 39-7）。这些结果提示了 GAD65Ab 和 IA-2Ab 在糖尿病患者的分型和筛查高危人群中的价值。

在 BB 大鼠和 NOD 鼠中的研究未能证实在这些动物中可重复检测到 GAD65Ab [170]。但是，在有关人类 T_1D 动物模型的国际研讨会上有学者质疑 NOD 小鼠中 GAD65Ab 和 IA-2A 的性质 [170]。在某些小鼠中，ELISA 和 RBA 检测到的 GAD65Ab 似乎主要代表着非特异性结合。GAD65 在自发或转基因糖尿病小鼠中的作用仍然是一个谜，因为 GAD65 在小鼠 B 细胞中不表达。

3. 胰岛素自身抗体　从胰岛素原上裂解 C 肽后产生胰岛素。胰岛素的分子量为 5.8kD，该分子由 A 和 B 链组成。放射性配体结合试验表明，大约 50% 的新诊断但未经治疗的 T_1D 患者有 IAA [22]。据报道，在 5 岁以下有 T_1D 遗传风险的儿童中，IAA 是第一个出现的胰岛自身抗体，但其波动幅度大于 ICA、GAD65Ab 或 IA-2Ab [171]。因此，胰岛素原被视为主要的特异性自身抗原，特别是因为它是 B 细胞所特有的抗原。IAA 与胰岛素和胰岛素原都发生反应，表明它们具有作为 IAA 靶标的共同表位。

IAA 与 DR4 呈正相关，可能是因为它们与 *DQA1*

** 0301-DQB1 * 0302* 处于连锁不平衡状态 [161, 172]。对 IAA 表位的初步分析表明，氨基酸 B_1～B_3 和 A_8～A_{13} 是非常重要的 [173]。胰岛素治疗后出现的 IAA 和胰岛素抗体具有相似的结合特性 [174]。

有人提出，IAA 预测儿童 T_1D 的效果要好于成人（图 39–5）[175]。目前对儿童从出生后进行随访的前瞻性人群研究（DiPP、DAISY、BABYDIAB 和 TEDDY）表明，在大约 1—3 岁组儿童中 IAA 是第一个出现的自身抗体。在这个年龄段，IAA 与 *DRB1 * 04- DQA1 * 0301-DQB1 * 0302* 紧密相关。在这一组儿童中出现的第 2 种自身抗体往往是 GADA。在另一组 3—5 岁的儿童中，GAD65Ab 是第一个出现的自身抗体。这组儿童与 *DRB1 * 03-DQA1 * 0501-DQB1 * 0201* 密切相关。在这一组儿童中出现的第 2 种自身抗体往往是 IAA 或 IA–2A。第一个出现的自身抗体中，IAA 的概率随着年龄的增长而降低，但是 GAD65Ab 随着年龄的增长而增长 [176]。

IAA 分析已经标准化，只有液相放射免疫法(而非 ELISA）被发现对 T_1D 具有很高的诊断敏感性和特异性 [177, 178]。IAA 的液相放射免疫测定法仍缺乏国际标准，因此 IAA 测定尚未标准化 [177]。但是，开始胰岛素治疗后产生的胰岛素抗体对胰岛素具有更高的特异性，并且可以通过 ELISA 检测出来 [179]。

在 NOD 小鼠中，胰岛素似乎是重要的自身抗原，但在 BB 大鼠中却不是。通过灵敏的 RBA 测定的 IAA 被发现是 NOD 小鼠自身免疫的标志物 [170]。而且，还发现 NOD 小鼠中的 $CD4^+T$ 细胞特异地靶向胰岛素的 β 链，并且在糖尿病前期给予胰岛素分子或其胰岛素 β 链可能会预防或延缓易感小鼠的糖尿病的发生 [179]。此外，还已经提出胰岛素原是触发针对 B 细胞的病理性自身免疫反应的主要自身抗原。该反应通过抗原表位扩展到其他抗原，如 IGRP（胰岛特异性葡萄糖 6 磷酸酶催化亚基相关蛋白）[180]。

4. 胰岛抗原 2 自身抗体（胰岛素瘤相关抗原 2 自身抗体） 胰蛋白酶处理 64K 免疫沉淀物得到胰岛抗原的 40K 和 37K 片段 [181, 182]，由此产生酪氨酸磷酸酯样蛋白胰岛抗原 –2 抗体的两种异构体，IA–2（ICA512）[23] 和 IA–2β（凝集素）[183–185]。IA–2 和 IA–2β 都与分泌颗粒膜有关 [182, 186, 187]。这些亚型具有高度的结构相似性，但缺乏酶促活性，它们在神经内分泌组织（如下丘脑和胰岛）中的功能尚不完全清楚。IA–2Ab 在 60%～70% 的新发 T_1D 患者中被检出 [188]。随着年龄的增长，这些抗体的发生率降低（图 39–5）[189]。因此，IA–2Ab 可以更好地预测 T_1D 发作时的年龄。一级亲属的纵向研究表明，IA–2Ab 与 GAD65Ab 相比更倾向于接近 T_1D 临床发病时产生，而 GAD65Ab 倾向于更早出现在前驱症状中 [188]。IA–2Ab 会逐渐消失（图 39–6)，但在发病时较年轻的患者中，有多达 50% 的糖尿病患者 10 年后仍可能为 IA–2Ab 阳性（图 39–6）。

IA–2Ab 主要与 *DRB1 * 0401* 相关，而与 *DQA1 * 0301-DQBI * 0302* 不相关 [161]，并且这种抗体的风险在男性中增加 [189]。令人惊讶的是，T_1D 中 IA–2Ab 的存在与 *DQA1*0501-DQBI * 0201* 负相关。IA–2 蛋白被识别为自身抗原的机制尚不清楚。在普通人群中，IA–2Ab 的发生率低于 1% [39]。在具有遗传易感性的幼儿中，进展为临床 T_1D 发病与广泛的表位反应和对 IA–2 抗原的近膜反应相关，而 IgE–IA–2 抗体的出现提供了相对保护 [190]。

IA–2A 对 T_1D 的预测价值最好与 GAD65Ab 和 IAA 结合起来考虑 [27, 168, 176]。来自 T_1D 患者的血清可以同时通过 RBA 沉淀 GAD65、IA–2 和 IA–2β，这使得开发标准化的检测方法成为可能 [25]。针对 IA–2Ab 的 ELISA 试验具有与放射配体测定相似的诊断敏感性和特异性，而且使用 IA–2Ab 和 GAD65Ab 的生物素标记制剂进行组合的 ELISA 检测方法已开发。在 DASP 中，ELISA 检测 IA–2Ab 的能力得到了改善，达到了与 RIA 检测结果相当的水平（表 39–7）[25]。

在 NOD 小鼠糖尿病发作时，RBA 中的 IA–2Ab 信号高于对照组（36%～47%），这些结果与 IA–2Ab ELISA（50%）结果一致。然而，尽管 GAD65Ab 和 IA–2Ab 在个别小鼠中具有很强的一致性，但它们似乎是非特异性结合 [170]。在 BB 大鼠或其他自发性糖尿病啮齿动物中尚未报道 IA–2Ab 阳性。然而，这些抗体在患有糖尿病圈养田鼠中被检测到 [91]。BB 大鼠由于 *GIMAP 5* 基因的突变而发展为淋巴细胞减少症和糖尿病 [191]，因此高滴度的 IA–2Ab 与人的 *GIMAP5* 基因多态性相关联 [192]。

5. ZnT8 转运蛋白（SLC30A8） 胰岛素曾经被

认为是唯一的 B 细胞特异性自身抗原，但近期发现 B 细胞特异性 ZnT8 转运蛋白（锌转运体 8）不仅是胰岛自身免疫的靶标，而且还是 T_2D 的遗传标记[24, 193]。ZnT8 转运蛋白对胰岛素晶体的形成很重要，因为它有助于 Zn^{2+} 转运到 B 细胞胰岛素颗粒中。该抗原由 *SLC30A8* 基因编码，*SLC30A8* 基因是 9 种人类跨膜蛋白基因之一[194]。这些自身抗体的表位定位表明，ZnT8Ab 主要与该蛋白的 C 端发生反应。在胞质尾部 325 位氨基酸处 ZnT8 的多态性变体是精氨酸（ZnT8-R）[193, 194] 或色氨酸（ZnT8-W），两者均是代表 ZnT8Ab 易感性的标志物，具有潜在的诊断、治疗和预后用途[24]。

在 GAD65Ab、IA-2Ab 和 IAA 阴性的受试者中，有 26% 检测到 ZnT8Ab 阳性。另一方面，我们发现 ZnT8Ab 在 60%～80% 的新诊断 T_1D 患者中呈阳性，但仅在 2% 的对照中和不到 3% 的 T_2D 患者中呈阳性[168, 193]。

在胰岛自身免疫性疾病中也经常发现 ZnT8Ab，通常在 2 岁以后，独立于其他自身抗体，但主要晚于 GAD65Ab 和 IAA 出现[24, 193]。ZnT8Ab 的高特异性和独立性突出了其在预防中的用处，特别是对年龄较大的儿童和青少年，因为 ZnT8Ab 的频率和滴度水平随年龄增长而增加。

遵循与 GAD65Ab 和 IA-2Ab 标准化的相似原理，ZnT8Ab（C 端）的液相放射测定法已标准化，并在 DASP 研讨会中进行了验证（表 39-7）[24, 168]。

总之，目前可用的检测自身抗原特异性自身抗体（GAD65Ab、IA-2Ab、IAA 和 ZnT8Ab）的方法在预测 T_1D 方面具有重要价值[27,168]。选择预防和干预试验的受试者时，这些自身抗体的标准化测定[25, 168] 是非常重要的[195]。APC 如何摄取、加工和递呈这些自身抗原，从而引发胰岛细胞自身抗原反应性 T 和 B

表 39-8　1 型糖尿病的候选（次要）自身抗原

候选自身抗原	笔　记	参考文献
胰岛线粒体自身抗原 38	在 B 细胞中发现的线粒体 38kDa 蛋白比在细胞中更为常见。尚未检测到针对 imogen-38 的抗体，但它可能是糖尿病自身免疫攻击的靶标，而不是主要的自身抗原	Arden [196]
囊泡相关膜蛋白 2（VAMP2）	与胰腺 B 细胞的分泌泡相关的蛋白质。在 21% 的 T_1D 患者和 4% 的对照者血清中检测到抗 VAMP-2 抗体	Hirai [197]
神经肽 Y（NPY）	在胰腺中，它抑制葡萄糖分泌刺激的胰岛素分泌。在 9% 的 T_1D 患者和 2% 的对照者血清中检测到 NPY	Hirai [197]
胶质蛋白 38	在 20% 的新发 T_1D、14% 的糖尿病前期个体和 0% 的健康对照者中发现了针对这种两亲糖基化 B 细胞膜蛋白的抗体	Aanstoot [198]
热休克蛋白 60（HSP60）	在 15% 的 T_1D 患者和 20% 的风湿性关节炎患者中发现了针对这种蛋白质的抗体	Ozawa [199]
胰岛细胞自身抗体 69 ICA69	在 5%～30% 的新发 T_1D 患者中发现的针对这种新型肽的抗体。但也可以在 6% 的正常对照和 20% 的类风湿性关节炎患者中发现	Martin [200]
羧肽酶 H（CPH）	一种在胰岛颗粒中将胰岛素原加工为胰岛素的糖蛋白。在 20% 的 ICA+ 亲属和 0% 的对照中检测到 CPHAb	Castano [201]
DNA 拓扑异构酶Ⅱ	在 50% 的 T_1D 患者中可以发现 TopⅡAb	Chang [202]
CD38（ADP 核糖基环化酶 / 环式 ADP- 核糖水解酶）	在高加索人群中，有 13% 的 T_1D 患者，10% 的 T_2D 和 1.3% 的对照发现 CD38Ab。在日本 2% 的 T_2D 患者中也有报道	Pupilli [203]
GLUT-2（2 型葡萄糖转运蛋白）	在新诊断的 T_1D 患者中有 32%～80% 的人发现了葡萄糖转运蛋白，但在对照组中只有 6.6% 的人发现了葡萄糖转运蛋白	Ikehata [204] Inman [205]
胰岛细胞自身抗体 12	ICA12/SOX13 的自身抗体已在 10%～30% 的 T_1D 患者和 6%～9% 的 T_2D 患者中得到证实，但在不同人群中只有 2%～4% 的对照得到证实	Kasimiotis [206] Törn [207]

淋巴细胞的形成，还是有待探索的重要问题。

6. 候补（次要）自身抗原　归于 T_1D 自身免疫性的相关的几种物质或分子可能是候补或次要的自身抗原。据报道与 T_1D 相关的自身抗原包括 imogen38 [196]、囊泡相关膜蛋白 2（VAMP2）[197] 神经肽 Y（NPY）[197]、胶质蛋白 38 [198]、热休克蛋白 60（HSP60）[199]、ICA69 [200]、羧肽酶 H（CPH）[201]、DNA 拓扑异构酶 Ⅱ [202]、CD38（ADP 核糖基环化酶 / 环状 ADP 核糖水解酶）[203, 204]、GLUT-2（2 型葡萄糖转运蛋白）[205]、ICA12/SOX13 [206, 207] 等（表 39-8）。这些候选自身抗原在胰岛自身免疫、T_1D 或两者中的作用尚待确定。

八、预测

利用高效精确且可重复的筛查方法测定 HLA 基因型以及 GAD65Ab、IA-2Ab、ZnT8Ab 及 IAA，可用于筛查启动胰岛细胞自身免疫攻击且 T_1D 风险增加的个体（表 39-9）。早期筛查 T_1D 有几个目的，其中一个是这极有可能阻止与 T_1D 发病相关的急性且具有危险性的酮症酸中毒，在某些情况下酮症酸中毒甚至可导致死亡。此外，正在积极研究预防 B 细胞被破坏的免疫治疗方法，希望 T_1D 有朝一日成为可预防的疾病。

众所周知，在遗传易感人群中，婴儿早期或甚至在胎儿期就可能触发胰岛自身免疫和 T_1D 的发展 [29, 30]。在患有糖尿病母亲的新生儿脐带血中可能检测到经胎盘转移的自身抗体，但大多数会在 6 个月后消失。另一方面，携带胰岛自身抗体的非临床糖尿病母亲为其后代带来更高的患病风险 [208]。

T_1D 的临床发病之前是由胰岛自身免疫标记物标记的“糖尿病前期”阶段，这一事实使得 T_1D 成为可预测和预防的疾病。这些自身抗体的预测指标随着年龄而变化，并且结合一种以上自身抗体可提高阳性预测率 [176]。更高的针对 GAD65，IA-2 和胰岛素自身抗体的检测能力使得通过以下方法预测 T_1D 成为可能。在胰岛自身抗体检测库中添加 ZnT8Ab 时，可达到 98% 的准确性 [168]。筛查测试的高预测效率对于设计干预研究至关重要。此策略在需要高诊断特异性的高风险人群（如一级亲属）中最有用。自身抗体的滴度水平反映了自身免疫反应的攻击程度，并与抗体阳性的持续时间和随后的临床疾病发展有关 [209]。

单独进行 HLA 检测并不是预测 T_1D 的主要指标，但与自身免疫标记物结合时，它具有显著作用，可提高中度风险亚组的预测敏感性。但是，添加 HLA-DQ 不会影响胰岛自身抗体的诊断敏感性 [210]。据报道，还有其他几个基因位点与 T_1D 遗传风险有关，但其贡献小于 HLA（表 39-4）。

B 细胞功能预测是在易感人群中通过静脉葡萄糖耐量试验（IVGTT）后检测第一阶段胰岛素反应（FPIR），并以此结果为来评估的。低于 50mU/L 的低水平 FPIR 会在 5 年内带来 85% 的患病风险，并预测存在一种自身抗体（尤其是 ICA 或 IAA）的风险是 92% [211]。

表 39-9　在 1 型糖尿病患者及其一级亲属中发现频率增加的自身抗体和免疫复合物

部　位	自身抗原
器官特异性	
胰岛	GAD65，IA-2，胰岛素，ZnT8
甲状腺	甲状腺过氧化物酶（TPO），甲状腺球蛋白（Tg）
甲状旁腺	NACHT 富含亮氨酸的重复蛋白 5（NALP5）
胃	H^+/K^+ATP 酶，内因子
肾上腺	21- 羟化酶
垂体	烯醇酶是一种候选自身抗原
非器官特异性	
外周淋巴细胞	淋巴细胞毒性
核酸	单链 RNA，双链 RNA
细胞成分	微管蛋白，胰岛素受体
血浆蛋白	白蛋白
免疫复合物	固相 C1q 结合，Raji 细胞结合

ATP. 腺苷三磷酸；GAD. 谷氨酸脱羧酶

九、预防

使用不同的治疗方法预防或逆转 NOD 小鼠和

BB 大鼠等实验动物自身免疫性糖尿病并希望通过这些治疗方法可预防和干预人类 T_1D 的发生[26]。然而，在人类身上成功的可能性与在动物模型上明显不同。对 NOD 小鼠和 BB 大鼠的研究表明，用胰岛素或烟酰胺治疗可减少自发性糖尿病。这些研究启动了大型临床试验，如“Diabetes Prevention Trial−1”“Diabetes Prediction and Prevention Project”及“European Nicotinamide Diabetes Intervention Trial”，所有试验均没有效果（参见后述）。因此，啮齿动物的临床前研究可能并不总是适合于指导人类试验。但是，自发的 T_1D 啮齿动物可能有助于预防性研究的机制，这已证实在人类中是可行的。

选择预防策略还是干预策略是一个有争议的问题，这与几个因素有关。第一，有人建议干预试验可以使用风险较大的疗法，这些疗法需要用于少数新诊断的患者，随访时间有限。第二，预防性试验可能会在更安全的疗法上进行，这些疗法可用于临床前阶段并需要更长的随访时间[34]。预防性试验通常分为抗原特异性疗法和非抗原特异性疗法[35]。

一级预防试验将针对高危人群（如具有高 HLA 风险或家族史阳性的婴儿），在自身免疫攻击开始之前干预。营养因素等环境因素尤其令人关注，特别是从出生到 6 岁，这一时期被观察到是自身免疫主要触发和发病率上升最高的时期[44]。在具有遗传风险的人群中降低 IDDM 的试验（TRIGR）是一项随机、安慰剂对照、双盲试验，旨在检测牛奶对有遗传风险且有阳性家族史的婴儿的作用。母乳喂养 6～8 个月后，婴儿随机接受牛奶或水解酪蛋白配方奶。TRIGR 已在 17 个国家 / 地区实施。最近的结果表明，水解酪蛋白配方奶不能阻止儿童出现胰岛自身抗体阳性[212]。预防糖尿病的营养干预试验（NIP−Diabetes）正在招募孕妇和 5 月龄以下的高危患病风险婴儿。NIP 通过口服十二碳六烯酸（DHA）（一种被认为可防止胰岛自身免疫的脂肪酸）作为补充食品提供给母亲。婴儿将被随访直至 9 岁。这项研究的结果将决定将来更大的试验[35]。无糖饮食试验（PREVFIN）测试了从饮食中清除麸质对 T_1D 风险的可能作用。该研究于 2002 年结束，未观察到对胰岛自身抗体或疾病进展的影响[35]。对数项早期观察性研究结果的 Meta 分析表明，儿童服用维生素 D 可以显著降低 T_1D 风险。还有一些证据表明这种关联受补充剂量和时机的影响[213]。2003 年启动的一项随机、开放性试验对维生素 D_3（胆钙化醇）的每天使用量是 2000U，而目前的试验中使用的补充剂量为 400U/d，该研究认为维生素 D_3 可能是预防因素。该研究初步招募了具有高 HLA 遗传风险的 4 周岁以下的儿童作为受试者[35]。

二级预防试验招募具有高 HLA 遗传风险且自身抗体阳性的儿童，以及具有多种自身抗体的儿童和年轻人作为受试者。其目的是延缓和抑制攻击性免疫对 B 细胞的破坏。目前已经进行了使用胰岛素作为特定抗原的基于抗原的二级预防试验。Diabetes Prevention Trial−1（DPT−1）是一项大型的观察疗效的随机试验，分为两组：肠胃外胰岛素（高风险受试者，无安慰剂，于 2002 年完成）和口服胰岛素（中度风险受试者，有安慰剂对照）[35]。两个分支试验结果均未显示对 T_1D 进程的影响，尽管口服试验的亚组分析结果提供了强有力的证据证明，可降低存在胰岛素自身免疫（IAA ≥ 80U）的亲属的 T_1D 发生率[35]。在欧洲烟酰胺糖尿病干预试验（ENDIT）中，烟酰胺（维生素 B_3）作为非抗原特异性药物被服用。ENDIT 的结果显示其对 T_1D 结局没有影响[35, 212]。糖尿病预测与预防项目（DIPP）是在芬兰实施的一项随机、安慰剂对照试验。它招募了具有高遗传风险的儿童，以试验使用鼻内胰岛素对预防 T_1D 的疗效。结果提示，鼻内胰岛素并未能延迟或预防 T_1D[214]。将环孢素、维生素 E 或强化胰岛素治疗与烟酰胺结合使用的其他试验结果也未得到阳性结果。其他预防试验也对一些药物（如组胺拮抗药酮替芬）进行了试验，均未见效果[35, 211, 212]。

十、干预

干预或三级预防试验针对的是新诊断的 T_1D 患者，目的在于保留残存的 B 细胞数量并增强其功能和再生能力。与预防试验一样，干预试验也可以是抗原特异性或非抗原特异性的。已有试验采用特定胰腺抗原进行免疫接种。NBI−6024 是一项正在进行的、随机、安慰剂对照、双盲试验，用于试验修饰肽配体（APL）胰岛素 B,9−23 疫苗的作用，这是一种重要的胰岛自身抗原。这种基因工程疫苗被皮下注射到青少年和新发 T_1D 的成年人中[35]。

DiaPep277 也是一项随机、安慰剂对照、双盲试验，该试验使用了免疫调节肽热休克蛋白 60（HSP60）皮下注射给新发 T_1D 患者。DiaPep277 的结果表明，在成人发病的 12～18 个月内注射该疫苗，可预防 B 细胞被继续破坏并保持 C 肽水平，但在 T_1D 儿童中未发现类似的效果[34, 35]。最近有学者对 DiaPep277 研究中的数据提出了质疑。

以明矾为辅料制造的 GAD65 已用于 LADA[215] 和 10—18 岁的 T_1D 患者的随机安慰剂对照免疫调节试验[216]中。连续注射 20μg GAD 疫苗可使患者的残存胰岛素得以保留[215, 216]。其他试验还有在高危儿童中使用胰岛素原肽疫苗或基于胰岛素原的 DNA 疫苗（BHT-3021）等[34, 35]。

非抗原特异性方法已在许多干预研究中使用。口服环孢素 A 的随机，安慰剂对照试验显示，该方法可减缓残留 C 肽的下降速率，减少胰岛素使用剂量[35, 212]。尽管单独使用硫唑嘌呤时无作用，但与泼尼松联用可部分缓解新发 T_1D[35]。用于器官移植的抗胸腺细胞球蛋白（aTG），与泼尼松联用时，患者的胰岛素需求减少，但会出现不良反应——严重的暂时性血小板减少症[35]。CD3 单克隆抗体，包括 hOKT3gl（Ala-Ala）和 ChAglyCD3（TRX4），可抑制 T 细胞活性，通过阻断 T 细胞增殖和分化，可以在治疗后 18～24 个月内维持 C 肽水平的稳定和降低胰岛素需求量[35]。有关 CD3 单克隆抗体的试验正在进行。抗 CD20 利妥昔单抗是一种单克隆抗体，可通过与 CD20 抗原结合来减少血液中的 B 细胞。利妥昔单抗已在类风湿性关节炎等其他自身免疫疾病中显示出作用，并可能在 T_1D 中发挥作用[34, 212]。胰岛素分泌抑制药二氮嗪被用于使残留的 B 细胞处于静息状态，并保护其免受进一步的免疫破坏，但尚没有报道证实其有用。同样，皮下注射卡介苗疫苗的初步研究也显示其没有效果[35]。

最近，使用自体脐带血细胞或基因工程树突状细胞的新设计试验已作为第三级干预试验而启动[212]。间充质干细胞（MSC）具有免疫调节作用，可用于预防和治疗 T_1D[217]。MSC 可能通过直接作用于调节性 T 细胞和自身反应性 T 细胞，以及通过纠正 B 细胞和自然杀伤细胞，或通过间接作用来调节树突状细胞的功能，或增强外周免疫耐受性而发挥作用[217]。三级干预包括胰腺移植和单独的胰岛移植。在恢复血糖水平和胰岛素分泌水平方面，这两种方法均被证明是成功的，但是独立的胰岛移植对血糖控制较差，作用短暂，复发率高且成本较高[218]。

十一、总结

胰岛 B 细胞似乎是导致 T_1D 临床发病的自身免疫过程中的特异性靶标。T_1D 的发展分为几个阶段：存在遗传风险（HLA 和非 HLA 基因），针对 B 细胞的自身免疫反应的启动，环境因素触发或促进，细胞免疫破坏 B 细胞，糖尿病前期代谢紊乱，以及最后临床糖尿病阶段。B 细胞自身免疫过程通常在疾病临床发作之前就已经开始。引发这一过程的事件尚不清楚，B 细胞自身抗原 GAD65、IA-2、胰岛素或 ZnT8 可能是最终诱导免疫系统识别胰岛 B 细胞的结构。分子遗传学的最新进展使人们有可能更好地理解 HLA-DQ 和 HLA-DR 分子。这些分子对了解 T_1D 发病风险是必要的，但这些分子还不能够完全解释 T_1D 发病风险。对人类基因组进行 T_1D 易感性的筛查发现，其他几种遗传因素也可能通过加速或减速疾病过程而影响 T_1D 发病风险。自发糖尿病的啮齿动物，如 NOD 小鼠和 BB 大鼠，对机制的研究很重要。然而，事实证明，它们在指导人体研究的临床试验中的作用是有限的，而且常常会引起误解。未来在人类中进行预防和干预研究的目的是测试对 T_1D 高危的个体中进行抗原特异性免疫抑制，或其他免疫调节疗法是否可以阻止胰腺 B 细胞的丢失。

致谢

作者实验室的研究得到了美国国立卫生研究院、华盛顿大学的罗伯特·H·威廉姆斯基金会、青少年糖尿病研究基金会、美国糖尿病协会、瑞典研究理事会、纳特和爱丽丝·沃伦伯格基金会、瑞典糖尿病协会、欧洲联盟（DIAPREPP）、欧洲糖尿病研究基金会、UMAS 基金和隆德大学医学院的资助。

第 40 章 2 型糖尿病：病因、发病机制及自然病程

Type 2 Diabetes Mellitus: Etiology, Pathogenesis, and Natural History

Christopher J. Hupfeld Jerrold M. Olefsky 著

王董磊 石瑞峰 吴同智 孙子林 译

要 点

- 2 型糖尿病的主要病理生理特征包括胰岛素抵抗，以及胰岛 B 细胞功能异常引起的胰岛素分泌相对不足。
- 绝大多数 2 型糖尿病患者伴有肥胖，后者是引起胰岛素抵抗最常见的病因。
- 胰岛素作用和分泌的异常与环境及遗传因素有关。
- 最新发现，介导胰岛素抵抗的机制可能包括局部和全身炎症通路的激活，脂毒性和应激通路的激活。

2 型糖尿病是最为常见的一种糖尿病类型，也是目前全球致病和致死的主要原因之一，其快速增加的发病率进一步加重了目前严峻形势。因此，了解其病因和发病机制至关重要。根据定义，2 型糖尿病患者既没有 1 型糖尿病相关的自身免疫性 B 细胞破坏，也没有第 38 章所述的其他特殊类型糖尿病的特定病因。2 型糖尿病不是单一的疾病过程，而是一种异质性疾病综合征，通过多种因素（单一或联合）共同引起高血糖。因此，2 型糖尿病的发病可能反映了不同患者在遗传异质性、病理、环境和代谢等方面的异常。

正常的血糖稳态依赖于胰岛素分泌和组织对胰岛素的敏感性之间的平衡。骨骼肌、肝脏和脂肪组织对胰岛素调节葡萄糖代谢的作用格外重要。这三类组织器官的糖代谢异常共存于 2 型糖尿病病程中 [1–4]，共同介导了高血糖状态。图 40–1 概括这三类组织器官功能与糖代谢异常的关联。首先在肝脏水平，肝脏中的葡萄糖合成过多，会引起基础状态下肝糖原水平升高，从而导致 2 型糖尿病患者空腹血糖升高 [5–7]。在体内胰岛素刺激状态下，70%～80% 的葡萄糖由骨骼肌摄取，因此骨骼肌为主要的外周胰岛素靶组织。基于不同人群的多项研究已详尽阐述了糖代谢靶组织在 2 型糖尿病状态下的胰岛素抵抗性 [2–5, 8–12]。胰岛细胞功能异常是高血糖发展、进展的关键病理生理基础，在糖尿病状态下，B 细胞功能降低常伴随胰高血糖素分泌增加 [1, 13, 14]。综上，这些器官功能的异常共同参与介导了 2 型糖尿病综合征。在本章的后续章节中将进一步阐述各类代谢异常。

虽然 2 型糖尿病患者的病因存在异质性，但最终的高血糖状态均涉及胰岛素分泌受损、胰岛素抵抗和肝脏葡萄糖生成增加，并且这三种常见代谢异常的重要性等级与患者的特定遗传、病理或环境因素密切相关。

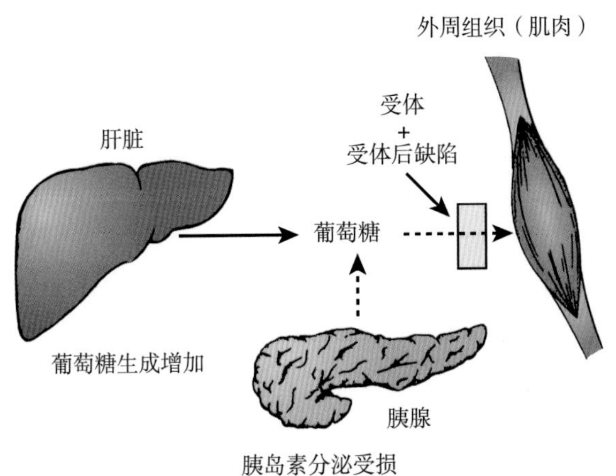

▲ **图 40-1 导致 2 型糖尿病高血糖的代谢异常概述**

肝脏葡萄糖生成增加，胰岛素分泌受损，以及由受体和受体后缺陷引起的胰岛素抵抗都会导致高血糖状态

一、遗传与后天因素

（一）遗传因素

大量证据表明，遗传因素是 2 型糖尿病的致病因素之一。大部分 2 型糖尿病患者具有糖尿病家族史。最有力的证据来自于一项双胞胎研究。该研究招募了 53 对双胞胎，并且每一对双胞胎均有一人被确诊 2 型糖尿病，研究发现，91%（48/53）的双胞胎的另一人也被诊断为 2 型糖尿病 [15]。虽然在剩下 5 对双胞胎中没有确诊糖尿病，但通过口服葡萄糖耐量试验，均发现他们有轻微的糖耐量异常和异常的胰岛素反应，这表明他们也可能最终发展为糖尿病。

另外，来自于不同种族的 2 型糖尿病患病率也存在显著差异，因生活环境相同，这些种族间差异无法用环境因素解释。在美国，白种人 2 型糖尿病的患病率为 2%～4%，非裔美国人 4%～6% [16]，墨西哥裔美国人 10%～15% [17]，不同种族的 2 型糖尿病患病率均随着肥胖的流行率的上升而增加。在亚利桑那州，超过 40% 的皮马印第安人患有 2 型糖尿病，这是世界上 2 型糖尿病发病率最高的群体 [18]。皮马印第安人中，父母双方在 45 岁之前患有 2 型糖尿病；年龄在 35—44 岁的人群有 80% 患有糖尿病；2 型糖尿病家族史是疾病发展的主要危险因素。显然，这种遗传倾向与不良的环境影响（如肥胖和久坐的生活方式）相互作用，这也是近年来 2 型糖尿病发病率急剧上升的主要原因。

尽管双胞胎中的一致率很高，“普通型” 2 型糖尿病显然不是单一基因缺陷的结果；2 型糖尿病的遗传模式不符合任何可识别的孟德尔模式，一级亲属中 2 型糖尿病的发病率低于预期值。大部分 2 型糖尿病患者表现为一种多基因疾病，伴有多个基因位点轻微至中等程度的变异，其亦可能存在基因多态性的不同组合。本章后面将详细讨论可能的易感基因。2 型糖尿病被称为多因素疾病，因为基因不仅相互之间作用，而且还与环境相互作用。因此，个体可能通过遗传特定的基因组合而易患 2 型糖尿病，但获得性环境因素是出现高血糖现象的必要条件。

虽然在大多数患者糖尿病的发病机制涉及多个基因，但是仍有少数患者是单基因糖尿病。在这些单基因糖尿病中，环境因素对其发病的贡献微乎其微。这些单基因突变可能会导致胰岛素分泌或胰岛素作用的缺陷，具体将在本章后面内容讨论。

（二）后天因素

1. *生活方式：饮食、运动和肥胖* 对遗传易感人群而言，后天因素在 2 型糖尿病的发展中起着主要作用，通过评估生活方式改变对不同种族人群糖尿病患病率的影响，可以明确后天因素的主要作用。随着种族群体从较不发达的地区迁移到城市化程度更高的地区，或者从农业方式转变为更久坐的城市生活方式，糖尿病的患病率都会增加。在日本，农村地区 2 型糖尿病的患病率约为 4% [19]，而移民到美国的日本人其患病率则上升至 21%，甚至更高 [20]。皮马印第安人的情况亦是如此，尽管居住在墨西哥西北部的人仍然是以务农为主，但在亚利桑那州的人则大多是“西方化”的生活方式。亚利桑那州印第安人男性和女性的糖尿病患病率分别为 54% 和 37%，而墨西哥印第安人男性和女性的患病率分别为 6% 和 11% [21]。

在遗传背景相似的人群中，影响糖尿病患病率差异的环境因素可能是饮食结构和生活方式。采用一种都市化、西方化的生活方式，意味着饮食结构的改变，总热量、脂肪和精制碳水化合物的含量均大大升高。例如，日本当地男性平均每日脂肪摄入量为 16.7g；相比之下，在美的日裔国男性中，平均每日脂肪摄入量为 32.4g[22]。此外，与居住在原籍国的同一民族相比，居住在美国的各民族的体育活动水平较低[23]。这些生活方式的改变显然更易引发肥胖，且大量证据表明肥胖是糖尿病发生发展的一个主要因素。肥胖在糖尿病发病机制中的作用将在本章后面详细讨论。糖尿病预防计划[24]表明，强化生活方式干预，包括改变饮食结构和增加运动，在 2.8 年内使糖耐量受损进展为糖尿病的概率降低了 58%。

这些与肥胖无关的生活方式对糖尿病发展的贡献程度尚不清楚。例如，目前尚不清楚特定的饮食成分（如富含饱和脂肪或高度精制的碳水化合物的饮食）是否在 2 型糖尿病发病的独立危险因素，但是在运动方面，来自实验和流行病学研究的证据表明，体力活动水平较低的受试者更容易患上糖尿病，且与肥胖无关[25]。

2. 低出生体重　过去的 20 年中基于大量群体研究均表明，低出生体重是后期发生胰岛素抵抗和糖尿病的危险因素[26-28]。造成这种关系的机制尚不清楚，但可能与胚胎对营养刺激的表观适应或过多的胎儿糖皮质激素刺激相关[29]。

3. 老龄化 / 衰老　葡萄糖耐量降低与衰老相关，可能是由于胰岛素敏感性降低和胰岛素分泌减少所致[30]。然而，由于年龄增长导致的体育活动减少和脂肪堆积增加等因素，某种程度上也会导致葡萄糖耐量下降。显然，2 型糖尿病的发病率随年龄增长而增加，但衰老过程本身是否起一定作用尚不清楚。

总之，在大多数受试者中，2 型糖尿病是一种由遗传因素与环境因素（肥胖和其他获得性因素）相互作用共同所致的异质性疾病。

二、2 型糖尿病的自然病程

图 40-1 揭示了 2 型糖尿病发生后单个时间点的病理生理状态。但是并未反映该疾病的进行性发展。图 40-2 为 2 型糖尿病自然病程或进展示意图。有证据表明，在大多数人群首先出现胰岛素抵抗，

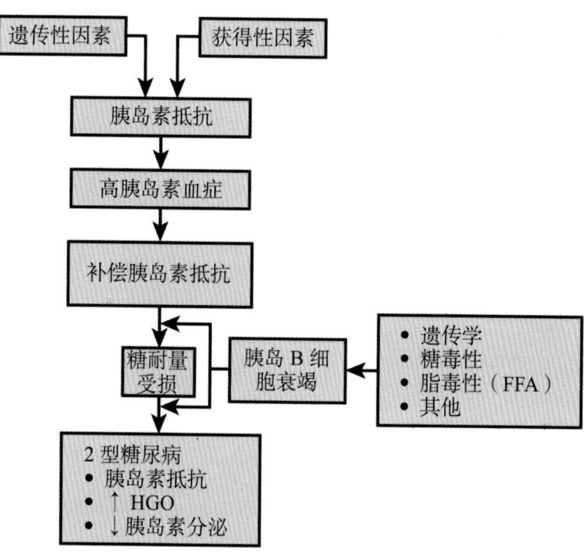

▲ 图 40-2　2 型糖尿病发展的可能原因

进而发展为 2 型糖尿病。遗传可能是胰岛素抵抗的主要因素，但肥胖、久坐的生活方式和衰老（特别是肥胖）等后天因素也可能导致胰岛素敏感性降低，或者会刺激胰岛素敏感性降低的潜在遗传机制。为了克服胰岛素抵抗，B 细胞会增加胰岛素分泌，从而导致高胰岛素血症，以维持相对正常的葡萄糖耐量。然而，在部分人群中，这种高胰岛素分泌仍不足以完全弥补胰岛素抵抗，并且出现糖耐量受损（impaired glucose tolerance，IGT）。虽然有一部分 IGT 患者可能会恢复正常的葡萄糖耐量，但由于大部分患者最终将进展为糖尿病，因此，应该将 IGT 视为 2 型糖尿病发展的中间阶段。

IGT 受试者发展为 2 型糖尿病的比例取决于种族群体和评估方法。例如，在美国国立卫生研究院（NIH）发起的多中心糖尿病防治项目中，每年约有 10% 的 IGT 患者发展为 2 型糖尿病[31]。从 IGT 向确诊 2 型糖尿病转变的过程中可以观察到至少 3 个病理生理变化。首先是 B 细胞功能和胰岛素分泌明显下降。这种下降是由于预先编码的遗传因素引起 B 细胞功能异常或获得性损伤（如糖毒性或脂毒性），抑或是两者共同所致，具体机制尚不明确。这种转变伴随着 B 细胞功能的显著下降被认为是导致 2 型糖尿病进展的主要因素，其次是肝脏代谢改变。IGT 患者的肝葡萄糖输出量（hepatic glucose output，HGO）正常，而空腹高血糖患者的 HGO 升高。因此，肝脏产生过量葡萄糖是 2 型糖尿病发病的另一

重要因素（尽管是继发性的）。最后，大量研究发现 2 型糖尿病患者较 IGT 患者存在更为显著的胰岛素抵抗，其可能与继发的葡萄糖毒性或其他获得性因素相关。

在一项对糖尿病高风险受试者的研究中，其中一组由父母患有 2 型糖尿病的个体组成。使用静脉葡萄糖耐量测试（GTT），Warram 和同事评估确定了 155 名父母均患有 2 型糖尿病的非糖尿病患者群[32]。在平均 13 年的随访期内，该组中 16% 发展为 2 型糖尿病。但是，根据初始测试胰岛素敏感性进行分组后随访观察发现，研究开始时存在胰岛素抵抗的受试者中，糖尿病的累积发病率为 60%，而对胰岛素敏感的群体其发病率则低于 5%。因此，胰岛素抵抗和高胰岛素血症（而不是低胰岛素血症）是糖尿病前期的特征，独立于肥胖，多年后发展为胰岛素抵抗和典型 2 型糖尿病[32]。

在 2 型糖尿病高发人群中的研究也为胰岛素抵抗在糖尿病发展中的主要作用提供了数据支持。因此，在皮马印第安人中，高胰岛素血症和胰岛素介导的葡萄糖分解减少等早期异常，可以预测后期 IGT 和 2 型糖尿病发展[33, 34]。皮马印第安人中进展为 2 型糖尿病的 IGT 患者，在葡萄糖负荷后 2h 胰岛素水平低于未进展的或恢复正常的 IGT 患者。在瑙鲁（密苏里州）的密克罗尼西亚人的研究得出了类似的结果，该人群的 2 型糖尿病患病率约为 30%[35]。同样，在该人群中，空腹高胰岛素血症的人群最有可能发展为 IGT 和 2 型糖尿病，但是可以通过空腹胰岛素对葡萄糖激发的反应性降低来预测从 IGT 到 2 型糖尿病发展的过程。

一项来自 2 型糖尿病患者的一级亲属的研究为上述结论提供进一步的支持[36–38]。在这些研究中，在糖尿病患者的血糖正常亲属中发现了外周胰岛素抵抗和高胰岛素血症。IGT 患者的一级亲属出现明显胰岛素抵抗，也表现出胰岛素分泌缺陷，这些缺陷在葡萄糖耐量正常的人群中并不明显。总之，2 型糖尿病的病理生理表现包括 HGO 升高，胰岛素分泌受损和外周胰岛素抵抗。2 型糖尿病发病机制有很强的遗传因素，对糖尿病前期受试者的研究表明，在大多数人群中，葡萄糖稳态失衡发生之前，就已经存在胰岛素抵抗以及高胰岛素血症。经过一段时间的葡萄糖耐量正常的代偿性高胰岛素血症后，B 细胞胰岛素分泌下降，进展为 IGT 并最终发展为 2 型糖尿病。

在本章的剩下部分，将回顾 2 型糖尿病的胰岛素分泌，胰岛素作用和肝脏葡萄糖代谢异常，并着重阐述基本理论（已知）及其在病因学上的适用性。

三、2 型糖尿病的病理生理学

（一）胰岛 β 细胞功能异常

肥胖是胰岛素抵抗的主要原因，并且如前所述，B 细胞通过增加胰岛素分泌来代偿降低的胰岛素敏感性。在正常的葡萄糖耐量受试者中，胰岛素抵抗引起的胰岛素分泌增加是双曲线关系[39]（图 40–3）。尽管这种因胰岛素敏感性降低而引起的胰岛素分泌增加可被视为适应性反应，但在胰岛素抵抗状态下，也应注意胰岛素分泌的细微质变。胰岛素通常在每 80～150min 节律性分泌基础上，以 5～15min 快速且规则的脉冲分泌（见第 32 章）[40]。胰岛素抵抗的肥胖患者以及胰岛素抵抗但葡萄糖耐受的 2 型糖尿病患者的后代中，这些快速、规则的脉冲被无序脉冲取代[41]。事实上，现有研究已证明胰岛素分泌脉冲频率与周围胰岛素敏感性呈负相关[42, 43]。

1. 糖耐量受损的受试者中的胰岛素分泌　IGT 患者都有一定程度的定量和（或）定性的胰岛素分泌缺陷。其具体差异的部分原因反映了疾病的异质性，即部分 IGT 受试者恢复为正常的葡萄糖耐量，部分将发展为确诊的 2 型糖尿病，其余则维持 IGT 许多年。

关于 B 细胞功能与胰岛素敏感性之间的双曲线关系，IGT 受试者的胰岛素分泌量少于其胰岛素抵抗程度所需的胰岛素分泌量[46]。此外，Polonsky 使用分级葡萄糖输注法测试胰岛素分泌与胰岛素敏感的关系，结果显示，在相同葡萄糖水平的刺激下，IGT 受试者胰岛素分泌量均低于正常对照和肥胖的非糖尿病受试者（图 40–4）[47]。胰岛素分泌逐渐受损的胰岛素抵抗 IGT 受试者最有可能发展为 2 型糖尿病[48]。

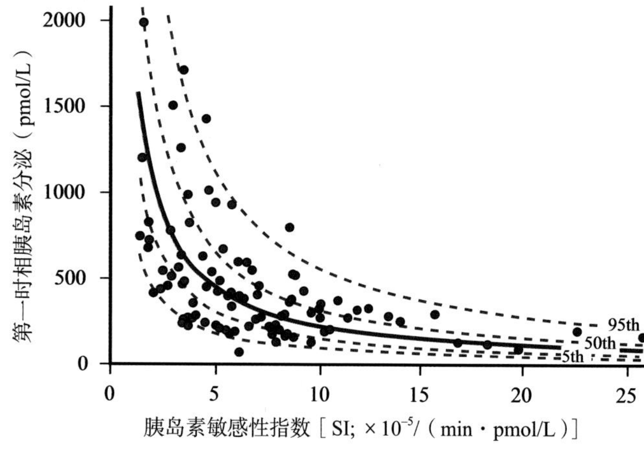

▲ 图 40-3　胰岛素敏感性与 B 细胞功能的关系

在 93 名 45 岁以下非糖尿病健康受试者中，胰岛素敏感性与 B 细胞功能［被量化为第一阶段胰岛素分泌（AIRglucose）］之间的关系。该队列研究显示了胰岛素敏感性和 B 细胞功能。实线描绘了最佳拟合关系（第 50 个百分位数）；虚线表示第 5、25、75 和 95 个百分位。这种关系最好用双曲线函数来描述，因此胰岛素敏感性的任何变化都可以通过 B 细胞功能的相互且成比例的变化来平衡（数据源自 Kahn SE, Prigeon RL, McCulloch DK, et al: Quantification of the relationship between insulin sensitivity and beta-cell function in human subjects: evidence for a hyperbolic function, Diabetes 1993;42:1663-1672.)

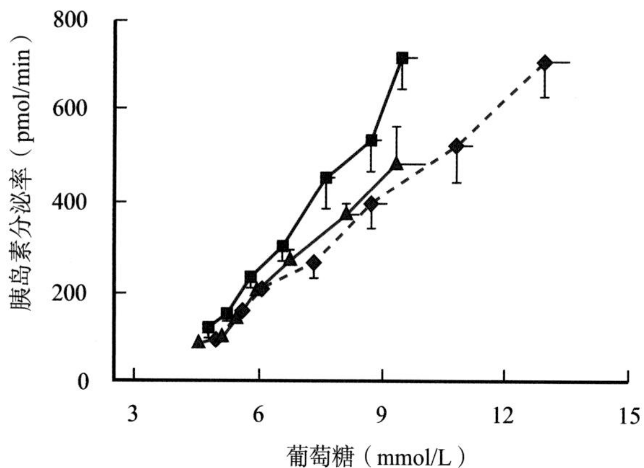

▲ 图 40-4　在一组瘦的非糖尿病对照组（蓝色三角形），肥胖非糖尿病组（红色正方形）和肥胖的葡萄糖耐量受损组（蓝色菱形）中研究分级葡萄糖输注下血糖浓度和胰岛素分泌率的关系

在基础条件下测量葡萄糖水平和胰岛素分泌速率最低，随后在葡萄糖输注率为 1、2、3、4、6 和 8mg/（kg · min）时测量血糖水平。数值为平均值 ± 标准误（SEM）（数据源自 Polonsky KS：The beta-cell in diabetes：from molecular genetics to clinical research，Diabetes 1995；44:705–717.）

持续的静脉葡萄糖刺激对胰岛素分泌的作用通常是双相的：在 1～3min 内（第一时相）胰岛素水平快速升高，然后在 6～10min 内恢复至基线水平，接着第二次增加（第二时相）。IGT 受试者在第一时相和第二时相对葡萄糖的反应均降低 [49]，并且 IGT 受试者中胰岛素分泌的另一个质量缺陷是由于紊乱的脉冲代替了快速的规则性分泌脉冲所致 [41]。

2. 2 型糖尿病患者的胰岛素分泌　IGT 受试者的胰岛素分泌异常也存在于 2 型糖尿病中，且更为明显。在 2 型糖尿病的自然病程中，B 细胞功能逐渐减弱。这种 B 细胞功能的降低不仅在代偿性胰岛素抵抗向 IGT 转化，继而转化为 2 型糖尿病的过程中很明显，而且在 2 型糖尿病初发后逐渐发展的过程中也很明显 [50]。

在 2 型糖尿病中，基础胰岛素水平通常正常或升高。的确，患有 2 型糖尿病的肥胖者其基础胰岛素水平可能比正常人高几倍，但这并不意味着基础 B 细胞分泌功能正常，因为还必须考虑到血糖水平的正常范围 [51-53]。高血糖是胰岛素的主要刺激物，当正常人通过输注葡萄糖使血糖升高时，游离胰岛素水平远高于 2 型糖尿病患者 [51, 52]。因此，2 型糖尿病患者的基础胰岛素仅在空腹高血糖刺激增强的情况下才能维持正常水平或升高，这表明 B 细胞对葡萄糖的敏感性出现了潜在的损伤。2 型糖尿病的葡萄糖刺激后的胰岛素水平可以是低的、正常或高的，这取决于糖尿病的严重程度、肥胖程度和先前的糖尿病控制水平 [13, 14, 44]。

(1) 对静脉葡萄糖的反应：2 型糖尿病患者静脉葡萄糖刺激下胰岛素分泌缺陷始终存在。一旦空腹血糖水平超过 126mg/dl，静脉葡萄糖刺激下的胰岛素第一时相反应性释放将完全消失。这种关系如图 40-5 所示 [1, 54, 55]。

值得注意的是，对非葡萄糖刺激（如精氨酸 1 或异丙肾上腺素 [56]）的急性或第一时相的胰岛素分泌相对保留；这表明 2 型糖尿病患者 B 细胞存在对葡萄糖刺激的选择性功能缺陷。因为静脉注射精氨酸或异丙肾上腺素而引起的急性胰岛素反应会随着葡萄糖浓度的升高而增加，Porte 及其同事试图通过绘制精氨酸或异丙肾上腺素脉冲引起的急性胰岛素反应增加作为血糖水平升高的函数来量化葡萄糖的这种作用 [1, 14, 51]。这种关系的斜率称为葡萄糖增强斜率。并且通过该分析，在 2 型糖尿病中，B 细胞功能的葡萄糖增强作用也降低 [1, 14]。

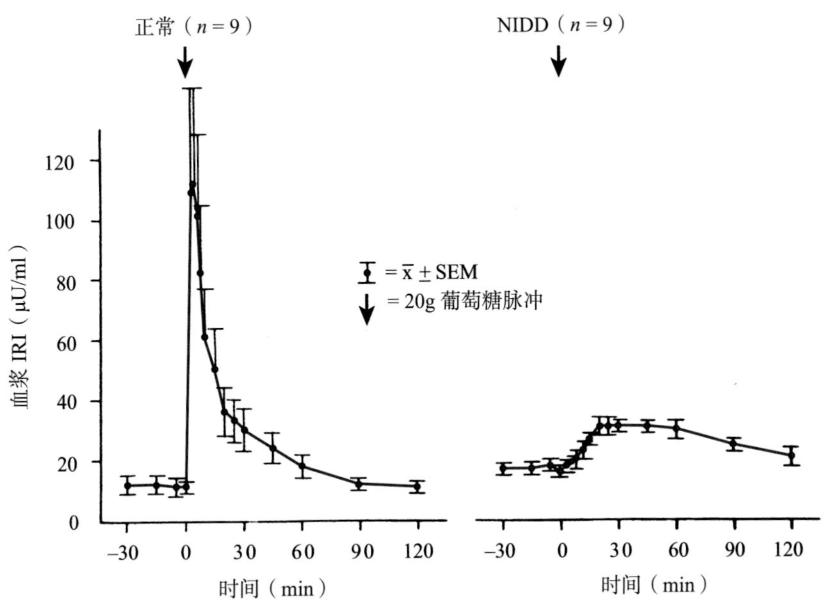

▲ 图 40-5　在正常和 2 型糖尿病［非胰岛素依赖型糖尿病（NIDD）］受试者中，静脉注射葡萄糖后第一时相胰岛素分泌

正常受试者的平均空腹血糖浓度为（83 ± 3）mg/dl，2 型糖尿病受试者的平均空腹血糖浓度为（160 ± 10）mg/dl（引自 the American Diabetes Association，Inc.，from Ward WK，Beard JC，Halter JB，et al：Pathophysiology of insulin secretion in non-insulin-dependent diabetes mellitus，Diabetes Care 1984；7：491-502.）

第一时相的胰岛素分泌缺乏可能是 B 细胞功能障碍的标志，但不太可能是糖耐量受损或高血糖的重要原因。轻度高血糖和重度高血糖的 2 型糖尿病患者在第一时相均存在胰岛素分泌不足，这表明胰岛素分泌不足并没有在葡萄糖耐量从轻度至重度空腹高血糖进一步恶化的过程中发挥作用。此外，在某些糖耐量正常但最终发展为 1 型糖尿病的特定患者中，其正常阶段不存在对静脉葡萄糖的急性胰岛素反应，因此不会引起高血糖症 [57]。最后，α 肾上腺素能拮抗药虽然不能改善空腹血糖或葡萄糖耐量，但基本上可以恢复胰岛素对静脉葡萄糖的急性反应 [58]。

通过高葡萄糖钳夹或分级静脉葡萄糖输注技术评估，与正常受试者和 IGT 受试者相比，2 型糖尿病患者的第二时相胰岛素分泌明显减少（图 40-4）。通常，糖尿病越严重，第二时相的胰岛素反应就越低 [1, 54]。

(2) 对口服葡萄糖和混合餐的反应：2 型糖尿病对口服葡萄糖或混合餐的胰岛素的反应变化远大于对静脉注射葡萄糖的反应。口服葡萄糖后，2 型糖尿病患者的胰岛素水平通常低于正常水平 [14, 36]，但轻度高血糖患者的情况并不全然如此 [44]。这种异质性如图 40-6 所示，该图总结了正常和 2 型糖尿病受试者 OGTT 的结果 [59]。可以看出，高胰岛素血症经常存在于轻度的糖耐量受损人群。轻度糖尿病患者的胰岛素水平通常处于“正常范围”，尽管高血糖和胰岛素敏感性程度不适当或相对较低。对于更严重的糖尿病，葡萄糖刺激下的胰岛素水平均较低。

在 2 型糖尿病中，葡萄糖刺激后 B 细胞功能出现相对缺陷（不是完全）。胰岛素对非葡萄糖刺激（如某些氨基酸和肠促胰岛素肽）的反应相对保守，即 2 型糖尿病患者对混合膳食的胰岛素反应优于口服葡萄糖。因此，在轻度 2 型糖尿病患者中，对混合餐的胰岛素反应可能会延迟，但是餐后高血糖，再加上其他胰岛素生成因素，通常会导致进餐后 2～4h 胰岛素反应过度。随着严重的高血糖症的发生，胰岛素水平降低的情况更为普遍。口服 GTT 是一种非生理性应激反应，可用来评估 B 细胞功能，但需要注意，在自由生活状态下，当患者进食混合餐时，在 2 型糖尿病中胰岛素水平绝对值可以相对保持。

3. 胰岛素原分泌　与 2 型糖尿病高胰岛素血症相关的另一个因素是循环胰岛素原水平。在大多数胰岛素免疫测定中，B 细胞在分泌胰岛素同时分泌胰岛素原，并与胰岛素抗体发生交叉反应，共同决

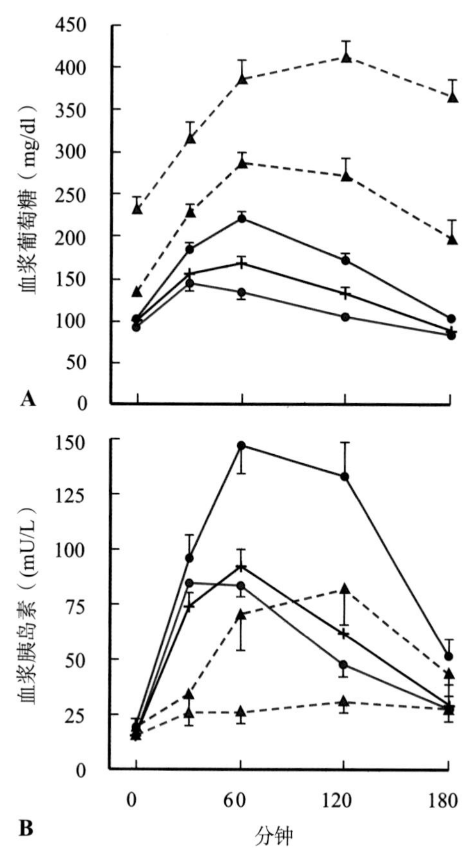

▲ 图 40-6 A.5 个受试组口服葡萄糖的血糖平均值［平均值（SEM）的 ± 标准误差］

蓝色圆圈，正常；加号，临界耐受性；红色圆圈，糖耐量受损；红色三角形，空腹高血糖（110～150mg/dl）；蓝色三角形，空腹高血糖（＞ 150mg/dl）。B.5 个受试组口服葡萄糖血浆胰岛素平均值（ ± SEM），符号与 A 中的相同（数据源自 Reaven GM，Olefsky JM：Relationship between heterogeneity of insulin responses and insulin resistance in normal subjects，Diabetologia 1977；13：201-206.）

定测定的免疫反应性胰岛素总水平。在正常受试者中，胰岛素原仅占 B 细胞分泌的胰岛素样物质的一小部分（3%～7%）。但是，使用胰岛素原特异性免疫测定法的几个研究组表明，在高胰岛素血症状态和许多 2 型糖尿病患者中，胰岛素原的释放比例增加，并且在标准免疫测定法中对所测量的胰岛素有部分贡献，因此实际胰岛素水平被高估。校正该影响因素后，在 2 型糖尿病患者的基础胰岛素水平将正常或中度升高。

4. B 细胞功能异常的机制　2 型糖尿病中 B 细胞功能异常的细胞机制目前尚不清楚，但很可能是遗传和后天因素的共同作用。

肥胖和 2 型糖尿病患者中 B 细胞总数发生改变[61, 62]。B 细胞量反映了新的胰岛形成（新生）和由于细胞凋亡导致的 B 细胞损失之间的平衡。在动物模型中进行的纵向研究表明，随着胰岛素敏感性的下降，B 细胞量会适当增加[62]，长期以来，人类的横截面数据表明肥胖症中 B 细胞的数量会增加[63]。相比之下，2 型糖尿病患者的 B 细胞量降低[61]。根据小鼠模型和人的横断面数据，B 细胞量减少被认为是由于胰岛新生及 B 细胞复制难以代偿 B 细胞凋亡加速所致[62]。

目前认为，在 2 型糖尿病病程中，B 细胞中脂质沉积诱发 B 细胞凋亡，从而导致胰岛素分泌受损，这一过程称为脂毒性。在脂毒过程中，由于过量脂肪酸进入 B 细胞，从而触发凋亡性细胞反应[64]。

大量证据表明，胰岛淀粉样多肽（IAPP）在 B 细胞损伤中起作用。IAPP 在 B 细胞中合成并与胰岛素共分泌[65]。IAPP 聚集形成淀粉样蛋白原纤维，高达 90% 的 2 型糖尿病患者的尸检中发现有胰岛淀粉样蛋白[66]。体外实验结果显示，IAPP 具有毒性，可导致 B 细胞凋亡[67]，因此 2 型糖尿病患者体内 B 细胞数目降低。

良好的血糖控制（无论是使用饮食、胰岛素或口服降糖药），都能改善 2 型糖尿病的胰岛素分泌异常[68-70]。这种部分可逆性与以下观点一致，即某种程度上，2 型糖尿病病理异常可能是继发于高血糖症或其他糖尿病失控相关的因素。各种体内和体外“糖毒性”理论研究研究表明，胰岛长期暴露于高血糖会导致葡萄糖刺激下的胰岛素分泌产生许多不同的缺陷[71]。必须注意的是，在正常血糖和高血糖条件下孵育分离的人胰岛，暴露于高血糖的胰岛素对随后的葡萄糖刺激做出反应的胰岛素分泌能力存在明显缺陷[72]。尽管确切的机制尚不清楚，但糖毒性联合脂毒性对 2 型糖尿病的 B 细胞功能受损有一定的作用。

小鼠遗传学研究中有一个有趣发现，即 B 细胞胰岛素受体信号传导对于维持正常生理功能极其重要。因此，从 B 细胞中特异性敲除胰岛素受体基因小鼠对葡萄糖反应第一阶段胰岛素分泌完全丧失，而对精氨酸的反应依然存在，这令人联想到 2 型糖尿病的 B 细胞缺陷[73]。在这些小鼠中，第二时相葡萄糖诱导的胰岛素分泌也减弱，并且显示出葡萄糖耐受性的年龄依赖性进行性损害。葡萄糖刺激的胰岛素分泌涉及通过特定葡萄糖转运蛋白 GLUT-2 将葡萄糖转运到细胞中。摄取葡萄糖后，葡萄糖被葡萄糖激酶磷酸化，随后葡萄糖 -6- 磷酸的细胞内代谢导致刺激性胰岛素分泌。在小鼠研究中，GLUT-2 的基因缺失会导致葡萄糖丢失，但不会导致精氨酸刺激的胰岛素分泌。值得注意的是，给小鼠喂食高脂饮食以诱导肥胖，也导致 B 细胞 GLUT-2 表达下降，这提示获得性环境因素与 B 细胞功能障碍之间存在另一种相互作用机制。

2 型糖尿病患者的 B 细胞量减少幅度为 30%～50%。但是，由于通常存在足够的胰岛素分泌储备可以维持 80%～90% 的 B 细胞损失而不至于发生高血糖。因此，可以得出结论：在 2 型糖尿病中剩余的 B 细胞一定存在功能降低。确实，现已证实 2 型糖尿病患者胰岛素分泌能力最多可降低 80%[52]。2 型糖尿病患者 B 细胞量的减少可能与剩余 B 细胞的功能降低有某种因果关系。因此，部分胰腺切除的大鼠和链脲佐菌素治疗的大鼠显示出类似的胰岛素分泌缺陷[71]，表明高糖刺激下的胰岛素分泌减少而非葡萄糖刺激的胰岛素分泌功能保留，这或许是一种普遍的 B 细胞损伤后应答反应。

（二）外周胰岛素抵抗

除 B 细胞功能受损外，2 型糖尿病的另一种主要的病理生理改变是胰岛素抵抗。胰岛素抵抗是一种新陈代谢状态，正常浓度胰岛素产生的生物反应低于正常的生物学反应。胰岛素反应的降低可能涉及胰岛素多种代谢作用中的任何一种，但从与 2 型糖尿病相关的角度来看，胰岛素对葡萄糖代谢作用的抵抗已经被广泛研究。因为胰岛素从 B 细胞通过循环到达靶组织，这些位点上任何一个的事件都会影响激素的最终作用。

1. 外周胰岛素抵抗的原因　影响胰岛素作用的循环因素。激素拮抗剂包括所已知的反向调节激素，如皮质醇、生长激素、胰高血糖素和儿茶酚胺。在众所周知的综合征（如库欣氏病、肢端肥大症）中，这些激素的水平升高诱发胰岛素抵抗性糖尿病状态。但是，在通常的肥胖或 2 型糖尿病情况下，这些反向调节激素的水平过高并不是导致胰岛素抵抗的重要因素。

作为人体重要的内分泌器官，脂肪细胞向循环中分泌许多称为脂肪因子的多肽。反过来，这些脂肪因子（即脂联素、瘦素、抵抗素、视网膜结合蛋白 4 等）以内分泌方式对葡萄糖稳态产生远端作用。脂肪因子的作用将在本章的后面讨论。

几年前，Randle 及其同事提出假设，肥胖和 2 型糖尿病患者体内游离脂肪酸（FFA）的循环水平升高会损害外周葡萄糖的利用率[74]。大量证据表明，FFA 确实会引起胰岛素抵抗，尽管其机制与 Randle 最初提出的假设不同。FFA 在调节 HGO 中也起着重要作用，并导致肥胖和 2 型糖尿病患者对肝脏胰岛素的敏感性下降。这些机制将在本章稍后详细讨论。

血液样品的复杂代谢谱分析（也称为代谢组学）最近提供了胰岛素抵抗的机制新见解[75]。在人体研究中，与胰岛素抵抗最相关的被测组分是支链氨基酸（BCAA）、芳香族氨基酸酸、C_3 和 C_5 酰基肉碱[76]。多个种族和不同地理位置均存在与 BCAA 相关的代谢产物簇[77]。BCAA 与胰岛素抵抗和肥胖表型的强相关性具有显著的临床意义，因为较高的 BCAA 相关主成分因子评分可预测饮食干预后体重减轻[78]，也可以预测 2 型糖尿病的发病率[79]。

其他循环内胰岛素拮抗激素，如抗胰岛素分子或抗胰岛素受体的抗体，是引起胰岛素抵抗的罕见原因，在第 38 章中有讨论。

2. 胰岛素作用中的细胞缺陷　现有证据表明，靶组织缺陷是 2 型糖尿病胰岛素抵抗的主要原因。在考虑潜在原因之前，先回顾一些正常胰岛素作用的一般概念（图 40-7）（参阅第 33 章）。胰岛素首先与其细胞表面受体结合，这是一种由两个 α 亚基（135kd）和两个 β 亚基（95kd）通过二硫键连接而成的异四聚糖蛋白[80-82]。α 亚基完全在细胞外，负责与胰岛素结合；β 亚基是跨膜蛋白，包含一个小的细胞外结构域和一个较大的胞质结构域，其中包括胰岛素调节的酪氨酸激酶活性。胰岛素与受体的结合迅速诱导 β 亚基的酪氨酸自磷酸化，除了与跨膜结构域相邻的酪氨酸残基以及在 β 亚基 C 末端的酪氨酸残基，还包括激酶域中的 3 个酪氨酸残基。一旦受体被自身磷酸化，其固有的酪氨酸激酶催化活性就会显著增强，然后可以磷酸化内源蛋白底物上的酪氨酸残基。激活胰岛素受体酪氨酸激酶是胰岛素信号转导和受体内化的关键。胰岛素受体酪氨酸激酶结构域自然发生突变的患者有严重胰岛素抵抗综合征。

近年来，在了解胰岛素信号如何从活化的胰岛素受体向下游传播到各种胰岛素调节的酶、转运蛋白和胰岛素响应基因以介导其代谢和生长作用方面取得了重大进展（图 40–7）。该领域迅速发展且比较复杂，在这里仅做简要讨论，在第 33 章中进行全面介绍。目前已发现大量中间信号分子，并且在激活胰岛素受体激酶之后，可以激活多个信号通路（图 40–7）。例如，导致胰岛素的促有丝分裂作用的途径中的某些成分与导致葡萄糖转运激活的成分不同，即使胰岛素的单一作用（如刺激葡萄糖转运）也可能涉及多个信号通路。胰岛素受体的几种胞质蛋白底物在胰岛素与其受体结合的几秒钟内被酪氨酸残基磷酸化。这些底物中第一个被鉴定的是胰岛素受体底物 1（IRS–1）[83, 84]。IRS–1 属于一个不断增长的蛋白质家族，包括 IRS–2、IRS–3、IRS–4 和一种称为 shc 的蛋白质，它们是参与胰岛素信号传导的胰岛素受体激酶的直接底物。这些蛋白质不具有酶促活性，而是充当对接蛋白。这些底物的酪氨酸磷酸化增强了它们与含有 src 同源性 –2（SH2）结构域的蛋白质的结合。

这些 SH2 结构域包含约 100 个氨基酸，可以结合包含磷酸酪氨酸的特定短基序列。包含特定 SH2 结构域的蛋白质与酪氨酸磷酸化的 IRS 蛋白质或 shc 的结合会产生多组分信号复合物，进而调节磷酸肌醇 3– 激酶（PI3K），一些丝氨酸激酶和磷酸酶作用于关键的胰岛素调节酶和转录因子。

胰岛素对 2 型糖尿病最重要的作用之一是刺激骨骼肌、脂肪细胞和心肌吸收葡萄糖。在大多数生理情况下，这些组织中的葡萄糖转运限制了整体葡萄糖处置的速率 [85–87]。组织葡萄糖的摄取至少由 5 个促进性葡萄糖转运蛋白家族介导，每个转运蛋白

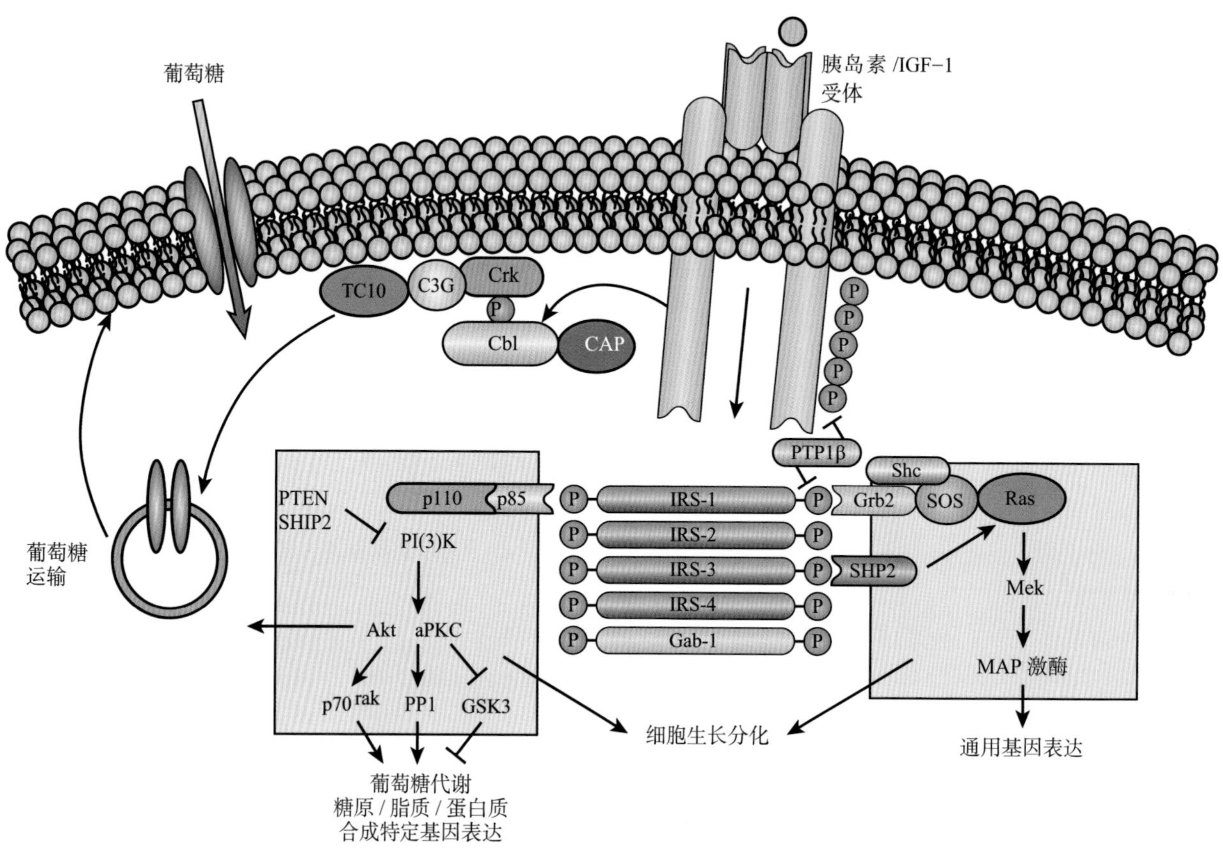

▲ 图 40–7　胰岛素作用的细胞模型

引自 Saltiel AR, Kahn CR: Insulin signaling and the regulation of glucose and lipid metabolism, Nature 2001;414:799–806.

都来自一个单独的基因。这些转运蛋白显示出高度的同源性，但每个都有组织分布特异性[88, 89]。其中之一 GLUT-4 或胰岛素敏感的葡萄糖转运蛋白在骨骼肌，脂肪组织和心肌中特异性表达。静态时大多数 GLUT-4 蛋白位于细胞内囊泡池中。在胰岛素刺激下，这些富含葡萄糖转运蛋白的囊泡募集或转运到细胞表面会导致 GLUT-4 蛋白插入质膜，然后开始将葡萄糖转运到细胞中[90-94]。显然，胰岛素作用涉及一系列反应，并且这一系列过程中任何地方的异常都可能导致胰岛素抵抗。

2. 糖耐量受损或 2 型糖尿病患者的胰岛素抵抗特征　胰岛素抵抗与碳水化合物不耐受呈正相关[95]。因此，许多（但不是全部）IGT 受试者都具有胰岛素抵抗性，而基本上每名患有空腹高血糖的 2 型糖尿病患者都表现出这种异常。2 型糖尿病的胰岛素抵抗比糖尿病前期 IGT 状态更明显[3, 5, 36]。由于大多数 2 型糖尿病患者超重，因此肥胖引起的胰岛素抵抗显然是这些患者主要的病因。但是，肥胖并不是唯一原因。肥胖的 2 型糖尿病患者的胰岛素抵抗超过了单纯性肥胖引起的胰岛素抵抗，并且一些非肥胖的 2 型糖尿病患者也出现胰岛素抵抗[3, 5, 95]。

体内胰岛素抵抗的评估方法均依赖于测量固定剂量或浓度的胰岛素促进葡萄糖处置能力。因此，在 2 型糖尿病患者中，静脉注射胰岛素后血糖浓度下降迟缓[97, 98]。另一种方法是以固定速率注入胰岛素和葡萄糖，联合使用肾上腺素和普罗奈尔，或单独生长抑素均可抑制静脉内胰岛素分泌[97, 99]。通过这种方法，最后稳态时的血糖水平反映了伴随注入胰岛素的作用效果。稳态血糖越高，胰岛素抵抗的程度就越大。Bergman 及其同事建立了另一种最小模型评估体内胰岛素抵抗[96]。该方法需要对静脉内葡萄糖推注后的血糖和胰岛素水平进行计算机模拟，以生成胰岛素敏感性指数。这些方法均显示，与对照组相比，2 型糖尿病受试者的胰岛素敏感性显著降低[3, 96, 99, 100]。

目前已经通过正糖钳夹试验开展了更加详细的胰岛素抵抗研究[96]。通过这种方法，以恒定速率输注胰岛素，从而产生给定的稳态血浆胰岛素水平，胰岛素通常通过抑制 HGO 和刺激组织葡萄糖摄取来降低血糖水平。在胰岛素输注过程中，为保持血糖水平恒定而必须逐渐增加输注的葡萄糖量，直到达到稳态为止。在这些稳态条件下，葡萄糖处置率可对特定稳态胰岛素水平的生物学效应提供可靠的定量评估。如果在研究期间还注入了放射性或稳定的葡萄糖同位素，则可以定量钳夹过程中的 HGO。在 2 型糖尿病中，任何给定的胰岛素输注速率下，葡萄糖的处置率均比正常受试者低 30%～60%。如果在给定的受试者中进行几种不同胰岛素水平的研究，则可以构建胰岛素刺激的葡萄糖处置和 HGO 抑制的剂量 - 反应曲线。2 型糖尿病（肥胖和非肥胖）患者的剂量反应曲线向右移动（敏感性降低），并且最大葡萄糖处置速率显著降低（反应性降低）（图 40-8）。这些变化在肥胖的糖尿病患者中更为明显，特别是在最大葡萄糖处置率情况下（图 40-8）。肥胖 2 型糖尿病患者的胰岛素抵抗显著大于非糖尿病肥胖受试者。IGT 患者在正常最大葡萄糖处置率正常的情况下，其剂量 - 反应曲线向右偏移（图 40-8）。

因为骨骼肌负责胰岛素刺激下体内绝大部分的葡萄糖摄取，所以该组织一定是胰岛素刺激的葡

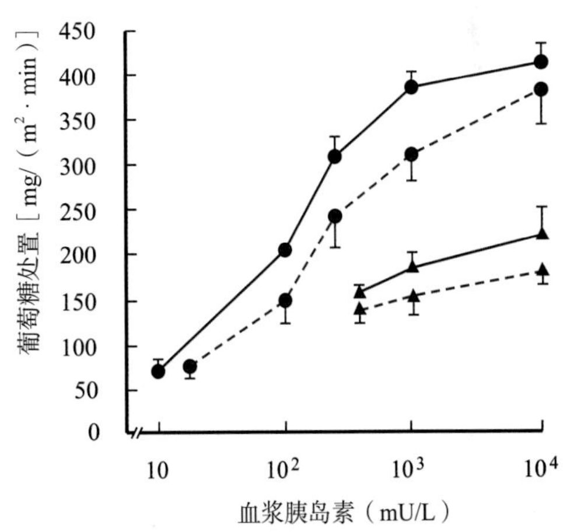

▲ 图 40-8　对照受试者（红色圆圈）、糖耐量受损的受试者（蓝色圆圈）、非肥胖（红色三角形）和肥胖（蓝色三角形）2 型糖尿病受试者的平均胰岛素剂量反应曲线

糖耐量受损的组在剂量反应曲线中向右移动，而最大反应却没有改变（即敏感性降低）。瘦弱和肥胖的 2 型糖尿病患者既向右移动又对最大刺激胰岛素浓度的反应减少（即敏感性降低和胰岛素反应性降低）（数据源自 Kolterman OG, Gray RS, Griffin J, et al: Receptor and post-receptor defects contribute to the insulin resistance in noninsulin-dependent diabetes mellitus, J Clin Invest 1981;68:957-969.）

萄糖处置产生抵抗的主要部位。该结论通过 2 型糖尿病患者前臂灌注研究的胰岛素抵抗结论得到进一步验证 [101, 102]。腿部置管研究表明，骨骼肌约占全身胰岛素介导的葡萄糖摄取的 80%，2 型糖尿病患者的腿部骨骼肌对胰岛素刺激葡萄糖摄取的能力有明显抵抗作用 [103–105]。因此，尽管其他胰岛素靶组织也显示出胰岛素敏感性降低，但它们在总葡萄糖中摄取的比例不高，因此可以得出结论：所有关于体内胰岛素对葡萄糖处理作用的测量，很大程度上都是评估骨骼肌在胰岛素影响下对葡萄糖的吸收能力。

（三）胰岛素靶组织的病理生理异常

1. 骨骼肌　骨骼肌胰岛素抵抗的主要表现是葡萄糖处置减少。显然，骨骼肌中的胰岛素作用涉及一系列事件，并且这一过程中任何地方的异常都可能导致胰岛素抵抗。这些缺陷可能涉及胰岛素受体复合物与葡萄糖转运系统之间的异常偶联，葡萄糖转运系统本身的活性降低或位于葡萄糖代谢各种途径中的多种细胞内酶缺陷。

(1) 骨骼肌胰岛素抵抗的机制：作为胰岛素作用的第一步，很明显，细胞胰岛素受体的减少可导致胰岛素抵抗。但是，这种潜在的关系并不像看起来那样清楚，因为只有在结合一部分表面受体的胰岛素浓度下，胰岛素作用才能最大化，从而产生了“备用”受体的概念。仅占据 10%～20% 的受体，即可实现脂肪细胞和肌肉中葡萄糖转运的最大反应 [106, 107]。一旦激活产生最大响应所需的临界数量受体，胰岛素浓度的额外增加仅导致受体占用的增加，而不会进一步增加生物效应，因为受体远端的一个（或多个）步骤是限速的。其功能意义在于，胰岛素受体数量的减少导致胰岛素生物功能剂量 – 反应曲线向右偏移，在所有亚极量胰岛素浓度下反应降低，但在正常状态下仍能维持最大反应效应。最大胰岛素反应降低通常表示存在结合后异常。在这种情况下，“结合后缺陷”一词包括影响其跨膜信号传导功能的胰岛素受体功能异常，如激酶活性。受体后缺陷是指胰岛素受体远端的任何异常。

早期研究表明，肥胖和 IGT 受试者以及肥胖和非肥胖型糖尿病患者的胰岛素与循环单核细胞的结合减少 [108, 109]，这种结合减少是由于胰岛素受体数量减少而亲和力没有改变。当使用肥胖受试者和 2 型糖尿病患者分离的脂肪细胞，肝细胞和骨骼肌时，也得到了类似的结果 [110, 111]。肥胖和 2 型糖尿病患者细胞胰岛素受体的减少很可能继发于高胰岛素血症，因此高循环胰岛素水平可以降低受体数目。

与具有正常激酶活性的 IGT 患者相比，2 型糖尿病的胰岛素受体酪氨酸激酶活性降低 [85, 111]。受体自磷酸化 / 激酶缺陷似乎普遍存在于所有胰岛素靶组织中，并且 2 型糖尿病中高血糖胰岛素抵抗状态具有相对特异性。

IRS 蛋白功能缺陷也可能在胰岛素抵抗的发生中起作用。尽管总体 IRS–1 表达未改变，但 2 型糖尿病患者骨骼肌中胰岛素刺激的 IRS–1 酪氨酸磷酸化水平降低 [112]。IRS 蛋白的丝氨酸 / 苏氨酸磷酸化与信号转导的降低密切相关。这一现象可能有两个潜在的机制。首先，丝氨酸磷酸化可能阻止 IRS–1 与其靶蛋白的相互作用 [113]；其次，蛋白酶体介导的 IRS–1 降解可能会增加 [114]。多种脂质代谢产物和细胞因子已被证明可以激活诱导 IRS–1 丝氨酸磷酸化的丝氨酸 / 苏氨酸激酶，涉及的丝氨酸激酶包括 c–Jun NH2– 末端激酶（JNK）[115]、IκB 激酶（IKK）[116]、PKC theta、S6K 和 MTOR。值得注意的是，这使 IRS–1 处于多种细胞内途径的交汇处，包括炎症、内质网（ER）应激和营养物感应，所有这些都可以激活丝氨酸 / 苏氨酸激酶，使 IRS–1 磷酸化。

IRS–2 对于胰岛素信号传导和葡萄糖稳态也很重要。在 IRS–2 基因受到破坏的小鼠中，胰岛素作用（主要在肝脏）和 B 细胞功能均出现严重缺陷，发展为糖尿病 [117]。

PI3K 在介导胰岛素对葡萄糖代谢的影响中起关键作用 [118]。肥胖非糖尿病患者 [119] 和 2 型糖尿病患者 [112] 骨骼肌中胰岛素刺激的 PI3K 活性均降低，这种活性降低与全身葡萄糖处置的减少相关 [112]。活化的 PI3K 刺激质膜中的磷酸肌醇依赖性激酶（PDK1），进而导致 AKT 和 PKCλ/ζ 的活化。后两种酶在上游都是葡萄糖转运刺激的重要调节因子。胰岛素诱导的 AKT 和 PKCλ/ζ 激活的降低在胰岛素抵抗性骨骼肌中广泛存在。

在给定胰岛素浓度下，2 型糖尿病患者离体肌纤维和脂肪细胞中胰岛素刺激的葡萄糖转运显著降低 [10, 120]。这种降低的机制是什么？据报道，在 2 型糖尿病患者的脂肪细胞中，GLUT-4 水平降低。相反，骨骼肌 GLUT-4 mRNA 和蛋白质水平在 2 型糖尿病中是正常的 [121, 122]。2 型糖尿病患者的肌肉中 GLUT-4 蛋白并不缺乏，因此胰岛素刺激的葡萄糖转运缺陷表明胰岛素转导 GLUT-4 到细胞表面的能力降低。

现已有明确证据证实上述推测。例如，Kelley 及其同事使用定量共聚焦激光扫描显微镜检查了 2 型糖尿病患者肌肉活检中胰岛素刺激的 GLUT-4 募集到肌膜的情况 [92]。在基础状态下，肌膜 GLUT-4 标记的糖尿病和正常人相似，但是对胰岛素的反应，2 型糖尿病受试者中 GLUT-4 的增加仅为对照组的 25%。在肥胖的非糖尿病受试者中发现了 GLUT-4 易位缺陷的数量相似。在 2 型糖尿病受试者和肥胖的非糖尿病受试者中，GLUT-4 易位缺陷均与正电子发射断层扫描所确定的胰岛素刺激的肌肉葡萄糖转运明显受损有关。其他使用生化肌肉细分技术的人也发现 2 型糖尿病患者的 GLUT-4 易位 [93]。

GLUT-4 的转运涉及一个类似于突触囊泡运动的复杂系统，参与调节 GLUT-4 转运的蛋白质不断地被确定 [94]。显然，受损的 GLUT-4 易位可能是由于 GLUT-4 囊泡运输蛋白中的一种或多种缺陷。

(2) 骨骼肌中的氧化和非氧化葡萄糖代谢：通过在葡萄糖钳夹研究期间进行间接量热法，可以通过测量氧化的葡萄糖与非氧化葡萄糖代谢的葡萄糖的百分比来确定葡萄糖在细胞内转归，非氧化葡萄糖代谢的葡萄糖包括糖原储存和糖酵解。刺激葡萄糖氧化所必需的胰岛素浓度（正常人约为 50mU/L）低于刺激葡萄糖摄取和以糖原形式存储所需的胰岛素浓度（约 100mU/L）[123]。因此，在低生理胰岛素水平下，氧化葡萄糖代谢占主导，在高胰岛素水平下，非氧化葡萄糖代谢占主导 [12]。2 型糖尿病的氧化和非氧化葡萄糖代谢均存在缺陷，尽管非氧化代谢功能缺陷更大 [9, 36, 105, 124, 125]。Shulman 及其同事使用磁共振（NMR），在注入富含 ^{13}C 的葡萄糖期间腓肠肌的光谱显示，在高胰岛素高血糖钳夹研究中，无氧化葡萄糖处置与骨骼肌糖原沉积率高度相关 [9]。此外，2 型糖尿病患者的肌肉糖原合成率降低了 50%，并且非氧化性葡萄糖代谢和肌肉糖原合成的缺陷与体内葡萄糖摄取减少密切相关 [9]。

2 型糖尿病患者肌肉糖原合成减少可能是由于葡萄糖转运减少、葡萄糖磷酸化受损或糖原合成途径异常、GLUT-4 易位、己糖激酶Ⅱ和糖原合酶减少。为了确定糖原合成中细胞内阻滞的主要位点，Rothman 和同事在葡萄糖钳夹试验中使用 ^{31}P-NMR 测量腓肠肌中的葡萄糖 -6- 磷酸浓度 [126]。他们推断糖原合成的主要阻滞（如糖原合成酶减少）会导致葡萄糖 -6- 磷酸水平升高，而如果葡萄糖到糖原的流量减少导致葡萄糖转运和（或）磷酸化受损，那么葡萄糖 -6- 磷酸水平将很低。作者发现 2 型糖尿病的稳态葡萄糖 -6- 磷酸浓度较低，表明糖原合成率的降低继发于葡萄糖转运受损、己糖激酶活性下降或两者兼而有之。在其他的肌肉磁共振研究中，研究者在高胰岛素高血糖钳夹试验中发现，正常和 2 型糖尿病患者的，细胞内游离葡萄糖浓度均非常低。这一发现提示葡萄糖转运是胰岛素刺激的肌肉糖原合成的速率控制步骤，表明胰岛素介导的葡萄糖转运减少是 2 型糖尿病肌肉胰岛素抵抗的主要缺陷。

(3) 骨骼肌脂质代谢：在 2 型糖尿病患者和肥胖胰岛素抵抗非糖尿病患者中均发现 FFA 通量的增加。这通常伴随着循环 FFA 水平升高，特别是餐后状态、骨骼肌以及肝脏摄取 FFA 增加，可能是胰岛素敏感性降低的原因。细胞摄取 FFA 后，FFA 转化为长链脂肪酰辅酶 a（LCFA-CoAs），其可通过肉碱棕榈酰基转移酶转运到线粒体中进行 β- 氧化（图 40-9）。如果不被运输到线粒体中，LcFasoas 可以与甘油 -3- 磷酸（G3-P）重新结合形成磷脂酸（PA），转化为二酰基甘醇（DAG），再转化为三酰甘油。当 fatty acyl CoAs（特别是棕榈酰辅酶 A）的水平较高时，细胞氧化或储存这种脂质中间体的能力可能会受到限制，从而导致脂肪酰辅酶向神经酰胺的转化增加。脂肪酰基辅酶 A 对神经酰胺的作用。随着细胞摄取 FFA 增加，LCFA-COAS 和 DAG、神经酰胺、三酰甘油等中间产物细胞内水平增加 [127、128]。证据表明，这些脂肪酸中间体和

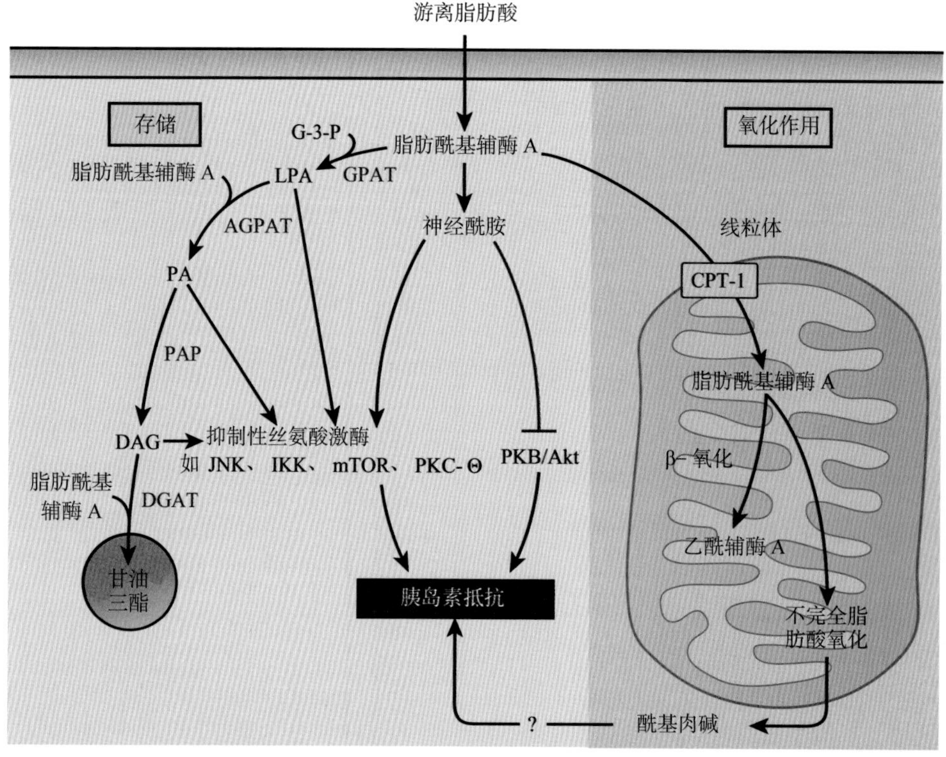

▲ 图 40-9　骨骼肌或肝脏中脂肪酸代谢和胰岛素作用

肥胖导致游离脂肪酸进入循环中通量增加，并被肌细胞或肝细胞吸收。活性脂肪酸（即 fatty acyl CoAs）主要通过两种途径之一“代谢”：氧化或储存。当脂肪酸通量超过这些途径处理脂肪酰基辅酶 A 的能力时，脂肪酸代谢的中间物［如二酰甘油（DAG）、磷脂酸（PA）、溶血磷脂酸（LPA）、神经酰胺］积聚。相反，这些脂肪酸中间体可以激活许多不同的丝氨酸激酶，它们可以负调控胰岛素作用。神经酰胺还可以通过与 PKB/Akt 的相互作用损害胰岛素的功能。不能通过 β- 氧化完全氧化脂肪酸，这导致酰基肉碱的积累，也被认为是导致胰岛素抵抗的原因，虽然导致胰岛素抵抗的确切机制迄今尚不清楚。AGPAT. 酰基甘油 -3- 磷酸酰基转移酶；PAP. 磷脂酸水解物；PA. 磷脂酸（引自 Schenk S，Saberi M，Olefsky JM：Insulin sensitivity：modulation by nutrients and in ammation，J Clin Invest 2008；118:2992-3002.）

代谢物可通过激活抑制性丝氨酸 / 苏氨酸激酶（如 JNK1、PKC Th、IKKβ 和 mTOR/P70S6K）而损害胰岛素信号转导。反之，这些抑制丝氨酸激酶磷酸化 IrS-1，可增强 Irs-1 介导的下游胰岛素信号转导能力。此外，神经酰胺的积累具有抑制 Akt 活化的额外作用，从而进一步抑制胰岛素信号转导。

当脂质合成和脂肪酸（FA）氧化失平衡时，线粒体不充分的 β 氧化会加重脂质代谢产物的积累作用，从而加重胰岛素抵抗。FA 的不完全 β 氧化导致各种酰基肉碱中间体的积累，这也可能降低胰岛素敏感性 [129]。相反，增强的线粒体脂肪酸完全氧化导致细胞内脂质中间体水平降低，这可能导致更高的胰岛素敏感性。这些途径在细胞内脂质代谢异常与胰岛素抵抗之间提供了的重要联系。

通过肌肉活检或 NMR 谱测量发现，肥胖和 2 型糖尿病患者肌内三酰甘油含量增加 [22]。该指标是动物和人胰岛素抵抗的强有力预测因子 [22]。细胞内三酰甘油含量增加本身不损害胰岛素信号传导，而是作为细胞内 LCFA 辅酶 A、DAG、神经酰胺或其他脂质中间体增加的标志物。已证实，葡萄糖钳夹测定的全身胰岛素敏感性与肌肉活检样本中测定的 LCFA COAS 和 DAG 含量之间呈强负相关。

(4) 胰岛素作用的动力学缺陷：虽然大多数体内胰岛素抵抗的定量评估的胰岛素作用受损基于稳态测量，但肥胖患者中胰岛素作用的动力学缺陷已经被证明。因此，胰岛素在刺激葡萄糖处理中作用的激活率降低，胰岛素作用的失活率提高。假定在生理餐后条件下，胰岛素以阶段性而非稳态的方式分泌，胰岛素作用的动力学缺陷可能极具功能重要性，而胰岛素作用的稳态测量可能低估了胰岛素敏感性的功能缺陷。这一点已通过在葡萄糖钳夹期间测量阶段性胰岛素给药期间的葡萄糖处理证实，该钳夹试验旨在模拟口服葡萄糖耐量试验期间的胰岛素分泌模式。与瘦的对照组相比，“肥胖”患者在“阶段性”钳夹中的胰岛素刺激的葡萄糖处理总量减少了 64%[23]。这超过了稳定状态下胰岛素介导的葡萄糖处理减少的 20%～50%，这证实了动力学异常在胰岛素作用中的功能重要性。

总之，2 型糖尿病患者骨骼肌胰岛素抵抗与胰岛素信号传导、葡萄糖转运、氧化和非氧化性葡萄糖代谢的多种缺陷有关。哪些是主要缺陷，哪些是次要缺陷尚待确定，但胰岛素刺激的 GLUT-4 易位减少似乎是导致胰岛素抵抗状态的根本缺陷。

2. 肝脏　除了外周胰岛素抵抗和 B 细胞功能异常外，2 型糖尿病的第三大病理生理缺陷是肝葡萄糖输出的失调。肝脏通过门静脉和肝动脉摄取葡萄糖，通过糖原分解或糖异生生成的葡萄糖释放到肝静脉中，在碳水化合物代谢中起关键作用。

(1) 肝葡萄糖排出量。一夜禁食后，正常基础葡萄糖产生率为 1.8～2.2mg/（kg・min），约 90% 的葡萄糖从肝脏释放到血液循环中。葡萄糖摄取后，必须立即抑制 HGO，以限制血浆葡萄糖水平的升高；随着肠道内葡萄糖输送量递减，必须恢复 HGO 速率，以满足脑组织等对葡萄糖的需求。HGO 的这些变化主要由胰岛素和反调节激素（主要是胰高血糖素）的变化介导。基础 HGO 率在肥胖和非肥胖 2 型糖尿病患者[6, 7, 11]中升高，而在 IGT 患者中没有升高（图 40-10A）。2 型糖尿病患者的空腹血糖水平与 HGO 密切相关（图 40-10B），这表明肝脏基础葡萄糖生成率直接调节 2 型糖尿病空腹高血糖水平。糖异生是夜间 HGO 的主要来源[136]，大多数研究表明 2 型糖尿病中糖异生增加[137, 138]。因此，糖异生增强是 2 型糖尿病 HGO 增加的直接原因，尽管机制尚不清楚，但可能是多因素的结果。2 型糖尿病胰高血糖素水平升高，胰高血糖素刺激肝脏合成和释放葡萄糖的作用众所周知。高血糖通常对 A 细胞胰高血糖素分泌有抑制作用，高血糖时存在高葡萄糖醛酸血症，这意味着 2 型糖尿病胰腺 A 细胞对葡萄糖的抑制作用存在抵抗作用。也可能是其他因素，但不管其机制如何，2 型糖尿病患者 A 细胞

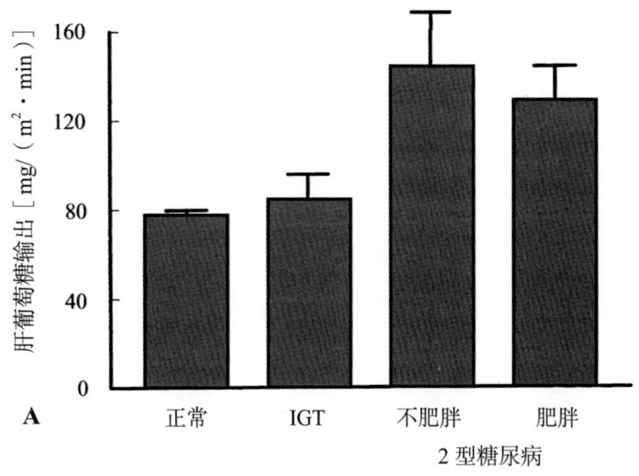

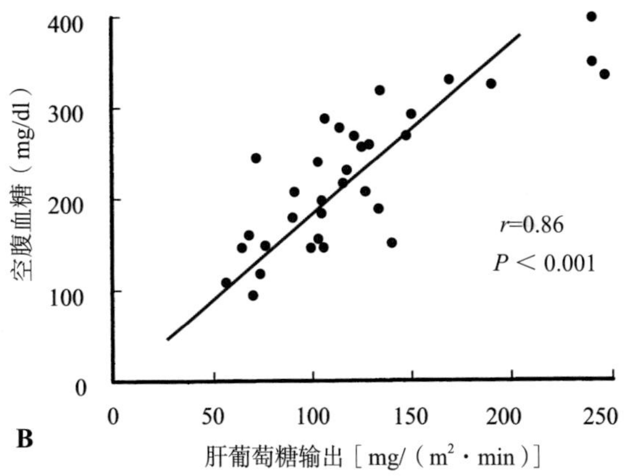

▲ 图 40-10　A. 正常受试者，糖耐量受损（IGT）受试者，2 型肥胖或非肥胖糖尿病受试者在基础状态（禁食一夜后上午 7:00—9:00）的肝葡萄糖生成率。IGT 受试者的肝葡萄糖输出正常，但在 2 型糖尿病中显著增加。B. 2 型糖尿病患者中个体肝葡萄糖产生速率与空腹血糖水平之间的关系

数据源自 Kolterman OG，Gray RS，Grif n J，et al：Receptor and post-receptor defects contri-bute to the insulin resistance in noninsulin-dependent diabetes mellitus，J Clin Invest 1981；68:957-969.

功能增强的异常状态持续存在，在正常和 2 型糖尿病患者中，通过输注生长抑素抑制血浆胰高血糖素水平，会急剧降低血浆葡萄糖水平[139]。

在 2 型糖尿病中，较高的生理或超生理胰岛素水平可以完全抑制肝葡萄糖生成，但 HGO 对较低胰岛素浓度的敏感性降低[12]。这种胰岛素敏感性降低也参与了患者体内葡萄糖生成总量的增加。胰岛素抑制 HGO 的能力可能通过抑制脂肪组织的脂解和血浆 FFA 水平间接产生[140]。因此，在 2 型糖尿病中，胰岛素诱导的 HGO 抑制作用减弱的部分原因可能继发于胰岛素对血浆 FFA 水平抑制作用的

受损[13]。

最后，从周围组织到肝脏的糖异生前体和 FFA 的通量增加可能参与维持 2 型糖尿病中 HGO 的高水平。空腹高血糖的 2 型糖尿病中，丙氨酸、乳酸盐和甘油的生成率增加，并且血浆乳酸盐和甘油水平的升高可能促进糖异生。在肥胖的 2 型糖尿病患者中，血浆 FFA 水平升高可能会刺激糖异生，并导致更高的 HGO 生成率。

(2) 肝葡萄糖摄取：尽管较早的数据认为大多数口服葡萄糖是由肝脏摄取的，并且大部分已转化为糖原[141]，但最近的研究表明，骨骼肌在数量上是处置口服葡萄糖最重要的组织，骨骼肌占总葡萄糖处置量的 50%～60%[142]。肝脏仅摄取 20%～35% 的口服葡萄糖。与胰岛素直接刺激肌肉吸收葡萄糖并合成糖原相反，胰岛素在促进肝葡萄糖吸收（HGU）中起着允许作用。因此，在不增加门静脉葡萄糖浓度的情况下，胰岛素不会引起净 HGU 或刺激肝糖原沉积。葡萄糖进出肝脏的主要决定因素是肝窦和肝细胞之间的葡萄糖浓度梯度[143]。摄入葡萄糖后，2 型糖尿病患者肝脏对葡萄糖的吸收（新吸收和再循环）受到损害[144]。这可能是由于肝葡萄糖激酶活性降低所致，HGU 的这种缺陷占 2 型糖尿病患者餐后高血糖的 25%[145]。

总之，抑制葡萄糖产生和释放是胰岛素对肝葡萄糖平衡的主要影响。在 2 型糖尿病中，肝脏在基础状态下会产生过量的葡萄糖，主要是由于糖原异生增加所致，这也是空腹高血糖的主要原因。这种紊乱的代谢环境是维持这种异常的理想选择。胰高血糖素刺激作用增强，以及肝胰岛素抵抗，再加上糖原异生的前体流量增加，可确保充足的底物可利用性，以增加 HGO。最后，升高的 FFA 水平会促进糖原异生过程。据报道 2 型糖尿病患者的 HGU 降低，也导致了餐后高血糖。

(3) 肝胰岛素抵抗的机制：在 2 型糖尿病患者的肝脏或相关动物模型中，已经描述了胰岛素细胞功能的各种缺陷，并且在大多数情况下，这些缺陷与在骨骼肌和其他组织中所见相似。包括胰岛素受体酪氨酸激酶活性的降低，IRS-1/PI3K 信号传导的降低，以及 AKT 的激活受损。肝脏特有的重要病理生理因素涉及糖异生的转录控制。糖原异生作用由复杂的转录网络精确控制，该转录网络使肝脏能够迅速适应葡萄糖需求的变化。胰高血糖素刺激腺苷酸环化酶活性，导致细胞内环状腺苷单磷酸（AMP）含量增加，并激活 PKA，随后磷酸化并激活核转录因子 CREB。CREB 是糖异生基因表达的主要正向调节剂。CREB 的作用受到两个核辅酶激活剂 TORC2 和 CBP 的促进。此外，PGC-1α，FOX01 和 HNF-4α 可以正向激活糖异生程序。显然，糖异生的转录控制是一个复杂的系统。值得注意的是，TORC2、CBP 和 FOX01 是高度胰岛素调节的。胰岛素诱导的这些辅助因子的磷酸化会导致这些蛋白质的核排斥并抑制糖异生。这为胰岛素下调控糖异生的作用提供了机制。一旦肝脏出现胰岛素抵抗，这些辅助因子的磷酸化作用就会受损，核内的 TORC2、CBP 和 FOX01 水平升高，导致糖异生增加。从治疗的角度来看，控制性肝脏糖异生是治疗 2 型糖尿病的一种非常有价值的方法。

3. 脂肪组织 脂肪因子：如前所述，脂肪组织是人体重要内分泌器官（参阅第 36 章）。实际上，脂肪组织负责分泌大量的多肽因子，其中某些因子专门由脂肪细胞合成，被称为脂肪因子。一些主要的脂联素包括瘦素、脂联素和抵抗素。

脂联素由脂肪细胞分泌的一种由 18 个单体组成的多聚体蛋白复合物[146]。已鉴定出脂联素的 2 种受体（Adipo-R1 和 Adipo-R2），它们的组织表达方式 有所不同，Adipo-R1 在肝脏中的表达更高；而 Adipo-R2 在肌肉中表达更高。脂联素通过这些受体活化 AMP 激酶，从而产生多种细胞效应。这些作用都可以改善组织胰岛素敏感性。因此，脂联素是一种胰岛素敏感性激素，可在病理生理状态中起重要作用。例如，在肥胖和其他胰岛素抵抗状态下，脂联素水平通常会降低，而循环中的高分子量脂联素水平与胰岛素抵抗的程度呈负相关。此外，给动物注射脂联素可改善胰岛素敏感性。用胰岛素增敏药噻唑烷二酮治疗动物和胰岛素抵抗的人会导致脂肪细胞中脂联素分泌增加，这与脂联素在这类疗法的胰岛素增敏作用一致。

抵抗素是另一种脂肪因子，尽管对其研究的程度远低于脂联素，但早期的报道表明抵抗素会导致胰岛素敏感性降低，抵抗素水平升高可能与胰岛素抵抗状态有关[147]。瘦素也许是最著名的脂肪因子[148]，它的作用主要是通过减少食物摄入和增加产热作用，显然，就瘦素有助于控制体重而言，它对肥胖引起的胰岛素抵抗有着深远的影响。不管其对肥胖的影响如何，一些证据表明瘦素可能直接改善胰岛素敏感性，尽管尚不确定，需要进一步研究。这是一个有趣且不断发展的领域，并且已经发现许多其他对多种生理系统有影响的脂肪因子[149-155]。

(1) 局部脂肪分布和脂肪细胞大小的影响：脂肪组织仅占全身葡萄糖处置的一小部分。尽管在胰岛素抵抗状态下，每千克组织的葡萄糖摄取减少，但考虑到大多数胰岛素抵抗受试者的脂肪量增加，脂肪组织中葡萄糖处置可能没有明显改变[156]。

腹膜（内脏）脂肪组织对葡萄糖稳态尤其有害（参阅第 43 章）。由于其解剖位置，内脏脂肪通过门静脉直接排入肝脏，从而使肝脏暴露于高浓度的 FFA。此外，内脏脂肪细胞似乎对儿茶酚胺刺激的脂解反应更敏感，而对胰岛素抑制脂解的反应则较弱[157, 158]。人们早就认识到，与下半身（臀股）或妇科性肥胖相比，身体上部（中央或腹部）的脂肪过多被称为 android 肥胖，与 2 型糖尿病，血脂异常和死亡率增加有关[159-161]。内脏脂肪与心血管疾病风险之间的关系已被证实，并且有证据表明胰岛素敏感性降低与内脏脂肪组织增加之间存在关联。通过计算机断层扫描确定的内脏脂肪面积与通过葡萄糖钳测量的胰岛素作用降低相关。

脂肪组织量不足（脂肪萎缩）或分布不足（脂肪营养不良）的受试者也具有胰岛素抵抗性（参见第 37 章），骨骼肌和肝脏中三酰甘油的沉积过多[162]。在缺乏白色脂肪组织的转基因动物模型中，胰岛素抵抗与骨骼肌和肝脏中的脂质沉积有关[163]，这种表型可以通过外科手术植入正常脂肪组织来逆转[164]。这些发现表明，脂肪组织在缓冲脂肪酸通量中起关键作用[165]，缓冲不足导致肌肉和肝脏中“异位三酰甘油”储存，导致有害的代谢效应[165]。更常见的情况是，肥胖时脂肪组织过多；这种情况下，胰岛素的抗脂解作用会受损。这可能导致流入肌肉和肝脏的 FFA 流量增加，从而导致这种情况下观察到的细胞内和肝脏三酰甘油含量增加和胰岛素抵抗增加。

影响胰岛素作用的脂质代谢的另一方面是脂肪细胞的大小。较大的脂肪细胞对胰岛素刺激的葡萄糖摄取和胰岛素抑制的脂解更有抵抗力[167, 168]，较大的皮下脂肪细胞可以预测 2 型糖尿病的发生，而与胰岛素抵抗无关[169]。较小的脂肪细胞可更有效地摄取脂肪酸，更好地缓冲脂质通量。事实上，有人假设，脂肪前体细胞未能分化成脂肪细胞会导致葡萄糖不耐受[170]，这可能是由于剩余的大脂肪细胞对脂质通量的处理效率低下所致。

四、炎性途径激活和胰岛素抵抗

近年来，人们逐渐认识到胰岛素靶组织内促炎途径的慢性低度活化是肥胖相关胰岛素抵抗的重要原因[171]。例如，胰岛素抵抗和 2 型糖尿病患者的 TNFα、IL-6、MCP-1 和 C 反应蛋白（CRP）水平升高[172]。此外，肥胖啮齿动物的血液和脂肪组织中的 TNFα 水平升高，TNFα 的中和可改善这些动物的胰岛素敏感性[173]。此外，最近的临床研究也支持慢性炎症在胰岛素抵抗病因中的作用。因此，在肥胖和高脂饮食啮齿动物模型中，大剂量水杨酸酯治疗可抑制 IKKb，并逆转葡萄糖耐量和胰岛素抵抗[174]。临床研究表明，水杨酸酯治疗可降低 2 型糖尿病患者的血糖水平，并提高胰岛素敏感性[175]。饱和脂肪酸、脂肪组织微缺氧、内质网应激和某些细胞因子都可以通过激活 JNK/ 激活蛋白 -1（AP-1）和 IKKb/NF-NF-κB 信号通路来启动促炎症反应[171, 176]。实际上，JNK1 和 IKKb 信号在胰岛素抵抗的人和啮齿动物的骨骼肌及其他组织中被上调和激活[177, 178]。这一点很重要，因为这些丝氨酸激酶会激活转录因子 AP-1（C-Jun\fos）和 NF-κB，然后诱导炎性途径基因的重叠表达。这些丝氨酸激酶还可以使 IRS 蛋白磷酸化，直接干扰胰岛素信号传导[179]。脂肪组织是这种炎症反应的关键引发剂，它不仅是多余热量的储存库，而且还主动分泌脂肪酸和多种多肽。这些肽包括激素、细胞因子和趋化因子，它们以内分泌或旁分泌方式发挥作用[171, 176]。肥胖小鼠和人类的脂肪组织中存在大量巨噬细胞，这一发现为我们理解肥胖如何在炎症中传播提供了重要的机制性进展[180, 181]。脂肪组织（adipase tissue，AT）含有源自骨髓的巨噬细胞（macrophages，M），这些 ATM 的含量随肥胖程度而变化。肥胖啮齿动物和人类中脂肪组织细胞总含量的 40% 以上可能是由 ATM 组成，而瘦的动物中该比例只有 10%。这些 ATM 是促炎性细胞因子的主要来源，其可以在脂肪组织中局部起作用或泄漏到循环系统中，导致系统性胰岛素敏感性降低。大量研究表明，通过在小鼠体内多种基因敲除和转基因策略，使巨噬细胞中促炎途径失活，可防止肥胖引起的胰岛素抵抗和高血糖症 [171, 176]。在体内，组织巨噬细胞可以存在于极化光谱范围内，从最促炎性巨噬细胞类型到抗炎性巨噬细胞类型。在肥胖患者中，促炎性巨噬细胞群（通常称为 M_1 样）会扩大，而非炎性巨噬细胞亚群（称为 M_2 样）会减少。这种现象支持肥胖的一般概念，即肥胖会诱发促炎性 ATM 的积累，这些 ATM 分泌细胞因子和其他导致脂肪组织和系统性胰岛素抵抗的因子。

大量研究表明，除了 ATM，肥胖脂肪组织中还存在淋巴细胞，脂肪组织中的淋巴细胞参与促炎反应 [182]。尽管淋巴细胞亚群的作用尚待充分阐明，肥胖脂肪组织中促炎性 Th-1 淋巴细胞的数量增加，这些细胞可以分泌有助于巨噬细胞进入组织并刺激其处于兴奋状态的因子。

$CD4^+$ 淋巴细胞，特别是 T 调节细胞（Tregulatory cells，TREGS）具有抗炎作用，在小鼠中的研究表明，肥胖者脂肪组织 TREGS 的绝对数量或比例减少 [182]。通过不同的功能增益和功能丧失策略，证明 Th-1 淋巴细胞与炎症状态和胰岛素抵抗的进展有关，而 TREGS 具有抑制促炎激活和减弱胰岛素抵抗的保护作用。适应性免疫还可在肥胖的脂肪组织炎症反应中发挥作用。因此，淋巴细胞可能对肥胖的脂肪组织中存在的独特抗原产生反应，并且有证据表明脂肪细胞和巨噬细胞可以作为抗原呈递细胞发挥作用 [183]。

肝脏的慢性炎症也可能是肥胖症和 2 型糖尿病患者肝胰岛素抵抗的原因。肝脏中的巨噬细胞类型包括 Kuppfer 细胞和新募集的肝巨噬细胞 [184, 185]。在肥胖小鼠中，肝脏中促炎性募集巨噬细胞的含量显著增加，与脂肪组织一样，这些细胞和 Kuppfer 细胞一起释放炎性因子，使肝脏处于炎症状态。因此，在肥胖和 2 型糖尿病胰岛素抵抗状态下，肝 JNK1、IKKb 和 PKCd 活性均增加，这些丝氨酸激酶可抑制肝细胞中的胰岛素信号传导。胰岛素作用的减弱导致糖异生和糖原分解水平升高，同时肝葡萄糖生成速率升高。这种胰岛素抵抗状态常会伴有非酒精性脂肪肝或非酒精性脂肪性肝炎。

这种慢性炎症过程很可能通过改变脂肪组织和（或）肝脏释放的细胞因子或脂肪因子的循环浓度而导致骨骼肌胰岛素抵抗。此外，肥胖患者的脂肪组织散布在骨骼肌内，这些肌肉内脂肪库在肥胖患者中扩大。肌内脂肪组织含有巨噬细胞和其他免疫细胞，肥胖时这些细胞的含量增加。这些免疫细胞释放的炎性因子仍可能具有局部旁分泌作用，从而导致骨骼肌胰岛素抵抗（图 40-11）。

虽然低度慢性组织炎症是肥胖和 2 型糖尿病患者胰岛素抵抗的重要原因，但这种炎症过程如何开始仍不明确。一种可能是肥胖中脂肪组织的膨胀会激活脂肪细胞的缺氧反应导致微缺氧区域；另一种可能为，脂肪细胞和肝细胞的营养过剩也会启动应激途径。这两个过程均可导致通过释放趋化因子来激活促炎症机制，然后将巨噬细胞和其他免疫细胞类型吸引到脂肪组织和肝脏中，从而在炎症状态下增殖。在这种情况下，慢性肥胖和 2 型糖尿病会导致活化的组织巨噬细胞，淋巴细胞和其他免疫细胞的长期积累，进而释放细胞因子和其他直接导致胰岛素敏感性降低的因素。

五、胰岛素抵抗表型的其他因素

（一）胰岛素介导的葡萄糖摄取与非胰岛素介导的葡萄糖摄取

在基础条件下，葡萄糖流量近似为稳定状态，葡萄糖出现率（HGO）等于葡萄糖处置的总率。为了解 2 型糖尿病基础 HGO 升高的重要性，区分胰岛素依赖和非胰岛素依赖的葡萄糖处置过程至关重要。在胰岛素的作用下，胰岛素介导的葡萄糖摄取（insulin-mediated glucose uptake，IMGU）发生在胰岛素靶组织中。非胰岛素介导的葡萄糖摄取（Non-IMGU NIMGU）由包括所有不受胰岛素影响

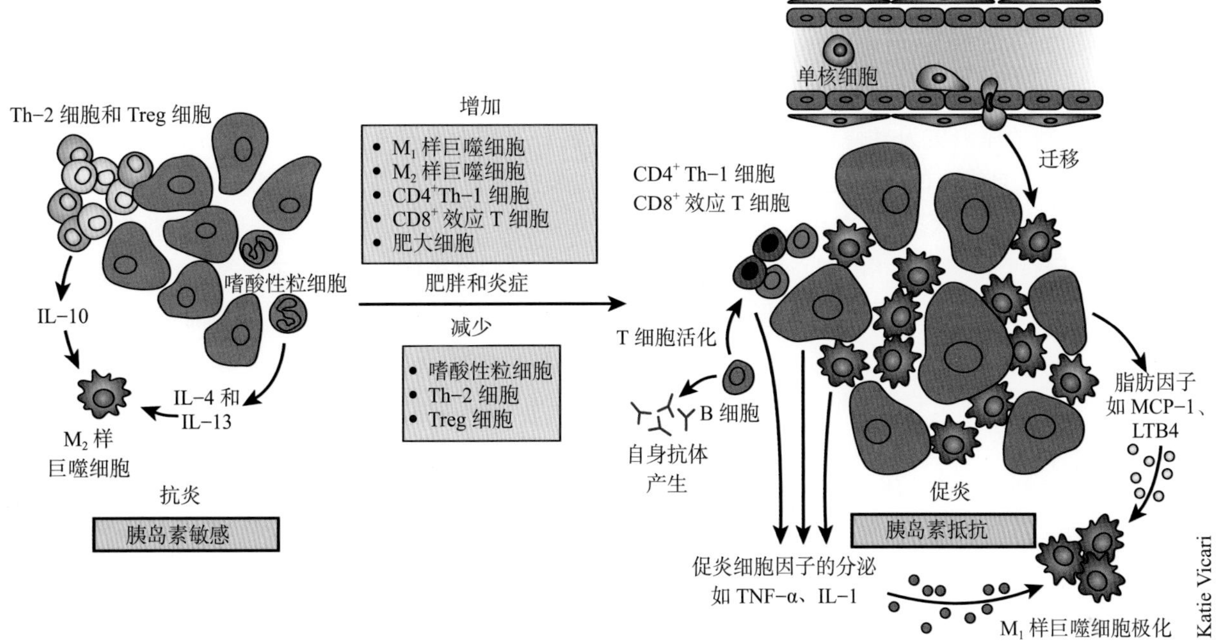

▲ 图 40-11　免疫细胞介导脂肪组织中的炎症

在瘦的体态下，脂肪组织 Th-2 T 细胞、Treg 细胞、嗜酸性粒细胞和 M_2 型常驻巨噬细胞占主导地位。Treg 细胞分泌 IL-10 并刺激 M_2 型巨噬细胞分泌 IL-10。嗜酸性粒细胞分泌 IL-4 和 IL-13，并进一步有助于抗炎、胰岛素敏感性表型。在肥胖引起的炎症中，免疫细胞被募集并参与脂肪组织炎症。单核细胞响应趋化信号并迁移到脂肪组织中，极化为高度促炎的 M_1 样状态。一旦被募集，这些 M_1 型巨噬细胞分泌促炎细胞因子，以旁分泌的方式工作。肥胖脂肪组织中的嗜酸性粒细胞含量下降。肥胖还诱导脂肪组织 T 细胞群体发生转移，其中 Treg 含量降低，$CD4^+$ Th-1 和 $CD8^+$ 效应 T 细胞增加，这些效应 T 细胞分泌促炎性细胞因子。B 细胞数量也会增加并激活 T 细胞，增强 M_1 样巨噬细胞的极化，炎症和胰岛素抵抗。来自脂肪组织的细胞因子和趋化因子也可以释放到循环系统中，并以内分泌的方式促进其他组织的炎症（引自 Osborne O，Olefsky JM，The cellular and signaling networks linking the immune system and metabolism in disease，Nature Med 2012；18：363-374.）

的葡萄糖摄取，有两个组成部分。NIMGU 发生在非胰岛素作用靶组织（主要是中枢神经系统）及胰岛素靶细胞，并构成这些组织对葡萄糖处置的基础速率（非胰岛素介导）。葡萄糖处置总量（Rd）为 NIMGU 和 IMGU 之和。在输注生长激素抑制素导致严重胰岛素缺乏症情况下，NIMGU 可通过测量 Rd 来进行体内评估[186]。因此，在测量基础 Rd（基础或空腹胰岛素和葡萄糖水平）后，使用生长抑素将胰岛素分泌抑制到可忽略的水平。在这种情况下，由于缺乏胰岛素的作用，Rd 逐渐下降到与 NIMGU 相等的新的稳定状态。通过这种方法，正常血糖水平正常人和基础高血糖水平的 2 型糖尿病受试者的基础 Rd（即 NIMGU）约为 2/3[186]，这意味着在所有基础血糖水平（正常和糖尿病）中，大部分葡萄糖通过 NIMGU 机制处置，2 型糖尿病中普遍存在的基础 HGO 发生率升高与 NIMGU 发生率增加相关。

（二）空腹与餐后高血糖的病理生理学

一旦发生 2 型糖尿病，外周胰岛素抵抗、胰岛素分泌受损和 HGO 升高都会导致空腹血糖升高，但 HGO 升高占主导地位（见第 43 章）。该结论源于已知的基础状态下葡萄糖稳态的生理学。因此，在营养吸收后空腹状态、正常和高血糖的 2 型糖尿病患者的胰岛素水平较低，并且约 70% 的基础葡萄糖摄取（Rd）是非胰岛素介导的[186]。骨骼肌仅占基础葡萄糖 Rd 的 15%～20%，因此肌肉胰岛素介导的葡萄糖摄取对整体葡萄糖 Rd 或空腹血糖几乎没有影响。除非葡萄糖进入体循环（Ra）的速率增加，否则空腹血糖水平不会大幅度增加，并且在基础状态下，葡萄糖 Ra 基本上等于 HGO。在 2 型糖尿病中，葡萄糖 Ra 的增加容易导致空腹血糖水平的增加，因为在周围胰岛素抵抗和胰岛素分泌受损的情况下，IMGU 升高并适应 Ra 升高的能力被严重削弱。因此，胰岛素分泌作用的减少提供了一种环境，允许葡萄糖 Ra 调节空腹血糖，从而出现空腹高血糖主要归因于 HGO 增加的原理。

餐后高血糖的原因更为复杂。在餐后状态下，葡萄糖 Ra 主要来自摄入的碳水化合物，碳水化合物进入外周循环。在该状态下，IMGU 通常占主导地位，2 型糖尿病受试者增加 IMGU 的能力有限（由于胰岛素抵抗和胰岛素分泌受损），使得餐后血糖明显升高。

对空腹与餐后高血糖的病理生理学理解的临床意义是显而易见的。任何形式的抗糖尿病治疗都必须解决高血糖的两个方面才能完全有效，这意味着给定的治疗方案必须在改善胰岛素介导的骨骼肌葡萄糖摄取的同时纠正肝糖谢紊乱。这一原则适用于单一治疗方式（胰岛素、口服药物、减肥）和各种组合治疗形式。例如，降低 HGO 和增加 IMGU 的治疗方法将是控制 2 型糖尿病总体血糖的有效系统管理策略。

（三）胃肠道肠促胰岛素和肠旁路手术

肠促胰岛素是一种胃肠激素，响应进餐或口服葡萄糖负荷而增加 B 细胞胰岛素的释放（参阅第 34 章）。尽管在胃和（或）小肠中产生的许多消化肽在调节食物摄入中起作用，但两种主要的肠源肠促胰岛素是 GIP 和 GLP-1。GIP 是由肠道内分泌细胞（“K 细胞”）分泌的，K 细胞遍布整个小肠黏膜，但在十二指肠密度最高[187]。GIP 的分泌由碳水化合物和脂质刺激，餐后血浆浓度升高 10～20 倍。GIP 受体是一种 Gαs 偶联的 7 个跨膜受体（7TMR），其激活可促进胰岛素分泌。GLP-1 来源于胰高血糖素基因的多肽产物，通过肠道“L 细胞”内的不同的蛋白水解酶裂解过程产生[188]。GLP-1 的分泌受到肠腔（主要是远端小肠和结肠）中营养物质的刺激，其分泌与胰岛素释放高度相关。与 GIP 类似，它与 B 细胞上 Gαs 偶联的 7TMR 相互作用，并且是一种有效的胰岛素促分泌剂。

在观察到口服葡萄糖负荷比静脉注射葡萄糖刺激胰岛素分泌更多时，首次提出了“肠促胰岛素效应”。正常人餐后胰岛素分泌的 50%～70% 可能与肠促胰岛素作用相关[189]。在 2 型糖尿病患者中，该作用降低到 20% 以下[190]，这表明肠促胰岛素作用受损可能与 2 型糖尿病的发病有关。

2 型糖尿病患者的 GIP 血液水平是变化的，在各种研究中已报道其升高、正常或降低。几项研究报告表明，混合餐后 2 型糖尿病患者的 GLP-1 分泌减少。然而，直到餐后 2～3h 才可检测到 GLP-1 分泌缺陷，因此与这些患者观察到的胰岛素分泌缺陷不一致。另有研究发现，与对照组相比，2 型糖尿病患者的 GLP-1 反应正常。综上所述，这些数据表明，在大多数患者中，GIP 和 GLP-1 的异常分泌不太可能是糖尿病的病因[191]。

相比之下，GIP 的生理作用在 2 型糖尿病中似乎明显受损，而 GLP-1 作用要么被保留，要么仅被轻微减弱[192]。然而，关于肠促胰岛素功能障碍在 2 型糖尿病发病机制中的主要作用的争论已被提出。例如，与 2 型糖尿病相比，在胰腺炎和 MODY 相关的糖尿病也存在类似的肠促胰岛素作用缺陷[193]。此外，尽管在 2 型糖尿病中普遍发现 GIP 作用受损，但其对胰岛素分泌的影响与高血糖本身胰岛素分泌的影响并无显著差异。综上所述，这可能表明 B 细胞功能中存在一个单独的、主要的缺陷，从而导致“肠促胰岛素效应”受损[191]。

无论肠促胰岛素作用减弱是 2 型糖尿病的主要还是次要现象，GLP-1 的类似物及 GLP-1 降解酶 DPP-IV 的抑制药现已成为临床治疗的主要手段。

1. *减肥手术的经验教训*　减肥手术越来越普遍地用于病态肥胖的治疗。多年来，临床观察表明，正在接受非束带减肥手术的病态肥胖型 2 型糖尿病患者仍能快速缓解糖尿病，甚至在未发生明显的体重减轻之前。在几种解剖学上不同的减肥手术后几天内就有报道快速解决高血糖，这些手术包括 Rouxen-Y 胃搭桥术、袖胃切除术、十二指肠 - 空肠搭桥术和回肠移位术。这种快速降血糖作用的机制目前尚不清楚，未来的研究可能会为肥胖和 2 型糖尿病的机制提供新的见解，这一主题的深入讨论参见第 27 章。

2. *肠道菌群*　除了产生肠促胰岛素外，胃肠道还拥有大量多样的微生物（肠道菌群）[194]。啮齿动物模型显示，这些微生物在调节肠道通透性，从摄入的营养物中获取能量和调节宿主基因具有重要的作用[195, 196]。它们在人类肥胖和 2 型糖尿病发展中的作用是当前研究的一个热点。

啮齿动物的初步研究表明，肥胖症发展过程中肠道菌群具有重要作用。无菌小鼠比常规饲养的小鼠更瘦，并且对饮食诱发的肥胖具有抵抗力[197]；通过粪便移植，用从野生型小鼠的肠道获得的菌群对无菌小鼠肠道进行重新定殖，导致饮食诱发无菌小鼠的肥胖程度与野生型小鼠相似[198]。在肥胖小鼠粪便移植后的无菌小鼠中，这种效应被放大了[199]。

肥胖的小鼠微生物群与不良代谢变化相关的机制包括细菌多样性降低，类杆菌比值降低，以及从食物中获取能量的能力增强[199]。可进入系统循环的细菌产品包括细菌脂多糖、细菌 DNA、短链脂肪酸和胆汁酸衍生物，它们均会影响胰岛素敏感性、炎症和能量代谢[194, 200]。Fiaf（空腹诱导的脂肪因子，又名血管生成素样 4 蛋白）是肠道上皮细胞产生的一种循环脂蛋白脂肪酶抑制剂；通过野生型小鼠粪便移植或 *Fiaf* 基因敲除抑制无菌小鼠中的 Fiaf，可导致肥胖，这是微生物引起宿主代谢变化的一个例子[199, 201, 202]。

啮齿类动物肠道微生物群的变化是否是导致肥胖和（或）胰岛素抵抗的直接原因还是与之关联，尚待明确[203]。虽然将粪便移植到无菌小鼠后导致肥胖，但其他啮齿动物模型还缺乏这些数据的发现。

另一个悬而未决的问题是肠道微生物群改变（“营养不良”）的代谢效应是由于细菌种类本身的变化，还是由于集体微生物群基因组（称为微生物组）内的功能变化所致。在人类中，肠道微生物群的改变与肥胖和胰岛素抵抗之间的因果关系仍有待证明。与实验小鼠不同，实验小鼠在基因上是同质的，并且都使用相同的饮食，而人类则吃各种各样的食物，并且在基因上是异质的。因此，人类肠道菌群组成存在很大的个体差异，这就很难确定一组核心菌群，得以重现肥胖受试者中“异常”肠道菌群。与啮齿类动物模型相比，肥胖个体中生物相对比例的变化似乎更具可变性，并且门类水平的个体差异可能不如功能差异重要[204]。

最初的一项随机对照研究，研究了正常体重或肥胖供体的粪便移植对肥胖受试者的影响，结果显示，从正常体重供体的移植与胰岛素敏感性的改善相关，但在 6 周内未引起体重减轻[205]。一年后，原始菌群得以恢复，胰岛素抵抗恢复至移植前水平。确定微生物群的组成和功能，需要对更大样本量进行深入的长期研究。

使治疗上改变宿主微生物群的尝试复杂化的因素包括随着时间的推移维持个体中维持稳定细菌种群的机制。肠道菌群在 2 岁之前建立，一旦定植就会发生免疫适应，有利于维持相同或相似的细菌组成[198, 204, 206]。例如，先天性免疫细胞、胃肠道上皮细胞和 Paneth 细胞分泌 IgA 抗体的抗菌肽（如防御素）可能会创造仅允许特定微生物群生存的环境。支持这一假说，可以通过免疫成分的基因操作在小鼠中诱导支持肥胖的肠道菌群的改变[207, 208]。这可以解释为什么用益生菌疗法改变微生物菌群组成的治疗尝试几乎没有成功的[209]。

针对肠道菌群操纵的最终疗法的成功需要解决这些复杂性。然而，粪便移植已经用于治疗某些人类疾病（难治性梭菌结肠炎、炎性肠病），并且由于肠道菌群有助于人体代谢稳态，这仍然是一个有希望的新研究领域，具有治疗潜力[210]。

六、重度胰岛素抵抗综合征

一些患者表现出对内源性或外源性胰岛素的严重抵抗。这些患者可能需要极高剂量的胰岛素治疗才能使血糖水平正常化，并且代表了临床上被称为“重度胰岛素抵抗”的特殊人群[211]。虽然空腹胰岛素水平高于 50～70μU/ml 或峰值［口服葡萄糖耐量试验（OGTT）］胰岛素水平高于 350μU/ml 可能是可接受的诊断阈值，但还没有确定的严重胰岛素抵抗存在的实验值[212]。除胰岛素抵抗外，某些临床特征经常出现在这些综合征，包括黑棘皮病和女性的卵巢高雄激素血症症状。

（一）脂肪营养性糖尿病

皮下脂肪（脂肪萎缩）[213] 的减少可能与严重胰岛素抵抗有关。在这些情况下，胰岛素抵抗的机制是多因素的，与周围组织中三酰甘油的异位沉积、循环脂质代谢产物（如 FFA）的增加，以及脂联素和瘦素等脂肪因子（脂肪衍生激素）水平的降低有关。虽然所有脂肪萎缩综合征一定程度上都与胰岛素抵抗有关，但代谢紊乱的严重程度通常与脂肪组织损失的程度有关。在这方面，胰岛素治疗无效的严重胰岛素抵抗可见于全身性脂肪萎缩综合征，但不常见于部分性脂肪萎缩。脂肪萎缩最常见的原因与人类免疫缺陷病毒（HIV）感染患者的抗反转录病毒疗法相关。但是，许多其他疾病状态可能会出现部分或全身性脂肪萎缩，而这些疾病又可能是获得性疾病或可能有遗传基础。脂肪萎缩和脂肪营养不良的主题在第 37 章中有全面介绍。

（二）胰岛素受体信号传导中的缺陷

1. B 型胰岛素抵抗　B 型胰岛素抵抗患者的胰岛素抵抗水平极高，这与抗胰岛素受体抗体的存在有关[214]。1975 年首次提出，患者来源的血清和血清免疫球蛋白可能会阻断多种组织和受试者中的胰岛素结合[215]。与其他自身免疫性疾病一样，这种情况在女性中更为常见；而在种族群体中，黑人中最为常见。平均发病年龄为 40 岁，报道的病例为 12—78 岁。

主要临床特征包括高血糖、黑棘皮症和自身免疫性临床症状。这些可能还包括白细胞减少症，抗核抗体、红细胞沉降率和血清免疫球蛋白（IgG）增加、蛋白尿、脱发、关节炎、白癜风、雷诺现象，以及唾液腺肿大。胰岛素抵抗可能是极高的，患者需要＞1000U/d。但是，有些患者可能会出现餐后高血糖并伴有空腹低血糖或单独的空腹低血糖。在低血糖的情况下，胰岛素水平可能由于抗体导致的胰岛素清除减少而升高，这可能与胰岛素瘤混淆[217]。低血糖可能部分归因于抗体介导的胰岛素受体（IR）信号激活。

临床过程可以是多种多样的，从不适合胰岛素治疗的持续性高血糖，到发病后几个月至几年的自发性缓解。患者很少在几周至几个月内从严重的胰岛素抵抗发展为严重的低血糖症。糖皮质激素和（或）血浆置换可能是治疗重症患者的有效方法[218]。

抗体结合的优势位点位于氨基酸残基 450～601 的受体 α 亚基的一个有限区域[219]。尽管初步研究表明，胰岛素受体抗体会阻断多种组织中胰岛素与其受体的结合，但胰岛素受体抗体的生物学活性很复杂。实际上，从高血糖或低血糖患者中分离出的所有抗体都会急剧刺激胰岛素受体的活性，如葡萄糖摄取和新陈代谢[220]。随着时间的流逝，细胞对这些效应变得不敏感，这可能是该综合征的临床异质性基础[221]。

2. A 型胰岛素抵抗　该临床诊断适用于有严重遗传性胰岛素抵抗的个体，没有生长缺陷或脂肪营养不良的情况。最常见的特征是青春期前后胰岛素抵抗、黑棘皮病，以及女性卵巢高雄激素血症的症状。身体状态各不相同，但可伴有明显增多的肌肉组织，这可能是由于雄激素过多或胰岛素通过类胰岛素生长因子（IGF）-1 受体诱导的合成代谢所致。其中许多患者胰岛素受体基因存在杂合突变或纯合突变缺陷，导致受体功能相对较弱[222, 223]。胰岛素和受影响患者的细胞和组织的结合受损，突变可能与此有关[224, 225]，也可能与以下情况相关，即胰岛素结合正常但受体酪氨酸激酶活性受损[226]。该综合征可能表现为常染色体显性或隐性遗传。其他具有临床 A 型胰岛素抵抗综合征的患者胰岛素受体基因没有突变，并且在下游细胞内信号分子中尚未发现突变。

3. 胰岛素受体信号传导的其他先天性综合征　Leprechaunism（Donohue 综合征）于 1954 年首次在两个兄妹中被发现，他们患有宫内和产后发育迟缓、皮下脂肪稀疏、黑棘皮病，最终早逝[227]。患者有特征性的大耳小颌相、空腹高血糖和明显的高胰岛素血症普遍存在，并且罕见超过一年的生存率。Leprechaunism 的确切分子缺陷尚不清楚。但是与细胞结合的胰岛素显著降低[228, 229]，已报道胰岛素受体基因位点的失活突变[230]。

Rabson-Mendenhall 综合征是一种包括严重的胰岛素抵抗和棘皮病的临床综合征。患者表现为身材矮小、腹部突出、牙列和指甲异常、松果体增生等特征。胰岛素结合减少，可能与受体合成减少有关[231]。这又归因于胰岛素受体的分裂受损，与影响蛋白水解切割位点的点突变有关[232]。胰岛素抵抗的程度介于 Leprechaunism 和 A 型胰岛素抵抗之间。

假性肢端肥大症是一种严重的胰岛素抵抗，其病理组织生长与肢端肥大症相似，但 IGF-1 和生长激素（GH）水平正常。Flier 及其同事在 1993 年的报道[233]中首次描述了一名 19 岁的患者，具有肢端肥大症特征，有线性增长加速病史，GH/IGF-1 轴正常。发现该患者有严重的空腹高胰岛素血症，并且缺乏对静脉注射胰岛素的低血糖反应。培养的皮肤成纤维细胞具有正常的胰岛素刺激的促有丝分裂反应，但胰岛素刺激的葡萄糖摄取显著降低。未发现功能性胰岛素受体或 GLUT-4 突变。其他的研究表明，该缺陷存在于 PI3K 激活中[234]。据推测，该综合征中所见的肢端肥大症特征是由胰岛素水平很高以及正常的胰岛素合成代谢和促有丝分裂信号通路所致。该综合征的遗传缺陷尚不清楚，在最近的一篇报道中，从一个家族肢端肥大症特征中分离出 11 号染色体臂间倒位，尽管受这种倒置影响的候选基因仍有待确定[235]。

（四）与胰岛素分子有关的缺陷

1. 抗胰岛素抗体　Berson 和 Yalow[236]的开创性研究证明了抗胰岛素抗体的存在，该抗体引起了一系列胰岛素治疗的患者胰岛素抵抗。作为胰岛素治疗的并发症，抗胰岛素抗体引起的胰岛素抵抗与极高的抗体滴度相关[237, 238]，并且普遍存在于间歇性使用源自牛肉和猪肉的纯度有限的胰岛素患者中。该胰岛素含有胰岛素原、C 肽及其他肽污染物。抗胰岛素抗体也可能在接受人胰岛素治疗的患者中产生，但仅在极少数情况下才与临床上显著的胰岛素抵抗相关[239]。免疫胰岛素抵抗往往是自限性的，50% 的患者持续时间少于 6 个月，75% 的患者持续时间不到 1 年。转换胰岛素制剂被认为是一线治疗。在难治性病例中，泼尼松（60～80mg/d，持续 2～3 周）导致胰岛素需求降低，偶尔伴有剧烈反应，包括低血糖症[239]。

很少有患者在没有接受胰岛素治疗的情况下出现抗体，这种情况被称为胰岛素自身免疫综合征，与内源性胰岛素的血清水平过高有关，但血糖水平正常通常与其他自身免疫性疾病一起出现。最常见的表现是餐后低血糖[240]。

2. 胰岛素降解增加　一些患者表现出对皮下注射胰岛素的严重抵抗，但对静脉内或腹腔注射胰岛素的反应正常。为了解释这一现象，有人提出这些患者皮下组织中的胰岛素降解酶活性增强。先前关于直接证明增加皮肤胰岛素酶活性或直接测量皮肤中胰岛素降解产物的存在的尝试均未成功[241]。

3. 突变型胰岛素　已在一些家族中发现，一个或多个成员的胰岛素基因发生错义突变，导致胰岛素原分子内的氨基酸取代，从而导致生物学上的胰岛素缺陷[242-249]。所有患者均出现明显的空腹高胰岛素血症或高胰岛素原血症，但血糖水平正常或轻度高血糖症。这些患者通常对外源胰岛素反应正常，仅对内源性激素有“胰岛素抵抗”。

七、2 型糖尿病的分子遗传学

许多证据表明 2 型糖尿病具有很强的遗传因素。尽管肥胖等后天因素是确定 2 型糖尿病表型的必要条件，在大多数没有预先存在的基因决定因素的患者中，单靠这些是不够的。2 型糖尿病表现出明显的家族性聚集，但其并未以孟德尔经典方式分离，因此很可能是一种具有遗传异质性的多基因疾病。换言之，一个群体中存在不止一个糖尿病基因，而且一个人必须存在一个以上的异常基因型才会发展为 2 型糖尿病表型。例如，可能一个或多个参与胰岛素作用的基因受到影响，同时还有一个独立遗传的缺陷，该缺陷导致 2 型糖尿病后期 B 细胞功能丧失。

2 型糖尿病是多基因的和多因素的疾病，除了遗传因素外，环境（肥胖、缺乏运动、饮食）也可以调节糖尿病表型。因此，准确的临床和代谢表型对于试图确定单个基因在该疾病中的作用至关重要。

目前已采用多种策略寻找 2 型糖尿病易感基因，包括候选基因方法、全基因组关联（GWA）研究、外显子组测序，以及与基因表达相关的表观遗传变化研究。

（一）候选基因方法

大多数候选基因研究集中在胰腺 B 细胞胰岛素分泌或胰岛素信号转导途径中编码蛋白质的基因。在这方面已经进行了大量研究，由于缺乏再现性而限制了对它们的解释。该领域的早期研究存在以下问题：病例和对照组的匹配性较差，每个基因的标记数量有限，研究人群规模小，因此检测的真正效能很低。因此，在其他人群中很少有重复的关联[250]。多项研究检测出胰岛素受体、糖原合成酶和 GLUT−4 作为 2 型糖尿病的潜在候选基因。除少数个体外，这些基因的原始序列是正常的，排除了它们作为糖尿病基因位点的可能性。在某些人 群中，IRS−1 变异在 2 型糖尿病患者中的发病率可能是正常受试者的 2～3 倍，但一些研究发现，对 PI3K 结合很重要的 IRS−1 区域多态性和胰岛素敏感性降低之间存在相关性[251]，尽管并非所有研究都可以证实这种关联性[252]。

（二）全基因组关联研究

由于候选基因方法不能有效地识别 2 型糖尿病基因，因此它在很大程度上被涉及连锁分析的全基因组关联（GWA）研究所取代[253]。在 GWA 研究中，DNA 样本来自两组参与者即有疾病的受试者和没有疾病的匹配受试者。然后扫描基因组以寻找遗传变异的标记，如单核苷酸多态性（SNP）。如果特定的基因组标记在疾病表型的受试者中更常见，则将其称为疾病相关。这些标记随后可用于指导研究人员找到特定的染色体定位，而位点克隆技术则用于鉴定特定的基因。然而，研究大样本人群涉及过高的技术（例如，有大概 1000 万个常见 SNP）和资金障碍，需要获得足够能力来检测单个基因的微小作用，在进行 GWA 研究以确定 2 型糖尿病的主要易感基因位点方面的初步尝试有限。

最近的进展大大提高了 GWA 研究检测疾病易感性等位基因 / 单倍型的能力。现已提供了密集的基因分型芯片，其中包含数十万个 SNP 的集合，这些基因覆盖了大部分的人类基因组，因此，首次对数千个病例和对照进行 GWA 研究是可行的。最重要的是国际 HapMap 资源的开发[254−256]。

最近的几项研究证明了这些分子遗传工具在发现 2 型糖尿病发生新机制的潜在能力。Wellcome 信托案例控制协会（WTCCC）最近使用 Affymetrix 基因芯片人类基因谱 500k 数组集合（Affymetrix Research Services Laboratory，Santa Clara，CA）完成了英国 1942 例 2 型糖尿病患者和 2938 例对照组人群的 GWA 扫描[257]。TCF7L2（转录因子 7−2）中的 SNP 观察到最强的 GWA 信号，其作用于 WNT 信号通路，可通过胰腺 B 细胞功能障碍影响糖尿病风险[258]。*KCNJ11* 基因内还报道了其他关联信号[编码胰岛 B 细胞腺苷三磷酸（ATP）依赖性钾通道的内向整流 Kir6.2 成分]，*P12A*、*PPARγ2*、*FTO*（与脂肪和肥胖相关的基因），CDKAL1（CDK 调节亚基相关蛋白 1 −like 1）、HHEX（同源盒，造血表达）、IDE（胰岛素降解酶）、IGF2BP2（胰岛素样生长因子 2 结合蛋白 2）和 CDKN2A/CDKN2B（细胞周期蛋白依赖末端激酶 2A/2B）。表 40−1 显示了由糖尿病遗传学倡议[259]，芬兰 − 美国 NIDDM 遗传学调查[260]和 WTCCC / UKT2D[261]进行的遗传学研究数据的整合。

目前已有 1600 多个 GWA 研究公开发表，其中超过 11 000 个 SNP 与数百种复杂疾病和特征相关联，涉及不同人群的研究对象，并伴随着强大的技术进步，使研究人员能够在很大程度上精确地识别单个 SNP[262]。这些的结果，再加上研究的后续循证分析，现已识别出 60 多种个体糖尿病易感性变异，这些变异对 2 型糖尿病表型影响都很小[263, 264]。

与大多数常见的复杂疾病变异一样，只有一小部分类型 2 糖尿病遗传力（10%～30%）是由 GWAS 确定的易感基因座解释的[265, 266]。基于此，未来的研究很可能仅限于效应较小的等位基因，低于 0.5%～1.0% 的常用的次要等位基因频率（MAF）。根据预测结果，这些罕见的遗传变异将会大大超过人类基因组中的常见变异，并可以解释常见复杂疾病遗传力的其他组成部分[267]。

1. 外显子组测序　通过大规模的测序研究，所有的蛋白质编码外显子（构成人类基因组 1%～2% 的外显子）都被捕获并进行测序，从而使寻找低频变异体成为可能。外显子组测序可识别出数以千计的单核苷酸变体（SNV），其中大多数是罕见的、以前未知的且具有种群特异性的。NHLBI 外显子组测序项目始于 2008 年，目的是验证高通量应用于人类基因组所有蛋白编码区域的测序[268]。

最近的一项研究使用外显子组测序和连锁分析，将早期内体抗原 1（EEA1）的 N1072K 变异作为一

表 40-1　确认的 T_2D 易感性变异

SNP 代表	染色体	SNP 的位置	祖先等位基因	SNP 等位基因	基　因	联合 OR（95% CI）	*P* 值
rs8050136	16	52373776	A	C	*FTO*	1.17（1.12～1.22）	1.3×10^{-12}
rs10946398	6	20769013	C	A	*CDKAL1*	1.12（1.08～1.16）	4.1×10^{-11}
rs5015480	10	94455539	C	T	*HHEX*	1.13（1.08～1.17）	5.7×10^{-10}
rs1111875		94452862	T	C			
rs10811661	9	2214094	C	T	*CDKN2B*	1.20（1.14～1.25）	7.8×10^{-15}
rs564398	9	22019547	T	C	*CDKN2B*	1.12（1.07～1.17）	1.2×10^{-7}
rs4402960	3	186994389	G	T	*IGFBP2*	1.14（1.11～1.18）	8.6×10^{-16}
rs1326634	8	118253964	C	T	*SLC30A8*	1.12（1.07～1.16）	5.3×10^{-8}
rs7901695	10	114744078	C	T	*TCF7L2*	1.37（1.31～1.43）	1.0×10^{-48}
rs5215	11	17365206	T	C	*KCNJ11*	1.14（1.10～1.14）	5.0×10^{-11}
rs1801282	3	12368125	C	G	*PPARγ*	1.14（1.08～1.20）	1.7×10^{-6}

显示了每种信号的代表性 SNP（RS），与风险等位基因的优势比（OR）和 95% 置信区间（CI）（黑体表示）。OR 为 1 表示具有风险等位基因的人和没有风险等位基因的人在糖尿病病例中没有差异。纳入的 SNP 是包含在英国数据集中关联性最强的 SNP。对于 HHEX，数据来自 rs5015480 和 rs1111875（HapMap CEU 中的 $r^2=1$）组合在一起。通过将每个研究（英国，DGI，融合）的对数 OR 乘以方差的倒数来计算 OR 的组合估算值。SNP. 单核苷酸多态性（改编自 Robbins D, Blix P, Rubenstein A, et al: A human proinsulin variant at arginine 65, Nature 1981; 291: 679-681.）

个高度聚集的 2 型糖尿病家族候选致病突变[269]。在另一项研究中，将 1000 位糖尿病患者的外显子组测序与 1000 位对照进行了比较，筛选了 70 182 个 SNV，并进行了相关性分析。纳入 8 种代谢表型（2 型糖尿病、肥胖、BMI、腰围、空腹血糖、空腹胰岛素、HDL 胆固醇和空腹三酰甘油水平）。发现两个基因（*COBLL1* 和 *MACF1*）与 2 型糖尿病密切相关[270]。

2. *表观遗传学*　最近，“表观基因组”在连接营养、代谢和基因调控方面的作用已令人信服。表观基因组一词用来综合描述独立于 DNA 序列的过程，这些过程可调节细胞中的基因表达模式。表观遗传学改变，包括组蛋白翻译后修饰和 DNA 甲基化，可以调节转录机制对 DNA 启动子和增强子区域的作用，从而改变基因转录的模式。这些表观遗传学变化可能在不同细胞类型之间有所不同，以细胞特异性方式调节基因表达[271, 272]。大多数染色质修饰酶需要作为细胞代谢的中间产物底物或辅助因子，这就增加了代谢水平改变可能通过影响这些酶活性来调节基因转录的可能性[273]。因此，表观遗传修饰的复杂性和动力学提供了细胞外环境与基因转录之间的联系。

代谢改变引起的表观遗传改变可能在肥胖或糖尿病表型的发病机制和表达中起作用。人们早就认识到，早期的不良代谢事件可能会导致晚年的疾病风险增加。越来越多的数据表明，这种“代谢程序”的一个方面涉及 DNA 甲基化的改变。最近，代谢途径基因不同的 DNA 甲基化模式在妊娠期糖尿病母亲的后代中得到了证实[273]。母亲减肥手术后出生的儿童与母亲减肥手术前出生的儿童相比，其肥胖程度较低，并且在本队列中也发现了糖调节基因的差异 DNA 甲基化[274]。

（三）青少年发病的成年型糖尿病（MODY）

MODY 是由 B 细胞的单基因缺陷引起的疾病，胰岛素作用很小或几乎没有缺陷（参见第 38 章）。它们通常以常染色体显性方式遗传，通常在 25 岁之前以显性糖尿病为特征。MODY 表型与不同染色体上至少 6 个遗传基因位点的异常有关。在 RW

家谱的广泛家庭研究基础上，Bell 及其同事首次将 MODY1 的基因定位在 20 号染色体的长臂上，靠近腺苷脱氨酶基因位点。随后该基因被定义为转录因子肝细胞核因子 4α（HNF-4α）[275]。MODY2 是由于葡萄糖激酶“糖激酶”基因突变引起的，该基因在胰岛 B 细胞和肝细胞中催化葡萄糖形成葡萄糖 -6- 磷酸。已有 40 多种不同的突变已得到确定 [276, 277]。与 MODY2 家族中的糖尿病共分离的错义突变改变了葡萄糖激酶的亲和力或最大的葡萄糖磷酸化活性。因为胰岛素分泌与 6- 磷酸葡萄糖的代谢密切相关，所以葡萄糖激酶被认为是 B 细胞的“葡萄糖传感器”。肝葡萄糖磷酸化受损也可能导致 MODY2 患者的高血糖。值得注意的是，大多数葡萄糖激酶突变的受试者都有轻度的高血糖症，其对静脉葡萄糖的第一阶段胰岛素反应正常且无进行性病程。MODY3 是最常见的亚型。它与编码 HNF-1α 的基因 12 号染色体上的突变有关，HNF-1α 是一种肝转录因子，也在 B 细胞中表达 [278]。与 MODY2 患者相比，MODY3 患者的高血糖症倾向于进行性。因为他们经常在青少年期出现症状性高血糖，因此可以诊断出 1 型糖尿病。MODY4 是由于另一种转录因子基因即胰岛素启动子因子 1（IPF-1）的突变引起的，该基因以纯合子形式导致胰腺完全发育不全 [279]。最近还报道了其他突变，包括“花园变种”2 型糖尿病的 HNF-1β [280] 和 NEUROD1 / BETA2 [281]。葡萄糖激酶和肝核转录因子基因的突变比较罕见 [282]。IPF-1 的点突变与 2 型糖尿病的风险增加有关 [283]。

八、结论概述

关于 2 型糖尿病的发展，基于人群的前瞻性研究表明，胰岛素抵抗是最开始的缺陷，尽管胰岛素分泌异常可能是某些人群的主要缺陷 [13, 284]。在许多不同种族的人群中，已发现在胰岛素分泌没有任何损害的情况下，胰岛素抵抗存在于糖尿病前期状态。因此，胰岛素抵抗和高胰岛素血症是大多数 2 型糖尿病患者的特征。但是除极端情况外，仅胰岛素抵抗本身并不足以引起显性 2 型糖尿病。B 细胞功能的降低最终会引起 Full-blown 综合征。这些均导致图 40-2 中所示的过程，其中胰岛素抵抗导致高胰岛素血症和代偿性葡萄糖代谢。最终，在其中一些个体中，可能是那些同时存在遗传确定的 B 细胞缺陷个体，B 细胞通过维持高胰岛素血症进行补偿的能力下降，并且出现胰岛素分泌缺陷及 B 细胞总量下降。在此阶段，葡萄糖代谢紊乱，出现高血糖糖尿病状态。图 40-2 描述了大多数患者糖尿病发生发展过程，但是 2 型糖尿病是一种异质性疾病，因此这种情况可能并不适用于所有患者。

一旦确定了 2 型糖尿病，代谢异常和激素环境会导致继发性改变，并使高血糖进一步恶化。因此，与 2 型糖尿病前期患者相比，2 型糖尿病患者的胰岛素抵抗往往更明显 [3, 5, 36]，在 2 型糖尿病患者整个病程中胰岛素分泌持续下降 [50]。因此，许多患者即使最初通过饮食或口服降糖药可以很好地控制糖尿病，最终仍需要胰岛素来控制其糖尿病。葡萄糖毒性可能是这里的因果关系。因此，慢性高血糖本身会导致胰岛素抵抗和胰岛素分泌的继发性恶化，并可能形成恶性循环，使高血糖症产生更多的高血糖。对这一概念的支持来自大量的观察性研究，其结果表明通过胰岛素治疗、减肥或口服药物控制高血糖可以改善胰岛素分泌和胰岛素作用。

由于初级和次级事件的聚合共存于 2 型糖尿病状态，识别造成该疾病的主要生物化学和细胞缺陷是一项艰巨的任务。肥胖是人类胰岛素抵抗最常见的原因，绝大多数 2 型糖尿病患者是肥胖患者。因此，肥胖相关的慢性组织炎症是 2 型糖尿病胰岛素抵抗的关主要因素。这就增加了未来特定抗炎治疗方法具有治疗潜力的可能性。

以啮齿动物研究为主最新的研究表明，肠道菌群在代谢稳态中发挥重要作用。一些动物研究表明，肠道微生物的特定组成可导致肥胖和胰岛素抵抗。这些研究是否适用于人类，以及它们是否具有最终的临床实用性，是一个极其有趣的主题。众所周知，2 型糖尿病既与遗传因素又与环境因素相关。需要重点关注的是环境因素如何与我们的基因组“对话”，也就是环境诱导的（饮食、肥胖、体育活动）表观遗传变化，如何改变受影响基因的表达模式。明确所有可能导致 2 型糖尿病的分子缺陷是一个艰巨但完全可行的目标，并将为我们了解该疾病的病因以及建立合理的治疗方法提供基础。

第 41 章　脂蛋白代谢与脂质紊乱的治疗

Lipoprotein Metabolism and the Treatment of Lipid Disorders

Mason W. Freeman　Geoffrey A. Walford　著
闫　哲　童南伟　译

要　点

- 许多糖尿病患者的脂质代谢都会发生改变，并且这些改变常常是促进动脉粥样硬化的前提。
- 糖尿病患者的心血管疾病患病率与死亡率显著高于正常人群，多点干预治疗可以改善这种状况。
- HMG 辅酶 a 还原酶抑制药（他汀类药物）是大多数糖尿病患者调脂的主要药物，即使在那些 LDL-c 水平仅中度升高的患者中也是如此。
- 三酰甘油升高在 2 型糖尿病患者中非常常见，最佳的管理通常需要加强血糖控制和改变生活方式。

动脉粥样硬化是一种由血管内的脂质和脂蛋白的沉积而引起的大、中动脉慢性炎症性疾病 [1-3]。这一疾病进程是导致发达国家患病率和死亡率的主要原因，其导致的伤亡人数在糖尿病患者群中占有极大的比例，约占糖尿病死亡人数的 2/3～3/4 [4]。当合并有局部缺血性损伤和肢体灌注不足等高风险因素时，动脉粥样硬化会对人类健康带来巨大的影响 [5]。无论患者有无糖尿病，强化降脂在治疗和预防冠心病（coronary heart disease，CHD）上都展现出了卓越的功效。本章节将回顾脂蛋白代谢的基本原理，聚焦糖尿病对脂质通路的影响。此外，还有一些数据展示了调脂治疗在减轻糖尿病及非糖尿病患者动脉粥样硬化负担方面的价值。最后，总结概括血脂紊乱患者的管理方法。

一、脂蛋白代谢

（一）脂蛋白

在临床报告中，以血清三酰甘油和胆固醇值代表循环中胆固醇和三酰甘油，反映一定量的血液中脂蛋白含量的总和（以 mg/dl 或 mmol 表示）。尽管了解这些总的脂质含量对评估心血管风险很有帮助，但是胆固醇在不同脂蛋白片段中的分布对于动脉粥样硬化的细致理解更加重要。脂蛋白的结构是为了解决在血液的水环境中运输高度疏水性脂质的问题，如胆固醇酯和三酰甘油。由于大部分脂蛋白是在肝脏或肠道合成的，它们必须通过血流从这些合成部位转移到可吸收和利用脂肪的组织中。脂蛋白结构通过将中性脂与蛋白质和更多的极性脂（如未酯化胆固醇和磷脂）结合以完成这一任务，较疏水的脂质被隔离在球状脂蛋白的内部；而较极性的脂质和蛋白则被包裹在外表面（图 41-1）。除了解决生物物理运输问题，脂蛋白结构还促进微粒利用被称为载脂蛋白的一组蛋白质（表 41–1），它作为目标分子与脂质修饰酶（表 41–2）、受体或转运蛋白（表 41–3）靶向结合，在不同脂蛋白的正常功能中发挥十分重要的作用。载脂蛋白或与载脂蛋白相互作用的酶和受体的编码基因很少发生突变（表 41–1 至表 41–3），但它们会对糖尿病及非糖尿病患者的脂蛋白循环水平产生深远的影响。由于脂质在许多其他细胞过程中发挥着根本的作用，脂酶、受体、转运蛋白和载脂蛋白的突变会对除血清脂蛋白外的其他人体生物学产生影响，表 41–1 至表 41–3 列举了其中一些突变。

大多数脂蛋白颗粒的命名法来源于它们最初被识别和分离的方法，即密度梯度离心法。在凝胶电泳引入后的一段时间内，人们还根据脂蛋白在凝胶上的迁移特性对其进行了分类，从而产生了 α 和 β 脂蛋白等替代名称。这一时期正值许多临床症状被确认是由脂质代谢异常引起的，所以这些紊乱症状的名字仍然带有电泳时代的特征［如低 α 脂蛋白血症，表示低水平的 α 或高密度脂蛋白（HDL）］。凝胶电泳目前很少用于临床实验室进行标准的脂蛋白测定，尽管它可能用于专业脂质实验室进一步细分脂蛋白。因此，目前的医学文献在很大程度上回归到使用密度命名法来描述和分类脂蛋白代谢紊乱。虽然脂蛋白在血浆中构成一个连续的密度谱，但它们通常分为五大类（图 42–1）：①乳糜微粒；②极低密度脂蛋白（VLDL）；③中密度脂蛋白（IDL）；④低密度脂蛋白（LDL）；⑤高密度脂蛋白（HDL）。在这些类中，可以进一步细分脂蛋白。在糖尿病患者中，较高浓度的低密度脂蛋白存在于一个密度更大、直径更小的亚组分中，这个亚组分被称为小而致密低密度脂蛋白（sdLDL）。HDL 通常分为 HDL2 和 HDL3 两个亚类，但一些研究人员采用凝胶分离方法将 HDL 分离成更多的亚类型[6]。对于临床医生来说，重要的是要了解不同的实验室方法识别脂蛋白亚群会产生不同的或重叠的粒子种类，这给那些不熟悉分离技术的人造成了困惑。为了简便，本章将使用应用最广泛的分类方法，但更进一步的研究可能会证明更加细致的分类可能会有重要的临床意义。总的来说，要记住，密集最小的脂蛋白也是最大、三酰甘油含量最高的，

脂蛋白	密度（g/ml）	来　源
乳糜微粒	＜ 0.98	肠道
VLDL（极低密度脂蛋白）	0.98～1.006	肝脏
IDL（中间密度脂蛋白）	1.006～1.019	VLDL 分解
LDL（低密度脂蛋白）	1.019～1.063	IDL 分解
HDL（高密度脂蛋白）	1.063～1.21	肝脏、肠道、其他

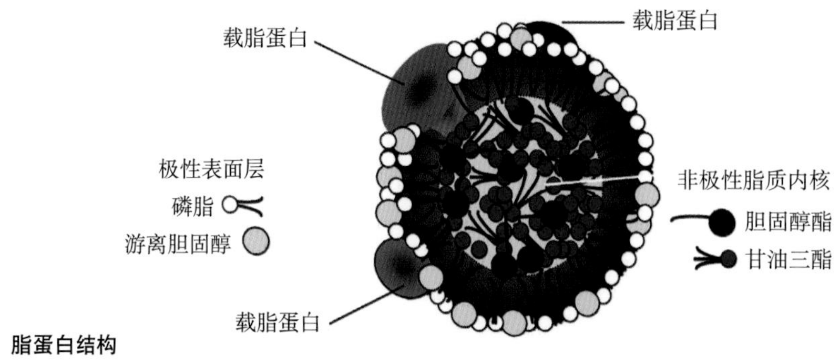

▲ 图 41–1　图上半部分列出了各种类脂蛋白的密度范围及其合成的主要组织；下半部分是一般脂蛋白的图例，强调颗粒的球形结构。利用颗粒表面的两性分子载脂蛋白和极性脂质以及被隔离在脂蛋白内核的非极性脂质，与细胞和血液环境相互作用。所有的脂蛋白都具有这些一般特征，但是其大小、脂质组成和特异性载脂蛋白有所差异

表 41-1　血清脂蛋白的载脂蛋白

载脂蛋白	主要脂蛋白	角色功能（已知的）	相关的人类疾病
AⅠ [233]	HDL	活化 LCAT	白内障、低 HDL、CHD
AⅡ [234]	HDL	结构蛋白质、功能?	没有在缺乏的人群中发现缺陷
AⅣ [235]	HDL	脂肪吸收、活化 LCAT	可能改变血浆脂质和葡萄糖水平?
AⅤ [236]	HDL、VLDL	甘油三酯代谢	高甘油三酯血症
B_{100} [237]	LDL	合成 VLDL 和 LDL	低 β 脂蛋白血症（低 LDL）、家族性 apo B 缺乏（高 LDL）
B_{48} [237]	乳糜微粒、乳糜残基	肠道脂肪吸收	低 β 脂蛋白血症（低 LDL）
CⅠ [238]	HDL、VLDL、乳糜微粒	摄取富含 TG 的脂蛋白	未知
CⅡ [239]	乳糜微粒、VLDL	脂蛋白脂肪酶活化	乳糜微粒综合征、胰腺炎
CⅢ [240]	乳糜微粒、VLDL	（抑制 LPL？）、抑制脂蛋白脂肪酶	高甘油三酯血症
D [241]	HDL	LCAT 激动剂? 神经功能、细胞保护作用	未知
E [242]	乳糜残基、IDL、HDL	LDL 受体、结合 LRP	家族性异常 β 脂蛋白血症（Ⅲ型）、增加阿尔茨海默病的风险
J（聚集素）[243]	HDL	补体、伴侣、氧化应激	未知
M [244]	HDL	胆固醇转运?	未知

表 41-2　脂质转运蛋白、受体及调控蛋白

蛋　白	功　能	主要表达的组织	相关的人类疾病
ABCA1 [41]	转运卵磷脂和胆固醇	分布较广（巨噬细胞、肝脏、消化道）	丹吉尔病（低或无 HDL）
ABCA3 [245]	肺表面活性物质转运体	肺泡Ⅱ型上皮细胞	新生儿呼吸衰竭
ABCA4 [246]	N- 视黄烯 - 磷脂酰乙醇胺转运体	视网膜色素上皮细胞	Stargardt 黄斑变性
ABCA12 [247, 248]	神经酰胺酯转运体	角质细胞	丑角样和板层状鱼鳞病
ABCG1 [249]	胆固醇转运体	巨噬细胞	未知
ABCG5 [250]	G_8 甾醇转运体	肠上皮细胞	谷固醇血症
ABCG8 [250]	G_5 甾醇转运体	肠上皮细胞	谷固醇血症
Apo E-R2/（LRP8）[251]	Apo E 受体、卷蛋白受体	脑、睾丸	未知
CD36 [252]	脂肪酸转位酶、清道夫受体	巨噬细胞、骨骼肌、血小板	高三酰甘油血症?
CETP [253]	血浆中胆固醇转运体	肝脏、脂肪	高 α 脂蛋白血症（高 HDL）
HM74/GPR109A [228]	烟酸受体	肝脏	未知
LDL-R [34]	LDL 受体	分布较广（肝脏、肾上腺）	家族性高胆固醇血症（高 LDL）
LOX-1 [254]	氧化型 LDL 的清道夫受体	内皮、平滑肌	未知

（续表）

蛋　白	功　能	主要表达的组织	相关的人类疾病
LRP1 [255]	许多配体（包括乳糜微粒残基）的内吞作用	肝脏、脑、胎盘	未知
LRP2/（megalin）[256]	内吞受体（包括脂蛋白的多种配体）	肾脏、脑	Donnai–Barrow 综合征和 facio–oculoacoustico–renal 综合征（DB/FOAR 综合征）
MTP [257]	VLDL 组装中脂质转运	肝脏	无 β 脂蛋白血症
NPC1 [258]	细胞胆固醇转运	脑、肝脏	C 型 Niemann–Pick 病
NPC1L1 [259]	细胞胆固醇转运	肝细胞、肠细胞	未知
PLTP [260]	磷脂转运蛋白	分布较广（肝脏）	未知
PCSK9 [261]	LDL–R 调节蛋白	肝脏	高、低水平 LDL
SR–A [262]	清道夫受体、多种配体	巨噬细胞	未知
SR–B1 [263]	清道夫受体、胆固醇酯转运	肝脏、肾上腺	未知
VLDL–R [251]	Apo E 受体、卷蛋白受体	脑、心脏、脂肪、肌肉	小脑发育不全

ABC. ATP 结合盒；ABCA. A 型 ABC 转运蛋白；ABCG. G 型 ABC 转运蛋白；ACAT. 酰基胆固醇酰基转移酶；Apo E–R. apo E 受体；CETP. 胆固醇酯转移蛋白；LDL–R. LDL 受体；LOX–1. 凝集素样氧化 LDL 受体；LRP. LDL–R 相关蛋白；MTP. 微粒体三酰甘油转移蛋白；NPCILI. Niemann–Pick C1 样蛋白；PLTP. 磷脂转移蛋白；PCSK9. 前蛋白转化酶枯草杆菌蛋白酶 /kexin9 型；SR–A. 清道夫受体 A；SR–BI. 清道夫受体 B1；VLDL–R. VLDL 受体（改编自 Genest J, Libby P, Gotto AMJ: Lipoprotein disorders and cardiovascular disease. In Zipes DP, Libby P, Bonow RO, Braunwald E, eds: Braunwald's heart disease, 7th ed. Elsevier Saunders, Philadelphia, 2005.）

表 41–3　脂质代谢的酶

蛋　白	主要功能	主要表达的组织	水平或活性改变引起的状态变化
ACAT1 [42]	细胞胆固醇酯化	巨噬细胞、类固醇合成组织	未知
ACAT2 [42]	细胞胆固醇酯化	肝脏、肠道	未知
溶酶体酸性脂肪酶 [265]	胆固醇酯水解	巨噬细胞、肾上腺、肝脏	CE 贮积病、Wolman 综合征
胆固醇 7α– 羟化酶 [266]	胆汁酸合成	肝脏	淤胆型肝病
胆固醇 27– 羟化酶 [266]	胆汁酸合成	肝脏	脑腱黄瘤病
DGAT1 [267]	合成 TG	肠、肝脏、脂肪、乳腺	未知
DGAT2 [267]	合成 TG	肝脏、脂肪、乳腺	未知
内皮脂肪酶 [268]	PL 和 TG 水解	肝脏、肺、肾脏、内皮	代谢综合征?
肝脂肪酶 [269]	TG 水解	肝脏	血脂升高、黄色瘤、早期动脉粥样硬化
HMG–CoA 还原酶 [270, 271]	胆固醇合成	分布较广（主要是肝脏）	未知
激素敏感性脂肪酶 [272]	胞内 TG 水解	脂肪	未知
LCAT [273]	胆固醇酯化（HDL）	血浆、绑定在 HDL	贫血、低 HDL、肾衰、鱼眼病（角膜混浊）
脂蛋白脂肪酶 [274, 275]	TG 水解	肌肉、脂肪	乳糜微粒血症综合征

ACAT. 酰基胆固醇酰基转移酶；CE. 胆固醇酯；DGAT. 二酰基甘油酰基转移酶；ER. 内质网；HMG. 3– 羟 –3– 甲基戊二酰；LCAT. 卵磷脂胆固醇酰基转移酶；PL. 磷脂；TG. 三酰甘油

这是乳糜微粒和 VLDL。IDL 含有大量的三酰甘油和胆固醇，而 LDL 和 HDL 主要是携带胆固醇的颗粒，很少有相关的三酰甘油。这一信息使临床医生能够在患者血清总三酰甘油和胆固醇值显示时，确定最有可能的脂蛋白异常。下面将对 5 种主要的脂蛋白进行简要描述。有兴趣更全面地了解脂蛋白代谢的读者应该查阅“遗传疾病代谢基础”的脂质部分[7]。

1. *乳糜微粒* 乳糜微粒来源于食物中的脂肪，并携带三酰甘油遍布全身。乳糜微粒的主要结构蛋白是载脂蛋白 B_{48}，在肠道细胞通过一个独特的编辑过程将 apo B100 RNA 翻译产生的一种长度占 apo B100 48% 的蛋白质[8]。乳糜微粒还包含其他的载脂蛋白，包括 apo C 和 apo A 的家族成员。当乳糜微粒将脂质转移到细胞和相互作用的脂蛋白时，这些蛋白可在血清中重新分配到其他脂蛋白中。乳糜微粒的密度是所有脂蛋白中最低的，它会漂浮在血浆样本的顶部，然后在冰箱里过夜，形成奶油状的一层。由于乳糜微粒体积较大，不易进入动脉壁，因此被认为不会引起动脉粥样硬化，但是三酰甘油缺失的乳糜微粒残基在动脉粥样硬化中的作用仍存在争议。三酰甘油构成了乳糜微粒的大部分，其转运是通过与内皮细胞表面结合的一种酶的作用，即脂蛋白脂肪酶（LPL）。缺乏这种酶或其载脂蛋白辅助因子（apo C Ⅱ）的患者血清三酰甘油水平非常高，发展为急性胰腺炎的风险增加。由于胰岛素也是 LPL 活性的关键辅助因子，绝大多数高三酰甘油性胰腺炎患者的糖尿病控制很差，这是导致他们延迟清除乳糜微粒的主要原因。

2. *极低密度脂蛋白* VLDL 也富含三酰甘油，但其三酰甘油含量较低，胆固醇含量高于乳糜微粒。VLDL 的蛋白组成也与乳糜微粒不同，其主要结构蛋白是全长 apo B（apo B_{100}），而不是截短的 apo B_{48}。与乳糜微粒一样，VLDL 是脂蛋白脂肪酶介导的三酰甘油清除的底物。它们的功能是将在肝脏和肠道中合成的三酰甘油运输到脂肪组织和肌肉中的毛细血管床。在那里它们被水解以提供脂肪酸，这些脂肪酸可被氧化生成腺苷三磷酸（ATP）以产生能量。另外，如果不需要能量生产，它们可以重新酯化成甘油并储存为脂肪。去除三酰甘油后，VLDL 残基（称为 IDL）可进一步代谢为 LDL。VLDL 作为从 HDL 转移过来的胆固醇受体，在一定程度上解释了 HDL 胆固醇和 VLDL 三酰甘油之间的逆向关系。这个转移过程是由一种叫作胆固醇酯转移蛋白（CETP）的酶介导的。2 型糖尿病最常见的脂质异常是 VLDL 水平升高，其原因将在“糖尿病脂质异常”一节中讨论。

3. *低密度脂蛋白* LDL 是人体胆固醇的主要载体，负责向需要最多甾醇的组织提供胆固醇。LDL 也是最明显的导致动脉粥样硬化斑块形成的脂蛋白[9]。食用大量饱和脂肪和（或）胆固醇的人，其循环中的低密度脂蛋白水平会升高[10]。那些有影响 LDL 受体功能的遗传缺陷（家族性高胆固醇血症、*PCSK9* 基因突变、常染色体隐性高胆固醇血症）或 LDL 载脂蛋白、apo B 的结构，或有影响 LDL 代谢的多基因疾病的人，其 LDL 水平也会升高[11]。循环中的低密度脂蛋白被衬在动脉壁的内皮细胞吸收，穿过动脉壁，并沉积在动脉内膜中。在那里，它们可能被氧化或其他生化修饰，被巨噬细胞吞噬，并刺激动脉粥样硬化形成。在大多数人中血清总胆固醇与冠心病的关系主要反映了低密度脂蛋白胆固醇与总胆固醇水平的相关性。对糖尿病患者的研究却得出了一些矛盾的结果，这些数据是基于普通人群的标准来评估糖尿病患者群中 LDL 升高的患病率。但多数证据表明，糖尿病患者的 LDL 水平与那些与之匹配的非糖尿病对照组人群相似。然而，考虑到糖尿病患者罹患冠状动脉疾病（CAD）的风险更大，国家胆固醇教育计划指南将 LDL 水平定义为高于 100mg/dl 即为对于糖尿病患者不合适。基于这个严格的标准判断，LDL 水平升高在糖尿病患者中极为常见。此外，糖尿病患者的低密度脂蛋白通常更小、密度更大、更容易氧化，这与更高程度的致动脉粥样硬化性有关[12, 13]。

4. *高密度脂蛋白* 高密度脂蛋白是脂蛋白中最小的；尽管如此，它们携带多种载脂蛋白，包括 apo A 和 C 家族成员。与其他脂蛋白不同的是，HDL 被认为在人体中主要的作用是将脂肪从外周组织转移到肝脏和肠道进行排泄，而不是将脂肪从内脏器官转移到外周[14]。这种对 HDL 功能的看法过于简化，因为细胞培养实验表明，HDL 不仅能吸收脂质，还能提供脂质，而且血液中除 HDL 外的其他成分可能参与了相反的转运过程[15-17]。在整个动物体内，对 HDL 所携带的胆固醇进出外周组织的净移动进行定量分析已被证明是相当困难的。令这一问题更为复杂的是，实际上许多用于代谢研究的标准实验动物的血清胆固醇大部分是 HDL，而非 LDL，因此无法很好地用它们的脂蛋白代谢来反映富含 LDL 的人类代谢情况。然而，大量证据表明，HDL 的功能是保护组织免受不必要的胆固醇堆积。HDL 保护动脉粥样硬化的机制包括其参与了逆向胆固醇运输途径，以及它通过运输具有抗炎和抗氧化特性的蛋白质[18, 19]。在卵磷脂胆固醇酰基转移酶（LCAT）的作用下，从组织中转移到 HDL 的未酯化胆固醇被酯化并储存在 HDL 的中心核内。这种酯化的胆固醇可以通过胆固醇酯转运蛋白的作用转运回 LDL，也可以通过一种叫作清道夫受体 B-1（SRB-1）的质膜受体介导作用在肝脏中被清除。一种特别有效的逆向运输系统被认为至少部分地解释了高密度脂蛋白胆固醇（HDL-c）水平升高与患冠心病风险降低之间的关系。然而迄今为止，旨在提高 HDL-c 水平的治疗未能改善心血管结局，这引起了人们对 HDL 在阻止动脉粥样硬化中的因果作用的质疑，但绝不是否定。载脂蛋白 AI（apo AI）是 HDL 的主要载脂蛋白，其血清浓度与冠心病发病风险呈负相关。女性的 HDL 水平高于男性，这可能部分解释了为什么绝经前女性的冠心病发病率较低。运动可增加 HDL 水平；肥胖、高三酰甘油血症和吸烟则降低 HDL。糖尿病患者具有较高的体重指数和高三酰甘油血症，与非糖尿病患者相比，他们的 HDL 水平通常较低，这进一步导致了糖尿病患者的动脉粥样硬化性脂质特征。

（二）脂质与脂蛋白代谢

肝脏和肠道中脂蛋白的合成是一个复杂的过程，受饮食中脂肪和碳水化合物摄入的影响，以及受激素和转录网络的调节。糖尿病引起的碳水化合物和脂质代谢紊乱对脂蛋白代谢既有直接影响，又有间接影响。本部分将简要介绍正常的脂蛋白代谢，之后将介绍糖尿病对这些代谢过程的影响。

摄入含有脂肪的食物后，三酰甘油（TAG）被胰三酰甘油脂肪酶分解，生成 sn-2 单酰甘油和脂肪酸。摄入的胆固醇被胆盐溶解成胶束结构，这一步骤被胆汁酸树脂黏合剂破坏。脂质穿过肠上皮细胞刷状缘膜，在肠细胞内重新组装成富含三酰甘油的脂蛋白，即乳糜微粒。转运蛋白在肠上皮细胞膜通道中的作用仍然存在争议，既有被动扩散的证据，也有主动转运机制的证据[20, 21]。对于胆固醇，第二步运输是将甾醇转移到细胞内池中，用于脂蛋白包装[22]。Niemann-Pick C1-like 1 蛋白（NPC1L1）似乎是第二步发生所必需的，它是胆固醇吸收抑制药依泽替米贝的靶点[23, 24]。摄入的胆固醇被运送到内质网，在内质网中，单酰甘油和脂肪酸也由转运蛋白运输。后者重新结合进三酰甘油并被微粒体三酰甘油转运蛋白（MTP）结合。三酰甘油合成的第二种途径是甘油 -3- 磷酸酰化为磷脂酸，去磷酸化为二酰甘油（DAG），然后酰化为 TAG。在肠上皮细胞中合成的高密度、富含蛋白质的颗粒，含有 apo B_{48} 和 apo AIV，然后与被吸收的脂质包裹在一起形成乳糜微粒[25]。然后这些细胞通过囊泡运输到基底外侧膜，通过胞吐作用进入肠系膜淋巴。淋巴液中的脂蛋白通过胸导管排出，进入血液循环。

两个 ABCG 的半转运体，ABCG5 和 ABG8，通过它们重新分泌被肠细胞吸收的甾醇进入肠道的能力，从而减少净甾醇的摄入[26]。食物来源 TAG 传递到循环的总量是变化的，受多种因素影响，包括饮食中的脂肪含量、肠腔内磷脂酰胆碱的量、肠上皮细胞细胞中 apo AIV 的表达水平。总的来说，人类有强大的能力来吸收大量的胆固醇和脂肪；35%～60% 的胆固醇被吸收，而吸收量与肝内胆固醇的合成成反比。高达 600g 的脂肪被吸收，吸收率为 95%。在脂质代谢正常的个体中，摄入的脂肪在不到 14h 就从肠上皮细胞中清除，形成了在此期间禁食后提取血脂的基础。循环中的乳糜微粒随后在内皮结合脂蛋白脂肪酶的作用下从血浆中清除，内皮结合脂蛋白脂肪酶裂解 TAG，使释放的甘油和游离脂肪酸进入邻近的脂肪或肌肉组织。由此产生的乳糜微粒残基颗粒可以进一步被脂酶代谢然后保留在肝脏的窦周隙，它在那里可以与硫酸乙酰肝素蛋白聚糖结合，并获得额外的 apo E。apo E 的获得使残基被 LRP1 或 LDL 受体有效地清除，但糖尿病患者有残基的积累和较慢的肝脏清除[27, 28]。

另一种主要的富含三酰甘油的脂蛋白 -VLDL 是在肝脏中合成的，其主要结构蛋白为 apo B_{100}，而不是 apo B_{48} [29]。与乳糜微粒一样，VLDL 依赖于 MTP 将脂质与 apo B 蛋白结合，从而产生一种初生的、脂质贫乏的脂蛋白 [30, 31]。这种 VLDL 可由肝脏分泌或进一步使其脂化而产生成熟的 VLDL。缺乏 MTP 活性的个体会发展为无 β 脂蛋白血症，这是一种以红细胞增多症、贫血、脂肪增多、脊髓小脑变性和脂溶性维生素缺乏症为特征的疾病。成熟的 VLDL 获得脂质似乎依赖于储存在细胞质中的三酰甘油。从饮食来源或通过外周组织的脂肪酶激活释放的脂肪酸运送到肝脏的量增加，刺激 VLDL 的产生。从肝脏分泌成熟的 VLDL 后，其三酰甘油在 LPL 的作用下首先被去除，由此产生的中密度脂蛋白（IDL）可被肝脂肪酶进一步分解代谢，产生成熟的、富含胆固醇的 LDL。

1. *低密度脂蛋白代谢*　关于成熟的 LDL 是否可以从肝脏中分泌，而不是始终从 VLDL/IDL 前体中逐步去除三酰甘油，仍存在一些争议 [32]。大量的数据表明，几乎没有 LDL 是直接从肝脏分泌出来的。每个低密度脂蛋白颗粒都包含一个 apo B 分子，这表明携带 apo B 突变体的杂合个体将有两个低密度脂蛋白种群：一个携带野生型蛋白，另一个携带突变蛋白。LDL 作为外源性胆固醇的来源被全身利用，并被细胞膜上的低密度脂蛋白受体吸收。虽然 LDL 受体普遍存在，但大多数是由肝脏表达的。LDL 受体与载脂蛋白 E 和载脂蛋白 B 结合。由于载脂蛋白 E 受体的亲和性高于载脂蛋白 B，因此，诸如 IDL 等含 E 的脂蛋白可与 LDL 竞争 LDL 受体而影响 LDL 摄取。然而，也有其他的受体可以结合含载脂蛋白 E 的脂蛋白，当 LDL 受体活性丧失或减弱时，可清除这些脂蛋白而非 LDL。因此，LDL 受体的突变导致血浆中 LDL 水平升高，从而导致常染色体共显性疾病——家族性高胆固醇血症，这是孟德尔遗传疾病中最常见的一种（参见本章后面的“脂质疾病的遗传基础”一节）[33]。阐明 LDL 受体控制的胆固醇稳态机制是我们对人类生理学和疾病认识的重大进展之一 [34]。LDL 受体将 LDL 内在化，从而将内在化的脂蛋白运送到核内体，在其内与溶酶体融合后，脂蛋白中的甾醇被释放并转运至内质网（ER）。内质网中的甾醇感应系统调节着膜结合转录因子（甾醇反应元件结合蛋白，SREBP）从内质网到细胞核的运动 [35–40]。SREBP 与其他转录调节因子协同作用，影响许多胆固醇合成、代谢和运输分子的表达，尤其是在肝脏中。当有足够的甾醇供应时，这种高级的平衡系统使细胞减少从头合成胆固醇，当细胞需要更多的胆固醇时，增加合成和 LDH 受体的表达。

2. *高密度脂蛋白代谢*　尽管早在 50 多年前就已认识到 HDL 水平升高与心血管疾病发病率降低之间的关系，但高密度脂蛋白预防冠心病的机制仍有待阐明。HDL 最初是作为含载脂蛋白 AI 的贫脂磷脂盘产生的。在与磷脂 / 胆固醇转运蛋白 apo AI 相互作用后，颗粒从细胞储存中获得未酯化胆固醇 [41]。特别是对巨噬细胞而言，这种胆固醇外排途径对巨噬细胞通过吞噬死亡细胞和通过清道夫受体通路不受控制地摄取脂蛋白来卸载多余胆固醇的能力至关重要 [14]。胆固醇储存在细胞内的脂池中，并且其 3′ 羟基端被酰基辅酶 A（CoA）酯化为胆固醇 O- 酰基转移酶（ACAT）[42]。当细胞信号表示需要使用或输出固醇时，中性胆固醇水解酶将脂肪酸从胆固醇酯中裂解，将其转化为游离（未酯化）胆固醇 [43]。这种游离胆固醇可以被运送到质膜上，在质膜上它可以通过 ABCA1 的作用被运输。脂质贫乏的新生 HDL 与 ABCA1 的相互作用似乎涉及 apo AI 与转运蛋白的直接结合，但实际的脂质转移过程尚不清楚 [44–47]。一旦未酯化的胆固醇转移到新生的 HDL，它可以通过卵磷脂胆固醇酰基转移酶（LCAT）的作用重新酯化，并集中在成长中的 HDL 颗粒的脂质核心。这种 HDL 颗粒现在可以与第二种 ABC 转运蛋白（ABCG1）相互作用，从而获得额外的胆固醇 [47]。由于 ABCA1 活性的丧失会导致丹吉尔病（见“脂质疾病的遗传基础”一节）和血浆中 HDL 的缺失或接近缺失，因此它的作用已被证实。ABCG1 的精确功能仍在阐明中。一旦 HDL 获得了足够的胆固醇并将其酯化，它就可以通过胆固醇酯转运蛋白（CETP）的活性将这种脂质重新贡献给血浆中的 LDL，如 VLDL。另外，HDL 可以与细胞受体 SR-BI 相互作用，选择性地将胆固醇酯转移到包括肝细胞在内的细胞中，在肝细胞中，甾醇可以作为胆固醇或其胆汁酸衍生物之一排泄到胆汁中[48]。HDL 的蛋白质成分通过肾脏被清除，这一过程似乎取决于 HDL 的脂质耗竭。刚才描述的将胆固醇从细胞储存池转移到高密度脂蛋白并最终转移到肝脏的途径，被称为逆向胆固醇运输途径。这一途径的活性至少部分解释了 HDL 水平与较低冠心病风险之间的联系。然而，HDL 也含有抗氧化剂和大量与补体和炎症相关的蛋白质，这表明它可能作为刺激炎症的一种清道夫分子发挥着更广泛的作用。其功能的复杂性使得靶向增加 HDL 水平成为一个具有挑战性的治疗目标。动物和人类的数据都清楚地表明，并不是所有增加 HDL 或 HDL 胆固醇水平的方法都能改善动脉粥样硬化。

（三）糖尿病患者的脂质代谢紊乱

1. 1 型糖尿病　至少可以追溯到 30 年前的研究数据表明，1 型糖尿病患者患冠心病的概率增加[49-51]。据估计，这一风险是未患糖尿病的同龄对照组的 10 倍或更高。例如，在英国的糖尿病研究中，23 751 名受试者在 30 岁之前被诊断为胰岛素依赖型糖尿病，这些 20—29 岁患者的缺血性心脏病标准化死亡率为男性 11.8/10 万人年，女性 44.8/10 万人年。在 30—39 岁的人群中，男性和女性的这一比例分别为 8.0/10 万人年和 41.6/10 万人年[52]。尽管这一风险的关联性存在长期且一致的可重复性，但对其背后的病理生理学机制仍知之甚少。与肥胖和胰岛素抵抗导致动脉粥样硬化的标准血脂变化的 2 型糖尿病不同，没有发展成肾病且血糖控制良好的 1 型糖尿病患者通常有正常的血脂水平[53]。在糖尿病控制和并发症试验 / 糖尿病干预和并发症流行病学研究（DCCT/EDIC）中，强化治疗组中 LDL-c 的平均值为女性（111 ± 29）mg/dl，男性（119 ± 31）mg/dl；HDL-c 水平在女性和男性中分别为（63 ± 16）mg/dl 和（51 ± 14）mg/dl。血清三酰甘油水平也在正常范围内，女性平均为（76 ± 37）mg/dl，男性为（98 ± 67）mg/dl。这些脂质值在大多数西方国家被认为是正常的，与常规治疗组的患者没有显著差异。这些发现清楚地表明，标准的脂质谱对 1 型糖尿病患者冠心病风险增加没有提供多少深刻见解。

利用磁共振（NMR）对血清脂蛋白进行更复杂的评估，可以揭示脂蛋白大小的差异，从而区分糖尿病患者和非糖尿病患者的脂质。来自伦敦的 194 名糖尿病患者(均在 25 岁之前被诊断为 1 型糖尿病，且未接受任何肾脏替代治疗）和 195 名年龄及性别匹配的非糖尿病患者的一项研究表明，两组患者的 LDL 大小和亚类分布相似[54]。相比之下，女性糖尿病患者的大 LDL 更少，而小 LDL 更多，LDL 体积整体缩小。然而，与非糖尿病患者群相比，男性和女性糖尿病患者的 HDL 都更大，而小 HDL 都更少，从而增加了整体 HDL 的大小。女性 LDL 的变化被认为是促进动脉粥样硬化的，而 HDL 的差异被认为是抗动脉粥样硬化的。这些发现使作者得出结论：脂蛋白大小差异的致病意义是不确定的[54]。伦敦研究的结果似乎与在 DCCT 队列中进行的类似分析的结果不同，尽管在两项研究中使用的比较器使直接比较两份报告具有挑战性。在 DCCT 分析中，未包括非糖尿病对照组，因此作者仅将男性和女性脂蛋白的磁共振分析进行了比较。结果发现，男性的 LDL 颗粒浓度更高，小颗粒更多；同样，HDL 的体积减小，大的 HDL 减少。虽然作者指出，男女两种性别都有几种 NMR 分级的脂蛋白水平异常，但这些判断是基于国家胆固醇教育计划（NCEP）的最佳水平，而非人群的正常值，因此不清楚是否与匹配的非糖尿病患者组有很大的差异[53]。

令人惊讶的是，对 1 型糖尿病患者冠心病相关因素的流行病学风险因素评估显示，1 型糖尿病患者中占主导地位的一种代谢风险——高血糖与冠心病之间的相关性很弱[55, 56]。因此有些意外的是，当对 DCCT 患者进行了 17 年的随访后发现，与常规治疗组相比，强化治疗组非致死性心肌梗死、脑卒中或死于心血管疾病的风险降低了 57%（95% CI 0.21～0.88，P=0.02）[57]。不幸的是，DCCT/EDIC 的研究结果似乎还没有被转化到社区用于指导整个社区糖尿病患者的护理。至少到目前，1 型糖尿病患者的冠心病发生率与过去几十年相比没有什么变化[58]。然而，一些新的研究为 1 型糖尿病患者提供了更乐观的数据。Miller 团队报告显示在 1965—1980 年被诊断为 1 型糖尿病患者比类似的年龄在 1950—1964 年被诊断为 1 型糖尿病患者的总体平均寿命有显著改善[58]。尽管提供的数据没能界定是什么造成了这种改善，但是作者建议，更好的管理酮症酸中毒、肾脏疾病和血脂都对延长寿命有巨大的贡献。随着越来越多的患者在成年之前就出现2型糖尿病，现在有可能比较1型和2型糖尿病患者在生命早期就被诊断出糖尿病的情况。早发型1型糖尿病患者的病情明显好于2型糖尿病患者，心血管疾病死亡率也有明显差异[58]。最后，一项不限定的1型或2型但可能主要是2型糖尿病的糖尿病相关并发症研究确实发现，在1990—2010年间糖尿病主要的并发症明显减少，特别是急性心肌梗死[58]。与冠心病不同，外周动脉疾病[59]、截肢[60]和脑卒中[61]都被报道与高血糖相关。关于CHD与1型糖尿病其他CVD的可能差异将在第51章进一步详细探讨。

2. 2 型糖尿病　2型糖尿病患者的多种脂蛋白代谢途径均发生改变，导致常见的典型血脂异常。这一情况包括继发于高VLDL水平的高三酰甘油血症，以及sdLDL数量的增加和HDL胆固醇水平的降低。与匹配良好的非糖尿病患者相比，糖尿病患者的LDL胆固醇水平通常不高。例如，在芬兰老年人群中，大约30%的糖尿病患者血清三酰甘油水平高于200mg/dl，而非糖尿病患者血清三酰甘油水平高于200mg/dl的仅为13%。大约25%的糖尿病患者的HDL胆固醇水平低于35mg/dl，而非糖尿病患者的这一比例为12%。在这项研究中，LDL水平升高（＞130mg/dl）在非糖尿病患者群中比在糖尿病患者中更为普遍[62, 63]。

经典糖尿病血脂异常的原因目前还不完全清楚。患有胰岛素抵抗和2型糖尿病的人群在肝脏中过量产生成熟的VLDL。同时，通过降低脂蛋白脂肪酶的活性来降低富含三酰甘油脂蛋白的清除速度。再加上糖尿病促使受体摄取LPL部分耗尽VLDL的三酰甘油后所形成的残基和IDL颗粒的减少，致使血清三酰甘油水平显著升高。sdLDL的产生似乎是与高三酰甘油血症紧密联系，胆固醇酯转运蛋白（CETP）将VLDL的三酰甘油与LDL的胆固醇酯进行交换，产生富含三酰甘油的LDL[64]。这种脂蛋白似乎是肝脂肪酶的首选底物，它水解三酰甘油生成LDL，比没有VLDL过量时生成的LDL更小、胆固醇酯含量更低、密度更高。在相同的血清LDL胆固醇浓度下，小且致密LDL水平升高的糖尿病患者比正常密度LDL个体有更多的LDL颗粒。无论是通过磁共振检测还是血清载脂apo B水平，颗粒数量的增加都与冠心病风险的增加有关[13]。

因此，导致糖尿病血脂异常的主要代谢变化是肝脏产生过多的VLDL。由于脂肪堆积和胰岛素缺乏或抵抗，循环中的游离脂肪酸水平升高，导致肝脏中三酰甘油的储存水平升高。肝脏脂肪含量增加与新生VLDL脂化和分泌速率增加有关。这种VLDL的大小似乎是正常的，这表明更高的VLDL三酰甘油水平来自更多的颗粒，而不是更大的富含三酰甘油的脂蛋白。给予胰岛素可降低循环中游离脂肪酸的浓度，并通过抑制肝脏早期低脂的apo B的生成来抑制VLDL的生成。VLDL产生变化的分子机制尚未完全阐明，但有证据表明，胰岛素激活磷脂酰肌醇-3（PI-3）激酶途径，抑制apo B的分泌，同时激活丝裂原活化蛋白激酶（MAPK）下调MTP的表达[65, 66]。胰岛素对VLDL分泌转录调节因子的影响也可能参与其中。体内代谢研究表明，高三酰甘油血症和低HDL胆固醇的患病率在胰岛素抵抗型糖尿病患者中高于胰岛素缺乏的患者，表明在2型糖尿病患者中这些代谢紊乱的流行高于1型糖尿病患者。

二、脂质紊乱的基因基础

虽然与糖尿病、甲状腺功能减退和肾病相关的代谢紊乱可能加剧甚至引起高脂血症（表41-4），但许多人没有这些问题。最偏离正常水平的脂蛋白通常存在某种单基因缺陷导致血脂紊乱的原因。然而，绝大多数高脂血症患者并没有单基因缺陷。当然，他们大部分都可能有多基因紊乱以及环境因子的额外影响（例如，饱和脂肪摄入过多导致高LDL；肥胖或吸烟降低HDL水平）。NCEP治疗指南的应用不需要进行基因诊断，因为治疗是基于表型（脂质水平）而不是基因型。尽管如此，单基因脂质紊乱的病因鉴定对于我们理解正常和异常脂蛋白生理学都是至关重要的。影响冠状动脉疾病风险的最重要的脂质紊乱是那些增加血清LDL水平或降低 HDL 水平的疾病，下面简要介绍这些疾病。

表 41-4　高脂血症及血脂异常的继发因素

代谢 / 激素	• 糖尿病 • 甲状腺功能减退症 • 脂肪营养不良 • 多囊卵巢病
肝　脏	• 原发性胆汁性肝硬化 • 其他种类的肝硬化
肾　脏	• 慢性肾衰竭 • 肾病综合征
饮　食	• 酒精 • 富含高胆固醇和饱和脂肪的食物
药　物	• 雌激素 • 糖皮质激素 • 抗 HIV 治疗，特别是蛋白酶抑制药 • 口服雄激素和类固醇 • 噻嗪类利尿药 • β 受体拮抗药 • 视黄酸 • 抗精神病药物

（一）单基因低密度脂蛋白紊乱

几种主要影响 LDL 水平的单基因疾病的分子基础已经被描述：①家族性高胆固醇血症；②家族性 apo B 缺陷；③常染色体隐性高胆固醇血症；④ PCSK9 突变。这些疾病阐述了导致 LDL 水平升高的不同机制。

1. 家族性高胆固醇血症　家族性高胆固醇血症（FH）是人类研究最深入、最常见的遗传病之一。大约每 500 个人中就有 1 人是编码 LDL 受体的一种等位基因突变的携带者。这些突变导致血液中的 LDL 清除缺陷，并导致血清总胆固醇和 LDL 胆固醇水平升高。对这一缺陷及其相关细胞生物学的阐明使我们对改胆固醇代谢的稳态控制有了更深入的了解，从而改变了脂质领域[33, 34]。LDL 受体的几百个突变已经被确认。该基因位于 19 号染色体上，全长 45kb，有 18 个外显子，是可以编码 839 个氨基酸的成熟蛋白。这种疾病的遗传是常染色体共显性的。杂合子患者的 LDL 胆固醇水平在 200～500mg/dl，罕见的纯合子 FH 患者 LDL 胆固醇水平通常在 500mg/dl 以上。杂合子患者通常有腱黄色瘤和过早的 CAD，而这些在未治疗的纯合子个体中也是普遍存在的。LDL 受体突变对受体生物学多个方面的影响都已被阐述，从 LDL 结合缺陷到受体到质膜的异常运输。所有这些突变的作用是降低血液中 LDL 和 IDL 的清除。后一种效应导致 IDL 向 LDL 的转化增强。最终的结果是血浆中的 LDL 胆固醇水平显著升高，如果没有得到治疗，很容易患早期冠心病。杂合子 FH 通常对 3- 羟基 -3- 甲基戊二酰辅酶 A（HMG CoA）还原酶抑制药（他汀类药物）反应良好，尽管可能需要额外的治疗来达到理想的 LDL 水平。纯合子 FH 对还原酶抑制药的反应较差，如果不进行 LDL 净化或肝移植，则不可避免地发展成早期动脉粥样硬化性血管疾病。最近 FDA 批准了两种治疗纯合子 FH 的新疗法；一种是用针对微粒体三酰甘油运输蛋白的口服药物（lomitapide）治疗；另一种是抑制 apo B 的疗法（mipomersen）[67–70]。mipomersen 可将 LDL 降低 25%～36%，lomitapide 可降低 50%。在这些罕见的患者中，这两种药物的效果都优于他汀类药物。然而，这两种药物似乎都可导致肝脂肪累积，这一发现加上针对罕见病的定价问题，使得它们在纯合子 FH 患者群体之外的使用出现了问题。

2. 家族性载脂蛋白 B 缺陷　家族性 apo B 缺陷（FDB）是由于 apo B 的羧基端附近区域突变所致的一种常染色体共显性疾病[71, 72]。apo B 是由 4536 个氨基酸组成的蛋白，被 2 号染色体上的基因编码，包含有 29 个外显子。FDB 中最常见的突变影响位于 3500 位的精氨酸，该精氨酸或者突变为谷氨酰胺，或者突变为色氨酸。大多数 FDB 患者的突变是杂合的，并且由于每个 LDL 颗粒上只有一个 apo B 分子，所以这些患者血清中的 LDL 是正常 LDL 和 FDB LDL 的混合物。含有缺陷 apo B 的 LDL 通常不会正常地与 LDL 受体结合，因此清除速度较慢。携带 FDB 突变的 LDL 与受体亲和力较低的原因尚不清楚。然而，有证据表明，在 3500 位的精氨酸和 4369 位的色氨酸之间存在分子相互作用，这似乎是 LDL 受体识别的 apo B 构象所必需的。FDB 患者的 LDL 水平升高的水平处于杂合子 FH 的范围内，但其平均值通常低于 FH 组的平均值。这两种遗传种群都有相当大的变异性，然而，概括其测量值的诊断价值并不是很有用。腱黄瘤常见但不普遍，早于预期的 CAD 比较普遍。使用还原酶抑制药或其他标准的降 LDL 药物治疗 FDB 患者通常相当有效。

与 apo B 3500 位点突变所致 LDL 水平升高的患者相反，另一种出现截断突变的患者由于无法合成 LDL，常常出现 LDL 降低的情况[73]。尤其在缺乏微粒体三酰甘油转运蛋白（MTP）活性的人群中，LDL 的降低更为显著。由于无法包装和分泌含有脂蛋白的 apo B，这些患者血清中几乎没有 LDL，称为无 β 脂蛋白血症。无 β 脂蛋白血症是一种人类遗传病，研发 MTP 抑制药治疗纯合子家族性高胆固醇血症的概念正是基于此[74, 75]。最近发现的另一种低 LDL 综合征是由 *ANGPLT3* 突变引起的。ANGPLT3 是肝脏来源的循环蛋白，可抑制脂蛋白（LPL）和内皮脂肪酶。该基因的突变首次在低血脂水平的动物模型中被发现以隐性方式遗传，在 Dallas 心脏研究中对 *ANGPLT3*、*ANGPLT4* 和 *ANGPLT5* 进行重新测序，发现了与血浆三酰甘油低浓度相关的多个罕见同义变异[76, 77]。2010 年的外显子组测序发现，*ANGPLT3* 突变是导致两个兄妹 LDL、HDL 和三酰甘油低水平的原因[78, 79]。到目前为止的研究表明，*ANGPLT3* 突变可能导致大量的低脂蛋白血症的现象不能被 *APOB* 突变解释，特别是在总胆固醇和 HDL 水平较低的情况下。

3. 常染色体隐性高胆固醇血症　在对 LDL 水平以常染色体隐性模式遗传的家族的研究中，遗传连锁分析成功地将这些家族的遗传缺陷定位到了 1 号染色体的短臂上。候选基因测序确定了常染色体隐性高胆固醇血症（ARH）的基因突变，包括 9 个外显子和 8 个内含子。确诊为 ARH 的患者临床表现类似于 LDL 受体突变的纯合子患者，具有显著升高的 LDL 胆固醇水平（通常大于 500mg/dl）、腱黄瘤和过早的冠状动脉粥样硬化[80]。常染色体隐性遗传模式是 ARH 和家族性高胆固醇血症之间的一个重要区分因素，就像培养患者的成纤维细胞具有更高的 LDL 受体活性。ARH 患者的缺陷似乎对肝脏的胆固醇代谢产生了很大的影响，目前的数据表明，ARH 基因产物在 LDL 受体通过网格蛋白小窝内化中起到类似于衔接蛋白的作用[81, 82]。ARH 患者对 HMG CoA 还原酶抑制药有反应，但这种治疗通常不足以控制其显著升高的 LDL 胆固醇水平，这使得 LDL 血浆置换成为其备选治疗方案。

4. *PCSK9* 突变　前蛋白转化酶枯草素菌蛋白酶 / kexin9 型（proprotein convertase subtilisin kexin 9, PCSK9）是一种 72kDa 的蛋白酶，在肝脏中高度表达，调节质膜上的 LDL 受体数量[83, 84]。*PCSK9* 的功能获得性突变导致 LDL 受体水平降低，而功能丧失性突变则导致其升高。血清 LDL 水平与肝脏 LDL 受体表达呈负相关；活化后者可将前者从循环中清除。因此，功能获得性突变与血清 LDL 水平升高和冠心病风险增加有关，而功能丧失性突变则导致 LDL 水平降低和降低 CHD 风险。PCSK9 在脂质代谢中的作用最初是在发现该蛋白的特异性杂合突变与常染色体显性高胆固醇血症相关时被发现的。大约每 50 个非裔美国人中就有 1 例在 *PCSK9* 中有两种无意义突变，导致 LDL 胆固醇水平下降约 30%。高加索人可以携带一种错义突变，使 LDL 胆固醇降低约 15%。PCSK9 活性完全丧失的个体 LDL-c 水平极低，但在其他方面似乎是正常的。PCSK9 调节 LDL 受体活性的机制仍在研究中，但似乎是该蛋白酶与受体结合，使其在溶酶体中降解。这种作用不依赖于蛋白的酶活性，外源性给予 PCSK9 可以降低 LDL 受体的表达，提高血清 LDL-c 水平；而减少循环 PCSK9 的量则有相反的效果。PCSK9 的作用机制使其成为极具吸引力的药物干预靶点（参见本章后面的“脂质疾病的饮食和药物治疗”）。

（二）单基因高密度脂蛋白紊乱

3 种不同的单基因疾病通过不同的机制导致血浆中 HDL 水平显著降低。它们是丹吉尔病、LCAT 缺乏症和 *apo AI* 突变。

1. 丹吉尔病　1960 年，在弗吉尼亚州切萨皮克湾的坦吉尔岛（Tangier Island），丹吉尔病（Tangier）首次在一对兄弟中被发现。肿大、黄橙色扁桃体以及很少或没有循环的 HDL 胆固醇是这种疾病的经典表现。随后，在以周围神经病变为主要症状的患者中再次被发现。该名患者也有肝脾大，血清 LDL 和总胆固醇水平通常很低，而血清三酰甘油的值则是适度升高的。丹吉尔病是一种常染色体隐性遗传病。有几个研究团队发现了 Tangier 疾病的病因，随后确定了该基因缺陷位于9号染色体。后来采用适当基因间隔的基因分析确定了ATP结合盒转运体（ABC）突变为病因。现在被称为ABCA1（ATP结合盒，亚家族A，成员1）的转运蛋白，是一种全长ABC转运蛋白是跨膜蛋白，预计可横跨细胞膜12次。ABCA1是一个由2261个氨基酸构成的蛋白质，由一个包含50个外显子的基因编码。该基因目前已经确定了大约50个突变[85]。当其受到HDL的主要载脂蛋白——apo AI的刺激时，ABCA1可介导胆固醇从富含胆固醇的细胞中的流出[86]。这种活性在丹吉尔患者中丢失，在异常的*ABCA1*等位基因携带者中可减少大约一半。胆固醇从细胞内向细胞外转移的机制尚未确定。患有丹吉尔病和*ABCA1*突变的杂合子携带者（一种被称为家族性低α脂蛋白血症[FHA]的疾病）都有增加过早患冠心病的风险。目前还没有针对这种疾病的特殊疗法。

2. 卵磷脂胆固醇酰基转移酶缺乏症　循环脂蛋白中游离胆固醇的酯化受一种叫作卵磷脂胆固醇酰基转移酶的血浆酶催化。两种不同的临床综合征都是由于LCAT缺乏所致。鱼眼病是由于LCAT部分缺乏，患者表现为密集的角膜浑浊和非常低的HDL胆固醇水平。家族性LCAT缺乏症是由于LCAT活性几乎完全缺失而引起的一种更严重的综合征，其特征是角膜浑浊、贫血和蛋白尿性肾衰竭[87]。更严重者可表现为三酰甘油水平正常或升高、LDL胆固醇值降低、HDL水平显著降低的血脂以及脂蛋白谱。编码LCAT的基因位于16号染色体上，由6个外显子组成。24个氨基酸信号肽的裂解将原酶从440个氨基酸前体转化为最终在血浆中循环的416个氨基酸糖蛋白。当来自组织的未酯化胆固醇通过被动扩散或ABCA1介导的脂质转运转移到HDL时，LCAT活化可将转移的胆固醇酯化，使其滞留在HDL核心。由于胆固醇酯比未酯化的胆固醇更具有疏水性，因此从能量上不利于胆固醇酯转移回原细胞。这些胆固醇转移和酯化的步骤是胆固醇反向运输途径的初始事件，即胆固醇从周围组织转移回肝脏。Apo AI是LCAT活化的主要激活因子，这也解释了酶缺乏对HDL水平的主要影响。然而，LCAT也有助于LDL的酯化。尽管HDL水平很低，但患有鱼眼病或家族性LCAT缺乏的患者似乎不具有早期冠状动脉粥样硬化的倾向。在少数患有这种疾病的患者中，部分被发现患有冠心病，因此很难确定冠状动脉粥样硬化的风险是否因酶缺乏而显著改变。目前还没有针对LCAT缺乏症的专门治疗方法。对这些患者进行角膜和肾脏移植，以改善其主要的临床残疾。

3. 载脂蛋白AⅠ突变　Apo AⅠ是HDL的主要结构蛋白。*apo AI*基因位于11号染色体上，由4个外显子组成。在信号和前激素序列的裂解后，产生有243个氨基酸的成熟蛋白。该蛋白具有多次重复的两性分子螺旋结构，使其可同时与脂质和水环境相互作用。有报道称，基因突变会导致apo AⅠ的结构或表达发生显著变化，尽管这种情况极为罕见[88-91]。携带这些突变的个体循环中几乎没有HDL，通常进展为早期冠心病。然而，也有一些apo AⅠ突变的病例报告与早期冠心病无关。角膜浑浊和黄色瘤在许多apo AⅠ突变的病例中都有记载，但不是所有的个体都有。大多数带有这些突变的患者被发现是基因缺陷的纯合子，通常有血缘关系。携带这些突变的杂合子通常有一半正常的HDL胆固醇水平，尽管有病例报道HDL水平有较大的降低，这表明一些突变可能会产生主要的负作用。通常每个HDL粒子包含4个apo A分子（4个apo AⅠ，或2个apo AⅠ和2个apo AⅡ蛋白），因此携带apo AⅠ突变体的杂合个体在大多数HDL粒子上至少有1个突变的apo AⅠ。apo AⅠ结构突变患者的动脉粥样硬化似乎比LCAT缺乏症或丹吉尔病患者的动脉粥样硬化更为明显。目前还没有针对这种疾病的特殊疗法，但积极的降低LDL是合理的。

4. 多基因脂质紊乱　在所有的血清脂质水平异常者中约50%是遗传因素造成的[92]。几项全基因组关联（GWA）研究已确定导致全种群脂质变异性的遗传变异。迄今为止，最大的脂质GWA研究在大约10 000名个体中进行，共鉴定了31个与HDL相关的基因位点，22个与LDL相关的基因位点，16个与三酰甘油水平相关的基因位点，以及39个与总胆固醇水平相关的基因位点。这些结果约占这些脂质性状遗传成分的25%～30%，这表明仍有许多脂质相关的遗传变异有待发现[93]。

脂质GWA研究的一项主要发现，产生单基因脂质紊乱的基因也具有对脂质水平影响较小的常见遗传变异[94, 95]。在基因区域发现的遗传变异对脂质生物学没有已知的影响，其含意不太清楚。通过在 *SORT1* 和 *TRIB1* 基因中发现的遗传变异的功能表征揭示了新的生物学特性，但还需要更多的工作来了解 GWA 研究中发现的许多变异的影响[96, 97]。

来自 GWA 研究的发现也被用来验证脂质生物学的假说。如果遗传变异影响血脂水平，而血脂水平影响心血管风险，那么血脂水平的遗传变异应该影响心血管风险。2012 年，Voight 和同事发现与 HDL 水平相关的基因变异与心肌梗死之间没有关系[98]。这个实验引发了关于 HDL 是直接导致心血管风险，还是仅仅是心血管风险的一个标志的争论。

在同一篇文章中，LDL 水平的遗传变异被确定与心肌梗死之间存在明确联系，为 LDL 水平与心血管风险之间的因果关系提供了进一步的支持。

三、脂质紊乱疾病的诊断

脂质紊乱的诊断应基于一次以上血脂测量，因为血脂的综合分析和生物学变化范围在 10%～20%。多年来，直接测量 LDL 水平的技术一直在稳步改进，但在大多数实验室，它仍是需要计算。为进行这个计算，需测量总胆固醇和 HDL 胆固醇的水平及三酰甘油的值。然后，利用 Friedewald 及其同事设计的下列公式估算 LDL 胆固醇浓度[98]：

$$\text{LDL 胆固醇} = \text{总胆固醇} - [\text{HDL 胆固醇} + \text{三酰甘油}/5]$$

三酰甘油 /5 因子代表 VLDL 胆固醇的估计值。该公式用于估计 LDL 胆固醇的有效性已通过超离心测量脂蛋白水平得到证实，只要总三酰甘油 $<$ 400mg/dl，该公式都将保持合理的准确性。为了获得准确的计算，患者必须禁食至少 12h 以清除血液中的乳糜微粒；这些脂蛋白会影响 Friedewald 公式所依赖的三酰甘油比率。如果三酰甘油水平 $>$ 400mg/dl，则必须用其他方法测定 LDL 胆固醇。Apo B_{100} 同时存在于 LDL 和 VLDL 中，可以直接测量来评估 LDL 颗粒的数量，但这在美国还没有成为常规方法。随着越来越多的证据表明体积更小、密度更大的 LDL 颗粒具有更强的致动脉粥样硬化作用，对 LDL 数量和组成的更复杂评估正被引入临床实践，如磁共振波谱学。在大多数患者的常规诊断评估中，这些更复杂和更昂贵的检测方法的地位仍未确定。大多数 CHD 高危患者仍然可以使用传统的、成本较低的实验室标志物进行识别。

在开始对高脂血症患者的治疗计划之前，必须排除导致血脂升高作为次要后果的其他疾病。导致这种情况发生的最常见临床症状是肥胖、糖尿病和甲状腺功能减退。后两者分别用血清葡萄糖［或血红蛋白（HbA1c）］和促甲状腺激素（TSH）水平进行最佳筛选。许多药物通常会导致继发性高脂血症，其中抗反转录病毒治疗、各种精神药物、雌激素和糖皮质激素名列前茅。

由于脂质代谢系统关键蛋白的罕见突变而导致的严重高脂血症的诊断可以越来越多地通过基因检测来完成，利用口腔涂片或血液样本中的循环白细胞，可以提取 DNA 并很容易检测到突变。目前，这些检测被用于指导家庭咨询，或让感兴趣的患者了解有关其疾病的原因，但其结果很少影响临床决策或治疗选择。这些化验大多数仍是研究工具，很少医疗保险覆盖。基因诊断在医学中的作用正在迅速变化，新的发现和技术可能会在未来几年内改变这种情况。

四、管理与治疗

除了少数有高三酰甘油性胰腺炎风险的患者外，对于大多数高脂血症患者，治疗的主要目标是降低冠状动脉病变和死亡的风险。在过去的 25 年里，一直由 1988 年美国国家胆固醇教育计划（NCEP）首次订立的成人治疗组Ⅰ（ATP Ⅰ）主导着美国的临床实践。该方法在 1993 年修订（ATP Ⅱ），然后在 2001 年再次修订（ATP Ⅲ），并在 2004 年对 ATP Ⅲ进行了更新，利用当时可用的新临床试验数据进一步完善了指南建议。所有的 ATP 指南都将 LDL 胆固醇作为促进冠心病的主要脂质风险，治疗目的是达到特定的 LDL 胆固醇水平，而 LDL 胆固醇水平的选择是基于个人的整体心血管风险状况。对于一定程度的 LDL 胆固醇升高，开始治疗的阈值随着整体冠心病风险的增加而降低，治疗强度增加。为了达到指南中所确定的目标，必要时应结合适当的药物治疗，辅以运动和减重以及饮食调整。2013 年秋，美国心脏病学院 / 美国心脏协会联合专家小组发布了 ATP 系列的后续指南[99]。新指南几乎完全依赖随机临床试验（RCT）数据作为其推荐的基础，明确避开了来自人类遗传学和生理学研究的数据。在采用这种以 RCT 中心的方法时，这些指南与先前的 ATP 形成了很大的不同。最明显的改变是，不再推荐特定的 LDL 靶点作为脂质治疗的目标。相反，由于他汀类药物试验从未选择特定的 LDL 靶目标并控制到相应的水平，因此新的指南将重点放在他汀类药物在高或中等强度剂量下的使用上，而不关注最终达到的 LDL 值。新的指南建议选择与他汀类药物试验中获益的患者相似的患者，而不是使用 LDL 切点值来指导治疗决策。他汀类药物的随机对照试验中四类患者均有明显获益。这四类代表了具有以下一种或多种风险属性的个体：

- 临床存在动脉粥样硬化性血管疾病（ASCVD）
- LDL-c 值≥ 190mg/dl；
- 年龄在 40—75 岁的糖尿病患者，其 LDL-c 水平为 70～189mg/dl；
- LDL-c 值在 70～189mg/dl，10 年动脉粥样硬化性血管疾病风险评估≥ 7.5% 的患者。

中度到高强度他汀类药物治疗（分别定义为 LDL 胆固醇水平降低 30%～50% 和降低＞ 50%）建议给以下四类患者中的任意个体：给那些风险最高的患者高强度治疗；中等强度治疗给那些不能忍受高强度的治疗或风险较低（如 10 年风险＜ 7.5% 糖尿病患者）；如果患者可以接受高强度的他汀类药物治疗，那么他汀类药物可用于四类患者中至少一类（如 LDL ≥ 190mg/dl 的糖尿病患者）。这些新的指南在脂质领域引发了相当大的争议，许多人反对将特定的 LDL 靶点作为治疗目标；还有一些人批评这些指南所支持的确定 10 年风险是否为 7.5% 的特定风险计算工具的准确性，认为它会导致许多 LDL-c 值＜ 100mg/dl 的患者被过度治疗[100]。由于围绕新指南的争议和不确定性，以及本章作者认为忽视生物和基因数据是一个有缺陷的治疗决策策略，本章概述的治疗方法将主要依赖于 NECP-ATP 采用的方法。当新的指南与旧的指南有明显的不同之处时，则会尝试强调这些不同之处，以便读者能够决定他或她认为哪种方法更有说服力。

除了最近的指南争议之外，一些学术预防心脏病学团体主张延长被认为与治疗决定相关的心血管疾病风险的间隔时间[101]。ATP 指南和新的 ACC/AHA 指南利用 10 年风险间隔作为风险评估的基础。此外，还提供了用于 30 年心血管结果的风险计算工具（http://www.framinghamheartstudy.org/riskfunctions/cardiovascular-disease/30-year-risk.php）。这些数据反映了美国人一生中罹患动脉粥样硬化性血管疾病的风险为 50%。由于使用较长的评估间隔会导致预期的未来心血管疾病的发病率显著升高，其直接后果是更多的年轻人有资格接受调脂药物治疗。虽然积极的预防策略很可能产生更大的效益，但长期预防治疗的假定效益是否可以从目前关于短期干预措施的现有数据中线性推断出来，仍然是不确定的。为了在这一较长的风险间隔上细化和优化治疗干预的阈值，我们需要更多地了解对年轻群体进行 30 年风险评估的成本和收益。

（一）评估治疗高脂血症患者的需求

由于治疗高脂血症的益处等级与冠心病风险的总体程度呈正相关，因此在开始治疗前评估这种风险是很重要的。评估应该是全面的，除了脂质水平，还应包括考虑血压、吸烟、糖尿病、冠心病家族史、年龄、性别、是否存在冠心病或其他动脉粥样硬化疾病。虽然目前还不成熟，但与动脉粥样硬化性血管疾病相关的多基因危险因素的不断增加使其很可能被纳入该病未来的风险分层模式中[94, 102]。治疗建议直接依据估计的冠心病风险程度而定。对于处于冠心病低风险患者，饮食改变是唯一的治疗方式；而对于高风险患者或饮食干预失败的患者，则保留药物治疗措施。NCEP 指南公布了所有 3 种主要脂质参数（LDL 胆固醇、HDL 胆固醇和三酰甘油）的目标，但主要关注 LDL 水平，因为降低这些水平对心血管发病率和死亡率的获益最为明显[9]。过去 20 年的趋势是 LDL 水平越来越低，但迄今为止，还没有证据表明 LDL 水平已降至最大获益水平。对于高危患者，目前的 LDL 目标治疗值为＜ 70mg/dl [9]。ACC/AHA 2013 指南没有将脂质水平作为治疗目标，而是推荐那些有资格接受治疗的高危人群使用高强度或中等强度的他汀类药物 [99]。

NCEP 指南的使用涉及实验室和临床数据的收集，以确定患者今后发生冠心病事件的风险。使用该指南所需的关键信息来自空腹血脂、代谢情况、临床病史和体检数据，这些数据可以确定患者是否患有冠心病或类似疾病。此外，临床医生必须确定是否存在非脂质性冠心病危险因素。该指南认为 5 种情况相当于有冠心病：①糖尿病；②症状性颈动脉疾病；③外周动脉疾病；④腹主动脉瘤；⑤多个风险因素的融合使得 10 年冠心病的风险＞ 20%。除了这 5 种情况外，该领域的一些专家还增加了第 6 种情况：肾功能受损（GFR ＜ 60ml/min）[103–105]。糖尿病与冠心病风险相当的概念源于中老年糖尿病患者患冠心病的高风险，并在对芬兰患者的东西方研究中得到了例证 [106]。本研究中，既往有心肌梗死病史且无糖尿病的患者 7 年新发冠心病事件发生率为 18.8%；而既往无心肌梗死的糖尿病患者新发冠心病事件发生率为 20.2%；比较两组的冠心病死亡危险率无差异。这些调查者做的后续追踪调查，延长到了 18 年的观察，记录到了更多的 CHD 事件，再次肯定了结果，并且表明女性糖尿病患者处于异乎寻常的高风险 [107]。美国无冠心病的糖尿病患者的颈动脉内膜中层厚度与有冠心病但无糖尿病患者的厚度相似，这一发现进一步强化了糖尿病等同于冠心病的概念 [108]。在不同人群中进行的其他几项研究也支持了这一结论 [109–113]。然而，并不是所有关于这一课题的研究都得出了类似的结论，一些研究表明，与非糖尿病患者相比，无冠心病的糖尿病患者未来发生冠心病的概率更低。其他研究表明，性别在很大程度上影响了这一比较结果 [114–121]。然而，所有的研究都表明，糖尿病确实会导致冠心病风险的大幅增加，而糖尿病和冠心病的结合会使个人未来发生冠状动脉事件的风险非常高。因此，在中老年患者中，将糖尿病风险等同于先前的冠心病风险，在临床上是相当合适的。

NCEP 算法考虑的其他风险包括年龄（男性＞ 45 岁，女性＞ 55 岁）、高血压、吸烟、HDL 胆固醇水平低、有早发性冠心病家族史（有 55 岁以前发病的男性一级亲属，65 岁以前发病的女性一级亲属）。高 HDL 胆固醇水平（＞ 60mg/dl）被认为是一个负危险因素，可抵消一个正危险因素。然而 HDL 并不是可以完全保护，还有小部分的 HDL 水平很高的患者仍然发生 CHD [122]。虽然不是 NCEP 认定的风险因素，但是大多数流行病学证据也支持这样的结论，即久坐不动的生活方式是一个重要的 CHD 风险 [123–126]。其他不包括在 NCEP 计算中的一般风险因素包括肥胖、空腹血糖受损、炎症指标（如高敏感性 C 反应蛋白）、同型半胱氨酸、内皮功能障碍、血栓形成。这些其他危险因素在改善预后方面的作用仍存在争议，但临床医生可能希望根据这些非传统危险因素的存在与否来调整标准化 NCEP 危险因素治疗指南。最后，在血清三酰甘油＞ 200mg/dL 的个体中，NCEP 指南将非 HDL 胆固醇（总胆固醇 –HDL 胆固醇 = 非 HDL 胆固醇）作为可用于指导治疗的次要参数。最近的几项研究支持这样一种观点，即无论血清三酰甘油水平如何，用非 HDL 胆固醇替代 LDL–c 几乎或完全不影响诊断效果 [127]。每个危险因素类别的非 HDL 胆固醇目标值等于 LDL 目标值 +30（例如 LDL 的是 100mg/dl，那么非 HDL 的目标值是 130mg/dl）[128]。表 41–5 根据前述的危险因素和冠心病等效概念，提供了 NCEP 治疗建议。

表 41–5 NCEP 治疗推荐

	LDL 治疗临界值（mg/dl）	LDL 治疗目标值（mg/dl）
＜ 2 个危险因素	≥ 190	≤ 160
＞ 2 个危险因素 10 年风险＜ 20%	≥ 160（10 年风险＜ 10%） ≥ 130（10 年风险 =10%～20%）	≤ 130
CHD 或等同于 10 年风险＞ 20%	≥ 130	≤ 100
CHD 以及极高风险（可选）	≥ 100	≤ 70

NCEP 认定的等同于 CHD 包括：糖尿病外周动脉疾病、腹主动脉瘤；有症状的颈动脉疾病、多个风险因素的融合使得 10 年 CHD 的风险＞ 20%。Framingham 风险计算工具见 http://cvdrisk.nhlbi.nih.gov/calculator.asp.

ACC/AHA 2013 指南利用前面概述的四类患者来选择那些有资格接受高强度或中等强度他汀类药物治疗的患者。这些指南还规定，少数患者没有显示出他汀类药物的治疗价值。这些人群是纽约心脏协会Ⅱ～Ⅳ级心力衰竭患者和需要维持性血液透析的患者。新指南还质疑在他汀类药物方案中添加其他脂质制剂的效用，因为还没有随机对照试验证明使用这种方法对心血管有明显益处。新的指南也保留了联合治疗可能增加获益的可能性，几项与他汀类药物联合使用的脂质制剂试验将于 2014—2016 年公布，这可能会导致本建议的修订。

（二）饮食和药物治疗脂质紊乱

饮食 / 生活方式治疗

随着非常有效的降脂疗法的出现，采用饮食来控制脂质水平在许多发达国家已不再受到重视。虽然药物治疗（特别是对升高的 LDL 胆固醇水平）非常有效，但饮食在改善高脂血症中的作用不应被忽视。治疗升高的 LDL 胆固醇水平的饮食方法侧重于减少总脂肪、饱和脂肪、部分氢化不饱和脂肪酸及膳食胆固醇。用提供多不饱和脂肪及单不饱和脂肪的食物来代替饱和脂肪及反式不饱和脂肪是特别重要的，然而减少总脂肪摄入量的价值却不那么明确 [129]。美国糖尿病学会（ADA）2013 年的临床实践指南建议，糖尿病患者饱和脂肪的摄入量应控制在热量的 7% 以下，胆固醇的摄入量不应超过 200mg/d。这些饮食建议与 NCEP ATP Ⅲ指南中针对冠心病非糖尿病患者的建议类似。对于没有冠状动脉疾病的非糖尿病患者，NCEP 建议将饱和脂肪的摄入量限制在 10% 以下，将胆固醇的摄入量限制在每天 300mg 以下。这两种饮食都建议反式脂肪的摄入量保持在最低水平。采用地中海式饮食，用单一不饱和脂肪代替饱和脂肪已经证明对 LDL 胆固醇降低、胰岛素敏感性和内皮反应性有益 [30, 130, 131]。通过饮食干预所达到的 LDL 降低的幅度是可变的，取决于干预前的饮食，以及影响饮食依赖性脂质反应的代谢和遗传因素。对于大多数采用 ADA 和 NCEP 推荐的降脂和降胆固醇饮食的患者来说，典型的低密度脂蛋白降低是 5%～20%，但在某些个体中可降低 50% 以上 [132]。

对于 VLDL 升高的患者（其中包括很大一部分糖尿病患者），碳水化合物和酒精的摄入可能比胆固醇或饱和脂肪的摄入更重要。目前美国农业部推荐的每日碳水化合物摄入量为 130g/d，但关于长期限制碳水化合物饮食的研究有限。最近，对比较低碳水化合物和低脂肪饮食的研究表明，在 6～12 个月的时间内，低碳水化合物饮食可以产生与低脂肪饮食一样好的甚至略微更好的减肥效果 [133–135]。低碳水化合物、高脂肪的饮食比限制脂肪、高碳水化合物的饮食更能降低 VLDL（血清三酰甘油）和增加 HDL 胆固醇。在低碳水化合物、高脂肪的饮食中，LDL 胆固醇的水平可以有很大的变化，如果在这类饮食中使用大量的饱和脂肪，LDL 的上升会很明显 [136]。因此，在使用低碳水化合物饮食的同时，应使用单不饱和脂肪和多不饱和脂肪作为饮食中脂肪的主要来源。

减轻体重（如果肥胖）、有氧运动和戒烟可以增加 HDL 水平，有助于从饮食中降低 LDL 和 CHD 风险。它们还可以通过降低血压来降低患 CHD 的风险。在糖尿病预防计划（DPP）中，生活方式干预组的受试者在一年后将脂肪摄入量减少到 28%（从 34% 降至 28%），并且大多数人能够保持每周 150min 的适度体育活动的目标 [137, 138]。在这个以体重减少 7% 为目标的项目中，受试者较少进展为糖尿病，多种心血管危险因素减少，包括血脂异常和高血压 [139, 140]。尽管 DPP 是在一个学术环境中进行的，有大量的调查资源致力于确保项目内容的遵守，但最近以 DPP 为模型的研究表明，结果可以转化为以社区为基础的推广项目 [141, 142]。

临床试验数据表明，仅通过饮食干预就可改善冠心病的预后，这些临床试验数据普遍采用了限制脂肪和（或）胆固醇摄入的饮食法，其效果远远超过上述 ADA 和 NCEP 饮食法。在 St. Thomas 回归研究（STARS）中，男性的胆固醇摄入量被减少到每天 100～120mg，通过制订体育锻炼计划来解决超重问题。3 年后，低胆固醇饮食组的冠状动脉疾病进展速度较慢，血管造影显示的逆转率较高 [143]。生活方式心脏试验采用了更严格的饮食，将胆固醇摄入量减少到每天 10mg 以下，并结合锻炼和行为矫正计划。这种干预导致通过血管造影测量显示冠状动脉病变的逆转以及缺血症状的减缓[144]。这项研究是在非常少的高度积极的志愿者中进行；在更标准的临床护理环境中复制相同的干预措施将具有挑战性。然而，本研究中少数参与者的长期随访表明，冠状动脉粥样硬化可以得到进一步的缓解[145]。一项可能比 STARS 或生活方式心脏试验更有潜在的适用性的研究是 Lyon 饮食心脏研究[146-148]。该试验使用富含α- 亚油酸的地中海饮食进行，参与者之前有过心肌梗死的经历，该试验证明其主要终点（心肌梗死和死亡）以及几个心血管和次要终点均有改善。这些结果已在 Spanish PREDIMED 研究中得到验证，该研究将 7447 名有 2 型糖尿病或至少 3 种主要心血管风险因素的患者随机分配到地中海饮食组或对照组[149]。在地中海饮食组中，149 名参与者的心血管事件相对减少了 30%，伴有卒中发生率的降低。Lyon 饮食心脏研究和 PREDIMED 的研究结果，结合其他类似饮食对脂质和脂蛋白影响的调查，都为地中海饮食在预防和治疗冠心病方面的应用提供了实质性的支持。

（三）高脂血症药理学治疗的结果研究

在饮食和运动项目中加入药物治疗可以大大提高降脂效果，并显著改善冠心病的预后。过去 20 年的大量研究表明，使用 HMG CoA 还原酶抑制药或他汀类药物，可显著降低非致死性和致死性心脏事件（如心肌梗死、血供重建、心源性死亡）。降低血脂的药物试验也证明了全因死亡率的降低，特别是在高危人群中。通过强化药物治疗，斑块的进展速度下降，并可在主要冠状动脉和全身动脉中发现斑块的适度消退。也有证据表明，降脂药物（他汀类药物）可以降低动脉粥样硬化性疾病患者的脑卒中风险。这些益处已经被证明对男性和女性、糖尿病患者和非糖尿病患者、中年人和老年人都有好处。以下段落对使用他汀类药物的主要结果研究进行了总结，随后简要回顾了使用非 HMG CoA 还原酶抑制药的结果。

1. HMGCoA 还原酶抑制药（他汀类）治疗冠心病的疗效　当前降脂治疗的时代始于 1984 年《血脂研究诊所冠状动脉预防试验》的发表。一个随机、双盲试验将考来烯胺与安慰剂进行对照，这项试验表明，总胆固醇减少 8%，冠心病死亡或心肌梗死减少 19%[150, 151]。随着 1987 年他汀类药物的出现，更有效的 LDL 胆固醇降低制剂出现了。在 20 世纪 90 年代，使用这些药物完成了一系列具有里程碑意义的心血管预防试验。在 1994 年，北欧辛伐他汀研究（4S）第一次发现降脂剂可能延长 CHD 患者的总生存期[152]。将 4444 例患有心肌梗死或心绞痛的患者随机分配到辛伐他汀或安慰剂组，4S 的药物治疗组 LDL 胆固醇水平从基线的约 190mg/dl 降低到 120mg/dl。该研究试验终点是 10% 的初始受试者（444 名研究对象）死亡，完成这项研究用了 5 年多一点的时间。结果发现，辛伐他汀组中 8% 的患者死亡，而安慰剂组中 12% 的患者死亡，死亡率降低 30%，从这一点就确立了他汀类药物在可作为 LDL 显著升高的冠心病患者的基本干预。除了死亡率方面的获益，4S 还显著降低了主要冠状动脉事件、总体冠心病死亡（19% vs. 28%，相对风险降低 42%）和脑血管事件（2.7% vs. 4.3%）。与前他汀类药物时代的几项胆固醇干预研究不同，可抵消心血管获益的其他死因的死亡率并没有增加。当对 4S 进行更详细的检查，并进行更长时间的随访以确定治疗是否局限于患者的任何亚组时，这些分析得出的结论是，这种获益是广泛存在的[153-155]，风险最高的人受益最大，尤其是糖尿病患者[156]。虽然 4S 组的 4444 名患者中只有 202 名被诊断为糖尿病，但这些患者的死亡率（43%）和主要 CHD 事件（55%）的相对风险降低幅度超过了非糖尿病患者。同样令人印象深刻的结果是，除了他们升高的 LDL 胆固醇水平外，还有代谢综合征特有的脂质表型（低 HDL 胆固醇水平和高三酰甘油）。在接受安慰剂的研究对象中，这种脂质三联征的发生率最高（35.9%），治疗的相对风险降低幅度最大（RR=0.48，95% CI 0.33～0.69）[157]。

后续研究进一步完善了我们对他汀类药物对 CHD 患者和非 CHD 患者获益的认识。苏格兰西部的冠状动脉预防研究小组（WESCOPS）招募了一些高脂血症患者，他们以前没有心肌梗死病史，但是他们有较高的 CHD 其他危险因素。普伐他汀将 LDL 胆固醇从约 190mg/dl 降至 140mg/dl，与安慰剂组相比，降低了 30% 的 CHD 死亡率和心肌梗死[158]。

一项关于低风险年轻人群的研究［空军 / 德克萨斯冠状动脉粥样硬化预防研究（AFCAPS/TexCAPS）］发现，给予起始 LDL-c 水平为 150mg/d 的男性和女性洛伐他汀治疗时，也可观察到类似幅度的改善[159]。与安慰剂组相比，接受洛伐他汀治疗的患者的 LDL 平均降低到 115mg/dl，主要冠状动脉事件的发生率降低了 30%～40%。在胆固醇和复发事件试验（CARE）中，普伐他汀被用于心肌梗死患者，其 LDL 胆固醇水平显著低于 4S 组和 WESCOPS 组患者的水平（平均 139mg/dl）。以致死性冠状动脉事件或非致死性心肌梗死为主要终点，普伐他汀治疗组与安慰剂治疗组相比，相对风险降低 24%，脑卒中减少了 31%[160]。研究者对治疗的事后分析得出结论，在 125～174mg/dl 范围内降低 LDL 胆固醇可降低冠状动脉事件发生率，但在 125mg/dl 以下范围内进一步降低似乎没有带来额外的好处[161]。自从 CARE 结果发表以来，将 LDL 降低到低于 125mg/dl 的水平一直是一个备受争议的话题，但随后的几项研究表明，进一步降低 LDL 确实有益。例如，长期使用普伐他汀干预缺血性疾病（LIPID）研究组纳入了 9000 多例近期有 CHD 证据的患者，并证明了普伐他汀在总死亡率和 CHD 死亡方面的益处[162]。当以 c 初始 LDL 胆固醇分层时，即使是那些 LDL 固醇初始水平低于 116mg/dl 的人，这种益处的幅度似乎也保持不变[163-165]。新靶点治疗（TNT）试验纳入了 10 000 例稳定的 CHD 患者，随机分到高剂量（80mg/d）或低剂量（10mg/d）阿托伐他汀组[166]。治疗前的 LDL-c 水平在 130～250mg/dl，治疗后的在高剂量组和低剂量组 LDL-c 值分别为 77mg/dl 和 101mg/dl。研究的首要终点是主要心血管事件，高剂量组比低剂量组下降了 22%，心肌梗死和脑卒中的发生率也下降。然而，高剂量组并没有降低非心血管病死亡的死亡率。癌症死亡占了这些事件的大部分，但这一发现在使用同一种药物的其他研究中没有得到重复。

心脏保护研究（HPS），像之前的几项试验一样，试图研究在中度高脂血症患者中降低 LDL-c 的问题。HPS 是一个更大的试验，将 20 536 名患者随机分为安慰剂或辛伐他汀组（每天 40mg）。纳入标准要求既往心血管疾病的证据，没有限定 LDL-c 水平，其中 1/3 的患者的值低于 116mg/dl。经过平均 5.5 年的随访，他汀类药物治疗组的全因死亡率、冠心病死亡率和主要心血管事件发生率均有所降低[167]。值得注意的是，超过 5000 名糖尿病患者参与了这项研究，他们心肌梗死和脑卒中的相对风险也显著降低[168, 169]。特别引人注目的是，通过患者基线 LDL-c 进行分层的所有 3 个组均产生了降低 LDL-c 的效果。甚至那些初始 LDL-c 已接近现在美国国家胆固醇教育计划目标水平 100mg/dl（对于冠心患者）的患者，当其水平降至该数值以下时也被认为有所获益。无论男性或女性、年长或年轻的患者都从他汀类药物治疗中获得了相似的益处。与 HPS 一样，阿托伐他汀联合糖尿病研究（CARDS）显示，将 LDL-c 水平较低（＜ 160mg/dl）的糖尿病患者随机分配到安慰剂或他汀组，他汀组可带来益处[170]。这种益处在那些开始时 LDL-c 水平高于或低于 120mg/dl 的人身上均有出现。经过 4 年的随访，心血管事件发生率下降了 37%（95% CI -52%～-17%）。

JUPITER 的研究试图回答使用瑞舒伐他汀降低 LDL 是否对 LDL 水平正常但 CRP 水平升高的健康人有益[171]。超过 17 000 名 LDL 低于 130mg/dl 和高敏 CRP 值 2.0mg/L 或更高的男性和女性被随机分配到每日 20mg 瑞舒伐他汀组或安慰剂组，并随访心血管事件。该试验在 1.9 年后停止；当时，瑞舒伐他汀组的 LDL 水平降低了 50%（降至 55mg/dl），hs-CRP 水平降低了 37%，心血管事件降低了 44%。本研究支持这样一种假设，即 LDL 降低可能对一部分表面上健康但有证据表明 hs-CRP 检测显示有动脉粥样硬化炎症的人有益。除了研究其对主要临床结果的影响外，许多他汀类药物还被用于评估其对冠状动脉或颈总动脉粥样硬化进展或消退的影响。家族性动脉粥样硬化治疗研究（FATS）比较了 3 种方案，它们都含有胆汁酸树脂吸附剂考来替泊，此外加上安慰剂、烟酸或洛伐他汀。根据血管造影评估，洛伐他汀治疗组的 LDL 降低了 46%；与安慰剂治疗组相比，他们的 CAD 逆转更多，进展更慢。烟酸组的反应与洛伐他汀组相当[172]。回归增长评价他汀类药物研究（REGRESS）在超过

800 名总胆固醇水平在 155～310mg/dl 的男性中应用普伐他汀显示了冠心病的延迟进展以及股动脉和颈动脉粥样硬化的较低进展率[173, 174]。REVERSAL 试验比较了阿托伐他汀（80mg/d）和普伐他汀（40mg/d）在 CHD 患者中的作用，方法是利用血管内超声测量（IVUS）评估斑块体积。阿托伐他汀治疗组的动脉粥样硬化体积略有下降，而普伐他汀治疗组的动脉粥样硬化体积增加，两者之间的差异具有统计学意义[175]。ASTEROID 对 507 名 CHD 患者使用了瑞舒伐他汀（40mg/d）的非盲治疗，以降低 53% 的 LDL-c（平均 61～130mg/dl）。在这种干预下，IVUS 的动脉粥样硬化体积减小。ASTEROID 中没有对照组，因此很难判定什么是冠状动脉粥样硬化显著改善[176]。总之，这些他汀类药物研究提供了令人印象深刻的证据，即积极降脂可以降低已确诊疾病患者的冠心病进展率，并且通过强化治疗，甚至可能导致斑块消退。

除了在长期稳定的 CHD 患者的研究中使用他汀类药物外，他汀类药物还被用于急性或近期的冠状动脉综合征，以确定在这些情况下更积极的降脂是否会带来额外获益。例如，Prove-It 研究比较了开始 LDL-c 水平约为 110mg/dl 的个体，这些个体在急性冠状动脉事件后随机接受普伐他汀（40mg/d）或阿托伐他汀（80mg/d）治疗[177]。阿托伐他汀高剂量组 LDL-c 降低至 62mg/dl，而普伐他汀中剂量组 LDL-c 仅降低至 95mg/dl。更积极的治疗使冠状动脉事件减少 16%。这看起来似乎是对于急性 CHD 的患者而言，62mg/dl 的 LDL-c 比 95mg/dl 更好，但更严谨的结论是 80mg 阿托伐他汀比 40mg 的普伐他汀对冠心病的结局更有益。同样，通过积极降脂逐渐减少终点的研究采用了开放 / 终点盲法的研究设计，随机抽取近 9000 名有心肌梗死病史的患者，分别给予阿托伐他汀（80mg/d）或辛伐他汀（20mg/d）[178]。24 周后，如果 LDL-c 仍然大于 190mg/dl，辛伐他汀的剂量可以提高到 40mg/d。近 5 年后，阿托伐他汀治疗组的 LDL-c 平均值低于辛伐他汀治疗组（81mg/dl vs. 104mg/dl），但主要冠脉事件的主要终点未见明显降低。虽然阿托伐他汀的一些次要终点降低，但总体死亡率没有得到改善。由于上述几项研究使用了不同的药物，并使用这些药物达到了不同的 LDL 终点，因此结果并不总是容易解释。总的来说，这些数据确实支持在急性冠状情况下积极的降脂治疗，但当 LDL-c 降低到接近的水平时，尚不清楚一种药物是否优于另一种药物。

总而言之，上述研究结果表明，多种他汀类药物均可降低 LDL 胆固醇，改善 CHD 事件及 CHD 患者的总死亡率。这些益处在患有糖尿病或代谢综合征的人身上体现出来，甚至被放大。在没有确诊冠心病但有大量CHD危险因素的患者中，也会产生较低的 CHD 发生率。在低风险人群中，他汀类药物明显减少了冠状动脉事件，但关于其对 CHD 死亡或总死亡率获益的数据却缺乏说服力。这些结论已经被一些使用多种他汀类药物的临床试验的 Meta 分析所证实[179-181]。尽管降低 LDL-c 的确切目标仍有争议，但 NCEP 指南的目标是随着风险的提高逐步降低目标 LDL（即＜ 130mg/dl、＜ 100mg/dl、＜ 70mg/dl）是合理的，并且与迄今为止报道的研究结果一致。

人们担心降低胆固醇会增加患癌症和急剧死亡的风险，这种情况在先前的一些前 - 他汀降脂实验中出现过，目前他汀类药物的主要前瞻性研究中已基本停止。在 25 项以上的随机对照试验研究中，包括 5 项迄今为止规模最大的试验（使用了几种不同的他汀类药物，总共涉及 9 万～17.5 万名患者），没有观察到癌症或非心脏性死亡发生率的增加[182, 183]。然而，每一类降胆固醇药物治疗都有重要的不良反应，在药物干预时应被注意。通过服用更高剂量的他汀类药物和更复杂的多药物治疗，LDL 胆固醇有了更大幅度降低的趋势，随之而来的却是药物不良反应风险的增加。

最近出现的另一个问题涉及他汀类药物对糖尿病发病率的影响。除了证明 LDL 降低对心血管有益外，JUPITER 试验还表明，在他汀类药物治疗期间，新诊断出的糖尿病患者增加了 25%[171]。在 Jupiter 试验发表后，迅速进行了两项大型安慰剂对照试验的 Meta 分析[184, 185]。这两项研究都报道了在他汀类药物治疗期间，糖尿病发病率有一个小而稳定的增长（9%～13%）。这些发现表明，每 255 名患者使用他汀类药物治疗 4 年将增加 1 例糖尿病患者。虽然没有直接可比性，但之前的 Meta 分析曾得出每发生 1 例糖尿病患者都可以预防 5 例心肌梗死的结论[186]。因此，根据目前的数据，他汀类药物治疗的益处似乎明显大于糖尿病发病率增加的小风险。

他汀类药物治疗是否应该在年轻人中开始是一个有争议的话题，几乎没有数据支持讨论。年轻的男性（35 岁以下）和绝经前的女性除了高胆固醇血症之外没有 CHD 风险因素，10 年冠心病的风险通常很低。有一种说法是，要等到风险水平上升后再开始降低胆固醇治疗，因为他汀类药物的好处一般在 2～3 年内就能显现出来。另一种观点认为，基因驱动的低 LDL 胆固醇患者患 CHD 的概率极低，人们应该尝试通过更早、更积极的药物治疗来模仿这种终生的低胆固醇状态[83]。这两种观点都有道理。就目前而言，这一决定可能会平衡个人风险的大小与医生和患者对更积极或更温和治疗的偏好。然而，医生给年轻女性开他汀类药物时，一定不要忘记这类药物的致畸作用，这类药物在怀孕期间仍然是禁忌的。非药物治疗主要集中于改善饮食和锻炼计划，应不分年龄。随着他汀类药物在临床的广泛使用进入第三个 10 年，最初批准的药物已成为国产剂型，其安全性和成本问题可能变得不太重要，早期使用这类药物可能会被广泛接受。就目前而言，在这种情况下进行良好的临床判断至关重要。

2. 除他汀类以外的降脂药物试验结果　如前一节所述，目前的降脂时代是由胆汁酸树脂黏合剂——考来烯胺成功启动的[150, 151]。虽然 LDL-c 只减少了 8%，但 CHD 事件减少了 19%。因此，大多数脂质领域的专家认为，只要这种治疗方法不产生偏离靶点的后果抵消降低 LDL 的益处，那么通过任何方法降低 LDL 胆固醇都可减少 CHD 事件的发生。大量关于动脉粥样硬化发病机制的数据以及多种降低 LDL 胆固醇的临床试验（包括非药理学方法）均支持这一观点[1, 2, 145, 187, 188]。目前，他汀类药物已替代所有其他降低 LDL-c 的药物，作为一线单药，因为他汀类药物具有优越的疗效和丰富的疗效数据。然而，许多患者要么无法达到 NCEP 指南设定的 LDL 目标，要么无法达到仅使用他汀类药物进行的主要疗效试验中获得的 LDL 水平。一些患者对药物的治疗反应不充分，而另一些患者无法忍受药物的不良反应。当这种情况发生时，就需要使用其他降脂药。此外，一些患者，特别是糖尿病患者，可能有非常低的 HDL-c 水平或除 LDL 外的其他脂蛋白显著升高，而他汀类药物对这些患者几乎没有直接益处。以下部分将介绍使用其他非他汀类药物治疗的结果。

3. 贝特类和 CHD 治疗结果　与他汀类药物治疗不同的是，在随机、前瞻性、双盲试验中，其他降脂药物均对总体死亡率产生获益，在很大程度上是因为使用这些药物的研究并没有以死亡率为主要结果，而是以降低 CHD 发病率为目标。以此为终点，胆汁酸树脂、吉非罗齐和烟酸都在长期前瞻性研究中被证明可以减少 CHD 和（或）主要心血管事件[150, 151, 189–193]。虽然在美国还没有，但是在一项二级预防研究中，苯扎贝特也显示出了治疗前景[194]。由于纤维酸盐（吉非罗齐、非诺贝特、苯扎贝特、安妥明和环丙贝特）在降低血清三酰甘油 /VLDL 水平上比他汀类药物更有效，因此，对于糖尿病和代谢综合征相关的血脂异常的治疗，它们似乎是特别有吸引力的药物。许多使用贝特类研究的亚组分析支持了这一假设，对那些高三酰甘油或低 HDL 的更有益处[195]。目前苯扎贝特和环丙贝特在美国均不可用，并且安妥明因为导致更高的死亡率也不再被使用，这些药物将不会在这一部分中讨论。然而这些关于安妥明的发现对其他贝特类产生了很大的负面影响，因为害怕使用这些药物会产生相似的胆道和胃肠道疾病[196]。到目前为止，尽管由于缺乏贝特类对死亡率的获益使得继续引起人们对其整体价值的怀疑，但这些担忧似乎没有被意识到。

在贝特类中，只有非诺贝特和吉非罗齐在美国被批准使用。主要有两项吉非罗齐的试验，赫尔辛基心脏研究（HHS）和退伍军人高密度脂蛋白干预试验（VA-HIT），两项试验都报告了该药的显著疗效。HHS 是一个双盲、安慰剂对照的 5 年试验，目标是提高 HDL-c 和降低非 HDL 胆固醇。对 4081 名非 HDL-c 水平＞ 200mg/dl 的无症状男性进行了 5 年以上的研究，大约一半的人每天接受 2 次 600mg 的贝特类，另一半用安慰剂。HDL-c、非 HDL-c、LDL-c 和三酰甘油在药物治疗组中都得到了改善，冠心病降低 34%，HDL-c 上升 11%，LDL-c 下降 10%，三酰甘油下降 35%。本研究随后的亚组分析显示，BMI ＞ 26kg/m^2 或三酰甘油水平较高或 HDL-c 值较低的人群获益最大 [197]。在 VA-HIT 研究中，给 2531 名 LDL-c 水平≤ 140mg/dl 并且 HDL-c 水平＜ 40mg/dl 的冠心病患者使用吉非罗齐（1200mg/d）或安慰剂 [190]。接受贝特类治疗的患者非致命心肌梗死的主要预后或 CHD 死亡减少了 22%。这些人群 HDL-c 升高 6%，血清三酰甘油降低 31%，LDL-c 没有显著变化。这项研究的亚组分析再次揭示了那些从药物中获益最多的是 HDL-c 升高的个体。有点令人惊讶的是，三酰甘油的改善与 CHD 改善无关 [198]。尽管没有一项研究证明其改善了总死亡率，但在吉非罗齐研究中没有出现在安妥明研究中看到的严重不良事件。

HHS 和 VA-HIT 研究的结果使许多脂质专家确信贝特类治疗是有益的，这些药物在过去 10 年被广泛用于以治疗高三酰甘油血症和低 HDL-c。由于吉非罗齐被发现会影响多种他汀类的代谢，许多脂质专家在使用他汀 / 贝特联合治疗时，转而使用非诺贝特，以减少严重肌病的发生 [199]。因此，2005 年发表的非诺贝特干预和降低糖尿病事件研究（FIELD）是定义脂类治疗的一个备受瞩目的事件 [200]。这一试验将 9795 名患有 2 型糖尿病的老年患者随机分为安慰剂和微粒化的非诺贝特（200mg/d）两组。患者的总胆固醇水平在 116～252mg/dl，总胆固醇 / HDL-c 比值在 4.0，或血浆三酰甘油水平在 88～435mg/dl。FIELD 的一个不寻常的特征是，患者可以在医生的指导下额外加用其他降脂药，所以许多人同时接受了他汀治疗。研究的主要结局是 CHD 事件。非诺贝特使三酰甘油降低 29%，而 HDL-c 仅升高 2%。虽然药物治疗组的 CHD 发生率降低了 11%，但总体结果没有统计学意义。更令人担忧的是，总体事件发生率代表了阳性和阴性结局的平均值，非致死性心肌梗死下降了 24%，而 CHD 死亡率上升了 19%。当检测总死亡率时，非诺贝特组的总死亡率无显著性升高。总的来说，FIELD 研究被广泛认为没有达到早期吉非罗齐研究的预期效果。这一结果引起了关于贝特类治疗，尤其是关于非诺贝特效用的长期激烈的争论。

糖尿病心血管风险控制行动（ACCORD）试验旨在研究非诺贝特在糖尿病患者群中的价值，将 5518 名 2 型糖尿病患者随机分为安慰剂组或非诺贝特组 [201]。所有患者同时接受辛伐他汀作为基础治疗。在接受非诺贝特治疗的患者中，三酰甘油降低了 14%，HDL 增加了 2%。然而，LDL 水平不受贝特类治疗的影响安慰剂组和非诺贝特组的总死亡率和心血管事件的主要终点相似。尽管流行病学证据表明高三酰甘油与 CHD 事件相关，但来自贝特类干预研究的数据并没有一致地显示降低三酰甘油可使 CHD 获益。正如早些时候在 VA-HIT 中指出的那样，尽管对 HDL-c 水平的影响不大但可带来理想的 CHD 结局，而三酰甘油虽显著降低 31% 却对 CHD 没有作用。因此，当严重高三酰甘油血症患者治疗目的是预防三酰甘油引起的胰腺炎（血清三酰甘油＞ 500mg/dl）时，贝特类对三酰甘油的作用可能是最具临床价值的。正在进行的关于贝特类的研究可能会阐明它们在预防 CHD 中的地位，但目前，现有的药物在大多数 CHD 患者中似乎没有足够大的治疗作用，不值得广泛使用。

通常用于治疗高脂血症的其他三类药物包括烟酸或烟酸，胆固醇吸收抑制药（胆汁酸树脂和依折麦布），ω-3 脂肪酸或鱼油。在冠状动脉药物项目中，对最初使用该药物的患者长期随访发现烟酸降低了 CHD 的发生率，使人们对使用这种 B 族维生素的治疗价值有了很大的信心 [192, 202]。虽然有证据表明烟酸与他汀类药物联合使用有获益 [203, 204]，最近完成的 AIM-HIGH 研究提出了新问题，即哪些患者可能从烟酸中获益 [205]。在 AIM-HIGH 研究中，有 3414 名已经在接受他汀类药物治疗的心血管疾病患者，被随机分为烟酸组或安慰剂组。烟酸组虽然提高了 HDL-c、降低了三酰甘油和 LDL-c 水平，但与安慰剂组相比，烟酸组在心血管事件发生率方面没有显示出益处。但需要记住的是，烟酸是被添加到已经将 LDL-c 水平降低到 70mg/dl 的方案中，因此，这一组疗效的缺乏可能无法代表 LDL 值显著升高的人群。烟酸可以降低三酰甘油，提高 HDL 胆固醇和降低 LDL 胆固醇，所以它可以为他汀类药物治疗合并脂质障碍的患者提供一个非常有用的辅助手段。它的不良反应以及潜在的增加胰岛素抵抗是广泛使用烟酸的主要弊端。

在他汀类药物出现之前，胆汁酸树脂是脂质治疗的主要药物，多个冠心病结局和动脉粥样硬化进展的研究应用了该类药物。总的来说，尽管 LDL-c 的降低效果不明显，但这些药物作为单一疗法或与烟酸或他汀类药物联合使用时，对 CHD 和冠状动脉粥样硬化均有疗效 [143, 150, 151, 172, 206]。由于胆汁酸树脂可干扰其他药物的吸收，导致胃肠道大量胀气和便秘，并使血清三酰甘油升高，因此有必要研发高选择性的胆固醇吸收抑制药。依折麦布通过阻断肠内细胞胆固醇运输途径来抑制胆固醇从肠道吸收，由于其易于使用，在脂质治疗中迅速取代了胆汁酸树脂。不幸的是，除了降低近 20% 的 LDL-c 外，依折麦布还没有显示出任何有意义的心血管结局。在其首个主要结局研究中，与单用辛伐他汀相比，依折麦布对颈动脉超声评估的颈动脉内膜中层厚度并无益处 [207]。这项有争议的研究表明，依折麦布可显著降低 LDL-c（比单用辛伐他汀多降低 16.5%），表明该药的原始作用在研究队列中是有效的。治疗时间短，研究开始时颈动脉疾病的程度较轻，以及之前使用他汀类药物治疗多年的患者，都可能使这项研究显示出获益变得极具挑战性。考虑到胆汁酸树脂在降低 CHD 事件中的有效性，如果同样有效的依折麦布没有产生同样的益处，这将是非常令人惊讶的，除非有一些意想不到的结果抑制肠道胆固醇转运通路，或者药物有一个尚未确认的脱靶效应。尽管有这些警告，事实仍然是依折麦布目前还没有主要的结果数据来支持它的使用，但它在 2014 年公布期待已久的心血管结局数据。这些结果可能会决定该药物在已经接受他汀类药物治疗的患者中的价值。目前，依折麦布应该被认为是他汀类药物治疗的辅助手段，只有当他汀类药物在最大耐受剂量下未能达到 NCEP 设定的 LDL 目标，或者在推荐强度下不能达到 ACC/AHA 2013 指南的要求时，才可以考虑使用依折麦布。对于不能耐受他汀类药物的患者，也可以考虑使用依折麦布，但烟酸是首选替代疗法，前提是没有严重的不良反应。

对于那些他汀类药物无法使 LDL 达标或无法耐受患者，最有前景的药物是针对 PCSK9 的新的单克隆抗体疗法。这类药物的 Ⅰ 期和 Ⅱ 期研究已经完成 [208-216]。这些药物每 2～4 周皮下注射 1 次，可将 LDL 水平降低 70%。PCSK9 抗体已在健康志愿者、家族性和非家族性高胆固醇血症患者以及接受他汀类药物治疗的患者中进行了试验。它们表现出较好的耐受性，但仍需要通过 Ⅲ 期临床试验的长期数据来评估这些药物的安全性和有效性。

另一类降血脂药，ω-3 脂肪酸，是降低血清三酰甘油升高的中效药。在每天 2～4g 的剂量下，ω-3 脂肪酸抑制 VLDL 的生成，而对 HDL-c 几乎没有影响。在高三酰甘油血症受试者中，当使用同时含有 EPA（十二碳五烯酸）和 DHA（二十二碳六烯酸）的 ω-3 制剂时，LDL-c 水平通常会小幅升高。尽管有许多关于食用鱼的流行病学研究表明鱼油对心血管有益，但要在前瞻性试验中证明获益却很困难。最近进行了三项大型心血管结果研究，以测试鱼油的功效 [217-219]。这些研究使用了不同量的 ω-3 脂肪酸，用于不同的心血管风险的患者，包括有心肌梗死或糖尿病病史的患者。在这三项研究中，三酰甘油均有所降低，但所有人群均未从试验制剂中获得心血管益处。现有的最佳证据表明，ω-3 脂肪酸可能减少心脏心律失常事件，但对冠状动脉粥样硬化的影响有限 [220-222]。仅含 EPA 鱼油的新型配方研究表明，与含 DHA 的制剂相比，其对 LDL-c 水平的影响更为有利，这可能会改变其对心血管价值 [223]。然而，就目前而言，这些鱼油似乎最适合降低三酰甘油水平的胰腺炎高危人群。

4. CETP 抑制药 在许多 CHD 患者，特别是合并糖尿病的患者中，HDL-c 水平明显降低。因此，以 HDL-c 升高为作用机制的药物成为药理学研究热点。提高 HDL-c 最有效的方法之一是抑制胆固醇酯转移蛋白（CETP）。一些临床试验已经探索了使用 CETP 抑制药从药理上提高 HDL 水平的效果。ILLUMINATE 试验随机选取了 15 067 名心血管风险较高的患者，他们接受 CETP 抑制药 torcetrapib 联合阿托伐他汀治疗，并将其与单用阿托伐他汀的患者进行了比较 [224]。在 12 个月时，接受 torcetrapib 治疗的患者 HDL-c 较基线值增加了 72.1%，LDL-c 下降了 24.9%。然而，那些使用 CETP 抑制药的患者收缩压也增加了 5.4mmHg，心血管疾病风险增加 25%，死亡率增加 58%。这些不良结果归因于 torcetrapib 对醛固酮代谢的潜在脱靶效应，尽管这可能不能完全解释不良心血管结局。在 Dal-OUTCOMES 研究中，15 871 例近期发生急性心肌梗死患者被随机分为两组，分别接受 dalcetrapib 和安慰剂治疗，加上接受常规护理治疗[225]。服用 dalcetrapib 后，CETP 抑制剂组的 HDL 增加了 31%～40%，但这一效果并未对心血管事件产生益处。这些研究表明，CETP 抑制剂可以大幅提高 HDL 水平，但迄今为止，心血管方面的益处还没有得到证实。其他 CETP 抑制剂正在进行Ⅲ期试验，有一种或多种抑制剂仍有可能获得市场批准。然而，这些结果研究明确的打破了 HDL-c 升高治疗可带来心血管获益这一过于简单的观念。

（四）处方降脂药物

1. HMG-CoA 还原酶抑制药（他汀类药物）　这些药物是治疗 LDL 水平升高的一线药物，因为它们的有效性、患者可接受性、临床结果数据和良好的安全性。它们抑制胆固醇合成中的限速酶 HMG-CoA 还原酶。血清 LDL 水平下降 20%～60%，具体取决于剂量和特定的药剂。HDL 水平一般保持不变，或者在服用他汀类药物后略有增加。他汀类药物也影响血栓形成和炎症机制，其重要性有待进一步阐明。肌痛、有没有肌酸激酶升高，是这类药物最常见的不良反应。大约 1% 的患者服用了这种药物后会出现无症状的肝细胞功能障碍，表现为血清转氨酶水平的升高。目前在美国和加拿大可市售的他汀类药物有洛伐他汀、辛伐他汀、普伐他汀、氟伐他汀、阿托伐他汀、瑞舒伐他汀和匹伐他汀。较老的他汀类药物如洛伐他汀、辛伐他汀、普伐他汀、氟伐他汀和阿托伐他汀均有美国国产剂型，是经批准的典型的对成本敏感的处方制剂。阿托伐他汀、瑞舒伐他汀和匹伐他汀是最有效的他汀类药物，在给予这些药物最高剂量的患者中，LDL-c 常规可降低 50% 以上。匹伐他汀是最近被批准的他汀类药物，但相较于较旧的高效美国国产药它还没有建立任何明显的优势。表 41-6 总结了关于可用他汀类药物的一些关键信息。

2. 烟酸　烟酸是一种 B 族维生素，必须大量服用才能降低血脂。其作用的确切机制仍不确定，尽管最近的数据表明，它可能通过抑制肝 DGAT-2 来阻断 VLDL 合成[226]。烟酸受体的发现和前列腺素介导的引起面色潮红机制的阐明使人们对这种已使用了 50 多年治疗脂质的药物重新产生了兴趣[227, 228]。1000mg 及以上剂量的烟酸，通常会降低 LDL 和 VLDL 水平，并提高 HDL-c 水平。它是目前批准的最有效提高 HDL 胆固醇的药物。然而，烟酸对 HDL-c 的作用还没有被证明对心血管有益（参见前述 AIM-HIGH 试验讨论）。本章结局部分的临床试验结果提供了相当多的数据，从而得出结论：尽管没有长期、随机的前瞻性临床试验确定其使用的总体死亡率益处，烟酸仍是一种有效的抗动脉粥样硬化剂。烟酸的主要缺点为在使用为达到有效降脂所需的大剂量时出现一系列的不良反应。烟酸会加重痛风和糖尿病，提高肝酶活性，并产生皮疹、恶心和呕吐。对于糖尿病长期使用单一的每日剂量配方烟酸（Niaspan）产生的伤害似乎不大（糖化血红蛋白上升小于 0.3U），所以许多脂质研究专家推荐使用其治疗糖尿病患者的高三酰甘油血症，低 HDL-c 水平，或作为他汀类降 LDL-c 药物的辅助药物[229, 230]。低 HDL-c 水平的患者已经在服用他汀类药物，并且在治疗中 LDL-c 水平得到了很好的控制，但没有产生明显的疗效，这导致可能认为烟酸有益的患者数量显著减少[205]。与面色潮红相关的急性血管扩张偶尔会导致轻度体位性头痛，而阿司匹林通常可以缓解这种反应。烟酸可用于处方药和非处方药，但是医生应该谨慎对待，尽量不要推荐这种药物的非面色潮红版本，因为它们一般没有疗效[231]。许多患者可以忍受烟酸，如果预先用阿司匹林治疗，然后慢慢增加剂量，每周增加 500mg。为了显著降低 LDL-c 和（或）三酰甘油，典型的有效剂量需要 1500～3000mg/d，随着剂量的增加，不良反应也在增多。

3. 胆固醇吸收抑制药（考来烯胺、降胆宁、考来维仑，依折麦布）　这些物质会阻碍肠道对胆固醇的吸收。大部分药物（考来烯胺、降胆宁和考来维仑）通过干扰胆固醇的胶束增溶来达到这一目的，而依折麦布则与 Niemann-Pick C1-like 1（NPC1L1）蛋白相互作用来阻止肠细胞胆固醇的转运。这些药物通常可以使 LDL 降低 15%～20%。胃肠道不良反

表 41-6 HMG-CoA 还原酶抑制药（他汀类）：主要临床特性

他 汀	阿托伐他汀	氟伐他汀	洛伐他汀	匹伐他汀	普伐他汀	瑞舒伐他汀	辛伐他汀
剂量（标准范围）	10～80mg	20～80mg	20～80mg	1～4mg	20～80mg	5～40mg	10～80mg*
LDL-c 下降	38%～54%	17%～33%	29%～48%	31%～41%	19%～36%	42%～63%	28%～48%
细胞色素 P_{450} 代谢	P_{450}3A4	P_{450}2C9	P_{450}3A4	P_{450}2C9、P_{450}2C8	无	部分 P_{450}2C9	P_{450}3A4、P_{450}3A5
肾脏对吸收剂量的排泄	2%	＜6%	10%	15%	20%	10%	13%
死亡率或 CHD 事件的获益	是	否	是	否	是	是	是
通用性	是	是	是	否	是	否	是

*. 虽然批准了 80mg，但 FDA 还是发出了警告关于这个剂量可能导致肌病的高风险

应，如便秘、腹胀、胃灼热和恶心是使用大部分这类药物的主要缺点。为达到更大程度的 LDL 降低，或当他汀类药物不能耐受时，它们通常被用作他汀类药物治疗的辅助手段。除了干扰多种药物的吸收外，大部分这类药还可引起高三酰甘油血症。大部分这类药的有效剂量需要 10～30g/d，而依折麦布只有 10mg/d 的片剂。在糖尿病患者中使用考来维仑的优点是，它已被证明可以降低 HbA1c [232]。

4. *贝特类（吉非罗齐和非诺贝特）* 这些药物通过激活过氧物酶体增值激活受体 α（PPAR-α）核转录因子而发挥作用。其结果是 VLDL 合成的减少和 VLDL 清除的增强，因此这些药物主要对升高的三酰甘油水平有效。这些药物可以与他汀类药物联合使用来治疗合并 VLDL 和 LDL 疾病的患者，但这种治疗与严重肌肉崩解导致横纹肌溶解性肾衰竭的可能性增加有关。现有的文献表明，非诺贝特不太可能产生导致他汀类药物诱发肌病的代谢变化，但正如在“贝特类治疗结果”中所概述的，支持（心血管）结局获益的数据有利于吉非罗齐。吉非罗齐通常是 600mg 片剂，每天服用 2 次，而非诺贝特有几种不同的剂型（145～200mg，取决于配方），通常每天服用 1 片。不良反应很少，但包括腹部不适。

第 42 章　继发性非糖尿病性高血糖及治疗

Hyperglycemia Secondary to Nondiabetic Conditions and Therapies

Harold E. Lebovitz　著
唐黎之　童南伟　译

要　点

- 高血糖通常与多种非糖尿病性疾病相关，如胰腺疾病、激素异常、感染性疾病和药物不良反应。
- 非糖尿病性高血糖可由直接破坏 B 细胞（如喷他脒）或阻断胰岛素释放（如 ATP 依赖的钾离子通道开放药）药物或疾病导致。
- 非糖尿病性高血糖可因药物或疾病破坏糖尿病前期患者胰岛素抵抗和胰岛素分泌之间平衡而发生。
- 治疗或预防非糖尿病性高血糖对于减少并发症很重要。

糖代谢由胰岛分泌的激素和肝脏、肌肉、脂肪组织间相互作用调节。该复杂的糖代谢系统中任何组分的功能紊乱都会引起其他组分的代偿反应，从而将系统驱动回其自身的稳态调节点。调节该系统的关键激素包括胰岛素和胰高血糖素，它们均受营养水平和胃肠促胰岛素激素调节 [1]。胰岛素促进肝葡萄糖摄取和糖原生成，刺激肌肉和脂肪组织葡萄糖摄取和代谢，并抑制脂肪组织的脂解和肌肉蛋白水解 [2]。胰高血糖素刺激糖原异生前体的摄取，并增加肝糖原分解、糖异生和生酮作用 [3]。

为了将空腹和餐后血糖维持在正常范围内，需要 B 细胞分泌胰岛素和 A 细胞分泌胰高血糖素，并与胰岛素在肝脏和周围组织的作用协同完成。胰岛素的作用需要细胞内底物磷酸化和去磷酸化的复杂级联反应，从而调节各种过程，如中间代谢和有丝分裂。胰岛素的作用容易受多种细胞内外因素影响。当影响糖代谢的胰岛素作用异常时，如果要保持正常的葡萄糖代谢稳态，胰岛素的分泌必须有相应变化 [4]。任何遗传异常、环境因素或干扰胰岛素作用的药物都将导致高血糖或低血糖的发生。

2 型糖尿病是一种异质性疾病，其中基因多态性和环境因素共同作用导致高血糖。然而也有许多具有遗传易感性的个体在一生中不出现糖耐量低减（impaired glucose tolerance，IGT）或发生 2 型糖尿病（type 2 diabetes mellitus，T_2D）。但是，如果在这些个体中出现某些病理状态，或者服用了干扰其糖调节代偿的药物，则会发生高血糖。因此，由非糖尿病性疾病或药物治疗引起的高血糖状态可细分为在任何个体均可能引起高血糖的情况，因为它们会从根本上干扰糖代谢主要的调节通路（表 42–1），以及在遗传易感人群中通过改变代偿状态导致糖尿病（表 42–2）。由于各种人群中 2 型糖尿病的遗传易感性很高，因此并不总是能够进行准确区分。

一、胰腺疾病

（一）胰腺切除

手术切除胰腺后导致的糖尿病是胰岛素依赖

表 42-1　在缺乏遗传易感性的情况下可能导致高血糖的疾病

胰腺疾病
- 胰腺切除术
- 创伤
- 胰腺炎
- 自身免疫性胰腺炎
- 纤维钙化胰腺病
- 胰腺癌
- 浸润性疾病
- 血色素沉着症
- 淀粉样变
- 囊性纤维化

其他胰岛激素产生过多
- 胰高血糖素瘤
- 生长抑素瘤

药物和毒素
- 灭鼠优（Vacor）
- 喷他脒
- 干扰素 -α
- K_{ATP} 通道开放剂
- 二氮嗪
- 苯妥英钠

K_{ATP}. ATP 依赖的钾离子通道

表 42-2　具有 2 型糖尿病遗传易感性的个体容易诱发高血糖的疾病

内分泌疾病
- 肢端肥大症
- 库欣综合征
- 嗜铬细胞瘤
- 甲状腺功能亢进症

药物
- 干扰胰岛素分泌
- β 受体拮抗药
- 利尿药

损害胰岛素作用
- 糖皮质激素
- 口服避孕药
- 烟酸

性糖尿病。其代谢特征在于胰岛素和胰高血糖素缺乏[5]。高血糖的严重程度及其特征取决于胰腺切除的多少（表 42-3）。全胰切除术或近全切除术会导致严重的高血糖，血浆胰岛素水平降低，血浆胰高血糖素的缺乏，以及糖原异生前体（丙氨酸、乳酸、甘油）的水平升高[5-11]。当外分泌功能显著降低时，随之而来的吸收不良会导致进食刺激的肠促胰素释放减少，这进一步导致胰岛素分泌减少。

表 42-3　胰腺疾病中报道的糖尿病发病率

• 95% 胰腺切除	100%
• 50% 胰腺切除	0%
• 胰腺炎	
– 急性	＜ 5%
– 慢性钙化性	40%～70%
– 慢性非钙化性	15%～30%
• 囊性纤维化	17%
• 胰腺肿瘤	23%
• 血色素沉着症	50%～60%

一项研究发现，28 例健康的胰腺移植供者在胰腺切除 50% 后 1 年，平均体重下降 3.4kg[12]，平均空腹血糖水平升高了［9mg/dl（88 ± 7）～（97 ± 16）mg/dl］。同样，口服葡萄糖负荷后 2h 的平均血糖浓度更高［（117 ± 18）～（156 ± 53）mg/dl］，口服葡萄糖后 5h 血浆葡萄糖曲线下的面积升高了 19.5%。平均空腹血浆胰岛素水平和糖耐量 5h 血浆胰岛素曲线下的面积均较术前显著下降（分别下降 14% 和 31%）。无一例供者出现外分泌功能不足的表现。在进一步的分析中发现，有 21 例供者随访血糖或胰岛素无明显变化，7 例供者整个 5h 血糖曲线下面积（IGT 或糖尿病）均显著增加，而胰岛素曲线下面积并没有随之增加。术后 1 年出现了一定程度的低胰岛素血症和高血糖的 7 例供者没有发生空腹高血糖，其中 2 例在随后的 2～7 年随访中空腹血糖没有进一步增加。另一项研究评估了 8 对供者 / 受者术后 9～18 年的情况，发现残余胰腺量是保持长期葡萄糖稳态的重要决定因素[13]。但是，其他变量也与糖尿病的发展不一致[13]。研究人员发现肥胖是发展为糖尿病一个主要因素，因为所有发展为糖尿病的患者，包括 4 例供者和 2 例受者，都在 8 名肥胖患者中。研究者总结不建议肥胖患者捐赠胰腺，供者应该避免超重和肥胖[13]。

更近的一项研究，对自 1997—2003 年的 21 例捐赠了 50% 胰腺的供者进行了随访，21 例中有 6 例失访。2 例正在服用口服降糖药物，2 例存在空腹血糖受损（impaired fasting glucose，IFG），1 例

IGT，其中 3 例同时有 IFG 和 IGT，1 例符合糖尿病的诊断标准[14]。未失访的 15 例只有 6 例血糖正常。尽管使用严格的标准来排除那些有可能影响糖代谢异常的危险因素，供者中仍有 43% 在 3～10 年内出现了不同程度的糖代谢异常。

研究表明，慢性胰腺炎[14]、胰腺癌[10]或邻近肿瘤侵犯胰腺[13]等患者切除 50% 胰腺后，与术前相比，葡萄糖耐量有短暂的改善。甚至术后所有组胰岛素和 C 肽分泌均明显受到抑制，慢性胰腺炎患者改善最明显[15]。切除胰头与葡萄糖耐量改善有关，而切除胰尾与糖耐量下降有关。两种手术均使胰岛素和 C 肽的分泌降低。研究显示，3 年后慢性胰腺炎和邻近肿瘤侵犯胰腺的手术患者葡萄糖耐量趋于正常化，胰岛素和 C 肽分泌部分恢复正常[16]。这些数据表明，成年胰岛可能有一定程度的再生能力。

Sun 及其同事研究了切除犬 20%～88% 胰腺对代谢的影响后发现，切除胰腺约 50% 以上才发生明显的代谢变化[17]。

从已有的数据来看，代谢异常只有在切除 50% 或更多胰腺的时候出现，胰腺切除越多代谢异常也更明显。胰岛素抵抗的存在进一步增加了糖代谢异常的可能性。

胰腺大部分切除导致糖尿病的主要特征是胰高血糖素分泌缺乏以及胰岛素分泌的明显减少。胰高糖素缺乏减缓但不参与高血糖和酮血症的发展[5, 7]。这些结果表明，胰高血糖素对于胰岛素依赖型糖尿病的代谢异常的发展不是必需的。然而，缺乏胰高血糖素的分泌确实使胰腺切除的糖尿病个体在胰岛素治疗期间发生严重低血糖的风险很高[18–21]。由于胰腺外分泌功能不足患者往往伴有营养不良和体重减轻，从而加重低血糖风险。胰多肽的缺乏可能导致因肝脏胰岛素作用受损引起的持续性高血糖[22]。胰腺切除导致的糖尿病患者需要胰岛素治疗，与患者发生酮症酸中毒和低血糖死亡率增加相关。此外，患者若发生自主神经病变，会大大增加胰岛素治疗引起严重低血糖的风险[23]。

Jethwa 等研究发现，胰腺全切患者只要坚持规律的自我血糖监测，并在医生密切随访下，可以维持良好的血糖控制，几乎没有严重的低血糖和（或）酮症酸中毒事件发生[24, 25]。33 例患者平均随访 50 个月，糖化血红蛋白（HbA1c）的中位数为 8.2%，与研究所在机构接受治疗的 1 型糖尿病患者糖化水平相当。与慢性胰腺炎导致糖尿病患者相比，胰腺癌切除患者的血糖控制更好。整组的胰岛素中位药量为 46U/d。

最大限度地减少胰腺大部切除或全切患者发展为糖尿病的一种可行的方法是进行胰岛提取和自体移植。在 37 例因良性胰腺肿瘤切除了 50%～60% 胰腺的患者进行了胰岛自体移植，有 20 例患者 7 年无糖尿病生存率 51%[26]。移植效果用每克重量胰腺产生的胰岛当量（Islet equivalents，IEQ）来反映。部分胰腺切除 2 年后 IGT 的患者比例在对照组为 12/16；在 IEQ/g ＜ 5154 中为 6/7；在 IEQ/g ＞的 5154 的患者中仅为 3/11，当 IEQ/g ＞ 5154，移植效果最好[26]。

（二）慢性胰腺炎

在西方国家和日本较早报道的慢性胰腺炎所致糖尿病被认为仅占糖尿病病例的不到 1%[22, 23, 27–30]。与之前的研究结果同，目前报道慢性胰腺炎糖尿病的发生率为 7.2%～8%[31, 32]。推测未能认识到胰腺疾病导致糖尿病（3c 型糖尿病）患病率较高的原因包括误诊和缺乏明确的诊断标准。据报道，纤维化性胰腺炎导致糖尿病的患病率在印度南部约为 0.36%[33]。推测真实发病率可能更高，但是尚无综合数据。慢性胰腺炎引起的糖尿病可以通过对混合餐刺激缺乏胰多肽反应、胰岛素诱导低血糖或输注促胰液素来与 1 型和 2 型糖尿病区分[34, 35]。尽管长期饮酒被认为是慢性胰腺炎最常见原因，尤其是在西方文化中，但其他情况如遗传突变、胰管阻塞、高三酰甘油血症、高钙血症、自身免疫、钙化性胰腺炎和特发性胰腺炎也不少见[36]。慢性胰腺炎患者发生糖尿病常见于伴有胰腺钙化的患者（55～70%），无胰腺钙化患者中较少发生（30%）[37]。慢性胰腺炎患者的糖尿病患病率随胰腺炎持续时间和外分泌功能不足的增加而增加[29, 38–42]。

炎症反应会导致外分泌组织丢失、广泛的纤维化以及导管变性和阻塞。胰岛的朗格汉斯细胞仅在疾病晚期才会发生病理改变。慢性胰腺炎导致功能性 B 细胞丢失和少量 A 细胞的丢失 [19, 43–49]。激素变化包括进食刺激的胰岛素分泌减少，以及空腹 C 肽的降低。血浆 C 肽水平而非胰岛素水平可能是评估这类患者胰岛素分泌的更好方法，因为相关的肝病可能会影响肝脏对胰岛素的摄取率。随着慢性胰腺炎的进展，胰岛素分泌下降更显著。在中 – 重度慢性胰腺炎中，胰高血糖素的分泌受损，患者也经常发生胰岛素抵抗。

慢性胰腺炎数年后会发生糖尿病。研究发现，在一些未分类的慢性胰腺炎患者中，35% 的糖尿病表现类似 1 型糖尿病；31% 的表现为 2 型糖尿病或 IGT；34% 的糖耐量正常 [50]。糖尿病的类型反映了慢性胰腺炎的严重程度，轻度胰腺炎可能仅发生 IGT；而重度胰腺炎往往表现为胰岛素依赖。慢性胰腺炎糖尿病患者发生低血糖时无法分泌胰高血糖素。肠促胰素的分泌也受到损害。如果患者伴有自主神经病变，则极易发生严重的低血糖。

慢性胰腺炎糖尿病患者的治疗应通常使用小药量的短效或速效胰岛素来控制，营养不良和吸收障碍患者补充适当的蛋白酶，并避免摄入含酒精的饮料 [37, 47, 51, 52]。有的患者需要进行胰腺全切或近全切除以减轻严重疼痛 [45, 46]。因疼痛或其他并发症而进行胰腺手术后，糖尿病的发生率很高。但是，是否发展为糖尿病主要取决于手术的类型。Whipple 手术后糖尿病发生率通常为 25%～40%；Frey 或 Berne 手术的发生率为 8%～22%；而远端胰腺全切术的发生率约为 60% [53–55]。对这类患者，成功的同种胰岛异体移植和肝脏自体移植可维持正常血糖水平 [56]。肝胰岛细胞移植物能够受进食的刺激而分泌胰岛素，但不能在低血糖反应中分泌胰高血糖素 [20, 21]。最近对既往接受胰腺全切除术的患者并进行胰岛同种异体移植的结果显示，其存活率约为 70%，并且可以成功纠正外分泌和内分泌缺陷 [57]。

Sutherland 等总结了对 409 例患有慢性胰腺炎和剧烈持续腹痛患者的诊治经验，这些患者均接受了胰腺全切除术和胰岛自体移植 [58]。大多数慢性胰腺炎的病因包括特发性、家族性或胰脏分裂。5 年生存率为 90% 以上。手术后的血糖控制状况与每千克移植胰腺及胰岛当量（IEQ）成正比。IEQ/kg 分为＜ 2500、2500～5000 和＞ 5000。血糖控制情况分为胰岛素非依赖、有部分功能和胰岛素依赖。手术后 3 年，接受＞ 5000IEQ/kg 的胰岛移植患者，胰岛素非依赖比例为 72%，部分功能为 24%，胰岛素依赖为 4%。相比之下，接受＜ 2500IEQ/kg 的患者，胰岛素非依赖为 12%，部分功能为 33%，胰岛素依赖为 55%。接受 2500～5000IEQ/kg 的患者胰岛素非依赖占 22%，胰岛素依赖占 16%。3 年平均 HbA1c ＜ 7% 的患者 IEQ/kg ＜ 2500、2500～5000 和＞ 5000 的比例分别为 71%、86% 和 94%。据报道，某些 1 型和 2 型糖尿病患者的胰腺外分泌功能有所降低，既往被认为是糖尿病的并发症。近年来，回顾性分析已知糖尿病患者的胰腺情况，发现慢性胰腺炎导致糖尿病的比例比既往认为的更多 [59]。一项研究纳入 38 例 1 型糖尿病和 118 例 2 型糖尿病患者，因各种原因接受了内镜逆行胰胆管造影（ERCP），结果发现胰管正常者只占 23.3%，慢性胰腺炎Ⅰ、Ⅱ和Ⅲ级分别占 22.7%、32.7% 和 21.3% [59]。因此，研究人员认为，大量原发性糖尿病患者可能伴有慢性胰腺炎，或者许多原发性糖尿病可能与慢性胰腺炎有关。

（三）胰腺癌

众所周知，糖尿病在胰腺癌患者中的发生率要高于一般人群 [60–62]。既往研究数据表明，高达 70% 的胰腺癌患者伴有糖耐量受损或糖尿病，并且术后 60% 的患者糖代谢得到改善 [63]。Wakasugi 及其同事报道浸润性胰腺导管癌患者中 53.1% 患有糖尿病，其中 45.9% 的糖尿病被认为是继发于胰腺癌 [64]。有研究表明，糖尿病与罹患胰腺癌的风险增加相关（男性 RR 值为 2.15～4.9）[65, 66]。其他研究发现，在大多数胰腺癌患者中，糖尿病是继发于癌症的作用，因为肿瘤本身会引起胰岛素抵抗并损害正常 B 细胞功能 [67–69]。一项针对 720 名胰腺癌患者的多中心病例对照研究对此进行了讨论 [61]（译者注：原著引用文献似有误，已修改）。他们发现胰腺癌患者糖尿病患病率为 22.8%，而对照人群的糖尿病患病率 8.3%。2 型糖尿病是胰腺癌患者的特征，40.2% 的胰腺癌患者诊断时就合并糖尿病，而对照组糖尿病只有 3.3%，只有胰腺癌病史超过 15 年，对照组的糖尿病患者比例才超过胰腺癌组糖尿病患者比例（表 42–4）。这些数据支持糖尿病在少数患者中容易发展成为患胰腺癌，但胰腺癌导致大多数患者发展为糖尿病的观点。

表 42–4 2 型糖尿病患者和对照组患者的临床病程 *

胰腺癌病程（年）	糖尿病患者例数（构成比）	对照组例数（构成比）	*P* 值
0	66（40.2%）	2（3.3%）	＜0.001
1～14	81（49.4%）	35（58.3%）	NS
≥15	17（10.4%）	23（38.3%）	＜0.001

* 译者注：原著表标题似有误，已修改。本表改编自文献 [61]。NS. 未比较

胰腺癌导致 2 型糖尿病发展的可能机制包括胰岛破坏、胰岛素分泌机制损害、胰岛素抵抗及肿瘤相关性胰腺炎。对胰腺癌患者进行糖耐量试验测定胰岛素和 C– 肽水平，结果显示 50% 的患者出现 B 细胞功能异常、C 肽水平下降、血浆胰岛素原 / C– 肽比增加 [70, 71]。大部分胰腺癌患者都存在胰岛素抵抗 [72–74]。胰腺无肿瘤区域的形态计量学研究显示胰岛 B 细胞数量减少 [75]。观察到 B 细胞数量与空腹血浆葡萄糖浓度成反比。这些数据表明，胰腺癌可产生破坏正常 B 细胞的物质或反应 [73–76]。胰腺癌患者患有糖尿病，预测该肿瘤不太可能切除 [62]，患者的无病生存期和总体生存期比没有糖尿病的预后更差 [62, 77]。多数伴有 2 型糖尿病的胰腺癌患者已经使用口服降糖药 [61, 62]。糖尿病患者存活较差的原因可能与较高胰岛素水平促进有丝分裂以及肿瘤中胰岛素和 IGF–1 受体的增加有关。

最近几项报道使胰腺癌和糖尿病之间的因果关系显得更加复杂而令人困惑。Li 及其同事研究发现，二甲双胍治疗糖尿病与罹患胰腺癌的风险降低相关，而胰岛素或胰岛素促分泌素治疗糖尿病与胰腺癌风险增加相关 [78]。一项大型的多中心临床试验中比较了以罗格列酮为基础与二甲双胍加磺脲类治疗 2 型糖尿病患者，结果发现罗格列酮治疗组中胰腺癌的发生率明显低于二甲双胍联合磺脲治疗组（2 例 vs. 13 例，$P < 0.007$）[79]。

胰腺癌胰腺切除自体胰岛移植尚未被普遍接受，因为担心在胰岛纯化过程中携带肿瘤细胞。最近，Balzano 及其同事报道了 14 例胰腺或壶腹周围腺癌患者胰岛自体移植的结果。中位随访 725 天，其中 11 名患者无病生存，并且在移植部位均无肿瘤复发 [80]。期待今后能研究出更好的胰岛纯化技术使这类患者的胰岛自体移植更加安全。

（四）自身免疫性胰腺炎

自身免疫性胰腺炎（autoimmune pancreatitis，AIP）是一种对类固醇治疗反应很好的胰腺纤维炎性疾病，自 1995 报道该病以来，发病率不断上升 [81]。患者常表现为无痛性梗阻性黄疸（在 1 型中较常见）或胰腺炎的症状（在 2 型中较常见）。该疾病与免疫细胞在胰腺组织浸润有关，对激素治疗反应很好 [82]。目前已确定 1 型和 2 型两种亚型，1 型是一种多器官疾病，其特征在于血清 IgG_4 水平升高伴有产生 IgG_4 的浆细胞浸润，具有多种循环自身抗体。2 型是胰腺特异性疾病与 IgG_4 无关。1 型 AIP 晚期可导致胰腺外分泌和内分泌功能衰竭，导致脂肪泻和糖尿病。

来自日本的一系列研究中，69 例 AIP 患者有 30 例被诊断患有糖尿病 [83]。其中，17 例患者糖尿病与 AIP 同时诊断，13 例先诊断糖尿病。24 名患者每天接受泼尼松 0.6mg/kg 体重治疗，并在 3 个月内逐渐减少至 5mg/d 的维持药量，维持 1～3 年，胰腺影像学和血清学指标改善良好。激素治疗 3 个月后，发现 11 例患者中有 6 例血糖改善，13 例先前诊断为糖尿病的患者有 7 例血糖改善。改善定义为 A1C 降低大于 0.5%。经过 3 年的治疗，分别有 66% 和 60% 的新发糖尿病和既往糖尿病持续改善。在日本的另一项研究中，使用激素治疗 47 例 AIP 患者 [84]，有 33 例患有糖尿病（70%）。平均随访 60 个月，有 6 例患者的糖耐量有所改善，有 9 例患者的病情恶化，另有 32 例患者的糖耐量未发生改变。对 17 例患者在开始类固醇治疗之前和治疗后 1 个月，测定注射 1mg 胰高糖素 6min 后 C 肽的反应。发现类固醇治疗改善了 C– 肽反应。基线时 C 肽反应差的预示着即使在类固醇治疗期间也需要胰岛素治疗。良好的 C 肽反应预示无须胰岛素控制糖尿病。

激素治疗 AIP 可有效治疗伴发的糖尿病及疾病其他表现。

（五）血色素沉着症

血色素沉着症是一种常染色体隐性遗传疾病，会导致铁在肝、胰腺、肌肉、心脏、垂体前叶和其他器官实质细胞中过多沉积[85, 86]。过去临床主要根据患者合并糖尿病、肝大和皮肤色素沉着来诊断。近年来已经可以通过生化指标和基因检测进行诊断[87]。该疾病的第一个表型是血清转铁蛋白浓度升高。此后出现组织中铁积累，血清铁蛋白浓度升高。早期临床发表现与肝功能障碍和关节症状有关。糖尿病和皮肤色素沉着在疾病过程中出现相对较晚[86]。已经克隆了与人类白细胞抗原（HLA）相关的血色素沉着症的候选基因，并鉴定出 *HFE* 基因的突变位点（*C282Y*），这一突变占遗传性血色素沉着症病例的 60% 甚至更多。最近发现了与该疾病相关的另一种基因突变（*H63D*）[88]。

据报道，血色素沉着症中 50%～60% 的患者患有糖尿病[86, 89]。另外 20%～30% 有糖耐量异常。结果来源于较早的一些研究，是在疾病诊断较晚时的数据。有糖尿病家族史的患者糖尿病更为常见。

一项单中心研究自 1983—2005 年，对 237 例诊断为血色素沉着症并在该中心接受治疗的患者进行了追踪随访，这为全面认识该疾病合并的肝硬化和糖尿病的自然病史提供了依据[88]。在 1996 年之前，血色素沉着病是主要依靠经典临床和实验室特征来诊断。自 1996 年以来，基因检测使无症状患者的诊断成为可能。在 1996 年之前诊断的 45 例患者中，30.2% 有肝硬化，35.6% 有糖尿病；1996 年之后，有 192 例患者被诊断（通过家系筛查占 34%，临床怀疑占 40%），在诊断时只有 7.5% 的患者患有肝硬化，糖尿病的患者占 17.7%。可见，通过基因检测早期诊断和有效治疗可以显著减少血色素沉着症并发症的发生。值得注意的是，在临床上公认的放血疗法和减少组织铁含量并不能改善糖尿病或降低其管理要求。因此，早期诊断和治疗主要是预防性的[88]。

代谢研究表明，血色素沉着症患者具有明显的胰岛素抵抗。胰腺的组织学研究显示，铁大部分沉积在腺泡细胞中，但确实也有在胰岛细胞的沉积。对葡萄糖或精氨酸刺激的胰岛素分泌减少；然而，对精氨酸刺激的胰高血糖素分泌增加并且不受葡萄糖的影响[90, 91]。数据显示患者 B 细胞功能的明显降低而 A 细胞功能不受影响。高血糖是胰岛素抵抗和 B 细胞功能下降的结果。早期诊断血色素沉着症并开始放血疗法可降低糖尿病的患病率。

血色素沉着症伴发糖尿病的患者往往需要胰岛素治疗（占患者的 40%～50%），尽管尚无针对治疗进行系统的研究[87]。减少组织中铁的存储尽管在疾病的早期阶段最有效，仍可以帮助 35%～45% 的患者控制好血糖[85, 86]。

（六）含铁血黄素沉着症

除原发性血色素沉着症外，铁沉积过多还发生在其他多种情况下。重度地中海贫血患者需要经常输血，可能导致大量铁超载。据报道，重度地中海贫血患者糖尿病的患病率约为 16%。与输血次数和疾病病程高度相关。IGT 的发生率为 60%[92]。

来自班图斯农村男性的研究证据表明，过多的组织铁沉积物本身是血色素沉着症和重度地中海贫血患者代谢异常的原因[93]。许多班图人喜欢饮用铁制容器酿造的酒，平均每天吸收的铁超过 100mg。这些人糖尿病的患病率比不喝酒的男性要高 10 倍。

对重度地中海贫血患者中糖耐量正常、降低和伴有糖尿病的 3 种情况进行研究发现，铁蓄积增加与胰岛素抵抗的发展以及早相胰岛素的分泌延迟有关[94]。研究证明了铁存储增加与 2 型糖尿病的发展之间的相关性[95]。

几项大型流行病学研究表明，体内大量铁的储存与患 2 型糖尿病的风险增加有关。在 Kuopio 缺血性心脏病风险研究中，对 1613 名男性进行的前瞻性研究表明，在平均 16.8 年的随访中，有 331 例发生 2 型糖尿病[96]。发展为 2 型糖尿病的患者和维持正常糖耐量患者的基线血清铁蛋白分别是 191μg/L 和 151μg/L。血清铁蛋白每升高 100μg/L，糖尿病发生率就会增加 14%。欧洲癌症与营养前瞻性研究（EPIC）纳入 27 548 名研究对象，得出了同样的结论，在调整了所有已知的危险因素后，血清铁蛋白浓度五分位最高的人群与最低的五分位数的人群相比，患 2 型糖尿病的相对风险为 1.73 倍[97]。没有发现与可溶性转铁蛋白受体的显著关联。

（七）囊性纤维化

囊性纤维化（cystic fibrosis，CF）是一种单基因疾病，由于环磷酸腺苷调节的氯离子通道活性异常导致。它是一种常染色体隐性遗传病，在高加索种族，每 2500 个活产中就有 1 例发生 CF。在 *CF* 基因中已鉴定出 1000 多个突变[98]。受累器官包括肺、外分泌胰腺、大肠、小肠、肝胆系统和汗腺。Na^+、HCO_3^- 和水分泌障碍导致酶在胰腺蓄积，并最终破坏胰腺组织[99-101]。CF 患者的胰腺组织病理显示外分泌胰腺有脂肪浸润、坏死和纤维化。胰岛细胞结构被破坏，并且胰岛绝对数量减少。胰岛 B 细胞、A 细胞和多肽分泌细胞显著减少，D（产生生长抑素）细胞明显增加。69% 的糖尿病 CF 患者发现了胰岛淀粉样蛋白沉积。

在欧洲的一项大型研究中，1348 例 CF 患者中有 4.9% 的患者患有需要药物（通常是胰岛素）治疗的糖尿病[85]；在美国和加拿大 CF 中心监测的 18 627 例所有年龄的 CF 患者中有 5.1% 的患者患有糖尿病[99]。最常见的 CF 突变 ΔF508 纯合子个体更容易发生糖尿病[99, 102-104]。糖尿病发病率也随着年龄的增加而增加。据报道，丹麦年龄在 25 岁以上的 CF 患者 32% 患糖尿病[101]。在 5 岁以上的总 CF 人群中，口服葡萄糖耐量试验发现 35% 患者的葡萄糖耐量正常，37% 的患者存在 IGT，17% 的患者有 CF 相关糖尿病（CF-related diabetes，CFRD）但无空腹高血糖，有 11% 的人 CFRD 伴有空腹高血糖。

CFRD 的一些特征是很明显的。针对热休克蛋白 60 的自身抗体先于葡萄糖耐量异常的出现（IGT 和糖尿病），随后下降[105]。*TCF7L2* 基因型与 CFRD 的风险显著相关[106]。CF 患者的糖尿病发展首先以口服葡萄糖耐量异常和口服葡萄糖刺激的胰岛素分泌延迟为特征，随后是总胰岛素、胰高血糖素和胰腺多肽分泌减少[106, 107]。CF 患者的血浆活性 GLP-1 水平而非总 GLP-1 水平降低，而 CFRD 患者的 GLP-1 血浆水平甚至更低[108]。胰酶的补充可改善 GLP-1 的分泌。与配对对照组相比，CF 患者静脉注射葡萄糖后的早相胰岛素分泌明显减少。伴有 IGT 的 CF 患者血浆游离脂肪酸水平正常[109]。患者血浆肿瘤坏死因子 -α 水平升高，并且通过高胰岛素 - 血糖正常钳夹试验发现患者具有胰岛素抵抗[109]。在峰值胰岛素作用期间，观察到肌肉 GLUT-4 葡萄糖转运蛋白的移位减少。CF 患者即使在非糖尿病状态下，肝葡萄糖生成也会增加，并且抵抗胰岛素对肝葡萄糖生成的抑制作用[110]。非糖尿病 CF 患者的外周胰岛素敏感性增加，但是随着 IGT 和糖尿病的发展，胰岛素抵抗就会发生，同时患者还会出现与 CF 相关的其他并发症[111]。糖尿病的发展会恶化肺功能和 CF 的其他临床表现，并可能使死亡率增加多达 6 倍[112]。胰岛素治疗似乎可以减轻这种恶化。CF 患者的高糖可以是暂时性或永久性的。糖皮质激素治疗、感染或压力导致间歇性高血糖发生，必须用胰岛素治疗直至其缓解。永久性高血糖症总是需要胰岛素治疗[99, 101]。随着胰岛破坏的持续发展，CF 患者有可能从间歇性高血糖发展为永久性高血糖。

一项短期研究（12 周）表明，用甘精胰岛素治疗 CFRD 可能比使用 NPH 胰岛更具优势[113]。

研究观察到 CFRD 伴空腹高血糖超过 10 年的患者出现了微血管并发症。14% 患者出现微量白蛋白尿，16% 出现视网膜病变[114]。大血管病变似乎并不常见。

二、伴有高血糖的内分泌疾病

在热能恒定的复杂调节中，除胰岛素外，许多激素也起着补充的作用。生长激素（growth hormone，GH）本身及其通过合成胰岛素样生长因子 1（insulin-like growth factors -1，IGF-1）来控制氨基酸转运，蛋白质合成和脂质代谢的许多方面。胰高血糖素和儿茶酚胺是一种拮抗激素，可预防低血糖，并在应激状态需要时提供额外的葡萄糖。糖皮质激素在糖异生的正常生理调节中发挥允许作用，在应激状态下通过增加葡萄糖的产生发挥药理作用。生长抑素是一种旁分泌激素，通过旁分泌方式以帮助调节生长激素、胰岛素、胰高血糖素和几种肠道激素的正常分泌。

各种激素作用的机制在其他章节进行了详细描述。本节将探讨高血糖的独特特征，因为它与每一种内分泌疾病及其治疗有关。

（一）肢端肥大症

肢端肥大症以生长激素和 IGF-1 的过度自主分泌为特征 [115, 116]。在诊断之时通常已患病平均 7 年之久。在不同研究中，肢端肥大症糖尿病患病率为 16%～56%[115, 117–119]。超过 36% 的患者存在 IGT [115, 117, 118]。肢端肥大症患者的糖尿病患病率与年龄增长、体重指数升高、未接受肢端肥大症治疗的持续时间较长及遗传易感性有关 [116–119]。成功治疗肢端肥大症导致多达 40% 患者的糖尿病缓解 [117, 118]。未经治疗的时间越长，治疗后高血糖缓解的可能性就越小。

GH 和 IGF-1 水平升高会导致肝葡萄糖生成过多，并损害胰岛素介导的肌肉葡萄糖摄取 [120–122]。胰岛素抵抗与循环的 IGF-1 水平相关，已通过正常血糖高胰岛素钳夹技术和最小模型技术得到证实。

通过手术成功地切除肿瘤，循环 GH 和 IGF-1 水平显著降低，可改善肢端肥大症患者的血糖控制 [117, 118, 121, 123]。研究表明，循环 GH ＜ 1ng/L 或者 GH ＜ 2.5ng/L，IGF-1 在正常范围时被认为治愈 [116–118, 124, 125]。在接受生长激素受体拮抗药治疗的患者不能用生长激素水平来评估疗效，因此 IGF-1 已成为判断疗效的标准。经蝶窦手术是最主要的治疗方法（85%～90%），使得 75%～95% 的微腺瘤（直径＜ 10mm）和 40%～69% 的大腺瘤患者 IGF-1 恢复正常 [116–118, 124]。对于那些无法通过手术治愈的患者，需进行药物或放疗。

使用药物（生长抑素类似物、生长激素受体拮抗药、多巴胺激动药）作为主要疗法或手术治疗的补充，可以使循环中的 GH 和 IGF-1 水平正常的一致性越来越高（77%）。患者 IFG-1 的正常化可使 30% 患者的糖尿病缓解，并更容易处理其余问题 [124–126]。用生长抑素类似物治疗肢端肥大症患者在糖代谢方面存在若干问题 [124–127]。循环 GH 和 IGF-1 水平的降低将降低胰岛素抵抗，相应改善糖尿病或 IGT 患者的血糖控制。但是，生长抑素类似物的治疗药量同时也会减少胰岛素分泌（降低生胰岛素指数），并且这种减少会导致葡萄糖耐量下降。因此，任何特定患者，生长抑素类似物治疗都会根据这些竞争作用来影响糖代谢。大约 2/3 的患者使用胰岛素，1/3 患者使用口服降糖药。用生长抑素类似物治疗伴有肢端肥大症的糖尿病患者，通常可以使胰岛素用量减少，从胰岛素治疗转换为口服药降糖治疗，或从口服降糖药转为饮食治疗，从而改善血糖控制 [117, 118, 124, 127]。然而，某些患者（胰岛素缺乏更为严重的患者）的血糖控制会明显恶化 [125, 127]。当使用较高药量的生长抑素类似物时，在治疗之前糖耐量正常的患者可能会发展为 IGT 甚至糖尿病（分别高达 20% 和 29%）[127]。此时可考虑使用 GH 受体拮抗药培维索孟代替生长抑素类似物。该药可降低 IGF-1 水平，并可以改善血糖控制 [128, 129]。然而，它可能会导致内脏脂肪增加，并偶尔与肝酶增加有关 [130]。

有效治疗肢端肥大症可以显著降低死亡率 [117, 118, 131]。死亡率增加归因于心血管、脑血管疾病和新生肿瘤。肢端肥大症患者结局的决定因素包括诊断时的年龄、症状、与诊断之间的间隔，以及长期循环 GH 和 IGF-1 平均水平。由于胰岛素抵抗和糖尿病对心血管的影响很大，因此积极地诊断和治疗与肢端肥大症相关的糖尿病至关重要。

（二）生长激素治疗

重组 DNA 技术生产人 GH 为许多 GH 缺乏的个体提供了机会。用重组人 GH 治疗的一个担忧是长期使用是否会导致糖尿病的发生 [132]。最近对 23 333 例接受 GH 治疗的儿童和青少年进行糖代谢的研究发现，2 型糖尿病的发生率比预期的高 6 倍（每年每 10 万人口中有 34.4 例接受 GH 治疗）[133]。相反，1 型糖尿病的发生率与预期相同。结果表明，GH 治疗可加速具有遗传易感性个体 2 型糖尿病的发展。

（三）库欣综合征

糖皮质激素是胰岛素拮抗激素 [134]。当以药理药量给药时，可增加肝糖异生，减少肌肉葡萄糖摄取和糖原合成，增加肌肉蛋白水解作用，并增加脂肪组织脂解作用 [7, 135–138]。由于糖皮质激素调节胰岛 B 细胞基因的表达导致细胞质的 Ca^{2+} 刺激胰岛素分泌性颗粒胞吐作用减少，从而使肝脏和外周胰岛素抵抗时应增加的胰岛素分泌受阻。此外，短期暴露于糖皮质激素会降低 GLP-1 的促胰岛素作用。

糖皮质激素水平升高发生在肾上腺皮质激素的自主分泌（库欣综合征）或激素治疗非内分泌疾病时。正常个体当糖皮质激素水平持续升高时，胰岛素分泌增加可维持空腹血浆葡萄糖在正常范围内，但根据糖皮质激素水平的高低，餐后血浆葡萄糖的浓度会升高 25%～90% [139]。B 细胞胰岛素分泌储备有限的个体更容易发生空腹高血糖和 2 型糖尿病。库欣综合征患者中有 10%～20% 患有 2 型糖尿病 [140–144]。据报道，接受糖皮质激素治疗的患者，发展为 2 型糖尿病危险比值比（odds ratio，OR）约为 1.36～2.31 [145]。长期接受糖皮质激素治疗的肾移植患者，类固醇糖尿病的发生率各项研究有所不同，最少的仅为 5.5%，最多多达 46% [146, 147]。影响糖皮质激素治疗期间糖尿病发展的因素包括糖尿病家族史、高龄、肥胖，以及日均和总糖皮质激素药量，有糖尿病病史的患者使用激素后血糖升高明显，可能需要调整降糖方案 [148, 149]。

最近的研究表明，类固醇糖尿病也会发生在其他肾上腺疾病中，而不仅仅与库欣综合征有关。对 64 例肾上腺无功能腺瘤患者进行糖耐量试验，确定正常糖耐量 25 例，葡萄糖耐量低减 17 例，糖尿病 22 例，其中 6 例既往诊断为糖尿病 [150]。临床上存在皮质醇自主分泌而无典型库欣表现被称为亚临床库欣综合征。一项回顾性研究发现，63 例亚临床库欣综合征患者有 17.5% 患有糖尿病 [151]。另一项针对 90 例肥胖、血糖控制差的 2 型糖尿病患者的横断面研究发现，其中 3 例有亚临床库欣综合征。跟踪随访 813 例 2 型糖尿病患者，均无高皮质醇血症临床特征，发现 6 例在标准 2mg/d 地塞米松抑制试验中未能皮质醇分泌 [152]。据报道，垂体前叶功能减退接受常规替代治疗的患者，IGT 和糖尿病发生率较高，这可能与服药后出现间歇性血浆皮质醇水平升高有关 [153]。

为了明确糖皮质激素导致糖尿病的机制，学者们通过研究地塞米松对正常人口服葡萄糖耐量的影响，观察基础条件下和葡萄糖输注期间的葡萄糖转换率，以及在高血糖钳夹试验中胰岛素反应，将研究对象分为低胰岛素应答者或高胰岛素应答者 [154]。在口服葡萄糖耐量试验中，地塞米松使低胰岛素应答者的空腹血糖浓度更高，血糖升高幅度更大，而血浆胰岛素升高幅度更小。地塞米松仅在低胰岛素应答者中增加了肝葡萄糖的产生，而在高血糖钳夹研究期间仅在高胰岛素应答者中导致胰岛素的分泌增加。当 B 细胞分泌功能有限的个体血浆糖皮质激素水平升高时，更容易发生 2 型糖尿病。

类固醇糖尿病可能是永久性的或短暂的。通常，如果空腹血糖浓度超过 180mg/dl，则需要胰岛素治疗 [155]。如果空腹血糖不高，许多医生可能只给口服降糖药来治疗。很少有评估药物治疗类固醇性糖尿病的研究。由于胰岛素抵抗是类固醇糖尿病最主要原因，因此胰岛素增敏药和胰岛素的组合可能是最有效的。最近的一项针对男性代谢综合征患者为期 14 天的研究，通过 DPP-4 抑制药（西格列汀）与泼尼松并用评估 DDP-4 对预防类固醇糖尿病的作用 [156]。结果发现，DDP-4 治疗改善胰岛功能的各个方面，但并未阻止泼尼松引起的餐后血糖升高。糖皮质激素药量或分泌减少改善了血糖控制，在某些个体中甚至可以逆转糖尿病。空腹血糖越高，激素减少后糖尿病逆转的可能性就越小。酮症酸中毒在类固醇性糖尿病或库欣综合征中非常罕见。然而，高渗性非酮症性昏迷并不少见 [157]。

库欣综合征治疗后某些患者的糖尿病恢复，其余患者的病情得到改善。部分库欣综合征可通过外科手术治疗 [158]。若不能手术或仅部分有效的情况下，可超说明书剂量使用某些药物来控制皮质醇增多症和（或）糖尿病。目前可用的药物有生长抑素类似物，多巴胺受体激动药和肾上腺皮质激素抑制药（酮康唑、甲吡酮、米托坦和依托咪酯），各种药物有效性不同，并且存在重大安全隐患 [158]。卡麦角林可使库欣综合征患者糖尿病和糖耐量降低的患病率分别降低 60% 和 46% [158]。长效生长素抑制素类似物奥曲肽和兰瑞肽不能降低库欣患者的高皮质醇，并且可能通过抑制胰岛素分泌而加重糖尿病。帕瑞肽是一种多受体生长抑素类似物，可有效治疗内源性皮质醇增多症，但在Ⅱ期和Ⅲ期临床试验中发现可引起高血糖并加重糖尿病 [159]。米非司酮是一种糖皮质激素受体拮抗药，可改善库欣综合征临床症状，并降低患者的空腹血糖（149～105mg/dl）和 HbA1c 水平（7.43%～6.29%）[160]。

（四）胰高血糖素瘤综合征

胰高血糖素在促进肝脏氨基酸吸收以及通过糖异生作用将其转化为葡萄糖起主要作用。在一些胰岛细胞肿瘤中，胰高血糖素分泌过多或不受调节，或者与其他胰岛激素共同分泌。分泌大量胰高血糖素的肿瘤被描述为一种典型的综合征。这种综合征最初在 1974 年被认识，被称为胰高血糖素瘤综合征 [161]。该综合征的特征包括坏死性迁徙性红斑、轻度非胰岛素依赖性的 2 型糖尿病、舌炎、唇炎、体重减轻和贫血 [162, 163]。实验室研究显示血浆胰高血糖素水平显著升高伴有严重的低氨基酸血症(＜ 25% 为正常)。

胰高血糖素瘤是非常罕见的，据报道每 0.2 亿～2 亿人口中有 1 例发病。几篇文献综述表明，肿瘤大多发生在胰腺尾部（据报道占 54%～68%）。平均肿瘤直径为 3.6cm（1/3 肿瘤小于 2cm），2/3 肿瘤是恶性的，在诊断时已经有 51%～54% 的患者发生其他器官转移 [164–166]。糖尿病的特征是轻度非酮症性高血糖。肿瘤的生长相对较慢，有转移和没转移肿瘤的 10 年生存率是分别是 52% 和 64%。

高血糖症是由于肝脏产生过多的葡萄糖所致。低氨基酸血症是因为氨基酸清除的增加造成的 [167]。坏死性迁徙性红斑、舌炎、体重减轻和贫血在很大限度上是蛋白质营养不良的结果 [163]。与凝血功能障碍无关的深静脉血栓形成很常见。

如果高胰高糖素血症可以减轻，则综合征的所有组成部分都会得到改善。治疗方法包括手术切除肿瘤，必要时进行肝动脉栓塞以治疗肝转移。奥曲肽可有效降低血浆高胰高糖素水平 [163, 168]。细胞毒性药物如链脲佐菌素和氟尿嘧啶可能作为辅助的治疗方式。补充锌和氨基酸已被用于治疗皮疹，但如果血浆胰高血糖素水平仍然很高的情况下则相对无效。使用抗血小板治疗来预防静脉血栓形成。高血糖虽然轻微，但通常需要使用降糖药治疗。胰岛素似乎是最合适的药物，尽管很少或没有临床数据结果支持这一假设。大多数情况下，治疗高胰高糖素血症将改善高血糖 [168]。

（五）生长抑素瘤

伴有高血糖和分泌生长抑素的胰腺肿瘤的病例首次在 1977 年报道 [169, 170]。其中一名患者在完整切除肿瘤后血糖正常。从那时起，人们已经认识到，产生生长抑素的胰腺大肿瘤可能与包括高血糖、胆石症、脂肪泻和胃酸过多症的临床综合征有关 [171]。

已有发生于胃肠道和胰岛的生长抑素肿瘤的报道 [172]。十二指肠生长抑素瘤伴或不伴神经纤维瘤病（von Recklinghausen’s disease）很少与易识别的生长抑素瘤综合征相关，常常含有肺腺瘤体，并且在手术时可能已有明显转移 [172]。胰腺生长抑素瘤的临床特征因人而异，并且这种变化与肿瘤合成和分泌的生长抑素的数量和质量特征的差异有关 [173–175]。不同患者胰岛素、胰高血糖素、生长激素分泌的不同，这可能是导致临床综合征差异的部分原因。胰腺生长抑素瘤患者的高血糖可能从轻度发展为中度高血糖甚至，发生严重的糖尿病酮症酸中毒 [172, 176, 177]。

人体内输入生长抑素与胆汁流量和胆汁酸分泌的明显减少以及胆汁胆固醇饱和度的增加有关 [178]。在体外，生长抑素对胆囊收缩素刺激胆囊收缩有直接的抑制作用 [179]。这些观察结果为胰腺生长抑素瘤常发生胆石症和脂肪泻提供理论依据。此外，也解释了接受奥曲肽治疗的肢端肥大症患者在治疗的第一年内，有 23.5% 的患者出现胆结石 [124]。

高血糖被视为生长抑素瘤综合征的一部分，很可能与胰岛素分泌的抑制有关。在某些患者中，相对的胰岛素缺乏会导致外周葡萄糖利用减少，而不会损害肝葡萄糖生成的抑制作用 [180]。如果更严重地抑制胰岛素分泌时，胰岛素作用的两个特征都会降低。

生长抑素肿瘤很少见，通常无症状，或仅有轻度症状，并经常多年未诊断。由于转移灶广泛，诊断常常较晚，预后较差。将生长抑素受体显像与 ^{111}In 标记奥曲肽一起有望提高早期发现生长抑素瘤的能力 [181]。早期诊断和手术切除可以治愈，但药物治疗效果不佳。最近的一项研究表明，生长抑素瘤具有功能性生长抑素受体，奥曲肽治疗（皮下注射 0.5mg/d）可有效降低肿瘤生长抑素的产生，并改善糖尿病和腹泻 [181]。

（六）嗜铬细胞瘤

约有 30% 的嗜铬细胞瘤患者发生葡萄糖耐受不

良，但显性糖尿病并不常见[182]。导致糖耐量降低的葡萄糖不耐受的机制包括通过 B 细胞刺激 α 肾上腺素受体抑制胰岛素；可能与血浆 FFA 水平升高有关的胰岛素抵抗增加；肝细胞 β 肾上腺素刺激导致的肝葡萄糖输出量增加。α 肾上腺素受体拮抗药可改善葡萄糖耐量和胰岛素分泌[183, 184]。在大多数情况下，手术切除嗜铬细胞瘤可使糖耐量恢复正常。很少需要使用降糖药治疗[182, 183]。

三、可能引起高血糖的药物

血糖受胰岛素分泌和胰岛素作用之间的平衡调节。破坏 B 细胞或阻断其胰岛素分泌功能的药物会导致任何个体发生高血糖（表 42-5）。直接或间接增加胰岛素抵抗的药物只有在胰岛素分泌储备受限时（易患 2 型糖尿病的个体）引起高血糖。已发表的几篇关于药物引起的糖代谢异常的综述支持了此观点[185-187]。

表 42-5　干扰胰岛素分泌的药物

破坏胰岛 B 细胞 • 喷他脒 • 灭鼠优（Vacor）
减少 Ca^{2+} 内流 • 二氮嗪—K_{ATP} 通道开放药 • 苯妥英钠（Dilantin）—?
降低 K^+ • 噻嗪类利尿药 • 襻利尿药
机制不明 • β- 肾上腺素受体拮抗药 • 环孢素 • 阿片类 • 天冬酰胺酶

（一）影响 B 细胞功能的药物

喷他脒和灭鼠优（Vacor）是化学上类似于链脲佐菌素和四氧嘧啶的物质。喷他脒是一种抗原虫药，用于治疗卡氏肺孢子虫感染。灭鼠优是亚硝基脲类来源的灭鼠药，可被人意外或有意摄入。这些药物会引起 B 细胞坏死，最初导致高胰岛素血症和低血糖症，然后是永久性高血糖和胰岛素依赖型糖尿病[188-192]。在用喷他脒治疗 AIDS 合并卡氏肺炎的 128 例患者中，严重的糖代谢异常发生在 48 例患者中（37.5%），其中低血糖发生 7 例，低血糖后糖尿病 18 例，仅糖尿病 23 例[190]。41 例发展为糖尿病的患者，26 例需用胰岛素治疗。发生血糖异常的危险因素包括较高的喷他脒药量，较高的血浆肌酐水平和更严重的缺氧。大部分的患者接受胃肠外喷他脒给药，6 例接受喷雾治疗。

在许多情况下，摄入灭鼠优之后会出现严重的胰岛素缺乏性糖尿病[192]。灭鼠优在哺乳动物的线粒体中特异性抑制复合物 1 的 NADH- 泛醌还原酶活性[193]。这种抑制 NAD 连接底物的线粒体呼吸的机制似乎是灭鼠优破坏 B 细胞并导致胰岛素依赖型糖尿病的机制。

既往有关于几种氟喹诺酮类引起低血糖或高血糖的报道。在加拿大安大略省进行的一项回顾分析中显示，与大环内酯类药物或其他非氟喹诺酮类抗生素相比，加替沙星的低血糖校正 OR 值为 4.3，高血糖校正 OR 值为 16.7[194]。另一项回顾性研究分析了从 2000 年 10 月 1 日—2005 年 9 月 30 日一组患者的严重低血糖和高血糖发生率（每 1000 例患者），另一项回顾性研究分析了 2000 年 10 月 1 日—2005 年 9 月 30 日使用不同氟喹诺酮类药物与使用阿奇霉素相比，患者发生血糖异常（包括高血糖和低血糖）的概率大小。服用加替沙星、左氧氟沙星、环丙沙星和阿奇霉素的患者低血糖的每千例发生率分别为 0.35、0.19、0.10 和 0.07，而高血糖的每千例发生率分别为 0.45、0.18、0.12 和 0. 10[195]。在糖尿病患者中，加替沙星、左氧氟沙星和环丙沙星较阿奇霉素引起低血糖的OR值依次为 4.3、2.1 和 1.1，引起高血糖的相对危险度依次为 4.5、1.8 和 1.0。在 17 108 名患者接受氟喹诺酮或头孢曲松的 72h 内评估了血糖异常（血糖浓度＞ 200mg/dl 或＜ 50mg/dl）发生率[196]，接受加替沙星、左氧氟沙星、头孢曲松和环丙沙星的患者血糖异常发生率依次为 1.01%、0.93%、0.18% 和 0%。在 101 例血糖异常的患者中，高血糖有 92 例，低血糖有 9 例。氟喹诺酮类药物对血糖影响的个体差异较大。加替沙星通过阻断 B 细胞 ATP- 依赖性钾通道的 Kir6.2 亚基刺激胰岛素释放[197]。体外长期使用加替沙星可抑制分离胰岛中胰岛素的生物合成[198]。

（二）抑制 B 细胞胞质内 Ca^{2+} 的增加

胰岛 B 细胞内的 Ca^{2+} 浓度增加是引起胰岛素分泌的主要机制。钙离子进入 B 细胞的过程由多个钙离子通道控制。电压依赖的 L 型钙通道的活性与 ATP 依赖的钾通道（K_{ATP} 通道）相关。血糖的增加会使 K_{ATP} 通道关闭。使 K_{ATP} 通道开放的药物如二氮嗪（K_{ATP} 通道开放药）会阻断葡萄糖介导的胰岛素分泌并导致高血糖[199, 200]。

苯妥英钠和其他苯海因可以干扰 Na^+、K^+ 和 Ca^{2+} 离子的迁移。据报道，服用苯妥英钠会升高血糖并降低血浆胰岛素水平[200–203]。多项研究表明，苯妥英钠可干扰 Ca^{2+} 离子进入 B 细胞，但其过程不同于 K_{ATP} 通道相关的机制。据报道，苯妥英钠曾引起高渗性非酮症性高血糖或糖尿病。这种并发症很少发生，可能在某些遗传易感性的个体中发生。

目前使用的钙通道阻滞药不影响糖代谢。最新的验证数据来自对 NAVIGATOR 研究数据的重新分析，在该研究中，对 1171 例糖耐量低减的患者使用钙通道阻滞药，这些患者接受中位治疗 5 年，未发现新发糖尿病的增加（风险比为 0.95）[204]。

（三）导致 $K^{[+]}$ 耗竭的药物

利尿药对葡萄糖耐量的影响已经争论了近 20 年。大量较早的研究表明，利尿药可导致非糖尿病患者的糖耐量下降，并影响 2 型糖尿病患者的血糖控制[205–208]。这种作用似乎与药物药量有关，低药量利尿药不影响[209–211]。社区动脉粥样硬化风险（ARIC）研究比较了 458 例接受噻嗪类利尿药治疗的高血压患者与未使用药物的对照高血压人群，发现新诊断糖尿病的发生率没有差异[212]。相反，降压降脂治疗预防心脏事件的临床试验（ALLHAT）将 15 255 名高血压患者随机分配到 12.5～25mg/d 的利尿药治疗，发现 11.6% 患者经 4 年治疗后发展为糖尿病[213]。相反，随机分配给钙通道阻滞药和血管紧张素转换酶（ACE）抑制药的患者糖尿病的发生率分别为 9.8% 和 8.1%。利尿药似乎主要通过抑制胰岛素分泌而导致高血糖，尽管它们在增加胰岛素抵抗方面也可能有一定程度的影响。几项研究表明，胰岛素分泌反应降低是由于细胞内 K^+ 消耗引起的，并且可以通过补充钾使其恢复[214–216]。在 ALLHAT 研究中，随机分配至利尿药的队列中有 8.5% 患者在治疗 4 年期间血清钾＜ 3.5mmol/L，但是随机分配给钙通道阻滞药的队列中只有 1.9% 的个体有低钾血症[213]。大多数利尿药都可以看到有致糖尿病风险。因此，如果在糖尿病或糖尿病前期患者中使用利尿药来控制血压，应将药量限制为相当于 12.5～25.0mg 氢氯噻嗪，并根据需要补钾。

（四）机制未知

已显示 β 肾上腺素受体拮抗药影响 2 型糖尿病患者的血糖控制，并且在非糖尿病患者中导致糖耐量降低甚至 2 型糖尿病的发生[205, 217]。在 ARIC 研究中，对接受 β 肾上腺素受体拮抗药治疗的高血压患者进行为期 6 年随访显示，患糖尿病的风险比未接受药物治疗的患者高 28%[212]。与特定 $β_2$ 肾上腺素能拮抗药相比，非特异性 β 肾上腺素受体拮抗药对血糖影响更大[217, 218]。β 肾上腺素拮抗药和利尿药联合具有加重葡萄糖耐量低减的作用。β 肾上腺素受体拮抗药通过影响进食介导的胰岛素分泌而导致葡萄糖耐量降低，加重高血糖。$β_2$ 肾上腺素受体激动药刺激胰岛素分泌，$β_2$ 肾上腺素能受体拮抗药抑制胰岛素分泌[219, 220]。同时具有 α 和 β 肾上腺素受体拮抗药活性的药物不影响或能够轻微改善糖代谢。

肾移植患者用环孢素和他克莫司进行免疫抑制治疗与糖尿病发病率增加有关[221, 222]。在体外环孢素对 B 细胞的直接抑制作用与胰岛素分泌减少有关。尽管环孢素可能直接导致肾移植患者的糖耐量下降，但不能排除类固醇激素治疗的影响。在环孢素治疗的患者中，糖尿病通常发生在治疗的最初几个月内，常需要胰岛素控制血糖。研究报道的环孢素治疗的移植患者中糖尿病和葡萄糖耐量低减的发生率在 13%～47%[187, 221]。

其他通过抑制胰岛素分泌引起高血糖的还有天冬酰胺酶和某些阿片类药物[185–187]。许多较新的化疗药（如西罗莫司）也引起高血糖，这是一个重要但可控制的不良反应[223]。

（五）引起胰岛素抵抗的药物

增加胰岛素抵抗的药物不会影响具有正常 B 细

胞功能个体的糖代谢。但是，针对 B 细胞储备有限的个体，就有可能会引起糖耐量低减或显性糖尿病。引起体重增加的药物，尤其是引起中心性肥胖的药物将引起胰岛素抵抗。升高血浆游离脂肪酸水平的药物或激素也会导致胰岛素抵抗。拮抗胰岛素激素或提高拮抗激素循环水平的药物会损害胰岛素作用。可引起胰岛素抵抗的最常用药物包括糖皮质激素、雌激素、孕激素和烟酸。与糖皮质激素治疗相关的高血糖已在库欣综合征章节中进行了讨论。

（六）口服避孕药和性激素

较早观察口服避孕药、雌激素和孕激素影响糖耐量和 2 型糖尿病发生的研究大多是在长期治疗中偶然发现的并发症 [224]。大多数研究将这些激素的致糖尿病作用归因于增加胰岛素抵抗。最近对低药量天然雌激素（炔雌醇低于 35μg）与孕激素联合使用的研究表明，即使可能会引起轻度的胰岛素抵抗，也很少影响糖耐量 [225–228]。仅含孕激素的避孕药对葡萄糖和脂代谢的作用较弱，具体取决于所使用的特定分子 [228, 229]。

（七）烟酸

烟酸被广泛用于治疗混合性高脂血症，并被证明可降低心血管疾病的发病率和死亡率。短期使用烟酸可使血浆游离脂肪酸水平降低 30%～40%，但随着药物作用减弱，游离脂肪酸甚至可反弹至基线的 50%～100%。长期服用烟酸（1～4.5g/d）会导致严重的胰岛素抵抗，这可能是血浆游离脂肪酸升高的结果。正常人的胰岛素分泌具有补偿性增加，从而保持糖耐量正常。在胰岛素分泌储备减少的个体，烟酸会引起糖代谢异常和 2 型糖尿病 [230]。在 2 型糖尿病患者中，烟酸的使用会影响血糖控制 [231, 232]。新型的烟酸缓释制药（1000～1500mg/d）在提高血浆高密度脂蛋白胆固醇（HDL–c）和降低血浆三酰甘油水平同时减少面色潮红和肝毒性方面非常有效。糖尿病控制和评估 NIASPAN 安全和有效性研究（ADVENT），评估了烟酸缓释药对 2 型糖尿病患者的影响，结果显示 1000mg/d 的烟酸不影响血糖，HbA1c 在 16 周的治疗后仅轻度升高（+0.29%）[233]。这些数据表明，缓释烟酸在改善糖尿病性血脂异常的益处远大于对血糖控制的不利影响。

两项大型临床试验研究了烟酸缓释药联合他汀对心血管疾病高危人群的影响。AIM–HIGH 研究对患有冠心病且 LDL ＜ 1.81mmol/L 的个体加用缓释烟酸时，未能增加患者心血管获益。糖尿病患者的高血糖却更难控制 [234]。正在进行的 HPS2 研究，糖尿病恶化是停止研究的最常见的医学原因之一，其中包括烟酸缓释药 [235]。

（八）他汀类药物

在过去的几年中，已有关于他汀类药物增加 2 型糖尿病风险和影响 2 型糖尿病血糖控制的报道。在一项纳入 13 项随机对照，包括 91 140 例接受他汀治疗患者的 Meta 分析显示，平均 4 年随访有 4278 例发展为糖尿病 [236]，其中有 2236 例被分配为他汀组，2042 例被分配到对照组。他汀类治疗与 9% 的糖尿病增加有关。在 255 例接受 4 年用他汀类药物治疗的患者中，新增加 1 例糖尿病患者。

无论是心血管疾病的高风险还是低风险人群，都进行了他汀类药物在降低心血管事件和死亡方面的评估。研究发现即使是 5 年内主要心血管事件风险低于 10% 的患者，LDL–c 每降低 1mmol/L，在 5 年内的主要心血管事件绝对减少约 11/1000 [237]。他汀类药物治疗的总体获益表明，每降低 1mmol/L LDL–c，全因死亡率将成比例降低 10%，冠心病死亡率降低 20%，主要心血管疾病死亡率降低 22%。

对 JUPITER 试验的 17 603 例参与者进行了他汀类药物对心血管疾病的一级预防和糖尿病风险的详细分析 [238]。患者分为基线时具有一个或多个糖尿病主要危险因素（代谢综合征、空腹血糖受损、体重指数≥ 30kg/m² 或 A1C ≥ 6%）的患者（N=11 508）和无危险因素的患者（N=6085）。有一个或多个糖尿病主要危险因素的个体，他汀治疗可将心血管终点减少 39%，静脉血栓栓塞减少 36%，总死亡率降低 17%，糖尿病发生率增加 28%。没有主要糖尿病危险因素的试验参与者，他汀治疗可使主要心血管终点减少 52%，静脉血栓栓塞减少 53%，全因死亡率降低 22%，糖尿病无增加。

所有数据表明，在一级预防和二级治疗中，他汀类药物在减少心血管事件方面的获益超过了引起的 2 型糖尿病的风险[239, 240]。

（九）抗反转录病毒药物

抗反转录病毒药物包括蛋白酶抑制药（PI），核苷反转录酶抑制药（NRTI），非核苷酸反转录酶抑制药（NNRTI），融合抑制药（FI），CCRS 拮抗药和整合酶抑制药[241]。PI、NRTI 和 NNRTI 与脂肪营养不良、血脂异常和糖耐量异常的发生有关[241]。

HIV/AIDS 感染本身与血浆三酰甘油增加，血浆总胆固醇，LDL-c 和 HDL-c 水平降低有关[242]。蛋白酶抑制药茚地那韦、奈非那韦、利托那韦和沙奎那韦是早期的抗反转录病毒药物，据报道使用这些药物会引起脂肪营养不良，这种营养不良的主要临床特征是皮肤、四肢和臀部的周围异常脂肪萎缩和躯干中央堆积，包括在颈背脊柱上方。接受高活性抗反转录病毒治疗（HAART）的 HIV 患者在治疗 12～18 个月后，其脂肪营养不良的患病率在 20%～35%[243]。除成年人营养不良外，HAART 治疗还与血糖升高，高胆固醇血症包括高 LDL-c，VLDL 和载脂蛋白 B，低 HDL-c 和高三酰甘油血症发展有关[243-248]。血脂异常在 HAART 治疗开始后 3 个月内发生，并在 6～9 个月内达到平稳[242]。据报道，采用抗反转录病毒疗法高血糖发生率为 1%～6%[245-248]。在多中心艾滋病队列研究中，2 型糖尿病的发生率（14%）在 HIV 感染的男性接受 HAART 治疗组比在 HIV 阴性对照高出 4 倍以上[248]。Tsiodras 及其同事展示了一项为期 5 年的队列研究的数据，该研究针对 221 名接受蛋白酶抑制药治疗的 HIV 感染患者[249]。新发高血糖、高胆固醇血症、高三酰甘油血症和脂肪营养不良的累积发生率分别为 5%、24%、19% 和 13%。HAART 治疗患者高血糖的发生率受到合并丙型肝炎感染的影响。针对 1230 名 HIV 首次采用 HAART 方案患者的回顾性分析显示，合并丙型肝炎感染患者的高血糖发生率 5.9%，未合并感染患者的发生率为 3.3%[250]。仅 1 例既未感染丙型肝炎也未使用蛋白酶抑制药治疗者发生了高血糖。蛋白酶诱导高血糖的机制可能是通过抑制 GLUT-4 的转位而引起骨骼肌和脂肪组织胰岛素抵抗导致的[251]。胰岛 B 细胞功能也受损，因此无法代偿胰岛素抵抗[251, 252]。胸苷类似物 NRTI 诱导线粒体功能障碍[241]。目前，尚不清楚 HAART 如何引起脂肪营养不良和其他相关的代谢不良反应。数据表明，HAART 介导的代谢不良反应与病毒抑制、CD4 细胞计数或体重变化无关。Dube 及其同事报道了在 9 个月的时间内使用蛋白酶抑制药治疗 1050 例患者，发生了 7 例新的糖尿病病例，发生率不到 1%[245]。2 例患者接受胰岛素治疗，2 例患者接受磺脲类药物治疗。2 例患者通过停止使用茚地那韦最终血糖恢复。Kilby 和 Tabereaux 在一家大学诊所调查了 HIV 感染患者严重高血糖的发生率，发现患病率低于 2%[246]。在 1392 名成年人中有 12 名有糖尿病病史，有 13 名发生了新的高血糖[247]。大多数病例可归因于甲地孕酮或糖皮质激素的使用。影响 HAART 患者发生高血糖的原因需要进一步研究，因为所有系列研究均显示高血糖的患病率比血脂异常或营养不良发生率低。

使用 HbA1c 在 2 型糖尿病的诊断或后续治疗中的评估令人困惑。在一项研究中，HbA1c 低估了平均血糖 1.7mmol/L（相当于 1% 的 HbA1c）[253]。对受 HIV 感染女性的研究中没有证实这一点[241, 253]。与 HbA1c 实际水平与预期水平之间差异相关的因素包括较高的平均红细胞体积，NRTI 和阿昔洛韦的使用。显然，需要进一步的研究来阐明正在接受 HAART 治疗 HIV/AIDS 患者进行 HbA1c 检测的有效性。

使用 HAART 治疗的 HIV-AIDS 患者进行 2 型糖尿病治疗必须考虑药物相互作用。应避免使用由细胞色素 P_{450} 3A4 代谢的抗糖尿病药，如沙格列汀，会干扰某些抗反转录病毒药物（如利托那韦）的代谢[241]。

（十）非典型抗精神病药

非典型抗精神病药包括几种化学类别的药物，被证明对精神分裂症和躁狂抑郁症患者有作用。新药与老药的不同之处在于它们很少有锥体外束的不良反应，并且治疗效果更佳[254]。它们与多种血清素（5-HT2c），多巴胺（D_2 和 D_3）和组胺受体结合[255]。非典型抗精神病药包括氯氮平、奥氮平、利培酮、喹硫平、齐拉西酮和阿立哌唑。

在氯氮平和奥氮平用于治疗精神分裂症不久，就有病例报道患者出现糖尿病[256]。因为氯氮平和奥氮平会导致体重明显增加，所有推测体重增加是导致糖尿病发生的原因 [257]。还推测精神分裂症本身与 2 型糖尿病的患病率增加有关。随后大量文献、大型卫生保健数据库和综述都报道了使用氯氮平和奥氮平引起糖尿病和高三酰甘油血症 [255, 258, 259]。

接受氯氮平和奥氮平治疗的患者第一年平均体重增加约 10kg。利培酮和喹硫平引起的体重增加 2～3kg。相比之下，齐拉西酮和阿立哌唑仅引起较轻的体重增加（1 年内体重增加 0.5～1.0kg）。奥氮平和氯氮平引起体重增加在各患者之间的差异很大。在针对美国 474 名成年人的 24 个月治疗研究中，无体重增加的占 23.2%，增重 0～10kg 占 47.5%，增重 10～20kg 的占 20.8%，增重大于 20kg 的占 8.6% [260]。几项研究还表明氯氮平和奥氮平可引起胰岛素抵抗 [261]；齐拉西酮和阿立哌唑似乎不引起胰岛素抵抗；利培酮和喹硫平的数据不足以证实，它们似乎对引起胰岛素抵抗作用不大；服用氯氮平患者 5 年累积糖尿病患病率为 35% [262]。Koller 等分析了来自 FDA 报告和 Med-Watch 数据，发现新发糖尿病中 188 例服用奥氮平，132 例服用利培酮，以及 242 例服用氯氮平 [263-265]。这些病例中约有 40% 出现糖尿病酮症酸中毒。70% 的患者在开始使用奥氮平 6 个月内患上了糖尿病。替换奥氮平后，76% 的患者表现出糖尿病的改善或缓解。其中 10 例糖尿病缓解患者再次服用奥氮平，糖尿病复发率在 80% 以上。新发糖尿病的发生通常与体重增加显著相关，但并非总是如此。对正常个体使用 9 天奥氮平进行观察发现，在没有体重增加的情况下也会增加胰岛素抵抗并增加饮食介导的胰岛素、GLP-1 和胰高血糖素的分泌。相反，阿立哌唑增加胰岛素抵抗，但对餐后激素分泌没有影响 [266]。齐拉西酮和阿立哌唑似乎具有更少的代谢不良反应。

在一项包括 23 799 名精神分裂症及相关疾病患者的 Meta 分析中，接受氯氮平和奥氮平治疗患者分别有 51.9% 和 28.2% 出现代谢综合征 [267]，19% 有高血糖（血糖＞ 100mg/dl），39.3% 的有高三酰甘油血症。在对 345 937 例接受抗精神病药物治疗和 1 426 488 例未暴露对照的数据库的分析中显示，与第一代药物相比，第二代抗精神病药物患糖尿病的风险高 1.3 倍 [268]。

除糖尿病外，使用氯氮平和奥氮平也会导致许多患者出现高三酰甘油血症。

由于尚无随机对照研究调查不同非典型抗精神病药对糖尿病发展的影响，目前观点还是有所保留。FDA 认为，应将所有非典型抗精神病药视为存在新发糖尿病的风险。而由美国糖尿病学会和美国精神病学会的联合共识得出了不同的结论。他们的结论可以概括如下 [269]。

(1) 使用第二代抗精神病药物出现 3 种代谢异常（肥胖、糖尿病、血脂异常）的患病率有所不同。

- 氯氮平和奥氮平与体重明显增加以及糖尿病和血脂异常有关。
- 利培酮和喹硫平似乎具有中间作用。
- 小药量阿立哌唑和齐拉西酮与体重增加，糖尿病或血脂异常很少或无显著相关。

(2) 共识小组推荐以下药物使用建议。

- 如果患者在治疗期间体重比初始体重增加了 5%，则应考虑更换特定的抗精神病药。
- 对于在接受抗精神病药物治疗时出现越来越严重的高血糖或血脂异常的患者，专家组建议考虑更换与体重增加或糖尿病发生无关的药物。

目前在进一步确定不同的非典型抗精神病药有关的代谢异常的风险或机制方面，进展甚微。从 2001 年 1 月— 2004 年 12 月，对 1493 名患者中进行了一项大规模的随机双盲对照临床试验，比较了奥氮平、利培酮、喹硫平（第一代抗精神病药）、奋乃静和齐拉西酮的有效性和安全性，被称为 CATIE（临床抗精神病药物干预效果的试验）[270]。第一阶段预计将持续 18 个月。然而有 74.5% 的患者在第一阶段结束前就已经停药。研究发现，奥氮平在控制精神分裂症症状方面更为有效。然而，它与平均体重增加 9.4kg，血浆葡萄糖增加 15mg/dl，HbA1c 增加 0.41%，血浆胆固醇增加 9.7mg/dl 和三酰甘油增加 42.9mg/dl 有关。与第一代药物相比，喹硫平和利培酮对代谢影响极小，而齐拉西酮对体重、血糖或血脂均无影响。由于初始药物的高停药率，必须谨慎解释数据的有效性。Scheen 和 De Hert 进行了一项前瞻性开放非随机研究，比较了 6 种非典型抗精神病药对 238 名患者在基线和治疗 3 个月后，空腹和口服葡萄糖耐量试验结果进行了分析 [271]，结果显示氯氮平对体重增加、血糖改变、新发糖尿病的发生和代谢综合征的发生影响最大，其次是奥氮平，然后是喹硫平、利培酮和氨磺必利。阿立哌唑不影响体重，甚至可以改善葡萄糖耐量并减少代谢综合征的发生。较新的数据虽然不理想，但可以进一步确认以前报告得出的结论。

另一项为期 6 个月的多中心随机对照双盲试验对 59 名患者进行了研究，试图确定奥氮平和利培酮引起代谢异常的机制[272]。患者进行了基线人口学指标测量，并通过双能 X 线骨密度仪（DEXA）测量了全身脂质含量，通过腹部计算机断层扫描（CT）测量了内脏脂肪，并使用 Bergman 技术通过静脉葡萄糖耐量对胰岛素敏感性和处置指数进行了分析。患者被随机分到奥氮平或利培酮治疗组，研究在治疗 6 个月时重复一次各种检查。两种药物均可引起体重增加，并增加全身和内脏脂肪。胰岛素敏感性没有恶化，处置指数也没有显著变化（胰岛素敏感性和胰岛素分泌变化的综合指标）。对非裔美国人和西班牙裔受试者的亚组分析表明，他们更容易发生胰岛素抵抗，胰腺对胰岛素抵抗代偿作用反应更差。

因此，可以得出这样的结论，即体重增加在非典型抗精神病药代谢异常的发展中起一定作用。但是其他未知因素也起作用，而导致 B 细胞衰竭的因素仍然未知。氯氮平和奥氮平引起代谢异常最显著，喹硫平和利培酮引起的代谢异常较少，而齐拉西酮和阿立哌唑对代谢几乎无影响。

第 43 章　代谢综合征

Metabolic Syndrome *

Neil B. Ruderman　Gerald I. Shulman　著

张　舫　童南伟　译

要　点

- 代谢综合征是一种与肥胖和胰岛素抵抗有关的非常常见且有遗传背景的疾病。
- 它易患 2 型糖尿病、动脉粥样硬化性心血管疾病、某些癌症和一些其他疾病。
- 如果尽早起始饮食、运动和药物，代谢综合征是可治的，且这些措施的起效可能均与腺苷酸活化蛋白激酶的活化有关。

在本综述中，我们将定义代谢综合征定义为一种以胰岛素抵抗、高胰岛素血症、易患 2 型糖尿病、动脉粥样硬化性心血管疾病（ASCVD）、高血压、阿尔茨海默病、某些癌症和一些其他疾病为特征的代谢紊乱状态[1-3]。受累者通常（尽管不总是）肥胖（体重指数 BMI > 29kg/m^2）或超重（BMI 25～29kg/m^2），或他们表现出更隐匿的脂肪组织过多的特点，例如过多的三酰甘油沉积在腹内脂肪[4, 5]、肝脏和骨骼肌组织（异位脂质）。此外，他们也表现出轻度炎症、氧化和内质网（ER）应激、线粒体功能异常及运动耐力受损（最大摄氧量减少）[3, 6-24]。从临床角度出发，其重要性有多种原因。首先，它可以使 ASCVD、2 型糖尿病和许多其他疾病提前数年发病[1, 2, 10]。其次，它可能既是这些疾病的致病因素，又是它们的防治靶点。再次，它极其常见（详见下文）。图 43-1 显示的作者认为代谢综合征及其三个临床阶段假设的病理生理特征描述如图 43-1 所示。第二阶段描述的众多影响因素［包括腺苷酸活化蛋白激酶（AMPK）和去乙酰化酶等］调节异常的潜在重要性，会在下文中讨论。

一、诊断与患病率

根据前面章节和图 43-1 的内容，有许多因素都与代谢综合征相关。而且，临床上对于部分因素的检测十分复杂，或在不同的实验室间的差异太大，以至于不能广泛用于临床（如血浆胰岛素水平）。类似地，另一些因素在不同种族或民族之间，甚至在某种程度上都有很大差异（如腰围）。因此，表 43-1 的诊断标准［成人治疗专家组Ⅲ（ATP Ⅲ）指南］仅适用于欧洲血统的白种人。

目前成人代谢综合征（第 2 和 3 阶段）的临床诊断依据主要为下列至少 3 种情况：空腹血浆葡萄糖> 100mg/dl，血压> 130/80mmHg，脂代谢紊乱，血浆三酰甘油> 150mg/dl，高密度脂蛋白（HDL）胆固醇< 40mg/dl（男性）或< 50mg/dl（女性），以及腰围超过同性别同种族人群的正常切点值（表 43-1）。基于 ATP Ⅲ指南，2002 年美国 20 岁以上

*. 本章中带有背景色突出显示的部分为儿童内分泌相关内容。

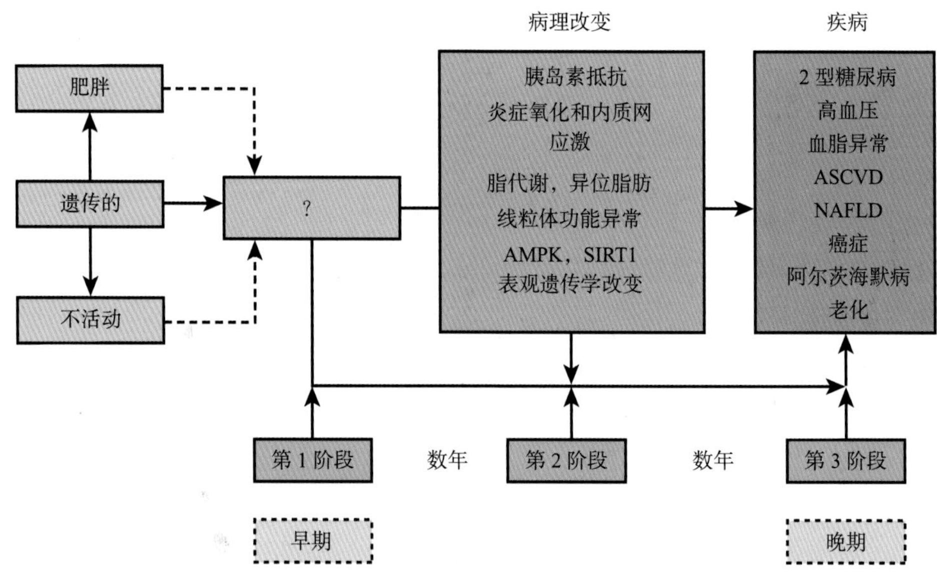

▲ 图 43-1 代谢综合征：病理生理学概述及其三个假设的临床阶段

营养过剩、运动减少以及遗传和其他因素共同作用导致代谢失调，进而引起胰岛素抵抗、异位脂质沉积 ± 肥胖，在许多情况下，还会导致炎症、氧化和 ER（内质网）应激，以及其他细胞功能障碍的表现（阶段 2）。在具有遗传易感性的个体中，这又会导致一种或多种图中所示疾病，其中许多与 2 型糖尿病和动脉粥样硬化性心血管疾病（ASCVD）的风险增加有关。最近的研究表明，AMP 激活的蛋白激酶（AMPK）能量传感和信号网络以及一组密切相关的分子（sirtuins）失调可能伴随这些变化，并且可能是其诱因和治疗目标（Ruderman AJP 2010；JCI 2013）。阶段 2 中的一种或多种因素可能在阶段 1 中起着致病作用，但这仍有待确定。通常在第 1 阶段中未观察到炎症证据（Petersen，K. 等，PNAS 2007），但已发现在 2 型糖尿病患者的年轻后代中，存在线粒体基因表达异常、胰岛素抵抗和运动能力改变（Mootha V 等，Nature 2003；Belfroy DE 等，Diabetes 2007）。从临床前期到临床诊断的代谢综合征（第 2 阶段）再到各种显性疾病（第 3 阶段）的发生可能需要很多年，其进展速度取决于环境因素，如饮食、运动、遗传易感性及并发疾病的药物治疗情况。自本书上一版以来的主要参考文献，以及其他针对先前未讨论的领域的参考文献，将在下文中列出。最后，读者可以参考本书前两个版本（2006 年和 2010 年）中的此章，以了解有关代谢综合征的思考在过去 10 年中是如何演变的。AMPK. 腺苷酸活化蛋白激酶；SIRT1. 沉默调节蛋白 1 抗原；ASCVD. 动脉粥样硬化性心血管疾病；NAFLD. 非酒精性脂肪性肝病

表 43-1 ATP Ⅲ代谢综合征诊断标准

危险因素	定义级别
腹型肥胖（腰围）	
男性	＞102cm
女性	＞88cm
甘油三酯	＞150mg/dl
高密度脂蛋白胆固醇	
男性	＞40mg/dl
女性	＞50mg/dl
血压	＞130/80mmHg
空腹血糖	＞110mg/dl*

*. 随后，美国糖尿病学会将空腹血糖水平降至 100mg/dl（数据源自 Grundy SM, Brewer HB, Cleeman JI, et al: Definition of metabolic syndrome: report of the National Heart, Lung, and Blood Institute/American Heart Association Conference on scientific issues related to definition. *Circulation* 109: 433–438, 2004.）

的人群中超过 5000 万可诊断代谢综合征，且患者人数到 2014 年增长了至少 50%（图 43-2）。此外，代谢综合征的患病率在儿童和青少年中的增长也十分迅速，与这个年龄阶段的肥胖流行趋势平行 [24]。根据代谢综合征的自然进程 [21] 和代谢紊乱患者的后代研究，代谢综合征是一个集多种代谢异常为一体的临床前期状态，包括胰岛素抵抗、高胰岛素血症，轻度升高的三酰甘油、血压和血糖。一些体重正常的年轻人甚至都没有意识到身体这些方面的异常（第 1 阶段）。

二、历史

（一）肥胖、2 型糖尿病、胰岛素抵抗和心血管疾病

肥胖、2 型糖尿病、高血压和脂代谢紊乱，这

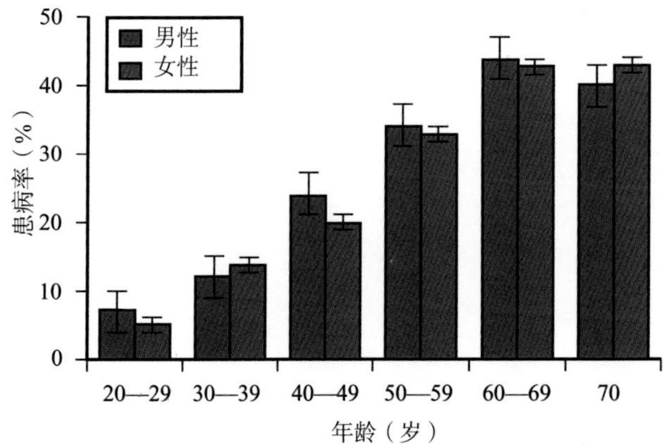

▲ 图 43-2 根据美国国家健康和营养调查（NHANES）数据及 ATP Ⅲ标准（表 43-1），美国各年龄段的代谢综合征患病率

由于获得了这些数据，因此代谢综合征患者中空腹血糖异常水平的标准从 110mg/dl 降低至 100mg/dl。此外，在所有这些年龄段和普通人群中，肥胖和 2 型糖尿病的患病率均有所增加（增加多达 50%）[数据源自 Ford ES，Giles WH，Dietz WH. Prevalence of the metabolic syndrome among US adults：ndings from the third National Health and Nutrition Examination Survey. *JAMA* 287（3）：356-359，2002.]

一系列代谢综合征重要的组成部分很早就得到了认识[25]；但将代谢综合征看作一种独立疾病，是发现它与胰岛素抵抗、高胰岛素血症和心血管疾病（CVD）有着紧密联系之后[21, 26, 27]。胰岛素抵抗是指（细胞、组织、系统或整个机体）需要高于正常量的胰岛素以维持正常量胰岛素生理功能的状态[28]。在人体，目前胰岛素抵抗的诊断主要是基于血浆胰岛素浓度水平，包括空腹或者糖耐量过程中的胰岛素水平，以及高胰岛素正糖钳夹中维持正常血糖的葡萄糖输注速率下降[8]。70 多年前 Himsworth 等学者就发现 2 型糖尿病患者较 1 型糖尿病患者更容易出现胰岛素抵抗，这可能与前者对胰岛素的需求更高[29, 30]以及对外源性胰岛素的反应下降[31]有关。随着 1960 年 Yalow 和 Berson 发明了胰岛素免疫测定法[32]，上述发现也得到了证实[33, 34]，且其他与胰岛素抵抗和高胰岛素血症有关的疾病也被确定，例如冠心病及其多种危险因素[21, 35–40]、肥胖症等（图 43-1）。总体而言，许多有胰岛素抵抗和高胰岛素血症的成人有肥胖（BMI ＞ 29）或超重（BMI 25～29）。然而，也有相当一部分患者为正常 BMI，但内脏脂肪明显增高（向心型肥胖）[4, 8]，肝脏和骨骼肌显示过多异位沉积的脂肪[7, 41]和（或）增大的脂肪细胞[5, 42]。向心型肥胖与图 43-1 中所提及的疾病密切相关，如冠心病[43, 44]，而这也是将腰围作为代谢综合征诊断标准中一项重要指标的原因，此部分将在下文详解。

有趣的是，高胰岛素血症和胰岛素抵抗在 2 型糖尿病[7, 45–47]、高血压[48]、高三酰甘油血症[8, 49, 50]患者的正常体重后代及冠心病高危人群中[51–54]也十分常见。这提示高胰岛素血症和胰岛素抵抗可能是这些疾病的早期标志或致病因素。20%～50% 的 2 型糖尿病患者在诊断时即发现已合并缺血性心脏病[55–57]，在部分糖耐量低减的患者中也存在这种情况[58]。这些研究提示早期治疗代谢综合征或许能够有效预防或至少延迟冠心病的发生[8, 22, 39, 59, 60]。

2 型糖尿病、高三酰甘油血症和高血压患者正常后代体内出现的胰岛素抵抗，这提示胰岛素抵抗是代谢综合征的致病因素或一个早期的发病迹象[21]。根据广泛认可的观点，胰岛素抵抗会影响很多器官（如骨骼肌、肝脏、脂肪组织、血管等），而高胰岛素血症是一种代偿现象，其原因是胰岛 B 细胞分泌胰岛素增加，肝脏降解的胰岛素减少[14, 21, 35]。观察发现能够改善胰岛素敏感性和降低血浆胰岛素水平的治疗方式（如饮食控制、锻炼等生活方式干预）[61–63]，或使用二甲双胍[61]甚至噻唑烷二酮类药物[64, 65]，能预防或延缓糖耐量受损人群发展为糖尿病的进程。这些治疗方式同样也能改善代谢综合征的其他代谢异常，例如非酒精性脂肪性肝病[66, 67]、多囊卵巢综合征（PCOS）[68–70]等。目前代谢综合征无法解释的分子机制主要是，胰岛素抵抗最早是如何发生的，而它又是如何导致了高胰岛素血症。但也不排除高胰岛素血症发生在前，甚至两者同时发生的可能性[70]。

推测代谢综合征可能与胰岛素信号级联通路的基因异常有关。与此假设一致的是，胰岛素作用的起始受体 *IRS-1* 和 *IRS-2* 的酪氨酸激酶位点基因突变，在转基因小鼠中已被证实可导致胰岛素抵抗和糖尿病[71, 72]。已有证据表明在代谢综合征或 2 型糖尿病患者中有多种胰岛素信号通路相关的基因异常，但导致信号通路缺陷的主要致病基因仍待证实[73]。

（二）脂代谢学说

在很多情况下均发现人类和实验动物模型中的胰岛素抵抗和高胰岛素血症与肥胖及细胞脂代谢异常有关[73-76]。早期的研究主要集中在从脂肪组织中释放的脂肪酸代谢方面，并认为中心型肥胖导致的胰岛素抵抗与骨骼肌中血浆游离脂肪酸（FFA）水平升高有关。近年，逐渐发现除了骨骼肌，其他组织的脂代谢异常也与胰岛素抵抗紧密相关，并且一系列新发现的激素和细胞内多种调节机制均会影响胰岛素抵抗情况。此外，脂肪组织过少或过多亦被证实会诱发代谢综合征，可能与这两种情况下三酰甘油在骨骼肌、肝脏和内脏脂肪的异位沉积有关。此部分内容拟回顾日益复杂但又十分有趣的此领域研究现状。我们将讨论脂代谢异常与代谢综合征之间一系列不同却又相互作用的重要发病机制。

1. 游离脂肪酸过量　50 多年前，Philip Randle 和他的同事提出了葡萄糖 – 脂肪酸代谢循环[77]。具体而言，他们证实了升高的游离脂肪酸水平会抑制大鼠灌注心脏胰岛素刺激相关的葡萄糖利用。此作用在数分钟内就能起效，并且与线粒体增强的脂肪氧化有关，即后者既会抑制葡萄糖氧化过程中丙酮酸脱氢酶的作用、又会提高柠檬酸的胞质浓度。Randle 和他的同事也证实了细胞内升高的柠檬酸会抑制糖酵解中磷酸果糖激酶的作用，继而升高 6– 磷酸葡萄糖，抑制己糖激酶并减少胰岛素刺激相关的葡萄糖摄取[78]（图 43–3）。由此认为，在肥胖患者或 2 型糖尿病患者体内的骨骼肌中也存在类似的代谢异常，可导致胰岛素抵抗发生，而这两类患者体内已被证实血浆 FFA 水平明显升高[79]。在随后的 25 年中，大多数研究者都无法在骨骼肌中重现上述研究结果[75, 80-82]，但除了在一些特殊情况[83]。因此，在肥胖、2 型糖尿病或其他代谢综合征相关的代谢紊乱状态下，血浆中升高的 FFA 水平对胰岛素抵抗的具体作用机制仍不清楚。

直到 1991 年 Boden 及其同事[84]明确证实，在正糖高胰岛素钳夹试验中，人体中升高的血浆 FFA（通过灌注脂肪乳剂和肝素以此激活脂蛋白脂肪酶活性）会抑制胰岛素刺激相关的外周组织葡萄糖摄取。重要的是，他们发现这个效应需要 4～6h 起效，而非之前认为的数分钟，并且也不会伴随柠檬酸水平的升高。随后 Shulman 实验室运用 ^{31}P 磁共振波谱（MRS）无创性检测到肌细胞内 6– 磷酸葡萄糖水平下降，表明脂肪酸能抑制胰岛素刺激的葡萄糖运输或磷酸化[85]，而不是 Randle 认为的抑制磷酸果糖激酶作用。该实验室后来又运用 ^{13}C MRS 检测肌细胞内葡萄糖水平，揭示了高血浆脂肪酸抑制了胰岛素刺激相关的葡萄糖转运，而非磷酸化过程，并且这一作用与脂肪诱导的胰岛素级联通路中 PI3 激酶活性缺失有关[86]。

其他研究还证实，通过脂肪灌注引起 FFA 升高诱导的人体骨骼肌胰岛素抵抗的相关因素包括胰岛素信号通路受损[73]，肌肉中三酰甘油浓度升高，长链脂酰辅酶 A[87] 和二酰甘油及蛋白激酶 C（PKC）活性增高，以及多种 PKC 由胞质转运至细胞膜上增多[76, 88-90]。另一个关键发现是抑制因子（IKBα）剩余减少，提示核转录因子（NF-κB）和促炎反应活化[90]。正如后文还将讨论的，类似的代谢异常在持续暴露于脂肪酸环境下的啮齿类动物肝脏[91-94]、多种与胰岛素抵抗相关状态下的肌肉[76, 88, 89]，甚至严重肥胖胰岛素抵抗的 2 型糖尿病患者的肝脏和骨骼肌中都得到了证实[95, 96]。因此，细胞内过多脂肪酸导致的代谢异常与多种组织胰岛素抵抗状态的发生

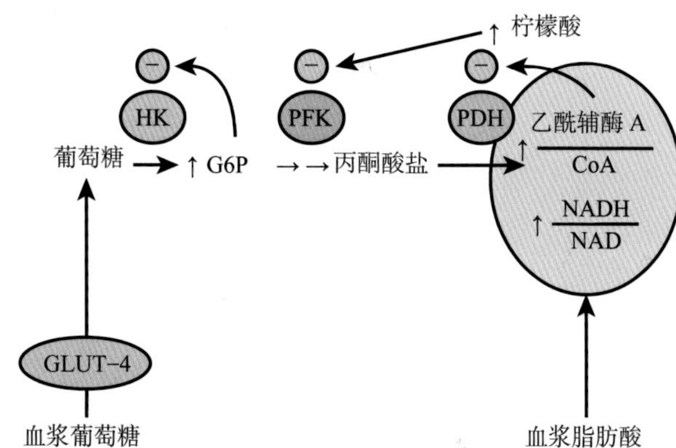

▲ 图 43–3　如 Randle、Garland、Hales 和 Newsholme（1964，1965）所描述的那样，心肌内游离脂肪酸可抑制葡萄糖摄取和氧化（详情请参见文本）

GLUT–4. 葡萄糖转运蛋白 4；HK. 己糖激酶；G6P. 6– 磷酸葡萄糖；PFK. 磷酸果糖激酶；PDH. 磷酸脱氢酶；CoA. 辅酶 A；NADH. 还原型烟酰胺腺嘌呤二核苷酸；NAD. 还原型烟酰胺腺嘌呤二核苷酸（改编自 Shulman GI：Cellular mechanisms of insulin resistance. *J Clin Invest* 106：171–176，2000.）

紧密相关。

有一个无法解答的问题，即血浆 FFA 的升高是否是代谢综合征早期发病事件。由于脂肪组织质量增加，以及大脂肪细胞和内脏脂肪对胰岛素的相对不敏感性[35, 87]，会导致血浆 FFA 浓度升高，这在肥胖和 2 型糖尿病患者中都很常见；而当这些脂代谢异常形成时，肥胖和 2 型糖尿病又会加剧胰岛素抵抗[74, 87, 97, 98]。另一方面，即使在一些严重肥胖的患者体内仍然保留了胰岛素敏感性（请见后续章节“减肥手术患者：胰岛素抵抗与敏感”），提示除了脂代谢之外还有其他因素参与其中[99]。血浆 FFA 升高是否仅发生在代谢综合征非常早期的阶段，这一问题目前也无法回答。在一部分正常体重的胰岛素抵抗患者中发现，血浆 FFA 仅轻度升高也会使其发生糖尿病的风险明显增加，这可能与家族遗传因素有关[45, 100]。

2. *异常的脂肪酸代谢：丙二酰辅酶 A，线粒体功能异常，腺苷单磷酸活化蛋白激酶* 第二种能够引起胰岛素抵抗的脂代谢异常是脂肪酸代谢异常，即线粒体氧化胞质长链脂酰辅酶 A（FACoA）的功能受损，而其他非线粒体介导的 FACoA 酯化反应和代谢过程增加[76, 101]。这些代谢反应会在线粒体氧化脂肪酸的固有活性降低时，或肉毒碱棕榈酰转移酶 1（此酶调节 FACoA 由胞质转移至线粒体）活性降低时发生。

(1) 丙二酰辅酶 A：Ruderman 实验室首先通过大鼠骨骼肌发现，线粒体与细胞质之间的脂肪酸代谢异常会引起二酰甘油（DAG）合成增多、PKC 活化，进而导致胰岛素抵抗发生[102]。随后类似的研究结果在肥胖、胰岛素抵抗的 KKA^y 小鼠骨骼肌中也得到验证[103]。在多种情况下，啮齿类动物骨骼肌胰岛素抵抗均被证实与丙二酰辅酶 A 浓度升高有关[76]，后者是一种肉毒碱棕榈酰转移酶的变构抑制剂。如图 43-3 所示，通过降低胞质 FACoA 氧化而活化的丙二酰辅酶 A，会引起 DAG、三酰甘油、神经酰胺和其他一些可能与胰岛素抵抗有关的分子生成增多。与该观点一致的是，McGarry 在同一时期发现一种脂肪酸代谢干扰剂、CPT-1 抑制药依托莫司，它既可以增加三酰甘油的聚集，又能够诱导大鼠骨骼肌产生胰岛素抵抗[101, 104]。许多其他研究的结果也支持这个观点：①与对照组相比，缺乏功能性乙酰辅酶 A 羧化酶 2（ACC-2，主要生成丙二酰辅酶 A 以调节骨骼肌 CPT-1 的主要 ACC 亚型）的大鼠胰岛素敏感性更高[105, 106]；②使用 ACC 抑制剂后能降低脂肪喂养大鼠的肥胖及胰岛素抵抗情况[107]；③针对 ACC-1 和 ACC-2 的反义寡核苷酸既能减少高脂喂养小鼠的肝脂肪变，又能降低其胰岛素抵抗程度[108]；④在糖尿病和肥胖症发病之前，在肥胖前期患者[109, 110]、Zucker 糖尿病大鼠[111]和 *IL-6* 敲除小鼠[112]体内已发现脂肪酸氧化率下降。在这些研究中，研究者并没有直接检测患者或动物模型骨骼肌中丙二酰辅酶 A 的水平；但在两种啮齿类动物模型[113, 114]，以及肥胖胰岛素抵抗患者的脂肪组织[115, 116]中都发现 AMP 活化蛋白激酶（AMPK）活性降低，提示丙二酰辅酶 A 浓度增高（具体请见下文中“AMP 活化蛋白激酶”章节）。

(2) 线粒体功能异常：当线粒体功能异常时，骨骼肌或其他组织同样会因为脂肪酸氧化减少而出现脂肪酸代谢异常。在肥胖的 2 型糖尿病患者[117]、纤瘦但胰岛素抵抗的老年患者[118]和糖尿病父母的纤瘦但胰岛素抵抗的后代[7]体内都发现骨骼肌中的线粒体数量或体积下降、甚至出现功能异常。在后者的骨骼肌中还发现，线粒体功能下降与线粒体含量下降有关[119]。类似地，在部分[120]（并非所有[119]）的 2 型糖尿病患者的非糖尿病一级亲属研究，以及 2 型糖尿病和糖耐量低减患者[121]的研究中发现，这些人群体内一种能增强线粒体基因合成及功能表达的转录辅激活因子 PGC-1α 的 mRNA 水平明显下降。目前尚未明确线粒体的这些改变究竟是遗传决定的，还是继发于异常代谢事件（例如细胞内脂代谢异常引起的细胞脂毒性改变），又或者是 AMPK 调节异常（详见下文）造成的。但是，正如细胞内增多的脂肪酸代谢产物会导致胰岛素抵抗一样，功能受损的线粒体引起的脂肪酸氧化异常也定会加剧胰岛素抵抗。还需要明确的是，糖尿病患者后代骨骼肌中出现的线粒体异常是否与其骨骼肌纤维类型改变有关，这是因为线粒体含量丰富的 1 型骨骼肌纤维与糖酵解型的 2 型肌纤维比例可能在这类人群中明显降低[7, 122]。

(3) AMP 活化蛋白激酶：AMPK（框 43-1）是

一种燃料传感酶，在细胞代谢和线粒体功能调节方面都起着重要作用。此外，越来越多的证据表明 AMPK 调节异常会诱发代谢综合征（动物实验），同时 AMPK 也是代谢综合征防治的重要靶点（动物实验和临床试验）[3, 75]。在啮齿类动物中还证实，运动（跑台运动）会激活体内骨骼肌、肝脏、脂肪组织 [123] 和主动脉内皮细胞 [124] 中的 AMPK 活性。

框 43-1　AMP 活化蛋白激酶（AMPK）

- AMPK 是含有 α，β 和 γ 亚基的杂三聚体，每个亚基具有至少两个同工型。α 亚基包含催化位点；β 亚基含有糖原结合结构域；γ 亚基含有两个 AMP 结合位点。所有三个亚基都是发挥全部活性所必需的 [302, 303]。通常，AMPK 存在于细胞的细胞质中 [303]。细胞中的能量状态降低，导致 AMP 和 ADP 的结合增加，从而取代 γ 亚基上的 ATP，通过多种机制激活了AMPK，但这种酶的 A_2 亚型也存在于细胞核中。AMPK 激酶 LKB1 的作用导致其变构活化，尤其是共价修饰，这是由于其催化亚基在 Thr-172上的磷酸化所致。此外，增加细胞 Ca^{2+} 和 CaMKKb 的因子也会激活 AMPK [304, 305]。激活后，AMPK 增强了许多增加 ATP 生成的过程，包括脂肪酸氧化和葡萄糖转运（在骨骼肌中），并且减少了其他消耗 ATP 的过程，但是存活不是急需的，包括不同程度的脂肪酸三酰甘油和蛋白质合成。此外，AMPK 可以改变多种基因的表达，包括改变线粒体功能（如 *PGC1a*、*UCP3*）和脂质合成（*SREBPIC*）的几种基因

如图 43-4 所示，当 AMPK 活化时（如在运动状态或热量限制下的部分组织中），它能磷酸化和抑制乙酰辅酶 A 羧化酶（ACC）；ACC 能促进丙二酰辅酶 A 的合成并激活丙二酰辅酶 A 脱羧酶（机制尚不明确），而后者能促进丙二酰辅酶A降解 [123]。此外在许多组织和细胞中，活化的 AMPK 既能抑制胞质 FACoA 合成的多种致胰岛素抵抗因子，包括二酰甘油和神经酰胺，又能减少脂类过氧化物、内质网应激的形成，并且阻止细胞内浓度升高的脂肪酸和其他分子引起的 NF-κB 活化 [75, 125, 126, 213]。AMPK 在许多组织和细胞中都有类似作用，例如它能够通过巨噬细胞改变多种组织的炎症反应 [127]。因此 AMPK 能够通过多种机制保护细胞和组织对抗脂毒性。此外，除了上述通过磷酸化特定蛋白以迅速调节细胞因子的机制外，AMPK 还能通过长期调节转录因子（如 SREBP1C）以调控乙酰辅酶 A 羧化酶和其他关键酶的合成情况，并以此调节脂肪酸氧化（图 43-4）。与本章节具体内容相关的是，

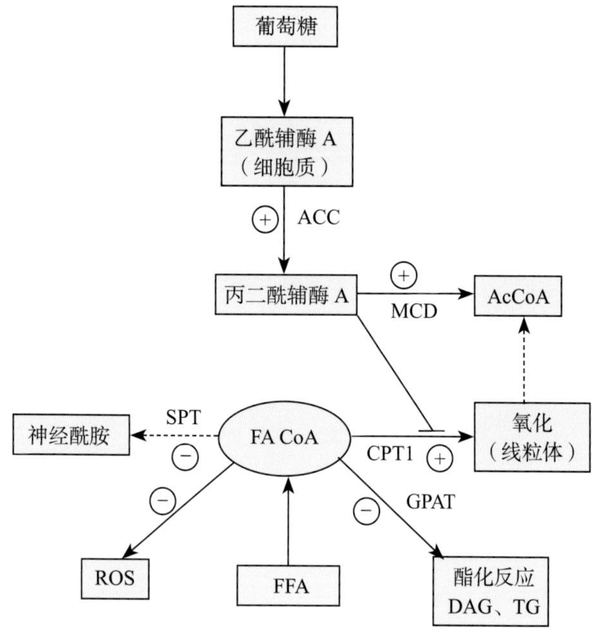

▲ 图 43-4　AMPK 同时激活（+）或抑制（-）脂肪酸和葡萄糖代谢的多个环节

通过磷酸化和抑制 ACC 并激活 MCD，AMPK 降低了丙二酰辅酶 A 的浓度。这缓解了丙二酰辅酶 A 对 CPT1 的抑制作用，并导致脂肪酸氧化增加和 TG、DAG 和神经酰胺合成的胞质 FACoA 利用率降低，以及可能引起脂质过氧化和蛋白质酰化。相反，AMPK 激活独立地降低了甘油磷酸酰基转移酶 GPAT，脂肪酸合酶（未显示）和 SPT 的表达，分别降低了甘油酯的合成，以及脂肪酸和神经酰胺从头合成。AMPK 的降低会产生相反的效果。在某些情况下，AMPK 抑制氧化应激（ROS 产生）、炎症和内质网应激（未显示）的作用基础尚未完全了解。在该方案中，AMPK 激活是增强还是抑制某过程或某种酶，分别用加号和减号表示。图中未示出的是，AMPK 在某些情况下通过使所示酶磷酸化和（或）在其他情况下通过在基因水平上调节其表达来实现这些改变。例如，AMPK 可以通过增强转录共激活因子 PGC-1α 的表达来增强线粒体的生物合成和功能。ACC. 乙酰辅酶 A 羧化酶；MCD. 丙二酰辅酶 A 脱羧酶；AoCoA. 乙酰辅酶 A 羧化酶；FA CoA. 胞质长链脂肪酰基 CoA；SPT. 丝氨酸棕榈酰转移酶；ROS. 活性氧；FFA. 脂肪酸；DAG. 二酰甘油；TG. 三酰甘油；GPAT. 甘油磷酸酰基转移酶；CPT1. 肉碱棕榈酰转移酶 1（改编自 Ruderman N，Prentki M：AMP kinase and malonyl-CoA：targets for therapy of the metabolic syndrome. *Nat Rev Drug Discov* 3：340-351，2004.）

AMPK 活性降低与骨骼肌（表 43-2）和肝脏在多种情况下发生胰岛素抵抗有关；而脂肪细胞脂解过程中 AMPK 的活化失败与细胞内增强的氧化应激和炎症反应有关 [126]。此外，外周组织中的激素和其他降低 AMPK 的因素，如糖皮质激素 [128] 和抵抗素 [129] 均会引起胰岛素抵抗；而能激活 AMPK 的激素（如脂联素和瘦素）和药物制剂（如二甲双胍、

噻唑烷二酮、α 硫辛酸、双水杨酸酯、AICAR）在动物实验中均显示可以减轻胰岛素抵抗，且运动也有同样的作用[75]（表 43–3）。最后，正如已强调的那样，与胰岛素抵抗线粒体学说密切相关的 PGC-1α（PPARγ 共激活因子 1α），这一与线粒体合成紧密相关的转录调节因子，其表达水平在 AMPK 活化时会明显升高（例如通过运动或 AICAR）[130–133]。

（三）炎症、氧化与内质网应激

近年来，氧化应激、内质网应激和 NF-κB 活化在代谢综合征起病过程中的重要作用和交互影响，引起了学界的高度重视。许多研究者都发现，在患者和动物实验的多种代谢异常环境中，上述因素均与胰岛素抵抗的发生有关[9, 10, 134–139]。因此，也

表 43–2　人类和实验动物组织中与胰岛素抵抗相关的异常

模　型	甘油三酯	甘油二酯	丙二酰辅酶 A	蛋白激酶 C 活性	活化的 IKK-NF-κB	AMPK 活性
fa/fa 大鼠	(+)	(+)	(+)	(+)	ND	(–)
葡萄糖输注大鼠	(+)	(+)	(+)	(+)	ND	(–)
脂肪喂养大鼠	(+)	(+)	(+/–)	(+)	(+)	ND
脂肪输注受试者	(+)	(+)	ND	(+)	(+)	ND
肥胖的胰岛素抵抗受试者	(+)	ND	(+/–)	(+)	ND	(+/–)

AMPK. AMP 激酶；DAG. 二酰甘油；IKK. IκB 激酶；NF-κB. 核因子 κB；PKC. 蛋白激酶 C；TG. 三酰甘油；(+)，升高；(–)，下降；ND. 不确定。数据来源于骨骼肌实验，具体源自 Ruderman N，Prentki M：AMP kinase and malonyl-CoA：targets for therapy of the metabolic syndrome. *Nat Rev Drug Discov* 3：340–351，2004. 来自作者和 Turinsky、Kraegen、Caro、Boden 和 Shoelson 实验室。许多变化也已在胰岛素抵抗肥胖患者、脂肪喂养和葡萄糖注入的大鼠及 fa/fa 大鼠的肝脏中得到证实。胰岛素抵抗的肥胖患者其骨骼肌中 AMPK 活性是否降低以及丙二酰辅酶 A 的浓度是否升高仍存争议（参见 Bandyopadhy & Olefsky：*Diabetes* 2006；DeFillipis & Mandarino，*Am J Physiol*（*Endo*）2008.）；但是，已经在脂肪组织中清楚地观察到了这一现象（请参阅题为"AMPK 和人类代谢综合征"部分）。主要在体外的研究表明，类似的事件发生在肝脏、胰岛 B 细胞和培养的血管内皮中

表 43–3　激活人类（H）和（或）啮齿类动物中 **AMPK** 的疗法对代谢综合征各种表现的影响

因　素	胰岛素抵抗	胰岛 B 细胞功能障碍	内皮细胞功能障碍	冠心病风险	NAFLD/NASH
运动（H）	(–)	ND	(–)	(–)	(–)
热量 / 体重减少（H）	(–)	(–)	(–)	(–)	(–)
脂联素	(–)	(–)	(–)	(–)	(–)
AICAR	(–)	(–)	(–)	ND	ND
瘦素	(–)	(–)	(–)	ND	(–)
二甲双胍（H）	(–)	(–)	(–)	(–)	(–)
TZD	(–)	(–)	(–)	(–)	(–)
多酚	(–)	ND	(–)	(–)	(–)

AICAR，5- 氨基咪唑 -4- 羧酰胺核苷；AMPK，AMP 活化蛋白激酶；NAFLD/NASH，非酒精性脂肪性肝病 / 非酒精性脂肪性肝炎；TZD，噻唑烷二酮；(–)，降低；ND，不确定。在研究中，这些因素还改变了异位脂肪沉积，以保持其对 AMPK 和丙二酰辅酶 A 的作用。研究表明，缺乏活动、热量摄入过高（葡萄糖）和瘦素或脂联素缺乏均具有相反的作用。AICAR 和实验性多酚（白藜芦醇，SI-17834）的研究仅在啮齿类动物中进行（引自 Zang M，Xu S，Maitland-Toolan KA，et al. Polyphenols stimulate AMP-activated protein kinase，lower lipids，and inhibit accelerated atherosclerosis in diabetic LDL receptor-deficient mice. *Diabetes* 55（8）：2180–2191，2006；和 Baur JA，Pearson KJ，Price NL，et al：Resveratrol improves health and survival of mice on a high-calorie diet. *Nature* 444（7117）：337–342，2006. 被 Ruderman N，Prentki M：AMP kinase and malonyl-CoA：targets for therapy of the metabolic syndrome. *Nat Rev Drug Discov* 3：340–351，2004；Ruderman，N，Carling D，Prentki M，Cacicedo J：AMPK，insulin resistance，and the metabolic syndrome. *J Clin Invest* 123（7）：2764–2772，2013，引用

有学者提出固有免疫系统的异常可能也是代谢综合征起病环节的一个重要因素[10]。尽管这种可能性并不能被反证，且促炎反应、氧化和内质网应激毫无疑问地被认为是代谢综合征的一个整体致病因素，但是下文提到的一系列研究结果均提示脂代谢异常更可能是代谢综合征起病的最主要因素，并且它能引起以下后续的炎症反应、氧化和内质网应激：①体重增加、中心型肥胖、异位脂肪沉积和升高的血浆 FFA 水平，在代谢综合征早期即与它有着密切联系；②已有代谢综合征和异位脂肪沉积的患者和实验动物体内会出现外周脂肪缺乏（脂肪营养不良），但这一情况在进行了脂肪植入的啮齿类动物体内[140-142]以及使用了瘦素[143, 144]、脂联素[145]或噻唑烷二酮治疗后的患者和（或）实验动物体内均会得到缓解，可能与这些药物试剂能激活 AMPK 有关[75]；③患者和啮齿类动物体内自身血浆 FFA 水平的快速升高会导致胰岛素抵抗和促炎改变[87, 90, 146]；④在糖尿病患者体重和血糖正常的年轻后代体内很早即出现的脂代谢和线粒体功能异常[7]。据我们所知，在最后一种情况的人群体内暂时还没有证实促炎反应已形成的研究报道。除了这些之外，促炎反应诱发脂代谢异常进而导致代谢综合征起病的理论可能性也没有被完全排除；啮齿类动物实验表明 TNFα 诱导的炎症反应可以降低骨骼肌中 AMPK 的活性[147]。此外，近年来也证实在肥胖患者中使用抗炎药物双水杨酸酯，不仅能够有效改善血糖水平（HbAlc 白下降 0.24%），而且能够通过减轻全身炎症反应降低罹患 2 型糖尿病的风险[148]。而且双水杨酸酯被证实还可以激活 AMPK[149]。已有许多研究表明，针对脂代谢异常、氧化应激和某些炎症的治疗能在特定环境中改善胰岛素抵抗[94, 135-137]，且脂代谢异常、氧化应激和炎症反应三者之间是紧密相关的。

（四）特定组织

1. **脂肪组织** 已有一系列研究表明脂肪组织代谢异常与代谢综合征的发病机制密切相关。研究也提示，这可能与脂肪组织基质中的脂肪细胞、巨噬细胞和其他炎症细胞异常有关[127, 150]。因此，如前所述，血浆 FFA 水平升高，可归因于全身肥胖或中心型肥胖患者体内脂肪细胞释放的增加，与绝大多数患者出现的胰岛素抵抗密切相关[87, 151]。此外，当脂肪细胞的脂质储备作用受损[140, 141]，正如它在许多胰岛素抵抗肥胖患者体内那样[99]，将会导致过多的脂肪酸释放，进而引起基质巨噬细胞生成 IL-1、IL-8、TNFα 和其他多种细胞炎症因子（图 43-5）。如图 43-6 所示，对于肥胖的代谢综合征患者而言，这些细胞因子的释放，以及 ROS、FFA（来自于脂肪细胞）很大程度上造成了肝脏及其他组织的细胞功能异常和 AMPK 活性降低。根据 Steinberg 和 Schertzer 近期的综述[127]，大量证据提示在代谢驱动的巨噬细胞炎症反应中 AMPK 占据主导地位，可能与其调控细胞线粒体代谢功能有关。与此一致的是，他们指出许多研究都显示通过各种方式引起的 AMPK 活性降低，能增强巨噬细胞的炎症反应，而当 AMPK 活性升高时，炎症反应得到缓解[127]。

2. **脂联素** 临床上发现脂肪因子、脂联素（也称 ACRP30）的缺乏与胰岛素抵抗密切相关。它主要由脂肪组织生成，在血液中以三聚体、六聚体和高分子量（HMW）形式循环。这三种低聚物间的生物相关性[152, 153]及脂联素其他的存在形式还没有被完全理解。除此之外，有大量证据显示在肥胖的胰岛素抵抗人群、2 型糖尿病高危人群[145, 154]、冠心病高危人群[155]及非显性肥胖人群体内，通过免疫方法检测的血浆脂联素水平（大部分为 HMW 形式）明显降低。此外，脂联素基因的多态性也被证实与部分人群发生代谢综合征的风险有关，并且也是另一些人群易患 2 型糖尿病的因素之一[145]。

如同运动一样，脂联素可以激活 AMPK，并促进 AMPK 介导的一系列代谢活动，例如刺激骨骼肌中的葡萄糖转运和脂肪酸氧化[156, 157]、抑制（啮齿类动物）的肝糖原异生[158]。此外，脂联素还具备抗炎症反应的作用[159]。尽管脂联素的促胰岛素敏感效应是否与 AMPK 有关还未被证实，但已发现噻唑烷二酮能提高血浆脂联素水平，且在脂联素被敲除的小鼠体内，噻唑烷二酮的促胰岛素敏感效应和激活 AMPK 的作用明显减弱[160, 161]。另外，在减重手术患者中，脂联素水平的降低标志着胰岛素抵抗[162]，而他们脂肪组织中 AMPK 水平的下降也具备同样意义[115, 116]。

3. **瘦素** 自从 Friedman 及其同事发现了瘦素以

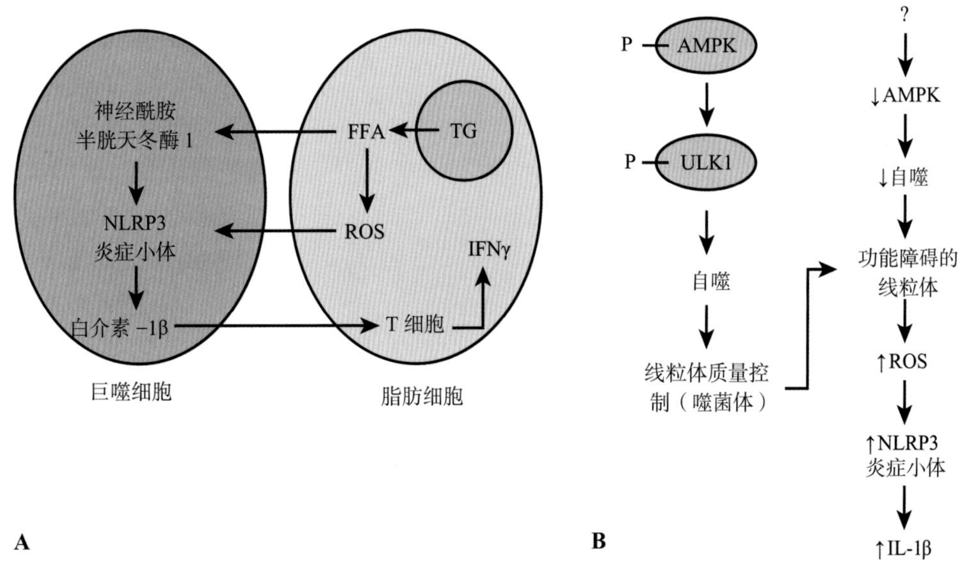

▲ 图 43-5　肥胖胰岛素抵抗受试者脂肪组织中炎症小体活化的假设机制

A. 提出从脂肪细胞中的脂滴释放的 FFA 释放增加，导致邻近的巨噬细胞改变（神经酰胺、胱天蛋白酶 1 激活），从而激活产生 IL-1B 和其他炎性细胞因子的炎症小体。B. AMPK 对巨噬细胞事件的影响。尽管发现氧化应激和炎性细胞因子（如 IL-1B 和 TNFα）可能是导致炎症小体细胞中降低 AMPK 活性的因子，但不确定。此处未显示的是，炎症小体复合物中的半胱天冬酶 1 的活化会裂解并可能使 SIRT1 失活。噬菌体溶酶体的调节剂 ULK1 被 AMPK 磷酸化并激活。TG. 三酰甘油；FFA. 游离脂肪酸；ROS. 活性氧；IFNγ. 干扰素 γ；P. 磷酸化；AMPK. AMP 活化蛋白激酶；ULK1. unk 样激酶 1（改编自 Choi AM，Nakahira K. Dampening insulin signaling by an NLRP3 "meta-flammasome." *Nat Immunol* 12：379-380，2011.）

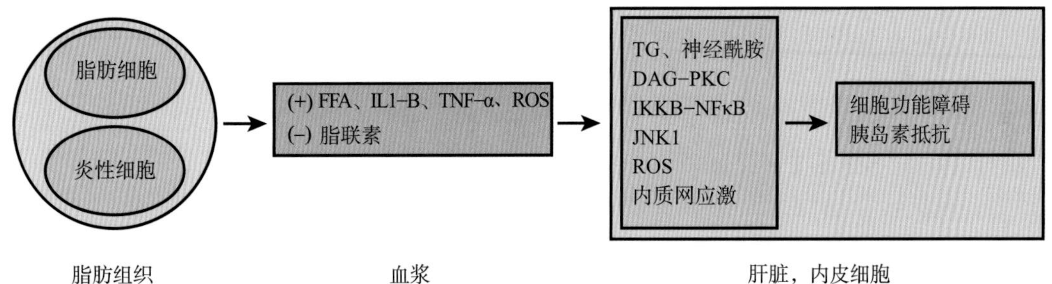

▲ 图 43-6　肥胖的胰岛素抵抗个体中脂肪组织代谢异常导致肝脏、主动脉及其他组织胰岛素抵抗和功能障碍的假想机制

此类患者的脂肪组织释放的 FFA、ROS、炎性细胞因子增加，脂联素减少，所有这些都可能导致其他组织的胰岛素抵抗和功能障碍。在此类个体的脂肪组织以及肝脏、主动脉和某些研究中的肌肉中，AMPK 活性降低。但是，尚不确定这种变化是上述病理生理改变的因抑或果。FFA. 游离脂肪酸；IL1-B. 白介素 1-B；TNFα. 肿瘤坏死因子 α；ROS. 活性氧；TG. 三酰甘油；DAG-PKC. 二酰甘油 - 蛋白激酶 C；IKKB-NFκB. IκB 激酶 β - 核因子 κB；JNK1. Jun 氨基末端激酶 1

来[164]，关于瘦素最有趣的研究主要集中在它对于食欲的抑制方面。但是，一段时间以来，学者们也发现瘦素自身的直接作用[165]和下丘脑介导调节的交感神经系统[166]，均会增强瘦素在外周组织的氧化代谢和脂肪酸氧化。正如 Minokoshi、Kahn 和同事们首次报道的那样，来自于瘦素本身直接的和中枢介导的瘦素在外周组织的代谢调节作用与 AMPK 活化有关[167]，然而瘦素本身对于下丘脑神经元的直接作用主要与抑制 AMPK 活性有关[168]。

当瘦素缺乏或外周组织瘦素受体功能异常时，脂肪堆积和细胞受损就可能发生。Unger 和其他学者报道[169, 170]，在缺乏瘦素受体的 Zucker 糖尿病高脂大鼠（ZDF）体内，其肝脏、骨骼肌和胰岛 B 细胞中均有异位脂肪沉积，并且该现象早于糖尿病的发生和胰岛 B 细胞凋亡。在 ZDF 大鼠体内的肝脏、骨骼肌等组织中也发现 AMPK 缺乏[114]，而当使用

AICAR治疗[114, 171]或者运动之后，随着AMPK的活化[171]，能有效阻止实验动物体内异位脂肪的沉积、胰岛B细胞损伤和糖尿病发病。近年来的研究提示瘦素的糖尿病预防作用可能与其对下丘脑-垂体-肾上腺皮质轴的抑制有关，因为它的此作用能减少脂肪分解和糖异生[172]。

4. *血管内皮细胞和动脉粥样硬化* 值得注意的是，动脉粥样硬化其实是针对许多危险因素的一种炎性反应应答，而这种炎症反应带来的结果就包括急性冠状动脉和脑血管综合征[173]。这种炎症反应最早发生在内皮细胞中[174]：学者们发现早在动脉粥样硬化斑形成之前，内皮细胞中NF-κB的表达活性已明显增强[175]；体外细胞实验也证实当内皮细胞处于高糖[176]和高脂肪酸[177]环境中，NF-κB的表达水平也明显增强。类似地，在2型糖尿病和代谢综合征患者[178, 134]以及脂肪灌注后出现血浆FFA升高的正常人群[179]中，都发现存在着内皮依赖性舒张功能受损和标志着细胞功能障碍和初期ASCVD的黏附因子（如VCAM1，ICAM，选择素）水平增高。相反地，通过运动、热量限制[180, 181]和噻唑烷二酮类药物治疗[178, 182]，患者体内异常的内皮细胞功能会随着减轻的炎症反应而得到缓解。如前所述，所有这些干预在啮齿类动物中都证实可以激活AMPK。在内皮细胞株的体外实验中也证实了AMPK活化后的这一保护作用。在人脐静脉内皮细胞株中（HUVEC）发现，经过AICAR和其他AMPK激活剂干预后，棕榈酸诱导的氧化应激和NF-κB相关基因表达水平均被抑制[125, 183, 184]。同样，在高糖环境中培养的HUVEC，经过AICAR干预后持续活化的AMPK能有效抑制细胞凋亡、线粒体功能异常、DAG生成和胰岛素抵抗（下降的Akt活性）进展[185]。最后，目前已证实，使用阿托伐他汀（一种降低胆固醇水平的药物）能激活大鼠主动脉中AMPK和eNOS的活性[186]，并且该药物在HUVEC中也有类似作用。至于他汀类药物这一抗动脉粥样硬化效应是否与其抗炎作用有关，这可能值得学术界深究[187]。长久以来，动脉中增多的巨噬细胞都被认为是动脉发生粥样硬化改变的标志。近年来不断增多的研究表明，正如激活AMPK可以减少脂肪组织和其他组织的炎症反应一样，通过激活AMPK、减少巨噬细胞相关炎症反应的治疗措施亦能有效改善动脉粥样硬化[127]。

5. *肝脏* 在胰岛素抵抗状态下，肝脏细胞发生了与骨骼肌、内皮细胞一样的改变。正如在骨骼肌中一样，临床上已证实肝脏脂肪沉积与胰岛素抵抗间有明确的联系[188, 189]。同样，通过在正糖高胰岛素钳夹过程中给大鼠进行脂肪输注[91, 146]或者短期的高脂喂养[93]，肝脏会产生胰岛素抵抗，并且这与肝脏中DAG浓度增加、PKC活化和IKBα减少密切相关——而这些变化几乎与患者骨骼肌中出现的改变是一样的[90]。此外，在肥胖的胰岛素抵抗患者[95, 190]和脂肪喂养且已出现肝脂肪变性的大鼠[93]中，均发现其肝脏PKC的活性出现了同样的变化趋势。脂肪喂养的大鼠通过反义寡核苷酸敲减PKC蛋白表达后，能保护其肝脏不发生胰岛素抵抗[191]。后文还将讨论到，对*pkc*基因被敲减的大鼠行减肥手术，能够进一步激活肝脏中AMPK、SIRT1、LKB1的表达，并且提高其胰岛素敏感性[192]。

6. *胰岛B细胞* 骨骼肌和肝脏胰岛素抵抗并不会一开始就导致高血糖，因为它们往往伴随着高胰岛素血症。如前所述，目前尚不清楚高胰岛素血症究竟是继发于胰岛素抵抗后的代偿性改变，还是导致胰岛素抵抗发生的原因之一，抑或是两者同时发生[70, 193]。值得注意的是，在某些条件下血浆中升高的FFA可以迅速刺激胰岛素分泌，而持续的高浓度饱和脂肪酸和葡萄糖环境会引起胰岛B细胞功能障碍和细胞受损，最终导致细胞凋亡[75, 101, 194]。许多实验室的研究工作[169, 170, 195, 196]既描述了导致胰岛B细胞发生这些改变的实验条件，又揭示了它们导致内皮细胞和其他细胞在高糖或高脂环境中发生这些变化的相似之处。与前所述，在由Unger培育的瘦素受体缺陷的ZDF大鼠中[169]，通过曲格列酮或AICAR的治疗，或者限制热量摄入，均能预防或者至少减缓B细胞受损、功能异常和高血糖的发生[114, 197]。类似地，目前已证实AMPK的活化能预防胰岛B细胞在高糖高脂环境中发生凋亡和线粒体功能异常[194]。最后，尽管也有许多学说将三酰甘油沉积和B细胞功能障碍联系起来，并且这些假说十分引人入胜[22, 182, 198, 199]，但据我们所知，目前还没有明确的研究表明三酰甘油在2型糖尿病患者的胰岛中沉积。

7. **基于脂代谢学说的胰岛素抵抗和细胞功能障碍分子机制（肌肉和肝脏）** 根据前面章节的内容，可以建立这样一种模型，即由于细胞内过多脂肪酸衍生或者继发于 AMPK 调节异常（如图 43-7 和表 43-2）导致的分子代谢产物增加，引起诸如脂酰辅酶 A 二酰甘油 [89, 91, 200]、神经酰胺等分子的水平明显升高，从而导致肝脏和骨骼肌发生胰岛素抵抗与细胞功能障碍。基于这样的概念，通过激活丝氨酸 - 苏氨酸级联通路，包括传统的和（或）新的蛋白激酶 C 亚型 [89, 91, 201, 202]、IKKB[203, 204] 和 Jun 活化蛋白激酶（JNK1）等，以磷酸化骨骼肌和其他组织中 IRS-1 的丝氨酸残基 [87]。高糖环境中 IRS-1 这样类似的改变可能与 mTOR/p70s6k 信号通路的活化有关 [205]。IRS-1 丝氨酸残基的磷酸化会减少其与 PI3K 的相互作用，引起胰岛素相关的 Akt 和 PKC ζ 活化减少、葡萄糖转运、糖原合成和其他下游反应下降。研究发现，骨骼肌特异 IRS-1 丝氨酸变为丙氨酸表达的转基因小鼠，其骨骼肌能有效防止脂肪诱导的胰岛素抵抗发生，这充分证实了上述假说 [206]。肝脏中似乎发生了类似的变化，只是胰岛素对糖异生和糖原分解的抑制作用受损 [87, 93, 191]，并且 IRS-1 和 IRS-2 可能受到差异性影响 [207]。另外，这一系列事件还可能涉及氧化应激、内质网应激、神经酰胺合成、NF-κB 活化和 NF-κB 介导的基因表达增加，至少可以部分解释与代谢综合征相关的促炎状态 [73, 75, 135]。有趣的是，这种胰岛素抵抗状态的标志是肝脏和肌肉中细胞内三酰甘油的增加，其可以通过磁共振成像无创性定量测定 [208, 209]。肌肉和肝脏中三酰甘油的沉积通常被认为是脂质诱导的胰岛素抵抗和细胞功能障碍的标志，而不是致病原因 [210]。另一方面，通过提供额外的细胞内 FFA 来源，它可能发挥重要的致病作用。

8. **下丘脑，摄食，和胰岛素抵抗** 瘦素通过直接作用激活外周组织中的 AMPK，从而降低了下丘脑中 AMPK 的活性。反过来，这会导致食物摄入减少和交感神经系统激活，其次是外周组织中 AMPK 的进一步活化 [205]。相反，糖皮质激素会增加下丘脑的 AMPK，从而导致食物摄入增加，并且它们会降低 AMPK，在周围组织中引起胰岛素抵抗（请参阅本章后面 Christ-Crain 及其同事所著标题为“AMPK 和人类代谢综合征”一节中有关库欣综合征的讨论 [128]）。还发现了各种抗精神病药物激活下丘脑中的 AMPK，像糖皮质激素一样，它们增加食物摄入并引起胰岛素抵抗 [211]。目前尚不清楚为何某些降低或增加下丘脑中 AMPK 活性的药物对周围组织却有相反的作用。另一方面，在评估其临床疗效和不良反应时，应考虑激活或抑制外周组织 AMPK 活性的药物在下丘脑或中枢神经系统其他部位具有相反作用的可能性。

（五）AMPK 和 SIRT1

Sirtuins 是一组组蛋白 1 蛋白脱乙酰基酶，受细胞氧化还原状态（$NAD^+/NADH^+$ 比值）变化的调节，并增加烟酰胺磷酸核糖基转移酶（NAMPT，NAD 合成的限速酶）的含量。因为它们对抗衰老的作用，最初评估了 7 个 sirtuins，特别是 SIRT1[212]。正如其他地方所述 [213]，SIRT1 与 AMPK 一样，对于过度喂养、饥饿、能量消耗的变化、运动及脂联素都有反应，尽管时机有所不同 [13, 54, 213]。有趣的是，有研究表明，SIRT1 可以通过使激活剂 LKB1 脱乙酰化来激活 AMPK，从而促进其从细胞核到细胞质的转运，即 LKB1 被激活、并磷酸活化 AMPK（而它本来就基本位于细胞胞质中）[214-216]。相反，AMPK 可以通过增加 NAD+/NADH 比值或 NAMPT 的表达 / 活性来激活 SIRT1[217]。研究结果表明，存在一个将细胞的能量和氧化还原状态联系起来的 AMPK/SIRT1 循环 [218]。按照这一概念，AMPK 和 SIRT1（以及可能的其他 sirtuins）对共同的转录激活因子起作用，包括 FOXO 家族和 PGC1。此外，已显示 AMPK 和 SIRT1 激活因子均能减少实验动物的动脉粥样硬化并预防糖尿病 [75, 218, 219]。后者可能至少部分与以下事实有关：AMPK 和 SIRT1 的变化似乎都对 M_1 巨噬细胞和 T 辅助细胞的炎症反应和能量代谢产生影响，并且在消耗的脂肪组织中更明显 [147]。图 43-8 描述了 AMPK 和 SIRT1 如何彼此作用、并且与这些细胞中的 NF-κB 和氧化、内质网应激相互作用，以共同对抗代谢综合征。

（六）AMPK 和人类代谢综合征

尽管现存有关 AMPK 活性降低的啮齿类动物，

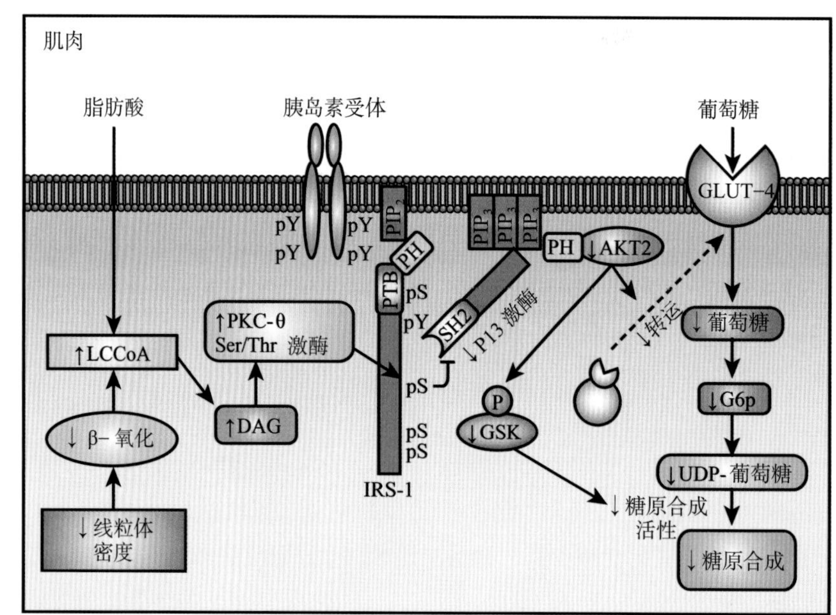

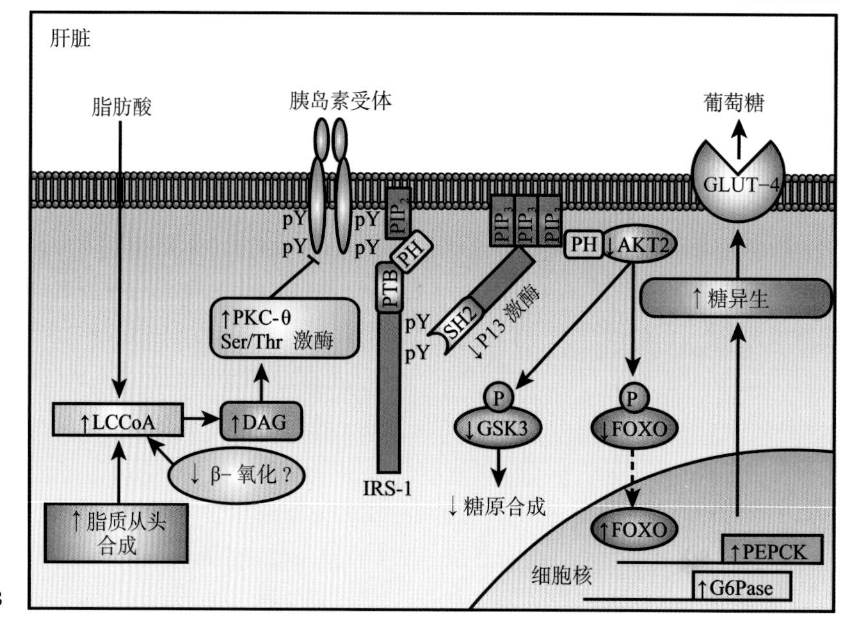

▲ 图 43-7 脂肪酸在骨骼肌（A）和肝脏（B）中诱导胰岛素抵抗的可能机制

A. 肌肉。由于增加的脂肪酸输送和（或）降低的线粒体脂肪酸氧化，导致肌内细胞中的 LCCoA 和 DAG 升高，触发了由 nPKCs 启动并可能涉及 IKKB 和（或）JNK1 的丝氨酸 / 苏氨酸激酶（Ser/Thr）级联反应。最终诱导了肌肉中关键 IRS-1 位点的丝氨酸 / 苏氨酸磷酸化，并且抑制了 IRS-1 酪氨酸磷酸化和 PI 3- 激酶的活化。这进而引起胰岛素刺激的葡萄糖转运和糖原合成减少。B. 肝脏。由于脂肪形成增强和（或）线粒体脂肪酸氧化减少，导致细胞内 DAG 的增加，激活了 PKC［ε 和（或）δ］，从而与胰岛素受体激酶结合并使其失活。这引起减少的胰岛素刺激的 IRS-1 和 IRS-2 酪氨酸磷酸化，并降低了 PI 3- 激酶和 AKT2 的胰岛素激活。反过来，这又会导致 GSK3 和 FOXO 磷酸化水平降低，从而分别使胰岛素刺激的肝糖原合成和肝糖异生减少。LCCoA. 长链酰基辅酶 A；DAG. 二酰甘油；PKC- θ . 蛋白激酶 C-θ；Ser-Thr. 丝氨酸 - 苏氨酸激酶；pY. 磷酸化酪氨酸残基；PIP2. 磷脂酰肌醇 2 磷酸；PH.pleckstrin（普列克底物蛋白）同源结构域；PTB. 磷酸酪氨酸结合结构域；pS. 磷酸化丝氨酸残基；IRS-1. 胰岛素受体底物 -1；SH2. src 同源域 2；PI 3-kinase. 磷脂酰肌醇 -3- 激酶；AKT2. 蛋白激酶 B；P. 磷酸化；GSK3. 糖原合酶激酶 3；GLUT-4. 葡萄糖转运蛋白 -4；G6P. 6- 磷酸葡萄糖；UDP. 尿核苷二磷酸；FOXO. 叉头盒蛋白 O；PEPCK. 磷酸烯醇丙酮酸羧激酶；G6Pase. 6- 磷酸葡萄糖酶；IKKB. IκB 激酶 β；JNK1. Jun 氨基末端激酶 1（改编自 Savage DB，Petersen KF，Shulman GI：Disordered lipid metabolism and the pathogenesis of insulin resistance. *Physiol Rev* 87：507-520，2007.）

以及运动和能够激活 AMPK 的各种药物的有益作用的数据已证实 AMPK 与代谢综合征相关 [221]，但直到最近，胰岛素抵抗患者肌肉中 AMPK 的直接测定结果并未充分支持或仅是部分支持上述结论 [213]。从那时起，在两组胰岛素抵抗个体的脂肪组织中已明确证明 AMPK 活性降低。

1. *库欣综合征*　Korbonits 和同事 [222] 观察到库欣综合征患者内脏脂肪中 AMPK 活性降低，其中大多数人由于具有内分泌功能性肾上腺腺瘤而引起血浆皮质醇水平升高。这类个体的主要特征是胰岛素抵抗、内脏脂肪增加、高血压、2 型糖尿病，以及对 ASCVD 和其他疾病的易感性。在长期接受高剂量糖皮质激素治疗的患者中也观察到了类似的异常现象，尽管 ASCVD 的发生率是否增加还存有争议 [223]。还应注意的是，与大多数代谢综合征患者相比，库欣综合征患者几乎没有炎症迹象，据我们所知，尚未研究脂肪组织中的内质网应激情况。库欣综合征患者由于在某些方面缺乏这些异常，因此其与大多数代谢综合征患者可区分开来，但这其中的病理生理改变原因尚待深入研究。

2. *减肥手术患者：胰岛素抵抗与敏感*　在肥胖

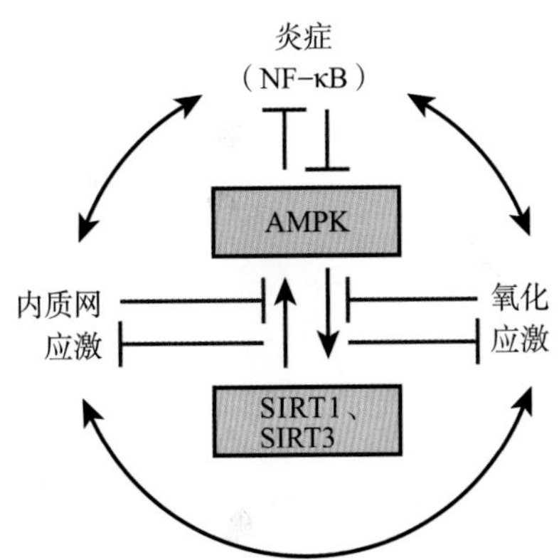

▲ **图 43-8　AMPK 和 sirtuins 1 和 3（SIRT）与氧化、内质网应激和炎症之间可能的相互关系**

AMPK 和 SIRT1 可以相互激活，并在各种环境中减少氧化应激、内质网应激和低强度炎症反应。相反，相互激活的氧化应激、内质网应激和炎症似乎也减少了 AMPK 和 SIRT1。原则上，这些因素中的任何一个都可以用于抵抗胰岛素抵抗和与代谢综合征相关的疾病进展。然而，迄今为止，最大的治疗进展是针对 AMPK 的相关疗法。AMPK. AMP 活化蛋白激酶；SIRT1、SIRT3. 沉默调节蛋白 1 和 3 抗原［改编自 Ruderman NB，Carling D，Prentki M，Cacicedo JM：AMPK, insulin resistance and the metabolic syndrome. *J Clin Invest* 123（7）：2764-2772，2013.］

症患者进行减肥手术后，关于脂肪组织中 AMPK 降低与代谢综合征相关疾病之间联系的证据可能更令人信服。Gauthier 等 [116] 和 Xu 等 [115] 观察到，与同等程度肥胖但胰岛素敏感的患者相比［稳态模型评估（HOMA）IR 2.3 vs. 6.7］，肥胖但胰岛素抵抗的患者中 75% 的个体体内 AMPK 活性显著降低（30%～50%），并且脂肪组织中的慢性氧化应激（蛋白质羰基化）增加。他们还观察到，在两组肥胖患者中，内脏脂肪中的 AMPK 活性和线粒体基因表达均低于皮下脂肪，并且胰岛素抵抗患者内脏和皮下两个脂肪库中炎症基因的表达水平均低于胰岛素敏感患者 [115]。在另一项减肥手术研究中未测量 AMPK，但患者体内巨噬细胞浸润脂肪组织和血浆脂联素（一种 AMPK 激活剂）减少是胰岛素抵抗的最主要相关因素 [162]。这些在脂肪组织中的研究具有非常重要的临床意义，因为减肥手术逆转了 2 型糖尿病和其他与代谢综合征相关疾病的病情，如血脂异常、高血压和 PCOS [24, 150]。它还降低了冠心病的长期死亡率（术后 20 年降低 30%～50%）[226] 和实体瘤的患病率（术后 5 年降低约 70%）[150]。有趣的是，在术前血浆胰岛素浓度最高的前 2/5 患者中，手术对冠心病的有益作用最为明显 [226]。如前所述，已发现此类患者具有胰岛素抵抗，其脂肪组织中的 AMPK 活性降低，氧化应激、炎症反应，甚至内质网应激增加，而线粒体功能降低 [213]。这些患者术后脂肪组织中的 AMPK 是否降低，以及降低后 SIRT1 是否会迅速增加，这一点尚不清楚。有趣的是，在通过脂肪喂养的肥胖大鼠中，减肥手术 9 周后其肝脏中 AMPK、SIRT1 和 LKB1 活性显著增加 [192]。可能还有其他因素导致了对胰岛素敏感和胰岛素抵抗的严重肥胖个体之间的差异，包括其微生物组、胶原蛋白Ⅵ沉积和脂质滴蛋白的差异 [213]，但这些尚未进行深入研究。关于微生物组，已证明无菌小鼠的特征是 AMPK 活性显著增加 [227]，这表明细菌及其引起的炎症可能会降低哺乳动物有机体中 AMPK 的活性。

三、诊断

尚无针对代谢综合征的单一权威性诊断方法。

如前所述，历来根据是否同时存在全身肥胖或腹部肥胖、血脂异常、高血压以及空腹血糖调节受损或糖耐量低减来诊断。此外，早发性冠心病，早期2型糖尿病以及其他与胰岛素抵抗相关的疾病有时也被认为是诊断标准。一些组织已经发布了诊断标准，包括国家胆固醇教育计划、成人治疗专题组第三次报告（ATP Ⅲ）和世界卫生组织（WHO）[228]。它们的主要区别在于，WHO标准更加注重胰岛素抵抗的测量、微量白蛋白尿的存在和葡萄糖耐量试验的使用，而ATP Ⅲ标准则强调腹部肥胖和CVD相关的危险因素，如血脂异常和高血压等。国际糖尿病联盟提出的一组最新标准与ATP Ⅲ相似，但诊断高血压和空腹血糖升高的临界值略低[17]。在某种程度上，由于其相对简单，在临床使用中ATP指南（请参阅表43-1）似乎应用最广泛。另一方面，他们可能低估了一般人群中胰岛素抵抗的患病率[229]。还应注意的是，由于某些人群（如南亚人）的代谢综合征与肥胖（基于BMI）的关系并不像白种人那样密切，已针对不同种族修正了诊断标准[17, 230]。

四、冠心病和2型糖尿病

许多年前，有人提出代谢综合征或其替代标志高胰岛素血症和胰岛素抵抗的发生早于并能促进冠心病、糖尿病和至少部分高血压的发病[21, 35]。代谢综合征所致的冠心病在很大程度上可归因于血脂异常（LDL-c增加、HDL-c减少和高三酰甘油血症）[231]、血压和血糖升高，以及促凝促炎状态的存在[22, 228]。此外，一些研究表明，高胰岛素血症、胰岛素抵抗及高血糖可能是独立危险因素[51]。目前尚需确认FFA水平升高或细胞内脂肪酸代谢失调是否通过直接改变内皮细胞功能（参见章节“血管内皮细胞和动脉粥样硬化”）或影响其他血管壁细胞，从而导致动脉粥样硬化发生。与此讨论相关的是，脂联素水平降低与冠心病发病风险增高有关[155]，但如前所述，脂联素或其球状亚基的过表达能缓解 $ApoE^{-/-}$ 小鼠动脉粥样硬化的严重程度[232, 233]。

已有更确切的证据表明，代谢综合征本身易致冠心病和脑血管疾病。因此，即使没有2型糖尿病或糖耐量低减，有代谢综合征（经修订的WHO标准）的男性和女性，随后发生心血管事件的风险也增加了2～4倍[234-236]。定性方面，当使用ATP Ⅲ标准[237, 238]定义代谢综合征时，也得到了相似的结果（图43-9）。在多项研究的汇总中，代谢综合征的发生对患糖尿病的风险（5倍）比对患ASCVD的风险（2倍）影响更大[22, 182, 199]。此外，研究发现合并糖尿病和代谢综合征的患者，其心血管事件发生率高于仅患代谢综合征的患者[22, 239]。

五、代谢综合征和其他疾病的联系

从实用的角度来看，ATP Ⅲ和WHO指南着重于代谢综合征与肥胖的关系，以及发生2型糖尿病和ASCVD的风险。然而，由于遗传或其他原因(如药物治疗），胰岛素抵抗和高胰岛素血症也与其他疾病有关，更容易受到这些疾病的影响。在此，将简要讨论其中的部分疾病。

（一）非酒精性脂肪性肝病和非酒精性脂肪性肝炎

据估计，在10年前，美国有近2000万人诊断

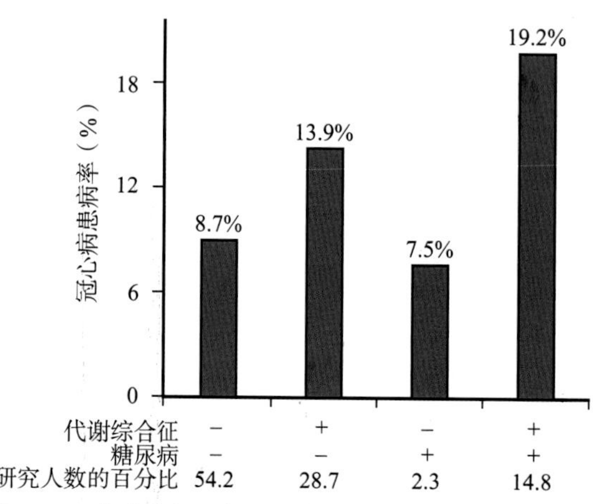

▲ **图43-9 在美国50岁以上人群中，按年龄校正的冠心病患病率以是否合并代谢综合征（ATP Ⅲ标准）和（或）糖尿病进行分类**

数据来自NHANES研究。值得注意的是，其中没有代谢综合征的糖尿病患者其冠心病发病率完全没有增加，这是因为该组的规模很小［数据源于Alexander CM，Landsman PB，Teutsch SM，Haffner SM：NCEP-defined metabolic syndrome，diabetes，and prevalence of coronary heart disease among NHANES Ⅲ participants age 50 years and older. *Diabetes* 52（5）：1210-1214，2003.］

出非酒精性脂肪性肝病（NAFLD），其中约 10% 的患者有非酒精性脂肪性肝炎（NASH），这种疾病以线粒体功能障碍、氧化应激和细胞因子增加以及肝纤维化的易感性为特征（约占 NASH 患者的 20%），肝细胞癌较少见[67, 240, 241-243]。NAFLD 在儿童和青少年中的发病率也在增加，与肥胖患病率在这些人群中的上升趋势相平行[244]。据推测，在合并肥胖或 2 型糖尿病或其他胰岛素抵抗的情况下，轻度异常的肝功能检查将有助于及早发现 NAFLD 患者。对年轻、体瘦、胰岛素抵抗者的最新研究表明，糖原合成减少反映出骨骼肌中的胰岛素抵抗，可以通过将摄入的碳水化合物从骨骼肌糖原合成转变为肝脏新生脂肪生成以促进动脉粥样硬化的血脂异常，导致血浆三酰甘油浓度增加和血浆高密度脂蛋白浓度降低（图 43-10）。此外，这些人的胰岛素抵抗是独立于血浆 TNFα、IL-6、高分子量脂联素、抵抗素、视黄醇结合蛋白 4 水平或腹内肥胖程度的变化之外，表明这些因素并未在代谢综合征的早期发病过程中发挥主要作用[245]。进一步支持这一假说的证据来自最近的一项研究，该研究发现，在年轻、体瘦、具有肌肉胰岛素抵抗的个体中，单次运动足以促进肌肉糖原合成的增加，并减少碳水化合物摄入后新生脂肪的生成，以及减少肝脏三酰甘油的合成[246]。

（二）多囊卵巢综合征

在代谢综合征的存在下，另一种更为常见的疾病是 PCOS[68, 69]。PCOS 的特征是遗传上确定的卵巢雄激素生成增加和促性腺激素分泌紊乱，这可能因高胰岛素血症或胰岛素抵抗的存在而加剧。也许由于 PCOS 通常与代谢综合征有关，尽管并非总是与肥胖有关，PCOS 是青春期和绝经前妇女糖耐量下降和 2 型糖尿病的主要危险因素[247]。PCOS 也可能增加过早发生 CVD 的风险[248]。PCOS 的发病与纤溶酶原激活物抑制剂（PAI）、C 反应蛋白（CRP）和 TNFα 等炎症因子的增加有关[68]。与 NAFLD/NASH、2 型糖尿病及其他与代谢综合征相关的疾病一样，PCOS 通常对可以激活 AMPK 和（或）降低丙二酰辅酶 A 浓度的治疗有反应，如节食，运动，使用二甲双胍和噻唑烷二酮类药物治疗[68]（请参阅本章下文“代谢综合征的治疗”一节）。

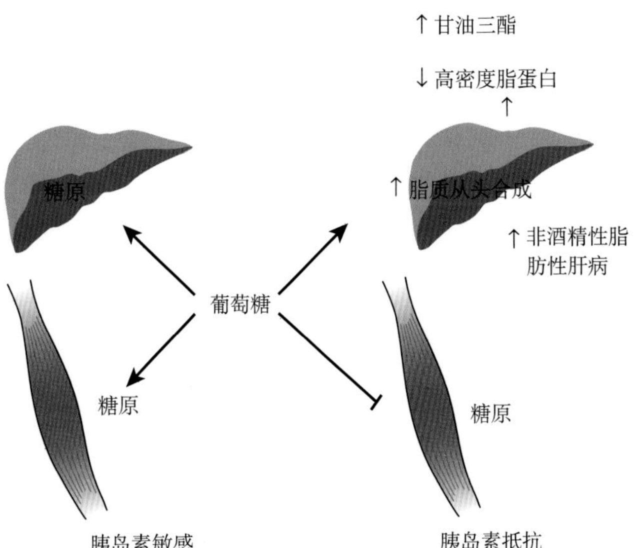

▲图 43-10　在年轻的胰岛素敏感性和胰岛素抵抗个体中，摄入高碳水化合物混合餐后全身能量分布示意图

改编自 Petersen KF，Dufour S，Savage DB et al：The role of skeletal muscle insulin resistance in the pathogenesis of the metabolic syndrome. *Proc Natl Acad Sci USA* 104：12587-12594，2007.

（三）某些肿瘤

代谢综合征、肥胖、2 型糖尿病与结肠癌、乳腺癌、肝癌和某些其他部位癌症之间存在联系的原因尚不清楚。一般认为，胰岛素样生长因子 1（IGF-1）可能是一个因素，因为胰岛素既能刺激肝脏合成 IGF-1，又能抑制其结合蛋白 IGFBP-1 的合成[249]。另一种因素可能涉及激活 AMPK 的上游激酶 LKB1[250, 251]，这是一种肿瘤抑制因子，在患有 Peutz-Jeghers 综合征的个体中缺乏，使他们罹患结肠癌、胃癌、胰腺癌和肺腺癌的风险增加。LKB1 和 AMPK 将代谢综合征与这些癌症联系起来，并成为值得研究的预防或治疗靶点[252-254]。值得注意的是，已证明激活 AMPK 的药物（如二甲双胍）能减少癌细胞的生长[255]。

（四）阿尔茨海默病

阿尔茨海默病和其他与痴呆症相关的疾病在代谢综合征和 2 型糖尿病患者中更为常见。正如其他综述所叙述的那样[256]，阿尔茨海默病似乎与胰岛素抵抗、脑部炎症和线粒体功能障碍有关。同样值得注意的是，运动通过激活啮齿类动物体内多种组织中的AMPK，能预防和治疗阿尔茨海默病[123]，这种功效在人类和其他实验动物中都已得到证实[3, 256]。同样，一些研究也报道了噻唑烷二酮和二甲双胍治疗带来的益处[257]。

（五）库欣综合征和相关疾病

如前所述，原发性库欣综合征或因糖皮质激素治疗而患有药源性库欣综合征的患者，通常表现出向心型肥胖、胰岛素抵抗、高胰岛素血症以及糖尿病和高血压的易感性[258]。此外，像其他具有此类因素的患者一样，他们患ASCVD的风险也可能增加[259, 260]。在无法纠正其主要病因的情况下，针对库欣综合征患者AMPK和丙二酰辅酶A的治疗效果尚未得到评估。然而，值得注意的是，糖皮质激素会减少啮齿类动物外周组织中的AMPK，并且如前所述，库欣综合征患者内脏脂肪中的AMPK活性会降低[128]。已有研究报道细胞11-β-脱氢酶活性增加导致皮质醇局部增加，进而引起代谢综合征的可能性[261]。

（六）脂肪营养不良

在患有原发性脂肪营养不良和药物治疗后引起脂肪营养不良的患者（如HIV患者中的蛋白酶抑制剂）中，观察到和代谢综合征患者一样的脂毒性，只是前者的脂毒性是由其他原因导致的。可能有两个因素导致了这些患者的胰岛素抵抗状态：①周围脂肪细胞减少导致血浆FFA和三酰甘油发生更多的异位沉积；②血浆瘦素和脂联素水平非常低，后者的重要性是通过一些患者经瘦素[143, 144]或噻唑烷二酮类药物治疗的成功经验得出的[262]。有趣的是，相关研究中罗格列酮的有益作用伴随着脂联素的增加，而非皮下脂肪量的增加。

（七）营养过剩

如Unger所述[263]，营养过剩会引起脂毒性损害，并在某些个体中导致代谢综合征的发生。他假设了一种极端情况，即正常人长期摄入过量热量，当其脂肪组织对饮食中摄入过多的脂肪储存超负荷时，就会产生高胰岛素血症和胰岛素抵抗[264]。另一种极端是由于Ⅲ度烧伤而导致皮下脂肪组织大量丢失的高营养患者。此类烧伤患者历来具有很强的胰岛素抵抗，这至少可以部分归因于炎症细胞因子（如TNFα和IL-6）的血浆浓度升高。烧伤是否会引起胰岛素抵抗，以及烧伤患者是否对增加胰岛素敏感性的药物治疗有反应，仍有待确定。

（八）其他疾病

代谢综合征还与痛风、睡眠呼吸暂停、胆结石和慢性肾脏病等疾病的患病率增加相关[199]。与其他与代谢综合征相关的疾病一样，它们也与肥胖、2型糖尿病和ASCVD易感性有关。

六、代谢综合征的治疗

代谢综合征增加了正常人和2型糖尿病患者后续发生其他疾病的风险，因此这些证据强烈表明代谢综合征需要治疗（表43-4）。但尚不清楚在某些特定情况下，应使用哪种治疗方法以及何时开始治疗。

（一）生活方式改善（减重和运动）

由美国心脏学会、国家心肺血液研究所和美国糖尿病学会（AHA/NHLBI/ADA）联合主办的临床会议以预防心血管疾病为目标，讨论了代谢综合征的治疗方案。该会议共识是生活方式改善是代谢综合征的一线治疗措施，具体包括改变饮食习惯（以治疗肥胖、超重）和运动[228, 265, 266]。这种方法预防疾病的效果尚未在代谢综合征患者（ATP Ⅲ或WHO诊断标准）中进行评估；然而，已证实对于2型糖尿病患者其年轻、体瘦、胰岛素抵抗的后代，运动可以逆转其胰岛素刺激的葡萄糖转运和肌糖原合成缺陷[46]。此外，一些前瞻性研究[61-63]证实，饮食和运动相结合可以有效延迟或预防糖耐量低减患者（大多数人可能患有代谢综合征）进展为糖尿病。此外，许多流行病学研究表明，与久坐不动的生活方式相比，规律运动可以使患冠心病和2型糖尿病的发病风险降低30%～50%[266]。然而，必须强调的是，在这些研究中，糖耐量低减患者接受治疗后进展为糖尿病的发病率仍然高于普通人群[61, 63]，这提示要获得治疗的最大效益，必须更早开始改变

表 43-4 成人、儿童和青少年代谢综合征的推荐治疗方法

治 疗	成 人		儿童和青少年	
	非糖尿病	糖耐量低减	糖尿病	非糖尿病
节食和运动	+	+	+	+
二甲双胍	ND	+	+	ND
噻唑烷二酮类（TZD）	ND	+*	+*	ND

+. 目前推荐的治疗方法；ND. 目前尚无明确的证据支持或反对使用。对于糖尿病儿童和青少年，饮食改变和运动是推荐的治疗方法。但是，在可能的情况下，也会经常使用二甲双胍和胰岛素
*. 请参见文本，以了解有关 TZD 使用的争议
数据源于 Alberti G, Zimmet P, Shaw J, et al：Type 2 diabetes in the young：the evolving epidemic：the International Diabetes Federation Consensus Workshop. *Diabetes Care* 27：1798–1811, 2004.

生活方式。生活方式改变是否对冠心病具有类似的影响尚不确定。但是，在对美国和芬兰糖尿病预防计划中有胰岛素抵抗的患者进行随访时发现，饮食和运动可以减少冠心病的非传统危险因素（如 C 反应蛋白和纤维蛋白原），以及一些与代谢综合征相关的典型危险因素[267, 268]。

（二）药物干预

如果饮食改变和运动无法达到建议的治疗目标，则需要进行药物治疗。AHA/NHLBI/ADA 基于发生 ASCVD 的 Framingham 风险评分，建议在代谢综合征不同阶段进行相应治疗[22, 239]。简而言之，治疗方案根据个体在一定时间内患冠心病和脑血管疾病的风险不同而变化。因此，对于已经有糖尿病而处于患这些疾病风险中的个体而言，使用他汀类药物和其他药物来降低血浆胆固醇的目标值（LDL-c ＜ 100mg/dl）要比仅有单纯高胆固醇血症的患者目标值低。同样，某些降压药，如血管紧张素转化酶（ACE）抑制药[269] 和纤维酸衍生物[270]，在 2 型糖尿病患者或 2 型糖尿病高危人群中使用可能特别有利。

由于其降糖作用，二甲双胍和噻唑烷二酮（TZD）是治疗糖尿病的常规药物，而噻唑烷二酮还具有增强机体胰岛素敏感性的作用（表 43-4）。关于二甲双胍的作用机制，已经公认的是，二甲双胍通过抑制肝糖异生而降低了空腹血糖和胰岛素浓度[271]。早期研究表明，这可能与其在肝脏中激活 AMPK 的能力有关[272]。这种作用归因于二甲双胍对线粒体甘油磷酸脱氢酶活性的抑制，导致细胞溶质氧化还原状态的增加，乳酸和甘油向葡萄糖的转化减少[273]。在没有糖尿病或糖耐量低减的情况下，二甲双胍和其他口服药物在何种情况下能作为代谢综合征的二线治疗方案，这仍是一个有争议的问题。2004 年，AHA/NHLBI/ADA 关于代谢综合征的会议[265] 得出结论："目前没有足够的证据推荐这些药物除用于降糖外还有其他作用。"另一方面，如前所述，二甲双胍和 TZD 都显示出对 NAFLD 和 PCOS 的治疗效果；并且英国前瞻性糖尿病研究[274] 发现，在肥胖 2 型糖尿病患者中，二甲双胍的长期治疗与新发心血管事件风险下降有关，并且 10 年后该作用仍然明显[275]。同样，已经描述了二甲双胍减缓癌症生长[276] 和减慢阿尔茨海默病进展的作用，以及二甲双胍在内皮细胞[277] 和人体脂肪组织中对 AMPK 的激活作用[278, 279]。

对于 TZD 的认识还不太清晰。TZD 在阻止糖耐量低减进展为显性糖尿病的过程中，显示出与生活方式改变相当的效果，并且优于二甲双胍[61, 65]，此外也已证实其可用于治疗 NAFLD[243]。然而，一项有争议的 Mets 分析[280] 发现，TZD 罗格列酮增加了 2 型糖尿病患者发生心肌梗死的风险。与此相反，同一小组的第二项 Mets 分析[281] 和一项大型前瞻性研究[282] 发现，不同的 TZD 吡格列酮引起心血管事件和（或）因心肌梗死导致的死亡风险有所下降。吡格列酮还被证明可以减少 2 型糖尿病患者动脉粥样硬化进展和减少斑块大小[283]。基于上述部分研究，美国和欧洲糖尿病联合学会的一个特别小组建议不要将罗格列酮用于治疗 2 型糖尿病[284]。是否应将吡格列酮用于 2 型糖尿病的治疗目前还不确定，因为它可能使患者易患骨质疏松[285]，并使少数人易患膀胱癌。正如近期综述描述的那样，这些发现使学者们集中精力去开发没有这些不良反应的新型噻唑烷二酮类药物[286]。

他汀类药物在代谢综合征中的治疗作用更为明确。他汀类药物试验的亚组分析显示，这类药物可降低代谢综合征患者发生心血管事件的风险[286]。目前尚不清楚他汀类药物含有载脂蛋白 B

的脂蛋白和（或）其抗炎作用，在多大程度上发挥了预防功效[187, 287]。最近已经证明，瑞舒伐他汀治疗（持续 1.9 年）可在 60—70 岁健康个体中将主要心血管事件发生率降低 50%，并且与高脂血症、其他代谢综合征和血浆胆固醇指标无关[187]。据推测，他汀类药物在患有代谢综合征和炎症迹象的个体中具有相同甚至更大的作用，但是这尚有待证实。另一方面，有研究发现他汀类药物会增加一小部分亚组患者罹患 2 型糖尿病的风险，这一结果增加了一些有关其使用的疑虑[288]。NHLBI/AHA/ADA 小组[265]建议所有患有代谢综合征的患者都应禁烟。该研究还表明，低剂量阿司匹林对代谢综合征患者的冠心病一级预防是有希望的[286]，同使用如前所述的阿司匹林衍生物 salsalate 治疗一样，它也可以激活 AMPK[149]。最近，根据 Framingham 冠心病风险评估标准对代谢综合征的治疗进行了综述[22, 289]。

（三）特别注意事项

代谢综合征的诊断和治疗存在一些特殊障碍。在美国，有超过 5000 万的人患有代谢综合征，这是一个巨大的公共卫生问题。在一些人中，糖尿病、冠心病、肝病和高血压已经存在，而在另一些人中，核心问题是如何预防这些疾病的发生。最后，虽然我们有许多治疗选择，但是如节食和运动方法通常难以运用和长期维持，而如药物治疗方法则很昂贵，并且在某些人群（如儿童和青少年）中它们未经评价和（或）现有数据相互矛盾。同样，如前所述，其中一些药物由于潜在的不良反应，其使用须谨慎。

问题的严重性使得预防与代谢综合征相关的疾病有必要通过政府、社会和个人的共同努力主要目标将是通过增加体育锻炼和促进健康饮食来预防肥胖和中心型肥胖[18]。最近有人建议，对于有 2 型糖尿病发病风险的儿童，需要开展相应的学校计划和政府行动[18]。很可能针对成年人也需要采取类似的行动计划。

在药物治疗方面，我们已经拥有一系列药物，这些药物至少可以部分成功地治疗胰岛素抵抗和代谢综合征的某些组成部分（如促炎状态），并能减少由此产生的如 2 型糖尿病和冠心病等疾病。随着我们对代谢综合征发病机制的更深入了解，很可能会开发出新药，同时我们将发现如何更有效地使用现有药物（如二甲双胍、TZD 和他汀类药物）。

七、儿童和青少年

最近的研究表明，代谢综合征的患病率在儿童和青少年中显著增加，与该人群肥胖症和 2 型糖尿病的发病上升趋势相平行。在 NHANES 研究（1988—1994 年）的 12—19 岁青少年中，以 ATP Ⅲ标准诊断的代谢综合征占总人数的 4%，其中超重人群中代谢综合征有 6.8%（BMI 为第 85～95 百分位数），肥胖人群中有 28%（BMI 大于第 95 百分位数）[290]。此外，从获得这些数据的这些年以来，由于肥胖发病率一直在增加，所以这些数据很可能低估了当前的患病情况。

在研究中，儿童和青少年的代谢综合征与胰岛素抵抗、中心型肥胖、血脂异常、血压升高以及肌肉和肝脏脂质增加有关，这些情况与成年人相似，尽管绝对值水平有所不同[19, 20]。此外，与成年人一样，儿童和青少年代谢综合征患者的 NAFLD[244] 和 PCOS[68] 的患病率升高，促炎性标志物 C 反应蛋白和 IL-6 的血浆水平也升高，血浆中可免疫测定的脂联素水平降低[20]。同样，这些人随后发生 CVD 的风险可能增高[291-293]。国际糖尿病联盟共识工作组对 2 型糖尿病患儿（其中大多数患有代谢综合征）的当前治疗建议进行了严格讨论[18]。

八、低体重出生儿（表观遗传变化）

一段时间以来众所周知，出生低体重与胎龄无关，它可以预测某些人在中年时发生 2 型糖尿病、冠心病、中心型肥胖和代谢综合征其他方面疾病的风险[294, 295]。最近的报告表明，出生时体重低的婴儿最大的风险是在童年时期迅速增重[296]。有研究表明，宫内环境的改变（如营养不良）可能是这些孩子出生时体重低的原因，但这些改变的确切性质尚不清楚。由于营养不良和疾病发展之间的时间很长，许多年后有人提出可能涉及表观遗传学变化。

随后对在第二次世界大战结束（1944—1945 年）荷兰饥荒期间遭受食物匮乏的产前婴儿进行了调查。60 年后，发现那些在怀孕前 3 个月营养不良的人与未暴露的同性同胞相比，其胰岛素样生长因子 2（*IGF2*）母体印迹基因的 DNA 甲基化程度明显降低[297]。这些人在中年时易患肥胖症、血脂异常、CVD 和认知加速衰老[298]。

九、节俭基因型与增长中的代谢综合征发病率

近来代谢综合征和 2 型糖尿病患病率的增加主要归因于肥胖症的流行，这种流行始于 20 世纪下半叶，并且至今一直没有衰减。正如其他文献所评论的那样[299]，这几乎肯定是环境因素的反映，尤其是食物供应量的增加（以及过去 50 年中我们饮食中碳水化合物含量的增加）(《纽约时报》2014 年）和体育锻炼的减少，在此期间许多工业化社会都发生了这种改变。

1962 年，Neel[300]提出了一个问题，为什么对人类健康有不利影响的 2 型糖尿病会在进化过程中持续存在于人类中。他认为这可能与“节俭基因”的存在有关，该基因使携带者容易患肥胖症，其次是糖尿病，但它对我们以狩猎为主的祖先而言却具有重要的生存价值。更具体地说，他提出在人类早期的饥荒环境中，“在食物摄取和利用以及将其作为脂肪存储方面特别有优势的个体”将具有选择优势。Neel 进一步建议，在我们现代的热量过剩环境中，当食物来源匮乏时，保护我们免于死亡的一种或多种基因可能使我们易于罹患肥胖症和糖尿病（及代谢综合征）。

多年来，已经提出了许多节俭候选基因，包括 *UCP2*、*UCP3* 和 B_3 肾上腺素受体。还提出了控制 AMPK/ 丙二酰辅酶 A 燃料传感网络的基因，该基因已与食物摄入量[105, 168, 301]和能量消耗[105, 110]的调节联系在一起。这是一个有吸引力的概念，因为降低的脂肪酸氧化能力似乎是肥胖前期人群的特征[76, 109]。出于同样的原因，还需要考虑调节线粒体生物合成的基因[7]。线粒体含量 / 活性的降低，无论是获得性的还是遗传导致的，都可能通过以下两种机制诱发肥胖。首先，即使减少少量日常能量消耗，也可能导致体重逐渐增加。例如，一个成年人每天减少 50cal 的能量消耗，如果不伴随相应的食物摄入量减少，将导致体重每年增加约 5 磅（约 2.27kg）。其次，由于易感个体发生细胞脂质代谢改变（如肌肉内三酰甘油增加）引起骨骼肌线粒体活性降低，如 AMPK/ 丙二酰辅酶 A 网络的改变[75]，可能导致胰岛素抵抗和高胰岛素血症发生[118]。后者反过来可以通过增加肝脏和脂肪组织中的脂肪生成并抑制脂解作用，直至达到新的更肥胖的稳态，以此加剧肥胖。

十、结束语

长期以来，人们一直认识到以胰岛素抵抗和高胰岛素血症为特征的代谢综合征，可引起患者易患 2 型糖尿病、脂代谢紊乱、高血压和冠心病。本章回顾了近年来的主要发现，包括以下几个方面。

1. 代谢综合征变得越来越普遍。截至 15 年前，美国 20 岁以上的人群中超过 5000 万人有代谢综合征，并且此病在儿童和青少年中也变得越来越普遍。

2. 在青少年和成年人中，代谢综合征都会大大增加患者罹患 2 型糖尿病、冠心病和其他相关疾病的风险。

3. 在缺乏脂肪组织的人群和肥胖症患者中，代谢综合征的患病率均显著增加。在这两种人群中，异位脂肪沉积常见于肌肉、肝脏和内脏脂肪中。

4. 越来越多的证据表明，在大多数患者中，可能的致病机制是细胞脂质代谢异常引起的脂毒性变化，包括发生胰岛素抵抗、氧化和内质网应激、炎症以及一个或多个组织的线粒体功能障碍。这些导致细胞脂代谢异常的原因可能是血浆 FFA 水平升高，AMPK、SIRT1 或丙二酰辅酶 A 功能失调，以及线粒体缺陷。

5. 糖尿病患者的后代中存在由代谢综合征引起的遗传、代谢和功能异常改变。由于它的发生早于与之相关的大多数疾病，因此代谢综合征似乎是预防相关疾病的极佳目标。

6. 在前瞻性研究中，生活方式的改善（包括节

食减轻体重和运动）可以减轻许多代谢综合征的异常，并预防或延缓糖耐量低减进展为 2 型糖尿病。因此，饮食和运动是患有代谢综合征的儿童和青少年以及没有相关疾病的成年患者的一线治疗手段。二甲双胍、“胰岛素增敏”药物（如噻唑烷二酮）和抗炎药（如水杨酸盐）在非高血糖人群中的作用尚待确认。

7. 由于受影响的个体数量及其许多潜在后果，代谢综合征是一个重大的公共卫生问题。因此，其预防以及在某种程度上的治疗将需要政府、社会和个人的共同努力，一起对儿童、青少年，甚至成年患者进行干预。

8. 最后，尽管本章的修订内容集中于美国代谢综合征的情况，但在世界范围内其流行逐渐增加，在许多情况下这种流行率甚至超过美国。

致谢

这项工作得到了美国卫生部基金 DK19514、DK49147、P01-HL-68758、R01 DK-40936、R01 DK-49230、R24 DK-085638、P30 DK-45735、U24 DK-059635、诺和诺德基础代谢研究基金会和青少年糖尿病研究基金会的部分资助。所有作者感谢 Christina Nielsen-Campbell 和 Laura DelloStritto 在编写此稿方面的协助。

第 44 章　成人 1 型糖尿病治疗

Treatment of Type 1 Diabetes Mellitus in Adults

Ravi Retnakaran　Bernard Zinman　著
祁颜艳　秦　瑶　译

要　点

- 当代 1 型糖尿病的治疗目标是通过胰岛素生理性替代以实现血糖持续正常，同时避免低血糖。
- 建议 1 型糖尿病患者通过胰岛素泵或每天多次注射胰岛素进行胰岛素强化治疗。
- 胰岛素强化治疗可以降低 1 型糖尿病患者微血管和大血管并发症的风险。

1921年夏天，Frederick Banting、Charles Best、James Collip 和 J.J.R. Macleod 在多伦多大学发现了胰岛素，并于 1922 年 1 月 11 日在多伦多总医院首次将胰岛素作为治疗使用，胰岛素的发现与应用成为当代医学最伟大的成就之一[1]。胰岛素的发现为曾经致命的消耗性疾病提供了维持生命的治疗手段，极大地改变了 1 型糖尿病的预后，使该疾病转变为一种以毁灭性的长期微血管和大血管并发症为特征的慢性疾病。因此，自 1922 年以来 1 型糖尿病治疗的重点发生了显著的变化，目前的重点是避免并发症的发生和优化患者生活质量。据糖尿病控制与并发症试验（DCCT）和其他研究中确凿的证据显示，优化血糖控制可以显著降低血管并发症的风险[2-5]，当代糖尿病管理的首要目标是，通过胰岛素生理性替代，使 1 型糖尿病患者实现长期血糖正常并避免出现低血糖。然而，值得注意的是，尽管在过去 90 年中取得了重大进展，但这一目标仍然很难达成[6]。当代 1 型糖尿病的治疗是一种以患者为中心的全方位管理，采用跨学科的医疗团队与患者密切合作，以实现长期血糖水平正常。在本章中，我们回顾了这种对 1 型糖尿病患者进行全面管理方法的基本要素。

一、治疗目标

1 型糖尿病的首要治疗目标是通过预防和改善与该疾病相关的急性和慢性并发症来优化患者的生活质量。在当代，大量的流行病学和实验证据已经确立了糖尿病并发症和高血糖之间的关系（参见第 51 章），尤其是 DCCT 研究的发现对 1 型糖尿病治疗产生了巨大影响。在我们讨论具体治疗目标之前首先回顾 DCCT 研究。

DCCT 是 1982 年启动的由美国国立卫生研究院资助的一项多中心、随机对照临床试验。该试验旨在评估以维持接近正常血糖浓度为目标的强化治疗是否可以降低糖尿病并发症的发生率和严重程度[2]。来自美国和加拿大的共计 1441 名 1 型糖尿病患者参加了该研究，研究分为两个队列：一级预防队列包括 726 名基线时无视网膜病变且糖尿病病程为 1～5 年的受试者；二级预防队列包括 715 名伴有轻度视网膜病变且糖尿病病程长达 15 年的受试者。受试者随机分配至常规治疗组（每天 1 次或 2 次胰岛素注射）或强化治疗组（3 次或多次胰岛素注射，或通过外部泵持续皮下注射胰岛素，并经常监测血糖）。经过平均 6.5 年的随访，强化治疗组的平均糖化血红蛋白（HbA1c）为 7.2%；常规治疗组的平均值为 9.0%。强化治疗组显示，视网膜病变发生的相对风险降低了 76%（95%CI 62%～85%），且视网膜病变进展的相对风险降低了 54%（95%CI 39%～66%）。同样，强化治疗可使微量白蛋白尿（定义为 24h 尿白蛋白排泄＞ 40mg）发生的相对风险降低 39%（95%CI 21%～52%），进展为蛋白尿（定义为 24h 尿白蛋白排泄＞ 300mg）的相对风险降低 54%（95%CI 19%～74%）。强化治疗组的临床神经病变发生率也降低了，其相对风险降低了 60%（95%CI 38%～74%）。因此，DCCT 提供了确凿的证据表明，强化治疗通过改善血糖控制可以降低微血管并发症的发生率（一级预防），并且可以延缓已存在的微血管疾病的进展（二级预防）。

根据随访研究的糖尿病干预和并发症流行病学（EDIC）数据发现，在 DCCT 后，血糖控制接近正常水平带来的获益可以持续多年[7]。在正在进行的 EDIC 观察性研究中，自初始试验完成以来，已经跟踪了由超过 95% 的 DCCT 参与者组成的大型队列（N=1375），并对基于 DCCT 中原始随机化的意向性治疗方法进行了研究。在 EDIC 研究过程中，之前的强化治疗和常规治疗组平均 HbA1c 水平已经趋于一致（HbA1c 约为 8%），在 DCCT 后 5 年不再有显著差异。然而值得注意的是，尽管两组患者血糖控制相似，但与最初随机接受常规治疗的患者相比，强化治疗组在 DCCT 后 4 年新的视网膜病变发生风险降低，7～8 年新的肾病发生风险降低（图 44-1）[7, 8]。随着 EDIC 研究的继续随访，前强化治疗组显示出进一步的获益，包括肾小球滤过率受损和高血压的风险降低[9, 10]。先前血糖控制接近正常带来的获益持续保持，这一发现扩展了 DCCT 的结果，并表明 1 型糖尿病应尽早开始强化治疗。

尽管 DCCT 最终证明强化治疗可以降低微血管并发症的风险，但对大血管疾病的影响最初并不明确。DCCT 结束时，强化治疗组低密度脂蛋白胆固醇（LDL-c）水平升高的相对风险降低了 34%（95%CI 7%～54%）。然而，尽管强化治疗可使大血管并发症的相对风险降低 41%（95%CI -10%～68%），但这一差异在统计学上并无意义[2]。然而值得注意的是，随着时间推移，DCCT 中强

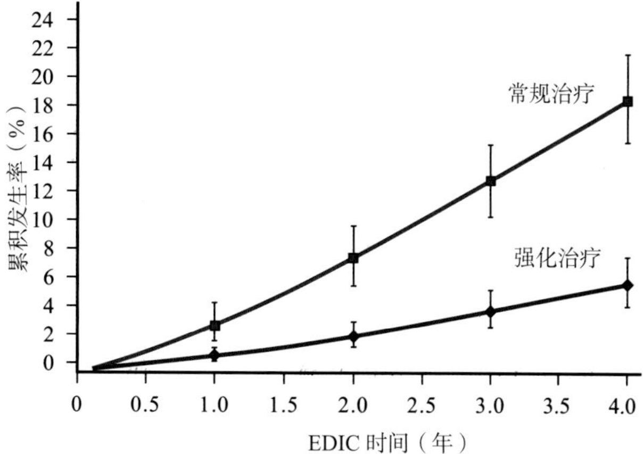

▲ 图 44-1 在糖尿病干预和并发症流行病学（EDIC）研究中，糖尿病控制与并发症试验（DCCT）的常规治疗和强化治疗队列的视网膜病变进一步进展的累积发生率

在调整了 DCCT 结束时的视网膜病变水平，患者治疗方案如一级预防或二级预防，糖尿病病程及入组 DCCT 时的 HbA1c 值之后进行的回归分析［引自 Diabetes Control and Complications Trial/Epidemiology of Diabetes Interventions and Complications Research Group. Retinopathy and nephropathy in patients with type 1 diabetes four years after a trial of intensive therapy. N Engl J Med 2000；342（5）：387.］

化治疗组血糖控制接近正常水平带来的大血管获益在 EDIC 研究中已经显现出来。事实上，在平均随访 17 年后，观察到 DCCT 期间的强化治疗使随后发生任何心血管疾病（CVD）事件的风险降低了 42%（95%CI 9%～63%，P=0.02），非致命性心肌梗死（MI）、脑卒中或心血管疾病死亡的风险降低了 57%（95%CI 12%～79%，P=0.02）（图 44-2）[11]。这种显著的风险降低在很大程度上归因于 DCCT 期间更新的平均 HbA1c 差异。此外，在 DCCT/EDIC 研究期间，CVD 事件减少与早期观察结果一致，即强化治疗降低了 DCCT/EDIC 期间动脉粥样硬化的进展［通过颈动脉内膜中层厚度（IMT）进行衡量］和冠状动脉钙化（CAC）的发生率，上述两种结果都与强化治疗引起的平均 HbA1c 降低有关[12, 13]。因此，在 DCCT 平均 6.5 年期间，强化治疗（与血糖暴露减少相关）首先显著降低动脉粥样硬化性疾病的替代指标（颈动脉 IMT、CAC），随后在 EDIC 研究过程中减少临床 CVD 事件（图 44-3）。这些数据表明，与过去血糖暴露相关的长期风险扩展至微血管和大血管疾病[14]。的确，据推测，在疾病早期阶段血糖暴露可

能会对代谢印记产生影响（称为“代谢记忆”），从而增加未来血管并发症的发生风险[11]。总而言之，这些数据进一步强调了尽早安全地起动强化治疗在 1 型糖尿病管理中的重要性。

综上所述，DCCT 有助于阐明 HbA1c 与糖尿病并发症之间的关系。HbA1c 每降低 10%，视网膜病变的发生风险降低约 45%[15]。此外，观察到 HbA1c 与视网膜病变发病率之间存在连续的曲线关系，当 HbA1c 水平低于 7% 时，进行性视网膜病变的风险大幅降低。虽然进展性视网膜病变的风险在 HbA1c 浓度低于 7% 时进一步降低（即没有阈值效应），但鉴于观察到的低血糖风险与 HbA1c 之间存在持续性负向关系，实现这一益处的代价是低血糖风险显著增加（图 44-4）[16]。体重增加是一部分患者进行强化治疗的另一种不良影响。因此，DCCT 确立了血糖控制在 1 型糖尿病管理中的重要性，证明了强化治疗在改善血糖控制中的可行性，并确定了低血糖和体重增加是实施上述血糖控制的限制因素。鉴于此，本研究提供了当前治疗目标的框架。

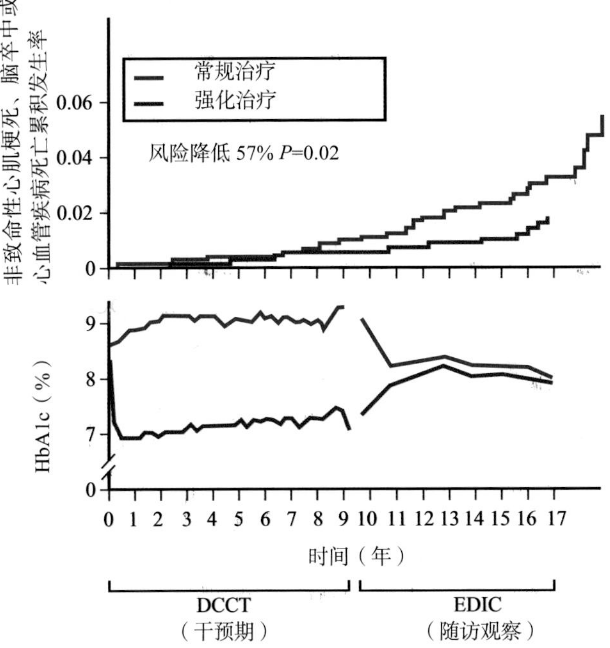

▲ **图 44-2　糖尿病控制与并发症试验（DCCT）/ 糖尿病干预和并发症流行病学研究（EDIC）队列中，糖尿病强化治疗和常规治疗组之间的 HbA1c（下图）和心血管事件发生率（上图）随时间的差异**

引自 Retnakaran R，Zinman B. Type 1 diabetes，hyperglycaemia and the heart. Lancet 2008；371：1790-1799.

（一）血糖目标

根据 DCCT/EDIC 和其他研究的结果，1 型糖尿病治疗的最终目标是代谢正常化，即实现尽可能接近正常水平的持续性血糖控制，以及避免低血糖。在这种背景下，2014 年美国糖尿病协会（ADA）治疗指南建议针对非妊娠期 1 型或 2 型糖尿病成年人采取以下治疗目标：① HbA1c ＜ 7.0%（非糖尿病参考范围为 4.0%～6.0%）；②餐前血浆葡萄糖 70～130mg/dl；③餐后血浆葡萄糖峰值＜ 180mg/dl（表 44-1）[17]。基于循证医学证据的 2013 年加拿大糖尿病协会临床实践指南建议相似的目标即 HbA1c ≤ 7.0%，餐前血糖为 4.0～7.0mmol/L

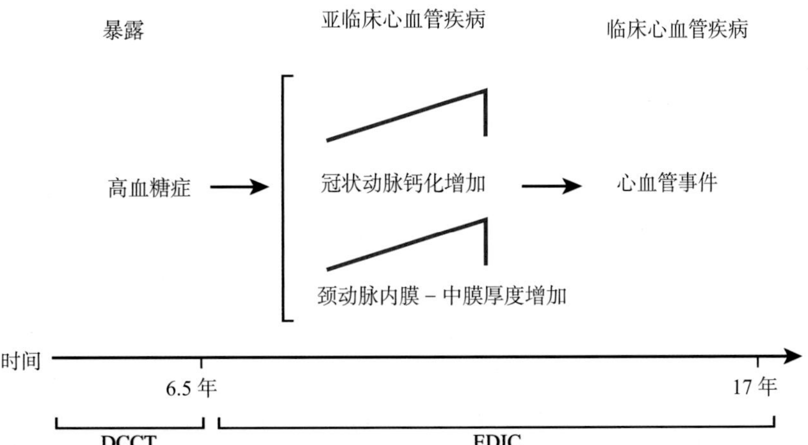

▲ **图 44-3　基于糖尿病控制与并发症试验（DCCT）/ 糖尿病干预和并发症流行病学研究（EDIC）的观察结果，建立 1 型糖尿病心血管疾病（CVD）的病理生理模型**

引自 Retnakaran R，Zinman B. Type 1 diabetes，hyperglycaemia and the heart. Lancet 2008；371：1790-1799.

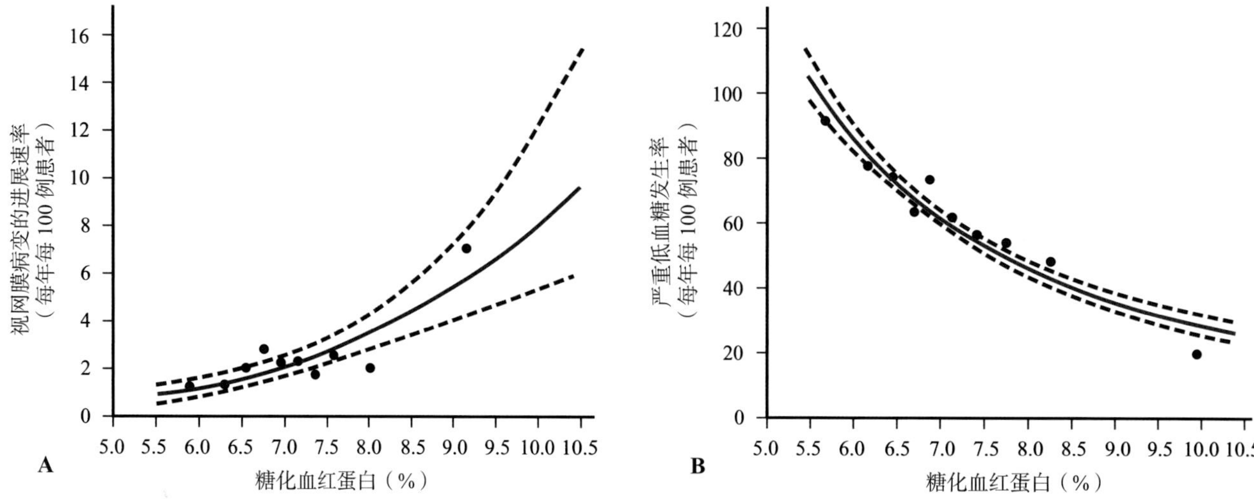

▲ 图 44-4 糖尿病控制和并发症试验（DCCT）期间接受强化治疗的患者视网膜病变持续发展风险（A）和严重低血糖的发生率（B）与平均 HbA1c 之间的相关性

引自 Diabetes Control and Complications Trial Research Group. The effect of intensive treatment of diabetes on the development and progression of long-term complications in insulin-dependent diabetes mellitus. N Engl J Med 1993；329（14）：984.

表 44-1 美国糖尿病协会对非妊娠期成年糖尿病患者治疗目标的建议

目标	
血糖控制	
HbA1c	＜ 7.0%
餐前血糖	70～130mg/dl
餐后血糖	＜ 180mg/dl
血压	＜ 140/80mmHg
脂质	
LDL	＜ 100mg/dl
HDL	＞ 40mg/dl*
甘油三酯	＜ 150mg/dl

对于特定患者，目标可能必须个性化。HDL. 高密度脂蛋白；LDL. 低密度脂蛋白。*. 对于女性，建议将 HDL 的目标提高 10mg/dl［改编自 American Diabetes Association. Standards of medical care in diabetes. *Diabetes Care* 2014；37（Suppl 1）：S14–S80.］

（72～126mg/dl），以及 2h 餐后血糖 5.0～10.0mmol/L（90～180mg/dl）[18]。美国临床内分泌医师协会建议制定更严格的目标，HbA1c ≤ 6.5%，空腹血糖＜ 110mg/dl 和餐后血糖＜ 140mg/dl [19]。

血糖目标的设定可能需要个体化，因为低血糖的潜在危害可能超过血糖控制良好带来的获益。对于这些患有不可逆的终末期并发症的患者、正在发育的儿童以及无法感知低血糖症状的个体，临床医生通常会放宽血糖控制目标，以降低低血糖的发生风险。

（二）急性并发症

1 型糖尿病的主要急性并发症是酮症酸中毒和低血糖。这些主题分别将在第 46 章和第 47 章中进行详细讨论。通过正确地使用胰岛素治疗，可以降低这些急性并发症的风险。具体而言，可以通过理解 1 型糖尿病患者始终需要胰岛素治疗的概念来降低酮症酸中毒的风险。对特殊情况下（如并发疾病）的适当管理需要遵守此原则（请参阅标题为“特殊情况下胰岛素治疗的调整”部分）。

如在 DCCT 中观察到的（图 44-4 B），严格的血糖控制通常会增加低血糖风险。因此，必须对患者进行有关低血糖症状识别，以及在出现此类症状时采用适当治疗措施的教育。建议患者随身携带能够快速吸收的碳水化合物，如葡萄糖片。通常需要 15g 的碳水化合物使血糖水平在 20min 内增加约 38mg/dl [20, 21]。除葡萄糖片外，其他提供类似的葡萄糖量的治疗方法包括① 15ml（1 汤匙）或 3 包食用糖溶于水；② 175ml（3/4 杯）果汁；③ 15ml

（1 汤匙）蜂蜜。此外，1 型糖尿病患者应使用胰高血糖素紧急注射套件。患者及其家属应接受使用及肌内或皮下注射胰高血糖素（0.5～1mg）的培训，当患者出现严重低血糖且无法安全食用口服碳水化合物时，胰高血糖素可迅速提高血糖浓度。最后，对于无法感知低血糖症状的患者，避免低血糖尤其重要（在“胰岛素治疗的并发症”一节中进行了讨论）。

（三）慢性并发症

1 型糖尿病慢性微血管并发症包括视网膜病变，神经病变和肾病（分别在第 52、53 和 54 章中讨论）。为减少这些并发症的影响，管理策略包括定期监测以早期发现并发症，以及加强糖尿病管理实现一级预防和二级预防，如 DCCT 所示。

大血管病变表现为脑血管、外周血管和冠状动脉疾病，是 1 型糖尿病的一种主要慢性并发症（在第 51 章中讨论）。定期监测血管疾病和控制心血管危险因素非常重要。改变可逆性的心血管危险因素，如高血压、血脂异常和吸烟，尤其是一个重要的管理目标。2014 年 ADA 治疗指南建议糖尿病患者的目标血压低于 140/80mmHg。此外，血脂的治疗目标建议如下：男性 LDL 低于 100mg/dl，甘油三酯低于 150mg/dl，男性 HDL 高于 40mg/dl，女性 HDL 高于 50mg/dl（请参阅表 44-1）[17]。

（四）生活质量

1 型糖尿病是需要采取复杂卫生保健策略的慢性疾病，通过频繁的胰岛素注射或胰岛素泵治疗，定期自我监测血糖水平或持续监测血糖，并不断关注营养和体育锻炼，该过程需要患者付出巨大努力。因此，有效的管理需要患者为其健康负责。在这种情况下，应该注意的是，生活质量是一个重要特征，可能会影响患者遵从有所要求的治疗计划的意愿。卫生保健团队对这一概念的始终认可将有助于治疗计划的成功实施。此外，由于认识到生活质量的重要性，许多研究现在利用糖尿病生活质量问卷等经过验证的工具来评估患者的主观幸福感，并将其作为治疗结果的衡量指标[22]。

二、团队管理方法

鉴于现代治疗方案的复杂性，最好通过团队合作方式对 1 型糖尿病患者进行全面管理。糖尿病医疗团队的核心成员包括患者、主治医生、糖尿病护理教育工作者和注册营养师。参与患者护理的其他人员可能包括药剂师、医务社会工作者、精神健康专家、足部护理专家、眼科医生和其他医学专家（如心脏病学专家、肾病学专家和神经病学专家）。任何时候我们都必须认识到患者是医疗团队成员的核心角色。因此，卫生保健团队的努力应该始终从以患者为中心的角度出发。这种方法最核心最重要的是患者教育，因为患者需要了解与治疗计划相关的问题来积极参与自己的护理。正如本章后面几节将要讨论的那样，患者需要具备自我监测血糖、血糖模式管理、估计膳食中的碳水化合物含量、胰岛素剂量调整和适当的胰岛素注射等活动所需的知识和技能。

三、监测

1 型糖尿病是一种慢性疾病，涉及复杂的治疗方案和多个管理目标。因此，定期监测患者状态是全面管理的重要组成部分。1 型糖尿病患者监测解决了两个基本问题：首先，频繁即时评估代谢状态可以指导治疗方案的调整。从本质上说，治疗方案必须是动态的并能够适应日常生理变化。其次，定期监测重要的临床结果和相关的替代标志物可以发现和治疗慢性并发症和伴随的合并症。

（一）血糖控制

患者和医疗保健提供者定期监测血糖状况是糖尿病管理的基础。血糖监测包括由患者频繁即时测量血糖水平，以及通过实验室测量 HbA1c 等葡萄糖浓度标志物以定期评估慢性血糖控制。

1. 血糖控制的即时测量　自我血糖监测是一种无价的工具，它可以增强以患者为主导的 1 型糖尿病管理。该技术涉及使用小采血针从指尖吸取一滴毛细血管血。患者将一小滴血液（通常为 3～5μl）涂到试纸上，便携式血糖仪可借助该试纸在 5～30s

内通过酶促方法确定血液中的葡萄糖浓度。患者可以通过这种方式随时检测他们的毛细血管血糖浓度。

1 型糖尿病患者应经常监测血糖。在 DCCT 中，根据每天至少进行 4 次 SMBG 的结果，以调整强化治疗组患者的胰岛素剂量 [23]。通常在三餐前和睡前应用胰岛素之前测量血糖。其他时间的血糖测量也可以得出有意义的数据。例如，通过清晨血糖测量可以检测到由于睡前胰岛素过量导致的夜间低血糖。同样，餐后 2h 进行血糖监测可以评估餐前胰岛素剂量是否足够。患者在驾驶汽车之前应检查其血糖水平，尤其是他们难以感知低血糖症状时，因为驾驶过程中的低血糖（因此会导致神经系统损害）对于患者和其他人来说都是非常危险的。患者还应在血糖可能快速变化的时候（如运动后或出现低血糖症状时）考虑进行 SMBG。

SMBG 提供的信息适用于指导治疗时才有价值。每次测量时，都鼓励患者使用日志记录血糖值、一天中测量的时间以及与食物摄入的时间关系。从 SMBG 获得的数据应以两种方式使用：可变的胰岛素剂量范围和模式管理。可变的胰岛素剂量范围是指根据当前的血糖水平指导患者进行餐前胰岛素剂量适当调整的算法（在题为“强化胰岛素治疗的实施”一节中讨论）。模式管理描述了两步过程：使用数天记录的葡萄糖曲线来识别血糖模式，然后根据这些模式以前瞻性的方式调整未来几日的每日胰岛素治疗方案。因此，可变的胰岛素剂量范围和模式管理都是患者教育的基本组成部分。

鉴于血糖数据的重要价值，认识到自我监测过程中固有的潜在问题很重要。为确保仪器功能正常，应通过实验室参考标准对血糖仪进行校准。应在诊所定期检查患者对仪表和自我监测技术的使用情况。测试试纸处理不当会导致其功能缺陷和血糖结果不准确。最后，一些患者因使用指尖采血感到刺痛，因此不愿意按照建议的频率进行血糖监测。

为了回应患者对指尖采血相关疼痛的担忧，最近已经引入了替代部位的血糖仪。通过从其他部位（如前臂）采样，这些设备可以提供准确的血糖测量结果，同时比指血检测产生的疼痛感小 [24]。然而应值得注意的是，在血糖浓度快速变化时（如饭后或运动后），替代部位检测可能无法提供准确的结果 [25, 26]。因此，建议在这些情况下进行传统的指血检测。

由于血糖浓度是动态变化和不断波动的，因此显而易见，即使是频繁的 SMBG，其提供的数据也有限，可能无法真正代表个体的血糖波动。在这种情况下，最近的一个重要发展就是连续血糖监测（CGM）设备。这项技术利用组织间液中的葡萄糖来反映血糖水平 [27]。CGM 系统通常由患者佩戴的寻呼机大小的监控仪组成，该监控仪接收来自皮下传感器的电信号，此传感器可以连续测量组织间液中的葡萄糖浓度 [28]。使用此输入方式，监控仪每 5min 测定一次血糖浓度，可将其下载到计算机上，以图形的方式提供患者在监测期间内的血糖图谱 [29]（图 44-5）。在监测期间（通常为 3 天）患者应保持记录膳食、胰岛素剂量、体力活动和低血糖症状的日志，以便对监测的血糖数据进行有意义的解释。较早的 CGM 系统仅产生回顾性葡萄糖数据，而当前的设备能够为患者实时记录其血糖绝对值和血糖水平相对趋势。这些设备还具有报警功能，可以提醒患者注意低血糖或高血糖，从而促使患者采取适当的纠正措施。此外，有技术可将 CGM 系统与胰岛素泵结合使用，但应当注意这些系统目前需要患者主动输入（因为胰岛素泵不受 CGM 设备控制）[30]。在这方面，应该认识到三点：① CGM 系统需要使用 SMBG 数值进行校准；②这些设备测量葡萄糖的准确性曾被质疑 [31]；③仍推荐使用 SMBG 数值指导治疗决策 [17, 32]。因此，美国糖尿病协会目前建议在某些 1 型糖尿病患者中，特别是那些缺乏低血糖意识的患者，将 CGM 作为 SMBG 的补充工具 [17]。建议使用 CGM 的另一原因是 CGM 的最初使用经验表明，无法识别的夜间低血糖发生率较预期高 [33, 34]。除此以外，此后的一些研究表明，使用 CGM 系统（特别是实时设备）与低血糖的总时间减少有关 [32, 35–37]。此外，已经开发了具有阈值暂停功能的传感器增强型胰岛素泵，当血糖处于设定的阈值之下，通过中断输送胰岛素来降低低血糖的风险，并且已证明该疗法可以降低夜间低血糖和中 / 重度低血糖的风险 [38, 39]。一些研究（但并非全部）显示 CGM 可改善 HbA1c [32, 40–42]，但最新的系

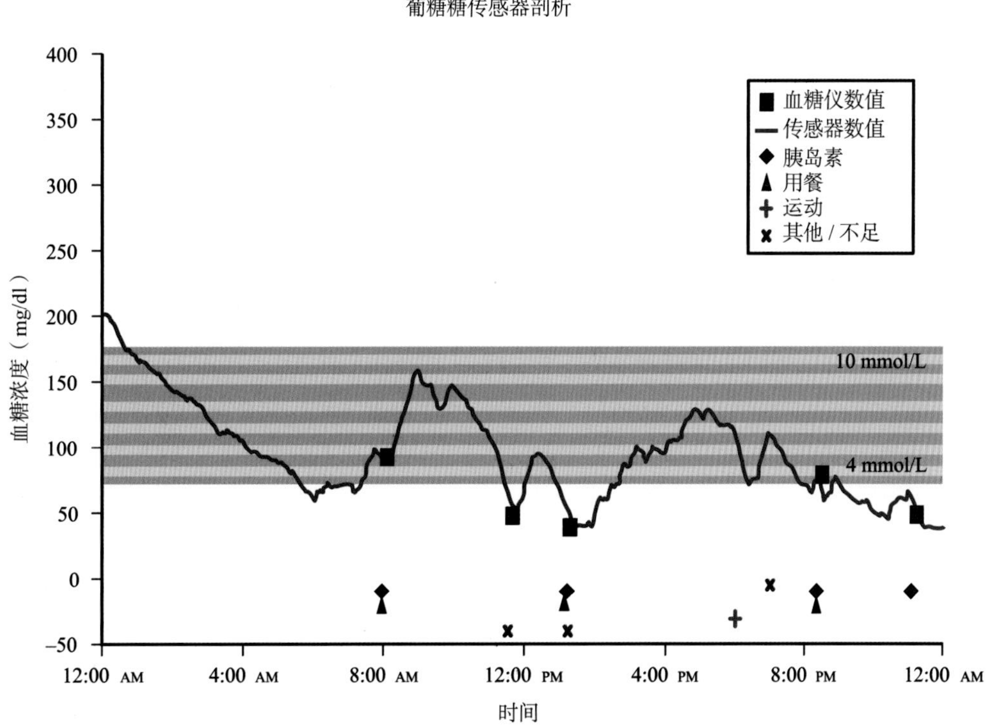

▲ **图 44-5 连续葡萄糖监测系统的图形输出示例**

引自 Cheyne E，Kerr D. Making “sense” of diabetes：Using a continuous glucose sensor in clinical practice. Diabetes Metab Res Rev 2002；18（Suppl 1）：S45.

统综述和 Meta 分析发现，实时 CGM 比单纯 SMBG 可使 HbA1c 进一步获益，并且与通过 SMBG 进行每天多次胰岛素注射治疗相比，传感器增强型胰岛素泵治疗后血糖控制更为理想[43]。尽管这种快速发展的技术仍然存在一些挑战（包括在进一步的临床研究中获得更广泛的证据基础），但在不久的将来，CGM 作为一种有价值的工具在 1 型糖尿病管理中的作用可能会提升。

2. **长期血糖控制的测量** 葡萄糖可以通过不可逆的非酶过程附着在血液中的蛋白质上，从而导致糖基化蛋白质的形成[44]。由于该过程是不可逆的，因此葡萄糖会一直附着于蛋白质上，直到后者被代谢。糖基化程度是血糖浓度随时间变化的积分函数。因此，糖基化蛋白的测量提供了一种估计慢性血糖浓度的方法，该浓度与蛋白质的半衰期有关。

红细胞可自由渗透葡萄糖。在循环中，葡萄糖不可逆地附着在红细胞中的血红蛋白上，导致糖化血红蛋白形成，称为血红蛋白 A1a、A1b 和 A1c。血红蛋白 A1c（也称为 HbA1c，糖血红蛋白或糖基化血红蛋白）测量已成为衡量慢性血糖控制应用最广泛的方法。具体来说，糖化血红蛋白占血红蛋白分子总数的比例反映了最近 2～3 个月的平均血糖浓度[45]。因此，建议每 3 个月定期测量 HbA1c，来确定总体血糖控制情况及评估治疗方案的充分性。例如，显著升高的 HbA1c 值与血糖控制欠佳相符，这表明需要改变治疗方案。从患者 SMBG 记录中分析每日的血糖模式，可以指导具体方案的更改。

糖化血红蛋白测定有许多不同类型的方法[46]。一些分析报告 HbA1c 占总血红蛋白的百分比，而其他方法则测量总糖化血红蛋白。因此，检测的非标准化导致实验室之间 HbA1c 测量相对复杂。美国国家糖化血红蛋白标准化计划始于 1996 年，旨在将实验室 HbA1c 分析标准化为 DCCT 参考方法[47]。最近，国际临床化学联合会研制出 HbA1c 分析的参考方法，并以 mmol/mol 为单位报告 HbA1c[48, 49]。

DCCT 提供了 HbA1c 水平与平均血糖浓度之间的对应关系（图 44-6）[50]。此后，利用 CGM 数据对这两者关系进行了研究[51]。在临床实践中，某些情况下测得的 HbA1c 值可能与根据患者毛细血管血糖记录预期的水平不一致。这种差异可能是由于

SMBG 记录不能反映一天中未监测的时间段内的血糖波动。或者可能是患者伪造了 SMBG 记录。

在某些临床情况下，另一种可能性是 HbA1c 测量可能不准确。例如，红细胞的快速转换导致年轻的红细胞比例过高，这些红细胞暴露在周围血糖水平下的时间短于其他红细胞。因此在这种情况下，HbA1c 水平趋于降低[52]。妊娠期和溶血性贫血以红细胞快速转换为特征，从而降低 HbA1c 水平。类似的，血红蛋白病（如地中海贫血和镰状细胞病）由于异常血红蛋白分子的糖化倾向降低，HbA1c 浓度可能降低。相反，根据所用的分析方法，在存在血红蛋白 F、尿毒症中形成的氨基甲酰化血红蛋白或与乙醛结合血红蛋白（见于酗酒）时，HbA1c 值可能会错误地升高[53]。

在测量的 HbA1c 可能不可靠的情况下，估计血糖控制的另一种方法是测量糖化血清蛋白或白蛋白。通过这种方法测定的糖化蛋白质称作果糖胺[54]。鉴于白蛋白的半衰期为 14～21 天，血清果糖胺的测定反映了 2～3 周内的平均血糖浓度。通常，血清果糖胺值与 HbA1c 测量值存在很好的相关性[55]。但是，在测量果糖胺时应关注某些注意事项。首先，果糖胺值会受到血清蛋白合成或清除条件改变的影响。事实上，是否需要用血清蛋白或白蛋白浓度校正果糖胺测定值仍存在争议。其次，受试者血清果糖胺水平的变异性高于 HbA1c 测量结果[56]。最后，与 HbA1c 不同，果糖胺尚未显示出与糖尿病并发症风险相关。

（二）酮体测定

尿液或血液中检测到酮体可能提示 1 型糖尿病患者即将发生或已发生酮症酸中毒。因此，患者应在以下情况下检查酮体：①血糖浓度持续升高；②在急性疾病或应激时；③当患者出现与酮症酸中毒相符合的症状，如恶心、呕吐和腹部疼痛[57]。传统上，患者使用尿液试纸来测试尿酮体。但是近年来，已开发出可以测量毛细管血中 β- 羟基丁酸（酮体型成过程中最普遍的中间分子）的家用监护仪[58]。血酮体检测避免了传统尿酮体检测的某些局限性，例如假阳性读数、无法检测到 β- 羟基丁酸（尿试纸测量不同的酮体）、患者不愿进行尿液检查。迄今为止的研究显示，家用毛细管血酮测定在酮症检测中似乎比尿检更为灵敏[59, 60]。血酮体监测的应用

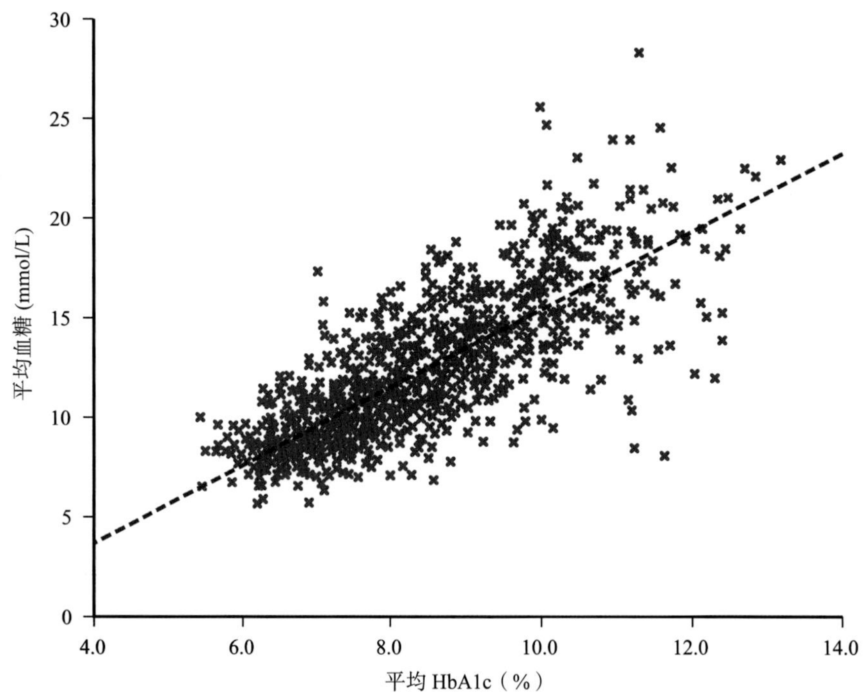

▲ 图 44-6　糖尿病对照与并发症试验（DCCT）中平均血糖与平均 HbA1c 的关系（*n*=1429；*r*=0.82）

引自 Roblfing CL，Wiedmeyer HM，Little RR，et al. Defining the relationship between plasma glucose and HbA1c：Analysis of glucose profiles and HbA1c in the Diabetes Control and Complication Trial. Diabetes Care 2002；25（2）：276.

在未来有望增加。在临床实践中，建议在尿液检查的基础上进行血清酮体测定。

（三）并发症监测

对 1 型糖尿病患者进行持续管理过程中必不可少的部分是监测并发症和合并症，如下所示。

1. 视网膜病变　在诊断为 1 型糖尿病的 5 年内，应进行初步的散瞳和全面眼科检查，此后至少每年进行一次[17]。

2. 肾病　病程≥ 5 年的 1 型糖尿病患者应进行年度筛查，以检查是否存在微量白蛋白尿[17]。首选的筛查方法是测定患者随机尿液中白蛋白与肌酐的比值[61]。

3. 神经病变和足部护理　应每年进行一次全面的足部检查[17]。此检查包括用 10g Semmes-Weinstein 单丝测试感觉，通过音叉测试振动觉，评估浅表疼痛感觉，触诊和视觉检查。在筛查神经病变时，浅表疼痛感测试、单丝检查和振动测试均显示出相似的操作特性，可以互换使用[62]。

4. 心血管疾病　建议定期评估心血管危险因素。每次糖尿病门诊都应测量血压。每年检测血脂谱。对具有典型或非典型心脏症状、静息心电图异常、有外周或脑血管疾病病史、有久坐不动的生活方式、年龄超过 35 岁并计划开始剧烈运动者，可以考虑进行运动负荷试验检查。

5. 其他　需要定期检查的其他潜在相关问题，包括勃起功能障碍、抑郁症和甲状腺疾病。

四、胰岛素治疗

（一）胰岛素替代原则

1 型糖尿病胰岛素替代策略理想的目标是模拟胰腺正常的生理性胰岛素分泌[6]。因此，为了理解当前胰岛素替代方案设计的基本原理，有必要了解内源性胰岛素的基本结构和生化特性（图 44-7）。本书第 31 章和第 32 章详细讨论了这一主题，在此简述。

营养摄入和能量消耗决定葡萄糖稳态，为响应这一生理需求，胰腺 B 细胞分泌内源性胰岛素至门静脉系统。尽管这些决定因素波动很大，但健康人能够将全天血糖浓度维持在 3.5～7.0mmol/L 的狭窄范围内（图 44-8）[63]。这种正常的葡萄糖稳态需要严格调节胰岛素分泌，它由基础分泌率和摄入混合餐后显著增加的分泌量两部分组成。基础量约占胰腺 24h 胰岛素输出总量的 40%，分泌速率约为 1μ/h，可以在吸收后（空腹）状态下，例如两餐之间和夜间，抑制肝脏葡萄糖的生成和脂肪细胞的脂肪分解[64]。相反，摄入混合餐、膳食促泌剂（如葡萄糖、氨基酸）和胃肠激素（如胰高血糖素样肽 1）可刺激胰岛素强劲脉冲式分泌，最高可达基础速率的 5 倍。这些脉冲通过抑制肝脏葡萄糖的产生和增加外周葡萄糖的摄取来调节餐后血糖。胰岛素分泌也受到能量消耗的影响。例如，进行适度运动后，胰岛素分泌会迅速减少，以预防低血糖[65]。相反，进行剧烈运动时，儿茶酚胺介导

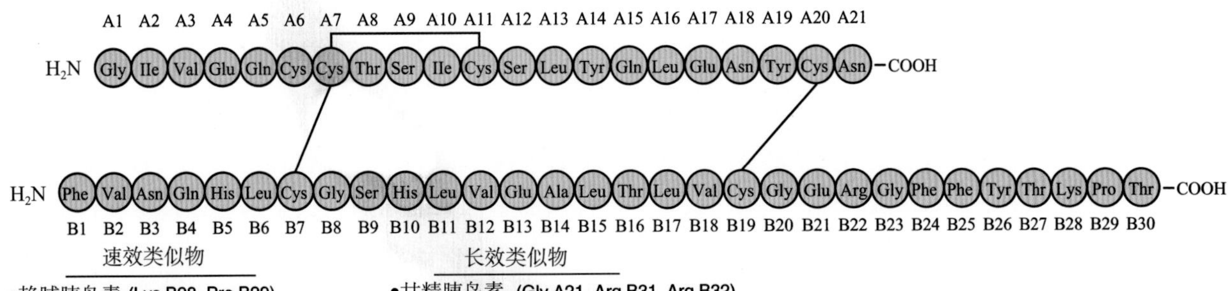

▲ 图 44-7　人胰岛素的氨基酸序列和结构

A 链和 B 链通过两个二硫键连接。在 A 链中存在第三个二硫键［改编自 Cheng AY，Zinman B：Insulin analogues and the treatment of diabetes. In Raz I，Skyler JS，Shafrir E（eds）：Diabetes：from research to diagnosis and treatment. London：Martin Dunitz Ltd；2002，pp. 331-346.］

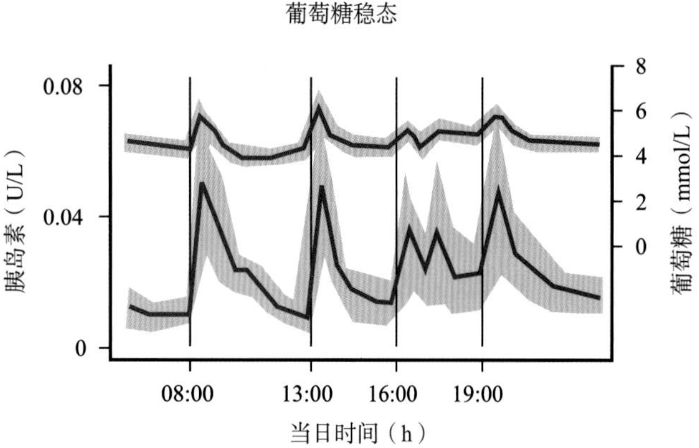

▲ **图 44-8　健康个体（*N*=12）中 24h 血浆葡萄糖和胰岛素图谱（以 95% CI 的平均值显示）**

引自 Owens DR，Zinman B，Bolli GB. Insulins today and beyond. Lancet 2001；358：739.

的高血糖可能会发生，导致运动后胰岛素分泌增加[66]。因此，健康个体需要将营养利用和能量消耗的多个信号进行复杂整合后，才能实现胰岛素分泌与血浆葡萄糖浓度的紧密配合（图 44-8）。

在为 1 型糖尿病患者提供胰岛素替代治疗时，当前的任务是重建这种复杂的生理机制。1 型糖尿病的胰岛素替代策略旨在如实地模拟非糖尿病个体的基础分泌和结合饮食变化的适当分泌。通常，治疗方案的一种成分用作基础胰岛素（即模拟两餐之间、夜间和空腹状态下胰腺的基础胰岛素分泌），而另一种成分被视为餐时胰岛素（即模拟正常的餐时胰岛素激增）。在这种情况下，设计治疗方案时要考虑的重要因素包括用于基础和覆盖餐时的胰岛素类型和给药方法。

（二）胰岛素制剂

在 1922 年开始采用胰岛素治疗后的最初 60 年，仅有的市售制剂来自从牛或猪胰腺提取物中获取的动物胰岛素。猪和牛胰岛素制剂与人胰岛素的区别分别是 1 个氨基酸和 3 个氨基酸。但是，动物胰岛素的使用总是面临一些问题的困扰，其中包括潜在的供应限制，纯化不完全，以及诱导抗胰岛素抗体型成的倾向（这可能会影响外源性动物胰岛素的活性和吸收，并导致不可预测的药效学，但这种关系存在争议）。当 20 世纪 80 年代引入重组人胰岛素后，这些问题都迎刃而解[67]。胰岛素类似物因其具有的分子修饰赋予了它良好的药代动力学特征。在过去的 30 年中，随着胰岛素类似物的引入，胰岛素制剂取得了进一步的进展。重组人胰岛素和更新的胰岛素类似物是目前治疗 1 型糖尿病的主要制剂。

在选择治疗方案中使用的胰岛素类型时，需要考量的最重要参数是给定的胰岛素制剂的起效时间、峰值时间和作用时间（表 44-2）。市售的人胰岛素和类似物包括速效、短效、中效和长效制剂。它的药代动力学特性决定将其用作餐时胰岛素或基础胰岛素。具体而言，速效和短效制剂可用作餐时（或大剂量）胰岛素；中效和长效制剂则提供基础胰岛素。

1. **人胰岛素**　人胰岛素是第一种使用重组 DNA 技术进行商业化生产的药物。当前可用的人胰岛素包括短效、中效和长效制剂。每种制剂各有优缺点，我们将分别讨论。

2. **短效人胰岛素：普通胰岛素**　普通重组人胰岛素与内源性胰岛素多肽相同。然而，在溶液中，普通胰岛素倾向于自我结合，首先形成二聚体，然后形成六聚体。皮下注射后，六聚体胰岛素分子的吸收被延迟，等待解离为单体和二聚体，这些单体和二聚体可以从皮下组织迅速扩散到全身循环中[69]。这种缓慢吸收具有重要的药代动力学意义，会导致三个方面的作用：①体内生物学效应的发生适度延迟（注射后 30～60min）；②峰值效应出现相对较晚（注射后 2～4h）；③作用时间延长（6～8h）（表 44-2）[70]。显然，这种药代动力学特征与无糖尿病个体进食混合餐后出现快速而短暂的内源性胰岛素反应完全不同。因此，尽管过去曾广泛使用普通胰岛素，但自从引入速效类似物后，其作为餐时胰岛素的作用已经下降。

3. **中效人胰岛素：中性鱼精蛋白锌胰岛素和慢胰岛素锌悬液**　中效人胰岛素的发展反映了对外源性胰岛素制剂的需求，该制剂可以模拟在没有糖尿病的个体中观察到的基础胰岛素分泌。开发这些胰岛素的基本原理是，通过操纵其悬浮液可以显著降低皮下组织吸收外源性胰岛素的速率。中性鱼精蛋白锌胰岛素（neutral protamine hagedorn，NPH）于 1946 年首次推出，是一种与鱼精蛋白和锌复合的胰岛素悬浮液[71]。NPH 很难从皮下组织

表 44-2 皮下注射后人胰岛素和胰岛素类似物的近似药代动力学特性

胰岛素制剂	起效时间	峰值时间	作用时间
餐时胰岛素			
赖脯胰岛素	10～15min	1～1.5h	3～5h
门冬胰岛素	10～15min	1～2h	3～5h
谷赖胰岛素	10～15min	1～2h	3～5h
普通胰岛素	30～60min	2～4h	6～8h
基础胰岛素			
NPH	2.5～3h	5～7h	13～16h
慢胰岛素锌悬液	2.5～3h	7～12h	最多 18h
特慢胰岛素锌悬液	3～4h	8～10h	最多 20h
地特胰岛素	2～3h	6～8h	约 24h
甘精胰岛素	2～3h	无峰值	约 24h
德谷胰岛素	—	无峰值	＞ 42h

NPH. 中性鱼精蛋白锌胰岛素

吸收，导致其起效时间延迟（2.5～3h），峰值效应出现较晚（5～7h），并延长了作用时间（13～16h）（表 44-2）[70]。第二种中效胰岛素制剂是慢胰岛素锌悬液，它是胰岛素与锌和乙酸盐的结晶悬浮液。它具有类似于 NPH 的药代动力学特征，但峰值出现时间较晚，作用时间更长。

中效胰岛素在患者个体内和患者之间均表现出皮下吸收的显著差异，从而导致血糖波动[72]。实际上，中效胰岛素的吸收变异性可能占血糖浓度每日变化的 80%[73]。导致 NPH 和慢胰岛素锌悬液具有不可预测性的其他因素是药代动力学的剂量依赖性变化，以及与患者在皮下注射前重悬这些胰岛素制剂相关的实际差异。

考虑到其潜在的药代动力学特征（作用时间为 13～18h）和临床作用的变异性，中效胰岛素通常不能提供足够的基础胰岛素覆盖。为了提高其作为基础胰岛素的效用，至少 20% 的 1 型糖尿病患者每天分 2 次使用中效胰岛素制剂[74]。此外，与没有糖尿病的个体中观察到的基础胰岛素分泌相对无峰值的情况有明显差异的是，这些中效胰岛素具有峰值，其作为基础胰岛素应用是不可取的。

4. 长效人胰岛素：特慢胰岛素锌悬液　特慢胰岛素锌悬液（Ultralente），是提供适当基础胰岛素覆盖率的另一种尝试。它在注射后 3～4h 起效，8～10h 达到峰值，作用持续时间长达 20h[70]。在临床上它的作用类似于中效胰岛素，但是吸收的变异性可能更大。因此，鉴于有中效胰岛素制剂和新的长效类似物可用，其临床应用受到限制。

5. 胰岛素类似物　人胰岛素制剂的药代动力学缺陷有效推动了胰岛素类似物的开发。通过对胰岛素分子的特定修饰（图 44-7），研究人员设计了具有定制药代动力学特征的类似物，以实现更好的餐时或基础覆盖。当前可用的类似物包括速效和长效制剂。

(1) 速效类似物：赖脯胰岛素、门冬胰岛素和谷赖胰岛素。由于普通胰岛素的自我结合和延迟吸收的趋势损害了其模拟正常餐后胰岛素激增的有效性，因此吸收性更强的类似物可能提供更佳的餐时胰岛素。在这种情况下，人们曾感兴趣地注意到，人胰岛素样生长因子 -1（IGF-1）尽管与胰岛素具有显著同源性，但其形成多聚体的趋势有所降低。鉴定 IGF-1 和胰岛素之间的显著结构差异导致了第一个商业化的胰岛素类似物赖脯胰岛素的开发[75]。除了正常胰岛素 B 链的第 28 和 29 个氨基酸残基(分别是脯氨酸和赖脯氨酸）反转以外，赖脯胰岛素与人胰岛素相同（图44-7）。B链羧基端的构象变化在参与二聚反应的界面上引入了空间位阻。因此，与普通人胰岛素相比，赖脯胰岛素的二聚体型成减少了300倍[76]。需要着重注意的是，除了自身聚集减少以外，赖脯胰岛素还具有与普通胰岛素相似的生物学活性，两者与胰岛素受体的亲和力相当，降糖效力相当[75]。因此，赖脯胰岛素在临床上的作用类似于人胰岛素单体。它在10～15min内迅速吸收，在60～90min内达到峰值效应，作用时间为3～5h（表44-2）[77]。凭借这种药代动力学特征，赖脯胰岛素比其他任何外源性餐时胰岛素都能更好地模拟碳水化合物摄入后正常的餐时胰岛素反应。

第二个速效类似物是门冬胰岛素，通过用门冬氨酸替换B链第28位的脯氨酸残基来实现。门冬氨酸残基的负电荷会引起与其他带负电荷的氨基酸排斥，从而导致门冬胰岛素单体的自我结合减少[78]。因此，门冬胰岛素的药代动力学特征与赖脯胰岛素相似，也非常适合用作餐时胰岛素[79]。最后，最近推出的第三种速效胰岛素类似物是胰岛素谷胱甘肽，其中人胰岛素B3位的天冬酰胺残基被赖氨酸取代，而B29位的赖氨酸已被谷氨酸取代[80]。

鉴于它们的药代动力学特征，速效胰岛素类似物比普通人胰岛素具有明显的优势。因为患者可以在餐前立即注射这些类似物（而不是在餐前30min注射，这通常在注射普通胰岛素时推荐），所以他们的使用与进餐时间更加灵活、更容易应用碳水化合物估算技术（请参考“营养”一节）以及改善生活质量有关[81]。与普通胰岛素相比，赖脯胰岛素和门冬胰岛素均可改善餐后血糖控制，餐后和夜间低血糖发生减少[82-84]。尽管速效胰岛素类似物具有这些优点，但与普通胰岛素相比，在胰岛素强化治疗中两者与HbA1c的实质改善并没有统一的关联性[81]。这种明显的差异可能反映了相关研究中使用的基础胰岛素提供的吸收后覆盖率不理想。具体而言，速效类似物作用时间较短，更容易暴露两餐之间的基础胰岛素覆盖不足，而当普通胰岛素用于餐时，其作用时间较长，可能掩盖了基础胰岛素不足。然而，即使在没有HbA1c持续获益的情况下，使用速效类似物可改善餐后血糖和减少低血糖，两者均表明血糖波动总体减少，因此速效类似物可以更好地控制血糖。目前正在开发具有更快速吸收特性的餐时胰岛素制剂。

(2) 长效类似物：甘精胰岛素、地特胰岛素和德谷胰岛素。理想的基础胰岛素应具有24h无峰值的时间作用曲线。开发长效类似物的尝试主要集中于实现皮下注射后吸收缓慢、长时间吸收的方法上。甘精胰岛素是第一个商业化的长效类似物，于2001年引入美国市场。与人胰岛素相比，它具有两个修饰，即B链的羧基端添加2个精氨酸；甘氨酸残基取代了A21位置的对酸敏感的天冬酰胺[85]。这些转变使甘精胰岛素的等电点向中性转移，因此该类似物可以完全溶于pH为4.0的酸性注射液中，但在皮下组织的中性生理pH条件下不易溶解。注射入皮下组织后，酸性注射液被中和，导致甘精胰岛素微沉淀[86]。甘精胰岛素随后从皮下微沉淀缓慢吸收到全身循环中，导致其血清浓度平稳并逐渐升高。因此，甘精胰岛素的药代动力学表现为注射后2～3h起效，相对无峰值，作用时间持续24h（表44-2）[87]。此外，与NPH或慢胰岛素锌悬液相比，甘精胰岛素吸收的变异性较小[88, 89]。而且，其体内降糖效果与人胰岛素相当。临床试验证据进一步表明，与NPH作为强化治疗的基础胰岛素相比，甘精胰岛素可降低空腹血糖，减少低血糖发作（包括夜间低血糖）[90-92]，改善HbA1c[93]。

必须关注与甘精胰岛素酸性注射液有关的某些警告。首先，甘精胰岛素不能与其他胰岛素制剂在同一注射器中混合使用，必须单独注射使用。其次，患者诉偶尔会出现甘精胰岛素注射部位疼痛，这可能与其酸性载体有关。

第二个长效胰岛素类似物是地特胰岛素，它的设计反映了实现长效基础覆盖的另一种方法。地特胰岛素的化学结构是去除B30氨基酸，十四碳脂肪酸酰化为B29氨基酸[94]。这种修饰使得白蛋白和添加的脂肪酸之间可逆结合。注射后，游离和结合的地特胰岛素之间形成平衡，其中98%的类似物与白蛋白结合。因为只有游离的类似物与胰岛素受体结合，所以与循环中白蛋白结合的类似物会持续释放，从而延长了地特胰岛素的作用时间[95]。地特胰岛素的时间－作用曲线特征为注射后6～8h达到峰值，作用时间延长至 24h（表 44-2）[95]。与 NPH 相比，临床上将地特胰岛素作为强化降糖方案中的基础胰岛素可显著减少低血糖风险[72]。此外，与 NPH 相比，地特胰岛素可以更好地预测血糖控制情况，受试者体内的血糖变异明显减少[96, 97]。而且，与 NPH 不同，它的药代动力学特征在成人、青少年和儿童中是一致的[98]。有趣的是，这种胰岛素制剂似乎与体重增加较少有关，这种现象不显著但又很一致，其机制尚不确定[99]。

德谷胰岛素是新一代的超长效基础胰岛素，旨在提供平稳、无峰的药代动力学特征，并具有超过 40h 的持续作用时间[100, 101]。其结构保留了人胰岛素的氨基酸序列，但 B30 位的苏氨酸缺失，通过谷氨酸连接剂在胰岛素 B 链的 B29 位增加了一个脂肪酸侧链与赖氨酸相连。在溶液中，德谷胰岛素以二六聚体状态存在。皮下注射后，制剂中的添加剂会分散（主要是苯酚），并且德谷胰岛素二六聚体自我结合形成大的多六聚体。由此产生的贮存库缓慢、持续地释放德谷胰岛素单体，该单体吸收至循环中，从而形成超长的作用时间。在临床研究中，德谷胰岛素可有效降低血糖，减少低血糖发生率，尤其是夜间低血糖[100–102]。在接受胰岛素强化治疗的 1 型糖尿病患者中，德谷胰岛素对血糖控制与甘精胰岛素相似，但夜间低血糖的风险降低[103, 104]。德谷胰岛素最近已在世界上某些地区（如欧洲和日本）投入商业使用。

（三）胰岛素强化治疗方案

DCCT 清楚地表明，胰岛素强化治疗可以降低 HbA1c 浓度，并降低 1 型糖尿病患者发生微血管并发症的风险。因此，目前推荐在所有 1 型糖尿病患者中均使用胰岛素强化治疗。胰岛素强化治疗有两种方案，即每天多次注射胰岛素，或者连续皮下注射胰岛素。这两种方案都试图通过提供适当的餐时和基础胰岛素以模仿生理性胰岛素分泌。最终，胰岛素治疗方案的选择通常取决于患者个人因素，包括生活方式、财务状况和个人偏好。

1. 每日多次注射方案　每日多次注射（MDI）方案指每天至少注射 4 次胰岛素，包括每餐前注射餐时胰岛素，以及每天至少 1 次注射基础胰岛素（通常在睡前）。如果需要，可以在早餐时或午餐前添加第二次基础胰岛素注射。餐时胰岛素选择速效类似物（赖脯胰岛素、门冬胰岛素、谷赖胰岛素）。与普通胰岛素相比，在 MDI 治疗中使用速效类似物可改善餐后血糖，降低低血糖发生率并改善生活质量[81]。另一方面，尽管有一些研究显示与普通胰岛素相比，在 MDI 中使用速效类似物可显著降低 HbA1c，但其他研究并未显示两者总体血糖控制有明显差异[81]。但是，如前所述，这种现象可能反映了相关研究中基础胰岛素替代不足的问题。此外，与普通胰岛素相比，尽管两者 HbA1c 相似，但在 MDI 治疗中使用速效类似物可减少餐后血糖偏移和低血糖，血糖总体波动性降低（因此血糖控制更佳）。

过去，MDI 中的基础胰岛素替代通常包括睡前注射 NPH、慢胰岛素锌悬液或特慢胰岛素锌悬液。在使用速效类似物作为餐时胰岛素的 MDI 方案的临床研究中，所有这三种基础胰岛素在血糖控制和低血糖发生率方面均显示出相似的功效[74, 105]。然而，鉴于其药代动力学优势，长效类似物已成为 MDI 治疗中的基础胰岛素选择。比较甘精胰岛素和 NPH 分别作为 MDI 方案中的基础胰岛素的研究显示，甘精胰岛素与改善空腹血糖水平和降低低血糖发生率相关[82–90]。Meta 分析显示，与 NPH 相比，长效基础胰岛素类似物（甘精胰岛素和地特胰岛素）对 HbA1c 的影响很小但很显著，同时降低了 1 型糖尿病患者夜间低血糖和严重低血糖的风险[106]。此外，与 NPH、慢胰岛素锌悬液或特慢胰岛素锌悬液相比，使用甘精胰岛素时，早餐前第二次注射基础胰岛素的可能性明显减小。实际上，在使用赖脯胰岛素作为餐时胰岛素的 MDI 研究中，早餐、晚餐或睡前单次注射甘精胰岛素的血糖控制情况相似[107]。尽管有一项研究表明，与每天注射 4 次 NPH 相比，单次注射甘精胰岛素可降低 HbA1c 水平[108]，但在仅使用速效类似物作为餐时胰岛素的 MDI 方案中比较甘精胰岛素和 NPH 的研究很少。在使用门冬胰岛素作为餐时胰岛素的 MDI 方案中，与 NPH 相比，地特胰岛素还可以降低患者 HbA1c[109]。尽管评估使用速效类似物作为餐时胰岛素和长效类似物作为基础胰岛素的 MDI 方案疗效的大规模研究还在进行中，但预计该组合将提供迄今为止 MDI 方案中最具生理学意义的胰岛素替代物。

2. 连续皮下胰岛素输注　外部胰岛素输注泵最早于 20 世纪 70 年代末开发，为现代连续皮下胰岛素输注（continuous subcutaneous insulin infusion，CSII）治疗奠定了基础 [110]。使用 CSII 时，外部输液泵通过插入腹壁皮下组织的导管连续输注速效或短效胰岛素。该泵由患者预先编程，以特定速率连续输送胰岛素，以满足患者的基础胰岛素需求。对于进餐，患者在进食前使用泵输送一定剂量的胰岛素。快速作用的胰岛素类似物是 CSII 中的首选胰岛素，因为在这种情况下，与普通胰岛素相比，赖脯胰岛素和门冬胰岛素均可降低餐后血糖、HbA1c 浓度和低血糖发生率 [111-113]。

CSII 在便利性和灵活性方面优于 MDI 治疗。由于连续输注始终提供基础胰岛素，因此与 MDI 不同，CSII 的进餐时间是完全灵活的。在任何给定的时间，CSII 可以立即调整基础输注的速度 - 而 MDI 不具备此功能。而且，当前胰岛素泵具有多时段基础率设置功能，允许用户根据需要在一天的不同时间设置不同的基础胰岛素替代率。例如，可以对泵进行预编程，增加清晨胰岛素的基础输注速率，以应对患者清晨生理性生长激素分泌导致的高血糖（“黎明现象”）。此外，许多胰岛素泵都具有编程功能，便于碳水化合物计数和胰岛素校正的剂量选择。

CSII 的主要局限性在于与泵和必需供应品（如管路）相关的大量成本，耗材必须每 48～72h 更换 1 次。另一个缺点是导管插入部位有感染的风险。导管部位感染的发生率为 7.3～11.3 次 /100 人年 [23, 114]。这些感染通常很容易通过抗生素和改变插入部位治疗。在极少数情况下，可能会发生需要手术引流的皮下脓肿。最后，由于泵故障或导管破裂引起的基础胰岛素输送中断会迅速导致高血糖甚至酮症酸中毒，由于在 CSII 中仅使用速效或短效胰岛素，患者会迅速出现明显的胰岛素缺乏 [115]。

3. CSII 与 MDI 的临床疗效对比　在将 MDI 优化治疗与 CSII 进行比较的临床试验中发现，两种方案的血糖控制相似。一项较早的对比较 CSII 和 MDI 方案的试验进行的 Meta 分析显示，CSII 方案 HbA1c 获益 0.51%，但是该分析纳入的 12 项研究中除 1 项以外，其余均为较早的、使用不理想的非类似物的餐时胰岛素的研究 [116]。最近的一项 Meta 分析同样显示，在 1 型糖尿病患者中，CSII 较 MDI 具有较小的 HbA1c 获益，但这一结果很大程度上是由一项 MDI 方案中以 NPH 为基础胰岛素的研究所产生 [43]。此外，考虑到泵技术的改进和强化治疗的更多临床经验，目前这些研究的适用性尚不清楚。迄今为止，仅有少数成人研究将使用速效类似物的 CSII 和优化的 MDI 方案进行比较，其中除了两项研究外，其余研究均以 NPH 作为 MDI 治疗的基础胰岛素。结果表明，胰岛素泵治疗可使血糖控制略有改善，但低血糖发生无显著差异 [117-122]。对这三项以 NPH 为 MDI 治疗的基础胰岛素的研究进行汇总分析，结果显示 CSII 优于 MDI 的血糖控制可能与基线 HbA1c 相关，因此初始血糖控制最差的患者受益最大 [123, 124]。在一项为期 10 周的交叉设计的成人研究中，将 CSII 与餐时和基础胰岛素均为类似物（分别为门冬胰岛素和甘精胰岛素）的 MDI 进行比较，通过测量果糖胺和葡萄糖曲线下面积，表明胰岛素泵治疗与较低的血糖暴露相关 [121]。但是，一项为期 24 周的研究比较了 CSII 与由赖脯胰岛素和甘精胰岛素组成的 MDI，发现这些治疗在任何血糖指标上均没有显著差异 [122]。目前，我们迫切期待将 CSII 与优化的 MDI 方案（长效类似物作为基础胰岛素，速效类似物作为餐时胰岛素）进行比较的其他研究。

4. 胰岛素强化治疗的实施　我们可以通过多种方式来实施 MDI 或 CSII 胰岛素强化治疗。一般而言，起始剂量是通过使用算法来估算的，如图 44-9 中所示的方法。尽管大多数 1 型糖尿病患者最终每日总胰岛素（TDI）需求量为 0.6～0.7U/kg，但最初 TDI 的估算为 0.5U/kg。或者，对于已经接受胰岛素治疗的患者，TDI 只是当前所有胰岛素剂量的总和。在此类患者中实施 CSII 时，必须将 TDI 剂量减少 20%，以确定每天由泵提供的胰岛素总量。

基础胰岛素约占每日总剂量的 40%。使用 MDI 时，这种基础胰岛素最初是通过睡前一次性注射提供，但是吸收后的日间高血糖可能会导致早餐前需要注射第二次基础胰岛素。使用 CSII，每日基础胰岛素总量可通过 24h 连续输注来提供，基础速率通常为 0.6～1.2U/h。TDI 的其余 60% 以餐时胰岛素的形式提供，午餐所需的胰岛素通常少于早餐和晚餐。

例如，一个患者目前正在进行胰岛素非强化治疗，早餐和睡前注射 12U NPH，早餐和晚餐给予 6U 普通胰岛素。为了将该患者的胰岛素治疗转换为 MDI 强化方案，应按照图 44–9 中的算法。

- TDI：12+12+6+6=36，即每日胰岛素总量。
- 每日基础胰岛素剂量的估算：40%×36U= 14U
- 每日餐时胰岛素需求量的估算：60%×36U= 22U。可对餐前胰岛素进行划分，早餐前 35%×22U=8U，午餐前 30%×22U=6U，晚餐前 35%×22U=8U。理想情况下，这些餐前胰岛素应以速效类似物的形式在餐前皮下注射。

实际上，图 44–9 中胰岛素剂量的计算方法由患者根据以下三个考虑因素不断调整：①餐前毛细血管血糖浓度；②预期的碳水化合物摄入；③即将进行的体育锻炼。通过使用毛细血管监测确定餐前血糖水平，患者可以参考可变的胰岛素剂量范围来调整餐前胰岛素剂量（表 44–3）。使用这种方法，当血糖浓度高于指定范围时，将指导患者给予更高剂量的餐前胰岛素注射。剂量调整中的第二个考虑因素是预期的碳水化合物摄入量。通过估计即将进餐的碳水化合物的摄入量（这种做法被称为碳水化合物计数），患者可以相应地调整餐前胰岛素剂量。尽管大多数患者每进食 10～15g 碳水化合物需要额外 1U 胰岛素，但是在任何特定的患者中，必须确定进餐量与胰岛素的实际比值。最后，患者在调整胰岛素剂量时必须考虑即将进行的体育锻炼的影响。例如，采用 MDI 治疗时，根据个人对运动的血糖反应，可能需要适度减少运动前一餐的餐时胰岛素[125]。使用 CSII 的患者具有额外的灵活性，能够调整其基础胰岛素速率以适应运动。

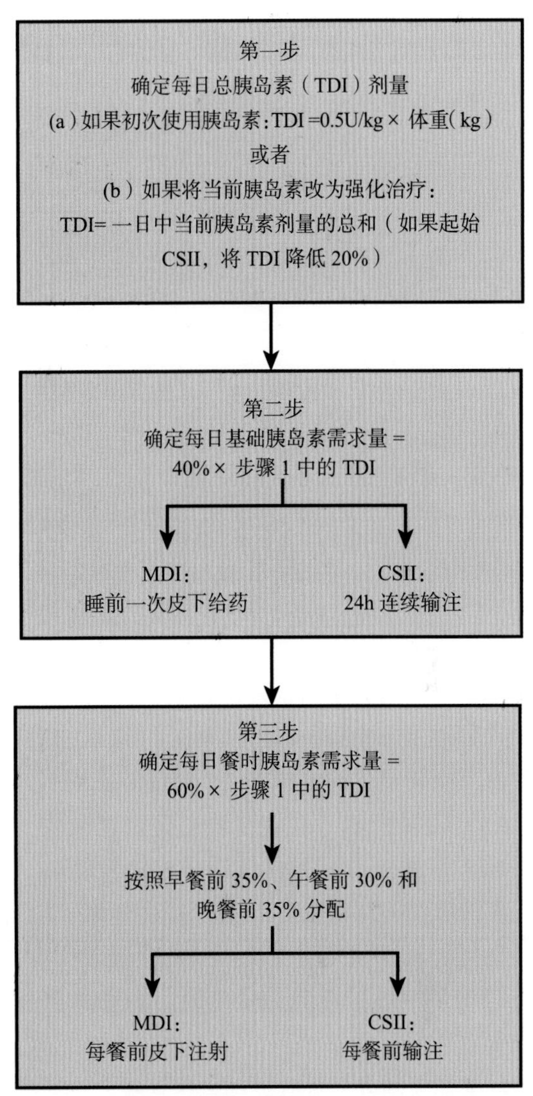

▲ 图 44–9　当使用每日多次注射（MDI）或连续皮下胰岛素输注（CSII）进行胰岛素强化治疗时，可采用一种算法确定初始胰岛素剂量

改编自 Shah BR，Zinman B. Insulin regimens for type 1 diabetes. In Sperling MA（ed.）：Contemporary endocrinology：type 1 diabetes：etiology and treatment. Totowa，NJ：Humana Press；2003，p. 205.

（四）胰岛素输注

1. *皮下注射胰岛素*　MDI 和 CSII 治疗都是将胰岛素输送至皮下脂肪组织中。在 CSII 中，胰岛素是通过针头或皮下的硅橡胶注射器输送。为了减少感染的风险，每隔 48～72h 更换 1 次针头及其注射部位。在 MDI 中，胰岛素的首选给药方法是使用带可填充药筒的胰岛素笔或一次性注射笔。胰岛素注射器的使用早已过时。

皮下注射胰岛素的诸多方面均会影响药物吸收，从而影响其临床疗效。一个关键因素是胰岛素注射部位。胰岛素的吸收与注射部位的皮下脂肪厚度成反比[126]。因此，胰岛素在腹壁皮下脂肪中的吸收速度最快，这是注射的首选部位，而在皮下脂肪较多的其他部位（如上臂、大腿前部和臀部）吸

表 44-3　可变的胰岛素剂量范围

血糖 (BG) (mg/dl)	餐时胰岛素单位		
	早餐	午餐	晚餐
＜90	–2	–2	–2
目标 BG 90～130	x	y	z
131～180	+2	+2	+2
181～230	+4	+4	+4
231～280	+6	+6	+6
281～330	+8	+8	+8
＞330	+10	+10	+10

可变的胰岛素剂量范围示例，根据餐前葡萄糖水平指导餐时胰岛素剂量调整。通过餐前血糖水平的指示，在早餐前、午餐前和晚餐前分别按照餐时胰岛素 x、y 和 z 单位的基线剂量进行相应调整（示例仅出于说明目的）
改编自 Leadership Sinai Centre for Diabetes，Mount Sinai Hospital，Toronto，Ontario，Canada.

收则较慢 [127]。另一个因素是注射深度，因为针头浅插入会导致皮内胰岛素吸收不良。相反，如果注射到皮下脂肪很少的瘦弱部位，则可能发生肌肉注射，这可能很痛苦并且会导致全身快速吸收。注射后，皮下血流改变可能会影响胰岛素吸收。例如，在四肢注射胰岛素后，涉及注射肢体的体育锻炼可以增加局部血流量并增强胰岛素吸收 [128]。其他可以增加吸收的因素包括皮肤温度升高和局部按摩 [129, 130]。

2. 胰岛素输注的替代途径　尽管我们已经尽了最大努力，但目前胰岛素制剂皮下注射通常无法如实模拟正常生理性胰岛素分泌。限制当前治疗方法成功的因素包括皮下注射后外源性胰岛素制剂的药代动力学，通过周围静脉系统对注射的胰岛素进行全身吸收（与正常胰腺分泌到门静脉系统相反），以及患者对复杂治疗方案的需求和不便感到不满。因此，长期以来人们一直在关注胰岛素输注的替代途径，可以考虑的选择包括经鼻、肺、口服，以及经皮和腹膜给药 [131]，但是迄今为止这些尝试通常只取得了有限的成功。

腹膜内胰岛素给药提供了一种可以模拟正常胰腺向门静脉系统分泌胰岛素的方法。事实上，与皮下注射胰岛素相比，腹膜内胰岛素输注可以重现正的门体系统胰岛素梯度，其起效更快，活性持续时间缩短 [132]。这些发现导致了植入式胰岛素泵的发展，即通过外科手术在腹部皮下组织植入圆盘状输注系统 [133]。泵储存器可保存 2～3 个月的胰岛素供应，并与自由移动的腹膜导管连接。患者可根据 SMBG 结果调整胰岛素的输注速度。患者使用外部编程器，该编程器将无线电波信号发送到泵的电子指令单元，以控制胰岛素的输注速率。迄今为止的研究表明，与皮下注射胰岛素相比，植入式胰岛素泵可获得相似的 HbA1c 水平，但严重低血糖发生率降低 [133, 134]。植入式泵的主要问题是可能会出现由于导管阻塞导致胰岛素输送不足。据估计，这种情况的发生率是 15 次 /100 人年 [135]。然而，未来腹膜内给药可能是胰岛素输注的一种选择。

利用其他途径进行胰岛素给药的尝试基本是不成功的。尽管过去吸入式胰岛素引起了极大的兴趣，但最近对输送系统和长期安全性的担忧已导致一些制造商退出该产品的开发。由于胰岛素多肽在胃肠道中的酶促降解和吸收不良（小于口服剂量的 1%），因此尚未证明口服胰岛素是可行的选择 [136]。解决这些问题的策略包括联合使用酶抑制药，并尝试通过使用脂质体和聚合物体系来改善口服胰岛素的化学稳定性 [131]。同样，鼻内胰岛素给药由于其生物利用度低且无法预测而受到阻碍，即使在鼻黏膜发生微小变化时其生物利用度也可能出现明显波动 [137]。最后，由于皮肤对大分子亲水性多肽（如胰岛素）的相对不渗透性，因此胰岛素

经皮给药未能成功 [131]。目前正在研究改善经皮给药的策略，包括离子导入、低频超声和药物载体的使用。

（五）胰岛素治疗的并发症

胰岛素治疗可以挽救 1 型糖尿病患者的生命。然而，胰岛素治疗出现的并发症可能会阻碍强化治疗的实施。

胰岛素强化治疗最严重和令人恐惧的并发症是低血糖（参见第 47 章）。在 DCCT 中，强化治疗组低血糖的风险比传统治疗组增高大约 3 倍 [138]。由于在 DCCT 时尚无胰岛素类似物，因此尚不清楚该发现是否反映了当前的实践。令人惊讶的是，尽管在 DCCT 中采用强化治疗的低血糖发生率很高，但在 EDIC 平均 18 年的随访研究中，研究参与者并未发现可检测到的长期认知功能下降的证据 [139]。然而，低血糖是可能限制实现最佳血糖控制的一个重要因素。低血糖通常反映碳水化合物摄入、体力活动和外源性胰岛素剂量之间的不平衡。此外，1 型糖尿病患者对低血糖的反调节反应不足 [140]。先前严重低血糖发作和生理上无法感知的伴随症状（无感知性低血糖）是与低血糖风险增加相关的其他因素。因此，在制定治疗目标时必须考虑患者的低血糖风险，最好通过放宽血糖控制目标来避免过度低血糖。同样，在对低血糖无感知的患者中，放宽血糖目标可作为患者对低血糖症状恢复生理意识的一种手段 [141]。具体而言，随着整体血糖水平升高，谨慎避免进一步低血糖，有助于患者恢复意识并改善不良的反调节作用。

体重增加是与胰岛素治疗有关的另一种不良反应。在 DCCT 中，接受强化治疗的患者在整个研究过程中比传统治疗组患者增重了 4.75kg[142]。这种结果既反映了胰岛素的合成代谢特性，又通过改善血糖控制观察到了糖尿减少。具体而言，对于血糖控制不佳的患者，采用胰岛素治疗消除糖尿将导致正向热量平衡和体重增加。此外，与胰岛素强化治疗有关的间歇性低血糖可导致饥饿和热量摄入增加。有关体重增加的担忧可能导致一些患者不愿进行强化治疗，应由医疗团队解决。

胰岛素强化治疗开始后血糖迅速改善，可能导致潜在的视网膜病变暂时性加重 [143]。具有增殖性视网膜病变且基线 HbA1c ＞ 10% 的患者发生此并发症的风险最高 [144]。在开始强化治疗时，应考虑对这些患者进行基础眼科评估和频繁的监测 [143]。此外，在这种情况下应谨慎地逐步降低 HbA1c。

胰岛素过敏反应很少见，尤其是因为人胰岛素的免疫原性远低于早期的动物胰岛素 [105]。大多数胰岛素过敏反应是注射部位的局部超敏反应。全身性过敏反应很少发生。我们已经针对胰岛素的局部和全身超敏反应制订了脱敏方案 [105]。

脂肪增生是指在反复注射胰岛素的部位发生局部肿胀。这种并发症与胰岛素的脂肪生成作用有关。不建议将胰岛素继续注射到脂肪增生的部位，因为胰岛素的吸收可能不稳定，这可能导致不可预测的血糖波动。脂肪萎缩反映了不同的病理生理学，其中对外源性胰岛素的免疫介导反应导致注射部位皮下组织萎缩 [145]。目前随着重组人胰岛素制剂和类似物的使用，胰岛素引起的脂肪萎缩问题很少发生。

（六）特殊情况下胰岛素治疗的调整

1 型糖尿病患者内源性胰岛素分泌缺乏，决定了在任何时候都绝对依赖外源性胰岛素以满足进食和基础代谢需求。因此，1 型糖尿病患者即使不进食仍然需要胰岛素治疗，以满足基础需求并避免糖尿病性酮症酸中毒。在特殊情况下（例如并发疾病时和手术期间），对这一原则的认识是对胰岛素治疗进行适当管理的基础。

1. *并发疾病*　与疾病相关的生理压力刺激了抑制胰岛素作用的反调节激素的释放。因此，在患病期间，患者有发生高血糖和糖尿病酮症的风险。在此期间，建议每 4h 定期监测血糖浓度。如果检测到高血糖，则需要补充胰岛素。相反，如果血糖水平较低，那么此时给予的胰岛素量应显著减少。如前所述，患者不得完全停止胰岛素治疗。反之，在这种情况下，建议患者饮用富含糖的液体，如果汁，以保持足够的碳水化合物和液体摄入。但是，如果患者无法忍受这种有限的摄入，则必须到医院进行静脉输液。

即使持续胰岛素治疗，由于反调节激素会拮抗胰岛素作用并促进生酮，因此 1 型糖尿病患者在患病期间仍有发生酮症酸中毒的风险。建议在这种时候使用家用毛细管血酮监测仪经常对血酮体水平进行测定。或者，如果在家中无法进行此类检查，则应进行传统的尿酮体监测（请参阅本章前面的“酮体测定”部分）。

2. 手术　1 型糖尿病患者围术期管理的目标是避免明显高血糖和低血糖。与疾病时期一样，外科手术既与促进高血糖的生理应激有关，也与可能导致低血糖的热量摄入减少有关（因为大多数外科手术是在患者空腹状态下进行的）。如前所述，管理原则包括需要持续进行胰岛素治疗和密切的代谢监测。通常情况下，主要的外科手术过程是通过静脉注射胰岛素治疗和频繁血糖监测来管理的。

五、营养

与普通人健康饮食习惯相关的营养建议也适用于 1 型糖尿病患者 [17]。1 型糖尿病患者的重要区别在于，饮食摄入必须与胰岛素治疗和体育锻炼相协调，以实现对血糖水平的调节。特别要注意膳食中碳水化合物的来源和数量。碳水化合物是影响餐后血糖波动并因此影响餐时胰岛素需求的主要膳食成分 [146]。这一概念导致了“碳水化合物计数”的实施。

碳水化合物计数是一种膳食计划方法，可指导患者在餐前估算饮食中的碳水化合物含量，并相应地调整餐时胰岛素剂量 [147]。大部分患者每摄入 10～15g 碳水化合物，则需要额外增加 1U 胰岛素，但该比例必须根据个人的食物偏好和生理反应来确定。因此，碳水化合物计数是患者教育不可或缺的组成部分，通常是患者在临床营养师的协助下发展的一项技能。尽管在发现胰岛素后不久就对碳水化合物计数的概念进行了描述 [148]，但它最近的复兴在一定程度上与其作为一种饮食干预措施被纳入 DCCT 强化治疗组有关。在 DCCT 中，应对血糖过高而调整食物和（或）胰岛素剂量的做法已成为一种与改善血糖相关的饮食行为 [149]。而且，碳水化合物计数在选择食物时展现了巨大的灵活性。或者，对于不愿根据饮食含量调整餐前胰岛素而使用固定胰岛素剂量的患者，建议保持碳水化合物摄入的一致性。

尽管碳水化合物含量是餐前胰岛素剂量的关键调节剂，但不能忽略蛋白质和脂肪摄入的总能量。必须调节总能量摄入，以避免不必要的体重增加，特别是胰岛素强化治疗也经常与体重增加相关。

影响食物选择的另一个重要因素是低血糖。例如，患者必须认识到摄入酒精可能会减少肝葡萄糖生成并掩盖低血糖症状。事实上，进食晚餐后 2～3h 适量饮酒（1～2 标准杯）可导致第二天早餐后出现延迟性低血糖 [150]。相反，建议患者避免因过度纠正低血糖而摄入过多食物，因为这种做法可能会导致体重增加和血糖波动显著 [20]。

六、1 型糖尿病的其他治疗方法

目前可用于 1 型糖尿病的两种最重要的替代疗法是胰岛细胞移植和胰腺移植。这些治疗方法将在第 50 章中详细讨论。近期与胰岛素治疗联合使用的辅助疗法是在餐前皮下注射普兰林肽。普兰林肽是一种胰腺 B 细胞激素胰淀素的类似物，1 型糖尿病患者缺乏这种激素。胰淀素可通过多种机制影响体内葡萄糖稳态，包括减慢胃排空，调节餐后胰高血糖素，以及减少食物摄入 [151]。普兰林肽与胰岛素联合应用可用于治疗 1 型糖尿病（但是应注意，普兰林肽和胰岛素不能在同一注射器中混合使用）。总体而言，普兰林肽对血糖控制的影响不大，但它可能有助于限制体重增加并减少餐时胰岛素的需求 [152]。

人们越来越关注胰高血糖素样肽 -1（GLP-1）激动药和二肽基肽酶 -4（DPP-4）抑制药在 1 型糖尿病中的潜在应用。尽管目前尚未批准这些药物用于 1 型糖尿病患者，但人们对其作为辅助疗法与胰岛素强化治疗联合应用的潜在获益感兴趣。事实上，鉴于 1 型糖尿病患者餐后胰高血糖素的异常生物学表现 [153]，GLP-1 激动剂和 DPP-4 抑制剂具备的抑制胰高血糖素的作用可能特别有益，因此正是在这一背景下对这些药物进行研究。

对 1 型糖尿病自然病史和免疫遗传学的深入了解，使人们能够识别出罹患此病的高风险个体，并认识到可能存在需要干预的漫长而无症状的糖尿病前期（参见第 39 章）[154]。因此，近期的重要研究兴趣集中在基于遗传和抗体标记的高危人群 1 型糖尿病的预防概念上。尽管已研究了几种策略，但重要的是要认识到，目前尚无干预措施能够始终如一地成功预防 1 型糖尿病。即使如此，旨在预防 1 型糖尿病的研究工作预计在未来几年中将会增加，并有可能最终产生新型治疗方法。

迄今为止，已考虑的预防策略旨在通过改变免疫应答（免疫调节）或抑制免疫应答（免疫抑制）来预防高危个体的 B 细胞损失。免疫调节策略包括对高危人群给予烟酰胺、胰岛素注射剂、口服胰岛素、谷氨酸脱羧酶和 IL-1 拮抗剂 [30, 155-158]。然而，目前，这些药物的大规模试验尚未证实其疗效。最初观察到，硫唑嘌呤和环孢素等药物可以暂时降低新诊断 1 型糖尿病患者的胰岛素需求，从而为免疫抑制疗法提供基础 [159, 160]。不幸的是，这些药物引起的缓解作用似乎只是暂时的 [161, 162]。最近，在 1 型糖尿病发作时使用抗 CD3 单克隆抗体的研究表明，C 肽的分泌至少可保留 1 年 [163, 164]。然而，这种作用的持续时间和这种治疗的长期安全性仍是有待解决的重要问题。

七、未来展望

尽管自发现胰岛素以来的 90 多年内取得了令人瞩目的进展，但在 1 型糖尿病患者中实现血糖持续正常化的目标仍未完成。然而，未来还是充满希望的。多个方面的研究努力为未来几年在葡萄糖感测、胰岛素输注和闭合环路方面的新型治疗方法带来了希望。一种特别有前途的方法是进一步开发已经提供实时葡萄糖信息的 CGM 系统，该系统可与仅注射胰岛素或注射胰岛素和胰高血糖素的设备相结合。

自发现胰岛素以来的 90 多年中，我们在 1 型糖尿病治疗方面取得了巨大进展。这些变化有助于改善血糖控制，减轻长期微血管和大血管并发症的负担。尽管目前的治疗方法很难实现血糖持续正常，但大量的研究计划为未来治疗带来了希望，最终可能完全实现这一目标。

第 45 章　糖尿病与妊娠

Diabetes Mellitus and Pregnancy *

Boyd E. Metzger　著
赵思楠　张力辉　译

要　点

- 在 21 世纪，妊娠前糖尿病和妊娠糖尿病的发生率有所增加。
- 在 1 型或 2 型糖尿病患者中，严重的不良妊娠结局（包括胎儿流失、严重的先天畸形和宫内胎儿死亡）比普通产妇更为常见。
- 高血糖和不良妊娠结局（hyperglycemia and adverse pregnancy outcome，HAPO）研究表明，孕妇口服葡萄糖耐量测试血糖浓度（低于糖尿病的诊断水平）与出生体重＞ 90% 的频率[胎龄大（large for gestational age，LGA）]、血清 C 肽（胎儿高胰岛素血症）＞ 90%、新生儿体脂百分比＞ 90% 之间存在紧密的连续联系。
- 两项针对"轻度"妊娠糖尿病的大型随机临床试验表明，主要通过生活方式干预可显著降低出生体重和胎儿肥胖症，并降低 LGA 出生和先兆子痫 / 妊娠高血压的频率。

妊娠是可导致糖尿病的生理事件，尤其在妊娠晚期，患有糖尿病的女性胰岛素需求增加，而先前未诊断为葡萄糖耐受不良的女性可能会出现明显的糖尿病，而在其他情况下，糖调节的暂时性无症状损害可能被掩盖。妊娠的这些糖尿病成因与母婴并发症有关，可能产生长期后果。当父亲是唯一患有糖尿病的家长时，胎儿并发症不会发生，因此这似乎与糖尿病的遗传因素不同。相反，胎儿并发症与母体环境的改变有关。在随后的章节中，我们将讨论妊娠前糖尿病（pre-existing diabetes mellitus）或在本次妊娠期间首先被识别的糖尿病（gestational DM，GDM）的含义。

一、病史

在发现胰岛素之前，患有糖尿病的女性怀孕很少见。少数能活过青春期的糖尿病妇女通常不育。由于当时糖尿病患者孕产妇（25%）和围产期（40%～50%）的死亡率高得惊人，那些经常怀孕的人通常接受治疗性流产。在使用胰岛素治疗后，女性糖尿病患者成年后生育能力几乎没有受到损害。孕产妇死亡率下降到与非糖尿病妇女相似的水平，但胎儿夭折率下降到与非糖尿病产妇相似水平则在很久之后。在 20 世纪 50 年代和 60 年代，人们将胎儿存活率与母体糖尿病的控制联系起来，以此为前提做出了开创性努力，胎儿夭折率降低到 10%～15%。随着以下这些技术的发展，情况有了

*. 本章中带有背景色突出显示的部分为儿童内分泌相关内容。

进一步改善。①监测胎盘单位的完整性；②更准确地记录母体的代谢控制（即毛细血管血糖的自我监测）；③新生儿的复杂管理发病率。在定期为患者提供专业团队护理的中心，糖尿病孕妇的围产期流产率（除去与先天性畸形相关的流产）现在已接近普通产科人群。因此，人们越来越关注新生儿发病率和母亲糖尿病对后代的潜在影响。相关内容请参阅美国糖尿病协会（ADA）最近发布的综述[1]。

近年来，病程较长的 1 型糖尿病妇女有时会在存在血管和（或）神经病变并发症的情况下怀孕，全世界范围内 2 型糖尿病合并妊娠在过去的 20 年里呈上升趋势，这些人中，先天性畸形和不良妊娠结局的发生率往往与 1 型糖尿病合并妊娠的患者一样高[2]。

GDM 的诊断标准在大约 50 年前建立[3]，该标准适用于那些怀孕后有糖尿病高风险的女性，而不适用于拥有高围产期不良结局风险的孕妇。其他人则使用与非孕产妇对葡萄糖耐量相同的诊断标准[4]。因此在超过 30 年里，关于 GDM 的医学 / 产科意义及其检测和治疗的成本效益一直存在争议。高血糖和不良妊娠结局（HAPO）研究报告[5]指出，葡萄糖水平低于糖尿病诊断标准的孕妇与出生体重增加、脐血血清 C 肽水平升高（胎儿高胰岛素血症）之间存在很强的联系。同时发现其他两个主要结局（初次剖宫产和临床上确定的新生儿血糖过低）和多个次要结局［早产（妊娠 37 周）、先兆子痫、肩难产或出生受伤、需要加强新生儿护理或高胆红素血症］与此有关，但联系较弱。由于没有明确的围产期风险糖阈值，专家们一致认为应采用基于结果的 GDM 诊断标准。国际糖尿病和妊娠研究协会（IADPSG）主办了有关妊娠糖尿病诊断与分类的研讨会，有来自 40 个国家的与会者参加。由代表 IADPSG 成员组织的 50 多个个人和其他团体组成的共识小组对 HAPO 的研究结果进行了进一步的审查和分析，并发表了妊娠高血糖的诊断和分类建议[6]。

二、流行病学

在过去的 20～30 年中，经年龄校正的 DM 患病率在育龄妇女的总人口中有所增加[7]。1995 年 Engelau 等根据 1988 年进行的全美母婴健康调查（NMIHS）数据所做的报告指出，糖尿病合并妊娠在美国的患病率为 4%。他们认为 GDM 占其中的 88%，糖尿病合并妊娠占 12%。而在后者中，2 型糖尿病（NIDDM）占 2/3，1 型糖尿病（IDDM）占 1/3。后来的研究表明，自 NMIHS 收集数据之后，糖尿病合并妊娠的女性与妊娠糖尿病的患病率均已增加[8]。例如，在参加南加州凯撒永久医疗方案的人群中，根据年龄和种族因素调整的糖尿病合并妊娠患病率从 1999 年的 0.81% 增加到 2005 年的 1.82%。在 1999 年，任何形式的妊娠合并糖尿病中，糖尿病合并妊娠占 10%，到 2005 年这个比例增加到了 21%。在 13—19 岁的最年轻人群中，已诊断糖尿病的比例增加最大，然而并不能区分其中的 1 型和 2 型糖尿病，族裔 / 种族分布和其他人口统计学特征表明，增加的妊娠合并糖尿病患者群中主要是 2 型糖尿病[9]。相反，在此 6 年期间，GDM 的发病率没有变化（见下文）。

Kaiser Permanente 北加州医疗保健计划的数据库在整个研究期间均采用了相同的筛查和诊断标准，Ferrara 等[10]发现，1991—1997 年 GDM 的发病率有所增加（从 5.1% 增至 7.4%）。1997—2000 年该比例进一步提高，所有种族 / 族裔群体中该比例都有所提高。在科罗拉多州，Dabelea 等[11]发现，在 1994—2002 年，Kaiser Permanente 的数据库中 GDM 的患病率增加了 1 倍，但绝对患病率低于北加州的报道。在整个观察期间同样遵循相同的筛查和诊断标准，但是与 Ferrara 等所使用的标准相比，该研究诊断 GDM 所需的葡萄糖水平更高[10, 12, 13]，仅此一项就会导致 GDM 的频率差异。在 1989—2004 年，根据美国国家医院出院调查（NHDS）的数据，Getahun 等[14]也报告了在所有种族和族裔中 GDM 的患病率均有所上升，在该研究中，增加最多的是黑人。GDM 的发病率看似在全球均有增长[15]，但除了上面提到的两篇报告，并没有标准化步骤和全球化人口检测可支持这一现象。

三、发病机制

（一）妊娠的代谢影响

怀孕期间发生的代谢变化影响深远，但在整个妊娠期间并不会以相同强度发生。胰岛素抵抗和其他代谢变化与孕体生长平行进展，在产后最初阶段，胰岛素抵抗就迅速消失。这些新陈代谢的波动和时间关联性表明它们与孕体有关[16]。在一小部分碳水化合物代谢正常的女性中，妊娠前和妊娠期间对胰岛素敏感性的监测表明在 12～14 周时，胰岛素敏感性轻微减低，在妊娠中期末进一步下降[17]。在妊娠的第 3 个 3 个月时，孕妇的胰岛素敏感性比非孕妇下降 40%～60%[17-20]。Catalano 等[17]发现在 12～14 周时，GDM 女性胰岛素敏感性与孕前相比有轻微的改善，她们在晚期妊娠中发展为严重胰岛素抵抗的程度等于或大于葡萄糖耐量正常的受试者。孕前代谢状态控制良好的 1 型糖尿病妇女在孕早期不会有胰岛素需求量的增加，甚至可能会因孕中晚期交替时出现的低血糖而需要减少胰岛素用量（图 45-1）[21]。

在非糖尿病妊娠早期，胰岛素分泌几乎没有增加。相反在孕晚期，口服或静脉注射葡萄糖刺激的

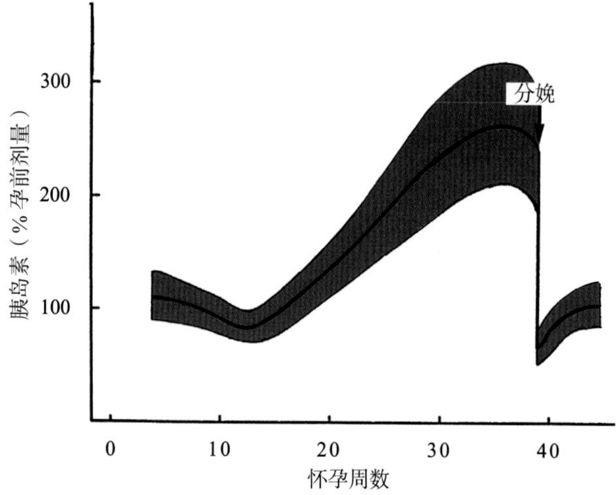

▲ 图 45-1　糖尿病合并妊娠在妊娠期间及分娩后胰岛素需求变化示意图

引自 Phelps RL，Metzger BE，Freinkel N：Med ical management of diabetes in pregnancy. In Sciarra J（ed.）：Gynecology and obstetrics，vol 3. Philadelphia：Harper & Row；1988：1-16.

胰岛素分泌约为非怀孕状态的 1.5～2.5 倍，并伴有胰岛细胞增生。B 细胞分泌的产物主要是胰岛素，而不是活性远低于胰岛素的胰岛素原或中间体。胰岛素不能穿过胎盘。尽管人胎盘在母体总重量中所占的比例很小，但在正常妊娠和 GDM 中，它会降解胰岛素，适量增加胰岛素清除率。

这些变化在时间上与胎盘大小增加和胎儿的生长同时发生，但是尚不清楚胰岛素分泌增加和胰岛素抵抗的原因。表 45-1 列出了与这些变化潜在相关的因素。大量研究表明，单独或与雌激素协同作用的孕酮具有直接溶解 B 细胞的作用。雌激素及其受体在下丘脑、脂肪组织和骨骼肌、肝脏以及胰岛 B 细胞中具有影响碳水化合物的代谢的作用[23]。当将这两种性激素以适当比例施用于非妊娠动物时，可观察到与正常妊娠相似的肝脏、脂肪组织中的血胰岛素和能量储存，但未显著影响骨骼肌的胰岛素敏感性[24]。孕妇瘦素的较高循环浓度（可能是胎盘来源）可能反映了胰岛素敏感性的变化，而不是直接导致了胰岛素敏感性的变化。在妊娠的后半期，随着胎盘重量的增加，人绒毛膜生长激素（hCS）或胎盘泌乳素、雌激素和孕酮的循环水平达到最大血浆浓度[16]。垂体生长激素浓度降低[26]，但胎盘来源的生长激素变异体（hGH-V）水平的升高可能会抵消这种降低的影响[26]。催乳素在整个妊娠期升高，可能加重胰岛素抵抗。游离皮质醇水平增加，虽然有胎盘促肾上腺皮质激素和促肾上腺皮质激素释放因子的影响，但游离皮质醇的昼夜变化仍得以维持。近年来，已经确定了源自胎

表 45-1　胎盘来源的可能会影响孕妇胰岛素敏感性的因素

- 雌激素和孕酮
- 人绒毛膜生长激素（hCS）或胎盘乳原（HPL）
- 催乳素
- 胎盘生长激素变异体（hGH-V）
- 促肾上腺皮质激素释放因子（CRF）和促肾上腺皮质激素
- 瘦素
- 肿瘤坏死因子 α（TNF-α）
- 脂联素 *
- 抵抗素
- 食欲刺激素
- 白细胞介素 6（IL-6）

*. 关于胎盘是否是脂联素的来源存在争议

盘和（或）脂肪组织的其他几种因素是正常妊娠和GDM中胰岛素抵抗的重要潜在因素，包括肿瘤坏死因子α（TNF-α）[28]的增加和脂联素的减少[29]。可能导致2型糖尿病胰岛素抵抗的其他因素在正常妊娠或GDM中尚无全面了解[30]。

Friedman等指出，在分子水平上，正常妊娠的胰岛素抵抗是多因素的，包括胰岛素磷酸化胰岛素受体的能力降低，胰岛素受体底物1（IRS-1）的表达降低以及胰岛素水平的升高[31]。GDM中发生了进一步的变化，这些变化会抑制信号传导并导致$GLUT_4$易位大大降低。这些激素和代谢变化的综合结果即为抵抗胰岛素在外周（肌肉和脂肪组织）和肝脏的作用。

1. 孕体对母体能量的利用　胎盘是母体输送能量到孕体的通道，以保证孕体的代谢和生物合成需求的途径，而葡萄糖是其代谢能量的主要来源。葡萄糖或其衍生的三碳中间体（乳酸）是糖原、糖蛋白和甘油三酯和磷脂中甘油酯－甘油的前体。据估计，足月胎儿的葡萄糖利用率高达6mg/(kg·min)[32]，而正常成年人的葡萄糖利用率为2～3mg/(kg·min)。葡萄糖通过易化扩散通过胎盘，母体葡萄糖通常比胎儿葡萄糖浓度高10～20mg/dl（0.6～1.1mmol/L）。

在妊娠晚期，人胎儿的生长每日需要约54mmol的氮经胎盘运输[33]。此外，在孕体中，氨基酸可用于氧化能量。虽然无法定量测量人类胎儿生长所需的氮，但胎儿在不停地消耗母体的氮储备。

母体脂质储存、胎盘脂肪酸的代谢和运输以及新生脂肪形成都是胎儿脂质的来源[34, 35]。游离脂肪酸（FFA）向胎儿的净转移难以量化。甘油可以很容易地穿过胎盘，但是它对非反刍类哺乳动物的贡献可能很小。酮体容易通过胎盘，在胎儿循环中的浓度接近母体血液中的浓度[36]，胎儿体内存在酮体氧化所需的酶。当胎儿组织（包括大脑）在体外与类似于禁食期间的酮体浓度进行培养时，即使在存在替代燃料的情况下（如空腹水平的葡萄糖、乳酸和氨基酸）也可以观察到酮体的大量氧化[36]。酮体的氧化作用会减少其他燃料的氧化作用，可能会使它们无法用于胎儿的生物合成或其他途径[37]。但这种酮体代谢过程的增加可能会产生不利后果。酮体抑制大鼠胎儿发育中脑细胞中嘧啶和嘌呤的合成[37]，高浓度还会破坏啮齿动物胚胎的器官发生。Rizzo等[38]报道了妊娠中期和晚期的血浆FFA和β-羟基丁酸酯浓度的升高与2—5岁后代的智力发育呈负相关。最近，Clausen等未发现1型糖尿病[39]或饮食治疗的GDM[40]的成年子女的认知功能改变与孕妇的孕期血糖管理独立相关。

2. 营养物质的循环浓度

(1) 在正常妊娠中：正常妇女在怀孕期间的空腹血糖（FPG）浓度降低。FPG的最大下降（禁食10～12h）发生在妊娠早期[41]，即在胎儿对葡萄糖的利用率足以增加母体总葡萄糖周转率之前。据报道，肥胖妇女在怀孕期间并无FPG降低[41]。尽管餐后血糖水平相对较高，但妊娠晚期的FPG仍然较低。但通过毛细血管血糖监测或连续皮下血糖监测获得的非卧床孕妇的昼夜血糖分布的报告证实，即使在妊娠晚期，正常受试者的血糖也在狭窄范围内波动[42, 43]。血浆中甘油和FFA的基础浓度直到妊娠晚期才会有明显变化，显著升高。随着脂肪分解和胰岛素抵抗的增加，向空腹状态代谢特征的转变会加速[44]。所有主要的脂质部分，包括甘油三酯、胆固醇和磷脂都会显著升高[24]。妊娠早期血浆总氨基酸浓度会下降，并在整个妊娠期间持续存在[45]。妊娠后期胎儿的氨基酸清除率增加，母体肌肉释放的氨基酸减少，这两者可能在维持孕产妇低氨基酸血症中起主要作用。

(2) 在GDM中：基础与餐后血糖、FFA、甘油三酯和氨基酸水平往往超过正常怀孕对照组的水平[46]，在饮食干预期间这种变化趋势会持续存在，其异常程度与GDM严重程度相平行[46]。支链氨基酸对胰岛素敏感，在肥胖症和其他胰岛素抵抗状态中经常发生变化，且最易受干扰[46]。最近这些趋势在代谢组学分析中得到了证实，这也提供了对这些代谢途径的解释[47]。GDM妇女的“加速饥饿”倾向（如循环葡萄糖浓度的更快下降与FFA和酮体增加相关）与正常妇女相似[48]。对饮食治疗的GDM妇女进行连续皮下血糖监测，显示出更大的血糖波动，达到餐后峰值的时间比正常人要晚[47]。

(3) 在糖尿病合并妊娠中：在控制良好的1型糖尿病孕妇中，很少存在血浆脂质（FFA、胆固醇和甘油三酯）紊乱，且各个脂蛋白组分的脂质含量变化很小[49]。怀孕期间血浆葡萄糖谱最偏离标准，血浆氨基酸浓度也可能受到明显干扰。氨基酸的变化和血糖控制指标（血糖自我监测记录和血红蛋白 A1c 水平）的相关性较弱，尤其在妊娠晚期[50]。2 型糖尿病孕妇的血脂变化范围更广更高。总血浆甘油三酯和极低密度脂蛋白甘油三酯含量增加[49]。与正常妊娠或 1 型糖尿病孕妇相比，高密度脂蛋白含量可能降低[49]。肥胖和糖尿病在这些脂质异常中的作用尚待确定，尚未有 2 型糖尿病合并妊娠患者氨基酸代谢的研究报告。

（二）孕产妇代谢和妊娠结局

Pedersen[51] 提出的假设指出，母体高血糖会导致胎儿高胰岛素血症，这是导致巨大儿和新生儿发病的原因。大量的试验和临床证据表明，母亲的代谢紊乱是糖尿病对后代的所有不利影响的原因[16, 52]。后来人们认识到除葡萄糖外，其他代谢能量的改变也很重要[46]。HAPO 研究结果[5] 表明，母体血糖、胎儿胰岛素和胎儿生长参数之间的关联贯穿了从“正常”到糖尿病的整个范围。Freinkel[16] 强调了代谢损伤与预期的不良结局（“能量介导的致畸作用”）之间的时间关系，并假设糖尿病子宫内环境的改变可能会导致终身以及围产期的影响[16, 52]。图 45-2 为 Pedersen 和 Freinkel 的主要观点。

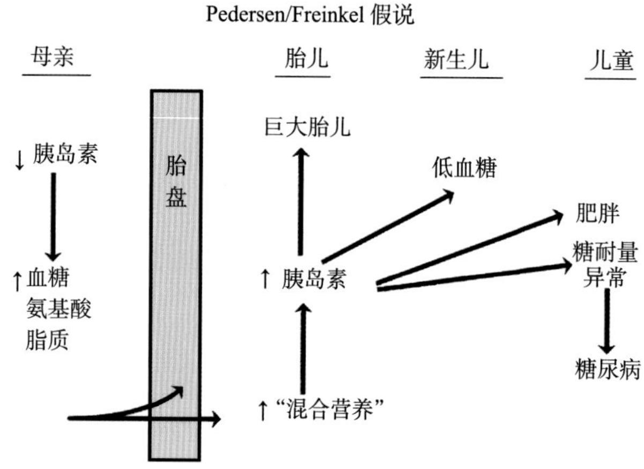

▲ 图 45-2　母体能量对胎儿发育的影响

Pedersen[51] 的经典高血糖 - 高胰岛素血症假说已被修改，来显示除葡萄糖外其他营养物质对胰岛素的影响。所有这些能量物质都可以影响胎儿的生长及其胰岛素作用。如图所示，胎儿营养成分的改变和胰岛素分泌的增加与延续到新生儿期后的结局有关（引自 Silverman BL，Purdy LP，Metzger BE. The intrauterine environment：Implications for the offspring of diabetic mothers. Diabetes Rev. 1996；4：21–35.）

1. 先天性畸形和早期胎儿夭折

糖尿病妊娠中先天性畸形和自然流产的风险增加与受孕时的代谢控制有关[16, 49]。在器官发生期间良好的代谢控制可能会降低这些不良后果的发生率[49]。自然流产的风险与在孕前或孕后不久测得的血红蛋白 A1c 浓度成正比[53, 54]。代谢控制与先天性畸形风险之间的具体关系更加难以定义。HbA1c 浓度超过平均对照值 10～12 个标准差时，Greene 等[54] 发现先天性畸形的患病率约为 5%。如果以当前的分析方法和参考范围为背景[55]，这代表 HbA1c 在 9.5%～10% 的范围内。超过此范围，畸形的风险急剧增加。几个研究小组报告指出，在受孕之前加强血糖的控制[56] 可将主要先天性畸形的发生率降低到一般产科人群预期的水平。在大多数为计划妊娠的糖尿病患者中，先天性畸形的发生率下降到了与普通人群相似的水平[57]。但是，来自普通人群的数据表明，既往患有糖尿病的妇女怀孕后胎儿出生缺陷的总体风险仍然接近 10%[58, 59]。

体内和体外动物模型表明，糖尿病性胚胎病是多因素的[60]。氧化应激、自由基产生增加、信号传导途径的破坏（包括 *Pax*3 基因的表达和作用）或这些因素的组合已经被证实与此有关[58, 59, 61]。当恢复严格的代谢控制时，可能介导胚胎病的循环血清因子水平下降的速度比高血糖和高血酮症慢得多[60]。低血糖也具有潜在的致畸性[62]，因此血糖或 HbA1c 水平可能无法完全反映母体环境对胎儿的“毒性”。这种特异性反映缺乏表现为通常有 60%～70% 孕早期 HbA1c 水平低的母亲的后代在出生时出现病变[54]。因此，既不知道血糖控制程度应控制在多精确，也不知道为达到最佳结果需要维持在良好血糖控制水平多久。

2. 胎儿生长障碍

巨大儿（传统上被定义为出生体重＞ 4000g 或高于胎龄的第 90 个百分位数）是 Pedersen 假设的典型实现，也是妊娠合并糖尿病和 GDM 的常见并发症。脂质增加是巨大儿的主要组成部分，糖尿病母亲的婴儿体内脂肪含量可能是正常母亲的 2 倍。据报道，即使其总体重与对照组相同，患有 GDM 的母亲的婴儿脂肪含量仍增加[63]。HAPO 研究[5] 的数据显示，随着婴儿母亲血糖水平的升高，婴儿高脂肪百分比的风险增加。肩部区域肥胖会增加剖腹产、肩难产和出生创伤的风险[64]。皮肤褶皱测量可用于记录出生时的肥胖情况，反映母亲的代谢调节[65]。皮肤褶皱测量很难标准化，很少用于常规临床评估[65]。

不对称生长是糖尿病胎儿病变的标志之一。除了皮下脂肪肥大以外，对胰岛素有反应的其他器官（如心脏和肝脏）可能更大，而对胰岛素不敏感的组织（如大脑）大小正常。研究人员使用超声测量胎儿腹围（大于第 75 个百分位数）来确定患有巨大儿风险的 GDM 女性的妊娠状况，并针对她们进行胰岛素强化治疗。

在妊娠早期，早在脂肪组织发展之前，就可能出现胎儿高胰岛素血症[67]。孕中晚期代谢控制水平（HbA1c 浓度）比孕早期的控制水平对足月或分娩时胎儿胰岛功能影响更强[68]。一旦启动，即使没有持续增加营养能量，B 细胞过度活跃也会促进巨大儿的发生。正常猴胎儿通过植入的胰岛素泵进行胰岛素给药，导致了内脏肥大和脂肪积累，并没有同时注入其他营养物质[69]。HAPO 研究的结果表明，当孕妇的葡萄糖浓度高于正常时，即使低于糖尿病诊断标准，胎儿高胰岛素血症的风险也呈线性增加[5]。多种营养能量的变化[68]可能会导致胎儿胰岛功能的过早活化，并增加胰岛素样生长因子（IGF）[70]水平。

从历史上看，宫内生长受限（IUGR）是 1 型糖尿病母亲的常见表现。这被认为是继发于血管病变而导致子宫胎盘功能不全[51]。然而在妊娠早期，很差的代谢控制（在没有血管病变的情况下）可能会抑制胎儿生长，即使没有相关的出生缺陷[1]。目前，除妊娠合并高血压或肾病外，糖尿病合并妊娠很少见有生长受限的情况。

3. 童年时期的人体测量和代谢发育

Pettitt 等发现[71]，在皮马印第安母亲怀孕期间，对口服葡萄糖的 2h 反应与后代肥胖之间存在相关性。此外，肥胖风险不仅限于出生体重增加的人[72, 73]。据报道，体重控制“差”的糖尿病母亲，其后代在 4 岁时体重相对身高更大[72]。在西北大学进行的对糖尿病母亲后代的长期前瞻性随访研究中，研究小组发现后代的巨大儿在 1 岁时就消失了。然而到 8 岁时，肥胖症已十分普遍，近一半儿童的体重大于同龄儿童体重分布的第 90 个百分位数[72, 74]。Hillier 等研究了来自母亲在怀孕期间进行葡萄糖激发试验和（或）葡萄糖耐量试验的大型多族裔群体儿童（5—7 岁）的体重[75]，血糖水平低于糖尿病诊断标准范围的妇女，后代肥胖的风险随血糖升高而增加。

在皮马印第安人中，到 20—24 岁，2 型糖尿病发病率在“糖尿病”母亲的后代中达 45.5%，“糖尿病前状态”的母亲的后代中为 8.6%，“非糖尿病”母亲的后代中为 1.4%[2]。在对父亲是否患有糖尿病、双亲的糖尿病发病年龄和后代是否有肥胖症进行校正之后，上述差异仍然存在（图 45-3）。作者得出结论：“研究结果表明，宫内环境是糖尿病发展的重要决定因素，其作用受遗传因素的影响”[76]。来自“青少年糖尿病研究”多中心研究的数据支持了这一结论[77]。参加西北大学长期随访的糖尿病患者的后代，糖耐量异常（IGT）的患病率很高[78]，尤其是在青春期。IGT 在患有 GDM 和已有糖尿病的母亲后代中以相似的速度发展。子宫内胰岛素分泌过多是儿童 IGT 和肥胖的强烈预测指标[78]，与肥胖程度无关。

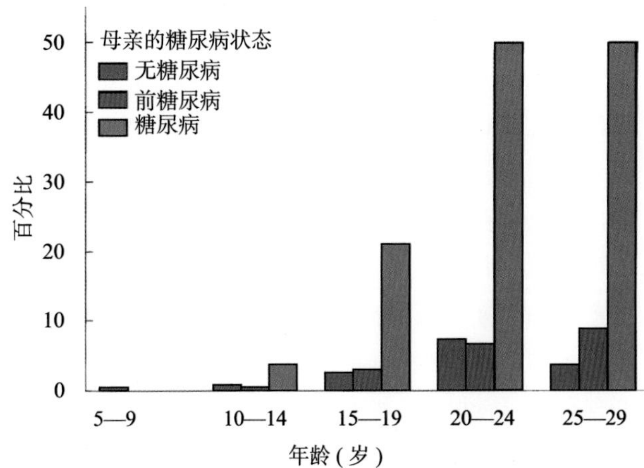

▲ 图 45-3　皮马印第安妇女后代中，非胰岛素依赖型糖尿病（口服葡萄糖后 2h 血浆葡萄糖＞ 200mg/dl）的特定年龄患病率

非糖尿病患者（蓝色条形），在怀孕后患糖尿病患者（红色条），怀孕前就患有糖尿病的患者（绿色条）（引自 Pettitt DJ，Aleck KA，Baird HR，et al. Congenital susceptibility to NIDDM：Role of intrauterine environment. Diabetes. 1988；37：622-628.）

四、诊断与分类

（一）分类

ADA 糖尿病分类包括 4 个相互独立的类别（请参阅第 38 章）。3 种是既往存在的糖尿病（1 型糖尿病、2 型糖尿病、其他类型），第 4 种是妊娠糖尿病[79]。对妊娠糖尿病的定义进行修改后[80]，该分类方案如表 45-2 所示。

表 45-2　妊娠合并糖尿病的分类

• 1 型糖尿病：B 细胞破坏引起的糖尿病，通常导致绝对胰岛素缺乏 – 没有微血管或神经并发症 – 有并发症（说明具体哪种）
• 2 型糖尿病：胰岛素抵抗增加，胰岛素分泌逐渐减少导致的糖尿病 – 没有微血管或神经并发症 – 有并发症（说明具体哪种）
• 其他类型的糖尿病：单基因糖尿病，与胰腺疾病有关的糖尿病，药物或化学诱导的糖尿病等
• 妊娠期糖尿病：怀孕期间诊断出的糖尿病，并非事先诊断的糖尿病

修改自 American Diabetes Association Standards of medical care in diabetes–2014.Diabetes Care. 2014; 37（Suppl 1）: S14–S20; and Buchanan TA, Denno KM, Sipes GF, et al. Diabetic teratogenesis: in vitro evidence for a multifactorial etiology with little contribution from glucose per se. Diabetes. 1994; 43: 656–660.

若将所有在孕期首次发现或确诊高血糖症的妇女都定义为 GDM[8]，会包含很多事前已有糖尿病的患者。如"流行病学"一节中指出的那样，年轻人群出现肥胖和糖尿病的增加也提高了这种分类错误的可能性。由于 2 型糖尿病和 GDM 的妊娠、产后、围产期和长期风险的治疗方法不同，IADPSG 共识小组为 GDM 的新标准提出了建议，也为检测和诊断现存糖尿病制订了指南[6]。

现存糖尿病　历史上，妊娠期糖尿病的 White 分类法会根据糖尿病的发病年龄、病程、大血管及微血管病变率来预测 1 型糖尿病的妊娠风险。胎儿夭折在如今已比较少见，孕期的代谢控制水平以及有无血管并发症是对孕产妇或胎儿发病的更有意义的预测因子，独立于孕产妇年龄或糖尿病年限。如表 45-2 所示，我们指出现存糖尿病可能与神经、血管并发症相关[80]。严重的低血糖与无意识低血糖对母亲与胎儿均有害[82]，因此，如果在怀孕期间注意到这些事件，我们会将这些事件列为并发症。

医生希望为患有糖尿病并发症的孕妇提供以下两个问题的前瞻性答案，即怀孕会加速或者加重既往并发症吗？糖尿病并发症本身是否会导致不良妊娠结局风险？在许多情况下，已有证据不足以提供具体建议。美国糖尿病协会的技术报告中对这些复杂的问题进行了详细的审查[49]。

(1) 视网膜病变：糖尿病视网膜病变可能在妊娠期间恶化。该风险主要存在于活跃的增生性改变或严重的增生前期视网膜病变的女性中。轻度背景视力减退或无活动性激光治疗的增生性疾病患者很少发生病情进展。已发现妊娠期间视网膜病变的恶化与高血糖严重程度之间存在关联[83, 84]，与妊娠前半年血糖控制的改善幅度亦有关[83]。怀孕期间的这种恶化可能类似于在开始"严格"控制糖尿病后在未怀孕的受试者中观察到的短暂恶化[85]，糖尿病控制和并发症试验[85]的数据表明，怀孕本身独立增加了视网膜病变短暂进展的风险，并且在产后的第 1 年中可能会继续增加进展的风险。妊娠高血压也与糖尿病性视网膜病变的发展有关[86]。无论所涉及的机制如何，都应告知已存在视网膜病的妇女病情可能恶化，并应在受孕前、妊娠期间和产后密切眼科随访。尽管光凝疗法可在妊娠期间有效使用，但应建议有活动性增生性视网膜病变的人推迟妊娠，直到光凝疗法稳定了视网膜病变。

(2) 肾病：糖尿病肾病（24h 尿蛋白 ≥ 0.5g 或肌酐清除率降低）增加了母亲和后代的风险[49, 87]，可能会导致蛋白尿水平升高（增加 2～3 倍）、高血压、早产和早期引产。这些并发症的风险随着肾病的分期而增加（表 45-3）。蛋白尿短暂大量增加对大多数妇女的肾功能几乎没有永久性影响[87, 88]，但有时患者肾功能恶化会在产后持续[49]。这种肾功能下降是与妊娠有关还是自然进展尚不确定。患有严重糖尿病肾病的受试者人数太少，无法在任何一个中心获得确切的信息。

(3) 神经病变：糖尿病性神经病变常见于病程较长的糖尿病患者中。关于妊娠对糖尿病性神经病进展的影响知之甚少。但是，自主神经病变可能会导

表 45-3 糖尿病肾病分期及其对妊娠的影响

分 期	GFR(ml/min)	蛋白尿(mg/d)	对妊娠的影响
高滤过期	≥ 150	< 30	不明
微量白蛋白尿	≥ 90	30～299	先兆子痫风险增加
大量白蛋白尿	≥ 90	≥ 300	先兆子痫风险增加
早期肾病	60～89	≥ 500	胎儿生长受限
中期 CKD	30～59	大量蛋白尿	不良围产期结局
严重 CKD	15～29	少量蛋白尿	肾移植后再妊娠
肾衰竭	< 15		透析

CKD. 慢性肾脏疾病；GFR. 肾小球滤过率（引自 Technical Reviews and Consensus Recommendations for Care. Part 2：Management of diabetic/medical complications in pregnancy：Diabetic nephropathy and pregnancy. In：Kitzmiller JL，Jovanovic L，Bown F，et al. eds. Managing preexisting diabetes and pregnancy：technical reviews and consensus recommendations for care. Alexandria，VA：American Diabetes Association；2008，p 375.）

致孕产妇的不良妊娠结局[49, 89, 90]，胃轻瘫可能导致明显的葡萄糖不稳定、营养不足和孕妇肺误吸。膀胱功能障碍可能会增加尿路感染和肾功能恶化的风险。

(4) 心血管疾病：1 型糖尿病妇女的妊娠期收缩压和舒张压均可能升高[91]。在过去的研究中，心肌梗死伴有 50% 的死亡率[92, 93]。在围产期发生心肌梗死和充血性心力衰竭的风险增加。长期患有 1 型或 2 型糖尿病并在怀孕期间经历冠状动脉疾病的受试者人数很少。目前，还没有一种有效的具有成本效益的策略用来在怀孕前和怀孕期间进行心血管疾病的检测和治疗[49]。

（二）妊娠糖尿病的诊断

GDM 的诊断标准最初是在 50 年前提出的[3]。大约 35 年前，国家糖尿病数据小组（NDDG）[94]和世界卫生组织（WHO）[4]提出了诊断 GDM 的建议。美国糖尿病协会[95]和美国妇产科学院[96]都推荐了近 30 年前 GDM 的检测和诊断策略。但是，在过去的半个世纪中，这项工作的价值一直存在争议。争论的一个焦点是缺乏确凿的证据，即在 GDM 中类脂症结局与母亲血糖水平独立相关，而不与表型特征（如肥胖、产妇年龄较大、慢性高血压）有关。第二个问题是缺乏来自随机对照试验的证据证明对轻度 GDM 的治疗是有效的。早在 2008 年，美国预防服务工作队（USPSTF）就得出结论："目前的证据不足以评估妊娠 24 周之前或之后筛查妊娠糖尿病的利弊[97]。"

1. 诊断 O'Sullivan 和 Mahan 于 50 年前建立了诊断 GDM 的标准[3]，进行了细微的修改后沿用至今，尤其在北美地区。选择这些标准是为了筛查怀孕后高糖尿病风险的妇女，而不是为了筛查围产期不良结局风险增加的孕妇。世界卫生组织（WHO）推荐的 GDM 标准与非孕妇糖耐量分级所使用的标准相同[4]，国家糖尿病数据组（NDDG）在 1979 年制定 DM 的分类和诊断时[94]的"金标准"是葡萄糖的 AutoAnalyzer 比色法（基于铁氰化物）分析法。当前葡萄糖测定主要是（葡萄糖氧化酶或己糖激酶）酶促的。Carpenter 和 Coustan[98]得出了 100g OGTT 的解释值，该值可以将 O'Sullivan 的结果更准确地推断为基于葡萄糖氧化酶的方法。这造成诊断 GDM 的血浆葡萄糖值低于 NDDG 推荐的血糖值，诊断为 GDM 的女性人数增加了约 50%[10]。

许多证据表明 OGTT 血糖水平低于美国目前用于诊断 GDM 的妇女中，妊娠不良结果常见。HAPO 研究结果表明，在整个糖尿病患者范围内，几种围产期结局与孕妇血糖之间存在持续的联系[5]。空腹 1h 或 2h OGTT 血糖值没有明显的风险增加的阈值。由于没有围产期风险的明确葡萄糖阈值，血糖的控制标准应基于共识。

国际糖尿病和妊娠研究协会（IADPSG）主办了关于妊娠糖尿病的诊断和分类的研讨会，来自 40 个国家的 225 名与会者参加了此次研讨会。回顾了已发表和未发表的 HAPO 研究结果，以及其他关于母体血糖与围产期和后代长期结果相关性的研究。由代表 IADPSG 成员组织的 50 多人的共识小组对 HAPO 结果进行了进一步的审查和分析，举行了第二次小组成员面对面会议，发表了对妊娠中的高血糖症的诊断和分类建议 [6]。在 2010 年，WHO 召集了一个指南制定小组（GDG），其中包括外部专家和 WHO 职员，其目的是更新 1999 年 WHO 对妊娠高血糖症的诊断和分类建议 [99]。2013 年世卫组织关于在妊娠中首次发现的高血糖的诊断标准和分类的指南 [100] 批准了 IADPSG 对 GDM 的诊断标准以及对既往糖尿病检测的推荐策略 [6]。

许多国家的专业组织也认可了 IADPSG 的建议 [101]。IADPSG 建议在北美的应用情况却不一致。有影响力的组织，如美国妇产科学院（ACOG）[102] 和特设的美国国立卫生研究院（NIH）同意小组 [103]，都赞成延续已使用了 30 多年的 GDM 诊断策略。内分泌学会已经批准了 IADPSG 的建议 [104]，ADA 在 2011 年完全认可了 IADPSG 对 GDM 的诊断阈值 [105]，但在 2014 年 [79] 却声明 IADPSG 或 ACOG 认可的方法都可以接受。加拿大糖尿病协会指南 [106] 已将 IADPSG 方法包括在内，但未将其作为首选策略。鉴于这一持续的争议，表 45-4 给出了两种方法的诊断阈值。

表 45-4　妊娠期高血糖症的检测和诊断策略

第一次产前检查 [6]

- 测量"高风险"女性的 FPG、HbA1c 或随机血浆葡萄糖
  - 结果表明存在明显的糖尿病——与已有的糖尿病一样治疗
  - 结果不能诊断为明显的糖尿病
    - 如果 FPG 等于或大于 GDM 的诊断值（表 45-5），将其视为 GDM
    - 结果不能诊断为明显的糖尿病或 GDM 时，24～28 周时再次检测 GDM

24~28 周的妊娠：GDM 的诊断

- IADPSG 建议 [6]
  - 在所有先前未公开的糖尿病或 GDM 患者中进行 75g OGTT（FPG，1h 和 2h 后血糖）
    - 根据表 45-5 解释结果
- ACOG 建议 [102]
  - 葡萄糖激发试验，阳性阈值 104mg/dl（7.8mmol/L）
  - 100 克。根据表 45-5 解释结果 OGTT（FPG，1、2、3h 后血糖）

2. 检测　正如"流行病学"一节中所概述的那样，肥胖和 2 型糖尿病在 20 世纪后期出现流行，与年轻妇女（包括育龄妇女 [7] 和糖尿病合并妊娠的妇女）的已诊断和未诊断的代谢紊乱明显增加有关 [9]。为了鼓励及早发现和治疗以前未被诊断的明显糖尿病，IADPSG 共识小组建议在首次产前就诊时对处于"高风险"糖尿病妇女的血糖进行检测 [6]。该策略在表 45-5 中进行了概述。

O'Sullivan 和 Mahan 在 1964 年提出的 GDM 诊断标准 [3] 用以诊断有生产后糖尿病风险的孕妇，该标准（表 45-5）使得该队列中检出的 GDM 发病率较低，与未怀孕成年人中的糖尿病发病率相似。因 GDM 发病率较低，人们寻找经济的筛选方法，从而确定哪些孕妇需要进行 OGTT。Wilkerson 和 O'Sullivan 将"风险因素"与 50 克、1 小时的葡萄糖激发测试（GCT）进行了比较 [107]。结果表明，葡萄糖激发测试更敏感、特异，之后得出一种可确定 79%GDM 患者的 GCT 阈值 [108]。

几十年来，用于检测和诊断 GDM 的最佳策略一直是许多争议的主题。在美国和其他许多国家，标准程序是在妊娠 24～28 周时筛查 50 克 GCT，然后对 GCT 呈阳性的患者进行 3 小时 OGTT 筛查 [12]。在其他国家和地区，OGTT 是具有 GDM 危险因素女性的唯一血糖测试方法。然而，在最近的综述中，van Leeuwen 等 [109] 发现，尽管 GCT 只能鉴定出 75%～80% 的 GDM，但它仍然是可以接受的筛查测试，并且优于基于风险因素的筛查。那些继续遵循 ACOG 建议的国家可能仍会使用这种检测方法 [102]。IADPSG[6] 建议的较低诊断阈值和一个或多个等于或超过诊断阈值的 GDM 诊断会产生更多的 GDM[110]。当 GDM 的检出率很高时，两步诊断策略并不比单步方法更具成本效益 [111]。此外，基于 IADPSG 建议 [6] 使用 GCT 来检测 GDM 尚不可行。据报道，其使用并未考虑到 HAPO 研究中发现的空腹血糖与围产期结局密切相关 [5]。

使用认证的实验室技术对血清或血浆中的葡萄糖进行测量非常重要。虽然使用便携式仪表和试剂条测量毛细血管血糖既方便又快速，但 10%～15% 的测试内差异显著降低了该方法的敏感性和特异

表 45-5　GDM 的诊断 ※

	100g 口服葡萄糖耐量		75g 口服葡萄糖耐量	
	O' Sullivan-Mahan[3] 全血 Somogyi-Nelson 法（mg/dl）☆	NDDG[94] 体液自动分析法（mg/dl）☆	Carpenter-Coustan[98] 血糖氧化酶（mg/dl）☆	IADPSG[6] 酶法（mg/dl）★
空腹	90	105	95	92
餐后 1h	165	190	180	180
餐后 2h	145	165	155	153
餐后 3h	125	145	140	-

※. 该试验应在至少 8h 但不超过 14h 的隔夜禁食后进行，以及在至少 3 天的不严格饮食（糖类每天≥ 150g）和身体活动之后的早晨进行。在整个测试过程中，受试者应保持坐姿并且不抽烟

☆ . 阳性诊断必须满足或超过两个或多个葡萄糖浓度值

★ . 阳性诊断必须满足或超过一个或多个葡萄糖浓度值

性[12]。随机血糖[112]、HbA1c[113, 114]或果糖胺[115]也不足以用于筛查目的[12]。

五、妊娠前诊断的糖尿病的治疗

妊娠合并糖尿病的最终目标是足月分娩出健康的婴儿。医学、产科或新生儿因素都可能对母亲或婴儿造成麻烦。我们仍倡导由经验丰富的团队进行管理以解决所有上述问题。该团队包括内科医生或糖尿病专家、妇产科医生或围产期专家、儿科医生或新生儿专家、护士教育者、营养师以及在需要时的社会工作者。团队的顺利运作要求在有限成员的情况下可照顾大量患者。糖尿病未得到良好控制的女性需要接受这些门诊团队的强化管理。从最初出现的时间开始，需要采取以下措施：①尽快控制糖尿病；②眼科检查、肾功能检查和心血管评估（必要时）；③加强教育（如饮食、血糖监测、胰岛素管理）；④解决怀孕期间糖尿病的医学、社会心理、经济和其他影响。患有 GDM 且需要胰岛素的女性，与先前患有糖尿病的女性得到同样管理。

（一）孕前计划

当患有糖尿病的年轻妇女达到育龄时应开始就与妊娠有关的特殊问题（即糖尿病并发症的影响、代谢控制和不良妊娠结局、计划生育、避孕）接受教育。应在计划怀孕前 3～6 个月与糖尿病和妊娠小组进行磋商，以重新评估糖尿病的状况，并在妊娠之前和妊娠期间检查药物和产科管理。在孕前检查中，应评估包括确定血管并发症、测量 HbA1c 和促甲状腺激素（TSH）以及确定肾功能（通常需要 24h 肌酐清除率和尿蛋白定量）。可能对胎儿产生不良影响的处方药，如血管紧张素转换酶（ACE）抑制药、血管紧张素受体阻滞药（ARB）、噻唑烷二酮和 3- 羟基 -3- 甲基戊二酰辅酶 A（HMG-CoA）还原酶抑制药应在妊娠前停药，必要时换用其他合适的药物（如降压药）。建议每天补充摄入叶酸 0.4～0.8mg 以减少患有和不患有糖尿病的女性后代神经管畸形的风险[116]。应改变不良生活习惯，如吸烟、饮酒和吸毒。不应由于遗传原因而劝阻怀孕。对 1 型糖尿病个体的后代进行的长期随访表明，糖尿病母亲的后代中 1 型糖尿病发病率为 1.3%，糖尿病父亲后代中发病率为 6.1%[117]，应该对母体糖尿病控制不力对后代的短期和长期后果进行回顾。应讨论怀孕对孕产妇糖尿病并发症的潜在影响以及在怀孕前和整个妊娠期间获得最佳控制所需的时间。

正如先天性畸形和早期胎儿流失讨论中指出的那样，临床和实验证据表明，糖尿病妊娠中这些事件的风险与受孕前后母体代谢紊乱有关[16, 49]。此外，在器官发生期间控制孕产妇糖尿病可以减少这些不良结局的发生率[49]。这种可能性为在怀孕前严格控制糖尿病提供了有力的理由。

我们建议准妈妈在怀孕前和胎儿器官发生期间达到稳定、接近正常的血糖控制。争取完全正常化

的血糖可能会导致某些女性频繁发生低血糖症，我们试图将此降至最低。坚持追求完全正常的血糖水平，尤其是对于没有意识到低血糖症的女性，可能会产生不良后果。有报道指出，怀孕前 3 个月和孕早期 3 个月中，严重的低血糖发生率很高[82]。对于血糖控制不佳的视网膜病变患者，我们建议在受孕前的几个月内缓慢而稳定地纠正高血糖，以防止视网膜状态恶化。只要严格遵守医学和产科治疗计划，对母亲和婴儿而言，获得良好结局的机会都是极好的。不幸的是，在美国[49, 56]和其他国家[118, 119]，尽管有超过 20 年专业、耐心的教育努力，大多数已知患有糖尿病的妇女仍未在怀孕前开始进行糖尿病强化治疗。

1. 饮食　糖尿病不会改变一般的妊娠饮食建议，只是复合糖类应代替“游离”糖。由于可能会加速饥饿，糖类的摄入量不应该被限制在每天 180～200g（除非对酮尿症进行系统监测），并且应该在白天分配摄入量，以避免禁食超过 5～6h。每日饮食比例可以根据患者的喜好进行个性化设置（在上述限制内），也可进行调节以稳定代谢控制。用餐时间和糖类含量以及锻炼的日常一致性非常有帮助。有胰岛素泵疗法经验的女性通常通过使用糖类计数来达到或保持更大的灵活性。但是，如果她们的饮食在日常有很大的变化，许多人很难维持最佳的血糖控制。

饮食处方应在妊娠过程中进行个体化修改。我们采用了美国国家科学院医学研究所更新的有关糖尿病患者妊娠期最佳体重增加的指南[120]。建议妊娠期体重增加幅度应与孕前肥胖程度（基于体重指数 BMI；体重 / 身高 ^{2}）成正比。肥胖者的增重范围可能仅为 11lb（5kg），而体重不足的女性则增至 40lb（18kg）。对单胎妊娠的热量成本估算差异很大，如在孕中晚期增加量从 100～150kcal/d 到 300～450kcal/d[121]。这强调了个体化饮食处方并根据需要随时间进行更改的必要性。

摄入含有相同量糖类的不同食物后，血糖升高程度不同。因此需要对各种食物的高血糖特性或“升糖指数”进行评级[122]。有效地将这种共识应用于常规患者护理很困难，至少有两个原因，首先，同一餐中常混合不同升糖指数的食物，这会对血糖产生不可预测的影响；第二，同一种食物的升糖效应也会随餐变化。但是，聪明的患者会发现，特殊的食物或食物组合会导致他们过度的血糖反应，因此他们会避免食用。

如果体重保持稳定，则在怀孕初期继续进行孕期饮食的热量，或者规定饮食为 30～32kcal/kg 理想体重（IBW）。在孕早期，根据食欲和体重增加的早期模式，该量可提高至 35～38kcal/kg 理想体重。为了达到最佳体重增长，总热量可能需要增加 25%～30%[120]。关于大量营养素含量的建议存在很大差异。在我们的糖尿病孕妇计划中，我们建议每日摄入量包括 45% 的糖类、18% 的蛋白质和 37% 的脂肪。有些人主张大量的蛋白质（1.5～2.0g/kg IBW）和糖类（50%～55%），而脂肪含量低于总卡路里的 30%。其他中心限制总糖类的摄入以控制餐后血糖。在这种情况下，脂肪的摄入量会相应增加。脂肪摄入量的增加是否与后代的不良影响有关尚不清楚。显然，有必要对正常体重和肥胖人群以及妊娠合并糖尿病的妊娠期饮食组成变化的围产期和长期后果进行研究。

2. 胰岛素　个性化方案是必要的，患有 1 型糖尿病的患者通常接受强化胰岛素方案治疗，其中包括每天使用 1～3 次长效胰岛素，饭前使用短效胰岛素。根据进食前后获得的毛细血管血糖值以及餐时糖类含量来设计个性化方案。随着怀孕期间胰岛素需求量的变化，可以根据维持血糖控制所需来改变方案。

这些基本原则也适用于使用输液泵［连续皮下注射胰岛素（CSII）］的患者。CSII 在一天 24h 的整个过程中为基础胰岛素的输送提供了更大的灵活性。现在越来越多的 1 型糖尿病非孕妇和孕妇常规使用 CSII。由于大多数 2 型 DM 患者仍有大量的内源性胰岛素分泌，她们通常具有更稳定的血糖水平，并且通常可以通过较简单的方案进行成功的治疗。

(1) 短效胰岛素：可以使用 4 种市售的短效胰岛素，包括普通的（完整的人胰岛素）和 3 种具有氨基酸序列取代或改变的人胰岛素类似物，这些替代物从皮下注射部位更快地进入循环系统。常规胰岛素已在孕妇中使用了几十年，没有证据表明对母亲或后代有害。皮下注射后，30～60min 起效，2～3h

内达到峰值，持续 5～8h。3 种修饰的胰岛素（赖脯胰岛素、门冬胰岛素和谷赖胰岛素）具有几乎相同的胰岛素作用谱，与正常人进餐后分泌的胰岛素谱更接近。注射后 5～15min 起效，30～90min 达到峰值，持续时间为 4～5h。在研究中，这种“更生理的”特征导致孕妇[123]和非孕妇的餐后高血糖降低，低血糖发生率降低[124]。对胰岛素类似物安全性的关注集中在胰岛素和 IGF-1 对胰岛素和 IGF-1 受体的交叉反应性上。有证据表明，IGF-1 在以后的胚胎植入和胎盘营养流中起作用。胰岛素或胰岛素类似物刺激的 IGF-1 受体改变可能会对这些过程产生不良影响。与 IGF-1 本身相比，人胰岛素对 IGF-1 受体的亲和力低，与人胰岛素相比，赖脯胰岛素、门冬胰岛素和谷赖胰岛素的体外研究结果显示对 IGF-1 受体的亲和力分别为 156%、81% 和 100%。此外，类似物促有丝分裂能力的体外估算值低于人胰岛素的估算值（有关综述请参见参考文献 125）。

关于赖脯胰岛素和门冬胰岛素在孕妇中的应用已发表大量临床报道，包括一项大型的赖脯胰岛素回顾性研究（500 例妊娠）和一项对门冬胰岛素和常规胰岛素的前瞻性随机对照试验[123]。在最近的综述中指出，赖脯胰岛素和门冬胰岛素在妊娠中是安全的[127]。相比之下，目前尚无关于怀孕时使用谷赖胰岛素的临床信息，因此不建议使用[127]。

(2) 长效胰岛素：目前可以从市场上买到 3 种长效胰岛素制剂[125]。NPH 胰岛素与常规胰岛素一样，已在孕妇中使用了数十年，具有确定的安全性。注射后 1～4h 起作用，6～10h 达到峰值，持续 11～17h。两种经修饰的胰岛素，甘精胰岛素和地特胰岛素在大约 24h 内可提供比 NPH 更均匀的血液水平，被称为“无峰胰岛素”。在非孕妇 1 型糖尿病患者中使用它们可减少低血糖，尤其是在夜间，并且在进餐时具有更大的灵活性。甘精胰岛素在注射后 1.2～1.8h 起效，持续时间 18～26h。地特胰岛素与之类似，只是作用时间略短。体外研究表明，与人胰岛素相比，甘精胰岛素在某些细胞系中具有显著提高的 IGF-1 活性和促有丝分裂能力。这些观察结果在正常细胞或完整的动物或人类中的含义尚不清楚，但这些发现凸显了随机对照试验的必要性。许多在孕前成功使用甘精胰岛素的妇女不愿恢复使用 NPH 或开始胰岛素泵治疗。Pollex 及其同事[128]对使用甘精胰岛素或 NPH 妊娠的胎儿结局进行了比较，没有发现与甘精胰岛素的使用相关的胎儿不良结局的发生率增加。在一项随机对照试验中，比较了使用门冬胰岛素（大剂量）和地特胰岛素或 NPH（基础）胰岛素治疗孕妇的围产期和临床结局[129, 130]。两组低血糖发作和围产期结局相似，而接受地特胰岛素治疗组的空腹血糖较低。

因此，熟练使用各种胰岛素类似物对糖尿病患者有帮助，可以安全地用于妊娠，提供“更生理性”的胰岛素谱，既可减轻餐后高血糖，又可降低低血糖发生率。但与所使用的特定胰岛素治疗方案相比，患者及其护理人员对实现最佳血糖控制的承诺更为重要。对于大多数患者而言，进餐时间和内容的一致性、仔细的记录保存以及他们对方案的反复审查和修改是成功的关键。

我们的目标是在整个妊娠期间，餐前毛细血管血糖水平为 65～85mg/dl（3.6～5.3mmol/L），餐后 1h 和 2h 血糖水平低于 140mg/dl（7.8mmol/L）或 120mg/dl（6.7mmol/L）。使用连续采样技术[43]对正常孕妇的指尖毛细血管血糖[42]和间质液葡萄糖的测量结果表明，平均水平实际上低于目标水平。我们鼓励能够持续达到低于目标水平的妇女这样做。但是，对于大多数患有 1 型糖尿病的女性来说这是极其困难的，并会导致更频繁的低血糖症。与低血糖症对实验动物和体外模型的胚胎产生不利影响的结果相反，孕期后 2/3 的母体低血糖似乎对胎儿无害[131]。妊娠中期（10～14 周妊娠）对胰岛素的敏感性可能会暂时增加。“孕妇晨吐”可能会加重病情，导致更明显的血糖波动并增加严重低血糖的风险。当试图使妊娠前 3 个月的血糖浓度正常化时需要高度注意。孕晚期后，胰岛素需求量增加了 2～3 倍，在孕晚期中期达到峰值。最大变化发生在妊娠 20～30 周（图 45-1）。在第 32～38 周内，剂量要求相对稳定，每周之间仅需进行适度的更改。通常在分娩前的 1～2 周内，夜间胰岛素需要剂量有所下降。挑战是在保持最佳血糖控制的同时，与波动的胰岛素敏感性并行地及时修改胰岛素剂量。

3. *运动* 在没有产科禁忌证的情况下，在孕前就持续进行中度定期体育锻炼的患者孕期可以继续这样做。但是必须将运动时间纳入糖尿病治疗方案中，以最大限度地减少血糖控制的干扰，尤其是避免发生低血糖症。

（二）糖尿病的监测

1. 血糖　怀孕期间接受胰岛素治疗的妇女普遍采用毛细血管葡萄糖自我监测。对于不熟悉该技术的人（通常是那些患有 GDM 或患有 2 型糖尿病的患者），应该由合格的糖尿病教育者提供初步指导，并在每次就诊时进行随访。在获得静脉血浆葡萄糖的同时，还应获得患者测量的毛细血管葡萄糖值，这样可以验证监测设备是否正常。应要求患者从手指而不是从其他位置（如手掌或前臂）测量，因为这可以更准确地反映静脉血浆葡萄糖。在每次进餐前、就寝时以及在进餐后 1h 或 2h 测量血糖。饭后测量有助于确定短效胰岛素剂量是否适当，并且比仅测量餐前值更准确地反映出胎儿的能量消耗 [132]。饭前血糖水平也可用于选择下一个间隔的短效或中效胰岛素剂量，以及可在无意识低血糖症的患者中发现低血糖症。如果餐前血糖恢复正常，但餐后高血糖持续存在时，调整胰岛素类似物的剂量、进餐量、进食频率或这些因素的组合可能会有所帮助。监测尿葡萄糖是不必要的。

连续监测组织液的技术已经从血糖趋势的回顾性检查发展到了“实时”水平检测，可用于单个患者以减少严重低血糖的发生率，并改善 1 型患者的总体血糖控制 [133]。由于 GDM 患者存在严重低血糖症的风险 [82]，以及“最佳”血糖控制的目标，在妊娠期使用 CGM 颇具吸引力 [134]。迄今为止，有限次数的随机对照试验比较了使用常规强化治疗和补充 CGM 数据的女性的血糖控制水平、严重低血糖发作和严重低血糖发生率，并没有提供一致的证据证明 CGM 有更好的预后 [133-136]。此外，长期使用 CGM 昂贵费时 [133, 134, 137] 且通常与最佳依从性相关 [133]。

2. 酮体　血酮（β- 羟基丁酸酯）或尿酮（丙酮）的测量可用于检测饮食摄入不足，尤其是糖类摄入不足，并提供即将发生代谢失代偿的警告。因此，在急性疾病期间以及餐前毛细血管血糖值超过 200～250mg/dl（11.1～13.9mmol/L）时，要求患者每天监测血酮或尿酮。必须通过致电护理人员来解决“中等”或“大量”尿酮以及大于 0.4～0.5mmol/L 的血酮值，除非这种发现是暂时的。

3. HbA1c　怀孕初始到生产，应每隔 4～8 周测量一次 HbA1c。孕早期或孕中期的数值可提供胎儿夭折和重大先天性畸形风险 [1]，并有助于指导管理决策。连续评估为患者确认他们为更好控制糖尿病所做的努力是有效的。HbA1c 浓度与血糖测量值之间的差异可能表示血糖监测技术出现错误或者伪造结果。其他因素（溶血、血红蛋白病、分析技术的变化）可能会明显改变 HbA1c 的值，使这种测量值具有局限性。在这种情况下，果糖胺或糖基化白蛋白的系列测定可提供类似信息。

（三）产科监护

产科管理的目标是允许怀孕到足月，并在可能的情况下完成阴道分娩。随着怀孕的进行，主要关注的领域包括：①在早期妊娠（6～12 周）中记录发育能力确定胎龄；②检测畸形（孕早期和孕中期）；③监测胎儿的生长和羊水量（中期和中期）；④监测以发现无法保证的胎儿状态，以预示死产（孕晚期）；⑤进行系列评估以发现其他妊娠并发症，如先兆子痫、即将发生的早产、糖尿病肾病恶化以及可能危害母婴健康的类似情况。

当月经史有疑问时，在头 3 个月通过超声测量冠臀长度可以准确地确定胎龄。通过检测胎儿心跳来评估生存力，最早可在怀孕 5 周后进行 [138]。所有女性都可以筛查唐氏综合征和某些单器官缺陷（如神经管缺陷）。尽管使用了不同的筛查方案，超声检查在妊娠 11～13 周时的环颈半透明厚度 [139, 140] 以及多种血清标志物的组合，并在 15～18 周时重复，对于检测这些缺陷风险的敏感性很高。如果筛查结果异常，可通过绒毛膜绒毛取样或羊膜穿刺术进行诊断测试以排除非整倍体细胞，或通过羊膜穿刺术排除神经管开放性缺损。即使在没有异常筛查结果的情况下，我们也会在 18～22 周提供详细的超声检查以检测心脏和其他异常情况。某些患者可能需要胎儿超声心动图，其在检测心脏缺陷方面比超声更敏感 [141]。血清筛查正常但环颈半透明异常的患者发生心脏缺陷的风险增加 [139]，那些在受孕过程中代谢控制不佳的人也是如此。如果在 22～24 周内发现严重畸形，则可以考虑终止妊娠。如果无法或不希望终止妊娠，那么有关出生畸形的详细、高级信息对于计划分娩和父母准备的患者非常有用。

在孕晚期，可以使用连续超声测量来评估不断发展的巨大儿、子宫内发育迟缓、羊水过多和胎儿心脏肥大。尽管超声是评估胎儿大小的最佳工具，预测巨大儿并根据这种估计来计划手术分娩仍存在争议[116, 142]。

尽管有迹象表明晚期血管病变的妇女可以早期分娩，而用于检测死产风险的非侵入性技术可以确保胎儿的健康。最常用的测试是非压力测试（NST）[143]。在连续 20min 的胎儿心脏监测中，胎儿心率响应自发性胎儿活动进行两次或多次加速可预测胎儿的健康状况。如果 NST 是非反应性的，则根据生物物理特征进行进一步评估。有些人将生物物理特征作为胎儿监护的主要方式。根据 Apgar 评分建模，生物物理特征由胎儿超声确定的 5 个参数（NST、胎儿活动、胎儿呼吸活动、胎儿张力和羊水量）进行评估。在复杂情况的妊娠中，即使在正常发展的妊娠中，只要胎儿能够存活，就可以立即开始连续胎儿检测[144]。根据临床情况，每周进行一次或多次评估。

从第 32 周起每周进行一次产前检查，进行妊娠并发症的监视。患有糖尿病的妇女，尤其是高血压或有血管病迹象的妇女，其子痫前期的风险在 24h 内突然升高，且蛋白尿超过 300mg。如果他们患有肾病，则更难做出诊断。可能需要住院治疗以进行密切监督，并预期可能需要立即及早分娩。在先兆子痫的情况下分娩的时间取决于母体和胎儿的状况，可能需要早产。对于可能需要但不强制分娩的其他并发症，建议进行羊膜穿刺术以确保胎儿肺成熟。

（四）产褥期

在自然分娩或引产期间，医疗管理的目标是将血浆葡萄糖维持在生理范围内［70～120mg/dl（3.9～6.7mmol/L）］并防止酮症。达到这些目标的几种方案已经发表[1]。我们的实践是通过恒定输注泵以 5～6g/h 的速度静脉注射 $D_{10}W$ 葡萄糖，其他静脉液体不含葡萄糖。每 1～4h 测量一次毛细血管血糖。当最初存在高血糖时，葡萄糖输注可能会延迟 1～2h，如果血糖水平低于 70mg/dl（3.9mmol/L），可能会暂时停止胰岛素注射。1 型糖尿病患者接受静脉注射常规胰岛素或 CSII。胰岛素需求的最佳决定因素可能是分娩前患者的 24h 胰岛素需求量。接受甘精胰岛素治疗的患者具有“进行中”的基础胰岛素，自上次给药以来约 24h 不会消散，并且在分娩期间很多小时通常不需要胰岛素。如果葡萄糖输注速率不超过 5～6g/h，则患有 2 型糖尿病的人在分娩期间通常不需要胰岛素。分娩和分娩时母体高血糖与分娩前几周在促进新生儿低血糖方面的相对重要性仍存在争议。尽管如此，我们认为在整个分娩过程中保持血糖正常是谨慎的。

如有可能，应计划在清晨安排剖宫产分娩。如果手术前血糖水平在 70～140mg/dl（3.9～7.8mmol/L），则既不给予胰岛素也不给予葡萄糖。当血糖水平超出此范围或操作被严重延迟时，则给予葡萄糖、胰岛素或两者都给。

胰岛素需求通常在分娩后立即急剧下降（通常下降 50%～90%）（图 45-1）。生产几天后，胰岛素需求量通常会回到怀孕前的水平。希望母乳喂养的妇女应保持或高于产前热量摄入。有限的数据表明，格列本脲和格列吡嗪均未转移到母乳中，也不引起哺乳婴儿的低血糖。此外，在使用二甲双胍的哺乳期妇女的母乳中检测到极少量（认为不具有临床意义）的二甲双胍。因此，对于哺乳期的 2 型糖尿病患者，这些药物在产后使用可能是安全的，但在没有更多经验之前，应谨慎使用。那些不使用母乳喂养的人要恢复适合非孕妇的饮食［30～32kcal/kg IBW（125～135kJ/kg）］。鼓励所有患者使用在妊娠期间获得的糖尿病管理技能。

六、妊娠糖尿病的治疗

（一）基本原则

在过去的 30 年中，ADA 和 ACOG 认可了诊断和治疗 GDM 的策略[95, 96]。许多内分泌学家和妇产科医生相信，如果未发现或不适当治疗 GDM，围产期胎儿夭折和新生儿发病的风险会增加[145]。在许多中心，患有GDM的妇女接受饮食建议及血糖监测，如果持续存在高血糖，则应使用胰岛素或口服药物治疗[12, 13, 79]。此外GDM患者称为“高风险”孕妇，这会导致更严格的产科监护，其本身就是一种干预形式[12]。采用这种方法，GDM的围产期流产和新生儿发病率（如低血糖、低血钙、多动症和高胆红素血症）可能会朝着普通人群的水平下降[146]。然而，关于检测和治疗GDM的价值一直存在着长期争议[97, 147, 148]，有两个问题一直是人们关注的焦点。第一个是GDM孕妇发生的不良结局是否与孕产妇高血糖、肥胖和（或）较高年龄等混杂因素独立相关。第二个问题是在GDM中治疗高血糖症是否可以减少不良后果。

自2005年以来，已有大量证据来解答这两个问题。高血糖和不良妊娠结局（HAPO）研究[5]用以解决第一个问题。HAPO证明在妊娠24～32周（平均27.8周）进行的孕产妇OGTT葡萄糖水平与数项围生期不良后果之间存在独立的联系[5]。第二个问题是两项大型治疗“轻度GDM”随机对照试验的重点[149, 150]。两者均表明，与GDM的识别和治疗相关的围产期结局显著降低，几项综述也得出了类似的结论[151, 152, 153]。

1. 先天性畸形　在大多数GDM的孕妇中，先天性异常的风险并未增加[154]，但是在空腹血糖过高（达到糖尿病诊断标准）的GDM中，出生缺陷的风险增加，且与高血糖的严重程度成正比。这是在GDM和2型糖尿病患病率都很高的洛杉矶拉丁裔人口中发现的[155]。实际上，许多诊断为FPG升高的女性可能在怀孕前没有被诊断出糖尿病。因此，在怀孕前识别危险孕妇并获得更好的护理仍然是主要挑战，IADPSG推荐也强调了这一点[6]。

2. 胎儿高胰岛素血症　患有GDM或血浆葡萄糖水平在非糖尿病范围内升高的母亲的后代[5]有胎儿高胰岛素血症、胎儿肥胖症增加和胎儿过大（巨大儿）的风险，这增加了出生创伤和手术分娩的可能性[12, 146]。因此许多研究表明，在妊娠期和既往糖尿病中发现的母亲代谢异常会对后代的体重、胰腺功能和神经系统发育产生长期影响（请参见“儿童时期的人体测量和代谢发展”部分）。

（二）代谢监测

所有GDM患者都应在早餐和晚餐前监测血酮或尿酮，以检测饮食中糖类的可能不足。在门诊就诊时可获取空腹和餐后1h的血糖测量值，以监测是否存在需要进一步加强治疗的糖耐量恶化情况，并评估葡萄糖自我监测的准确性。所有接受胰岛素治疗的患者均监测空腹和餐前毛细血管血糖水平以指导胰岛素剂量的调整，包括至少每周2次的对餐后1h或2h葡萄糖浓度进行测量。使用餐后和餐前血糖水平来确定胰岛素剂量仍存在争论[156]。第四届国际妊娠糖尿病研讨会的与会者得出结论，葡萄糖自我监测似乎优于仅在门诊就诊时进行葡萄糖监测，但他们并未建议所有GDM的女性如此做。我们建议将其用于那些希望将结果作为动机，从而更好地遵守饮食和生活方式建议的饮食治疗对象以及需要更深入治疗的患者。

（三）代谢管理

1. 目标　GDM的治疗原理早前已得到总结，并得到了随机对照试验结果的支持[149, 150]。由于大多数GDM患者围产期婴儿死亡风险并未显著增加（鉴于目前可获得的出色的产科护理），现在的工作重点是预防围产期发病和长期潜在的不良后遗症。将空腹和餐后血糖值恢复到正常范围是GDM的主要治疗目标，第一步是改变生活方式。尽管尚未进行对照试验来确定预防胎儿风险的理想血糖目标，但在第四届国际妊娠糖尿病研讨会上提出的证据表明，将孕妇的血糖浓度降低至餐后1h 140mg/dl（7.8mmol/L）或更低，或餐后2h少于120mg/dl（6.7mmol/L），或两者兼而有之，可以降低胎儿过度生长的风险[11]。空腹和餐前血糖的目标通常小于95mg/dl（5.3mmol/L）。最近在正常孕妇中进行的研究发现，血糖水平低于先前的预期，在38周时的平均血糖浓度为78.3mg/dl，在餐后1h或2h的平均血糖值不超过105.2mg/dl[42, 43]。即使在非糖尿病妇女中，产妇餐后毛细血管葡萄糖测量值也与胎儿大小（腹围）相关。

有证据表明，对所有患有GDM的女性进行超声评估胎儿腹围（AC），排除那些低巨大儿风险人群，并将治疗工作集中在那些巨大儿风险高（AC ≥ 75%）的孕妇上[66]，有利于节省医疗费用。

2. 生活方式改变

(1) 营养疗法：医学营养疗法（MNT）被称为 GDM 的医学或代谢管理的“基石”。MNT 的目标和用于 GDM 的方法与正常妊娠和既存糖尿病所讨论的目标相同。根据需要，对初始处方［35～38kcal/kg IBW（145～160kJ/kg）］进行调整以使体重增加保持在适合受试者怀孕体重的范围内[120]。将糖类含量降低至 30%～40% 可以减少餐后高血糖[157]，但与脂肪或蛋白质含量的增加或两者都有关系，这对母体氨基酸、酮体和脂质水平以及对后代的长期结果的影响尚不清楚。当每天进食多餐（六或七餐）时，餐后血糖峰值会降低[158]。但在下一餐之前可能无法达到空腹血糖水平，并且平均 24h 血糖可能与标准方法不同（三餐加睡前小吃）。安全性、疗效和长期结果有待进一步研究。低升糖指数和富含纤维饮食的食品已被评估用于 GDM 的预防和治疗[159, 160]，但缺乏令人信服的有效性证据。

(2) 低热量饮食：由于肥胖的 2 型糖尿病非妊娠受试者的热量限制可以降低胰岛素抵抗并纠正高血糖症，因此肥胖的 GDM 妇女应采用低热量饮食。适度的热量限制（比标准饮食低 25%～35%）可矫正高血糖[161-163]。有些[163]但并非所有[162]组都注意到这些受试者的胎儿体重减少，这些人群中一部分体重下降。但是，需要大量的对照试验来评估这种方法的近期和长期安全性与有效性。Knopp 等[161]还检查了肥胖的 GDM 妇女对热量摄入降低更为严重（50%）的代谢反应，平均 24h 葡萄糖、空腹胰岛素和甘油三酯水平显著下降，但血浆 β- 羟基丁酸酯浓度增加 2 倍以上，酮尿症显著增加。在没有更多有关此类治疗对围产期和长期结局影响的数据可用之前，应将这种程度的热量限制视为实验性的。监测血浆 β- 羟基丁酸酯或尿酮对确定该疗法对胎儿的安全性至关重要。

(3) 运动：尽管人们关注增加与运动相关的子宫收缩力、宫内生长受限（IUGR）、早产、胎儿心动过缓和酮尿症，但身体状况良好的妇女在怀孕期间可进行例行锻炼。此外，在怀孕后进行心血管健康训练可通过募集葡萄糖转运蛋白来提高胰岛素敏感性和葡萄糖处理能力，因此运动是 GDM 诱人的治疗方法[164]。使用臂力测功[165]或斜躺自行车[166]进行的研究发现，进行中等程度的锻炼对于降低 GDM 妇女的空腹和餐后血糖水平是安全有效的。其他人未能通过适度运动来更好地控制血糖[167]。前瞻性（非随机）试验报道了令人鼓舞的结果（巨大儿较少），该试验旨在通过联合治疗来限制患有 GDM 的肥胖孕妇的体重增加[168]。通过综合评估，Gavard 和 Artal 得出结论，怀孕期间的运动“可以减少母婴的不良发病率并提供长期的益处”[169]。

3. 加强代谢管理　当通过改变生活方式未能达到或维持孕产妇血糖目标时，或者当胎儿出现过度生长的迹象时，需要进行更深入的代谢治疗。如果葡萄糖监测值超过 20%～25% 的空腹 / 餐前或餐后指标（单独或联合使用），我们建议改变治疗方案。历史上看，在这种情况下应一直使用胰岛素治疗，因为“不建议使用口服药物”[170]。但是，根据随机对照试验的结果，在美国以外的地区使用口服药物格列本脲已被认为是替代胰岛素治疗的常用方法[79, 171]，最近也已发表了用二甲双胍治疗 GDM 的临床试验结果[172]。因此，今后还将考虑口服药物的潜在用途。

(1) 胰岛素：GDM 中胰岛素治疗的确切时机仍然难以确定。人们普遍认为，符合诊断糖尿病标准的血糖水平［FPG ≥ 126mg/dl（7.0mmol/L）］的女性应立即开始胰岛素治疗，因为围产期的风险与先前患有糖尿病的患者一样。每天需要 0.5～1.4 单位胰岛素 / 千克体重才能将空腹 / 餐前和餐后 1h 或 2h 的血糖值保持在先前定义的目标范围内。尽管每天多次注射可能会提供更大的管理灵活性，但预混胰岛素治疗方案［速效（人常规胰岛素或类似物）/ 中效（NPH）］已使用多年。如前所述，在怀孕期间以及在平时，速效胰岛素类似物在治疗先前存在的糖尿病中已确立地位，现在也普遍用于 GDM 中。我们目前不使用或不建议在 GDM 的治疗中使用长效类似物。

(2) 口服降糖药

① 格列本脲：根据格列本脲胎盘通过率极低的证据[174]，Langer 等进行了一项临床试验，比较了需要加强治疗的 GDM 患者中应用格列本脲和胰岛

素的结果[175]。主要结果是血糖控制水平，胰岛素和格列本脲治疗组相当；格列本脲组中只有 4% 的患者需要转至胰岛素治疗。研究人员得出的结论是，在妊娠糖尿病妇女中，格列本脲是胰岛素治疗的临床有效替代方法[175]。该研究结果受到了广泛的批评，随后发表了许多其他报告[171]。随后的研究尚未进行随机试验，未涉及接近初次报告样本量的患者人数，也未能提供令人信服的不良反应证据。因此使用格列本脲治疗 GDM 的情况有所增加，部分原因是它是一种较为便宜、省事的选择。在第五届国际妊娠糖尿病研讨会的总结和建议中，必须对所有患者进行充分的代谢和产科监测以确保达到接受治疗的目的，无论是接受医学营养疗法（MNT）、胰岛素治疗还是口服药物治疗[176]。

② 二甲双胍：尽管二甲双胍可以自由地通过胎盘，但近年来二甲双胍在育龄妇女中的使用已大大增加。它通常用于增强多囊卵巢综合征（PCOS）患者的生育能力。但尚无令人信服的证据表明二甲双胍可减少孕妇流产[177]，目前建议在确认妊娠后立即停用二甲双胍[178]。

使用二甲双胍治疗某些 2 型糖尿病或 GDM 的患者也引起了新的研究兴趣。澳大利亚和新西兰已经发表了使用二甲双胍或胰岛素治疗 GDM 的随机试验结果（MIG 试验）[172]。没有发现二甲双胍对围产期结局有不良影响的证据[172]，在 2 岁时进行随访也没有不良影响的证据[179]。然而，二甲双胍组的患者中有近一半需要添加胰岛素才能达到血糖治疗目标。此外，由于二甲双胍可自由穿过胎盘，妊娠期使用二甲双胍的安全性和益处的结论性评估需要对其后代进行长期随访。因此，我们考虑继续将二甲双胍用于妊娠作为研究对象。

(3) 其他降糖药：尚未检查噻唑烷二酮、α- 葡萄糖苷酶或二肽基蛋白酶 -4（DP4）抑制药在妊娠治疗中的安全性。

(4) 其他开始加强治疗的标准：已经使用了各种标准或算法（除母体高血糖症严重程度外或除此以外）来确定胎儿高胰岛素血症或巨大儿或两者兼有的最高风险妊娠，并作为胰岛素治疗的标准。Weiss 和同事[180]使用升高的羊水胰岛素水平（反映了胎儿高胰岛素血症）来确定是否需要胰岛素治疗，并且在非对照试验中报告了良好的胎儿结局。胎儿超声测量腹围[66]已被用于对巨大儿的风险进行分层，腹围小于第 75 百分位的人没有增加的风险；腹围在第 75 百分位或更高的人被认为有风险，而这些患者使用强化胰岛素治疗则消除了该风险。与这些方法的应用相关的长期结局必须进一步评估，因为后代肥胖和糖耐量异常的风险不取决于出生时是否为巨大儿[73, 74]。相对较低的 HbA1c 浓度假说可以确定仅通过饮食疗法进行治疗的患者亚组，而不会增加胎儿并发症的风险[181]。

（四）产褥期

分娩期间管理妊娠糖尿病的治疗目标与先前患有糖尿病的女性目标相同。患有 GDM 的妇女很少需要胰岛素治疗来维持其分娩期血糖正常。绝大多数需要产前胰岛素治疗的患者可以在分娩时停药。但是，应该在出院前测量 FPG 或不定时（随机）的血浆葡萄糖，以检测应治疗的非典型糖尿病患者[12, 173]（表 45-6）。

（五）产后随访

在诊断 GDM 时，人们无法可靠地区分正在发展的 1 型或 2 型糖尿病和在产后会消退的糖耐量异常。因此，妊娠后重新分类和长期随访至关重要。O'Sullivan[3]的早期报道和随后的研究[182]证实，GDM 识别出妇女在糖尿病的后续发展中处于高风险。产后研究表明，患有 GDM 的女性继续存在胰岛素抵抗和胰岛素分泌受损[183]。在一些受试者中，糖耐量异常先于妊娠，但无法进行回顾性鉴定[184]。

在妊娠期间或产后早期检测中发现的某些特征可以检测出那些在妊娠后发展为糖尿病的高风险人群[182]。这些特征包括诊断时葡萄糖耐量的严重程度、诊断时的早孕年龄、肥胖、相对胰岛素缺乏症、孕产妇糖尿病家族病史以及种族 / 族裔血统。肥胖、进一步体重增加和胰岛素分泌受损是诊断 GDM 后 5 年内发展为糖尿病的独立危险因子。

患有 GDM 的女性异常高的产后葡萄糖耐量发生率很有必要进行早期和持续的随访[116, 176]。表 45-6 概述了第五届国际原发性糖尿病研讨会推荐的产后监测方法。有关 DM 发生风险及其并发症的患

表 45-6　GDM 后的代谢评估 *

时　间	检　查	目　的
生产后（1～3 天）	空腹或随机血糖	检测持续性明显的糖尿病
产后早期（大约为“产后访视”的时间）	75gOGTT 2h 血糖	产后葡萄糖代谢分类
产后 1 年	75gOGTT 2h 血糖	评估糖代谢
每年	空腹血糖	评估糖代谢
每 3 年	75gOGTT 2h 血糖	评估糖代谢
孕前	75gOGTT 2h 血糖	对葡萄糖代谢分类

OGTT. 口服葡萄糖耐量试验
*. 葡萄糖代谢按美国糖尿病协会推荐标准进行分类[12]［引自 Metzger BE，Buchanan TA，Coustan DR，et al. Summary and recommendations of the Fifth International Workshop Conference on Gestational Diabetes Mellitus. Diabetes Care. 2007; 30（Suppl 2），p. S258.］

者教育至关重要。患有持续性糖耐量异常或糖尿病的患者应接受适当的咨询和治疗。最初评估为“正常”的人群应遵循表 45-6 的规定，因为该亚组患糖尿病的长期风险也很高。

来自芬兰[185]和美国[186, 187]出色的干预试验成功地预防或延缓了高风险受试者的糖尿病发病，包括以前患有 GDM[186-188]的妇女。干预包括使用生活方式干预或药物（二甲双胍或曲格列酮）。患有 GDM 的女性经常有代谢综合征的特征，如高血压、甘油三酯升高和高密度脂蛋白胆固醇（HDL-C）降低[182]。鉴于这些风险和可能产生的益处，谨慎建议患者达到并保持最佳体重，定期运动。对该人群的进一步研究对于确定 2 型糖尿病的发病机制以及实施总体上预防或延缓其发展的策略至关重要。

避孕　产后应强调孕前护理的重要性[176]。避孕的选择包括宫内节育器、低剂量联合口服避孕药或透皮给药系统以及仅含孕激素的制剂。避孕方法的故障率每年为 5%。如果可能，患者应避免使用大剂量的合成雌激素 / 孕激素口服避孕药和仅含孕激素的口服避孕药，因为它们可能会加剧胰岛素抵抗。

第 46 章　高血糖危机：糖尿病酮症酸中毒和高血糖高渗状态

Hyperglycemic Crises: Diabetic Ketoacidosis and Hyperglycemic Hyperosmolar State

Francisco J. Pasquel　Guillermo E. Umpierrez　著
赵思楠　张力辉　译

要　点

- DKA 是 1 型和 2 型糖尿病患者中最常见、最严重的糖尿病急性并发症。
- DKA 是由绝对或相对胰岛素分泌不足和反调节激素浓度增加共同导致的。
- 胰岛素治疗依从性差是年轻人 DKA 的主要诱因。其他常见的诱因是感染、心血管事件、胰腺炎、手术和外伤。
- DKA 具有以下特征：高血糖（葡萄糖＞ 250mg/dl），代谢性酸中毒（pH ＜ 7.30，碳酸氢盐＜ 18mEq/L），高阴离子间隙（＞ 14mEq/L）和酮体增加（β– 羟基丁酸酯＞ 3mosm/L 或乙酰乙酸酯阳性）。
- DKA 的管理目标包括纠正体液不足和电解质失衡、静脉注射胰岛素直到解决高血糖和酸中毒、寻找和治疗引起这种疾病的原因。
- HHS 是老年患者中最常见的急性高血糖急症。
- HHS 是由胰岛素相对分泌不足、反调节激素浓度增加而导致的胰岛素作用受损以及脱水共同导致的。
- HHS 的诱发因素与 DKA 类似。
- HHS 的诊断标准是血浆葡萄糖浓度＞ 600mg/dl，血清渗透压＞ 320mOsm/kg，并且不存在酮症酸中毒。
- HHS 的管理目标包括积极补充体液，静脉给予胰岛素直至解决高血糖症以及寻找和治疗诱发原因。

糖尿病酮症酸中毒（DKA）和高血糖高渗状态（HHS）是 1 型和 2 型糖尿病患者中最严重的高血糖紧急情况。尽管将 DKA 和 HHS 作为单独的实体进行讨论，但它们代表了控制不佳的糖尿病所引起的一系列高血糖紧急事件。两者均具有胰岛素减少和严重的高血糖症的特征，并且临床上仅在脱水程度和代谢性酸中毒的严重程度上有所区别 [1–3]。儿童和成人 DKA 患者的总死亡率低于 1%，但是据报道，在老年人和患有严重威胁生命的疾病的患者中死亡率高于 5% [1]。HHS 患者的死亡率高于 DKA 患者，最近的观察性研究报道其死亡率高达 20% [4]。要成功治疗这两种情况，就需要经常监测、补充体液和电解质不足，以恢复循环容量和组织灌注、纠正高血糖症，并仔细寻找诱发原因。本章回顾了病理生理学、流行病学、诊断、临床表现、管理建议以及 DKA 和 HHS 预防的最新进展。

一、糖尿病酮症酸中毒

（一）流行病学

糖尿病酮症酸中毒（DKA）是糖尿病最常见和最严重的急性并发症。在美国，每年有 140 000 多次 DKA 患者住院和 500 000 个住院日，涉及大量直接、间接医疗费用 [1, 5]。最近的流行病学研究表明，DKA 的住院治疗正在增加 [6–8]，DKA 的治疗利用了许多医疗资源，估计每年的总费用为 24 亿美元 [1]。

观察性研究报告说，在初次诊断为糖尿病的患者中，DKA 占出院的 4%～9% [6, 9]，在丹麦的一项研究中，1975—1979 年的发病率为每 100 000 总人口 8.5 人 [10]。EURODIAB 研究报告在 1989—1991 年间，欧洲范围内的 3250 名 1 型糖尿病患者中有 8.6% 在过去 12 个月内接受过 DKA 的治疗 [11]。由于社会或经济原因，无法获得医疗服务的人群的全球发病率较高。在美国，青少年糖尿病研究（SEARCH）发现，年龄在 20 岁以下的 1 型糖尿病参与者中有 29.4% 的人曾经患有 DKA，而 2 型糖尿病的年轻人中这一比例为 9.7% [12]。最近的流行病学研究表明，在过去的 20 年中 DKA 的住院治疗正在增加，大多数病例是同一受试者中的复发病例 [6–8]。在社区研究中，超过 40% 的 DKA 成人患者年龄超过 40 岁，超过 20% 的人年龄超过 55 岁 [13]。2 型糖尿病患者可能在外伤、手术或感染等应激条件下发展为 DKA [13]。然而据报道，患有 2 型糖尿病的儿童和成人患者中，未经诱发的酮症酸中毒病例数量增加 [12]。无诱因的 DKA 病例在非裔美国人和西班牙裔中有更普遍的报道 [9, 14–16]，但在所有种族中都已有报道 [17–20]。DKA 患者分为四类，利用是否存在自身免疫性生物标志物（A+ 或 A–）以及是否存在残余胰岛素分泌能力由 C 肽释放所证明（β+ 或 β–）[21]。经典 1 型疾病为 A + β–，而经典 2 型疾病为 A–β + [21, 22]。

在患有 DKA 的儿童和成人受试者中，总死亡率低于 1%，但据报道，在老年人和有危及生命的重大疾病患者中，死亡率高于 5% [1]。在成年糖尿病患者中，随着年龄的增长死亡率会大大增加，65—75 岁年龄段的死亡率达到 10%～20% [13]。在老年人群中，主要的死亡原因与引起酮症的潜在内科疾病（即外伤、感染）有关，但在年轻患者中死亡更可能是由代谢紊乱引起的。

（二）病理生理学

诱发 DKA 的机制是多因素的，包括胰岛素分泌和作用减少以及反调节激素（胰高血糖素、儿茶酚胺、皮质醇和生长激素）水平升高 [3, 23]。DKA 的胰岛素缺乏症可能是绝对的，如 1 型糖尿病，或相对的如 2 型糖尿病。在存在反调节激素释放增加的情况下，导致胰岛素抵抗性恶化和胰岛素分泌进一步受损。

1. 酮体生成和酮症酸中毒　胰岛素缺乏和胰高血糖素过量（胰高血糖素 / 胰岛素比值升高）的共存对于高血糖症和酮症酸中毒的发生至关重要 [25]。反调节激素的增加导致游离脂肪酸从脂肪组织（脂解）释放到循环系统中。肝脏中不受约束的肝脂肪酸氧化为酮体（图 46–1）[26, 27]。胰岛素缺乏会引起脂肪组织中激素敏感性脂肪酶的活化。组织脂肪酶活性的增加导致甘油三酯分解为甘油和游离脂肪酸。尽管甘油是肝脏糖异生的重要底物，但游离脂肪酸大量释放是酮酸的前体。在肝脏中，游离脂肪酸被氧化成酮体，这一过程主要由胰高血糖素诱导的 cAMP 产生所致。胰高血糖素浓度的增加通过抑制乙酰辅酶 A 羧化酶（新脂肪酸合成中的第一个限速酶）来阻止丙酮酸转化为乙酰辅酶 A，从而降低了丙二酰辅酶 A（CoA）的肝水平。丙二酰辅酶 A 抑制肉碱棕榈酰转移酶 1（CPT 1），这是一种将脂肪酰基辅酶 A 酯交换为脂肪酰基肉碱的限速酶 [28]，可以将脂肪酸氧化成酮体。游离脂肪酸进入线粒体并发生脂肪酸氧化需要 CPT1 [28]。DKA 中增加的脂肪酰基 CoA 和 CPT–1 活性导致 DKA 中的生酮作用增加。酮体（乙酰乙酸酯和 β– 羟基丁酸酯）产量的增加导致酮症和代谢性酸中毒。

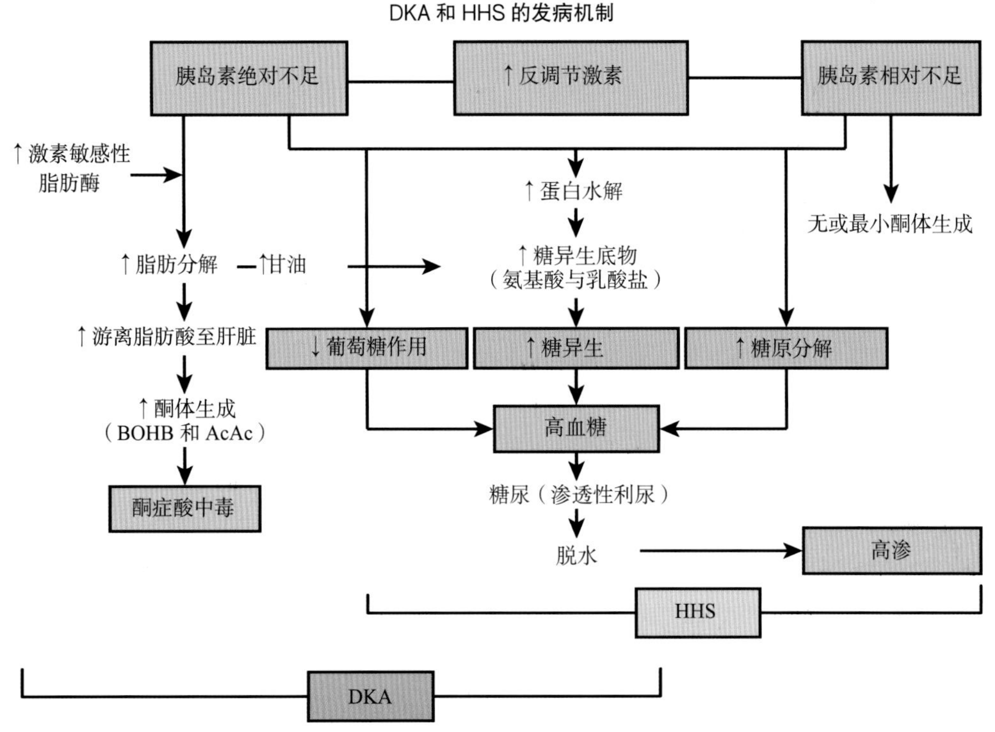

▲ 图 46-1　糖尿病酮症酸中毒（DKA）的发病机制

高血糖症和酮症是由于相对或绝对胰岛素缺乏，再加上过量的反调节激素（包括胰高血糖素、皮质醇、儿茶酚胺和生长激素）导致的。高血糖症是由于糖原异生增加、糖原异生前体（丙氨酸、氨基酸和甘油）的产生、糖原分解的加速和周围组织对葡萄糖的利用受损而导致的。酮体的积累是由增加的脂解作用和循环的游离脂肪酸（FFA）引起的。在肝脏中，FFA 被氧化成酮体，这一过程主要由胰高血糖素刺激。两个主要的酮体是 β- 羟基丁酸酯和乙酰乙酸。酮体的积累导致血清碳酸氢根浓度降低和代谢性酸中毒。DKA 中的酮症和酸中毒会导致电解质紊乱、呕吐和脱水

2. 高血糖症　正常受试者在空腹状态下，通过精确调节的肝葡萄糖生成与周围组织葡萄糖利用之间的平衡，血浆葡萄糖可维持在 3.9～5.6mmol/L（70～100mg/dl）。胰岛素通过抑制肝脏糖异生和糖原分解作用来控制肝脏葡萄糖的产生。在肌肉等对胰岛素敏感的组织中，胰岛素促进蛋白质合成代谢、葡萄糖吸收和糖原合成，并抑制糖原分解和蛋白质分解。此外，胰岛素是脂解、游离脂肪酸氧化和生酮的有效抑制药。在肝脏和周围组织中，调节激素（胰高血糖素、儿茶酚胺、皮质醇和生长激素）促进与胰岛素作用相反的代谢途径[14]。

DKA 患者的高血糖症是由以下 3 个过程形成的，包括糖异生增加、糖原分解加速和周围组织的葡萄糖利用受损（图 46–1）[23]。从定量的观点来看，肝葡萄糖产生增加是 DKA 中主要的致病性紊乱[29]。肝糖生成增加的原因是糖原异生前体的高可用性，如氨基酸（丙氨酸和谷氨酰胺；由于加速的蛋白水解和蛋白质合成减少），乳酸（由于肌肉糖原分解增加），甘油（由于脂肪分解作用增加）以及糖异生酶［磷酸 – 丙酮酸羧化激酶（PEPCK），果糖 -1，6- 双磷酸酶和丙酮酸羧化酶］的活性增强所致[30, 31]。胰高血糖素诱导的 cAMP 介导的过氧化物酶体增殖物激活的受体 -γ 共激活因子 -1α（PGC-1α）合成的增加似乎主要刺激了糖原异生酶的激活[32, 33]。cAMP 升高还导致 2，6- 双磷酸果糖（F-2，6-P2）下降，从而导致糖酵解途径中的关键调节酶——磷酸果糖激酶（PFK）受到抑制[34]。

除胰岛素缺乏之外，调节性激素增加在 DKA 葡萄糖过量生产中也起重要作用。胰高血糖素和儿茶酚胺水平升高会导致糖异生和糖原分解增加[35–37]。肾上腺素可刺激胰高血糖素分泌，并通过胰腺 B 细胞抑制胰岛素释放[23, 24]。高皮质醇水平可刺激蛋白质分解代谢并增加循环血中氨基酸的浓度[38, 39]，此外，葡萄糖水平升高会引起渗透性利尿，导致脱水、血容量不足和肾小球滤过率降低，从而进一步

增加高血糖的严重程度。

高血糖症和酮症酸中毒的发展导致炎症状态，其特征在于促炎性细胞因子的升高和氧化应激标志物的升高[40, 41]。与对照组相比，高血糖症患者入院时肿瘤坏死因子（HNF）-α，白介素（IL）-6、IL1-β 和 IL-8，C 反应蛋白显著增加了 2～4 倍，在胰岛素治疗和高血糖危机缓解后恢复正常[40]。TNF-α 可能通过以下途径促进了 DKA 的胰岛素抵抗[42-44]，TNF-α 引起胰岛素刺激的胰岛素受体自身磷酸化的适度降低和胰岛素受体底物 1（IRS-1）酪氨酸磷酸化的显著降低，改变了胰岛素信号通路的调节方式以及通过胰岛素受体自身水平的相互作用。TNF-α 激活 c-Jun NH2 末端激酶（JNK）介导 IRS-1 的丝氨酸磷酸化，阻止胰岛素介导的磷脂酰肌醇 3- 激酶（PI 3- 激酶）的激活，PI 3- 激酶是组织葡萄糖摄取的关键调节剂。同样，在 DKA 期间升高的脂肪酸可能会刺激 IRS-1 的丝氨酸残基上的磷酸化[45]，从而导致胰岛素抵抗性恶化。

急性疾病期间增加的氧化应激和活性氧（ROS）的产生会导致脂质、膜、蛋白质和 DNA 的损伤。氧化应激会降低调节 B 细胞功能相关基因关键转录因子的表达和活性[46]。DKA 中炎症状态的增加可通过激活血管活性肽如内皮素 1、血管内皮生长因子（VEGF）和酮体影响下增加的 ICAM-1 造成毛细血管损伤[47, 48]。这可以解释为什么患者高血糖状态与不良血管结局相关[41]。

（三）诱发因素

DKA 是 20% 的成人糖尿病患者和 30%～40% 的 1 型糖尿病儿童的最初表现。在已知的糖尿病患者中，DKA 的诱发因素包括感染、并发疾病、心理压力和对治疗的依从性差。感染是 DKA 的最常见诱因，发生在 30%～50% 的病例中（表 46-1）。尿路感染和肺炎是大多数感染的原因。可能引起 DKA 的其他急性疾病包括脑血管意外、酗酒、胰腺炎、肺栓塞、心肌梗死和创伤。影响糖类代谢的药物，如皮质类固醇、噻嗪类、拟交感神经药和喷他脒，以及非典型抗精神病药也可能促进 DKA 的发展[8]。与非妊娠糖尿病患者相比，糖尿病孕妇也处于较高风险中。孕妇的风险因素包括饥饿加剧、脱水、恶心或妊娠呕吐，由于肺通气增加和碳酸氢盐代偿性降低、应激以及人胎盘泌乳素、催乳素和皮质醇增加而导致的缓冲能力下降[49, 50]。

在年轻患者中，不遵医嘱和心理因素在 DKA 发病中的重要性尤为明显。在成年的 1 型糖尿病患者中，对糖尿病治疗方案的依从性差也是导致 DKA 的主要原因[8, 51]。在最近的一项前瞻性研究中，停止接受胰岛素治疗占 DKA 入院原因的 2/3 以上。多种行为、社会经济和社会心理因素导致治疗的依从性差。1 型糖尿病患者常伴有精神疾病，如抑郁症，焦虑症和进食障碍，而且精神病史可能会使 DKA 发作的风险增加 1 倍[52]。研究报告，在年轻女性

表 46-1　糖尿病酮症酸中毒（DKA）和高血糖高渗状态（HHS）的诊断标准与分类

	DKA 诊断标准与分类			
	轻　度	中　度	严　重	HHS
血糖（mg/dl）	＞250	＞250	＞250	＞600
动脉 pH	7.25～7.30	7.00～7.24	＜7.00	＞7.30
血清碳酸氢盐（mEq/L）	15～18	10～15	＜10	＞15
尿酮体	阳性	阳性	阳性	少量
血酮体	阳性	阳性	阳性	少量
有效血清渗透压	变量	变量	变量	＞320mOsm/kg
阴离子间隙	＞10	＞12	＞12	＜12
感觉或精神的改变	清醒	清醒 / 迟钝	麻木 / 昏迷	麻木 / 昏迷

的酮症酸中毒复发发作中，饮食失调的发生率高达 20%。

（四）诊断

1. 症状和体征　临床表现为多尿、多饮、脱水迹象和精神状态进行性恶化导致昏迷。据报道在 DKA 病例中，有 40%～75% 的人会出现腹部疼痛（有时类似急腹症）[53]。DKA 患者通常会出现恶心、呕吐和腹痛，并且可能主要是由脱水、酮症、延迟胃排空的综合作用引起的。腹痛的存在与更严重的代谢性酸中毒有关，但与高血糖症的严重程度无关 [53]。极度消耗导致肾血流量和肾小球滤过严重减少，会出现尿液异常。

体格检查发现有脱水迹象，包括皮肤干瘪、黏膜干燥、心动过速和低血压。在患有严重代谢性酸中毒的儿童和成人中，经常会出现丙酮呼吸和库斯莫尔呼吸，其特征在于对代谢性酸中毒作出深快呼吸。神志状态可以从完全清醒到深昏迷。然而只有不到 20% 的患者因意识丧失而住院治疗 [7, 23]。体温过低是由氧气消耗减少导致的产热减少起的，这种情况并不少见，并且可能加重酮症酸中毒 [54, 55]。体温过低与胰岛素分泌减少 [55a] 和葡萄糖利用 [55b] 以及反调节激素增加有关 [55c, 55d]。高热往往提示伴随着感染。

2. 化验检查　DKA 综合征由高血糖、酮血症和代谢性酸中毒三联症组成 [1]。DKA 可根据代谢性酸中毒的程度和神志水平分为轻度、中度和重度（表 46–1）。代谢性酸中毒的严重程度与高血糖程度之间关系不大，据报道有酮症酸中毒的患者血糖水平正常或仅适度升高（< 13.8mmol/L，250mg/dl）[56]。怀孕期间，饥饿时间长的患者以及接受胰岛素治疗后出现这种现象的人都曾报道过这种现象。同样，在肝葡萄糖输出受损的情况下，如在酗酒或肝衰竭患者中可能会出现相对较低的葡萄糖浓度 [57, 58]。

诊断关键是循环中总血酮浓度升高。酮症的评估通常通过硝普钠反应进行，该反应可对乙酰乙酸和丙酮水平进行半定量估计。硝普钠测试（尿液和血清）高度敏感，但它可能低估了酮症酸中毒的严重程度，因为该测定法不能识别出酮症酸中毒的主要代谢产物 β- 羟基丁酸酯的存在 [31, 59]，β- 羟基丁酸酯可能有助于诊断 [60]。最近有报道称，家用毛细管血 β- 羟基丁酸酯检测比尿液乙酰乙酸检测更有效地减少了急诊就诊、住院和从 DKA 康复的时间 [61, 62]。

酮酸积累导致阴离子间隙代谢性酸中毒增加。通过从钠浓度中减去氯化物和碳酸氢盐浓度的总和［$Na^+ - (Cl^- + HCO_3^-)$］来计算阴离子间隙（图 46–2）。正常的阴离子间隙在 7～9mEq/L，而阴离子间隙大于 12mEq/L 表明存在阴离子间隙代谢性酸中毒增加 [23]。尽管大多数 DKA 患者存在较高的阴离子间隙酸血症，但仍应牢记患者可能患有混合性酸碱平衡失调。据报道，DKA 患者中有 11% 患有高氯代谢性酸中毒（阴离子间隙正常、碳酸氢盐含量降低和氯化物水平升高），43% 患有混合阴离子间隙酸中毒和高氯代谢性酸中毒，46% 的患者主要是阴离子间隙酸中毒 [63]。更重要的是，在 DKA 的治疗过程中，大多数患者会出现短暂的高氯性非阴离子间隙代谢性酸中毒。

DKA 患者的细胞外液容量不足通常在 4% 到 10% 的范围内 [65–68]。对容量不足的临床估计是主观且不准确的 [67, 69, 70]，两种临床方法均无法准确评估脱水程度或生化参数。有效渗透压的计算［钠离子（mEq/L）× 2 + 葡萄糖（mg/dl）/ 18］是体质耗竭的最佳标志，高于 320mmol/L 的水平通常与精神状态受损相关（表 46–2）。

由于高血糖，水从细胞内向细胞外渗透，所以入院时患者血钠通常较低。为了评估钠和水缺乏的程度，当血糖高于 100mg/dl 时，按每 100mg/dl 葡萄糖增加 1.6mg/dl 血钠来校正血清钠（表 46–2）[23]。高血糖症患者血清钠浓度的增加表明水的流失程度很大。

DKA 患者的入院血清钾浓度通常会升高 [23]，这是因为酸血症、胰岛素缺乏和高渗性导致钾从细胞内转移到细胞外。同样，由于代谢性酸中毒，入院血清磷酸盐水平可能正常或升高。

DKA 患者在没有感染的情况下经常出现白细胞增多。但是很少见到白细胞计数大于 25 000mm^3 或杆状核中性粒细胞大于 10% [1, 23]。由于大多数 DKA 患者出现腹痛、恶心或呕吐，所以应与急性胰腺炎鉴别。据报道，DKA 患者中 21%～79% 的淀粉酶水平升高。高淀粉酶血症的存在、程度或同工酶类

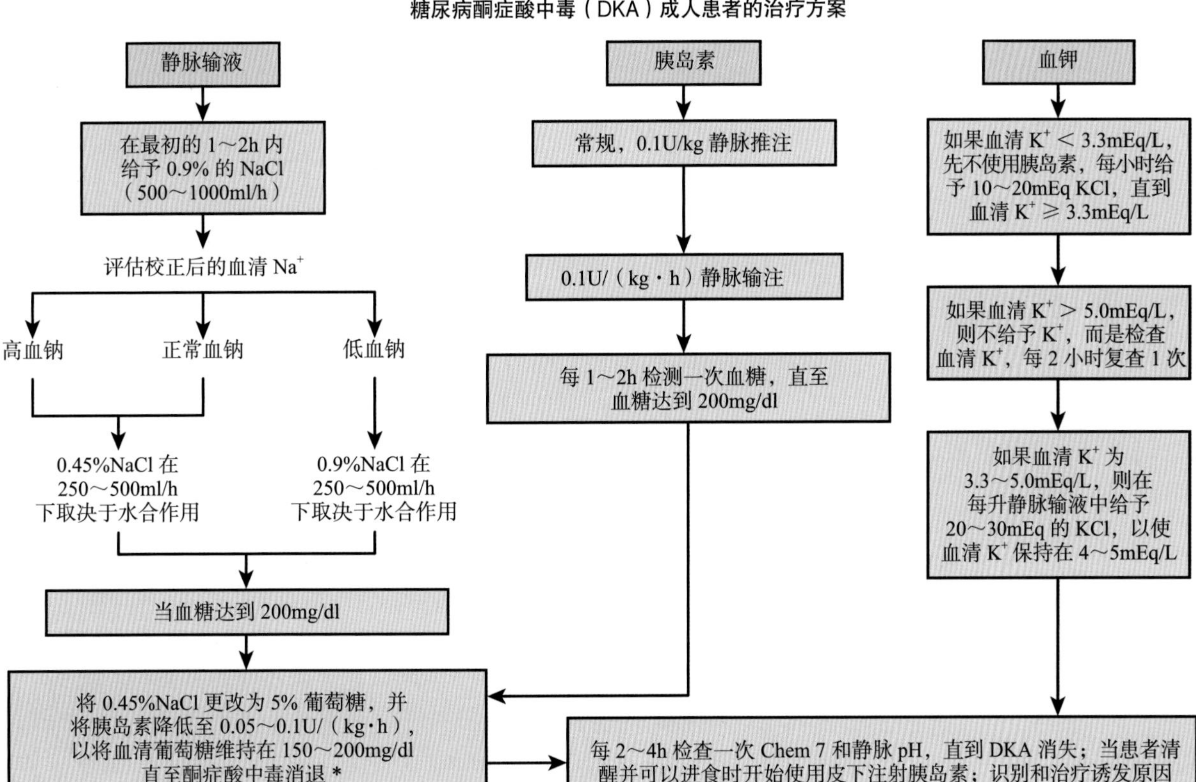

▲ **图 46-2 糖尿病酮症酸中毒（DKA）患者的治疗方案**

*. 酮症酸中毒消退、血糖＜ 250mg/dl，碳酸氢盐＞ 18mEq/L，pH ＞ 7.30

表 46-2 评价糖尿病酮症酸中毒和高血糖高渗状态的有用公式

1. 阴离子间隙（AG）的计算

$$AG = [Na^+] - [Cl^- + HCO_3^-]$$

2. 血清总渗透压和有效渗透压

$$总渗透压 = \frac{2[Na^+] + 葡萄糖（mg/dl）}{18} + \frac{血尿氮（mg/dl）}{2.8}$$

$$有效渗透压 = 2[Na^+] + \frac{葡萄糖（mg/dl）}{18}$$

3. 校正后的血钠

$$校正\ [Na^+] = \frac{1.6 \times 葡萄糖（mg/dl）- 100}{100} + [测量的\ Na^+]$$

4. 人体总水分（TBW）短缺

$$TBW\ 短缺 = [体重(kg) \times 0.6] - \left[\frac{校正\ Na^+ - 1}{140}\right]$$

型与症状或胰腺成像研究的存在之间几乎没有相关性，因此血清淀粉酶升高对于 DKA 胰腺炎的诊断不是确定的 [53]。在没有急性胰腺炎临床和影像学证据的情况下，也有 1/3 的 DKA 患者出现非特异性血清脂肪酶升高的报道。

并非所有患有阴离子间隙酸中毒或酮症酸中毒的患者都患有 DKA [2]。近期酗酒伴有恶心、呕吐和急性饥饿的慢性乙醇滥用患者可能会出现酒精性酮症酸中毒。区分糖尿病和酒精引起的酮症酸中毒的关键诊断特征是血糖浓度 [58]。虽然 DKA 的特征是严重的高血糖症，但酗酒患者中存在酮症酸中毒而无高血糖症实际上是酒精性酮症酸中毒的诊断。此外，某些连续几天摄入食物减少（低于 500cal/d）的患者可能出现饥饿性酮症。但是，健康的受试者可以通过增加周围组织（大脑和肌肉）的酮清除率，并通过增强肾脏排泄氨气的能力来适应长期禁食，以代偿增加的酸产生。因此，患有饥饿性酮症的患者很少出现血清碳酸氢盐浓度低于 18mEq/L 的情况。

（五）治疗

图 46–2 显示了美国糖尿病协会用于 DKA 治疗的流程。DKA 治疗的目标如下：①改善循环容量，最终改善组织灌注；②通过逐渐降低血清葡萄糖和血浆渗透压来纠正高血糖症；③纠正电解质紊乱和血清酮体增加；④识别和治疗突发事件。经常监测生命体征、体液和输液速度、胰岛素剂量、尿量以及评估对药物治疗的反应，对于成功管理 DKA 至关重要。实验室连续测量包括葡萄糖、电解质、静脉血 pH 值、碳酸氢根和阴离子间隙值，直到酮症酸中毒消失为止。

没有确定在 ICU 或非 ICU 机构中治疗 DKA 成人患者的安全性和成本效益的指南。几项观察性和前瞻性研究表明，与降级病房或普通医学病房相比，在 ICU 中治疗 DKA 患者没有明显的益处 [71–73]。ICU 治疗患者的死亡率、住院时间或解决酮症酸中毒的时间和非 ICU 相似。此外已经证明，ICU 治疗会带来更多的检查和更高的住院费用 [71, 74]。因此，轻度至中度 DKA 的患者可以在急诊室或更低一级单位进行安全管理，只有重度 DKA 或有严重疾病的患者（如心肌梗死、胃肠道出血、败血症）[1, 75] 可以在 ICU 中接受治疗。

1. *液体疗法* 患有 DKA 的患者体液量减少，估计缺水量约为 100ml/kg 体重 [23]。积极的液体疗法可通过减少循环负调节激素来扩大血管内容量、恢复肾脏灌注并提高胰岛素敏感性。在最初的 1～2h 内，以 500～1000ml/h 的速度输注等渗生理盐水（0.9%NaCl）通常足以恢复血压和肾脏灌注。液体替代的后续选择和速率取决于血流动力学、水合状态、血清电解质水平和尿量。如果校正后的血清钠正常或升高，则以 250～500ml/h 的速度注入 0.45%NaCl。如果校正后的血清钠含量低，则以相似的速率使用 0.9% 的 NaCl [23]（图 46–2）。一旦血浆葡萄糖约为 250mg/dl，应在替代液中添加 5%～10% 的葡萄糖，以允许持续给予胰岛素直至控制酮症，同时避免低血糖 [1]。可以根据以下方法估算缺水量：

缺水量 =（0.6）（体重以千克计）×［1 –（校正钠 / 140）］[23]

目标是在 24h 内将估计的缺水量补充一半。输注含有大量氯化物的等渗盐水可能会由于过量氯离子的酸化作用导致高氯性代谢性酸中毒 [76]。使用乳酸林格液进行的初步研究已有报道高氯酸中毒的减少 [76, 77]，但与盐水给药相比，这种减少并未显示出改善预后的作用或减少住院时间。

2. *胰岛素疗法* 胰岛素管理是 DKA 治疗的基石。胰岛素增加外周葡萄糖的利用并降低肝葡萄糖的产生、抑制 FFA 从脂肪组织的释放并减少生酮作用。在 DKA 患者中进行的随机对照研究表明，与数十年前使用的高剂量胰岛素治疗相比，无论其给药途径如何，较低剂量都是有效的 [78, 79]。一种常见且有效的做法包括初始静脉推注常规胰岛素的剂量为 0.1U/kg 体重，然后以 0.1U/（kg · d）的剂量连续输注常规胰岛素 [1]。最近的一项研究报道，如果每小时的胰岛素输注速率从 0.14U/（kg · d）开始，则无须进行初始胰岛素推注 [80]。血清葡萄糖降至 250mg/dl 左右时，胰岛素注射速率应降至 0.05U/（kg · d）。此后，可能需要调整胰岛素的给药速率，以将葡萄糖水平维持在约 200mg/dl，并持续进行直至酮症酸中毒得到纠正。

患有单纯性 DKA 的患者可用速效皮下注射赖脯胰岛素或门冬胰岛素进行治疗 [73]。研究表明，皮下注射初始剂量为 0.2～0.3U/kg，之后每 1 或 2 小时分别给药 0.1 或 0.2U/kg，与连续输注常规胰岛素同样有效。如果有足够的人员进行频繁的葡萄糖监测，可以在急诊室或非 ICU 病房进行。

3. *钾盐* 患有 DKA 的患者估计总钾缺乏量为 3～5mEq/kg 体重。但大多数 DKA 患者的血钾水平仍正常或高于正常上限 [1]。这种高水平是由于酸血症、胰岛素缺乏和高渗状态导致钾从细胞内转移到细胞外。胰岛素治疗和酸中毒纠正均通过刺激周围组织细胞摄取钾和增加尿液排泄来降低钾水平 [81]。当血清钾浓度低于 5.0mEq/L 时应开始静脉注射钾。治疗目标是将血清钾水平维持在 4～5mEq/L 的正常范围内 [1]。通常，每升液体中 20～30mEq 的氯化钾足以将钾浓度维持在正常范围内。为了防止严重的低钾血症和发生心律不齐的风险，血清钾低于 3.3mEq/L 的患者应以 10～20mEq/h 的速度接受补钾治疗，并且应延迟胰岛素输注，直到血钾＞ 3mEq/L。

4. 碳酸氢盐　数项研究评估了补碱治疗对 DKA 患者的作用，但没有报道碳酸氢盐疗法在改善心脏和神经系统功能或改善高血糖症和治疗酮症酸中毒的结局方面有优势[82-90]。此外，碳酸氢盐疗法可导致更高风险的低钾血症，降低组织氧吸收和脑水肿[1]。由于严重的酸中毒可能导致心肌收缩力下降、脑血管舒张和昏迷，最近的治疗指南建议在患有严重的代谢性酸中毒（pH ＜ 6.9）的患者中，每 2 小时应以等渗溶液形式（在 200ml 水中）给予 50～100mmol 的碳酸氢钠，直到 pH 升高至 6.9～7.0。对于动脉 pH ＞ 7.0 的患者，不需要碳酸氢盐疗法。

5. 磷酸盐和镁　严重的低磷血症可导致横纹肌溶解、溶血性尿毒症和肌肉无力。研究未能显示磷酸盐替代对临床结果的任何有益作用。此外，积极的磷酸盐疗法具有潜在的危险，DKA 儿童在静脉注射磷酸盐后有继发低钙血症和癫痫发作的病例报道。对于心脏功能障碍、贫血、呼吸抑制和血磷浓度低于 1.0～1.5mg/dl[1] 的患者，应保留磷酸盐替代[1]。

患有 DKA 的患者经常会出现较大程度的镁缺乏症，但尚无数据确定补充镁是否对改善临床结局有益。偶有严重低镁血症和低钙血症的患者应考虑补充镁。建议剂量为 25～50mg/kg，每 4～6 小时给予 2～4 倍剂量，最大输注速率为 2g/h。

6. 皮下胰岛素注射　静脉胰岛素治疗应进行到高血糖危机解决为止。解决 DKA 的标准包括血糖低于 200mg/dl，血清碳酸氢盐等于或大于 18mEq/L 和静脉 pH 大于 7.3，此时可以开始进行皮下胰岛素治疗。

静脉注射胰岛素的半衰期是 5～7min。因此如果突然中断胰岛素输注，血液中的胰岛素浓度可能会下降到无法检测到的水平，高血糖症和酮症酸中毒会复发。因此，皮下胰岛素注射开始后应继续输注胰岛素 2～4h。最近的一项研究报道，开始注射胰岛素后几个小时给予基础胰岛素有助于治疗，并防止中止静脉注射胰岛素治疗后高血糖反弹[91]。

过渡到皮下注射胰岛素的最佳时间是当患者清醒并能够经口进食时。先前接受胰岛素治疗的患者可以恢复以前的治疗方案。初次使用胰岛素的成年患者可以按 0.5～0.7U/（kg・d）的剂量分次注射以实现良好的血糖控制[1]。采用基础胰岛素（甘精或地特）和速效胰岛素类似物（赖脯、门冬、谷赖）是 DKA 治疗后的首选治疗方案。另一种选择是使用每日 2 次中性鱼精蛋白锌胰岛素（NPH）和常规胰岛素分别注射方案，或短期或速效和中期或长效胰岛素的多剂量方案[1]。最近有研究比较了 DKA 患者从静脉注射胰岛素向皮下注射胰岛素过渡期间，胰岛素类似物和人胰岛素的安全性和有效性。每日平均血糖水平无差异，但接受 NPH 和常规胰岛素治疗的患者中有 41% 经历了一次或多次低血糖事件，而接受胰岛素类似物治疗的患者中有 15% 经历了一次或多次低血糖事件。因此，采用胰岛素类似物的方案更为安全，在解决 DKA 之后，应优先应用胰岛素类似物进行治疗[92]。

（六）并发症

成年人与 DKA 治疗相关的两种最常见并发症是低血糖和低钾血症。据报道，胰岛素治疗期间有 10%～25% 的患者发生低血糖。有 10%～30% 的 DKA 患者出现低血糖，大部分低血糖事件发生在胰岛素输注数小时后（8～16h）或过渡期。当葡萄糖水平达到 250mg/dl 时，未能降低胰岛素的输注速度和不使用含葡萄糖的溶液是胰岛素治疗期间低血糖的两个最常见原因。为了识别低血糖，必须在胰岛素输注期间（每 1～2h）进行频繁的血糖监测，因为许多 DKA 患者没有经历出汗、神经紧张、饥饿或心动过速的肾上腺素能表现。

静脉注射胰岛素治疗突然中断后，或者在未同时使用皮下注射胰岛素或缺乏频繁监测的患者中，DKA 可能复发。为了防止在向皮下注射胰岛素过渡期间出现酮症酸中毒的复发，重要的是在停用静脉注射胰岛素和皮下注射常规胰岛素之间有 2～4h 的重叠。糖尿病的其他并发症包括高氯酸中毒，过量使用 NaCl 或 KCl，导致非阴离子间隙代谢性酸中毒。这种酸中毒无临床不良反应，并在随后的 24～48h 内通过增强的肾酸排泄逐渐得到纠正。通过明智地使用水合溶液可以减少氯离子的负荷，从而防止高氯血症的发生[23]

脑损伤是儿童中最严重的并发症，约有 1% 的 DKA[93, 94] 儿童发生（见第 49 章）。然而，这在成年人 DKA 患者中很少报道[95]。脑水肿的症状和体征不定，包括头痛发作、意识水平逐渐下降、癫痫发作、括约肌失禁、瞳孔变化、视乳头水肿、心动过缓、血压升高和呼吸停止。脑水肿通常在治疗开始后 4～12h 内发生，但可能在治疗开始前就出现，或可能在 DKA 治疗期间的任何时间发展[94]。尽管没有发现可用于预测脑水肿发展的单一因素，但机制已经被提出，包括脑缺血和缺氧的作用、各种炎症介质的产生、脑血流量的增加、细胞膜离子运输的破坏以及导致细胞外和细胞内液的快速迁移导致的渗透压变化。

横纹肌溶解症可能发生在 DKA 患者中，更常见的是 HHS 患者，会导致急性肾功能衰竭、严重的高钾血症、低钙血症和肌肉肿胀，导致“车厢综合征”。横纹肌溶解的典型症状三联征包括肌痛、肌无力和深色尿。建议每 2～3h 监测一次肌酸激酶浓度，以进行早期检测。在儿科患者中，横纹肌溶解症与一种不太了解的恶性高热样综合征相关[96]。

（七）预防

DKA 最常见的诱因包括感染、并发疾病、心理压力和不遵医嘱治疗。通过改善门诊治疗方案并更好地坚持自我护理，可以预防 50%～75% 的 DKA 入院率。门诊管理更具成本效益，可以最大限度地减少糖尿病患者及其家庭成员的误工误学。通过糖尿病教育计划、改善的后续护理和医疗建议获取，减少了 DKA 的住院频率。许多复发性 DKA 的患者不知道生病时的处理或不接受或停止胰岛素治疗的后果[97]。每季度到内分泌诊所就诊，会减少急诊科 DKA 的入院次数。患者教育的一个重要内容是如何应对疾病，其中包括：①在疾病期间传达胰岛素治疗的重要性并强调绝不应该停止使用胰岛素；②开始与医疗保健提供者尽早接触；③开始对发热和感染进行早期管理；④确保摄入足够的液体[23]。对于 1 型糖尿病患者，需定期进行糖尿病教育和病情变化时的处理方式，应包括以下具体信息，如何时与医疗保健提供者联系、在疾病期间使用补充性短效或速效胰岛素，以及最重要的是明确永不停止胰岛素的重要性。应指导 1 型糖尿病患者在疾病和持续性高血糖期间使用家庭血酮监测（如果有），这可能有助于及早识别即将发生的酮症酸中毒。在减少急诊就诊和住院方面，β- 羟基丁酸酯测试（毛细血管血液测试）似乎比尿液乙酰乙酸测试更有效[61]。

二、高血糖高渗状态

（一）流行病学

高血糖高渗状态（HHS）或高血糖高渗性非酮症性昏迷（HHNK）是一种严重的可能致命的急性糖尿病并发症[98]。最初在 19 世纪末描述了没有酮症酸中毒临床特征的糖尿病昏迷病例。直到 20 世纪 50 年代末，高渗是该综合征必不可少的组成部分的重要性才得到认识[99, 100]。HHS 患者的死亡率在近几十年来有所下降，但仍高于 DKA 患者[4, 7, 101–110]，最近的一项观察研究报告称，在 1284 名成人 HHS 病例中平均死亡率为 17.4%[4]。儿科病例越来越多，死亡率高达 37%[111, 112]。

（二）病理生理学

HHS 的病理生理学与 DKA 中报道的相似。胰岛素缺乏和反调节激素增加会导致糖异生增加，周围组织的葡萄糖摄取减少。HHS 中高血糖症的持续时间和严重程度会导致严重的脱水、高渗透压和肾功能受损，从而导致葡萄糖排泄减少。据推测，HHS 患者中较高的循环胰岛素水平和较低的反调节激素水平可以解释为何不存在酮症或仅有轻度酮症，这是与 DKA 的主要区别。针对 HHS 缺乏酮症酸中毒提出了 3 种主要机制[3, 23, 81, 103, 113–115]是：① HHS 中内源性胰岛素的水平较高［即足够的胰岛素浓度可防止脂解，但不足以抑制肝细胞葡萄糖的产生和（或）刺激葡萄糖的使用］；②较低水平的反调节激素和游离脂肪酸；③高渗状态抑制脂解，减少生酮作用。

（三）诱发因素

HHS 最常见于患有 2 型糖尿病的老年患者，但也可能出现在较年轻的 1 型患者中。接受 HHS 治疗的患者中，多达 20% 以前没有糖尿病诊断[7]。最常见的病因是肺炎和尿路感染，占病例的 30%～

50% [116-118]。其他急性内科疾病诱发原因包括急性冠状动脉综合征、创伤、手术和脑血管意外，这会导致释放反调节激素和（或）损害饮水能力。某些引起 DKA 的药物也可能加速 HHS 的发展，包括糖皮质激素、噻嗪类利尿药、苯妥英钠和 β 受体拮抗药 [119, 120]。在过去几年中，一些病例报告和回顾性研究表明，与接受常规抗精神病药治疗或未接受治疗的精神分裂症患者相比，接受非典型抗精神病药治疗的患者患糖尿病的风险增加 [121-123]，在使用氯氮平和奥氮平治疗期间，报告了许多与使用抗精神病药有关的高血糖危机的病例 [124-126]。

（四）诊断

1. **症状和体征** 典型的 HHS 患者患有未确诊的糖尿病，年龄在 55—70 岁，并且经常是疗养院居民。大多数发展为 HHS 的患者会在数天至数周内出现症状，在此期间他们会经历多尿、脱水和意识状态逐渐下降。体格检查显示体液量减少。由基础感染引起的发烧很常见，并且通常不存在酸中毒的迹象（Kussmaul 呼吸、丙酮呼吸）。DKA 患者中经常报告的胃肠道表现（腹痛、呕吐）不是 HHS 的一部分，因此需要对无明显代谢性酸中毒的患者是否存在腹痛进行研究 [53]。在某些患者中，主要的临床特征是局灶性神经系统体征（偏瘫、偏盲）和癫痫发作（部分运动性癫痫发作比全身性癫痫发作更常见），导致常误诊为脑梗死。尽管神经系统检查结果具有局灶性，但在纠正代谢紊乱后，神经系统表现通常会完全逆转。当血清钠水平超过 160mEq/L 或计算的总摩尔渗透压浓度和有效摩尔渗透压浓度分别高于 340 和 320mOsm/kg H_2O 时，通常会出现脑病的神经系统症状。

2. **化验检查** 最初的诊断标准由 Gerich [103]、Arieff 和 Carroll [127] 报告，包括血糖浓度大于 600mg/dl、血清渗透压大于 350mmol/L，以及血清丙酮反应不大于 2+。在 Gerich [103]、Arieff 和 Carroll 的原始病例系列中，昏迷患者的血浆渗透压平均约为 380mosm/L，而有意识的受试者的血浆渗透压为 320～330mosm/L [103, 127, 128]。血清渗透压升高在 HHS 患者的临床表现和预后中的重要性已得到公认。神志异常（嗜睡、木僵、昏迷）改变与高渗性相关，而不反映患者年龄或酸碱紊乱的严重程度。计算血清渗透压的原始公式为 Sosm=2［Na（mEq/L）］+ 葡萄糖（mg/dl）/ 18 + 血尿素氮（mg/dl）/ 2.8）。近年来，总的摩尔渗透压浓度公式已由“有效的”血清摩尔渗透压浓度代替（表 46-2）[23]。

美国糖尿病协会立场声明 HHS 的诊断标准为血浆葡萄糖浓度＞600mg/dl，血清渗透压＞320mOsm/kg，且无酮症酸中毒 [1]（表 46-1）。虽然按照定义，患有 HHS 的患者血清 pH ＞ 7.3，血清碳酸氢盐的浓度＞ 18mEq/L，尿液和血浆中酮体阴性，但轻度酮症仍可能存在。由于伴有酮症酸中毒和（或）血清乳酸水平升高，约有 50% 的 HHS 患者出现阴离子间隙增加的代谢性酸中毒。

（五）治疗

HHS 的治疗措施与给 DKA 患者推荐的相似（图 46-3）。一般而言，HHS 的治疗应针对替代容量不足、纠正高渗性和电解质紊乱以及控制可能导致代谢失代偿的潜在疾病 [129]。HHS 患者可能会严重脱水，平均体液不足为 8～10L。通常建议在最初 2～3h 以 1000ml/h 的速度用生理盐水进行液体替代治疗，之后以 200～500ml/h 的速度用 0.45% 的盐水代替。如果大力进行补液，则不需要积极地进行胰岛素治疗。胰岛素的初始推注剂量为 0.1U/kg 体重，然后连续静脉输注，计算剂量为 0.1U/（kg·h），并以此速度继续给药，直到血糖降至 250～300mg/dl 为止。此时，应将静脉输液改为含葡萄糖的溶液（5% 的葡萄糖溶液），并将胰岛素剂量减少 50%［0.05U/（kg · h）］或减少至 2～3U/h。此后，调整胰岛素的给药速率以维持约 200mg/dl 的血糖水平。使用该方案，HHS 中平均血糖水平降低至目标范围的治疗时间约为 11h [7]。

通常会持续静脉注射胰岛素，直到患者血流动力学稳定、意识水平得到改善并且患者能够正常摄食为止。尽管大多数患者从 HHS 康复后都需要胰岛素治疗，但一些患者在初次入院时或就诊后不久即可单独饮食和（或）饮食加口服降糖药治疗 [3, 130]。

尽管全身严重缺钾，但在 HHS 患者中通常有血清钾增加。高血糖症和高渗血症会导致钾从细胞内转移到血浆 [3, 130] 中，并可能导致对人体总钾的错误估计。HHS 患者的血清钾缺乏估计为 3～5mEq/L 体

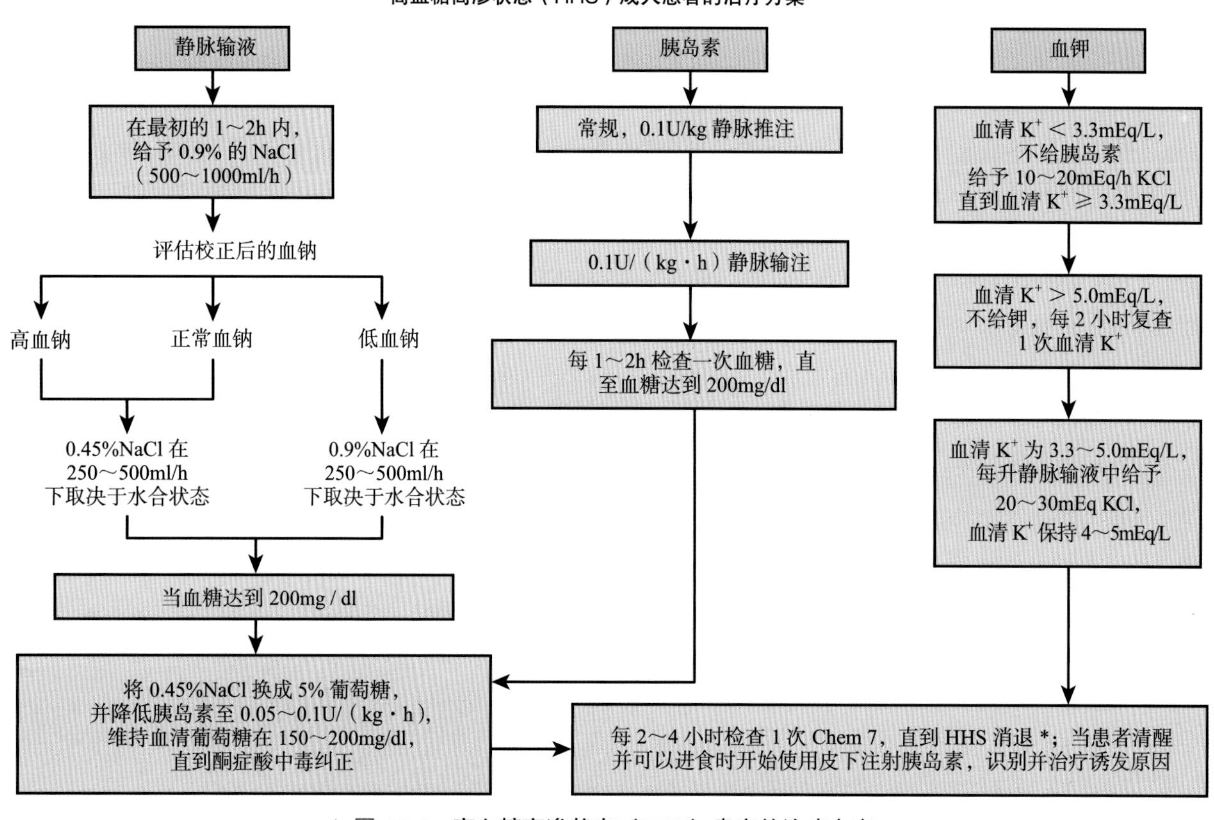

▲ 图 46-3 高血糖高渗状态（**HHS**）患者的治疗方案

*. HHS 消退 = 血糖 ＜ 250mg/dl，血浆有效渗透化＜ 310mOsm/kg

重[3, 130]。HHS的钾替代原理与DKA中的相同。我们建议在血清钾水平降至5.5mEq/L以下后开始补钾，以将血清钾浓度维持在4～5mEq/L的正常范围内。

（六）并发症

1. 静脉血栓栓塞事件（VTE） 在HHS患者中有动脉和静脉血栓形成[131]。2型糖尿病患者与正常受试者相比具有高凝性[132]，但单纯性糖尿病并不是发生VTE的独立危险因素[133]，HHS患者发生血栓栓塞事件的风险更高[4, 127, 131, 134–136]。在426 831例VTE的回顾性研究中，高渗血症患者的血栓栓塞总发生率为1.7%[134]。严重的脱水、高黏血症和低血压可能会导致血管内凝血，一些作者已经考虑了治疗初期的肝素化。但尚未对此进行评估。

2. 横纹肌溶解 仅渗透压过高可能是横纹肌溶解的危险因素[138, 139]。Rumpf及其同事在1981年描述了HHS患者急性横纹肌溶解与肌红蛋白尿、肾衰竭的关系[140]。自此在成人和小儿患者中已经有多例报道。亚临床横纹肌溶解似乎是HHS的常见发现，并且似乎与血清渗透压、血清钠和肌酸激酶水平之间存在线性关系[141]。横纹肌溶解症是一种潜在的威胁生命的并发症，与急性肾衰竭、高钾血症、低钙血症、高磷酸血症、骨筋膜室综合征、弥散性血管内凝血和多器官衰竭有关[96, 142, 143]。

（七）预防

HHS最常见的诱因是感染和并发疾病。改善门诊治疗方案、监测血糖以及更好地坚持自我护理应可减少高血糖症患者的入院率。

第 47 章　低血糖症和低血糖综合征
Hypoglycemia and Hypoglycemic Syndromes*

Stephen N. Davis　Elizabeth M. Lamos　Lisa M. Younk　著
刘明明　高政南　译

要　点

- 低血糖症是糖尿病治疗中最常见的并发症之一。
- 非糖尿病的低血糖症是少见且病因复杂的。首先要确定是否存在 Whipple 三联征，随后针对病因进行诊断。
- 人体存在强大的反调节机制，可以防止血糖下降。
- 1 型糖尿病或病程较长的 2 型糖尿病患者对低血糖症的生理防御功能可能出现缺陷或下降。
- 低血糖症发作时需及时处理，随后针对病因进一步治疗。
- 建立个体化糖尿病管理和教育，综合年龄、其他疾病、运动和生活方式来降低低血糖症的风险。

一、低血糖症

低血糖症是不同病因引起的血浆葡萄糖水平下降，下面将分别讨论。低血糖症的定义常有争论，在本章中，我们采用美国糖尿病协会低血糖症工作小组认定的血糖数值来定义[1]。低血糖症是指随机血浆葡萄糖低于 70mg/dl（3.9mmol/L）。严重低血糖症是血浆葡萄糖低于 50mg/dl（2.9mmol/L），并伴有明显的神经系统功能下降。

1 型糖尿病的病程对严重低血糖症的发生频率有重要影响。低血糖症与死亡率显著相关，可能是致命的[2-4]。20 世纪 20 年代初，在胰岛素被发现及使用后不久，低血糖症就被认为是治疗中危险的不良反应。超过 90% 的 1 型糖尿病患者出现过低血糖。一般来说，1 型糖尿病患者每周会出现 2～10 次血糖低于 70mg/dl（3.9mmol/L）。夜间低血糖［≤ 60mg/dl（3.3mmol/L）］发生频率也很高，且持续时间长。动态血糖监测显示，夜间低血糖平均每月发生 2 次，其中近 50% 的发作持续时间超过 60min[5]。严重低血糖发作时需要他人帮助，发作时出现癫痫或昏迷的低血糖事件大约每隔 1 年发生 1 次，最多每年发生 3 次[6]。严格的血糖控制是导致 1 型糖尿病患者低血糖的一个主要原因，重症患者的严重低血糖率是常规对照患者的 3 倍[7]。事实上，糖化血红蛋白（HbA1c）与严重低血糖发作的风险呈负相关（图 47-1 A）[7]。最近来自英国低血糖症研究小组的数据表明[8]，100 名接受胰岛素治疗的患者中，最初 5 年发生严重低血糖的频率是每年 110 次，在治疗超过 15 年后增加为每年 320 次。

与 1 型糖尿病相比，2 型糖尿病发生低血糖症的风险和频率要低得多。无疑，这与 2 型糖尿病患者使用非胰岛素促泌剂或二甲双胍、噻唑烷二酮、

*. 本章中带有背景色突出显示的部分为儿童内分泌相关内容。

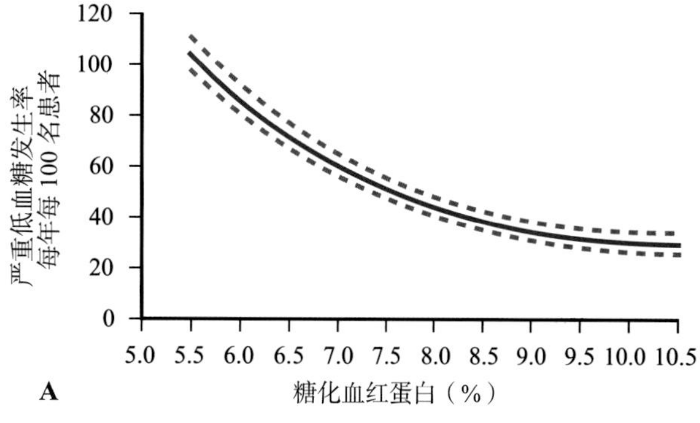

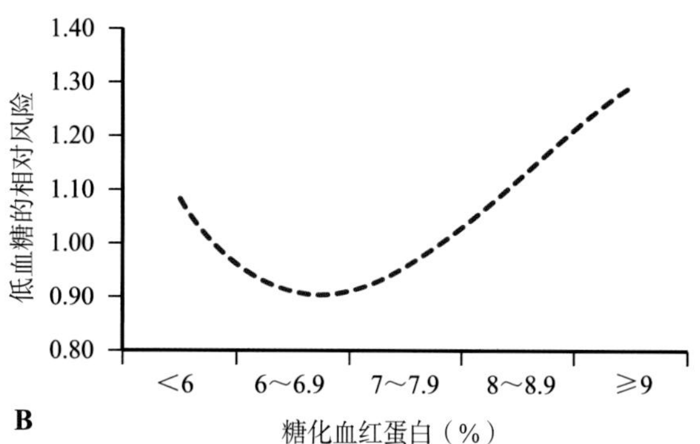

▲ 图 47-1 A. 1 型糖尿病患者严重低血糖与血糖控制的关系；B. 2 型糖尿病患者低血糖的相对风险与血糖控制的关系

图 A 引 自 Diabetes Control and Complications Trial Research Group. The effect of intensive treatment of diabetes on the development and progression of long-term complications in insulin-dependent diabetes mellitus. N Engl J Med 1993;329:977-986. 图 B 引 自 Lipska KJ, Warton EM, Huang ES, et al: HbA1c and risk of severe hypoglycemia in type 2 diabetes: The Diabetes and Aging Study. Diabetes Care 2013; 36:3535-3542.

DPP-4 抑制药、SGLT-2 抑制药、α 糖苷酶抑制药和（或）胰高血糖素样肽 -1（GLP-1）激动药治疗有关。然而，在病程较长并需要胰岛素治疗的 2 型糖尿病患者中低血糖症的发生率会明显增加。最近对 2 型糖尿病患者胰岛素使用的临床试验结果显示，超过 70% 的患者出现低血糖 [9]。此外，英国低血糖症研究小组报告，接受胰岛素治疗超过 5 年的 2 型糖尿病患者发生严重低血糖的概率约为每 100 个患者每年 70 次 [8]。这一结果与 DCCT 强化组的 1 型糖尿病患者的低血糖发生率相当 [6]。其他关于 2 型糖尿病严重低血糖发生率的结果也与 1 型糖尿病相似。此外，最近的大型多中心研究调查结果显示，与 1 型糖尿病的观察结果不同，在接受胰岛素治疗的 60 岁以上 2 型糖尿病合并并发症的患者中也存在显著的低血糖发生率。这些 2 型糖尿病患者在 HbA1c 值接近正常（< 6%）和控制不良（≥ 9%）时发生低血糖症的风险均有所增加（图 47-1 B）[10-12]。在 2 型糖尿病患者的退伍军人糖尿病试验（VADT）研究中 [13]，HbA1c 值较高组和控制糖尿病心血管风险的行动（ACCORD）[14] 中的试验组，因严重低血糖症而发生不良事件的风险甚至高于各自的强化对照组。

虽然由低血糖症引起的死亡很罕见，但 1 型和 2 型糖尿病发生严重低血糖确实会导致死亡。调查发现，2%～10% 的 1 型糖尿病患者死因可能是低血糖 [2, 3]。在 2 型糖尿病患者中也报道过类似的低血糖死亡率。引起低血糖死亡的具体机制目前还不清楚，可能的原因包括心律失常、血栓和脑死亡。然而值得注意的是，在灵长类动物中，数小时的深度低糖（< 18mg/dl；< 1mmol/L）才能导致不可逆的脑损伤和死亡 [15]。

非糖尿病患者中低血糖症很少见。在住院患者中，血糖≤ 60mg/dl（≤ 3.3mmol/L）和≤ 45mg/dl（≤2.5mmol/L）的分别有 50/10 000 和 11/10 000 例 [16]。Whipple 三联征（低血糖、典型症状和供给碳水化合物后症状缓解）是确认低血糖症发作的必要条件 [17]。在非糖尿病患者中低血糖症的潜在原因是多种多样的，诊断（稍后讨论）可能是复杂的，需要仔细分析患者的病史和采取必要的进一步检查。

表 47-1　成人低血糖的病因

• 药物（误服药；见表 47-2） – 尤其是胰岛素、磺脲类、格列奈类、酒精
• 严重疾病 – 肾脏、肝脏和心脏疾病，脓毒症，营养不良
• 内分泌异常 – 肾上腺 >> 垂体 > 甲状腺
• 胰岛素或胰岛素样物质的过量产生 – 产生胰岛素的胰岛肿瘤，非 B 细胞肿瘤
• 其他 – 怀孕、剧烈运动、自身免疫综合征，反应性低血糖、先天性代谢缺陷，以及遗传酶缺陷
• 医源性 – 透析、全肠外营养

准确测量血糖

非糖尿病个体发生低血糖症始终值得关注，应该查明原因（表 47–1）。在对可能的低血糖症进行全面检查之前，需要注意一些特殊的因素。整体血糖值可以比血糖水平低 10%～15%。因此，正常血糖值的下限为 60mg/dl（3.3mmol/L）。记住这一点，确定是血液还是血浆数值是很重要的。这个指标也适用于血糖仪。另一个重要的考虑是，混合静脉血样本测得值可以显著低于动脉血测得值。这取决于个人的胰岛素敏感性和胰岛素水平。在生理性高胰岛素血症条件下，瘦人的混合静脉血葡萄糖水平可能比动脉血水平低 25～30mg/dl（约 1.5mmol/L）。在 2～3h 口服葡萄糖耐量试验（OGTT）中从混合静脉血中获得的低血糖值应谨慎参考。同样，在非稳定状态下（如饭后、运动后）测量的混合静脉血葡萄糖值也会大大低于动脉血的葡萄糖值。这是因为骨骼肌受刺激后对葡萄糖的摄取会导致毛细血管床的血糖急剧下降[18]。事实上，在长时间运动后的健康成年人中，静脉血的葡萄糖水平非常低，常在 30～50mg/dl（1.7～2.8mmol/L）[19]。

使用不含氟和（或）草酸的试管（可抑制糖酵解）收集样本，可使测得的血糖值偏低。如果没有适当的采样，在室温下葡萄糖值每小时可下降 10～20mg/dl（0.5～1.0mmol/L）[20]。此外，即使使用含糖酵解抑制剂的试管收集葡萄糖样本，如果样本中含有大量的血细胞[21]，或者样本放置过久，或者样本中含有大量的三酰甘油，均可使测得的数值偏低[22]。

二、低血糖症的生理学

（一）脑能量代谢

在正常生理条件下，脑需要持续和充足的葡萄糖供应（见第 34 章）。在正常的营养吸收条件下（如通宵禁食），脑摄取的葡萄糖约占摄取总量的 65%。进食后，脑吸收的葡萄糖量会增加，但胰岛素不会像影响肝脏或肌肉等其他器官那样影响脑的葡萄糖动力学。虽然传统上认为脑是对胰岛素不敏感的器官，但最近的研究对这一概念提出了挑战[23]。几项研究很好地证明，胰岛素可以调节食欲和啮齿类动物模型的摄食[23]。已经证明在下丘脑注射胰岛素可以调节肝脏葡萄糖的输出[24]。在针对狗[25]和鼠[26]的研究表明，胰岛素可直接增强自主神经系统（ANS）对低血糖的负调节应答。众多数据表明，胰岛素可以通过大脑特定区域的神经元信号直接调节一些能量稳态的组成部分。

虽然主要通过葡萄糖获能，但脑也可以适应利用其他物质。在禁食期间，酮体、乳酸和丙氨酸可以作为替代葡萄糖的能源[27]。几项研究已经证明，急性低血糖发作时伴随神经内分泌反应和 ANS 反应时，发现了其他较高水平的替代物质（β– 羟基丁酸和乳酸）。这表明脑有能力在几小时内从葡萄糖转换到其他物质获能。然而应该注意的是，实验中注入底物的浓度远远高于大多数生理条件下观察到的浓度（在长时间禁食期间出现的酮体除外）。

低血糖发作时，脑对葡萄糖的摄取下降。血 – 脑葡萄糖转运开始下降的确切血糖值是有争议的，在人类是 65～70mg/dl（3.6～3.9mmol/L）。随着低血糖加重［约 54mg/dl（3mmol/L）］，血脑葡萄糖转运的速率开始减慢。糖酵解产生的乳酸和少量储存的星形细胞糖原可以提供短暂的能量供应。最近的研究可能提示，体内储存的糖原可以为脑提供大约 20min 的氧化供能[28]。在重度低血糖时，估测血脑葡萄糖转运可以为脑提供高达 90% 的氧化需求[29]，剩下 10% 的能源需求来自乳酸和糖原，但只能维持约 200min。因此强调需要持续从循环中获得足够的葡萄糖来供应脑是很必要的。

（二）低血糖时的神经体液调节

当血糖下降时，多种生理协调反应被激活。最初的防御是内源性胰岛素分泌减少。当血糖水平降至 80mg/dl（4.4mmol/L）以下时，内源性胰岛素分泌就开始减少。但内源性胰岛素分泌减少对血糖下降的反应常常被忽视。来自 DCCT 的数据表明，即使存在少量的 C 肽（如内源性胰岛素）也会对严重的低血糖有保护作用[6]。与之相似的研究是最近的胰岛细胞移植证实，调节内源性胰岛素分泌也能预防低血糖发作[30]。当血糖基线值下降至 70mg/dl（3.9mmol/L）左右时，抗胰岛素激素（抗调节激素）

就会协同释放。肾上腺素（肾上腺髓质）、胰高血糖素（胰腺 α 细胞）、去甲肾上腺素（交感神经末梢和肾上腺髓质）、生长激素（垂体前叶）和皮质醇（肾上腺皮质）都能在急性或持续低血糖期间进行防御。值得注意的是，在健康成人出现低血糖症状之前，神经内分泌调节激素的释放和内源性胰岛素分泌的抑制就已发生。如果血糖持续下降至约 60mg/dl（3.3mmol/L）时，一系列自主（有时称为神经源性）体征和症状被激活。低血糖发作时自主预警反应包括肾上腺素能和胆碱能症状。肾上腺素能症状包括心悸、颤抖、口干、发热和焦虑[31]。胆碱能症状包括出汗、饥饿和皮肤感觉异常[32-34]。肾上腺素激活的迹象包括出汗和脸色苍白。如果血糖水平持续下降，神经性症状在血糖值 50～55mg/dl（2.8～3.1mmol/L）时就会被激活。这些症状包括视力模糊、嗜睡、言语不清、思维混乱和注意力难以集中。在这种血糖水平下，认知功能缺陷也很明显。如果血糖持续下降，人就会逐渐进入昏迷状态，并出现癫痫。另一种情况是与患者平时个性不同的难以控制的攻击行为。如果严重的低血糖持续时间过长，可发生危及生命的事件[35, 36]，如心律失常、心肌梗死和脑卒中。如果严重的低血糖持续数小时以上，就会造成长期的认知损害，甚至死亡[37]。以上是血糖水平下降的典型反应，但值得注意的是，许多患者对低血糖有其特殊的神经反应和症状反应。因此，对出现神经系统障碍和（或）异常行为的人测量葡萄糖水平是必要的。

低血糖的典型生理反应可被多种因素改变，包括前期低血糖、长期糖尿病、年龄、性别、妊娠、自主神经病变和某些药物的使用（表 47-2）。这些改变的生理和病理生理反应将在以下章节中详细讨论。

1. **胰岛素** 胰岛素是降低血糖的主要生理因子。胰岛素主要受葡萄糖刺激分泌，其他如氨基酸、非酯化脂肪酸（NEFA）、β_2 肾上腺素刺激和乙酰胆碱都可以刺激胰岛素分泌。抑制胰岛素分泌的因素有低血糖、胰岛素自身、生长抑素和 α_2 肾上腺素[38]。

胰岛素是由胰岛 B 细胞分泌然后进入静脉。由于被肝摄取，所以门静脉胰岛素水平大约是周围的 2 倍。胰岛素通过几种不同的机制降低血糖。内源性葡萄糖的产生首先通过抑制肝糖原分解，然后通过抑制肝肾糖异生降低血糖。同时，增加胰岛素敏感的组织（主要是肌肉，也包括肝脏和脂肪组织）对葡萄糖的摄取。当葡萄糖的排出速率超过底物进入循环的速率时，血糖水平开始下降。此外，胰岛素可以通过抑制脂肪分解来间接抑制葡萄糖的产生，这限制了甘油（一种重要的糖异生前体）和 NEFA（为糖异生提供能量）的运输。胰岛素还限制蛋白水解，从而抑制作为糖异生前体的氨基酸的运输。

表 47-2 药物性低血糖

- 引起低血糖的药物
  - 抗糖尿病药物、胰岛素、磺脲类药物、格列奈类
- 其他
  - 酒精、水杨酸盐、普萘洛尔、喷他脒、磺胺类、灭鼠剂、奎宁 / 奎尼丁、丙氧芬、对氨基苯甲酸、哌克昔林
- 联合使用可能导致低血糖的药物，胰岛素、磺脲类、苯甲酸衍生物或以下特殊情况（如营养不良、感染、肾功能不全）
  - 双胍类药物、血管紧张素转化酶、苯基丁氮酮、利多卡因、华法林（香豆素）、雷尼替丁、西咪替丁、多虑平、达那唑、偶氮丙唑酮、氧四环素、安妥明、苯扎贝特、秋水仙碱、酮康唑、氯霉素、氟哌啶醇、单胺氧化酶抑制药、沙利度胺、邻甲苯海明、司立吉林、苯丙烯、氟卡尼、氟西汀、氯丙咪嗪、吲哚美辛、氯喹

当血糖恢复到营养物质吸收后水平时，胰岛素的分泌就会减少，从而解除了对肝脏葡萄糖产生的抑制，而这种抑制将使空腹血糖维持到下一餐。经过一个典型的过夜禁食后，肝脏至少产生 85% 的葡萄糖进入循环。此时，50%～66% 的葡萄糖生成是依靠糖原分解，其余依靠糖异生。如果继续禁食，那么糖原储存将被耗尽，大部分的葡萄糖产生将依赖糖异生。禁食 48h 后，葡萄糖异生作用产生 80% 的葡萄糖。72h 后，糖异生成为体内产生葡萄糖的唯一来源。

2. **胰高血糖素** 胰高血糖素由 α 细胞释放（见第 34 章），许多生理因素可以调节其分泌。这些因素包括低血糖、氨基酸、儿茶酚胺（肾上腺素和去甲肾上腺素通过 β_2 肾上腺素机制）、游离脂肪酸[39]。抑制胰高血糖素释放的因子有胰岛素和生长抑素。低血糖时胰高血糖素释放的调节方式仍未确定。低血糖本身可以在脊髓横断、胰腺移植和体外胰腺准备时刺激胰高血糖素的释放[40]。这些数据说明，低

血糖直接刺激 α 细胞引起胰高血糖素释放。然而，有说服力的数据表明，胰腺的自主输入（包括交感神经和副交感神经）也会导致胰高血糖素的分泌[40]。最近提出了第三种假说，认为低血糖时胰岛细胞分泌胰岛素水平的降低可以触发胰高血糖素的释放[41]。

胰高血糖素的生理作用几乎完全作用于肝脏，可在 10～15min 内刺激肝脏葡萄糖迅速增加。最初的葡萄糖输出增加是由于肝糖原分解，如果低血糖持续存在，胰高血糖素可以刺激肝脏糖异生，但前提是 3 种碳前体如甘油、乳酸和氨基酸存在。

3. *肾上腺素和去甲肾上腺素* 肾上腺素由肾上腺髓质产生。与胰高血糖素类似，该激素可通过刺激肝糖原分解，迅速增加肝脏葡萄糖的输出。如果低血糖持续，并且存在 3 种碳前体，肾上腺素将刺激肝脏和肾脏发生糖异生[42]。与胰高血糖素不同，肾上腺素对周围组织有重要作用。肾上腺素可以限制胰岛素刺激后的骨骼肌对葡萄糖的摄取，如果将骨骼肌对维持血液循环中的葡萄糖进行量化，其升糖作用大于内源性葡萄糖的产生。低血糖在临床中常常遇到，肾上腺素的后一特性对预防低血糖发生特别重要。不同于在胰岛素耐受试验中产生的快速低血糖模型，通常的临床过程包括较慢的血糖下降和较长时间的低血糖，在夜间低血糖可长达几个小时。

当大量快速作用的胰岛素引起急性低血糖时，此时内源性葡萄糖产生的激活是抗低血糖的主要生理防御，但在较长时间低血糖的模型中，最重要的防御是胰岛素介导的葡萄糖摄取的限制[43]。肾上腺素的重要代谢作用是通过 β_2 肾上腺素能受体介导的，也包括刺激脂肪分解为糖异生提供底物（甘油）和能量（NEFA）。肾上腺素对肌肉的额外作用是为葡萄糖异生前体提供乳酸、丙酮酸和氨基酸。

去甲肾上腺素具有与肾上腺素相似的作用。然而，由于 90% 的去甲肾上腺素被交感神经末梢吸收，还有 90% 剩余的儿茶酚胺被肠道和肝脏吸收，所以循环中低血糖引起的去甲肾上腺素增加的相对不多（约 50%，相比之下肾上腺素可能增加 30 倍）。因此，在组织水平上量化去甲肾上腺素对人体的影响是不合适的。然而，最近一项研究给神志清晰的狗注射 2.5 倍于肾上腺素的去甲肾上腺素，可作用于肝脏生成葡萄糖[44]。

4. *皮质醇和生长激素* 这两种激素的急性代谢作用是相似的，两者都可以通过增加糖异生作用来增加葡萄糖的产生，这两种激素都能抑制胰岛素刺激的外周葡萄糖摄取，并能增加脂肪分解和蛋白水解。然而，在长时间的低血糖（3～5h）才可检测出生长激素或皮质醇的升高，即使在此时，肾上腺素的作用也只有约 20%～25%[45]。因此，虽然皮质醇和（或）生长激素的长期缺乏会导致低血糖，但这些激素在预防急性低血糖方面没有明显的作用。

三、低血糖时紊乱的反调节反应

（一）低血糖相关的神经内分泌和自主神经功能衰竭

如前所述，抑制血糖下降的 4 种主要生理防御包括抑制内源性胰岛素分泌、释放胰高血糖素和肾上腺素，以及主动进食（图 47-2）。遗憾的是，在糖尿病患者中，所有这些生理防御都可能出现缺陷。在 1 型糖尿病和长病程 2 型糖尿病中会出现严重的胰岛素缺乏，因此第一道生理防线（内源性胰岛素调节）就会消失。随着病程延长（约 5 年），1 型糖尿病患者在低血糖时释放胰高血糖素的能力丧失（图 47-3）。这种缺陷在长病程 2 型糖尿病患者中也有类似情况（图 47-4）[46]。我们对这一机制进行深入的研究，这些假设机制包括 B 细胞关闭缺失、可能的特异性 ANS 功能障碍，以及在 α 细胞水平上另一种尚未被识别的局部信号缺陷。1 型糖尿病患者体内的 α 细胞数量和大小都是正常，但发生低血糖时胰高血糖素释放存在缺陷。事实上要强调的是，胰高血糖素对 1 型糖尿病的其他代谢压力的反应，如运动或输注氨基酸时是保留的[47]。这很有趣，因为运动通常也与生理上的“B 细胞关闭”有关。不管机制如何，遗憾的是几年后 1 型糖尿病患者失去了 4 种主要的血糖防御中的 2 种。这使得功能正常的 ANS（交感肾上腺和交感神经系统）成为 1 型糖尿病患者预防低血糖的主要防御机制。在一些 1 型糖尿病患者中，低血糖时肾上腺素分泌的能力得以保留，这可以弥补胰高血糖素释放的不

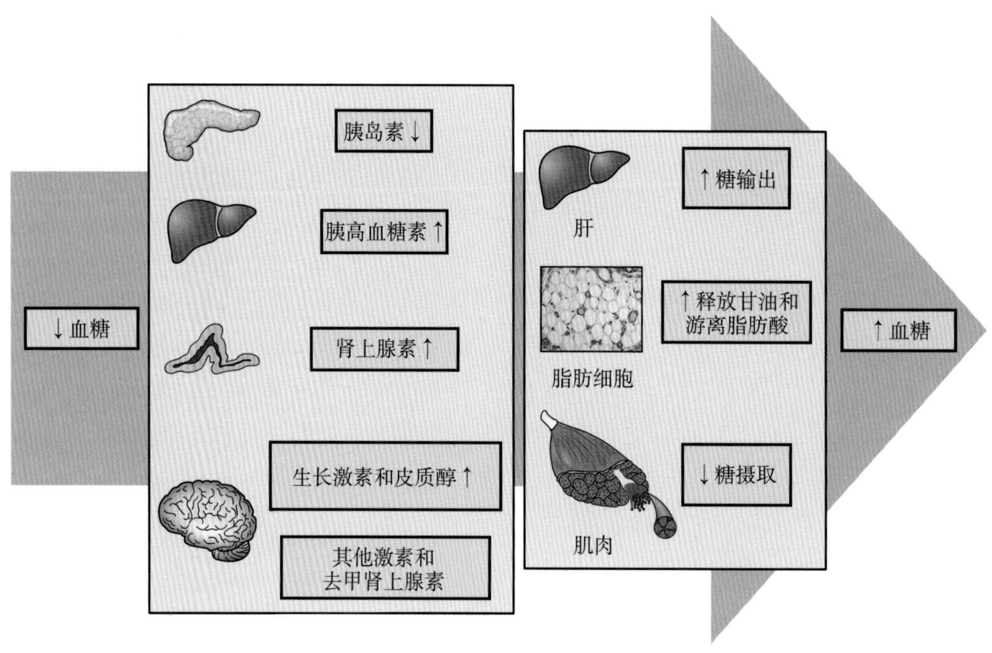

▲ 图 47-2　正常或健康者对低血糖的反调节反应

当血糖下降时，在胰腺、肝脏和肾上腺水平强大的激素调节被激活。肝脏、脂肪组织和周围组织的反应均抵抗葡萄糖水平的下降

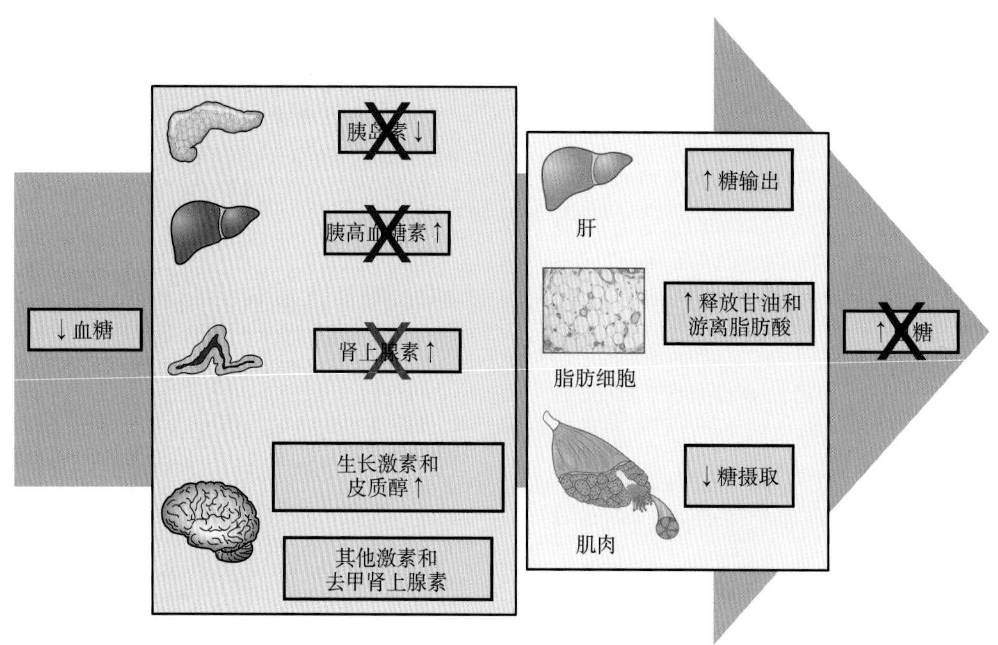

▲ 图 47-3　1 型糖尿病患者对低血糖的反调节反应

1 型糖尿病患者胰岛素和胰高血糖素反应调节受损，当血糖下降时，此时只剩下肾上腺素的反应来抵御血糖下降。在某些情况下，肾上腺素的反应也会受损，这可能导致中重度低血糖的频率增加

足[48]。目前清楚的是，在强化代谢控制的 1 型糖尿病患者中[49]，肾上腺素对低血糖的反应明显降低。在多个低血糖发作时观察到肾上腺素分泌不足[50]，并与经典的糖尿病自主神经病变的综合征不同，后者可发生在多年血糖控制不佳后。在模型中已证实，无论是 1 型糖尿病、2 型糖尿病还是非糖尿病[51]，反复低血糖可使肾上腺素、胰多肽（副交感神经系统活动的标志物）和肌肉交感神经活动（交

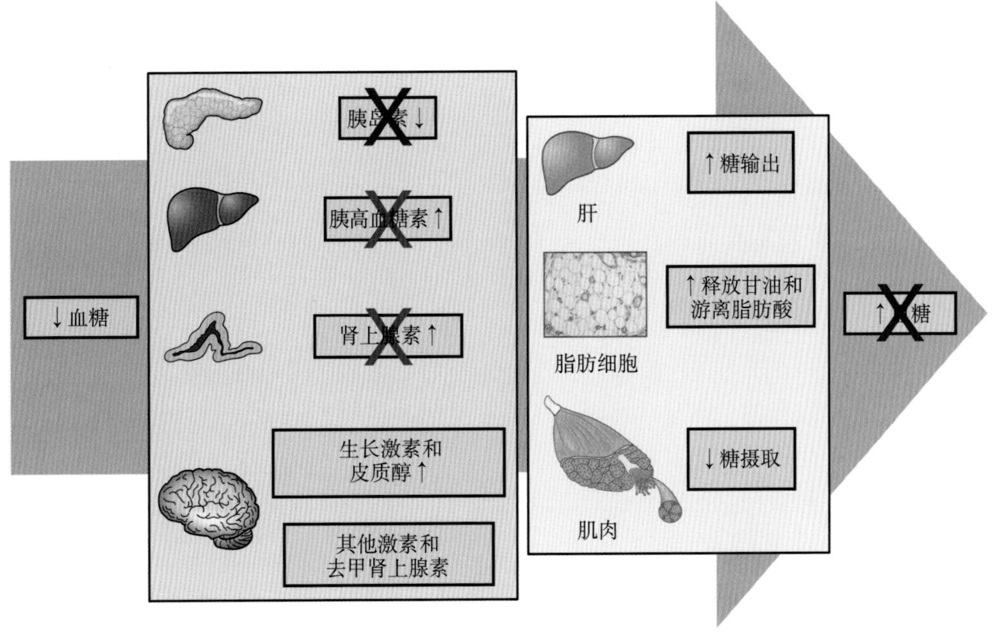

▲ 图 47-4 长病程 2 型糖尿病患者对低血糖的反调节反应

当血糖下降时，已经受损的胰岛素、胰高血糖素和肾上腺素的反调节反应下降，对低血糖的防御下降，这最终会导致症状性低血糖

感神经系统的激活直接标记）急性下降 30%～50%。此外，在健康男性和糖尿病男性的观察中发现，前期低血糖（24h 内）会减弱一系列神经内分泌反应，如胰高血糖素、生长激素、促肾上腺皮质激素，以及随后血糖下降期间的皮质醇[52]。许多前瞻性研究证实了在 1 型糖尿病患者和成功切除胰岛素瘤后的患者中，存在低血糖前期慢性调节反应[53-56]。在所有病例中，最初均出现神经内分泌功能减弱、ANS 和低血糖的症状反应。然而，对 1 型糖尿病患者又进行了几个月的重新研究时，发现所有患者对低血糖的反调节反应都有所改善，以前的胰岛素瘤患者的反调节防御也恢复正常。第 4 种重要的生理反调节反应是低血糖症状，研究发现随着低血糖的控制，症状也随之显著改善[45-48]。Cryer 将先发性低血糖对随后反调节反应的钝化作用称为“低血糖相关自主神经衰竭”（HAAF；表 47-3）。

表 47-3 低血糖时慢性激素反应的生理刺激机制

刺激因素
• 先发性低血糖——白天或夜间
• 睡眠时
• 餐前运动
• 性别——雌激素作用
• 酒精
• 阿片类
可能机制
• 改变脑代谢——能量选择和（或）摄取
• 改变神经递质和（或）受体水平
• 激活下丘脑——垂体 - 肾上腺轴
• 下丘脑能量传感器的变化——葡萄糖激酶 / 增加 AMP 激酶

这些机制被确认后，在动物和人类模型中进行了大量观察，以进一步阐明低血糖相关反调节失败的机制和特征。值得注意的是，低血糖相关自主神经衰竭（HAAF）并不只发生于 1 型糖尿病。来自两个独立实验室的研究表明，2 型糖尿病患者也会出现这种症状[57, 58]。Segel 和他的同事证明，对血糖控制在中等程度（HbA1c 为 8.4%）的 2 型糖尿病患者，中度前期低血糖 50mg/dl（2.8mmol/L）可以减弱 ANS 对继发低血糖的反应[57]。最近，Davis 和他的同事也证明，无论是血糖控制不佳（HbA1c 约 10.0%）或强化血糖控制（HbA1c 约 6.7%）的糖尿病患者，即使是较轻的前期低血糖（仅为 60mg/dl；3.3mmol/L）也能减弱 2 型糖尿病患者继发低血糖的 ANS 反应[58]。

正常情况下，低血糖发生时会有 ANS- 神经内分泌调节和血糖阈值改变来防御，确定 HAAF 机制的关键是明确这两种防御下降的原因。如前所述，在低血糖期间，ANS- 神经内分泌激活和症状反应的通常生理血糖阈值出现在 50～80mg/dl（2.8～4.4mmol/L）。在慢性高血糖患者中，血糖水平在 90～140mg/dl（5.0～7.8mmol/L）时即可出现低血糖症状，这与之前高血糖的严重程度相关。此时测量 ANS－神经内分泌激素在症状发作时是升高的，因此个体处于“相对低血糖”状态。这种综合征的发生是由于慢性高血糖将神经内分泌反应激活的血糖阈值提高到了较高水平。另一方面，在强化血糖控制和多次低血糖发作的个体常常发现，在较低水平的低血糖发生时生理反应才会被激活。这种危险的情况称为无症状低血糖，导致患者无法识别，直到血糖值小于 50mg/dl（2.8mmol/L）。在一些个体中，当血糖水平下降至 30mg/dl（1.7mmol/L）时也未被察觉。这缩短了首次发现低血糖与严重后遗症（如昏迷或癫痫发作）之间的时间间隔。因此，激活生理防御的低血糖的阈值是不稳定的，可以迅速变化。已经确定了诱发 HAAF 所需的前期低血糖的持续时间和程度——重复发作或相对轻度（70mg/dl；3.9mmol/L）的低血糖，发作仅 15～20min 可独立减弱随后发生的低血糖反调节反应[59]。然而，一次持续 2h 的中度低血糖（50mg/dl；2.8mmol/L）足以在同一天数小时内诱发 HAAF[60]。

近年来，人们提出了许多与 HAAF 综合征相关的机制，观察的数据中有支持也有否定。Boyle 等提出，反复低血糖增加了健康个体和 1 型糖尿病患者的脑葡萄糖摄取，从而减少了随后低血糖发作时神经内分泌反调节反应的刺激[61]。这一发现后来受到了质疑，有研究报告称，低血糖发作后血脑葡萄糖转运并未增加[62]。其他机制包括激活下丘脑－垂体－肾上腺轴，增加了一些神经递质（如 GABA）的分泌[52, 63]，以及改变了下丘脑的能量传感器，如葡萄糖激酶或 AMP 激酶（分别增加和减少）[64]。此外，有实验证据表明，酒精和阿片类物质可以下调随后的 ANS 和神经内分泌对低血糖的反应[65]。

已发现可导致多种形式 HAAF 的其他生理机制包括睡眠和运动。与清醒时相比，睡眠时低血糖（夜间低血糖）引起的反调节反应减少。研究显示，1 型糖尿病的青少年和成年人夜间发生低血糖时，肾上腺素反应降低了 60%～70%（图 47-5）[66, 67]。同时，Bararer 和 Cryer[67] 报告称，当血糖降至 45mg/dl（2.5mmol/L）时，1 型糖尿病受试者有 75% 的时间是处于睡眠状态，而健康对照组在相同条件下只有 25% 的时间处于睡眠状态。在另一项研究中，在睡眠中当血糖降至约 40mg/dl（2.2mmol/L）的最低点时，16 名 1 型糖尿病患者中只有 1 人醒来，而 16 名健康受试者中有 10 人醒来[68]。夜间低血糖的持续时间也会延长，23% 的患者会持续 2h 以上[5]。尽管已证实在夜间低血糖发作时，肾上腺素反应比觉醒提前约 7.5min 发生，但 Schultes 等报道称，在完整的肾上腺素反应存在的情况下，觉醒并不总是发生，这表明在觉醒反应中还涉及尚未确定的神经机制[68]。

1 型糖尿病患者运动与低血糖之间的关系尚不清楚。低血糖可在运动后 1～2h 或 21h 内发生。传统上，对这一现象的解释是皮下注射胰岛素相对或绝对过量（由于运动后胰岛素敏感性增加）和（或）运动后糖原不充足。虽然这些因素是导致运动相关性低血糖的重要因素，但它们不能解释运动期间或运动后的严重低血糖发作。我们自己的实验室和其他实验室的研究已经证明，运动和低血糖可以反过来减弱随后的 ANS 对任何一种损伤的反应（图 47-6）[69, 70]。因此，运动减弱了 ANS 对随后低血糖的反应（30%～50%），反之亦然。运动和低血糖之间 ANS 反应的恶性循环可以在仅仅

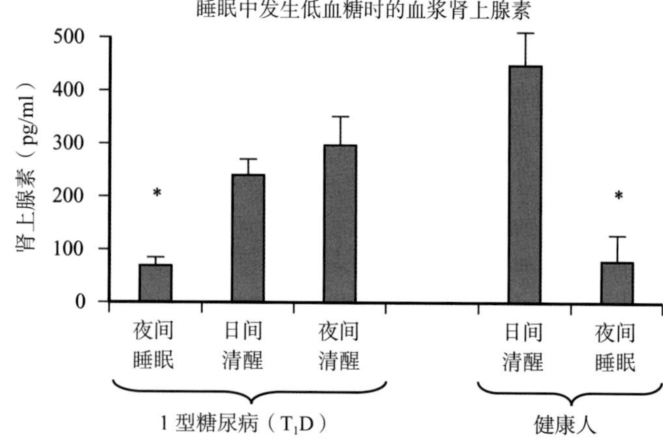

▲ 图 47-5　肾上腺素对低血糖的反应

T_1D 患者和健康受试者在清醒和睡眠阶段低血糖 60min 内血浆肾上腺素浓度的变化（引自 Jones TW，Porter P，Sherwin RS，et al：Decreased epinephrine responses to hypoglycemia during sleep，N Engl J Med.1998；338：1657-1662.）

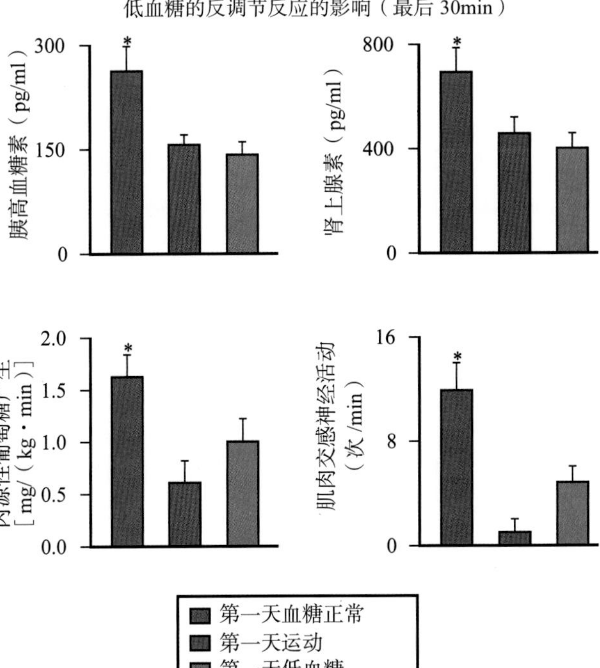

▲ 图 47-6　先发低血糖和运动后低血糖与正常血糖比较

早期低血糖和运动后低血糖对随后的神经内分泌、自主神经系统和代谢（内源性葡萄糖产生）对低血糖的反应有类似的影响（引自 Galassetti P, Mann S, Tate D, et al: Effects of antecedent prolonged exercise on subsequent counterregulatory responses to hypoglycemia, Am J Physiol Endocrinol Metab 2001; 280: E908-E917; Davis SN, Shavers C, Mosqueda-Garcia R, et al: Effects of differing antecedent hypoglycemia on subsequent counterregulation in normal man, Diabetes 1997; 46: 1328-1335.）

几小时后发生，并且在任何一种应激后至少持续 24h（图 47-7）[47]。这种缺陷的反调节反应也参与了运动相关低血糖的发病，这解释了为什么这种现象可以在运动后许多小时发生。性别也可以在调节 ANS 和低血糖时的神经内分泌反应中发挥重要作用 [71]。在绝经前的非糖尿病和 1 型糖尿病女性中，与年龄和体重指数（BMI）匹配的男性相比，中度低血糖（约 50mg/dl; 2.8mmol/L）可使 ANS 反应降低 30%～50% [71]。然而，未经激素替代的绝经后妇女，与相同年龄绝经后接受雌激素替代的妇女以及 BMI 匹配的男性对比，发现两者的 ANS（肾上腺素、肌肉交感神经活动）和神经内分泌（胰高血糖素、生长激素）没有不同。因此，在健康人体内，雌激素是引起低血糖期间双向反调节反应的主要机制 [72]。还应该提到的是，女性似乎比男性更能抵抗

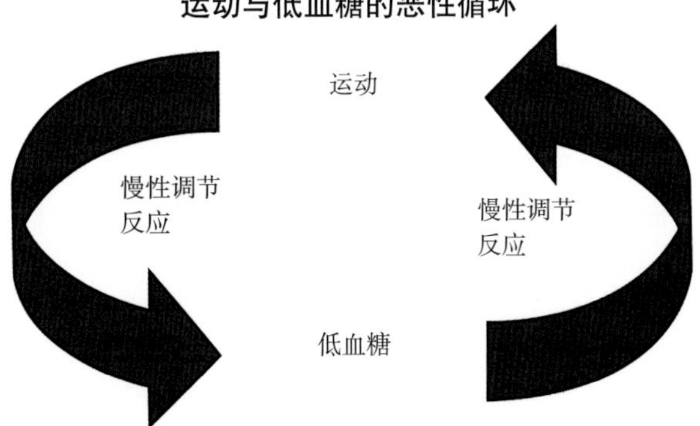

▲ 图 47-7　运动与低血糖的恶性循环

运动与低血糖相关，运动可以导致后续的反调节反应减弱。最终，运动后引起低血糖症状会使患者停止继续运动，进而避免血糖继续下降

先前低血糖的慢性损伤。因此，与女性相比，先发性低血糖对男性随后的反调节反应具有更大的双重抑制作用 [73]。这一有趣发现的机制尚不清楚。

许多研究集中在前期低血糖对神经内分泌和随后低血糖症状的慢性作用。

在一系列有缺陷的反向调节中，还有一个值得注意的因素。一些实验室已经确定，肾上腺素能受体，特别是肾上腺素的作用是通过强化血糖控制和早期低血糖来降低的 [74, 75]。由此引起代谢（脂解、内源性葡萄糖生产、糖原分解）和心血管反应的减弱，导致糖尿病患者对低血糖的反调节防御功能缺陷。因此，应该注意的是，如果存在组织抵抗或肾上腺素受体对激素的作用下调，那么在低血糖时提高肾上腺素水平仅存在部分作用。从以上众多的数据中可以明确，多种机制可以下调 ANS 对低血糖的反应，而这个复杂的模型为激活和恢复糖尿病患者低血糖期间的反调节提供了众多的靶点。

（二）改善低血糖期间反调节作用反应的策略

在研究 HAAF 机制的同时，许多实验室也在探索改善低血糖时 ANS 和神经内分泌反应的策略。这些研究包括从对啮齿类动物的临床前研究到对 1 型糖尿病患者的干预。如前所述，下丘脑激酶可以作为重要的能量传感器。最近一项对大鼠的研究表明，降低下丘脑腹内侧核中 AMP 活化蛋白激酶（AMPK）可以降低低血糖时肾上腺素和胰高血糖素的反应，而增加 AMPK 的作用可以增加这些关键的

神经内分泌激素在低血糖时的反应[76]。其他研究方法包括输注氨基酸（胰高血糖素）和使用咖啡因（肾上腺素和症状反应），从而在低血糖期间增加神经内分泌反应。特布他林可提高夜间血糖水平，防止夜间低血糖发作[77]。过氧化物酶增殖物激活受体 γ（PPAR-γ）激动药，可激活 AMPK 和果糖，在一定条件下可以抑制葡糖激酶[78]，已证明这些在健康男性和 1 型糖尿病患者中可以增加反向调节反应。虽然乍一看这些研究似乎无关，但都可能通过下丘脑的能量感应机制起作用。最近，在低血糖期间通过纳洛酮治疗阻断阿片受体，被证明可以通过防止钝化反应（肾上腺素和内源性葡萄糖产生）治疗 1 型糖尿病患者的次日低血糖[79]。此外，对清醒大鼠和健康的 1 型糖尿病患者的研究强调了 5－羟色胺传递在调节低血糖期间的反调节反应中的可能作用。长期（如数周）使用两种不同的选择性 5－羟色胺再吸收抑制药（舍曲林和氟西汀）可使低血糖时 ANS（肾上腺素）反应显著增加（30%～60%）[80]。

四、低血糖症的病因

（一）药物引起的低血糖

1. *胰岛素和胰岛素促泌剂*　到目前为止，药物引起的低血糖症最常见的原因是胰岛素，其次是磺脲类、格列奈类和苯甲酸衍生物（即胰岛素促泌剂）。在糖尿病患者中，进餐时注射胰岛素的剂量或时间不适当是低血糖症的常见原因。与胰岛素引起的低血糖相比，口服胰岛素促泌剂引起的低血糖发生率要低得多，但在某些情况下仍可能很常见。例如，接受格列本脲或瑞格列奈治疗的患者中，有高达 35% 的患者会发生低血糖，这两种药是非糖依赖的。低血糖症发生率在葡萄糖依赖的胰岛素分泌的药物中较低（在低血糖期间，胰岛素释放的刺激减少）。因此，接受格列美脲、格列吡嗪控制片或那格列奈治疗时出现低血糖的患者比例较低，为 5%～10%。当葡萄糖依赖的胰岛素促泌剂与胰岛素或 GLP-1 激动药等联合使用时，会导致更频繁的低血糖（> 35%）。一般来说，新一代磺脲类药物比第一代磺脲类药物（如氯丙胺）低血糖症发生更少。严重的低血糖相对少见，口服胰岛素促泌剂的发生率为每 100 例患者年约 1.5 次[8]。

2. *酒精*　在美国，酒精可能是比磺脲类更常见的导致严重低血糖的原因[81]。酒精可导致正常志愿者夜间禁食后低血糖，血糖值低至 5mg/dl（0.3mmol/L）[82-84]，成人死亡率为 10%，儿童死亡率为 25%[85]。在一系列由低血糖引起的死亡中，酒精是最常见的原因[86]。一个人在相当长时间的禁食后饮酒，或者在饮酒后禁食常可发生肝糖耗尽。在后一种情况下，血液酒精水平可能较低，但肝脏的细胞代谢作用持续存在。

只要 50g 酒精就能通过抑制糖异生酶来诱导低血糖[84, 87, 88]。其作用机制是复杂的，有证据表明与抗调节激素反应受损和糖异生前体摄取受损有关[89]。但多数被接受的机制是由于还原性烟酰胺腺嘌呤二核苷酸 NADH/NAD 比值增加导致酒精氧化为乙醛和乙酸，从而抑制糖异生，减少肝脏和肾脏的氧化能力，减少乳酸和谷氨酸向丙酮酸和 α 酮酸转换[90-92]。尽管在这种情况下血浆胰岛素水平被适当抑制，但是由于葡萄糖异生作用被抑制，胰高血糖素和儿茶酚胺在增加葡萄糖释放和提高血糖水平方面是无效的[93]。对于疑似酒精性低血糖的患者，口服或静脉注射葡萄糖是首选的治疗方法。如果存在营养不良，应补充硫胺素以避免韦尼克脑病。

3. *其他药物*　磺胺类药物可以刺激胰岛素释放。只有大约 10% 的药物性低血糖症发生在没有胰岛素、磺脲类或酒精的情况下[94]。其中，普萘洛尔[95]、磺胺类药物[96]、水杨酸酯[97]报道最多见。普萘洛尔和其他非选择性 β 受体拮抗药可减少肝脏和肾脏释放葡萄糖的能力[98, 99]，增加外周组织对胰岛素的敏感性[100]，掩盖低血糖的症状。β 肾上腺素受体拮抗药的不良代谢是通过 β_2 受体介导产生。最近的研究表明，选择性 β_1 受体拮抗药不增加严重的低血糖症风险，因此不是糖尿病患者的禁忌[100, 101]。

水杨酸盐可以通过抑制肝脏葡萄糖的产生和增加胰岛素的分泌来发挥降低血糖的作用，其确切的机制仍有待确定。血管紧张素转换酶抑制药[102]和喷他脒[103]与低血糖的关系更大，因为它们在糖尿病患者和艾滋病患者中的使用很多。血管紧张素转换酶抑制药可增加组织对胰岛的素敏感性[104]，减少缓激肽的降解，具有一定的类胰岛素作用[105]。喷他脒有胰腺 B 细胞毒性，使退化的细胞释放胰岛素，导致低血糖发生，最终导致糖尿病的发生[106]。表 47-2 中列出了许多联合抗糖尿病药物或单独使用可引起低血糖症的其他药物，其导致低血糖的病因学仍有待确定。然而，如果患者出现其他原因不明的低血糖症，则应尽可能停用。

（二）反应性低血糖症

反应性低血糖症是指餐后发生的低血糖。任何引起空腹低血糖的情况，如胰岛素瘤[107]、垂体功能减退[108]、酒精中毒[83, 109]、磺脲类药物、甲状腺功能减退[110]、生长激素缺乏[111]、皮质醇缺乏，均可引起餐后低血糖[110, 112]。然而，有些情况仅在餐后发生低血糖。这些情况可分为四类，包括食物性低血糖、糖尿病前期、特发性低血糖症和功能性低血糖症[112]。

1. *食物* 在胃切除、迷走神经切断术和幽门成形术[115, 116]、食管切除[117]、胃动力改变[118]、消化性溃疡[119, 120]、肾性糖尿[121]患者餐后 2～4h 可发生低血糖。反复发作低血糖症可导致意识不清，如胰岛素瘤和糖尿病患者，从而使反调节激素应答变得困难[122]。

大多数情况下的发病机制为快速的胃排空和葡萄糖吸收，两者均可引起高血糖和肠促胰素的分泌，导致胰岛素过度分泌；当膳食中的糖类被吸收后，胰岛素抑制内源性葡萄糖产生和刺激组织葡萄糖摄取的生物作用仍在继续。这种不平衡会导致餐后低血糖[123]。研究表明，GLP-1 是肠道分泌的胰岛素促泌剂，在这种情况下最有可能导致过度胰岛素分泌[112, 117, 123, 124]。

治疗包括预防大量的糖类迅速吸收、少量加餐、避免大量的单糖、增加膳食纤维，以及使用 β-肾上腺素受体拮抗药、抗胆碱能类药物、肠道 α-糖苷酶抑制药[112]。

2. *糖尿病前期* 糖耐量受损的个体，其早期胰岛素释放延迟可抑制内源性葡萄糖的产生，降低早期葡萄糖摄取率，从而导致高血糖和下一步的高胰岛素血症。因为葡萄糖的吸收不受影响[125, 126]，所以在口服葡萄糖耐量过程中可能会出现餐后低血糖，并可能导致晚期（3～5h）和无症状的低血糖[127-130]。饭后多长时间这种不平衡会导致症状性低血糖还不得而知，但低血糖发作程度是温和的，治疗是针对改善葡萄糖耐量异常，也就是说肥胖患者减重和（或）给予磺脲类、二甲双胍药物干预，如滋养性低血糖症给予 α-糖苷酶抑制药。使用高纤维饮食、抗胆碱能药、多虑平、玉米淀粉和铬已经被提出，但目前没有科学依据[131]。

3. *特发性低血糖症* 部分患者认为自己存在特发性 / 反应性低血糖[112, 118, 132, 133]，其实这种情况非常罕见。诊断包括餐后（非 OGTT）动脉 / 毛细血管（而非静脉）低血糖（＜ 50mg/dl；2.8mmol/L），伴随低血糖症状，可通过摄入糖类缓解，但要除外任何其他已知原因（如既往的胃肠手术、消化性溃疡、葡萄糖耐受异常、内分泌疾病）导致的低血糖症[134]。原因可有胰高血糖素反向调节受损[112, 135-137]、过度 GLP-1 分泌[138]、胰岛素释放的神经内分泌调节异常[139]，胰岛素敏感性增加[140]、β-肾上腺素能敏感性增加[112]。这种疾病不会危及生命，治疗方法与食物性低血糖一样。

然而，最近有证据表明，其中一些患者可能存在成人胰岛细胞增生症[141, 142]（与 *Kir*6.2 和 *SUR*1 基因的突变无关[143]）。这种罕见的疾病也被称为非胰岛素瘤胰源性低血糖症，发病率男女比例为 4∶1，以餐后高血糖、血浆 C 肽水平升高和非磺脲类相关的症状性低血糖为特征[144]。在成人胰岛细胞增生症与传统的定位试验一样，72h 饥饿试验结果是阴性的。这会给诊断带来问题，因为血浆胰岛素和 C 肽水平通常只是在餐后低血糖时略微升高。相反，钙刺激试验呈阳性，胰腺不同部位静脉取血结果检测呈梯度变化，提示存在胰岛素弥漫性分泌过度[145]。治疗需要切除部分胰腺[131]。

4. *功能性低血糖（非真性低血糖）* 对于有饭后 1～4h 低血糖症状的患者，需要引起医生重视。这些症状通常包括慢性疲劳、头晕、颤抖、出汗、虚弱、视力模糊、昏厥、头痛、抑郁、焦虑、模糊、注意力不集中和记忆力下降[146]。出现低血糖症状时的饮食种类及量是类似的，但真实情况是低血糖很少被观察到[147, 148]。正常情况下，在日常生活中血糖水平不低于 50mg/dl（2.8mmol/L）[134, 149]。然而，在正常志愿者OGTT中血糖水平可低于30mg/dl（1.7mmol/L）[150]。10%的血糖水平＜50mg/dl（2.8mmol/L），25%的血糖值＜60mg/dl（3.3mmol/L）[112, 150, 151]。

因此，在日常生活中出现低血糖症状的患者在OGTT过程中出现“低血糖”并不奇怪，但这项检测不适用于评估反应性低血糖。建议这些患者在日常生活中通过自我监测血糖以确定是否存在Whipple三联征。如果存在，下一步将是在标准化的混合餐时观察是否出现低血糖症。如果确诊，应排除糖耐量受损或轻度糖尿病、肾性糖尿、消化性溃疡和其他胃肠道疾病。如果这些都不存在且不能明确诊断，可给予心理咨询和β-肾上腺素受体拮抗药治疗，以及限制大量碳水化合物饮食[121]。

5. *胃旁路手术*　随着肥胖人群的快速增加，肥胖外科手术的数量也在增加。最近有越来越多的报道胃旁路手术后出现严重的餐后低血糖症[152-154]。起初这种低血糖症被认为是成人胰岛细胞增生症综合征的一种，但随后对胰腺的分析提示存在潜在的其他病因[155]。有趣的是，这种情况在女性多见，可以在手术后发生至数月甚至数年。这类低血糖症难以缓解，无论是使用阿卡波糖减缓葡萄糖吸收来缓解倾倒综合征症状，还是使用生长抑素来抑制内源性胰岛素分泌，都没有取得明显效果[156]。在最初报道的6例患者中，需要行胰腺切除以减少低血糖的发生[152]。随后的报道强调，这种综合征患者对混合餐后的GLP-1和胰岛素呈过度反应[157]。2007年底，Vella和Service提供了妙佑国际医疗（Mayo Clinic）关于胃旁路手术后低血糖的最新经验[156]。他们报道了43例患者需要切除胰腺的60%来缓解低血糖。病理检查发现大部分胰岛肥大伴胰岛细胞增生。这一低血糖综合征似乎与胃旁路手术有关，因为最近的一份报告显示，在术后2年的随访中，通过胃束带来减轻体重的患者中并没有发现明显的低血糖[158]。

（三）运动

低血糖可以在长时间的剧烈运动后发生，有报道在马拉松运动员[159]、正常志愿者在3h踏车试验使最大产能达56%[160]、健康男性受试者2h滑雪15km后，服用β受体拮抗药后都可发生低血糖[161]。虽然后一种情况会发生昏迷，但大多数运动相关的低血糖是无症状的、自限性的，摄入糖类后很容易缓解[162]。

肌肉运动对能量需求增加需要肝脏和肾脏的代谢来代偿[163]。已发现在胰腺激素的作用下，肝糖原分解和糖异生的变化与肌肉运动引起的糖摄取增加密切相关[164]。运动增加胰高血糖素分泌，减少胰岛素分泌，刺激肝糖分解，而肝糖异生的增加主要由胰高血糖素引起的肝葡萄糖异生前体分级萃取和肝内转换为葡萄糖的效率增加。另一方面，没有证据表明肝脏神经支配对肝脏葡萄糖产生的增加是必要的。

肾上腺素和去甲肾上腺素在长时间或高强度的运动中对增加葡萄糖的产生起着重要的作用。儿茶酚胺可以通过直接刺激肝脏和肾脏的葡萄糖生成，增加葡萄糖异生前体（即乳酸、丙氨酸或甘油），并增加脂肪分解。儿茶酚胺对肌肉和脂肪组织的代谢作用是迅速的，可在几分钟内增加肝脏糖异生前体的摄取。

1型糖尿病或长病程2型糖尿病患者在运动期间和运动后许多小时内，由于胰岛素替代不合理和反调节反应受损，会使发生低血糖的风险增加。一般来说，如果一个人存在运动相关的低血糖，应该考虑减少基础和进餐胰岛素的剂量。此外，建议轻微提高血糖目标和为糖原储备补充糖类。

（四）败血症、外伤和烧伤

对感染的应激反应首先是葡萄糖代谢的增加，此时葡萄糖的产生常常超过利用，会导致轻度高血糖。这种反应包括糖原分解和糖异生作用的增加，主要由胰高血糖素[164]介导（胰岛素的抑制作用相对较小），因为肾上腺素能阻断对葡萄糖代谢没有影响[165]。随着感染的加重，内毒素及其衍生物释放增加，补体激活，内过氧化物激活，以及炎症介质释放内源性物质（肿瘤坏死因子α、白介素和其他单核细胞因子）可损伤心血管完整性，导致中央静脉池、组织灌注不足，微血管蛋白质漏出[166]。在这个阶段，内脏和肾脏的血液流量会减少。尽管周围组织灌注减少，但葡萄糖的利用率却提高了[167]。组织氧合的减少导致无氧糖酵解增加，从而使葡萄糖的利用率持续增加。

葡萄糖产生减少与组织需求增加会导致低血糖。肝糖原储备迅速耗尽，此时葡萄糖的产生完全依赖于糖异生。然而，由于 ANS 和神经内分泌作用的降低，糖异生作用失效[168-170]。诸如酸中毒（可抑制肝糖异生）、细胞内钙离子增加（可损害线粒体功能并抑制糖异生酶）、从糖异生中汲取能量以支持离子运输等因素可能是导致 ANS 和神经内分泌反应减弱的机制。

适当的处理包括：①治疗潜在感染；②恢复正常的周围灌注；③输注葡萄糖以满足组织的需要。

（五）心力衰竭

严重心力衰竭时可发生自发性低血糖症[171-173]，这在成人中很少见，但在婴儿和儿童中并不少见[174]，在这类患者的肝活检标本中发现肝糖原水平降低（但磷酸化酶和葡萄糖 -6- 磷酸酶活性正常）。这种情况的机制包括糖异生减少、饮食摄入不足和胃肠道吸收不良，都是心力衰竭的表现。

Mellinkoff 和 Tumulty 首先描述了心力衰竭引起的低血糖，并将其归因于相关的肝脏疾病[175]。慢性肺病合并左、右心力衰竭很常见[173]。因此，低氧血症和心排血量低可能导致肝脏缺血。Marks 和 Rose 认为，缺氧会通过增加肝脏的无氧糖酵解（巴斯德效应）和乳酸的产生来抑制糖异生，从而导致 NADH/NAD 比值增加[176]。这种比例的增加可能会破坏糖异生作用，因为 NAD 是糖异生过程中几个酶促步骤的必要辅因子。这一假设可以解释低血糖与心肌乳酸性酸中毒[177]和肝病[178]之间的关系，以及低血糖与组织缺氧相关的其他情况，如败血症和休克[179]。低心排血量将限制底物向肾脏的输送。除了产生葡萄糖的能力下降外，其他因素可能包括无氧糖酵解增加使葡萄糖利用率增加、呼吸困难和营养不良（厌食症）增加的能量需求。目前没有证据表明异常的反调节激素与这些情况引起的低血糖相关。

（六）肾脏及肝脏疾病

肝脏和肾脏是唯一能够将葡萄糖释放入血液的器官，因为其他组织中葡萄糖 -6- 磷酸酶通常缺乏或含量很少。因此，肝肾疾病患者易发生低血糖症。然而，低血糖并不仅仅是由于这些器官的损伤或功能丧失，原因通常是多方面的[84, 180]。这些器官释放葡萄糖进入循环的巨大能力和它们互相弥补的能力似乎为这种现象提供了一种解释。

正常情况下，肝脏可产生 80%～85% 的葡萄糖，可以在一段持续的时间内（至少几天，如烧伤患者[168]）增加 2～3 倍（最初主要通过糖原分解，后来通过糖异生）。因此，在肾衰竭患者，肝糖生成增加伴低血糖是不太可能发生的，因为肾脏通常只提供 15%～20% 的葡萄糖。另一方面，肾脏也可以在较长时间内增加 2～3 倍的糖输出，如在禁食数周的人[181]。对动物和人类的研究表明，肾脏可以急剧增加糖输出来弥补肝内葡萄糖产量下降，反之亦然[182-184]，这一现象被称为“肝肾互补”[185]。如在肝移植的无肝期，肾脏可以在不需要外源性葡萄糖的情况下维持血糖正常[186]。因此，在肝脏产生葡萄糖的能力降低到肾脏无法补偿的程度之前，肝病患者不太可能发生低血糖。在动物研究中，切除 80% 以上的肝脏才会发生低血糖[187]。

1. 肝病　虽然低血糖与多种肝脏疾病有关（肝细胞癌、肝硬化、脂肪变性、中毒性和感染性肝炎、胆管炎和胆道阻塞），但在没有其他并发症的情况下（如感染）低血糖的发生并不常见[84, 176]。例如，Zimmerman 和他的同事发现，在 269 名患有多种肝脏疾病的患者中，只有 6 名患者的空腹血糖水平低于 60mg/dl（3.3mmol/L）[188]。在人类中，急性或严重肝损伤才会出现低血糖。Felig 和同事发现，约 25%（15 例中的 4 例）的急性病毒性肝炎患者空腹血糖水平＜ 50mg/dl（2.8mmol/L）[189]。在伴有低血糖的慢性肝病中，通常还涉及营养不良和感染等其他因素。在伴有败血症和循环衰竭的肝病患者中，低血糖的发生率为 50%[190, 191]。在这种情况下，肝功能检测结果可能与低血糖的严重程度不相匹配。浸润性疾病，如转移性疾病、淀粉样变性、结节病和血色素沉着病，很少引起低血糖[192]。

肝脏疾病常伴随高胰岛素血症，其原因是肝脏对胰岛素的降解降低，但肝脏疾病并发低血糖时血浆胰岛素几乎总是被抑制[189]。在原发性肝细胞癌中，只有个别病例报道肝脏过度分泌胰岛素样生长因子（IGF）[193]，这种肝脏肿瘤最常伴有低血糖症。Gorden 和他的同事报告了 52 名肝血管外皮细胞瘤患者，其中一名患有胰腺外肿瘤、低血糖和高 IGF [194]。

2. 肾病　急性肾衰竭很少发生低血糖症。然而，在慢性肾功能衰竭的成人患者中，低血糖症并不少见。一般来说，主要是神经性低血糖而不是自主症状为主 [180]。

长期以来一直认为尿毒症合并糖尿病患者对胰岛素的需要量减少 [195]，但直到 1970 年 Block 和 Rubinstein 才报道了 3 例糖尿病合并肾功能衰竭患者因接受胰岛素和磺脲类药物治疗后出现严重低血糖而停用原来的降糖药物 [196]。不久之后，在非糖尿病患者中发现了自发性低血糖并伴有肾功能衰竭 [197–200]，在两项大型研究中发病率为 1%～3% [200, 201]。

肾性低血糖症的病因复杂，有许多影响因素 [180, 202]，包括药物代谢改变、胃排空延迟、营养不良、感染、透析、胰岛素敏感性改变、肝病和心脏病，以及肾脏和肝脏的葡萄糖生成受损，都使尿毒症患者易发生低血糖。药物可能是最常见的直接原因。任何可能导致低血糖的药物在尿毒症患者中更容易出现低血糖，因为这些药物在尿毒症患者体内的半衰期延长（如胰岛素、某些磺脲类药物，特别是氯丙胺）或继发于蛋白尿的蛋白结合减少 [203]。虽然无论是否合并糖尿病的肾衰竭患者都可能发生低血糖，但由于降糖药物的使用，以及长期糖尿病患者存在自主神经病变和葡萄糖反调节缺陷，都使肾衰竭患者更易发生低血糖。这类患者大多营养不良，然而有报道营养良好的患者也有这种情况 [198]。由厌食或呕吐引起的营养不良可减少肝糖原储存和糖异生前体的获得，是增加低血糖风险的一个常见原因 [204]。

在腹膜透析或血液透析中使用高糖透析液时，因胰岛素释放过度和肾脏胰岛素降解受损，可发生致死性低血糖 [205]。其他因素，如糖尿病患者血液透析过程中使用无糖透析液和透析中丙氨酸的损失可能导致低血糖症的发展 [97, 206]。

有报道肾功能衰竭本身易于发生低血糖 [196, 199, 200]。大多数证据表明，低血糖的原因是葡萄糖产生减少，而不是葡萄糖利用率增加 [198, 200]。肾衰竭伴随的营养不良和酸中毒也会导致肝糖原分解和糖异生潜能的降低 [172, 207]。酸中毒可影响肾糖异生，肾功能下降可使肾脏胰岛素降解减少，从而导致血浆胰岛素水平过高而加重低血糖。

（七）胰高血糖素缺乏

胰腺切除术后的患者、长期 1 型糖尿病的患者，以及那些因慢性胰腺炎或囊性纤维化而需要胰岛素治疗的糖尿病患者，他们在治疗过程中因为胰高血糖素缺乏 [207]，容易发生严重的低血糖 [208]。在反应性餐后低血糖中发现胰岛素和胰高血糖素分泌失衡（相对胰高血糖素缺乏）[112]。由于胰高血糖素的重要性，它可能被认为是一种常见的反调节激素。然而这种情况极为罕见，仅有 2 例未经证实的新生儿低血糖 [209, 210] 和 2 例成人低血糖报告 [211, 212]。

（八）儿茶酚胺不足

长期 1 型糖尿病患者、肾上腺切除患者和自主神经病变患者在胰岛素引起的低血糖发作期间儿茶酚胺反应受损 [213–215]，但他们低血糖风险增加可以通过其他反调节激素的分泌来代偿，特别是胰高血糖素 [216]。有实验证实，当这种代偿增加，低血糖恢复存在某些细微缺陷 [217]。然而，如果胰高血糖素对低血糖的反应同时受到损害（如在 1 型糖尿病患者中），此时低血糖的风险明显增加（高达 25 倍）[208]。

在几例新生儿酮症低血糖症和一例 5 岁男童发现低尿肾上腺素，故考虑低血糖原因是肾上腺素缺乏 [218, 219]。在成人中没有继发于儿茶酚胺缺乏症的低血糖病例报告。普萘洛尔引起的低血糖可能与该药物抑制脂解有关，脂解可能会减少糖异生（一个重要的反调节过程），并促进外周组织葡萄糖清除 [98]。值得注意的是，急性低血糖症可以发生在嗜铬细胞瘤手术过程中，这可能是由于对胰岛素释放的抑制解除和儿茶酚胺类抗胰岛素作用的突然停止 [220]。

（九）皮质醇和生长激素缺乏

虽然皮质醇和生长激素已被证明有促进葡萄糖产生和限制葡萄糖摄取作用，可独立地对葡萄糖调节起作用[221-224]，但在大多数缺乏这些激素的成年人中不会发生低血糖症。然而，在缺乏这些激素的婴儿和儿童身上可发生严重的低血糖症，尤其是在禁食一段时间后或同时患病期间[224-228]。在对 76 例单纯 ACTH 缺乏的成年人的研究中，有 24 例（约 33%）出现低血糖症[229]。在长时间的禁食（6 天）期间，生长激素缺乏性侏儒[230]和低营养的孕妇可出现低血糖症[231]。另有报道称，原发性肾上腺功能不全[232]或全垂体功能减退的患者夜间空腹血糖水平正常[233]。急性肾上腺功能不全，如希恩综合征可表现为严重低血糖[234]，自身免疫性 Addison 病可能是 1 型糖尿病患者严重反复低血糖的原因[235]。

需要注意的是，糖皮质激素的吸收不良可能发生在肠道疾病和接受胆汁酸螯合剂等药物治疗的患者中[236]。

（十）自身免疫性低血糖症

在两种类型的自身免疫性低血糖症中，一种是针对胰岛素受体的自身抗体，另一种是针对从未接受过外源性胰岛素的个体的自身抗体。这两种情况都很少见，可以导致空腹和餐后反应性低血糖（主要是前者）[237-239]。

1. **抗胰岛素受体抗体**　有一项不足 30 例的针对胰岛素受体抗体而导致低血糖的报道，这些抗体可产生类似于胰岛素作用，导致低血糖。这些患者中大多数患有与自身免疫相关疾病（如系统性红斑狼疮、硬皮病、原发性胆汁性肝硬化、免疫性血小板减少性紫癜、乳糜泻、桥本甲状腺炎和霍奇金淋巴瘤）[238]。由于抗体在成为激动药之前阻断了胰岛素受体，一些患者产生了严重的胰岛素抵抗。这些患者的胰岛素和 C 肽水平较低，IGF-1 正常，反调节激素反应正常。

虽然这类低血糖报道不多，观察到的大多数患者抗体滴度随时间下降，低血糖症最终缓解。然而由于严重的低血糖症，所以需要积极的治疗，高剂量糖皮质激素[240, 241]、血浆置换[242]和烷基化试剂[243]均有不同程度的疗效。

2. **抗胰岛素抗体相关低血糖症**　自 1970 年以来，大约有 200 例抗胰岛素抗体低血糖症被报道，其中近 90% 发生在日本[237]。相关的自身免疫性疾病和浆细胞失调（Graves 病、类风湿关节炎、多发性肌炎、系统性红斑狼疮）是常见的病因，某些药物（肼苯哒嗪、普鲁卡因胺、青霉胺、干扰素 -α 和甲巯咪唑）也与之相关。

这类情况下餐后低血糖比空腹低血糖更常见。循环中胰岛素水平升高，C 肽水平可能不会被抑制，这种情况类似不适当使用胰岛素。这类低血糖症的发生是由于胰岛素与抗体的解离导致长时间的高胰岛素血症。与其他自身免疫性低血糖综合征不同，这种情况的病程是良性和自限性的，通常在 1 年内缓解。简单的干预措施可有少吃多餐和单糖含量低的膳食。

（十一）人为低糖血症

人为低血糖症指的是人为故意制造低血糖症[244-246]。这包括糖尿病患者伪造自我血糖监测，故意增加或减少药物剂量[247, 248]，虐待儿童，以获得比实际血糖控制或脆性糖尿病看似更好的结果[25]。要排除误服磺脲类药物（见药物引起的低血糖）、谋杀[249, 250]、自杀[251, 252]、滥用药物，在这些情况下额外使用胰岛素或磺脲类药物是为了“获得快感”，而不是为了制造低血糖[253-255]。这些情况仍可给诊断带来麻烦。

自 1947 年以来，已有 80 多例使用胰岛素或磺脲类药物导致人为低血糖的文献报道[245, 256-259]，但实际情况可能比这一数字更多，因为大多数病例未被报道。在英国的一项调查中，估计有 12% 的自发性低血糖病例是人为造成的[260]。在几乎所有的病例中，患者都患有糖尿病，或曾是糖尿病患者的亲属、配偶、朋友，或从事医疗或辅助医疗行业。因此，当糖尿病患者或其亲属发生低血糖时，不能除外是人为性，需要了解和（或）获得胰岛素、磺脲类药物或格列奈类药物使用情况[261]。这些患者通常是患有潜在心理疾病的 50 岁以下的健康女性。

以前，自身免疫性低血糖是可能发生的，因为发现在使用动物胰岛素或非纯胰岛素的患者体内存在胰岛素抗体。目前，使用人胰岛素只能产生少量抗体（但可测量），因此自身免疫性低血糖不再是主要考虑因素。主要的病因鉴别是胰岛素瘤，大多数这种情况的患者应该进行 72h 饥饿试验。那些因偷偷注射胰岛素而出现低血糖的人，血浆胰岛素水平不正常，血浆 C 肽水平被抑制（内源性胰岛素分泌被抑制）。这一发现具有诊断意义。服用磺脲类或格列奈类药物的患者，由于内源性胰岛素分泌的刺激，血浆胰岛素和 C 肽水平不正常，这种情况与胰岛素瘤患者类似。这些情况可以通过检验尿液或血浆中是否存在磺脲类和格列奈类药物来鉴别。重要的是，要在低血糖期间或尽可能在血糖发作时采集样本，并进行足够灵敏的实验室分析 [250]。

然而，许多有明确生物化学结果的患者会否认发生过人为低血糖。所以有必要对其进行心理咨询，以防止后续的事件或其他潜在的自杀行为发生 [246]。

（十二）新生儿低血糖：先天性代谢缺陷

新生儿的血糖水平常＜70mg/dl（3.9mmol/L）。据估计，多达 50% 的新生儿在出生后经过 8h 的短期禁食后，血糖水平低于 50mg/dl（2.8mmol/L）[262]。在出生后的 72h 内，糖异生途径逐渐成熟，正常婴儿低血糖的风险降低。然而，除了上述引起新生儿低血糖的生理原因外，许多病理条件下也会引起低血糖症（表 47–4）。值得注意的是，虽然先天性代谢缺陷和激素缺乏可能是导致新生儿低血糖症的原因，但青少年和成年人可能在没有预先诊断的情况下出现由这些缺陷引起的低血糖。然而，青少年和成年人的发生率和严重程度都低于新生儿。

新生儿持续性低血糖症最常见的原因是先天性高胰岛素血症。据估计，这些综合征在全球范围内的发病率约为 1∶30 000。但是在某些地区(如芬兰、阿拉伯半岛)，发病率要高得多（约 1∶2 100）[263, 264]。在过去的 50 年里，先天性高胰岛素血症综合征被赋予了许多名称（如胰岛细胞增生症、胰岛失调综合征、婴儿期持续性高胰岛素血症低血糖症）。近年来，研究发现胰岛细胞增生是新生儿期胰腺的一个正常特征，与引起先天性高胰岛素血症的病理过程在组织学上是不同的。De Leon 和 Stanley 对先天性高胰岛素血症的病理生理学、分子和遗传基础发表了综述 [262]。其中，最常涉及丧失突变发生在胰腺 B 细胞钾离子通道，Kir6.2 和 Sur–1 受体。

表 47–4　新生儿低血糖及先天性代谢异常的原因

- 获得性高胰岛素血症
  - 妊娠糖尿病
  - 分娩期间输注葡萄糖
  - 孕期口服降糖药、普萘洛尔、拉贝洛尔
  - 低出生体重、早产、子痫前期
  - 新生儿败血症、围产期窒息
- 反向调节激素缺乏
  - 垂体功能减退
  - 生长激素缺乏
  - 肾上腺功能不全
- 先天性高胰岛素血症
  - 贝维综合征
  - ATP 敏感通道性高胰岛素血症
  - ABCC8 编码 *SUR-1*
  - KCNJ11 编码 *Kir6.2*
  - GCK 编码葡萄糖激酶
  - GLUD–1 编码的谷氨酸脱氢酶
  - 线粒体酶短链 3– 羟基乙酰 – 皮质脱氢酶
  - HAD1–1S 编码
  - 糖基化紊乱
- 线粒体脂肪酸氧化障碍
- 糖异生紊乱——果糖 1，6 二磷酸盐不足
- 糖原累积病
  - –6– 磷酸葡萄糖不足
  - 糖原合成酶不足
- 半乳糖血症
- 枫糖尿症
- 丙酸血症

先天性高胰岛素血症的临床表现可能多种多样，但典型的表现为长时间的严重低血糖，伴有嗜睡、癫痫和呼吸暂停，而且婴儿的胎龄通常较大。低血糖常发生在空腹或餐后，这些婴儿常需要大量的葡萄糖输入［＞10mg/（kg · min）］，以防止严重的血糖下降。在先天性高胰岛素血症的谷氨酸脱氢酶型中，低血糖可发生在空腹和餐后。在这种情况下，低血糖可与蛋白质分解相关，并伴有血氨水平升高。谷氨酸脱氢酶型高胰岛素血症通在婴儿几个月大的时候诊断 [265]。

1. 婴儿持续低血糖的诊断研究　可导致婴儿低血糖的原因很多，各种血液和尿液测试有助于确定代谢性和内分泌性的病因（表 47–5）。

令人惊讶的是，在先天性高胰岛素血症中，血浆胰岛素水平通常不会显著升高。与胰岛素瘤相似，血浆胰岛素水平通常中度升高，但升高幅度与低血糖程度不一致。在胰岛素作用下游离脂肪酸和 β– 羟基丁酸水平显著降低。胰高血糖素激发试验后

血糖升高＞30mg/dl（1.7mmol/L）也有助于诊断高胰岛素血症。患有 GDH–M1 型先天性高胰岛素血症的婴儿对亮氨酸的反应增强[265]，因此可以与那些患有 KATP 通道型高胰岛素血症的婴儿区分开来。基因检测现已广泛用于鉴定先天性高胰岛素血症 5 种基因中的 4 种。最初治疗的是二氮嗪，它是一种 KATP 通道激动药，可抑制胰岛素分泌。如果二氮嗪无效，可予奥曲肽抑制胰岛素的释放。对于那些对药物治疗无效的儿童，下一步的治疗是手术。根据病灶或弥漫性情况，可局部切除或近全胰切除术（98%）[262–265]。在先天性高胰岛素血症中可应用 18F–DOPA 正电子发射断层扫描（PET）来区分弥漫性胰腺病变与局灶性胰腺病变，为治疗提供了临床突破[85]。

表 47–5　新生儿低血糖代谢、内分泌、先天性代谢异常的血、尿检查

血糖
- 乳酸、丙酮酸、游离脂肪酸、甘油、酮类
- 氨基酸
- 肉毒碱
- 脂酰肉碱
- 胰岛素、C 肽、胰岛素原：胰岛素比率、生长激素、皮质醇、甲状腺激素、促甲状腺激素（TSH）
- 生长激素、皮质醇、甲状腺激素、TSH
- 半乳糖血症

尿
- 酮类
- 有机酸（3– 羟基丁酸）
- 肉毒碱

2. 线粒体脂肪酸氧化障碍　目前发现 11 种不同的线粒体脂肪酸氧化障碍[266]，可表现为空腹（低酮性）或餐后低血糖。肝的脂肪酸氧化产生能量和乙酰辅酶 A，两者都是糖异生所必需的。此外，脂肪酸氧化需要肝产生的酮体。然而，由于线粒体脂肪酸氧化的特殊缺陷，糖异生作用减少，导致低血糖和酮体缺乏。这使脑的葡萄糖供应减少，替代底物主要为酮体，可导致严重的神经损伤。质膜肉碱转运蛋白缺陷是一种常染色体隐性遗传疾病，新生儿中发病率约为 1/40 000。低血浆左旋肉碱和酰基左旋肉碱是这一疾病的标志物，饮食中的左旋肉碱可以预防低血糖。肉毒碱棕榈酰转移酶Ⅰ和Ⅱ（CPT Ⅰ和 CPT Ⅱ）缺乏可表现为严重的、危及生命的低血糖，需要经常进食和补充中链三酰甘油和 l– 肉毒碱（CPT Ⅱ缺乏）。不幸的是，最严重的 CPT Ⅱ缺乏症在出生后不久就会出现，而且可能是致命的。中链乙酰辅酶 A 脱氢酶（MCAD）缺陷是最常见的脂肪酸氧化缺陷，为常染色体隐性遗传。低血糖常发生在禁食和应激状态下，如病毒性疾病[267, 268]，可能表现为严重的呕吐、呼吸暂停、昏迷、脑病。据估计，如果未诊断，多达 25% 的儿童可能在发病期间死亡。血液检测显示中链肉毒碱升高与其他线粒体脂肪酸氧化障碍一样，酶缺陷可以在成纤维细胞中诊断出来。治疗包括避免饥饿和横纹肌溶解，以避免神经系统功能下降甚至死亡。加餐、睡前零食、生玉米淀粉（以避免夜间低血糖）和肉碱补充剂已成功地用于这些儿童。

超长链（VLCAD）和短链酰基辅酶 A 脱氢酶（SCAD）缺乏可导致严重的，有时是致命的低血糖和代谢性酸中毒。这些缺陷还与心肌病（VLCAD）、肝肿大和神经系统缺陷（SCAD）有关。治疗包括避免空腹和在应激时低血糖、常吃富含糖类和中链三酰甘油的食物。在这些情况下不推荐使用肉碱补充剂。

长链 3– 羟基辅酶 A 脱氢酶（LCHAD）和线粒体三功能蛋白（MTP）缺陷也是常染色体隐性遗传疾病。这两种情况都可能导致严重的低血糖、脑病、神经并发症和死亡。两种情况均可导致周围神经病变、脱氢酶缺乏症，继而导致色素性视网膜病变和失明。处理方法与上述脂肪酸氧化缺陷的方法相似。最近报道长链酮硫解酶（LCKAT）和 2–4– 二烯酰辅酶 A 还原酶缺乏是非常罕见的情况[266]。

3. 糖原贮积病　糖原合成酶和葡萄糖 – 6 – 磷酸酶缺乏常在新生儿期出现低血糖。糖原磷酸化酶缺乏可在儿童后期出现低血糖。在这 3 种疾病中，葡萄糖 –6– 磷酸缺乏症低血糖表现最为严重。预防低血糖的方法与所有糖原储存障碍类似[269]。避免压力、锻炼和夜间活动，包括经常用糖类作为正餐和睡前零食。在严重应激时，可静脉注射葡萄糖维持血糖水平在 70mg/dl 以上（3.9mmol/L）。

（十三）妊娠

尽管妊娠期间胰岛素敏感性降低，葡萄糖代谢

增加以适应胎儿的需要，但正常情况下妊娠晚期空腹血糖水平会降低 10%～15%[270, 271]。怀孕期间发生大量的代谢变化，使女性更容易发生低血糖[272]。任何可能导致非孕妇低血糖的情况都可能发生在孕妇身上。除了胰岛素瘤外，非胰岛细胞肿瘤[273, 274]、严重感染[275]、营养不良[276]、药物来源[277]（如糖尿病患者的胰岛素），以及 HELLP 综合征（以溶血、肝酶升高和低血小板计数为特征）均可导致妊娠期低血糖[278–280]。

（十四）非胰岛细胞肿瘤

1930 年首次报道了 1 例非胰岛细胞肿瘤——纵隔纤维肉瘤引起的低血糖症[281]。从那时起，发现了大量非胰岛细胞肿瘤与低血糖症有关[194, 275, 282–293]。

西方国家报道最多的是间质来源的肿瘤[282]。这种肿瘤通常很大，生长缓慢，常是恶性的。大约 1/3 是腹膜后的，1/3 是腹腔内的，1/3 是胸腔内的。在南非和亚洲，肝癌是最常见的伴有低血糖症的非胰岛细胞肿瘤[286]。

子宫颈小细胞癌可能是例外的[294]，目前无证据证明该肿瘤可分泌胰岛素[290, 295]。并且发现，循环血浆胰岛素和 C 肽水平被抑制。在一些病例中，低血糖的主要原因是肿瘤对葡萄糖的利用增加，手术或放疗可以减轻或改善低血糖症。在快速进展的肝癌患者，由于缺乏营养晚期可出现低血糖[282, 283, 289, 291]。但是在绝大多数情况下，低血糖可以通过肿瘤产生的 IGF 样物质来解释[284]，特别是 IGF–2 及其亚型[293]。肿瘤过度释放 IGF 样物质可增加肌肉等组织对葡萄糖的利用[285, 287, 292]，抑制内源性葡萄糖的产生[288, 292]，减少或抑制反调节激素的分泌[275]。

在大多数病例中诊断并不困难，患者多为中老年，肿瘤通常较大，在低血糖发作前就已发现，或在体检、超声、计算机断层和核磁共振（NMR）中容易被发现。生化改变上，由于生长激素分泌受到抑制，从而抑制了 IGF–2 对 IGF–1 的释放，所以低血糖与血浆胰岛素和 C 肽水平被抑制、IGF–2 水平升高、IGF–2/IGF–1 比值升高有关。

五、胰岛细胞增生症和胰岛细胞瘤

1. *历史背景* 1937 年 Laidlaw 首次将胰岛弥漫性增生症描述为低血糖的原因之一[145, 296]。其与多发分泌腺瘤病 I 型（MEN–I）相比，特点是分散的、不一定统一，胰岛细胞肥大和增生（同时还有胰高血糖素细胞和生长抑素细胞），通常与导管细胞分化为不同细胞相关[297]。由于磺脲类受体或生理条件下钾通道突变，这种情况可导致婴儿低血糖[143]。然而，这种情况也可以发生在不受这些基因突变影响的成年人身上[142, 144, 145, 298–302]。

术前鉴别胰岛瘤是困难的，胃内超声可无阳性发现，经皮肝门静脉取样可表现为钙注射后静脉胰岛素浓度无选择性升高，导致 ^{18}F–DOPA PET 结果阴性。

治疗一般包括切除胰腺远端的 60%～90%。接受此手术的患者中有 50% 的人会出现血糖过低和血糖正常。术后 10% 的患者需要使用胰岛素降糖，剩下的 40% 需要药物降糖（胰岛素促分泌药），或者术后仍存在持续性低血糖症（可给予钙通道阻滞药治疗）[142, 145]。

2. *发病率* 胰岛素瘤是一种非常罕见的疾病，而胰岛细胞增生症更少见[142, 301, 302]。根据妙佑医疗国际 60 年的统计，在明尼苏达州奥姆斯特德县，发病率约每百万患者每年 8 例。然而，一半是在尸检时偶然发现的[303]。来自西雅图、华盛顿[304]和新西兰奥克兰的其他统计[305]，明确临床诊断的发病率约每百万患者每年 1～2 例。成年发病的胰岛细胞增殖的发病率预计仅为每百万患者每年 0.3 例[142, 306, 307]。

3. *人口统计学* 胰岛素瘤在女性中比男性更常见，平均发病年龄为 45 岁左右，大多数发生在 30—70 岁。年轻患者的发病率较高，常与 MEN–I 相关[308]，而癌症在老年患者中更多见。然而，胰岛素瘤在 80 岁以上的人群中并不常见。在 1 型糖尿病患者中非常罕见，在一些 2 型糖尿病患者中偶有发生[309–311]。

4. *病理生理学* 胰岛素瘤患者发生低血糖是胰岛素释放失调的结果。正常情况下，升高的血浆胰岛素水平和低血糖会抑制胰岛素的释放[312]。在胰岛素瘤患者中，高胰岛素和低血糖不能抑制胰岛素的释放，胰岛素释放混乱，常因高血糖而不适当增加，有些患者有糖耐量受损。胰岛素瘤患者胰岛功能异常的进一步证据包括相对于正常胰岛组织，胰岛素原/胰岛素比值升高，胰岛素浓度降低[313-315]。

在大多数胰岛素瘤患者中，低血糖的发生是由于葡萄糖的产生被抑制，而不是葡萄糖的利用增加，因为血浆胰岛素浓度通常只比正常水平高50%～3倍（但与血糖浓度不匹配）[316]。在胰岛素瘤患者中，经常观察到大量输入葡萄糖是维持正常血糖的必要条件，这可能是由于一些胰岛素瘤引起的轻微高血糖刺激了胰岛素的释放。肿瘤引起胰岛素释放或反复的低血糖释放会抑制正常胰岛B细胞，可导致葡萄糖耐量受损或术后暂时糖尿病。

5. 症状和体征　除了在晚期诊断的恶性胰岛素瘤病例中可能有腹部肿块和转移的迹象外，体格检查通常是阴性的。MEN-I 患者可表现出甲状旁腺功能亢进或其他激素分泌过多（胰岛分泌 ACTH、胃泌素和血管活性肠肽）的症状[317]。胰岛素瘤患者的常见初始症状是思维混乱、体重增加、虚弱、疲劳、头痛、昏厥、精神状态改变和行为改变。由于其非特异性和隐蔽性，从出现症状到确诊时间为3～5年，最长的是26年[318]。最初以自主症状为主，随后出现神经症状。频率和（或）严重程度随时间增加。胰岛素瘤患者与糖尿病患者的无症状低血糖类似[319]，特点是症状很少，反调节激素反应和β-肾上腺素能敏感性下降[320]，这些情况在术后可完全缓解[319, 321]。因此，血糖浓度＜36mg/dl（2mmol/L）的胰岛素瘤患者完全无症状并不罕见。这种情况下很难排除垂体功能低下导致的低血糖。

虽然长期以来胰岛素瘤一直被归类为所谓的空腹低血糖症，但重要的是要记住，这些患者在一天的任何时间都可能发生低血糖，甚至在饭后2～4h（表47-6）。只有大约1/4的胰岛素瘤患者在夜间禁食后出现低血糖，有报道餐后低血糖是唯一的首发症状[107]。相比之下，相当比例的胰岛细胞增生症患者可能只在进食后才会出现症状[144]。癫痫在儿童中更常见，在＜7%的成人中观察到永久性的神经性后遗症[322]。患者频繁进食可以减少发作，因此大约50%的患者体重增加[322]。

6. 病理学　约80%的胰岛素瘤为良性单腺瘤，平均直径＜2cm，10%是多发良性腺瘤。弥漫性增生和（或）胰岛细胞增生症在成人中并不常见（即每1亿患者中1～2例），通常只占1%～2%[232, 324]，恶性肿瘤约占8%。5%的胰岛素瘤与MEN-I有关，在这种情况下，肿瘤更有可能是多发且恶性，并通过外周途径分泌其他激素，如胃泌素或ACTH。

7. 诊断　诊断标准是空腹低血糖（＜50mg/dl；＜2.8mmol/L），血浆胰岛素（＞5μU/ml；＞30pmol/L）和C肽（＞0.75pg/ml；＞0.25nmol/L），以及阴性磺脲类/格列奈类的血/尿筛查。血浆胰岛素原浓度＞5pmol/L在血浆胰岛素和C肽值处于临界状态时是有意义的；此外，胰岛素原/胰岛素比值高可用于诊断[325, 326]。多年来人们提出了各种各样的试验来确定或排除胰岛素瘤的存在，如静脉注射托布丁胺耐受性试验、胰高血糖素试验、亮氨酸试验和C肽抑制试验[306, 327-330]。所有这些试验都存在假阳性和假阴性的可能，故不推荐。此外，3～5h的OGTT常常会产生误导的结果。对于胰岛素敏感的个体，口服葡萄糖将引起胰岛素反应，刺激葡萄糖进入周围肌肉。这将造成动静脉的差异，混合静脉血的葡萄糖水平较低。因此，OGGT后外周静脉血测得的血糖值实际上比同时动脉血糖值低10～30mg/dl（0.6～1.7mmol/L）。“黄金标准”仍然是经典的72h饥饿试验。在本试验中，所有胰岛素瘤患者都会出现低血糖；75%的人会在24h内发生低血糖；而超过72h则高达90%会出现低血糖[331]。该试验应在医院进行，并在标准化条件下监督进行。值得强调的是，许多胰岛细胞增生症患者72h饥饿试验结果为阴性，他们唯一的生化异常是餐后低血糖，并伴有异常的血浆胰岛素和C肽水平，这就是为什么72h禁食最好从标准餐开始。

8. 72h饥饿试验　如在72h的禁食中没有发生低血糖，可排除胰岛细胞增生症以外的严重的低血糖症（表47-7）[332]。建议患者住院完成试验，以防止不慎摄入热量或自行服药。最好在标准的晚餐前开始，这样可以评估餐后的反应，以及对禁食的反应。应鼓励患者禁食期间积极活动，以模拟平时的状态，并防止久坐导致葡萄糖利用降低。如果发生低血糖，

表 47-6 成人空腹低血糖症的诊断方法

1. 可能的情况（药物、严重疾病、内分泌疾病、非B细胞肿瘤和胰岛瘤），同时测定血浆葡萄糖浓度 2. 根据病史、体格检查、实验室数据，包括或排除上述情况	
病　因	治　疗
胰岛素或磺脲类治疗糖尿病	调整治疗方案
使用其他已知或疑似导致低血糖的药物	停用该药
肝、肾或心脏衰竭；败血症	治疗原发病
厌食、体重减轻、皮肤色素沉着改变、已知的垂体或肾上腺皮质疾病、低血压、低钠血症、高钾血症	评估肾上腺皮质 / 垂体功能不全
已知非B细胞肿瘤，影像学检查	检查 IGF-2/IGF-1 比值
3. 在缺乏临床线索的情况下，可考虑用药错误、内源性高胰岛素血症（表 47-6 和表 47-7）、不合理的胰岛素促泌剂或胰岛素使用	

IGF. 胰岛素样生长因子

需要检测反调节激素值以评估反应的充分性。结束时采血测 β- 羟基丁酸水平是为了排除热量的消耗。如果发生低血糖，抗胰岛素抗体、抗胰岛素受体抗体和 IGF-2 水平可能有助于评估自身免疫性源性或隐匿性非胰岛细胞肿瘤的存在。这些测定结果的解释见表 47-8。

上述计划代表了理想的方法。考虑到第三方报销程序的实用性，另一种选择是让患者在夜间禁食，然后在夜间禁食 12～14h 后，于上午 8 点左右到办公室或诊所，开始白天的连续检测。如果在下午 4 点，（禁食 20～22h 后）仍未发生低血糖，应入院进行后 2 天的连续检测。

表 47-7 72h 禁食方案

- 晚餐前开始，停止所有非必要的药物治疗，静脉留置针
- 餐前开始采血（血糖、胰岛素、C 肽），前 6h 每隔 30min 抽血一次，之后每隔 2～3h 抽血一次
- 基线样本还应包括生长激素、皮质醇、胰高血糖素、儿茶酚胺、IGF-1 和磺脲类 / 格列奈类
- 患者可以摄入无热量和无咖啡因的液体，可以走动
- 如果患者在 72h 内有低血糖症状且血糖水平低于 40mg/dl（2.2mmol/L），则结束禁食；如果没有测量到低血糖，不要结束禁食
- 即将结束的时候，记录上述数值和口服葡萄糖耐量数值，并额外取血检测 α－羟基丁酸、胰岛素抗体、抗胰岛素受体抗体和 IGF-1

IGF-1. 胰岛素样生长因子

9. 定位诊断　只有在确诊低血糖症并伴有不适当的高胰岛素血症后，才能进行定位诊断。99% 的胰岛素瘤发生在胰腺内。罕见胰岛素瘤可见于十二指肠或胃脾网膜[333]。胰腺胰岛素瘤平均直径约 2cm，在头部、体部和尾部发生概率相同[322, 334]。虽然在手术中触诊可以识别 75%～90% 肿瘤的位置[335, 336]，仍建议术前准确定位以减少对胰腺的损伤，缩短手术时间，避免盲目切除术，避免疤痕和纤维化给二次手术造成困难[306]。计算机断层和核磁共振成像可以检测到较大肿瘤并进行恶性分期，但可能会有假阳性和假阴性，这些检测技术的准确性在 50%～70%[306, 335-337]。腹腔动脉造影和经脾门静脉取血结果可能不同，且是侵入性检查，不是很有必要[306, 336, 337]。目前认为术前经腹超声检查和术中超声检查是最敏感、最特异的方法，建议常规使用，这种方法和触诊可以检测出 95% 的肿瘤[335, 337-339]。最近报道，双期螺旋 CT 可以检测到 7 个肿瘤中的 6 个，直径 6～18mm[340]。对疑似胰岛细胞增生症的患者，可采取 ^{18}F-DOPA PET 扫描和（或）选择性钙离子输注[301, 337]，当定位不明确时，这些检查可证实是由于胰腺胰岛素过多导致低血糖[142]。

10. 治疗　手术是治疗胰岛素瘤和胰岛细胞增生症的首选方法[142, 322, 335]。对于孤立性腺瘤，手术是可以治愈的。出现复发或无法治愈的情况可能是由于存在多个腺瘤。在 5%～10% 的患者中未能发现腺瘤，在这种情况下，部分胰腺切除术仍可以治愈。对于复发，再手术仍有治愈的可能，但发现首

表 47-8　72h 禁食的结果解读

诊　断	症状或体征	血糖（mg/dl）	血胰岛素（μU/ml）	血浆 C 肽（nmol/L）	抗胰岛素受体抗体	IGF-1	β- 羟基丁酸	口服记录
正常	No	＞40	＜6	＜0.2	–	N	＞2.7	–
胰岛素瘤	Yes	＜40	＞6	＞0.2	–	N	＜2.7	–
人为使用胰岛素	Yes	＜40	＞6	＜0.2	–	N	＜2.7	–
人为口服药物	Yes	＜40	＞6	＞0.2	–	N	＜2.7	+
营养不良	No	＞40	＜6	＜0.2	–	N	＞2.7	–
非胰岛细胞肿瘤	Yes	＜40	＜6	＜0.2	–	↑	＜2.7	–
反调节异常	Yes	＜40	＜6	＜0.2	–	N	＜2.7	–
非低血糖疾病	Yes	＞40	＜6	＜0.2	–	N	＜2.7	–
自身免疫病	Yes	＜40	＜6	＜0.2	+	N	＜2.7	–

IGF-1. 胰岛素样生长因子

次手术后 18 年仍有复发[303]。复发在 MEN-I 患者中更为常见（高达 20%）[303]。多发性腺瘤、增生和恶性肿瘤需要更广泛的手术。减瘤手术有助于恶性肿瘤患者控制低血糖。手术的主要并发症包括急性胰腺炎（13%）、切口感染（11%）、瘘管（9%）、假性囊肿（4%），这与手术范围有关。胰岛素瘤患者再次手术的并发症发生率较高（55%～60% vs. 43%）[335]。一般情况下，由于正常胰岛功能被抑制，会发生短暂性高血糖并持续 2～3 周。部分胰腺切除术后再手术可能导致永久性糖尿病。对于胰岛细胞增生症的患者，部分切除可以治愈低血糖。对于拒绝再次手术的复发患者和无法手术的恶性肿瘤患者可给予药物保守治疗。二氮嗪可抑制胰岛素分泌而被广泛应用[341]。大约 60% 的患者（主要是良性疾病）治疗后可以几乎无症状，或偶尔出现低血糖。主要不良反应为液体潴留（约 15%）和多毛（约 5%），噻嗪类利尿药可用于抗液体潴留和升高血糖。奥曲肽对某些患者有效，但必须采用注射方式给药[342, 343]。连续皮下胰高血糖素输注也被使用过[344]。糖皮质激素（用于诱导胰岛素抵抗）、维拉帕米（钙通道阻滞药）和苯妥英钠（抗惊厥药），这几种药物都能在高剂量时抑制胰岛素的释放[306]。

恶性胰岛素瘤对化疗反应不佳[345]。据报道，链脲佐菌素可使约 50% 的患者肿瘤缩小，不到 20% 的患者肿瘤完全缓解；虽然链脲佐菌素的使用可以延长寿命，但有相当大的肾、肝和造血系统毒性。有报道，联合氟尿嘧啶比单独使用链脲佐菌素有优势[346]。米特拉霉素[347]、阿霉素[348]和肝栓塞[349]已经在难治性病例中进行了试验，并取得了一些成功。

六、一般治疗

（一）诊断

低血糖症的原因、临床特征、结局和是否需要立即处理情况各不相同，这取决于要评估的患者是在诊所、急诊室还是在病房。在这几种情况中[350, 351]，糖尿病、酒精、败血症和它们的组合约占急诊室病例的 90%。几乎所有的患者都有昏睡、昏迷、神志不清、行为怪异。10% 死亡，3% 留有永久性神经后遗症。在糖尿病患者中，约 80% 正在使用胰岛素。诱发因素有剧烈运动（7%）、意外（6%）、蓄意胰岛素过量（13%）、禁食（28%）和饮酒（19%），还有 27% 的病例没有发现直接原因。一些患者还服用其他降糖药物，或患有慢性肾功能衰竭、精神疾病，并曾因低血糖而去过急诊。在急诊室，主要是立即处理低血糖（通常是静脉注射葡萄糖），直到患者稳定下来，而不是查找病因。

在住院患者中，低血糖症的发生率在老年非糖尿病患者为 0.5% [22]、糖尿病患者为 28% [352]、整体住院人群发病率为 1.5% [20, 21]。住院患者发生严重低血糖（不包括有明显胰岛素反应的患者）的死亡率从 22%～48% 不等 [4, 20–22]。肾功能不全、糖尿病、营养不良、肝病、感染、恶性肿瘤是最常见的危险因素和诱因。大多数患者有多个危险因素。低血糖常反复发作，而且绝大多数是无症状的，因为这类患者存在感觉器官功能下降。在糖尿病患者低血糖病因中，热量摄入减少（误餐、呕吐、肠内营养、因手术禁食）和不适当的胰岛素剂量占近 90%。

对一个患者进行低血糖评估时，首先确定是否存在 Whipple 三联征。确定患者的症状很重要。发作与上一餐是否相关？发生时患者在做什么？这是一个孤立的事件，还是以前发生过？发作的频率是怎样的？发作有什么规律吗？此期间体重有没有变化？患者有没有服用什么药物？如果有，就应该检查一下，以确保没有出错。患者有没有神志丧失？如果有，是否存在先兆症状？有没有低血糖的记录？是自发缓解吗？患者做了什么来预防复发或缓解症状？患者的职业是什么？患者或直系亲属是否患有糖尿病？如果有，如何治疗？患者有任何医疗状况吗？家庭成员是否有内分泌疾病？如有自身免疫性疾病的家族史应考虑是否存在 Addison 病（表 45–5）。

大多数有低血糖症状的门诊患者应记录症状。典型的前驱症状包括焦虑、饥饿、视物模糊、思维困难、虚弱、出汗、心悸和意识丧失。患者了解到他们可以通过进食来消除反复发作，因此往往有体重增加的历史。类似低血糖症状可有血管迷走反射、心律失常、痉挛、直立性低血压或短暂性缺血发作。在轻微的胰岛素瘤病例中，只有在剧烈运动或长时间禁食后才会发作。另一方面，不吃午餐和在晚餐前喝几杯鸡尾酒会导致一个原本健康的人发生孤立性低血糖。病史（如既往垂体手术、溢乳症、闭经、阳痿或内分泌功能不全，如甲状腺替代治疗）可提示垂体功能减退的可能性。患者的职业或家族疾病或 MEN 可能对获得某些导致低血糖的药物（如胰岛素、磺脲类药物）很重要。

体格检查可用于排除颈动脉疾病、直立性低血压、严重的心肝疾病、甲状腺功能减退、恶病质和癌症，这些疾病在某些阶段很容易引起低血糖。常规实验室检查可排除肾功能不全或肾上腺功能不全（低钠血症）的可能性。如果以上结果均为阴性，且既往低血糖未被明确记录，则必须在进行其他诊断试验之前进行。表 47–8 给出了一个建议的方法 [218]。

（二）低血糖的紧急处理

治疗的目的是恢复血糖、防止复发，如果可能应去除潜在的病因。对于因不吃饭而出现轻度低血糖的糖尿病患者，需每 15min 口服 15g 糖类，直到血糖水平达到 80mg/dl（4.4mmol/L）[353, 354]。严重的低血糖发作不能口服糖类，此时可皮下或肌内注射 1mg 胰高血糖素可以提高血糖浓度，使患者苏醒过来，以便口服糖类。昏迷患者应静脉输注葡萄糖［首次输注 25g，然后持续输注以保持血糖在 80～100mg/dl（4.4～5.6mmol/L）］。磺脲类或格列奈类药物过量会延长低血糖时间至几天，此时需持续静脉注射葡萄糖以保持适当的血糖水平在 80～100mg/dl（4.4～5.6mmol/L），目的是避免高血糖进一步刺激胰岛素分泌，阻止启动恶性循环。最初应每 30min 监测一次血糖，随后每隔 1～2h 监测一次。有时可能需要二氮嗪或生长抑素类似物来抑制胰岛素分泌 [355]。当涉及其他药物时，应尽可能停用。其他情况应治疗潜在的疾病（如败血症、心力衰竭、内分泌不足），并保持血糖水平。

（三）减少糖尿病低血糖的策略

1. 胰岛素治疗方案 在上一个时代中，人们逐渐感兴趣于以最具生理性的方式——胰岛素替代来治疗糖尿病。20 世纪 80 年代，重组人胰岛素的引入减少了抗体的形成，并为其药代动力学提供了更多可预期的依据。在接下来的 10 年中产生的胰岛素类似物，其最初的设计目的是起效更快和作用时间更短。这种胰岛素（赖脯胰岛素、门冬胰岛素、谷赖胰岛素）的设计更接近于餐后胰岛素生理峰值。第二波产生的长效基础型胰岛素（甘精胰岛素、地特胰岛素、德谷胰岛素），旨在模拟基础胰岛素释放。对 1 型糖尿病的研究表明，使用短效类似物而

不是常规（可溶性）胰岛素可以降低血糖（尤其在夜间）[356, 357]。类似发现，与 NPH 方案相比，已证明长效类似物可使 2 型糖尿病患者低血糖的发生降低 20%～33% [9]。因此，目前建议尽可能使用胰岛素类似物。

胰岛素泵的发展始于 20 世纪 70 年代，在过去的 20 年里已经成为美国胰岛素替代的主要方法。虽然人们普遍认为这种技术很有用，但较高的费用（泵和耗材）限制了这种技术的广泛性。对儿童 [356] 和孕妇的研究表明，与每日多次胰岛素注射方案相比，胰岛素泵使低血糖的发生率降低。

最近，连续、实时的血糖监测被引入临床。可以与胰岛素泵联合佩戴或单独佩戴。在一项多中心、随机、对照试验中，已证明使用动态血糖监测可降低成人和儿童 1 型糖尿病（但不包括青少年）的糖化血红蛋白 [358]，并可降低作为次要终点的严重低血糖的发生率。目前正在进行一项大型随机研究，该研究将验证以下假设，即在 1 型糖尿病儿童和成人中比较每天多次注射胰岛素联合自我血糖监测和动态血糖监测联合胰岛素泵替代方法，观察哪组能获得更低的糖化血红蛋白和更少的低血糖。

2. 胰腺和胰岛细胞移植 胰腺移植在 1 型糖尿病患者中已经进行了 25 年（见第 50 章）。出现严重的低血糖是胰腺移植的主要适应证之一。一般情况下，移植后第 1 年低血糖率会显著改善，约 30% 的患者会出现轻度低血糖。大多数（但不是全部）研究也表明胰腺移植后反调节应答得到改善 [359-361]。最值得注意的是，胰高血糖素对低血糖的反应增加，早期可有肾上腺素和症状的改善。胰高血糖素反应的改善似乎是持续的，已在移植后长达 19 年的患者中得到证实 [362]。虽然长期胰腺移植后胰高血糖素对低血糖反应的改善似乎是持久的，但肾上腺素和低血糖症状的改善并不持久 [362]。类似的报道，在胰腺移植后，运动期间的生理性胰岛素和胰高血糖素反应在很大程度上得以维持 [363]。Robertson 和他的同事观察了活体胰腺供体移植后对低血糖是否有正常的反调节作用 [364]。这一点特别重要，因为 25% 的捐赠者在手术后 1 年内可能患上糖尿病。有趣的是，尽管胰岛素和胰高血糖素对葡萄糖或精氨酸输注的反应不足，但在供者低血糖期间胰高血糖素的反应仍然存在。

反复严重低血糖也是胰岛细胞移植的主要适应证。尽管在移植后 5 年内，不依赖于胰岛素的个体数量较低（10%），但有报道在胰岛细胞移植后 [365]，低血糖事件发生明显改善 [366]。这一发现似乎是由于在低血糖时调节胰岛素水平的能力有所恢复，因为没有报告表明胰岛细胞移植后发生低血糖时伴随胰高血糖素显著升高 [367]。这些发现强调了胰岛素的调节在预防低血糖中的重要性，但它们也提出了一个有趣的问题，即为什么没有胰高血糖素参与反应。一个合理的解释是，胰岛移植的肝内位置是导致胰高血糖素缺乏的原因 [368]。在最近对大鼠进行的一系列实验中，周和同事证明 [368]，在正常餐后状态下，肝内移植的胰岛对低血糖缺乏胰高血糖素反应。然而，当动物禁食 48h，从而降低肝内葡萄糖输出时，胰岛移植动物对低血糖的胰高血糖素反应是正常的。有理论支持，胰岛移植于肝脏内，当发生低血糖时，其胰高血糖素反应可能缺失；将胰岛细胞移植到远离肝脏的其他位置可能改善胰高血糖素对低血糖的反应 [369]。

3. 治疗目标 糖尿病患者的血糖目标和治疗应个体化 [370]。根据在重症监护评估中使用葡萄糖算法调节（NICE-SUGAR）试验的正常血糖的结果 [371]，住院患者应按病情严重程度进行分层，危重患者应放宽血糖指标（140～180mg/dl；7.8～10mmol/L），以避免低血糖；非危重症患者采用中等血糖控制目标（＜ 140mg/ dl；＜ 7.8mmol/L）[370]。非住院糖尿病患者的血糖指标应根据患者的年龄、糖尿病病程、其他疾病情况、预期寿命、病史或低血糖风险来确定。

对于那些有糖尿病且遵守长达 1 个月的斋月斋戒的伊斯兰教徒，应考虑进行患者教育、持续血糖监测和饮食调整，同时调整胰岛素的时间和剂量，以预防低血糖 [372]。特定情况下，包括驾驶、运动时可能需要放松血糖控制，以避免低血糖。期间应增加检测频率，并保证随时提供葡萄糖。

所有发生低血糖的糖尿病患者都应该定期检查他们的药物清单，进行糖尿病教育，加强适当的血糖监测，治疗低血糖。

第48章　2型糖尿病的管理
Management of Type 2 Diabetes Mellitus

Kathleen M. Dungan　著
徐小涵　邱山虎　孙子林　译

要　点

- 在管理2型糖尿病时，应根据患者特征和感知到的风险及益处制订个体化治疗目标。
- 共同决策和以患者为中心的理念对于日常糖尿病护理的成功至关重要。
- 基于大量可用的糖尿病治疗方法，可根据患者特定需求和偏好调整治疗方案。
- 糖尿病治疗的重要组成部分是大多数糖尿病用药安全问题可被监控和规避。

在过去的20年里，2型糖尿病的管理原则发生了根本性转变。在大量多中心随机对照试验的推动下，糖尿病治疗指南已经建立[1]。同时，糖尿病作为一个公共健康问题的关注度也发生了变化。这是因为人们认识到我们正处于糖尿病的流行之中，而这一认识在美国[2]和许多发展中国家都已确立[3]。幸运的是，用于治疗糖尿病的药物种类和葡萄糖监测技术手段已大为增多，私人和政府医疗保险也都大大提高了糖尿病教育、营养咨询、糖尿病设备和用品的覆盖范围。这些举措增加了患者达到推荐的血糖、血压和血脂治疗目标的可能性，尽管他们中只有不到一半的人达到了这3个目标[4]。本章的大部分内容将讨论这些举措以及新出现的治疗方法和临床试验，以期为今后10年的临床决策提供信息。但深入探索糖尿病管理的所有细节问题超出了本章内容所能覆盖的范围，然而这些细节内容在每年更新的美国糖尿病协会（ADA）的临床实践建议中均做了最佳阐述[1]。

一、降糖目标

多中心随机对照试验的结果是制订指导方针的最佳驱动因素。前瞻性随机对照试验已证明，以降低血糖为目标的治疗可降低糖尿病患者微血管并发症的发生率。在英国前瞻性糖尿病研究（UKPDS）中[5]，新发糖尿病患者被随机分配到以下两种治疗策略之一。在标准干预组中，受试者接受生活方式干预，只有当空腹血糖达到270mg/dl（15mmol/L）或患者出现症状时才开始药物治疗。在强化治疗干预组中，所有患者被随机分配以磺脲类药物、二甲双胍或胰岛素作为初始治疗，并逐步增加药物剂量使空腹血糖＜108mg/dl。整个研究过程中，标准干预组的平均HbA1c较强化治疗组高出约1%。标准干预组发生严重低血糖的风险较低（相较于接受胰岛素治疗组每年有1%～5%的患者发生严重低血糖）且体重增长微弱。而随机分配到胰岛素治疗的患者发生严重低血糖的风险较高且体重增加明显，但随机分配到二甲双胍治疗组的患者发生严重低血糖的风险较低且体重增加较少[6]。强化治疗组发生微血管并发症（视网膜病变、肾病和神经病变）的风险较低，这与血糖严格控制有关。尽管在更为强化的治疗干预中大血管事件的发生率有降低的趋势，但差异没有达到统计学意义。

在 Kumamoto 研究中，体重正常的 2 型糖尿病患者被随机分配到标准治疗组或胰岛素强化治疗组，以使患者达到血糖正常。标准治疗组的 HbA1c 维持在 9% 左右，而胰岛素强化组 HbA1c 维持在 7% 左右，持续观察两组情况达 6 年。同样，在接受更为严格治疗的患者身上，低血糖和体重增加的风险轻微增加、微血管并发症减少，而大血管事件发生率的下降差异在统计学上无显著性意义。

2008 年，有 3 项研究报道了不同的血糖控制水平对 2 型糖尿病心血管终点的影响，分别是 ACCORD [8]、ADVANCE 试验 [9] 和 VADT 研究 [10]，每个随机的中老年人均是心血管事件的高风险个体。ACCORD 和 VADT 旨在采用胰岛素合并口服降糖药物使目标 HbA1c ＜ 6%。ADVANCE 试验则是采用一种强度稍低的方法，利用磺脲类格列齐特药物使目标 HbA1c ≤ 6.5%。然而，没有一项试验显示这对降低复合血管终点事件有显著统计学意义。ACCORD 研究显示总死亡率增加了 22%，而 VADT 研究显示在强化组中死亡人数更多（危险比 1.07）。以上 3 项研究均显示微血管事件结果略有下降。这些研究中支持无临床心血管疾病（CVD）和病程较短、基线 HbA1c 较低的人群从强化降糖策略中获得的心血管益处更大。此外，对 UKPDS 队列进行的 10 年随访显示，在试验随机部分结束时，强化治疗组的相对获益仍能持续，从而对心血管疾病终点事件和总死亡率的下降产生了具有统计学意义的显著效应 [11]。

表 48-1 列出了美国糖尿病学会（ADA）[1] 和美国临床内分泌学家协会年会（AACE）[12] 的血糖管理目标指南。ADA 连同美国心脏协会和美国心脏病学会基金会评估了主要心血管结局研究的结果 [13]，重申以 HbA1c ＜ 7% 为降糖目标可以减少微血管疾病的发生和发展。然而，他们强调了个体化的必要性，对于病程短、预期寿命长、无明显心血管疾病的患者，如果在治疗中没有明显低血糖或其他不良反应，HbA1c 的目标应低于＜ 7%。然而，对于那些有严重低血糖史、预期寿命有限、并发症严重、多合并症的患者，或者那些尽管经过多方努力但仍难以使 HbA1c ＜ 7% 的患者，可采用宽松标准。AACE 指南通常推荐 HbA1c ＜ 6.5%，但也强调了个体化的必要性 [12]。

针对空腹、餐前或餐后血糖目标，由于在 2 型糖尿病的治疗中至今还没有使用特定的血糖水平作为居家血糖监测目标的大规模临床研究结果，因此其推荐目标值目前尚没有足够多的证据进行支持。而针对餐后血糖水平的特定值，目前有关其安全性而不是评价临床结局的研究更少。ADA 血糖控制目标——空腹 70～130mg/dl（3.9～7.2mmol/L）和餐后 2h 血糖＜ 180mg/dl（10mmol/L）是依据良好血糖控制水平（空腹血糖 70～130mg/dl 和餐后 2h 血糖＜ 180mg/dl 与 HbA1c 6%～7% 相对应）而做出的估计 [1]。最近的研究结果建议，对于 1 型和 2 型糖尿病患者，HbA1c 应控制在 6.5%～6.99%，空腹和

表 48-1 美国糖尿病学会（ADA）、美国内分泌学院（ACE）和美国临床内分泌学家协会（AACE）的血糖管理目标指南

参　数	正常值	ADA*	ACE
餐前血糖（mg/dl）	＜ 100（平均值 90）	70～130	＜ 110
餐后血糖（mg/dl）†	＜ 140	＜ 180	＜ 140
HbA1c	4%～6%	＜ 7%	＜ 6.5%

*. ADA 进一步的建议如下：①目标应个体化；②严重或频繁低血糖或严重合并症的患者可采用宽松血糖控制目标；③更严格的血糖控制目标（即 HbA1c ＜ 6%）可以进一步减少并发症的发生，但会增加低血糖风险；④如果餐前血糖达标而 HbA1c 仍未达标时，应加强餐后血糖控制

†. 餐后 1～2h

改编自 American Diabetes Association1; and American College of Endocrinologists: American College of Endocrinology medical guidelines for clinical practice for the management of diabetes mellitus. Endocr Pract. 2007;13(Suppl 1):16–34.

餐前血糖平均值控制在 140mg/dl（8mmol/L）左右，餐后血糖平均值在 160mg/dl（9mmol/L）左右，睡前平均血糖介于前两者之间[14]。

二、生活方式干预

生活方式干预的组成部分包括旨在使患者能够实现自我管理的全面的糖尿病教育、医疗营养咨询和运动建议。糖尿病照护的适宜模式需以患者为中心。这是因为几乎所有与糖尿病相关的决定和行为都需由患者自行负责。

（一）糖尿病教育

大量临床试验证据表明，生活方式干预若能被恰当执行，其任一组分都具有显著的成本效益并有助于改善患者临床结果[1, 15–17]。根据 ADA 的定义[17]，糖尿病自我管理教育是指“促进糖尿病前期和糖尿病患者持续获取自我护理所需的知识、技能和能力的过程”。在此过程中，患者必须成为其疾病管理中一个有知识并积极主动的参与者。因此，全面的糖尿病教育应该是个体化的，同时也是患者及教育提供者长期共同为之不断努力的。

糖尿病自我管理教育工作的良好实施通常需要一个教育者团队来进行，这是因为在此过程中双方需要交换的信息量很大，且所需的专业知识范围也很广。该团队应包括护士、营养师、运动专家、行为治疗师、药剂师、初级护理提供者和包括糖尿病学家或内分泌学家、眼科护理专家、足病医师、牙医和其他人员在内的医学专家。在糖尿病患者的自我护理过程中，患者所生活和工作的社区的潜在作用是巨大的。团队参与者在此过程中的首要任务是在目标设定方面提供指导以帮助患者管理并发症风险，提出实现目标的策略和克服障碍的技巧，提供技能培训及筛查并发症。要使这一过程成功，患者必须坚持自我护理的原则，并充分参与治疗计划的制订。

幸运的是，由于糖尿病教育项目的迅速扩大和医疗服务保险覆盖范围的改善，向糖尿病患者提供团队护理的障碍正在变得不那么令人生畏。美国糖尿病教育工作者协会（800–TEAM–UP4；www.diabeteseducator.org）和 ADA（800–DIABETES；www.diabetes.org）提供了有关美国糖尿病教育工作者和教育项目的信息。非卫生保健专业人员，如非专业人士或同伴支持者，可以帮助患者形成有效的糖尿病自我保健行为[18]。在 2 型糖尿病患者中，一些容易被忽视的无效护理因素可能是由精神疾病、神经认知功能和适应障碍所造成，但这类障碍对心理社会疗法具有较好的反应性[19]。

（二）营养

ADA 发表了技术综述、立场声明和指南，详尽地记录了医学营养治疗的效果和对糖尿病相关结果（如 HbA1c 和体重）的具体建议，以及立场声明的相关文献资料[1, 20]。根据每个患者的情况、偏好、文化背景和整体治疗方案制订个体化的营养方案可能更容易获得最佳结果。

个体化的饮食建议可以由医生从一个简单的饮食历史的回馈中得出，如“你早餐吃什么？”、“午饭呢？”、“吃得好吗？有吃零食吗？你白天喝什么？”。理想情况下，应在患者每次就诊时获知这些信息，并向患者提供具体的建议，这些建议对于整个治疗计划的可实现性和可持续性都很重要。容易解决的问题包括针对会显著提高血糖水平的高热量饮料和果汁，可以建议用水或人工甜味剂替代。分量控制和食谱修改是很好的饮食技巧，特别是对于肉类和油炸食品，用低脂肪食品代替高脂肪食品通常是有用的，但需要认识到它们通常含有较高的糖类。患者必须认识到“无脂肪”和“无糖”食品中能量并不是“无”，以及关注糖类和卡路里的总量是至关重要的。

对于大多数超重的人来说，在清醒状态下大约每 4h 进食一次是最实用的饮食计划。在良好管控的住院环境下，少量多次的饮食已被证明是有益的。然而一般来说，当超重的患者被鼓励更频繁地进食时，他们往往会更频繁地过量进食。但至少对于大多数糖尿病患者来说，避免高热量零食是一个合理的建议。

一般来说，控制血糖的关键是碳水化合物。一种被称为碳水化合物计算（carbohydrate counting）的饮食技术可以用于 2 型糖尿病患者，以帮助他们制定碳水化合物的摄入量或根据碳水化合物摄入的变化相应地调整胰岛素剂量。尽管这项技术会减少胰岛素用量（相较于固定的用餐胰岛素剂量），而且可能有助于控制体重增加，但是没有证据表明它能改善 2 型糖尿病患者的血糖控制或降低低血糖的发生风险 [21]。在每餐和零食中加入一些蛋白质和脂肪可能会有用。

流行病学研究表明，饮食中的脂肪是 2 型糖尿病患病风险最为密切关联的营养素。虽然饮食中的脂肪对总热量摄入和血脂水平有重要影响，但它对血糖的急性影响很小。虽然以前的建议侧重于限制脂肪的摄入，但目前的建议是应根据个人情况确定脂肪的总摄入量，而且脂肪的质可能比量更重要。尽管摄入氨基酸能促进胰岛素的分泌，但是饮食中的蛋白质对血糖水平的影响同样很小。一般建议每公斤体重至少摄入 0.8g 的优质蛋白质。第 54 章详细讨论了肾脏疾病中摄入蛋白质的限制。目前没有证据表明蛋白质的摄入对糖尿病患者罹患肾病的风险有实质性影响。

维生素、微量矿物质和其他营养补充剂在糖尿病治疗中的作用尚不清楚 [20, 22]。尽管目前的临床试验尚不能支持其安全性和有效性，但是临床事件中的观察结果往往与学术讨论的结果不尽相同。因此，类似讨论中至少应考虑生活方式和药物干预的有效性。

虽然目前有各种各样的饮食方案建议，但用于支持这些膳食处方建议的长期临床结果研究却不多。最近，一项比较了低脂肪饮食和地中海饮食的研究显示，地中海饮食中添加了特级初榨橄榄油或混合坚果，可以减少 30% 的心肌梗死、卒中或心血管疾病死亡风险，以及降低患糖尿病或抑郁症的风险 [23−25]。在 Look AHEAD（糖尿病健康行动）的研究中，来自 16 个中心的 5000 名 2 型糖尿病超重患者被随机分配到一个强化减重计划（热量限制和体育活动）或糖尿病支持和教育组中 [26]。该研究对患者随访达 9.5 年。强化减重组患者在药物减量的情况下获得了更大的体重减轻、HbA1c 降低和心血管危险因素改善，但心血管事件却没有减少。然而，强化生活方式干预的益处是广泛的，包括减少女性的尿失禁和性功能障碍，改善睡眠呼吸暂停、抑郁、生活质量、脂肪肝、身体功能和活动能力 [27]。

由于减肥只有在热量限制的情况下才会发生，所以可以说最合适的方法是限制脂肪和高度加工、易消化的碳水化合物的摄入。本书第 26 章讨论了肥胖的治疗方法，那些商定的原则可适用于 2 型糖尿病合并肥胖患者。

（三）运动

大量文献表明运动是治疗 2 型糖尿病的一种手段 [1, 28, 29]。运动可改善血糖控制、胰岛素敏感性、心血管健康和心脏重塑。有氧运动和抗阻（力量）训练可剂量依赖性改善血糖控制，中等强度运动（8 周或更长时间）可降低 HbA1c 0.7%。高质量的随机试验建议成年糖尿病患者如果没有禁忌证，应参加每周至少 3 天且累计 150min 的中等强度有氧运动，以及每周至少 2 次渐进式抗阻训练且每次抗阻训练需包括 5 种或 5 种以上涉及不同大肌群的运动。然而，为了维持对血糖的控制效果，两次训练之间的休息时间不应超过 2 天。

工作人员必须与患者协商运动目标、方法、强度和频率，敏锐地识别患者在运动方面的障碍，并帮助患者找到解决办法 [1]。增殖性或严重的非增殖性糖尿病视网膜病变应避免剧烈运动；视网膜病变激光手术成功后的 3 个月或更长时间内需要谨慎运动。如果没有发生溃疡，糖尿病周围神经病变患者可在综合足部护理（如穿着合适鞋子）下，进行中等强度的负重活动。在已知缺血性心脏病的情况下，心脏康复计划中的早期运动应该在监督下进行为宜。以上问题都可以巧妙地加以解决，绝不能成为增加体育活动的不可逾越的障碍。

在开始锻炼计划之前，对于久坐不动且无已知血管疾病的人群，一般不建议进行运动耐力测试 [1, 30]。高风险患者应从短期低强度运动开始，并根据反馈和症状逐步增加活动。但值得注意的是，在心电图正常的无症状老年人群中，^{99m}Tc 标记的甲氧基异丁基异腈（MIBI）单光子发射计算机断层心肌灌注成像显示，20% 的研究对象存在隐匿性心肌缺血。然而，在为期 5 年的随访中，许多患者的异常症状都得到了自发缓解，且心血管事件发生率一般都很低。同时，不论在基线是否进行负荷心肌显像，随访过程中两组的临床结局都没有差异 [31]。

（四）自我血糖监测

当单独进行评价时，自我血糖监测（SMBG）尚未被证明能够显著改变非胰岛素治疗的 2 型糖尿病患者的临床结局，同时 SMBG 还可能导致生活质量下降[32–34]。然而，许多糖尿病自我管理项目均改善了血糖控制。在这些项目中，SMBG 均被整合进入全程干预中，这表明 SMBG 至少是有效治疗方法中的一种组分。理论上，SMBG 可以识别轻微或无症状性低血糖，故其可以提高胰岛素或磺脲类药物治疗的安全性。虽然严重的低血糖在 2 型糖尿病患者中相对少见，但在老年患者中则较为常见，并可能产生破坏性的后果，如低血糖发作造成外伤，从而对身体型成伤害。一般来说，最好是让患者使用血糖监测来评估他们所经历的任何一次低血糖症状。建议患者随身携带市面上出售的葡萄糖片和葡萄糖监测设备，如发现为轻至中度低血糖，应服用 15g 糖类。这样可以帮助患者避免为治疗低血糖而摄入过多热量和消遣性的甜食。

SMBG 开展的最佳时机应根据个体特性和治疗方法而有所不同。告知患者可调整一天中检测血糖水平的时间非常重要。对一些患者来说，一天中血糖最高值为早晨空腹血糖，而对另一些患者来说则可能是睡前血糖。当血糖控制不佳时，让患者专注于餐前血糖水平的控制可能是最有效的。许多人主张患者在餐前血糖水平低于 100mg/dl 时应检查餐后 1～2h 的血糖水平，因为它放大了饮食对血糖控制的观察效果，使患者能够看到饮食计划、活动和药物的适度改变对血糖水平调整的显著作用。特别是在早期糖尿病、妊娠糖尿病和控制良好的糖尿病患者中，餐后血糖水平往往是患者当下唯一异常的血糖值。

血糖监测频率需要与患者的个体化需求和治疗相匹配。许多临床医生建议患者每天至少监测 1 次血糖，检测时间应根据早餐、午餐、晚餐、就寝时间、睡眠中期以及有症状时的时间点的不同而有所不同。还有一些医生建议 2 型糖尿病患者应借鉴 1 型糖尿病患者的血糖监测强度，即每餐前和就寝前共 4 次，偶尔进行餐后和睡眠中期血糖监测。SMBG 测定时间点的重要特征包括通过足够频繁的血糖监测能够最优地调整治疗计划，以及患者和建议提供者都能很好地了解血糖控制的充分性和稳定性。

患者每天记录他们的 SMBG 结果，有助于他们定期评估自身血糖控制情况，并能将此与医疗团队分享。除非 SMBG 的结果在商定目标范围内，其他情况下患者均应通过电话、传真、邮件或电子邮件与卫生保健团队的成员定期沟通和审查，或临时就诊根据需要改变治疗方案。

最后，卫生保健提供者目前面临的最大困难之一就在于可用的设备和供应方面，尤其是血糖监测的设备和供应。糖尿病教育工作者对糖尿病患者进行的演示操作，以及对其特征的深入了解的好与不好通常与特定设备有关。在此方面，刊登于 1 月份 Diabetes Forecast 杂志上的“年度消费者指导”可提供有用的资源。Diabetes Forecast 杂志服务于患有糖尿病的非专业人员及其家庭，其网址是：http://www.diabetes forecast.org/past–issues–archive.html.

三、2 型糖尿病药物治疗

多种新药可以针对不同糖尿病发病的病理生理机制进行特定干预。生活方式干预的相对益处以及用于 2 型糖尿病管理的可用药物种类见表 48–2。这个领域一直是众多综述以及专业团队制作最新指南的关注重点[1, 12, 35]。由于篇幅的限制，我们总结的基本原则主要基于一些最新的综述以及有限的随机对照试验。

（一）主要作用于肝脏的胰岛素增敏剂：双胍类

二甲双胍是美国唯一使用的双胍类药物。二甲双胍的作用机制仍不清楚，但似乎涉及细胞内作用以及增强胃肠道（GI）激素分泌的效应[36, 37]。二甲双胍可降低肝脏胰岛素抵抗、糖异生和葡萄糖释放。二甲双胍一般每天至少需服用 2 次，尽管已有缓释制剂。由于二甲双胍不会增加胰岛素水平，因此它不会导致显著的低血糖风险。二甲双胍最常见的不良反应是胃肠道反应，包括恶心、腹泻、腹部绞痛和味觉障碍。而这些不良反应可以通过从每餐

表 48-2　2 型糖尿病治疗方法的比较

	示例，通用名（商用名）	靶点	HbA1c 降低（%）*	胰岛素分泌	胰岛素增敏	严重低血糖事件[†]	体重增加	其他问题	罕见问题	禁忌证[‡]
双胍类（MTF）	二甲双胍（格华止）	肝	1.0～2.0	否	是	否	否	胃肠道反应	乳酸酸中毒	男性 Cr＞1.5，女性 Cr＞1.4，酗酒，肝脏疾病，不稳定的充血性心力衰竭
噻唑烷二酮类（TZD）	吡格列酮（艾可拓）、罗格列酮（文迪雅）	肌肉、脂肪	0.5～1.4	否	是	否	是	体液潴留，可能急性心肌梗死[@]	肝衰竭、骨折、心力衰竭	心力衰竭三级至四级，转氨酶高于正常值 2.5 倍以上
磺脲类（SFV）	多种，见表 48-3	B 细胞	1.0～2.0	是	否	是	是		磺胺类过敏	严重肾损伤 / 肝损伤
格列奈类	瑞格列奈（诺和龙）、那格列奈（糖力）	B 细胞	0.5～1.5	是	否	通常是	是			严重肾损伤 / 肝损伤
α- 糖苷酶抑制药	阿卡波糖（拜糖平）、米格列醇（来平）	肠道	0.5～0.8	否	适度的	否	否	胃肠道反应		肠道吸收不良
DPP-4 抑制药	多种，见表 48-4	B 细胞、A 细胞	0.5～0.8	是	否	否	否		过敏性皮炎	肾脏疾病应减少剂量
GLP-1 受体激动药	多种，见表 48-4	B 细胞、A 细胞、胃、脑	0.5～1.0	是	否	否	否	恶心、呕吐	胰腺炎?	胃轻瘫、胰腺炎、严重肾损伤、甲状腺髓样癌[#]
胰淀素类似物	普兰林肽（Symlin）	A 细胞、胃、脑	0.5～1.0	否	否	否	否	恶心、呕吐	胰腺炎?	胃轻瘫
胰岛素	多种，见表 48-5	B 细胞	1.5～3.5	否	否	是	是		皮肤反应	—
溴隐亭快速释放剂型	甲磺酸溴隐亭片（塞克洛瑟）	脑	0.4	否	是	否	否	眩晕、恶心、呕吐、疲劳	精神病、纤维性病变	偏头痛性眩晕、哺乳期、体位性低血压、精神病
胆酸结合剂（BAS）	盐酸考来维仑（Welchol）	肠道?	0.3	否	否	否	否	便秘、药物相互作用		高甘油三酯血症、肠梗阻
钠－葡萄糖共转运蛋白 2 抑制药	卡格列净（怡可安）	肾	0.91～1.2	否	否	否	否	多尿、多饮、生殖器真菌感染	血管内容量减少、电解质紊乱	严重肾损伤 / 肝损伤

@. 仅罗格列酮
*. 作为单一疗法与安慰剂相比减少；HbA1c 的降低与基线 HbA1c 成正比[43]。对于 GLP-1 受体激动药，仅给出了短效艾塞那肽的数据
†. 在没有与其他引起低血糖的药物联合治疗的情况下
‡. 除过敏外
#. 仅限利拉鲁肽和艾塞那肽周制剂

起始低剂量的二甲双胍（500mg）至缓慢增加至更有效的剂量（每天 2 次，500～1000mg）而最小化。二甲双胍缓释片可减少上消化道症状的发生频率并减轻上消化道症状，但却会增加腹泻的频率。至少 90% 的患者在长期服用二甲双胍中能充分耐受。且二甲双胍对体重的影响被认为是中性的。

二甲双胍治疗的最大风险是乳酸酸中毒，但这相当罕见[37]。由于二甲双胍需要经过肾脏清除，因此血清肌酐≥ 1.5mg/dl 的男性或 1.4mg/dl 的女性禁用。最近有人建议，二甲双胍的剂量应基于肾小球滤过率估值（eGFR）来估计，4～5 期慢性肾病［eGFR ＜ 30ml/（min·1.73m^2）］禁用，eGFR ＜ 45ml/（min·1.73m^2）时减少剂量。对于 80 岁以上的患者，建议在开始治疗前通过定时收集尿液来测量肌酐清除率，再确定是否启用二甲双胍治疗。二甲双胍禁忌用于失代偿性充血性心力衰竭患者，但可用于没有其他禁忌证的稳定的代偿性心力衰竭患者。那些因为使用基础用药而使得乳酸性酸中毒风险增加的患者应避免服用二甲双胍。不仅如此，二甲双胍在肝功能不全、酸中毒和缺氧患者以及有酗酒或大量饮酒史的患者中也是禁忌的。急性疾病、控制不佳的慢性疾病或同时在使用肾毒性药物（如碘化造影剂）的患者应停用二甲双胍。

二甲双胍是 2 型糖尿病患者降糖药物治疗效果研究中成就最多的药物。二甲双胍通常被推荐作为高血糖的一线治疗药物，可单独使用或与其他药物联合使用[1, 12, 35]。

（二）主要作用于外周胰岛素敏感组织的胰岛素增敏剂：噻唑烷二酮类

噻唑烷二酮类通常又被称为 TZD 或格列酮类药物，是通过结合和调节一系列被称为过氧化物酶体增殖物激活受体（PPAR）的核转录因子（尤其是 PPAR-γ）的活性来实现药物作用[38]。它们可以改善几周到几个月内的血糖控制并伴随着胰岛素敏感性的改善及游离脂肪酸（FFA）水平的降低。与其他降糖药相比，这些药物提供了更持久的血糖控制效果[39]。

然而，这些药物存在重大的安全问题。曲格列酮是第一代 TZD，然而，由于其罕见的暴发性肝坏死病例于 2000 年退出美国市场。虽然没有确凿的证据表明新药物与肝毒性有关，但是噻唑烷二酮类药物不应用于活动性肝细胞疾病或不明原因的血清丙氨酸转氨酶水平大于正常上限 2.5 倍的患者，并且不再推荐对使用罗格列酮药物的患者进行肝功能常规检测。目前美国市场上的噻唑烷二酮类药物主要是吡格列酮和罗格列酮，但都有独立和共同的问题。大型多中心以硬终点事件为结局指标的临床试验数据显示，吡格列酮和罗格列酮的心血管效应存在潜在差异。在 PRO-active 研究中，吡格列酮在 3 年内并没有显著降低全因死亡或心血管事件这一主要复合终点指标，尽管吡格列酮对次要心血管结局指标有良好的影响[40]。Meta 分析及 RECORD 试验的结果分别表明，罗格列酮对心血管结局事件存在有害影响或中立效应[41]。因此，罗格列酮被贴上警告标签，表明它可能在诱导心肌缺血中发挥作用[42]。这两种噻唑烷二酮类药物之间的一点不同之处在于对脂质的影响。相较于罗格列酮，吡格列酮可升高高密度脂蛋白、降低低密度脂蛋白和甘油三酯，但罗格列酮可能会使甘油三酯升高[43]。

噻唑烷二酮类药物可引起体液潴留，导致周围水肿、血红蛋白浓度降低和心力衰竭[44]。接受胰岛素治疗者和已经存在水肿者最有可能出现水肿。女性、肥胖，以及患有缺血性心脏病、心力衰竭、舒张功能障碍或者肾功能不全的患者发生水肿的风险也在增加。因而，吡格列酮[45]和罗格列酮[42]的产品标签警告中都提示任何程度的心力衰竭患者都不能使用。然而，并没有研究表明这些药物会使心肌结构改变或功能恶化。噻唑烷二酮类药物会导致体重增加，但这是皮下脂肪而不是内脏脂肪堆积的结果，而其中后者被认为会引起较少的心血管疾病风险。事实上，使用罗格列酮会使内脏、肝脏和细胞内脂肪减少。使用噻唑烷二酮类药物后血糖反应最好的患者更容易出现体重增加和体液潴留。

罗格列酮和吡格列酮的临床试验均指出两者会增加骨折风险，但这主要见于女性患者[38, 39, 46]。在这些研究中，受影响的部位主要是远端骨骼，但也有报道称中轴骨骼骨质丢失。基础研究表明，PPAR-γ 的激活通过将成骨干细胞转移至脂肪细胞谱系而抑制骨形成，并可能刺激破骨细胞的发育。

但目前尚没有关于噻唑烷二酮相关骨丢失的预防或治疗的数据。

一些研究表明一小部分（万分之三）服用吡格列酮（而非罗格列酮）的患者会导致膀胱癌风险增加，且呈现出剂量和时间依赖性，但却会减少其他肿瘤，特别是结肠癌、肝癌和乳腺癌的发生[47, 48]。因此，FDA 建议对有膀胱癌病史的患者应持续监测并避免使用吡格列酮[45]。

（三）胰岛素促泌剂

目前可用的胰岛素促泌剂都与磺脲类受体（SUR1）结合。而 SUR1 是一种位于胰腺 B 细胞浆膜表面的三磷酸腺苷（ATP）– 敏感钾通道（K_{ATP}）的亚基。SUR1 亚基可以调节 K_{ATP} 通道活性，有效地充当 B 细胞葡萄糖代谢的葡萄糖传感器和胰岛素分泌的触发器。

1. 磺脲类 磺脲类药物起效较快，作用持续时间可变（表 48–3）。目前已很少使用第一代磺脲类药物，而第二代磺脲类药物（格列吡嗪、格列本脲和格列美脲）药效更强，不良反应和药物间相互作用更少。缓释剂型的格列吡嗪和格列美脲对大多数患者而言每天只需服用 1 次，并且其低血糖发生和体重增加风险比格列本脲低，故而它们更受青睐。与磺脲类药物相关的低血糖可能很严重，甚至持续数天，尤其在老年或肾功能不全患者中更容易发生。心肌缺血预处理是心脏保护性的一种自我调节机制，而格列本脲通过与血管和心脏磺脲类受体 2（SUR2）的相互作用使得心肌缺血预处理终止[49]。磺脲类药物与二甲双胍相比，可能会导致更高的心血管死亡，因此近来受到持续关注，尽管这一结果在 UKPDS 研究中未被证实[50]。

磺脲类药物被关注的另一个问题在于其是否会加速 B 细胞衰竭的进展，而 B 细胞衰竭正是 2 型糖尿病发病机制中的一个关键特征[39, 51]。然而，人类数据很难直接获得，因为目前现有技术只能间接测定 B 细胞质量。尽管如此，磺脲类药物因其长期安全性和低成本而被证实在 2 型糖尿病的医疗管理中起着坚实的作用。

目前市面上磺脲类药物的最大剂量通常是最大有效剂量的 2～4 倍。为了降低低血糖风险，使用相对低剂量的磺脲类药物可能是最合适的，尤其是对于老年人或肾功能不全的患者而言。

2. 瑞格列奈 瑞格列奈属于格列奈类药物家族，是一种不同于磺脲类药物的胰岛素促泌剂[52]。它吸收迅速，半衰期短，有明显的 SUR1 结合位点。因此，瑞格列奈对胰岛素分泌产生的刺激通常更快、更短暂。与格列本脲相比，每餐服用一次瑞格列奈就能更好地控制餐后血糖，减少低血糖和体重增加的发生。与磺脲类药物一样，高剂量的瑞格列奈的降糖优势与中等剂量的瑞格列奈相比可能不是很大。

3. 那格列奈 那格列奈是苯丙氨酸的衍生物，在结构上不同于磺脲类和格列奈类药物[52]。那格列奈对餐后血糖的降低作用相当特殊，同时只轻度降低空腹血糖。因此，当早期糖尿病患者空腹血糖水

表 48–3 磺脲类药物的特性

通用名称［片剂规格（mg）］	初始日剂量	每日最大剂量	等效剂量（mg）	作用时间	评 论
格列吡嗪（5，10）	2.5～5mg	40mg，每剂＞10mg 时 2 剂	5	中效，12～24h	由肝脏代谢，通过尿液排出，少部分通过胆汁排出；轻度利尿作用
格列吡嗪缓释片（5，10）	2.5～5mg	20mg，每日 1 次	5	长效，＞24h	
格列本脲（1.25，2.5，5）	1.25～5mg	40mg，每剂＞10mg 时 2 剂	5	中效，16～24h	由肝脏代谢，通过尿液和胆汁排出
微粒化格列本脲（1.5，3，6）	1.5～3mg	6mg，每日 2 次	3	较短	轻度利尿；低血糖风险较高
格列美脲（1，2，4）	1～2mg	8mg，每日 1 次	2	长效，＞24h	由肝脏代谢为非活性代谢物，在尿液和胆汁中排出

改编自 Facts and Comparisons，Drug Information Monthly Update Service，St Louis，JB Lippincott.

平轻度升高，或与胰岛素增敏剂及睡前长效胰岛素联合使用时，那格列奈是最合适的药物。其用法是每餐服用 1 次。

与磺脲类药物相比，瑞格列奈和那格列奈从理论上来说对饮食不稳定、肾功能不全或有低血糖风险的患者更有利。降低餐后血糖的这一特性被认为对心血管有益。但最近的一项大型多中心临床试验结果显示那格列奈并没有减少糖耐量患者的心血管事件 [53]。在美国，这些新药的使用量不大，部分原因是因为需要每日多次使用，以及相较于磺脲类药物，此类药物费用更高。

（四）碳水化合物吸收抑制药：α- 糖苷酶抑制药

α- 糖苷酶抑制药（AGI）抑制小肠上皮细胞的刷状缘消化糖类的终末步骤 [54]。AGI 可延迟糖类吸收，使 2 型糖尿病胰岛素分泌动力学缓慢，从而与糖类吸收的时间趋于同步。目前美国市场上主要有两类 AGI，包括阿卡波糖和米格列醇。米格列醇大部分由肠道吸收，而阿卡波糖则不是。它们的使用因胃肠道症状、需在每餐开始时服药、轻度降低空腹血糖和 HbA1c 而被限制。然而这些顾忌需要在没有低血糖及体重增加风险中进行权衡。AGI 的主要不良反应是胀气、腹痛或腹胀、腹泻。这些不良反应与小肠内糖类吸收过度受阻，导致结肠内发酵和产气有关。为了最大限度地提高耐受性，从每天 1 次小剂量开始，慢慢调整至每餐最大剂量的一半。慢性肠道疾病，尤其是炎症性肠病患者禁用 AGI。对糖尿病前期患者的研究表明，阿卡波糖治疗显著降低了糖尿病和心血管终点事件的发生率，减缓了血管内膜增厚的进展 [55, 56]。而 2016 年将进行一项旨在探索阿卡波糖对心血管结局影响的试验 [54]。

（五）肠促胰岛素治疗

肠促胰岛素是由肠道释放的肽激素，对葡萄糖代谢有众多益处 [57]。在碳水化合物负荷下肠促胰岛素可刺激胰岛素分泌，且这种刺激作用高于静脉注射糖水，这一现象被称为“肠促胰岛素效应”。胰岛素依赖性葡萄糖肽（GIP）和胰高血糖素样肽 1（GLP-1）是肠促胰岛素效应的主要作用成分，且后者最为关键。GLP-1 通过刺激胰岛素分泌、抑制胰高血糖素产生、减缓胃排空、改善饱腹感来实现降糖作用。GLP-1 对胰岛素分泌和胰高血糖素的抑制作用是葡萄糖依赖性的，这意味着当葡萄糖水平接近低血糖时其作用将会消失。GLP-1 对食物摄入和体重也有重要的调节作用。GLP-1 和 GIP 可通过肾脏清除，但主要是被普遍存在的蛋白酶二肽基肽酶 -4（DPP-4）快速灭活。因此，糖尿病治疗手段包括使用那些能抵抗被 DPP-4 降解的药物（GLP-1 受体激动药，GLP-1RA）或通过抑制 DPP-4 活性（DPP-4 抑制药,DPP-4 I）来增强 GLP-1 和 GIP 水平。

虽然经常把这两类药物放在一起是可以理解的，但这可能并不合适。DPP-4 I 是一种口服制剂，疗效中等，对体重影响中性，且耐受性极强；同时 DPP-4 抑制药对激素水平（如 GLP-1、GIP 和其他许多激素）具有温和而更广泛的影响。GLP-1 受体激动药是注射制剂，起效更快更好，可以减轻体重，产生更高水平的 GLP-1，但是耐受性较差。

1. GLP-1 受体激动药（GLP-1RA） 目前可用的 GLP-1RA 注射制剂对治疗 2 型糖尿病具有广泛适应证（表 48-4）[58]。现今人们越来越热衷于将它们与基础胰岛素联合使用。GLP-1RA 可减轻体重、轻度降低血压和增加脉搏。虽然需要谨慎与胰岛素或磺脲类药物联合使用，但使用此类药物发生低血糖的内在风险相对较小。

GLP-1RA 最常见的不良反应是恶心、呕吐和腹泻。这些不良反应可以通过起始小剂量来最小化，但艾塞那肽周制剂由于具有很长的半衰期，血浆内含量缓慢增加，因此不推荐采用此种方法。胃肠道不良反应通常在持续使用过程中而逐渐减弱。GLP-1RA 使用的禁忌证包括胃轻瘫和严重的肾脏疾病。艾塞那肽完全经由肾脏清除，因此晚期肾病患者对其耐受性差。利拉鲁肽在血液中代谢，因此在肾功能受损的情况下其药代动力学不变。然而，这些药物容易引起呕吐，从而导致脱水，并可能会引发急性或慢性肾衰竭。在这些药物上市后的持续监测中，其与急性胰腺炎之间引发了人们的关注。理论依据和动物模型研究均表明，此类药物增加了胰腺癌和甲状腺髓样癌的风险。然而，这些因果关系尚未得到证实，其机制也尚未建立 [59]。尽管如

表 48-4　肠促胰岛素治疗

通用名	商品名	剂　量	禁忌证	肾脏代谢	交互作用
DPP-4 抑制药					
西格列汀	捷诺维	25mg，50mg、100mg	胰腺炎	CrCl ＜ 30：25mg；CrCl 30～50：50mg	地高辛
利格列汀	Tradjenta	5mg	胰腺炎	无	避免与细胞色素 P_{450} 3A4 酶（CYP3A4）或 P- 糖蛋白诱导剂一起使用
沙格列汀	安立泽	2.5mg、5mg	胰腺炎	CrCl ＜ 50：2.5mg	与强 CYP3A4/5 抑制药联用时使用 2.5mg
阿格列汀	尼欣那	6.25mg、12.5mg、25mg	胰腺炎、肝功能异常	CrCl30～60：12.5mg；CrCl ＜ 30：6.25mg	无
GLP-1 受体激动药					
艾塞那肽	百泌达	5μg、10μg，每日 2 次	胰腺炎、胃轻瘫	CrCl ＜ 30 时禁用	无
利拉鲁肽	诺和力	0.6mg、1.2mg、1.8mg，每日 1 次	胰腺炎、胃轻瘫、多发性内分泌肿瘤、甲状腺髓样癌	谨慎使用	无
艾塞那肽周制剂	百达扬	2mg，每周 1 次	胰腺炎、胃轻瘫、多发性内分泌肿瘤、甲状腺髓样癌	CrCl ＜ 30 时禁用	无

此，有胰腺炎病史或有甲状腺髓样癌家族史或个人史的患者不建议使用 GLP-1RA。

艾塞那肽是目前唯一可用的短效 GLP-1RA。艾塞那肽是希拉毒蜥唾液中存在的天然多肽的一种人工合成多肽。艾塞那肽能在 2～3 年内有效地降低 HbA1c 达 1.0% 和减轻约 5kg 的体重，至少在那些持续使用艾塞那肽的患者中是这样的。艾塞那肽置于一支预装笔中，每天皮下注射 2 次，且都在主餐前注射。它是 GLP-1RA 中最不能被耐受的，对空腹血糖几乎没有影响。继而使得它与其他 GLP-1RA 相比，在降低 HbA1c 方面的能力稍弱。但是，艾塞那肽在降低餐后血糖方面具有无与伦比的功效。据报道，长效 GLP-1RA（利拉鲁肽每日 1 次，艾塞那肽每周 1 次）与 DPP-4 I、TZD、基础胰岛素相比，在降低 HbA1c 方面具有更好的疗效；同时与磺脲类药物相比，艾塞那肽在每日 2 次的注射方案中具有更大的减肥效果。利拉鲁肽似乎比艾塞那肽周制剂的疗效更好些，但是艾塞那肽周制剂的耐受性更好，尤其是在治疗的最初几周。利拉鲁肽置于一支预装笔中，为尽量减少胃肠道不良反应，以最低剂量（0.6μg）开始，每日 1 次，并逐渐滴定至 1.2μg，然后在数周内根据需要滴定至 1.8μg。艾塞那肽周制剂每周给药 1 次，剂量为 2mg，不需要滴定。然而，在注射技术上艾塞那肽周制剂因为需要使用较大的针头而可能会困难一些。同时，艾塞那肽周制剂因为其用于延长药物释放的微球特性而使得许多患者在注射部位出现结节。然而，这些问题可能需要数周才能解决。

虽然这些药物与其他药物相比具有重要的优势，包括在常规剂量使用情况下降低糖化 HbA1c 的效果相同或更好，并且无低血糖或体重增加的风险；但这些药物的注射途径、不良反应和费用仍然限制了它们作为一线药物的使用。目前有许多试验药物正在研发中，包括长效制剂、口服制剂和与基础胰岛素的联合配方[58]。

2. 二肽基肽酶 -4 抑制药（DPP-4I）　目前，阿格列汀、利格列汀、沙格列汀和西格列汀已被广泛批准用于 2 型糖尿病治疗（表 48-4）[60]。二肽基肽酶 -4

抑制药的剂量通常都是最大剂量，无须滴定即可给药。出于药代动力学的考虑，有较小体积的片剂可被推荐用于 GFR ＜ 50～60ml/（min・1.73m²）的患者。然而，利格列汀由于经肝清除，所以肾功能不全的患者不需要减少剂量。这类药物耐受性很好，几乎没有禁忌证。其不良反应并不常见，但可能包括鼻咽炎和头痛。但在上市后的持续监测中发现有严重的过敏反应报道。与 GLP-1 激动药一样，这些药物目前正接受美国食品药品管理局的审查，以确定其是否增加胰腺炎和胰腺癌的风险，但因果关系仍不能确定 [59]。这些药物不应用于有胰腺炎病史的患者。对体重影响不大、无低血糖风险、广泛适用性、耐受性和易用性为 DPP-4 抑制药创造了独特的利好市场。然而，与艾塞那肽一样，这类药物在糖尿病治疗中的确切角色地位尚未确定。花费、轻度疗效和不确定的长期安全性仍然是制约其使用的障碍。

（六）考来维纶

虽然已有几种具有降糖潜能的胆汁酸螯合剂，但考来维纶是唯一被 FDA 批准用于治疗高脂血症和高血糖的药物 [61]。尽管存在许多假说，考来维纶降糖的作用机制尚不确定。考来维纶以片剂或口服混悬剂形式每天 1 次或 2 次服用。它的降糖疗效一般，预计降低 HbA1c 在 0.5% 左右。在 2 型糖尿病患者群中开展的临床试验发现，考来维纶与他汀类药物联合使用时，低密度脂蛋白胆固醇降低了 16%。考来维纶对体重的影响是中性的，且不会引起低血糖。最常见的不良反应是胃肠道反应，主要为便秘（约 10% 的患者会出现）。因此，不推荐胃肠动力紊乱或有胃肠大手术史的患者使用该药物。甘油三酯水平＞ 500mg/dl 的患者禁用考来维纶，而对于三酰甘油水平轻微上升的患者应谨慎使用。考来维纶可能会减少许多药物的吸收，包括脂溶性维生素，因此这些维生素必须在服用考来维纶至少 4h 后再服用。由于疗效和耐受性一般和高成本，考来维纶很少用于治疗高血糖。但是，对于患有高脂血症的 2 型糖尿病患者在使用他汀类药物治疗无效时，可以考虑使用这类药物。而且，考来维纶不是全部系统都吸收，因此，对于因为肝肾疾病而禁用其他药物的患者可以考虑使用考来维纶。

（七）溴隐亭

溴隐亭是一种多巴胺激动药，用于治疗高催乳素血症。溴隐亭 QR 作为一种速释片已被 FDA 批准用于治疗 2 型糖尿病 [62]。溴隐亭 QR 通过刺激大脑的多巴胺活动来增加胰岛素敏感性和降低肝葡萄糖输出，而这可能会降低交感神经张力。然而，由于其真正的作用机制尚不清楚，第一代胆汁酸螯合剂还没有被批准用于治疗糖尿病。现有的临床试验表明，溴隐亭 QR 可使 HbA1c 降低 0.6%～0.7%，但没有足够多的研究探索其与噻唑烷二酮类药物或胰岛素联合使用的效果。为了抵消清晨多巴胺在大脑中的下降，溴隐亭 QR 应在醒来后 2h 内服用，并与食物一同摄入。值得注意的是，轮班工作者被排除在临床试验之外。溴隐亭 QR 与低血糖或体重增加无关。溴隐亭的不良反应包括头晕、疲劳、头痛、恶心和呕吐。其禁忌证包括哺乳期的母亲、体位性低血压、偏头痛性眩晕、需要其他多巴胺激动药，以及需要多巴胺拮抗药治疗的精神障碍患者。目前已有报道长期使用老一代溴隐亭可导致胸膜 / 腹膜后和心脏瓣膜纤维化。然而，一项为期 52 周的安全性研究显示，使用溴隐亭可减少心血管事件。另外，溴隐亭 QR 与强细胞色素 P_{450} 3A4 酶抑制剂和（或）主要细胞色素 P_{450} 3A4 酶底物的药物存在相互作用，故此时不应使用溴隐亭 QR。除此以外，溴隐亭 QR 因费用高、疗效一般和耐受性差，其功效性目前仍不确切。

（八）钠 - 葡萄糖共转运蛋白 2 抑制药（SGLT-2I）

肾脏在调节血糖中起着重要作用，每天可过滤和再吸收 140～180g 葡萄糖，而这与摄入的葡萄糖量相当 [63]。在已经发生糖尿病的前提下，葡萄糖再吸收的增加与钠 - 葡萄糖共转运蛋白 -2（SGLT-2）的表达和活性增加有关。SGLT-2 是一种高容量、低亲和力的转运蛋白，主要存在于肾近曲小管，负责 90% 的肾小管葡萄糖再吸收。另一方面，SGLT-1 是一种低容量、高亲和力的转运蛋白，只负责肾脏 10% 的葡萄糖重吸收，但对肠道葡萄糖的吸收至关重要。SGLT-2 基因的自然突变与罕见的家族性肾性糖尿综合征有关。该病的临床表型包括每天经由尿液丢失 1～170g 葡萄糖、肥胖和糖尿病发病率低、没有长期肾功能损害的证据。SGLT-1 突变与肠内葡萄糖 - 半乳糖吸收不良综合征相关；该综合征表现为持续腹泻和轻微的糖尿。这表明 SGLT-2 抑制药而非 SGLT-1 抑制药的选择性是预测耐受性的重要特征。另一方面，SGLT-1 的抑制可能与更大的临床效益相关，但这个问题仍有待解决。

目前临床上有两种 SGLT-2 抑制药，还有一些正在开发中。卡格列净是一种选择性 SGLT-2 抑制药，其选择性是 SGLT-1 的 250 倍以上，药物半衰期约为 12 小时，在 24h 内产生约 70g 葡萄糖排泄。尽管达格列净产生与卡格列净类似的葡萄糖排泄，但其被认为选择性更高且药物半衰期更长。在 2 型糖尿病患者群中，已经开展了 SGLT-2 抑制药作为单一疗法，或与其他口服降糖药或胰岛素联合使用的相关研究。与二甲双胍和磺脲类药物进行的头对头研究表明，SGLT-2 抑制药在降低血糖方面与最有效的口服药物效果相当。此外，长达 26 周的研究发现，SGLT-2 抑制药可轻度减轻体重，与安慰剂相比减轻 2～3kg。同时，SGLT-2 抑制药也可轻微降低血压。SGLT-2 抑制药最常见的不良反应与糖尿有关，包括尿频、生殖器感染、相对罕见的下尿路感染、脱水及其脱水造成的后果。生殖器感染通常与酵母菌有关，约 33% 的女性会发生感染，约 10% 的女性会发生二次感染，但更频繁的感染则相对罕见，并且在男性患者中不太常见。肾功能不全患者使用此类药物时疗效会降低是目前尚未被完全解决的问题之一。因此有人建议 SGLT-2 抑制药不可用于 eGFR ＜ 60ml/min 的患者，但另一些人则认为尽管药效会降低，但标准应降低至 45ml/min。理论上尿钙的丢失导致骨的健康问题，但是到目前为止未能在临床试验中观察到。在达格列净 Ⅱ～Ⅲ 期临床试验中发现膀胱癌和乳腺癌患病风险增加，但总癌症或癌症死亡率却没有变化。卡格列净可轻微增加低密度脂蛋白胆固醇，尽管脑卒中风险有所改变，但在监管文件中却没有证据显示其会增加心血管终点事件。这些药物是我们目前为止治疗糖尿病的最新药物，尽管人们对它们的潜在价值持乐观态度，但他们治疗 2 型糖尿病的长期安全性和有效性仍存在很大的不确定性。

（九）普兰林肽

普兰林肽是一种可溶性的人工合成的胰淀素，而胰淀素由机体自然产生，并与胰岛素一同由胰岛 B 细胞分泌。胰淀素的药理作用是对胰岛素作用的补充，这是由于胰淀素能抑制餐后胰高血糖素的不适当释放和延缓胃排空。因此导致的作用主要是可以降低餐后血糖，并伴随着总体血糖水平的轻微下降（HbA1c 降低约 0.33%）[64]。普兰林肽还通过抑制大脑中食欲中枢而产生适度的体重减轻作用。与 GLP-1 一样，体内拮抗低血糖反应的调节激素作用不会发生改变，因此在没有联合其他药物治疗的情况下，普兰林肽不会引起低血糖。尽管如此，一些前期临床研究发现，在没有预先减少胰岛素剂量的情况下，普兰林肽的使用使得一些 1 型糖尿病患者发生了严重的低血糖。

普兰林肽目前只被批准与基础胰岛素联合用于那些没有达到血糖控制目标的 1 型或 2 型糖尿病患者。普兰林肽装于一支可多次使用的笔中，且注射剂量可以进行调整。对于 2 型糖尿病患者，在主餐前（摄入糖类超过 30g），可选择初始剂量为 60μg（10U）进行皮下注射，如果可以耐受，可增加到 120μg（20U）。普兰林肽的主要不良反应为恶心，而剂量缓慢调整可以把这一不良反应减到最低。尽管在初始使用普兰林肽时建议将餐前胰岛素剂量减少 50%，但最终大多数患者只减少了少许胰岛素剂量。此外，餐前胰岛素的注射时间也可能需要调整，因为在使用普兰林肽后餐后，血糖水平峰值通常延后，但峰值不大。胃轻瘫、有严重低血糖史或无症状低血糖的患者禁用此药。由于降糖方案的复杂性——胰岛素多次注射和剂量需要调整，普兰林肽只推荐用于那些需要适度改善血糖控制但依从性高的患者中，加之其费用昂贵且效果一般，因此目前很少使用普兰林肽。

（十）胰岛素

自 20 世纪 20 年代早期开始，胰岛素就开始在市场上销售。可以说，迄今为止，胰岛素仍然是世界范围内治疗 2 型糖尿病患者的主要方法。2 型糖尿病患者皮下注射胰岛素可补充内源性胰岛素的生成，它们可在空腹状态下调节肝脏葡萄糖的生成，也可在餐后状态下促进葡萄糖进入肌肉被清除或以脂肪形式储存。目前，世界范围内使用的胰岛素绝大多数是重组人胰岛素，动物来源的胰岛素越来越难获得。如表 48–5 所述，现有胰岛素制剂在药代动力学方面存在很大差异。

目前有 3 种速效胰岛素类似物——赖脯胰岛素、门冬胰岛素和谷赖胰岛素。每种药物均可在 5～15min 内起效，45min～2h 内接近峰值，持续作用时间约 4h，在较高剂量下作用时间稍长。这 3 种类似物通过不同的结构修饰破坏胰岛素分子的“尾部结构”，因此它们在高浓度下不太会形成二聚体和六聚体。上市后研究表明这些药物之间存在差异，但基于 2 型糖尿病患者内源性胰岛素的分泌情况，这些药物在血糖控制或不良反应方面的临床相关差异尚未得到证实。一些研究发现，这些速效胰岛素类似物相较于普通人胰岛素，可以更好地控制餐后血糖和降低低血糖发生风险。此类药物应在餐前 15min 之内使用或在餐后立即使用。对一些患者来说，碳水化合物计算可能会很麻烦，因此每周调整 1 次的固定胰岛素注射剂量同样可以达到大致相同的降糖效果[21]。但是，碳水化合物计算会减少胰岛素的需要量，并使得体重增加的可能性减少。

常规胰岛素的作用速度大约是速效胰岛素类似物的一半，起效时间为 10～30min，药效达峰时间为 2～5h，作用持续时间为 5～8h 抑或更长。理想情况下，常规胰岛素应在饭前 30～60min 注射，但这肯定会对依从性产生影响，同时如果注射后没有及时进食，则可能会导致低血糖。中性鱼精蛋白锌胰岛素（NPH）的作用速度大约是常规胰岛素的一半，起效时间为 1～2h，药效达峰时间为 6～12h，作用持续时间为 16～24h 或更长。常规人胰岛素和 NPH 胰岛素的作用具有显著的剂量依赖性，剂量越大，药效达峰峰度越高，作用时间越长。其他胰岛素，如慢胰岛素锌混悬液和特慢胰岛素锌悬液的生产现已经停止。

甘精胰岛素是一种具有独特性质的长效胰岛素类似物。作为一种透明、无色、酸性的溶液，甘精胰岛素不能与其他形式的胰岛素混合。皮下注射时，如果溶液被中和，甘精胰岛素几乎瞬间沉淀。在大多数 2 型糖尿病患者中，甘精胰岛素的作用持续时间超过 24h。注射时的不适感觉与溶液的酸度有关，而这可通过将胰岛素加热至室温来减轻。

表 48–5　人胰岛素及其类似物的特性

种　类	起效时间	峰　值	持续时间	变异性
速效胰岛素				
常规胰岛素	30min	2～5h	5～8h	中等
赖脯胰岛素（优泌乐）	5～15min	45min～2h	3～4h	较小
门冬胰岛素（诺和锐）				
谷赖胰岛素（艾倍得）				
中效胰岛素				
中性鱼精蛋白锌胰岛素	1～2h	4～8h	10～20h	高
长效胰岛素				
甘精胰岛素（来得时）	约 2h	平坦无峰值	约 24h	中等
地特胰岛素（诺和平）	1～2h	近乎平坦无峰值	16h～大于 24h	非常小
预混胰岛素				
70/30，75/25	30min	7～12h	16h～大于 24h	中等

地特胰岛素是一种新近开发的胰岛素类似物。它吸收相对较快，但作用时间较长，而这一特征很大程度上归因于地特胰岛素在人胰岛素 B29 位点上结合了一个 14 碳游离脂肪酸而发生的酰化反应。由于这种结构，地特胰岛素成为组织液和血浆中的高度结合蛋白质。它的作用时间比甘精胰岛素短，但在 2 型糖尿病中，每日 1 次的剂量通常是足够的。

对于那些使用 2 种口服降糖药物而血糖控制不佳、使用口服降糖药物强化治疗存在禁忌证或无力负担相关费用、存在症状（如体重降低、眩晕）或血糖控制不佳（HbA1c ＞ 10%）的 2 型糖尿病患者可使用胰岛素进行治疗。在血糖控制不佳而使用胰岛素的情况下，随着葡萄糖毒性的解除，胰岛素可能会逐渐被停用。在胰岛素开始使用和剂量调整时，磺脲类药物通常可维持使用；但当胰岛素剂量进一步适度增加（10～30U）而不影响血糖控制时，磺脲类药物通常会在之后被停用。二甲双胍可特地用来防止胰岛素治疗时带来的体重增加。对同时服用噻唑烷二酮类药物的患者，由于其水肿和心力衰竭的风险增加，应考虑停用或减少胰岛素剂量。具体来说，罗格列酮和胰岛素的联合可增加心肌梗死的发生风险，而出于这样的顾忌，两者的联合使用一般不作为处方推荐。以下是起始胰岛素治疗的几种策略。

1. 基础胰岛素单一治疗　使用每日 1 次基础胰岛素的患者利用自我滴定算法对控制血糖非常有效，它可以让患者更具自我管理效能，并可减少医护人员在治疗过程中所花费的时间[65, 66]。一个简单的算法就是让患者每天在家监测空腹血糖，如果早晨血糖超过 100mg/dl，可每天增加 1U 的 NPH、甘精胰岛素或地特胰岛素的夜间剂量，或每 2～3 天增加 2U。在空腹血糖控制尚可的患者中，很多人一天中其他时间里的血糖也会控制得很好。在美国，每晚 1 次的胰岛素治疗已经成为 2 型糖尿病患者最常用的胰岛素治疗方式。与单独使用餐时胰岛素的策略相比，它能降低 HbA1c，减少低血糖和体重增加的发生风险[67, 68]。此外，研究一致显示，与 NPH 相比，睡前使用甘精胰岛素或地特胰岛素，其夜间低血糖发生率可显著降低。

2. 预混胰岛素　与患者自行配比多种胰岛素相比，预混胰岛素制剂的使用更为方便，疗效更为准确。目前美国的预混胰岛素包括 NPH 和常规胰岛素的混合物 70/30、NPH 和赖脯胰岛素的混合物 75/25，以及 NPH 和门冬胰岛素的混合物 70/30。预混胰岛素的药效活性综合了其组分的药效活性。预混胰岛素 75/25 和 70/30 通常每天给药 2 次，一般早餐前为每日总剂量的 2/3，晚餐前为每日总剂量的 1/3。如果每日 2 次给药血糖仍控制不佳，可在午餐时加入相对小剂量的门冬胰岛素 70/30，从而加强对血糖的控制[69]。预混胰岛素在 2 型糖尿病治疗中的作用已引起广泛争论。它们的优点为注射方便，但缺点是为了达到良好的血糖控制，它们对饮食时间和饮食成分上的要求更加严格。在头对头研究中，预混胰岛素比单独使用基础胰岛素更容易降低 HbA1c，但代价是更容易发生低血糖和导致体重增加[69]。

3. 基础－餐前胰岛素　单独使用基础胰岛素，血糖可能会在白天升高，然后在夜间恢复至正常水平。在这种情况下，很大一部分患者需要在一顿或多顿餐前添加速效胰岛素，以实现最佳血糖控制。在先前优化调整好的基础胰岛素基础上加入餐前胰岛素时，通常需同时降低基础胰岛素剂量。在这些患者中，加用餐前胰岛素类似物比更改为预混胰岛素方案，能更有效地降低 HbA1c[70]。然而，最近有研究质疑了 2 型糖尿病患者是否都需使用三餐前＋基础胰岛素的治疗方案[71]。尽管增加速效胰岛素类似物可额外地轻度降低单独使用基础胰岛素而血糖控制不佳患者的 HbA1c，但是每日 2 次和 3 次的速效胰岛素类似物的添加在本质上并没有额外降低 HbA1c，反而使得体重增加和低血糖的发生风险增加。

第 44 章讨论了实施基础－餐前胰岛素方案的细节。在执行每日多次注射方案时，2 型糖尿病患者与 1 型糖尿病患者的区别主要在于前者不必像后者那样在每餐和进食时都需要注射胰岛素。许多患者在摄入大量碳水化合物为主的食物时注射速效胰岛素能很好地控制血糖。与之相类似的是，有些患者因为禁食，夜间血糖控制良好，他们通常不需要餐前胰岛素来控制白天血糖。值得注意的是，在胰岛素抵抗且超重的典型 2 型糖尿病患者中，尚未明确证明每日多次注射方案是否比每日 1 次或 2 次注射方案更能获得显著的临床价值。

与胰岛素相关的不良事件已众所周知，包括体重增加和低血糖。与人胰岛素制剂相比，速效和长效胰岛素类似物都被证明能适度降低低血糖风险。胰岛素过敏如慢性皮肤反应、脂肪营养不良和皮下脂肪增生相对罕见。值得注意的是，2 型糖尿病患者发生严重低血糖的绝对风险相对较小，仅为接受相同治疗方案的 1 型糖尿病患者的 1/10～1/3。但是通过适当的患者教育和在可能出现未被意识到的低血糖时间点进行居家血糖监测，这样严重低血糖的风险发生可以被最小化。仅有很少患者在注射部位会出现刺激反应（多常见于甘精胰岛素，但很少出现剂量限制）。最后，ORIGIN 研究基本上消除了人们对胰岛素长期治疗增加心血管疾病或癌症风险的担忧，该试验表明口服降糖药物治疗与甘精胰岛素治疗早发 2 型糖尿病患者在上述结局指标方面并没有显著差别 [72]。

与老一代胰岛素针头相比，新一代胰岛素针头规格更细、长度更短、针头更尖锐和表面更光滑，因此其引起的注射不适相对要少。胰岛素笔的运用使胰岛素的注射变得更为容易方便，且剂量更为准确。胰岛素泵也已被用于 2 型糖尿病患者的治疗，但因其费用高昂而没有被广泛使用。尽管绝大多数患者在使用胰岛素后会发现胰岛素治疗比他们预期的要容易和更有效果，但在起始或推荐胰岛素治疗时，仍有一部分患者或健康提供者会表现出抗拒心理。

四、2 型糖尿病降糖方案启动和渐进式管理的实践考虑

糖尿病临床决策中一个重大的挑战是，尽管可选择的控制高血糖方案增加了，但目前还没有足够多的前瞻性研究来确定哪一种方案是最佳的治疗策略。每一类药物（甚至每一类药物中的每一种药物）都有其优点和局限性，而一些个别问题可能会显著影响特定患者治疗方案的合理选择。表 48-2 列举了各类药物的一些相对优缺点。治疗方案的适时启动和调整比患者接收的某一特定治疗方案都更为重要。大多数需要特殊护理的患者需要 2 种或 2 种以上的药物来达到推荐的血糖控制指标。一般情况下，如果选择的单一用药有助于控制血糖，建议增加其他药物以进一步实现血糖目标的达成。

（一）策略

在没有研究能够清晰地表明一种药物比另外一种药物在改善结局方面更有优势的情况下，患者和医疗保健提供者就如何实现治疗目标时的意见一致是最为重要的。以患者为中心的理念可能会产生各种各样的管理策略，就此 ADA 和欧洲糖尿病研究协会（EASD）在最近发表的声明中也重点进行了强调 [35]。

1. **最小成本策略** 对于大部分患者来说，药物花费是一个重要问题。如果在实践中不能认识到这个问题，就会导致患者的治疗依从性不佳。治疗糖尿病最便宜的药物包括磺脲类、二甲双胍、吡格列酮和人胰岛素。一种能降低药物花费的策略便是从生活方式干预开始，根据病情需要再添加二甲双胍，然后添加磺脲类药物，最后再添加人胰岛素或吡格列酮。

2. **最小增重或减肥策略** 与糖尿病治疗相关的体重增加是大多数临床医生关注的问题，有时也是患者最关心的问题。减少体重增加或促进体重减轻的策略之一就是强调饮食控制和锻炼，且在这个策略中几乎肯定会使用二甲双胍，并且在必要时可以添加 GLP-1RA 或 SGLT-2I。然而不幸的是，目前还没有研究评价 GLP-1RA 和 SGLT-2I 联合使用的有效性和安全性。此外，胰岛素和噻唑烷二酮类药物是导致体重增加的主要原因，使用其他可替代药物有助于减少体重增加。

3. **避免胰岛素注射 /B 细胞保护策略** 2 型糖尿病是一种进行性疾病，由于 B 细胞功能的进行性衰竭，大多数患者最终需要胰岛素治疗。在胰岛素制剂和给药装置取得巨大进展的同时，许多患者向往在使用药物时可以不用注射、没有低血糖发生和体重增加的风险。一些药物具有 B 细胞保护作用，这在噻唑烷二酮类药物的临床试验中得到了极好的证明；而二甲双胍也具有类似作用，但作用稍弱些。尽管肠促胰岛素治疗和 SGLT-2I 也可能具有保护 B

细胞的作用，但目前还几乎没有证据支持这一点。然而，噻唑烷二酮类药物因为在骨健康和其他方面存在安全顾虑，因而其被早期使用和终身用药的动机性受到了限制。

4. 最小胰岛素抵抗策略 胰岛素抵抗是 2 型糖尿病病理生理学的重要组成部分，并可能直接导致动脉粥样硬化并发症。临床数据表明，外源性胰岛素除了导致低血糖和相关体重增加外，与其他不良反应或长期并发症风险（特别是癌症或心血管疾病）并无关联 [72]。噻唑烷二酮类药物在改善胰岛素抵抗方面最有效，而二甲双胍稍微弱些。然而，最近的一项研究表明，使用胰岛素和胰岛素增敏剂，两者都不能在减少死亡或心血管事件方面获得益处 [73]。

5. 最小努力策略 许多患者在糖尿病自我管理方面只能做出最小的努力。询问患者服药史和患者遵守医生建议治疗方案的实际能力是重要的。每天服用 1 次片剂（如磺脲类、噻唑烷二酮类、DPP-4 I 或 SGLT-2 I）所需的患者努力最少。这些药物的复合制剂的可用性可能有助于进一步增强依从性。噻唑烷二酮类药物即使漏服几天也能保持其疗效。然而，每周注射 1 次的 GLP-1RA 是否比每天注射 1 次的药物（如 GLP-1RA 或睡前胰岛素）能提供更好的接受度、依从性和血糖控制效果，目前尚不确定，但值得与患者一起探讨。

6. 避免低血糖策略 低血糖是一个重要的考虑因素，特别是对老年人，肾、肝或心血管疾病患者，某些职业人群（低血糖发作可能危及其他人），以及其他无法传递低血糖症状的患者。在这一情况下，胰岛素促泌剂需最后再考虑添加或使用最低剂量，但应避免使用格列本脲。在胰岛素促泌剂中，那格列奈导致的显著低血糖风险较低。在需要使用胰岛素治疗的患者中，胰岛素类似物比人胰岛素具有更低的低血糖风险。

7. 餐后血糖达标策略 实现餐后血糖达标通常比仅仅实现餐前血糖目标更能控制血糖。改善餐后血糖控制的手段包括降低膳食中糖类的含量和添加纤维、进餐时使用艾塞那肽、普兰林肽或 AGI，以及使用速效胰岛素类似物。在这种情况下，那格列奈和瑞格列奈比其他促泌剂更具有优势。然而，最近一项比较急性心肌梗死患者使用基础胰岛素或餐前胰岛素的研究发现，两者降低 HbA1c 的作用相似，且两组未来发生心血管事件的风险没有差异 [74]。

（二）指南

令人失望的是，尽管有多种治疗高血糖的有效药物，但只有 52% 的糖尿病患者达到了专业机构规定的 HbA1c 最低治疗目标 [4]。造成这种情况的原因是多方面的，但不断增加的药物使用范围和药物数量以及日益复杂的护理，都可能会导致医护工作者和患者对于糖尿病治疗产生惰性。最近的指南建议，根据年龄、低血糖风险和并发症等因素为 2 型糖尿病患者制订个体化治疗目标 [12, 35]。

ADA 和 EASD 推荐了一种以患者为中心的策略来控制高血糖 [35]。它强调了生活方式管理的有效性以及在实践中不断增强这些努力的必要性。尽管二甲双胍被推荐作为一线药物治疗 2 型糖尿病，但是个体化药物的选择应根据药物降低 HbA1c 的效能、低血糖风险、体重增加、主要不良反应、成本和其他因素，由患者和医生相互协商。如果需要使用额外药物，一个首要原则就是联合治疗用药方案应结合不同药物之间的作用机制的互补性。对于二甲双胍疗效不佳或对二甲双胍治疗有禁忌证或不耐受的患者，磺脲类药物、噻唑烷二酮类药物、DPP-4 抑制药、GLP-1 受体激动药或胰岛素（通常是基础胰岛素）可作为附加治疗方案。对于这些药物的其他替代品，尽管它们也是有效的降糖药物，但 ADA 和 EASD 共识声明中没有强调这些替代品。其中原因有很多，包括这些替代品的不良反应、成本和微弱的降 HbA1c 作用。值得注意的是，SGLT-2 I 是在这些指南发布后投放市场的。因此随着良好的用药体验的增加，SGLT-2 I 几乎肯定会加入其他 5 个推荐的二线疗法的阵营中。

该指南提倡在任何时候都可以添加胰岛素，尤其是患者有症状、严重高血糖（HbA1c ＞ 10%）或有酮尿症时。睡前使用中效或长效基础胰岛素，滴定剂量至空腹血糖目标，是启动胰岛素治疗的推荐方式。如果空腹血糖在目标范围内，但患者 HbA1c 未达标，建议添加餐前胰岛素或使用预混合中、短效胰岛素。在治疗期间，应每 3 个月检测一次 HbA1c，如果患者未达标，则提示需要调整治疗方案。

美国临床内分泌学家协会（AACE）的指南也推荐早期个体化和以控制目标为导向的治疗方案[12]。在该指南中，HbA1c＜7.5% 的患者治疗起始时可首选单一用药方案；如果起初的 HbA1c＞7.5%，该指南则建议开始进行联合治疗。基础胰岛素治疗的使用应在 3 种非胰岛素药物治疗效果不好时及在严重高血糖或症状性高血糖的患者中添加。如果 HbA1c＜8%，建议基础胰岛素推荐剂量为 0.1～0.2U/kg；如果 HbA1c＞8%，建议推荐剂量为 0.2～0.3U/kg。基础胰岛素后的后续强化可包括添加 GLP-1 受体激动药（如果没有被处方）或餐前胰岛素。

五、未来方向

新的药物制剂，包括胰高血糖素受体拮抗药、糖异生和糖原分解途径抑制药、葡萄糖激酶激活药、乙酰辅酶 A 羧化酶抑制药、选择性 PPAR-γ 调节剂、脂质代谢调节剂、抗肥胖剂和抗炎药是早期药物研发的领域[75, 76]。新的药剂组合和现有药物种类的改良极具前景。利用新方法使用胰岛素和 GLP-1RA 而避免注射使用，这在某些领域引起了极大的关注。最后，早期治疗糖尿病并逐渐达到严格的血糖控制目标，以及随后采用非强化治疗的降糖方案的这一不断变化的治疗模式，可以防止糖尿病晚期并发症的出现，并规范糖尿病的治疗。预防 2 型糖尿病有其直观的意义，但在细节方面仍存在巨大争议，部分原因是美国约 25% 的人口达到了糖尿病前期的诊断标准。

与治疗高血糖相比，在糖尿病患者中控制血脂异常、高血压和促凝血状态以减少心血管事件的重要性得到了更清楚的证实[77]。心血管疾病是绝大多数糖尿病患者的最终死亡原因，因此血压、血脂和抗血小板治疗是照护的关键组成部分[1]。表 48-6 列出了血脂和血压管理的推荐目标。但是，值得注意的是，有些群体非常热衷于对这些指导意见进行全国性地修改，尤其是那些非糖尿病学科的科学家群体，而他们更愿意强调需要更加依从证据事实，而不是强调更好的解释途径。

以减轻超重患者体重为目标的生活方式干预措施可能是最安全和最具成本效益的治疗手段，因此应该在每次就诊时都予以强调这一理念。建议所有糖尿病患者不要吸烟，正在吸烟的患者需要戒烟。不幸的是，大多数患者并没有能够使得血糖、血脂和血压的控制全面达标[4]。尽管如此，糖尿病相关并发症的发生率在过去 20 年中已显著下降[78]。当患者了解治疗目标及其必要性后，他们自身可以成为一种驱动力，促使医疗团队集中精力为他们提供可接受的策略，从而帮助他们实现治疗目标。糖尿病和肥胖症的流行，加上可以预期的随之而来的早期死亡和致残，威胁着我们的医疗保健系统。因此，我们迫切需要一些实用、系统性且经济的方法来阻止这一趋势。

表 48-6　降低糖尿病心血管风险的目标

参　数	ADA
低密度脂蛋白胆固醇 *	＜ 100mg/dl † 显性心血管疾病应＜ 70mg/dl
高密度脂蛋白胆固醇	＞ 40mg/dl（男性） ＞ 45mg/dl（女性）
甘油三酯	＜ 150mg/dl
非高密度脂蛋白胆固醇 ‡	＜ 130mg/dl
载脂蛋白 B	＜ 90mg/dl
收缩压	＜ 140mmHg#
舒张压	＜ 80mmHg

*. 除严重高甘油三酯血症外，低密度脂蛋白胆固醇是治疗的主要靶点

†. 对于有临床心血管疾病或 40 岁以上有其他心血管疾病危险因素的患者，应在生活方式治疗中添加他汀类药物治疗，而无须考虑基线血脂水平

‡. 当甘油三酯水平超过 200mg/dl 时，非高密度脂蛋白胆固醇成为治疗的次要目标

#. 为年轻患者设定的目标值可低些，因为他们的疾病或并发症较轻，他们可以安全且容易地达到设定目标

引自 American Diabetes Association. Standards of medical care in diabetes—2014. Diabetes Care. 2014; 37（suppl 1）: S14–S79.

第 49 章　儿童糖尿病管理

Management of Diabetes in Children*

Joseph I. Wolfsdorf　Katharine C. Garvey　著
吕　惠　陈　阳　译

要　点

糖尿病临床表现

- 大多数 1 型糖尿病儿童都有多尿、多饮和体重减轻的典型症状。
- 儿童 2 型糖尿病的共同特征包括肥胖、阳性家族史、黑棘皮病和青春期发病。
- 在初诊时并不总能区分 1 型和 2 型糖尿病，酮体、体重或胰岛素需求量也不足以鉴别分型。

糖尿病管理概述

- 无论糖尿病分型如何，初始治疗方法应基于临床代谢情况决定。
- 根据患者的治疗效果调整后续治疗方案。
- 一个多学科的糖尿病治疗团队（包括医师、糖尿病教育护士、注册营养师和社会心理专家）对于成功管理儿童糖尿病至关重要。

1 型糖尿病的治疗

- 成功治疗 1 型糖尿病需要精确平衡胰岛素替代量与饮食和锻炼之间的关系。
- 技术创新使 1 型糖尿病儿童在降低严重低血糖风险的前提下，更有可能达到严格的血糖控制目标。
- 广泛实现糖化血红蛋白（HbA1c）达标仍然是一项重要的挑战。
- 糖尿病治疗团队必须为每个患者设定现实和可实现的目标，同时提供鼓励和支持。

2 型糖尿病的治疗

- 儿童 2 型糖尿病已经成为新的重大挑战。
- 血糖控制和合并症（如肥胖、血脂异常、高血压和微量白蛋白尿）的管理都需要强化干预。
- 以家庭为中心的生活方式干预必不可少。
- 随机血糖≥ 250mg/dl 或 HbA1c ＞ 9% 的酮症患者，应启用胰岛素治疗；待充分补液、血糖稳定后再加用二甲双胍。
- 对于无症状或轻度症状的患者，建议调整生活方式加二甲双胍治疗。

糖尿病监测

- 自我血糖监测是糖尿病治疗的基石。
- 血糖监测数据用于调整治疗方案以达到血糖目标。
- HbA1c 用于监测长期血糖控制情况，是糖尿病并发症发生风险的衡量指标。

*. 本章主要为儿童内分泌相关内容。

一、概述

（一）1 型糖尿病

大多数新诊断的 1 型糖尿病（T_1D）儿童会出现几天到几周的典型症状（多尿、多饮、体重减轻）。其他表现包括已接受过如厕训练的孩子近期出现遗尿、生长发育过程中体重增长不达标、会阴念珠菌病（特别是青春期前出现）、反复的皮肤感染、易怒，以及学习成绩下降。

糖尿病起病时糖尿病酮症酸中毒（DKA）的发生率在不同地区差异很大，从 12.8% 到 80% 不等，其中阿拉伯联合酋长国、沙特阿拉伯、罗马尼亚和坦桑尼亚的比例最高，瑞典、斯洛伐克共和国和加拿大最低。DKA 的发生率与国内生产总值、纬度和T_1D的背景发病率呈负相关。美国最新数据显示，19 岁以下的儿童患者中 34% 起病伴有 DKA。约有 2/3 幼儿起病伴有 DKA，5 岁以下儿童、由于社会或经济原因无法随时获得医疗护理的儿童，常以 DKA 为起病表现，且往往病情更为严重，这可能与诊断延迟和更严重的 B 细胞破坏有关。尽管儿童糖尿病发病率不断增加，但是在过去的 10～20 年里，大多数儿童糖尿病中心的数据显示，起病时 DKA 的发生率并没有减少。然而，对高危易感人群的前瞻性队列研究显示，大多数无症状的患者可以在轻度代谢异常的情况下诊断出 1 型糖尿病，即使对于学龄前儿童，也可以在很大程度上预防 DKA 的发生。T_1D 的进展往往遵循一个经典的临床过程，包括突然出现的典型症状、在胰岛素替代治疗后症状迅速消失。随着内源性胰岛素分泌的部分恢复（血浆 C 肽水平可以证明），病程常常进入暂时的缓解期（“蜜月期”），该阶段以血糖稳定地接近正常范围、胰岛素需求量减少为临床特征。严重的 DKA 和较低的发病年龄降低了蜜月期的可能性。自身免疫反复或持续攻击胰岛 B 细胞，必然导致 B 细胞进一步被破坏、胰岛素分泌进行性下降，最终导致大多数儿童发病的 T_1D 患者胰岛素分泌完全或几乎完全停止。

（二）2 型糖尿病的临床表现

在 10—20 岁年龄组新诊断的糖尿病中，2 型糖尿病（T2D）所占比例越来越高，非西班牙裔白人占 6%、西班牙裔占 22%、非洲裔占 33%、亚裔 / 太平洋岛民占 40%、美洲原住民占 76%。严格的 T_2D 临床研究标准诊断包含几个共同的特征，包括肥胖、T_2D 家族史、黑棘皮病、女性居多以及发病平均年龄在青春期中期。儿童 2 型糖尿病的临床表现可从隐匿到严重，酮症或 DKA 并不少见，这与成人起病的 T_2D 不同，成人 2 型糖尿病很少出现 DKA。在美国开展的一项儿童青少年糖尿病调查研究（SEARCH for Diabetes in Youth）中，9.7% 的 T_2D 青少年出现了 DKA [14]。许多 T_2D 青少年出现体重减轻等典型症状。无临床表现的 T_2D 患者也很常见，可能是由于偶然发现的尿糖或高血糖，或是对高危个体进行筛查发现。许多青少年起病的 T_2D 患者会经历较长时间的轻度高血糖，但症状轻微或没有症状 [15]。

（三）1 型糖尿病与 2 型糖尿病的鉴别

区分这两大类糖尿病的经典标准（发病年龄和体重）已经越来越模糊。现在 T_1D 和 T_2D 都常在青春期发病，这个时期以生理性胰岛素抵抗为主要特征 [16]，并且由于目前儿童和青少年超重和肥胖的流行率很高，许多 T_1D 青少年在确诊时 [17] 或在病程的前几年内超重或肥胖 [18]。青少年 T_2D 发病率日益增加，这为临床医生诊断新发儿童糖尿病患者带来了挑战。

区分 T_1D 和 T_2D 不能基于酮体状态、体重或胰岛素需求量。与成人 T_2D 不同，相当一部分 T_2D 青少年有酮症，近 10% 的青少年起病伴有 DKA [14]。此外，胰岛素需求量通常在治疗数周后减少，这与 T_1D 的缓解期或“蜜月期”相似。诊断肥胖患者时，检测胰岛自身抗体和胰岛素分泌标志物（空腹 C 肽）有助于鉴别 T_1D 和 T_2D[20]。临床诊断为 T_2D 的肥胖青少年可能有胰岛自身免疫导致胰岛素缺乏的证据。值得注意的是，在 1206 名参加儿童青少年 T_2D 治疗选择研究（Treatment Options for Type 2 Diabetes in Adolescents and Youth，TODAY）的超重和肥胖（体重指数 BMI ≥第 85 百分位数）受试者中，临床考虑为 T_2D 的患者中有 9.8% 胰岛自身抗体阳性（详见后文 2 型糖尿病部分）[20]。空腹血浆 C 肽＞ 0.85ng/ml 也提示 T_2D [21]；然而，受糖毒性、脂毒性的影响，T_2D 初诊时的血浆 C 肽可能出现一过性降低。在治疗数周或数月后重复测定，有时会提示高胰岛素血症和胰岛素抵抗，这有助于明确 T_2D 的诊断。空腹胰岛素样生长因子结合蛋白 -1（IGFBP-1）水平（其分泌受到胰岛素的强烈抑制，是胰岛素作用的标志）可能也有助于临床医生进行鉴别。IGFBP-1 值≤ 3.6ng/ml 高度提示 T_2D [21]。

总之，在诊断时并不一定能明确分型。显然有的患者同时具有胰岛素缺乏和胰岛素抵抗的临床和生化特征，即同时存在 T_1D 和 T_2D 的特征。但无论何种类型的糖尿病，初始治疗的选择都应基于临床代谢情况决定。必要时可根据患者的治疗效果调整后续治疗方式。

二、新诊断 1 型糖尿病的初始治疗

在可能的情况下，DKA 患儿应在医疗机构接受治疗，该机构应配备受过 DKA 管理培训的护理人员和能及时反馈血清生化指标的临床实验室。重度 DKA 患儿（症状持续时间长、血流动力学不稳定、意识障碍）以及有脑水肿高危风险的患儿（＜ 5 岁、新发糖尿病）应在儿科重症监护室或能提供同等医疗资源和监护水平的儿科糖尿病专科病房接受治疗 [22]。

应根据临床表现为新诊断糖尿病患儿制订初始治疗目标，包括恢复水、电解质稳态，胰岛素治疗稳定代谢水平，为患儿（年龄和发育情况合适时）和其他照护者（父母、祖父母、监护人、年长的兄弟姐妹、日托机构和保姆）提供基本的糖尿病教育和自我管理技能训练。

儿童被诊断出糖尿病，对家庭来说是一场危机，他们需要大量的情感支持和时间来调整和恢复。震惊、悲痛、不知所措的父母通常需要至少 2～3 天的时间才能掌握基本的“生存”技能，同时他们还要应对患儿的情绪波动。根据当地的医疗资源和实践指南，非急性起病的患儿也可以住院接受胰岛素治疗以及糖尿病教育和自我管理技能训练。然而，在一些具备必要资源的中心，非急性起病的患儿家庭更倾向于参与门诊或家庭管理的教育形式 [23]。门诊或家庭管理有以下优势，如可以避免住院的压力、门诊或家庭的学习环境使患儿和家长更自然、非住院治疗也减少了医疗费用。近期对非急性起病的初诊 T_1D 患儿初始接受住院治疗与家庭和（或）门诊治疗进行比较的文献进行了系统评价。由于没有足够的高质量数据，结果并不是决定性的；然而，数据表明在诊断时接受充足的初始门诊和（或）家庭管理，不会影响代谢指标控制情况，也不增加急性并发症、住院、社会心理及行为异常的发生风险和总体医疗费用 [23]。初诊糖尿病患儿是否应该入院治疗最主要取决于患儿代谢紊乱的严重程度、家庭的社会心理状况以及治疗中心的医疗资源。

三、门诊糖尿病治疗

（一）糖尿病治疗团队

为 T_1D 患儿提供最佳护理是复杂而耗时的。糖尿病儿童应由一个多学科糖尿病团队管理，该团队与儿童的初级保健医生共同合作提供糖尿病教育和护理 [24]。该团队应包括一名儿童内分泌专科医师或接受过糖尿病管理培训的儿科医生、一名儿科糖尿病护理教育者（DNE）、一名接受过儿科营养培训的营养师和一名心理健康专业人员（临床心理医师或社会工作者）。团队成员应随时通过电话为父母和患者提供指导和支持，并能快速对代谢危机进行干预。

（二）糖尿病初始教育

教育是糖尿病治疗的基石，结构化的糖尿病自我管理教育是取得成功的关键 [24]。糖尿病教育是传授糖尿病自我护理、处理危机、改变生活方式的知识和技能的过程，这些有助于患者成功控制疾病。糖尿病教育课程应根据孩子和家庭的具体情况进行调整。刚确诊糖尿病时，患儿及其父母通常都焦虑不安，经常不知所措，他们无法吸收大量抽象的信息。因此，教育计划应分阶段进行。最初的教育目标应限于基本的“生存”技能，以便儿童能在家中

得到安全的照顾，并恢复日常生活。初步的糖尿病教育和自我管理培训应包括了解糖尿病的病因、糖尿病的治疗方法、如何使用胰岛素、基本的饮食计划、血糖和酮体的自我监测、低血糖的识别和治疗，以及与糖尿病治疗团队成员取得联系并寻求建议的方法和时机。

（三）糖尿病持续教育与长期督导

当孩子的病情稳定，父母（和其他照护提供者）也掌握了“生存”技能后，孩子就可以从住院部或门诊治疗中心出院。在确诊的最初几周，频繁的电话联系可以提供情感支持，并帮助父母解读血糖监测的结果，这段时期可根据情况对胰岛素剂量进行调整。许多儿童在确诊后的几周内进入“蜜月期”，表现为低剂量［＜0.25U/（kg·d）］的胰岛素治疗下血糖正常或接近正常[11]。此时，大多数患者和家长的焦虑程度都有所降低，通过反复练习和经验积累，已经掌握了糖尿病管理的基本技能，现在他们已准备好学习强化糖尿病管理的复杂细节。在这一阶段，糖尿病团队应该为患者和家长提供他们所需的知识和技能，以维持最佳的血糖控制，同时应对运动、易变的食欲和不同的食物摄入量、并发的疾病以及儿童日常生活中许多常会发生的其他变化带来的挑战。除了传授知识和实用技能外，教育计划还应帮助患有慢性病的孩子树立正确的健康观念和态度。对于一些儿童，在非传统的教育环境（如糖尿病儿童夏令营）中可能更易实现。教育课程必须与儿童的认知发展水平相适应，并且必须适应儿童和家庭的学习方式、文化及计算能力[25]。鼓励父母、祖父母、哥哥姐姐、学校护士和其他在孩子生活中的重要成员参与糖尿病教育计划，以便他们共同参与糖尿病护理，帮助孩子过上正常的生活。

在确诊后的第 1 个月，糖尿病团队需要经常对患者和照护人员进行随访，回顾和巩固最初几天学到的糖尿病教育知识和实践技能，并扩大糖尿病自我管理培训的范围。此后，至少每 3 个月与糖尿病治疗团队成员进行一次随访。定期就诊可确保患儿得到适当的治疗，并实现治疗目标。随访时应重点提供有关自我护理行为、孩子日常习惯、低血糖事件发生的频率、严重程度等相关信息，并应检查胰岛素剂量和血糖监测数据以观察血糖模式和趋势。每次访视时应测量身高和体重，并绘制在生长曲线图上。体重曲线对于评估治疗是否充分特别有帮助，体重明显减轻通常表明胰岛素处方剂量不足或患者未按处方剂量注射胰岛素[26]。每年应至少进行 1～2 次全面体检，重点检查血压、青春期阶段、甲状腺疾病，检查注射部位是否有脂肪增生（过度使用注射部位）或脂肪萎缩，以及手关节的活动度[27]。

定期门诊随访也为回顾、加强和扩展诊断时初始糖尿病自我护理培训提供了机会。每次就诊都有机会强化个体化的血糖控制目标和糖化血红蛋白目标，并增加患者和家属对糖尿病管理的理解，进一步认识胰岛素、食物和运动相互作用以及它们对血糖的影响。随着孩子认知能力的发展，患儿应该更多地参与糖尿病的管理，并逐渐承担起与年龄相适应的日常自我护理责任。如果在常规访视期间血糖模式发生了改变，提示需要调整胰岛素剂量或改变治疗方案，应该鼓励家长联系糖尿病团队寻求建议。最后，当家长和患者有足够的知识和经验来解释血糖模式和趋势时，应该鼓励他们独立调整胰岛素剂量。

（四）心理社会问题

儿童或青少年被诊断出糖尿病后将父母从已知和安全的现实中推入了一个可怕的陌生世界。在确诊时，他们为失去健康的孩子而悲伤，并应对诸如震惊、怀疑和否认、恐惧、焦虑、愤怒、责备或内疚等正常的痛苦反应。在悲伤的同时，父母应对疾病和必要的行为技能有所了解，以便在家中控制疾病并帮助孩子控制血糖。父母应该得到必要的支持，以应对他们的情绪困扰，而不是被善意却不切实际的期望压垮[28]。

糖尿病为家庭成员带来一项任务，要注意平衡孩子的自主性、掌握自我护理活动的需求与对持续不断的家庭支持和参与的需求。平衡儿童与家庭成员关系的独立性和依赖性是一项长期挑战，对处于儿童和青少年发展不同阶段的家庭提出了不同的问题。关注儿童生长发育阶段的正常发育目标，为解决这一问题提供了最有效的方案（详见参考文献 28）。

医务社会工作者或临床心理专家应该对所有新诊断的患者进行初步的社会心理评估，以确定需要额外关注的高危家庭。此后，如果怀疑或发现患者的情绪、社会、环境或经济问题会影响患者糖尿病控制能力时，则需要将患者转介至心理健康专家。在有糖尿病儿童的家庭中，一些较为常见的问题包括父母负罪感导致对治疗方案的依从性差，难以应对孩子对治疗的反抗，对低血糖的恐惧、焦虑、抑郁，错过预约、经济困难或失去医疗保险，这些问题会影响定期门诊预约和（或）购买医疗用品的能力。血糖控制不佳且有频繁急诊就诊病史的患者应进行抑郁情绪的筛查[29]。反复发作的酮症酸中毒是社会心理应激的最极端指标，如果不进行全面的社会心理评估，这类患者的管理是不完整的。

儿童期特有的多种因素使儿童糖尿病的治疗变得复杂。由于患儿认知和情感不成熟，儿童糖尿病的成功治疗需要负责任的成年人持续、积极的参与。糖尿病治疗是在家庭中动态进行的，与治疗相关的冲突很常见，部分是由于照护者和（或）儿童之间的目标并不一致。儿童期的每个阶段特点都不相同，使治疗变得复杂，比如学步期的儿童进食无法预测，学龄期儿童可能受天气等不可预测的因素影响进行计划外的剧烈体育活动。青春期有多种生理和社会心理因素，这使得血糖控制更具挑战性。最佳的糖尿病治疗应该根据年龄、性别、家庭资源、认知能力、儿童和家庭的日程安排和活动以及他们的目标和愿望为每个儿童量身定制。

目前糖尿病青少年的心理健康不良率很高，纵向数据显示，儿童时期的心理健康问题可能会持续到成年早期，甚至可能更久。重要的是，这样的心理健康问题似乎预示着治疗实践与生活方式不匹配、糖尿病治疗的长期问题，以及比预期更早发生的并发症。基于这些原因，心理健康应该等同于、甚至可能优先于糖尿病门诊进行的其他并发症筛查。在确诊儿童糖尿病时，应该开展行为障碍的常规筛查，对“高风险”儿童应进一步评估父母的心理健康和家庭功能。然后，可以根据儿童和家庭的具体需要有针对性地进行干预[30]。

四、治疗目标

糖尿病管理和并发症研究（Diabetes Control and Complications Trial，DCCT）[31]和瑞典的一项类似的较小规模的研究——斯德哥尔摩糖尿病干预研究（Stockholm Diabetes Intervention Study）[32]结束了长达数十年的争论，即糖尿病微血管并发症是否由高血糖引起，以及是否可以通过控制血糖接近正常来预防或改善。参与英国前瞻性糖尿病队列研究（The United Kingdom Prospective Diabetes Study，UKPDS）[33]的 2 型糖尿病成人为血糖控制的重要性提供了更多的科学依据。DCCT 队列的临床试验和长期随访结果明确证实，降低糖化血红蛋白（HbA1c）对于降低视网膜病变、肾病、神经病变和大血管疾病的发生发展风险的重要性。强化治疗方案将平均 HbA1c 降低到约 7%（高出正常上限约 1%），与较少的远期微血管和大血管并发症有关[31, 34, 35]。此外，血糖改善与持续降低糖尿病并发症的发生率有关[36, 37]；强化胰岛素治疗的主要不良反应是增加严重低血糖的风险[31]。

儿童和成人糖尿病的管理目标都是在避免低血糖的情况下尽可能将血糖控制到接近正常。对成人糖尿病，如 DCCT 所示，控制 HbA1c ＜ 7% 可以平衡远期并发症的预防和可接受的严重低血糖发生率。然而，尚无可比较的数据来明确不同年龄段儿童的最佳 HbA1c 控制目标。因此，国际上对不同年龄段儿童的适宜血糖目标尚未达成共识。

表 49-1 总结了一些国家的糖尿病组织推荐的基于年龄的血糖控制目标。直到最近，美国糖尿病协会（ADA）还根据低血糖风险推荐了基于年龄的 HbA1c 目标，但需要注意的是，这些推荐一直存在争议，ADA 决定将血糖目标推荐值与国际儿童和青少年糖尿病协会（International Society for Pediatric and Adolescent Diabetes，ISPAD）相统一。ISPAD 推荐所有年龄段的 HbA1c 最佳目标为＜ 7.5%[39]。ISPAD 指南附有以下声明：“……每个儿童都应该单独确定目标值，以达到尽可能接近正常值的目标，同时避免严重低血糖以及频繁的轻至中度低血糖。”

糖尿病幼儿（＜ 6 岁）因严重低血糖而导致神

表 49-1　推荐的血糖目标[a]

	血糖目标范围		
	（mmol/L）		HbA1c
美国糖尿病协会			
	餐前	**睡前**	
幼儿和学龄前儿童（< 6 岁）	5.6～10	6.1～11.1	< 8.5%
学龄儿童（6—12 岁）	5～10	5.6～10	< 8%
青少年和年轻成人	5～7.2	5～8.3	< 7.5%[b]
大洋洲儿科内分泌学组			
	餐前	**餐后**	
儿童和青少年[c]	4～8	< 10	< 7.5%
加拿大糖尿病协会			
	餐前		
年龄< 5 岁	6～12		≤ 9%[d]
年龄在 5—12 岁	4～10		≤ 8%[e]
年龄在 13—18 岁	4～7		≤ 7%[f]
	4～6		≤ 6%[g]
英国国家糖尿病临床评价研究所			
	餐前	**餐后**	
儿童和青少年	4～8	< 10	≤ 7.5%[h]
国际儿童和青少年糖尿病学会[i]			
	餐前	**餐后**	
理想	3.6～5.6	4.5～7	< 6.05%
最佳	5～8	5～10	< 7.5%
次优（建议采取行动）	> 8	10～14	7.5%～9%
高风险（需要采取措施）	> 9	> 14	> 9%

a. 1mmol/L=18mg/dl
b. 不增加低血糖风险的前提下可以设置较低的目标（< 7%）
c. 对非常年幼的儿童，控糖目标应适当放松
d. 尽量避免严重低血糖
e. 目标应根据孩子的年龄分层
f. 适用于大多数患者
g. 适用于可以安全地实现控糖目标的患者
h. 没有频繁严重低血糖的情况下
i. 这些目标仅供参考，每个孩子应有个体化的目标，在避免严重低血糖及频繁的轻至中度低血糖的同时，尽可能达到接近正常的数值[39]

经系统不良后果的风险增加，而且通常无法自我识别低血糖。因此，平衡他们的低血糖风险和未来血管并发症的风险时需要特别注意（参见后面关于低血糖的章节）。青春期前这一时期对微血管并发症发展的影响尚不明确。但有证据表明，青春期前糖尿病的持续时间较长，会增加青春期和青年时期视网膜病变和微量白蛋白尿的发生风险，但致病速度比青春期后减缓。

青少年是另一个需要特别考虑的群体。青春期特有的激素变化和胰岛素抵抗以及青春期的心理挑战都使得这一时期血糖很难达标。例如，在对美国 1 型糖尿病门诊注册系统（United States Type 1 Diabetes Exchange Clinic Registry）的最新分析中，在 7303 名 13—20 岁的青少年中，平均 HbA1c 为 8.8%，只有 21% 达到了 ADA 目标（< 7.5%）；6—12 岁和< 6 岁的儿童中，分别有 43% 和 64% 达到其年龄段的 ADA 目标[41]。

控糖目标应始终保持个体化，同时考虑医学和社会心理因素。对学龄前儿童、发育障碍的儿童、心理障碍的儿童、缺乏适当家庭支持的儿童、经历过严重低血糖或无意识性低血糖的儿童，应采用较宽松的治疗目标。

五、1 型糖尿病胰岛素治疗

（一）初始胰岛素治疗

在诊断后的数天至数月内，大多数患有 T_1D 的患儿严重缺乏胰岛素，并且依赖胰岛素替代治疗维持生存。胰岛素替代治疗的目的是尽可能模拟正常人胰岛素分泌模式。然而，真正的生理性胰岛素替代仍然难以实现，因为胰岛素被输送到体循环而不是门静脉系统，并且无法模仿正常的餐时胰岛素释放的第一时相和第二时相[42]，胰岛素泵或每日多次注射胰岛素是最能模拟胰岛素分泌模式的两种方法。

选择胰岛素治疗方案的第一步是设定血糖控制目标（表 49-1）。除了生理目标外，在选择 T_1D 儿童胰岛素治疗方案时，实际可行性因素也至关重要。社会经济环境、健康素养和计算能力、患者年

龄、护理监督、每天数次自我注射胰岛素的能力和意愿，以及维持长期依从性的困难，这些因素都使生理性胰岛素替代方案面临挑战。考虑到这些因素，没有一种通用的胰岛素方案可以成功地适用于所有 T_1D 儿童。糖尿病团队必须为每一个患儿设计符合个体需求的胰岛素方案，该方案能为患者和（或）负责给患儿注射胰岛素或监督其注射的家庭成员所接受。

胰岛素的最初给药途径取决于患儿发病时病情的严重程度。治疗 DKA 时最好静脉注射胰岛素。代谢平稳、无呕吐、无明显酮症的患儿可以开始皮下（SC）注射胰岛素。对于新诊断的儿童，理想情况下应该启动至少每日 3 次胰岛素注射或基础 - 餐时胰岛素注射方案（表 49-2）。最近一些临床医生从初诊时就开始使用胰岛素泵治疗，而未考虑症状严重程度或患儿年龄。

除了代谢失调的严重程度外，患儿的年龄、体重和青春期状态也是胰岛素初始剂量选择的指导因素。当糖尿病在早期被诊断时，此时还未出现明显的代谢失调，0.25～0.5U/（kg・d）的起始量通常是足够的。当代谢失代偿更严重时（如酮症不伴酸中毒或脱水）初始剂量通常至少为 0.5U/（kg・d）。DKA 恢复后，青春期前儿童通常至少需要 0.75U/（kg·d），而青少年至少需要 1U/（kg・d）。在胰岛素治疗的最初几天，由于治疗的重点是糖尿病教育和情感支持，因此将餐前血糖控制在 80～200mg/dl 是合理的，必要时可每隔 3～4h 皮下注射 0.05～0.1U/kg 的速效胰岛素。

根据作用时间的不同，胰岛素制剂分为三大类（表 49-3）。儿童和青少年使用的各种胰岛素替代方案，包含短效或速效胰岛素、中效或长效胰岛素（表 49-2），通常每天给药 2～4 次（或更多）。在儿童和青少年中，任何一种方案在控制代谢水平方面都没有显著的优越性 [43]。

所有的胰岛素治疗方案都有相同的总体目标，即提供全天的基础胰岛素和与正餐、加餐相匹配的餐时胰岛素。虽然没有在青春期前儿童中开展类似 DCCT 的临床试验，但有理由推断，青春期前儿童也将从严格控制糖尿病中受益。因此，强化治疗方案（至少每日 3 次胰岛素注射或使用胰岛素泵）是

表 49-2　用于治疗儿童和青少年的胰岛素方案

每日注射次数	早　餐	午　餐	晚　餐	睡　前
2 次	S/R + N *		S/R + N	
3 次	S/R + N		S/R	S/R + N
	S/R + N	S/R	S/R + N	
	S/R + N	S/R	S/R+ Glarg/Det †	
	S/R + N		S/R	Glarg/Det
4 次	S/R	S/R	S/R	S/R + N
	S/R + N	S/R	S/R	S/R + N
	S/R	S/R	S/R	S/R + Glarg/Det
	S/R + Glarg/Det	S/R	S/R	S/R
	S/R + Det	S/R	S/R	S/R + Det
	S/R	S/R	S/R + Glarg/Det	S/R
CSII ‡	S/R	S/R	S/R	S/R

CSII. 持续皮下胰岛素输注（胰岛素泵）；Det. 地特胰岛素；Glarg. 甘精胰岛素；N. 鱼精蛋白人胰岛素；R. 速效胰岛素（赖脯胰岛素、门冬胰岛素、谷赖胰岛素）；S. 短效、普通胰岛素

*. 预混胰岛素，如 70% 的 NPH 和 30% 的普通胰岛素，或者 75% 的 NPL 和 25% 赖脯胰岛素，通常用于每日 2 次固定剂量的胰岛素治疗方案

†. 甘精胰岛素通常每天注射 1 次，可以在早餐时注射，也可以在晚餐时或睡前注射。根据制造商的说明，甘精胰岛素和地特胰岛素应单独注射，不能与其他胰岛素混合使用。地特胰岛素可每日使用 1 次（通常在晚餐或睡前使用）或每日 2 次（第 1 次早餐时使用，第 2 次晚餐或睡前使用）

‡. 餐时胰岛素随正餐和加餐给药，并与基础胰岛素一起使用

T_1D 患儿的首选治疗形式。非缓解期或“蜜月期”的 T_1D 患者每天 1～2 次的胰岛素治疗方案，很难在不增加低血糖风险的情况下达到最佳的血糖控制。这种方案（包括使用预混胰岛素）应该仅用于因社会因素或其他障碍不能使用强化胰岛素治疗的患者。

当使用每日 2 次注射方案时，通常将每日总剂量的 2/3 左右在早餐前给药，1/3 左右晚餐前给药。对于三针或更多注射次数的治疗方案，晚餐前注射短效或速效胰岛素，第二针中效胰岛素或长效胰岛素应在睡前而非晚餐前注射。普通胰岛素至少在进

表 49-3　根据药效学特征分类的胰岛素制剂

	起效时间（h）	峰值作用时间（h）	有效作用时间（h）
速效			
赖脯胰岛素 *	0.25～0.5	0.5～2.5	≤5
门冬胰岛素 *	＜0.25	1～3	3～5
谷赖胰岛素	＜0.25	1～1.5	3～5
短效			
普通胰岛素	0.5～1	2～3	5～8
中效			
NPH	1～2	4～10	10～16
长效			
甘精胰岛素 *	2～4	相对无高峰	20～24
地特胰岛素 *	0.8～2	相对无高峰	12～24†
预混制剂			
50% NPH，50% 普通胰岛素	0.5～1	双峰	10～16
50% NPL，50% 赖脯胰岛素	＜0.25	双峰	10～16
70% NPH，30% 普通胰岛素	0.5～1	双峰	10～16
70% PA，30% 门冬胰岛素 *	＜0.25	双峰	15～18
75% NPL，25% 赖脯胰岛素 *	＜0.25	双峰	10～16

NPH. 精蛋白人胰岛素；NPL. 精蛋白赖脯胰岛素；PA. 精蛋白门冬胰岛素

*. 通过修改氨基酸序列和（或）化学加合物开发的人胰岛素类似物

†. 剂量依赖，0.2U/kg 作用 12h，≥0.4U/kg 作用 20～24h

PA+ 可溶性门冬胰岛素和 NPL+ 赖脯胰岛素都是中效和速效胰岛素的稳定混合物

人胰岛素和胰岛素类似物以瓶装、预先填充的形式，通过一次性笔式注射器或非一次性笔式注射器给药

这些数据是针对人胰岛素的，是成人受试者试验结果的近似值。作用时间曲线仅为估计值。儿童 NPH 胰岛素的动力学可能更快（Danne T, Lupke K, Walte K, Von Schuetz W, Gall MA. Insulin detemir is characterized by a consistent pharmacokinetic profile across age- groups in children, adolescents, and adults with type 1 diabetes. *Diabetes Care*. 2003; 26: 3087-3092）[229]。起效时间、峰值和有效作用时间在同一患者和不同患者间均有所不同，并受到许多因素的影响，包括剂量、注射部位和深度、稀释比例、运动、温度、局部血流量和局部组织反应等

食前 30min 给药；速效胰岛素（赖脯胰岛素、门冬胰岛素、谷赖胰岛素）在进食前 5～15min 给药（根据餐前血糖值决定）。

每位患者的速效 / 短效胰岛素与中效 / 长效胰岛素的最佳比例都是在频繁的血糖测量结果的指导下根据经验确定的。最初至少需要每天测量 5 次，才能确定胰岛素治疗方案中各类成分的作用。应在每餐前、睡前点心前、午夜至凌晨 4 点间各测一次血糖。需要教父母怎样寻找高血糖或低血糖的模式，以及时调整胰岛素剂量。针对血糖持续升高（连续几天高于目标范围）或原因不明的低血糖，应分别为胰岛素方案的个别成分以 5%～10% 的增量或减量进行调整，这就是所谓的模式调整。调整胰岛素剂量直到达到满意的血糖控制，使至少 50% 的血糖值达到或接近儿童的个体控糖目标。

在诊断时，大多数患儿都有一些残余的 B 细胞功能，在几天到几周内往往进入部分缓解期（“蜜月期”），在这一阶段，使用低剂量的胰岛素就可以较为容易地达到正常或接近正常的血糖水平 [11]。在此阶段，应减少胰岛素的剂量以防止低血糖，但不应该完全停用。当残存的 B 细胞被破坏时，胰岛素剂量增加（“强化阶段”），并最终达到完全替代剂量。病程较长的青春期前糖尿病患儿的平均每日胰岛素剂量为 0.6～0.8U/（kg·d），青少年为 1～1.2U/（kg·d）。

（二）胰岛素强化治疗

1. 分次混合方案　在缓解期过后，每日 2 次胰岛素治疗方案一般不可能使血糖接近正常却不增加低血糖风险，特别是在夜间。每日 2 次的“分次混合”方案的主要局限性是，晚餐前注射的中效胰岛素的峰值效应往往出现在胰岛素需求量最低的时间（午夜至凌晨 4 点），这增加了夜间低血糖的风险。从凌晨 4 点到 8 点胰岛素作用逐渐下降，但此时基础胰岛素需求量通常会增加。因此，早餐前血糖出现上升趋势（黎明现象）可能是因为早餐前胰岛素效应减弱和（或）睡眠期间因血糖下降而分泌升糖激素，从而导致低血糖后高血糖（Somogyi 现象）。

早餐前混合使用短效 / 速效和中效胰岛素，晚餐前仅使用短效 / 速效胰岛素，睡前使用中效 / 长效胰岛素的每日 3 次胰岛素方案可显著改善这些问

题[44]。在该方案中（图 49-1 A），早晨注射的精蛋白人胰岛素（NPH）的峰值作用可抵消午餐时对速效胰岛素的需求。然而，使用中效胰岛素的胰岛素强化治疗方案要求每日进餐时间、每餐进食量和胰岛素注射时间保持一致。此外，与“无峰”的基础胰岛素类似物相比，睡前给予 NPH 胰岛素与增加夜间低血糖发生率有关[45]。

2. 基础－餐时胰岛素方案与持续皮下胰岛素输注　每日多次胰岛素注射（MDI）或使用胰岛素泵持续皮下输注胰岛素（CSII）相对灵活。这一方案更接近于正常的昼夜胰岛素分泌曲线，克服了分次混合方案固有的各种局限性，在进食时间、内容等方面更加灵活。速效胰岛素的剂量是根据餐前血糖、预计膳食中的宏量营养素含量和体力活动调整的。在“基础－餐时”MDI 方案（图 49-1 B）中，无峰的长效胰岛素、甘精胰岛素或地特胰岛素用于提供基础胰岛素（通常为每日总剂量的 40%～50%），需要与每餐前注射的短效 / 速效胰岛素一起使用。甘精胰岛素是一种胰岛素类似物，采用重组 DNA 技术生产，作用时间长达 24h。它的峰值活性不高，通常每天注射 1 次，可在早餐前、晚餐时或睡前注射。应该固定甘精胰岛素的注射时间，而每次进食前应分别注射短效 / 速效胰岛素。在儿童和青少年中应用甘精胰岛素是安全的[46]，因为它不具有 NPH 的活性峰值特征[47]，可以减少夜间低血糖发作，同时不影响血糖控制[44, 48]。地特胰岛素是另一种长效“无峰”的基础胰岛素[49]，在给药后的前 12h 内具有与甘精胰岛素相似的药效学特征，此后其作用可能会减弱。因此，对于严重胰岛素缺乏的患者，通常必须每天给药 2 次[50]。与 NPH 相比，儿童和青少年使用地特胰岛素低血糖风险较低、体重 Z 值较低，其对 HbA1c 的影响也不亚于 NPH[51]。

1996 年，使用 CSII（胰岛素泵）治疗的患者中，小于 20 岁的不到 5%。然而近年来，全世界范围内使用胰岛素泵的儿童和青少年数量有所增加[52]。据估计，现在有 50 多万人使用胰岛素泵（www.childrenwithdiabetes.org）。

相对于注射胰岛素，胰岛素泵有一个独特的优势，即能够设定基础输注速率，以根据需求增加或减少剂量（图 49-1C）。这一特点在对抗黎明现象（尤其是青少年）或预防剧烈运动时或运动后的低血糖方面具有优势。除了可以设置基础速率，胰岛素泵的双波和方波大剂量输注模式可以显著降低餐后 4h 血糖[53]。此外，注射器通常每 2～3 天更换一次，避免了反复注射给孩子带来的不适。一项随机对照临床试验的 Meta 分析得出结论，CSII 可小幅度改善 HbA1c（约 0.5%）[54]。

虽然胰岛素泵是一种复杂而精密的医疗设备，需要大量的培训才能正确使用，但通过适当的教育和培训，在家长和校园护士的支持下，许多儿童可以承担使用胰岛素泵的额外责任，并能从中受益。CSII 只使用短效或速效胰岛素，因此胰岛素输注中断会迅速导致代谢失调。为了降低这种风险，必须对输液系统进行细致的护理，并且每天至少测量 4

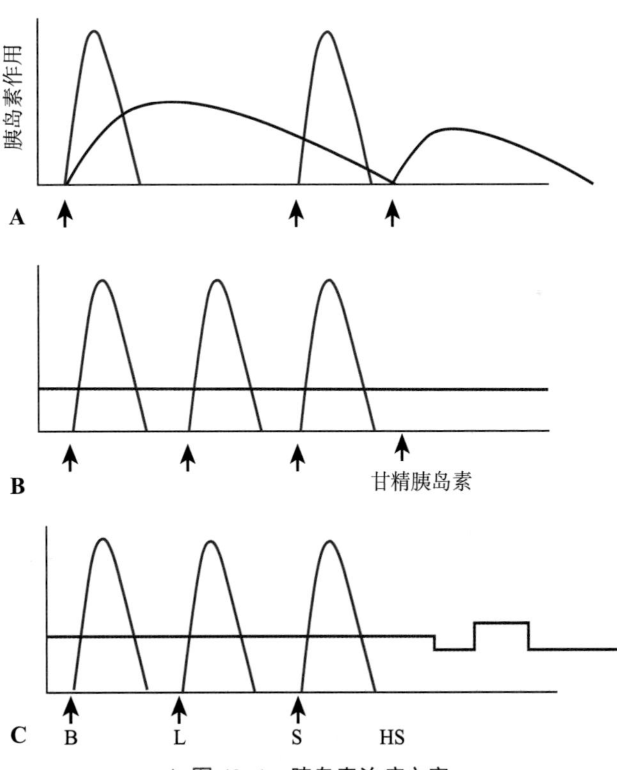

▲ **图 49-1　胰岛素治疗方案**

A. 早餐前注射速效胰岛素（赖脯、门冬或谷赖）和中效胰岛素（NPH），晚餐前注射速效胰岛素，睡前注射 NPH 胰岛素的治疗方案的理论胰岛素作用示意图。B. 每日 4 次胰岛素注射治疗方案的理论胰岛素作用示意图。餐前注射速效胰岛素（B、L、S），睡前（如图所示）、晚餐或早餐时单独注射甘精胰岛素（或地特胰岛素）。C. 经胰岛素泵持续皮下注射速效胰岛素的理论胰岛素作用示意图。图中显示了不同的基础输注率。胰岛素基础率从午夜到凌晨 3 点减少，早餐前增加。B. 早餐；L. 午餐；S. 晚餐；HS. 睡前。箭头表示餐前注射胰岛素或给予大剂量的时间次血糖。CSII 的优势包括增加生活方式的灵活性、降低血糖变异性、改善血糖、减少严重低血糖。CSII 治疗取得成功需要多种因素，包括达成血糖目标的动力、频繁监测血糖、做好日常记录、糖类计算，并经常与糖尿病团队联系。患者必须明白，成功的 CSII 治疗需要患儿和家长付出更多的时间、精力并积极参与糖尿病治疗，同时也需要糖尿病团队的大量教育和支持。不能掌握每日多次胰岛素注射方案的患者不太可能成功使用 CSII。尽管有人担心，由于增加了治疗负担，胰岛素泵可能会产生不良的社会心理后果（特别是在青少年中），但观察到的研究结果恰好相反[52]。

3. *胰岛素治疗方案与血糖控制* 技术创新为患者提供了新型胰岛素制剂，其药代动力学特性能够大致地模拟生理性胰岛素的分泌特征。现在，儿童可以安全地控制血糖达标，且不会出现过多的严重低血糖。然而，大多数 T_1D 患者并未实现控制血糖接近正常的目标。尽管胰岛素类似物、灵活的胰岛素治疗方案、胰岛素泵的使用越来越多，但最近的几项多中心研究显示，HbA1c 目标值与实际值之间仍然存在差距[41, 43, 55]。成功实施糖尿病强化治疗仍是一项重大挑战，糖尿病治疗团队应坦诚地与家长和患儿讨论治疗方案，并应解释每种方案的优缺点，从而实现总体治疗目标。对患儿和家庭而言，最合适的治疗方案应该经过双方同意，并且应该是他们最有可能坚持的方案。

4. *幼儿胰岛素治疗的特殊注意事项* 照顾患有糖尿病的幼儿极具挑战性，原因之一是需要准确、可重复地测量和注射浓度在 100U/ml（U100 胰岛素）的微小剂量的胰岛素。注射 1 个单位需要准确测量出 10μl（1/100ml）的胰岛素。当剂量小于 2U 时，无论是患儿家长还是熟练的儿科护士都无法准确测量剂量[56]。此外，0.25U 的剂量变化在 300μl（3/10ml 或 30U）的注射器中相当于 2.5μl 的体积变化。当父母试图用标准的商用 30 单位（300μl）注射器以 0.25U 的增量（如 3.0U、3.25U、3.5U）测量胰岛素剂量时，实际测量剂量总是超过规定量[57]。出于这些原因，通过适当的照护者教育和糖尿病团队的支持，CSII 可以作为一个非常有用的工具，向 T_1D 幼儿提供小剂量的 U100 胰岛素。然而，当使用注射方案时，为了提高小剂量胰岛素的准确性和重复性，应使用胰岛素制造商提供的稀释剂将胰岛素稀释到 U10（10U/ml）。使用 U10 胰岛素，注射器上的每个刻度（“单位”）实际上就是 0.1U 的胰岛素。

婴幼儿皮下脂肪很少，为避免将胰岛素注射到肌肉，应使用配备 6mm 针头的注射器或使用配备 4mm、5mm 针头的胰岛素笔。短针头对于较大、较瘦的儿童也是适用的。最后，对于饮食习惯难以预测的幼儿和幼童，常在餐后立即注射速效胰岛素（剂量根据估算的实际糖类摄入量而定），以防止因患儿没有吃完一餐而导致胰岛素剂量错误引起的低血糖。

六、医学营养治疗（MNT）

MNT 是根据治疗、生活方式和个人因素为糖尿病患者量身定制营养处方的过程，是管理所有类型糖尿病的基石之一。MNT 强调营养在维持糖尿病患者正常生长发育，以及优化血糖、血脂和血压方面的重要作用。营养教育与咨询是糖尿病患者及其家属进行糖尿病综合自我管理教育的重要组成部分[58]。没有固定的“糖尿病饮食”。营养治疗应根据患者的日常饮食习惯和其他生活方式因素个体化设置。监测临床和代谢指标，包括身高、体重、体重指数、血压、血糖、HbA1c、血脂以及生活质量，是确保治疗成功的关键。频繁的自我血糖监测、胰岛素强化治疗，并掌握糖类计算法，可使儿童和青少年在灵活进食的同时，将血糖控制在目标范围内。

MNT 在 T_1D 与 T_2D 的治疗重点有所不同（表 49-4）。T_2D 患儿通常表现为超重或肥胖，强调减轻体重、限制热量以及均匀分配一天的膳食。对 T_2D 而言，即使只是适度的减重也能增加胰岛素敏感性，并改善空腹和餐后血糖。同样，适度减少能量摄入可以降低血糖。因此，作为儿童和青少年 T_2D 的一线治疗方式，建议在确诊时启动生活方式干预，包括营养治疗、体育锻炼（并开始使用二甲双胍）（参见下文 2 型糖尿病部分）[59]。相比之下，T_1D 的主要目标是匹配胰岛素输注量和糖类摄入量，使血糖达到特定年龄的目标范围（表 49–1）。

没有证据表明糖尿病患儿的营养需求与非糖尿病儿童不同，因此，营养建议是基于一般儿童的需求制订的。糖尿病儿童的膳食计划应参考《2010 年健康美国人膳食指南》的主要建议。摄入的总能量必须足以平衡每日的能量消耗[60]。由于能量需求随年龄、体力活动和成长而变化，因此建议每 3～6 个月评估一次身高、体重和能量摄入。生长情况是评估能量摄入是否充足的理想指标，应定期在适龄的生长曲线表上绘制身高和体重来评估。如果生长发育不理想，应检查饮食情况，对于 T_1D 患者，应该筛查是否有胰岛素剂量不足、甲状腺功能减退或亢进、乳糜泻和肾上腺功能减退的证据。对于超重及肥胖的 T_1D 或 T_2D 青少年，必须减少能量摄入以阻止体重增加。

许多研究试图确定最佳的宏量营养素比例，然而，尚不存在统一的推荐。可根据膳食参考摄入量（DRI）的指南推荐制订最初的营养处方。指南建议糖类占总热量的 45%～65%，脂肪占 20%～35%、蛋白质占 10%～35%。在确定营养处方后，可根据血糖、血脂的目标值以及生长发育的需求修改宏量营养素的比例。表 49–5 为 T_1D 和 T_2D 膳食管理的一般方法。

（一）糖类

糖类是淀粉、水果、牛奶和含糖食物中的主要

表 49–4　儿童和青少年糖尿病患者的医学营养治疗目标

适用于所有糖尿病患者的目标	• 获得并维持最佳代谢指标，包括： – 血糖控制在正常范围内或尽可能接近正常水平 – 控制血脂和脂蛋白水平，减少血管并发症风险 – 血压控制在正常范围内或尽可能接近正常值 • 通过改变营养摄入和生活方式来预防或至少减缓糖尿病慢性并发症的发展速度 • 满足个人营养需求，符合个人和文化的偏好以及改变意愿 • 为保持饮食的乐趣，只在有科学依据的情况下才限制食物的选择
针对 1 型糖尿病的目标	• 提供足够的能量以确保正常的生长发育，并将胰岛素治疗方案融入日常饮食和体育活动习惯
针对 2 型糖尿病的目标	• 促进饮食和运动习惯的改变，减少胰岛素抵抗、改善代谢指标
针对使用胰岛素或胰岛素促泌剂的患者的目标	• 提供自我管理教育，以治疗及预防低血糖、急症及运动相关血糖问题

改编自 Bantle JP, Wylie–Rosett J, Albright AL, et al. Nutri– tion recommendations and interventions for diabetes: A position statement of the American Diabetes Association. *Diabetes Care* 2008; 31（Suppl 1）: S61–S78.

表 49–5　膳食管理的一般方法

1 型糖尿病	分次混合胰岛素方案	• 每日 3 次正餐、2～3 次加餐 • 正餐和加餐间隔 2～3h • 固定的糖类摄入量 • 睡前加餐可降低夜间低血糖的风险 • 每天用餐时间一致 • 继续的饮食和生活方式的健康教育与评估
	基础 – 餐食或胰岛素泵方案	• 糖类的摄入量可以变化 • 必须准确计算糖类，并通过预先确定的胰岛素：糖类比例匹配胰岛素剂量 • 每天至少 3 次正餐 • 每天摄入的糖类不应少于预定的量 • 持续的饮食和生活方式的健康教育与评估
2 型糖尿病		• 膳食计划有助于均匀地摄入糖类，并更加强调减少热量以促进减肥

与年龄有关的问题：与周末和节假日相比，儿童在工作日的活动往往不同，必须根据这些差异作出适当调整。膳食计划必须考虑到孩子的课程安排、午餐时间、体育课和课后体育活动

营养成分，对血糖影响最大。目前推荐使用糖、淀粉和纤维素作为糖类类别的首选名称，因为这些术语反映了糖类的化学组成成分，而膳食中的糖类是餐后血糖的主要影响因素。基于糖（特别是蔗糖）较淀粉消化吸收得更快，继而可能加重高血糖的假设，以往建议糖尿病患者避免食用糖，用淀粉代替。这项假说衍生了大量关于血糖生成指数（GI）的研究。GI 最早在 1981 年提出，作为对含糖类的食物进行分类的替代系统。GI 测量了摄入糖类后的升糖反应，定义为摄取标准量的糖类后，相较于对照食物（白面包或葡萄糖）的升糖曲线的增量面积。GI 可以很好地总结餐后血糖情况，并预测峰值（或接近峰值）反应和最大血糖波动 [61]。研究一直表明，与其他糖类相比，蔗糖和其他糖在单独食用或作为正餐或加餐的一部分时，对血糖的影响不会更大。水果和牛奶的升糖反应比大多数淀粉低，而蔗糖的升糖反应与面包、大米和土豆相似。因此，含蔗糖的食物可以替代膳食计划中的其他糖类，或者说如果在膳食计划中添加含蔗糖的食物也可以用胰岛素覆盖 [58]。一般来说，大多数精制淀粉类食品的 GI 较高，而非淀粉的蔬菜、水果和豆类食物的 GI 往往较低。

低 GI 饮食对 T_1D 患者是否有效仍然存在争议，而且在儿童中的数据也很少。尽管如此，一项对随机对照临床试验（其中一些试验纳入了儿童）的 Meta 分析提示，低 GI 饮食对血糖和血脂有适度的长期有益影响。

血糖负荷是指每一种食物 GI 的加权平均值乘以糖类占食物能量的百分比，可作为衡量不同宏量营养素组成的食物和膳食结构对升糖反应影响的一种方法。食物的血糖负荷比糖类的来源或类型更重要。如胡萝卜 GI 高，但血糖负荷低，而土豆的 GI 和血糖负荷都很高。虽然食用低 GI 食物可以改善餐后血糖，并对 HbA1c 可能有长期益处，但首先应该强调糖类总摄入量，其来源应该是次要的考虑因素。在患者掌握了如何匹配胰岛素与糖类摄入量后，再对如何降低饮食的 GI 进行指导。

（二）果糖

果糖以游离单糖的形式存在于许多水果、蔬菜和蜂蜜中，其甜度是葡萄糖的 2 倍多。膳食中的果糖约有 1/3 来自于水果、蔬菜和其他膳食中的天然成分，约 2/3 来自于食品和饮料。其中果糖以单糖的形式添加到食品和饮料中，或以共价方式链接在蔗糖中，或以单糖混合物的形式加入高果糖的玉米糖浆和蜂蜜中。果糖在肠道的吸收速度比葡萄糖、蔗糖或麦芽糖慢，在肝脏中转化为葡萄糖和糖原。在糖尿病患者饮食中用等量的果糖代替蔗糖或淀粉时，餐后血糖降低。果糖在儿童中的使用量高达 0.5g/（kg・d）；然而果糖可能对血脂，特别是低密度脂蛋白胆固醇（LDL-C）产生不良影响，这削弱了果糖的潜在益处。摄入大量果糖［占每日能量摄入的 15%～20%（通常摄入量的第 90 百分位数）］会升高糖尿病患者空腹血清总胆固醇和 LDL-C，并升高非糖尿病患者的空腹血清总胆固醇、LDL-C 和甘油三酯。由于大量的果糖对血脂有潜在的不利影响，与其他营养性甜味剂相比果糖可能没有总体优势。然而，没有证据表明日常食用量的天然形式果糖（水果）是有害的。

（三）糖类计量

目前，对于使用餐前速效胰岛素的 T_1D 青少年而言，最广泛使用的计量方法是个体化的胰岛素与糖类比例（如每 10g 糖类对应 1U 胰岛素）。糖类计量法可以让患者灵活地选择食物，使患者的膳食计划包含多种食物。糖类计量法的局限性包括未标注的糖类总量、饮食成分或摄入的总热量。使用固定剂量胰岛素方案的患者或糖类计量法实施难度大的患者，可以使用的另一种方法是制订糖类膳食计划，尽量使每日正餐或加餐中糖类含量保持一致。

为了准确计算糖类的量，患儿及父母要学会如何阅读食物标签上的营养成分，了解每份食品的糖类总量。建议定期测量和称量食物，以强化准确的分量和糖类含量，这对于优化胰岛素剂量和最大限度降低餐后血糖至关重要。

脂肪和蛋白质对 T_1D 青少年餐后升糖反应的影响已被重新关注，有证据表明，对膳食中蛋白质和脂肪匹配额外的胰岛素优于单纯根据糖类的摄入量匹配胰岛素 [63]。

（四）纤维素

纤维素是指植物中不能消化的部分，影响了许多营养物质的消化、吸收和代谢。糖尿病患者的纤维素推荐摄入量与普通人相似，为 14g/1000kcal。因为纤维素对血脂有益，指南建议摄入含有纤维素的食物，其中强调了可溶性纤维。建议食用加工程度最低的含纤维素食物，如全谷物制品、富含纤维素的谷类、豆类、水果和蔬菜。在使用强化胰岛素治疗方案的糖尿病青少年中，纤维素、水果和蔬菜摄入量较高的人，血糖控制达标的比例更高 [64]。

（五）蛋白质

当糖尿病控制良好时，蛋白质需求量不会增加，因此糖尿病儿童应该遵循指南推荐的每日摄入量。生理需要量由维持正常生长所需的蛋白质总量决定，以理想的身高体重为基础，并随年龄而变化，在婴儿期和幼儿期最高。婴幼儿、儿童和青少年的蛋白质需要量（每公斤体重）高于成人。蛋白质摄入量从婴幼儿时期的约 2g/（kg・d）下降到 10 岁时的 1g/（kg・d），在青春期后期下降到 0.8～0.9g/（kg・d）。膳食中的蛋白质可以从动物和植物中获得，包括肉、家禽、鱼、蛋、牛奶、奶酪和大豆。为了减少饱和脂肪酸的摄入，从红肉、全脂牛奶和高脂乳制品中获得的蛋白质应该低于正常人。随着肾病（持续性微量白蛋白尿）的发生，过量的蛋白质摄入可能是不利的，建议蛋白质摄入量为 0.8g/（kg・d）或占每日能量摄入的 10% 左右。

（六）脂肪

儿童或青春期起病的 T_1D 和 T_2D 与早发的亚临床和临床心血管疾病（CVD）风险增高相关，美国心脏协会（AHA）将 T_1D 患儿心血管风险列为最高等级。饱和脂肪酸和反式脂肪酸是决定血浆 LDL-C 水平的主要膳食因素。因此，为了降低心血管疾病风险，必须限制饱和脂肪酸、反式脂肪酸和胆固醇的摄入，同时增加不饱和脂肪酸和 ω-3 脂肪酸的摄入。由于血糖控制和保护心血管的医学营养治疗都能改善血脂、降低 CVD 风险，因此，美国营养与饮食学会指南建议，起始营养治疗时就进行保护心血管的营养干预 [65]。患者应少吃红肉和高脂乳制品，多吃家禽、鱼类和植物蛋白，喝低脂牛奶。血脂浓度正常的儿童和青少年从饱和脂肪酸中获得的能量应少于 10%。胆固醇的每日摄入量应低于 300mg/d，反式脂肪酸（主要由不饱和脂肪氢化而成，存在于人造黄油、油炸脂肪以及一些加工食品，如饼干、蛋糕中）的摄入量应尽量减少。超重或肥胖的儿童，应减少脂肪总摄入量。

LDL-C 升高［＞ 2.6mmol/L（100mg/dl）］的患者首先应参考 AHA 饮食的第 2 步进行营养治疗，它将饱和脂肪限制在总热量的 7% 以下，将膳食胆固醇限制在 200mg/d 以内 [66]。

（七）MNT 教育与膳食计划的制订

新诊断的 T_1D 患儿通常会出现体重下降，因此最初的膳食计划包括估计能量需求，以恢复并维持适当的体重，并保证正常生长发育。能量需求随年龄、身高、体重、青春期阶段和体力活动水平而变化。由于成长阶段儿童对能量的需求不断变化，因此幼儿至少每 6 个月应重新评估一次膳食计划，青少年应每年重新评估一次。

确诊后注册营养师应进行 MNT 评估。膳食计划必须考虑到孩子的课程安排、午餐时间、体育课、课后体育活动，以及工作日与周末、节假日的活动差异。幼儿通常每天吃 3 顿饭、2～3 顿点心，这取决于两餐之间的间隔时间、孩子的年龄和活动量。虽然每天的能量摄入相对稳定，但可能每餐的能量摄入都会变化。正常幼儿每餐的食物摄入量变化很大，对于 T_1D 患儿这种变化更具挑战性。因此，可能需要估计糖类的实际摄入量，在餐后注射速效胰岛素，这可以减轻父母的焦虑。加餐是为了预防两餐间的低血糖和饥饿感。如果基础胰岛素设置得当，使用基础 - 餐时胰岛素方案或胰岛素泵治疗的患者可能不需要加餐。

营养师评估患者和家属对医学营养的认识和理解，并制订个性化的膳食计划。如果不认真执行膳食计划，即使是强化胰岛素替代方案也无法成功 [67]。营养教育和咨询就像糖尿病教育的其他所有方面一样，应该是一个持续的过程。应定期审查和修订膳食计划，评估患儿和家长的理解程度、分析和解决问题的能力以及对营养治疗的依从性。如果血糖控制不佳、生长发育落后、体重增长过快或出现其他与 MNT 相关的问题，患者应该联系营养师复诊。

个性化的膳食计划必须简单、实用、易于修改，并提供有趣、美味和负担得起的食物。如前所述，饮食方案主要由患者的胰岛素替代方案决定。我们提倡根据患者个人（和家庭）的喜好和能力制订健康的膳食计划，并考虑民族、宗教和经济状况等因素。既要注重糖类计算，又要重视饮食的总量和质量。

DCCT、短期饮食干预研究和横断面研究中，已经对 MNT 的有效性进行了评估[68]。饮食依从性与血糖改善有关，包括降低 HbA1c 和减少餐后血糖波动[69]。

需要注意的是，T_1D 患者的饮食质量并不理想，饱和脂肪摄入过多、纤维素摄入量较少、水果和蔬菜摄入量不足是常见现象[70, 71]。肥胖的流行也影响到 T_1D 患儿。最近的一项 SEARCH 研究报告显示，与没有糖尿病的同龄青少年相比，T_1D 患者超重的比例更高（22%vs.16%）[18]。对糖类总量的过分关注可能是这种饮食趋势的一部分原因[72]。因此，MNT 必须兼顾饮食的质量和健康，同时密切关注患者的生活方式和生活质量。

（八）制订 2 型糖尿病膳食计划时的注意事项

T_2D 患儿表现为超重或肥胖，营养治疗的重点是减轻体重、限制热量摄入，并均匀分配一天的膳食。即使只是适度的减重也会增加胰岛素敏感性，并改善空腹和餐后血糖。

T_2D 的治疗目标是减轻体重，使空腹和餐后血糖及 HbA1c 尽可能接近正常范围，识别和治疗相关并发症，如高血压和高脂血症，并最大限度地降低糖尿病相关急慢性并发症的风险[38]。儿童 T_2D 发病年龄早，预期会增加其微血管并发症的风险，这是由于微血管并发症与糖尿病病程和高血糖严重程度直接相关。事实上，早发的 T_2D 与糖尿病肾病发病率高相关，并且血管病变在诊断时可能已经存在[73]。

T_2D 患者的 MNT 强调健康饮食，以优化代谢指标控制，同时实现持续减重。个人平时的饮食和体育锻炼习惯可以帮助制订最佳的膳食计划。患者及其家人应该接受行为调整策略的指导，以改变他们的生活方式，减少高能量、高脂肪食物的摄入，并在生活中加入日常的有氧运动。为了增加孩子的体力活动，必须严格限制久坐时间和“屏幕时间”（看电视、玩电子游戏、上网等）[74]。美国心脏协会的推荐包含了一些简单的建议，如不喝含糖汽水和果汁、减少食用高热量“快餐”和高脂肪零食，这可以改善血糖，有助于实现减重目标。

越来越多的证据表明，低血糖指数（GI）饮食可能有益于代谢控制[62]。一项纳入了比较低 GI 饮食与常规或高 GI 饮食的随机对照试验的 Meta 分析提示，低 GI 饮食组的 HbA1c 略有降低。高 GI 饮食增加胰岛素分泌，促进合成代谢。相比之下，低 GI 饮食可减少胰岛素分泌，提高胰岛素敏感性，并通过减少胰岛素分泌下调丙二酰辅酶 A 羧化酶的活性，从而减少脂肪酸和甘油三酯的形成。此外，还应增加膳食纤维摄入量，它能降低胰岛素水平、促进体重减轻、改善血脂状况、降低心血管风险。一项针对成年人的研究比较了 3 种不同饮食的效果，包括低 GI、高 GI 和低糖类，结果显示 HbA1c 没有差异，但低 GI 饮食的 C- 反应蛋白（CRP）减少、餐后血糖降低[75]。

进食不规律的患者和在晚间大量进食的患者，如果均匀分配一天的糖类，可以改善血糖控制。如果通过改变饮食习惯和食物选择不能达到减重目标，则需要采用更系统的方法确定合适的分量和热量。要根据静息能量消耗公式计算出的能量需求制订膳食计划，并根据体重变化进行修改。幼儿在保持体重或减缓体重增长速度时，可以实现体重减轻和更好的血糖控制，这样随着时间的线性增长，他们的体重与身高比值可逐渐恢复正常。然而，对于 BMI 超过第 95 百分位数的儿童，应鼓励其减肥。当实施营养治疗时，应该监测线性增长，以确保减少热量摄入不会对生长速度产生不良影响。

七、运动

在对 T_1D 青少年的几项横断面研究中，体能[通过峰值耗氧量（VO_2）衡量］与 HbA1c 相关，峰值 VO_2 越低预示 HbA1c 水平越高[76]。也有证据表明，缺乏体力活动（如看电视和电脑屏幕时间较多）与血糖控制不佳有关[77]。对儿童患者的干预 / 训练研究并没有得出规律体育锻炼有利于改善 HbA1c 的一致性结论[78]。尽管如此，还是鼓励糖尿病儿童参加体育运动，并将定期锻炼纳入日常生活，因为体育锻炼可以使患儿生活正常化、增强自尊、提高身体素质，有助于控制体重、改善血糖。有规律的运动可以在运动中和运动后立刻增加胰岛素敏感性，并在运动 7～11h 后再次增加胰岛素敏感性[79]，改善心血管功能，增加去脂体重、改善血脂、降低血压。

对 T_1D 患儿而言，体育锻炼比较复杂，特别是在运动中和运动后需要预防低血糖。与久坐后的夜间相比，T_1D 患儿在运动后出现夜间低血糖的概率提高了 1 倍[80]。无法在运动过程中自行降低胰岛素水平是导致低血糖风险增加的关键因素，然而如果有正确的指导和计划，运动也可以是安全且愉快的[78]。

持续有氧运动增加了葡萄糖的消耗从而显著降低血糖，其消耗水平不一，取决于运动的强度、持续时间以及当时血液中胰岛素的水平。低血糖症通常可以通过减少运动前胰岛素剂量或暂时中断或减少基础胰岛素输注（使用 CSII）[81] 和（或）补充含糖类的加餐来预防，这取决于体力活动的时间、强度和持续时间。持续时间超过 30min 的运动（无论何种形式）都需要对食物和（或）胰岛素进行一些调整。最佳策略取决于胰岛素治疗方案、运动时间与膳食计划的关系。在选择加餐的内容和分量时，会考虑几个因素，包括当前的血糖水平、预计到运动期间和运动后胰岛素的作用最活跃、上一次进餐后的间隔时间，以及运动的持续时间和强度。糖类的适当补充量需要反复摸索，初步建议每剧烈运动 1h 每千克体重最多补充 1g 糖类。在下午或晚上进行长时间的剧烈运动后，应将睡前中效胰岛素或长效胰岛素的剂量减少 10%～30%，对使用 CSII 的患者应同等程度地减少过夜胰岛素基础输注率。此外，为了减少运动的滞后效应[79] 和夜间升糖激素应答减弱引起的夜间或清晨低血糖风险[82]，睡前点心应比平时多一些，并且应该含有糖类、蛋白质和脂肪。频繁的血糖监测对活泼好动的糖尿病患儿至关重要，因为它可以识别血糖趋势。记录应包括血糖水平、运动时间、持续时间和强度，以及维持血糖在目标范围内的相关策略（表 49–6）。

在锻炼的肢体部位注射胰岛素可以加速胰岛素的吸收速度。如果可能，运动前胰岛素注射应在最不容易受运动影响的部位进行。因为体育锻炼增加了组织的胰岛素敏感性，当身体状况欠佳的青少年开始参加有组织的体育活动或大幅度提高体育活动水平时（如夏令营开始时），他们应该减少持续体力活动期间的胰岛素剂量。具体减少多少剂量是通过测量运动前后血糖水平凭经验确定的。

T_1D 患者进行急性剧烈无氧运动时，肾上腺素和胰高血糖素水平增加，这可能会引起 30～60min 的短暂性高血糖。运动后出现的一过性高血糖通常持续 1～2h。在血糖控制不佳的儿童中，剧烈运动会加重高血糖和酮体的生成，因此酮症患儿在生化指标恢复正常前不应运动（表 49–6）。

八、1 型糖尿病其他自身免疫性疾病筛查

自身免疫性甲状腺疾病是与 T_1D 相关的最常见的自身免疫性疾病，发生在 17%～30% 的患者中[83]。在诊断 T_1D 时，大约 1/4 的患者有甲状腺自身抗体[84]，这预示着甲状腺功能障碍，通常是甲状腺功能减退，甲状腺功能亢进较少见。亚临床甲状腺功能减退症可能与症状性低血糖风险增加和身高增长缓慢有关。甲状腺功能亢进会导致代谢水平恶化和胰岛素需求量增加。在代谢情况达标后（确诊糖尿病时甲状腺功能经常出现一过性异常）[85]，无症状者应测定促甲状腺素（TSH），筛查甲状腺功能障碍，此后每 1～2 年检查一次。有些内分泌医生倾向于在确诊后立即筛查甲状腺过氧化物酶抗体和甲状腺球蛋白抗体，并对抗体阳性者测定促甲状腺素（TSH）。T_1D 青少年亚临床甲状腺功能减退与总胆固醇和 LDL–C 轻度升高有关[86]。

T_1D 患者乳糜泻的发病率增高（1%～16%，而普通人群为 0.3%～1%）。乳糜泻的症状包括腹泻、

表 49-6　运动实践指南

- 考虑锻炼的时间、方式、持续时间和强度
- 运动前 1～3h 进餐（其中应包含糖类）
- 测量血糖水平
  - 如果血糖＜ 90mg/dl（5mmol/L），并且仍在下降，则需要额外的热量
  - 如果血糖为 90～270mg/dl（5～15mmol/L），可能不需要额外的热量，这取决于运动的持续时间和个人对运动的反应
  - 如果血糖＞ 270mg/dl（＞ 15mmol/L），并且尿或血酮增加，应推迟运动，直到补充胰岛素恢复正常代谢水平
- 如果进行有氧运动，根据胰岛素的峰值来确定是否需要胰岛素或额外的糖类
  - 长期中高强度活动需要改变胰岛素剂量时，应在活动前 1h 将餐前胰岛素剂量减少 50%。在随后几天，根据测得的个体反应调整剂量
  - 在不受锻炼影响的部位注射胰岛素
  - 如果需要额外的糖类，开始时在胰岛素作用的峰值摄入 1g/（kg·h）；随着距离最后一次注射后时间的增加，所需的糖类也会减少
  - 根据测量的个体反应，在随后几天改变糖类的摄入量

改编自 Riddell MC，Iscoe KE. Physical activity，sport，and pediatric diabetes. Pediatr Diabetes 2006；7：60–70.

体重减轻或体重增加不良、生长障碍、腹痛、慢性疲劳、吸收不良导致的营养不良、其他胃肠道症状以及不明原因的低血糖或血糖波动大。

乳糜泻的筛查包括测定血清组织型转谷氨酰胺酶抗体或抗肌内膜抗体，并对抗体阳性的儿童进行小肠活检。最近的欧洲指南（不仅针对 T_1D 儿童）建议，只要基因或 HLA 检测结果支持，抗体阳性的有症状儿童可能不需要进行活检，但高风险的无症状儿童应该接受活检。

ADA 建议在 T_1D 确诊后就筛查乳糜泻（通过检测组织型转谷氨酰胺酶抗体或抗肌内膜抗体，并检测血清总 IgA 水平）。如果不常规进行血清学筛查，临床医生对生长发育不良、体重增加不达标或体重减轻、腹泻、腹胀、腹痛或吸收不良的患者或经常出现不明原因的低血糖或血糖控制情况恶化的儿童应考虑到乳糜泻的可能，并检测组织型转谷氨酰胺酶 – 抗体或抗肌内膜抗体。

T_1D 患者出现肾上腺（抗 21- 羟化酶）抗体的比例在 1.6%～2.3%，但每 200～300 人中只有 1 人会进展为肾上腺皮质功能不全 [88]。在合并两种自身免疫病（即糖尿病和甲状腺炎）的患者中，风险增加到 1/30。T_1D 患者发生肾上腺皮质功能不全的特点是反复出现不明原因的低血糖和胰岛素需求量减少。

九、远期并发症筛查

糖尿病的血管并发症分为微血管并发症（视网膜病变、肾病和神经病变）和大血管并发症（包括冠状动脉、外周血管和脑血管病变）。微血管并发症可在 T_1D 发病后 5 年内发生，但很少在青春期前发病。临床上典型的大血管并发症几乎在成年之前都不会出现。

强化血糖控制可降低微血管疾病、视网膜病变、肾病和神经病变以及大血管疾病的风险 [89]。除高血糖外，其他一些可控的风险因素也会导致和影响血管并发症的风险。吸烟极大增加了肾病和大血管疾病的发病和进展风险 [90]。同样，高血压也与视网膜病变、肾病和大血管疾病的风险和进展速度增加有关。血脂异常会增加大血管疾病、肾病和视网膜病变的风险。高血压或肾病的家族史会增加肾病的风险。

糖尿病并发症的发展是隐蔽的，但通常可以在患者出现症状或器官功能受损前数年被发现。系统的筛查可以在早期发现异常，此时进行干预对阻止、逆转或延缓疾病进程将产生最大的影响。糖尿病视网膜病变在青春期开始之前或在患有 T_1D 不到 5 年的患者中是罕见的。因此，确诊后 3～5 年、年龄≥ 10 岁后，每年应进行一次扩瞳后的视网膜检查 [38]。当代谢情况显著改善时，可能会出现一过性的快速进展的视网膜病变，这时应更频繁地进行视网膜检查。

肾脏疾病首先表现为持续的蛋白尿。在确诊糖尿病 5 年、年龄≥ 10 岁后，每年应进行尿白蛋白和肌酐浓度的筛查，以发现微量白蛋白尿。筛查微量白蛋白尿可采用多种方法。最方便的首选方法是测量随机尿标本中白蛋白与肌酐的比值。检测晨尿可以避免直立姿势引起的白蛋白排泄增加的混杂效应。收集 24h 尿液或隔夜晨尿都比检测随机尿样更准确，但不太方便。尿白蛋白排泄会因高血糖、运动和发热性疾病而一过性升高。由于白蛋白排泄量每天都有明显的变化，因此在进行治疗前应重复检

测微量白蛋白尿（3～6 个月内 3 次检测中至少 2 次阳性）以确诊糖尿病肾病[91]。不同于 T_1D，T_2D 儿童自确诊时就应监测血脂、尿白蛋白排泄率并进行眼科检查[15]。

虽然敏感的心血管系统检查可以在一些青少年糖尿病患者中发现轻微的自主神经异常，但这些异常往往是短暂的，临床意义不明确。在儿童和青少年人群中糖尿病的神经、循环并发症很少有实际临床意义。

十、儿童和青少年 2 型糖尿病

直到目前，大多数糖尿病儿童都是 T_1D；然而，早在 1916 年人们就发现了儿童的一种独特表型的糖尿病，现在被归类为 2 型糖尿病（T_2D）[92]。自 20 世纪 90 年代初以来，北美[93]和其他国家的儿童糖尿病中心报告称，儿童 T_2D 的患病率出现了惊人的增长。T_2D 现在占 18 岁以下青少年糖尿病新发病例的 1/3，在少数民族中的比例过高[13, 94]。至少 90% 新诊断的 T_2D 患者体型肥胖[93]，在过去 30 年里儿童肥胖比例急剧增加，这与儿童 T_2D 患病率的增加在时间上是一致的。例如，2009—2010 年，儿童和青少年肥胖（定义为 BMI ≥第 95 百分位数）的患病率为 16.9%[95]。

与成人一样，儿童肥胖与胰岛素抵抗、高胰岛素血症和胰岛素刺激的葡萄糖代谢降低有关[96]。T_2D 的病理生理将在第 40 章讨论（框 49–1）。

框 49–1 青少年 2 型糖尿病的危险因素

- 胰岛素抵抗：通常与肥胖有关
- 一级或二级亲属有 2 型糖尿病家族史
- 种族：非裔美国人、西班牙裔美国人、太平洋岛民、美洲印第安人、加拿大原住民
- 妊娠期糖尿病
- 宫内生长受限
- 青春期胰岛素抵抗
- 缺乏体力活动
- 高热量饮食

十一、2 型糖尿病治疗

T_2D 治疗的一般目标与先前概述的 T_1D 相同，即尽可能控制空腹和餐后血糖接近正常。与 T_1D 相同，一个多学科的糖尿病团队是必不可少的，团队成员包括内科医生、糖尿病护理教育者、注册营养师、社会心理专家或社会工作者。然而，除了血糖控制之外，起始治疗时往往就需要对肥胖、血脂异常、高血压和微量白蛋白尿等并发症进行管理。表 49–7[15、59]和表 49–8[15]是儿童 T_2D 患者的治疗目标和推荐的治疗标准。

表 49–7 2 型糖尿病的治疗目标

- **达到并维持血糖接近正常**
  - 餐前血糖 90～130mg/dl
  - 餐后血糖＜ 180mg/dl
  - 糖化血红蛋白＜ 7%
- **预防低血糖**
- **保持合理的体重（BMI ＜第 95 百分位数）和正常生长**
- **提高运动能力**
- **防治糖尿病相关并发症，如血脂异常、高血压和微量白蛋白尿**
  - 血压目标 *
    - 收缩压＜ 130mmHg
    - 舒张压＜ 80mmHg
  - 血脂目标
    - 低密度脂蛋白胆固醇＜ 100mg/dl
    - 高密度脂蛋白胆固醇＞ 40mg/dl
    - TG ＜ 150mg/dl
- **全面改善身心健康**

*. 血压目标必须根据年龄、身高和性别进行调整［引自 Rosenbloom AL, Silverstein JH, Amemiya S, Zeitler P, Klingen-smith GJ. Type 2 diabetes in children and adolescents. Pediatr Diabetes 2009；10（Suppl 12）：17–32；Copeland KC, Silverstein J, Moore KR, et al. Management of newly diagnosed type 2 diabetes mellitus（T2DM）in children and adolescents. Pediatrics 2013；131：364–382.］

表 49–8 2 型糖尿病患者的推荐治疗标准

- 每次就诊测量体重
- 每次就诊测量血压
- 个体化血糖监测频率
- 每 3 个月监测 HbA1c
- 诊断时及每年一次：散瞳眼底检查、血脂谱、尿微量白蛋白

引自 Rosenbloom AL，Silverstein JH，Amemiya S，Zeitler P，Klingen-smith GJ. Type 2 diabetes in children and adolescents. Pediatr Diabetes 2009；10（Suppl 12）：17–32.

英国前瞻性糖尿病队列研究（UKPDS）显示，对成人 T_2D 强化控制血糖，糖化血红蛋白每降低 1%，微血管并发症风险最高可降低 25%[33]。处理相关危险因素的联合治疗方案在成人 T_2D 中已被证明是预防或减少并发症的关键，包括心血管疾病

（CVD）[97]。相比之下，关于青少年起病的 T_2D 的并发症和长期生存率的数据很少，有证据表明 T_2D 的病程进展可能更快 [98]。澳大利亚的一项研究比较了发病年龄在 15—30 岁的 354 名 T_2D 患者与 470 名 T_1D 患者的 20 年死亡率 [99]。T_2D 队列的死亡率明显过高，心血管事件导致的死亡更多，短病程的死亡更多。此外，尽管血糖控制情况相同，糖尿病病程较短，但在 T_2D 队列中微量白蛋白尿患病率及心血管危险因素更高。这些数据证实，青少年起病的 T_2D 是一种进展迅速的高风险疾病，无论是血糖控制还是心血管危险因素都需要强化干预 [99]。青少年 T_2D 的管理流程如图 49-2 所示。

（一）非药物治疗

体重控制与体育锻炼 预防和治疗糖尿病的营养和生活方式干预与药物治疗同样重要。对儿童 T_2D 患者而言，以家庭为中心的治疗方法至关重要。患者及其家属必须优先考虑生活方式的改变，如均衡饮食、保持健康的体重和规律锻炼。营养建议应与饮食文化和家庭资源相适应 [59]。为儿童 T_2D 患者制订膳食计划的方法前文已经讨论过了（见医学营养治疗中制订 2 型糖尿病膳食计划时的注意事项）。

除了营养治疗外，规律体育锻炼有助于减轻体重，提高高密度脂蛋白，降低血压，改善代谢水

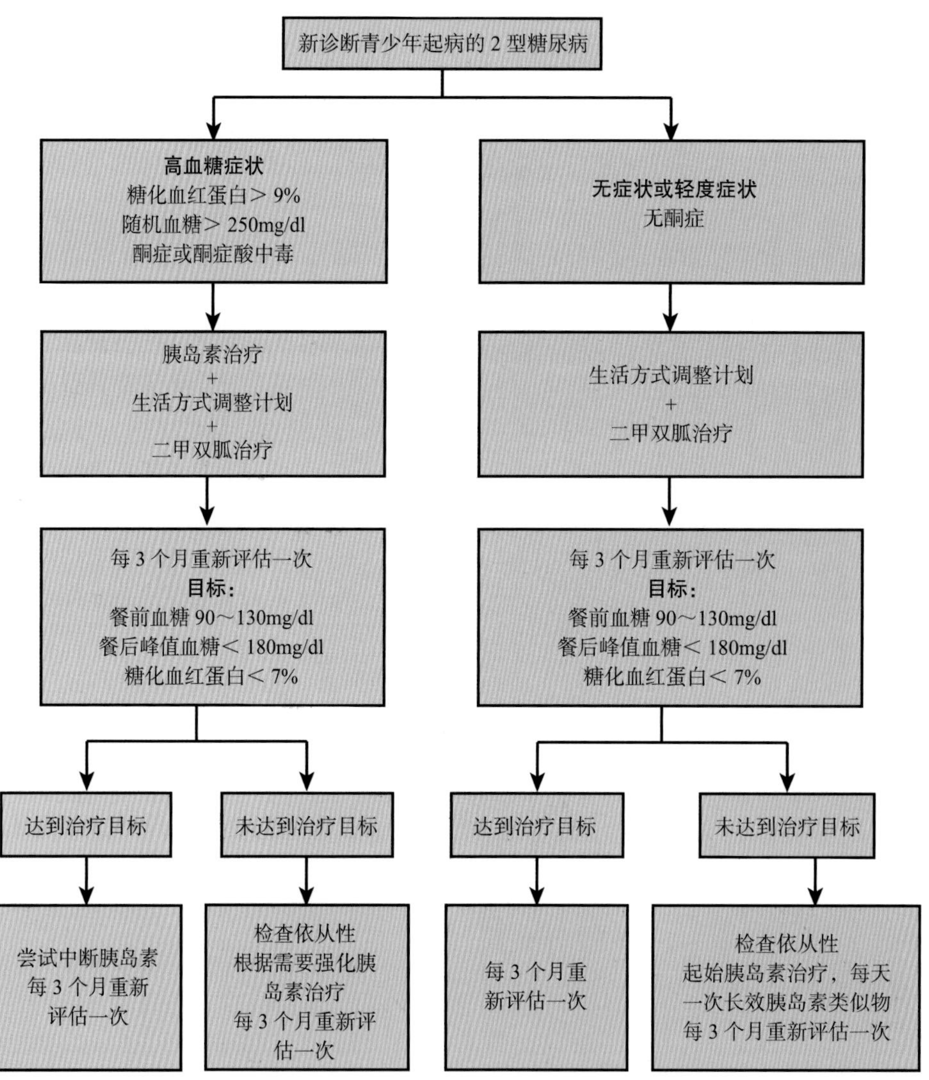

▲ 图 49-2 青少年 2 型糖尿病管理流程指南

儿童和青少年 2 型糖尿病的推荐管理方案。控制目标为餐前血糖 90～130mg/dl，糖化血红蛋白＜ 7%（正常范围 4%～6%）

平。经常运动的肥胖儿童的空腹血清胰岛素浓度降低，胰岛素敏感性提高[100, 101]。T_2D 青少年应规律参加有氧运动，并逐渐增加频率、强度和持续时间，目标是每天至少 60min 的中等强度或高强度体育活动。肥胖儿童的运动耐力降低，因此体育锻炼的增加应切合实际并因人而异。为了增加儿童的体力活动，必须严格限制久坐活动的时间（看屏幕的时间）每天少于 2h[59]。

（二）药物治疗

1. 口服药　出现酮症或酮症酸中毒时，需要一段时间的胰岛素治疗，直到空腹和餐后血糖恢复到正常或接近正常。同样，如果 T_1D 与 T_2D 难以明确分型时，患者初始治疗应使用胰岛素。此外，根据美国儿科学会的临床实践指南的推荐，对于随机血糖≥ 250mg/dl 或 HbA1c ＞ 9% 的患者应启用胰岛素治疗[59]。

2. 二甲双胍　当不需要胰岛素治疗时，当前指南推荐采取以家庭为中心的生活方式调整计划，并开始使用二甲双胍作为儿童和青少年的一线治疗药物。其他口服药物的用药证据将在后文具体回顾，但二甲双胍是目前唯一被明确批准用于 T_2D 儿童的口服降糖药。二甲双胍在儿童 T_2D 患者中通常是安全且有效的[102]。二甲双胍可抑制基础肝葡萄糖的产生并增加骨骼肌对胰岛素介导的葡萄糖摄取，但不影响胰岛素分泌或引起低血糖。它能轻度降低甘油三酯和 LDL，其厌食作用可能有助于适度的减轻体重。

二甲双胍最常见的不良反应是恶心、呕吐、腹痛和腹泻。乳酸酸中毒是一种罕见的、可能致命的不良反应。只要不用于肾功能不全（二甲双胍在尿液中的排泄不变）或组织灌注不良的患者，乳酸酸中毒的风险并不比其他降糖药高。在使用造影剂进行放射检查前，全身麻醉下的手术前，肾脏、肝脏或心脏疾病患者，脱水患者以及组织灌注不良时，必须停用二甲双胍。由于维生素 B_{12} 和（或）叶酸的吸收可能受到影响，建议患者每天服用多种维生素。

二甲双胍有 500mg、850mg 和 1000mg 的片剂，以及 500mg 和 750mg 缓释片，也可以使用液体制剂（500mg/5ml）。对于 10—16 岁的儿童，推荐的起始剂量为每日 1 次，每次 500mg。剂量可增加至每日 2 次，每次 500mg，并可每周增加 500mg 直至最大日剂量 2000mg。通过与食物同服或在进食后给药，以及使用较低的起始剂量、视情况逐渐增加剂量，可使二甲双胍的急性、可逆性胃肠道不良反应降至最低。缓释剂的起始剂量为每日 500mg，随晚餐一起服用。缓释剂的最大推荐剂量为 2000mg/d。

患有多囊卵巢综合征的超重女性使用二甲双胍后，T_2D 相关的月经周期和生育能力可能会恢复正常。性活跃的女性应建议避孕。

3. 胰岛素促泌剂（磺脲类与格列奈类）　尽管磺脲类药物在成人中已经使用了半个多世纪，但在儿童的疗效依据有限。一项在 T_2D 儿童患者中进行的为期 24 周的随机单盲对照研究表明，格列美脲在降低糖化血红蛋白和低血糖发生率方面与二甲双胍一样安全有效。然而，与二甲双胍治疗的患者相比，格列美脲治疗组患者的体重增加幅度更大[103]。

非磺脲类胰岛素促泌剂，如瑞格列奈，在给药后 10～30min 内促进胰岛素释放，持续时间比磺脲类药物短（2～4h）。饭前服用可以改善餐后血糖。

4. 噻唑烷二酮（TZD）　TZD 是胰岛素增敏剂，作用于核受体过氧化物酶体增殖物激活受体 γ（PPARγ），增加肌肉和脂肪组织的胰岛素敏感性。TZD 有利于控制脂代谢。不良反应包括体重增加和液体潴留，禁用于心力衰竭患者。噻唑烷二酮类药物未被批准用于儿童，它们在成人中的使用也受到限制，罗格列酮存在心肌梗死风险，吡格列酮存在膀胱癌风险，两者都存在骨密度降低的风险。

5. α- 葡萄糖苷酶抑制药　α- 葡萄糖苷酶抑制药作用于肠道，它们竞争性地抑制将多糖水解成单糖的酶。它们主要作用于淀粉，但蔗糖到葡萄糖和果糖的裂解作用也会减弱，导致膳食中糖类的吸收延迟（直到它们通过中段或远端小肠），并使餐后血糖降低。由于胃肠道不良反应（包括腹泻、胀气和腹胀），α- 葡萄糖苷酶抑制药的接受程度有限。这些药物尚未在儿童中开展过研究。

6. 胰岛素治疗　尽管许多胰岛素方案已被研究并成功应用于成人 T_2D，但在儿童 T_2D 中尚无类似的数据。如前所述，所有酮症或酮症酸中毒、随机血糖≥ 250mg/dl 或 HbA1c ＞ 9% 的患者均应接受胰岛素治疗。血糖正常、脱水纠正后加用二甲双胍。

对于无症状或症状轻微的患者，经生活方式干预和最大剂量二甲双胍治疗 3 个月后仍不能达到血糖控制目标（HbA1c ＜ 7%），可能需要胰岛素治疗。长效胰岛素类似物（甘精胰岛素或地特胰岛素）可与二甲双胍联合治疗。合适的起始剂量是 0.2U/（kg · d），晚餐或睡前皮下注射。每日 2 次的预混胰岛素方案（表 49-2）对成人 T_2D 有疗效，治疗 28 周后 HbA1c 降低了 2.8% [104]。一项预混胰岛素类似物的短期临床试验提示对儿童也有益 [105]。基础加餐时胰岛素治疗（每日 1 次长效胰岛素联合餐前注射短效胰岛素）可能适用于愿意进行糖类计量的患者。胰岛素治疗的不良反应是低血糖、食欲增加和体重增加。

7. 2 型糖尿病的新疗法　胰岛淀粉样多肽和胰高血糖素样肽 1（GLP-1）的发现，以及这些激素类似物的开发，已使这些药物广泛用于成人糖尿病的治疗。但在儿童中这些药物的报道却很少 [106]。

8. 儿童青少年 2 型糖尿病治疗选择（TODAY）研究　最近的一项随机临床试验——儿童青少年 2 型糖尿病的治疗选择（TODAY）研究，提供了有关青少年 2 型糖尿病药物治疗的现有最高质量数据 [107]。TODAY 研究调查了 699 名受试者的治疗方案，受试者年龄在 10—17 岁，T_2D 病程＜ 2 年、BMI ≥第 85 百分位数。在最初的阶段，受试者仅接受二甲双胍与标准糖尿病教育，所有受试者 HbA1c 均＜ 8%。随后受试者被随机分成 3 组，分别是单独使用二甲双胍、二甲双胍联合胰岛素增敏剂（罗格列酮）或二甲双胍联合“强化生活方式干预”（以健康饮食和锻炼为重点的面对面、以家庭为中心的咨询）。平均干预期为 3.8 年（2～6.5 年），主要观察结果是治疗失败（定义为 HbA1c ≥ 8% 持续≥ 6 个月或需要胰岛素干预的持续性代谢失代偿）。

总体而言，45.6% 的受试者在研究期间治疗失败，失败的中位时间为 11.5 个月。二甲双胍联合罗格列酮组治疗失败率最低，为 38.6%；二甲双胍联合生活方式干预组治疗失败率为 46.6%；单纯二甲双胍组治疗失败率为 51.7%。二甲双胍联合罗格列酮比单独使用二甲双胍更有效，且不增加不良事件 [102]；二甲双胍联合生活方式干预的疗效处于中等水平，但与单独使用二甲双胍或二甲双胍联合罗格列酮组没有显著差异 [107]。单独使用二甲双胍仅能维持约一半受试者的血糖控制，而二甲双胍联合罗格列酮治疗失败率明显较少。然而如前所述，出于安全考虑，目前不推荐使用罗格列酮。尽管如此，TODAY 研究表明，早期联合治疗对 T_2D 青少年可能是有益的，但迫切需要进一步研究联合治疗的替代药物。

十二、2 型糖尿病的合并症

与 T_2D 相关的合并症包括肥胖、代谢综合征、高血压、微量白蛋白尿、血脂异常和非酒精性脂肪肝病。本节只讨论高血压和血脂异常。

（一）高血压

严格控制成人血压可显著降低心血管疾病的发病率和死亡率 [108]。预期儿童也有类似效果，降低早发心血管疾病的风险。建议所有合并高血压患者进行高血压的管理，包括控制体重、规律锻炼、低脂低钠饮食、戒烟和戒酒。在没有终末器官损害或并发症的情况下，目标是将血压降低到小于同年龄、身高和性别组的第 95 百分位数。如果生活方式干预不成功，应该开始药物治疗。血管紧张素转化酶抑制药（ACEI）（如卡托普利、依那普利、赖诺普利和福辛普利）是糖尿病和（或）蛋白尿儿童的首选药物。ACEI 在成年糖尿病患者中延缓糖尿病肾病进展的作用已被证明。如果最高推荐剂量无效或出现不良反应，可以使用不同类别的第 2 种药物，如血管紧张素受体阻滞药（ARB）、钙通道阻滞药、选择性 β 受体拮抗药和（或）利尿药 [109]。

（二）高血脂

儿童时期的血脂异常一直持续到成年，因此，假设糖尿病儿童未经治疗的血脂紊乱会增加日后患 CVD 的风险不无道理。对于血脂异常的青少年，初始治疗包括体重控制、运动、优化血糖控制、停止吸烟（如果适用），以及符合美国心脏协会（AHA）指南第一步的减脂饮食。总脂肪和饱和脂肪的摄入量应分别低于摄入总热量的 30% 和 10%[110]。

除了接受生活方式调整的建议，部分高脂血症儿童仍需要降脂药物治疗。目前，AHA 推荐 3- 羟基 -3- 甲基戊二酰辅酶 A（HMG-CoA）还原酶抑制药（他汀类药物）作为高脂血症儿童的一线治疗药物[111]。他汀类药物被批准用于 10 岁及以上儿童。儿童组的随机临床试验显示，其安全性和有效性与成人相似。

对低密度脂蛋白胆固醇（LDL-C）＞ 190mg/dl，以及 LDL-C ＞ 160mg/dl 且有早发心血管疾病家族史或其他危险因素的患者，建议添加降脂药物。同样，如果经过 6～12 个月的医学营养治疗和生活方式的改变，LDL-C 仍然＞ 130mg/dl，则需要药物治疗。初潮前的女孩和 8—10 岁以下男孩不推荐服用降脂药物，除非动脉粥样硬化的风险特别高，在这种情况下积极的治疗是合适的。

十三、预防 2 型糖尿病

对 T_2D 高风险的青少年，儿科初级医疗保健提供者应该重点预防。超重和肥胖儿童以及糖尿病前期儿童，包括糖耐量异常（IGT）、空腹血糖受损（IFG）和（或）代谢综合征，应实施生活方式调整。通过改变饮食结构、增加有氧运动、社区健康促进和健康教育等方式减轻体重是最重要的预防策略。成人糖尿病预防试验表明，营养和生活方式干预可以延缓疾病的发生[113, 114]。在超重的中年 IGT 芬兰受试者中，通过减轻体重和增加体力活动，可使干预组 4 年后糖尿病累积发病率降至 11%，而对照组为 23%。糖尿病发病率的降低（58%）与生活方式的改变直接相关[113]。美国的糖尿病预防计划（Diabetes Prevention Program，DPP）对肥胖的 IGT 成人开展一项强化生活方式干预试验，以每周减重 7%、运动 150min 为目标，使进展为糖尿病的风险降低 58%[114]。这些研究表明，对高危成年受试者进行生活方式和（或）药物干预可以延缓或预防 T_2D。尽管仍未得到证实，但预期该方法对儿童和青少年同样有效。对确诊的 T_2D，二级预防应以预防微血管和大血管并发症为重点。

十四、单基因糖尿病

由降低 B 细胞功能的基因突变引起的单基因糖尿病占糖尿病总数的 1%～2%，目前已发现了许多基因亚型[115]。以往根据临床特征被归类为青少年起病的成人型糖尿病（MODY）患者，现在通常可以按特定的基因亚型进行分类。基因亚型直接影响到后续的治疗方式、遗传咨询和疾病预后[115]。MODY 既往用于描述常染色体显性遗传的儿童和青年糖尿病，尽管发病年龄较小（至少有 1 名家庭成员在 25 岁之前确诊），但不是胰岛素依赖性的，因为患者在诊断 5 年后仍有中等程度的循环 C 肽水平（尽管并不充足）[116]。"成人型糖尿病"表示其临床表现与 T_2D 相似，但所有亚型不仅彼此不同，而且与 T_2D 也不同。单基因糖尿病的正确诊断可以指导患者的最佳治疗，并可能影响其他家庭成员的糖尿病诊断和治疗。重要的是，许多单基因糖尿病亚型对磺脲类药物敏感。

考虑到上述因素，单基因糖尿病的诊断检测是至关重要的。在美国和大多数欧洲国家进行分子基因检测很方便，一些实验室会对其他国家的合适患者进行检测（www.diabetesgene.org）。由于费用高昂，应对临床高度怀疑的病例进行基因检测[117]。

以下患者应考虑单基因糖尿病，包括新生儿糖尿病及出生后 6 个月内诊断的糖尿病（见下文"新生儿糖尿病"一节）；临床诊断为 T_1D，但具有家族性糖尿病、非胰岛素依赖性或无胰岛自身抗体，并在蜜月期后仍能检测到 C 肽的糖尿病患者；伴有胰腺外特征的糖尿病患者。建议对抗体阴性且父母患有糖尿病的 T_1D 青少年进行 HNF1A 突变（最常见的导致单基因糖尿病的转录因子突变）的基因检测，特别是当孩子及父母都保有一定水平的 C 肽时[115]。对起病年轻、无肥胖和胰岛素抵抗特征的 T_2D，也应考虑单基因糖尿病的可能。

单基因糖尿病最常见的亚型如表 49-9 所示。他们在发病年龄、高血糖模式、对治疗的反应和相关的胰腺外表现等方面有所不同。

十五、母系遗传性糖尿病和耳聋（MIDD）

母系遗传性糖尿病伴有起病年龄低、双侧感觉神经性耳聋，应怀疑线粒体点突变 m.3242A > G，该亚型占日本糖尿病患者的 1.5%，但在欧洲和其他种族中只占 0.4% [118]。线粒体代谢异常会导致 ATP 生成异常和葡萄糖诱导的胰岛素分泌缺陷，B 细胞质量减少，以及胰岛素缺乏。该突变引起线粒体功能障碍，导致肌病、脑病、乳酸酸中毒和卒中样发作。平均诊断年龄为 37 岁（范围在 11—68 岁）。MIDD 糖尿病通常表现隐匿，与 2 型糖尿病类似；但大约 20% 的患者有类似于 T_1D 的急性起病表现，少数患者伴有 DKA。

大多数 MIDD 患者最初接受饮食调整或口服降糖药治疗，但通常在确诊后 2 年内需要使用胰岛素。线粒体功能受损的患者容易发生乳酸酸中毒，因此不应使用二甲双胍，因为理论上它有加剧乳酸酸中毒的风险。

十六、新生儿糖尿病

6 月龄前诊断出的糖尿病很可能是一种单基因形式的新生儿糖尿病，而不是自身免疫引起的。约有一半的患者可以治愈［暂时性新生儿糖尿病（TNDM）］。这些病例大多数与染色体 6q24 区域的印记异常（如父系单亲双染色体）有关 [119]。

相比之下，永久性新生儿糖尿病（PNDM）病例通常与 B 细胞 ATP 敏感钾通道（K_{ATP}）的激活突变有关，该通道由 4 个 Kir6.2 亚基和 4 个磺脲类（SUR1）亚基组成。编码这些亚基的基因发生激活突变使通道保持开放，阻止胰岛素分泌，从而引起新生儿糖尿病。PNDM 最常见的原因是编码 K_{ATP} 通道 [120] Kir6.2 亚基的 KCNJ11 基因突变；编码 B 细胞 K_{ATP} 通道 SUR1 亚基的 ABCC8 突变也可引起 PNDM。KCNJ11 和 ABCC8 的突变也可以导致 TNDM。糖尿病是暂时性的还是永久性的在诊断时尚不清楚，因此，应先进行 6q24 异常和 KCNJ11 突变的检测，如果这些测试是阴性的，再进行 ABCC8 突变检测。

大多数 Kir6.2 基因突变引起的新生儿糖尿病是永久性的，而不是暂时性的。大约 20% 的患者有神经系统特征。Kir6.2 的激活突变最严重的表现是发育迟缓、癫痫和新生儿糖尿病（DEND）。然而，更多数情况下不会发生癫痫，发育迟缓也不严重。胎儿期胰岛素缺乏通常会导致低出生体重（平均 2500g）。糖尿病发生在出生到 26 周龄之间，通常伴有明显的高血糖和酮症酸中毒。与 Kir6.2 突变新生儿糖尿病相比，SUR1 突变有相似的表型，但暂时性糖尿病更常见，DEND 综合征罕见。

K_{ATP} 激活突变的患者很少或没有内源性胰岛素分泌，C 肽通常检测不到 [121]。磺脲类药物可与 K_{ATP} 通道的 SUR1 亚基结合，以 ATP 依赖的方式关闭通道。大多数 Kir6.2 和 SUR1 新生儿糖尿病患者可以从胰岛素过渡到磺脲类药物，并且可以在不增加低血糖的情况下实现更好的血糖控制 [122-124]。K_{ATP} 通道突变的婴儿接受格列本脲（优降糖）治疗，剂量［0.4～0.8mg/（kg·d）］通常比用于治疗 2 型糖尿病的剂量高得多 [122, 125]。格列本脲除了与 B 细胞结合外，还与神经、肌肉、大脑中 K_{ATP} 通道的 SUR 亚基非特异性结合，可以改善神经系统症状 [126]。严重的 DEND 患者可能对磺脲类药物治疗无反应。

胰岛素基因（INS）的杂合突变占 PNDM 病例的 15%～20% [127]。患病婴儿出生体重低，这是新生儿糖尿病所有亚型的典型特征，但没有有胰腺外特征。该亚型糖尿病是永久性的且依赖胰岛素。

EIF2AK3 基因突变引起的 Wolcott-Rallison 综合征（糖尿病、胰腺外分泌功能不全和多发性骨骺发育不良）与胰岛发育不良有关。IPEX 综合征是一种罕见的 X 染色体连锁疾病，由 *FOXP3* 基因突变引起，表现为新生儿自身免疫性内分泌疾病、肠病和湿疹。PNDM 还与其他基因的突变有关，包括葡萄糖激酶（GCK）、胰岛素启动子 1（IPF-1）和胰腺转录因子 1α 亚基（PTF1A）[117]。

暂时性新生儿糖尿病（TNDM）通常在出生的第 1 周（范围为 1～81 天）确诊，患儿出生体重（平均 2000g）通常低于 PNDM。在 70% 的病例中，染色体 6q24 区域存在异常，导致父系表达基因 *PLAGL1*（多形性腺瘤基因样 1，也称为肿瘤抑制因子 ZAC）和 *HYMAI*（葡萄胎相关及印迹基

表 49-9　单基因糖尿病

类　型	基　因	临床特点	治　疗
MODY1	肝细胞核因子 -4α	不常见。出生体重增加（800g 以上）和巨大儿；可能有一过性的新生儿低血糖；进行性葡萄糖耐量恶化	口服小剂量磺脲类药物
MODY2	葡萄糖激酶（GCK）	常见。轻度空腹高血糖（100～140mg/dl）可能从出生时就存在；口服葡萄糖负荷后 2h，血糖增量通常＜ 54mg/dl；无症状；随着年龄的增长，几乎没有恶化	不需要任何特殊治疗，饮食和运动治疗，微血管并发症罕见
MODY3	肝细胞核因子 -1α（HNF1A）	最常见的单基因型转录因子糖尿病；可能占糖尿病患者的 1%～2%，出生时血糖正常，糖耐量逐渐恶化；通常在青少年或成年早期起病，伴有糖尿病症状，并有进行性 B 细胞衰竭，导致终生高血糖。糖尿病并发症风险高	对磺脲类药物敏感。转录因子功能降低导致的 B 细胞缺陷，磺脲类药物可作用于 K_{ATP} 通道刺激胰岛素释放。口服小剂量磺脲类药物（格列本脲）是非常有效的
MODY4	胰十二指肠同源盒 1 基因（PDX1）	极其罕见，有限的数据表明临床表型与 MODY3 相似	磺脲类
MODY5	肝细胞核因子 -1β（HNF1β）	罕见。进展性肾病伴肾囊肿、肾脏发育不良、泌尿系畸形（孤立功能肾、马蹄形肾）和（或）家族性发育不良性肾小球囊性肾病。女性生殖道异常包括双角子宫；男性双侧输精管发育不全、附睾大囊肿。早发的糖尿病，表现形式与 HNF1A 型糖尿病相似，但 HNF1β 突变携带者胰岛素抵抗更重	由于同时存在胰腺萎缩和相关的胰岛素抵抗，糖尿病对磺脲类药物不敏感，需要早期胰岛素治疗
MODY6	神经源性分化 1 基因（NeuroD1）	罕见。有限的数据表明临床表型与 MODY3 相似	磺脲类

至少有 11% 的常染色体显性 B 细胞糖尿病的家庭不能做出基因诊断，大概是因为存在尚未确定的基因突变

因）过度表达[128, 129]。1/3 的 TNDM 患者有巨舌症。TNDM 主要有 3 种类型，包括 50% 的散发性 TNDM 是由父系单亲双染色体引起的；大多数家族性病例是由于父亲 6q24 区域重复所致；在散发病例中发现 6 号染色体母系拷贝的异常甲基化；大多数其他 TNDM 病例有不同于 PNDM 的 K_{ATP} 通道突变[129, 130]。需要使用胰岛素治疗，然而到中位 12 周时，不再需要胰岛素[128]。复发率为 50%～60%，复发时的治疗方法包括饮食控制、口服降糖药和（或）胰岛素[131]。

十七、囊性纤维化相关糖尿病（CFRD）

在定期评估囊性纤维化患者糖耐量的诊疗中心，CFRD 的患病率随着年龄的增长而增加，5—9 岁为 9%，10—20 岁为 26%，30 岁时约为 50%[132, 133]。几乎所有胰腺外分泌功能不全的患者都有 B 细胞功能障碍。虽然空腹胰岛素和 C 肽可能正常，但 OGTT 提示胰岛素分泌峰值延迟、钝化。随着血糖的恶化，胰岛素第一时相分泌受损更加明显。其他胰岛分泌的激素，特别是胰高血糖素的分泌也受到影响。CFRD 是严重的但不存在绝对的胰岛素缺乏，酮症酸中毒很少见。大多数 CF 患者在临床状态良好时对胰岛素敏感，但感染和炎症会增加外周和肝脏的胰岛素抵抗[134]。严重感染时胰岛素抵抗会迅速加重。

CFRD 起病隐匿，患者可能连续数年没有症状。糖耐量受损通常首先出现在胰岛素抵抗增加的情况下，如急性肺部感染、慢性重症肺部疾病、糖皮质激素治疗、高糖类喂养（如口服、静脉注射或通过鼻胃管或胃造瘘管），以及肺移植后免疫抑制治疗时。

患者的临床状态在 CFRD 诊断前 2～6 年隐匿性下降，肺功能恶化与胰岛素缺乏的基线程度相关[135]。与非糖尿病 CF 患者相比，CFRD 患者肺功能更差，营养状况更差，生存时间更短。在一项随访 10 年的大规模队列研究中，25% 的 CFRD 患者存活 30 年，而非 CFRD 患者 30 年的存活率为 60%[136]。在出现症状前识别糖耐量异常的患者非常重要，由于空腹或随机血糖正常不能排除 CFRD，因此自 10 岁起患者每年应在临床状况良好时进行 2 小时 OGTT 的测试。此外，CF 患者肺病急性加重需要静脉注射抗生素和（或）全身糖皮质激素时，应监测前 48h 的空腹血糖和餐后 2h 血糖筛查 CFRD。

治疗的目的是消除高血糖症状，保持足够的营养、生长和肺功能。胰岛素是治疗 CFRD 的唯一推荐方案[137]。胰岛素可以阻止蛋白质分解代谢，促进体重增加，改善肺功能。目前的 CFRD 管理指南推荐对所有空腹血糖高的 CFRD 患者进行胰岛素治疗。由于 CFRD 患者饮食结构特殊，每日摄入糖类的时间和数量变化较大，因此理想的胰岛素治疗方案是灵活的基础 – 餐时胰岛素方案，即基础胰岛素（甘精胰岛素或地特胰岛素）联合餐时速效胰岛素（图 49–1 B），也可以使用胰岛素泵。许多患者不愿意，至少最初不愿意使用强化胰岛素方案，在这种情况下可以尝试注射次数较少的胰岛素方案，这至少可以为患者的主要含糖类的膳食提供足够的胰岛素。每日胰岛素总需求量经常变化，必须根据患者个人需求进行调整。例如，在急性发病时，可能会使用糖皮质激素和一段时间的肠内或肠外营养治疗。

一项临床试验表明，使用餐前速效胰岛素治疗无空腹高血糖的 CFRD 患者可促进体重增加[138]。因此，对于糖耐量受损但没有空腹高血糖的 CF 患者，应该考虑进行胰岛素治疗，尽管还需要更多的研究来确定基础或基础 – 餐时胰岛素方案是否与餐前胰岛素方案同样有效[138]。

胰腺 A 细胞的破坏会导致胰高血糖素缺乏，长期使用糖皮质激素会导致肾上腺皮质功能不全。因此，CFRD 患者由于吸收不良和负反馈调节受损，发生严重低血糖的风险增加。

十八、糖尿病监测

（一）自我血糖监测（SMBG）

SMBG 是现代糖尿病治疗的基石。现在大多数血糖仪显示的是血浆葡萄糖值，大约比全血高 10% 到 15%。SMBG 可以让患者和照护者评估疗效，多项研究表明 SMBG 频率与血糖控制情况有很强的相关性[139–141]。一项涉及近 27 000 名儿童 T_1D 患者的全国性数据库分析发现，在校正多个混杂因素后 SMBG 频率的增加与血糖控制的改善显著相关。每天每多测一次血糖，糖化血红蛋白降低 0.2%，然而 SMBG 频率增加到＞ 5 次 / 天并不能进一步改善血糖控制情况[140]。

必须教导患者和（或）父母如何使用 SMBG 数据来评估治疗效果，并调整治疗方案，以实现个人的血糖控制目标。大多数血糖仪都有电子记忆功能，然而患者和（或）父母有必要书面记录，检查 SMBG 数据的模式和趋势，并在必要时进行校正。对于使用强化胰岛素方案（每日多次注射或胰岛素泵）的患者，SMBG 最好在餐前及加餐前、偶尔在餐后、睡前、运动前、运动中和运动后，以及处理低血糖后进行，以确保血糖恢复正常[38]。为了最大限度地降低夜间低血糖的风险，应每周或每隔 1 周，或当调整睡前胰岛素剂量时，在午夜至凌晨 4 点间测量血糖。如果 HbA1c 不达标，应该鼓励患者更频繁地测量血糖，包括饭后 90～120min。使用低强度胰岛素治疗方案（如每日 1 次基础胰岛素）的 T_2D 患者的最佳 SMBG 频率尚不清楚，但应该帮助患者实现个体化的血糖控制目标。必须对能够独立进行 SMBG 的儿童进行适当的监督，因儿童伪造数据并造成灾难性后果的情况并不少见。

（二）酮体检测

在出现急症或应激状态下，当血糖持续升高（如连续 2 次血糖值＞ 250mg/dl），或当患者感到不适（特别是伴有恶心、呕吐或腹痛）时，应测量尿酮或血酮。对于使用胰岛素泵的患者，高血糖时检测酮体尤其重要，因为胰岛素泵患者依赖于持续输注速效胰岛素，而在输注失败时体内不存在长效胰岛素[39]。

尿酮试纸检测尿中的乙酰乙酸（和丙酮），结果是定性的，根据颜色变化分为“微量”、“少量”、“中等”或“大量”酮体。当试纸暴露在空气中或尿液呈高度酸性时（如食用大剂量抗坏血酸后），可能会出现假阴性。在服用丙戊酸或任何含巯基药物（包括卡托普利）的患者中，使用含硝普盐的试剂进行尿酮检测可能会出现假阳性。

家用仪器可测量血液中的β-羟丁酸浓度，与尿酮检测相比，使用这些仪器可以有效地避免急诊就诊[142]，并能在开始治疗后准确评估生化指标改善[143, 144]。然而，血酮试纸比尿酮试纸贵得多，因此当考虑到费用问题时，一种经济有效的方法是将血酮测试留给不能可靠地按要求提供尿样的幼儿和“大量”尿酮的患者[39]。

（三）糖化血红蛋白

糖化血红蛋白（HbA1c）是血红蛋白的一小部分，由血红蛋白和葡萄糖缓慢非酶促形成。因为红细胞可自由渗透葡萄糖，所以 HbA1c 在红细胞的整个生命周期内都会形成，其形成速度与环境葡萄糖浓度成正比。因此，HbA1c 反映了前 120 天（即红细胞的平均寿命）的“血糖史”。虽然 HbA1c 反映了前 12 周的血糖，但最近 4 周的权重更大。血糖和血酮或尿酮检测为糖尿病的日常管理提供了有用的信息，而 HbA1c 则提供了近期平均血糖控制情况的重要信息。它是糖尿病管理中不可或缺的一部分，用于监测长期血糖控制情况，并作为糖尿病并发症发生风险的衡量标准。

目前有 30 多种不同的方法用于测量 HbA1c，由于测量的糖化血红蛋白组分不同，因此正常参考范围也不同[145]。国际临床化学联合会（IFCC）开发了一种新的参考方法，可以精确地测量糖化血红蛋白（βN1-脱氧果糖 - 血红蛋白）的浓度[146]。已经确定了成人[147]和儿童在过去 3 个月的平均血糖与 HbA1c 的关系[148, 149]。在成人中，HbA1c 与平均血糖之间的线性回归分析提示，两者间存在紧密的相关性，公式为：平均血糖（mg/dl）= 28.7 × HbA1c-46.7[147]。在儿童中，平均血糖的测量值和计算值之间有很大的个体差异，因此有人建议根据测量的 HbA1c 计算的估计平均血糖应谨慎使用[148]。然而，一项研究表明，估计平均血糖可用于 T_1D 儿童和年轻成人[149]。估计平均血糖（eAG）以 mg/dl 和 mmol/L 为单位[150]。在新的参考测量系统中，世界各地的临床实验室以 SI 单位（mmol/mol）和使用 IFCC-NGSP 主方程推导的国家血红蛋白标准化计划（NGSP）单位（占总血红蛋白的百分比）报告 HbA1c 结果。可以使用网络计算器相互转换（http://www.hba1c.nu.eng）[150]。

HbA1c 应每 3 个月测量一次，以确定患者的代谢指标是否已经达标或维持在目标范围内。HbA1c 主要用于监测血糖治疗的有效性，并作为调整治疗方案的指标。在循环红细胞平均寿命缩短的情况下，如溶血、镰状细胞病、输血、囊性纤维化和缺铁性贫血等，HbA1c 会低估平均血糖水平。当无法准确测量 HbA1c 时，如在上述情况下，应使用其他反映长期血糖控制情况的测量方法，如果糖胺或糖化血清白蛋白等。这些指标测量的是血清蛋白的糖化水平，反映了前 2～4 周的血糖情况。

十九、连续血糖监测和闭环系统

实时连续葡萄糖监测（CGM）设备通过短而细的皮下探针（葡萄糖传感器），每 5min 测量一次组织间液中的葡萄糖。血浆和组织间液葡萄糖浓度间存在几分钟的滞后。在注射餐前胰岛素或怀疑低血糖时，需要使用指尖血糖校准 CGM 设备并确认血糖水平。CGM 设备不能替代 SMBG，但却是一种有价值的辅助手段，能在 SMBG 测量的间隔期提供详细的血糖信息，尤其是餐后和夜间[151]。参见 Phillip 等对儿童和青少年 CGM 的详细综述[152]。

有几项研究评估了 CGM 对 T_1D 血糖控制的影响[153]。在一项将 CGM 与传统 SMBG（受试者年龄 ≥ 8 岁）进行比较的随机临床试验中，相较于单独使用 SMBG 组，使用 CGM 的 T_1D 成人 HbA1c 降低更多，且不增加低血糖事件。在儿童受试者的总体分析中未看到明显的益处，这可能是因为他们没有像成人组那样频繁使用 CGM。但是，在亚组分析中，与仅使用 SMBG 的儿童相比，使用 CGM 的 8—14 岁儿童 HbA1c 显著降低[154]。在另一项随机临床试验中，与每日多次胰岛素注射联合传统 SMBG 方案相比，传感器增强的胰岛素泵治疗方案使成人组和儿童组的 HbA1c 均得到显著改善[155]。儿童组较青少年组更易达到特定年龄的 HbA1c 目标。在上述两项试验中，尽管许多受试者和家长认为 CGM 是有价值的，但在研究期间儿童和青少年使用CGM的次数有所下降。另一项在新发 T_1D 儿童中使用 CGM 的试验显示，定期使用传感器的儿童 HbA1c 较低[156]。

总体而言，现有数据强调了 CGM 降低低血糖发生频率的价值。应该强调的是，在所有年龄组中，几乎每天使用 CGM 都与 HbA1c 降低有关[157]。尽管 CGM 有益处，但在超过 18 000 名＜ 26 岁的患者中，只有 2%～3% 使用了 CGM[158]。在青少年糖尿病研究基金会的 CGM 试验中，被认为是监测障碍的因素包括疼痛、系统警报和身体问题。对于许多人来说，麻烦超过了获益。获益包括血糖趋势数据、自我纠正超出范围的血糖的机会，以及监测低血糖的机会[159]。需要改进设备和策略，以提高 CGM 设备在更多青少年 T_1D 中长期使用的接受度。

在出现濒临低血糖的第一个信号时，暂停胰岛素泵输送 2h，这可以减少低血糖频率，而不会引起严重的高血糖[160]。CGM、胰岛素泵和计算机控制算法相结合，创建了一个全自动的胰岛素输送闭环系统，也被称为“人工胰腺”。在一项针对 T_1D 成人的随机交叉临床试验中，即使在插入大量糖类并饮酒后，过夜闭环胰岛素输送系统仍可有效改善血糖并减少低血糖事件[161]。儿童和青少年使用人工闭环胰岛素输送系统也可降低夜间低血糖风险[162]。在一项比较 10—18 岁青少年闭环系统与传感器增强型胰岛素泵的试验中，使用闭环系统的受试者夜间血糖控制更好，夜间低血糖较少[163]。同样，对＜ 7 岁的儿童，通过闭环系统输送胰岛素降低了夜间高血糖的严重程度，且不增加低血糖风险[164]。最后，一些小型临床试验显示，使用双激素（胰岛素和胰高血糖素）闭环系统可使成人 T_1D 血糖接近正常[165, 166]。总之，在可控的条件下，闭环系统可提高胰岛素治疗的安全性和有效性。进一步的研究正在进行中，以改善闭环系统，并研究它们在“现实生活”中的性能（表 49-10）。

二十、儿童青少年糖尿病急性并发症

（一）低血糖症

低血糖症是糖尿病治疗中最常见的急性并发症，关注低血糖是治疗 T_1D 患儿的核心问题。这是控制血糖接近正常的最重要障碍[167]。有效控制低血糖的风险在儿童和青少年的治疗中尤其重要。患者、家长和糖尿病团队必须持续平衡低血糖与长期高血糖的风险。6—11 岁的儿童及其父母发现低血糖的能力较差，他们出现的临床显著错误的概率与临床准确评估一样频繁[168]。对低血糖的恐惧在 T_1D 患儿及其父母中很常见[169, 170]。严重低血糖发作后，患者和家长的信心经常动摇，对再次发生低血糖的恐惧可能会使患者或父母改变糖尿病管理方案。行为的改变可能包括暴饮暴食和（或）刻意选择较低剂量的胰岛素以维持较高的血糖水平，从而导致血糖控制恶化[171, 172]。研究表明，对于某些父母来说，夜间低血糖最令人焦虑，甚至超过了对长期并发症的恐惧。

胰高血糖素对低血糖的正常应答在疾病的早期就消失了，T_1D 患者依靠交感肾上腺反应来预防或纠正低血糖[167]。轻度低血糖会减弱肾上腺素的反应、降低对后续低血糖症状的感知[173]。对学龄前儿童的血糖对抗调节反应所知甚少[174]。

1. 低血糖的症状和体征　T_1D 患者依靠肾上腺髓质肾上腺素分泌的增加和交感神经系统的激活感知血糖下降。低血糖的症状和体征是由对抗调节反应引起的，它表现出神经源性（自主性）症状，包括大汗、手足颤抖、皮肤刺痛、面色苍白、心悸、紧张、焦虑；或出现低血糖性脑功能障碍（脑供能不足），表现为注意力难以集中、视力模糊、精神错乱、行为异常、言语不清、麻木、肢体不协调、嗜睡、癫痫发作、昏迷和死亡。患者经常同时出现神经源性症状和脑功能障碍表现。儿童低血糖症最常见的症状和体征是面色苍白、乏力、肢体震颤、饥饿、疲劳、嗜睡、大汗和头痛[175]。与青少年相比，6 岁以下儿童自主神经症状较少见，其低血糖的症状多为低血糖性脑功能障碍或非特异性表

表 49-10　儿童和青少年严重低血糖的发生率

研究作者和出版年份	年龄	患者人数	重度低血糖的定义	发生率（每 100 例患者每年）	糖化血红蛋白平均值或中位数（%）	研究方法
DCCT 1994[34] 强化治疗 常规治疗	13—17	195	昏迷、癫痫 *	26.7 9.7	8.06 9.76	前瞻性、随机临床试验
Rewers（2002）[231]	0—19	1243	昏迷、癫痫发作、急诊就诊、住院	19.1	8.8～9.0	前瞻性、人群研究
O’ Connell（2011）[197]	1—18	1683	意识丧失或癫痫发作	17.3～5.8†	‡	前瞻性、人群研究
Rosenbauer（2012）[198]	14.6±3.7, ＜20	30 708	严重的需要他人协助；意识丢失或癫痫发作	19.1； 4.0	8.4	前瞻性、纵向人群研究
Katz（2012）[232]	9—15	255	严重的需要他人协助；癫痫发作或昏迷	37.6； 9.6	8.3	观察性；2 个儿科糖尿病中心

*. 在 DCCT 中，严重低血糖（SH）被定义为患者低血糖发作时需要他人协助治疗才能恢复；此外，血糖必须＜ 50mg/ml 和（或）临床症状必须通过口服糖类、皮下注射胰高血糖素或静脉注射葡萄糖才能逆转。在强化治疗的青少年队列中，低血糖发生率为每 100 例患者每年 85.7 人，而常规治疗组为每 100 例患者每年 27.8 人

†. 2001 年达到峰值每 100 例患者每年 17.3 人，从 2004 年下降到 2006 年的最低值每 100 例患者每年 5.8 人；在整个 10 年中，队列的平均 HbA1c 为 8%～9%

‡. HbA1c ＜ 7% 与较高的低血糖风险无关

现[175]。行为改变（烦躁、发脾气、行为不稳定、哭闹不休）通常是幼儿低血糖的主要表现，对父母进行低血糖教育时需要特别强调这些差异。此外，与通常能够区分自主神经症状和低血糖性脑功能障碍的成人不同，儿童糖尿病两种类型的低血糖症状总是合并出现的[176]。这可能表明两种类型的症状都是在相似的糖阈值下产生的。

ADA 将血浆葡萄糖＜ 70mg/dl 定义为低血糖[177]。但应注意，健康的 8—16 岁儿童和青少年以及 T_1D 患儿出现对抗调节反应的糖阈值比成人高。因此，他们的低血糖症状可能在正常血糖范围内出现[178]。儿童低血糖症通常按严重程度分为轻度、中度或重度，多数情况是轻度的[175]。轻度低血糖一般不出现认知障碍，年龄较大的儿童能够识别症状并自我治疗。轻度的症状在使用快吸收的糖类治疗后约 15min 内缓解。中度低血糖症同时出现低血糖性脑功能障碍和自主神经症状，如注意力下降、嗜睡和行为改变。学龄前儿童判断力不足总是需要他人协助治疗。此外，乏力、肢体不协调可能会使自我治疗更加难以实现。中度低血糖会导致更持久的症状，并可能需要再次口服糖类治疗。重度低血糖症的特点是出现认知障碍，不能自救，需要其他人协助治疗。重度低血糖事件包括反应迟钝、昏迷或癫痫发作，需要胰高血糖素或静脉注射葡萄糖进行紧急治疗。重度低血糖的定义不适用于年幼的儿童，因为他们总是需要协助治疗低血糖症。

长病程的糖尿病患儿对症状的描述可能会随着时间的推移而变化。自主神经症状往往较少发生且容易消失，低血糖性脑功能障碍的症状（如嗜睡、注意力不集中、肢体不协调）更常见。患者必须学会认识到症状的变化，以防止严重低血糖发作。不同患者出现症状的血糖水平各不相同，同一人的糖阈值也可能随着血糖控制情况发生变化。与成年人一样，血糖控制欠佳的患儿出现低血糖症状时的血糖比血糖控制良好的患儿高[178]。

2. 低血糖对儿童大脑的影响　研究发现，发病年龄低的儿童和青少年容易出现认知障碍和学习困难[179]，包括出现全面的智力障碍以及记忆、视觉空间技能和注意力方面的特定认知障碍。在发病 2 年内即可出现神经心理并发症[180]。糖尿病病程较长的儿童风险更高，尤其是那些 6 岁前发病的儿童。由于中枢神经系统发育尚不成熟，年幼的患儿更可

能因低血糖症出现认知障碍。然而，很难剖析代谢紊乱（高血糖和低血糖）和慢性病对幼儿的社会心理影响[181]。然而有证据表明，低血糖（无症状低血糖以及严重低血糖事件）与神经心理缺陷有关（请参阅 Jones、Davis[181] 和 Ryan[182] 对此问题的全面讨论）。也有报道称智力发育缺陷与低血糖没有明确的关系[183]。因此，发病年龄低的糖尿病患儿的认知障碍可能是由一些重要性尚不明确的因素引起的，包括反复发作的无症状低血糖、严重低血糖、慢性高血糖和慢性病的社会心理学影响[181, 182]。对大脑仍处于发育阶段的儿童，糖尿病强化治疗的神经认知后遗症在很大程度上是未知的。初步研究结果推测，反复发作的严重低血糖可能导致记忆能力下降，但该结论尚未得到证实[184]。出现严重低血糖的 T_1D 儿童海马体积增加有关，这可能是大脑发育过程中对低血糖的病理反应[185]。

即使没有典型症状，低血糖也会使认知功能恶化[186]。中度和重度低血糖会使人丧失能力、影响学习成绩，并使驾驶汽车或操作危险机械变得危险，应尽最大努力避免此类事件发生[187]。反复或长期的严重高胰岛素性低血糖症可引起永久性的中枢神经系统损害，特别是对极年幼的儿童。幸运的是，T_1D 患儿因低血糖死亡较为罕见[188, 189]。

3. *低血糖频率*　轻度的（可自我处理）症状性低血糖症的真实发生频率几乎无法准确确定，因为轻度发作很快就被遗忘和（或）未作记录。CGM 研究表明，T_1D 患儿夜间经常发生低血糖且通常没有症状（参见下文夜间低血糖）[154, 190–194]。

20 世纪 90 年代，在 DCCT 研究发布后，更加强调严格控制血糖，这与严重低血糖发生率增加有关，特别是在年幼的儿童（＜ 6 岁）中[195]。然而，CSII 使用率的增加、胰岛素类似物的应用，以及更接近生理性胰岛素替代的每日多次胰岛素方案的使用、血糖监测频率的增加、CGM 的使用、多学科糖尿病治疗团队的推广以及患者教育的改善，这些都在不同程度上促使近年来严重低血糖的总体风险和 HbA1c 降低[155, 196–198]（表 49–10）。

尽管有所改善，但严重低血糖仍然是儿童、青少年和年轻成人 T_1D 常见的急性并发症，在 T_1D Exchange 门诊注册研究中，9930 名参与者中有 6.2% 报告 12 个月内至少发生了一次严重低血糖事件。在校正了其他因素后，＜ 6 岁的儿童发生严重低血糖的频率最高，但与 HbA1c 无关[199]。表 49–11 列出了增加低血糖风险的相关因素。

表 49–11　增加低血糖风险的相关因素

- 年龄小
- 糖尿病持续时间长
- 男性
- C 肽水平低
- 较高的每日胰岛素剂量（U/kg）
- 基于中效胰岛素的胰岛素治疗方案
- 糖化血红蛋白水平较低
- 所在诊疗中心接诊患者少（＜ 50 人）
- 精神疾病
- 父母的社会经济地位较低（缺乏医疗保险）

4. *糖尿病并发低血糖的原因*　低血糖症是胰岛素、食物和体力活动之间不匹配的结果。这种不匹配可能由治疗、生物和行为因素造成（表 49–12）。

在儿童和青少年的低血糖事件中，与胰岛素用量、正餐或加餐时间不规律、食物摄入量减少或计划外的运动有关的失误占 50%～85%[200]。经过多年的糖尿病生活，一些患者和（或）家长在进行日常糖尿病的自我护理时，没有仔细思考胰岛素、食物和运动之间错综复杂的相互作用[201]。

5. *夜间低血糖*　血浆肾上腺素浓度升高通常是 T_1D 患者对抗低血糖的主要防御反应。然而，无论是正常人还是糖尿病患者，睡眠期间的对抗调节激素反应都会下降[82, 202]，这解释了为何睡眠期间易发低血糖。此外，无症状性夜间低血糖可能会损害对抗调节激素反应，因此睡眠中对低血糖的防御能力受损可能会导致低血糖、对抗调节反应受损以及无感知的低血糖（在出现低血糖性脑功能障碍前无自主性症状预警）的恶性循环。反复的无症状性夜间低血糖症是无感知性低血糖的重要原因，而无感知性低血糖又会导致更频繁、更严重的低血糖[173]。

不论是在医院还是在家里开展的临床研究，儿童和成人 T_1D 在夜间频繁地进行间歇或连续的血糖监测，都能发现频繁发作的无症状性低血糖（14%～47%）[154, 190–193]。例如，在青少年糖尿病研究基金会 CGM 随机临床试验中，在 8.5% 的夜晚（每月约 2 次）出现低血糖事件（20min 内连续 2 次

表 49–12　儿童和青少年糖尿病低血糖的原因分析

胰岛素错误（无意或故意）
- 早晚剂量对调
- 短效或速效胰岛素和中、长效胰岛素的对调
- 餐时胰岛素给药时机不当
- 胰岛素剂量过大
- 私自注射胰岛素；自杀或企图自杀

胰岛素吸收不稳定或变化
- 不慎肌内注射
- 运动后肢体吸收速度更快
- 注射部位脂肪增生引起的不可预测的吸收
- 桑拿、热水浴、日光浴后吸收更迅速

饮食
- 正餐或加餐的遗漏或摄入量减小
- 延迟的零食或餐食
- 膳食成分变化：含或不含蛋白质和脂肪的糖类
- 饮食失调和饮食紊乱
- 胃轻瘫
- 吸收不良，如谷蛋白肠病

运动
- 计划外的体育活动
- 持续时间延长和（或）增加体力活动强度
- 下午或晚上剧烈运动
- 未能减少基础胰岛素的剂量来对抗运动的“滞后效应”

酒精和（或）毒品
- 过度摄入乙醇导致糖异生和糖酵解受损
- 酒精（可能导致低血糖、意识不清）、大麻、可卡因和其他软性毒品导致认知障碍

低血糖相关自主神经功能衰竭
- 反复低血糖
- 低血糖昏迷
- 葡萄糖对抗调节缺陷

低血糖的各种罕见原因
- 肾上腺皮质功能不全
- 甲状腺功能减退
- 生长激素缺乏
- 肾衰竭
- 妊娠早期胰岛素需求减少
- 胰岛素自身抗体

CGM 读数≤ 60mg/dl），其中 23% 的夜间低血糖持续时间≥ 2h [203]。睡眠期间低血糖可能持续 4h 以上，并且由于受试者没有醒来，有一半的低血糖事件可能未被发现 [204]。夜间低血糖的发生受到多种因素影响，包括胰岛素治疗方案、正餐和加餐的时间和内容，以及之前的体力活动 [79, 80, 192]。在剧烈运动结束后的很长一段时间内，胰岛素对肌肉和肝脏的作用持续增加，对低血糖的对抗调节反应减弱 [79]。清晨（早餐前）较低的血糖与夜间低血糖发生频率较高有关，了解这一事实有助于指导患者调整夜间胰岛素治疗方案和睡前加餐，以预防更严重的夜间低血糖。

6. 低血糖症的治疗　治疗目标是在发现首发症状或体征后，尽快将血糖恢复到≥ 100mg/dl。除学龄前儿童外，大多数症状性低血糖症都可以通过食用快吸收的糖类（如葡萄糖片或凝胶、果汁、饮料、糖果或饼干）自行治疗。不建议食用含脂肪的糖类食物，因为脂肪会减缓胃肠道对糖类的吸收。由于葡萄糖片比橙汁能更快地升高血糖，并且剂量易于校准，因此对于能够咀嚼和安全吞咽大片食物的儿童，葡萄糖片应该是首选的治疗方法。葡萄糖推荐剂量为 0.3g/kg（5～20g，具体取决于孩子的体重）。治疗后 15min 应重新测定血糖，如果血糖不超过 70～80mg/dl，应重复治疗。口服葡萄糖的升糖作用通常持续不到 2h；因此除非 1h 内要进食，否则应给患者提供含糖类和蛋白质的点心或食物。

低血糖症常见于糖尿病患儿无法摄取或吸收口服糖类的情况，如因并发疾病（胃肠炎）引起的恶心呕吐，或因极年幼儿童的对立行为和拒绝进食。为了将血糖维持在安全范围内，家长会紧急就医，或者试图强迫患儿口服糖类，这通常会加重呕吐。“小剂量”的胰高血糖素可在 30min 内使血糖升高 60～90mg/dl，作用持续约 1h。这是一种有效的方法，可以在家中处理大多数即将发生的低血糖。使用 U–100 胰岛素注射器将 1mg 胰高血糖素溶解在 1ml 稀释剂中，≤ 2 岁的儿童皮下注射 2 个“单位”（20μg）的胰高血糖素，＞ 2 岁的儿童根据年龄皮下注射 1 个“单位”/ 岁（10μg/ 岁）的胰高血糖素，最大剂量为 15 个单位（150μg）。1h 内应每 30min 测一次血糖，此后每小时测量一次，直至危机解除。如果在 30min 时血糖维持不变，应将初始剂量翻倍，再治疗一次 [205]。

严重的低血糖（反应迟钝、意识障碍或癫痫发作）需要使用肠外胰高血糖素（肌内注射或皮下注射）紧急治疗。通常推荐的剂量是：＜ 12 岁给予 0.5mg，＞ 12 岁给予 1mg 或 10～30μg/kg [206, 207]。对实验诱发低血糖症状糖尿病患儿注射胰高血糖素后 10min 内可缓解。肌内注射后的平均血糖和血浆胰高血糖素水平较皮下注射略高。然而在糖尿病儿童和健康成年人中，皮下注射与肌内注射胰高血糖素的效果没有显著差异 [208, 209]。在胰岛素诱导的低血糖时，血浆胰高血糖素水平高于健康成

人外周静脉或门静脉血中胰高血糖素的水平，而且可能高于达到最大升糖效果所必需的水平。给予胰高血糖素后，血糖升高可持续至少 30min。因此，至少 30min 内无须重复给药或强迫患儿进食。在急诊室或医院，首选治疗方法是静脉注射葡萄糖（0.3g/kg）。大剂量给予葡萄糖后升糖效果是短暂的，因此应继续静脉滴注葡萄糖，直到患者能够安全吞咽为止[209]。

如果严重低血糖持续时间较长，患者有癫痫发作，尽管血糖恢复正常，但认知和神经功能的完全恢复可能需要很长时间[210]。永久性偏瘫和其他神经系统后遗症很罕见[211, 212]但是可能会有头痛、嗜睡、恶心、呕吐和肌肉疼痛的后遗症。

（二）糖尿病酮症酸中毒（DKA）

第 46 章全面回顾了 DKA。这里将简要讨论与儿童和青少年特别相关的 DKA 问题（另请参见参考文献 [213]）。

在过去的 20 年，加拿大、美国和欧洲已确诊和新发 T_1D 患者的 DKA 住院率一直稳定在每 100 例患者每年 6～10 例。已确诊的 T_1D 中发生 DKA 的风险在不同国家有很大差异，从每 100 例患者每年 1.4～10 例不等[213]。在 T_1D Exchange 儿童和年轻成人队列中，13 005 名参与者中有 9.9% 在入组后 12 个月内至少发生过一次 DKA 事件[199]。代谢控制欠佳或既往有 DKA 发作的儿童、青春期前和青少年期女性、精神障碍（包括进食障碍）、不正常或不稳定的家庭环境、移民和少数民族家庭，以及医疗资源有限（社会经济地位较低和缺乏健康保险）时，DKA 风险增加。对使用 CSII 的患者，无论何种原因，未被发现的胰岛素输送中断都是 DKA 的重要原因[213]。当胰岛素给药受到密切监督或由负责任的成人执行时，儿童很少会发生 DKA[214]。大多数 DKA 可能与胰岛素遗漏或治疗失误有关，其余的则是由合并急性病期间胰岛素治疗不足引起的[215]。当患者或家属接受了正确的糖尿病管理教育、定期随访，并能获得糖尿病团队提供的 24h 电话咨询服务，则很少出现间歇性感染引起的 DKA[216]。

1. 青少年 DKA 的发病率和死亡率 DKA 是 1 型糖尿病儿童急性发病和死亡的主要原因[22]。在全国人口研究报告中，DKA 的死亡率稳定在 0.15%～0.31% 的范围内。在医疗设施稀缺的地区，死于 DKA 的风险更高，儿童可能在接受治疗前就已经死亡[188]。脑水肿占 DKA 死亡病例的 60%～90%[217, 218]。各国人口研究报告中，脑水肿的发生率相当一致，加拿大为 0.5%，美国为 0.9%。人口研究报告中，脑水肿的死亡率为 21%～25%。10%～26% 的幸存者会出现明显的后遗症。其他与 DKA 相关的并发症和死亡原因包括低血钾、高血钾、低血糖、败血症和其他中枢神经系统并发症，如脑梗死[22]。

2. 脑水肿 脑水肿通常在 DKA 治疗开始后 4～12h 发生，但也可以在治疗开始前发生，也可能在治疗开始后 24～48h 出现，但这种情况很少见。脑水肿的症状和体征多变，包括头痛、神志状态改变（烦躁不安、易怒、嗜睡、意识障碍、与年龄不符的失禁）、反复呕吐、特殊的神经系统体征（如颅神经麻痹、瞳孔反射异常）、心率减缓、血压升高[219]。脑水肿在新发 T_1D、年龄较小的儿童以及症状持续时间较长的患者中更为常见。这些风险关联可能反映了更严重的 DKA。脑水肿的原因尚不清楚。然而，最近的数据表明，脑水肿不是血清渗透压急性变化的结果，而可能是低灌注和再灌注导致脑缺血引起的结果（框 49–2）[220]。

框 49–2　与脑水肿风险增加相关的因素

- 血清尿素氮升高，可能反映更严重的脱水
- 较严重的低碳酸血症（校正酸中毒程度后）
- 酸中毒的严重程度
- 前 4h 内补液量更多
- 补液治疗的第 1h 注射胰岛素
- 应用碳酸氢钠纠正酸中毒
- 治疗过程中血清钠浓度升高速度减缓

3. 脑水肿的治疗 一旦怀疑脑水肿，应立即开始治疗。输液速度应减慢 1/3，并抬高床头。在 20min 内静脉注射甘露醇（0.5～1g/kg），如 30min 内没有反应，必要时可重复注射。30min 内静脉滴注 3% 高渗盐水（5～10ml/kg）可作为甘露醇[221]的替代品，建议对甘露醇治疗无反应时使用。即将发生呼吸衰竭的患者可能需要插管，但过度换气（PCO_2 ＜ 22mmHg）与不良预后相关，不建议使

用[222]。脑水肿治疗开始后，应进行头颅 CT 检查以排除其他可能导致神经系统功能恶化的原因（约占 10%），尤其是血栓形成和脑梗死、硬脑膜窦血栓形成或脑出血，这些可能受益于特定的治疗方法。

二十一、结论

在 1993 年，DCCT 表明 HbA1c 任何程度的持续降低都能减少糖尿病并发症的风险，并建议大多数糖尿病青少年应接受强化治疗。此后的技术创新，包括能够更好模拟生理性胰岛素替代的泵和胰岛素类似物、精确的血糖测量方法和葡萄糖传感器，使得儿童和青少年糖尿病患者有可能实现更严格的血糖控制，降低严重低血糖的风险。增加生理性胰岛素替代治疗方案的使用率，加上频繁的血糖监测以及对患者的教育和授权，使得确保患儿正常的生长发育并安全地达到以前无法实现的血糖控制水平成为可能。血糖控制情况的持续改善应该可以预防或至少推迟糖尿病慢性并发症的出现。

毫无疑问，T_1D 青少年的前景比过去好得多，流行病学研究证实微血管并发症的发病率已经有所改善（图 49-3）[223-226]。然而，对于大多数 T_1D 患者，控制 HbA1c 接近正常的目标仍难以实现，几项大型研究表明实际 HbA1c 与目标 HbA1c 间仍然持续存在差距[41, 227]。在常规临床实践中成功实施糖尿病强化管理仍然是一项重大挑战[228]。控制患儿血糖的任务道阻且长，低血糖的风险始终存在。糖尿病团队的成员必须为每位患者设定切实可行的目标，同时不断给予鼓励和支持。多学科医疗团队与患儿的初级保健医生的合作，对成功管理儿童糖尿病至关重要。值得注意的是，在过去的 10 年中，T_2D 也已成为一项新的重大挑战。

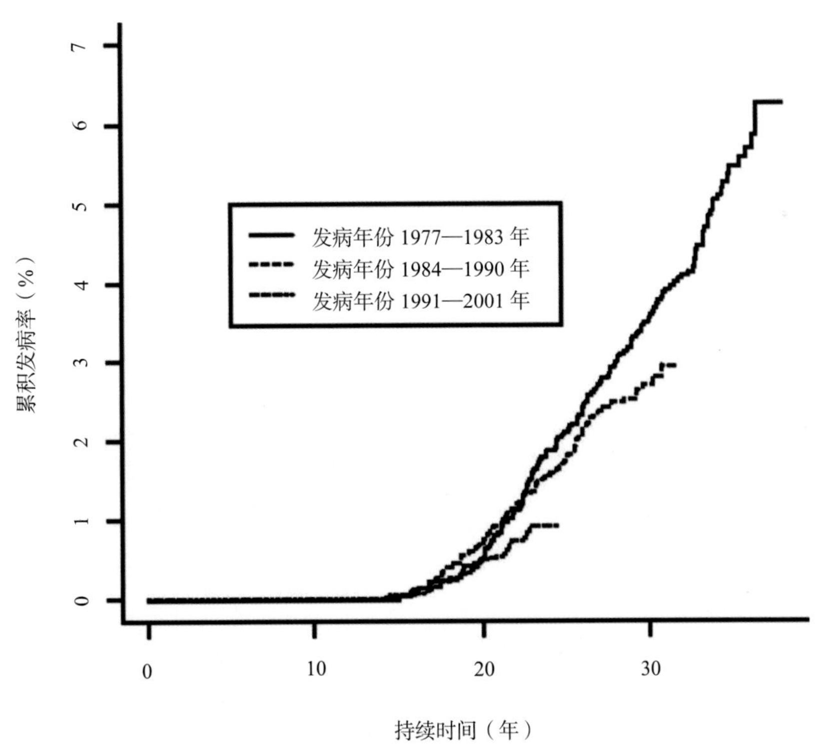

▲ 图 49-3 不同年代 1 型糖尿病患者终末期肾病（ESRD）的累积发病率

1991—2001 年起病的 1 型糖尿病患者 ERSD 的累积发病率较 1977—1983 年、1984—1990 年起病的患者有明显下降（引自 Toppe C, Möllsten A, Waernbaum I, Schön S, Gudbjörnsdottir S, Landin-Olsson M, Dahlquist G; Swedish Childhood Diabetes Study Group and the Swedish Renal Register. Decreasing Cumulative Incidence of End-Stage Renal Disease in Young Patients With Type 1 Diabetes in Sweden: A 38-Year Prospective Nationwide Study. Diabetes Care. 2019 Jan;42(1):27-31. doi: 10.2337/dc18-1276. Epub 2018 Oct 23. PMID: 30352897.）

第 50 章 B 细胞移植与再生

Beta Cell Transplantation and Regeneration

Gordon C. Weir　Jason L. Gaglia　著
钱　玙　何云强　译

要　点

- 全胰腺或胰岛移植均可使 1 型糖尿病患者血糖水平恢复正常，并有效预防糖尿病并发症的发生。
- 胰腺和胰岛移植使用了多种类型的免疫抑制剂，同时有研究积极探索更为安全、有效的移植方法，如胰岛微囊化等。
- 目前的当务之急是为胰岛移植及再生寻找更好的细胞来源。胚胎干细胞、诱导性多能干细胞、B 细胞复制、成体干细胞的扩增和分化以及重编程等研究也取得了较大的进展。

1 型和 2 型糖尿病已逐渐成为一种全球性的公共健康问题，这在很大程度上是由于糖尿病相关的血管、视网膜、肾脏和神经等并发症的存在。目前我们已经认识到，这些并发症都与患者体内高血糖存在密切联系[1]，这也提示在病程早期通过适当治疗使血糖水平恢复正常可能预防这些并发症的发生。糖尿病相关并发症给患者和社会带来了沉重的经济负担。尽管近年来在糖尿病的治疗方面取得了令人瞩目的进展，包括血糖自我监测的普及、胰岛素治疗方案的完善、新型药物的使用以及更高的护理标准等，但仍有太多的糖尿病患者因并发症致残。胰腺组织的移植，无论是胰腺移植还是胰岛移植，都是可供糖尿病患者选择的治疗方案。与强化胰岛素治疗相比，成功的胰腺或胰岛移植可以控制血糖水平，使血糖恢复正常或接近正常，同时降低患者发生低血糖的风险。完整的胰腺移植可为许多患者提供持久稳定的血糖控制，但同时也存在手术和免疫抑制相关并发症的风险。胰岛移植作为一种侵入性较小的替代方法具有较高的应用价值，但目前其治疗效果的维持时间较胰腺移植短，并且也存在自身的并发症。

一、胰腺移植

临床上首例带血管的全胰腺移植手术是由 William Kelly 和 Richard Lillehei 于 1967 年在明尼苏达大学进行的，并同时进行了肾脏移植[2]。不幸的是，前两名患者在移植后 6 个月内死亡。在接下来的 15 年中，只有较少数移植中心开展该手术，且初期成功率较低，但是到 19 世纪 80 年代中期，随着手术技术的进步和新型免疫抑制方法的出现，多个中心开始广泛开展全胰腺移植术。

（一）胰腺移植的适应证和类型

胰腺移植通常与肾脏移植同时进行［如胰肾联合移植术（SPK）］或在肾脏移植之后进行［如肾移植后胰腺移植术（PAK）］。这与美国糖尿病协会的临床实践建议一致："除非有其他禁忌证，对于已经进入或即将进入终末期肾病且已经接受或考虑接受肾脏移植的糖尿病患者，应考虑将胰腺移植作为胰岛素治疗的替代治疗方法，因为成功的胰腺移植术不会危及患者的健康，而且可能会改善肾脏移植物的存活情况，并使血糖恢复正常[3]。”在肾移植术后，这些患者需要采用免疫抑制剂治疗作为肾移植后药物治疗的一部分，因此同时进行胰腺移植术的主要附加风险仅为手术风险。虽然我们通常将胰腺移植视为治疗 1 型糖尿病的方法，但现有研究显示其在 2 型糖尿病患者中也有一定的治疗效果[4]。

在没有肾移植指征的情况下，关于是否进行单独的胰腺移植（PTA）一直存在很多争论，需要考虑其致死率、致病率以及免疫抑制剂使用的风险。目前建议是仅在满足以下指征时才考虑单独胰腺移植：①频发、急性和严重的代谢并发症；②外源性胰岛素治疗效果不理想；③存在胰岛素治疗不能完全预防的急性并发症[3]。频繁发生的严重低血糖和无意识性低血糖是胰腺移植重要的适应证。

根据国际胰腺移植注册机构的报告，2010 年进行了超过 35 000 例胰腺移植术，其中约 24 000 例在美国进行，约 12 000 例在其他国家进行[5]。但是，根据美国器官获取 / 移植网络和器官移植受助者注册机构（OPTN/SRTR）的报告，近年来在美国进行的胰腺移植术例数有所下降。从 2004 年的 1484 例下降到 2012 年的 1014 例，与此同时，手术等候名单上的患者人数也出现了类似的下降[6]。

造成这种情况的原因可能包括研究者开发了更先进的方法来改善胰岛素对血糖的控制，同时，患者对 PTA 疗效的担忧也可能会产生影响。现有的几份研究报告显示，将等待名单上的患者与接受胰腺移植的患者进行比较分析后，结果中的大部分差异都归因于等待列表相关死亡率的计算差异[7, 8]。目前，SPK 对降低死亡率具有类似的有益影响，而单独的胰腺移植（PAK 或 PTA）则没有。然而，改善生活质量、逆转无意识性低血糖及适度缓解并发症等潜在益处可以使患者倾向于选择这种手术。SPK 给患者带来的益处与 SPK 等待名单上患者的极低存活率构成明显对比。

（二）手术技术

1. 外分泌引流　Squifflet 总结了胰腺移植手术技术的进展[9]。早期引流胰腺外分泌腺分泌物的方法包括导管结扎、导管闭塞、肠内引流和膀胱引流等。Sollinger 小组率先采用了十二指肠至膀胱引流的方法[10]，这是改善移植预后并使得胰腺移植被更广泛接受的重大进展之一，它不仅降低了移植物外分泌腺分泌物泄漏的发生率，而且可以通过测定尿液中淀粉酶的活性来监测早期移植物是否发生排斥。而这种技术的弊端是容易造成富含碳酸氢根的胰腺分泌物的丢失，引起一系列其他问题，如代谢性酸中毒、脱水、膀胱炎、尿道炎、反流性胰腺炎、尿道狭窄和膀胱结石等。移植后 3 年内，大约 15% 的患者需要终止膀胱引流，并将分泌物重新引流到小肠[11]。到 20 世纪 90 年代后期，免疫抑制治疗的进步和直接经皮穿刺活检应用的增加，大大减少了对监测尿淀粉酶以鉴定排斥反应的需求，许多团队开始使用肠溶性引流，首先采用的是 Roux-en-Y 技术，现在更常见的是供体十二指肠和受体回肠吻合术（图 50-1）。2010 年，美国有 91% 的 SPK、89% 的 PAK 和 89% 的 PTA 手术采用了肠溶性引流[5]。

2. 静脉引流　生理情况下，胰腺静脉引流很大程度是通过胰十二指肠静脉进入门静脉。传统术式中，已将移植胰腺的静脉引流入全身循环系统中，但一些中心已经开发出利用受体的肠系膜和脾上静

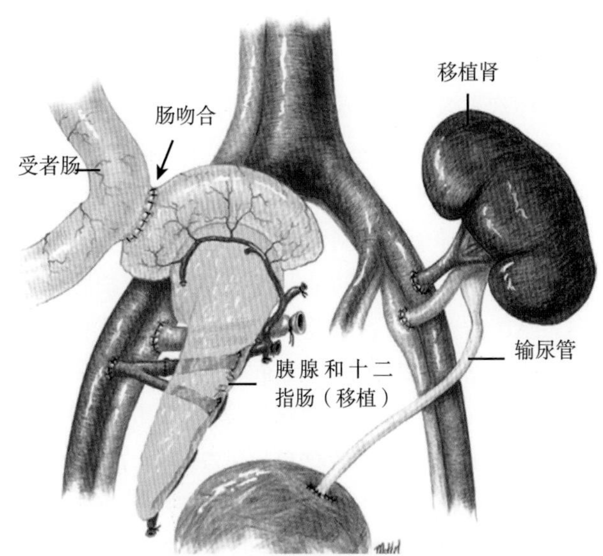

▲ **图 50-1　胰腺和肾脏联合移植**

胰腺的消化液通过供体十二指肠和受者回肠之间的肠吻合排入肠中。如图所示，胰腺静脉可通过髂静脉进入门静脉或外周循环（图片由 Dr.David Sutherland 提供）

脉来使胰腺静脉向门静脉引流的方法，这种术式更贴近生理情况，但对手术技巧的要求也更高[12]。有人提出，通过门静脉引流将胰腺同种异体抗原呈递至肝脏可能会在免疫学上存在优势[13]，但这仍存在争议，且尚未在一些前瞻性研究中得到证实。对器官共享联合网络（UNOS）注册数据的分析表明，任何潜在的免疫学优势都无法与当前的免疫抑制方案相提并论[14]。

有学者提出全身静脉引流方案中，高胰岛素血症可能会加速动脉粥样硬化，而门静脉引流方案会导致外周循环胰岛素水平降低[15]。但尚未发现全身静脉引流会导致动脉粥样硬化的脂质特征，与当前免疫抑制方案导致的脂质变化相比，任何引流方案对脂质代谢的潜在益处可能都相对较小。在 2010 年，使用门静脉引流方案的胰腺移植术比例不到 20%[5]，因此，全身静脉引流仍是目前最常见的引流方式。

（三）抗排斥疗法

在美国，到 2010 年为止，胰腺移植中最常用的免疫抑制方案是用 T 细胞耗竭剂诱导并联用他克莫司和霉酚酸酯（MMF）来维持免疫抑制状态，在 OPTN/SRTR 报告的案例中，有超过 70% 的案例使用了该方案[6]。由于越来越多的人担心类固醇对 B 细胞的影响，而 2000 年埃德蒙顿方案也成功地进行了胰岛移植[16]，因此目前约 40% 的胰腺移植使用无类固醇疗法，只有少数几个中心采用西罗莫司、环孢霉素或硫唑嘌呤联用的方案。目前有学者提出，西罗莫司与钙调神经磷酸酶抑制剂的联用可同时具有肾毒性，并影响代谢水平[17]。

为了诱导免疫抑制，大多数患者都接受了 T 细胞耗竭治疗，最常见的是多克隆兔抗胸腺细胞球蛋白（rATG，通过人胸腺免疫球蛋白免疫的家兔所产生）或单克隆阿来单抗（Campath-1H）。现在，只有不到 10% 的病例使用非消耗性抗 CD25 抗体巴利昔单抗（Simulect）和达克珠单抗（Zenapax）[5]。与巴利昔单抗相比，阿仑单抗发生急性排斥反应的概率较低，但发生巨细胞病毒感染的风险较高[18]。尽管 rATG 的使用已有 15 年以上的历史，但在人们发现 rATG 可以扩增抗原特异性 CD4 + CD25 + Foxp3 + 调节性 T 细胞，而抗 CD25 抗体或阿仑单抗却效果不佳之后，人们对它的研究兴趣有所增加[19]。几项比较阿仑妥珠单抗治疗方案与 rATG 联合无泼尼松维持治疗方案的研究显示，阿仑单抗治疗方案在术后 12 个月时发生急性排斥反应较少，但在总体使用人数、移植物存活率以及发生超过 12 个月的晚期急性排斥反应上，两种治疗方案无差异[20, 21]。

接受胰腺移植的患者不仅需要免疫抑制治疗来控制同种异体移植排斥反应，而且还需要针对 1 型糖尿病自身进行免疫治疗。在免疫抑制不足的情况下，自身免疫虽然不会排斥胰腺外分泌腺或其他移植器官，但可在数周内迅速破坏分泌胰岛素的 B 细胞[22]。

这些免疫抑制药物存在多种不良反应，但仅有较少一部分被认识到。因为胰腺移植时感染和恶性肿瘤的风险会有所增加，因此它通常比单独的肾移植需要更高剂量的免疫抑制药物[23]。临床肾移植数据表明，不同国家和地区接受免疫抑制的患者患皮肤癌的风险具有显著差异，并且是逐年累积的。在荷兰，移植 10 年和 20 年后，该比例从 10% 上升到 40%；而在澳大利亚则从 45% 上升到 70%[24]。与任何需要免疫抑制的移植手术一样，胰腺移植后可能会出现移植后糖尿病（PTDM）。对在妙佑医疗国际（Mayo Clinic）接受移植手术的 144 例患者进行为期 39 个月的随访发现，尽管移植物功能正常，但仍有 19% 的人患上了糖尿病[25]。影响移植效果的因素包括移植前患者 BMI 较高、移植前胰岛素需求量大及移植后存在急性排斥反应等。糖皮质激素不仅可引起胰岛素抵抗，而且还会对 B 细胞功能产生直接抑制作用[26, 27]。

已有许多文献报道他克莫司对葡萄糖依赖性胰岛素分泌的损害[28]，西罗莫司的不良反应包括胰岛素释放量的减少以及 B 细胞活性和增殖能力的下降[29]。有数据表明，霉酚酸酯（MMF）也可以直接抑制胰岛的新生[30]。此外，钙调神经磷酸酶抑制剂存在肾毒性[31]，尽管目前已证明胰腺移植对移植的肾脏存在保护作用（推测是血糖恢复正常）[32]，但药物也可以引起严重的肾毒性。持续性免疫抑制治疗的常见不良反应包括肾毒性、高血压、高脂血症、葡萄糖耐量异常、胃肠道疾病、体重增加、电解质异常、皮肤改变、脱发和多毛症等（表 50-1）。

在胰腺移植术后，对免疫抑制方案疗效的判断比对其他实体器官移植（如肝或肾）进行功能测试更为困难。对于 SKP 术，可以使用肾功能作为替代指标追踪胰腺的排斥反应。对于 PAK 和 PTA 术，排斥反应的监测更为困难，而目前通过测定淀粉酶排出量的膀胱引流方案应用逐渐减少。一些中心也表明经皮穿刺活检比超声评估或淀粉酶和脂肪酶测定的应用价值更大[33]。

目前，一些新型小分子和单克隆抗体在肾脏移植中的作用也被进一步评估，并且考虑将其应用于胰腺和胰岛移植。这些药物包括蛋白激酶 C 抑制剂 sotrasurin、JAK 3 抑制剂托法替尼（tofacitinib）、蛋白酶体抑制剂 bortexomib、共刺激途径阻滞剂贝拉西普（belatacept）和抗 C5 抗体依库丽单抗（eculizumab）等。

（四）风险与益处

胰腺移植的复杂手术过程可能伴随较高的死亡率和发病率，患者可能因血管血栓形成、腹腔内感染、出血、移植物胰腺炎、吻合口漏以及各种相关问题而长期住院或再次入院[33]。因此，我们需要将这些风险与终身免疫抑制应用、胰岛素脱离和血糖正常所带来的潜在益处进行权衡。

1994—2003 年间在明尼苏达大学进行了 937 例移植手术，其中有 313 例失败[34]。其中 123 例（39%）是由于手术并发症，有 119 例（38%）是由于排斥反应，而 63 例（20%）是由于功能正常移植器官的死亡，有 4 例（1%）是由于移植物原发性功能障碍。在 123 例手术并发症导致的移植失败案例中，有 52% 是由于血栓形成，19% 是感染，20% 是胰腺炎，6.5% 是泄漏，而 2.4% 与膀胱引流方式有关。造成这些结果的原因是多方面的，其中胰腺供体是最主要的因素。对 2007 年施行的移植手术进行为期 5 年的随访（截至 2012 年）[6]，图 50-2 显示了按移植类型划分的 5 年胰腺移植物存活率。尽管近几年来，单独胰腺移植术后短期移植物的存活及功能保护有所改善，但 SPK 术对于移植物的长期功能维持仍具有优越性。SPK 术后 5 年移植物仍能维持功能的比例为 78%，PAK 为 58%，PTA 仅为 51%[35] 且 SPK 术后移植物功能可以维持 10 年或更长时间。

1. **生存** 对于等待 SPK 术的患者，其生存率远低于等待独立胰腺移植的肾功能正常患者[8]，这主要是由于终末期肾衰竭和高血糖对血管疾病的综合加速作用。显然，仅进行肾脏移植可以改善糖尿病和肾衰竭患者的生存率[36]，并且接受活体供肾者肾移植的患者，其生存率优于接受尸体供者肾脏的移植患者[37]。接受 SPK 术的患者，其存活率要比接受活体肾移植的患者稍高，比接受尸体供者肾移植的患者更高[38]。而通过对 UNOS 数据的分析发现，接受 SPK 术的患者其长期存活率有所提高[37]。

表 50-1 常用免疫抑制药的不良反应

并发症	泼尼松	CsA	MMF	他克莫司	西罗莫司
葡萄糖耐受不良	+++	+	+	++	±
肾毒性	±	++	+	++	±
高血压	++	+++	+	+++	±
高脂血症	++	+++	++	+	+++
神经毒性	±	+	±	++	±
细胞减少	±	±	++	±	++
电解质紊乱	+	++	+	++	±

+. 轻度；++. 中度；+++. 重度 / 频繁；±. 无临床显著影响。CsA. 环孢素 A；MMF. 霉酚酸酯

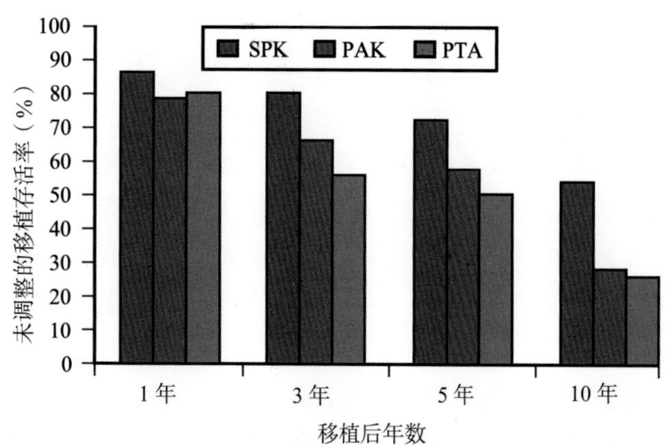

▲ 图 50-2 2007 年接受胰腺移植的患者中按移植类型划分的胰腺移植存活率

改编自 Israni AK, Skeans MA, Gustafson SK, et al. OPTN/SRTR 2012 Annual Data Report: pancreas. Am J Transplant 14(Suppl 1):45-68, 2014.

2. 视网膜病变　许多研究已经揭示了胰腺移植（联合肾脏移植）对已存在的视网膜病变的影响。其中许多患者主要为长期、晚期视网膜病变的患者，且症状几乎没有改善[39]。然而，研究人员发现，在未达到晚期视网膜病变，特别是非增生性视网膜病变的患者中，其黄斑水肿等症状在胰腺移植后变得稳定[40, 41]，甚至出现消退或改善[42, 43]。在一项针对接受 PTA 的个体（GFR > 50ml/min）的研究中发现，其非增生性视网膜病变有所改善（50%）或保持稳定（50%）[42]。

3. 肾病　胰腺移植对于肾脏的益处更为明显。经肾活检证实，糖尿病肾病的进展会因胰腺移植而减慢或停止[45, 46]。重要的是，一项纵向研究发现胰腺移植后患者自身的肾脏情况也能得到改善。移植后的第 5 年和第 10 年，研究人员也观察到患者尿白蛋白的改善。在胰腺移植术后 5 年进行肾脏活检时没有见到明显的组织学变化，但术后 10 年的活检结果却有惊人的组织学改变[32]。这一发现与报道的 PTA 术后尿白蛋白减少的结果相一致[47]。

4. 神经病变　胰腺移植对糖尿病神经病变也存在改善作用，神经传导速度、自主神经病变指数和症状的适度改善证明了这一点[48]。与此同时，患者胃排空延迟也可以得到改善[49]，但尚不清楚其是否主要归因于血糖调节和肾功能的改善。

5. 血管疾病　目前已表明胰腺移植对大血管疾病存在显著的改善作用。而胰腺移植可以使大血管疾病的危险因素减少，同时减少颈动脉内膜中层厚度[50]。越来越多的证据表明，心肌梗死、卒中及截肢率的大幅下降与心血管功能改善密切相关[51, 52]。

6. 生活质量　胰腺移植最显著的优势是使患者生活质量得到了极大改善，特别是无须皮下注射胰岛素、无须饮食控制的同时还可以改善血糖控制。但同时必须意识到，生活质量是一个难以精确评估的参数[53]，很难用统一的标准来衡量患者的生活质量是否得到改善[54]。尽管如此，患者们都很乐于接受摆脱糖尿病，这点是不可否认的。

（五）费用和器官供应

根据美国国家肾脏基金会在 2013 的估计，“仅胰腺移植第一年的估计费用（在美国）平均为 125 800 美元。这包括评估费用、获得捐赠器官的费用、住院费用、临床手术费用、后续护理和抗排斥药物费用等。在第一年之后，平均每年的后续护理费用约为 6900 美元而胰腺移植的费用可能在 51 000 到 135 000 美元之间。术后抗排斥药物的费用可能高达每月 2500 美元。”这与 Stratta 在 2000 年分析结果相似[55]，同时也表明需要额外手术和住院治疗的并发症可能会导致更高的成本。在考虑胰腺移植增加肾脏移植成本时这一点很重要，因为这对患者健康有更显著的影响。肾衰竭患者透析的费用约为每年 50 000 美元，而尸体捐献者的肾脏移植费用约为 40 000 美元，活体捐献者的肾脏移植费用约为 90 000 美元。

由于 SPK 是最常用的移植类型，因此胰腺移植与尚存的肾脏功能密切相关。而肾脏供体严重短缺，这对患有糖尿病和终末期肾脏疾病的人尤其重要，因为一旦开始进行透析，几乎有一半的患者会在 4 年内死亡。为了通过增加活体供肾进一步扩大肾移植供体库，人们一直努力在尸体胰腺可用的同时进行活体肾移植（如同时进行尸体胰腺移植和活体肾脏移植）或在胰腺移植之前进行传统的 PAK 手术。除了鼓励肾脏活体捐赠外，一些中心还开始拓宽捐赠者标准，包括循环死亡患者的捐赠（DCD）。但是，OPTN/SRTR 2012 报告发现，截至 2012 年，DCD 捐赠仅占移植胰腺的 3.1%。自 2005 年以来，胰腺捐赠的总体比率逐渐下降，在 2011 年，每 1000 例死亡捐赠者中只有 2.2 位的年龄小于 75 岁[6]。此外，等待移植的时间也增加了。例如，对于 SPK 手术，移植的平均等待时间从 1997 年的 12.7 个月增加到 2010—2011 年的 16.2 个月[6]。

二、胰岛移植

胰腺移植治疗糖尿病的概念并不新鲜。1894 年，即发现胰岛素的 7 年之前，绵羊胰腺组织碎片被移植到了患有糖尿病的重症患者体内，但当时效果并不显著[56]。现代胰岛移植的历史始于大约 40 年前，由于受到全胰腺移植成功的鼓舞，Paul Lacey 提出从胰腺中单独分离胰岛进行移植[57]。而胰岛移植的进展较为缓慢，在 20 世纪 80 年代，为接受胰切除术以减轻慢性胰腺炎疼痛的患者进行自体胰岛移植取得较理想的结果[58-59]，并且在 1989 年首次在 T_1D 患者体内成功进行了同种异体胰岛移植[60]。尽管分离和纯化胰岛的技术有所进步，但胰岛的同种异体移植仍然难以保证成功。在 1990—1998 年对 1 型糖尿病患者进行了 267 次胰岛移植，其中有一半以上患者的胰岛功能在最初 2 个月内完全衰竭，只有 35% 的患者其胰岛功能能够维持（C 肽超过 0.5ng/ml），只有 8 例患者在 1 年以后仍能不依赖外源性胰岛素[61]。这些早期研究为后续研究提供了基本的理论支持，即细胞移植可以使 1 型糖尿病的血糖水平正常化，这激发了人们对更好胰岛移植效果的追求。确实，自 2000 年以来，胰岛移植的效果已得到显著改善[62, 63]。尽管仍然存在巨大的挑战，但目前基础研究及临床实践中的进展令人深受鼓舞。

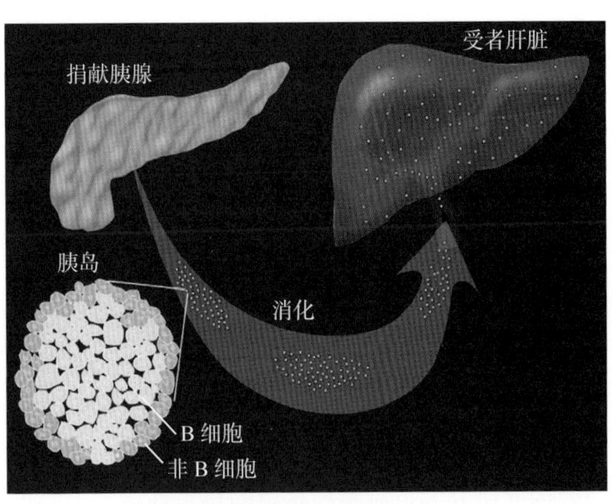

▲ **图 50-3 通常用胶原酶 / 蛋白酶混合物消化尸体胰腺，然后将分离的胰岛移植到人体中**

通过经肝血管造影或腹腔镜将胰岛注入门静脉中，而胰岛最终将栓塞在门静脉的分支中。在此之后，移植的大部分胰岛将在受者体内发生再血管化

（一）胰岛分离和移植

目前使用机械和酶消化技术从供体胰腺分离胰岛，在分离结束时使用梯度离心法将胰岛部分与外分泌腺组织分离。与其他物种相比，人类胰岛分离液受外分泌组织污染的情况通常要多得多。因此，对 33 份用于临床移植的胰岛分离液进行形态学检查时，液体中仅 36% 的细胞是 B 细胞，而胰岛细胞中应有 72% 是 B 细胞[64]。

在胰岛输注之前，大多数中心都要将胰岛短时间培养（通常少于 48h）。最常见的是将胰岛通过经皮经肝超声和血管造影术引导的方法注入肝门静脉，但有些中心会在全身麻醉的情况下进行腹腔镜手术，将胰岛植入门静脉的末端分支（图 50-3）。

（二）HLA 配型和自身免疫的作用

供体和受体免疫配型的益处目前尚不明确，大多数移植仅进行血型配型，而没有进行组织相容性抗原的配型。比利时一项胰岛移植研究发现，移植后胰岛素脱离失败与 T 细胞自身反应性有关，而与自身抗体或细胞同种异体反应性无关[65]。而支持这一现象的小鼠模型中，HLA 配型可加速胰岛同种异体移植物的自身免疫破坏[66]。同样，在未使用免疫抑制剂或低剂量免疫抑制剂的 HLA 配型胰腺移植受者中，也出现了自身免疫性疾病的复发和胰岛细胞死亡，而值得注意的是该例移植术中供体及受体双方是同卵双胞胎[67]。据报道，在胰腺移植中，较好的 HLA 配型与移植后自身抗体的发展有关，同时伴有较高的糖化血红蛋白及较低的 C 肽值[68]。另一方面，如今胰岛移植后 HLA 的致敏性也引起了越来越多的关注。在埃德蒙顿队列里，69 例患者中有 11 例（16%）被群体反应性抗体广泛致敏，这将影响患者的移植手术。在停止免疫抑制治疗的个体里，14 人中有 10 人（71%）被广泛致敏。胰岛移植登记中心的数据显示，与第一次暴露于 HLA Ⅰ类错配相比，在第二次或第三次胰岛移植时重复暴露于 HLA Ⅰ类错配的情况下，新产生 HLA Ⅰ类抗体的频率较低[70]。因此，目前 CITR 建议在最大限度上减少每个受者使用的胰岛供体数量，并且在不存在供体特异性抗 HLA 抗体的情况下，尽可能进行随后的胰岛输注以重复 HLA I 类错配。

（三）风险与益处

在 2000 年，Shapiro 及其同事通过埃德蒙顿方案对 7 名 1 型糖尿病患者进行了胰岛同种异体移植术，且术后达到了 100% 的胰岛素脱离率[16]。这一结果极大地推动了全世界胰岛移植领域的发展。现有的移植中心加快了胰岛移植的投入，其他机构也更新了胰岛移植方案。此后不久，美国国立卫生研究院的免疫耐受研究机构在青少年糖尿病研究基金会的帮助下，在 9 个中心开始了一项试验，对 40 位受试者进行了胰岛移植，以尝试再现埃德蒙顿的结果。该试验证实，埃德蒙顿的结果可以在其他中心重复，而在经验更丰富的中心成功率明显要高于其他中心 [71]。在 1999 年，北美只有 3 个中心进行了胰岛移植，但 2002 年增长到 16 个，到 2005 年增长到 23 个。然而，由于移植结果未能达到预期，加上移植过程的复杂性和费用问题，移植术难以维持，因此研究人员对胰岛移植的热情逐渐消退。这导致移植中心的数量在 2009 年下降到只有 11 个 [63]。尽管北美的移植中心大幅度减少，但是所进行的胰岛移植总数量仅略有下降。根据 CITR 的报告 [63]，214 位受试者在 1999—2002 年接受了同种异体胰岛移植，在 2003—2006 年有 255 位，而在 2007—2010 年下降至 208 位。自 1999 年以来，这些胰岛移植中有 423 例（62%）在北美进行，有 254 例（38%）在欧洲和澳大利亚进行。

埃德蒙顿团队在 2005 年发布的关于 5 年随访数据的报告显示，在 44 位达到胰岛素脱离的埃德蒙顿方案受试者中，超过一半的人在 2 年内恢复了外源性胰岛素的使用，而在移植后第 5 年，只有 10% 的人不依赖胰岛素 [72]。在过去几年里，胰岛移植的效果也正在逐步提高。例如，从 CITR 报道的胰岛移植数据来看，1999—2002 年，首次移植后 1 年胰岛素脱离率为 51%，3 年后比例为 27%，而这一数据在 2003—2006 年分别上升至 52% 和 37%，在 2007—2010 年进一步上升至 66% 和 44% [63]。其中绝大多数（约 85%）是单独的胰岛移植（ITA），而肾移植后胰岛移植（IAK）或胰肾联合移植（SIK）约占 15% [63]。尽管移植后 3 年的胰岛素脱离率上升至 44%，但这一结果仍低于经验丰富的移植中心进行全胰腺移植后 61% 的脱离率 [73]。单次输注成功的比例也有所提高，这是通过移植术后第一年需要重新接受移植的患者数量的减少来评估的，1999—2006 年为 60%～65%，2007—2010 年为 48%。

根据最新的临床胰岛移植方案（CIT07）来进行胰岛移植的个体与根据埃德蒙顿方案移植的个体的 B 细胞分泌能力进行比较时，CIT07 方案移植的胰岛对精氨酸刺激的反应更大，并且反应能力在术后 75～365 天内也进一步提高，因此新方案的成功率及胰岛存活率较以前都有所提升 [74]。胶原酶的改良和标准化以及使用体重较大的供体可能是胰岛产量提高的原因。目前更多移植中心采用移植前将胰岛培养 1～2 天的方法，与早前分离后立即移植胰岛的方法相比，这种方法也可能会带来益处。目前我们还发现，相比年龄较大的受者，年龄小于 35 岁的受者其移植效果较差 [75]。在移植物周围输注胰岛素 – 肝素与胰岛移植的成功率和胰岛素脱离率显著相关 [76]。这些操作可以使胰岛得到充分的休息，减少炎症的发生，并且可以减轻立即经血液介导的炎症反应（IBMIR）。此外，移植效果的改善还必须归因于免疫抑制方案的改变。IL-2 受体拮抗药的诱导疗法由于在埃德蒙顿方案中的使用而变得流行，但是现在逐渐使用带或不带肿瘤坏死因子 -α（TNF-α）抑制剂的 T 细胞消耗性抗体 [63]。雷帕霉素（mTOR）和钙调神经磷酸酶抑制剂经常一起使用，而现在两者的联用也更为广泛，并且类固醇的应用也逐渐增加 [63, 75]。为了限制肾毒性，无钙调神经磷酸酶抑制剂的治疗方案也获得了较理想的效果 [77]。

现在，这些方法也改进了先前的方案，以促成更好的移植结果。CITR 的报告中提及了多种影响胰岛素脱离率的因素 [75, 78]。受体较低的胰岛素需求、较低的 BMI、较好的血糖控制、胰腺冷缺血时间短、每公斤体重注入的 IEQ 等都能影响移植效果。虽然 45 岁以上供体的胰岛产量与年轻供体相当，但这些胰岛在移植时功能欠佳 [79]。糖尿病时间越长、年龄越大的受试者移植效果越好。捐献者的血型也与成功率有关，O 型血成功率更高 [78]。将来自 CMV（巨细胞病毒）阳性供体的胰岛给予 CMV 阴性供体时移植效果不佳。胰岛移植中使用胰高血糖素样肽 1（GLP-1）激动剂的潜在益处引起了人们的关注，因为它可以抗细胞凋亡、刺激再生以及改善血糖控制（见第 34 章）。而到目前为止，艾塞那肽（exendin-4）的治疗经验有限，但人们仍然对其充满希望 [80, 81]。

1. **不良反应** 胰岛移植也伴随一些不良反应，但在患有糖尿病并发症的人群中死亡率较低。根据 CITR 的报告，移植后发生不良事件（AE）的概率从 1999—2003 年的 71% 下降到 2007—2010 年的 51%[75]。而严重不良事件的发生率从 41% 下降至 33%。大多数不良反应是由免疫抑制治疗引起的。

2. 免疫抑制　表 50–2 总结了埃德蒙顿方案中免疫抑制的不良反应，这些不良反应与其他移植的不良反应相似，并已在许多临床报告中有过报道[72]。西罗莫司的主要不良反应是口腔溃疡、腹泻、乏力、高血压和高血脂等。尤其令人担忧的是，钙调神经磷酸酶抑制剂（尤其是作为埃德蒙顿治疗方案一部分的他克莫司）存在肾毒性。与其他移植一样，人们也会担心免疫抑制会导致机会性感染和恶性肿瘤的发生等[23]。

3. 胰岛输注　尽管通常认为胰岛移植的侵入性小于手术，但经皮经肝血管造影仍存在较大风险。大多数中心进行移植手术后都有一些出血的患者，在某些情况下需要输血，甚至需要进行腹腔镜手术。同时还有出现节段性门静脉血栓的患者，但这些问题可以用肝素来治疗。幸运的是，还没有完全性门静脉血栓形成的病例报道。胆囊穿孔也时有发生。在一个中心，患者还发生过血胸等血管造影并发症。CITR 报道称，腹腔出血或胆囊穿孔等并发症的发生率从 1999—2003 年的 5.4% 下降到了 2007—2010 年的 3.1%[63]。

表 50–2　与临床胰岛移植相关的不良事件（近似百分比发生率）

手术相关（%）	免疫抑制相关（%）	
肝酶升高（50%）	口腔溃疡（89%）	GFR 下降（50%）
腹痛（50%）	贫血（60%）	蛋白尿（50%）
恶心 / 呕吐（50%）	腹泻（60%）	周围水肿（43%）
脂肪肝（长期）（20%）	体重减轻（50%）	中性粒细胞减少（< 10%）
腹膜出血（15%）	疲劳（50%）	震颤（< 10%）
门静脉血栓形成（4%）	低密度脂蛋白升高（60%）	痤疮（52%）
胆囊穿刺（3%）	高血压（50%）	其他：关节痛、肺炎、血尿、感染

改编自 Ryan EA, Paty BW, Senior PA, et al. Five-year follow-up after clinical islet transplantation. *Diabetes* 54（7）：2060–2069, 2005; and Hirshberg B, Rother KI, Digon BJ 3rd, et al. Benefits and risks of solitary islet transplantation for type 1 diabetes using steroidsparing immunosuppression: the National Institutes of Health experience. *Diabetes Care* 26（12）：3288–3295, 2003

在胰岛灌注的过程中会进行门静脉压力的监测，胰岛灌注的细胞体积量通常为 2～6ml。在埃德蒙顿方案中，门静脉的平均压力从 12mmHg 上升到 17mmHg，并且与输注的细胞体积量增加有关[83]。此外，与第一次移植相比，第二次和第三次移植时门静脉压力升高更为明显。尽管门静脉压力升高不会导致任何并发症，但是上述现象表明输注胰岛会导致门静脉系统的变化。注入胰岛后，转氨酶水平通常立即升高至正常水平的 2～5 倍，在约第 7 天达到峰值，随后在 2 个月内恢复正常[84]。同时还发现碱性磷酸酶也会适度升高。

4. 肝脂肪变性　几个团队已经报告了肝脂肪变性的磁共振成像（MRI）证据[85, 86]。在埃德蒙顿接受 MRI 研究的 30 例患者中，有 20% 存在斑块状脂肪变性，其中 1 例在移植失败后消失。组织学特征与这些影像学研究一致。这种脂肪变性可能是由于胰岛组织团块在局部释放的胰岛素浓度过高，促进了甘油三酯在肝细胞中的局部储存。还没有排除移植导致有害瘢痕的可能性，但研究人员也密切地追踪随访患者的肝功能，目前还没有任何有问题的报道。

5. 血糖控制、低血糖和并发症　与具有正常葡萄糖耐量的胰腺移植受者相比，即使胰岛移植受体在术后不依赖胰岛素，他们通常也不是真正恢复了血糖正常，而是可以归类为葡萄糖耐量受损[72]。甚至当受者反复接受大量胰岛灌注时也会出现这种情况，这就使我们对胰岛在非胰腺部位的功能提出了疑问。当移植物的功能随时间而下降并且需要胰岛素治疗时，残余的胰岛素分泌可帮助患者在多年内维持良好的血糖控制（图 50–4）[78]。胰岛移植在要求不高的情况下仍能实现对血糖控制的改善，这是它的一个优势。这通常证明免疫抑制一直能持续到移植物功能丧失和糖尿病复发。

此外，低血糖事件的发生率也显著降低。当受试者不依赖胰岛素时，几乎不会出现低血糖症，但即使需要胰岛素治疗时，具有残余胰岛素分泌功能的受者受严重低血糖反应的影响也相对较小[87]。此外，通过 Clarke 低血糖评分来评估不依赖胰岛素和依赖胰岛素治疗的患者其二者的低血糖意识水平。在这些患者中，即使胰高血糖素和肾上腺素的反应尚未完全正常，但激活反向调节激素的血糖阈值已恢复正常[87]。低血糖引起的肝脏中胰岛移植物所分泌的胰高血糖素非常有限[88]，这与胰腺移植受者基本正常的分泌结果相反[89]。另一个原因可能是胰岛移植后胰岛素敏感性的改善。当通过葡萄糖钳夹来评估胰岛素敏感性时，有证据表明，采用无糖皮质激素的免疫抑制方案时，胰岛移植后肝脏和骨骼肌的胰岛素敏感性均得到改善[90]。

来自米兰、迈阿密、埃德蒙顿和其他一些团队的研究表明，胰岛移植成功后可能会像胰腺移植一样对长期糖尿病并发症具有保护作用[91, 92]，但目前仍缺乏大型的对照研究。目前已经证明血管疾病的几种替代监测指标，包括内膜中层厚度和内皮功能等均可以得到改善[93, 94]。同时有证据表明，胰岛移植对糖尿病的其他并发症也有改善作用。考虑到生活质量，大多数患者甚至是需要胰岛素治疗的患者，都很庆幸没有发生无症状低血糖和严重的胰岛素反应[95]。

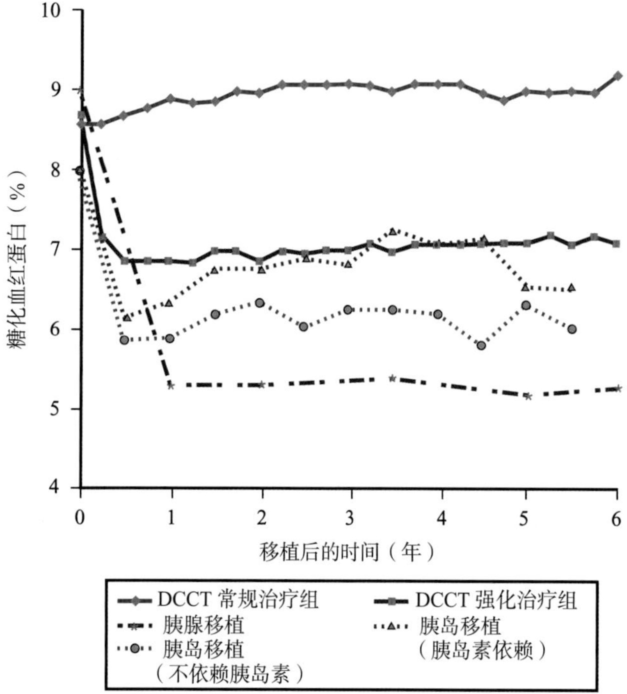

▲ 图 50-4 胰腺或胰岛移植成功后患者的糖化血红蛋白水平与糖尿病控制和并发症试验（DCCT）中获得的数据进行比较

引自 Diabetes Control and Complications Trial Research Group. Effect of intensive therapy on residual beta-cell function in patients with type 1 diabetes in the diabetes control and complications trial. A randomized, controlled trial. The Diabetes Control and Complications Trial Research Group. Ann Intern Med 128（7）: 517-523, 1998; Robertson RP, Sutherland DE, Kendall DM, et al. Metabolic characterization of long-term successful pancreas transplants in type I diabetes. J Investig Med 44（9）: 549-555, 1996; and Ryan EA, Lakey JR, Paty BW, et al. Successful islet trans plantation: continued insulin reserve provides long-term glycemic control. Diabetes 51（7）: 2148-2157, 2002.

（四）胰岛自体移植的经验

胰岛自体移植通常用于患有顽固性疼痛的慢性胰腺炎患者，这些患者选择进行胰腺切除术并希望能避免糖尿病的发生。由于这些胰腺经常是受损且纤维化的，因此胰岛的产量通常低于健康的胰腺。然而，由于移植的自体胰岛不必考虑自身免疫、同种异体排斥或免疫抑制药物的毒性，因此长期血糖控制的结果较好[96]。目前，如果解决了免疫问题，移植在肝内的胰岛就可以实现长期血糖调控。

（五）增强胰岛移植的成功率、存活率及功能

1. *B 细胞量和胰岛细胞功能* 肝脏中胰岛移植物的 B 细胞数量和功能是至关重要的。接受 1～3 个胰腺胰岛移植的受试者，通常每千克需要注射超过 10 000 个胰岛，移植胰岛细胞的量与正常胰腺的细胞量大致相当。然而，缺氧以及经血液介导的炎症反应（IBMIR）等伴随局部凝血的非特异性炎症反应必然会导致胰岛移植物损伤[97, 98]，该过程主要通过激活先天免疫系统来增强排斥反应和自身免疫过程。

由于胰岛移植物的损失，最成功的移植受体通常也依然会存在葡萄糖耐量受损，这表明肝脏中的胰岛移植物不如正常胰腺中的胰岛有效。这些发现与一项研究结果一致，该研究表明在不依赖胰岛素的胰岛移植受体中，静脉葡萄糖注射后，第一时相的 C 肽分泌水平较低，对精氨酸刺激的反应为正常人的 32%，对混合餐耐受性测试的反应为正常人的 36%[99]。虽然无法测量移植受者肝脏中移植的胰岛细胞的体积量，但通常认为其实际的体积量小于正常水平。但令人困惑的是，接受多达 4～5 次胰岛

移植的受者仍存在葡萄糖耐量受损现象，其中部分原因是功能性 B 细胞量减少。而当移植的胰岛细胞受稍高的葡萄糖浓度（约 115mg/dl）刺激时，胰岛移植物第一时相分泌水平完全消失，这可能是由于糖毒性导致的[100]。因此，有 3 个可能导致胰岛素分泌减少的主要因素：①移植受体 B 细胞的量比正常人少；②移植的 B 细胞存在于异物环境中且血管生成异常，导致其分泌功能低下；③葡萄糖水平升高时对 B 细胞产生的糖毒性作用随着葡萄糖水平的升高而加重。

2. *胰岛移植物的血管化* 在移植过程中，由于在未血管化的大胰岛和位于门静脉末端分支中的胰岛组织团块中容易出现局部缺氧，导致移植的部分胰岛细胞损伤，这部分结论已经在胰岛肾被膜下移植中得到证实[97]。从正常胰腺中分离出来的胰岛在移植后面临着血供和氧气输送的问题，因为根据在实验动物中的研究结果，移植的胰岛在 10～14 天时仍没有完全血管化[101]。新生的血管中含有一些供体内皮细胞，但大多数是受体来源的。有大量研究表明，高血糖状态对胰岛移植也存在不利影响[102]，其机制可能是延缓血管生成及增加 B 细胞的耗氧量等，这将进一步降低其局部环境中的氧分压。这些发现也为在移植后的前 10 天内积极使用胰岛素治疗提供了科学依据[103]。

众所周知，移植胰岛的血管系统与胰腺胰岛的非常不同。在正常胰腺中，胰岛具有高度富集的脉管系统，并有带孔的内皮细胞。小动脉分支形成毛细血管进入 B 细胞核心处，然后从分布有分泌胰高血糖素的 A 细胞的胰岛包膜上离开胰岛[104]，鉴于这种血流模式，人们认为上游分泌的胰岛素对下游的 A 细胞有重要的抑制作用，但是在移植胰岛中几乎看不到这种影响[104]。不同类型胰岛细胞间的这种关系在胰岛移植物中并没有得到充分的展现。然而，也有研究通过流式细胞术将大鼠胰岛中的 B 细胞分离富集后进行移植，以减少移植物中非 B 细胞的数量，结果也表明移植物存活状态较好[105]。

重要的是，胰岛移植物的脉管系统比胰腺胰岛中的密度低得多[106]。这可能解释了为什么在啮齿动物身上进行移植的胰岛的氧分压（约 5mmHg）远低于胰腺中胰岛内的氧分压（约 40mmHg）[107]。由于血管形成不良可能会对胰岛素分泌产生不利影响，因此研究人员正在努力通过各种技术来刺激移植胰岛中的血管生成，这也是具有一定挑战性的[108]。正常的胰岛血管是在发育过程中形成的，因此在移植物中重建真正正常的血管是不太可能实现的。此外，自主神经支配也有助于胰岛功能的正常化。移植胰岛的神经控制效果尚不清楚，但随着移植时间的推移，可能会出现再神经化[109]。

还有一个问题是胰岛的非 B 细胞或一些类似的细胞是否应该包括在移植物中。实验证明，用流式细胞术分选出相对纯净的 B 细胞群，再将其移植到糖尿病啮齿动物体内时，其功能非常良好，因此，胰岛移植时可能不需要非 B 细胞[105]。

3. *胰岛移植物中的 B 细胞更替* 移植胰岛的再生潜力仍然不明确，而胰岛移植物也缺乏持久的功能，这表明移植的胰岛再生能力较弱，这可能是因为免疫抑制剂和持续的免疫杀伤作用。此外，胰腺导管细胞可能是胰岛新生的前体细胞。例如，来自 Joslin 糖尿病中心的 24 份供移植的胰岛悬液中 32% 为 B 细胞，12% 为非 B 胰岛细胞，23% 为胰腺导管细胞，27% 为腺泡细胞[64]。有理由认为，在正常成年人体内通过复制及新生的方式来进行 B 细胞更新的频率非常低，这种现象在移植胰岛中也同样存在[110]。然而，目前还没有证据表明胰岛移植后可以发生有意义的 B 细胞增殖或再生。

4. *为胰岛移植准备功能更强的 B 细胞* 研究人员的首要目标是发现能够抵抗早期移植缺血、炎症发作、免疫抑制药物毒性作用以及免疫攻击的 B 细胞。目前可以使用多种技术，如 B 细胞转基因技术等，同时还有多种其他方式可以在移植前后对胰岛进行处理，如表 50-3 所示。

另一种方法是去除引起免疫识别的细胞表面抗原。主要组织相容性复合体（MHC）I 类分子就是一个例子，病毒感染可降低其表达。研究表明，这可以使 B 细胞对同种异体排斥反应和自身免疫产生抵抗能力[111]。

多种多肽可以调节入侵免疫细胞的破坏作用。例如，用局部产生的 CTLA4-Ig 进行共刺激阻滞可以延缓同种异体移植的排斥反应[112]。用转化生长因子（TGF）对胰岛细胞进行转染也可以提高胰岛

表 50-3　改善 B 细胞功能和存活率的策略

- 表面抗原去除：MHCI 类分子
- 设计胰岛分泌保护肽：CTLA4Ig、TGF-β、IL-1 受体拮抗蛋白（IRAP）、IL-10
- 抗凋亡基因的遗传加成：A20、bcl-2、IκB 阻遏、MyD88、FLIP
- 凋亡抑制剂治疗：Z-DEVD-FMK（caspase-3 抑制药）
- 加强抗氧化保护：过表达锰超氧化物歧化酶、过氧化氢酶或血红素加氧酶 -1；一氧化碳处理；抑制 c-Jun NH2 末端激酶
- 生长因子的强化作用：肝细胞生长因子（HGF）胰高血糖素样肽 1（GLP-1）增强 PI-3 激酶和 AKt 信号
- 保护性细胞的联合移植：支持细胞、间充质干细胞

移植物的存活率[113]。另一种方法是使用 IL-10 或 IL-4，它们可以诱导免疫应答细胞向 Th2 表型转化，表达这些细胞因子的胰岛细胞更能抵抗排斥反应[114, 115]。其他可能的干预措施包括 CXCL12，也称为基质细胞衍生因子 1（SDF1），它是 T 细胞的驱除剂[116]；CCL21[117]和 CCL22[118]，具有致耐受性；CX3CR1 是 fractalkine/CX3CL1 的受体，对白细胞黏附和迁移以及 B 细胞分化功能具有重要作用[119]；SAFasL 是另一种诱导耐受性的干预药物[120]；硫酸乙酰肝素是一种糖胺聚糖，对细胞存活至关重要[121]。

随着我们对 B 细胞凋亡途径的了解日益深入，出现了多种保护胰岛的干预方式。例如，抗凋亡基因 *bcl-2* 的特异性靶向作用可以保护胰岛不受细胞因子的影响，并同时提高移植物的功能[123]。保护 B 细胞的另一个潜在靶标是 NF-κB，但事实证明它的作用机制很复杂，因为 NF-κB 同时诱导促凋亡和抗凋亡介质。过表达 A20 可以在移植过程中对 B 细胞产生保护作用，A20 可以阻断 NF-κB 的活化，但同时还有其他作用[124]。研究人员同时探索了其他抑制 B 细胞凋亡的途径，包括利用 IL-1 受体相互作用蛋白 MyD88[125]和 FLICE 抑制蛋白（FLIP）的显性阴性突变体，它们可以抑制 caspase-3 途径的活化[126]。另一种减少细胞凋亡的方法是抑制半胱天冬酶的活性。凋亡的 X 连锁抑制剂 XIAP 和半胱天冬酶抑制剂 EP1013（zVD-FMK）的过表达也显示出抑制凋亡的潜力，这些都是有效且可用于临床的药物[127, 128]。另一个靶标是促凋亡途径 c-Jun NH_2 末端激酶（JNK），它可被多种抑制剂抑制，这些抑制剂均可改善胰岛移植的结果[129]。

B 细胞对氧化损伤的防御能力相对较弱，因此通过加强其防御能力也是一个不错的选择。锰超氧化物歧化酶、过氧化氢酶和谷胱甘肽过氧化物酶受到许多人的关注，已有人总结了这一领域的研究结果，但是结论非常矛盾。防止氧化损伤的另一种机制是血红素加氧酶系统，可通过多种操作诱导血红素加氧酶系统活化，以提高移植物的存活率[132]。

研究人员发现生长因子信号传导对于 B 细胞的功能和活性非常重要。胰高血糖素样肽 1（GLP-1）对 B 细胞具有抗凋亡作用，这些作用似乎依赖于环磷酸腺苷、IRS-2 和 Akt 信号的传导[133]。GLP-1 激动剂已在实验性胰岛移植中显示出一定优势，目前正在临床评估中。通过转基因或腺病毒过表达肝细胞生长因子（HGF）可以提高 B 细胞的抗凋亡能力，并改善移植胰岛的存活率[135]。当在患有自身免疫性糖尿病的转基因小鼠中过表达生长因子 IGF-1 时，有证据表明其具有再生和保护作用，并可预防胰岛炎，这是另一种可以提高胰岛移植物存活率的方法[136]。

（六）费用和器官供应

与其他器官移植一样，胰岛移植的成本也很高，主要包括构建无菌层流间的费用、昂贵的设备费以及组建由 4 个或 4 个以上人员组成的医生团队，总花费通常超过几百万美元。实际移植的费用因医疗保障费用而异，但与胰腺移植的费用并无显著差异，具体包括住院费、器官获取费、药物和监测等费用。胰岛移植接受者很少需要延长住院时间，但经常需要进行 2 次独立的移植，而胰腺移植接受者只需要 1 次器官移植的住院时间，因此两者在实际住院费上的花销相差不大。

关于如何平衡临床试验和基础研究之间，甚至是胰腺和胰岛项目之间的胰岛需求，目前也有很多争论。通常，由于技术原因，对于胰腺移植来说，对 BMI ＞ $30kg/m^2$ 的供体需求较少，但这些供体胰腺的胰岛产量更高。多年来，器官获取和移植网络（OPTN）制订了各种政策，2013 年版的政策给予胰岛移植中心一些优先权限，以便从这些 BMI 较大的捐赠者那里获得胰腺。我们仍然需要增加可用于胰岛和

全胰腺移植计划的高质量胰腺的数量[137]。目前，我们已经成功地从心跳停止的供者体内提取到胰岛，今后还将继续探索扩大供者库的其他方法[138]。

三、自体免疫和异体排斥的问题

（一）监测自身免疫和异体排斥的反应性

抗 Β 细胞的抗体对监测 1 型糖尿病前期患者的自身免疫活性非常重要，对于监测已确诊的糖尿病以及胰腺和胰岛移植患者的自身免疫状态也具有重要应用价值。最有用的是针对胰岛素、谷氨酸脱羧酶（GAD）65，蛋白酪氨酸磷酸酶（IA）2 和锌转运蛋白（ZnT）8 的抗体。自身反应性 CD4 T 细胞可用 II 类四聚体进行监测。移植后出现 GAD65 特异性 CD4 细胞与较差的移植结果具有密切关联。对于胰岛自身反应性 CD8 T 细胞的评估，Diab-Q-kit 检测似乎比 ELISpot 和常规的 HLA- 四聚体检测更有用。研究人员正在开发用于监测同种抗体和同种反应性 T 细胞的类似工具。其他可以进行监测的细胞是调节性 T 细胞和记忆细胞。

（二）免疫调节和耐受

移植的最终目的之一是诱导免疫耐受，主要是移植时通过特定方式“逃避”移植受者的免疫系统，使其接受移植的外来组织。与实体器官移植相比，胰岛移植的手术风险较低，移植物功能衰竭不会严重危及生命。胰岛在培养液中存活的能力也有利于移植前能够实现基因编辑和其他操作。许多研究者认为胰岛移植是用于研究诱导免疫耐受方案的移植手术之一，当前研究人员也正在探索可以诱导完全或其他耐受的方法（表 50-4）。

中枢耐受性是指中枢免疫器官、T 细胞和 B 淋巴细胞在发育中能够识别自身抗原的细胞克隆被清除或处于无反应性状态的自身耐受过程。长期以来，人们一直希望可以使用类似的方法来消除同种反应性 T 细胞。研究者已经开发了几种诱导供者特异性耐受的方案，即通过几乎完全和永久的消除受体中供者特异性 T 细胞来模拟这种中枢耐受。其中一种策略是将抗原直接引入胸腺。Posselt 及其

表 50-4　耐受诱导方法

接受者治疗策略

- 中心耐受
  - 胸腺内接种
- 嵌合体（胸腺照射）
- 外周耐受 / 免疫偏离
  - 抑制共刺激（CTLA4lg、抗 CD154）
  - 改变免疫环境从 TH1 到 TH2（ant-CD45RB）
  - 全身性 T 细胞耗竭（抗 CD52，免疫毒素）
  - 肽基疗法
  - 供体特异性输血
  - 无效能（hOKT3 γ1 Ala-Ala）
  - 淋巴细胞隔离（FTY720）
  - 供体反应性 T 细胞克隆缺失（AICD）

移植物治疗策略

- 基因转移到胰岛（Fas 配体、CTLA4lg、TGF-β）
- 移植物供体抗原递呈细胞的耗竭
- 特权部位（与支持细胞共移植）
- 表面蛋白的掩蔽（MHC 敲除、包封）

同事证明，在啮齿动物模型中，用抗淋巴细胞血清治疗后再将胰岛直接注入胸腺，受体会出现供体特异性免疫无反应性，同时胰岛移植物可以长期存活[140]。到目前为止，尚只有 1 篇文章报道了将这种技术应用于临床的尝试，这个团队在计算机断层扫描（CT）的引导下进行细针胸腺内接种，同时进行了门静脉胰岛素注射，并采用硫唑嘌呤、环孢素作为免疫抑制治疗方案。虽然该患者一直没有达到胰岛素脱离，但是有证据显示其移植物在 14 个月后仍具有功能[141]。这种方法具有不同的免疫学意义，但是胸腺内注射的各项要求、移植的时间限制和年龄相关性胸腺萎缩等问题使其临床应用非常困难。

其他方案包括使用混合造血嵌合体来诱导对同种异体移植的耐受和对自身免疫的反向耐受。例如，Sykes 研究小组使用全身照射、抗 CD154、抗 CD8α、抗 CD4 和抗 THY1.2 单克隆抗体结合或不结合皮肤移植对糖尿病前期 NOD 小鼠进行了检测[142]。使用混合嵌合体时，仅消耗 CD8+ T 细胞就可以实现皮肤移植耐受，但在预先存在自身免疫的情况下，诱导对胰岛的耐受也需要消耗部分 CD4+ T 细胞。这与目前认为胰腺和胰岛移植抑制自身免疫比抑制同种异体排斥更困难的观点相吻合。

尽管存在严格的胸腺选择机制，自身反应性 T 细胞还是可以逃脱胸腺的选择进入外周。因此，正

常的免疫系统具有外周耐受机制以阻止自身免疫的发生。调节性 T 细胞（Treg）可以抑制抗原特异性和抗原非特异性细胞的免疫反应。已发现在人源化小鼠模型中输注离体扩增的人 Treg 可延迟胰岛同种异体移植排斥 [143]。目前研究者已经提出了许多不同的方法来改变免疫效应和调节性 T 细胞之间的平衡。

尽管某些免疫抑制药物会干扰 Treg 细胞的存活、增殖和功能，但实验证明，在小鼠和人类模型中，西罗莫司治疗可引导 Treg 细胞增殖。因此，它常作为免疫抑制剂与免疫调节剂结合使用。这些免疫调节剂大多数已经在其他临床疾病中开发使用，然后才应用于胰岛移植试验。例如，丝氨酸蛋白酶［α_1– 抗胰蛋白酶（AAT）］可以减轻炎症，但对白细胞介素 2（IL–2）的活性没有影响。在小鼠胰岛同种异体移植模型中，AAT 单一疗法治疗 14 天可使移植物功能维持长达 120 天，并出现抗原特异性 Treg 细胞 [144]。同时还发现 AAT 可以逆转 NOD 小鼠的糖尿病并恢复对 B 细胞的耐受性 [145]。由于 AAT 已经可以用于治疗 α_1– 抗胰蛋白酶缺乏症，并且其药效是相对安全的，因此研究者正在评估它在治疗新发 1 型糖尿病患者和胰岛移植中的功效。

人们正在探索使用抗原肽或带有交联抗原的凋亡白细胞所覆盖的微粒子作为诱导耐受的方法 [146, 147]。该方法利用巨噬细胞的自然凋亡清除机制，导致效应 T 细胞失活、失去功能以及调节性 T 细胞活化，并已经在 I 期临床试验中进行评估 [147]。

（三）免疫屏障技术

构建产生免疫屏障的半透膜可以保护移植的胰岛细胞组织免受免疫破坏 [148]。这些膜具有足够的孔径，可以让葡萄糖、氧气和营养物质到达包裹的胰岛，也可以让胰岛素释放进入血液，且屏障足以将白细胞和具有潜在杀伤作用的大分子阻隔在外。在一些移植模型中，仅保持淋巴细胞和胰岛细胞之间的距离似乎就足以防止自身免疫和同种异体排斥的破坏，而异种移植似乎需要限制性更大的膜来阻碍较小分子物质通过 [149]。

包裹胰岛的大微囊使用中空纤维或边缘密封的平板装置，单个装置包含很多个胰岛。大凝胶珠或由琼脂糖或海藻酸钠制成的材料也可用于制作这样的胶囊。这种方法的主要优点之一是可以将微囊植入各种位置，还可以取回甚至重新植入。目前，从人类胚胎干细胞中提取细胞进行移植的方法是将其置于皮下的平面装置中，以便于后期取出 [150]。但研究人员考虑在平面装置中很难获得足够的堆积密度，这意味着可能需要特别大的平面面积来放置封装的胰岛细胞 [148]。此外，胰岛素释放的速度是否足以维持机体血糖的稳定仍存在疑问。

微囊是在膜内包含单个或少量胰岛的方法。最常用的方法是使用从海藻中获得的水凝胶藻酸盐，该藻酸盐在暴露于钙或钡后可形成凝胶（图 50–5）。因此，胰岛可以包裹在一个小的凝胶珠中（通常直径＜ 1mm），可以用诸如聚 L– 赖氨酸的材料包被以提供渗透选择性。由于聚 L – 赖氨酸会引起炎症反应，因此通常会在胶囊的外层添加一层海藻酸盐，使其更具生物相容性。简单的不带聚 L– 赖氨酸涂层的海藻酸钡微囊就可以成功地保护小鼠胰岛免受自身免疫、同种异体排斥甚至异种反应的攻击 [149, 151]。海藻酸盐与其他聚合物，如硫酸纤维素以及琼脂糖也被用于制作微囊 [153]。研究人员正在探索的另一种方法是使用聚乙二醇在单个胰岛周围形成保护涂层 [154]。

目前关于免疫屏障的大多数认识都是基于啮齿动物实验的成功，而在大型动物模型或人类临床治疗中很难显示出疗效。然而，如今也有将涂有聚乙二醇的异体胰岛移植到非人灵长类动物皮下的成功试验 [155]。将外层涂有藻酸盐 / 硫酸纤维素的微囊包裹犬的胰岛植入有糖尿病的犬体内时，可以逆转其糖尿病 [153]。目前也有一些报道称，可以将海藻酸盐微囊包裹人胰岛并植入 1 型糖尿病患者的腹腔内 [156–158]。这样的操作没有出现安全问题，虽然移植的胰岛几乎没有改善患者的血糖控制，但在移植后数月仍可以检测到其 C 肽的分泌，并且可以回收含有健康胰岛细胞的胶囊。很显然，在人类中要进行成功的移植还需要克服很多在啮齿动物身上没有遇到过的障碍，但研究人员正在努力寻找更好的生物材料和方案。

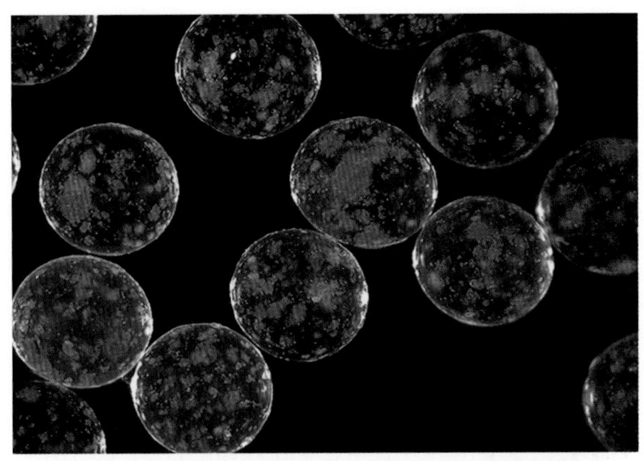

▲ 图 50-5 含有成年猪胰岛细胞团的藻酸盐微囊

B 细胞被地丁酮染成红色。海藻酸盐凝胶可形成半透膜，保护胰岛细胞或细胞聚集体免遭免疫破坏。一种常见的方法是使用聚 -L- 赖氨酸覆盖的藻酸盐小珠包裹 B 细胞，但在某些情况下不能使用聚 -L- 赖氨酸。这些微胶囊的直径通常在 500～1000μm。膜可以防止细胞渗透并限制抗体的进入，但必须具有足够的通透性，以便葡萄糖、营养物质和氧气进入胰岛，同时使胰岛素扩散到小血管中（图片由 Dr. Abdulkadir Omer 提供）

四、B 细胞的增殖和再生

（一）B 细胞供应不足的问题

目前，用于人体胰岛移植的唯一来源是尸体胰腺，其供应非常短缺。在美国，每年要获得 3000 个可用的尸体胰腺是一个重大挑战，但是 1 型糖尿病的发病人数约为每年 30 000 例，是 2 型糖尿病的 10 倍以上。虽然有一些成功的单供体移植案例，但胰岛移植通常需要两个或更多的胰腺来使受体达到胰岛素脱离。曾经有研究者提出可以使用人类胎儿组织的方法，但在移植环境中探索胎儿组织生长潜能的试验结果并不理想。表 50-5 列出了许多胰岛素分泌细胞的可能替代来源。

（二）B 细胞的更新频率及再生潜力

在人类胰腺中，B 细胞的新生与死亡紧密衔接，在这样控制良好的更新频率下，B 细胞的数量在整个生命过程中都保持相对稳定。正如在啮齿动物中观察到的那样，成年后机体仍会产生新的 B 细胞，这其中既有从原有 B 细胞复制而来的，也有从前体细胞分化而来的[159]。在啮齿动物中还观察到，胰岛素需求增加导致的 B 细胞肥大也会增加 B 细胞质量[160]。在胰岛素抵抗的小鼠模型中，B 细胞量可以根据胰岛素敏感性的变化进行调整，证明这一点最好的证据是 B 细胞量的扩大可以补偿胰岛素抵抗[161]。B 细胞复制的能力随着动物和人类的年龄增长而出现显著下降[162, 163]。尽管关于啮齿动物出生后是否存在 B 细胞新生的说法一直存在争议，但显然这一过程在新生儿体内是活跃的[159]。胰腺多能前体细胞的身份尚未确定，但实验数据表明胰腺导管细胞和腺泡细胞都是候选细胞[159, 164, 165]。同时，研究人员也提出了循环中的骨髓干细胞、单核细胞或脾细胞分化为 B 细胞的可能性，但这种分化情况较罕见[166]。然而，骨髓细胞可能存在该分化作用，有实验证明，从长期培养的骨髓基质中提取的成熟多能前体细胞可以产生外胚层、内胚层和中胚层等[167]。其他有分化潜能的细胞是羊水来源的干细胞，它表达干细胞标记物并具有强大的多能性[168]。

表 50-5 用于替代治疗的胰岛素产生细胞的潜在来源

人类来源
- 活供体可能是前体细胞的来源
- 尸体胰脏
- 胎儿胰脏
- 现有人 B 细胞在体外或体内的扩增
- 前体细胞——胚胎或成体干细胞 / 前体细胞，诱导多能干细胞
- 肝、肠、胰腺外分泌、α 或其他细胞的转移分化
- 细胞系

动物来源
- 来自猪、兔子、啮齿动物、鱼和其他细胞系的成人、胎儿或新生儿胰岛
- 转基因猪（或其他物种）

在人类中，B 细胞的更新频率要比啮齿动物慢得多。尽管有人认为成人胰腺中不存在 B 细胞的自我复制，但有力的证据表明，B 细胞存在自我复制，只是频率很低[110, 169]。成年人体内发现的大多数 B 细胞都是在生命的前 10 年内产生的，这段时间 B 细胞的复制频率远远高于成年人[162]。缓慢的新生速度似乎也有助于维持 B 细胞在成年期的数量[110, 170, 171]。

人们一直在寻找能够在体内再生更多 B 细胞或在体外生产出更多可供移植的 B 细胞的方法来弥补糖尿病中 B 细胞数量不足的问题。研究人员正在深入研究细胞复制的机制，以便将某些药物或基因

干预手段应用于临床[172, 173]。此外，利用高通量筛选来鉴定可以增强 B 细胞复制的研究也取得了进展[174, 175]。有人提出，B 细胞能够通过转化成某种上皮间充质细胞而去分化，从而在体外扩张，然后再分化形成可供移植的 B 细胞。虽然目前这些实验的结果前后不一致，但仍具有重要的指导意义[176]。肝脏胰岛素抵抗与 B 细胞增殖具有密切关联，所以研究人员一直在寻找具有促进生长活性的肝细胞因子。具有这种作用的最新候选肽是 betatrophin[177]。

研究人员也提出胰腺外分泌细胞用于产生更多 B 细胞的可能性，目前一种可能性是导管细胞可以在体外扩增，然后被刺激形成可用于移植的 B 细胞[178, 179]。另一种可能性是，外分泌细胞可能会在体内被刺激形成胰岛，从而可能在天然胰腺中或人胰岛悬液包含的导管细胞中产生新的 B 细胞。研究人员发现胰高血糖素样肽 1（GLP-1）能够刺激啮齿动物 B 细胞新生，但没有临床证据表明使用 GLP-1 类似物如艾塞那肽、利拉鲁肽、DPPIV 抑制剂等进行长期治疗可以增加 B 细胞量[180]。由于利用影像学精确测量 B 细胞量的技术尚未开发出来，人们试图通过测量胰岛素和 C 肽的分泌水平来了解 B 细胞的功能，从而确定有功能的 B 细胞数量。有功能的 B 细胞数量是一个复杂的概念，在很大程度上是因为当 B 细胞处于高血糖环境（糖毒性）中时，其功能会显著下降[100]。因此，根据高血糖的严重程度，相同的 B 细胞团可以分泌不同量的胰岛素。

（三）胚胎干细胞和 iPS 细胞

胚胎干细胞的潜力使人们在 2000 年左右对其产生了极大的兴趣，但是随着研究难度的增加，原有的研究热情也在逐渐消退。然而，Novocell 公司（现为 Viacyte 公司）的一个研究团队在 2008 年报道了人类胚胎干细胞的研究进展，他们采用了一种复杂的逐步诱导方案，将干细胞诱导分化为定型内胚层细胞，然后诱导为胰腺祖细胞，最终诱导为具有胰岛细胞表型的细胞[181]。尽管他们不能在体外获得分化完全的具有葡萄糖反应性的 B 细胞，但是将胰腺前体细胞移植到免疫功能不全的小鼠中时，它们可以完全分化为 B 细胞，并且可以治愈小鼠的糖尿病。但随后，因为在一些移植小鼠中发现了畸胎瘤，因此，该胰腺前体细胞移植技术的应用仍有待进一步探究。但是一些研究团队已经找到了使这种风险最小化的方法。自 Novocell 公司报告他们的研究结果以来，几个团队在改善细胞分化过程方面取得了相当大的进步[182-184]。目前的研究重点是寻找在体外诱导产生完全成熟 B 细胞的方法，以便用细胞处理设备对其进行适当的处理及鉴定，从而为后续的移植做准备。同时，有计划在临床试验中将分化程度较低的衍生前体细胞移植到患有 1 型糖尿病的受试者体内，研究者将他们放置在免疫屏障装置中再移植到患者皮下。在这个部位，这些细胞有望分化为功能完全的 B 细胞。但是这项计划需要一种屏障装置来保护细胞免受自身免疫和移植排斥的杀伤作用。移植到皮下部位的一个优点是，在需要的情况下可以轻松地将移植装置移除。

诱导多能干（iPS）细胞也具有完善的研究历史。由 Yamanaka 领导的一个研究团队发现，将 4 种转录因子引入小鼠成纤维细胞可以将其重新编程为类似于 ESC 的未分化多能状态[185]。这项开创性的工作使 Yamanaka 在 2012 年获得了诺贝尔奖。强有力的证据表明，可以使用与处理 ESC 相同的方法将 iPS 细胞转化为 B 细胞[186]。这些细胞的潜能令人兴奋，尽管人们认为从 1 型糖尿病患者身上产生的 B 细胞容易受到自身免疫的伤害，但是对于 2 型糖尿病来说，由自身细胞产生的 B 细胞不应成为移植排斥或自身免疫的靶标。

新的科学方法证明，分化而来的细胞具有较强的可塑性。有研究报道表明，经过 18h 去甲基化过程的人类成体成纤维细胞可被诱导成为具有葡萄糖刺激胰岛素分泌能力（GSIS）的细胞[187]。这个研究的未来方向并不明确，但它提醒了我们进行新探索的潜能。可塑性的另一个例子是胰岛 A 细胞可以被诱导成为 B 细胞[188, 189]。

（四）基因工程

因为分子和细胞生物学的进步，现在有可能通过基因工程来操纵细胞的表型，这增加了将另一种细胞变为 B 细胞的可能性。一种方法是尝试通过分子生物学技术来刺激或抑制基因表达，从而创造具有 B 细胞功能的细胞。这项研究非常具有挑战性，因为 B 细胞的表型非常复杂。尽管人们对转录网络有了更好的了解，也可以对其进行操作，但一个能够进行移植的细胞需要具有接近完全分化的 B 细胞表型，以拥有应对饮食、饥饿和运动所需的精细胰岛素分泌调控的能力[190, 191]。人 B 细胞系的建立对于各种研究都是有价值的，但经过几十年的努力直至最近研究者才能够成功地生产这种细胞系。但是，这样的成功最终是通过在人胚胎 B 细胞中过表达 SV40 T 抗原和 hTERT 而获得的[192]。这些被称为 EndoC βH1 的细胞显然具有 B 细胞特征，因为它们可以响应葡萄糖而合成和分泌胰岛素，尽管胰岛素量不及正常的成熟 B 细胞。它们无疑将在 B 细胞生物学研究和药物开发中发挥重要作用。由于安全性和功能性欠佳，此类细胞无法用于临床移植，但是进一步的基因工程研究可能会生产具有更大治疗潜力的细胞。

（五）重编程

对胰腺外分泌细胞进行重编程可能是替代和补充糖尿病患者 B 细胞缺陷的一种方法，原因之一是胰腺外分泌和内分泌细胞有共同的发育起源。研究发现，将表达 3 种转录因子 PDX-1、MafA 和 Ngn-3 的腺病毒组合注入小鼠胰腺可以产生大量具有真正 B 细胞特征并可以降低血糖水平的细胞，它们几乎可以使糖尿病小鼠的血糖恢复到正常水平[193]，但目前仍需要更多的研究来确定和验证这一方法[194–196]。另一种可能的途径是肝脏细胞，由于肝脏较容易获得，因此这项研究也具有一定的吸引力。几个团队通过在肝细胞中引入 PDX-1、NeuroD、Ngn-3 以及 betacellulin，成功制造了可以分泌胰岛素的细胞[197, 198]，而也有研究表明将肝卵圆形细胞重新编程可能比肝细胞有更大的希望[198]。

（六）异种器官移植

目前异种移植主要是使用猪胰岛细胞进行临床移植[199]。过去曾使用猪胰岛素来治疗糖尿病，猪的血糖水平与人类相似，而且人们对这种来源的胰岛素感到放心。然而，要从成年猪中提取高质量的胰岛仍然很困难[200]。研究人员利用猪胚胎和新生猪的胰腺组织进行研究，由于它们的分化和生长潜力比成年猪的 B 细胞更强，因此更具有应用价值[201–203]。然而存在的主要问题之一是猪胚胎和新生猪细胞仍不成熟，这意味着它们可能需要数周或数月才能使移植受体的血糖水平正常化。另一个潜在的问题是，猪组织中含有猪内源性逆转录病毒（PERV），可以在组织培养中转移至人细胞中。目前经过大量研究，已经制订了降低这种风险的方案，并且确定了没有感染性 PERV 的可用猪品系[199]。而将这种特殊品系的猪的组织移植到其他动物模型中时，没有观察到感染性 PERV 的直接传播。

机体对异种移植物的排斥反应是一个复杂的过程。有一种被称为超急性排斥反应的早期攻击，它由抗体和补体介导，可以在几分钟内严重损害移植器官，并且后期还伴随着免疫细胞应答过程。这些预先形成的 IgM 抗体识别一种称为 Gal-α-Gal 表位的糖蛋白，该蛋白在内皮细胞表面强烈表达。对于器官移植而言，这是一个严峻的问题，因为对内皮细胞的攻击会引发局部缺血，从而导致移植组织迅速死亡。细胞移植可能不那么容易遭受超急性排斥反应的攻击，因为成年猪胰岛细胞的 Gal 抗原表位相对较少[204]。目前有研究人员在构建不表达 Gal 表位的转基因猪，以及抑制补体激活、血栓形成和炎症分子干预等方面都取得了显著的进展[199]。

由于 PERV 的存在，于 1996 年在新西兰进行的一项研究采用腹膜内移植藻酸盐包裹的成年猪胰岛移植的研究被中止。但是该研究中，在移植 9.5 年后，研究人员从患者体内回收了含有活胰岛细胞的微囊[205]。

人们仍将继续探索将未包裹的猪胰岛细胞移植到糖尿病患者中的可能性。我们希望移植携带保护 B 细胞免受异种免疫攻击基因的转基因猪组织，可以使移植后仅通过适度的免疫抑制就能实现移植物的成功存活。近期的研究进展是，Larsen 团队将新生猪胰腺细胞团移植到患有糖尿病的恒河猴中，可以使其平均血糖水平正常化超过 140 天[206]。短期免疫抑制使用针对 IL-2 受体和 CD154 的抗体，持续的免疫抑制使用西罗莫司和抗 CTLA4Ig。Hering 团队在将成年猪胰岛移植到糖尿病食蟹猴中时也取得了类似的成功[207]。他们诱导免疫抑制使用的是针对 IL-2 受体的抗体，而抗 CD154、FTY720（或他克莫司）、依维莫司和来氟米特则可以维持免疫抑制。另一个团队从表达人补体调节蛋白（hCD46）的转基因猪中提取了胰岛进行移植，该方案与免疫抑制治疗结合能够使血糖维持正常水平达 3 个月以上[208]。

五、结论

即使有本文所述的各种局限性，成功的胰腺或胰岛移植仍是目前唯一可以使血糖维持正常的治疗方法。与胰岛移植相比，实体器官移植为持久的胰岛素脱离提供了更大的可能性。利用这些技术实现胰岛素脱离增加了对将 B 细胞替代疗法作为胰岛素治疗替代方案感兴趣的患者数量。然而，考虑到标准胰岛素治疗效果和慢性免疫抑制治疗的已知并发症，B 细胞替代疗法通常仍仅限应用于因其他移植手术而需要免疫抑制治疗或有生命危险的糖尿病患者。

如今胰岛移植的目标已然很明确，但困难也在不断出现。为了提高移植的成功率，我们需要做出更多努力来克服这些障碍。我们需要数量足够并且可以进行移植的胰岛素分泌细胞，同时需要安全的方法来防止这些细胞被免疫系统破坏。最后，我们必须坚信，随着现代科学的不断进步，这些难题终将被攻克。

第 51 章　糖尿病与长期并发症

Diabetes and Long-Term Complications

Enrico Cagliero　著
宋　君　冯　波　译

要　点

- 糖尿病与多种微血管和大血管并发症相关，严格血糖控制可以预防或延缓血管病变的发生。
- 糖尿病微血管并发症（如视网膜病变、肾病和神经病变）的状况与糖尿病病程和血糖控制程度有关。
- 严格血糖控制对心血管疾病的作用仍是一个悬而未决的问题。

一、历史

“*Diabetes*”一词由希腊卡帕多西亚的 Aretaeus 医生于公元二世纪首次使用以准确地描述糖尿病症状。它作为一种疾病被首次描述记载可追溯至公元前 1552 年的埃伯斯纸莎草文稿中[1]。直到 19 世纪才开始在文献中出现描述糖尿病并发症的记载[2]，后来随着胰岛素的发现和糖尿病患者生存时间的延长，糖尿病并发症的特征性改变才逐渐得到认识[3-5]。最初人们发现长病程的糖尿病患者心脏疾病和动脉粥样硬化的发病率很高[2, 6]，但直到 20 世纪 50 年代提出了特异的糖尿病性血管病变的概念，它包括视网膜病变、肾病、冠状动脉疾病（CAD）和外周血管疾病[6]，而且视网膜病变、肾病和神经病变三者常同时存在[7]。尽管存在多种理论可以解释糖尿病患者的血管损伤机制，但血糖控制差的患者（定义为伴多饮多尿症状，频发糖尿及酮症）并发症的发生率高，强烈提示不断强化的糖尿病相关的“代谢紊乱”控制可预防这些并发症的发生[8, 9]。鉴于以上数据和临床观察，Elliott P. Joslin 博士在 1950 年就写道：“必须告诉这些年轻的患者，如果不控制好糖尿病，他们的眼睛、肾脏、心脏和大脑都容易出现严重的并发症”[10]。然而，关于糖尿病控制，或者更准确地说是血糖控制在糖尿病并发症发病中作用的争论持续了几十年。直到 20 世纪 70 年代末，多个研究小组针对“严格血糖控制对糖尿病血管并发症的预防是否有作用”进行了公开辩论[11, 12]。

二、分类

糖尿病长期并发症可分为微血管病变和大血管病变。微血管病变是糖尿病特异性的毛细血管和小血管的损伤（包括视网膜病变、肾病和神经病变，详见第 52、53 和 54 章）；而大血管病变反映的是动脉粥样硬化恶化的风险增加，临床表现为冠心病（CAD）、脑血管意外（CVA）和外周血管疾病，以上并发症是 1 型和 2 型糖尿病患者致残致死的主要原因[13-19]。糖尿病其他长期并发症包括某些风湿病样的表现、易于感染，以及皮肤病表现，其中部分是在糖尿病患者中高发，而有些是特异性发生于糖尿病患者中。虽然这些并发症鲜为人知，但危害严重。生存分析显示糖尿病患者因癌症 [19] 和感染性疾病 [19, 20] 死亡的风险明显增加。

风湿病、皮肤病和感染表现

据报道 30% 的糖尿病患者存在风湿病表现 [21]。虽然大多数症候群不是糖尿病患者所特有，但在糖尿病患者中很常见，如肩粘连性关节囊炎、Dupuytren 病、屈肌腱鞘炎。糖尿病性手关节病变或“关节活动受限综合征”是糖尿病特有的一种并发症，其特征为手部多个关节无痛性活动受限、皮肤厚而硬，类似于硬皮病的皮肤表现 [21, 22]。

Elliott Joslin 早在 1950 年提出糖尿病患者易合并感染 [10]，但更多同期的研究表明，糖尿病患者更容易发生某些特定部位和（或）特定微生物的感染，其中包括呼吸道感染（如金黄色葡萄球菌、肺炎链球菌、结核分枝杆菌）和尿路感染（如细菌尿、上尿路感染和真菌感染）[23]。尽管这种易感性的原因尚不清楚，大多数糖尿病动物试验发现其与中性粒细胞功能受损有关，但其结论仍不确定 [24]。Fournier 坏疽是一种会阴、生殖器或肛周组织暴发性发作的感染性坏死性筋膜炎，与其他类型的坏死性筋膜炎一样，糖尿病是主要的危险因素 [25]。另外，糖尿病患者牙周病的发病率和严重程度明显增加 [26]。有些感染似乎仅发生于糖尿病患者，包括由铜绿假单胞菌引起的侵袭性（或恶性）外耳炎、由曲霉菌引起的鼻大脑毛霉菌病、产气性感染如产气性胆囊炎和肾盂肾炎，这些均是酮症酸中毒发生的重要危险因素 [23]。

类脂质渐进性坏死是与糖尿病相关的一种特征性皮肤病变，表现为两侧胫骨前表面色素沉着性斑块，伴有毛细血管扩张，周围呈紫罗兰色或棕色。糖尿病性大疱病（无症状性大疱，含有无菌性液体，通常出现在小腿和足的背侧部位）也是糖尿病的皮肤表现。此外，糖尿病患者的其他皮肤病变，包括皮肤鱼鳞病样改变、手和手指厚性硬皮病样改变、趾甲真菌病等，患病率也很高 [27, 28]。

三、流行病学

糖尿病微血管并发症的患病率与糖尿病病程和血糖控制程度有关。比利时布鲁塞尔早期的一项前瞻性研究对 4000 多名糖尿病患者进行了为期 25 年的随访，结果显示糖尿病视网膜病变和神经病变的患病率超过 50%，而糖尿病肾病的患病率仅有 14% [29]。更多最新的流行病学研究证实了上述结果，即绝大多数糖尿病患者数十年后至少会伴有轻度视网膜病变和神经病变，而仅有少数遗传易感患者会发生糖尿病肾病。

大型流行病学调查和临床研究表明，罹患糖尿病 30 年后糖尿病视网膜病变的患病率高达 80%，而威胁视力的增殖性视网膜病变的患病率约为 30%～50% [30, 31]。这种水平差异很大程度上是受代谢控制程度的影响，就像糖尿病控制与并发症研究（DCCT）所显示的，常规治疗组中病程超过 30 年的 1 型糖尿病患者增殖性视网膜病变患病率为 50%，而强化治疗组仅为 21% [31]。外周神经病变的结果与之相似。DCCT 研究发现，超过 25 年病程的 1 型糖尿病患者中 61% 的患者伴有神经传导异常，37% 合并临床意义的神经病变 [32]，以上结果与欧洲其他流行病学研究相似（EURODIAB IDDM 并发症研究为 28%，英国一大型多中心研究为 37%）[33, 34]。

与其他糖尿病微血管并发症相比，糖尿病肾病的流行病学特征有显著不同，糖尿病患者较少受累。在年轻的 1 型糖尿病患者中进行的 DCCT/EDIC 研究显示，常规治疗组中病程超过 30 年的患者出现微量蛋白尿或肾功能恶化的比例为 25%，而强化治疗组仅有 9% [35]。来自美国 40 岁以上的 2 型糖尿病患者的数据显示，微量蛋白尿的比率为 35%，而非糖尿病患者群为 12% [36]。尽管以上糖尿病微血管并发症流行病学结果不同的原因尚不清楚，但家族聚集性研究、种族特异性患病率研究及最新的遗传学研究显示，糖尿病并发症的发生发展至少部分是由遗传因素控制的，目前已鉴定出多个候选基因 [37, 38]。

众所周知，心血管疾病（CVD）是 1 型和 2 型糖尿病患者的主要死因，心血管疾病的患病率随之增加。与非糖尿病患者群相比，糖尿病患者 CAD、外周动脉疾病（PAD）和 CVA 的比率增加了 2～4 倍，且女性风险高于男性。此外，多数研究显示，与非糖尿病患者相比，糖尿病患者 CVD 的临床结局更为严重[39, 40]。2 型糖尿病已知与多项代谢改变（肥胖、高血压、血脂异常）有关，以上均为促动脉粥样硬化因素。尽管 1 型和 2 型糖尿病风险因素不同，但最近研究表明，1 型和 2 型糖尿病心血管疾病的风险是相似的[41, 42]。糖尿病肾病明确是 1 型糖尿病心血管疾病的危险因素，不同的研究均显示无微量白蛋白尿或严重肾脏疾病的 1 型糖尿病患者的死亡率与非糖尿病患者群相似[43, 44]。

无论是年轻还是老年糖尿病患者，由于 CVD 及糖尿病并发症的增加，其死亡率明显增加。在 Framingham 心脏研究中发现，糖尿病患者（平均年龄 60 岁）与非糖尿病患者群相比全因死亡增加 2 倍，心血管疾病死亡增加 3 倍[45]。瑞典一项研究显示，年轻糖尿病患者（15—34 岁）死亡率增加 2～3 倍[46]。然而 1 型和 2 型糖尿病存在明显差异，2 型糖尿病患者总死亡率是年龄匹配的 1 型糖尿病患者的 2 倍[46, 47]，这可能与 2 型糖尿病患者大血管并发症明显增多有关[47]。

在过去几年中，随着糖尿病管理尤其在血糖控制及心血管危险因素管理方面不断改进，糖尿病并发症的发生有所改观。观察性及流行病学研究显示，近期诊断的糖尿病患者与较早前诊断的患者相比，严重视网膜病变、肾病和终末期肾病、神经病变、心血管疾病和总体死亡率显著降低，这可能与糖化血红蛋白 A1c（HbA1c）、血压及低密度脂蛋白胆固醇的降低和吸烟减少有关[48–51]。虽然严重并发症的发病率逐渐下降，但随着肥胖和 2 型糖尿病的流行，意味着伴有晚期微血管和大血管并发症的糖尿病患者总数在不断增加，因此对医疗资源造成巨大压力。

四、病理生理

众所周知，糖尿病是微血管并发症的主要病因，在众多代谢异常中，慢性高血糖是所有糖尿病患者的共同特征。糖尿病动物试验证实，高血糖是导致血管并发症的主要病因。半乳糖喂养狗发生视网膜病变在组织学上与糖尿病视网膜病相似，提示高己糖水平本身能够导致视网膜病变[52]，通过胰岛素注射或胰岛细胞移植达到良好的血糖控制可显著降低狗、大鼠视网膜病变和肾病的发生及其严重程度[53–54]。

目前多种动物模型用于高血糖损伤小血管的机制研究，最常用的是啮齿类动物模型。通常啮齿类动物采用链脲佐菌素或四氧嘧啶或胰腺切除构建胰岛素缺乏的糖尿病模型。基因改变模型如 db/db 小鼠（瘦素受体基因突变）和 ob/ob 小鼠（瘦素基因突变）用来模拟肥胖及 2 型糖尿病的异常改变。虽然以上啮齿类动物模型在糖尿病并发症研究中得以广泛应用，但并不能完全模拟人类。啮齿动物通常不会表现出严重病变，如糖尿病肾病（结节性肾小球硬化）、视网膜病变（视网膜新生血管生成和视网膜神经元变性）或神经病变（节段性脱髓鞘改变和纤维丢失）[55]。大型动物包括狗（四氧嘧啶、胰腺切除术、乳糖喂养）、猫、猪和非人灵长类动物也用于糖尿病血管并发症的模型进行研究。由于这些动物的视网膜黄斑更接近于人类的，因此目前可用于糖尿病性黄斑病变的研究。然而，大型动物模型用于糖尿病并发症的研究也存在不足，如出现糖尿病并发症时间过长（狗通常在糖尿病 5 年后、而猴子在 15 年后方可进行研究）、缺乏严重视网膜病变（无新生血管或神经元损伤）等[56]。

尽管目前普遍认为高糖是导致糖尿病微血管病变的原因，但高糖导致血管损伤的确切分子机制尚不完全清楚。在细胞及动物模型中已证实高糖可激活多条分子通路，包括增加多元醇通路、增加糖基化终末产物（AGE）形成、激活蛋白激酶 C（PKC）、激活己糖胺途径通路等[57]。最近研究发现，线粒体活性氧（ROS）产生增加和高血糖所致的氧化应激是以上通路激活的共同因素[57–59]，它可激活转化生长因子 β（TGF-β）信号通路，降低内皮型一氧化氮合酶（eNOS）和前列环素合酶活性，激活多条促炎通路[58–59]。

近年科学假设“线粒体 ROS 产生增加可解释所谓的代谢记忆现象（糖尿病血管并发症发病机制中的另一现象）”已被多项试验研究所证实。组织培养中高糖会导致基因表达的改变，随后在体外研究中持续存在[60]。糖尿病动物模型中也观察到同样的现象，最初血糖控制不佳的动物即使后来血糖控制良好，糖尿病视网膜病变仍在进展[61]。来自随机临床试验研究如糖尿病控制与并发症研究（DCCT）显示，早期严格血糖控制在减少糖尿病并发症方面的获益可持续数年，因此进一步证实在临床中存在血糖或代谢记忆[62-63]。糖尿病并发症模型中可以观察和检测到，氧化应激可引起表观遗传修饰如 DNA 甲基化和组蛋白翻译后修饰[64, 65]。DCCT 研究中的患者淋巴细胞和单核细胞存在表观遗传学改变，进一步证实高糖所致的染色体结构改变在糖尿病并发症发病中的潜在作用[66]。

以上通路特异性抑制剂已应用超过 30 年，并试图从中寻找可以预防或延缓糖尿病血管并发症发生发展的药物。尽管在临床前动物研究中取得了成功，但糖尿病患者的临床试验却令人失望，尚无一种药物可用于临床。醛糖还原酶抑制剂的临床试验已进行了 30 多年，但最近的 Meta 分析显示在糖尿病神经病变安慰剂对照试验中缺乏统计学差异[67]。AGE 抑制剂也已研究多年，但同样因显著的不良反应或无效而失败[68, 69]。一种 PKC 抑制剂在糖尿病视网膜病变 3 期临床试验中没有显示出有统计学意义的疗效[70]，并已退出商业开发。最近研究发现，一种已证实可抑制糖尿病并发症发生过程中 3 条信号通路（己糖胺途径、PKC 激活和 AGE 形成）的药物苯磷硫胺对糖尿病神经病变亦无疗效[71]。虽然该领域的研究仍在继续，但将糖尿病并发症动物模型研究结果转化为临床应用仍存在困难，新药物开发应用于临床尚需漫长过程。

五、血糖控制在糖尿病并发症预防中的作用

早期研究发现血糖控制欠佳与微血管并发症严重程度增加有关[29]。直到 20 世纪 80 年代初，随着家庭血糖监测的引入、HbA1c 的广泛应用，以及胰岛素泵的应用，一些小型临床试验发现严格血糖控制可能预防或延缓糖尿病血管并发症的发生[72]。1993 年发表了对未来有重大影响的糖尿病控制与并发症研究（DCCT）结果，确切地证实了严格血糖控制在预防或延缓糖尿病微血管并发症中的作用[73]。该研究于 1983 年开始，旨在探讨强化血糖控制能否影响糖尿病微血管并发症及神经病变的发生（由 726 名病程 1～5 年且无并发症的 1 型糖尿病患者组成的一级预防队列）或延缓糖尿病微血管并发症及神经病变的进展（由 715 名病程 1～15 年，至少有一个微动脉瘤，但不超过中度非增殖性视网膜病变的 1 型糖尿病患者组成的二级干预队列）。患者被随机分为常规治疗组（在 1983 年定义为每天 1～2 次胰岛素注射，每日血糖监测，以避免低血糖或高血糖症状）或强化治疗组（血糖控制目标为尽可能接近非糖尿病范围，包括空腹血糖 70～120mg/dl，餐后血糖＜ 180mg/dl，HbA1c 控制在非糖尿病范围＜ 6.05%）。强化治疗组需每天 3 次或更多次胰岛素注射或胰岛素泵治疗以达到上述目标。在长达 6.5 年的随访中患者依从性良好，受试者在 97% 的研究时间遵守治疗方案，99% 以上的受试者完成试验。研究结束时两组间 HbA1c 差值在 2% 左右，常规治疗组 HbA1c 保持在 9% 左右，而强化治疗组在 6 个月达最低点 6.9%，其余时间维持在 7% 左右（图 51-1）。

初步研究显示，强化治疗组一级预防和二

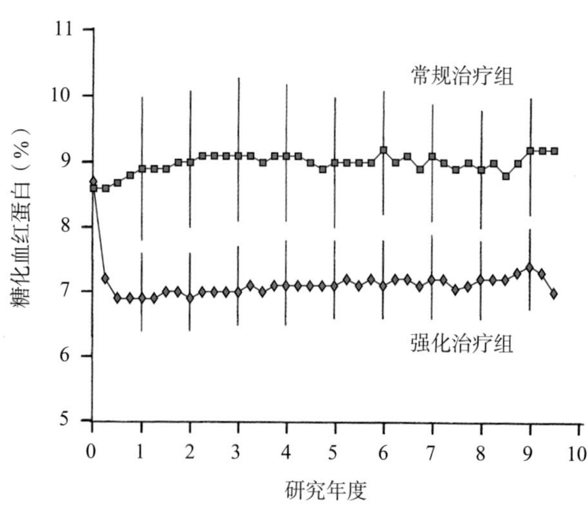

▲ **图 51-1　糖尿病控制与并发症研究（DCCT）期间的糖化血红蛋白变化**

垂直线显示的是所有季度测量值的中位数和年度数值第 25 和第 75 百分位数。两组间在 3 个月时出现显著差异，并在整个研究期间保持显著差异（$P < 0.001$）（引自 Diabetes Control and Complications TrialResearch Group：The effect of intensive treatment of diabetes on thedevelopment and progression of long-term complications in insulindependentdiabetes mellitus. N Engl J Med 329：977-986，1993.）

级干预队列糖尿病视网膜病变发生风险分别降低 76% 和 54%（图 51-2），微量白蛋白尿风险降低 39%，白蛋白尿风险降低 54%，临床神经病变风险降低 60%，而这是以严重低血糖发生率增高 3 倍为代价的[73, 74]，强化治疗组中 65% 的患者在研究期间至少有一次严重低血糖的发作，而常规治疗组仅有 35%[74]。生活质量和心理社会事件数据显示，强化治疗对患者生活质量没有影响[75]。进一步详细分析显示，几乎所有患者，不管其性别、年龄及其他基线特征，其视网膜病变、肾病、周围神经病变和自主神经病变均获益[76-79]。尽管强化治疗组大血管事件数无显著性减少，但心血管危险因素显著改善[80]。此外，研究发现平均 HbA1c 水平是预测并发症发生的最显著因子，尽管目前没有低于多少并发症风险消除的数据，但 HbA1c 每下降 10%，视网膜病变发生风险减少 44%[81]（图 51-3）。

在 DCCT 研究结束时，所有常规治疗组受试者均接受强化治疗培训，并由自己的医生进行糖尿病管理，所有受试者继续进行随访，这就是所谓的糖尿病干预流行病学（Epidemiology of Diabetes Interventions，EDIC）研究。该研究属观察性研究，始于 1994 年，刚刚公布了 30 年的随访数据[82]。在 DCCT 研究结束时两组间 HbA1c 差异明显（常规治疗组为 9.1%，而强化治疗组为 7.2%），这种差异在 EDIC 研究随访 20 年时消失，此时的平均 HbA1c 为 8.0%。从理论上讲，由于 DCCT 结束时两组并发症的差异及随后血糖控制差异的消失可以预测 EDIC 观察期间两组间并发症应平行发展。然而，在 EDIC 研究的最初几年里，两组间微血管并发症的差异进一步扩大，提示存在“代谢记忆现象”[83]。DCCT/EDIC 研究最新的数据显示，在糖尿病 30 年后，强化治疗组早期严格控制血糖可使微血管并发症减少 50%[84, 85]，临床心血管事件（CVD 引起的非致死性心肌梗死、卒中、死亡）减少 57%[86]。

然而 DCCT/EDIC 的研究结果是否适用于 2 型糖尿病患者？ 2 型糖尿病患者的不同治疗方法是否在减少并发症方面存在优势？为解决以上问题，在 1970 年启动了英国前瞻性糖尿病研究（UKPDS），研究结果于 1998 年发表[87, 88]。尽管日本在 2 型糖尿病患者中进行过一项小规模临床研究得到了与 DCCT 研究相同的结果[89]，但该研究入组人群（体型偏瘦、胰岛素使用比 DCCT 研究少得多）可能不能代表大多数的 2 型糖尿病患者。UKPDS 研究将约 4000 名新诊断的 2 型糖尿病患者随机分为常规治疗组（饮食干预）和强化治疗组（3 种不同的磺脲类药物、胰岛素或二甲双胍治疗）。由于 2 型糖尿病 B 细胞功能逐年减退[90]，同时该研究逐步

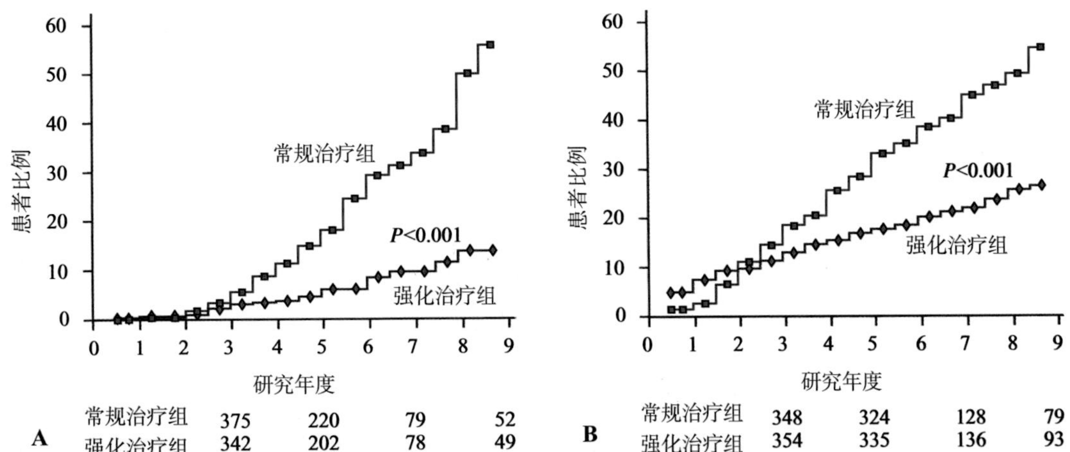

▲ 图 51-2 糖尿病控制与并发症研究中强化治疗组和常规治疗组通过眼底照相检查确定的视网膜病变（视网膜病变从基线开始三步变化，持续至少 6 个月）累积发病率的比较

A. 在一级预防队列中，强化治疗组累积发病率降低 76%（$P < 0.001$）；B. 在二级干预队列中，强化治疗组累积发病率降低 54%（$P < 0.001$）（引自 Diabetes Control and Complications Trial Research Group：The effectof intensive treatment of diabetes on the development and progression of long-term complications in insulin-dependent diabetes mellitus. N EnglJMed 329：977-986，1993.）

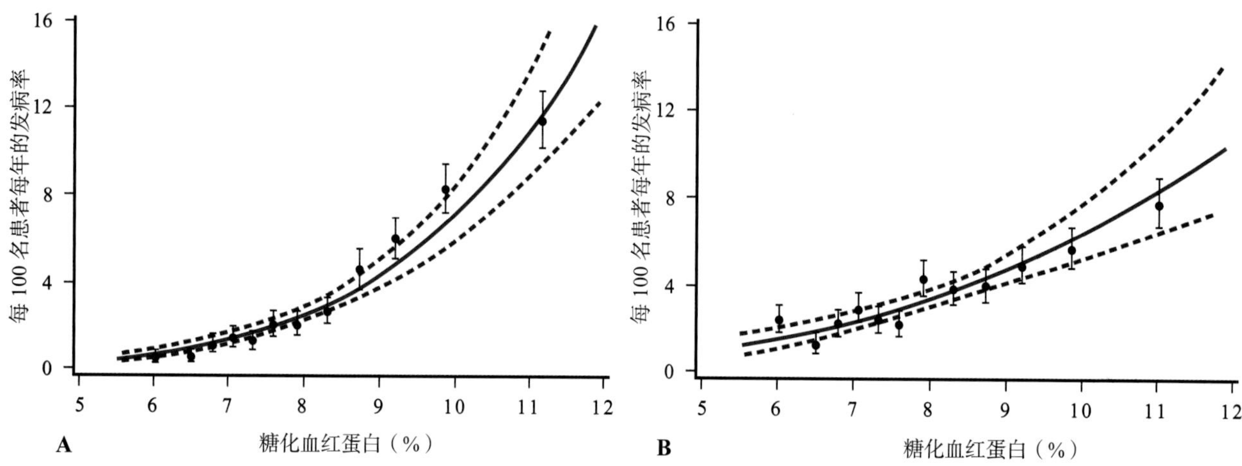

▲ **图 51-3 糖尿病控制与并发症研究中采用 Poisson 回归模型验证联合治疗平均 HbA1c 水平与糖尿病并发症之间的关系（虚线显示 95% 可信区间）**

在整个 HbA1c 范围内，平均糖化血红蛋白与并发症之间的关系是连续的，在 HbA1c 高于非糖尿病范围时没有拐点或转折点。A. 持续（至少 6 个月）视网膜病变进展的风险，以每 100 名患者每年的发病率衡量；B. 发生微量白蛋白尿的风险（每 100 名患者每年的发病率）(引自 Diabetes Control and Complications Trial Research Group. The absenceof a glycemic threshold for the development of long-term complications：the perspective of the Diabetes Control and Complications Trial. Diabetes45：1289–1298，1996.）

设计，因此相当一部分最初被分配到饮食、磺脲类药物或二甲双胍组的受试者，在研究结束时加用了另一种药物，因此难以评估一种疗法是否优于另一种疗法。HbA1c 从基线 7% 开始下降，但自随机化开始后 10 年间 HbA1c 水平持续上升，研究结束时常规治疗组和强化治疗组之间 HbA1c 相差 1%。然而，10 年研究期间强化治疗组和常规治疗组 HbA1c 分别上升至 8.1% 和 8.7%，在研究最后阶段 HbA1c 中位数分别为 7% 和 7.9% [87]。虽然研究设计及数据分析存在争议 [91]，总体研究结果表明强化治疗改善微血管并发症的预后（视网膜光凝治疗需求减少），但不影响心血管结局，不同强化治疗方案之间无明显差异。值得注意的是，在 UKPDS 和 DCCT 研究中均发现血糖控制与视网膜病变间的关系，HbA1c 每下降 1%，视网膜病变风险减少 39% [92]。

UKPDS 研究结束后，在 10 年随访过程中每年会发送调查问卷，虽然研究结束时两组间 HbA1c 水平差异消失，但微血管事件的风险降低仍存在统计学意义。心肌梗死和全因死亡的减少可能由于事件数的增加变得有统计学意义 [93]。因此，与 1 型糖尿病患者的 DCCT/EDIC 研究结果相似，在 2 型糖尿病患者中也观察到强化血糖控制的“记忆”效应。

六、血糖控制在心血管疾病预防中的作用

严格控制血糖在预防心血管疾病中的作用仍然是一个悬而未决的问题。虽然大量流行病学数据显示血糖水平与心血管结局关系密切，但随机对照研究的结果并不一致。DCCT/EDIC 研究中新诊断 1 型糖尿病患者经过 17 年随访，发现强化治疗组心血管事件明显减少 [86]，UKPDS 研究中新诊断 2 型糖尿病患者在随机化 20 年后才观察到心肌梗死的显著减少 [93]。最近开展了 3 项大型随机临床研究，旨在探讨心血管疾病高危的 2 型糖尿病患者进一步控制血糖至正常水平能否降低心血管事件 [94-96]。不幸的是，结果有些出乎意料。控制糖尿病患者心血管风险行动（ACCORD）选择 10 000 多名 2 型糖尿病患者，其平均病程 10 年，既往发生过心血管事件（35% 的患者）或至少合并两个以上心血管危险因素，随机分为标准治疗组（治疗目标为 HbA1c 7%～7.9%）和强化治疗组（治疗目标为 HbA1c < 6%）。经过 3.5 年的随访，由于强化治疗组死亡率增加，研究提前终止。虽然研究的主要终点两组间无统计学差异，但两组间 HbA1c 水平差异明显，标准治疗组平均 HbA1c 为 7.5%，而强化治疗组为

6.4% [94]，与此同时强化治疗组严重低血糖的发生率增加了3倍，体重增加超过10kg [94]。强化治疗组终止试验后继续随访5年，发现强化治疗组非致死性心肌梗死减少，而总死亡率增加 [95]。值得注意的是，强化治疗组是通过使用多种降糖药物（包括胰岛素和口服药物）实现了血糖更严格的控制。虽然强化治疗组白内障摘除有所降低、神经病变有所改善、白蛋白尿的发生有所减缓，但与新诊断2型糖尿病患者的研究相比，强化治疗组微血管并发症的获益并不显著，视网膜病变无明显减少 [96]。随后的分析发现，在大多数亚组可发现强化治疗组死亡率增高，但原因尚不清楚 [97]。ADVANCE研究中入组合并CVD疾病或至少一个心血管疾病危险因素的2型糖尿病患者11 000例，平均病程8年，随机分为常规血糖控制组（本地指南中的HbA1c目标值）和强化血糖控制组（HbA1c目标＜6.5%），额外每天给予30～120mg格列齐特治疗。经过5年的随访，两组平均HbA1c分别为7.3%和6.5%，但主要大血管病变及全因死亡两组间无明显差异 [98]。退伍军人糖尿病研究（VADT）设计相似，研究队列较小（入组1800名2型糖尿病患者随机化），平均病程11年，40%的患者合并心血管疾病。经过5.6年的随访发现，两组间HbA1c存在明显差异（常规治疗组为8.4%，强化治疗组为6.9%），但主要和次要心血管事件发生方面无明显差异 [99]。

以上研究提示，并不适合在所有糖尿病患者中实现严格血糖控制，在某些人群特别是老年患者和已合并微血管疾病的患者，HbA1c的控制目标宜适当放宽。此外，在已合并心血管疾病的患者中严格血糖控制并不能降低心血管结局，但对微血管疾病仍有一定的获益。

七、我们能预防大血管疾病吗?

多项随机临床试验表明，新诊断1型或2型糖尿病患者严格控制血糖至正常后很长一段时间是可以预防心血管疾病的 [80, 86, 93]。多重危险因素可导致糖尿病患者易发心血管疾病，因此多重危险因素干预可更有效地减轻患者CVD负担。20世纪90年代丹麦开展的Steno研究证实了上述观点。该研究为平行对照研究，规模较小，共入组2型糖尿病患者160名，平均年龄55岁，平均病程6年，随机分为常规治疗组（根据丹麦医学会1988年建议）或强化治疗组（饮食和运动、劝告戒烟、卡托普利50mg每天2次、维生素C 250mg/d、维生素E 100mg /d、合并心血管病史患者使用阿司匹林150mg/d），强化治疗组血压、HbA1c和空腹LDL胆固醇的控制目标更为严格 [100]。经过3.8年随访，两组间HbA1c、收缩压和胆固醇水平存在明显差异，强化治疗组微血管并发症显著减少 [100]。该研究继续随访了5年，在此期间强化治疗组HbA1c下降0.7%，收缩压下降11mmHg，胆固醇下降30mg/dl，以上导致主要复合心血管终点（心血管疾病死亡、非致死性心肌梗死、冠状动脉搭桥术、经皮冠状动脉介入治疗、非致死性卒中、截肢或外周血管疾病的血管手术）下降50%以上 [101]。

在干预结束后所有患者进行了后续5.5年的随访中，结果发现虽然两组间代谢指标差异缩小，无统计学意义，然而强化治疗组显著降低全因死亡和心血管死亡，相对风险比分别为0.43和0.41，所有类型的心血管事件，从卒中、心肌梗死到截肢均有所减少 [102]（图51–4）。

八、结论

目前已经明确，高血糖可通过多种生化机制影响微血管，也是糖尿病微血管并发症的主要原因。尽管多种药物在糖尿病动物模型中可预防或减少糖尿病微血管并发症，但临床试验的结果至今令人失望。血糖尽可能接近正常，特别是在1型或2型糖尿病发病时，可以非常有效地预防或延缓糖尿病视网膜病变、肾病、神经病变的发生发展，这也是目前糖尿病管理的关键之所在。糖尿病患者CVD患病率的增加与代谢综合征（如肥胖、高血压、高脂血症和高血糖）相关，是多种代谢异常共同作用的结果。在糖尿病心血管并发症的治疗中，仅仅关注高血糖显然是不够的。目前糖尿病管理治疗指南强调类似于Steno 2研究的多重危险因素控制策略，目前研究数据也证实了上述方法的有效性。尽管目前美国糖尿病患者中仍有一半患者的HbA1c、血压

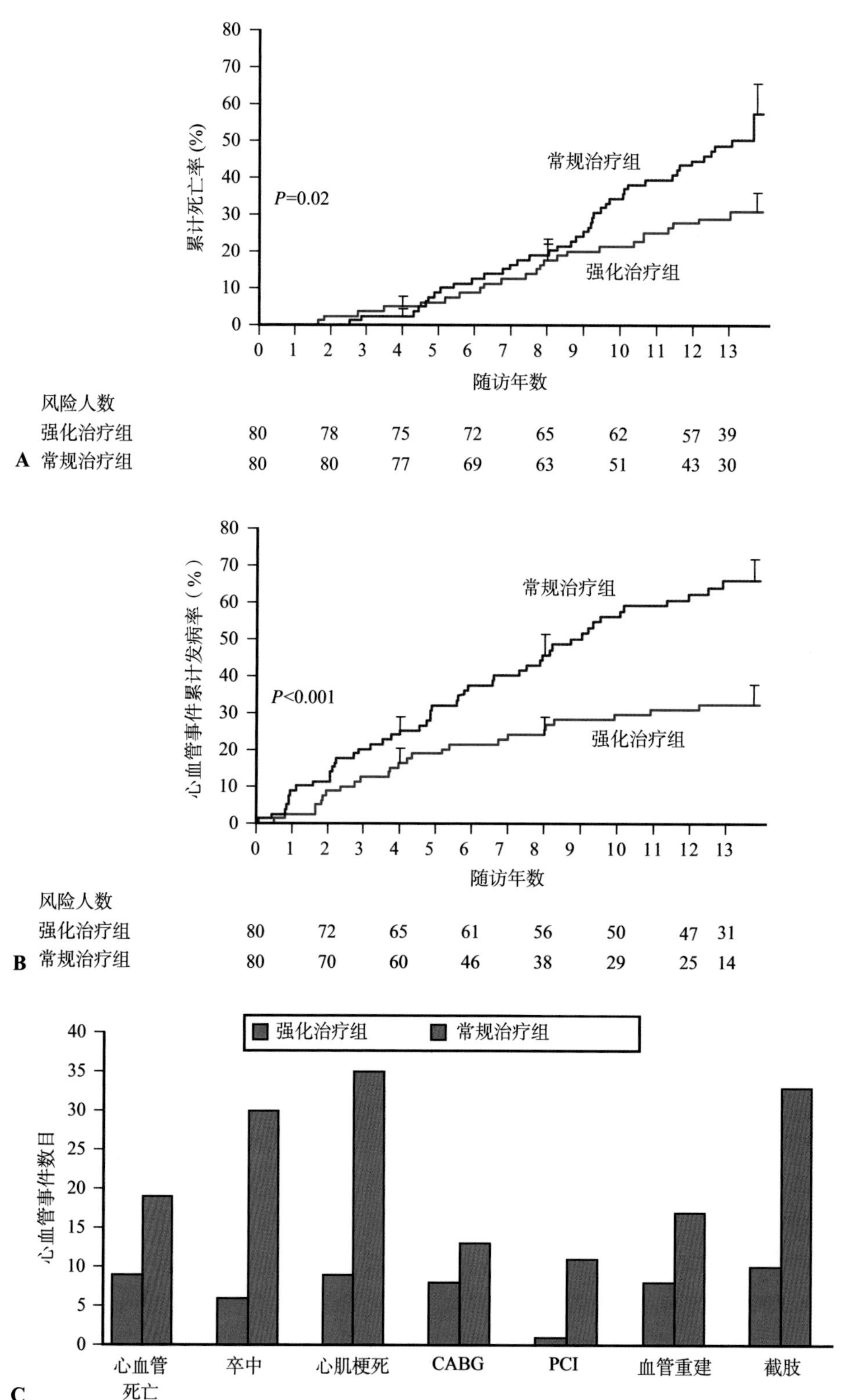

▲ 图 51-4 **Kaplan-Meier 预测全因死亡风险和任何心血管事件发生率**

A. 全因死亡风险；B. 任何心血管事件发生率［心血管死亡、非致死性脑卒中、非致死性心肌梗死、冠状动脉旁路移植术（CABG）、经皮冠状动脉介入治疗（PCI）、外周动脉粥样硬化性动脉疾病的血管重建、截肢］。条代表标准误和 LDL 胆固醇未达标，但在过去的 10 年中达标的比例已明显增加[103]。更为重要的是，在过去的 20 年里，美国糖尿病相关并发症的发生率至少部分是由于上述原因而显著下降，其中变化最显著的是心肌梗死和死于高血糖危象（分别下降 68% 和 64%）、卒中与下肢截肢（分别下降 53% 和 51%）和终末期肾病（减少 28%）[104]（图 51-5）。

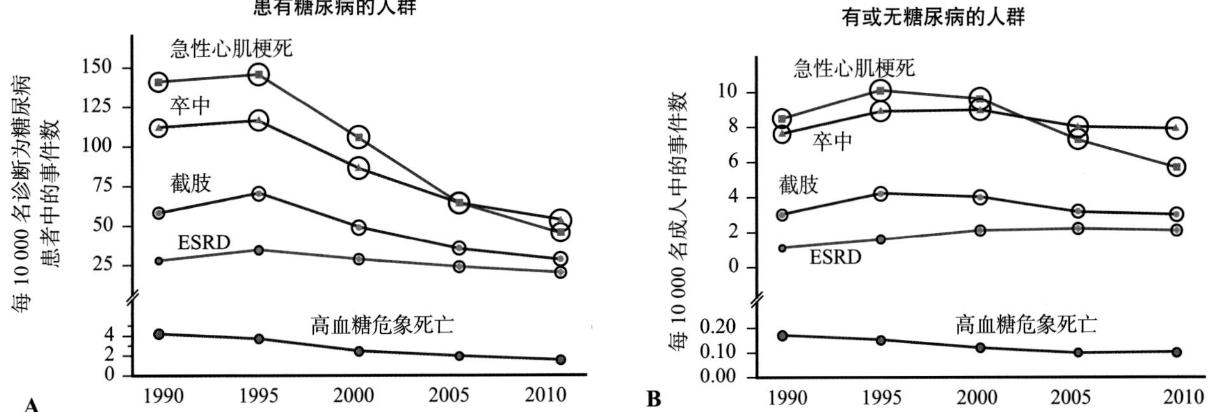

▲ 图 51-5 **1990—2010 年美国糖尿病成人年龄标准化率的糖尿病相关并发症发生率的变化趋势**

圆圈大小代表占绝对病例数的比例（引自 Gregg EW，Li Y，Wang J，et al. Changes in diabetes-related complicationsin the United States，1990-2010. N Engl J Med. 2014；370：1514-1523.）

第 52 章 糖尿病眼病
Diabetic Eye Disease

Lloyd Paul Aiello　Paolo Silva　Jerry D. Cavallerano　Ronald Klein　著
杜紫薇　袁　扬　孙子林　译

要　点

- 糖尿病视网膜疾病仍然是发达国家新发失明的主要原因。
- 在早期阶段，糖尿病视网膜病是无症状的，患者视力较好且可能不知道视网膜病的存在。
- 尽早进行持续终身的规律随访；严格控制血糖、血压和血脂异常；必要时进行及时的治疗是糖尿病眼病管理的关键，以防止因糖尿病眼部并发症而引起视力下降。

糖尿病实际上影响眼睛的所有结构以及许多视觉功能。糖尿病视网膜病变（DR）至今仍然是美国和其他工业化国家新发失明的重要原因[1]。此外，糖尿病的并发症，包括高血压、肾脏疾病和血脂异常也会加剧 DR 的进展。多中心的临床试验已证明，控制血糖和血压可降低 DR[2-4] 发生和发展的风险，并已证明激光光凝治疗可以有效维持视力并降低失明风险[5, 6]。

但是，激光光凝治疗通常仅针对威胁视力的 DR。而且，尽管激光光凝可显著降低大多数患者重度视力损伤（https://www.who.int/news-room/fact-sheets/detail/blindness-and-visual-impairment）的风险，但通常无法恢复视力，这可能与手术本身的不良反应和并发症有关。玻璃体内注射血管内皮生长因子（VEGF）抑制药可降低糖尿病黄斑水肿（DME）患者中度视力丧失的风险并改善视力，但这种治疗通常需要在很长一段时间内多次重复注射，特别是在治疗的第 1 年。

一旦存在威胁视力的视网膜病变，激光光凝和玻璃体内注射是目前仅有用来降低视力丧失的风险的眼科干预手段。但是由于大量患有威胁视力的 DR 患者没有得到及时的眼保健，及早发现和及时干预是目前管理 DR 的关键[7-11]。本章的目的是介绍 DR 的发病机制、自然史、流行病学、诊断和治疗等。

一、发病机制

DR 的发病机制尚未完全被了解清楚。目前提出了许多假说，在图 52-1 中进行了概述[12-15]。DR 的发生和发展可能是由于这些因素之间复杂的相互作用所导致的，并且存在个体差异。在 DR 的不同阶段，不同机制的作用程度可能会有所不同。在疾病的早期，甚至在微动脉瘤发展或其他临床表现之前，糖基化、蛋白激酶 C 和多元醇途径，以及视网膜血流的变化对发病可能尤其重要。在增生性视网膜病变或 DME 发生之前以及过程中，血管生成因子（如 VEGF 和胰岛素样生长因子 -1）在疾病后期可能变得更重要。另外，在糖尿病的不同阶段，对高血糖的反应存在个体内和个体间差异（可能是由于遗传易感性的差异）。这种差异性可能可以解释为什么不同糖尿病患者的 DR 易感性不同（如有些血糖控制好、病程短的人患有 DR，而有些血糖控制差、病程长的人却不容易患 DR）。此外，由于缺乏前瞻性的研究，还难以证明这些致病因素与 DR 的因果关系。

二、糖尿病视网膜病变的自然病史

（一）非增殖性糖尿病视网膜病（NPDR）

糖尿病引起的视网膜改变最开始只在生化、血液动力及细胞层面发生变化，临床上难以察觉。这些改变包括生化途径、酶激活途径、视网膜血流变化和细胞死亡途径（尤其是周细胞）等。DR 最早出现的临床改变是微动脉瘤，它是球囊状的视网膜毛细血管[16]。这些病变通常为圆形的红点，大小为 20～200μm，表现为球囊状的视网膜血管。它们通常先出现在毛细血管闭合的黄斑区。在 1 型糖尿病患病后的前 3 年内很少并发视网膜微动脉瘤，但在 2 型糖尿病患者中，通常诊断时即存在微动脉瘤[17]。在英国糖尿病前瞻性研究（UKPDS）中，一开始招募入组的 2 型糖尿病受试者，将近 40% 患有不同程度的 DR[18]。此外，在 1 糖尿病病程 10 年的受试者中，69% 的 1 型糖尿病患者和 55% 的 2 型糖尿病患者存在微动脉瘤[19, 20]。

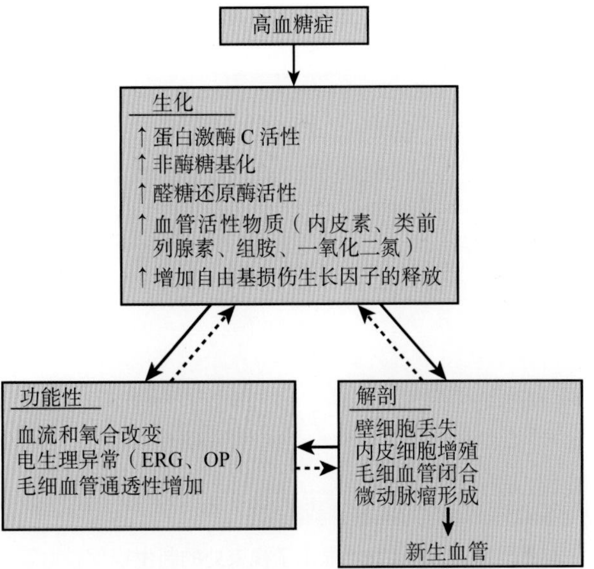

▲ 图 52-1 糖尿病视网膜病变发生和发展机制的假说

视网膜微动脉瘤不是 DR 的特征性病变，因为它们也可能与原发性高血压、动脉粥样硬化性颈动脉引起的视网膜静脉淤血、艾滋病，以及其他系统性或局部眼部病变有关[21]。当 2 型糖尿病患者仅有一只眼睛出现 1 个或 2 个微动脉瘤时，需要谨慎诊断 DR。但是，当出现大量的微动脉瘤时（4 个或更多，或者双眼中都出现），它们很可能是由于糖尿病引起的，并且有可能发展为更严重的非增殖性 DR[22]。

微动脉瘤对荧光素、红细胞和脂蛋白的渗透性与正常血管不同[16]。微动脉瘤本身对视力没有威胁，但是随着疾病的进展，会出现硬性渗出液（HE）和视网膜点状或印迹出血。点状出血通常与微动脉瘤没有明显区别，在 DR 严重程度分级中，它们也通常与微动脉瘤分为一组，表示为“出血和（或）微动脉瘤（H/Ma）”。印迹出血通常是圆形的，边缘模糊，是血液从视网膜毛细血管或微动脉瘤渗入视网膜内核层所致（图 52-2）。视网膜印迹出血通常在 3～4 个月内会消失[23]。微动脉瘤破裂、毛细血管失代偿和视网膜内微血管异常（IRMA）可能导

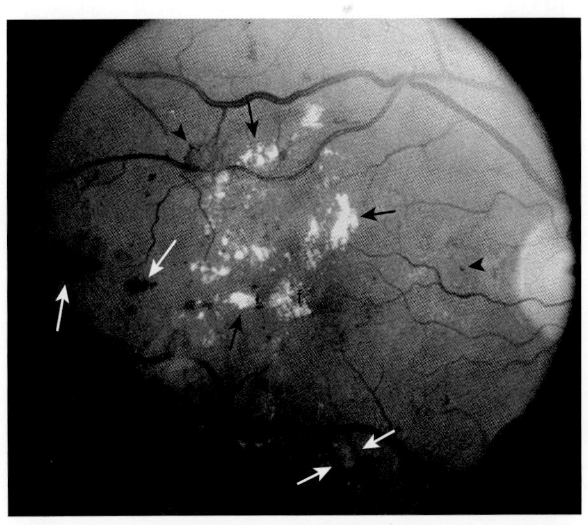

▲ 图 52-2 右眼的眼底照片

大量的视网膜微动脉瘤（小黑色无尾箭头）表现为尖锐边缘小黑点，而视网膜点状出血（大白色箭头）则表现为大小不一、边缘不规则且密度不均匀的黑斑。视网膜硬性渗出表现为白色沉积，边缘清晰，或散点、或呈“环状”、或聚集在颞侧和中央凹（f）区域上方（小黑色箭头）。棉斑或软性渗出（小白色箭头）表现为边缘不清晰的灰白色区域。视网膜中央凹上方和颞侧的视网膜新血管（较大的黑色无尾箭头）起源于视网膜小静脉

致视网膜内出血。不同出血的特征在一定程度上可以反映在视网膜哪个结构或者位置发生出血。神经纤维层的出血更多表现为火焰状外观，平行于视网膜表面并与神经纤维层的结构相似。视网膜较深处的出血呈针尖样或点状出血，因为那里的细胞排列多垂直于视网膜表面。

视网膜硬性渗出边缘清晰，颜色为黄色且大小不一，可聚集或散发，并在其分布中部分或全部环化（图 52–2）。HE 环通常反映视网膜渗漏区域的边界。硬性渗出是由于脂蛋白物质从视网膜微动脉瘤或毛细血管渗漏到视网膜外层而造成的，这种渗漏可能持续数月至数年。一旦硬性渗出扩大，波及中央凹区，视力将会受到影响。

随着视网膜毛细血管和小动脉的闭合，视网膜的神经纤维层出现发白或发灰的肿胀。这些变化称为棉絮斑或软性渗出，它是由神经纤维层中的微栓塞引起的（图 52–2）。棉絮斑（CWS）可能仅存在几周到几个月，消失后，视网膜在眼底镜中仍可能正常，但荧光血管造影下会显示视网膜小动脉未灌注的区域。

扩张的毛细血管称为视网膜内微血管异常（IRMA），它是局灶性视网膜缺血的另一种表现。它们存在于毛细血管非灌注区域，其对血浆蛋白的渗透性发生变化。IRMA 代表了视网膜的新生血管或者内皮细胞增殖时异常形态的血管。IRMA 周围多伴有 CWS。多个 IRMA 代表 NPDR 发展至较严重阶段。

静脉口径异常（VCAB）是视网膜严重缺氧的指标。这些异常可表现为静脉扩张、串珠样改变、重复增殖或环状结构的形式。这些异常附近常有大面积的无灌注区域。全视网膜光凝术（PRP）可能会改善这些异常静脉的扩张并使其更规则。IRMA、视网膜内出血和静脉串珠样改变代表严重的视网膜缺血。这些变化在以前的分类系统下被称为增生前视网膜病变并且与严重 NPDR 有关，这是即将出现视网膜新生血管的警告信号。在疾病的晚期，可能会出现脆性硬化的“白色线状”小动脉。

（二）增生性糖尿病视网膜病变

增生性糖尿病视网膜病（PDR）的特征是视网膜血管增生，且视网膜血管的生长多变。通常根据它们在视盘、视盘附近［视盘的新生血管（NVD）；图 52–3］或视网膜其他部位［在其他地方的新生血管（NVE）；图 52–2］的方式来识别它们。一开始血管以细簇的“裸”血管出现在视网膜或视神经乳头的表面时，视网膜新血管形成可能很难被检测到[24]。它们常在玻璃体后表面增生，并渗入玻璃体。随着时间的延续，新血管通常会纤维化、收缩，从而导致视网膜牵引脱离。虽然通过光凝、VEGF 抑制药治疗或疾病的自然病程会使新血管退化，但纤维组织增生通常会保留。

PDR 有很大风险会造成视力丧失。高危 PDR 患者通常需要立即进行 PRP。高风险 PDR 具有以下一项或多项病变特征：① NVD ≥ 1/4～1/3 视盘面积（即≥ ETDRS 标准 10A 号照片中的 NVD）；②玻璃体或视网膜前出血合并 NVD；③新鲜的玻璃体或视网膜前出血合并 NVE（≥ 0.5 视盘面积）。因此，必须注意新血管的位置和严重程度，以及是否存在视网膜前或玻璃体出血[25]。

（三）糖尿病黄斑水肿、缺血和牵引

糖尿病以多种方式影响黄斑区。首先，无论是形成囊状间隙、视网膜毛细血管通透性增加或微动脉瘤都会导致细胞外液的积聚和正常密度黄斑组织的增生。黄斑评估需要使用裂隙灯生物显微镜进行立体检查，并进行眼底照相立体照相和（或）光学

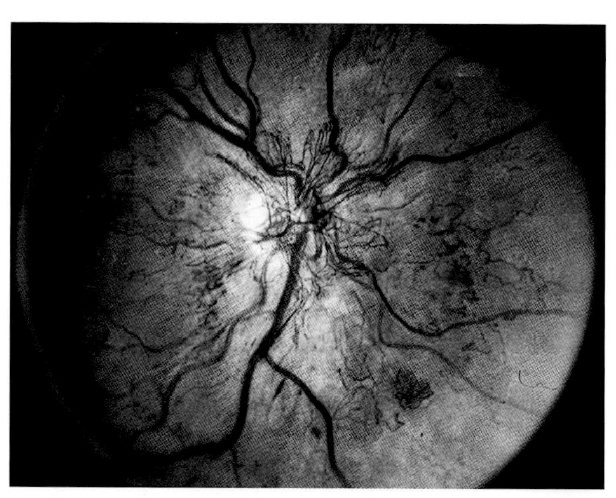

▲ 图 52–3 眼底照片显示了视束处的新生视网膜血管
视网膜静脉也有扩张

相干断层扫描（OCT）。如果没有使用合适的设备和有经验的医生进行评估的话，很容易漏诊水肿。水肿通常与环状、团块或大块沉积的 HE 相伴。渗出液通常是逐渐积累的，并且可能会自发分离。当累及中央凹区域时，视力可能会急剧下降。

当黄斑水肿累及黄斑中心时，该水肿被认为是“临床有意义的黄斑水肿（CSME）”。CSME 可以与任何级别的 NPDR 或 PDR 一起出现，但在严重 DR 中更普遍。糖尿病视网膜病变早期治疗研究（ETDRS）发现，如果不进行局部光凝治疗，CSME 在 3～5 年内有 30% 视力丧失的风险。而局部光凝治疗可将这种风险降低 50% 甚至更多[6]。CSME 定义为以下任何一种情况：①黄斑中心 500μm 以内的视网膜增厚；②黄斑中心 500μm 内有硬性渗出伴邻近视网膜增厚；③一个或多个区域视网膜增厚，并影响位于中心周围至少一个视盘范围的任意部分（图 52–2）。绝大多数视力丧失仅在黄斑水肿累及黄斑中心时发生。是否存在中心性黄斑水肿是 ETDRS 中确定短期和长期视力转归的主要因素。当前的 DME 评估标准更侧重于确定是否存在涉及黄斑中心的水肿。如果确定累及黄斑中心并有视力下降，建议玻璃体内注射 VEGF 抑制药，这样可以将中度视力丧失的风险降低到 5% 以下，并且如果治疗得当，可以显著改善近 50% 的视野缺损。

黄斑水肿的根本原因目前尚不清楚，猜测可能是泄漏增加以及液体清除障碍的结果，血液视网膜屏障的破坏被认为是引起黄斑液体积聚的重要原因[16]。由于血清白蛋白水平降低、血管内液体负荷增加、动脉灌注压力增加和组织缺氧，导致血管渗透压降低，从而导致血液 – 视网膜屏障的破坏。视网膜色素上皮通常起到将液体“泵出”视网膜视部的作用，该功能被认为在高血糖症患者中受损。已经证明与 DR 进展有关的关键生长因子（如 VEGF）是与通透性相关的因子并参与疾病进展[26, 27]。临床试验表明，玻璃体内注射 VEGF 抑制药会快速改善视网膜新血管形成[28]并改善黄斑水肿[29–31]。

除黄斑水肿外，糖尿病还可能引起黄斑毛细血管区缺乏灌注、视网膜或视网膜前出血、单层或全层孔形成或由于纤维血管组织收缩而引起黄斑的牵拉或脱离。这些改变可能孤立发生或合并发生，如果累及中央凹通常会导致中心视力丧失。

三、糖尿病视网膜病变严重程度的临床分级

DR 可大致分为非增生性糖尿病视网膜病变（NPDR）和增生性糖尿病视网膜病变（PDR）。NPDR 病变包括出血和（或）微动脉瘤（H/Ma）、斑点和印迹出血、CWS、HE、VCAB 和 IRMA。根据视网膜病变的表现和程度，NPDR 在临床上分为轻度、中度、严重及非常严重的 NPDR。NDR、NVE 或虹膜及眼前节的新生血管、视网膜前出血（PRH）、玻璃体出血（VH）或纤维组织增生（FP）表现为眼部新血管形成，也意味着 PDR。糖尿病黄斑水肿（DME）可伴有任何水平的 DR，接近或累及黄斑中心的 DME 被归类为临床有意义的黄斑水肿。黄斑中心是否受累与视力丧失的风险显著相关。准确分级 DR 至关重要，因为进展为 PDR 和高危 PDR 的风险与特定 NPDR 分级密切相关。在制订随访计划和选择治疗方案方面，对 DR 严重程度的正确分类可以对潜在发展为威胁视力的视网膜病患者进行适当的临床管理。例如，当 DR 达到严重 NPDR、早期 PDR 或高风险 PDR 时，考虑 PRP 治疗很重要。

（一）NPDR 分级

轻度 NPDR 定义为至少有一个视网膜微动脉瘤，但出血和微动脉瘤少于 ETDRS 标准 2A 号照片，并且没有其他视网膜病变或与糖尿病相关的眼底异常。轻度 NPDR 的患者在 1 年内有 5% 的风险发展为 PDR，5 年内有 15% 的风险发展为高风险 PDR[32, 33]。中度 NPDR 的特征是 H/Ma 高于 ETDRS 标准 2A 号照片。软性渗出、静脉串珠样改变和 IRMA 代表较轻的病变。1 年内发展为 PDR 的风险为 12%～27%，5 年内发展为高风险 PDR 的风险为 33%。这些风险是基于 ETDRS 数据估算得出的，但随着血糖和血压控制，该风险可能会降低[34]。

轻或中度 NPDR 患者不需要 PRP 治疗，仅需要每隔 6～12 个月进行随访。但一旦合并有黄斑水肿，即使是轻或中度 NPDR，这类患者则需要在更

短的时间内进行随访。如果存在不涉及黄斑中心的 CSME，则应考虑进行局灶激光治疗；如果 DME 涉及黄斑中心，则建议采用玻璃体内注射 VEGF 抑制药的方案，尤其是在视力受损的情况下。合并其他医疗情况或怀孕也要缩短随访时间。根据 H/Ma、IRMA 和 VB 的严重程度，严重 NPDR 被定义为存在以下任何一种特征性病变：① 4 个象限内均有视网膜出血（2A 号照片）；②至少有 2 个象限内静脉串珠样改变；③至少 1 个象限内的中重度视网膜内微血管异常（8A 号标准照片）。临床上，通过应用该“4-2-1 法则”诊断出严重的 NPDR。患有严重 NPDR 的眼睛在 1 年内发生 PDR 的风险为 52%，在 5 年内发生高风险 PDR 的风险为 60%。这些患者需要在 2～4 个月内进行随访评估。由于这些患者很大可能发展为需要 PRP 治疗的 PDR，因此强烈建议在这些患者中治疗 CSME。

非常严重的 NPDR 通常具有两个或多个严重 NPDR 的特征，但没有明确的血管新生。1 年内发生 PDR 的风险为 75%。非常严重 NPDR 的患者可能较适合 PRP 治疗，并应治疗可能存在的黄斑水肿。因此，每 2～3 个月的随访评估很重要。对于 2 型糖尿病患者来说，严重或非常严重的 NPDR 患者可以考虑早期 PRP 治疗 [35]。

（二）PDR 分级

在视盘或视网膜其他部位有新生血管或纤维组织增生的 DR 称为 PDR。早期 PDR 并不符合高风险 PDR 的定义。早期 PDR 在 5 年内有 75% 的风险发展为高风险 PDR。患有严重或非常严重的 NPDR 或早期 PDR 的患者可考虑进行早期 PRP 治疗。如果合并有黄斑水肿，且水肿累及黄斑中心（特别是存在视力降低），则应考虑对患有严重 NPDR 或更严重的病变患者针对黄斑水肿进行早期局灶治疗或玻璃体内注射抗 VEGF 药物，并做好全视网膜光凝治疗的准备。

ETDRS 严重程度分级基于改良的 Airlie House DR 分级，是公认的 DR 分类标准。然而，由于该分级的定义过于细致、复杂且需要与标准眼底图片对比，记忆起来十分困难，为其在临床实践中的应用带来了困难。

全球糖尿病视网膜病变小组在 2002 年 4 月于悉尼举行的国际眼科大会上制订了 DR 严重程度评分表 [36]。该国际分级定义了 DR 的 5 个严重程度：第一级是“无明显的视网膜病变”；第二级是“ 轻度 NPDR”，对应于 ETDRS 评分 =20(仅微动脉瘤)，两组在几年内显著进展的风险非常低。第三级是“中度 NPDR”，包括 ETDRS 评分为 35–47 的病变，ETDRS 评分＞ 47 时 DR 进展的风险显著增加。第四级是“严重 NPDR”（ETDRS 评分 =53)，大部分预后不佳并会进展为 PDR。第五级为“PDR”，包括所有明确有新生血管或玻璃体 / 视网膜前出血的眼底病变（表 52–1）。没有尝试根据 ETDRS“高风险特征”继续细分第五级水平，因为预计在该级别所有情况下都会出现显著的疾病进展。

表 52–1　国际临床 DR 疾病严重程度分级量表

DR 疾病严重程度	眼底表现
不明显的 DR	无异常
轻度 NPDR	仅有微动脉瘤
中度 NPDR	病变比微动脉瘤多，但较严重的 NPDR 轻
严重 NPDR	有以下任何一项特征表现并除外 PDR 征象： • 每 4 个象限中＞ 20 个视网膜内出血 • 2 个或更多象限中有明显的 VB • 1 个或更多象限中有明显的 IRMA
PDR	有下列一项或多项特征性表现：NV、VH、PRH

DR. 糖尿病视网膜病变；NPDR. 非增生性糖尿病视网膜病变；PDR. 增生性糖尿病视网膜病变；VB. 串珠样静脉；IRMA. 视网膜内微血管异常；NV. 新生血管；VH. 玻璃体出血；PRH. 视网膜前出血［引自 Adamis AP，Miller JW，Bernal MT，et al. Increased vascular endothelial growth factor levels in the vitreous of eyes with proliferative diabetic retinopathy. Am J Ophthalmol 1994；118（4）：445–450.］

国际分类 DME 严重程度量表区分了具有明显 DME 的眼睛与没有明显黄斑增厚或脂质沉积的眼底。对于具有明显 DME 的眼睛，将 DME 分类为不接近黄斑中心（轻度）、接近黄斑中心（中度）和累及黄斑中心（严重）的三类。该临床疾病严重程度量表旨在成为一种较为实用且有效的 DR 和 DME 严重程度分级方法（表 52–2）。

表 52-2 国际临床 DME 疾病严重程度分级量表

DME 疾病严重程度	眼底表现
DME显然不存在	没有明显的视网膜增厚或后极 HE
DME显然存在	有一些明显的视网膜增厚或后极 HE
轻度DME	视网膜增厚或后极 HE，但距黄斑中心较远
中度DME	视网膜增厚或 HE 接近黄斑中心，但不累及中心
严重DME	视网膜增厚或 HE 累及黄斑中心

DME. 糖尿病性黄斑水肿；HE. 硬性渗出［引自 Adamis AP, Miller JW, Bernal MT, et al. Increased vascular endothelial growth factor levels in the vitreous of eyes with proliferative diabetic retinopathy. Am J Ophthalmol 1994；118（4）：445–450.］

四、流行病学

DR 的流行病学研究可用于制订公共卫生策略，从而预防或减少 DR 的发生或发展。此外，有关 DR 视力丧失和相关危险因素的流行病学研究可用于预估治疗费用、进行病因学研究、设计有关治疗或预防的临床试验，以及评估患者的康复需求。

威斯康星州糖尿病视网膜病变流行病学研究（WESDR）是一项有关 DR 及视力丧失的相关危险因素的流行病学研究[14, 16, 22, 23]，并同时引用其他流行病学研究的数据。在一些病例中，采用标准化的检查流程和问卷调查、照片存档、用于视网膜病变分级的标准照片以及标准化的视网膜病变分级量表，使研究之间可以进行比较[37, 38]。

（一）视网膜病变的患病率和发病率

表 52-3 列出了 WESDR 中按年龄、性别和糖尿病组分组后的 DR 和 CSME 患病率。在青年起病且使用胰岛素的人群中，DR、PDR、CSME 患病率最高。老年起病且不适用胰岛素人群的 DR、PDR 患病率最低。在其他一些基于人群的研究中也报告了 DR 的患病率[37–58]。来自包括 WESDR 在内的八项研究汇总数据估计，在 40 岁及以上的人群中，DR 的患病率为 40%，重度视网膜病变（重度至非常重度 NPDR 和 PDR 或黄斑水肿）为 8%。按该比率推测，美国 40 岁或 40 岁以上的糖尿病患者群中估计有 400 万人患有 DR，其中 900 000 人患有威胁视力的视网膜病变[1]。

在 WESDR 中，青年起病且使用胰岛素人群 DR 的发病率和进展风险最高，老年起病且不适用胰岛素人群则相反[59, 60]。根据 WESDR 数据，估计全国每年约有 63 000 例新发 PDR 病例，其中 29 000 例患有高风险特征的增生性视网膜病变。另外，在美国每年约有 50 000 例新发糖尿病黄斑水肿。应当指出的是，由于 2 型糖尿病的发病率增加以及 PDR 和 CSME 的发病率降低，所以这些估计值可能会有出入[61, 62]。WESDR 表明，在最近的 25 年内任何威胁视力的 PDR 和 CSME 的年发病率正在下降[63]。

（二）糖尿病视网膜病变的危险因素

性别、种族、基因和年龄 在患有糖尿病的男性和女性中，DR 发生和发展的风险几乎没有差异。但是据报道，种族 / 族裔群体之间 DR 的发病风险存在差异。Pima 印第安人 2 型糖尿病研究的结果表明，与患有 2 型糖尿病的白人相比，他们患 PDR 的风险增加[57]。

调整所有混杂危险因素后，圣安东尼奥市墨西哥裔糖尿病患者的 DR 发病率是 WESDR 中非拉丁裔白人糖尿病患者的 2.4 倍[37]。同样，美国国家健康与营养调查Ⅲ（NHANES Ⅲ）中，患有 2 型糖尿病的墨西哥裔受试者，其 DR 的发病率比非拉丁裔白人高 84%[58]。调整了糖尿病病程、HbA1c 水平、胰岛素和口服药物使用史、高血压病史后，墨西哥裔 DR 发病率仍高于非拉丁裔白人。但是，Hamman 及其同事未能在圣路易斯谷地区研究中发现拉丁裔白人与非拉丁裔白人之间的 DR 患病率的差异[38]。West 及其同事还报道了住在亚利桑那州的墨西哥裔美国人，其视网膜病变患病率相似，有 48% 患有任意视网膜病变，有 6% 患有增生性视网膜病变，有 5% 患有临床有意义的黄斑水肿[43]。然而，生活在洛杉矶的墨西哥裔美国人 PDR 和 ME 的患病率高于居住在 Beaver Dam 的高加索白人。在洛杉矶研究的 4 年随访中，患有 2 型糖尿病的墨西

表 52-3　威斯康星州糖尿病视网膜病变流行病学研究（1980—1982 年）：按性别分类的糖尿病视网膜病变基线患病率和严重程度

	青年起病，使用胰岛素			青年起病，不使用胰岛素			老年起病，使用胰岛素		
视网膜病变状态	男（%）（N=512）	女（%）（N=484）	合计（%）（N=996）	男（%）（N=321）	女（%）（N=352）	合计（%）（N=673）	男（%）（N=313）	女（%）（N=379）	合计（%）（N=692）
无	31.1	27.5	29.3	26.8	32.7	29.9	64.5	58.6	61.3
轻度 NPDR	26.4	34.7	30.4	34.0	27.6	30.6	25.9	28.5	27.3
中重度 NPDR	18.2	16.9	17.6	27.7	23.9	25.7	6.4	10.3	8.5
无高风险特征的 PDR	12.3	14.0	13.2	8.1	9.9	9.1	1.9	1.1	1.4
伴有高风险特征的 PDR		12.1	6.8	9.5	3.4	6.0	4.8	1.3	1.6

NPDR. 非增生性糖尿病视网膜病变；PDR. 增生性糖尿病视网膜病变［引自 Klein R，Moss SE，Klein BE. New management concepts for persons with diabetes. Diabetes Care 1987;（10）: 633–638.］

哥裔美国人 PDR、CSME 和视力丧失的年发病率显著高于非拉丁裔白人[65]。已经表明，患有 2 型糖尿病的黑人可能比患有 2 型糖尿病的白人更易患有更严重的 DR 和视力丧失[66]。在 NHANES III 中，非拉丁裔黑人的 DR 患病率比非拉丁裔白人高 46%。但是，在调整了糖尿病病程、HbA1c 水平、胰岛素和口服药物使用史、高血压病史后，白人和黑人的 DR 发病率相似。

关于遗传因素与 DR 患病率之间关系的报道不一致[35, 67–70]。研究表明，一对双胞胎之间 DR 的严重程度和起病相似，这表明 DR 的发生发展受遗传因素的影响[71]。此外，Hanis 证实，在 46 位墨西哥裔美国人中，兄弟姐妹患有 DR 的受试者比兄弟姐妹没有患有 DR 的受试者，患有 DR 的风险增加了 8.3 倍[72]。糖尿病患者 PDR 和终末期肾脏疾病的高度家族聚集性和相似性表明，遗传因素可能与这些并发症的易感性和抵抗能力相关。一些病例对照研究探索了多种基因的单核苷酸多态性（SNP），并认为染色体位点 7q21 是糖尿病肾病发病风险的修饰因子[74–77]。7q21 位点特定的 SNP 被认为是促红细胞生成素基因的启动子，与严重糖尿病眼病和肾脏并发症的发病率相关[78]。

不论 T_1D 的病程长短，在 10 岁以下的儿童中并不常见 DR。任意 DR 或更严重 DR 的发病率在 13 岁以后会显著增加[79–82]。据推测，这种年龄效应是由于青春期开始后失去了某种保护作用所致。在 WESDR 中，基线调查时的月经初潮状态与 DR 的患病率相关[83]。调整了舒张压、T_1D 病程等其他因素后，WESDR 中处于青春期的受试者患 DR 的风险是刚月经初潮者的 3.2 倍。

人们认为青春期发生的许多变化可以解释其发生 DR 的较高风险，这些变化包括类胰岛素生长因子 -1、生长激素、性激素和血压的变化以及较差的血糖控制。胰岛素抵抗增强、胰岛素剂量不足以及降糖的依从性较差可能导致青春期青少年的血糖控制不佳[84–89]。

（三）糖尿病发病相关的危险因素

多种因素都是 DR 发病或进展的危险因素。这些因素包括糖尿病病程、糖尿病的控制、高血压、胆固醇和其他脂质的水平、肾脏疾病和贫血。与这些危险因素相关的数据已十分翔实[90]，此处仅作简要介绍。

1. *糖尿病病程*　在 WESDR 的 3 个糖尿病组中，DR（图 52-4）、黄斑水肿和 PDR（图 52-5）的患病率与糖尿病病程显著相关。该调查结果与之前所有流行病学调查结果一致[39–45, 47–49, 55, 92]。WESDR 基线调查时糖尿病病程与 NPDR 发生发展的关系，及糖尿病病程与 PDR 之间的关系在其他研究中也有报道。在诊断时，青年起病的糖尿病患者 DR 较不常

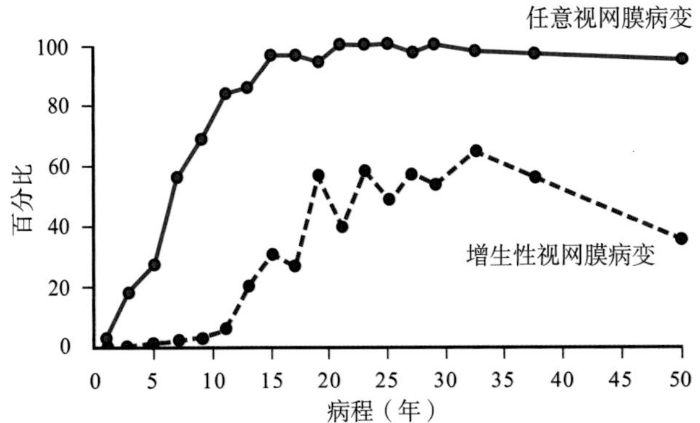

▲ **图 52-4 WESDR（1980—1982 年）996 例接受胰岛素治疗的个体（年龄小于 30 岁被诊断糖尿病）糖尿病视网膜病变或增生性视网膜病变的发病率（年）**

引自 Klein R，Klein BE，Moss SE，et al：The Wisconsin Epidemiologic Study of Diabetic Retinopathy. II. Prevalence and risk of diabetic retinopathy when age at diagnosis is less than 30 years. Arch Ophthalmol 102（4）：520-526，1984.

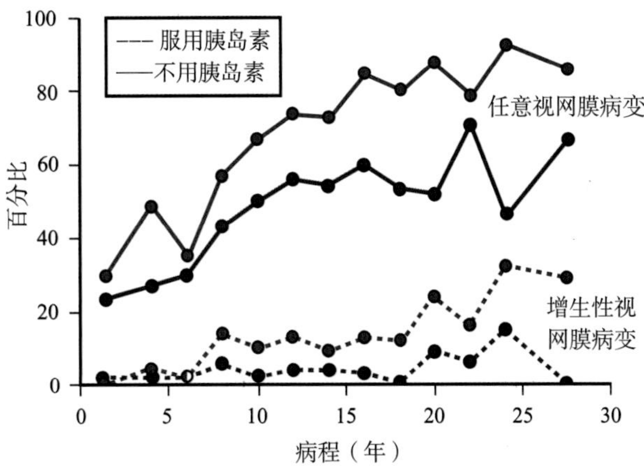

▲ **图 52-5 WESDR（1980—1982 年）673 例接受胰岛素治疗的人和 697 例未接受胰岛素治疗的受试者（均为 29 岁以上诊断出糖尿病），任意 DR 及 PDR 的发病率与病程间关系**

引自 Klein R，Klein BE，Moss SE，et al：The Wisconsin Epidemiologic Study of Diabetic Retinopathy. III. Prevalence and risk of diabetic retinop athy when age at diagnosis is 30 or more years. Arch Ophthalmol 1984；102（4）：527-532.

见，很少合并 PDR 或黄斑水肿，相反在老年起病且不使用胰岛素的人群较为常见。这些发现与 2 型糖尿病诊断时 DR 患病率相对较高的研究一致 [93, 94]。

这些发现对指导公共卫生应用具有重要意义。首先，由于较少患有威胁视力的视网膜病变，青年起病的糖尿病患者在青春期之前或患病 5 年内不需要在眼科评估 DR。但对于年龄较大的患者，由于糖尿病的发病时间可能早于诊断时间，因此进行全面的眼科检查非常重要，包括散瞳进行视网膜检查以筛查可能存在的 PDR 或黄斑水肿。这些发现已用于制订指南，建议对糖尿病患者进行合适的眼科护理 [95, 96]（表 52-3）。

2. *血糖状态* 越来越多的流行病学调查表明，高血糖与 DR 的发病和发展相关 [37, 40, 41, 43,44, 46,47, 49, 52–55, 58, 92]。WESDR 发现，在 3 个糖尿病组中，基线 HbA1c 水平是任意 DR、PDR 及黄斑水肿发病的重要预测指标 [97, 98]。WESDR 和其他研究表明，即使在糖尿病病程较长的人群中，血糖控制良好的人群其 DR 进展的风险要低于血糖控制不佳的人群 [52, 97–99]。此外，WESDR 中按照十分位分割 HbA1c 水平，并未观察到低于特定切点时 DR 不会进展（图 52-6）。

糖尿病控制与并发症试验（DCCT）是一项大型随机对照临床试验，纳入超过 1400 例 T_1D [2] 患者（请参阅第 51 章）。这项多中心试验表明，强化胰岛素治疗可降低 DR 发生和发展的风险。在该研究中，与常规治疗组相比，强化降糖的患者 DR 进展降低了 60%。在 DCCT 的二级干预组中，与常规胰岛素治疗相比，强化降糖组 DR 的进展降低了 34%，严重 NPDR 及 PDR 的发病率降低了 47%，黄斑水肿的发病率降低了 22%，接受激光光凝治疗的比例减少了 54%。糖尿病干预和并发症的流行病学（EDIC）研究是 DCCT 的延续。随访了 DCCT 研究中 1441 例初始患者中的 1395 例（95%），鼓励已接受强化治疗的受试者继续该方案，但并建议原先接受常规治疗的受试者改用强化治疗。尽管 5 年随访中各组之间 HbA1c 的差异不断缩小，并无统计学意义，DCCT 研究中的强化治疗组的获益仍是持续的 [100]。与常规治疗组相比，在过去 30 年的随访中，强化治疗组的微血管并发症发生率仍较低 [101, 102]。

英国前瞻性糖尿病研究（UKPDS）是一项随机对照临床试验，纳入共 3867 例新诊断的 2 型糖尿病患者 [3]。饮食疗法 3 个月后，将空腹血糖平均值在 6.1～15.0mmol/L 的患者随机分配为两组。强化治疗组使用磺酰脲类药物（氯磺丙脲、格列本脲或格列吡嗪）或胰岛素治疗；对照组使用饮食疗法。经过 10 年的随访，强化治疗组的 HbA1c 为 7.0%，常规治疗组为 7.9%。最终数据表明，磺脲类药物

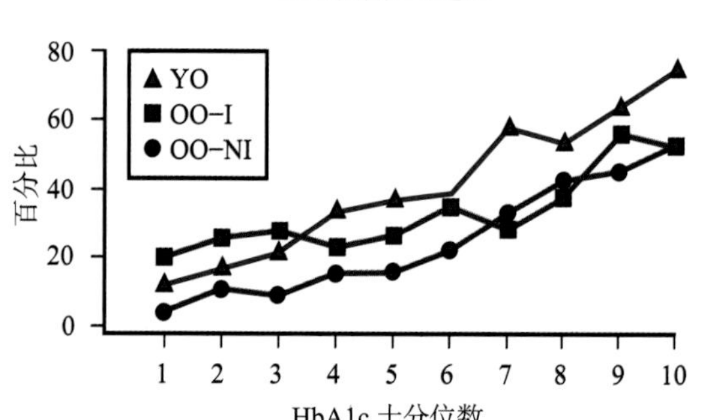

▲ **图 52-6 WESDR 的 3 个糖尿病组中，糖尿病视网膜病变 4 年发病率与 HbA1c 十分位数的关系**

YO. 年轻起病；OO-I. 老年起病并使用胰岛素；OO-NI. 老年起病不使用胰岛素

或胰岛素的强化治疗显著降低了 2 型糖尿病患者的 DR 进展风险。

DCCT/EDIC 和 UKPDS 的结果都强调了糖尿病强化管理的益处，建议治疗时安全迅速地降至 HbA1c 为 7.0% 的水平，并长期维持。尽管强化治疗不能完全预防 DR，但在出现视网膜并发症之前尽早开始治疗，可有效降低 PDR、黄斑水肿或光凝的风险 [2, 3]。但强化降糖并不是完全没有不良反应。在 DCCT 研究中，与对照组相比，强化治疗组体重增加的风险为 60%，严重低血糖事件的风险增加 330% [2]。控制糖尿病患者心血管疾病风险性行动（ACCORD）研究是一项随机临床对照试验，评估了综合管理“血糖、血脂和血压水平”对已确诊患有心血管疾病或已有心血管危险因素的 2 型糖尿病患者发生心血管事件的影响 [103]。结果显示，控制血糖可以控制 DR 的发生发展。但研究还表明，对于心血管疾病（CVD）事件高风险的人群，强化降糖组（目标降至 HbA1c < 6.0%）比常规治疗组的死亡率增加了 22% [104]。因此，对于合并有 CVD 危险因素及其他并发症的老年 2 型糖尿病患者，其控制目标可放宽至 HbA1c < 8.0% 或< 8.5% [105]。

（四）其他风险因素

1. *血压* 临床研究表明，高血压与 DR 可能存在关系 [85]。血压升高后会影响血流并损伤毛细血管内皮细胞，可能加剧视网膜病变的发生发展 [106]。然而，近期有关血压与 DR 发生发展关系的一些流行病学研究结果并不一致 [37, 38, 40, 41, 43, 44, 46, 49, 52, 54, 55, 92, 107–109]。UKPDS 中的 1148 例高血压患者（平均血压 160/94mmHg）被随机分为两组。严格血压控制组采用卡托普利或阿替洛尔严格控制血压，另外 390 例患者将采用较为宽松的血压控制方案，以评估用 β 受体拮抗药或血管紧张素转换酶抑制药（ACEI）严格控制血压是否有助于减少与 2 型糖尿病相关的大血管和微血管并发症 [4]。与常规对照组相比，严格控制血压可使 35% 的 DR 患者避免接受视网膜光凝治疗。7.5 年的随访后，约 34% 的 DR 患者进展速度降低，47% 的患者避免中度视力丧失。这种作用主要是由于减少了糖尿病黄斑水肿的发生。阿替洛尔和卡托普利在降低微血管并发症的发生风险方面作用相当。血压控制的效果独立于血糖水平。这些研究支持对 2 型糖尿病患者应当进行严格的血压控制，以预防因 DR 进展而导致视力下降。但是，ACCORD 试验中的降压（收缩压< 120 vs. 收缩压< 140mmHg）对减少 2 型糖尿病合并 CVD 或 CVD 高风险人群的 DR 进展无显著作用 [103]。

不管血压是否是 DR 发生发展的病因，都必须对糖尿病患者进行血压测量和高血压的治疗，因为已明确高血压会影响心肌梗死、卒中和糖尿病肾病的发生发展 [110–115]。

2. *血脂* 流行病学数据表明，高脂血症与 DR 的发生或硬性渗出的发展之间存在关系 [38, 43, 49, 116, 117]。在 WESDR 中，使用胰岛素治疗的青年起病和老年起病组，其 DR 和视网膜 HE 的严重程度与胆固醇升高趋势相关 [117]。ETDRS 发现血清脂质水平（三酰甘油、低密度脂蛋白胆固醇和极低密度脂蛋白胆固醇）与 HE 的发生呈正相关 [104]。尽管来自早期临床试验的数据显示克洛贝特（Atromid-S，一种具有明显肝毒性的降脂药）在减少 HE 方面有获益，但并未显著改善视力 [118, 119]。ACCORD-EYE 研究结果表明，联合非诺贝特管理血脂异常可减少 2 型糖尿病患者 DR 的发生和发展 [103]。

3. *蛋白尿和肾脏疾病* 糖尿病肾病可能导致脂质、血小板和血液流变学异常，这些也都被认为是 DR 发展的危险因素 [120, 121]。因此显而易见，大多数流行病学研究都发现微量白蛋白尿和总蛋白尿的严重程度与 DR 严重程度之间存在强相关性 [43, 49, 53, 116]。

这种关系独立于血压水平[122]。

4. *抽烟和饮酒* 大多数流行病学研究未能证实吸烟与 DR 之间存在正相关[37, 38, 43, 46, 123, 124]。但无论与 DR 之间的关系如何，都建议糖尿病患者不要吸烟，因为吸烟是呼吸道疾病和 CVD 的重要危险因素[125, 126]。很少有流行病学研究调查酒精摄入与 DR 的关系[127–129]。酒精可能会减少血小板聚集和黏附，从而可能对 DR 有保护作用[130]。不同研究中酒精对 PDR 的作用结论并不一致[127, 128] 在 WESDR 中，饮酒与青年起病组的 PDR 低发生率相关[129]。然而，无论是在 4 年随访期或是 10 年随访期中，青年起病组与老年起病组的 DR 发生进展与饮酒无显著关系[129]。

5. *怀孕* 流行病学研究表明，怀孕是导致 DR 病情恶化的重要危险因素之一[131]。回顾性调查中，Rodman 及其同事报告说，有 8% 的 T_1D 妇女在怀孕开始时并没有早期 NPDR，但随着妊娠时间延长，她们的 DR 发生了进展[132]。在一项针对 1 型糖尿病女性的病例对照研究中，妊娠者发展为 PDR 的可能性高于未妊娠者（7.3% vs. 3.7%）[131]。该研究中的女性在基线调查时的年龄、糖尿病病程和 DR 分级一致，在控制 HbA1c 后，妊娠仍然是 DR 进展的重要危险因素。严重 DR 也是 1 型糖尿病母亲所生孩子发生先天异常的危险因素[133]。

6. *并发症* 在 WESDR 中，患有 PDR 的糖尿病患者罹患糖尿病肾病、心肌梗死、卒中和截肢的风险更高[122]。CVD 危险因素与严重 DR 也相关，如纤维蛋白原增加、血小板聚集增加、高血糖和高血压[117, 120, 121, 134, 135]。视网膜血管直径也已被证明与卒中、糖尿病肾病和下肢截肢有关，且这种关联性独立于视网膜病变的严重程度[136, 137]。

五、与糖尿病有关的其他眼部疾病

（一）白内障

白内障表现为晶状体的混浊。与没有糖尿病的人相比，糖尿病患者更易在较轻的年纪发生白内障，并且白内障的发展更快[138]。在 NHANES 和 Framingham 的眼研究中，65 岁前糖尿病患者的白内障患病风险是同年龄中非糖尿病患者群的 3～4 倍。糖尿病患者发生特殊晶状体混浊的风险和严重程度在个体间存在差异。在 Beaver Dam 眼研究中，在校正了年龄和性别之后，老年起病的糖尿病患者发生皮质混浊和后囊后白内障的风险较 Beaver Dam 其他人群中明显升高[139]。WESDR 中青年起病组，白内障患病率与更晚行眼部检查、糖尿病病程、利尿药使用、高 HbA1c 水平及严重 DR 显著相关。在老年起病组，白内障患病率与高龄、利尿药使用、吸烟及更严重 DR 相关。在 UKPDS 研究中，与常规对照组相比，强化降糖与减少白内障摘除显著相关[3]。

（二）青光眼

青光眼通常由于眼内压过高导致视网膜神经纤维层受损和特征性视野缺失。糖尿病被认为增加了青光眼的风险[141]。然而，无论是 Framingham 眼研究还是在英国的 Dalby 研究都没有证实糖尿病与青光眼之间的关系[142, 143]。在 WESDR 中，青老年糖尿病患者中青光眼较健康受试者更为普遍[142–145]。在 Beaver Dam 眼研究中，控制了年龄和性别后，糖尿病增加了青光眼 84% 的患病风险[142]。护士健康研究（NHS）招募了 76 318 名女性护士，并从 1980—2000 年进行随访，研究表明 2 型糖尿病将增加 1.23～2.7 倍原发性开角性青光眼的患病风险[146]。

（三）视力障碍

按年龄分层后，与 Beaver Dam 眼研究中的非糖尿病患者群相比，WESDR 中糖尿病患者发生视力障碍（最佳矫正视力在 20/40 或更差）的风险更高（图 52–7），患有失明的风险也更高（最佳矫正视力在 20/200 或更差），该结果高于 Framingham 眼研究及 NHANES 研究[147]（图 52–8）。对于使用胰岛素治疗青年起患者群，DR 导致的视力下降占总视力下降原因的 86%；对于老年起病的人群，占了视力丧失的 33%。在 WESDR 中，糖尿病所引起失明的年发病率估计为每 100 000 一般人群 3.3 位[148]。老年起病组的 4 年失明率（使用胰岛素的人群为 3.2%，不使用胰岛素的人群为 2.7%）高于青年起病组（1.5%）。在 WESDR 中，由 DR 引起的视力障碍发生率似乎在下降[149]。然而，从 1999—2002 年到 2005—2008 年 NHANES 研究中，2 型糖尿病患者视力障碍的患病率似乎有所增加，可能由于此期间的糖尿病患病率增加[150, 151]。

六、检测

眼底专家或眼科医生通过散瞳后眼底镜检查可以实现最佳的 DR 检测[96]。相对于眼底镜检查，立体彩色眼底照相术增加了检出“威胁视力的视网膜病变”的灵敏度，尤其可监测患者的 NPDR、PDR

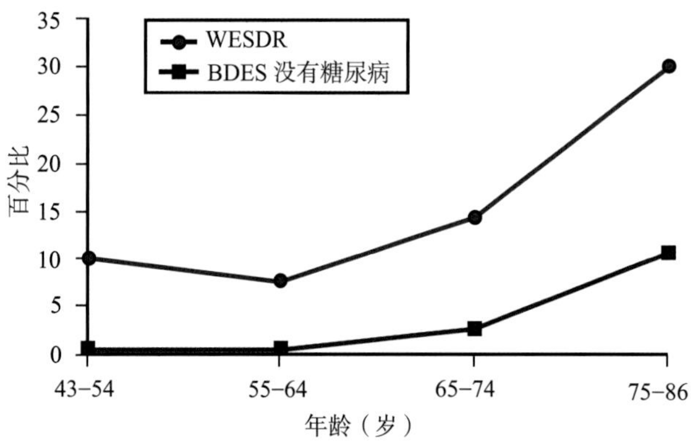

▲ 图 52-7 1988—1990 年 BDES 非糖尿病患者群及 1980—1982 年 WESDR 糖尿病患者群中视力受损（最佳矫正视力在较好的眼睛视力为 20/40 或更差）的患病率

WESDR. 威斯康星州糖尿病视网膜病变流行病学研究；BDES. Beaver Dam 眼研究

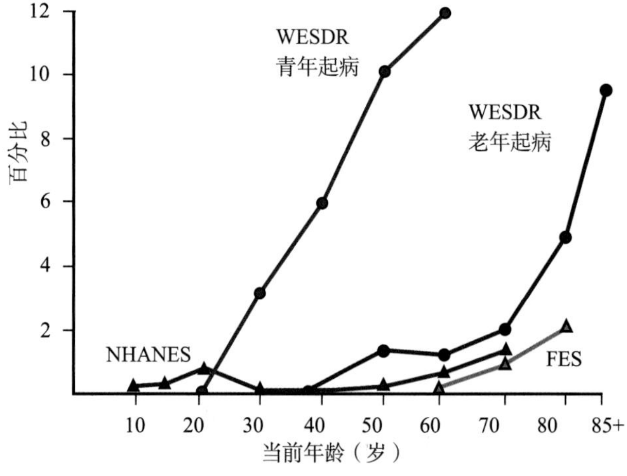

▲ 图 52-8 在威斯康星州糖尿病视网膜病变流行病学研究（WESDR）、国家健康与营养检查调查（NHANES）和 Framingham 眼研究（FES）中，较好的眼睛视力为 20/200 或更差人群在所在年龄所占百分比

及黄斑水肿的特征性变化[152–154]。眼科医生在对 CSME 进行激光光凝治疗之前，通常先用荧光素血管造影术对视网膜进行检查，以确定视网膜缺血和微动脉瘤渗出的部位。血管造影图像也能提供更多信息，包括缺血量及程度，并解释视力丧失可能的原因。但是对于无或轻度 NPDR 的糖尿病患者，荧光素血管造影术检查并不是常规必需的。

WESDR 基线数据显示，33% 有严重视力丧失的高风险 PDR 患者或合并 CSME 的 PDR 患者在检出的 2 年内没有看过眼科医生[155]。此外，有 51% 的 PDR 患者未接受全视网膜激光光凝治疗[156]。根据这些数据，在 1980—1982 年，美国估计有 35 000 例本可能从光凝治疗中受益的视力下降患者并没有接受过这种治疗。重复调查的结果[157]及其他报道也支持该结论[158–160]。目前已提出许多可能的原因来解释为什么如此多严重的 DR 患者未接受适当的眼保健[11, 24, 158, 161–165]，也已制定指南来筛查及管理糖尿病眼病[96]（表 52-4）。但是，研究表明 DR 的转诊指南并没有被充分实践[7, 159, 160, 165]。使用 WESDR 和其他数据进行的成本效益研究表明，通过眼科或照相及早筛查 PDR 对于使用胰岛素的糖尿病患者而言是一种经济有效的方法[166–168]。美国糖尿病协会已经认识到眼底照相在评估糖尿病视网膜病变中的价值，并指出可以通过有经验的专家阅读散瞳后（或无散瞳）的眼底照片进行 DR 的评估，但是仍然有其他问题，如不合格的眼底照片及未按时随访等[169]。

表 52-4 糖尿病患者眼保健建议

基层保健医师在诊断糖尿病时告知患者： • 眼部并发症与糖尿病有关，并可能威胁视力 • 及时发现和治疗会降低视力下降的风险
转诊至内分泌科眼保健医生： • 所有 10—30 岁的糖尿病病程 5 年或以上患者 • 在 30 岁以上被诊断出患有糖尿病的患者，应在诊断时或及时进行眼科检查
转诊至眼科医生： • 计划 1 年内妊娠的胰岛素依赖型糖尿病患者，应在妊娠前及初期 3 个月开始筛查 • 发现患者的最佳矫正视力下降、眼内压升高和任何其他威胁视力的眼部异常

糖尿病视网膜病与远程医疗

尽管国家和国际层面采取了多项举措，但仍有大量患有威胁视力的视网膜病合并视力丧失的糖尿病患者没有得到及时的眼保健[13-15]。公共卫生工作的重点仍然是早期发现 DR 并为这部分人群提供可进行规范眼保健的途径。针对 DR 的远程医疗项目有可能提供更多基于循证医学的高效糖尿病眼保健机会，并作为具有成本效益的替代保健方法[170, 171]。多项人群调查研究表明，参与国家视网膜病变筛查的糖尿病患者，其失明和视力障碍的患病率是最低的[172-175]。事实证明，全民医保下对所有糖尿病患者进行视网膜病变评估可以降低 95% 的失明发病率。DR 的远程医疗项目可以通过增加评估次数、对患者进行健康教育，以及提高患者随访和治疗意愿，来保护视力并防止视力下降[176-178]。

七、管理

（一）内科治疗

正如本章前面所讨论的，DCCT 和 UKPDS 研究表明，血糖及血压的控制对于糖尿病患者的管理非常重要。研究表明，控制血糖和血压后，可极大地降低 DR 发生发展的风险，并降低糖尿病患者视力丧失的可能。但是在某些患者中，强化降糖通常很难或者根本不可能实现，强化降糖也会增加严重并发症的发生频率[2]。在 DCCT 和其他小型临床试验中，开始强化治疗后的 3～12 个月，DR 出现了意料不到的恶化（称为“早期恶化”）[179-182]。在 DCCT 711 名接受强化治疗的患者中，有 13.1% 的临床显著恶化（定义为最初 12 个月内 DR 的进展），而在 728 名接受常规治疗的患者中有 7.6% 出现临床显著恶化（OR 2.06；$P < 0.001$）。18 个月后随访，两组分别有 51% 和 55% 的患者恢复（P=0.39）。入组后，早期恶化的危险因素是较高的基线 HbA1c 水平和 HbA1c 大幅降低。在 DCCT 中，早期恶化并没有导致严重的视力丧失。但是数据表明，在患有更严重视网膜病变和（或）血糖控制非常差的患者中，有早期恶化的患者出现威胁视力的可能性更高也更常见。因此建议在开始强化治疗之前和之后，应密切关注中度 NPDR 及以上的 DR 患者[179]。当出现特别需要预防严重视网膜病变的因素时，应考虑开始激光治疗，如活动性进展中的 DR 患者、长期血糖控制非常差并且随访的可能性很低的 DR 患者[179]。鉴于控制血糖可在改善 DR 疾病进展方面长期获益，因此对于威胁视力的 DR，通常不应放弃控制血糖以免 DR 进展[183, 184]。

（二）眼科治疗

几项全国性的多中心随机临床试验几乎已经确定了糖尿病视网膜病变患者合适的临床治疗策略。糖尿病视网膜病变研究（DRS）证明视网膜光凝（PRP）可以显著降低 PDR 造成严重视力丧失（SVL）的风险，特别是在存在高风险 PDR 的情况下[5, 185, 186]。

糖尿病视网膜病变早期治疗研究（ETDRS）提供了有关 PRP 治疗进展期 DR 的时机，并最终证明在 CSME 患者中，点 / 网格光凝可将中度视力丧失的风险降低 50% 或更多[5, 32, 187]。此外，ETDRS 结果显示，早期 PRP 和推迟的 PRP 均可实现“直到一旦高风险 PDR 发展，就可以有效降低 SVL 的风险。”因此，应在眼部病变接近高危阶段时考虑使用 PRP，“如果眼睛已经达到高危增生期，通常不应延迟[32]”。ETDRS 表明，早期 PRP 可使 2 型糖尿病患者获益[188, 189]。当出现严重 DR 的第一个迹象时即开始治疗，可降低 90% 以上的严重视力下降[32, 189]。糖尿病视网膜病变临床结果研究网络[29-31]和药物研究[190, 191]已将患有中心性 DME 和视力丧失患者的初始治疗方法改为重复玻璃体内注射 VEGF 抑制药的方案。然后根据需要，再进行点 / 网格光凝。约 50% 的患者在抗 VEGF 治疗后不再需要进行光凝治疗。根据这些研究中的方案，使用玻璃体注射可以将 DME 患者的中度视力丧失限制在 5% 以下，并且超过一半患者的视力得到改善（＞ 10 个字母）。

（三）外科治疗

当牵引性视网膜脱离威胁黄斑中心或玻璃体出血未能清除时，玻璃体切除术可有效减少视力丧失。在手术时使用眼内激光，使玻璃体切割术成为预防视力丧失和恢复视力的重要方法。

视网膜缺血导致眼睛前房角的新生血管形成，从而导致的新生血管性青光眼是严重且难以治疗的进展期 DR 并发症。这样的眼睛有极高的视力丧失风险。积极进行 PRP 治疗通常是首选的初始治疗方法，但可能需要联合其他手段，如青光眼阀植入术、引流手术、玻璃体切除术或这些手段的组合。虹膜角新生血管严重的眼睛，一开始可使用玻璃体内抗 VEGF 药物注射，从而显著改善那些因病情严重而无法进行激光治疗的患者的治疗 [192]。某些情况下，使用抗 VEGF 药物可快速并短暂地增加血管的分辨率，使随后进行激光治疗成为可能 [193]。

（四）康复治疗

患有严重视力障碍的糖尿病患者在血糖监测、胰岛素治疗以及监测全身皮肤病变，如足部溃疡等方面面临困难。此外，这些患者通常患有肾脏疾病、CVD 或已经截肢。大多数患者已经失业并且因缺乏经济支持而没有健康保险。这些问题最终会导致愤怒状态、焦虑状态、低自尊而难以适应社会 [194]。视力下降的患者通常会被转诊给专门从事视力康复的低视力专家或眼科医生，这可以使患者获益。眼镜、手持或站立式放大镜，在诸如胰岛素剂量计算识别、阅读、计算机使用、工作和日常爱好之类的近距离场景中可能有用。望远镜可以改善远距离视力，并在某些情况下允许视力下降的人恢复驾驶资格。各种电子设备可辅助阅读活动，并且可以使用计算机软件来辅助完成与工作和休闲有关的任务。

基层保健医师应积极参与由心理学家、定向和行动指导师、康复师和社会工作者组成的团队，以解决视力障碍糖尿病患者面临的问题。这种支持有利于患者接受视力丧失的事实，然后制订应对策略和规划生活安排。

（五）糖尿病视网膜病变的保护和危险因素

最近的研究热点集中在可能延迟或加速严重 PDR 的遗传危险因素上。文献报道了 2 个有 50 多年糖尿病病史的 T_1D 患者的独特队列。The Golden Years 队列研究表明，可能存在遗传因素对糖尿病肾病和大血管疾病的发生发展起保护作用 [195]。Joslin 糖尿病中心的 50 年 Medalist 研究表明，相当一部分糖尿病患者可以存活 50 年甚至更久，并且没有发生包括 PDR 在内的进展型糖尿病血管病变（49.4%）。Medalist 中由 97 人组成的亚组平均随访了 20.6 年和 39.4 次随访，结果表明视网膜病变恶化几乎完全发生在随访的前 20 年，之后眼部病变很少进展或发展为 PDR。

这两个队列提出了 PDR 发生的可能的遗传易感因素及保护性因素 [196, 197]。新基因定位可能在一定程度上有助于理解 DR 的致病途径。单核苷酸多态性，如在促红细胞生成素基因启动子区域中观察到的单核苷酸多态性，会导致促红细胞生成素的表达急剧增加，这是眼睛中已知的血管生成因子 [78]。这种多态性与严重的糖尿病眼病和肾脏并发症的高发生率相关，这是与糖尿病视网膜病变相关的首批突变基因之一。

八、新疗法

随着全球糖尿病的流行和科学的迅速发展，现代医学在预防糖尿病视网膜疾病引起的视力丧失方面发生了巨大的变化，并取得了显著进步。尽管取得了这些进步，我们仍然必须继续找出最有希望治愈的新疗法，并以尽可能严谨和及时的方式对其进行评估。美国国家眼科研究所赞助的糖尿病视网膜病临床研究网络（www.DRCR.net）已迅速将基础科学发现转化为临床应用以使患者获益，并且各眼科专家之间的合作非常成功。通过合作努力，如医疗保健团队的多学科合作，我们终将可以战胜糖尿病眼部及其他系统性并发症。

有关免费的专家咨询电子书，包含了书目引文、笔记功能、突出显示重要内容、全文搜索功能等，请访问 http://www.ExpertConsult.Inkling.com.

第53章 糖尿病：神经病变
Diabetes Mellitus: Neuropathy

Andrew J.M. Boulton　Rayaz A. Malik　著

桑苗苗　袁　扬　孙子林　译

"昏迷的时代已经让位于并发症的时代"

—Elliot P. Joslin

要　点

- 人类糖尿病神经病变的临床表现多样，几乎可累及整个机体。
- 随着新型成像技术的出现，目前已有的诊疗策略受到了挑战。
- 虽然在临床前研究中已经对糖尿病神经病变的病理学进行了很好的阐述以及提出了许多相关的致病机制，但目前尚没有一种治疗方法应用于临床。

在糖尿病所有的长期并发症中，"糖尿病神经病变"是累及人体器官或系统最多的一组症候群。糖尿病影响神经系统的频率和多种表现可能很好地解释了早先的观点，即糖尿病是神经功能障碍的结果而不是原因。在原发性糖尿病（1型和2型糖尿病）以及多种病因所导致的继发性糖尿病中均可发现存在周围神经病变，这一现象提示了长期高血糖是周围神经病变的常见致病机制。目前高血糖在神经病变发病机制中的关键作用已经得到了相关重要研究的有力支持，包括糖尿病管理和并发症试验（Diabetes Control and Complications Trial，DCCT）[1, 2]以及英国前瞻性糖尿病研究（the United Kingdom Prospective Diabetes Study，UKPDS）[3]。事实上，在DCCT研究中，通过6.5年的强化血糖控制所获得的益处在研究结束后至少保持了14年[4]。神经病变的特点是神经纤维进行性的丢失，这种病变可以通过多种无创性方法进行检查评估，包括通过定量感觉检查进行结构神经检查、详细的电生理检查（electrophysiology，EP）以及自主神经功能检查[5]。尽管1型和2型这两种主要的糖尿病在神经病理学上没有观察到主要的结构差异，但在临床表现上确实存在差异，如罕见的症状性自主神经综合征常见于病程较长的1型糖尿病患者，而单神经病变和近端运动神经病变通常发生在老年2型糖尿病患者[5]。

目前关于神经病变的流行病学和自然史仍然尚不明确，不同的诊断标准以及人群学研究中患者诊断的不明确性是其部分原因。然而，神经病变的晚期后遗症是公认的，足部问题如溃疡[6]和Charcot神经关节病[7]是西方国家糖尿病患者住院的最常见原因。在导致足部溃疡的所有因素中，神经病变是最常见的[8]。综合以上，糖尿病神经病变常常对人们的生活质量产生不利影响也就不足为奇了[9]。

本章我们对糖尿病神经病变的历史、分类、流行病学和临床特征进行讨论，并且介绍了神经病变的检查评估方法和致病机制，最后对目前的治疗方法进行综述，并对晚期后遗症及其预防进行了讨论。

一、历史

尽管大多数认为Rollo在18世纪末第一次对“糖尿病周围神经病变”进行了临床描述，但对这一疾病真正的本质认识是由法国的Marchall de Calvi在1864年提出的[10]。随后，Charcot对这些观察进行了拓展，提出了（最初是梅毒）神经关节病，目前以他的名字进行命名[11]。Davies-Pryce是一位在英国诺丁汉工作的外科医生，他首次识别出糖尿病神经病变和足部溃疡之间的联系[12]。然而，直到20世纪，糖尿病的自主神经病变才被首次报道[13]。

二、定义和分类

尽管先前对糖尿病神经病变的分类是基于病理改变和致病因素，但越来越清楚的是，正如后面我们讨论的，其神经病变的致病机制是多方面的并且是复杂的，因此神经病变的临床或描述性分类也是可取的[5, 14]。即使在这一领域也存在许多分类，比如Boulton和Ward提出的纯粹的临床描述性分类[15]（表53-1）以及基于潜在的可逆性及临床描述进行的分类[5, 16]（表53-2）。

在一次关于临床诊断和管理的国际共识会议上，就什么是糖尿病神经病变达成了一个简单的定义：“即存在周围神经功能障碍的症状和（或）体征的糖尿病患者在排除其他病因后”[17]。其中对于其他病因的排除是非常重要的，正如Rochester糖尿病神经病变研究的基线数据所强调的那样，其中5%的患者其神经病变并非是由糖尿病引起的[18]。

为了进行研究、流行病学分析和临床试验，需要设定一个包括“亚临床神经病变”的更详细的定义[19]。San Antonio共识将“糖尿病神经病变”定义为“发生在糖尿病患者中但并非由非糖尿病因素引起的一种临床型或亚临床型的疾病，包括周围神经系统的躯体和（或）自主部分的表现[20]。”Rochester糖尿病神经病变研究为临床试验设计建立了一个参照[18, 19]。神经病变评估方法如下：①神经病变症状［神经病变症状评分（NSS）］；②神经病变缺陷（神经病变损害评分）；③感觉运动神经传导速度；④定量感觉检查；⑤自主功能测试。神经病变诊断的最低标准要求上述检查标准中有2个或2个以上的异常，且其中第3或5项标准至少有一个异常。按照以下方法进行分期：N0 = 无神经病变，未达到最低诊断标准；N1= 无症状神经病变（NSS=0）；N2 = 症状性神经病变；N3= 致残性神经病变。随后在2009年的一次国际共识会议上进一步完善了糖尿病神经病变的分类和定义[21]。

表53-1　糖尿病神经病变的描述性临床分类

多神经病变	单神经病变
感觉性病变 - 慢性感觉运动 - 急性感觉	颅神经病变
自主神经病变	孤立性周围神经病变
近端运动神经病变	多发性单神经炎
躯体神经病变	躯体神经病变

引自Boulton AJ，Ward JD：Diabetic neuropathies and pain. J Clin Endocrinol Metab 1986；15：917–931. © The Endocrine Society.

表53-2　基于潜在逆转性的糖尿病神经病变分类

快速可逆性	高血糖神经病变
持久对称性	感觉运动（慢性）病变
	急性感觉病变
	自主神经病变
局灶性和多灶性	颅神经病变
	胸腹神经根病变
	局灶性肢体神经病变
	肌萎缩（近端运动）
	压迫性/嵌入性神经病变
叠加慢性炎症性脱髓鞘性多发性神经病（CIDP）	

改编自Boulton AJ，Malik RA，Arezzo JC，Sosenko JM：Diabetic somatic neuropathies. Diabetes Care 2004；27：1458–1486；Thomas PK. Classification，differential diagnosis and staging of diabetic peripheral neuropathy. Diabetes 1997；46（Suppl 2）：S54–S57.

三、流行病学

目前关于糖尿病神经病变的流行病学数据的质量甚至数量仍然很差，这是由多种因素造成的，包括神经病变的定义不同、确定性差、缺乏基于人群的研究，以及未能排除非糖尿病性的神经疾病[5, 14, 16]。其中大多数研究报道是关于慢性感觉运动或自主神经病变的[22]，因此本节重点讨论这两种病变类型。然而，尽管存在上述问题，糖尿病神经病变仍然是非常常见的，并且可能是糖尿病最常见的晚期并发症。

表 53-3 总结了在过去 15 年内发表的关于慢性感觉运动神经病变患病率的规格相对较大的报告。在来自欧洲的三项基于临床的研究（包括 2000 名患者）中，糖尿病神经病变的发病率有着显著的相似性，其中症状性神经病变的发病率为 22.5%～28.5%[23-25]。令人欣慰的是，德国最近的一项基于人口调查的报告显示，其患病率几乎与基于临床调查的患病率相同[26]。其他基于人群学的研究显示出了更高的神经病变患病率，认为至少一半的老年 2 型糖尿病患者有明显的神经病理损害，因此这些人必须被认为是不敏感的足部溃疡的高危人群[27]。因为在基于人群的研究中，只有少数患者是有症状的，所以如果不进行仔细的临床神经病学检查，大多数神经病变的病例都会被漏掉。一项来自英国西北部的基于社区调查的大型研究报告显示，在 9710 名糖尿病患者中，中度或重度神经病理损害的患病率为 22.4%[28]。大多数研究包括 1 型和 2 型糖尿病患者，但需要记住的是 2 型糖尿病患者在最初确诊的时候就有可能出现了神经病变，这一点在 UKPDS 研究中被证明[3]，其发病率达 13%。

目前一些前瞻性研究已经对神经病变发展的危险因素进行了评估。DCCT[2] 和 UKPDS[3] 研究显示，血糖控制不佳与神经病变发展之间存在明确的联系。除了血糖控制以外，Adler 和他的同事们在一项对美国退伍军人的研究中发现，身高、年龄以及酒精摄入量均是神经病变的危险因素[29]。同时，其他研究也发现缺血性心脏病、吸烟和糖尿病病程是神经病变的独立危险因素[22]。

自主神经病变的流行病学调查较少，其结果与躯体神经功能障碍的结果不太一致。在 EURODIAB 1 型糖尿病研究中，其中 36% 合并有心血管危险因素（如吸烟、甘油三酯和舒张压）的受试者自主神经功能检查异常，并且这些危险因素与异常的检查结果具有较强的相关性[30]。在前瞻性研究中，DCCT 发现血糖控制与自主神经病变 5 年累积发病率之间的关系结果好坏参半[2]。然而令人惊讶的是，在一项研究中发现，只有一项自主神经功能检查发现血糖控制是恶化的一个重要危险因素[2]。

表 53-3 糖尿病周围感觉运动神经病变的患病率

研究 / 国家	例 数	糖尿病类型	患病率（%）
基于临床研究			
Young 等（1993）[23] 英国	6487	1，2	28.5
Tesfaye 等（1996）[24] 欧洲	3250	1	28.0
Cabezas-Cerrato（1998）[25] 西班牙	2644	1，2	22.7
基于人群学研究			
Dyck 等（1993）[18] 美国	380	1，2	47.6
Kumar 等（1994）[27] 英国	811	2	41.6
Ziegler 等（2008）[26] 德国	195	1，2	28.0
Abbott 等（2011）[213] 英国	15 962	1，2	21.0

四、临床特征

（一）局灶性和多灶性神经病变

糖尿病患者中的几种典型的局灶性和多灶性神经病变，没有一种是糖尿病患者所特有的。它们合起来占所有神经病变的比例不超过 10%。其中大多数往往发生在老年人、2 型糖尿病，预后通常包括神经损伤的恢复（部分或完全）以及经常出现的疼痛。在大多数情况下，症状和体征的快速发作以及神经损伤的局灶性提示了血管起源。排除非糖尿病致病因素在这些神经病变中尤为重要；相反，任何有这些表现的非糖尿病患者都应该接受糖尿病筛查。

（二）颅单神经病

急性孤立的第三、第四和第六神经麻痹更常发生在有血管危险因素的患者中，包括糖尿病、高血压、高胆固醇血症或冠状动脉疾病[31]。其中糖尿病性眼肌麻痹（第三神经麻痹）最常见，并且可能发病速度较快，表现为眼眶疼痛、复视和上睑下垂。排除其他病因很重要。在一项对 66 例急性孤立性眼部运动性单神经病变的研究中，磁共振成像（MRI）或计算机断层扫描（CT）显示，14% 的患者存在糖尿病以外的其他可能致病因素，包括脑干和颅底肿瘤、脑干梗死、动脉瘤、脱髓鞘疾病和垂体卒中[31]。此外，尽管通常认为这些神经病变是由于神经内的急性缺血所致，但 Hopf 和 Guttmann[32]的研究证明了存在第三神经核内的微梗死。

（三）孤立性和多发性单神经病

糖尿病患者的许多神经容易受到压力损伤，其中最常见的是正中神经，因为它通过屈肌支持带（尺腕掌侧韧带）下方从而易导致腕管综合征（carpal tunnel syndrome，CTS）。在 Rochester 糖尿病神经病变研究中，30% 的患者有 EP 证据显示正中神经压迫，虽然仅有＜ 10% 的患者有特征性症状[18]。最近，在 Fremantle 的糖尿病研究中，对 1284 例既往无 CTS 手术史的 2 型糖尿病患者随访了 9.4 ± 3.7 年，发现糖尿病患者中 CTS 手术的发生率是普通人群的 4.2 倍，其重要的独立决定因素包括较高的体重指数（BMI）以及服用降脂药物，并且值得注意的是两者关系稳定[33]。此外，与没有代谢综合征的患者相比，患有代谢综合征的患者中 CTS 的发病率是其 3 倍，并且电生理损伤严重程度更高[34]。最近，已显示正中神经的超声检查在定量神经横断面积和腕前臂比值以确定 CTS 患者方面具有重要价值[35]。与糖尿病患者腕管减压术后预后更差的观点相反，最近的一项研究显示，在改善耐寒性的基础上，其预后与特发性 CTS 患者的结果相当，并且有再生迹象[36]。其他较少见的压迫性神经病变可能累及尺神经、股外侧皮神经（感觉异常性股痛）、桡神经（腕下垂）和腓神经（足下垂）。虽然可能需要手术减压，但上述大多数情况（除了足下垂）如果仅累及单侧病变，都有着良好的预后。然而，越来越多的报道描述了在长期存在糖尿病和其他并发症的情况下发生的严重双侧尺神经病，这与孤立的局灶单神经病变有很大不同。此外，在一系列病例中[37]，大多数病例的轴突损伤的主要原因可能是缺血而不是压迫，因此手术减压将无效。多发性单神经炎是对一个患者出现多个孤立的单神经病变的简单描述。

（四）躯体神经病变

躯体神经病变的典型特征是疼痛，在胸部或腹部周围皮肤呈带状分布。这种疼痛可能会很严重，并且可能具有神经干痛和感觉异常的特征，通常分别发生在单神经病和感觉性多神经病中。因此，患者可能会经历钝痛、酸痛、闷痛伴有灼痛不适或痛觉超敏，需与带状疱疹和脊髓根压迫鉴别诊断。以上情况通过电生理检查，包括针电极肌电图是有用的且可以帮助诊断，因此应该在怀疑有此诊断的任何患者中进行检查。如前所述，躯体神经病变有时可表现为运动障碍，典型的单侧腹肌隆起通常与疼痛有关（图 53-1）。同样，随着规则的恢复[38]，电诊断研究有助于确保诊断，以及症状和体征的自然病史是好的。

（五）近端运动神经病

通常发生在老年患者、男性、2 型糖尿病患者群中。近端运动神经病（肌萎缩）表现为下肢近端肌肉疼痛、消瘦和乏力，单侧下肢受累或双侧不对称受累。此外，还会发生远端对称性感觉神经病变，体重可较病前减少 40%[39]。然而，既往一系列的神经病理学研究为该疾病的发病机制提供了一些有趣的见解[40, 41]。相关研究提示，大腿中段皮神经的活检中，神经束内和神经束之间不对称的轴突丢失提示了缺血过程，并且节段性脱髓鞘和再髓鞘化的发生率也在增加。此外，在伴有神经内出血的神经外膜和神经血管周围发现一个独特的单核细胞（CD4、CD8）和巨噬细胞浸润[40]。在以前，除了提倡改善血糖控制和理疗方法进行治疗外，没有其他具体的治疗方法，而且在大多数情况下神经病变是逐渐恢复的，但有时会永久存在。根据免疫病理结果的提示，目前免疫抑制也被提倡作为一种新的

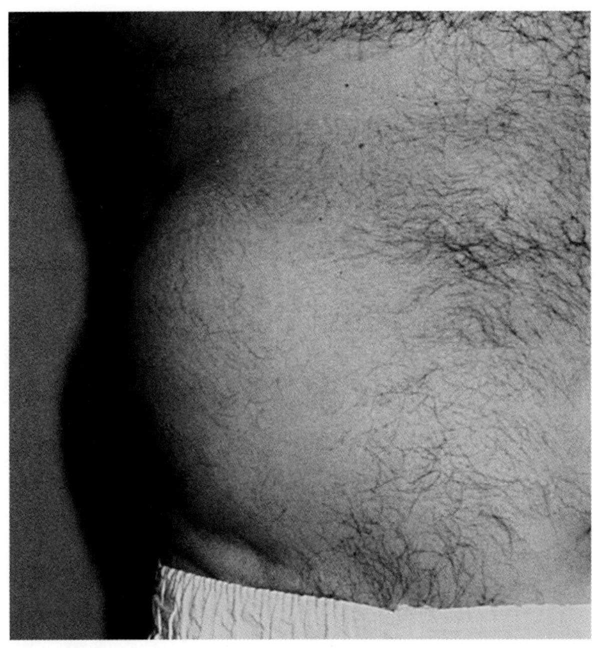

▲ 图 53-1 糖尿病性躯体多发性神经根病变，表现为右腹壁因肌肉无力而隆起

引自 Boulton AJ，Angus E，Ayyar DR，Weiss DR：Diabetic thoracic polyradicaloneuropathy presenting as abdominal swelling. Br Med J 1984；289：798-799.

治疗选择[42]。然而，目前尚缺乏免疫治疗干预措施的临床对照试验，并且鉴于这种症状的自然发展是随着时间的推移而有所改善的，因此公开试验的结果难以解释。事实上，最近 Cochrane 观点表明，目前来自随机试验的数据没有任何是关于支持建议在糖尿病肌萎缩中使用免疫治疗的证据[43]。

（六）慢性炎症性脱髓鞘性多发性神经病

符合慢性炎症性脱髓鞘性多发性神经病（CIDP）电生理标准的脱髓鞘性神经病在 1 型和 2 型糖尿病患者中更常见[44]，目前已经得到越来越多的认可。临床表现呈对称分布，主要是运动性多发性神经病，病程是渐进性的，可伴有下肢近端和远端乏力以及反射减少。对电生理、临床、脑脊液和组织学诊断标准进行了详细描述，尽管在个别病例中并非全部都是必要的[44]。因为免疫调节治疗可能对 CIDP 患者有效，因此重要的是将 CIDP 与其他糖尿病神经病变区分开来，特别是近端运动神经病。在以下情况时，应怀疑神经病变糖尿病患者存在 CIDP：

(1) 运动受累体征表现主要存在于下肢近端或远端肌肉。

(2) 早期为远端感觉神经病变，多年后可逐渐出现运动神经病变进行性发展的症状和体征。

(3) 患者被诊断为近端运动神经病（肌萎缩）。

一项研究表明，患有 CIDP 的糖尿病患者有更高的自主神经功能障碍发病率，并且电生理检查显示其可出现相关轴突丢失，这可能解释了口服 1mg/kg 泼尼松龙（含或不含 1～2mg/kg 硫唑嘌呤）超过 6 个月后治疗效果较差的原因[45]。

（七）对称性神经病变

1. 自主神经病变　可以控制身体多种功能的自主神经系统在糖尿病患者中也会受到损伤，其损伤后的表现多种多样，最常累及心血管、泌尿生殖系统、胃肠道、体温调节和泌汗功能[46]。

(1) 心血管：心脏自主神经病变的最初表现为去迷走神经作用引起的心率增加；随后是去交感神经作用引起的心率下降；最后出现一个固定的心率，这个心率对生理刺激的反应很小，类似于移植的心脏，以上现象提示心血管几乎完全失去神经支配。体位性低血压定义为收缩压和舒张压分别下降 20mmHg 和 10mmHg，这是由于交感神经传出神经的去神经作用，导致其支配的内脏和皮肤血管床血管收缩功能受损的结果。25% 的儿童在诊断 1 型糖尿病时就表现出了一定程度的心脏自主神经功能障碍[47]。据报道，高达 28% 的糖耐量受损患者出现呼气吸气比值异常[48]。在病程为 10 年的 2 型糖尿病患者中，65% 存在副交感神经功能损伤，15.2% 合并存在副交感神经病变[49]。

(2) 胃肠道：胃肠系统的自主神经病变表现为消化系统的运动、分泌和吸收异常，这是由外源性副交感神经（迷走神经和脊髓 S_2～S_4）和交感神经，以及 Auerbach 丛提供的内源性肠神经支配紊乱引起的。在临床上，患者主要表现为以下两种症状，糖尿病胃轻瘫，表现为恶心和餐后呕吐；以及夜间腹泻和便秘交替出现[46]。幸运的是，这一异常仅仅在少部分糖尿病患者中诊断和治疗较为困难。

(3) 勃起功能障碍：糖尿病患者的勃起功能障碍（ED）通常是多因素引起的，尽管在大多数病例中，自主神经病变是一个主要的促成因素 [41, 50]。在 Veves 和其同事为期 4 年的研究中 [51]，发现在新诊断的 ED 患者中，27% 的患者其 ED 的主要原因是神经病变，而在另外 38% 的患者中，神经病变是其附带原因。胆碱能和非胆碱能的去甲肾上腺素神经递质通过使阴茎海绵体平滑肌松弛来介导勃起功能。自主神经功能紊乱引起的 ED 通常是进行性的，但会逐渐发作和进展 [46]。其他特征包括偶发的逆行射精，尽管有些射精和性高潮仍然存在。由于大多数糖尿病患者出现 ED 的原因是多方面的，因此对每一个病例进行仔细的评估是非常必要的。在考虑治疗方法之前，必须考虑其他潜在原因，包括血管疾病、药物因素、局部问题（如 Peyronie's 病）和心理因素。

(4) 膀胱功能障碍：膀胱功能障碍在部分患者中被认为是自主神经病变的结果，这种“膀胱病变”通常是神经源性逼尿肌异常的结果。在极端的情况下，严重的膀胱扩张可能会出现腹胀和溢流性尿失禁。

(5) 泌汗异常：泌汗异常是自主神经病变的常见症状，但往往容易被忽视 [48]。最常见的症状是四肢出汗减少，特别是足部，这是交感神经功能障碍的表现。汗腺是由复杂的肽能和胆碱能神经支配，并且在泌汗神经中神经肽免疫反应性（特别是血管活性肠肽）较低。

与足部干燥相反，部分患者可出现躯体出汗，特别是在晚上。食欲性出汗是糖尿病患者自主神经病的高度特征性症状，这是由于进食某些食物而引起的头颈部大量出汗，在肾病患者中尤其是在透析患者中很常见，可以通过肾脏移植“治愈” [52]。

2. 远端感觉神经病变　远端感觉神经病变是糖尿病神经病变中最常见的类型，其临床表现极为多变，可表现为极端的严重疼痛（阳性）症状，也可能出现不敏感足部溃疡的痛觉消失的症状 [5, 33]。这是一种弥漫性对称性疾病，主要累及足部及小腿，呈袜套式分布，但也有少见的可累及手部呈手套式分布。随着疾病的进展，往往会出现一些运动功能障碍（包括小肌群萎缩和感觉运动神经病变），并伴有自主神经功能检查（AFT）异常。

感觉神经病变的发生通常是渐进的，起病隐匿，在早期可能会间歇发作。然而，急性感觉神经病变往往伴随着疼痛症状迅速发作。在后一种类型中，通常在一段时间内会出现严重的代谢不稳定，或者可能由于控制的好转而突然加剧（“胰岛素神经炎”）[39]，症状通常很严重，但几乎没有临床体征，并且在进行定量感觉检查时可能是正常的。在葡萄糖耐量受损（impaired glucose tolerance，IGT）的患者中也观察到了类似的症状，主要以小纤维神经病变为主，通常伴有严重的疼痛症状 [54]。患者可能难以描述神经病变的症状，但通常是容易被识别的，最初可表现为剧烈疼痛（或阳性），伴有灼痛、针刺样和麻木，不适的温度感，感觉异常、感觉亢进和痛觉超敏；然后可出现轻微或“阴性症状”，如疼痛感减弱、麻木和感觉消失。症状会随时间而变化，但往往非常不舒服，令人痛苦，多数患者可在夜间加重。

最近才发现姿势不稳是神经病变中一个常见的症候群。糖尿病神经病变患者多有跌倒史，并且姿势不稳定（继发于本体感觉障碍），这些应加到神经病性症状列表中，通常可能会导致抑郁 [55]。相关研究已经证实了这一现象，研究显示在使用 Romberg 检验进行定量评估时，神经病变患者的摇摆更大 [9, 56]。

虽然神经病变的症状主要是感觉异常，但在许多情况下，体征可表现为既是感觉异常又是运动异常，比如呈袜套式分布的感觉丧失、小肌群的萎缩和偶发性肌无力。由于相关的交感神经系统自主神经功能障碍，通常踝关节反射会减弱或消失，并且背部皮肤尤其是足底表面的皮肤可能会干燥。由于部分神经病变的患者可能是无症状的，因此糖尿病患者定期进行足部的检查是非常重要的 [14]。

3. 小纤维神经病变　在不同专家之间仍然对糖尿病神经病变的定义存在一些疑惑。一些人认为存在一种特定的小纤维神经病伴神经性疼痛，有时同时伴有自主神经功能障碍，但体征很少。这与急性感觉神经病有很多相似之处，但症状往往更持久 [6, 32]。然而，这可能仅仅代表了慢性感觉运动神经病变发展的早期阶段 [57]。这些疼痛的感觉神经病变需要与高血糖神经病变进行区分，高血糖性神经病变可能发生在新诊断的患者身上，其特征是神经功能异常能够迅速逆转，偶尔出现短暂症状[5]。

4. 慢性远端感觉神经病变的自然史　目前人们对于神经病变的自然史知之甚少，仅有少部分有价值的研究被发表。一般认为，神经病变的症状在病程中会时轻时重，但是会持续数年。但是在一项前瞻性研究中，Benbow 及其同事报道[58]，尽管患者的神经定量感觉检查（quantitative sensory testing，QST）提示病情恶化，但大多数患者在此期间临床症状却有所改善。因此，症状的改善不能等同于神经功能的改善[5, 38]。

在一项以社区为基础的疼痛性神经病变患者的随访研究中，Benbow 和他的同事们报告，尽管症状在少数人中得到了缓解，但大多数患者的症状往往会持续 5 年[59]。目前关于哪种感觉首先受到影响仍存在争议，尽管通常认为小纤维功能障碍在神经病变的早期就已出现[32]。但是，毫无疑问的是，与年龄相匹配的非糖尿病患者相比，糖尿病患者神经功能的逐渐丧失速度更快，其神经功能损伤的速度与血糖控制水平有关[1-4]。这种大纤维或小纤维功能逐渐丧失的后果之一是增加了不敏感足溃疡发生的风险[60]。

五、神经病变的评估

神经病变的诊断和分期不仅对日常临床实践很重要，而且对临床方案的实施以评估其起源和自然史，以及对新提出的治疗方案进行测试都很重要。如前所述，神经病变的定义和分类可用于临床实践[14]和临床试验[20]。周围神经学会已经针对用于评估糖尿病神经病变新疗法的对照试验的疗效的措施发表了一致声明[61]，本报告和其他报告均提倡使用神经功能综合评分法[62]。在本节中，我们将讨论临床试验中用于对患者进行临床诊断或随访的潜在措施。

（一）临床症状

准确记录症状对于临床实践和新药物试验都是必不可少的。逐字记录患者对其主诉的描述是很重要的，医生不得试图将患者的症状解释或翻译成医学术语。一些用于量化神经病变症状的设备可能有助于诊断和纵向研究[63, 64]。McGill 疼痛问卷在应用于糖尿病神经病变评估时是一种敏感的测量方法，该问卷由多种症状组成，患者可以从中选择最能描述他们的症状[5]。经验证的“NeuroQol”工具可以将神经病变症状评分与生活质量评估相结合[64]。

神经病变症状评分（neuropathy symptom score，NSS）及其衍生物、神经病变症状谱（neuropathy symptom profile，NSP）和神经病变症状变化评分（neuropathy symptom change scores，NSC）可能是目前临床试验中最常用的测量方法[19, 61, 62]。NSS 是一个标准化的问题和神经病变症状列表，由经过培训的个人以标准化的方式应用。简化的 NSS 已被用于流行病学研究，并可应用于临床实践中的患者随访。在几分钟内即可完成，并且通过额外的评分标准对夜间加重的典型症状进行评分[23, 28]。

（二）临床体征

通过简单的临床观察就可能会发现神经病变性足病，体征可能包括小肌群萎缩、脚趾爪、突出的跖骨头、干燥的皮肤和老茧（继发于交感神经功能障碍）以及继发于 Charcot 神经性关节病的骨畸形。

目前有两种简单的方法可用于临床实践或临床试验评估。第一，是由 Feldman 和他的同事开发的密歇根神经病变筛查表（Michigan Neuropathy Screening Instrument，MNSI），这个两步程序可用于神经病变的诊断和分期。MNSI 由一份 15 个问题的“是 / 否”症状问卷组成，并辅以一项简单的临床检查。对 MNSI 评分异常的患者进行定量感觉检查（quantitative sensory testing，QST）和电生理检查（electrophysiology，EP）。第二，简化的神经残疾评分（neuropathy disability Score，NDS）是一种简单的临床检查，它将反射异常和感觉评估进行了综合，目前已被用于临床实践和流行病学研究[23, 28]。最初的 NDS 是由 Dyck 和 Mayo 诊所的同事开发的，用于对继发于神经病变的神经功能缺损进行详细的结构化评估[18, 19, 62]。如果由受过训练和有经验的医生进行这项技术，则该技术是可重复的，该技术目前已应用于正在进行的多个关于糖尿病神经病变的新疗法试验中。

（三）定量感觉检查（QST）

QST 可评估患者对多种感觉刺激的能力，并具有以下优势，包括可以直接评估最脆弱的部位（脚）的感觉丧失程度 [66]。然而，这些复杂的心理生理测试同样也依赖患者的反应，因此需要相互合作和集中注意力。此外，一个异常的发现并不一定证实存在周围神经异常，它可能存在于传入通路的任何地方。QST 的复杂性各不相同，较简单的仪器检查可用于日常临床实践，而较复杂的仪器通常用于更详细的评估和临床试验的后续评估。现在简要讨论一些较为常用的技术。

1. *尼龙丝试验* 用于检查的尼龙丝是由直径可变的尼龙丝组成，当对测试部位进行检测时，尼龙丝会在预定的力下弯曲。目前在临床实践中已被广泛应用，尤其有助于识别那些高风险的神经性足部溃疡患者。在预测神经性溃疡风险的前瞻性研究中发现，这类患者无法感知到 10g（5.07）尼龙丝的压力 [67]。

2. *振动觉* 几种专门设计用于评估振动感觉阈值（vibration perception thresholds，VPT）的设备可用于检查大神经纤维的功能。简单的音叉或分级的 Rydl-Seiffer 音叉在临床上得到了广泛的应用。在正常个体中，VPT 会随年龄的增加而增加，在下肢往往更高。除了在临床实践中有用外，VPT 还被用于流行病学 [27] 和前瞻性研究，其中结果＞25V 提示足部溃疡发生风险较高 [60]。一个非常简单的口袋大小、手持、电池操作的一次性设备，用于评估振动感觉。最近，通过与其他振动感觉检查方法进行比较，验证了 Vibratip 的作用，它可能被证明在大规模筛查和识别那些潜在风险的神经病理性足部病变中是有用的 [68]。

3. *冷热阈值* 冷暖觉是通过小的有髓和无髓神经纤维传递的，其可以通过多种设备（如 CASE IV 或 Medoc TSA-II）进行评估，并为冷暖感觉或冷暖引起的疼痛提供阈值。那些采用强制选择技术的方法是最可重复的，特别是在使用极限法的情况下 [66]。事实上令人放心的是，最近的一项研究表明，QST 与神经性症状、体征和电生理之间有很高的组内相关性，没有显著的测试间或测试内差异 [69]。

4. *电脑辅助感觉检查* 这种复杂的方法目前被认为是临床试验的最先进的技术，它通过计算机化的设备，使用强制选择算法来测量触摸压力、振动和冷热阈值。目前已被用于 Rochester 研究和一些新的治疗干预措施的长期试验 [61, 62]。

（四）自主神经功能检查

心血管自主神经功能障碍可以通过使用 Ewing 和 Clarke's battery 的 5 项测试来进行详细评估：① 6 次深呼吸的平均吸气 – 呼气心率差；② Valsalva 比值；③ 30∶15 的比例；④等距运动的舒张压反应；⑤卧立位收缩压变化 [46, 70]。同时存在更复杂的技术，如频谱分析，它能够评估窦房结活动的调节，并且根据评估的频率可以更加深入地分析自主神经传入和循环神经体液因子在其中所发挥的作用。经过充分验证后并能提供预后价值的关键测试指标是 RR 变异、Valsalva 动作和姿势测试 [71]。

（五）电生理检查（EP）

EP 检查或许是用于临床神经病变试验中最重要的功效指标，因为其具有客观性、敏感性以及可重复性 [61, 62, 72]。在一项前瞻性研究中，Bril 和他的同事们 [72] 通过使用一个中央监测核心实验室，能够获取 EP 变量在 60 个位点的显著重复性。运动和感觉神经传导速度（motor and sensory nerve conduction velocities，NCV）的变异系数为 3% 和 4%，可与在出色的单个实验室中获得的变异系数相媲美 [72]。由于这些原因，EP 变量（如 NCV 和振幅）在临床试验中经常被用作替代终点。此外，它们在周围神经疾病的临床研究中也很有用。然而值得注意的是，最近的一项研究显示，神经传导检查中尽管使用了标准参考值和规定的异常百分位水平，但仍然存在显著的内部变异性 [73]。

在自然病史和疗效研究中经常使用的是结合临床、定量、感觉和 EP 检查的综合评分 [19, 61, 62]。如 NISLL+7 [62] 和 Michigan 糖尿病神经病变评分 [65]，前者包括下肢神经病变损伤评分（Neuropathy Impairment Score of the Lower Limbs，NISLL）和其他 7 项测试（5 个 EP 检查指标、1 个 QST 和 1 个 AFT）。目前这种检测方法在几个正在进行的多中心干预研究中使用。

六、发病机制

来自动物模型和细胞研究的相关数据为糖尿病神经病变的病因和治疗提供了一个概念框架[74]。然而，在动物模型中建立的大多数损伤途径尚未在患者中得到验证，并且多种干预措施在临床试验中均以失败告终[75]。

（一）高血糖

高血糖发病机制在1型糖尿病患者中是最重要的，DCCT[2]和胰腺移植后神经病变[76]的改善均证实了这一点。糖尿病并发症流行病学（Epidemiology of Diabetes Complications，EDIC）研究的前瞻性结果表明，除了良好的血糖控制外，避免吸烟和良好的血压控制均可能有助于预防或延缓1型糖尿病患者神经病变的发生[77]。同样，EURODIAB前瞻性研究中也发现，除了高血糖外，预测神经病变发展的独立危险因素还包括BMI、高血压和血脂紊乱[78]。根据589例1型糖尿病患者远端对称性多发性神经病10年发病率的前瞻性研究提示，可通过达到以下标准降低发病风险，包括低密度脂蛋白（LDL）胆固醇＜100mg/dl（2.6mmol/L）、高密度脂蛋白（HDL）胆固醇＞45mg/dl（1.1mmol/L）、三酰甘油＜150mg/dl（1.7mmol/L）、收缩压＜120mmHg、舒张压＜80mmHg[79]。

关于2型糖尿病，罗切斯特（Rochester）队列的纵向数据显示，在高血糖状态下暴露的持续时间和严重程度与神经病变的严重程度相关，而不是与其神经病变的发生相关[80]。对存在小纤维神经病变的患者进行研究，结果发现这类人群糖耐量异常（IGT）的发生率较高，以及其发病血糖的阈值低于糖尿病诊断标准，高于多发性神经病产生的血糖阈值[81]。然而，在最近的一项人群学研究中，其显示糖尿病患者多发性神经病的患病率为28.0%，IGT患者仅为13.0%，空腹血糖受损（IFG）患者为11.3%，正常糖耐量（NGT）患者为7.4%，提示高血糖在神经病变的发生的贡献很小[82]。关于干预的效果，这些数据并不支持改善血糖控制的益处。在2型糖尿病患者的VA合作研究中，将153名受试者随机分为接受强化治疗组和常规治疗组，2年后两组患者的糖化血红蛋白（HbA1c）的差异达到2.07%，但在两组患者的躯体神经或自主神经病变中没有显示出明显的差异[83]。同样在Steno-2的研究中，它实施了多种因素干预，其中包括改善血糖水平，发现自主神经病变得到了改善，但躯体神经病变无明显改善[84, 85]。事实上，在Cochrane最近的一篇综述中，虽然强化血糖控制能够显著阻止1型糖尿病临床神经病变的发展以及神经传导和振动阈值异常的进展，但对2型糖尿病临床神经病变发生没有益处[86]。

（二）多元醇途径

糖尿病的动物模型始终证明，多元醇途径的活化与NCV减少之间存在关联，两者均可通过醛糖还原酶抑制药（ARI）得到改善[87]。然而，整个神经中山梨糖醇或果糖水平单一测量显然是一个复杂过程的过度简化，因为多元醇途径在周围神经的不同细胞和结构区室中是不同的[87]。此外，似乎最有可能发生并发症的是AR活性设定值较高的患者[88]。更为复杂的是，多元醇途径可能有一个重要的遗传决定因素，ARI正是通过影响这种遗传因子发挥作用。因为与非神经病变患者相比，神经病变显著的患者其ARI启动子区域的多态性可导致Z2等位基因频率显著降低[89]。对ARI随机对照试验的早期Meta分析显示，正中神经和腓神经传导速度可得到改善，虽然改善程度较小，但是具有明显的统计学意义[90]。这种边际效益可能是由于不同ARI对AR的抑制程度不同。在一个关于折那司他（Zenarestat）的随机、安慰剂对照、双盲、多剂量临床试验中，腓肠神经山梨醇抑制的程度呈剂量依赖性增加，并伴有NCV的显著改善，并且随着药物剂量的增加当达到＞80%山梨醇的抑制时，可观察到腓肠神经小直径有髓纤维的密度显著增加[91]。非达司他（Fidarestat）是一种有效的ARI，能显著改善正中神经F波的传导速度和最小潜伏期，同时能够改善麻木、自发性疼痛、感觉异常和感觉超敏的症状[92]。另外，在603名使用依帕司他（Epalrestat）治疗的糖尿病患者中，其能够防止运动传导速度恶化，特别是在血糖控制良好、轻微神经病变的患者中[93]。在为期 3 年的醛糖还原酶抑制药 – 糖尿病并发症临床试验中，依帕司他治疗与常规治疗相比，其对神经病变进展有显著的预防作用[94]。此外，最近的一项系统回顾表明，ARI 对糖尿病心脏自主神经病变亦有显著的益处，主要表现为治疗后在 5 项心脏自主神经功能测试中的至少 3 项检测结果得到改善[95]。

（三）糖基化

高血糖症可诱导周围神经髓鞘晚期糖基化终产物形成（glycation end products，AGE）。通过增加巨噬细胞吞噬作用的敏感性，导致神经节段性脱髓鞘；并且能够修饰轴突细胞骨架蛋白，如微管蛋白、神经丝和肌动蛋白，从而导致轴突萎缩和变性，并由于层粘连蛋白糖基化而导致神经再生能力下降[96]。目前，相关实验数据表明，晚期糖基化终产物受体（receptor for advanced glycation end Products，RAGE）依赖性激活促炎转录因子核因子 kappa B（NF–kB）发挥了重要作用，导致机体对外界的伤害感降低，这在缺乏 RAGE 的小鼠中是可以预防的[97]。在实验性糖尿病模型中发现，表皮和腓肠神经轴突、施万细胞以及神经节内的感觉神经元中 RAGE mRNA 和蛋白的含量增加，这与进行性电生理和结构异常有关，这些异常在 RAGE（–/–）小鼠中减弱。RAGE 能够介导 DRG 和周围神经的施万细胞中 NF–kB 和 PKC βII 通路的激活[98]。从糖尿病和非糖尿病患者的截肢标本中获得的人腓肠神经显示正常肌苷的水平，肌苷是一种早期可逆的糖基化产物，但在细胞骨架和髓鞘蛋白中发现了戊苷（晚期糖基化产物）的水平显著升高[99]。已被证实在神经束膜、内皮细胞和神经内微血管周细胞以及腓肠神经有髓和无髓纤维中存在羧甲基赖氨酸的增强染色，这一现象表明有髓纤维密度显著降低[100]。在最近 198 名 2 型糖尿病患者的研究中，发现晚期周围神经病变与循环中的羧甲基赖氨酸和 sRAGE 水平独立相关，而与甲基乙二醛 – 氢咪唑酮 1 或戊糖苷无关[101]。在腓肠神经活检组织的血管中以及糖尿病神经病变患者皮肤的内皮细胞中显示，AGE 和 RAGE 免疫活性增加[102]。然而，在 1 型糖尿病的灵长类动物模型中，予以氨基胍、二胺氧化酶和一氧化氮合酶抑制药治疗了 3 年［这些药物可通过与 3– 脱氧葡萄糖醛酸相互作用而降低晚期糖基化终产物（AGE）的水平］，并不能恢复神经传导速度或自主功能[103]。在一项对胰岛移植患者的跟踪研究中发现，其预防了神经病变的长期恶化，这与皮肤活检中神经束膜和血管中 AGE/RAGE 表达的减少有关[104]。在潜在的治疗相关性方面，越来越明显的是，目前用于其他适应证的许多药物，如吡格列酮、二甲双胍[105, 106]、血管紧张素转换酶（ACE）抑制药和血管紧张素Ⅱ（AT Ⅱ）拮抗药[107]，也可能具有抗糖基化的作用。

（四）氧化应激

在动物模型研究中有大量的数据支持氧化应激参与糖尿病神经病变的发生发展[108]，因此增加抗氧化的作用是一种有吸引力的治疗策略。然而，迄今没有临床试验证明口服抗氧化剂具有治疗效果[75, 109]。但是通过静脉注射 α– 硫辛酸（ALA）可起到短期的改善，它是一种强抗氧化剂，能清除羟基自由基、超氧物和过氧自由基，并再生谷胱甘肽。最近对 5 项有关 α– 硫辛酸的临床试验进行了回顾分析，其显示胃肠外途径 ALA 的使用超过 3 周可改善神经病变的症状和损伤（后者是出乎意料的）。然而，通过口服 ALA 治疗对神经病变症状和损伤均无改善[97]。亦有研究表明这种改善主要表现在症状上[110]，但对神经功能损害[110]或组织血流量等潜在致病因素几乎没有改善[111]。在最近的一项随机安慰剂对照试验中，使用含有别嘌呤醇、α– 硫辛酸和烟酰胺的 3 种抗氧化剂组合治疗超过 24 个月，发现该治疗对神经病变的症状、体征、电生理和表皮内神经纤维密度均无益处[112]。

聚（ADP– 核糖）聚合酶 –1（PARP）氧化和亚硝基应激的增加会激活核酶，聚（ADP– 核糖）聚合酶 –1［poly（ADP–ribose）polymerase–1，PARP］通过消耗底物 NAD^+，从而减慢糖酵解、电子转运和三磷酸腺苷（ATP）形成的速度，并且可通过聚（ADP）– 核糖基化抑制 D– 甘油醛 –3– 磷酸脱氢酶（GAPDH）[113]。这些事件导致了对氮能神经支配的有害影响，能够引起自主神经病变。STZ 大鼠胃底松弛功能受损证明了一点，以上可通过使用3-氨基苯甲酰胺（3-AB）抑制PARP得到改善[114]。针对躯体神经病变，口服活性PARP抑制药10－（4-甲基哌嗪-1-甲基）-2H-7-氧-1，2-二氮杂苯并［de］蒽-3-酮部分地阻止了周围神经和背根神经节（DRG）神经元中PARP活化，以及链脲佐菌素糖尿病大鼠中热痛觉减退、机械痛觉过敏、触觉超敏和表皮内神经纤维变性[115]。此外，糖尿病PARP+/+小鼠表现出46%的表皮内神经纤维丢失，而糖尿病PARP-/-小鼠则保持完全正常的表皮内神经纤维密度[115]。

（五）C肽

胰岛素或C肽功能受损已成为1型糖尿病微血管并发症发病的重要因素。目前相关实验研究已经证明了C肽的一系列作用，包括对Na/K-ATP酶活性的影响、神经营养因子的表达、调节神经节退化的分子种类以及转录因子的DNA结合位点，从而进行细胞凋亡的调节[116]。C肽还对神经营养因子及其受体的表达产生影响，在细胞骨架蛋白mRNA和蛋白表达方面具有显著的下游优势，这被认为是预防和逆转神经节和节周围组织髓鞘变性和无髓轴突变性、萎缩和丢失的有效途径[116]。在1型糖尿病BB/Wor大鼠研究中显示，与每天1次皮下注射C肽相比，通过连续皮下注射C肽以保持其生理浓度对糖尿病神经病变的治疗具有最大的治疗效果[117]。在一项由139名1型糖尿病患者参加的双盲、随机、安慰剂对照研究中，每组每天皮下注射4次不同浓度的C肽（1.5mg/d、4.5mg/d和安慰剂），治疗6个月后进行比较，发现在两组经C肽治疗的患者与安慰剂组进行比较，其感觉神经传导速度、临床神经功能损害评分，以及振动感觉得到了明显的改善，且两组患者改善的程度相同[118]。近期一项14年的随访研究显示，2型糖尿病患者中基线C肽水平较高的患者发生神经病变、视网膜病变和肾病的风险较低，但不包括心血管疾病引起的死亡率[119]。

（六）血管内皮生长因子

血管内皮生长因子（VEGF）通过刺激神经元和胶质细胞存活和生长，调节血管生成和神经元存活。因此，它具有对血管系统和神经元双重影响的潜力，可能是糖尿病神经病变的重要治疗措施。内皮功能的进展与VEGF表达的降低有关，VEGF表达的降低与糖尿病患者足部皮肤表皮内神经纤维丢失有关，进行加重了神经病变的严重程度[120]。同样，既往关于2型糖尿病患者的研究显示，其表皮和真皮VEGF-A、VEGFR-2表达和真皮神经纤维密度显著降低[121]。到目前为止，关于VEGF在糖尿病神经病变的治疗益处仅处在实验研究中。在STZ糖尿病大鼠中进行造血单核细胞移植可以改善神经传导速度，这是因为VEGF的动脉生成作用[122]。通过使用工程化的锌指蛋白转录因子，一种可以通过肌肉注射的编码VEGF-A激活基因的质粒DNA，发现其可防止STZ糖尿病大鼠的感觉和运动神经传导速度降低[123]。然而，与无周围神经病变的糖尿病患者相比，合并有DPN的糖尿病患者中血浆VEGF、可溶性内分泌素、内皮素-1和一氧化氮水平明显升高[124]。因此，Sangamo锌指疗法在糖尿病性神经病变的临床试验中失败并不奇怪[12]。

（七）神经营养素

神经营养素（NT）通过诱导神经元的形态分化、促进神经再生、刺激神经递质表达、改变神经元的生理特性，从而能够促进某种特定神经元种群的生存。因此，调节神经营养支持是糖尿病神经病变治疗的另一种方法，即刺激修复而不必解决神经损伤的根本原因。尽管糖尿病神经病变患者皮肤中显示神经生长因子（NGF）蛋白缺失[126]，但两种NGF的mRNA[127]以及NT-3[128]的水平是增加的，并且坐骨神经睫状神经营养因子水平是正常的[129]。糖尿病患者皮肤的原位杂交研究表明，trkA（NGF的高亲和力受体）和trkC（NT-3的受体）的代偿性表达增加[130]。一项针对250例合并症状性糖尿病多发性神经病患者的重组人神经生长因子的Ⅱ期临床试验中，通过两项定量的感觉测试和一个相当模糊的终点——“大多数受试者的临床印象是他们的神经病变已经改善”，证明了神经病变检查中的感觉成分有了显著改善[131]。然而，对1019例糖尿病神经病变患者进行的第三阶段临床试验未能显示出显著的益处[132]。这些令人失望的结果导致了人们许多关于 NGF 失败原因的猜测，希望其他神经营养素能解决 NGF 的不足之处[132]。然而，一项针对 30 名糖尿病患者的脑源性神经营养因子的随机双盲安慰剂对照研究表明，神经传导或定量感觉和自主神经功能测试（包括皮肤轴突反射）均没有明显改善[133]。

（八）丝裂原激活的蛋白激酶

上游诱导因子和换能器信号通过效应分子导致转录和翻译异常，这些效应分子统称为丝裂原活化蛋白激酶（MAPK）家族，其介导早期基因反应和神经丝的异常磷酸化。MAPK 的一个亚群可通过细胞应激源激活，包括细胞外信号调节激酶 1 和 2（ERK−1 和 ERK−2）、c−junN 末端激酶和 p38，这些成分统称为应激激活蛋白激酶，已被证明在患有晚期神经病变的糖尿病患者的腓肠神经活检组织中升高[134]。在 STZ 大鼠中，JNK 和 p38 从外周转运至神经元的胞体中，通过轴突介导高血糖相关应激信号的传递，可能是由于神经营养支持的丧失引起的[135]。激酶激活导致神经丝（NF）的磷酸化，NF 由 3 个亚基蛋白 NF−L、NF−M 和 NF−H 组成，它们是神经纤维轴索的主要成分[136]。因此，这些关键蛋白的合成、转运或加工中的任何异常都可能导致轴突结构和功能的损害[137]。

七、病理学

腓肠神经活检的详细形态学研究为糖尿病神经病变的潜在病理学和发病机制提供了可观的见解。因此，尽管神经病变的临床和神经生理学检查均完全正常，但有髓和无髓神经纤维仍会出现明显异常。

（一）有髓神经纤维

除了晚期糖尿病神经病变的特征，即有髓纤维的丢失[138]以外，还可以通过应用形态计量技术来识别许多其他更细微的变化，这些变化提示了轴突或施万细胞的损害。从机制上讲，无效的轴突运输[141]或神经丝表达的改变[136]已被认为可导致轴突萎缩[142−144]。但是，对患有轻度和既定的糖尿病神经病变的患者进行的研究未能证实这种异常[145−147]。轴突胶质连接障碍被认为是终末髓鞘环和轴突膜之间的副节连接异常，这可能先于明显的脱髓鞘改变[148]。然而，仔细的研究还不能证实轴突胶质细胞连接障碍的存在[149, 150]。施万细胞异常包括反应性变化（脂滴积聚、Reich 的 pi 颗粒和糖原颗粒）和退行性变化（线粒体增大、嵴消失、轴突和轴突胞浆及细胞器的变性）[151]。这些细微的变化被认为是导致最初脱髓鞘的病因[134]，并随着神经病变的进展导致轴突变性，最终导致神经纤维的丢失[142, 145, 152]（图 53−2）。

（二）无髓神经纤维

轴突退行性变伴无髓纤维的主动再生，发生在有髓纤维退行性变之前的神经病变的演化早期[131]，但重要的是要注意，在有髓纤维丧失再生能力后，它们的再生能力长期保持[142, 145]（图 53−3）。

（三）结构 − 功能关系

神经纤维变性的各种形态学指标与神经病变损伤评分[142]、振动觉和自主神经功能紊乱有关[145]。轻度神经病变患者中腓肠神经的有髓神经纤维密度与腓反射、腓肠神经传导速度和振幅之间存在良好的相关性，但与振动和热感觉无关[153]。在 18 位患有不同神经病变阶段的糖尿病患者中，已经证明了有髓纤维的髓鞘纤维丢失程度与临床和神经生理异常之间的精确关系，以及定量感觉的阈值[154]。热阈值与无髓鞘轴突直径的中位数有关[145]。

（四）自主组织

自主组织的病理学研究仅限于对死者或手术材料的研究。在糖尿病胃病患者中，迷走神经显示有髓纤维密度降低，并且随着无髓纤维的再生而退化[155]。定性变化包括染色质溶解、细胞质空泡化和固缩改变。定量研究表明，在没有明显神经元丢失的情况下，交感神经节的轴突和树突成分发生退行性或营养不良的变化，以及不同终末器官的节后自主神经支配的改变[156]。神经轴突营养不良包括

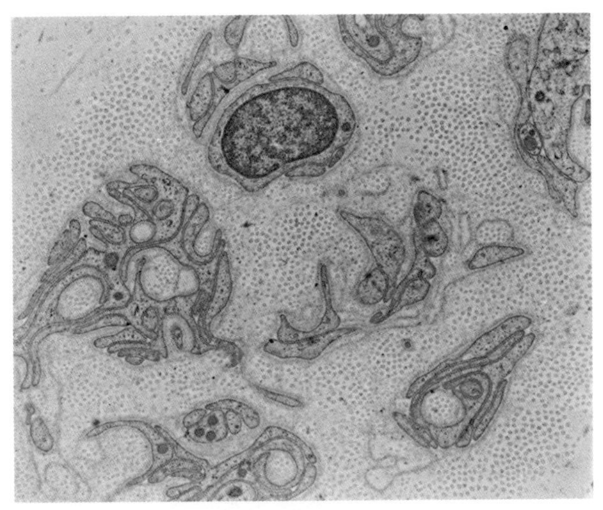

▲ **图 53-2　无髓纤维的电子显微照片（12000×），显示了严重糖尿病神经病变患者腓肠神经的变性和再生**

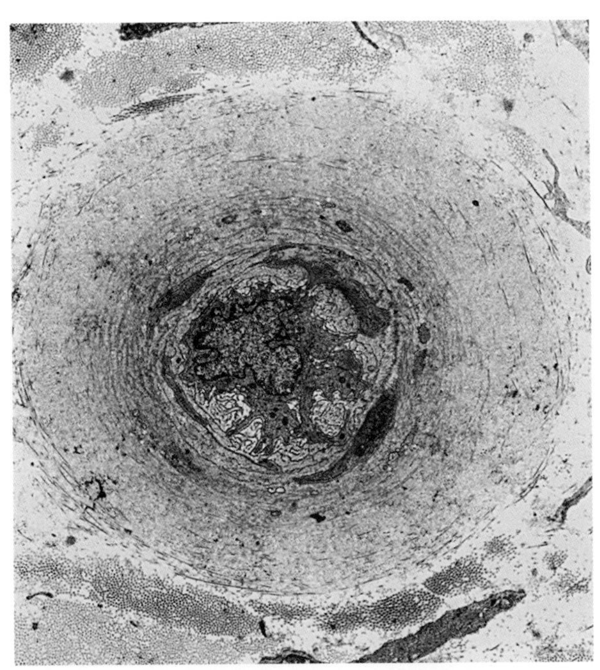

▲ **图 53-3　神经内毛细血管的电子显微照片（4500×），显示了严重糖尿病神经病变患者腓肠神经的管腔基底膜明显增厚**

神经节内终末轴突和椎前肠系膜上突触、腹腔，以及在某种很小程度上的上颈神经节的突触的一个重要病理特征[157]。

（五）神经血管

营养周围神经的血管结构异常包括小动脉衰减、静脉扩张、动静脉分流和新血管形成[158, 159]，以及内膜的增生、肥大[160]和去神经[161]。跨神经束膜的血管显示去神经化[162]以及管腔变窄[163]，可能是继发于神经束膜的异常[164]。在无神经病变的糖尿病和 IGT 患者中，神经内毛细血管的内皮细胞肥大、增生和基底膜增厚（图 53-3 和图 53-4）[165, 166]，随着神经病变的严重程度而进展[167–171]。

八、皮肤活检

利用泛素标记蛋白基因产物 9.5 对表皮内神经纤维（IENF）进行免疫组化定量检测，目前已被确立为糖尿病神经病变中神经损伤的早期以及较为敏感的标记[172]。因此在糖尿病患者中发现，尽管没有神经功能损伤，并且定量感觉检查、电生理均正常[173]以及在 IENF 再生能力降低的情况下[174]，均被证明存在 IENF 的显著丧失。IENF 异常与疼痛性糖尿病神经病变的关系更为明确[173, 175]。在一项对近期确诊的血糖控制良好的 2 型糖尿病患者的研究中发现 IENFD 明显减少[176]。并且 IENFD 也与糖尿病神经病变的严重程度有关[177]。在小纤维神经病变和糖耐量受损的患者已被证明存在明显的 IENF 丢失，在接受个体化饮食和运动治疗 1 年后，IENF 有所改善，但 QST 或神经生理学没有变化，提示 IENF 的检测可能是治疗干预后神经修复的一个更敏感的指标[178]。

九、角膜共聚焦显微镜

角膜共聚焦显微镜（CCM）代表了一种新颖的可重复的体内临床检查技术，该技术能够对角膜神经纤维进行成像。已被证明 CCM 能准确评估角膜神经损伤的程度，并且角膜神经损伤与躯体糖尿病神经病变的严重程度[179–181]、冷热阈值、自主神经功能以及 LDi 耀斑[182]有关。一项将 CCM 与皮肤活检进行比较的研究还表明，该技术可以在 IENF 减少之前就检测到小纤维损伤，并且可能在疼痛性糖尿病神经病变患者中发现更多异常[173]。此外，针对 1 型糖尿病患者胰腺移植 6 个月后，CCM 检查能够对其早期神经纤维修复能力进行评估[183, 184]。

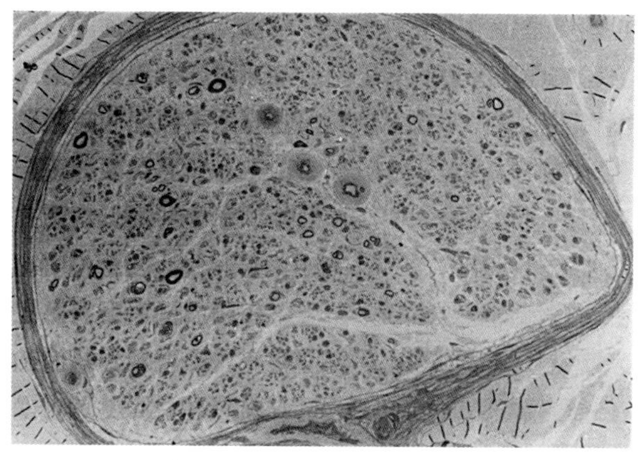

▲ 图 53-4　横向半薄切片的光学显微照片（300×），显示了严重神经病变患者腓肠神经内毛细血管基底膜显著增厚以及有髓纤维大量丢失

十、治疗

在整个关于治疗的章节中，依据治疗的目的分为减轻糖尿病神经病变症状的治疗[185]以及那些可能改变（减缓）神经病变进展的治疗[186]。其中少数治疗方法在这两个方面都有疗效。

（一）感觉神经病变

1. 目前的处理办法　控制血糖：在所有的治疗方法中，严格和稳定的血糖控制可能是唯一一种既能够缓解症状，又能够延缓神经病变进展的治疗措施[1-3]。因为可能是血糖的波动导致的神经病理性疼痛[38]，血糖的稳定性，而不是血糖控制的实际水平可能是疼痛缓解最重要的因素[187]。控制血糖的方法似乎没有那么重要，因为目前没有证据显示在口服药物即可控制血糖的情况下，胰岛素更有优越性。

2. 三环类抗抑郁药　在临床试验中发现其他能够缓解症状的新疗法之前[188]，三环类抗抑郁药，如阿米替林和丙咪嗪，在许多国家仍将是治疗疼痛性神经病变的一线药物。它们的疗效在一些随机安慰剂对照试验中已经得到证实[189]，并且与血浆药物浓度有关，其对疼痛症状的缓解起效快于其抗抑郁作用。目前已经注意到该类药物在改善症状时呈现明显的剂量 - 反应关系，但其镇静和抗胆碱能的不良反应也与剂量有关，并且常常是非常麻烦的，甚至限制了这些药物的使用。尤其在老年患者中其不良反应较为明显，故建议给予非常小的起始剂量，如睡前 10mg[185]。正是由于三环类抗抑郁药所存在的一些问题以及可预见的不良反应，近年来已经被其他的一些新型一线药物所取代，以下章节将对这些药物进行描述。

3. 5- 羟色胺和去甲肾上腺素再摄取抑制药　5- 羟色胺和去甲肾上腺素再摄取抑制药（SNRI）度洛西汀具有镇痛和抗抑郁作用，并且可用于治疗糖尿病周围神经病理性疼痛[188]。与三环类、一些抗惊厥药和阿片类药物不同，它通常不需要调整剂量。对度洛西汀治疗糖尿病神经病理性疼痛的 3 个随机对照试验的分析证实，该药物是有效的且具有良好的耐受性[190]。

4. 抗惊厥药　尽管卡马西平的治疗效果尚未在大型随机对照研究中得到证实，但仍然偶尔用于治疗神经病理性疼痛。最近，新型抗惊厥药加巴喷丁[191]和普瑞巴林[192]已被证明能够有效治疗疼痛综合征，包括糖尿病神经病变。该类药物的不良反应似乎不如三环类药物明显。

5. 其他药物　据报道，许多其他药物治疗，包括苯妥英钠、美西律、利多卡因和可乐定透皮贴剂，均可用于治疗疼痛或感觉异常的症状[5, 188]。在一项随机对照试验中，证实中枢镇痛药曲马多对疼痛性糖尿病神经病变有效[193]。关于局部治疗，在一项随机安慰剂对照双盲的小型试验中，初步证实了局部应用硝酸异山梨酯喷剂的疗效[194]。相关报道显示在积极治疗期间，睡前在足部局部使用喷雾剂后神经性疼痛明显减轻，尽管奇怪的是安慰剂组没有出现相关改变。最后，针灸等传统疗法也用于症状性神经病变的治疗且效果良好，不良反应可忽略不计[195]。到目前为止所讨论的药物都是用于缓解症状，从疾病的自然史来看没有任何关于疾病进展益处的报道。

6. 联合治疗　到目前为止所介绍的临床试验大多都是单药治疗，很少有对药物的比较研究。最近完成的 Combo 研究中比较了普瑞巴林和度洛西汀的单一疗法以及两者联合用药的治疗效果，结果显示两种药物的联合治疗与单药治疗相比没有显示出额外增加的益处[196, 197]。2012 年 8 月，基于一项随机停药的安慰剂对照试验，他喷他多 ER 成为唯一获得 FDA 批准用于治疗糖尿病性神经病变的第 3 种药物[198]。当然了，由于其具有"μ- 阿片受体激动药和去甲肾上腺素再摄取抑制药"的双重作用模式，因此这种药物本身就是一种联合治疗。

总之，目前有许多治疗疼痛症状的有效方法，但没有一种治疗是没有潜在不良反应的。近期对治疗的回顾分析为糖尿病神经病变的疼痛治疗提供了有用的治疗手段[21, 197]。

7. 未来可能出现的新治疗方法

(1) 硫辛酸：越来越多的证据表明，自由基介导的氧化应激参与神经病变的发病过程，通过抗氧化剂 α- 硫辛酸治疗可能会预防这种异常并且改善疼痛症状，同时减缓糖尿病神经病变的进展[110, 111]。一项大型的多中心研究评估了口服 α- 硫辛酸 4 年对神经功能的影响，研究结果显示，该疗法在神经病变症状及神经损伤方面存在一些益处，但其神经传导方面并没有得到改善[199]。

(2) Metanx：医疗食物 Metanx 是由 L- 甲基叶酸（LMC）、甲钴胺（MC）和吡哆醛 -5- 磷酸（PLP）组合而成（LMF-MC-PLP［Metanx；Pamlab LLC，Covington，Louisiana］）。在糖尿病试验模型研究中，证明其可以改善周围神经功能的多个参数，并且能够提高表皮内神经纤维密度[200]。最近，在一项随机对照试验中，Metanx 被证明可以改善人类糖尿病神经病变的某些症状[201]。未来进一步的研究将会确定这些影响是否可以改善神经病变的症状，以及对潜在致病过程的影响。

(3) 其他药物：对神经病变的其他潜在治疗药物的研究正在进行中。其中一种被提出的药物是血管紧张素转换酶抑制药（ACEI），既往已显示其在糖尿病肾病和视网膜病变中具有显著的疗效。关于 ACEI 在早期神经病变中的初步对照研究显示，与安慰剂相比，ACEI 治疗可以显著改善 EP 检查的相关指标[202]。细胞内高血糖会增加二酯酰甘油水平，从而进一步激活蛋白激酶 C（PKC），最终导致多种致病后果，影响内皮细胞内一氧化氮合成酶和 VEGF 的表达。然而，尽管初步数据表明，通过 PKC-β 抑制药治疗可能会改善糖尿病周围神经病变的神经功能检测[203]，但是一项大型的随机对照试验未能证明该药物在神经功能测量方面优于安慰剂[204]。参与伤害感受的 N- 甲基 -D- 天冬氨酸（NMDA）受体为神经性疼痛的干预治疗提供了可能性。一项静脉注射金刚烷胺（NMDA 拮抗药）的初步研究表明，金刚烷胺能够有效缓解糖尿病神经病变的疼痛[205, 206]。

人们通过提高神经病理性疼痛的神经生物学知识，从而引起了关于开发新型疗法的一系列活动。潜在的新制剂包括香草受体激动药、大麻素、腺苷受体激动药、细胞因子抑制药等[206]。

（二）自主神经病变

1. *勃起功能障碍* 由于自主神经病变是勃起功能障碍（ED）的多种致病因素之一，因此需要采取多方面的治疗方法[50, 51]。通过性心理咨询和治疗药物调整以消除与 ED 相关的因素在多种情况下是有益的[51]。西地那非是一种选择性抑制 5- 磷酸二酯酶（PDE-5）活性的口服药物，对男性糖尿病患者的 ED 是有效的。在一项针对糖尿病男性由多种因素所致的 ED 临床研究中，Rendell 及其同事报告[207]，接受西地那非治疗的受试者的缓解率（定义为至少一次成功的性交尝试）为 61%，而安慰剂组为 22%。大多数糖尿病患者的使用剂量为 50mg 或 100mg，但在既往有缺血性心脏病病史的患者中需谨慎使用。在使用硝酸盐治疗的患者中禁止联合服用西地那非。西地那非在 2 型糖尿病合并 ED 患者的一项后续试验报道中，使用西地那非的患者缓解率为 65%，安慰剂组缓解率为 11%[208]。目前也有另外两种 PDE-5 抑制药被许可用于 ED 的治疗，分别是他达拉非和伐地那非[209, 210]。

2. *泌汗异常* 目前已经报道了味觉性出汗的第一个具体治疗方法。格隆溴铵是一种抗毒蕈碱化合物，当将其局部用于患处时，在食用"刺激性"食物时可显著减少出汗。这一疗效在一项随机对照试验中得到了证实[211]。

3. *其他* 糖尿病胃轻瘫的治疗措施包括增强胃动力和胃排空。甲氧氯普胺是一种多巴胺拮抗药，能够直接刺激胃窦肌的运动，并且可能介导乙酰胆碱的释放。其他的类似药物包括多潘立酮，这一种外周多巴胺 D_2 受体拮抗药；以及红霉素，它能够直接刺激胃动素受体。便秘可以使用诸如甲氧氯普胺和西沙必利等促动剂的联合治疗。体位性低血压可用盐皮质激素治疗，如氟氢可的松、交感神经药物和多巴胺拮抗药。膀胱病变可以通过定期排尿、自行尿管和胆碱能激动药（如氯化氨甲酰甲胆碱）来解决，其可通过刺激节后毒蕈碱受体，从而增强膀胱运动和排空[46, 70]。

十一、神经病变足

任何有糖尿病周围神经病变临床证据的患者都必须被视为有患不敏感足部溃疡的风险，并应接受足部护理评估，如有必要还应接受足病治疗[14]。这些患者需要更频繁的随访，始终要特别注意足部检查，以加强对定期足部护理的健康教育。

糖尿病神经病变的晚期后遗症通常包括神经病性足部溃疡、神经关节病（Charcot足）和截肢[5-7]。

（一）神经病理性足部溃疡

远端感觉和交感神经病变是导致足部溃疡的最重要因素，在一项双中心研究中78%的病例存在远端感觉和交感神经病变[8]。但神经病理性足部并不会自发溃烂，通常它是由于神经病变与其他危险因素共同导致的，如足部畸形和未察觉的创伤。因此，在神经病变临床管理的国际指南中强调了定期足部检查和自我足部护理教育对神经病变管理的重要性。2008年美国糖尿病协会已经发表了糖尿病足全面检查的指南[212]。

（二）Charcot神经关节病

Charcot神经关节病是较为少见、但在临床上很重要且具有潜在破坏性的疾病。在西方国家中，糖尿病是这种疾病最常见的病因，通过对该疾病的高度认识和怀疑能够对该疾病进行早期诊断以及早期治疗。Charcot关节形成的特征包括周围感觉运动神经病变、足部交感神经去神经，以及完整的末梢循环，未察觉的轻微足部创伤通常是始发事件。据认为，在反复的轻微创伤后，通过骨的重塑进一步刺激成骨细胞的活动。如果合并有神经病变的患者出现单侧肢体不明原因的肿胀和足温升高，应高度怀疑感染的可能。与先前文本中提供的信息相反，尽管患者通常能够走路，但仍可能会感到不适。对此类患者进行详细的评估和检查是必不可少的，通常建议可疑的Charcot足应休息治疗。

第 54 章　糖尿病肾病
Diabetic Nephropathy

Maria Luiza Avancini Caramori　Peter Rossing　著
刘　钰　袁　扬　孙子林　译

要　点

- 在美国和其他发达国家，糖尿病肾病是终末期肾病（ESRD）的最常见原因。
- 包括环境和遗传在内的多种危险因素与糖尿病肾病的风险增加相关。
- 强化血糖控制、当白蛋白尿升高时通过降压治疗阻断肾素－血管紧张素系统，以及优化生活方式可改善预后。
- 尽管取得了进展，但是糖尿病肾病的发病率仍然很高，相关的发病率和死亡率仍然很高，因此迫切需要新的治疗方法。

据估计，超过 60 万美国人患有终末期肾病（ESRD）[1]。在美国，2011 年进入 ESRD 计划的患者中有近一半患有糖尿病 [1]。2 型糖尿病的高患病率在一定程度上贡献了 ESRD 的发病。约有 15%～35% 的 1 型糖尿病患者会患上糖尿病肾病（DN），其发病率在 15—20 岁时达到峰值 [2]。西欧 [3] 以及亚利桑那州的皮马印第安人 [4] 的研究显示，2 型糖尿病患者的肾病发病率与 1 型糖尿病患者相似或更高。仅在美国，糖尿病患者的护理年费用就超过 2450 亿美元 [5]。在美国，这占 1/5 的医疗保健费用，其中一半以上直接归因于糖尿病。间接成本包括旷工增加（50 亿美元）、工作效率降低（208 亿美元）、无业（27 亿美元）、由于疾病相关的残疾而无法工作（216 亿美元）以及由于早逝造成的生产力损失（185 亿美元）。此外，ESRD 的糖尿病患者的费用可能比没有糖尿病的患者高 25% [1]。一旦出现显性 DN，即蛋白尿出现和肾小球滤过率（GFR）降低，在大多数情况下无法通过有效的降压治疗 [6, 7] 或血糖控制 [8] 预防 ESRD 的发生，仅可延缓其进展。DN 患者的死亡率很高，显著增加的心血管风险占这些患者死亡率增加的 50% 以上，并且导致大部分慢性透析的糖尿病患者的 5 年生存率＜ 20%。

一、糖尿病肾病的自然病史

（一）1 型糖尿病

简单地说，在 1 型糖尿病中肾脏受累的过程大致可以分为 5 个阶段（表 54–1）。第 1 阶段是肾肥大－功能亢进。在此阶段，目前尚不能明确区分患者是否有患 DN 的风险。将来与 DN 易感性或保护性相关的遗传因素的研究（请参阅本章“糖尿病性神经病的遗传易感性”部分）可能会增加这一时期的风险预测。尽管一些研究 [9–12] 和最近的 Meta 分析 [13] 提示，肾小球滤过率高于正常范围（肾小球超滤）是 DN 的危险因素，但这仍存在争议。有研究显示 65% 以上的年轻 1 型糖尿病患者的 GFR 升高 [14]。在糖尿病确诊后 6 个月内的成年发病的 1 型糖尿病患者中进行了一项随访 18 年的队列研究显示，白蛋白排泄率（AER）、血压、HbA1c、尿酸、男性和身材矮小是微量白蛋白尿的独立但非准确的预测因素，而 GFR 无贡献 [15, 16]。第 2 阶段的特征是 AER、血压正常的患者存在肾小球病变。伴有严重肾小球病变的正常白蛋白尿患者发展为 DN 的风险增加 [17]。在出现持续性微量白蛋白尿之前，24h 血压监控中发现更低的夜间低压和升高的夜间收缩压可能是 DN 发生的早期征象 [18]。

第 3 阶段定义为持续性微量白蛋白尿，即连续 3 次检测中至少有 2 次介于 20～200μg/min（或 30～300mg/g 肌酐）。这通常发生于 1 型糖尿病确诊 5 年或 5 年以上，但是微量白蛋白尿也可能出现得较早，尤其是在青春期以及血糖控制不佳和正常高压的患者，而且由于姿势性蛋白尿，可能频繁但无预测性地出现在白天尿液样本中，尤其在青少年中。与正常白蛋白尿患者相比，持续性微量白蛋白尿患者发展为蛋白尿和 ESRD 的风险增加了 3～4 倍 [19]。当前研究表明，20%～45% 的 1 型糖尿病微量白蛋白尿患者在大约 10 的随访中发展为蛋白尿；20%～25% 将恢复正常白蛋白水平；剩下的会在接下来的 6～10 年内保持微量白蛋白尿 [19–23]。值得注意的是，20～30 年前进行的研究估计，在接下来的 10 年中，约 80% 的 1 型糖尿病微量白蛋白尿患者会发展为蛋白尿 [24–26]。进展率的差异可能与这些早期的小型事后研究中的风险高估、不同的微量白蛋白尿的定义、由于治疗进展的预后改善或这些因素的组合有关。另外，DN 的自然病史可能在过去的几十年中发生了变化。在第 3 阶段，肾小球病变通常比之前的阶段更严重。GFR 通常是正常稳定的或缓慢下降的，伴有微量白蛋白尿和 GFR 下降的亚组病情进展的风险特别高 [27]。血压水平趋于升高，高血压并不少见。一些患者会出现高胆固醇血症和高三酰甘油血症，并且伴随纤维蛋白原、Von Willebrand 因子和肾素原水平升高。其他微血管并发症（糖尿病性视网膜病变和神经病变）和大血管并发症（冠状动脉疾病、周围血管疾病和卒中）也更为常见。第 4 阶段定义为显性蛋白尿［AER ＞ 200μg/min 或 300mg/24h，或白蛋白肌酐比（ACR）＞ 300mg/g］。蛋白尿通常仅见于 1 型糖尿病确诊 10～20 年后。1 型糖尿病较早出现蛋白尿的患者应进行临床肾活检。然而，患有 2 型糖尿病的患者中，确诊时即可能存在微量白蛋白尿或蛋白尿，其原因可能是多年未发现的糖尿病，或者是存在微小或不典型 DN 病变。GFR 降低、高血压和血脂异常很常见。大多数患者都存在视网膜病变以及周围神经和自主神经病变，如果不存在视网膜病变，这将使 DN 的诊断成为问题。发生心血管事件的风险非常高，无症状性心肌缺血也很常见。如果不进行治疗，则患有蛋白尿和高血压的 1 型糖尿病患者的 GFR 下降约每年 14ml/min。蛋白尿出现后的 5～15 年将发展为 ESRD（V 期）。以上分期是大致的，DN 的进展也是高度异质性的，不一定是阶段性进展。这些重叠的阶段性进展和自然病史可能受到复杂的遗传、环境和治疗相互作用的影响，这可能会极大地影响进展和结局。因此，此处提出的分期仅是一般性概括，而不能认为是精确的个体病程进展史。

表 54-1　糖尿病肾病的分期

糖尿病病程	阶　段	表　现
0~3（或 5）年	Ⅰ	肾肥大
		GFR 增加
3（或 5）~7 年	Ⅱ	基底膜增厚
		肾小球系膜扩张
7~15（或 20）年	Ⅲ	微量白蛋白尿
		血压升高
15（或 20）~25 年	Ⅳ	蛋白尿
		高血压
		GFR 降低
25 年后	Ⅴ	ESRD

引自 Caramori ML, Mauer M: Pathogenesis and pathophysiology of diabetic nephropathy. In Greenberg A, Cheung AK, Coffman TM, et al, eds, Primer on kidney diseases, 4th ed. Philadelphia, Saunders, 2005, pp. 241–248.

（二）2 型糖尿病

正如所知，通常糖尿病的病程是不能准确获知的，在诊断时约 10% 的 2 型糖尿病患者患有肾病，20% 患有视网膜病，70% 患有高血压，60% 患有血脂异常。有趣的是，在皮马印第安人的研究中，更确切地获知了 2 型糖尿病的发病时间，并且其发病年龄比其他大多数 2 型糖尿病队列中的患者年轻得多，因此糖尿病肾病的发病过程与 1 型糖尿病患者的更相似[4]。总体而言，约 30% 的 2 型糖尿病患者在随访 10 年后，从微量白蛋白尿发展为蛋白尿的进程与 1 型糖尿病患者相似[28-29]。因此，Steno 2 研究报告称，初始的 2 型糖尿病微量白蛋白尿患者中有 31% 进展为蛋白尿，相同比例的患者变为正常白蛋白尿，约 8 年的随访后仍有 38% 的患者保持微量白蛋白尿[29]。与那些仍保持微量白蛋白尿（每年 3.7ml/min；P=0.03）或进展为蛋白尿（每年 5.4ml/min；$P < 0.001$）的患者相比，随访中具有正常白蛋白尿的患者 GFR 下降得较慢（每年 2.3ml/min）[29]。GFR 下降在 2 型糖尿病中可能比在 1 型糖尿病中的波动更大。伴有 GFR 下降的 2 型糖尿病的微量白蛋白尿患者通常具有更严重且更典型的糖尿病肾小球病变和更差的代谢控制[30]，而具有轻度或非典型病变的患者在近 5 年的随访中无明显的 GFR 下降。

大型长期临床试验证明，良好的血糖[31, 32]和血压控制可延缓伴有已明显降低的 GFR 的蛋白尿患者的 DN 进展，这可能与使用肾素 - 血管紧张素系统阻滞药相关[7, 33, 34]。确实，在这些试验的结果可供科学界和患者使用之后，DN 的自然病史可能已经改变。最近的研究证实，在过去的几十年中，糖尿病慢性并发症的患病率正在下降。但是与 ESRD 相比，大血管事件（心肌梗死、卒中和截肢）的患病率下降更为明显[35]。事实上，根据 2000—2010 年间的人口增长和糖尿病患病率的增加进行调整后，该人群中 ESRD 的患病率保持不变。因此，虽然曾经认为当存在 DN 时肾功能的下降是不可避免的，但现在看来并非总是如此[7, 33, 34]。此外，在 1 型糖尿病患者中，长期的血糖正常可逆转已经明确的 DN 病变[36]，这与长期以来认为这些病灶不可逆的观点相矛盾。

二、糖尿病的肾脏结构

DN 表现为这种疾病独有的结构变化群（表 54-2）[37-39]。肾小球基底膜（GBM）的细微增厚是可量化的初始变化（图 54-1 A 和 C），这和肾小管基底膜的增厚是平行的[40, 41]。糖尿病发生后 3～5 年内可出现肾小球入球小动脉和出球小动脉的透明变性[42]。这两根血管受累实际上是糖尿病的致病机制，并且这些变化可能会导致这些小血管的平滑肌细胞由透明质酸［一种蜡质、均质、玻璃样、高碘酸 Schiff（PAS）染色阳性的物质］替代（图 54-2A 和 B）[43]。除了肾小球毛细血管内皮下透明变性和囊滴（透明帽）外的小动脉病变，沿肾小囊（鲍曼囊）顶壁的（图 54-2 C）的病变，共同构成了 DN 的渗出性病变。

肾小球被肾小球系膜所占的比例或肾小球系膜体积［Vv（Mes/glom）］在 1 型糖尿病确诊 4～5 年后才能被测量到，但在大多数情况下，可能需要 10 年或更久，肾小球被占据的比例才能增加到异常范围[45]。糖尿病患者中肾小球系膜扩张（图 54-1B 和 C）主要是由于肾小球系膜基质物质的积聚所致，而非肾小球系膜细胞成分的扩张（图 54-1C 和图 54-3）[46]。皮质间质是肾小管、肾小球和血管间的空间，作为皮质体积的一部分［Vv（Int/cortex）］，间质在 1 型糖尿病初期减少，这可能是由于占皮质体积 85% 的肾小管腔室扩张所致。1 型糖尿病患者的 Vv（Int/cortex）开始增加主要是由于间质细胞成分扩张，继而出现间质纤维胶原蛋白增加，并且伴随更明显的间质扩张以及降低的 GFR[47]。

肾小球与肾小管交界处的异常常发生于疾病晚期，在 1 型糖尿病中大多存在于显性蛋白尿患者，其特征为近端小管阻塞致其与肾小球黏附不佳，并且在极端情况下，肾小管与肾小球可完全脱离（无小管的肾小球）（图 54-4）[48]。

糖尿病性肾小球病的病变在不同个体中的发展速度不同[49, 50]。因此，某些患者可能有相对明显的 GBM 增厚，而肾小球系膜扩张程度较轻，反之亦然（图 54-5）[37, 49]。在大多数 1 型糖尿病患者中，当其发展为临床 DN，即蛋白尿、高血压和 GFR 下降，这两种病变均可看到[37, 49, 50]（见下文）。除了这些经典的糖尿病性肾小球病的病变（GBM 和 TBM 增厚，以及肾小球系膜扩张），局灶性和广泛性肾小球硬化、肾小管萎缩、间质扩张和纤维化以

表 54-2　1 型糖尿病和蛋白尿患者的糖尿病肾病病理

始终存在	经常或通常存在	有时存在
肾小球基底膜增厚 *	Kimmelstiel-Wilson 结节（结节性肾小球硬化）*；广泛性肾小球硬化；局灶性节段性肾小球硬化，无小管的肾小球	透明质酸“渗出”病变（内皮下）†
肾小管基底膜增厚 *	局灶性肾小管萎缩	囊滴 †
以肾小球系膜基质增多为主的肾小球系膜扩张（弥漫性肾小球硬化）*	入球和出球小动脉透明变性 *	动脉粥样硬化 肾小球微动脉瘤
以细胞外基质成分增多为主的间质扩张		
肾小球基底膜增厚、肾小管基底膜增厚和 Bowman 囊白蛋白和 IgG 染色增加 *		

*. 结合使用，可诊断糖尿病肾病
†. 糖尿病肾病的高度特征性病变
引自 Parving H-H，Mauer M，Ritz E：Diabetic nephropathy.In Brenner BM，ed，Brenner&Rector’s the kidney，7th ed.Philadelphia，Saunders，2004，pp.1777-1818.

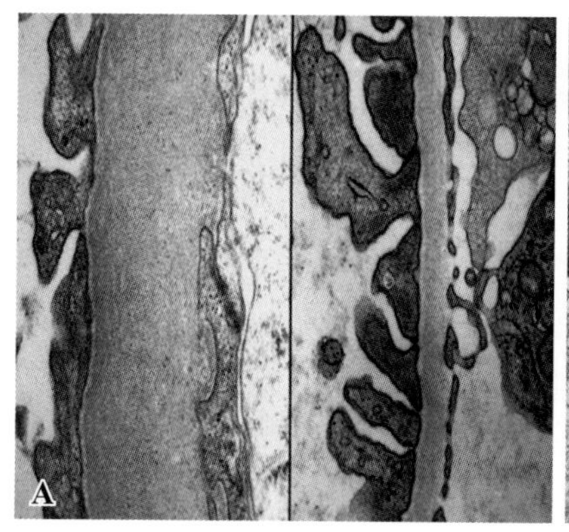

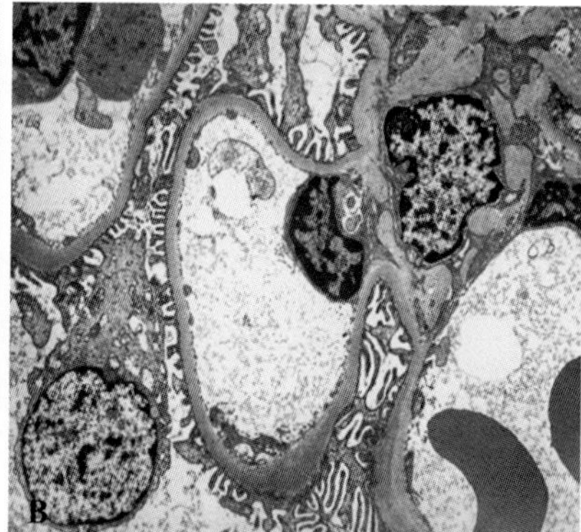

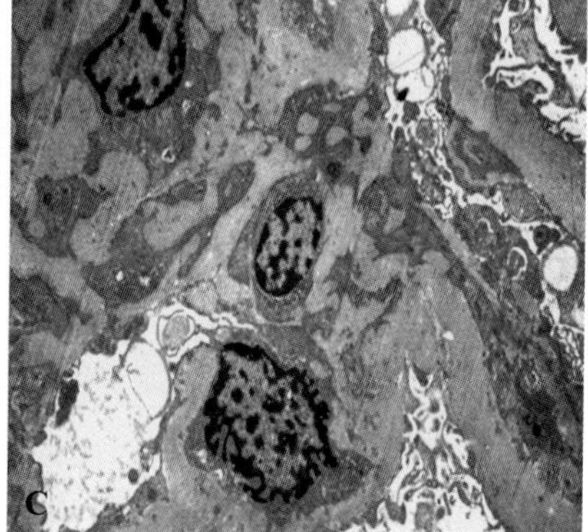

▲ 图 54-1　电子显微镜照片

A. 左侧为正常的肾小球基底膜（GBM），右侧为 1 型糖尿病蛋白尿患者增厚的 GBM；B. 正常的肾小球毛细血管环和系膜区；C. 1 型糖尿病蛋白尿患者，GBM 增厚、肾小球系膜扩张（主要是肾小球系膜基质）和毛细血管管腔狭窄（引自 Parving H-H，Mauer M，Ritz E：Diabetic nephropathy.In Brenner BM，ed，Brenner&Rector’s the kidney，7th ed.Philadelphia，Saunders，2004，pp. 1777-1818.）

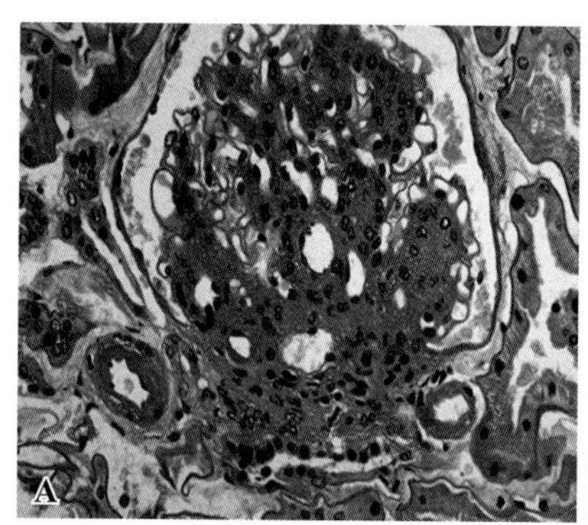

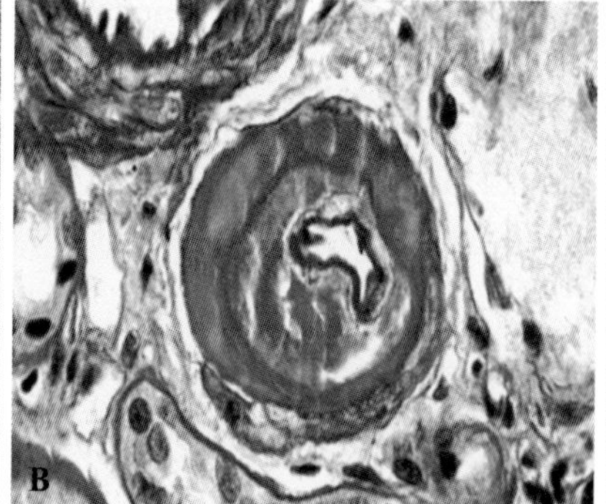

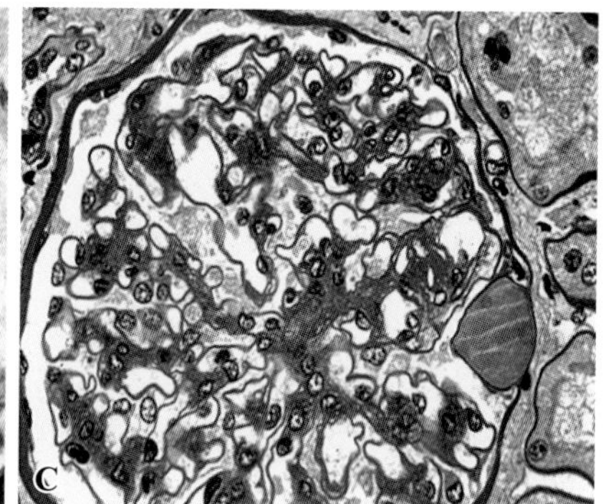

▲ 图 54-2　光学显微镜照片

A. 1 型糖尿病患者肾小球中入球和出球小动脉透明变性，肾小球显示为弥漫性和结节性肾小球系膜扩张（PAS 染色）；B. 肾小球小动脉的平滑肌管壁几乎完全被透明物质替代，管腔变窄（PAS 染色）；C. 微小肾小球系膜扩张，在 3 点钟位置为囊滴（PAS 染色）（引自 Parving H-H，Mauer M，Ritz E：Diabetic nephropathy.In Brenner BM，ed，Brenner&Rector’s the kidney，7th ed.Philadelphia，Saunders，2004，pp.1777-1818.）

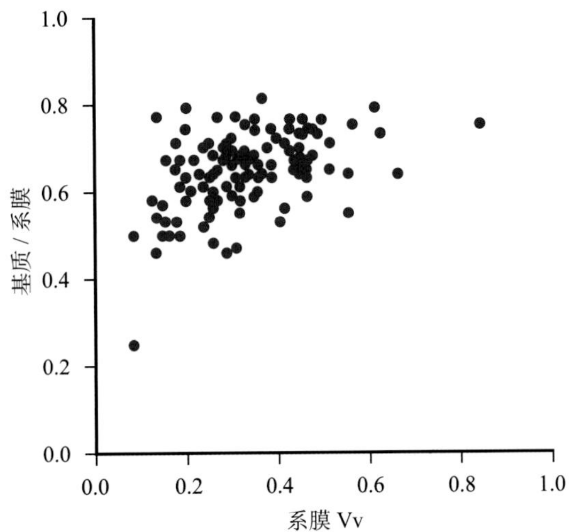

▲ 图 54-3 1 型糖尿病的长病程患者中，肾小球被肾小球系膜所占比例（基质 / 系膜）与肾小球系膜体积分数（系膜 Vv）的绘图

基质 / 系膜的正常值约为 0.5。请注意，无论系膜 Vv 是否增加，大多数糖尿病患者的基质 / 系膜值均升高（即高于 0.24）（引自 Steffes MW，Bilous RW，Sutherland DE，Mauer SM.Cell and matrix components of the glomerular mesangium in type I diabetes.Diabetes41：679-684，1992.）

及肾小球小管连接异常均可导致渐进性 GFR 丧失，最终导致 ESRD [48]。

大多数肾小球中均匀出现肾小球系膜扩张，称为弥漫性糖尿病性肾小球硬化（图 54-6A 至 C）。Kimmelstiel-Wilson 结节性病变是系膜扩张区呈现为大圆形纤维状区域，结节周围包围着肾小球系膜核，通常伴随相邻肾小球毛细血管的极度压缩（图 54-7C）。这些结节是由肾小球毛细血管微动脉瘤形成的（图 54-7A）[51]，随后扩张的毛细血管空间被系膜基质填充（图 54-7B）。最终，临床 DN 很大程度上是由于明显的细胞外基质（ECM）积累所致，这是由于多年来 ECM 的产生速度超过其被清除的速度。聚集在系膜、GBM 和 TBM 中的 ECM 由这些部位的正常 ECM 成分组成，主要包括Ⅳ型和Ⅵ型胶原、层黏连蛋白和纤连蛋白 [52] 以及其他可能尚未确定的 ECM 成分。仅在糖尿病性肾小球病变晚期能观察到“疤痕”胶原蛋白（主要是Ⅰ和Ⅱ型胶原蛋白），这主要与广泛性肾小球硬化有关或者发生于结节性病变的中心 [52, 53]。在 1 型糖尿病患者中，小动脉透明性病变的严重程度与广泛性硬化的肾小球数量之间存在相关性，并且在垂直于肾囊平面上出现更多瘢痕性肾小球，这表明肾小球硬化也可能是由于中型肾动脉闭塞引起的 [54]。随着肾功能不全的发展，由于大量的肾小球系膜扩张（图 54-7D）或无小管肾小球的出现（即肾小球与其小管脱离而无法正常工作，请参阅下文），导致毛细血管闭合，最终完全瘢痕性肾小球的数量不断增加。

据报道，1 型和 2 型糖尿病 [55-58]，尤其是与蛋白尿和疾病进展相关的患者中，发现肾小球足细胞数量减少，这可能部分归因于足细胞从 GBM 脱离增加 [59]。但是，需要更多的研究来进一步证实和理解这些具备潜在重要性的足细胞异常，来作为 DN 进展的预测因子或促动因子（请参阅下文）。

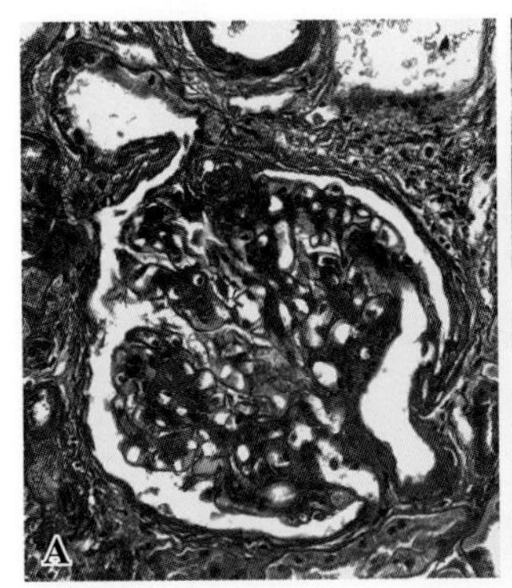

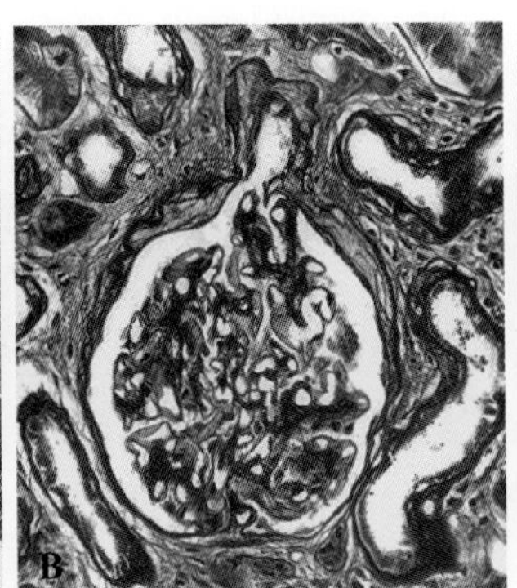

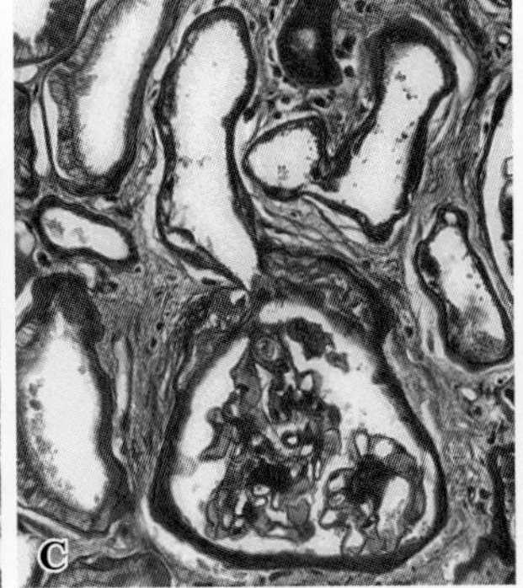

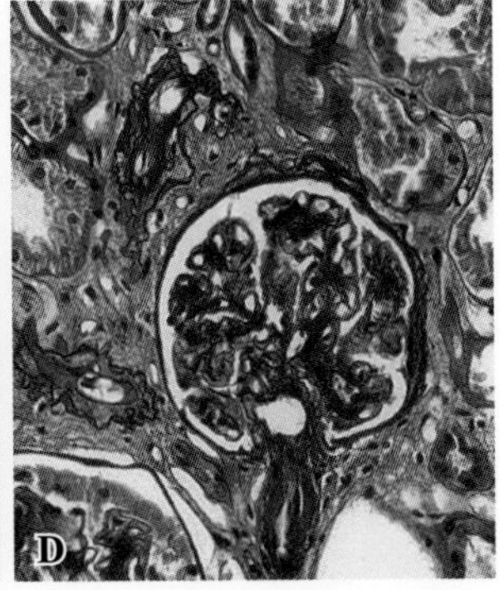

▲ 图 54-4 肾小球小管交界处（GTJ）异常（GTJA）

A. 肾小球附着于短萎缩小管（SAT），箭头指向萎缩部分；B. 肾小球附着于长萎缩小管（LAT），箭头指向萎缩的节段和一簇黏附；C. 肾小球附着在未观察到的开口（ATNO）和尖端病变（箭头）的萎缩性小管上；D. 无小管的肾小球（AG）；*. 可能属于 AG 的管状残余［引自 Najafian B，Crosson JT，Kim Y，Mauer M. Glomerulotubular junction abnormalities are associated with proteinuria in type 1 diabetes. J Am Soc Nephrol 17（4 Suppl 2）：S53-S60，2006.］

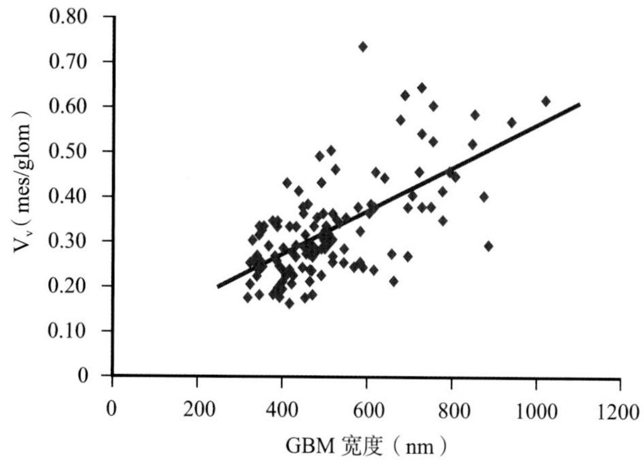

▲ 图 54-5 在 124 例 1 型糖尿病长病程患者中，肾小球基底膜（GBM）宽度与肾小球系膜体积［Vv（mes/glom）］之间的关系，其中 88 例为正常白蛋白尿，17 例为微量白蛋白尿，19 例为蛋白尿（r = 0.58，$p < 0.001$）

引自 Caramori ML，Kim Y，Huang C，et al. Cellular basis of diabetic nephropathy：1.Study design and renal structural-functional relationships in patients with long-standing type 1 diabetes.Diabetes 51：506-513，2002.

（一）糖尿病肾病的结构 – 功能关系

肾小球系膜扩张是 1 型糖尿病患者 GFR 丧失的主要原因[49]。在 1 型糖尿病中，Vv（Mes/glom）的增加与每个肾小球滤过表面面积（图 54-8）成反比，而肾小球滤过表面面积又直接与 GFR 成正比[60]。肾小球系膜体积分数也与 AER[49, 50]（图 54-9 A 和 B）和血压直接相关[49, 61]。GBM 宽度与糖尿病肾病的这些临床表现的关系也很重要，但比肾小球系膜改变的影响弱一些（图 54-10A 和 B）[49, 50]。总的来说，肾小球系膜和 GBM 的变化可以解释大部分 1 型糖尿病的 AER 变异[50]，并且在 1 型糖尿病中 GBM 宽度是正常白蛋白尿进展为蛋白尿和 ESRD 的独立预测指标[17]。

如前所述，足细胞数量减少以及肾小球小管脱离与白蛋白尿有关。1 型糖尿病患者足细胞足突宽度的增加也与 AER 的增加有关[56, 62, 63]。如果足细胞数目或形状变化是 DN 风险的早期预测指标[64]，这将支持这一关键的肾小球细胞在这种疾病中的重要致病作用。

尽管在 1 型糖尿病中肾小球毛细血管滤过表面与 GFR 直接相关[60, 65, 66]，但线性回归模型仅部分解释了这些患者的 GFR 变异性[50]。广泛性硬化[67]和间质扩张[39]是 GFR 丧失的其他独立预测因子。然而，糖尿病中间质病变比肾小球病变更重要的结论来自于大多数对晚期肾衰竭患者的研究[68-70]。在肾衰竭晚期，当血肌酐已经明显升高时，尤其升高大于 2mg/dl 时，间质改变在大多数慢性肾脏疾病中很常见，而不仅限于糖尿病。在 DN 的大多数自然病史中，肾小球参数是肾功能不全的更重要决定因素。此外，正如已经讨论的那样，1 型糖尿病中早期间质扩张主要是由于其细胞成分的扩张；而当 GFR 降低时[47, 71]，主要观察到间质纤维（瘢痕）胶原蛋白增加，而肾小球 ECM 的改变是由于典型的基底膜成分的累积[47]。因此，糖尿病的时间质和肾小球的变化可能有不同的致病机制。

在 DN 的病变发展中，未必出现可检测到的临床或实验室异常。通常，最初出现微量白蛋白尿时，病变已经很严重了。一旦在 1 型糖尿病中出现

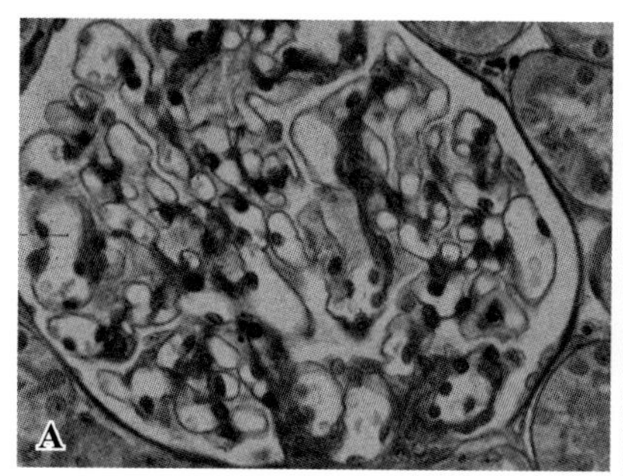

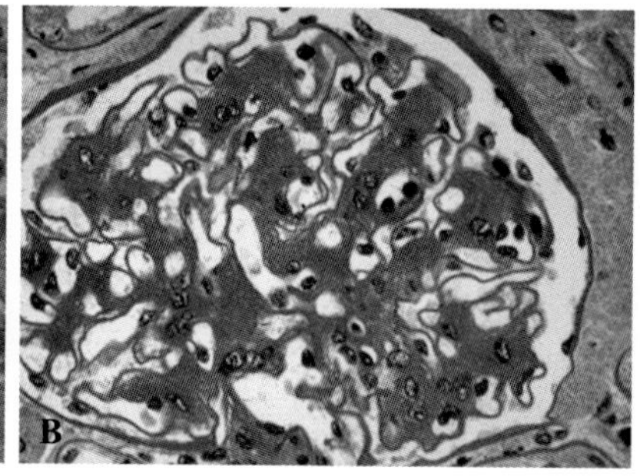

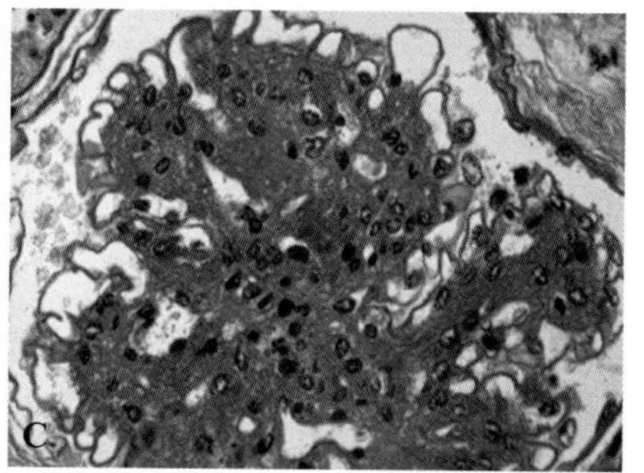

▲ 图 54-6 光学显微照片（PAS 染色）

A. 正常肾小球；B. 1 型糖尿病正常白蛋白尿患者的肾小球基底膜（GBM）增厚并有中度肾小球系膜扩张；C. 患有显性糖尿病性肾病和严重弥漫性肾小球系膜扩张的 1 型糖尿病患者的肾小球（引自 Parving H-H，Mauer M，Ritz E：Diabetic nephropathy. In Brenner BM，ed，Brenner & Rector's the kidney，7th ed. Philadelphia，Saunders，2004，pp. 1777-1818.）

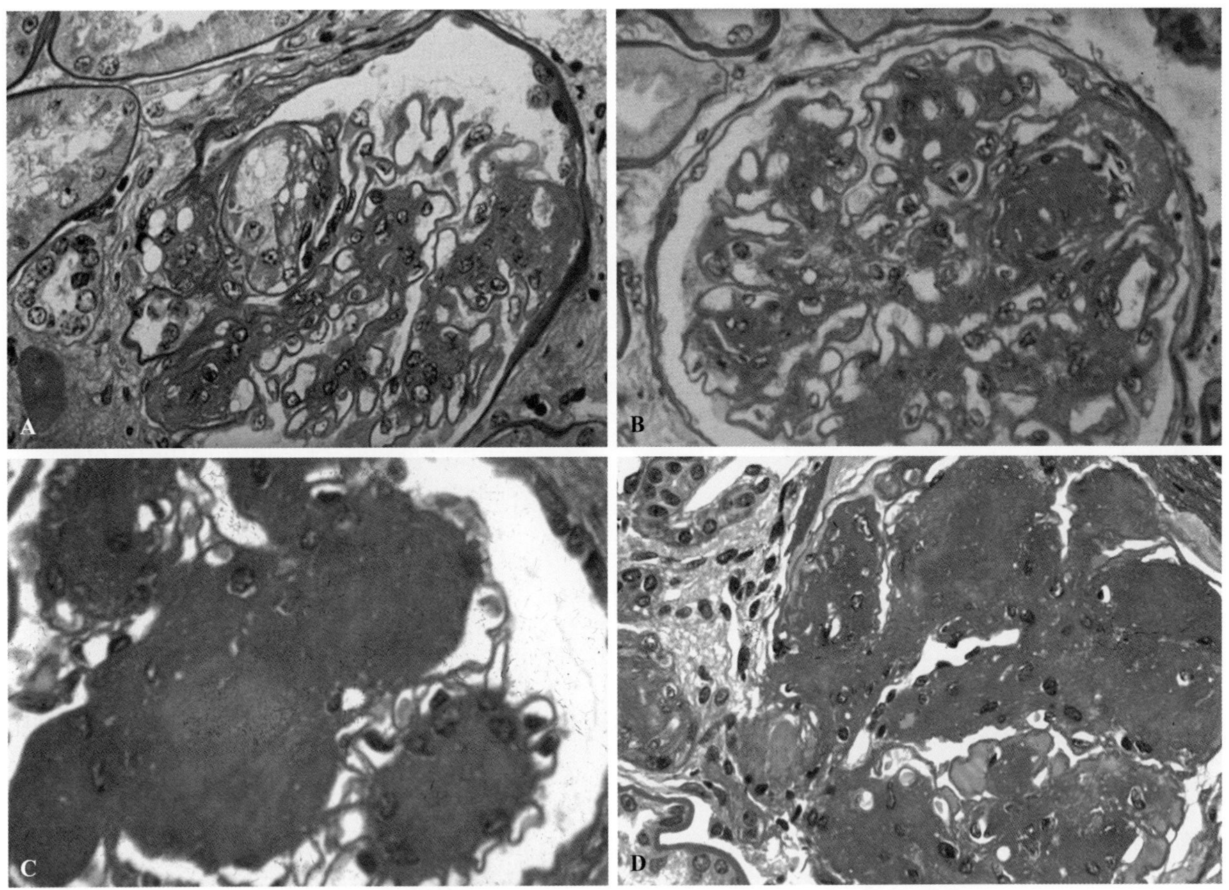

▲ 图 54-7 1 型糖尿病患者肾小球肾小管的光学显微照片（PAS 染色）

A. 在 11 点钟方向为毛细血管微动脉瘤（系膜溶解）；B. 毛细血管微动脉瘤内的结节形成；C. 结节性肾小球硬化（Kimmelstiel-Wilson 结节）；D. 终末期糖尿病肾小球病变，毛细血管几乎完全闭合（引自 Parving H-H，Mauer M，Ritz E：Diabetic nephropathy. In Brenner BM，ed，Brenner & Rector's the kidney，7th ed. Philadelphia，Saunders，2004，pp. 1777-1818.）

蛋白尿时，通常会相对快速地向 ESRD 发展。结构 – 功能关系的非线性分析可以最好地反映这种非线性的临床病程 [48]。使用分段线性回归而不是简单的线性模型，肾小球结构变量仅可以解释 AER 95% 的变异。肾小球系膜体积分数、GBM 宽度和滤过表面密度可解释近 80% 的 GFR 变异，增加肾小球小管连接异常和间质扩张的测量参数后变异解释能力增加至＞ 90% [48]。

总之，糖尿病性肾小球病可以解释 1 型糖尿病的大多数肾功能异常。在没有功能异常的患者中，结构改变是高度变异的，因此结构 – 功能关系在很大程度上由更晚期的病变驱动。尽管存在这种变异性，但 GBM 增厚是 1 型糖尿病正常蛋白尿患者发展为 ESRD 的风险 [17]。

（二）微量白蛋白尿和肾脏结构

长期正常白蛋白尿的 1 型糖尿病患者有糖尿病性肾小球病病变 [49, 50]，其结构评估指标范围从正常到病理均有，其病变严重程度与微量白蛋白尿和蛋白尿患者有重叠（图 54-9 B 和图 54-10 B）[49, 50]。GBM 宽度增加预示着蛋白尿和 ESRD 的进展 [17, 73]。总的来说，1 型糖尿病微量白蛋白尿患者的病情更为严重，几乎不存在肾脏结构指标仍在正常范围内的情况（图 54-9B 和图 54-10 B）[49, 50]。这些患者更常出现高血压和 GFR 降低 [49, 50]。因此，微量白蛋白尿是更严重的病变，是其他功能障碍的标志 [49, 50]。然而，GFR 降低也可出现在长期正常白蛋白尿的 1 型糖尿病患者中。这在患有视网膜病和（或）高血压病的女性中更为常见，并与晚期肾小

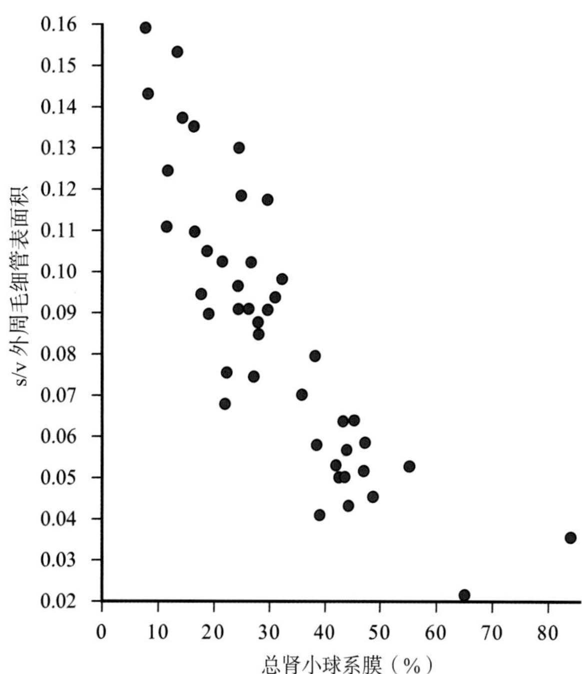

▲ 图 54-8 **1 型糖尿病患者的肾小球系膜体积分数［总肾小球系膜（%）］与滤过表面密度［sv（外周毛细血管/表面积）］的关系**

经许可引自 Mauer SM，Steffes MW，Ellis EN，et al：Structural-functional relationships in diabetic nephropathy. J Clin Invest 74：1143-1155，1984.

球病病变相关 [20, 74, 75]。因此，微量白蛋白尿可能不是 DN 的首要指标，而是需要定期检测 GFR 和血压变化，尤其在女性患者中。最近 DCCT/EDIC [76] 和 UKPDS [77] 数据的分析表明，有相当一部分肾功能丧失达到 GFR 水平＜60ml/(min·1.73m^2) 的患者中，仍为正常白蛋白尿。最初为正常 GFR [76] 的 1 型糖尿病患者中，正常白蛋白尿的患者比例为 24%，而在 2 型糖尿病患者 [77] 中为 60% 以上。最近的研究也再次证实了这些结果 [78-80]。

1 型糖尿病患者的正常同卵双胞胎具有正常的肾脏结构 [40]。患有糖尿病的双胞胎比非糖尿病双胞胎具有更大的 GBM 和 TBM 宽度和肾小球系膜体积分数，但即使有多年的糖尿病病史，这些参数指标仍有可能在正常范围内 [40]。因此，随着病程进展，所有 1 型糖尿病患者都可能出现 DN 的结构变化，除非与其非糖尿病双胞胎相比，其病情进展可能非常缓慢以至于无法检测到病变，并且不会出现临床表现。1 型糖尿病患者因继发于 DN 的 ESRD 进行肾移植，其移植肾脏的病变进展速度也存在惊人的变异 [72, 81]，这不能完全由血糖解释，暗示遗传决定的肾脏组织易感性 [72, 81]。

有趣的是，对 1 型糖尿病移植受者的研究表明，单肾似乎并未加快 DN 病变的进展速度，这与肾单

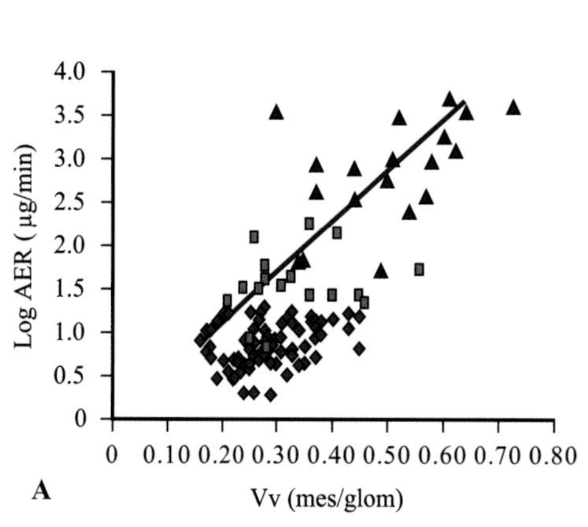

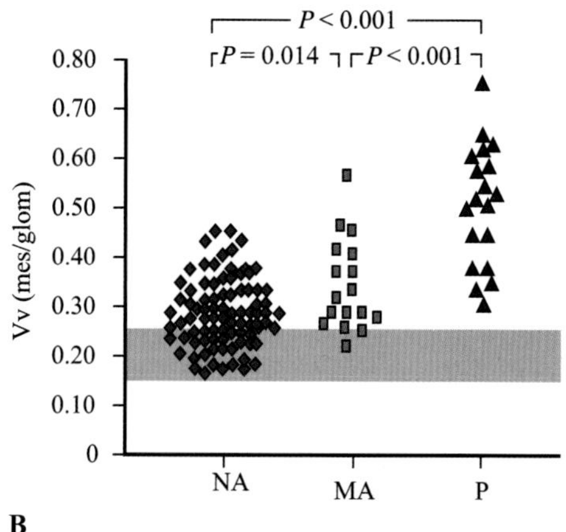

▲ 图 54-9 **A. 124 例 1 型糖尿病患者的肾小球系膜体积分数［Vv（mes/glom）］与白蛋白排泄率（AER）之间的相关性。蓝色钻点 . 正常白蛋白尿患者；黄色方块 . 微量白蛋白尿患者；绿色三角 . 蛋白尿患者（r = 0.75；*P* ＜ 0.001）。B. 88 位正常白蛋白尿（NA），17 位微量白蛋白尿（MA）和 19 位蛋白尿（P）的 1 型糖尿病患者的 Vv（Mes/glom）。阴影区域（平均值 ±2 SD）代表一组 76 名年龄匹配的正常对照受试者。所有组均不同于对照组**

引自 Caramori ML，Kim Y，Huang C，et al. Cellular basis of diabetic nephropathy：1. Study design and renal structural-functional relationships in patients with long-standing type 1 diabetes. Diabetes 51：506-513，2002.

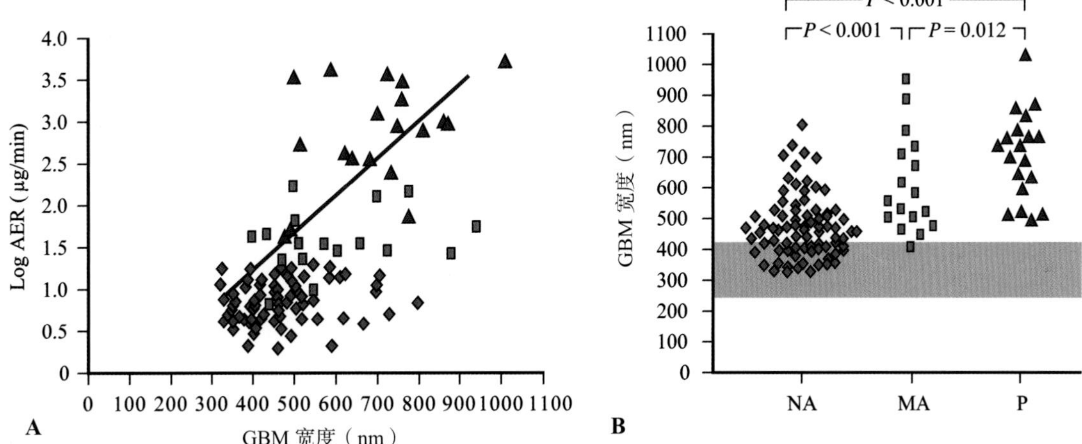

▲ 图 54-10　**A. 124 例 1 型糖尿病患者的肾小球基底膜（GBM）宽度与白蛋白排泄率（AER）之间的相关性。绿色钻点 . 正常白蛋白尿患者；黄色方块 . 微量白蛋白尿患者；红色三角 . 蛋白尿患者（r=0.62，P ＜ 0.001）。B. 88 位正常白蛋白尿（NA）、17 位微量白蛋白尿（MA）和 19 位蛋白尿（P）1 型糖尿病患者的 GBM 宽度。粉色区域（平均值 ±2SD）代表 76 名年龄匹配的正常对照受试者。所有组均不同于对照组**

引自 Caramori ML，Kim Y，Huang C，et al. Cellular basis of diabetic nephropathy：1. Study design and renal structural-functional relationships in patients with long-standing type 1 diabetes. Diabetes 51：506-513，2002.

位数目减少是危险因素的认识相矛盾[81]。实际上，蛋白尿糖尿病患者在没有进展到肾衰竭时，其肾小球数目是正常的[82]。一旦出现显性 DN，肾小球数目减少可能与 GFR 下降较快有关。

（三）1 型和 2 型糖尿病肾病病变的对比

尽管 2 型糖尿病肾病占糖尿病 ESRD 的 80% 以上，但对其肾脏病理和结构 – 功能关系的研究较少。丹麦的一项研究发现，与 1 型糖尿病蛋白尿患者相比，2 型糖尿病的蛋白尿患者具有相似的结构变化，这些病变的严重程度预示 GFR 的下降程度[83]。然而，作者还指出，2 型糖尿病患者肾小球结构的变异比 1 型糖尿病患者更大，一些 2 型蛋白尿患者仅有微小或者没有糖尿病肾小球病变[83]。意大利北部的一项研究发现，因临床原因对 2 型糖尿病微量白蛋白尿患者进行肾活检[84]，1/3 的患者有典型的 DN 病变，即增多的广泛性硬化性肾小球和严重的肾小管间质病变，另外 1/3 的患者有微小或没有糖尿病性肾小球病变，其余患者则表现出糖尿病性肾小球病变的改变以及其他疾病的改变，如增生性肾小球肾炎等[84]。在另一项丹麦的研究中，大多数 2 型糖尿病蛋白尿患者[85]有糖尿病性肾小球病变的改变，但约 1/4 为非糖尿病性肾小球病变，包括"微小病变"、肾小球肾炎或混合型糖尿病和其他改变。在这项研究中，所有有蛋白尿和糖尿病视网膜病的患者都有典型的 DN 病变，而没有视网膜病变的患者中只有不到一半患有 DN[85]。一项英国的研究发现了类似的结果[86]。除了 DN 或叠加于 DN 外，这些疾病的高发病率几乎是明确的，因为这些研究中的患者具有肾活检的临床指征，通常包括非典型的临床病程。在来自意大利北部的另一项研究中，出于研究目的对 2 型糖尿病患者进行了肾活检，继发于糖尿病之外的可定义的肾脏疾病实际上并不常见[87]。然而在这项研究中，只有大约 1/3 的 2 型微量白蛋白尿患者被发现有典型的糖尿病肾小球病。约 1/3 有微小异常，约 40% 有不同程度的广泛性肾小球硬化性病变、血管性病变和肾小管间质病变的组合，这与不存在或仅有较轻的糖尿病性肾小球病变不成比例[87]。

（四）2 型糖尿病肾病的结构 – 功能关系

尽管最初的报道显示，2 型糖尿病患者的肾脏结构 – 功能关系与 1 型患者相似[88]，但一项日本的最新研究表明，2 型糖尿病患者的异质性更大[89]。丹麦的一项研究发现，相较于具有相似 AER 的 1 型糖尿病患者，2 型糖尿病患者有较少的肾小球病变和较高的 GFR 水平[83]，并且 2 型糖尿病患者有更大的肾小球容积，这可能有助于保留滤过面积[83]。尽管如此，这些 2 型糖尿病患者的蛋白尿仍然有部分是无法解释的。皮马印第安人 2 型糖尿病患者中，肾小球系膜体积分数随白蛋白尿而逐渐增加，广泛性肾小球硬化与 GFR 呈负相关[56]。此外，这些患者的肾小球足细胞丢失与蛋白尿（不包括微量白蛋白尿）相关。

2 型糖尿病患者肾小球结构与肾功能之间的相关性较差，可能是由于肾脏损伤的变化形式更多。了解肾脏损伤有预后意义，因为具有更典型糖尿病性肾小球病变的患者更有可能出现进行性 GFR 丧失[30, 85]。

总而言之，2 型糖尿病患者的肾脏结构变化更大，并且与具有类似蛋白尿水平的 1 型患者相比，2 型糖尿病患者的肾小球病变平均程度较轻。大约 40% 的 2 型糖尿病患者表现出非典型肾损伤。这些非典型损伤与更高的体重指数和较少的糖尿病性视网膜病变有关[87]。因此，2 型糖尿病肾损伤的非典型表现可能与肥胖、高血压、高脂血症、加速的动脉粥样硬化和高血糖所致的衰老相关。在某些 2 型糖尿病患者群中（如非裔美国人、美洲印第安人、西班牙裔），ESRD 的风险显著增加，这可能表示一种或多种致病因素导致的肾脏结果是可变的（如肾脏结构的结果不同是因为非洲裔美国人和高加索人的高血压病的差异[90]），或者对 DN 的遗传易感性不同，或者两者兼有。为更好地理解这些复杂性，需要对 2 型糖尿病患者进行进一步的横断面和纵向研究。

（五）糖尿病患者的其他肾脏疾病

根据先前的讨论，强烈建议有蛋白尿且病程少于 10 年的 1 型糖尿病患者和有蛋白尿且无视网膜病变的 2 型糖尿病患者转诊肾科医生，对其他肾脏疾病进行全面评估。在这些情况下，强烈建议有明显蛋白尿（通常＞ 1g/24h）但来源不明的糖尿病患者进行肾活检，以辅助诊断和预后。

（六）糖尿病肾病的病变是可逆的

尽管胰岛移植治愈的糖尿病大鼠的肾小球系膜扩张迅速逆转[91]，但胰腺移植成功后 5 年血糖都正常的 1 型糖尿病患者自体肾脏的 DN 病变没有改善[92]。血糖正常 10 年后，糖尿病肾病病变得到了明显的改善[36, 93]。GBM 和 TBM 宽度以及肾小球系膜体积分数在 10 年时比基线和 5 年时都更低，通常这些结构参数已恢复到正常范围（图 54-11A 和 B）[93]。肾小球系膜扩张的减少主要是由于多余的肾小球系膜基质成分的消失（图 54-11C 和 D）。光学显微镜显示肾小球结构发生了显著重塑，通常包括 Kimmelstiel-Wilson 结节完全消失（图 54-12 A 至 C）和肾小球毛细血管通畅性增加[93]，尚不清楚在最初 5 年中无病灶逆转的原因。可能是因为糖尿病状态下细胞（表观遗传）记忆的存在。此外，ECM 的糖基化可能减慢了降解过程[94]。与正常情况下肾小球 ECM 含量在成年后保持相当恒定的情况不同，愈合过程是 ECM 的去除超过其产生。因此，必须存在对异常结构环境的细胞识别，以及启动和维持愈合和重塑过程的细胞机制。这些患者的肾小管间质也发生了重塑和愈合[95]。如果有可能在损伤过程中刺激这些愈合过程，则可以延迟或预防 DN。

三、糖尿病肾病的遗传易感性

在 1 型和 2 型糖尿病中，遗传易感性是发生 DN 的重要决定因素，只有大约一半的血糖控制不良的患者会发展为 DN[96]，尽管一些患者血糖控制尚可，但仍发展为 DN，这与遗传调节疾病风险的研究结果相符。DN 在不同人群中患病率的差异也支持这一观点[97]。对 1 型[98, 99]和 2 型[100–102]糖尿病患病一致的同胞进行的多个横断面研究支持 DN 具有遗传易感性。有或没有 DN 的先证者的同胞间 DN 患病累积风险差异很大（300%～800%）。此外，在 1 型糖尿病同胞中，肾小球病变的严重程度和模式有很强的相关性[103]。尽管一些数据显示 DN 的遗传易感性与常染色体显性遗传模式的主基因效应一致，但最近的全基因组研究表明这种关系更复杂。几项研究表明 DN 与高血压和心血管疾病的易感性之间存在关联[104–105]。最近进行了全基因组关联研究以寻找与 DN 相关的基因，基因组的某些领域引起了人们的注意，但目前尚未发现主要的易感

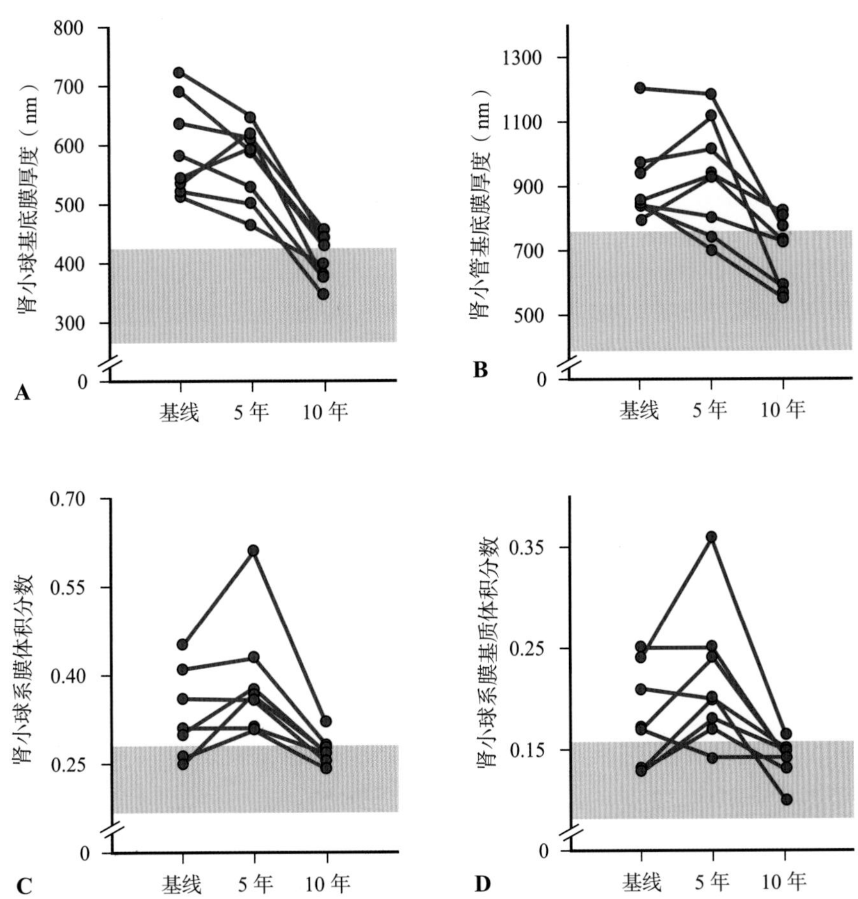

▲ 图 54-11 A. 肾小球基底膜的厚度；B. 肾小管基底膜的厚度；C. 肾小球系膜体积分数；D. 基线时以及胰腺移植术后 5 年和 10 年的肾小球系膜基质体积分数。阴影区域（平均值 ±2 SD）代表在 66 个年龄和性别匹配的正常对照的正常范围。各个患者的数据通过线条相连

引自 Fioretto P，Steffes MW，Suther land DE，et al. Reversal of lesions of diabetic nephropathy after pancreas transplantation. N Engl J Med 339：69–75，1998.

基因[106-109]。

肾素 – 血管紧张素系统相关的基因被特别广泛地研究。血管紧张素转换酶（ACE）基因的多态性由 287 个碱基对序列的插入或缺失（I/D）组成，很大程度上决定了 ACE 活性的个体差异[110]。目前尚不清楚 ACE 多态性是否在 DN 的基因方面有重要作用[111, 112]，尽管有一个随访研究支持这一观点[113]。I/D ACE 多态性可能与疾病进展[114]、ACE 抑制药[114]或血管紧张素Ⅱ受体阻滞治疗有关[115]。

四、糖尿病肾病的发病机制

（一）血糖控制

尽管可能存在重要的调节因子，但 DN 继发于糖尿病长期代谢异常，暴露于高葡萄糖水平似乎是 DN 发生的中心环节。对 1 型和 2 型糖尿病的研究表明，改善血糖控制可以减少 DN 的发生。DCCT 表明，严格的血糖控制可以降低 1 型糖尿病患者发生微量白蛋白尿的风险[31]。重要的是，尽管 DCCT 研究显示 6.3 年的良好血糖控制并没有控制微量白蛋白尿发展为蛋白尿，但这些患者的随访结果显示，蛋白尿和 ESRD 的发病率显著降低了[116]。英国前瞻性糖尿病研究（UKPDS）也证实，在新诊断的糖尿病患者中，强化血糖控制 10 年降低了 DN 的发病率[32]。此外，一项针对 48 位 1 型糖尿病肾移植受者的 5 年随机临床试验表明，严格的血糖控制防止每个肾小球系膜基质体积分数［Vv（MM/glom）］增加，这是糖尿病肾病最早出

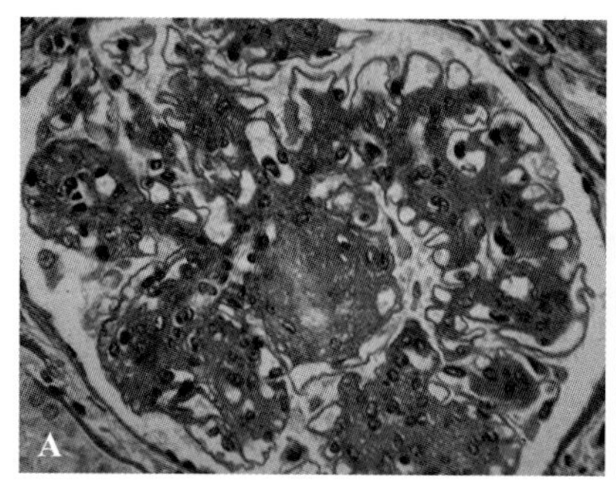

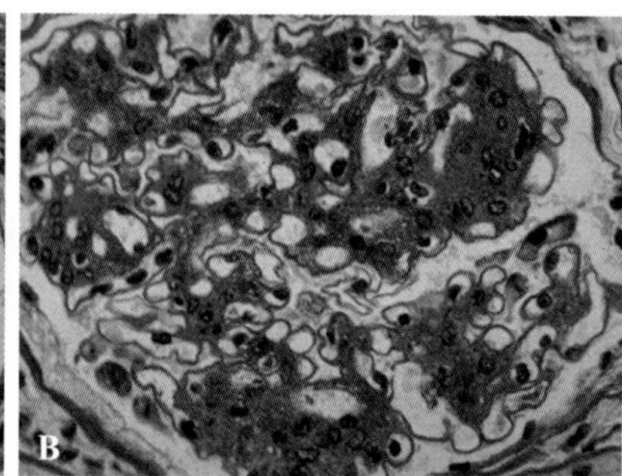

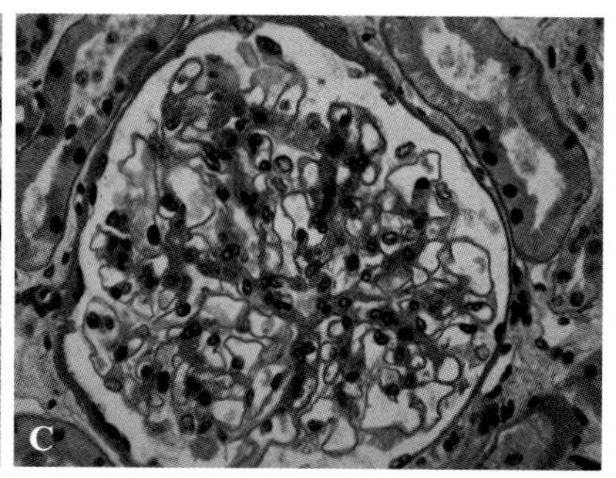

▲ 图 54-12 光学显微照片（PAS 染色）

一名截至手术时病程为 17 年的 33 岁 1 型糖尿病女性在胰腺移植前后进行肾活检的标本。A. 基线时的典型肾小球改变，其特征为弥漫性和结节性（Kimmelstiel-Wilson）糖尿病性肾小球病变；B. 移植后 5 年的典型肾小球病变，持续弥漫和结节性改变；C. 移植后 10 年的典型肾小球改变，弥漫性和结节性肾小球系膜病变明显消失，肾小球毛细血管腔更为开放（引自 Fioretto P，Steffes MW，Sutherland DE，et al. Reversal of lesions of diabetic nephropathy after pancreas transplantation. N Engl J Med 339：69-75，1998.）

现的病变之一[117]。最后，8 名成功进行胰腺移植的 1 型糖尿病患者在血糖水平保持正常 10 年后，他们自身肾脏中已存在的糖尿病肾小球病变得以恢复（图 54-12A 至 C）[36]。这些研究强烈表明，高血糖不仅是 DN 病变发生的必要因素，而且是维持已有病变的危险因素。消除高血糖症可启动修复机制，最终使糖尿病肾小球病变得以恢复。多种表观遗传机制参与 DN 的发生和发展，高血糖引起的肾小球损伤的机制将在后面详细讨论。

（二）血流动力学机制

Berkman 和 Rifkin [118] 报道了一名糖尿病患者，该患者有单侧肾动脉狭窄，以及因高血压和糖尿病所致的明显的糖尿病性肾脏病变，而对侧肾脏只有局部缺血改变，变窄的肾动脉使其受到保护而免受高血压。有人提出了糖尿病大鼠单侧肾动脉狭窄模型[119]以证实这一人类观察结果，尽管该研究未区分高血压性和糖尿病性改变。胰岛素治疗的糖尿病大鼠的肾小球超滤现象，可以解释为因每个肾单位血流量增加引起的每个肾单位 GFR 增加，而在 Münich-Wistar 大鼠品系中，系因肾小球毛细血管压增加[120]。因此，肾小球内血流动力学的改变会影响糖尿病性病变的发生。一些研究报告显示，肾小球超滤是微量白蛋白尿发展的危险因素[121]。然而，关于 GFR 升高是否是病变进展的独立预测因子仍存在争议[10, 12, 122]。

糖尿病介导超滤的几种调节因素已被提出。肾和尿液中激肽释放酶水平的升高与中度高血糖糖尿病大鼠的 GFR 和肾血浆流量增加相关[123]，缓激肽 B_2 受体拮抗药可使激肽释放酶水平恢复正常[124]。肾小球超滤的发生也与一氧化氮（NO）升高相关[125]。非选择性 NOS 抑制药治疗可使糖尿病大鼠的 GFR 和血浆肾血流量正常[125]。其他研究表明，超滤可能是近端肾小管液体重吸收增加所致，而与其他肾小球微脉管系统原发性功能障碍无关。有趣的是，有人提出葡萄糖转运蛋白 2 抑制药可通过抑制近端肾小管钠的重吸收、增加远端肾小管钠负荷，从而使得球管反馈和 GFR 恢复正常而改善 1 型糖尿病的超滤[126]。标题为“治疗”的部分讨论了阻滞肾素 - 血管紧张素系统对 DN 临床进展的影响。

但是，仅通过超滤无法解释 DN 的发生。通过单肾切除术减少大鼠肾单位会产生类似于糖尿病的肾小球血流动力学紊乱，但不会出现动物 DN 的典型病变[127]。出生时肾小球数目减少被认为是进行性肾脏疾病和肾脏超滤的危险因素[128, 129]。这种关联在 1 型糖尿病患者的研究中尚未得到证实。1 型糖尿病患者进行活检时，仅在 ESRD 的情况下会发生估计肾小球数目减少[82]。此外，未观察到肾单位减少（如在进行单肾切除术的患者中）导致 DN 病变的发生。这些研究表明，肾小球数目可能不是 DN 发生的关键因素，而一旦出现 DN 的临床表现，肾小球数目可能在疾病进展中发挥重要作用。综上所述，这些研究可以支持以下假设，即血流动力学异常可能对已有 DN 病变进展的影响更为重要而非病变的发生。

五、糖尿病肾病的病理生理

DN 的肾脏病变主要是由于胶原、肌腱蛋白和纤连蛋白等 ECM 成分的累积引起的[52, 130]。早期即可在 GBM[131] 和 TBM[41] 发生 ECM 累积，此为系膜扩张的主要原因，同时也导致晚期间质扩张[47]。ECM 的累积继发于 ECM 成分合成与降解的不平衡。糖尿病患者的 ECM 变化具有高度部位特异性，其变化方向在 GBM 与 MM 不同[53, 71]，这表明与细胞类型相关的变量（如 GBM 的肾小球上皮细胞、MM 的肾小球系膜细胞）是糖尿病应答过程中决定性的重要因素。此外，这些细胞的反应模式可能受基因调控，1 型糖尿病的同胞对肾小球病变模式一致再次验证了此观点[103]。

高血糖引起 DN 的主要假设包括：①生长因子活性增加，包括 TGF-β、生长激素（GH）、胰岛素样生长因子（IGF）、血管内皮生长因子（VEGF）和表皮生长因子（EGF）；② PKC 同工酶激活；③细胞因子激活；④活性氧（ROS）形成；⑤糖基化产物形成增加；⑥醛糖还原酶途径活性增加；⑦基底膜中糖胺聚糖含量减少（“Steno 假设”）。各种假设相互重叠并相互作用。多元醇途径引起的氧化还原变化或高血糖所致 ROS 形成可能是造成其他大多数生化异常的原因[132, 133]。这些机制（稍后讨论）可能受遗传和表观遗传因素的影响，即高血糖损害的易感性或抵抗性。

（一）生长因子

Flyvbjerg[134] 和 Chiarelli[135] 之前曾对此主题进行过详细的讨论，在此使用类似的方式对其进行概述。

1. 转化生长因子－β　已证实在所有肾小球和近端小管细胞中存在 TGF-β 亚型（TGF-β1、TGF-β2 和 TGF-β3）mRNA 和蛋白以及 TGF-β 受体 mRNA[136-137]。体外实验中，暴露于 TGF-β 后，肾小球系膜细胞和上皮细胞 ECM 蛋白质合成增加（包括Ⅳ型胶原、纤连蛋白、层黏连蛋白和蛋白聚糖）、MMP 合成减少、MMP 组织抑制药（TIMP）生产增加[138-140]。TGF-β1 还通过增强肾小球系膜细胞中 GLUT1 的表达来刺激葡萄糖摄取[141]。糖尿病中 TGF-β 表达升高可能继发于高血糖、肾小球内压力增加、糖基化蛋白形成、PKC 活化和机械应变增加[135]。高糖可增加肾小球系膜细胞中 TGF-β1 mRNA 的水平[142]。TGF-β 中和抗体可降低体外实验中高糖诱导的肾小球系膜细胞Ⅳ型胶原蛋白合成增加[143]。在糖尿病小鼠中，TGF-β 抗体进一步限制了血浆 TGF-β1 和肾 TGF-β1、TGF-β Ⅱ型受体、Ⅳ型胶原和纤连蛋白 mRNA 表达的增加，从而防止血肌酐增加，并且降低糖尿病相关的肾肥大和 MM 扩张[144, 145]。ACEI（依那普利）治疗可降低肾小球中 TGF-β 的Ⅰ、Ⅱ和Ⅲ型受体，且无 TGF-β 亚型变化，部分地预防糖尿病大鼠肾肥大并完全阻止 AER 升高[146]。因此，ACEI 可通过减少 TGF-β 受体来调节肾脏 TGF-β 系统[147]。有趣的是，血清和尿 TGF-β1 水平在有或没有肾功能不全的糖尿病患者中无差异，与非糖尿病性肾病患者中观察到的水平相似[148]。

2. 生长激素和胰岛素样生长因子　糖尿病会导致肝脏 IGF-1 的产生减少，血清 IGF-1 减少会导致 GH 过度分泌[149]，进而刺激其他组织（如肾脏）中 IGF-1 局部通路。在体外，IGF-1 诱导肾小球系膜细胞增生[150]。在糖尿病啮齿动物中，肾 IGF-1 水平的升高先于肾脏生长，而严格的胰岛素治疗则阻断了糖尿病大鼠的 IGF-1 升高和肾肥大[151]。IGF-1 在肾脏累积更可能是由肾脏 IGF-1 受体和 IGF-1 结合蛋白的改变引起的，而不是肾脏局部 IGF-1 产生增加[152, 153]。长效生长抑素类似物[154] 和 GH 受体拮抗药[155, 156] 可以防止糖尿病动物肾脏 IGF-1 和 IGF 结合蛋白 -1 mRNA 水平升高以及肾肥大。在非糖尿病性视网膜病[157] 大鼠模型中，IGF-1 受体拮抗药可预防视网膜血管新生和 VEGF 的增加，说明 VEGF 可能是 IGF-1 作用的下游介质。在体外内皮细胞中，IGF-1 和 VEGF 对核因子 κB（NF-κB）的刺激进一步增强了该假设。NF-κB 参与上调编码细胞因子、生长因子（如 TGF-β）和 ECM 蛋白（如纤连蛋白）的基因表达[158]。

3. 血管内皮生长因子　在实验性和人类糖尿病中，VEGF 增加微血管通透性[159]，并与增生性视网膜病变[160, 161]和血管新生[162, 163]相关。VEGF 是血管内皮细胞的有效促分裂原，是血管生成的主要调节剂，低氧是 VEGF 的有效刺激因素[164]。在肾脏中，VEGF 几乎仅在肾小球和肾小管上皮细胞[165, 166]中表达，而 2 型 VEGF 受体（VEGF-R2）既存在于肾小球和肾小管内皮细胞中，也存在于间质细胞中[166]。高糖条件下，VEGF 及其受体也在肾小球内皮细胞和肾小球系膜细胞中表达[167]。葡萄糖可能通过 PKC 途径刺激 VEGF 在血管平滑肌[168]和肾小球系膜[169, 170]细胞中表达[169–171]。TGF-β、PKC 和 NO 增强了培养的肾小球系膜细胞中 VEGF 的表达[134, 169, 170, 172]。另一方面，VEGF 在体外和体内通过刺激血管内皮细胞产生 NO，但在体外不能通过刺激肾小球系膜细胞产生 NO[173]。血管紧张素Ⅱ也刺激人肾小球系膜细胞产生 VEGF[174]。体外实验中，人肾小球系膜细胞的机械拉伸可诱导 VEGF 产生[174]，这将糖尿病中肾小球血流动力学异常与该发现联系起来。糖尿病动物的肾小球中 VEGF 升高，VEGF 中和抗体治疗的糖尿病大鼠未出现超滤且 AER 升高较少[175]。1 型和 2 型糖尿病微量白蛋白尿和蛋白尿患者的血浆和尿中 VEGF 升高[163, 169, 176]，但在随访 3 年的 1 型糖尿病蛋白尿患者中未发现 VEGF 水平与 GFR 下降间存在相关性[163]。一项研究表明，血糖水平的改善可显著降低 VEGF 水平[176]。合并典型或非典型糖尿病肾小球病的 2 型糖尿病微量白蛋白尿和蛋白尿患者的肾小球 VEGF mRNA 水平无差异[177]。另一项研究发现 2 型糖尿病中，相比于进展期的 DN 或者对照组，轻度 DN 的肾小球上皮细胞 VEGF 的染色更深[169]。在广泛性肾小球硬化时，VEGF 的染色明显减少或消失。但是，进展期肾小管 VEGF 染色比轻度 DN 更深。这可能是因为足细胞丢失，继而肾小球 VEGF 表达降低[178]。的确，类似于糖尿病性视网膜病变的血管新生[161]，VEGF 也可能与 DN 肾小球极周围的血管新生增加有关，在实验[179]和人体[180] DN 中已观察到血管生长。但是，VEGF 在 DN 发病机制中的作用尚不清楚，并且尚不确定 VEGF 表达是病理变化的病因，还是代表对既有组织和功能改变的修复性反应。

4. *表皮生长因子* EGF 在肾脏中合成，EGF 受体在肾小球系膜、肾小管和间质细胞中表达[181]。EGF 刺激体外肾小管细胞增殖[182]并影响 ECM 蛋白的合成和更新[183]。EGF 下调 TGF-β 受体在多种细胞类型中的表达[184, 185]，说明某些 EGF 活性是间接的。其他生长因子，包括血小板衍生的、成纤维细胞和神经生长因子，也可以调节 EGF 受体的活性[186]。人 EGF 受体 -1 被 PKC 磷酸化后对 EGF 的亲和力下降。有趣的是，EGF 与其受体的结合导致肌醇 -1，4，5- 三磷酸和 1，2- 二酰基甘油形成[187]，刺激 PKC，从而调节该系统的活性。在 2 型糖尿病大量白蛋白尿患者中使用 Ruboxistaurin（PKC 抑制药）治疗 1 年后，白蛋白尿减少且 GFR 稳定[188]。但在随机分组的糖尿病视网膜病变试验中，1 型或 2 型糖尿病患者的长期随访研究未能确认这些有益作用[189]。

5. *结缔组织生长因子* 高血压、高血糖和高脂血症[194–196]可刺激肾小球、肾小管间质和血管细胞[190–193]中结缔组织生长因子（CTGF）的表达。CTGF 调节 ECM 累积并协调纤维化终末共同途径[197–199]。CTGF 可以增强 TGF-β[200, 201]和 IGF-1[193]致纤维化活性，并可以抑制骨形态发生蛋白 -7[200, 202]和 VEGF 等再生因子和抗纤维化因子的作用。肾活检组织中的 CTGF mRNA 表达与 1 型糖尿病患者[204, 205]肾小管间质损害和 AER 有关，并且与多种肾脏疾病的肾功能不全的进展有关[206]。血浆和尿液 CTGF 的水平与 AER 和 1 型糖尿病患者的肾功能不全相关[207–210]，血浆 CTGF 水平是死亡率和进展为 ESRD 的独立预测因子[211]。FG-3019 是一种重组人抗 CTGF 单克隆 IgG1 抗体，在啮齿类动物 DN 模型中发挥肾脏益处[197]。一项 1 期试验显示，在 1 型或 2 型糖尿病微量白蛋白尿患者中，FG-3019 可降低 AER[212]。

（二）蛋白激酶 C

PKC 酶通过调节 Na^+/K^+-ATP 酶[213]，可调节细胞增殖、血管收缩和通透性以及基底膜的合成。PKC 可以被二酰基甘油[214]激活，亦即被高糖激活（图 54-14）。体外实验中，高糖诱导的肾小球细胞中的 PKC 活化随后可增加 TGF-β[215]和 MAPK[216]活性。非特异性 PKC 抑制药可防止高糖条件下肾小球系膜细胞 IV 型胶原蛋白表达增加 [217]，而 PKC 激动药可增加 IV 型胶原蛋白表达 [218]。在糖尿病啮齿类动物中，PKCβ 抑制药治疗可防止肾小球 TGF-β1 mRNA、MM、GFR 和 AER 增加 [219, 220]。在另一项研究中，PKCβ 抑制药在不影响糖尿病大鼠 TGF-β 轴的情况下可以防止肾小球肥大和蛋白尿 [221]，说明在糖尿病中 PKC 的肾脏作用可能至少是独立于 TGF-β 轴的 [222]。在有大量白蛋白尿的 2 型糖尿病患者中，使用 PKC 抑制药 Ruboxistaurin 1 年后，白蛋白尿降低并且 GFR 稳定 [188]。但在随机分组的糖尿病视网膜病变试验中，1 型或 2 型糖尿病患者的长期随访研究未能确认这些有益作用 [189]。

（三）细胞因子

细胞因子是一类广泛而松散的小蛋白（约 5～20kD），在细胞信号传导中发挥重要作用。细胞因子包括趋化因子、干扰素、白介素、淋巴因子和肿瘤坏死因子（TNF），并由多种细胞，包括免疫细胞（巨噬细胞、B 淋巴细胞、T 淋巴细胞和肥大细胞）、内皮细胞、成纤维细胞和基质细胞产生。

如本章“血流动力学机制”部分所述，体外和动物模型数据将 DN 的发病机制与肾素 – 血管紧张素系统联系起来。与本节中描述的其他途径相比，肾素 – 血管紧张素系统已在人类 DN 方面得到了研究。

1. 血浆肾素原水平和糖尿病并发症　肾素及其非活性前体、肾素原从肾脏分泌到循环系统中 [223]。肾素几乎完全来源于肾脏 [223]，而肾素原虽然主要来自肾脏，但其他部位也有产生 [223, 224]。在患有微血管并发症的糖尿病患者中，血浆肾素原水平通常明显升高，但肾素水平则趋于正常或降低 [225–228]。随后，在 20 例肾素原水平一直保持正常的年轻 1 型糖尿病患者中，只有 1 人发展为白蛋白尿或视网膜病变；在 14 例肾素原水平升高的患者中，有 8 人发生了白蛋白尿和视网膜病变中的 1 种或者 2 种 [227]。1 型糖尿病微量白蛋白尿患者的肾素原高于正常白蛋白尿患者，并且 1 型糖尿病患者肾素原的值均高于正常对照组 [228]。最有趣的是，这些微量白蛋白尿患者的非糖尿病同胞的肾素原水平高于 1 型糖尿病正常蛋白尿患者的同胞 [228]。在另一份报告中，发展为微量白蛋白尿或蛋白尿（进展型）的 1 型糖尿病患者早在微量白蛋白尿发生前 10 年总肾素含量（主要是肾素原）就有升高 [229]。其他研究也表明，血浆中肾素原升高先于 1 型 [230] 或 2 型 [231] 糖尿病患者中微量白蛋白尿的发生。然而，在另一项针对 2 型糖尿病患者的研究中并未得到证实 [232]。总之，这些研究表明血浆肾素原水平升高可能是进行性 DN 的重要预测指标。

2. 血管紧张素Ⅱ　血管紧张素Ⅱ通过直接血管收缩作用、拟交感神经机制和保钠（通过醛固酮释放）来升高血压。血管紧张素Ⅱ对肾细胞的非血流动力学作用也可能贡献 DN 的进展。葡萄糖会促进肾小管细胞产生血管紧张素Ⅱ [233]，而血管紧张素Ⅱ则刺激细胞摄取葡萄糖和 GLUT1 转录 [233, 234]，从而导致细胞内葡萄糖浓度升高及相关后果。体外实验中，血管紧张素Ⅱ还可激活肾小球系膜细胞和肾小管细胞中的 PKC [235]，并上调肾小球系膜细胞中 TGF-β 受体的表达 [236, 237]。体外实验中，血管紧张素Ⅱ通过肾小球系膜细胞和肾小管细胞中的 TGF-β 活性刺激 ECM 合成 [238, 239]，并且它可以抑制肾小球系膜细胞胶原酶的活性 [240]，从而减少 ECM 转换。这些作用被血管紧张素Ⅱ 1 型受体拮抗药氯沙坦 [240] 和血管紧张素Ⅱ竞争性抑制药萨拉沙星 [239] 阻断。血管紧张素 Ⅱ还可以刺激 VEGF 和内皮素释放（见上文），激活 NAD/NADP 氧化酶，并诱导系膜细胞超氧化物生成和肾小球系膜细胞肥大 [241]。很多血管紧张素 Ⅱ的作用是间接的，并依赖于 TGF-β 或 VEGF 的释放。有趣的是，缺乏血管紧张素 1 型受体的糖尿病大鼠未显示肾脏 TGF-β mRNA 水平升高，从而再次支持了以下假设，即血管紧张素Ⅱ调节糖尿病患者 TGF-β 的升高。在组织损伤的发病机制中，全身来源与局部产生的血管紧张素Ⅱ的相对重要性仍然存在争议 [243]（请参阅“血流动力学机制”一节）。

3. 缓激肽　缓激肽是激肽释放酶 – 激肽系统的主要效应分子，它抑制血管紧张素Ⅱ的形成并防止血管舒张激肽的降解 [244]，因此对进展性肾衰竭可能具有保护作用。缓激肽还可以增加 NO 水平 [245]。在实验 [246] 和临床 [247] 糖尿病模型中发现激肽释放酶 – 激肽系统发生改变（请参阅“血流动力学机制”

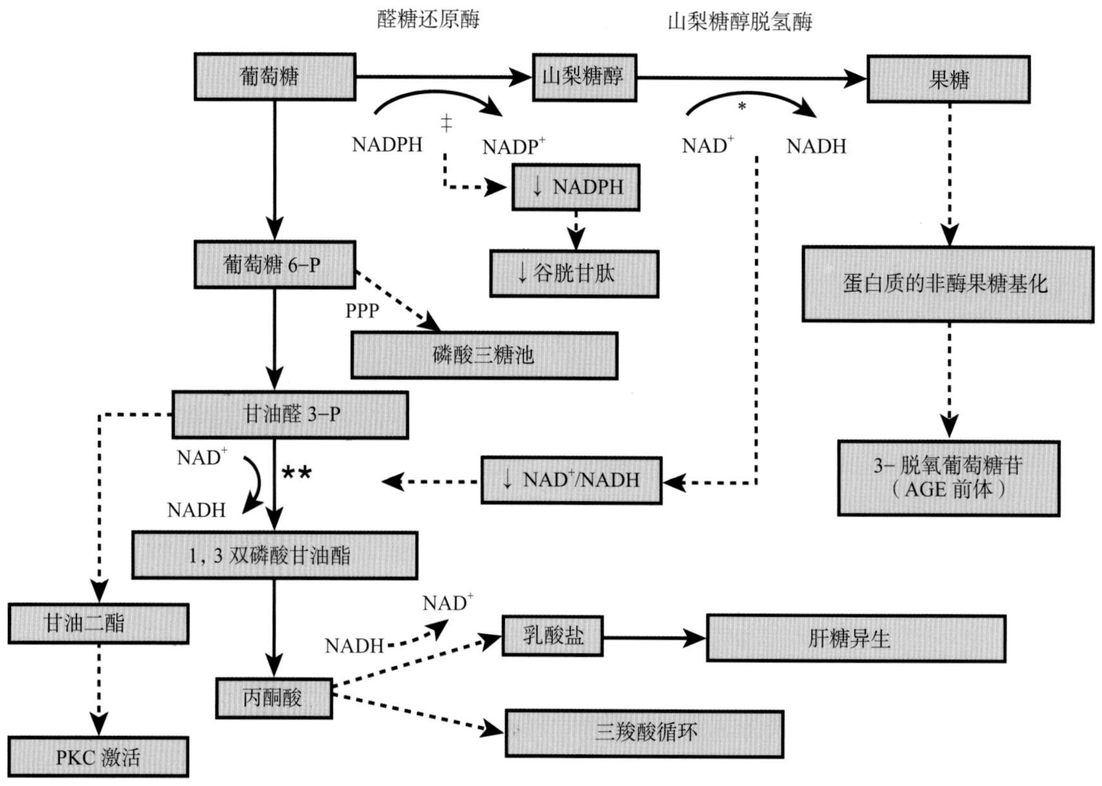

▲ 图 54-13 多元醇途径活性增加的影响

多元醇中葡萄糖向山梨糖醇和果糖的代谢降低了 NADPH/NADP$^+$ 和 NAD$^+$/NADH 的比率。在山梨糖醇转化为果糖（*）时消耗 NAD$^+$ 可能会限制 1，3 双磷酸甘油酯的形成（**），从而导致二酰甘油和蛋白激酶 C（PKC）的活化增加。葡萄糖转化为山梨糖醇（‡）时消耗 NADPH 可能会导致谷胱甘肽的产量降低，谷胱甘肽是谷胱甘肽过氧化物酶用来降低过氧化物和超氧化物水平的抗氧化剂辅酶（引自 Caramori MLA，Mauer M：Pathophysiology of renal complications. In：Porte D Jr，Sherwin RS，Baron A，eds，Ellenberg and Rifkin' s diabetes mellitus，6th ed. New York，McGraw-Hill，2002，pp. 697-722.）

一节）。与对照组动物相比，发展为蛋白尿以及 GFR 降低的糖尿病大鼠血清和尿液中缓激肽的水平升高[248]。2 型糖尿病患者的肾激肽释放酶水平较低，表明该系统的损伤会导致 DN 的发展[249]。生理条件下，缓激肽的主要作用都涉及缓激肽 B2 受体[249]。单独使用缓激肽 B2 受体拮抗药，或与 ACEI（雷米普利）或血管紧张素Ⅱ 1 型受体拮抗药（ARB；缬沙坦）联用对糖尿病大鼠的 AER 和肾小球超微结构［GBM 宽度和 Vv（Mes/glom）］无影响[250]。以往的研究中，缓激肽 B2 受体拮抗药降低了糖尿病啮齿动物的超滤[251]和 AER[252]。已经表明，ACEI 对激肽释放酶 - 激肽系统的调节可能有助于缓激肽 B2 受体拮抗药的肾保护作用。ACEI 可减少血管紧张素Ⅱ的形成并诱导缓激肽蓄积[244, 253]。在 16 位 1 型糖尿病 DN 患者中进行了一项随机双盲交叉临床试验，分别使用 ACEI（依那普利）和 ARB（氯沙坦）2 个月后，未发现 AER、GFR 和 24h 血压有差异[254]，而与安慰剂相比，这两种药物均能降低 AER 和血压，但对 GFR 没有影响。这些研究表明，ACEI 的肾保护作用独立于缓激肽，因为 ARB 不会增加缓激肽的水平。然而，一项更大的临床试验表明，尽管在随机分组给予依那普利、氯沙坦或安慰剂的 1 型糖尿病正常白蛋白尿患者中，肾小球病变的进展速度没有差异，但相比其他两组，氯沙坦组的患者更常发展为微量白蛋白尿[255]。

4. *内皮素* 内皮素作为有效的血管收缩药以及正性心肌变力性和变时性药，会增加多种血管活性激素（如心钠素、醛固酮和儿茶酚胺）在血浆中的水平。它们由内皮细胞、上皮细胞和系膜细胞产生和分泌[256]。TGF-β、血管紧张素、缺氧和血流动力剪切力增加血管内皮细胞合成内皮素[257]。另一方面，内皮素可诱导 TGF-β 合成并刺激肾小球系膜细胞、平滑肌细胞和成纤维细胞增殖[256, 257]。高糖诱导大鼠肾小球系膜细胞[258]中内皮素 -1 的表达，并且内皮素通过 PKC 依赖的机制激活 MAPK［细胞外信号调节激酶（ERK1 和 ERK2）］[259, 260]。活性氧也可以增强糖尿病大鼠肾小球中内皮素 1 的产生，ROS 清除剂在体内外均可抑制内皮素 1 的产生[261]。内皮素还可以降低肾血流量和 GFR[262]。糖尿病大鼠尿中内皮素 -1 的排泄和 AER 高于对照组。内皮素 A 受体拮抗药[263]、胰岛素[264]和依那普利[265]治疗可降低糖尿病大鼠肾小球内皮素 -1 mRNA。给予内皮素 -A / 内皮素 -B 受体拮抗药而非内皮素 -A 受体拮抗药[263]，可以降低糖尿病大鼠的 AER[266]。相比于非糖尿病对照组，1 型和 2 型糖尿病患者尿中内皮素 1 排泄量较高，而糖尿病患者尿中的内皮素 1 与 AER 和血清白蛋白相关[267-268]。然而，其他研究发现与对照组相比，2 型糖尿病患者的血浆内皮素 -1 水平更高，尿中内皮素 1 排泄量更低[269-270]。与安慰剂相比，在 2 型糖尿病 DN 患者中，选择性内皮素 -A 受体拮抗药阿曲生坦降低了白蛋白尿而 GFR 无变化[271]，对 24h 血压和血脂状况也得到改善。这些效果不是永久的，并且在 30 天的清洗期后消失。在这项随机试验中，阿曲生坦使用 12 周后中止研究与研究本身没有显著相关，而是由于体液潴留相关事件的发生[271]。一项 2 型糖尿病患者的大型研究评估了另一种内皮素拮抗药阿伏森坦对肾脏硬结局（血清肌酐加倍、ESRD 或死亡）的作用，尽管发现蛋白尿减少，但由于阿伏森坦组中出现过多心血管事件（液体超负荷和充血性心力衰竭），试验被终止[272]。

为了明确先前讨论的途径（PKC、TGF-β、IGF、VEGF 等），重要的是证明在非糖尿病动物中因这些途径的激活而发生典型 DN 病变（由成熟的电子显微镜形态学技术定义），或通过在糖尿病动物或人类中用特定抑制药治疗后起预防作用。

5. 肿瘤坏死因子　肿瘤坏死因子 α（TNFα）是肿瘤坏死因子中最为熟知的成员。TNFα 具有多种功能。TNFα 与两个受体即 TNF 受体 1（TNFR1）和 TNF 受体 2（TNFR2）结合。1 型糖尿病正常蛋白尿患者早期 GFR 丧失与循环中的 TNFR1 水平独立相关，而与 TNFα 水平无关[273]，升高的血浆 TNFR1 和 TNFR2 浓度预示 2 型糖尿病正常蛋白尿患者会发展为 ESRD[274]。

（四）氧化应激

糖尿病中氧化应激增强[275]。氧化应激是否在 DN 的发病机制中起主要作用一直存在争论[276]。当在体外暴露于高糖条件下时，患有 DN 的 1 型糖尿病患者的皮肤成纤维细胞未显示出预期的 mRNA 表达增加和过氧化氢酶和谷胱甘肽过氧化物酶（两种抗氧化酶）的活性增加[277]。过氧化氢酶将过氧化氢（H_2O_2）转化为氧气和水，而谷胱甘肽过氧化物酶则可以降低过氧化物和超氧化物（$O_2°$）的水平。谷胱甘肽过氧化物酶需要高细胞水平的还原型谷胱甘肽才能有效。在 1 型糖尿病 DN 患者的细胞中，由于暴露于高糖，脂质过氧化增加[277]。这些发现表明 1 型糖尿病 DN 患者氧化应激的增加至少部分与抗氧化酶对高糖的反应减弱相关。在 1 型糖尿病患者的家人也存在氧化应激增强[278]，这表明异常的氧化还原状态可以在糖尿病发作之前发生。有趣的是，红细胞谷胱甘肽的含量与 Na^+/ H^+ 交换子（NHE）活性相关[279]，这将氧化应激与 DN 风险相关的离子转运系统联系起来。

氧化应激、NO 产生和内皮功能障碍之间存在关联[280, 281]。内皮源性的 NO 是一种有效的血管扩张药，还具有抗动脉粥样硬化的特性[282]。肾小球毛细血管内皮细胞产生的内源性 NO 可能会调节这些细胞以及肾小球系膜细胞产生 TGF-β[281]。剪切应力和脉管扩张[283]、缺氧[284]，以及乙酰胆碱和缓激肽等激动药可刺激内源性 NO 的合成。暴露于高浓度葡萄糖会增加 eNOS 基因表达和 NO 释放，同时增加 $O_2°$ 的产生[286]。$O_2°$ 失活以及与 NO 反应形成过氧亚硝酸盐（一种强氧化剂）[286]，导致内皮功能障碍[287]。在高糖条件下 NO 介导的血管舒张作用可被超氧化物歧化酶（将 $O_2°$ 转化为过氧化氢的清除剂）[288]削弱，进一步证实了这种关联。在高糖条件下生长的肾小球系膜细胞中，NO 抑制 TGF-β 活性并消除了 TGF-β1 mRNA 和胶原合成的增加。此外，体外实验中，刺激 iNOS 发挥活性作用降低了大鼠系膜细胞中胶原和纤连蛋白的累积[289]。NO 也可调节这些细胞中 MMP-2 的活性[290]。在糖尿病模型中已经观察到，基础和刺激后的 NO 释放降低，并且 NO 的生物利用度和血管平滑肌细胞的反应性降低。高血糖症可能通过多种机制引起这些异常，包括晚期糖基化终产物（AGE）产生增加，多元醇途径和 PKC 活性以及氧化应激增加，这些将在下文进一步阐述。AGE 在体内外均可削弱 NO [291]，降低其生物利用度并削弱 NO 对肾小球膜细胞的抗增殖作用 [292]。有趣的是，在糖尿病大鼠中，AGE 交联抑制药氨基胍抑制 NO [293] 并恢复内皮依赖性舒张 [291]。在慢性高血糖症中醛糖还原酶活性的增加会导致 NADPH 降低（NOS 的重要辅助因子），从而导致 NO 的产生减少 [280]。PKC 升高也可能导致内皮依赖性舒张功能受损 [294]。

因此，多种途径引起高血糖致细胞内 ROS 增加 [295]，包括：①葡萄糖自氧化；②由 Amadori 产物形成的烯二醇氧化生成过氧化氢（H_2O_2）；③线粒体将 NADH 氧化为 NAD^+ 或在前列腺素生成过程中形成的 $O_2°$ ［前列腺素合酶利用 NADH（和 NADPH）生成 $O_2°$ ］。H_2O_2 和羟基（•OH）均可衍生自 $O_2°$ 。线粒体过氧化物的过度产生刺激醛糖还原酶的活性，从而引发二酰基甘油的从头合成，进而激活 PKC。活性氧也可以启动胞内 AGE 的形成（图 54-14）。线粒体电子传输系统抑制药和锰超氧化物歧化酶（一种可以清除线粒体基质中 ROS 的酶）可以抑制继发于高血糖症的 ROS 产生。这些药物还可以防止高糖诱导的 PKC 和 NF-κB 活化、甲基乙二醛衍生的 AGE 的形成以及山梨糖醇通过多元醇途径的累积。这强烈表明，ROS 不仅是高血糖引起损害的必需条件，而且可能联系 DN 的几种病理生理学假设。最近的研究将高糖诱导的细胞转移至正常葡萄糖培养基后发现，体外 NF-κB p65 单位表达的持续增加是由表观遗传修饰引起的。高血糖介导的并通过线粒体电子传输系统形成 ROS 后导致甲基乙二醛生成增加，进而引起表观遗传变化。甲基乙二醛是蛋白质交联中最活泼的二羰基 AGE 中间体，同时它可以在糖基化反应过程中再生成 ROS [296]。体外研究表明，抗氧化剂维生素 E 可以阻止高糖诱导的肾小球系膜细胞中 PKC、TGF-β 生物活性以及胶原蛋白和纤连蛋白合成的增加。另一种抗氧化剂牛磺酸（Taurine）也抑制暴露

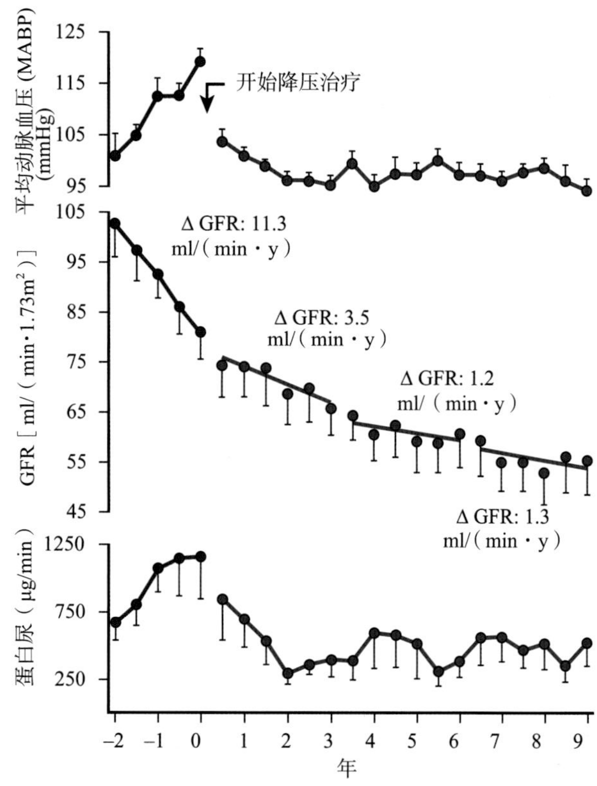

▲ **图 54-14　对 9 名 1 型糖尿病 DN 患者进行长期有效降压治疗**

治疗前（红线）和治疗期间（蓝线）平均动脉血压、GFR 和白蛋白的平均变化（经许可引自 Parving HH，Rossing P，Hommel E，Smidt UM：Angiotensin-converting enzyme inhibition in diabetic nephropathy：ten years experience. Am J Kidney Dis 26：99-107，1995.）

于高糖的大鼠系膜细胞中 PKC 活化 [215]、TGF-β 升高 [215] 和胶原蛋白累积 [298]。相反，维生素 E 并没有改变 TGF-β 诱导的肾小球系膜细胞基质蛋白合成的增加 [215]。用抗氧化剂治疗糖尿病大鼠显示出矛盾的结果。糖尿病大鼠用硒和维生素 E [299] 或另一种抗氧化剂（尼替卡朋）处理后，AER、超滤和肾小球病变得到改善。腹膜内注射维生素 E 也可以预防糖尿病大鼠肾小球中甘油二酯含量、PKC 活性以及滤过率和滤过分数的增加，并改善 AER [301]。然而在另一项动物研究中，牛磺酸治疗后发现蛋白尿、球内皮细胞肥大、肾小球硬化和肾小管间质纤维化减少，并且肾小球 IV 型胶原染色未加深，而维生素 E 治疗后则发现极高的死亡率和更严重的肾脏损害 [302]。另一项研究表明，N- 乙酰半胱氨酸可阻止链脲佐菌素诱发的糖尿病大鼠肾小球体积增加，而牛磺酸则不能 [303]。在一项随机、双盲、安慰剂对

照的 2 型糖尿病患者的临床试验中，维生素 E 与维生素 C 联合使用 3 个月可降低 AER [304]。需要进一步研究评估长期服用维生素 E 对糖尿病患者肾功能的影响。4 周吡非尼酮（一种抗纤维化剂）的使用，可通过降低 TGF-β 启动子活性和 TGF-β 蛋白分泌来调节小鼠肾小球系膜细胞 ECM，并抑制 TGF-β 诱导的 Smad2 磷酸化和 ROS 生成，从而显著减少肾小球系膜基质扩张以及肾基质基因的表达，但不影响 db/db 小鼠的蛋白尿 [305]。在一项为期 54 周的随机、双盲、安慰剂对照研究中，纳入 77 例 GFR 降低［20～75ml/（min・1.73m^2）］的微量白蛋白尿或大量白蛋白尿患者，与安慰剂组相比，随机分配吡非尼酮（1200mg/d）的受试者的 GFR 得以保留，而大剂量吡非尼酮（2400mg/d）和安慰剂组的 GFR 的变化无差异 [306]。这项研究中，血浆炎症和纤维化生物标志物的基线水平与 GFR 基线水平显著相关，但不能预测对治疗的反应 [306]。这些结果表明吡非尼酮可能有望治疗显性 DN。

口服抗氧化剂炎症调节剂 Bardoxolone methyl 可激活 Keap1-Nrf2 途径 [307]，短期（8 周）[308] 和更长（52 周）的治疗对 CKD 和 2 型糖尿病患者有效。但是由于与安慰剂组相比，随机分配 Bardoxolone 的患者因心力衰竭导致住院风险增加，因此一项较大的随机试验［包括 2185 名 2 型糖尿病并且 GFR 在 15～30ml/（min・1.73m^2）的患者］被提前终止（平均随访 9 个月）。

（五）糖基化产物

葡萄糖等还原糖与游离氨基、脂质或核酸之间的非酶促反应（称为美拉德反应）是糖尿病的主要代谢反应之一 [311, 312]。糖尿病患者的许多蛋白质，包括血红蛋白 [313]、白蛋白 [312]、低密度脂蛋白 [314]、红细胞膜蛋白 [315] 和晶状体 [316]，都发生非酶糖基化反应，导致这些分子的理化性质发生改变。通过不稳定席夫碱加合物的形成和分子内 Amadori 重排，早期糖基化过程生成稳定的葡萄糖修饰蛋白。Amadori 产物构成了大多数血浆葡萄糖修饰蛋白，并且已经定义了其中一些修饰蛋白的受体 [317]。美拉德反应产物的进一步修饰，导致分子间和分子内交联以及 AGE 的形成。这些反应很复杂，读者可以参考一些优秀的综述以获取更多详细信息 [318, 319]。

在高糖条件下，肾细胞的 TGF-β [143, 320, 321] 和 PKC [218, 322] 系统上调，并且 ECM 过度生产 [217, 323]。即使在没有高糖培养基的情况下，Amadori 糖基化蛋白也具有相似的作用。暴露于糖化胎牛血清的肾小球上皮细胞中层黏连蛋白和 GBM 抗原增加、I 型胶原和纤连蛋白不变、胶原酶活性降低 [324]。体外实验中，比起只有任意一种处理，糖化白蛋白和高糖共同导致 TGF-β1、Ⅱ型 TGF-β 受体、α1（IV）胶原和纤连蛋白 mRNA 的表达增加更多 [325, 326]。此外，糖化白蛋白抗体可防止暴露于糖化白蛋白的啮齿动物内皮和肾小球系膜细胞中纤连蛋白和 IV 型胶原的表达增加 [311, 325, 327]。对 db/db 糖尿病小鼠使用抗糖化白蛋白抗体，可降低血浆糖化白蛋白浓度、降低 AER 并改善肾小球系膜病变 [328, 329]。在 db/db 小鼠中，尽管持续存在高血糖，但用糖化白蛋白形成抑制药（EXO-226）治疗仍可正常化糖化白蛋白血浆浓度、降低 AER、防止 GFR 下降，以及降低 MM 累积和 α1（IV）胶原的皮质 mRNA 表达 [330]。PKC 或 PKC-β 总体活性受阻可阻止糖化白蛋白诱导的 IV 型胶原生成增加 [219, 220]，这与 PKC（尤其是 β 亚型）在糖化白蛋白诱导的 ECM 累积中起作用有关。1 型糖尿病患者的血浆糖化白蛋白水平高于非糖尿病对照组，而 1 型糖尿病 DN 患者的血浆 Amadori 白蛋白水平高于正常白蛋白尿患者 [331]。但是，Amadori 糖化蛋白在糖尿病肾病进展作用的研究得出了矛盾的结论 [332-334]。

糖基化产物的累积可能是糖尿病并发症发展的主要因素 [335-337]。AGE 升高可刺激各种生长因子（包括 IGF-1 和 TGF-β）的合成。AGE 蛋白与其受体在细胞表面的结合在体外诱导细胞内氧化反应，其特征是 NF-κB 升高 [338]。

糖尿病引起的肾小球改变的标志是肾小球系膜扩张，这主要是由于 ECM 增加所致。形成或降解基质时，暴露于高糖的肾小球系膜细胞表现为肾小球系膜降解率降低 [339]，从而导致 ECM 累积 [340]。暴露于糖化牛血清白蛋白的人和大鼠肾小球系膜细胞显示 IGF-1、IGF-1I 和 TGF-β1mRNA，IGF-1 和 TGF-β 蛋白，以及 ECM 蛋白（层黏连蛋白、Ⅳ型胶原和纤连蛋白）和 mRNA 增加。氨基胍或 AGE-受体 1 拮抗药可阻止这些改变[341]。高糖和糖化牛血清白蛋白均可增加大鼠系膜细胞中 AGE- 受体的表达[342]。糖尿病的诱导可增加大鼠肾小球系膜细胞 AGE 受体 mRNA 的表达和免疫组化染色[342]。此外，腹膜内 AGE 修饰的小鼠白蛋白会增加肾小球 TGF-β1 和 ECM 成分 mRNA[343]，并引起肾小球肥大。氨基胍降低了这些作用[343]，氨基胍口服治疗还可以正常化糖尿病大鼠的 IGF-1 和 IGF 结合蛋白的肾脏 mRNA 表达[344]。氨基胍也可以减少白蛋白尿，并且可以减少糖尿病大鼠主动脉、肾小球和肾小管中胶原相关荧光的增加[337]。在这项研究中，氨基胍防止 Vv（Mes/glom）升高，但并未防止 GBM 增厚。然而，另外一项研究发现氨基胍可改善糖尿病大鼠的 GBM 增厚，但不能改善 Vv（Mes/glom）[345]。在类似的研究中（MW Steffes，M Mauer，暂未发表数据），严重的长期糖尿病的大鼠中，氨基胍未能逆转 GBM 增厚和肾小球系膜扩张。进展期糖化的新型抑制药已显示出与氨基胍相似的肾脏保护作用[346-348]。在 2 型糖尿病动物模型中，未改变血糖水平，OPB-9195 降低肾 TGF-β1、VEGF 和Ⅳ型胶原 mRNA 的表达，肾小球 TGF-β1、VEGF、Ⅳ型胶原蛋白和 AGE 免疫反应性，白蛋白尿和进行性肾小球硬化症[349, 350]。此外，在 1 型糖尿病微量白蛋白尿患者中，血清 AGE 水平是早期结构性肾小球病变进展［Vv（MM/glom）］的独立预测因子[351]。第二代 AGE 抑制药 Pimagedine 可减少 1 型糖尿病蛋白尿患者尿蛋白的排泄，并降低初始血清肌酐低于 1.5mg/dl 的患者肌酐翻倍的概率[352]。在一项随机、双盲、安慰剂对照研究中，基线时患有肾病和视网膜病变的 1 型糖尿病患者中，Pimagedine 显著降低蛋白尿和 GFR 下降率[353]。而且，经 Pimagedine 治疗的患者几乎没有发生三步或更严重进展性视网膜病变得分（糖尿病性视网膜病变的早期治疗研究）[353]。然而，一些接受高剂量 Pimagedine 的患者会发展为肾小球肾炎[353]。在一项 52 周的安慰剂对照、随机对照试验中，在 2 型糖尿病蛋白尿患者中，吡哆酮（一种新的 AGE 形成抑制药，能清除 ROS 和有毒的壬酰基）未能保留肾功能。然而，吡哆酮可能对低级别病变的 DN 患者具有保护作用[354]。

糖基化在 DN 的发病机制和治疗策略中的作用有待进一步研究。然而，糖基化是一个非酶促过程，取决于血糖的持续时间和程度，这一事实目前尚无法解释为什么只有大约一半血糖控制很差的患者会出现临床 DN[355]。

（六）醛糖还原酶活性增加

醛糖还原酶是一种催化葡萄糖在多元醇途径中还原为山梨糖醇的酶（图 54-14），与 DN 和其他微血管并发症相关。并非在所有哺乳动物细胞中都存在醛糖还原酶，但其存在于糖尿病并发症的所有目标组织中。这些组织包括肾脏、晶状体、视网膜毛细血管壁炎、血管内皮和周围神经（施万细胞）。醛糖还原酶活性的增加导致山梨糖醇的累积，山梨糖醇在山梨糖醇脱氢酶作用下以 NAD^+ 为底物进一步转化为果糖。NAD^+/NADH 比值降低，以及 3- 磷酸甘油醛向 1，3- 双磷酸甘油酯的转化被阻止，从而剩余更多的底物（3- 磷酸甘油醛）用于合成 α-甘油磷酸（二酰基甘油前体）。正如所讨论的，二酰基甘油是一种 PKC 活化剂，可以调节 ECM 的合成和清除。同样，醛糖还原酶活性的增加会消耗 NADPH，导致谷胱甘肽减少或耗尽。如前所述，谷胱甘肽过氧化物酶使用谷胱甘肽来还原过氧化物或 O_2，产生氧化型谷胱甘肽。谷胱甘肽也可作为羰基化合物的解毒剂[276]。高渗刺激醛糖还原酶基因表达，并且激酶（p38-MAPK 和 ERK）似乎参与了该反应的调节[356]。葡萄糖和 H_2O_2 在体外激活 p38-MAPK，提示葡萄糖增加可能贡献醛糖还原酶表达增加，与高渗条件无关。

PKC 还具有控制醛糖还原酶基因转录的作用[357]。此外，ROS 降低 NO 含量，从而激活醛糖还原酶。醛糖还原酶活性的增加也可能会损害肾脏的自我调节[358]。醛糖还原酶抑制药可防止高糖暴露的人肾近端肾小管细胞中Ⅳ型胶原和纤连蛋白的累积[359]。醛糖还原酶抑制药对糖尿病动物治疗的结果存在差异[360-362]。一项研究表明，其可以预防肾脏和肾小球肥大，但不能预防 GBM 增厚[363]，另一项研究发现其可以预防肾小球系膜的扩张[364]。在糖尿病大鼠中，醛糖还原酶抑制药托瑞司他可以预防 GFR、AER 升高以及肾小球肥大，并且可以缓解基底膜样物质的累积，但对于系膜扩张无治疗效果[365]。在1型糖尿病 DN 患者的外周血单核细胞中醛糖还原酶 mRNA 水平升高，而在糖尿病无肾病的患者中则不升高[366]。在人体研究中，醛糖还原酶抑制药对改善肾脏微血管并发症有部分[367-369]或没有[370, 371]作用。

（七）Steno 假说

根据 Steno 假说，白蛋白尿反映广泛的血管损伤[372]。高血糖症通过减少硫酸盐的合成并降低其水平，可部分地降低硫酸乙酰肝素[373]（肾小球基底膜的主要糖胺聚糖成分）[374]。降低的肾硫酸乙酰肝素可降低肾小球毛细血管壁的静电电荷屏障[375]。在糖尿病大鼠[376]和人类[377]中观察到异常的肾小球电荷选择通透性，提示肾小球毛细血管壁蛋白聚糖的丢失可能是造成这种情况的原因，即初始时带负电荷的白蛋白排泄增加[374, 378]。硫酸乙酰肝素的变化也与其他糖尿病并发症有关[379, 380]。对于体外暴露于高糖的肾小球系膜细胞，改良的肝素糖胺聚糖制剂可能通过抑制葡萄糖诱导的 PKC 活化从而抑制 TGF-β1 过表达[381]。补充肝素可部分逆转暴露于高糖的人和鼠细胞中 α1（IV）胶原、MMP-2 和 TIMP-2 的平衡关系[382]。动物研究表明，皮下给予低分子肝素可能通过诱导硫酸乙酰肝素的合成而防止糖尿病大鼠中 AER、GBM 和 α1（IV）胶原蛋白的表达和沉积的增加[383-385]。在1型[386-389]或者2型[390]糖尿病微量白蛋白尿以及蛋白尿的患者中，皮下使用低分子肝素或类似药物治疗后 AER 减少，但结果仍存在争议[391]。Danaproid 是主要由硫酸乙酰肝素组成的硫酸化糖胺聚糖的混合物，不仅降低了1型糖尿病蛋白尿患者的 AER[388]，而且还降低了视网膜硬性渗出[392]。Sulodexide 是 80% 硫酸乙酰肝素和 20% 硫酸皮肤素的糖胺聚糖混合物，推测可以恢复 GBM 糖蛋白含量，在实验性糖尿病模型中观察到蛋白尿减少。然而，在一项针对 149 名2型糖尿病微量白蛋白尿患者的随机双盲试验中，6个月的治疗并没有观察到白蛋白尿降低[393]。在更大型的安慰剂对照双盲2型糖尿病微量白蛋白尿[394]或大量白蛋白尿[395]研究中，证实了该治疗对白蛋白尿无效。从较早的讨论中还可以清楚地看出，正常肾小球选择通透性的患者会出现典型的 DN 病变（请参阅本章前面的“糖尿病肾脏结构”部分）。因此，对于 DN 病变的发生，可测量的异常肾小球选择通透性不是必需的。

维生素 D 水平也与慢性肾脏疾病有关。对慢性肾脏病患者的多变量分析显示，较低的骨化三醇水平与较高的糖尿病和白蛋白尿风险，以及较低的 GFR 风险密切相关[396]。维生素 D 受体敲除型糖尿病小鼠存在严重的白蛋白尿、GBM 增高和足细胞剥脱[397]。在临床前期模型中，维生素 D 受体的选择性激活药帕立骨化醇降低白蛋白尿并延缓肾脏损伤的进程[398-400]。此外，在 STZ 治疗的糖尿病 DBA/2J 小鼠中，联合使用帕立骨化醇和 ARB（氯沙坦）可以阻断白蛋白尿的发展、维持肾小球滤过屏障的结构，并减少与肾脏肾素表达降低相关的肾小球硬化[401]。在大型安慰剂对照的双盲试验中，患有2型糖尿病蛋白尿的患者接受 RAS 阻断药联合帕立骨化醇 2μg/d 治疗 24 周，与安慰剂相比白蛋白尿降低[402]。

总之，已经提出了几种机制来解释糖尿病肾脏并发症的发展。多种途径相互作用并且参与了基因调控的过程。分子生物学、遗传学和表观遗传学的最新进展有望带来有关 DN 发病机制的新见解。这些进展将使我们能够及早发现有 DN 风险的患者或可避免患 DN，并有望基于对 DN 病理生理基础的了解而制订具体的预防策略。此外，DN 损伤是可逆的，这提示在治疗时应该以恢复肾脏已损失的功能或防止进一步损失为目的，从而刺激肾脏的修复能力。

六、治疗

DN 的主要预防和治疗措施包括血糖控制、血压控制、降脂和限制蛋白饮食。接下来将从以下角度讨论这些治疗方式，包括从正常白蛋白尿发展至微量白蛋白尿（一级预防）、微量白蛋白尿至蛋白尿（二级预防），以及从蛋白尿转变为 ESRD（三级预防）。

（一）血糖控制

1. 一级预防　在实验性糖尿病中，通过胰岛素治疗或 B 细胞移植实现的严格血糖控制可使超滤、过度灌注和肾小球毛细血管高血压正常化，并且降低 AER 的升高速度[403]。短期接近正常的血糖控制可降低 1 型糖尿病正常蛋白尿患者的 GFR、肾血浆流量（RPF）、AER 和肾肥大。最初在几项较小的 1 型糖尿病患者研究中，长期严格血糖控制的有益效果得到了证明，并且一项 Meta 分析表明在强化血糖控制组中，从正常白蛋白尿到微量白蛋白尿的比值比为 0.22～0.40[405]。然而，在一些研究中，强化治疗的严重低血糖发生频率更大[405]。此外，严格控制血糖的情况下，视网膜病变最初会恶化，但随访后发现视网膜病变的进展比传统治疗组缓慢[406]。DCCT 证实和扩展了这些发现[407]，当主要和次要预防队列合并时，强化治疗可减少 39%（95% CI 21%～52%）微量白蛋白尿发展、54%（95% CI 19%～74%）白蛋白尿发展。尽管取得了这些好结果，但在 6.5 年的强化治疗期间，一级预防队列中 16% 的 1 型糖尿病患者和二级预防队列中 26% 的患者发生了微量白蛋白尿。此外，本研究仅包括依从性好的患者，他们为获得此类结果付出了巨大的努力。EDIC 中 DCCT 队列的随访表明，研究结束时严格的血糖控制未得以维持，并且 4 年后，强化治疗和常规治疗的患者间的糖化血红蛋白水平几乎相同[408]。有趣的是，尽管最初分配在强化治疗组的患者在 DCCT 结束后血糖控制恶化，但最初分配在常规治疗组的患者血糖控制有所改善。也许更有趣的是，EDIC 还证明了严格血糖控制的益处只能持续到 DCCT 试验结束[408]。

熊本研究表明，严格的血糖控制对日本 2 型糖尿病患者从正常白蛋白尿向微量白蛋白尿和大量白蛋白尿的进展具有有益的影响[409]。UKPDS 证实并推广了这一点，证明了严格的血糖控制对逐步控制微量白蛋白尿和显性蛋白尿的发展具有有益作用[32]。最近的“糖尿病和血管疾病的作用”（ADVANCE）再次证实了这些结果。

2. 二级预防　血糖控制不佳是微量白蛋白尿发展为大量白蛋白尿的危险因素，但如 Parving[403] 所述，严格血糖控制对 1 型糖尿病患者微量白蛋白尿的进展 / 恢复影响的干预研究显示出相矛盾的结果。这些研究的随访时间可能太短，因为 UKPDS 研究记录了在 15 年的随访期内对蛋白尿发展和血浆肌酐增加 1 倍的渐进性有益作用[32]。胰腺移植后的 1 型糖尿病患者，血糖维持正常 5 年并未改善肾小球病变，但 10 年后肾小球病变逆转[411]。在成功胰腺移植的 10 年后发现，5 例最初为微量白蛋白尿或大量白蛋白尿的患者中有 3 例是正常白蛋白尿，其余 2 例患者的 AER 降低[411]。

有微量白蛋白尿的患者发生大量白蛋白尿和早期心血管疾病的风险增加。在 2 型糖尿病微量白蛋白尿患者中，加强多因素干预（针对高血糖、高血压、血脂异常和微量白蛋白尿的药物和非药物疗法）显著降低了微血管（肾病、视网膜病和自主神经病）和大血管并发症（致命和非致命性的心血管疾病以及整体死亡率）的发展速度[412-414]。

3. 三级预防　在大多数前瞻性观察性研究中，血糖控制与 DN 的发展之间存在关联[403, 415-417]。相比之下，干预性研究未能证明改善血糖控制对 1 型糖尿病肾病患者肾损害进展的有益作用。在这些研究中，血糖控制的改善不影响 GFR 下降率、蛋白尿和动脉血压升高。应该强调的是，到目前为止没有一项试验是随机的，并且接受研究的患者人数很少。

（二）血压控制

1. 一级预防　在大多数观察性研究中，动脉血压升高是微量白蛋白尿的危险因素，其中夜间血压升高最为有害[18]。如前所述（请参阅“糖尿病肾病的发病机制”部分），即使在正常血压的糖尿病动物中，肾小球高压可能是糖尿病性肾小球病变发病机制中的重要因素，这表明在不伴随肾小球毛细血管压降低的情况下降低全身血压可能不足以预防肾小球损伤[418-420]。在正常血压[418-419]而非高血压[421]模型中，与其他降压药（肼苯哒嗪和氢氯噻嗪或钙通道阻滞药硝苯地平）相比，ACEI 阻滞肾素 - 血管紧张素系统并且降低肾小球毛细血管压，对预防肾小球损害更为有效。

与安慰剂相比，ACEI 对血压正常的 1 型和 2 型糖尿病正常白蛋白尿患者进展为微量白蛋白尿没有显示出有益的作用[422-424]。在糖尿病适当血压控制（ABCD）试验中，对正常血压（BP < 160/90mmHg）的2型糖尿病患者积极控制血压，对白蛋白尿、视网膜病变和脑卒中的发生具有有益作用[425]。无论使用依那普利还是尼索地平作为降低初始血压的用药，其结果均相同。

一般而言，当前指南不推荐使用降压药（ACEI或其他药物）对血压正常（BP < 130/80mmHg）的糖尿病正常白蛋白尿患者进行一级预防[426]。但是，在一项针对1型糖尿病正常白蛋白尿、正常血压患者的多中心随机试验中显示，与安慰剂相比，使用活性药物ACEI或ARB对视网膜病变的进展速度有好处[427]。在这项为期5年的随访研究中，各组之间的DN病变进展率没有差异[427]。

在患有2型糖尿病的高血压、白蛋白尿患者中，将ACEI与二氢吡啶类钙拮抗药[428, 429]或β受体拮抗药[430]进行了比较。这些研究报道的因降压带来的肾脏保护作用相类似，并且肾脏保护作用独立于ACEI的作用。此外，经过6年的随访，UKPDS研究报道，随机分配在严格血压控制组的患者中，微量白蛋白尿的风险降低了29%（$P < 0.009$），而蛋白尿的风险降低了39%（$P=0.061$）[430]。Bergamo肾脏病糖尿病并发症试验（BENEDICT）表明，ACEI可降低2型糖尿病正常白蛋白尿高血压患者的血压和微量白蛋白尿的发展。相比之下，单独使用维拉帕米的作用与安慰剂相似[431]。在ADVANCE研究中，ACEI（培哚普利）和利尿药（吲达帕胺）的组合减少了21%（95% CI 14%～27%）正常血压和高血压2型糖尿病患者微量白蛋白尿的发病率[432]。

2. 二级预防　评估1型糖尿病中微量白蛋白尿进展速度的大多数研究都研究了ACEI的作用。一项Meta分析纳入了至少持续1年的12项试验，包括698名1型糖尿病微量白蛋白尿患者，与安慰剂相比，ACEI将发展为大量白蛋白尿的风险降低了62%（95% CI 43%～75%）[433]。在2年时，服用ACEI患者的AER比接受安慰剂的患者低50%，而回归正常白蛋白尿的概率比接受安慰剂的患者高3倍[433]。8年的随访研究表明，ACEI对白蛋白尿进展有有益作用并且与维持正常GFR有关[434]。在2个月冲洗后，AER水平与安慰剂组相同。即使AER降低，形态变化仍然可能恶化，因此已经有讨论AER的变化是否是有效的终点。然而，对1型糖尿病微量白蛋白尿和2型糖尿病早期糖尿病肾小球病患者的研究证实，阻断肾素－血管紧张素系统的药物对肾小球结构变化具有有益的影响[435-437]。此外，在1型糖尿病患者中，旨在筛查微量白蛋白尿并开始使用降压药进行干预的计划具有成本效益，因为这样的方案可能挽救生命并带来可观的经济效益[438]。但是，正如本章开头已经讨论的那样，微量白蛋白尿并不是DN风险的精确预测指标。

在2型糖尿病患者中，同样也评估了ACEI对微量白蛋白尿进展的影响。对94名2型糖尿病血压正常的微量白蛋白尿患者进行的为期5年的随机随访研究表明，依那普利治疗的患者只有12%发生DN，而安慰剂组为42%[439]。依那普利组肾功能较稳定，安慰剂组下降了13%[439]。随后的研究也显示了ACEI对AER和GFR的有益作用，但在这些研究中未进行洗脱[425, 440-442]。

2型糖尿病高血压微量白蛋白尿患者中，降压治疗对肾病的进展具有有益作用[414, 424, 428-430, 443-445]。阻断肾素－血管紧张素系统的药物对肾脏功能的有益作用超出了对全身血压的作用[414, 424, 428-430, 443-445]。但是，有限的检验效能及较短的持续时间可能解释了不同试验获得的不同结果的原因。为了阐明这一点，在2型糖尿病受试者接受厄贝沙坦治疗微量白蛋白尿（IRMA 2）试验中，对590例2型糖尿病高血压微量白蛋白尿患者评估了ARB（厄贝沙坦）的疗效[446]。2年后，5.2%接受300mg厄贝沙坦的患者进展为大量白蛋白尿，而安慰剂组为14.9%，实验组进展为大量白蛋白尿的风险降低了70%（95% CI 59%～86%）。如子研究所示[447]，该研究结果独立于24h血压[447]。该研究还证明，恢复到正常白蛋白尿的比例增加，这与2型糖尿病患者肾功能下降较慢有关[29]。此外，在常规降压方案中加入厄贝沙坦治疗具有经济效益[448]。另一项研究证明，与安慰剂相比，厄贝沙坦治疗对炎性标志物有影响，包括降低超敏C反应蛋白（hs-CRP）和纤维蛋白原水平，以及小幅度升高白细胞介素6（IL-6）水平。

IL-6 的变化与 AER 的变化有关[449]。由于 IRMA 2 研究表明厄贝沙坦对微量白蛋白尿的进展具有剂量依赖性（每天 150mg vs. 300mg），因此随后进一步研究并证明了在 2 型糖尿病微量白蛋白尿患者中使用超高剂量厄贝沙坦（每天 900mg）可以增强肾脏保护作用[450]。

除微血管并发症外，心血管疾病的发病率和死亡率也是 2 型糖尿病患者的主要负担，并且其风险随着 AER 的增加而增加[451]。在 STENO-2 研究中，对 2 型糖尿病微量白蛋白尿患者进行了多因素干预与常规治疗的比较[413]。多因素干预包括生活方式改变（运动、饮食、戒烟）；针对多种危险因素的多药干预，如高血糖、高血压、微量白蛋白尿（使用肾素 - 血管紧张素系统阻断药），以及阿司匹林。经过 8 年的随访，强化治疗组的患者患心血管疾病［53%（95% CI 27%～76%）］、肾病［风险比 0.39（95% CI 0.17%～0.87%）］、视网膜病变［风险比 0.42（95% CI 0.21%～0.86%）］和自主神经病变［风险比 0.37（95% CI 0.18%～0.79%）］的风险更低。通过多因素干预，这些效应在研究结束后的 5 年内持续或放大，并且 ESRD 的发生显著降低[412]。更重要的是，强化治疗组的死亡率降低了［风险比 0.54（95% CI 0.32%～0.89%）］，相应地，绝对危险度降低了 20%[412]。总之，针对 2 型糖尿病和微量白蛋白尿患者的多危险因素进行的长期强化干预措施可以降低死亡率，以及降低 50% 的心血管疾病和微血管事件的风险。

1995 年发表了关于 DN 的检测、预防和治疗的共识报告，特别提到了微量白蛋白尿[452]。推荐改善血糖控制（HbA1c 低于 7.5%～8%）并使用 ACEI 治疗。最近，对这些策略的实施情况的审核表明，最初的短期随机临床试验的有益结果在临床实践中得以确认并维持 10 年[453]。

3. 三级预防　30 多年前，Mogensen 就描述了 DN 患者的动脉血压与肾功能下降之间的关系[454]。此后不久，Mogensen 和 Parving 报道了长期抗高血压治疗对 1 型糖尿病蛋白尿高血压患者的有益作用[6, 455–457]。在 9 年的美托洛尔、呋塞米和肼苯哒嗪治疗期间[457]，GFR 和 AER 逐渐改善，这表明长期治疗会使某些患者肾功能丧失的进展减慢（每年 ΔGFR ≤ 1ml/min）（图 54-13）。在非糖尿病性肾脏疾病[458]中也证明了对 ΔGFR 相同的逐步获益作用。最近又证明了接受积极降压治疗的 1 型糖尿病蛋白尿患者中，一部分患者（22%）实现肾功能的稳定（每年 ΔGFR ≤ 1ml/min）[459]。在 108 位参与卡托普利合作研究的 1 型糖尿病患者中有 8 位患者蛋白尿缓解（≤ 1g/24h）维持了至少 1 年[460]。对 321 位 1 型糖尿病肾病患者的长期前瞻性观察研究证实并扩展了这些发现[461]。缓解组的特征是 DN 进展缓慢和心血管风险改善。更重要的是，这项前瞻性研究表明，在有或没有 ACEI 的情况下，通过积极的降压治疗实现的 1 型和 2 型糖尿病肾病蛋白尿的缓解与 ESRD 病程进展缓慢和生存率显著提高有关[462–463]。

1992 年，Björck 及其同事在一项针对 1 型糖尿病 DN 患者的随机、开放研究中比较了 β 受体拮抗药和 ACEI 对 GFR 下降的影响。该研究表明，ACEI 对 DN 有肾脏保护作用（即对肾功能的有益作用超出了仅通过降压所预期的作用）[464]。这一发现得到了 Captopril 合作研究小组的证实和扩展，与接受传统降压治疗的患者（该试验排除了钙通道阻滞药）相比，接受 ACEI 卡托普利[7]的 1 型糖尿病肾病患者的血清肌酐翻倍的风险显著降低了 48%（95% CI 16%～69%）。另一项研究表明，ACEI 或长效二氢吡啶钙拮抗药用以治疗 1 型糖尿病高血压患者 4 年，对 DN 的进展产生了类似的有益作用[465]。

尽管 ACEI 对 1 型糖尿病 DN 患者具有肾脏保护作用，但直到最近才在 2 型糖尿病患者中获得类似数据[403]。两个大型的跨国、双盲、随机、安慰剂对照试验，在患有蛋白尿和血清肌酐升高的 2 型糖尿病高血压患者中使用 ARB，采用血管紧张素Ⅱ拮抗药洛沙坦（RENAAL）和厄贝沙坦的糖尿病肾病试验（INDT）来降低 NIDDM 终点[33, 34]。试验中，主要结局是基线血清肌酐浓度加倍、ESRD 或死亡。

两项研究均发现，主要结局的相对危险度显著降低了 16%～20%[33, 34]。不良反应发生的频率较低，并且只有不到 2% 的患者因严重的高钾血症而不得不停止 ARB。根据这两项具有里程碑意义的研究得出的结论是，氯沙坦和厄贝沙坦在 2 型糖尿病肾病患者中具有明显的肾脏益处。这种保护至少部分地与血压降低无关。对2型糖尿病患者的3项ARB试验，即针对微量白蛋白尿患者的IRMA 2 [446] 和针对蛋白尿患者 [33, 34] 的RENAAL和IDNT，进行Meta分析 [466] 表明，与对照组相比，心血管事件的风险显著降低（15%）。

肾保护治疗在DN患者中的个体反应范围很广。从临床角度来看，近期开始的治疗方式（如降压治疗）对肾功能远期效果的预测能力将具有巨大的价值，因为这可以早期识别需要强化或替代治疗的患者。两项有关常规降压治疗和ACEI的研究发现，白蛋白尿（替代终点）的最初下降预示着长期治疗对DN（主要终点）GFR下降率的有益效果 [467, 468]。这些发现已在糖尿病 [416, 469] 和非糖尿病 [470, 471] 肾病中得到证实和扩展。还建议将其他尿液或血清生物标志物，或者尿液或血清蛋白质组的变化用作治疗反应的预测指标。已经证明，通过肾脏保护性干预可以部分使得DN特异性的尿蛋白组模式正常化，但这些结果需要进一步验证 [472, 473]。

ACEI对DN患者的抗蛋白尿作用差异很大。编码肾素－血管紧张素系统成分的基因的遗传变异与治疗之间的相互作用可能会影响药物疗效的变异。一项对年轻的患有高血压的1型糖尿病DN患者开始ACEI治疗的观察性随访研究表明，在具有ACE基因I/D多态性的I/I基因型的患者中，“肾脏保护”更为常见 [474]。与此相一致地，EUCLID研究小组 [423] 证实，与安慰剂相比，用赖诺普利治疗的1型糖尿病正常白蛋白尿和微量白蛋白尿患者，I/I基因型患者的AER降低了57%，I/D降低了19%，D/D升高了19%。此外，ACE基因多态性还预测了ACEI对延缓2型糖尿病患者DN进展的疗效 [475]。观察研究表明，ACE基因的缺失多态性，特别是D/D基因型，是加速糖尿病和非糖尿病肾病肾功能丧失的危险因素 [476–485]。此外，ACE缺失型多态性降低了ACEI对延缓糖尿病和非糖尿病肾病进展的长期有益作用 [477, 483]。这些发现表明，药物遗传学可能很重要，并且可能需要为D/D基因型患者提供更有效的ACEI或ARB治疗，或双重给药模式来阻滞肾素－血管紧张素系统。与使用ACEI观察到的结果相反，ARB氯沙坦在插入（I/I）或缺失（D/D）等位基因纯合的1型糖尿病蛋白尿高血压患者中显示出相似的短期和长期肾脏保护作用及降血压作用 [486, 487]。RENAAL研究的数据表明，ACE基因有D等位基因的2型糖尿病蛋白尿患者的肾脏预后不良，氯沙坦可以缓解甚至改善这种情况 [115]。

与ARB的头对头比较表明，在AER较高的糖尿病患者中，ACEI有类似的降低白蛋白尿和血压的能力 [254, 488–490]。这些结果表明，通过干扰肾素－血管紧张素系统，ACEI使得白蛋白尿和血压降低。尽管ACEI和ARB可以成功治疗DN，但并非所有患者都能获得令人满意的血压和蛋白尿控制并维持稳定的肾功能。因此，有研究尝试通过以下方法优化对肾素－血管紧张素－醛固酮系统的阻滞作用：①增加ACEI和ARB的剂量，使其超过用于治疗高血压的剂量；②结合使用ACEI和ARB（双重阻滞）；③抑制醛固酮；④直接抑制肾素（图54–15）。

基于高血压患者的剂量反应研究，确定初始使用ACEI和ARB的剂量。DN中尚未构建用于最佳肾保护作用的剂量反应曲线。现已证明，氯沙坦的最佳肾脏保护剂量为每天100mg [491, 492]、坎地沙坦每天16mg [491, 492]、厄贝沙坦每天900mg [450]、缬沙坦每天640mg [493]。最佳ACEI剂量的信息相对较少，但赖诺普利抗蛋白尿作用的最佳剂量为每天40mg [494]。

由于ACEI和ARB作用于肾素－血管紧张素系统的不同部位，因此测试了两种药物的组合（双重阻滞）。对糖尿病患者采用双重阻滞的第一个研究是坎地沙坦和利诺普利对微量白蛋白尿（CALM）的研究。这项研究纳入199例2型糖尿病高血压微量白蛋白尿患者，发现赖诺普利和坎地沙坦的组合比单独使用任何一种药物都能更有效地降低血压和微量白蛋白尿 [495]。随后，最近的一些短期研究证实了双重阻滞疗法对蛋白尿的有益作用 [496]，但缺乏关于潜在的肾脏保护作用的长期数据。正在进行的替米沙坦单独治疗及其与雷米普利联合使用的全球终点试验（ONTARGET）中，对超过25 000名患有糖尿病蛋白尿的受试者进行了雷米普利、替米沙坦或两种药物联合的测试 [497]。这项为期5年的研究发现双重阻滞对原发性心血管结局没有益处，并且其设计并非旨在评估对DN的肾脏保护作用 [497]。

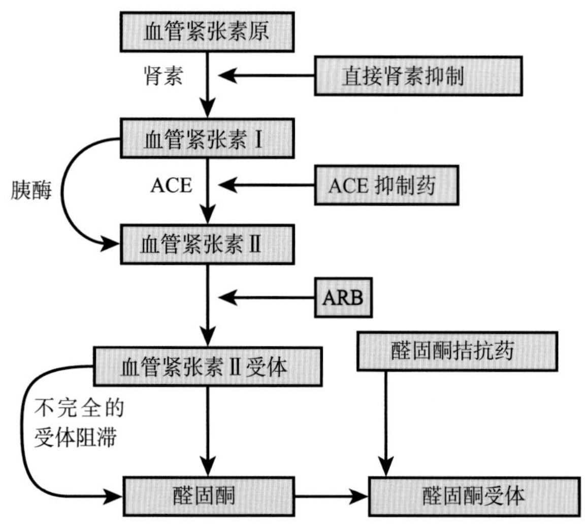

▲ 图 54-15 肾素 - 血管紧张素 - 醛固酮系统的不同干预目标

由于存在高钾血症的潜在风险，因此使用醛固酮拮抗药几乎被认为是肾脏疾病患者的禁忌证。最近，人们开始重新关注作为肾和心血管疾病介质的醛固酮[498-499]。长期使用氯沙坦治疗期间血浆醛固酮水平的升高，与 1 型糖尿病 DN 患者 GFR 下降较快有关[500]。因此，在肾素 - 血管紧张素系统阻滞期间肾保护作用欠佳的患者中，可以考虑醛固酮阻滞。在 1 型和 2 型糖尿病蛋白尿患者中进行的短期研究表明，螺内酯可通过降低蛋白尿和降低血压，在使用最大推荐剂量的 ACEI 和 ARB 的情况下，安全地增加其肾和心脏保护作用[501-503]。使用醛固酮拮抗药的主要不良反应是高钾血症，必须经常进行钾监测，并将治疗限于肾功能正常或中度受损（血清肌酐＜ 1.8mg/dl）的患者。

最近，直接肾素抑制药阿利吉仑被开发出来并用于治疗高血压。目前进行了长达 12 个月的随访研究，其降压作用与阻断肾素 - 血管紧张素系统的其他药物相当[504]。糖尿病蛋白尿评估（AVOID）中的阿利吉仑研究纳入了 599 例 AER 升高的 2 型糖尿病患者，治疗 6 个月后，相比于最佳标准治疗的患者（包括 ARB 洛沙坦 100mg/d），阿利吉仑治疗的患者蛋白尿减少了 20%(95% CI 9%～30%)[504]。其不良反应并不常见，尤其是高钾血症在干预组中与安慰剂组一样频繁。

早期关于显性 DN 预后的研究发现，持续性蛋白尿发作后中位生存期为 5～7 年。ESRD 是这些患者中 66% 的主要死亡原因。当考虑仅归因于 ESRD 的死亡时，中位生存期为 10 年。所有这些数据都是在患者接受抗高血压治疗之前获取的[403]。通过一项前瞻性研究进行了长期抗高血压治疗的评估，纳入 1974—1978 年发展为显性 DN 的 45 例 1 型糖尿病患者。发展为 DN 后的 10 年，累计死亡率为 18%，中位生存期超过 16 年[505, 506]。此外，在 263 名 DN 患者的非选择性队列中，随访至 20 年时，抗高血压治疗提高了生存率[507]。中位生存期为 13.9 年，只有 35% 的患者死于 ESRD（血清肌酐＞ 5.65mg/dl）[507]。幸运的是，DN 发作后生存率持续提高，中位生存期为 21 年[508]（图 54-16）。

美国糖尿病协会现行指南指出："在 1 型糖尿病合并高血压和任何程度的蛋白尿患者中，ACEI 已被证明可延缓肾病的进展。在 2 型糖尿病合并高血压和微量白蛋白尿患者中，ACEI 和 ARB 均已被证明可延缓其发展为大量白蛋白尿。在 2 型糖尿病合并高血压、大量白蛋白尿和肾功能不全（血清肌酐＞ 1.5mg/dl）的患者中，ARB 已被证明可延缓肾病的进展[426]。"

（三）降脂

在糖尿病蛋白尿患者中，心血管疾病的风险增加。为了降低这种风险，应根据当前针对高危患者的指南进行治疗[509]。在此，将评估血脂异常及针对血脂异常的干预对糖尿病肾病进展的效果。在对 1 型糖尿病 DN 患者的观察研究中，胆固醇水平升高与肾功能加速下降有关[417, 510]。3- 羟基 -3- 甲基戊二酰辅酶 A（HMG-CoA）还原酶抑制药（"他汀类药物"）的肾脏保护作用在有微量白蛋白尿或大量白蛋白尿的 1 型或 2 型糖尿病患者中有很大的变异性[511]。但所有研究的持续时间都很短、参与人数较少，并且仅评估了替代终点 AER。迫切需要进行大型长期、双盲、随机试验，并设定硬终点（如血清肌酐加倍 /ESRD 发生）。在最近他汀类药物对肾功能影响的 Meta 分析中，阐述了对 AER 和肾功能较小的正性效果，主要是对先前有心血管疾病的患者有此效应，而在肾病患者中则没有[512]。

在多中心随机对照非诺贝特干预和降低糖尿病

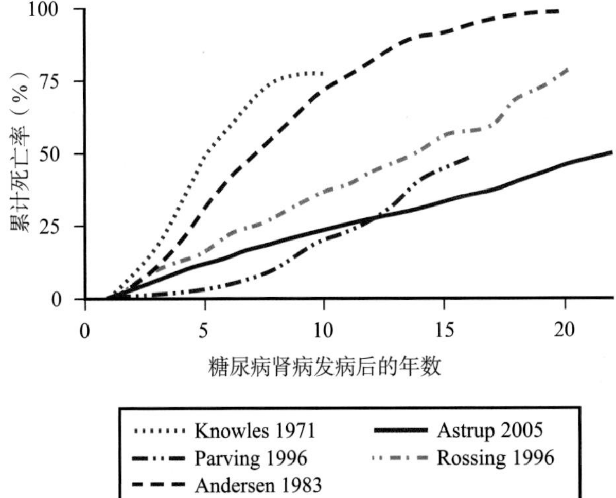

▲ 图 54-16　**1 型糖尿病患者在糖尿病肾病自然病程中自糖尿病肾病发作的累计死亡率（蓝线，*n*=45 [525]；紫线，*n*=360 [526]），与进行有效降压治疗的患者进行对比（绿线，*n*=45 [506]；黄线，*n*=263 [507]；红线，*n*=199 [508]）**

引自 Parving H-H，Mauer M，Ritz E：Diabetic nephropathy. In Brenner BM，ed，Brenner & Rector's the kidney，7th ed. Philadelphia，Saunders，2004，pp. 1777-1818.

事件（FIELD）的试验中评估了非诺贝特对大血管和微血管结局的影响，该试验纳入 9795 名 2 型糖尿病患者，平均随访 5 年 [513]。无法证明因首次心肌梗死或冠心病死亡的主要结局在统计学上显著降低。然而，非诺贝特治疗组的总心血管事件较少。同样，当从正常白蛋白尿向微量白蛋白尿和从微量白蛋白尿向大量蛋白尿的进展率（分别为 10% vs. 11%）与从微量白蛋白尿向正常白蛋白尿的回归率（分别为 9% vs. 8%）相结合时，与安慰剂治疗的患者相比，超过 2.6% 的非诺贝特治疗的患者没有进展或恢复（*P*=0.002）[513]。

（四）限制蛋白质饮食

对患有 1 型糖尿病的正常白蛋白尿、微量白蛋白尿和大量白蛋白尿患者的短期研究表明，低蛋白饮食［0.6～0.8g/（kg · d）］可降低 AER 和超滤，且与血糖和血压控制的变化无关 [514-515]。在患有 1 型糖尿病的 DN 患者中进行的长期试验表明，蛋白质限制可减少肾功能的进行性丧失 [516, 517]，但这一解释受到了挑战 [518, 519]。一项 Meta 分析 [520] 得出结论，饮食中蛋白质的限制有效延缓了 DN 的进展，但这一结论尚有争议 [521, 522]。在一项为期 4 年的前瞻性对照试验中，比较了低蛋白饮食［0.8g/（kg · d）］和普通蛋白饮食对 82 例糖尿病患者的影响。1 型糖尿病伴进行性 DN，采用常规蛋白饮食的患者发生终点 ESRD 或死亡的比例为 27%，而采用低蛋白饮食的患者为 10%（*P*=0.04）[523]。这不能通过其他疾病进展的促动因素（如系统血压、蛋白尿或血糖控制）的差异来解释，并且对基线心血管疾病的存在进行调整后仍保持显著性 [523]。现在，根据 KDOQI 指南，针对糖尿病和慢性肾脏病 1～4 期患者，建议每天在饮食中摄入的蛋白质量为 0.8g/kg 体重 [524]。

第 55 章　糖尿病足和血管并发症
Diabetic Foot and Vascular Complications

Jeffrey Kalish　Frank B. Pomposelli Jr　著
陈　扬　袁　扬　孙子林　译

要　点

- 糖尿病足溃疡预防包括积极的血糖控制，相关医学风险因素的管理，定期的身体检查（包括血管检查），以及适当的足部护理和卫生策略。
- 所有足部护理策略（医疗和外科护理）的目标都是维持行走功能的同时，尽快实现“皮肤包膜”的完全愈合。
- 足动脉重建已被证明是糖尿病患者的一种安全、持久的血运重建方法，应广泛使用以避免缺血性糖尿病足并发症和其导致的截肢。

尽管在过去 10 年里，医学和外科技术取得了许多进展，但是“糖尿病足”仍然持续困扰着整个医疗保健领域的患者和医生们。足部问题是糖尿病患者住院的最常见原因，在美国的近 2600 万糖尿病患者中，有 15% 的患者足部并发症严重到需要其终身住院[1]。糖尿病患者群仅占美国人口的一小部分（8.3%），然而非创伤性截肢手术的 60% 以上都是由于糖尿病[2]，因此美国的公共卫生计划着重于积极治疗糖尿病足以阻止截肢人数的不断增加。然而，与感染、溃疡和截肢相关的年度财务成本已飙升至糖尿病及其并发症导致的 1160 亿美元直接成本中的约 31%[3]。总的来说，糖尿病足给社会造成了巨大的医疗、社会和经济损失，进一步的信息传播对于减少由糖尿病引起的不断升级的血管并发症是必不可少的。

基础研究和临床实践已经消除了过去的许多与糖尿病和血管并发症有关的误解。许多医疗工作者已在其机构内成功采用推荐的多学科糖尿病护理方法。糖尿病足并发症的处理需要对基础疾病的病理生理学有透彻的了解，并且需要熟悉目前可用的多种治疗方法。本章的目的是概述糖尿病足病的最新概念，以及针对医学和外科手术治疗的最有效治疗策略。

一、病理生理

糖尿病以及糖尿病视网膜病变、神经病变和肾病的主要并发症的流行病学和病理生理学相关内容已在前面的章节中进行了讨论。糖尿病足引起的并发症包括溃疡、坏疽、局部缺血以及最终的截肢，都具有类似的机制。尽管在糖尿病过程中必须进行血糖控制，但这并不足以消除糖尿病足的并发症。此外，对于临床医生而言，重要的是要意识到导致糖尿病足并发症的病因三联征（即神经病、局部缺血和感染），并认识到这些症状可能是孤立发生的，但更多情况下是相互伴随着发生的（图 55–1）。

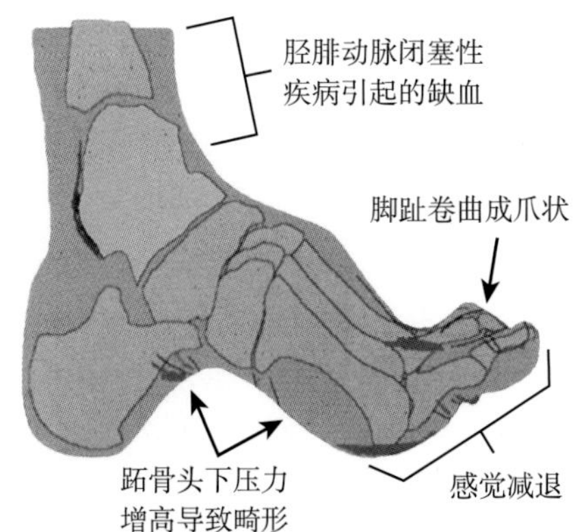

▲ 图 55-1 糖尿病足导致血管并发症的病理生理学

改编自 LoGerfo FW：Bypass grafts to the dorsalis pedis artery. In Whittemore AD，Bandyk DF，Cronenwett JL，et al（eds）：Advances in Vascular Surgery，vol 10. Philadelphia，Mosby，2002，p. 174.

（一）神经病变

糖尿病足相关的神经病变有多种表现，因为它包含感觉、运动和自主神经纤维的病变。感觉神经病变首先会影响小直径的疼痛和温度感觉纤维，并且由于这些患者对与压力相关的创伤和其他轻微的皮肤损伤较不敏感，因此更易受到伤害（参见第 53 章）。运动神经病变会影响支配足的较长的神经纤维，包括支配足部和腿部内在肌的神经纤维。足部内在肌肌肉萎缩会导致强健的屈肌使脚趾向上翘起形成“爪”型，从而使脚尖和突出的跖骨头成为新的受力点。由于巩膜蛋白糖基化而造成的关节活动度和硬度受限进一步改变了足部的正常体重分布，从而加剧了这种情况。最后，自主神经病变会导致皮肤因流汗和顶泌腺功能丧失而变得干燥。干燥的鳞状皮肤更易发生皲裂，为细菌进入提供了通道。此外，糖尿病患者的神经炎症反应减弱，因此缺少了人体对病原体的天然一线防御的重要组成部分[4]。

（二）感染

由于免疫防御系统的缺陷，糖尿病患者对感染过程的反应通常有所不同[5]。而且，由于成纤维细胞、嗜中性粒细胞和晚期糖基化终产物（AGE）导致的细胞和炎症通路异常，使得糖尿病患者的伤口愈合延迟。糖基化是一种非酶化学反应，巯基蛋白链被葡萄糖取代，从而导致正常的细胞和组织功能受损[6]。AGE 可增加毛细血管前血管管壁的硬度，并有助于糖尿病性微血管病的发展[7]。此外，神经病变和局部缺血也有助于感染的发生。神经病变引起的保护性感觉丧失会导致意外损伤和继发感染。缺血会导致愈合不良、炎症反应迟缓，并可能导致组织抗菌剂水平不足。

（三）缺血

目前在确定糖尿病患者下肢缺血的原因方面已经取得了很大进展，并且研究得到的结果改变了整个医学界长期以来的错误认知。1959 年的一项组织学研究提出了与微血管闭塞有关的“小血管疾病”理论[8]，而现在则认为缺血是由动脉粥样硬化性大血管疾病和微循环障碍导致的[9]。糖尿病患者通常患有胫骨和腓骨动脉疾病，而足动脉，尤其是足背动脉及其分支不受影响（图 55-2）。

研究表明，糖尿病会引起小动脉和毛细血管系统的结构和功能改变，尤其是会引起基底膜增厚。虽然毛细血管的基底膜增厚，但是其管径并没有减小[10]。血管基底膜的增厚会影响白细胞的迁移，并阻碍受到损伤时正常的充血或血管舒张反应，因此更易受到损伤，且对损伤的反应也变迟缓[11]。总体而言，糖尿病患者的这种微循环障碍会导致足部功能性缺血。

除了引起微循环中特定的结构变化外，糖尿病还会导致足部整体的生物学功能损伤。糖尿病患者的压力 / 溃疡与抗压力 / 溃疡之间的自然平衡被打破，因此糖尿病足在正常负重的反复低强度刺激下更易发生溃疡。在发生神经病变时，某些本不需要血管重建的情况也不得不进行血管重建，我们称之为神经缺血。由于这种神经缺血造成的损害，糖尿病足患者需要比平时更多的血液灌注以抵抗溃疡的发生或对损伤做出适当的反应（图 55-3）。

二、临床表现和诊断

上述的这些机制使糖尿病患者面临着足部并发症的风险，从简单的溃疡到严重的危及生命或可能导致截肢的感染和（或）缺血性坏疽。与大多数疾

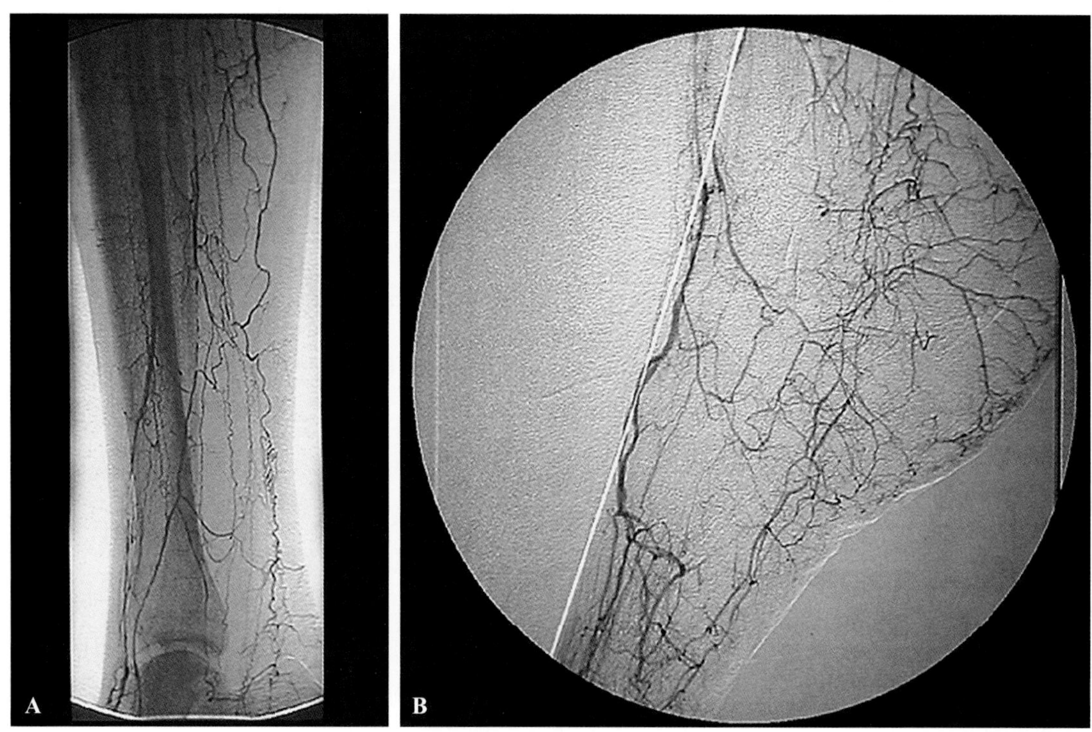

▲ 图 55-2 糖尿病动脉造影显示典型的动脉闭塞

A. 小腿视图：胫骨后动脉、胫骨前动脉和腓骨动脉严重狭窄，足部的血流完全依赖于可见的小侧支血管；B. 足侧位图：足背动脉广泛通畅，流出至跗骨未闭支

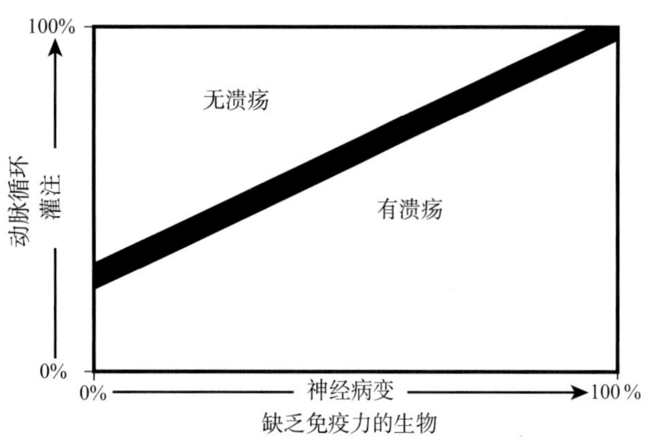

▲ 图 55-3 溃疡、生物学缺陷和动脉循环之间的关系

随着灌注减少，即使是一只拥有完美生物学的脚也会溃烂。随着神经病变的增加，即使是灌注良好的足部也会溃疡。通过血管重建，灌注的改善将使生物学功能受损的糖尿病患者的溃疡愈合

病一样，患者的受教育程度和医疗保健条件对于这些并发症的诊断和治疗至关重要。能够意识到自己的足部护理需求的患者更可能在并发症出现的早期就主动寻求帮助，而常规接触治疗糖尿病患者的医护人员则更容易在并发症初期就发现并进行干预。为了降低糖尿病足并发症相关的发病率和死亡率，医护人员需要保持高度警惕，并对这些患者做出正确的诊断。

（一）溃疡

据估计，糖尿病患者足部溃疡的终身患病率为15%，每年的发病率约为 1.9%。此外，15% 以上的糖尿病患者，其足部溃疡最终会导致截肢 [12]。根据美国糖尿病协会（ADA）的共识，糖尿病病程超过10 年、男性、血糖控制不佳以及已患有其他并发症（心血管、肾脏或视网膜病变）的糖尿病患者，其发生足部溃疡的风险增加 [13]。许多溃疡的发生都是由于糖尿病足导致的压力变化。这些足部压力受到肌肉萎缩、肥胖、硬结形成、其他形式的局部创伤（包括鞋子不合脚）和关节活动受限的影响。如前所述，神经病变的存在增加了溃疡形成的风险，因为糖尿病患者可能不知道他们的正常日常活动正在对他们的脚造成损害。此外，伤口愈合不良和神经炎症反应减弱也会导致初始的溃疡发展为潜在的更严重的病变。

患者通常表现为伤口无法愈合或是在愈合组织、受力点或其他骨隆起部位的疼痛。对于出现足部溃疡的患者，重点要关注溃疡累及的深度和范围、解剖位置、起源、是否有缺血或感染的存在，以及是否有全身感染的体征。足部溃疡的诊断与患者和医生的受教育程度和可靠性密切相关。患者必须接受细致的足部护理的指导，并且定期接受医生的专业治疗。同样地，医护人员也必须不断学习糖尿病管理的专业知识，以免遗漏某些令人混淆的糖尿病足并发症的症状和体征。

（二）感染 / 骨髓炎

正如之前所说的那样，糖尿病患者的神经炎症反应迟缓，因此对于感染不会表现出典型的生理反应。实际上，在糖尿病患者中通常没有常见的感染表现（如发烧、心动过速、白细胞计数升高）。因此，对于这些患者需要格外警惕，以免因为没有常见的炎症和感染的临床表现而忽略了潜在的可能导致截肢甚至危及生命的状况。当糖尿病患者出现无法解释的高血糖时，应当积极寻找感染源，因为血糖升高可能是即将出现的问题的唯一表现 [14]。

仅检查糖尿病足或询问患者的病史可能不足以识别隐匿性感染。通常情况下，患者只有当闻到难闻的气味或是注意到袜子上有引流物时，才会认识到出现了感染。而此时细菌进入的通道已形成，多种细菌感染可能已经攻破了患者的防御系统。因此，必须仔细探查所有的溃疡和皮肤硬结，并剥去表面痂皮寻找潜在的深层脓肿。对于临床医生而言，在干燥的硬皮或干性坏疽区域下方发现意料之外的化脓性物质或坏死组织的情况并不少见。同样，必须强调的是，糖尿病患者可能并无常见的局部感染的表现，如红斑、红疹、蜂窝织炎或压痛，并且他们可能也不表现出常见的全身感染的征象。

骨髓炎发生在软组织的浅表感染扩散到邻近的骨骼或骨髓之后。尽管目前有许多昂贵的放射学技术可用于协助诊断，但临床医生一般使用简单的金属探针即可以进行临床诊断。Grayson 及其同事发现，用无菌探针进行骨穿刺诊断骨髓炎，其敏感性为 66%，特异性为 85%，阳性预测值为 89% [15]。确定骨骼侵蚀的程度，以及评估手术治疗的解剖结构则需要通过 X 线片检查。对于金属探针检测结果可疑，怀疑有脓肿或多灶性疾病，或是患有神经性骨关节炎或 Charcot 足这种伴有骨质改变和炎症反应可能被误诊为骨髓炎的疾病的患者，需要进一步的磁共振成像、骨扫描或标记白细胞扫描。由于几乎所有的足部骨髓炎病例都是由于被感染的溃疡和（或）坏疽所引起的连续感染所致，因此对没有皮肤病变的足部骨髓炎患者的诊断目前应持怀疑态度。卧床休息 24h 后无须使用抗生素即可消失的肿胀和红斑，通常可以排除脊髓炎而诊断为 Charcot 骨关节炎。通过骨活检可以获得明确的骨髓炎诊断，但是在大多数情况下这都是没有必要的。

（三）周围血管病变

周围血管病变的临床表现包括间歇性跛行、静息疼痛和伴有或不伴有坏疽的溃疡。缺血的程度和症状取决于血管病变的位置以及侧支循环的有效性。间歇性跛行发生在腿部肌肉抽筋、疼痛或疲劳时，行走时发作，休息后可缓解。闭塞性动脉病变的解剖位置往往比其累及的肌肉群高一级。通常情况下，主动脉疾病引起臀部和大腿疼痛，而股骨疾病引起小腿不适。尽管有些患者在行走时会感到脚痛或脚麻，但是胫骨 / 腓骨疾病一般不会导致跛行。另一方面，夜间肌肉痉挛在糖尿病患者中很常见，不应将其误认为间歇性跛行，后者是劳累所致，可以通过休息得到缓解。虽然跛行的确会导致疼痛而引起行走不便，但是其很少进展为可能导致截肢的缺血，而且通常经过运动训练及戒烟等保守治疗措施后有所缓解 [16]。磷酸二酯酶抑制药西洛他唑可有效改善跛行患者的行走能力 [17]。

患有较严重血管疾病的患者可能会出现缺血性静息疼痛，这种疼痛通常发生在足远端，尤其是脚趾。躺卧会加剧静息疼痛，而站立可缓解疼痛。患者通常躺在床上或休息时会感觉到疼痛，他们可以通过站立行走来缓解疼痛。糖尿病性神经病变导致患者的下肢感觉迟钝，有时可能会掩盖跛行或静息疼痛的症状，不利于诊断。更严重的病变将导致组织缺损，包括足部溃疡或干性坏疽，约 60% 的组织缺损患者会出现足部感染。

周围血管病变的诊断首先要获得已有症状的病

史，并进行完整的体格检查，尤其是脉搏检查。血管疾病的诊断可通过无创性检查、磁共振血管造影（MRA）或计算机断层扫描（CT）血管造影等成像技术以及有创的动脉造影来辅助。任何没有足动脉搏动的患者都应考虑是否患有动脉闭塞性疾病。对于有缺血症状但无明显动脉供血不足迹象的患者，无创性血管实验可能是有用的辅助手段[18]。但是糖尿病患者的踝臂指数可能会误导医生的诊断，因为其动脉中膜钙化（Monckeberg 钙化），这使得血压袖带难以压缩血管。脉搏量记录对糖尿病患者的诊断很有用，因为这种无创性检查不受血管钙化的影响。其他检查手段包括脚趾压力和经皮氧气测量，但并不常用。

相反，对于出现明显症状和足部缺血迹象并且未触及脉搏的患者，无创性检查几乎没有增加评估效果。此时，应当咨询血管外科医生并进行动脉造影检查。首选动脉内数字减影动脉造影术，因为即使存在胫骨或腓骨动脉闭塞，它也能非常精确地显示踝关节和足部较小的血管。轻至中度肾功能不全［肾小球滤过率（GFR）< 60ml/（min · 1.73m^2）］的患者在术前和术后用碳酸氢钠静脉补液；那些患有中度至重度肾功能不全［GFR < 35ml/（min·1.73m^2］的患者，除了口服乙酰半胱氨酸外，均遵循相同的补液方案。等渗碘克沙醇（Visipaque）造影剂可用于所有 GFR < 60ml/（min · 1.73m^2）的患者，因为它能够降低这些患者发生造影剂诱发肾病的可能性[19]。尽管在过去的10年中，MRA 被更多地用于肾功能较弱的患者的动脉重建[20]，但有关肾源性系统性纤维化的最新报道已将临床实践转向传统的动脉造影[21]。此外，我们发现传统的数字减影血管造影（DSA）成像效果最佳，并且通过遵循本章前面列出的严格方案，可以将造影剂诱发的肾病的风险降到最低。

三、医疗管理

正如在一份关于糖尿病足伤口护理的共识声明中所建议的那样[22]，预防足部溃疡和减少并发症的预期结果应包括控制感染、预防截肢、维持健康状况、改善教育和生活质量以及降低成本。许多模式适合于实现这些目标，所有治疗糖尿病患者的医疗保健提供者都应该熟悉可用的选择。

（一）预防

一级预防应是每个医疗工作者应对糖尿病足的首要原则，但是通过细致的溃疡护理进行二级预防可能更容易实现[23]。具体而言，糖尿病足的预防包括积极的血糖控制；管理相关危险因素（如吸烟、高血压、高脂血症和肥胖）；定期的身体检查，包括血管检查；最重要的是，适当的足部护理和卫生策略。医生应向患者及其家人强调日常足部检查的重要性，并应特别注意硬结、裂痕、红色或青肿区域以及开放性的溃疡和水疱。应当在皮肤干燥的部位使用保湿霜，并根据需要使用抗真菌药物。避免使用收敛剂和热浸剂，患者应自行清除焦痂或其他足部病变。另外，还应修剪脚趾甲，以防止刺入邻近的脚趾。

患者应购买合适的鞋子，并根据需要使用足病矫治器。柔软舒适的皮鞋比坚固不变形的鞋更合适，而且鞋子应该每天至少转动2次以改变脚的受力点和压力。糖尿病患者切勿赤足行走，即使是最轻微的疼痛或足部瘙痒也要时刻保持警惕。这些患者容易发生感染和溃疡，因此建议他们尽早联系医生，谨慎预防可能的并发症。

确定哪些患者因神经病变和局部缺血而有发生足部感染的风险是预防的重要方面[24]。使用 Semmes-Weinstein 单丝测试进行感觉神经病变和定期血管评估（无论是否有无创血管实验室）都是预防足部并发症的有效辅助手段[25]。这些预防措施所花费的少量费用是值得的，因为它们可以省下治疗足部并发症所需的大量费用[12]。

（二）抗生素

当糖尿病足溃疡发生感染时，应该进行细菌培养，然后选择合适的抗生素进行治疗。浅表感染的典型的微生物包括金黄色葡萄球菌、链球菌，偶尔还有革兰氏阴性杆菌。深层感染则通常涉及多种微生物，每个溃疡都能分离出3个以上的细菌株，除了上述的这些细菌，还有需氧菌（兼性）和厌氧菌[26]。初始的广谱抗生素治疗方案应充分覆盖最可能引起感染的细菌，一旦有革兰氏染色或培养/敏感性结果报告，就可以缩小范围。需要牢记的其他因素包括特定医院或社区中的局部细菌耐药性模式，个别患者的特征（如并发症和过敏），以及最重要的是感染的严重程度。在过去的20年中，大多数医疗中心的抗生素方案发生了许多变化。目前，万古霉素、环丙沙星和甲硝唑联用是治疗严重感染的“一线”选择，但尚无最佳方案[27]。鉴于耐甲氧西林的金黄色葡萄球菌（MRSA）在医院获得性感染以及社区感染中的所占比例正在上升，因此必须进行万古霉素的经验性治疗[28]。

静脉注射抗生素4～6周是治疗骨髓炎的传统疗法[29]，但最近的研究表明，仅注射抗生素治疗其复发率达到了30%[30]。因此，现在的标准做法是先对感染的骨头进行清创，保留足够的边缘，然后进行较短时间的抗生素治疗（2周）。我们认为，采用外科手术的方法治疗骨髓炎缩短了治愈时间，减少了长期抗生素治疗的需要，限制了耐药菌的出现，并降低了住院和门诊的经济成本。根据以往的经验，这部分患者如果仅接受长期的抗生素治疗而不切除受感染的骨头，其治疗成功率微乎其微。

四、伤口护理/清创术

为确保糖尿病足溃疡充分治愈以及抵抗感染，必须进行局部伤口的护理。清创术是局部伤口护理的重要组成部分，由于糖尿病相关的神经病变，很多时候通常无须麻醉即可在床边进行清创。清创术有多种形式，包括机械清创、自溶清创、酶学清创和锐性清创。机械清创包括使用湿到干敷料，更换敷料时可去除附着的坏死组织，但是非选择性地会损伤脆弱的组织。自溶清创取决于患者的免疫反应和血液循环，需要湿敷，是所有方法中最慢的。酶学清创对坏死组织具有选择性，可以通过各种酶（如胶原酶或木瓜蛋白酶-尿素）的商业试剂来实现。最后，锐性（外科）清创是指在床边或手术室手术切除坏死组织。现在，许多研究认为“湿到干”敷料并不合适，相反保持潮湿的环境可以减少疤痕，促进自溶清创（巨噬细胞作用），并促进血管生成，从而改善伤口愈合。最佳的伤口护理策略是将外科手术清创与湿润的纱布敷料或是市面上出售的可吸收水分和渗出物同时保持湿润环境的产品之一结合起来。

伤口护理还有许多其他方式，如局部生长因子、合成皮肤移植物、电刺激、高压氧舱和封闭负压引流技术。每种方法都有其优点，但在与简单湿敷料的成熟模式做比较时，应牢记经济方面的限制和患者的依从性。最近的一项随机对照研究对封闭负压引流（VAC）装置，一种对伤口施加负压以促进闭合的新方法，与常规的湿到干敷料进行了比较，结果显示封闭负压引流的效果优于标准的湿润纱布敷料。在部分截肢且血液灌注充足的糖尿病患者中，VAC治疗的伤口愈合比例更高、愈合速度更快，并且与标准护理相比需要再次截肢的可能也更小[31]。VAC已经成为促进伤口愈合的主要方法。但是，医护人员必须始终记住，任何新的伤口护理方法都只是多次临床检查和局部伤口护理的辅助手段。

控制糖尿病足溃疡的最后一个方面是减轻对肢体的压力。减压策略包括卧床休息，使用拐杖或轮椅、铸件、泡沫或填充物以及康复鞋或步行靴。只有在伤口愈合后，才能将负重恢复到基线水平，在必要时须咨询物理治疗师。

五、外科治疗

所有足部护理策略的目标都是在保持行走功能的同时尽快实现“皮肤包膜”的完整愈合。当内科治疗不足以应对时，可用不同的外科治疗策略来治疗糖尿病足，包括清创、引流和动脉重建或截肢。外科手术治疗需要外科医生仔细的术前计划，以及患者的配合，患者需要接受可能的手术风险和所需的术后康复期。

（一）引流术

当较小的清创不能有效缓解严重感染时，必须进行更广泛的引流操作（包括部分开放脚趾、射线或前脚截肢）来引流脓肿或清除坏死组织[32]。当血液灌注良好的脚持续出现坏死时应高度怀疑隐性感染。即使一开始的时候足功能会受到损害，也要进行充分的引流，因为之后可以使用众多先进的伤口闭合技术使其恢复功能。此外，如果缺血可能是造成感染的原因，则应进行动脉造影以确定血液灌注是否足够或是否需要血运重建。虽然控制感染可以将血运重建的时间推迟几天，但是为了充分消毒伤口而等待更长的时间是不明智的，可能会导致持续的坏死或组织缺损 [33]。在某些情况下，血流不足可能会阻碍抗生素、营养物质或氧气运输到足部伤口部位，因此需要血运重建来解决这一问题。另外，只要在手术前已控制败血症，就可以在有足部感染的情况下安全地进行旁路手术 [34]。

（二）下肢动脉重建

尽管医疗人员对糖尿病患者有许多先入为主的观念，但研究表明，这些患者通常能很好地耐受血运重建，并且不会增加死亡率或降低移植物通畅性 [35]。任何血运重建手术的最终目标都应该是在阻塞的远端恢复足够的灌注，以缓解症状并促进愈合。目标的流出动脉或远端吻合部位应无阻塞性疾病，并且应与足动脉直接相连。通过使用动脉造影术，包括足动脉的成像，可以确定适当的流入和流出血管以进行血运重建。接下来，外科医生需要为动脉重建选择合适的导管，在大多数足部缺血患者的手术中，由于自体静脉的通畅率高于假体移植 [36]，因此需要选择自体静脉。根据具体的临床情况和患者解剖情况，决定使用反向、原位还是非反向的隐静脉，必要时也可以用对侧隐静脉或臂静脉。

偶尔，糖尿病患者可能需要重建主动脉髂段，或是病变局限于膝上股浅动脉，此时假体移植更合适。但是，由于糖尿病患者更常患有胫骨和腓骨疾病，最有效的旁路手术通常涉及恢复足背动脉或踝关节胫骨后动脉的血流，需要使用自体静脉作为导管 [35]。许多糖尿病患者的研究报告显示，远端来源的移植物从腘动脉获得血液灌注，并通过较短的旁路进入足动脉，具有持久性和成功性 [37, 38]。尽管远端旁路术在技术上具有挑战性，但仍可获得成功，尤其是当外科医生能够灵活准备和放置静脉移植物时 [39]。

Pomposelli 及其同事分析了 10 年来超过 1000 次旁路手术的结果，这是迄今为止有关糖尿病患者足背动脉血运重建的最全面的研究之一 [40]。结果显示，这些患者的 5 年初次通畅率、二次通畅率和保肢率分别为 56.8%、62.7% 和 78.2%，10 年的初次通畅率、二次通畅率和保肢率分别为 37.7%、41.7% 和 57.7%。患者的 5 年生存率和 10 年生存率分别为 48.6% 和 23.8%，且围手术期死亡率仅为 0.9%。53.2% 的患者的血供都来源于腘动脉。总的来说，足背动脉重建已被证明是一种安全持久的糖尿病患者血运重建的替代方法，应充分利用，以避免缺血性糖尿病足并发症的发生。

（三）血管内手术

尽管外科手术重建是当前糖尿病足血运重建的金标准，但大量的技术已使血管内介入治疗成为血管外科医师和介入医师采用的治疗策略的一部分。目前的研究已明确表明，球囊血管成形术和支架置入术非常适合于 10%～20% 糖尿病患者中存在的局灶性、短段骨狭窄或闭塞 [41]。在与术前诊断性动脉造影相同的条件下，可以很容易地进行经皮介入治疗。

对于流出道旁路手术，开放性手术相关疾病的发病率可能相当高，并不仅局限于局部伤口并发症或心肌梗死。再次入院、再次手术、恢复时间缓慢 [42] 以及康复时间必须纳入风险收益分析中 [43]。Nicoloff 及其同事认为 [44]，所谓的“理想结果”（开放的移植物、愈合的伤口、不需要额外手术即可维持独立自主活动的患者）只有 14%～22% 的可能性。考虑到传统保肢手术方法的潜在缺陷，以及周围血管疾病患者的整体健康状况和预期寿命较差，侵入性较低的血管内治疗可能是一个更好的选择。

不幸的是，支持血管内介入治疗的文献主要是个案系列和回顾性综述，与描述传统开放性旁路手术的研究没有可比性。跨大西洋社会共识工作组（TASC）在 2007 年重新定义了股骨和胫骨病变 [41]，并根据病变类型（狭窄 vs. 闭塞）、位置和长度提出了治疗意见。图 55-4 展示了糖尿病患者典型的胫腓骨病变及其接受球囊血管成形术后的结果。尽管关于血管内介入治疗严重肢体缺血的文献既有阴性结果也有阳性结果 [45, 46]，但是对于开放性和血管内介入治疗进行比较的最好最新的科学尝试是对严

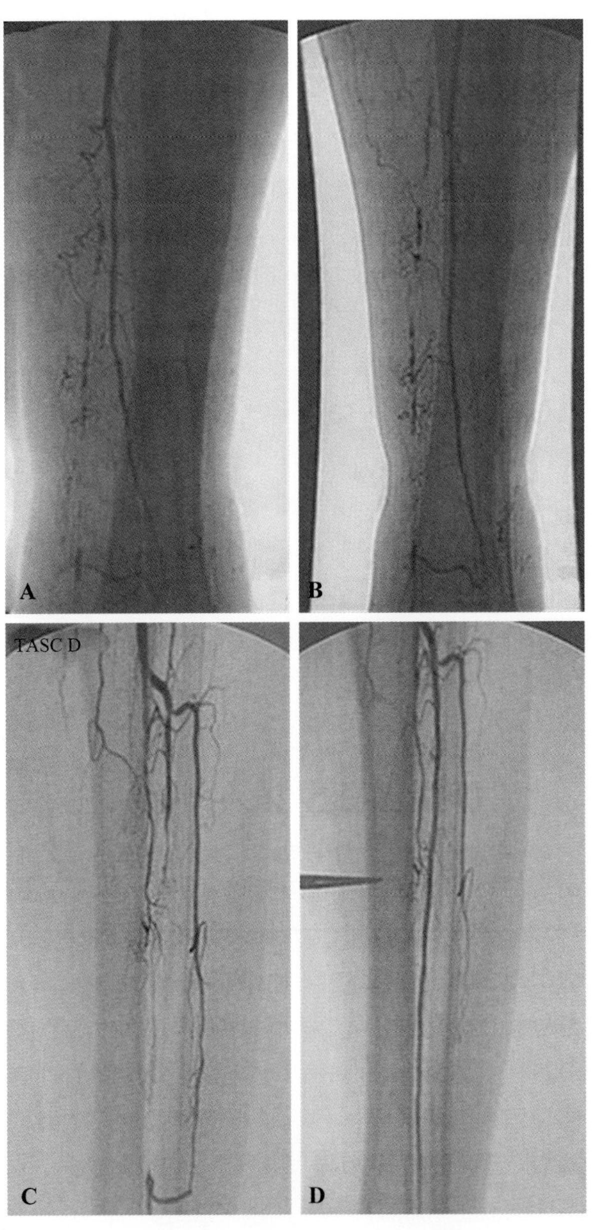

▲ 图 55-4　糖尿病患者球囊血管成形术血管内介入治疗前（A 和 C）和治疗后（B 和 D）的典型胫腓骨病变

重腿部缺血（BASIL）进行旁路与血管成形术的试验[47]。虽然在这项试验中只有 42% 的患者已知患有糖尿病，但缺血程度与该患者人群中常见的典型疾病模式相当。总的来说，临床试验的结论是，尽管在中期随访中这些策略的死亡率和无截肢生存率大致相当，但血管成形术应首先用于合并严重并发症且预期寿命小于 1～2 年的患者，预期寿命 2 年以上的患者应先行旁路手术。在未来几年中，来自该试验的更长时间的随访将继续提供统计学指导的信息。

（四）截肢

血管外科医生可以选择的最后一种方法是截肢。这种方法应该留给那些不能血运重建，或是需要组织切除才能使肢体保留功能的患者。感染控制和血运重建完成后，可以进行脚趾或穿过跖骨的小范围截肢。在涉及大量组织缺损导致足功能丧失的情况下，如果移植后存在无法愈合的伤口，为了控制败血症，必须进行膝盖以下的截肢（BKA）。外科医生应始终努力保护膝关节，因为它对患者康复潜力具有重要的功能意义。膝盖以上的截肢（AKA）适用于伴有严重组织缺损或是不能行走的身体虚弱的患者。总之，由于现代假肢以及各种康复技术的发展，截肢应被视为一种可接受的治疗糖尿病足并发症的方式，而不是治疗失败。

六、未来的趋势

目前，许多预防和治疗糖尿病足并发症的方法都处于实验阶段。从帮助伤口愈合的合成皮肤移植到减少内膜增生形成的基因治疗，这些方法都有。目前正在评估新的分子生物学技术，如 RNA 干扰，正在被评估为一种沉默基因表达以及导致旁路移植失败的遗传级联反应的方式。血管内技术在药物洗脱球囊和支架方面正在取得重大进展，以改善目前的疗效[48]。最后，现在正在创造新型的小直径假体移植物，并希望当用于远端动脉重建时，它们将获得与静脉移植物相当的通畅率。总的来说，随着研究人员和临床医生继续深入了解糖尿病足，患者将从迅速发展的技术和对最佳临床管理方法的认识中获得好处。

第六篇

甲状旁腺、促钙激素和骨代谢

Parathyroid Gland, Calciotropic Hormones, and Bone Metabolism

第 56 章　甲状旁腺激素和 1 型甲状旁腺激素受体与钙磷稳态和骨代谢调节

Parathyroid Hormone and the Parathyroid Hormone Receptor Type 1 in the Regulation of Calcium and Phosphate Homeostasis and Bone Metabolism

Thomas J. Gardella　Harald Jüppner　Edward M. Brown　Henry M. Kronenberg　John T. Potts Jr.　著
夏维波　译

要　点

- PTH（和 PTHrP）利用单一的 G 蛋白耦联受体，PTHR-1 发挥生物学功能。
- PTHrP-1 具有 2 种不同的生物学功能——内环境稳态（PTH）和自分泌 / 旁分泌（PTHrP），通过在不同的作用时长下，采用不同的构型状态来实现。
- 目前已知的信息允许人们设计长效应形式的 PTH（LA-PTH）。
- LA-PTH 是有潜力的甲状旁腺功能低下的治疗手段。

甲状旁腺激素（PTH）、甲状旁腺激素相关肽（PTHrP），以及其他钙调节激素在钙和骨的代谢生理中扮演着重要角色。20 世纪 20 年代，PTH 最初以其钙调节作用而被发现[1-3]。对于所有陆地脊椎动物（从两栖动物到哺乳动物）来说，它都是最重要的血钙含量调节因子。PTH 是由分散的内分泌腺体——甲状旁腺所分泌。而 PTHrP 则是由很多不同的成人或胎儿组织所分泌的旁分泌 / 自分泌因子，并且与 PTH 不同的是，它具有多种功能（图 56-1）（见第 57 章）[4-6]。

PTH 和 PTHrP 很可能从同一祖先前体分子进化而来。尽管他们有共同的进化来源，二者的氨基酸序列仅有限的部分具有一致性，不过 N 端的同源结构域使它们能结合并激活共同 PTH/PTHrP 受体（也称为 PTHR-1），一种 G 蛋白耦联受体。本章节内容包括：① PTH 的比较化学、基因及与 PTHR-1 的相互作用；②现有的配体与受体相互作用的分子模型；③ PTH 在钙稳态、骨转换、肾的钙磷排泄方面的调节作用。本章节也回顾了主要的 PTH/PTHrP 受体进化史。

一、矿物质离子的稳态调节概况

为了保证多种必需的细胞功能，细胞外钙离子浓度（Ca^{2+}）保持在较窄的范围内。在陆生脊椎动物体内，钙离子是骨骼充分矿化所必需的元素，充分矿化之后骨骼才能提供机械支撑力和对内脏器官的保护，并充当各种运动肌群的杠杆。鉴于骨骼极高的钙成分，涵盖了 99% 的躯体供应量，它还是最重要的钙贮存池，钙离子可以迅速从中调动出来。由于进食以及食物中钙的后续摄取通常是非连续的，肠钙的吸收经常是间断的。血钙浓度的稳定构

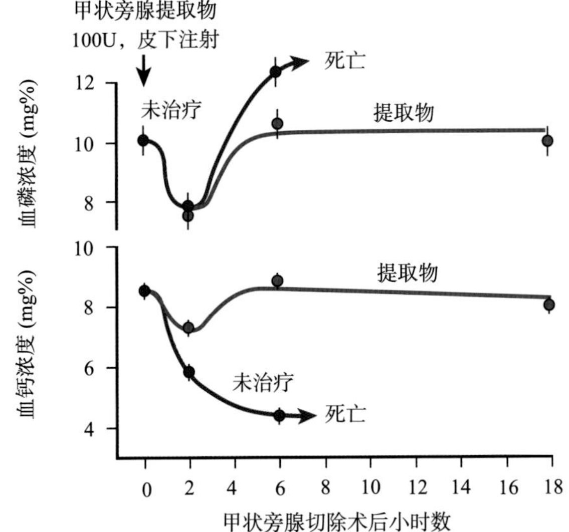

▲ 图 56-1　**PTH 的生物学作用与钙稳态**

图中所示为钙稳态应激（低钙饮食）状态下的小鼠行甲状旁腺切除术后立即接受 100U 甲状旁腺激素提取物或未治疗的血磷、血钙变化。除非给予甲状旁腺激素，否则严重甚至致命的低钙、高磷会在几小时内迅速出现（引自 Munson PL Studies on the role of the parathyroids in calcium and phosphorus metabolism，Ann N Y Acad Sci 60:776–796，1995.）

成了机体稳态维持的一个重要挑战，因此进化过程中发展出非常高效的机制来增加肠钙的吸收，减少肾钙的丢失，并在必要时促进骨钙的快速动员（见第 61 章）[8]。

与绝大多数陆生脊椎动物不同，海洋生物通常暴露于高钙的海水环境中（10mM），因此必须采取某种机制降低细胞外钙离子浓度[9–10]。相反的是，陆生和海洋动物都必须拥有有效的机制来增加肠磷的吸收并减少肾磷的丢失，因此哺乳动物的肾脏开发出了令人惊叹的回收磷的能力[7, 11]。鱼类利用斯钙素（也称斯坦尼钙调节蛋白）来降低血钙浓度，斯钙素是由斯坦尼小体以及多种其他内分泌组织器官分泌[9, 10, 12]。这些内分泌器官与前肾邻近，之后成为鱼类唯一表达成纤维细胞生长因子 23（FGF–23）的组织，而后者是哺乳动物体内最主要的磷调节因子[13]。有些数据表明，在啮齿类动物体内，哺乳动物的斯钙素同源分子具有相似的性质，但是它们对于哺乳动物矿物质离子的稳态调节是否有显著的生理作用仍然未确定[14]。一种广泛表达的哺乳动物多肽——斯钙素 2，与斯钙素具有结构上的同源性，可抑制肾上皮细胞摄取磷[15]。但是更新的数据表明，FGF–23，FGF–23 的共受体 Klotho、牙基质蛋白 1（DMP–1）、外核苷酸焦磷酸酶 / 磷酸二酯酶 1（ENPP1）以及人细胞外基质磷酸糖蛋白（MEPE）更可能参与哺乳动物磷稳态的生理调节（见第 62 章）[16]。鱼类后鳃体产生的降钙素在这些脊椎动物体内有降钙的作用，但是其在哺乳动物体内的生理作用还未确定（见第 58 章）[17]。

二、甲状旁腺激素

PTH 与活性维生素 D，即 1, 25- 双羟维生素 D［1, 25(OH)$_2$D］是人体及其他所有陆生动物体内主要的钙稳态调节因子[18–20]。PTH 的生成与分泌受到血钙浓度降低的刺激，另一方面血钙浓度升高会抑制 PTH 的分泌[21–23]。该 PTH 生成的快速负反馈调节通路与其对多种靶组织的生理功能构成了细胞外液（ECF）血钙浓度的实时调控这一最重要的体内稳态调节机制[24–26]。不同于 PTH 的快速反应，1, 25(OH)$_2$D 是重要的以天甚至周为单位作用的、长期维持钙平衡的因子。二者的作用是经协调的，月均可影响对方的生成和分泌。降钙素是第 3 个对脊椎动物矿物质离子稳态调节至关重要的钙调节因子（见第 58 章），但在人类体内可能是退化的，故在此生理学的简要概述中将不被纳入讨论。

PTH 至少通过 3 个不同但协调的机制促进钙流入 ECF，从而增加血钙浓度[21–23]。通过经 PTH/PTHrP 受体及特定的高度分化的细胞内后续的第二信使的介导，PTH 快速作用于肾脏及骨，促进骨钙的释放，减少肾钙的清除，并激活 25- 羟维生素 D-1α- 羟化酶的编码基因，从而促进 1, 25(OH)$_2$D 的生成。PTH 前两个功能以分钟为单位的快速钙调节作用的相对重要性尚未完全确实，但是绝大多数生理学家强调了 PTH 的骨效应对于维持 ECF 以“小时”为计量单位的钙稳态的重要性。多条证据线索如钙动力学分析，表明 ECF 和骨之间的钙转移每日可多达 500mg，约占整个 ECF 钙总量的 1/4～1/2[7]。除了通过直接的骨破坏（矿质与基质）来调节钙转移以外，PTH 还影响骨表面所吸收的钙的转换速率。处于不停地交换之中的钙池受到刺激后，可以快速提供大量的钙进入血液。除了这些 PTH 介导的骨反应之外，PTH 的肾效应也对 ECF 钙的精确每时调节极其重要。PTH 所谓的第 3 种钙稳态调节机制，即促进肠钙吸收，是间接地通过 1, 25(OH)$_2$D 从非活性前体 25(OH)D 的转化来实现的。然而，要定量分析或成比例地比较 PTH 对 3 个主要靶器官肾、骨和小肠的直接及间接作用的相对生理学重要性是很困难的。

骨作为一个复杂的组织，以及骨与 ECF 之间各种可检测到的骨交换速率增加了分析 PTH 对骨的作用的困难性。血液中钙的形态是复杂的，多数钙以螯合物或血浆蛋白结合物的形式存在（见第 61 章）。由于真正的滤过量取决于钙游离态与结合态的比例，准确计算钙的肾小球清除率是很难的。PTH 促进钙进入 ECF 的不同机制在 PTH 缺乏或过剩的情况下，如动物实验或对患有甲状旁腺功能疾病的患者的观察中，是最清晰的。这些试验条件下的数据充分证明了 PTH 重要的钙调节功能。然而，由于矿物质离子调节是连续而快速的，想要在生理条件下观察这些激素的作用结果是很困难的。例如，PTH 的分泌速度处在连续快速的变化之中，以至受调控的变量钙浓度维持恒定，因而实验中难以探测到如此之小的修正量。

陆生动物体内 PTH 对血磷浓度的调节作用是作为继发的生理过程，而不是某种稳态调节机制被人们所认识的。陆地食物链富含磷元素，磷缺乏与钙缺乏不同，不会导致某个特定器官失去功能，因此不太可能构成内环境的挑战。骨钙会快速溶解以应对钙缺乏，然而这一过程同时释放了钙离子和磷离子。因为高血磷会通过多种途径降低血钙，因此只有当相伴随的血磷升高（非目标效果）被快速纠正时，骨溶解所带来的血钙升高（目标效果）才是有意义的。为了最大化对钙稳态的调控效果，PTH 因此还对肾小管产生一旁支效果，即促进钙重吸收的同时减少磷重吸收。通过这些机制，也就促进肾磷清除以防止高磷血症，并促进肾钙重吸收，PTH 保证了骨钙释放的增加可以起到血钙升高的效果。在磷稳态的调节中，PTH 对肾脏的作用相比于对骨磷释放的作用更占优势。因此，甲状旁腺切除（动物实验中）或假性甲状旁腺功能减退症及肾衰竭患者中肾的 PTH 抵抗，不仅会造成高钙血症，还导致血磷的升高及肾磷排出的显著降低。这些结果证明了 PTH 对肾的作用在磷稳态中的重要性，尤其是在疾病状态下，食物中钙摄入减少并缺乏活性维生素 D，致使骨转换率升高的情况下。

（一）甲状旁腺激素的化学性质

甲状旁腺激素最早是在 1925 年从牛的甲状旁腺中提取出来，并被发现具有造成高钙血症和高磷酸尿的生物活性[2, 3]。1959 年，Aurbach[27]、Rasmussen 和 Craig[28] 改进了提取方法，从而使得足量分子可以被纯化运用于生化分析中。20 世纪 70 年代，活性 PTH 肽链的氨基酸序列是由两个独立的实验组分别从牛和猪的体内提取出来[29–34]。如图 56–2 所示的是其中一个实验组测得的人 PTH 的序列[30, 31, 33, 34]。另一组测得的人 PTH 多肽链序列以及牛 PTH 序列某个位点与前一组结果相冲突[29, 32]，而后来前一组的核酸序列得到了基因组和互补 DNA 序列分析的证实（除了人 PTH 第 76 位氨基酸应该是谷氨酰胺而不是谷氨酸），因此图 56–2 未展示该组结果[35]。基于氨基酸序列，不同物种的 PTH（1–34）片段被合成出来，并比较了它们与同一物种高度纯化的完整 PTH 的体内和体外活性（表 56–1）[36, 37, 40]。随着分子克隆技术的出现，大鼠、鸡和狗的 PTH 氨基酸序列被一一推测出来，之后其他哺乳动物和鱼类的 PTH 分子也被确定，如图 56–2 所示并在之后的章节内容中讨论[35, 36]。

大量的研究致力于寻找赋予 PTH 结合 PTHR–1 并诱导下级机体反应的能力的关键结构组件。接下来的部分概述了一些调节与受体结合的关键功能位点是如何通过多种药理学及生物化学方法发现的，这些方法利用了修饰的 PTH 类似物和诱变的受体。同样，后面还谈到如何利用 PTH 的短 N– 端和 C– 端片段，如 PTH（1–14）和 PTH（15–34）肽链来揭示 PTH 与受体相互作用的整体分子机制。

未修饰的 PTH（1–14）片段有极其微弱的受体抑制作用，但是当经过一系列“M”式修饰后该效力可提高 10 万倍之多，如图 56–3 所示。这些 N– 端的修饰还可以增强短 PTH 类似物的活性，像注射入小鼠体内的 M–PTH（1–14）和 M–PTH（1–21）

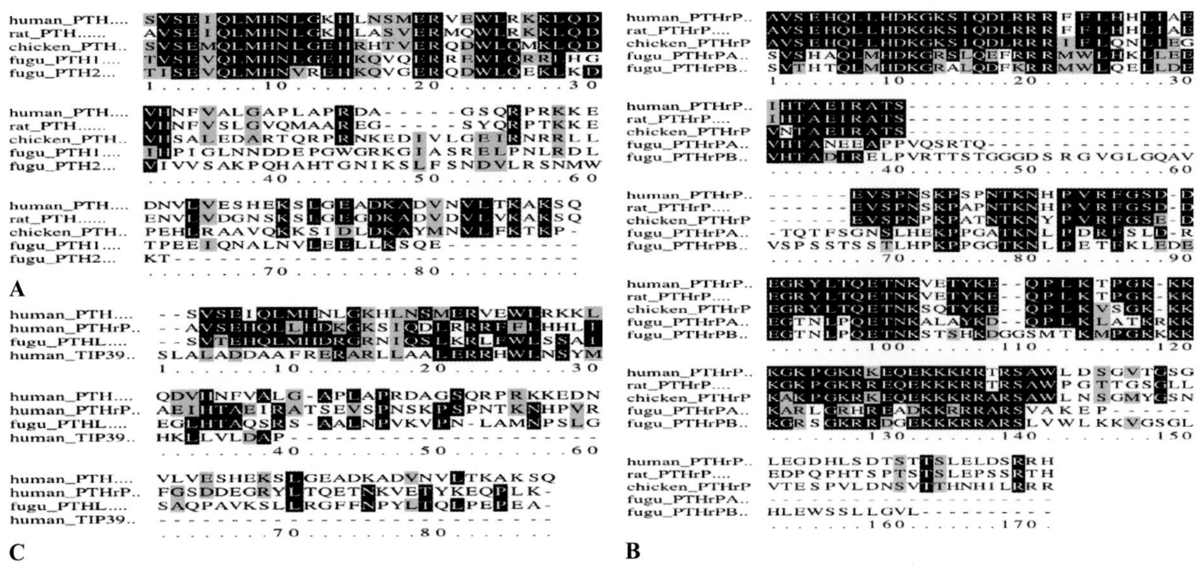

▲ **图 56-2　PTH 家族配体氨基酸序列联系**

A. 人类、大鼠、小鸡与河豚（红鳍东方鲀）PTH 氨基酸序列比较；B. 甲状旁腺激素相关蛋白（PTHrP）氨基酸序列比较；C. 人类 PTH、PTHrP（仅 1-84 区域）、TIP39 以及河豚 PTH 类似肽段的氨基酸序列提示编码 PTH 与 PTHrP 的原始基因存在。同样的氨基酸以黑底白字标出，相似的氨基酸以灰底黑字标出

表 56-1　不同物种甲状旁腺多肽生物学活性的比较

多肽体	效能（MRC mmg）* 体外大鼠肾脏腺苷酸环化酶试验	小鸡体内高钙试验
天然激素		
牛 1-84	3000（2500～4000）	2500（2100～4000）
猪 1-84	1000（850～1250）	4800（3300～7000）
人类 1-84	350（275～425）	10 000（9060～13 400）
合成片段		
牛 1-34	5400（3900～8000）	7700（5200～11 100）
人类 1-34	1700（1400～2150）	7400（5200～9700）
［丙氨酸］[1]–人类 1-34	4300（3400～5400）	—

引自 Rosenblatt M, Kronenberg HM, Potts JT Jr: Parathyroid hormone. In De Groot L, ed. Endocrinology, 2nd ed, Philadelphia, Saunders, 1989, p. 853.

*. 效能数值以平均值与 95% 置信区间的形式表示，基于针对甲状旁腺激素的医学研究委员会评级 A 级研究

类似物均可诱导产生高钙血症及骨合成代谢效应，尽管由于快速的清除作用，这些片段所产生的效果远低于 PTH（1-34）[37]。用大体积的氨基酸，如色氨酸或 L- 对苯甲酰基苯丙氨酸（BPA），替换缬氨酸 -2 会导致多肽不能引发 AC/cAMP 和 PLC/IP_3/Ca^{++} 信号传导，从而证实了该保守位点缬氨酸在受体激活上的关键性作用 [38]。稍长片段的 PTH 或 PTHrP 类似物的 1- 位点（丝氨酸或丙氨酸）经甘氨酸 [39]、BPA [40] 或色氨酸 [41] 取代后表现出信号选择性传导的活性，即可有效激活 cAMP 细胞通路，但不能激活三磷酸肌醇 / 细胞内 Ca^{++} 通路。

大量的研究通过液基核磁共振波谱法（NMR）分析了 PTH 和 PTHrP 具有生物活性的部分（1-34）的三维结构。这些研究通常发现蛋白分子包含一个稳定的具有 3～4 个螺旋的 C- 端 α 螺旋片段，以及在某些情况下，一个短的 N- 端螺旋片段，其中间区域具有一定的灵活性（图 56-3）[42-45]。虽然一个 X 线晶体学研究发现，PTH（1-34）的连续 α 螺旋几乎延伸至整个肽链的长度 [46]，但是仍有以下问题存疑，包括与受体结合的配体是否具有如此伸展的线性结构，还是折叠呈“U 型”结构，而后者是根据液相的生物物理研究观察到的三级作用所推测出的结果 [42, 44, 45]。

此外，PTH 和 PTHrP 是否结合于 PTH/PTHrP 受体的同一位点也引起人们的兴趣。NMR 实验中观察到两者的多肽片段（1-34）的 C 端结构域具有相似的螺旋形态，这一观察似乎增加了上述问题

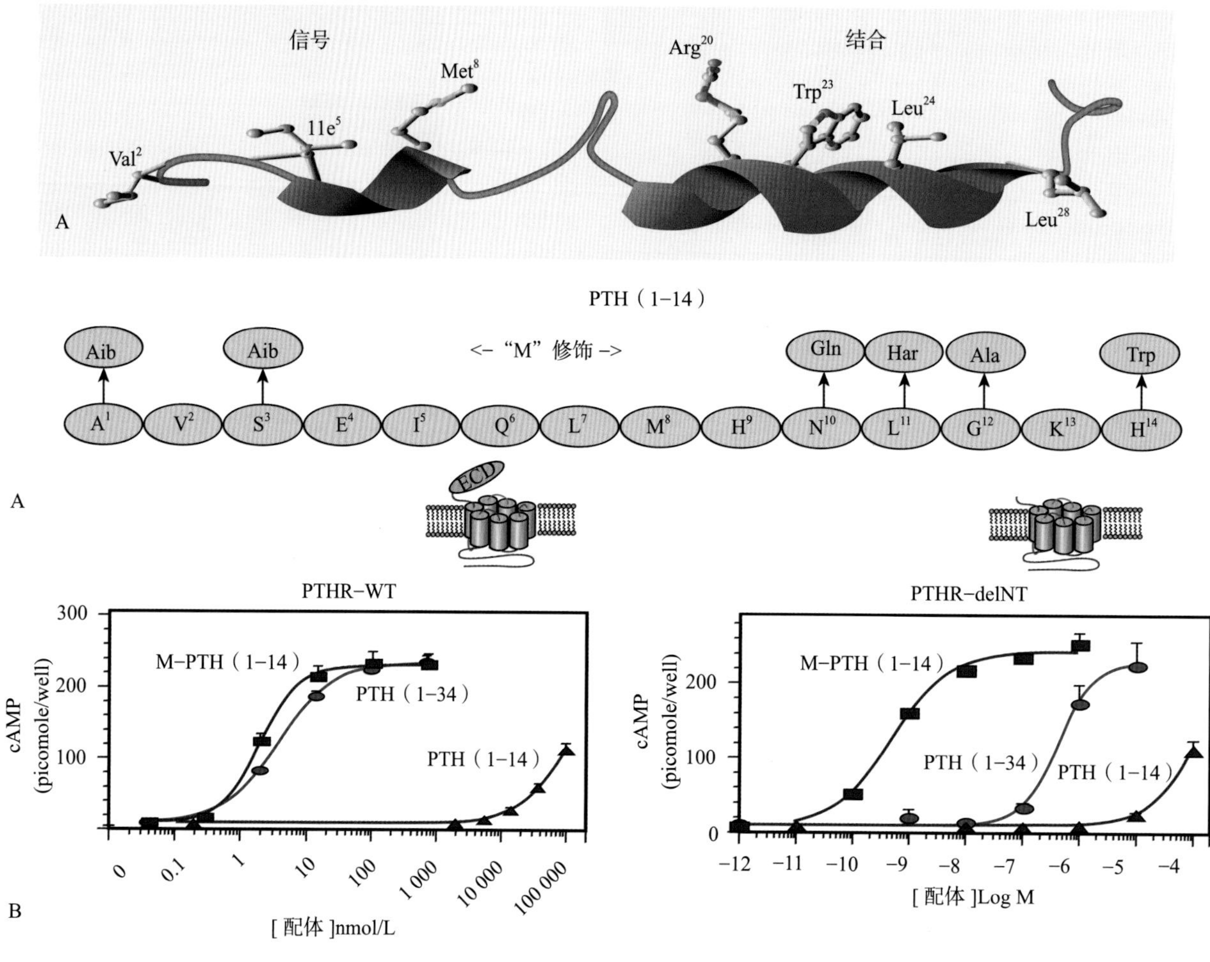

▲ 图 56-3 **PTH（1-34）配体的生物学活性结构域与功能决定的关键因素**

A. 基于 Marx 及其同事的液相磁共振波谱学研究（蛋白质数据库协调文件 1HPH.qdb），图中所示为带状的 PTH（1-34）配体，拥有常见于液相磁共振的两个螺旋状结构域，带有关键结合位点与信号传导基团的侧链从多肽主链上伸出；B. 图中所示为人类 PTH（1-14）多肽序列以及构成"M"修饰的 6 个氨基酸替换。该修饰既能将 PTH（1-14）片段介导 cAMP 信号通路的能力提升 5 倍，又能稳定 N 端的 α- 螺旋结构。图中所示为 PTH（1-34）、M-PTH（1-14）与天然 PTH（1-14）分别在瞬时转染了野生型 PTHR-1（左图）与 PTHR-1-delNT（右图）的 COS-7 细胞中生成 cAMP 的剂量 - 效应曲线（PTHR-1 常在胞外结构域中缺失）。与转染 PTHR-1 的细胞相比，转染 PTHR-1-delNT 的细胞中 PTH（1-34）的效能下降约 100 倍，而 PTH（1-14）的效能在两种受体中相同。因此，PTH（1-34）需要胞外结构域与跨膜结构域同时存在才能实现最大效能，PTH（1-14）仅需要与受体的跨膜结构域相互作用。ECD. 胞外结构域；TMD. 跨膜结构域

的可能性[43, 47, 48]。更近一些的 X 线晶体学分析了 PTHR-1 与 PTH 或 PTHrP 的（15-34）片段复合体的胞外结构域（ECD），发现二者的螺旋段几乎结合于同一位点，至少都在这一胞外结构域上[49, 50]。然而一些最近的功能学研究表明，PTH 和 PTHrP 可以稳定不同的 PTH/PTHrP 受体构型，从而诱导不同的生物学反应，这在后面的章节内容中将加以讨论。

（二）甲状旁腺激素配体的进化

甲状旁腺作为分散的器官，进化中最初是随着两栖类动物一同出现，是脊椎动物为了适应从高钙的海洋环境到相对低钙的陆地环境的迁移[9, 10, 51]。鱼类缺少甲状旁腺，但免疫学和 RNA 杂交学研究发现多种鱼类组织，包括垂体、脑、肾、脊索和发育中的下颌都可表达 PTH 蛋白的证据[52-54]。基因组学研究进一步发现 PTH 编码序列存在于硬骨鱼体内，包括斑马鱼和河豚。每一物种均有 2 种 PTH 变体，是基因复制的结果（图 56-2）[54-56]。合成的 PTH1 和 PTH2 分子可激活斑马鱼细胞表达的 PTH/PTHrP 受体[57]，但是其生物学意义仍属未知。

物种间的 PTH 氨基酸序列的比较显示出可观的结构同源性，尤其是 N- 端结构（图 56-2A）。N- 端序列的同源性与合成 PTH（1-34）多肽的体内体外强活性高度匹配。多肽分子中段的序列异质性提示此区域可能具有相对有限的生物学功能。

除了 PTH 以外，硬骨鱼的基因组里还包括与 PTHrP 相对应的序列，同样有多个拷贝数[55, 58-61]。PTHrP 的免疫应答性曾在软骨鲨鱼、鳐[62]和更原始的七鳃鳗[63]的体内被探究。PTH 和 PTHrP 的序列同源性仅主要局限在 N- 端区域。有一个问题仍然困扰至今，即 PTH 和 PTHrP 哪一分子与它们的祖先 PTH/PTHrP 前体更接近。就这一点而言，有趣的是河豚的基因组中的一个序列所编码的蛋白既有 PTH 又有 PTHrP 的特征，因此认为这个称为 PTH-L 的假定存在的中间配体代表了 PTH/PTHrP 的祖先分子（图 56-2C 和 D）[54, 55]。

（三）PTH 基因与其 mRNA

人 PTH 基因位于染色体 11p15，由 3 个外显子构成[64-67]。外显子 1 是非编码序列，包含 85 个核苷酸；外显子 2（90bp）编码前原肽序列的大部分氨基酸；而外显子 3（612bp）编码前原肽序列剩余部分及成熟肽链的全部氨基酸，同时还构成 3′ 端非编码区[68]。2 条 mRNA 的长度分别为 822bp 和 793bp，源自于紧邻相距 29 碱基对的 2 个有功能的 TATA 盒子之后的 2 个转录起始位点[68]。编码斑马鱼 PTH1 和 PTH2 的基因与哺乳动物的 PTH 有大致相同的结构组成[57]。

（四）甲状旁腺激素的生物合成和腺体内加工

前原 PTH 分子合成过程中，当原始肽链进入内质网（ER）嵴时，由包含“前”序列的 25 个氨基酸组成的信号序列被裂解。前导序列 -8 位点的半胱氨酸向精氨酸的杂合突变会损害前原 PTH 被编辑为原 PTH，这也是常染色体显性遗传家族性甲状旁腺功能减退的最可信的分子学病因[69, 70]。突变的激素分子将困在细胞内，主要是在 ER 中，进而明显上调 ER 应激蛋白（BiP 和 PERK）和促凋亡转录因子 CHOP，说明凋亡介导的甲状旁腺细胞死亡是可能导致甲状旁腺功能减退的原因[71]。

前 - 序列被移除之后，原 - 肽链被转送至反式高尔基网，在这里原 - 序列（-6 至 -1 氨基酸残基）被移除[72]。后者可能需要甲状旁腺表达的弗林蛋白酶（成对的碱性氨基酸裂解酶）和（或）原蛋白转换酶 -7（PC-7）参与，它们的表达不受钙或 1, 25$(OH)_2$D 的调控[73, 74]。移除碱性原 - 序列之后，成熟的 PTH 多肽分子，PTH（1-84）被装载入分泌小体。2 种蛋白酶，组织蛋白酶 B 和 H 参与到后续的腺体内从完整分子到 PTH 羧基端片段的生成过程中，无氨基端的 PTH 片段从腺体内释放[75-77]。小分子或中间分子量的 PTH 羧基端片段似乎不参与钙稳态的调节，因此腺体内完整 PTH 分子的降解实际上是其失活途径，至少对于矿物质离子的稳态调节来说。基于上述结论，高钙血症导致 PTH 分泌锐减，并促进 PTH 羧基端片段的释放，还包括一种之前未探测到的在氨基端截断的大分子（见后续内容）[77-80]。近期研究发现一些氨基端截断的 PTH 片段，如 PTH（7-84），在体内具有促低钙的作用，并可在体外同时减少破骨细胞的生成，从而对钙稳态的调节产生影响[81]。

甲状旁腺细胞内 PTH 贮存池小，为了应对持续的低血钙，甲状旁腺细胞形成了一些促进激素合成和释放的机制。其中一种适应机制是通过减少细胞内激素的降解，从而增加完整的、有生物活性的 PTH 的分泌。在低钙血症发生时，甲状旁腺细胞释放的主要为完整的 PTH，PTH（1-84）。随着 Ca 离子水平增加，细胞内 PTH 降解增加。当发生明显的高钙血症时，分泌的 PTH 大部分为有免疫原性、无生物活性的 C 端片段。

（五）PTH 基因表达调控

另一种应对低血钙的机制是通过增加胞内 PTH mRNA 的水平，这个反应需要几个小时。Ca 离子增加降低，而 Ca 离子减少升高胞内 PTH mRNA 的水平，主要通过影响其稳定性和转录速率[19, 20, 83, 84]。已有数据表明，磷酸盐离子也可以直接或间接调节 PTH 基因表达。大鼠实验结果表明，低磷血症和高磷血症分别降低和升高 PTH mRNA 水平，这种机制不依赖于 Ca 离子和 1, 25$(OH)_2$D 水平变化。因此，血磷升高可以促进继发性甲状旁腺功能亢进症的发生，如终末期肾衰竭患者，由于长期血磷升高常常发生继发性甲状旁腺功能亢进症。FGF-23 是主要的调磷因子，可以直接抑制甲状旁腺 PTH mRNA 和蛋白的合成[85]。肾衰竭患者的 FGF-23 和 PTH 水平均升高，甲状旁腺对 FGF-23 的作用存在抵抗，这种抵抗与 FGF-23 的受体（FGFR1）和共受体（α-klotho）表达下调相关[85]。

维生素 D 的代谢产物主要是 1, 25(OH)$_2$D，也在长期调控甲状旁腺功能中发挥作用，主要通过影响 PTH 的分泌和基因表达、影响钙敏感受体(CasR ）和维生素 D 受体（VDR）的转录活性，调控甲状旁腺细胞增殖。1, 25(OH)$_2$D 是调控甲状旁腺功能最重要的维生素 D 代谢产物。它通过核作用受体 VDR，常常和其他类似受体合作（如视黄酸或糖皮质激素），作用于 PTH 基因上游的 DNA 序列（见第 59 章）。1, 25（OH）$_2$D 诱导的 VDR 和 CaSR 表达上调可以增强其对 PTH 合成和分泌的抑制作用。无血钙作用或低血钙作用的 1, 25(OH)$_2$D 类似物可以抑制 PTH 分泌，而促肠钙吸收和骨吸收的作用较弱，可能是治疗慢性肾功能不全继发甲状旁腺功能亢进症的不错选择。

第 3 种适应机制是通过调节甲状旁腺细胞增殖影响甲状旁腺分泌活动的变化。正常情况下，甲状旁腺细胞很少或没有增殖活性。然而，在慢性低钙血症，甲状旁腺明显增大，尤其在合并肾衰竭时，这可能是低钙血症、高磷血症和 1, 25(OH)$_2$D 缺乏共同作用的结果。

（六）PTH 的分泌调节

体外许多因素可以调节 PTH 的分泌，但是这些因素大多数被认为不以生物学相关形式存在于体内。因此，在本节中我们主要关注最具生理意义的 PTH 分泌调节因素，即细胞外钙离子、1, 25(OH)$_2$D 和胞外磷酸盐离子水平。这 3 个因素中，Ca 离子对于快速调控 PTH 分泌至关重要，事实上，1, 25(OH)$_2$D 和磷酸盐离子对 PTH 分泌的调节在一定程度上是通过对 PTH 生物合成的影响而不是分泌本身。Ca 离子也通过调节甲状旁腺其他方面的功能间接影响 PTH 分泌，包括 PTH 基因表达、激素胞内降解和甲状旁腺细胞增殖。最近数据表明新的因子可以调节磷的代谢，特别是 FGF-23 和 α-klotho（FGFR 的共受体），也可以调节甲状旁腺功能，分别抑制和增强甲状旁腺功能。这些因子如何参与磷稳态在第 62 章有详细的描述。FGF-23 可以抑制 PTH 的分泌和表达，同时 FGF-23 通过抑制甲状旁腺功能和 1, 25(OH)$_2$D 的形成，对钙稳态也有重要调节作用。

1. 钙离子对 PTH 分泌的生理调节　如图 56-4A 所示，PTH 和 Ca 离子的关系呈现为一条陡峭的反 S 形曲线，可以用 4 个参数进行定量描述。这些参数包括低钙水平 PTH 的最大分泌速率（参数 A）、中间点的曲线斜率（参数 B）、中间点的 Ca 离子值（“设定点”或达到最大抑制 PTH 释放 50% 的 Ca 离子水平；参数 C）和高钙水平 PTH 最小分泌速率（参数 D）（图 56-4）。在体内，参数 A 是所有甲状旁腺主细胞的最大分泌速率之和，由循环 PTH 的最大刺激水平所反映。由于 Ca 离子 -PTH 关系曲线十分陡直，Ca 离子浓度的微小变化即可引起 PTH 释放的明显改变，这有利于维持体内血钙的近乎恒态。事实上，钙离子降低几个百分比即可被甲状旁腺细胞感知[97]，人类钙离子变异系数百分比小于 2%[99]。甲状旁腺设定点是设定体内钙离子水平的关键因素，其常略低于外周血钙离子水平[100]。因此，在正常 Ca 离子水平范围，通常有超过一半甲状旁腺细胞被抑制，可以为低血钙应激提供大的分泌储备。当 Ca 离子水平升高至明显的高钙血症时，体内 PTH 水平显著下降（80%），对于应对高钙血症、维持矿物离子稳态具有重要作用。然而，近来应用 PTH 敲除小鼠或 PTH 和胞外 CaSR 均敲除小鼠的研究表明，即使没有 PTH，高钙诱发的肾钙排泄和降钙素分泌增加为机体应对高钙血症提供了强大的防御机制。

Ca 离子水平升高也降低了分泌的 PTH 中完整 PTH 的比例，主要因为腺体内的激素降解增加（参见本章前面标题为“甲状旁腺激素的生物合成和腺体内加工”部分和后面“甲状旁腺激素的代谢”部分）。尽管存在严重高钙血症，但体内仍有完整的 PTH（1-84）释放，维持在低钙刺激最高分泌水平的大约 5%。这种不受抑制的 PTH 基础分泌可能促进甲状旁腺功能亢进时高钙血症的发生，尤其当异

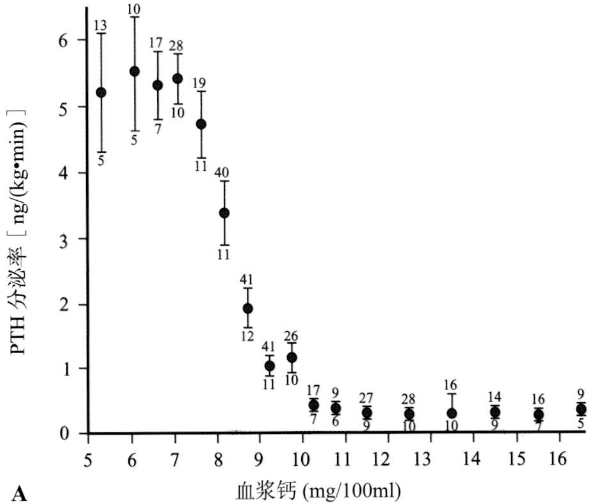

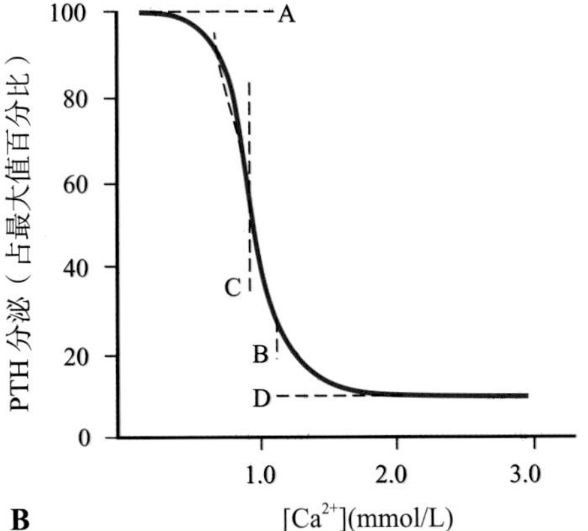

▲ 图 56-4 Ca^{2+} 与甲状旁腺激素（PTH）释放之间的倒乙状曲线关系及描述这些曲线的四参数模型

A. 牛甲状旁腺对血浆钙浓度诱导变化的分泌反应，小牛被注射了钙或乙二胺四乙酸，甲状旁腺激素分泌通过测量甲状旁腺静脉流出液中的甲状旁腺激素水平来评估。符号和竖线表示在钙浓度范围为 1.0 或 0.5mg/100ml 小牛和样品分别用下面和上面的数字表示；B. 由公式 Y=［（A−D）/（1）+（X/CB）］+D 生成的 S 形曲线；A、B、C 和 D 的意义在文字中有描述（A. 引自 Mayer GP，Hurst JG. Sigmoidal relationship betweenparathyroid hormone secretion rate and plasma calcium concentrationin calves. Endocrinology 102:1036–1042，1978；B. 引自 Brown EM:PTH secretion in vivo and in vitro. Regulation by calcium and othersecretagogues. Miner Electrolyte Metab 8:130–150，1982.）

常甲状旁腺组织肿物较大时（如肾衰竭患者）。

甲状旁腺细胞应对低钙血症反应具有不同时相，在持续性低钙血症，其可以逐渐增加 PTH 分泌量。为了应对急性低血钙，PTH 可以在数秒内从预先形成的分泌囊泡经胞吐释放，如 S 形曲线所示（图 56-4）。甲状旁腺主细胞储存的 PTH 受低 Ca 刺激可以维持最大分泌 60～90min。甲状旁腺细胞应对低钙血症的另一快速反应是减少胞内激素降解、增加 PTH 的净合成率，可以在数分钟至 1h 内发生，高钙血症时则相反。低钙血症持续数小时到数天，可以增加 PTH 基因表达，但是持续数天到数周可以刺激甲状旁腺细胞增殖。细胞的激素分泌能力增加（如 PTH 基因表达增强）和细胞数量增加（甲状旁腺细胞增殖）均可增强甲状旁腺分泌能力。在严重的继发性甲状旁腺功能亢进症，甲状旁腺明显增生可使循环中 PTH 水平比平时升高 100 倍甚至更多。

除了钙离子变化本身，甲状旁腺细胞似乎也能感知血 Ca 离子的变化速率，故钙离子的快速减少比缓慢减少可以引起更强烈的 PTH 分泌。此外，通过增加或降低血 Ca 水平动态评估甲状旁腺功能发现，在同等血钙水平，血 PTH 水平在血钙降低时高于血钙升高时（如存在迟滞现象）。后者使得 PTH 分泌具有明显的方向依赖性，结合刚才所说的速率依赖性，这些机制使得出现大量 Ca 离子快速减少时，机体产生更加适应生理的、更强大的 PTH 分泌反应。循环 PTH 也存在生物节律和更加迅速（如每小时 1～6 个脉冲）的时相变化，但是目前这些变化的生理意义尚不明确。

2. 甲状旁腺细胞和其他参与矿物离子稳态细胞感知钙离子的机制 Ca 离子调控 PTH 分泌的分子机制涉及细胞表面 G 蛋白耦联受体，钙敏感受体（CaSR）。CaSR 首先从牛甲状旁腺中分离得到，随后从人类甲状旁腺和其他组织和物种分离。受体有 G 蛋白耦联受体超家族特征性的“蛇形”基序［七跨膜结构域（TMD）］（图 56-5）。它的长 N- 端胞外结构域（ECD）包含主要的但非全部的 Ca 离子结合决定簇。

细胞表面 CaSR 以二聚体发挥功能，每个单体通过半胱氨酸 129 和 131 分子间的二硫键及非共价疏水相互作用连接。至少在甲状旁腺细胞，CaSR 反复暴露于高 Ca 离子也仅表现出中度的功能性脱敏。事实上，最近一项使用表达 CaSR 细胞的研究揭示了一个新的分子机制，称为 ADIS（激动药驱动插入信号），该信号通路的特征为激动药依赖性的 CaSR 转运（如高血钙），主要影响其进入而不是离开细胞膜的途径，可以增加细胞表面的 CaSR

（50%）。这种机制可能通过维持 CaSR 持续表达于细胞表面，使其能够持续监测 Ca 离子的变化。除了通过调节 CaSR 转运改变细胞表面 CaSR 的水平，也可以通过激活 CaSR 和 1, 25(OH)$_2$D 对 VOR 的刺激上调 CaSR 的表达。

分子建模认为每个 CaSR 单体胞外结构域折叠成一种双叶的维纳斯捕蝇草（VFT）状结构，两叶之间存在一条缝隙（图 56–5）。CaSR 对钙离子的激活呈现显著的正协调效应，可能是由于每个 CaSR 单体上有许多钙离子结合位点。两叶之间的缝隙被认为是一个关键的 Ca 离子结合位点。已有研究表明，具有结构同源性的代谢型谷氨酸受体存在无谷氨酸和谷氨酸结合两种形式，这暗示 CaSR 缝隙结构在无钙离子结合时开放，而在有钙离子结合时关闭。因此钙离子的结合被认为促进 CaSR 胞外结构域的失活形式转变为活性构象，然后诱导受体 TMD 和胞内环以及羧基末端尾部构象改变而启动信号转导，但这一系列的事件仍然有待证实。

激活的 CaSR 刺激 G 蛋白，$G_{q/11}$、G_i 和 $G_{12/13}$ 可分别激活磷脂酶 C（PLC）、抑制腺苷酸环化酶、激活 Rho 激酶。CaSR 不仅通过 G_i 直接抑制腺苷酸环化酶，也通过增加 Ca 离子间接降低 cAMP 水平，从而减低钙离子抑制形式的腺苷酸环化酶的活性和（或）激活磷酸二酯酶。在某些细胞类型，CaSR 通过 Gαs 刺激 cAMP 积聚。该受体调节多种其他胞内信号通路，包括有丝分裂原激活蛋白激酶（MAPK）、磷脂酶 A_2 和磷脂酶 D，以及表皮生长因子（EGF）受体，如前所述。

由 CaSR 失活和激活突变引起的高钙血症［如家族性低尿钙性高钙血症（FHH）和新生儿重症甲状旁腺功能亢进症（NSHPT）］和低钙血症（即常染色体显性低钙血症）证明了 CaSR 在血清钙浓度设定中的关键的必要的作用。这些疾病的患者有特征性甲状旁腺和肾脏钙离子感知 / 处理异常。靶

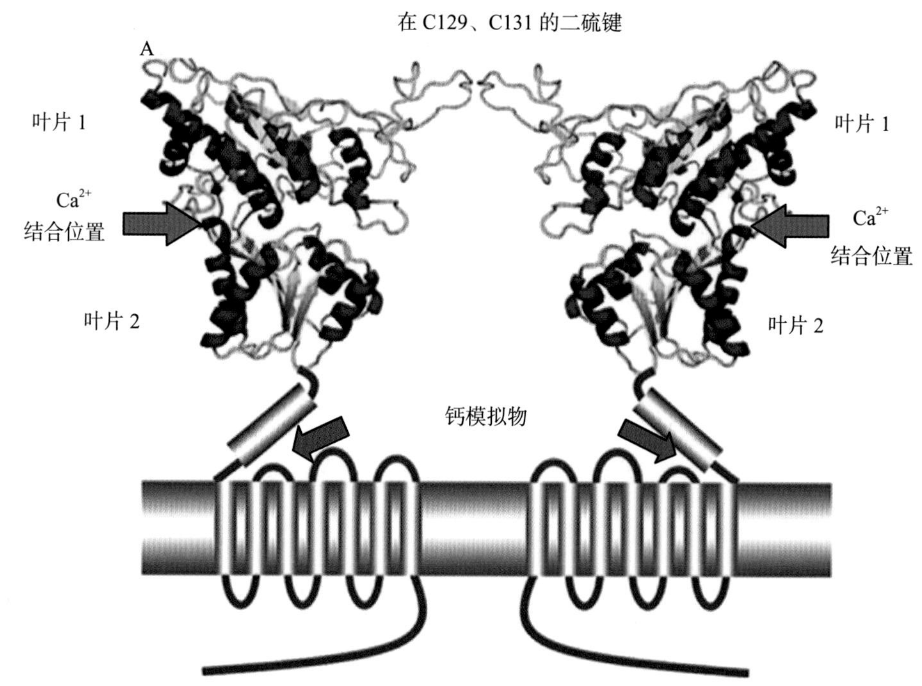

▲ **图 56–5　人类 CaSR 的结构模型**

图中是受体的两个单体，每一个单体组成两个叶片，由包含每个单体的 129 和 131 半胱氨酸的二硫键连接。每个单体的两个叶片被预测为一种类似 VFT 的结构，它被提议关闭激动剂结合，从而激活信号转导。图的下半部分显示了 GPSR 的跨膜螺旋特征，它使激活的 Ca^{2+} 信号的受体能够传导到受体的 G 蛋白质和多种细胞内效应系统。ECD 的红色片段表示 α 螺旋。图中显示了每个单体两个叶片之间缝隙中关键钙结合位点的位置，以及每个单体中模拟钙离子的单独位置，它们在受体的跨膜结构域内结合。ECD. 细胞外结构域；VFT. 捕蝇草（经许可转载，引自 *Huang N*，*et al. Identifcation and dissection of Ca^{2+}-binding sites in the extracellular domain of Ca^{2+}-sensing receptor.* J Biol Chem *2007*；*282:19000-19010.*）

向干扰 CaSR 的 1 个或 2 个等位基因可以产生家族性低尿钙高钙血症和新生儿重症甲状旁腺功能亢进症小鼠模型，进一步支持其在钙离子稳态中的重要性。

CaSR 调节 PTH 分泌的分子机制和信号通路尚未阐明。甲状旁腺 G 蛋白，G_q 和 G_{11} 特异性敲除小鼠可以产生类 NSHPT 表型。此外，近来研究已经确定 $G\alpha_{11}$ 的杂合失活突变可以引起另一种形式的 FHH（即 FHH2）和常染色体显性甲状旁腺功能减退症。因此，这些 G 蛋白是 CaSR 调节甲状旁腺激素分泌中的关键蛋白，可能是通过刺激 PLC 和调控细胞内关键信号通路的水平来介导甲状旁腺分泌与钙离子的反向关系。这些第二信使途径是什么？PLA_2 产生的花生四烯酸被认为是一种 Ca 离子诱导的抑制 PTH 分泌的介质，可能通过 12 和 15 脂氧合酶途径转化产物介导。其他研究表明至少在病理性甲状旁腺，ERK1/2 介导了高钙引起的 PTH 分泌抑制。此外，甲状旁腺细胞中基础和激动剂诱导的 cAMP 增加均被 Ca 离子增加所抑制，但 Ca 离子介导的这种 cAMP 变化对甲状旁腺分泌的影响尚不清楚。一种可能的机制与甲状旁腺 SNAP-25 缺乏有关，后者在大多数细胞中以 Ca 离子依赖性（如 Ca 离子增加）方式促进分泌小泡与浆膜的融合。高 Ca 离子可以显著增加牛甲状旁腺细胞膜下细胞骨架肌动蛋白的聚合，PTH 囊泡被固定在胞膜下多聚化细胞骨架时可能物理阻断 PTH 的胞吐过程。CaSR 也在许多其他参与矿物离子稳态的组织中表达，包括分泌降钙素的甲状腺 C 细胞、多种肾脏细胞、骨细胞和（或）其前体细胞和小肠上皮细胞。在 C 细胞中，CaSR 介导高钙对降钙素分泌的刺激作用。在肾脏，CaSR 直接介导皮质肾单位升支粗段对 Ca 离子和 Mg 离子重吸收的抑制作用。因此，Ca 离子升高可以通过作用于肾单位 CaSR 直接抑制、PTH 分泌间接抑制肾小管对 Ca 离子的重吸收。CaSR 也表达于软骨细胞、成骨细胞和破骨细胞和（或）其前身，最近数据表明其在骨骼发育中起关键作用。目前尚不明确小肠表达的 CaSR 是否在 1, 25$(OH)_2$D 介导的肠钙吸收中发挥任何作用。

3. 1, 25$(OH)_2$D、磷酸盐和其他调节 PTH 分泌的因子　1, 25$(OH)_2$D 除了直接抑制 PTH 基因表达，也减少 PTH 分泌，目前尚不清楚后者仅是对激素生物合成抑制作用的继发改变，还是也包含其对分泌过程本身的作用。体外磷酸盐水平升高，可以不依赖于 Ca 离子变化而增强甲状旁腺细胞增殖、PTH 基因表达和分泌。然而，磷酸盐诱导的 PTH 分泌变化需要数小时，可能是影响其生物合成的继发改变而不是影响分泌本身。最后，体外实验表明 Mg 离子可以在表达 CaSR 的细胞（如甲状旁腺细胞）发挥 CaSR 激动药作用，但是效应仅为 Ca 离子效应的 1/3 到 1/2。由于血清 Mg 离子水平明显低于 Ca 离子，目前尚不清楚 Mg 离子是否可以在体内作为生理性 CaSR 激动药发挥作用。然而，存在 CaSR 失活或激活突变的患者可以分别表现出轻度的高镁血症或低镁血症，因此如前所述，这提示 CaSR 确实促进体内 Mg 离子调定点的设定。在肾脏中，肾小管升支粗段小管液中 Mg 离子浓度超过血镁浓度，可能足以激活 CaSR 来调节肾小管对 Ca 离子和 Mg 离子的重吸收。高镁抑制 PTH 分泌，在存在明显低镁的患者，PTH 也会分泌减少。最近研究发现低镁可以通过增加 CaSR 偶联 G 蛋白活性，可能是 G_i 和 $G_{q/11}$，从而促进胞内信号通路抑制 PTH 分泌。

（七）PTH 的代谢

自 Berson 和 Yalow 于 1968 年发现以来，多个实验室针对循环 PTH 形式的异质性展开了 30 多年的研究。从这些研究来看，除了完整长度多肽 PTH（1–84）具有生物学活性，大部分的循环激素缺乏一个完整的 N- 端，且大部分片段缺乏生物学活性，至少对于 PTH/PTHrP 受体介导的矿物离子稳态而言。PTH C- 端片段可以由甲状旁腺产生和释放，也可由循环完整 PTH 经肝脏和肾脏高容量降解系统及其他可能外周部位降解产生。然而，某些 PTH 片段，如 PTH（7–84），似乎仅在腺体内产生，并可能有一些生物活性。

在牛直接测量甲状旁腺中动脉血和静脉血的差异（在严格防止采样后激素体外降解的情况下），发现存在完整激素和小 C- 端片段，但是没有 N- 端片段。全身性高钙血症时，这些腺体释放的 C- 端片段相对增加，而完整激素分泌率降低。这些 C- 端片段和外周代谢产物类似，但化学性质尚待研究。将完整的激素注射到实验动物的血液循环可以进行 PTH 的外周代谢分析，相关实验还没有在人体展开，但是根据大鼠、狗和牛体内 PTH 的代谢相似，认为可以反映 PTH 在人体的代谢。完整的 PTH 从血浆非常快速地清除（半衰期为 2～4min），主要在肝脏和肾脏清除。肝脏清除比肾脏清除比重大，两个器官共同完成几乎所有完整激素的清除，其中肝脏清除率估计为 40%～75%，肾脏清除率估计为 20%～30%。

总之，目前的证据表明完整的 PTH 和多种 C- 端片段（由腺体和外周剪切得到、异质性）构成主要的循环激素形式。然而最近的数据表明，循环中可能存在一种之前未被认识的 N- 端截短片段（稍后讨论）。但即使血液循环中存在有生物活性的 PTH 的 N- 端片段，其浓度也极低（$< 10^{-14}$～10^{-13}mol/L）。

由于缺乏有生物活性的 N- 端片段的证据，目前应用 2 种不同抗体的免疫测定法是可行的，一种靶向 PTH（1–84）C- 端部分的固相捕获抗体和一种靶向完整 PTH 分子 N- 端表位的放射或酶标检测抗体。

虽然这些双位点分析方法已经应用于临床，比早期方法有了很大改进，但是近来研究已经证实了循环中存在与之前讨论过的任何 PTH 激素片段组成均不同的片段。

针对 PTH（1–84）N- 端表位的新免疫放射分析法检测到 PTH 浓度显著降低，尤其是慢性肾衰竭患者，钙水平变化刺激和抑制腺体活性的过程中，这一结果与前面的结论一致，只有完整长度、有生物活性的 PTH（1–84）才能被这类分析系统检测。

前面总结的发现被认为对甲状旁腺功能异常患者的管理有重要意义，尤其是肾衰竭患者。终末期肾病患者应用大量维生素 D 和（或）钙治疗与无力性骨病发生相关，这可能是有害的，尤其是生长期儿童。特别是在高钙血症患者，N- 端截短形式的 PTH 占更大比例，通过传统方法检测“完整的”PTH，可能高估有生物活性的 PTH 水平，导致尿毒症患者维生素 D 类似物和（或）钙的过度治疗，抑制甲状旁腺，即使没有引起 PTH（7–84）片段类似的抑制效应，也能共同作用抑制 PTH 依赖性骨转换。当 PTH 分泌受抑制时，如高钙血症，N- 端截短 PTH 片段比例增加，可以抑制天然 PTH 对钙或骨的作用。最近应用合成 PTH（7–84）的相关实验结果表明这一现象在体内外均存在，PTH（7–84）在体内降低血钙可能是通过 C- 端片段特异性受体，影响破骨细胞分化，抑制骨吸收。临床尚未证实这种仅检测氨基端截短片段而非大片段 PTH 的新免疫放射分析法是否在继发性甲状旁腺功能亢进症患者的诊断和管理中具有决定性优势（见第 63 和 70 章）。

三、PTH/PTHrP 受体（1 型受体）介导的 PTH 依赖性矿物离子稳态调节

如前所述，PTH 是最重要的调节哺乳动物矿物离子稳态的多肽。通过对肾脏和骨骼的作用，PTH 将血钙浓度维持在狭窄的浓度范围。在骨骼中，PTH 刺激钙的释放，在肾脏增强肾小管对钙的重吸收（并减少磷的重吸收）。此外，它还能促进肾脏合成 1α- 羟化酶，刺激 1, 25$(OH)_2$D 合成，从而间接增加肠钙（和磷）的吸收。PTH 的这些直接和间接作用通过 PTHR–1 介导，PTHR–1 是一种 G 蛋白偶联受体，在 PTH 的两个主要靶组织有广泛表达。

（一）PTH 对肾脏的作用

除了调节肾脏中钙和磷的转运，PTH 调控肾小管对镁、钠、钾、碳酸氢盐和水的作用，进而刺激肾脏糖异生。通过体内微穿刺分析和体外肾节段切片研究已经确定肾单位内 PTH 作用依赖性的特定区域，来源于肾脏特定区域的细胞系也已经进一步被应用于实验。但相关实验结果的解释必须考虑到肾脏作为一个器官的组织结构复杂性（如涉及跨皮质和髓质不同肾小管节段的复杂解剖关系，以及调控溶质和水转运的逆流分布效应），特别是体内肾小管某些特征在体外通过孤立小管或细胞的难以模拟性。

（二）肾钙重吸收

肾小球滤液中的钙大部分被重吸收回血液。大

部分（65%）通过被动的细胞旁机制重吸收，主要发生在近端小管，极小部分发生在髓襻升支粗段和远曲小管。正如 Diaz 和他的同事提出的，钙敏感受体对肾升支粗段钙的重吸收起着重要的调节作用。生理上，PTH 对肾钙重吸收的刺激作用几乎完全发生在远端肾单位。在皮质升支粗段，PTH 增加管腔侧正电位，促进钙和镁的细胞旁被动重吸收。相反，在远曲小管中，PTH 通过上调跨细胞途径相关分子促进 Ca 离子重吸收。PTH 通过上调管腔侧细胞膜通道 TRPV5，促进 Ca 离子进入小管细胞，也促进其逆电化学梯度跨基底侧膜的主动转运。后一种转运过程涉及两种类型的转运蛋白。一种是质膜钙泵（Ca^{2+}、Mg^{2+}-ATP 酶、PMCA），另一种是 Na^+/Ca^{2+} 交换体（NCX1），其反过来受 Na^+/K^+-ATP 酶间接调控，可以维持跨细胞 Na^+ 梯度。使用肾脏远端区域膜性囊泡的研究表明，PTH 可以增加 Na^+/Ca^{2+} 交换体的活性。PTH 也刺激预形成的隔离在某些远端小管细胞内部的 Ca 离子通道转位至顶端侧（如管腔侧），主要是 TRPV5，促进其介导的 Ca 离子摄取增加。因为 PTH 同时增强基底侧膜 Na^+/Ca^{2+} 交换体的活性，促进了钙离子跨细胞转运的整个过程，从管腔液到血液，从顶端侧膜到基底侧膜。

（三）1α- 羟化酶和 24- 羟化酶活性的调节

近端小管的 1α- 羟化酶是一种微粒体细胞色素 P_{450} 酶，能从底物 25（OH）D 合成具有生物活性的 1, 25(OH)$_2$D，甲状旁腺素（PTH）是其活性的重要诱导因素[184–186]。PTH 对肾酶合成的作用时间较其对肾钙离子转运的作用时间更长，部分是通过 PTH/PTHrP 受体的蛋白激酶 A（PKA）信号通路介导的[187, 188]。虽然在其他组织检测到 1α- 羟化酶的存在，但仅在肾脏检测到其 mRNA 具有高浓度，由此证实肾脏为 1, 25(OH)$_2$D 合成的最重要部位。PTH 依赖的 1α- 羟化酶蛋白的合成需要几个小时，该过程能被 1, 25(OH)$_2$D 和蛋白质合成的阻滞药放线菌素 D 阻断[188–190]。PTH 给药可增加编码 1α- 羟化酶的 mRNA 表达[188]。与甲状旁腺素类似，低磷血症也是 1α- 羟化酶的重要诱导因素。而由循环中 PTH 或 PTHrP 水平的升高所导致的高钙血症，会抑制 1α- 羟化酶的合成，从而以维持稳态的方式限制 1, 25(OH)$_2$D 的合成。25(OH)D 和 1, 25(OH)$_2$D 也可由 24- 羟基酶羟化，但其产生的代谢物 24，25(OH)$_2$D 和 1，24，25(OH)$_3$D 似乎对矿物质离子动态平衡的调节作用不大（见第 59 章）。但是，PTH 对 24- 羟化酶有抑制作用，从而减少了 1, 25(OH)$_2$D 的失活；相反，1, 25(OH)$_2$D 刺激了 24- 羟化酶的合成，从而诱导了自身的代谢[191, 192]。

（四）肾磷酸盐转运

甲状旁腺素对维持正常的血钙水平非常重要，但它不是调节血磷水平的重要因素。血磷水平的调节主要取决于特定的调磷因子，尤其是 FGF-23（见第 62 章）[11, 16, 193]。然而，当 PTH 导致骨吸收增加（也可发生在长期饮食缺钙）时，血液中的钙和磷同时增加。虽然需要钙，但磷酸盐的排泄更明显，这主要是通过 PTH 刺激肾脏磷酸盐清除的增加来实现的。

PTH 直接作用于近端肾小管上皮细胞，调节刷状缘膜上 NPT2a 和 NPT2c 的表达。NPT2a 在近端小管的 S_1～S_3 段表达，而 NPT2c 仅在 S_1 段表达。NPT2a 蛋白在 PTH[194] 的刺激下内化，随后溶酶体降解[195]；相反，最近的证据表明 NPT2c 可以被回收并重新插入刷状缘膜[196]。在近端肾小管，PTH 进一步促进具有生物活性的 1, 25(OH)$_2$D 的产生[197–200]。PTH 的所有这些作用都是通过 PTHR-1 介导的，PTHR-1 在近端肾小管的基底侧膜（BLM）表达，并且在近端肾小管的顶端刷状缘膜（BBM）表达更高水平[197, 201–203]。

PTH 依赖的肾脏功能可能涉及 BLM 的 cAMP/PKA 和 Ca^{2+}/IP3/PKC 依赖的信号通路，这两种途径似乎都有助于降低近端肾小管磷的重吸收[197, 198, 200, 204, 205]。与 BLM 处 PTHR-1 的这些双重信号特性相反，有大量证据表明，在 BBM 处通过 PTHR-1 介导的对磷酸盐摄取的抑制主要包括（如果不是唯一的）百日咳毒素敏感的 PKC 依赖途径[197, 206–209]。近期通过对 PTHR-1 表达存在 Ca^{2+}/IP3 信号缺陷小鼠的研究，为非 cAMP/PKA 依赖途径在长期 PTH 依赖性肾磷酸盐排泄调节中的重要作用提供了证据，而 PTH 的急性促尿磷排泄作用似乎主要涉及 cAMP/PKA 信号通路[204, 205]。因此，PTH 通过激活位于 BLM 或 BBM 的 PTH/PTHrP 受体的主要信号通路，并通过减少 2 型磷酸钠共转运体 NPT2a 和 NPT2c 的表达来促进尿磷。

PTHR-1 下游的 cAMP/PKA 通路激活无疑与 PTH 依赖的 NPT2a 表达调控有关[208-210]。假性甲状旁腺功能减退症 1a 型（PHP-1a 型）患者是由母系遗传的 GNAS 失活突变所致，该基因编码刺激性 G 蛋白（stimulatory G protein，Gsα）的 α 亚单位。由于近端小管缺乏具有功能的Gsα从而出现高磷血症，随后表现出 PTH 对尿 cAMP 和磷酸盐排泄的损害（见第 62 章和第 66 章）。然而，PTH 刺激尿磷的反应并不会完全消失，因为 PHP-1a 患者在 PTH 作用下尿磷排泄有轻微但延迟的增加，这表明除 cAMP 以外的信号分子也可能参与促进尿磷排泄[211-213]。

除了调节 NPT2a 的表达外，PTH 还影响第 2 种肾脏特异性钠依赖的磷酸共转运体 NPT2c 的表达[209]。在小鼠中，编码 NTP2a 的 mRNA 丰度大约是 NPT2c 的 10 倍，初步表明 NTP2c 仅在出生后发育的某个时期发挥很小的生物学作用[214]。然而，后来发现 NPT2c 的纯合突变和复合杂合突变可导致常染色体隐性遗传的遗传性低磷血症性佝偻病伴高钙尿症（HHRH）[215-218]。这种疾病连锁说明 NPT2c 在生物学中起着重要作用，且与 NPT2a 并不冗余[198-200]。NPT2a 的失活突变将引起更严重的疾病，不仅导致肾脏磷酸盐消耗，还引起其他近端肾小管功能受损[219]。在 PTH 的作用下，这两种蛋白都在 BBM 处内化，但这些激动剂依赖的过程的时间进程不同，这就增加了 PTH 调节不同支架蛋白是 NPT2a 和 NPT2c 差异调节基础的可能性。此外，PTHR-1 下游不同信号通路的激活，即依赖于 cAMP 的 PKA 激活，或依赖或非依赖于 Ca^{2+}/IP_3 的 PKC 激活，可能在 NPT2a 和 NPT2c 的表达调控中起着不同的作用。

这些差异可能涉及信号小体，其特殊的细胞内结构域，参与特定生化过程或途径的蛋白通过与“支架”蛋白结合而紧密相连，从而限制它们的扩散并改变受体介导的下游信号通路[220]。在肾近端小管，钠 / 氢交换调节因子 1 和 2（NHERF1/2）是重要的支架蛋白，它包含两个 PDZ（psd-95，disks large，ZO-1）结合域和一个 C 端 ERM（ezrin，radixin，moesin）结合基序[221]。PTHR-1 通过 C 端 PDZ 结合基序与 NHERF 蛋白相互作用[222, 223]（图 56-6），导致 NHERF 依赖的抑制 PTH 刺激的 cAMP 积聚[222]。在负鼠的肾细胞（OK）中，NHERF1 通过细胞内钙和 PLC 增强 PTHR-1 信号[223]。而实际上，将受体锚定在近端小管的 BBM 上，似乎是通过 IP3/PKC 途径促进信号转导，说明了区域特异性因子如何影响受体依赖信号转导。

与 PTHR-1 类似，NPT2a 也包含一个 C- 末端基序，该基序与 NHERF1 的 PDZ 结构域结合[224]，NHERF1 缺失小鼠由于近端小管 BBM 上 NPT2a 表达减少而表现出磷酸盐消耗。因此，这个转运体需要 NHERF1 组合的支架才能进行正确的膜表达[225]。此外，NHERF1 在 OK 细胞和从 NHERF1 缺失小鼠分离的原代近端肾小管细胞培养中被证明是 PTH 介导的 NPT2a 表达调控的重要调节因子。综上所述，NHERF1 不仅建立了 NPT2a 的膜表达，而且还有助于形成 PTH 诱导的尿磷所必需的调节复合物。在体外，由 PTHR-1 和 NPT2a 组成的 NHERF1 组合的复合体存在于 OK 细胞和基因修饰的 LLCPK1 细胞的顶端结构域，这些细胞是为研究磷酸盐运输而开发的[226]。

PTH 片段肽 PTH（3-34）经常用于区分调节 NPT2a 和 NPT2c 的信号是在 BBM 还是 BLM 处。因为一些数据表明，这种类似物可能选择性地激活 PKC- 信号通路[227-229]，因此只作用于 BBM 处。然而，没有数据表明 PTH（3-34）可以直接激活 PLC 依赖的 IP_3 的形成。事实上，PTH 1 和 2 位的替换或缺失可导致 $PLC/IP_3/Ca^{2+}$ 信号激活的显著和（或）选择性地受损[39-41, 230]。PTH（3-34）被证明通过非 PLC/IP_3 依赖的机制激活 PKC，可能涉及另一种磷脂酶，如 PLA2[229]。在任何情况下，一些研究者已经证明，PTH（3-34）及其他在氨基末端截短的 PTH 和 PTHrP 片段，在没有明显的 cAMP 积累的情况下，可以抑制 OK 细胞（其不表达大量 NPT2c）对磷酸盐的吸收[231-235]。此外，PTH（3-34）被证明在动物中部分促进了尿磷排泄[236]。这增加了在原发性或继发性甲状旁腺功能亢进症患者的循环中发现的 PTH 片段，如 PTH（7-84）和

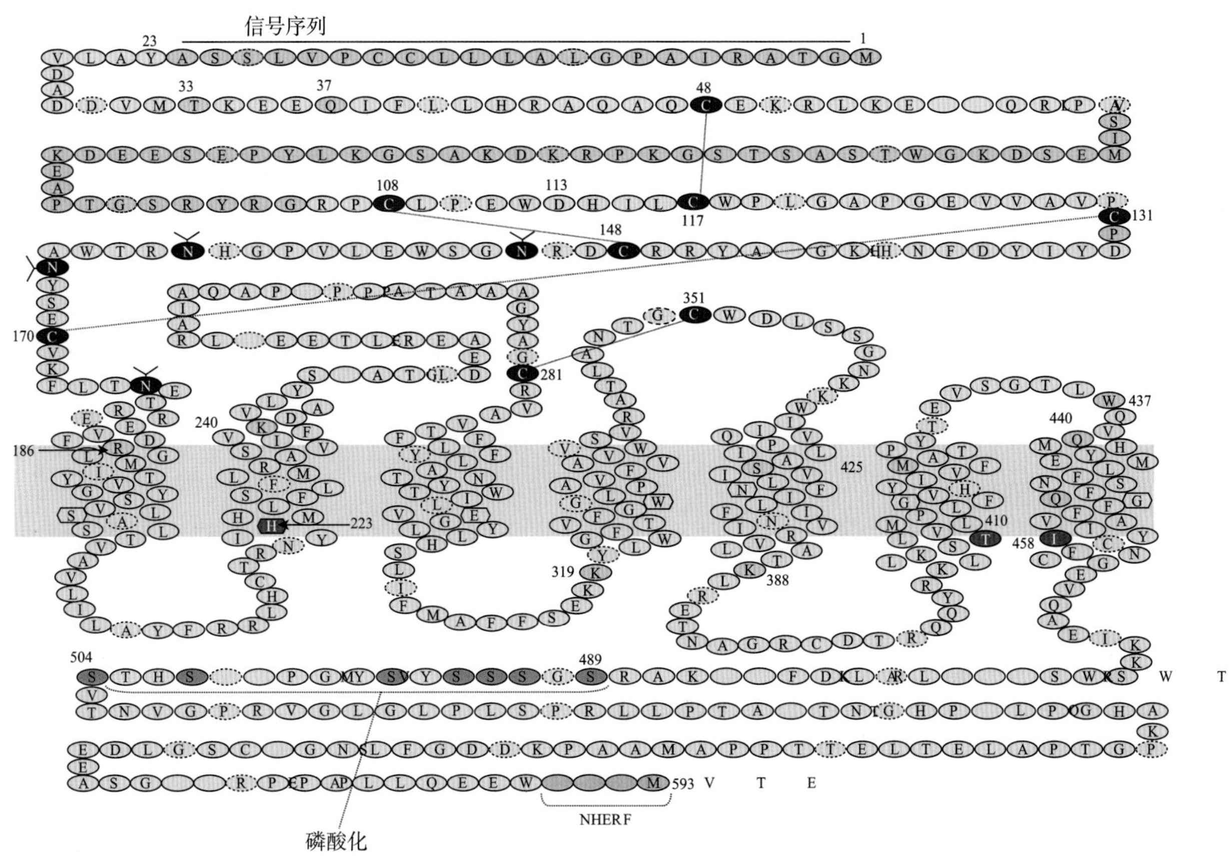

▲ **图 56-6 人 PTH/PTHrP 受体（PTH-receptor type 1，PTHR-1）示意图**

PTHR-1 由一个参与初始配体结合的氨基 ECD（去除 23- 氨基酸信号序列后的 160 个氨基酸）、7 个螺旋状 TMD 片段（包含连接细胞内和细胞外环并介导激动剂激活和信号转导）和 C- 端尾部（130 个氨基酸）介导配体诱导的受体内化、转运和信号终止。感兴趣的特定氨基酸是阴影或彩色的，包括 4 对细胞外半胱氨酸（C）残基，它们形成一个二硫键网络，在家族 B GPCR 中保守，并保持受体结构和功能 [49, 50, 318]；ECD 中的 4 个糖基化天冬酰胺（N）残基 [395]；Thr33 和 Gln37，调节配体中与色氨酸 -23 的相互作用 [342, 396]；Arg186 是配体残基赖氨酸 -13 的光亲和力交联位点 [346]；Ser370、Met425、Trp437 和 Gln440，它们在缬氨酸 -2 处或附近参与配体残基的相互作用，并可能在受体激活中发挥作用 [338, 343, 358, 359]；ECD 中保守的 Pro132，是 Blomstrand 软骨发育不良失活突变（Leu）的位点 [397]；His223、Thr410 和 Ile458，在这些突变中导致了构成信号活动，而在患者中则导致 Jansen 软骨发育不良 [398]；Lys319 突变削弱了 Gαq 信号 [399]；Lys388，突变削弱 Gαq 和 Gαs 信号 [400]。C- 尾中的关键残基包括 7 个丝氨酸（S）残基，它们在激动剂激活时磷酸化并介导 β arrestins 的募集 [378, 401]，以及介导与 NHERF 蛋白家族相互作用的 C 末端 ETVM 序列 [222, 382, 389, 390]。在每个跨膜结构域中，被鉴定为家族 B GPCR 中最保守的残基被封闭在一个六边形结构域中 [402]。ECD. 细胞外结构域；NHERF. 钠氢交换调节因子；TMD. 跨膜结构域

PTH（4–84），可以诱导尿磷的作用 [159, 172, 173, 237, 238]。然而，PTH（7–84）在体内或一些体外系统中似乎没有促尿磷活性。此外，PTH（3–34）至少可以部分激活细胞内 cAMP 依赖的 PKA [239, 240]。这使得氨基末端截短的 PTH 或 PTHrP 类似物促进尿中磷酸盐排泄的能力，至少在某种程度上是由于 BLM 处的 cAMP/PKA 途径的部分激活引起的。

如前所述，PTH 治疗可导致肾脏 NPT2a 和 NPT2c 的表达减少，但在去甲状旁腺大鼠中，PTH 对这两种共转运蛋白的影响似乎不同 [198–200, 209]。NPT2a 在近端肾小管的 S_1～S_3 段表达，而 NPT2c 仅在 S_1 表达 [198–200, 209]。NPT2a 是表达更为丰富的共转运蛋白，它处理（在小鼠中）70%～80% 的肾磷重吸收，而 NPT2c 占剩下的 20%～30%。NPT2a 在 PTH 的作用下迅速从 BBM 中消失并转移到溶酶体，在那里它经历降解，而 NPT2c 从 BBM 表面消失的速度慢得多，似乎没有经历溶酶体降解，而是可能再循环回 BBM 表面 [196]。这些不同反应模式背后的机制目前尚不清楚，但工程 LLC-PK1 细胞的产生表明，PTH 依赖的磷酸盐转运抑制是通过减少 NPT2 或 NPT2 的表达 [226]，将为可能涉及的分子和细胞过程提供重要的新见解。

（五）甲状旁腺激素对骨骼的作用

甲状旁腺素（PTH）对骨骼细胞的作用在成人骨骼发育和维持骨骼完整性的正常过程中起着至关重要的作用，并通过对靶细胞的作用在钙磷稳态中发挥重要作用。在骨骼中，甲状旁腺激素影响几个高度分化的细胞（如成骨细胞、骨细胞和破骨细胞），这些细胞对骨骼的健康和完整性至关重要，后文将讨论，在矿物质离子代谢中，PTH 参与一些动态平衡反应。其中一些效应反映了甲状旁腺激素的直接作用；另一些作用是间接的，在 PTH 受体的激活下，通过成骨细胞和骨细胞释放的因子，以自分泌 / 旁分泌的方式，对缺乏这些受体的其他细胞即破骨细胞发出信号（见下文）。

PTH 除了对骨骼中 3 个最主要细胞起重要作用外，还对骨代谢有重要的间接作用。这些作用包括目前已被广泛描述的甲状旁腺素对免疫系统（T 细胞）细胞的作用[241]、通过血管系统中的反应细胞及其信号分子如血管内皮衍生生长因子（VEGF）的激素作用[242]。这些对骨骼的重要间接作用将在第 60 章详细介绍。

PTH 对骨骼细胞的作用受到维生素 D 作用的重要调节（见第 59 章和第 67 章），并与 PTHrP 的作用紧密交织（见第 57 章）。PTH 对骨的作用只是一个复杂的相互作用模式中的一个因素，它涉及多种全身和局部产生的激素和细胞因子（如性激素）[243]。

PTH 对骨骼细胞的生物学作用的不同方面可以在大鼠模型中得到证实。例如，PTH 在维持钙稳态方面具有重要生理作用，甲状旁腺切除后的生长期大鼠，在低钙摄入的应激下，可导致严重的致命性低钙血症（图 56-1）。小鼠遗传学工具在通过选择性基因敲除相互作用系统的各个组成部分，然后在体内观察效果来解开 PTH 引起的复杂的相互作用模式方面取得了显著的进展。选择性阻断 PTH 作用的小鼠模型显示骨小梁显著减少[244, 245]，证实 PTH 在胚胎骨发育中的作用。PTH 和 PTHrP 在骨骼活动中的密切相互作用也在转基因小鼠模型中得到证实[246, 247]。

PTH 的作用可以从药理学的角度进行分析。服用 PTH 可在几分钟内导致血钙的降低，这是由于矿物质被骨骼细胞吸收而引起的[248]，随后钙从矿物相进入血液的动员增加[248, 249]。造成这种快速双向变化的确切机制尚未阐明，尽管很明确骨钙释放的一个主要途径是破骨细胞；这些细胞经历了多种细胞变化，包括细胞转运体和泵的激活，以及组织蛋白酶 K 和胶原酶等酶的分泌（见下文）。

PTH 对骨骼细胞的影响可以通过 PTH 用于治疗骨质疏松症的结果来理解。长期服用 PTH，如果间歇服用，会刺激骨形成，这一作用涉及骨骼中一系列复杂的细胞反应，主要影响骨髓基质细胞 / 成骨细胞的增殖、分化和细胞活动[263, 264]，以及对骨细胞的作用[267, 268]。

另一方面，持续服用 PTH 会导致骨量减少。在这种情况下，骨形成和骨吸收均受到刺激，但后者作用占主导地位。病理性甲状旁腺功能亢进症就是这种作用的一个例子（见第 60 章和第 63 章）。

1. 对成骨细胞的作用　PTH 对表达 PTHR-1 的成熟成骨细胞的作用涉及许多相互作用复杂的信号通路。PTH 激活 cAMP/ 蛋白激酶 A（PKA）和多种其他信号通路，包括钙 / 蛋白激酶 C（PKC）、Wnt/β 连环素和丝裂原活化蛋白激酶（MAPK），从而导致信号分子和转录因子的直接和间接反应的复杂模式[250-253]。这一系列事件最终调节成骨细胞分化、功能、细胞分裂和凋亡关键基因的作用。PTH 影响成骨细胞的许多细胞活动，包括细胞代谢活性、离子转运、细胞形态、基因转录活性和多种蛋白酶的分泌。这些活动是关键的细胞反应，包括在 Runx2、β 连环蛋白和 osterix 的影响下，引导前体细胞进入成骨细胞谱系[254, 255]。PTH 的作用部分是通过促进细胞周期退出来促进成骨细胞分化。除了对细胞增殖的影响外，PTH 还通过促进促凋亡因子 Bad 的失活和上调细胞存活因子 Bcl2 来控制细胞存活[256]。

骨表面的成熟成骨细胞分泌胶原和骨基质（类骨质）的其他元素，并指导类骨质的矿化。这些关键步骤及除 PTH 之外影响该过程的多个因素在第 60 章中进行全面回顾。

2. 对破骨细胞的作用　除 PTH 外，破骨细胞的产生和活动还涉及局部和全身的多种因子（见第 58、59 和 60 章）。关于 PTH 的作用，普遍认为破骨细胞缺乏 PTH 受体，PTH 的作用是通过刺激成骨细胞和骨细胞的细胞因子间接发挥的。成骨细胞和骨细胞（见下文）产生 RANKL [257-261]，PTH 可以刺激这种细胞因子的产生，这种细胞因子是一种膜相关或可溶性的分泌蛋白，与肿瘤坏死因子（TNF）家族同源。RANKL 是破骨细胞功能的关键调节因子，引导破骨细胞前体细胞分化为成熟的骨吸收破骨细胞 [119, 262-264]。RANKL 的这些作用是通过 TNF 受体家族的成员 RANK 介导的，RANK 通过细胞间接触或结合可溶性 RANKL（在巨噬细胞集落刺激因子存在的情况下）诱导破骨细胞前体细胞分化为成熟的骨吸收破骨细胞 [260, 261]。在骨形成和骨吸收的复杂平衡中，骨保护素（OPG）为额外的反馈调节器，是一种与肿瘤坏死因子受体家族同源的可溶性诱饵受体 [263]，可以结合并因此使 RANKL 失活。PTH 抑制成骨细胞产生 OPG。

RANKL 和 OPG 的关键作用已经通过基因修饰在小鼠体内得到了很好的证明。OPG 转基因表达会导致破骨细胞生成受损，从而导致骨硬化病，而 OPG 的基因消融会导致骨质疏松症 [265-267]。去除 RANKL 基因或 RANK 受体，也会导致骨质疏松症 [268]。

RANKL 与预定成为破骨细胞的前体细胞表面的 RANKL 结合，导致一系列细胞反应，最终形成功能性破骨细胞。最初有肿瘤坏死因子受体相关因子（TRAF）6 活性的刺激，导致 NF-κB 的激活，进而增加另一种介质 cFos。cFos 与关键的破骨细胞转录因子，即活化 T 细胞核因子（NFATc1）相互作用，从而导致一系列破骨细胞特异性基因的表达。除 PTH 外，一些先前被认为在旁分泌刺激破骨细胞形成中起重要作用的因子，如白细胞介素 -6、白细胞介素 -11、前列腺素 E_2 及 1, 25(OH)$_2$D [269-271]，也被证明可直接刺激成骨细胞产生 RANKL[272]。其他与骨吸收有关的破骨细胞反应包括维甲酸介导的破骨细胞锚定到骨表面，在破骨细胞和骨之间形成的限制和封闭的细胞外环境酸化，除此之外，还分泌各种蛋白酶和其他酶（见第 60 章）。

3. **对骨细胞的作用**　骨细胞是骨骼中数量最多的细胞，逐渐认识到它不仅在骨转换中发挥重要的生物学作用，而且还作为钙和磷稳态的关键循环因子的来源 [257, 258]。骨细胞包裹在整个骨骼中。然而，它们发展出许多树突状突起，允许彼此之间及与骨表面的血管系统和细胞进行通讯。大量证据表明，这些细胞对调节骨量的机械力作出反应及对 PTH、其他循环激素和控制骨量的局部细胞因子作出反应方面起着关键作用 [257, 273, 274]。

骨细胞含有丰富的 PTH 受体。越来越多的证据表明，骨细胞是 PTH 作用于骨重建的关键媒介 [257, 258]。转基因小鼠的体内实验再次强有力地证实了这一点。骨细胞选择性缺失 PTHR-1 会导致骨量减少，特别是在骨小梁 [245]。相反，在骨细胞中特异性地表达具有结构性活性的 PTHR-1 会导致高骨量表型 [244]。产生的一系列重要蛋白质，许多是分泌并参与矿物质离子动态平衡的 [273, 274]。硬骨抑素是 PTH 敏感因子，为现在许多研究的主题 [275]。最近的证据表明，硬骨抑素的产生减少是 PTH 合成代谢作用的关键介质 [259, 276, 277]。

最近的研究表明，骨细胞可能是 RANKL 最重要的来源。小鼠体内的数据支持这一点，特别是从骨细胞中敲除关键细胞因子的小鼠 [259, 277]。随着年龄的增长，小鼠的骨量增加，破骨细胞的数量减少。PTH 似乎能刺激骨细胞产生成纤维细胞生长因子 -23（FGF23），该调磷激素将在第 62 章详述。

4. **甲状旁腺激素配体受体**　由于 PTH 的作用是多种多样的，直接或间接地涉及多种信号转导机制，初步认为是几种不同的受体介导了这种多肽激素的多效性作用。尽管其中一些作用后来被证实是 PTHrP 而不是 PTH 依赖的，但令人惊讶的是，最初的克隆方法导致了只编码一个 G 蛋白偶联受体的互补 DNA（cDNA）的分离，即共同的 PTH/PTHrP 受体或 PTHR-1（图 56-6）。重组 PTH/PTHrP 受体与 PTH 和 PTHrP 配体相互作用，对任一配体的反应至少激活两条不同的第二信使通路，即分别是由 $G\alpha_S$ 和 $G\alpha_{q/11}$ 介导的腺苷酸环化酶 /cAMP/PKA 和磷脂酶 C（PLC）/IP_3、Ca^{2+}、DAG/PKC 通路 [250, 278-281]。基于这些和随后的发现，如在小鼠中观察到的 PTHrP 或 PTH/PTHrP 受体无效的相似表型 [282, 283]，现在很清楚 PTH 的内分泌作用和 PTHrP 的旁分泌 / 自分泌作用是通过同一 PTH/PTHrP 受体介导的。

根据细胞类型，PTH/PTH 受体可以激活其他几个信号级联反应，包括细胞外信号调节激酶（ERK）

级联反应 [41, 284–286] 和磷脂酶 D/rho A 级联反应 [287]，前者可能涉及 $G\alpha_S$、β–arrestins[41] 或通过细胞外释放的表皮生长因子反式激活 ERK[285]，后者通过激活 $G\alpha_{12/13}$ 亚型的异三聚体 G 蛋白 [287]。

最初发现 PTH 和 PTHrP 都能激活重组 PTH/PTHrP 受体，这证实了早期使用不同克隆细胞系或肾膜制剂的研究，这些研究表明 PTH 和 PTHrP 结合并激活了一个共同的 G 蛋白偶联受体，其效率和效率相似 [288–291]。

（六）甲状旁腺激素受体亚型

在克隆 PTH/PTHrP 受体（也称为 PTHR–1）之后，鉴定了两种与最初分离的受体密切相关的新受体。其中一种受体称为 PTH–2 受体（PTHR–2），是从人脑 cDNA 文库 [292] 中获得的，被发现对 PTH 具有反应性，而对 PTHrP 没有 [292–295]。然而，大鼠的 PTHR–2 对 PTH 和 PTHrP 的反应很差 [296, 297]。为了寻找 PTH–2 受体的真正配体，分离出了一种下丘脑肽，称为 39 个氨基酸组成的管状漏斗肽（TIP39），它能有效地结合并激活大鼠和人的 PTH–2 受体 [298]。TIP39 与 PTH 和 PTHrP 的 N 端 34 个氨基酸序列同源性较弱，二级结构有一定重叠（图 56–2）[299]。完整的 TIP39 与 PTHR–1 的结合相对较弱，前 7 个残基的缺失可导致 PTHR–1 拮抗药的高亲和力 [300–302]。TIP39 肽在下丘脑和睾丸中产生 [298, 303]，和 PTHR–2 一起在生殖细胞发育中发挥自分泌 / 旁分泌作用。因为缺乏 TIP39 基因的雄性小鼠由于精子细胞的形成失败而不育 [304]。尽管 PTHR–2 及其激活配体 TIP39 在鸟类中似乎不存在，但在鱼类的基因组中已检测到这种具有代表性的配体 – 受体对，包括古代的阿格纳坦海七鳃鳗 [305]。

PTH–3 受体（PTHR–3）为分离的第 2 个 PTH 受体变异体，到目前为止已经在鱼类和鸟类中发现 [305, 306]，但在哺乳动物中没有发现（图 56–7）。功能和系统发育分析表明，PTHR–3 与 PTHR–1 的关系比与 PTHR–2 更密切（图 56–7）[305, 306]。除了已鉴定的 3 种 PTH 受体亚型外，功能和生化数据表明可能还有其他受体与 PTH 或 PTHrP 的部分相互作用，这些受体是（1–34）片段所定义的主要生物活性区域的 C 末端。然而，到目前为止，还没有发现编码这种新受体的基因或 cDNA。

（七）1 型 PTH/PTH 受体：基因结构、蛋白质拓扑和进化

1 型 PTH/PTHrP 受体或 PTHR–1，属于 G 蛋白偶联受体的一个独特亚群，称为 *B* 类或分泌素家族 GP*CR*。通过表达克隆技术从两个不同的模型细胞系，即负鼠肾近端小管样细胞 OK 细胞和大鼠骨肉瘤源性成骨样细胞 ROS 17/2.8 细胞中分离出第 1 个编码 PTH/PTHrP 受体的 cDNA [250, 280]。随后，从人 [281] 和包括鱼类 [307] 在内的其他物种中分离出编码 PTHR–1 的 cDNA。

编码人 PTH/PTH 受体基因位于染色体 3p（3p21.1–3p24.2 区域）。该基因全长至少 20kb，由 14 个编码外显子和至少 3 个非编码外显子组成 [308–310]。人类基因编码外显子的大小从 42bp（外显子 M7）到超过 400bp（外显子 T），内含子的长度从 81bp（外显子 M6/7 和 M7 之间）到超过 10000bp（外显子 S 和 E1 之间）。PTH/PTHrP 受体的两个启动子 P1 和 P2 在啮齿动物中已被发现 [311–314]。P1（也被称为 U3）的活性主要局限于成人肾脏，而 P2（也被称为 U1）在一些胎儿和成人组织中被检测到，包括软骨和骨。在人类中，第 3 个启动子 P3（也被称为 S）似乎参与调控 PTH/PTHrP 受体在某些组织中的表达，包括肾脏和骨骼 [310, 315, 316]。

表达的人 PTH/PTHrP 受体蛋白全长 593 个氨基酸，包括在成熟受体中去除的 22 个氨基酸的 N 端信号肽序列（图 56–6）。预测的拓扑由一个相对较大的约 160 个氨基酸的氨基末端 ECD，一个包含 7 个膜跨越螺旋和相互连接的环的 TMD 区域，以及一个约 110 个氨基酸的羧基末端尾巴组成（图 56–6）。在哺乳动物中，PTHR–1 ECD 由 S、E1、E2、E3 和 G 5 个外显子编码。外显子 S 和 G 分别编码信号肽和糖基化片段 [317]。外显子 E1、E3 和 G 编码的片段包括一些保守残基，这些残基可能是蛋白质正确折叠、表面表达和（或）配体结合所必需的。这些残基包括 6 个半胱氨酸，它们形成一个稳定 ECD 的二硫键网络 [49, 318, 319]。外显子 E2 编码一个非保守的 41 个氨基酸片段，该片段对受体功能不是必需的，因为它可以作为缺失或大片段插入的靶点，如绿色

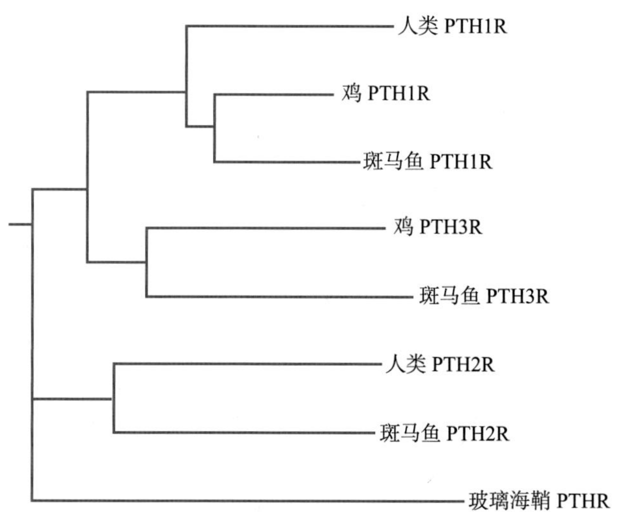

▲ 图 56-7　**PTH 受体间的种系发育关系**

用 ClustalW（2.012）程序（空位罚值：开放，10；延伸，0.2 多倍，0.1 成对）对来自人类、斑马鱼（Danio rerio）和鸡的 PTH 受体的氨基酸序列进行了比对，每个序列的预测信号肽和外显子 E2（hPTHR-1）编码的片段都被删除，并且对齐的序列显示为进化树，其中分支距离表示氨基酸序列的差异，该树是使用 Phylip（3.67）HDrawgram 程序生成的。图示为 3 种不同的 PTH 受体亚型，其中 PTHR-1 存在于所有脊椎动物中；PTHR-2 存在于人类和鱼类（Danio）中，但在鸟类中不存在；PTHR-3 存在于鸟类和鱼类中，但不存在于高等脊椎动物中。该树还包括一个在玻璃海鞘（Ciona）肠枝的基因组中鉴定出的 PTHR 序列，该序列与人类 PTHR-1 具有 35% 的整体同源性。所用序列的蛋白质数据库登录号如下：人 PTHR-1，Q03431；鸡 PTHR-1，418507；斑马鱼 PTHR-1，Q9PVD3；鸡 PTHR-3，斑马鱼 PTHR-3，Q9PVD2；玻璃海鞘 PTHR，ci0100139945；人 PTHR-2，P49190；斑马鱼 PTHR-2，Q9PWB7

荧光蛋白（GFP），而不会造成配基结合亲和力或表面表达的重大损失[318-320]。确实，在所有非哺乳动物物种的 PTHR-1s 中，以及在该 GPCR 亚家族的其他成员中，包括 PTHR-2，都缺乏与外显子 E2 等同的外显子 E2[306, 321, 322]。哺乳动物 PTHR-1 基因的 E2 片段可能反映了进化过程中最近的基因插入事件[306]，或者可能是返祖基因组残基。在任何情况下，E2 编码片段很可能是构象柔性的，因为它在分离的 PTHR-1ecd 的 X 射线晶体学结构中没有被分解[49]。

在最初克隆 PTHR-1 的 cDNA[250, 280] 及分泌素[323] 和降钙素[324] 受体的 cDNA 中，认识到这些受体型成了一个不同的 GPCR 子家族，现在被称为 B 类或分泌素家族受体[322, 325, 326]。大约 15 个 B 家族受体有相似的整体拓扑结构，由包含 3 个二硫键的保守网络的大的 ECD 区域和分布在受体蛋白中的许多其他保守氨基酸组成[327-329]。蛋白质比对分析显示，B GPCR 家族与构成其他 4 个主要 GPCR 亚群的受体（包括 A GPCR 家族）之间几乎没有氨基酸序列的同源性，如充分研究的 β_2 肾上腺素受体和视紫红质[325]。因此，这些受体群之间的结构相似性仅限于在 TMD 区域共同使用七螺旋蛋白组织[325, 330]。

作为一种进化蛋白质类，B GPCR 家族似乎是随着后生动物的出现而出现的，因为具有代表性的受体家族的出现在各种无脊椎动物物种的基因组中，包括昆虫 D.melanogaster 和线虫 C.elegans，而它们在酵母或细菌中没有发现[322, 331]。PTH/PTHrP 受体同源物存在于玻璃海鞘（Ciona）肠枝基因组中（图 56-7）[322, 332]。

B GPCR 家族的整体三维分子结构尚未完全确定，因为受体家族中还没有一个成员以完整的形式结晶。然而，对于几个 B 家族受体，包括 PTHR-1[49, 50]，已经确定了分离的 ECD 区与同源多肽配体的复合物的高分辨三维结构。这些研究表明，受体 ECD 利用一个类似的整体折叠，由三层二级结构组成：上层由 N- 末端 α- 螺旋组成，中间层包含 β- 折叠元件，下层由 β- 链和短 C- 末端 α- 螺旋组成（图 56-8）。整个 ECD 折叠由 3 个保守的二硫键及广泛的疏水键和静电堆积相互作用稳定[49]。配体由 PTH（15-34）结构域代表 PTHR-1 ECD，以两亲性 α- 螺旋形式，在 ECD 体长轴上的中心凹槽处与 ECD 结合。

最近已经确定了两个 B GPCR 家族的膜平螺旋区的高分辨率三维晶体结构，分别是促肾上腺皮质激素受体 -1（CRFR-1）和胰高血糖素受体[333, 334]。这些新的 TMD 结构揭示了一些早期的线索，即 B GPCR 家族是如何拓扑排列的，从而与同源激动肽配体结合并反应。

（八）甲状旁腺素受体的配体结合与活化机制

1. 配体结合的双位点模式　PTH 受体（PTHR）所利用的配体结合机制已通过多种方法进行了广泛分析，包括基于受体位点定点突变和配体类似物设计策略的功能学方法，以及基于应用配体的光敏交联类似物的生物物理学方法，这些方法通过蛋白质碎片化和图谱分析来直接识别分子间邻近的位置。这些研究中使用的交联类似物在不同位置上用光敏二苯甲酮基团标记，交联类似物要么以对苯甲酰 -L- 苯丙氨酸（BPA）的形式直接并入肽链，要么附着在第 13 位赖氨酸的 ε 功能氨基（BpLys）上。结合的功能数据和交联数据表明，以具有生物活性的 PTH（1–34）肽为代表的配体通过两步机制与受体结合，该机制涉及整体相互作用中的两个主要且具有一定自主性的部分。代表主要结合结构域的配体 C 末端先与受体 N 末端结构域相接，初步建立相互作用，随后配体 N 末端与受体 J 结构域相互作用，产生全酶双分子复合物，进一步偶联并激活 G 蛋白（图 56–9）。整体的相互作用肯定更为复杂，但这种普遍的相互作用体系目前已被认为可以扩展至大多数肽激素结合 G 蛋白偶联受体 B 类家族。

2. 配体与 1 型甲状旁腺素受体胞外结构域（ECD）相互作用　在 PTHR–1 胞外结构域 PTH（15–34）复合物的晶体结构中，可识别出许多与 PTHR–1 的胞外结构域接触的特定肽配体 [49]。在复合物中，PTH（15–34）结构域以两亲性 α– 螺旋构象与由 23 位 Trp、24 位 Leu、28 位 Leu 形成的螺旋疏水面结合，从而与位于胞外结构域中央凹槽处的互补疏水面广泛接触。配体胍侧链第 20 位氨基酸 Arg 高度保守，胍侧链至少与 5 个受体残基形成额外接触，这些残基在中央凹槽的近端形成一个口袋。使用完整受体和分离胞外结构域进行结合研究，证实了这些确定的接触点在建立和（或）维持整体配体结合亲和力的重要性 [49, 50]。

3. 配体与 1 型甲状旁腺素受体跨膜结构域（TMD）相互作用　与受体跨膜结构域（TMD）发生的配体相互作用比与受体胞外结构域（ECD）发生的配体相互作用的确定性要小得多，但这些以 TMD 为导向的相互作用似乎主要涉及从 1 位到 19 位这一片段中的配体残基 [344, 349, 350]。该片段确实是 PTH 配体的一部分，包含受体激活关键的决定性因素（即激动剂药效基团），如对 PTH 类似物的短 N– 末端肽进行的一些功能研究所示 [38, 336, 353–355]。作为配体中的接触位点，第 2 位保守的 Val 在受体活化过程中起重要作用 [38, 356]，该位点通过交联方法定位

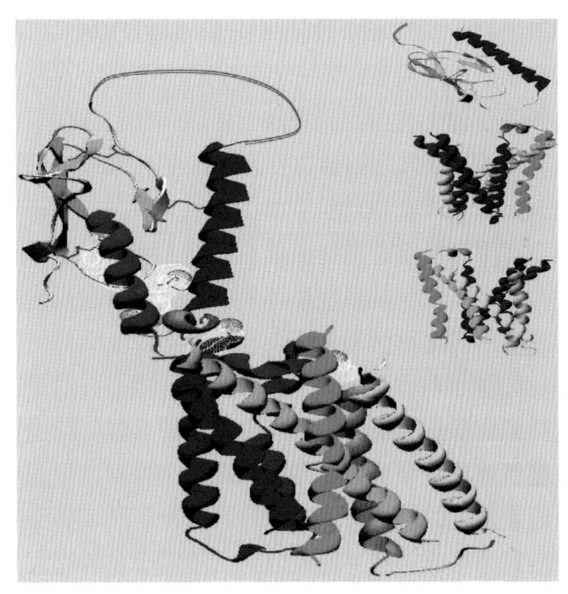

▲ **图 56–8　PTH（1–34）· PTHR–1 复合物的分子模型**

图中所示为 PTHR–1 结合 PTH（1–34）模型。蛋白质主链以带状形式显示，配体呈洋红色，受体不同片段颜色不同，氨基端 ECD 为蓝绿色，跨膜结构域（TMD）根据不同跨膜螺旋颜色不同，如下所示：紫色（TM1）、蓝色（TM2）、青色（TM3）、绿色（TM4）、黄色（TM5）、橙色（TM6）和红色（TM7）。根据 Pioszak 及其同事报道的 X 线晶体结构坐标（3C4M.pdb），确定了与 ECD 结合的 PTH（15–34）复合物的结构。以 CRFR1（4k5y.pdb）的 X 线晶体结构坐标为模板，用同源物模拟了 PTHR–1 的 TMD 区，该区域跨越了第 175 位 Thre 到第 491 位 Ser 残基。PTH（1–14）片段被模拟为部分 α– 螺旋，通过人工连接到 TMD，使配体的第 2 位 Val 和第 13 位 Lys 分别靠近 TM6 和 TM1 的细胞外末端。根据 PTH 肽配体的 NMR 结构研究和 PTH•PTHR–1 复合物的光亲和性交联和突变数据，将 ECD•PTH（15–34）组分手动定位到 TMD•PTH（1–14）组分上，可使氨基端和羧基端结构域之间的配体发生弯曲。侧链配体残基的第 2 位 Val、第 13 位 Lys、第 20 位 Arg、第 23 位 Trp、第 24 位 Leu 和第 28 位 Leu 以虚线形式显示，ECD 中的 3 个二硫键为红色。插图显示了未连接的 ECD 和 TMD 的两个视图，彼此相对旋转以突出在 TM 螺旋的细胞外端之间形成的 V 形口袋，并可能容纳 PTH 配体的 N 端这一部分。ECD. 细胞外结构域；TMD. 跨膜结构域

到第 6 跨膜结构域（TM6）的胞外段末端的第 425 位 Met [357, 358]。这种位点相互作用得到了功能学数据的支持 [357, 358]；然而，受体中的其他位点（如第 370 位 Ser 和第 371 位 Ile）被诱变后可称为配体上第 2 位 Val 的潜在接触位点 [359]。其他交联研究确定配体中第 19 残基与第 2 跨膜结构域（TM2）胞外段第 240 位 Lys 之间 [360]，以及配体中第 13 残基与 N– 末端结构域和第 1 跨膜结构域（TM1）交界处的第 186 位 Arg 之间相接近 [346]。这些数据结合

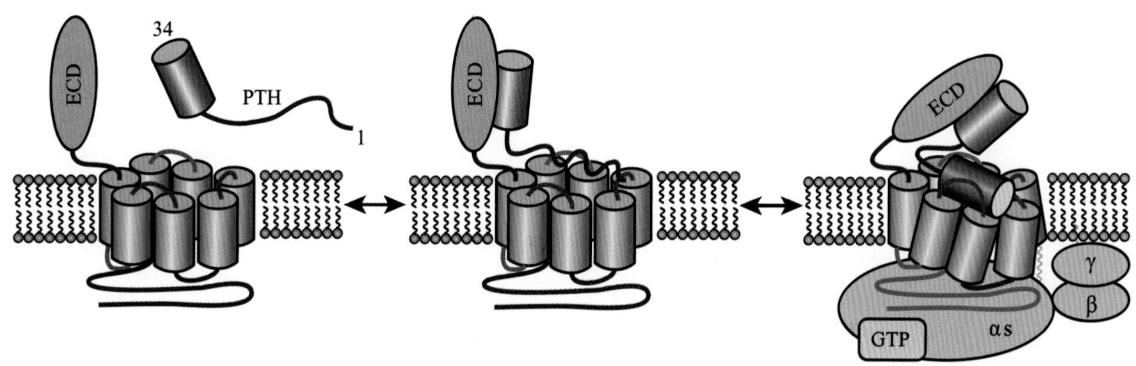

▲ **图 56-9 PTH/ PTHR-1 相互作用机制的双位点模型**

该图阐明了 PTH/PTHR-1 相互作用的双位点机制，即 PTH（1-34）的 C 端在 α- 螺旋构象下首先与 PTHR-1 的氨基端 ECD 相互作用，然后配体的 N 末端部分与受体的 TMD 区结合，从而导致受体激活并与异源三聚体 G 蛋白和偶联的构象变化。尽管 PTH（1-34）的 C 末端部分以预先形成的 α- 螺旋结合，而配体的 N 末端部分在结合过程中经历了螺旋 - 螺旋转变，正如 PTH（1-14）肽类似物的结构 - 活性研究所表明的那样。由此产生的折叠协同效应可能有助于提高结合的整体亲和力，正如其他家族 B GPCR 成员一样。ECD. 细胞外结构域；TMD. 跨膜结构域

其他数据共同表明，配体 N- 末端结构域以 α- 螺旋形式结合到受体跨膜结构域（TMD）的细胞外表面，形成凹槽或口袋结构 [349, 360]。这种结合模式允许第 2 位 Val 与其他关键的配体残基来定义激动剂药效基团，如第 5 位 Ile 和第 8 位 Met [336, 361]，与形成跨膜螺旋表面的残基紧密接触并连接胞外环状结构，从而引起受体激活和 G 蛋白偶联相关的构象变化 [40, 362]。

到目前为止，PTHR-1 跨膜结构域（TMD）的同源相互作用口袋容纳并对 PTH 肽类配体的关键药效部分产生响应还只是大致定义。最近的晶体结构研究表明，相关的 CRFR1 和胰高血糖素受体的跨膜结构域（TMD）的胞外面形成宽 V 形沟槽，能很好地容纳同源肽配体的 N- 末端结构域 [333, 334]。因跨膜结构域（TMD）螺旋束的存在，沟槽延伸得相当深，至少能使配体侧链处的一些关键残基（如第 2 位 Val、第 8 位 Met 和第 5 位 Ile）能接触位于受体跨膜区大约中点处的受体残基。这样的接触可能触发受体激活，类似的受体激活机制至少在一些 G 蛋白偶联受体（GPCR）家族 A 成员中被正式阐明 [363]。

基于天然弱活性 PTH（1-14）肽肽链的高效 N- 末端 PTH 片段类似物的研发提供了一类最小的配体结构，可用于特异性探测相互作用过程的这一组分，且比 PTH（1-34）的探测作用更为有效（图 56-3）。这些最小化的配体通常被称为“M”类 PTH 类似物，与 PTH（1-34）类似，可在 PTHR-1 上保持亲和力和效价。此外，与未修饰的 PTH（1-34）不同，经过修饰的 N- 末端 M-PTH 类似物在缺乏 N- 末端结构域的 PTHR-1 结构上也能保持全部的亲和力和效价 [38, 335-337, 353, 364]。磁共振波谱研究表明，M-PTH 类似物具有高度稳定的 N- 末端螺旋结构，部分原因在于位置 1 和位置 3 结合了构象上受约束的氨基酸类似物，如 α- 氨基异丁基（Aib）[337, 365-367]。最近利用这种经修饰的 M-PTH（1-14）类似物进行化合物筛选，发现了一类与 PTHR-1 跨膜结构域（TMD）特异结合的非肽类 PTH 模拟配体 [368, 369]。虽然这些化合物以微分子亲和力结合，并作为竞争性拮抗药发挥作用，但它们也许能为如何最好地研发新 PTH 模拟化合物提供一些线索，这类化合物在 PTHR-1 上起激动药的作用，并且具有口服活性。

（九）配体诱导的构象变化

由于缺乏完整的 PTH/PTHR-1 双分子复合物的高分辨率三维分子结构，因此无法描述配体结合、受体激活和 G 蛋白偶联时复合物中发生的构象变化。需要解决的问题包括确定全酶复合物的胞外结构域（ECD）和跨膜结构域（TMD）在结合过程中是如何定向和相对运动的，PTH（1-34）多肽配体在结合过程中是否发生构象变化，以及在结合过程中采用整体延伸的线性结构还是 U 形结构 [43-46]。还需要解决在配体结合、活化和 G 蛋白偶联循环

过程中复合物发生的分子运动问题。更重要的问题是 PTHR-1 是否可以采用不同的蛋白质构象，即可以被不同结构的配体靶向选择，从而根据配体结合而激活不同类型的信号反应。这种配体定向偏好性激动作用的能力在许多 GPCR 家族 A 成员中[370]已得到了很好的研究，近期也在 PTHR-1 中进行了探索[371, 372]。因此，许多药理学和（或）生物物理方法被用来协助阐明 PTH/PTHR-1 相互作用机制的这些关键方面。

（十）构象选择性甲状旁腺素配体与延长信号

使用各种 PTH 和 PTHrP 配体类似物进行的动力学结合和信号分析提供的数据表明，PTHR-1 确实可以采用不同的蛋白质构象来显示不同结构配体的差异性，因此可介导不同类型的信号传导反应[373–376]。尤其是这些研究表明，即使加入 GTPγS，一种促进 G 蛋白从受体分离的试剂，常用于将 GPCR 转换为低亲和力状态，某些 PTH 类似物仍能与 PTHR-1 形成保持高亲和力状态的复合物。这些 PTH 配体类似物被认为与一种称为 R^0 的新型 PTHR-1 构象结合，这种构象即使不依赖 G 蛋白偶联也能保持很高的亲和力。相反，其他配体如长度较短的 M-PTH（1–14）类似物，与 PTHR-1 形成复合物后，在加入 GTPγS 后迅速解离[373]。因此，这些 PTH 配体被认为主要与一种称为 RG 的 G 蛋白偶联构象结合。

这种配体导向的构象选择性在 PTHR-1 处的生物学后果并非通过信号通路类型的改变（如从 Gαs/cAMP/PKA 途径转变为非 Gαs 介导的途径），而是由不同配体诱导的 cAMP 反应的持续时间来证明。因此，在表达 PTHR-1 的细胞中，R^0 选择性配体可诱导延时 cAMP 反应，而 RG 选择性 PTH 配体则诱导了更多的瞬时 cAMP 反应，但这种瞬时 cAMP 反应在配体初次暴露后很快减弱。虽然 R^0 选择性配体延时信号反应的完整机制尚不清楚，但可能的解释是，它们是由于配体通过与 Gas 多次和重复循环偶联而保持与受体的结合能力引起的。在任何情况下，不仅在细胞培养体系中，在动物中也能观察到这种显著的作用。在动物中 R^0 选择性配体可诱导血钙水平升高和血磷水平降低，这种作用持续时间至少比在 PTH（1–34）观察到的长几个小时，即使 R^0 类似物的注射剂量比 PTH（1–34）低几倍[374, 376]。

一种特别受关注的长效类似物称为 LA-PTH，是一种由 M-PTH（1–14）序列与 PTHrP（15–36）序列连接而成的杂交肽[376]。LA-PTH 与 R^0-PTHR-1 结合形成的构象亲和力比 PTH（1–34）高出几倍，虽然 LA-PTH 与 PTH（1–34）测定的 cAMP 效价一致，但 LA-PTH 诱导的 cAMP 反应比 PTH（1–34）所诱导的 cAMP 反应持续更长时间。当 LA-PTH 注射到小鼠体内时，可诱导血清钙升高，持续 24h 或更长时间，而注射相同剂量的 PTH（1–34）仅能持续数小时（图 56–10）。重要的是，药代动力学研究表明，对 R^0 选择性 PTH 类似物的延时反应并非由于肽在循环中的持续时间延长[88]，因此更有可能是由于骨和肾的靶向细胞中配体与 PTHR-1 的持续结合所致。由于其在体内的延时作用，这类 R^0 选择性 PTH 类似物有望成为治疗甲状旁腺功能减退症患者的潜在新途径[135]。

（十一）1 型甲状旁腺素受体的亚细胞运输和信号传导机制

PTHR-1 与多种胞质蛋白相互作用，这些蛋白调节受体在质膜和细胞质间隔之间动态运动，并限制激动剂诱导的信号反应的持续时间。β-arrestin 是一个关键的相互作用因子，它通过一种机制与 PTHR-1 结合，该机制需要配体诱导位于受体 C 末端尾部的 7 个丝氨酸残基发生磷酸化（图 56–6）。β-arrestin 与激活的 PTHR-1 结合，使受体和配体内化进入内体囊泡，最终终止信号反应，使受体再循环至细胞表面或通过溶酶体降解[40, 377–380]。内化的 PTHR-1 被分配至再循环途径或溶酶体途径，在一定程度上是由受体泛素化过程介导的[381]。

钠氢调节因子（NHERF）蛋白家族的某些成员在调节 PTHR-1 往返于细胞表面的运输过程中也起着重要作用。这些蛋白质与 PTHR-1 的 C 末端尾部相互作用，从而调节其细胞内运动和信号传导特性。NHERF-1 和 NHERF-2 都通过基于 PDZ 结构域的机制与 PTHR-1 相互作用，这一机制主要涉及 C- 末端尾部的最后 5 个残基[222, 382, 383]。与 NHERF

蛋白的相互作用通过 EZRIN 接头蛋白调节 PTHR-1 与肌动蛋白细胞骨架的对接，从而动态调节配体激活受体在质膜和细胞内结构域之间的运动[384-390]。

对于作用于 PTHR-1 的不同 PTH 和 PTHrP 类似物，导致信号反应持续时间差异的亚细胞机制和途径尚待建立，但使用荧光共聚焦显微镜和 FRET（Forster 共振能量转移）方法发现，当蛋白质移到细胞内的内体结构域时，长效配体倾向于与受体及 Gαs 和腺苷酸环化酶结合[375, 391]。这提出了一个有趣的可能性，即至少由这种 R^0 选择性 PTH 配体类似物形成的配体 - 受体 - G 蛋白复合物在核内体内组装并具有催化活性[392]。需要进一步的研究来验证该假设。这些研究的结果可以为设计新的 PTH 类似物提供新的方法，这些 PTH 类似物对 PTHR-1 具有限时或延时的作用；与 PTH（1-34）相比，这些配体用于治疗骨质疏松症[393]和甲状旁腺功能减退症[135]，可提高疗效。

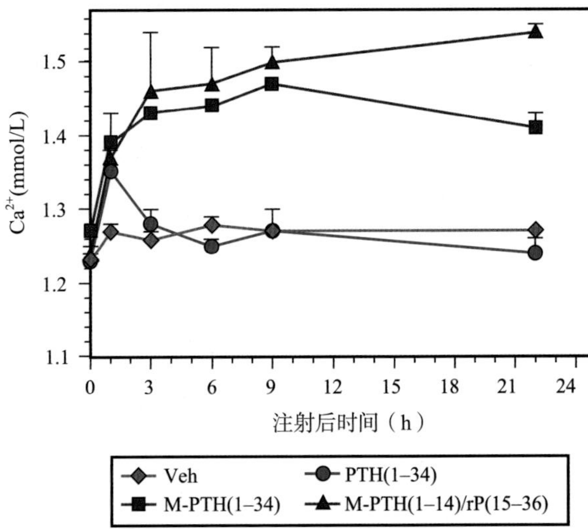

▲ 图 56-10　体内长效 PTH 类似物的特性

该图表明 PTH（1-34）、M-PTH（1-34）和 LA-PTH 是一种杂合肽，由 M-PTH（1-14）段连接到经修饰的 PTHrP（15-36）段组成，在单次静脉注射后，可刺激小鼠血液中离子化钙水平的增加（肽的剂量为 20nmol/kg）。还显示了在媒介物注射的小鼠（Veh）中观察到的反应。与 PTH（1-34）相比，M-PTH（1-34），尤其是 LA-PTH 的钙反应持续时间更长，这与更长效配体和 R^0-PTHR-1 构象结合的亲和力更强有关［改编自 Okazaki M，Ferrandon S，Vilardaga JP，et al. Prolonged signaling at the parathyroid hormone receptor by peptide ligands targeted to a speci c receptor conformation. Proc Natl Acad Sci U S A 105[43]:16525-16530，2008；Maeda A，Okazaki M，Baron DM，et al. Critical role of parathyroid hormone（PTH）receptor-1 phosphorylation in regulating acute responses to PTH. Proc Natl Acad Sci U S A 110[15]:5864-586，2013.］

四、总结

PTH 和 PTHrP（或该区域的片段）氨基端部分的作用是通过单一受体介导的，即 PTH/PTHrP 受体或 PTHR-1，该受体属于 G 蛋白偶联受体的特定家族。PTHR-1 至少能介导 PTH（和 PTHrP）的氨基末端区域的作用，并通过多个第二信使途径传导信号，包括 cAMP/PKA 和肌醇三磷酸 /Ca^{2+}/ 二酰甘油 /PKC 途径。PTHR-1 基因在胎儿和成人多种组织中表达，但其受体在肾脏和骨骼中最为丰富，可在这两处部位发挥 PTH 在矿化稳态中的内分泌作用。在干骺端生长板中，该受体介导局部合成的 PTHrP 的自分泌 / 旁分泌作用（见第 57 章）。因此，PTHR-1 被两种配体用于发挥不同的生物学功能，分别是内分泌稳态、与发育相关的旁分泌 / 自分泌，该受体采用多种构象状态来支持这些不同的作用模式。其他相关受体的生物学作用尚不明确，如结合 TIP39 的 PTH-2 受体，或与 PTH 或 PTHrP 更多 C- 末端结构域相互作用的假设受体。

第 57 章　甲状旁腺激素相关蛋白

Parathyroid Hormone–Related Protein*

John J. Wysolmerski　著
杨云开　刘喆隆　译

要　点

- 甲状旁腺激素相关蛋白（PTHrP）最初被发现是癌症患者钙水平升高的原因之一。
- PTHrP 属于与甲状旁腺激素（PTH）有关的一个小基因家族。
- PTH 和 PTHrP 结合并激活同一个 G 蛋白偶联受体——1 型 PTH/PTHrP 受体。
- PTHrP 在发育过程中在许多组织中表达，且现在发现其对骨骼、软骨、牙齿和乳腺的正常发育至关重要。
- 来自乳腺的 PTHrP 也被证明有助于调节钙和骨代谢，以在泌乳期间调动骨骼钙。
- PTHrP 在乳腺癌的发展和（或）进展中发挥作用。
- PTHrP 可以调控血管和子宫平滑肌细胞的张力和收缩。
- PTHrP 可以调控胰腺 B 细胞团，可能对治疗糖尿病有帮助。

甲状旁腺激素相关蛋白（PTHrP）的发现是多年致力于了解癌症患者高钙血症的病理生理的工作成果，最早在 1941 年由 Fuller Albright 提出肿瘤可能产生甲状旁腺激素（PTH）类效应[1]。现在我们了解到 PTHrP 和 PTH 是相关分子，它们可以刺激相同的 1 型 PTH/PTHrP 受体（PTHr–1）[1–3]。结果，当 PTHrP 被肿瘤分泌时，它可以模仿其表亲 PTH，导致骨吸收过多和高钙血症。PTHrP 被分离出来后，人们发现它广泛表达，特别是在发育时。这促使人们努力了解其正常功能。在过去的 25 年中，我们了解到 PTHrP 对某些特定组织的生理至关重要，但令人难以置信的是，我们几乎不了解它在所有来源组织中发挥的功能。本章的目的是概述 PTHrP 生物学的基本知识，尤其是其在生理学和病理生理学中的作用。

一、PTHRP 基因和 PTH/PTHRP 基因家族

在人类中，PTHrP 由位于 12 号染色体短臂上的单拷贝基因编码（官方基因符号为 PTHLH）。该基因由 8 个外显子和至少 3 个启动子，包括两个包含 TATA–box 的启动子和一个富含 GC 的启动子组成[2, 4–6]（图 57–1）。基因 3′ 端的选择性剪接产生三种不同的 mRNA，分别编码 139、141 或 173 个氨基酸的特定翻译产物，每个翻译产物均包含相同的 36 个氨基酸、蛋白前或信号序列和相同的前 139 个氨基酸。每类 mRNA 还在 3′ 非翻译区域内都包含富 AU 的调控元件（ARE），这些元件与快速但受调控的 mRNA 转换相关[2, 4–6]。最近的研究表明，特异

*. 本章中带有背景色突出显示的部分为儿童内分泌相关内容。

性蛋白与 ARE 的结合可控制 PTHLH mRNA 的稳定性，从而控制 VHL 蛋白下游的肾癌细胞中 PTHrP 蛋白的产生，并响应鳞状细胞中的 TGF-β [7-9]。不同种类的 PTHLH 转录的生理学意义尚不清楚，并且在啮齿动物和低等脊椎动物（如鸟类和鱼类）中 PTHrP1-173 不存在 [2, 10-12]。两项乳腺癌的研究显示，特定模式的启动子用法和（或）剪切模式可能与肿瘤细胞的不同行为有关。Bouizar 及其同事发现，下游 TATA 启动子的使用和 PTHrP1-139 亚型的产生与骨转移的发生相关 [13]。该小组还报告说，PTHLH 基因的 P2 启动子的使用与乳腺癌细胞株的侵袭性有关 [14]。目前尚无法解释这些关联。

PTHLH 和 PTH 基因共享结构元素和序列同源性，这表明它们有关联 [2, 4-6]。两个基因负责编码蛋白前序列的外显子 / 内含子部分与成熟肽的起始部分是相同的（图 57-2）。此外，在两个基因的氨基末端部分具有高序列同源性，使得肽段共享前 13 个氨基酸中的 8 个和接下来 21 个氨基酸中的高度预测的二级结构。这些共同的序列允许两种肽结合并激活相同的受体，称为 1 型 PTH / PTHrP 受体（PTHR-1），这最终解释了 PTHrP 在 HHM 中引起高钙血症的能力 [15]。上述结构相似性及两个基因在人类基因组中相关染色体上的位置（PTH 为 11 号染色体的短臂、PTHLH 为 12 号染色体的短臂）表明，这两个基因可能起源于同一祖先。PTH 家族还包含 PTH-L 基因和相关性更远的结节漏斗部肽 39（TIP39）基因。所有这些基因都起源于一个共同的祖先，并与脊椎动物的进化同时出现 [12]。此外，鱼类具有 2 个 Pth 基因、2 个 Pthlh 基因和 1 个 Pth-1 基因；两栖动物具有 1 个 Pth 基因、1 个 Pthlh 基因和一个 Pth-1 基因；而哺乳动物仅保留 1 个 PTH 和 1 个 PTHLH 基因 [11, 12]。因此，PTHrP 属于一个古老的 PTH 样肽家族，且在低等脊椎动物中比在哺乳动物中似乎更大且更具多样性（图 57-3）。在第 56 章中已讨论了 PTH 基因家族之间的进化关系。不同物种的 PTHrP 在前 111 个氨基酸有高度同源性。第 111-139 个氨基酸的同源性较低，141-173 的 PTHrP 序列对于人类基因有特异性 [2]。

几乎所有器官都可发现 PTHLH mRNA 在发育或发挥其作用。许多不同的激素和生长因子都被发现可调节 PTHLH mRNA 的转录和（或）稳定性。本章不会把这些元素全部列出，而会讨论 PTHrP 在不同细胞类型中的调控，这是 PTHrP 在特定器官中的功能之一。读者可以参考其他评论，以更全面地了解描述调节 PTHrP 表达的因素 [1, 2, 10]。

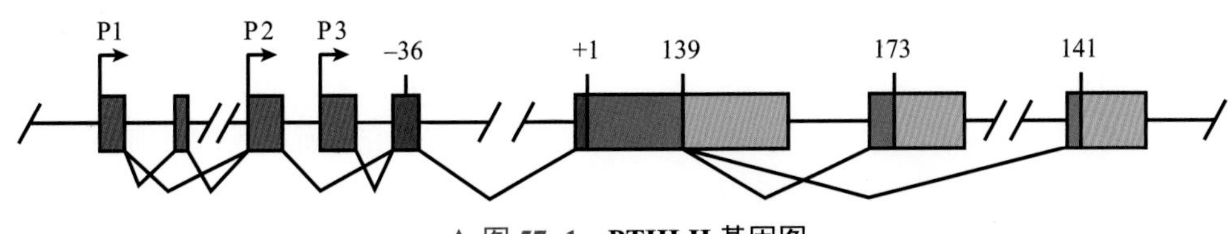

▲ 图 57-1 **PTHLH 基因图**

该基因由 8 个外显子（彩色框）组成。5′ 非翻译区以紫色表示，蛋白前序列以红色表示，编码区以蓝色表示，3′ 非翻译区以黄色表示。3 个启动子区域由箭头标出，可能的剪接模式由连接不同外显子的线表示

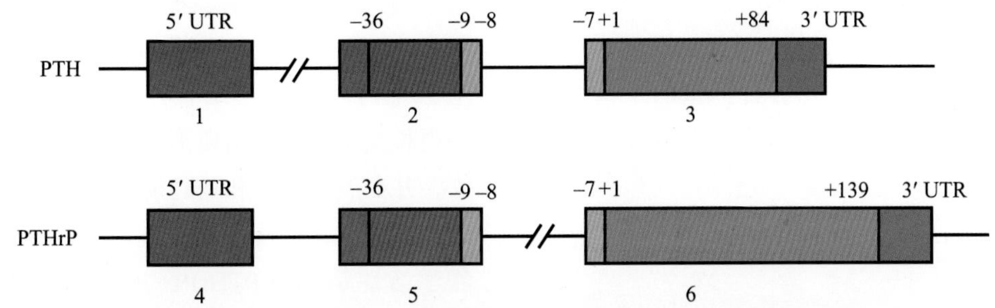

▲ 图 57-2 **PTH 和 PTHrP 基因的前蛋白和编码区的并排比较**

注意，两个基因的外显子 / 内含子构型对于编码每个蛋白的信号肽和氨基末端的那些部分是相同的

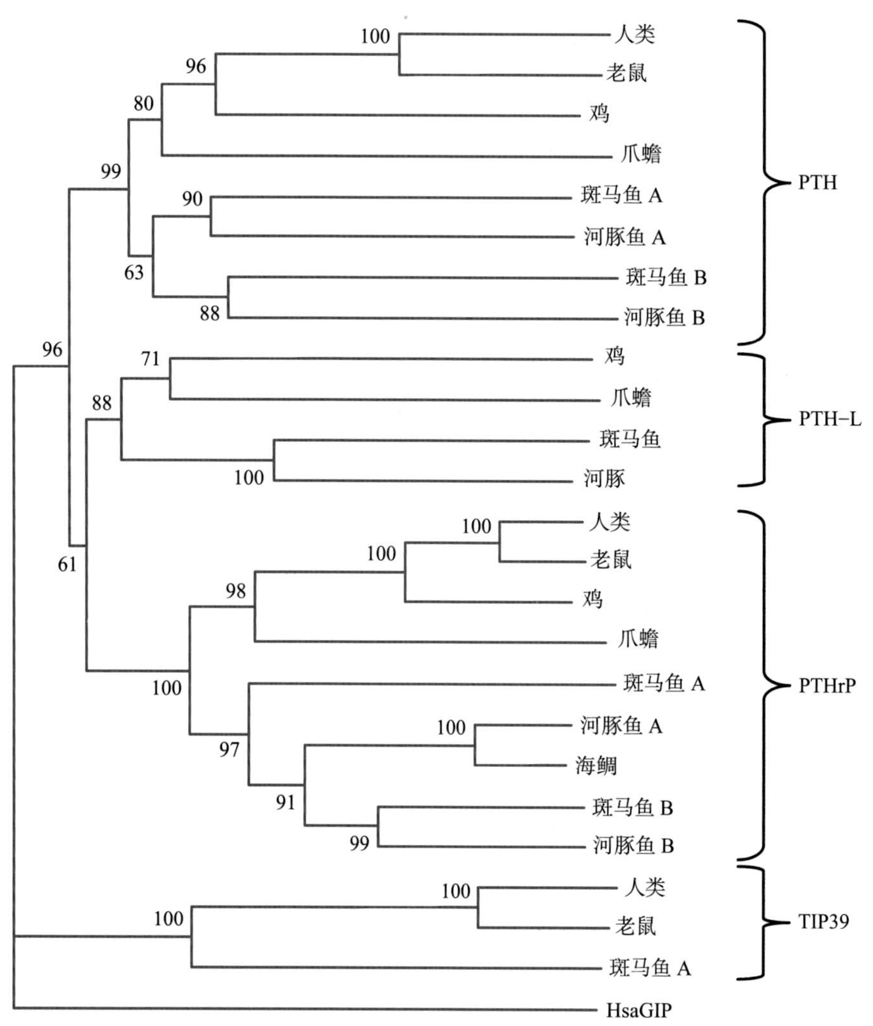

◀ **图 57–3 图中所示为物种中 PTH 基因家族共有系统发育层次的树状图**

注意 TIP39、PTHLH、PTH–L 和 PTH 基因在各个物种之间作为单独的进化枝聚集在一起，并且在脊椎动物进化的早期似乎作为该家族的独立成员出现（经许可转载，引自 Pinheiro PL, Cardoso JC, Gomes AS, et al. Gene structure, transcripts and calciotropic effects of the PTH family of peptides in Xenopus and chicken. BMC Evol Biol. 2010; 10: 373.）

在此有几个主题需要强调。首先，PTHrP 在生命体的胎儿时期比其成年时期表达水平更高，表达位置也更多[2]。第二，在发育过程中，PTHrP 与 PTH/PTHrP 受体（PTHR–1，稍后讨论）紧密相关，以“戴手套的手”的模式表达，其中 PTHrP 通过形成上皮的器官产生，而 PTHR–1 由包膜间充质产生（图 57–4）[16]。第三，与甲状旁腺中的 PTH 类似，已经发现钙敏感受体（CaSR）可以调节 PTHrP 基因在许多细胞中的表达[17, 18]。最后，反复观察表明，PTHLH mRNA 水平是由各种类型的平滑肌[2]及成骨细胞谱系细胞的机械变形诱导的[19]。

二、PTHRP 的翻译后处理

与阿黑皮素原（POMC）的基因相似，PTHrP 的初级翻译产物可经历很多翻译后加工事件，从而产生系列重叠的生物肽[2]。PTHrP 处理的基本流程在发现其 10 年内便得以阐述，但多年来在这一领域几乎没有研究。所以我们对细胞特异性 PTHrP 加工的全部细节和不同 PTHrP 肽的生物学意义只有片面的认识。根据 PTHLH cDNA 预测的初级翻译产物有成对、三联体或四联体的基本氨基酸簇。现在发现，第 37 位的精氨酸为产生 PTHrP1 至 36 片段的切割位点，其可由多种细胞分泌[2, 20]。氨基残端是和 PTHR–1 产生相互作用所必需的，且 PTHrP1 至 36 似乎完全能够结合并激活该受体。含 PTHrP 的更长氨基残端由角质形成细胞和乳腺上皮细胞分泌，并在癌症患者和哺乳期循环[21–23]。目前尚不清楚是什么定义了这些肽的 C 端，也不清楚它们的生物学活性是否与 PTHrP1–36 不同。另外，已经证明由角质形成细胞分泌的氨基末端 PTHrP 被高度糖基化[24]。在下游位点切割 PTHrP 会导致分泌中间

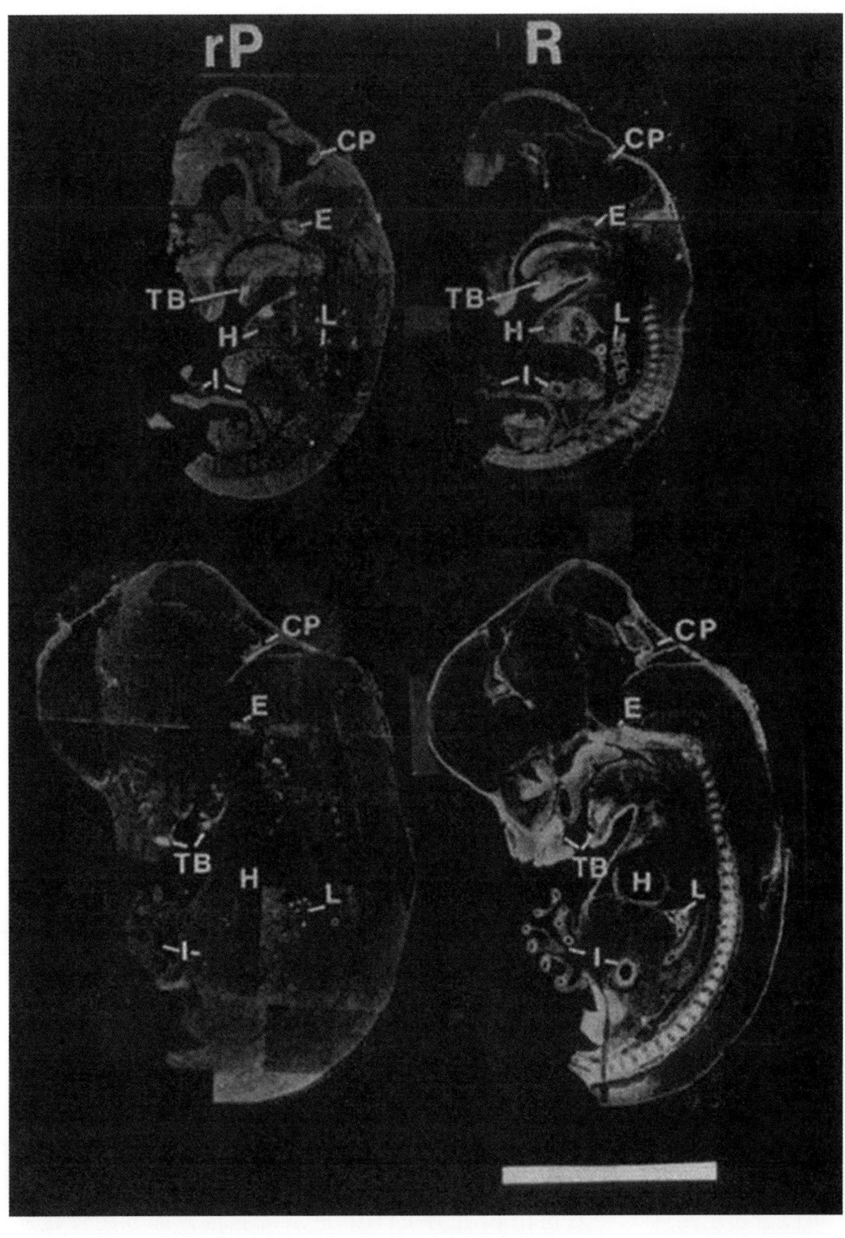

◀ **图 57-4 大鼠胎儿在 E15（上图）和 E16（下图）的 PTHrP 和 PTHr-1 mRNA 表达的模式**

显示的是 ^{35}S 标记的 cRNA 的暗视野照片。P. 脉络丛；E. 内耳；TB. 牙蕾；L. 肺；H. 心；I. 肠。比例尺代表 5000μm。注意 PTHrP 在形成上皮细胞的器官中表达，PTHr-1 在周围间充质中表达（经许可转载，引自 Lee K，Deeds JD，Segre GV. Expression of parathyroid hormone-related peptide and its receptor messenger ribonucleic acids during fetal development in rats. Endocrinology. 1995；136：453-463.）

区域的肽，包括第 38～94、38～95 和 38～101 的氨基酸 [2, 25]。这些特定分泌形式的生物学机制尚不清楚，但 PTHrP 的中间区域刺激胎盘钙的转运并调节肾脏碳酸氢盐的处理，并且该分子的这一部分包含核定位信号（见下文）[26-28]。最后，发现了由氨基酸 107-138 和 109-138 组成的 C 端片段。这些肽可能具有抑制破骨细胞功能并刺激成骨细胞增殖的功能 [2, 27]。PTHrP 的翻译后加工可能因特定生理目的而受到控制，但除非对特定 PTHrP 肽的生物学特性（除了含氨基末端的肽之外）有了更好的理解，PTHrP 处理的细节很难花更多精力进一步阐述。

三、PTHRP 受体

氨基末端 PTHrP 结合并激活 PTHr-1，PTHr-1 是 7 次跨膜的 G 蛋白偶联受体大家族中的 B 类成员 [10, 29, 30]。第 56 章已经详细讨论了这一受体。PTHr-1 与 Gαs 和 Gαq11 都偶联，并通过环状单磷酸腺嘌呤（cAMP）/ 蛋白激酶 A 途径及磷酸肌醇、二酰基甘油和细胞内钙转运蛋白的产生发出信号 [10, 29]。

PTHrP1 至 36 或 PTH1 至 34 与受体的结合机制相似，并且适用于其他 B 类 GPCR 的通用模型。

每个肽的 C 末端一半与受体的胞外域（ECD）结合，而任一肽的最初几个氨基酸都与受体的跨膜域相互作用，从而启动信号传导[10, 30]。许多研究表明，PTH 和 PTHrP 可以相同地结合并激活 PTHr-1。然而，尽管两种肽均能激活该受体是正确的，但最新的人类研究表明，体内用 PTH 与 PTHrP 激活受体可能产生不同的生物学效应。连续输注这两种肽 3～7 天的人会出现高钙血症，PTH1 至 34 剂量比 PTHrP1 至 36 高[31, 32]。PTHrP 在刺激肾脏 1-α- 羟化酶和产生 1, 25-$(OH)_2D$ 方面也不如 PTH 有效。此外，生化和生物物理数据已证明 PTH 与 PTHrP 及 PTHr-1 的结合存在差异，这些差异似乎会产生不同的下游信号模式。PTH 与受体的结合有利于一种称为 G^0 的构象状态，该构象状态相对稳定，可以使受体经历多轮 G 蛋白活化，并在更长的时间内产生 cAMP。相比之下，PTHrP 与受体的结合有利于更不稳定的 RG 构象状态，该状态不支持多轮 G 蛋白活化，因此产生的 cAMP 比 PTH 的结合少[30, 33]。发现 PTH1 至 34 和 PTHrP1 至 36 的三维晶体结构与 PTHr-1 的胞外域（ECD）结合，为这些药理学观察提供了潜在的解释[34]。两种肽的 14—30 位氨基酸形成一个两亲螺旋，与受体胞外域（ECD）中的特定裂口结合（图 57-5）。但是，由 PTH 形成的 α- 螺旋比由 PTHrP 形成的 α- 螺旋稍长。结果，PTH 比 PTHrP 更紧密地适合于受体的结合裂隙，这也许可以解释为什么 PTH 可以在更长的时间内将受体维持在更活跃的状态。这些研究的结果是，我们现在清楚尽管 PTHr-1 可以被 PTH 或 PTHrP 激活，但受体可以分辨出两种肽之间的差异，并且至少在理论上响应其中某一个蛋白时，与其他蛋白相比会产生不同的生物学过程。PTHrP 的中部和 C 端肽具有特定的生物学活性的想法暗示了这些形式的 PTHrP 可能需要额外受体。然而，迄今为止尚未鉴定出此类受体。此外，较早的研究表明，在角质形成细胞中可能还有一个可以识别氨基末端 PTHrP 的受体[35]。然而，这种推定的受体从未被完全发现或分离。

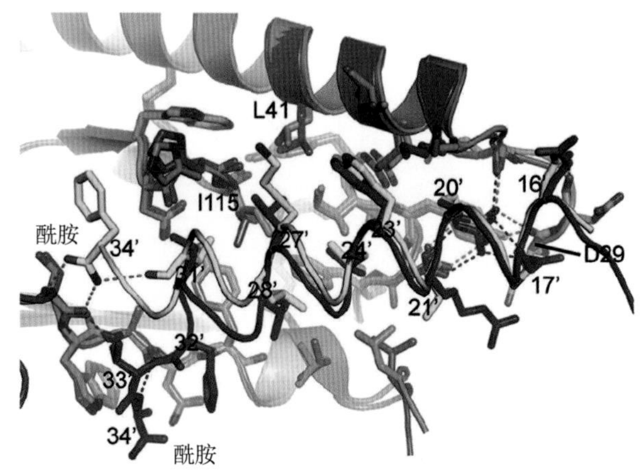

▲ 图 57-5 PTHrP（品红色）或 PTH（黄色）与 PTHr-1 的细胞外结构域（ECD）结合的三维模型

数字指每个肽的相应氨基酸。选定的侧链显示为棒状，PTHrP 和 ECD 之间的氢键显示为红色虚线，而 PTH 和 ECD 之间的氢键显示为绿色虚线。请注意，结合袋中两个肽的螺旋结构在 16～28 位氨基酸之间是相同的。但是，在此之后它们会发散，PTH 中较长的螺旋线会更紧密地固定在结合袋中（经许可转载，引自 Pioszak AA，Parker NR，Gardella TJ，Xu HE. Structural basis for parathyroid hormone-related protein binding to the parathyroid hormone receptor and design of conformation-selective peptides. J Biol Chem. 2009；284：28382- 28391.）

四、核 PTHRP

除了被分泌并作用于 PTHr-1 之外，PTHrP 在细胞核内也有作用。目前 PTHrP 进入细胞核有两个途径。首先，PTHLH 基因包含一个替代的下游转录起始位点，其绕过信号肽，从而使 PTHrP 避免分泌并保留在细胞中[27, 36]。一旦进入细胞质，PTHrP 就以调节的方式穿入和穿出细胞核。在第 84—93 位氨基酸之间有经典的核定位序列（NLS），并且由特定的蛋白质介导进入和输出细胞核[27, 36, 37]。输入蛋白 $β_1$ 介导 PTHrP 进入细胞核，部分途径是从微管中置换 PTHrP 并使其通过核孔[27, 36, 37]。核输出涉及一个名为 CRM1 的相关穿梭蛋白的作用，并且似乎涉及该肽 C 端区的特定序列[27]。细胞周期相关的细胞周期蛋白依赖性激酶 p34 [cdc2] 在 Thr[85] 处将 PTHrP 磷酸化，从而以细胞周期依赖性的方式调节核输入[27]。PTHrP 进入细胞核的第二种机制是在细胞表面结合 PTHr-1。以某种尚未理解的方式，结合于 PTHr-1 的 PTHrP 可以被内化并转运到细胞核中[36, 38]。PTHr-1 具有潜在的 NLS，尽管尚不清楚它是否与 PTHrP 一起介导受体入核的主动转运[39, 40]。但是，第二种途径可能使核 PTHrP 信号传导以旁分泌方式和一种细胞自主旁路起作用。

核 PTHrP 的功能是正在研究的焦点，目前我们对其在核微环境的作用了解甚少。现已发现 PTHrP 与 RNA 结合，并且在某些细胞中它位于核仁中。这表明它可能参与调节 RNA 的运输、核糖体动力学和（或）蛋白质翻译 [27, 36]。在培养的细胞中，核 PTHrP 影响细胞增殖和（或）凋亡，并且通常似乎与分泌的 PTHrP 的作用相反。在乳腺癌、结肠癌和前列腺癌细胞中，核途径似乎可以刺激细胞增殖，保护细胞免于凋亡或失巢凋亡，并刺激细胞迁移，而分泌型 PTHrP 则可以抑制细胞增殖并促进细胞死亡 [41-43]。这在血管平滑肌细胞中的研究是最细致的，已发现核 PTHrP 通过诱导 c-myc 和 skp2 的表达来刺激体外和体内增殖，从而降低细胞周期抑制蛋白 p27 的水平 [44, 45]。相反地，分泌型 PTHrP 与其功能相对。

有两个研究组试图检查核 PTHrP 在动物体内的生物学。每组分别用截短版本的 PTHrP（PTHrP1-84 或 PTHrP1-66）取代了内源性小鼠 PTHrP 基因，截去的是其核定位信号和 C 端 [46, 47]。这个方法某种程度上使得这些实验难以解读，因为很难知道所产生的表型是仅由于核信号丢失还是由于 PTHrP 的 C 端部分丢失所致。尽管如此，在这两种情况下，核失活和 C 末端 PTHrP 并没有引起 PTHrP 或 PTHr-1 基因敲除小鼠的典型发育缺陷，但确实会导致生长衰竭、骨质疏松、造血功能降低、能量代谢改变，并最终于约 2 周龄时过早死亡。在这些部位及胸腺和脾脏中，软骨细胞、成骨细胞、神经元和骨髓细胞的增殖减少，并且凋亡或衰老增加。中间区域和 C 末端 PTHrP 的缺失与诸如 p21 和 p16INK4a 等感觉标志物的表达增加及与干 / 祖细胞维持相关的 Bmi-1 的表达减少有关 [46, 47]。该表型与先前在细胞培养中观察到的一致，意味着核 PTHrP 可能广泛参与细胞增殖和存活，以及干 / 祖细胞维持或自我更新的调节。但是，最近在乳腺中进行的实验表明，敲入 PTHrP（1-84）的胚胎的乳腺上皮细胞中 Pthlh 基因表达严重降低，其产生的乳腺表型是 PTHrP 水平过低导致的 [48]。尽管两组都小心地记录了各种细胞类型中 PTHrP（1-84）或 PTHrP（1-66）的正常生产，但显然并非所有细胞都如此，这些小鼠模型中的某些报道可能代表了各种器官中 PTHrP 总体产量减少的影响。

五、PTHRP 的生理学功能

PTHrP 在许多细胞中都有表达，且已被证明在体外会影响许多细胞类型的增殖、分化和存活。本章不会回顾所有数据，而是集中讨论几个器官。体内生理或遗传数据显示，它们的关键功能可能与 PTHrP 有关。

（一）骨骼

PTHrP 最早描述的功能之一，也可能是最容易理解的功能之一，是控制发育中的生长板中软骨细胞的增殖和分化。PTHrP 过表达和表达不足的动物模型已证明，氨基末端 PTHrP 通过 PTHr-1 来协调软骨细胞分化的速率，从而在发育过程中维持长骨的有序生长 [49]。如图 57-6 所示，生长板由增殖和分化的软骨细胞列组成，这些列逐渐扩大为肥大前、然后是肥大的软骨细胞。新软骨细胞的产生及

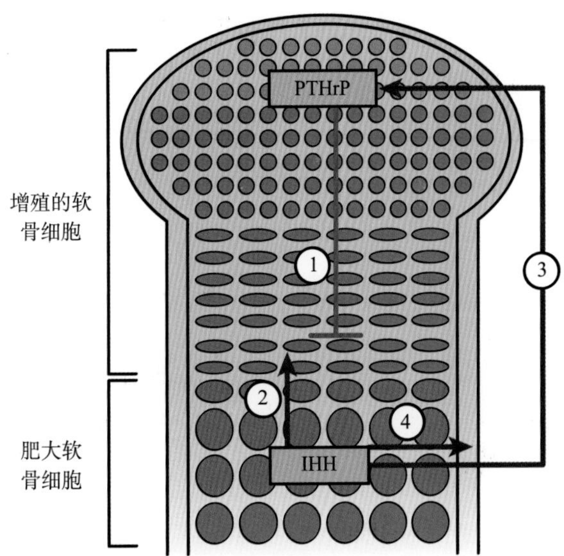

▲ 图 57-6 PTHrP 和印度刺猬（IHH）参与调节软骨细胞增殖和分化的负反馈回路

软骨细胞分化程序从骨末端未分化的软骨细胞开始，到柱内的增殖软骨细胞，然后再到最接近原发海绵的肥大前和终末分化的肥大性软骨细胞。PTHrP 是由长骨末端未分化的增殖软骨细胞产生。①它通过 PTH1R 作用于增生和肥大前的软骨细胞，以延迟其分化，维持其增殖并延迟由肥大细胞产生的 Ihh 的出现；② IHH 则继而增加软骨细胞的增殖速率；③并刺激骨骼末端的 PTHrP 产生；④ IHH 还作用于软骨膜细胞，以生成骨领的成骨细胞（经许可转载，引自 Kronenberg HM. PTHrP and skeletal development. Ann N Y Acad Sci. 2006；1068：1-13.）

其向肥大细胞中的生长都驱动了骨骼末端的线性生长。PTHrP 最初由产生软骨内骨骼的外周凝集间充质细胞产生，且 PTHrP 的表达随着发育进行被限制在发育中骨骼的末端[49-51]。出生后建立的第 2 个骨化中心将 PTHrP 的产生区域划分为与生长板相关的区域及与关节软骨和关节相关的区域（稍后讨论）[50]。在生长板中，PTHrP 是由柱状体顶部的未成熟圆形软骨细胞产生的，以响应另一种称为印第安刺猬（IHH）的分子，该分子是由分化的肥大性软骨细胞产生的[52, 53]。

PTHrP 继而激活位于增殖和肥大前细胞上的 PTHr-1，以维持其增殖并减慢其分化成肥大细胞的速度[49, 52, 54]。PTHr-1 在圆形和增生的软骨细胞中表达较低，但在肥大前的软骨细胞中表达上调。该系统描述了一个局部负反馈回路，其允许 IHH 和 PTHrP 共同作用，以调节软骨细胞柱的有序分化和肥大及发育中骨骼的伸长[49]。小鼠的遗传实验表明，由于生长板软骨细胞的过早分化和增殖能力的丧失，PTHrP 或 PTHr-1 的缺失会导致骨骼缩短[49, 52, 54]。有趣的是，软骨细胞中 PTHrP 的过表达也会导致骨骼短小，但这是由于软骨细胞分化严重受损，且生长板的有序结构受到了干扰[55]。Bloomstrand 软骨发育不良的人类胎儿缺少 PTHr-1 功能，骨骼的生长也会受损，且表型与 PTHrP 和 PTHr-1 无效的小鼠类似[56, 57]。

最近研究了很多信号网络的相关细节，其中包括 PTHrP 对软骨细胞分化的作用。IHH 主要通过直接作用来增加生长板末端的 PTHrP 表达，但也可能通过 TGF-β 信号传导间接起作用[49, 58, 59]。两组研究表明，IHH 通过拮抗转录因子 Gli3 的活性来增加生长平板中 PTHrP 的表达[60, 61]。PTHrP 主要通过刺激 Gαs、cAMP 产生和 PKA 活性，通过 PTHr-1 作用于软骨细胞，继而介导一系列下游事件，包括 SOX9 的磷酸化、抑制 p57 表达、诱导 Gli3、Bcl-2 和 cyclin D1 表达，以及 Runx2 和 Runx3 的磷酸化和降解，这是软骨细胞分化所必需的两个转录因子[49, 62]。现在已经证明，PTHrP 通过调节组蛋白脱乙酰基酶 4（HDAC4）进入细胞核的运动来调节软骨细胞的分化，而细胞核又调节 Zfp521、MEF2 和 Runx2 等转录因子网络的活性[63-65]。PTHrP 的作用需要该途径，因为 Zfp521 的缺失可挽救过表达组成型活化 PTHr-1 的小鼠的异常生长板表型[65]。此外，最近人们认识到，PTHrP 和 HDAC4 基因的突变会导致一种称为 E 型近距离畸形的软骨发育不良，它类似于 GNAS 基因突变患者中发现的骨异常，这表明所有 3 个基因都在同一遗传途径中[66-68]。因此，PTHrP 信号传导调节一系列下游事件，这些事件在发育过程中影响软骨细胞的增殖和分化。在 PTHrP-lacZ 基因敲除报告基因小鼠的研究表明，成年后 PTHrP 表达持续存在于生长板顶部的圆形软骨细胞内（小鼠的骨骺不闭合）[50]。与这些观察结果一致，Hirai 及其同事使用了可用他莫昔芬诱导的胶原蛋白Ⅱ-Cre 转基因来破坏妊娠后软骨细胞中的 Pthlh 基因，导致了软骨细胞的异常分化和生长板的过早丧失[69]。这项研究表明，PTHrP 也调节成熟生长板中的软骨细胞分化和维持，这极大地增加了一种可能性，即在青春期生长突增期间，PTHrP 信号的丢失可能有助于生长板的关闭。现已发现 IGF1 还调节生长板中软骨细胞 PTHrP 的产生[70]。

PTHrP 也可在其他软骨部位产生，如包围肋软骨和鼻软骨的软骨膜，以及紧邻关节间隙的透明软骨下的软骨细胞群[50, 71]。这些是永久性的软骨，这些结构中的细胞不会像生长板那样经历分化、肥大和矿化。在这些部位，由于 Pthlh 基因表达的缺失会导致软骨细胞的混杂分化和不适当的矿化，因此 PTHrP 似乎可以防止软骨细胞的肥大性分化及不适当的骨骼侵袭这些结构[50, 71, 72]。如前所述，PTHrP 通常受机械力调节，而且有趣的是，PTHrP 在关节软骨内的表达与负荷有关[73]。这些细胞中 PTHrP 的缺失和（或）关节的无负荷导致关节表面下方的紧邻细胞异常矿化，从而使人们推测 PTHrP 可用于维持关节软骨细胞的未分化状态，这有助于预防骨关节炎[73, 74]。

使用 PTHrP-lacZ 基因敲入报告基因小鼠的研究还表明，PTHrP 在韧带的插入位点和肌腱插入骨中显著表达[71, 75]。肌腱和韧带附着在骨骼上的区域被称为起止点，其复杂性不甚相同，可以是简单广泛地将肌肉插入骨膜，也可以是主要肌肉插入长骨骨骺处可见的复杂纤维软骨结构。PTHrP 在骨膜的纤维层和将许多肌腱和韧带附着到皮层骨表面的纤维骨组织中表达。在纤维骨膜和纤维插入位点中，PTHrP 均受机械负荷诱导，并上调 RANKL 的生成以诱导破骨细胞形成[71, 76–78]。在骨膜中，这些破骨细胞与成骨细胞脱钩，并在生长和发育过程中对骨膜表面进行建模。在纤维状骨中，这些破骨细胞侵蚀皮质表面，形成根系，肌腱和韧带通过该根系锚定在皮质骨上。通常，这种破骨细胞的重吸收随后与成骨细胞形成相关联，从而将插入物固定在适当的位置，但是在某些部位（如内侧副韧带的胫骨插入）中，重吸收是无关联的，从而允许插入部位迁移以适应线性生长，并因此维持其作为副韧带的生物力学功能[76–78]。

PTHrP 在骨骼中的最终功能是调节成骨细胞合成代谢功能。关于骨骼中成骨细胞中表达 PTHrP 的群体目前存在一些分歧。在培养的成骨细胞中的许多研究表明，这些细胞产生 PTHrP 并表达 PTHr-1，为成骨细胞功能的旁分泌和（或）自分泌调节提供了可能性[49, 79, 80]。此外，大量文献表明成骨细胞中 PTHr-1 的活化可诱导成骨细胞增殖并诱导破骨细胞的细胞因子（如 CSF-1 和 RANKL）的产生，并抑制成骨细胞的完全分化（参见第 56 章和 60 章）[49, 79, 80]。然而最近使用 PTHrP-lacZ 基因敲除报告基因小鼠的研究表明，小梁和骨内膜表面的典型成骨细胞不表达 PTHrP[50, 71]。然而，体内成骨细胞中 PTHrP 基因的基因操控可显著改变骨骼稳态。首先，我们发现杂合无 PTHrP 小鼠出生时是正常的，但随着年龄的增长它们出现进行性骨质减少[81]。此外，从成骨细胞中选择性删除 Pthlh 基因可导致骨量减少、骨形成和矿物质沉积减少，并减少成骨细胞的形成和存活[82]。尽管成骨细胞显然表达 PTHr-1，但在培养细胞中的研究表明 PTHrP 也可以通过核途径影响成骨细胞生物学。PTHrP1-84 敲入或 PTHrP1-66 敲入的小鼠体内核 PTHrP 途径的丧失导致成骨细胞增殖和功能缺陷，并与低骨量有关[46, 47]。因此很显然，体内对 Pthlh 基因的操纵会影响成骨细胞的行为并改变骨量。但是，尚不清楚这些是源于 PTHrP 通过成骨细胞中的自分泌 / 旁分泌或核途径的直接作用，还是由某些其他类型细胞（如骨细胞）产生的 PTHrP 间接作用。最近的基因实验表明，骨细胞中 PTHr-1 的消融对表面破骨细胞和成骨细胞的活性具有深远的影响[83–85]。我们需要进一步的研究来回答这些问题，但研究已经表明 PTHrP 可以诱导骨骼的合成代谢[86, 87]。实际上，对 PTHrP 注射剂的初步研究表明，其在增加骨密度方面的功效可能优于间歇性 PTH 给药的效果，其是目前唯一经 FDA 批准用于治疗骨质疏松症的合成代谢药物[86, 87]。

（二）乳腺

在发现 PTHrP 后不久，人们发现它在乳腺组织中表达并分泌至乳汁[88, 89]。随后的研究表明，PTHrP 对于整个生命周期的乳腺发育和功能至关重要。PTHrP 在乳腺发育的不同阶段发挥不同的功能。因此，下面的讨论将首先讨论 PTHrP 在胚胎乳腺发育过程中的功能，然后再讨论其在哺乳期的功能。

在小鼠中，胚胎乳腺发育始于 10 个乳芽的形成，每个乳芽由鳞茎状的上皮细胞聚合而成，周围被几层特化的成纤维细胞（称为乳腺间充质）包围[90, 91]。一旦形成，乳芽将保持静止直到胚胎第 16 天（E16），届时它们产生会发育成原始导管树的乳芽。出生时，腺体由简单的上皮导管树组成，其由脂肪基质内的 15～20 条分支管组成[90, 91]。这种初始模式一直持续到青春期，此时成熟的原始腺体通过循环激素调节的第二轮分支形态发生而形成。

PTHrP 在哺乳动物发育的最早阶段开始在新生的乳腺上皮细胞中表达。使用将 lacZ 基因敲入 Pthlh 基因座的转基因小鼠（PTHrP-lacZ 敲入报告基因小鼠），可以首先在发育或乳芽的细胞中观察到 Pthlh 基因的表达（图 57-7）[92]。随后，Pthlh 基因仅在乳芽和胚管系统的上皮细胞内表达[92–94]。然而，出生后 Pthlh 基因被特异地局限于肌上皮细胞表达[92]。与 Pthlh 基因相反，Pth1r 基因似乎在乳腺间质内表达，但其表达在整个发育中的真皮中更为普遍[94, 95]。目前尚不清楚表皮下间质内首次表达 PTH1R 的时间。然而，当乳芽开始形成时，PTH1R 已经存在，且受体在整个胚胎发育过程中继续表达[94]。在人类胎儿的胚胎乳芽中也已经记录了上皮 PTHrP 表达和间质 PTHr-1 表达的相似模式[96, 97]。

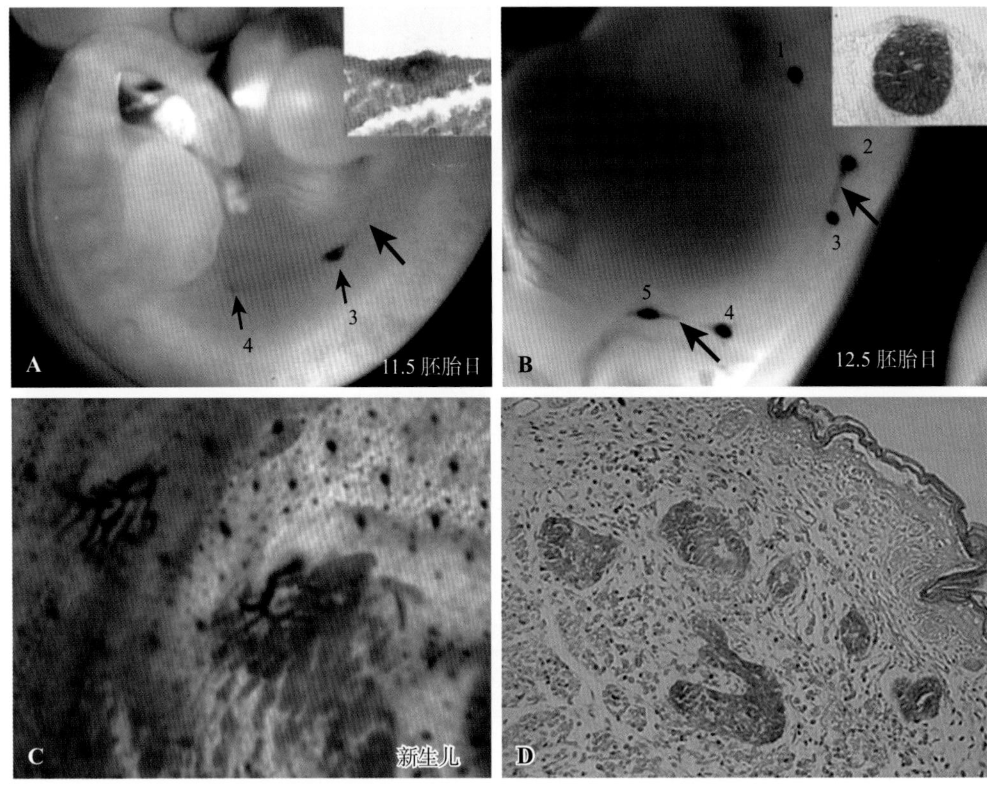

▲ 图 57-7 如 PTHrP lacZ 基因敲除小鼠所示，PTHrP 在胚胎乳腺和皮肤中表达

A. 在 E11.5 处，PTHrP 在乳腺线（大箭头）和形成的乳腺斑块（箭头）中表达（蓝色染色），插图显示了穿过乳房基板的部分；B. 通过 E12.5，PTHrP 在乳芽内（插图）和向形成芽迁移的细胞内（双箭头）表达；C. 在出生时，PTHrP 在新生乳腺的分支导管树中表达，但也在皮肤中形成的毛囊（点状）中表达；D. 穿过新生皮肤的切片显示了乳腺上皮细胞内的 PTHrP 表达（经许可转载，引自 Boras-Granic K，VanHouten J，Hiremath M，Wysolmerski J. Parathyroid hormone-related protein is not required for normal ductal or alveolar development in the post-natal mammary gland. PLoS One. 2011；6：e27278.）

对基因改变的小鼠模型进行的研究表明，PTHrP 信号传导是特化的乳腺间充质的分化和新生儿导管系统的发育所必需的。当乳芽进入间充质时，由乳腺上皮细胞产生的 PTHrP 与最接近上皮芽的未成熟间质细胞上的 PTH1R 相互作用，并诱导这些细胞分化为乳腺间充质。最近的研究表明，PTHrP 至少部分地通过促进间充质细胞内 Wnt 和 BMP 信号的局部激活来达到此目的 [98, 99]。尽管 PTHrP$^{-/-}$ 和 PTH1R$^{-/-}$ 胚胎中 5 对乳芽均会形成，但它们随后的乳腺发育会受到严重损害 [91, 94]。通过 PTHrP 信号传递引起的分化过程对乳腺特异性基质指导上皮进一步形态发生很重要。在缺乏 PTHrP 或 PTHR-1 的情况下，乳芽永远不会产生新生的乳腺导管，这些小鼠也缺乏乳腺上皮细胞。此外，它们缺乏乳头，因为表皮形成与乳腺导管生长相吻合的结构需要哺乳动物间质的引导。尽管先前描述的模型是通过对小鼠的研究开发的，但 PTHrP 对人类胎儿的乳腺组织的形成也至关重要。Blomstrand 的软骨发育不良是由 PTH1R 基因无效突变引起的侏儒症的致命形式 [56, 57]，受影响的胎儿缺乏乳腺组织或乳头 [97]。

在哺乳期，PTHrP 在乳腺生理中也起着至关重要的作用。泌乳开始时，在局部和全身因素的控制下，Pthlh 基因表达在肺泡上皮细胞中上调 [89, 92, 100–102]。Thiede 和 Rodan 最初报道，大鼠中 PTHrP 的表达取决于乳汁和血清中催乳素的浓度 [89, 101]。然而，催乳素可能更像一个允许因素，因为其他研究表明，乳汁反应是局部反应，且 PTHrP 表达仅在乳腺中升高 [102]。哺乳期产生的许多 PTHrP 最终都存在于乳汁中，其中 PTHrP 的水平比正常人的血液循环可高至 10 000 倍，比患有体液性高钙血症的恶性肿瘤患者高 1 000 倍 [21, 88, 100]。乳汁中 PTHrP 浓度反映了腺体中 RNA 的水平，其随着泌乳时间的延长而增加，并随着哺乳而急剧增加[102-105]。此外有证据表明，乳汁中 PTHrP 的水平可能随乳汁中钙的含量而变化[103-107]。在小鼠中，泌乳期间钙敏感受体（CaSR）在乳腺上皮细胞的基底外侧表面表达，并调节 PTHrP 的产生，从而增加了钙向乳腺的输送，从而降低了 PTHrP 的产生和向乳汁的分泌[108-111]。相反，在哺乳期乳腺上皮细胞内 CaSR 的选择性缺失会导致乳腺 PTHrP 产量增加和乳汁 PTHrP 水平升高[109]。

乳汁的生产需要大量的钙，并且要为乳腺提供充足的营养，从而增加产妇骨骼和矿物质的代谢[112-114]。运入乳汁的钙中很大一部分来自母体骨骼。在哺乳期，骨转换的总速率增加，但是骨吸收超过了骨生成，因此骨量迅速下降。哺乳期妇女在 6 个月内损失了 5%～10% 的骨量，而啮齿动物在 21 天的哺乳期中会损失其骨骼量的 1/3[112-114]。在小鼠中，骨吸收的增加很大程度上是因为全身雌二醇浓度降低和循环 PTHrP 水平升高[115-117]。哺乳会直接抑制下丘脑 GnRH 的分泌，并诱发低性腺功能的性腺功能减退和循环雌二醇水平降低[118]。现在有许多研究表明，哺乳期人类和啮齿类动物的循环中 PTHrP 水平升高，而 PTHrP 水平与骨骼吸收的生化标志物直接相关，与哺乳小鼠的骨量则呈负相关[106, 117]。另外，已发现人类哺乳期的循环 PTHrP 水平与骨密度变化相关[119]。当 Pthlh 基因在小鼠的哺乳期乳腺中被特异性破坏时，循环中的 PTHrP 水平下降，乳汁 PTHrP 无法测量，骨吸收率降低，骨损失减少 50%[116]。这些数据都表明，泌乳的乳腺将 PTHrP 分泌到乳汁和循环中。

乳房中的全身性 PTHrP 与雌激素缺乏症共同作用，刺激骨骼吸收并在哺乳期引起骨骼丢失。如前所述，通过刺激乳腺上皮细胞上的钙敏感受体，哺乳期乳房产生的 PTHrP 减少[109-111]。因此，如图 57-8 所示，泌乳期间在骨骼和乳房之间会产生经典的内分泌负反馈回路。如果钙传递到腺体的速度下降，乳腺上皮细胞会产生更多的 PTHrP，从而刺激骨吸收增加。从骨骼向乳腺输送更多的钙会刺激 CaSR 并减少 PTHrP 的产生。

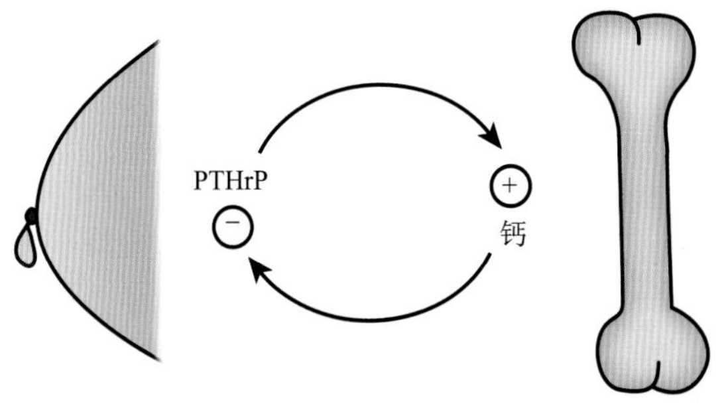

▲ 图 57-8　哺乳期间，乳房和骨骼进行沟通，以便为乳汁生产提供稳定的钙供应

哺乳期的乳房会在哺乳期将 PTHrP 分泌到体循环中，PTHrP 与骨细胞中的 PTH1R 相互作用，以提高骨吸收速率并释放骨骼钙存储。泌乳期的乳腺上皮细胞表达 CaSR，并响应钙的增加而抑制 PTHrP 的产生，这在乳腺和骨骼之间形成了经典的内分泌负反馈回路

乳汁中 PTHrP 的确切功能尚不清楚。从乳腺中基因性地去除 PTHrP 不会改变乳汁中的钙水平，且无 PTHrP 的哺乳动物乳腺上皮细胞能够以与野生型乳腺上皮细胞相同的速率在体外转运钙[116]。最近的实验表明，小鼠乳中 PTHrP 水平与新生儿灰分钙含量之间存在剂量反应性的逆向关系[109]。乳汁 PTHrP 调节新生儿钙和（或）骨骼代谢的机制尚未知晓。尽管如此，鉴于 PTHrP 的水平与母体钙的供应量和牛奶中钙的含量成反比，这些观察结果表明 PTHrP 可能以某种方式充当乳汁中的代谢信使，以调节母亲乳汁中钙的供应能力，从而调节新生儿的骨骼和矿物质代谢。

（三）皮肤

正常人类角质形成细胞是第一个被证实可产生 PTHrP 的非恶性细胞[120]。随后，多项研究证实，培养的啮齿动物和人角质形成细胞分泌生物活性的 PTHrP（在参考文献 2 中进行了综述）。Pthlh 基因在发育过程中和成年期都主要在毛囊表达，其中 mRNA 水平随毛发周期而变化[16, 50, 121]。在小孔间表皮中也可能发现低水平的 Pthlh 表达。PTHR-1 在皮肤成纤维细胞上表达，PTHrP 已发现与皮肤成纤维细胞结合并引起多种生物学反应[16, 122-125]。除了成纤维细胞，最近的研究使用基于 PCR 的灵敏检测方法也发现角化细胞中存在 Pth1r mRNA 的表达，尽管这些研究使用的是培养的细胞[126, 127]。总之，我们认定来自角质形成细胞的 PTHrP 作用于皮肤成纤维细胞中的 PTH1R，主要在皮肤中发挥旁分泌功能，但是最近的数据表明，旁分泌功能和自分泌功能可能都很重要。

多项研究表明，PTHrP 参与了毛发周期的调节。在发育过程中，除了乳头附近，Pthlh 或 Pth1r 基因的破坏似乎不会影响小鼠最初的毛囊形态发生或模式[54, 128, 129]。但在成熟的小鼠中，PTH1R 拮抗药的全身或局部给药可通过过早终止端粒原、延长生长期的生长和抑制雄激素来扰乱毛发周期[130, 131]。以对等的方式，在基底角质形成细胞中过表达 PTHrP 的小鼠（K14–PTHrP 小鼠）背毛会延迟出现，毛发较短，并且它们的毛囊提前约 2 天进入生长期[121, 132]。这些发现与生长期期间毛发基质中较低的增殖速率和较不发达的毛囊周围脉管系统有关。总之，这些研究表明，PTHrP 可能调节生长期向毛发生长的过渡，通过将生长中的毛囊推入毛发周期的生长停滞期或生长中期 / 生长终期来抑制毛囊的生长。如果这一假设是正确的，则可以期望 PTHrP 基因敲除小鼠的表现与用 PTH1R 拮抗药治疗的小鼠相似。但事实并非如此。在皮肤中缺乏 PTHrP 的小鼠毛发周期是正常的[128]。实际上，这些小鼠的毛发并没有更多生长，随着时间的推移，它们的外皮反而变薄了。这些矛盾的结果很难调和，但表明尽管 PTHrP 可能有助于调节毛发周期，但该过程正常展开的必要性可能不大。

PTHrP 也与角质形成细胞增殖和（或）分化的调节有关。仔细比较 PTHrP–null 和 PTHrP– 过表达的皮肤组织学，发现有相互的变化。在没有 PTHrP 的情况下，角质形成细胞的分化被加速，而在暴露于 PTHrP 过度表达的皮肤中，角质形成细胞的分化被延迟[128]。因此，从生理学角度看，PTHrP 似乎减慢了角质形成细胞的分化速度，并保留了增殖性基底间隔，其作用与 PTHrP– 小鼠和无 PTH1R 小鼠相比，类似过表达 PTHrP 的小鼠的生长板表现[52, 54, 133]。

最近的研究表明，PTHrP 在先天性皮肤免疫中可以防止细菌入侵。Muehleisen 及其同事发现，角质形成细胞中通过 PTH1R 进行的 PTHrP 信号传导与维生素 D 协同相互作用，诱导产生钙黏蛋白，并防止实验性皮肤感染 A 组链球菌[127]。作者表示，PTH1R 受体是通过 1, 25 维生素 D 信号在角质形成细胞中被诱导表达的。此外，通过暴露于细菌产物和 TLR2 激动药脂磷壁酸，可在角质形成细胞中诱导 PTHrP 表达。这些结果表明，响应 TLR 激活而局部产生 PTHrP 可以触发抗菌肽的产生，且维生素 D 可能通过上调 PTH1R 的表达来增强该调控循环的敏感性。这些是令人感兴趣的发现，一旦证实，PTHrP–PTH1R 信号传导就更有可能广泛地调节先天免疫。

（四）胎盘

在大鼠和人胎盘的滋养细胞和合体滋养细胞中都检测到了 PTHLH mRNA 和 PTHrP 蛋白[134–136]。羊膜的立方细胞也表达 PTHrP，这些细胞很可能是羊水中 PTHrP 的来源[135, 137]。PTHrP 可能对早期滋养细胞的分化有影响，但对胎盘 PTHrP 最深入的研究是其在钙转运中的作用[138–140]。在妊娠后期相对较短的时间间隔内，胎儿骨骼矿化所需的钙几乎全通过胎盘从母亲转移到胎儿[112, 141, 142]。胎儿循环中的总钙离子浓度和离子钙浓度均高于母体循环钙离子浓度，这表明钙是在逆浓度梯度下通过胎盘主动转运的。在 PTHrP 基因缺失的纯合子小鼠中，胎儿血浆钙和母婴钙梯度明显降低。当将胎儿体内的 PTHrP 或 PTH 片段注射入胎儿体内时，只有使用无法刺激 PTH1R 的中等分子 PTHrP 肽治疗，才能显著恢复钙从母亲到胎儿的转运[138, 142]。现在认为胎儿小鼠循环的 PTHrP 源自肝脏和胎盘[142, 143]。更多最新的研究认为 PTH 还有助于调节胎盘矿物质的运输和胎儿矿物质的代谢[144, 145]。PTH 似乎主要作用于胎儿骨骼和肾脏，以防止胎儿低钙血症，而 PTHrP 的作用是刺激胎盘钙转运，并使胎儿钙水平高于母体循环水平，从而典型地抑制了胎儿循环中的 PTH。

（五）内分泌胰腺

被鉴定后不久，PTHrP 在胰岛中也被发现。Pthlh mRNA 在分离的胰岛 RNA 中得到证实[146]，Asa 及其同事[147] 证明 PTHrP 存在于全部 4 种胰岛细胞类型（α、β、δ 和 PP 细胞）中。最近的研究已经反复证实，PTHrP 是由啮齿动物的胰岛细胞及人类胰岛细胞在原代组织培养产生的[148–153]。胰岛细胞也表达 PTH1R，提示可能存在自分泌 / 旁分泌信号传导系统 [149, 152, 154]。事实上，研究表明大多数观察到的 PTHrP 在内分泌胰腺中的生物学作用是由 PTH1R 的信号介导的。

PTHrP 在发育过程中和成年胰腺中刺激小鼠和人类胰腺 B 细胞的增殖 [149, 151, 152, 154]。Vasavada 和他的同事创造了在大鼠胰岛素Ⅱ启动子（RIP）的控制下过表达 PTHrP 的转基因小鼠 [151, 155]。与同窝生对照组相比，RIP-PTHrP 小鼠表现出惊人的胰岛增生程度和胰岛增加数量（图 57-9）。胰岛质量的增加与高胰岛素血症和低血糖症，以及对 B 细胞毒素链脲佐菌素的抗糖尿病作用有关 [151, 155]。这些小鼠中 B 细胞量的增加是增殖增加和凋亡减少的结果。PTHrP 对 B 细胞增殖的影响已在啮齿动物和人类胰岛细胞中进行了进一步的体外研究 [148, 149, 152]。增殖是由 PTHrP 的氨基末端部分诱导的，并且取决于 PTH1R 的激活及通过 PKC-ζ、cyclin E 和 cdk2 激活引起的下游信号传导 [152, 153]。PTHrP 诱导的增殖与 B 细胞分化的改变没有任何关系。实际上，在培养的 B 细胞和小鼠体内，氨基末端 PTHrP 的急性治疗都能改善葡萄糖刺激的胰岛素分泌 [149, 152, 153]。培养的啮齿动物胰岛细胞中胰岛素表达和分泌的增加似乎是由 MAPK 相关磷酸酶活性的改变和 C-Jun NH2 末端激酶（JNK）的抑制介导的 [154]。值得注意的是，每天在成年小鼠中皮下注射 PTHrP1-36 会增加体内胰岛 B 细胞的增殖并改善葡萄糖耐量，这表明 PTHrP 给药也许可以用来维持胰岛细胞量和治疗糖尿病 [153]。

（六）平滑肌和心血管系统

PTHrP 由平滑肌细胞产生以响应机械变形，并通过短时反馈的方式发挥作用，以舒展拉伸的肌肉 [1, 2, 156–158]。最初在子宫中进行了研究，结果表明 PTHrP 表达是由于发育中的胎儿使子宫角扩张或通过实验性拉伸子宫而诱导的 [156, 159–162]。依次用离体 PTHrP 治疗大鼠，狒狒和人子宫肌层可降低等轴测张力并抑制自发性和电诱导的收缩 [159, 163–166]。此外，在狒狒的子宫内膜中，PTHrP 可以抵消催产素引起子宫收缩的作用 [166]。这些观察结果提示，PTHrP 可能导致子宫逐渐松弛，以适应胎儿 – 胎盘单位的生长和（或）抑制早产。有趣的是，PTHrP 对子宫肌层收缩性的影响随着大鼠妊娠的发展而减弱，且分娩后子宫对 PTHrP 产生抗性 [161, 162, 164, 165]。

在脉管系统中，PTHrP 由血管收缩药诱导并伸展，并在阻力血管中充当血管扩张药 [167]。因此 PTHrP 也许可以调节各种组织中的局部血流 [167]。PTHrP 还被证明可以调节血管平滑肌细胞的增殖。分泌的氨基末端 PTHrP 通过细胞表面的 PTHR-1 发挥作用，从而抑制了血管平滑肌细胞的增殖。但是，PTHrP 的中部和 C 末端部分在细胞核中发挥作用，通过诱导 c-myc 和 skp2 的表达在体外和体内刺激这些细胞的增殖，进而降低了细胞周期抑

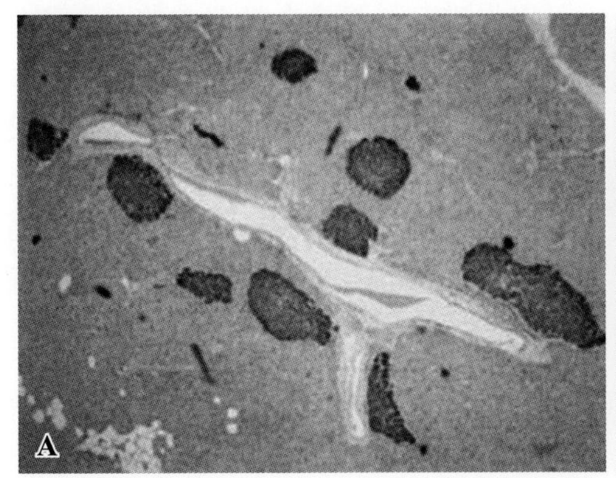

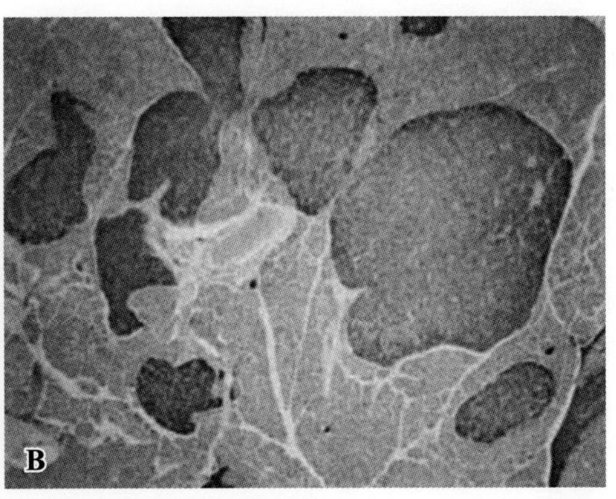

▲ 图 57-9 **胰岛中 PTHrP 的过表达会导致胰岛增生**

正常小鼠胰腺（A）和 RIP-PTHrP 转基因胰腺（B）中胰岛素的免疫组织化学（深色染色）。请注意，B 细胞中 PTHrP 的过表达会导致胰岛的数量和大小明显增加（经许可转载，引自 Vasavada RC，Cavaliere C，DErcole AJ，et al. 1996. Overexpression of parathyroid hormone-related protein in the pancreatic islets of transgenic mice causes islet hyperplasia，hyperinsulinemia，and hypoglycemia. J Biol Chem 271：1200-1208，1996.）

制剂 p27 的水平，通过 G1/S 检查点促进周期的进程[44, 45]。由于 PTHrP$^{-/-}$ 胚胎主动脉中平滑肌细胞的增殖速率降低，因此该途径在发育过程中似乎很活跃[168]。此外，PTHrP 的表达在啮齿动物和人类的球囊血管成形术后，以及血管粥样硬化病变中受到血管损伤而被上调。多项研究表明，PTHrP 在这些细胞对损伤的反应中起重要作用，并可能有助于血管成形术后新内膜的病理生理发展[44, 169]。

（七）牙齿

发育中的牙齿被牙槽骨包围，但必须保持无骨的腔或隐窝以允许其形态发生。牙齿形成后，它们必须从牙隐窝的顶部喷出才能露出口腔。牙齿萌出的过程依赖于地理上不相关的骨骼更新，其中破骨细胞在牙齿的冠部形成，以吸收上覆的骨骼，而在牙齿底部的成骨细胞则将其向上推动至隐窝。缺乏 PTHrP 时，牙齿会发育但不会萌发。PTHrP 通常由星状网状细胞产生，并向牙囊细胞发出信号，以驱动隐窝上方破骨细胞的形成。缺乏 PTHrP 时，这些破骨细胞不会出现，不会发生喷发，牙齿也会受到影响[170–172]。

六、PTHRP 和疾病

鉴于 PTHrP 的多种生物学作用，人们希望它可能与疾病的发病机制有关。PTHrP 最确定的病理作用是可引起癌症患者的高钙血症。发生这种情况是因为 PTHrP 和 PTH 共享相同的受体，但通常 PTHrP 不会循环。但是，在某些肿瘤中，PTHrP 的生成量足以达到循环并刺激骨骼和肾脏中的 PTHR-1 受体，通常意味着它们可以介导 PTH 的功能，因此可以出现类似原发性甲状旁腺功能亢进症的表现。第 64 章详细介绍了恶性肿瘤中的高钙血症。接下来简单讨论 PTHrP 可能发挥的其他病理生理作用或可能在治疗中应用的其他情况。

（一）癌症

许多研究表明，PTHrP 在体外可调节多种不同肿瘤类型的癌细胞系的增殖、分化和（或）存活[2, 173, 174]。但是，很少有研究描述 PTHrP 在体内或人类癌症的动物模型中促进肿瘤细胞生长的可能性。尽管在培养的乳腺癌细胞系，动物模型和临床研究中显示出相互矛盾的结果，但这些数据确实存在于乳腺癌[175, 176]。一些病例系列提示 PTHrP 的表达预示着临床进展更快[177–179]。但是，一项大型的对照良好的研究却恰恰相反。亨德森及其同事检查了 526 例连续的乳腺癌病例，发现 PTHrP 表达是更良性临床过程的独立预测因子[180]。在两项采用乳腺癌转基因模型的研究中，也报道了相互矛盾的结果。Fleming 及其同事证明了 Pthlh 基因的乳腺特异性破坏增加了 MMTV-Neu 小鼠的肿瘤发生率[181]。相反，Li 和同事使用相同的基因方法，发现 Pthlh 基因的破坏显著延长了肿瘤潜伏期，减慢了肿瘤的生长，并减少了由多瘤中期 T 抗原（MMTV-PyMT 小鼠）的转基因过表达引起的转移[182]。两项研究的相反结果表明，转化的分子环境对于确定 PTHrP 的作用至关重要，这可能有助于解释临床观察的变异性。最近，几项大型全基因组关联研究（GWAS）暗示 PTHLH 基因是乳腺癌易感性基因座[183–185]。PTHrP 对乳腺癌的影响显然很复杂，需要更多的研究来充分了解其对乳腺癌发病的作用。尽管 GWAS 研究没有提供机制方面的见识，但它们确实强调了 PTHrP 对乳腺癌的影响可能在临床上的重要性。

PTHrP 在乳腺癌中的另一功能是其参与骨转移形成所需的溶骨作用[186, 187]。此外，尽管前列腺癌通常与成骨细胞骨转移有关，但是在人类前列腺癌细胞系异种移植模型中的研究表明，PTHrP 还可以促进前列腺癌在骨骼中的存活和生长[188, 189]。在乳腺癌中，实验表明对骨微环境的反应，转移至骨骼的细胞比原发性肿瘤中的细胞产生更多的 PTHrP[187, 190]。在骨骼吸收位点释放的 TGF-β 已发现可通过涉及转录因子 Gli2 的信号通路来上调 PTHrP 的产生[187, 191]。PTHrP 继而增加 RANKL 的产量，降低 OPG 的产量，增加破骨细胞的数量和活性[190]。这在 PTHrP 产生和骨吸收之间建立了前馈循环，从而导致骨溶解的恶性循环。但是，关于原发性乳腺肿瘤产生 PTHrP 是否可预示患者的骨转移的临床证据是相互矛盾的[177, 179, 180]。规模最大、最严格控制的研究表明，原发性肿瘤产生的 PTHrP 实际上是骨骼转移的阴性预测指标，而非阳性预测指标[180]。相反，最近对 125 例乳腺癌患者进行的研究和长期临床随访表明，原发肿瘤中的 PTHrP 染色可预测骨转移[179]。此外，Washam 及其同事认为人类乳腺癌患者血液中存在 PTHrP（12–48）可预示骨转移[192]。

（二）骨骼疾病

PTHrP 广泛参与正常的软骨细胞和骨骼生物学，因此 PTHrP 的功能改变与骨骼疾病有关并不奇怪。最明显的情况是 HHM，其中循环中的 PTHrP 与骨骼中的 PTHr–1 受体相互作用，诱导广泛的骨吸收并产生高钙血症[1]。PTHr–1 基因的功能丧失突变会导致 Blomstrand 的软骨发育不良，这与模仿 PTHrP 基因敲除小鼠的骨骼异常有关，并导致胎儿死亡[193]。PTHr–1 基因的功能获得性突变导致 Jansen 的干骺端软骨发育不良。这是一种短肢侏儒症，过度活跃的 PTHr–1 信号传导使软骨细胞分化受抑制[193]。如前所述，最近已发现 PTHLH 基因的功能丧失突变会引起 E 型近肢畸形，这是一种包括身材矮小、掌骨和跖骨缩短及学习障碍的综合征[66, 67]。

PTHrP 在关节软骨的维持和韧带、腱插入位点的建模功能表明，它可能在骨关节炎或骨病的病理生理过程中发挥作用。最后，PTHrP 对骨骼的合成代谢作用表明它也许可用于骨质疏松症的治疗。实际上，对 PTHrP 注射剂的初步研究证明了其在这方面的功效和潜在优势[194]。

（三）皮肤病

已经提出，挽救的 PTHrP–null 小鼠的皮肤和皮肤附肢缺陷使人联想到一系列被统称为外胚层发育不良的疾病[128]，但是 PTHLH 基因尚未正式与任何这些疾病联系在一起。我们还注意到银屑病皮肤可能下调 PTHrP 表达。一项局部施用 PTH 的小型试验表明，刺激 PTH1R 可能会改善银屑病斑块的组织学异常[195]。但是，这些令人兴奋的潜在结果尚未在较大的试验中得到证实。初步研究还表明，局部应用 PTH1R 拮抗药可能对刺激毛发生长有用[130]。这些最初的观察可以追溯到多年之前，但没有进一步的证据表明操纵 PTHrP–PTH1R 信号是否可以有效治疗脱发。此外，最近的一项研究表明，在化学疗法引起脱发的情况下，PTH1R 激动药（而不是拮抗药）刺激了毛发再生长[196]。因此，尽管有一些有趣的初步发现，但尚不清楚 PTHrP 是否与皮肤病理学有关。

（四）糖尿病

没有证据表明 PTHrP 参与糖尿病的发病机制。但是，由于 PTHrP 可以诱导人 B 细胞增殖并改善葡萄糖刺激的胰岛素分泌，因此可能对糖尿病的治疗特别是在胰岛细胞移植的治疗中有用[149]。最近支持这些观点的实验表明，每天皮下注射 PTHrP1–36 可以增加体内小鼠胰岛 B 细胞的增殖，并改善完整小鼠的葡萄糖耐量[153]。

第58章 降钙素

Calcitonin

David M. Findlay Patrick M. Sexton T. John Martin 著

曹 旭 刘丽梅 刘佑韧 唐 镍 杨 艳 张伊祎 周 卉 朱 颖 李蓬秋 译

要 点

- 降钙素肽及其同源受体和共同受体构成了许多组织重要的信号分子，包括骨骼、大脑、肾脏、乳腺和血管。
- 在骨中，降钙素对破骨细胞有很强的抑制作用，对骨细胞还有其他作用。有证据表明，通过诱导骨细胞产生 Wnt 途径抑制剂骨硬化蛋白，对骨形成起负性调节作用。
- 降钙素生理学包括通过 MAPK 通路影响细胞生长。这可能在某些癌症中具有重要的病理生理作用。

Copp 和他的同事[1]发现降钙素（CT）是一种与甲状旁腺激素（PTH）的作用相反的因子，有助于维持哺乳动物的血清钙浓度。他们给狗和羊的甲状旁腺灌注了高浓度的钙，并获得了分泌快速降低血钙的因子的证据。他们称之为降钙素，认为它是由甲状旁腺产生的。随后，其他人发现降钙素是由哺乳动物的甲状腺产生的[2]。将甲状腺的酸性提取物给幼鼠注射，会引起血清钙的降低，这种低钙因子被称为甲状腺降钙素[3]。MacIntyre 和他的同事也证实了这种降低血钙的物质是由甲状腺起源的，降钙素和甲状腺降钙素是相同的。后来公认的术语是降钙素（CT），认为它是甲状腺起源的一种新激素，在维持钙平衡中很可能有重要的作用。

一、合成、分泌和起源细胞

CT 是由哺乳动物甲状腺的 C 细胞产生的，血清钙水平升高会刺激它的分泌[5]。虽然主要由哺乳动物的甲状腺 C 细胞分泌，但在不同的哺乳动物物种中，这些细胞在甲状腺中的分布有很大的差异。在一些动物中，产生 CT 的细胞存在于颈部的其他部位，包括胸腺。在鱼类和大多数鸟类中，CT 是由后鳃体产生的。而在哺乳动物的发育过程中，后鳃体与发育中的甲状腺后叶融合成为 C 细胞。而在脊椎动物中，这些细胞是分开的[6]。有趣的是，这些由后鳃体起源的 CT 在哺乳动物体内发挥非常重要的作用。虽然 CT 被报道抑制了淡水和海水硬骨鱼类的破骨细胞活性，但是 CT 在鱼类和鸟类中的生理意义尚不确定。虽然血清钙的升高是正常和恶性 C 细胞分泌 CT 的重要促进因素，但血清钙引起 CT 细胞外分泌的确切机制尚未完全阐明。在 C 细胞中也发现了甲状旁腺细胞中抑制 PTH 分泌的细胞外钙敏感受体[7]，这也很可能是 C 细胞检测细胞外钙变化和控制 CT 释放的主要分子实体。降钙素对血清电离钙增加的剂量 – 反应曲线在 CaSR 杂合子消融（$Casr^{+/-}$）小鼠中向右移动，证实 CaSR 是降钙素的生理调节因子[8]。

升高 C 细胞环磷酸腺苷（cAMP）的药物可能

刺激CT分泌，因为cAMP类似物在体内和体外都有这种作用。除了钙外，促分泌剂还包括胃肠激素，比如胃泌素。这表明CT作为一种激素，在餐后具有帮助从富含钙的食物中摄取钙的生理作用，以防止钙从骨骼释放到血液[9]。胃泌素类似物五肽促胃酸激素已被临床用作甲状腺髓样癌患者CT分泌的激发试验。其他胃肠激素包括胰高血糖素、胆囊收缩素和肠促胰素，也能促进CT分泌。长效GLP-1R激动药也能刺激大鼠和小鼠降钙素的分泌。但据报道，在灵长类动物和人类的正常C细胞中，其刺激降钙素分泌的能力很小或几乎没有[10]。其他影响钙稳态的激素也可能直接或间接影响CT的分泌。据报道，1, 25-双羟维生素D_3［1, 25$(OH)_2D_3$］可提高血浆CT水平[11]。在妊娠和哺乳期，CT和1, 25$(OH)_2D_3$水平都升高，这提示在哺乳期间，为应对机体钙需求的增加，CT有可能起到保护骨骼的作用[12]。

大鼠血清和甲状腺CT浓度随年龄的增加而显著增加，与甲状腺CTmRNA含量显著增加有关[13]。正常大鼠在体内受到急性钙刺激时，甲状腺的CTmRNA含量增加。根据目前的证据，钙可以刺激甲状腺C细胞合成和分泌CT。正常人血循环中CT水平很低，其测量需要敏感和特异的检测方法。正常人类血液中的CT水平小于10pg/ml（3picomolar）。在一些病理状态下，如分泌CT的肿瘤，CT在血循环中水平会升高[14, 15]，特别是甲状腺髓样癌患者中CT水平升高（见下文）。此外，CT单体（约3500D_a），高分子循环形式水平的升高可以用于某些疾病或生理状态的诊断，如急性胰腺炎[16, 17]及感染和炎症情况[18]。此外，据报道，降钙素原（ProCT）是有毒的，免疫球蛋白IgG与它的免疫中和反应显著改善了脓毒血症动物模型的生存[19]。最近，一项纳入3322例受试者的前瞻性研究表明，血浆降钙素原与健康男性（而不是女性）的全因和癌症死亡率之间存在关联，这还有待进一步研究[20]。

化学组成

许多物种的CT序列已经被确定，其共同特征都是一种具有羧基端脯氨酸酰胺的32-氨基酸肽，在1和7位置之间的半胱氨酸残基通过二硫键桥，形成N端环结构[21]。根据它们的氨基酸序列同源性，不同的CT（图58-1）分为三组：①偶蹄类动物：包括猪、牛和绵羊；②灵长类/啮齿类动物：包括人和大鼠CT；③硬骨鱼/鸟类：包括鲑鱼、鳗鱼、金鱼和鸡。CT分子的共同结构特征对生物活性有重要的作用。自发现CT以来，一直使用的标准检测方法是测量年幼大鼠的低血钙反应。随后由于受体检测的应用，在这些不同的检测中，结构与功能在很大程度上是相关的。虽然CT的绝对生物活性会因不同物种的CT受体和物种内受体亚型而存在很大差异。但一般来说，CT的生物学效力强度顺序是硬骨鱼类≥偶蹄类动物≥人类。许多关于替换、清除和以其他方式修改CT的研究提供了关于CT分子结构与活性关系的大量信息。例如N端环结构有助于稳定分子。在鳗鱼CT的氨基酸结构中二硫键可以被N-N键化学取代，这种修饰会产生一个非常稳定和完全有效的CT变体[22]。物种间

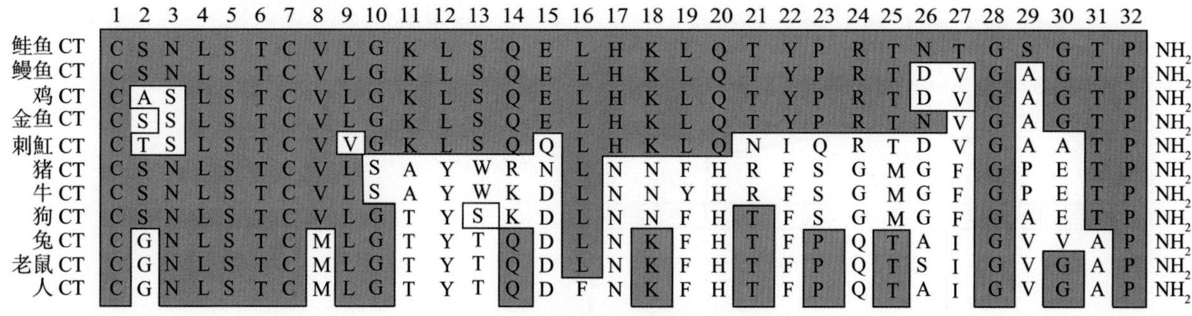

▲图58-1 不同物种CT序列的比对

阴影氨基酸表示与鲑鱼CT具有同一性。所有CT位置1和7处的半胱氨酸（C）之间有一个二硫桥联环，在位置28处有一个甘氨酸，在位置32处有一个脯氨酸酰胺。氨基酸4、5和6在所有物种中都存在

的序列差异主要集中在分子的中间部分，这些差异导致了在不同物种中的 CT 生物效力迥然不同。虽然对生物活性相关结构要求的研究因采用不同的生物分析而致结果不同，但是所使用的受体类型也会影响结果［见下文关于 CT 受体亚型和受体分子、受体活性修饰蛋白（RAMPS）影响的讨论］。例如，鲑鱼 CT 的羧基端的残基与两种大鼠受体亚型和人受体的结合竞争更为重要，而氨基端中的残基与猪受体的相互作用更为重要[5]。

二、降钙素基因

人类降钙素（CT）基因位于 11 号染色体 p14-qter 区域，和其他物种一样已完全测序[23]。已测定了人、大鼠、小鼠、鸡、羊、犬 CT[24] 和各种鱼类 CT 的完整序列[25-27]。与其他肽类激素一样，CT 合成为较大的前体分子，分泌前经剪切和酰胺化处理。CT 合成为大分子量前体（136 个氨基酸），氨基端有前导序列，在分子转运到内质网过程中被剪切。尚不确定前体 N 端和 C 端侧翼肽是否具有任何生物学意义。CT 潜在的重要翻译后修饰是糖基化。在 CT 的氨基端环结构内发现的三肽序列天冬酰胺 - 亮氨酸 - 丝氨酸（Asn-Leu-Ser）在不同物种的 CT 中是不变的。该序列是 N- 连接糖基化的受体位点。加上肿瘤 CT 糖基化的证据，人们研究表明 CT 前体确实是一种糖蛋白，并且整个前体中唯一的 N- 连接糖基化位点就在降钙素基因上[28]。CT 糖基化的生物学意义尚待确定。

替代基因产物：CGRP

CT 基因转录本编码另外一种不同的肽，称为降钙素基因相关肽（CGRP）。它由降钙素基因的组织特异性选择性剪接产生（图 58-2）。成熟的 CGRP mRNA 和 CT mRNA 预测在氨基端区域具有序列一致性的蛋白质，但在羧基端区域，核苷酸序列几乎完全不同。成熟、分泌 32 个和 37 个氨基酸组成的 CT 肽和 CGRP 肽分别由特定的剪切位点的氨基端和羧基端侧翼序列的剪切产生，如图 58-2 所示[23]。虽然两种肽在其他组织中也有较低程度的表达，但是 CT mRNA 主要在甲状腺中表达，CGRP mRNA 主要在神经系统中表达[29]。然而，CGRP 在甲状腺髓样癌中也有异常表达[30]。在人和大鼠中发现了两种不同的 CT/CGRP 基因，α 和 β。

使用外显子 4 作为 3′ - 末端外显子，同时在外显子 4 末端进行多聚腺苷酸化将 pre-mRNA 处理为 CT mRNA 转录子。排除外显子 4，将外显子 3 至外显子 5 直接连接，以及外显子 6 末端处的多聚腺苷酸化产生 CGRP mRNA。与许多以不同方式结合的外显子一样，hCT/CGRP 外显子 4 具有微弱的处理信号。微弱差异外显子通常与特殊的增强子序列相关。这些增强子序列在存在与增强子结合的辅助因子的情况下，促进外显子识别。其实，在 CT/CGRP 基因中已经发现了这种位于外显子 4 下游的内含子增强子。此外，外显子 4 内的序列对于外显子 4 的纳入是必需的[31]。

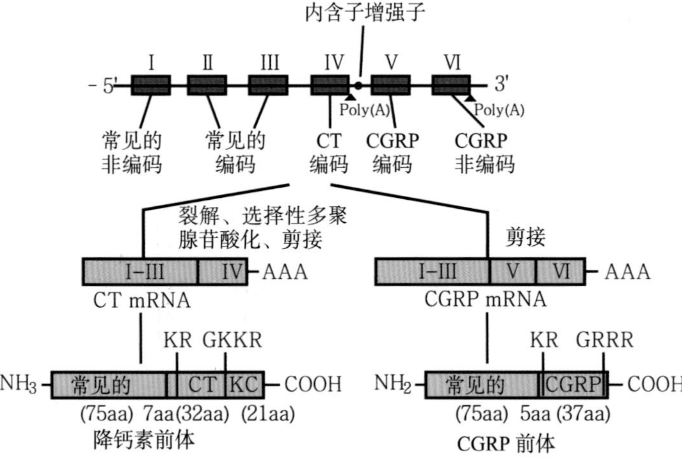

◀ **图 58-2 初级转录和后续蛋白质加工的替代模式的 CT/CGRP 基因组织结构图。外显子以罗马数字 I 至Ⅳ表示，内含子以单线表示（未按比例）**

三、生理学：骨骼和肾

降钙素的生理作用尚不完全清楚。它目前被认为是骨吸收的抑制药，其功能是在骨骼钙保护的压力下防止骨丢失，特别是怀孕、哺乳和生长发育。降钙素在外源性钙负荷后降低血清钙的能力似乎至少可以部分解释为减少骨骼中的钙。因此，来自小鼠的研究证据表明，CTR 在破骨细胞中普遍或特异性缺乏，提示降钙素预防高钙血症的作用在很大程度上是通过 CTR 介导的破骨细胞完成。使用 1, 25$(OH)_2D_3$ 治疗全球型和破骨细胞 CTRKO 小鼠，与同窝生对照组相比，骨吸收增加，导致更大的高钙血症反应[32]。年轻和生长的动物中，快速的骨骼建模和转换都是需要快速发展骨骼，降钙素可作为细胞外液钙的调节因子。以幼鼠为例，其中是用于降钙素的体内检测，同时降低钙离子浓度，而激素的降钙作用随着动物年龄的增加就不那么明显（图 58-3）[33]。尽管如此，降钙素对抗钙负荷的能力在老年动物中没有受到损害，至少在大鼠中是如此[34]。

在正常成人受试者中，即使相当大剂量的降钙素对血清钙水平的影响也很小。在这些受试者中，骨转换增加（如甲状腺毒症和 Paget 病），降钙素治疗强烈抑制骨吸收，降低血清钙水平[35]。如上所述，降钙素对血清钙的急性影响与骨吸收的普遍率有关。因此，降钙素对成熟动物或人体血清钙的影响很小或根本没有也就不足为奇了，因为骨吸收的速度是缓慢的。然而，降钙素在成熟时的生理功能可能是以连续或间歇性的方式调节骨吸收过程。在骨骼完整性处于特别危险的情况下（如在怀孕和哺乳期间），降钙素在成熟期的抗吸收作用可能变得更加重要。通过实验表明，内源性降钙素在防止骨丢失方面具有重要的生理作用。甲状旁腺切除大鼠，PTH 治疗的松质骨丢失大于同样治疗的假手术对照组[36]。此外，CT/CGRP 基因敲除小鼠在哺乳期骨矿含量出现严重下降，但随后恢复基线水平[37, 38]。因此，降钙素在成熟时不一定被认为是一种“钙调节激素”，但在快速生长阶段或骨转换增加的状态下，降钙素可能仍被证明是一种“钙调节激素”。严格控制骨吸收是很重要的。降钙素是目前已知唯一能够通过对骨的直接作用来实现这一功能的激素。CT 和骨保护素等其他吸收抑制药的相对生理作用尚待阐明。

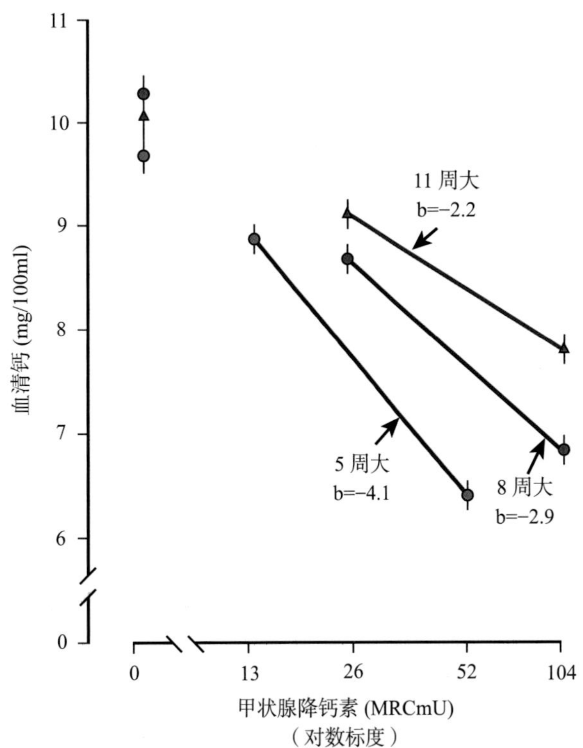

▲ 图 58-3 随着大鼠年龄的增加，对于降钙素的低血糖反应降低

引自 Cooper CW, Hirsch PF, Toverud SU, et al: An improved method for the biological assay of thyrocalcitonin, Endocrinology 81(3): 610-616, 1967.

CT 家族的其他成员也有生理作用，如胰淀素（AMY）、降钙素基因相关肽、降钙素受体刺激肽（CRSP）、间调素（IMD）。有证据表明它们通过释放甲状旁腺激素或 1, 25$(OH)_2$ D_3 抑制新生小鼠矿物质释放和骨基质降解[39]。

（一）降钙素在骨骼中的作用

1. *破骨细胞* 降钙素作用机制的第一个证据是在骨细胞培养中显示出抑制骨吸收作用[40]。抑制骨吸收似乎是通过对破骨细胞的直接作用来解释的。体外重组骨的降钙素治疗导致破骨细胞边界的快速丢失和溶酶体酶的释放减少。体内证据也与抑制骨吸收的作用一致。在 Paget 病患者中，注射降钙素之前和 30min 后进行骨活检，可观察到破骨细胞边缘的皱褶消失[41]。在同一临床研究中，降钙素除了改变破骨细胞的超微结构外，还可以减少破骨细胞的数量。给大鼠输注 CT 会导致羟脯氨酸的排泄率立即降低，与抑制骨胶原分解一致 [42]。其他研究也得出了类似的结论，没有证据表明通过 CT 增加骨对钙的主动摄取 [43]。

激素对分离的骨细胞的作用研究证实，降钙素直接作用于破骨细胞。受体放射自显影显示破骨细胞是在这种敏感性水平上唯一可识别的骨细胞靶点 [44]。此后，免疫组织化学已在小鼠骨细胞上原位快速证实了 CTR 从骨骼中去除细胞后的受体损失 [45]。哺乳动物破骨细胞具有丰富的、特异的、高亲和力的 CT 受体（图 58-4）。并且，降钙素以敏感和剂量依赖的方式刺激 cAMP 的形成 [44]，增加细胞内游离钙水平和蛋白激酶 C 活性 [46]。如前所述，降钙素对破骨细胞的直接影响是导致细胞活性的快速抑制，反映在细胞的运动停止和收缩。虽然分离的破骨细胞在 CT 中保持静止，但将成骨细胞加入培养时，它们又恢复了活性 [47]。这种破骨细胞逃避降钙素抑制的速度与它们接触的成骨细胞的数量成正比。降钙素以剂量依赖性的方式减少了孤立破骨细胞的细胞质扩散，PTH 对此没有影响，除非成骨细胞与破骨细胞共同培养；在这种情况下，PTH 的加入会导致破骨细胞的细胞质扩散明显增加。虽然不能假定这些现象反映细胞在体内的反应，但这项工作首次提供了一些有用的、直接观察激素对含有破骨细胞的分离骨细胞制剂的作用。然而，这些观察可能与我们最近的发现有关，在小鼠中，CT/CGRP 基因无效，但那些单倍体不足以表达降钙素受体（见下文）。

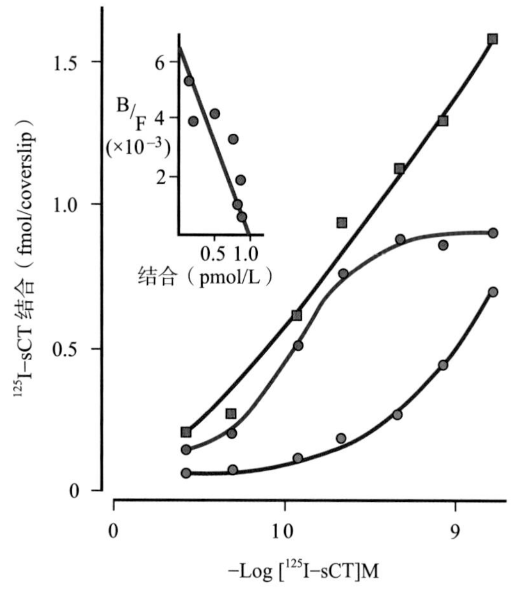

▲ **图 58-4 标记降钙素与大鼠破骨细胞结合的饱和度分析**

红色方块是完全结合，绿色圆圈是非特异性结合，蓝色圆圈是特异性结合。特异性结合（嵌体）的划痕分析显示每个细胞的受体数量为 4.8×10^6［引自 Nicholson GC、Moseley JM、Sexton PM. et al: Abundant calcitonin receptors in isolated rat osteoclasts. Biochemical and autoradiographic characterization. J Clin Invest 78（2）: 355-360, 1986.］

降钙素降低破骨细胞功能的分子机制已被广泛研究。激素的快速作用可能是通过破骨细胞的细胞骨架作用，在最初的步骤中涉及几个细胞内第二信使的产生。在降钙素信号转导中的早期信号已经在多种细胞类型中进行了研究，并在稍后进行了更详细的描述。体内数据和细胞培养中降钙素抑制吸收的结果证实，降钙素抑制吸收的另一种方法是通过抑制破骨细胞的形成。利用造血前体细胞，体外研究培养破骨细胞形成方法的发展使这一问题得以直接解决。一些报道描述了降钙素抑制人、狒狒和小鼠骨髓培养中破骨细胞样细胞的形成 [48-51]。然而，这些实验都是在相对较高的降钙素浓度下进行的，而且效果很小。在其他研究中，使用较低浓度的降钙素虽然降低了 CT 受体 mRNA 在小鼠破骨细胞中的表达，但没有观察到破骨细胞形成的减少 [52-54]。在外源性降钙素持续存在下形成的多核破骨细胞具有较少的细胞核，而且缺乏降钙素受体 mRNA 和蛋白质，但仍具备骨吸收作用。最近的研究表明，在 RANKL 和 M-CSF 的影响下，破骨细胞是由小鼠骨髓巨噬细胞形成的，1 nmol/L CT 大大减少了多核破骨细胞的形成，而对总 TRAP 活性的影响很小 [39]。在对小鼠注射降钙素的研究中，Ikegame 和他的同事 [55] 发现，降钙素诱导的血清钙下降与破骨细胞皱褶边界的丢失有关。但如果频繁给动物用药，会导致降钙素不敏感，破骨细胞皱褶边界恢复和血清钙水平恢复到实验前水平。用降钙素治疗小鼠最初使破骨细胞无法结合 ^{125}I-sCT，会在单次给药后恢复，但不能重复治疗 [55]。这些发现可能与临床观察到的降钙素“逃逸”机制有关。

2\. 成骨细胞　虽然降钙素在骨中的最佳作用是

作为一种抗吸收剂，但许多报道也描述了它对成骨细胞谱系细胞的作用，对骨骼形成的直接和间接影响。在转化的小鼠颅骨细胞系 MMB 和 MC-3T3-E1 中，以及从新生小鼠颅骨制备的细胞的原代培养中，降钙素增加了胸腺嘧啶在鸡胚额骨的含量[56]。降钙素也可刺激 [^{3}H] 胸腺嘧啶在原代人成骨细胞中的含量[57]，并通过人 SaOS-2 细胞增加胰岛素样生长因子（IGF）的表达[58]。应当注意，未能显示降钙素的这种影响的研究数据也有发表[59]。除了要注意在这些早期实验中使用相对高浓度的降钙素外，目前对原代成骨细胞的结果应谨慎解释。因为众所周知，颅骨成骨细胞制剂受到破骨细胞前体的污染。最近的一份报道提供了证据，表明原代成骨细胞制剂含有相当比例的骨特异性巨噬细胞，这些巨噬细胞被称为骨的巨噬细胞（*osteomacs*）[60]。然而，如上所述，原代骨细胞已被证实表达 CTR，这可能解释了外源性降钙素增加注射小鼠骨骼中硬骨素表达的作用[45]。此外，高浓度的降钙素与 cAMP 的小幅度增加，以及保护 MLO-Y4 骨细胞样细胞免受依托泊苷、肿瘤坏死因子（TNF）-α 或地塞米松诱导的凋亡有关[61]。也有人认为降钙素可以加速和改善正常[62]和骨质疏松大鼠[63]骨折愈合的过程。然而，这种“合成”反应的机制可能类似于双膦酸盐，通过调节骨修复重塑阶段的吸收增强愈合骨折的强度[64]。它也可能与降钙素刺激血管生成有关，这已被超生理浓度的降钙素中人微血管内皮细胞所证实[65]。

（二）降钙素在骨中作用的新认识

转基因小鼠的研究　有人认为，降钙素（CT）不参与钙稳态或任何其他重要的生理功能，但可能在钙刺激条件下保护骨骼[66]。然而，为了更好地了解降钙素的生理意义，有研究人员对降钙素和降钙素受体基因（CTR）进行了基因操作。敲除小鼠的 CT/CGRP 基因导致小鼠不能产生 CT 或 CGRPα，但仍具有生长及生育功能[37]。正如预期的那样，这些小鼠比野生型小鼠克服钙负荷引起的高钙血症的能力明显减弱[37]，并且它们在哺乳期间骨质流失更多[38]。然而，令人意外的是，这些小鼠的骨量是增加的，组织形态学参数也显示骨形成增加[37]。这表明降钙素可能是骨形成的抑制药。这一发现出乎意料且违反常理，虽然在检测 CGRPα 缺陷小鼠时未发现骨形成表型的增加[67]，但是 CT 和 CGRPα 的双重消除可能能够解释该现象。因此，降钙素缺乏可能是骨形成增加的原因。该结果需要我们对降钙素的生理学功能进行重新评估[66]。另有研究显示 CT/CGRP 基因缺陷小鼠可避免卵巢切除后引起的骨量流失[37, 67]，但令人吃惊的是，6 个月后这些小鼠出现了严重的骨皮质疏松，尽管骨形成增加的指标保持不变[68, 69]。这些观察结果表明降钙素很可能间接抑制骨形成，并通过对破骨细胞的作用直接影响骨吸收。

Dacquin 和他的同事[70]在 CTR 基因敲除小鼠身上的研究结果进一步证明了上述结论。CTR$^{-/-}$ 小鼠在胚胎上是致命的，这被认为是胎盘效应导致的。然而，CTR$^{+/-}$ 小鼠表现出与 CT/CGRP$^{-/-}$ 小鼠几乎无法区分的骨骼表型，其骨量增加，骨形成增加。至少 94%CTR 缺乏的小鼠提供了骨形成指标增加的证据[71]。因此，在小鼠体内，消除降钙素或其生理作用会使骨量增加，这意味着降钙素可能为骨形成的强效抑制药。虽然有几种可能性，但降钙素对骨形成的影响仍有待确定。这些可能性包括 CT 对破骨细胞的直接作用，以抑制骨吸收；CT 间接导致骨形成所必需的局部活性因子的产生；CT 间接影响下丘脑中的受体信号通路[69, 72]，因为有足够的证据表明骨代谢也受到中枢调节[73]。前面提到的研究显示 CT 可能通过局部产生的骨形成调节器发挥作用。该研究提到大鼠的骨骼细胞能够表达 CTR，而鲑鱼 CT 可以使大鼠骨骼中的硬化蛋白表达增加。骨核糖核酸微阵列分析及免疫组化结果显示，CT 可诱导大鼠长骨和小白鼠颅骨硬化蛋白 mRNA 的表达，并增加骨皮质中硬化蛋白阳性骨细胞的数量[45]。硬化蛋白作为骨形成的负调节因子，可通过阻断外因子信号通路来抑制骨骼中的合成代谢反应[74]。

（三）降钙素的肾脏作用

给甲状旁腺切除大鼠注入降钙素会引起剂量依赖性磷尿，但与 PTH 的磷尿效应相比，对磷酸盐排泄的影响较小[75]。虽然这在人类受试者中也被证明，但在其他几个物种中，降钙素对磷酸盐排泄没有任何影响。因此，磷尿效应似乎不太可能具有任何重大的生理意义。降钙素许多其他的肾脏效应，包括短暂性增加钙排泄，可能与抑制肾小管钙的再吸收有关[76]。虽然这通常不被认为是降钙素的重要作用，但它与降钙素对转移性骨病患者高钙血症的降钙作用有关。降钙素治疗癌症引起的高钙血症方面的应用完全基于降钙素对骨溶解的抑制作用。然而，已有证据表明，肾脏无法排出骨骼分解产生的钙负荷是导致高钙血症的主要原因。这促使人们再次研究降钙素通过肾脏和骨骼降低血钙的作用。已有结论证实，降钙素抑制肾小管再吸收可引起血清钙的快速下降，这种影响的大小取决于体积耗竭的纠正，这不可避免地伴随着高钙血症[77]。在 CTR 缺乏的 global-CTRKO 小鼠中，高钙血症增加了肾小管对钙的再吸收，但在 CTR 仅特异性地在破骨细胞中被删除的小鼠中，重吸收不变[71]。这些数据与降钙素抑制肾脏钙重吸收的作用是一致的。肾脏可以直接通过 CTR 介导来降低迅速升高的高钙血症[66]。因此，降钙素对尿钙的作用可能比以前认识的更重要。

降钙素受体存在于大鼠肾脏[78]，而对腺苷酸环化酶活性的作用已定位于人肾单位，主要是上升支的髓质和皮质部分，以及远曲小管的早期部分。与 cAMP 一样，共区域化 CT 受体 mRNA 表达和 G 蛋白敏感腺苷酸环化酶的细胞表面受体是降钙素在器官中作用的重要介质。CT 在肾脏中的一个可能作用是调节 1, 25(OH)$_2$D$_3$ 水平。最初观察到通过降钙素刺激 25（OH）D1α- 羟化酶的表达，在肾脏近端小管中增强了 25（OH）D 的 1- 羟基化[79]。随后，Shinki 和同事[80]报道，当血清钙水平正常或较高时，给大鼠注射降钙素可诱导肾产生 CYP27B1。在一项研究中也证实 CT 治疗可增加大鼠肾 CYP27B1m RNA 的产生[81]。有研究也报道 CT 刺激 CYP24 在 CTR 转染的 HEK-293 细胞中的表达[82]。笔者推测，由于 1, 25(OH)$_2$D$_3$ 和降钙素协同刺激肾细胞 CYP24mRNA 的产生，降钙素后面的这种作用可能是通过控制肾脏产生 1, 25(OH)$_2$D$_3$ 来调节血清钙的过程中的一部分。

四、与降钙素有关的肽

CT 肽与相关肽 CGRP、胰淀素、降钙素受体刺激肽（CRSP）和肾上腺素（ADM）同源，包括肾上腺髓质素 2，也称为间调素（IMD）。最多的多态形式是硬鱼类的骨 CT 和胰淀素（约 33%），其次为约 22% 的 CGRP 和 16% 的肾上腺髓质素。哺乳动物的 CT 和其他种类的 CT 多肽同源性低。与肽之间的同源性一致，肽受体结合位点之间的特异性重叠程度有限，高浓度的胰淀素和 CGRP 有降钙素样作用。

胰淀素是一种 37- 氨基酸多肽，在营养摄入后，与胰岛素一起由胰腺 B 细胞分泌。生理浓度的胰淀素在综合控制营养内流中具有重要作用，包括抑制胃排空、胃酸分泌、食物摄入、消化酶分泌和胰高血糖素分泌[83]。较高浓度的胰淀素也可抑制胰腺胰岛素的分泌，促进糖原分解，并减少胰岛素刺激的骨骼肌中的葡萄糖合成糖原。因此，尽管在正常循环水平上上述这些作用不会发生，但胰淀素仍被认为是胰岛素在代谢调节中的伙伴[84]。在肾脏，胰淀素被认为拥有不同的生物活性，包括调节 Ca^{2+} 排泄和噻嗪类受体水平，对小管上皮的增殖影响，提高肾素活性[85, 86]。胰淀素$^{-/-}$小鼠由于骨吸收增加，骨量较少，体外试验表明这可能是由于释放了一个胰淀素介导的破骨细胞发生的衰减信号[70]。胰淀素受体在大脑中广泛表达，并产生了许多生理作用，包括食欲下降和胃酸分泌，体温升高，渴感缺乏和减少生长激素释放激素。中枢胰淀素注射还可以调节记忆和锥体外系运动[83, 85]。胰淀素受体的分子性质稍后讨论。

CGRP 是一种神经肽，具有多种作用，包括血管床的扩张、平滑肌的松弛、心脏的收缩力和心率变异性、垂体激素释放的旁分泌调节，以及许多中枢作用，如抑制食欲、胃酸分泌、调节体温和调节交感神经。CGRP 还能调节神经肌肉接头的烟碱乙酰胆碱受体水平。CGRP 对钙稳态的调节作用很弱，这很可能反映了它与 CTR 的低亲和力。CGRP 的作用已在其他地方得到广泛证实[86, 87]。特异性 CGRP 受体已在许多组织中被发现，并且很可能存在多个受体亚型。虽然与其他 RAMP/CLR- 受体或 RAMP/

CTR- 受体的相互作用较弱，但和降钙素受体样受体（CLR）或 CTR [88, 89] 一样，CGRP 受体产生于 RAMP1 的异质异构化（见本章后面对 RAMP 的详细讨论）[90]。

肾上腺素最初是从人嗜铬细胞瘤中分离出来的，在正常肾上腺髓质中含量丰富，因此得名。它是一个约 50 个氨基酸的全长肽。与 CGRP 在其 N 端 37 个氨基酸中的同源性约为 25% [91]。肾上腺素是许多血管床的有效扩张药，对心肌肥厚、血管周围纤维化、肾损害和肺动脉高压等疾病有保护作用 [92, 93]。肾上腺髓质受体来源于 CLR 和 RAMP2 或 RAMP3 的异二聚体 [89]。肾上腺髓质素和胰淀素都能在低浓度下刺激成骨细胞增殖 [94]。图 58-5 说明了 CTR 和 RAMPs1、2 和 3 之间的分子相互作用。

另一个已确定降钙素家族的多肽成员是降钙素受体刺激肽（CRSP）。它最初是从猪下丘脑中提取出来的，主要定位于脑和垂体，被认为是中枢 CTR 的潜在内源性配体 [95-97]。然而，并不是所有的 CRSP 都激活 CTR 或相关受体，它们也可能刺激其他受体 [96]。到目前为止，尽管牛和犬的同源物已证实存在，在人类或啮齿动物中还没有发现同源肽 [97]。此外，在包括人类在内的多个物种中，还发现了第二个肾上腺髓质样肽（adrenomedullin2 或 IMD）。这个多肽对 CGRP 和肾上腺髓质素受体具有相似的亲和力 [90, 98, 99]。IMD 可以发挥与 CGRP 和 ADM 相似的作用，包括降低血压、影响心功能、抑制胃排空和食物摄入 [98]。IMD 也发现可引起类似 ADM 的肾脏效应 [100]。

五、降钙素在中枢神经系统中的作用

脑室内注射 CT 可产生有效的效果，包括镇痛、抑制食欲和胃酸分泌，以及调节激素分泌和锥体外运动系统 [85, 87, 89, 101]。免疫反应性 CT 样肽 [102]（或许是前面提到的 CRSP）和 CT 受体已经在大鼠、人类和其他物种的大脑和神经系统中得到了证实。与人 CT 抗原相关的免疫反应性 CT（hCTI）也在原脊

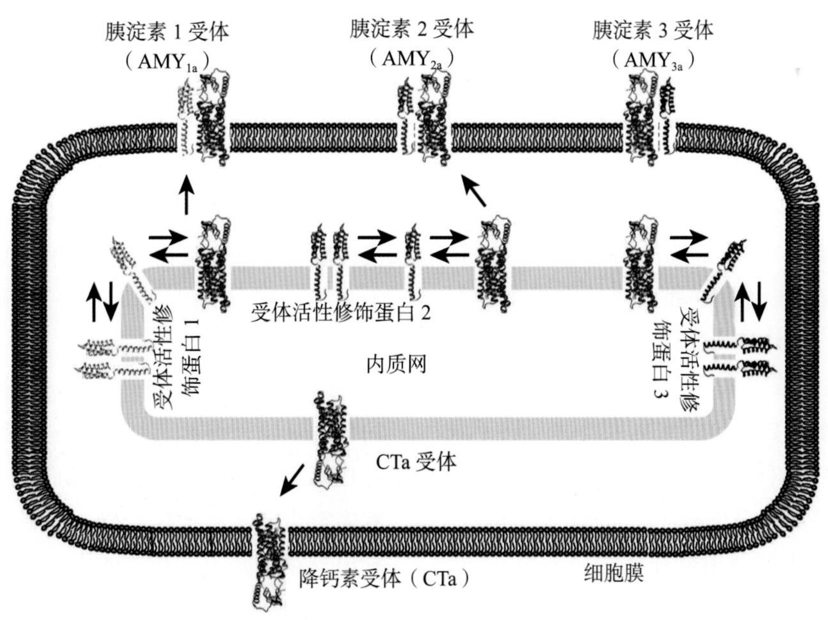

▲ 图 58-5 显示降钙素受体（CTR）与（受体活性修饰蛋白）（RAMP）1、2 和 3 在内质网（ER）中的复杂形成

所有 3 个 RAMP 都假定在内质网中作为同源二聚体存在。然而，在降钙素受体存在的情况下建立了一个平衡，其中受体和每个 RAMP 之间形成异质异构体。到目前为止，低聚物的化学计量还不清楚。当 CTa 受体亚型分别与受体活性修饰蛋白 1、2 和 3 复合时，产生胰淀素 1a、胰淀素 2a 和胰淀素 3a 受体。此外，虽然降钙素受体和 RAMP 之间的寡聚体可以被转运到细胞表面，但在 RAMP 缺失的情况下，降钙素受体也可被转运到细胞表面。人类降钙素受体有两个主要的剪接变异体，即 CTa 和 CTb，这是由于细胞内结构域 1 中没有或存在 16 氨基酸插入而产生的。由不同受体亚型形成的胰淀素受体的命名用（a）或（b）表示（如 AMY1a 表示由 CTa 受体和 RAMP1 形成的胰淀素受体）。据推测，RAMP 可能以同聚体的形式存在于细胞内的分类间隔区域，如内质网

骨动物、蜥蜴和鸽子的神经系统中被证实，在人和大鼠脑提取物中也有低水平的hCTI。

低水平的hCTI出现在死后的人脑提取物中。然而，除了hCTI之外，也发现了在色谱和免疫学上与sCT相似的低水平物质，其在大脑中的浓度比血清和脑脊液中的浓度高10倍。同样，大鼠间脑的提取物中也含有sCT样肽[102]。虽然在大鼠脑中检测到hCTI，但只有有限的证据表明存在大鼠CT（rCT）mRNA。免疫反应性CT样物质也出现在哺乳动物和低等脊椎动物的垂体中，尽管垂体CT的特性和生理意义仍有待确定。然而，CT受体存在于腺垂体中间部，因此CT样物质可能作为这些受体的旁分泌调节因子。最近认为CT参与垂体细胞外信号分子之间复杂的相互作用[103]。用CT处理培养中的垂体细胞可调节泌乳素的分泌[104, 105]，而用抗降钙素抗体处理则可增强泌乳素的分泌[106]。小鼠促性腺激素细胞靶向过度表达降钙素，可导致长期低泌乳素血症、PRL基因表达降低、女性不孕和泌乳素细胞选择性发育不良[107, 108]。

六、降钙素受体

（一）受体分布

Nicholson及其同事的研究成果为CT与破骨细胞结合提供了直接证据[44]，他们利用体外放射自显影技术证明了125I-sCT特异性地与破骨细胞及其前体细胞结合。在这项工作中，受体也在融合前（单核）破骨细胞中被确认。与成熟破骨细胞相比，破骨细胞前体中受体数量的变化更大，这反映了破骨细胞成熟过程中受体合成的发展。CT受体成为证实破骨细胞所必需的表型特征[109]。在组织切片、细胞膜和培养细胞中的放射性配体结合研究显示，CTR在骨骼外广泛分布。这些部位包括肾、脑、腺垂体、胎盘、睾丸和精子、肺、淋巴细胞，以及来自肺、乳腺、垂体和胚胎癌的癌源性细胞[85]。

CT的中枢介导作用与CT结合位点的位置密切相关。放射自显影显示，腹侧纹状体和杏仁核、下丘脑和视前区，以及大部分室周器官的结合密度较高。高密度结合也存在于部分中脑导水管周围灰质、网状结构、大部分中线中缝核、臂旁核、蓝斑和孤束核[101, 110, 111]。正如后面所讨论的，CT和胰淀素受体来源于相同的基因产物，因此在推断CTR mRNA表达对CT生物学的潜在意义时需要谨慎。^{125}I-sCT被作为放射性配体的受体定位研究也是如此。CTR mRNA已被证实存在于许多具有^{125}I-sCT结合的位点，包括肾、脑、肺、胎盘、破骨细胞和许多癌细胞系。此外，CTR mRNA的研究也为之前不典型的CTR表达位点提供了证据，这些位点包括前列腺、正常和肿瘤性乳腺及甲状腺[85]。如前所述，也有证据表明CTR在骨细胞中表达[45]。

（二）受体克隆

CT受体的基因测序大大增强了对CT作用的分子基础的理解，包括配体结合和结合后事件。首先克隆的是猪CTR，它是通过从肾上皮细胞系LLC-PK1衍生的cDNA文库中进行表达克隆而分离出来的[112]。随后，人类、大鼠、小鼠、兔、豚鼠和几种鱼类的CTR基因序列被报道，哺乳动物和非哺乳动物CTR的系统发育关系也得到了很好的描述[113]。对预测蛋白质翻译产物的分析表明，这些受体包含大约500个氨基酸，属于G蛋白偶联受体的B亚类，包括其他肽类激素的受体，如促胰液素、PTH、胰高血糖素、胰高血糖素样肽1、血管活性肠肽，垂体腺苷酸环化酶激活肽和抑胃肽。

（三）受体亚型

CTR的序列信息为受体异质性和CTR mRNA初级转录物选择性剪接导致的多种受体亚型的存在提供了直接证据。人类受体是研究最广泛的受体，其中至少有5种剪接变异。最常见的hCTR剪接变异出现在细胞内结构域1中，在该结构域（I_{1+}）中产生一个16-氨基酸的插入物[114-116]。它们现在被称为CTa（插入阴性）和CTb（插入阳性）[117]。在其他物种中也发现了其他剪接变异。在啮齿动物中，选择性剪接会导致两种受体亚型（以前称为C1a和C1b），它们因第二细胞外结构域中额外37个氨基酸的存在（C1b；E2）或缺失（C1a）而不同[118]。没有证据表明啮齿动物C1b亚型在人类中表达。兔子中分离出一个额外的剪接变异体，其中编码跨膜结构域 7 的外显子被剪接（ΔTM7；Δe13）。

对剪接变异体意义的研究表明，CTR 结构中的插入或缺失会导致配体结合（E_{2+}）、信号转导（I_{1+}）或两者（ΔTM7）的改变。E_{2+} 变异体对表现出弱 α 螺旋二级结构的肽的亲和力丧失，如人 CT；而具有强螺旋二级结构的肽，如鲑鱼 CT，则在该受体上保持较高的亲和力[119]。hCTRa 的 E_{2+}，在 Δ1-47 变体的情况下，细胞表面的表达被保留，但在配体（胰淀素）结合功能发生了改变，这取决于它与 RAMP 的联系[120]。相反，CTb（I_{1+}）受体亚型与 CTa（I_{1-}）变体对 CT 样肽的亲和力相似，但明显改变了 G 蛋白偶联效率[115]。16- 氨基酸的插入导致完全失去细胞内钙动员。这种受体变异体通过 Gs 对信号传递的影响是细胞类型依赖的，但总体上降低了效率，导致肽刺激 cAMP 产生的效力降低了 10～100 倍[115]。推测不同受体亚型的功能意义是很有趣的，特别是那些信号能力明显受损的受体亚型。越来越多的证据表明，G 蛋白偶联受体可以形成同二聚体和异二聚体，这些相互作用可以交叉调节配体的活性。事实上，对于兔子 CTR（Δe13），Seck 及其同事报道[121, 122]，这种异构体可以与 CTA 异构体结合，并抑制其细胞表面的表达和活性，从而对 CTR 信号产生内源性显性负性效应。

（四）受体基因

降钙素受体由 *CALCR* 基因编码，该基因包含 14 个外显子，长度＞ 90kb[112]。*CALCR* 的复杂性与其他 II 类 G 蛋白偶联受体相同，而人类该基因的结构组织及大小与猪 *CTR* 基因很相似[123]。但细微差别会导致物种差异：猪的 I1 插入是由位于 8 号外显子上的选择性剪接位点产生，而人类的 I1 插入是在一个单独的外显子上产生，猪的 I1 插入至少有一个外显子靠近 7 号外显子[115]。分离小鼠 *CALCR* 研究显示，*mCTR* 基因编码区的内含子（E3-E14 外显子）的位置与猪和人 *CTR* 基因上处于相同位点。而梅河豚鱼 *CTR* 基因由于多了 9 个外显子，因此预测其结构比人类 *CTR* 基因更复杂[113]。有趣的是，鱼类和哺乳动物的该基因都由 3 号内含子中的 micro-RNA（miR）-489 编码，但其功能尚不清楚。

CTR 基因的调控部分包含 3 个假定启动子（P1、P2 和 P3），导致产生多种 CTR 亚型，不同亚型基因的 5′ 区域不尽相同，并以组织特异性的方式产生长度截然不同的 5′ 未翻译区域[124]。启动子 P1 和 P2 在破骨细胞、大脑和肾脏中都有利用，而人 CTR（hCTRP1）的近端启动子在所有被测细胞系中都具有转录活性，其高水平活性依赖于 11bp 的 Sp1/Sp3 结合位点[125]。与之相对，启动子 P3 似乎具有破骨细胞特异性，并且对破骨细胞诱导因子 RANKL 和 RANKL 介导的细胞因子 NFATc1 敏感，这与后者在破骨细胞中调节 CTR 基因的作用一致[126]。

人 CTR 基因位于 7 号染色体 7q21.3。小鼠 CTR 基因位于 6 号染色体的近端区域，猪 CTR 基因位于 9q11-12 号染色体带。猪和小鼠的这些染色体区域与人类的 7q 同源。有趣的是，小鼠 CTR 基因在大脑中优先表达来自母系等位基因，而在其他组织中未检测到等位基因偏差，这表明小鼠 CTR 基因以组织特异性方式印迹[127]。

（五）受体多态性

既往研究显示 CT 和 CTR 基因的多态性与疾病状态有关。最近的一项研究发现，在墨西哥人群中，CT 基因启动子区域的两种基因多态性与膝关节炎的发病风险存在相关性[128]。尽管该研究的检验效能被认为不足以得出确切结论，但有趣的是，该研究发现的两种基因多态性都为已知参与炎症和其他过程的转录因子创造了结合位点。有研究报道称，绝经后而非绝经前的妇女循环单核细胞中 CTa 受体 mRNA 的表达与血清骨碱性磷酸酶和尿脱氧吡啶酮水平有关[129]。该研究作者认为 CTR 表达与绝经后骨吸收增加有关，而该团队的其他研究也证实了 CTR 基因编码序列中的多态性。中村及其同事[130]使用 Alu I 限制性内切酶法鉴定由单核苷酸替换为杂合子所产生的基因多态性，即单核苷酸替换导致人类 CTa 受体 447 号氨基酸（hCTb 受体 463 号氨基酸）上出现脯氨酸（CC 基因型）或亮氨酸（TT 基因型）。在日本人群中，脯氨酸杂合子最为普遍（约 70%），亮氨酸纯合子约占群体的 10%，亮氨酸杂合子约占群体的 20%。对不同种族群体的额外分析显示，亮氨酸纯合子在白种人中最为普遍，在非裔美国人和西班牙人中频率有所降低，而亚洲人中频率非常低（0%～10%）[131–134]。

迄今，许多学者研究了 CTR 多态性对骨密度（BMD）的影响。大多数研究已经确定了 CTR 基因型和骨质疏松标志物（BMD，骨折风险）之间存在显著相关性。然而，对于哪种基因型更有利，研究之间存在相当大的分歧。因为存在同一基因多态性既与骨密度增加 [131, 133, 135] 也与骨密度降低 [131, 136, 137] 相关的自相矛盾的结论。另一项研究报道 CTR 基因型与绝经前日本女性 [95] 的体重和肾结石的发病率有关 [138]。但是到目前为止，体外研究还没有发现这两种多态变异型在配体结合或 cAMP 生成方面的显著功能差异 [139]。此外，还有研究发现大量其他形式的 hCTR 基因多态性存在，包括可能是沉默的多态性 [139]。

在评估多态性关联研究时，需要重视研究能力、种族、基因相互作用和其他混杂因素。尽管全基因组关联研究（GWAS）还没有发现 CTR 与骨代谢变化之间的关联，但是在大鼠中进行的连锁研究已经确定降钙素受体基因是调控导致脑炎的单纯疱疹 1 型神经元感染易感性的候选基因 [140]。

（六）降钙素受体：RAMP 的作用

CTR 家族成员及 CTR 自身通过选择性连接初级转录物来产生选择性受体亚型，从而采取不同的配体结合表型，或通过它们与辅助受体分子的关系采取不同的配体结合表型，因此 RAMP 可在分子水平上与 CTR 结合，从而改变配体的亲和性 [141]。RAMP 家族包含 3 个单跨膜蛋白，其作用是修饰 CT 受体样受体（CLR）的糖基化，增强受体蛋白向细胞表面的转运，并促进细胞表面配体的结合及受体的特异性。例如，胰淀素受体包含 RAMP–CTR 复合物，根据与受体结合的特定 RAMP，这些复合物构成了不同的胰淀素受体表型 [88, 89]（图 48–5）。值得思考的是，除了作为高亲和性的胰淀素受体外，CTR/RAMP1 复合物还有效地与 CGRP 相互作用 [88]。与 CTR 有着最高同源性的 CLR 在与 RAMP1 共表达时是 CGRP 受体。另外，CLR 与 RAMP2 或 RAMP3 结合会产生肾上腺髓质素样受体 [142, 143]。这种行为可能导致了 CGRP 受体分析中所发现的某些异质性。和 CLR 不同，CTR 无须 RAMP 即可转位到细胞表面，并在这些条件下表现出经典的 CTR 表型。尽管在基于 CLR 的受体中，RAMP 看起来是被调节的主要部分，但 RAMP 和受体均受到了动态调节 [90, 144]。

（七）CT–CTR 信号传导

显然，G 蛋白偶联受体可通过多种 G 蛋白（图 58–6）与刺激腺苷酸环化酶活性的 Gs 激活通路、cAMP 生成通路及 PKA 诱导的信号通路相互作用并进行信号传导。如前所述，这发生在破骨细胞及肾脏中，CT 反应模式与 CTR 在组织中的分布类似。大量携带有 CTR 的细胞诱导了 LLC–PK1 猪肾细胞、肺癌、乳腺癌和骨癌，从而证实了 cAMP 的 CT 诱导作用。受体克隆及表达研究证实，cAMP 的生成是 CTR– 介导的信号传导的重要组成部分 [112, 114, 115]。

尽管双丁酰 cAMP 和佛波酯可模拟破骨细胞介导的、CT 对骨吸收的抑制作用，或可由蛋白激酶抑制剂阻断破骨细胞介导的、CT 对骨吸收的抑制作用 [145, 146]，但小鼠破骨细胞对 CT 的反应似乎主要受蛋白激酶 A 通路的调节 [147]。CTR 与 Gq 的偶联也可激活磷脂酶 C，从而导致胞质钙及三磷酸腺苷水平的增加，以及蛋白激酶 C 的激活 [148]。因此，尽管在人体破牙质细胞中 PKA 更为重要 [149]，但在人体破骨细胞中，激活蛋白激酶 C 通路似乎是 CT 介导的破骨细胞抑制的主要机制 [146]。

降钙素诱导垂体滤泡星形细胞中生成白细胞介素（IL）–6 需 PKA 和 PKC 信号通路 [150]。即使在浓度极低的肝细胞中，CT 也能增加胞质钙 [151]。CT 诱导的大鼠早期胚胎分化取决于胞内钙离子的调动 [152]。值得注意的是，尽管 CT 抑制了质子从破骨细胞中释出 [153]，但 CT 却增加了 H^+ 以依赖于 PKC 的方式从非破骨细胞中流出 [154]。这种活性的生物学意义尚不清楚。cAMP 或胞内钙离子调节的、CT 诱导的 LLC–PK1 猪肾细胞变化具有细胞周期依赖性 [155]。克隆受体在多种细胞类型中的表达最终表明人、大鼠、猪的 CT 受体能通过 cAMP 和钙激活第二信使系统进行信号传导。特别要注意的是，对

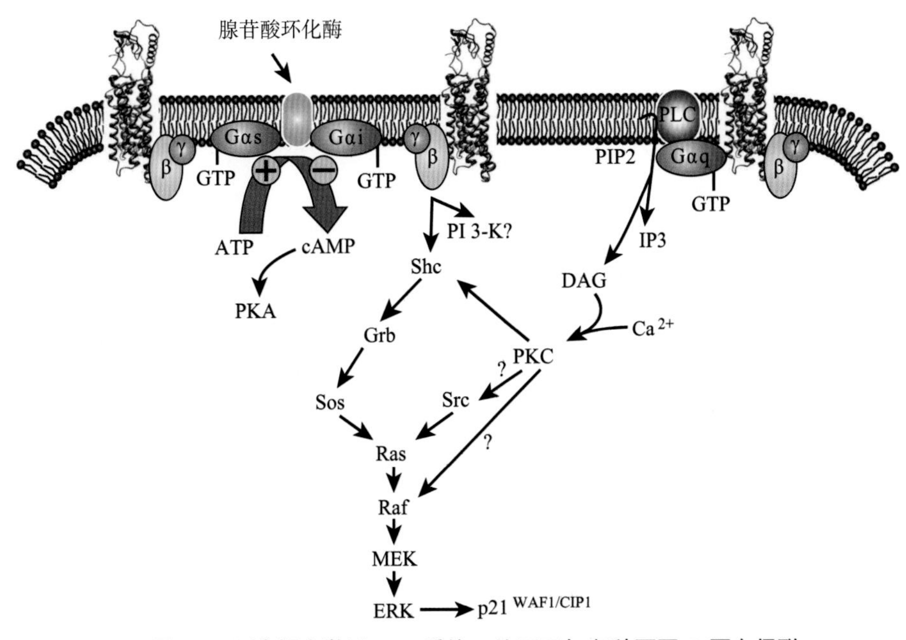

▲ 图 58-6 降钙素激活 CTa 受体，从而可与多种不同 G 蛋白偶联

与 $G_{\alpha i}$ 的偶联较为少见，其中至少有部分原因是依赖于 PKC 的 Gi 抑制作用。在激活不同的 G 蛋白和效应子之间达到平衡对于 CT 的细胞特异性作用是至关重要的。图中还显示了目前对 CT 诱导的 MAPK 激活的理解，如在稳定转染的 HEK-293 细胞中所示。ERK1/2 磷酸化同时需要 PTX 敏感性 G 蛋白（假定是通过 βγ 亚基的 Gi）和 Gq，后者会导致胞内钙离子的升高以及 PKC 的激活，二者同时促进了 ERK 的磷酸化。至少有部分激活是在 Shc 磷酸化以及其下游效应子被调动起来后发生的。ERK 的激活增强了 $p21^{WAF/CIPI}$ 的磷酸化，并调节细胞生长。尽管 CTa 受体强烈激活了 $G_{d\,JGF}$，但 $G_{d\,JGF}$ 似乎并未参与 MAPK 的激活

比表达不同 CT 受体水平的细胞株的钙反应表明，反应程度与受体密度成正比，因此，靶组织中的受体相对密度可以影响激活的信号通路。

在胞外钙离子存在的情况下，用 CT 治疗携带 CTR 的细胞可引起胞内钙离子的持续升高，其升高程度取决于胞外钙离子的浓度，且与受体密度成正比[156]。据报道，由于表达高水平 CTR 的破骨细胞在骨吸收时暴露于浓度高达 26mmol/L 的钙离子中[157]，因此这种现象与该细胞类型有着特殊的关联。CT 及胞外钙离子均可导致分离破骨细胞中胞内钙离子的瞬变，无论单独使用哪种药物均可以极大地放大其所产生的信号[158]。

目前已报道 CT 介导的、MAPK 通路的激活[159-161]及其对 Gq 和 Gi/o 蛋白的作用——后者主要通过 βγ G 蛋白亚基作用，就像其他 G 蛋白偶联受体一样。也有证据表明，CT 可通过调节黏着斑和细胞骨架的成分来影响细胞黏附[160]。用 CT 治疗破骨细胞，破坏了与封闭带对应的肌动蛋白环[71]，并增加了桩蛋白和 FAK 的酪氨酸磷酸化[162]。在兔破骨细胞中，这些作用是通过 PKC 调节的[160]。CT 的作用及破骨细胞运动性的下降、胞浆收缩、伪足小体分解均与活性调节及 Pyk2、Src 在破骨细胞内的位置相关联[163]。研究还发现，在非破骨细胞中，由于失去细胞黏附，CT 通过失巢凋亡而导致细胞死亡[164]。

如前所述，RAMP 和 CTR 的共表达使得信号传导是以通路相关的方式调节的。例如，RAMP-CTR 结合大大增加了胰淀素介导的 Gs 偶联，但对 Gq 或 Gi 介导的信号传导却影响甚少，至少对 RAMP1 或 RAMP3 偶联受体的影响甚少[165]。

（八）受体调节

细胞表面受体水平和（或）亲和性的调节是对内源性调节剂及药理性调节剂的生理、病理生理反应。CTR 受到同源（CT 诱导）及异源调节的影响。首先，各类转化细胞株内证实了 CT 诱导的 CTR 下调，随后在原代肾细胞培养物中也证实了 CTR 下调。破骨细胞中 CT 诱导的、对其自身作用的抗性就是这样一个特定的过程，且以剂量依赖的方式与作为激动药的 CT 的疗效密切相关[55]，这似乎是伴

随着 CT 作用的一个重要部分。

受体下调是由细胞表面受体的特异性丢失来调节的。它是通过配体－受体复合物的、能量相关内化作用发生的，其主要的内化通路包括将受体－配体复合物加工为溶酶体及随后的受体降解[166]，受体对 CT 的调节反应可能取决于细胞或组织，如在小鼠或大鼠的破骨细胞中，除了内化的受体下调外，CTR mRNA 的有效下调似乎是由 cAMP 相关机制调节的[167]。人破骨细胞中也可观察到类似的 CT 介导的 CTR 调节，但是正如前面所述，蛋白激酶 C 通路的激活被认为是人破骨细胞中 CT 介导的破骨细胞抑制的主要机制[46]。与破骨细胞的观察结果相反的是，UMR106-06 细胞及 $T_4$7D 细胞中 CTR 下调的同时 CTR mRNA 水平并未发生变化[124]。CT 诱导的破骨细胞中受体 mRNA 的丢失似乎主要是由于受体 mRNA 的不稳定导致的[53]。小鼠及大鼠 CTR mRNA 的 3'- 非编码区包含 4 个 AUUUA 基序及其他富 A/U 域，它们可作为 mRNA 快速失活的信号。因此，增加富 A/U CTR 3′ UTR 序列可大大缩短报告基因的 mRNA 半衰期。有证据表明，AUF1 p40 和 HuR 参与了 CTR mRNA 的调节[168]。然而，目前尚未研究这种调节是否涉及 miro-RNA 的参与。miro-RNA 的参与已被证实可调节其他 CGPR 的表达（如溶血磷脂酸受体[169]）及其下游信号传导。另外，还应注意的是，人 CTR 的内化动力似乎是亚型特异性的，I_{1+} 变体对内化有抗性[115]。因此，受体调节及相应的肽反应可能会根据各组织中特定的受体亚型水平而有所不同。

CTR 的异源调节包括糖皮质激素调节。在小鼠破骨细胞培养物中，地塞米松通过使受体 mRNA 水平上调来增加细胞表面 CTR 的水平，而该过程是在转录水平上调节的[53]。另外，地塞米松可减弱 CT 介导的、细胞表面受体及 mRNA 的下降。在糖皮质激素刺激下，人 $T_4$7D 细胞株中 CTR 的生成量增加（皮质醇是 CTR 表达所必需的），由此表明这可能是诱导 CTR 表达的常见调节机制。值得注意的是，临床证据表明糖皮质激素与 CT 一起使用时，可能会在一定程度上阻止 CT 诱导的、对其自身作用的抗性[170]。

七、降钙素及其受体在癌症中的作用

（一）甲状腺髓样癌

甲状腺髓样癌（MCT）的典型特征是降钙素（CT）的过度分泌。这种肿瘤在起源上与其他甲状腺癌明显不同，因为它是产生降钙素的 C 细胞肿瘤。MCT 可作为散发性或遗传性（家族性）肿瘤发生[171-175]。治疗 MCT 的唯一有效方法是外科手术（见第 149 章）。在疾病的越早期进行手术治疗，治愈的可能性就越大。一旦肿瘤变得明显，治疗就不太可能有效。因为早期手术是生存的关键，特别是在多发性内分泌肿瘤 2b 型（MEN-2b）的患者中，进行 RET 原癌基因突变位点的基因检测在疾病管理中往往具有相当大的临床意义[176]。

（二）其他癌症中的降钙素受体

CT 特异性高亲和力受体已在人淋巴细胞、肺癌细胞、人乳腺癌细胞系中，包括 MCF-7、$T_4$7D 和 ZR-75，以及在多形性胶质母细胞瘤和前列腺癌细胞中得到证实[166, 167, 177-179]。事实上，降钙素受体（CTR）mRNA 似乎频繁伴随人类肿瘤。在第一个通过手术获得人类乳腺癌组织进行 CT 受体的临床研究中，经逆转录和聚合酶链反应（PCR）鉴定了 18 种癌症中的受体 mRNA 产生[180]。同时在这个研究中，经原位杂交显示了切片中的肿瘤细胞 CT 受体表达。相反，随后的一项研究使用激光捕获显微解剖和 PCR，发现乳腺癌组织中的 CTR 实际上比邻近的正常乳腺组织减少[181]。CTR 在癌细胞中的意义尚不清楚；然而据报道，人 CT 在 LNCaP 人前列腺癌细胞中的强制表达显著增强了其致癌特性[182]，同时 CT 也在前列腺内表达[183]。同一研究还显示 CT 增加了前列腺癌细胞侵袭性的特征，包括 MMP-2 和 MMP-9 的浓度和活性[184]。与良性前列腺组织相比，前列腺癌表达 CT 和 CTR 的细胞数量和表达量都有增加。CT/CTR 表达较高的肿瘤表现为转移性疾病和不良的临床结果[184]。

八、降钙素在生长发育中的作用

CT及其受体在大量细胞类型和组织部位的存在表明了其具有多种生理作用。多种组织和细胞的CTR已被鉴定，如骨、肾、脑、垂体、睾丸、前列腺、精子、乳腺、肺、淋巴细胞，以及来自肺、乳腺、前列腺、垂体、骨（骨巨细胞瘤、骨肉瘤）和胚胎癌的癌源性细胞等[85]。CT能有效地调节某些含有CTR的细胞生长。如前所述，CT治疗已被证明能刺激人前列腺癌细胞的生长，其中肽增加细胞内钙和cAMP水平[186]。相反，敲除细胞中降钙素受体表达则会诱导细胞凋亡和生长停滞[178]。但CT治疗抑制了$T_4$7D人乳腺癌细胞的生长，这一作用可能是通过cAMP依赖性蛋白激酶的2型同工酶的特异性激活介导的，因此CT对生长的影响明显依赖于细胞类型[177]。在过度表达人CTR的细胞中，CT抑制细胞生长，并导致细胞在细胞周期的G2期聚集，这与$p21^{WAF1/CIP1}$表达的延长[187]和p42/44MAP蛋白激酶的持续激活有关。

有证据表明CT参与细胞生长和分化[177, 186]，以及组织发育和重建[188]。最近发现，CT可以促进着床前胚胎的发育，这一作用可被p38-MAPK抑制或抗CT抗体治疗拮抗[189]。CT可能参与了囊胚着床和早期囊胚的发育[152, 190]，并在植入过程中下调大鼠子宫上皮E-cadherin的表达[144]，上调小鼠子宫内膜上皮细胞整合素3的表达[191]。CT还能促进滋养细胞在子宫内膜上皮细胞上的生长，因此可能促进胚胎着床[192]。CT的这些作用可能解释了CTR基因整体缺失对小鼠胚胎的致命性[70]。其他报道表明，小鼠CTR在胚胎中表达，提示CTR可能在形态形成中发挥重要作用[188]。

有报道称，CT在妊娠小鼠乳腺表达，仅在腔内上皮细胞中表达和分泌，其表达依赖于孕激素[193]。CT诱导与孕激素诱导的乳腺增生和结构重塑的增加在时空上相关，提示CT可能参与了其中一种或两种孕激素依赖过程。如前所述，CT可以抑制细胞增殖[177]或具有有丝分裂作用[186]。CT还可能在细胞存活中发挥作用。如上所述，CT被认为对药物诱导的成骨样细胞、骨细胞样细胞[61]和前列腺癌细胞株[194]的凋亡具有保护作用，并促进破骨细胞的存活[148]。另一方面，CT可增强因缺氧和缺糖导致的神经元死亡[195]，并在血清缺乏的细胞中促进凋亡[164]。

九、降钙素治疗

长期服用CT可能会导致前列腺癌的发生，这也是近年来欧洲药品管理局限制使用CT疗法的理由。因此，仅对于不能用其他药物治疗的患者，如Paget骨病患者、制动性骨质疏松及癌症性高钙血症患者而言，进行利弊权衡后选择，才具有积极的作用[196]。但也有其他一些学者认为，该决定所基于的证据是相当不足为信的[197]。这一限制是否会被欧洲药品管理局之外的其他组织采纳仍有待观察。

（一）高钙血症

降钙素已用于不同情况的高钙血症的治疗，特别是恶性肿瘤的治疗。但通常在使用24h内产生的快速耐受性限制了降钙素的有效使用[198]。对其自身作用的抗性似乎是由于受体下调产生的，而这在一定程度上是被糖皮质激素阻断所引起的（参见本章“受体调节”）[170]。

（二）骨质疏松症及Paget骨病

本节讨论了CT的作用机制，为治疗中使用CT提供了技术背景。目前最重要的一个尚未解决的问题是，CT作为骨吸收抑制药是否会因CT不足而导致骨质疏松症的发生。CT的抗吸收作用是临床上治疗骨质疏松症的基础，其疗法已在多个国家获得批准。尽管CT的使用尚存在争议，但注射或鼻喷入CT可降低绝经后骨质疏松妇女的椎骨骨折风险[199, 200]。据报道，降钙素的好处是对椎骨骨折、Paget骨病及其他原因导致的骨痛有中枢调节的镇痛作用[200]。尽管有报道称，使用鲑鱼降钙素鼻喷雾（CT-NS）2年后骨质量参数有所改善，但CT治疗对骨量（BMD）或骨转换指标的影响不大。QUEST研究用高分辨率MRI评估了CT对骨结构的影响。研究结果表明，相较于安慰剂，CT-NS对保持多个骨骼部位的小梁微细结构有一定疗效[202]。对卵巢切除后的绵羊再次进行MRI评估骨变化，结果显示

CT对卵巢切除后的绵羊也有类似的骨保护作用[203]。单独使用高剂量鳗鱼CT可有效保护卵巢切除大鼠的骨结构和骨强度，与阿仑膦酸钠联用时则疗效更好[204]。CT用于临床存在一个生物利用度问题，目前已开发出了口服和鼻喷式CT制剂[205, 206]。

皮下注射CT被认为是有效治疗Paget骨病的方法，包括可以减轻疼痛，使疾病活跃的生化指标恢复正常，形成正常的板层骨，填充溶骨性病变。用CT长期治疗Paget骨病，破骨细胞数量会由于CT对破骨细胞前体的直接作用或由于CT对破骨细胞功能的急性抑制作用所造成的间接后果而逐渐减少。正常男性受试者的骨骼血流（SBF）约为每分钟血量的5%，或每100g骨内的骨骼血流约为4ml/min。未接受治疗的Paget骨病中，患处的骨骼血流（SBF）明显增加。值得注意的是，用降钙素治疗可使骨骼血流快速恢复正常[207]，甚至在生化反应可检出前即可恢复到正常。双膦酸盐药物治疗也有类似的反应，这种反应被认为是治疗开始后疼痛即快速缓解的原因。目前双膦酸盐药物已很大程度上取代了CT用于Paget骨病。

（三）骨关节炎

大量研究证实了CT对骨关节炎的潜在益处。体外及体内动物模型[208, 209]发现，CT可减缓骨关节炎的恶化，包括减缓II型胶原蛋白的降解，这是关节软骨损伤的标志。最近一项研究发现CT对防止IL1β诱导的软骨细胞分解代谢有直接的保护作用，以及可预防骨关节炎大鼠模型的软骨降解及软骨下骨变化，并试图阐明这种保护机制[210]。人体中，CT治疗可降低Ⅱ型胶原和CTX-Ⅱ[211]的循环C端端肽，并改善试验小组中活动性疾病患者的功能障碍[212]。要在人体上研究这种假定的CT软骨保护作用机制是很困难的。然而，正如前面的大鼠模型所述，CT通过CTR直接作用于牛关节软骨细胞[213]，但其他研究者没有在人软骨细胞中找到CTR的表达或对CT的反应[214]。尽管如此，这些研究的发现还是耐人寻味的。根据前面所述的用双膦酸盐治疗动物骨关节炎模型，CT对软骨下骨的作用会带来一定效果[215]。CT对炎症性关节炎也有潜在好处，其原因是在类风湿关节炎大鼠模型中发现CT可保持骨骼形态，特别是与泼尼松龙联用时[216]。因此，最近一项研究将CT和透明质酸联合制成纳米复合物，用于注射至炎性关节炎小鼠模型的膝关节中，这两种药物产生了显著的协同作用，降低了疾病指标[217]。

第59章　维生素D：从光合作用、代谢和作用到临床应用

Vitamin D: From Photosynthesis, Metabolism, and Action to Clinical Applications *

Roger Bouillon　著

苗新宇　巴建明　译

要　点

- 维生素D对骨骼健康至关重要，因为维生素D缺乏症会导致佝偻病或骨软化症，并加剧骨量流失和骨质疏松。
- 维生素D内分泌系统涉及复杂和“专用”的代谢、运输和作用方式、类似于其他类固醇或甲状腺激素。
- 大量基因处于维生素D内分泌系统的控制之下，这表明与其他核受体配体一样，它具有广泛的骨骼外作用。
- 世界人口的很大一部分，可能超过10亿，面临维生素D缺乏症及其后果。
- 许多正在进行的随机对照试验有望更好地定义骨骼和骨骼外健康所需的最佳维生素D水平。

一、历史概述

Whistler在1645 [1] 年和Glisson在1650 [2] 年清楚地描述了佝偻病是一种幼儿骨病。在19世纪，人们已经怀疑这种疾病与缺乏阳光照射有关，因为儿童佝偻病的发病率在大型工业化城镇高于农村地区（见第71章）[3–5]。在20世纪初，Huldshinsky [6]、Chick及其同事 [7]，Hess和Weinstock [8] 证实佝偻病儿童在暴露于阳光后治愈。在英国的一项独立研究中，为寻找必需的营养因素，Mellanby和Cantag [9] 用燕麦粥（在英国佝偻病流行的部分地区的基本食品）养狗，并观察到这些狗会患上鳕鱼肝油可治愈的佝偻病 [10]。McCollum及其同事 [11] 证实缺乏维生素A的鳕鱼肝油仍然能够治愈佝偻病，因为含有一种新的必需营养素——维生素D [11]。维生素D的两个发现由Goldblatt和Soames [12] 的实验而得以统一，即皮肤中的7–脱氢胆固醇可产生治疗佝偻病的维生素D。Hess和Weinstock也得到了类似的观察结果 [8]。随后德国化学家Windaus [13] 在照射后的植物甾醇（麦角固醇）或7–脱氢胆固醇中鉴定了维生素 D_2 和 D_3 的结构 [13]，此发现使他在1928年获得了诺贝尔化学奖。照射后的酵母中麦角固醇提供了大量的维生素 D_2，目前在西方国家用于预防和消除维生素D缺乏性佝偻病 [14]。

---

*. 本章主要为儿童内分泌相关内容。

阐明维生素D的作用方式可分为以下几个阶段：①通过在C_{25}和C_1处的连续羟基化实现维生素D内源性激活；②1, 25-二羟维生素D［1, 25$(OH)_2$D］结合特定且普遍存在的核转录因子－维生素D受体（VDR）的分子机制3）；及调节大量基因表达（1%～5%的人类基因组）参与钙稳态或广泛的生物学功能。

二、维生素D的来源：营养和光合作用

维生素D可以从饮食中的植物（维生素D_2或麦角骨化醇）或动物来源（维生素D_3或胆钙化醇）获得。饮食中约50%的维生素D被肠细胞吸收，并通过乳糜微粒转运至血液循环。在乳糜微粒残留物及其维生素D最终到达肝细胞之前，该维生素D的一部分已被各种组织（脂肪和肌肉）所吸收。最好的食物来源是多脂鱼，但在黄油、奶油和蛋黄中也有少量。母乳和牛奶都是维生素D的较差来源，仅提供15～40U/L，并且它们都包含同样少量的25OHD或1, 25$(OH)_2$D [15]。只有摄入药理学含量的维生素D（6000U/d）可将牛奶中的维生素D浓度增加到相当于婴儿每日所需的水平[16]。对于每日摄入2～20μg/d维生素D的受试者，维生素D的摄入量不能预测血清25OHD浓度[17]。从自然饮食中很难获得足够的维生素D。但在北美，98%的流质奶和奶粉（维生素D＞400U/L），以及一些人造黄油、黄油和某些谷物，都添加了维生素D_2（辐照的麦角固醇）或D_3，但真正的维生素D含量通常与标签标准不同。长时间加热或储存食物时，维生素D十分稳定且不会变质。第二次国家健康与营养调查（NHANES Ⅱ）报告称，成年人维生素D中位数摄入量约为3μg/d [18]，但在2002—2006年的NHANES调查中发现，维生素D摄入量的中位数却更高（6～9μg/d）[19]。但德国的维生素D每日摄入量仍约为3μg/d，这可能与食物中维生素D补充的不同政策有关[20]。鉴于素食中维生素D含量较低(天然维生素D摄入量实际上与摄入的动物脂肪相关)，维生素D缺乏症和佝偻病是没有足够阳光照射或维生素D补充不足的严格素食儿童的风险因素[21]。

大自然可能希望大多数维生素D将通过皮肤的光合作用产生，而食物中的贡献很小。但是，暴露在阳光下也会增加皮肤光损伤，包括黑色素瘤在内的数种皮肤癌风险。在人类进化过程中这并不是真正的问题，但是随着预期寿命的延长，应将紫外线对维生素D光合作用的好处与终身皮肤损害的风险进行比较，尤其是因为补充维生素D可以安全地取代皮肤的合成。2010年，美国国家研究委员会食品和营养委员会建议的膳食维生素D摄入量见表59-1，欧洲也逐渐更新了较早的建议[22-24]。但目前这些建议尚不一致（见下文）。

表59-1　维生素D的充足摄入量，先前建议的膳食推荐量，合理的每日摄入量，以及维生素D的可耐受最高剂量

	年龄（岁）	EAR(μg/d)(U)	RDA(μg/d)(U)	UL(μg/d)(U)
婴儿	0—1	10（400）	10（400）	25（1000）
儿童	1—18	10（400）	15（600）	65～100（2500～4000）*
成人	19—70	10（400）	15（600）	100（4000）
	＞70	10（400）	20（800）	100（4000）
妊娠期或哺乳期女性		10（400）	15（600）	100（4000）

EAR. 估计充足的需求；RDA. 建议膳食推荐量；UL. 最高摄入量
*.1—3岁儿童的最高每日摄入量为2500U，4—8岁儿童的每日最高摄入量为3000U，14—18岁每日最高摄入量为4000U
引自 Food and Nutrition Board, National Research Council, NAS: Dietary reference intakes for calcium and vitamin D.Washington (DC): National Academy Press; 2011.

当过量服用维生素D时，可能会发生维生素过量症，包括与高钙尿症、高钙血症和转移性钙化有关的多种症状和体征（表59-2）。尚未确定中毒剂量，但是当长期服用明显超过当前每日上限（超过100μg）剂量时，应始终监测毒性。异常的激素刺激［如在成纤维细胞生长因子23（FGF23）或Klotho-null小鼠中所见］或缺少主要的分解酶CYP24A1（见下文），导致肾脏1, 25$(OH)_2$D产生的过量，会同样引起钙的不良反应，并伴有严重的多器官钙化（尤其是肾脏、血管壁和心脏瓣膜），导致过早死亡[25]。

表 59-2 维生素 D 中毒的症状

- 高钙尿症
- 肾结石
- 高钙血症
- 高磷血症
- 多尿
- 烦渴
- 骨脱钙
- 软组织（肾和肺）的异位钙化
- 恶心和呕吐
- 厌食症
- 便秘
- 头痛
- 高血压

大多数脊椎动物还可以通过皮肤中的光化学合成来满足维生素 D 的需求。因此，维生素 D 不是真正的维生素，它由 7- 脱氢胆固醇（7DHC 或前维生素 D_3）形成，后者大量存在于角化细胞的细胞膜中。通过紫外线 B（UVB）（290～315mm）的作用，可以将 7DHC 的 B 环断裂形成前维生素 D_3，然后通过热能将其异构化为维生素 D_3，随后转运至血清中的维生素 D 结合蛋白并被肝脏摄取进一步代谢。前维生素 D_3 的产生是非酶促光化学反应，除了底物（7DHC）的可用性和 UVB 照射强度外，不受其他条件约束。7DHC 是胆固醇从头生物合成的最后前体。7HDC-Δ7 还原酶可催化 7DHC 产生胆固醇。7DHC-Δ7- 还原酶基因[26]的失活突变是常染色体隐性遗传 Smith-Lemli-Opitz 综合征的标志，其特征是组织和血清 7DHC 含量高及多种异常，包括颅面畸形和缺乏胆固醇合成引起的智力低下[27]。这些患者有时可能会表现出较高的血清维生素 D 和 25OHD 浓度[28]。随着年龄的增长，维生素 D 在皮肤的贮存量会减少，同时维生素 D 的光合产生也会降低[17]。一般在猫和猫科动物中，皮肤中的高甾醇 -Δ7 还原酶活性会阻碍维生素 D 的光合产生，使其成为真正的维生素[29]。除了可利用的底物（7DHC）外，皮肤中维生素 D_3 的光化学合成在很大程度上取决于到达皮肤基底表皮层的 UVB 光子数量。玻璃、防晒霜、衣服和皮肤色素吸收 UVB 而减少维生素 D_3 的合成。纬度、一天中的时间和季节是影响太阳辐射强度和皮肤产生维生素 D_3 的因素。因此，存在冬季和春季维生素 D 供应不足的风险。在北半球和南半球高于 40° 的纬度下，皮肤的维生素 D_3 合成在冬季月份会减少或消失，这是因为太阳的倾斜度较低，并且大气层过滤了阳光中最短波长的紫外线（其对维生素 D_3 合成而言是必需的）。皮肤合成维生素 D_3 对维持正常维生素 D 状态的重要性最明显体现在长期缺乏日照的潜水员或南极居民中[30]，以及由于文化和宗教原因致使日照极少的国家 / 地区（如一些严格遵守伊斯兰教规身体覆盖规定的阿拉伯国家 / 地区）中维生素 D 缺乏症极高的患病率[31-34]。每周面部和手 2h 的阳光照射足以维持正常的儿童和成人 25OHD 浓度[35]，但该暴露水平应根据气候和纬度进一步微调[36]。

大自然建立了多种反馈机制，以最大限度地减少长时间暴露在阳光下会引起维生素 D 中毒的风险。皮肤中的维生素 D，尤其是前维生素 D 是光敏性的，在被转移到循环系统之前，它们会被降解成无活性的甾醇（光甾醇、速甾醇）（图 59-1）。最多只能将 10%～15% 的前维生素 D 转化为维生素 D。阳光诱导的黑色素合成（作为天然防晒剂）提供了额外的负面反馈。这可以通过在马赛和其他非洲部落强烈暴露于阳光下人群中血清 25OHD 的平均水平为 45ng/ml 来最好地证明[37]，此数值高于大多数其他人群的平均值，但低于根据紫外线 B 强烈暴露和皮肤产生维生素 D 能力所得的维生素 D 水平的预期值[38]。

三、维生素 D 的代谢

维生素 D 具有生物学惰性，需要使用细胞色素 P_{450} 酶[39, 40]在肝脏（C_{25}）和肾脏（C_1 的 α 位置）上连续两次羟基化，以形成其激素活性代谢产物 1α, 25- 二羟基维生素 D（图 59-1）。

（一）25- 羟基化

25OHD 是在放射性标记的维生素 D_3 可检测后发现的首个代谢产物[41, 42]。尽管肝脏可能是维生素 D 进行 25- 羟基化的主要组织，但在体外观察到大量肝外 25- 羟基化组织。在大鼠肝切除后的体内观察结果还表明，与正常大鼠相比，(^{3}H) – 维生素 D

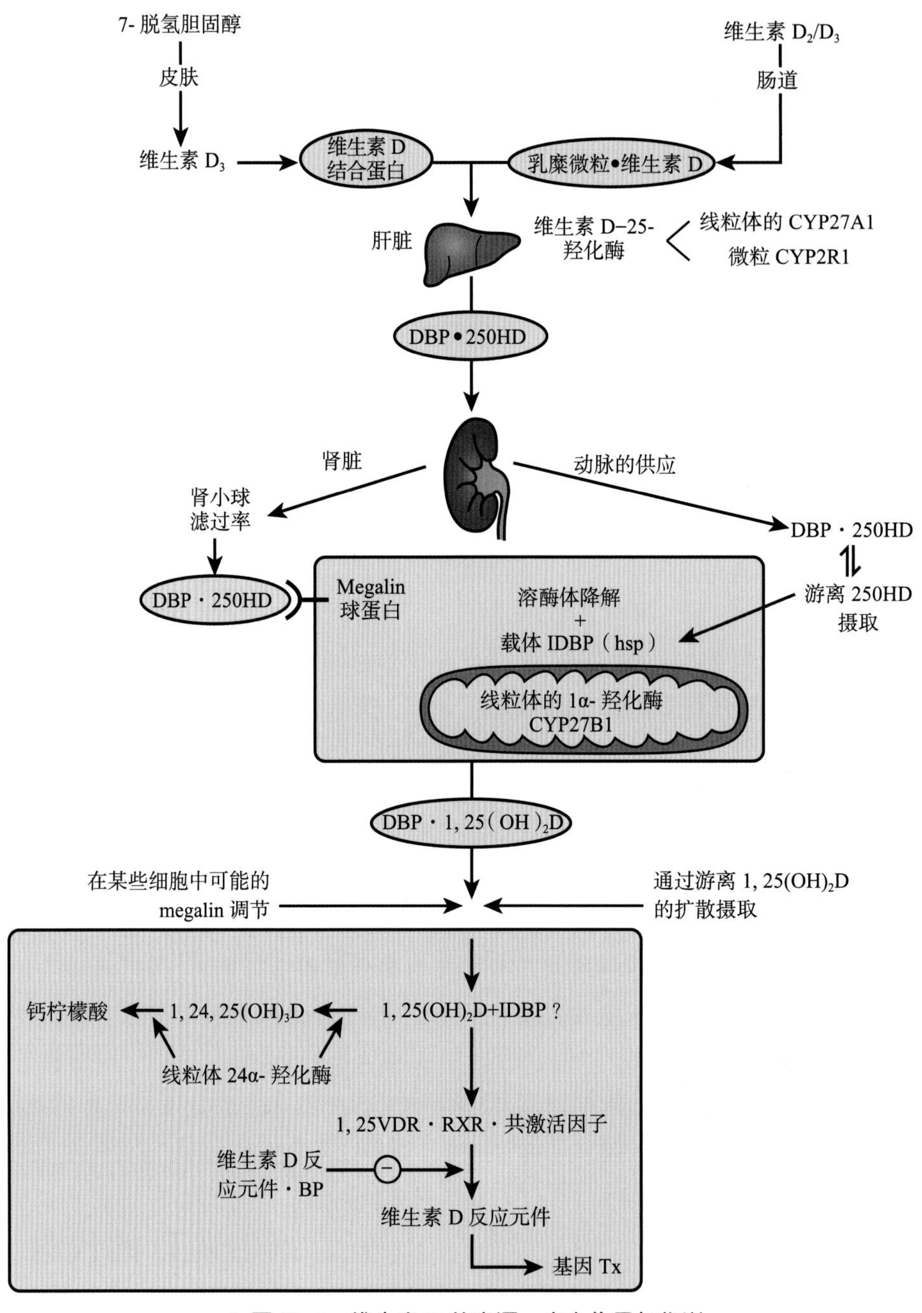

▲ **图 59–1　维生素 D 的来源：光合作用与代谢**

的转化率约为 10%[42]。

肝 25- 羟基化步骤可能是由一种以上的酶完成的，该酶位于线粒体内膜（CYP27A1 或甾醇 27- 羟化酶）或微粒体（包括 CYP2D11、CYP2D25、CYP3A4，尤其是 CYP2R1）[39]。最重要的 25- 羟化酶可能是 CYP2R1，因为在经典 25OHD 水平低的佝偻病患者中发现了该纯合突变[43, 44]。这在 CYP2R 缺陷型小鼠中也得到证实，因为它们的血清 25OHD 水平非常低但仍可检测到[45]。还有其他几种潜在的 P_{450} 酶负责这种维生素 D 的羟化作用（参见第 67 章）[39]。

（二）1α- 羟基化

25OHD 不具有生物学活性，需要通过 25- 羟维生素 D–1α- 羟化酶（CYP27B1）在肾脏中进一步羟基化为活性激素 1, 25(OH)$_2$D[46]。1, 25(OH)$_2$D 的产生主要受最后几个步骤的因素调控（见下文）。大鼠、小鼠和人 1α- 羟化酶已被多个研究组克隆[47–51]，并定位在人染色体 12q13.3 上，紧邻 VDR 基因。近端肾小管是 1α- 羟基化的主要部位，但在人角化细胞中[48]，巨噬细胞[52]和其他十个组织中也发现了高水平的 1α- 羟化酶 mRNA 和酶活性[25]。肾 1α- 羟化酶活性受到 1, 25(OH)$_2$D（负反馈，但可能是间接反馈）、甲状旁腺激素（PTH）、降钙素和胰岛素样生长因子 1（正反馈），以及磷酸盐、钙，尤其是 FGF23（负调节）的严格调控[40, 53, 54]。小鼠和人 1α- 羟化酶基因启动子具有对 PTH 的深层响应能力，并且通过复杂的染色质和 DNA 修饰而受 1, 25(OH)$_2$D[55, 56]负性调节[57]。但是，肾外的 1α- 羟化酶活性受皮肤和单核细胞的不同机制调节[59]。

假性维生素 D 缺乏性佝偻病（PDDR），也称为维生素 D 依赖性佝偻病 I 型，是一种常染色体隐性疾病，以不能茁壮成长、肌肉无力、骨骼畸形、低钙血症、继发性甲状旁腺功能亢进症、正常或高水平血清 25OHD、低水平 1, 25(OH)$_2$D 浓度为特征，均是由肾脏 1α- 羟化酶活性受损引起[60]。这些患者通过终生口服生理剂量的 1, 25(OH)$_2$D 可以很好地康复[61]。人类 *CYP27B1* 基因图谱定位于先前鉴定的 PDDR 基因，PDDR 患者中此基因突变的发现为该疾病提供了分子遗传学基础[48, 62]。

（三）24- 羟基化的分解代谢或特定功能？

通过在人类染色体 20q13[63]上定位的多功能酶 24- 羟化酶（CYP24A）是在 C_{24} 上发生 25OHD 的另一种羟基化反应，该酶不仅通过 24- 羟基化作用引发 25OHD 和 1, 25(OH)$_2$D[53]的分解代谢级联反应，还会催化其进一步代谢为钙柠檬酸（图 59-2）。24- 羟化酶缺陷的小鼠出现全身病理性 1, 25(OH)$_2$D 过量，证实了 24- 羟化酶这种分解代谢作用[64]。在几乎所有有核细胞中都检测到了 24- 羟化酶基因的表达。CYP24A 的诱导属于最敏感的生物标志物，因其启动子中存在几种维生素 D 的反应元件[65]。几种 CYP24A 的基因突变已被鉴定出来，并证实与婴儿高钙血症[66]、肾结石风险增加相关[67]。这种酶在乳腺癌或其他癌症中局部过表达的情况尚需进一步研究[68]。

（四）维生素 D 及其代谢物的其他代谢途径

除了多功能 24- 羟基化途径外，在没有先前的 24- 羟基化情况下，1, 25(OH)$_2$D 的 C_{23} 和 C_{26} 羟基化也是可能的。这两种活性对于形成 25OHD- 或 1, 25(OH)$_2$D-23, 26- 内酯都是必不可少的（图 59-1）。A 环代谢涉及 C_{19} 的氧化和 3 表位化。后者是不可逆的反应，仅在有限数量的细胞（如角化细胞、骨骼和甲状旁腺细胞）中由羟类固醇脱氢酶进行[69]。其他羟基化反应的生理影响，如 4- 羟基化[70]或 11- 羟基化[71]目前尚不清楚。

1, 25(OH)$_2$D 代谢降解所涉及的酶不是以相同方式识别所有合成的维生素 D 类似物。实际上，具有 20- 片段或 20- 甲基构型或 16- 烯结构的类似物显示出 23- 羟基化受损。这种不同的代谢可以一定程度上解释许多类似物的部分特定选择性（见下文）。

维生素 D 在肝脏中酯化后主要从胆汁中排出，但其中一些极性较大的代谢物（如钙柠檬酸）则通过尿液排出。维生素 D 酯类的肝肠循环可能缺乏生物学意义。

四、维生素 D 的运输

营养维生素 D 被肠吸收，然后由乳糜微粒[72]通过淋巴系统运输，并存储在组织（如脂肪和肌肉）中。皮肤产生的维生素 D 可能直接与维生素 D 结合蛋白（DBP）的 α- 球蛋白结合，然后转运至肝脏，在肝脏被羟基化，然后以 25OHD 的形式释放。

1959 年，通过免疫学方法检测到的人 DBP 是一种特定的组分[73]，Gc 球蛋白[74]是由肝脏合成的含 458 个氨基酸糖蛋白。在 DBP 的功能特征明确之前很久，它的多态性已经被用于人群遗传学、亲子鉴定和法医学[75]。在世界范围内，已检测到 120 多个 Gc 等位基因[76]，使 DBP 基因成为已知的多态性基因之一。*Gc1F*、*Gc1S* 和 *Gc2* 是三个最常见的等位基因。因为在测试的成千上万血清中，没有发现 DBP 缺乏症，所以长期以来这种突变被认为是致命性的，但这与存活和可育的缺乏 DBP 纯合子小鼠（无 DBP 动物）的产生相矛盾[77]。人们早已认识到 DBP，白蛋白、甲胎蛋白的基因和蛋白质结构之间存在相似性[78]。现在可以得到含或不含肌动蛋白的晶体结构，并且鉴定出其表面可以结合 25OHD[79]。

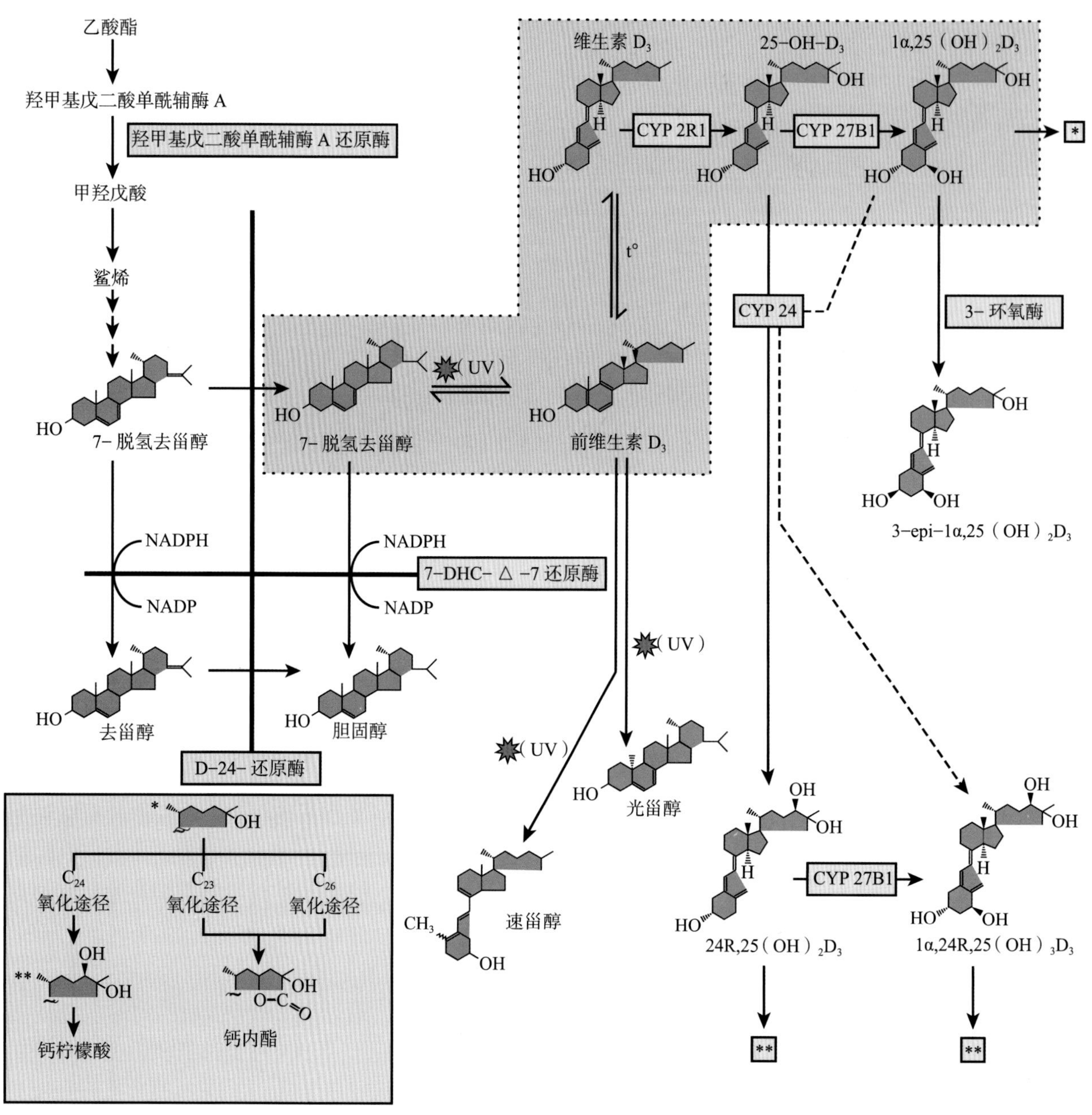

▲ 图 59-2　**1, 25(OH)$_2$D 的分解代谢**

（一）维生素 D 结合蛋白在维生素 D 体内平衡中的作用

DBP 是维生素 D_3 及其所有代谢产物和维生素 D_3 类似物的主要血浆载体，具有维生素 D 甾醇特异性结合位点[80]。相对结合亲和力比较为 25OHD-23，26- 内酯＞ 25OHD=24，25(OH)$_2$D=25，26(OH)$_2$D（对于人 DBP 在 4° C 下，Ka=5.10^{8}mol/L）>> 1, 25(OH)$_2$D（4.10^{7}mol/L）>> 维生素 D >> 前维生素 D[81]。在哺乳动物中，特别是在鸟类中，DBP 对 D_2 代谢物的亲和力略低于对 D_3 代谢物的亲和力。可能由于只有未与 DBP 结合的维生素 D 代谢物才能通过细胞质膜，并且维生素 D 受体（VDR）对 1, 25(OH)$_2$D 的亲和力比对 25OHD 的亲和力高得多（相差 100 倍），而后两者对于 DBP 的亲合力是相反的，所以显然 1, 25(OH)$_2$D 具有比 25OHD 高得多的细胞内摄取。代谢物的分布空间（放射性标记）也证实了这一点，25OHD 的分布空间与 DBP 和血浆体积相似，而 1, 25(OH)$_2$D 的分布空间更接近细胞内的水。25OHD 和 1, 25(OH)$_2$D 在人体循环中的半衰期分别约为2周和4～6h[82-84]。DBP在维生素D内分泌系统中的功能被认为反映了“游离激素”假说，活性维生素D激素的未结合（游离）部分而不是蛋白质结合部分发挥生物学活性。在大多数哺乳动物和鸟类中，雌激素会增加DBP的血浆浓度。因此，在女性妊娠结束时DBP浓度增加1倍[85]。对巨蛋白（megalin）敲除小鼠的研究发现，巨蛋白是肾脏近端肾小管细胞表面存在的一种脂蛋白样受体，其负责DBP的重吸收及DBP与维生素D甾醇的结合。这种巨蛋白重吸收机制可能控制25OHD-1α-羟化酶与25OHD/DBP的结合，并可以解释巨蛋白缺陷小鼠出现严重骨病的原因[86]。Gc2-2多态性基因受试者的血清25OHD水平略高于其他Gc/DBP基因型的受试者，但其机制或后果尚不明确[87]，这在使用多克隆抗DBP抗体的许多其他研究中得到了证实[88]，单克隆抗体会区分DBP/Gc亚型并产生混淆，游离态25OHD的计算是不准确的[89]。

（二）维生素D结合蛋白的其他功能

DBP以高亲和力（Ka=2×10^9mmol/L）结合球状肌动蛋白[90, 91]。肌动蛋白是含量最丰富的细胞内蛋白。细胞的运动性、形状和大小取决于球状肌动蛋白聚合成细丝（F-肌动蛋白）的能力。在细胞损伤或细胞坏死时，肌动蛋白释放到细胞外。但是，当肌动蛋白从细胞中释放出来时，它可能迅速形成对微循环具有破坏作用的细丝。两种血浆蛋白，DBP和凝溶胶蛋白，紧密的结合肌动蛋白，从而充当“肌动蛋白清除”系统[92, 93]。DBP敲除小鼠可以正常发育。然而，它们对维生素D缺乏症更敏感，而对维生素D过量则较不敏感，这可能是由于维生素D代谢物从尿液排出增加所致[77]。DBP和巨蛋白的基因敲除小鼠证明，DBP的主要功能是运输所有维生素D代谢物，并使其免受快速清除或从尿液流失。

五、作用和作用方式

（一）维生素D受体的一般特征

1. 蛋白质　1, 25$(OH)_2$D是维生素D的激素活性形式，其作用主要是通过激活维生素D核受体来实现，VDR是配体激活转录因子的核受体超家族成员。与所有核受体一样，VDR可以分为不同的功能性结构域，两个高度保守的锌指DNA结合序列构成DNA结合C结构域，该结构域还包含核定位信号；D结构域或铰链区调节DNA结合结构域与配体结合结构域之间受体的灵活性，可能对于使配体结合结构域的异二聚体复合物作用于两个不同定位的反应元件（带有可变数目的间隔核苷酸的直接重复或回文定向）至关重要。大型多功能E区，以螺旋12为代表，包含配体结合结构域、二聚化表面和位于C末端配体依赖性的激活功能（AF2）[94-96]。

2. 基因　人类VDR基因，包含14个外显子，位于12号染色体上跨度超过60kb[97, 98]。主要VDR转录片段是4.8kb的mRNA序列，多个启动子和剪接产生众多的不丰富转录子，而这些转录子的主要不同位于它们的5′非翻译区中，但它们编码相同的427个氨基酸蛋白[98]。这些mRNA中的两个被翻译为VDR蛋白，其N端另外包含23个或50个氨基酸[98]。

3. 基因组作用　1, 25$(OH)_2$D与VDR的结合使VDR产生构象变化，然后与无配体的RXR异源二聚化，并与维生素D目标基因启动子区域中的维生素D反应元件（VDRE）结合，随后释放出协同抑制因子并召集共激活因子和一般转录因子以装配活性转录复合物[94]。在这方面的关键事件是螺旋结构12的捕鼠器样分子内折叠，封闭了配体结合口并暴露了AF2结构域与共激活因子相互作用[99]。协同抑制因子通过募集组蛋白脱乙酰基酶结合并沉默未结合的类固醇受体，使染色质保持在转录抑制状态[94]。共激活因子是一组蛋白质，可以在多个激活波中进行基因转录[100, 101]。基因表达也可以通过ATP依赖的染色质重塑复合物（如SWI/SNF型和ISWI型复合物、多蛋白复合物WINAC）[102-104]，这些调节蛋白的表达或募集受到几种细胞内信号通路[105]及类固醇本身[106]的调节，受体激动药和拮抗药分别诱导优先募集共激活因子和协同抑制因子[105]。最后，1, 25$(OH)_2$D也通过控制几个miRNA来控制基因调节[107]。间隔三个核苷酸（DR_3）的六核苷酸直接重复序列是同源维生素D反应元件（VDRE），其分别与RXR和VDR的5′和3′半位置结合，但也可能存在其他选择[108]。

4. 非基因组作用　数个研究组已经阐述了 1, 25(OH)$_2$D 的快速效应，这些效应与转录无关，而是由 1, 25(OH)$_2$D 的膜受体介导[109]。这些所谓的非基因组效应对于核受体的其他配体也是众所周知的，如雌二醇或孕酮，它们包括钙或氯离子通道的开放及第二信使信号传导途径（磷酸肌醇途径、蛋白激酶 C 的激活及 Ras/Raf/ERK/MAPK 途径）的激活。其他类固醇激素也已经观察到第二信使信号系统中发生了各种各样的快速和短暂的修饰[95]。在组织或细胞水平上，维生素 D 及其类似物或代谢产物对于肠道钙吸收（钙跨膜）、白血病细胞的胞内分化及预防角化细胞 UVB 损伤的非基因组活性已被描述[110-112]，这种途径似乎倾向于维生素 D 的 *6-s-* 反式构象而非 *6-s-* 顺式构象[109, 111]。此外，激动药 / 拮抗药的特异性因基因组途径而不同[113]。

（二）经典靶组织

1, 25(OH)$_2$D 对骨骼、肠、肾和甲状旁腺的作用及其在矿物质代谢中的作用是钙、磷酸盐、1, 25(OH)$_2$D、PTH 和磷脂酰肌醇之间复杂相互作用的结果。PTH 可诱导骨骼中的钙动员并刺激 1, 25(OH)$_2$D 的产生，但 PTH 的分泌也受到 1, 25(OH)$_2$D 抑制作用（负反馈）。在第二个负反馈环路中，1, 25(OH)$_2$D 通过抑制 1α- 羟化酶和刺激 24- 羟化酶［诱导 1, 25(OH)$_2$D 分解代谢］来限制其自身的效应。近几年，对磷酸盐稳态方面的理解已经取得了相当大的进步[114]。高磷酸盐尿排磷激素或 FGF23 由骨细胞和成骨细胞产生，并抑制 *NPT2* 蛋白的活性。*NPT2* 基因编码负责磷酸盐重吸收的肾脏钠 / 磷共转运蛋白，是新近鉴定出 1, 25(OH)$_2$D 的靶基因[115]。排磷激素可以被 PHEX 基因编码的蛋白酶间接灭活，PHEX 被鉴定为 X 连锁低磷骨软化症的缺陷基因。1, 25(OH)$_2$D 刺激 FGF23 分泌，并损害肾脏 1α- 羟化酶，从而形成额外的反馈系统，因此 1, 25(OH)$_2$D 的产生受到严格的反馈调节（图 59-3）。

1. 对肠道的作用　大鼠胃肠道的钙吸收能力取决于不同节段，并遵循回肠＞空肠＞十二指肠的顺序。1, 25(OH)$_2$D 提高了小肠吸收膳食钙的效率[116]，维生素 D 受体的分布在十二指肠中最高，其次是空肠和回肠。尽管尚不清楚 1, 25(OH)$_2$D 改变钙穿过肠吸收细胞数量的确切机制，但 1, 25(OH)$_2$D 可以提高小肠中几种蛋白质的产生和活性，包括 TRPV6 和 V5、钙结合蛋白 D9K、碱性磷酸酶和低亲和力 Ca-ATP 酶（PMCA）。Ca^{2+} 从肠腔穿过刷状缘膜进入肠细胞主要受上皮通道 TRPV6 和 V5 的调节[117]。细胞内钙的转移被认为主要取决于钙结合蛋白 -D9K[118]。由于 Ca^{2+} 的转移是逆浓度梯度和不利的电化学梯度，故 Ca^{2+} 从细胞质到细胞外空间转移需要能量输入。质膜钙泵和钠钙交换子均在该过程中发挥重要作用。1, 25(OH)$_2$D 对基底外侧膜上 ATP 依赖性 Ca^{2+} 吸收的刺激作用涉及 PMCA 基因表达的增加[119]。肠道对钙和磷酸盐稳态的重要作用清晰的被 VDR 基因敲除小鼠所证实。这种 VDR 基因缺陷的小鼠在出生时表型正常，但断奶后，尽管其 1, 25(OH)$_2$D 含量很高，但仍会发生低钙血症、继发性甲状旁腺功能亢进症和低磷血症。它们变得生长迟缓并发展成严重的佝偻病[117, 120-122]。缺乏 1α- 羟化酶小鼠表现出相似的表型[123, 124]。无论是在敲除模型还是 1, 25(OH)$_2$D 治疗的 1α- 羟化酶缺乏小鼠，这种骨骼和钙表型均可以通过饮食中高钙的摄入（尤其是联合高乳糖摄入）得到纠正[117, 125-131]，这些发现证实了先前的研究结果[62, 132, 133]。研究数据有力地证明了肠道是 1, 25(OH)$_2$D 发挥钙 / 骨稳态作用的主要靶组织。选择性地恢复或删除转基因小鼠肠道中 VDR 的基因小鼠模型也在很大程度上证实了这一点[134]。然而主要的分子靶点值得进一步探索。1, 25(OH)$_2$D 仍可以部分增加钙结合蛋白-9k 或 TRPV6 缺乏，甚至它们的联合缺乏症小鼠的肠道钙吸收，并且血清钙水平正常[135]。小肠细胞旁的钙运输也可能是维生素 D 作用的一部分，因为已发现 1, 25(OH)$_2$D 诱导了细胞旁钙通道相关的连接蛋白 2(claudin2) 和连接蛋白 12(claudin12) 的表达，而在 VDR 缺陷的小鼠肠组织中此两者表达降低[136]。

2. 对肾脏的作用　肾脏对于 1, 25(OH)$_2$D 的代谢及受 1, 25(OH)$_2$D 调节的钙和磷酸盐重吸收均很重要。肾脏，更具体地说是近端小管是 25OHD 发生 1α- 羟基化的中心组织。慢性肾衰竭会降低 1α- 羟化酶活性，最终导致肾性骨营养不良或尿毒症骨病。1, 25(OH)$_2$D 也增加了远端肾小管对钙的重

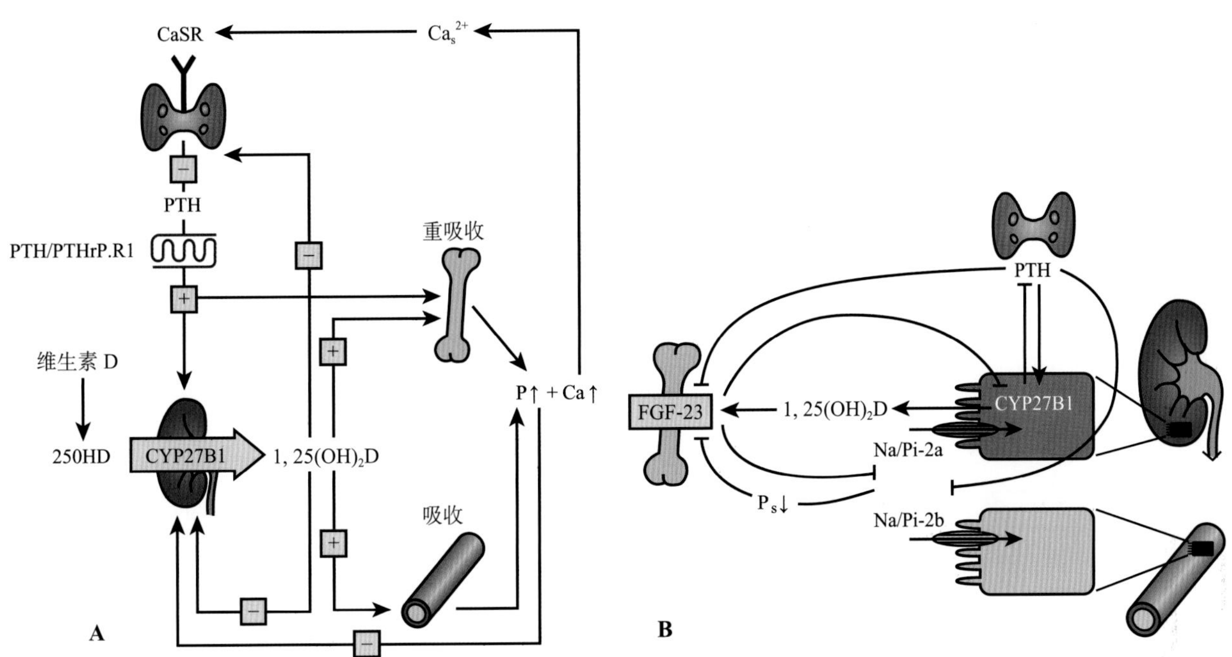

▲ 图 59-3　肾脏 1, 25(OH)$_2$D 合成的反馈调节

A. 甲状旁腺激素和钙对肾脏 1, 25(OH)$_2$D 合成的调节，具有多种反馈调节机制；B. 通过 FGF-23 和磷酸盐调节肾 1, 25(OH)$_2$D 合成，具有几种反馈调节机制。CaSR. 钙敏感受体

吸收。像在肠道中一样，涉及 TRP 通道（尤其是 TRPV5），钙结合蛋白 D9K、28K 及细胞膜钙 ATP 酶。TRPV5 缺陷的小鼠表现为持续高钙血症和骨量减少证实了 1, 25(OH)$_2$D 对肾脏钙吸收的关键作用[137]。肾脏也是维持磷酸盐体内稳态的主要组分，因为 PTH 和 FGF23 两者，与 1, 25(OH)$_2$D 复杂相互作用能够减少肾脏磷酸盐的重吸收（图 59-3）。

3. 对骨骼的作用　1, 25(OH)$_2$D 对骨骼具有双重作用：它可以刺激破骨细胞产生和骨吸收，并改变成骨细胞的功能和骨骼矿化。因此，维生素 D 代谢产物对骨骼总体作用极为复杂。从人和动物的观察结果来看，很明显维生素 D 缺乏症或抵抗会损害骨基质矿化，却会刺激成骨细胞活性和基质合成。过量的 1, 25(OH)$_2$D 可以明显增强破骨细胞生成和骨吸收（图 59-4）。由于可以通过主动或被动肠道钙的吸收来提供足够的矿物质，因此在维生素 D 缺乏症或 1, 25(OH)$_2$D 缺乏或抵抗的小鼠中，骨骼矿化和骨骼结构很大程度上可以无异常，因此看来，如果保证钙和磷酸盐的供应，那么软骨细胞和骨细胞上维生素 D 代谢物的直接作用是多余的。但是，成骨细胞和破骨细胞中通常表达的大多数基因和蛋白质都受维生素 D 调节，因此 1, 25(OH)$_2$D 可能会微调体内骨骼矿物质的稳态。

维生素 D 内分泌系统对骨细胞的直接作用通过细胞特异性 VDR 敲除得以逐步揭示。成骨细胞中 VDR 缺乏症适度增加了骨矿物质质量[138]，而骨细胞中 VDR 缺乏症并不影响基础骨量或骨结构[134]。但是，暴露于非常低的钙饮食或高浓度 1, 25(OH)$_2$D 的骨细胞选择性 VDR 缺乏症的小鼠可以防止 1, 25(OH)$_2$D 引起的骨质流失[134]。这主要是由于 1, 25(OH)$_2$D 调控几个基因（ANK、ENPP1 & 3、TNAP）从而抑制矿物质沉积（创造而不是解决骨软化症），如增加 PPi 和其他矿化抑制药（如骨桥蛋白及其他“兄弟”蛋白）[139, 140]。因此，似乎 1, 25(OH)$_2$D 对骨骼可能具有不同的作用。在钙摄入量充足的情况下，它有助于刺激钙的吸收并支持矿物质和成骨细胞的功能，从而增加矿物质沉积；然而，在钙缺乏的情况下，1, 25(OH)$_2$D 将以牺牲骨骼（增加骨吸收和抑制矿物质沉积）来主要维持血清钙的体内稳态，这并不令人感到意外，因为在脊椎动物进化过程中发展了维生素 D 内分泌系统和 PTH，可以在缺乏钙的环境中适应陆生动物的重力

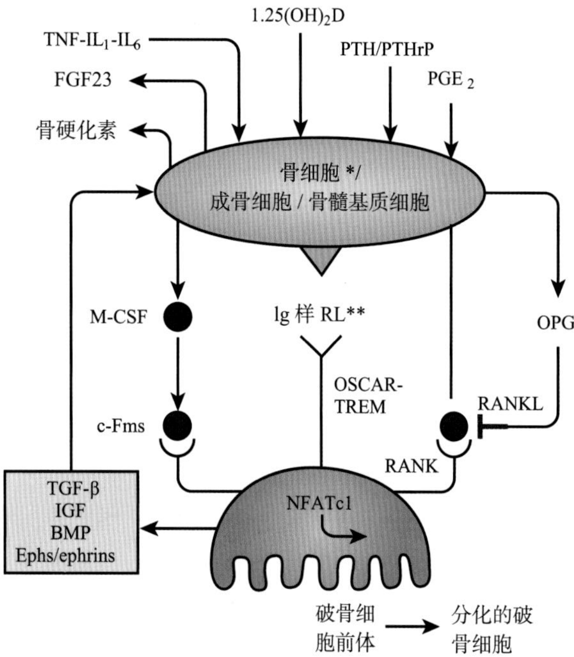

▲ 图 59-4 **1, 25(OH)$_2$D 对骨细胞和破骨细胞生成的作用**

在骨细胞 / 成骨细胞 / 基质细胞中，1, 25(OH)$_2$D 诱导 RANKL 表达，下调 OPG，并刺激 M-CSF 产生。它还刺激 IL-6 和 IL-11 的产生，这代表破骨细胞形成中的不同信号。在破骨细胞前体上，1, 25(OH)$_2$D 诱导 RANK（或 ODF 受体）和几种破骨细胞分化标志物的表达，如玻连蛋白受体 avβ$_3$ 和碳酸酐酶 Ⅱ

CA-Ⅱ. 碳酸酐酶 -Ⅱ；c-fms. M-CSF 受体；M-CSF. 巨噬细胞集落刺激因子；ODF. 破骨细胞分化因子；OPG. 骨保护素；V-ATP- 酶 . 液泡腺苷三磷酸酶

增加（需要坚固的骨骼结构）[141]。

如成骨细胞过表达 VDR [142] 的转基因小鼠及一些人类和动物实验所示，维生素 D 代谢物或类似物的药理学应用可能会对骨平衡产生积极影响 [143–147]。

4. 对生长板的作用　VDR 或 1α- 羟化酶缺乏的动物在出生前的整体生长或生长板上无可检测的表型，但断奶后长骨的纵向生长受到损害。X 射线分析显示进展的佝偻病，包括骨骺生长板变宽和组织学上生长板宽度增加、显著紊乱，包括肥大软骨细胞的矿化受损 [120–124]。VDR 或 1α- 羟化酶缺乏的小鼠中生长板宽度增加是软骨细胞异常增生或分化的结果，胶原蛋白 X 和骨桥蛋白等主要蛋白质的表达正常。生长板的增宽可以很大程度上由肥大软骨细胞的凋亡减少来解释 [148]。基于对几种具有异常磷酸盐稳态的遗传模型的分析发现，血清磷酸盐水平可能对体内肥大的软骨细胞凋亡至关重要。体外研究已证实：磷酸盐通过激活 caspase-9 介导的线粒体途径的来调节肥大软骨细胞的凋亡 [149]。

与这些发现一致，特异性失活软骨细胞 VDR 不会引起生长板表型改变，更不会引起佝偻病 [150]。然而对这些小鼠的关键分析表明，软骨细胞中的 VDR 作用通过诱导旁分泌因子（如血管内皮生长因子和核因子 κB 受体激活药）配体的表达来调节骨骼发育和磷酸盐的体内稳态，并引起软骨细胞特异性 VDR 缺陷青少年小鼠的干骺端受损的血管生长、破骨细胞数量减少，以及长骨的骨量增加。此外，成骨细胞中的 FGF23 表达下降，这可能与肾脏中 NPT2 和 1α- 羟化酶的基因表达谱增加有关，最终导致血清磷酸盐和 1, 25(OH)$_2$D 水平升高 [150]。1, 25(OH)$_2$D 的局部表达也与生长板相关，当敲除生长板软骨细胞中 CYP27B1 基因增加了胚胎第 15.5 天生长板肥大区宽度，并且新生儿长骨骨体积的增加，可能是 VEGF 和 RANKL 表达下降和破骨细胞生成减少（均表明血管生成减少）的结果，而当 CYP27B1 过表达时观察到相反的表型，提示血管生成延迟 [151]。

5. 甲状旁腺　甲状旁腺是维生素 D 作用的重要靶目标，因为维生素 D 利用 G 蛋白耦联受体的钙敏感受体来调节血清离子钙浓度。几个甲状旁腺基因，包括钙敏感受体（CaSR）和甲状旁腺激素基因，处于 1, 25(OH)$_2$D 的调控之下。甲状旁腺中 VDR 的组织选择性敲除导致甲状旁腺功能亢进症并增加骨转换 [152]。甲状旁腺中 CYP27B1 选择性缺失甚至产生低血钙、低血清 1, 25(OH)$_2$D 水平和骨量减少的复杂混合物。这对肾脏在全身 1, 25(OH)$_2$D 产生中的独特作用提出质疑 [153]。维生素 D 内分泌系统在慢性肾衰竭继发性甲状旁腺功能亢进症的发生起关键作用，包括通过过量的 FGF23 抑制局部 1α- 羟化酶的活性 [154]。

（三）维生素 D 内分泌系统的非钙化或非经典作用

事实上 VDR 在所有有核细胞中普遍表达，在除肾脏外至少 10 个不同组织中均存在功能性 1α- 羟

化酶，并且大量基因直接或间接受到 1, 25$(OH)_2$D 的调控（甚至在斑马鱼中观察到脊椎动物进化的早期），表明维生素 D 内分泌系统发挥广泛生物学作用，不仅限于钙 / 磷酸盐 / 骨代谢的调节。这并不出乎意料，因为大多数其他核受体配体，如雄激素、雌激素、糖皮质激素和类视黄醇类物质，也具有广泛的生物学活性 [25]。基于对细胞、组织和转基因小鼠的对照性研究，以及在人类的观察研究中可见，似乎机体的几乎所有主要组织或系统功能都受到维生素 D 的调节。

1. 皮肤　表皮中维生素 D 产物、25- 羟化酶、1α- 羟化酶和 VDR 表达的共同存在表明，存在独特的维生素 D 胞内分泌系统，其中 UVB 照射的角化细胞可能满足其自身对 1, 25$(OH)_2$D 的需求。从维生素 D 化合物对角化细胞生长和分化的重要影响中可以看出维生素 D 在表皮稳态中的作用 [155]。表皮角化细胞代表了表皮层的主要细胞类型，最有可能是维生素 D 作用于皮肤的主要靶细胞，但表皮中存在的许多其他细胞类型也是维生素 D 的靶目标。

基于对 1α- 羟化酶缺陷小鼠的研究，在缺乏维生素 D 作用的情况下，皮肤的基本屏障功能的修复受到损害 [156]。VDR 缺陷小鼠和具有 VDR 突变儿童的主要皮肤表型都发展为全部脱发。出生时头发发育正常，但是脱发开始于第一次毛发生长期之后，并最终导致全部脱发伴随大的皮肤囊肿。这种脱发是由 VDR 本身引起的，因为在维生素 D 缺乏的野生型小鼠或具有 *Cypb1* 突变的小鼠中未发现这种脱发。核受体共抑制剂突变、Lef1 与 β-catenin 相互作用（Wnt 信号通路的一部分）的无毛或角质形成细胞特异性丧失会产生惊人相似的脱发。因此，毫无疑问，正常角化细胞干细胞功能需要非依赖配体 VDR 的作用。

正如动物研究所预期的那样，没有明显的皮肤疾病与人体维生素 D 缺乏或不足有关。可以将 7- 脱氢胆固醇光转化为前维生素 D 光子也同样会引起 DNA 损伤，最终导致光老化和皮肤癌风险增加。因此暴露于 UVB 或需要阳光下，以产生维生素 D 总是涉及少量但持续累积的皮肤损伤风险。此风险与皮肤类型白皙的人（phototypes1 和 2）尤为相关 [157]。尽管 1, 25$(OH)_2$D 或某些类似物能够对培养的角化细胞中 UVB 介导事件产生强大的光保护作用 [158-160]，然而 UVB 的整体促癌作用占了主导。

2. 细胞增殖与肿瘤　事实上，几乎所有正常细胞甚至大多数恶性细胞暴露于 1, 25$(OH)_2$D 都会导致细胞周期 G_0/G_1 期细胞的蓄积 [161-163]。E2F 转录因子家族的调控是一般的下游效应，在细胞周期进程中涉及大量基因的主开关。这些 EgF 因子受视网膜母细胞瘤蛋白质（尤其是袋状蛋白 p107 和 p130）的调控，其蛋白质磷酸化状态受细胞周期蛋白和细胞周期蛋白依赖性激酶（p18、p19、p21 或 p27）调节，而其中大部分受 1, 25$(OH)_2$D 调节 [161, 164]。但 1, 25$(OH)_2$D 也可能通过干扰 TGF-β、表皮生长因子（IGF）、前列腺素 [165] 和 Wnt 配体 [166] 信号传导途径的启动来抑制细胞生长，以及通过干预其他有丝分裂信号途径（如 ERK/MAPK 途径和 c-myc）（图 59-5）抑制细胞生长 [167-173]。此外，1, 25$(OH)_2$D 可以调节细胞凋亡和血管生成，这是众所周知的肿瘤细胞扩增的重要机制。鉴于这些公认的体外效应，人们可能预测 VDR 缺陷小鼠对致癌作用更加敏感，这些动物的表皮，乳腺和肠道细胞确实显示出过度增生的迹象。而且，当暴露于化学致癌物致癌基因或 UVB 照射下时，VDR 缺陷的小鼠会出现更多的恶性肿瘤（乳腺癌类型的病变、皮肤肿瘤和淋巴瘤）[110, 174, 175]。

在人类中，绝对 VDR 或 CYP27B1 缺乏症很少见，但维生素 D 缺乏症很常见。这就引发了这样一个问题，即维生素 D 缺乏症是否与人类罹患肿瘤的风险增加有关。最初在美国和日本的 UVB 暴露量较低的地区观察到较高的肿瘤患病率，从而加强了这一假设。大量文献将降低的 25OHD 水平与主要肿瘤（尤其是结肠癌和乳腺癌）的患病率增加相关联，但与前列腺癌的关系更为混杂 [176-178]。在大多数横断面研究或观察性研究中，发现血清 25OHD 水平低于 20ng/ml 的受试者有更高的肿瘤风险，但许多研究也显示了不同 25OHD 亚组之间癌症风险的显著趋势。而部分研究也将较高的维生素 D 营养状况与患病率更高更具侵略性的癌症联系起来 [25, 38, 179]。

当然，最终的问题是血清 25OHD 水平是总体肿瘤风险的预测因素还与肿瘤呈因果关系，干预研

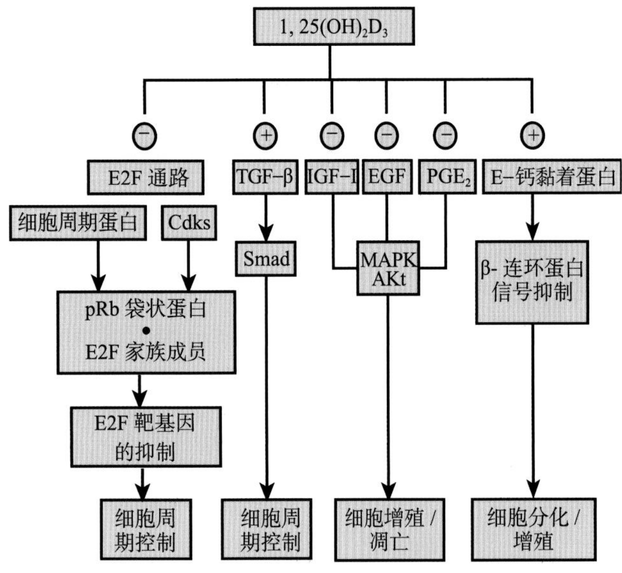

▲ 图 59-5 **1, 25(OH)2D 对细胞周期进程的影响**

1, 25(OH)$_2$D 通过调节不同的信号通路，导致细胞在细胞周期 G_1 阶段聚积，从而发挥调控细胞周期特定阶段的作用 - 抑制作用；+ 刺激作用；EGF. 表皮生长因子；IGF-1. 胰岛素样生长因子 1；PGE$_2$. 前列腺素 E_2；pRb. 视网膜母细胞瘤肿瘤抑制基因；TGF-β. 转化生长因子 β

究应该能够提供答案。在女性健康倡议（WHI）研究中，接受钙（1g）加维生素 D（400U）的绝经后女性的结肠癌没有比对照组少 [180]。在一项更小型为期 4 年的绝经后女性研究中发现，摄入较高剂量的钙（1.4～1.5g）和维生素 D（1100U）将血清 25OHD 的平均水平升高至 80nmol/L 以上，确实降低了总体癌症风险 [181]。但该研究因肿瘤死亡人数少和钙摄入的混杂因素限制了它的研究价值。足量补充维生素 D 的大型前瞻性研究至关重要 [38]。

3. 免疫功能与维生素 D 所有免疫细胞［抗原呈递细胞、T 和 B 细胞、自然杀伤（NK）细胞，甚至肥大细胞］在分化的某些阶段都表达功能性 VDR。抗原呈递细胞（树突状细胞、等效驻留细胞及单核细胞 / 巨噬细胞）可以使用与肾脏中相同的酶来合成 1, 25(OH)$_2$D，但受免疫刺激而非钙调激素的控制 [52, 59, 182]。最后，1, 25(OH)$_2$D 调节广泛的基因，在免疫系统中发挥关键作用。总体而言，维生素 D 代谢物刺激天然免疫系统（主要由单核细胞 / 巨噬细胞介导），逐渐降低获得性免疫系统的能力。天然免疫系统暴露于细菌后，首先被刺激产生 1, 25(OH)$_2$D（图 59-6A），而这种旁分泌的 1, 25(OH)$_2$D 刺激巨噬细胞的分化和功能［包括局部产生大量的抵抗素（抑菌肽）］[183]。在维生素 D 缺乏症的小鼠中观察到了抗微生物活性的免疫功能缺陷 [184, 185]，总体表明 1, 25(OH)$_2$D 增强了抵抗细菌感染的天然防御。在人体中，低水平的 25OHD 与结核病或 AIDS 的易感性增加，以及疾病进展加速有关 [186–190]。然而，在一项前瞻性临床试验中未能证明在维生素 D 缺乏症患者中能加速活动性结核病的愈合 [191] 或预防 COPD 患者的反复感染（严重维生素 D 缺乏症者除外）[192]。补充维生素 D 对病毒或呼吸道感染的有益作用，在蒙古儿童中得到了证实 [193]，但在阿富汗人群中未得到证实 [194]。

与天然免疫系统相比，维生素 D 在获得性免疫系统以相反的方式发挥作用（图 59-6B）。实际上，1, 25(OH)$_2$D 抑制树突状细胞成熟并对关键细胞因子（IL-1、IL-2、IL-12、IL-17、INF-γ）的 T 细胞基因表达和抗原呈递 T 细胞（MHC Ⅱ类和共信号蛋白）所需的基因表达产生协同作用。另外，1, 25(OH)$_2$D 降低辅助性 T 细胞（Th1 和 Th17）的活性，同时上调调节性 T 细胞 [195]。因此，这些免疫调节作用的整体作用是下调获得性免疫系统，这应该对自身免疫疾病的发生或发展发挥有益作用。缺乏维生素 D 的小鼠更容易患上严重的自身免疫性疾病，如与维生素 D 充足的小鼠相比，在生命早期暴露于短暂维生素 D 缺乏症的遗传易感性 NOD 小鼠中 1 型糖尿病发病率明显升高 [185, 196]，在 1α- 羟化酶缺乏的小鼠更容易患上几种类型的炎症性肠病 [197]。此外，1, 25(OH)$_2$D 及更强效的选择性类似物可以显著降低啮齿动物的自发性或实验性自身免疫性疾病，如 NOD 小鼠的 1 型糖尿病、实验性过敏性脑炎、肾炎或炎症性肠病 [17, 25, 198]。

但是，在人类自身免疫性疾病的研究更为复杂。一项大型的 Meta 分析表明，VDR 多态性与 1 型糖尿病的风险没有明确相关性 [199]。但是，在横断面及家庭研究中发现 1α- 羟化酶基因和维生素 D 内分泌系统的其他基因多态性与 1 型糖尿病发病风险相关 [200, 201]。

与来自 NOD 小鼠的数据一致，多项针对人的流行病学研究表明，生命早期补充维生素 D 可能会降低后来患 1 型糖尿病的风险。降低风险的比例从

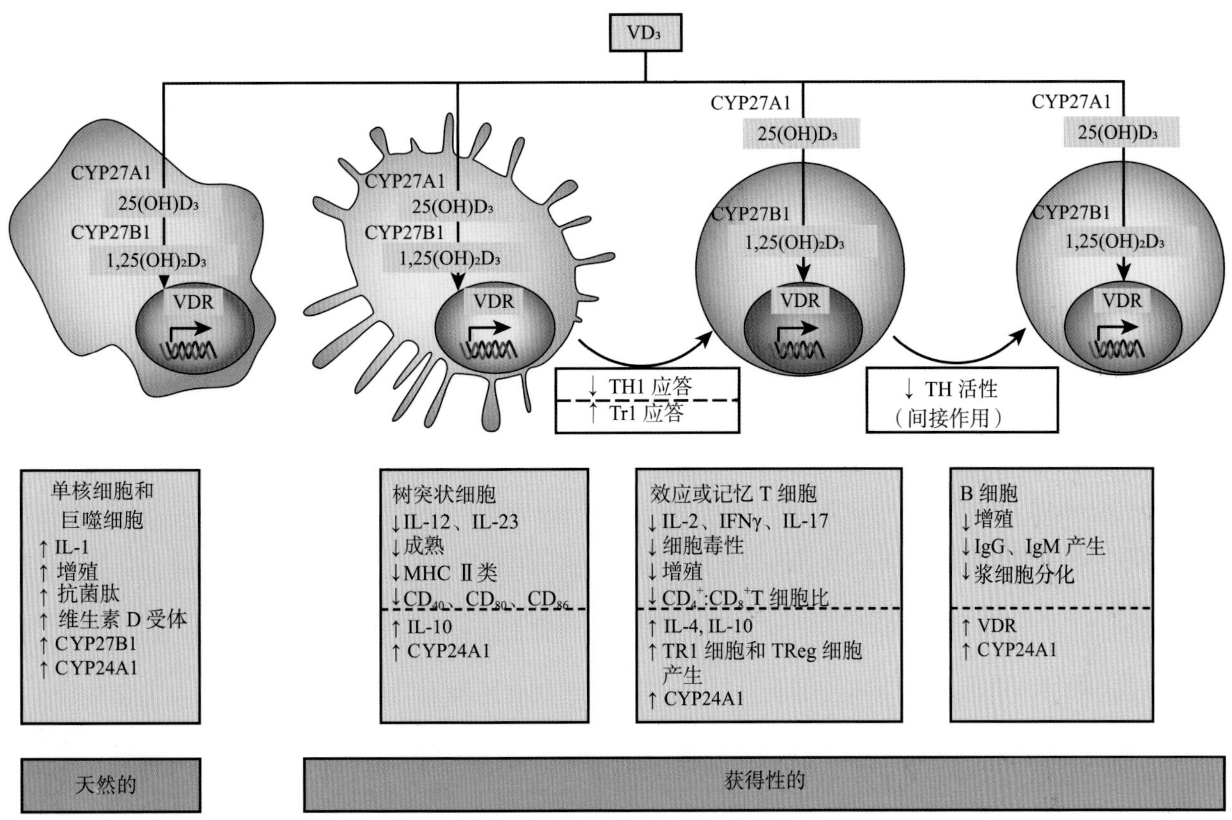

▲ **图 59-6 维生素 D 内分泌系统的免疫作用**

在天然免疫系统中，如 1, 25(OH)$_2$D 通过增强抗菌肽（cathelicidin）的表达来增强单核细胞 / 巨噬细胞的抗菌功能，最终可更好地清除病原微生物。在获得性免疫系统中，1, 25(OH)$_2$D 对获得性免疫系统参与者的免疫调节作用可以保护自身免疫性疾病和移植个体的靶组织。1, 25(OH)$_2$D 抑制 MHC Ⅱ复合抗原和共刺激分子的表面表达，以及抗原呈递细胞（如树突状细胞）中细胞因子 IL-12 的产生，从而改变 T 细胞的极化，从（自动）攻击性效应器（Te）向保护性或调节性（Tr）T 细胞表型转化。1, 25(OH)$_2$D 也直接在 T 细胞水平上发挥其免疫调节作用

使用鳕鱼肝油研究的 26% 到每天补充 2000U 维生素 D 的 78%，在 5 项已发表的报道中发生 1 型糖尿病的风险总体降低 30% [198]。由于未在儿童队列研究中测量血清 25OHD 水平，因此不能定义减少 1 型糖尿病的 25OHD 最佳阈值。

低维生素 D 状态亦明显增加多发性硬化风险。在超过 700 万美国军人中进行的一项前瞻性巢式病例对照的大型研究表明，低水平 25OHD 是以后发生多发性硬化的重要危险因素（血清 25OHD ＜ 20ng/ml 的风险比值约为 2，更高水平 25OHD 的“保护”作用可能更大）[202]。然而，对于 1 型糖尿病尚无随机对照的干预研究证明，维生素 D 缺乏（或不足）与后来发生自身免疫性疾病之间的因果关系，但随机试验发现这部分人群（尤其是有遗传风险的人群）应予以优先关注。综合所有这些观察结果提示，在围产期、幼儿期或青春期预防维生素 D 缺乏症可能对自身免疫性疾病产生长期影响。此外，在小鼠模型中有几项观察结果可以解释这种作用，如暴露于 1, 25(OH)$_2$D 后（自身反应性）胸腺细胞或淋巴细胞的凋亡增加，以及调节性 T 细胞和 NKT 细胞的产生 [198, 203]。

4. 心血管系统　对于 VDR 缺失及 1α 羟基化酶缺乏的大鼠，应用血管紧张素受体拮抗药可以预防高肾素性高血压和心肌肥大的发生 [204]。1, 25(OH)$_2$D 可能通过启动子中的维生素 D 反应元件直接调节基因表达从而减少肾素生成，观察性研究数据证实了上述基础研究的结果。在血压正常和高血压的个体中，25(OH)D 浓度和血压呈负相关 [205]。一项纳入了 8 个随机试验的 Meta 分析表明，在高血压（≥ 140/90mmHg）男性和女性患者中，与安慰剂相

比，补充维生素D可以引起舒张压轻微但有统计学意义的下降（−3.1mmHg，95% CI−5.5～−0.6），尽管收缩压在维生素D组有所下降，但两组间的差异未达到统计学显著性水平[206]。当暴露于炎症刺激时，VDR缺失大鼠血栓形成增加和纤维蛋白溶解减少[207]，而1, 25$(OH)_2$D对大多数血管壁细胞有益。在人类，维生素D低水平与多种心血管危险因素相关[208]，包括代谢综合征的各个组分。一项纳入19项前瞻性研究（65 994名患者）的Meta分析显示25(OH)D水平［8～24ng/ml（20～60nmol/L）］和心血管疾病风险呈负相关［血清25(OH)D每下降10ng/ml（25nmol/L），RR1.03，95% CI 1.00～1.60］[209]。然而，关于补充维生素D对于心血管结局的影响，包括心肌梗死、卒中、血脂、血糖和血压，随机试验并未得出一致的结论[210, 211]。

在227例慢性肾病患者［估计肾小球滤过率为15～60ml/（min・1.73m^2）］中，维生素D类似物（口服帕立骨化醇）与安慰剂的随机试验中，两组患者的左心室质量指数或舒张功能不全指标无差异[212]。

相反，维生素D过量会对血管壁的所有结构产生危害，引起肾脏、心脏瓣膜、心肌及大多数软组织的异位钙化和器官衰竭（表59-2）。这些数据提示维生素D内分泌系统对心血管靶器官有潜在有利作用，但局限于特定的最佳范围内，这一结论仍需适当、前瞻性大规模随机研究进一步证实。

5. 肌肉、肌肉功能与跌倒　VDR在成肌细胞和星状细胞中表达，但可能不存在于成熟的横纹肌细胞中[213]。即使给予高钙饮食，VDR缺失大鼠仍存在肌纤维成熟障碍，表现为肌肉纤维纤细和断奶后仍有胚胎标记物表达[214]。一些通常在生命早期表达的基因（如myf-5）受1, 25$(OH)_2$D的负性调节。由于低血钙可能对肌肉细胞的钙流通量有重要影响，因此在VDR抵抗或者维生素D缺乏症的大鼠身上评估肌肉性能难以解释。患有慢性肾衰竭和维生素D缺乏症［包括25(OH)D和1, 25$(OH)_2$D］的患者可以出现严重的肌病和行走障碍，通过适宜的维生素D和（或）类似物治疗可以迅速改善症状，治疗效果类似于先天性1α-羟基化酶缺乏的患者。观察性研究显示在儿童和老年人中，低维生素D水平（低于20ng/ml，特别是低于10ng/ml）和肌无力相关[38, 215]。

老年人的少肌症（肌肉质量和强度的进行性损失）是可预防的，通常与维生素D缺乏相关。补充维生素D可以适当提高运动后的精力恢复，还可以（结论不一致）改善肌肉功能和躯体摇摆[216]。许多前瞻性干预研究显示，给予维生素D缺乏症的老年人补充维生素D可以稍微减少跌倒风险[217]；这或许可以解释伴随骨骼获益，骨折风险下降[218]。

6. 葡萄糖与能量代谢　许多组织对于能量和血糖代谢极为重要，如胰岛B细胞、肌肉和脂肪细胞，均为维生素D的靶器官。因此一个显而易见的问题是除了维生素D对免疫系统和自身免疫性糖尿病的影响外，维生素D是否参与调节或改变总体代谢过程。维生素D缺乏症可以引起实验动物（啮齿类和兔子）的糖耐量受损[198, 219, 220]。但是，品种不同VDR缺失的大鼠并未出现一致的糖耐量异常[25, 198]。配体和受体缺乏之间的作用差异并不是唯一的（见脱发和免疫作用），亦不是维生素D特有的。类似的作用也见于甲状腺激素/甲状腺受体功能。1, 25$(OH)_2$D对胰岛素的合成和分泌有适度的刺激作用，或许是通过众所周知的钙对胰岛B细胞的作用来介导。

*VDR*或*CYP27B1*敲除的大鼠由于能量消耗增加脂肪量较少，而脂肪组织VDR表达增加的大鼠则出现肥胖[221]。由于白色脂肪组织中解耦联蛋白表达增加及胆汁酸池增大，VDR信号受阻的大鼠对饮食诱导的肥胖具有抵抗力。因为胆汁酸通过激活多个核受体，包括VDR和G蛋白耦联受体［如GPBAR1（亦称为TGR5）］是已知能量消耗的强效诱导剂[222]。相反，大多数人类的观察性研究显示维生素D不足几乎和代谢综合征的所有组分相关，包括肥胖、胰岛素抵抗、空腹血糖或者2型糖尿病、高血压和高脂血症[25, 198, 223, 224]。

一项大型的遗传学（$n > 40000$）研究得出结论，较高的BMI（易患肥胖的基因）降低血清25$(OH)D_3$水平，但低25$(OH)D_3$水平［或与血清25$(OH)D_3$水平降低有相关的基因］却对肥胖影响不大[225]。4项干预性研究显示，补充维生素D并不能降低BMI[226]。鉴于维生素D不足和代谢综合征的高度流行及其之间的联系，明确人体维生素D状态及能量消耗和代谢综合征之间精确的相互作用非常必要。

7. 生殖系统　VDR 激活抑制了乳腺的分支出现和减少了乳腺脂肪垫，而高龄雌性 VDR 缺失大鼠可出现卵巢萎缩[227]。在雄性生殖系统似乎对生育力下降的影响更大，可能是由于芳香化酶基因受 VDR 的负性调控导致雌激素活性下降[120, 228]。VDR 和许多维生素 D 代谢酶亦在精子表达，而 CYP24A1 的高表达也与男性的生育力相关[228]。

8. 死亡　由于维生素 D 状态和许多重要疾病相关，因此很有必要探索维生素 D 缺乏是否与死亡风险升高相关[229, 230]。一项纳入 8 项随机对照研究（超过 70000 受试者）的 Meta 分析显示联合补充维生素 D 和钙剂可以轻微下降总体死亡风险（OR 0.94，CI 0.93～1.00），而单独补充维生素 D 并未达到统计学显著性差异[231]。此外，当长期血透患者的 25(OH)D 水平低于 10ng/ml 以下时，全因死亡率增高 1.6 倍[232]。

六、维生素 D 的临床意义

（一）维生素 D 和代谢产物测定的方法与应用

血浆中存在维生素 D 及其代谢产物约 30 种。由于维生素 D_2 或 D_3 的血清浓度仅反映近期紫外线照射量或营养摄入的水平，因此其检测没有太大的临床意义。而相比维生素 D_3，血清中 25(OH)D 的水平可以更好地反映维生素 D 的状态，因为维生素 D 会迅速转化为 25(OH)D，且 25(OH)D 的半衰期较长[233, 234]。正常人群维生素 D 的内源性产生和外源性摄入差异很大，血浆维生素 D 的水平变化也很大（表 59–3）。因此，血浆 25(OH)D 类似于真正的维生素，其浓度取决于暴露于 UVB 光线后皮肤中的营养供应或合成。如果没有食物来源补充维生素 D，在婴幼儿或者老年人中很容易发生低紫外线照射和维生素 D 摄入不足。血浆 25(OH)D 的浓度在出生时确实很低（由于母体和胎儿 DBP 比例为 2∶1，因此浓度通常约为母体浓度的 50%），而牛奶中天然维生素 D 含量低。因此，在脊椎动物和人类进化过程中，日晒是预防佝偻病的自然方法[141]。在非洲以传统方式生活的原始部落人的血清 25(OH)D 平均水平约为 45ng/ml[235]。

然而，由于 UVB 光线会导致 DNA 光损伤，是皮肤恶性肿瘤的危险因素，因此应避免过度暴晒（尤其是婴幼儿），并提倡对所有婴幼儿系统性补充维生素 D。尽管人们在 20 世纪初就认识到了婴幼儿中普遍存在维生素 D 缺乏，并已采取措施加以预防，但直到 20 世纪末人们才认识到在老年人当中也同样存在地域性维生素 D 缺乏症并给予相应处理。

25(OH)D 代谢为 1, 25$(OH)_2$D 和 24, 25$(OH)_2$D 的过程受激素、离子和体液因子的严格调控。因此，血浆中的 1, 25$(OH)_2$D 浓度像激素一样被各种因素进行调节（表 59–4），并且测定 1, 25$(OH)_2$D 水平可用于临床研究佝偻病、骨量减少、低钙血症或高钙血症等少见疾病[234, 236]。通常，血清中 24, 25$(OH)_2$D 和 25, 26$(OH)_2$D 的浓度反映 25(OH) D 的浓度，因此不会提供其他有价值的临床信息。25(OH)D 和 1, 25$(OH)_2$D 内酯的浓度仅在重要底物过量的情况下才会升高，但在临床实践中尚未涉及对于这两种物质的检测。

所有维生素 D 代谢产物都与 DBP 紧密结合。由于肝脏 25– 羟化酶的活性不受反馈调节，因此游离或总 25(OH)D 浓度会根据底物水平不同而大幅波动。与之相反，肾脏 25(OH)D1α– 羟化酶被严格调控，并且由于在靶组织中与 VDR 的结合取决于循环中的游离 1, 25$(OH)_2$D 浓度，因此游离 1, 25$(OH)_2$D 浓度比总 1, 25$(OH)_2$D 更重要[85, 237]。循环中的 DBP 浓度相当稳定，除非在雌激素刺激（或怀孕）或合成减少（肝硬化）或尿量增加（肾病综合征）等情况下会降低。游离 1, 25$(OH)_2$D 比总 1, 25$(OH)_2$D 更重要的主要依据有两方面：①体外实验[1, 25$(OH)_2$D 对培养细胞的生物活性][238, 239]，②体内观察，如长期使用雌激素或 1, 25$(OH)_2$D– 半抗原复合物免疫抵抗的动物体内 1, 25$(OH)_2$D 的稳态浓度虽然升高，而其作用却没有增加[240]。

血清中几种维生素 D 代谢产物浓度的检测对于临床治疗或基础研究都很重要[233, 236, 241]。大多数的检测方法是通过脂质提取将这些化合物从其结合蛋白（特别是 DBP）中释放出来。由于维生素 D 具

表 59-3　25OHD 的血药浓度

正常波动依据
- 膳食摄入量（+）*
- 日光（紫外线）照射（+）受季节性生活方式和文化习惯影响
- 年龄（-）
- 皮肤色素沉着（-）
- 纬度（-）
- 使用防晒霜（-）
- DBP / Gc 的基因多态性，7- 脱氢胆固醇 -Δ-7- 脱氢酶，CYP2R1 和可能 CYP24A1

25-OHD 浓度升高见于
- 使用药物性维生素 D †
- 过量摄入营养维生素 D
- 紫外线过度照射

25-OHD 浓度降低见于 ‡
- 缺乏营养 / 接触维生素 D 和紫外线的综合风险
  - 主要风险人群包括
    - 婴儿，尤其是在冬末出生
    - 居住在温带气候下深肤色的移民女性和儿童
    - 行动不便的老年人群
    - 由于社会经济、宗教或文化原因而很少受到阳光照射的人群
- 肠道脂肪吸收不良（如与胆汁性肝硬化有关）引起的维生素 D 吸收减少
- 短肠综合征或胃旁路手术
- 胰腺外分泌功能不全
- 谷蛋白肠病
- 维生素 D 丢失或分解代谢增加
- 肾病综合征
- 药物（如巴比妥类药物或抗癫痫药）引起的慢性激活肝 P_{450} 系统
- 钙摄入或吸收降低

*. 正面或负面影响分别用“+”或“-”表示
†. 仅当 25(OH)D 浓度超过 100ng / ml 时，才能观察到高钙尿症、高钙血症、肾钙沉着症、肾结石、转移性钙化等维生素 D 中毒的表现。如果不是使用药用维生素 D，临床上维生素 D 中毒几乎不会发生
‡. 有关维生素 D 不足或缺乏的定义，见建议的每日摄入量和表 59-5

有高摩尔吸光系数，因此在高效液相色谱（HPLC）中，可以使用 UV 吸光光度法测量维生素 D_2、维生素 D_3 或 25(OH)D。而 25(OH)D、1, 25$(OH)_2$D，或 24, 25$(OH)_2$D [234] 的测量则首选竞争性结合分析或放射免疫测定法（RIA）。实验室内质控，尤其是实验室间质控非常差，也表明这些分析技术比较困难 [242, 243]。由于维生素 D 缺乏或不足的界定是以绝对浓度为诊断标准的，所以常规 25(OH)D 检测的关键在于准确性 [242, 244]。液相色谱串联质谱法目前是 25(OH)D 和 1, 25$(OH)_2$D 测定的金标准 [245, 246]。

表 59-4　1, 25$(OH)_2$D 的血药浓度

浓度降低	浓度升高
• 基质缺乏症 *（如营养性疾病，肠道吸收不良）	• 基质过量 †
• **25OHD-1α- 羟化酶缺乏症**	• **25OHD-1α 羟化酶过量**
- *先天性*：维生素 D 依赖性佝偻病	- 原发性或三发性甲状旁腺功能亢进症
- *器质性*：肾功能不全或无肾患者	- 甲状腺功能减退症
- *功能性*：	- 糖皮质激素过量
○ 甲状旁腺功能减退症	- 肢端肥大症
○ 假性甲状旁腺功能减退症	- 肉芽肿性疾病
○ 低镁血症	- 特发性高钙尿症
○ 肿瘤性骨软化症	- 2 型低磷酸血症佝偻病（+ 高钙尿症）
○ 恶性高钙血症	- 怀孕
○ 甲状腺功能亢进症	- 营养性缺钙
○ Addison 病（急性）	- Williams 综合征
○ 严重胰岛素缺乏症	- *CYP24A1* 基因突变
○ 家族性低磷酸血症佝偻病	
○ 横纹肌溶解	
○ 肿瘤性钙质沉着症	
• **DBP 缺乏症**	• **DBP 过量**
- 胎儿	- 怀孕
- 肾病综合征	- 口服雌激素
- 肝硬化	
	• **终端器官抵抗**
	- 真性维生素 D 抵抗（也称 2 型维生素 D 依赖性佝偻病）

DBP. 维生素 D 结合蛋白
*. 在许多佝偻病或骨软化症中，1, 25$(OH)_2$D 的浓度仍可测量，甚至接近正常。这可能是由于长期缺乏维生素 D 后，最近（且不足）获得维生素 D 所致。然而，与继发性甲状旁腺功能亢进症的程度相比，这种浓度太低。无论如何，25(OH)D 比 1, 25$(OH)_2$D 更能反映维生素 D 缺乏症。在甲状腺功能减退症中也观察到类似情况，其前体激素 T_4 比真正的激素 T_3 是更好的临床甲状腺功能减退标志物
† 当肾功能保持正常和（或）PTH 分泌增加时，维生素 D 过量只会增加血清 1, 25$(OH)_2$D。通常，维生素 D 毒性中 l, 25（OH）$_2$D 水平较低或正常。
单核细胞的活化可导致 1, 25$(OH)_2$D 的肾外合成，如结节病、肺结核、异物炎症、淋巴细胞减少和某些真菌感染

（二）维生素 D 每日推荐量和临床使用

1. 维生素 D 状况和骨骼 在临床上，与维生素 D 合成、代谢或活性相关的先天性疾病（见第 67 章）是非常罕见的，但在世界范围内维生素 D 缺乏症却很常见，其流行范围直到最近才得到人们的重视 [17, 25, 38, 247]。维生素 D 过量仅在过量摄入维生素 D 的情况下才会发生，通常是医源性的，一旦发生可能致命。在发现维生素 D 双重来源及给婴幼儿补充维生素 D 之前，在欧洲的很多城市里，在贫穷或富裕的家庭中佝偻病都很常见（见第 71 章）。而最佳补充剂量是在反复试验基础上经过很长一段时间才确定，甚至在随机临床试验这个概念产生之前就已经确定了。人们发现 1 茶匙鱼肝油中的维生素 D 含量（后来发现含有相当于 400U 的维生素 D_3）就足以有效预防地方性佝偻病的发生。一项 RCT 研究结果显示，补充维生素 D（400U/d，共 18 个月）可以有效地预防土耳其儿童新发佝偻病 [248, 249]。随后，200～400U/d 的剂量被认为具有保护性。2008 年，美国儿科学会将儿童每日维生素 D_3 的补充剂量增加到 10μg 或 400U/d [250]。有人曾在非精心设计的前瞻性试验或随机试验中利用血清 25(OH)D 水平来确定佝偻病预防或治疗的最低剂量。在临床病例研究中，单纯维生素 D 缺乏性佝偻病的患者血清 25(OH)D 水平远低于 10ng/ml，甚至经常低于 5ng/ml [247]。尽管采取了经济有效的佝偻病预防策略，但世界上许多国家或地区仍面临着地方性佝偻病的困扰，仍然有一定比例的婴幼儿受此影响 [251]，尤其是在许多伊斯兰国家、蒙古、中国农村、西欧的移民，或生活在维生素 D 缺乏症高发地区的母亲所生的孩子中 [252]。在许多非洲国家，饮食中钙摄入不足也会加剧疾病的流行或严重程度 [247]。围产期或儿童期维生素 D 缺乏症也可能导致骨量降低，并可能在以后的生活中导致其他临床后果 [253, 254]。

维生素 D 也被认为是生命后期骨骼完整性必不可少的，大多数研究都集中在老年女性或绝经后女性。有多个证据充分的横断面研究均支持这一观点，这些研究将 PTH 血清水平的升高与年龄增长和 25(OH)D 水平的降低联系在一起。为了明确有利于骨骼健康的最佳 25(OH)D 水平，许多研究都在寻找替代终点（表 59–5），幸好目前已有几项干预研究，包括对这些研究数据的 Meta 分析的结果可以利用 [38]。事实上，已经有若干替代终点被当作 25(OH)D 的最小或最佳阈值来进行评估。当成人血清 25(OH)D 超过 20ng/ml 时，血清中 1, $25(OH)_2D$ 的浓度可恢复正常水平。由于体内维生素 D 缺乏时 PTH 会相应升高，因此 PTH 已被广泛用作定义最佳维生素 D 水平的替代标记。在许多横断面研究中，导致血清 PTH 升高的 25(OH)D 阈值为 12～40ng/ml [32]，而补充维生素 D 后血清 PTH 水平只有在基线 25(OH)D 水平低于 20ng/ml 时才会降低 [32, 255]。促进肠道对钙的吸收是维生素 D 主要作用靶点，因此也可用来界定 25(OH)D 的理想替代终点。横截面研究结果表明，维持最佳钙吸收的 25(OH)D 水平低限为 32ng/ml，但测量钙吸收的方法比较差 [256, 257]。其他大规模横断面研究没有确定 25(OH)D 的阈值，而只能确定在成人 [258] 或青少年中血清 1, $25(OH)_2D$ 与 25(OH)D 的关系 [259]。干预研究表明，基线 25(OH)D 水平为 10～20ng/ml 的受试者补充维生素 D 后，肠道活性钙的吸收没有增加 [260] 或只有很小增幅 [258, 261]。横断面数据显示 25(OH)D 和骨密度（BMD）值并没有很强的相关性。这可能是骨转换或骨量长时间滞后于维生素 D 摄入的结果。然而，25(OH)D 水平最低（$<$ 12ng/ml）的受试者中 BMD 水平更低 [32, 262]。横截面或前瞻性研究显示，25(OH)D 水平低于 20ng/ml 时，骨折风险较高 [263]。最后，用维生素 D 和（或）钙补充剂进行的干预研究对于确定最佳维生素 D 状态最有价值。大量的研究已经解决了这个问题，但其中设计良好的随机试验数量有限。一些 Meta 分析研究的结论略有不同 [38, 264]。仅补充维生素 D 不能明确降低髋部骨折的发生率 [248, 265]，仅口服钙剂也没有显示出明显降低髋部骨折风险的益处，而一项研究甚至显示可能会增加髋部骨折的风险 [217, 266]。维生素 D 和钙的联合补充可降低约 20% 的髋部骨折风险，对于非椎体骨折也有类似的作用 [38, 265, 267]。在大多数此类研究中，每天补充维生素 D800U 比 400U 更有效 [264]。因此，似乎只有同时摄入较高剂量的钙（$>$ 1g/d）和维生素 D（$\geq$ 800U/d）才能有效地减少老年受试者

表 59-5 确定最佳维生素 D 水平促进骨骼健康的策略和随机临床研究 [38]

硬终点

- 预防骨折的安慰剂对照干预研究：每天补充 800U 的维生素 D_3（加上良好的钙摄入）将使大多数绝经后白人女性的血清 25OHD 升高至 20ng/ml 以上，并将骨折和跌倒的风险约降低 20%

基于 RCT 最佳血清 25OHD 水平的替代终点

- 25OHD ＞ 15ng/ml 可使肾功能正常的成年人血清 1, 25(OH)$_2$D 水平正常化
- 25OHD ＞ 20ng/ml 可使正常成年人的血清 PTH 水平正常化
- 25OHD ＞ 10～20ng/ml 可改善肠道活性钙的吸收
- 25OHD ＞ 20ng/ml 可改善成人 / 老年人的 BMD（补充额外维生素 D 不会进一步改善）

BMC. 骨矿物质含量；BMD. 骨密度；PTH. 甲状旁腺激素

人群的骨折，对住院患者的效果也最好。相应的 25(OH)D 水平存在更多争议，这主要是由于较早的研究中 25(OH)D 分析准确性不足，以及个体最佳(最小）25(OH)D 水平和人群平均水平的混淆。因为大多数干预研究得出的结论是，每天额外补充 100U 维生素 D 后，血清 25(OH)D 水平增加约 1ng/ml [268–270]，因此，估计在维生素 D 对骨折干预阳性结果的研究，大多数成年人中血清 25(OH)D 水平（根据基线人群水平和补充 800U/d 预期增长 8ng/ml 计算）大于 20ng/ml [271, 272]。当然，要获得高于 30ng/ml 的最低 25(OH)D 水平所需的维生素 D 量取决于基线 25(OH)D 水平、照射紫外线量和膳食维生素，但 80% 以上的绝经后女性即使补充大量维生素 D（＞ 4000U/d）也很难达到这一水平 [272]。

应避免通过大剂量间歇性补充维生素 D（＞ 300 000U）来增加服药依从性，因为至少有两项研究表明这样可导致跌倒或骨折的风险增加（暂时性）[273, 274]。

2. 维生素 D 水平和骨骼外效应　尽管维生素 D 内分泌系统在骨骼外存在许多靶基因和组织是非常合理的，并且有足够的数据支持维生素 D 状况差与许多主要的人类疾病有关，但对于维生素 D 水平与这些疾病之间的因果关系，补充维生素 D 的潜在益处及达到这种作用所需的阈值剂量或血清 25(OH)D 水平这些问题目前仍不清楚 [38, 215]。

对于肌肉功能和跌倒，每日补充 700～1100U 的维生素 D 是适度有效的，并且通过这种干预获得的血清 25(OH)D 水平似乎与有效减少骨折的最低 25(OH)D 水平非常相似。对于免疫和心血管作用及对癌症风险的潜在影响则没有相关数据，数据有限或有干预数据但存在争议 [38, 215]。观察数据表明，在基线 25(OH)D 水平低于 20ng/ml 的受试者中骨折风险最高。但是，大多数横断面研究还表明，较高的 25(OH)D 水平（＞ 30～40ng/ml）能最大限度地降低癌症、自身免疫性疾病和代谢终点的风险 [17]。当底物 25(OH)D 超过 20ng/ml 时，这些较高的 25(OH)D 不太可能使血清 1, 25(OH)$_2$D 更高，因此可行的假设是需要较高的 25(OH)D 水平以允许局部旁分泌产生 1, 25(OH)$_2$D。尽管这似乎是合理的，但仍未找到直接证据。

根据现有信息，补充维生素 D 有哪些选择？对于婴儿和儿童而言，从生命早期到青春期应确保每天摄入 400U，因为这种补充可以预防维生素 D 缺乏性佝偻病。但在西方国家和世界上许多地区，由于地理或社会原因暴露在阳光下极少的维生素 D 缺乏症高风险人群中，实际维生素 D 的补充远达不到理想程度。对于老年人，也可能对所有成年人而言，与最低风险的骨折、跌倒（基于干预研究）和多种主要疾病（基于流行病学调查）所对应的 25(OH)D 水平至少应高于 20ng/ml。这可以通过每天增加 800U 或每周或每月相当量的维生素 D 摄入量来实现 [275]。在 25(OH)D 基线水平较高的人群中，每天 400U 就足够了，在世界上一些平均 25(OH)D 水平为 30ng/ml 的国家或地区，可能不需要补充维生素 D。对于数百万轻度缺乏维生素 D 的受试者来说，诸如多脂鱼等维生素 D 的替代来源不是切实可行的解决方案。较高的 UVB 照射量当然可以改善维生素 D 的状态，但是由于一生会遭受光损伤或患皮肤癌的风险，因此不建议将其用于如 phototypes 的皮肤白皙者（phototypes1、2）。当然，对于许多患有特定疾病的患者（表 59–3），由于肠道吸收不良，分解代谢增加或需要更高剂量的维生素 D，或 25(OH)D，或 1, 25(OH)$_2$D，或者新陈代谢受损，的确肠道对脂溶性维生素吸收不良会中断维生素 D 的吸收，因此需要用大量维生素 D 替代或更多生理剂量（10～20μg/d）的可溶性 25(OH)D。

钙摄入量低会显著增加（两倍）25(OH)D 的分解代谢，因此如果“营养”供应不足，则会促进基质缺乏[276]。

有许多论点认为，25(OH)D 水平高于 30～40ng/ml 可能会为骨骼、肌肉和非钙化终末点提供更多益处。为了在 97% 以上的人口中达到这一水平，每天需要补充至少 2000U/d（通常更多），无论是否需要更多地暴露于 UVB[257]。因为通常仅在 25(OH)D 水平超过 100ng/ml 时才观察到严重的维生素 D 毒性，所以这种 30～40ng/ml 的水平可能是安全的。然而，补充 2000U/d 的随机、大规模、长期研究尚未显示出重大益处，仅在不到两年时间内对几百个受试者进行了评估[38, 277]。为了提醒维生素 D 可能的毒性，值得记住的是在 WHI 试验中观察到，当钙补充剂与每天至少 400U 的维生素 D 联合使用 7 年时，肾结石轻度但有统计学意义的增加[180]。此外，CYP24A1 突变的受试者在暴露于维生素 D 时容易出现高钙尿症、肾结石和高钙血症。维生素 D 状态与其他主要疾病之间的因果关系仍有待证明，因此推迟建议超过目前上限的一般维生素 D 摄入量似乎是明智的。但是，鉴于观察性研究产生的可靠的假设，目前正在进行具有多个终点的合适随机对照试验（干预超过 70 000 名受试者），其结果原计划在 2015—2020 年公布[38, 278]。

（三）全球维生素 D 状况

血清 25(OH)D 水平是维生素 D 状态的最佳标志，在世界各地不同人群中差异很大，维生素 D 缺乏症或不足的发生率也相应变化（表 59–6）。一项大范围的 Meta 分析将 394 项对全球健康受试者的血清 25(OH)D 水平进行的横断面研究进行整理，发现平均血清 25(OH)D 水平为 21ng/ml。白种人的水平比非白种人略高[279]，但这些数据可能有偏倚，因为在温和气候区域生活时，肤色较深的受试者的 25(OH)D 水平较低。年龄较大受试者（＞75 岁）和儿童（＜15 岁）的 25(OH)D 水平较低[33]。纬度仅对维生素 D 产生微小的影响，表明除了可能暴露于 UVB 光线外，许多其他因素（皮肤色素沉着、生活方式和营养因素）也定义了维生素 D 的状态。在更同类的人群中，维生素 D 状态的确存在预期的南北梯度变化（如在法国）[280]，而在所有欧洲人口中，南北梯度变化发生了逆转，这可能是由于斯堪的纳维亚国家摄入鱼类较多和追求阳光行为习惯不同导致[281, 282]。在北美，NHANES 数据证实，从 1988—1994 年到 2002—2006 年，25(OH)D 水平（经分析漂移校正后）分别从 27ng/ml 降至 24ng/ml[283]。与其他种族相比，非洲裔美国人的水平较低，而 BMI 升高也与 25(OH)D 较低相关。来自不同大陆（美国、欧洲和亚洲）的成年或老年男性的维生素 D 平均水平非常相似，为 25ng/ml[284, 285]。然而，在某些国家，平均水平可能较低[34, 286–288]。通常在肥胖受试者或有特殊危险因素的受试者中观察到较低的维生素 D 水平（表 59–3）。孕妇及其婴儿中维生素 D 水平低也很常见，鉴于围产期维生素 D 缺乏症的潜在后果，这带来了额外的风险[248]。

因此，很明显，即使保守地将 25(OH)D 含量低于 20ng/ml 定义为轻度维生素 D 缺乏症（表 59–6）在世界范围内也很普遍，并且可以影响约 1/3（美国）至 50% 的世界人口。如果 25(OH)D 水平低于 30ng/ml 来定义维生素 D 不足，那么超过 50% 的健康美国人口（基于 NHANES 数据）和约 2/3 的欧洲人口（在大多数伊斯兰国家甚至更多）将存在维生素 D 不足[17, 289]。因此，必须更好地评估维生素 D 状况对健康的影响。所有专家都同意，应通过适当的策略纠正最严重的维生素 D 缺乏症（表 59–6）[38, 290]。

七、1, 25 (OH)$_2$D 类似物的治疗前景

在一些组织中 25(OH)D–1α– 羟化酶[48] 和维生素 D 受体共同存在引出了 1, 25(OH)$_2$D 旁分泌作用的概念[291]。这些新发现的关于 1, 25(OH)$_2$D 功能可能产生对免疫调节的新治疗应用（如用于治疗自身免疫性疾病或预防移植排斥）、抑制细胞增殖（如牛皮癣）和诱导细胞分化（癌症）。为了实现生长抑制或细胞分化，往往需要超生理学剂量的 1, 25(OH)$_2$D，这会引起钙的不良反应。因此，已开发出 1, 25(OH)$_2$D 的新类似物以将抗增殖和分化作用与其钙血症和对骨代谢作用分离[292]。

甾类化合物 1, 25(OH)$_2$D 具有开放的 B 环和 8

个碳原子侧链，是一种非常灵活的分子，并且在A、B、C和D环中和侧链中引入了许多（数千个）修饰，通过羟基的加成或易位，引入不饱和键，用杂原子取代碳原子，改变立体化学结构和（或）缩短或延长侧链，以及通过合成非甾体类似物[292-295]。没有单一的机制可以解释新维生素D类似物的超激动性和选择性活性谱（钙化与非钙化作用）的确切机制。1, 25(OH)$_2$D的大多数生物学效应被认为是通过与VDR结合而介导的，但令人惊讶的是，类似物对VDR的结合亲和力并不总是与其效力相关。通过有限的蛋白水解作用和定点诱变评估，一些类似物可延长VDR半衰期并诱导VDR配体复合物发生不同的构象变化[296, 297]。然而，大多数类似物在不重大修饰受体配体结合域表面的情况下结合到VDR的配体结合袋中[293, 295, 298]。然而，超激动剂能够在共激活因子募集或活性水平上增强基因转录。但类似物的选择性作用需要不同的机制，如取决于VDR的不同靶细胞中的新陈代谢或细胞或基因特异性调节（如由特定维生素D类似物诱导的同型异二聚体构型，共激活因子或阻遏蛋白存在的或选择性的相互作用等）[292, 299]。一些类似物是非基因组快速作用的选择性激动药或拮抗药，但缺乏明显的基因组活性[300]。因为对于其他类固醇激素（如雌激素、雄激素、糖皮质激素），现在已经很好地建立了可以通过母体配体分子的化学修饰来产生类似物特异性基因调节，这很可能在众多强大的选择性维生素D类似物中实现，至少有一些在临床上可用于非血钙适应证。

表59-6　25(OH)D水平所描述的维生素D营养状况

血清25(OH)D水平		营养状况
ng/ml	nmol/L	
＜10	＜25	严重维生素D缺乏症
10～20	25～50	维生素D缺乏症
＞20*	＞50*	维生素D充足
约＞100	约＞250	中毒风险

对于定义最佳25(OH)D水平的最小阈值，存在不同的观点；其他人建议使用30ng/ml或50nmol/L[38, 270, 313, 314]。
*. 最佳维生素D状态由血清25(OH)D水平决定

（一）骨骼疾病

维生素D或其代谢物在以矿物质缺陷为特征的骨骼疾病（如佝偻病和肾性骨营养不良）中的作用已得到充分证实。维生素D类似物2β（3-羟基丙氧基）-1, 25(OH)$_2$D（ED-71或艾地骨化醇）在啮齿动物中比1, 25(OH)$_2$D更有效，并且增加了骨骼质量和密度，并在日本绝经后女性的Ⅲ期试验中减少了椎骨骨折[145, 301]。另一种维生素D类似物（2MD）也非常有效地治疗了卵巢切除术引起的大鼠骨丢失[146]。

（二）肾性骨营养不良

慢性肾衰竭患者的骨病是由一系列复杂的机制导致的，如1, 25(OH)$_2$D合成受损、维生素D抵抗、继发性甲状旁腺功能亢进症、FGF23升高及异常的矿物质处理（高磷血症、铝或氟化物过量、酸中毒）。尽管1α-(OH)D$_3$、1α-(OH)D$_2$和1, 25(OH)$_2$D被广泛用于预防和治疗肾性骨营养不良，但已有几种类似物被评估，目的是更好地抑制PTH，同时降低引起高钙血症或高磷酸盐血症的风险。在美国，Paracalcitol被广泛用于控制继发性甲状旁腺功能亢进症。与接受1, 25(OH)$_2$D或未接受维生素D治疗的患者相比，使用Paracalcitol还可以降低心血管疾病和总体死亡风险[302]。这些结果已在许多类似非随机研究中得到证实，可能因患者选择不平等而产生偏差，但尚未在前瞻性随机临床试验中得到证实。

（三）皮肤

表皮是一种独特的组织，它可以产生维生素D并可以将其代谢为所有重要的代谢产物，此外，它对1, 25(OH)$_2$D也非常敏感。药理浓度的骨化三醇可有效诱导生长停滞和表皮角化细胞的分化[303]。骨化三醇对角化细胞增殖和分化的深远影响已导致将维生素D类似物用于角化细胞增殖和分化受到干扰的皮肤疾病，主要是牛皮癣[304]。具有降钙活性的外用维生素D类似物（卡泊三醇和他骨化醇）现已广泛用于轻至中度的牛皮癣。这些维生素D化合物的单药治疗与外用中效糖皮质激素具有相同的疗效，而没有皮肤萎缩的风险。轻度刺激性是唯一经常观察到的不良反应[304]。在用维生素 D 类似物治疗期间，异常的表皮稳态得以完全恢复，角化细胞的增殖被抑制；混乱的银屑病分化特征被归一化，其中外皮蛋白和Ⅰ型转谷氨酰胺酶的过早表达减少，丝聚蛋白表达增强[305]；细胞黏附分子（整合素、ICAM1）的异常表达也恢复正常[306]。然而，伴随减少的炎性浸润是不完全的[305, 306]，这可以解释治疗完成后病变的残留发红。但是，通过与局部使用皮质类固醇激素结合可以进一步改善这种情况。

（四）维生素 D 类似物的其他骨骼外作用

已经开发了许多 1, 25(OH)$_2$D 类似物，它们在体外对癌细胞具有有效抗增殖和分化作用[163]，并且对钙和骨代谢的作用降低[292]。在动物模型中几种有效的类似物已经被测试用于治疗不同的癌症[175]。尽管口服 seocalcitol（EB1089）最初在动物模型和早期人类研究中非常有前途，但在关于晚期胰腺癌和肝细胞癌患者的后期研究中并未发现有明显的益处。已发现大剂量口服 1, 25(OH)$_2$D 与紫杉醇联合给药可提高晚期前列腺癌患者的生存率并降低血栓形成的风险[307]，但在类似患者的Ⅲ期临床试验因未知原因中止。其他一些类似物仍用于多种癌症早期临床开发中，通常与常规化疗结合使用[308]。

免疫系统几乎所有细胞中，特别是抗原呈递细胞（巨噬细胞和树突状细胞）和活化的 T 淋巴细胞中，可检测到 VDR，这导致人们对 1, 25(OH)$_2$D 作为免疫调节药的潜力进行了研究[309-311]。维生素 D 补充现已在数项临床试验中积极探索，以刺激自然免疫防御系统，并作为结核病或其他传染性疾病的辅助治疗。已经开始了类似研究来预防主要的自身免疫性疾病。然而，维生素 D 类似物尽管在自身免疫性动物模型中有效，但尚未进入人体临床试验阶段。

由于前列腺既是维生素 D 受体表达组织又是 CYP27B1 表达组织，因此维生素 D 类似物（elocalcitol）被评估用于前列腺炎症疾病的动物模型及良性前列腺增生患者，还需要大规模临床试验证明其一定的有益作用[312]。

八、总结

维生素 D 是一种类固醇，是在短波 UVB 阳光照射下，由胆固醇前体（7- 脱氢胆固醇）在皮肤中产生的。但是，这些 UVB 光子也会损害皮肤并增加发生光老化和皮肤癌的风险。维生素 D 也可以从外部来源获得，如富含脂肪的鱼类或含 1, 25(OH)$_2$D 的维生素 D 丰富的食物。这种类固醇激素通过几乎所有细胞中存在的配体激活的核转录因子起作用，并调节大量涉及钙和骨稳态的基因。但是，参与细胞周期控制、细胞分化或细胞功能（如免疫系统）的许多其他基因（估计占人类基因组的 3%）也处于 1, 25(OH)$_2$D 的直接或间接调控之下。而且，1, 25(OH)$_2$D 也诱导几种快速和短暂的非基因组生化反应，通常涉及多种细胞中的第二信使信号。

根据 VDR 基因敲除实验，已经鉴定出两种基本的维生素 D 靶组织：①肠道吸收钙和磷，其次是钙和磷的体内稳态和骨矿化，因为 VDR 或维生素 D 缺乏会导致佝偻病或骨软化症；②皮肤，尤其是毛囊（用于产后毛发生长），因为无维生素 D 受体的小鼠和人会形成全脱发。维生素 D 内分泌系统的靶目标是许多其他参与钙运输的组织（肾脏、骨骼、生长板）或血清钙稳态（甲状旁腺）。维生素 D 内分泌系统主要通过与 PTH 紧密结合来保护血清钙稳态，在严重缺钙的情况下，它甚至会对骨骼产生有害作用（增加骨吸收和矿物质沉积受损），从而维持血清钙稳态。此外，几乎所有细胞或组织中的 1, 25(OH)$_2$D 均导致非血钙作用，维生素 D 缺乏症与许多重大疾病相关，①异常的免疫稳态（天然免疫防御降低和自身免疫疾病的风险增加）；②细胞增殖增加和癌症风险增加；③心血管危险因素（由于缺乏维生素 D 激素或作用而增加患高血压的风险）或代谢性疾病（代谢综合征的各个方面）；④肌肉功能障碍（跌倒的风险增加）。

维生素 D 是在 20 世纪初发现的，每天补充 200～400U 的维生素 D 导致曾广泛流行的佝偻病被根除。在 20 世纪末，很显然维生素 D 缺乏仍然普遍存在，特别是在老年人、阳光照射少和营养性维生素 D 缺乏症的人群中（黑色人种的移民者、由于社会文化原因而皮肤日照少的人群，见第 71 章）。

最佳维生素 D 营养状态的定义尚未最终确定，但是所有专家都同意，成年人中 25(OH)D 水平至少应达到 20ng/ml（=50nmol/L）。较低的维生素 D 状态会增加跌倒和骨质疏松性骨折的风险，并与大量人类疾病相关。每天补充 600～8000U 维生素 D 可以减少老年人骨折和跌倒的风险，维生素 D 的补充还可以提供其他有益作用。因此，必须为所有风险人群制定广泛的补充维生素 D 计划。最后，未来的随机临床试验应提供数据，以定义对骨骼乃至对全球健康来说最佳的维生素 D 状态。

母体 1, $25(OH)_2D$ 分子的化学修饰与其他核受体的配体一致，产生了数千种类似物，其中一些具有超激动性和（或）选择性活性，或者是维生素 D 受体拮抗药。一些类似物已经用于治疗过度增生性皮肤疾病、继发性甲状旁腺功能亢进症和肾性骨营养不良。

致谢

我们非常感谢 E.Van Etten 和 Erik Van Herck 的高效帮助和其秘书的协助。

第 60 章　骨骼发育与重塑

Bone Development and Remodeling *

Christa Maes　Henry M. Kronenberg　著

巴建明　译

要　点

- 骨骼发育需要通过复杂的分子信号网络来严格控制细胞分化。
- 通过一生中平衡的骨骼重塑过程来维持骨骼健康。
- 当内分泌或局部因素变化或骨骼机械负荷而失去对骨骼重塑的控制时，骨量通常会减少，引起骨质疏松。

尽管具有刚性和惰性的外观，骨骼还是一种极富活力的组织，可以发展和维持骨骼，使其在高等脊椎动物中至少履行五项主要功能：①骨骼提供了至关重要的水平臂，可以使肌肉活动产生运动；②骨骼为包括大脑和脊髓在内的内部器官提供刚性保护；③骨骼是钙和其他离子储存和控制性释放的部位，是细胞外液电解质稳态所必不可少的；④骨骼容纳骨髓，并通过提供必要的基质 / 成骨作用参与造血细胞的发生与造血前体相互作用的场所；⑤骨架信号以有助于胰岛素葡萄糖稳态的方式发生。

一系列不同的细胞类型控制着骨骼的发育并调节其功能。骨骼的发育和生长在很大程度上受到形成和构成软骨的软骨细胞，以及形成矿化骨骼的成骨细胞分化驱动。出生后，骨骼在称为骨重塑的过程中不断转换。在此过程中，不断地去除和更换旧骨，通过以最小的材料提供最大的强度来满足骨骼机械需求，同时允许修复微裂纹及钙和磷酸盐的积聚和释放。在此过程中，主要的细胞角色是骨形成的成骨细胞和破骨细胞，这是从造血前体中分解（吸收）骨骼的巨型多核细胞。成年骨中数量占优势的细胞类型，以及在许多方面可以协调其他细胞活性的主细胞是骨细胞，其源自成骨细胞并埋在骨基质中。骨细胞的作用尚不完全清楚，但涉及机械力的感应，骨形成和吸收的调节及钙和磷酸盐稳态调节。骨骼的发育和维持与血管生成密切相关并依赖于血管生成，使血管内皮细胞成为骨骼中的第五种重要细胞类型。在过去数十年中，深入研究集中在骨骼发育和重塑的细胞和分子控制上。体外细胞系统具有极强的指导性，但最近的进展很大程度上是由基因改造小鼠的见解和人类遗传性疾病的经验所驱动。本章回顾了目前已知控制成年人骨骼发育和骨骼重塑过程的主要途径。

一、骨骼发育

（一）骨骼发育机制

在胚胎发育过程中，骨骼是通过分布在整个身

*. 本章中带有背景色突出显示的部分为儿童内分泌相关内容。

体的协调形成 200 多个独立骨而建立。骨骼的发育有两种不同的机制（膜内成骨和软骨内成骨）两者都取决于各种细胞类型的协调生长、分化、功能和相互作用。膜内骨化主要负责大多数颅面原件及肩骨和锁骨的大部分形成，这将在下文进行讨论。相比之下，四肢的所有长骨及躯干的椎骨、肋骨都是通过软骨内骨化而发育的。该术语表示通过在支架软骨原基上沉积真骨基质形成矿化骨。

1. 膜内骨化　颅骨和面骨主要是通过膜内骨形成过程从神经嵴衍生而来。在形成骨骼的区域，间充质前体细胞聚集并形成高细胞密度的区域，称为凝结（condensations），这代表了未来骨骼元素的轮廓。在膜内骨中，这些凝结中的细胞随后直接分化为成骨细胞，沉积成"类骨质"或富含 1 型胶原的骨基质，这一过程发生在与血管组织紧密的空间相互作用中。随着成骨细胞的成熟，骨基质逐渐矿化。最终分化的成骨细胞成为骨细胞而被截留在骨中。通过建模和重塑（见下文），各个骨骼将达到其最终形状和大小。从凝结中衍生出来的膜状骨在发育过程中从未形成软骨细胞，但仅限于颅骨的扁平骨（颅骨和下颌骨）及锁骨和肩骨的一部分[1-5]。骨膜下骨领或长骨的临时皮层也可以认为是通过膜内成骨形成的，因为该区域中的成骨细胞直接与软骨膜 / 骨膜间充质区分开，并在软骨衍生基质附近（而不是直接在其上）形成骨骼（见下文）。值得注意的是，与直接由凝结形成膜内骨不同，长骨中的"膜内"骨的形成受软骨细胞信号的调节，因此可以认为它是软骨内骨的一部分。骨折后的骨修复过程中也会发生膜内骨形成，特别是当骨骼稳定（固定）时[6-8]。

2. 软骨内骨化　软骨内骨化是负责形成轴向骨骼（椎骨和肋骨）与四肢骨骼（四肢）所有长骨的机制。大部分轴向骨骼都来自近轴中胚层的细胞，这些细胞在胚胎发生过程中在神经管和脊索的两侧凝结。中胚层的一些细胞形成称为节体的节段结构，一部分其后成为硬化体（sclerotomes），将产生椎体。四肢骨骼起源于侧板中胚层。早期凝结、分割、分化和构图事件的基础机制定义了各个解剖元素的精确排列及其沿近端 – 远端、背 – 腹侧和后 – 前体轴的构图。这些机制涉及多种形态发生子的作用和交叉效应，包括成纤维细胞生长因子（FGFs），sonic 刺猬蛋白（hedgehog，Shh）、骨形态发生蛋白（BMP）和 Wnts，以及通过 Notch 信号和 HOX、PAX1 和 TBX 基因编码转录因子的控制[9]。

与膜内骨化一样，长骨的正常发育始于间充质祖细胞在骨骼形成部位形成凝结[10]。然而，在软骨内骨的间充质凝结中，细胞不分化为成骨细胞，而是分化为软骨细胞，可合成富含 2 型胶原蛋白和特定蛋白聚糖的特征性细胞外基质（ECM）。因此，建立了软骨模型来预测未来的骨骼。在小鼠中，这些分化的软骨结构约出现在胚胎的第 12 天，肢体元素沿近远轴（即髋部到脚趾、肩膀到手指）依次出现。图 60–1 显示了此阶段开始软骨内骨化过程的顺序。最初，软骨通过软骨细胞增殖和基质产生而进一步扩大。然后，骨模型中部的软骨细胞停止增殖，进一步成熟，并最终变得肥大。这些肥大的软骨细胞分泌一种独特的基质，其中含有 X 型胶原，然后迅速引导基质的钙化。同时，肥大的软骨细胞引导环绕软骨膜的软骨细胞分化为成骨细胞，从而在软骨模板周围沉积矿化的骨基质（"骨领"）。该骨环形成皮质骨的起始部位，皮质是致密层状骨的致密外层，为长骨提供了大部分强度和刚度（图 60–1）。

在发育的时候，软骨模型开始被骨骼、血管和骨髓元素取代：初级骨化中心（图 60–1）。转化是通过血管浸润肥大的软骨核心（约在小鼠胚胎第 14～15 天）而引发的。该过程伴随着终末分化的肥大软骨细胞凋亡，侵入破骨细胞或相关"软骨细胞"对钙化软骨基质的吸收，以及软骨膜 / 骨膜来源的成骨细胞在钙化软骨残余上的矿化骨基质沉积。最近的研究已经可直观了解成骨谱系细胞在这些早期阶段进入初级骨化中心的过程，显示出骨祖细胞和血管共同侵袭发育中的长骨之间存在紧密的时空关联[11]。

随着骨干软骨的消失（图 60–1），限制在长骨另一端的剩余软骨细胞为随后的骨延长提供了动力。这个过程的典型特征是软骨细胞增殖和分化的时间和空间精确调控，其中软骨细胞首先变平并形成快速增殖细胞的纵列，然后到达最接近骨骼中心的列末端，肥大软骨细胞进一步成熟（图 60–2）。最后，在与干骺端的交界处（图 60–1），最终分化的软骨细胞大部分通过凋亡消失，钙化的肥大软骨基质逐渐被松质骨或小梁骨替代（形成原发性海绵体）。这种软骨周转和被骨置换的过程需要通过干骺端毛细血管对软骨 – 骨连接处进行充分的新生血管形成（图 60–1 和图 60–2 中的细胞细节）。因此，类似于最初的骨化中心形成，生长软骨内的软骨内骨形成涉及血管侵入与软骨细胞、破骨细胞和成骨细胞成熟和活性的严格耦合 [12]。

在某个时间（约在小鼠出生后第 5 天），源自覆盖软骨组织血管网络的骨骺血管（图 60–1）侵入生长软骨并开始形成次级骨化中心。结果，在骨骺和干骺端骨化中心之间，离散的软骨细胞层形成真正的生长板，介导进一步的出生后纵向骨生长。最终，至少在人类中，生长板在青春期结束时完全消失（闭合），而在这个过程中，男孩和女孩都积极地需要雌激素的作用，生长停止。重塑现有骨骼在成年后的整个生命中进行，通过在继发性松质骨内的层状骨替换原始松质骨并更新皮质骨，确保骨骼的最佳机械性能并促进矿物质离子的动态平衡。这种连续骨转换是通过破骨细胞和成骨细胞的平衡作用来实现的（见下文），并导致在骨骼内部动态地组织成蜂窝状板状结构或小梁，其周围被血管和骨髓包围并被容纳在皮质骨内。

本文所述的胚胎骨发育机制主要在成人修复骨缺损时所综述的。与主要通过在损伤部位产生纤维性瘢痕组织进行修复的软组织相反，骨骼具有惊人的再生能力，可在损伤时再生。这样，骨缺损通过形成与相邻的未受伤骨组织没有区别的新骨而愈合。长期以来，人们已经认识到成人的骨折修复与

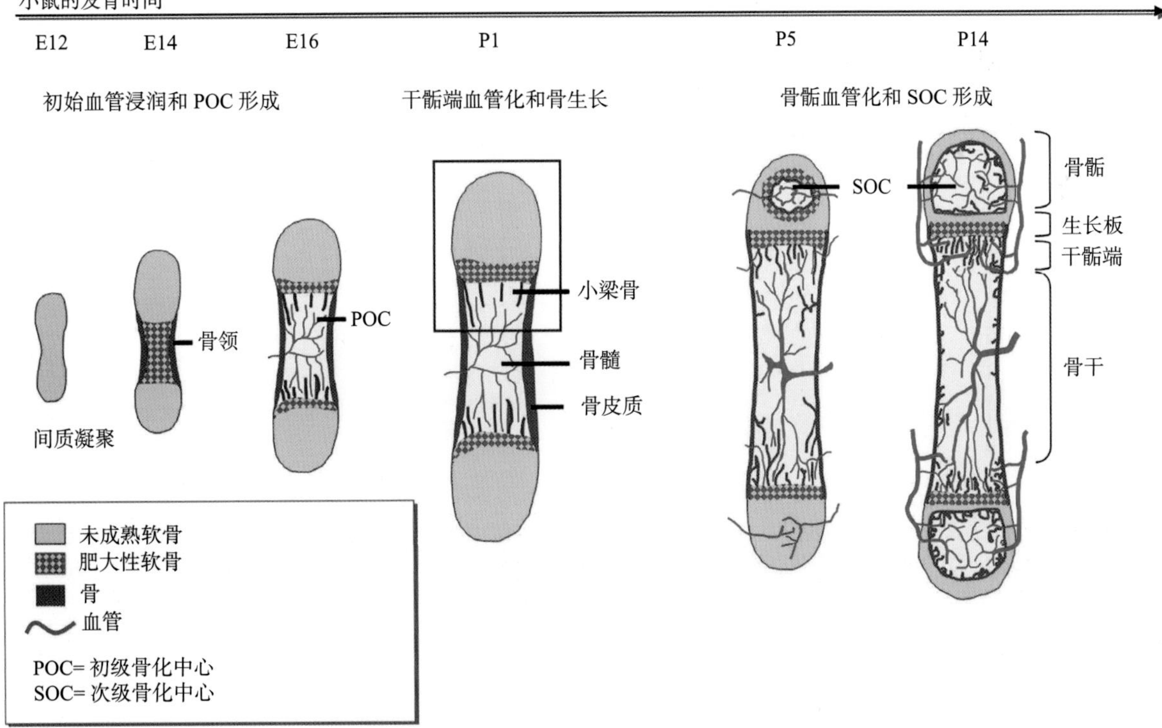

▲ **图 60–1 软骨内骨化作用长骨发育逐步示意**

约在小鼠胚胎发育的第 12 天，间充质祖细胞凝结并分化为软骨细胞，形成软骨胶原，预示未来的长骨。中心的软骨细胞变得肥大，而周围软骨膜中的细胞分化为成骨细胞，形成骨环，即临时皮质骨。肥大的软骨核心随后被血管、骨祖细胞和破骨细胞浸润，并被骨和骨髓［原骨化中心（POC）］取代。在干骺端，生长性软骨的肥大性软骨不断被小梁骨替代，该过程依赖于干骺端血管化并介导骨的纵向生长［见产后（P）1］。在 P5 周围，骨骺血管侵入骨末端的无血管软骨，并引发骨化的次生中心（SOC）。残留软骨细胞的离散层在骨骺和干骺端骨中心之间形成生长板，以支持进一步的出生后纵向骨生长。最终（在人类中），生长板关闭，生长停止。图 60–2 提供了围产期骨结构的详细视图（P1 处的方框区域）

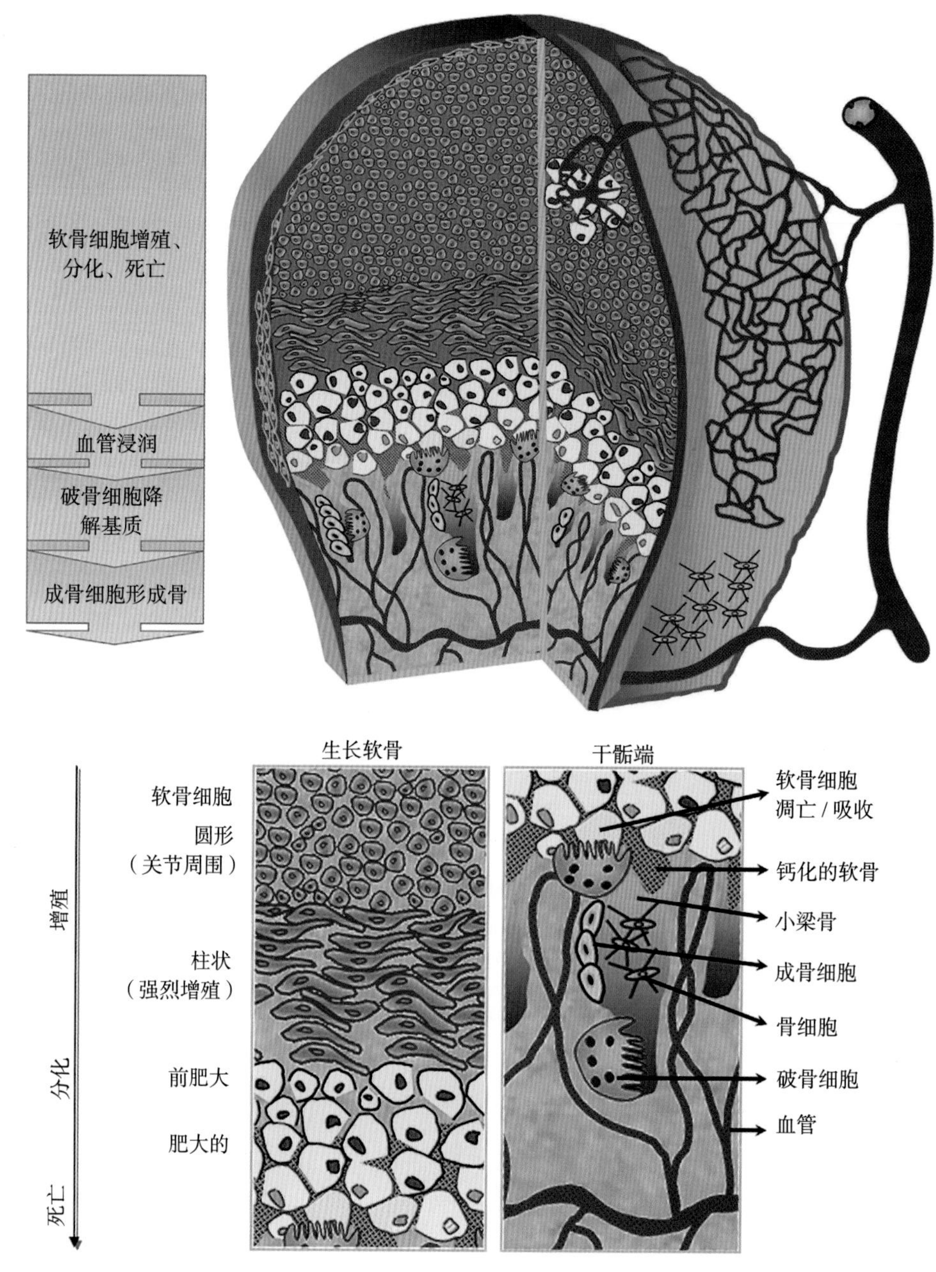

▲ 图 60-2 发育中的长骨细胞结构示意图

骨骺由软骨细胞组成，组织成一定的增殖层（圆形关节周围和扁平柱状增生细胞），向干骺端的逐步分化（前肥大和肥大的软骨细胞）和细胞死亡（凋亡）。无血管软骨由覆盖其表面的骨骺血管网络提供。在干骺端，侵入终末肥大软骨细胞的血管，破骨细胞吸收软骨，在软骨残余物上建立骨骼的成骨细胞都协同作用，用骨和骨髓代替软骨胶原

胎儿骨骼组织的发育非常相似，膜内和（或）软骨内骨形成过程取决于骨折的类型。遗传和分子研究支持了这种相似，表明在两种情况下类似的细胞相互作用和信号传导途径（见下文）都在起作用[8, 13-15]，此外，尽管已发现一些对发育至关重要的分子在骨折修复中起到至关重要的作用[16, 17]。

（二）骨骼发育的细胞和分子控制

在过去的 25 年中，我们对骨骼发育过程调控机制的理解有了极大的增长。人和小鼠的自发突变及通过缺失或过表达对基因的实验操纵，导致功能丧失或功能获得，已经鉴定出许多蛋白质，这些蛋白质参与了骨骼的各种细胞类型分化及单个骨骼的

形态发生。在这里，我们将回顾一些主要的生长和转录因子及已知会影响骨骼发育和维持关键方面的信号传导级联，即软骨形成、软骨对血管的侵袭、软骨破骨细胞 / 破骨细胞对软骨和骨的吸收及成骨细胞的生成。

1. 软骨生成 如前所述，软骨内骨发育的关键步骤从根本上需要将间充质凝结中的细胞分化为软骨细胞。间充质细胞中至少一些是具有分化成软骨细胞或成骨细胞潜能的骨软骨细胞。遵循给定的分化途径可能在经典 Wnt 信号影响下由关键转录因子的表达决定。稍后将更详细地讨论，Wnt 信号传导导致 β 联蛋白的稳定，然后 β 联蛋白可以充当转录因子并调节下游靶基因的表达。几项研究提供的证据表明，在胎生软骨膜中，细胞注定要成为成骨细胞，Wnt 信号较高（至少部分由 Ihh 诱导）[18]，导致 β 联蛋白的水平升高并诱导介导成骨细胞分化的基因表达（如 Runx2，成骨细胞生成的主要调控因子，见下文），同时抑制软骨细胞分化所需基因（如 Sox9）的转录。在胚胎骨骼发育过程中不存在 β 联蛋白的情况下，这些细胞变成软骨细胞而不是成骨细胞。相反，在缩合的内部区域，Wnt 信号传导必须很低才能使这些细胞成为软骨细胞。通过小鼠的基因修饰得以揭示这些发现[19-21, 22]。间充质祖细胞向软骨细胞的初始转化是由转录因子 Sox9 驱动的，需要 Sox9、5 和 6 的联合作用来指导软骨细胞在软骨细胞谱系所有阶段的后续分化[23-26]。

在最广泛研究的生长软骨中，沿软骨细胞谱系定向细胞的分化通常会形成小而圆形的关节周围软骨细胞的分层组织（以前也称为静息或储备软骨细胞，因为这些细胞在出生后仅缓慢增殖并可以变成柱状软骨细胞）、扁平化柱状增生软骨细胞及前肥大和肥大软骨细胞（图 60-2 和图 60-3）。由于软骨细胞通过这些阶段的进展是实际骨骼发育和生长的驱动力，因此该过程受到无数局部信号分子的严格控制也就不足为奇了，最突出的特征是 BMP 和转化生长因子 -β（TGFβ）、FGF，甲状旁腺激素（PTH）相关蛋白（PTHrP）和印度刺猬蛋白（Ihh）。这些分子的重要性反映在其受体的突变已被发现导致严重人类侏儒症的事实上，如人软骨发育不良、致死性骨发育不全[27-29] 和 PTH/PTHrP 受体中 FGF 受体（FGFR）3 的构成型激活突变[30-32]，在此，我们将简要回顾这些信号系统控制软骨细胞增殖和分化速度的基本机制[33, 34]。

BMP 是属于 TGFβ 超家族的分泌蛋白，通过丝氨酸 / 苏氨酸激酶受体转导信号，丝氨酸 / 苏氨酸激酶受体是由 1 型（ALK1、ALK2、ALK3 和 ALK6，对 BMP 具有高亲和力）、2 型（BMPRII、ActRIIA 和 ActRIIB，对这些分子的亲和力较低，但是对于 1 型受体的磷酸化是必需的）受体亚型构成的同聚或异聚复合物。配体结合激活了 Smad 家族细胞内蛋白，该蛋白将 BMP 信号传递到细胞核中的靶基因[34-35]。BMP 首先在骨基质中被发现能够在注入皮下组织后诱导软骨和骨异位形成的物质。随后的研究表明，BMP［其中一些也被称为生长和分化因子（GDF）］实际上是信号蛋白，对于调节几乎所有主要器官和组织的发育至关重要[35, 36]。在骨骼的形态发生中，BMP 在早期肢体型成及软骨形成和成骨的后续过程中具有最强的作用（见下文）。最初，BMP 在骨骼突变体短耳（se）小鼠[37] 中 BMP5 基因的突变及在短肢症（bp）小鼠中观察到由 GDF5 基因突变引起的异常[38]，强调了 BMP 在间充质凝结正确形成中的作用。在 se 和 bp 小鼠中，都可以追溯到受影响的各个骨骼成分间充质凝结中已经明显出现的大小或形状改变异常。靶基因研究表明，在凝结阶段消融了两个 BMP1 型受体（BMPR1A 和 BMPR1B），表明 BMP 信号对于将凝集的间充质转化为软骨细胞至关重要。突变细胞表达出数量无法检测到必需的 Sox9、L-Sox5 和 Sox6 转录因子[39]。同样，当在早期小鼠或鸡肢体中引入有效的 BMP 抑制药头蛋白时，也不会发生间充质凝结和软骨形成[40, 41]。BMP 在软骨发育的后期也起着至关重要的作用。在体内很难记录这些功能，因为在某些情况下，特定 BMP 失活会导致严重的早期缺陷和致死性（如 BMP-2、BMP-4），从而无法进行后期研究。在其他情况下，单个家族成员（如 BMP-7）的去除在骨骼生成中没有表现出缺陷，大概是由于各种 BMP 配体和受体之间的功能冗余（迄今为止已鉴定出约 20 个 BMP 家族成员）[42, 43]。此外，各种模型产生了表面矛盾的结果，大体反映了 BMP 多重作

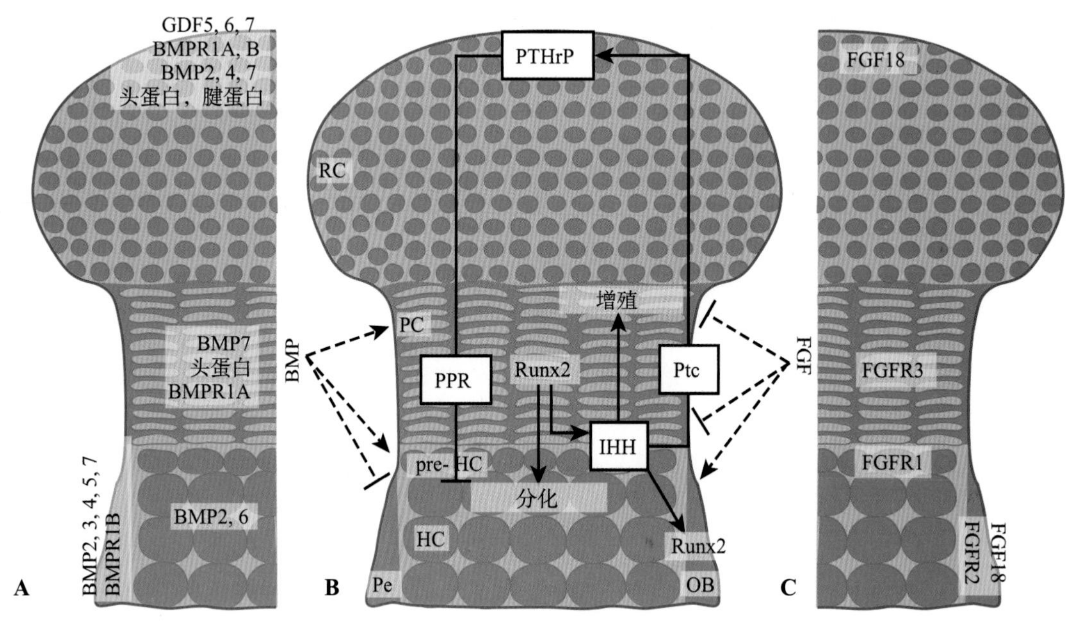

▲ 图 60-3 软骨细胞增殖和分化的调控

骨骺的示意图，有关节周围的圆形软骨细胞（RC），强烈增殖的柱状软骨细胞（PC）和前肥大软骨细胞［(pre) HC］。肥大性软骨被软骨膜（Pe）所包围，形成了成骨细胞（OB）。集中显示了印度刺猬蛋白（IHH）/ 甲状旁腺激素相关蛋白（PTHrP）的负反馈回路。骨关节末端的细胞分泌 PTHrP，通过柱状软骨细胞上的 PTH/PTHrP 受体（PTHR1 或 PPR）起作用，使它们保持在增殖池中并延迟其分化。当距骨端的距离足够大时，细胞会逃逸分化阻滞，成为表达 IHH 的肥大前软骨细胞。IHH 以未知的方式诱导 PTHrP 表达。此外，Ihh 通过诱导矮子相关转录因子 2（Runx2）直接刺激软骨细胞增殖，并将软骨膜细胞转化为 OB，从而确定骨环形成的部位。Runx2 还支持 IHH 表达和肥大分化。几个骨形态发生蛋白（BMP）和成纤维细胞生长因子（FGF）家族成员在软骨的特定部位表达（A 和 C）。BMP 和 FGF 具有拮抗作用，可调节软骨细胞增殖、Ihh 表达和终末肥大性分化
GDF. 生长分化因子；Ptc. 修补；BMPR. BMP 受体；FGFR. FGF 受体

用及 BMP 信号传导与其他途径的相互作用。因此，最近和正在进行的研究采用了有条件（针对特定位点）和（或）组合的（多目标）诱变策略。此类研究表明，通过软骨细胞上 1 型受体 BMP 信号传导刺激了软骨细胞的增殖和存活，同时延迟了向肥厚性终末分化的转化 [44]，证实了先前的肢体培养结果 [45, 46]。这些影响可能涉及 BMP、FGF 和 Ihh 信号传导途径间的相互作用（见下文）；实际上，BMP 信号传导似乎拮抗 FGF 的作用并促进 Ihh 表达。在肢体发育中 BMP-2、BMP-3 和 BMP-4 被消融的研究也揭示了 BMP 信号在成骨细胞分化中的重要作用（见下文）[47, 48]。软骨膜、软骨细胞和成骨细胞表达多种 BMP，BMP 受体和 BMP 拮抗药来调节这一必不可少的途径也就不足为奇了（图 60-3）。

FGF 途径同样涉及多个配体和受体，以调节骨骼发育 [49, 50]。FGF18 [51, 52] 和 FGF9 [53] 似乎是迄今为止鉴定的调节软骨形成最重要的 FGF 配体。这些配体激活在增殖的软骨细胞上表达 FGFR3。FGFR3 基因的激活突变由于软骨细胞增殖受损而导致人类矮化的软骨营养不良 [54]，而 FGFR3 失活会增加小鼠软骨细胞的增殖并延长生长 [55, 56]。这一发现令人惊讶，因为大多数组织中的 FGFs 都是有力的促有丝分裂原。尽管这可能与早期软骨形成有关，其中 FGF18 刺激增殖 [57]，但在发育后期，通过 FGFR3 发出的信号通过激活 STAT1 激活了软骨细胞增殖，从而激活了细胞周期抑制药 p21 Waf1/Cip1[58-59]。此外，尽管先前的体外实验表明 FGF 信号传导加速了软骨细胞肥大的后期阶段 [45]，但软骨发育不全和致死性骨发育不全小鼠模型显示，软骨细胞的肥大细胞分化延迟，这强烈表明 FGFR3 信号传导在体内抑制了软骨细胞的分化 [27, 54, 60, 61]。这种作用通过激活软骨细胞中的促分裂原活化蛋白激酶（MAPK）途径来传递，该途径通过调节肥大性软骨细胞分化和基质沉积来影响纵向生长 [54]。体外

和体内实验表明，snail1 基因是 FGFR3 信号传导下游所必需的，以分别通过激活 Stat1/p21 和 MAPK/Erks 通路来调节其对软骨细胞增殖和分化的作用[62]。FGFR3 的作用仅部分通过软骨细胞中的直接信号传导调节，部分通过调节 Ihh/PTHrP/BMP 信号通路的表达间接调节。确实，在 FGFR3 中具有激活突变小鼠的 Ihh 及其受体和下游靶点 Patched（Ptc），以及 BMP4 的表达降低，而缺乏 FGFR3 的小鼠 Ihh、Ptc 和 BMP4 的表达则升高[60, 63, 64]。在软骨细胞分化期间，FGF 和 BMP 途径通常相互拮抗[44]，并且 FGF 信号传导和 BMP 信号传导均调节 Ihh 产生（图 60-3）。因此，这些通路中的每一种在调节软骨细胞和成骨细胞分化时都具有相互交流的多种机制。

保守的刺猬蛋白家族成员 Ihh 和 PTHrP 提供了生长软骨细胞的主要调节系统[33, 34]。Ihh/PTHrP 途径形成负反馈回路，调节肥大分化的发生（图 60-3）。刺猬蛋白（Hh）在与受体 Patched（Ptc）结合后，通过七次跨膜蛋白 Smoothened（Smo）发出信号，从而通过抑制和激活转录因子 Gli 家族来调节基因转录[65]。Ihh 由肥大性和早期肥大性软骨细胞产生，并通过 Ptc 发出信号以刺激位于骨关节周围末端的软骨细胞刺激 PTHrP 的表达。Ihh 的产量增加或靠近 PTHrP 细胞的 Ihh 产量导致 PTHrP 产量增加。PTHrP 反过来又将信号传回其受体 PTHR1（PTH/PTHrP 受体，对成骨细胞和肾脏中的 PTH 也有反应），通过软骨细胞的增殖以低水平表达，而前肥大细胞则以高水平表达。该信号减慢了软骨细胞的分化，并使软骨细胞保持增殖状态（图 60-3）。因此，这种缓慢分化会延迟可产生 Ihh 的细胞生成。因此，PTHrP 产量降低了，负反馈信号通路可以使 PTHrP 和 Ihh 相互调节，进而控制生长板中软骨细胞的发育速度[33, 66, 67]。需要注意的是，$Ihh^{-/-}$ 小鼠的表型显示[68]，Ihh 在软骨内骨形成中具有其他功能，而与 PTHrP 产生的调节无关。的确，这些突变小鼠还显示出软骨细胞增殖的显著减少，并且没有成熟的成骨细胞和骨环形成[68]。软骨细胞增殖的调节代表了 Ihh 信号向软骨细胞直接作用[69, 70]。Ihh 还加速了圆形关节周围软骨细胞向扁平柱状软骨细胞的转化[71]。此外，Ihh（与其他尚未发现的效应子一起[72]）刺激软骨膜细胞中 Runx2 的表达。在这种对成骨细胞发育至关重要的转录因子影响下（见下文），软骨膜细胞被驱动进入成骨细胞谱系。因此，Ihh 诱导的直接作用也提供了对骨环形成的控制[68, 73]。此外，软骨细胞中的 Runx2 调节 Ihh 表达，并进一步调节软骨细胞向肥大阶段的分化，如 Runx2 缺失小鼠的软骨细胞成熟异常及软骨中 Runx2 缺失或过表达的条件突变体所揭示的那样[74-77, 78]。因此，很明显，Ihh 是软骨内骨发育、协调软骨细胞增殖、软骨细胞成熟和成骨细胞分化的主要调节子（图 60-3）。PTHR1 和 Ihh 在出生后生长板中的持续作用已经通过在小鼠中采用诱导突变形成所揭示。幼鼠中任一基因的失活可导致生长板过早闭合[79, 80]。

除上述因素外，软骨形成还受其他几种生长因子、细胞因子和激素的影响，包括生长激素（GH）和胰岛素样生长因子（IGF）、C- 钠尿肽、类维生素 A、甲状腺激素、雌激素和雄激素、1, 25- 二羟基维生素 D_3［1, 25$(OH)_2D_3$］、糖皮质激素及其他因素[33, 81, 82]。

重要的是，通常软骨模板和软骨内骨生长板中的软骨细胞在没有血管的情况下长时间发育。软骨为无血管组织，因此面临缺氧的挑战[83]。细胞对缺氧反应的主要介质是转录因子缺氧诱导因子 -1（HIF-1）[84]。HIF-1 由两个亚基 HIF-1α 和 HIF-1β 组成。HIF-1β 以与氧无关的方式组成性表达，而 HIF-1α 仅在氧水平降至 5% 以下的低氧条件下被激活。在较高的氧张力条件下，一类 2- 氧戊二酸依赖性和 Fe^{2+} 依赖性脯氨酰羟化酶（PHD）会修饰 HIF-1α，从而使该蛋白质被 von Hippel-Lindau 蛋白质（pVHL）识别并被该泛素化复合物靶向破坏。HIF-1α 的半衰期很短，因此，特别是在缺氧条件下，HIF-1α 蛋白可以积聚，转运至细胞核，与 HIF-1β 形成二聚体并结合缺氧反应性基因启动子中的缺氧反应元件[83, 84]。迄今为止，已有 100 多个推定的已经确定了涉及多种生物学过程的 HIF 靶基因。HIF 转录活性的主要作用是诱导厌氧代谢（如通过调节糖酵解基因）、血管生成［通过诱导血管内皮生长因子（VEGF）］和促红细胞生成［通过促红细胞生成素（EPO）表达增加］[84]。

除了上述介导软骨细胞成熟的因素外，HIF1α

对于缺氧软骨细胞存活和分化的控制也是绝对必要的，HIF1α 有条件失活小鼠的软骨细胞异常凋亡位于生长软骨中心，距离血管最远[85, 86]。此外，HIF-1α 会影响软骨基质，如通过提高 2 型胶原的翻译后修饰效率来实现[87]。HIF-1 确保缺氧软骨细胞存活机制，包括使软骨细胞转换为节省氧气代谢途径基因的直接激活，以及诱导 VEGF 的间接作用[83, 86, 88]。有关 VEGF 软骨细胞存活功能的线索来自突变小鼠模型，显示软骨中 VEGF 的缺失还导致位于生长板中心的非肥大性、缺氧性软骨细胞大量凋亡[89, 90]。尽管不能排除 VEGF 对软骨细胞的细胞自主作用，但对于在软骨周围软组织中实现适当的血管形成，增殖的软骨细胞中 VEGF 表达［对缺氧和（或）HIF-1 的响应］显得尤为关键。确保足够的氧气扩散到无血管软骨中以防止细胞死亡[88, 89]。VEGF 除了调节软骨膜中的血管形成外，VEGF 还可以在骨骼发育和生长过程中诱导血管在软骨内骨的入侵和生长，如下所述。

2. 软骨血管浸润　在时间和空间上，软骨细胞分化之后是终末分化的肥大软骨血管侵袭。此步骤是进行软骨内骨骼发育的绝对必要条件，因为物理阻断血管侵入胎儿骨骼外植体的肥大软骨中完全阻止了它们的发育[91]，并且体内阻断骨骼的血液供应会导致纵向生长减少[92, 93]。骨骼血管化的重要性已超出软骨内骨发育。实际上，通常任何类型的骨形成都与骨化组织的血管形成紧密地在空间和时间上相关联，这一原理被称为血管生成 - 成骨耦合[94]。血管系统对骨骼发育、维持和修复至关重要的原因，显然包括其固有功能，即根据其特定活动的需要向骨细胞供应氧气、营养物质和生长因子 / 激素。此外，血管还起到破骨细胞（前体）的作用，破骨细胞将降解软骨或骨细胞外基质，去除再吸收过程的最终产物，并引入成骨细胞祖细胞，将沉积骨骼[11, 12, 94]。

在软骨内骨化过程中，最初的无血管软骨模板通过三个连续的血管化事件被高度血管化的骨骼和骨髓组织所替代（图 60-1）。第一，在胚胎发育过程中软骨胶原蛋白的初始血管入侵（有时称为静态血管生成）涉及内皮细胞从软骨膜组织侵入并在骨化的主要中心组织成未成熟的血管。第二，为快速延长骨骼，需要在生长软骨的干骺端边界处进行毛细管浸润（图 60-1 和图 60-2）。第三，软骨末端的血管化会引发次级骨化中心的形成（图 60-1）。因此，软骨新血管形成的过程开始了软骨内软骨被骨替代的每个后续阶段。在任何时候，这种软骨的新血管形成都伴随着软骨细胞肥大。未成熟的软骨细胞会产生血管生成抑制药，如软骨调节蛋白 1 和肌钙蛋白 1，从而使软骨具有抗血管入侵的能力[95-96]。相反，当软骨细胞变得肥大时，它们转向生产血管生成刺激物，包括有效的血管生成刺激物 VEGF，并成为毛细血管侵入和血管生成的靶标。肥大软骨及成骨细胞和破骨细胞以很高的水平表达 VEGF。在这些细胞类型中其表达的调控中涉及了几种机制。缺氧通过在体外[97-99]和体内[100]涉及 HIF 的机制，代表了软骨细胞，成骨细胞和可能的破骨细胞中 VEGF 表达的关键触发因子。VEGF 转录也可以由 Runx2 和 Osterix（Osx）诱导（见下文）[101, 102]。此外，已证明几种激素［包括 PTH、GH 和 1, 25(OH)$_2$D$_3$］和局部产生的生长因子［如 FGF、TGFβ、BMP、IGF 和血小板衍生的生长因子（PDGF）］可以至少在体外参与 VEGF 表达的调节[12]。

Gerber 及其同事[103]首先提供了重要的了解 VEGF 介导骨骼血管新生生理功能的重要观点，他们通过施用可溶性 VEGF 受体嵌合蛋白（sFlt-1）来抑制幼年小鼠的 VEGF 作用。VEGF 抑制作用损害了生长板的血管浸润，随之而来的是，骨小梁骨形成和骨生长减少，肥大性软骨区变大，这可能是破骨细胞介导的吸收减少结果（见下文）[103]。在过去 10 年中进行的其他小鼠遗传研究揭示了 VEGF 及其剪接同工型在软骨内骨化中的多种重要作用。尽管由于 VEGF 基因消融，甚至杂合的 VEGF 基因敲除胚胎的早期致死性，不能使用在所有细胞中均具有 VEGF 基因消融的小鼠，但已经并且正在开发几种替代诱变方法来研究 VEGF 在骨骼中的作用。这些模型包括 Cre/LoxP 介导的表达 2 型胶原的软骨细胞或表达 Osx 的骨祖细胞中的 VEGF 基因（VEGFa）的条件失活，三种主要 VEGF 亚型中的两种失活（仅表达一种亚型），以及转基因小鼠骨骼肌组织中 VEGF 的过度表达[89, 90, 104-106]。总之，这些模型已明确证明，VEGF

是软骨内骨发育的所有三个关键血管形成阶段的诱导剂，而且还通过影响所涉及的各种细胞类型而充当骨发育的直接调节剂。软骨膜细胞、成骨细胞和破骨细胞表达几种 VEGF 受体，并通过增强募集、分化、活性和（或）存活来响应 VEGF 信号传导[12, 107]。在大多数这些功能中，VEGF 以旁分泌模式发挥作用，但最近还报道了在（表达 Osx 的）骨祖细胞中内分泌 VEGF 的作用，决定了这些细胞的命运。在缺乏细胞内 VEGF 信号传导的情况下，细胞分化为脂肪细胞而不是成骨细胞[106]。总而言之，VEGF 对骨环境中各种细胞的多营养作用可能有助于血管内骨化中特有的血管化、骨化和基质吸收的紧密协调。

软骨内骨发育中 VEGF 作用的主要模型（图 60–4）为肥大性软骨细胞分泌的 VEGF 含量特别高。VEGF 是部分可溶的（短 VEGF 同工型），并部分结合于软骨基质中的成分（长同工型），随着末端软骨在软骨内周转过程中逐渐腐烂，它会从那里进一步释放。VEGF 将血管吸引到软骨 – 骨连接处，并刺激内皮细胞形成新血管（血管生成），这将直接与成骨细胞和破骨细胞祖细胞的递送增加有关[12, 81]。同时，在骨骼环境中，VEGF 信号传导直接刺激成骨细胞的募集和分化，从而形成骨[108]。VEGF 还可以作为化学吸引剂来刺激破骨细胞侵袭软骨，并增强破骨细胞的分化，存活和吸收活性[109, 110]。这可能会激活一个正反馈系统，因为破骨细胞和破骨细胞衍生的基质金属蛋白酶（MMP）9[111]可以从被吸收的软骨中释放出更多的基质结合 VEGF（图 60–4）[12, 81]。

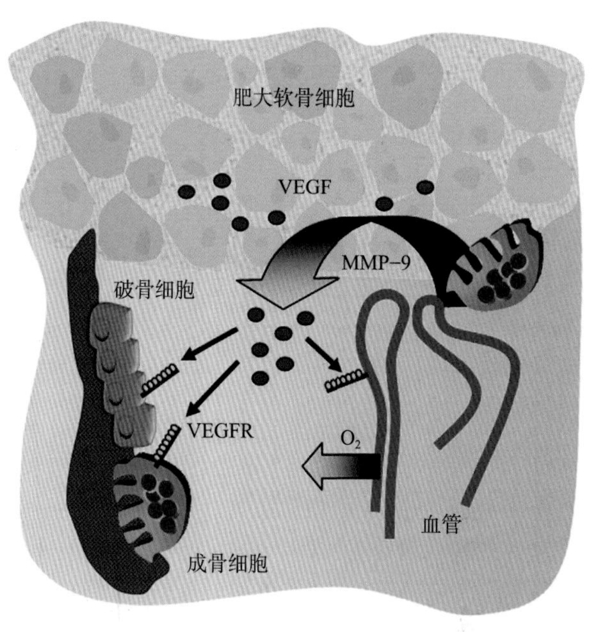

▲ **图 60-4　血管浸润和血管内皮生长因子（VEGF）的作用**

肥大的软骨细胞可高水平产生 VEGF，并在分泌时被部分螯合在软骨基质中。被困的 VEGF 可通过软骨吸收过程中破骨细胞 / 软骨细胞分泌的蛋白酶[如基质金属蛋白酶（MMP）9]从基质中释放出来。然后，VEGF 可以与其内皮细胞上的受体（VEGFR）结合，并刺激血管的引导吸引作用来侵袭末端软骨。成骨细胞和破骨细胞也表达 VEGF 受体，而 VEGF 可以通过增强干骺端血管化作用而直接和间接影响其分化和功能，从而在介导骨骼发育和生长的关键事件中起协调作用

3. *破骨细胞生成和骨骼组织吸收*　血管增生性软骨侵犯时，一般认为软骨细胞主要通过凋亡而死亡，剩余的细胞碎片和基质成分被降解并被共同侵袭的破骨细胞（或称为破骨细胞的相关细胞[111]）所消化。通过软骨蛋白水解酶产物吸收软骨的环境[81]。除发育外，破骨细胞仍是骨量调节的主要参与者，因为骨骼在整个生命中都在不断地重塑（见下文）。几种病理状况是由于骨形成和吸收之间的失衡所致，最常见的是破骨细胞活性过高。这些骨病包括骨质疏松，一种常见于绝经后女性的低骨量疾病，以及牙周疾病、类风湿关节炎、多发性骨髓瘤和转移性癌症。另一方面，破骨细胞分化和（或）功能受损导致骨质增生，这是一种罕见的人类疾病，以骨量增加和骨髓腔闭塞为特征。许多研究致力于剖析导致功能性破骨细胞的调节途径[112–115]。

(1) 破骨细胞生成：破骨细胞是巨大的多核细胞，具有有效降解矿化组织的独特能力。破骨细胞来源于骨髓单核细胞谱系的造血前体细胞，并且与巨噬细胞有共同的前体[113]。免疫系统和骨骼系统相互交织的控制和紧密相互作用的认识导致了骨免疫学整合领域的出现[113, 114]。双能巨噬细胞 / 破骨细胞前体细胞的早期分化受 PU1 调控，PU1 是 ETS 转录因子家族的一种通用造血细胞特异性转录调节因子。对巨噬细胞 / 破骨细胞的贡献取决于 PU1[113, 116]的高水平活性（图 60–5）。PU1 通过直接控制 c–Fms 基因表达来调节早期祖细胞的命运，而 c–Fms 基因是分化为巨噬细胞 / 破骨细胞谱系的关键决定因素（见下文）[117]。因此，PU1 缺失

（PU1-null）的小鼠缺乏巨噬细胞、破骨细胞，并且有骨质增生[116, 118]。PU1 还调节另一个关键的破骨细胞形成控制基因的转录，该基因编码髓样祖细胞中的核因子 -κB 受体激活药（RANK）（见下文）[119]。尽管成熟的巨噬细胞和破骨细胞具有一些共同的细胞表面标记，但后者表达高水平的抗酒石酸酸性磷酸酶（TRAP）、组织蛋白酶 K、玻连蛋白、降钙素受体和 $\alpha_v\beta_3$ 整合蛋白，这些是破骨细胞谱系的典型代表（见下文）[81]。

在将前体细胞定为破骨细胞谱系后，它们将经历复杂的多步过程，最终形成的成熟多核活化破骨细胞。这些步骤包括分化的前体细胞增殖、成熟和融合，最后是吸收的激活（图 60-5）[81, 112, 114]。破骨细胞形成必须具备两种关键的细胞因子，巨噬细胞集落刺激因子（M-CSF）和核因子 κB 受体激活药的配体（RANKL）[以前也称为骨保护素配体（OPGL）、破骨细胞分化因子（ODF）或肿瘤坏死因子（TNF）相关的激活诱导的细胞因子（TRANCE）]。这两种信号分子均由骨髓基质细胞（即成骨细胞祖细胞）和成骨细胞表达。M-CSF 以可溶形式和膜结合形式产生，RANKL 由成骨细胞制成膜蛋白。破骨细胞形成的过程需要基质 / 成骨细胞与破骨细胞前体之间直接的细胞间相互作用，这可能是由于这些关键的膜结合配体所致（图 60-5）。在鉴定 RANKL 之前，体外破骨细胞的形成依赖于破骨细胞祖细胞与 PTH 或 1, 25$(OH)_2D_3$

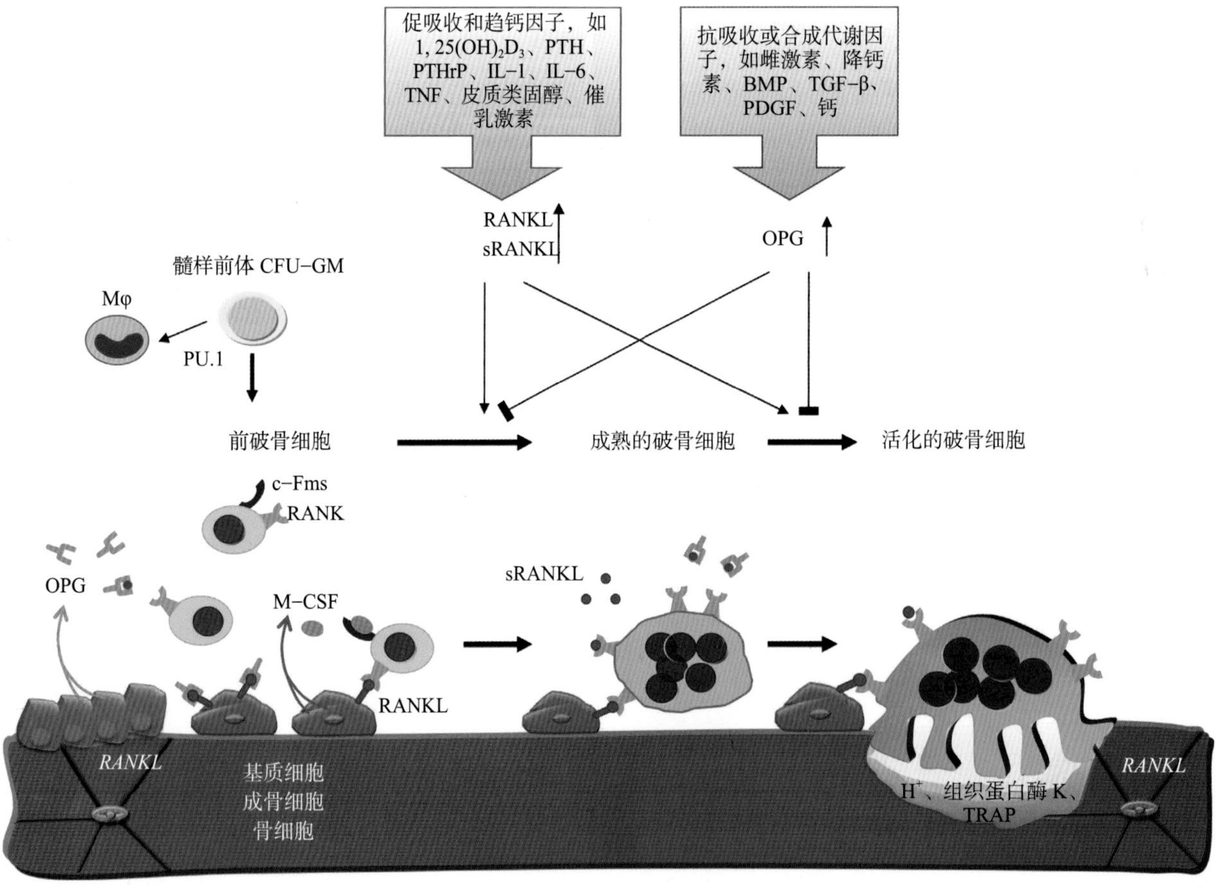

▲ 图 60-5　破骨细胞生成

转录因子 PU.1 对常见的髓样前体发育破骨细胞和巨噬细胞（Mϕ）谱系来讲，是必不可少的。作用于受体 c-Fms 的巨噬细胞集落刺激因子（M-CSF）是祖细胞转化成前破骨细胞所必需的。通过膜结合核因子 -κB 受体激活药（RANK）发出的信号，促进前破骨细胞进一步分化为成熟的多核破骨细胞，并随后被激活为分泌质子和裂解酶的骨吸收细胞。RANK 信号由核因子 -κB 受体激活剂配体（RANKL）诱导，存在于骨髓基质细胞、成骨细胞和骨细胞及淋巴细胞上，并可能以可溶形式在血清中存在。可溶性拮抗药骨保护素（OPG）与 RANK 竞争 RANKL 结合，从而充当破骨细胞分化、激活和存活的负调节剂。RANKL 表达由刺激破骨细胞形成的促吸收因子和趋钙因子诱导。相反，OPG 由阻止骨分解代谢并促进合成代谢作用的因素诱导

刺激的基质 / 成骨细胞的接触依赖性共培养。现在我们知道，PTH 和 1, 25$(OH)_2D_3$ 及其他刺激骨吸收的促骨性因子都增加了 RANKL 在基质 / 成骨细胞中的表达 [112, 120, 121]（见下文）。在完全不存在基质 / 成骨细胞的情况下，这种 RANKL 与 M-CSF 一起足以从脾脏或骨髓来源的前体中诱导体外破骨细胞分的分化。

最近的发现表明，骨细胞而不是基质细胞或成骨细胞，是成年小鼠骨重塑期间 RANKL 驱动的破骨细胞形成和激活的主要来源 [122, 123]，因此可能是破骨细胞形成的关键调节因子（图 60-5）[124]。此外，不仅成骨细胞谱系细胞，而且软骨细胞 [125-126] 和 T 细胞 [127] 都合成并分泌 RANKL，并且能够支持破骨细胞生成。在生理上，肥大软骨细胞产生 RANKL 对于破骨细胞的分化和软骨内骨发育和生长过程中肥大软骨的侵袭可能很重要，而 T 细胞产生的 RANKL 在许多影响骨骼的炎性疾病中在病理上绝对起主要作用，包括类风湿关节炎、牙周炎和骨髓炎，其中的免疫细胞在骨骼和关节中被激活 [115]，如 T 细胞产生的 RANKL 被认为是类风湿关节炎中炎症介导的骨和软骨破坏中破骨细胞吸收的激活药，其中它可能与 TNFα 和 IL-17 协同作用 [113, 114, 127-129]。

M-CSF 和 RANKL 通过与它们各自的受体 c-Fms 和 RANK 结合而影响破骨细胞形成级联的几个步骤，这些受体在分化的所有阶段由破骨细胞祖细胞和破骨细胞表达 [130]。M-CSF 信号传导对于破骨细胞 / 巨噬细胞前体的增殖、分化和存活至关重要。通过分析携带 op/op 突变（M-CSF 基因中的失活点突变）小鼠，阐明了 M-CSF 的重要作用。这些小鼠具有骨硬化症、巨噬细胞数量少，并且完全缺乏成熟的破骨细胞 [112, 131]。

RANKL 是破骨细胞形成的多个方面的重要诱导因子，包括破骨细胞的分化、融合，成熟破骨细胞的活化，以吸收矿化的骨及存活 [112, 132]。通过这些作用，RANKL 有效地刺激了骨吸收。RANKL 通过与其信号转导受体 RANK 结合而起作用，RANK 是破骨细胞和成熟破骨细胞上存在的 TNF 受体家族的成员。与之相一致的是，在家族性膨胀性骨溶解症（一种骨吸收过多的疾病）患者中发现了人类 RANK 基因的激活突变 [133]。在发现 RANK/RANKL 系统之后，进行了许多遗传和细胞生物学研究，以阐明 RANK/RANKL 下游的复杂信号级联 [112-115, 130]。简而言之，破骨细胞前体表面上的 RANKL 与 RANK 的结合使衔接蛋白 / 泛素连接酶 E3TNF 受体相关因子（TRAF）6 进入 RANK 的胞质结构域，从而导致 NF-κB 的活化及其转位到细胞核。NF-κB 增加 c-Fos 的表达，而 c-Fos 作为激活蛋白 -1（AP-1）复合物的组成部分，与破骨细胞生成的主要转录因子［活化的 T 细胞核因子 c1（NFATc1）］相互作用，诱导破骨细胞特异性基因（如编码 TRAP 和降钙素受体的基因见下文）[112-115, 130]。共刺激分子与 RANK 协同作用以激活磷脂酶 C，从而增加细胞内钙并激活 NFATc1。这些蛋白质包括含有基于免疫受体酪氨酸的活化基序（ITAM）结构域的蛋白质，该结构域对钙信号的活化至关重要，并且存在于衔接子分子中，如 DNAX 活化蛋白（DAP）12 和 Fc 受体 γ（FcRγ）[134, 135]。

RANKL 的作用由称为骨保护素（OPG）的分泌型可溶性诱饵受体［以前也称为破骨细胞生成抑制因子（OCIF）］负调节，它也是 TNF 受体超家族的成员。OPG 螯合 RANKL 分子，从而阻断其与 RANK 的结合 [130]。因此，OPG 可防止骨骼过度吸收。该结论得到了以下发现的支持，某些人的 OPG 纯合子缺失会引起青少年的 Paget 病，该病的特征是骨重塑增加、骨质减少和骨折 [136]。因此，骨中 RANKL 和 OPG 的相对浓度是决定骨量和强度的主要因素。OPG 被广泛表达，毫不奇怪，成骨细胞和基质细胞的表达受到骨合成代谢或抗吸收因子（如雌激素和降钙素）[112, 115, 130] 及 β 联蛋白（Wnt 信号的重要调节因子）的正向调控 [137]。

小鼠遗传学研究强烈支持 RANK/RANKL/OPG 级联的重要性。缺乏 RANKL [138] 或 RANK [139] 的小鼠及因转基因过表达而增加循环 OPG 的小鼠 [140] 由于破骨细胞生成受阻而严重骨化。相反，在小鼠中定向诱导突变 OPG [141]，过度表达 sRANKL 转基因 [142] 和使用 RANKL [132] 均导致破骨细胞形成、活化和（或）存活增加，并导致骨质疏松表型。总之，RANKL 和 OPG 以拮抗的方式调节骨吸收，并且它们各自表达水平受包括多种激素、细胞因子和生长因子在内的促吸收和抗吸收因子的控制（图 60–5）。值得注意的是，RANK 被广泛表达，并且 RANK/RANKL 系统还在骨骼以外的组织中起作用，如 RANK/RANKL 调节小鼠的淋巴结形成和乳腺的发育[139, 143]。OPG 也具有非骨骼功能，因为它可以保护小鼠的大动脉免受中层钙化的影响[141]。

其他调节分子也与破骨细胞分化、融合过程和吸收激活的晚期阶段有关。单核破骨细胞前体细胞融合成的成熟多核破骨细胞，受称为树突状细胞特异性跨膜蛋白（DCSTAMP）的膜蛋白调控。缺乏 DC–STAMP 的细胞无法融合，这些单核破骨细胞在体外的吸收效率降低。因此，DC–STAMP 缺陷小鼠表现出骨量增加[144]。这些数据可能表明多核化和破骨细胞增大可能与更高的吸收效率有关。如在 Paget 骨病（每个细胞最多 100 个核，正常范围是每个细胞 3～20 个核）中，可以看到病理上巨大的破骨细胞，其核比正常的破骨细胞多得多，其中破骨细胞介导的骨吸收增加引起局部过度的骨重塑[145]。

关于破骨细胞生成调节组分的其他研究，不仅将扩展我们对破骨细胞在骨骼发育和重塑过程中分化分子机制的了解，而且还将为开发干预破骨细胞相关疾病的治疗手段提供机会。从临床角度来看，RANK/RANKL/OPG 信号通路的发现已导致开发出用于抑制多种骨疾病（包括骨质疏松、自身免疫性关节炎、牙周炎、Paget 病和骨肿瘤 / 转移）的药物。地舒单抗是一种针对 RANKL 的人类单克隆抗体，可阻断其与 RANK 的结合，已被开发作为一种抗再吸收剂，可通过抑制破骨细胞的发育和活性，以减少破骨细胞生成，减少骨吸收并增加骨密度。评估该药在骨质疏松中潜在治疗用途的最新临床试验表明，绝经后女性和患有骨质疏松的男性骨密度（BMD）有所改善，降低了椎骨、髋部和非椎体骨折的发生率[146–148]。

(2) 骨吸收：破骨细胞作用和蛋白水解酶。骨吸收涉及骨矿物质的溶解和有机骨基质降解。破骨细胞高度专业化以执行这两种功能[130]。激活成熟的多核破骨细胞后，细胞会通过细胞骨架重组和细胞极化[149–151]，使用富含特定肌动蛋白的足小体（肌动蛋白环）将自身牢固地附着于骨表面。在与矿物质基质黏附的这些紧密密封的区域内，破骨细胞形成了回旋、绒毛状的膜，称为“皱纹边界（ruffled borders）”，从而大大增加了面对吸收陷窝（Howship lacuna）的细胞膜表面积。破骨细胞通过这些褶皱的膜分泌大量盐酸（涉及液泡的 H^+–ATP 酶质子泵），介导细胞与骨表面间分隔的空间酸化，以及多种酶［如溶酶体组织蛋白酶、磷酸酶 TRAP（抗酒石酸酸性磷酸酶）和蛋白水解 MMP（基质金属蛋白酶）］（见下文）。酸性环境会导致矿物期（结晶性羟基磷灰石）溶解、裂解酶激活及有机基质化合物的消化（图 60–5）。密封机制允许矿化的骨基质局部溶解和降解，同时保护相邻细胞免受伤害[152, 153]。在吸收过程中，羟基磷灰石的溶解会释放出大量的可溶性钙、磷酸盐和碳酸氢盐。需要除去这些离子（如保持吸收腔中的酸性 pH），并且涉及囊泡途径和通过不同的离子交换药、通道和泵的直接离子转运。酶消化后，有机基质的降解产物通过细胞转胞以分泌到基底外侧膜[152, 153]。

破骨细胞募集、骨表面极化及酸和酶的输出这些复杂过程受包括 RANKL[154–156] 在内的许多因素和来自骨基质本身整合蛋白（integrin）介导的信号传递共同影响[157, 158]。根据在体外及在骨质疏松和恶性骨溶解动物模型中的发现，通过抑制该 $\alpha_v\beta_3$ 整合素的信号传导会抑制破骨细胞介导的骨吸收，发现后者尤其由破骨细胞中的 $\alpha_v\beta_3$ 整合蛋白代表[158]。整合蛋白是异源二聚体的细胞表面受体，由 α 和 β 亚基组成，介导细胞 – 基质相互作用并因此介导黏附。在破骨细胞中表达最高的各种整合蛋白中 $\alpha_v\beta_3$ 整合蛋白可识别含有 RGD（Arg–Gly–Asp）的基质蛋白，如玻连蛋白、骨桥蛋白和骨唾液蛋白。$\alpha_v\beta_3$ 整合蛋白信号通路的几个成分位于主动吸收破骨细胞的密封区，并在将破骨细胞的基质黏附与细胞骨架组织、细胞极化和骨吸收活化联系起来。激活后 $\alpha_v\beta_3$ 整合蛋白会刺激涉及酪氨酸激酶 c–Src 和 Syk 的细胞内信号复合物。由于缺乏骨吸收，在缺乏这些基因的小鼠中出现骨硬化，从而突出了 $\alpha_v\beta_3$，c–Src 和 Syk 在破骨细胞活性中的重要性。这些发现使这些分子中的每一个成为候选治疗靶标以阻断破骨细胞的骨吸收。临床前证据表明，$\alpha_v\beta_3$ 整合蛋白的靶向药物（肽和非肽小分子）能够成功抑制骨转移动物模型中的骨溶解和肿瘤生长，这可能是通过抑制破骨细胞介导的骨吸收和直接靶向癌细胞来实现的[159]。整合蛋白拮抗药和 c-Src 激酶抑制药治疗骨质疏松的临床试验正在进行中[115, 147, 157, 159]。

许多对于破骨细胞体外功能至关重要的分子，如 β3 整合蛋白、c-Src、组织蛋白酶 K、碳酸酐酶Ⅱ、TRAP 和几种离子通道蛋白，在小鼠中缺失或在人类中改变时会导致骨硬化表型。这些基因的缺失不会影响向形态正常的破骨细胞的分化。但是，破骨细胞不能发挥功能，并且不能有效地吸收骨骼[81, 147]。如组织蛋白酶 K 是降解Ⅰ型胶原的酶，是消化骨基质的关键酶，在活化的破骨细胞中高表达并分泌[152, 153]。在小鼠体内的缺失导致骨硬化[160, 161]，人组织蛋白酶 K 基因突变导致致密性成骨不全症[162]。已开发出高度选择性和有效的组织蛋白酶 K 抑制药（如 Odanacatib 和 ONO-5334），目前正在进行大型Ⅲ期临床试验中，鉴于早期有希望的发现，表明它们可用作抗骨吸收药来治疗骨质疏松，并且具有减少乳腺癌引起骨溶解和骨骼肿瘤负担的潜在治疗用途[115, 147, 159, 163-165]。

除组织蛋白酶 K 外，在矿物质溶解后，骨骼和软骨基质的有机成分（胶原和蛋白聚糖）的降解还涉及一些蛋白水解酶[166-168]。MMP 家族就是其中之一，它由 25 个以上的成员组成，包括分泌的胶原酶、基质溶解素（stromelysin）、明胶酶和膜型（MT）-MMP[167-169]。MMPs 合成为潜在的酶原，经蛋白水解激活后，可以降解许多细胞外基质成分。因此，它们参与组织的发育、生长和修复，还参与过度基质降解相关的病理状况，如类风湿关节炎、骨关节炎和肿瘤转移[166, 169, 170]。包括 MMP9 和 MMP14（也称为 MT1-MMP）在内的几种 MMP 在破骨细胞 / 软骨细胞中高度表达，但它们也由许多其他细胞类型产生。这两种分子都在软骨内骨化过程中与破骨细胞侵袭有关的软骨吸收过程中起作用[109, 111, 171-173]。含有解离素（disintegrin）和金属蛋白酶结构域（ADAM）的 MMP 和蛋白水解酶也可能通过调节 RANKL 的生物利用度和呈递方式（通过跨膜形式的蛋白水解切割为可溶性 RANKL）来影响破骨细胞的形成[174, 175]。

最终，在有限的吸收活动之后，破骨细胞被认为通过凋亡而死亡（见下文）[176]，在发育、生长和骨骼健康的条件下，软骨或骨的吸收区域通过成骨细胞作用被新形成的骨有效代替。

4. 成骨细胞生成　在发育过程中将软骨重建为骨骼所需的最后一步，包括通过这种特殊的细胞类型分化成骨细胞和沉积矿化的骨组织。成骨细胞是间充质细胞，被认为是多能性前体的后代，它们具有分化为多种细胞类型的能力，包括脂肪细胞（脂肪细胞）、软骨细胞和骨细胞（图 60-6）[177-179]。这些前体被某些人称为间充质干细胞，另一些人称为骨骼干细胞[180]，它们可以通过表达不同的转录因子而分化为不同的谱系。如 PPARγ2 调节脂肪细胞的分化（图 60-6）[181]。在某些情况下，成骨细胞和软骨细胞似乎共享一个共同的前体，称为骨软骨祖细胞。特定的转录因子将骨软骨祖细胞引导进入软骨细胞（Sox 家族转录因子 Sox9、Sox5 和 Sox6）或成骨细胞谱系（Runx2、β 联蛋白和 osterix，见下文）（图 60-6）[34, 182, 183]。

前成骨细胞进一步分化为成熟的成骨细胞，即在骨表面上长成立方体的细胞，分泌大量的 1 型胶原蛋白和其他基质成分，这些成分合称为类骨质。随后，成骨细胞需要在成骨细胞膜上表达的活性碱性磷酸酶（ALP）过程中引导类骨质的矿化。这些成熟的成骨细胞表达特征基因，包括编码骨钙素基因。最终，细胞通过凋亡而死亡，或被转化为薄的、静止的骨衬细胞，或成为骨细胞嵌入骨基质中。发现骨细胞散布在整个骨基质中，并且具有与机体一样长的生存能力。实际上，骨细胞是骨骼中最丰富的细胞类型，占成年骨骼细胞的 90% 以上[184, 185]。当成骨细胞被自己合成的矿化骨基质包裹起来时，它们会急剧改变其形状，并发出在陷窝小管中运行的许多树突状过程。这些过程使骨细胞彼此之间、脉管系统及骨表面的细胞相通[184, 185]。骨细胞处于良好的位置，可以感应并响应机械力，越来越多的证据表明，骨细胞介导了机械力以增加骨量（见下文）[185, 186]。骨细胞合成了一系列独特的蛋白质，是成骨细胞谱系中最分化的成员。这些包括牙本质基质蛋白（DMP）-1、基质细胞外磷酸糖蛋白（MEPE）和 FGF23，涉及全身磷酸盐体内稳态的分泌蛋白[187, 188]和硬化蛋白（SOST），Wnt 作用的抑制药[189]（见下文）。通过调节骨骼的吸收和

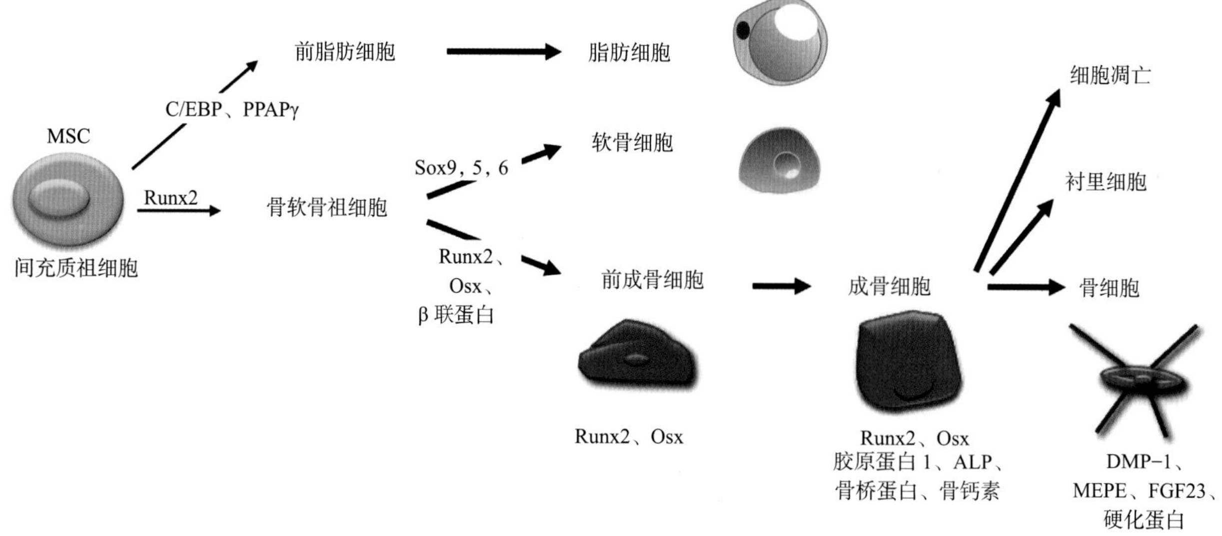

▲ 图 60-6　成骨细胞分化

成骨细胞衍生自间充质干细胞（MSC）或祖细胞（由指定的转录因子驱动）可以变成脂肪细胞、软骨细胞或成骨细胞谱系细胞；后一种方向可能（特别是在胎儿发育中）通过骨软骨祖细胞中间体进行。转录因子 Runx2、Osx 和 β 联蛋白介导成骨细胞的分化和功能。如图所示，进行性成骨细胞分化的特征是代表特定阶段基因表达的变化

形成及磷酸盐和钙的动态平衡，骨细胞在骨骼结构和功能的确定和维持中起着核心作用（见下文）。

已经确定了许多决定成骨细胞形成的关键转录因子和信号通路，其中至少一些人在遗传性骨病中起作用。这里我们将重点讨论 Wnt/β 联蛋白信号及转录因子 Runx2 和 Osx，并简要介绍其他重要信号，包括 BMP、刺猬蛋白（Hh）和 FGF[34, 65, 182]。

(1) Wnt/β 联蛋白信号传导：Wnt 是分泌型生长因子的大家族（在小鼠和人类基因组中有 19 个不同的成员），它们在多种发育过程中起至关重要的作用。Wnt 也是维持成人组织维护所需的，而 Wnt 信号的干扰可能导致肿瘤形成和其他疾病[19, 190, 191]。在骨骼系统中，Wnt 信号成分的突变会导致骨骼畸形和疾病，如骨质疏松 - 假性神经胶质瘤综合征[192] 和骨关节炎[193]。

Wnt 可以通过几种不同的下游信号传导途径转导其信号。最好理解的途径是经典途径或 Wnt/β 联蛋白途径（图 60-7）[194, 191]。该途径的中心是调节 β 联蛋白的蛋白质稳定性，β 联蛋白在经典 Wnt 途径中起转录因子的作用，并通过与钙黏着蛋白结合而参与细胞黏附。在缺乏 Wnts 的情况下，胞质中的 β 联蛋白通过糖原合酶激酶 3-β（GSK3β）的磷酸化而被结构性降解，该蛋白是由轴蛋白（axin）和腺瘤样息肉病蛋白（APC）[191] 聚集在一起的大蛋白复合体。磷酸化的 β 联蛋白可被包含 β 转导蛋白重复序列的蛋白质（β-TrCP）识别，该蛋白质是蛋白酶体介导的降解靶点。在存在 Wnt 刺激的情况下，Wnt 配体与 Wnt（共）受体的两个协同作用家族结合，卷曲（Frizzled，Fz）受体家族成员和低密度脂蛋白受体相关蛋白（LRP5 或 LRP6）。这种相互作用导致轴蛋白（axin）在质膜中募集到 LRP5/6。质膜上这种轴蛋白的螯合（sequestering）可能导致 β 联蛋白破坏复合物的分解，或者诱导复合物与磷酸化 LRP 联合，从而阻断 β-TrCP 的泛素化。在这两种模型中，β 联蛋白的降解均被抑制，蛋白质被稳定[191]。然后稳定的 β 联蛋白积聚在细胞质中并转运至细胞核，在此与 T 细胞因子 / 淋巴增强因子（TCF/LEF）系列的 DNA 结合转录因子相互作用，从而调节下游靶基因的表达（图 60-7）[191, 195]。

在过去 10 年中，经典的 Wnt 信号已显示在成骨细胞生成和骨形成的控制中起重要作用[196]。最近的遗传学研究分析了条件性 β 联蛋白丧失功能和获得功能的小鼠模型，提供了令人信服的证据，表明 β 联蛋白是决定间充质祖细胞成骨细胞谱系承诺的关键转录因子，表明 β 联蛋白是决定间充质祖细

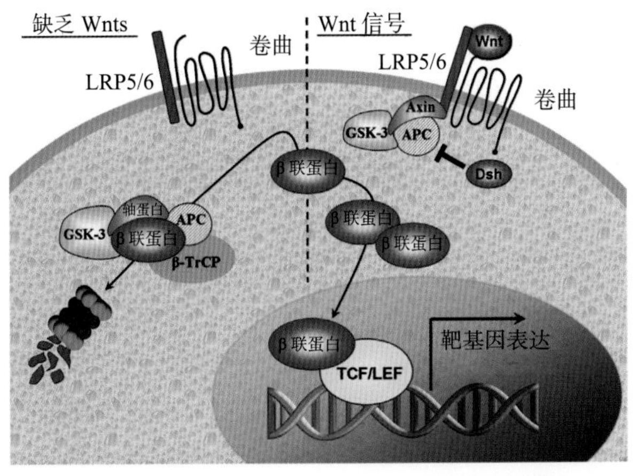

▲ 图 60-7 典型 Wnt/β 连环蛋白信号通路

在缺乏 Wnt 信号的情况下（图左侧），β 联蛋白与破坏原复合物中的糖原合酶激酶 3-β（GSK3β）相关联，破坏复合物中还含有轴蛋白和腺瘤样息肉蛋白（APC）。高磷酸化的 β 联蛋白由 GSK3β 产生，并与泛素连接酶复合物的含 β 转导蛋白重复蛋白（β-TrCP）成分结合，靶向 β 联蛋白进行降解。通过卷曲蛋白和 LRP5/6 受体复合物的 Wnt 信号转导（图右侧）及散乱蛋白(Dsh)的激活，导致对GSK3β的抑制。因此，当 Wnt 信号传导活跃时，β 联蛋白稳定，并且细胞质中的 β 联蛋白水平升高。积累的 β 联蛋白可以转运至细胞核，与 T 细胞因子 / 淋巴增强因子（TCF/LEF）蛋白相互作用，并介导靶基因的转录

胞成骨细胞谱系承诺（commitment）的关键转录因子。在发育过程中，β 联蛋白对于抑制双潜能骨软骨生成细胞的软骨分化是必不可少的，并刺激它们分化成成熟的成骨细胞[19, 197]。β 联蛋白在间充质祖细胞中的失活阻止了成骨细胞的分化，而软骨膜和颅骨中的间充质细胞则分化为软骨细胞[18, 20, 22, 198]。在出生后生活中，表达 Osx 的骨祖细胞中 β 联蛋白编码基因的缺失抑制了它们分化为成熟的成骨细胞，而是诱导了脂肪细胞标志物的表达[199, 200]。在成骨细胞谱系，成熟的成骨细胞或骨细胞的分化程度更高的细胞中，β 联蛋白的失活导致破骨细胞生成和骨吸收增加，从而导致小鼠低骨量的表型。潜在的机制涉及破骨细胞形成的抑制药 OPG 的表达受损（见上文）。因此，β 联蛋白通过刺激分化的成骨细胞和骨细胞产生 OPG，在骨重塑过程中成骨细胞与破骨细胞活性之间的耦合也起重要作用（见下文）[137, 201]。

通过小鼠的遗传研究，典型的 Wnt 途径在成骨细胞中的作用已在很大程度上得以阐明。胚胎间充质中关键 Wnt 共同受体 Lrp5 和 Lrp6 的联合缺失在很大程度上概括了 β 联蛋白的丧失，该表型的特征是发育中的突变小鼠骨骼中成骨细胞分化受损[202]。类似地，由于成骨细胞数量和功能的降低，Lrp5 缺陷小鼠在出生后出现了低骨量表型[203]，另外一个 LRP6 等位基因的缺失导致骨量的进一步减少[204]。虽然一些数据表明 LRP5 在调节骨量中的作用是通过肠源性 5- 羟色胺间接起作用的[205]，但其他数据表明 LRP5 直接作用于骨细胞以增加经典 Wnt 信号传导并增加骨量[206]。

临床上，Wnt 受体复合物的突变与骨矿物质密度和骨折的变化充分相关。LRP5 受体功能丧失的突变会导致人类骨质疏松 - 假性神经胶质瘤综合征，这是少年型骨质疏松的一种形式[192]。相反，使 LRP5 对经典 Wnt 信号的分泌拮抗药抵抗的功能获得突变，如 Dickopff 相关 1（DKK1）和硬化蛋白（由 SOST 基因编码），导致高骨量表型[207-209]。这些 Wnt 信号传导蛋白抑制药具有额外的临床意义，如 DKK1 产量增加似乎会导致多发性骨髓瘤患者的骨质流失[210, 211]。此外，在诊断为骨硬化症（一种与高骨量相关的损毁外形的疾病）的患者中，已经鉴定出 SOST 的纯合功能丧失突变[212]。影响 SOST 转录调控的突变会引起泛发性骨皮质增厚症（van Buchem 病），一种类似于骨硬化的疾病[213]。这些发现突出了经典的 Wnt 信号传导在调节人体骨量中的重要作用。骨细胞表达 DKK1 并且是硬化蛋白的主要产生者这一事实，突显了这些细胞在通过成骨细胞分化调节骨形成中的作用（见下文），但也使得抑制这些 Wnt 拮抗药成为防止骨丢失的有前途的策略[147, 214]。因此，针对这些分子靶标进行了广泛的研究，并有望开发出可用于治疗骨质疏松的药物。目前正在进行临床试验，以评估针对 DKK1 和硬化蛋白的抗体对治疗人的骨丢失和骨修复的效果[147, 214-216]。

(2) Runx2 和 Osx：矮人相关转录因子 2(Runx2)［以前称为核心结合因子 a1（Cbfa1）、Osf2 或 AML3］，古代矮人家族的转录因子，已被证明对诱导成骨细胞分化和软骨内和膜内骨形成绝对重要。Runx2 缺陷小鼠完全缺乏成骨细胞，根本不能形成骨骼，取而代之的是形成了没有任何真正骨基质的完全软骨的骨骼[217, 218]。在杂合（haploinsufficient）的 Runx2

突变小鼠中，成骨细胞分化的缺陷仅限于膜内骨骼[217]。这些小鼠中产生的表型非常类似于人类颅骨发育不良（CCD）综合征，这是一种遗传性骨疾病，在大多数患者中发现 Runx2 的突变[219, 220]。与它作为成骨细胞分化早期转录调节因子的功能一致，Runx2 是成骨细胞谱系的早期分子标记，在软骨膜间质和所有成骨细胞中都高度表达[34, 182]。如前所述，肥大软骨细胞也表达 Runx2，Runx2 在软骨生物学中起重要作用。目前正在利用条件诱变的小鼠研究这些功能[78, 221]。

Runx2 足以在体外诱导成骨细胞分化[222]。此外，在体外存在 BMP-2 的情况下，Runx2 缺失（Runx2-null）的颅盖细胞自发分化为脂肪细胞和软骨细胞，但不分化为成骨细胞[223]。因此，Runx2 对于将间充质细胞分化为成骨细胞而言既充分又必要，并且抑制了它们分化为脂肪细胞和软骨细胞。Runx2 通过诱导 ALP 活性，调节多种骨基质蛋白基因的表达及刺激未成熟间充质细胞和成骨细胞中的矿化作用来介导成骨细胞分化[34, 182]。此外，Runx2 调节成骨细胞中 RANKL 和 OPG 的表达，从而影响破骨细胞分化（见上文）[224, 225]。

在主要成骨细胞特异性基因中已鉴定出 Runx2 的 DNA 结合位点，包括编码 I 型胶原（Col1a1）基因、骨桥蛋白、骨连接蛋白、骨唾液蛋白、骨钙素和 Runx2 本身，Runx2 诱导了这些基因的表达或在体外激活了其启动子[226]。令人困惑的是，尽管 Runx2 在体外强烈诱导骨钙素表达[222]，但它在体内成骨细胞中的过表达却严重降低了骨钙素的表达[227]。然而，成骨细胞中 Runx2 显性负型表达也导致骨钙素表达事实上缺失，并导致出生后骨骼形成受损[228]。这些发现清楚地表明，Runx2 对成骨细胞分化不同阶段的调控非常复杂。Runx2 转录调控涉及与众多转录激活因子、阻遏蛋白及其他仍在持续研究中共调节蛋白的相互作用。当前的模型是 Runx2 在成骨细胞分化早期触发主要骨基质蛋白基因的表达和成骨细胞表型的获得，同时抑制后期成骨细胞成熟阶段和向骨细胞过渡。因此，Runx2 在维持未成熟成骨细胞的供应中可能起重要作用[34, 182]。

Runx2 还调节 Osterix（由 Osx 或 Sp7 基因编码）的表达，Osterix 是具有三个锌指基序的 SP 家族转录因子。Osterix 在成骨细胞祖细胞、成骨细胞中表达，并且在（前）肥大软骨细胞中低水平表达[229]。与 Runx2 缺陷小鼠相似，缺乏 Osterix 的小鼠表现出完全缺乏成骨细胞，并且缺乏膜内和软骨内骨形成[229]。因此，Osterix 是成骨细胞分化必不可少的第三种转录因子。因为 Runx2 在 Osx 缺失（Osx-null）小鼠的间充质细胞中表达，而 Osterix 在 Runx2 缺失小鼠中不表达，所以可以得出结论，Osterix 在 Runx2 的下游起作用[229]。此外，Osx 基因在其启动子区域 Runx2 位点中含有一个共有的 Runx2 结合位点，提示 Osterix 可能是 Runx2 的直接靶标[230]。Osterix 的转录活性涉及其与 NFATc1 的相互作用，共同形成与 DNA 结合并诱导 Col1a1 表达的复合物[231]。成熟成骨细胞特有的其他基因的表达（如编码骨唾液蛋白、骨桥蛋白、骨连接蛋白和骨钙素的基因）Osx 缺失小鼠的软骨细胞周围细胞中不存在软骨细胞，而这些细胞表达软骨细胞的特征基因（Sox9、Sox5、Col2a1）[229]。据报道，Osterix 可以在体外抑制软骨形成[232, 233]。因此，Osterix 对于引导前体细胞远离软骨细胞谱系并朝向成骨细胞谱系可能很重要。总的来说，目前认为 Runx2 在成骨细胞谱系的最早确定阶段起至关重要的作用，促使间充质祖细胞成为前成骨细胞，而 Osterix 则在以后阶段调节前成骨细胞向功能性，表达高水平成骨细胞标志物的成骨细胞的分化（图 60-6）。对于这两个关键成骨细胞转录因子，正在使用条件突变体［通过时间和（或）位点特异性 Cre/loxP 系统生成］进行进一步研究，这无疑将有助于阐明它们在发育过程中及在出生后不同阶段软骨细胞和成骨细胞分化作用的细节。最近被证明，软骨细胞特异性 Osx 的消融，可导致出生时致命性和骨骼生长减少，这与软骨细胞分化和软骨内骨化受损有关[234, 235]。除了在胚胎发生过程中分化的作用外，还发现 Osx 对于出生后成骨细胞和骨细胞的分化和功能至关重要[236]。与此类似，在成熟的成骨细胞（表达 Col1α1 的细胞）中 Osx 特定条件性破坏，由于成年小鼠成骨细胞分化受损，导致骨质减少[237, 238]。

(3) 参与成骨细胞发生的其他因素和信号分子：除 β 联蛋白、Runx2 和 Osterix 外，其他许多（非骨特异性的）转录因子也参与成骨细胞的分化和功能，尽管程度不同，因为它们的失活不能完全消除骨形成。这些包括激活转录因子 4（ATF4）（该因子与人类 Coffin-Lowry 综合征和 1 型神经纤维瘤病患者中发现的骨骼异常有关 [239, 240]），Msx1 和 Msx2，Dlx5、Dlx6 和 Dlx3，Twist，AP1 及其相关分子（Fos/Jun），Schnurri-2 和 -3 及叉头盒 O（FOXO）家族转录因子 [34, 65, 241, 242]。无数的形态发生子和信号分子控制着这些转录因子的活性，包括 Wnts（较早讨论）及本地产生的 BMPs 和 TGFβ，刺猬蛋白（尤其是 Ihh）、FGF、Notch 配体、IGFs、PDGF 以及系统性因子，如 PTH、GH、前列腺素、雌激素、雄激素、1, 25$(OH)_2D_3$ 和糖皮质激素 [34, 65, 81]。

本章前面已经提到了涉及 BMP、Ihh 和 FGF 的信号传导途径在软骨形成中的作用，但这些信号在成骨细胞生成和骨形成中也起重要的作用。尽管几种 BMP 在外源性给药时诱导骨形成方面极为有效，但它们在成骨细胞分化和软骨内骨化中的生物学功能尚不清楚。在 BMP 家族成员中，对 BMP-2、BMP-4 和 BMP-7，在发育、出生后骨形成和重塑及骨折修复过程中成骨中的作用进行了最广泛的研究 [17, 36, 47]。肢体（limb）中 BMP-2 和 BMP-4 的双重敲除完全破坏了成骨细胞的分化，证明了这两种 BMP 在成骨细胞分化中的关键作用 [47]。使用 BMP 拮抗药的研究表明，BMP 信号传导在成骨细胞分化的后期具有一定作用。骨钙素启动子将头蛋白（noggin）过表达靶向分化的成骨细胞，导致年龄 8 个月时骨质减少 [243]。同样，分化的成骨细胞中另一种 BMP 拮抗药 gremlin 的过表达会导致骨矿物质密度降低和骨折 [244]。此外，成熟成骨细胞中 SMAD4（BMP 信号的下游效应子）的缺失导致成骨细胞功能降低 [245]。特别是，BMP-2 已显示在骨细胞分化中起关键作用 [43]。它促进多能间充质细胞对成骨细胞谱系的承诺，并已被证明在成骨细胞生成过程中可诱导 Runx2 和 Osx 的表达 [246–248]。BMP2 在出生后骨骼形成和骨折愈合中具有重要作用 [17]，BMP-2 的活性作为骨骼形成的有效诱导剂可作为人类骨骼缺陷修复的治疗策略 [249, 250]。然而，由于其复杂性和众多相互作用途径的参与，成骨细胞分化和骨形成过程中 BMP-2 介导基因调控的确切机制尚不十分清楚。确实，尽管前面提到的所有研究都支持 BMP 信号增强成骨细胞的分化功能，但该系统要复杂得多。如对 BMP3 的灭活研究表明，该 BMP 在体内抑制成骨细胞的分化和增殖 [48, 251]。据推测，BMP3 可能在负反馈机制中起作用，以抵消 BMP2 和 BMP4 的活性，并调节正确数量的成骨细胞分化，以维持适当的骨量 [65]。关于受体，已知 BMP1 型受体 ALK2 中的激活突变导致骨化性纤维发育不良，这是一种人类疾病，其特征是异位骨形成，概括了软骨内骨化的整个序列 [252]。最近，已经对 BMP 受体进行了条件小鼠遗传学研究，以帮助阐明它们在成骨细胞中的功能。出乎意料的是，子宫内或出生后成骨细胞中 BMPR1A 的缺失导致骨量增加 [253, 254]。这些研究表明，BMPRIA 的丧失通过减少 Wnt 抑制药 DKK1 和硬化蛋白（BMPRIA 的下游效应子）的表达而增加了骨形成，从而导致 Wnt/β 联蛋白信号传导增加 [253, 254]。因此，关于成骨细胞中 BMP 受体相关的生理作用尚有许多要学习。

刺猬蛋白（Hedgehog，Hh）家族成员 Ihh 通过控制长骨软骨膜中的成骨细胞分化来软骨内骨形成，而不需要颅骨中的膜内骨形成。由于缺少成骨细胞，Ihh-null 小鼠完全缺乏软骨内骨化 [68, 255]。在这些小鼠中，Runx2 在软骨细胞中表达，但不在软骨膜细胞中表达。同样，Ihh 缺陷小鼠的软骨膜细胞中不存在核 β 联蛋白 [18]。因此，需要 Ihh 诱导软骨细胞中 Runx2 和 β 联蛋白的初始活性，并触发它们成为软骨内成骨细胞，从而在软骨内骨化过程中将软骨细胞的成熟与成骨细胞的分化联系起来。软骨细胞衍生的 Ihh 对于维持出生后骨骼中小梁骨仍然至关重要 [79]。Hh 信号在成年骨骼体内稳态期间，在成骨细胞系细胞中的作用尚不清楚。通过突变 Ptc 或 Smo 受体，分化成骨细胞中 Hh 信号的遗传破坏，由于抑制了破骨细胞分化，导致出生后骨量增加并防止老年小鼠的骨丢失 [256]。潜在的机制似乎是成熟成骨细胞中 Hh 信号上调 PTHrP 的成骨细胞表达，促进 RANKL 表达，从而间接诱导破骨细胞分化。因此，Hh 信号传导可能在骨重塑期间对破骨细胞和成骨细胞的活动进行精细的控制 [256]。

在胎儿和出生后阶段，FGF 信号均与体内未成熟成骨细胞的增殖和成熟成骨细胞的合成代谢功能有关[50]。在缺乏 FGF18 的小鼠中，可以在骨领中鉴定出成骨祖细胞，但其终末分化延迟了，导致骨化延迟[49-52]。缺乏 FGF2 的小鼠在成年期总骨量减少，这可能是由于骨祖细胞增殖减少和成骨细胞功能降低所致[257]。

小鼠的遗传研究表明，尽管通过不同受体的 FGF 信号似乎在调节成骨祖细胞的增殖、成骨细胞的分化和调节、成熟成骨细胞的活性中起不同作用，但几种 FGF 受体（FGFR1、FGFR2 和 FGFR3）已与 FGF 信号的成骨功能有关[258, 259-261]。目前尚不清楚这些特定方面与成骨细胞分化的具体阶段是否及如何受到 FGF 的影响。但是，最近的证据表明 FGF 信号传导诱导 BMP-2 表达并刺激 Runx2[262-264] 的表达和转录活性。相反，Runx2 可以诱导 FGF18 的表达[265]。这些发现再次强调了软骨内和膜内骨骼发育必不可少的各种途径，在物理和功能上如何融合。而且，最终结果依赖于刺激性信号和抑制性信号的复杂整合，如 Notch 信号传导通过经由 Wnt/β 联蛋白途径减少 Runx2 转录活性来抑制成骨细胞分化，这一作用可能是维持骨髓中未分化的间充质祖细胞所必需的[266, 267]。

二、骨骼重塑和骨骼稳态

在整个生命过程中，骨骼组织保持其完整性，并通过连续转换来响应功能需求的变化，这一过程称为骨重塑[115, 268-270]。骨骼重塑对去除旧的基质和细胞及应力诱发的微裂纹，以确保生物力学稳定性并调节整个生物体矿物质稳态是必要。破骨细胞启动骨重塑并实际去除旧骨基质，而成骨细胞随后被激活以铺设新骨。骨吸收与骨形成之间精细的平衡被打乱会导致诸如骨硬化症（osteopetrosis）（破骨细胞功能降低）、骨硬化（osteosclerosis）（成骨细胞功能增强）和骨质疏松（因骨吸收大于骨形成而导致骨量低）等疾病。前两种疾病的特点是骨量高。骨质疏松是一种较常见的疾病，其特征是骨密度降低、小梁和皮质孔隙严重，以及骨折的发生率增高。在这里，我们将简要回顾一下骨骼重塑过程的原理和主要调节因素，并在更广泛的生理学视野中概述破骨细胞，特别是成骨细胞如何发挥功能以维持额外的骨骼功能。

（一）骨重塑的原理

1. 骨重塑周期　通过经历自我消除和随后的再生过程不断地更新骨骼。根据机械和生理需要，破骨细胞会吸收现有的小梁和皮质矿化骨组织的特定缺口（pockets）或沟槽，而成骨细胞会在适当的位置铺设新骨来替代丢失的骨（图 60-8）。在重塑过程中更新的骨包（Packets of bone）称为骨重塑单位（*BRU*）或骨多细胞单位（BMU）[115, 268, 270]。据估计，成人骨骼在任何时候都包含超过 100 万个这样的微观重塑部位[269]。首先，通过耗时数周的过程，破骨细胞骨吸收来去除活化 BRU 中的骨骼（图 60-8）。丢失的骨被成骨细胞的骨形成所替代，持续 3～4 个月。骨吸收和形成动力学的这种差异可以部分地解释增加吸收，即使伴随着形成的增加，也能导致骨质流失，如在雌激素缺乏或甲状旁腺功能亢进症中。

如何启动重塑周期本身的骨吸收仍然是个谜，但可能涉及成骨细胞谱系细胞通过调节破骨细胞的形成来感知并响应重塑信号（见下文）。调节破骨细胞造血前体募集到骨环境和重塑部位的机制也不太清楚，尽管最近的发现证明脂质介导的鞘氨醇 -1- 磷酸（S1P）可能参与了它们在循环和骨髓之间的运动的调节[271-274]。高度表达 S1P 受体 1（S1PR1）的破骨细胞前体在生理条件下似乎被 S1P 从骨髓吸引到血液中，S1P 在血液中的浓度高于骨髓。相反，受体 S1PR2 似乎正在介导吸引细胞从血流到重塑部位[271, 272]，因此，S1PR1 和 S1PR2 似乎具有彼此相反的功能。以下发现支持这些机制：破骨细胞前体中缺失 S1PR1 的小鼠出现了过度骨吸收和骨质疏松，因为细胞保留在骨髓中并分化为破骨细胞[271]。另一方面，S1PR2 缺乏的小鼠由于骨吸收减少而患有中度骨硬化症，这显然是因为它们的破骨细胞前体仍然存在于血液中[272]。

在体内也尚未确定负责在重塑周期中完成吸收的信号，但是减少破骨细胞形成或活性的多种因素可能起作用（见下文）。在健康的骨骼中，停止吸

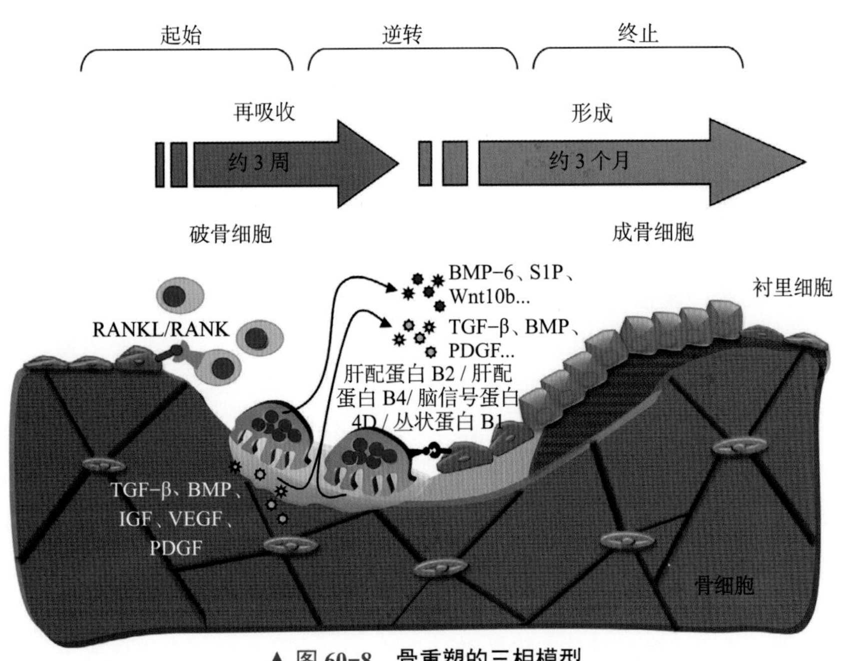

▲ 图 60-8 骨重塑的三相模型

骨骼是一个代谢活跃的器官，在整个生命过程中不断进行重塑。骨重塑涉及通过破骨细胞去除矿化的骨，然后通过成骨细胞形成并随后矿化骨基质。起始开始于造血前体的募集及其向破骨细胞的分化，这是由表达破骨细胞配体（如核因子 -κB 受体激活剂的配体）的成骨细胞谱系细胞诱导的。破骨细胞变成多核并吸收骨骼。过渡的过程是通过耦合因子从骨吸收转变为形成，从而刺激成骨细胞的募集、分化和（或）活性。这些信号包括①源自骨吸收的信号，包括最典型的嵌入骨基质中并在破骨细胞骨吸收后释放的生长因子（如 TGF-β、BMP、IGF、PDGF）；②破骨细胞来源的可溶性信号或非破骨细胞来源的可溶性信号（如激素和可扩散的生长因子，如 BMP-6、S1P 和 Wnt10b）；③膜结合分子（如肝配蛋白、脑信号蛋白）。在终止阶段，被成骨细胞通过骨形成来重新填充被吸收的腔，该成骨细胞随后变平以在骨表面上形成一层衬里细胞，或成为通过骨内小管连接的骨细胞

收后会紧随骨形成。在吸收结束和形成开始之间的时间间隔内，称为逆转阶段，在吸收的表面上看到小细胞，可能是成骨细胞前体被吸引到 BRU。在重塑周期的这个阶段，饱满的立方形成骨细胞在骨表面分化并沉积有组织的基质，然后被矿化。约 4 个月后，当小梁表面或皮质哈弗里管系统（haversian canal system）中的各个骨包（packet of bone）进入静止期，直到下一个重塑周期时，骨形成期才结束（图 60-8）[115, 268–270]。

2. 骨吸收与骨形成的耦合　重塑期间：只要破骨细胞和成骨细胞的活动达到平衡（耦合）并保持净骨量，就能完整保持骨骼的稳态。这种平衡意味着存在紧密协调成骨细胞和破骨细胞分化，以及它们向功能部位迁移的机制。越来越多的数据支持破骨细胞和成骨细胞相互调节彼此的募集、分化和（或）活动的模式（图 60-8）[115, 270]。此外，骨细胞通过调节破骨细胞的骨吸收和成骨细胞的骨形成，成为重塑过程中的关键角色（图 60-8）[124]。

耦合原理的第一个方面是通过成骨细胞谱系直接控制破骨细胞生成。确实，如本章前面所述，多年来，已知成骨细胞和基质细胞通过表达破骨细胞前体增殖所需的 M-CSF 和 RANKL 来控制骨降解，介导造血性破骨细胞前体向成熟多核细胞的分化（破骨细胞生成）。成骨细胞还表达 OPG，这是一种可溶性诱饵受体，可与 RANKL 结合并阻止其与 RANK 结合，从而提供了一种负性控制机制来限制破骨细胞的形成（见上文）[115, 130]。最近，通过使用添加到该机制的条件小鼠模型获得的新发现表明，骨细胞在破骨细胞形成的调节中也起重要作用，因为它们似乎是 RANKL 在成年骨重塑过程中驱动破骨细胞形成和激活的主要来源[122, 123]。

通过在小鼠中使用细胞类型和（或）阶段特异性诱变，成骨细胞谱系细胞在体内控制破骨细胞形成的其他机制正日益被发现，如成骨细胞谱系细胞和破骨细胞前体之间的非经典 Wnt 途径（通过与独立于 β 联蛋白作用机制将 Wnt 信号转导至细胞内

应答）似乎在调节骨吸收[275]。成骨细胞谱系细胞表达 Wnt5a，其通过破骨细胞前体表达的受体酪氨酸激酶样孤儿受体蛋白（Ror）（如 Ror2）激活非经典 Wnt 信号传导。Wnt5a-Ror2 信号转导的结果是，RANK 表达增加，破骨细胞形成增强[275]。另一个新发现的机制涉及信号蛋白 3A（semaphorin，Sema3A）的成骨细胞表达，该信号蛋白是与膜相关的轴突引导分子家族的成员。使用 plexins 和 neuropilins（Nrp）作为其主要受体，发现成骨细胞产生的可溶性 Sema3A 可通过 Plexin-A 共受体 Nrp1 抑制破骨细胞前体分化而发挥骨保护作用[276]。相比之下，先前发现通过 Plexin-A 受体对破骨细胞的 Sema6D 信号传导可促进破骨细胞的形成和功能[277]。因此，该系统具有多个相互作用的配体和受体的复杂性，需要进一步研究以阐明其在成骨细胞 - 破骨细胞通讯中的确切作用（见下文）。

耦联的第二个相反方面，是破骨细胞的相互活动调节破骨细胞的募集、分化和调节吸收阶段之后重塑过程的合成代谢功能。在破骨细胞与成骨细胞系细胞的耦联中，可以区分三种类型的信号：①骨吸收衍生的信号；②破骨细胞衍生的可溶性信号；③细胞表面破骨细胞与发育中成骨细胞之间的相互作用[270]。

一般认为，破骨细胞的骨吸收可局部释放储存在骨基质中的多种生长因子，这些因子随后可通过将成骨细胞或其祖细胞吸引至重塑部位和（或）刺激其增殖、分化和活动。成骨细胞产生的生长因子如 TGF-β、BMP、IGF、VEGF 和 PDGF 以高浓度掺入骨基质中。当它们被释放时，可以对成骨细胞谱系细胞产生合成代谢作用。其中一个关键问题是成骨细胞祖细胞最初如何招募到重塑部位，这一点仍然存在许多问题。据报道，骨基质的成分，如胶原蛋白或骨钙素的片段、补体片段、炎性细胞因子及通常在基质吸收部位释放、活化或产生的生长因子，在体外都对成骨细胞及其前体具有趋化作用[108]。最近一项研究证实了体内的第一个证据，该研究表明，破骨细胞骨基质变性过程中从骨基质释放的 TGF-β 对这些骨吸收部位的成骨细胞前体发挥趋化作用[278]。缺乏 TGF-β 的成年小鼠表现出骨重构障碍、小梁骨减少，小梁骨表面上的成骨细胞减少。此外，注射的骨祖细胞未能归巢到 TGF-β 基因敲除小鼠小梁骨表面上的吸收位点[278]。类似地，发现 IGF-1（在破骨细胞吸收后从骨基质释放）通过激活哺乳动物雷帕霉素靶标（mTOR）促进募集的间充质干细胞的成骨细胞分化，从而维持适当的骨量。在成骨细胞前细胞中剔除 IGF-1 受体（IGF-1R）的小鼠骨量较低，缺乏该受体的间充质祖细胞虽然在植入后被募集到骨表面，却无法分化为成骨细胞[279]。

除吸收后从基质释放的趋化信号外，破骨细胞还可以在调节成骨细胞募集中起直接作用。如破骨细胞自身分泌具有趋化特性的因子（如 PDGF）[280, 281]。破骨细胞表达的其他具有合成代谢潜力的分子，包括 BMP-6、S1P、Wnt 激动药 Wnt10b[282] 和脂联素家族成员 CTHRC[283]。当仅从小鼠的破骨细胞中删除了 CTHRC 时，会导致骨质减少。因此，该蛋白可能在偶联机制中具有生理作用。值得注意的是，骨细胞在重塑过程中还通过调节 Wnt 信号传导（如通过表达 Wnt 抑制药 DKK1 和硬化蛋白）来决定成骨细胞分化和骨形成中的作用[189]。

最后，破骨细胞还可以通过细胞结合分子直接向成骨细胞谱系细胞发出信号[115, 270]。如 ephrin/Eph 受体系统可以使破骨细胞和成骨细胞之间基于细胞表面接触的双向信号传递。据报道，破骨细胞表达 ephrin B2，而成骨细胞表达其 EphB4 受体，都是膜结合蛋白[284]。通过 EphB4 进入成骨细胞的信号（正向信号）似乎增强了成骨细胞的分化，而通过 ephrin B2 进入破骨细胞前体的信号（反向信号）抑制了破骨细胞的分化，因此预计这种相互作用的总体结果有利于骨形成[284, 285]。最近的研究认为 ephrin B2 是由成骨细胞谱系产生的，因此与破骨细胞衍生的耦联活性的观点并不一致[270]。毫无疑问，在不久的将来，更多的研究将进一步阐明 ephrin 蛋白家族在骨骼生物学中的作用。最近另一篇报道，提供的证据表明破骨细胞产生的 Sema4D（主要是跨膜信号蛋白）通过与成骨细胞上表达的受体 Plexin-B1 结合，促进了成年骨骼的平衡重塑[286]。这种相互作用实际上显示在骨吸收部位排斥成骨细胞，因此抑制了骨吸收阶段的骨形成。缺乏 Sema4D 或 Plexin-B1 或两者的小鼠均显示由于成骨细胞形成增加而导致的骨量、小梁厚度和骨强度增加。尽管尚不清楚其基本机制的细节，但小的 GTPase RhoA 及其下游激酶 ROCK 的激活似乎与 Sema4D 诱导的成骨细胞分化抑制和细胞运动刺激有关 [286]。显然，破骨细胞能够产生许多正面和负面影响成骨细胞谱系的分子 [115, 270]。

对诱导成骨细胞进入 BRU 逆转期机制的新见解，以及对实际骨形成阶段的探索，最终可能会导致新的治疗骨质疏松症的新型治疗靶点的出现。

3. 代谢性骨疾病中不平衡的骨重塑　显然，尽管在任何给定部位控制其起始、进展和停止的分子机制仍需进一步了解，但必须严格控制骨重塑以维持正常的骨骼稳态。这种正常骨骼功能衰竭是衰老最常见的早期表现之一，如在骨质疏松和骨关节炎中。这些及其他各种影响骨骼的病理状况（如类风湿关节炎、牙周炎、Paget 病、骨肿瘤）会导致骨骼重塑过程中的紊乱，由于刺激骨吸收的激素或炎性细胞因子水平局部和（或）全身性改变，这种平衡主要朝着骨降解增加的方向转移（见下文）。骨质疏松特点是骨量减少，使椎骨和长骨的骨折风险增加，这会累及数百万人，尤其是绝经后女性（见下文），并且随着人口的老龄化变得越来越普遍。雌激素缺乏会增加开始重塑的位点数量和给定位点的吸收程度（见下文）。骨吸收增加伴随着骨形成增加。但是，骨形成的增加不足以维持骨平衡并防止骨丢失。骨质疏松骨骼功能不全的原因尚不清楚，这可能是由于缺乏有效骨骼形成所需的雌激素或其他激素（如雄激素）造成的，部分原因是上述动力学失衡。在松质骨中，这种损失会导致骨小梁变薄（变成杆状而不是板状）及小梁中断，从而使它们失去机械功能。在皮质骨中，骨内膜的骨吸收会导致皮质变薄，有时会导致骨内膜表面的小梁化。增强的吸收作用会增加中央管的大小和皮质骨的孔隙率。这些变化的结果导致骨骼明显弱化和骨折风险增加。

（二）骨骼重塑和骨量控制

骨重塑和最终的净骨量受到多种信号影响（图 60-9）。除了先前讨论的许多局部因素之外，骨骼吸收和骨骼形成还受到机械刺激、内分泌分子和中央调节系统的严重影响，其结果对这两个过程之间的平衡有重要影响，进而影响骨骼健康。

1. 机械负荷　骨骼系统为脊椎动物有机体的多个器官提供机械支撑和保护。为了以最有效的方式承受负载（最大强度、最少的材料），骨架会不断调整其骨骼质量和结构，以响应通过骨骼重塑而产生的负载。实际上，骨骼结构对机械力的适应和重塑要求用相对于主要机械载荷适当定向的新骨替换存在的骨包（bone packets）或整个小梁。可以通过对机械应变阈值（每单位面积的力）做出响应来保持骨骼结构与骨骼中的力线之间紧密而动态的关系，低于该阈值时会发生破骨性的骨骼去除，而较高应变会刺激骨骼的增加。确实早就认识到，负重运动引起的机械应力会增加成骨细胞活性并诱导骨骼的形成。相反，由于长时间的制动或卸载（unloading）而引起的机械刺激缺失会导致骨严重流失。在制动过程中，骨吸收增加而骨形成减少，导致骨丢失，这与衰弱和长时间卧床有关。同样，长时间的太空飞行使骨骼缺乏重力吸引，导致宇航员的骨量明显减少，骨骼脆性增加。

越来越多的证据表明，骨骼的主要机械感受细胞类型是骨细胞（见上文）。骨细胞理想地位于层状骨内，以感测机械应力并将信号可能通过连接的小管网络传递到骨表面上的其他骨细胞、成骨细胞谱系细胞和破骨细胞 [184–186]。如前所述，骨细胞通过产生硬化蛋白来参与骨形成的控制，硬化蛋白是 SOST 基因的蛋白衍生物，通过与 LRP5/6 结合抑制 Wnt 信号传导（见上文）。有趣的是，机械负荷改变了骨细胞中 SOST 的表达水平，导致硬化素产量迅速下降 [287]。相应地，SOST 缺失小鼠的骨量非常高 [288]，而相反，在骨细胞中过表达硬化蛋白的转基因小鼠会有严重的骨流失 [289]。因此，骨细胞似乎使用 Wnt/β 联蛋白途径将机械负荷信号传递至骨表面上的细胞 [189]。如前所述，（存活的）骨细胞具有通过产生 RANKL 刺激骨吸收的潜力 [122–124]。先前的发现表明，骨细胞在骨重塑过程中作为骨吸收诱导药的作用可能受到骨细胞凋亡的强烈影响，而骨细胞凋亡反过来可能会导致卸载 [290, 291]。相反，机械刺激能够维持骨细胞活力 [292, 293]。总体而言，

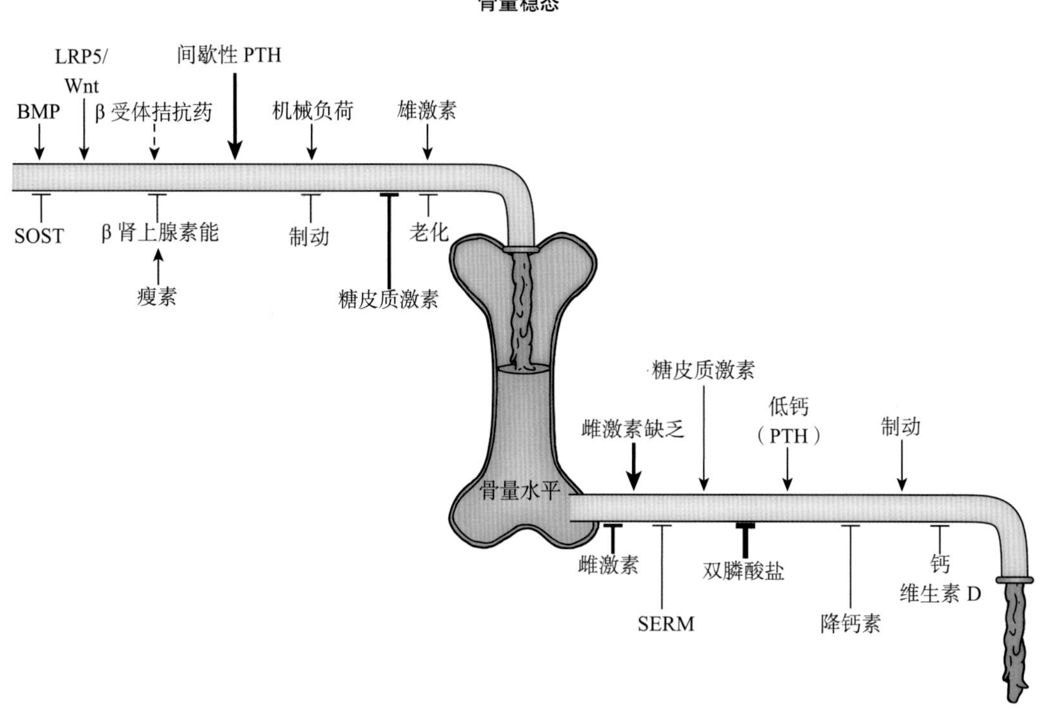

▲ 图 60-9 骨骼稳态和骨量的控制

将骨量保持在稳态水平控制系统的示意图，列出了骨形成和吸收的生理和药理刺激药和抑制药。已知的相对影响用箭的粗细表示。SERM. 选择性雌激素受体调节药（改编自 Harada S，Rodan GA：Control of osteoblast function and regulation of bone mass. Nature 423:349-355，2003.）

通过实验性破坏鼠骨中的骨细胞，可以很好地显示出骨细胞活力在维持骨骼组织健康和对机械负荷反应中的重要性[294]。在骨细胞特异性 DMP-1 启动子的控制下，靶向白喉毒素受体的表达使在向这些小鼠施用白喉毒素后能够诱导大量的骨细胞凋亡。结果表明，骨细胞死亡迅速导致骨骼中 RANKL 表达增加（其细胞来源尚不完全清楚），并且骨吸收大量增加、骨形成减少和小梁骨丢失。同时，这些小鼠对卸载引起的骨丢失有抵抗力，表明对机械信号的响应需要骨细胞[294]。

机械刺激被转换为骨细胞和成骨细胞生化信号的机制，以及这些细胞随后调节骨重塑活性的方式尚未明确。在该过程中涉及的影响包括由流体运动（如在骨细胞树突周围的小管中）产生的剪切力和各种膜蛋白，包括整联蛋白、连接蛋白和对拉伸敏感的离子通道[185, 186]。如机械刺激会增加连接蛋白的表达，连接蛋白是跨膜蛋白，可形成调节通道，使小分子与相邻细胞直接交换，从而导致细胞间通信[295-297]。特别是，连接蛋白 43（Cx43）对于骨细胞至关重要。骨细胞中缺乏 Cx43 的小鼠表现出骨细胞凋亡增加和皮质骨中空洞形成[298]。此外，成骨细胞和骨细胞中 Cx43 的缺乏会导致破骨细胞生成和骨吸收增加，从而导致骨流失[299]。出人意料的是，Cx43 缺陷小鼠表现出对机械负荷的合成代谢反应增强[299]，而不是根据先前体外数据显示的预期降低反应，该数据表明 Cx43 在介导骨细胞的机械反应中具有重要作用[186, 295-297]。

骨细胞还通过改变其信号传导而在体外和体内对增加的负荷作出反应，从而导致机械刺激转换为生化信号，这些信号通常会增强成骨细胞的骨形成并减少破骨细胞的骨吸收[184, 188]。如响应负荷，骨细胞上调一氧化氮（NO）的产生，释放前列腺素 PGE-2 和 IGF-1，并降低谷氨酸转运蛋白的表达。NO 是骨细胞对机械负荷反应的早期介体，并通过抑制 RANKL 和增加 OPG 间接降低破骨细胞的活性[300]。PGE-2 通过激活经典 Wnt/β 联蛋白途径刺激成骨细胞形成[301]。

如在其他章节中详细讨论的，骨细胞还可以通过释放 FGF23 和其他几种调节磷酸盐代谢的蛋白质（DMP-1、MEPE、PHEX）来充当内分泌器官。在机械刺激下，DMP-1 的表达也明显增加[302]。小鼠中 DMP-1 的失活与低矿化表型有关，该表型与 FGF23 升高和骨细胞腔 / 小管网形成不良有关[303]。因为 DMP-1 可以调节磷酸盐的代谢和骨量，所以这些发现表明运动、局部骨矿化、磷酸盐稳态和通过骨细胞协调的肾功能之间存在潜在的联系，这对于理解衰老骨骼中所观察到骨细胞损失的全部后果可能是重要的[184, 187, 188, 304]。

2. 调节钙稳态的系统性因素

(1) 甲状旁腺激素：骨重塑也代表了陆生脊椎动物用来调节矿物质体内稳态的主要机制。含钙骨的破骨细胞吸收有助于从骨骼中动员钙，以保持急性钙稳态。在此过程中，主要的介体是 PTH 及其下游效应物 1, 25(OH)$_2$D$_3$，其活性在本书其他各章中进行了详细讨论。这两种激素都作用于成骨细胞以增加 RANKL 的产生，从而有效激活破骨细胞生成[120, 121]。

PTH 对骨骼作用是复杂的，对成骨细胞谱系细胞的多种直接作用随细胞分化状态及其在骨骼中的位置（骨膜 vs 骨内膜）而变化。当 PTH 水平持续升高时，PTH 增加破骨细胞数量和作用占主导，但是 PTH 也增加了骨形成的速率。实际上，间歇性予以 PTH 时，骨形成作用占主导地位，并导致骨量净增加（图 60-9）[305, 306]。最近的研究表明，PTH 对骨细胞的直接作用可能与骨吸收和骨形成的控制有关。转基因小鼠在骨细胞中表达组成性活性形式的甲状旁腺激素受体（caPTHR）（使用 DMP1 启动子，可能包括靶向成熟的成骨细胞和衬里细胞），其破骨细胞和成骨细胞数量增加，与 RANKL 增加和硬化素表达降低有关[307]。相反，在同一组细胞中 PTHR 的条件失活导致成骨细胞和破骨细胞活性降低，并且对合成代谢和分解代谢 PTH 给药方案的响应均减弱[308]。

PTH 间歇给药时可增强 Runx2 的表达和活性。然而，Runx2 也通过诱导 RANKL 参与 PTH 的分解代谢作用[309, 310]。间歇性 PTH 促进成骨细胞分化的部分原因还在于它具有促进从细胞周期退出，激活成骨细胞中 Wnt 信号传导，以及抑制骨细胞中 Wnt 拮抗药硬化素生成的能力[306, 311–313]。此外，间歇性予以 PTH 可延长成骨细胞的存活时间[314]，近来已证明可通过将无活性的衬里细胞（由 DMP1 的表达标记，然后沿谱系追踪）转化为体内成熟的成骨细胞来增加成骨细胞的数量[315]。通过控制成骨细胞的功能，PTH 可增加骨骼形成于松质、皮质内和骨膜的骨表面，并已成为骨质疏松的一种有价值的临床促合成代谢治疗药物[316, 317]。

(2) 性类固醇激素：骨骼重塑和体内平衡的另一个重要内分泌介入者是性类激素的显著影响，这对于维持成人骨骼至关重要（图 60-9）[318]。雌激素对女性骨骼的保持可能在进化上与胚胎骨骼发育需要钙储存有关。包括人在内的哺乳动物成年男性和女性中，雌激素已被证实是通过减少破骨细胞数量而成为骨吸收的主要抑制药。这解释了与雌激素缺乏有关的严重骨量流失，绝经后骨质疏松是人类最主要的骨病理学类型[176, 319, 320]。已显示，采用激素替代疗法（单独使用雌激素或雌激素加孕激素）可以预防这种骨量流失[321]。由于涉及潜在的风险，该疗法一直是有争议和辩论的话题，因此通常不被用于老年患者的骨质疏松治疗。

破骨细胞表达雌激素受体（ERα 和 ERβ），雌激素通过其介导的 Fas/FasL 系统诱导破骨细胞凋亡，从而对其寿命产生直接影响[322]。此外，雌激素还具有非基因组作用或快速的信号传导作用，从而诱导各种信号传导途径（如 MAPK 途径）组分的磷酸化或钙调节。此类作用可能有助于雌激素诱导破骨细胞凋亡，而无须 ERα 与 DNA 的直接结合[319, 323]。据报道，除了影响破骨细胞的寿命外，雌激素还可以降低破骨细胞祖细胞对 RANKL 的反应性，从而减少破骨细胞的形成[324]。

多种其他机制也有助于雌激素对骨骼的有益作用，如雌激素抑制 T 细胞和成骨细胞中破骨细胞生成细胞因子［如白介素 -1（IL-1）、IL-6、IL-7 和 TNFα］的产生，从而间接影响破骨细胞数量[325]。直接在成骨细胞谱系细胞中的雌激素信号转导也有助于调节雌性和雄性小鼠的骨量（尽管在各种研究中性别效应似乎不一致），正如最近使成骨细胞和（或）成骨细胞中 ERα 失活的小鼠遗传学研究显示的那样[326–329]。

雄激素不仅通过芳香化酶的作用作为雌激素的来源，而且对刺激骨形成的直接作用也很重要[330]。睾酮负责具有较大骨架的男性表型，对骨骼代谢具有复杂的作用。作为合成代谢类固醇，它可以刺激男性和女性的骨骼形成。雄激素还增加膜内骨形成，从而导致更大的骨骼，因此更坚固。成骨细胞和（或）骨细胞中缺乏雄激素受体（AR）的小鼠表现出以小梁骨量减少、与年龄相关骨丢失加速为特征的表型[331-333]。此外，据认为睾酮通过以下方式抑制骨吸收，雄激素受体直接介导或通过芳香化酶转化为雌激素进而抑制骨吸收。化学或手术去势导致男性雄激素的流失或与年龄相关的雄激素水平下降对骨骼的不良影响与女性雌激素流失相同，尽管衰老男性中睾酮丧失不及女性绝经时雌激素丧失那么普遍或突然[318, 330]。

(3) 骨重塑的其他系统性调节：与性激素相比，糖皮质激素过多促进骨骼分解代谢，正如糖皮质激素诱发骨质疏松所展示的，这是长期使用糖皮质激素的可怕后果[334]。糖皮质激素诱发骨量流失的机制很复杂，包括抑制肾脏钙重吸收、肠道钙吸收减少和性腺功能低下，所有这些都会导致骨吸收和骨转换增加。也许更重要的是，糖皮质激素对骨骼有直接作用[334]。糖皮质激素损害成骨细胞的复制、分化和功能，并诱导成熟成骨细胞和骨细胞凋亡，从而导致对骨形成的显著抑制[335, 336]。同样，糖皮质激素直接作用于破骨细胞并延长其寿命。此外，糖皮质激素可能使骨细胞对骨重塑的调节剂敏感，并促进破骨细胞生成，从而导致总体骨吸收增加[334, 337]。

GH/IGF 轴[338]、甲状腺激素[339]和前列腺素[340]对骨重塑的影响已在近期指定的参考文献中进行了综述。

3. 骨重塑的中央控制　中枢神经系统（CNS）协调全身多个器官的活动。考虑到协调骨骼反应对各种系统性挑战的重要性，最近的研究表明，来自中枢神经系统和交感神经系统（SNS）的信号深刻影响骨骼重塑和由此产生的骨量，这也许不足为奇（图 60-10）。

瘦素是一种主要由脂肪细胞产生的激素，主要控制食欲、能量代谢和生殖，已被证明通过中枢神经系统（通过下丘脑）并最终通过 SNS 对成骨细胞负向调节骨形成[341, 342]。成骨细胞中通过 β_2 肾上腺素能受体（Adrβ_2）产生的交感信号通过转录因子［如 Period（per）］抑制增殖，该因子也调节昼夜节律[343]，并通过增加成骨细胞 RANKL 的表达促进骨吸收[344]（图 60-10）。这些结论来自于一系列使用瘦素－下丘脑－交感神经通路缺陷或病变突变小鼠的研究[341, 342, 344, 345]。所有这些模型均表现出相似的骨表型，其特征是由于成骨细胞活性和骨形成的大量增加而导致骨量增加，并伴有破骨细胞骨吸收的轻度增加。上述表型的获得还取决于瘦素在下丘脑中的另一作用，即通过刺激可卡因－苯丙胺相关转录物（CART）的表达来抑制骨吸收，从而导致（至今尚不清楚的机制）RANKL 表达减少[344]。最近的研究表明，瘦素在大脑中的作用实际上至少部分是通过 5- 羟色胺介导的[346]。本文显示，脑干中的网状神经元而非下丘脑的神经元表达瘦素受体（LepR，也称为瘦素 / 肥胖受体 ObRb），并通过抑制 5- 羟色胺的产生和释放来响应瘦素信号传导。脑干的血清素能神经元投射到下丘脑的腹侧和弓形神经元，分别正向调节骨量并促进食欲。因此，有人提出瘦素介导的脑源性 5- 羟色胺减少会对骨量产生负面影响[346, 347]。研究还表明，集中予以瘦素可积极影响骨骼形成[348]。此外，除了通过中枢途径发挥作用的机制外，瘦素似乎也通过成骨细胞的外周途径起作用，以调节骨量和强度。瘦素受体也存在于成骨细胞中，瘦素作用可能由合成代谢的直接作用、增加成骨细胞的数量和活性来部分解释[349, 350]。毫无疑问，未来的工作将有助于阐明有关瘦素对骨骼的复杂作用机制的其余问题。

瘦素部分通过 CNS/β 肾上腺素系统调节骨转换的证据，促使人们关注 β 肾上腺素受体拮抗药在改善骨质疏松中骨量和强度方面的潜在治疗益处[351]。此外，作用于 5- 羟色胺系统抗抑郁药的使用与对骨量有害影响和骨质疏松有关[352]。有趣的是，尽管瘦素作用于骨重塑的下游效应器似乎在很大程度上与其能量代谢和生殖功能无关[345]，但成骨细胞对能量代谢和肥胖具有相互调节作用（见下文）。除了 CART，瘦素还与下丘脑神经肽 Y 和神经调节素 U 相互作用，它们本身已参与骨重塑的中央控制[353, 354]（图 60-10）。此外，小鼠遗传和药理研究发现，促

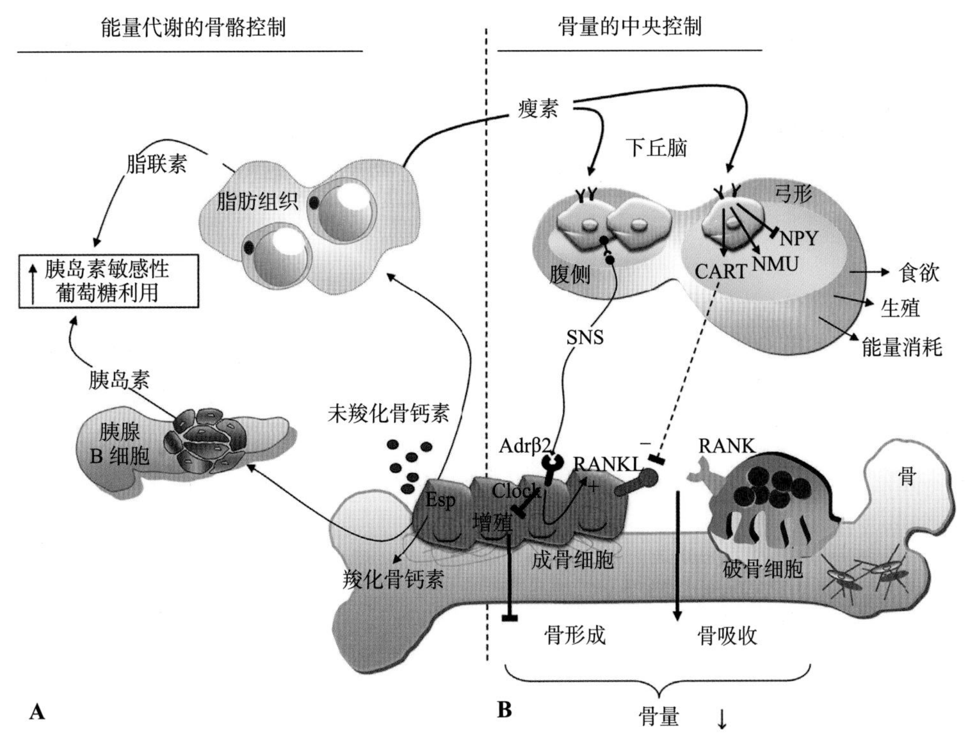

▲ 图 60-10　骨骼、大脑和能量代谢间的相互作用

骨骼影响参与代谢控制的细胞，如胰岛 B 细胞和脂肪细胞，它们会向大脑中枢和周围组织发出信号，以调节能量和代谢稳态（A）。相反，中枢神经系统和脑神经肽调节骨骼稳态（B）。成骨细胞表达骨睾丸蛋白酪氨酸磷酸酶（OTPTP），它是 Esp 基因的产物，可调节成骨细胞特异性蛋白骨钙素的 γ- 羧化。羧基化骨钙素具有与骨矿物质结合的高亲和力，而未羧基化的骨钙素分泌到血清中，并以类似激素的方式通过增加胰岛 B 细胞增殖和胰岛素分泌，以及增加对胰岛素敏感的脂肪因子脂联素的脂肪细胞分泌来影响能量代谢。结果，胰岛素敏感性增高。因此，骨骼充当能量代谢的内分泌调节剂（A）。脂肪细胞还分泌脂肪因子瘦素，后者作用于下丘脑中的细胞（可能通过血清素间接作用）以调节食欲，生殖和能量消耗（B）。瘦素还调节骨量（B）。大脑中的瘦素信号可刺激交感神经系统（SNS）并激活成骨细胞上的 β_2 肾上腺素能受体（ADRβ_2），从而减少成骨细胞增殖（由分子时钟基因介导）和骨形成，同时增加骨吸收通过刺激核因子 -κB 配体受体激活剂（RANKL）的表达。然而，瘦素还通过与下丘脑弓形核神经元上的受体结合来抑制骨吸收，并增加厌食肽和可卡因 - 苯丙胺相关转录物（CART）的表达。通过未知机制，CART 抑制 RANKL 表达。其他神经肽，如神经调节肽 U（NMU）和神经肽 Y（NPY），也会影响骨骼代谢，因此在骨量的中央控制中发挥作用

甲状腺素（TSH）和 FSH 均直接作用于骨细胞以影响骨重塑，从而发现了其他神经内分泌与骨重塑的联系[355, 356]。

（三）成骨细胞和破骨细胞在整合骨骼生理功能中的其他作用

如前所述，骨骼重塑是由无数的机械、内分泌、局部和中央信号控制的，每个信号旨在实现本章开头列出的骨骼功能。最近的许多突破表明，骨细胞不仅参与骨骼重塑和骨量的维持，而且还具有许多关键功能，这些功能已超出骨骼本身。在这些新描述的功能中，骨骼在免疫、造血作用和能量代谢的调节中起作用。

1. 骨细胞与免疫和造血系统之间的相互作用　随着对破骨细胞生成的相关分子控制的日益阐明，可见其与免疫系统的联系越来越多，并逐渐形成了一个与骨相关的新学科，称为骨免疫学[113, 114]。该领域涵盖了免疫系统与骨细胞的复杂相互作用及一些分子和功能的重叠。如不仅骨髓基质细胞、成骨细胞和骨细胞，免疫细胞也表达 M-CSF 和 RANKL，它们是破骨细胞形成的关键调节因子。特别是 T 细胞的某些子集在激活时迅速上调 RANKL 的表面表达，因此能够调节破骨细胞的分化和活性。由 T 细胞产生或调节 T 细胞的其他细胞因子可以在多种情况下上调破骨细胞形成，如炎症（如关节炎性关节疾病），甲状旁腺功能亢进症和雌激素缺乏症，

导致骨质疏松[325]。这些因素包括 TNFα、IL-1 和 IL-6 充当破骨细胞形成的共刺激分子。大多数破骨细胞因子，包括 M-CSF 和 RANKL，也调节巨噬细胞或树突状细胞，它们在发育过程中共享来自骨髓的髓样前体细胞，从而提供了另一种分子重叠机制[113]。

尽管目前尚不完全清楚，但 B 细胞似乎也可以调节骨骼的重塑平衡[357]。最近研究表明 B 细胞是体内 OPG 的重要来源，缺乏 B 细胞或 B 细胞分化已停止的小鼠骨量有所减少[358, 359]。B 细胞祖细胞本身能够在体外分化为破骨细胞[360]。相反，破骨细胞活性和成骨细胞系细胞也可以调节 B 淋巴细胞生成[361-363]。

实际上，骨骼不仅容纳骨髓，而且还为生理和病理性血细胞发育提供了适当的环境。造血祖细胞与骨细胞之间通过在骨髓中的比邻而促进相关分子和细胞之间的相互作用。研究充分强调了成骨细胞和成骨基质细胞作为造血细胞发育、造血干细胞维持和血细胞动员关键调节剂的重要性，它为造血系统提供了适当的微环境（niche）[364-369]。破骨细胞可能对造血干细胞很重要[370]。破骨细胞的骨吸收对于骨髓腔形成很重要，破骨细胞功能或分化丧失导致骨硬化表型，限制骨髓腔。此外，发现造血干细胞所在的骨内膜骨表面的破骨细胞吸收活性[366]能够介导这些细胞的释放并动员造血干细胞和祖细胞进入循环系统[371, 372]。然而，最近的其他报道表明，破骨细胞对于造血干细胞的维持和动员是非必要的[373, 374]。

除了骨细胞本身，骨骼血管系统还提供了骨髓基质的专门区域，在维持造血动态平衡方面起至关重要的作用[12, 368, 375]。造血干细胞和祖细胞的血管生态位可能包括内皮细胞和原始的间充质细胞类型，它们以外膜细胞的形式存在于血管壁周围，如鉴定为富含 CXCL12 的网状（CAR）细胞、CD146 阳性细胞、Nestine 表达细胞，可能还有 Osx 表达细胞的子集[11, 179, 376-379]。

与骨骼和造血系统之间的紧密相互作用相一致，影响骨髓环境（尤其是成骨细胞和血管壁）的骨骼变化会破坏造血干细胞并导致造血和免疫细胞发育改变和（或）引发骨髓增殖性疾病[365, 380-382]。此外，人类血液系统疾病，如骨髓纤维化疾病、白血病和多发性骨髓瘤，通常与继发性骨病理学有关，这强调了造血分化失调可能反过来影响骨形成和（或）吸收过程的观点。

2. 能量代谢的骨骼控制　如前所述（瘦素，图 60-10），脂肪细胞源激素调节骨骼的概念使 Gerard Karsenty 推测骨骼与内分泌存在相互调节作用。为了研究分泌到循环系统中并能调节能量代谢和肥胖的骨源性信号，他的研究小组发现一种形式的骨钙素是成骨细胞特有少数基因产物之一，它起着激素的作用，可增加胰腺 B 细胞的增殖、胰岛素表达和分泌、胰岛素敏感性葡萄糖的利用和能量消耗，并减少内脏脂肪（图 60-10）[383-386]。的确，基因敲除骨钙素缺乏症小鼠导致胰岛素和脂联素分泌减少、胰岛素抵抗、血清葡萄糖水平升高和肥胖症增加[383]。骨钙素的激素活性形式是脱羧化形式，它对骨矿物质的亲和力降低，进入循环系统。它受成骨细胞分泌的受体样蛋白酪氨酸磷酸酶［称为骨睾丸蛋白酪氨酸磷酸酶（OT-PTP）］的控制，该蛋白由成骨细胞中表达的 Esp 基因编码。成骨细胞中缺乏 OT-PTP 的小鼠具有增强的 B 细胞活性，可保护它们免于诱发肥胖和糖尿病。这些表型可以通过删除骨钙素的一个等位基因来纠正。这些发现表明骨骼在能量代谢的调节中起着前所未知的作用，因此可能导致代谢紊乱的发生和调节严重程度。相反，像 IGF-1 一样，胰岛素直接增加成骨细胞的数量和功能。成熟的成骨细胞表达胰岛素受体（InsR），并且这些细胞中胰岛素受体的缺失会导致骨形成减少和成骨细胞数量减少[387]。此外，成骨细胞中的胰岛素信号反过来影响全身葡萄糖稳态，这似乎是通过增加骨钙素活性来介导的[388]。目前的模型是成骨细胞中胰岛素信号的激活会触发破骨细胞骨吸收。由于骨吸收发生在足够使蛋白质脱羧的酸性 pH，破骨细胞决定了骨钙素的羧化状态，因此决定了骨钙素在葡萄糖代谢中的功能[384-386, 388, 389]。

此外，骨源性骨钙素的内分泌作用不仅限于调节能量代谢，还包括对小鼠雄性生育力的正向调节[384-386]。实际上，最近发现骨钙素可促进睾丸间质细胞合成睾酮、生殖细胞存活和生精[390]。因此，这些发现建立了一种新颖的骨骼－睾丸连接，其工作方向与雄激素与骨细胞相互作用的经典轴相反（见上文）。最惊人的是，骨钙素还显示出对大脑发育和成年大脑功能的影响[391]，在骨钙素敲除小鼠，学习，记忆和情绪状态均受到影响[391]。

通过小鼠遗传学建立的所有这些新颖发现的全部意义尚未在人类中得到充分定义。

三、结论

骨骼发育过程中的骨形成涉及多个分子，细胞类型和组织之间复杂的时空协调。大量的形态因子、信号分子和转录调节因子与骨骼发育的调控有关。在骨骼稳态和（或）病理学中，许多发育机制已经概括或在以后仍然很重要。骨骼是人类生存必不可少的重要器官系统。它的主要功能包括机械支持和矿物质体内平衡，是通过在整个生命过程中不断重塑来实现的。破骨细胞和成骨细胞通常以协调的方式吸收和重建骨骼。大多数骨骼疾病是由于重塑周期不平衡，骨吸收超过骨形成导致骨质流失。对骨骼生物学背后的分子机制的更好理解，很大程度上是基于小鼠和人类遗传学的发现，为开发治疗骨病的疗法提供了机会。骨骼的分子和遗传研究的其他进展，包括骨骼固有内外的途径与细胞类型之间的整合交流，可能为开发新的治疗各种骨病的治疗方法提供尚未探索的靶标。

第61章 钙内环境稳定调控与影响钙代谢的遗传性疾病

Regulation of Calcium Homeostasis and Genetic Disorders that Affect Calcium Metabolism*

Rajesh V. Thakker F. Richard Bringhurst Harald Jüppner 著
李一军 巴建明 译

要 点

- 甲状旁腺激素（PTH）是调节钙内环境稳定的最重要的肽激素。它的合成和分泌受钙敏感受体（CaSR）的调控，而钙敏感受体是甲状旁腺中表达的一种G蛋白（Gαq/Gα11）耦联受体（GPCR）。
- 广泛表达的PTH/PTHrP受体（PTHR1），也是一种GPCR，介导PTH和甲状旁腺激素相关肽（PTHrP）的作用。由于其双重作用，PTHR1突变会影响矿物质离子内环境稳定及软骨细胞分化，从而影响骨骼生长。
- 对原发性甲状旁腺功能亢进症和甲状旁腺功能减退症的综合征和非综合征形式的研究，即遗传性（即家族性）或非家族性（即散发性）疾病，可能有助于确定甲状旁腺肿瘤发生和甲状旁腺胚胎发育相关的某些遗传异常。
- 到目前为止，只有约10%的原发性甲状旁腺功能亢进症患者11个基因中有1个明确的突变。检测这些基因突变将有助于证实综合征或非综合征型原发性甲状旁腺功能亢进症的诊断，从而有助于患者及其亲属疾病的临床管理和治疗。
- 家族性低尿钙性高钙血症（FHH）是一种遗传异质性疾病，FHH1型（FHH1）、2型（FHH2）和3型（FHH3）是分别由于钙受体、G蛋白α11亚基和配体蛋白2σ亚基突变导致功能缺陷引起。
- 对人和小鼠甲状旁腺功能亢进症的研究表明，涉及TBX1、GCM2、GATA3和SOX3的转录级联可能与第三咽囊内胚层的甲状旁腺发育有关。

钙在许多生理过程中起重要作用，包括在肌肉收缩、神经递质和激素的分泌及凝血中，也是骨骼的重要组成部分。因此，细胞外钙浓度的紊乱会引起多种症状，其中最常见的症状是神经肌肉活动异常。因此，高钙血症可能导致肌肉无力和反射减退、厌食、便秘、呕吐、嗜睡、抑郁、意识错乱，以及其他认知功能障碍和昏迷。高钙血症导致高钙尿症，这可以导致肾髓质钙化、肾钙化和肾功能受损。相反，低钙血症可能导致焦虑、惊厥、肌肉抽搐、癫痫、手足抽搐、Chvostek和Trouseau征、腕部或足部痉挛、支气管痉挛和肠痉挛、白内障、骨骼畸形和牙列异常。体内钙的调控涉及肠道吸收，沉积到骨骼和细胞内及肾脏排泄量之间的平衡（图61-1）。涉及三个器官的这种平衡主要是由在甲状

*. 本章主要为儿童内分泌相关内容。

旁腺合成和分泌的甲状旁腺激素（PTH）的调控。因此，低钙血症将导致 PTH 分泌的增加，而高钙血症将导致 PTH 分泌减少。许多以钙内环境稳定紊乱为特征的临床疾病是由甲状旁腺本身异常引起的。因此，甲状旁腺肿瘤导致 PTH 过度分泌是高钙血症的主要原因，人群患病率为 3/1000，且高钙血症可能与肾结石、骨质疏松和消化性溃疡有关。目前认为导致低血钙的 PTH 缺乏症发生在 1/4000 的活产婴儿中，但缺乏有关发病率的精确数据。本章将回顾细胞外钙动态平衡的生理和生化机制，以及钙代谢异常的遗传基础。

一、钙内环境稳定的调节

（一）钙的分布和代谢作用

正常成年人体内钙的总含量约为 1000g，几乎所有钙都存在于骨矿物质晶体结构中，不到 1% 可溶于细胞外和细胞内液中[1, 2]。平均而言，骨矿物质的成分与羟基磷灰石［$Ca_{10}(PO_4)_6(OH)_2$］非常接近，这意味着在骨吸收过程中每动员 10mmol 的钙就会释放 6mmol 的磷酸盐（或以 mg/mg 计约为 1∶2）[1, 3]。

在血液中，钙部分与蛋白质结合，其中与蛋白结合的钙有 70% 是与白蛋白结合的[4]。另一部分（约 6%）与可扩散的离子络合物有关[1]。因此，正常情况下，总血浆钙中只有一半是离子化的，但是这一部分在生理上是最重要的，因此需要严格的内分泌调节。在成年人中，血清总钙和离子钙的正常范围是 8.5～10.5mg/dL（1.17～1.33mM）[5]。通常，总钙与离子钙之比为 2∶1，可能会受到如代谢性酸中毒（在酸性 pH 下钙与蛋白质的结合降低）或血清蛋白质浓度变化（如饥饿、肝硬化、脱水或多发性骨髓瘤）的干扰。因此，如果临床需要，现在可以常规测定离子钙的浓度[6]。

婴儿期 / 儿童期和青春期的血清钙比成人高[7]，但在青春期或女性在月经周期中血钙不会改变。怀孕期间，血清总钙和白蛋白逐渐下降，但对离子钙

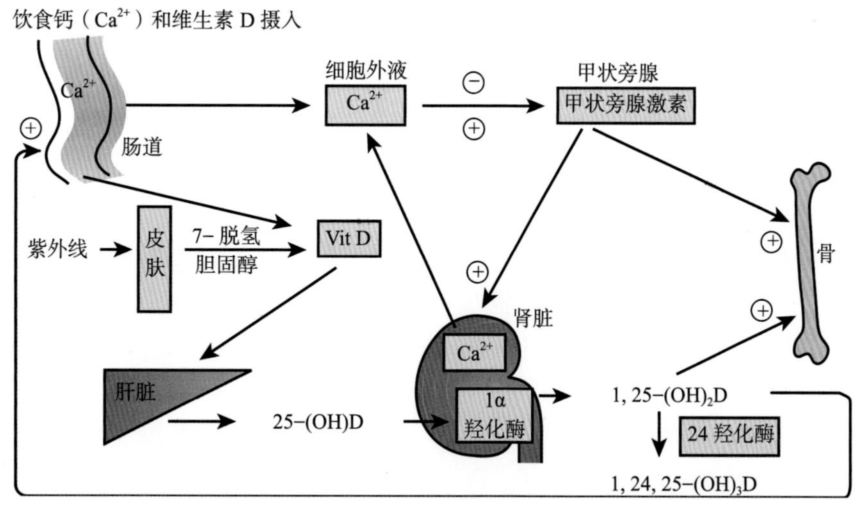

▲ 图 61-1　**甲状旁腺激素（PTH）通过对肾脏、骨骼和肠道的作用来调节细胞外液（ECF）钙（Ca^{2+}）**

钙敏感受体感受到 ECF Ca^{2+} 减少，这导致 PTH 分泌增加，PTH 分泌直接作用于表达 PTH/PTHrP 受体的肾脏和骨骼（PTHR1，图 61-3）。PTH 的骨骼作用是增加（+）破骨细胞的骨吸收，但由于破骨细胞不表达（PTHR1），因此该作用是通过成骨细胞介导的，成骨细胞确实有该受体，并在响应时释放细胞因子和激活破骨细胞的因子。在肾脏中，PTH 刺激（+）1α 羟化酶（1αOHase），以增加 25- 羟基维生素 D［25(OH)D］转化为活性代谢物 1, 25- 二羟基维生素 D［1, 25(OH) 的转化率 2D］，随后被 24- 羟基化酶灭活。此外，PTH 会增加（+）从肾远端小管对 Ca^{2+} 的重吸收，并抑制磷酸盐从近端小管的重吸收，从而导致高钙血症和低磷血症。PTH 还抑制 Na^+-H^+ 反向转运活性和碳酸氢盐重吸收，从而导致轻度高氯酸中毒，可减少两种钠依赖性磷酸酯共转运蛋白 NPT2a 和 NPT2c 的表达，从而增加尿磷酸盐排泄。升高的 1, 25$(OH)_2$D 作用于肠道，以增加（+）饮食中钙和磷酸盐的吸收，重要的是要注意 PTH 似乎对肠道没有直接作用。因此，针对低血钙症、PTH 分泌的增加，PTH 对肾脏、骨骼和肠道的所有这些直接和间接作用，都将有助于增加 ECF Ca^{2+}，进而通过钙敏感受体发挥作用，从而降低 PTH 分泌

的影响很小[8-10]。胎儿在妊娠中期的钙含量急剧增加（足月时约为 30g）[11]，并且胎儿血清中总钙和离子钙的浓度高于母体水平，这与胎盘中钙的主动转运相一致[12]。尽管母乳中每天流失 200～300mg 的钙，哺乳期女性通过增加 1, 25$(OH)_2$D 的产生来增加肠道钙的吸收，从而维持血液中离子钙的正常水平[13, 14]。

显著的电化学梯度可以促进钙进入细胞。因此，细胞内部是负电性的，胞质游离钙的范围是 10^{-7} M，比细胞外钙浓度低 10 000 倍。钙离子通过各种途径穿越细胞膜，包括电压通道、受体和钙池形式，这一过程的调节比较复杂，且具有组织特异性[15, 16]。在细胞内，几乎所有（99%）的钙都螯合在线粒体、内质网或肌质网内的池中，或者紧密结合到质膜的内表面[17]。螯合钙，尤其是在内质网（ER）的钙可以在激活细胞表面受体后迅速释放到细胞质中。通过这种方式，在信号转导和通过钙池调控钙离子通道进入细胞发挥至关重要的作用。通过主动钙转运进入细胞内池或通过高亲和力、低容量 Ca^{2+}/H^+ ATP 酶和由跨膜钠梯度驱动的低亲和力、高容量 Na^+/Ca^{2+} 交换将钙排出细胞而维持极低的胞质游离钙浓度[18]。

随着在甲状旁腺、肾、上皮和许多其他细胞中表达的一种 G 蛋白耦联受体的钙敏感受体（CaSR）的发现，人们已经清楚地知道钙可以充当直接控制细胞功能的细胞外配体[19]。CaSR 对钙内环境稳定的主要作用包括抑制 PTH 分泌，以及在肾小管的髓袢升支中抑制钙、镁和 NaCl 的重吸收。细胞外钙还直接作用于骨骼和软骨中正常基质的矿化，并且是激活重要的循环中或细胞外酶和蛋白酶所必需的。细胞内钙通过与关键酶和效应分子的相互作用，包括激酶、磷酸酶、钙调蛋白、转录因子、离子通道（包括钙通道）、肌钙蛋白和其他参与收缩及微管和微丝组装及运动的蛋白质而发挥广泛的作用。细胞内钙、细胞外和细胞内隔离钙之间的较大梯度对于正常的神经肌肉活动至关重要，并提供了快速变化和胞质游离钙波动所需的潜力，这些钙可作为关键的第二信使，在兴奋性和非兴奋性细胞中均起作用[16, 20]。

（二）钙的吸收

人体肠道钙的吸收效率为 20%～70%，随着年龄的增长会下降，并且受先前的钙摄入量、其他营养素、怀孕、泌乳、总体钙平衡和维生素 D 水平的严重影响[21-25]。粪便钙包括未吸收的膳食钙残留部分，以及胆汁和其他消化液中存在的分泌钙（内源性粪便钙）。通常，人体内的内源性粪便钙为 100～200mg/d，相对不受饮食或血清钙变化的影响[26, 27]。

如正常受试者的放射性钙动力学和平衡研究所示，肠道钙吸收可根据钙摄入量的变化进行生理调节[28, 29]。即使肾脏吸收钙的百分比可能很高（即 70%），如果饮食中的钙摄入持续低于 200～400mg/d，由于肾脏和肠中钙的排泄，也无法保持体内钙平衡。随着钙摄入量的增加，总钙吸收量（mg/d）会增加，但摄入钙的吸收率会逐渐下降。因此，在钙摄入量的生理范围内，总钙净吸收量趋于稳定，约 400mg/d。因此，高钙摄入时尿钙排泄也会趋于平稳。饮食中钙的变化额外缓冲来自控制肾小管钙的重吸收和骨骼钙的释放，但是肠吸收效率的调节对于钙平衡至关重要[28]。本章后面将进一步讨论通过钙水平的变化来反向调节肠道吸收效率的机制。

（三）钙吸收的部位和机制

钙在整个肠内被吸收。就每单位长度黏膜的转运速率而言，十二指肠和空肠近端吸收率最高，这段肠道表达最高水平的维生素 D 依赖性钙结合蛋白，而管腔较低的 pH[5-6]，可以促进钙从与食物成分和其他离子的复合物中解离[30, 31]。另一方面，在更远端的小肠段中较长的停留时间使摄入的总钙在空肠和回肠远端吸收的比例较大[32, 33]，如限制饮食钙摄入量或肠内容物在更近端的肠段中停留时间减少时，回肠可能成为钙净吸收的重要部位[32, 34]。

钙通过被动的细胞旁路途径和主动的跨细胞机制吸收。膳食钙水平较高时，细胞旁吸收占主导，而当膳食钙受到限制时，维生素 D 显著上调的跨细胞吸收最为重要。跨细胞钙吸收必然涉及三个步骤，即进入细胞、在细胞中的扩散和从细胞挤出（见第59章）。第一步，通过细胞表面刷状缘进入，是通过类香草体（TRPV）通道蛋白超家族成员（即TRPV6）进行的[35, 36]。该家族的另一个成员TRPV5似乎主要参与了远端肾小管中钙的重吸收（见下文）。编码TRPV6和TRPV5的基因位于7q33～35号染色体上，其结构包括6个跨膜区域，在第5段和第6段之间的短疏水区域，可能形成钙孔，并在N和C末端有较大的胞内结构域[35]。孔区域对钙的选择性很高[37, 38]，并且该区域的突变已证明可以消除钙的通透性[39]。TRPV6发生翻译后修饰和糖基化，但是这些修饰的功能效果尚不明确。类似的，调节这些分子活性的机制还不清楚。TRPV6和TRPV5的表达在物种之间和人类之间存在显著差异，并且两种基因均在多种组织中表达[40]。具体而言，TRPV5似乎是在肾脏中表达的主要同工型，而TRPV6在小肠（仅限于上皮细胞的顶表面）中表达最高[41]。鉴于1, 25(OH)$_2$D和其他激素在钙吸收中的重要作用，已经研究了这些激素对TRPV6表达的影响。1, 25(OH)$_2$D增加TRPV6的表达[42]（见第59章）。此外，维生素D受体失活的小鼠TRPV6表达降低了90%，肠道钙吸收降低了3倍[43]。此外，钙的摄入似乎独立影响TRPV6的表达，因为高钙摄入会降低TRPV6的表达，而低摄入则会增加TRPV6的表达[43, 44]。最后，TRPV6的表达在雌激素受体-α基因被靶向失活的小鼠中降低，而在接受外源雌二醇的小鼠中则升高[45]。

钙进入细胞后，必须将其运输穿过细胞质并逆浓度梯度从细胞中挤出。钙通过细胞的机制涉及小的胞质蛋白钙结合蛋白-D9k，通过顶端TRPV6通道进入细胞的钙与钙结合蛋白紧密结合，可缓冲相对大量的钙，并使其对游离钙浓度的影响降至最低。钙结合蛋白/钙复合物穿过细胞质扩散到基底外侧膜。然后解离成游离钙进入低胞质钙环境，立即通过位于基底外侧膜的高亲和性膜Ca^{2+}-ATP酶靠近基底外侧膜。最终，这些Ca^{2+}-ATP酶主动将钙从细胞中挤出[31]。钙结合蛋白-D9k分子的已知细胞浓度和动力学特性将支持在亚微摩尔浓度的胞质游离钙下观察到的十二指肠钙转运速率[46]。这种缓冲扩散过程的重要性预示着肠上皮细胞钙结合蛋白-D9k的含量，以及TRPV6活性可能是肠上皮钙转运总速率的主要决定因素。

（三）肾钙排泄

肾脏钙排泄的调节是从肠道钙吸收和骨净吸收的基础上，面对过滤负荷波动对血液中离子钙进行稳态控制的重要机制。当尿钙被认为是肠道实际吸收的钙量（即在不考虑肠道吸收效率的调节之后），肾脏调节肾小管钙重吸收以适应滤过负荷残余变化的精确度变得明显。通常，成年人中肾小球每日滤过的钙负荷（肾小球滤过率和超滤性钙的乘积[47]）约为10 000mg/d，这意味着细胞外钙池每天被完全滤除几次。尿钙排泄（和肠道内钙净吸收量）约为200mg/d，正常情况下仅2%的过滤钙被排泄。尽管可能难以衡量所涉及的微小变化，但滤过与排泄钙的高比率为钙排泄的精细激素控制提供了充分的机会。

（四）肾钙重吸收的部位及机制

钙沿肾单位在多个部位通过不同的机制被重吸收。如同在肠道一样，跨肾上皮运输钙的挑战是要求在不明显增加上皮细胞胞浆内钙浓度的情况下实现足够的运输速率。这主要是通过细胞旁扩散机制来实现的，在某些肾单位中主动的跨细胞转运可以作为细胞旁扩散的补充，特别是在激素刺激后。

与钠类似，60%～70%的钙重吸收发生在近端小管中[47]。近端肾小管钙重吸收主要通过细胞旁途径的被动扩散，使沿管腔（管腔内正电位）电化学梯度下降[48]。另外，20%～25%的过滤钙在Henle袢重吸收[47]。尽管主动跨细胞转运也可能起一定的作用[49–51]，但主要是由于髓袢升支粗段（cTAL）中的细胞旁扩散所致[52, 53]。在密封蛋白16（CLDN16）蛋白［以前称为紧密连接蛋白-1或密封蛋白19（CLDN19）蛋白］发生纯合失活突变的患者中，由于该蛋白特异性表达在cTAL的紧密连接，是维持正常的二价阳离子电导所必需的，该部分的钙（和镁）重吸收会严重受损[54–57]。高钙血症即使在没有PTH的情况下也会抑制肾小管钙的重吸收[58]，这可归因于直接激活cTAL基底外侧中的CaSR（可能还有其他肾单位）[59]。在cTAL中，激活的CaSR

通过抑制肾外髓质 K^+ 通道（ROMKs）降低顶端膜 K^+ 的流出，并减弱 Na-K-2Cl 协同转运蛋白（NKCC2）的活性并降低驱动细胞旁阳离子运动的跨上皮电压梯度[19, 60-62]。Na-K-2Cl 的正常重吸收对于钙在 cTAL 正常转运至关重要，当 Bartter 综合征患者涉及 NKCC2、ROMK 或有效 Na-K-2Cl 重吸收所需的其他转运蛋白或通道的缺陷时，临床上就会出现严重的高钙尿症[63]。在某些具有激活的 CaSR 突变的患者中，可能会发生类似 Bartter 的表型[64]。cTAL 中的 CaSR 激活也可能通过减少环磷酸腺苷的产生，拮抗 PTH 增加钙重吸收的作用[62]（见下文）。

肾小管远端部分仅重吸收 8%～10% 的钙，但是远端肾单位中钙的运输是激素调节的关键控制部位，并且主要涉及跨细胞的重吸收[65-67]。远端小管中的细胞表现出几种独特蛋白质显著的共定位，这些蛋白质对于有效的跨细胞钙重吸收至关重要。这些蛋白包括顶端上皮钙通道（TRPV5，以前为ECaC1或CaT2，与TRPV6高度同源，如前所述），胞质钙结合蛋白 -D28K，基底外侧质膜钙 ATP 酶（PMCA）和基底外侧 Na^+/Ca^{2+} 交换子 1（NCX1）[68-73]。像在肠上皮中一样，这些细胞通过其顶膜 TRPV5 的开放吸收钙，PTH 上调了该通道的表达，从而增强了钙的重吸收（见下文）。PTH 还可以增加钙结合蛋白 -D28K 的水平，通过增加对顶端膜下 Ca^{2+} 离子的缓冲来增强跨细胞钙的重吸收。与钙结合蛋白 -D28K 结合的钙穿过细胞转运到基底外侧膜，在那里，最终钙主要通过 NCX1（Ca^{2+} 通量的 70%）[74, 75] 逆电化学梯度流出。正如预期的那样，具有 TRPV5 突变或缺乏[76, 77]钙结合蛋白 -D28K[78]的小鼠表现出严重的高钙尿症。

额外的钙可以在远端肾单位，如皮质和髓质集合管重吸收[48]。除之前描述的参与钙重吸收的蛋白质外，其他蛋白质也可能参与肾脏钙的重吸收，包括电压操纵的钙通道（voltage-operated calcium channels）[48, 79] 和 Cl^- 通道。如 Dent 病的高钙尿症所证实，这是 X 连锁疾病，由 Cl 通道 ClC-5 失活突变导致，该通道可能与内吞小泡功能和蛋白质运输有关[80-82]。

（五）肾脏钙重吸收的调节

钙的排泄受多种激素、离子、营养素和药物的影响[83, 84]。其中，PTH 是肾小管钙转运的主要生理调节剂，如临床上所认识的，在甲状旁腺功能亢进症和甲状旁腺功能减退症中，血钙与尿钙的关系明显异常[83, 85, 86]，并且在健康个体中注射 PTH 后观察到钙排泄减少[87]。PTH 可增强 cTAL、远曲小管（DCT）和连接小管（CNT）中的钙重吸收[51, 66, 88, 89]。可增加 DCT 钙结合蛋白 -D28K 表达[90]和基底外侧 Na^+/Ca^{2+} 交换[91-95]，增加了基底外侧 Ca^{2+}-ATP 酶对钙的亲和力[96]，并使 DCT 细胞超极化[97]，然后激活了 TRPV5 通道[98]。在永生化的鼠远端肾小管细胞中，PTH 导致新的对二氢吡啶敏感的膜钙通道插入顶端膜[79]，并刺激兔子 CNT 中的牵张激活性非选择性阳离子通道，这些不同于 TRPV5 通道，并且可能代表了顶端钙进入的其他机制[99]。PTH 增加上皮钙通道表面 TRPV5 表达或活性。在 cTAL 中，PTH 也可能会增加某种形式的主动跨细胞转运[52, 53]，至少在某些肾小管节段和物种中，它可以通过增加跨上皮电压梯度来刺激细胞旁钙的扩散运输[100, 101]。

对维生素 D 受体失活突变患者进行的研究表明，PTH 促进钙吸收的反应需要 1, 25$(OH)_2D$[102]。此外，它还可以促进由 PTH 引发的增加钙进入 DCT 细胞[103]，并直接增加 DCT 钙的重吸收，这显然是通过驱动 TRPV5、钙结合蛋白 -D28K 和 PMCA[75, 104-107] 的更高表达来实现的（见第 59 章）。其他影响钙吸收的激素包括降钙素，当以大剂量给予降钙素时，可通过独立于 PTH 的机制迅速降低近端肾小管钙的吸收[108]。然而，降钙素在钙重吸收的生理调节中的作用不是最主要的。在生长激素或皮质醇过量的状态下观察到的高钙尿症似乎是继发钙滤过负荷增加的因素，而不是直接由这些激素作用于肾小管导致的[109-114]。正常绝经后女性雌激素治疗可通过增加肾小管钙的重吸收来降低尿钙排泄量[115, 116]。在卵巢切除大鼠的 DCT 中，17β- 雌二醇会急剧增加钙转运途径中所有主要成分的 mRNA 表达，包括 TRPV5、钙结合蛋白 -D28K、NCX1 和 PMCA1b[117]。胰岛素[118]、胰高血糖素[100]、抗利尿激素[100]和血管紧张素Ⅱ[119]对肾小管钙重吸收影响的生理或临床意义尚不确定。

二、PTH 基因的结构和功能

PTH 基因位于 11p15 染色体上，由 3 个外显子和 2 个内含子组成[120]。PTH 基因的第 1 外显子长度为 85bp，不被翻译（图 61-2），而第 2 和第 3 外显子编码 115 个氨基酸的前 proPTH 肽（见第 56 章）。外显子 2 的长度为 90bp，编码起始（ATG）密码子，激素前序列和激素原序列的一部分。外显子 3 的大小为 612bp，编码剩余的激素原序列，含有 84 个氨基酸的成熟 PTH 肽和 3′ 非翻译区[121]。人 PTH 基因的 5′ 调控序列在转录起始位点上游包含一个 125bp 的维生素 D 反应元件，该元件与维生素 D 受体结合可下调 PTH mRNA 的转录[122, 123]。PTH 基因转录（和 PTH 的分泌）也取决于细胞外钙及磷酸盐的浓度[124-126]，尽管存在上游特定的尚未证明“钙或磷酸盐响应元素”[127, 128]。甲状旁腺主细胞分泌成熟的 PTH 是通过 CaSR 调节的，CaSR 也可以在肾小管和许多其他组织中表达，尽管其丰度较低。首先将 PTH mRNA 翻译成 proPTH 前肽。前（pre）序列由 25 个氨基酸的信号肽（前导序列）组成，该肽负责将新生肽引导到 ER 中，并包装以便从细胞中分泌出来[129]。“pro” 序列的长度为 6 个氨基酸，尽管其功能定义不如 “Pre” 序列那样明确，但它对于正确的 PTH 处理和分泌也是必不可少的。从甲状旁腺细胞中分泌出含有 84 个氨基酸的成熟 PTH 肽后，通过肝和肾的不饱和摄取从循环中清除，其半衰期短，约为 2min（见第 56 章）。

PTH 通过其受体介导作用，PTH 相关肽（PTHrP，又称 PTHLH 或 PTH 样激素）与 PTH 共享相同的受体[130, 131]。这种 PTH/PTHrP 受体（图 61-3）是 G 蛋白耦联受体亚组的成员，其基因位于染色体 3p21.3 上[132, 133]。PTH/PTHrP 受体在肾脏和骨骼中高度表达，在那里介导 PTH 的内分泌作用。然而，在胚胎和出生后的发育过程中，PTH/PTHrP 受体在干骺端生长板的软骨细胞中表达最丰富，在那里它主要介导 PTHrP 自分泌 / 旁分泌作用[134, 135]。涉及编码 PTH 的基因、钙敏感受体、PTH/PTHrP 受体、AP2S1、Gα11 和 Gsα 的突变都影响钙内环境稳定的调节，因此可能与以高钙血症或低钙血症为特征的遗传病有关（表 61-1）。

三、高钙疾病

导致高钙血症的遗传疾病可能与甲状旁腺肿瘤，钙敏感受体或 PTH/PTHrP 受体疾病，1, 25$(OH)_2$D 失活受损或染色体缺失综合征（如 Williams 综合征）有关。

（一）甲状旁腺肿瘤

与其他肿瘤类似，异常癌基因的表达或抑癌基因的缺失会导致甲状旁腺细胞的异常增殖活性，而这些基因分子的探索为不同形式的甲状旁腺功能亢进症的发病机制提供了重要的新见解。癌基因是指其异常表达可以将正常细胞转化为肿瘤细胞的基因。该基因的正常形式称为原癌基因，单个突变等位基因可能会影响细胞的表型，这些基因也称为显性癌基因（图 61-4A）。通常由于点突变，基因扩增或染色体易位而引起的突变形式（即癌基因）通常具有过度或不适当的激活。抑癌基因，也称为隐性癌基因或抗癌基因，通常会抑制细胞增殖，而癌细胞中的突变型却失去了正常功能。为了将正常细

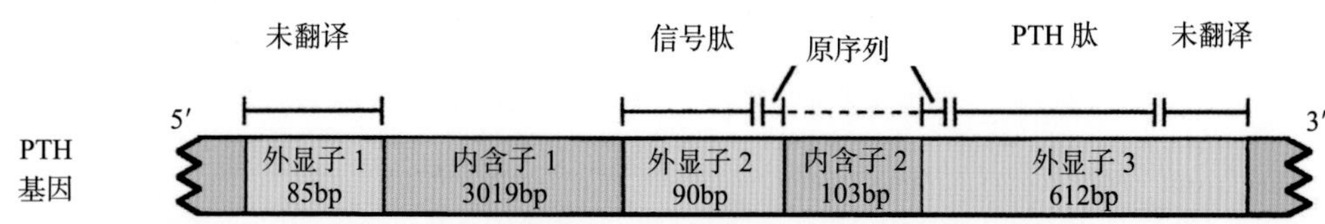

▲ **图 61-2　PTH 基因、PTH mRNA 和 PTH 肽的示意图**

PTH 基因由三个外显子和两个内含子组成，该肽由外显子 2 和 3 编码。PTH 肽被合成为前体，其包含前序列，甲状旁腺细胞分泌含有 84 个氨基酸的成熟 PTH 肽和较大的羧基末端 PTH 片段（改编自 Thakinker R 和 Parkinson D, A donor splice site mutation in the parathyroid hormone gene is associated with autosomal recessive hypoparathyroidism. Nat Genet1：149-153, 1992.）

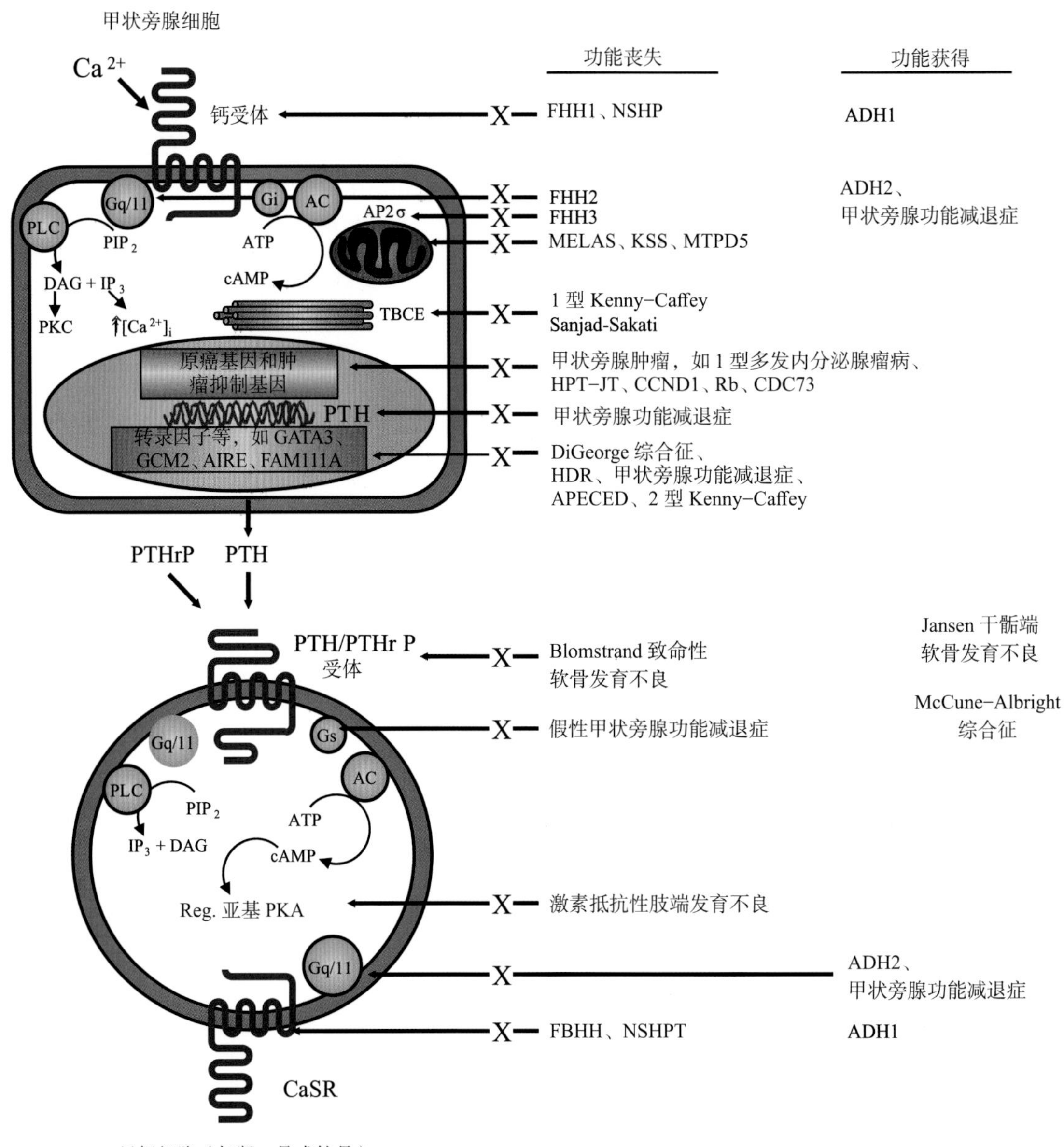

▲ 图 61-3　钙稳态中涉及某些成分的示意图

钙敏感受体（CaSR）可以检测到细胞外钙的变化，该受体是 1078 位氨基酸组成的 G 蛋白耦联受体。PTH/PTHrP 受体介导了 PTH 和 PTHrP 的作用，也是一种 G 蛋白耦联受体。因此，Ca^{2+}、PTH 和 PTHrP 涉及信号传导途径，需要特异性识别这些配体并耦联至不同 G 蛋白（分别包括 Gαs、Gαi 和 Gαq/α11）的受体之间相互作用。Gαs 与腺苷酸环化酶（AC）耦联，后者催化 ATP 形成 cAMP。Gαi 抑制 AC 活性。cAMP 刺激 PKA，磷酸化细胞特异性底物。Gαq/α11 途径的激活刺激了 PLC，后者催化磷酸肌醇（PIP2）水解为肌醇三磷酸（IP3），从而增加细胞内钙，而二酰基甘油（DAG）则激活 PKC。这些近端信号调节下游通路，从而导致特定的生理效应。在钙稳态的特定疾病中，已经鉴定出几种基因的异常，这些异常导致这些途径中的蛋白质突变（表 61-1）

FHH1. 1 型家族性低尿钙性高钙血症；NSHP. 新生儿严重甲状旁腺功能亢进症；ADH1. 1 型高尿钙性低钙血症；FHH2. 2 型家族性低尿钙性高钙血症；FHH3. 3 型家族性低尿钙性高钙血症；ADH2. 2 型高尿钙性低钙血症；MELAS. 线粒体脑病，中风样发作和乳酸性酸中毒；KSS. Kearns-Sayre 综合征；MTPD5. 5 型线粒体三功能蛋白质缺乏综合征；HPT-JT. 遗传性甲状旁腺功能亢进和颌骨肿瘤；CCND1. 周期蛋白 D1 基因；Rb. 成视网膜细胞瘤基因；CDC73. 细胞分裂周期 73；HDR. 甲状旁腺功能低下、耳聋、肾发育不良；APECED. 自身免疫性多内分泌病 - 念珠菌病 - 表皮营养不良综合征；IP3. 三磷酸肌醇；FBHH. 家族性良性高钙血症；NSHPT. 新生儿严重甲状旁腺功能亢进症；subunit PKA. 蛋白激酶 A 亚基；PIP2. 磷脂酰肌醇二磷酸；PLC. 磷脂酶 C；ATP. 腺苷三磷酸；cAMP. 环磷酸腺苷；TBCE. 微管蛋白特异性伴侣；AC. 腺苷酸环化酶；AP2σ . 衔接蛋白 2σ 亚基；DAG. 二酰基甘油；PKC. 蛋白激酶 C

表 61-1 钙稳态疾病及其染色体定位

代谢异常	疾病名称	遗传方式	基因产物	染色体定位
高钙血症	1 型多发内分泌腺瘤	常染色体显性	Menin	11q13
	2 型多发内分泌腺瘤	常染色体显性	Ret	10q11.2
	遗传性甲状旁腺功能亢进和颌骨肿瘤（HPT-JT）	常染色体显性	Parafibromin	1q25
	甲状旁腺功能亢进症	散发性	PRAD1/CCND1 成视网膜母细胞瘤蛋白 不确定	11q13 13q14 1p32-pter
	甲状旁腺肿瘤	散发性	Parafibromin	1q25
	家族性良性高钙血症（FBH）			
	FBH1 FBH2 FBH3（FBH_{ok}）	常染色体显性 常染色体显性 常染色体显性	CaSR GNA11 AP2S1	3q21.1 19p13 19q13
	新生儿甲状旁腺功能亢进症（NHPT）	常染色体隐性	CaSR	3q21.1
	Jansen 病	常染色体显性	PTHR1	3p21.3
	Williams 综合征	常染色体显性	Elastin、LIMK（和其他基因）	7q11.23
	婴儿高钙血症	常染色体隐性	CYP24A1	20q13.2
	McCune-Albright 综合征	体细胞突变，在早期胚胎发育过程中?	GNAS	20q13.3
低钙血症	孤立性甲状旁腺功能减退症	常染色体显性 常染色体隐性 X- 连锁隐性	PTH、GCM2、GNA11 PTH、GCM2 不确定	11p15*、6p24.2、19p13 11p15*、6p24.2 Xq26-27
	高尿钙性低钙血症（ADHH）	常染色体显性	CaSR	3q21.1
	与多内分泌腺自身免疫综合征相关的甲状旁腺功能减退症（APECED）	常染色体隐性	AIRE-1	21q22.3
	与 KSS、MELAS 和 MTPDS 相关的甲状旁腺功能低下	母系遗传	线粒体基因组	
	与复杂的先天性综合征相关甲状旁腺功能减退			
	1 型 DiGeorge 2 型 DiGeorge HDR 综合征 Blomstrand 致死性软骨发育不良 1 型 Kenny-Caffey、Sanjad-Sakati 2 型 Kenny-Caffey Barakat 淋巴水肿 肾病、神经性耳聋 无肾发育异常的神经性耳聋	常染色体显性 常染色体显性 常染色体显性 常染色体隐性 常染色体显性 / 隐性 常染色体隐性? 常染色体隐性 † 常染色体隐性 常染色体显性 † 常染色体显性	TBX1 NEBL GATA3 PTHR1 TBCE FAM111A 不确定 不确定 不确定 不确定	22q11.2/10p 10p13-p12 10p14 3p21.3 1q42.3 11q12.1 ? ? ? ?
	由于 PTH 抵抗引起的低钙血症			
	假性甲状旁腺功能低下（1a 型） 假性甲状旁腺功能低下（1b 型） 伴激素抵抗的肢端发育不全	常染色体显性父母印记 常染色体显性父母印记 常染色体显性	GNAS 外显子 1～13 GNAS 上游或内部复杂基因座的缺失 PRKAR1A	20q13.3 20q13.3 17q23～q24

KSS. Kearns-Sayre 综合征；MELAS. 线粒体脑病、中风样发作和乳酸性酸中毒；MTPDS. 线粒体三功能蛋白质缺乏综合征；HDR. 甲状旁腺功能低下、耳聋、肾发育不良

*. 仅在某些家庭中发现了 PTH 基因突变

†. 显示最可能的继承，位置未知

胞转化为肿瘤细胞，必须将肿瘤抑制基因的两个等位基因都失活。失活是由点突变引起的，或者由可能涉及大量基因组部分或整个染色体的较小或较大的基因内缺失引起。大的缺失可通过细胞遗传学检测方法，Southern 印迹分析或基于 PCR 的多态性标记的分析。通常，与其他细胞（如白细胞）的基因组 DNA 相比，患者肿瘤细胞的基因组 DNA 缺乏某些染色体区域，因此，这一发现被称为杂合性缺失（LOH）（图 61-4B）。因此，发现 LOH 表明其他等位基因中的失活突变或缺失。在疾病的遗传形式中，可以观察到两个不同的、顺序发生的分子缺陷。第一个“打击”（点突变或缺失）是遗传性缺陷（即种系突变），仅影响组成编码抗癌基因的一个等位基因（图 61-4B）。随后，在单个甲状旁腺细胞中发生影响第二等位基因的体细胞突变或缺失，并且由于突变产生的生长优势，导致其单克隆扩增，从而导致甲状旁腺肿瘤的发展。甲状旁腺功

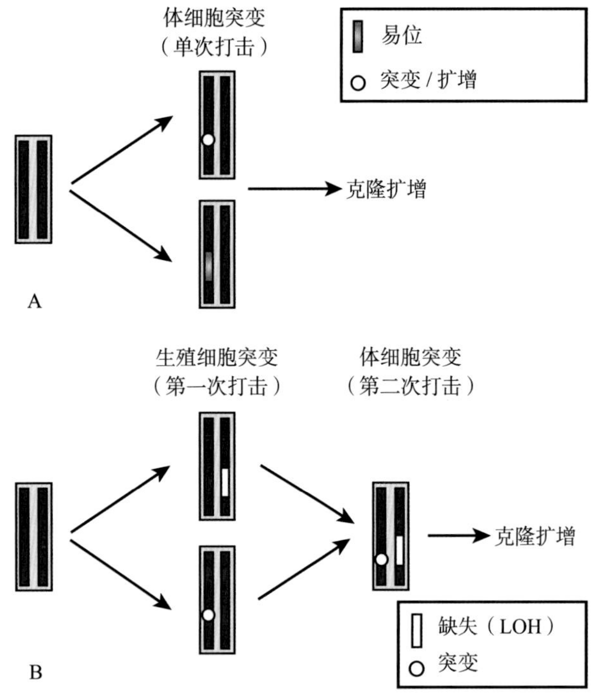

▲ **图 61-4　可导致甲状旁腺肿瘤发生的分子缺陷示意**

A. 影响原癌基因（如 PRAD1 或 RET）的体细胞突变（点突变或易位）会产生单个甲状旁腺细胞的生长优势，从而使其克隆扩增。B. 影响肿瘤抑制基因的遗传单点突变或缺失（首次打击）甲状旁腺细胞易受第二次体细胞“打击”（点突变或缺失，即 LOH）的影响，然后导致单个细胞的克隆扩增

能亢进症发展中后一种分子机制的例子是肿瘤抑制基因的失活，如 1 型多发性内分泌肿瘤（MEN1）基因、甲状旁腺功能亢进 - 颌骨肿瘤（HPTJT）基因和视网膜母细胞瘤（Rb）基因（表 61-1）。在非家族性（即散发性）疾病中，导致原癌基因活化或过表达的单个体细胞突变为单个甲状旁腺细胞及其后代提供了生长优势，从而导致其克隆扩增，如甲状旁腺腺瘤基因或 RET（在转染基因中重新排列）的异常（图 61-4A）。

约 10% 的甲状旁腺肿瘤患者被发现涉及 11 个基因的遗传异常，引起原发性甲状旁腺功能亢进症（PHPT），并导致 PHPT 的综合征和非综合征表现形式，即遗传性（即家族性）疾病或是非家族性（即散发性）疾病[136-140]。但是，散发性和家族性 PHPT 有时很难区别，因为可能没有对患者父母进行调查或在 PHPT 症状出现之前患者父母已经死亡，使某些散发的病例可能没有家族病史资料。或者 PHPT 可能是由于患者体内发生了新的种系突变，这可能导致该病例没有家族史，但患者子女患遗传性 PHPT 的风险增加。PHPT 的症状形式可能是复杂疾病的一部分（如 MEN 综合征的一部分），也可能是常染色体显性遗传疾病的一部分（表 61-1 和表 61-2）[138, 140]。这种症状性 PHPT 可组成 MEN1、MEN2、MEN3（也称为 MEN2b）、MEN4 和甲状旁腺功能亢进 - 颌骨肿瘤综合征[138, 139, 141, 142]。PHPT 作为非综合征性孤立性内分泌病可能会是家族性疾病，称为家族性孤立性甲状旁腺功能亢进症（FIHP）或非家族性（散发性）疾病[138, 140, 143, 144]。

（二）原发性甲状旁腺功能亢进症的综合征形式

1. 1 型多发性内分泌肿瘤　1 型多发性内分泌肿瘤（MEN1）的特征是甲状旁腺、胰腺胰岛细胞和垂体前叶肿瘤合并发生[138, 145, 146]。在 95% 的 MEN1 患者中发生甲状旁腺肿瘤，由此引起的高钙血症是约 90%MEN1 患者的首发表现。胰腺胰岛细胞瘤发生在 40% 的 MEN1 患者中，胃泌素瘤是导致 Zollinger-Ellison 综合征的最常见类型，也是 MEN1 患者发病和死亡的重要原因。垂体前叶肿瘤发生在 30% 的 MEN1 患者中，其中泌乳素瘤是最常见的类型。其

表 61–2　多发性内分泌肿瘤（MEN）综合征，其特征性肿瘤和相关遗传异常 *

类型（染色体定位）	肿　瘤
MEN1（11q13）	• 甲状旁腺
	• 胰岛
	– 胃泌素瘤
	– 胰岛素瘤
	– 胰高血糖素瘤
	– VIP 瘤
	– PP 瘤
	• 垂体前叶
	– 催乳素瘤
	– 生长激素瘤
	– 促肾上腺皮质激素瘤
	– 无功能瘤
	• 相关其他肿瘤
	– 肾上腺皮质
	– 类癌
	– 脂肪瘤
	– 血管纤维瘤
	– 胶原瘤
MEN2（10cen–10q11.2）	
MEN2a	• 甲状腺髓样癌
	• 嗜铬细胞瘤
	• 甲状旁腺
仅有 MTC	• 甲状腺髓样癌
MEN2b	• 嗜铬细胞瘤
	• 甲状腺髓样癌
	• 相关异常
	– 黏膜神经瘤
	– 马方综合征样体型
	– 有髓角膜神经纤维
	– 巨结肠

*. 已明确 MEN 综合征的常染色体显性遗传

他伴发肿瘤，也可能在 MEN1 中发生，包括肾上腺皮质肿瘤、类癌、脂肪瘤、皮肤血管纤维瘤和胶原瘤（collagenomas）[146, 147]。通过基因定位研究［调查了与 MEN1 相关肿瘤的杂合性缺失（LOH）］及在 MEN1 家族中进行的分离研究，发现了导致 MEN1 的基因位于染色体 11q13 上的＜ 300kb 区域 [148]。这些研究结果与 Knudson 肿瘤发展模型一致，表明 MEN1 基因是推论的肿瘤抑制基因（图 61–4B）。对该区域基因的特征分析进一步识别了 MEN1 基因，该基因由 10 个外显子组成，编码一个新的由 610 个氨基酸组成的称为 menin 的蛋白质 [149, 150]。已经鉴定出超过 1100 个种系 MEN1 突变，并且大多数（＞ 80%）处于失活状态，这也显示 MEN1 基因作为抑癌基因的作用 [138, 151, 152]。这些突变的类型各不相同，约 25% 为无意义，约 45% 为移码删除或插入，约 9% 为剪接位点突变，约 20% 是错义突变，而约 1% 是全部或部分基因缺失 [148, 151–153]。另外，MEN1 突变分散在该基因的 1830bp 编码区域中，没有聚类的证据。MEN1 种系突变与该疾病的临床表现之间没有相关性 [151–154]。正如 Knudson 模型和 MEN1 基因作为抑癌基因的作用所预期的那样，已观察到 MEN1 患者和非 MEN1 患者的肿瘤都带有种系突变及涉及染色体 11q13 的体细胞 LOH [152, 155–165]。

通过与其他蛋白质的相互作用的鉴定，以及通过体外低表达或过度表达来研究 menin 的功能（见第 148 章）。Menin 主要是一种核蛋白，在非分裂细胞中，已显示出它与多种蛋白质相互作用，这些蛋白质参与转录调节，基因组稳定性，细胞分裂和增殖（见第 148 章）[152]。Menin 还可作为支架蛋白，并可能通过组蛋白甲基化或组蛋白脱乙酰化的表观遗传调控来上调或下调基因表达 [166–172]，如通过形成在组蛋白第三亚基 4 号赖氨酸（H3K4）处使组蛋白 H3 甲基化的混合谱系白血病（MLL）复合物的亚基，menin 可以促进靶基因的转录活性，如细胞周期蛋白依赖性激酶抑制药（CDKI）p18 和 p27 和 Hox 基因，从而抑制细胞增殖 [169–174]。但是，其与 msin3A 组蛋白脱乙酰酶（HDAC）复合物的相互作用和杂色 3–9 同源家族蛋白（SUV39H1）的抑制分别导致 H3 的乙酰化和 H3K9me3 的甲基化，进而调节肠和大脑特定同源蛋白 2（GBX2）和胰岛素样生长因子结合蛋白 2（IGFBP2）的表达，从而促进细胞增殖[166-168, 175]。

Menin 作为抑癌基因的功能作用也已进行了研究，对人类成纤维细胞的研究表明，menin 通过 hTERT（端粒酶的蛋白质成分）充当端粒酶活性的阻遏物[176]。此外，在人类内分泌胰腺肿瘤细胞系（BON1）中过表达 menin 会导致细胞生长受到抑制，并伴有 JunD 表达上调，但 c-Jun 的负调节剂，包括 δ 样蛋白 1/ 前脂肪细胞因子 -1、增殖细胞核抗原和 QM/Jif-1 表达下调[177]。在其他细胞类型中也观察到了 Menin 抑制生长。因此，在体外和体内，RAS 转化的 NIH3T3 细胞中 menin 的表达部分抑制了 RAS 介导的肿瘤表型[178]。CHO-IR 细胞中 menin 的过表达也抑制了胰岛素诱导的 AP-1 反式激活，并伴随着在转录水平上对 c-Fos 诱导的抑制[179]。此外，MEN1 缺陷小鼠 Leydig 肿瘤细胞系中 menin 的重新表达可诱导细胞周期停滞和凋亡[180]。相反，人类成纤维细胞中 menin 的缺失导致其永生化[176]。MEN1 基因替代疗法在杂合性基因敲除小鼠的垂体前叶肿瘤（$MEN1^{+/-}$）显示体内 Menin 的表达可减少肿瘤细胞的增殖，这与 Menin 的肿瘤抑制作用一致[181]。因此，menin 大部分的功能是通过与蛋白质相互作用发挥的，并且这些蛋白介导了细胞增殖的改变。

2. 2 型和 3 型多发性内分泌肿瘤 2 型多发性内分泌肿瘤（MEN2）描述了甲状腺髓样癌（MTC），嗜铬细胞瘤和甲状旁腺肿瘤的联合[138, 141, 145, 148]。目前发现 MEN2 的三种临床变异型，MEN2a、MEN2b［也称为 3 型多发性内分泌肿瘤（MEN3）］和仅有 MTC（MTC-only）。MEN2a 是最常见的变体，MTC 伴随发生嗜铬细胞瘤（占患者的 50%），通常为双侧，和甲状旁腺肿瘤（占患者的 20%）。MEN2b 占所有 MEN2 病例的 5%，其特征是发生 MTC 和嗜铬细胞瘤，并伴有马方综合征的特征，黏膜神经瘤、髓样角膜纤维和肠道自主神经节功能障碍，从而导致多个憩室和巨结肠。MEN2b 通常不发生甲状旁腺肿瘤。仅有 MTC 的变异型，其中甲状腺髓样癌是该综合征的唯一表现。导致所有这三个 MEN2 变异型的基因定位到 10cen-10q11.2 号染色体，该区域包含 *c-ret* 原癌基因，编码酪氨酸激酶受体，其具有钙黏蛋白样和富含半胱氨酸的细胞外结构域，以及酪氨酸激酶细胞内结构域[182, 183]。已经针对三个 MEN2 变异型中的每一个类型鉴定了 *c-ret* 的特定突变。在 95% 的患者中，MEN2a 与富含半胱氨酸的胞外域发生突变相关，密码子 634（Cys → Arg）的突变占 MEN2a 突变的 85%[141]。但是，对散发性非 MEN2a 甲状旁腺腺瘤中 *c-ret* 突变的研究未发现密码子 634 突变[184, 185]。仅有 MTC 型还与富含半胱氨酸胞外域中的错义突变相关，并且大多数突变位于密码子 618 中。然而，95% 的 MEN2b 患者与细胞内酪氨酸激酶结构域的 918 位密码子（Met → Thr）突变有关。此外，*c-ret* 原癌基因也参与了甲状腺乳头状癌和结肠性神经节细胞缺失症的发病。在 MEN2a 中 *c-ret* 突变分析以检测密码子 609、611、618、634、768 突变，仅有 MTC 中检测 804 突变，而在 MEN2b 中检测密码子 918 突变，已被用于患者和家属的诊断和治疗[141, 183, 186]，实际上，基因诊断的使用已显著改善了有 MTC 高风险并接受了甲状腺切除术患者的预后。因此，转移性 MTC 患者的 10 年生存率约为 20%，但是约 90% 携带 RET 突变的年轻患者在进行预防性甲状腺切除术后没有证据表明在术后 7 年内 MTC 持续或复发[141, 187, 188]。

3. 4 型多发性内分泌肿瘤（MEN4） 4 型多发性内分泌肿瘤（MEN4）5%～10% 的 MEN1 患者没有 MEN1 基因突变[138, 152]，这些患者可能具有其他基因的突变。这些基因其中之一是 CDNK1B，它编码 196 个氨基酸的细胞周期蛋白依赖性激酶抑制药（CK1）p27kip1，并通过研究自然存在的大鼠隐性 MEN 样综合征模型（称为 MENX），而明确参与 MEN 发病[189]。观察到患有 MENX 的大鼠出现甲状旁腺腺瘤、胰岛细胞增生、甲状腺 C 细胞增生、双侧嗜铬细胞瘤、副神经节瘤和白内障，该疾病为常染色体隐性遗传病。遗传学研究将 MENX 定位于大鼠第 4 号染色体的远端，该区域也包含推定的肿瘤抑制因子 CK1P27kip1，也称为 p27。在患有 MENX 的大鼠中，对 CDNK1B 基因的突变分析确定了在 177 号密码子处 8bp 的纯合移码插入，这导致了错义肽形成并在 218 号密码子处终止[189]。这种 CDNK1B 突变导致肿瘤细胞中缺乏 p27 蛋白[189]。

这些发现促使对未携带 MEN1 突变的 MEN1 患者进行 CDKN1B 异常检测，该异常在人类位于 12p13 染色体上[189]。其中约 3% 患有 MEN1 相关肿瘤的患者，如甲状旁腺腺瘤、垂体腺瘤和胰腺神经内分泌肿瘤，以及性腺、肾上腺、肾和甲状腺肿瘤相关的患者具有 CDNK1B 突变，这些患者被称为 MEN4[138]。迄今为止，已在患有 MEN1 样肿瘤的患者中鉴定出 8 个不同的杂合功能丧失的 CDNK1B 突变，表明人类中的 MEN4 是常染色体显性遗传疾病，不像大鼠的 MENX 是常染色体隐性疾病[190-192]，而在散发性（即非家族性）原发性甲状旁腺功能亢进症患者中很少发现种系 CDNK1B 突变[193, 194]。

4. 导致甲状旁腺功能亢进 – 颌骨肿瘤综合征的基因　甲状旁腺功能亢进 - 下颌肿瘤（HPTJT）综合征是一种常染色体显性遗传疾病，其特征是甲状旁腺腺瘤和癌及纤维骨性颌骨瘤的发生[195, 196]。此外，一些患者还可能发展出子宫肿瘤和肾脏异常，包括 Wilms 肿瘤、肾囊肿、肾错构瘤、肾皮质腺瘤和乳头状肾细胞癌[139, 197]。在某些患者中也报道发现了其他肿瘤，包括胰腺癌、睾丸混合生殖细胞瘤，主要为具有精原细胞瘤成分的肿瘤，以及 Hürthle 细胞甲状腺腺瘤[139, 197, 198]。值得注意的是，甲状旁腺肿瘤可能是孤立发生的，没有任何颌骨肿瘤的迹象，这可能会与其他遗传性高钙血症混淆，如 MEN1。家族性良性高钙血症（FBH），也被称为家族性低尿钙性高钙血症（FHH）和 FIHP[199]。HPTJT 综合征可与 FBH 区别开来，因为 FBH 血清钙水平在新生儿或婴儿早期就升高，而在 HPTJT 中，血钙升高在 10 岁以前并不常见[139]。此外，与 FBH 患者不同，HPTJT 患者伴有高钙尿症。通常仅出现高钙血症首发表现（＞ 90% 的患者）的 HPTJT 患者，与 MEN1 患者很难进行区别，并且可能受手术和组织学检查结果及每种疾病中其他特征性病变的影响。值得注意的是 HPTJT 患者通常会出现单个腺瘤或癌，而 MEN1 患者通常会出现多发性甲状旁腺腺瘤。在没有颌骨肿瘤的情况下，FIHP 和 HPTJT 之间很难区分，但进行鉴别的重要原因是因为 HPTJT 患者可能处于甲状旁腺癌发展的更高风险中[200-202]。鉴别时可以通过确定其他特征来帮助，对颌骨肿瘤及肾脏、胰腺、甲状腺和睾丸异常的查找可以帮助鉴定 HPTJT 患者。HPTJT 中的颌骨肿瘤不同于在一些原发性甲状旁腺功能亢进症患者中观察到的棕色肿瘤，并且在甲状旁腺切除术后不能消退[199]。实际上，下颌骨纤维化是 HPTJT 与 FIHP 区别的重要特征，而且这些情况的发生有时可能在 HPTJT 患者高钙血症发生之前数十年。导致 HPTJT 的基因位于 1q31.2 号染色体上，由 17 个外显子组成，它们编码一种广泛表达且进化保守的由 531 个氨基酸组成的蛋白，称为副纤蛋白[198, 203]。该基因也称为 *CDC73* 或 *HRPT2*（即 2 型甲状旁腺功能亢进症）。目前已经报道超过 60 个与 HPTJT 相关的杂合性 HRPT2 种系突变，它们散布在整个 1593bp 编码区域，其中大多数（＞ 80%）预测通过过早截断而导致功能丧失[139]。从这些分析中，基因型与表型之间的相关性并不明显[197, 203-205]。对涉及 HPTJT 相关的肿瘤中 1q21.32 区域染色体的 LOH 观察表明，副纤蛋白可能起抑癌作用，与 Knudson 的两次打击假说相符[197, 199, 203]。在 HPTJT 相关的肿瘤中观察到 *HRPT2* 基因种系和体细胞突变也支持上述观点[197, 203-206]。在散发性甲状旁腺癌中也发现了类似的种系和体细胞 *HRPT2* 突变，并且这种突变的频率较高，为 67%～100%[204, 207]。然而，散发性甲状旁腺腺瘤中 *HRPT2* 突变的频率较低，为 0%～4%，这表明 *HRPT2* 突变可能赋予甲状旁腺细胞侵袭性的生长潜力[139, 203-205, 207, 208]。在散发性肾肿瘤中还发现了 *HRPT2* 突变和等位基因失衡[209]，并且在乳腺癌和胃癌中均报道了 *HRPT2* 表达的丧失或下调[210, 211]。这些研究表明，*HRPT2* 及其编码的蛋白、副纤蛋白，在遗传性和散发性甲状旁腺癌及其他非遗传性实体瘤中起关键作用。副纤蛋白主要是具有单分子 NLS 的核蛋白，因为它与已知蛋白没有同源性，因此作用尚不明确[212]。但是，其 C 末端结构域约 200 个氨基酸与酵母 Cdc73 蛋白具有 25% 的序列同一性，而酵母 Cdc73 蛋白是酵母聚合酶相关因子 1（PAF1）复合物的组成部分，该复合物是一种关键的转录调控复合物，直接与 RNA 聚合酶 Ⅱ 相互作用[203, 213, 214]。酵母，果蝇及哺乳动物细胞中 PAF1 复合物的研究已有揭示作为 PAF1 复合物一部分的副纤蛋白是组蛋白修饰、染色质重塑、起始和延伸，以及 Wnt/β 联蛋白和 Hedgehog 信号通路的关键转录事件的介体[139, 213–218]。对缺失了 Hrpt2 的小鼠进行的研究表明，Hrpt2 的表达和副纤蛋白 /PAF 复合物直接调控，是与细胞生长和凋亡有关的基因（如 H19、IgF1、Ifg3、Igfbp4、Hmga1、Hmga2 和 Hmga3）[219]。

（三）原发性甲状旁腺功能亢进症的非综合征形式

1. 家族性孤立性甲状旁腺功能亢进症　家族性孤立性甲状旁腺功能亢进症（FIHP）可能代表一种不完全的综合征形式，如 MEN1、HPTJT 或 FHH，自从 FIHP 因 MEN1 的种系突变被报道以来，已报了 40 多种 HRPT2（CDC73）或 CaSR 基因突变[138, 139, 142, 143, 187, 203, 220, 221]。在这些综合征中，甲状旁腺肿瘤是唯一发生率显著的，确定这些突变导致表型表达改变的机制仍有待验证。但是，必须指出的是，大多数家庭中非综合征 FIHP 的遗传病因仍有待阐明[152, 155, 222–224]。因此，在 32 个非综合征 FIHP 亲属中搜索 *MEN1*、*CaSR* 和 *HRPT2* 基因突变，发现只有一个家族具有种系突变，而这涉及编码副纤蛋白的 *HRPT2* 基因[222, 223]。但是，对其他 10 个 FIHP 亲属的研究表明，染色体 2p13.3–p14 上的另一个基因座（称为 HRPT3）可能与非综合征 FIHP 的病因有关[225]。因此，导致非综合征性 FIHP 的基因及其潜在异常仍有待鉴定。

2. 因种系突变而引起的非家族性（散发性）原发性甲状旁腺功能亢进症　非家族性（散发性）PHPT 可能与 *MEN1*、*CDC73*、*CaSR*、*CDKI* 或 *PTH* 基因种系突变相关。因此，40% 年龄＜45 岁的非家族性（散发性）PHPT 患者可能出现了新发种系 *MEN1*、*CDC73* 或 *CaSR* 突变[136, 138–140, 144]，这对他们将来的管理有影响，因为需要筛查与特定综合征相关的肿瘤发生，以及筛查可能继承种系突变的孩子。此外，＞5% 患者的可在 60—90 岁出现 PHPT，并伴有孤立性的甲状旁腺腺瘤且没有甲状旁腺、MEN 或其他内分泌肿瘤综合征家族史，这些患者可能具有 *CDKIs*［*CDKN1A*（*p21*）］、*CDKN2B*（*p15*）或 *CDKN2C*（*p18*）的种系突变，从而表明这些 CDKI，作为降低渗透性易感性等位基因的罕见变体可能是非家族性（散发性）PHPT 的病因[137]。另外，已经报道了无意义的突变 *Arg83Stop*，其在第 52 个氨基酸之后截断了分泌的 PTH，并与甲状旁腺腺瘤中 PTH 基因座的 LOH 相关[226]。该患者出现高钙血症且血清 PTH 浓度未检出（通过两点夹心法测定），表现出杂合性，外周血白细胞中存在野生型和突变等位基因，与种系 PTH 突变一致，但是甲状旁腺腺瘤的野生型等位基因缺失，而突变（*Arg83Stop*）等位基因得以保留。切除甲状旁腺腺瘤后，血钙恢复正常[226]。这些发现表明，PTH 的无义突变可能与甲状旁腺腺瘤有关，突变导致内源性产生的 N 末端 PTH 片段可能具有生物学活性，但可能导致无法通过标准激素检测法识别出该 PTH 的截短片段[226]。

3. 散发性甲状旁腺肿瘤的体细胞突变　非综合征性散发性甲状旁腺肿瘤可能包含 PRAD1/PTH、视网膜母细胞瘤（Rb）和与视网膜母细胞瘤相互作用的锌指蛋白（RIZ1）基因，LRP5 和 Wnt/β 联蛋白途径，或 Xp11 染色体的体细胞异常，如下所述。

(1) PRAD1 和 PTH 基因：对散发性甲状旁腺腺瘤中 PTH 基因的研究发现，某些腺瘤中 PTH 基因 5′ 部分的 DNA 探针检测到大小异常的限制性片段长度多态性（RFLP）[227]，表明该基因已被破坏。对肿瘤 DNA 的进一步研究表明，PTH 基因的第一个外显子（图 61–2）与包含第二个和第三个外显子的片段分离，并且发生了重排，并与 5′ PTH 调控元件并置“新的”非 PTH DNA[228]。在患者外周血白细胞的 DNA 中未发现这种重排，从而表明它代表了体细胞突变而不是遗传的种系突变。对这种重排 DNA 序列的研究将其定位于 11q13 号染色体，并进行了详细的分析，它在不同物种中高度保守，并在正常的甲状旁腺和甲状旁腺腺瘤中表达。由于这种重排而表达的蛋白质被称为甲状旁腺腺瘤 1 蛋白（PRAD1），已证明其调节编码细胞周期蛋白 D 家族的 295 个氨基酸。细胞周期蛋白的最初特征是在发芽酵母的分裂细胞中控制细胞周期从 G_1 到 S 的转变，在海洋软体动物中调节细胞周期的有丝分裂期（M 期）[229]。细胞周期蛋白也已在人类中被发现，并在调节细胞周期进程的许多阶段中发挥重要作用。因此，PRADI 编码一种称为细胞周期蛋白 D1（CCND1）的新型细胞周期蛋白，是重要的细胞周期调节子，PRADI 的过表达至少可能是 15% 的散发性甲状旁腺腺瘤发展中的重要事件 [230, 231]。

最近发现在乳腺组织特异性启动子的控制下，＞ 66% 的过表达 PRAD1 转基因小鼠在成年期发展为乳腺癌 [232]，并且该原癌基因在 PTH 基因 5′ 调控区控制下的表达导致轻度至中度慢性甲状旁腺功能亢进症 [230, 231]。综上所述，在转基因动物中的这些发现为 PRAD1 可能参与大量甲状旁腺腺瘤的发展提供了进一步的证据。

(2) Rb 基因：Rb 基因，是一种位于染色体 13q 14 上的肿瘤抑制因子 [233]，参与了视网膜母细胞瘤及多种常见的散发性人类恶性肿瘤，包括乳腺导管癌、小细胞肺癌和膀胱癌的发病机制。在所有甲状旁腺癌和 10% 的甲状旁腺腺瘤中证实了 Rb 基因的等位基因缺失 [234, 235]，并且在 50% 的甲状旁腺癌中伴有 Rb 蛋白的异常染色模式，但在甲状旁腺腺瘤中无 1 例出现异常染色 [234]。这些结果证明 Rb 基因在甲状旁腺癌的发展中具有重要作用，并且可能有助于甲状旁腺腺瘤与癌的组织学区分 [234]。Rb 蛋白也可能通过与视网膜母细胞瘤交互的锌指蛋白 1（RIZ1）[236] 相互作用二次参与甲状旁腺肿瘤的发生。在一些甲状旁腺腺瘤和癌中，第 13 号染色体长臂（包括 Rb 基因座）的广泛缺失的发现 [235] 和在垂体癌中的类似发现表明 [237]，第 13q 染色体上的其他抑癌基因也可能在此类肿瘤的发生中起作用。

(3) 染色体 1p 上的 RIZ1 基因：杂合性研究显示 40% 的散发性甲状旁腺腺瘤中 1p32–pter 染色体的等位基因缺失 [238]。该区域估计约为 110cM，相当于约 1.1 亿碱基对（Mbp）的 DNA，但是其他研究将包含这种推定的肿瘤抑制基因的间隔缩小到约 4cM（即约 4–Mbp）[239]。对一种候选基因视网膜母细胞瘤相互作用的锌指蛋白 1 的研究表明，超过 25% 的甲状旁腺肿瘤具有 RIZ1 基因座的 LOH，而超过 35% 的甲状旁腺肿瘤的 RIZ1 启动子区域甲基化 [236]。此外，在这些肿瘤中，RIZ1 启动子的高度甲基化与 LOH 相关，表明这两个事件可能代表了 Knudson 关于肿瘤发生发展中所需的“两次打击”的假说（图 61–4B）[236]。

(4) LRP5 和 WNT/β 联蛋白通路：nt/β 联蛋白异常信号传导与胞质和细胞核中的 β 联蛋白累积与多种类型的肿瘤（如腺瘤性息肉病和结肠直肠癌）的发展相关。对甲状旁腺肿瘤中该途径的研究表明，β 联蛋白累积发生在甲状旁腺腺瘤和与慢性肾衰竭相关的甲状旁腺肿瘤中 [240]。另外，在瑞典患者中，在超过 7% 的甲状旁腺腺瘤中检测到 β 联蛋白外显子 3 的蛋白质稳定突变 Ser37Ala，但在慢性肾衰竭的甲状旁腺肿瘤未检测到 [241, 242]，在北美 [243] 或日本的患者 [244] 也未检测到上述突变。Ser37Ala β 联蛋白突变在甲状旁腺腺瘤中是纯合的，具有较高的 β 联蛋白表达和 β 联蛋白的非磷酸化活性形式 [242]。另外，髓细胞瘤基因（MYC）也存在过度表达，该基因是大肠癌细胞 Wnt/β 联蛋白信号通路的直接靶标，也是肠肿瘤的早期阶段关键介质，并且发现内源性 β 联蛋白的稳定活性对于 MYC 和细胞周期蛋白 D1 表达是必需的 [240]。β 联蛋白的稳定性受 Wnt 配体的调节，Wnt 配体可结合细胞表面的卷曲受体和 LRP5 和 LRP6 共受体，这些受体改变了几种细胞内第二信使的磷酸化，从而积累了非磷酸化的 β 联蛋白。对甲状旁腺肿瘤中 Wnt 信号通路的研究表明，慢性肾衰竭患者中超过 85% 的腺瘤和 100% 的肿瘤中具有较短的 LRP5 转录物表达，包含在框内缺失 142 个氨基酸（残基 666～809），横跨第二和第三表皮生长因子重复序列之间的第三 YWTDβ 螺旋桨结构域 [241]。这种转录后变短的 LRP5 受体在甲状旁腺肿瘤中激活了 β 联蛋白信号传导，其机制可能涉及减弱 Wnt 拮抗药 DKK1 [241] 的抑制作用。表达变短的 LRP5 受体的甲状旁腺肿瘤不具有 β 联蛋白稳定突变 Ser37Ala，而具有稳定的 β 联蛋白突变的甲状旁腺肿瘤不表达变短的 LRP5 受体 [241]。因此，似乎稳定的 β 联蛋白突变的存在与变短的 LRP5 受体表达互斥。然而研究表明，WNT β 联蛋白信号通路在甲状旁腺肿瘤发生中具有重要作用。

(5) 散发性甲状旁腺腺瘤的全外显子序列分析：散发性甲状旁腺腺瘤的全外显子序列分析发现肿瘤可能包含多个体细胞突变，范围为 2～110，这与它们的低增殖率相一致 [245, 246]。而且，其中 35%～50% 甲状旁腺腺瘤具有涉及 MEN1 基因的体细胞突变，表明这是肿瘤发生的主要驱动力，尽管其他一些甲状旁腺腺瘤也可能与其他参与 DNA 修复的驱动基因中的低频突变（＜ 10% 的肿瘤）有关 [245, 246]。

(6) 慢性肾衰竭导致的甲状旁腺功能亢进症：慢性肾衰竭通常与继发性甲状旁腺功能亢进症有关，继发性甲状旁腺功能亢进症可能导致三发性甲状旁腺功能亢进症，出现高血钙。在这种情况下，甲状旁腺的增殖反应导致出现了这样的情况，即自主性甲状旁腺组织可能经历了增生性改变，因此起源是多克隆的。然而，对患有难治性甲状旁腺功能亢进症的血液透析患者进行甲状旁腺 X 染色体灭活的研究表明，＞ 60% 的患者中至少有一种单克隆甲状旁腺肿瘤 [247]。另外，在这些甲状旁腺肿瘤中检测到染色体 Xp11 中涉及多个基因座的 LOH，从而提示该区域的肿瘤抑制基因参与了甲状旁腺肿瘤的发病 [247]。但是这些患有慢性肾衰竭的患者的甲状旁腺肿瘤均没有涉及 11q13 染色体位点的 LOH。在大多数三发甲状旁腺功能亢进症患者中意外发现了单克隆甲状旁腺肿瘤，提示继发性甲状旁腺功能亢进症中甲状旁腺细胞的转换增加可能使甲状旁腺更容易发生有丝分裂不分离或导致其他体细胞染色质缺失的机制，这可能涉及染色体 11q13 以外的基因座（即 MEN1 和 PRAD1）。此外，如前所述，慢性肾衰竭患者的甲状旁腺肿瘤已显示出累积的 β 联蛋白和缺乏 142 个氨基酸的截短形式的 LRP5 受体 [240, 241]。

（三）临床实践中原发性甲状旁腺功能亢进症的基因检测

基因测试发现在所有 PHPT 患者中约 10% 的人存在种系突变，可在多各方面对临床实践有所帮助，包括：①确认临床诊断，以便可以对相关肿瘤进行适当的筛查；②由于甲状旁腺癌的发生增加，对 HPTJT 综合征患者实施适当的治疗，如早期甲状旁腺切除术。避免在 MEN1 患者中进行微创甲状旁腺手术，因为这些患者通常患有需要开胸探查的甲状旁腺多腺瘤疾病。MEN2/MEN3 患者的早期预防性甲状腺切除术。避免在 FHH 患者中进行手术；③识别可能无症状但携带突变并因此需要进行筛查以进行肿瘤检测和早期 / 适当治疗的家庭成员；④识别不携带该家族生殖系突变的 50% 家庭成员，可以放心并减轻对发生肿瘤的焦虑负担 [138, 140, 248]。后一个方面不能过分强调，因为这有助于降低个人及其孩子医疗费用，且无须进行不必要的生化和放射学检查 [138, 140]。此外，基因检测可改善患者预后的典型示例是对 MEN2/MEN3 患者的预防性甲状腺切除术。结果所示，转移性 MTC 患者的 10 年生存率约为 20%，建议对 RET 突变的患者进行预防性甲状腺切除术以预防 MTC 及其转移 [141]，这种预防性甲状腺切除术在 MEN2/MEN3 患者中可以显著改善结局。因此，约 90% 的具有 RET 突变的年轻患者，在进行预防性甲状腺切除术后 7 年没有 MTC 持续或复发的证据 [141, 187, 188]。

（四）原发性甲状旁腺功能亢进症基因突变分析的适应证

对 PHPT 患者进行种系突变检测的适应证，包括：① 45 岁之前发生 PHPT；②多个腺体疾病；③甲状旁腺癌或非典型甲状旁腺腺瘤（如有纤维条索或囊肿）；④已知突变携带者的一级亲属；⑤患有两个或多个与 MEN 综合征相关的且与内分泌肿瘤有相关的病例 [138, 140, 249]。遗传检测应使用从白细胞、唾液细胞、皮肤细胞或毛囊（即非肿瘤细胞）获得的 DNA，因为甲状旁腺肿瘤的 DNA 在临床上无法用于诊断或分期，因为此类肿瘤可能含有多个突变 [245, 246]。进行此类基因检测的最佳临床实践应包括患者的同意（即知情同意）并与遗传咨询师联系 [138]。基因检测应在认可的中心进行，其中一些中心可通过以下链接联系，如 http://www.ncbi.nlm,nih.gov/sites/GeneTests/（包含了加拿大、丹麦、希腊、以色列、日本和美国中心的详细信息），http://www.orpha.net/consor/cgi-bin/index.php 或 www.eddnal.com（包含奥地利、比利时、丹麦、芬兰、法国、德国、荷兰、爱尔兰、意大利、挪威、葡萄牙、西班牙、瑞典、瑞士和英国中心的详细信息）。

（五）原发性甲状旁腺功能亢进症患者基因检测的临床方法

对于患有 PHPT 但无 MEN 相关肿瘤或与 HPTJT 相关的肿瘤表现的患者，进行基因检测的临床方法如下（图 61-5）[140]。高度怀疑遗传病因的 PHPT 患者（如青年起病、多腺体疾病、甲状旁腺癌、非典型甲状旁腺腺瘤）应接受遗传咨询，并使用从非肿瘤细胞（如白细胞）获得的 DNA 进行以下基因种系突变的检测，包括 *MEN1*、*CaSR*、*AP2S1*、*GNA11*、*HRPT2*（*CDC73*）、*CDKN1A*、*CDKN1B*、*CDKN2B*、*CDKN2C*、*RET* 和 *PTH* 基因[136, 138, 140, 141]。可能有约 10% 的这类患者发生了新的突变，或者可能有未被明确的该病的家族史[138]。此外，PHPT 可能是 90% MEN1 和＞95% HPTJT 患者的首发表现[138, 139]。此外，临床很难区分 PHPT 和 FHH，因为约 20% 的 FHH 患者血清 PTH 升高伴钙 / 肌酐清除率＞0.01[144, 187, 250–254]，而某些 PHPT 患者可能有低尿钙[255, 256]。此外，PHPT 和家族性 PHPT（即 FIHP）有时可能是由于 CaSR 突变引起的[144, 187, 253]。对种系突变的鉴定应促使其进入适当的临床，生化和放射学周期性筛查计划，如与 MEN 和 HPTJT 相关的肿瘤[138, 139]。没有遗传性或综合征形式 PHPT 的临床表现，以及 11 个基因内的任何遗传异常都说明 MEN 综合征、HPTJT 或 FHH 的可能性很低（即＜5%）[138–141]。有种系突变的 PHPT 患者一级亲属应当进行遗传咨询和适当的基因检测以明确，即使尚未出现症状，对于有遗传突变的个体应该进行定期筛查[138–141]。没有遗传致病突变的一级亲属不需要进一步随访，可以减轻担心 MEN 或 HPTJT 相关肿瘤发展带来的焦虑[138, 139]。对于年龄较大的 PHPT 患者，应详细的询问 PHPT（即 FIHP）、MEN 综合征、HPTJT 或 FHH 的家族史，并进行适当的临床评估和基因检测，以确定 PHPT 病因[138–141]。此外，必须注意的是，＞5% 的非家族性（散发性）PHPT 患者在 60—90 岁会患孤立性甲状旁腺腺瘤，可能涉及 *CDKN1A*、*CDKN2B* 或 *CDKN2C* 种系突变，提示其一级亲属患 PHPT 的风险较高[137]。因此，应在其一级亲属中进行遗传评估，以确定是否存在 *CDKN1A*、*CDKN2B* 和 *CDKN2C* 的罕见变体 / 突变，而那些遗传了该突变的人应进行定期筛查，以检测是否存在高钙血症，并给予适当的早期治疗以预防 PHPT 骨骼和肾脏并发症[137, 138, 140]。

（六）家族性低尿钙性高钙血症和钙敏感受体病

已发现由于 CaSR 突变和（或）活性降低会导致三种高钙血症性疾病[221, 257–262]，其中包括 FHH（FBH）、新生儿严重原发性甲状旁腺功能亢进症（NSHPT）和自身免疫性低尿钙性高钙血症（AAH）。

1. 家族性低尿钙性高钙血症 FHH 是一种常染色体显性遗传疾病，其特征是在 80% 的患者中终生出现血清钙浓度升高、尿钙排泄低（平均尿钙 / 肌酐清除率＜0.01）和循环中 PTH 浓度正常[250, 253, 254, 263]。FHH 在遗传上具有异质性，有三个已报道的变体，即 FHH1、FHH2 和 FHH3，其基因座分别定位于 3q21.1、19p 染色体和 19q13[258, 264, 265]。

FHH1 是由于 CaSR 的杂合性功能丧失突变引起的，CaSR 是一种通过 Gαq 和 Gα11 发出信号的 G 蛋白耦联受体（GPCR）（图 61–6）[252, 257–262]。约 2/3 的 FHH 亲属具有独特的 CaSR 杂合突变，对这些突变的表达研究表明 CaSR 功能丧失，从而增加了甲状旁腺细胞释放 PTH 的钙离子依赖性调定点[257, 262, 266, 267]。

FHH2 是由于 G 蛋白亚基 α11（Gα11）失活突变导致，该突变可能会降低 GDP 的释放，下调细胞表达的 CaSR 的敏感性[251]，此类 Gα11 功能丧失突变可能发生在＜5% 的 FHH 患者中。

FHH3 是由于衔接体蛋白质 2（AP2）σ 亚基（AP2σ）失活突变导致[252]，AP2 是网格蛋白有被小泡（CCV）的主要成分，在网格蛋白介导的内吞作用中起关键作用，内吞作用使质膜成分（如 GPCR）内在化（图 61–6）。AP2 是 α、β、μ 和 σ 亚基的异源四聚体，将网格蛋白连接至囊泡膜，并与膜相关蛋白的酪氨酸和双亮氨酸基序结合。与 FHH3 相关的 AP2σ 突变均涉及一个 Arg15 残基，该残基与 CCV 膜蛋白的基于双亮氨酸的基序形成关键结合，导致表达 CaSR 的细胞对细胞外钙的敏感性降低，并可能通过减少 CaSR 的 C 端与双亮氨酸基序的相互作用而减少 CaSR 的内吞作用，其破坏也降低了细胞内信号传导[252]。这种 AP2σ 失活突变发生在＞5% 的 FHH 患者。*FHH1*、*FHH2* 和 *FHH3* 具有相似的临床特征。因此，对 *FHH1*、*FHH2* 和 *FHH3* 潜在分子机制的研究，有助于通过遗传信息分析来区分分型，并阐明 CaSR 的信号传导途径（图 61–6）。

2. 新生儿严重原发性甲状旁腺功能亢进症 发生在近亲 FHH1 家族后代的 NSHPT 已被证明是由

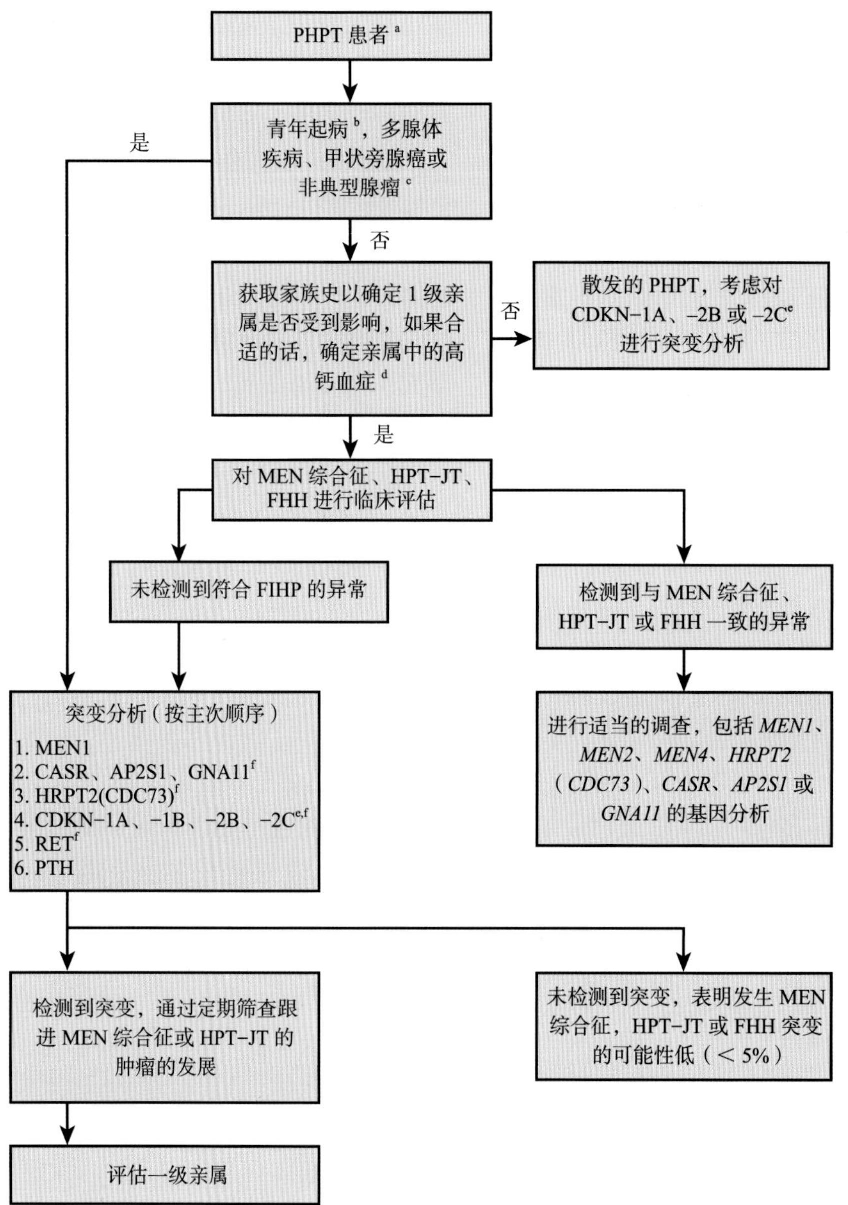

a. 没有与 MEN 相关的肿瘤或与 HPT-JT 相关肿瘤表现的 PHPT
b. MEN1 指南建议在 30 岁之前发生 PHPT 的患者中进行 MEN1 突变分析。据报道，45 岁以下约 10% PHPT 患者种系突变涉及 MEN1、CASR 或 HRPT2（cdc73）基因
c. 非典型甲状旁腺腺瘤可能有囊肿或纤维带
d. PHPT 可能是 90%～95% 的患 MEN1 和 HPT-JT 患者的首发表现
e. < 5% 由于单身而出现非家族性（散发性）和 60—90 岁非综合征性 PHPT 患者，甲状旁腺腺瘤可能具有罕见的 CDKN1A、CDKN2B 或 CDKN2C 变异 / 突变
f. CASR、AP2S1、GNA11、HRPT2（CDC73）、CDKN1B 和 RET 突变分别与 FHH、FHH3、FHH2、HPT-JT、MEN4 和 MEN2 相关

▲ 图 61-5 在 PHPT 患者中进行基因测试的临床方法

PHPT. 原发性甲状旁腺功能亢进症；MEN. 多发性内分泌肿瘤；HPTJT. 甲状旁腺功能亢进 - 下颌肿瘤综合征；FHH. 家族性低钙血症；FIHP. 家族性原发性甲状旁腺功能亢进症；CASR. 钙敏感受体；AP2S1. 衔接蛋白 2sigma 亚基；GNA11. G 蛋白 alpha 11 亚基；HRPT2. 2 型甲状旁腺功能亢进症；CDC73. 细胞分裂周期 73；CDKN. 细胞周期蛋白依赖性激酶抑制药；RET. 在转染原癌基因期间重新排列；PTH. 甲状旁腺激素［引自 Thakker RV. Familial and hereditary forms of primary hyperparathyroidism. In：Bilezikian JP，Marcus R，Levine M，et al.，eds. The parathyroids：basic and clinical concepts，3rd ed.（Oxford，UK）：Elsevier，2013，pp. 341-363.］

纯合 CaSR 突变引起 [250, 257, 258, 260, 268, 269]。但是，也有报道一些散发性新生儿甲状旁腺功能亢进症患者与新发杂合 CaSR 突变有关 [250, 259]，因此表明除突变基因外，其他因素、如调定点异常程度、对 PTH 的骨敏感性和母体细胞外钙浓度，也可能在新生儿 CaSR 突变的表型表达中起作用 [268]。

3. 自身免疫性低尿钙性高钙血症　一些具有 FHH 临床特征但无 CaSR 突变的患者可能患有 AHH [270–272]。此类患者可能具有多种临床自身免疫表现，包括抗甲状腺抗体、抗麦醇溶蛋白或抗内膜肌抗体阳性。这些患者被证明具有针对 CaSR 细胞外域的循环抗体，在体外这些抗体刺激了 PTH 从分散的人甲状旁腺细胞中释放，通过细胞外钙抑制 CaSR 的激活来实现的 [270]。糖皮质激素治疗的效果

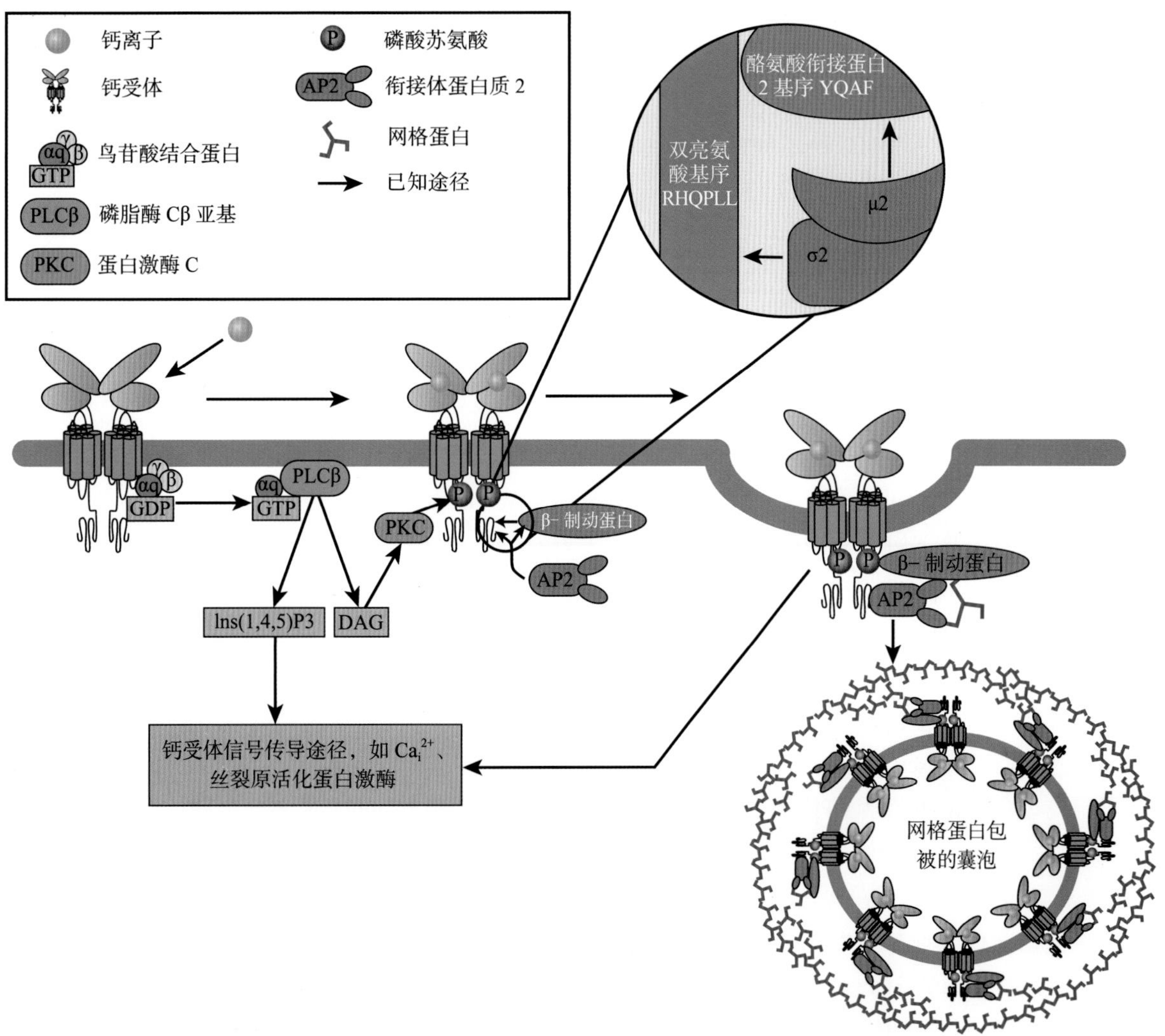

▲ **图 61-6　CaSR 信号传导及其由 β 联蛋白和 AP2 介导的内吞作用的示意图**

GPCR CaSR（灰）与钙离子的配体结合（黄）导致通过 Gq/11 的 G 蛋白依赖性刺激磷脂酶 Cβ（PLC-β，橙）活性，导致肌醇 1、4、5 累积，三磷酸（IP3）和钙离子从细胞内存储中快速释放（Ca_i^{2+}），以及二酰基甘油（DAG）浓度的增加，刺激蛋白激酶 C（PKC），从而使 CaSR 苏氨酸残基（红 P）磷酸化，进而促进 β 联蛋白（棕）的结合并启动 CaSR 内在化。AP2（紫）通过其 μ2 亚基结合 β 联蛋白酪氨酸基序（YxxΦ），在启动 GPCR 内化中起关键作用。AP2μ2 亚基的改变会破坏与 β 联蛋白酪氨酸基序的结合，并严重损害网格蛋白介导的内吞作用。AP2 是 CCV 的主要组成部分，将网格蛋白连接到囊泡膜，并与酪氨酸和基于双亮氨酸的膜相关转运蛋白基序结合。内在的 GPCR-β 联蛋白复合物可能通过 G 蛋白非依赖性途径发出信号，如有丝分裂原活化蛋白激酶（MAPK）信号。钙刺激会降低 CaSR 细胞表面的表达，而 AP2σ2 可能通过与 CaSR 的 C 端双亮氨酸基序（RHQPLL）相互作用而促进这种 CaSR 内在化。GDP. 鸟嘌呤二核苷酸磷酸；GTP. 鸟嘌呤三核苷酸磷酸；DAG. 二酰基甘油（引自 Nesbit MA，Hannan FM，Howles SA，et al. Mutations in AP2S1 cause familial hypocalciuric hypercalcemia type 3. Nat Genet 45：93–97 2013.）

存在变异性，其中 1 名患者的高钙血症有反应[272]，而另 1 名患者则没有[273]。因此，AHH 是细胞外钙敏感的疾病，在没有 CaSR 突变的 FHH 患者中应考虑该病。

4. Jansen 病　Jansen 病（图 61–7 和图 61–8）是常染色体显性遗传疾病，其特征是干骺端生长板中软骨细胞增殖和分化异常调节导致的短肢矮小，以及与之相关的（通常是严重的）高钙血症和低磷血症，尽管 PTH 或 PTHrP 的血清水平正常或无法检测[274]。这些异常是由 PTH/PTHrP 受体突变，导致结构性的，不依赖 PTH 和 PTHrP 的受体激活[275–281]。已在严重的 Jansen 病中发现 4 种不同的杂合突变 PTH/PTHrP 受体，包括密码子 223（His → Arg）、密码子 410（Thr → Pro）和密码子 458（Ile → Arg 或 Lys）（图 61–9）。在 COS7 细胞中表达的突变受体导致结构性配体依赖性 cAMP 的累积，而基础肌醇磷酸酯的累积没有明显增加[275–277]。由于 PTH/PTHrP 受体在肾脏、骨骼和干骺端生长板中表达最丰富，因此这些发现为与该病有关的矿物质稳态和生长板发育异常提供了可能的解释。在小鼠中观察到的在大鼠 α1（Ⅱ）启动子的控制下表达具有 His223Arg 突变的人 PTH/PTHrP 受体，导致生长板软骨细胞的分化延迟和骨骼伸长，即 Jansen 病患者的干骺端变化特征进一步证实了这一结论[282]。

另一种杂合的 PTH/PTHrP 受体突变，即 T410R，是在一个患有轻度 Jansen 病的家庭三个成员中发现的[283]。与先前鉴定出激活 PTH/PTHrP 受体突变的患者相比[275–277]，患者的生长板异常较轻，身材相对正常，血钙正常，仍存在明显的高钙尿症和血浆 PTH 水平正常或受抑制。当在体外测试时，具有 T410R 突变的 PTH/PTHrP 受体的组成活性低于他先前描述的 T410P 突变体所观察到的[276, 284]。由 T410R 突变引起的激动剂非依赖性 cAMP 积累较少，与在这种较轻的 Jansen 病中观察到的不太严重的骨骼改变和实验室异常一致。

5. Williams 综合征　Williams 综合征是一种常染色体显性遗传疾病，其特征是主动脉瓣狭窄、小精灵样面部特征、精神运动迟缓和婴儿高钙血症。引起高钙血症的潜在原因尚不明确，高钙血症可影响 5%～50% 的患者，尽管未得到一致证实，但有

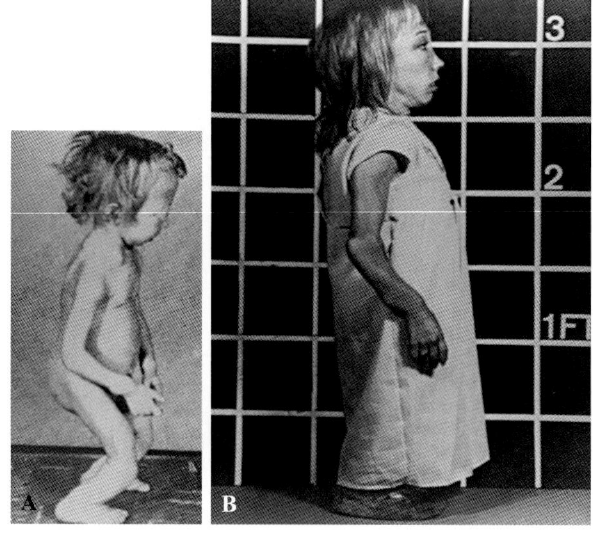

▲ **图 61–7　5 岁（A）和 22 岁（B）的 Jansen 干骺端软骨发育不良的患者**

引自 Frame B，Poznanski AK. Conditions that may be confused with rickets. In：DeLuca HF，Anast CS，eds. Pediatric diseases related to calcium. New York：Elsevier，1980，pp. 269–289.

研究提示与 1, 25– 二羟维生素 D 代谢异常或降钙素生成减少有关[285]。研究表明，在 90% 以上的经典 Williams 表型患者中，染色体 7q11.23 的半合子为 150～180 万个碱基对，并包含 26～28 个包括弹性蛋白基因的基因簇，90% 的患者具有 Williams 综合征的典型表现[285–288]，仅有 1 名患者具有细胞遗传学上可识别的缺失，因此表明该综合征通常是由于 7q11.23 的微缺失导致[288]。有趣的是，小鼠弹性蛋白基因的敲除导致血管异常，类似于 Williams 综合征患者中观察到的异常[289]。但是，已报道的微缺失还涉及在中枢神经系统中表达的另一种名为 LIM 激酶的基因[290]。降钙素受体基因位于染色体 7q21 上，不参与 Williams 综合征中的缺失，因此不太可能与此类儿童的高钙血症有关[291]。虽然弹性蛋白和 LIM 激酶基因的缺失可以各自解释心血管疾病和 Williams 综合征的神经系统特征，似乎还有另一个尚未被鉴定的基因位于这个连续缺失的区域内，该基因可能与疾病有关，并且可以解释钙代谢异常的原因。

6. 婴儿高钙血症 –CYP24A1 缺乏症　最初被称为特发性婴儿高钙血症（IIH），已证明该疾病是由编码 24 羟基化（CYP24A1）的基因纯合或复合杂合突变引起，该酶代谢并因此使具有生物活性的 1, 25(OH)$_2$D 失活[292–296]。患病的婴儿通常会出现严

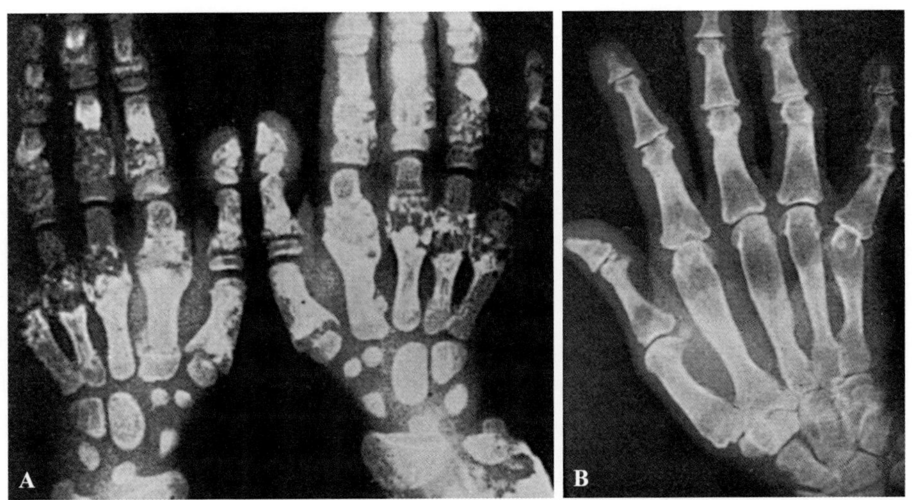

▲ 图 61-8 Jansen 首次描述的 10 岁（A）和 44 岁（B）患者手部 X 线照片

引自 de Haas WH，de Boer W，Griffioen F. Metaphysial dysostosis. A late follow-up of the first reported case. J Bone Joint Surg 51B：290-299，1969.

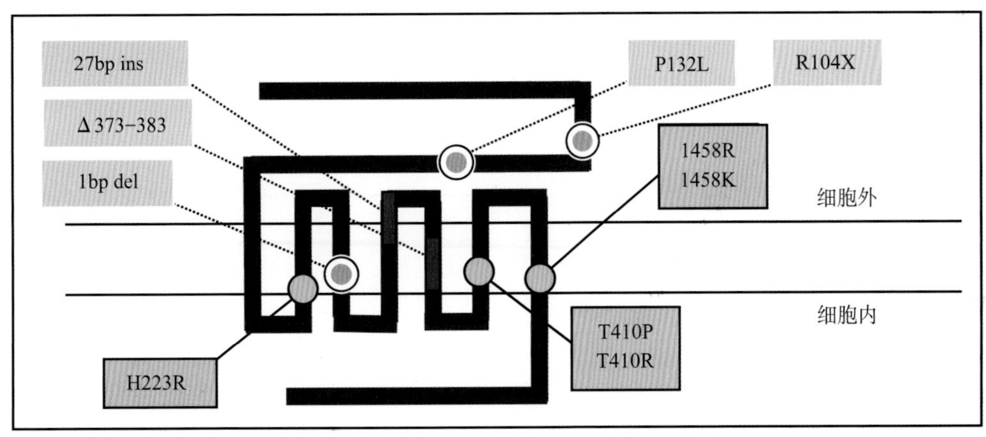

▲ 图 61-9 人 PTH/PTHrP 受体示意图

浅蓝圈表示导致 Jansen 病患者组成型受体活化的杂合错义突变的大致位置。Blomstrand 病患者中鉴定出的纯合功能丧失突变以棕框或灰圈表示；母体 PTH/PTHrP 受体等位基因外显子 M5 中的核苷酸交换引入了一个新的剪接受体位点，该位点导致合成了缺少部分第五跨膜结构域的异常受体（棕框）；由于未知原因，该患者未表达父亲等位基因

重的高钙血症和高钙尿症，导致肾钙化和不能良好成长。除了血液和尿钙水平升高外，1, 25(OH)$_2$D 水平升高，这在一个儿童中显示出可以显著提高肠道钙的吸收量[293]，从而通过两种机制，即升高血钙和 1, 25(OH)$_2$D 浓度抑制循环中的 PTH 浓度。

四、低钙血症

（一）甲状旁腺功能减退症

甲状旁腺功能减退症可能以综合征形式发生，作为多发性自身免疫性腺体疾病或复杂的先天性缺陷（如 DiGeorge 综合征）的一部分。另外，甲状旁腺功能减退症也可能为非综合征性孤立性内分泌病，称为孤立性或特发性甲状旁腺功能减退症。已经发现了以家族形式表现的孤立性甲状旁腺功能减退症，包括常染色体显性遗传、常染色体隐性遗传和 X 连锁隐性遗传（图 61-10）。

（二）PTH 基因异常

迄今为止，PTH 基因的 DNA 序列分析（图 61-2）在甲状旁腺功能减退症患者中已鉴定出 5 个突变[297-301]。1 名常染色体显性遗传性孤立性甲状旁腺功能减退症患者在第 2 号外显子中有[297]一个单一碱基取代（T→C），导致信号肽中的半胱氨酸（TGT）取代精氨酸（CGT）。如体外研究所证实的，在信号肽的疏水核心中间存在的这种带电荷氨基酸阻碍了突变体前 PTH 原的加工。这些结果表明，突变削弱了新生蛋白与转运机制的相互作用，并且通过溶解的信号肽酶无法对突变体信号序列进行切割[297, 302]。另外，已经显示突变 PTH 被捕获在细胞内，主要被捕获在 ER 中，其对细胞有毒性并且导致细胞凋亡[303]。在另一个常染色体隐性遗传甲状旁腺功能减退症家系中，外显子 2 的 23 号密码子出现错义突变的（T→C）。这导致脯氨酸（CCG）取代了信号肽中的正常丝氨酸（TCG）[299]。该突变改变了前 PTH 前蛋白切割位点的 –3 位置。实际上，信号肽酶识别位点 –3 和 –1 位置的氨基酸残基必须符合某些标准，才能使蛋白通过粗面内质网（RER）进行正确加工，标准之一就是在位点 –3 至 +1 区域不能存在脯氨酸。因此，脯氨酸的存在，在 –3 位点是一个强螺旋破坏残基，可能会破坏突变体前 PTH 原的切割，随后在 RER 中将其降解，因此无法生成 PTH[299]。另外，在一个常染色体隐性遗传性甲状旁腺功能减退症家系中发现一个 PTH 基因突变涉及位于第 2 外显子 - 第 2 内含子的边界的供体剪接位点[298]。该突变涉及内含子 2 位置 1 的单个碱基转变（g→c），并且评估了 5' 供体剪接位点共有的不变 gt 二核苷酸对于 mRNA 加工的影响，该突变导致外显子跳跃，其中 PTH 基因的第 2 外显子丢失，第 1 外显子剪接至第 3 外显子。外显子 2 的缺失会导致起始密码子（ATG）和信号肽序列的丢

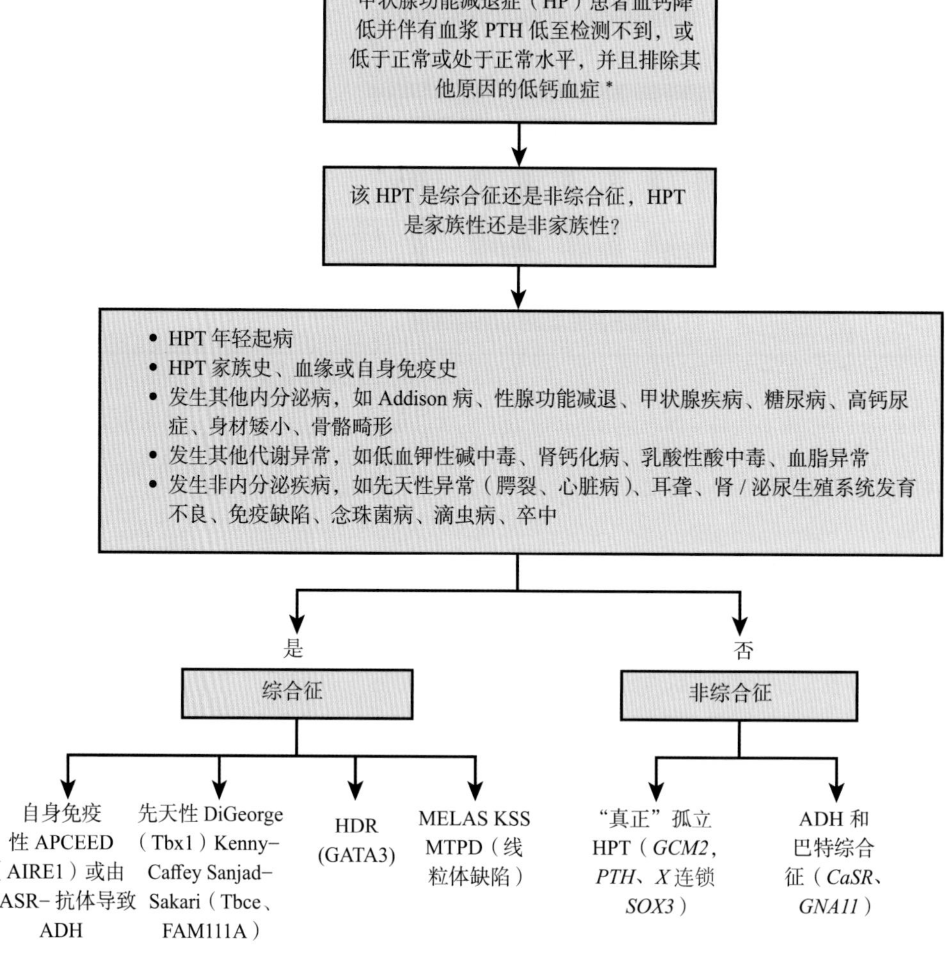

▲ 图 61-10　确定甲状旁腺功能减退症遗传病因的临床方法

*. 在假性甲状旁腺功能减退症中血浆 PTH 升高

失（图 61–2），这是 PTH mRNA 开始翻译和 PTH 肽易位所必需的。最后，在一个常染色体隐性遗传性孤立性甲状旁腺功能减退症女孩中报道了一个涉及 23 号密码子的无意义突变（Ser23Stop）[300]，并鉴定出杂合的 T 变为 C 点突变，该突变消除了引发剂蛋氨酸，从而缺失了信号肽的前 6 个氨基酸[301]。

已经构建了敲除 PTH 基因的小鼠。$Pth^{+/-}$ 小鼠可以存活，没有明显的表型异常。但是，无 PTH（$Pth^{-/-}$）的小鼠的甲状旁腺肿大而无 PTH 表达，但具有大量 CaSR 表达。$Pth^{-/-}$ 小鼠的颅骨形成异常，矿化增加，长骨缩短并有其他骨骼异常[304]。当维持正常的钙饮食时，$Pth^{-/-}$ 小鼠会出现低血钙和高磷血症，这与甲状旁腺功能减退、血清 1, 25(OH)$_2$D 浓度升高有关。此外，当给予低钙饮食时，$Pth^{-/-}$ 小鼠的血清 1, 25(OH)$_2$D 浓度进一步增加，导致骨吸收增加，并以骨质减少为代价维持血清钙水平[305]。

（三）GCM2 异常

神经胶质细胞缺失 2（GCM2），也称为 GCMB，是果蝇 Gcm 基因和小鼠 gcm2 基因的人类同源物。GCM2 仅在甲状旁腺中表达，提示它可能是甲状旁腺发育的特定调节剂[306]。现已证明 GCM2 与 PTH 基因 5' 启动子结合以调节 PTH 转录[307]。此外，$GCM2^{-/-}$ 纯合小鼠表现为甲状旁腺功能减退，缺乏甲状旁腺，发展为低钙血症和高磷血症[306]。尽管缺乏甲状旁腺，但 $GCM2^{-/-}$ 小鼠的血清 PTH 水平并非测不到，但与血钙正常（+/+，野生型）小鼠和杂合子（+/–）小鼠 PTH 水平具有显著差异。缺乏 GCM2 的（–/–）小鼠内源性 PTH 水平过低，无法纠正低钙血症，但是持续外源性 PTH 输注可以纠正低钙血症[306]。而 PTHrP 或 1, 25(OH)$_2$D 没有代偿性增加。这些发现表明，$Gcm2^{-/-}$ 小鼠对 PTH 具有正常反应（而不是抵抗），并且 Gcm2 缺陷小鼠血清中的 PTH 具有活性。业已证明，这种不依赖 GCM2 的 PTH 辅助来源来自髓样胸腺上皮细胞（mTECs），其中 PTH 表达为用于阴性选择的自身抗原[308]。这些产生胸腺 PTH 的细胞也表达 CaSR，长期用 1, 25(OH)$_2$D 治疗 Gcm2 缺陷型小鼠可使血清钙浓度恢复正常并降低血清 PTH 水平，从而表明胸腺合成的 PTH 可以被下调[306]。然而，似乎 PTH 的胸腺生成不能上调，因为尽管 Gcm2 缺陷的小鼠发生了低钙血症，但血清 PTH 水平却不高。与正常的甲状旁腺相比，这种缺乏上调的现象与胸腺 PTH 产生细胞簇的细胞体积较小有关。胸腺 PTH 产生细胞的发育可能涉及 Gcm1，这是果蝇 Gcm 的另一种小鼠同源物[309]。在甲状旁腺中无法检测到 Gcm1 表达，但在胸腺中其与 PTH 表达共定位[306]。通过研究 Hoxa3–Pax1/9–Eya1 转录因子和 Sonic 刺猬蛋白 – 骨形态发生蛋白 4（Shh–Bmp4）信号传导网络的表达，进一步研究了 Gcm2 在第三咽囊甲状旁腺发育中的特定作用[310]。研究表明，Gcm2 表达在第三咽囊的背侧咽前内胚层中开始于 9.5dpc，在推测的小鼠甲状旁腺结构域中表达处于后期阶段[311]，在 12dpc 时 $Gcm2^{-/-}$ 胚胎具有甲状旁腺特异性结构域，但是该甲状旁腺结构域在 Gcm2 缺乏小鼠胚胎中经历了 12.5dpc 的协调程序性细胞死亡（细胞凋亡）[310]。此外，转录因子 Hoxa3、Pax1、Pax9、Eya1、Tbx1、Shh、Bmp4 在这些 Gcm2 缺乏小鼠胚胎的第三咽囊中正常表达。这些发现表明，Hoxa3–Pax1/9–Eya 转录因子级联，转录因子 Tbx1 和 Shh–Bmp4 信号网络都在 Gcm2 的上游起作用[310]。事实上已经证明在第三咽囊内胚层中启动 Gcm2 表达需要 Hoxa3，而维持 Gcm2 表达则需要 Hoxa3 和 Pax1[312]。此外，这些研究表明，Gcm2 在促进发育的胚胎中甲状旁腺细胞的分化和存活中具有重要作用[310]。因此，Gcm2 是甲状旁腺特异性结构域中甲状旁腺前体细胞分化所必需的，而对于常见的甲状旁腺 / 胸腺原代中的 CaSR 等分化标记的初始模式或表达则不需要 Gcm2[310]。哺乳动物 GCM2 的目标基因很大部分仍未知。然而，利用来自慢性肾脏病患者增生性腺体培养的原代甲状旁腺细胞的研究表明[313]，用表达 shRNA 的慢病毒感染 GCM2 实现的 GCM2 表达下调导致 CaSR 表达下调，从而表明 GCM2 的功能之一可能是维持甲状旁腺细胞中高水平的 CaSR 表达[313]。共转染 HEK293 的研究为以上发现进一步提供依据，其中外源性 GCM2 能够激活包含 CaSR 启动子 DNA 序列的报道基因构建体，该序列包含 GCM2 反应元件[314]。

孤立性甲状旁腺功能减退症患者的研究已经表明，GCM2 突变与该疾病的常染色体隐性和显性形式相关[315-320]。在常染色体隐性甲状旁腺功能低下的患者中已鉴定出 GCM2 的纯合基因内部缺失[315]，而在其他家庭中，已报道了 DNA 结合域的纯合错义突变（Arg47Leu）[316]。此外，在来自印度次大陆的八个家族中，已经鉴定出四个不同的纯合种系突变（Arg39Stop、Arg47Leu、Arg110Trp 和移码缺失 I298fsX307）[318]。在四个家族中发现了移码突变，其中两个可能有一个共同的祖先，但其他两个家庭却没有亲戚，其中一个家庭的突变是在父母之间独立发生的[318]。这些观察结果表明，移码缺失可能代表突变热点。使用亚细胞定位研究，电泳迁移率变动分析（EMSA）和荧光素酶报道基因分析进行功能分析证明 Arg39Stop 突变体未能定位到细胞核，Arg47Leu 和 Arg110Trp 突变体都失去了 DNA 结合能力，I298fsStop307 突变体的反式激活能力降低[316, 318]。最近，在两个不相关的常染色体显性甲状旁腺功能减退症家族中发现了杂合的 GCM2 突变，突变由单核苷酸缺失（c1389delT 和 c1399delC）导致移码和过早截断的现象[317]，并在一个常染色体显性遗传性甲状旁腺功能减退症家庭中发现了一个错义的 Asn502His 突变[319]。这三个突变是通过使用与 GCM2 相关的荧光素酶报道基因抑制野生型转录因子的作用而显示的，从而表明这些 GCM2 突变体具有显性负属性[317, 319]。

（四）X 连锁隐性甲状旁腺功能减退症

X 连锁隐性甲状旁腺功能减退症已在美国密苏里州的两个多代亲戚中报道[321, 322]。该疾病只有男性患病，他们患有婴儿期癫痫和低钙血症，这是由于孤立性甲状旁腺发育的缺陷引起的[323]。这两个亲戚的亲缘关系是通过证明含有一个相同的线粒体 DNA 序列而建立的，该线粒体 DNA 序列是在两个家族的患病男性中通过母系世袭遗传的[324]。利用 X 连锁多态性标记进行研究，将这些家族突变基因定位在 Xq26-q27[325]，染色体上，并鉴定了涉及 2p25 和 Xq27 染色体的分子缺失插入[326]。该缺失插入位于 SOX3 的下游约 67kb 处，因此可能对 SOX3 的表达发挥位置作用。此外，已有研究显示 SOX3 在小鼠胚胎发育的甲状旁腺中表达，这表明 SOX3 在胚胎甲状旁腺的发育中可能发挥了作用[326]。SOX3 属于编码高迁移率族蛋白（HMG）转录因子的基因家族，并与 SRY（Y 染色体上的性别决定基因）有关。小鼠同源基因在原条胚胎（prestreak embryo）中表达，然后在发育中的中枢神经系统（CNS）中表达，该神经中枢包括腹侧间脑区域，该区域诱导垂体前叶的发育并产生下丘脑，嗅觉斑和甲状旁腺[326-329]。X 连锁隐性甲状旁腺功能减退患者中 SOX3 下游约 67kb 的插入缺失位置可能导致 SOX3 表达改变，因为 SOX3 表达对 X 染色体异常引起的位置效应敏感[330]。小鼠 Sox3 基因的报告基因构建研究表明，存在 5′ 和 3′ 调控元件[331]，因此，在 X 连锁隐性甲状旁腺功能减退症患者中插入缺失可能对 SOX3 的表达和甲状旁腺从咽囊的发育有影响。实际上，已经报道了对 SOX 基因的这种位置作用，该作用可能在很长的距离内产生。如非常紧密相关的 Sox2 基因已显示其调控区分布在很长的距离上，编码区的 5′ 和 3′ 均存在[332]，在 3′ 距离处的序列被破坏会导致发育中的内耳该基因表达丧失，并且没有感觉细胞，而在其他部位的表达则不受影响[333]。同样，对于 SRY 基因，它可能起源于 SOX3[334]，无论 5′ 和 3′ 缺失都导致性发育异常。据报道，由于缺失了调节 SOX9 表达的元素，SOX9 基因上游 1Mb 的易位转位点导致了短指发育不良（Campomelic dysplasia）[330]。在 X 连锁隐性甲状旁腺功能减退症中发现的分子缺失插入可能同样引起 SOX3 表达的位置效应，这表明 SOX3 基因在咽囊甲状旁腺胚胎发育中有潜在的作用。

（五）自身免疫性多发内分泌腺功能减退相关的甲状旁腺功能减退症

甲状旁腺功能减退可与念珠菌病和自身免疫性 Addison 病同时出现，该疾病被称为自身免疫性多内分泌病 - 念珠菌病 - 表皮营养不良（APECED）综合征或自身免疫性多内分泌腺综合征 1 型（APS1）[335]。该病在芬兰发病率很高，芬兰家庭的遗传分析表明，该病呈常染色体隐性遗传[336]。此外，虽然报道该疾病中念珠菌病的发生较少见，但在伊朗犹太人中发生率很高[337]。芬兰家系的连锁研究将 APECED 基因定位到 21q22.3 号染色体[338]。进一步的定位克隆方法从 21q22.3 染色体分离出一个新基因。该基因称为 AIRE1（自身免疫调节物 1），编码由 545 个氨基酸组成的蛋白质，其中包含与转录因子相关的序列，包括两个锌指基序，富含脯氨酸的区域和三个 LXXLL 基序[339]。在 APECED 家系中发现四个 AIRE1 突变，即芬兰、德国、瑞士、英国和意大利北部家庭的 Arg257Stop 突变；Arg139 终止突变发生在撒丁岛的家系中；Tyr85Cys 在伊朗犹太家系中；在英国、荷兰、德国和芬兰的家系中发现外显子 8 的 13bp 缺失[339-343]。AIRE1 蛋白主要定位于细胞核并介导 E_3 泛素连接酶活性，因 APECED 突变导致错义突变而使功能缺失[344]。AIRE1 可以调节胸腺中器官特异性 T 细胞的消除，因此，APECED 可能是其突变后无法通过特定机制清除器官特异性 T 细胞并建立免疫耐受而引起的[345]。最后，全基因组表达和染色质免疫沉淀研究已经确定了 AIRE1 调控的基因。这些基因在其启动子上缺乏活性染色质标记，如组蛋白 H3，三甲基化（H3/C4Me3）和乙酰化（AcH3），但在 AIRE1 激活期间，这些基因获得了与转录和 RNA 聚合酶Ⅱ相关的组蛋白 H3 修饰[346]。患有 APS1 的患者可能会出现其他与器官特异性自身抗体相关的自身免疫性疾病，这与患有非 APS1 疾病的患者相似。这种自身抗体和相关疾病的例子，包括 1A 型糖尿病中的 GAD6S 自身抗体和 Addison 病中的 21- 羟基化酶自身抗体。APS1 患者也可能会产生自身抗体会与非 APS1 患者中未发现的特定自身抗原发生反应，如针对所有 APS1 患者中都存在的 1 型干扰素[347]和NACHT 富含亮氨酸的重复蛋白 5（NALP5）的自身抗体，其中 NALP5 抗体是一种甲状旁腺特异性自身抗体，存在于 49% 的 APS1 相关甲状旁腺功能减退症患者中[348]。NALP 蛋白是炎性小体的重要组成部分，并在不同的炎症和自身免疫性疾病中激活先天免疫系统，如白癜风涉及 NALP1、痛风涉及 NALP3[349]。NALP5 在与 APS1 相关的甲状旁腺功能减退症中的确切作用仍有待阐明。

模仿常见的人类 13 个碱基对缺失突变 $Aire1^{-/-}$ 小鼠仅表现为轻度的自身免疫表型，激活的 T 细胞数量明显增加，并且针对几种器官的自身抗体的也明显增加[350]。在组织学水平上，淋巴细胞浸润几个器官表明自身免疫的发展，并且会出现男性不育。但是，$Aire1^{-/-}$ 小鼠通常无症状，与同窝野生型小鼠相似，因此也提示其他遗传和（或）环境因素对与 AIRE 突变相关的自身免疫具有明显的促进作用，即使这些突变与在人类 APECED 中发现的相同[350]。

（六）DiGeorge 综合征

DiGeorge 综合征（DGS）的患者通常患有甲状旁腺功能减退症、免疫缺陷、先天性心脏缺陷，以及耳、鼻和口畸形。该疾病是由于第三和第四咽囊的衍生物发育先天性不良引起，导致甲状旁腺和胸腺的缺失或发育不全。大多数病例为散发性病例，但已发现表现为常染色体显性遗传的 DGS，并且还报道了该综合征与不平衡易位和涉及 22q11.2 缺失之间的关联[351]，称为 DGS1 型（DGS1）。染色体 22q11.2 上 DGS1 缺失区域的基因图谱研究已定义了一个 250～3000kb 的关键区域[352, 353]，其中包含约 30 个基因。DGS1 患者的研究报道了一些基因在关键区域的缺失（如 rnex40、nex2.2 – nex 3、UDFIL 和 TBX1）[351, 354-356]，对缺失了此类基因的转基因小鼠（如 Udf11、Hira 和 Tbx1）进行的研究揭示了咽弓的发育异常[357-359]。然而，DGS1 患者仅在 TBX1 基因中检测到了点突变[360]，现在认为 TBX1 是引起 DGS1 的基因[361]。TBX1 是 T–Box 家族的 DNA 结合转录因子，已知在脊椎动物和无脊椎动物器官发生和模式形成中具有重要作用。约 96% 的 DGS1 患者存在 TBX1 基因缺失。此外，对没有染色体 22q11.2 缺失的无血缘关系 DGS1 患者的 DNA 序列分析显示，发生了 3 个杂合点突变[360]和一个 23bp 缺失[362]。这些突变之 1 会导致移码并有过早的截短，而另两个是错义突变（Phe148Tyr 和 Gly310Ser）。所有这些患者均具有完整的咽表型，但没有智力障碍或学习困难。

具有 Tbx1 缺失的转基因小鼠表型与 DGS1 患者相似[359]。因此，Tbx1 缺失的突变小鼠（–/–）患有 DGS1 的所有发育异常（即胸腺和甲状旁腺发育不全，面部结构异常和腭裂；骨骼缺陷和心脏流出道异常），而 Tbx1 单倍体不足（+/–）的突变小鼠仅与第四分支囊缺陷有关（即心脏流出道异常）。小鼠的 Tbx1 在咽外胚层和内胚层以及咽弓的中胚层核心中表达，但在神经嵴细胞中不表达[363]，Tbx1

的几种组织特异性敲除模型的出现揭示了以下内容，Tbx1 在咽部内胚层中的敲除导致新生儿死亡、畸形，与 $Tbx1^{-/-}$ 小鼠相同，并且可能是由于咽囊生长失败所致[364]。耳囊中 Tbx1 的失活导致内耳缺失[365]。Tbx1 的中胚层特异性敲除导致多种表型，包括内耳畸形、咽部形态缺陷、心血管缺陷、下颌骨近端发育不良和甲状腺发育不良[366-369]。Tbx1 表达的"等位基因系列"显示组织特异性剂量效应，表明心脏流出道发育较颅面发育对 Tbx1 的丢失更易感[370]。因此，在小鼠中进行的这些和其他研究表明，Tbx1 的失活会导致早期异常形态和咽弓发育不全 / 低下，以及第二和第四咽囊的形成受损[371-373]。此外，Tbx1 的诱导性失活结合体内细胞生长定位发现，在胚胎第 7.5 天（E7.5）早期缺失 Tbx1，其表型与种系 $Tbx1^{-/-}$ 中观察到的小鼠表型相同。因此，在 E9.0 左右 Tbx1 失活仅损害了第三咽囊后方和包括第三咽囊的咽段的发育，从而表明 Tbx1 活性随时间的前后变化，并且在咽系统发育过程中，Tbx1 的表达在不同节段中受到严格调节[374]。对缺乏 Tbx1 小鼠进行的 cDNA 微阵列分析已确定 Gcm2 是咽区域中下调的基因之一[375]，从而表明 Tbx1 位于 Gcm2 的上游。此外，Tbx1 受 Sonic 刺猬蛋白（Sonic hedgehog，Shh）的调节，从而提示在甲状旁腺发育中的 Shh-Tbx1-Gcm2 途径的参与[310, 376]。DGS1 杂合型患者与转基因 +/– 小鼠之间表型差异的基础尚待阐明。Tbx1 的量及受 Tbx1 调控的下游基因可能提供了一些解释，但这些推定基因在 DGS1 中的作用仍有待阐明。

一些晚期起病的 DGS1 患者在儿童或青少年期出现症状性低钙血症，仅表现出细微的表型异常[377, 378]。这些晚期 DGS1 患者具有相似的 22q11 区域中的微缺失。有趣的是，在 3 例具有失活 Tbx1 突变的 DGS1 患者的家系中，其诊断年龄为 7—46 岁，与晚期起病 DGS1 一致[360]。

在某些患者中，已观察到与 DGS 相关的染色体 10p 上另一个基因座的缺失[379]，这被称为 DGS2 型（DGS2）。2 名女性 DGS2 患者的细胞系中发现了 nebulette（NEBL）基因杂合缺失，因此该基因可能是致病基因[380]。

（七）甲状旁腺功能减退症、耳聋和肾脏异常综合征

1992 年，报道了一个甲状旁腺功能减退症、耳聋和肾发育不良（HDR）同时出现以常染色体显性遗传为发病方式的家系[381]。患者有无症状的低钙血症，PTH 的血清浓度无法检测到或处于不恰当的正常水平，而输注 PTH 可使血浆 cAMP 正常增加。患者还患有双侧、对称性、涉及所有频率的感音神经性耳聋。肾脏异常主要包括压迫肾小球和肾小管的双侧囊肿，并导致某些患者的肾功能损害。未检测到细胞遗传学异常，并且排除了 PTH 基因异常[381]。但是，在 2 名与 HDR 临床表现一致的无关联患者中发现了涉及 10p14–10pter 染色体的细胞遗传学异常。这 2 名患者患有甲状旁腺功能减退症、耳聋、生长和智力低下；1 名患者患有孤立性增生性肾脏伴有膀胱输尿管反流和双角子宫，另 1 名患者伴有染色体 10p 和 8q 易位和复杂的相互插入，出现软骨性外生骨疣[382]。这些患者均没有免疫缺陷或心脏缺陷，这是 DGS2 的关键特征（见上文），进一步的研究定义了两个不重叠的区域。因此，DGS2 区域位于 10p13～14，HDR 位 10p14～10pter。在另外 2 名 HDR 患者中进行的缺失定位研究进一步定义了一个关键的 200kb 区域，该区域包含 GATA3[382]，属于与椎骨胚胎发育有关的锌指转录因子家族。其他 HDR 患者的 DNA 序列分析确定了导致单倍功能不足和 GATA3 功能丧失的突变[382-385]。GATA3 有两个锌指，C 末端指（ZnF2）结合 DNA，而 N 末端指（ZnF1）稳定该 DNA 结合并与其他锌指蛋白相互作用，如 GATA 之友（FOG）[386]。涉及 GATA3 ZnF2 的 HDR 相关突变或发现相邻的碱性氨基酸突变会导致丧失 DNA 结合，而涉及 ZnF1 的氨基酸突变会导致与 FOG2 ZnF 的相互作用丧失或 DNA 结合亲和力改变[384, 385, 387, 388]。这些发现与拟议的 GATA3 ZnF1 三维模型是一致的，该模型具有分开的 DNA 和蛋白质结合表位[384, 385, 388, 389]。因此，与 HDR 相关的 GATA3 突变可分为两大类，这取决于它们是否破坏 ZnF1 或 ZnF2，以及它们随后对与 FOG2 相互作用和 DNA 结合改变的影响。这些 HDR 相关突变中的大多数（＞ 75%）预计会导

致 GATA3 蛋白的截短形式。每个先证者和家系通常都有自身独特的突变，并且潜在的遗传缺陷和表型变异之间（如是否存在肾发育不良）似乎无关。超过 90% 的具有 HDR 综合征的两种或三种主要临床特征（即甲状旁腺功能减退症、耳聋或肾脏异常）的患者存在 GATA3 突变[385]，一些患者也可能有阴道和子宫异常[390, 391]。其余 10% 的 HDR 患者没有编码区的 GATA3 突变，可能在 GATA3 基因侧翼的调控序列中带有突变，否则这部分患者可能代表疾病的异质性。有 GATA3 突变的 HDR 患者的表型似乎与没有 GATA3 突变的 HDR 患者的表型相似[385]。

HDR 表型与的人和小鼠胚胎中正在发育的肾脏、耳小泡和甲状旁腺中 GATA3 的表达模式一致。但是，GATA3 也在人类和小鼠的中枢神经系统（CNS）和造血器官发育中表达，这提示 GATA3 可能具有更复杂的作用。实际上，对缺失了一个 Gata3 等位基因（+/–）或两个 Gata3 等位基因（–/–）的小鼠的研究表明，Gata3 在大脑、脊髓、外周听觉系统、T 细胞、胎儿肝造血和泌尿生殖系统的发育中具有重要作用[392]。$Gata3^{-/-}$ 小鼠死于 11～12dpc，但 $Gata3^{+/-}$ 小鼠是可长期存活的，在正常的生命周期内看起来是正常的，并且能够繁殖[392]。但是，$Gata3^{+/-}$ 小鼠有听力损失，与耳蜗异常有关，后者由明显的进行性形态退化组成，其始于先端的外毛细胞，最终涉及所有内毛细胞、柱状细胞和神经纤维[393, 394]。这些研究表明，Gata3 单倍体功能不全的听力损失始于出生后的早期，并一直持续到成年，并且它是起源于外周的，主要是由于耳蜗的外毛细胞功能失调所致[393, 394]。

Gata3 缺失还导致甲状旁腺异常。因此，$Gata3^{-/-}$ 和 $Gata3^{+/-}$ 胚胎分别缺乏或具有较小的甲状旁腺 - 胸腺原基[395]，成年 $Gata3^{+/-}$ 小鼠的甲状旁腺没有因低钙 / 维生素 D 饮食诱导的低钙血症刺激而发生增大或增殖加快。此外，成年的 $Gata3^{+/-}$ 小鼠对低钙血症诱发的血浆 PTH 升高不足。在 $Gata3^{+/-}$ 小鼠中的这些发现与所观察到的由于 GATA3 单倍缺乏导致的 HDR 综合征患者中血钙过低伴 PTH 浓度下降或不适当正常的现象一致[382, 396]。小样本在 $Gata3^{+/-}$ 和 $Gata3^{-/-}$ 胚胎中发生较小的甲状旁腺或缺失甲状旁腺，与第三咽囊中表达 Gcm2 的细胞数量明显减少有关，GATA3 可能对于维持甲状旁腺和胸腺祖细胞的分化及随后的存活至关重要。事实上，神经胶质细胞缺失 2（GCM2），它是小鼠 Gcm2 的人类同源物，已显示受 GATA3 转录调控[382]。

$Gata3^{-/-}$ 胚胎发现了多种异常，包括大量内出血，导致贫血、明显的发育迟缓、脑和脊髓严重畸形、视网膜色素沉着不足、胎儿肝脏造血功能严重畸变、T 细胞分化完全受阻，以及下颌骨区域发育延迟或缺失[392, 397]。这些 $Gata3^{-/-}$ 小鼠具有解剖学上正常的交感神经系统，但交感神经节缺乏酪氨酸羟化酶和多巴胺 β- 羟基化酶，这是在儿茶酚胺合成途径中分别将酪氨酸转化为左旋多巴和将多巴胺转化为去甲肾上腺素的关键酶。因此，$Gata3^{-/-}$ 小鼠在交感神经元中缺乏去甲肾上腺素，这会导致胚胎早期死亡[397]。将儿茶酚胺中间体喂入怀孕的母畜（dams）有助于将 $Gata3^{-/-}$ 胚胎部分拯救至 12.5～16.5dpc。这些年龄较大，经药理学挽救的 $Gata3^{-/-}$ 胚胎显示出在未经治疗的小鼠无法检测到的异常[397]。这些晚期胚胎缺陷包括胸腺发育不全、室间隔薄壁、下颌骨发育不良，头部神经嵴细胞衍生结构中的其他发育缺陷、肾发育不全、后肾形成失败，以及沿胚胎前后轴的肾管异常延长[397, 398]。肾管缺陷，由形态发生异常和发育中的肾脏的引导异常组成[398]，其特征是 Ret 表达缺失，而 Ret 表达是输尿管芽中涉及的神经胶质衍生神经因子（GDNF）信号通路的重要组成部分。因此，Gata3 在胚胎发生过程中在多种细胞谱系的分化中发挥作用，并且是肾管形态发生的关键调节剂并引导前 / 中肾中尾管延伸[397, 398]。

非常重要的发现是具有 GATA3 单倍功能不足的 HDR 患者没有免疫缺陷，这表明在某些 10p 缺失的患者中观察到的免疫异常很可能是由 10p 上的其他基因引起的。同样，在具有 GATA3 突变的 HDR 患者中，10p 较大片段缺失的患者常见面部畸形，生长和发育延迟，进一步表明这些特征可能是由于 10p 上的其他基因引起的[382]。这些对 HDR 患者的研究清楚地表明，GATA3 在甲状旁腺发育和甲状旁腺功能减退症的病因中具有重要作用。

（八）与甲状旁腺功能减退症有关的线粒体疾病

甲状旁腺功能减退症发生在与线粒体功能障碍相关的三种疾病中，即 Kearns-Sayre 综合征（KSS）、MELAS 综合征和线粒体三功能蛋白缺乏综合征（MTPDS）。KSS 的特点是 20 岁之前出现进行性眼外肌麻痹和色素性视网膜病变，通常伴有心脏传导阻滞或心肌病。MELAS 综合征包括儿童时期的线粒体脑病、乳酸性酸中毒和中风样发作。另外，两种疾病下都可以看到不同程度的近端肌病。KSS 和 MELAS 综合征均与胰岛素依赖型糖尿病和甲状旁腺功能减退症有关 [399, 400]。已报道 1 名 MELAS 综合征患者的线粒体基因 tRNA 亮氨酸（UUR）发生点突变，该患者也患有甲状旁腺功能减退症和糖尿病 [401]。在患有 KSS、甲状旁腺功能减退症和感音神经性耳聋的其他患者中，已经报道了由 6741 和 6903 个碱基对组成的涉及 38% 线粒体基因组的大片段缺失 [402]。线粒体 DNA 的重排和重复也已在 KSS 中报道。线粒体三功能蛋白缺乏症（MTPDS）是脂肪酸氧化的疾病，与孕有患病胎儿的孕妇的周围神经病变，色素性视网膜病和急性脂肪肝变性有关。1 名三功能蛋白缺乏的患者出现甲状旁腺功能减退症 [403]。这些线粒体突变在甲状旁腺功能减退症病因中的作用仍有待进一步阐明。

（九）Kenny-Caffey 综合征、Sanjad-Sakati 综合征和 Kirk-Richardson 综合征

据报道，甲状旁腺功能减退症发生在 50% 以上的 Kenny-Caffey 综合征患者中，该疾病表现为身材矮小、骨硬化和长骨皮质增厚、前囟门延迟闭合、基底神经节钙化、真性小眼球和远视 [404]。在对 1 名患者进行的尸体解剖中未发现甲状旁腺组织 [405]，这表明甲状旁腺功能减退可能是由于甲状旁腺发育的胚胎学缺陷所致。在相似的 Kirk-Richardson 综合征和 Sanjad-Sakati 综合征中，甲状旁腺功能减退症与严重的生长障碍和畸形特征有关 [406, 407]。在中东血统的患者中已有报道 [406, 407]。大多数家庭都注意到存在血缘关系，表明该综合征是常染色体隐性遗传。纯合和连锁不平衡研究将该基因定位于染色体 1q42-q43 [408]。分子遗传学研究已经确定，微管蛋白特异性伴侣（TBCE）的突变与 Kenny-Caffey 和 Sanjad-Sakati 综合征有关 [409]。TBCE 编码适当折叠 α- 微管蛋白亚基和形成 α-β 微管蛋白异二聚体所需的几种分子伴侣蛋白之一（图 61-3）[409]。Tbce 缺失小鼠运动轴突进行性颅内变性，并在 6 周龄时死亡 [410]。据报道携带错义 Tbce 突变（Trp524Gly）的小鼠也患有运动神经元病，其微管数量减少 [411]。在这些小鼠模型中尚未报道钙稳态的异常 [412, 413]。

（十）其他家族综合征

据报道，甲状旁腺功能减退症是一个家族性综合征的组成部分（表 61-1）。在某些情况下已经确定了该疾病的遗传方式，并且没有发现 PTH 基因的分子遗传学异常。在一个确立了该疾病常染色体隐性遗传的亚洲家庭中，出现甲状旁腺功能减退症、肾功能不全和发育迟缓；该家族中 PTH 基因未发现异常 [414]。在一个家族中的 4 个兄弟患有被称为 Barakat 综合征的疾病，表现为甲状旁腺功能减退症、神经性耳聋和类固醇抵抗性肾病导致肾衰竭 [415]，并且在另一个家庭的 2 个兄弟中观察到甲状旁腺功能减退症与先天性淋巴水肿、肾病、二尖瓣脱垂和远节指骨短小 [416]。这两个家庭的分子遗传学结果尚未报道。在有特征为 Dubowitz 综合征的患者中，甲状旁腺功能减退已有报道，这是一种常染色体隐性遗传疾病，其特征是宫内生长受限、身材矮小、小头畸形、轻度智力低下、湿疹及特征性面貌，包括眼睑裂、上睑下垂和小颌畸形 [417]。

（十一）钙敏感受体异常

CaSR 异常与三种低钙血症有关，1 型即常染色体显性遗传性低钙血症（ADH-1）、5 型 Bartter 综合征（即患有 Bartter 样综合征的 ADH）和一种由于 CaSR 自身抗体引起的自身免疫性甲状旁腺功能低下（AH）。

1. 1 型常染色体显性遗传性低钙血症 导致 CaSR 功能丧失的突变与 FHH1 相关 [221, 257–262]。因此推测 CaSR 的功能获得性突变会导致高钙尿症的低血钙症，并且对常染色体显性低血钙症的亲属进行调查确实确定了此类 CaSR 突变 [212, 418–422]。低血

钙症患者一般表现为血清完整的 PTH 浓度正常和低镁血症，并用维生素 D 或其活性代谢物治疗以纠正低钙血症，会导致明显的尿钙过多、肾钙化、肾结石和肾功能损害。导致功能增强的大多数 CaSR 突变（> 80%）位于细胞外域中[221, 418–422]，这与其他疾病的发现不同，后者是 G 蛋白耦联受体激活突变的结果。已经建立了具有激活 CaSR 突变的小鼠模型，该模型是通过使用化学诱变剂异丙基甲磺酸甲酯（iPMS）诱导的。当在 HEK293 细胞中表达时，错义的 CaSR 突变 Leu723Glu 导致 EC50 明显降低，其与其功能获得结果一致[423]。突变小鼠的表型，突变小鼠的表型称为 Nuf，由晶状体核的不透明斑点（白内障），异位钙化、高磷血症和低钙血症组成，这与循环中的 PTH 浓度过低有关[423]。纯合子（Nuf/Nuf）小鼠比杂合子（Nuf/⁺）小鼠具有更严重的表型。因此，Nuf 小鼠是 ADH-1 的模型，可能有助于了解引起低血钙的机制及其长期影响，如异位钙化。

2. 5 型 Bartter 综合征　Bartter 综合征是一种常染色体隐性遗传性的电解质紊乱疾病，其特征是低钾性碱中毒，肾性失盐可以导致低血压、高肾素性醛固酮过多症、尿前列腺素排泄增加和高钙尿症伴肾钙化[424, 425]。许多离子转运蛋白和通道的突变与 Bartter 综合征相关联，现已识别出 5 种类型[425]。1 型是涉及布美他尼敏感的钠 - 钾 - 氯共转运蛋白（NKCC2 或 SLC12A2）。2 型是由于向外整流的肾钾通道（ROMK）的突变导致。3 型是由于电压门控氯离子通道（CLC-Kb）突变。4 型是由于 Barttin 突变引起的，Barttin 是运输 CLC-Kb 和 CLC-Ka 所必需的一个 β 亚基，而且这型也与耳聋有关，因为 Barttin，CLC-Ka 和 CLCKb 也在内耳中阶的边缘细胞中表达，这些细胞可以分泌富含钾离子的内淋巴液。5 型是由于 CaSR 的激活突变引起的。5 型 Bartter 综合征患者有该综合征的经典特征（即低钾代谢性碱中毒、高肾素血症和醛固酮过多症）[64, 426]。此外，患者会发生低钙血症，可能是有症状的，并导致足部痉挛，钙的排泄分数升高，可能与肾钙化有关[64, 426]。有报道显示此类患者具有杂合的功能性 CaSR 突变，这些突变的体外功能性表达显示该受体的设定点异常比 ADH 患者更为严重[64, 426]。这表明发生在 5 型 Bartter 综合征，而不出现在 ADH-1 中的其他特征是由于 CaSR 的严重功能获得性突变引起的[425]。

3. 自身免疫性甲状旁腺功能减退症　在 20% 伴有自身免疫性甲状腺功能减退症的获得性甲状旁腺功能减退症（AH）的患者中发现了针对 CaSR 胞外域的自身抗体[427–431]。CaSR 自身抗体持续时间不长，AH 病程< 5 年的患者中 72% 具有可检出的 CaSR 自身抗体，而 AH 超过 5 年的患者中只有 14% 具有此类自体抗体[427]。有 CaSR 自身抗体的患者大多数是女性，这一发现与其他自身抗体介导的疾病相似。实际上，一些 AH 患者还具有 1 型自身免疫性多内分泌腺综合征（APS-1）的特征。抗 CaSR 抗体的表位位于受体胞外域的 N 端[430]。这些发现证实，CaSR 是 AH 中的一种自身抗原[270, 427]。

（十二）Gα11 异常与 2 型常染色体显性低钙血症

导致功能丧失的 Gα11 突变与 FHH2 相关，因此推测在某些情况下，功能获得性 Gα11 突变可能导致低血钙症，类似于 FHH1 和 ADH1 观察到的[251]。对 8 例无 CaSR 突变的低钙血症患者进行调查后，鉴定出 2 名具有杂合 Gα11 突变的个体[251]。这些 Gα11 突变增加了表达 CaSR 的细胞的敏感性，因此导致功能获得性改变。2 名患者血钙浓度降低，血清完整 PTH 浓度正常，与 ADH1 的临床特征无明显区别，被指定为患有 ADH2。这些与 ADH2 相关的 Gα11 突变可能会延长激活的 Gα-GTP 状态（图 61-6）[251]。在另一项研究中，使用了全基因组连锁扫描和全外显子组序列分析相结合的方法，还发现两个不相关的常染色体显性甲状旁腺功能减退症的家族均具有杂合的 Gα11 突变[432]。总之，这些研究为 CaSR 下游的信号传导途径及 G 蛋白可能的结构功能关系及其与该 GPCR 的可能相互作用提供了进一步的启示。

（十三）Blomstrand 病

Blomstrand 软骨发育不良是一种常染色体隐性遗传的人类疾病，其特征是早期致死性、骨成熟显著提前和软骨细胞分化加速[433]。受影响的婴儿通常是健康的近亲父母所生（目前只有 1 例没有血缘关系的健康父母生有两个患病的后代）[434–438]，显示出整个骨骼明显的高密度（图 61–11）和明显的骨化进展，特别是长骨非常短且结构不良。最近，已确认损害其功能特性的 PTH/PTHrP 受体突变是 Blomstrand 病的最可能原因（图 61–9）。这些缺陷之一是由母体 PTH/PTHrP 受体等位基因的外显子 M5 中的核苷酸交换引起的，该核苷酸引入了新的剪接受体位点，因此导致合成了尽管表面看似正常但不介导 PTH/PTHrP 作用的受体突变体，患者父亲的 PTH/PTHrP 受体等位基因表达不佳，目前原因不明 [439]。在另一位具有近亲婚姻史的 Blomstrand 病患者中，鉴定出将 132 位脯氨酸变为亮氨酸的核苷酸突变 [440, 441]。对所出现的 PTH/PTHrP 受体突变体显示，尽管细胞表面表达合理，但与放射性标记的 PTH 和 PTHrP 类似物的结合严重受损，大大减少了激动剂刺激的 cAMP 积累，并且没有可测量的肌醇磷酸反应。最近，在 3 名无关联的 Blomstrand 病患者中发现了 PTH/PTHrP 受体的其他功能丧失突变。其中 2 个突变由于外显子 EL2 [442] 中的纯合单核苷酸缺失或外显子 M4 与 EL2 之间的 27bp 插入导致了移码和蛋白被截断 [443]。另一个是残基 104 的无意义突变，因此导致受体蛋白截短 [443]。与 Jansen 病一样，突变型 PTH/PTHrP 受体的鉴定为 Blomstrand 病患者软骨内骨形成严重异常提供了合理解释。该病具有致死性，受影响的婴儿很可能除了明显的骨骼缺陷外，还出现其他器官的异常，包括甲状旁腺的继发性增生，这可能是由于血钙过低引起的。此外，对患有 Blomstrand 病的胎儿的分析显示出异常的乳房发育和牙齿受累情况，凸显了 PTH/PTHrP 受体参与了乳房和牙齿的正常发育 [444]。实际上，在几例患有原发性牙齿萌发失败（PFE）的亲属中发现了 PTH/PTHrP 受体突变，该病是一种非综合征性孤立性常染色体显性疾病，具有高渗透率和可变性 [445]。最初鉴定出的突变会截断成熟蛋白，因此推测导致无功能的受体。随后的研究证实并扩展了这些观察 [446–448]，得出的结论是，PTH/PTHrP 受体的单倍剂量不足很可能是非综合征性 PFE 的根本原因。

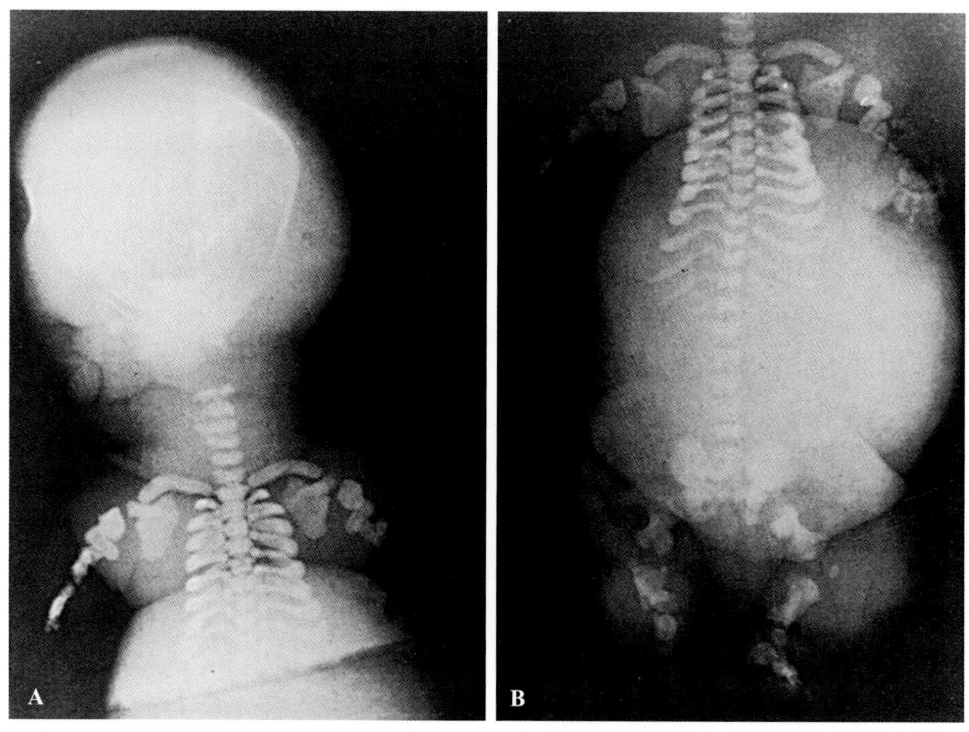

▲ **图 61–11　Blomstrand 病患者的 X 线表现**

注意所有骨骼的骨化明显提前，手脚的大小和形状相对正常，但四肢却非常短。此外，锁骨相对较长且形状异常（引自 From Leroy JG, Keersmaeckers G, Coppens M, et al. Blomstrand lethal chondrodysplasia. Am J Med Genet 63：84- 89，1996.）

五、结论

目前在鉴定直接或间接参与 PTH 合成或分泌调节以及在不同靶组织中介导其激素作用的关键蛋白质方面已取得了相当大的进展。此外，对这些蛋白质中的几种蛋白质突变的鉴定为矿物质离子内环境稳定和（或）骨骼发育的各种家族性和散发性疾病提供了合理的分子解释。除了在进一步定义已知蛋白质的生物学作用方面的进展外，还为多种遗传性疾病确定了遗传基因座和（或）候选基因，在人类基因组计划的快速进展和快速测序整个外显子组或基因组的新方法的帮助下，这些家族性疾病的分子定义可能会继续为调节体内钙和磷酸盐提供进一步重要的见解。

致谢

Rajesh Thakker 得到了医学研究委员会（英国）和 Wellcome 信托基金的支持，Harald Juppner 得到了 NIH 和 NIDDK 的资助（ROI-DK-46718 和 POI-DK-11794）。作者感谢 Tracey Walker 和 Teymiseverino 在准备这篇手稿时提供的帮助。

第 62 章　磷内环境稳定失衡的遗传性疾病

Genetic Disorders of Phosphate Homeostasis*

Kenneth E. White　F. Richard Bringhurst　Michael J. Econs　著
刘喆隆　韩　夏　译

要　点

- 组织学层面的磷酸盐代谢的调节主要通过肠、肾和骨骼之间的通信联络。
- PTH、1, 25(OH)$_2$ 维生素 D 和 FGF23 是调控磷酸盐代谢的关键内分泌因子，这些激素之间的关系受多种反馈回路调控。
- 遗传性矿物质代谢疾病的研究已为磷酸盐代谢的潜在分子机制带来了新颖而重要的见解。
- 随着对调控全身磷酸盐代谢通路的进一步了解，正在开发针对低磷血症和高磷血症的罕见病和常见病的新疗法。

现已对改变磷酸盐代谢的遗传疾病进行了研究，这对于阐明控制磷内环境稳定的新机制至关重要。成纤维细胞生长因子 23（FGF23）升高与低磷血症表现出来的综合征有关，其 1, 25(OH)$_2$ 维生素 D［1, 25(OH)$_2$D］反常的低或正常，并包括常染色体显性遗传性低磷佝偻病（ADHR）、X 染色体连锁低磷佝偻病（XLH）、肿瘤引起的骨软化症（TIO）和几种常染色体隐性低磷性佝偻病（ARHR）。高磷血症的遗传性疾病 1, 25(OH)$_2$D 通常升高，如肿瘤样钙质沉着症（TC）和高骨增生 - 高磷血症综合征（HHS），与 FGF23 活性降低有关。遗传性低钙血症伴高钙尿症（HHRH）是由磷酸盐转运蛋白 NPT2c 的突变引起的，这直接导致肾单位中 P 的重吸收受损。这些发现提供了对 FGF23、肾 P 和维生素 D 代谢活性的独特见解，以及对各种疾病病理生理学的新见解。本章回顾了这些疾病的临床表现、病理生理学、当前治疗方法，以及开发新疗法的策略。

一、磷内环境稳定的调节

与钙相反，磷以无机盐形式广泛地分布在非骨组织中，并且作为许多有机分子的组成部分，从核酸和膜磷脂到小磷蛋白和糖类代谢的中间体。但是，这些软组织中的磷仍占身体总含量的 15%，其余以无机磷酸盐的形式沉积在骨骼的矿物质相中。

血清中的磷几乎全部与阳离子结合存在。与钙不同的是，只有 12% 的磷与蛋白质结合[1]。另一个与钙不同之处是，血清磷浓度在一整天中可能会有很大变化。摄入糖类可使血清磷从细胞外转移至细胞内，从而显著减少血清磷。此外，血清磷的日变化幅度最大为 1.5mg/dl（0.5mmol/L），最低点在上午 8 点至上午 11 点[2]，根据检验方法的不同，在高甘油三酯血症[3]、高丙种球蛋白血症[4]或甘露醇治疗[5]期间可能会干扰血清中磷的测量。

*. 本章中带有背景色突出显示的部分为儿童内分泌相关内容。

空腹血清磷在整个月经周期和怀孕期间可保持稳定[6~10]。胎盘将磷酸盐主动转移到胎儿体内，这反映在新生儿脐带动静脉血液中的磷酸盐浓度高于母体血液中的浓度[8]。哺乳期女性因哺乳每天损失磷 100～500mg，但仍保持正常的血清磷酸盐水平[11, 12]。新生儿中的血清磷酸盐浓度相对较高（5～7mg/dL）[8, 13]，此后逐渐降低，然后在青春期短暂的再次升高，直到 18—20 岁的成年人水平。绝经后女性的血清磷酸盐水平通常升高，而成年人则降低[14~16]。

磷酸盐是大量生物分子的普遍成分。尤为重要的是无机磷酸盐作为糖酵解和呼吸作用的细胞内酶底物的基本作用，该酶合成高能磷酸键，将化学能存储在有机磷酸酯的化合物中，包括 ATP、磷酸肌酸、甘油二磷酸酯（DPG）、磷酸烯醇丙酮酸等。严重的磷酸盐耗竭导致糖酵解的浓度依赖性抑制，甘油醛 -3 磷酸脱氢酶相关的“磷酸丙糖”的积累及 ATP 的生成减少。骨骼和软骨的正常矿化需要足够的细胞外磷酸盐[17, 18]，因此任何原因的慢性低磷血症都可能导致骨软化症，并导致儿童病。

膳食中平均磷酸盐的摄入，主要来自乳制品、谷物和肉类，约为最低摄入量 400mg/d 的 2 倍[19]。磷吸收效率很高，平均约为 70%，如果膳食磷酸盐的摄入量减少到 2mg/(kg•d) 以下，吸收效率可能会进一步提高（90%）[20]。磷酸盐在整个小肠中都被吸收，尤其是在空肠中[21~23]。

在空肠中，总的磷酸盐吸收包括两个组成部分，即对维生素 D 有反应的饱和性钠依赖性过程（见下文）和被认为代表旁细胞扩散运输的不饱和性钠依赖性机制[21, 24]。饱和机制反映了通过跨细胞途径的主动转运，其能量来自跨膜钠梯度[25, 26]。钠依赖性磷酸的活性吸收是由肠上皮细胞腔刷边界膜中存在的 NPT2b 共转运蛋白介导的[27, 28]。磷酸钠转运蛋白 NPT2b 是与编码肾近端小管中表达的主要形式（NPT2a 和 NPT2c）不同基因编码的产物[27~29]。NPT2b 在腔内磷酸盐浓度为 1～2mmol/L 时完全饱和，这在大多数典型的进餐后很容易实现。尽管尚不清楚相关的转运蛋白或通道，但随后的跨基底外侧膜的转运不需要主动转运，所以推测是通过易化扩散进行的[30]。

（一）磷酸盐吸收的调节

很多年前就认识到维生素 D 在调节肠道磷酸盐运输中起核心作用。1, 25$(OH)_2$D 显著增加了磷酸盐的吸收，就像钙吸收一样[21, 22, 31~34]。然而，在没有 1, 25$(OH)_2$D 的情况下，基础部分磷酸盐的吸收率远高于钙。在体外研究了分离的肠上皮细胞和刷状边界膜囊泡（BBMV），证实 1, 25$(OH)_2$D 通过整体肠段对磷酸盐进行转运[24, 35~39]。显示 1, 25$(OH)_2$D 的作用是由钠依赖性主动转运机制的激活引起的，而不是被动扩散组分的激活。具体而言，1, 25$(OH)_2$D 通过增加 NPT2b 的表达(主要或仅通过转录后机制）来刺激钠依赖性磷酸酯共转运的最大速度[30, 40~43]。其他研究指出了一种额外的、非常快速的（数分钟）非基因组机制，即依赖于 1, 25$(OH)_2$D 刺激肠磷酸盐运输，类似于其对钙在十二指肠运输的非基因组作用[44, 45]。

限制饮食中的磷酸盐会增加肠道 NPT2b 的表达[41, 43]，因此，像 1, 25$(OH)_2$D 一样，会增加肠道磷酸盐吸收的可饱和成分的最大速度 V_{max}[46~48]。这种反应还涉及转录后机制[41, 43]，部分是由于肾脏合成 1, 25$(OH)_2$D 增强所致[30]，但在缺乏维生素 D 或维生素 D 受体的动物中也可以看到这种反应[43, 49~51]。

（二）磷酸盐排泄

肾小管重吸收是血清磷酸盐浓度的主要决定因素，并受到各种激素和代谢因子的精细调节。如前所述，肠道磷酸盐的吸收效率很高，并且没有钙的调节那么严格。因此尿中磷酸盐的排泄与磷酸盐的摄入紧密相关。尿中 80% 的滤过磷酸盐被近端小管重新吸收[52~54]。其余的磷酸盐可能会重新吸收到远端小管或皮层集合小管或两者中[55~60]。磷必须逆着较高的电化学梯度穿过腔刷边界膜主动运输。与此相一致，肾脏磷酸转运需要管腔钠离子，并被 Na^+/K^+-ATP 酶抑制药阻断[61~64]。磷酸氢二钙优先通过大鼠近端小管转运[65~67]，孤立灌注研究报道，显示肾小管管腔内 pH 升高和细胞内 pH 降低可促进完整细胞对磷酸盐的重吸收[68]。

肾脏中负责磷重吸收的两个主要转运蛋白是Ⅱ型磷酸钠共转运蛋白 NPT2a 和 NPT2c，在近端小管的顶膜中表达。在小鼠中，NPT2a 是肾近端小管中的关键磷酸盐共转运蛋白。小鼠 NPT2a 基因的敲除导致近端肾小管磷酸钠共转运受抑制，低血磷症及甲状旁腺激素（PTH）和饮食中磷酸盐对磷酸盐重吸收的调节作用减弱[29, 69, 70] NPT2c 在小鼠中的消融不会导致磷酸盐表型[71]，因此表明它在小鼠磷酸盐运输中的作用可能不那么重要。但是，编码 NPT2c 基因 SLC34A3 中的突变会导致遗传性低钙性病，伴有高钙尿症（HHRH，见下文），表明该转运蛋白在维持人体内磷内环境稳定方面起着重要作用。

肾脏磷酸盐转运的测量　出于临床目的，有一种比较方便的测量患者重吸收磷酸盐能力的方法是计算肾小管的最大磷酸盐重吸收 / 肾小球滤过率（TmP/GFR）。Walton 和 Bijvoet[72] 已开发出一种简单的列线图，该图在大多数情况下都适用（图 62–1）。

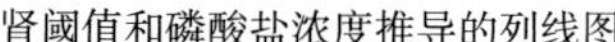

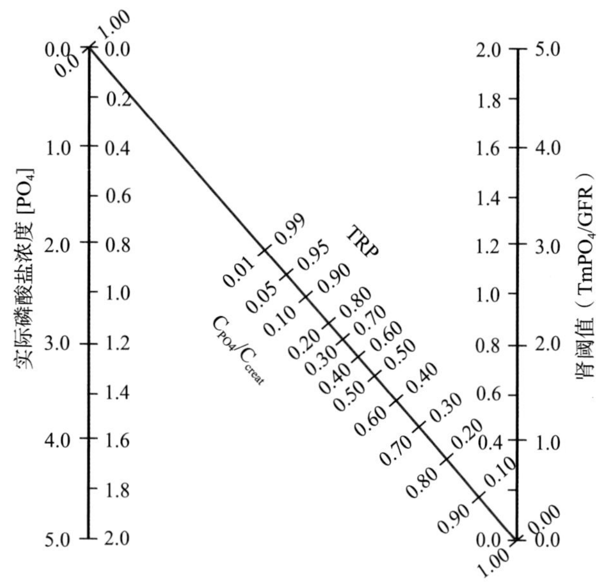

▲ 图 62–1　计算 TmP/GFR 的列线图

利用清晨采集的空腹样本进行计算，收集尿液 1～2h（时间不重要），C_{PO4}/C_{creat}=［U_{PO4}*（Creat）］/［U_{creat} ×（Pi）］，使用列线图计算 TmP/GFR，图中直线表示适当的血浆磷酸盐浓度和 C_{PO4}/C_{creat}，这条线将与相应的 TmP/GFR 值相交，国际标准单位使用内部刻度，度量标准（mg/dl）使用外部刻度（引自 Walton RJ，Bijvoet OL：Nomogram for derivation of renal threshold phosphate concentration. Lancet 2：309–310，1975.）

（二）磷酸盐重吸收的调控

1. 磷酸盐重吸收的调控　PTH 对血清磷酸盐有重要影响。在临床上甲状旁腺功能亢进症患者中，出现了血尿和低磷酸盐血症，而甲状旁腺功能减退症患者中，有磷酸盐的重吸收增加和高磷血症。PTH 可在 15～60min 快速减少肾近端小管中细胞顶表面上 NPT2a 共转运蛋白的数量。这种作用可能是由于微管依赖性内吞进入内吞囊泡，并破坏了转运蛋白造成的[73, 74]。NPT2a 共转运蛋白的这种急性下调并不涉及 NPT2a 基因转录的减少[75]，但在 PTH 暴露更长时间后有转录受抑制的效应[76]。甲状旁腺切除术后，大鼠的 NPT2a 蛋白质和信使 RNA（mRNA）水平都增加了 2～3 倍，这与磷酸盐重吸收的显著增加有关。有证据表明，PKA 和蛋白激酶 C（PKC）通过 PTH/PTHrPP 受体通过 MAPK 信号参与了这些反应[77, 78]。尽管 PTH 明显对磷内环境稳定具有重要作用，但应记住 PTH 的主要作用是调节血清钙水平，而不是调节磷内环境稳定。有 FGF23 作用的最新研究，进一步阐明了这个问题（见下文）。

2. 膳食磷酸盐　肾脏磷酸盐排泄对饮食中磷酸盐利用率的变化极为敏感。因此，饮食中磷酸盐的缺乏[79–86] 或补充物[80, 82, 87] 分别引起肾脏磷酸盐重吸收迅速的代偿性增加或减少。有确凿的临床和实验证据表明，这些对膳食磷酸盐的适应性变化与 PTH 完全无关[79–82, 88]。

分离的刷状边界膜囊泡增加的钠依赖性磷酸盐转运在去除磷酸盐后数小时内发生[86, 89]，反映出磷酸盐载体的最大速度（而非亲和力）增加[89–91]，这与膜转运蛋白的数量增加相一致。直接免疫组织学证实了这一点，即低磷酸盐饮食通过微管依赖性机制导致 NPT2a 共转运蛋白在 2h 内迅速插入大鼠近端肾小管细胞的顶质膜中[92–94]。NPT2a 基因转录的上调随后在更长时间的磷酸盐限制期间（即数天）发生[74]。同样，高膳食磷酸盐会迅速降低顶膜 NPT2a 蛋白质水平，至少数小时内 NPT2a 基因转录没有变化[74, 95]。

二、成纤维细胞生长因子 23

成纤维细胞生长因子 23（FGF23），现已确定该基因为常染色体显性遗传性低磷酸血症佝偻病的病因（见下文）和某些形式的家族性高磷血症性肿瘤钙化病，FGF23 可能不因肠道磷酸盐的急性变化而在磷酸盐重吸收的快速变化中起作用[96]。但是有大量证据表明，FGF23 在数天的过程中可维持正常的磷内环境稳定。

（一）成纤维细胞生长因子 23 活性

FGF23 具有与 PTH 相似的功能，可减少肾磷的重吸收，但对 1, 25(OH)$_2$D 的产生具有相反作用。FGF-23 通过 NPT2a 和 NPT2c 的下调导致肾脏磷的排出[97]。在正常情况下，低磷血症是增加血清 1, 25(OH)$_2$D 产生的强烈正刺激剂。但是，患有 ADHR、TIO、XLH 和 ARHR 的患者表现为低磷血症，其血清 1, 25(OH)$_2$D 浓度异常低或不合适。在小鼠中，当动物通过注射或转基因方法暴露于 FGF23 时，1α(OH) 酶和分解代谢型 24(OH) 酶的表达分别降低和升高[98]。因此，在 ADHR、XLH、TIO 和 ARHR 患者经常出现明显的低磷酸盐血症的情况下，FGF23 对肾脏维生素 D 代谢酶的作用很可能是导致 1, 25(OH)$_2$D 降低的原因。

（二）FGF23 生成的调节

在人类中，膳食中磷的添加会增加 FGF23 的含量，而磷的限制和磷的添加会抑制血清 FGF23（图 62-2）[99]，表明 FGF23 在维持磷的体内平衡中发挥了作用。在动物研究中，出现了对血清磷的 FGF-23 反应比人类研究的戏剧性得多。高和低磷饮食的小鼠血清 FGF23 水平分别升高和降低[100]。

维生素 D 在体内对 FGF23 具有重要的调节作用。在小鼠中，注射 20～200ng 的 1, 25(OH)$_2$D 导致血清 FGF23 浓度呈剂量依赖性增加[98]。FGF23 的这些变化发生在血清磷的可检测变化之前，表明 FGF23 可能直接受维生素 D 调节。从生理上讲，这与检查 FGF23 在维生素 D 代谢中的作用的结果一致，因为 FGF23 已显示出下调 1α（OH）酶 mRNA 的作用[97, 98]。因此，由于血液中的 1, 25(OH)$_2$D 是 1α（OH）酶活性的产物，因此维生素 D 将增加 FGF23 的产生，从而完成负反馈回路并下调 1α（OH）酶。

1. 血清检测　FGF23 可以通过几种测定方法

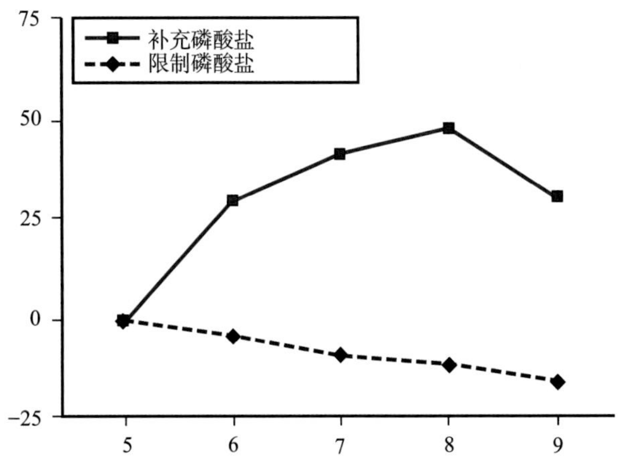

▲ **图 62-2　饮食对 FGF23 水平的影响**

干预期间 FGF23 百分比的变化（红菱形代表利用完整 FGF23 测定法测量的磷酸盐消耗干预；蓝方块代表用完整 FGF23 测定法测量的磷酸盐负荷干预），在收集第 5 天样本后，开始给予饮食磷酸盐消耗或负荷干预，数值以平均值 ± SE 表示（引自 Burnett SM，Gunawardene SC，Bringhurst FR，et al：Regulation of C-terminal and intact FGF-23 by dietary phosphate in men and women，J Bone Miner Res 21：1187-1196，2006.）

在血流中进行测量。一种广泛使用的检测方法是 C 末端 FGF23 酶联免疫吸附试验（ELISA），该方法捕获和检测抗体是将 C 末端与 FGF23$_{176}$RXXR$_{179}$/S 裂解位点结合[101]。因此，该方法可以识别全长 FGF23 及通过蛋白水解处理产生的 C 端片段。C 端分析是由表达人类蛋白的稳定细胞系产生的 FGF23 条件培养基组成的标准进行量化的，它仅识别人 FGF23 亚型。本检测方法的正常均值为 55 ± 50 参考单位（RU/mL），正常上限为 150RU/mL。在一项有大量对照者和 TIO 患者参与的研究中，该 ELISA 被用于检测 TIO 和 XLH[101] 中的 FGF23 浓度，结果显示，血清 FGF23 可以在正常个体中检测到。在 TIO 患者中，FGF23 的平均值升高了 10 倍以上，而在手术切除肿瘤后，FGF23 的平均值迅速下降。重要的是，大多数 XLH 患者（21 例中有 13 例）的 FGF23 水平高于对照组[101]，而在 FGF23 正常的患者中，这些水平在低磷血症的情况下可能是异常的。

一种“完整”的 FGF23 检测方法已经开发出，这种方法使用跨越 $_{176}$RXXR$_{179}$/S$_{180}$SPC 裂解位点（见下文）的构象特异性单克隆抗体，从而识别 FGF23 多肽的 N 端和 C 端区域[102]。在正常人中，本检测方法的平均循环浓度为29pg/mL。公布的正常上限是54pg/mL [102]。这两种检测方法的结果在XLH和TIO患者中FGF23浓度相对范围上基本一致，并且大多数XLH患者中FGF23是升高的。然而，在家族性高磷肿瘤钙质沉着病和缺铁等疾病中，完整测定法和C端ELISAs结果并不一致，这反映了潜在的疾病机制（见下文）。基于2名接受切除的TIO患者的有限数据，利用完整测定法测得FGF23的半衰期为20～50min [103, 104]。

三、FGF23相关综合征

FGF-23相关综合征汇总在表62-1中，可分为三类。

1. 与FGF23生物活性增加相关的疾病
2. 与FGF23生物活性降低相关的疾病
3. 与FGF23升高无关的遗传性低磷血症

（一）与FGF23生物活性增加相关的疾病

1. 常染色体显性遗传性低磷酸血症佝偻病（OMIM No.193100） 常染色体显性遗传性低磷酸血症佝偻病（ADHR）是一种罕见的疾病，其特征是TmP/GFR降低导致的低血清磷浓度，以及过低或正常的循环维生素D浓度 [105]。ADHR最初报道在一个小的家系中 [106]，随后又发现了一个大的ADHR家系，该家系中有许多受到该疾病影响的个体 [105]。这个家系给大量具有相同突变个体中ADHR的表型变异性的检测提供机会。没有遗传预测或印迹的证据。与其他遗传性肾磷酸盐耗损性疾病相比，ADHR表现出不完全外显率和不同的发病年龄。对ADHR的诊断和临床管理有重要意义的是，我们发现这个扩展的ADHR家族包含两个受影响的个体亚组。其中一个亚组是由儿童时期即出现磷耗损、佝偻病和下肢畸形的患者组成，其模式与经典的XLH表现相似。另一个亚组是由在青春期或成年期出现临床表现的患者组成。这些人有骨痛、虚弱和功能不全骨折，但没有下肢畸形 [105]。成年期ADHR患者的临床表现与TIO患者基本相同（ADHR患者均未出现肿瘤）。迄今为止，出现临床症状明显的疾病延迟发作的患者大多数为女性。除了这两组，我们发现ADHR突变携带者未受影响，还有2名患者接受了低磷血症和佝偻病治疗，但后来失去了磷消耗性缺陷 [105]。最近的研究表明，在ADHR患者中，FGF23浓度随时间变化，缺铁引起FGF23mRNA和蛋白表达增加（见下文），从而导致低磷血症和临床疾病。

为了鉴定ADHR的基因，ADHR协会采用了一种基于家系的定位克隆方法。在前面描述的大型ADHR家系中的全基因组连锁扫描显示与染色体12p13.3存在连锁 [107]。利用人类基因组计划的基因组DNA序列的外显子预测程序鉴定了FGF23 [108]。FGF23基因由三个编码外显子组成，包含251个残基的开放阅读框（open reading frame） [108]。FGF23表达水平最高的组织是骨，在成骨细胞、骨细胞、扁平骨衬里细胞和骨祖细胞中可以找到FGF23mRNA [109]。定量RT-PCR结果显示，FGF23mRNA在长骨中表达最高，其次是胸腺、大脑和心脏 [110]。

蛋白质印迹分析显示，野生型FGF23是一种全长32kD的蛋白，同时也是20kDa（N端）和12kD（C端）的裂解产物 [110-112]。FGF23的裂解发生在枯草杆菌蛋白酶样前蛋白转化酶（SPC）蛋白水解位点（$_{176}RXXR_{179}/S_{180}$），该位点将保守的FGF样N端结构域与可变的C端尾部分开（图62-3）。

ADHR突变用SPC切割位点$_{176}RXXR_{179}/S_{180}$中的谷氨酰胺（Q）或色氨酸（W）替代FGF23位点176或179处的精氨酸（R）残基（表62-2，图62-3） [108, 111-115]。SPC是一个丝氨酸蛋白酶家族，可处理多种蛋白质，包括神经肽、肽激素、生长因子、膜结合受体、凝血因子和血浆蛋白 [116]。SPC底物在C端被裂解成基本基序“K/R-X*n*-K/R”，其中X*n*=2、4或6个氨基酸残基 [117, 118]。SPC如弗林蛋白酶在高尔基反面网络中大量表达，并具有相似但不确切的底物特异性。

在将这些突变插入野生型FGF23之后，哺乳动物细胞分泌的FGF23主要是全长蛋白（32kD）活性多肽，而与野生型FGF通常的裂解产物相反 [111]。肽序列分析表明，在信号肽(残基25～251)裂解后，32kD型FGF23与全长FGF23相对应，而12kD亚型是位于R_{179}（残基180～251）之后的SPC裂解位点下游的FGF23的C端部分（图62-3） [112]。作

表 62-1 涉及成纤维细胞生长因子 -23 的遗传性和获得性疾病

疾 病	突变基因	突变结果	与 FGF23 的关系	对血清磷的影响	对血清 1, 25D 的影响	完整 ELISA（FGF23）	C 端 ELISA（FGF23）	各自的动物模型
ADHR	*FGF23*	功能增加	稳定活性全长 FGF23	↓	↔	↔或↑	↔或↑	ADHR FGF23 R176Q 敲入小鼠
XLH	*PHEX*	功能丢失	增加骨细胞中 FGF23 的产生	↓	↔	↔或↑	↔或↑	*Hyp* 小鼠（Phex 缺失）
ARHR-1	*DMP1*	功能丢失	增加骨细胞中 FGF23 的产生	↓	↔	↔或↑	↔或↑	*Dmp1* 缺失小鼠
ARHR-2	*ENPP1*	功能丢失	增加 FGF23 的产生	↓	↔	↔或↑	↔或↑	*ENPP1* 缺失小鼠
ARHR-3（Raine 综合征变异体）	*Fam20c*	功能丢失	可能丧失 DMP1 磷酸化并增加 FGF23 的产生（DMP1- 敲除表型）	↓	↔	↔或↑	↔或↑	成骨细胞和骨细胞 *Fam20c* 条件特异性缺失小鼠
αKlotho 过表达	*KLOTHO*	功能增加	增加 FGF23mRNA 的产生	↓	↔	↑	↑	通过 AAV 过表达 *αKL*
TIO	–	–	肿瘤产生大量的 FGF23	↓	↔	↔或↑	↔或↑	*FGF23* 一般和骨特异性转基因
TC	*FGF23*	功能丢失	破坏活性全长 FGF23	↑	↔或↑	↓	↑	*FGF23* 缺失小鼠
TC	*GALNT3*	功能丢失	破坏活性全长 FGF23	↑	↔或↑	↓	↑	*Galnt3* 缺失小鼠
HHS	*GALNT3*	功能丢失	破坏活性全长 FGF23	↑	↔或↑	↓	↑	与 *GALNT3-TC* 中相同的一些 HHS 突变
TC	*KL*	功能丢失	减少 FGF23 依赖性信号转导	↑	↔或↑	↑	↑	*KL* 亚等位基因和 *KL* 缺失小鼠

ADHR. 常染色体显性遗传低磷酸血症佝偻病；ARHR. 常染色体隐性遗传低磷酸血症佝偻病；HHS. 骨质增生 – 高磷血症综合征；TC. 肿瘤性钙质沉着症；TIO. 肿瘤性骨软化症；XLH. X 染色体连锁的低磷酸血症佝偻病

为 FGF23 在细胞内加工的进一步证据，浓度为 25～50μmol/L 的非特异性 SPC 竞争性抑制剂 Dec-RVKR-CMK 抑制了 R_{179}/S_{180} 之间野生型 FGF23 的裂解[110, 119]。这些研究表明，FGF23 中的 RXXR 基序对其细胞内加工至关重要。

SPC 家族通常与其底物多肽的活性形式的产生有关。然而，RXXR 基序上的 FGF23 的裂解似乎是失活的。就这一点而言，当将全长 FGF23 或 N 端（残基 25～179）和 C 端（残基 180～251）片段注射到啮齿动物体内时，只有全长蛋白降低了循环磷酸盐浓度[112]。由于 FGF23 的全长形式会引起低磷血症，因此 ADHR 突变可能通过稳定 FGF23 的全长形式并增加其在血清中的浓度来增加 FGF23 的生物学活性。的确，受到严重影响的 ADHR 患者血液循环中的 FGF23 水平升高[120]。然而，ADHR 患者为何不能简单地降低 FGF23 表达，目前尚不清楚。而铁与 FGF23 之间的一种意想不到的连接给出了这一难题的答案。

2. 铁与 FGF23 的相互作用 对 ADHR 的研究表明，疾病状态随 FGF23 浓度的变化而变化[120]。具体来说，未表现出低磷血症的 ADHR 突变受试者的 FGF23 浓度正常，而低磷血症患者的 FGF23 浓度升高。随后的横断面和纵向研究表明，ADHR 患者的血清磷酸盐和骨化三醇浓度呈负相关，而对照

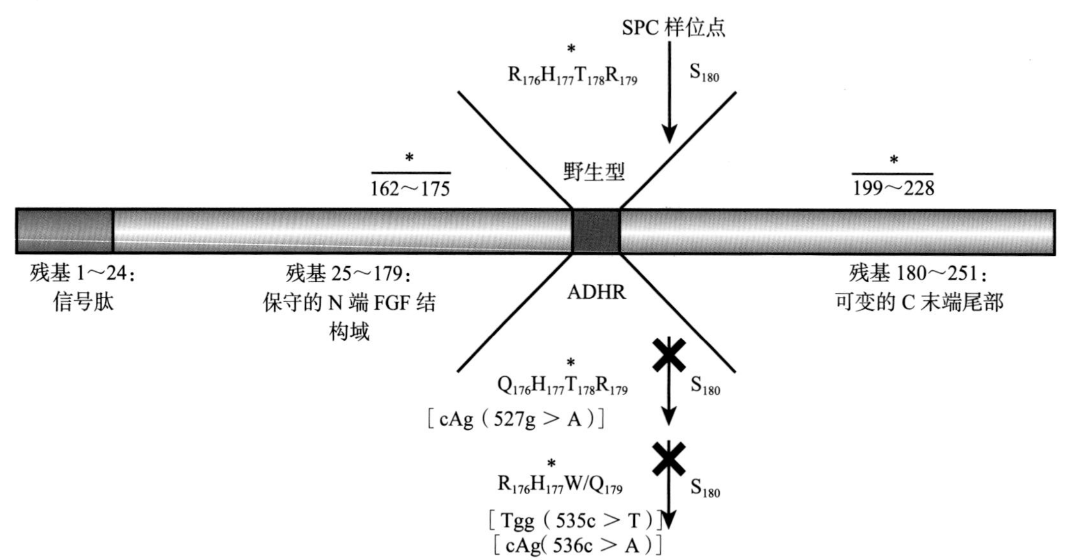

▲ 图 62-3 **FGF23 蛋白结构域模型及 ADHR 突变的影响**

FGF23 有 24 个残基信号肽，其后是构成保守的 N 端 FGF 样结构域的 25～179 位残基。类 SPC 位点被 R_{176} 和 R_{179} 处的 ADHR 突变中断，并将 FGF 样结构域与可变的 C 末端尾部区域分开，FGF23 在三个区域发生糖基化（标记为 *），T_{178} 很可能是糖基化残基，保护成熟蛋白免受 R_{179} 和 S_{180} 之间的 SPC 蛋白水解，因此对保持完整、活跃的 FGF23 至关重要

表 62-2 人成纤维细胞生长因子-23 基因突变

FGF23 突变	预测替换氨基酸	显示或预测对 FGF23 的影响	疾　病	参考文献
527G > A	$R_{176}Q$	稳定	ADHR	[108]
535C > T	$R_{179}W$	稳定	ADHR	[108]
536G > A	$R_{179}Q$	稳定	ADHR	[108，114，115]
526C > T	$R_{176}W$	稳定	ADHR	[113]
123C > T	$H_{41}Q$	破坏	FTC	[239]
160C > A	$Q_{54}K$	破坏	FTC	[205]
211A > G	$S_{71}G$	破坏	FTC	[202，203]
287C > T	$M_{96}T$	破坏	FTC	[206]
386C > T	$S_{129}F$	破坏	FTC	[204]

组中并无此相关性。在 ADHR 患者中，低铁浓度导致 FGF23 总浓度升高（完整的 FGF23 和 C 端检测的 FGF23 片段）。然而，在对照组中，低铁浓度与 C 端测定法中 FGF23 总浓度升高有关，但完整 FGF23 浓度却是正常的 [121]。

对 ADHR 小鼠的研究为上述研究结果提供了详细的机制。当饲喂缺铁饮食时，对照组小鼠和 $R_{176}Q$-FGF23 敲入小鼠（ADHR 动物模型）的骨 FGF23mRNA 均显著升高。低铁饮食的野生型小鼠血清完整 FGF23 和磷酸盐保持正常，但血清 C 端 FGF23 升高。相比之下，接受低铁饮食的 ADHR 小鼠体内完整的、具有生物活性的 FGF23 和 C 端 FGF23 升高，从而导致低磷血症性骨软化症 [122]。此外，成骨细胞系 UMR-106 的体外研究表明，铁与 25 或 50uM 的去铁胺螯合分别使 FGF23mRNA 的表达量增加了 12 倍和 20 倍 [122]。该机制似乎是由缺氧诱导因子 1α（HIF1α）表达增加介导的 [122]。最近的研究表明 [123]，缺氧也可以增加 FGF23 的产生。在这方面，在氧张力降低但铁浓度正常的情况下生长的 UMR-106 细胞，24h 内可使 FGF23mRNA 增加 3 倍以上。为了将这些发现延伸到体内研究中，Clinkenbeard 及同事将正常的 Sprague-Dowley 大鼠暴露在缺氧环境中 2 周。结果，与正常氧压下的对照组大鼠相比，这组大鼠 C 端 FGF23 增加了 6 倍以上，而完整 FGF23 或血清磷酸盐没有变化。这支持了缺氧可以增加 FGF23 表达的观点，但是正常人可以裂解 FGF23 来预防低磷血症。有趣的是，母鼠喂食铁缺乏饮食，对其新生小鼠进行的研究显示，野生型小鼠的完整 FGF23 和低磷血症均有所增加，但在 ADHR 小鼠中观察到的程度不同 [123]。这些发现增加了怀孕期间铁缺乏可能会对正常人的 FGF23/磷酸盐 / 骨化三醇 / 骨轴产生负面影响的可能性。

综上所述，在人体和动物模型中的研究表明，缺铁和缺氧会增加骨骼中 FGF23mRNA 和蛋白的表达。在正常个体中，过量的 FGF23 蛋白被裂解成无活性的片段（至少是相对于磷酸盐和骨化三醇的体内平衡而言）。然而，具有 ADHR 突变的患者和小鼠无法裂解突变的 FGF23，并表现出血清 FGF23 浓度升高，导致低磷血症和骨化三醇浓度异常。因此，ADHR 的疾病状态是基因 - 环境相互作用的产物，其中 FGF23 突变和铁缺乏同时存在导致 ADHR 的生化和表型表现。

3. *肿瘤导致的骨软化症* 肿瘤导致的骨软化症（TIO）是一种与肿瘤相关的肾脏磷耗损的后天性疾病。存在低磷血症的 TIO 患者，其体内 1, 25(OH)$_2$D 浓度受到过度抑制，碱性磷酸酶水平升高 [124]。在骨活检中可以观察到骨软化症。临床症状包括逐渐出现的肌肉无力、疲劳和骨痛，尤其是脚踝、腿、臀部和背部 [124, 125]。功能不全性骨折很常见，近端肌无力可以严重到患者需要轮椅或卧床的程度 [124]。

TIO 的研究提出了可能存在肿瘤产生的循环因子的观点，这些循环因子被称为磷蛋白，作用于肾脏以减少磷的再吸收 [126, 127]。此观点的支持依据主要来源于一种认识，即如果在 TIO 患者中通过手术切除相关肿瘤，就可以迅速纠正其体内的磷消耗和维生素 D 代谢异常，并使得减少肾脏磷再吸收的 PTH 在正常范围内。其他研究发现将肿瘤组织植入裸鼠体内会导致尿磷排泄增加，这也支持了上述假设 [128]。为了确定 FGF23 是否能作为磷蛋白参与 TIO，我们用 RNA 印迹法检测了 5 例 TIO 肿瘤组织及几个对照组织中是否存在 FGF23 转录物，结果发现 FGF23mRNA 在这些肿瘤中都有高表达 [129]。此外，蛋白质印迹分析发现肿瘤裂解液中含有 FGF23，其中还有抗人 FGF23 抗体 [129]。

FGF23 也可以在 TIO 肿瘤的 RNA 中独立鉴定。通过与正常骨骼中的 mRNA 比较进行差异选择，分离出肿瘤的转录本 [130]。然后亚克隆高表达的转录本，将其稳定地表达在中国仓鼠卵巢（CHO）细胞中，再注射到裸鼠体内形成肿瘤团块 [130]。产生 FGF23 的细胞通过引起低磷血症、碱性磷酸酶升高和 1, 25(OH)$_2$D 浓度过低而在体内再现了 TIO 表型 [130]。此外，接受植入细胞的小鼠也表现出生长迟缓、驼背和骨软化。此外，肾 1α（OH）酶明显降低。骨骼的生化和代谢特征均与在 TIO 和 ADHR 患者中观察到的非常相似。这些实验证明，FGF23 是一种磷酸盐物质，对参与维生素 D 代谢酶有显著影响，而循环中 FGF23 浓度的增加与 FGF23 至少在一定程度上与 TIO 表型有关的观点一致。在 TIO 患者中血清 FGF23 升高 [101, 102]，而且引起 TIO 的肿瘤显著过表达 FGF-23mRNA [129]。手术切除肿瘤会导致血清 FGF23 快速下降 [101]。

4. X 染色体连锁低磷血症佝偻病（OMIM No. 307800） X 染色体连锁低磷血症佝偻病（XLH）是一种 X 染色体连锁显性疾病，是最常见的遗传性佝偻病 [131]。XLH 完全外显，严重程度不一。XLH 患者的实验室检查结果包括血磷过低、血钙正常和 1, 25(OH)$_2$D 浓度不正常或过低 [131]。骨骼缺陷包括由佝偻病、骨痛、骨软化、骨折和末端病（肌腱和韧带的钙化）引起的下肢畸形。Hyp 协会认为 XLH 是由 PHEX 基因（与 X 染色体上的内肽酶同源的磷酸盐调节基因）失活突变引起的 [132]。基于序列同源性，PHEX 编码了膜结合金属蛋白酶 M13 家族中的一种蛋白质。该酶类的其他成员包括中性内肽酶（NEP）和内皮素转换酶 1 和 2（ECE-1 和 ECE-2）[132, 133]。这个家族可以裂解小肽。在 XLH 患者中，已经发现了超过 300 个失活的 PHEX 突变，包括引起错义、无义、移码和剪接改变的基因组变异（见 PHEX 基因位点数据库 www.phexdb.mcgill.ca）。值得注意的是，虽然 XLH 是一种肾脏磷耗损性疾病，但 PHEX 基因在成骨细胞、骨细胞、牙齿成牙细胞等骨细胞中表达量最高，在甲状旁腺、肺、大脑和骨骼肌中表达量较低，而在肾脏中无表达 [134]。

研究 XLH 病理生理学一个有价值的工具是 Hyp 小鼠，它的 *PHEX* 基因从 15 号内含子到 3′ 端非编码区域（UTR）[134] 有一个 3′ 端缺失，不能生成稳定的 *PHEX* 基因转录本 [134]。该啮齿类动物模型与 XLH 表型相似，其特征为低磷血症伴有不正常的 1, 25(OH)$_2$D 浓度和正常的血清钙水平，还伴有生长迟缓和骨矿化缺陷[135]。在 Hyp 小鼠和正常小鼠之间进行的联体共生研究表明，存在一种体液因子，即一种磷脂，通过 Hyp 小鼠的血液循环转移到正常小鼠体内，从而导致孤立的肾脏磷耗损[136]。在识别了 *PHEX/Phex* 基因之后，从逻辑上推测该酶可以直接降解一种磷酸盐物质。然而，研究发现一个更复杂的病理生理学。

5. X 染色体连锁低磷血症佝偻病和成纤维细胞增长因子 23　如前所述，XLH 患者与 ADHR 患者表型重叠。由于 XLH 是由与细胞外蛋白酶家族同源的 *PHEX* 基因突变引起的，而 ADHR 是由蛋白酶裂解位点突变引起，因此从逻辑上推测，循环中的 FGF23 会被 *PHEX* 裂解和灭活。因此，通过 XLH 中 *PHEX* 的突变失活，血清 FGF23 浓度会升高并导致肾磷耗损。如前所述，Hyp 小鼠与正常小鼠之间的共生关系研究为这一假说提供了进一步的支持，该研究指出，Hyp 小鼠体内的一种体液性磷酸盐因子转移了到正常小鼠体内。然而，到目前为止，还没有证据支持 FGF23 和 *PHEX* 之间存在直接的酶 - 底物关系。在这方面，已证实重组 *PHEX* 不会裂解 FGF23，但会裂解阳性对照底物[110]。此外，另一份报道提供证据表明，在共表达这些蛋白的 HEK293 细胞中，重组 FGF23 没有被 *PHEX* 裂解[119]。后者的这项研究表达了未经表位标记的天然 FGF23，以确保其他残基不会引起 FGF23 的构象变化并干扰潜在的 *PHEX* 活性[119]。

一些报道已经证实在许多 XLH 患者中 FGF23 含量是升高的[101, 102, 137]。为了解 PHEX 和 FGF23 可能存在的关系，使用实时定量 RT-PCR 检测 Hyp 骨的 FGF23mRNA 浓度与野生型骨之间的关系。有趣的是，与对照组小鼠相比，Hyp 小鼠骨组织中的 FGF23mRNA 水平升高[110]，并且据报道，Hyp 小鼠血清中 FGF23 浓度是正常小鼠的 10 倍[138]。这一发现支持了这样一种观点，即不活跃的 PHEX 突变体（或在 Hyp 小鼠中缺乏 PHEX 表达）与骨细胞中 FGF23mRNA 上调之间存在细胞联系。FGF23mRNA 水平升高可能表明 XLH 患者血清 FGF23 水平升高是由于骨骼细胞过度生产和分泌 FGF23，而与细胞表面蛋白酶分泌进入循环后对 FGF23 的降解速率减低的观点相反。虽然 FGF23 和 PHEX 之间的相互作用很可能是间接的，但编码蛋白在成骨细胞和骨细胞中是共同表达的[109, 110, 134]。尽管有一份报道[139]提供了 PHEX 可以裂解骨桥蛋白的证据，但其生理相关的底物和磷酸盐感应机制尚不清楚。

目前 XLH、ADHR 和 TIO 的治疗包括口服补充磷和大剂量的 1, 25(OH)$_2$D 相结合。该方案通过提高血清磷浓度来治疗 XLH，可改善大部分代谢性骨病，但不能通过逆转肾脏和骨骼潜在的分子缺陷而直接治愈该疾病。在这方面，一些研究试图逆转 XLH 表型。在 Hyp 背景下，在骨特异性小鼠 pro-alpha（Ⅰ）胶原基因[140]和骨钙素（OG2）[141]启动子的控制下，对野生型 *PHEX* 进行转基因表达。有趣的是，在胶原蛋白促进剂的调控下，部分骨和牙的矿化缺陷被 *PHEX* 解决，而干重随着 OG2*PHEX* 的增加而增加，这表明矿化得到了改善。然而，在这两项研究中，低磷血症都没有正常化，这表明在成骨细胞特异性启动子的时间调控下，*PHEX* 的表达不足以挽救 Hyp 表型。此外，并非所有研究都获得了在野生型动物中观察到的 *PHEX* 表达水平。重要的是，有关使用人 β 肌动蛋白启动子在 Hyp 小鼠中过表达 *PHEX* 的转基因模型在更广泛的组织分布（骨、皮肤、肺、肌肉、心脏）中指导表达，结果与骨特异性启动子研究的结果相似[142]，进一步证明适当的时空表达 *PHEX* 对正常的矿物质代谢至关重要。

目前 XLH 的治疗包括口服磷酸盐和骨化三醇替代疗法（见治疗部分）。有趣的是，尽管通常在治疗时不能达到正常的血清磷酸盐浓度，但是血清 FGF23 的浓度通常会随着治疗而升高[143]。为了进一步探索这一现象，Ichikawa 及同事[144]将带有 *Phex* 突变的小鼠与 *Galnt3* 缺失小鼠进行了杂交。GALNT3/GALNT3O- 糖基化 FGF23 保护 FGF23 蛋白不被降解，*GALNT3* 突变导致肿瘤钙化[145]。具有这些突变的人类和小鼠的完整且具有生物活性的 FGF23 明显减少，并表现出高磷血症和软组织钙化（见下文）。Hyp 小鼠表现出低磷血症和总的（完整加碎片）和完整 FGF23 浓度升高，而 Galnt3 缺失小鼠表现出高磷血症，伴有较低的完整 FGF23 浓度，但 FGF23mRNA 表达量高且总 FGF23 浓度较高（几乎所有不活动的片段），如前所述[146]。Hyp/Galnt3 双重突变体为低磷血症，血清磷酸盐浓度轻微但显著高于 Hyp 组。在没有改变磷酸反应的情况下，双突变体中的 FGF23mRNA 表达有望与 Hyp 相似。相反，在血清磷酸盐水平略有改善但仍较低的情况下，双突变体显著上调了 FGF23 基因表达，甚至高于 Hyp 小鼠（比 4 周和 12 周大的 Hyp 小鼠分别高 5～24 倍）[144]。这些水平是 4 周和 12 周龄对照小鼠的 57 倍和 113 倍，并且 FGF23 总蛋白表达与 mRNA 表达相似。

除了前面提到的研究，众所周知，雄性和雌性 Hyp 小鼠和 XLH 患者的血清磷酸盐和骨化三醇浓度相似[131]。最近，Ichikawa 及同事[147]培育出了同时具有两个 *PHEX* 等位基因突变的雌鼠，并将它们与 *PHEX* 基因突变的杂合雌鼠和半合子雄鼠进行了比较。尽管雌性纯合子中出现的低磷血症和低钙血症比杂合子稍微多一些，但它们具有相似的 FGF23 浓度。值得注意的是，杂合子雌性和半合子雄性之间完整的 FGF23 或磷浓度没有差异。这种对循环中的 FGF23 和磷酸盐缺乏基因剂量效应的现象进一步表明，*Phex* 突变可能会降低细胞外磷酸盐浓度的设定值。

6. X 染色体连锁低磷血症佝偻病的治疗 目前的护理标准是结合磷酸盐和［1, 25$(OH)_2D$ 骨化三醇］或 1- 羟基化维生素 D_3 的联合疗法[148-150]，治疗需要耗费大量的人力物力，患者和医务人员应在开始治疗前就清楚这一点。如同在其他医疗过程中一样，应充分告知患者治疗的潜在不良反应。

儿童治疗的目的是纠正或预防佝偻病的畸形，促进生长，减轻骨痛。在某些情况下，药物治疗可显著改善下肢畸形。在这方面，我们经常在进行截骨手术之前给予一个疗程的药物治疗，以纠正下肢畸形。如果有管理和监测治疗的系统，可能大多数受影响的儿童应该得到治疗。然而，在某些情况下，可以选择不进行治疗，而是密切随访轻度感染的儿童（每年不少于 2 次）。

成年患者的适应证更具争议性。没有数据表明目前的治疗方案可以预防肌腱和韧带的钙化。假性骨折常见于中度至重度 XLH 患者。由于假性骨折通常会引起疼痛且可能导致骨折，但一般治疗效果良好，我们一般建议对假骨折患者进行药物治疗。XLH 患者经常会出现骨痛[127]，可能是由于骨软化所致。治疗可减轻骨软化和骨痛，因此治疗此类患者是合理的。此外，建议治疗骨折或截骨术后骨不连的患者，因为治疗可以促进骨折愈合。考虑到治疗的复杂性、潜在的不良反应（见下文）及非假性骨折患者骨折风险的增加[127]，不推荐对无症状的非假性骨折患者进行治疗。

一旦决定开始治疗，最好从低剂量的骨化三醇和磷酸盐开始（以避免由磷酸盐引起的腹泻），并在数月内逐渐增加治疗。一些临床医生维持高剂量期长达 1 年。在治疗的这个阶段，骨化三醇的剂量可能高达 50ng/（kg・d），分 2 次服用，但不超过 3.0mcg/d。然而，并不是所有有经验的临床医生都使用这种高剂量方案，有些人使用的剂量最高为 25ng/kg。由于骨化三醇可以刺激 FGF23 的表达，近年来我们变得更加保守。此外，20～40mg/kg 的磷酸盐分 4 次服用（最多 2g/d）。在剂量增加期间每月定期监测血钙、磷和肌酐水平，以及尿钙和肌酐浓度。骨化三醇和磷酸盐的剂量根据实验室结果来进行调整。高尿钙可能是骨软化愈合的第一个信号（从理论上讲，发生了骨软化的骨比组织学上正常的骨能吸收更多的钙和磷酸盐）。虽然有些临床医生建议初始治疗时每天给药 5 次以上，但我们并不要求夜间唤醒患者服药，原因如下：① XLH 患者夜间血清磷酸盐浓度有升高的趋势[151]；② XLH 患者夜间 PTH 浓度明显升高；③对于慢性疾病患者来说，每天夜间醒来服药是非常困难的。大剂量治疗约 1 年后，患者转入长期维持阶段，骨化三醇的剂量 10～20ng/（kg・d），且磷酸盐剂量仍不变。当患者接受维持治疗时，需要继续随访，至少每 3～4 个月监测 1 次血清和尿液的生化反应。

不幸的是，标准疗法具有增加 FGF23 浓度的不良影响。有可能是骨化三醇或者磷酸盐或两者均刺激 XLH 患者的 FGF23 的产生，即使血磷酸盐水平是低的[143]。这是目前一个活跃的研究领域，但医生可能会考虑不采用高剂量期的治疗方法。目前还没有关于在治疗期间监测 FGF23 浓度是否有用的研究数据。然而，FGF23 浓度的增加可能是标准疗法和任何增加磷酸盐和（或）骨化三醇浓度而没有纠正潜在的设定值缺陷疗法（如中和 FGF23 抗体）的不良反应。

采用联合治疗时需仔细随访，因为这两种药物之间存在相互平衡作用。单独给予磷酸盐会导致继发性甲状旁腺功能亢进症，单独给予 1, 25(OH)$_2$D 通常会导致高钙尿和高钙血症。因此，联合治疗的患者可因 1, 25(OH)$_2$D 过多或磷酸盐过少而出现高钙尿。由于这种平衡作用，无论何时需要停用磷酸盐时，也必须要停止 1, 25(OH)$_2$D。

予以磷酸盐治疗后，腹泻和肠胃不适时有发生。为了减少腹泻，磷酸盐的剂量应该逐渐增加。如果出现腹泻，最好减少（或停止）磷酸盐（和骨化三醇）的剂量，并逐渐增加治疗的耐受性。由于骨化三醇治疗可能会出现高钙血症，因此应向患者有说明高钙血症的症状，如抑郁、意识错乱、厌食、恶心、呕吐、多尿和脱水。如果患者出现高钙血症症状，应测定血清生化指标。服用高剂量骨化三醇的患者出现恶心、呕吐和嗜睡症状时，应先排除骨化三醇治疗引起的高钙血症后，再考虑食物中毒或其他良性病因引起的上述症状。

治疗最常见和潜在的严重并发症是肾钙沉着症[152–157]。随着肾脏超声的广泛应用，肾钙沉着症越来越多地被关注。在大多数病例中，肾小球滤过率（GFR）未见明显改变。其发生可能与磷酸盐用量有关，有学者认为磷酸盐药物治疗导致草酸盐过度吸收，从而导致肾钙沉着症[158]。然而，这一说法尚未得到证实，服用维生素 D$_2$ 但不服用磷酸盐的患者可发展为肾钙沉着症[159]。因此，高钙尿和高钙血症可能会导致（或至少加重）这一问题。3 例肾钙沉着症患者的肾活检标本显示，肾钙化主要位于肾内，且仅由磷酸钙组成[160]。值得注意的是，一篇关于 2 例患肾钙沉着症 20 年患者的报道表明，它与肾功能损害无关[159]。虽然这些数据令人稍感安心，但即使是在严密监测治疗下，现有数据还不足以完全消除对肾脏并发症的担忧，而我们也知道至少有 1 名 XLH 患者在长期治疗后出现了终末期肾衰竭。

另一种不太常见的并发症是三发性甲状旁腺功能亢进症[161–164]。据推测，三发性甲状旁腺功能亢进症是由磷酸盐治疗对甲状旁腺的慢性刺激引起。虽然这种并发症更可能发生在那些摄入过多磷酸盐的患者身上，但也可能发生在接受了最佳治疗的患者身上。在三发性甲状旁腺功能亢进症中，肾功能可能下降，需要减少磷酸盐和骨化三醇的剂量或停止治疗。这将导致骨病的复发或恶化。一小部分患者接受了甲状旁腺全切除术，并进行了前臂的自体移植。在许多类似患者中，移植的组织表现出增殖的倾向，并导致三发性甲状旁腺功能亢进症的复发。从前臂部位切除增生性组织会导致血清中 PTH 水平降低。从理论上讲，全甲状旁腺切除术后用 1, 25(OH)$_2$D 和酸盐治疗是一个潜在的选择。但并不推荐使用这种方法，因为它会导致终身甲状旁腺功能减退症。

虽然不能完全预防治疗的并发症，但仔细的监测可以尽量减少与治疗有关的问题。患者接受高剂量治疗时，应每月监测血清钙、磷和肌酐水平及尿液钙和肌酐浓度，维持治疗时每 3～4 个月监测 1 次。24 小时尿磷测量通常有助于评估治疗依从性。血清中甲状旁腺激素的浓度应每年测量 1 次。我们还没有发现因治疗引起尿草酸盐升高的患者。在治疗开始时和治疗结束后定期进行肾脏超声检查。

鉴于联合治疗的困难和至少部分可归因于治疗的并发症，正在探索其他治疗选择。这些治疗包括使用人体生长激素（GH）[165]，24, 25(OH)$_2$D[166]，和利尿药[167]。这些都不是联合治疗的替代方案，但每一种都已被当作辅助治疗运用过。最近，一项短期研究在 XLH 患者中使用对 FGF23 起中和作用的抗体（Carpenter to，2014，personal communication）。在推荐这种潜在的治疗方法之前，还需要进行长期的研究。

由于人们越来越清楚地发现，目前的联合治疗不能治愈，并伴有较高并发症发生率，我们需要继续寻找更好的治疗药物。然而，如果密切监测磷酸盐和 1, 25(OH)$_2$D 的联合治疗，生长速度增加，佝偻病得到纠正，并且下肢弯曲明显改善[148, 150, 157, 168–171]。

7. 常染色体隐性遗传性低磷酸血症佝偻病（OMIM No. 241520） 常染色体隐性遗传性低磷酸血症佝偻病（ARHR）是遗传异质性的，因为

ARHR1 型已被发现是失活的牙本质基质蛋白-1（DMP1）突变的结果。ARHR2 型是由外核肽焦磷酸酶 / 磷酸二酯酶 1 基因（ENPP1）突变引起，而 ARHR3 型（Raine 综合征的一种变体）是由序列相似度为 20 的家族成员 C（FAM20C）基因突变引起。DMP-1 是一种小的整合素结合配体，N 连接糖蛋白（SIBLING）家族的成员，在骨细胞中高度特异性表达。Dmp1 缺失的小鼠和 ARHR 患者均表现为佝偻病和骨软化症并伴有 FGF23 升高相关的孤立性肾磷耗损。突变分析显示，一个 ARHR 家族携带的突变使 DMP1 起始密码子（Met1Val）消失，另一个家族在 DMP1 C 端（1484-1490del）出现缺失 [172]。在 DMP1 的剪接位点上也发现了突变，这可能导致非功能蛋白的产生 [173]。

使用 *Dmp1* 缺失小鼠的机制研究表明，*Dmp1* 缺失会阻碍骨细胞成熟，导致 FGF23mRNA 和蛋白表达显著升高。在 *Dmp1* 缺失的小鼠中，高磷饮食可以在很大程度上但不完全地消除低磷血症导致骨矿化的病理改变 [172]。重要的是，*Dmp1* 缺失小鼠是 Hyp 小鼠的生化表型，ARHR 和 XLH 患者（以及 *Dmp1* 缺失小鼠和 Hyp 小鼠）具有独特的骨组织结构，以非矿化骨的骨膜细胞病变为特征 [172]。因此，这些发现表明，*PHEX*（在 XLH 中发生突变）也可能在骨细胞成熟中发挥作用，其途径与 DMP-1 平行，导致 FGF23 的过度表达。

ENPP1 编码一种 2 型跨膜糖蛋白，可裂解多种底物，包括核苷酸和核苷酸糖的磷酸二酯键及核苷酸和核苷酸糖的焦磷酸键。*ENPP1* 可能起到将核苷 -5′- 三磷酸水解为单磷酸的作用，也可能使二腺苷多磷酸水解。由于 *ENPP1* 纯合子错义突变，ARHR2 型患者 FGF23 和低磷血症有轻微升高 [174, 175]。在骨中，*ENPP1* 将 ATP 水解成焦磷酸盐（PPi），因此 *ENPP1* 的突变可能表明 PPi 与无机磷酸盐（Pi）的平衡可能在 FGF23 的产生中起作用。该基因的突变也被认为是导致特发性婴儿动脉钙化和脊柱后纵韧带（OPLL）骨化的原因。

由于 FAM20C 基因（也称为高尔基酪蛋白激酶，G-CK）的功能丧失性突变，ARHR3 型似乎是典型致死性 Raine 综合征的一种变体。通过外显子组测序，可以确定 FAM20C 中的复合杂合突变与血浆中完整 FGF23 的增加有关，但随着年龄的增长，低磷血症逐渐减少，以及婴儿期的严重蛀牙、异位脑钙化和骨硬化 [176]。有趣的是，*FAM20C* 基因敲除小鼠的特征是 FGF23 升高，低磷血症、1, 25$(OH)_2$ 维生素 D 浓度异常、严重的牙齿缺陷，以及佝偻病表型 [177]。由于 *DMP1* 基因敲除小鼠与 *FAM20C* 基因敲除小鼠之间存在明显的相似性，研究发现，在 *FAM20C* 基因敲除细胞中，*DMP-1* 水平降低，这可能产生了这些小鼠模型之间的平行表型。已确定 *FAM20C* 是一种定位于高尔基体的非典型激酶，它磷酸化许多分泌的 SIBLING 家族成员，包括 *DMP-1* [178]。因此，*FAM20C* 的缺失可能会降低 *DMP-1* 的磷酸化并抑制其表达或功能，从而在 *FAM20C* 敲除小鼠中产生类似于 *DMP-1* 敲除的表型。目前尚不清楚为什么 ARHR3 型和 Raine 综合征患者有骨硬化，而 FAM20C 敲除小鼠有佝偻病。

8. 其他涉及 FGF23 的疾病

(1) 骨纤维结构发育不良：骨纤维结构发育不良（FD）是一种由活化的体细胞中编码刺激 G 蛋白的 α 亚基，Gs 的 GNAS1 基因突变引起的疾病 [179, 180]。FD 的特点是纤维损伤和共存矿化缺陷，这导致了疾病的发生 [181]。很大一部分的 FD 患者还表现出不同程度的肾磷耗损和继发的低磷血症 [182]，可导致低磷酸血症佝偻病和骨软化症。FD 可出现骨骼外的临床表现，如皮肤色素沉着异常、青春期提前和甲状腺功能亢进症，这种疾病被称为 McCune-Albright 综合征（MAS）。在一项针对 FD 患者的研究中，FGF23 血清水平升高与血清磷和 1, 25$(OH)_2D_3$ 呈负相关，与骨骼疾病负担呈正相关 [109]。FGF23mRNA 和蛋白定位于纤维性骨病变中的纤维细胞，以及骨内与微血管壁相关的成骨细胞和内皮细胞 [109]。因此，FGF23 可能在 FD/MAS 中常见的磷酸盐耗损的发病机制中起重要作用。

FD 患者常采用双膦酸盐治疗，可改善症状。据报道，有数例 MAS 患者在接受帕米膦酸盐治疗后，FGF23 水平显著降低，进一步支持了 FGF23 在 FD/MAS 中的核心作用 [183]。血清 FGF23 水平降低的作用机制尚不清楚，但一种可能的解释是，在 FD/MAS 中过度产生 FGF23 的成骨细胞可能会发生凋亡，从而导致 FGF23 产生减少。

与 FD 病变相关的骨细胞过度表达 FGF23 的原因尚不清楚。正常情况下，FGF23 在成骨细胞中表达[109, 110]，但可能是 FD 病变中异常分化的细胞失去了抑制 FGF23 产生的调节机制。推测起来，这类似于 FGF23 在 TIO 肿瘤中的过表达，亦是不受正常调节机制的控制[184]。

(2) 单纯性三角头畸形（OMIM No.166250）：激活的成纤维细胞生长因子受体 1～3（FGFR1～3）的突变是导致多种骨骼疾病的原因。一般而言，FGFR1～2 突变可导致颅缝早闭综合征，而侏儒症则与 FGFR3 突变有关。单纯性三角头畸形（OGD）是一种交叉性疾病，其骨骼表型与 FGFR1～2 突变和 FGFR3 突变相关。OGD 患者表现为颅缝早闭、眶上嵴突出、鼻梁凹陷，同时伴有肢根性侏儒症、非骨化性骨性病变，X 线片中的表现与 FD 有一定的相似性[185]。OGD 是一种常染色体显性遗传疾病，是由 FGFR1 的配体结合和跨膜结构域的高度保守残基的错义突变引起的，因此该受体被定义为长骨生长的负调控因子。值得注意的是，研究的 4 例 OGD 患者中有 3 例有孤立性肾脏磷耗损与过低浓度的 1, 25(OH)$_2$D[186]。在其中 1 名患者中，分析了血浆 FGF23 浓度，该浓度显著高于对照水平[186]。推测可能是与 FD 类似的干骺端病变产生了 FGF23，导致肾磷丢失。虽然由于这种疾病的罕见性，只有少数患者进行了评估，但 OGD 可能与 FD 有相似之处，即患者的病变程度与 FGF23 的产生和磷的消耗程度成比例。

(3) 线状皮脂腺痣综合征：线状皮脂腺痣综合征（LNSS）是一种罕见的先天性疾病，以乳头状表皮增生和皮脂腺过多为特征[187, 188]。LNSS 患者中常出现其他畸变，包括与癫痫相关的大脑发育缺陷及眼部并发症[189]。

另一种与 LNSS 罕见相关的疾病是低磷酸血症佝偻病，通常在出生后数年内出现，通常表现为骨骼疼痛和功能不全性骨折[190]。目前，LNSS 的主要原因尚不清楚，但有报道称，1 名同时患有低磷酸血症佝偻病的患者血清 FGF23 升高[191]。使用奥曲肽治疗和切除痣后，血清 FGF23 恢复正常、症状消退，这意味着在该疾病出现低磷酸血症佝偻病中，FGF23 的发挥了作用[191]。

(4) *αKlotho* 基因过表达：在 1 例伴有甲状旁腺功能亢进症严重低磷酸血症佝偻病患者中发现 FGF23、DMP1 和 PHEX 等其他与遗传性低磷酸血症相关的基因突变呈阴性。该患者有一个新生易位（t9：13），其断点与 *αKlotho* 基因毗邻[192]，它编码 FGF23 的单通道膜结合肾共受体。这种染色体异常与 Klotho（cKL）裂解或切割形式的循环水平升高有关，已知这是由于 *αKlotho* 在其细胞外跨膜结构域发生蛋白水解裂解产生循环亚型所致（见下文对 KL 亚型的描述）。相对于普遍的低磷血症和甲状旁腺功能亢进症，易位患者的 FGF23 明显升高，这需要手术部分切除甲状旁腺[192]。当 cKL 通过腺相关病毒（AAV-cKL）传递给小鼠时，在小鼠模型中观察到一种类似的表型，其特征是尽管存在严重的低磷血症，FGF23 仍显著增加。研究发现，血液中 cKL 的升高导致骨中 FGF23mRNA 的表达增加（增加了 150 倍），这可以作为解释 FGF23 浓度高而血磷酸盐低的原因。体外研究表明，cKL-FGFR 相互作用参与调解 cKL 的生物活性[193]。

（二）与 FGF23 生物活性降低相关的疾病

1. 肿瘤样钙质沉着症（OMIM No. 211900） 家族性肿瘤样钙质沉着症（TC）是一种常染色体隐性遗传疾病，以异位钙化的肿瘤包块、牙齿异常、软组织异位和血管钙化为特征[194–196]。生化异常包括高磷血症、TmP/GFR 升高、1, 25(OH)$_2$D 浓度常或升高。钙和 PTH 通常在正常的参考范围内，尽管 PTH 水平有时也会受到抑制[195]。从生化角度看，TC 是磷耗损性疾病 ADHR 的镜像[105, 106]。HHS 是一种罕见的疾病，患者表现出与 TC 相似的生化特征，并有局限性的骨质增生[197, 198]。

2. GALNT3 突变致肿瘤样钙质沉着症 /HHS 最早发现的 TC 遗传形式为 UDP-N- 乙酰 -α-D- 半乳糖胺：多肽 N- 乙酰半乳糖 - 氨基转移酶 -3（GALNT3），其中检测到 GALNT3 的潜在失活突变[145]。GALNT3 在反高尔基网络中表达，并启动新生蛋白的 O 链糖基化。在另一个常染色体显性遗传 TC 的家族中，其临床症状实际上是由两种不同的双等位基因 GALNT3 突变引起的，这进一步支持了该疾病的常染色体隐性遗传[198]。GALNT3 突变的 TC 患者最初用 C 端 FGF23ELISA 检测时，发现其血清 FGF23 水平大约是正常均值的 30 倍[145]。重要的是，研究证明 TC 患者确实存在 C 端 FGF23 升高，但使用完整 FGF23ELISA 检测时，同样这些患者循环中的 FGF23 却较低[199, 200]。随后有研究发现 GALNT3 的缺失会导致细胞内降解产生无功能的 FGF23 蛋白，从而证实了上述发现[197]。FGF23 在 $_{176}$RHTR$_{179}$/S$_{180}$ 位点（特别是苏氨酸 178 位点）残基上 O 链糖基化，因此，该残基上的糖基化缺失会暴露 SPC 位点，导致活性的完整 FGF23 的降解和失稳[197]。

HHS 是 *GALNT3* 突变失活导致[201]，这些患者还表现出 C 端与完整 FGF23 的 ELISA 比值异常[201, 198]。已有研究表明，某些 HHS 突变与导致 TC 突变是相同的[198]，这表明 TC 和 HHS 可能代表同一疾病的严重程度范围。

3. FGF23 突变致肿瘤样钙质沉着症 还发现 TC 综合征是由 FGF23 基因隐性突变引起。研究小组报道了引起氨基酸变化的突变，第 71 位（$S_{71}G$）氨基酸从丝氨酸转变为甘氨酸[202, 203]，或第 129 位（$S_{129}F$）氨基酸从丝氨酸转变为苯丙氨酸[204]。也发现了其他的错义突变，包括 $Q_{54}K$[205] 和 $M_{96}T$[206]。这些 FGF23TC 突变（表 62-2）发生在 FGF23N 端 FGF 样结构域（残基 25～180）。TC 的改变明显破坏了 FGF23 的稳定性。FGF23 突变的 TC 患者与 GALNT3-TC 患者具有相同的 FGF23ELISA 模式（即 C 端浓度显著升高而完整 FGF23 浓度低）[202, 203]，这些突变体在细胞分泌前被蛋白酶裂解[202–204]。这种裂解部分是由 SPC 蛋白酶介导的，因为在 FGF23cDNA 中，ADHR 突变与 $S_{71}G$ TC 突变的协同作用导致了 FGF23 全长产物的修复[207]。因此，GALNT3-TC 和 FGF23-TC 的共同特点是缺少完整 FGF23 的分泌。缺乏活性的 FGF23 会通过增加肾脏的再吸收导致血清磷升高，而这又很可能通过正反馈循环导致非功能性 FGF23 片段的分泌升高。

4. Klotho 突变致肿瘤样钙质沉着症 FGF23 是一类包括 FGF19 和 FGF21 在内的 FGF 内分泌因子，而不是旁分泌或自分泌因子。FGF23 需要协同受体 α-klotho（KL）才能发挥生物活性，而 FGF19 和 FGF21 则需要 β-klotho[208–210]。KL 缺失小鼠存在严重的钙化，血清磷明显升高，与 FGF23 缺失小鼠[212] 和 TC 患者相似。然而，与 TC 患者相比，KL 缺失和 FGF23 缺失小鼠都有更严重的表型。重要的是，KL 缺失小鼠和 FGF23 缺失小鼠的缺陷可以通过低磷饮食显著改善，从而降低血清磷[213, 214]。与 FGF23 缺失小鼠相似，KL 缺失小鼠近端小管 NPT2a 升高[215]，表明这些动物的高磷血症继发于磷的肾再吸收增加。

由于同一基因的选择性剪接 KL 产生了两种亚型。膜结合 KL（mKL）是一种 130kD 单通道跨膜蛋白，其特点是胞外结构域大，胞内结构域短（10 余位），不具备信号传导能力[216]。分泌型 KL（sKL）的约 80kDa，由 KLOTHO 基因外显子 3 内的剪接产生，使 KL 蛋白不包含跨膜结构域，并可被分泌到循环系统中[216]。然而，在人或小鼠血液或脑脊液中未检测到这种形式的 KL[217]。KL 的主要循环形式是裂解或切割的 Klotho（cKL），这是由其胞外近膜域内的 mKL 被 ADAM10/17 和 BACE 活性蛋白酶裂解所产生的[218]。

通过 KL 传递 FGF23 信号最可能的机制是募集典型 FGF 受体（FGFR）形成活性信号复合物。有研究人员发现 FGFR1c 和 KL 之间存在一种特殊复合物[208]。而另一组研究人员发现多种 FGFR（FGFR-1c、FGFR-3c 和 FGFR-4）与 KL 和 FGF23 相互作用，并通过丝裂原活化蛋白激酶（MAPK）级联传递信号[219]。重要的是，在肾脏内，KL 定位于远端小管[215]，但 FGF23 能调节其对 NPT2a、NPT2c 和近端小管内的维生素 D 代谢酶的影响[97, 130]。已有研究表明，在 FGF23 释放后数分钟内，DCT 中就会出现 p-ERK1/2 信号，这表明 FGF23 存在潜在的肾内信号轴[220]。然而，在 FGF23 传递后肾脏中这种局部 DCT-PT 轴的机制仍不清楚。

由于 KL 是 FGF23 的共同受体，因此该基因被作为 TC 的候选基因，对一名靶器官对肾 FGF23 活性可能有抵抗的 13 岁女性进行了研究。患者表现为高磷血症、高钙血症、甲状旁腺素升高、完整和 C 末端 FGF23 升高超过正常平均值的 100～550 倍[221]（与 GALNT3- 和 FGF23-TC 中 C 末端与完整 ELISA 比值的差异形成对比）及跟部和脑部的异位钙化。她有正常的青春期发育，在异位钙化和循环 FGF23 显著升高方面，她的疾病与 KL 缺失小鼠相似[208]。本例患者在 KL 细胞外区（KL1 区）一个高度保守的残基（组氨酸 193 精氨酸或 H193R）中具有隐性突变。与野生型 KL 相比，突变型 KL 在体外的表达明显减少，导致 KL 介导 FGF23 依赖性信号传导的能力显著降低[221]。因此，失活的 H193RKL 突变导致 TC 表型，并表明 KL 是 FGF-23 生物活性所必需的。

总之，很明显，在人类磷酸盐处理失调症和相应的小鼠模型中，FGF23 生物活性的增加与肾脏磷酸盐的消耗和异常 1, 25(OH)$_2$ 维生素 D 浓度有关，并且相反的生化关系和 FGF23 生物活性丧失共同存在于在激素本身或其受体复合物中（图 62-4）。

（三）与 FGF23 升高无关的遗传性低磷血症

1. 遗传性低磷血症佝偻病伴高钙尿症　遗传性低磷血症佝偻病伴高钙尿症（HHRH）最早是在一个血缘关系密切的 Bedouin 部落中发现的[222]。与前面描述的疾病相似，HHRH 的特征是低磷血症。然而，HHRH 的特征是 1, 25(OH)D 浓度升高和 PTH 被抑制。与 FGF23 相关疾病（如 ADHR 和 XLH）相比，该疾病的独特生化特征是血清 1, 25(OH)D 显著升高，这是对普遍的低磷血症的代偿性反应[222]。患者的尿钙排泄量也明显升高，肠道对磷和钙的吸收增加，可能导致肾结石。临床上，HHRH 患者有佝偻病和身材矮小。对该基因的进一步分析发现 21 名成员具有中间表型，这导致了一个初步的假设，即 HHRH 是通过常染色体共显性模式遗传的。本组患者表现为高钙尿、轻度低磷血症、骨化三醇水平升高，但无明显骨异常[223]。

为了确定导致 HHRH 的遗传缺陷，在 HHRH 首次被描述的 Bedouin 人家系中，结合纯合性映射进行了全基因组连锁扫描。利用这种方法，该疾病被定位到染色体 9q34 上一个 1.6Mb 的区域，该区域包含编码 NPT2c 的 SLC34A3 基因[224, 225]。然后在这个基因中发现了一个隐性的单核苷酸缺失（228delC）。随后，在 3 个不相关的 HHRH 家族中发现了复合杂合缺失和错义突变[224]，并发现了额外的突变[226-228]。这些是功能丧失的改变，最有可能是通过降低 NPT2c 的质膜表达或近端小管中 Na-Pi 共转运的解耦而导致肾单位中磷的重吸收受损[227, 228]。鉴定 NPT2c 中引起疾病的突变的一个关键生理意义是，该转运蛋白现在似乎在整个生命周期的肾磷再吸收中发挥重要作用，而不像之前假设的那样局限于围生期磷内环境稳定。事实上，NPT2c 突变会导致人类疾病，但不会导致小鼠疾病[71]，这可能表明该转运体在人类中比在小鼠中发挥更重要的作用。

HHRH 的临床处理与 XLH 或 ADHR 相关的低磷血症略有不同。补充磷酸盐是一种有效的治疗方法，但不宜口服骨化三醇，因为这种疾病中的骨化三醇水平已经升高了。

2. 低磷血症的临床后果和治疗　慢性低磷血症反映了持续的肾磷酸盐消耗，其原因可能是上述遗传疾病之一，也可能是与原发性或继发性甲状旁腺功能亢进症、维生素 D 缺乏或抵抗、PTHrP 升高或更普遍的近端肾小管功能障碍（即 Fanconi 综合征）相关的疾病。持续的磷酸盐损耗也可能发生在 Dent 病中[229]，在神经纤维瘤中[230]；患有各种代谢、激素或电解质紊乱（控制不良的糖尿病[231]、低钾血症[232]或低镁血症[233]）时，或暴露于某些药物或毒素（乙醇[234]、甲苯[235]、重金属、顺铂或磷[236]）后。持续低磷血症的主要临床表现与早期发现的佝偻病和骨软化症的骨骼并发症有关。在某些会引起磷酸盐快速转运入细胞的特殊临床情况下，磷酸盐慢性损耗在也可能发展为急性重度低磷血症，如静脉注射葡萄糖、胰岛素治疗糖尿病酮症酸中毒、急性呼吸性碱中毒、恶性贫血的治疗、不受控制的血液恶性肿瘤或使用造血细胞因子[237, 238]。慢性低磷血症的治疗包括纠正潜在的疾病（在可能的情况下）或采取改善骨骼疾病的措施，如前针对 XLH 所述。

四、未来可能的治疗途径

随着越来越多的证据支持 FGF23 在罕见和常见的磷内环境稳定疾病中的作用，该分子正成为引人注目的治疗靶点。现使用一种新方法来探索 XLH 的潜在机制，向 Hyp 小鼠注射了针对 FGF23 的中和抗体[138]。治疗 4 周后，单克隆抗体注射导致血清磷和 1, 25(OH)$_2$D 浓度完全恢复了正常。除此之外，Hyp 棘突性病变得到改善，小鼠骨骼和尾巴长

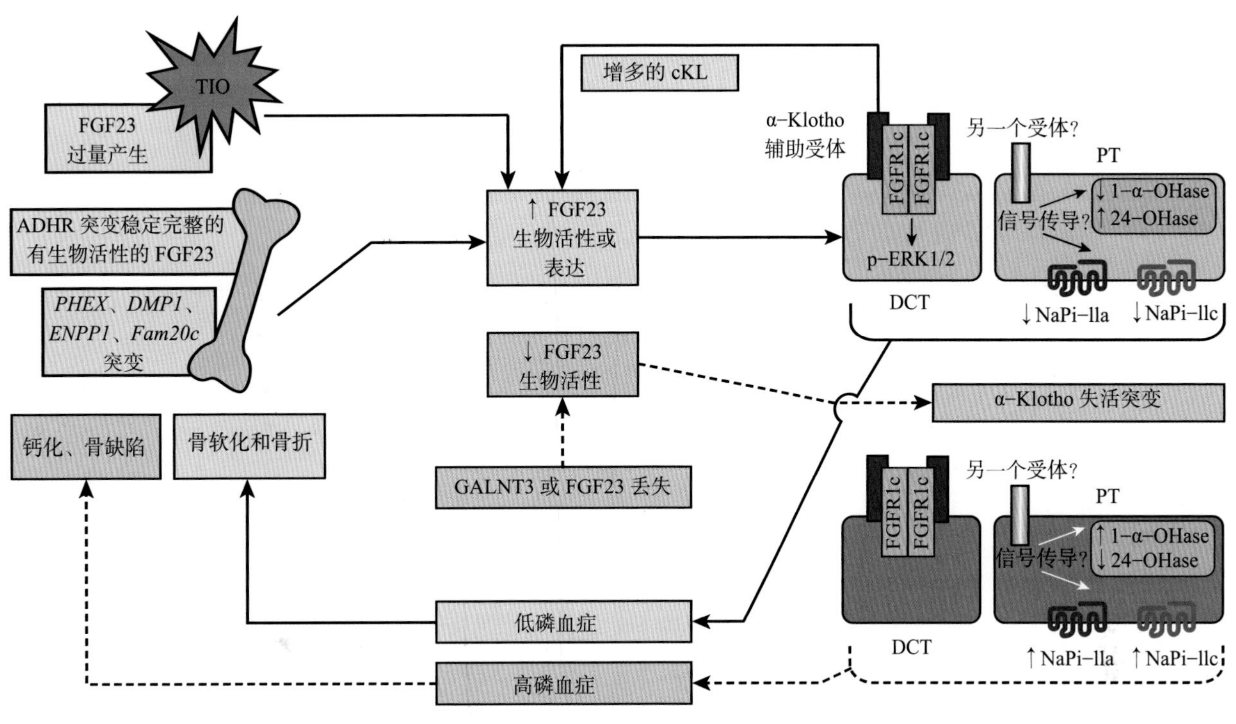

▲ 图 62-4 与 **FGF23** 活性有关的基因

通过内在稳定［*FGF23* 基因（ADHR）］或过量生产［TIO、*PHEX* 基因（XLH）、*DMP1* 基因（ARHR-1）、*ENPP1* 基因（ARHR-2）、*FAM20c* 基因（Raine 综合征、ARHR-3）、cKL 过表达］增加 FGF23 生物活性的相关基因（黄框）（实线路径），以及通过破坏完整 FGF23 产生（FGF23 和 *GALNT3* 基因）或其信号复合物（*KL* 基因）破坏 FGF23 生物活性的相关基因（蓝框）（虚线路径）

度增加了[138]。这些生理变化表明，小鼠 FGF23 的失活导致肾近端小管中 NPT2a 蛋白和 1α(OH) 酶 mRNA 的增加[138]。这些研究强化了 FGF23 在 XLH 中起核心作用的概念。

如前所述，ADHR、XLH、TIO 和 FD 中血清 FGF23 浓度升高。TIO 肿瘤可能难以定位，所有这些疾病都会使人衰弱。当然，Hyp 小鼠中循环 FGF23 的失活导致疾病表型的急剧逆转，使用 FGF23 抗体治疗这些疾病颇有可能，令人振奋。通过使用 FGF23 抗体改善 TIO 的症状直至发现肿瘤或在生命早期治疗 XLH，可以减轻长期使用磷和维生素 D 治疗的潜在有害影响，如甲状旁腺功能亢进症和肾钙化病，以及继发的肾功能不全。

重组 FGF23 最直接的潜在应用可能是家族性肿瘤性钙化病。有几组研究表明，FGF23 中的失活突变导致 FTC[202, 203]。因此，通过替换缺失或突变的 FGF23，直接治疗分子缺陷，从而提供重组 FGF23 可以完全治愈疾病。还需要更多数据来确定 FGF23 是否会成为 GALNT3 介导的 TC 的潜在治疗方法。与不稳定的野生型相比，由于全长多肽更为稳定，ADHR 突变的 FGF23［在 176 和（或）179 位点的突变］是否会提供“更长效”的治疗形式，值得进一步的研究。

致谢

作者感谢美国国立卫生研究院通过拨款 DK063934 和 DK95784（KEW）、DK11794（FRB）和 AR42228（MJE）及印第安纳大学印第安纳基因组计划(INGEN）提供的资金支持，该计划部分由礼来基金会支持。

第63章　原发性甲状旁腺功能亢进症

Primary Hyperparathyroidism*

Shonni J. Silverberg　John P. Bilezikian　著
刘喆隆　蒋王艳　译

要　点

- 原发性甲状旁腺功能亢进症（PHPT）的临床特点已发生了变化，既往是高度症状性疾病，现在大多数患者并无症状。随着对新表型及正常血钙的原发性甲状旁腺功能亢进症的认识不断更新，我们对这种疾病的理解也不断地发展。
- 尽管如今在PHPT中很少发生明显的骨并发症，但敏感的检查仍显示出皮质骨和骨小梁受累的证据，这对疾病的治疗具有重要意义。
- 手术仍然是PHPT的唯一治疗方法，而甲状旁腺切除术没有广泛适用的医学替代方法。所有有症状的患者都应进行手术。新的数据促使在2002年、2008年和2013年分别对1990年的无症状性PHPT患者甲状旁腺切除术的原始标准进行了修订，为临床医生提供了循证指南。

高钙血症和甲状旁腺激素（PTH）升高是原发性甲状旁腺功能亢进症（PHPT）的特征。现在的疾病与Fuller Albright等在20世纪30年代描述的严重"结石、骨病、呻吟"疾病相似[1-6]。纤维囊性骨炎是经典型PHPT的标志。骨骼X线检查显示长骨的褐色肿瘤、骨膜下骨吸收、锁骨和趾骨远端逐渐变细，以及"胡椒盐"征，即X线上显示颅骨侵蚀（图63-1）[7]。有80%的患者存在肾钙沉着症，伴有肌无力的神经肌肉功能障碍也很常见。随着20世纪70年代血清生化自动分析仪的问世，PHPT的诊断变得越来越寻常，其发病率增加了4～5倍[8-10]。因此经典的症状表现并不常见。在美国和其他发达国家及地区，有症状的PHPT现在不那么普遍，超过3/4的患者没有因该病导致的直接症状，这使PHPT成为典型症状发生"蜕变"的疾病（表63-1）[11-14]。尽管肾结石比过去要少得多，但仍可见。现在放射学上典型的骨病表现已经很少了，但是通过骨量测量很容易检测到骨病变。本章介绍了PHPT的临床现状、如何将其他高钙血症原因相鉴别及其临床不同阶段，还涉及治疗中的许多悬而未决的问题。当前我们对该疾病病因的理解可见第64章。

一、病理学

（一）甲状旁腺腺瘤

到目前为止，在PHPT患者中发现的最常见病变是孤立性甲状旁腺腺瘤，发生在80%的患者

*. 本章中带有背景色突出显示的部分为儿童内分泌相关内容。

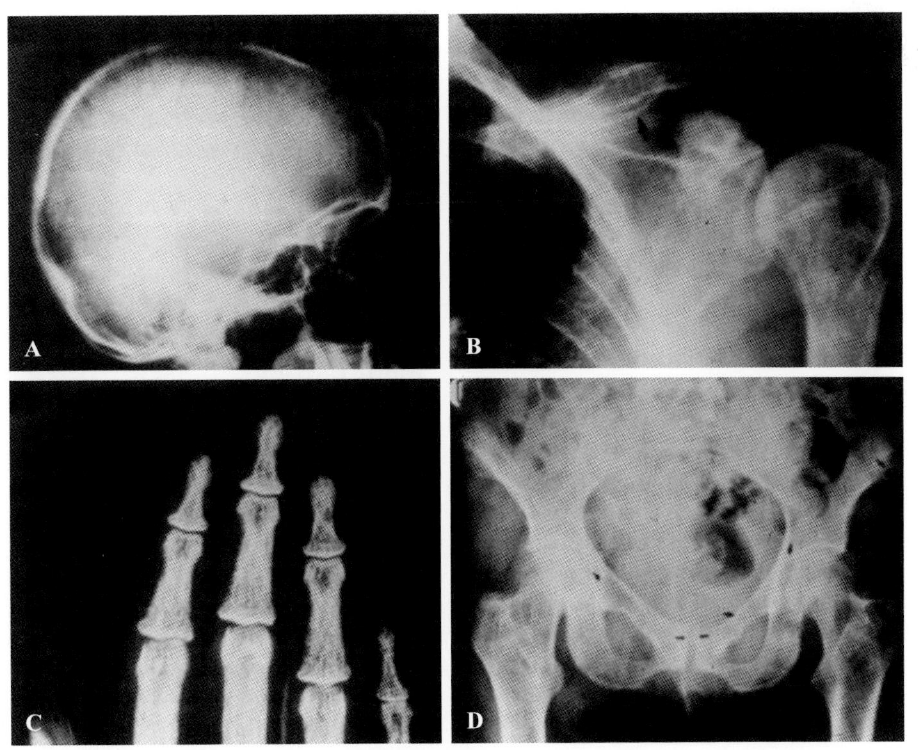

▲ 图 63-1　经典原发性甲状旁腺功能亢进症中囊性纤维性骨炎的放射学表现

A. 颅骨胡椒盐征；B. 锁骨囊性疾病；C. 手指骨膜下骨吸收；D. 骨皮质侵蚀

表 63-1　原发性甲状旁腺功能亢进症的变化模式

	Cope（1930—1965）	Heath 等（1965—1974）	Mallette 等（1965—1972）	Silverberg 等（1984—2009）
肾结石（%）	57	51	37	17
骨骼疾病（%）	23	10	14	1.4
高钙尿症（%）	NR	36	40	39
无症状（%）	0.6	18	22	80

NR. 未报道

中[7, 14, 15]。在 PHPT 的发展过程中已经确定了几种危险因素，其中包括颈部放疗史[16]、长期使用锂盐治疗情感障碍等[17, 18]。尽管在大多数情况下发现单个腺瘤，但已报道在 2%～4% 的病例中有多发甲状旁腺腺瘤[19]。这些可能是家族性或散发性的。甲状旁腺腺瘤可在许多意外的解剖部位发现（见第 61 章）。甲状旁腺组织的胚胎迁移模式与异位甲状旁腺腺瘤可能部位有关。最常见的部位是甲状腺、上纵隔和胸腺内[20]。有时，腺瘤可能最终在食管后间隙、咽部、颈外侧、甚至在食管的消化道黏膜下层被发现[21-23]。在组织学检查中，大多数甲状旁腺腺瘤被包裹并由甲状旁腺主细胞组成。主要含有嗜酸性或吞噬细胞的腺瘤很罕见，但仍可引起临床 PHPT。

（二）多腺性甲状旁腺疾病

在约 15% 的 PHPT 患者中，所有 4 个甲状旁腺均受累。单腺疾病与多腺疾病的临床特征不能区分。四腺甲状旁腺增生的病因是多个因素所致。近一半的情况与家族性遗传综合征有关，如 1 型或 2a

型多发性内分泌肿瘤综合征（MEN）。这些症状分别在第 148 章和第 149 章中进行详细讨论。

二、临床表现

（一）发病率

PHPT 的发病率发生了巨大变化[8, 9, 24, 25]。在 20 世纪 70 年代初，多通道自动生化分析仪问世之前，Heath 等[8]报道在明尼苏达州罗切斯特市的发病率为每年 7.8 例 /10 万。20 世纪 70 年代中期，随着常规血钙检测技术的推广，在同一社区中，该比率急剧上升至每年 51.1 例 /10 万。在已诊断出流行病例后（"清扫"效应），该发病率下降到每年约 27 例 /10 万。明尼苏达州罗切斯特市的 1 份报道表明，自 20 世纪 70 年代中期以来，新诊断出的 PHPT 病例一直在持续下降[24]。发病率的下降不能用多通道自动生化分析仪的使用变化来解释，因为在美国，直到 20 世纪 90 年代后期，这种技术的使用才受到限制。而且这种发病率的下降在其他医疗中心并不明显。明尼苏达州罗切斯特市有特殊的人口学统计数据库，而且在系统中能在所有监测人群（理想的流行病学监测）中相当彻底地发现 PHPT，自然会导致其后数年发病率的下降，这就像是对一个小池塘的鱼过度捕捞。与明尼苏达州罗切斯特市的经验无关，美国可能很快会出现新发 PHPT 病例的减少，因为现在多通道筛查技术的使用受到更多限制。另一方面，对绝经后骨质疏松女性甲状旁腺激素具有分解代谢作用的潜力有了更多认识，因此即使在没有高钙血症的人群中，也测量了 PTH。这导致了一个新表型的出现，即血钙正常的 PHPT。因此，将来可能有许多因素会影响 PHPT 的发病率(见下文)。

（二）临床特点

PHPT 主要发生在中年人群中，发病年龄为 50—60 岁。但是，该疾病在各个年龄段都可见。女性患病概率要比男性更高，比率约为 3：1。在诊断时，大多数 PHPT 患者没有表现出与该疾病相关的典型症状或体征。肾结石不常见，并且骨折很少[14]。与 PHPT 在流行病学相关的疾病包括高血压[26–28]、消化性溃疡、痛风或假性痛风[29, 30]。通常会看到一些伴随疾病，如高血压，但尚未确定这些相关疾病中的任何一种在病因上与该疾病相关。唯一的例外是 MEN 综合征，其中 MEN1 经常出现消化性溃疡，而 MEN2 可能与嗜铬细胞瘤有关。经常出现一些体质上的不适，如虚弱、容易疲劳、抑郁和思维能力下降（见下文）[31]。

体格检查通常无明显发现。带状角膜病是经典型 PHPT 的标志，为磷酸钙晶体在角膜中沉积所致，但实际上从未见过，即使通过裂隙灯检查，这一发现也很少见。颈部无肿块，神经肌肉系统正常。

（三）鉴别诊断

当出现高钙血症和 PTH 水平升高时，就可以诊断 PHPT。高钙血症的另一个主要原因是恶性肿瘤，很容易与 PHPT 区别开来。恶性高钙血症患者通常患有已被确诊的晚期肿瘤。而多发性骨髓瘤是一个例外，高钙血症可能是其最初表现。这些疾病很容易区分。多发性骨髓瘤可抑制 PTH 水平。然而高钙血症的鉴别诊断包括许多其他病因及罕见病因[32]。

改良的 PTH 检测，尤其是免疫放射法（IRMA）和免疫化学发光法（ICMA），有助于 PHPT 与恶性高钙血症的鉴别。近年来明确了 PTH 的"完整"免疫放射测定法（"完整"IRMA）可能会过于高估生物活性甲状旁腺激素的浓度。在 1998 年，Lepage 等[33]报道了一个大的非 PTH（1～84）片段，该片段与一个大的氨基末端截短片段［PTH（7～84）］竞争，并且在市售 IRMA 检测时显示出显著的交叉反应性。对于慢性肾衰竭的患者，IRMA 对这一较大的无活性 PTH 片段的免疫反应性高达 50%（20%～90%）[34]。对该分子的识别导致了一种新的 IRMA 开发，该抗体使用了亲和纯化的针对 PTH（39～84）和 N 末端氨基酸极端区域 PTH（1～4）的多克隆抗体[35, 36]。该测定法仅检测全长 PTH 分子，即 PTH（1～84）。它不会检测到正常循环中较大的非活性片段。该测定法在尿毒症患者中具有明显的效用，因为这些患者用"完整的"IRMA 已被证明会高估生物活性激素的浓度[33, 37, 38, 39]。而在 PHPT 中（见第 63 章），这两种测定法似乎具有同等的判别力。

通过经典的 IRMA 或较新的 PTH（1～84）检测发现，有一小部分 PHPT 患者的 PTH 水平在正常参考范围内。在这些患者中，PTH 水平往往处于正常范围的上限。在 PHPT 中，这些值虽然在正常范围内，但在高钙血症环境中显然是异常的。这在 45 岁以下的患者中更为明显。由于 PTH 水平通常随着年龄增长而上升，因此早期 IRMA 的正常范围较宽（10～65pg/mL），其实反映了整个人群的值。对于年龄＜ 45 岁的人，希望其正常值范围更窄、更低（10～45pg/mL），这样高钙血症和 PTH 水平为 50pg/mL，显示明显异常。有时，无论是年轻患者还是老年患者，通过既定的 IRMA 测得的 PTH 水平甚至都不会在正常范围的上限，而是低至 30pg/mL。对于这些不寻常的情况，通常需要仔细考虑高钙血症的其他原因。但这些人也可能患有 PHPT，因为非 PTH 依赖性高钙血症应将 PTH 浓度抑制到无法检测的水平或在参考范围的下限。Souberbielle 等 [40] 认为，正常范围在很大程度上取决于参考人群是否缺乏维生素 D。当排除缺乏维生素 D 的个体后，PTH 参考区间的上限从 65pg/mL 降低到 46pg/mL。如果在确定“PTH 完整分子”的参考区间的人群中排除了维生素 D 缺乏的个体，上限从 44ng/L 降低至 34ng/L。

90% 的高钙血症患者显示患有 PHPT 或恶性肿瘤。尽管还有许多其他原因引起高钙血症（表63–2），但它们仅占高钙血症人群的 10%。这时候 PTH 测定也是有用的。除了锂剂和噻嗪类药物的使用及家族性低尿钙症性高钙血症（FHH）以外，实际上所有其他引起高钙血症的原因都与 PTH 水平降低有关。如果使用锂剂或噻嗪类药物的患者可以安全撤药，则应尽量尝试。然后在 3 个月后重新评估血清钙和 PTH 水平。如果血清钙和 PTH 水平持续升高，则可诊断为 PHPT。尽管噻嗪类利尿药通常可以很容易地停用，但是在决定停用锂疗法时必须首先考虑患者安全。最近出现的许多替代疗法可使这一选择成为现实。FHH 与 PHPT 的区别在于家族史、尿钙排泄量明显降低和特定基因异常（见第 64 章）。

表 63–2　高钙血症的鉴别诊断

- 原发性甲状旁腺功能亢进症
- 良性
- 甲状旁腺癌
- 恶性高钙血症
- 非甲状旁腺内分泌原因
- 甲状腺毒症
- 嗜铬细胞瘤
- Addison 病
- 胰岛细胞瘤
- 药物相关的高钙血症
- 维生素 D
- 维生素 A
- 噻嗪类利尿药
- 锂剂
- 雌激素和抗雌激素
- 家族性低尿钙高钙血症
- 制动
- 乳 - 碱综合征
- 肠外营养

恶性肿瘤患者的 PTH 水平升高的情况罕见，这是肿瘤自身异位分泌 PTH 所致 [32]。更为常见的是，恶性肿瘤与甲状旁腺激素相关蛋白（PTHrP）的分泌有关，该蛋白在 IRMA 和 ICMA 分析中不会与 PTH 发生交叉反应。最后，可能出现与 PHPT 相关的恶性肿瘤。当恶性肿瘤患者的 PTH 水平升高时，这种情况比真正的异位 PTH 综合征更有可能发生。

使用针对 PTH（1～84）的第三代检测法，已经确定了在两种极端情况下均有免疫功能的 PTH（1～84）的第二种分子形式。在第二代 PTH 分析中，该分子反应很差。该分子种类在正常个体中的免疫反应性不足 10%，在肾衰竭患者中则高达 15%。然而在少数重度 PHPT 或患有甲状旁腺癌的患者中，该分子过度表达 [41]。

有时候，PHPT 患者的血钙水平正常。尽管术语“正常血钙性 PHPT”已经使用了数十年，但有关该名称的准确性仍存在相当大的争议。在许多情况下，PTH 的升高水平比实际情况更为明显，这归因于所用测定技术的局限性。先前普遍使用的 PTH 中分子放射免疫分析法除了检测完整分子外，还检测了激素片段。后者保留下来，导致假性 PTH 水平升高，特别是在肾功能不全的患者中，激素片段的清除不力。还发现了所谓的正常血钙性 PHPT 患者甲状旁腺功能亢进症的其他解释，包括高尿钙症、肾功能不全及某些肝脏和胃肠道疾病。近年来，许多被认定患有正常血钙性 PHPT 的患者实际上是缺乏维生素 D。维生素 D 缺乏症与 PHPT 共存可以使钙水平与正常相似，而实际上如果维生素 D

含量正常，则血钙过高。此外，我们现在意识到在循环中 25(OH)D 的正常生理范围可能远高于先前用于诊断维生素 D 缺乏的水平。正常血钙性 PHPT 的诊断要求，患者 25(OH)D 水平在正常的最低限，即 30ng/ml。

考虑到这些要点，这些患者有高 PTH 和正常血钙。这些受试者没有偶发的异常血钙，也排除了导致 PTH 水平升高的所有已知继发原因。当今内分泌学家和其他骨质疏松专家除了检测骨密度，还通过检测促钙激素来评估有骨质疏松风险女性的骨骼状况，这可能促使“正常血钙性 PHPT”这一临床表型的发现。这些患者可能代表了 PHPT 的最早期阶段，该疾病的“不完全形式”。通常被诊断为高钙血症的患者，早已存在 PHPT 的临床表现，因此这些患者不足为奇 [42, 43]。这种疾病最早阶段的特征是在没有高钙血症的情况下 PTH 水平升高。在此临床沉默期，由于血清钙正常，因此不会就医。但是如果要对这些患者的 PTH 进行检测，则可能发现此类患者。已有几篇报道描述了这些人，有几名患者在观察期间进展为明显的高钙血症 [44–46]。坦率地说，血清钙浓度稍低或接近正常表明机体对高 PTH 水平有适应性反应，所以血钙偏低。肾功能不全、吸收不良或任何其他维生素 D 缺乏状态的患者可发现继发性甲状旁腺功能亢进症。很少有 PHPT 并存维生素 D 缺乏症的患者会出现 PTH 水平高而血钙低的情况。在这类患者中，维生素 D 缺乏症的纠正与血清钙浓度升高到高钙血症范围有关 [47]。

（四）其他生化特征

在 PHPT 中，血清磷趋向于正常范围较低限，但不到 1/4 的患者存在明显低磷血症。当存在低磷血症时，代表 PTH 的调磷作用。平均总尿钙排泄量处于正常范围的上限，所有患者中约 40% 有高尿钙症。血清 25(OH)D 水平往往处于正常范围的下限。尽管 1, 25(OH)$_2$D$_3$ 平均值处于正常范围偏高，但约 1/3 患者的 1, 25(OH)$_2$D$_3$ 水平直接升高 [48]。这种模式是 PTH 促进 25（OH）D 转化为 1, 25(OH)$_2$D 作用的结果。PTH 对肾酸碱平衡的影响有时会引起轻度高氯血症。表 63–3 列出了典型的生化特征。

表 63–3　原发性甲状旁腺功能亢进症的生化特点（*n*=137）

	患者（平均值 ±SEM）	正常范围
血清钙	（10.7±0.1）mg/dl	8.2～10.2 mg/dl
血清磷	（2.8±0.1）mg/dl	2.5～1.5 mg/dl
总碱性磷酸酶	（114±5）U/L	＜ 100U/L
血清镁	（2.0±0.1）mg/dl	1.8～2.4 mg/dl
PTH（IRMA）	（119±7）pg/ml	10～65 pg/ml
25(OH)D	（19±1）ng/ml	30～80 ng/ml
1, 25(OH)$_2$D$_3$	（54±2）pg/ml	15～60 pg/ml
尿钙	（240±11）mg/g 肌酐	
尿 DPD	（17.6±1.3）nmol/mmol 肌酐	＜ 14.6nmol/mmol 肌酐
尿 PYD	（46.8±2.7）nmol/mmol 肌酐	＜ 51.8nmol/mmol 肌酐

DPD. 脱氧吡啶啉；PTH（IRMA）. 甲状旁腺激素（免疫放射测定）；PYD. 吡啶啉

三、骨骼

当今在美国很少见到 PHPT 的经典放射学骨疾病的纤维囊性骨炎表现。纤维囊性骨炎的发生率少于 PHPT 患者的 2%。缺乏经典的放射学特征（颅骨胡椒盐征、锁骨远端 1/3 的锥状变细、棕色瘤）并不意味着骨骼不参与甲状旁腺功能亢进症相关的代谢过程。通过更敏感的技术发现，甲状旁腺功能亢进症过程的骨骼受累实际上很普遍。本节综述了 PHPT 中骨骼的特点，因为它在骨标志物、骨密度测定法和骨组织形态测定法的测定中得到了反映。

（一）骨标志物

PTH 刺激骨吸收和骨形成。反映这些动态的骨转换标志物为 PHPT 中骨骼参与程度提供了线索 [12]。出于多种原因，对 PHPT 中骨标志物的研究引起了极大的兴趣。首先，该研究揭示了哪些标志物可准确反映 PHPT 患者的骨活动。其次，PHPT 中骨转换标志物的评估有助于对甲状旁腺功能亢进症过程中骨骼的认识。最后，骨转换的标志物可能提供术后骨矿物质密度（BMD）改善程度的线索。

1. 骨形成标志物　成骨细胞产物，包括骨特异性碱性磷酸酶活性、骨钙素和Ⅰ型胶原蛋白，可反映骨形成 [12]。尽管可以使用这些敏感的骨形成测量方法，但是在 PHPT 中仍广泛评估了总碱性磷酸酶活性（多通道生化检验的一部分），在 PHPT 中，其水平可以轻度升高，但在许多患者中，总碱性磷酸酶值均在正常范围内 [49, 50]。在我们小组的一项小型研究中发现 [51]，腰椎和股骨颈的骨特异性碱性磷酸酶活性与 PTH 水平和 BMD 相关。通常 PHPT 患者的骨钙素也增加 [51–53]。骨钙素与骨形成的其他指标相关。胶原蛋白延伸肽含量测定可反映成骨细胞的活化和骨形成，但尚未显示在 PHPT 中具有重要的预测或临床用途 [53]。在一项针对 PHPT 患者的小型研究中，人类Ⅰ型胶原蛋白（PICP）的 C 末端前肽水平高于对照组 [54]，但是升高程度远不如碱性磷酸酶、骨钙蛋白，甚至羟脯氨酸明显（见下文）。

2. 骨吸收标志物　骨吸收的标志物，包括破骨细胞产物、抗酒石酸酸性磷酸酶（TRAP）和胶原分解产物，如羟脯氨酸、胶原蛋白的羟基吡啶交联和Ⅰ型胶原蛋白的 N 端和 C 端肽 [12]。以前尿羟脯氨酸曾是唯一可用的骨吸收标志物，但因敏感性或特异性不理想，现在已不再是 PHPT 得力的检验工具。尽管纤维囊性骨炎患者的尿羟脯氨酸含量明显升高，但在轻度无症状的 PHPT 中，它现在通常是正常的。另一方面，在 PHPT 中，胶原蛋白、吡啶啉（PYD）和脱氧吡啶啉（DPD）的羟基吡啶交联水平通常会升高。甲状旁腺切除术后它们能恢复正常 [55]。DPD 和 PYD 均与 PTH 浓度呈正相关。Ⅰ型胶原蛋白的 N 末端和 C 末端肽（NTX 和 CTX）可能具有实用性，但尚未在 PHPT 中进行广泛研究。骨吸收的其他标志物在 PHPT 骨转换中的应用也受到限制。如尽管已证明 TRAP 水平升高，但其相关研究仍然有限 [47]。对于Ⅰ型胶原的 PYD 交联端肽结构域（ICTP），来自高骨转化患者（即 PHPT 及甲亢）的汇总数据表明该标志物可能反映了钙动力学和组织形态学指标 [12]。与 PHPT 特别相关的数据尚不可用。骨唾液蛋白是一种磷酸化的糖蛋白，约占非胶原骨蛋白的 5%～10%，似乎反映了与骨形成和骨吸收相关的过程。在 PHPT 中，骨唾液蛋白水平升高，并与尿中 PYD 和 DPD 相关 [55]。因此，在轻症 PHPT 中，对骨形成和骨吸收检测的敏感性均提高了。

3. 骨标志物纵向研究　对 PHPT 患者进行纵向随访的骨标志物研究是有限的，但有证据显示甲状旁腺切除后这些转换指标下降了。来自我们小组 [55, 56] 的 Guo 等 [57] 和 Tanaka 等 [58] 的研究，均报道了手术后骨标志物水平的下降，尽管这些研究中标志物的选择有所不同。关于甲状旁腺切除术后骨吸收 / 骨形成比例变化动力学的数据也在不断涌现。我们发现，PHPT 治愈后，骨吸收标志物迅速下降，而骨形成标志物则逐渐下降 [55]。甲状旁腺切除术后 2 周，尿中 PYD 和 DPD 明显下降，先于碱性磷酸酶的减少。Tanaka 等 [58] 也报道了类似的数据，他们证实甲状旁腺切除术后 NTX（反映骨吸收）和骨钙素（反映骨形成）的变化存在差异，而 Minisola 等 [54] 报道了骨吸收标志物下降，碱性磷酸酶或骨钙素无明显变化。短期研究报道甲状旁腺切除术后 PICP 短暂升高，而骨吸收标志物迅速下降。骨形成标志物的持续升高与骨吸收标志物的迅速下降表明术后骨形成和骨吸收之间的耦合逐渐趋向于骨矿物质的合成代谢积累。术后骨密度的增加支持了这一想法。

（二）细胞因子

尽管对骨标志物的研究揭示了 PHPT 骨骼表现，但已经研究了其他分子来阐明 PTH 过量对骨骼影响的潜在机制。这因 PTH 释放的因子或细胞因子会导致对骨细胞重要的直接 / 间接影响。白细胞介素 -1（ILs-1）、ILs-6 和 ILs-11、转化生长因子 β（TGF-β），表皮生长因子（EGF）和肿瘤坏死因子（TNF）等刺激骨吸收。其他的细胞因子，包括 IL-4、胰岛素样生长因子 1（IGF-1）、TGF-β 和干扰素，可能对骨骼有同化的作用。这些部分或全部的细胞因子水平改变可能解释了 PHPT 中加速骨转换和选择性骨丢失的机制。

已经研究了 IL-6 和 TNF-α 作为 PHPT 中骨吸收的可能介质。体外和体内研究数据支持 PTH 在刺激 IL-6 产生中的作用，这反过来导致成骨作用的增加 [59]。此外，针对 IL-6 的单克隆中和抗体可防止 PTH 介导的小鼠骨吸收 [60]。在 PHPT 中，甲状旁腺切除术后血清 TNF-α 和 IL-6 水平分别升高和下降 [61]。重要的是，PHPT 患者的 TNF 和 IL-6 浓度与 PTH 水平相关。骨转换标志物也与这些细胞因子的水平相关，这提示细胞因子在介导 PHPT 中 PTH 过量的骨骼作用中可能起重要作用 [62, 63]。此外，最近还报道了 IL-6 可溶性受体可预测轻症 PHPT 的骨质流失率。尽管在 Gray 等的报道中 [61]，细胞因子水平与骨密度测量值没有显著相关性，应该注意的是，在大部分皮质骨（桡骨）所在的位置，没有对骨密度进行评估，在该位置，最可能有过量 PTH 的分解代谢作用。需要更多信息来确认这些观察结果，特别是与适当的对照组进行比较，并评估其他骨吸收性细胞因子是否可能参与 PHPT。

还有研究其他因素参与 PHPT 对骨骼的合成代谢作用。众所周知，IGF-1 的水平直接介导了骨骼中 PTH 的作用，而胰岛素样生长因子结合蛋白 3（IGFBP-3）是 IGF-1 的主要结合蛋白，其水平在 PHPT 甲状旁腺切除术后发生变化 [64]。IGF-1 与 IGFBP-3 比例的改变，提示 IGF-1 在手术后向组织的递送增强，这种增加与观察到的腰椎和股骨颈骨密度的增加成反比。目前，尚不清楚 IGF-1 是否可以在手术前用于评估骨松质部位（如腰椎）PTH 的合成代谢特性。

（三）骨密度测定

骨矿物质密度测定法作为骨质疏松的主要诊断工具，它恰好在 PHPT 从有症状的疾病演变为无症状疾病的时期问世。当 PHPT 的特定放射学特征几乎消失时，这种偶然的时机使有关 PHPT 中骨骼受累的问题得以解决。骨质量测量可以非常精准地提供有关矿物质实际状态的信息。PTH 在皮质骨部位分解代谢的已知生理学倾向，使皮质部位的骨密度测定成为任何完备的 PHPT 临床研究所必需。按照惯例，桡骨远端 1/3 是使用的部位。PHPT 中的早期骨密度研究也显示了 PTH 的另一种生理特性，即在松质部位具有同化作用。腰椎成为重要的测量部位，不仅因为它主要是松质骨，还因为绝经后女性处于骨松质丢失的危险中。在 PHPT 中，桡骨远端 1/3 的骨密度降低 [65, 66]。腰椎的骨密度仅最小限度地降低。髋部区域包含相对相等的骨皮质和骨松质混合物，显示出骨皮质和骨松质部位之间的骨密度介于中间（图 63-2）。该结果不仅提示 PTH 对骨皮质具有分解代谢作用，而且还提示 PTH 在骨松质中具有合成代谢作用 [67-69]。在绝经后女性中也观察到相同的模式 [66]。因此，患有 PHPT 的绝经后女性表现出与绝经后骨质流失通常相关的模式的逆转，即骨松质的优先性流失。桡骨远端（骨皮质）的骨密度降低，而腰椎（骨松质）的骨密度保持不变，这表明 PHPT 有助于保护绝经后女性免受雌激素缺乏导致的骨质流失。

通过骨密度测定法对 PHPT 的骨骼健康进行观察，已经确定了该技术在评估所有 PHPT 患者的重要性。如果没有这些信息，术前评估的资料是不完整的。1990 年无症状原发性甲状旁腺功能亢进症共识承认了这一点，当时将骨矿物质密度测定法作为临床决策的独立标准 [70]。那时起，骨密度测定已成为评估患者和制定治疗和监测的临床指南的必不可少的组成部分。

在 PHPT 中并不总是可以看到骨密度的变化特点，即骨质量在椎骨中相对保留，而在更远的桡骨远端处骨皮质却有所减少。尽管这种模式在绝大多数患者中都很明显，但一小部分患者在就诊时显示出椎骨骨质减少的迹象。在我们的疾病自然史研究中，约 15% 的患者在诊断时腰椎 Z 评分低于 –1.5 [71]。这些患者中只有 50% 是绝经后女性，

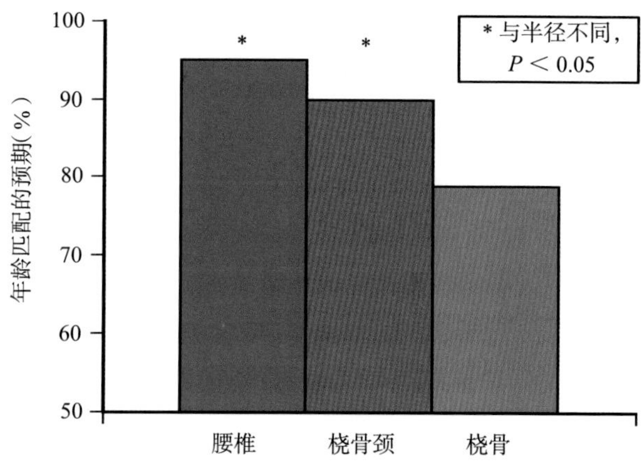

▲ **图 63-2　原发性甲状旁腺功能亢进症的骨密度测定**

数据显示与年龄和性别匹配正常受试者的对比。每个位置与期望值的差异都不同（$P < 0.0001$）（引自 Silverberg SJ，Shane E，de la Cruz L，et al：Skeletal disease in primary hyperparathyroidism，J Bone Miner Res. 1989；4：283-291.）

因此并非所有椎体骨丢失都可以归因于雌激素缺乏。这些患者对甲状旁腺切除术后骨密度的变化很有趣，稍后将进行详细讨论。椎骨受累程度将随疾病严重程度而变化。在疾病的典型轻症形式中，可以看到较早描述的模式。当 PHPT 更加严重时，将会有更广泛的受累，并且腰椎也不会受到保护。当 PHPT 严重或具有更明显症状时，所有骨骼均可广泛受累。

（四）骨组织形态计量学

来自 PHPT 患者的经皮骨活检分析提供了直接信息，这些信息原本只能通过骨密度测定法和骨标志物间接推测。静态和动态参数均显示皮层变薄、骨松质体积得以维持（图 63-3）及动态性很高的过程，与高骨转化率和加速的骨重塑有关。

髂骨活检清楚地证明了由骨矿物质密度测定法推断的皮质变薄 [72-74]。Van Doorn 等 [75] 表明 PTH 水平与皮质孔隙率之间呈正相关。这些发现与 PTH 在骨皮质内表面分解代谢的已知作用一致。据认为，破骨细胞在 PTH 的影响下沿皮质髓质连接处侵蚀更深。

组织形态计量学研究在阐明 PHPT 中骨松质保留的性质方面贡献颇丰 [75]。而且正如骨密度测定所表明的，PHPT 中骨松质的骨量明显保留得很好，这也见于患 PHPT 的绝经后女性。有几项研究表明，与正常人相比，PHPT 中的骨松质实际上有所增加 [76, 77]。比较年龄和性别相匹配的 PHPT 或绝经后骨质疏松患者的骨松质体积时，发现存在明显差异（图 63-4）。绝经后骨质疏松女性的松质骨量减少，而患有 PHPT 的女性骨量较高 [77]。该研究表明，尽管 PHPT 被认为是绝经后骨质疏松的危险因素，但它是骨质流失的综合征。PHPT 中的骨质流失区域主要是皮质骨腔，除非特别活跃，否则骨松质量保存良好。

对骨松质量的保存还有延伸研究，如衰老对骨松质生理影响相关的预期损失的比较。在一项对 27 名 PHPT 患者（10 名男性和 17 名女性）的研究中，与对照组相比，PHPT 患者骨转换的静态参数（类骨质表面、类骨质体积和受侵蚀的表面）正如预期的有所增加 [78]。而在对照组中，小梁数目随年龄成

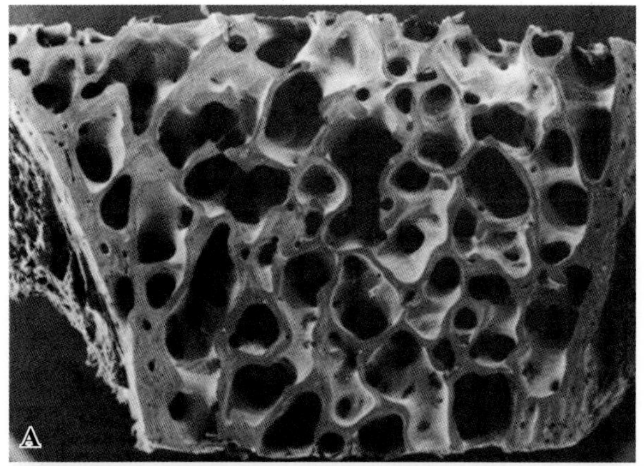

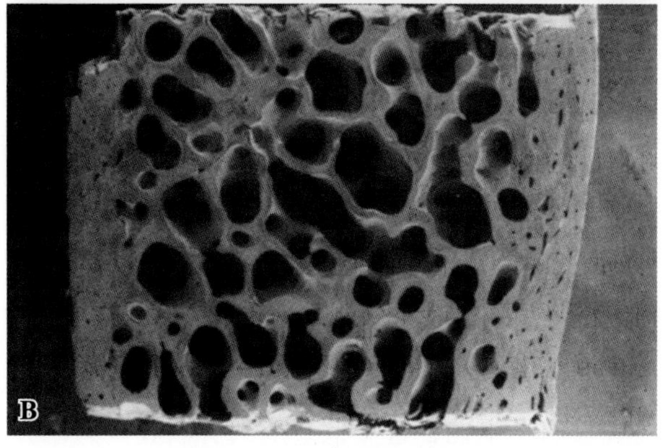

▲ 图 63-3 正常人（B）及年龄和性别相匹配的原发性甲状旁腺功能亢进症患者骨活检标本的扫描电子显微照片（A）

甲状旁腺功能亢进症患者的骨皮质明显变薄，但松质骨和小梁的连接性似乎得到了很好的保存（31.25×）（引自 Parisien MV，Silverberg SJ，Shane E, et al：Bone disease in primary hyperparathyroidism，Endocrinol Metab Clin North Am. 1990；19：19-34.）

反比，而小梁间距随年龄增加而增加。这些观察结果均预计与衰老相关。与之形成鲜明对比的是，在患有 PHPT 的患者中，没有发现这种年龄依赖性。在 PHPT 中，骨小梁数量或间距与年龄之间没有关系，这表明在整个过程中，实际上 PHPT 骨板及其连接的维护要比在预期的衰老过程中要有效得多。因此 PHPT 似乎可以延缓增龄过程中相关的骨小梁丢失过程。

在 PHPT 中，小梁连接指数高于预期，而断裂性指数降低。当评估 3 组匹配的绝经后女性组（正常组、绝经后骨质疏松组和 PHPT 组）时，与正常人相比，PHPT 女性尽管具有更高的骨转换水平，但骨小梁断裂的证据较少 [76, 78]，因此在 PHPT 患者中，通过维护连接良好的小梁板，可将骨松质保

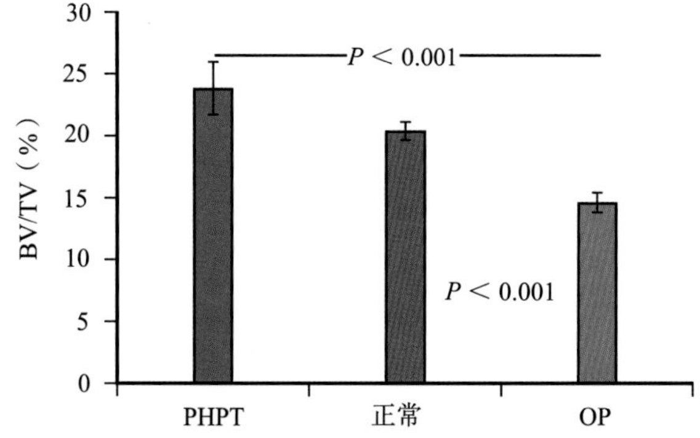

▲ 图 63-4 原发性甲状旁腺功能亢进症的骨松质体积

从髂嵴活检标本中分析骨松质体积。比较了16例原发性甲状旁腺功能亢进症女性（PHPT）、17例绝经后骨质疏松（OP）女性和31例没有已知骨代谢异常的女性。对受试者进行年龄和其他指标匹配（引自 Parisien M，Cosman F，Mellish RW，et al：Bone structure in postmenopausal hyperparath yroid osteoporotic and normal women，J Bone Miner Res.1995；10：1393-1399.）

留。为了确定PHPT中骨松质保存的机制，对正常和PHPT的绝经后女性进行了静态和动态组织形态学指标的比较。在正常的绝经后女性中，骨形成和骨吸收不平衡，这导致过度的骨吸收。另一方面，在绝经后患有PHPT的女性中，校正后的骨沉积率增加。因此这可能可以解释PTH在骨质疏松症患者松质骨部位的作用是促进骨形成[67, 79-81]。对PHPT患者的骨重塑变量的评估显示，活跃骨形成期有所增加[77]（表63-4）。骨形成速率和总形成时间的增加可以解释这种疾病中所见的骨松质的保存。

最近，对小梁微结构的进一步分析在很大程度上利用了已被证实的新技术。在使用microCT技术进行的经髂骨活检的三维分析中，观察到与先前描述的常规组织形态测量法的情况高度相关[82]。与年龄匹配的非PHPT的对照组相比，患PHPT的绝经后女性的骨量（BV/TV）高、骨表面积（BS/TV）大、连接密度（Conn.D）高、骨小梁分离度低（Tb. Sp）。与对照组相比，BV/TV和Conn.D与年龄相关的下降也较不明显，而BS/TV没有下降。Roschger等[83]使用反向散射电子成像（qBEI）技术评估骨活检中的小梁BMD分布（BMDD），发现平均矿化密度降低，矿化度异质性增加，这与骨组织平均年龄的降低相一致。使用fourier变换红外光谱法研究胶原蛋白的成熟度为这些观察提供了进一步支持[84]。因此，PHPT中的骨强度除了BMD之外，还必须考虑许多与骨骼特性有关的因素[85]。

表 63-4 PHPT组和对照组的壁宽和重塑变量（平均值 ±SEM）

变量	PHPT（n=19）	控制（n=34）	P
壁宽（μm）	40.26±0.36	34.58±0.45	< 0.0001
侵蚀周长（%）	9.00±0.86	4.76±0.39	< 0.0001
类骨质周长（%）	26.84±2.79	15.04±1.09	< 0.0001
类骨质宽度（μm）	13.39±0.54	9.92±0.36	< 0.0001
单标周长（%）	11.56±1.63	4.47±0.48	< 0.0001
双标周长（%）	10.41±1.28	4.45±0.65	< 0.0001
矿化周长（%）	16.19±1.75	6.68±0.83	< 0.0001
矿化周长 / 类骨质周长（%）	63.0±5.0	44.04±4.0	< 0.01
矿物质沉积率（μm/d）	0.63±0.03	0.63±0.02	NS
骨形成率［μm^2/（μm•d）］	0.10±0.01	0.042±0.006	< 0.0001
调整后的贴合速率（μm/d）	0.40±0.04	0.29±0.03	< 0.015
激活（频率 / 年）	0.95±0.12	0.45±0.06	< 0.0002
矿化滞后时间（d）	44.0±6.5	57.0±8.9	NS
类骨质成熟时间（d）	22.5±1.8	16.6±0.9	< 0.003
总形成期（d）	129.2±21.0	208.8±32.5	NS
活跃的形成时间（d）	67.8±5.1	57.3±2.3	< 0.05
吸收时间（d）	48.4±7.3	84.8±25.0	NS
改造期（d）	172.5±25.2	299.9±55.1	NS

NS. 不显著；PHPT. 原发性甲状旁腺功能亢进症

改编自 Dempster DW, Parisien M, Silverberg SJ et al: On the mechanism of cancellous bone preservation in postmenopausal women with mild primary hyperparathyroidism, *J Clin Endocrinol Metab.* 1999; 84: 1562-1566.

（五）骨折

骨折是经典PHPT不可或缺的元素，但在现代PHPT中的重要性尚不清楚。在1975年发表的病例对照研究中，Dauphine等[86]提出腰痛和椎体粉碎性骨折可能是PHPT临床表现的一部分。从那时起，关于骨折发生率的报道一直存在矛盾[87]。在一项回顾性研究中，对接受甲状旁腺切除术的患者胸部侧位 X 线片进行研究，椎骨骨折的发生率增加，而 Wilson 等[88]发现在 174 例表现为轻度无症状 PHPT 的患者连续队列中此类骨折没有增加。

在一项针对髋部骨折的研究中，基于人群的前瞻性分析（平均持续时间为 17 年，23 341 人 / 年）显示，瑞典患有 PHPT 的女性患病的风险没有增加[89]。在一个规模较小的研究中（46 名患者，44 名对照者），甲状旁腺功能亢进症中任何部位的骨折都增加[90]。该研究的缺陷不仅是样本量小，而且患者（48%）和对照组（28%）有异常高的骨折发生率，此外相对于对照组而言，大量患者（28%）使用甲状腺药物治疗。

Mayo 诊所 PHPT 经验和骨折风险研究回顾了 1965—1992 年这 28 年间共 407 例 PHPT 病例[91]。通过比较多个部位的骨折与根据普通人群的性别和年龄预期的骨折数来评估骨折风险。这些 PHPT 患者的临床表现是该病的轻度表现形式，血清钙仅轻度升高至 10.9 ± 0.6mg/dL。这项回顾性流行病学研究的数据表明，在许多部位，如椎骨、前臂远端、肋骨和骨盆，总体骨折风险显著增加。髋部骨折没有增加。经过多变量分析后，年龄和女性仍然是骨折风险的重要独立预测因子。但是这些数据可能会带来潜在的确定性偏倚。通常对 PHPT 患者进行更认真的随访，因此可能需要通过更好的监测来识别其中一些部位的骨折。脊椎和肋骨肯定是这样，但在前臂骨折的情况下则不太可能。人们可能认为前臂远端骨折的发生率会增加，因为甲状旁腺功能亢进症倾向于导致骨皮质（前臂远端）骨量的减少，这要比骨松质（椎骨）更为明显。不幸的是，这项研究没有提供骨密度数据，因此无法将骨密度与骨折发生率联系起来。很难知道这项研究是否证实了对 PHPT 患者更容易出现前臂远端骨折的预期，或者是否有其他机制，从而这些患者普遍具有更大的骨折风险。在最近的一项研究中，Vignali 等[92]研究了 PHPT 中椎骨骨折的发生率，这是通过基于 DXA 的椎骨骨折评估（VFA）确定的。在该病例对照研究中，研究了 150 名连续患者和 300 名年龄和绝经年龄相匹配的健康女性。与对照组相比（4.0%，$P < 0.001$），在患有 PHPT 的受试者中发现椎骨骨折的比例更高（24.6%）。在无症状 PHPT 患者中，与对照组相比，只有符合手术指南的患者才有更高的椎骨骨折发生率。我们仍然缺乏确定 PHPT 骨折发生率的前瞻性对照研究。

甚至对 PHPT 的皮质部位（如前臂）骨折风险增加的预期也不确定。预期是基于骨密度数据和假设 PHPT 与没有 PHPT 的绝经后女性的骨折预测一样的推测。与骨质疏松类似，可以合理地认为骨密度是 PHPT 骨折的危险因素，但是其他问题可能导致 PHPT 骨密度与骨折风险之间存在不同的关系。众所周知，骨密度只是骨骼的几种重要特征之一。其他特征在骨折风险的总体评估中也具有影响力，如骨的大小会影响骨折风险。根据 PTH 治疗骨质疏松的临床试验及 PHPT 本身的观察，PTH 可能会影响骨骼大小。PTH 介导的骨膜沉积可弥补 PTH 介导骨内膜吸收引起的皮质变薄，从而导致骨骼的横截面直径增大。骨骼尺寸的增加为骨骼提供了生物力学保护。在 PHPT 中，建立了一个有趣的范例，皮层变薄倾向于增加骨折风险，而增加骨的大小倾向于降低骨折风险。此外，骨骼的微结构没有显示出绝经后骨质疏松中常见的那种退化。PHPT 中微结构的相对保留是另一个可以保护骨骼的因素。最近，有关甲状旁腺功能亢进症的骨矿化密度[83]和胶原蛋白质量[84]的研究也可能与此讨论有关（见上文）。这些研究结论都强调需要对 PHPT 中特定部位的骨折发生率进行前瞻性研究[85, 92–94]。

三、肾结石

在 PHPT 的经典临床描述中，强调骨骼受累和肾结石是该疾病的主要并发症[95]。PHPT 中肾结石的病因可能是多因素的。尽管甲状旁腺激素可促进钙的重吸收，但由于甲状旁腺功能亢进症的高钙血症导致肾小球滤过钙的增加，可能会导致尿钙过多。这种疾病中存在吸收性尿钙过多。肠道钙吸收的增加被认为是 PTH 另一个生理作用（即增加维生素 D 活性代谢产物的合成）导致 1, 25(OH)$_2$D 生成增加的结果[96, 97]。尿钙的排泄与 1, 25(OH)$_2$D 水平相关[97, 98]。此外，PHPT 中还可出现肾结石[99]中肠道钙吸收增加的情况。骨骼为肾小球滤过液中钙水平的增加提供了另一个可能的来源。甲状旁腺骨吸收可能导致尿钙过多，进而导致肾结石，尽管没有令人信服的证据支持该假说[100]。最后，泌尿系统某些因子的改变，如抑制结石物质活性的降低或结石促进因子的增加，可能使某些 PHPT 患者易患肾结石[100, 101]。尚不清楚 PHPT 结石病患者的尿液与其他结石病患者的尿液是否有所不同。

20 世纪 70—80 年代的研究表明，肾结石的发生率比最近的报道要高。随着纤维囊性骨炎的发病率降低，现代的研究倾向于集中肾结石领域。目前出现了相互矛盾的结果，有一组证据表明 1, 25(OH)$_2$D$_3$ 在 PHPT 肾结石的发展中起病因作用，其他研究仍无法证明肾结石患者之间有无 1, 25(OH)$_2$D$_3$ 水平的差异[95, 100–102]。

尽管现代 PHPT 中肾结石的发病率比经典、早年的 PHPT 发病率少得多，但肾结石仍然是有症状 PHPT 的最常见表现（表 63–1）。研究估计，肾脏结石的发生率占所有患者的 15%～20%[103]。PHPT 的其他肾表现包括高钙尿症（约 40% 的患者可见）和肾钙化，其发生频率未知。值得注意的是，在没有肾结石的 PHPT 患者中，高钙尿症程度与肾结石的发生之间没有关系[104]。

在 20 世纪 30 年代，人们普遍认为，患有典型 PHPT 的同一患者中，并没有骨疾病和结石病并存[1, 6]。Albright 和 Reifenstein1 认为，低钙饮食会导致骨骼疾病，而足量钙 / 高钙饮食将与结石病有关。Dent 等[105]提供了令人信服的证据反对这种观点，他提出了循环中有两种形式的 PTH，一种引起肾结石，另一种引起骨病。提出了多种机制，包括饮食中钙的差异、钙的吸收、循环 PTH 的形式及 1, 25(OH)$_2$D$_3$ 的水平，以解释骨骼疾病和结石病的临床区别[100, 105]。如今，尚无明确证据表明 PHPT 有两种不同的亚型。在我们的 PHPT 患者中，我们无法制定特异性识别结石病患者的生化检验标准[95]。此外，我们没有证据支持这一观点，即甲状旁腺功能亢进症影响骨骼和肾脏过程发生在不同的患者亚群中。在有 / 无肾结石的患者中，尿钙排泄量、每克肌酐水平、1, 25(OH)$_2$D 和所有部位的 BMD 水平均无法区分。而在有 / 无肾结石的患者中，骨皮质的脱矿质均既普遍且广泛[95, 100]。

四、其他器官病变

（一）神经认知和神经心理学特征

多年来，PHPT 与许多不同器官系统的疾病有关。也许虚弱和容易疲劳是最为常见的表现[31]。经典的 PHPT 以前与以Ⅱ型肌肉细胞萎缩为特征的特异性神经肌肉综合征有关[106, 107]。该综合征最初在 1949 年由 Vicale 描述[108]，包括容易疲劳、对称性近端肌肉无力和肌肉萎缩。甲状旁腺手术后，这种疾病的临床表现和肌电图特征均可逆转[109, 110]。在如今常见的较轻、症状较少的 PHPT 中，这种疾病很少见[111]。在一组 42 例轻症 PHPT 患者，无 1 例与上述经典神经肌肉功能障碍相符。尽管 50% 以上的患者有感觉异常和肌肉痉挛的非特异性表现，但肌电图检查并无上述典型表现。

早期对经典 PHPT 患者描述的“精神性呻吟”仍然是当今争议的根源。PHPT 患者经常报道某种程度的行为和（或）精神症状。对病情较严重的患者进行回顾性研究显示，精神症状的发生率为 23%（n=441）[112]。最近研究表明，术前心理测试发现一些异常，而术后无改善[113, 114]。Solomon 等[115]的研究报道的是精神病症状而不是神经心理学症状[115]。使用 SCL90–R 评分量表，他们观察到异常的患者，大多数在手术成功后得到改善。对照组为结节性甲状腺疾病接受手术的患者，术后表现出相似的改善。这项研究记录了 PHPT 患者的精神症状，但不能区分症状改善是否为甲状旁腺功能亢进症手术成功的结果。

外科文献提供了进一步数据支持术后改善的观点。来自 Clark[116]的 152 位患者（甲状腺手术对照组）数据发现 40% 的患者治愈后疲劳感减轻。Pasieka、Parsons[117]、Burney 等[118]报道了类似的发现。

Silverberg 等[119]详细回顾了神经认知和神经心理障碍的主题。关于这种症状是否特定于 PHPT，以及在成功的甲状旁腺手术后症状是否得到改善，目前尚无新的文献报道[119–124]。Silverberg 等[119]在许多已发表的研究中指出了实验设计中的主要局限性。缺乏适当的对照和某些定量工具，因此研究价值存疑。现在有三个解决此问题的随机前瞻性临床研究[125–127]。最近的这些研究中尽管进行了严格的实验设计，且都设置了对照组，在成功进行甲状旁腺手术后，PHPT的功能是否改善仍存在较大的变异性。还有一些随机临床试验尚未完成，显然这个问题尚有待解决。

（二）心血管系统

PHPT对心血管功能影响的研究源于高钙血症状态的病理生理学观察。高钙血症与血压升高、左心室肥大、心肌过度收缩和心律失常有关[128–130]。此外，钙沉积的证据已经以钙化的形式被记录在心肌、心脏瓣膜和冠状动脉中。典型心血管症状与现代PHPT的关联尚不清楚。当它是伴有嗜铬细胞瘤或醛固酮增多症的MEN综合征的一部分时，高血压是PHPT的一种常见特征，也有报道称，在散发性、无症状的PHPT中，高血压比在匹配的对照组中更为普遍。这种关联的机制尚不清楚，而且甲状旁腺功能亢进症治愈后，病情并未明显缓解[131, 132]。

关于PHPT心血管表现文献报道的结果不一致，这与该疾病的临床特征已发生改变有关。已研究的队列在其潜在疾病严重程度方面差异很大。就血清钙和甲状旁腺激素的浓度而言尤其如此，来自高钙血症和甲状旁腺功能亢进症队列研究的数据显示心血管受累最多。由于已知钙和PTH均可独立影响心血管系统，因此队列间的这种差异可能导致文献报道的结果不一致。然而，可以从以下几个方面来有效地考虑这一点，即死亡率、高血压、心脏和非心脏血管异常，以及心血管系统中更细微的功能变化。

1. *心血管死亡率* 毫无疑问，在非常严重的PHPT中，心血管疾病的死亡率会增加[133–136]。术后观察到一些有趣的现象，其中治愈后多年人保持较高的心血管死亡率[137]。这些观察结果与研究无症状PHPT的观察结果明显不同。尽管有限，但研究并未显示死亡率增加[138, 139]。Mayo诊所的研究有助于将这些观察结合在一起。在轻度高钙血症个体中，总体死亡率和心血管疾病死亡率均降低，但在血清钙处于最高四分位数的人群中，心血管疾病死亡率增加[139]。Nilsson等的数据支持了更常见的无症状PHPT形式与死亡率增加无关的观点[140]和根据其他研究[141–142]与较早入院且可能患有较严重疾病的受试者相比，较新入组受试者的生存率更高。

2. *高血压* 该讨论不包括患有MEN综合征的患者，因为可能有嗜铬细胞瘤。但是高血压也是轻度疾病患者中的常见现象。大多数但并非所有研究都没有显示成功进行甲状旁腺切除手术后，高血压可以逆转或缓解[143–146]。

3. *原发性甲状旁腺功能亢进症的心脏表现* 冠状动脉疾病钙和PTH是冠心病的独立相关因素[147, 148]。在Roberts和Waller[149]的尸检研究中，观察到甲状旁腺功能亢进症患者有冠状动脉粥样硬化，而最近的文献指出需要警惕高钙水平（16.8～27.4mg/dL），这也引发了争议。即使是最近的研究，也倾向于同意这样的观点，即PHPT中冠状动脉疾病的发病率更可能与血清钙水平存在函数关系[142]。实际上，一些研究表明，在轻度的PHPT患者中，心电图能更好地评估其运动耐力[150]。如果分别考虑瓣膜和心肌钙化，则血清钙水平似乎又是决定因素[151, 152]。考虑到这些不同的观点，同样值得注意的是，PHPT患者中心血管死亡的风险似乎更多地与传统的心血管疾病危险因素相关，而不是与甲状旁腺功能亢进症本身相关。

(1) 左心室肥大：左心室肥大（LVH）被单独讨论，因为它本身是心血管疾病和死亡率的有力预测指标。此外，LVH已在很宽的钙水平范围内被观察到[153, 154]。与其说LVH是血清钙的函数，不如说LVH是PTH水平的函数[152, 155, 156]。如果可以证明成功进行甲状旁腺切除术后PTH恢复正常时LVH是可逆的，则可能具有重要的治疗意义。不幸的是，关于这一点，文献并未给出明确的说明，只有少数研究提示甲状旁腺切除术后有LVH改善[152, 153, 155–157]。

(2) 心电图表现：通常明显的高钙血症与QT间期缩短有关[158]。但是在大多数轻度高钙血症患者中，未见心电图异常。此外未观察到其他传导异常或心律失常的可能性[159, 160]。

4. *原发性甲状旁腺功能亢进症的血管表现* 颈动脉斑块 Rubin等[161]在一项基于人群的研究中报道了钙与颈动脉斑块厚度有关。但在轻度甲状旁腺功能亢进症中并没有证实有持续的内膜中层厚度（IMT）异常，该异常是系统性动脉粥样硬化和脑血管事件的重要预测指标 [162–165]。

血管功能涉及 PHPT 的血管功能障碍比我们想象的要严重 [166, 167]。而 Baykan 等 [168] 发现，在血钙较低的人群中，血流介导的（内皮）扩张受损与钙水平呈负相关。已有关于 PHPT 的内皮功能障碍的初步报道 [169]，并且有两项研究报道了血管僵硬度的增加 [169, 170]。

（三）胃肠道表现

长期以来，原发性甲状旁腺功能亢进症被认为与消化性溃疡的发生率增加有关。最新研究表明，PHPT 中消化性溃疡的发病率约为 10%，这一数字与普通人群中的百分比相似。MEN1 导致 PHPT 患者出现消化性溃疡的发生率增加，其中约 40% 的患者患有临床上明显的胃泌素瘤（Zollinger–Ellison 综合征）。在这些患者中，PHPT 与胃泌素瘤的临床严重程度增加相关，据报道，针对 PHPT 的治疗对 Zollinger–Ellison 综合征患者有益 [171]。尽管如此，目前的建议（MEN1 治疗共识会议指南）指出，Zollinger–Ellison 综合征并存并不是甲状旁腺切除的手术适应证，因为药物治疗其实是足够有效的 [172]。

尽管高钙血症可能会导致胰腺炎，但大多数大型研究尚未报道血清钙水平低于 12mg/dL 的 PHPT 患者的胰腺炎发病率增加。Mayo 诊所 1950—1975 年的数据表明，只有 1.5% 的 PHPT 患者表现出并存胰腺炎，而且其中数例患者有胰腺炎的其他诱因。关于 PHPT 患者妊娠期间的胰腺炎，这些情况可能共存，但没有证据表明这些疾病之间存在因果关系 [173]。

（四）其他系统性病变

过去，许多器官系统都受到甲状旁腺功能亢进症的影响。贫血、带状角化病和牙齿松动不再是 PHPT 临床综合征的一部分。痛风和假痛风很少见，其与 PHPT 的病因关系尚不清楚。

维生素 D 缺乏症和症状性原发性甲状旁腺功能亢进症 本章的大部分内容都将无症状 PHPT 视为当代的主要临床特征。在常规使用生化检查的国家 / 地区，此描述是准确的。但是另外有一些国家的报道重新回顾了 PHPT 较老、更经典的描述，称其为“石头，骨头和呻吟”疾病 [174–176]。来自中国、巴西、印度和沙特阿拉伯的患者被描述为常患有潜在维生素 D 缺乏症。数年前，Lumb 和 Stanbury 将 PHPT 和维生素 D 缺乏症描述为典型的疾病组合 [177]。我们已经证明，即使在轻度无症状的 PHPT 中，如果 25（OH）D 水平较低，则疾病活动指数通常更高 [47]。解释这种临床观察的机制属推测性的，但考虑到维生素 DPTH 基因的相互作用也很有趣。PTH 基因功能的内源调节因子是 1, 25(OH)$_2$D [178] 当 PHPT 中存在维生素 D 缺乏症时，可能会进一步刺激异常 PTH 细胞产生 PTH。

五、评估

在高钙血症时如果发现 PTH 水平升高或不正常，可以确定 PHPT 的诊断。进一步的生化评估应包括血清磷、碱性磷酸酶、维生素 D 代谢产物、白蛋白和肌酐。应当检测每天早晨 2 小时或 24 小时尿液中的钙和肌酐。尿骨吸收标志物，如血清 CTX 或尿 N 端肽可能会有所帮助。考虑到 X 线检查极少能明确诊断骨病，不再推荐拍摄骨骼的 X 光片。另一方面，应对所有患者应进行骨密度测定。在腰椎、髋部和桡骨远端 1/3 三个部位进行骨密度测量很重要。由于这三个部位的骨皮质和骨松质数量不同，以及 PTH 对骨皮质和骨松质的影响不同，因此在所有三个部位进行测量就可以了解甲状旁腺功能亢进症对骨骼的总体影响。骨活检不是 PHPT 常规评估的一部分。尽管根据病史，肾结石在患者中占 15%～20%，但看到许多无症状 PHPT 患者的接诊医生并未常规检查隐匿性肾结石或肾钙化。在较新的指南中（见下文），建议通过 X 射线或超声评估肾脏中的临床无症状钙化。

六、自然病程

自 20 世纪 90 年代初以来，随着有 / 无手术的 PHPT 自然病程知识的不断更新，对于指导无症状 PHPT 患者的手术决策非常有帮助。作者及同事进行了为期最长的前瞻性观察性试验[179–180]。该项目始于 1984 年，旨在确定无症状 PHPT 的自然病程。该研究包括对 PHPT 的病理生理、骨密度测定、组织形态测定和其他骨骼特征的详细分析[179, 180]。从该研究中收集的许多信息已在上文中进行了概括。这项研究的 15 年随访是对该疾病最长的自然病程研究[180]。

该研究根据 1990 年美国国立卫生研究院的指南提出了手术或保守观察建议，但两组均包括符合或不符合手术指南的患者。这是因为有些患者即使不符合指导原则也选择了手术，而另一些患者即使符合指导原则也选择了保守治疗。如下所述，继该设计有缺陷的研究之后，还有另外三项研究，这些研究是严格随机设计的，但持续时间要短得多[125–127]。以上所有研究中关于自然病程的结果都非常一致。

（一）接受手术者的自然病程

甲状旁腺切除术可使血清钙和 PTH 水平恢复正常。术后所有部位（腰椎、股骨颈和桡骨远端 1/3）的 BMD 均有明显改善，增幅＞ 10%。腰椎的改善最快，而在长达 15 年的随访中所有部位均表现出持续的改善（图 63–5）。在研究开始时符合和不符合手术标准的患者中均看到了改善，证实了甲状旁腺切除术在这方面对所有患者的有益作用。

（二）未手术者的自然病程

在未进行甲状旁腺手术的受试者中，血清钙在约 12 年内可保持稳定，而在 13—15 年内血清钙水平有升高的趋势。在整个小组的 15 年随访中，其他生化指标如 PTH、维生素 D 代谢产物和尿钙未见变化。在最初的 8—10 年中，所有三个部位的骨密度均保持稳定。然而在这段稳定期之后，在髋部和桡骨远端 1/3 部位有骨皮质 BMD 的下降。尽管经过 10 年的随访，下降的数值有限，但值得注意的是，为期 15 年的观察显示，一小部分受试者的 BMD 损失超过 10%。即使在大多数受试者中观察到了这种下降，但在 15 年的随访后发现，只有 37% 的受试者符合一项或多项手术指南。

（三）无症状性原发性甲状旁腺功能亢进症自然病程的临床随机研究

尽管长期以来，对无症状性 PHPT 的自然病程研究增加了我们对这种疾病的认识，但随机临床试验有更加严格的设计，从而保证了数据的可靠性。这三个试验的不足是时间较短。2004 年，Rao 等[125]报道了他们的接受甲状旁腺切除术与不进行手术患者的随机对照试验。该研究未按计划完成入组，仅纳入了 53 名受试者，这些受试者被分配到甲状旁腺手术组（n=25）或未进行手术组（n=28）。随访至少持续了 2 年。手术组股骨颈和整个髋部的 BMD 显著增加，并且血清钙和 PTH 正常化。对于未进行甲状旁腺手术的患者，腰椎或股骨颈骨密度没有变化，但总髋关节密度明显下降。前臂 BMD 仅轻度下降，考虑到该部位易受 PTH 分解代谢作用的影响，这一发现显得很奇怪。生化指标均稳定。

2007 年，Bollerslev 等[126]报道了甲状旁腺切除术与不进行手术的患者随机试验的中期结果。这项研究来自三个斯堪的纳维亚人，规模更大，有 191 名患者被随机分配到医学观察或外科手术中。手术后生化指标恢复正常，BMD 增加。在未进行甲状旁腺手术的组中，BMD 没有改变。

同样在 2007 年，Ambrogini 等[127]报道了甲状旁腺切除术与保守观察的患者的随机对照研究的结果。手术与 1 年后腰椎和髋部的 BMD 显著增加有关。

（四）甲状旁腺切除术指南

甲状旁腺切除术仍然是目前唯一可治愈 PHPT 的选择。随着疾病状况的改变，对无症状患者进行手术的可行性存在疑问。如果无症状患者有良性的自然病程，那么外科手术不是好的选择。另一方面，无症状患者可能会表现出高钙血症或高钙尿症，这需要加以长期关注。类似地，在骨皮质或（较不常见）的骨松质部位骨质测量值可能明显降低。为了解决此类问题，已经召开了 4 次无症状性 PHPT 管理共识会议（分别于 1991 年、2002 年、2008 年和 2013 年）[70, 181–187]。2013 年的研讨会召

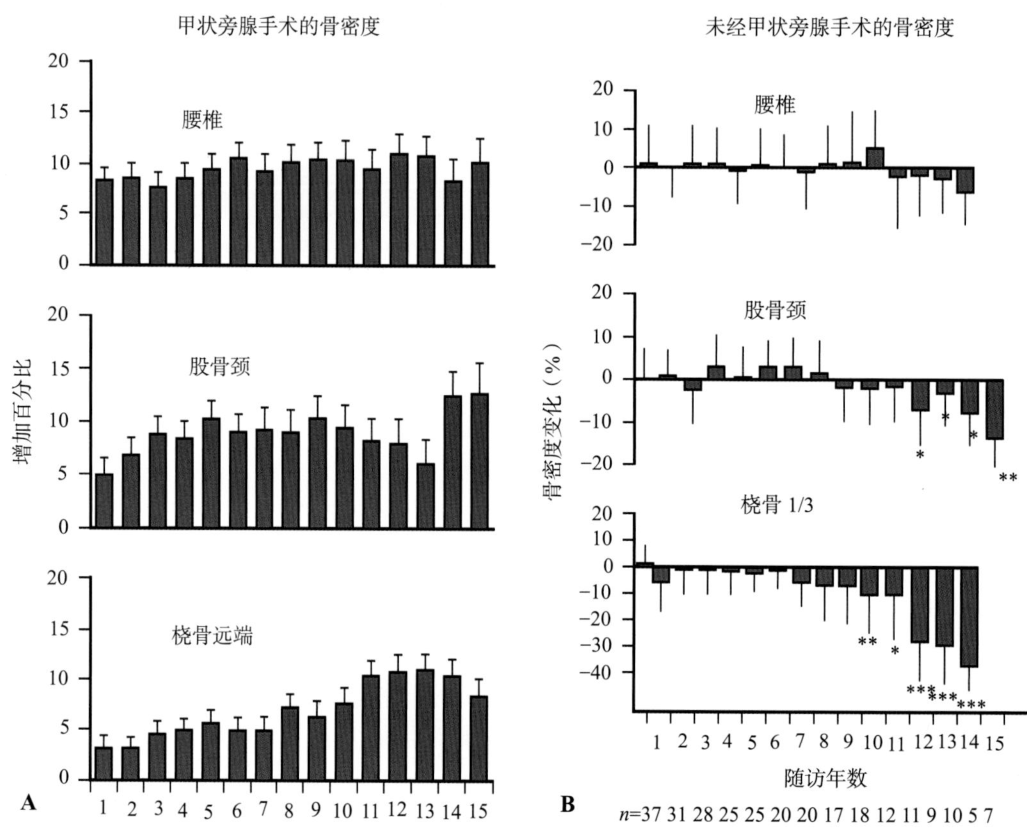

▲ **图 63-5　原发性甲状旁腺功能亢进症患者骨密度的纵向变化**

数据表示甲状旁腺切除术后（A）或未经干预的患者（B）距术前基线骨密度测量值的百分比变化（引自 Rubin MR，Bilezikian JP，McMahon DJ et al：The natural history of primary hyperparathyroidism with or without parathyroid surgery after 15 years，J Clin Endocrinol Metab. 2008；93：3462-3470.）

集了一个国际专家工作组，他们对无症状 PHPT 的临床特征方面的证据进行了综合性回顾，其中几个小组负责修订手术指南。该会议上制定的最新指南对接诊无症状性甲状旁腺功能亢进症患者的临床医生应有所帮助，建议所有有症状的患者进行甲状旁腺切除术。对于无症状的患者，建议以下情况应进行手术：①血钙比正常上限高 1mg/dL；②肾脏适应证，即肌酐清除率降至 60mL/min 以下，尿钙排泄＞ 400mg/24h，结石风险增加，或肾脏显像中是否存在肾结石症或肾钙化；③骨骼适应证，即骨密度任何部位 T 值评分＜ –2.5，或影像学检查中有椎体压缩性骨折；④年龄小于 50 岁。表 63-5 中显示了最新指南。指南中的显著变化反映了以下事实，即当前认为无症状的肾结石和椎体压缩性骨折是行甲状旁腺切除术的适应证。因此现在建议对以上所有可能情况进行相应的影像学检查，这包括在所有 PHPT 患者的评估中。

还讨论了许多方面，虽然没有提出具体建议，包括 PHPT 的神经认知和心血管方面的问题。工作组的成员们还承认，维生素 D 缺乏在与甲状旁腺活动异常有关的活化过程中发挥潜在作用。最后，专家组还再次提到了临床上存在正常血钙的 PHPT，但指出没有足够循证证据以制定相应指南。

七、手术

符合表 63-5 所列手术适应证的患者中，大部分无症状。一些符合手术适应证的无症状患者选择不手术。不做手术的原因包括个人选择、不稳定的医疗条件，以及先前甲状旁腺手术未获成功。与之相反，有些患者不符合 NIH 甲状旁腺切除术适应证，但仍选择手术。医师和患者的意见仍然是决定甲状旁腺手术的重要因素。

表 63-5　对无症状原发性甲状旁腺功能亢进症新旧手术指南的比较

	1990 年 NIH 共识会议	2002 年 NIH 研讨会	2008 年国际研讨会	2013 年国际研讨会
血清钙	升高 1～1.6mg/dl	升高 1.0mg/dl	升高 1.0mg/dl	升高 1.0mg/dl
肾脏	24h 尿钙＞ 400mg 肌酐清除率减少 30%	24h 尿钙＞ 400mg 肌酐清除率减少 30%	没有 24h 尿液 肌酐清除率＜ 60ml/min	• FHH/ 结石风险的 24h 尿液 • U Ca ＞ 400mg/d • 肌酐清除率＜ 60ml/min • 肾钙化影像学
骨骼	前臂的 Z 评分＜ -2.0	任何部位的 T 评分＜ -2.5	T 评分＜ -2.5 脆性骨折	T 评分＜ -2.5 椎骨骨折影像学
年龄	＜ 50	＜ 50	＜ 50	＜ 50

FHH. 家族性高尿钙性高钙血症

第 3 和第 4 栏改编自 Bilezikian JP, Brandi ML，Eastell R, rt al：Guidelines for the management of asymptomatic primary hyperparathyroidism：summary statement from the Fourth International Workshop, *J Clin Endocrinol Metab.* 2014；99：3561–3569.

（一）甲状旁腺功能亢进症的术前组织定位

已经开发了许多成像方法，这些方法单独或联合使用以应对术前定位的挑战。术前需要对异常甲状旁腺组织定位的理由是腺体的位置通常不可预测。尽管大多数甲状旁腺腺瘤是在其胚胎预期位置附近（甲状腺的四个极点）发现的，但许多情况并非如此。在这种情况下，需要依靠手术经验和技能来定位异位甲状旁腺。这样在甲状旁腺首次手术时，有 95% 的概率会发现并切除异常甲状旁腺。然而在曾做过颈部手术的患者中，即使是专业的甲状旁腺外科医生也无法获得如此高的成功率。在这种情况下，术前定位异常甲状旁腺组织可能非常有帮助。对于使用微创方法进行甲状旁腺切除术的任何患者，术前影像检查都是必要的。

1. 无创成像　甲状旁腺无创成像研究包括锝（^{99m}Tc）甲氧异腈闪烁显像、超声、计算机断层扫描（CT）扫描、磁共振成像（MRI）和正电子发射断层扫描（PET）扫描（见第 65 章）。锝（^{99m}Tc）甲氧异腈通常被认为是最敏感、最特异的成像方式，尤其是与单光子发射 CT（SPECT）结合使用时。对于单个甲状旁腺腺瘤，敏感性范围为 80%～100%，假阳性率为 5%～10%。但另一方面，在多腺疾病的情况，锝（^{99m}Tc）甲氧异腈闪烁显像和其他定位检查的效果均不佳[188]。超声检查的成功与否完全取决于操作者[189]。在拥有丰富专业知识的中心，这种无创性检查方法最有价值。超声检查报告可能是甲状旁腺组织异常，也可能是甲状腺结节或淋巴结肿大，这凸显了超声检查医师技能和经验的重要性。对颈部和纵隔进行快速薄层螺旋 CT 扫描，评估轴位、冠状位和矢状位，虽然有较高的放射线辐射，但可能增加对隐匿的甲状旁腺组织的定位的成功概率[190]。MRI 也可以辨别异常的甲状旁腺组织，但这既耗时又昂贵。它比其他非侵入性方式敏感。当其他无创检查方法无效时，它可能会很有用。还可以使用带有或不带有同时 CT 扫描（PET/CT）的 PET，但是像 MRI 一样，它价格昂贵，应用经验有限。还存在特异性的问题，因为造影剂 FDG 积聚在甲状腺中，从而难以区分甲状旁腺腺瘤和甲状腺结节。

2. 有创性检查　甲状旁腺细针穿刺。可以通过上述任何一种方式定位，进行甲状旁腺的细针穿刺（FNA），并对抽吸物进行 PTH 检测。不建议在常规病例中使用该技术[191]。理论上这种方法需要考虑，在抽吸过程中甲状旁腺细胞可能沉积在甲状旁腺外。如果发生这种情况，甲状旁腺组织的自动播散是不良后果。

3. 动脉造影和选择性静脉采血检测甲状旁腺激素　在通过上述方法均不能明确病变腺体的情况下，动脉造影和选择性静脉采样的结合可以提供异常甲状旁腺组织的解剖学和功能定位。但这种方法成本高昂，需要经验丰富的介入放射科医生。在美国只有少数几个中心可以操作。目前仅对那些既往甲状旁腺手术失败的患者运用这种方法，而且在这些患者中，所有其他定位技术均失败了[192]。

（二）手术方式

在专业的甲状旁腺外科医师的手中，甲状旁腺切除术驾轻就熟，很少发生并发症。一种标准的手术方法是在全身或局部麻醉下进行四腺甲状旁腺探查，术前进行局部定位或术前不进行局部定位。据报道，这种方法可在 95% 以上的病患中实现手术治愈（见第 65 章）[193]。

已经出现了几种替代术式，这些方法侧重于单个腺体，而不是过去常规使用的整个颈部四腺探查。对于仅累及单个腺体的疾病，单侧术式很有吸引力，这种情况约占 85%。这包括单侧手术，可将腺瘤所在一侧的包绕腺瘤的正常腺体保留。由于多发性甲状旁腺腺瘤很罕见，因此认为甲状旁腺是单腺疾病。在许多中心选择另一种局限性手术方法是微创甲状旁腺切除术（MIP）[194, 195]。术前甲状旁腺成像是必要的，而该方法可直接定位到异常甲状旁腺部位[196]。术前抽血查 PTH 浓度，并与切除“异常”甲状旁腺后获得的术中血样进行比较。在此过程中，必须在手术室内或手术室附近进行快速的 PTH 检测。如果切除后该水平下降超过 50%，进入正常范围，则认为已切除的腺体是甲状旁腺功能亢进症的唯一来源，并可结束手术。如果 PTH 水平下降到正常范围内的幅度不超过 50%，则应将转变到更传统的手术方案中，以寻找其他过度活跃的甲状旁腺组织。微创手术可能会遗漏存在优势腺体的情况而被抑制的其他的活跃腺体（尽管很小）。

在欧洲，正在使用内镜进行 MIP[197, 198]。另一项革新是术前使用锝（^{99m}Tc）甲氧异腈扫描和术中伽马探针对增大的甲状旁腺病变辅助定位。MIP 手术与其他标准术式相比似乎也很成功，为 95%～98%[199, 200]。

（三）术后即时过程

手术后，生化指标迅速恢复正常[201, 202]。血清钙和 PTH 水平恢复正常，尿钙排泄下降多达 50%。甲状旁腺功能亢进症的高血钙急性逆转时，钙稳固沉积在骨骼，无法通过补充钙补偿。因此，术后低钙血症是常规的，有时伴严重的短期并发症（骨饥饿综合征）。有时会发生术后低血钙，特别是术前骨转换指标非常高时。但更典型的是，术后早期病程并不会伴有症状性低钙血症。

如前所述，成功进行甲状旁腺手术后的术后病程会导致疾病的生化指标正常化，并有 BMD 改善（图 63-6）。在患有严重 PHPT 的年轻患者中常具有

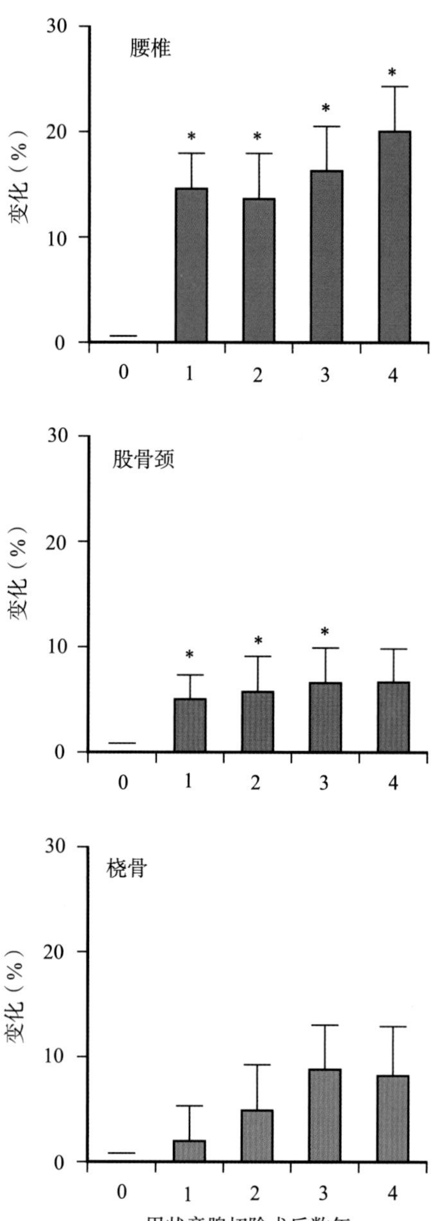

▲ **图 63-6　14 例原发性甲状旁腺功能亢进症椎体骨质减少患者甲状旁腺切除术后的骨密度**

显示了每个部位距术前基线（第 0 年）的累积百分比变化。* 表示相对于基线的变化，$P < 0.05$（引自 Silverberg SJ, Locke FG, Bilezikian JP: Vertebral osteopenia: a new indication for surgery in primary hyperparathyroidism, J Clin Endocrinol Metab.1996; 81: 4007-4012.）

骨骼自身恢复的能力。Kulak 等[203]报道了 2 名患有纤维囊性骨炎的患者，他们在手术后 3～4 年内骨密度增加了 260%～430%。Tritos、Hartzband[204]及 DiGre-gorio[205]也有类似的发现。

八、治疗

不符合任何外科手术指南的患者通常无须干预即可接受随访。最新的无症状 PHPT 治疗指南重申了这样的立场，即对于至少在一段时间内不符合手术标准的患者，采取非手术治疗是合理的。在那些不打算进行甲状旁腺手术的患者中，工作组[183]建议了一组监测步骤，这些步骤总结在表 63-6 中。这包括每年应监测血清钙浓度，计算得出肌酐清除率及定期监测 BMD，非手术治疗通常不包括药物。但是对于不能或选择不进行外科手术的患者，有些药物可能在特定情况下会有所帮助。下面将对这些内容进行综述。

表 63-6　对没有进行甲状旁腺手术的无症状原发性甲状旁腺功能亢进症患者新旧治疗指南的比较

测量	旧指南	新指南
血清钙	半年 1 次	每年 1 次
24h 尿钙	每年 1 次	不建议
肌酐清除率	每年 1 次	不建议
血清肌酐	每年 1 次	每年
骨密度	每年 1 次	每年或每半年 1 次
腹部 X 线	每年 1 次	不建议

引自 Bilezikian JP, Brandi ML，Eastell R，et al：Guidelines for the management of asymptomatic primary hyperparathyroidism：summary statement from the Fourth International Workshop, *J Clin Endocrinol Metab.* 2014；99：3561–3569.

（一）一般措施

应指导患者充分补水，避免使用噻嗪类利尿药。也应避免长时间限水，这会增加高钙血症和高钙尿症风险。

（二）饮食

长期以来，PHPT 的饮食管理一直是一个有争议的领域。由于高钙血症，建议许多患者限制饮食中钙的摄入。然而众所周知，低钙饮食会导致正常人的 PTH 水平升高[206-208]。在有 PHPT 的患者中，即使异常的 PTH 分泌组织对循环钙浓度的轻微扰动并不敏感，如果严格限制饮食中的钙含量，PTH 水平仍有可能升高。相反，钙含量丰富的饮食可以抑制 PHPT 中的 PTH 水平，如 Insogna 等[209]所示，饮食中的钙水平也可能受环境中 1, 25(OH)$_2$D$_3$ 水平的影响。Locker 等[210]在正常水平 1, 25(OH)$_2$D$_3$ 的患者中，高钙饮食（1000mg/d）和低钙饮食（500mg/d）之间的尿钙排泄没有差异。另一方面，在 1, 25(OH)$_2$D$_3$ 水平升高的人群中，高钙饮食与高钙尿症恶化相关。该研究结果表明，如果 1, 25(OH)$_2$D$_3$ 的水平不增加，则可以将患者的饮食钙摄入量放宽至 1000mg/d，但如果 1, 25(OH)$_2$D$_3$ 的水平升高，则应更严格地控制钙的摄入量。

（三）药物

1. **磷酸盐**　口服磷酸盐可使血清钙降低达 1mg/dl[211, 212]。有复杂相互作用机制导致口服磷酸盐的这种调节作用。首先，在肠道磷的存在下，钙的吸收下降。其次，血清磷的增加会降低循环的 1, 25(OH)$_2$D$_3$ 水平。再次，磷酸盐可以是抗骨吸收剂。最后，血清磷增加会相应降低血清钙。口服磷酸盐的问题主要是胃肠道耐受性差、PTH 水平可能进一步升高及长期使用后可能导致软组织钙化。因此在 PHPT 的治疗中，已基本上不再使用。

2. **双膦酸盐**　理论上讲，双膦酸盐在 PHPT 治疗中具有吸引力，因为它们是抗骨吸收剂，具有降低骨转换的总体效果。尽管它们不直接影响 PTH 的分泌，但双膦酸盐可以降低血清和尿钙水平。第一代双膦酸盐的早期研究令人失望。依替磷酸盐无效[213]。在一些研究中，氯膦酸盐的使用与血清和尿钙的降低有关[214]，但这种作用是暂时的。阿仑膦酸盐在 PHPT 中得到了最广泛的研究。Rossini 等[215]和 Hassani 等[216]，以及紧随其后的是 Chow[217]、Parker[218]和 Kahn[219]等的研究，均以随机分组为特征。通常腰椎和髋部区域的 BMD 随着骨转换标志物的减少而增加。除了 Chow 等的研究外[217]，其余研究中血清钙均没有变化。这些结果表明，骨密度低的患者不宜进行甲状旁腺手术，阿仑膦酸盐可能有用。

3. 雌激素和选择性雌激素受体调节药 在 PHPT 中使用雌激素替代疗法的最早研究可追溯到 20 世纪 70 年代初。通常接受雌激素替代治疗的 PHPT 绝经后女性总血清钙水平降低 0.5～1.0mg/dL。Gallagher 和 Nordin [220] 首先报道了 10 名绝经后女性中在服用乙炔雌二醇后有降低血钙的作用。治疗 1 周后，血清和尿钙排泄迅速降低，在第 4 周持续下降［平均血清钙（正常范围为 8.9～10.2mg/dL）12.0 → 11.6 → 11.3mg/dl，$P < 0.0025$；平均尿钙为 402 → 291 → 283mg/g 肌酐，$P < 0.0005$］。随后的研究报道了对乙炔雌二醇和马结合雌激素的反应，血清和尿钙也有类似的下降 [221]。尽管在较早的研究中未检测到 PTH 的水平，但 Marcus [221]、Selby 及 Peacock [222] 报道了通过 C 端放射免疫分析法测定的 PTH 没有变化。Gray 等 [223] 也发现完整的 PTH 水平没有变化。

在研究患有 PHPT 的女性对雌激素替代疗法的代谢和骨骼反应时，已经采用了多种骨骼动力学方法。Gallagher 和 Wilkinson [224] 证明了钙平衡的正常化，相对于摄入量而言，排泄减少。对雌激素治疗的 PHPT 患者的 BMD 的研究表明，该治疗对股骨颈和腰椎 BMD 有益 [223]。

细胞因子在 PHPT 中对雌激素治疗的骨骼反应中的作用尚不清楚。尽管 PTH 的局部合成代谢作用可能部分由 IGF-1 介导，但雌激素在调节这种细胞因子的合成中起重要且独立作用。此外，绝经后女性的 IGF-1 水平低于绝经前女性。在绝经后的骨质疏松女性中发现了进一步的减少，这是由于与年龄有关的简单影响所致。目前尚不清楚 IGF-1 在 PHPT 中介导雌激素替代反应的确切作用，其水平降低（口服乙炔雌二醇、马结合雌激素或戊酸雌二醇）或略有升高（经皮雌激素）。鉴于女性健康研究在结论中表达了对长期使用雌激素的担忧，因此不再建议将雌激素用于甲状旁腺功能亢进症的药物治疗。

雷洛昔芬是一种选择性雌激素受体调节药，已在 PHPT 中进行了研究，但数据很少。在一项对 18 名绝经后女性的短期（8 周）试验中，雷洛昔芬（60mg/d）可使血清钙浓度和骨转换标志物轻度降低（0.5mg/dL），有统计学意义 [225]。但无长期数据或有关骨密度数据。

4. 对甲状旁腺素的抑制 对于 PHPT，针对药理学机制的最佳治疗策略是抑制甲状旁腺中 PTH 的合成和分泌。现在人们关注的是作用于甲状旁腺细胞钙敏感受体的化合物。这种 G 蛋白耦联受体将钙识别为其同源配体 [226–228]。当钙离子受体被细胞外钙增加激活时，其通过 G 蛋白耦联途径向细胞发出信号，从而提高细胞内钙浓度，从而抑制 PTH 分泌。通过改变钙对受体的亲和力来模拟细胞外钙作用的分子可以激活该受体，并抑制甲状旁腺细胞功能。苯烷基胺（R）-N（3- 甲氧基 -α- 苯乙基）-3-（2- 氯苯基）-1- 丙胺（R-568）是一种这样的拟钙剂化合物。在体外及正常绝经后女性中，发现 R-568 会增加细胞内钙，并减少 PTH 分泌 [229, 230]。该药还可抑制 PHPT 绝经后女性的 PTH 分泌 [231]。在第二代配体中，PHPT 中更广泛研究的是西那卡赛。笔者及同事 [232–234] 进行的研究表明，该药可使 PHPT 的血钙浓度降低至正常水平（图 63-7），尽管血钙浓度正常，但 PTH 水平仍未恢复正常。服药后 PTH 的确下降了 35%～50%。尿钙排泄没有改变，血清磷水平升高，但维持在正常范围的较低水平内，1, 25$(OH)_2D_3$ 水平不变。即使服用西那卡赛 3 年，平均 BMD 仍不会改变。Marcocci 等 [235] 已证明西那卡塞对难治性 PHPT 患者有效。Silverberg 等 [236] 已证明，西那卡塞可有效降低无法手术的甲状旁腺癌患者的血钙水平。

九、特殊表现

（一）新生儿原发性甲状旁腺功能亢进症

新生儿 PHPT 是一种罕见的疾病形式，由钙敏感受体的纯合失活引起 [237]。当以杂合形式存在时，它是一种良性高钙血症状态，称为家族高尿钙性高钙血症（FHH）。但是，在纯合子新生儿形式中，高钙血症很严重，除非很早就诊断，否则后果是致命的。治疗方法选择尽早进行甲状旁腺次全切除术，以去除大部分增生的甲状旁腺组织。

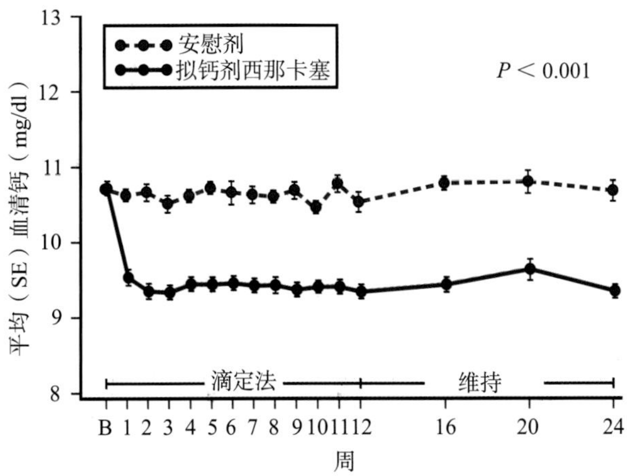

▲ 图 63-7　原发性甲状旁腺功能亢进症患者服用拟钙剂西那卡塞（实线）或安慰剂（虚线）时血清钙浓度的变化

引自 Shoback DM，Bilezikian JP，Turner SA，et al：The calcimimetic cinacalcet normalizes serum calcium in subjects with primary hyperparathyroidism，J Clin Endocrinol Metab. 2003；88：5644–5649.

（二）妊娠期原发性甲状旁腺功能亢进症

怀孕期间原发性甲状旁腺功能亢进症主要危害是其对胎儿和新生儿的潜在影响[238, 239]。怀孕期间 PHPT 的并发症包括自然流产、低出生体重、主动脉瓣狭窄和新生儿手足抽搐。最后一种情况是由于母体高血钙在怀孕期间很容易通过胎盘，抑制了胎儿的甲状旁腺。这些婴儿适应了宫内高血钙，出生后即患有功能性甲状旁腺功能减退症，并且在出生后的头几天会发生低钙血症和手足抽搐。如今，对于大多数患者（无论是否怀孕）都表现为轻度的 PHPT，建议采用个体化的方法来管理孕妇的 PHPT。许多轻度疾病患者可以安全地进行随访，无须手术即可成功获得新生儿结局。然而，在妊娠中期进行甲状旁腺切除术仍然是针对这种情况的传统做法。

（三）急性原发性甲状旁腺功能亢进症

急性 PHPT 被称为甲状旁腺危象、甲状旁腺毒症、甲状旁腺中毒和甲状旁腺风暴。急性 PHPT 特点为患者突发且危及生命的高钙血症发作[240–243]。急性 PHPT 的临床表现主要与严重的高钙血症有关。经常出现肾钙化或肾结石。骨膜下骨吸收的放射学证据也很常见。实验室检测非常有用，不仅可以检出非常高的血清钙水平，而且能发现 PTH 的极度升高至约正常水平的 20 倍[242]。急性 PHPT 类似于甲状旁腺癌。25% 的患者已有持续轻度高钙血症的病史。但是鉴于这种情况的罕见性，轻度无症状 PHPT 患者发展为急性 PHPT 的风险非常低。患者固有的内科合并症可能会诱发急性 PHPT。早期诊断和积极的治疗，然后进行手术治疗，对于取得成功的结果至关重要。

（四）甲状旁腺癌

甲状旁腺癌是一种惰性但仍可能致命的疾病，在 PHPT 病例中占不到 0.5%[244]。该病的病因尚不清楚，也没有明确的危险因素。没有证据证明是之前良性甲状旁腺腺瘤的恶性演变[245]。高钙血症是甲状旁腺癌的主要表现。该病倾向于没有大块的肿瘤效应，而是在颈部缓慢扩散。转移性疾病发现较晚，累及肺（40%）、肝脏（10%）和淋巴结（30%）最常见。

甲状旁腺癌的临床特征与良性 PHPT 的不同之处有几个重要方面[244]。首先，在癌症患者中未发现女性占优势。其次，血清钙和 PTH 升高幅度更大。结果，其甲状旁腺功能亢进症往往更加严重，大多数情况下会涉及典型的 PTH 过量。多达 60% 的患者可见肾结石或肾钙化，35%～90% 的患者可见明显骨骼受累的放射学证据。据报道，在 30%～76% 的甲状旁腺癌患者中可触及颈部肿块，在良性 PHPT 中明显不常见[246]。

恶性的腺体通常很大，常超过 12g。它们倾向于黏附到相邻结构上。在显微镜下，厚的纤维带将肿瘤细胞的小梁排列分开。这些细胞常有囊膜和血管浸润，这些细胞通常包含有丝分裂相[246]。

在甲状旁腺功能亢进症的遗传综合征中也有甲状旁腺癌的报道[247–250]，特别是在甲状旁腺功能亢进 - 颌骨肿瘤（HPTJT）综合征中[251]，这是一种罕见的常染色体疾病，其中多达 15% 的患者会患恶性甲状旁腺疾病。由于囊性改变是常见的，这种疾病也被称为囊性甲状旁腺腺瘤病[252]。在 HPTJT 中，有 30% 的病例可见上颌骨和下颌骨的骨性纤维化。较少见的是肾脏病变，包括囊肿、多囊性疾病、血管瘤或 Wilms 瘤[253]。曾有报道家族性孤立性甲状旁腺功能亢进症中有甲状旁腺癌[248, 254]。在 MEN1 综合征和 MEN1 体细胞突变时，根据病理诊断，也报道了甲状旁腺癌[255-257]。然而，MEN1 的甲状旁腺病变反复发作可能与甲状旁腺癌表现类似，但实际上并不是恶性肿瘤的结果。MEN2a 综合征中已报道了 1 例甲状旁腺癌[258]。

视网膜母细胞瘤抑癌基因的缺失以前被认为是甲状旁腺癌的标志[210]，但最近的研究并没有明确地支持这种观点[259]。Shattuck 等的研究[260, 261]为甲状旁腺癌的分子发病机制提供了新的见解。15 名散发性甲状旁腺癌患者中有 10 名的 *HRPT2* 基因突变。在大量甲状旁腺癌患者中，编码副纤蛋白的 *HRPT2* 基因已在许多甲状旁腺癌患者中突变。Marcocci 等[244]对这一问题进行了综述，指出了副纤蛋白在甲状旁腺癌中的潜在作用。Shattuck 等[261]在 15 例甲状旁腺癌患者中有 3 例显示突变存在于家系中。家系中突变的存在表明，该疾病可能与隐含该基因的 HPTJT 综合征有某种联系[261]。此外，HPTJT 综合征的甲状旁腺癌风险增加。实际上，具有家系突变的患者及其亲属的某些临床特征表明，存在 HPTJT 综合征或表型变异[262-264]。

目前，手术是可用于该病的唯一有效疗法。首次手术治愈的概率最大。疾病复发后治愈的可能性不大，尽管此后可能会郁积多年。肿瘤对放射线不敏感，尽管有一些局部放疗导致肿瘤消退的报道。传统的化疗无效。当发生转移时，可以选择单独切除，特别是在肺中仅发现一个或两个结节的情况下。这种孤立性转移瘤永远无法治愈，但会导致缓解时间延长，有时可持续数年。同样，颈部肿瘤组织的局部减缓可能是姑息性的，尽管恶性组织总是会残留下来。

化疗在这种疾病中的作用非常有限。Bradwell 和 Harvey[265]尝试通过向甲状旁腺癌导致严重高钙血症的患者注射自身循环 PTH 抗体，进行免疫治疗。与 PTH 抗体滴度上升同时发生的是，之前的难治性高血钙发生戏剧化的下降。最近的报道[266]提供了单例转移性甲状旁腺癌使用 PTH 免疫治疗抗肿瘤作用的证据。相反，重点已集中在控制这种破坏性疾病中的高钙血症上。静脉用双膦酸盐已被用作治疗严重高钙血症的药物。尽管在短期内可有效治疗严重的高钙血症，但它们并未使得长期门诊患者血清钙水平正常化。拟钙剂有望在门诊提供降钙作用。我们小组[267]报道了 1 名接受拟钙剂 R-568 治疗的患者，尽管存在广泛的转移性疾病，但患者的血清钙水平仍控制在相对正常水平达 2 年之久。Silverberg 等，[236]的更广泛经验则提供了更多证据，证明西那卡塞可用于甲状旁腺癌的治疗。美国 FDA 批准了该药用于甲状旁腺癌患者高钙血症的治疗。基于广泛的研究[268]，西那卡塞也被批准用于继发性甲状旁腺功能亢进症的血液透析患者。在甲状旁腺癌中使用该药物可改善血清钙水平，并减少恶心、呕吐和精神嗜睡的症状，这些症状通常伴随高钙血症。没有关于西那卡塞对甲状旁腺癌中肿瘤生长影响的数据。同样地，也没有关于联合西那卡塞和双膦酸盐治疗甲状旁腺癌的数据，前者用于减少癌症中 PTH 的分泌，而后者用于减少骨骼中钙的释放。尽管仍然存在许多问题，但是当不适合通过手术切除癌组织时，西那卡塞确实为控制顽固性高钙血症提供了一种选择。

十、总结

本章对 PHPT 的现状进行了全面的总结。在经济发达国家，这种无症状性疾病的临床表现引发了一些问题，即无症状的患者在多大程度上可能会参与靶器官的活动，哪些患者应该进行甲状旁腺手术，哪些患者可以在没有手术干预的情况下得到安全随访，此外还有新的药物治疗方法的问题。关于该疾病的自然病程和病理生理学问题依然引起人们极大的兴趣。由于这种疾病似乎有几种不同的进展方式，因此很显然，需要不断进行更多且细致研究，以获得对该疾病的新见解。

致谢

这项工作得到了美国国立卫生研究院 NIDDK32333、DK084986 和 RR00645 的部分资助。

第 64 章　恶性高钙血症

Hypercalcemia of Malignancy

Karena L. Swan　John J. Wysolmerski　著

刘喆隆　韩　夏　译

要　点

- 高钙血症是恶性肿瘤的常见并发症。
- 恶性肿瘤的体液性高钙血症通常由骨骼外肿瘤分泌的循环性甲状旁腺激素相关蛋白升高引起。
- 局部溶骨性高钙血症是由位于骨微环境内的肿瘤细胞产生局部细胞因子引起的。
- 骨吸收是多余的钙释放到循环中的关键病理生理机制。
- 降低骨吸收并可能治疗潜在的恶性肿瘤，可以有效地治疗恶性高钙血症。

一、历史背景

高钙血症是癌症的常见并发症，在恶性疾病过程中可能发生于 20%～30% 的患者中[1]。据估计，患有这种疾病的患者在 30 天内的死亡率达 50%[2]。首次报道恶性肿瘤相关高钙血症（MAHC）的病例发生在 20 世纪 20 年代，这与血清钙测定方法的发展相吻合[3]。1936 年，发表了第一批 MAHC 患者病例[4]，报道的是患有骨髓瘤或乳腺癌并伴有骨骼疾病的患者，其高钙血症归因于局部肿瘤浸润引起的骨骼破坏。

1941 年，Fuller Albright 提出了另一种机制：循环体液因子可能引起某些 MAHC 病例[5]。20 世纪 50—60 年代发表的研究通过描述缺乏骨转移的高钙血症患者来支持这一假说[6, 7]。这些患者患有鳞癌、肾和泌尿生殖系统癌症，而不是乳腺癌或骨髓瘤。Lafferty 得出结论，这些肿瘤必须分泌甲状旁腺激素，并将其命名为假性甲状旁腺功能亢进症[8]。

那时，人们认为肿瘤可能通过直接侵犯骨骼或通过体液作用于骨骼而引起高钙血症。我们现在将这些条件称为 MAHC 的两个亚型。第一个是局部溶骨性高钙血症（LOH），第二个是恶性体液性高钙血症（HHM）。体液类型通常在临床实践中占主导地位[9, 10]。

如稍后所述，在 20 世纪 80 年代，研究人员在 LOH 和 HHM 的病理生理学均获得显著突破。首先，人们认识到，肿瘤细胞可以生成细胞因子，促进骨微环境中局部破骨细胞的生成，使其破骨活性增强。其次，对 HHM 的研究导致发现了一种新的激素，即甲状旁腺激素相关肽（PTHrP），它与甲状旁腺激素在进化上相关，并与相同的受体结合。所以当肿瘤将 PTHrP 分泌到循环系统中时，它就像 PTH 一样，在整个骨骼中增加破骨细胞的分化和活性。同样清楚的是，还存在另外两种类型的 MAHC，即淋巴瘤患者中 1, 25$(OH)_2$ 维生素 D 诱发的高血钙症和甲状旁腺激素的异位生成。这些将在本章中进一步讨论。

二、钙代谢的正常生理

钙以两种主要形式存在于体内。首先，钙盐是骨骼羟基磷灰石的关键成分，可为骨骼提供结构完整性，从而使该器官能够承受重量，支持运动并保护内部器官。其次，细胞外液（ECF）和细胞质中的可溶性钙离子有助于多种生化反应，信号级联和生物电传导系统。在成年人体内，约有1000g钙，其中99%在骨骼中[11]。因此，在ECF和软组织中仅发现1%的钙。骨骼钙和ECF钙是可相互交换的，在钙浓度较低时允许骨骼向ECF提供钙，并在需要时储存过多的钙。离子钙或游离钙约占循环池的50%，其余部分与血清蛋白结合。钙在循环中主要与白蛋白结合，但也可以与柠檬酸盐或硫酸盐络合[11]。钙离子是生理上重要的部分，但由于需要在厌氧条件进行收集和处理，因此很难测量。尽管某些医疗中心现在可常规测量钙离子分数，但临床上最常用的血清总钙是钙离子分数测量的间接代替方法。

甲状旁腺、肾脏、骨骼和肠道这些器官都通过甲状旁腺激素（PTH）、维生素D和PTH相关蛋白（PTHrP）的作用参与钙平衡。这些交互作用将更详细地描述。

（一）甲状旁腺激素和钙敏感受体

PTH产生于位于甲状腺上极和下极附近的4个甲状旁腺。这些腺体分别来自第四和第三鳃，在胚胎迁移路径的任何地方都可以找到。

PTH是由84个氨基酸构成的单链蛋白，由前甲状旁腺肽合成，这种前肽被裂解两次，以产生激素的生物活性形式PTH 1～84[12]。PTH具有非常短的半衰期，以数分钟计，并由肝脏和肾脏降解。PTH的C端片段在降解时释放到循环中，由肾脏排泄。甲状旁腺分泌颗粒还消化PTH的氨基端部分，并在高钙环境释放C端部分进入循环[13]。PTH分泌受细胞外钙离子浓度的调节，钙离子浓度的微小变化即可导致PTH分泌量的较大变化[14-16]。

甲状旁腺细胞通过G蛋白耦联受体［称为钙敏感受体（CaSR）］检测细胞外钙浓度变化，来调节PTH分泌[17-21]。钙与钙敏感受体结合，激活下游信号，传导级联反应，从而抑制PTH合成和分泌[18, 19, 22]。持续升高的钙水平可导致甲状旁腺细胞内的PTH降解[23]。CaSR还表达在肾脏中，在肾脏中它调节肾小管对钙的处理。高钙血症激活CaSR，从而抑制肾脏对钙的重吸收[24]，并排泄尿液中多余的钙。

PTH的作用通过G蛋白耦联受体（1型PTH/PTHrP受体，PTH1R）进行介导，因为它对PTH和PTHrP同时发生反应。PTH激活受体会激活多个信号级联反应，但目前最清楚的是腺苷酸环化酶途径。在肾脏中，PTH作用于近端肾小管细胞，从管腔膜上去除和降解磷酸钠共转运蛋白2a和2c（NPT2a和NPT2c），从而抑制磷酸盐的重吸收[25]。它还刺激近端肾小管细胞中肾脏1α-羟基化酶的活性，并抑制24-羟基化酶，从而增加了具有生物活性的1, 25(OH)$_2$维生素D[26]。PTH从肾小球滤出液中回收钙，增加肾脏中钙的再吸收。还有一个与PTH无关的旁细胞过程，与钠的重吸收有关。通过增加小管腔侧的正电荷，PTH促进Henle皮质厚上升襻的钙重吸收。在远端小管中，钙通道嵌入顶膜中，以刺激基底外侧钠-钙的交换[27]。PTH刺激骨骼表面钙池的钙，使钙穿过跨骨膜细胞进行运输，这样PTH可以激活骨骼更新并释放储存的钙。它还刺激骨吸收和骨形成。PTH增加成骨细胞和破骨细胞的数量和活性，增加成骨细胞前体池的大小[28]，增加成熟成骨细胞的成骨活性，并促进集落刺激因子1和受体激动药的释放、核因子κB（NF-κB）配体（RANKL）的生成，刺激新破骨细胞的形成并激活成熟的破骨细胞[29]。PTH抑制成骨细胞生成护骨素，而护骨素是RANKL的可溶性诱饵受体，可抑制破骨细胞的发育。PTH对骨骼更新的最终影响取决于PTH暴露的方式。PTH持续长期升高会刺激骨的净吸收，而间歇性PTH刺激可导致骨的净形成。有关PTH的进一步讨论见第56章。

（二）维生素D

在皮肤中，角质形成细胞吸收紫外线，并将7-脱氢胆固醇转化为维生素D$_3$[30]。这是维生素D的生物惰性形式，必须在肝脏中通过维生素D25-羟基化酶将其羟化为25-羟基维生素D$_3$[31]。当

25- 羟维生素 D_3 通过 25(OH)D-1α 羟基化酶（1α-羟化酶）转化为 1, 25$(OH)_2$ 维生素 D_3 时，肾脏发生第二次羟基化反应 [31]。肾脏中的这种酶促过程受到 PTH 和磷酸盐的刺激，并受到高钙血症和 FGF23 的抑制。1α- 羟基化酶也表达在免疫细胞中，特别是活化巨噬细胞。因此，巨噬细胞通常在肉芽肿中可产生 1, 25$(OH)_2$ 维生素 D_3。

维生素 D 是一种类固醇激素，可与特定的核受体相互作用，以调节基因表达。维生素 D 受体（VDR）是配体结合转录因子的类固醇激素受体家族的成员 [31-33]。当存在 1, 25$(OH)_2$ 维生素 D 时，维生素 D 受体与类维生素 A 酸 X 受体型成异源二聚体，并与靶基因中的特定 DNA 序列结合 [34, 35]。1, 25$(OH)_2$ 维生素 D 通过刺激 TRPV6 的表达，促进饮食中的钙吸收，TRPV6 是一种锥形膜钙通道，可增强钙调蛋白 D 等中介体的产生，而使钙流入肠道上皮细胞。通过刺激钙泵 Ca ATP 酶 1b（PMCA1b），促进钙在细胞质中的移动，该泵通过肠道肠细胞的基底侧膜转运钙，可能是通过密封蛋白 2 和 12 水平的变化，改变肠道细胞间紧密连接的电荷选择性，进而增强细胞旁钙的吸收。在病理学水平，1, 25（OH）2 维生素 D 可以与成骨细胞上的 VDR 结合，刺激 RANKL 的成骨细胞生成，进而增加骨吸收，导致破骨细胞活化和骨吸收 [36, 37]。详细讨论见第 59 章维生素 D 化学和生物学相关内容。

（三）甲状旁腺激素相关蛋白

甲状旁腺激素相关蛋白（PTHrP）是 PTH 的“表亲”，这两种肽都来自相关基因，与 TIP-39 一起构建了一个小的基因家族。PTHrP 最初被确定为 MAHC 的病因。现在有许多研究表明，PTHrP 是一种广泛表达的细胞因子，涉及各种生理功能。第 57 章对 PTHrP 有更详细的讨论。以下是一个简短的讨论，使读者能够体会其在恶性体液性高钙血症中的病理生理学作用（见下文）。

在人类中，PTHrP 由一个单拷贝基因编码，该基因包含 8 个外显子和至少 3 个启动子，位于第 12 号染色体 [38-40] 的短臂上。在基因 3' 端，选择性剪接产生了三类不同的 mRNA，它们编码 139、141 或 173 个氨基酸的特异性翻译产物。在发育或功能的某个阶段，几乎在每个器官中都发现了 PTHrP mRNA。许多不同的激素和生长因子调节 PTHrP mRNA 的转录和 / 或稳定性。与 PTH 一样，CASR 可调节许多细胞中的 PTHrP 基因表达 [41, 42]。

PTHrP 的氨基末端与 PTH 的氨基末端非常相似。这两种肽在前 13 个氨基酸序列中共享 8 个，并在接下来的 21 个氨基酸中具有高度类似的二次结构。这些常见的序列允许两种蛋白质结合，并激活相同的 PTH/PTHrP 受体（PTH1R）。绝大多数体外研究表明，该受体以相同的亲和力结合 PTHrP 和 PTH，并且两者以相同的方式激活受体。但是，人类 PTH1R 对 PTH 和 PTHrP 的反应可能略有不同。两种肽与受体不同构象状态的结合可能存在物理性差异，因此 PTHrP1-36 的 cAMP 生成持续时间比 PTH1-34 短 [43]。然而，当 PTHrP 进入体循环时，它可以模拟 PTH 的作用，并在 HHM 中引起高钙血症 [44]。

在几乎所有器官中，至少某些细胞中发现有 PTHrP，并且在这些细胞中 PTHrP 有不同功能。目前已经确证的 PTHrP 作用，包括在软骨内骨发育过程中对生长平台的作用、乳腺发育，舒张血管和子宫平滑肌的能力，以及刺激胰腺胰岛细胞增殖。第 57 章更详细地讨论了这些功能。与其在癌症中引起高钙血症的作用相似，PTHrP 在哺乳期间的作用值得强调。生成乳汁需要大量的钙，其中很多来自母体骨骼。结果，哺乳期女性在完全母乳喂养的前 6 个月中会损失 5%～8% 的骨量，而哺乳期啮齿动物在 12～14d 内可能损失 25%～30% 的骨量。在此期间的骨质流失，有一部分是由从乳腺上皮细胞分泌到体循环中的 PTHrP 所介导的。这是血 PTHrP 浓度呈生理性升高的唯一情况，并且像 PTH 一样，在哺乳期间 PTHrP 促进骨吸收，以释放骨骼中的钙储存。这种在生殖周期中类似 PTH 的功能可能是由生物进化压力所致，因为这有助于维持 PTHrP 与 PTH 共享同一受体的能力，尽管在其他所有方面，两种肽的功能大相径庭。由于 HHM 的存在是因为 PTHrP 和 PTH 共享相同的受体，最终，这种进化压力也解释了为什么高钙血症发生在许多恶性肿瘤中 [45]。

三、恶性肿瘤相关性高钙血症

从历史上看，MAHC 被分为两个主要类别。第一类发生在很少或没有骨转移但弥散性上调骨吸收的患者中。这些肿瘤生成释放到循环中的体液因子（通常为 PTHrP），并导致破骨细胞数量和活性增加。这种类型的 MAHC 被称为恶性体液性高钙血症（HHM）。第二大类为具有广泛溶骨性骨转移的肿瘤。在这些肿瘤中，骨骼内的转移细胞产生局部旁分泌因子，从而增加肿瘤沉积物周围的破骨细胞骨吸收，但不能全身吸收。这些肿瘤中，需要骨骼内肿瘤较大才能引起高钙血症。

（一）恶性体液高钙血症

HHM 是两种 MAHC 中较为常见的，有连续系列病例报道 MAHC 患者中占 75%～80% [9, 10]。典型的 HHM 最常发生在鳞癌、肾和泌尿生殖道恶性肿瘤，一些乳腺癌和人类 T 细胞白血病病毒（HTLV）1、相关的成人 T 细胞白血病 / 淋巴瘤 [46]。然而几乎所有的肿瘤类型都报道偶尔导致 HHM。很难确定不同类型癌症患者 HHM 的确切发病率，因为随着癌症的进展，其比例通常会增加，如约 15% 的肾细胞癌患者在治疗前出现高钙血症 [47]。相比之下，多达 50% 的头部和颈部鳞状细胞肿瘤患者在随后数年最终患上了 HHM [48]。事实上，高钙血症通常是晚期癌症的并发症，HHM 患者的预后状况很差，报道表明中位存活率为 2～3 个月 [49, 50]。

HHM 最常见的是远离骨骼的肿瘤所致，将 PTHrP 释放到全身循环中。PTHrP 通常是肿瘤原细胞的正常产物，但在恶性肿瘤中，PTHrP 的产生受到肿瘤细胞上调，通常肿瘤会避开将 PTHrP 限制在局部组织环境中的正常屏障。因此 PTHrP 进入全身循环，并进入骨骼和肾脏组织接收 PTH 信号的 PTHR1 池。这与 Stewart 及其同事在 1980 年首次定义的生化异常特征模式有关 [9]。在这些患者中血清钙水平升高，这与 PTH 受抑制及 1, 25$(OH)_2$ 维生素 D 浓度低相关。结果，肾脏中的钙清除率增加，肠内钙的吸收减少，从而造成了严重的负钙平衡。血清磷水平正常或降低，伴有 TmP/GFR 降低。肾源性 cAMP（NcAMP）排泄率升高，尽管循环 PTH 水平降低，但仍反映了近端肾小管 PTH 受体的激活。HHM 中升高的 NcAMP 水平构成了生化分析的基础，该生化分析导致了肿瘤中 PTHrP 的纯化并在 20 世纪 80 年代克隆了 PTHrP 基因。

HHM 中的高钙血症是由骨骼中钙的释放所致，其释放速率超过了肾脏排泄多余负荷的能力（图 64–1）。患者最初发展为高钙尿症，但由于渗透性利尿和钙的作用而最终发展为脱水，这归因于远端小管和收集管上 CaSR 的活化，导致某种形式的肾原性尿崩症。一旦患者脱水，血清钙水平通常会迅速上升，继而患者会出现嗜睡、食欲缺乏和意识错乱等症状，这只会加剧脱水并加速血清钙的上升。

尽管 PTH 和 PTHrP 作用于同一受体，但 HHM 的一些生化方面与原发性甲状旁腺功能亢进症中所见的变化不同。首先，如前所述，HHM 的肾钙清除率高于甲状旁腺功能亢进症。其次，虽然 PTHrP 水平升高，但 HHM 中 1, 25$(OH)_2$ 维生素 D 水平被抑制，而原发性甲状甲状旁腺亢进症中 PTH 升高导致 1, 25$(OH)_2$ 维生素 D 水平升高。最后，HHM 患者的骨组织形态计量学研究显示，骨吸收率非常高，但骨形成率却受到抑制 [51]。与之相反的是，通常在原发性甲状旁腺功能亢进症中，骨形成和骨吸收的速率均升高。当测量了骨转换的生化指标，如总脱氧吡啶诺啉（Dpyd）、吡啶啉交联的 1 型胶原羧基末端端肽（ICTP）、血清骨钙素（OC）和血清骨型碱性磷酸酶（B–ALP），发现 HHM 中骨形成率与甲状旁腺功能亢进症存在相似的差异 [52]。尚不完全清楚，如果两种肽都作用于同一受体，为什么 PTHrP 升高会对肾脏和骨骼细胞产生不同的作用。尽管如此，Horwitz 及同事的研究表明，在刺激 1, 25$(OH)_2$ 维生素 D 生成方面，输注 PTHrP 不如输注 PTH 有效 [53]。有趣的是，在同一研究中，PTH 和 PTHrP 等效地刺激了肾小管对钙的重吸收 [53–55]。至于骨形成与骨吸收的解耦联，肿瘤源性 IL–6 与人类鳞状细胞癌有关，后者也分泌 PTHrP，该细胞因子可能促进破骨细胞骨吸收并抑制成骨细胞功能 [56]。最后，尽管 PTHrP 和 PTH 在许多实验系统中似乎具有同等作用，但最近的研究表明两种肽与 PTH1R 结合的方式存在差异，这可能是一种潜在的机制，使这两种蛋白在信号传

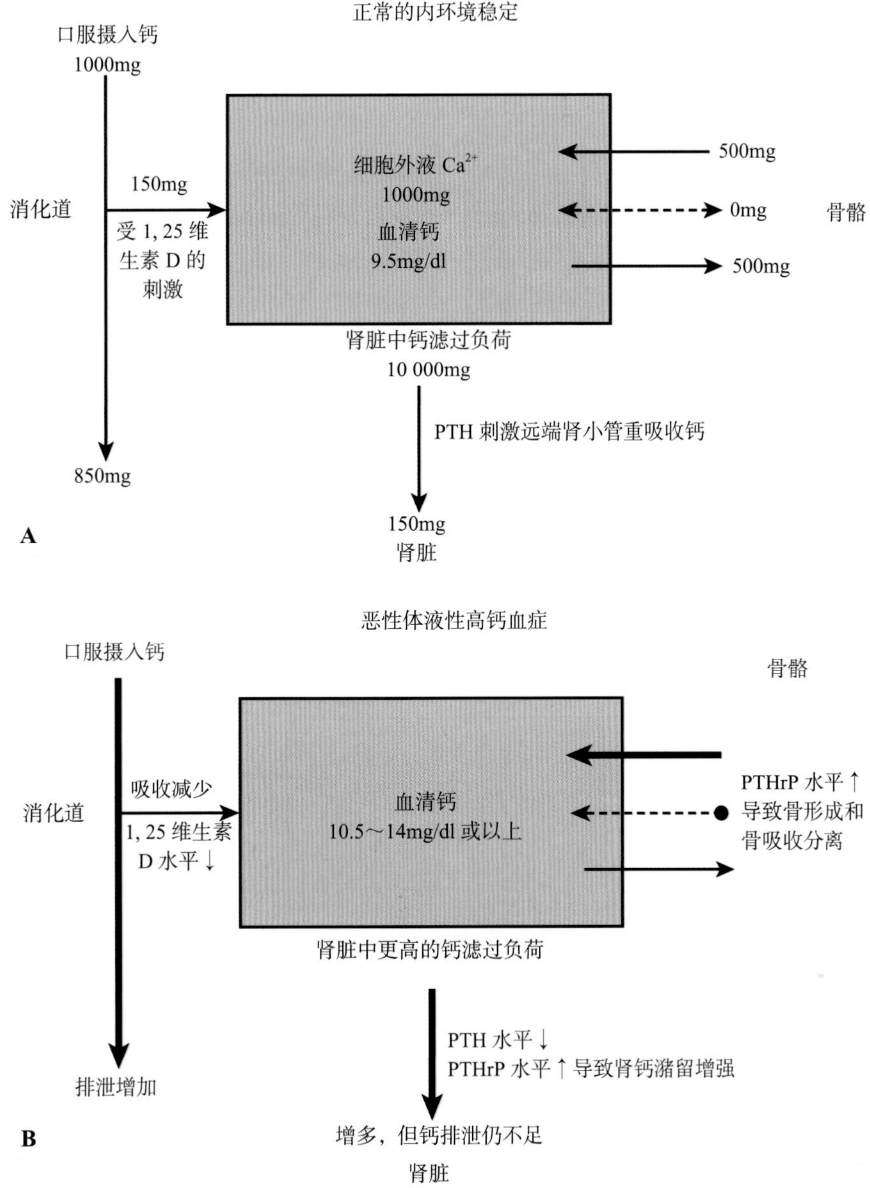

▲ 图 64-1　正常钙通量与 MAHC 的比较

A. 中间框代表细胞外液（ECF），它含有约 1000mg 的钙。这个腔室与胃肠道、肾脏和骨骼相连。流入和流出 ECF 的通量以 mg/d 计算。在内环境稳定的条件下，钙平衡为零；B. 在恶性体液性高钙血症中，循环 PTHrP 水平升高导致骨形成的骨吸收和骨钙净输出的分离。1, 25 维生素 D 水平降低会导致肠道钙吸收减少。肾脏过滤增加钙的负荷，PTHrP 作用于肾脏，以增强肾钙潴留。然而，这不足以降低血清钙浓度到正常水平

递中可能具有组织特异性差异，从而解释它们对 1, 25 维生素 D 产生和成骨细胞促进骨形成的不同作用[43, 44, 57, 58]。

（二）甲状旁腺激素的异位产生

尽管最初认为 HHM 是异位 PTH 产生的继发分子，但 MAHC 实际上是由 PTH 异位产生引起。文献报道非甲状旁腺肿瘤引起的异位甲状旁腺功能亢进症约有 18 例。这些肿瘤包括神经内分泌肿瘤、肝细胞癌、甲状腺髓样癌、卵巢癌、小细胞肺癌、鳞癌、肾脏横纹肌瘤、子宫内膜腺鳞癌和胸腺瘤[59–73]。免疫放射双位点检测完整结构的 PTH 和 PTHrP，可确定 PTH 或 PTHrP 是否导致恶性高钙血症。在这些检测中，PTH 和 PTHrP 没有交叉反应[59]。Nussbaum 及同事描述了 1 例卵巢癌患者，其中肿瘤细胞的基因评估显示，在 PTH 基因上游调控区

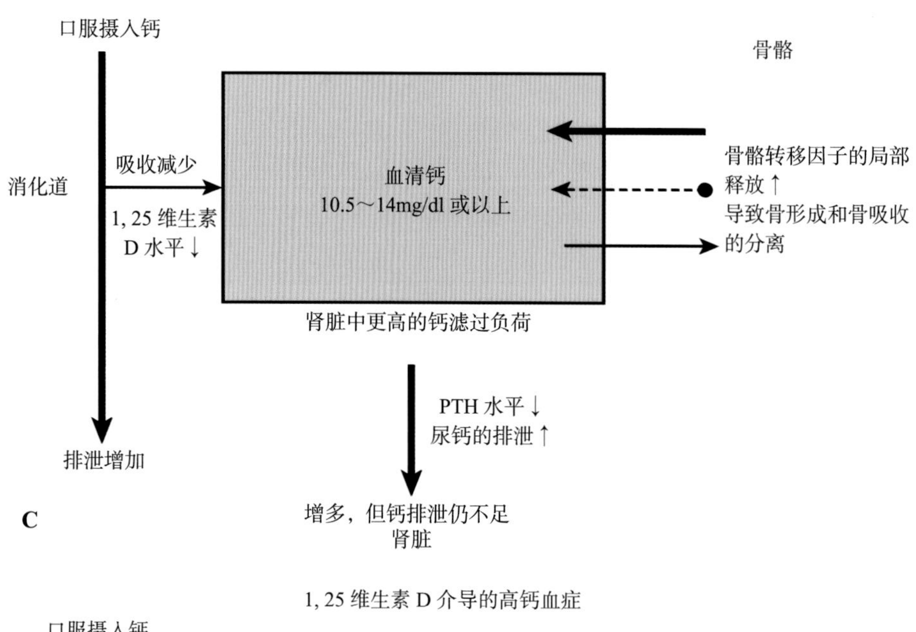

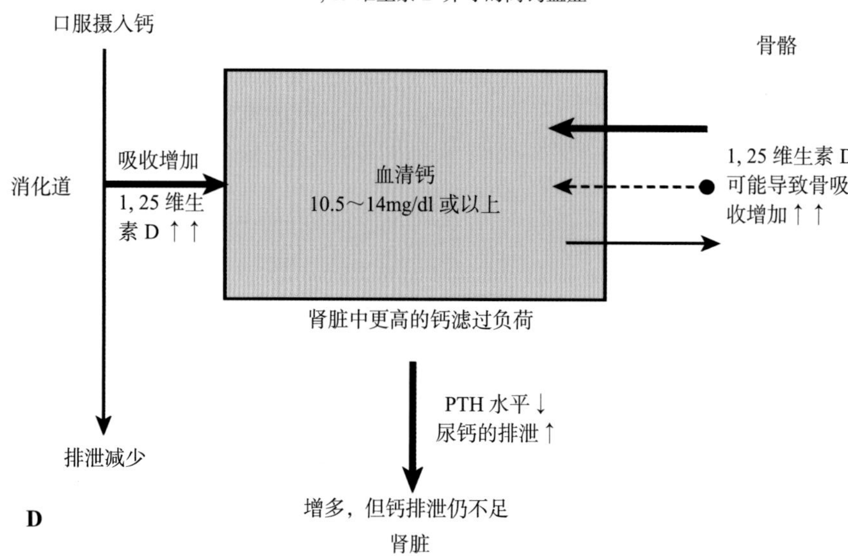

▲ **图 64-1（续） 正常钙通量与 MAHC 的比较**

C. 在局部溶骨性高钙血症中，骨骼转移因子的局部释放导致骨吸收与形成的局部分离。如果有足够的转移，就可以从骨骼中净输出钙。1, 25 维生素 D 水平降低会导致肠道钙吸收减少。肾脏过滤增加的钙负荷，但这不足以降低血清钙浓度至正常水平；D. 在 1, 25 维生素 D 介导的高钙血症中，肠道钙吸收显著增加，骨吸收也可能增加。肾脏过滤增加的钙负荷，但这不足以将血清钙浓度降低至正常水平［A 图，改编自 Stewart AF. Normal physiology of bone and mineral homeostasis. In Andreoli TE，et al. (eds.). Andreoli and Carpenter's Cecil essentials of medicine. Philadelphia：Elsevier Saunders；2010.］

域有 DNA 扩增和重排，导致 PTH 表达增加 [59]。Van-Houten 及其同事描述了 1 名患有高等级胰腺神经内分泌癌的患者，该患者被发现具有异位 PTH 产生。对这些肿瘤细胞的遗传学评估显示，PTH 基因启动子的反式激活与 PTH 基因位点的低甲基化有关，表明肿瘤细胞中 PTH 基因转录的重新激活 [70]。

（三）1, 25- 二羟维生素 D 过度生成

HHM 的另一个罕见原因是霍奇金淋巴瘤和非霍奇金淋巴瘤，都大量生成 1, 25$(OH)_2$ 维生素 D [74–78]。在这种情况下，肿瘤内或其周围 1α- 羟基化酶活性的局部激活导致维生素 D 活性形式的过量生成。这表明肿瘤细胞会产生某种旁分泌因子，从而上调巨

噬细胞中 1α- 羟基化酶的表达，尽管尚不清楚淋巴瘤细胞有时是否还能表达 1α- 羟基化酶。与肾脏不同，对肿瘤相关的 1α- 羟基化酶活性没有系统性的反馈抑制作用，但是 1, 25$(OH)_2$ 维生素 D 的产生对 25- 维生素 D 的水平有反馈效应。这些患者的高钙血症主要是由于肠道中钙的过度吸收所致，尽管较高的 1, 25 维生素 D 水平也可以直接引起骨骼吸收（图 64–1）。患者通常有正常血清磷酸盐水平，而肾钙排泄增加。在高钙血症时，可适当抑制 PTH 水平，但无法测量 PTHrP 浓度 [77]。然而，高钙血症也可以由分泌 PTHrP 的淋巴瘤引起。因此，在这种情况下，检测 PTHrP 水平在临床上很重要。

（四）局灶性溶骨性高钙血症

局灶性溶骨性高钙血症（LOH）是 MAHC 的第二种最常见形式，约占 MAHC 患者报道的 20%～30% [9, 10, 79]。在 LOH 患者中，高钙血症是由骨内肿瘤生长引起，这导致骨转移周围的骨溶解受到刺激，钙释放到全身循环中。通常出现高钙血症的患者有广泛的骨骼转移，出现这种综合征的最常见肿瘤包括骨髓瘤、乳腺癌和淋巴瘤。

该疾病的生化表现是高钙血症、PTH 和 1, 25$(OH)_2$ 维生素 D 含量降低，这与 HHM 相似。但是在这种情况下，患者的血清磷浓度正常，而且肾磷酸盐阈值正常。与 HHM 相比，PTHrP 水平无法检测，因此降低了肾脏 cAMP（cAMP）水平，继发于 PTH 下降。尿钙排泄增加，是由于在高钙血症条件下发现的钙过滤负荷增加，以及在较低 PTH 水平下远端肾小管钙重吸收减少所致。由于循环中的 1, 25$(OH)_2$ 维生素 D 水平降低，因此钙的肠道吸收也降低了。与 HHM 一样，这会导致钙净负平衡。

LOH 的病理生理学是溶骨性骨转移的病理生理学的延伸。为了使肿瘤细胞在骨骼中生存和生长，它们会影响正常骨骼细胞的行为以重塑骨骼微环境，从而经常激活骨骼的吸收并引起溶骨。这导致从骨基质释放因子，继而刺激肿瘤细胞的进一步生长，引起更多的骨溶解。肿瘤周围骨溶解和肿瘤生长的这种恶性循环一直是许多研究的重点。简而言之，肿瘤细胞可能产生可溶因子，导致破骨细胞募集、分化和活性增加 [80–83]。在一些肿瘤中还出现抑制成骨细胞介导的骨形成因素。其结果是肿瘤导致进行性骨破坏，从而使其在骨骼内扩展。如果溶骨性转移的程度足够严重，那么钙从骨骼中的释放将超过肾脏排泄滤过负荷的能力，并且患者将出现临床上的高钙血症，通常与其肾功能不全有关（图 64–1）。与 HHM 相反，LOH 患者中不会发生全身骨骼的骨吸收，而只是在单个肿瘤沉积物周围发生。之前已对骨转移的一般病理生理学进行了详细讨论。在这种情况下，我们将仅简要回顾一些与骨溶解恶性循环有关的主要细胞因子，但请读者参阅其他综述，以更全面地讨论该主题 [84–86]。

骨髓瘤是最常见的导致广泛骨破坏和高钙血症的一种肿瘤。40 年前，Mundy 报道了由骨髓瘤细胞产生的破骨细胞活化因子（OAF）[87]。随后的许多研究已经确定了由骨髓瘤细胞产生的一系列细胞因子，它们具有引起骨溶解的能力。这些包括白介素 1α（IL–1α）、IL–1β、肿瘤坏死因子 α（TNF–α）、淋巴毒素（TNF–β）、转化生长因子（TGF–α）、巨噬细胞炎性蛋白 1α（MIP–1α）、IL–3、IL–6 和 CD–47 [88]。这些细胞因子中有许多可以增加成骨细胞产生的 NF–κB 配体受体激活药（RANKL），进而提高破骨细胞的分化和活性 [89–91]。RANKL 是成骨细胞产生的主要因子，可调节破骨细胞的产生和活性，并且该因子通过破骨细胞祖细胞和成熟破骨细胞上发现的 RANK 受体起作用。近年来已经清楚的是，骨形成的受抑制在骨髓瘤所致骨病的发病机制中也很重要。这似乎与骨髓瘤细胞分泌 WNT 信号通路的抑制药 Dickkopf1（DKK–1）有关。Wnt 信号可抑制成骨细胞活性和骨形成，增加局部骨溶解和钙从骨中的释放 [92–94]。

乳腺癌是第二种与 LOH 相关的典型肿瘤类型。骨转移在乳腺癌中很常见，在高达 70% 的晚期患者中发生。与骨髓瘤一样，通常乳腺癌的骨转移也是溶骨性的，如果骨骼中肿瘤负荷足够大，那么骨骼中就会释放出大量的钙，从而打破了人体生理的平衡调节机制，导致高钙血症。目前尚难以确定乳腺癌和骨转移患者中高钙血症的发生率。较早的研究表明，所有乳腺癌患者中有 10%～15% 会发生高钙血症，其中大多数患有骨转移。在最近的一些研究（药物临床试验）中，将高钙血症、病理性骨折、为预防骨折高危风险而施行的放射治疗，以及骨痛归类为骨相关事件（SRE），并且常常不将高钙血症的发生做单独的报道。在这些临床试验中，骨转移患者对照组的 SRE 率约为 60%。而预防性使用双膦酸盐可使 SRE 总数降低 15%，因此双膦酸盐药物在乳腺癌和骨转移患者中的广泛使用可能使高钙血症的发生率至少降低这个程度 [95]。

与骨髓瘤细胞一样，已确认乳腺癌细胞会产生多种诱导局部骨吸收的因子（图 64–2）。这些因子中，对 PTHrP 的研究最为透彻。众所周知，PTHrP 是由许多原发性乳腺癌产生的，有时会导致典型的 HHM [96]。然而，有动物模型表明，乳腺肿瘤细胞局部产生 PTHrP 会促进与骨骼转移相关的骨溶解 [97, 98]。这些研究表明，针对骨骼的微环境，转移至骨骼的乳腺癌细胞比原发性肿瘤细胞产生更多的 PTHrP [98, 99]。现发现在骨骼吸收位点释放的 TGF–β，可通过涉及转录因子 Gli2. 的信号通路上调 PTHrP 的产生 [100]。PTHrP 反过来会增加 RANKL 的产量并降低 OPG 的产量，从而增加破骨细胞的数量和活性 [99]。这在 PTHrP 产生和骨吸收之间建立了前馈环，从而导致骨溶解的恶性循环。此外，与正常乳腺细胞不同，乳腺癌细胞中的 CaSR 信号传导会刺激 PTHrP 产生，并且可以与 TGF–β 协同作用 [101, 102]。最后，骨骼组织的机械刚度也可以增加 PTHrP 产生 [103]。因此骨骼微环境共同促进骨骼转移中 PTHrP 的产生。但是 PTHrP 不是此过程中唯一重要的因素。现已证实乳腺癌细胞可产生其他溶骨因子，如 IL–6、IL–11、前列腺素 E_2、Jagged1。巨噬细胞集落刺激因子（MCSF）和巨噬细胞刺激蛋白（MSP）[83]。MCSF 和 MSP 可能直接作用于刺激破骨细胞的产生和活性，而其他因素与 PTHrP 共同作用以刺激成骨细胞产生 RANKL [83, 104, 105]。如

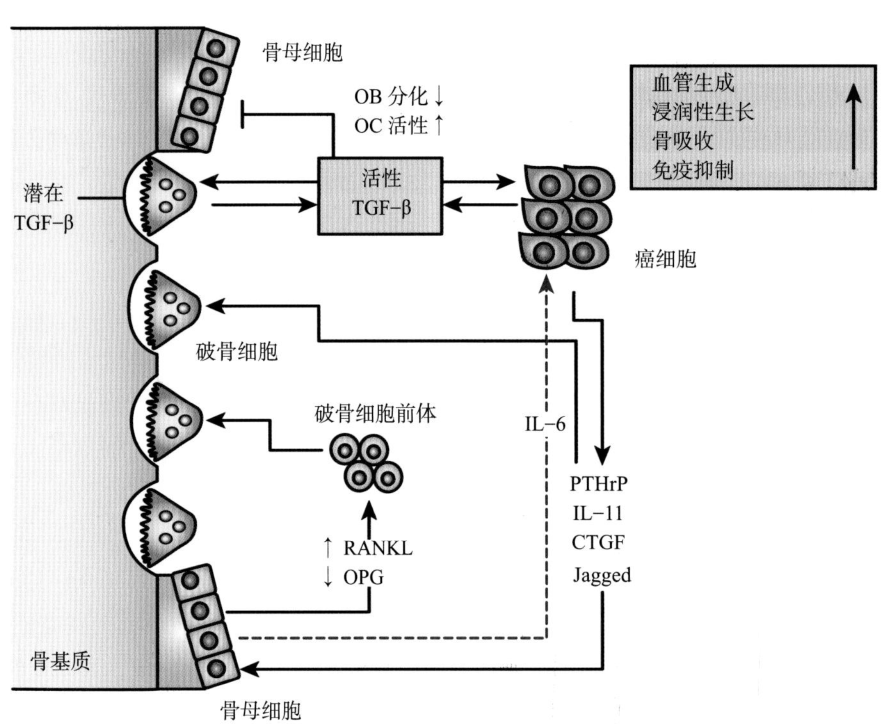

▲ 图 64–2 乳腺癌的骨溶解性转移

在骨转移中，肿瘤细胞产生（包括 PTHrP 在内）上调破骨细胞骨吸收的因子。这导致骨基质释放 TGF–β，作用于癌细胞，进一步刺激骨溶解因子的产生，如 PTHrP、结缔组织生长因子（CTGF）、IL–6 和 IL–11。这些因子增加成骨细胞如骨基质细胞中 RANKL/OPG 的表达比例，导致破骨细胞形成。此外，活跃的 TGF–β 刺激癌细胞中 Jagged1 的表达，而 Jagged1 又刺激破骨细胞和成骨细胞中 Notch 信号通路，使破骨细胞的产生增加，以及成骨细胞产生细胞因子 IL–6（蓝虚线），刺激肿瘤细胞增殖。TGF–β 还能抑制成骨细胞分化。因此，一旦骨溶解形成，骨基质、肿瘤细胞和骨细胞释放的生长因子就会促进骨吸收和肿瘤细胞增殖的恶性循环（经许可转载，引自 Buijs JT, Stayrook KR, Guise TA. The role of TGF–beta in bone metastasis: novel therapeutic perspectives. Bonekey Rep&&. 2012 1: 96.）

图 64-2 所示，溶骨性转移瘤的生长取决于骨吸收和肿瘤细胞增殖的恶性循环，这种恶性循环由骨基质、乳腺癌细胞和正常骨细胞中释放的生长因子来提供的。

四、治疗

（一）水化

高钙血症与多尿症有关。此外，由于食欲缺乏、恶心和呕吐，高钙血症患者会减少口服摄入量。这些因素导致脱水并降低 GFR [106]。反过来，肾损害限制了排泄通常来自骨骼的钙负荷增加的能力，并加速了高钙血症的发展。因此，治疗的首要目标是纠正体质消耗（图 64-3）。通常建议 0.9% 生理盐水，以 200～500ml/h 的速度为患者进行静脉补液。输液的初始速率和持续时间应根据脱水的临床体征、高钙血症的持续时间和严重程度及潜在的医学状况（尤其是心血管疾病）来确定。在最初的体积补充和充足的尿液排出后，可以＞ 100ml/h 的速度继续输液，但重要的是，要仔细监测生命体征并注意体液超负荷的迹象，尤其是在存在并发症（如充血性心力衰竭）的情况下 [106, 107]。尽管静脉输液可以暂时降低血清钙浓度，下降范围在 1～1.5mg/dl，但仍需要其他疗法来进一步降低钙水平并维持较低的钙水平。

在实现补液以通过强制性利尿作用促进钙排泄后，通常以 20～40mg 的剂量静脉内添加襻利尿药，如呋塞米。该概念是要利用以下事实，将钠输送到远端小管会促进尿钙排泄并有助于加速肾脏对钙的清除 [1, 106]。然而，LeGrand 及同事回顾了有关该主题的文献，并认为常规使用襻利尿药治疗 MAHC 并没有帮助 [108]。显然，如果在足够的容积补充之前给予襻利尿药，则它们有延长脱水的风险，并且在此基础上实际上可能会损害钙负荷的排泄。因此，如果要使用利尿药，则必须延迟其使用，直到完全恢复容量状态。此外，它们在处理积极的液体复苏后出现液体超负荷的高钙血症患者中也很有价值。此外，它们在处理积极的液体复苏后出现液体超负荷的高钙血症患者中也很有价值 [108]。

（二）抑制骨吸收

由于过度的骨吸收，大多数 MAHC 患者有高钙血症。因此，治疗的主要方法是给予有效的抗骨吸收剂，主要是双膦酸盐和地舒单抗。还有其

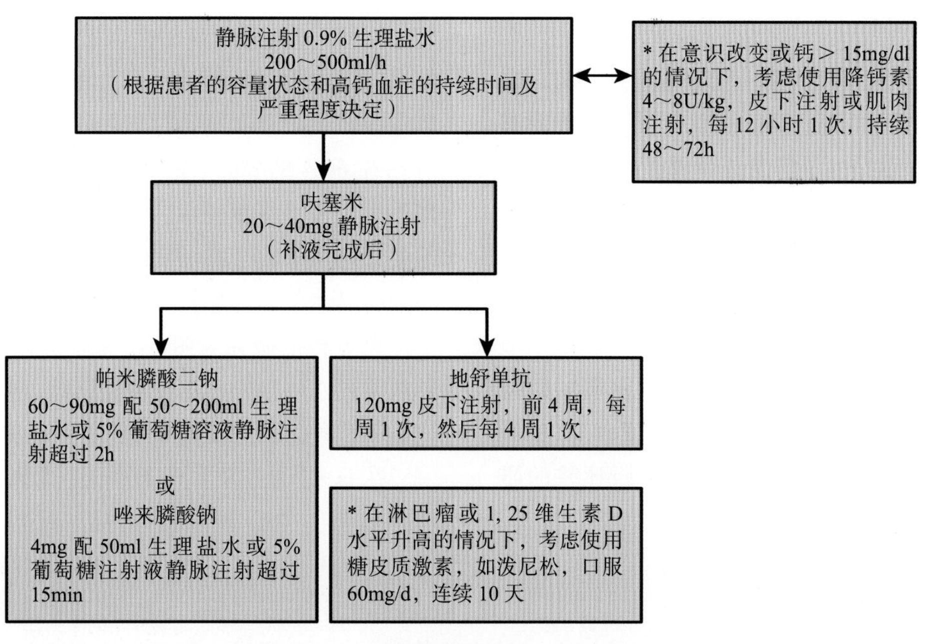

▲ 图 64-3 恶性肿瘤相关高钙血症的治疗建议

他药物，如鲑降钙素、硝酸镓和光辉霉素，有助于降低钙水平。在接下来的部分中，我们将讨论可用于抑制骨吸收药物，重点是临床上最有用和可用的药物，如帕米膦酸二钠、唑来膦酸和地舒单抗。

（三）鲑降钙素

鲑降钙素是甲状腺腺滤泡旁细胞分泌的一种肽类激素，可抑制破骨细胞活性。它已被用作恶性高钙血症和Paget病的治疗[106, 107]。它还可以减少肾小管对钙的吸收，从而促进肾钙的排泄[109, 110]。鲑降钙素的优点是其快速作用，但其局限性是速激肽的快速发展及其相对适度的降钙作用。鲑降钙素在循环中的半衰期比人降钙素更长，是通过皮下或肌内注射，每12小时4～8U/kg的剂量给药[1]。鲑降钙素的使用可快速降低血清钙浓度，在12～24h内效果最明显。然而，降低血钙的幅度很小，约1mg/dL，而且降钙效应通常在48～96小时内消失，这可能是由于鲑降钙素受体的下调所致[111]。尽管如此，它作为一种过渡性药物还是很有价值的，可以在等待其他抗骨吸收剂逐渐起效之前，迅速降低血钙水平。因此对于可能因血清钙水平极端升高而死亡的患者，这可能是重要的初始治疗方法。

（四）硝酸镓

硝酸镓最初被评估为是一种癌症化疗药物，接受这种治疗的患者可达血钙正平衡，尿钙排泄减少[112]。降钙作用是由于抑制骨吸收引起的[113]。以连续24h×5d连续静脉滴注100～200mg/m^{2}体表面积的方式给药[1, 106]。但是硝酸镓可引起肾毒性，在这种治疗方法中保持足够的尿量非常重要[114]。在一项比较硝酸镓与降钙素疗法的研究中，接受硝酸镓治疗的24位患者中有18位达到了正常血钙水平，正常血钙持续时间的中位数为6天[114]。在另一项将硝酸镓疗法与依替膦酸治疗进行比较的研究中，接受硝酸镓的34例患者中有28例（82%）达到正常血钙水平，正常血钙持续时间的中位数为8天[113]。

（五）光辉霉素

光辉霉素，也称为普卡霉素，是一种抗生素类药物，最初用于治疗睾丸肿瘤，现在发现可降低血清钙水平[115]。在临床引入双膦酸盐之前，将其用于治疗恶性高钙血症。它会干扰破骨细胞功能并在24h内降低血清钙水平[116]。在生理盐水中4～6h，单剂量为25mcg/kg体重[1]。它的不良反应包括血小板减少症，导致血液透析不良的血小板缺陷、氮质血症、蛋白尿和肝毒性[117]，因此目前很少使用。

（六）双膦酸盐

在美国，双膦酸盐是治疗MAHC的最常用药物。这些药物是焦磷酸盐的类似物，可抗酶水解并对羟基磷灰石具有高亲和力[118]。双膦酸盐集中在高骨转换区域并抑制破骨细胞功能。大多数患者都接受了帕米膦酸二钠（氨基羟丙基二膦酸双膦酸盐）或唑来膦酸（唑仑膦酸）治疗，这两种强效的含氮双膦酸盐都通过抑制甲羟戊酸途径酶，金合欢二磷酸合酶，在HMG-CoA还原酶的下游。这些药物通过诱导凋亡来抑制破骨细胞功能[118]。帕米膦酸二钠的标准剂量为60～90mg，2h内在50～200ml盐水或5%葡萄糖溶液中静脉注射[1, 119]。唑来膦酸盐以4mg静脉溶于50ml盐水或葡萄糖溶液中，15min滴注的形式给药，建议用于恶性肿瘤相关高钙血症的治疗[1]。大多数患者的血清钙水平逐渐恢复正常，但可能需要3～7d，持续1～3周。在一项对MAHC患者中帕米膦酸二钠治疗剂量的研究中，校正后血清钙在60%的60mg剂量组患者和100%的90mg剂量组患者中恢复正常[119]。在60mg和90mg治疗组中，这两组的平均正常化持续时间分别为13.3天和10.8天[119]。一项来自两项随机双盲平行组试验的汇总分析的研究表明，唑来膦酸盐在使HCM患者血清钙水平恢复正常方面更有效，并且复发时间比帕米膦酸盐长得多[120, 121]。

在这项研究中，将唑来膦酸的两种治疗剂量（分别为4mg和8mg）与90mg帕米膦酸二钠进行了比较。完全缓解率分别为88.4%、86.7%和69.7%[121]。到第4天，50%接受唑来膦酸治疗的患者和33.3%接受帕米膦酸盐治疗的患者校正后血清钙恢复正常[121]。使用 4mg 或 8mg 唑来膦酸治疗的患者，完全缓解的中位时间分别为 32 天和 43 天，而使用帕米膦酸二钠治疗的患者，则为 18 天[121]。

给药间隔为每 3～4 周，具体取决于高钙血症的复发情况。重复给药可能会降低疗效。静脉注射双膦酸盐原药经肾脏排泄，因此必须针对有无肾受损情况进行药物调整。最常见的不良反应是肾衰竭和 24～48h 的短暂感冒症状，包括初次输注引起的发热、疼痛和发冷。发热通常是轻度的，通常仅在第一次输注时发生。

除了对 MAHC 进行急性治疗外，现在对患有骨髓瘤和乳腺癌的患者常规给予双膦酸盐治疗，以预防 SRE 的发生，包括高钙血症。最近的一项 Meta 分析表明，在随机试验中，定期输注双膦酸盐治疗患有乳腺癌和骨转移的女性，可使 SRE 的总体发生率降低 15%，并且还延迟了患者首次 SRE 的发作[95]。但是，这种治疗方法不能延长患者生存期，而无骨转移的乳腺癌辅助治疗与生存期的提高无关[122]。

（七）地舒单抗

地舒单抗是最近被批准用于 MAHC 治疗的抗吸收疗法。它是一种人源化单克隆抗体，可与 RANKL 结合并阻止其与破骨细胞前体和成熟破骨细胞上的 RANK 受体结合。这导致破骨细胞的分化、激活和功能受到抑制，进而导致骨吸收降低[123]。它对骨吸收的生化标志物具有深远的抑制作用，并且是目前可用的最强效的抗吸收剂[124]。地舒单抗通过网状内皮系统清除，不依赖肾脏排泄[123]。肾安全性使其成为因肾功能受损而不能耐受双膦酸盐的患者的治疗选择。低钙血症是地舒单抗的主要不良反应之一。与安慰剂治疗的患者相比，Freedom 研究中的患者皮肤感染的发生率也略有增加[125]。地舒单抗组中有 0.3% 的人报道了蜂窝织炎的严重不良事件，而安慰剂组中这一数字＜ 0.1%（P=0.002）[125]。

在晚期恶性肿瘤的Ⅲ期研究中，已证明 Denosumab 可以预防 SRE 或恶性高钙血症[126-128]。与每月输注唑来膦酸相比，地舒单抗给药可使 SREs 的风险降低 18%[127]。一项小型研究表明，血清钙水平正常化的比率可达 70%[129]。地舒单抗可能在对双膦酸盐无反应的 MAHC 患者中有用。最近，在 Hu 及同事的一项研究中，对不能接受双膦酸盐治疗的恶性高钙血症患者，在第 1、8、15 和 29 天接受皮下注射地舒单抗治疗，然后每 4 周以 120mg 的剂量皮下注射[130]。在这项研究中，到第 10 天，15 例中有 12 例患者的白蛋白校正血清钙水平（CSC）＜ 11.5mg/dL，并且中位应答持续时间为 26 天。15 位患者中有 10 位的 CSC ＜ 10.8mg/dL[130]。

（八）糖皮质激素

糖皮质激素可以有效治疗淋巴瘤患者因 1, 25$(OH)_2$ 维生素 D 过量导致的高钙血症[106]。这可能是由于糖皮质激素具有抑制局部细胞因子产生的能力，降低维生素 D1α- 羟基化酶的活性，进而抑制了 1, 25 维生素 D 的产生[107]。推荐治疗方案为，泼尼松 60mg/d，10d[1]。但这种治疗可能干扰某些化疗药物的疗效，并且可能导致低血钾、高血糖、高血压、库欣综合征和过度免疫抑制[1]。

（九）透析

高钙血症和急性少尿的肾脏损伤患者可能需要透析以降低其钙水平。在这些患者中，补充生理盐水不能利尿，并且还可能导致明显的液体超负荷。在这种情况下，可以使用非常低浓度的钙或不含钙的透析液进行血液透析或腹膜透析[106]。它会导致血清总钙水平迅速下降[131]。

致谢

这项工作得到了美国国立卫生研究院授予 JW 的 DK55501 和 CA153702 资助，以及授予 KS 的 CA153702～09SI 的资助。

第 65 章　甲状旁腺功能亢进症的外科治疗
Surgical Management of Hyperparathyroidism*

Glenda G. Callender　Tobias Carling　Emily Christison-Lagay　Robert Udelsman　著
刘建民　译

要　点

- 甲状旁腺功能亢进症需要仔细地诊断和全面的内外科治疗。
- 甲状旁腺切除术治愈了几乎所有在大型诊治中心管理的患者。
- 高质量的成像和可靠的术中辅助设备使甲状旁腺手术可以采用微创方法。
- 持续性或复发性甲状旁腺功能亢进症、遗传综合征、甲状旁腺癌或儿童患者需要特别关注和专业知识。

甲状旁腺功能亢进症最常见的形式是原发性甲状旁腺功能亢进症（PHPT）。因此，PHPT 是本章的重点，尽管同时也讨论了继发和三发性甲状旁腺功能亢进症。所有类型的甲状旁腺功能亢进症都曾被认为是一种罕见的疾病。在当今西方世界中，随着越来越多的患者因为常规的血清钙筛查而被诊断为 PHPT，以及越来越多的终末期肾病患者长期接受透析和肾移植治疗，各种形式的甲状旁腺功能亢进症都被观察到。内科治疗对该病起至关重要的作用，但只有通过手术才能最终治愈本病。

一、原发性甲状旁腺功能亢进症

原发性甲状旁腺功能亢进症 PHPT 是由一个或多个甲状旁腺过度分泌甲状旁腺激素（PTH）所致。诊断依据是血清钙升高，并伴有不正常的甲状旁腺激素水平升高。继发性甲状旁腺功能亢进症的原因必须排除，包括肾功能不全、维生素 D 缺乏和肠道吸收异常。

（一）临床表现

在 20 世纪 60 年代中期之前，PHPT 很少见。典型的患者表现为肾结石或骨病（囊肿性纤维性骨炎），随后才会进行血生化指标评估。20 世纪 60 年代开发的自动化实验室设备可以廉价而快速地测量血清钙，到 20 世纪 70 年代，大多数患者被诊断为偶然发现的高钙血症[1]。PHPT 现在是一种相对常见的疾病，影响到 1% 的普通人群和 2% 的绝经后女性[2-4]。

PHPT 通常会引起一系列的临床综合征，包括骨折、肾结石、骨痛、肌病和神经精神病损。然而，在今天的美国，超过 80% 的 PHPT 患者没有典型的症状，仅仅因为偶然发现的高钙血症而被诊断。只有 15%～20% 的 PHPT 患者出现肾结石，不到 3% 的患者出现囊性纤维性骨炎[5-7]。

*. 本章中带有背景色突出显示的部分为儿童内分泌相关内容。

（二）手术适应证

手术是治疗 PHPT 的唯一方法，而甲状旁腺切除术历来是给所有 PHPT 患者的标准建议。然而，随着临床表现的变化，专家们质疑是否所有的 PHPT 患者都需要手术。既然许多患者偶然发现了可能永远不会出现明显症状的疾病，他们还需要手术吗？并针对这一争论分别于 1990 年、2002 年和 2008 年连续进行了三次研讨会，同时发表了相关共识和指南，这些共识和指南被广泛用于管理“无症状”PHPT 患者 [8–10]。2013 年夏天在佛罗伦萨召开了第 4 次国际研讨会发布了最新的指南。

最新的 2013 指南 [11] 指出，血生化指标确诊的 PHPT 患者如果表现出与该病相关的典型症状和体征，应接受手术治疗。“无症状”PHPT 被定义为在没有明显症状和体征的患者中经生化证实的 PHPT。对于无症状的患者，指南建议，对具有特定严重疾病表现的患者或有可能进展的患者，如年轻（＜ 50 岁）、明显的高钙血症、实质性骨丢失和肾功能不全的患者进行手术（表 65–1）[11]。对于不符合这些标准的患者，只要他们愿意并能够遵守医疗随访就被认为是可以接受的。指南还指出，即使对于没有其他特定手术适应证的患者，手术也几乎总是合适的。

表 65–1 2013 年无症状原发性甲状旁腺功能亢进症手术指南 [11]

项目	手术适应证 *
年龄	＜ 50 岁
血清钙	高于正常上限＞ 1mg/dl（＞ 0.25mmol/L）
骨骼	T- 评分≤ 2.5（骨质疏松）或脆性骨折
	X 线、CT、磁共振或 VFA 检查椎体骨折
肾脏	肌酐清除率降至 60ml/min 以下
	24h 尿钙＞ 400mg/d（＞ 10mmol/d）且结石风险增加
	X 线、超声或 CT 显示肾结石或肾钙化

* 手术也适用于不愿意或不能接受医疗监护的患者

虽然指南可能看起来简单明了，但对它们的解释却很复杂，很大程度上是因为有症状和无症状 PHPT 之间的区别并不总是很清楚。除了明显和典型的症状，PHPT 还与各种微妙的、非特异性的、在普通人群中常见的症状有关，如疲劳、疲惫、虚弱、多饮、多尿、夜尿、便秘、骨痛、背痛、关节痛、抑郁、记忆力减退、食欲缺乏、恶心、胃灼热、瘙痒 [12]。虽然这些症状很难量化，但它们往往会降低患者的生活质量。当仔细研究 PHPT 患者的术前和术后症状时，真正无症状的疾病只存在于 2%～5% 的患者中 [12, 13]。许多患者在接受甲状旁腺切除术并在症状缓解之前，没有意识到症状的严重性，因为他们将自己的症状归因于年龄增大、更年期或压力 [12, 14–17]。虽然指南指出，没有症状且不符合更严重疾病标准的患者可以在不手术的情况下安全地随访观察，但许多医生将指南解读为不应该向有更严重疾病标准的患者提供或建议对他们进行手术。因此，许多“无症状”的患者被剥夺了考虑手术的机会，而实际上他们可能会从手术中受益。

对无症状 PHPT 患者的自然病史研究表明，尽管快速进展的疾病很少见，还是有 25%～33% 的患者出现疾病进展，并最终达到手术标准 [18–21]。虽然随访无症状患者并在疾病进展时进行手术似乎是安全的，但越来越多的数据表明，早期甲状旁腺切除术可以预防骨丢失、肾功能障碍和心血管风险。此外，许多研究证明，PHPT 的神经认知症状是确切的，会影响生活质量，通过成功的手术是可以得到缓解。因此，每个被诊断为 PHPT 的患者都应该有机会与内分泌外科医生会面，讨论手术的风险和好处。有症状或无症状且符合指南标准的患者应强烈建议手术。另外，也应该告知无症状和不符合指南标准的患者，手术是一种可能比随访观察提供更大益处的选项。即使患者选择观察，他或她也该被充分告知其选择权。

（三）术前准备

PHPT 患者术前准备的第一步是明确诊断。PHPT 的诊断主要通过血生化指标，包括血清钙，甲状旁腺素、肌酐、25- 羟基化维生素 D、24 小时尿钙定量等。此外，还应进行基线骨密度检查。

影像定位检查并不能辅助诊断 PHPT。只有在做出手术决定后才会进行。既往来看，双侧颈部探查并检查所有四个甲状旁腺是标准流程。然而，在约 85% 的 PHPT 患者中，单个甲状旁腺腺瘤是疾病的原因，切除腺瘤可以提供持久的疗效。其余有四腺体增生（10%～15%）或双腺瘤（3%～5%）的患者不能通过切除单腺体治愈。确定目标腺瘤的甲状旁腺定位检查允许外科医生进行有重点的甲状旁腺切除术，从而避免双侧颈部探查。这种方法已经成为某些中心治疗 PHPT 的首选方式。

术前无创性定位检查包括超声、锝（^{99m}Tc）标记的甲氧异腈闪烁显像（sestamibi-technetium-99m scintigraphy）[通常采用单光子发射计算机断层扫描（SPECT）]、四维甲状旁腺计算机断层扫描（4DCT）和磁共振成像（MRI）。对于没有做过甲状腺或甲状旁腺手术的患者，定位检查被用来确定患者是否需要行定向甲状旁腺切除术，或者是否应该从一开始就计划双侧颈部探查（图 65-1）。二期甲状旁腺手术的患者的流程见后文。每种成像技术都有优缺点，定位检查的选择是根据患者特定的临床情况及成像设备的可用性和质量而定。然而，最常用的方案是①超声 +Sestamibi-SPECT；②超声 +4DCT。

超声检查是非侵入性且价格低廉，是筛查甲状旁腺手术期间伴有甲状腺疾病的首选检查。超声本身有 50%～75% 的真阳性率，但当与甲氧异腈（sestamibi）联合使用时，真阳性率接近 90% [22-24]。增大的甲状旁腺表现为低回声、均匀的甲状腺外肿块，通常伴有可见的极性供血血管（图 65-2）。正常的甲状旁腺通常太小，超声无法观察到。然而，即使腺体增大，当它位于颈部或纵隔的后方，病变轻微（可能是小腺体）或患者肥胖，也可能被超声遗漏 [25]。超声的质量尤其取决于超声医师的技术水平。

Sestamibi-SPECT 是甲状旁腺疾病最常用的定位检查。甲状旁腺组织中大量线粒体摄取锝（^{99m}Tc），并在甲状旁腺腺瘤中积聚（图 65-3）。然而，淋巴结和甲状腺结节也会吸收同位素，导致假阳性结果。除非与标准 CT 进行融合，否则 Sestamibi-SPECT 不能提供详细的解剖结构。Sestamibi-SPECT 对多腺病（62%）和小于 500mg 的腺瘤（53%～92%）的灵敏

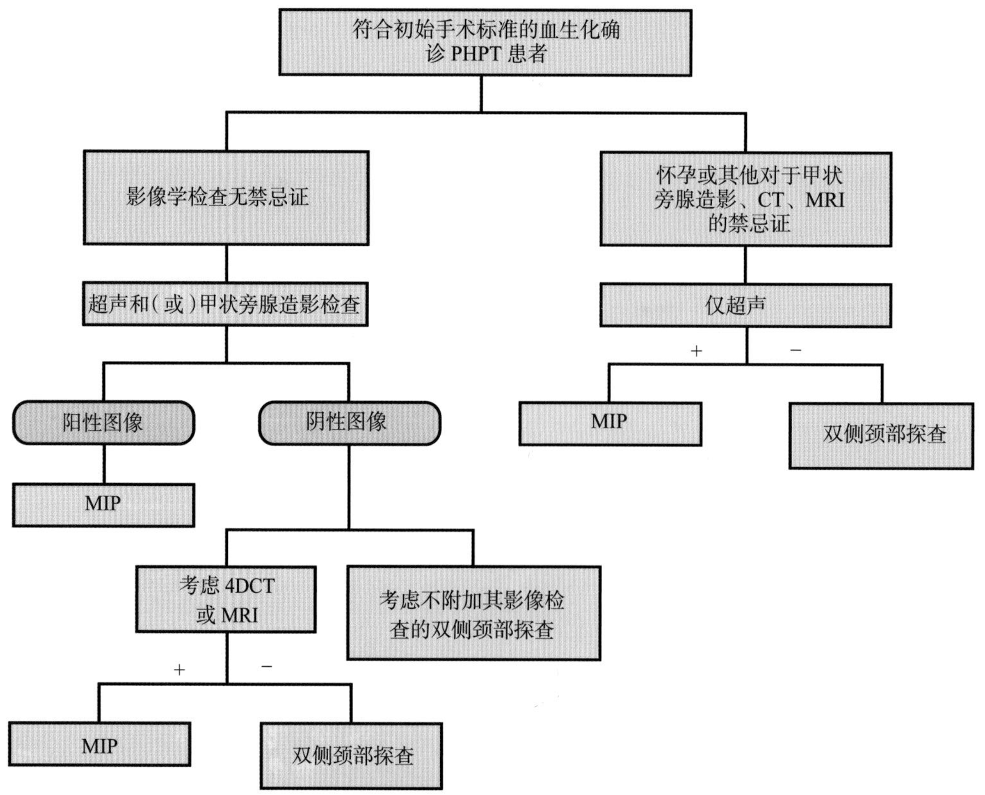

▲ 图 65-1　未做过甲状旁腺或甲状腺手术患者的甲状旁腺定位影像检查流程图

度有限[26-28]。Sestamibi-SPECT 在显示异位腺体方面优于超声，尤其是在纵隔中。

4DCT 技术在三维空间中增加了时间维度。在静脉注射造影剂之前和之后依次进行成像，以识别增大的甲状旁腺和颈部和纵隔的其他结构。功能亢进的甲状旁腺通常表现为快速吸收和排出显影剂，颈部精细的切面可以获得详细的图像，以提供解剖和功能信息（图 65-4）。4DCT 的敏感性优于 Sestamibi 和 B 超（分别为 88% vs. 65% 和 57%），对多腺病的预测也优于 Sestamibi（分别为 85% vs. 25% 和 45%）[29-31]。

虽然 4DCT 比 Sestamibi 便宜，但它的缺点包括电离辐射暴露和需要使用含有碘的静脉造影剂。因此，它应该审慎地用于 30 岁以下的患者，以及可能进行放射性碘治疗的肾功能不全、造影剂过敏或伴发的分化型甲状腺癌的患者[32]。

自从 4DCT 发展以来，MRI 很少用于术前甲状旁腺的定位。因为它不涉及辐射或碘造影，所以在特定情况下仍然有用。甲状旁腺腺瘤在 T_2 加权 MRI 图像上表现为典型的明亮区域（图 65-5）。

一种常见的误解是，阴性成像意味着患者不是手术的候选对象，事实并非如此。PHPT 的血生化诊断和甲状旁腺手术的决策是在进行任何成像之前做出的。影像检查可以使外科医生有计划地进行手术，特别是决定患者是否适合进行微创定向甲状旁腺切除术，或者是否应该进行双侧颈部探查时。

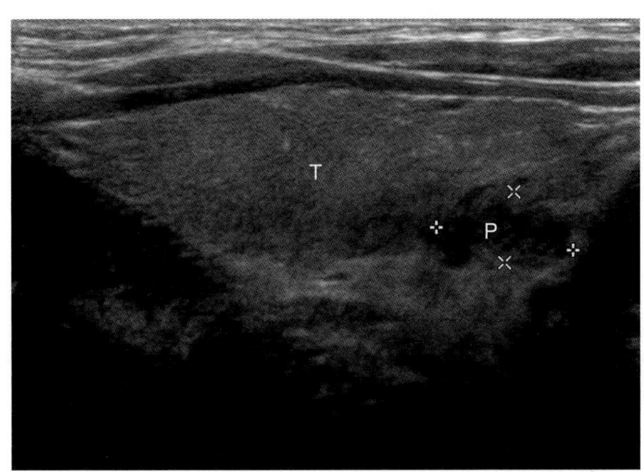

▲ **图 65-2 增大的甲状旁腺超声表现为低回声均匀的甲状腺外肿块**

P. 甲状旁腺腺瘤；T. 甲状腺叶

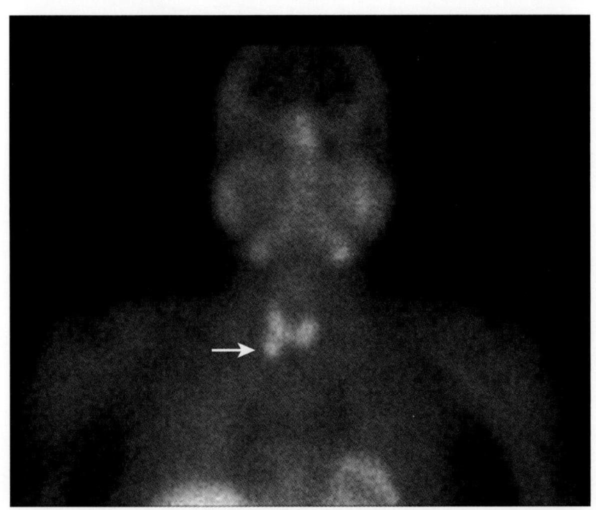

▲ **图 65-3 Sestamibi-SPECT 显示摄取与甲状旁腺腺瘤一致（箭）**

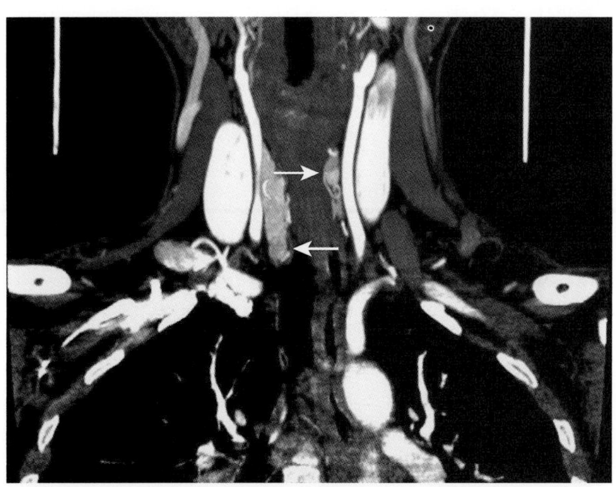

▲ **图 65-4 4D CT 增强的动脉甲状旁腺腺瘤（箭）**

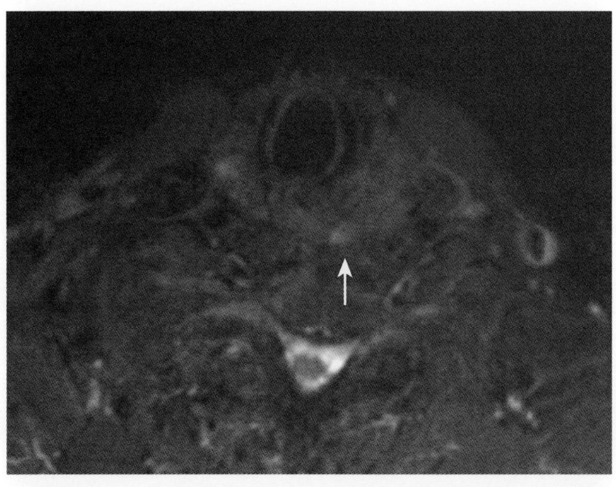

▲ **图 65-5 T_2 加权 MRI 显示甲状旁腺腺瘤是明亮的（箭）**

（四）手术方式

微创甲状旁腺切除术（MIP）是在计划进行单侧颈部探查时采用的手术方式。术前定位增大的腺体（可能是甲状旁腺腺瘤）可以允许外科医生进行小范围的探查而仅切除靶腺体。术中甲状旁腺激素测定等辅助检查，可在血生化方面明确是否已充分切除。

虽然世界上大多数的 MIP 是在全身麻醉下进行的，但它们也可以在局部麻醉下进行。对于局灶性发病的患者，首次甲状旁腺切除术和特定的再次手术的通常可以在清醒的情况下进行。成功的手术需要有经验的麻醉团队精确使用局部麻醉剂进行静脉镇静和颈部浅层的阻滞麻醉。患者的体位很关键，采用舒适的半卧位，双臂收拢，肩胛骨下垫充气枕头，以伸展颈部。手术台麻醉屏架可抬高患者面部的铺巾，风扇有助于最大限度地减少幽闭恐惧症。患者戴着防护眼镜，氧气通过鼻导管输送。吸引器是为了清除手术区域中的过量氧气，以最大限度地减少火灾危险。大口径的外周静脉用于输液和静脉用药，并在手术过程中抽取血液样本进行甲状旁腺激素测定（图 65-6）[33]。

即使影像检查提示为单个甲状旁腺腺瘤，术中辅助检查也可用于确认靶腺体切除后的疗效。一些治疗中心采用放射导向技术，在手术前注射甲氧异腈（sestamibi），如果伽马探针读数显示目标腺体的放射性读数＞背景读数的 20%，则提示单腺体疾病并需要治疗[34, 35]。然而，术中甲状旁腺激素测定是术中生化治愈的最佳指标。在进行颈部手术之前获取基线甲状旁腺素水平，在切除目标腺体时采集额外的样本，然后每隔 5min 采集 1 次样本，直到外科医生认为患者已被治愈[33]。

解释术中甲状旁腺激素水平测定结果可能很复杂，且需要临床经验。根据 Irvin 及其同事制定的“迈阿密”标准，靶腺体切除后 10～15min，术中 PTH 水平下降基线水平的 50% 以下就是治愈的

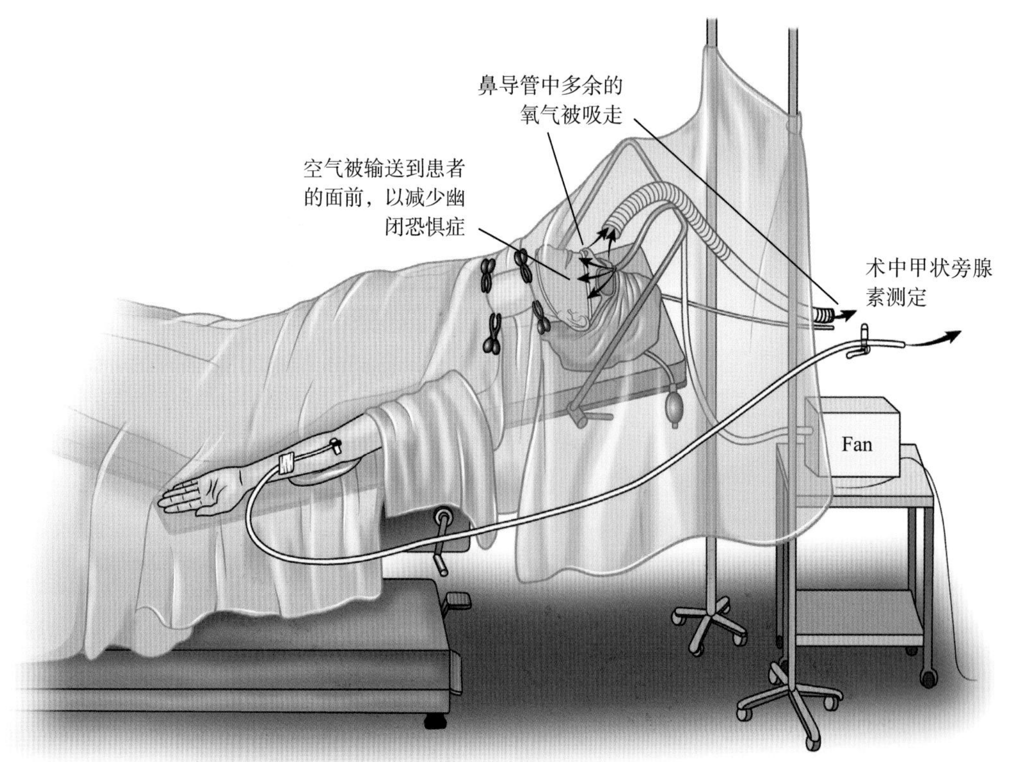

▲ 图 65-6　局部麻醉下微创甲状旁腺切除术患者的体位

经许可转载，引自 Carling T, Udelsmon R.Minimally itvasive paratlb yroidectomy. Ine Oertli D, Udelsman R（eds.). Surgery of the thyroid and parathyroid glands. Berlin Springer-Verlag 2012：477-479.

标志[36]。许多治疗中心也要求切除后 PTH 水平下降到正常范围[37]。术中 PTH 连续测量产生的曲线斜率比任意截断值提供的信息要多得多。在单个腺瘤的情况下，切除正确的靶腺体通常会导致曲线表现为从平坦到正常范围下限的急剧下降的陡坡。若曲线在高位水平继续升高，或在正常范围的上限，通常表示多腺体病，需要进一步的探查和切除（图 65-7）。近期开发了一种计算机化的数学模型，它利用术中甲状旁腺激素（PTH）数据来预测单个腺体病变患者治愈的概率[38]。这样的模型可能作为辅助解释术中 PTH 水平的工具，特别是对于具有挑战性的病例。

如果影像学检查为阴性或提示多腺体病，则从一开始就应计划双侧颈部探查。需要检查所有的四个腺体，切除增大的腺体，并小心地在原位留下足够质量的甲状旁腺组织（通常为 30～50mg）。然而，如果在一侧探查发现腺体增大且正常，则最终可能不需要对双侧颈部进行探查。在这种情况下，可能只有一个腺瘤，切除增大的腺体并随后检测术中甲状旁腺素水平可能预示着治愈。在四个腺体增生的情况下，术中甲状旁腺激素测定仍然是有用的，理想的情况是下降到 20～30pg/mL 的范围，以证实甲状旁腺被充分的切除。

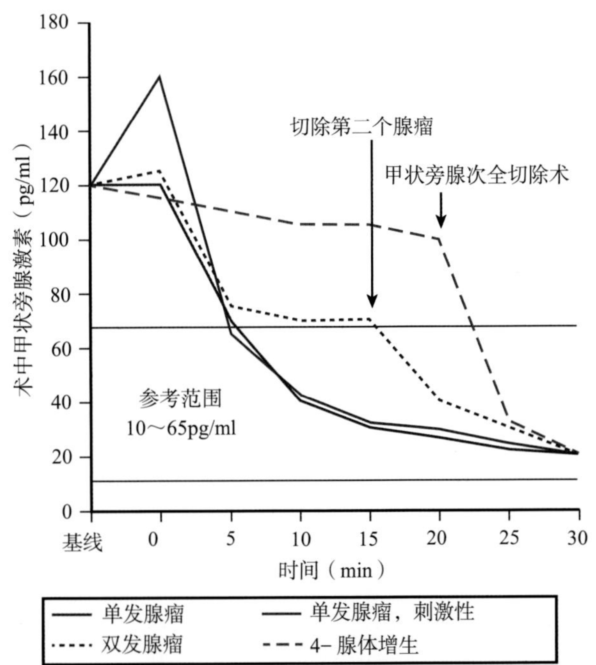

▲ **图 65-7　术中甲状旁腺激素测定的解读**

正如许多外科手术的情况一样，有一种不断向更“微创”方向发展的趋势。Miccoli 开发的视频辅助内镜甲状旁腺切除技术仅使用颈部 1.5cm 的切口，具有极好的美容效果[39]。甲状旁腺切除的内镜和机器人技术也被开发从而通过避免颈部切口来提高美容效果，这些切口包括腋下切口、乳房切口和耳后切口[40-44]。另一种新的“自然开口”方法是经口腔甲状旁腺切除术，她不需要切开体表皮肤[45]。然而，机器人或内镜方法价格昂贵、手术耗时，需要复杂的技术，而且不是统一可用的。此外，这些方法可能与发病率增加有关。大多数甲状旁腺切除术可以通过 2.5～3.5cm 缩小的柯赫尔（Kocher）切口进行[46]。通过将切口平行于现有的皮肤皱纹或隐藏于皮肤皱纹内，切口一旦完全愈合，几乎是看不见的。

（五）术后管理

在手术当天，术后处理取决于手术的范围。如果只探查了一侧颈部（无永久性甲状旁腺功能减退症的风险），并且患者符合标准，则可以预防性口服补钙，并告知关于低钙血症体征和症状。需要注意保证患者、家属和手术团队可以有效电话联系。如果颈部两侧都被探查或二期甲状旁腺手术的情况（术后甲状旁腺功能减退症的风险很大），患者则应该考虑入院，以便可以检查血清钙水平。低钙血症的治疗方法是口服或静脉补钙（可能还有骨化三醇），出院前血清钙水平应保持稳定。

随访时间为术后 1～2 周，以便评估切口情况，并测定血钙和全套的甲状旁腺激素（PTH）水平。持续性 PHPT（治疗失败）的患者应接受外科医生的随访，以便考虑再次手术，并在再次手术前进行专门的定位检查。

在手术后 6 个月应安排内分泌科医生随访。在这次访问中，需测量血清钙和全套的甲状旁腺激素水平。临床治愈被定义为甲状旁腺切除术后 6 个月的血钙正常。6 个月后持续 PHPT（治疗失败）的患者或复发的 PHPT 患者应评估是否再手术。

（六）甲状旁腺手术的疗效

甲状旁腺手术一般安全有效，其并发症包括喉返神经损伤、低钙血症和颈部血肿。不太常见的并发症包括气胸、卒中和需要气管切开术（双侧喉返神经损伤时）。喉返神经损伤发生在 0.5%～1% 的病例中，通常会导致声音嘶哑 [46]。此时可能需要额外的干预措施，如声带填充术或甲状软骨成形术。

甲状旁腺手术后的低钙血症是甲状旁腺功能减退的结果。如果只探查一侧颈部，预计会出现轻度的暂时性低钙血症，但永久性甲状旁腺功能减退症是罕见的。在 0.1% 的病例中，双侧颈部探查会导致长期的甲状旁腺功能减退症和低钙血症，需通过口服钙和骨化三醇进行治疗 [46]。

颈部血肿发生在 0.2% 的病例中 [46]。这种潜在的外科紧急情况可能需要立即返回手术室进行引流和止血。甚至有必要在床边打开切口来处理急性气道窘迫。颈部血肿的患者面临着困难的麻醉挑战，即使在没有喘鸣或气道明显压缩的情况下也是如此，因为静脉高压引起的喉部水肿会使插管时无法看到气道。最好在气管插管前对血肿进行减压。此外，可能需要由最有经验的麻醉师进行清醒状态下的直立式光纤喉镜插管。

甲状旁腺切除术后预期的血生化结果通常很好，但这取决于外科医生和治疗中心的经验。最近的一项研究进行了 1650 次甲状旁腺切除术，其中 1037 名患者接受了 MIP，613 名患者接受了传统的双侧颈部探查，结果显示微创组的治愈率为 99.4%，双侧探查组的治愈率为 97.1% [46]。其他大型研究也报道了出色的结果，但必须注意的是，这些研究是由大量的专业外科医生进行的，这些治疗中心对甲状旁腺疾病有很好的了解，并且拥有高质量的甲状旁腺成像和术中辅助设备。

在美国，绝大多数甲状旁腺手术并不是由经验丰富的内分泌外科医生进行的，而由经验欠缺的外科医生进行的手术结果很可能并不那么好。一项使用国家住院患者样本数据的研究报道提示，从 1988—2000 年，美国只有 5% 的甲状旁腺手术是由内分泌病例量（甲状腺、甲状旁腺和肾上腺）占其执业的 75% 以上的外科医生进行的，内分泌病例量占 25% 或更少的外科医生进行了 78% 的甲状旁腺切除术 [47]。尽管没有美国的研究直接比较高病例量和低病例量甲状旁腺外科医生之间的治愈率和并发症发生率，但有两项研究发现，77%～89% 的手术失败来自低病例量的治疗中心，只有 13%～22% 的手术失败来自高病例量的治疗中心 [48, 49]，对斯堪纳维亚的人一项研究，使用了 1971—1980 年的数据直接比较了高病例量和低病例量的治疗中心，报道提示内分泌外科专科治疗中心的治愈率是 90%，而普通外科诊所的治愈率是 76%，每年进行不到 10 次甲状旁腺手术的治疗中心的治愈率是 70% [50]。近期斯堪的纳维亚人的质量登记报道已没有根据外科医生或病例量对数据进行分类，在这种情况下，总体治愈率为 91.9%，11.4% 的患者术后出现低钙血症 [51]。这些结果远不如美国高病例量治疗中心报道的那样优秀，反映出斯堪的纳维亚人相当大比例的甲状旁腺手术不是在高病例量治疗中心进行的。

关于影像引导的 MIP 与计划的双侧颈部探查术孰优孰劣存在争议，后者被认为是甲状旁腺切除术的“黄金标准”。为了分析关于这个问题的数据，研究人员撰写了基于一级证据的正式综述。使用术语“甲状旁腺切除术随机试验”在 PubMed 搜索得到 94 个结果，其中 8 个报道了比较 MIP 和双侧颈部探查的随机试验的结果（7 个随机试验，1 个有长期随访报道）[52–59]。这 7 个随机试验的结果汇总在表 65–2 中。短期结果（术后 1 年）一致表明，与双侧颈部探查术相比，MIP 手术时间和住院时间更短，术后疼痛更少，低钙血症更少，美容效果更好。有两项研究报告了 MIP 组更高的费用，这与双侧颈部探查术组没有进行影像学检查和术中辅助检查有关 [56, 59]。在一项 5 年长期随访的单中心研究中，报道两种术式的治愈率相同 [58]。总体而言，现有随机试验结果提供了强有力的证据，表明接受初次甲状旁腺切除术的 PHPT 患者应该考虑 MIP。

二、原发性甲状旁腺功能亢进症外科治疗的特殊情况

（一）高钙危象

高钙危象是 PHPT 的一种进行性危及生命的严重表现，发生在不到 1% 的患者中 [19]。它的特征

表 65-2 微创甲状旁腺切除术与双侧颈部探查术的随机对照试验

参考文献	病例数	随机分组(数量)	结 果
Miccoli 等 1999 [52]	38	视频辅助 MIP (20) BNE (18)	MIP 的主要表现：OR 时间越短、疼痛越轻、美容效果越好 BNE 的主要表现：无并发症 (vs. MIP 组织 RLN 麻痹) **等效**：治愈率 (100% 双臂)
Bergenfelz 等 2002 [53] Westerdahl 等 2007 [58]	91	• 初步研究时 MIP (47) BNE (44) • 5 年随访时 MIP (38) BNE (33)	MIP 的主要表现：OR 时间越短，短期低钙血症较少，早期症状性低钙血症较轻、长期低钙血症较轻（1 例 BNE 腺瘤患者 5 年后仍依赖钙 / 骨化三醇治疗） BNE 的主要表现：N/A **等效**：费用、暂时性神经麻痹(2MIP，1BNE)，短期治愈率(98% 双臂)；5 年长期治愈率（89% MIP，94%BNE）
Bergenfelz 等 2005 [54]	50	MIP (25) BNE (25)	MIP 的主要表现：OR 时间越短，短期低钙血症较少 BNE 的主要表现：N/A **等效**：治愈率（96% MIP，100% BNE，无统计学显著性差异）
Sozio 等 2005 [55]	69	无线电制导 MIP (34) BNE (35)	MIP 的主要表现：OR 时间越短，LOS 越短，恢复时间越短 BNE 的主要表现：N/A **等效**：治愈率（100% 双臂）
Aarum 等 2007 [56]	100	MIP (50) BNE (50)	MIP 的主要表现：N/A BNE 的主要表现：成本高出 MIP 21%；＞ 50% 的 MIP 组实际上进行了双侧探查 **等效**：治愈率（96% MIP，94% BNE，无统计学显著性差异）
Miccoli 等 2008 [57]	40	视频辅助 MIP (20) 内镜 BNE (20)	MIP 的主要表现：3 例 BNE 单发腺瘤患者切除了“多余”的腺体 BNE 的主要表现：N/A **等效**：OR 时间，无并发症，治愈率（95% MIP，100% BNE）
Slepavicius 等 2008 [59]	48	MIP (24) BNE (24)	MIP 的主要表现：疼痛减轻，美容效果好＜ 1 年 BNE 的主要表现：成本更低 **等效**：OR 时间，美容术≥ 1 年，治愈率（100% 双臂）

MIP. 微创甲状旁腺切除术；BNE. 双侧颈部探查术；OR. 手术室；RLN. 喉返神经；LOS. 住院时间；N/A. 未报道

是严重的高钙血症，伴有脱水、呕吐、肾衰竭、精神状态恶化，并最终昏迷和死亡。高钙危象是一种紧急医疗情况，需要立即补水和降低血钙。首选的治疗措施是大容量静脉输液，随后应用呋塞米。如果这些措施不能控制高钙血症，可能需要使用降钙素、西那卡塞或双膦酸盐治疗。一旦患者稳定下来，就应该立即进行手术。理想情况下尽可能要在病程早期获请外科会诊，因为药物治疗，特别是长效双膦酸盐，可能会使术后管理极具挑战性。

（二）二期甲状旁腺手术

二期甲状旁腺手术是为顽固性疾病（首次手术治疗失败）、复发疾病（首次手术后 6 个月以上复发），或在以前接受过颈部手术，特别是甲状腺手术的患者进行的。甲状旁腺再手术是复杂的，应该由经验丰富的甲状旁腺外科医生在高病例量的治疗中心进行。

第一步是回顾以前的记录，确认诊断，并确保存在手术的绝对适应证。虽然“无症状”的 PHPT 患者可能从初次甲状旁腺切除术中受益，但对于二期甲状旁腺手术可能不是这样，因为较高的并发症和较低的治愈率可能不会提供相同的风险 - 收益比。二期甲状旁腺手术通常是为有明确的骨骼和肾脏疾病或有明显神经认知症状的患者进行的。需要对患者进行适当的检查，并考虑患者可能有易复发的症状性疾病。

二期甲状旁腺手术的下一步是定位遗漏的腺体。这可能是具有挑战性的，因为漏掉的甲状旁腺的位置是高度可变的（图 65-8）。彻底了解甲状旁腺的胚胎学发育是必要的。甲状旁腺下部腺体随胸腺而迁移，通常位于喉返神经的前侧 / 内侧，包括前纵隔内，而上部腺体随甲状腺和甲状腺 C 细胞（滤泡旁细胞）迁移，通常位于喉返神经的后侧，包括后纵隔内。可选用非侵入性成像进行初步检查包括超声、Sestamibi-SPECT、4DCT 或 MRI。在重新探查之前，理想情况是有两项检查发现一致的结果。非侵入性影像学检查不能定位增大的甲状旁腺意味着有必要进行侵入性影像学检查。这包括对超声上可见的病变，使用细针抽吸进行甲状旁腺激素测量，或通过甲状旁腺血管造影选择性静脉采血（最好再现场进行甲状旁腺激素测定以指导放射科医生）。只有在定位失败后，才能对症状严重的患者进行盲目的再探查。在这种情况下，术中甲状旁腺激素测量和术中超声等辅助检查是非常有帮助的。图 65-9 描述了需要再次手术的甲状旁腺手术患者的管理流程 [60, 61]。

在高病例量的治疗中心，二期甲状旁腺手术的结果是很好的，治愈率高达 94%～98% [62, 63]。在 130 名二期手术的患者中，有 2.3% 的患者发生了喉返神经损伤 [62]。永久性甲状旁腺功能减退症必须是外科医生最关心的问题，因为靶腺体可能是患者仅存的有功能甲状旁腺组织。应立即进行甲状旁腺自体移植（通常移植到前臂的肱桡肌）或冷冻保存甲状旁腺组织可能是必要的。

（三）遗传性综合征

虽然绝大多数 PHPT 病例是散发的，但 PHPT 是几种遗传性综合征的一部分。表现为包括 PHPT 在内的遗传性综合征发生在高达 10% 的年轻患者中，他们的手术治疗与散发性 PHPT 有很大的不同 [64]。因此，了解每个 PHPT 患者的完整家族史是至关重要的。

1 型多发性内分泌肿瘤（MEN1）是一种常染色体显性遗传综合征，由 MEN1 基因突变引起，易患 PHPT、垂体前叶肿瘤、胰腺神经内分泌肿瘤、内胚层类癌（胸腺、支气管或胃）、肾上腺腺瘤和各种皮肤病变（皮赘、良性面部血管纤维瘤、胶原瘤）和其他良性肿瘤（脂肪瘤、甲状腺腺瘤、子宫或食管肌瘤、脑膜瘤）。该综合征的标志是持续性多腺体 PHPT，实际上所有 MEN1 患者在 50 岁之前都会受到甲状旁腺肿瘤的影响 [65]。甲状旁腺切除术是 MEN1 患者治疗 PHPT 的基石。根据 2013 年国家综合癌症网络指南，MEN1 患者的初始手术

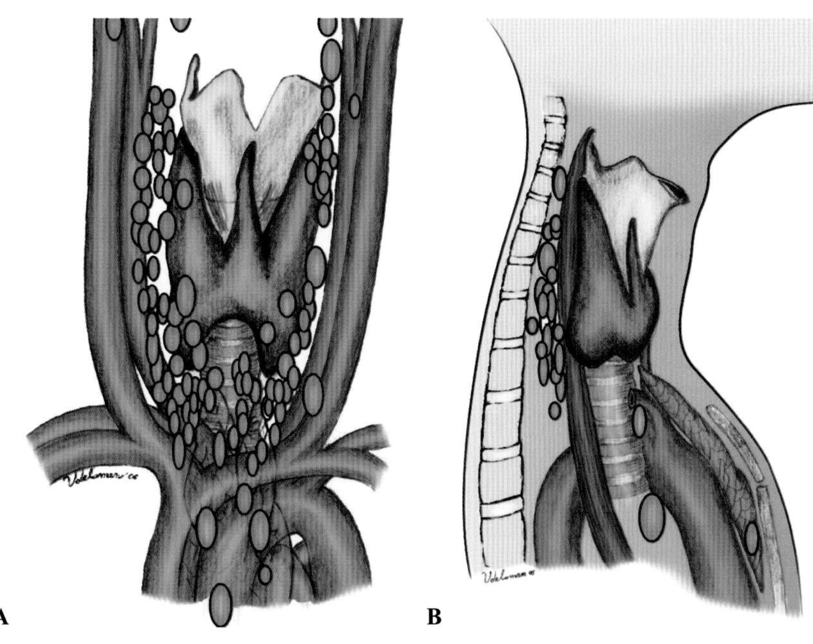

▲ **图 65-8　甲状旁腺再次手术中发现的甲状旁腺位置**

A. 正面视图；B. 侧视图（经许可转载，引自 Udelsman R, Donovan PI.Remedial parathyroid surgery: changing trends in 130 consecutive cases.Ann Surg, 2006；244：5471-479.）

治疗有两种选择：①甲状旁腺全切除术（原位保留 30～50mg 最正常的甲状旁腺）同时行经颈部胸腺切除术。②甲状旁腺全切除术，并将甲状旁腺组织立即自体移植到非惯用的前臂，同时行经颈部胸腺切除术[66]。关于这两种方法中哪一种是最佳的仍存在争议。在 MEN1 患者中，所有甲状旁腺组织均异常，并且任何一种策略均会导致 30%～40% 的复发风险。保留原位残余物（亚甲状旁腺全切除术）通常需要进行经颈部的二次手术[67, 68]。甲状旁腺全切术联合自体移植术会导致多达 1/3 的患者因自体移植失败而造成永久性甲状旁腺功能减退症[68, 69]。为了避免因永久性甲状旁腺功能减退症而进行二期手术，应在初次手术时进行甲状旁腺次全切除术和经颈胸腺切除术。然后，如果 PHPT 复发，则需进行甲状旁腺全切除术联合自体移植[70]。可以通过在局部麻醉下进行的腺体减容术来治疗甲状旁腺自体移植后的复发性 PHPT。为了减少胸腺类癌的风险，且因为 MEN1 患者通常在胸腺韧带和胸腺中有多余的甲状旁腺，因此应始终在第一次颈部手术期间进行经颈部胸腺切除术。

2a 型多发性内分泌肿瘤（MEN2a）是常染色体显性遗传综合征，由 RET 原癌基因突变引起，易患甲状腺髓样癌（MTC），PHPT 和嗜铬细胞瘤。与 MEN1 不同，MEN2a 的特征是 MTC，它实际上影响每个患者，尽管所有甲状旁腺组织都异常，PHPT 仅发生在 20%～30% 的患者中[71]。MEN2a 中的 PHPT 类似于散发的患者。尽管某些患者中存在多腺体疾病，但大多数患者的病因是单腺体疾病。然而，在 MEN2a 中 PHPT 的外科手术治疗是具有挑战性的，因为大多数患者通常在 PHPT 发展之前，就接受针对 MTC 的甲状腺预防性或治疗性甲状腺切除术。即使此类患者的血钙是正常的，在甲状腺切除术时也应同时切除扩大的甲状旁腺。大多数内分泌外科医师在初次甲状腺切除术时会保留原位正常的甲状旁腺。很少有中心建议在初次手术时进行全甲状旁腺切除术，并进行自体移植，以减少在颈部残留的甲状旁腺组织中发展为 PHPT，而需要再次进行颈部手术的风险[72]。如果再进行甲状腺切除术时，意外地切除了甲状旁腺或离断了其血管，则应及时自体移植到前臂肌肉组织中，而不是在颈

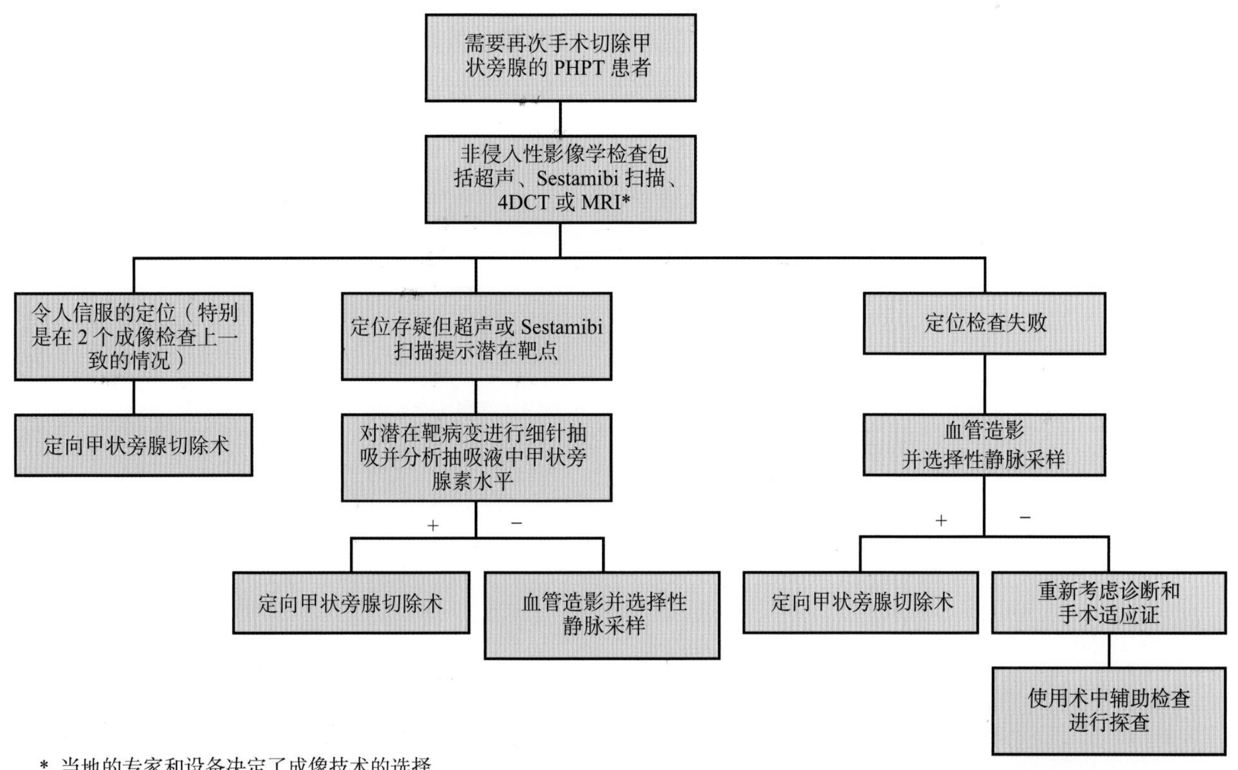

▲ 图 65-9　甲状旁腺，再次手术患者的甲状旁腺影像定位检查流程

部，因为它们有发展为 PHPT 的风险[73]。

甲状旁腺亢进肿瘤综合征（HPTJT）是一种罕见的常染色体显性遗传疾病，由 HRPT2 基因突变引起，易患 PHPT，上颌或下颌骨纤维瘤及肾脏疾病。PHPT 是其最常见的功能异常，发生在约 80% 的患者中。与散发性 PHPT 患者一样，该疾病通常是由单发腺瘤引起的。要注意的是，有 15% 的 HPTJT 患者患有甲状旁腺癌，因此，外科医生必须谨慎鉴别，及时有效地进行适当的肿瘤切除术（见下文甲状旁腺癌）[74-77]。

家族性孤立性原发性甲状旁腺功能亢进症（FIHPTH）似乎与其他内分泌病变无关。但是，尽管有 75%～80% 的 FIHPTH 患者没有可识别的突变，但一些明显孤立的 PHPT 家庭在 MEN1，HRPT2 或 CASR［编码钙敏感受体（CaSR）］的基因中具有种系突变[78, 79]。手术处理与散发性 PHPT 相同，但如果确定了特定突变，则应针对潜在疾病调整手术方案。

常染色体显性遗传性轻度甲状旁腺功能亢进症（ADMH）、家族性低尿钙高血钙症（FHH）和新生儿重度原发性甲状旁腺功能亢进症（NSPHPT）是由 CaSR 基因突变引起的一系列常染色体显性遗传性疾病。ADMH 通常表现为相对轻微的 PHPT，但由于所有甲状旁腺组织都携带突变的 CaSR，次全甲状旁腺切除术通常是最好的手术治疗策略[80-82]。FHH 会造成血生化指标紊乱（轻度高钙血症），但通常不会导致明显的疾病，很少有手术适应证，尽管一些 FHH 患者可能会发展成症状性 PHPT［来自“二次打击”（second hit）］。NSPHPT 是一种罕见的常染色体显性遗传病，与 CaSR 基因的失活纯合子突变有关[83]。表现为婴儿在出生时或出生后不久就出现危及生命的高钙血症。需要水化治疗并立即手术，经颈部切除所有甲状旁腺组织，并将甲状旁腺自体移植到前臂肌肉组织中。几例小样本序列研究报道了水化、利尿药、口服双膦酸盐和西那卡塞可暂时缓解症状[83, 84]。

（四）甲状旁腺癌

甲状旁腺癌非常罕见的，在西方占 PHPT 病例的不到 1%[85]。即使没有 HPTJT 综合征的家族史，约有 20% 的病例发生在 HRPT2 基因突变的情况下[86]。几乎所有病例的癌变都是有激素活性的，尽管甲状旁腺癌患者的血清钙和全套甲状旁腺激素水平通常更高，但单凭血生化特征很难与良性 PHPT 区分。在体格检查中，甲状旁腺癌在高达 45% 的病例中表现为可触及肿块，由于通常不可能触及良性增大的甲状旁腺，这一体检结果强烈提示甲状旁腺癌的可能[87]。在手术时，甲状旁腺癌通常表现为附着在周围结构上的灰色或白色的韧性肿块。应完整地切除肿块，这通常包括切除带状肌和同侧甲状腺。该疾病地区域淋巴结转移率不到 10%；尚无数据支持预防性同侧颈中央淋巴结清扫的必要，但建议切除病理明确受累的淋巴结[88]。同时也可考虑行同侧甲状旁腺切除术以清除患侧颈部其他甲状旁腺组织。

即使经过最佳的手术治疗，高达 67% 的甲状旁腺癌患者也会出现局部复发[87]。远处转移并不常见，其中肺和肝是最常见的部位。对于复发的疾病，手术难治愈，但可以缓解症状。尽管局部区域复发率很高，但 5 年总存活率为 77%～85%，10 年为 49%～77%[87, 88]。

（五）小儿甲状旁腺外科

PHPT 在儿童中发生的情况要罕见得多。据估计，儿童发病率为 2～5 人 /10 万，男女比例为 3∶2，而成人女性为 36～120 人，成人男性为 13～36 人[89-92]。最近对英国文献的回顾研究发现，自 1987 年以来报道的 230 例 PHPT 病例，发病率与成人人群成比例，单发腺瘤（SA）占 80%、其中四腺体增生占 16.5%、双腺瘤占 0.9%，其余 2.6% 的患者没有可识别的甲状旁腺异常，导致对于初步诊断的质疑[93]。仅有 8 例儿童甲状旁腺癌被报道[94]。约 50% 的多腺体病例与 MEN1，MEN2a 或家族性非 MEN PHPT 综合征有关[89, 94]。有趣的是，没有大规模的序列研究证实儿童时期辐射暴露与甲状旁腺疾病的关系[95]。

由于很少有理由检测儿童的血清钙水平，无症状的 PHPT 通常不会被诊断出来，因此 77%～94% 的儿童患者都会出现症状[95, 96]。这与成人人群形成鲜明对比，成人人群中的大多数病例是在常规实验室筛查的基础上确定的，只有 20% 的人有明显的症状[46, 97]。在儿童人群中，如疲劳、抑郁、厌食、体重减轻、多饮、多尿和高血压等非特异性症状应促使儿科医生通过测定血清钙和全套甲状旁腺激素水平来筛查 PHPT。由于漏诊，儿童更有可能出现终末器官损害，包括肾钙沉着症、肾结石、胰腺炎或骨病[98]。多达 61% 的儿童患者表现出的主要症状和体征包括肾结石（42%）、骨病（27%）和胰腺炎（3%）[96, 99]。

因为大多数儿童 PHPT 是由单发腺瘤引起的，手术入路可以参照成人的情况[100]。年轻或有更明显的症状意味着存在多腺体疾病的观点，尚未得到证实。除了多腺病的疑似病例（非常年轻、已知的家族性综合征、二、三级甲状旁腺功能亢进症），常规的双侧颈部探查可能是不必要的。超声检查、铊 – 氙双同位素闪烁成像、锝（^{99m}Tc）甲氧异腈、MRI 和 4DCT 都是儿童患者中可用的成像方式，大多数近期的序列研究都使用甲氧异腈和超声检查作为主要方式，并保留 4DCT 或 MRI 以用于上述检查无法定位病变的情况[93, 99]。虽然最近人们对 4DCT 的热情是因为它与超声或甲氧异腈检查相比更敏感和特异，但这与它对甲状腺床的辐射剂量是甲氧异腈的 57 倍有关，因此应该审慎地将 4DCT 用于 PHPT 儿童患者[101]。

由于儿童甲状旁腺疾病的罕见性，仅有关于青少年人群中超声和甲氧异腈敏感性的相关文献。然而有几项研究表明，图像引导下的 MIP 的治愈率与成人人群中报道的相同（98%～100%）[102, 103]。异位甲状旁腺在儿童人群中的发生率更高，为 10%～37%，大部分异位腺体位于胸腺[89, 90, 102]。与成人一样，术中甲状旁腺素水平降至基线的 50% 以下并恢复到正常范围被认为是术中治愈所需的最低标准[103, 104]。

如果甲状旁腺组织原位残留，有多腺病综合征的儿童患者复发风险较高（10%～30%）[105]。这些患者的手术方式取决于青春期状况。在青春期后的儿童中，四腺体甲状旁腺切除术是通过将甲状旁腺组织自体移植到前臂进行的。重新植入的组织上会标记金属夹子，以便未来寻找。然而，这项技术可能导致至少 3～4 周的甲状旁腺功能减退症，因为在此期间，自体移植的甲状旁腺组织需经历血运重建。此外，据报道该技术中，永久性甲状旁腺功能减退症的风险为 25%～50%[102, 105]。对于青春期儿童，在颈部原位保留约 30～50mg 的甲状旁腺组织以避免这种并发症可能是有利的[102]。

对接受甲状旁腺切除术的儿童进行的大型数据库研究发现，儿童人群中的一般和内分泌特异性并发症发生率明显高于成年人[106]。Kollar 及同事报道，接受甲状旁腺切除术的儿童中，暂时性低钙血症的发生率为 56%，永久性低钙血症的发生率为 4%[89]。至少有一些数据表明，导致术中和术后并发症的一个因素是外科医生的经验。在最近对全美最大的付费住院患者数据库“Healthcare Cost and Utilization Project Nation-wide Inpatient Sample”（HCUP-NIS）的审查中，大病例量外科医生（定义为每年进行超过 30 例经颈部内分泌手术，其中至少有 2 例是针对儿童患者进行的）与小病例量外科医生相比，住院时间更短，费用和并发症更少[103]。由于 PHPT 在儿科人群中很少见，因此强烈建议患有 PHPT 的儿科患者转诊到大病例量的内分泌治疗中心，以便儿科和内分泌外科医生进行合作[103, 107]。

三、继发性甲状旁腺功能亢进症

继发性甲状旁腺功能亢进症（SHPT）是由于慢性低钙血症持续刺激甲状旁腺导致其肥大所致。它最常见于终末期肾衰竭（尿毒症性甲状旁腺功能亢进症），但也可见于各种骨骼和代谢状况（如营养不良、吸收不良、维生素 D 缺乏、锂的使用，以及慢性胆汁淤积症）。最近，增加的减肥手术制造了一批可能最终需要甲状旁腺手术的吸收不良综合征患者，接受胃减容手术的患者中有 20%～30% 患 SHPT[108, 109]。在肾衰竭患者中，血生化特征包括低血钙和低 1, 25- 羟基化维生素 D 水平，以及显著升高的血磷和全套的甲状旁腺激素水平。

虽然高达 75% 的肾衰竭患者临床上有明显的 SHPT，但只有 5% 的患者最终需要进行甲状旁腺手术。最初的治疗是使用骨化三醇和拟钙剂的内科治疗，当内科治疗失败则需要手术治疗。手术的具体适应证包括无法控制的高磷血症，发生骨侵蚀或囊性纤维性骨炎，恶化的疼痛与骨折及钙过敏。

SHPT 的外科治疗主要有三种选择：①全甲状旁腺切除术 + 自体移植术；②无自体移植的全甲状旁腺切除术；③甲状旁腺次全切除术 [110]。无自体移植的全甲状旁腺切除术通常是不可取的，因为由此产生的严重甲状旁腺功能减退症很难控制。如果患者被认为不太可能成为肾移植的候选者，可以考虑全甲状旁腺切除术，同时将甲状旁腺自体移植到前臂肌肉组织，因为随着时间的推移，所有的甲状旁腺组织都会受到刺激，并且可以避免颈部再次手术。对于可能需要肾移植的患者，甲状旁腺次全切除术是首选。在颈部保留约 30mg 的甲状旁腺组织，如果患者接受肾移植，这将足以提供正常的甲状旁腺功能。只要在颈部的一个部位留下少量的甲状旁腺组织，就可以加快进行二期手术。无论采用何种手术方法，由经验丰富的内分泌外科医生进行彻底的甲状旁腺探查是必不可少的，因为 15%～30% 的 SHPT 患者有多余的腺体 [111, 112]。患者术后经常出现明显的低钙血症，通常需要住院数天，可静脉和口服补钙和骨化三醇。

术前影像学（定位检查）在 SHPT 中的作用是有争议的。由于进行了四腺探查，无须影像学检查限制手术范围。然而，超声有助于筛查并发的甲状腺病变，这些病变应在甲状旁腺切除术中加以解决。此外，其他影像学检查，如甲氧异腈可能有助于发现标准颈部探查术可能会遗漏的异位甲状旁腺 [110]。

由于残留甲状旁腺（通常位于甲状旁腺韧带内或胸腺内）的发生率很高，且慢性刺激胸腺内甲状旁腺腺体可能导致疾病复发，因此经颈部胸腺切除术应成为 SHPT 外科治疗的标准部分。对 161 例肾性 SHPT 患者行二期甲状旁腺切除术的研究表明，28.4% 的患者在再次手术时切除了胸腺内的甲状旁腺，这表明最初的经颈部胸腺切除术可以防止复发 [113]。

术中甲状旁腺激素（PTH）测定在 SHPT 手术中的应用存在争议，但它可以在手术室中用于确认手术疗效。因为 PTH 是通过肾清除的，所以通常不会在手术室等待的时间范围内降至正常范围。然而，最近一项针对 86 例因 SHPT 或三发性甲状旁腺功能亢进症而接受全甲状旁腺切除术并自体移植的患者的研究表明，当甲状旁腺切除术后 20min 内甲状旁腺素较基线水平下降 80% 或更多，平均随访 26.5 个月后，治愈率为 100% [114]。

四、三发性甲状旁腺功能亢进症

三发性甲状旁腺功能亢进症（THPT）是指由于继发性原因引起的长时间的甲状旁腺功能亢进症导致自主性甲状旁腺功能亢进症。这种情况几乎只发生在尿毒症 SHPT 的慢性刺激后，以及接受肾移植的 SHPT 患者。尽管肾移植术后轻度高钙血症并不少见，但 85% 的患者在术后 1 年内就可缓解 [115]。持续 2 年以上，或移植后一段时间后出现新的高钙血症，表明存在 THPT。

由于的高钙血症对移植肾的毒性和严重骨病，几乎所有的 THPT 患者都需要手术治疗。在甲状旁腺探查时，可见所有四个腺体都增大，次全甲状旁腺切除术是可选择的术式，尽管在一些治疗中心进行了图像引导下局限性甲状旁腺切除术 [116]。由于将进行双侧颈部探查，所以没有必要进行定位影像学检查，尽管一些人主张使用它们来识别异位腺体。此外，术中甲状旁腺素测定可能不是必要的，但可以用来确认手术的疗效 [114]。

五、总结

甲状旁腺功能亢进症是一组复杂的疾病，需要仔细的诊断和全面的内外科治疗。甲状旁腺切除术几乎可以治愈所有在大型诊治中心的患者。高质量的影像学检查和可靠的术中辅助设备使微创手术成为可能。患有持续性或复发性甲状旁腺功能亢进症、遗传综合征、甲状旁腺癌或儿童的患者需要特别的关注和专业知识。

第 66 章　GNAS 基因突变导致的疾病：假性甲状旁腺功能减退症、Albright 遗传性骨营养不良和进行性骨发育异常

Pseudohypoparathyroidism, Albright's Hereditary Osteodystrophy, and Progressive Osseous Heteroplasia: Disorders Caused by Inactivating GNAS Mutations*

Murat Bastepe　Harald Jüppner　**著**

夏维波　谢文婷　**译**

要　点

- GNAS 是一个复杂的印记基因，它产生 Gsα 及其他一些编码和非编码转录本。
- GNAS 突变影响 Gsα，导致 Albright 遗传性骨营养不良，以及对 PTH 和其他激素的抵抗。
- 父系 Gsα 等位基因的组织特异性基因沉默在激素抵抗的遗传机制中起重要作用。
- cAMP 信号通路中 Gsα 下游缺陷也会导致激素抵抗和骨骼缺陷，产生类似于 Albright 遗传性骨营养不良的表现。

1942 年，Albright 和 colleagues [1] 描述了一组具有某些特殊身体特征的患者，他们表现为肥胖、身材矮小、矮小、认知障碍，并伴有低钙血症和高磷血症。在这些患者中，外源性具有生物活性的甲状旁腺激素（PTH）提取物未能引起高磷酸盐尿症。因此认为他们有假性甲状旁腺功能减退症（PHP），表现低钙血症和高磷血症。而这些表现是由于靶器官对甲状旁腺激素的抵抗而不是缺乏所致。进一步的研究发现假性甲状旁腺功能减退症患者的免疫反应性 PTH 浓度也升高 [2]。并且也发现一些假性甲状旁腺功能减退症患者对其他激素有抵抗。

假性甲状旁腺功能减退症（PHP）患者发生甲状旁腺激素抵抗的主要部位是肾近端小管，PTH 在骨和远端小管中的作用是正常 [3–5]。PHP 患者血清中 1, 25– 二羟维生素 D［1, 25$(OH)_2$D］浓度降低是导致低钙血症的主要原因 [6–9]。血清 1, 25$(OH)_2$D 低和高磷血症都是近端小管甲状旁腺素抵抗的直接表现。由于循环中甲状旁腺素的升高和 PTH 抵抗导致的骨吸收缺失，高磷血症通常会恶化。另一方面，血清甲状旁腺素的增加也可防止一些 PHP 患者出现低钙血症，这主要是因为 PTH 对骨和肾远端小管的作用不受影响 [10–14]，从而使钙从骨中释放并且进行钙的再吸收。但是总体而言，患者多表现为低钙血症。

*. 本章主要为儿童内分泌相关内容。

一、甲状旁腺激素 PTH 抵抗的诊断和进展

甲状旁腺素通过结合 PTH/PTH 相关蛋白受体（PTHR1，具有 7 个跨膜区域的 G 蛋白耦联受体）[15] 结合发挥作用。尽管 PTHR1 可以与几种不同的 G 蛋白耦联 [16]，PTH 还是主要作用于刺激性 G 蛋白（stimulatory G protein），继而作用于腺苷酸环化酶，从而增加细胞内第二信使环磷酸腺苷（cAMP）的形成 [15, 17]。由于大多数 PHP 患者摄入了外源性生物活性 PTH 后尿 cAMP 无明显增加（图 66-1）[18]，所以 PTH 诱导产生的 cAMP 可以作为肾小管 PTH 功能的重要指标之一。事实上外源性甲状旁腺激素（PTH）引起肾源性 cAMP 增加的反应可以被用作 PHP 确诊实验，它比 Ellsworth-Howard 试验（即甲状旁腺激素试验）更为敏感。根据肾脏对外源性甲状旁腺激素（PTH）的反应，假性甲状旁腺功能减退症可分为两种主要类型，即 PHP1 型是指尿中 cAMP 和磷酸盐排泄减弱，而 PHP 2 型是指只有尿磷酸盐排泄减弱 [1, 18, 19]。

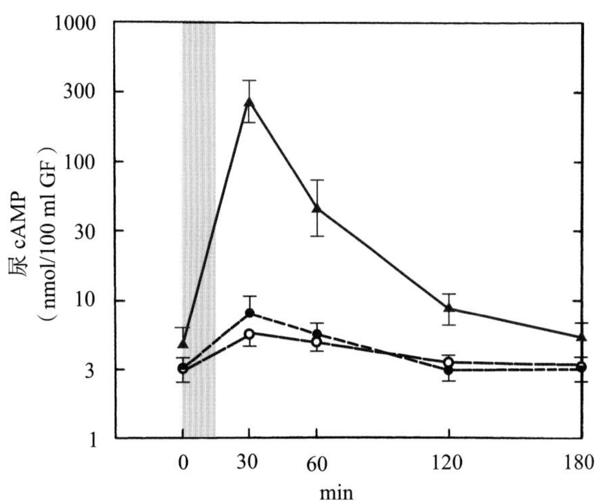

▲ 图 66-1　甲状旁腺激素输注后尿 cAMP 水平的时程变化

注射甲状旁腺激素后，正常受试者（蓝三角）在基底部出现 50～100 倍的峰值，而假性甲状旁腺功能减退症 1a（空心绿圆）或假性甲状旁腺功能减退症 1b（实心红圆）的患者表现出迟钝的反应（改编自 Levine MA, Jap TS, Mauseth RS, et al. Activity of the stimulatory guanine nucleotide-binding protein is reduced in erythrocytes from patients with pseudohypoparathyroidism and pseudopseudohypoparathyroidism: Biochemical, endocrine, and genetic analysis of Albright's hereditary osteodystrophy in six kindreds. J Clin Endocrinol Metab 62: 497-502, 1986.）

血钙水平降低的症状和体征有心电图 QT 间期的继发性延长和神经肌肉兴奋性的增强（Trousseau 征、Chvostek 征和支气管痉挛）。低钙血症最常见的表现包括肌肉抽搐和痉挛，并且不同患者的表现差异很大，部分患者甚至会出现癫痫发作。低钙血症也可以引起其他神经系统症状，部分 PHP 患者最初被误诊为运动障碍 [20-24]。既往报道中，一对患有 1b 型 PHP 的姐妹表现为阵发性运动诱发性舞蹈症，其中 1 人进行了抗癫痫治疗 4 年后才被诊断为假性甲状旁腺激素抵抗 [25]。部分 PHP 患者表现出癫痫样脑电图变化并且对抗癫痫治疗有反应，从而导致误诊和病情延误 [26, 27]。假性甲状旁腺功能减退症的并发症也包括血清钙、磷的变化，脑部影像学检查常显示 PHP 患者颅内钙化 [20, 28-34]。

假性甲状旁腺功能减退症是一种先天性疾病，但新生儿期 PTH 抵抗仅有少数报道 [35, 36]。低钙血症通常发生在儿童后期，提示甲状旁腺激素抵抗是逐渐发展的 [37-40]。针对 PHP1a 患儿的纵向研究提示，3 个月患儿对甲状旁腺激素的 cAMP 反应是正常，而在 2.6 岁时这种反应减弱 [38]。在另一个病例中，血清钙逐渐下降，随后血清磷和甲状旁腺素水平升高 [87]。此外，1 名出生时通过基因分析确诊的 PHP1B 患者（见下文）的血清 PTH 水平正常，直到 18 个月大才首次检测到甲状旁腺激素升高 [39]。因此，尽管 PHP 患者存在潜在致病风险，但其婴幼儿期的 PTH 反应仍然完整，这一现象背后的机制仍然未知。

二、1a 型假性甲状旁腺功能减退症

在两种主要的假性甲状旁腺功能减退症类型中，1 型更为常见。1 型 PHP 的各种临床变体见表 66-1。

正如 Albright 及同事最初所描述的 [1]，PHP 患者通常表现为肥胖、圆脸、身材矮小、短肢畸形、异位骨化和精神障碍（图 66-2）。具有这些特征的患者被称为 Albright 遗传性骨营养不良症（AHO），即 1a 型假性甲状旁腺功能减退症。在 AHO 患者中观察到的短肢畸形通常累及掌骨和（或）跖骨，并且 AHO 手部骨骼缩短的模式不同于其他短肢畸形，

表 66-1 不同假性甲状旁腺功能减退症和伴有激素抵抗肢端肥大症的临床和分子特征

	甲状旁腺激素抵抗	额外的激素抵抗	典型 Albright 遗传性骨营养不良的特征	遗传缺陷
1a/1c 型假性甲状旁腺功能减退症	是	是	是	编码 GNAS 突变
PPHP	否	否	是	编码 GNAS 突变
POH*	否	否	否	编码 GNAS 突变
1b 型假性甲状旁腺功能减退	是	部分	否[†]	影响 GNAS 印记、patUPD20q 或未知缺陷的微缺失
2 型假性甲状旁腺功能减退症	是	否	否	未知
伴有激素抵抗的肢端肥大症	是	是	是	编码 PRKARIA 突变

POH. 进行性骨发育异常；PPHP. 假 - 假性甲状旁腺功能减退症
*. 值得注意的是，进行性骨发育异常样严重异位骨化在一些多激素抵抗的患者中已有报道
†. 最近的一些研究表明 Albright 遗传性骨病营养不良特征和 GNAS 印迹缺陷共存

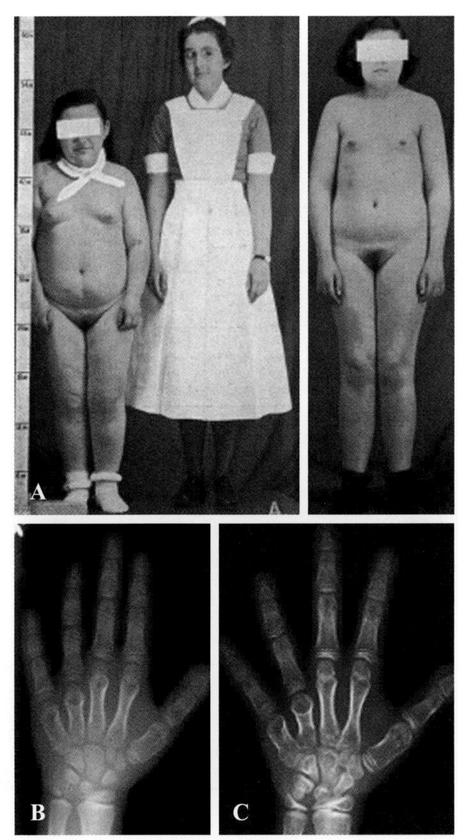

▲ 图 66-2 Albright 遗传性骨营养不良（AHO）

A. 肥胖和身材矮小是 Albright 遗传性骨营养不良的典型特征之一；B. 一个患有 Albright 遗传性骨营养不良的儿童在 5 11/12 岁时的手部 X 线片显示第 4 和第 5 掌骨短；C. 同一患者 8、10/12 岁时的手部无线电波图（图 A 改编自 Albright F，BurnettCH，Smith PH，Parson W. Pseudohypoparathyroidism—an example of "Seabright-Bantam syndrome." Endocrinology 30：922-932，1942.）

如家族性短肢畸形和 Turner 综合征[41]。由于掌骨缩短，紧握拳头的指关节上常会出现酒窝（Archibald 征）[42]，其中拇指远端指骨的缩短是最常见的骨骼异常（称为 murderer 拇指或 Potter 拇指），甚至有些患者的所有手指都缩短了[43]。Albright 遗传性骨营养不良症患者精神障碍一般较轻，常表现为认知缺陷。现在的研究表明，脑内 Gsα 信号通路的缺乏可能是导致智力障碍的原因。虽然低钙血症和（或）甲状腺功能减退症也可能在 1a 型中起作用，但纠正这些生化缺陷并不能预防智力损害。AHO 患者之间存在显著的患者间差异，即使是携带相同基因突变且属于同一家族的患者之间也存在差异（见潜在遗传缺陷）。并且有些患者可能只表现出单一的 AHO 特征，如肥胖，而另一些患者可能表现出多重 AHO 特征。此外，每个特征的严重程度在患者之间有很大的差异。并且 AHO 的特征表现并非独有，这些特征可以在其他不相关的疾病中观察到，如由 PDE4D 突变引起的肢端发育障碍[44, 45]或由 HDAC4 突变引起的短肢 - 智力迟滞综合征[46]。从而，可变表达和个体特征缺乏特异性使 AHO 诊断具有挑战性。虽然 PHP1a 型患者激素抵抗存在通常是有益的，但也并不绝对。这对于区分以单独存在 AHO 特征或单独存在激素抵抗为特征的不同 PHP 形式尤其重要（见下文）。

除了甲状旁腺激素抵抗外，PHP1a 型患者还表现

出与靶器官对其他激素的抵抗，最常见为抵抗促甲状腺素，导致甲状腺功能减退症[47, 48]。并且与一般患者在晚年出现的甲状旁腺激素抵抗不同，PHP1a型患者在出生时就可以出现促甲状旁腺激素抵抗[49–52]。据报道，PHP1a型患者也存在促性腺激素抵抗和生长激素释放因子的耐受[53–55]，然而，对通过Gsα耦联受体（升压素或促肾上腺皮质激素）介导激素的抵抗，不过这些激素抵抗的临床表现并不显著[54, 56–60]。

导致PHP1a型的突变位于Gsα编码的GNAS外显子中[61, 62]，其所编码的蛋白是许多激素作用所必需的，Gsα主要介导激动剂诱导的细胞内cAMP生成。刺激性G蛋白耦联受体被其激动药（如PTH）激活，导致Gsα上的GDP/GTP交换，进一步导致后者与Gβγ亚单位分离（图66–3）。这使Gsα和Gβγ都能刺激它们各自的效应器。在GTP结合状态下，Gsα可以直接激活多种不同的效应分子，如Src酪氨酸激酶[63]和某些Ca^{2+}通道[64, 65]。除了这些效应器外，腺苷酸环化酶是迄今为止最普遍和最广泛研究的受Gsα刺激的效应分子。腺苷酸环化酶是一种完整的膜蛋白，它催化普遍存在的cAMP的合成，进而引发各种细胞特异性反应。Gsα对腺苷酸环化酶等效应物的激活受Gsα内源性GTP水解酶（GTPase）活性的调节。将GTP转化为GDP会导致G蛋白异三聚体的重新组装，从而防止进一步的效应器刺激（图66–3）。

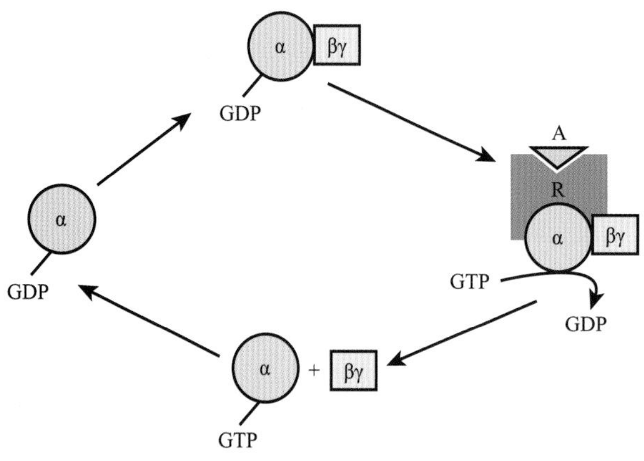

▲ 图66–3　异三聚体G蛋白激活周期

异三聚体复合物在基态组装，当激动剂（α）与其Gs耦联受体（R）结合时，α亚单位与GDP分子结合，结合到α亚单位的GDP分子被GTP分子取代，即激活的受体作为α亚单位的鸟嘌呤核苷酸交换因子。GTP结合形式的α亚单位与βγ亚单位解离，从而刺激其下游效应物，在Gsα的情况下，包括腺苷酸环化酶。注意，游离的GBγ二聚体也可以刺激不同的下游效应器。α亚单位的内在GTP水解酶活性将GTP转化为GDP，导致异三聚体的重新结合，从而终止效应器刺激

在PHP1A患者中发现的突变是杂合，分散在编码Gsα的13个GNAS外显子和干预序列中，包括错义和无义氨基酸变化、导致移码的插入/删除及破坏前mRNA剪接的核苷酸改变（突变列表请访问OMIM entry#139320，网址http://www.ncbi.nlm.nih.gov），并且含有GNA的染色体臂的结构性缺失也存在[66]。与此突变谱一致，PHP1A患者容易受到影响的组织中（如红细胞、皮肤成纤维细胞和血小板），Gsα水平/活性约降低50%[48, 67–80]。并且在PHP患者的肾脏内也发现了Gsα缺乏[81]。补体分析通常用于检查Gsα活性（图66–4），并且在患者的血小板中检测前列腺素E_1或前列环素抑制血小板聚集能力，也可以判断Gsα功能是否低下[82]。检测Gsα活性降低对PHP1a型的诊断很重要，尤其是在基因分析未能揭示GNAS突变的情况下。并且进一步研究提示，PHP1a型患者中Gsα活性的降低与PTH–cAMP信号通路是一样重要的。

在许多PHP1a型患者家系中发现了GNAS外显子7上4bp长的突变缺失。除此之外，还有两个突变会导致PHP1a型的产生。在两个无血缘关系的男孩中发现了一个外显子13（A366S）的错义突变，他们表现为PHP1a型和性早熟[83, 84]。该突变

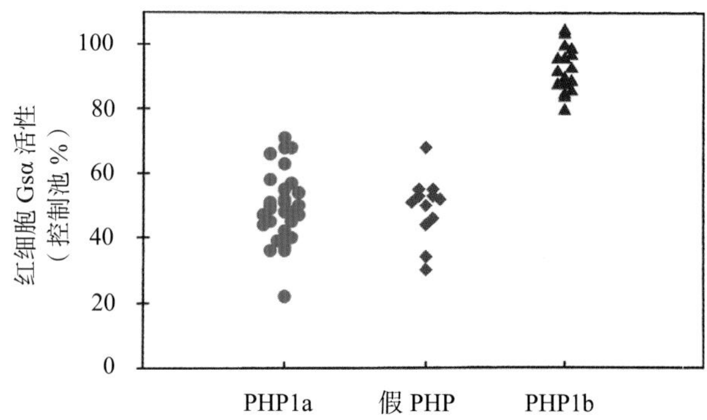

▲ 图66–4　**1α型假性甲状旁腺功能减退、假PHP和1b型假性甲状旁腺功能减退症患者的Gsα红细胞活性**

通过将患者来源的红细胞膜与S49细胞膜互补进行测量，S49细胞膜在遗传上缺乏Gsα，但保留了激素激活腺苷酸环化酶反应所需的所有其他成分（改编自Levine MA. Hypoparathyroidism and pseudohypoparathyroidism. In De Groot LJ, Jameson J, eds. Endocrinology, 4th ed. Philadelphia：Saunders, 2000, pp. 1133–1153.）

体 Gsα 蛋白对温度敏感，因此在正常体温下迅速降解，并且氨基酸替代使蛋白质具有组成性活性，所以导致睾丸温度较低时 cAMP 信号升高，从而患儿发生性早熟。最近在家族性 PHP1a 和短暂性新生儿腹泻中另一种突变体 Gsα 蛋白被描述 [85]，该突变导致在 366～369 残基处重复 AVDT 序列，由于增强了 GDP-GTP 交换，降低了 GTPase 活性，所以产生了一个不稳定但组成活性的 Gsα 突变体。激素抵抗源于 Gsα-AVDT 突变体的不稳定性，而腹泻则归因于突变体蛋白在小肠上皮中的质膜定位增加。还有一个患儿病例报道了其父系等位基因上的新发错义突变(R231C)及母系遗传的三个位点从 C 变为 T，从而导致异常的 GNA 剪接 [86]，如患者患有病态肥胖、TSH 和 PTH 抵抗，血小板 Gsα 功能低下导致的血栓前状态。

PHP1c 型和 PHP1a 型的遗传学特点完全不同 [70]，但是 PHP1c 型患者的临床和实验室特征与 PHP1a 型患者相同，都具有 AHO 特征和多激素抵抗。然而与 PHP1a 型患者相比，PHP1c 型患者的红细胞中 Gsα 活性没有降低，这表明 PHP1c 型患者的 Gsα 基因没有突变。然而，最近的分子特征显示在部分 PHP1c 型患者中可能存在 Gsα 突变，但是这种 Gsα 突变体仅有与 G 蛋白耦联受体连接处突变从而存在激素抵抗，但是其形成 cAMP 的功能仍是正常的 [43, 87]。因此，引起 PHP1c 的突变体 Gsa 蛋白允许形成基 cAMP，但不能引发对激素反应的增加。因此，至少一些 PHP1c 案例是 PHP1a 的等位变体。尽管仍然有可能一些符合 PHP1c 描述的患者由于一种新的基因突变而产生激素抵抗和反应性关节炎，这种突变影响了 cAMP 的产生而不损害 Gsa 本身(如影响腺苷酸环化酶之一的失活突变或磷酸二酯酶的激活突变)，这种假定的突变似乎不太可能只影响少数 g 蛋白耦联受体，从而导致有限的激素抵抗，正如在 PHP1a 和 PHP1c 中观察到的那样，而是通过它们表达水平的组织特异性来决定表型。

三、GNAS 基因位点

GNAS 是一个复杂的基因，包括多种不同的编码和非编码区域，图 66-5 显示了其等位基因、亲本特异性表达谱（图 66-5）。GNAS 位于 20 号染色体长臂的端粒末端（20q13.2～20q13.3）[88-90]。Gsα 有 13 个外显子 [91]。并且因为选择性的 pre-mRNA 剪接，Gsα 存在多个变体，按照是否包含外显子 3，可以分为长的和短的 Gsα 变体（分别是 Gsα-L 和 Gsα-S）[91-93]，这些 Gsα 变体在 Western blot 上通常被检测为 52kd 和 45kd 的蛋白条带。Gsα-L 和 Gsα-S 的活性之间存在微小但潜在的重要差异，如在兔肝脏中，Gsα-L 显示出比 Gsα-S 更大的调节受体信号的能力 [94]，尽管在体外培养的胰岛细胞体现出相反的结果 [95]。此外，Gsα-L 的 GDP 释放率似乎比 Gsα-S 高出约 2 倍 [96]；与 $β_2$ 肾上腺素能受体相结合形成复合物时，Gsα-L 比 Gsα-S 具有更高活性 [97]。与此同时，这两种 Gsα 变异体在亚细胞水平上也有差异性 [98-100]，目前尚不清楚这些差异是否转化为生物学上的显著影响，如效应器种类的差异和（或）效应器激活的效率。尽管如此，最近在两个 PHP1a 型患者的兄弟姐妹中发现了导致移码和早期终止的突变 [101]。目前尚不清楚这种外显子突变是否以效应器和组织特异性的方式损害激动剂反应。

最近的研究表明，GNAS 会产生额外的基因产物。通过使用不同的上游启动子和不同的剪切位点，GNAS 能产生至少两个除 Gsα 之外的转录表达。与 Gsα 最相关启动子是一种神经内分泌分泌蛋白，其表观分子量为 55000（NESP55）[102]，父系的 NESP55 启动子被甲基化，转录发生在母体等位基因上 [103, 104]。在人类中，NESP55 蛋白由单个外显子编码，Gsα 外显子 2～13 形成了 3' 非转录区 [103, 104]，并且该蛋白在神经内分泌组织、外周神经系统、中枢神经系统及一些内分泌组织中表达 [102, 105-108]。NESP55 是一种与组成性分泌途径相关的嗜铬粒蛋白样蛋白 [109]。NESP55 蛋白表达的缺失似的人似乎没有明显的临床表现。然而它在小鼠体内的破坏导致了一种微妙的行为表型，表现为对新环境的反应性增强 [110]，来自 NESP55 启动子的转录可能在 GNAS 印记的调节中起作用（见下文）。

GNAS 的另一个产物是 XLαs，它是从父系等位基因表达的 [104, 111, 112]。XLαs 在大脑的各个部分和神经内分泌组织中大量表达，并且它的表达可以很容易地在胎儿和产后组织中检测到 [111, 113-120]。

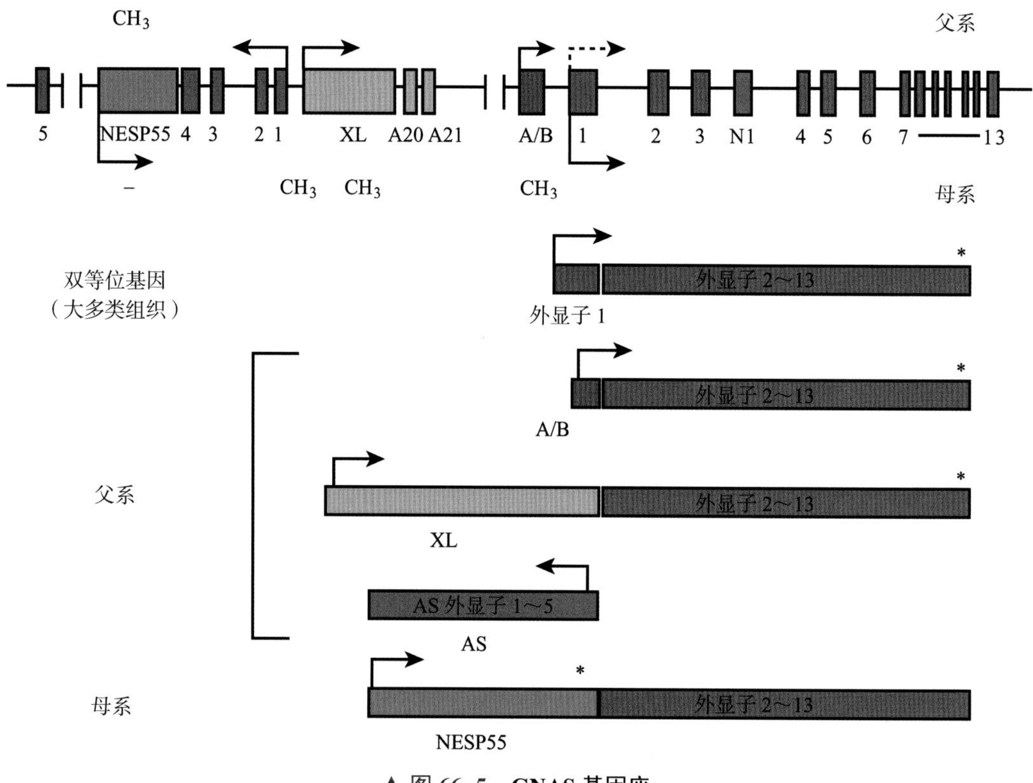

▲ 图 66-5　GNAS 基因座

复杂的 GNAS 基因座产生多种转录物。框和连接线分别表示外显子和内含子。箭显示每个转录本的转录方向。来自 GNA 的主要转录和利用的外显子被描绘为基因示意图下方的矩形，Gsa 是双等位基因表达的，除了在少数组织中，包括肾近端小管、甲状腺、性腺和垂体，其中父系等位基因的表达被沉默（虚箭）。XLas、A/B 和反义（AS）转录本来自父系等位基因，NESP55 转录本来自母系等位基因。Xlas、A/B、反义和 NESP55 转录物的启动子在沉默等位基因上甲基化，如 CH_3（甲基化 CpGs）和 -（非甲基化 CpGs）所示

XLαs 还使用一个独特的上游启动子和第一外显子来剪接到 Gsα 外显子 2～13 上[104, 112]，产生了一种与 Gsα 部分相同的蛋白质[111]。由于 XLαs 与 Gsα 结构相似，XLαs 可以在转染细胞和转基因小鼠中介导受体激活的腺苷酸环化酶[43, 115, 121, 122]，甚至在转染细胞里它比 Gsα 对 PTH 的影响更大[120, 123]。然而，敲除 XLαs 小鼠的表型表明 XLαs 具有独特的细胞功能，与 Gsα 基因敲除小鼠相比，这些小鼠出生后早期死亡率较高，这是由于对摄食的适应不良及葡萄糖和能量代谢的损害[118]。这样的动物实验结果在很大程度上重复了 PHP1a 患者的临床表现[124, 125]。对 XLαs 表达缺失的成年小鼠的研究结果表明该蛋白是小鼠交感神经系统活动增强的负调节因子[126, 127]。

父系 GNAS 还产生两个额外的转录本，它可以利用上游启动子和第一外显子（外显子 a/B）剪接到 Gsα 外显子 2～13 上，从而产生 a/B 转录物（也称为 1A 或 1′）。a/B 转录物是类似于 NESP55 和 XLαs 的[128, 129]。外显子 a/B 不存在起始密码子，但其在体外可以在可以通过使用位于外显子 2 中的 AUG 进行复制，从而短暂表达一种定位于质膜上 N 端的蛋白质[129]。之前没有证据支持内源性 a/B 蛋白的存在，因此人们认为 a/B 转录本是非编码 RNA。最近使用抗 GsαC 端的抗体的 Western blot，研究者在人胎肾中检测到内源性 a/B 蛋白[130]。有可能 a/B 转录物既作为蛋白质又作为转录物调节 GNAS 基因座内的表达（见下文）。另一个父系 GNAS 转录本来自反义链[131, 132]。GNAS 反义转录本（GNAS-AS1）由至少 6 个非编码的选择性剪接模式的外显子形成[131, 133]，并且来自小鼠模型的数据表明，GNAS-AS1 在沉默父系 NESP55 启动子起着关键作用[134]。尽管 XLαs 和反义转录物的启动子位于一个大的差异甲基化区（DMR）内，但是 GNAS 反义转录物的启动子位于 XLαs 启动子的上游，并且雌性生殖

系 - 特异印记仅在反义启动子处建立[135]，所以 a/B 启动子在雌性生殖系中同样甲基化，但在雄性生殖系中不能甲基化[136]。因此小鼠模型表明，这些非编码转录物对于调控来自 GNAS 的印迹基因表达至关重要[134, 137, 138]。印迹 a/B 转录（即仅来自非甲基化母体等位基因的表达）对于 PHP1b 患者的激素抵抗的发展尤为重要（见下文）。

与 NESP55、XLαs 和 a/B 转录物的启动子不同，Gsα 的启动子没有不同的甲基化，因此 Gsα 在大多数组织中的表达是双等位基因[103, 112, 139, 140]，双等位基因 Gsα 的表达在人体的骨和脂肪组织中有明确的表现[141]。但是由于父系 Gsα 表达在部分组织中被沉默，从而母体等位基因是 Gsα 表达的主要来源，这些组织包括肾近端小管、甲状腺、垂体和性腺[125, 142–144]。尽管缺乏差异甲基化，但 Gsα 启动子在其为单等位基因的组织中表现出特异性组蛋白修饰，在近端小管（Gsα 是单等位基因的组织）中，Gsα 启动子显示出更高的三甲基化组蛋白比[4]。而在肝脏（Gsα 是双等位基因的组织）中，母体和父系 Gsα 启动子中甲基化组蛋白的数量相似[145]。组织特异性的父系 Gsα 沉默在 PHP1a 型和 PHP1b 型患者 PTH 抵抗的产生起关键作用。

四、遗传相关的 PHP1a 变体

（一）假性甲状旁腺功能减退症

假性甲状旁腺功能减退症首次报道于 1952 年，其与 PHP1a 型患者的生理异常相似，但没有证据表明钙和磷酸盐的动态平衡异常[146]。由于缺乏矿物质离子稳态的异常调节，人们称之为假性甲状旁腺功能减退症（PPHP）[146]。有趣的是，患有 PPHP 的患者也携带导致 Gsα 功能降低的 GNAS 突变，这些突变可以在同一家族中发现。然而，这两种疾病在其同胞亲属关系中从未出现过，并且对多个家族的进一步表明，两种疾病的遗传模式取决于传递 Gsα 突变的父母的性别[147]。因此，失活的 Gsα 突变导致 PHP1a 型（表现为激素抵抗和 AHO），而父系等位基因的相同突变导致 PPHP（仅限于 AHO）。大多数 AHO 的特征（除了肥胖症和智力迟钝）与突变来源于父系还是母系无关。最近的研究进一步表明，大多数 PPHP 患者在出生时体型要小得多，特别是如果他们的 Gsα 失活突变位于父系等位基因的 GNAS 外显子 2～13[148–150]。

Gsα 表达的组织特异性印记可以解释激素抵抗的起源特异性遗传。在那些 Gsα 表达被父系沉默的组织中（即 Gsα 完全或主要由母体等位基因表达），位于父系等位基因上的失活突变不会改变 Gsα 的功能，而位于母体等位基因上的同一突变被预测将完全消除 Gsα 功能（图 66-6）。Gsα 表达的组织特异性印记也解释了为什么尽管 Gsα 信号参与了许多生理反应，而靶器官抵抗只涉及部分组织。激素抵抗在 Gsα 父系沉默的组织（如近端肾小管和甲状腺）中观察到，而在 Gsα 为双等位基因的组织（如远端肾小管）中不受影响。组织特异性 Gsα 印记在甲状旁腺激素抵抗的发生中的作用已经通过为 GNAS 母系或父系破坏而产生的杂合子小鼠中得到证实[142]。最近的研究表明，肾近端小管中父系 Gsα 等位基因沉默发生在出生后早期，这也能解释为什么 PHP1a 型和 PHP1b 型患者的 PTH 抵抗表现主要发生在婴儿期之后[151]。

大多数 AHO 特征的发生与亲本传递无关，这一发现导致了这样一个假设，AHO 的遗传是由于不同组织中 Gsα 单倍体不足（haploinsufficiency）所致。PTHrP 诱导的 cAMP 生成对于正确控制生长板

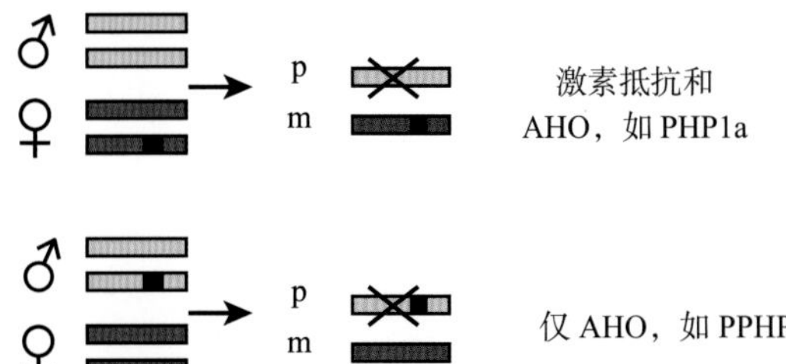

▲ 图 66-6 父系 Gsα 基因沉默对激素抵抗发展的影响

Gsα 在大多数组织中是双等位基因，因此杂合失活的 Gsα 突变导致 Gsα 活性 / 表达降低约 50%，而不管突变的起源是哪一个亲本。然而，在一些组织中，如近曲小管和甲状腺，父系遗传的 Gsα 转录物被沉默（X）。因此，如果一个 Gsα 突变（黑方块）是遗传自女性个体，这种突变几乎消除了 Gsα 在这些组织中的表达或活性，从而导致激素抵抗（PHP1a）。相反，在父系遗传中，相同的突变 Gsα 不会导致表达 / 活性的显著变化，因此激素反应不会受到影响。父系和母系 Gsα 等位基因用白色或灰色矩形表示

软骨细胞的肥大分化至关重要[152]。通过对野生型细胞和突变细胞（破坏 GNAS 第 2 外显子）杂合小鼠的研究证实了在组织内的 Gsα 单倍体不足[153]。无论 GNAS 外显子 2 突变的亲本来源如何，突变细胞与野生型细胞相比表现出早熟肥大，并且父系缺失（即一个 Gsα 等位基因的缺失加上 XLαs 的完全丧失）比母体缺失（仅丢失一个 Gsα 等位基因）导致的早产性肥大明显更多。因此，在 AHO 中观察到的短肢和（或）身材矮小可能是由于生长板软骨细胞中 Gsα 信号的减弱所致。虽然这些数据与母系和父系遗传 Gsα 突变后发生 AHO 的观点有很好的相关性，但最近的证据表明，个体 AHO 特征也可能受到印记的影响。PHP1a 型与 PPHP 型患者进行多例分析激素显示，肥胖主要是 PHP1a 型患者的一个特征[154]。考虑到 Gsα 在白色脂肪组织中是双等位基因[141]，有人认为 Gsα 也可能在控制饱腹感和体重的中枢神经系统区域中印记（主要是母体表达）[154]。最近的报道还表明，PHP1a 型的认知障碍比 PPHP 型更为普遍。因此组织特异性 Gsα 印记可能涉及额外的大脑区域[155]。另一方面，尽管发现 Gsα 在垂体中表达，但还没有关于身材矮小的印记遗传报道[143, 144]。PHP1a 患者表现出 GHRH 抵抗，从而导致生长激素（GH）缺乏[54, 55]。如前所述，小于胎龄表型与父系等位基因上的 Gsα 突变比与母体等位基因上的 Gsα 突变更密切相关[148, 150]。一项单独的研究还表明，携带外显子 2～13 内突变的 PPHP 患者出生时比携带第 1 外显子突变的患者出生时要小[150]，这就意味着 Gsα 单倍体不足和父系表达的 GNAS 产物（如 XLαs）的缺陷在发病机制中都有关联。未来对 PHP1a 型和 PPHP 型患者的分析将有助于确定基因组印记和单倍体不足在个体 AHO 特征发展中的相对作用。

（二）进行性骨发育异常

进行性骨发育异常（POH）表现为严重的骨外骨化，涉及深部结缔组织和骨骼肌[156, 157]（图 66–7）。在 POH 患者中，异位骨主要在膜内和进行性骨化纤维发育不良（FOP）的表现不同。FOP 通过软骨内机制形成骨外骨，并伴有骨骼畸形[158, 159]。POH 患者表现出 AHO 特征和杂合子失活 Gsα 突变[160–162]。POH 的已知突变与 PHP1a/PPHP 家族中发现的突变相同[161, 162]，并且 Gsα 活性和下游信号转导参与了成骨分化的调控。杂合子 GNAS 突变而导致构成性 Gsα 活性的患者发生骨纤维发育不良，表现为纤维组织破坏的不规则编织骨[163]。此外，在人类间充质干细胞中，Gsα 蛋白水平的降低已被证明会导致成骨分化，同时抑制脂肪细胞的形成[164, 165]。此外，Runx2 是成骨细胞特异性基因表达的关键调节因子，似乎能抑制 Gsα 的表达[166]。所以骨祖细胞的形成和成骨细胞分化的早期阶段需要降低 cAMP 信号水平，并且 POH 中观察到严重异位骨形成和 Gsα 的失活相关。

由于在 AHO 和 POH 中都存在 GNAS 突变，因此其他相关因素（如遗传背景、表观遗传）可能决定这些患者异位骨化的外显率和严重程度，并且这些患者的 Gsα 活性约丧失了 50%。然而临床和遗传学数据显示了 AHO 患者和 POH 患者之间的一些重要差异。首先 AHO 患者的骨发育异常只存在于皮下组织；在几乎所有 POH 患者中，严重异位骨形成是孤立的（即其他典型的 AHO 特征不明显）[162, 167]；导致孤立性 POH 的突变仅从男性专性基因携带者遗传（即遗传模式完全是父系遗传）[162]。并且在一个大家系中发现 GNAS 突变的父系遗传导致了 POH 表现，而同一突变的母体遗传导致了典型的 AHO 发现（没有严重的骨发育异常）[162]。这些发现表明 POH 的发病机制与 AHO 的潜在发病机制显著不同，并且缺乏一种具有唯一父系表达的 GNAS 产物，如 XLαs。此外，最近一项对 12 名 POH 患者进行分析的研究显示，病变主要分布在真皮肌切开处，并且表现为偏侧性[168]。基于这些发现，研究者重新定义了 POH 的临床定义，其发病机制涉及体节起源的祖细胞，这些细胞可能在 GNAS 位点经历杂合性突变，从而导致严重或完全的 Gsα 缺乏症[168]。

五、1b 型假性甲状旁腺功能减退症

1b 型假性甲状旁腺功能减退症（PHP1b）由 Peterman、Garvey[169] 和 Reynolds 及同事描述[170]，

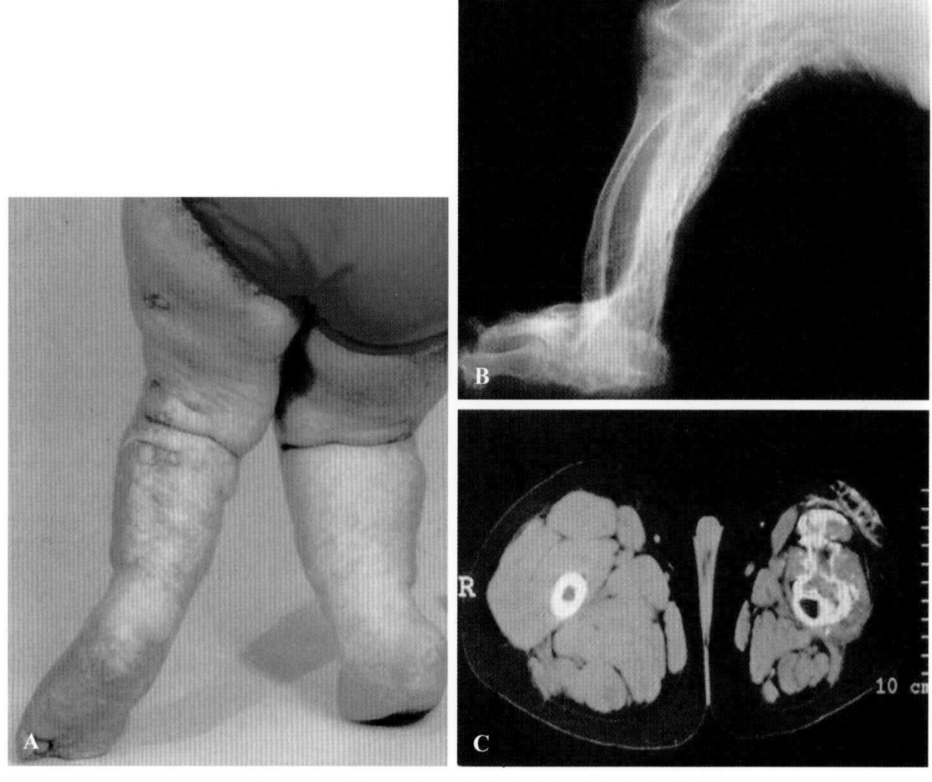

▲ 图 66-7　进行性骨发育异常的临床和影像学表现

A. 一位患有进行性骨发育异常 5 岁女孩的腿和脚的后视图显示，由于广泛的皮肤和皮下骨化引起的严重的黄斑丘疹病变；B. 一位 11 岁女孩进行性骨发育异常患者右腿侧位 X 线片显示严重的异位性软组织骨化；C.10 岁男孩进行性骨发育异常大腿的计算机断层图像显示左腿软组织萎缩，皮肤、皮下脂肪和股四头肌广泛骨化（改编自 Shore EM，Ahn J，Jan de Beur S，et al. Paternally inherited inactivating mutations of the GNAS1 gene in progressive osseous heteroplasia. *N Engl J Med* 346：99-106，2002.）

其特点是存在抗 PTH 的低钙血症和高磷血症，但在大多数情况下没有 AHO 的表现。除了血清甲状旁腺激素升高外，PHP1b 型患者还表现出血清碱性磷酸酶活性升高，这表明其有 PTH 依赖性骨转换 [171]。事实上，甲状旁腺功能亢进性骨病可与 PHP1b 型相关，尤其是散发性 PHP1b 患者或常染色体显性遗传型 PHP1b（AD-PHP1b）患者。以上情况在 PHP1a 型患者中出现的频率较低，因为 PHP1a 型患者与 AHO 特性相关，因此在生命早期就被诊断出来。骨骼中完整的甲状旁腺激素反应与骨骼中缺乏 Gsα 印记一致 [141]，并导致出现了假性甲状旁腺功能亢进症（PHP-HPT）一词 [172-174]。

在 PHP1b 患者中观察到的激素抵抗只在母体遗传之后产生 [175]（遗传模式与 PHP1a 型相同），其重要的实验室表现为甲状旁腺激素抵抗和钙、磷稳态的相关变化。但是一些 PHP1b 型患者也表现出轻微的甲状腺功能减退症，TSH 水平略有升高 [26, 176-178] 及降钙素水平有所升高 [176]。PHP1b 型患者的甲状腺功能减退症与 PHP1a 患者一样，可能是由于轻微的促甲状腺素抵抗导致的 [144, 177]。然而，对于 PHP1b 型患者，尚未报道对其他激素抵抗（如促性腺激素）的证据。一项研究评估了 PHP1b 型患者中生长激素对促生长激素释放激素（GHRH）和精氨酸刺激的反应，发现 10 名患者中有 9 人反应正常 [178]。另一方面，除了甲状旁腺激素和轻度促甲状腺素抵抗外，在两个不相关的 PHP1b 家族受影响个体中，还报道了由于尿酸排泄分数增加而导致的低尿酸血症 [27, 179]。这一发现表明 PTH 功能受损与这些患者低尿酸血症的发生有关，这与先前两篇描述高尿酸血症与甲状旁腺功能亢进症有关的研究一致 [180, 181]。然而，某个 PHP1b 型家系患者在使用钙和骨化三醇治疗后低尿酸血症得到缓解 [27]。

由于 PHP1b 型患者在容易受到影响的组织中显示出正常的 Gsα 生物活性 / 水平，所以在这些患者中排除了编码 Gsα 突变的可能性。然而在某个家系中，一个位于外显子 13（Ile 突变 382，del382Ile）的突变导致了 Gsα 与 PTHR-1 的解离。但这个突变不能导致 Gsα 与 LLCPK 细胞中表达的其他受体的解离，包括 TSHR、LHR 和 β 肾上腺素能受体 [182]，因为以上受体起源于肾脏，表达内源性 Gsα。这些发现表明 PHP1b 中存在一种孤立的 PTH 抗性，Gsα 中的 del382Ile 突变是 PHP1b 的一个罕见原因。然而这一结论仍被质疑，因为在转染内源性 Gsα 小鼠胚胎成纤维细胞中，del382Ile 不仅影响了 PTHR-1，还影响了 β 肾上腺素能受体 [43]。由于缺乏 Gsα 突变，并且由于 PHP1b 型患者容易受到影响的组织中的 Gsα 活性 / 水平正常，以前研究者认为是由于影响编码 PTHR-1 基因的失活突变存在导致的疾病 [183]，最近的多个研究排除了这种可能性 [184–187]。并且 PTHR-1 的纯合子或复合杂合子突变被发现是 Blomstrand 软骨发育不良（一种具有严重骨骼异常的胚胎致死性疾病）的原因 [188]。进一步的研究提示，在 Eiken 综合征患者（一种常染色体隐性骨骼发育不良）[189] 中发现了一种纯合 PTHR-1 突变；在几个常染色体显性遗传的延迟性牙齿萌出（即由于甲状旁腺激素的功能受损而无低钙血症和高磷血症证据的疾病）家系中观察到 PTHR-1 杂合子失活突变 [190–193]。

基于全基因组连锁分析，发现 PHP1b 型患者的突变在于 GNAS 基因座的染色体 20q13.3 的一个区域 [175]，并且这个区域不包括所有编码 GNAS 的外显子，只包括编码 Gsα 的外显子 [26, 175]。另一方面，PHP1b 患者在 GNAS 基因座内表现出表观遗传异常 [26, 194]，最一致的表观遗传缺陷是外显子 a/B（也称为外显子 1A）的印记丢失，这主要是在家族性 PHP1b 型患者病例中发现的一个单独缺陷 [26, 194]；许多散发的和一些家族性的 PHP1b 型病例显示在包括 XLαs 和反义启动子的 DMR 处的印记丢失和在 DMR 组成的外显子 NESP55 处获得印记 [13, 194]，这些异常与 a/B、XLαs 和反义转录物的双等位基因表达和 NESP55 转录物的沉默有关。结合遗传连锁数据，这些印记缺陷表明导致 PHP1b 型患者的突变扰乱了控制 GNAS 印记的调控元件 [195]。因此，GNAS 的印记异常似乎是 PHP1b 型患者发育过程中所必需的。与印记在疾病机制中的重要性相一致，有报道称几个 PHP1b 患者存在父系单亲异基因，涉及组成 GNAS 基因座的 20 号染色体的全部或部分 [176, 196–199]。

在多个具有独立外显子 a/B 印迹缺失的家族性 PHP1b 型患者病例中，在着丝粒相邻的 STX16 位点发现了一个独特的 3kb 微缺失 [200]（图 66–8）。缺失区域包括 STX16 外显子 4～6，并且该区域两侧有两个重复序列，这可能是发生这种缺失的机制的基础，并且在多个种族的无关家庭中存在相同的突变 [13, 25, 27, 178, 179, 201, 202]。在某个家系中报道了 STX16 另一个突变，该突变缺失了 1.3kb，并且和上述 3kb 存在重合区间 [39]，并且在另一个 PHP1b 型家系中还发现了一个由 24.6kb 长的 STX16 外显子 2～8 的缺失 [203]。故而可见，STX16 的破坏似乎是外显子 a/B 印记丢失的常见遗传缺陷。这些 STX16 缺失的父母起源与 PHP1b 型的遗传模式有很好的相关性，在患病个体中是母系遗传，在携带者中是父系遗传。STX16 基因编码突触融合蛋白 16，是 SNARE 家族蛋白质的成员。然而，STX16 似乎没有印记 [39, 200]，因此丢失一个 STX16 拷贝不太可能导致 PHP1b 疾病。相反，由于母体遗传与同一等位基因上的外显子 a/B 印记丢失有关，这些缺失被认为是破坏控制外显子 a/B 印记建立或维持的顺式作用元件。然而除了基因证据，目前还没有可用的数据证实这一预测。现在已经建立了人类 3-kb STX16 缺失的小鼠模型，但是该模型无论母系还是父系遗传都不会导致 PTH 抵抗或 GNAS 印记的任何改变 [204]，并且具有纯合 STX16 缺失的动物也是健康的。因此，在人类 STX16 内 GNAS 的印记控制元件在老鼠中并不完全在同一个位置。尽管如此，STX16 缺失小鼠缺乏表型，这与卵母细胞需要 syntaxin-16（该基因产物）进行外显子 a/B 印记的模型相矛盾。

在两个不相关的 PHP1b 家族病例中确定了同一个广泛的 GNAS 印记缺陷，该突变是母系遗传的整个 NESP55DMR 的缺失，范围包括反义转录物的外显子 3 和 4（图 66–8）[133]，其缺失突变长度为 4kb 和 4.7kb。进一步的研究提示，这些家系中携带者表现出明显的 NESP55 甲基化缺失，这是由于正常甲基化的父系等位基因的缺失造成的，并且携带者没有表现出其他的 GNAS 缺陷。与此同时，患病个体的母体等位基因中显示出印记缺失。并且在一些

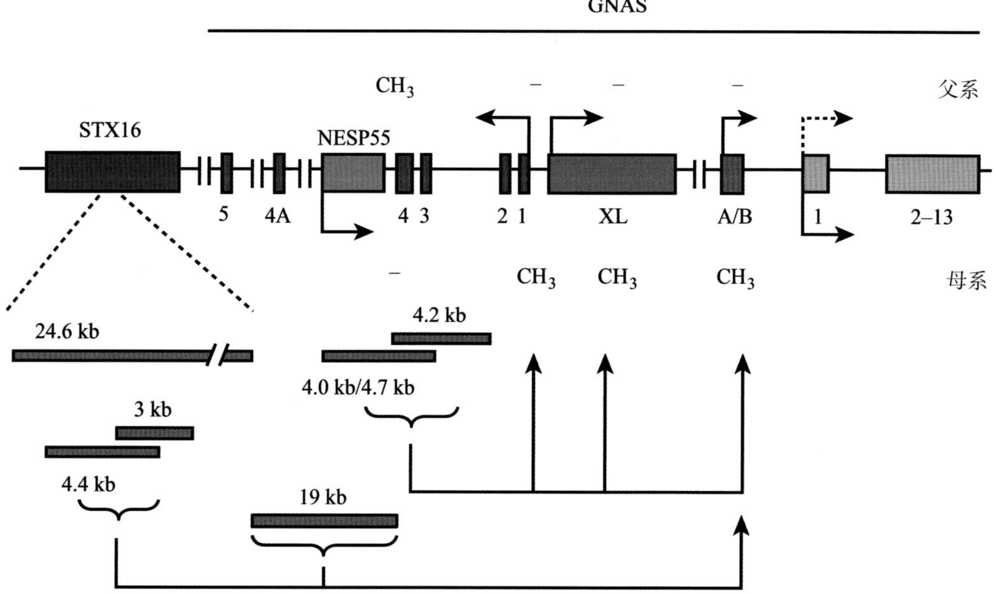

▲ 图 66-8　AD-PHP 1b 患者中发现的突变及其对 GNAS 印记的影响

最常见的突变是 STX16 中的 3kb 缺失，该基因位于 GNAS 上游 200kb 以上。同一基因中的这种缺失和另一种重叠缺失预计会破坏位于外显子 a/B 的印记标记所需的 GNAS 顺式作用控制元件。同样的预测也适用于 NESP55 和上游基因组区域的 19kb 缺失，这是在一个 AD-PHP-1b 家族的受影响个体中发现的 a/B 甲基化缺失。在一些 AD-PHP-1b 家族中发现了包括反义转录物外显子 3 和 4 在内的 NESP55 DMR 的缺失，以及最近发现的仅包括反义转录物外显子 3 和 4 的缺失。这些揭示了顺式作用元件控制印记的整个母亲 GNAS 等位基因。框和连接线分别表示外显子和内含子。为了简单起见，STX16 外显子和 GNAS 外显子 2 到 13 显示为单个矩形。父系（pat）和母系（mat）甲基化（CH3）以及转录的亲本起源（实箭）。父系 Gsa 转录的组织特异性基因沉默用虚箭表示。已识别的删除用水平条表示

散发的 PHP1b 病例中，已经排除了 NESP55-DMR 的突变 [13, 133]。然而，在不同 PHP1b 家系的受累个体中发现了不同的 4.2kb 缺失，这些个体表现出广泛的 GNAS 印记缺陷 [205]（图 66-8），并且这种新的缺失还包括反义外显子第 3 和第 4 外显子缺失，与先前确定的两个缺失重叠约 1.5kb [205]。因此，这些确定的缺失揭示了另一个控制元件的假定位置，该控制元件是整个母源 GNAS 等位基因印记所必需的。

最近的一项研究显示，AD-PHP1b 型患者某个特定家系有分离的 a/B 甲基化缺失突变，并且该家系存在外显子 NESP55 的 19kb 长的基因缺失 [206]。由于这些患者缺乏广泛的 GNAS 甲基化异常，所识别的缺失表明该家系患者存在另一个 a/B 甲基化控制元件，而对其他 DMR 没有影响。在 Nesp55 的转录过早终止的小鼠模型中，研究显示在其外显子 1A（相当于人类外显子 a/B）甚至反义启动子和外显子 XL 处失去印记 [207]。与 PHP1b 患者的基因发现不一致，似乎在母体 GNAS 等位基因上形成甲基化印记对于 Gsα 在近端肾小管和其他组织（包括甲状腺）中的表达至关重要，并且其 GNAS 产物仅来自母体等位基因。此外，以上现象表明外显子 a/B 甲基化需要来自 NESP55 启动子的转录 [207]，即使是很小的缺失甚至是点突变也可以阻止 NESP55 前 mRNA 的生成。

散发性致病似乎是 PHP1b 型最常见的病因，这些病例都表现出广泛的 GNAS 甲基化缺陷。然而，致病和携带致病基因的兄弟姐妹们都有相同母体等位基因，这表明患者可能在该区域携带更小的新生突变。然而在一些家系中，携带致病基因的女性将等位基因 1 或等位基因 2 传递给了他们的孩子，但是这些孩子都没有患 PHP1b 型，并且孩子们的 GNAS 基因没有甲基化异常 [208, 209]。因某些散发性 PHP1b 病例可能携带完全不同基因组位置的纯合或复合杂合子突变，从而表现为常染色体隐性遗传模式 [208]。同时受印记障碍影响而无明显甲状旁腺激素抵抗的患者很少表现出 GNAS 甲基化 [210, 211]。此外在对散发性 PHP1b 病例的研究中发现了一些其他

印记基因组基因座的甲基化[212]，这说明在散发性 PHP1b 患者中观察到的广泛 GNAS 印迹缺陷是由于印记调控的随机缺陷造成的[201]。

尽管在 GNAS 位点有明显的表观遗传异常（如孤立的 a/B 印迹缺失对比涉及外显子 a/B 和至少一个其他 GNAS DMR 的广泛印记缺陷），PHP1b 型患者似乎在血清钙、磷酸盐方面有相近的临床表现[13]。并且对 20 个家系进行分析时发现患者都表现出 a/B 印记的孤立缺失，这表明在诊断时有相当一部分病例是无症状的。甚至对于一些病例中，仅根据血清甲状旁腺素升高就可以诊断为 PHP1b 型。在两个或两个以上 GNAS-DMRs 显示 GNAS 印记缺陷的散发性 PHP1b 病例中，女性患者的血清 PTH 水平显著高于男性患者，这表明女性的激素抵抗更为严重[13]。

PHP1b 型患者并不表现出 AHO 特征，然而最近的研究提示存在部分患者携带与 PHP1b 相关的遗传和表观遗传缺陷且有轻微的 AHO 特征，尤其是短掌骨[27, 202, 213–215]。这可能表明 Gsα 印记存在于比更多的组织中。考虑到个体 AHO 特征可以在其他疾病中观察到，AHO 特征的存在可能与这些病例中 PHP1b 潜在的分子遗传缺陷无关。根据病例报道，两个患有短掌骨和 A/B 甲基化缺失的兄弟姐妹的母亲也表现出短掌骨，尽管该母亲没有任何 GNAS 表观遗传异常[202]，表明短掌骨的产生与该家族的表观遗传缺陷无关。此外，观察到的 GNAS 印迹缺陷和 AHO 共存可能是由至少包含 Gsα 启动子和一个或多个差异甲基化区域的大基因组缺失造成的。目前已经发现由于 a/B 甲基化缺失和 AHO 特征共存，导致 PHP1b 型患者误诊[216]。

六、2 型假性甲状旁腺功能减退症

与甲状旁腺素（PTH）诱导的肾性 cAMP 形成和磷尿的损害相关的亚型似乎是假性甲状旁腺功能减退症最不常见的亚型。尽管 2 型假性甲状旁腺功能减退症（即 PHP2）通常是散发的，但也存在家族型 PHP2 型的病例[217]和新生儿自限型[35, 218–220]，并且 PHP2 型的分子缺陷和病理生理机制仍有待发现。由于 PHP2 型患者的缺陷与外源性甲状旁腺激素（PTH）的正常 cAMP 生成有关，因此目前学界认为它是由涉及 cAMP 生成下游的分子缺陷引起的，如蛋白激酶 A[19]。事实上，已经在一些 PHP2 型患者中发现了蛋白激酶 A 调节亚基的突变，并且这些患者与特征性骨骼异常相关的生化缺陷相似（见下文）。甚至利用其他 G 蛋白（如 Gq 或 G11）的 PTH 信号通路在 PHP2 型患者中可能存在缺陷。Gq/G11 途径介导的信号转导涉及磷脂酶 C 的激活，进而导致第二信使肌醇 1, 4, 5- 三磷酸（IP3）和二酰甘油（DAG）的形成。这一信号通路导致 PKC 的刺激和细胞内钙离子的增加，在维持 PTH 的磷酸尿作用中很重要。最近在表达 PTHR-1 突变体的小鼠体内发现该突变体不能激活 IP3/PKC 信号[221, 222]。血清钙水平会影响细胞内钙信号通路的有效利用，对于恢复 PHP2 型患者中的 PTH 反应较为重要[223]。也有可能是因为近端磷酸钠转运体肾小管对甲状旁腺素（PTH）无反应，因此导致对外源性 PTH 有缺陷的磷酸尿反应。这种突变能保持 PTH 对 25（OH）D-1α- 羟化酶的作用，所以血清 1, 25$(OH)_2$D 一般正常。维生素 D 缺乏导致的低钙血症也与甲状旁腺激素抵抗有关，甲状旁腺激素在不改变其提高尿 cAMP 的可能性的情况下产生了磷酸化作用[224]，表明一些 PHP2 病例可能实际上反映了维生素 D 缺乏症[225, 226]。

七、伴有激素抵抗的肢端发育不良

最新研究描述了 3 名对甲状旁腺素和一些其他激素抵抗的患者，但给予外源性重组甲状旁腺激素后，他们尿中 cAMP 排泄未受影响[227]，这与对 cAMP/PKA 下游 PTH 作用的抵抗一致，是由于 PTH 诱导的尿磷排泄丧失，PTH 诱导的抑制尿钙排泄功能受损导致的。这些患者没有血缘关系，并且根据他们的肾甲状旁腺激素反应性也归类为 PHP2 型患者的亚型之一。他们也表现出肢端发育不良，但比在 AHO 中观察到的骨骼缺陷更严重。肢端发育不良，也被称为 Maroteaux-Malamut 综合征，表现为严重的脱水、外周骨发育异常和鼻发育异常[228-230]，这种疾病也被称为伴有激素抵抗的肢端发育不良（ADOHR）。进行 DNA 分析发现这些患者的编码 cAMP 依赖性蛋白激酶（PKA）1 型 α 调节亚单位（PRKAR1A，p.Arg368X）的基因反复出现杂合子无意义突变，这种突变导致突变的 PRKAR1A 蛋白缺失最后 14 个 C 端氨基酸。从而 cAMP 不能诱导这种突变体调节亚单位与催化亚单位的分离，使得 PKA 保持其非活性形式。在最近的研究中描述了其他几个 ADOHR 患者，其中记录了额外的 PRKAR1A 突变[44, 45, 231-233]。并且与 PHP1a 型和 PHP1b 型患者不同，ADOHR 患者 PTH 的远端小管功能似乎受损。然而，这种疾病与 PHP1a 在激素抵抗方面十分相似，证明了激素作用中 cAMP 信号通路的关键性（图 66-9）[234]。

对一些肢端发育不良患者的 DNA 外显子测序也发现了 cAMP 信号通路中的另一种蛋白质 cAMP 磷酸二酯酶 4D（PDE4D）中的基因缺陷[44, 45]。这些 PDE4D 的杂合子错义突变与肢端发育不全有关，但患者通常没有内分泌异常。PDE4D 的其他错义突变已在其他患者中发现，并且这些患者在没有激素抵抗的情况下也表现出肢端发育不良［称为无激素抵抗的肢端发育不良（ADOP4）］[232, 235]。由此可知 PDE4D 突变与肾性甲状旁腺激素抵抗无关，并且与 PRKAR1A 突变的患者不同，PDE4D 突变患者的基础和 PTH 诱导的尿 cAMP 水平正常[232]。目前，ADOP4 潜在的生化机制尚未阐明，目前由于 PDE4D 限制了细胞内 cAMP 水平，所以有假说认为 PDE4D 突变是功能获得性突变[236]。

八、治疗

治疗的主要目标是纠正由甲状旁腺素引起的异常血清生化反应和其他激素抵抗，如促甲状腺素抵抗导致的甲状腺功能减退可通过甲状腺激素替代治疗，重组人生长激素（rhGH）治疗患有 PHP1a 的青春期前患者[237]。通常，携带父系 GNAS 等位基因突变的 PPHP 患者在晚年时才被诊断（通常当女性 PPHP 的孩子被诊断为 PHP1a 时），因此很

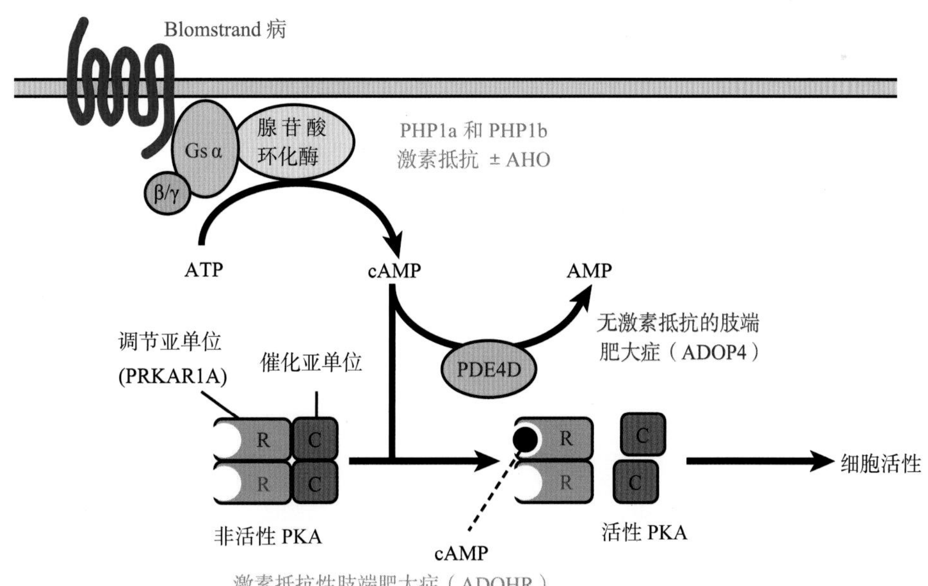

▲ 图 66-9　假性甲状旁腺功能减退症和肢端肥大症中 cAMP 信号通路的突变成分

Gsα 是刺激 cAMP 生成所必需的，cAMP 与 PKA 的调节亚单位结合，从而使催化亚单位具有活性。cAMP 特异性磷酸二酯酶 4D（PDE4D）水解 cAMP，从而控制其细胞内水平。PTH/PTHrP 受体（PTHR-1）的纯合或复合杂合突变是导致 Blomstrand 致死性软骨发育不良的原因，而编码 GNAS 外显子的 Gsα 杂合失活突变或破坏 GNAS 印记的缺失分别导致 PHP-la 或 PHP-lb，导致 PTH 和 PHP-lb 的抗性通常是其他激素。PRKA1A 的异基因突变也导致对多种激素的抵抗，是激素抵抗型肢端肥大症（ADOHR）的病因，而 PDE4D 的突变导致激素抵抗型肢端肥大症（ADOP4）［改编自 Silve C，Jüppner H. Genetic disorders caused by mutations in the PTH/PTHrP receptor and downstream effector molecules. In：Bilezikian JP（ed.），The parathyroids. Elsevier，2015；587-605.］

难评估其是否具有生长激素缺乏症。与甲状旁腺功能减退症患者相比，PHP 患者低钙血症的临床治疗难度较小，因为 PHP 患者 PTH 的远端小管功能没有受损，能够进行正常钙的再吸收。主要治疗包括口服钙补充剂和活性维生素 D 类似物，如 1, 25(OH)$_2$D（骨化三醇）。治疗必须维生素 D 的活性形式，因为患者的近端小管将 25(OH)D 转化为生物活性 1, 25(OH)$_2$D 的能力降低。此外，治疗甲状旁腺激素抵抗患者的目的应该是使血清甲状旁腺激素水平保持在或接近正常范围内，而不是简单地避免症状性低钙血症，因为血清甲状旁腺激素持续升高会增加骨吸收，并可能最终导致甲状旁腺骨病 [238, 239]。由于远端甲状旁腺功能完整肾小管、尿钙水平通常较低，受累个体患肾结石和肾钙沉着症的风险不大。事实上，在治疗过程中，尿钙升高通常不会发生。尽管如此，应该对接受治疗的患者每年进行血液化学和尿钙检测，并且青春期发育期间和骨骼发育完成后应更频繁地进行监测，适当降低钙和 1, 25(OH)$_2$D 治疗剂量。

九、总结

假性甲状旁腺功能减退症（PHP）是一组以 PTH 抵抗为特征的疾病，与低钙血症、高磷血症和血清 PTH 升高有关。近端小管对甲状旁腺激素的抵抗是其最突出的激素缺陷，并且也可以观察到对其他激素的抵抗。甲状旁腺素和其他激素都通过与 Gsα 结合的受体发挥作用。PHP1 型和相关疾病的主要遗传原因是影响编码 Gsα 的复杂 GNAS 位点的突变。这些突变导致 Gsα 的表达 / 活性降低，同时也影响来自 GNAS 的其他一些基因产物。GNAS 突变的性质和亲本来源是决定其临床表现的重要因素。影响编码 Gsα 外显子的突变比破坏 GNAS 印记的突变导致更广泛的临床异常。由于 Gsα 的组织特异性印记，只有在母体遗传的后代才会产生激素抵抗。AHO 通常发生在母源和父源的 Gsα 都突变时，并且 AHO 的某些特征也遵循印记遗传模式。PPHP 用于描述那些缺乏激素抵抗的 AHO 患者。AHO 的一个极端表现是进行性骨发育正常，多发生在其父系等位基因上存在 Gsα 突变时候，部分情况下可能合并其他基因突变。PHP2 型十分少见，基因突变至少涉及 PKA 的一个调节亚单位。

第 67 章　遗传性维生素 D 缺陷的代谢与功能

Genetic Defects in Vitamin D Metabolism and Action*

René St-Arnaud　Glenville Jones　Francis H. Glorieux　著

夏维波　刘舒颖　译

要　点

- 在维生素 D 代谢的级联反应中明确的致病突变有 CYP2R1、CYP27B1、CYP24A1 和 VDR。
- 假性维生素 D 缺乏性佝偻病（CYP27B1 突变）的治疗选择使用 1, 25 $(OH)_2D_3$ 的替代疗法。
- 对遗传性抗维生素 D 佝偻病（VDR 突变）的治疗选择使用强化钙治疗。
- CYP24A1 功能完全失活会导致婴儿特发性高钙血症，治疗干预措施为限制钙和维生素 D 的摄入量。

维生素 D 是矿物质稳态 [1, 2] 和骨骼发育 [3] 的关键调节因子，维生素 D 内分泌系统紊乱会导致钙调节受损，从而导致佝偻病和（或）骨软化症。为了全面了解与维生素 D 内分泌功能有关基因异常的临床表现，本章将首先简述维生素 D 代谢途径的重要方面，为讨论维生素 D 内分泌系统相关遗传性疾病的临床、病理生理和分子病因方面打下基础。

一、维生素 D 代谢概述

植物和动物暴露在阳光下，均能合成维生素 D。维生素 D_2 是由酵母和植物产生的，维生素 D_3 是由鱼类和哺乳动物产生的。两种化合物在化学结构上的细微差别并不影响其功能或代谢。下文将使用维生素 D 的通用术语（无下标）。

人类暴露于紫外线（阳光）下，在皮肤内可产生大量的内源性维生素 D。然而，研究表明，在冬季维生素 D 合成减少或缺乏的纬度地区，维生素 D 的光合作用存在季节性变化 [4]。日晒充足的人在一年中余下的时间里不会患上维生素 D 缺乏症，因为多余的维生素 D 会储存在脂肪和肌肉中，并在需要时释放出来 [5]。饮食来源，如鱼、植物和谷物有助于满足维生素 D 的需求。然而，在没有任何阳光照射的情况下，如老年人，建议每日服用含有 600～800U 维生素 D 的复合维生素（根据年龄而定）[6]。

紫外线 B 光子穿透表皮，将 7- 脱氢胆固醇光解成维生素 D 前体，维生素 D 前体迅速成为一种更具热力学稳定性的分子维生素 D。维生素 D 随后离开表皮细胞，进入真皮毛细血管床，与维生素 D 结合蛋白（DBP）结合。一旦在循环中与 DBP 结合，维生素 D 被输送到肝脏，经过细胞色素 P_{450} 25- 羟化酶［CYP27A1 和（或）CYP2R1］在碳 25 上添加一个羟基，产生 25- 羟维生素 D［25(OH)D］。早期通过大鼠肝脏灌流的研究，揭示了维生素 D 代谢动力学的两种 25- 羟化酶活性形式：一种是微粒体高亲和力、低容量酶；另一种是线粒体低亲和力，

*. 本章主要为儿童内分泌相关内容。

高容量酶 [7]；线粒体酶是双功能 CYP27A1 固醇 27-羟化酶，因其能够对参与胆汁酸生物合成的胆固醇衍生中间产物的侧链进行 27- 羟基化和 25- 羟维生素 D 而得名 [8]。微粒体高亲和力维生素 D 的 25- 羟化酶通过精细的表达筛选后确定为 CYP2R1 [9]。根据比活度测定，估计微粒体酶负责约 30% 的总 25-羟基化活性，而线粒体酶负责其余 70% [10]。

25(OH)D 代谢物在循环中也可与 DBP 结合。它是一种丰富但相对不活跃的维生素 D 代谢物。它的循环浓度可简易评估个体维生素 D 水平。25(OH)D 必须在近端肾小管的曲部和直部的不同位置进行进一步羟基化，以获得激素生物活性。线粒体细胞色素 P_{450} 酶 25- 羟维生素 D1α- 羟化酶（CYP27B1）在 1α 位置羟基化，将 25(OH)D 转化为 1α, 25- 二羟维生素 D［1, 25$(OH)_2$D］，这是维生素 D 的活性激素形式，在矿物质稳态、骨生长和细胞分化中发挥重要作用 [11–13]。

到达靶组织后，1, 25$(OH)_2$D 与核激素受体超家族成员的特异性受体［如维生素 D 受体（VDR）］结合 [14]。VDR 是一种Ⅱ类核激素受体，因为它需要与维甲酸 X 受体（RXR）形成异二聚体，以高亲和力结合特定 DNA 序列元件。这些靶序列被称为维生素 D 反应元件（VDRE），这些结合位点的最典型特征是由三个碱基对分开的两个平行重复的六核苷酸序列组成的 [14]。转录辅活化因子和基础转录机制的组成部分与配体相互作用，DNA 结合的 VDR–RXR 异二聚体激活执行 1, 25$(OH)_2$D 生理作用的维生素 D 靶基因的转录 [12, 14]。在几个靶基因中，1, 25$(OH)_2$D 激素在靶细胞中诱导靶编码其分解代谢关键效应因子 25- 羟维生素 D–24- 羟化酶（CYP24A1）基因表达 [15, 16]。这确保了靶细胞内 1, 25$(OH)_2$D 生物信号的衰减，有助于调节维生素 D 的稳态。

如本章所述，在该代谢级联的所有组成部分中明确的致病突变有 CYP2R1、CYP27B1、CYP24A1 和 VDR。

二、佝偻病和骨软化症

佝偻病一词通常用来描述与生长中骨骼矿化缺陷有关的所有骨骼异常，但将其术语限定在生长板和相邻干骺端的变化更为精确。当矿化受损时，未矿化的类骨质在生长干骺端以外部位的积聚应被称为骨软化症，而不是佝偻病。因此，矿化缺陷可导致生长骨骼中的佝偻病和骨软化症，但只会导致成熟骨骼中的骨软化症。

佝偻病的特点是生长板和邻近干骺端钙化不足。临时钙化区生长板软骨矿化受损，阻止该区再吸收。随着软骨继续形成，但没有再吸收，生长板开始变宽。同时，软骨下的小梁骨不能正常矿化，血管化也变得异常。这些缺陷伴随着类似的骨皮质异常，导致与病理相关的全身骨骼症状（见下文）。

三、维生素 D 缺乏性佝偻病

从本章前面的概述中可发现，维生素 D 的代谢受到在几个方面的影响，即日照不足、饮食摄入不足、膳食维生素 D 吸收不良、肝脏 25- 羟基化受损、肾脏 1α- 羟基化缺陷或受体功能缺陷（图 67–1）。关于非遗传性维生素 D 内分泌系统疾病的综述已有报道 [17]。

维生素 D 缺乏的主要代谢后果是减少肠道对钙的净吸收 [1, 2]。钙吸收不良导致血钙下降，继发性甲状旁腺功能亢进症，肾小管对磷酸盐的重吸收减少，低磷血症，从而导致钙 X 磷酸盐产物的减少。最终，由于相关离子的供应减少，类骨质中矿物质的沉积受损。矿化受损会引发佝偻病和（或）骨软化症表型的出现。

（一）假性维生素 D 缺乏性佝偻病的临床特点

假性维生素 D 缺乏性佝偻病（PDDR），也称为Ⅰ型维生素 D 依赖性佝偻病（VDD–Ⅰ型），其临床症状与常见的维生素 D 缺乏性佝偻病相似，包括发育不全、张力低下和生长迟缓。受影响的婴儿由于严重肌无力和骨痛而仰卧。在这个年龄，骨骼严重畸形是罕见的。但是，如果诊断和治疗延迟，会出现脊柱和长骨的严重畸形，并伴有全身肌肉无力，类似肌病。运动问题表现为头部控制和站立能力的退化。在一些患者中，最初表现为全身性抽

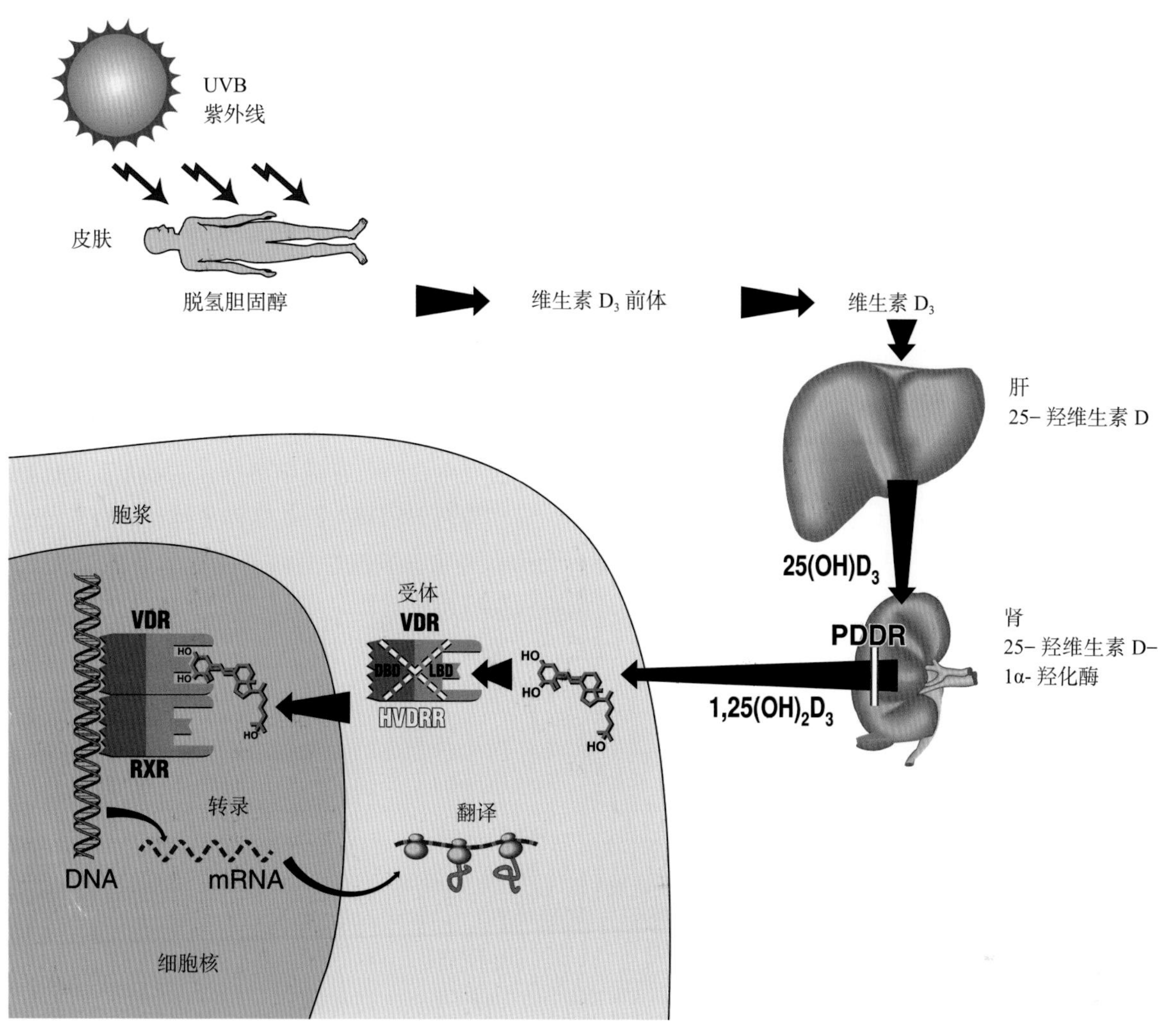

▲ **图 67-1　维生素 D 生物合成途径的主要步骤示意图，其中遗传异常可能导致佝偻病和骨软化症**

I 型维生素 D 依赖性佝偻病的肾脏缺陷表现为肾脏中 1, 25(OH)$_2$D$_3$ 箭的断裂。突变导致 1, 25(OH)$_2$D 的合成不足。图的左半部分代表一个靶细胞，配体与其受体（VDR）的耦联发生在胞浆中，或者更可能发生在细胞核中。然后 VDR 与 RXR 受体型成异二聚体。为了便于表示，RXR 配体（9- 顺式维甲酸）未描述。随后复合物与 DNA 结合以调节基因转录。多种突变影响两个 VDR 结构域（DBD，DNA 结合域；LBD，配体结合域）中任一个的突变，在受体复合体上的点状 X 标注，将导致遗传性抗维生素 D 佝偻病（HVDRR）

搐，震颤和 Bravais–Jackson 发作或手足抽搐。可能发生病理性骨折（图 67–2）。多在出生后的前 3 个月发病，患者出生时看起来很健康。

体型小、张力低下的儿童体格检查可见前囟门宽、额叶隆起、颅骨软化（软化的顶枕区容易凹陷）。萌牙延迟，萌出的牙齿釉质发育不全。串珠肋可见或可触及。在四肢，干骺端扩大表现为手腕和脚踝的增粗，长骨骨干有不同程度的畸形（弯曲）。胸部畸形可能会影响通气，并容易发生肺部感染。在过去，由于漏诊（与神经或呼吸系统疾病混淆）或诊断过晚时，因肺部感染而死亡的婴儿并不少见。Chvostek 征（指轻敲面神经时上唇抽搐）反映了神经易激惹，这是由于血清钙快速下降所导致的。

X 线表现包括弥漫性骨量减少（骨骼轻度至重度矿化不足）和典型的佝偻病性干骺端改变，可见生长板下的临时钙化区磨损、杯状、加宽和模糊表现（图 67–2）。这些变化在最活跃的生长板，即尺骨和股骨的远端，以及胫骨的近端和远端，可以更容易观察到并且更早发现。当第一次发现干骺端改变时，骨干的变化可能并不明显。然而，数周后会出现稀松、粗梳的小梁骨，骨皮质变薄和骨膜下侵

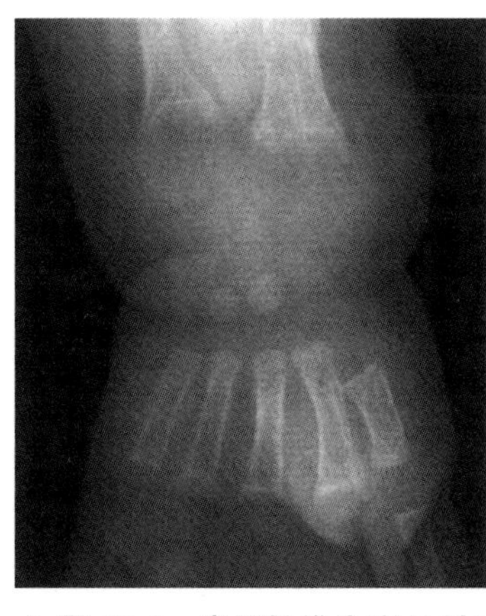
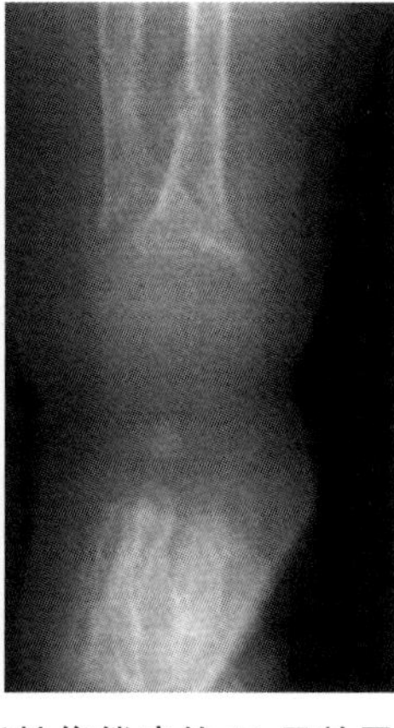

▲ **图 67-2 患假性维生素 D 缺乏性佝偻病的 19 月龄男孩手腕部 X 线照片**

严重的佝偻病和明显脱矿化表现。伴有明显的低钙血症和继发性甲状旁腺功能亢进症，后者导致干骺端假性骨折，在侧位图上清晰可见

蚀。也可观察到 Looser-Milkman 的假性骨折和长骨骨干弯曲，尤其是在 1～2 岁以上的儿童。

低钙血症是假性维生素 D 缺乏性佝偻病的主要生化特征。血清钙浓度的迅速降低可能导致手足抽搐和痉挛，这可能先于任何佝偻病的影像学表现。长期低钙血症可引发继发性甲状旁腺功能亢进症和高氨基酸尿症[18]。尿钙排泄量非常低，而粪便中的钙则因肠道钙吸收受损而升高。尿 cAMP 升高并不是表现一致的现象，尽管循环中甲状旁腺激素（PTH）水平很高，但维生素 D 依赖性佝偻病患者的尿 cAMP 水平正常[19]。

血清磷酸盐浓度可能正常或降低。当降低时，血磷降低的程度通常比 X- 连锁低磷酸血症佝偻病的轻[20]。它是由继发性甲状旁腺功能亢进症引起的肠道吸收受损和尿液丢失增加共同造成的。血碱性磷酸酶活性持续升高，其升高的表现先于临床症状的出现。

假性维生素 D 缺乏性佝偻病患者暴露于阳光下或口服小剂量维生素 D 后，其血 25(OH)D 水平可为正常；如果给予更高剂量，则水平会升高[19]。循环中 24, 25- 二羟维生素 D［24, 25(OH)$_2$D］水平正常，并与 25(OH)D 的水平相关[21]。血清 1, 25(OH)$_2$D 水平在未经治疗的患者中很低[19, 22]。这些在出生后即表现明显，早于任何佝偻病临床表现数月。即使患者接受高剂量维生素 D 治疗，主要增加循环中 25(OH)D 水平，而 1, 25(OH)$_2$D 的水平仍达不到正常范围。血清维生素 D 代谢物的这些特征为假性维生素 D 缺乏性佝偻病的发病机制提供了重要参考。

（二）遗传性抗维生素 D 佝偻病的临床特点

遗传性抗维生素 D 佝偻病（HVDRR），也称为Ⅱ型维生素 D 依赖性佝偻病，患者的许多临床表现与 PDDR 中描述的相同，包括骨痛、肌无力、张力减退和偶尔抽搐[23]。儿童通常生长迟缓、牙齿发育不全，具有佝偻病的影像学特征。两者主要的区别是，许多患有 HVDRR 的儿童体毛稀疏，有些儿童有全头皮和全身脱发，有时甚至包括眉毛和睫毛。脱发可能在出生时明显，也可能发生在出生后前数个月。脱发患者通常对维生素 D 抵抗更严重。在有病史的家族中，新生儿没有头发可以为 HVDRR 提供初步诊断线索。在 HVDRR 动物模型中，正常毛发循环所需的上皮间充质信息传递缺陷被证实为导致脱发的原因[24]。

血清生化包括低钙血症、低磷血症和高碱性磷酸酶活性。若有继发性甲状旁腺功能亢进症可检测到循环中 PTH 升高。关键的区别在于维生素 D 代谢物的循环水平。在相同测量情况下，25(OH)D 值正常，而 24, 25(OH)$_2$D 水平降低。值得注意的是，血清 1, 25(OH)$_2$D 水平升高。这一临床特征明确区分了 HVDRR 和 PDDR，后者的 1, 25(OH)$_2$D 循环浓度降低。此外，HVDRR 患者对超生理剂量的各种维生素 D 治疗均存在抵抗。表 67-1 描述了涉及维生素 D 内分泌系统两种遗传性佝偻病间的异同。

（三）假性维生素 D 缺乏性佝偻病的分子病因学研究

有文献报道，罕见的编码微粒体肝 25- 羟化酶[9]的 CYP2R1 两个等位基因突变[25, 26]，发生在低钙血症、低 25(OH)D 水平的佝偻病患者中[25, 27]。这些发现证实了 CYP2R1 是一种生理性相关的维生素 D 25- 羟化酶，并发现选择性 25- 羟化酶缺乏也可导致维生素 D 代谢的遗传性缺陷（Ⅰa 型维生素 D 依赖性佝偻病）。CYP2R1 可在体内产生 25(OH)D，其生物学重要性也在基因修饰动物模型中得到证实[28]。

表 67-1　假性维生素 D 缺乏性佝偻病（PPDR）与遗传性抗维生素 D 佝偻病（HVDRR）的比较 *

特　点	PDDR	HVDRR
突变	*CYP27B1*［25（OH）D-1α- 羟化酶］	*VDR*（维生素 D 受体）
基因遗传	常染色体隐性遗传	常染色体隐性遗传
发病年龄	早期	早期
佝偻病	有	有
低钙血症	有	有
血清碱性磷酸酶	升高	升高
继发性甲状旁腺功能亢进症	有	有
脱发	无	有
血清 25（OH）D	正常	正常
血清 1, 25（OH）$_2$D	降低	升高
1, 25（OH）$_2$D 治疗疗效	有效	无效

*. HVDRR，也被称为Ⅱ型维生素 D 依赖性佝偻病
参考范围，血清生化（儿童）：血钙（总钙）为 2.2～2.7mmol/L，碱性磷酸酶为 20～150U/L，25(OH)D 为 35～200nmol/L，1, 25(OH)$_2$D 为 12～46μmol/L（引自 Favus MJ：Primer on the metabolic bone diseases and disorders of mineral metabolism，3rd ed.Philadelphia Lippincott-Raven，1996，pp.451-452.）

未经治疗的 PDDR 患者血清 25(OH)D 水平正常，在每天服用大量维生素 D 的患者中水平升高 [19]。这些结果表明，PDDR 患者肠道对维生素 D 的吸收及其在肝脏中的羟基化作用没有受到损害。循环中 24, 25(OH)$_2$D 水平正常，并与 25(OH)D 的水平高度相关，这表明 25- 羟维生素 D-24- 羟化酶的功能完全正常 [21]。但是，未经治疗的患者血清 1, 25(OH)$_2$D 水平较低，即使接受高剂量的维生素 D 治疗，其水平仍然较低 [19, 22]。25- 羟维生素 D-1α- 羟化酶（CYP27B1）活性缺陷是 PDDR 的基本异常，并将其与 HVDRR 区分开来。

PDDR 遵循常染色体隐性遗传模式 [29]。杂合子中没有表型异常 [18]。根据在法裔加拿大人群中 PDDR 的异常频率及来自相对较大家族的样本，PDDR 基因被定位到 12 号染色体长臂的 14 带区（12q13-14）[30, 31]。

通过克隆编码 CYP27B1 酶的 cDNA，在 PDDR 的分子病因学研究方面取得了巨大进展 [32-35]。人类基因也已被克隆、测序，并通过荧光原位杂交定位到 12q13.1-13.3 [34, 36, 37]，这个结果与早期通过连锁分析将该疾病定位到该基因位点的结果一致。

最终证明 CYP27B1 基因突变与 PDDR 表型有关，需要在 PDDR 患者和疾病携带者中鉴定这种突变。Fu 等 [32] 第一个报道了被发现的突变，此后又发表了多个不同种族群体的突变 [36-42]。这些发现确立了 PDDR 的分子遗传学基础，即 CYP27B1 基因的失活突变。通过靶向灭活 Cyp27b1 基因的小鼠疾病动物模型，进一步证明了这一点 [43, 44]。

（四）25- 羟维生素 D-1α- 羟化酶的特性

25- 羟维生素 D-1α- 羟化酶（CYP27B1）酶催化 25(OH)D 开环甾类化合物主链，在 1α 位置上添加羟基。1α- 羟化酶是一种线粒体细胞色素 P_{450} 酶，需要 NADPH 提供电子来促进催化。这些辅因子通过黄素蛋白 NADPH 铁氧还蛋白还原酶 [45] 和非血红素铁蛋白铁氧还蛋白 [46] 传递到 P_{450} 部分。这些辅因子的表达普遍存在，它们的基因分别被定位到 17 和 11 号染色体上 [45, 46]，PDDR 突变的过程中迅速排除了它们，因为该疾病位点早已定位在 12 号染色体上 [31]。

25(OH)D 的 1α- 羟基化主要部位是在肾皮质的近端小管 [47]。在肾脏中，CYP27B1 基因的表达受到甲状旁腺激素、降钙素、钙、磷和 1, 25(OH)$_2$D 本身的复杂调节 [48-50]。CYP27B1 基因在人类基因组中为单一拷贝，包含 9 个外显子跨越 5kb 的序列。铁氧还蛋白结合域由外显子 6 和 7 中的序列编码，而血红素结合域则包含在外显子 8 中 [51, 52]。

1. 突变　在 PDDR 患者及其父母中已描述了不同的 CYP27B1 突变（表 67-2）。所有患者的两个等位基因都有突变，但复合杂合度高（每个等位基因的突变不同）。剪切位点突变、缺失和重复、错义和无义突变已被报道（表 67-2）。突变分散在整个 CYP27B1 序列中，影响所有外显子（图 67-3）。

检测到最高频率的突变为 958ΔG 及位于外显子 438～442 密码子处的突变。958ΔG 突变由于奠基者效应，在法裔加拿大患者中很常见 [30, 37, 39]。这些密码子由重复的 7- 碱基对（7-bp）序列 5′-CCCACCCCCCACCC-3′

组成。在迄今所描述的 11 个家族中[37, 39, 40, 42]，存在三个而不是两个 7-bp 序列的拷贝，改变了下游的阅读框（图 67–4）。分析种族起源、微卫星单倍型和 7-bp 重复突变之间的相关性，表明这些突变是由几个独立的新生事件导致的[37, 39]。

2. 结构 / 功能关系　确定 CYP27B1 基因突变的一个重要方面是将患者的基因型与其表型相关联，即疾病的严重程度和 1, 25(OH)$_2$D 的循环水平。在一些情况下，尽管 1, 25(OH)$_2$D 血清水平较低，但仍可检测到[19, 22, 38, 41, 53]，表明存在一定程度残留的 CYP27B1 活性。据推测，一些 CYP27B1 突变会影响酶的结构完整性，导致其动力学发生改变。这种推理不适用于移码（删除、插入和复制）和无意义突变。所有这些突变都消除了蛋白质的血红素结合位点，从而完全消除了 1α- 羟化酶活性。在一些患者中观察到的明显残留 CYP27B1 活性可能归因于错义突变。在所用的分析中，大多数错义突变完全没有酶活性[39, 41]，除了保留 2.3% 野生型活性的

表 67–2　**PDDR 患者的 CYP27B1 基因突变**

突　变	残基功能	种　族	参考文献
212ΔG（密码子 46）	N/A	西班牙人	[39]
Q65H	氢键与底物结合（推测）	中国人	[39，56]
gggcg → cttcgg	N/A	非裔美国人	[38]
958ΔG（密码子 88）	N/A	白种美国人、法裔加拿大人	[37，39]
R107H	折叠	日本人	[36，55]
P112L	未知	阿根廷人	[42]
G125E	折叠	日本人	[36，55]
IVS2+1g → a	N/A	巴基斯坦人	[38]
P143L	折叠（推测）	日本人	[41，56]
D164N	折叠	日本人	[41，55]
E189L	折叠（推测）	波兰人	[39，56]
E189G	折叠（推测）	瑞士人	[38，56]
IVS3+1g → a	N/A	日本人	[41]
1921ΔG（密码子 211）	N/A	白种美国人	[32，39]
1984ΔC（密码子 231）	N/A	白种美国人	[32，39]
W241X	N/A	波兰人	[39]
T321R	氧活化	日本人	[41，55]
S323Y	折叠（推测）	英国人	[40，56]
W328X	N/A	韩国人	[42]
R335P	折叠	日本人	[36，56]
L343F	未知	比利时人	[38]
P382S	折叠（推测）	日本人	[36，56]
R389H	血红素丙酸盐结合	白种美国人、法裔加拿大人、非裔美国人、比利时人	[38, 39, 55]
R389C	血红素丙酸盐结合	日本人	[41，55]
R389G	血红素丙酸盐结合	智利人	[38，55]
IVS7+1g → a	N/A	非裔美国人	[42]
T409I	氢键与底物结合	菲律宾人、智利人	[38, 39, 57]
R429P	折叠（推测）	非裔美国人	[39，56]
W433X	N/A	日本人	[41]
7-bp 复制（密码子 438～442）	N/A	菲律宾人、波兰人、中国人、英国人、白种美国人、西班牙非裔美国人、阿卡迪亚人、法裔加拿大人	[37, 39, 40]
2bp 复制（密码子 442）	N/A	白种美国人	[39]
R453C	血红素丙酸盐结合	海地人	[39，55]
V478G	折叠（推测）	英国人	[40，56]
P497R	折叠	波兰人	[39，55]
3922ΔA	N/A	摩洛哥人	[42]

使用单字母氨基酸编码；Δ. 缺失；IVS. 干预序列（内含子）；X. 过早终止密码子；bp. 碱基对

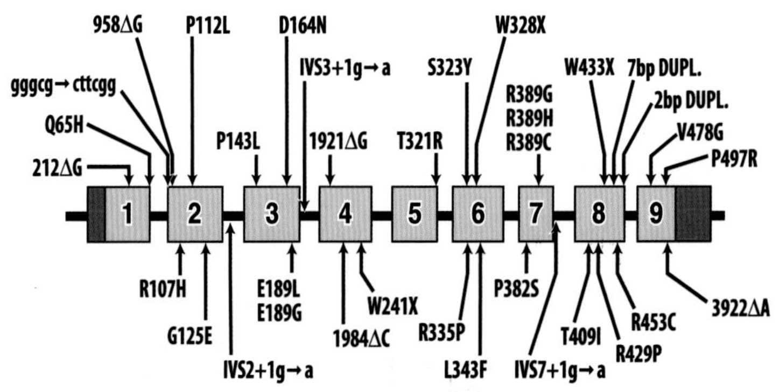

◀ 图 67-3　假性维生素 D 缺乏性佝偻病患者的突变

CYP27B1 的基因示意图，外显子的编号从 1 到 9，深色阴影区代表 5′- 和 3′- 非翻译区。突变表示在基因图的上方和下方。数字表示氨基酸残基，使用一个字母的氨基酸代码

Δ. 缺失；gggcg → cttcg. 第 2 外显子中 gggcg 的缺失和从 897 核苷酸开始替换 cttcgg；IVS2、IVS3 或 IVS7+1g → a. 内含子（干预序列）2、3 或 7 的剪切位点突变；7bp-dupl：7 碱基对重复；2bp-dupl.2 碱基对重复

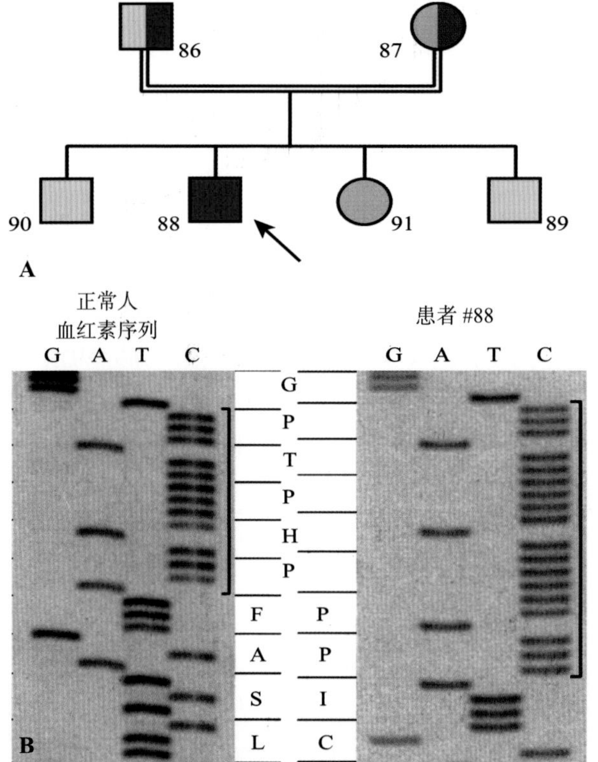

▲ 图 67-4　假性维生素 D 缺乏性佝偻病家系的分子缺陷鉴定

A. 杂合子父母表示为半填充框（父亲为方形，编号 86；母亲为圆形，编号 87）。受影响的患者（男性，编号 88）由带箭的蓝方形表示。B. CYP27B1 基因血红素结合域内突变的 DNA 序列分析。7- 碱基对复制。氨基酸序列（一个字母代码）在图的中心位置显示。注意阅读框的改变导致受累患者的蛋白质序列的异常和过早终止

L343F 突变 [38] 和保留 22% 野生型活性的 E189G 突变 [38]。因此，不同的错义突变导致 PDDR 患者的多种表型。

基于真核细胞色素 P_{450} 的晶体结构建模 [54]，结合重组 CYP27B1 蛋白进行广泛结构功能分析，明确了 PDDR 患者中许多突变残基的功能（表 67-2）[55-57]。大多数突变影响折叠和构象 [55, 56]。残基 T321 参与氧活化，氨基酸 R389 对血红素结合是必不可少的 [55, 56]。对野生型和突变型 CYP27B1 蛋白质进行光谱分析，确定残基 T409 对 25(OH)D 底物的结合至关重要 [57]。

3. 假性维生素 D 缺乏性佝偻病的治疗

该病治疗方法是长期（终生）使用 1, 25(OH)$_2$D$_3$ 进行替代治疗 [19, 58]。可迅速、完全纠正异常表型，消除低钙血症、继发性甲状旁腺功能亢进症和佝偻病的影像学表现。值得注意的是，肌病可在开始治疗后数天内消失。骨矿物质含量的恢复同样迅速，骨结构愈合的组织学证据已有报道 [19]。牙釉质发育不全部分矫正。治疗的一个重要方面是确保在骨愈合阶段摄入足够的钙。需求量可通过经常评估尿钙排泄量来监测。值得注意的是，高钙尿症在 1, 25(OH)$_2$D$_3$ 治疗期间很常见，尤其是在给药的第 1 年。密切监测尿钙用于调整 1, 25(OH)$_2$D$_3$ 的需要，初始剂量为 1～2μg/d，维持剂量在 0.5～1μg/d。高水平的钙排泄可能会增加钙在肾脏中的沉积，因此在治疗过程中经常进行肾脏影像学检查和肾功能评估必不可少。

在 1, 25(OH)$_2$D$_3$ 可从商业来源获得之前，一些研究人员使用了单羟基化类似物 1α(OH)D$_3$[59]，它只需要在 25 位的肝脏羟基化就可以激活为具有激素活性的代谢物。但 PDDR 突变不会影响 25- 羟基化步骤。对 1α(OH)D$_3$ 治疗反应迅速，佝偻病可在 7～9 周内愈合，而且这种化合物仍在一些国家使用。基于体重，1α(OH)D$_3$ 的效力约为 1, 25(OH)$_2$D$_3$ 的一半，抵消了任何使用单羟基化合物的经济优势。

（五）遗传性抗维生素 D 佝偻病的分子病因学研究

遗传性抗维生素 D 佝偻病（HVDRR）患者的分子病因学表现为血清 25(OH)D 水平正常和血清 24, 25$(OH)_2$D 水平降低。循环中 1, 25$(OH)_2$D 水平升高到正常值的 3～5 倍。这些生化结果表明，所有维生素 D 代谢酶（25- 羟化酶、24- 羟化酶和 1α- 羟化酶）在 HVDRR 患者中都是具有活性的。大多数患者对各种形式的维生素 D 治疗都是抵抗的。这种对维生素 D 治疗反应的缺乏，使 Albright 等[60]引入了激素抵抗的概念。随着维生素 D 激素形式作用机制的阐明，维生素 D 终末器官抵抗的分子机制变得更加清楚。

配体结合研究首先确定了 1, 25$(OH)_2$D 激素与当时研究的其他性激素一样，在细胞核内与一个高亲和力受体结合[61]。后来发现，这种受体可以结合 DNA[62]。这一特性被用来纯化足够数量的 VDR 以增加抗体[63, 64]。

除了经典的维生素 D 靶组织外，1, 25$(OH)_2$D 结合位点可以在许多组织中检测到，这有助于确定 HVDRR 的病因学。研究人员开始从来自患者和其亲属的成纤维细胞中提取的 VDR，使用配体结合分析、放射免疫分析和 DNA 纤维素色层层析进行研究。其他的成纤维细胞反应包括诱导 24- 羟化酶活性和维生素 D 介导的生长停滞。通过这些方法迎来了几个里程碑式的发现。在最初的研究报道中，HVDRR 患者的成纤维细胞中检测不到（^{3}H）-1, 25$(OH)_2D_3$ 结合，高剂量的 1, 25$(OH)_2$D 未能诱导 24- 羟化酶的生物标记物[65]。激素结合的减少为患者终末器官抵抗提供了明确的理论依据。随后的报道继续描述患者的细胞对 1, 25$(OH)_2$D 缺乏反应，但一些患者的成纤维细胞表现出正常的（^{3}H）-1, 25$(OH)_2D_3$ 结合[66]。从这些早期研究总结出，至少可以识别两类 HVDRR 患者，即受体阴性患者和受体阳性患者。随着 VDR 蛋白[67]的灵敏放射免疫分析法开展，发现这种语义差异是不正确的。通过这种方法发现受体阴性患者成纤维细胞表达正常水平的受体蛋白。Pike 等[68]假设患者细胞中的 VDR 缺陷是由于配体结合域的结构异常导致（^{3}H）-1, 25$(OH)_2D_3$ 与受体无法结合，而不是 VDR 蛋白的合成缺陷。这两类 HVDRR 用配体结合阳性和配体结合阴性这两个术语来描述更为充分。

第二种类型的 VDR 结构异常，是在培养配体结合阳性 HVDRR 表型患者的细胞中被确定。通过 DNA 纤维素色层层析法测定发现，这些细胞的 VDR 表现出对异源 DNA 的亲和力降低[69]。怀疑这些患者的缺陷可能是 VDR 的 DNA 结合域的点突变。值得注意的是，从配体结合阳性患者父母 VDR 的 DNA 结合亲和力检测中，明确了 VDR 分子的两种形式，一种是对 DNA 具有正常的野生型亲和力；另一种是还原型，DNA 结合缺陷[69]。这是首次明确 HVDRR 父母杂合子状态的证据。在过去，结合试验和抗体检测均未能合理解释携带者的基因型和表型一致。

最后，利用纯化的受体获得单克隆抗体，克隆出不同物种的 VDR cDNA[70-72]。依次分析 VDR 基因组结构。8 个外显子组成了整个编码区，跨越约 50kb 的基因组 DNA[73]。翻译起始位点包含在外显子 2 内。

对 VDR cDNA 序列的分析很快确定了 VDR 是核激素受体超家族的一员，其作用机制随后被阐明[14]。配体结合受体与维甲酸 X 受体（RXR）形成异二聚体，二聚体与反应基因调控域内的特定位点接触。这可以对靶基因转录进行正或负调控。VDR 对于 1, 25$(OH)_2$D 生物效应的转化至关重要，如促进钙和磷酸盐在小肠内的转运及维持钙的动态平衡。HVDRR 患者激素抵抗的潜在分子基础是 VDR 的突变，使受体失去功能或功能弱于野生型 VDR。一些实验室通过基因靶向技术使 Vdr 基因失活，独立构建了 HVDRR 的有效动物模型[74]。

HVDRR 遵循常染色体隐性遗传模式。患者的父母，他们是杂合子的突变、没有任何症状、骨骼发育正常。在许多情况下，父母的近亲关系与疾病有关。家族通常有几个受累儿童，男性和女性受累一样。

（六）维生素 D 受体的特性

结构 / 功能分析、序列比较比对及最近的晶体学研究有助于理解维生素 D 受体的特性（VDR）所属的核激素受体超家族成员的结构域结构。核受体的不同结构域被标记为 A～F（图 67-5）。其中某些结构域在各家族成员之间表现出了高度的序列相似性，而另一些则表现差异很大或完全不存在。这种多样性在 a/B、D 和 F 结构域中表现得最明显。结构域 a/B 包括与受体 DNA 结合域（DBD）N 端相连的所有残基。这个结构域的大小变化很大，比如从孕酮受体的数百个残基到 VDR 中只有 24 个氨基酸。结构域 a/B 的功能尚不确定，但结果表明 VDR a/B 片段的多态性可调节其转录活性[75]。结构域 C 包含高度保守的锌指 DNA 结合域，这是核受体家族成员的标志性特征。结构域 D 是 DBD 与结构域 E 之间的一个可变铰链区，是核受体中最不保守的区域。由于额外的外显子剪接，VDR 的 D 片段比经典的类固醇受体长 50 个氨基酸[76]。VDR 结构域 D 内的残基以可逆的丝氨酸磷酸化的形式进行翻译后修饰[77, 78]。这种调节对 VDR 活性给予了额外的调控[14]。结构域 E 编码配体激活受体的配体结合域（LBD），并参与反式激活和二聚化。小的结构域 F 在核受体家族成员之间并不高度保守。

1. 结构 / 功能

(1) VDR 的 DNA 结合域（DBD）：VDR 的 DNA 结合域由两个锌指结构组成，位于 24～90 残基。锌指结构为 C2C2 型，两个锌原子通过 4 个半胱氨酸残基形成四面体配位，每个半胱氨酸残基均起到稳定手指结构的作用。α- 螺旋结构位于每个锌指结构的 C 端，分别由 DNA 识别和磷酸主干结合螺旋构成[14]。紧靠第二锌指结构 C 端的区域，覆盖 91～115 残基，也形成一个 α- 螺旋结构，有助于 DNA 接触。这些螺旋结构域的功能重要性见下文的 HVDRR 突变分析。

与其他核受体相比，VDR 具有独特的特征为在两个锌指结构之间的间插序列中，有一个由五个碱性氨基酸组成的簇位于 49～55 残基上。该结构域可以预测 DNA 接触[79] 并调节受体的核定位[80]。该簇含有丝氨酸 -51 残基，通过蛋白激酶 C 磷酸化进行翻译后修饰[81, 82]。

除了它们在 DNA 反应元件结合中的独特作用外，VDR 锌指结构中的残基也有助于与伴侣受体 RXR 结合，形成具有功能性的异二聚体（图 67-1）[83, 84]。紧靠第二锌指结构 C 端的 α- 螺旋结构域也可促进与伴侣蛋白的相互作用[84]。VDR 的 DNA 结合域中，这些特定接触位点弱化了 VDR 和 RXR 之间的异二聚化，而更强的、配体依赖的异二聚化是由配体结合域内的残基提供的。

(2) VDR 配体结合域：VDR 的 E/F 区域（图 67-5）代表了一个复杂的多功能结构域，涉及 1, 25$(OH)_2$D 配体的结合、与 RXR 的异二聚化及反式激活。VDR 的 LBD 结构是根据 X 射线晶体学分析建立的[85]。它由 13 个 α- 螺旋和数个短 β- 股组成，围绕一个亲脂性激素结合袋形成一个“三明治”结构。VDR 的

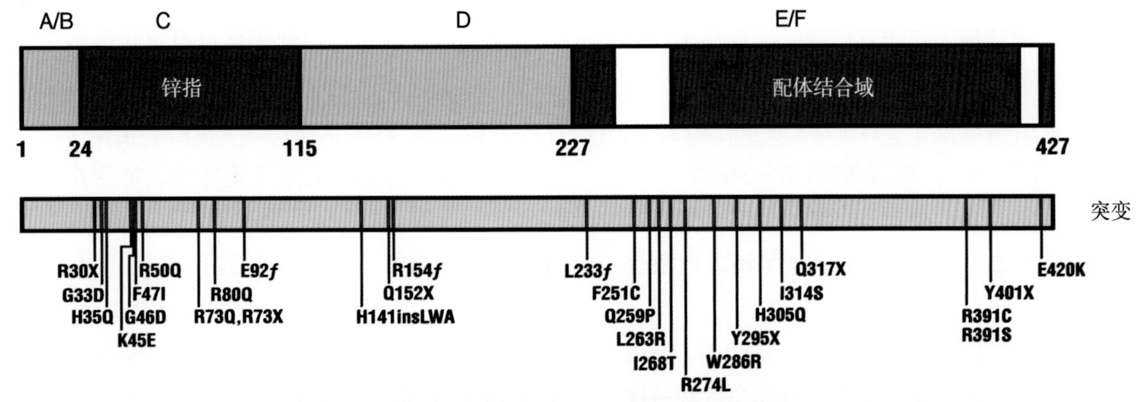

▲ 图 67-5　遗传性抗维生素 D 佝偻病（HVDRR）的自然突变

维生素 D 受体的示意图，427 个氨基酸蛋白质可分为 A/B、C、D 和 E/F 结构域。白色区域代表 E/F 结构域内的螺旋结构，对转录激活非常重要。人类 HVDRR 患者的点突变在下方表示（一个字母的氨基酸代码）。X. 过早终止密码子；*f*. 移码突变；ins. 插入

LBD 由 H_3、H_5、H_7、H_{11} 螺旋和残基 Ser275(H_5–β 环）、Trp286（β–1）和 Leu233（H_3 螺旋）包围。一旦配体进入结合袋，由 H_{12} 形成的“盖子”关闭口袋。HVDRR 中的一些突变位点与激素接触位点一致。

据推测，配体结合导致构象变化，从而暴露、增强或产生新的二聚化和（或）反式激活。蛋白质水解分析间接证明了 1, 25(OH)$_2$D 的结合会引起 VDR 构象的变化 [86, 87]。不同的维生素 D 类似物可引起了不同的构象变化 [85, 86, 88]。

VDR 的 LBD 内两个区域与 RXR 发生强烈、配体依赖的异二聚化有关。该反应区域已通过诱变实验和 RXR 同二聚体晶体类似物确认 [89]。这是两个亚结构域，由 244～263 残基 [90–92] 和氨基酸 317～395 [92, 93] 组成，分别对应于 3～4 和 7～10 的螺旋。因此，VDR 配体结合和异二聚化在分子的三级结构中是相互关联的，推测通过别构效应最终产生一个活性受体构象。

2. 反式激活　基因转录的调控需要三类蛋白质。第一类利用每个细胞中的转录基因组成了基本转录机制，RNA 聚合酶 Ⅱ 和一系列确保蛋白质编码基因转录的基本因子。精确控制特定基因的转录需要序列特异性 DNA 结合转录因子。VDR 就是这样的一个因子，它的活性通过配体结合进一步调节。最后，关于基因表达的分子控制的最新进展揭示了第三类蛋白质，通常被称为转录辅激活因子，它在基础因子和序列特异性 DNA 结合因子之间提供蛋白质 - 蛋白质联系。涉及这一紧密编排的几个因子已经被确定了参与 VDR 介导的转录。

如前所述，配体结合可能导致构象变化，使 VDR 与相关伴侣接触。诱变实验确定了参与这些接触的一些关键残基。受体的两个区域只需要转录激活。其中一个结构域位于 244～263 残基，与 RXR 异二聚化有关 [90–92]。但残基赖氨酸 -246 不参与 RXR 伴侣的接触，其改变严重影响了反式激活 [91]。该残基在核受体之间高度保守，必须与转录辅激活子形成结合连接的一部分 [91, 94]。

第二个区域被称为激活功能 2（AF–2），与 12 螺旋（416～422 残基）对应 [95–97]。残基亮氨酸–417 和谷氨酸–420 的改变不会影响激素结合或异二聚体 DNA 结合，但会完全消除反式激活 [96, 97]。这些残基也通过辅激活因子参与的机制来刺激转录。已明确了部分与 VDR 相互作用以允许配体激活转录的蛋白质。在基本转录机制中，VDR 与转录因子 TFIIB 相互作用 [98, 99]。该接触涉及 VDR 的 AF–2 结构域，但也需要野生型残基精氨酸–391 在 10/11 螺旋内的 AF–2 区 N 端 [97]。

已经鉴定出三类参与核受体介导转录的多组分转录辅激活因子复合物：①参与 ATP 依赖的染色质重塑的复合物；②与一般转录因子和 RNA 聚合酶 Ⅱ 发生生理性相互作用的复合物；③共价修饰组蛋白尾部的复合物 [100]。对于 VDR 介导的激活，WINAC 染色质重塑复合物为其生化特征 [101]。与一般转录机制的组成部分有生理性相互作用的 DRIP/TRAP 复合物，已被证实通过 VDR 参与配体依赖的转录 [102, 103]。最后，包含 p160 家族的组蛋白乙酰转移酶的复合物参与了共同激活 VDR [104, 105]。对 VDR 的 AF–2 结构域进行的结构功能分析发现，一些残基消除了 p160 家族成员和 DRIP 组分的相互作用，但保留了配体依赖的转录激活。这表明，还没有特征化的辅激活因子复合物可能参与 VDR 介导的转录 [106]。所有这些类型的复合物都与 VDR 短暂相关，它们的参与被认为是周期性的和高度调控的 [104]。

3. HVDRR 突变　随着引入分子生物学技术作为常规检测方法，对 HVDRR 引起 VDR 突变的结构和功能的影响有了更深的认识，如通过逆转录 - 聚合酶链反应（RT–PCR）扩增 mRNA 对分析突变有很大帮助（图 67–6）。同样，最初通过配体结合试验和非特异性结合小牛胸腺 DNA 分析特定突变的功能影响，现在可以常规通过对真正的维生素 D 反应启动子元件的瞬时转染进行分析。一些实验室已经开始测试 VDR 的蛋白质 - 蛋白质相互作用。最后，核受体晶体结构有助于理解特定突变在三级结构水平的影响。

在 HVDRR 患者中已经描述了许多不同的 VDR 突变（图 67–5 和表 67–3）。其中一些基因改变是无义（X）或移码（fs）突变，在受体中引入提前终止密码子 $R_{30}X$（图 67–6）、$R_{73}X$、$E_{92}fs$、$Q_{152}X$、$R_{154}fs$、$L_{233}fs$、$Y_{295}X$、$Q_{317}X$ 和 $Y_{401}X$。提前翻译终止密码子导致缺乏 DNA 结合域（$R_{30}X$ 和 $R_{73}X$）、

配体结合域（E_{92}fs、Q_{152}X、R_{154}fs、L_{233}fs、Y_{295}X 和 Q_{317}X）或 AF-2 激活域（Y_{401}X）的截短 VDR。在大多数情况下，这些截短受体的 mRNAs 是不稳定的 [107]。涉及氨基酸替换的突变（错义突变）在结构 / 功能关系方面表现得更为明显。

4. DBD 突变　Hughes 等 [73] 首次报道了 VDR 突变，及其影响了受体的 DNA 结合域。该突变在第二锌指结构内 73 位（R_{73}Q）的 DBD，用极性不带电的谷氨酰胺替换带正电荷的精氨酸。Hughes 等 [73] 发现的 VDR 突变，是第一个报道整个类固醇 - 甲状腺 - 维甲酸受体基因超家族的自然致病突变。

随后报道了一些影响 DBD 的错义突变（表 67-3）。根据相关的 GR、RXR 和 TR 分子的晶体结构 [89, 108, 109]，认为 H_{35}Q、K_{45}E、R_{50}Q、R_{73}Q 和 R_{80}Q 突变会影响与 DNA 接触的残基 [14, 23, 110]。残基甘氨酸-46 替换为天冬氨酸（G_{46}D）则会引入了一个体积庞大、带电的氨基酸，将与带负电荷的磷酸盐主链 DNA 螺旋产生不利的静电相互作用 [111]。G_{33}D 突变可能产生相同的作用 [110]。F_{47}I 突变是一种相对保守的替换，但是苯丙氨酸环结构的丢失可能会破坏 DBD 的疏水核心，并影响第一锌指结构底部的拟 α- 螺旋结构 [110]。

5. LBD 突变　Ritchie 等首次报道了 Y_{295}X 突变影响了 LBD [112]。该突变从 VDR 的羧基端截短 132 个氨基酸，导致 LBD 蛋白的大部分缺失。这种突变在一个由七个家庭组成的大家系中被发现，该家系存在近亲结婚 [107]。在另外三个大家系不相关的家庭中也发现了突变 [113, 114]。如前所述，突变的 mRNA 不稳定，且截短的 VDR 不能通过免疫学分析检测到 [107]。

VDR 晶体学数据 [85] 可用于了解 HVDRR 患者 VDR LBD 错义突变对结构的影响。Q_{259}P 突变（H_4 螺旋）、L_{263}R 和 I_{268}T 突变（$H_{4/5}$）、R_{274}L 突变（H_5）、W_{286}R 突变（H_5 到 H_6 环）、H_{305}Q 突变（H_6 到 H_7 环）、I_{314}S 突变（H_7）和 R_{391}C 或 R_{391}S 突变（位于 H_{10} 内）会干扰配体结合和（或）二聚化。H141insLWA 突变是由一个独特的 5-bp 缺失和一个 8-bp 插入外显子 4 组成，导致 H_{141} 和 T_{142} 残基的缺失，并在 H_1 螺旋中被突变残基 L_{141}、W_{142} 和 A_{143} 取代 [115]。所产生的突变 VDR 不与配体结合 [115]。

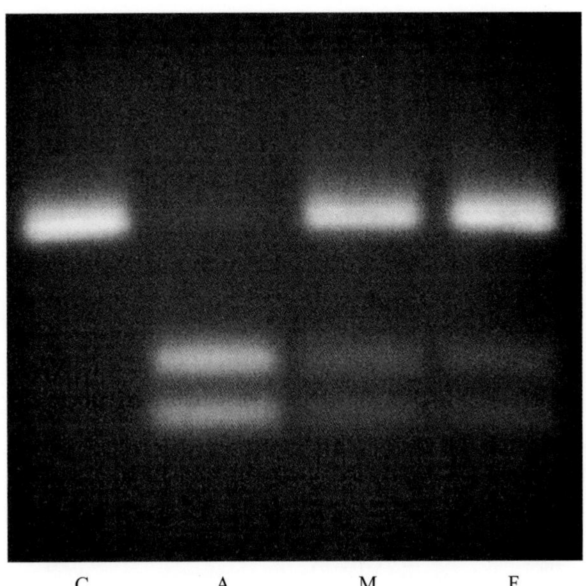

▲ 图 67-6　一个家庭产前诊断，第一个有遗传性抗维生素 D 佝偻病（HVDRR）的患儿是由 R30X 突变引起的

VDR 基因的这种突变（外显子 2 的 C 替换 T）引入了限制性内切酶 DdeI 的识别位点。利用受累外显子内部的引物，用从羊膜细胞（A）或从无关对照（C）、母亲（M）或父亲（F）的全血中提取的 100ng 基因组 DNA，用 PCR 扩增出 89 碱基对 DNA 片段。每份扩增子与限制性内切酶 DdeI 孵育。酶切片段在 2.5% 琼脂糖凝胶上可见。数据明确了胎儿为 R30X 纯合突变，其父母均为突变携带者

F_{251}C 突变在 E_1 区域（氨基酸 244～263），位于 3 和 4 重叠螺旋以及它们之间的 3～4 环 [116]。因此，F_{251} 残基的突变可能会破坏配体结合袋，并干扰 VDR 的最佳功能。E_{420}K 突变修改了 H_{12} 螺旋中的一个残基，该残基提供辅活化二聚化连接，从而导致反式激活的丧失 [117]。

（七）治疗

药物剂量的维生素 D 代谢物治疗，包括维生素 D 本身、25(OH)D、1α(OH)D 和 1, 25(OH)$_2$D，用于克服与 HVDRR 相关的靶器官维生素 D 抵抗。与脱发患者相比，无脱发的 HVDRR 患者通常对高剂量维生素 D 制剂的治疗反应更灵敏 [118]。据报道，维生素 D 的有效剂量范围为 5000～40 000U/d，25(OH)D 为 20～200mg/d，1, 25(OH)$_2$D 为 17～20μg/d [119-121]。大剂量维生素 D 代谢物治疗的疗效可与 HVDRR 的分子病因相匹配。当维生素 D 抵抗是由 VDR 的突变引起的受体对配体的亲和力适度降低，如 H_{305}Q 或 I_{314}S 突变 [122, 123]，高剂量的

表 67-3 HVDDR 患者的 VDR 突变

突 变	VDR 结构域	配体结合	参考文献
$R_{30}X$	DNA 结合域	−	[155, 156]
$G_{33}D$	DNA 结合域	+	[73]
$H_{35}Q$	DNA 结合域	+	[157]
$K_{45}E$	DNA 结合域	+	[110]
$G_{46}D$	DNA 结合域	+	[158]
$F_{47}I$	DNA 结合域	+	[110]
$R_{50}Q$	DNA 结合域	+	[159]
$R_{73}Q$	DNA 结合域	+	[73]
$R_{73}X$	DNA 结合域	−	[111, 114]
$R_{80}Q$	DNA 结合域	+	[160, 161]
$E_{92}fs$	铰链区	−	[162]
$H_{141}insLWA$	铰链区	−	[115]
$Q_{152}X$	铰链区	−	[163]
$R_{154}fs$	铰链区	−	[164]
$L_{233}fs$	配体结合域	−	[111]
$F_{251}C$	配体结合域	−	[116]
$Q_{259}P$	配体结合域	+	[111]
$L_{263}R$	配体结合域	−	[165]
$I_{268}T$	配体结合域	+/−	[166]
$R_{274}L$	配体结合域	+	[163]
$W_{286}R$	配体结合域	−	[167]
$Y_{295}X$	配体结合域	−	[107, 112–114]
$H_{305}Q$	配体结合域	+	[123]
$I_{314}S$	配体结合域，二聚体	+	[122]
$Q_{317}X$	配体结合域	−	[168]
$R_{391}C$	配体结合域，二聚体	+	[122]
$R_{391}S$	配体结合域，二聚体	−	[165]
$Y_{401}X$	配体结合域，激活功能 −2	+/−	[169]
$E_{420}K$	配体结合域，激活功能 −2	+	[117]

使用一个字母的氨基酸代码；X. 过早终止密码子；fs. 移码；ins. 插入；DBD. DNA 结合域；LBD. 配体结合域；dimer. 二聚体，参与异二聚体的结构域；AF−2. 激活功能−2

激素可以明显克服低亲和力结合缺陷，并获得足够的 VDR 来调控正常的 1, 25$(OH)_2$D 反应。少数伴有脱发的 HVDRR 患者使用维生素 D 代谢物治疗非常成功[66, 73, 124–128]。

当维生素 D 治疗无效时，强化钙治疗是另一种选择。大剂量口服钙已证实有效（图 67–7）[129]。为了避开 VDR 突变引起的肠内钙吸收缺陷，应考虑长期静脉注射（IV）钙（图 67–7）。持续数月在夜间大剂量静脉注射钙。骨痛迅速消失，血钙和甲状旁腺功能逐渐改善，随后改善佝偻病（图 67–8），体重和身高随之增加[130–133]。停止静脉注射钙后，该综合征可能会复发[130]。当通过静脉注射钙，实现了血钙正常，以及佝偻病的影像学表现得到控制后，大剂量口服钙治疗可有效地维持正常血钙[132]。对于高剂量维生素 D 治疗无效的 HVDRR 患者，两步钙治疗方案（口服高剂量后静脉注射）似乎成为首选的治疗方案。

值得注意的是，有一些关于 HVDRR 患者疾病的自发改善的报道[66, 134, 135]。这种佝偻病的自发恢复通常发生在 7—15 岁，与青春期的开始时间并不一致。自发恢复似乎与治疗无关，因为治疗通常无效，且在治疗后的改善是不持续的。患者在未经治疗的情况下似乎仍能保持正常血钙，且没有佝偻病或骨软化症的迹象。据报道，配体结合阳性和配体结合阴性的 HVDRR 患者均有自发改善[66, 134, 135]。尽管佝偻病恢复，但仍存在脱发[66, 134, 135]。儿童“超生长”遗传性疾病并不少见，在骨骼发育完全后，机体似乎能够补偿 VDR 功能的丧失。这种明显的残余功能不适用于毛囊。然而，这种情况在 VDR 基因敲除的疾病动物模型中同样被发现[136]。

四、特发性婴儿高钙血症

目前已认识到 25- 羟维生素 D–24- 羟化酶（CYP24A1）基因功能缺失突变可导致特发性婴儿高钙血症（IIH，OMIM 143 880）。IIH 是一种罕见疾病，发病率约为 1/47 000[137–139]。它通常会导致婴儿高钙血症和高尿钙症。受累者表现为体重不增、易怒和肾钙质沉着症[140–142]。如果未确诊，婴儿可能会死亡或发育不良，他们也有可能出现肾脏后遗症，包括肾衰竭。及时干预可减少这些后遗症[140–142]。潜在病因可能是由于维生素 D 过多症合并高钙血症和高钙尿症，引起肠道对钙吸收增强，传统的治疗干预为限制钙和维生素 D 的摄入[140–142]。然而，在大多数成年患者中，高钙尿症和肾结石风险持续存在[140–142]。家庭组成已描述，先证者的兄弟姐妹在婴儿时期可能同样患有高钙血症，但无症状表现，仅在筛查中发现[143, 144]。此外，这种疾病的首发症状可能是在成年患者中表现为高钙尿症和疼痛性肾结石，而在儿童时期无症状[145–149]。

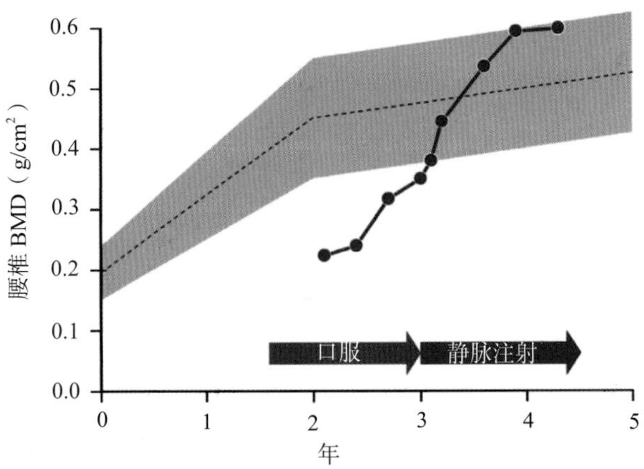

▲ 图 67-7 口服和静脉注射钙治疗遗传性抗维生素 D 佝偻病（HVDRR）患者的骨密度（BMD）变化

采用双能 X 线吸收检测法（DXA）测量腰椎骨密度。患者在接受口服钙（Ca，PO，2g/d）治疗早于接受静脉注射钙（Ca，IV）治疗 17 个月。阴影区域表示相应年龄的参考值。值得注意的是，在开始静脉注射钙治疗后，骨密度迅速校正

（一）特发性婴儿高钙血症的分子病因学研究

Schlingmann 等[144]最近在欧洲患有 IIH 的儿童证实了双等位基因突变可导致 CYP24A1 活性完全丧失。这会引起维生素 D 过多症的症状，肠道钙吸收增加和高钙血症的症状。值得注意的是，并非所有 IIH 病例都是 CYPIA1 突变。据 Schlingmann 研究团队报道，约 1/3 的 IIH 儿童有失活突变，而另一个研究小组在 27 名患有 IIH 的北美儿童中仅发现了 1 例 CYP24A1 突变[144]。表 67-4 详细说明了迄今为止汇编的 CYP24A1 突变，揭示了突变可以影响 CYP24A1 结构中的多个结构域[148]。在世界范围内，超过 50 个患者被确诊为 CYP24A1 突变，导致了 IIH 的发生或成年发病的肾结石，这些突变发生在外显子或典型的剪接位点[144–146, 150]。功能研究是确定 CYP24A1 活性降低为这些临床表型病因的关键[144]。受累患者的血清 24, 25-$(OH)_2D_3$ 水平非常低或无法检测到，这表明 CYP24A1 是唯一负责产生 24- 羟基化代谢物的细胞色素 P_{450}，在 CYP24A1 基因敲除小鼠有同样证实了该发现[151–153]。

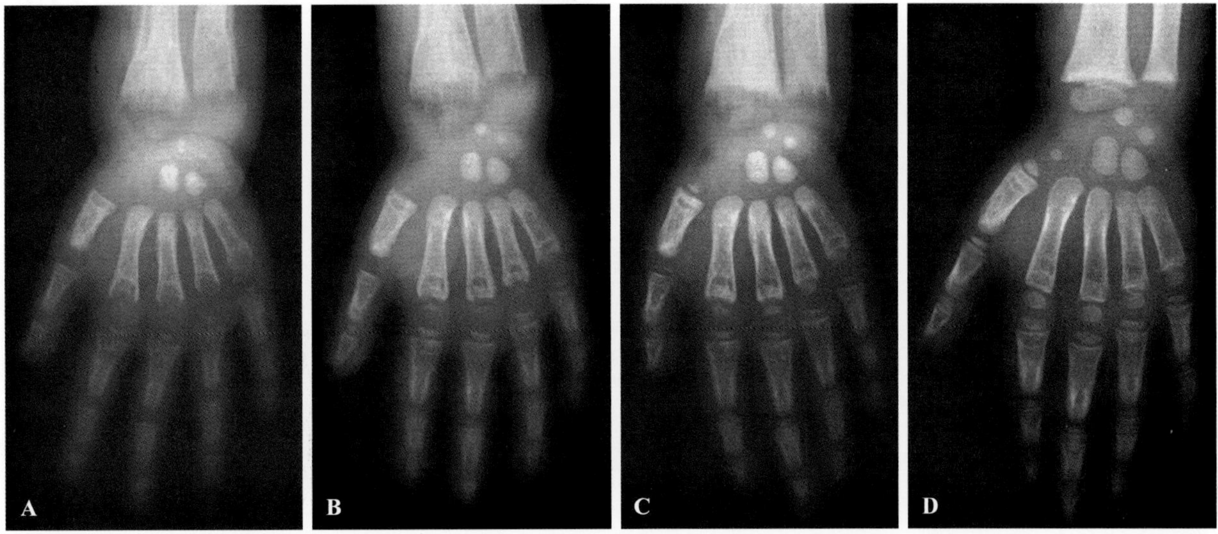

▲ 图 67-8 遗传性抗维生素 D 佝偻病（HVDRR）患者钙治疗反应的影像学分析

A. 转诊时，患者已接受 1, 25$(OH)_2D_3$（15μg/d）治疗 3 个月。佝偻病影像学表现仍然明显，骨骼脱矿化。B. 服用 1, 25$(OH)_2D_3$（30μg/d）和口服钙（2g/d）6 个月后，没有明显改善。C. 连续静脉注射钙 2 个月后［无 1, 25$(OH)_2D_3$］，矿化作用得到改善。D. 连续注射钙 11 个月后，矿化充分，但生长板仍不规则。临床状态比较满意，并通过口服钙（2g/d）维持

（二）特发性婴儿高钙血症、肾钙沉着症和肾结石

自从对 IIH 儿童 CYP24A1 突变的初步描述以来，已有多例成人患者表现为轻度 / 中度高钙血症，伴有复发性肾结石或肾钙沉着症 [145-147, 149, 150]。基于基因频率研究，Nesterova 等估计，在一般人群中，由于 CYP24A1 突变导致的肾结石发生频率可能高达 4%～20% [149]。

表 67-4　导致 IIH 的 CYP24A1 突变

突变类型	突　变	CYP24A1 结构域 1	参考文献
错义突变	$L_{148}P$	B′/C 环	[149]
错义突变	$R_{159}Q$	C 螺旋	[144]
错义突变	$W_{210}R$	E 螺旋	[170]
错义突变	$E_{322}K$	I 螺旋	[144]
错义突变	$R_{396}W$	β-3a 折叠	[144, 170]
错义突变	$L_{409}S$	β-4 折叠	[147, 149]
错义突变	$A_{501}V$	β-5 折叠	[148]
框内缺失突变	E_{143} 缺失	B 螺旋	[144-147, 149]
终止密码子	$E_{151}X$	C 螺旋	[144]
终止密码子	$W_{268}X$	G 螺旋	[147]
移码突变	$A_{475}f\sim sX_{490}$	L 螺旋	[144]

基于 CYP24A1 结构的结构域见 Jones G, Prosser DE, Kaufmann M：25-Hydroxyvitamin D-24-hydroxylase（CYP24A1）：its important role in the degradation of vitamin D. Arch Biochem Biophys 523：9-18, 2012.

改编自 Meusburger E, Mündlein A, Zitt E, et al：Medullary nephrocalcinosis in an adult patient with idiopathic infantile hypercalcaemia and a novel CYP24A1 mutation. Clin Kidney J 6：211-215, 2013.

五、观点

从概念上讲，由于 1, 25$(OH)_2$D 的信号转导途径涉及辅助分子，如 RXR、辅激活因子和基本转录机制的组成部分。因此，靶器官对 1, 25$(OH)_2$D 的抵抗性可能是由于参与反式激活过程中的其他蛋白质突变引起。当这些蛋白质与众多伴侣分子相互作用时，如 RXR，与突变相关的表型将比 HVDRR 的临床症状更广泛。近期对 VDR 特异性转录辅激活因子的鉴定，可能会扩大导致 HVDRR 的突变靶点范围。值得注意的是，Hewison 等 [154] 描述了一个英国 HVDRR 病例，该患者在 VDR 中没有发现突变。患者表现了 HVDRR 的所有临床特征，包括脱发。患者的成纤维细胞表达野生型 VDR mRNA，且和受体结合配体的亲和力正常。VDR 配体依赖的转录激活在患者细胞中缺乏，但患者的 VDR 在异源细胞中表达正常。这些结果表明了患者的 VDR 正常，并提示维生素 D 抵抗是突变的结果，影响了 1, 25$(OH)_2$D 依赖的转录激活的特定辅助蛋白。对临床表现分子病因的阐述将进一步加深对维生素 D 生物学的理解。

第 68 章 遗传性骨骼疾病

Hereditary Disorders of the Skeleton*

Michael P. Whyte 著
夏维波 梁寒婷 译

要 点

- 虽然对于个体来说非常罕见，但许多遗传性骨骼疾病具有相当大的患者群体数量。
- 随着最近发现许多遗传性骨骼疾病的遗传缺陷，其发病机制正变得越来越清楚。
- 内分泌科医生应提高对遗传性骨骼疾病的诊治能力。

内分泌学家会遇到各种各样的遗传性骨骼疾病[1-5]。有些在临床上是罕见病，而有些是致死性的[3, 5]。有些会导致局部骨质异常，有些表现为全身性骨骼生长、骨构建和重建障碍[3]。有些表现为显著的矿物质内稳态紊乱[2]。受累患者的数量积累起来相当可观[1]。所有这类疾病都很重要，因为它们有着影响骨骼生物学的特定基因及其产物的线索[2]。在分子水平上，随着对这类疾病的理解不断深入，越来越多患者被转诊到内分泌科。本章介绍了一些较为常见或有指导意义的遗传性骨骼疾病，这些疾病大多影响儿童群体。

一、硬化性骨病

骨量增加由许多罕见病因引起，通常是遗传性骨软骨发育不良[1, 2, 6-8]，以及各种内分泌、代谢、饮食、血液系统疾病、感染性和肿瘤性疾病等因素引起（表 68-1）[6]。骨硬化和骨质增生分别指骨小梁和骨皮质增厚[9]。骨骼行放射学检查可显示骨量增加的部位和方式，通常能提供充分的线索来确定诊断[4-7]。

（一）骨硬化病

骨硬化病（OPT，又称“大理石骨病”）于 1904 年被 Albers-Schönberg 发现[10]。传统上，该病分为两种类型[11]，即婴儿型（恶性），常染色体隐性遗传，在生后十年内若不治疗，往往可致死[12]；成人型（良性），常染色体显性遗传，相比于婴儿型，成人型患者的症状明显较轻[13]。对特别罕见的常染色体隐性遗传的儿童型（中间型）OPT 预后知之甚少[14]。迄今为止，几乎所有涉及与 OPTs 相关的基因都是已知的，分子分型在很大程度上取代了上述分类[15]。

尽管 OPT 在临床和遗传上有很大的异质性，但各种类型的本质是由于破骨细胞无法吸收骨骼组织造成的[11, 16]。因此，该病的临床表现在很大程度上是可被预测的。其组织病理学特征为原发性海绵状骨松质（软骨内成骨过程中沉积的钙化软骨）积累[16] 然而，“骨硬化病”这一术语仍被普遍用于放射学意义上的骨骼密度增加。如今，应根据发病机

*. 本章主要为儿童内分泌相关内容。

表 68-1 引起骨量增加的疾病

发育不良	代谢性病因
• 中间型骨硬化伴外胚层发育不良 • 颅骨骨干发育不良 • 颅骨干骺端发育不良 • 硬化性骨发育不全症 • 骨内膜骨质增生 　- Van Buchem 病 　- 硬化病性骨化病 • 额骨干骺端发育不良 • 高磷酸酶血症（青少年 Paget 病） • 婴儿骨皮质增生症（Caffey 病） • Lenz-Majewski 综合征 • 肢骨纹状肥大 • 干骺端发育不良（Pyle 病） • 混合硬化性骨营养不良 • 眼牙骨发育不良 • Melnick-Needles 骨发育不良 • 条纹状骨病 • 骨硬化症 • 全身脆性骨硬化 • 进行性骨干发育不良（Camurati-Engelmann 病） • 致密性成骨不全	• 碳酸酐酶Ⅱ缺乏症 • 氟中毒 • 重金属中毒 • 丙型肝炎相关骨硬化 • 高维生素 A 血症、高维生素 D 血症 • 甲状旁腺功能亢进症、甲状旁腺功能减退症和假性甲状旁腺功能减退症 • 低磷血性骨软化症 • 乳碱综合征 • 肾性骨营养不良症 **其　他** • 轴性骨软化症 • 骨纤维发育不全 • 电离辐射 • 淋巴瘤 • 肥大细胞增多症 • 多发性骨髓瘤 • 骨髓纤维化 • 骨髓炎 • 骨坏死 • 骨佩吉特病 • 结节病 • 骨转移 • 结节性硬化症

改编自 Whyte-MP. Sclerosing bone disorders. In：Rosen CJ, ed. Primeron the metabolic bone diseases and disorders of mineral metabolism, 8th ed. Ames, IA：The American Socith for Bone and Mineral Research, Wiley-Blackwell；2013：770.

制精准地应用“骨硬化病”这一术语，部分原因在于相应的治疗方式可能对其他硬化性骨疾病不适用，甚至有害[15]。

1. 临床特点　各种基因缺陷[15]所致的婴儿型 OPT 在婴儿期即有临床表现[11]。鼻窦发育不全引起的鼻塞可能是早期症状。颅孔不扩大，通常会压迫听神经、动眼神经、面神经和视神经。视网膜变性或颅内压升高可致失明[11]。有些患者可出现脑积水或睡眠呼吸暂停。牙列萌出延迟，生长受限。反复感染、自发性淤血和出血较常见，其原因为过多的骨组织、破骨细胞和纤维聚集在骨髓腔引起骨髓炎。骨骼脆弱，还可见头部较大，前额隆起，“腺样体”外观，眼球震颤，肝、脾大，身材矮小和膝外翻等特征。髓外造血伴脾功能亢进和溶血可能使本已很严重的贫血现象加重。未经治疗的患者通常在 0—10 岁死于肺炎、严重贫血、出血或脓毒症[11, 12]。

中间型 OPT 可引起巨颅和身材矮小，可伴颅神经麻痹、牙齿僵硬致颌骨骨髓炎、骨折及不同程度贫血[11, 14]。

成人型 OPT（Albers-Schönberg 病）可致中轴骨和附肢骨骼骨折，可伴视力或听力受损、面神经麻痹、下颌骨骨髓炎[13]、精神发育延迟、腕管综合征、股骨头骨骺滑脱或骨关节炎[17]。部分携带氯离子通道 7 相关基因突变的患者无症状[13]，且很少有患者在影像学上未发现异常[17]。

碳酸酐酶Ⅱ（CA Ⅱ）缺乏症是第一种被揭开分子机制的 OPT，其特征为近端或远端肾小管酸中毒（RTA）[18]和脑钙化[19]。疾病严重程度在受影响的家庭中各不相同[20]。婴幼儿时期，可有骨折、生长受限、发育迟缓和身材矮小表现。智力低下较为常见。视神经受压和牙齿咬合不正是远期并发症。代谢性酸中毒最早可在出生时就出现。远端 RTA（1 型）似乎有更好的记录，可解释任何肌张力低下、冷漠和肌无力，可发生周期性低钾性瘫痪。预期寿命未知，报道的年龄最大的患者是青年成人[21]。

其他类型 OPT 还涉及与神经元储存障碍相关的严重骨骼表现，从而引起癫痫和退行性神经系统疾病[22]。在出生后数月，不明原因的暂时性婴儿型 OPT 会莫名其妙地消失。OPT- 淋巴水肿 - 脱水性外胚层发育不良及免疫缺陷（OL-EDA-ID）在男孩中是一种 X 连锁隐性遗传病[23]。在 2010 年，硬化性骨发育不全症被发现是 OPT 中“破骨细胞缺乏”这一类型[24]。

2. 影像学检查　全身性、对称性骨量增加是 OPT 的主要影像学表现[25]，骨皮质和小梁骨增厚。在严重的 OPT 中，骨骼发育的所有主要组成部分都受到损害，包括骨骼生长、骨构建和重建过程。此外，如果有低钙血症，生长板可能会出现佝偻病样改变[26]。颅骨增厚且致密，尤其是颅底、鼻窦和乳突窦的气化不足。椎骨可能显示“骨中骨（bone-in-bone）”（内骨）结构[25]。

在碳酸酐酶Ⅱ缺乏症患者中，骨骼 X 线片通常在诊断时可见典型的异常表现，尽管这些表现在出生时不易被察觉。值得注意的是，随着年龄增长，骨硬化和缺陷性骨构建过程可能会逐渐减少[19]。脑钙化在 2—5 岁时可通过 CT 发现，并在儿童期不断进展，影响大脑皮质和基底节灰质[20]。

在 Albers-Schönberg 病患者中，儿童期可出现异常表现，包括颅底致密、"橄榄球衣"样脊柱，有时在主要的长骨干骺端上可见神秘的硬化和透明水平带交替出现（图 68-1）。缺陷性骨构建可致干骺端增宽，可能会出现球杆状或"锥形烧瓶"样表现[9]。远端指骨受侵蚀的情况非常罕见（这点在致密性成骨不全中更为常见）。"粉笔棒"样病理性骨折发生在主要的长骨中[25]。

放射性核素骨显像可显示骨折和骨髓炎[27]。磁共振成像（MRI）有助于评估造血干细胞移植效果，因为植入可使骨髓腔和信号恢复[28]。

3. 实验室检查 在婴儿型 OPT 中，由于骨吸收受损，血清钙浓度在很大程度上取决于胃肠道钙吸收[29]。可能发生低钙血症，尤其是在胃酸缺乏的情况下，并且可能造成佝偻病[26]。继发性甲状旁腺功能亢进症伴血清骨化三醇水平升高较为常见[29]。

在成人型 OPT 中，虽然血清甲状旁腺素水平可升高，但矿物质内稳态的生化指标改变通常不明显[30]。

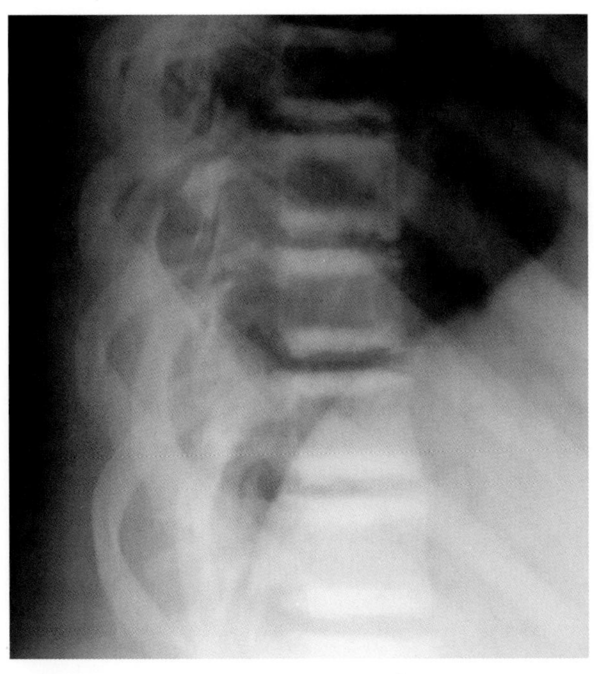

▲ **图 68-1 骨硬化症**

该患 Albers-Schönberg 病少女的脊柱具有典型的成人型（良性）骨硬化症的特征，即"橄榄球衣"样脊柱。椎体终板明显增厚

破骨细胞过多和功能异常似乎可解释为什么血清酸性磷酸酶和脑型肌酸激酶同工酶常常升高[31]。

4. 组织学检查 破骨细胞作用失败为名副其实的 OPT 提供了特殊的发现[11, 16]，即在软骨内骨形成过程中，原发性海绵状骨松质持续合成，钙化软骨形成"岛状"或"条状"，被包裹在骨小梁内。破骨细胞数量常常会增加，但有时并不显著，很少会出现数量减少或消失。在婴儿型 OPT 中，破骨细胞数量通常十分丰富[32]。它们的细胞核特别多，但当破骨细胞发挥作用时，看不到"皱褶边缘"或"清晰区域"[33]。骨髓腔常可见纤维化聚集。成人型 OPT 可见大量类骨细胞，破骨细胞数量可能很少且没有皱褶的边缘，或破骨细胞数量多且形态大[34]。

5. 病因与发病机制 在骨吸收部位，大多数 OPT 患者的破骨细胞介导的酸化作用似乎减少，因为他们携带由 *TCIRG1* 基因编码的液泡质子泵 α3 亚单位的功能缺失突变，或携带由 *CLCN7* 基因编码的氯通道 7 的功能缺失突变[15]。*CLCN7* 基因杂合失活突变可致 Albers-Schönberg 病[35]。*CLCN7* 基因纯合或复合杂合突变可致中间型或重型 OPT[35]。恶性 OPT 通常由 TCIRG1（ATP6i）基因失活突变引起[36]。*OSTM1*（"灰色致死"）基因缺陷可致极其严重的 OPT[37]。常染色体隐性基因 *SNX10* 发生突变在临床上可致不同严重程度的 OPT[38]。OL-EDA-ID 在 NF-κB 的一个重要调节因子破坏后出现[23]。编码核因子 β 受体激活因子（RANK）或其配体（RANKL）的基因发生常染色体隐性功能缺失突变可致罕见的"破骨细胞缺乏"型 OPT[39, 40]。*SLC29A3* 基因功能缺失突变可致硬化性骨发育不全症[41]。

如今，抗骨吸收药物已有强大的疗效，以至于处于成长期的儿童长期服用过量药物会出现 OPT[42]。

最终，OPT 患者的骨吸收过程受损，继而骨重建过程也受损，可致骨髓炎和骨骼脆弱。因钙化软骨堆积，连接骨细胞的胶原纤维变少，骨骼变得十分脆弱，也许微骨折都无法愈合[11]。

6. 治疗 由于各种类型 OPT 的病因、发病机制、遗传模式和预后各不相同，因此在启动治疗前有一个明确的诊断至关重要。如患有碳酸酐酶Ⅱ缺乏症的婴幼儿可有恶性OPT的影像学特征，但序贯研究表明骨骼硬化可逐渐缓解[19]。直到最近，OPT的严重程度、进展情况及患者的家庭情况是主要考虑因素。如今，商业化实验室提供的突变分析大大提高了诊断水平[15]。

在受挤压严重的骨髓腔中进行植入似乎不太可能，因此最好的方法是快速分子诊断和早期干预[43]。使用HLA非同型供体的骨髓值得继续研究。从HLA单倍型相合的亲本血液中纯化的祖细胞是有用的[44]。破骨细胞发挥作用时可出现明显的高钙血症[45]。

据报道，低钙饮食可有一定效果。相反，对于有症状的低钙血症或佝偻病患者，有必要补钙[26]。大剂量口服骨化三醇同时限制饮食钙（以防止吸收性高尿钙症/高钙血症）有时可改善婴儿型OPT[46]。骨化三醇可能刺激有缺陷的破骨细胞，但也可能产生药物抵抗性[46]。长期输注PTH对1名婴儿有一定帮助[47]，可能是通过促进骨化三醇的合成。白细胞产生的超氧化物减少是重组人干扰素γ-1b治疗儿童严重OPT的基础[46]。

大剂量糖皮质激素治疗可稳定全血细胞减少症和肝大。1例恶性OPT患者单用泼尼松治疗后病情出现难以解释的逆转[48]。泼尼松联合低钙/高磷饮食可能有效[49]。

HLA同型供体骨髓移植治疗婴儿型OPT可显著改善病情，部分患者可被治愈[50]。然而，这种治疗方法并不适用于所有类型OPT[7]（如RANKL缺乏症[39]），因为必须通过供体造血细胞进入破骨细胞谱系才能纠正致病性缺陷[50]。

在碳酸酐酶Ⅱ缺乏症患者中，对肾小管酸中毒可使用碳酸氢盐治疗，但其长期影响尚不清楚。骨髓移植可纠正OPT并减缓脑钙化，但对肾小管酸中毒无效[51]。

高压氧治疗对颌骨骨髓炎很重要[11]。视神经和面神经减压术可能有益于部分患者[52]。关节置换可能对病情有所帮助[53]。股骨骨折可能需要内固定[54]。

超声往往难以对OPT进行早期产前诊断。常规影像学检查偶尔可在妊娠晚期发现恶性OPT。现今，包括商业化实验室在内，可对患者行基因突变分析，同时可用于检测宫内OPT胎儿[15]。

（二）致密性成骨不全

致密性成骨不全于1962年被发现[55]。大多数病例报道来自美国或欧洲，但其发病率在日本最高[56]。父母近亲婚配可解释约30%的常染色体隐性遗传模式的病例。1966年，编码组织蛋白酶K（CTSK）的基因功能缺失突变被鉴定[57]。2011年，一篇关于致密性成骨不全的综述总结了已知的*CTSK*基因突变[58]。

1. 临床特点 致密性成骨不全可在婴幼儿早期被诊断，其特点为身材矮小、相对巨颅、额枕部隆起、小脸、小下颌、喙状鼻、腭弓高、下颌角变钝、牙错合伴乳牙残留、突眼和蓝巩膜[59]。前囟和颅缝未闭。约10%患者智力低下[59]。手小而方，由于末端指节发生骨溶解或发育不全，手指呈短棒状。可有漏斗胸。成年终身高为129.5～149.9cm（4英尺3英寸～4英尺11英寸）。虽然患者可独立行走，但下肢反复骨折可致膝外翻畸形。小下颌可引起上呼吸道阻塞，从而引起呼吸系统感染和右心衰竭。

2. 影像学检查 致密性成骨不全与骨硬化病有许多共同特点[25]。二者均可致全身性骨硬化和复发性骨折。骨硬化最早出现于儿童期，呈均匀性硬化，且随年龄增长不断硬化，颅骨和颅底硬化，眶桥致密。虽然长骨骨髓腔狭窄，但未出现明显的OPT骨构建缺陷。无内骨骼和放射学可见的致密条纹[25]。其他致密性成骨不全的突出表现包括颅缝及囟门（尤其是前囟）闭合延迟、下颌角呈钝角、缝间骨、锁骨纤细伴肩峰端发育不全、远端指骨和肋骨发育不全或先天缺如[60]。面部骨骼、鼻窦和末端指节发育不全具有特征性。椎体致密，前后凹陷，但未累及横突。腰骶部脊椎滑脱并不少见，而且可能出现寰椎、枢椎不分离现象[25]。

3. 实验室检查 预期此类患者不会出现贫血。血清钙、无机磷和碱性磷酸酶通常位于正常水平。除成骨细胞和破骨细胞活性降低外，骨皮质的组织学检查未见异常[61]。软骨细胞中可见异常包含物。电子显微镜显示胶原降解存在缺陷[61]。

4. 病因与发病机制 编码组织蛋白酶K基因发生失活突变可致致密性成骨不全[57]。组织蛋白酶K

是一种在破骨细胞中高度表达的溶酶体半胱氨酸蛋白酶[62]。胶原降解受损是基本缺陷。因此，致致密性成骨不全可被认为是骨硬化病的一种形式。骨积累的速度和可交换钙池的规模似乎下降。因此，骨重建过程及其质量受损[63]。

此外，循环中单核细胞的杀伤活性和白细胞介素 -1 的分泌受损[64]。据报道，在破骨细胞中有病毒样包涵体[65]。生长激素分泌缺陷及血清胰岛素样生长因子 1 水平较低[66]。

5. *治疗* 没有公认的药物治疗方法，骨髓移植疗法尚未被报道。骨科所面临的挑战已有简要回顾[67]。长骨骨折通常是典型的横向骨折，愈合速度令人满意，但可能出现延迟愈合和大量骨痂形成。长骨髓内固定因骨骼硬度大而难以进行。

发生下颌骨骨折的情况下，拔牙困难[59]。下颌骨骨髓炎可能需要抗生素和手术治疗。严重阻塞性睡眠呼吸暂停可通过上气道手术和正压通气相结合的方法治疗[68]。

（三）Kenny-Caffey 综合征

Kenny-Caffey 综合征的特征是身材矮小、囟门闭合延迟、牙列缺损、小眼、前额隆起、三角脸、骨质致密，且反复出现低血钙症，血清 PTH 水平过低[69]。2013 年，发现该病的基因背景是功能未知的 *FAM111A* 基因发生杂合突变[69]。

（四）进行性骨干发育不良（Camurati-Engelmann 病）

进行性骨干发育不良（PDD）与 1920 年由 Cockayne 首次报道[70]。该病为常染色体显性遗传病，可影响所有种族。Camurati 发现该病具有可遗传性[71]。Engelmann 于 1929 年将该病表征为典型的严重形式[71]。2001 年，在编码 TGF-β1 的基因中发现了激活突变[72]。

PDD 的特点为长骨骨膜及估摸内表面逐渐发生疼痛性骨质增生[25]。然而，临床和影像学表现是多变的[73]。在严重的病例中，骨硬化广泛存在，包括颅骨和中轴骨。有些携带者在影像学上未见改变，但骨显像是异常的。

1. *临床特点* PDD 在儿童期的典型表现为跛行、步基宽、摇摆步态、腿痛、肌肉萎缩和类似于肌肉萎缩样的四肢皮下脂肪减少[74]。然而，病情严重的患者也有特殊体征，包括头部增大、前额突出、突眼、四肢纤细但骨骼增厚。相反，某些 PDD 患者中，TGF-β1 突变与肥胖相关[75]。颅骨受累时会出现颅神经麻痹。青春发育有时会延迟。可能出现颅内压增高。可见明显的骨增厚、骨骼压痛，有时出现肝、脾大，以及雷诺现象和其他暗示血管炎的病征[76]。影像学检查通常可提示 PDD 疾病进展，但无法确定病程，PDD 患者的症状有时在成年后可缓解。

2. *影像学检查* 主要的长骨骨干骨质增生是 PDD 的主要表现，表现为新骨在骨膜和骨膜内表面增生[25]。长骨骨干逐渐变宽且表面变得不规则。硬化十分对称，并蔓延至干骺端，但骨骺较为特殊，可免于发生硬化（图 68-2）。胫骨和股骨受累最常见，桡骨、尺骨、肱骨受累较少见，偶尔可见短管状骨受累。锁骨、肩胛骨和骨盆也可能变厚。发病年龄、进展速度和骨受累程度是各不相同。在轻度 PDD 患者中，骨扫描异常可能只局限于下肢。新骨成熟会增加骨质增生。然而，在严重受累的儿童中，某些骨骼区域可能出现骨量减少。

临床、影像学和骨扫描的结果往往一致[77]。然而，偶尔在影像学上可见明显改变，但骨扫描并未见显著改变。这似乎反映病情进入晚期但疾病处于静止状态。放射性同位素积聚增加，但几乎看不到影像学改变，这可能是早期骨骼受累的表现。

3. *实验室检查* 虽然 PDD 患者血清碱性磷酸酶水平可以升高，但其骨和矿物质稳态的常规生化参数往往正常。病情严重者可出现轻度低钙血症和明显低钙尿症，可能提示正钙平衡[78]。轻度贫血、白细胞减少症及血沉升高似乎反映了表征不佳的系统性紊乱[76]。

组织病理学提示沿着骨干有新骨形成。杂乱无章的编织骨成熟后融入皮质。肌肉电子显微镜显示肌病性改变和血管异常[74]。

4. *病因与发病机制* 重型 PDD 患者的临床和实验室特征及其对糖皮质激素治疗的反应性揭示了该病为炎性结缔组织疾病[74]。如今，已知该病病因涉及编码 TGF-β1 基因的特定区域发生突变。因

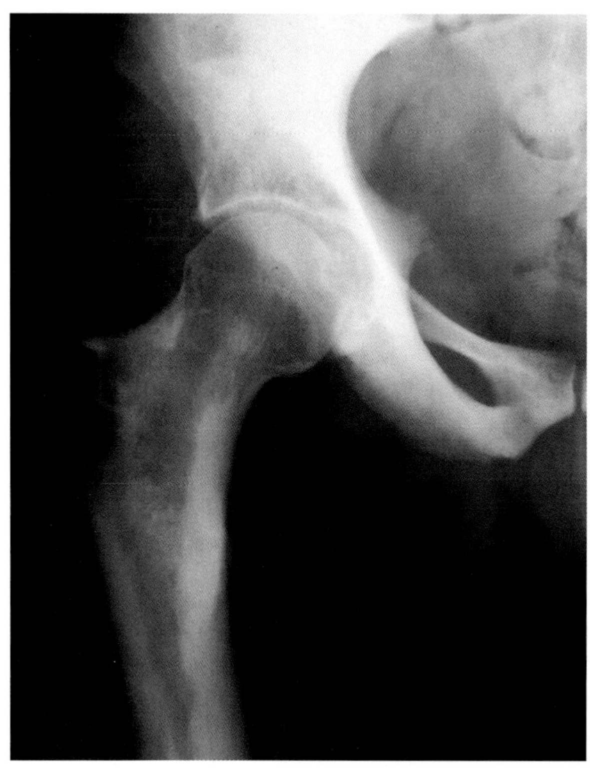

▲ 图 68-2　进行性骨干发育不良

该男性患者患 Camurati-Engelmann 病，可见股骨近端有不规则的骨质增生（皮质增厚），其特征是不会延伸到长骨末端

此，潜在的 TGF-β1 复合物二聚体被破坏及稳定性降低[79]，使这种骨形成的增强因素保持活跃状态[72]。前体细胞向成骨细胞的异常分化也是致病机制之一[80]。破骨细胞骨吸收可使骨髓微环境中活性 TGF-β1 水平升高，从而诱导成骨干细胞迁移[81]。

5. 治疗　PDD 是一种慢性疾病，在某种程度上无法预测。其症状在在青春期或成年期可能减轻。糖皮质激素治疗（通常隔天服用小剂量泼尼松）可减轻骨痛并改善骨组织学异常的情况[82]。双膦酸盐治疗可增加骨痛[83]。据报道，鲑鱼降钙素鼻喷雾剂可控制疼痛[84]。2010 年，有文献对颅底骨质增生的治疗进行了回顾[85]。

（五）婴儿骨皮质增生症（Caffey 病）

婴儿骨皮质增生症具有自限性、多发性、骨膜下新骨形成的特点，以长骨、下颌骨或锁骨多见，伴有发热、软组织肿胀和易激惹[86]。在编码 1 型胶原纤维的 *COL1A1* 基因中发现杂合突变[87]。

（六）骨内膜骨质增生

1976 年，van Buchem 及其同事[88]描述了全身普遍骨皮质增生。随后，对其他类型骨内膜骨质增生进行了表征[89]，其特征主要为在骨内膜表面皮质骨增厚[25]。

van Buchem 病是一种常染色体隐性遗传病[88]，可能比病例报道的数量更为罕见[90]。主要临床特征为在青春期出现进行性不对称颌骨增大。下颌骨明显增厚、增宽，但无突颌。牙齿错合并不常见。受累个体可能没有症状，但也会发生颅骨硬化，且复发性面神经麻痹、耳聋和颅孔变窄引起的视神经萎缩较为常见，这些症状可在婴儿期出现。长骨在受压下可能会受伤，但骨骼仍旧强壮[88]。骨内膜皮质骨增厚可致骨干均匀致密，骨髓腔狭窄。然而，长骨形态是正常的。骨硬化也会影响颅底、面骨、脊椎骨、骨盆和肋骨[25]。血清碱性磷酸酶可能升高，但钙和无机磷水平无显著变化。糖皮质激素治疗可能有效[91]。

硬化性骨化病，正如常染色体隐性遗传病——van Buchem 病一样，主要发生在荷兰血统人身上[89]。然而，与 van Buchem 病不同，硬化性骨化病患者身材高大，有并指畸形[89]。出生时，只有融合的手指可被注意到[92]，并指主要为中指和食指的皮肤或骨融合。儿童早期，骨骼过度生长，尤其当累及颅骨时可致面部畸形。进行性骨骼增厚使得颌骨增宽，导致下颌突出[93]。患者身材变得高大，体重不断增加。耳聋和面瘫是突出的问题。较小的颅骨穹隆可能会使颅内压升高，引起头痛和脑干受压[94]，患者智力正常，预期寿命缩短[95]。随着皮质骨增厚，长骨不断增宽。椎弓根、肋骨和骨盆的骨骼结构可能变得更为致密。听骨融合，内耳道和耳蜗导水管变窄[89]。成骨细胞活性增强，且破骨细胞功能障碍，这解释了硬化性骨化病形成致密骨骼的机制[94]。尚无钙稳态或垂体功能异常的记录[96]。尚无特殊的药物治疗方法。若有骨性融合，则并指畸形难以通过手术矫正。已有相关文献对神经功能障碍的治疗进行回顾[94]。

编码硬骨素（SOST）基因发生失活突变可致硬化性骨化病[97, 98]，而 van-Buchem 病是由 SOST 基因发生 52kb 缺失致其下游增强子作用减弱所致[99]。2011 年，在常染色体显性遗传病——颅骨骨干发育不良中发现 *SOST* 基因分泌信号部位发生突变[100]。硬骨素与 LRP5/6 结合，拮抗经典 Wnt 信号通路传导[101]，并可促进成骨细胞凋亡[102]。因此，这类疾病中硬骨素缺乏可促进骨形成。

常染色体显性遗传骨内膜骨质增生（Worth 型）[103]相对来说呈良性，又称“高骨量表型”[104]，其病因为编码低密度脂蛋白受体相关蛋白 5（LRP5）基因的某些特定结构域发生功能获得性突变[105]。有一种观点认为 LRP5 活化增强信号传导过程，降低全身血清素的生物合成，从而促进骨形成[106]。另有研究团队的数据表明，LRP5 在骨骼局部起作用[107]。尽管有大量优质的骨骼，但病情不全是良性的，因为可能发生颅神经麻痹、骨痛和口咽外生骨疣[108]。部分患者有腭隆突[109]。LRP4 可抑制 *SOST* 基因功能，LRP4 发生功能缺失突变可致骨过度生长综合征[110]。

（七）全身脆性骨硬化

全身脆性骨硬化（斑点骨）是一种在影像学检查中被意外发现的罕见病，遗传模式为常染色体显性遗传，外显率高[111]。然而，可出现关节挛缩和肢体长度不等，尤其是影像学上还可见肢骨纹状肥大改变。当出现被称为播散性豆状皮肤纤维瘤病的结缔组织痣时，即为 Buschke–Ollendorff 综合征[112]。全身脆性骨硬化往往无症状，但需注意与转移性疾病等进行鉴别[113]。因此，有相关危险因素的家庭成员应就诊。X 线可见许多圆形或椭圆形骨硬化灶[25]，累及短管状骨末端、长骨干骺端、跗骨、腕骨和骨盆（图 68–3）。这些硬化灶是增厚的骨小梁或皮质骨岛，其外观在数十年后基本不变。骨扫描未见放射性摄取异常增高灶[113]。

结缔组织痣通常在青春期之前出现，累及躯干下半部分及四肢，为无症状的小丘疹或黄色 / 白色盘状斑块，深部结节或斑纹[112]，它们代表真皮中出现过多的异常宽大且有明显分枝的弹性蛋白纤维[112]。通常，*LEMD3* 基因发生杂合失活突变可致全身脆性骨硬化和 Buschke–Ollendorff 综合征[114]，但似乎存在遗传异质性[115]。LEMD3 是一种能拮抗 TGF-β1 和骨形态发生蛋白信号的内核膜蛋白。

（八）条纹状骨病

条纹状骨病的特点为长骨末端和髂骨可见线状条纹[25]，单独出现骨骼异常时是一种常染色体显性遗传的罕见病。然而，临床上，条纹状骨病也见于一些重要的综合征。其中包括 *WTX* 基因[117, 118]突变所致的条纹状骨病伴颅骨狭窄[116]，以颅神经麻痹最为常见[116]。条纹状骨病伴局灶性皮肤发育不全（Goltz 综合征）是一种严重的 X 连锁显性遗传病，其特征为皮肤发育不全的广泛线性区域，脂肪组织疝及四肢骨缺损[119]。

细条纹影响小梁骨，尤其是重要长骨的干骺端和髂骨周围[25]。病变常年不改变。骨扫描未见放射性摄取异常增高灶[113]。

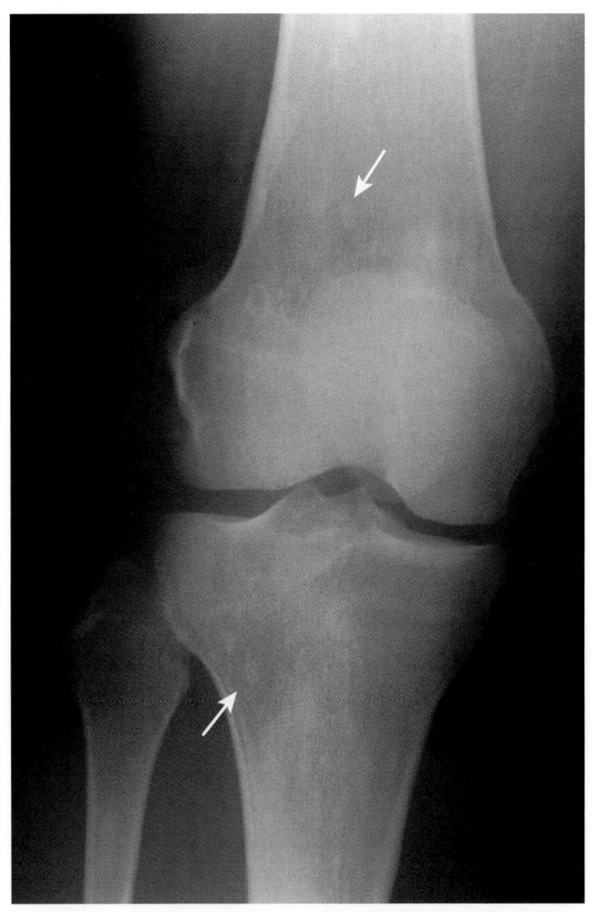

▲ **图 68–3　全身脆性骨硬化**

股骨远端和胫骨近端干骺端可见模糊的圆形或椭圆形区域，即为骨硬化（箭）

（九）厚皮性骨膜病

厚皮性骨膜病（原发性或特发性肥大性骨关节病）可引起杵状指、多汗和皮肤增厚，尤其累及面部和前额皮肤（回状头皮）。这些构成了典型的三位一体特征。然而，部分患者仅有上述一种或两种特点。影像学显示骨膜新生骨形成，尤其是在四肢远端。常染色体显性遗传模式的患者具有不同表型[120]，也有常染色体隐性遗传模式[121–124]。

黑人似乎比白人更易受累，而男性比女性更为严重。症状通常于青春期出现，但变化不定[120, 121]。症状可在10年内出现，但随后减轻[125]。手脚逐渐增大可致"爪状"外形。手掌潮湿。肘部、腕部、膝关节和踝关节疼痛很常见。已有肢端骨溶解的报道。附肢骨和中轴骨不断变得僵硬。颅神经或脊神经受压迫。皮肤改变包括皮肤粗糙、增厚、出现褶皱、凹陷以及出油，以面部皮肤和头皮最常见，部分患者被描述为"肢端肥大样"。疲劳很常见。可能出现骨髓纤维化、骨髓性贫血伴髓外造血和肾脏淀粉样变[126]。

1. 影像学特点　严重的骨膜炎使管状骨远端增厚，尤其是桡骨、尺骨、胫骨和腓骨。有明显的杵状指表现，可见肢端骨溶解。关节强直，尤其是手足部关节强直可能会使老年患者感到困扰[25]。诊断方面的挑战主要为继发性肥大性骨关节病（继发于肺部或其他部位），但这些患者主要表现为平稳的波动性骨膜炎[127]。在厚皮性骨膜病中，骨膜增生程度更甚且不规则，常累及骨骺。两种情况下的骨扫描显示，长骨皮质边缘有对称性、弥散性、规则的摄取灶，尤其是腿部，可见"双条纹"征。

2. 实验室检查　骨膜新生骨使得皮质骨表面粗糙[128]。组织病理学检查可见新生骨组织松质骨致密化，使其难以与原始皮质层区分[128]。骨小梁骨量减少反映出静态骨形成[25]。滑膜附近出现轻度细胞增生及滑膜下血管增厚[129]。循环中前列腺素 E_2 水平升高[130]。

3. 病因与发病机制　2008年，发现厚皮性骨膜病的病因之一为 *HPGD* 基因突变，该基因编码15-羟基化前列腺素脱氢酶，该酶是降解前列腺素的主要酶[131]。2012年，*SLC02A1* 基因突变被确定为是该病的另一个病因，该基因编码溶质载体有机阴离子转运体家族成员2A1，参与前列腺素转运[123, 124]。

4. 治疗　厚皮性骨膜病尚无特殊的药物治疗方式，但基因缺陷的鉴定也许能确定以"前列腺素过量"为治疗目标[122]。非甾体类抗炎药可能对疼痛性滑膜积液有效[131]。泼尼松对相关的骨髓纤维化有效[132]。关节挛缩或神经、血管压迫可能需要手术治疗。

二、骨质疏松

成骨不全

成骨不全（OI）又称"脆骨病"，是最常见的结缔组织遗传性疾病[2]。Sillence 及其同事[133]于1979年根据临床特征和遗传方式对成骨不全进行病因学分类，该分类已成为预后和生化/分子研究的框架。而随后，基于DNA的发现揭示了常染色体显性遗传解释了大多数成骨不全患者的病情，从而提供了有关遗传传递模式的关键信息，尤其是严重类型[134]。此外，前-α_1链和前-α_2链这两条蛋白链结合起来形成1型胶原异三聚体，因这两个编码这两条蛋白链的基因中有大量的突变被鉴定出来，成骨不全的临床异质性得到了更好的理解[134]。成骨不全的主要临床形式代表骨骼中这种最丰富的蛋白质存在数量和质量异常[2]。近年来，学者揭示了特别罕见的成骨不全的遗传和生化基础[135]。尽管如此，该病的临床特征仍是骨质疏松，通常会导致骨折和骨骼畸形[135]。然而，1型胶原也存在于牙齿、皮肤、韧带、巩膜和其他部位，许多成骨不全患者的牙齿疾病是由于牙本质形成不良（牙本质发育不全）及其他含有这种纤维蛋白的组织异常引起[4]。成骨不全的病情严重程度非常广泛，从死胎到可能终生无症状均合乎情理。

1. 临床表现　婴幼儿成骨不全的鉴别诊断包括特发性青少年骨质疏松、库欣综合征、同型半胱氨酸尿症、先天性无痛觉症和虐待儿童。然而，成骨不全通常有明显的症状体征，可根据病史、体格检查和影像学结果进行诊断[134, 135]。阳性家族史可能有助于诊断，但多数患者为散发性病例[134]。患者可表现为韧带松弛、关节活动过度、出汗、易瘀伤、牙齿易碎且灰黄，以及听力丧失（30 岁以下患者中有 50% 听力丧失，几乎所有年龄较大的患者均听力丧失）[136]。耳聋通常为传导性耳聋或混合性耳聋，但有时因感音神经缺陷引起[136]。巩膜变色可为蓝色或灰色，变色程度可轻微也可显著。重度成骨不全患者还表现为音调高、身材矮小、脊柱侧弯、疝气、头部占全身比例过大、三角脸、胸廓畸形。二尖瓣“咔嚓”音并不少见，但心脏病却很少见。患者智力一般来说是正常的。然而，即使在同一个家庭中，成骨不全的严重程度在不同家庭成员中各不相同[135]。

1 型成骨不全的特点为蓝巩膜（儿童期尤其明显），骨量减少相对较轻，骨折较为罕见（骨骼畸形也不常见或者十分轻微），耳聋在成年早期即可出现。约 1/3 患者为新发突变。患有 1 型成骨不全的老年女性可能被误诊为绝经后骨质疏松。根据有无牙本质发育不全，成骨不全可分为 1–A 型（无牙本质发育不全，更罕见）和 1–B 型（存在牙本质发育不全）[134]。

2 型成骨不全患者通常在生后数周因出现呼吸道并发症而死亡。受累的新生儿通常为早产儿或小于胎龄儿，四肢短且弯曲，多处骨折，颅骨明显较软，胸部较小。

3 型成骨不全特点为复发性骨折，包括长骨生长板处，从而导致儿童期出现进行性骨骼畸形和身材矮小。牙本质发育不全较为常见。胸廓畸形可引起肺炎。

4 型成骨不全常常可解释多代疾病[134]。此类患者巩膜正常，但具有典型的骨骼畸形、牙齿疾病和听力丧失。

此外，还报道了罕见的常染色体显性遗传、常染色体隐性遗传和 X 连锁遗传的成骨不全，包括现已在基因水平上理解的涉及胶原交联酶缺陷的严重类型[137]。有些可能被认为是遗传性骨质疏松[138, 139]。

2. 影像学检查 重度成骨不全患者中[25]，特征性影像学表现包括全身性骨量减少，以纤细长骨为特征的骨构建缺陷及反复骨折所致的畸形。骨构建异常反映了由于虚弱或无法负重，骨膜骨形成受损，从而阻碍了长骨及其皮质骨向周围扩张。多发性、复发性骨折使椎骨和管状骨变形[25]。然而，一些受累严重的婴儿中，在主要长骨会发生短肢畸形。头颅骨骼中具有相当数量和大小的缝间骨是成骨不全的一个常见特征，但非病理学特征[140]。额窦、乳突窦和扁颅底过度气化可发展为颅底凹陷，这在表型严重的疾病中较为常见[140]。

影像学异常可能在生长过程中明显恶化，该特征有助于定义 3 型成骨不全的渐进性骨骼畸形。此处，干骺端中的“爆米花样钙化”是典型特征，于儿童期的主要长骨出现[141]，可能是由于生长板软骨发生外伤性碎裂造成的。并发症影响长骨生长，从而致身材矮小。在软骨内成骨过程中，当骨骼成熟时，软骨完全矿化并被骨替代，爆米花样钙化似乎会消失。当成骨不全患者发生骨折时，他们通常会以正常的速度愈合。有时，肥大性骨痂形成会被误认为是恶性骨骼肿瘤，但这却是 2012 年发现的 5 型成骨不全的代表性特征，该类型由 *IFITM5* 基因杂合突变所致[142]。

骨关节炎是伴有成骨不全相关畸形的非卧床成年患者的常见问题[25]。

3. 实验室检查 成骨不全患者中，矿物质代谢的常规生化参数基本上无明显异常，但高钙尿症在受累严重的儿童中很常见[143]。虽然成骨不全患者的肾功能正常[143]，但成年患者可能出现肾结石这一并发症。严重受累患者的血清和尿液中骨转换标志物水平升高。

骨组织学通常可反映异常骨基质，尤其是在受累严重的患者中。偏光显微镜常显示板层骨组织中有大量杂乱的编织骨，或异常薄的胶原束。在部分患者的骨皮质中可发现大量骨细胞[144]。该特征似乎反映出单个成骨细胞产生的骨量减少，但许多细胞同时处于活跃状态。因此，活检前通过体内四环素标记进行评估，可发现骨转换的总体速度可以很快[145]。

4. 病因与发病机制 主要类型成骨不全的生化特征是低水平的 1 型胶原合成，可通过培养皮肤成纤维细胞检测该特点[134]。通常，胶原蛋白本身是具有缺陷的。许多各种杂合突变发生在编码前 α_1 或

前 α_2 的 1 型胶原基因中[134]。1 型胶原体积大，性质复杂，因此大多数成骨不全家庭在这两个基因其中之一可有独特的（“私人”）突变[134, 142]。

5. 治疗　支持团体（如美国的成骨不全基金会）是成骨不全患者及其家属的安慰与外行信息的重要来源。

双膦酸盐用于治疗成骨不全患儿已司空见惯，但很少有盲法或安慰剂对照试验[146]。双膦酸盐或特立帕肽在成年成骨不全患者中的疗效尚不确定[142]。越来越多的成骨不全小鼠模型不断被改善，进一步用于测试潜在的治疗方法[142]。患者管理还需要骨科、康复科、口腔科专家共同参与。长骨内固定及下肢支撑使一些严重受累的儿童能够行走。专业中心的镫骨手术对治疗听力丧失有效[147]。2014 年，有文献全面回顾了成骨不全的管理[142]。

针对成骨不全的遗传咨询涉及越来越多的基因突变分析，可以诊断出极罕见的患有严重常染色体隐性遗传的成骨不全患者[137]，但大多数散发病例是由新发显性突变引起的，或反映编码 1 型胶原基因缺陷的胚系嵌合体。严重的 2 型成骨不全复发风险为 5%～10%[148]，这是由于胚系嵌合体所致。一些轻度受累的患者是嵌合体，但他们可能有一个严重受累的孩子。

在妊娠 14～18 周时，通过超声检查可在产前检出严重的成骨不全胎儿[148]。现今，突变分析越来越适用于明确诊断[142, 148]。

三、Paget 骨病

Paget 骨病（PDB）在美国很常见（即患病率至少为 1%，可能为 2%）[149]。其主要特征为成人中轴骨或附肢骨中局部骨重建增加[150]。最初，破骨细胞缓慢介导溶骨性损害，继而是无序的骨骼修复，从而致骨质扩张及骨质增生和骨硬化。变形性骨炎的骨骼不健全，可致疼痛、骨折和畸形。多种致病因素所致的耳聋较常见[151]，牙齿问题包括牙齿松动和移动[152]。很少有变形性骨炎的病变恶化为骨肉瘤或软骨肉瘤[150]。

尽管 Paget 骨病的确切病因尚不清楚，但环境因素对遗传易感性的影响似乎很重要[153]。以往副黏病毒感染可激活 Paget 骨病病灶内的破骨细胞及其前体细胞，这一理论的相关证据正在不断积累。这种情况下，骨髓微环境呈破骨细胞活跃状态，且含有麻疹病毒转录物质和蛋白，可能解释了 Paget 骨病患者破骨细胞中存在包涵体的原因[153]。越来越多的证据表明 Paget 骨病是可遗传的。目前认为，一级亲属的患病率为 12%～40%，意味着患病风险增加了 7 倍[149]。事实上，尽管 Paget 骨病有典型的局部外观，但该病患者在骨重建过程中表现出普遍的加速作用，这是从数年前循环 PTH 水平升高推测所得[154]。

家族性扩张性溶骨病（FEO）的临床特征与 Paget 骨病非常相似，且为明显的常染色体显性遗传模式（见下文），这使人们重新对 Paget 骨病的遗传学基础产生兴趣[155]。现今，Paget 骨病的易感性被认为具有遗传异质性[156]。2001 年，在一个法裔加拿大 Paget 骨病家庭中，致病基因被定位于第 5 号染色体，到 2002 年，发现编码死骨片（SQSTM1）的基因发生杂合功能缺失突变[157]。然后，全世界范围内，在大量家族性和一些散发性 Paget 骨病患者中发现了 *SQSTM1* 基因缺陷[158]。2004 年，鉴定出编码含缬酪肽蛋白（valosin-containing protein）这一基因发生功能丧失突变，是“包涵体肌病 - 早发性 Paget 骨病 - 额颞叶痴呆”这一罕见的常染色体显性遗传综合征的病因[159]。SQSTM1 蛋白和含缬酪肽蛋白似乎都参与胞内泛素化的过程[160]。其他基因也可能参与 Paget 骨病的发病。

四、RANK/OPG/RANKL/NF-κB 信号通路疾病

几种极为罕见但信息量丰富的遗传性疾病的特征是，由于核因子 -κB（RANK）/ 骨保护素（OPG）/RANK 配体（RANKL）/NF-κB 信号通路中的基因缺陷所致的骨质疏松[161]。

破骨细胞形成和作用的主要调节系统的发现始于肿瘤坏死因子（TNF）超家族中新配体和受体的鉴定，而后是敲除小鼠和转基因小鼠模型的鉴定[162]。然而，人们对其机制的充分理解来自于一些异常的 Mendelian 骨骼疾病遗传基础的揭示，这

些疾病涉及基本的 RANK 激活或 OPG 失活 [163]。

2000 年，日本分别发现编码 RANK 的基因（*TNFRSF11A*）发生 18bp 和 27bp 的杂合功能获得性串联重复，分别可致家族性扩张性骨溶解症（FEO）和早发性 Paget 骨病 [164]。2002 年和 2014 年，RANK 发生类似的 15bp 和 12bp 重复，分别解释了扩张性骨骼高磷血症 [165] 和全骨性扩张性骨病 [166]。2002 年，发现编码 OPG 的基因（TNFRSF11B）发生选择性纯合缺失可致青少年 Paget 病（JPD）[167]。

（一）家族性扩张性溶骨病

家族性扩张溶骨病（FEO）在生命早期表现为耳聋，随后一个或多个主要附肢骨出现局灶性溶解性扩张，引起疼痛、骨折、畸形，有时还伴有骨肉瘤 [156]。最常累及胫骨 [168]。与 Paget 骨病一样，这些病变通常始于长骨末端，并缓慢发展 [160, 169]。传导性聋最早于 4 岁出现，但在 11—20 岁更为常见，最终形成混合性聋 [170]。在 FEO 患者牙齿方面，可出现牙根广泛吸收，牙髓腔和根管的体积缩小 [170]。成人可能出现齿列松动。然而，最显著的特点是“特发性外部吸收”，可对牙齿造成破坏 [171]。最初，骨骼病变具有早期 Paget 骨病溶骨性改变的临床、影像学和组织病理学表现 [150]，但受累的扩张骨骼最终变为贝壳状且被脂肪填充，而不是表现出晚期 Paget 骨病的骨质增生和骨硬化 [172]。此外，成年期患者存在以骨小梁增粗为特征的全身性骨量减少，揭示了 FEO 这一骨病的系统性本质 [169]。血清碱性磷酸酶活性及其他骨重建生化标志物水平升高的部分原因在于骨转换普遍加速 [163]。早期 FEO 病变于光镜下可见编织骨中的细齿状小梁，大量破骨细胞和成骨细胞衬于骨小梁，破骨巨细胞形态奇特、细胞核众多，还可见纤维状骨髓 [170]。电镜下，类似副粘病毒的微柱状核包涵体超微结构与 Paget 骨病相似 [170, 173]。然而，“马赛克样骨”是晚期 Paget 骨病的标志，却很少见，也许反映了极端骨重建。相反，编织骨似乎无法成熟或重建成皮质骨 [169]。晚期 FEO 几乎完全丧失皮质骨和小梁骨，脂肪充满骨髓腔，可能是因为间充质干细胞池过度分化为脂肪细胞 [155, 170, 173]。2000 年，发现了导致 FEO 的分子缺陷 [164]。在三个家系中，发现编码 RANK 的 *TNFRSF11A* 基因第 1 外显子内有一 18bp 串联重复。最初的转染研究表明，RANK 信号肽的延伸在胞内捕获了该受体，使得 NF-κB 活性增加 [164]，但最近的研究仍未阐明破骨细胞活化的机制。

骨骼损伤也许能解释部分骨骼病损的局部性质 [169]。类似的变化也可出现在其他 RANK 过量致 RANK/OPG/RANKL 信号通路增强的疾病中（见下文）。可以理解的是，晚期扩张性病变对早期采取的其他有效抗骨吸收治疗没有反应 [169]。

（二）骨保护素缺乏症

青少年 Paget 病，又称特发性或遗传性高磷酸酶血症，通常在婴幼儿中诊断 [174]。一种相对较轻的 JPD 与智力低下有关 [174]。与常染色体显性 RANK 激活疾病不同，所有类型 JPD 都被认为是常染色体隐性病 [156]。

JPD 影响所有骨骼 [175]。早期，JPD 被认为是 Paget 骨病的一种，人们对此提出异议，然而，JPD 与 Paget 骨病似乎有越来越多共同特征，Paget 骨病显现出是一种遗传性疾病。

JPD 会引起骨痛、骨折和畸形 [173]。典型表现为乳牙过早脱落和耳聋。影像学检查可见长骨为显著的管状骨（undertubulation），皮质薄（图 68–4）[176]。组织病理学结果证实，快速骨重建可致骨转换的生化标志物显著升高 [167, 174]。事实上，晚期 Paget 骨病特征性“马赛克”样骨表现在 JPD 和 RANK 激活疾病中均未发现。

相对较轻的 JPD 患者，其骨折、骨骼畸形、弥漫性获得性骨质增生和骨硬化症，以及骨转换加速的生化和组织学证据均较少见 [167, 174]。

2002 年，发现 *TNFRSF11B* 基因常染色体隐性功能丧失突变致 OPG 缺乏症，为该病提供了明确的机制 [167]。OPG 通常从前成骨细胞和成骨细胞释放到骨髓中，并作为 RANKL 的诱饵受体 [162]。因此，OPG 缺乏症可使 RANKL 水平升高，使破骨细胞的生成和骨转换明显加速 [162]。

对 JPD 患者进行观察，发现 OPG 具有预防血管钙化作用，而 *TNFRSF11B* 基因敲除小鼠的研究结果又补充了 OPG 的作用。这些小鼠的主动脉、肾动脉和其他地方都有微小钙化 [177]。虽然在 X 线

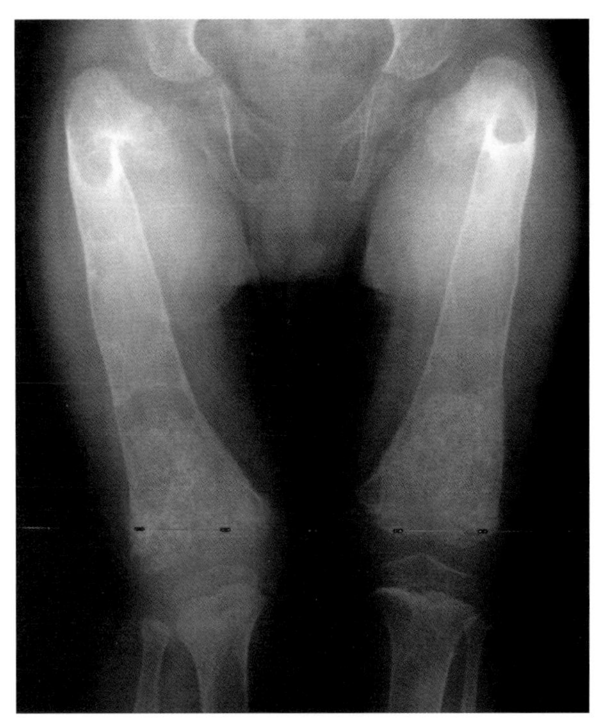

▲ **图 68-4　骨保护素缺乏症**

该患有青少年 Paget 病男孩的 X 线片可见明显的股骨增宽，皮质薄，软骨内成骨。近端可见明显的尖角样畸形

片或 CT 中并未观察到 JPD 患者有这种钙化，但 JPD 文献中的组织病理学分析记录了“钙化性动脉病”[178]。此外，在 1 例 JPD 年轻患者的尸检报告中，发现与弹性假黄瘤一致的显著改变，包括肌动脉和小动脉的膜和内膜中的颗粒状和粗钙沉积[179]。事实上，OPG 缺乏的患者会因视网膜病变而失明，而视网膜病变似乎是由微血管钙化引起[180]。

使用降钙素或双膦酸盐类药物进行抗骨吸收治疗有益于 JPD 患者[153, 157]，但低钙血症可能会迅速发展。重组 OPG 对 2 例受累的成年姐弟有效[181]。抗 RANKL 抗体地舒单抗对骨骼病变有一定的治疗作用，但不能减缓血管钙化。

第 69 章　骨质疏松症

Osteoporosis*

Roland D. Chapurlat　Harry K. Genant　著

丁　娜　王沁怡　盛志峰　译

要　点

- 骨质疏松是一个世界性的公共卫生问题，与老龄化相关的严重骨折也越来越多。
- 对有骨折危险的个体的筛查包括使用临床危险因素和测量骨密度。
- 有必要进行系统的生物学检查，以排除骨质疏松症的继发性原因。
- 有效的治疗方法包括 SERMs、双磷酸盐、特立帕肽和地舒单抗。

骨质疏松是一种以骨量低和骨组织微结构退化，导致骨脆性增加，易发生骨折的全身性骨骼疾病。美国国立卫生研究院（National Institutes Of Health）的一次会议将其定义为“骨骼疾病，其特征是骨骼强度受损，容易增加骨折风险。骨强度主要反映骨密度和骨质量的综合[1]。”骨密度对应于一个区域或一个体积内的矿物质量，而骨质量取决于骨结构、骨转换、骨基质成分、损伤累积和矿化。骨强度降低（脆性骨折）增加了中度创伤导致骨折的风险，中度创伤的定义是从站立高度或以下高度跌倒，这就产生了脆性骨折的概念。因此，骨质疏松是骨折的一个危险因素。

骨质疏松的概念已经从以组织学为基础的标准，到骨折的发生，再到骨量的评估，目前对骨折风险的个体化评估，包括骨折史、骨折的临床风险因素和骨量评估。事实上，在预防骨折至关重要的情况下，仅以骨折为基础的诊断不可接受地延迟了其干预。骨质疏松的改变可以通过测量骨密度（BMD）的非侵入性技术来评估，如双能X 线吸收检测法。BMD 占骨组织极限强度方差的 75%～85%[2]，并与体外骨骼的承载能力密切相关[3]。前瞻性研究表明，脆性骨折的风险随着 BMD 的下降而增加，每降低 1 个标准差（SD），骨折的风险就会增加 1.5～3 倍[4]。以 BMD 为基础的诊断主要优点是可以在骨折前进行早期干预。

世界卫生组织（WHO）在 1994 年对骨质疏松的定义中采用了这种方法[5]。在女性中，如果股骨颈的 BMD 或骨矿物质含量低于年轻健康绝经前女性参考人群的平均值 2.5 个标准差或更高，则可以诊断为骨质疏松，包括以下类别。

1. 正常：BMD 高于年轻成人平均值的 1 个标准差。

2. 骨量低下或低骨量：BMD 低于年轻成人平均值的 1～2.5 个标准差。

3. 骨质疏松：BMD 低于年轻成人平均值的 2.5 个标准差。

4. 既定（或严重）骨质疏松：BMD 低于年轻成人平均值的 2.5 个标准差，同时存在一处或多处

*. 本章中带有背景色突出显示的部分为儿童内分泌相关内容。

脆性骨折。

骨量低下这一类别在临床实践中没有使用，因为大多数临床指南保留了 T 值为 −2.5 评分作为相关的治疗阈值。在这种情况下，骨质疏松在实践中是由替代标记物（即 BMD）来定义的，而不是健康结果（骨折），即使其他因素可以影响骨折的可能性。BMD 与骨折的关系类似于高血压和卒中，而血清胆固醇与冠心病的关系则更为密切（图 69–1）。随着 BMD 的降低，骨折的风险梯度与舒张压和卒中之间的梯度一样陡峭。

据估计，在这个 2.5 标准差的阈值下，50 岁以上的白人女性中有 30% 患有骨质疏松 [6]，这一比例与 50 岁女性髋部、脊柱和前臂骨折的终生风险相似 [7]。根据这个定义，约 0.6% 的年轻成年女性患有骨质疏松，16% 的女性骨量较低。由于骨量的下降，骨质疏松的患病率随着年龄的增长而增加，并不是所有患骨质疏松的女性符合世界卫生组织的标准（股骨颈 T 评分＜ −2.5）就会持续骨折。相反，许多没有这个定义的骨质疏松女性可能值得治疗，因为其他危险因素会增加骨折的风险，包括脆弱骨折。因此，世界卫生组织对骨质疏松的这一操作性定义提供了骨质疏松作为骨折危险因素的概念，这对于评估受累个体的数量很重要，但患者诊断必须

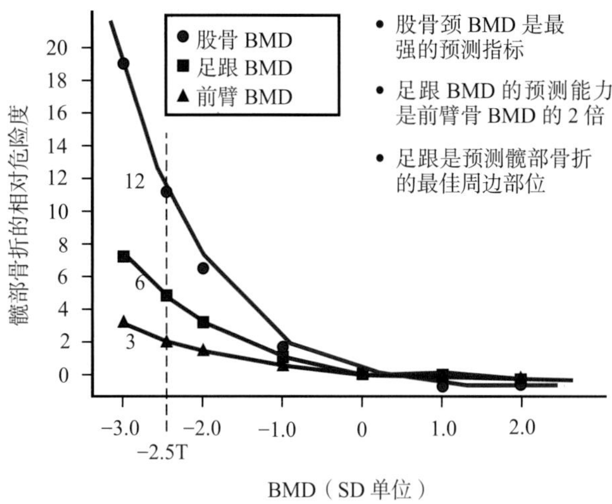

▲ 图 69–1　绝经后女性髋部、脊柱和前臂骨密度测量值与髋部骨折发生率的关系

BMD. 骨密度；SD. 标准差

引自 Cummings SR，Black DM，Nevitt MC，et al：Bone density at various sites for prediction of hip fractures，Lancet 341：72–75，1993.

包括骨折的其他危险因素，这就是个体骨折风险评估的作用。

因此，世界卫生组织的一个科学小组发布了一份技术报告，其中包括危险因素能力的分级证据，以确定个体有骨折风险 [8]。这些危险因素通过对来自亚洲、澳大利亚、欧洲和北美的人群的 Meta 分析得到验证。这些危险因素包括股骨颈 BMD、低体重指数、既往脆性骨折、糖皮质激素暴露、父母有髋部骨折史、吸烟、过量饮酒、骨质疏松的继发原因及类风湿关节炎。这些风险因素的组合建立骨折风险预测模型（FRAX 评分），以获得个人患骨折的概率。世界上大多数治疗指南中都包含了这种基于网络的评分方法。

一、历史

词源学描述了骨组织的变化，骨质疏松症起源于希腊语中的 osteon 或 bone、poros 或 small hole。19 世纪，法国和德国首次使用“骨质疏松”一词来描述老年人的骨骼，从而强调了其可见的疏松性。

二、流行病学

（一）问题的严重性

在女性中，绝经前骨质疏松很少见。随着年龄的增长，越来越多的女性受到骨质疏松的影响，到 80 岁时，27% 的女性骨量较低，70% 的女性患髋部、椎体或前臂患骨质疏松。60% 的女性骨质疏松患者会经历一处或多处脆性骨折。据估计，在美国有 1000 万 50 岁以上的人患骨质疏松，这些人中每年约有 150 万发生脆性骨折。另外，还有 3400 万美国人将面临这种疾病的风险 [7]。这些患病率在非白人女性和男性中较低。NHANES Ⅲ（第三次全美健康和营养检查调查）数据显示，有 10 103 000 美国人（8 021 000 名女性和 2 082 000 名男性）患骨质疏松和 18 557 000（15 434 000 名女性和 3 123 000 名男性）骨量较低，因此，与那些没有低骨量的人相比，其患骨质疏松的风险增加 [8]。椎体骨折的患病率根据骨折的定义而有所不同。因此，估计

50 岁以上的女性中有 10%～25% 患椎体骨折 [9, 10]。1990 年，全世界 35 岁以上的人估计有 166 万例髋部骨折，其中女性 1.19 百万例，男性 46.3 万例 [11]。

骨质疏松患病率高。2005 年在美国，观察到 200 万例骨折 [12]。骨质疏松相关的骨折也大大增加了医疗保健的经济负担 [13]。2005 年，美国骨质疏松性骨折的费用估计为190亿美元[12]。作为老年人，髋部骨折的患者通常有其他的疾病，从而增加他们发生并发症的风险，如褥疮、血栓栓塞或感染。髋部骨折常导致住院 [14]。到 2025 年，髋部骨折的数量及其相关费用预计将增加 50% [12]。事实上，随着老年人数的迅速增加，骨折发生率也会而增加 [15]。这一现象在发达国家已经观察到，预计拉丁美洲和亚洲老年人口的迅速增长可能导致髋部骨折从 1990 年的 166 万人增加到 2050 年的 626 万人，其中只有 25% 发生在北美和欧洲 [11]。骨质疏松也与死亡率有关。BMD 每降低 1 个标准差，死亡风险就增加 1.5 倍。

根据骨折的概率和达到一定年龄的概率，可以大致估计骨折的终生风险，这些数据，大多数来自西方国家的白人人口。据估计，在美国女性患骨质疏松性骨折的终生风险接近 40%，男性约为 13%。对于椎体骨折，女性和男性的估计风险分别为 15.6% 和 5%。女性髋部骨折的风险为 17.5%、男性为 6%，以及女性腕部骨折的风险为 16%、男性为 2.5% [11]。

（二）特定部位骨折

1. *髋部骨折*　髋部骨折是骨质疏松最严重的并发症。它导致高发病率，有时甚至死亡。髋部骨折最显著的特点是预期生存率降低 12%～20% [16]。许多髋部骨折后的死亡与其他疾病有关 [17]。实际上，很少的死亡是由于骨折或由骨折加速所致，但是髋部骨折有时会增加死于另一种疾病的风险。约 5% 的女性髋部骨折患者在随后的一年中因骨折而死。尽管在 Dubbo 骨质疏松流行病学研究中，高死亡率的主要预测因素是男性、年龄增长、股四头肌无力和随后的骨折，但不包括合并症。吸烟、低 BMD 和身体摇摆是女性骨折后死亡率的预测因素，男性的较低体力活动也是骨折后死亡率的预测因素 [16]。另外，骨质疏松性骨折后的高死亡率很大一部分是由于再次骨折造成的 [18]。住在疗养院的女性中，36% 的髋部骨折患者将在 1 年内死亡。在住院的老年人中，髋部骨折会导致心血管疾病和感染性疾病而导致死亡 [19]。在这种特殊的环境下，观察到了前 9 个月过度死亡率。约 30%～50% 的髋部骨折患者无法恢复髋部骨折前的功能水平。患者骨折前的身体状况可能是骨折后功能结果的最佳预测因素。

无论男女，髋部骨折的发生率均随年龄呈指数增长。在美国，35 岁以下女性的发病率为 2/10 万，而 85 岁以上女性为 3032/10 万 [7]。在男性中，这一比率分别为 4/10 万和 1909/10 万。大多数髋部骨折发生在老年人，52% 发生在 80 岁以后（50 岁以后 90%）、女性（80%），因为老年女性多于男性 [7]。老年人 BMD 下降和跌倒频率的增加是髋部骨折的高发病率的原因。只有 1% 的跌倒会导致髋部骨折，但 90% 的髋部骨折与从站立高度甚至更低的高度跌倒有关。髋部骨折往往是在坚硬地面上摔倒的结果，上肢的保护性反射并不能阻止摔倒 [20]。导致髋部骨折的原因有 50% 是滑倒或绊倒，20% 是失去意识，20%～30% 是失去平衡和其他因素。跌倒的方向很重要，与向前下跌相比，侧身摔倒更容易发生骨折 [21]。

2. *椎体骨折*　椎体骨折的流行病学特征不如髋部骨折好，因为在 70% 的病例中发生椎体骨折后的症状非特异 [22]。此外，我们缺乏标准化的椎体骨折影像学诊断标准。不到 1/3 的脊椎畸形患者寻求医疗救助，2%～8% 的患者需要住院治疗 [23]。在女性中，90% 的脊椎畸形是由轻度到中度创伤造成的，而男性这一比例只有 50% [24]。

在老年女性中，大多数椎体骨折是日常活动（如抬起）所致，而不是跌倒引起。临床椎体骨折的发生率随着年龄的增长而逐渐增加。年龄调整后的患病率，50 岁以上女性中为 8%～25%。患病率数字出现差异是由于所用的定义造成的 [24]。早期椎体骨折定义是基于畸形的类型，因此精确度较差。使用椎体型态计量学的新技术提供了更可靠的结果 [25]。脊椎畸形多见于女性，女性与男性比例为 2：1，但在 80 岁以上的成年人中，这一比例会缩小。一项涉及

15 570 名欧洲男性和女性的大型流行病学研究表明，男性和女性脊椎畸形的发病率可能是相同的。在同一队列中，50 岁以上女性的椎体骨折发生率估计为 10.7/1000、男性为 5.7/1000 [26]。椎体的大体型态变化包含了广泛的形态学特征，从椎体压缩性骨折的终板凹陷性增加到椎体解剖结构的完全破坏 [27]。必须记住，脊椎畸形并不是椎体骨折的同义词，如 Scheuermann 病经常作为鉴别诊断进行讨论 [28]。

新发的椎体骨折，即使是那些临床上没有发现的骨折，也会导致腰痛和功能受限，至少在老年女性中是这样 [29]。因背部疼痛而导致功能状况恶化的 10%～20% 老年女性有椎体骨折。椎体畸形常见的并发症有慢性腰痛、腰背残疾、身高下降、活动受限、因体貌引起的情绪障碍及更多的医疗消耗。椎体骨折后凸会加重整体背痛，如在调整年龄后，脊柱后凸增加 15% 会使严重上背部疼痛的概率增加 2.1 倍。然而，没有发现骨折数量与生活质量受损之间的关联。椎体骨折的发生是新发骨折的预测指标，RR = 5～11。与髋部骨折一样，椎体骨折与 5 年死亡率的增加有关。与髋部骨折相比，死亡率在此期间呈逐步上升趋势，而髋部骨折的死亡率则呈下降趋势。临床上明显的椎体骨折（通常是解剖上最严重的）的死亡风险似乎要高得多，而多个椎体骨折的存在进一步增加了这种风险 [30, 31]。

3. 腕部骨折 腕部骨折非常常见，也称为前臂远端骨折或 Colles 骨折。腕部骨折的发病率很难计算，因为只有少数病人住院。挪威的一项研究表明，这是当地大学医院最常见的骨折 [32]。发病率因民族而异 [34]。黑人的腕部骨折风险比白人低 [33]。

腕部骨折的发病率与髋部或椎体骨折不同。经年龄调整后的男女比例为 1∶4，女性 40—60 岁发病率呈线性增长，之后是一个平稳期 [35]。在男性中，20—80 岁发病率几乎保持不变。腕部骨折与死亡率的增加无关，通常被认为没有长期的不良后果 [36]。然而，其他数据表明由于并发症，包括 1 型复杂区域疼痛综合征、神经病变和创伤后骨关节炎，50% 的患者在 6 个月时的功能状态并不好 [37]。

腕部骨折必须被视为随后椎体和髋部骨折的重要预测因素。事实上，研究表明，前臂远端骨折的男性和女性患髋部骨折的风险平均增加 2 倍 [38]。既往腕部骨折也是骨质疏松性骨折的重要预测因素，风险加倍。在年轻女性中，既往腕部骨折对随后骨质疏松性骨折的预测价值似乎更为重要，40—49 岁女性的相对风险为 2.67（1.02～6.94）。这一预测值与 BMD 测定法测得的 BMD 下降 1 个 SD 所提供的预测值相同 [39]。因此，早期绝经后女性低能量损伤后发生腕部骨折提示骨脆性，应进行适当的检查，如 BMD 测量。

4. 其他骨折 其他骨折包括肱骨近端、骨盆、胫骨近端和肋骨骨折。绝经后女性中有过多的此类骨折，其发生率随着年龄的增长而增加，而且这些骨折往往是最小创伤的结果。这些骨折与低骨量有关，类似于髋部和椎体骨折，它们也应该促进 BMD 测量，因为它们中的任何一个都可能是骨质疏松的第一个症状。

这些骨折中的许多可以被认为是严重的，因为它们与随后增加的死亡率有关。这些严重骨折包括髋部、脊椎、肱骨、近端腿、三根伴行肋骨和骨盆 [16]。再骨折也是各种类型骨折的一个重要问题，特别是髋部和椎体骨折 [18, 40]，因为它们是骨折后死亡率增加的一部分。

（三）骨折发生率的变化

黑人和亚洲人髋部骨折的发生率明显较低 [34]。髋部骨折的发病率因国家和人群而异。斯堪纳维亚半岛的比率高于西欧、北美和大洋洲 [21]。在欧洲和美国，年龄标准化风险呈南北梯度，而在北方则更高。不同国家的髋部骨折风险存在显著的异质性 [22]。在女性中，年标准化发病率最低的是尼日利亚（2/10 万）、南非（20/10 万）、突尼斯（58/10 万）和厄瓜多尔（73/10 万）。丹麦（574/10 万）、挪威（563/10 万）、瑞典（539/10 万）和奥地利（501/10 万）的发病率最高。男性髋部骨折的发生率与女性高度相关，约是女性的 50%。发病率随着社会经济困难、冬季日照减少和水氟化而增加。骨折在冬季更为常见。这种季节性趋势可能是神经肌肉协调性改变和冬季缺乏维生素 D 所致，因为大多数骨折发生在室内，因此不能仅用冬季湿滑的条件来解释 [22]。约 80% 的髋部骨折发生在女性身上，因为年龄调整后的男性发病率是女性的 2 倍，而且老年女性的存活率也高于老年男性。

数十年来，我们观察到骨质疏松性骨折发病率的长期变化。对西方人群的研究，无论是在北美、欧洲还是大洋洲，都普遍报道了 20 世纪后半叶髋部骨折的发病率一直在增加，但在过去 20 年中继续跟踪趋势的研究发现，发病率稳定，在某些国家随着年龄调整而发病率下降 [23]。相比之下，一些研究表明，亚洲的这一比率正在上升。在未来 20 年内，男性发生的所有髋部骨折比例应该会上升（因为女性的年龄调整后发病率在下降，而男性的则是稳定的），而预期寿命似乎比女性进步更快 [35]。在髋部骨折发病率下降的同时，椎体和骨盆骨折的发病率也有所上升 [13]。这些椎体骨折可能是对骨质疏松的关注增加而导致更多的椎体畸形。

（四）费用

仅髋部骨折的费用就占了 2/3。年龄是决定成本的一个重要因素，它会随着年龄的增长而上升。髋部骨折后第 1 年的护理费用估计每人为 2.1 万美元，80 岁以上的女性要高得多。如果后续养老院的费用归因于髋部骨折，则 1 年后入住养老院的护理费用每人为 93 378 美元。椎体骨折第 1 年的平均费用每人为 1200 美元，Colles 骨折的平均费用为 800 美元。由于人口老龄化导致的骨折数量不断增加，预计 2050 年的费用将翻番。

（五）临床骨折的护理差距

20 世纪 90 年代，研究表明，即使在对骨质疏松的几种有效治疗方法上市后，大多数患有骨质疏松性骨折（前臂、椎体，甚至髋部骨折）的患者并没有得到足够的二级预防，而导致再次骨折的风险明显增加，包括椎体骨折和髋部骨折。尽管对这一问题的关注有所增加，但情况并没有改善，如在加拿大，2007—2008 年只有不到 20% 的低创伤骨折患者接受了骨折二级预防 [41]。

三、发病机制

骨质疏松是一种多因素疾病。大多数但不是所有的危险因素影响骨量水平。有些可能对骨骼结构（所谓的骨质量）有影响，有些可能通过骨外机制增加脆性骨折的风险，因此应区分跌倒的危险因素和骨脆性的危险因素。

（一）临床危险因素

临床危险因素可以揭示脆性骨折的病理生理学。BMD 是骨折的一个关键危险因素 [42]，但是许多研究已经评估了骨折的其他危险因素 [43–50]。经常提倡使用这些因素（表 69–1）来识别高危人群。不同类型的骨折有不同的危险因素 [44]。

1. 雌激素缺乏　自 20 世纪 40 年代 Fuller Albright 首次提出雌激素缺乏与骨质疏松有关，它是绝经后女性骨质流失的主要原因。自然或手术导致的过早绝经，这就延长了女性处于性腺功能减退状态的时间，从而增加绝经后骨质流失的总持续时间 [48]。同样，月经初潮晚期和原发性或继发性闭经也会增加患骨质疏松的风险 [49]。绝经前女性的黄体缺乏被认为与骨质丢失有关 [50]，但证据仍有争议。雌激素缺乏也与实际绝经前 3～4 年的骨质流失有关，即围绝经期，其发生率与绝经后早期相似 [51]。残留雌激素浓度最低的女性很可能更容易骨质丢失和骨折，尽管这可能会被体重或其他性激素的影响所混淆 [52–54]。另外，接受芳香化酶抑制药作为乳腺癌辅助治疗的女性骨质丢失更快，脆性骨折的发生率增加 [55]。

成骨细胞和破骨细胞中的雌激素受体 α（ERα）分别介导雌激素在骨皮质和骨松质中的保护作用。成骨细胞中的 ERα 独立于雌激素，刺激皮质骨的累积，以响应机械应变 [56]。雌激素通过减少细胞凋亡来延长成骨细胞和骨细胞的存活时间 [57]，而它们却缩短了破骨细胞的寿命 [58]。它们还影响骨细胞的存活，骨细胞是埋藏在矿化基质中的长寿细胞，介导骨对机械力的稳态适应。

2. 其他因素　许多因素会增加骨折的风险，如骨质疏松性骨折的研究确定了除低 BMD 外的 16 个髋部骨折独立危险因素（表 69–1）[46]。许多研究已经描述了危险因素，如女性性别、白人或亚洲人、年龄、既往骨折、消瘦、风湿性关节炎、吸烟、髋部骨折家族史、使用镇静催眠药及视力和神经肌肉功能受损等。缺乏体育活动也可能是骨质流失的一

表 69-1 有无跟骨骨密度调整和既往骨折史的髋部骨折危险因素分析

因素	相对风险（95%CI）	
	基础模型	校正骨折和 BMD
年龄（每 5 年）	1.5（1.3～1.7）	1.4（1.2～1.6）
产妇既往髋部骨折史	2.0（1.4～2.9）	1.8（1.2～2.7）
25 岁以后体重的增加	0.6（0.5～0.7）	0.8（0.6～0.9）
25 岁的身高	1.2（1.1～1.4）	1.3（1.1～1.5）
自我评估健康	1.7（1.3～2.2）	1.6（1.2～2.1）
既往甲状腺功能亢进疾病史	1.8（1.2～2.6）	1.7（1.2～2.5）
当前使用长效苯二氮䓬类药物	1.6（1.1～2.4）	1.6（1.1～2.4）
当前使用抗癫痫药物	2.8（1.2～6.3）	2.0（0.8～4.9）
当前摄入咖啡因	1.3（1.0～1.5）	2.0（0.8～4.9）
步行锻炼	0.7（0.5～0.9）	1.2（1.0～1.5）
步行＜4h/d	1.7（1.2～2.4）	0.7（0.5～1.0）
无法从椅子上起身	2.1（1.3～3.2）	1.7（1.2～2.4）
最远深度知觉的最低四分位数	1.5（1.1～2.0）	1.4（2.0～1.9）
低频比较感性	1.2（1.0～1.5）	1.2（1.0-1.5）
休息时脉搏率＞80 次 / 分	1.8（1.3～2.5）	1.7（1.2-2.4）
50 岁以后的任何形式骨折	1.5（1.1～2.0）	
跟骨骨密度（每 1～SD 降低）	1.6（1.3～1.9）	

BMD. 骨密度；SD. 标准差

引自 Cummings SR, Nevitt MC, Browner WS, et al. Risk factorsfor hip fracture in white women. *N Engl J Med*. 1995; 332:767–773.

个重要原因。据推测，一些与年龄有关的骨丢失和骨骼脆弱的负担是体育活动减少所致，特别是在西方社会[59, 60]。黑人的骨质疏松和骨折比白人和亚洲人少。过度饮酒会增加骨折的风险，而适量饮酒可能会起到保护作用。老年人营养不良可能导致骨质流失、跌倒风险或受伤[61]。人们普遍认为，终生钙摄入量不足是一个重要的危险因素，但最佳每日摄入量仍不确定[62]。

在一个由 7575 名 75 岁或以上法国女性组成的队列研究中，即使在调整了股骨髋部 BMD 之后，步速缓慢的女性、难以进行串联（从脚跟到脚趾）步行（即对应于神经肌肉损伤）的女性及视力低于 2/10 的女性，随后发生髋部骨折的风险也显著增加[63]。由于高跌倒风险状态和低 BMD 而被归类为高风险女性的髋部骨折发生率为 29/1000，因高跌倒风险状态或低 BMD 而处于危险状态的女性中，这一比例为 11/1000，根据这两个标准，低风险人群的风险为 5.4/1000。即使采用这种联合治疗方法，仍有约 1/3 的髋部骨折患者未被确定为高危患者，这表明其他因素在髋部骨折的发病机制中也很重要。虽然临床危险因素可以通过快速问卷调查和体格检查很容易评估，但对于年轻女性来说，它们的价值可能有限。个人髋部骨折风险仍是可预测的，但其患病率在 65 岁以下女性中要低得多。与跌倒有关的因素尚未进行测试，但对更年轻和更健康的女性来说，可能预测不佳。

世界卫生组织的一个工作组对 12 个潜在人群为基础的前瞻性队列的个体数据 Meta 分析中，检查了候选危险因素。数据收集自荷兰鹿特丹研究、欧洲脊椎骨质疏松研究和欧洲前瞻性骨质疏松研究、加拿大多中心骨质疏松研究、澳大利亚 Dubbo 骨质疏松流行病学研究、法国 EPIDOS 和 Ofey 队列的 60 000 名男性和女性研究中，他们分别来自美国的罗切斯特，英国的谢菲尔德，芬兰的 Kuopio，日本的广岛和瑞典的哥德堡。基于对其进行修改的可能性及在临床实践中的易用性，选择了几个危险因素，股骨颈 BMD、低体重指数、先前的脆性骨折、糖皮质激素暴露、父母有髋部骨折史、吸烟、过量饮酒和类风湿关节炎[64–68]。这些因素被建模以提供个体骨折概率，这些概率可以在一个叫作 FRAX 的特定网站上轻松计算出来[69]。FRAX 评分已经在世界各地骨质疏松治疗的大多数临床指南中得到应用。

（二）峰值骨量

峰值骨量是骨骼生长结束时获得的骨量，随后是整个余生中的骨丢失量（图 69-2）。特定年龄的骨量是达到的峰值骨量和后来绝经和衰老导致的骨丢失量的函数。因此，在骨生长末期可以达到的水平对未来骨折风险至关重要。成年早期达到的骨量峰值主要取决于遗传因素。它还受到青春期饮食中钙摄入量、吸烟、药物、饮酒等可能的有害因素及体育活动的影响。

黑人的峰值骨量比白人高，白人的峰值骨量比亚洲人高，尤其是日本人。双胞胎研究显示，同卵双胞胎骨量峰值有很强的对应关系，他们 BMD 的一致性比异卵双胞胎更接近[70]。双胞胎和家庭研究一直发现，遗传因素占 BMD 个体间差异的 80%[71]。报道的第一个遗传关联涉及维生素 D 受体基因非编码序列的多态性，发现它与单卵双胞胎的峰值骨量差异有关。尽管这一发现尚未得到大多数后续研究的证实，但它已经开始寻找其他候选基因，包括雌激素受体、白细胞介素 6（IL-6）、转化生长因子β（TGF-β）和 1 型胶原蛋白[72-74]，如Ⅰ型胶原蛋白 sp1 多态性与 BMD 和骨折中度有一定的相关性，这在涉及 3642 名患者的 13 项研究 Meta 分析中得到了证实[75]。最近，一些 LRP5 的变体被发现与 BMD 和骨折有关[76-78]。在候选基因方法之后，全基因组关联研究（GWAS）有助于识别参与骨强度调节的基因[77-79]。GWAS 的最新研究结果表明，与骨质疏松密切相关的基因有 RANK-RANKL-OPG 途径（TNFRSF11B、TNFRSF11A 和 TNFSF11）、Wnt-β 联蛋白途径（LRP5、LRP4 和 SOST）、雌激素内分泌途径（ESR1）和 1p36 区域（ZBTB40）相关的基因。然而，这些基因变异具有适度的影响大小，因此我们需要更好地了解基因与环境间的相互作用，然后才能对它们进行常规测试，以评估骨折风险。结合多个基因建立遗传风险评分来预测骨折可能是一个明智的方法。

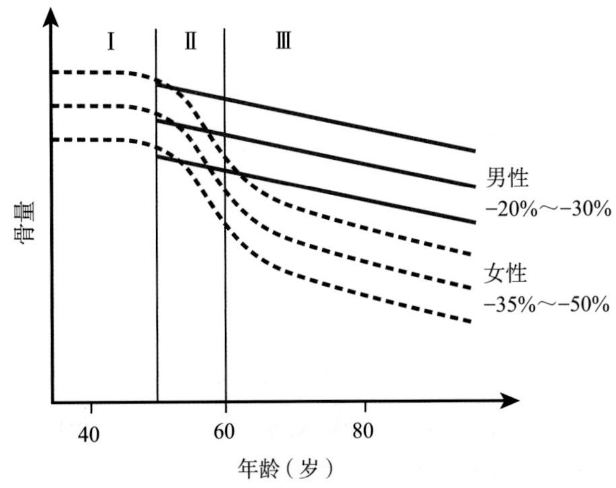

▲ 图 69-2 成年期骨质流失

膳食钙摄入量可能对达到最佳骨量峰值很重要。一些在儿童或青少年中进行的安慰剂对照试验，包括一个在双胞胎中进行的试验表明，在接受钙补充剂的人中，BMD 有适度但显著增加[80-82]。钙摄入量极低的儿童更有可能从钙摄入量的增加中获益，最好是饮食来源。增加体力活动和钙的摄入可能比单独使用任何因素更有效地优化生长过程中的骨增长。

其他因素也很重要，如影响青春期进展的因素。生长期间的运动可能有助于提高峰值骨量。有研究表明，青春期前的高强度运动可以增强骨骼发育，这可能会持续到成年期，但运动在正常生理范围内的作用尚不清楚[83]。女孩的局部 BMD（aBMD）在 16—20 岁停止增长，男孩在 20—22 岁停止增长。然而，骨宽在整个生命过程中持续增加，即使在线性生长停止后，也能在 aBMD 下降的情况下仍然保持弯曲强度[84]。怀孕期间的饮食、体育活动和有毒物质接触（包括吸烟）也可能影响峰值骨量的水平[85, 86]。

（三）骨作为内分泌器官

动物模型表明，至少在雄性动物中，骨量、能量代谢和生育能力有协调的调节[87]。骨骼至少产生两种激素，FGF23 调节磷酸盐代谢，骨钙素参与胰岛素敏感性和能量消耗，并刺激睾酮合成。通过与大脑、肠道和胰腺的生物学联系，骨生理学与几种慢性疾病有关，这些疾病反过来也影响骨骼。

（四）衰老性骨质流失

骨量随年龄的变化，如图 69-1 所示。在一生中，女性的骨量会减少 35%～50%，这取决于骨骼部位。虽然骨质疏松是一种全身性疾病，影响整个骨骼（颅骨和面部骨骼除外），但骨质丢失的模式略有不同，并取决于骨骼类型。人们普遍认为，骨质流失始于绝经期。事实上，有一些证据表明，在前臂远端用高分辨率周边定量计算机断层扫描（HR-pQCT）评估的小梁骨丢失开始于男女青年，占整个生命中小梁骨丢失总量的 1/3[88]。绝经期会在 5～8 年内导致骨质加速流失，然后在 75 岁后骨质加速流失。由于骨重建的速度慢得多，骨皮质的丢失可能开始得晚一些，但是 80 多岁女性骨皮质丢失的总量可能与骨松质丢失的总量相似。与绝经期和雌激素非依赖性衰老过程相关的骨丢失比例存在争议，但老年女性的骨丢失仍然受到雌激素缺乏的影响，因此它可以通过激素替代疗法（HRT）来预防 [89]。

女性骨质流失有两个主要机制。首先，成骨细胞活性随年龄增长而降低，导致骨吸收量与骨重建单元（BMU）内形成的骨量间的不平衡。活性氧（ROS）抑制成骨细胞的形成，缩短成骨细胞和骨细胞的寿命。它们还能增加破骨细胞的生成和活化。第二，更年期诱导每单位时间内骨松质和骨皮质包膜内激活的重塑单位数量显著增加，这将放大每个 BMU 观察到的小缺陷。这种骨转换的总体增加在绝经后的前 2～3 年内达到峰值，且会持续一生，即使是在 80 多岁的女性中，这一点可以从老年绝经后女性骨吸收和形成的骨标志物的持续增加中得到证明。雌激素缺乏导致骨吸收增加和骨丢失的机制尚不完全清楚，但有证据表明雌激素通过细胞因子和生长因子间接作用，如 IL-1α、IL-1 受体拮抗药、肿瘤坏死因子 α（TNF-α）、IL-7 和 TGF-β。雌激素还刺激成骨细胞分泌骨保护素（一种诱饵受体，是破骨细胞活性的有效抑制药），也是 RANK-L 和 RANKL 刺激的破骨细胞生成的抑制药，从而解释了雌激素在骨中的抗再吸收作用的很大一部分 [90-92]。雌激素导致靶器官如骨、胸腺和脾脏中 IL-7 的增加，至少部分是通过减少 TGF-β 和增加 IGF-1，从而导致第一波 T 细胞活化 [93]。活化的 T 细胞释放 IFNγ，通过转录因子 CIIA 上调 MHC Ⅱ 的表达，增加树突状细胞和巨噬细胞的抗原递呈 [94]。雌激素缺乏还通过下调抗氧化途径来增强破骨细胞的生成和 T 细胞的激活，导致 ROS 升高，进而刺激成熟破骨细胞的抗原递呈和 TNF 生成 [95]。结果，T 细胞的激活再次被放大，并促进破骨细胞因子 RANKL 和 TNF 的释放。此外，TNF 刺激成骨细胞 RANKL 和 M-CSF 的产生，部分通过上调 IL-1，从而导致破骨细胞的形成 [96]。TNF 和 IL-7 也通过对成骨细胞的作用直接抑制骨形成。通过对两组雌激素充足女性（绝经前女性和绝经后女性经皮雌二醇贴片治疗）的比较，发现雌激素疗法完全模仿了天然雌二醇对 RANKL 的调节作用 [92]。

然而，骨质疏松患者的骨转换率因骨转换率高、正常和低而有很大差异 [97]。在骨质疏松中，骨小梁板穿孔并转化成棒状，导致骨小梁变薄和连通性丧失，从而增加骨折的风险。由于骨膜贴壁减少，无法弥补内膜表面的骨丢失，使得皮质变薄。胶原基质的改变（如各种交联比例的变化和 C 端肽的异构化）和矿化程度也可能影响骨强度。

无论男女，血清完整甲状旁腺激素（PTH）水平随着年龄的增长而增加。这种甲状旁腺功能亢进症是继发于钙和（或）维生素 D 缺乏症的老年人，尤其是在那些疗养院中的老年人，并且可能导致男、女骨质流失。根据临床特征和潜在机制对骨质疏松性骨折进行了分类。1 型骨质疏松主要包括腕部和椎体骨折，主要发生在 70 岁以下的女性，主要是由于雌激素缺乏导致松质骨丢失。2 型骨质疏松主要包括老年男性和女性髋部骨折，这是由于继发性甲状旁腺功能亢进症导致骨松质和骨皮质丢失所致。有人提出，这一模型应该是单一的，在两个阶段和两个性别都有雌激素缺乏引起的骨丢失 [43]。在这个模型中，绝经后骨丢失的加速阶段涉及一种不成比例的骨松质流失，主要是由于雌激素缺乏。与正常绝经后女性相比，女性骨质疏松似乎对绝经后低水平雌激素的反应能力受损。随后阶段的缓慢骨丢失包括骨松质和骨皮质的比例损失，并与继发性甲状旁腺功能亢进症有关。

在老年男性，低睾丸激素和雌激素水平会导致骨质流失。在老年人中，骨形成减少也会导致骨丢失，这可能是由于干细胞倾向于向脂肪细胞系而不是成骨细胞系分化。

（五）骨质量

骨强度是由其材料成分和结构决定的 [98]。骨骼必须是坚硬的，以抵抗变形，从而使负重成为可能，而且它必须是柔韧的，以便通过变形吸收能量。骨头受到挤压时变短变宽，受到张力时变长变细。当骨头易碎时（如太硬、不能有一点变形），在加载过程中施加的能量会导致结构破坏，最初是微裂纹的发展，然后是完全断裂。当骨骼过于柔韧，变形超过峰值应变时，它也会断裂。长骨主要由骨皮质构成，它更倾向于强韧而非柔韧，而主要的骨小梁在断裂前通过变形可以吸收更多的能量。骨骼尺寸的差异解释了男性与女性相比及某些种族与其他种族相比具有更好的负荷耐受力。男性和女性通常具有相似的骨小梁体积密度和同等的椎体高度。男性椎体横截面积较大，导致骨强度的性别差异。由于骨小梁较厚，黑人的椎体较宽但较短，骨小梁体积密度较高。与其他种族相比，亚洲女性髋部和前臂骨折发生率较低，尽管，其 BMD 较低。绝经前华裔女性与白人女性相比，桡骨和胫骨的皮质厚度、皮质 BMD 和皮质组织密度都更大，而皮质孔隙度更低。在绝经后的美国华裔女性和白人女性之间也观察到类似的现象[99]。与白人女性相比，美国华裔女性较厚且保存完好的骨皮质结构可能有助于增强抗骨折能力。髋部的几何结构（髋轴长度）影响髋部骨折的风险。股骨颈长度是未来骨折的预测因子，股骨颈特别长的个体更容易发生髋部骨折。在美国[100]和法国[101]的白人女性中也注意到了这一特征。20 世纪下半叶身高的增加可以部分解释这一时期髋部骨折发病率的增加[102]。

骨模型（构造）在没有先前骨吸收的情况下沉积新骨时，会产生骨的大小和形状的变化。在骨重塑（重建）过程中，破骨细胞的骨吸收先于成骨细胞的骨形成。骨建模和重建通过在骨表面沉积或去除骨来改变骨的外部大小和轮廓及内部结构。它们在生长过程中导致皮质和小梁增厚，在衰老过程中变薄（图 69-3）。绝经期和衰老引起的骨丢失与骨

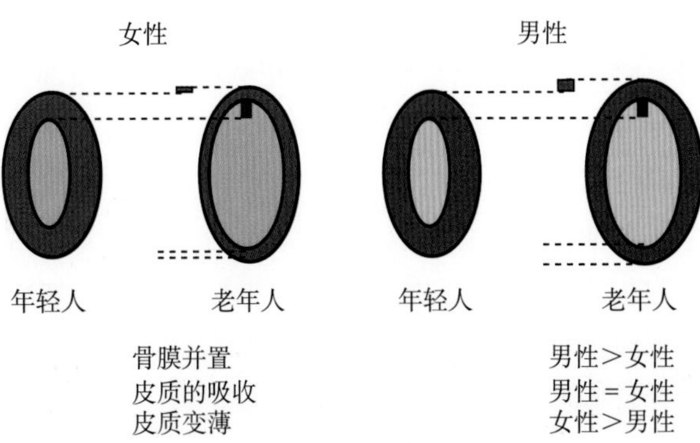

▲ 图 69-3 骨形态与年龄和性别的关系

微结构紊乱有关[103]。破骨细胞吸收导致骨松质板的局部穿孔，导致水平钢板失去连接，同时整个骨髓腔的垂直杆脱离。因此，在富含骨松质的骨骼（如椎体）中，发生压缩性骨折的概率增加。骨松质板厚度为 100～150μm，破骨细胞在正常重建过程中可挖取 50～100μm 的吸收缺损。骨松质板穿孔可能是破骨细胞活性增加的结果，导致骨力学性能受损，从而增加骨折风险。随着重建的持续进行，小梁穿孔，一些完全消失。活跃的皮质内和皮质内重塑“小梁化”皮质骨（即形成表面积更大的骨皮质）[104]。年龄较大、矿化更密集的间质骨，远离表面重塑，骨细胞数量减少，并微损伤累积[105]。皮质变薄和皮质孔隙度降低骨骼对裂纹扩展的抵抗力，在摔倒时导致完全骨折。由于皮质变薄和疏松而造成的骨强度的损失，可部分地被外表面新骨的沉积（骨膜附着）所抵消，因此，与没有骨膜附着时相比，皮质厚度能更好地保持[106, 107]。然而，由于整个成年期骨膜附着的程度很小，因此很难前瞻性地评估骨膜并置随年龄增长而变化的细节，以及部位、性别和种族的影响。关于男性骨膜附着大于女性的观点，仍然存在争议[108]。一些研究表明，基于性别的差异可能发生在某些部位，但不是所有部位[99]。基于性别的差异也可能因种族而异。

成骨细胞是骨细胞中最丰富的类型，是骨质量的关键调节器。它们负责感知机械应变和骨（重建）模型的信号，使他们成为骨内的主要机械传感器。在生理条件下，骨细胞网络促进骨吸收并抑制骨形成。在衰老和骨质疏松的情况下，骨骼对负荷（运动）的反应性较差，这可能是由于性激素浓度的下降所致。植入骨组织中的骨细胞可能无法感知引发这些生物事件所需的机械应变水平。在生殖周期中，骨细胞可以重塑其骨腔周围和管周基质，释放骨骼钙储备。这一现象可能是由碳酸酐酶 2 诱导下的硬化蛋白调控的[109]。更重要的是，硬化蛋白是一种骨细胞分泌的糖蛋白，是骨形成的关键调节因子。通过抑制 Wnt 和 BMPs 通路，降低骨形成，它还会刺激 RANKL 分泌，从而增加骨吸收。在人类和动物模型中，硬化素的抑制与骨形成增加和骨吸收减少有关[110]。

（六）跌倒和肌萎缩的作用

骨强度的骨骼决定因素并不能反映所有与骨折风险相关的因素。对于任何给定的 BMD，老年人骨折的风险更大。老年人跌倒频率的增加，跌倒的类型，以及保护性软组织的丧失，都可以解释年龄对老年人跌倒的贡献更大，而骨量在老年人中的作用就不那么重要了。在美国绝经后女性中，每年至少有 1 次跌倒的频率从 60—64 岁的 1/5 上升到 80—84 岁的 1/3。在几项研究中，人们已经对跌倒倾向进行了评估，这些参数包括步态速度、不使用手臂无法从椅子上站起来，当然还有视觉障碍 [48]，这些参数与跌倒风险有关。然而，跌倒的增加并不足以解释骨折发病率的增加，因为只有 5%～6% 的跌倒会导致骨折（1% 的髋部骨折，4%～5% 的其他骨折）。骨折风险还与股骨创伤的严重程度和跌倒的方向有关。事实上，当撞击直接作用于髋部时，髋部骨折的风险要高出 13 倍。股骨上方的软组织厚度会消散大量的力，而低脂肪块的患者可能更容易发生髋部骨折。

肌萎缩症被认为是由于年龄的增长而导致的肌肉质量和肌肉力量的减少。它主要发生在老年人身上，但也可能发生在恶病质、癌症、炎性疾病和营养不良的个体化患者身上。肌肉无力是跌倒的原因之一，因此它也决定了骨折的部分风险。骨骼和肌肉也是紧密联系在一起的，因为它们都是从体细胞中胚层发育而来，肌肉和骨量的变化通常是相关的。骨骼和肌肉质量受遗传背景、性激素、各种生长因子和机械力的影响。在主要受肌肉影响的情况下，肌肉和骨量可能是同步的。两种组织之间的通讯可能依赖于各种旁分泌 / 内分泌因子，如肌动蛋白，其分泌可能由机械信号触发 [111]。

四、临床特征

（一）绝经后骨质疏松

最常见的骨质疏松是绝经后骨质疏松。一般来说，女性在绝经后 10 年左右会发生手腕骨折，绝经后 15—20 年会出现椎体骨折，最终 75 岁后会发生髋部骨折。

腕部骨折或前臂远端骨折主要有两种类型，Colles 骨折是由背侧成角引起的，而不太常见的类型，Smith 骨折是掌侧成角引起的。这些骨折通常预后良好，但有些患者患有 1 型区域性复杂疼痛综合征、骨关节炎或神经病变 [36]。

髋部骨折的两种类型是股骨颈骨折和股骨转子间骨折。股骨转子间比股骨颈由更多的骨松质组成。BMD 对股骨转子间骨折的预测价值可能高于对股骨颈骨折的预测价值。髋部骨折的发病率和死亡率较高，能恢复到骨折前功能状态的患者不到 50%（见上文流行病学）。

椎体骨折需要单独考虑。椎体骨折会导致背部疼痛，这种疼痛通常是在背部承受一定的压力后出现的，如提行李箱或在花园里工作。这种疼痛通常很严重，常常迫使患者卧床休息。这种疼痛局限于背部，很少放射到腿部。脊髓压迫是特殊情况，在后一种情况下，必须考虑其他诊断，如转移瘤或骨髓瘤。骨折引起的疼痛通常会在 6～8 周内缓解并消失。然而，据估计，约有 2/3 的椎体骨折在发生时没有被诊断出来，因为患者或医生认为这是非特异性的背痛。身高下降是椎体骨折的另一个主要特征，但患者往往不会自发报告，因此需要通过询问患者成年早期的身高和测量当前的身高来获得。因此，应该在每次临床就诊时记录患者的身高。身高下降 3cm 或以上即提醒临床医生应注意新椎体骨折的可能性。检测无症状椎体骨折具有重要的临床意义，因为它们的新椎体骨折风险增加 3～5 倍，而与 BMD 无关。此外，椎体骨折后 1 年内新椎体骨折的发生率估计为 20% [112]。脊柱后凸通常是胸椎椎体压缩性骨折的结果，有时还会导致肺活量下降。腰椎椎体骨折导致腹部体积减小，导致腹部突出，并导致髂骨嵴肋缘受到撞击。这种髂骨接触会引起疼痛和刺痛感。

其他类型的骨折也很常见，可能也很严重，因为它们会导致生活质量下降，并与死亡率增加相关，包括肱骨、骨盆、股骨远端和多处同时发生的肋骨骨折。

表 69-2　导致骨质疏松的疾病和治疗

内分泌失调
- 甲状腺功能亢进症
- 甲状旁腺功能亢进症
- 1 型糖尿病

性腺功能减退相关疾病
- 血色素沉积症
- Turner 综合征
- Klinefelter 综合征
- 化学治疗后
- 垂体功能减退症
- 神经性厌食

炎症性疾病
- 类风湿关节炎
- 强直性脊柱炎
- 红斑狼疮

与吸收不良相关疾病
- 乳糜泻
- 胃切除术
- 慢性肝病
- 胃肠道外全面营养
- 炎性肠病

行动不便
- 帕金森病
- 脊髓灰质炎
- 大脑性瘫痪
- 截瘫

骨髓疾病
- 多发性骨髓瘤
- 肥大细胞增多症
- 白血病

结缔组织疾病
- 成骨不全
- 马方综合征
- 同型胱氨酸尿症

药物
- 皮质类固醇
- 醋酸甲羟孕酮
- 抗惊厥药
- 甲氨蝶呤
- 肝素
- 环孢素

其他
- 妊娠 / 哺乳期
- 高钙尿症
- 乙醇
- 咖啡因

（二）导致骨质疏松的疾病和治疗

各种疾病都与骨质疏松的风险增加有关（表 69-2）。在大多数情况下，骨质疏松似乎是多因素的，而不能仅仅归因于一种特定的疾病（继发性骨质疏松）。我们将只讨论与骨质疏松相关的最常见疾病。

1. *糖皮质激素性骨质疏松*　一致的证据表明，糖皮质激素通过直接抑制成骨细胞活性而损害骨形成[113]。成骨细胞 I 型胶原、骨钙素和碱性磷酸酶的合成减少，胰岛素样生长因子 1（IGF-1）和 IGF-2 的产生也受到糖皮质激素的抑制。糖皮质激素也增加 ROS。血清骨钙素的测定是糖皮质激素抑制成骨细胞的良好指标。糖皮质激素对骨吸收的影响尚不清楚。高剂量与骨吸收率增加有关，这是由于肠道钙吸收减少、尿钙排泄增加、骨保护素水平降低和性腺功能减退引起。由于抑制垂体激素的分泌，糖皮质激素会导致肾上腺和性腺的缺乏，男性体内游离睾酮水平呈剂量依赖性下降。因此，暴露于超生理剂量的糖皮质激素会导致大多数人的大量和快速骨丢失，尤其是在治疗的第 1 年和超过 7.5mg 的泼尼松时。因此骨折是非常常见的，尤其是椎体骨折，30%～50% 接受皮质类固醇治疗的患者会发生骨折，椎体和髋部骨折的风险通常会增加 1 倍以上[114]。接受器官移植的患者可能比其他激素治疗的患者有更高的骨折风险，这可能是因为先前存在的情况和其他免疫抑制剂的骨量减少效应。

皮质类固醇治疗的主要问题之一是避免不良反应的最小有效剂量。一些证据表明，即使是吸入低剂量的皮质类固醇也会抑制骨形成，血清骨钙素显著下降，尽管骨折风险的影响可能很小[115]。使用口服皮质类固醇后，尽管计量低至 2.5mg/d，但骨折风险仍然增加[116]。来自横断面和前瞻性研究的数据表明，吸入皮质类固醇治疗的哮喘患者的骨量低于对照组，且呈剂量依赖性[117]。骨折风险的增加很快抵消了停止治疗的影响[118]。BMD 值并不是皮质类固醇患者骨折风险的良好预测指标，因为当 T 评分约为 0.0 时，骨折风险开始上升[119]。

2. *内分泌疾病*　无论是男性还是女性，性激素缺乏均会导致骨质流失。所有降低性激素水平的疾病和药物都与骨质流失有关，其中包括运动性闭经、神经性厌食、血色素沉着、Turner 综合征、Klinefelter 综合征、多种化疗方案、垂体功能减退症，或者用黄体生成素释放激素类似物治疗子宫内膜异位症，以及广泛使用的芳香化酶抑制药作为乳腺癌的辅助治疗。据报道，1型糖尿病患者的BMD有小而多变的降低。在2型糖尿病中，BMD似乎增加，可能是因为体重增加和高胰岛素血症，但骨折风险似乎增加，可能因为晚期糖基化终末产物损害了骨质量。Cushing综合征会导致骨丢失，但其在治疗后是可逆的。甲状腺激素是骨重建的主要激活药。

甲亢患者易患高转换性骨质疏松，伴有或不伴有轻度高钙血症，骨折风险增加[49]。甲亢患者的BMD下降在治疗后是可逆的[120]。超生理剂量的甲状腺激素对骨骼的有害影响也可能发生，但在接受甲状腺激素抑制药量治疗甲状腺癌和无毒甲状腺肿的患者中，影响较小。相反，甲状腺功能减退症似乎对BMD没有显著影响。

对轻度原发性甲状旁腺功能亢进症的双X线吸收法（DXA）的研究表明，骨皮质区域的BMD降低，而骨松质区域的BMD正常。BMD的降低可能会增加骨折的风险。甲状旁腺腺瘤手术治疗后的骨骼恢复非常显著，术后1年股骨颈BMD增加约6%，椎体BMD增加8%[121]。这种改善会在术后持续10年。这些患者是受影响更严重的患者，他们的手术是按照国家卫生研究院的指导方针进行的。

3. 胃肠道疾病　所有与钙和（或）维生素D吸收受损相关的疾病都可能导致骨丢失，包括乳糜泻、炎性肠病、空肠回肠旁路、胰功能不全、胃切除术、慢性肝病或长期胃肠道外全面营养。BMD降低有时是由于骨软化症而不是骨质疏松本身。减肥手术也可能影响骨代谢，但其效果将取决于手术类型和因病态肥胖而混淆的BMD测量，该观察结果的临床意义尚不清楚。胃肠道引起的骨质疏松可能是多因素的，如皮质类固醇治疗在炎性肠病中的作用。

4. 骨髓疾病　多发性骨髓瘤通常以溶骨性病变为特征，但常导致全身性骨丢失。椎体压缩性骨折也很常见。骨的组织形态计量学研究表明，吸收增加和形成减少之间存在明显的分离，这可能是由于骨髓环境中的浆细胞和其他细胞分泌IL-1、IL-6、Dkk1和TNF-β所致。皮质类固醇治疗和固定也会导致骨丢失。与淋巴瘤不同，儿童和青少年的急性白血病有时与伴有或不伴有溶骨性损害的全身性骨质疏松有关。

全身性肥大细胞增多症是一种罕见的疾病，由肥大细胞浸润皮肤、骨髓、脾脏、肝脏和淋巴结而引起。骨骼受累可能是局灶性或全身性的，约70%的患者有影像学异常，包括骨硬化性病变、全身性骨质减少和椎体骨折。在缺乏典型皮肤病变的情况下，骨活检往往是诊断肥大细胞增多症的唯一方法。

5. 其他情况　类风湿关节炎和强直性脊柱炎等风湿性疾病与骨质疏松和骨折率增加有关。妊娠与骨丢失的关系非常罕见，但这可能导致多发性椎体骨折，这可能是由于胎盘和乳腺组织分泌PTHrp明显增加所致。当每天摄入超过40g乙醇，酒精中毒会增加骨质疏松性骨折的风险，尤其是男性。除了乙醇对成骨细胞的直接作用外，性腺功能减退和肝脏疾病的作用也很重要。在一些研究中，咖啡因的摄入也与降低骨量和髋部骨折风险有关[49, 59]。

（三）与骨丢失有关的药物

皮质类固醇是骨质疏松最典型的诱因。醋酸甲羟孕酮是一种孕激素，抑制促性腺激素，从而导致无排卵和低雌激素血症。长期使用会使椎体BMD降低约10%。其他药物，如一些抗惊厥药、肝素和环孢霉素，可能会增加骨质疏松的风险。最近，用于治疗2型糖尿病的芳香化酶抑制药[58]和噻唑烷二酮类药物被发现会增加骨折风险[122]。

（四）青年人骨质疏松

少数年轻人有骨质疏松性骨折，与轻度成骨不全或特发性骨质疏松相对应。成骨不全是一种遗传性综合征，其特征是骨骼脆弱和骨折复发，可导致骨骼畸形[123]。遗传和表型表达具有异质性。成骨不全的临床特征还包括身材矮小、巩膜发蓝、牙本质发育不全、听力损失、脊柱侧凸和关节松弛。成骨不全通常由1型胶原突变引起的。

特发性青少年骨质疏松是儿童和青少年青春期前一种非常罕见的疾病[123]。这种病似乎不是家族性的。椎体骨折通常发生在2～4年内。在严重的情况下，患者可能会出现四肢畸形和脊柱后凸。

成人特发性骨质疏松由于BMD测量技术的广泛应用而得到更广泛的认识。虽然这种情况可能类似于轻度成骨不全，但这些患者没有牙本质发育不全、蓝色巩膜或听力损失。然而，他们确实有关节松弛和轻度脊柱侧凸，而且有时会发现家族史[123]。

（五）男性骨质疏松

从儿童到中年，男性比女性更容易发生骨折，这可能是因为创伤的发生率更高。40 岁以后女性骨折的发生率较男性轻，但随着年龄的增长，骨折的发生率较低。与女性一样，男性髋部骨折的发生率随着年龄呈指数增长。在北欧，性别比（女性比男性）约为 2∶1，但在其他地区可能有所不同，这反映出男性预期寿命较低。男性髋部骨折相关的死亡率明显高于女性。虽然脊柱畸形在男性中很常见，但其中许多与骨质疏松无关。与女性一样，男性椎体骨折与身高下降、后凸和残疾增加有关。男性骨质疏松性椎体骨折的发生率似乎是女性的 50%[23]。男性椎体骨折的 BMD 低于对照组[124]。男性肢体骨折的发病率在年龄上比女性晚。

与女性一样，男性骨质疏松可能是由于峰值骨量不足和（或）骨丢失加速所致。如后文所述，性腺状态可能是男性达到峰值骨量的关键。与年龄相关的骨质流失在男性中没有女性那么明显，30—80 岁有 15%～20%。随着年龄增长，男性骨丢失的机制尚不清楚，但一些证据表明，男性特发性骨质疏松的成骨细胞活性降低[125]。在老年男性中，继发性甲状旁腺功能亢进症可能会导致骨丢失。

在男性和女性中，同样的脆性骨折危险因素已经被描述过，包括吸烟和过量饮酒，而这些因素通常与男性骨质疏松患者结合在一起。约 50% 的男性骨质疏松患者被认为患有继发性骨质疏松。最常见的病因是慢性糖皮质激素治疗、性腺功能减退、酒精中毒、胃切除术和其他胃肠道疾病。男性性腺功能减退对骨质疏松的发生有重要影响。峰值骨量可能因青春期紊乱而受损，男性青春期异常或延迟均会使骨量减少[126]。男性中的雌激素水平被认为是获得峰值骨量的关键，因为通过观察发现，男性芳香化酶缺乏，会导致雌激素缺乏，最终导致骨骺闭合不全和骨量减少，而这种异常可以用雌激素成功治疗[127]。由于男性性腺功能减退与低骨量有关，因此雄激素对维持成年男性骨量也是必不可少的。骨质疏松在许多类型的性腺功能减退中都有发生，如高催乳素血症、阉割、厌食症、血色素沉积症和 Klinefelter 综合征。长期酗酒会对骨骼产生有害影响，主要是由于成骨细胞活动受损、营养不良和性腺功能减退而导致骨量减少。胃肠道疾病，尤其是胃切除术，也与男性骨质疏松有关。仅有一些研究，但并非所有的研究都将肾结石或高钙尿症与骨量减少联系在一起，但它们对骨丢失机制的影响仍不清楚。

具有相同 BMD 水平的男性和女性患各种骨质疏松性骨折的绝对风险相似，但是低 BMD 的男性比女性少，而且达到这种低 BMD 男性的年龄通常会更大[128]。这种年龄差异和生物力学因素（如骨骼大小）也可能调节 BMD 对骨折风险的影响。目前可以作为男性治疗决策的阈值的 T 评分还没有达到共识。考虑到男性和女性 BMD 与骨折之间的相似关系，通常使用临界的 T 评分 −2.5（如果参考值来自男性人群）。FRAX[69] 也可用于男性评估个人骨折的概率，但进入软件的 T 分数必须使用从女性数据中获得的参考曲线（NHANES Ⅲ数据库）进行计算。

五、病理

组织形态测量

髂嵴骨组织形态计量学可以评估骨结构和骨转换，通常在髂骨活检标本上进行。标本在未经脱钙处理的情况下进行处理，并使用标准化组织形态计量学方法进行分析。组织形态计量学是区分细胞和组织重塑水平的唯一方法。目前，非侵入性技术，如 DXA 和骨标记物，对于大多数涉及骨质疏松的临床情况已经够用，但骨活检的适应证仍然很少。组织形态计量学应局限于病史、检查、放射学或生化特征提示有非典型骨软化症、肥大细胞性骨病、非分泌性骨髓瘤、结节病或其他罕见疾病的患者。

六、诊断

骨质疏松患者的调查旨在实现以下目的。

- 确定诊断并排除类似骨质疏松的可能性。

• 确定导致骨质疏松的因素。

• 通过量化骨量、识别既往骨折、确定独立于骨量的影响骨折风险的因素，以及使用生化指标评估骨丢失率来确定疾病的预后。

• 选择最合适的治疗方法。

• 获得可用于监测治疗效果的基线测量结果。

骨质疏松的鉴别诊断及病因分析

对疑似骨质疏松患者的评估包括充分的病史和体格检查，还必须评估继发性骨质疏松和类似骨质疏松疾病的潜在病因。生化异常在女性骨质疏松患者中很常见，但筛查几乎发现不了重大的医疗问题[129]，常规实验室检查可能不具备成本效益[130]。然而，椎体骨折患者的生化检查是很有必要的，包括血清钙、磷酸盐、肌酐、25(OH)D 和碱性磷酸酶、血清蛋白电泳、蛋白尿试验、尿钙、在某些情况下尿蛋白免疫电泳和血细胞计数。在某些情况下，测量促甲状腺激素及对男性体内总的和生物可利用的睾酮和催乳素可能也是有用的。在老年人中，当怀疑维生素 D 缺乏时，25- 羟基化胆钙化醇［25(OH)D］和甲状旁腺激素（PTH）检测也是很有必要的。由于一些明显的原发性骨质疏松患者表现为轻度甲状旁腺功能亢进症、骨软化、全身性肥大细胞增多症或晚期出现非典型成骨不全，因此评估应以临床表现为指导。

对骨质疏松患者的脊柱进行全面检查是很有必要，检查内容包括身高测量和疼痛评估、椎旁肌收缩、胸椎后凸和腰椎前凸、脊柱侧凸、肋缘与髂嵴之间的间隙，以及多处椎体骨折引起的腹部突出。应注意巩膜蓝色，关节弹性过强及甲状腺功能亢进症或肾上腺皮质功能亢进的征象。一般检查对于排除肿瘤（如淋巴结和乳房触诊）或其他疾病也很重要。

七、骨质疏松 X 线评估及鉴别诊断

传统的 X 线片对脊柱 BMD 的估计是不敏感和不准确的，因为主观评估依赖于 X 线曝光、患者大小和胶片处理技术。BMD 必须下降多达 1/3，才能在普通 X 线片上检测到。中轴骨骨量减少的影像学表现包括椎体透光性增加，有时出现垂直条纹，椎体呈框状（“空盒”或“画框”），椎体终板凹度增加是由于腰椎间盘突出导致的椎体变窄（图 69–4）[131]。然而，这些骨量减少的征象并不能准确地反映骨矿物质状态，因此它们被骨密度测量法所取代。

X 线片是确定骨折及其潜在病因的重要工具。胸椎和腰椎都需要正侧位 X 线片。椎体骨折包括楔形畸形、终板（“双凹”）畸形和压缩（或挤压）骨折（图 69–5）。与骨质疏松症无关的脊椎畸形包括 Scheuermann 病、恶性肿瘤和骨软化症。轻度椎体骨折由于与正常椎体型态重叠，诊断困难。为流行病学研究和临床试验而开发的定义椎体骨折的算法让椎体骨折的放射学诊断达成共识[132]。

然而，椎体骨折的评估可能是具有挑战性的，因为如果临床医生或放射科医生在没有经过特定培训的情况下解读 X 线片，那么在骨折识别方面会有相当大的变异性。目前已发展了几种定性和定量的方法使目测的椎体骨折的评估标准化，但目前应用最广泛的是半定量评估[133]。椎体骨折与其他非骨折畸形不同，其严重程度是通过目测椎体高度降低和形态学改变的大小来评估的。畸形的类型（楔形、双凹、压缩）与椎体高度降低的程度（即骨折的分级）无关。根据目测，T_4～L_4 椎体分级为正常（0 级）、轻度变形［1 级，前、中和（或）后高度降低 20%～25%］、中度变形［2 级，前、中和（或）后高度下降 25%～40%］和严重变形［3 级，前、中和（或）后高度下降 40% 以上］。半定量解释的观察者内和观察者间的精确度很好，前提是经过仔细的培训和标准化[133, 134]。

中轴骨并不是唯一可以观察到骨质疏松症改变的部位。髓管增宽和皮质变薄通常是老年人骨内膜的骨吸收的结果。传统的 X 线片也可以用依赖于分形分析的成像程序来评估骨骼结构[135]。然而，这种类型的分析并不是常规的临床实践。

许多疾病和药物都与骨质丢失有关，但这些继发性骨质疏松症的外观与绝经后或老年性骨质疏松症有一些不同。原发性甲状旁腺功能亢进症可影响所有骨表面，并导致骨膜下、皮质内、骨内、软骨下和小梁骨吸收（图 69–6）。然而，这些症状很少

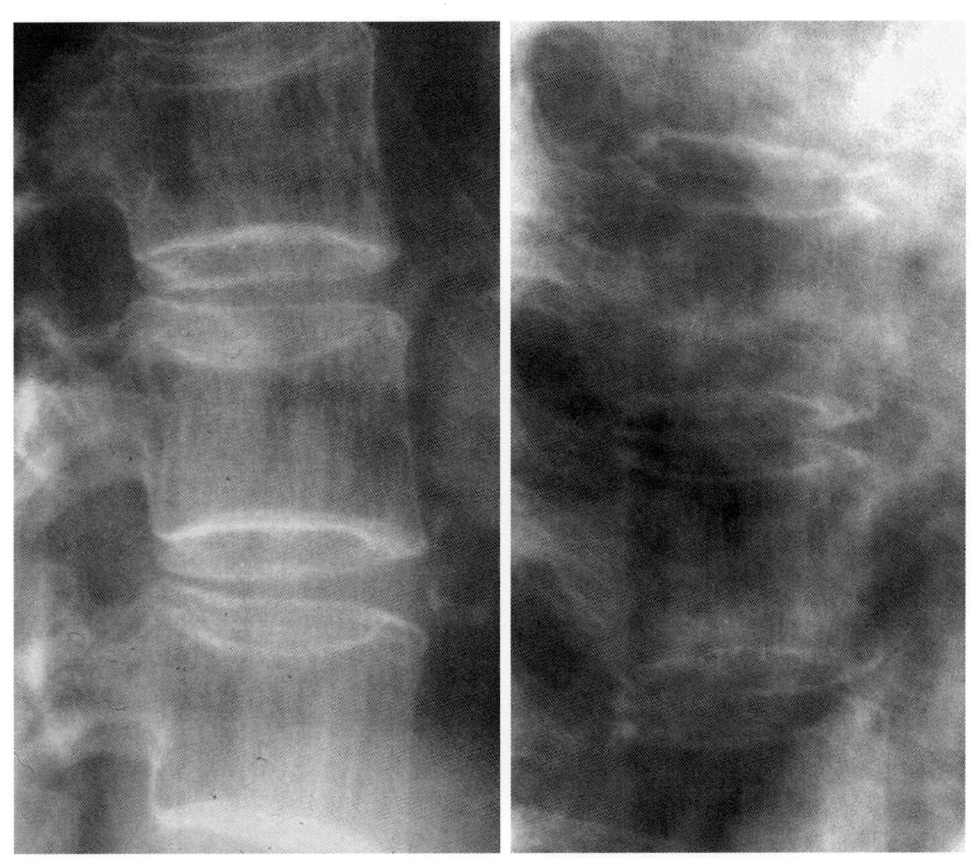

▲ 图 69-4 绝经后骨质疏松症患者的垂直的骨小梁的强化和水平的骨小梁丢失导致腰椎和胸椎 X 线片上出现垂直条纹，并伴有整体透光率和"空盒"外观

见到，因为大多数原发性甲状旁腺功能亢进症患者只有轻微的疾病形式。在骨软化症中，放射学异常包括骨量减少、皮质骨轮廓不清晰、畸形、应力性骨折和真性骨折。继发于肾功能不全的甲状旁腺功能亢进症可能与椎体骨硬化、淀粉样物沉积、缺血性坏死和血管钙化有关。类固醇诱导的骨质疏松症典型的放射学表现是大量骨痂形成引起骨折椎体的边缘凝聚。

其他的成像技术，如 CT、磁共振成像（MRI）和骨显像可能有助于鉴别与骨质疏松相关的各种疾病，如多发性骨髓瘤（图 69-7 和图 69-8）、贮积性疾病、白血病、镰状细胞性贫血和地中海贫血。MRI 对显示骶骨应力性骨折非常有用，这些骨折在 X 线片上通常是看不见的（图 69-9）。

八、骨量测量

骨量测量是研究骨质疏松症患者的关键步骤，①确认骨量减少；②评估骨丢失的程度，从而评估进一步骨折的风险。有些术语可能会造成混淆，因此需要对它们进行定义。用各种密度测量技术测量的是一个表观密度，包括骨本身和骨髓（即术语"骨密度"与骨组织的质量有关）。真正的骨密度——单位体积的骨质量，不包括骨髓和非骨组织——还不能确定。由于是二维图像，双能 X 线骨密度测量仪提供了一个区域内的表观骨密度，因此密度用单位面积的骨密度表示，而不是单位体积的骨密度，单位为 g/cm^2。即使定量计算机断层扫描提供的是体积骨密度，通常以 mg/cm^3 表示，因为它包括椎骨的骨髓间隙，所以它也是表观密度。

（一）双能 X 线骨密度测量仪

1. 技术原理　双能 X 线骨密度测量仪（DXA）的物理原理是测量具有两种不同能量的 X 线在人体中的衰减，从而说明在中轴骨、臀部和整个身体等部位不同的软组织厚度和组成。双能 X 线可以通

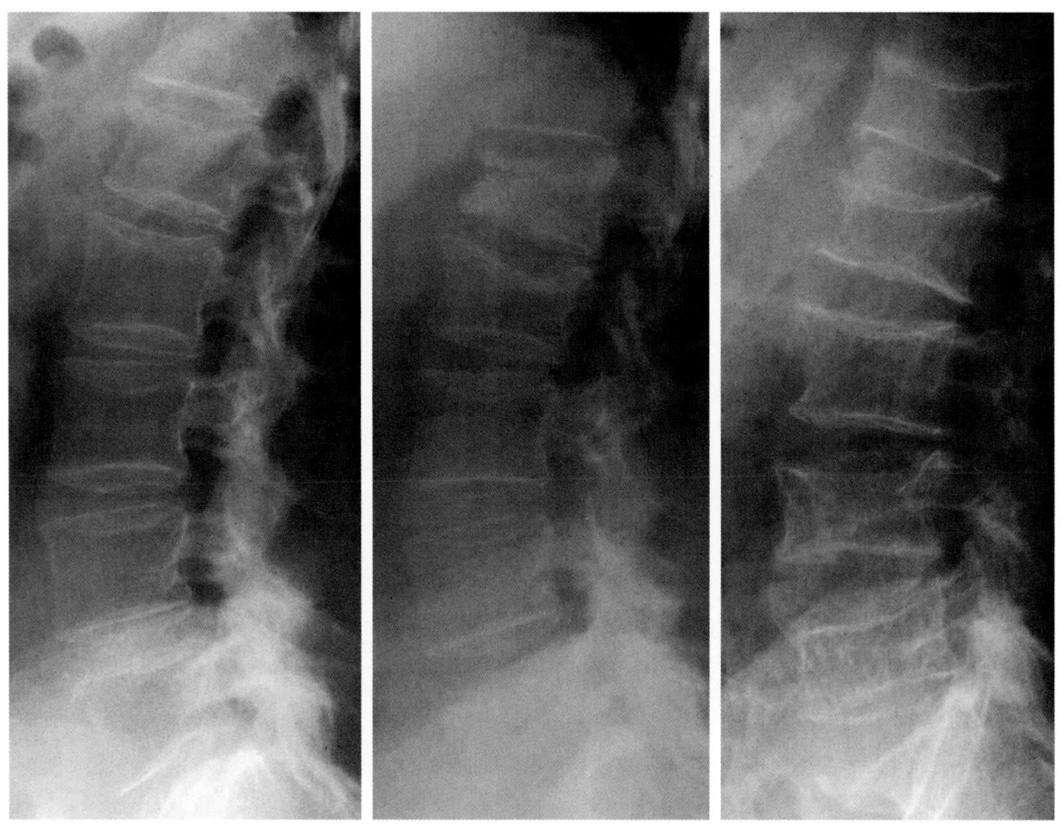

▲ **图 69-5　一名绝经后有椎体骨折级联的女性，在基线、10 年和 20 年时的脊柱骨质疏松的渐进性演变**

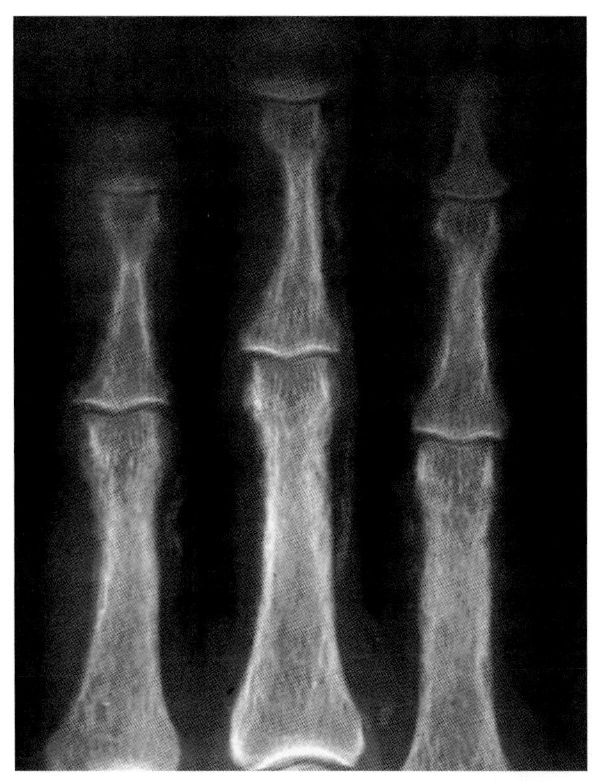

▲ **图 69-6　手指前后位 X 线片显示丛生、骨膜下吸收和血管钙化**

过 K 边缘滤光片或 KVP 开关产生。骨密度测量的首选解剖部位是腰椎（L_1～L_4）、股骨近端（图 69-10）和全身，也可以扫描周围部位（跟骨、前臂远端）。测量两种不同能量的 X 线的衰减也可以准确评估身体脂肪含量。DXA 测量的 aBMD 是骨皮质和骨小梁 BMC 的整体，按投影面积的大小归一化。扫描时间从笔形射束扫描的 5～10min 缩短到扇形射束系统的 10～30s，它对患者进行单次扫描，而不是二维光栅扫描。由于扇形射束系统具有更好的图像分辨率，还可以更轻松地识别椎骨的结构和伪影，但以 X 线的暴露更大。

X线管、探测器和硬件从来都不是完全稳定的，因此需要补偿测量中的日常变化。每天在评估患者数据之前，都会获得一套稳定的校准标准。一些机器有内部的校准系统来持续监测骨密度仪的性能。

与其他使用电离辐射的技术相比，它对患者的辐射剂量较小（0.08～4.6μSv）。扇束技术提高了剂量（6.7～31μSv），仍可接受。用 DXA 测量椎体型态也比侧位 X 线片提供更少的辐射（< 60μSv）。

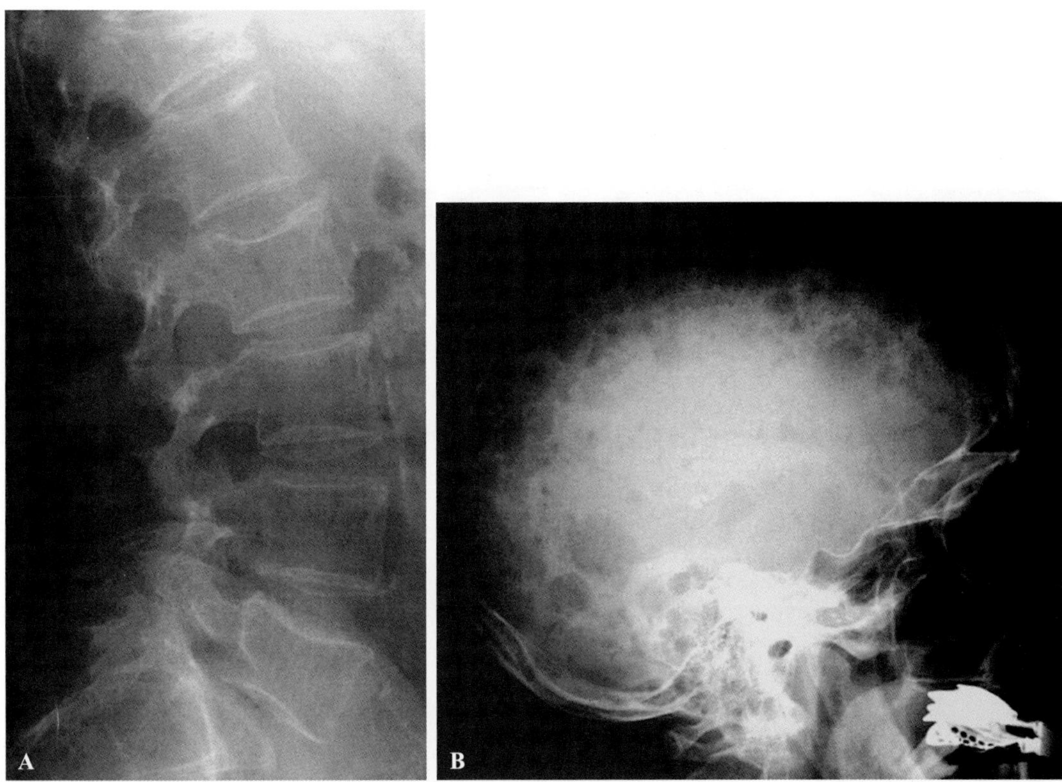

▲ 图 **69-7** 多发性骨髓瘤的脊柱改变（**A**），这里所见的 **X** 线透光率增加和脊椎畸形，很容易与骨质疏松症改变相混淆。然而，其他部位的其他典型病变（除了临床特征和相对典型的化验值）可能揭示潜在疾病的性质；在这个例子中，颅骨多发性溶骨性病变（**B**）支持多发性骨髓瘤的诊断

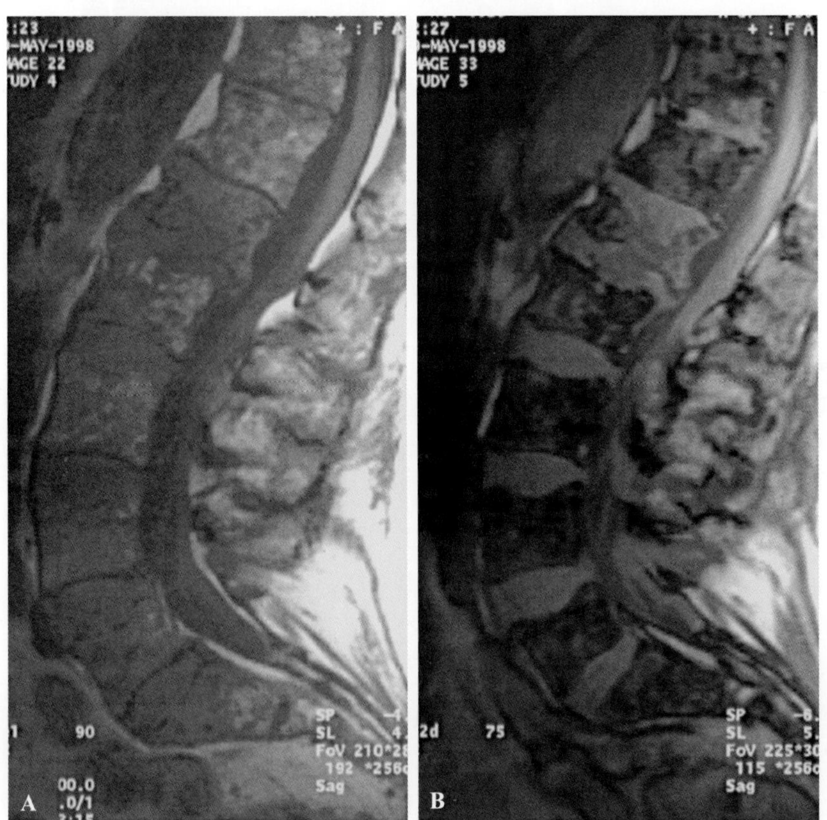

◀ 图 **69-8** 多发性骨髓瘤患者脊柱 **MRI** 可提供有关脊柱骨髓浸润的信息

在该病例中，在 T_1 加权自旋回波（A）和梯度回波（B）图像上可以看到弥漫性浸润。此外，患者有 L_1 病理性骨折

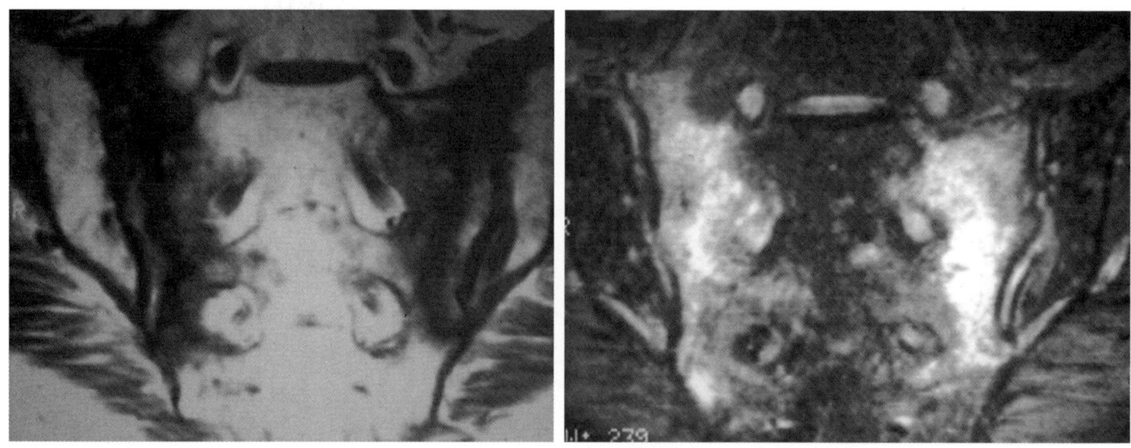

▲ 图 69-9　1 例老年骨质疏松症女性骶骨冠状位 T_1 加权和 T_2 加权图像显示双侧骶骨不全骨折

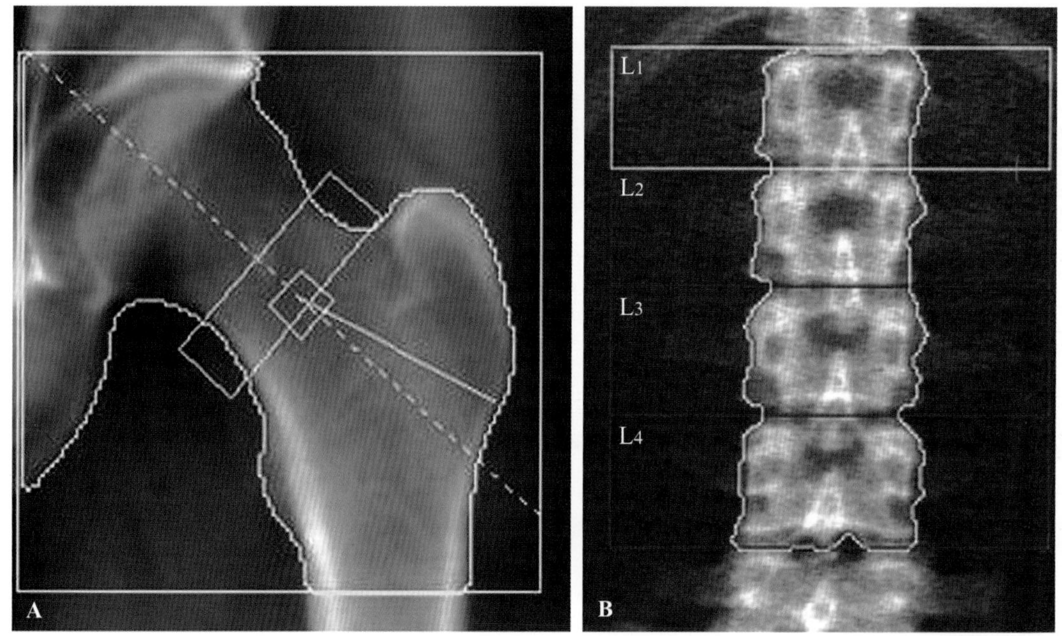

▲ 图 69-10　扇束双 X 线骨密度仪（DXA）扫描（A）髋部（矩形框为股骨颈、框为 Ward's 区、转子、骨干和总体）和（B）在脊柱（$L_1 \sim L_4$）中分析的感兴趣区域

扇束 DXA 系统的较大散射剂量接近监管机构为职业照射设定的限值。

2. 诊断性使用　用 DXA 可以测量几个部位。脊柱测量仅限于腰椎，因为胸椎的评估将由肺部的空气及覆盖在扫描区域的肋骨和胸骨组成。扫描通常包括 $L_1 \sim L_4$（有时是 $L_2 \sim L_4$）。脊椎应在扫描区域居中并适当对齐。人们应该对患者的移动引起的伪影保持警惕。脊柱骨折、畸形、骨关节炎、主动脉钙化或弯曲（如脊柱侧凸）的存在会改变骨密度[136]。因此，在 65—70 岁以上、通常患有骨关节炎的人中，脊柱测量的临床实用价值往往有限。在 DXA 报告中，椎体高度、面积、BMC 和（或）BMD 的巨大差异提示有骨折或退行性改变。受影响的椎体应该被排除在分析之外，整个脊柱扫描经常因为这些伪影而被舍弃。髋部 DXA 扫描包括股骨近端和骨盆的一部分。仅对股骨近端进行评估。股骨旋转的微小变化会引起髋部骨密度的显著变化[137]，因此通常使用特殊的定位装置将被测量的肢体定位为向内旋转 15°～30°。因为股骨颈与手术台对齐，并且垂直于 X 线束，所以是可见的。人的左右髋部相似，可以选择任何一侧，并在同一侧重复测量。如果退行性改变、既往骨折或局限性骨病（如髋关节骨坏死或 Paget 病）只影响一侧的髋部，则在另一侧进行扫描。在报告图像上，小转子应该只是轻微可见，表明适当的旋转。仪器评估髋关节的不同区域，包括股骨颈、转子区、ward 三角区和整个区域。诊断依赖于股骨颈和总区域值。也可以测量非优势侧的前臂。桡骨干是测量骨皮质密度的良好标志。全身扫描主要反映骨皮质，非常精确。它们通常用于评估身体成分参数，如瘦体重和脂肪量。

几项前瞻性研究表明，DXA 在不同骨骼部位（脊柱、髋部、前臂、跟骨、全身）测量骨密度可预测脆性骨折的风险，骨密度每减少 1 个 SD，相对风险为 1.5～3.0 [4]。当在骨折部位测量骨密度时，预测的骨折风险更高，如测量髋部骨折的髋部骨密度。大多数临床指南都提倡同时测量脊柱和髋部的骨密度，以提高被检测到的风险个体的数量。在提高诊断试验灵敏度的同时，评估多个位点可能会降低特异性。

描述骨密度最方便的方法是用 T 评分和 Z 评分。T 评分是高于或低于年轻人平均值的标准差。WHO 对骨质疏松症的定义是基于 T 评分（见上文）。T 评分随年龄增长而下降。Z 评分是高于或低于同龄个体平均值的标准差。Z 评分允许将患者与相同年龄的参考人群进行比较，因此可以检测到年龄过大的骨丢失。然而，老年人骨质疏松症的高患病率，以及很难选择一个足够的人群来建立老年人的参考值范围，限制了 Z 评分的使用。从实用的角度来看，WHO 提出的诊断阈值可以有效地应用于脊柱和髋部 DXA 的测量。治疗阈值不仅应包括骨密度 T 评分，还应包括年龄和独立于骨密度的预测骨折风险的危险因素。因此，世界卫生组织将股骨颈 T 评分设定为 −2.5 并不等同于治疗阈值。

随访观察到的变化不应归因于精确度误差。应检查骨含量和面积的一致性。精确度误差［在临床实践中通常以变异系数（CV）表示］在脊柱处通常约为 1%，在髋部通常为 1.5%～2%。应该在代表临床人群的一组受试者中评估该精度误差。可以通过对一组 14 个人进行至少 3 次测量并进行暂定的重新定位来估算精度误差 [138]。最小有效变化（在个体内被认为具有统计学意义的最小 BMD 变化）计算为 $2\times\sqrt{2}\times CV$。因此，BMD 的最小变化通常在脊柱处约为 3%，在股骨颈处为 5%～6%。实际上，精度误差应表示为绝对 BMD 值差，这对于极端 BMD 值（低或高）更为准确。这种最小的变化通常约为 $0.03g/cm^2$。

3. 不足　第一，在 65 岁以上的人中，脊柱测量通常更难解释，因为退行性骨关节炎病变的发病率很高，这将增加 BMD 读数，而没有准确测量松质骨。第二，这项技术在肥胖者身上的准确性降低。第三，重复测量在评估 BMD 变化率方面的价值可能有限，因为 BMD 的预期百分比变化与该技术的精确度误差具有相同的大小。临床医生操作的不同将对检查的精确度产生不利影响。随访时应使用与基线检查相同的扫描方式和参数。在未经治疗的绝经后女性中，两次测量间隔 3～5 年可能是必要的，以检测 BMD 快速减少者。在接受抗骨吸收治疗的患者中，通常需要间隔 2 年才能检测到骨密度的显著增加。

4. 禁忌证　妊娠、近期口服造影剂或放射性同位素、脊柱畸形、骨科的硬件禁忌 DXA 检查。BMD 结果也会受到金属物体，如皮带和纽扣的影响。严重肥胖和身材矮小也削弱了对骨密度结果的解释。

（二）其他技术

定量计算机断层扫描：测量腰椎椎体和髋部的体积骨密度，也区分骨皮质和小梁骨密度（图 69-11）。然而，它有几个缺点，包括相对较高的辐射暴露和比 DXA 更高的精度误差。

HR-pQCT 使 BMD 的三维评估和微结构得到量化（图 69-12）。这些设备是在十多年前推出的，但它们的性能最近有所改善，仪器评估桡骨和胫骨远端的骨小梁结构和容积骨密度，标称各等向性体素大小为 82μm [139]。HR-pQCT 测量的总骨密度、骨小梁和皮质密度的精确度为 0.7%～1.5%，骨小梁结构的精确度为 2.5%～4.4%。

在基于人群的横断面分析中，HR-pQCT 发现绝经前和绝经后女性的体积骨密度（vBMD）、骨小梁结构和皮质厚度存在明显的年龄相关性差异[141]。这些研究中，在桡骨远端和胫骨远端，低骨小梁 vBMD 伴有较低的小梁数量和厚度和较高的骨小梁分离程度，同时伴随着与年龄相关的皮质厚度减少和较高的皮质孔隙度[142]。这些变化在绝经后加速，但在两个远端部位有所不同：骨小梁区的骨体积分数在绝经前趋于稳定，此后桡骨远端的骨体积分数较低，然而，胫骨远端骨密度从成年早期开始下降[142]。随着年龄增长，骨皮质和骨小梁间室的骨损伤模式也有所不同[141]。桡骨皮质骨密度在绝经过渡期之前保持相对稳定，此后下降。

由于 DXA 测定的 aBMD 只预测了一半的脆性骨折，这些骨折主要发生在那些 aBMD 处于骨量减少范围的女性中，用 HR-pQCT 研究微结构可能会避免 DXA 的一些固有局限性。事实上，在以法国人群为基础的 OFELY 队列中对 HR-pQCT 的病例对照分析中，与有着相同脊柱和髋部 aBMD 相同的无骨折女性相比，伴有脆性骨折的骨质疏松症女性的小梁密度更低，小梁分布更不均匀[139]。此外，绝经后女性的椎体骨折与低 vBMD 和骨小梁、骨皮质的结构改变有关[143]。在调整 aBMD 后，严重和多发性椎骨骨折也与骨皮质更广泛的改变有关。

利用 HR-pQCT，可以采用微观有限元分析（μFEA）估计骨硬度（抗变形性）和骨强度（断裂能力）。因此，在一项绝经后女性的病例对照研究中，骨皮质与小梁骨相比所承载的负荷比例与腕部骨折相关，与 aBMD 和微结构无关[144]。在另一个横断面分析中，在胫骨和桡骨等远端部位评估的 μFEA 参数也与常见的所有类型的骨折（包括椎体骨折）相关，并且胫骨和桡骨的关联程度相似[145]。因此，胫骨和桡骨的力学性能似乎可以合理地代表远端骨部位。

HR-pQCT 可以进行的间隔特异性分析有助于明确骨折患病率与基于 aBMD 的风险预测之间的差

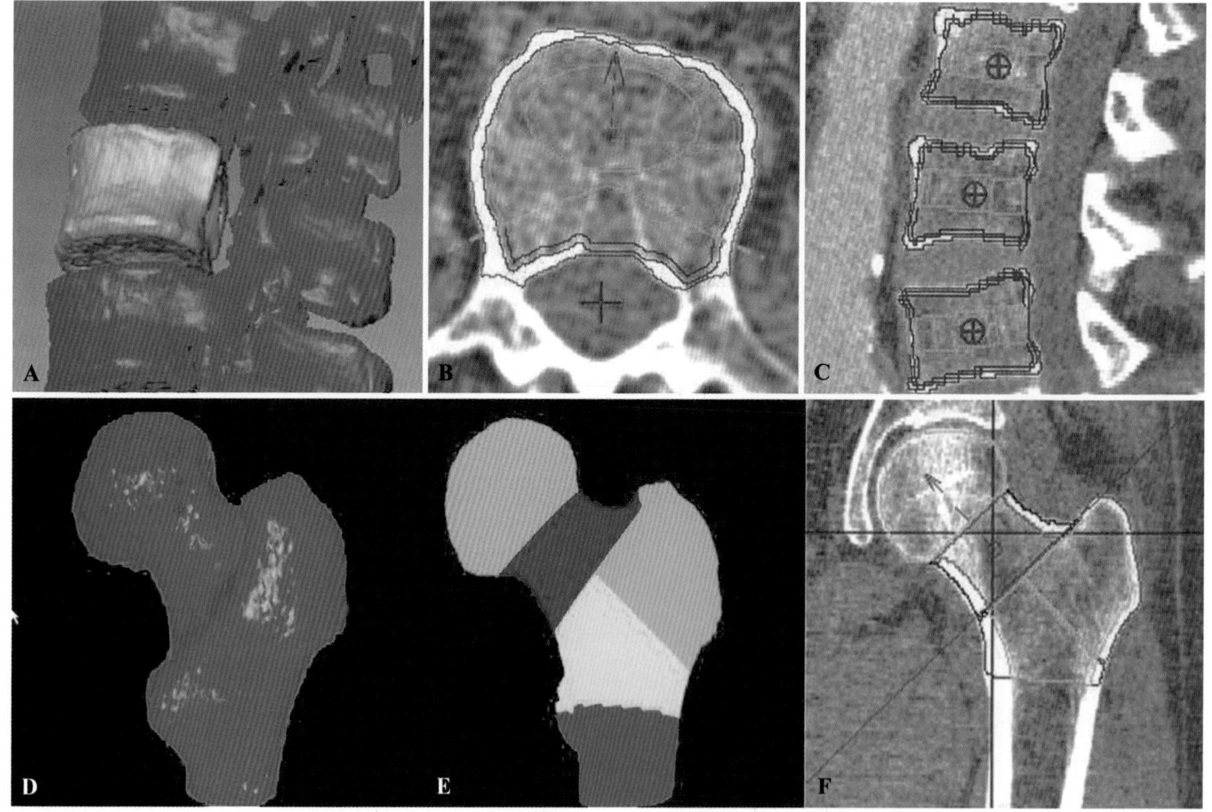

▲ 图 69-11 脊柱（A ~ C）和髋部（D ~ F）的容积定量计算机断层扫描可以用来分析不同骨室的骨密度（BMD），并精确测量骨密度和几何形状

A. 选择节段椎体进行分析，并移除突起；B 和 C. 完整小梁和剥离小梁感兴趣容积，以及传统的椭圆形和 Pacman 感兴趣容积（VOI）；D. 分段的股骨近端；E 和 F. VOI 在髋部

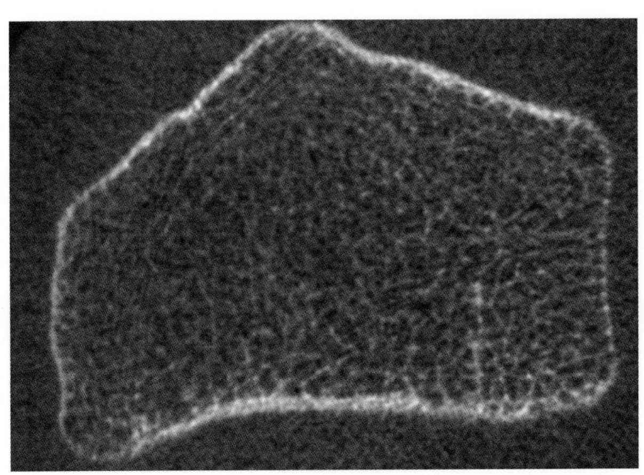
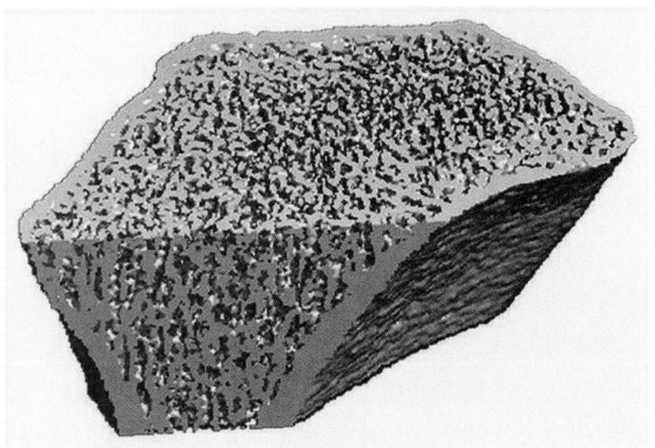

▲ 图 69-12　标称各向同性空间分辨率为 90μm的桡骨远端干骺端的显微 CT 图像

异。事实上，在骨骼较小的个体中，aBMD 低估了骨密度。此外，在同一水平的 aBMD 中，骨的几何形状和微结构可能会有很大的不同，因此这些变化不会被 aBMD 的评估所捕获，如亚洲人的 aBMD 较低，但与 aBMD 更低的白人相比，骨折的发生率较低。使用 HR-pQCT，Wang 及同事观察到绝经前的美国华裔女性与白人女性相比，皮质骨和骨小梁更厚，但骨小梁更少[146]。在 μFEA 中高估骨骼硬度和强度可以解释为什么亚洲人骨折比预期的要少，因为他们的骨骼更小。

HR-pQCT 也被用来解决男性的骨脆性和骨微结构的性别差异。Khosla 及其同事发现，年轻男性的骨小梁体积分数和厚度明显高于年轻女性[140]。骨小梁体积分数的年龄相关性下降率似乎与性别无关。但是，健康的老年男性，与女性相比，小梁变薄似乎主要是小梁的实际丢失。此外，男性骨折患者和对照组的桡骨远端和胫骨骨强度的 μFEA 估计值与远处骨折风险相关[147]，这与绝经后女性的研究结果相似。然而，与女性相比，男性的皮质孔隙度增加较少，桡骨骨膜扩张更多[142]。

九、鉴别骨骼纹理

另一种探索骨骼微结构的方法是使用简单的成像程序，如 X 线片或 DXA 来进行纹理分析，如骨小梁评分（TBS）是从二维投影图像的实验性的变异函数中导出的灰度纹理度量。TBS 通过重新分析 DXA 检查来测量二维投影图像中局部灰度级的平均变化率。由三维 μCT 评估的人体椎体微结构与由这些三维重建的二维模拟投影图像计算的 TBS 或由 DXA 图像计算的 TBS 之间存在显著的相关性。低 TBS 提示微结构退化，如连接性低、骨小梁数目减少和骨小梁间距增大，也与力学性能受损有关[148]。TBS 评分预测骨折事件，因此仅根据骨密度有助于那些仅基于 aBMD 的中等风险骨折女性的重新分类[149]。

十、应接受 DXA 筛查的人群

即使骨密度是骨折风险的一个重要预测因子，它过于不敏感，不能单独作为治疗的适应证。因此，对有骨折临床危险因素和低 BMD 的绝经后女性进行有针对性的骨密度测量，而不是普遍的测量是被普遍推荐的。美国预防服务特别工作组得出结论，对所有 65 岁及以上的女性来说，骨密度测量的好处是显而易见的。使用其他危险因素，如吸烟、家族史、种族、体力活动减少、酒精或咖啡因的使用，或低钙摄入，不能用来确定高危女性。因此，大多数北美指南认为，BMD 测量适用于所有 65 岁及以上的女性。对于年轻女性，骨密度测量应限于那些有独立于骨密度的危险因素的女性。在世界其他地区，特别是在欧洲，通常采用病例发现策略，因此建议不论年龄，对有低骨量危险因素的女性进行骨密度检测，如低 BMI、吸烟、过度饮酒、类固醇使用史、个人或家族脆性骨折史，与加速骨丢失相关的疾病（甲状旁腺功能亢进症、甲亢失控、成骨不全、吸收不良）或过早绝经。

根据美国国家骨质疏松基金会（NOF）的最新建议，是否进行骨密度评估应该基于个人的骨折风险情况和骨骼健康评估。测量结果必须能够影响治疗决定。NOF 建议对所有 65 岁及以上的女性和 70 岁及以上的男性进行测量，而不考虑临床风险因素。BMD 检测也可以在有临床风险因素的年轻绝经后女性和 50—69 岁的男性；50 岁后骨折的成年人及患有与骨量减少或骨丢失相关的疾病（如类风湿关节炎）或服用药物（如每日剂量≥ 5mg 泼尼松或相当于≥ 3 个月的糖皮质激素）的成年人身上进行。儿童或青少年不建议进行骨密度测量，健康的年轻男性或绝经前女性也不建议进行骨密度测量。在接受骨质疏松症治疗的患者中，骨密度可以用来监测治疗效果。

十一、椎体骨折评估

使用最新的 DXA 系统，可以扫描整个胸椎和腰椎来评估椎体高度[150]。如果仪器有旋转臂，患者以仰卧位或侧卧位进行扫描。椎体定性评估可以筛查脊椎畸形。这些畸形可以用测量椎体高度的软件来量化。计算机，或者临床医生更好，在 T_4～L_4 每个椎体的两个终板的后缘、中缘和前缘放置三个点，以计算椎体高度。椎体高度的显著变化是椎体骨折的征兆。然而，与简单的 X 线片类似，VFA 主要使用定性分析，之后进行半定量分析。

这项技术很有吸引力，因为评估椎体骨折患病率可以在没有传统 X 线片的情况下与骨密度测量同时进行，从而节省了时间、辐射和成本。这是一个重要的优势，因为椎体骨折经常被忽视。然而，必须谨慎解释，因为不同个体的图像质量是不同的，所以观察到畸形可能对椎体骨折并不重要，应该通过 X 线片进行确认。此外，可能很难观察到上胸椎，特别是在年长的人中，得到假阴性结果。尽管有这些限制，VFA 的特异性和阴性预测值仍然很高，因为大多数椎体骨折发生在图像质量仍然可以接受的腰椎和胸部水平[150]。还有研究表明，VFA 可以对需要拍摄 X 线片和治疗的患者进行重新分类，减少一些患者的 X 线处方和其他处方[151]。VFA 现在被广泛用作椎体骨折的筛查工具。

（一）生化标志物

不同类型的标志物 骨标记物通常分为骨形成标记物和骨吸收标记物（表 69-3），但在这两个过程相耦合并揭示相似变化的疾病中，标记物反映的是整体骨转换率。标记物不能区分起源于骨皮质或小梁包膜的骨转换变化。

骨形成标记物是血清总碱性磷酸酶和骨特异性碱性磷酸酶、骨钙素和 1 型前胶原延伸肽。

1. 碱性磷酸酶 血清碱性磷酸酶是骨形成最常用的标志物，但缺乏敏感性和特异性。为了分离骨同工酶和肝脏同工酶，已经开发出提高特异性的检测方法。使用单克隆抗体的免疫分析只有 15%～20% 的交叉反应性。因此，骨碱性磷酸酶是绝经后女性骨转换增加的敏感标志。由于它是一种酶活性，而不是一种被肾脏清除的蛋白质，所以它也是评估慢性肾衰竭患者骨转换的首选标记物。

2. 骨钙素 血清骨钙素是一种骨组织和牙本质的小的（49 个氨基酸）非胶原蛋白，只由成骨细胞和成牙本质细胞产生。血清骨钙素水平与青春期骨骼生长相关，也与以骨转换增加为特征的骨形成率增加有关，如原发性和继发性甲状旁腺功能亢进症、甲状腺功能亢进症或肢端肥大症。相反，在甲状腺功能减退症、甲状旁腺功能减退症和糖皮质激素治疗的患者中，骨钙素降低，这些情况与骨形成率降低有关。当骨吸收和骨形成耦合时，血清骨钙素是骨转换的良好标志。最可靠和最灵敏的检测方法既可以测量完整的分子，也可以测量 N 端（骨钙素降解的最大产物）。骨钙素参与能量代谢的调节，其作用取决于其 γ- 羧化程度[152]，它也参与调节男性生育能力[153]。

3. Ⅰ型前胶原延伸肽 Ⅰ型胶原的 N 端和 C 端延伸肽（分别为 PINP 和 PICP）在胶原的胞外加工过程中被切割。它们也反映了骨的形成，因为 1 型胶原是骨基质中含量最丰富的有机成分。与其他标记物相比，PICP 在绝经后骨质疏松症中表现出较小的变化，因此它可能用处较小。然而，它在生长激素治疗的监测中似乎是有价值的[154]。绝经后，PINP 的增加程度与骨钙素和骨碱性磷酸酶相似。它是监测甲状旁腺激素治疗最敏感的标志物[155]。

表 69-3　骨转换生化指标

骨形成	骨吸收
血清	血浆或血清
骨钙素	抗酒石酸酸性磷酸酶
骨碱性磷酸酶（总量和骨特异性）	• 游离脱氧吡啶啉 • 1 型胶原氨基端和羧基端端肽分解产物（NTX 和 CTX）
I 型前胶原氨基端延伸肽（PINP）	• 尿 • 游离脱氧吡啶啉 • 1 型胶原氨基端和羧基端端肽分解产物（NTX 和 CTX）

骨吸收标志物是血浆抗酒石酸酸性磷酸酶（TRAP）和胶原吡啶交联。

(1) 血浆抗酒石酸酸性磷酸酶：TRAP 最特异的破骨细胞组分是同工酶 5 的 b 亚型（TRAP5b）。它是破骨细胞代谢活性的唯一可用标记物。有几个缺点（如凝血的影响，温度不稳定）可能会限制它的实际利用，但由于肾小球滤过减少，交联（见下文）是人为增加的，它可能是肾衰竭患者骨吸收的准确标志。

(2) 胶原吡啶交联和相关的 1 型胶原肽：吡啶啉（Pyr）和脱氧吡啶啉（D-Pyr）是成熟胶原蛋白中不可还原的吡啶交联（图 69-13）。这种转译后的共价交联产生了链间键，稳定了胶原分子。生物体液中 Pyr 和 D-Pyr 的浓度主要来源于骨骼。在破骨细胞性骨吸收过程中，Pyr 和 D-Pyr 从骨基质中释放出来。它们在尿液中以游离形式（约 40%）和肽结合形式（60%）排泄。建立了针对尿和血清中 N- 端肽（NTX）和 1 型胶原 C- 端肽（CTX）分解产物的酶联免疫吸附试验。这些交联在绝经时显著增加，并在雌激素和双膦酸盐治疗后恢复到绝经前水平。

（二）骨标志物的临床应用

1. 评估骨丢失的骨标志物　骨标志物在绝经后急剧增加。这种增加在绝经开始后很长一段时间内持续存在，甚至在老年女性中也是如此，而且标志物与 DXA [156] 测量的骨量呈负相关，这表明骨转换率高与骨丢失增加相关。在基线时被分类为快速骨丢失者的女性在过去 12 年中通过骨密度仪测得的骨丢失率有所增加，并且显著高于缓慢丢失者 [157]。联合使用标志物和骨密度测量可能有助于评估骨质疏松症的风险 [158]。

2. 评估骨折风险的骨标志物　与正常或缓慢骨丢失者相比，快速骨丢失者的脊椎和手腕骨折风险增加了 1 倍 [159]。大型前瞻性研究表明，骨吸收增加（即超过绝经前值）与椎骨和周围骨折风险增加有关，与骨密度无关 [160, 161]。同时有低骨密度和骨吸收增加的女性髋部的骨折风险增加了 4～5 倍。骨吸收指标的测量可以与骨折的其他危险因素相结合来计算个体的骨折概率，但是由于在模型构建中使用的大多数队列中数据不可用，所以标记物不参与 FRAX 计算器中个体骨折概率的计算。

3. 监测骨质疏松症治疗的骨标志物　雌激素和双膦酸盐等抗骨吸收治疗导致标志物显著降低，骨吸收标志物在 3～6 个月内恢复到绝经前水平，骨形成标志物在 6～9 个月内恢复到绝经前水平。骨质疏松症女性使用双膦酸盐治疗后骨转换的显著下降与 2 年后腰椎骨密度的增加显著相关，假阳性和假阴性率均较低 [162]。双膦酸盐或雷洛昔芬等抗吸收药物治疗后的骨转换指标的下降与骨折风险下降的程度有关 [163, 164]。考虑到 DXA 测量骨量的精确度和抗骨吸收治疗引起的预期变化，通常需要等待 2 年才能确定治疗对患者是否有效。在数月的治疗后测定标志物可能会提供关于疗效的有用信息，并可能提高依从性 [165]。刺激骨形成的疗法，如特立帕肽，可以使用骨形成标志物（如 PINP）进行监测。

十二、治疗

（一）非药物干预

1. 生活方式　椎体骨折的患者在日常活动中需要特别的指导，以防止额外的骨折。他们应该避免举重，并学习如何弯曲，以避免脊椎过度紧张。所有可能有害于骨代谢的生活方式因素都应该被纠正。因此，患者不应吸烟，只适量饮酒，并应治疗易诱发患骨质疏松症的情况。虽然没有对照试验表明戒烟会增加骨密度或降低骨质疏松性骨折的风险，但充分的证据表明吸烟是椎体和髋部骨折的危

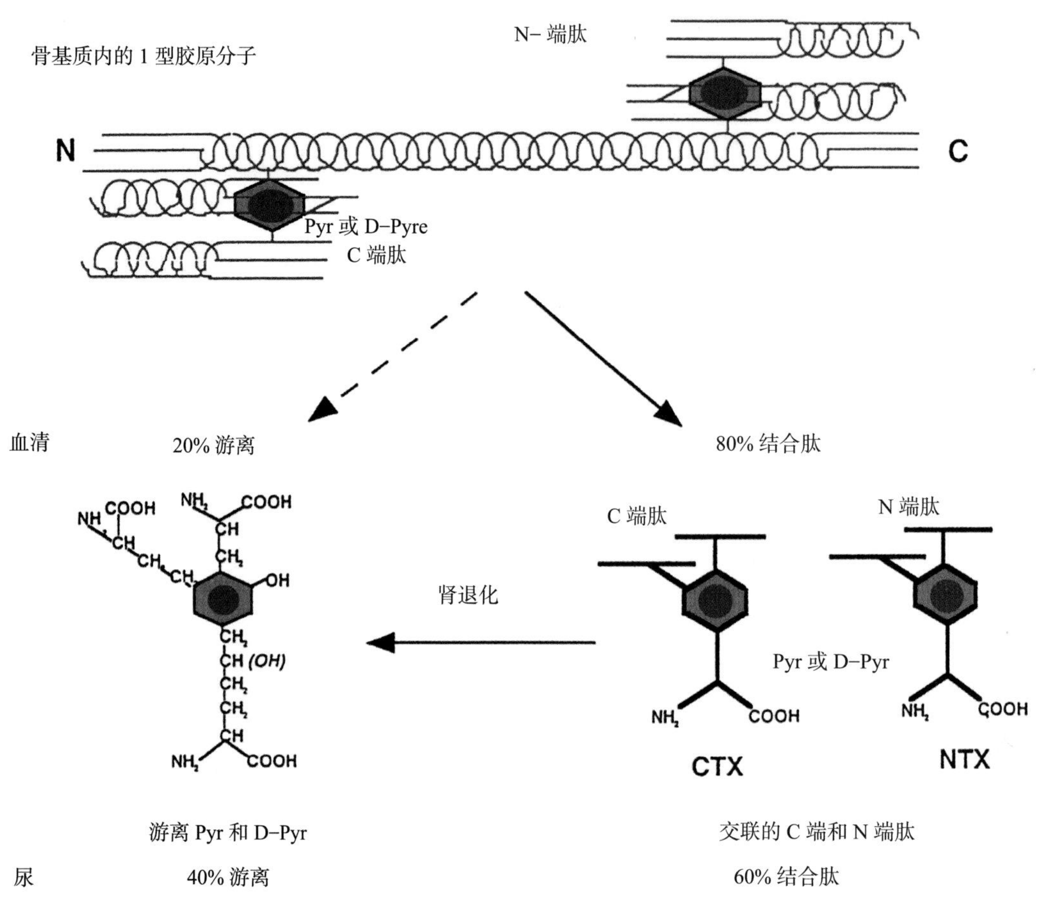

▲ **图 69-13 1 型胶原降解和 1 型胶原交联分泌**

Pyr. 吡啶啉；D-Pyr. 脱氧吡啶啉

险因素[46]。应尽可能避免使用易诱发患骨质疏松症的药物。

2. 营养 对于按年龄划分的每日钙需求量尚未达成普遍共识，但根据 2011 年公布的“膳食参考摄入量”（DRI），建议青少年每日摄钙量为 1300mg，70 岁以下成人每日摄入量为 1000～1200mg，70 岁以后每日摄钙量为 1200mg[166]。如后文讨论的那样，虽然大多数研究显示，补钙对骨骼健康有好处，但高钙饮食摄入量对骨骼健康的长期影响尚不清楚。相反，似乎有一个钙摄入量的阈值——约 400mg/d，在这个阈值下，增加钙的摄入量对儿童和 60 岁以上的女性似乎是有益且必要的。

几种营养因素会影响钙的需要量，如钠、蛋白质、咖啡因、纤维素和维生素 D 状况。纤维素和咖啡因的影响相对较小，而钠和蛋白质增加了尿钙的排泄，所以其摄入可能相关性更大。富含钠的饮食与肾结石发病率的增加有关。磷和脂肪摄入不会对骨代谢产生实质性影响。维生素 D 促进钙的吸收，从而影响钙的需求。由于维生素 D 摄入量低、阳光照射减少，老年人的维生素 D 状况通常会恶化，而且血清中 25- 羟基化维生素 D 的水平低于年轻人。NOF 建议 50 岁及以上的成年人每天摄入 800～1000U 的维生素 D。这一摄入量将使成年人的平均血清 25(OH)D 浓度达到所需的 30ng/ml（75nmol/L）或更高水平[166-169]。低水平的 25(OH)D 常见于老年人，特别是那些住院的老年人，会导致继发性甲状旁腺功能亢进症，这可能在老年人的骨丢失中发挥作用。

3. 锻炼 固定不动会导致骨丢失，如在长时间卧床、太空飞行、脊髓损伤瘫痪和四肢铸型后。然而，运动对正常和患有骨质疏松症个体的骨量和骨强度的有益影响仍然不清楚。几个对照试验已经检验了各种运动计划对骨密度的影响，包括步行、举重训练、有氧运动和高冲击和低冲击运动。与基线或对照组相比，他们中的大多数人的某些但并非所有的骨骼部位的骨密度略增加（1%～2%），一旦运动计划停止，骨密度不会持续增加。临床试验和观察性研究都表明，负重运动比其他类型的运动在保存或增加骨量方面更有效。网球运动员的优势臂或体操运动员四肢的骨量通常比其他部位更高[170]。各骨骼部位必须受到直接的拉伸，才能受到运动的影响。此外，健身可能会通过改善活动能力和降低跌倒的风险来间接保护个体免受骨折的伤害。目前还没有进行随机对照试验来评估运动对骨折风险的影响。由于运动的许多非骨骼益处，建议绝经后女性定期适度运动似乎是合理的，但它不能取代药物预防。椎体骨折后，建议老年人进行有监督的锻炼计划，以保持胸椎和腰椎的力量和灵活性。

制定旨在防止跌倒及其对老年人的后果的具体干预措施至关重要。到目前为止，很少有研究表明特定的策略可以防止跌倒，如一项试验显示，受过定期练习太极拳的男性和女性（他们有更好的平衡训练）比未经训练的同龄人更容易摔倒[171]。同样，在跌倒风险增加的社区老年人中进行的一项随机对照试验中，为期6个月的音乐相关的多任务锻炼计划改善了双任务条件下的步态，改善了平衡，并降低了跌倒率和跌倒风险[172]。

考虑到跌倒的多种原因，干预措施必须是多维的。适当的运动计划可能会降低老年人跌倒的风险，应鼓励他们每天至少走路半小时。久坐不动的生活方式的确会导致肌肉质量降低，姿势改变和下肢不适，并增加跌倒的可能性。视力障碍是跌倒和骨折的危险因素，因为它会导致绊倒或打滑事故并降低姿势稳定性。因此，应定期检查眼镜并及早发现白内障。如果可能的话，应减少使用增加跌倒风险的药物，这类药物包括苯二氮䓬类、催眠药、抗抑郁药和可诱发低血压的药物。应指导患者避免地板湿滑，并确保家里的浴室和楼梯上有足够的灯光和扶手。

实验研究表明，覆盖髋部的软组织可能对跌倒的能量吸收有影响。一些临床试验表明，髋部保护器大大降低了居住在机构中的老年人髋部骨折的风险（高达80%），但这些结果并不是在所有试验中都能发现，而且依从性差仍然是所有研究中的一个问题[173, 174]。

（二）药物干预

1. *药物疗效的评价* 治疗的目标是预防脆性骨折，到目前为止，治疗骨质疏松症的药物必须在足够有力的前瞻性随机安慰剂对照研究中证明它们有能力显著降低骨折的发生率。进行这样的安慰剂对照试验一直存在争议，并且仍然是合理的药物评估的基石，所以到目前为止所有投放市场的药物都是以这种方式进行检测的[175]。然而，目前正在进行的第三阶段试验中，新药正在与口服双膦酸盐等参考药物进行比较。从伦理上讲，考虑到有效的抗骨质疏松症药物的广泛普及，进行安慰剂对照试验已经变得具有挑战性。此外，为了具有成本效益，新药（通常是成本相当高的生物制品）必须优于目前市场上销售的药物，这就证明了优势试验的合理性。由于设计所隐含的样本量较大，这些优势试验更难进行。只有那些被认为比现有疗法有实质性优势的药物才能在招募可行的试验中进行测试。

非椎体骨折的诊断很容易，而现有椎体骨折和新发椎体骨折的诊断需要对X线片进行适当的形态学评估，以排除与骨质疏松症无关的椎骨畸形。BMD的变化通常受到监测，通常被视为治疗功效的替代标志。实际上，大多数抑制骨转换的药物会引起BMD的小幅增加（即根据测量骨骼部位增加2%～10%），但这并不能说明其骨折率显著降低（如椎体骨折的30%～50%）。在BMD的增加与骨折的进一步减少之间具有实质联系的唯一药物是地舒单抗。此外，某些药物（如过去的氟化物）可能会导致BMD显著增加而不降低骨折率。骨转换标志物是抗骨吸收药治疗效果的另一种替代指标。它们对抗吸收疗法的反应减少与骨折率降低有关。高骨转换与骨折风险的增加有关，而骨折的风险独立于BMD的水平[160]，抗骨吸收疗法（如雷洛昔芬和双膦酸盐）会引起剂量依赖性骨标志物的减少，这种减少在整个治疗过程中都会持续。促骨形成疗法（如PTH）会诱导骨形成标志物（如PINP）的大量增加。

2. *抗骨吸收药物*

(1) 雌激素：几项对照试验表明，雌激素可通过抑制骨吸收而阻止绝经后早期和晚期女性的骨质流失，从而导致BMD的少量增加（在1～3年内增加5%～10%）。雌激素可降低所有年龄段的绝经后女性的骨转换并增加骨密度，并改善钙稳态。观察性研究和随机安慰剂对照试验的结果[176-178]显示，雌激素可将髋部骨折的风险降低约30%，将脊柱骨折的风险降低30%～50%。因此，直到21世纪00年代初，HRT一直是预防和治疗绝经后骨质疏松症标准的治疗方法。骨折风险的降低超过了单独使用BMD的预期。钙补充剂增强雌激素对骨密度的影响[179]。当激素替代疗法停止时，骨丢失恢复的速度与绝经后相同。在骨质疏松性骨折的研究中，目前正在服用HRT的绝经后女性与没有服用HRT的女性相比，非脊柱骨折的相对风险是0.66[180]，但在以前的使用者中，无论治疗时间长短，非脊柱骨折的相对风险都没有降低。这一积极效应不受年龄的影响，对于绝经后不久（5年内）开始激素替代治疗的女性更显著。

然而，正如女性健康倡议（WHI）随机试验——一项大型随机安慰剂对照试验所显示的那样，激素替代疗法的长期风险大于益处[181]。实际上，在16 000多名年龄在50—79岁（平均随访5.2年）的女性中，使用马结合雌激素和醋酸甲羟孕酮治疗的女性，尽管髋部骨折和结肠癌的风险降低了[181]，但冠心病（非致命性心肌梗死或死于冠心病）[182]卒中[183]、乳腺癌[184]和痴呆[185]风险却增加了。此外，在这项试验中，雌激素和孕激素对与健康相关的生活质量，如睡眠障碍或血管运动性症状[186]的影响没有临床意义。在一级预防方面，与一项随机、安慰剂对照试验中二级预防冠心病所获得的结果一致[187]。最近，来自WHI试验的亚组分析表明，与距离绝经较远的女性冠心病风险增加相比，在接近绝经期（＜10岁）时开始激素治疗的女性，冠心病风险降低[188]，但是这种趋势不符合严格的统计学标准。在总死亡率方面也观察到了类似的不显著趋势，但无论绝经年限如何，卒中的风险都会增加[189]。在WHI结果公布后观察到的激素替代疗法处方的下降与几个国家新发乳腺癌发病率的下降有关[190]。因此，雌激素替代疗法不再被推荐作为预防和治疗骨质疏松症的一线疗法。它应该只用于缓解更年期症状，而且使用时间尽可能短，剂量尽可能低。

(2) 双膦酸盐：双膦酸盐是焦磷酸盐的稳定类似物，具有两个P–C–P键。通过取代碳原子上的氢，合成了多种双膦酸盐，其效价取决于侧链的长度和结构。双膦酸盐类药物在体外和体内对骨磷灰石有很强的亲和力，这是其临床应用的基础。双膦酸盐是有效的骨吸收抑制药，通过减少破骨细胞的募集和活性及增加其凋亡来发挥作用。这种活性因化合物而异，范围为1～10 000。其作用机制包括抑制某些磷酸酶的质子空泡ATP酶，改变细胞骨架和皱褶边缘。氨基双膦酸盐还抑制甲羟戊酸途径的几个步骤，从而改变鸟苷三磷酸结合蛋白的异丙肾上腺素基化[191]。

双膦酸盐口服生物利用度低，为摄入剂量的1%～3%，并且受到食物、钙、铁、咖啡、茶和橙汁的影响。双膦酸盐从血浆中清除很快，约50%沉积在骨骼中，其余的通过尿液排出。它们在骨头里的半衰期很长。静脉注射氨基双膦酸盐可引起24～48h的发热，口服时可引起食管炎，但很少。它们还增加了颌骨骨坏死（每年1人/3万）和非典型转子下骨折的风险。

5mg/d的阿仑膦酸盐在预防绝经后女性骨丢失方面的作用与HRT几乎相同[192]。在椎体骨折的女性中，连续3年使用阿仑膦酸盐使腰椎和髋部的骨密度增加了8.8%（图69–14）[193]。这种治疗方法将新发椎体骨折、腕部和髋部骨折的发生率降低50%，并防止身高丢失。阿仑膦酸盐还降低绝经后骨折风险最高女性（即75岁以上或骨密度极低的女性）的骨折风险[194]，既往无椎体骨折但髋部T评分低于2.5的女性，阿仑膦酸盐可减少所有类型的临床骨折[195]。阿仑膦酸盐在大多数国家被批准用于治疗骨质疏松症，剂量为10mg/d，在美国用于推荐5mg/d用于预防骨质疏松症。阿仑膦酸钠是安全的，但可引起轻微的上消化道紊乱和胃灼热。在极少数情况下，这些不良反应与食管炎有关，有时是由于药物使用不当引起的。已经在随机安慰剂对照实验中明确另一种口服含氮双膦酸盐（利塞膦酸盐）的抗骨折效果，这种化合物能够使绝经后女性的椎体骨折率减半[196, 197]，一项对老年女性的试验表明，髋部BMD在骨质疏松范围内的女性的髋部骨折发生率减少了约 1/3，然而，这些女性是根据骨折的临床危险因素选择的，通常不是骨质疏松症患者，可能并没有从治疗中获益[198]。虽然这些药物都是按日剂量开发的，但阿仑膦酸盐现在只每周 1 次（70mg），利塞膦酸盐可以每周（35mg）或每月（150mg）服用[199]，这可以提高患者的依从性。

在一项涉及绝经后骨质疏松症女性的随机试验中，伊班膦酸钠每日（2.5mg）或间断（前 24 天每隔 1 天服用 20mg，随后 9 周未经治疗）可将椎体骨折的发生率降低约 50%[200]。它已上市，每月给药 150mg，衔接性试验表明，该方案与Ⅲ期试验中的方案没有区别。

在一项Ⅱ期随机试验中，静脉注射唑来膦酸（如每年 1 次 4mg，或每 3 个月 1mg）与阿仑膦酸钠一样，可以降低骨转换并增加骨密度[201]。已经发表了两项关于每年静脉注射 5mg 唑来膦酸的抗骨折功效的Ⅲ期试验。在 HORIZON 预防骨折试验中，在 3 年后，椎体骨折发生率减少 65%，髋部骨折减少 40%，非椎体骨折减少 25%[202]。在复发性骨折试验中，每年接受 5mg 唑来膦酸治疗的近期髋部骨折的男性和女性临床骨折减少 35%，全因死亡率降低 28%[203]。

其他双膦酸盐也被研究用于治疗骨质疏松症。帕米膦酸盐可以增加骨密度，但目前还没有关于其抗骨折功效的有价值的数据。氯膦酸盐可能具有抗骨折的功效，但目前还没有发表足够的数据[204]。Meta 分析表明，在老年人中，有效治疗椎体和非椎体骨折，死亡率可降低约 10%[205]。双膦酸盐是治疗骨质疏松症最广泛使用的药物，因为其疗效和耐受性，同时也具有成本效益，尤其还因为它们都是仿制药。

双膦酸盐还可用于继发性骨质疏松症，如皮质类固醇引起的骨质疏松症。阿仑膦酸钠剂量为 5 或 10mg/d，是预防和治疗糖皮质激素所致骨质疏松症的有效疗法，可预防男性和女性所有骨骼部位的骨丢失，降低绝经后女性新发椎体骨折的发生率[206]，利塞膦酸盐（5mg/d）也能增加长期接受皮质类固醇治疗的患者的骨密度，并可能对骨折率产生有利影响[207]。每年静脉注射唑来膦酸在预防和治疗类固醇引起骨质疏松方面也显示出良好的结果，骨密度增加幅度大于利塞膦酸盐[208]。

(3) 选择性雌激素受体调节药：这些化合物，也称为雌激素类似物，根据靶组织的不同起到雌激素激动药或拮抗药的作用。三苯氧胺长期以来被用于乳腺癌的辅助治疗，是乳腺组织中的雌激素拮抗药，但对骨骼、胆固醇代谢和子宫内膜是部分激动药。三苯氧胺不能完全预防绝经后女性的骨丢失，并增加子宫内膜癌的风险，这就排除了它在健

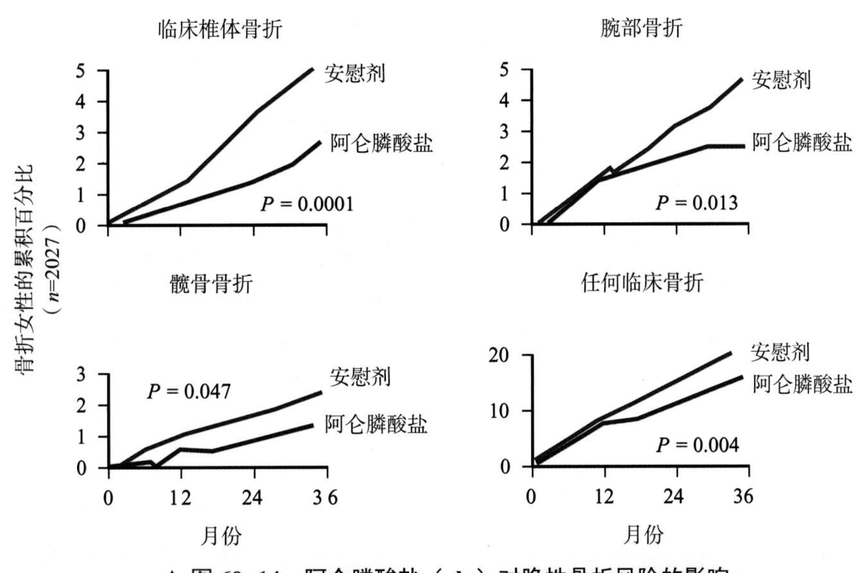

▲ 图 69-14 阿仑膦酸盐（aln）对脆性骨折风险的影响

引自 Black DM，Cummings SR，Karpf DB，et al：Randomised trial of effect of alendronate on risk of fracture in women with existing vertebral fractures，Lancet 348：1535-1541，1996.

康绝经后女性中的应用。雷洛昔芬是一种苯并噻吩，能竞争性地抑制雌激素在乳腺和子宫内膜中的作用，同时也是骨和脂质代谢的雌激素激动药。在一项对绝经后女性进行的为期2年的随机、安慰剂对照试验中[209]，雷洛昔芬增加了腰椎（2.4%）、髋关节（2.4%）和全身（2.0%）骨密度，并显著降低了骨转换指标。血清胆固醇浓度及其低密度脂蛋白（LDL）分数在不刺激子宫内膜的情况下降低。雷洛昔芬评价（MORE）试验对7705例骨质疏松症女性进行了随机分组，接受雷洛昔芬或安慰剂治疗，结果显示绝经后女性乳腺癌的发病率降低了50%[210]。在这项研究中，雷洛昔芬还可以降低骨质疏松症女性椎体骨折的发生率，但对非椎体骨折没有显著影响[211]。在RUTH试验中，主要终点是心血管事件，在绝经后女性的高危人群中，雷洛昔芬并没有降低心血管事件或死亡率[212]。此外，两项以乳腺癌发病率为主要终点的试验证实了受体阳性乳腺癌发病率的降低，这在MORE试验中得到了证实[212, 213]。

在一项为期3年的随机试验中，在6847名绝经后骨质疏松症女性中，比较了阿佐昔芬与安慰剂和雷洛昔芬[214]，与安慰剂相比，阿佐昔芬可降低42%的椎体骨折风险，这与雷洛昔芬观察到的结果相似。只有在高危患者的亚组分析中，非椎体骨折才会减少。不良事件与雷洛昔芬相当。在一些国家，巴多昔芬与马结合雌激素联合使用，以减少绝经后症状。

(4) 地舒单抗：地舒单抗（Denosumab）是一种人源性单克隆抗体。它是一种有效的抗骨吸收剂，每6个月皮下注射60mg。在Ⅱ期试验中，绝经后低BMD女性被随机分为每3个月（每3个月，6、14或30mg）或每6个月（每6个月14、60、100或210mg）使用地舒单抗，安慰剂或每周口服阿仑膦酸钠[215]。24个月后，接受地舒单抗的患者要么继续以每6个月60mg的剂量治疗24个月，停止治疗，要么停止治疗12个月，然后重新开始地舒单抗治疗（每6个月60mg）12个月。安慰剂组继续保持。阿仑膦酸钠治疗的患者停用阿仑膦酸钠并进行随访。停药对骨转换的影响是完全可逆的，并在随后的再治疗中恢复。在一项涉及绝经后骨质疏松症女性的大型随机、安慰剂对照试验中，地舒单抗被证明在3年内可将椎体骨折的风险降低68%[216]。髋部骨折的风险降低40%，非椎体骨折的风险降低20%。而且这种化合物耐受良好。在1189名绝经后骨质疏松症女性中随机抽取每周服用阿仑膦酸钠或每6个月服用60mg的地舒单抗的试验中，地舒单抗组的BMD增加和骨吸收标志物的减少更大[217]。在一项对252名因非转移性乳腺癌服用抗芳香化酶抑制药而导致快速骨丢失高风险的女性进行的试验中，在24个月内，每年2次使用地舒单抗，骨小梁和皮质骨的骨密度在24个月内显著增加，总体不良事件率与安慰剂组相似[218]。

从长期来看，地舒单抗在6年的治疗后继续增加BMD并保持低骨折率[219]，安全性也保持良好。值得注意的是，使用地舒单抗与下颌骨骨坏死和不典型的转子下骨折相关，其发生率与双膦酸盐类药物的发生率相当。

(5) 奥达那替尼：奥达那替尼（Odanacatib）是一种组织蛋白酶K抑制药，目前正在开发中，用于治疗绝经后骨质疏松[220]。它是一种骨吸收抑制药，但它保留了一定程度的骨形成，这使这一新的药物家族与现有的抗骨吸收疗法有所区别。奥达那替尼增加了脊柱和髋部的骨密度，并通过有限元分析提高了脊柱和髋部及胫骨远端和桡骨的骨强度。到目前为止，安全状况令人满意。在中期分析结束后，第三阶段关键试验已经宣布具有显著的抗骨折效果，但我们还没有获得完整的结果。

3. 促骨形成药

(1) 甲状旁腺激素：间歇性使用甲状旁腺激素可刺激骨骼形成。它可以作为完整的激素（1—84）或1—34片段（特立帕肽）给药。特立帕肽增加成骨细胞生成，阻止成骨细胞凋亡，从而增加成骨细胞的数量和新骨的形成率。每日1次皮下注射，特立帕肽可增加骨密度，改善骨小梁结构、皮质几何结构和强度。在一项随机安慰剂对照试验中，有1637名绝经后严重骨质疏松症女性，与安慰剂组相比，每天服用20μg特立帕肽的患者椎骨骨折的风险降低了65%，外周骨折风险降低了53%，平均治疗时间为21个月[221]。治疗耐受性良好，不到10%的患者出现血清钙的短暂升高。

完整的甲状旁腺激素（1—84）的疗效也已得

到检测。在一项对 2532 名绝经后轻度严重骨质疏松症女性进行的试验中，甲状旁腺激素可以降低 40% 的椎体骨折风险，但不能降低非椎体骨折的风险。高失访（退组）率阻碍了研究结果的解释。甲状旁腺激素患者高钙血症的发生率为 23% [222]。这种形式的甲状旁腺激素在一些欧洲国家上市，但在美国没有。

(2) 阿巴拉帕肽：阿巴拉帕肽是 1—34 PTH–rp 的合成类似物。根据目前仅以摘要形式呈现的研究，它的骨合成潜力可能与特立帕肽相当，但它可以在较小程度上增加骨吸收，更大限度提高骨量。目前正在进行阿巴拉帕肽的Ⅲ期试验，以证明其抗骨折功效。

(3) 抗硬骨素抗体：抗硬骨素抗体（Romosozumab）是一种人源化抗硬骨素单克隆抗体，能刺激骨形成，减少骨吸收。在Ⅱ期试验中，髋部和脊柱的骨密度增加值大于阿仑膦酸盐和特立帕肽 [223]。一项Ⅲ期试验正在进行中。抗硬骨素的另一种单克隆抗体 Blosozumab 正在进行Ⅲ期试验。

4. 其他药物

(1) 钙：钙能部分降低骨丢失率，尤其是绝经后晚期的女性。它通常是作为其他药物（如双膦酸盐）附加治疗药物，在大多数临床试验中，治疗组和安慰剂组都补充钙剂。

钙在预防骨质流失方面可能有部分效果，特别是在老年女性和钙摄入量低的女性中。在将所有类型骨折作为结果的试验中，补钙可以降低骨折风险约 10% [224]。钙补充剂也可以减少骨质流失。这种补充剂在剂量超过 1200mg/d 时并且与 800U/d 维生素 D 合用更有效。然而，由于一些研究表明钙剂的有害影响，所以它对特定类型骨折（髋部骨折）的影响仍然存在争议 [225]。

钙在膳食中的生物利用度更高，并且随钙盐的不同而变化，但这个因素的临床意义可能不大。轻微的胃肠道紊乱（如便秘）是常见的，可能是对钙补充剂依从性差的原因。与高尿钙症相关的肾结石的风险的增加似乎是最低的。在一项对 11 项随机、安慰剂对照的钙补充剂试验的 Meta 分析中，钙使心肌梗死的风险增加约 30% [226]。没有证据表明在大型合并数据集中分析的不同亚群中，心血管风险的增加可能有所不同 [227]。然而，没有证据表明，低剂量（约 500mg/d）的补充剂与抗骨质疏松药物联合使用可能与心血管不良事件有关。

(2) 维生素 D：在一项法国研究中，3270 名平均年龄 84 岁的住院女性接受钙（1200mg/d）和维生素 D（800U/d）治疗 1.5 年，与安慰剂组相比，髋部骨折和其他非椎体骨折的风险分别降低了 43% 和 32% [168]。治疗增加了血清 25(OH)D，降低血清甲状旁腺激素，增加股骨颈骨密度。然而，在荷兰的一项研究中，2578 名年龄相仿的女性接受了 400U 的维生素 D 或安慰剂治疗 3.5 年，但由于饮食钙摄入量较高而没有补充钙，这两组的髋部骨折发生率是相同的 [228]。这些女性更健康，活动能力更强，髋部骨折的发生率比在法国研究中更低。在最近的一项小型研究中，389 名年龄在 63 岁以上的男女接受了维生素 D（700U/d）和钙（500mg/d）的治疗。这项研究指出，非椎体骨折有减少的趋势 [229]。另一项研究显示，当每年通过肌内注射维生素 D 时，非椎体骨折发生率降低 [230]。这些研究表明，充足的钙（500～1500mg/d）和维生素 D（700U 或等效物）对缺钙和维生素 D 的老年女性中是有益的，也许对男性也有益。居住在社区的 65 岁及以上的男性和女性每 4 个月接受 100 000U 的维生素 D，持续 5 年，其骨折发生率也减少了约 25% [231]。在首次髋部骨折康复的老年女性中，补充维生素 D 能够增加骨密度并减少跌倒的发生率，添加钙后这些作用更为显著 [232]。值得注意的是，最近对许多试验的综合分析表明，维生素 D 的作用是剂量依赖性的，因此，必须规定足够剂量的维生素 D，因为预防髋部和其他非椎体骨折至少需要 800U/d [233]。

住院患者应该常规使用维生素 D，因为他们维生素 D 摄入量低，阳光照射少，皮肤中维生素 D 合成受损。当依从性降低时，可间断口服或肌内注射 10 万～20 万 U，每月或每 3 个月 1 次。这样，维生素 D 是安全的，不需要监测。钙和维生素 D 的补充在健康老年人中的作用还没有被证实。此外，在没有维生素 D 缺乏特定危险因素的社区居民中补充维生素 D 可能是不必要的，因为对 BMD 没有实质性的益处 [234]。

替勃龙是合成代谢类固醇的一种合成类似物，具有雌激素样、雄激素样和孕激素样特性，在一些国家上市，通常用作绝经后女性的激素替代疗法。它可以防止绝经后骨质流失，对潮热有积极作用。在随机 LIFT 研究中，4538 名年龄为 60—85 岁的女性，髋部或脊柱的 BMD T 评分为 −2.5 或以下，或 T 评分为 −2.0 或以下且有椎体骨折的放射学证据，被分配每天服用 1 次替勃龙（剂量为 1.25mg/d）或安慰剂。替勃龙降低了椎体骨折（45%）、非椎体骨折（26%）、浸润性乳腺癌（68%）和结肠癌的风险，但增加了卒中的风险 [235]。

噻嗪类利尿药可减少正常绝经后女性的肾小管钙吸收和缓慢的皮质骨丢失，但没有抗骨折的证据，因此不应将其作为治疗绝经后骨质疏松症的单一疗法 [236]。

十三、联合疗法

联合抗骨吸收药物是不合理的。我们可以推测，联合使用抗骨吸收药和促骨形成药可能会提高骨量，对骨折有益处。PTH 主要用于严重骨质疏松症患者。然而，因为会再次骨折，所以这些女性经常在 PTH 开始之前接受其他治疗骨质疏松症的方法（如雷洛昔芬或双膦酸盐）。在一项前瞻性观察性研究中，Ettinger 及同事用特立帕肽对已服用雷洛昔芬或阿仑膦酸盐 18～36 个月的骨质疏松症女性进行治疗，每天 20mcg，持续 18 个月 [237]。他们发现，特立帕肽刺激了雷洛昔芬和阿仑膦酸盐预处理的患者的骨转换，但在服用阿仑膦酸盐的患者中，骨形成标志物的增加在最初的数月里减弱了。此外，在先前使用雷洛昔芬的患者中，特立帕肽诱导的骨密度增加与未接受治疗的患者相似，而阿仑膦酸盐治疗延迟了骨密度的增加，特别是在前 6 个月。有人可能认为激活的骨吸收是甲状旁腺激素影响骨形成的先决条件。因此，在用双膦酸盐替鲁膦酸盐、PTH 或 PTH- 替鲁膦酸盐联合治疗的老年母羊中，使用骨形成生化标志物和骨组织形态计量学评估甲状旁腺素合成代谢作用被取消 [238]。人体临床试验也发现了类似结果。在接受阿仑膦酸盐和甲状旁腺素 1—84 治疗的绝经后女性中，体积密度的增加与单独服用阿仑膦酸盐的女性相当，明显低于单独服用甲状旁腺激素的女性，这表明同时使用阿仑膦酸盐和甲状旁腺激素可能会降低甲状旁腺激素的促骨形成作用 [239]。在服用特立帕肽和阿仑膦酸盐的女性和服用阿仑膦酸盐、甲状旁腺素 1—34 或甲状旁腺素 1—34 加阿仑膦酸盐的男性中也有类似的发现 [240, 241]。

这些结果表明，不应同时使用甲状旁腺激素和双膦酸盐，因为双膦酸盐减少甲状旁腺激素的促骨形成作用。相比之下，在之前服用过雷洛昔芬的患者中，甲状旁腺激素的作用似乎没有受到影响，而在之前服用过双膦酸盐的患者中，甲状旁腺激素的促骨形成作用仍存在，但出现延迟。促骨形成作用的最初减弱似乎取决于 PTH 治疗前抗骨吸收药的效力，因为与服用阿仑膦酸盐的患者相比，先前服用利塞膦酸盐的患者的骨形成标记物增加更大 [242]，而且雷洛昔芬治疗后 PTH 的促骨形成作用没有减弱，因为它是一种弱抗骨吸收药 [237, 243]。

设想的另一种促骨形成药和抗骨吸收药结合的方法可能是不同时服用药物。基于特立帕肽最重要的促骨形成作用是在治疗前数月内获得，因为数月的治疗后增加的骨吸收抵消了骨形成的影响，Muschitz 和 associates [244] 设计了一个临床试验来回答这个问题。为此，绝经后服用特立帕肽 9 个月的女性被随机分为雷洛昔芬、阿仑膦酸盐 70mg 或不用药。他们发现，添加阿仑膦酸盐可以显著提高不同部位的骨密度，包括体积骨密度。

在另一项试验中，唑来膦酸与特立帕肽同时使用，但每年 1 次 [245]。特立帕肽与唑来膦酸合用与单独使用唑来膦酸和单独使用特立帕肽相比，髋关节和脊柱的 aBMD 增加更快。然而，与单用特立帕肽相比，这种更快增加的幅度很小。同时，aBMD 的这种提高的抗骨折益处仍不确定。

地舒单抗和特立帕肽的联合应用也被尝试过。在一项随机试验中，Tsai 及同事 [246] 测试了特立帕肽、地舒单抗和这两种药物联合作用后 aBMD 的变化，发现联合疗法比单独使用任何一种药物都能更好地改善脊柱和髋部的 aBMD。在第 2 年时，这种药物组合在所有部位的 BMD 也比每一种单独的药物都要高，而且这种增加的幅度明显大于任何现有的药物[247]。股骨颈 BMD 2 年来增加了 6.8%，脊柱增加了 12.9%。此外，Tsai 及其同事使用 HRpQCT 表明，联合用药比每种单独用药更大增加胫骨远端皮质厚度和密度，地舒单抗完全抑制了特立帕肽单药疗法观察到的皮质孔隙度的增加[248]。这种疗法的抗骨折效果和成本效益仍然有待研究。值得注意的是，这项试验中观察到的与先前的研究（检查甲状旁腺素和口服双膦酸盐的价值）的显著差异可能是由于地舒单抗独特的作用机制。双膦酸盐暴露可能会抑制前成骨细胞中的蛋白异戊烯化，从而减少骨衬细胞向形成骨的成骨细胞的转化，而地舒单抗并非如此。

（一）谁应该接受治疗？

适应证　对女性的治疗建议依赖于临床试验的结果，其中主要终点是骨折风险的降低。在男性中，尽管所有的双膦酸盐都能增加骨密度，降低生化标志物水平，且其程度与女性相同，但只有唑来膦酸能有效降低骨折风险[249]。决策过程应基于对患者个体骨折风险的分析及拟处方药物的疗效和耐受性。这一决定应取决于年龄、是否存在临床危险因素、骨密度水平评估的骨丢失程度及是否存在脆性骨折。

最近的治疗建议至少部分依赖于 FRAX 算法的使用。每个国家都可以根据其公共卫生优先事项调整现有模型。如在英国，一项使用 FRAX 算法计算出的不同年龄段骨折概率和英国的药物费用进行的成本效益分析发现，当 10 年内严重骨折的概率超过 7% 时，在所有年龄段的治疗都是划算的[250]。50 岁干预阈值为 10 年内发生主要骨质疏松性骨折的概率为 7.5%，并且随着年龄的增长在 80 岁时逐渐上升到 30%，因此干预在所有年龄段都是经济有效的。在病例发现策略中使用这些阈值将根据年龄把 23%～46% 确定为符合治疗条件。同样的阈值也适用于男性。

在一项针对美国的成本 - 效益分析中，当 10 年髋部骨折概率达到约 3% 时，骨质疏松治疗是具有成本效益的[251]。尽管治疗成本效益的相对风险因性别和人种 / 种族的不同而有显著差异，但干预有成本效益的 10 年髋部骨折的绝对概率在不同种族 / 种族群体中是相似的，而且男性的干预效果往往略高于女性。WHO 的新骨折预测算法已与最新的经济分析相结合，以评估现有的 NOF 骨质疏松症预防和治疗指南[252]。WHO 骨折预测算法是用美国人口的年龄、性别、种族特异的死亡率和年龄、性别特异的髋部骨折发生率来校准的。按 WHO 标准治疗脆性骨折和骨质疏松症患者，以及具有一般风险的老年人和具有额外危险因素的骨质疏松症患者具有高成本效益。然而，与绝经后的白人女性相比，男性和非白人女性估计的 10 年骨折的概率更低。这项分析普遍赞同现有的临床实践建议，并得出结论，具体的治疗决定必须是个性化的。因此，在 NOF 的最新建议中，有以下表现的绝经后女性和 50 岁以上男性应考虑接受治疗。

- 髋部或椎体（临床或形态计量学）骨折。
- 经适当评估排除次要原因后，股骨颈或脊柱的 T 评分≤ −2.5。
- 低骨量（股骨颈或脊柱的 T 评分为 −1.0～−2.5），10 年内髋部骨折的概率≥ 3% 或 10 年内发生主要骨质疏松相关骨折的概率≥ 20%（基于美国适应的 WHO 算法）。

（二）何种药针对何种患者

1. 有脆性骨折病史的患者　早期脆性骨折的存在，需要对骨密度的鉴别诊断和测量进行初步的诊断。基于目前的抗骨折疗效证据，一线治疗可能是第二代双膦酸盐（阿仑膦酸盐、利塞膦酸盐、伊班膦酸盐、唑来膦酸）、地舒单抗或雷洛昔芬。对于严重骨质疏松症（低骨量和再发骨折）的患者，可以使用特立帕肽。应采取一般措施，包括防止跌倒和充分营养。如果预期寿命较短，骨质疏松症治疗的潜在益处可能会受到限制，并且可能决定不治疗高龄女性。无论选择何种治疗方法，要保证充足的钙和维生素 D 摄入量。

2. 无骨折的患者　脊柱和髋部 T 评分低于 −2.5 的女性患有骨质疏松症，应尽早按指南进行治疗，除非他们的预期寿命很短，终生骨折风险很低，如 80 岁以上没有骨折危险因素的女性，如果摄入不足，可以单独用钙和维生素 D 治疗。T 评分在 −1 以上的女性骨密度正常，不应治疗。

T 评分为 −1～ −2.5 的低骨量女性的治疗，则更为复杂。治疗与否取决于个体的骨折概率，这取决于骨密度不足的程度（T 评分为 −2 时骨折的风险是 −1 时骨折风险的 2 倍）及附加的风险因素，如年龄、母亲髋部骨折史、低体重和骨吸收生化指标增加。个体骨折概率将通过 FRAX 计算器进行量化，以帮助决策。虽然治疗低骨量的老年女性可能比治疗年轻女性更具成本效益，但治疗 50—60 岁的终生骨折风险高的女性可能具有临床意义。建议使用雷洛昔芬或双膦酸盐。

十四、二级预防中的护理模式

在过去的 15 年里，不同医疗体系的国家都注意到大多数脆性骨折的患者既没有评估骨质疏松症，也没有正确处理预防进一步骨折。随着时间的推移也并没有得到很好的改善。然而，骨折联络服务在提高骨折后 DXA 测量和骨质疏松症药物使用率方面是有效的。目前测试的最好的医疗模式似乎是一个综合电子医疗保健网络，由一个与衡量绩效的专用数据库相连的协调员进行监督 [253]。

十五、治疗监测

（一）骨密度治疗监测

抗骨质疏松药物的长期抗骨折疗效是否取决于治疗能在多大程度上增加或维持骨密度，这是一个有争议的问题。在一项 Meta 分析中，使用阿仑膦酸盐治疗后，16% 的椎体骨折风险降低归因于腰椎骨密度的增加 [254]。对于接受利塞膦酸盐或雷洛昔芬治疗的患者，BMD 的变化对椎体（雷洛昔芬）或非椎体（利塞膦酸盐）骨折减轻程度的预测更差。在服用阿仑膦酸钠并在治疗的第 1 年或第 2 年脊椎 BMD 下降（0%～−4%）的女性中，阿仑膦酸钠对降低椎体骨折风险的作用与在 BMD 增加的女性中观察到的相似 [255]。使用地舒单抗，BMD 增加与骨折风险进一步降低之间的关系似乎更为密切，髋部 BMD 的增加使椎体骨折风险降低了 1/3，非椎体骨折风险降低了 3/4 [256]。

对于成骨剂特立帕肽，骨密度增加椎体骨折风险下降 1/3 [257]。

（二）骨转换生化标志物治疗的监测

抗骨吸收疗法，如雌激素、SERMs、地舒单抗和双膦酸盐类药物可显著降低骨标志物，这些骨吸收标志物在 3～6 个月内恢复到绝经前的范围，骨形成标记物在 6～9 个月内恢复到绝经前的范围。一方面，使用抗骨吸收药物（雷洛昔芬和双膦酸盐）后，骨转换标志物的短期下降一方面和抗骨吸收剂使用后骨转化标志物的绝对水平存在显著的相关性，另一方面和椎体、非椎体骨折风险下降的程度显著相关 [163,164, 258]。此外，一项前瞻性研究表明，在双膦酸盐治疗监测中使用骨转换标志物比未监测的患者更能坚持治疗 [165]。因此，在治疗数月后测量骨转换标志物可以提供关于疗效的有用信息并提高治疗的持续性。

第 70 章 慢性肾脏病矿物质与骨骼异常

Chronic Kidney Disease Mineral and Bone Disorder*

Katherine Wesseling Perry Isidro B. Salusky 著

陈 蓉 文章新 盛志峰 译

要 点

- 通过骨组织形态计量学评估骨骼组织学为了解肾性骨病的病理生理机制提供了一种方法，并为其正确治疗提供指导。最近，改善全球肾脏病预后组织（KDIGO）工作组建议评估骨组织学中骨转换、骨矿化和骨体积三个参数，CKD 患者可能会发生这些改变。此外，对 CKD 中骨蛋白表达变化的研究已经揭示了 ROD（肾性骨病）的发病机制，这对该病的诊断和治疗具有指导意义。
- 心血管疾病是各期 CKD 患者最常见的死亡原因，年轻的（即 20—30 岁）透析患者心血管疾病的死亡率相当于与普通人群中的 80 岁患者。心血管疾病不仅限于成人，在 CKD 儿童中也很常见。除了在普通人群中发现的心血管疾病的传统危险因素外（如高血压、吸烟），透析前和透析的 CKD 患者发生心血管疾病的危险因素包括高钙血症、高磷血症、FGF23 和钙磷乘积分数升高，以及使用高剂量的钙盐和维生素 D 治疗。然而，即使在没有这些危险因素的情况下，也有 40% 的 3 期 CKD 患者出现钙化表现，而且早在 2 期 CKD，儿童颈动脉壁就明显增厚，这表明与 CKD 相关的其他因素在加速血管钙化过程中起着关键作用。
- 为了减少骨骼并发症和防止骨外钙化，需要特别注意 CKD 患者骨矿物质变化。CKD-MBD 治疗的具体目标是：①维持血钙、磷水平在正常范围内；②防止甲状旁腺增生，并将血 PTH 维持在与 CKD 分期相对应的水平；③防止骨外钙化；④防止或逆转铝、β_2 微球蛋白、FGF23 等有毒物质的积累。

肾脏通过调节钙、磷、甲状旁腺激素（PTH）、成纤维细胞生长因子 23（FGF23）和骨化三醇［1, 25- 二羟维生素 D_3 或 1, 25$(OH)_2D_3$］代谢在维持骨矿物质稳态中起主要作用。慢性肾脏病（CKD）早期发生矿物质代谢紊乱从而导致骨重建及骨重塑。越来越多的证据表明，血管钙化与 CKD 伴行，心血管疾病是 CKD 患者死亡的主要原因，治疗 CKD 骨病会影响血管并发症的进展，这会导致对与肾病相关的骨矿物质及血管并发症进行重新分类。这些改变统称为慢性肾脏病矿物质和骨异常（CKD-MBD）[1]。

CKD-MBD 是指由 CKD 导致的矿物质和骨代谢紊乱综合征，临床上可出现以下一种或多种表现：①钙、磷、PTH 或维生素 D 代谢异常；②骨组织学、骨线性生长或骨强度异常；③血管或其他软组织钙化。肾性骨营养不良是用来描述骨骼病理的

*. 本章中带有背景色突出显示的部分为儿童内分泌相关内容。

一个特殊术语，它是属于 CKD 的一个方面。传统上，这类病变是根据骨转换的改变来定义的，从高转化性骨病（继发性甲状旁腺功能亢进症、纤维囊性骨炎）到低转换性骨病（骨再生不良和骨软化症）。然而，骨矿化和骨体积的改变在 CKD 患者中很常见 [1]，并且与骨细胞生物学的改变有关，这将出现尽管骨转换正常，但仍可存在骨折和骨骼畸形等情况 [2]。骨组织形态计量学仍然是评估骨组织学三个基本的标准，即骨转换、骨矿化、骨体积 [1]。本章总结了 CKD-MBD 的发病机制、临床表现、组织学特点及当前 CKD-MBD 的治疗措施。本文还介绍了肾移植后骨病的临床和组织学特点。

一、CKD-MBD 的发病机制

历史上，对 CKD 患者矿物质代谢异常的评估主要集中在继发性甲状旁腺功能亢进的发展。虽然血 PTH 水平的增加以及 PTH 对骨骼的影响仍然是 CKD 的重要并发症，但骨矿物质代谢领域的最新进展表明，甲状旁腺并不是唯一的内分泌器官，其生理功能会因肾功能损伤而发生改变。事实上，骨细胞可以产生一种激素，即成纤维细胞生长因子 23。（FGF23），其水平的升高可能是 CKD 发生早期矿物质代谢改变的指标 [3]。FGF23 除了在继发性甲状旁腺功能亢进的发生发展中起作用外，还具有全身性的“非靶向”效应，包括左心室肥厚 [4]，死亡率增加 [5] 及肾功能急剧恶化 [6]。由于 FGF23 的水平受到继发性甲旁亢的治疗方案的影响 [7-9]，因此不同治疗方案对 FGF23 的影响对矿物质代谢以及发病率和死亡率有重要意义。

钙、磷、FGF23、维生素 D 和 PTH 代谢异常及 PTH 水平的评估

1. FGF23　以前认为，CKD 早期 1, 25(OH)$_2$D$_3$ 水平的下降是由于功能性肾组织的减少导致。这一概念在 2005 年发生了变化，Gutierrez 等报道了 CKD 早期的成年患者 1, 25(OH)$_2$D$_3$ 缺乏症的患病率显著高于贫血（即红细胞生成素缺乏症）[10]。结合早期研究，这一发现表明不同程度肾功能损伤的患者 FGF23 水平均升高 [11]，提示 1, 25(OH)$_2$D$_3$ 的降低是由于 1α- 羟化酶受到抑制，而非肾质量损失的结果（预计肾 1α- 羟化酶和促红细胞生成素也会受到相同程度的影响），特别是在 CKD 早期，这种抑制可能是通过增加 FGF23 水平所介导（图 70-1）。

FGF23 是一种骨骼激素，通过与一个或多个 FGF 受体 [12-14] 及其共同受体 Klotho 结合来抑制肾近端小管细胞顶膜上Ⅱ a 型和Ⅱ c 型磷酸钠共转运体的表达，从而导致尿磷的排泄 [15, 16]。与 PTH 不同的是，FGF23 在增加肾脏 1α- 羟化酶活性的同时，促进尿磷的排泄。FGF23 既抑制 1α- 羟化酶，又激活 24- 羟化酶活性 [15, 16]，从而抑制骨化三醇的产生，促进 25(OH)D$_3$ 和 1, 25(OH)$_2$D$_3$ 的分解。除了调节血磷和维生素 D 水平外，FGF23 本身受到磷、1, 25(OH)$_2$D$_3$、血钙的调节 [17]，也受 PTH 的影响 [18, 19]。不断从食物中摄入磷及服用 1, 25(OH)$_2$D$_3$ 可增加 FGF23 的水平 [20]，而限制饮食中磷的摄入可降低 FGF23 水平 [21]。在 CKD 患者中，FGF23 水平随着肾功能下降而逐渐升高。关于 CKD 早期 FGF23 升高的原因存在争议，一些研究表明，可能是由于间歇性肠内磷酸盐负荷增加的作用导致，而另一些研究则认为是由于 PTH 水平增加才导致 FGF23 升高。人类和动物的研究表明，低磷饮食、肠道转运体 NPT2b 的消融或肾脏转运体 NPT2a 和 NPT2c 失活突变可导致 FGF23 水平降低。其他与磷酸盐无关的机制也可能导致 CKD 患者 FGF23 增加，如循环和膜结合 Klotho 水平的降低 [22]；铁缺乏，铁可以刺激骨细胞 FGF23 转录 [23]，通过诱导 FGF23 生成增加切割（cleaved）αKlotho（cKL）来调节血磷稳态 [24] 及炎症。

不管病因如何，目前的数据表明，在 CKD 的早期，骨细胞 FGF23 表达增加，30%～40% GFR 在 70～90mL/（min・1.73m^2）的成人和儿童患者循环 FGF23 水平升高，而 PTH 水平仅在 10% 的这些个体中高于正常范围 [3, 25]。因此，当血钙、磷、PTH 在正常范围内时，早期 FGF23 的升高似乎是 CKD 早期矿物质离子稳态异常调节的第一个可检测的生化证据，因为其可导致 1, 25(OH)$_2$D$_3$ 水平的早期下降和继发性甲状旁腺功能亢进症。

2. 1, 25(OH)$_2$D　随着 FGF23 的增加，1, 25(OH)$_2$D$_3$ 水平下降既会导致肠钙吸收减少，也会增加血清甲

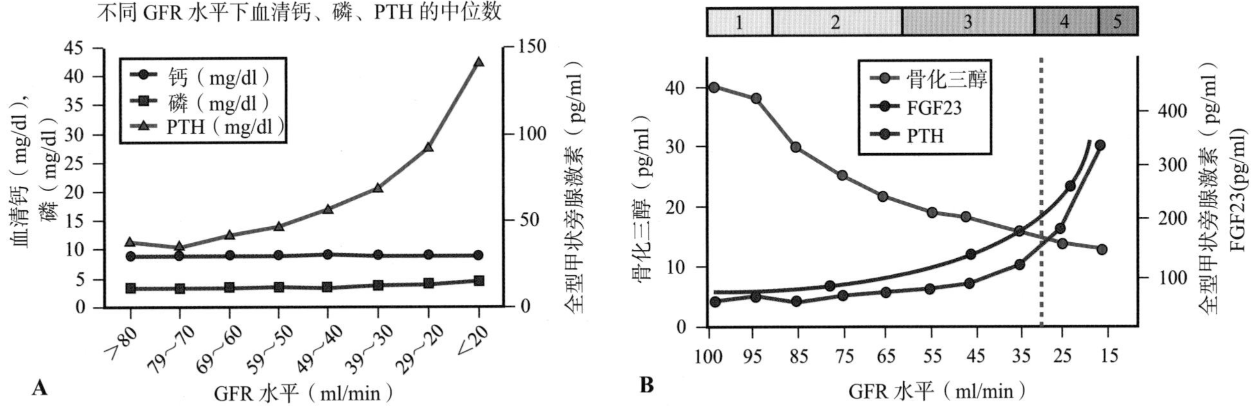

▲ 图 70-1　**A. 慢性肾脏病（CKD）每个阶段的钙、磷和甲状旁腺激素（PTH）的中位数水平。血清中钙和磷的水平保持恒定，直到 CKD 病程后期。在钙和磷没有任何变化之前，PTH 水平升高。B. 在 CKD 患者中，血清 1, 25(OH)$_2$D$_3$ 水平在肾功能不全的早期，血清钙或磷浓度发生任何变化之前及血清 PTH 水平升高之前下降**

A. 引自 Levin A，Bakris GL，Molitch M，et al. Prevalence of abnormal serum vitamin D，PTH，calcium，and phosphorus in patients with chronic kidney disease：results of the study to evaluate early kidney disease. Kidney Int. 2007；71，31-38.

状旁腺激素（PTH）水平[2]。在肠钙吸收受损的情况下，通过骨钙动员和刺激 1, 25(OH)$_2$D$_3$ 升高 PTH 水平。此外，PTH 促进肾对磷的排泄。当肾功能严重受损时，血磷升高，进一步抑制肾 1α- 羟化酶活性，增加 PTH 水平[3]。因此，在 CKD 晚期，低钙血症、高磷血症和低 1, 25(OH)$_2$D$_3$ 都可促进继发性甲状旁腺功能亢进症的发生[4]。

低水平的 1, 25(OH)$_2$D$_3$ 对许多组织都有影响。1, 25(OH)$_2$D$_3$ 除了影响肠道钙吸收外，在抑制 PTH 基因转录方面也起着直接作用（见下文）。动物研究表明，1, 25(OH)$_2$D$_3$ 对维持正常骨骼生理是必不可少的，尤其是在生长期的动物，而且这种作用可能不是通过维生素 D 受体（VDR）介导的。缺乏 VDR 的小鼠［即不能通过其经典受体对 1, 25(OH)$_2$D$_3$ 的作用做出反应］与缺乏 1α- 羟化酶基因的小鼠在表型上相似［即小鼠不能产生 1, 25(OH)$_2$D$_3$］；这两组小鼠表现为低血钙伴随高 PTH、甲状旁腺增生及佝偻病[26]。然而，摄入富含钙、磷和乳酸的食物可使血钙、磷和 PTH 水平正常，并防止 VDR 缺乏动物发生佝偻病[26]。相反，这种“拯救饮食”不能完全逆转 1α- 羟化酶缺陷小鼠的生长板异常，这表明 1, 25(OH)$_2$D$_3$ 通过一个受体而不是经典的 VDR 发挥作用，并且这个受体可能是生长板正常发育所必需的[26]。1α- 羟化酶缺陷小鼠表现出心肌肥大和功能障碍，血管紧张素转换酶抑制药可逆转这种情况[27, 28]。此外，最近 Ito 及同事发现 1, 25(OH)$_2$D$_3$ 通过抑制 TGF-β-SMAD 信号转导来减轻肾纤维化[29]。因此，1, 25(OH)$_2$D$_3$ 可能对心脏健康及进行性肾功能不全至关重要，这一发现可以解释某些现象，活性维生素 D 治疗可以提高维持性透析患者的生存率[30, 31]。但是，最近的一项前瞻性随机试验表明，帕立骨化醇治疗对 CKD 3～4 期患者左心室重量没有影响[32]。

天然的 1, 25(OH)$_2$D$_3$ 缺乏在 CKD 患者中很常见；低水平的 1, 25(OH)$_2$D$_3$ 也会导致矿物质代谢紊乱。维生素 D 可以在皮肤中产生，也可以从饮食中摄取[33, 34]。紫外线 B（UVB）（290～315nm）穿透皮肤，被 7- 脱氢胆固醇吸收，形成前体维生素 D$_3$，然后自然转化为维生素 D$_3$。维生素 D$_3$ 从皮肤细胞挤出到细胞外间隙，在细胞外间隙与维生素 D 结合蛋白结合[35]。虽然皮肤中产生的维生素 D 仅为 D$_3$ 形式，但饮食中的维生素 D 和维生素 D 补充剂可能含有维生素 D$_2$（通过酵母中麦角甾醇的紫外线照射产生）或 D$_3$（来自动物源，尤其是鱼）。维生素 D（D$_2$ 和 D$_3$）在肝脏进行羟化形成 25(OH)D[36]。随后，25(OH)D 通过依赖 megalin 被肾小管细胞，并在肾 1α- 羟化酶的作用下进行第二次羟化生成 1, 25(OH)$_2$D$_3$。在一般人群中，25(OH)D 到 1, 25(OH)$_2$D$_3$ 的转化不依赖于 25(OH)D 的储存，在 CKD 患者中是依赖于 25(OH)D[37]。尽管在 CKD 患者中 25(OH)D 的作用被低估，但肾外 1α- 羟化酶活性可以显著促进 1, 25$(OH)_2D_3$ 的合成，在无肾患者中也是如此[38-40]。因此，低水平的前体 25(OH)D 会加重 CKD 患者 1, 25$(OH)_2D_3$ 的缺乏。

维生素 D 缺乏在 CKD 患者中很常见，虽然对 25(OH)D 缺乏症的定义存在争议，但是美国国家医学究所认为 25(OH)D ＞ 20ng/ml[41]，美国肾脏基金会定义的临界值为 30ng/ml[42]。在普通人群中，25(OH)D 低于 32ng/ml 与 PTH 升高、骨密度（BMD）降低[43]以及髋部骨折发生率增加[44]有关，并且可能提示维生素 D 储存不足。不管使用的临界值是 20ng/ml 还是 30ng/ml，值得注意的是，25(OH)D 缺乏症在普通人群中普遍存在，在住院患者中，25(OH)D ＜ 15ng/ml 的比例高达 57%[45]。皮肤颜色较深的个体患病率较高，同一队列中，52% 的西班牙裔和黑人青少年达到维生素 D 缺乏症的标准[46]。多项研究表明，CKD 患者 25(OH)D 缺乏症的患病率高[47, 48]。CKD 患者维生素 D 缺乏的风险增加有几个原因。多数慢性病患者很少暴露在户外（阳光下），CKD 饮食的限制，尤其是乳制品，减少了对富含维生素 D 食物的摄入[49]。与肾功能正常的人相比，CKD 患者皮肤对阳光的反应会减少维生素 D_3 的合成[50]。这种情况在皮肤较深的人中更为严重[51]。25(OH)D 与维生素 D 结合蛋白可从尿中丢失[52, 53]，因此尿蛋白也会导致 CKD 人群缺乏维生素 D。

3. 钙和磷　1, 25$(OH)_2D_3$ 是活性维生素 D 形式，其通过增加肠道对钙的吸收来调节血钙水平。肾脏产生最多的 1, 25$(OH)_2D_3$，通过酶 1α- 羟化酶将 25(OH)D 转化为 1, 25$(OH)_2D_3$。随着肾病的进展，骨化三醇水平和肠道钙吸收能力下降。与此同时，PTH 升高可增加 1α- 羟化酶活性，促使骨动员，促进肾脏对钙的吸收，从而使血钙保持在正常范围内直到 CKD 晚期[54]。在接受 1500mg/d 钙补充剂的 3～4 期 CKD 患者中呈现正钙平衡[55]。

同样，在轻 – 中度 CKD 阶段，血磷水平通常在正常范围内。血 PTH 和 FGF23 的升高促进尿磷的排泄，从而维持了血磷的整体平衡，直到肾小球滤过率（GFR）下降到正常的 25%～30%[56, 57]。事实上，3～4 期 CKD 患者的血磷是正常的[55]，在 CKD 晚期（4 期），高磷血症随之而来，并导致继发性甲状旁腺功能亢进症[3, 54]。

4. 甲状旁腺激素　人类 PTH 基因位于 11 号染色体上，包含两个内含子和三个外显子，分别编码 5′ 非翻译区（UTR）、前体区和 PTH 及 3′ 非翻译区。mRNA 的最初翻译产物是 prepro–PTH，是一种 115 个氨基酸的单链多肽，在粗面内质网中转化为 pro–PTH（90 个氨基酸）。在高尔基体中，从甲状旁腺素前体的 N 端移除 6 个额外的残基形成具有生物活性的 1～84PTH。PTH 在释放到血液中之前被储存在分泌颗粒中[58, 59]。随着 CKD 的进展，PTH 分泌持续增加。这种长时间的刺激会导致高转换性骨病和甲状旁腺增生。

PTH 水平随着钙、1, 25$(OH)_2D_3$、磷、25(OH)D 和 FGF23 的变化而增加（图 70–2）。随着 CKD 的进展，产生了很多维持高 PTH 水平的因素。包括 PTH 前基因转录调控的改变，PTH mRNA 转录后修饰，甲状旁腺中钙敏感受体（CaSR）和维生素 D 受体表达的减少，自主性甲状旁腺腺瘤，以及骨骼对 PTH 钙离子作用的抵抗。

钙是促进 PTH 释放的主要物质。钙通过激活 CaSR 直接调节 PTH 的释放。CaSR 的激活减少 PTH 的释放，而失活促进 PTH 的分泌。血钙也可以通过位于 PTH 基因上游的两个负性钙反应元件

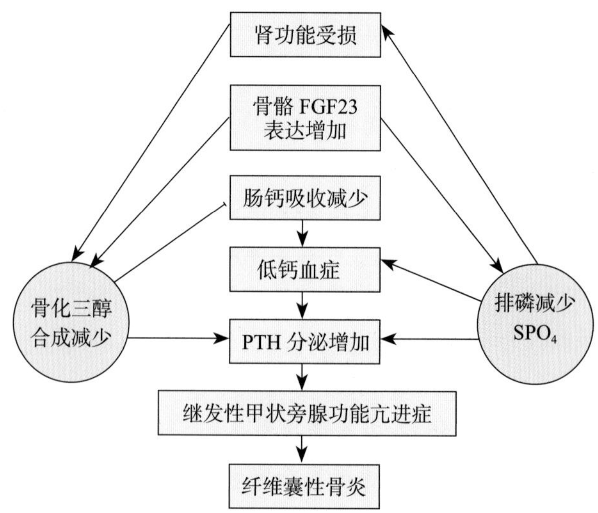

▲ 图 70–2　慢性肾脏疾病（CKD）矿物质代谢紊乱的发病机制

黑箭表示甲状旁腺激素调节改变的影响，开放箭头表示 FGF23 的变化

（nCaRE）来调节 PTH 前体的转录[60]，低血钙通过增加细胞液甲状旁腺蛋白（包括 AUF1）的水平来提高 PTH mRNA 的稳定性[61]，可以与 PTHmRNA 的 3′ UTR 结合。因此，在 CKD 中，低血钙的出现可以促进 PTH 的释放，增加 PTH 转录物的寿命。正常范围的血钙水平可以维持到 CKD 晚期，但血 PTH 水平在血钙明显变化之前就开始升高[3, 54]。这表明，在 CKD 的中期，1, 25$(OH)_2D_3$ 的降低导致 PTH 升高[62, 63]。

1, 25$(OH)_2D_3$ 除了影响血钙水平外，还直接抑制 PTH 水平。1, 25$(OH)_2D_3$ 与 VDR 结合后，结合 PTH 基因启动子区的负维生素 D 反应元件，从而抑制前 PTH 基因的转录[64, 65]。在正反馈回路中，1, 25$(OH)_2D_3$ 本身增加了 VDR 基因在甲状旁腺中的表达，这进一步抑制了 PTH 基因的转录。1, 25$(OH)_2D_3$ 还可增加 CaSR 的表达，CaSR 在继发性甲状旁腺功能亢进症患者的增生性甲状旁腺组织中的表达降低[66]。动物体内维生素 D 缺乏与甲状旁腺组织中 CaSR mRNA 的表达降低有关，1, 25$(OH)_2D_3$ 治疗可增加 CaSR mRNA 水平，关系呈剂量依赖性[67]。由于 1, 25$(OH)_2D_3$ 是一种有效的细胞增殖抑制剂，肾骨化三醇的产生和（或）VDR 表达的变化可能是 CKD 中甲状旁腺增生程度和甲状旁腺增大程度的重要决定因素[68]。

磷潴留和高磷血症被认为是继发性甲状旁腺功能亢进症的重要因素。磷潴留和高磷血症通过几种方式间接促进 PTH 产生。高磷血症降低血游离钙水平，因为游离钙可以结合过量的无机磷。随后低钙血症刺激 PTH 释放。磷的增加也会抑制肾脏 1α- 羟化酶活性，从而降低 25(OH)D 向 1, 25$(OH)_2D_3$ 的转化[69]。最后，磷可直接促进 PTH 的合成。高磷血症降低细胞溶质磷脂酶 A2（通过激活 CaSR 增加），抑制花生四烯酸的产生，从而增加 PTH 的生成[70]。低磷血症也会降低体外 PTH mRNA 转录的稳定性[71]，这表明磷本身通过增加 PTH mRNA 转录的稳定性影响血 PTH 水平。

尽管在透析患者中低估了 25(OH)D 的作用，但有证据表明，维生素 D 的“储存”形式对 PTH 的分泌有间接和直接的影响。肾外 1α- 羟化酶活性可显著促进骨化三醇的产生，即使在无肾患者中也是如此[38, 39]。此外，最近的证据表明，甲状旁腺中存在 1α- 羟化酶。25 (OH)D 在甲状旁腺内转化为 1, 25$(OH)_2D_3$，从而抑制 PTH[72]。即使甲状旁腺 1α- 羟化酶被抑制，25(OH)D 也可抑制 PTH 的合成，表明 25(OH)D 独立于骨化三醇对 PTH 起抑制作用[72]。最近研究表明，补充麦角钙化醇可以降低 CKD 患者血 PTH 水平[73-75]。这些发现表明，应定期评估 CDK 患者维生素 D 状况[42]。

FGF23 合成和分泌的改变可能通过间接和直接方式促进 PTH 合成。FGF23 随着 CKD 进展而升高，并可导致 1, 25$(OH)_2D_3$ 下降。低 1, 25$(OH)_2D_3$ 反过来促进 PTH 释放。FGF23 水平与直接调节甲状旁腺功能有关。对肾功能正常的动物甲状旁腺进行体外和体内研究分析表明，FGF23 通过一种独立于其对维生素 D 代谢作用的机制来抑制 PTH 的分泌[18, 19]。

继发性甲状旁腺功能亢进症时，甲状旁腺 CaSR 表达也发生改变，这可能与甲状旁腺增生有关。CaSR 是一种 7 次跨膜结构 G 蛋白耦联受体，含有一个大的胞外 N 端，可结合酸性氨基酸和二价阳离子[76]。细胞外低钙导致与受体结合的钙减少，受体构象松弛，导致 PTH 分泌增加[77]，血钙升高激活受体，减少 PTH 的分泌[78]。通过免疫组化方法判断，肾衰竭患者甲状旁腺增生组织中 CaSR 的表达减少了 30%～70%[66, 79]。CaSR 表达和活性的降低与钙水平的改变导致 PTH 分泌反应性降低有关[80]。CaSR 表达的降低导致对血钙水平不敏感，造成 PTH 的分泌不受控制。通过拟钙剂增加对 CaSR 的刺激可以减少 PTH 细胞的增殖，这表明 CaSR 是细胞增殖和 PTH 分泌的调节器[81]。

甲状旁腺细胞周期中 CaSR 和维生素 D 之间的关系还不完全清楚。一些证据表明维生素 D 可通过激活 CaSR 来减少甲状旁腺增生。CaSR 基因转录由维生素 D 通过基因启动子区的两个不同的维生素 D 反应元件进行调节[82]，提示肾衰竭时维生素 D 代谢的改变可以解释甲状旁腺对钙敏感的变化，维生素 D 可能在 CaSR 上游起到预防甲状旁腺细胞增生的作用[83]。

由于甲状旁腺的凋亡率很低，而且甲状旁腺细胞的半衰期约为 30 年，因此甲状旁腺一旦出现肿大就很难逆转[84]。长期刺激甲状旁腺可能导致染色体改变，最终导致甲状旁腺具有自主性，无调节的生长和激素释放[85]。增生的甲状旁腺组织能使肿瘤抑制基因 MEN1 失活和（或）激活 RET 原癌基因（MEN2a）突变[88]，MEN1 是视网膜母细胞瘤蛋白[86, 87]。在甲状旁腺腺瘤中可见由于染色体易位导致的甲状旁腺启动子驱动细胞周期蛋白（特别是细胞周期蛋白 D_1）[89]。即使没有体细胞突变，增生的甲状旁腺分泌的 PTH 也可能由于甲状旁腺细胞释放的 PTH 具有不可抑制的成分而变得具有自主性。但凭这一点就足以在终末期肾病患者中产生高钙血症和进展性骨病（图 70–2）。

随着肾病的进展，骨骼对 PTH 的钙作用产生抵抗，因此对 CKD 患者进行血 PTH 水平的评估是一个复杂的过程。事实上，维持性透析的患者血 PTH 水平是正常值的 2～9 倍，这与正常骨转换有关[1]，而轻 - 中度肾病患者的 PTH 水平与高转换性骨营养不良相关[90, 91]。虽然具体机制尚不清楚，但尿毒症与 PTH 作用的“骨骼抵抗”有关，这是多种因素造成的，可能不限于循环 PTH 片段的积累[92]和骨细胞生物学的变化[93, 94]。事实上，2004 年 Lund 等证明，如果血钙、磷、1, 25$(OH)_2D_3$ 和 PTH 的水平保持不变，小鼠肾消融可导致骨转换降低，这表明骨转换的变化与矿物质离子稳态的变化无关，特别是 CKD 早期阶段[95]。尿毒症动物模型显示，骨骼和生长板的 PTH/PTHrP 受体 mRNA 表达降低[96, 97]。高磷血症和维生素 D 代谢改变等因素与这些变化有关，并且在动物模型和中期 CKD 患者中，骨化三醇已被证明可以部分恢复钙对 PTH 的反应[98]。Sabbagh 等也证明骨硬化素表达增加与进展期 CKD 的骨转换变化有关，硬化素是由 Wnt 信号介导的骨转换抑制剂[93]。尽管骨骼对 PTH 抵抗，但许多终末期肾病患者的骨活检仍显示 PTH 过量。

由于 PTH 分子片段的存在使 PTH 的评估变得复杂。在健康人和 CKD 各期患者中，第一代 PTH-IMAs（免疫测定法）测定的 PTH 水平高估了 PTH（1～84）40%～50%。体外和体内实验数据表明，一个或多个氨基末端截短的 PTH（1～84）片段可拮抗 PTH（1～84）的钙离子作用，降低骨细胞活性，从而调节骨代谢。事实上，PTH（7～84）在体内具有降钙作用[92, 99]。尽管 Monier Faugere 等认为，与第一代 PTH–IMA 相比，测量全长 PTH（1～84）分子的第二代 PTH IMAs 和 PTH（1～84）氨基截短片段之间的比率（根据第一代和第二代 PTH–IMAs 之间的 PTH 水平差异计算）可以更好地预测骨转换[100]，但这些发现没有得到后续研究的证实[101, 102]。考虑到血 PTH 水平在肾性骨营养不良的诊断和治疗中起关键作用，尽管第二代 PTH–IMA 不能预测不同类型的肾性骨营养不良，但其可能为甲状旁腺功能的生理意义提供重要的新见解。目前，在维持性透析患者中使用第一代或第二代 PTH–IMAs 测量 PTH 在预测骨转换方面显示出类似的准确性。目前的数据尚不支持在诊断不同亚型肾性骨病方面，第二代 PTH–IMAs 比第一代 PTH–IMAs 具有优势的说法。最近，非氧化型和氧化型 PTH 的区别已经被证明不仅可以区分活性和非活性分子形式，而且可以预测透析患者的不良结果[103]。然而，目前还不能将这些分析用于临床实践中[1]（图 70–3）。

二、肾性骨病的发病机制

骨转换、骨矿化和骨体积异常

通过骨组织形态计量学评估骨组织为了解肾性骨病的病理生理机制提供一种方法，并为其正确治疗提供指导。最近，改善全球肾脏疾病预后组织（KDIGO）建议评估骨组织学的三个方面，即骨转换、骨矿化和骨体积，这些都可能在 CKD 患者中发生改变[1]。此外，最近对 CKD 中骨蛋白表达变化的研究已经揭示了 ROD（肾性骨营养不良）的发病机制[93]，这可能对将来的诊断和治疗具有指导意义。

1. 骨转换　继发性甲状旁腺功能亢进症患者的骨转换率明显增加，成骨细胞和破骨细胞数量增加，裂孔周围出现不同程度的纤维化改变（图 70–4）。破骨细胞的激活是通过 PTH 介导的[104]，导致骨小梁表面、骨皮质中央管（Haversian 管）内矿物质和基质吸收增加[105]。细胞活性增加可继发于对局部因素的非特异性反应，如胰岛素样生长因子 1（IGF–1）、细

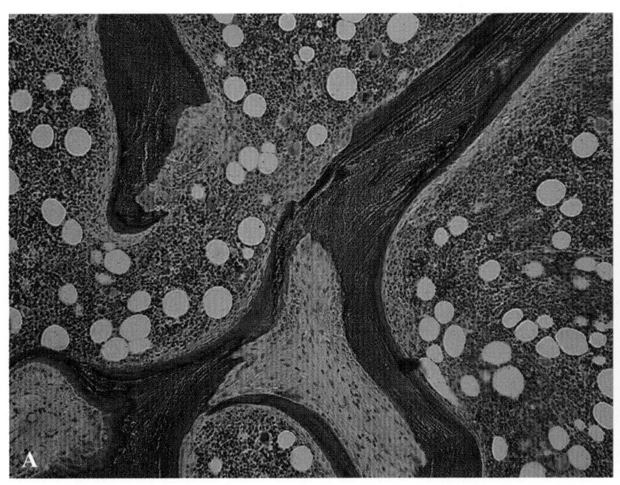

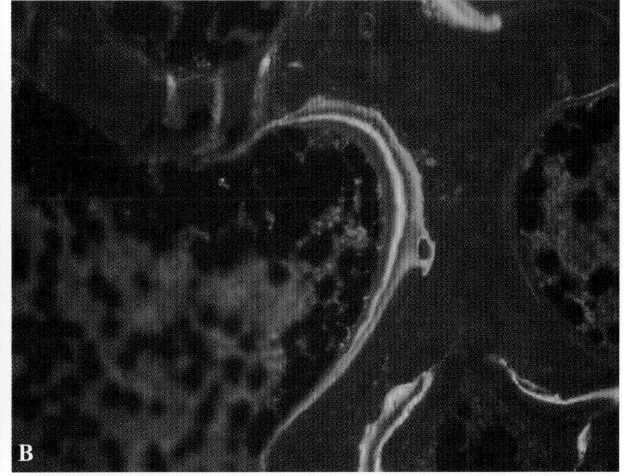

▲ 图 70-3 **骨组织学，纤维性骨炎**

A. 光镜下可见细胞活动增强、类骨积聚、糜烂和纤维化；B. 双四环素标记的增加，提示骨转换率增加

胞因子或骨折，也可以是全身刺激的结果，如甲状腺素或 PTH 增加。高转换型骨病的一个特征是编织类骨的数量增加，与正常骨中常见的类骨板层相比，其表现为胶原纤维的无序排列。在维生素 D 缺乏的晚期肾病患者中，编织类骨可能会发生矿化。但是，钙可能以无定形磷酸钙的形式而非羟基磷灰石形式发生沉积[106]。

骨转换的另一方面就是 PTH 分泌过多可导致肾性骨营养不良（图 70-5）。约 40% 的血液透析患者和 50% 以上腹膜透析的成人患者，他们的 PTH 水平仅轻微升高或在正常范围内，这与骨形成率和骨转换率正常或降低有关[107]。长期使用含钙的磷结合剂、活性维生素 D 及使用高浓度含钙透析液是导致低转换型骨病最常见因素[108]。间断给予常规透析患者大剂量骨化三醇可能直接抑制成骨细胞活性[109]。无动力骨病的特征是骨体积正常，无纤维化，骨形成率降低，正如骨组织形态计量学上双四环素标记的减少或缺失（图 70-5）。可以观察到成骨细胞和破骨细胞减少[110]。无动力骨病与低 PTH 水平、低碱性磷酸酶水平、高血钙和血管钙化增加有关[111]。无动力肾性骨营养不良的长期后果仍有待确定，但由于骨重建率低，骨折及骨折延迟愈合增加的风险已经引起大众关注。横断面研究显示软组织和血管钙化的发展与无动力型骨病有关[111]。在

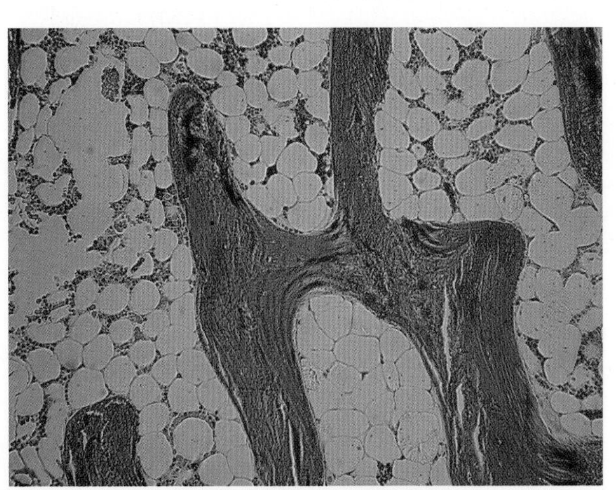

▲ 图 70-4 **骨组织学，无动力骨**

在光镜下，细胞活性下降，类骨细胞的积聚很少

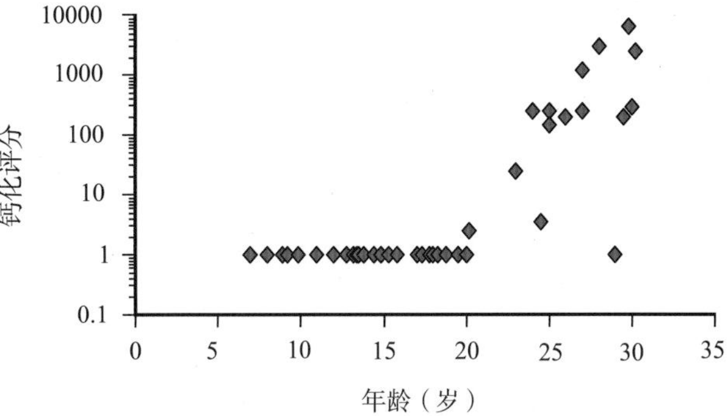

▲ 图 70-5 **39 例接受透析治疗的终末期肾病儿童和青年人的冠状动脉钙化评分（按年龄分组）**

使用电子束计算机断层扫描评估冠状动脉钙化。Y 轴表示钙化分数的对数（引自 Goodman WG，Goldin J，Kuizon BD，et al：Coronary artery calcification in young adults with end-stage renal disease who are undergoing dialysis，N Engl J Med. 2000；342：1478-1483.）

青春期前的儿童，无动力肾性骨营养不良与线性生长减少有关[112]。

2. *骨矿化* 虽然传统上肾性骨营养不良的定义是骨转换异常，但在成人和儿童CKD患者中[113]都观察到骨矿化异常[91]。早期CKD的骨组织学数据是有限的。然而，目前的骨活检数据填补了这一空缺，并在30%～40%的早期CKD［肾小球滤过率为60～90ml/（min・1.73m^2）］儿童中发现了骨矿化异常。尽管成人骨矿化异常的患病率仍存在争议，但来自巴西的数据表明，在透析前的成人CKD患者中这种情况也很常见，尤其是在骨密度较低的患者中[113]。骨矿化异常的患病率随着肾功能恶化而增加，在使用活性维生素D治疗继发性甲状旁腺功能亢进症之前及治疗期间，儿童透析患者骨矿化异常的发生率高得惊人（50%～80%）[9]。尽管CKD患者骨矿化异常的临床意义尚待确定，但骨折发生率增加、骨畸形和生长迟缓在儿童CKD患者中很常见，这些是佝偻病儿童的常见特征[2]。即使继发性甲状旁腺功能亢进症得到了控制，但这些病变仍然存在[9]。与低或正常骨转换型相关的矿化称为骨软化症，而高骨转换相关的骨矿化异常称为混合病[1]。骨矿化异常的组织形态计量学特征包括类骨缝增宽，类骨板层数量增加，以及覆盖类骨的小梁表面增加[115]。

虽然骨矿化异常机制还不完全清楚，但有些因素已被证实与发病机制有关，如25(OH)D缺乏、FGF23变化。在一般人群中，营养性25(OH)D缺乏会导致骨软化症，在CKD患者中也可能出现类似表现，骨细胞生物学的改变可能是原因之一。事实上，CKD早期患者骨细胞FGF23的表达已显著上调[94]。早在2期CKD，血PTH、维生素D、钙和磷浓度仍在正常范围内[54]，但FGF23已经升高[3]。血FGF23的升高可能是继发于调节蛋白的缺陷，包括骨细胞蛋白牙本质基质蛋白1（DMP1）和外核苷酸焦磷酸酶/磷酸二酯酶（ENPP1），在肾功能正常的患者中会出现不同形式的低磷酸血症佝偻病[116]。这些结果表明DMP1和ENPP1是FGF23合成和分泌的负性调节因子。然而，儿童CKD患者FGF23的早期升高与骨细胞DMP1表达的增加相关，而非与骨细胞DMP1表达减少相关[94]。在CKD情况下，骨细胞表达FGF23和DMP1与骨矿化组织形态计量学参数有关[94]。骨细胞可能是早期CKD血FGF23升高的来源，但骨细胞似乎不能产生足够高水平的DMP1来抑制FGF23的合成。因此，即使肾功能轻度下降，骨细胞功能也会出现异常。尽管可以控制骨转换，但CKD患者中仍经常发生骨折和骨畸形，骨矿化异常的后果仍有待证实。这些并发症出现可能与骨矿化的改变有关。此外，骨细胞以前被认为是一个相对静止的细胞，其作用仅限于骨骼机械反应，现在骨细胞被认为是一个具有内分泌功能的细胞，其正常生理的破坏会导致各期CKD患者甲状旁腺、矿物质代谢和骨矿化的紊乱。

抗惊厥治疗可能会导致肾病患者发生骨软化症。长期摄入苯妥英钠和（或）苯巴比妥与非尿毒症患者骨软化症的高发病率相关[117]。这些可能的部分原因是维生素D代谢发生改变[118]。

3. *骨体积* 由于PTH在骨小梁水平上是合成代谢，高PTH水平通常与骨体积、骨小梁体积和骨小梁宽度的增加有关。然而，骨体积也可能降低（称为骨质疏松），尤其是在那些可能与年龄相关的骨丢失和接受皮质类固醇治疗人群中。一般人群中，骨质疏松与髋部骨折和死亡率增加有关[119]。因此，骨体积被认为是骨组织学的重要参数。然而，在CKD患者中，骨质疏松对髋部骨折的发病率和死亡率的影响仍有待明确。

三、临床表现

肾性骨营养不良的症状和体征通常是非特异性的，实验室和影像学改变通常早于临床表现。但是，也会出现一些特定的症状和综合征。

（一）肌肉骨骼症状

骨痛是晚期肾病患者严重骨病的常见表现，骨痛常常由于负重或姿势改变而加重。无明显阳性体征。骨痛最常见于下背部、臀部和腿部，也可能发生在外周骨。偶尔膝盖、脚踝或脚跟周围突然出现疼痛可能提示急性关节炎，这种疼痛通常不能通过按摩或局部热敷来缓解。在长期透析的患者中，腕管综合征和慢性关节痛常与关节及其周围β_2微球蛋白淀粉样蛋白沉积有关[120]。关节痛通常是双侧的，常累积肩、膝、腕和手部小关节，通常在静止和夜间加重[121, 122]。

近端肌病是晚期肾病患者标志性表现，其症状出现缓慢。患者觉得爬楼梯或从椅子上站起来有困难，或者无法举手梳头。这种近端肌肉无力与 25(OH)D 缺乏和原发性甲状旁腺功能亢进症相似。血肌酶正常，肌电图呈非特异性改变。发病机制尚不清楚，涉及几种不同的机制，包括继发性甲状旁腺功能亢进症，磷酸盐缺乏[123]、维生素 D 代谢异常和铝中毒[124]。据报道，在接受 1, 25$(OH)_2D_3$ 治疗后，中度肾衰竭儿童的步态及终末期肾病成年患者肌无力症状得到改善[125]。使用 25$(OH)D_3$，1, 25$(OH)_2D_3$ 治疗后、甲状旁腺次全切除术后、肾移植后及去铁胺螯合治疗铝中毒后，肌力均可得到改善。

由于儿童骨骼还在生长、塑形和重塑，因此骨畸形在尿毒症儿童中很常见。成人患者出现骨畸形也是由于骨骼异常重塑或复发性骨折引起[126]。儿童股骨和手腕的骨畸形是由骨骺滑脱导致[127]。这个问题在青春期前最常见，在长期先天性肾病患者中最频繁。对于患有肾病的成年人来说，骨畸形可能以腰椎侧弯、后凸和胸廓畸形为主要表现，尤其是患有铝相关性骨病患者[126]。

（二）生长迟缓

生长迟缓是儿童 CKD 的特征。生长衰竭随着肾功能下降而恶化，与健康儿童的平均身高相比，轻度 CKD 儿童的平均身高［GFR：50～70ml/（min・1.73m^2）］低 1 个标准差（SD），中度 CKD 儿童［GFR：25～49mL/（min・1.73m^2）］低 1.5 个标准差，在透析开始时，平均身高低 1.8 个标准差。男孩、年轻患者和先前接受过肾移植的患者出现生长衰竭的风险最大[128]。对于出现肾小管酸中毒但肾功能正常的患者而言，酸中毒与线性生长延迟有关，纠正代谢性酸中毒后生长速度通常会加快[129]。在酸中毒模型大鼠中发现，生长激素（GH）分泌减少、血清 IGF-1 和肝脏 IGF-1mRNA 表达减少。此外，在肾功能正常和肾损伤的大鼠中，代谢性酸中毒可抑制 GH 的作用[130, 131]。生长板的 GH 受体、IGF-1 受体和 IGF-1 表达水平下调，IGF 结合蛋白上调[132]。尽管儿童在 CKD 各阶段的 PTH 最佳目标值仍存在争议，但缺乏骨化三醇及继发性甲状旁腺功能亢进症也会导致生长迟缓。一些数据表明，在中度 CKD 儿童中，当 PTH 水平保持在或接近正常范围时，患儿的生长速度是正常的[133]，其他研究表明，在同一患者中，生长速度与 PTH 水平呈线性相关，PTH 最高的患者生长速度最快[134]。在成人和儿童中，间断使用大剂量骨化三醇和含钙的磷结合剂治疗继发性甲状旁腺功能亢进症已被证明能显著减少骨形成并抑制成骨细胞活性[9, 135]。然而，即使在间断使用维生素 D 治疗期间，血 PTH 水平在 K/DOQI 推荐范围内[42, 136]，但仍有可能发生无动态型骨病，线性骨生长速度也可能降低。将血 PTH 水平维持在 300～500pg/ml，可减少这些并发症的发生[9]，骨骺板抑制软骨生长的机制尚不清楚。然而，骨化三醇可抑制体外培养的软骨细胞和成骨细胞生成，其作用呈剂量依赖性。此外，维生素 D 增加 IGF 结合蛋白（IGFBPs）的表达。IGFBP-2、IGFBP3、IGFBP4、IGFBP5 和 IGF-1 可能独立于 IGF-1 通过自身受体发挥抗增殖作用[137]。

GH 抵抗导致肾衰竭时，线性生长也受损。尽管 CKD 患者血清 GH 水平正常或升高，但仍出现生长发育不良[138]。尿毒症与以下因素有关，包括肝脏 GH 受体和 IGF-1mRNA 表达减少、受体后 GH 介导的信号转导缺陷[139]、血清 GH 结合蛋白水平降低[140]、IGF 结合蛋白合成增加和清除减少[140]。使用重组人生长激素（rhGH）治疗可导致生长加快，这与 IGF-1 对靶组织的生物利用度增加有关。接受维持性透析的儿童对 rhGH 治疗的效果不如轻度 CKD 患儿;GH 治疗效果差异的机制仍有待明确。值得注意的是，在 rhGH 治疗期间，骨形成率的增加与 PTH 的变化不成比例，这使得治疗期间对肾性骨营养不良进行无创评估变得复杂[141]。

（三）心血管疾病

心血管疾病是各阶段 CKD 患者最常见的死亡原因，年轻（如 20—30 岁）的透析患者发生心血管疾病死亡率等同于普通人群中的 80 岁患者[142]。心血管疾病不仅限于成人，在 CKD 儿童中也很常见[143]。除了在普通人群中发现心血管疾病（如高血压和吸烟）的传统危险因素外，透析前 CKD 患者和透析患者心血管疾病的危险因素，包括高钙血症、高磷血症、FGF23 和钙磷乘积分数增加，以及使用高剂量钙盐和维生素 D[144-146]。然而，在没有这些危险因素的情况下，40% 的 3 期 CKD 患者表现出钙化迹象[147]，儿童颈动脉壁增厚早在 2 期 CKD 就很明显[143, 148]，这表明与 CKD 相关的其他因素在加速血管钙化过程中也起着关键作用。肾功能正常的老年人形成动脉粥样硬化斑块是由于血管内膜钙化，而尿毒症患者是由于中膜钙化。这种形式的钙化与血管扩张度降低有关，会导致病理性僵硬"铅管"，增加了充血性心力衰竭的风险[149]。电子束计算机断层摄影术（EBCT）用于评估成年人的血管钙化，儿童时期接受维持性透析治疗的年轻成人测量结果表明，该人群中有相当一部分患者存在血管钙化的证据[146]（图 70-6）。颈动脉超声测量内膜 - 中层厚度（IMT）已被证实可以评估儿童心血管疾病，其厚度增加会导致疾病恶化[143]。CKD 早期患儿血管变化的患病率表明，CKD 特征性的因素可导致血管疾病，并且是独立于循环矿物质含量而发生。这些患儿不仅缺乏透析人群中常见的矿物质代谢相关危险因素，而且缺乏糖尿病、高血压和吸烟等传统成人危险因素[143]。

尽管血管钙化的形成机制有待充分阐明，但 CKD 患者发生钙化的病生机制明显不同于普通人群。事实上，在肾功能正常的人群中，钙主要沉积在粥样硬化斑块的内膜中，而 CKD 患者矿物质沉积主要发生在中膜[149]。对于肾功能受损的患者而言，动脉周围的平滑肌层不仅可以发生钙化，而且可以被类似骨骼的组织所替代。事实上，成骨细胞和血管平滑肌细胞有着共同的间充质来源，在 CKD 患者中，核心结合因子 -1（Cbfa1）被认为能够触发间充质细胞向成骨细胞转化。缺乏 Cbfa1 的小鼠不能进行骨矿化[150]，肾移植后患者动脉蛋白质水平增加[151]。钠依赖性磷酸转运蛋白 PIT-1 和 PIT-2 的表达可能导致钙化增加[149]、促矿化因子上调，如骨桥蛋白、骨唾液酸蛋白、骨连接素、碱性磷酸酶和 I 型胶原，尿毒症可上调骨形态发生蛋白 2（BMP-2），而抑制钙化抑制剂的表达（如胎球蛋白 A 和基质 Gla 蛋白）[149]。

在过去的数年，循环中 FGF23 水平的升高与 CKD 患者的心血管疾病有关，最近的实验数据表明，FGF23 独立于矿物质代谢的变化，直接作用于心肌细胞[152]。虽然循环中 FGF23 对矿物质代谢的影响需要 Klotho 作为 FGF 受体的共同受体[153]，但 FGF23 对心血管系统的影响似乎是独立于 Klotho。与肾功能正常的个体相比，肾衰竭患者的 FGF23 水平通常高出数百至数千倍，FGF23 的水平与成人慢性肾病左心室肥大的患病率[4]和过早死亡率有关[154]。最近的实验数据表明，这些关联可能反映了 FGF23 对心肌的直接作用，该作用以独立于 Klotho 的方式诱导心肌细胞肥大[152]。然而，值得注意的是，正如进展期 CKD 一样，尽管 Klotho 在心肌、血管中不表达或少有表达，但 Klotho 在动脉中表达，一些研究表明 Klotho 与血管弹性的丧失有关[156]。其他数据表明，FGF23 和 Klotho 不影响血管钙化。但是最近的数据表明，FGF23 和 Klotho 在人动脉钙化区表达增加[157]，而不是在平滑肌细胞中表达增加，这可能反映了这些区域向骨细胞表型的转化[158]。

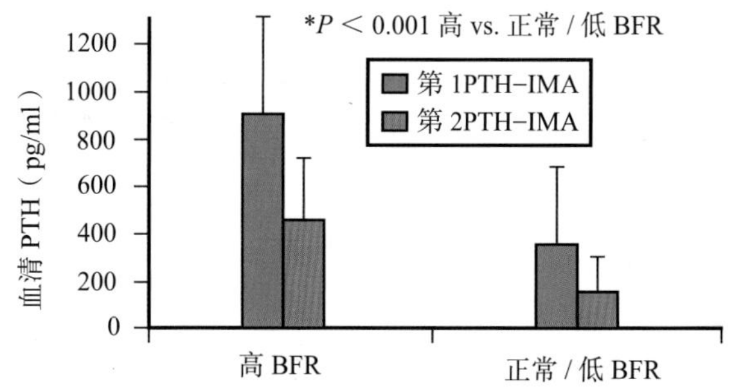

▲ **图 70-6 维持性透析患者骨组织学改变对甲状旁腺激素（PTH）水平的影响**

（四）钙化防御

钙化防御是一种特异的综合征，其特征是皮肤、皮下脂肪和肌肉发生缺血性坏死，在尚未接受透析治疗的晚期肾衰竭患者、接受定期透析治疗的患者及功能良好的肾移植患者中都会出现这种症状[159]。该综合征有两种不同的类型，即中央型钙化防御和外周型钙化防御。中央型钙化防御主要影响大腿、腹部和胸壁，外周型钙化防御累及膝肘部的远端，如脚趾、手指和脚踝[160]。前者预后极差，

80%～90% 的患者死亡。这种综合征常伴有病理性肥胖和低蛋白血症。许多患者有严重的继发性甲状旁腺功能亢进症，多数患者有严重和顽固性的高磷血症病史 [160]。一些患者可能存在凝血功能调节异常 [161]。接受糖皮质激素治疗的肾移植患者也会出现这种综合征，这表明类固醇也可能在其中起作用。钙化防御患者常死于继发感染。

相当部分的患者在甲状旁腺切除术后钙化防御会得到好转，少数患者在血磷显著降低后能够痊愈。因此，对于有严重继发性甲状旁腺功能亢进症的患者，需行甲状旁腺切除术并积极控制血磷。在尿毒症合并糖尿病患者中，缺血性病变和内侧血管钙化很常见，行甲状旁腺切除术后，这些病变很少得到改善。在部分个体中，拟钙剂 [162]、硫代硫酸钠（一种钙螯合剂）和帕米膦酸钠 [163] 也是有效的。也建议高压氧治疗 [163]。

（五）透析相关性淀粉样变

透析相关性淀粉样变引起的几种临床综合征与肾性骨营养不良的临床特征相类似，淀粉样变也可与尿毒症性骨病同时发生。透析相关性淀粉样变是由 $β_2$ 微球蛋白组成的一种特殊类型淀粉样蛋白沉积在骨和关节周围组织引起的病变 [164]。除了 $β_2$ 微球蛋白外，淀粉样沉积物还包含高级糖基化终产物，这可能是能被某些富含胶原蛋白组织吸收的原因 [165, 166]。常规透析治疗超过 5～10 年的患者，发生透析相关性淀粉样变的频率明显增加，在 50 岁以上开始透析的患者中更为常见 [167]。采用高通量血液透析滤过器可将淀粉样变的发病率降低 50% [168]。淀粉样变性的临床表现包括：①腕管综合征；②破坏性或糜烂性关节病，累及大、中关节，包括肩、膝、髋关节，背痛是常见的临床表现；③脊椎关节病，常累及颈椎；④囊性骨损害，常发生在腕骨、肱骨头和股骨头、桡骨远端、髋臼和胫骨平台。尽管软骨下溶骨性改变发生的部位和多发性特征与继发性甲状旁腺功能亢进症的棕色瘤大不相同，但有时仍会相混淆。在接受长期透析的患者中，这种综合征可能是患者出现神经肌肉和关节周围症状的潜在原因，可能是由于继发性甲状旁腺功能亢进症或铝积聚所致。对于使用骨化三醇治疗，但严重肌肉骨骼症状仍没有得到改善的透析患者应避免行甲状旁腺切除术，患者的症状可能是由于透析相关性淀粉样变导致。后者的特异性诊断是活检发现由 $β_2$ 微球蛋白组成的淀粉样蛋白，如果出现相关临床特征、多发性囊性骨损害，或超声显示关节周围有淀粉样组织，需强烈怀疑该疾病 [169]。透析相关性淀粉样变的治疗困难，而且多数疗效不好，但是进行肾移植后，相关症状会迅速消失，影像学上显示骨损害没有进展 [170]。维持透析的患者使用高通量透析器膜可以减少淀粉样蛋白的积累 [171]。

1. 铝　铝中毒常发生在 GFR ＜ 30ml/(min·1.73m^2) 的透析患者或 CKD 患者中，是由于从肠道、透析液或肠外输液中吸收的铝没有被充分排出或清除所致。目前铝中毒虽然在多数发达国家非常罕见，但在发展中国家仍是一个问题。

铝积聚在各组织中，包括骨、肝、脑和甲状旁腺，可产生毒性（如透析性脑病、骨软化症和小细胞性贫血）。枸橼酸盐可增强肠道对铝的吸收，但碳酸氢钠不可以。因此，患者不应同时使用氢氧化铝和柠檬酸盐，这两种药物一般用于纠正代谢性酸中毒 [172]。诊断铝相关性骨病的金标准是骨活检，骨活检显示骨表面铝染色增加（＞ 15%～25%），组织学结果显示为骨质疏松或骨软化。骨和肝脏中铝的沉积与血浆水平无关 [173]，但血铝水平有助于监测正在接受长期透析治疗和长期使用含铝磷结合剂治疗的患者。对于铝含量为 60～200μg/L 或 DFO 试验阳性的有症状患者，应给予 DFO（去甲氧胺）。DFO 输注试验是在透析的最后 1h 内注入 5mg/kg DFO。需要在输注 DFO 前和 2 天后及下一次透析前测定血铝水平。为防止 DFO 引起的神经毒性，如果血铝浓度大于 200μg/L，应停止使用 DFO。

2. 骨活检

虽然骨活检不是临床上的常规检查，但对于以下患者需考虑进行骨活检，非暴力性骨折者（病理性骨折）、疑似铝相关性骨疾病的 CKD 患者、血 PTH 水平为 400～600ug/ml，但存在持续性高钙血症或存在 PTH 升高和相对低水平碱性磷酸盐 [42]。使用四环素进行骨标记，以 15mg/（kg · d）（分为每天 2 次或 3 次）的剂量给药 2 天。由于磷结合剂可能会干扰肠道对四环素吸收，因此在标记过程中应保存磷结合剂。14 天后，重复以上的给药疗程。对于 8 岁以下的儿童，四环素的剂量通常控制在 10mg/（kg·d）以下，以避免毒性。其他染色程序显示异常成分在骨内的沉积，如铁、铝和草酸 [174]。

四、慢性肾脏病的治疗

为了减少骨骼并发症及防止骨外钙化，尤其需要注意 CKD 患者骨矿物质的改变。CKD-MBD 治疗的目标：①维持血钙、磷在正常范围内；②防止甲状旁腺增生，将血 PTH 水平维持在各期 CKD 的适当水平；③避免骨外钙化的进一步发展；④防止或逆转有毒物质的积累，如铝、β_2 微球蛋白和 FGF23。

（一）钙磷的饮食调控

随着肾病的进展，活性维生素 D 水平逐渐下降，肠道和肾脏对钙的重吸收减少，因此经常出现低钙血症。未经治疗的 CKD 患者通常每天只摄入 400～700ug 的元素钙。不幸的是，乳制品等富含钙的食物也含有较多的磷。因此，虽然从饮食中摄入的钙能够满足日常需要，但同时也伴随着磷的过量摄入，而磷在肾衰竭时无法排出体外。因此，通常需要以钙盐的形式补钙，必须密切监测钙的总量，因为积极的补钙可能导致高钙血症和血管钙化（常见于使用含钙盐用作结合磷的唯一方法）。事实上，最近的研究表明，即使 3～4 期 CKD 的患者每天仅摄入 1500mg 钙也处于正钙平衡状态 [55]。

高磷血症常见于多数晚期肾病患者，包括接受透析治疗的患者。据报道，高磷血症和钙磷乘积分数升高是成人透析患者发生血管钙化和死亡的独立危险因素 [175, 176]。因此，治疗目标包括维持血磷在正常范围内，避免钙磷乘积分数超过 $55mg^2/dL^2$。美国成年人和儿童的平均磷摄入量约为 1500～2000mg/d，60%～70% 的膳食摄入量被吸收。在肾病中期阶段，限制饮食中磷的摄入可能足以预防高磷血症。严格从饮食中限制磷的摄入往往很困难，因为低磷饮食会令人感到不愉快，尤其是对大龄儿童和成人，而且磷的摄入量与蛋白质的摄入量直接相关，每克蛋白质中含有 10～12mg 的磷。而充足的蛋白质摄入对于儿童的生长和成人瘦体重的维持十分必要。目前膳食推荐认为，患有慢性肾脏病的成人每天需要摄入 0.8～1g/kg 的蛋白质，而儿童根据年龄每天摄入 1～2.5g/kg 蛋白质 [42, 134]。这意味着体重 80kg 的人每天至少摄入 800mg 磷。

接受透析治疗的患者除了使用磷结合剂治疗外，还需要限制饮食中磷的摄入，因为标准处方腹膜透析和血液透析去除的磷无法维持正常的血磷水平（腹膜透析为 300～400mg/d，血液透析为 800mg/ 次）。在一些中心采用每日缓慢持续的血液透析治疗可以很好地控制血磷水平，一般可以停止使用磷结合剂 [177, 178]。事实上，为防止长期低磷血症，有些出现低磷血症的患者需要在透析液中添加磷 [177, 178]。

（二）磷结合剂

磷结合剂通过与肠道中的磷形成难溶性的复合物来减少肠道对磷的吸收。过去经常使用含铝的磷结合剂，但长期使用会导致骨病、脑病和贫血 [179]。因此，含铝磷结合剂应限于治疗那些伴有高钙血症或钙磷乘积分数升高的严重高磷血症患者（＞ 7mg/dl），因为含钙磷结合剂会加重这两种情况。氢氧化铝的剂量不应超过 30mg/（kg·d），并且尽可能地给予低剂量，仅使用 4～6 周 [180]。定期监测血铝水平。避免同时摄入含有柠檬酸盐的物质，因为柠檬酸盐会增加肠道对铝的吸收 [181] 并增加急性铝中毒的风险。便秘是含铝磷结合剂常见的不良反应，可以通过使用大便软化剂来缓解。

为了避免铝相关骨病和脑病发生，人们提倡使用无铝磷结合剂。其中，含钙磷结合剂被广泛用于治疗高磷血症，并可作为钙补充剂。几种含钙磷结合剂都可以在市场上买到，包括碳酸钙、醋酸钙和柠檬酸钙。碳酸钙是最常用的，在成人和儿童中的研究表明，碳酸钙可以有效降低血磷水平 [182]。推荐剂量应与膳食中的磷含量成比例，并需要进行调整剂量以控制血钙、磷水平。大剂量的碳酸钙可导致高钙血症，特别是对于接受维生素 D 治疗或患有无动力骨病的患者 [183]。随着含钙磷结合剂、维生素 D 剂量的减少及透析液钙浓度的降低，高钙血症可以恢复正常。为了避免心血管钙化的发生发展，目前建议元素钙摄入量不应超过 2g/d，以含钙磷结合剂形式给予的钙应少于 1500mg [1, 42, 136]。

碳酸钙和醋酸钙的比较研究表明，同等剂量下，醋酸钙能结合 2 倍多的磷，高钙血症的相对发生率因研究而异 [184]。柠檬酸钙是一种有效的磷结合剂，在肾衰竭患者中应谨慎使用，因为其与含铝磷结合剂联合使用时，可增加肠道对铝的吸收 [185]。酮戊二酸钙的钙含量低于碳酸钙，其具有合成代谢作用，但胃肠道不良反应和高昂的治疗费用限制了它在临床的应用 [186]。

为了减少钙盐相关的血管钙化风险和氢氧化铝相关骨、神经毒性，已经开发了替代磷结合剂的药物。盐酸司维拉姆（RenaGel）是一种非含钙非含铝多聚丙烯酰胺磷结合剂，在接受透析治疗的成人和儿童患者中，盐酸司维拉姆被证实可有效降低血磷、钙磷乘积分数和 PTH，且不会导致高钙血症 [175]。在血液透析患者和 3～4 期 CKD 成人患者，使用含钙磷结合剂治疗期间钙化病变有所增加，但盐酸司维拉姆可以阻止血管钙化的进展 [175, 187]。除对血磷水平有影响外，盐酸司维拉姆还可降低血清总胆固醇和低密度脂蛋白胆固醇的水平，同时增加高密度脂蛋白水平 [188]。此外，一些研究表明，盐酸司维拉姆也可以降低 FGF23 水平 [7, 187, 189]。这些结果表明，盐酸司维拉姆对减少终末期肾病患者心血管并发症的发生具有益处。接受盐酸司维拉姆治疗的患者可能发生酸中毒。因此，最近生产了一种新的司维拉姆（碳酸司维拉姆）和盐酸司维拉姆一样，是一种有效的磷结合剂，但在成人和儿童患者中发生酸中毒的风险较小 [190]。

其他的磷结合剂，包括镁、铁（羟基氧化蔗糖铁）、烟酸和镧化合物。碳酸镁可降低血磷水平，但透析治疗中应该使用无镁透析液 [191]。由于大剂量碳酸镁会导致腹泻，因此限制了它作为单一药物被使用。在 CKD 成人进行的短期研究表明，含铁磷结合剂是一种有效的磷结合剂，如羟基氧化蔗糖铁和柠檬酸铁 [192]。临床试验表明，碳酸镧可以有效地控制血磷和 PTH，而不增加血钙。碳酸镧可降低血磷和 PTH 水平，而不引起高钙血症、无动力骨病或骨软化症 [193]。然而，镧是一种重金属，在动物肝脏中储积 [194]。停用碳酸镧长达 2 年之久，也会在透析患者的骨骼中检测到残留 [193]。最近研究表明，烟酸可能是一种潜在的磷结合剂，它通过阻断 NPT2b 来减少肠道对磷的吸收。事实上，Ix 等在 261 例 3 期 CKD 患者中进行了烟酸与安慰剂对血磷影响的研究。结果显示，与安慰剂组相比，接受烟酸治疗的患者磷含量变化为 −0.40mg/dl [195]。其不良反应可能包括皮肤潮红。对于血液透析患者而言，羟基氧化蔗糖铁是一种有效的含铁磷结合剂 [196]。

（三）维生素 D 治疗

尽管从饮食中限制磷的摄入，但需要使用磷结合剂，透析液中应适当加入钙，并且保证充足的钙摄入，在相当部分的尿毒症患者中，由于甲状旁腺功能亢进症而发生进行性纤维囊性骨炎。维生素 D 治疗的目的是控制血 PTH 水平和高转换型骨病。目前的证据表明，维生素 D 治疗存在两个主要问题。首先，25(OH)D 缺乏症的治疗在肾病患者中很常见，它本身可以逆转甲状旁腺功能亢进症。第二，活性维生素 D 通过抑制 PTH 前体的形成及激活 CaSR 来降低 PTH 水平。

1. 25(OH) 缺乏症的评估及治疗　监测 25(OH)D 水平及治疗维生素 D 缺乏症是治疗 CKD 患者甲状旁腺功能亢进症的重要部分。对于血 25(OH)D 水平为多少定义为维生素 D 缺乏症仍存在相当大的争议，美国国家医学院认为血 25(OH)D ≥ 20ng/ml 即为维生素 D 充足，而美国肾脏基金会建议在 30ng/ml 以上 [42]。根据 KDOQI 分类系统，维生素 D 缺乏症分为 3 类 [42]：①严重缺乏，即血 25(OH)D ＜ 5ng/ml；②轻度缺乏，25(OH)D 在 5～15ng/ml；③维生素 D 不足，25(OH)D 在 16～30ng/ml。因此，当 25(OH)D 低于 30ng/ml 时，应对 CKD 患者使用麦角钙化醇治疗。严重 25(OH)D 缺乏者（＜ 5ng/ml）口服 50 000U，每周 1 次，持续 12 周，后改为每月 1 次，共 6 个月。或者单次肌肉注射 500 000U。血 25(OH)D 在 5～15ng/ml 者（所谓轻度缺乏）应口服 50 000IU 麦角钙化醇，每周 1 次，共 4 周，后每月 1 次，共 6 个月。维生素 D 不足者（16～30ng/ml）口服 50 000U 麦角钙化醇，每月 1 次，持续 6 个月。对于维生素 D 缺乏的患者，在 6 个月疗程结束后，应重新检测血清 25（OH）D 水平。

2. 活性维生素 D 治疗　如前所述，活性维生素 D 通过多种途径发挥作用，通过增加肠道和肾脏对钙的吸收、结合 CaSR、增加骨骼对 PTH 的敏感性及改变甲状旁腺素原的转录来减少 PTH 的产生。骨化三醇（Rocartrol）已被广泛用于治疗成人和儿童继发性甲状旁腺功能亢进症。多个临床试验证明，每日口服骨化三醇可治疗有症状的肾性骨营养不良[101, 197, 198]。使用骨化三醇治疗后患者骨痛减轻、肌力和步态得到改善，纤维性骨炎部分或完全消失。大多数临床试验骨化三醇的剂量范围为 0.25～1.5mcg/d。在 CKD 患者中，初始剂量由目标 PTH 水平和肾脏疾病分期所决定[42, 136]。在透析患者中，每周 3 次静脉注射 1, $25(OH)_2D_3$ 或口服脉冲疗法可有效降低血 PTH 水平[200]。给药剂量范围为 0.5～1.0mcg 到 3.5～4.0mcg，每周 3 次，或 2.0～5.0mcg，每周 2 次。从小剂量开始，根据血钙、磷和 PTH 水平进行调整。

口服 1α-$(OH)D_3$（阿法骨化醇）后在肝脏进行 25- 羟基化形成骨化三醇[201]，阿法骨化醇在欧洲、日本和加拿大被广泛使用。在治疗 CKD 继发性甲状旁腺功能亢进症中，骨化三醇和 1α-$(OH)D_3$ 疗效相当。

尽管骨化三醇和 1α-$(OH)D_3$ 可有效降低 PTH 水平和预防纤维囊性骨炎，但这些活性维生素 D 与钙结合剂联用会导致高钙血症、高磷血症，加速软组织钙化，这限制了它们的应用。因此，为防止或减少肠道钙磷的吸收，同时抑制 PTH 水平，新开发了维生素 D 类似物，其与骨化三醇一样有效。三种新的维生素 D 类似物已用于治疗 CKD 患者，日本的马沙骨化醇，美国的帕立骨化醇及度骨化醇。

帕立骨化醇（19−Nor−1α, $25(OH)_2D_2$）可有效降低成人和儿童 3～4 期 CKD 患者[202, 203]及透析患者的血 PTH 水平。帕立骨化醇联合含钙磷结合剂治疗血管钙化和心血管并发症的长期效果仍有待证实。在接受血液透析患者的队列研究中，与接受骨化三醇治疗的患者相比，接受帕立骨化醇治疗的患者生存率更高[204]。度骨化醇也发现有类似疗效[205]。然而，仍需要前瞻性随机研究来证实。

另一种维生素类似物，即 1α-$(OH)D_2$（1α−D_2，度骨化醇）在大鼠中对肠钙吸收和骨钙动员方面具有与 1α-$(OH)D_3$ 同等作用[206]。骨化三醇和度骨化醇治疗儿童继发性甲状旁腺功能亢进症的对比研究显示，两种维生素 D 在治疗继发性甲状旁腺功能亢进或高钙血症方面没有差异。对于 CKD 稳定的成年患者，度骨化醇也能有效治疗继发性甲状旁腺功能亢进症[207]。与接受骨化三醇治疗的患者相比，接受帕立骨化醇治疗的成人血液透析患者具有生存优势[31]。

活性维生素 D 治疗对心脏和肾脏都有保护作用。活性维生素 D 可以改善动物心肌肥大[27]，骨化三醇可改善血液透析患者的心脏收缩功能[208]。然而，一项前瞻性试验未能证实旁钙化醇对 3～4 期 CKD 患者左心室重量具有有益作用[32]。

在进行次全肾切除的大鼠中，给予活性维生素 D 治疗可减少蛋白尿、纤维化和足细胞肥大[209]，帕立骨化醇治疗可减少 CKD 患者的蛋白尿[210]。可能通过抑制肾素 - 血管紧张素系统介导发挥作用，事实上，体外研究已证明骨化三醇、帕立骨化醇和度骨化醇抑制肾素 - 血管紧张素系统的程度相近[211]。所有活性维生素 D 类似物也可能增加 FGF23 的分泌。尽管透析患者中 FGF23 升高的后果仍有待完全确定，但目前证据表明，循环中过多的 FGF23 与患者死亡率和心血管疾病的发生有关[152]。

越来越多的证据表明，25(OH)D 治疗对健康有额外的好处，主要是由于它的免疫调节作用。目前还观察到，25(OH)D 对提高维持性透析患者的生存率有一定作用[212]。

（四）拟钙剂

西那卡塞是钙敏感受体的变构激活药，可用于治疗继发性甲状旁腺功能亢进症。在不考虑特定的磷结合剂下，这种有机小分子可降低血 PTH，并可降低维持性透析成人患者的钙磷乘积分数[213]。实验还表明，拟钙剂能够阻止甲状旁腺细胞增生[213]。西那卡塞的抗增殖作用表明，它有望作为“药物甲状旁腺切除术”。拟钙剂的使用可为减少心血管疾病的发生，降低 PTH 水平提供另一个选择。事实上，在肾衰竭啮齿动物中使用拟钙剂可减少甲状旁腺增生、减少骨病和血管钙化的发生[214-216]。早期病例报道显示，拟钙剂可以减少透析患者的血管钙化[217]；但是，最近对 3883 例继发性甲状旁腺功能亢进症成人进行的前瞻性试验（EVOLVE 试验）未能证明拟钙剂对心血管事件或死亡率具有有益作用[218]。由于生长板上存在钙敏感受体，因此拟钙剂禁止用于生长期儿童。

（五）甲状旁腺切除术

在许多情况下，当需要进行甲状旁腺手术时，肿瘤已经变成了单克隆且具有自主性[85]。严重甲状旁腺功能亢进症患者通常对维生素 D 治疗无反应，由于 PTH 水平不降低或甲状旁腺缩小而出现高钙血症和高磷血症[219]。出现以下情况提示需要进行甲状旁腺切除术，即甲状旁腺增生和（或）肥大（如生化和放射学表现、必要时骨活检发现囊性纤维性骨炎）、血 PTH 升高对维生素 D 治疗无效、持续性高钙血症、对透析或其他药物治疗无反应的瘙痒、进行性骨外钙化、严重的骨痛或骨折，以及钙化防御。对于接受低剂量骨化三醇治疗但仍有持续性高钙血症的患者，必须首先排除与铝相关性骨病[220]。其他引起高钙血症的原因也应予以考虑，如结节病、恶性肿瘤相关性高钙血症、钙补充剂的摄入及与铝无关的无动力型 / 再生障碍性骨病变[221]。

当决定进行甲状旁腺切除术时，必须避免术后由于“骨饥饿综合征”引起的血钙下降。由于严重的骨病，与原发性甲状旁腺功能亢进症的甲状旁腺切除术后相比，继发性甲旁亢患者术后血钙下降会更明显及持久。肾病患者应在甲状旁腺手术前及术后每日口服骨化三醇（0.5～1.0ug）或静脉使用活性维生素 D 2～6 天，以增加肠道对钙的吸收、最大限度地发挥钙盐的作用。在术后 24～36h 内，可能出现明显的低钙血症，血钙水平低于 7～8mg/dl。这可能出现严重症状，包括抽搐导致骨折和肌腱撕裂。这种原因还不清楚，抽搐最常出现在血液透析的最后 1～2h 内或之后。为了减少抽搐的发生，在切除甲状旁腺后，应以每小时 100mg 钙离子的速度输注葡萄糖酸钙，每 4～6h 监测 1 次血钙，如果血钙水平持续下降，应提高葡萄糖酸钙的输注速度，输液速度可超过 200mg/h。一旦患者能够耐受口服，便开始予以口服碳酸钙治疗，对于严重的低钙血症患者，每日口服 4～6 次高达 1.0g 的元素钙及超过 1.0～2.0ug/d 的维生素 D（骨化三醇，其他药的剂量根据其疗效而调整）。一旦口服钙盐能够维持正常的血钙水平，应停止使用静脉补钙。使用静脉补钙的时间因患者而异，大多数患者需要使用 2～3 天，但严重的低钙血症者可能需要持续数周或数月，因此需要永久性中心静脉置管，以便每天在家中输注 800～1000mg 钙离子。术后血磷水平可能下降到正常水平以下，由于磷酸盐治疗会明显加重低钙血症，因此除非血磷降至 2.0mg/dl 以下，否则不推荐使用磷酸盐治疗[222]。

增生的甲状旁腺可以被乙醇或骨化三醇浸润而导致甲状旁腺组织硬化。一些中心已经使用该项技术[223, 224]，其在减少组织增生方面的效果各不相同。目前全世界只有少数几个中心在使用该项技术。

（六）生长激素治疗

对于生长衰竭的儿童应考虑使用重组人生长激素（rhGH），因为这些患儿无法优化营养、纠正酸中毒和控制肾性骨营养不良。CKD 患儿启动 rhGH 治疗前应控制好血磷和 PTH 水平。血磷水平应低于年龄上限的 1.5 倍，PTH-IMA-1 水平应低于 rhGH 治疗前各期 CKD 目标值上限的 1.5 倍[225]。在使用 GH 治疗的前数月血 PTH 水平会上升。因此，应每月监测血 PTH。目前认为如果 PTH 超过各期 CKD 目标值上限的 3 倍，应暂停使用 GH 治疗[225]；需要关注的是，GH 在独立于 PTH 的情况下可以直接增加骨形成率，因此改变了 PTH 和骨形成率之间的关系[141]。

五、肾移植后骨病

肾移植能够纠正许多与肾性骨营养不良相关的紊乱，但骨矿物质代谢紊乱仍然是这类患者的主要问题。某些因素与肾移植后骨病的发展有关，包括持续继发性甲状旁腺功能亢进症、长期制动、移植肾的功能，最重要的是使用不同免疫抑制药。

肾移植术后高钙血症并不少见，最初的数月最为严重，肾移植前患有严重继发性甲状旁腺功能亢进症患者是高风险人群。通常高钙血症不严重，血钙为 10.5～12.0mg/dl，一般在前 12 个月内可正常[224]。移植后 1 年内血钙持续高于 12.5mg/dl 时，应考虑进行甲状旁腺切除术[226]。使用拟钙剂可以让患者免行甲状旁腺切除术[227]。但是，需要注意的是，尽管 PTH 明显增加，但高钙肾移植者可能会存在无动力骨病[228]。

低磷血症可能发生在肾移植后的早期，尽管肾移植后血 FGF23 水平持续升高是导致低磷血症的原因之一，但最常见于严重继发性甲状旁腺功能亢进症患者[229, 230]。低磷血症的临床表现多种多样，如身体不适、疲劳和肌无力[231, 232]。当血磷持续低于 2.0mg/dl 时，需要进行补磷，主要见于儿童患者。

在成人和儿童肾移植者中观察到 FGF23 水平持续升高，且与移植后 1, 25(OH)$_2$D 水平相关[233]。FGF23 也可预测移植后排斥反应和 CKD 的进展[234, 235]。在大量肾移植的队列研究中，FGF23 升高也与心血管疾病的发生和死亡率相关[235]。

肾移植术后 3～6 个月即出现明显的骨丢失[236, 237]。一些因素与肾移植后骨病的发展有关，包括矿物质代谢的持续紊乱、长期制动，以及维持移植肾功能所需要使用的免疫抑制剂。迄今为止，骨坏死或缺血性坏死是肾移植最严重的骨骼并发症。约 15% 的患者在肾移植后 3 年内会发生骨坏死[238, 239]。心脏、肝脏和骨髓移植后住院患者发生骨坏死表明，糖皮质激素在疾病的发病机制中起着关键作用[240, 241]。

在成人和儿童肾移植患者中，与继发性甲状旁腺功能亢进症相关的骨组织学改变在肾移植后 6 个月内消失[237]。尽管血 PTH 水平轻度升高，但仍有一些患者的骨转换率持续升高，或出现无动力骨病[242]。儿童肾移植患者的骨活检数据表明，67% 肾移植稳定的患者骨形成特征是正常的，10% 出现无动力骨病，23% 出现继发性甲状旁腺功能亢进症特征的骨病变[243]。骨吸收通常增加[244]，导致骨量随着时间的推移净损失。在儿童移植人群中，血清 PTH 水平无法区分动态、正常和增加的骨转换[243]。使用维持性皮质类固醇与这些改变有关，类固醇减少肠道钙吸收，增强尿钙排泄，抑制成骨细胞活性，减少骨形成，增加破骨细胞活性和骨吸收[245–247]。同样，环孢霉素也被报道增加大鼠的骨形成和骨吸收，并减少松质骨体积[248, 249]。其他免疫抑制药（如霉酚酸酯）作为骨形成和骨吸收的潜在调节剂的作用尚未评估。

虽然骨转换可能恢复正常，但在许多儿童移植受者中存在有缺陷的骨骼[243]。矿类骨体积增大，矿物沉积率明显降低[243]。尽管导致类骨形成持续增加的因素仍有待充分解释，但皮质类固醇的使用可能与 PTH、维生素 D 和 FGF23 代谢的持续失衡有关[230]。

在移植肾后，用抗钙调素药物治疗可能会促进早期生长，但在移植肾后可能会出现生长抑制[250]。此外，在 15 岁之前接受移植的患者中，约 75% 的人身高下降[251]。持续性生长迟缓的原因尚不完全清楚，但免疫抑制药、持续性继发性甲状旁腺功能亢进症、维生素 D 和 FGF23 代谢改变及骨骼矿化缺陷的持续存在都可能是原因之一。应用于肾移植后身高明显不足的儿童，rhGH 在治疗的第 1 年内线性生长显著增加，但此后生长反应的幅度可能下降[252]。

心血管疾病仍然是成人和儿童肾移植后死亡的主要原因。在移植后阶段，高血压的存在与儿童 IMT（内膜中层厚度）增加和血管扩张性差密切相关[253]。骨和矿物质代谢的改变也可能是原因之一，因为大多数患者在移植后肾功能持续受损。事实上，EBCT 数据表明血管钙化不会在移植后消退，并且确实会加重该人群的心血管疾病负担[254]。

第 71 章　矿化障碍
Disorders of Mineralization*

Marie B. Demay　Stephen M. Krane　著
李咏芳　盛志峰　译

要　点

- 骨骼矿化障碍可由营养、肠道、肾脏或遗传异常引起。这些疾病与骨密度降低和骨骼生物力学完整性降低有关。
- 大多数导致矿化障碍的疾病与低磷血症和（或）低钙血症有关。然而，酸中毒和矿化抑制剂水平增加也会损害骨骼矿化。
- 破骨细胞功能紊乱导致骨质增加，称为骨硬化症。

骨软化症和佝偻病是矿化障碍。骨软化症是一种新形成的骨有机基质（类骨）不能矿化的疾病。佝偻病是一种儿童疾病，其特征是骨骺生长板中软骨细胞的成熟和凋亡延迟，导致这些软骨细胞的紊乱和生长板的扩张。虽然佝偻病与软骨基质矿化障碍有关，但低磷血症被认为是佝偻病的主要病因[1]。许多疾病与成人的骨软化症和儿童的佝偻病有关。这些疾病引起的矿化缺陷发病机制、生化改变、临床表现和治疗方法各不相同，因此对这些疾病进行系统的诊断和治疗至关重要。

一、矿化

骨骼矿化是一个复杂的过程，在这个过程中，磷酸钙无机矿物相对于有机基质中以高度有序的方式沉积。最佳矿化作用需要成骨细胞以正常速率合成正常基质，细胞外液提供充足的钙和无机磷（Pi），矿化部位 pH 适当（约 7.6），生理量的矿化抑制药，特别是焦磷酸盐，磷酸盐比例的提高会抑制矿化基质的形成。临床矿化障碍可归因于上述几个步骤发生缺陷，如表 71–1 所示。

表 71–1　矿化障碍原因不同的疾病示例

矿化障碍	机　制
术后甲状旁腺功能亢进症	基质合成速率超过矿化速率
骨纤维发育不全	胶原基质缺损
肾小管磷酸盐渗漏	矿化部位磷酸盐浓度不足
维生素 D 缺乏病	钙磷不足
全身性酸中毒	矿化 pH 不足
磷酸酶过少症	过量抑制剂（？无机焦磷酸盐）

决定软骨、骨和牙齿中矿物相沉积的因素及控制生物矿化过程的精确机制尚未阐明。人们认为，早期矿化发生在可积聚钙和磷的基质小泡中，从羟基磷灰石晶体的形成开始[2]。磷酸酶，孤立

*. 本章主要为儿童内分泌相关内容。

1（PHOSPHO1）一种有效的磷酸水解酶，其底物包括磷酸乙醇胺和磷酸胆碱，被认为能从基质小泡的膜磷脂中释放磷酸盐，从而为基质小泡内晶体的形成提供磷酸盐。消融小鼠体内PHOSPHO1明显损害了矿化作用，这种现象证实了该蛋白质在体内的重要作用[3]。基质小泡内容物释放后，羟基磷灰石沉积在胶原纤维内的间隙中，该间隙是由三聚体1型胶原分子（骨中含量最丰富的有机成分）堆积形成的[4]。最早的钙磷（Ca–P）矿物相由小的磷灰石晶体组成，这些晶体被认为能与有机基质的磷蛋白形成复合物[5]。Ca–P晶体的最终尺寸和形状也会受到环境中阴离子电解质的影响[6]。

矿化的主要驱动力是磷的浓度，在矿化的正常位置，磷主要来源于血浆。因此，控制肾小管内磷的重吸收是调节矿化的关键过程。组织非特异性碱性磷酸酶（TNAP）可产生额外的磷来驱动矿化[7]。TNAP功能的丧失会导致磷酸化骨桥蛋白（一种已知的基质矿化抑制剂）的积累[8]，以及无机焦磷酸盐（PPi）（一种有效的矿化抑制剂）的积累[7, 9]，两者均可导致骨软化症。外核苷三磷酸/二磷酸水解酶（Entpd5）也被证明能将细胞外二磷酸盐水解成单磷酸盐和磷。该酶基因的突变会损害斑马鱼的骨骼矿化[10]。无机焦磷酸盐（PPi）是由成骨细胞和软骨细胞通过两种酶的作用产生的，可从核苷三磷酸中释放PPi的外核苷焦磷酸酶磷酸二酯酶1（NNP1/PC–1）和可在细胞内和细胞外之间往返运送PPi的跨膜蛋白ANK[9, 11]。

人们认为在软骨中，由软骨细胞质膜形成的基质囊泡（MV）通过将预先形成的磷灰石晶体暴露于细胞外液而在生长板软骨基质的初始矿化中发挥作用，在细胞外液中晶体可以进一步地生长。骨骼正常矿化的特异性在一定程度上是由编码主要有机基质蛋白1型胶原蛋白和水解抑制剂PPi的酶的基因独特共表达所解释的。此外，蛋白质矿化抑制剂，基质GLA蛋白（MGP），在多种组织中表达，但在骨骼中不表达[12, 13]。

与骨软化症和佝偻病有关的疾病引起矿化缺陷的机制各不相同，血清钙磷水平等生化指标也有所不同。基质合成及其矿化的相对不平衡取决于潜在的疾病机制。四环素标记的估计值表明，正常骨骼的平均生长速率约为1μm/d[14]。还表明了正常骨中类骨质完全矿化需要约10～21天[15]。因此，类骨质接缝的厚度通常不超过15～20μm。骨软化症诊断的主要组织学标准是类骨质表面增加和类骨质厚度增加（图71–1）。在Parfitt的一篇评论中可以找到关于骨软化症的重塑动力学详细的讨论[16]。

有骨软化症的骨中细胞和基质的结构通常是正常的。尽管偶尔会看到编织骨病灶，但类骨质的胶原蛋白基本上是层状的。在X连锁低磷酸血症佝偻病中可观察到低矿化的骨膜细胞病变[17]。在骨矿化得到纠正的这类患者中，疾病的持续存在支持了骨细胞功能可能有异常的假设。相比之下，佝偻病患者生长板细胞有明显的异常。静止区和增殖区显示正常的组织学特征（图71–2），而肥大的软骨细胞层中每列的细胞数量增加，并且细胞排列不规则，同时伴随着横向直径的增加，形成特有的杯状或喇叭状结构。在实验性佝偻病中，观察到生长板的含水量增加，以及许多代谢异常（如糖原含量降低和糖酵解模式改变）[18]。当进行骨组织学检查时，必须使用矿化程度较低的切片。然而，在通常情况下，根据经典的临床、放射学和生化检查结果，骨活检不是诊断骨软化症的必要条件。最常见的活检部位是髂嵴，样本的直径范围为5～10min，应该同时包括内皮质和外皮质。儿童长骨的生长板通常不进行活组织检查，但偶尔也可以对髂骨骺的生长软骨进行切开楔形活检而不存在改变长骨生长的风险。矿化骨标本最恰当地嵌入塑料介质中，可保留组织结构而不会使标本脱钙。然后可以使用特殊的染色技术来显示类骨质并应用定量形态分析。在正常骨骼中，矿化前沿出现在类骨质接缝和新矿化骨的交界处。该区域可以通过四环素的强烈荧光来识别，在进行活检之前给药，四环素会沉积在该区域中（图71–1）。在正常骨骼中，类骨质接缝/骨的连接处发出强烈的荧光，而在骨软化症中，荧光是弥散的甚至不存在。除基质矿化受损外，骨软化症中基质生物合成也可能异常。在多种人类佝偻病和骨软化症中，成骨细胞功能受损可导致异常的基质形成。值得注意的是，在维生素D缺乏的骨骼及其他实验性低血钙状态中，某些胶原赖氨酰残基的羟基化作用增加[19, 20]。

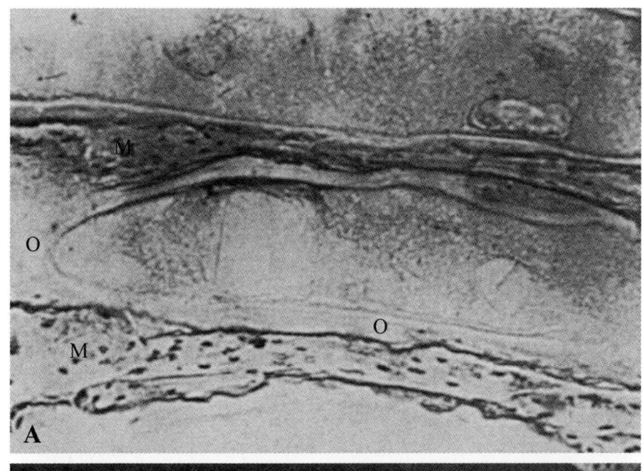

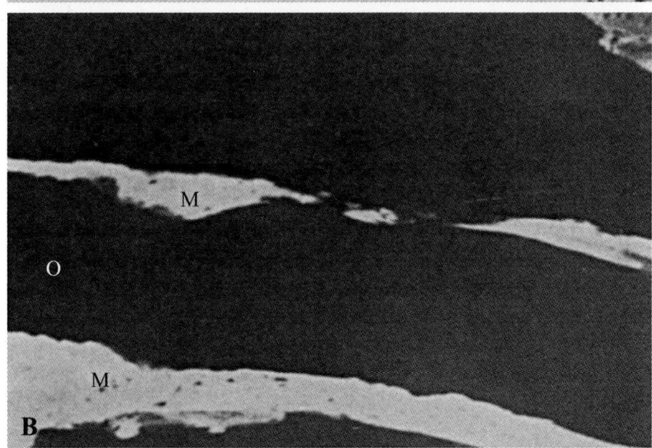

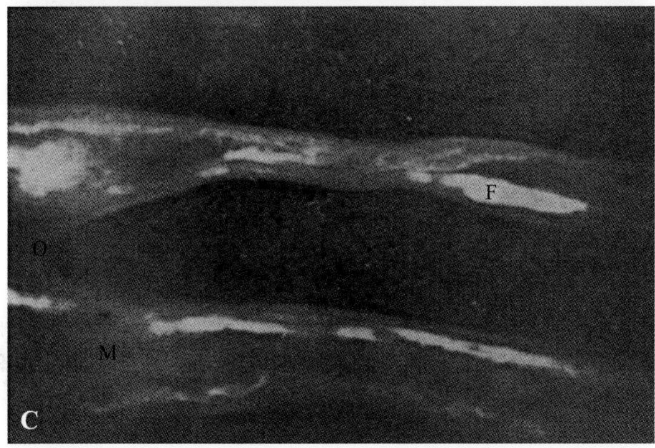

▲ **图 71-1 成人肾磷酸盐渗漏患者的骨活检未钙化切片**

A. 未染色。B. 显微射线照片。C. 紫外显微照片，显示活检前 14 天施用四环素的荧光。注意矿化骨（M）和类骨（O）（引自 Jaworski ZFG，Kloswvych S，Cameron E：Proceedings of the First workshop on Bone Morphometry. Ottawa：University of ottawa Press：1973.）

二、佝偻病和骨软化症的临床特点

佝偻病的临床表现主要与骨骼疼痛和畸形、骨骺滑脱、生长障碍和骨软化性骨折有关。低钙血症发生时，可能是有症状的。根据低磷血症的程度、

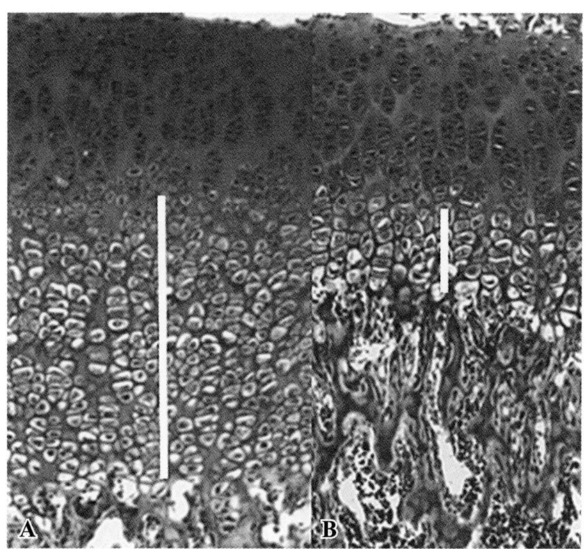

▲ **图 71-2 肾性磷酸盐耗竭小鼠模型（A）和正常小鼠模型（B）生长板的组织学研究**

白色条表示肥大软骨细胞层的范围

肌肉无力和张力减退可能是显著特征。Dent 指出了导致佝偻病和骨软化症临床表现的 9 个因素[21]，现有如下修改。

1. 矿化失败主要影响骨骼中生长最快的部分。

2. 软骨内骨比膜内骨受影响更大，可能是因为前者生长更快。

3. 骨骼近端和远端的生长速度不同，佝偻病会影响生长最快的区域。

4. 由于不同的骨骼在不同的发育阶段以不同的速度生长，所以佝偻病活跃的时间决定了临床表现。如颅骨在出生时生长迅速，因此颅骨软化是先天性佝偻病的一种表现形式。在第 1 年，上肢和胸腔生长迅速，这些部位的异常非常明显（如串珠肋）。腕部佝偻病症状通常见于尺侧，因为尺侧远端骨骺的生长速率大于桡侧远端骨骺的生长速率。

5. 轻度慢性佝偻病的畸形最常见的原因是骨骺板生长紊乱，而不是骨干弯曲。

6. 在某些类型的佝偻病中，影像学改变包括了继发性甲状旁腺功能亢进症引起的改变（骨膜下吸收，最常见于干骺端）。

7. 如果 4 岁前佝偻病被治愈，发生的畸形会自行纠正。如果佝偻病持续到较晚的年龄，则畸形就成了永久性的（侏儒症、膝内翻和膝外翻）。

8. “晚期”佝偻病，发生在青春期生长旺盛的

时候，会引起剧烈的不适并导致膝外翻。

9. 只有当佝偻病非常严重时，才能在幼儿中看到骨软化症的成人表现，如假骨折线（Looser Zone）和椎体生物凹度增加。

在患有严重佝偻病的婴幼儿中，无精打采和易怒是常见的表现。在婴儿中，肌病是特征性的，表现为肌张力低下。在年龄较大的儿童中，肌肉无力可能表现为类似于在成人中观察到的近端肌病。婴儿的其他表现包括顶骨变平或额骨隆起、颅骨软化和缝线变宽。在胸肋交界处，扩张的生长板在临床上可以很明显地表现为串珠肋。横膈膜附着在下肋骨的压痕称为 Harrison 凹槽或沟。骨盆畸形也会发生，而且骨骼更容易骨折。如果出现疼痛，承重关节的疼痛更大。牙齿萌出可能会延迟，牙釉质缺损很常见。相比之下，成人的骨软化症可能很难单独在临床上发现。患者可能出现弥漫性骨痛和肌肉无力。髋部疼痛通常很明显，并且与低磷血症性肌病相关，可能会导致蹒跚或疼痛步态。骨折发生在肋骨和椎体及长骨中，可导致进行性畸形。受影响的个体也可能在一个或多个关节处出现局部疼痛和肿胀。滑液是非炎症性的，不含晶体。偶尔观察到患者有类似类风湿关节炎或风湿性多肌痛的对称性多关节痛 [22]。尽管保持反射活跃，但近端肌无力通常伴有步态蹒跚和肌张力低下，被认为是低磷血症的结果 [23]。其分子基础仍不清楚，用磷磁共振（MR）光谱法估计的骨骼肌磷酸肌酸、三磷酸腺苷或无机磷酸盐的相对浓度没有观察到差异 [24]。因此，骨软化症的神经肌肉症状病因尚不清楚。然而，对潜在疾病的治疗，例如营养性骨软化症中的维生素 D 使用、酸中毒中的碱化和低磷血症性骨软化症中的磷酸盐补充，可以使这些症状消退。

三、影像学特征

佝偻病和骨软化症的影像学特征反映了组织病理学变化。在佝偻病中，由于矿化减少，骨骺生长板在杯状干骺端和界限不清的骨干边界处变宽（图 71–3）。佝偻病模式的变化受个体骨骼生长速度差异的影响。干骺端的骨小梁结构不清晰，骨干皮质可能变薄和弯曲。

骨软化症是矿化减少所致，因此与骨密度降低、骨小梁丢失和皮质变薄程度有关。在一些患者中，影像学改变与骨质疏松患者没有区别。特别提示骨软化症的特征性表现是存在射线可穿透带，称为假性骨折或假骨折线，长度从数毫米到数厘米不等，通常垂直于骨表面（图 71–4）。它们对称出现，常见于股骨颈附近的股骨内侧、骨盆、肩胛骨外缘、腓骨上端和跖骨。假骨折线最常见于主要动脉穿过骨骼的部位，在一些（但不是全部）病例中动脉造影显示假骨折线的起源与主要动脉的位置相对应（图 71–5）。某种类型的创伤，无论是与动脉搏动还是其他因素（如负重压力）有关，都可能影响病变的对称性及其对所述部位的偏好。这些假骨折线往往是多发性的，偶尔发生在单个个体的 10～15 个部位。骨软化症患者的多处对称性假骨折线被称为 Milkman 综合征 [25]。假骨折线的组织学表现为胸前板层骨，其中一些在缺损边缘被板层类骨质所包围 [26]。此外，还存在不同矿化程度的编织骨病灶，说明假骨折线相对于周围骨骼的放射密度较低。当发生继发性甲状旁腺功能亢进症时，可观察到沿皮质的骨膜下侵蚀，还可观察到骶髂关节变宽（或假性增宽），边缘模糊。

在一些骨软化症患者中，可以观察到骨的放射不透明性增加 [27]。这在肾小管磷酸盐渗漏的患者中尤其明显，但在维生素 D 缺乏症（图 71–6）或近端肾小管重吸收普遍性缺陷患者中则不明显。尽管单位体积的骨质量增加，显微镜下小梁上覆盖着异常增厚的类骨质接缝，这是骨软化症的典型特征。慢性肾衰竭患者也有类似的发现。骨质增生的原因尚不清楚，骨在结构上仍然是异常的，容易骨折，创伤相对较小。在 X- 连锁低磷血症患者中，另一个发现是肌腱和韧带止点普遍存在矿化的现象 [28, 29]。炎症细胞的缺乏及其他临床特征，将这种疾病与退行性关节疾病、血清阴性的脊椎关节病区分开来。

佝偻病和骨软化症的综合分类见表 71–2。

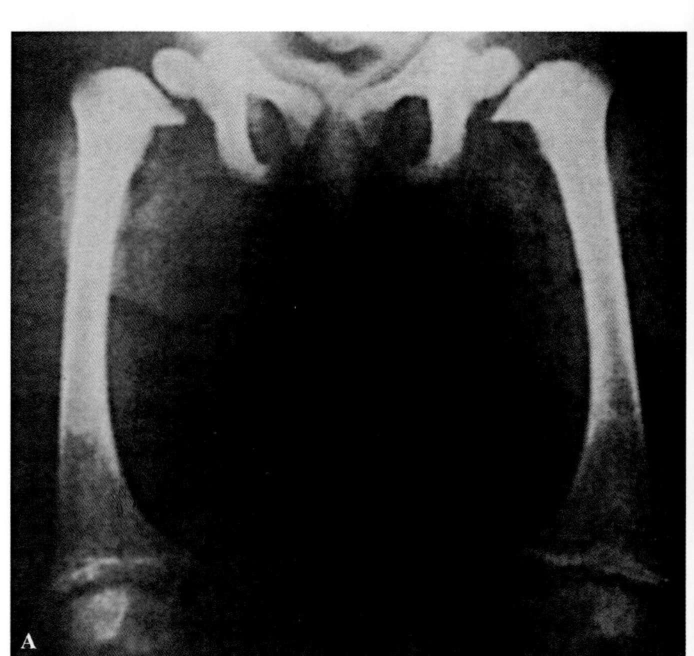
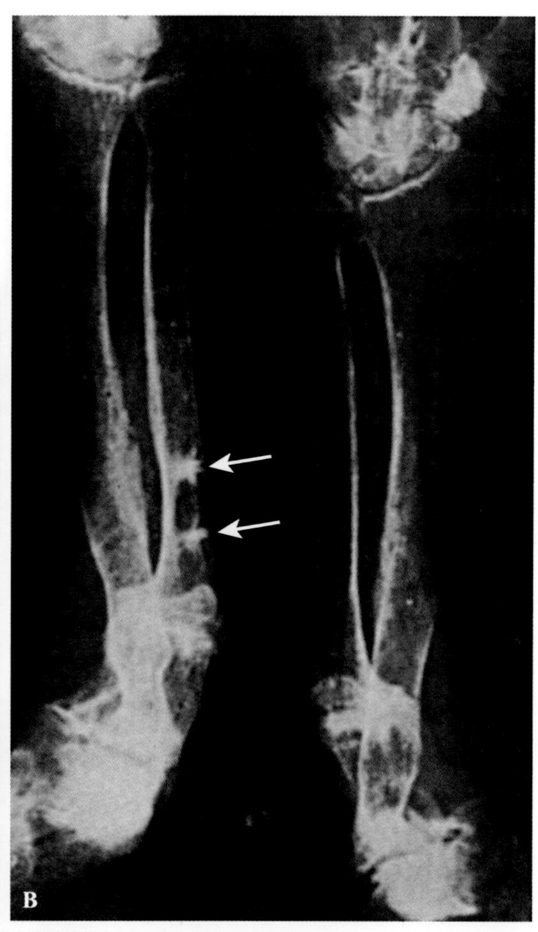

▲ 图 71-3 **A.** 1 位患有 Fanconi 综合征的儿童佝偻病患者表现出的典型股骨远端骨骺杯状陷凹形成。**B.** 1 位 80 岁女性患有骨软化症，其病史可以追溯到儿童早期的低磷酸血症佝偻病。注意多处假性骨折（箭）

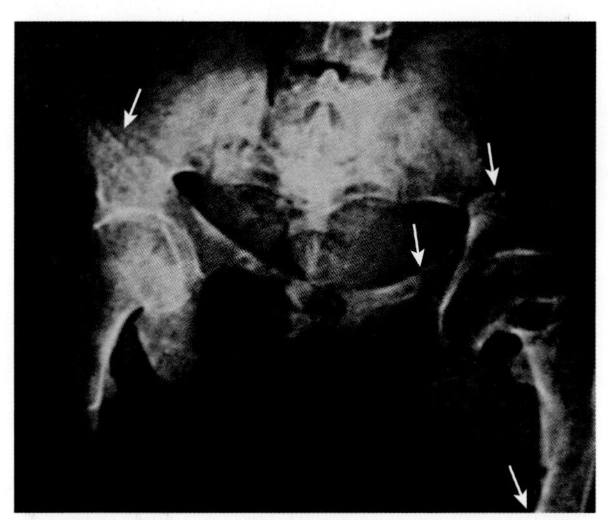

▲ 图 71-4 1 名患有肾脏磷酸盐衰竭的成人的骨盆和股骨近端的 X 线片

注意假骨折线，也称为 Looser zones（箭）。（引自 Jaworski ZFG，Kloswvych S，Cameron E：Proceedings of the First Workshop on Bone Morphometry. Ottawa：University of ottawa Press：1973.）

四、营养性骨软化症和佝偻病

在 17 世纪的苏格兰和英格兰，贫穷和营养不良与婴儿发生佝偻病之间的联系被清楚地记录了下来。1923 年维也纳理事会的工作确立了佝偻病、维生素 D 饮食缺乏和通过太阳辐射纠正维生素 D 缺乏之间的联系。在这一发现之后，某些食物中添加维生素 D 将欧洲和美国营养性佝偻病的发病率降低到可以忽略不计的水平，因此到了 20 世纪 40 年代，维生素 D 缺乏不再被视为骨软化症和佝偻病的重要原因。

在格拉斯哥和伦敦进行的研究表明，营养性骨软化症和佝偻病的重新出现成为英国的一个公共卫生问题[30-32]。自 20 世纪 50 年代以来，新的高危人群主要涉及东亚移民，最常见的是生长期间的新生儿、婴儿和青春期的青少年[33]。骨骼疾病的发展涉

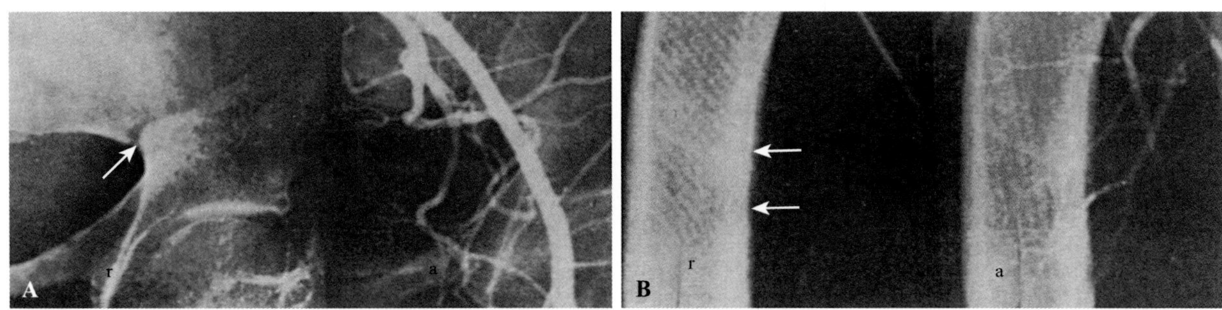

▲ 图 71-5　成人型肾脏磷酸盐衰竭患者的 X 线片（r）和相应的动脉造影片（a）

A. 骨盆。B. 股骨。注意 Loose zone（箭）的起点与主要血管的交叉点相对应（引自 Jaworski ZFG，Kloswvych S，Cameron E Proceedings of the First Workshop on Bone Morphometry. Ottawa：University of ottawa Press：1973.）

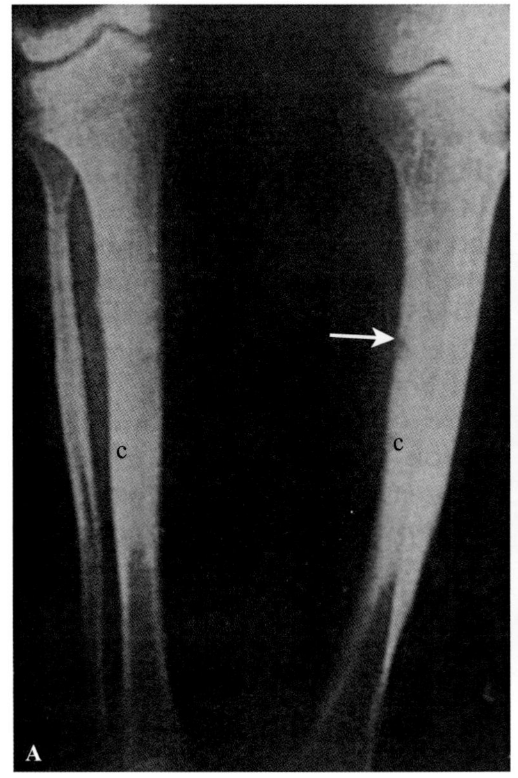

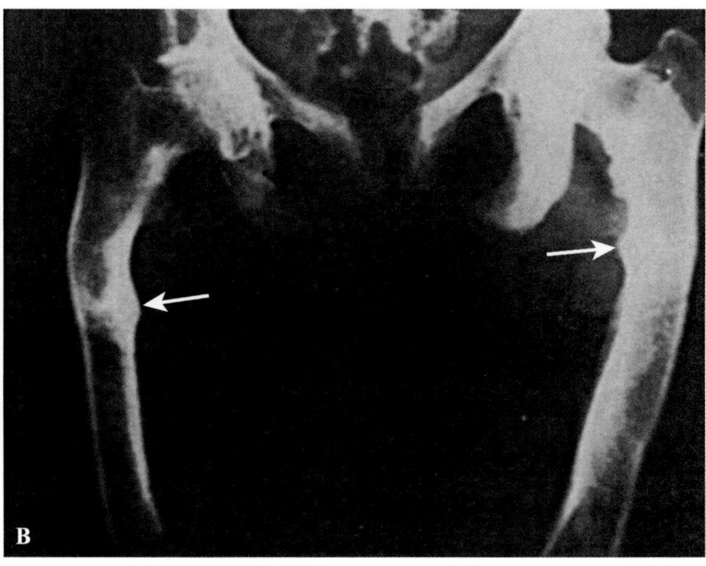

▲ 图 71-6　骨软化症患者的骨量增加

A. 1 名患有 X 连锁性低磷血症的 15 岁男孩股骨 X 线片。注意较厚的胫骨皮质（c）和 Looser zone（箭）；B. 1 位 38 岁自幼患低磷血症的女性骨盆和股骨 X 线片。注意 Looser zone（箭）

及多种因素，包括钙和维生素 D 摄入不足、皮肤色素沉着（可减弱透过表皮的紫外线）、遗传因素、社会习俗（如避免阳光暴晒和食用 chapatis），chapatis 是一种富含植酸盐的主食，它能在肠道中结合钙并干扰其吸收[34-36]。根据对大鼠的研究表明，限制钙的饮食会加速肝脏中维生素 D 的失活速度，这种人群中的钙缺乏也会加剧维生素 D 缺乏。

据报道，在北美，营养性佝偻病也有类似的增长。梅奥诊所的研究表明，1980—2000 年间，奥尔姆斯特德县每 10 万名儿童的营养性佝偻病发病率从 2.2 增加到 24.1[37]。相关危险因素包括母乳喂养、低出生体重和非洲裔美国人的传统。低出生体重儿尤其容易患佝偻病，据报道发病率为 13%～32%。这种情况应尽早发现，因为需要及时补充营养[38]。缺乏维生素 D 母亲的婴儿患新生儿佝偻病的风险最大，孕妇在怀孕期间补充维生素 D 可以避免这种情

表 71–2　佝偻病和骨软化症的分类

营　养	酸中毒
维生素 D 缺乏症 • 饮食缺乏 • 内源性合成不足 **缺钙** • 饮食缺乏	**远端肾小管性酸中毒** • 原发性 • 继发性 – 输尿管乙状结肠造口术 – 慢性乙酰唑胺给药 – 慢性肾脏病
胃肠道疾病	**一般肾小管疾病（Fanconi 综合征）**
肠道 • 小肠疾病合并吸收不良 • 胃部分或全切除 • 肥胖与肠旁路术	**原发性肾脏疾病** • 特发性 • 遗传性
肝胆 • 肝硬化 • 胆瘘 • 胆道闭锁	**与肾小管功能障碍相关的全身性疾病** • 遗传性 • 获得性
胰腺 • 慢性胰腺功能不全	**维生素 D 代谢紊乱** **遗传性** • 孤立的 25- 羟维生素 D 缺乏症 • 假维生素 D 缺乏性佝偻病 • 遗传性抗维生素 D 佝偻病 • FGF23 过量
磷酸盐衰竭 **饮食** • 低磷酸盐摄入量与胃肠疾病 • 氢氧化铝摄入（或其他不可吸收的氢氧化物） • 酗酒	**获得性** • 甲状旁腺功能减退症 • 抗惊厥药 • 肾功能不全 • FGF23 过量
肾小管磷酸盐重吸收受损（非肾脏疾病所致） • 遗传性 – FGF23 依赖性 – FGF23 非依赖性 • 获得性 – FGF23 依赖性	**矿化受损的其他原因** • 慢性肾脏疾病和铝中毒 • 磷酸酶过少症 • 骨硬化症 • 骨纤维生成不全

况[39]。对于社会和饮食历史显示维生素 D 照射不足和维生素 D 食物来源不足的女性，应特别考虑在怀孕期间筛查维生素 D 缺乏症。完全母乳喂养且阳光照射不足的婴儿也有患佝偻病的风险，因为母乳中维生素 D 和 25(OH)D 的含量不足[40]。

维生素 D 的来源，包括膳食补充麦角钙化醇（维生素 D_2，一种植物性维生素原）和胆钙化醇（维生素 D_3），在皮肤中通过紫外线对生理前体 7- 脱氢胆固醇的作用产生。因为大多数食物（除了富含脂肪的鱼）只含有少量的维生素 D_3，所以个人必须依靠充足的日光照射或膳食补充剂来避免维生素 D 缺乏。血浆 25(OH)D 有明显的季节性变化，但与年龄和性别无关[41]。这些变化与日照持续时间和强度的变化平行，在北半球的夏末月份数值较高。在冬季，美国白种女性血浆中 25(OH)D 的比例几乎是非洲裔女性的 2 倍，而在夏季增量也更大[42]。血浆 25(OH)D 和甲状旁腺激素（PTH）两者之间呈负相关，表明循环中的 25(OH)D 的变化在代谢上具有重要意义[43]。在一项对在普通病房住院的患者进行的研究中，50% 以上的受试者血浆 25(OH)D 较低，这与他们维生素 D 缺乏症的高发病率一致[44]。因此，当缺少阳光照射时，必须补充足够的维生素 D。

除了足不出户者和老年人受试者之外，那些素食或无脂饮食[45–47]的受试者也易患维生素 D 缺乏症。老年人对维生素 D 的需求大于年轻人。这种差异是因为皮肤产生的 7- 去氢胆固醇（维生素 D_3 的前体）随年龄增长而下降[48]，肾产生的 1, 25(OH)2D 减少[49]，以及肠内维生素 D 受体水平较低引起的肠内钙吸收减少[50]。其他因素包括以前做过胃手术、隐性吸收不良及维生素 D 代谢改变。在患有类风湿关节炎的老年女性中也观察到出乎意料的高骨软化症发病率，这些女性长期被限制在家里且营养状况不佳[47]。根据饮食因素和阳光照射情况，维生素 D 补充剂的需要量有很大差异。医学研究所[51]和内分泌学会[52]的指南各不相同。前者建议健康成人每天摄入约 800U 的维生素 D，25- 羟维生素 D 的水平＞ 20ng/ml（50mmol），后者倾向于＞ 30mg/ml。这两个指南关于骨骼健康的建议主要限制是没有推荐对应的钙摄入量，因为钙缺乏本身会导致佝偻病和骨软化症[53]。

综上所述，佝偻病和骨软化症在特定人群中被发现的频率越来越高。血清 1, 25$(OH)_2$D 水平并不是维生素 D 营养状况的可靠指标，因为在维生素 D 缺乏症患者中其值可能是正常的[54]。血清 25(OH)D 测定可用于出现明显临床疾病之前检测出的有风险人群。

由钙缺乏引起的营养性佝偻病，1978 年由

Pettifor 及其同事[55]首次报道，他们描述了在南非农村地区非洲裔儿童的发现。尽管这些孩子长时间在户外，但他们、表现出了佝偻病的临床特征，包括进行性骨畸形，生长减缓及血清 25(OH)D 和血清 1, 25$(OH)_2$D 值正常时的典型影像学变化。钙平衡研究表明钙吸收没有受到损害。仅用钙治疗可完全纠正佝偻病的生化和影像学改变。

在一项对 123 名患有营养性佝偻病的尼日利亚儿童进行的前瞻性、随机、双盲研究中，Thacher 及其同事比较了单独使用钙、单独使用维生素 D 及钙和维生素 D 联合治疗的效果。单独用钙或钙与维生素 D 联合治疗比单独用维生素 D 治疗更有效。钙缺乏在北美的儿童中也很普遍，并可导致营养性佝偻病[56]。对康涅狄格州纽黑文市 43 名患有佝偻病的婴幼儿（其中 86% 为非洲人、西班牙裔或中东人后裔，超过 93% 曾接受母乳喂养）的记录进行回顾，发现血清 25(OH)D 水平＜ 15ng/ml 的仅占 22%。然而，86% 有饮食史的患儿在断奶后，饮食中钙摄入很低[57]。

五、胃肠道疾病

与小肠、肝胆树和胰腺疾病相关的吸收不良是美国维生素 D 严重缺乏的最常见原因。小肠疾病可导致维生素 D 吸收不良并由此导致骨软化症，包括乳糜泻或口炎性腹泻、局部肠炎、硬皮病、多发性空肠憩室和盲环综合征。钙吸收障碍本身也会促进佝偻病和骨软化症的发展[53]。佝偻病可发生在患有胆汁淤积性肝病的婴儿和儿童中[58]。患有胆道闭锁的儿童维生素 D 吸收明显受损[59]。在成人中，骨软化症最常见于胆汁淤积症患者（尤其是原发性胆汁性肝硬化），但也可见于酒精性肝病和其他形式的肝硬化患者。在大多数患者中，血清 25(OH)D 水平较低是因维生素 D 的肠道吸收受损所致。然而，紫外线照射减少和饮食摄入减少也会导致[60]。用维生素 D 代谢物治疗可以治愈肝性骨软化症。

另一个有患营养性骨软化症风险的人群是病态肥胖者和接受肠旁路手术治疗严重肥胖的人[61–64]。在一个旁路手术系列中，髂骨活检显示 21 名患者中近 1/3 患有骨软化症[64]。维生素 D_2（36 000U/d）治疗和补充钙（27mmol/d）可以促进某些个体更积极的钙平衡[62]。在胃切除术后的患者中也可观察到骨软化症的发生频率增加，矿化缺陷的严重程度与血清 25(OH)D 水平呈正相关，而与血清 1, 25$(OH)_2$D 水平无正相关[65, 66]。

六、磷酸盐衰竭

仅靠饮食手段很难产生选择性的磷缺乏症，因为大多数食物中含这种元素的浓度足以预防低磷血症和相关骨病。然而在摄入大量不可吸收抗酸剂患者中有过该病的报道。这些个体血清 1, 25$(OH)_2$D 水平也有所增加，因为维生素 D 1α- 羟化酶是由低磷酸盐诱导的。因此，他们也有高钙尿症。临床上有意义的磷缺乏性骨病是罕见的，这表明充足的膳食磷供应可以弥补吸收缺陷。在接受大量氢氧化铝凝胶治疗的肾衰竭患者中也有类似的磷酸盐缺乏综合征，但这些患者的骨软化症可能与铝中毒和（或）肾功能不全有关。

在慢性和急性酒精中毒患者中也可观察到低磷血症[67, 68]。从慢性酒精中毒患者中获得的骨密度测定和四环素标记的骨活检显示了与骨质疏松、骨软化症和纤维性骨炎的混合患者相一致的变化[69]。多种因素，包括低镁血症、代谢性碱中毒或酸中毒及肾小管磷酸盐衰竭，均会导致低磷血症和相关骨疾病。

磷酸盐肾小管重吸收受损是一些疾病中低磷血症的潜在发病机制。1937 年，Albright 及同事报道了对一名长期患佝偻病 16 岁男孩的研究，其中标准剂量的维生素 D 未能改善其临床症状[70]。在给予极高剂量的维生素 D 后可以观察到骨病的愈合，这导致在某些类型的佝偻病中引入了“维生素 D 抵抗”的概念。随后，抗维生素 D 佝偻病被分为几个临床和生化亚型，其中最常见的是 X 连锁低磷血症。患病的个体通常在儿童早期就出现佝偻病的临床和影像学表现。患者的低磷血症是由于 FGF23 水平升高，导致肾脏磷酸盐衰竭[71]。

一组研究人员利用定位克隆的方法鉴定了 X 连锁低磷血症的基因[72]。该基因在结构上类似于一组膜结合金属内肽酶，并被命名为 PEX，但为了避免与其他基因混淆，将其重新命名为 PHEX。在 X 连锁低磷血症患者的 PHEX 基因中及在 Hyp 小鼠 PHEX 基因中发现了几个失活突变 [73–75]。目前尚不清楚 PHEX 基因中的突变是如何导致 FGF23 水平升高的。

另一种孤立性肾小管磷酸盐衰竭和血浆 1, 25(OH)2D 水平异常的疾病，被称为常染色体显性遗传低磷酸血症性佝偻病（ADHR）。用定位克隆的方法鉴定出成纤维细胞生长因子 23（FGF23）是与 ADHR 相关的异常基因 [76]。在 ADHR 患者中，定位于枯草杆菌蛋白原蛋白转换酶裂解位点的 FGF23 突变，导致 FGF23 水平升高，从而导致肾脏磷酸盐清除率增加。与 X 连锁低磷血症相比，ADHR 表现出可变的、不完全的外显性，可能与铁储存有关。缺铁会增加 FGF23 mRNA 的表达，因此铁螯合作用会导致正常个体和 ADHR 的低磷血症，在这种情况下，ADHR 患者生成的肽对蛋白质水解酶有抵抗力 [77]。

在此叙述两种常染色体隐性低磷酸血症佝偻病（ARHR）。ARHR1 的遗传基础是牙本质基质蛋白 1（DMP1）的突变，它与 FGF23 一样，在骨细胞中表达。其临床特征与 XLH 相似，包括低磷血症、1, 25- 二羟维生素 D 异常或过低及循环中 FGF23 水平高 [78, 79]。ARHR2 继发于外核苷酸焦磷酸酶 / 磷酸二酯酶 1（ENPP1）的突变，ENPP1 能裂解 ATP 释放矿化抑制剂 PPi。临床特征与 ADHR1 相似，但 FGF23 水平并不总是升高。ENPP1 功能突变是婴儿期全身动脉钙化的分子基础，这通常是一种致命的疾病 [80]。FAM20c（一种可以磷酸化骨桥蛋白和 DMP1 的激酶）突变与 FGF23 相关的低磷血症综合征有关，其特征是牙齿异常和异位矿化 [81]。

磷酸盐转运蛋白 SLC34A3（NptIIc）的突变是遗传性低磷酸血症佝偻病伴高钙尿症（HHRH）的遗传基础。肾性磷酸盐丢失会导致佝偻病、肌肉无力和骨痛。高钙尿症继发于 1, 25(OH)$_2$D 增加（这会导致肠钙吸收增加），而血清 FGF23 水平将其与 FGF23 相关的低磷酸血症佝偻病区分开来 [82]。同样，SLC34A1（NptIIa）的纯合突变与低磷酸血症佝偻病和 Fanconi 综合征相关 [83]。对这些和其他罕见的遗传性磷酸盐稳态疾病的治疗已在第 62 章中讨论。

肿瘤诱导的骨软化症是一种获得性低磷综合征，继发于肿瘤分泌的磷酸因子（包括 FGF23）。1959 年，Prader 及同事描述了 1 名 11 岁女孩的病例，她在 1 年的时间里出现了严重的症状性佝偻病，并伴有低磷血症、肾脏磷酸盐清除率增加和轻度低钙血症 [84]。该儿童被发现在左胸部有一个巨大的肿瘤，活检时被解释为肋骨修复性巨细胞肉芽肿。肿瘤切除后，佝偻病在没有任何特殊治疗的情况下痊愈。据推测，巨细胞修复性肉芽肿可能产生了一种“致佝偻病物质”。从那时起，许多患者被描述为肿瘤诱导的骨软化症。一篇综述报道指出，在 72 种肿瘤中，40 种位于骨骼，31 种位于软组织；2/3 的肿瘤发生在四肢 [85]。超过 1/3 的肿瘤被归类为血管肿瘤，其中 50% 是血管外皮细胞瘤。其他常见的病理诊断是非分型性纤维瘤、间质性肿瘤和巨细胞瘤。所有肿瘤均有明显的血管，多核巨细胞和原始基质细胞。其中 10 种肿瘤被归类为恶性肿瘤。虽然大多数与这种综合征相关的肿瘤都是间质起源，但也有一些与前列腺癌和嗜铬细胞瘤相关的病例报道。在大多数报道的病例中，肿瘤切除可导致骨软化症或佝偻病的临床治愈，然而，肿瘤通常较小，往往在临床骨软化症发生数年后才被发现。肿瘤复发或肿瘤切除不充分可能妨碍完全的临床反应。

肿瘤诱导的骨软化症患者表现为低磷血症、高肾磷酸盐清除率和正常的血清钙水平。血清免疫反应性甲状旁腺素水平是可变的。与 X 连锁低磷血症一样，由于 FGF23 [86, 87] 和其他磷酸因子［包括牙本质基质蛋白 1、分泌性卷曲相关蛋白 4（SFRP-4）和基质细胞外磷酸糖蛋白（MEPE）］的表达，可观察到血清 1, 25(OH)$_2$D 不适当的低水平。SFRP-4 可降低肾细胞中钠依赖性磷酸盐转运，向小鼠体内输注 SFRP-4 可产生肾脏磷酸盐排泄 [88]。这些结果表明，除了 FGF23 之外的其他因素可能参与了肿瘤诱导的骨软化症的发病机制。肿瘤切除可能引起 1, 25(OH)$_2$D 显著升高，导致一过性高钙血症。

Dent 和 Gertner 还描述了 3 例伴有低磷血症性骨软化症或佝偻病的纤维发育不良患者 [89]。PTH 水平没有升高，这使作者假设纤维发育不良患者的低磷酸盐血症和由此导致的骨软化症与其他形式的癌性骨软化症相似。随后的研究表明，发育不良的组织会产生 FGF23，暗示这种激素与肾脏磷酸盐渗漏的发病机制有关[90]。

七、酸中毒

酸中毒引起的骨丢失和矿化障碍的机制很复杂，还不完全清楚。酸中毒导致骨骼矿物相缓慢溶解，以缓冲残留的氢离子。根据对诱发代谢性酸中毒的正常受试者的测量，有人提出过量的残留氢离子是通过骨缓冲和尿骨钙丢失来平衡的[91-93]。由于高钙尿症和伴随大多数酸中毒状态的骨吸收增加并不直接导致骨软化，因此必须引用其他机制来解释临床上显著骨骼矿化缺陷的发生。破骨细胞约在 pH 为 6.9 时功能最佳，在 pH ＞ 7.3 时不活跃，因此酸中毒引起的骨钙释放可能是破骨细胞活性增加所致[94]。慢性酸中毒激活孤立破骨细胞的空泡氢离子泵，刺激破骨细胞的骨吸收。此外，在破骨细胞中通过蛋白激酶 C 激活电压门控 H^+ 通道可以感知到 pH 的变化[95]。与此同时，代谢性酸中毒可抑制成骨细胞的功能。在成骨细胞培养系统中，降低 pH 到 6.9 可以减少矿化结节的形成[96]。酸中毒通过环氧合酶依赖性的机制增加成骨细胞 RANK-L 的表达，导致破骨细胞生成增强[97]。酸中毒还可以通过改变肾小管对阴离子的处理来影响磷酸盐代谢。

慢性酸中毒患者的碱治疗通常通过增加肾小管磷酸盐重吸收来使血清磷酸盐恢复正常[98, 99]。酸中毒损害肠道维生素 D 依赖的钙吸收和 25(OH)D 的激活[100]，从而导致继发性甲状旁腺功能亢进症，这可能会进一步损害肾小管磷酸盐的重吸收。继发于酸中毒的佝偻病和骨软化症是遗传性远端肾小管性酸中毒（RTA）最常见的并发症[101]。远端或 1 型 RTA 的特点是远端肾单位氢离子分泌受损，导致代谢性酸中毒、肾钙沉着症、低钾血症、佝偻病和骨软化症。常染色体显性远端 RTA 是由编码氯化物 - 碳酸氢盐交换体的 SLC4A1 基因突变引起的[102, 103]。虽然很少，在隐性 RTA 中也会发生 SLC4A1 基因突变。常染色体隐性远端 RTA 是由 ATP6VB1 和 ATP6V0A4 基因突变引起的，这两个基因编码集合管顶端质子泵、空泡 H^+/ATPase 的 B1 和 A4 亚单位，并可能与进行性双侧感音神经性聋有关[104]。常染色体显性 RTA 通常在患有肾结石和酸中毒的成年人中诊出，很少发生骨软化症。相反，常染色体隐性 RTA 出现在婴儿期或儿童期早期，常伴有佝偻病。通过碳酸氢钠（5～10g/d）纠正酸中毒，观察骨病的愈合情况。然而，愈合缓慢，添加维生素 D 或 1, 25$(OH)_2D_3$ 可以加速愈合。有时会产生维生素 D 毒性，因此必须仔细监测患者。虽然骨软化症治愈后不需要长期服用维生素 D，但 CKD 患者可能需要继续使用活化的维生素 D 代谢物才能完成治疗。

另一种遗传性远端 / 近端混合型 RTA 与骨硬化症和脑钙化有关。骨硬化症是由于碳酸酐酶 Ⅱ（CA Ⅱ）[105-107] 突变导致破骨细胞功能受损，该突变会损害骨吸收所需的酸化作用。这种 RTA 是肾单位近端和远端 CA Ⅱ 活动受损的结果。有趣的是，骨髓移植不影响酸中毒，但由于破骨细胞是造血来源的，所以可以逆转骨硬化症[108]。一些肾小管磷酸盐渗漏的患者也可能有轻度酸中毒。骨软化症可能是由输尿管乙状结肠造口术产生的酸中毒的并发症[98]，该手术以前用于治疗膀胱癌患者。结肠对尿中氯离子和氢离子的重吸收是酸中毒的原因。

八、一般性肾小管疾病

肾 Fanconi 综合征的特征是近端肾小管普遍功能障碍，在没有肾小球功能异常的情况下，氨基酸、葡萄糖、磷酸盐、尿酸和碳酸氢盐丢失。这会导致全身性酸中毒、低磷血症和脱水，从而导致生长障碍、佝偻病和骨软化症，具有 Fanconi 综合征特征的疾病可进一步分为原发性肾脏异常（其潜在缺陷位于肾小管细胞内）和肾前性疾病（来自肾脏外部的代谢物质导致肾小管功能紊乱）（表 71-2）。这些疾病既可发生在成人身上，也可发生在儿童身上。

导致常染色体显性肾 Fanconi 综合征的异常基因尚未确定。然而，遗传和物理图谱研究已经在染色体 15q15.3 上确定了一个位点[109]。Dent 病是一种 X 连锁的肾小管疾病，特征是低分子量蛋白尿、高钙尿、肾钙沉着症、肾结石、佝偻病和肾功能衰竭，并可能包括 Fanconi 综合征的其他特征。这种疾病是由 X 连锁的 CLCN5 基因突变引起的，该基因编码有 746 个氨基酸的蛋白氯离子通道，该通道具有 12～13 个跨膜结构域[110, 111]。患者通常在 40 岁时出现低钾血症和骨软化症的体征和症状。维生素 D、碱和钾治疗可以治愈骨病。散发性特发性 Fanconi 综合征也可能表现为骨软化症引起的肌肉无力和骨痛[112]。

与全身代谢过程相关的 Fanconi 综合征可见于 Lowe 综合征，这是一种罕见的 X 连锁疾病，累及眼睛、肾脏和神经系统，表现为先天性白内障、智力低下和肾小管功能障碍。这种疾病是由 OCRL 基因的突变引起的[113]，该突变导致细胞骨架肌动蛋白异常，这种异常被认为会损害紧密连接和粘连连接的形成，导致肾小管功能障碍[114]。

肾性胱氨酸病是一种常染色体隐性溶酶体储存病，以肾衰竭和包括 Fanconi 综合征在内的其他并发症为特征。这种疾病是由 CTNS 基因突变引起的，该基因编码一种跨膜蛋白，这种蛋白被认为可以将胱氨酸从溶酶体中转运出去[115]。胱氨酸在包括肾脏在内的许多组织中积聚，导致肾小管功能障碍，进而导致肾小球衰竭[116]。Fanconi–Bickel 综合征的特征是肾小管磷酸盐衰竭和肝肾糖原积聚，是 SLC2A2（GLUT2）葡萄糖转运体纯合子突变的结果[117]。

先天性代谢缺陷也会导致 Fanconi 综合征，最明显的是 Wilson 病和遗传性酪氨酸血症。Wilson 病是一种常染色体隐性遗传病，由 Wilson 病基因 ATP7B 突变引起，该基因编码一种铜转运 P 型 ATP 酶，该酶定位于肝细胞的跨高尔基体网络，是将这种金属结合到铜蓝蛋白中所必需的。Wilson 病的临床和病理表现归因于铜在肝、肾、脑和角膜积聚的毒性作用。大多数患者有肝病、溶血性贫血或神经系统疾病。Fanconi 综合征及其相关的佝偻病和骨软化症可能占主导地位或是其主要特征。虽然其骨骼疾病对补充维生素 D 有反应，但肾小管功能障碍仍然存在，包括氨基酸尿、葡萄糖尿、尿酸尿症、高钙尿症和 RTA[118]。高钙尿症的存在和肾结石的频繁发生与表明酸化缺陷与远端而不是近端肾小管缺陷有关的研究是一致的。用 D- 青霉胺和锌盐治疗 Wilson 病可明显减轻症状[119, 120]。1 型遗传性酪氨酸血症是一种常染色体隐性疾病，由延胡索酰乙酰乙酸水解酶（FAH）基因突变引起，该基因编码参与酪氨酸降解最后一步的酶[121]。酪氨酸可积聚在肾脏、周围神经和肝脏，导致肝硬化和肝癌的发生。

除了引起 Fanconi 综合征的其他罕见遗传原因外，浆细胞骨髓瘤的 Fanconi 综合征的发生被归因于单克隆轻链对近端肾小管的毒性作用[122]。虽然极其罕见，但多发性骨髓瘤患者可能会因肾脏磷酸盐衰竭和低磷血症而发生骨软化症。与 RTA 相关的骨软化症也被报道在干燥综合征[123]和重金属中毒患者中，特别是镉[124]和铅[125]。据报道，包括丙戊酸盐[125]、替诺福韦[126, 127]、阿德福韦[128]、异环磷酰胺[129]和过期的四环素[130]在内的药物也可导致 Fanconi 综合征。这些情况下的骨病归因于肾小管功能受损引起的低磷血症和全身性酸中毒。

九、维生素 D 代谢紊乱

佝偻病或骨软化症可能是由负责维生素 D 的 25- 羟化酶的基因突变、负责 25(OH)D 的 1α- 羟化酶的突变或维生素 D 受体的突变引起的（见第 67 章）。单独 25(OH)D 缺乏症是一种罕见的常染色体隐性遗传疾病，由肝脏合成 25(OH)D 受损引起，常伴有佝偻病。原因是调节维生素 D 转化为 25(OH) D 的 25(OH)D- 羟化酶缺乏[131–133]。该病的特征是血清 25(OH)D 低、血清 1, 25$(OH)_2$D 正常、低钙血症、血清碱性磷酸酶升高、继发性甲状旁腺功能亢进症，以及佝偻病的早期发作。CYP2R1 基因的纯合子 L99P 失活突变被发现是一位患有这种疾病的尼日利亚男孩 25(OH)D 缺乏和佝偻病的原因[134]。这些发现提供了 CYP2R1 是关键的维生素 D25- 羟化酶的证据。

假性维生素 D 缺乏性佝偻病是一种常染色体隐性遗传病，由肾脏分泌 1, 25(OH)2D 受损引起。这种疾病是由编码 25(OH)D 1α- 羟化酶的 CYP27B1 基因突变引起的，25(OH)D 1α- 羟化酶是一种线粒体酶，这种线粒体酶负责将 25(OH)D 转化为 1, 25$(OH)_2$D[135–137]。患者在出生时表现正常，但在出生后第 1 年出现佝偻病的临床和生化变化。低钙血症、低磷血症、血清免疫反应性甲状旁腺素和碱性磷酸酶升高是共同的发现。通过基因分析和（或）

在对生理剂量的1, 25(OH)$_2$D$_3$有反应的佝偻病患者中显示血清25(OH)D正常和血清1, 25(OH)$_2$D低或检测不到的来进行诊断。

遗传性抗维生素D佝偻病是一种罕见的遗传性疾病，其特征是靶器官对1, 25(OH)$_2$D具有抵抗性。本病由维生素D受体（VDR）基因突变引起[138]，为常染色体隐性遗传，通常与近亲结婚有关。从婴儿期到青春期，任何年龄都可能出现症状。患者表现为低钙、低磷，血清碱性磷酸酶和免疫反应性甲状旁腺素升高，血清25(OH)D正常或升高，血清1, 25(OH)$_2$D明显升高。患者也可能出现脱发。因为这种疾病的病理生理异常是一种受体缺陷，所以还没有一种治疗方法是一致成功的。对药理剂量的维生素D代谢物和口服钙补充剂的治疗反应各不相同。由于1, 25(OH)$_2$D的主要生理作用被认为是促进肠道钙吸收，因此通过肠外补钙治疗，绕过肠道对1, 25-二羟维生素D的抵抗，可以使生化异常正常化，并导致骨软化病变的临床和放射学缓解[139]。这些疾病已在第67章进行了详细地讨论。

原发性甲状旁腺功能亢进症患者骨吸收过度，骨形成率高，可见较厚的类骨接缝。在手术治疗甲状旁腺功能亢进症后，在临床上可能表现为骨饥饿综合征。然而，明显的维生素D缺乏和骨软化症可能与原发性甲状旁腺功能亢进症并存。

甲状旁腺功能减退症是骨软化症的一个罕见病因[140, 141]。这种骨病归因于1, 25(OH)$_2$D形成减少和低钙血症，两者都是甲状旁腺激素缺乏的结果，因此适当的甲状旁腺功能减退症治疗应能预防矿化缺陷。假性甲状旁腺功能减退症很少发生骨软化症，原因是1, 25(OH)$_2$D减少，这是肾对PTH诱导的cAMP形成及低钙血症反应减弱的结果[142, 143]。这些甲状旁腺相关疾病已在第63章和第66章中进行了更详细地讨论。

十、矿化障碍的其他原因

（一）慢性肾脏疾病与铝中毒

肾性骨营养不良包括一组与慢性肾病相关的异质性骨骼疾病。慢性肾衰竭在采用血液透析治疗之前，主要伴随的骨骼疾病是高转换状态，这可归因于继发性甲状旁腺功能亢进症。骨形成率很高，类骨质覆盖的骨表面也增多了。在引入血液透析治疗慢性肾衰竭和广泛使用含铝凝胶作为磷酸盐黏合剂后，出现了两种类型的骨软化症。第一种（1型）与高转换性骨病相关。第二种（2型）与“动力性”骨病相关。在1型骨软化症中，类骨质接缝增多，并伴有循环钙磷水平低。在2型骨软化症中，类骨质接缝较薄，并且四环素标记的双表面通常显著减少，反映了较低的矿化率[144-146]。与1型骨软化症患者相比，2型骨软化症患者的钙和磷循环浓度趋于正常或轻度升高，临床表现为骨骼疼痛和骨折的频率较高。

真正的骨软化症（1型）具有较高的转换率，是由于诸如酸中毒和功能性维生素D缺乏及1, 25(OH)$_2$D循环水平低引起的。然而，尽管1, 25(OH)$_2$D可以调节骨细胞功能，但通过维持足够的细胞外钙水平和磷酸盐浓度，维生素D缺乏甚至维生素D受体缺失所造成的骨骼后果可以逆转[147]。因此，在CKD中，血清磷酸盐水平通常较高，而钙水平仅轻微降低或正常，很难将矿化缺陷单独归因于维生素D缺乏。循环中的矿化抑制剂（如无机焦磷酸盐和其他尚未确定的物质）可能起到一定作用。过去，在慢性肾衰竭患者中描述的大多数2型骨软化症病例都与类骨-骨界面处骨骼中的铝沉积有关。肾性骨营养不良在第70章中有更详细的讨论。

（二）磷酸酶过少症

低磷血症是一种遗传性疾病，其特征是组织缺乏非特异性（骨/肝/肾）碱性磷酸酶同工酶（TNSALP）、尿磷酰乙醇胺排泄量增加，以及引起骨骼疾病[148]。这种疾病可出现在婴儿期，伴有高钙血症、肾衰竭和颅内压升高。骨骼特征包括颅缝扩大、颅狭小、出牙延迟、骨骺增大和肋软骨连接突出。由于缺乏TNSALP，无机焦磷酸盐堆积，阻碍了矿化。骨髓移植已被用于治疗危及生命的低磷血症[149]。最近，酶替代疗法已被证明能改善患有危及生命的低磷血症婴幼儿预后[150]。

当低磷血症出现在年龄较大的儿童身上时，情况就不那么严重了。在这一类中，血清钙磷水平通常是正常的。在婴儿型中，这种疾病是作为常染色体隐性性状遗传的。然而，成人的这种疾病可能与婴儿和儿童的不同，是作为一种具有可变外显率的常染色体显性特征遗传的。在成年人中，尽管可能会看到骨矿化受损，但这种疾病往往是轻微的。根据定义，在低磷血症中，血液和组织中 TNSALP 的酶活性降低。TNSALP 具有广泛的底物活性，因此在低磷血症患者中，磷酸化分子（如磷酸乙醇胺和磷酸胆碱），在尿液中大量排出，而另一种 TNSALP 底物吡哆醛 -5′ - 磷酸的循环水平显著升高[151, 152]。血清磷水平通常正常。TNSALP 通过将包括 PPi 在内的各种底物切割成 Pi 来驱动矿化，从而局部产生 Pi。PPi 也是一种有效的矿化抑制剂，因此在没有 TNAP 的情况下，PPi 的积累可抑制骨形成部位的矿化[153, 154]。自从碱性磷酸酶的 cDNA 被克隆以来，研究低磷血症患者 TNSALP 基因的缺陷已经成为可能。人类特异性突变的临床表达模式的特征，为这种疾病高度表型异质性的分子基础提供了见解。结果表明，低磷血症患者表型的极端异质性是由于某些个体中残留的酶活性造成的[155]。

（三）骨硬化病

佝偻病也可能发生在严重的（隐性）骨硬化症中。受影响的儿童可能血清磷和钙水平降低，碱性磷酸酶活性升高[156]。除佝偻病外，还观察到破骨细胞吸收减少和出现异常的破骨细胞。这种疾病是异质性的，几种不同的细胞或生化缺陷可能导致相似的临床表现。骨硬化病在第 69 章中有更详细的讨论。

（四）骨纤维形成不全

骨纤维形成不全是一种罕见的疾病，其特征是骨骼疼痛和压痛逐渐丧失、强迫制动、肌肉无力、萎缩和挛缩[157]。据报道，这种疾病见于 50 岁以上的男性。血清钙磷水平正常，但碱性磷酸酶活性升高。影像学异常包括增厚的、无定形的小梁，密度呈点状增加，皮质厚度减少，偶尔出现假骨折线。常规 X 线片上可见异常的“鱼网状”骨小梁图案，结合 T_1 和 T_2 加权图像上低信号强度骨髓的磁共振成像，有助于诊断[158]。组织学上，弥漫在骨表面的“类骨质”增厚。它的外观很特别，因为这种“类骨质”缺乏其他骨软化状态所特有的板层结构和典型的双折射。电子显微镜研究显示了未成熟的小直径胶原纤维呈环状排列，以及被称为螺纹的致密区域。有趣的是，1996 年报道的 17 例骨纤维形成不全患者中，有 5 例伴有单克隆丙种球蛋白病[159]。美法仑和骨化三醇治疗无效。

十一、治疗

维生素 D 缺乏会导致肠道钙吸收受损、继发性甲状旁腺功能亢进症和骨质丢失，以及生长骨骼的骨软化症和佝偻病（见第 59 章）。来自医学研究所的指南建议，对于超过 97.5% 的人口，1—70 岁的维生素 D 推荐摄入量应为 600U，而 70 岁以上的人则应增加到 800U[51]。虽然推荐摄入量比以前的指南有所增加，但这些推荐量是否足够仍然存在争议[52]。治疗佝偻病和骨软化症需要更高的剂量。骨软化症或佝偻病的治疗目标是纠正低碳酸血症（如果存在），逆转骨骼畸形和继发性甲状旁腺功能亢进症，并防止维生素 D 中毒，这可能导致高钙血症、高钙尿症、肾钙沉着症和肾结石。要求因病人而异，因此剂量必须为特定的个体量身定制。维生素 D 以 50 000U（1.25mg）的维生素 D_2 胶囊进行口服给药，以丙二醇（250U 或 6.25mcg/ 滴）进行口服给药。维生素 D 的优点是成本低，并且能内源性调节 1, 25$(OH)_2$D 的活化。使用它的缺点是，最佳的治疗反应可能需要数周时间，而且在发生毒性的情况下，由于它储存在脂肪中，半衰期长，其生物活性在停止使用后会持续数周。

1, 25(OH)2D_3 可用于 0.25mcg 和 0.50mcg 胶囊及含有 1mcg/ml 的口服和静脉制剂中。骨化三醇的优点是起效快和作用抵消。药物的半衰期不到 6h[160]。一个缺点是，即使确定了最佳剂量后很长时间，也可能发生高钙血症。由于 1, 25$(OH)_2D_3$ 治疗期间高钙血症的发生无法预测，因此必须密切监测患者。1a-(OH)D_2 被批准用于治疗肾衰竭患者继发性甲状旁腺功能亢进症[161]。它以 2.5mg 胶囊和 1ml 含有 2mg/ml 的溶液销售。给药后，它会转化为 1, 25(OH)2D_2[162]。

在缺钙引起的营养性佝偻病儿童中，将钙摄入量增加到800～1500mg/d可以治愈骨病[56, 163]。有几种方案被推荐用于治疗维生素D缺乏性骨病。然而，大多数方案的目标是逆转佝偻病和骨软化症。他们没有达到25(OH)D水平，这是骨量累积和骨折预防的“最佳”目标。每日口服50mcg（2000U）维生素D 3～12周，可导致单纯维生素D缺乏所致的典型佝偻病和骨软化症的生化反应。然而，这一剂量不足以治疗与肾功能不全、吸收不良和维生素D抵抗或依赖相关的代谢型佝偻病。替代建议包括在1～3个月内用50 000～500 000U进行治疗，然后维持剂量为600U/d，以达到正常循环25(OH)D水平。接受慢性抗惊厥治疗的患者可能需要更高的维持剂量[164]。与成人抗惊厥药物在产生骨软化症方面的作用可能是自限的不同，儿童可能需要持续治疗，因为长期抗惊厥治疗对生长期儿童骨骼的影响大于成人。对缺乏维生素D的佝偻病或骨软化症患者施用维生素D总是导致骨病的愈合，尽管反应模式，特别是关于血清钙、磷、碱性磷酸酶和免疫反应性PTH的变化，显示出明显的变化。血清碱性磷酸酶开始升高，表明骨软化病变已愈合，随后碱性磷酸酶和免疫反应性甲状旁腺激素逐渐下降。

1, 25(OH)$_2$D$_3$通常最适用于治疗代谢产物肾合成减少或受损的疾病（甲状旁腺功能减退症、假性甲状旁腺功能减退症、肾功能不全、1型维生素D依赖性佝偻病、肿瘤性骨软化、低磷酸血症性佝偻病）或在细胞水平对其作用有抵抗力的疾病水平。有时与遗传性抗维生素D佝偻病相关的骨软化症或佝偻病对维生素D治疗有反应[165]。然而，在阻力更大的情况下，1, 25(OH)$_2$D$_3$可能是有益的。有时需要高达15～20mg/d的剂量，即使如此也可能无效。在这种情况下，长期静脉注射钙可以用来治愈骨病[139]。

高钙血症和高钙尿是维生素D治疗的潜在并发症。维生素D中毒引起的高钙血症是由肠道钙吸收增加和破骨细胞骨吸收增加共同引起的。肾功能受损可能导致肾钙沉着症、肾结石，甚至死亡[139]。患者可能无症状或有厌食、恶心、呕吐、体重减轻、头痛、便秘、多尿、多饮和精神状态改变。静脉输液治疗有时是有效的，但血清25(OH)D和血钙值升高可能持续存在。除了水合作用外，糖皮质激素可能有效地降低血清钙水平，静脉注射二膦酸盐可通过损害破骨细胞骨吸收获得额外的益处。长期服用维生素D的患者应仔细观察血清、尿钙及血清肌酐的测定。这一点至关重要，因为无法预测维生素D中毒何时或在谁体内发生和（或）复发。

与维生素D缺乏无关的低磷血症的治疗包括口服补充中性磷酸盐，包括钠盐或钾盐（见第62章）。单次口服磷酸盐后，血清磷的升高是短暂的，因此，必须经常服用磷酸盐补充剂。磷酸盐的精确量必须根据每个病人的具体情况而定，并反映出肾功能丧失的程度。在严重渗漏的个体中，每4～6h需要高达1000mg的元素磷，以影响血清磷值的持续升高。肿瘤性骨软化症的最佳治疗方法是切除肿瘤。单次空腹测定血清磷不能评价治疗效果，每次给药后不同时间需要多次测定血清磷值。排空胶囊并将盐溶解在水或其他液体中可能会改善肠道吸收。当开始治疗时，大多数患者都会出现一定程度的胃肠道不适，包括痉挛和腹泻。因此，初始剂量应较低，增量应逐渐引入耐受。同时使用磷酸盐和维生素D代谢物可加速FGF23介导的低磷血症患者的愈合。维生素D或1, 25(OH)$_2$D$_3$引起的血清磷值的提高是否是由于肠道对磷的吸收增加或PTH减少导致的肾功能丧失所致，目前尚未确定。然而，使用钙离子减少甲状旁腺素分泌已被用作遗传性和获得性低磷血症与肾小管重吸收受损相关的辅助治疗。在各种类型的肾前Fanconi综合征中，对潜在疾病的特殊治疗常常导致肾小管功能障碍的消失或改善，从而使相关的骨病得以治愈。在其中一些疾病中，还可以通过纠正酸中毒和低磷血症（即补充碱、口服磷酸盐和维生素D）来改善骨病。

低磷酸酶是一个治疗挑战。除非缺乏维生素D，否则禁止使用维生素D代谢物和钙进行治疗，因为血清钙、磷、25(OH)D和1, 25(OH)$_2$D通常是正常的，这种治疗可能会夸大高钙血症和高钙尿症的发展趋势。据报道，酶替代[150]和骨髓移植[149]可以改善婴儿期的骨病。同样，对于与骨质疏松相关的骨软化症，最有效的治疗方法是骨髓或干细胞移植，以提供功能正常的破骨细胞[168]。

第72章　Paget骨病

Paget's Disease of Bone

Frederick R. Singer　著
瞿晓莉　盛志峰　译

要　点

- Paget骨病的主要潜在病理是局灶性的破骨细胞骨吸收增加。
- 绝大多数患者无明显的症状或体征。
- 如果出现骨痛或严重的骨骼受累，则可能产生严重的并发症。某些患者接受单次输注唑来膦酸5mg，就可抑制病灶活动性长达6.5年。

Paget骨病（畸形性骨炎）是一种常见的局灶性代谢性骨骼疾病。其早期病理生理变化表现为局灶性破骨细胞活性增加，引起骨丢失。通常直到一个或多个部位骨骼明显增大或变形时，才会被发现。临床表现取决于骨骼受累部位的严重程度，可以是偶然发现的放射学或生化异常，骨折或伴有神经系统或其他系统的并发症。目前有关该疾病的治疗和发病机制的了解也在不断进展。

一、发病率和流行病学

由于许多患者没有症状，且血清总碱性磷酸酶水平正常，所以Paget骨病的具体发病率尚不清楚[1]。根据尸检研究[2-3]和X线检查，在该疾病常见的国家，40岁以上的人中，该疾病的患病率被认为是3%或更高[4]。

Paget骨病流行病学的一个显著特点是，在全世界甚至在同一个国家内，不同地区患病率差异很大。一项对英国31个城镇55岁以上患者的医院X线片的调查显示，Paget骨病的患病率在苏格兰阿伯丁为2.3%，而英格兰兰开斯特为8.3%[5]。整个欧洲进行的一项类似调查发现，法国的患病率与英国的最低患病率相当[6]。此外，澳大利亚、新西兰和美国[7]可能因为以英国移民为主，患病率相对较高。Paget骨病在亚裔人群中很罕见。在日本，患病率估计为100万人中有2.8人[8]。在大多数研究中，Paget骨病在男性中的患病率略高于女性[2-7]。从多个国家患病率随时间变化的Meta分结果来看，其总体患病率有逐渐下降的趋势[9]。

Paget骨病随年龄的增长，患病率逐渐升高。据报道，81—90岁的人群，患病率接近10%[2-4]。临床上Paget骨病最常在50岁以后被发现。相反，在20岁以下的人群中报道很少。尽管如此，不能据此推断出该疾病在年轻人中罕见，因为该病进展缓慢，且早期缺乏症状，很难在疾病的早期阶段进行诊断。后文将讨论该病的明显表现（如骨骼畸形），可能会经过数十年的演变。对该病早期诊断失败的原因无疑是由于缺乏症状及很少对年轻人使用放射和生化检查。

自1883年以来，人们认识到Paget骨病可能影响家庭中的一个以上成员[10]。在美国的一项788例患者的研究中显示，12.3%为家庭内多个成员发病[11]。英国 407 例患者的研究中显示，家庭内多个成员发病约有 13.8%[12]。澳大利亚 658 个例患者中则为 22.8%[13]。与对照组相比，患者亲属 Paget 骨病发病率增加了 7～10 倍。在西班牙的一项小型研究中，通过骨扫描对患者亲属进行了筛查，40% 的患者至少有一个一级亲属患有 Paget 骨病[14]，某些患者表现为常染色体显性遗传[10]。

与 Paget 骨病发病相关潜在的环境因素中，既往饲养狗的经历，可能是需要考虑的一个风险因素[15]，但这一点尚未得到后续研究的证实。职业性接触铅被认为是导致 Paget 骨病的另一个可能危险因素[16]。在一项研究中，骨皮质铅水平高于对照组，但骨小梁铅水平低于对照组[17]。这些研究结果的相关性尚不清楚。

二、病理生理学

Paget 骨病病变的放射学和病理学改变，提示其发病的主要为局灶性破骨细胞骨吸收增加。在骨皮质或小梁骨表面，正常骨组织与进展性病变边缘处，可见大量、体积明显增大的多核破骨细胞[2]。许多破骨细胞比正常大（图 72–1），该破骨细胞可能多达上百个细胞核，而不是普通的仅有几个细胞核的破骨细胞[18]。破骨细胞的超微结构显示出一个显著的特征，在细胞核中存在微丝，而在 Paget 骨病的标本中，微丝的出现较少，在 Paget 骨病病变的成骨细胞、骨细胞或骨髓细胞中也没有观察到它们[19, 20]。在 Paget 骨病的标本中，破骨细胞的超微结构显示出一个显著的特征，在细胞核中存在微丝，但是在原发性或继发性甲状旁腺功能亢进症患者的骨骼中也没有观察到这些结构。在骨巨细胞瘤中的一小部分多核巨细胞（破骨细胞）及一些骨化生和骨固缩患者的破骨细胞中发现了包涵体[21]。其中微丝结构与副黏病毒科病毒的核衣壳最为相似，这组 RNA 病毒能引起常见的儿童感染。副黏病毒科核衣壳蛋白[22–23]和信使 RNA（MRNA）[24–25]的证据已在 Pagtic 皮损中被发现。麻疹病毒核衣壳蛋白（MVNP）基因的全长序列已经从一名患者的皮损中测序[26]。这些发现与 Paget 骨病的病因相关性将在后面讨论。

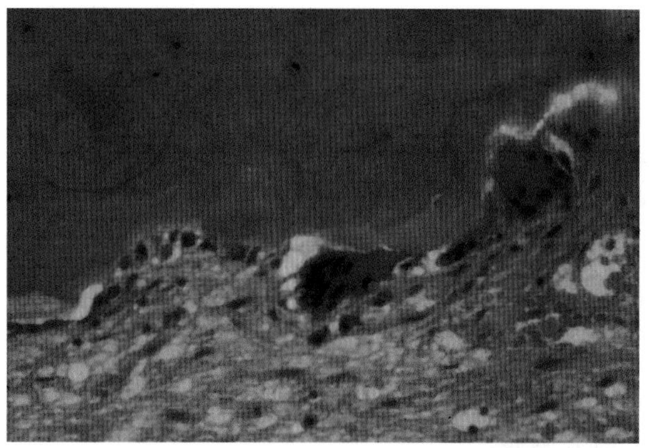

▲ 图 72–1 Paget 骨病的骨活检，在 Howship 陷窝中有大的多核破骨细胞，在先前吸收的部位有相邻的丰满成骨细胞（HE 染色）

随着皮质中破骨细胞发生吸收，单个骨会变宽，并与相邻的骨会汇合。因此，吸收区域可以延伸到骨膜和骨膜表面。在髓腔的骨小梁中，溶骨过程会导致骨体积显著减少。伴随着早期骨皮质和骨小梁病变的是取代正常脂肪或造血骨髓的纤维组织增生。其中纤维间质是高度血管性的，尽管之前认为存在动静脉分流，但这一特征尚未被放射性标记白蛋白微球证实[28]。

Paget 骨病最早出现的放射学特征是局灶性溶骨性病变。颅骨是最早被认为受到局限性溶骨性病变影响的部位，Schuller[28]将“局限性骨质疏松”一词应用于这一发现。颅骨的局限性骨质疏松可能存在一个或多个溶骨灶，最常出现在额区和枕区，并可在一段时间内缓慢愈合（图 72–2）。单纯的溶骨性病变也可以在骨骼的其他区域检测到，但不太常见。在脊柱或骨盆中也很少观察到。在长骨中，溶骨性病变通常发生在骨的一端。偶尔，在骨的两端也可以同时观察到溶骨灶[29]。几乎可以根据正常骨与溶骨性病变的交界处的特征性的放射学表现，来诊断为 Paget 骨病。病变边缘通常呈火焰或倒 V 形（图 72–3）。对未经治疗的病变进行系列放射学随访，发现病变范围平均每年延长率约为 1 厘米[29]。在 Paget 骨病早期进行的骨活检中，显示破骨细胞活性显著增加和小梁变薄[30]。其他显著特征还包括纤维血管骨髓、大量成骨细胞排列在小梁上及突出的编织骨等特征。因此，发现溶骨性病变的放射学和病理学检查结果不一致。虽然 X 线片上病灶密度

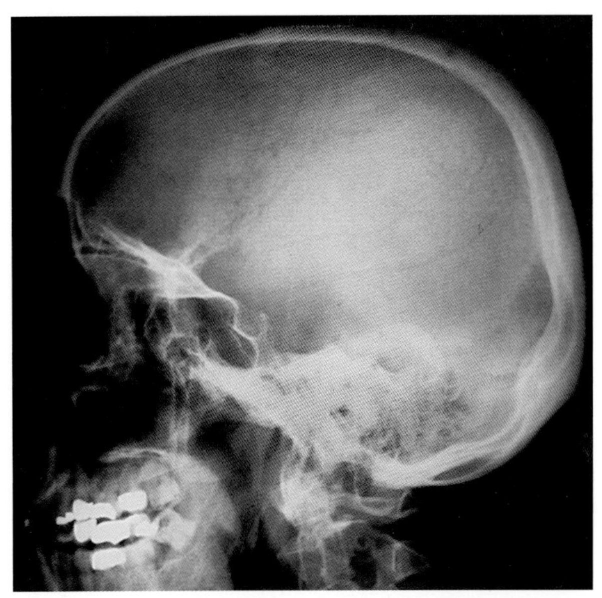

▲ **图 72-2 X 线显示影响额部和颞部的颅骨骨质疏松范围**

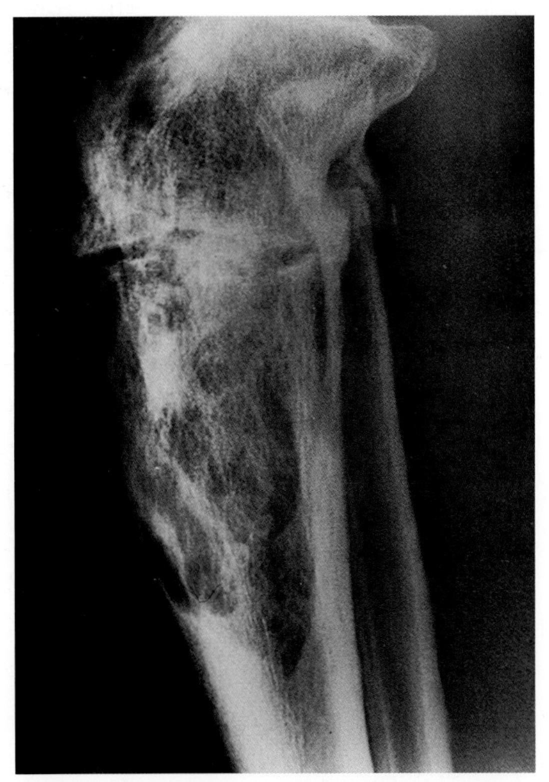

▲ **图 72-3 胫骨 X 线片显示远端向前推进的溶骨面和近端的硬化骨**

近端可见部分愈合的病理性骨折

降低，且组织学显示非常活跃的骨形成，但这不足以克服破骨细胞骨吸收的程度。

Paget 骨病的混合期更常见，在混合期，单个骨骼中的成骨（或骨硬化）特征与溶骨性特征混合在一起。这一阶段在长骨中最常见，在长骨中人们可以观察到，与正常骨相邻的向前推进的溶骨前沿，并且在该前沿的后面，有一个异质性的骨硬化区叠加在以前由溶骨过程主导的区域上（图 72-3）。混合期的活检显示，骨皮质和骨松质均有特征性的板层骨异常。骨基质转变成一种奇怪的“马赛克”图案，由不规则并列的板层骨碎片组成，中间隔着扇形轮廓的水泥线。这种不规则可能反映了之前的破骨细胞吸收区域。此外，因为受累的皮质结构紊乱，导致少有完整骨块，甚至内外周板及间质板层可完全被破坏。

在骨松质中也可以看到同样无序的基质结构。散布在混乱薄板之间的是一片片编织的骨块，其特征是胶原纤维的随机沉积模式和单位面积的基质中有更多的骨细胞。有人认为骨细胞周围的骨陷窝比正常大，这一发现证实了骨细胞性骨溶解[31]。然而，最有可能的是，这仅是编织骨的特征，而不是 Paget 骨病的第二种骨吸收类型。在骨形成表面，大量成骨细胞与类骨质相邻。这种类型的骨在成人中少见，除非与骨的快速重塑有关，如骨折后或对骨肿瘤侵袭的反应。使用骨的定量组织形态计量学研究，记录了 Paget 骨病骨骼结构变化背后细胞活动的显著程度[32]。类骨质的总量和骨表面被类骨质覆盖的百分比可能会增加 4～5 倍。通过用四环素对骨形成表面进行双重标记发现，类骨质的增加与类骨缝宽度的增加无关，因为钙化的速度也会增加。目前还没有动态的方法来定义骨吸收的速率，但表明存在骨吸收的整个骨表面范围，平均是正常人的 6 倍，破骨细胞的数量可能增加 10 倍。在髓腔中，强烈的骨吸收过程，可能会产生周围环绕着纤维骨髓，其中含有充满含铁血黄素的巨噬细胞的出血性囊肿。这些囊肿被认为是由于多条扩张的血管破裂和随后的微梗死造成[33]。在 Paget 骨病的混合期，X 线片上可见斑片状硬化骨及增大的骨块。如果溶骨过程延伸到骨膜下层，可能会刺激骨形，即由于骨膜新骨形成，骨的厚度和周长都会增加。当颅骨受到影响时，可使颅骨增厚达 4 倍，正如 Paget 骨病所报道的那样[34]，出现斑片状硬化症通常具有“棉絮状”的特征（图 72-4）。颅骨可能受到严重的影响，可能导致颈椎病，或称颅底凹陷并发症。长骨可能由于股骨侧弯和或胫骨前弯而变短。在病程后期，胫骨可能会出现严重的侧弯。缓慢进行性畸形的发病机制尚不清楚，但肯定与骨骼的异常重塑状态有关。通常，裂隙骨折与弓形畸形有关。这些骨折呈线形的横向放射状，通常出现在畸形骨骼凸面的皮质中。通常是多个，可能会在数年内保持稳定的外观。即使在骨质疏松或骨硬化性皮质中没有畸形的情况下，也可能存在。这些损伤的组织学检查表明它们是不完全性骨折[2]。其中只有一小部分进展为完全横形骨折，在硬化性皮质的患者中更为常见。

即使在骨硬化骨已经侵入之前的溶骨区之后，仍可以在次级吸收前锋的形式中找到异常骨吸收的证据。这些通常被认为是长骨皮质中的裂隙，并在初级前锋的路径上拖曳。

Paget骨病的最后阶段，称为成骨细胞或硬化，受影响的骨骼仍然致密，并保留Paget骨病特有的“马赛克”基质模式。管状骨显示骨皮质和小梁骨之间的分化丧失，甚至由于骨膜新骨的形成而导致骨增大，因为新生骨不再是致密骨。硬化性病变中的细胞活性要低得多。破骨细胞很少或不存在，但仍可见成骨细胞排列在骨表面。骨髓可能会保持纤维状，但血管的数量会大大减少。可能存在散在的慢性炎症细胞。有时，部分病变完全没有骨细胞，因此，出现了“烧毁”Paget骨病的概念。然而，Paget骨病的广泛病变不太可能达到完全耗尽。相反，在一块骨头上出现所有阶段的疾病的可能性要大得多。

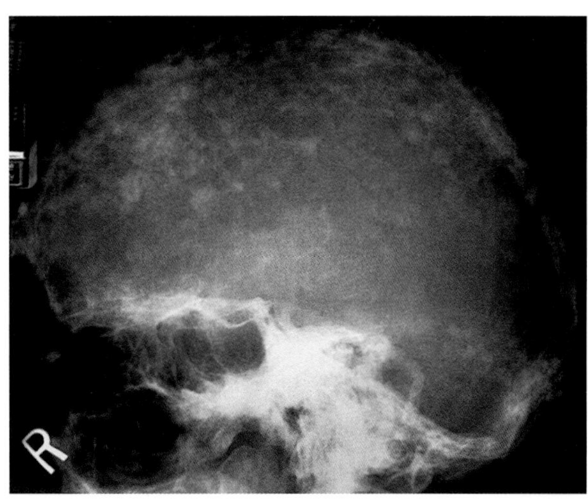

▲ **图72-4 颅Paget骨病硬化期X线片，表现为“棉絮状”外观**

通过注射放射性示踪剂和扫描整个骨骼或选定的区域可观察Paget骨病的演变过程。骨扫描使用氚标记的双膦酸盐，静脉注射后根据相对血流量和骨形成速度的比例定位于骨骼部位。扫描结果通常显示骨骼的放射学异常区域高摄取[35]（图72–5），骨扫描的具有高度敏感性，在小部分X线片正常的患者中，摄取也可能会增加。相反，在疾病的非活动性区域（如硬化性病变），骨扫描可能无法发现。骨扫描可以半定量分析，也可以用计算机进行分析，因此可以用来监测对治疗的反应。

镓扫描最常用于检测隐匿性感染或肿瘤的患者，示踪剂镓通常定位于破骨细胞的细胞核[37]，能勾勒出Paget骨病的病变区域[36]。因此，镓扫描可

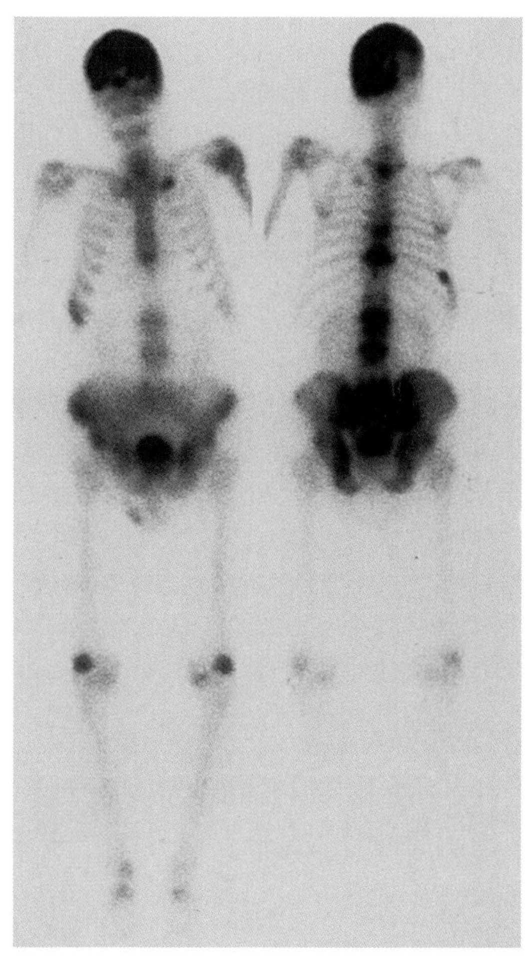

▲ **图72–5 1例多发性Paget骨病患者前后位骨扫描**

在颅骨、多个椎骨和骨盆X线片上观察到Paget骨病的区域。其他异常区域可能代表退行性关节炎和愈合的肋骨骨折

作为Paget骨病细胞活性的直接指标。

三、临床特点

相当大比例的Paget骨病患者没有任何症状或体征[1]。通常在调查另一种疾病时发现放射或生化异常，意外发现该病。

Paget骨病最常见的临床表现是疼痛和畸形。骨痛一般不是很严重。通常是一种夜间持续的隐痛，位于软组织深处。在承重的骨骼中，行走可能会使疼痛加重，但加重的程度小于源自关节或神经撞击的疼痛。骨骼畸形最常见于颅骨和下肢。随着时间的推移，由于颅骨的增大，常导致受影响个体的帽子大小会增加。股骨和胫骨的弯曲和增大也可能在一段时间内发生演变。

（一）区域表现

1. 颅骨　在头颅还没有增大时，颅骨的症状是不常见的。当然，听力损失（30%～50%）[38]是最常见的症状，但是在未经治疗的患者中进展缓慢。眩晕和或耳鸣也很少见。耳蜗囊骨密度降低[39]是Paget骨病听力损失的主要机制。

Paget骨病的严重并发症可能发生在少数患者的晚期阶段，由于头骨的重量太大，患者保持头部直立位时颈部受到损害。肌肉痉挛可能会导致患者出现颈部疼痛和紧张性头痛。这类患者可能会因为基底动脉内陷或颈椎病而出现神经异常。尽管不常见，但有颅底凹陷的放射学证据证明，压迫颅后窝或小脑扁桃体突出的结构也可能产生共济失调、肌肉无力和呼吸障碍的表现。脑积水也是一种罕见的并发症，可表现为步态受损、尿失禁和某种程度痴呆症的症状。

最后，精神或者体质差的患者可能并发严重的颅骨疾病。有人提出，这可能是由于血液从脑血管分流到颈外动脉系统，而导致的一种常见呼吸道综合征[40]。这些症状也可能代表对残疾的心理反应，因为在一项研究中，据报道有近50%的患者患有抑郁症[41]。

2. 颌骨　Paget骨病影响面部骨骼和颌骨情况并不常见。骨性狮面是指面部骨骼全部增大的患者，但这种畸形更可能出现在纤维结构不良症中。

累及下颌或上颌可能会产生进行性的牙根吸收，导致牙齿丧失[42]。在Paget骨病的较晚期，牙骨质的过度形成与硬脑膜和牙周膜的缺失有关。面部毁容可能与上颌或下颌增大，以及牙齿张开和咬合不正有关。无牙患者很难获得合适的假牙。由于口腔手术会导致术中出血过多和术后骨髓炎而变得很困难。牙骨质增生引起的强直，使拔牙也变得很困难。

3. 脊椎　颈背部疼痛常见于老年Paget骨病患者。在放射检查中常看到累积一个或多个椎体，通常会导临床把他们当作骨痛患者治疗。然而，大多数中重度疼痛的患者都有与Paget骨病相关的并发症。

Paget骨病最常累及腰部和骶部，可累及一个或多个椎骨。在溶骨期的早期（通常不被识别），椎体出现骨质疏松，在极少数情况下，由于骨质的吸收，椎体呈细长的横棒形状。但是椎体整体增大更常见，表现为边缘增厚，中央有粗大的垂直条纹。同时混乱微体系结构产生的异常机械特性可能会造成硬化性椎体的压缩。

脊髓或神经根受压可能导致剧烈疼痛或神经功能受损，或两者兼而有之[43]。这种并发症可由椎体、椎弓根或椎板增大引起，以及压缩性骨折所致，也有研究认为，可能是血液从脊髓动脉分流到高度血管性的骨骼导致[44]。神经综合征更有可能发生在胸部受累的情况下。症状包括背部疼痛、行走困难、麻木、双脚感觉异常和进行性腿部瘫痪。后期可能导致膀胱和肠道功能受损，以及痉挛性瘫痪和感觉丧失。计算机断层扫描（CT）和磁共振成像（MRI）有助于查明引起功能障碍的解剖异常原因。

脊柱的罕见并发症是形成一个离散的椎旁肿块，该肿块由一个中央骨髓腔组成，周围环绕着从椎骨延伸出来的骨松质[45]。该病变看起来像是一种肿瘤，但仔细分析先前的放射学检查后，就会发现这是一种慢性病变，因此不需要进行活检。

Paget骨病引起背部疼痛的其他主要原因是椎间盘疾病和退行性关节炎。没有证据表明椎间盘退变是Paget骨病患者的主要原因。据报道，胶质突起可以侵入椎间盘，并在椎间盘间隙产生骨桥接[46]，腰椎区域的背痛经常与退行性关节炎有关[47]，尤其是当小关节扭曲与 Paget 骨病相关时，也可以在椎体增大或发生压缩性骨折时发现大型骨赘。类似强直性脊柱炎的综合征，可能发生在广泛的骨赘形成或脊柱韧带骨化的情况下[48]，只是缺乏人类白细胞抗原（HLA）-B27 抗原而已。然而，已经发现典型的强直性脊柱炎与 Paget 骨病有关[47]。

4. 骨盆和四肢　盆腔和下肢受累的主要症状是疼痛和行走障碍。在疾病的溶骨期，疼痛不明显。当髋臼和股骨近端都受到硬化期的影响时，髋部疼痛最为常见[48]，股骨弯曲和髋臼突出往往与负重加重的疼痛有关。许多患者在不负重时相对舒适，没有夜间不适的症状。

偶尔会发生膝关节疼痛和关节积液，硬化性疾病影响股骨或胫骨。股骨远端或胫骨近端增大引起的膝关节变形和任一骨的严重弯曲都会引起关节软骨的机械应变，从而加速退变过程。软骨下骨的吞噬过程也可能与关节疾病有关。这可能是导致脚踝疼痛的原因。

下肢骨折比胫骨更有可能影响股骨。在已报道的最大股骨骨折系列中，股骨粗隆下区域是最常见的骨折部位（182 例中有 49 例），骨不连的发生率为 40%，这一数字比以前认识的要高得多[49]。胫骨骨折后骨不连似乎较少见。

上肢长骨受累导致畸形明显，但是很少产生症状。在肩部，当骨骼过度生长导致肩肱关节解剖扭曲时，可能导致肩袖功能受损。

偶尔，患有影响足部的佩吉特病的患者会感到负重疼痛。但是在手部有 Paget 骨病放射学证据的个体中很出现。

（二）肉瘤、巨细胞瘤和非骨骼恶性肿瘤

Paget 骨病最严重的并发症是肉瘤。据估计，10% 的广泛性疾病患者可能会并发肉瘤[33]，但就所有发病者而言，发病率不到 1%[50]。在 Paget 骨病的多个家庭成员中很少发生。

并发肉瘤的患者通常会有疼痛和肿胀，通常发生在以前受佩吉特病影响的区域。偶尔，肿瘤部位的骨折可能会导致肿瘤的发现。肿瘤最常发生在骨盆、股骨、肱骨、颅骨和面部[51]。多灶性肉瘤只在晚期和广泛性多发性骨病患者中发现，被认为是独立起源的肿瘤，而不是转移[52]。

肉瘤的组织学变化很大，纤维肉瘤、软骨肉瘤、成骨肉瘤、间变性肉瘤都可能被发现[33]。不同数量的多核巨细胞（可能是成骨细胞）散布在肿瘤间质中，很可能不是肿瘤。在巨细胞中观察到典型的佩吉特病的核内含物，但在肿瘤细胞中没有观察到[53]。在单个肿瘤中出现几种组织学模式并不罕见，这表明一种常见的干细胞可能产生多种分化更好的间充质细胞。

淋巴瘤和多发性骨髓瘤发现与 Paget 骨病有关[50]，但可能是偶发的，而不是病理过程的并发症。

因为有潜在的骨松质变形，放射学检查很难发现早期肉瘤，并且易出现在髓质中，早期发现可能是皮质下溶骨性病变。只有当带有钙化斑点的放射透明病灶突破了皮质的界限时，才能明显地看到恶性肿瘤的存在。CT 或 MRI 是确定肿块范围的最佳手段。

血清碱性磷酸酶活性的变化率并不是肉瘤发展的有用标记物，尽管早期报道可能是这样。

不幸的是，肉瘤患者的平均预期寿命很短，这可能是因为早期很难发现。在一项研究中，只有 7.5% 的患者存活了 5 年，而没有潜在 Paget 骨病的老年患者 5 年生存率为 37%[54]。

骨巨细胞瘤通常是良性的，在其他正常人中最见于长骨末端，在 Paget 骨病的病变中也可能出现[55]。比 Paget 骨病中的肉瘤更少见，常起源于颅骨和面骨。在患有 Paget 骨病的多个家庭成员中很少报道[56]。

这些肿瘤的特点是具有梭形细胞核和成团的染色质或细胞核的纺锤形细胞，以及散在的多核巨细胞。有丝分裂很少出现在单核细胞或巨细胞中。巨细胞含有 Paget 骨病的核内含物[55]。有观点认为，许多报道的 Paget 骨病巨细胞瘤病例实际上是巨细胞修复性肉芽肿，这是颌骨常见的病变[57]。

外科手术和放疗已被用于治疗 Paget 骨病的症状性巨细胞瘤。在 1 名患者中，大剂量的地塞米松能够有效地缩小骨外肿瘤[58]。另 1 名患者对抗吸收药物地诺单抗有反应[59]。

四、生化特征

Paget 骨病活动性皮损中，细胞的强烈活性可反映在骨吸收和骨形成的各种生化指标上。在大多数临床关注的患者中，生化标记物反映了疾病的程度和活动度，只有一小部分骨骼受影响的患者没有生化异常。

（一）骨吸收指标

活动性 Paget 骨病典型的骨吸收增加可能会导致血清和尿钙水平增加，但在没有骨折或固定的情况下，高钙血症或高钙尿症不是 Paget 骨病的特征 [60]。人们普遍认为，该病是由于伴随的骨形成增加导致，可以通过对血浆消失率和骨骼对放射性钙 [60] 或其他骨骼示踪剂摄取的动力学分析来解释。各种骨胶原基质分解产物已被用作骨吸收的指标。这些产物包括尿羟脯氨酸、总和游离吡啶啉和脱氧吡啶啉、1 型胶原 N 端肽和 1 型胶原 C 端肽。端肽分析似乎对骨胶原吸收最具特异性。1 型胶原 C 端肽非异构化片段的测定是评价 Paget 骨病患者骨吸收最敏感的手段 [61]。

（二）骨形成指标

自 1929 年以来，人们认识到 Paget 骨病患者血清总碱性磷酸酶活性升高 [62]。该酶位于成骨细胞的质膜中，参与骨基质的矿化。在 Paget 骨病患者中，循环中的酶活性与 X 线骨骼测量中的疾病程度相关，也与尿羟脯氨酸总量相关 [48]。有效治疗 Paget 骨病可使总碱性磷酸酶活性降低 50% 或更多。

在对未经治疗 Paget 骨病患者的长期随访中发现，碱性磷酸酶活性通常会逐渐增加或没有明显变化 [63]。在一些患者中，如果出现较大的波动，可能是测量技术错误，而不是疾病活动本身的变化。在存在肝病的患者中，肝脏碱性磷酸酶活性可能干扰对 Paget 骨病活动性的准确评估，可用免疫测定法测定 1 型前胶原 N 端肽水平 [64]。

血清骨钙素或骨 GLA 蛋白是成骨细胞的一种不确定的产物，在 Paget 骨病中可能会升高，但不会达到与血清碱性磷酸酶活性相同的程度 [65]。矛盾的是，用减少周转的药物治疗患者可能会产生一过性骨钙素水平升高 [65]。可以解释为，在活动期 Paget 骨病中，骨钙素基因的表达减少 [66]。

血清前胶原 N 端肽水平与骨显像显著相关，治疗后下降的程度大于骨特异性碱性磷酸酶 [64]。

由于血清总碱性磷酸酶检测的成本效益，这仍然是 Paget 骨病患者一般生化评估的选择。

（三）促钙激素

在 Paget 骨病患者中降钙素分泌正常 [67]。甲状旁腺激素浓度一般在正常范围内，但在部分患者中发现浓度升高 [68-69]，这种观察可能与肾衰竭、维生素 D 缺乏或轻微的低钙血症有关，后者与骨形成率高于骨吸收有关。

维生素 D 摄入量充足或紫外线暴露充分或两者都有的患者，其 25 羟维生素 D 和 1, 25- 二羟维生素 D 水平正常。在两项研究中，血清 24, 25- 二羟维生素 D 被报告为低水平，并且与疾病活动性呈负相关 [70-71]。这一发现的发病机制和临床相关性尚不清楚。

白细胞介素-6（IL-6）是破骨细胞功能的重要局部调节因子。据报道，在 Paget 骨病部分 [72] 患者的骨髓和血清中升高了 [72-74]，核因子受体激活剂 -κβ 配体（RANK-L）和护骨素（RANK-L 的诱饵受体）是破骨细胞功能的关键调节因子 [75]。Paget 骨病患者的血清测量也是可变的，但最近的一项研究表明，RANK-L 和 OPG 水平都可能高度升高，双膦酸盐治疗可以增加 OPG，并在较小程度上降低 RANK-L 水平，从而降低 RANK-L/OPG 的比率 [76]。

五、全身性并发症和相关疾病

（一）高钙尿症、高钙血症与原发性甲状旁腺功能亢进症

Paget 骨病患者的尿钙排泄通常是正常的，没有证据表明肾结石的形成比年龄和性别匹配的对照组更高 [60]。然而，高钙尿症很容易由骨折 [77] 后的制动或神经损伤引起。在这种情况下，骨吸收增加，而骨形成减少。

高钙血症在 Paget 骨病患者中并不常见，但可

能是由于制动[77]、恶性肿瘤[78]、原发性甲状旁腺功能亢进症或原发性甲状旁腺功能亢进症所致[79]。尽管有一些讨论认为，在 Paget 骨病中原发性甲状旁腺功能亢进症的发病率可能会增加，但两种疾病同时出现在一个人身上的可能是巧合。

（二）高尿酸血症与痛风

据报道，血清尿酸浓度主要在患有相对严重的 Paget 骨病的男性中升高[48]，近 50% 的高尿酸血症男性有痛风性关节炎的临床发作。Paget 骨病也被发现存在于痛风患者组中，占 23%[80]。Paget 病中核酸的高周转可以增加足够的尿酸盐池可以用来解释这种现象[81]。

（三）心血管异常

研究发现，至少有 15% 骨骼受 Paget 骨病影响的患者，会出现心排血量增加[82]。通常与左心室肥大有关。软组织和邻近骨松质的过度血运是导致这些现象的因素。此外，外周血管阻力的减少可能导致心排血量的增加[83]。高心排血量致心力衰竭不常见。

钙化性主动脉狭窄在 Paget 骨病患者中的发生率是对照组人群的 4～6 倍[84-85]。严重的患者发生狭窄的可能性更高，这表明心排血量的增加在瓣膜上产生湍流可能会导致钙化。心内钙化也可能发生在室间隔，并可能产生完全性心脏传导阻滞[85-86]。Paget 骨病患者周围血管的动脉钙化也比对照组高[87]。

六、药物治疗

（一）治疗适应证

Paget 骨病的药物治疗适应证如表 72-1 所示。

表 72-1 Paget 骨病药物治疗适应证

- 高心排血量充血性心力衰竭的治疗
- 骨痛
- 骨科手术术前准备
- 高钙尿症
- 高钙血症
- 脊椎疾病所致的神经功能缺损
- 预防听力损失
- 青年患者并发症的预防

骨痛是最常见的治疗原因。当 Paget 骨病发生在关节附近时，很难区分骨痛和关节痛。在这种情况下，可以采用为期 1～2 个月的药物治疗试验，弄清疼痛的来源。对需要择期骨科手术的患者进行预处理，可以预防术中或术后出血、固定性高钙血症等并发症。高钙尿症和高钙血症可以通过药物治疗逆转或预防，但这些适应证并不常见。

一些与脊椎疾病相关神经缺陷患者的体征和症状可能会缓解。虽然听力损失很少被逆转，但听觉敏锐度是可望保持的。疾病活动性的减少会导致心排血量的减少。早期治疗有可能预防并发症（如骨骼畸形），但尚未进行长期随机临床试验。

当然，很多患者是不需要治疗的。治疗的决定必须考虑到目前的症状、未来并发症的可能性、治疗费用和给药方式。

（二）预处理实验室评价

在实验室里测定血清总碱性磷酸酶活性是大多数患者需要的生化检测。应对已知的 Paget 骨病病变进行 X 线片检查，以确保了解溶骨性病变。在疾病程度未知的患者中，骨骼扫描是确定需要放射检查骨骼区域的最佳手段。

（三）鲑降钙素

1975 年，鲑鱼降钙素在美国引入临床使用。这种肽激素与破骨细胞上的鲑降钙素受体结合，在体内和体外迅速抑制骨吸收。鲑鱼降钙素，皮下注射 50～100U，每周 3～7 次，可在 2～6 周内缓解患者的骨痛，减少心排血量和病变骨骼的血管，扭转一些神经缺陷，并稳定听力缺陷[88]。患者术前治疗可能会减少骨科手术的出血[89]。骨吸收参数下降，随后碱性磷酸酶活性在 1 个月内下降。这两种类型的参数在 3～6 个月内下降了 50%，并在治疗停止后数月恢复到基线水平。

对于溶骨性病变的患者，长期治疗后会恢复到正常的骨结构[90]。然而，治疗必须无限期地进行，否则溶骨灶将会复发。骨扫描[91]和镓扫描[38]显示，长期治疗后，胃黏膜病变的活动性降低。疾病活动性降低还表现在骨活检中，骨细胞数量减少、编织骨和骨髓纤维化程度降低[92]。

在服用鲑降钙素的患者中，多达26%的患者在生化改善后出现生化反应性丧失[88]。在这些患者几乎所有的循环中，都有针对鲑降钙素的高滴度抗体，表明可以用任何一种双膦酸盐成功地治疗。

鲑降钙素可能引起多种不良反应[88]。最常见的是恶心和脸红（10%～20%）。少数情况下，可能会出现呕吐、腹痛、腹泻和多尿，手足抽搐和过敏反应罕见。鼻腔喷雾给药方式的不良反应较少，但疗效降低。由于可以获得有效的双膦酸盐，鲑降钙素现在很少使用。

（四）双膦酸盐

双膦酸盐是无机焦磷酸盐的类似物，无机焦磷酸盐是一种被认为参与骨骼矿化的化合物。通过用P-C-P键取代自然产生的P-O-P键，已经产生了一系列代谢稳定的化合物，它们结合在羟基磷灰石上，抑制实验动物和人类的骨吸收，继而抑制骨形成。最早的双膦酸盐，如依替膦酸盐，通过产生不可水解的三磷酸腺苷类似物诱导破骨细胞凋亡，而更有效的氨基二膦酸盐通过抑制蛋白预烯化而抑制甲羟戊酸途径中的法尼基二磷酸合成酶（FPP），从而产生破骨细胞凋亡[93]。

每天服用的四种口服双膦酸盐分别是乙膦酸钠[94]（5mg/kg 体重，6个月），阿仑膦酸钠[95]（40mg，6个月），替鲁膦酸钠[96]（400mg，3个月），利塞膦酸钠[97]（30mg，2个月）。帕米膦酸钠采用静脉注射，通常根据碱性磷酸酶水平和对每次滴注的反应来确定，对于血清总碱性磷酸酶活性升高不到5倍[98]的患者，通常在数小时内输注一次，剂量为60mg，间歇性剂量为60或90mg，持续2天或更长时间。唑来膦酸是最近批准的药物，静脉注射剂量为5mg，超过15min[99]。利塞膦酸钠和静脉注射双膦酸盐是美国最常用的治疗方法。

双膦酸盐由于吸收不良，口服药物时只能在空腹时与水一起摄取。一般来说，不良反应不是主要问题，但是一旦出现，会导致包括腹痛、腹泻和暂时的骨痛增加。接受帕米膦酸盐或唑来膦酸静脉注射的患者可能会出现约24h的发烧和肌痛。这种急性时相反应是γδT细胞释放细胞因子的结果，在血清25OHD水平低于30ng/ml[100]的患者中更明显。这种不良反应很少发生于静脉滴注射。过敏反应很少见，最常见的是与使用帕米膦酸盐相关的炎症性眼睛反应。据报道，依替膦酸盐是唯一会导致严重骨软化症的双膦酸盐，通常每天的剂量超过5mg/kg体重。但是这种药现在很少使用。如果静脉注射唑来膦酸，并且肌酐清除率为35mg/min或更高，则不会观察到该药物的肾毒性[101]。颌骨坏死是癌症患者每月静脉注射双膦酸盐治疗的严重并发症，在Paget骨病或骨质疏松患者中极其罕见[102]。

强效的氨基二膦酸盐可以诱导大多数轻中度疾病活动的患者的生化缓解。只有唑来膦酸可以使受影响最严重的患者的生化参数一直维持正常化[99]，并且这种反应可以持续长达6.5年[103]（图72-6）在大多数患者中可以实现长期的生化抑制，但是否可以减少包括颅骨、脊椎、骨盆和下肢受累等高风险患者并发症的发生率，还有待观察。

如果地舒单抗有使用双膦酸盐的禁忌证（如肾衰竭），是有效和安全的，正如在这样一例患者中所报道的那样[104]。

七、治疗和治疗后实验室评估

对于大多数患者来说，血清总碱性磷酸酶活性的测定足以决定治疗是否成功。对于放射学检查已知的溶骨性病变的患者，只需进行每年1次的评估。

八、手术

当然，对Paget骨病患者，进行适当适应证手术的好处超过了出血过多和愈合受损的潜在并发症。如果患者术前使用有效的药物治疗，出血的可能性较小。整形外科手术最常见的原因可能是全髋关节置换术[105]。在缓解顽固性髋关节疼痛和改善活动度方面的成功率非常高。异位骨化在术后可能比较常见。全膝关节置换术目前也取得了良好的临床效果[106]。胫骨和腓骨截骨术矫正胫骨内翻畸形，在缓解伴有明显畸形的膝关节和踝关节疼痛方面效果较好[89]。由于股骨骨折的不愈合率相对较高，可能需要切开复位固定。

对于有症状性基底印象的患者，很少需要枕下

6.5 年数据单次输注唑来膦酸可使 Paget 骨病持续缓解

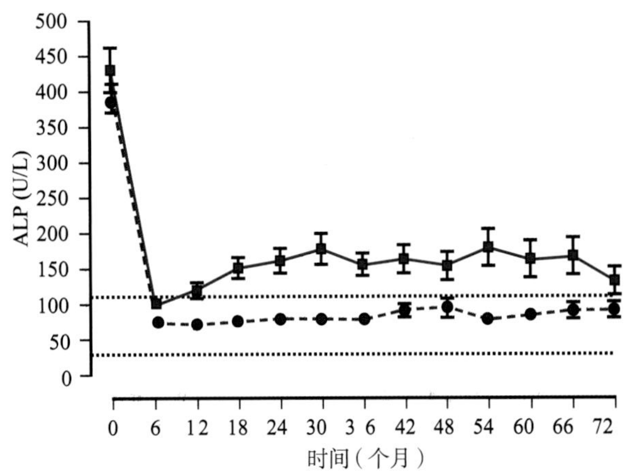

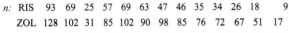

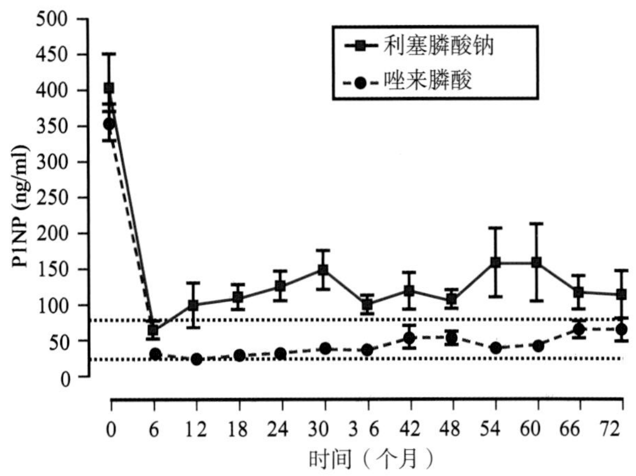

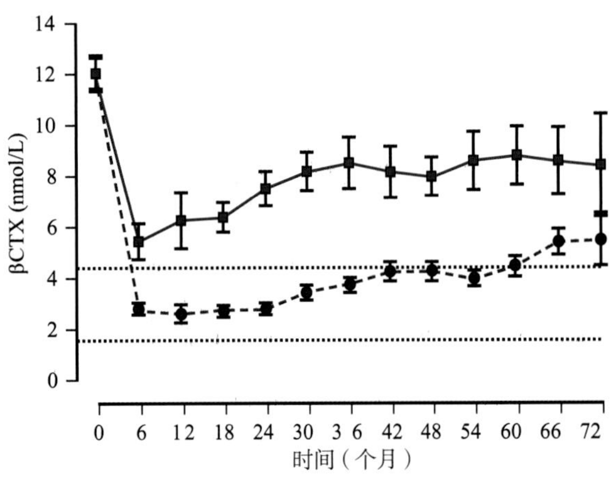

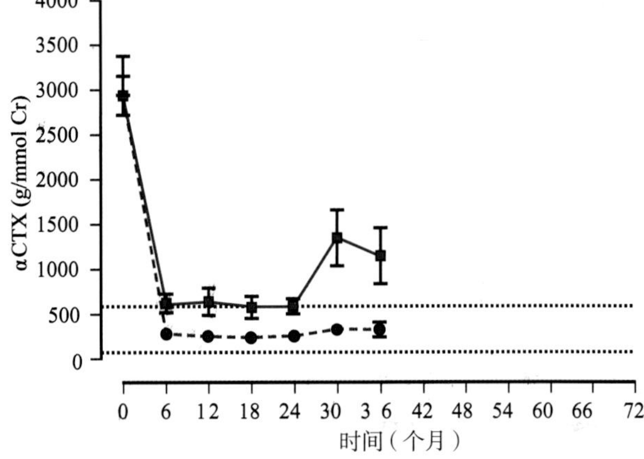

▲ 图 72-6 单次输注 5mg 唑来膦酸或利塞膦酸钠片（RIS）2 个月疗程（30mg/d）长期抑制骨转换标志物的比较

骨形成标志物、碱性磷酸酶（ALP）和 1 型胶原 N 末端前肽（P1NP）、骨吸收标志物、血清 β-C 端肽（βCTX）和尿 α-C 端肽（αCTX）在唑来膦酸输注后至 6.5 年仍处于抑制状态，而骨吸收标志物、血清 β-C 端肽（βCTX）和尿 α-C 端肽（αCTX）在注射唑来膦酸后至 6.5 年仍处于抑制状态。利塞膦酸钠的影响较小，患者在复发后退出了研究。虚线表示参考范围，数据以均值 + 或 −SEM 表示

颅骨切除术和上颈椎椎板切除术。同样不常见的是脑积水患者需要心室分流术。尝试通过镫骨松动术或镫骨切除术来缓解颅骨丢失患者的听力损失，其益处值得怀疑。矫正椎管狭窄或神经根压迫的手术通常是成功的 [4]。

九、原因

（一）遗传学

2002 年，在 24 个患有 Paget 骨病的加拿大法裔家庭中有 11 个报道了 5 号染色体上隔离小体 1（SQSTM1）基因的突变，在 112 名明显散发性疾病的患者中有 18 个家庭报道了 SQSTM1 基因的突变（见第 68 章）[107]。到 2010 年，多个国家至少记录了该基因的 20 个独立突变 [108]。这些突变主要聚集在 SQSTM1 蛋白的泛素素结合域周围。SqSTM1 蛋白调节核因子 κB（NF-κB）途径的活性，核因子 κB 是破骨细胞功能的重要介质，并参与自噬过程。由于这些家系的一些家庭成员没有表现出 Paget 骨病的证据，所以基因突变不太可能

完全解释 Pagtic 表型。但存在一个突变[109-111]，如在新西兰，在父母患有 Paget 骨病同一突变的 23 名儿童中，只有 4 名在平均 44 岁的时候有这种疾病的骨扫描证据[111]。最近的一些研究表明，至少有 7 个基因的变体可能代表 Paget 骨病的易感基因[112-114]，而携带 SQTM1 突变加上这些基因中的 1 个患者可能有更严重的表型[115]。

包涵体肌炎和额颞部痴呆是一种罕见的 Paget 骨病综合征，也与遗传有关。在这种综合征中发现了含有缬氨酸的蛋白（VCP）的突变[116]，该蛋白还含有一个泛素结合域，并对自噬有影响。与具有 SQTM1 突变的典型家族性 Paget 骨病患者情况一样，具有 VCP 突变的个体骨骼疾病不完全外显；约 50% 受到影响[116]。几种罕见的可遗传溶骨性疾病表面上类似于 Paget 骨病[117]。这些疾病是由影响 RANK 或 OPG 突变引起的（见第 68 章）。

（二）慢性病毒感染

破骨细胞核和细胞质微丝的存在在结构上与副黏病毒科病毒家族的核衣壳基本相同。最初研究表明，Paget 骨病可能是由慢性病毒感染引起的[21, 22]。尽管并不是所有的研究都对病毒存在呈阳性[118-119]，但是随后的免疫化学研究[24, 25]和 MVNP 转录物[26-28]的序列分析增加了对这一假说的支持，进一步证据表明麻疹病毒在该疾病的发病机制中发挥作用。破骨细胞前体细胞在培养中产生的破骨细胞表现出与正常破骨细胞不同的“传代表型”[120]。生成的细胞数量增加，核 / 破骨细胞增加，骨吸收能力 / 破骨细胞增加，1, 25(OH)$_2$D$_3$ 敏感性增加，TAF-12 表达增加，RANKL 和 TNF 敏感性增加。它们还分泌高水平的 IL-6。当用 MVNP 转导正常破骨细胞时，它们被转化为具有“传代表型”的细胞[121]。最后，当对表达 MVNP 的患者骨髓生成的破骨细胞进行反义 MVNP 检测时，“传代表型”被取消[122]。

（三）Paget 骨病动物模型的建立

转基因小鼠已被用于进一步研究 Paget 骨病的发病机制[122-127]。在两项将家族性 Paget 骨病中发现的最常见的 SQSMT1 突变（SQSTM1/p62P394L）插入到转基因小鼠的研究中。第一项研究显示，腰椎的破骨细胞活性增加，但没有骨形成的增加[124]；第二项研究显示，在股骨和胫骨发现了广泛的破骨活性，在这些长骨的末端有小面积的成骨细胞活动[127]。两项研究均出现，破骨细胞前体对 RANKL 都有高反应性，但在第一项研究中，前体对 1, 25(OH)$_2$D$_3$ 没有高反应性，这是传代破骨细胞的一个特征。在这两项研究中，破骨细胞前体对 RANKL 有高反应性，但在第一项研究中，前体对 1, 25(OH)$_2$D$_3$ 没有高反应性，1, 25(OH)$_2$D$_3$ 是传代破骨细胞的一个特征。在两个研究中也产生了 VCP 突变的转基因小鼠[125, 126]，长骨的主要病变是严重的骨量减少，偶尔对 TNF 或 RANKL 过敏，但没有评估 1, 25(OH)$_2$D$_3$ 的敏感性。将 MVNP 基因靶向破骨细胞系的细胞在转基因小鼠的椎骨中产生了类似于 Paget 骨病的骨损伤[123]，共表达的 MVNP 和 SQSTM1/p62P394L 突变的转基因小鼠发展成一种严重的 Paget 骨病[122]。

人们普遍认为，基因在决定发生 Paget 骨病的易感性方面起作用，但是病毒的作用仍然存在争议。观察到 Paget 骨病可能不像过去那么常见，再加上麻疹疫苗在 50 年前首次出现，进一步支持了病毒在这种疾病中的作用。